Guide de Thérapeutique PERLEMUTER

9e édition

Guide de Thérapeutique PERLEMUTER

9e édition

Léon Perlemuter
Professeur des universités
Ancien chef du service endocrinologie, diabétologie, nutrition
CHU Henri-Mondor, Créteil

Gabriel Perlemuter
Professeur des universités – Praticien hospitalier
CHU Bicêtre – Université Paris-Sud
Hôpital Antoine-Béclère, Clamart

Elsevier Masson

Les indications et posologies de tous les médicaments cités dans ce livre ont été recommandées dans la littérature médicale et concordent avec la pratique de la communauté médicale. Elles peuvent, dans certains cas particuliers, différer des normes définies par les procédures d'AMM. De plus, les protocoles thérapeutiques pouvant évoluer dans le temps, il est recommandé au lecteur de se référer en cas de besoin aux notices des médicaments, aux publications les concernant et à l'Agence du médicament. L'auteur et l'éditeur ne sauraient être tenus pour responsables des prescriptions de chaque médecin.

La mise à jour des données thérapeutiques de cet ouvrage fait appel aux principales bases de données médicaments faisant référence. Nous les en remercions.

ISBN (livre) 978-2-294-74879-0
ISBN (livre + application) 978-2-294-75320-6

ELSEVIER MASSON S.A.S. – 62, rue Camille Desmoulins, 92442 Issy-les-Moulineaux Cedex

À Maman,
pour toute l'aide qu'elle nous a apportée
dans la relecture de cet ouvrage.

Gabriel

ONT COLLABORÉ AUX 9e ET 8e ÉDITIONS

CARDIOLOGIE

Katy Perlemuter, cardiologue , praticien hospitalier, Institution nationale des Invalides, centre médical Luxembourg, Paris.

DERMATOLOGIE

Maud Bergis, dermatologue, ancien chef de clinique des hôpitaux de Paris, ancien attaché à l'hôpital Saint-Louis, Paris.

ENDOCRINOLOGIE

Muriel Bourgeon, endocrinologue, ancienne chef de clinique des hôpitaux de Paris, praticien hospitalier, hôpital Antoine-Béclère, Clamart, CHU Bicêtre, Le Kremlin-Bicêtre.

Isabelle Le Roux, endocrinologue, ancienne interne et chef de clinique des hôpitaux de Paris, praticien attaché, hôpital Antoine-Béclère, Clamart.

GASTRO-ENTÉROLOGIE – HÉPATOLOGIE

Gabriel Perlemuter, professeur des universités, praticien hospitalier, hôpital Antoine-Béclère, Clamart, CHU Bicêtre – université Paris-Sud.

GYNÉCOLOGIE – OBSTÉTRIQUE

Élodie Adda-Herzog, gynécologue-obstétricien, praticien contractuel, hôpital Antoine-Béclère, Clamart.

HÉMATOLOGIE – ONCOLOGIE

Tereza Coman, chef de clinique assistant, service de greffe, hôpital Saint-Louis, Paris.

Yohan Loriot, oncologue médical, Institut Gustave-Roussy, Villejuif.

INTOXICATIONS

François Brivet, ancien chef du service de réanimation médicale, hôpital Antoine-Béclère, Clamart.

Frédéric Jacobs, réanimateur médical, praticien hospitalier, service de réanimation médicale polyvalente, hôpital Antoine-Béclère, Clamart.

MALADIES INFECTIEUSES

Jean-Charles Gagnard, chef de clinique-assistant, service de maladies infectieuses et tropicales, centre de vaccinations internationales, CHU Bicêtre, Le Kremlin-Bicêtre.

Benjamin Wyplosz, praticien hospitalier, service de maladies infectieuses et tropicales, centre de vaccinations internationales, CHU Bicêtre, Le Kremlin-Bicêtre.

NÉPHROLOGIE

Alexandre Cez, DES de néphrologie, interne des hôpitaux de Paris.

Dominique Joly, professeur des universités, praticien hospitalier, service de néphrologie, hôpital Necker-Enfants malades, Paris.

NEUROLOGIE

Céline Talamon, neurologue, praticien hospitalier, hôpital Antoine-Béclère, Clamart.

OPHTALMOLOGIE

Florence Ribeaudeau-Saindelle, ophtalmologiste, ancien interne des hôpitaux de Paris, ancien assistant des hôpitaux, Le Mans.

ORL – STOMATOLOGIE

Morgan Chirat, ancien chef de clinique des hôpitaux de Paris.

Benoît Theoleyre, ORL, hôpital européen, Marseille.

PÉDIATRIE

Francis Perreaux, pédiatre, praticien hospitalier, CLAT 92, hôpital Max-Fourestier, Nanterre.

PHARMACOLOGIE

Élodie Barbier, pharmacienne.

Charlotte Ménage, pharmacienne.

PNEUMOLOGIE

Samy Chelabi, DES de penumologie, interne des hôpitaux de Paris.

David Montani, pneumologue, maître de conférence des universités, praticien hospitalier, service de pneumologie et soins intensifs, Inserm U999, CHU Bicêtre – université Paris-Sud.

PSYCHIATRIE

Andrei Radtchenko, psychiatre, praticien hospitalier, service de psychiatrie, hôpital Corentin-Celton, Issy-les-Moulineaux.

RHUMATOLOGIE – ORTHOPÉDIE

André Cohen de Lara, rhumatologue, ancien chef de clinique-assistant des hôpitaux de Paris, expert près la Cour d'Appel de Paris.

Gilles Hayem, rhumatologue, praticien hospitalier, service de rhumatologie, CHU Ambroise-Paré, Boulogne.

UROLOGIE

Cécile Champy, DESC d'urologie, interne des hôpitaux de Paris.

Marc-Olivier Timsit, urologue, praticien hospitalier, hôpital européen Georges Pompidou et hôpital Necker, Paris.

Les auteurs remercient Claire Guilabert (Elsevier Masson) pour son aide à la mise à jour de cette 9e édition.

ONT COLLABORÉ AUX ÉDITIONS PRÉCÉDENTES

CARDIOLOGIE
David Messika-Zeitoun.
Katy Perlemuter.

DERMATOLOGIE
Fabrice Ribeaudeau.

ENDOCRINOLOGIE
Camille Buffet.
Léon Perlemuter.
Jean-Louis Thomas.

GASTRO-ENTÉROLOGIE – HÉPATOLOGIE
Gabriel Perlemuter.

GYNÉCOLOGIE – OBSTÉTRIQUE
Élodie Adda-Herzog.
Eli Azria.
Vanina Castaigne.
Catherine Huzan.

HÉMATOLOGIE – ONCOLOGIE
Houchingue Eghbali.
Bernard Hoerni.
Alain Ravaud.

INTOXICATIONS
François Brivet.
Frédéric Jacobs.

MALADIES INFECTIEUSES
Benjamin Wyplosz.

NÉPHROLOGIE
Alexandre Cez.
Dominique Joly.

NEUROLOGIE
Jean-Christophe Corvol.
Céline Talamon.

OPHTALMOLOGIE
Florence Ribeaudeau-Saindelle.

ORL – STOMATOLOGIE
Morgan Chirat.
Stéphane Temam.
Benoît Théoleyre.

PÉDIATRIE
Fabrice Lesage.
Francis Perreaux.
Delphine Zenaty.

PHARMACOLOGIE
Axelle Lucas.
Adam Skiredj.

PNEUMOLOGIE
Franck Lavergne.
David Montani.
Anne Roche.

PSYCHIATRIE
Gilles Amar.
Philippe Fossati.
Cédric Lemogne.
Andrei Radtchenko.

RHUMATOLOGIE – ORTHOPÉDIE
André Cohen de Lara.

UROLOGIE
Yvan Barthélémy.
Dominique Joly.
Marc-Olivier Timsit.
† Jean Waligora.

À PROPOS DE LA 9e ÉDITION

Le *Guide de thérapeutique* est une référence. Son succès montre le besoin pour les étudiants en médecine, les internes en formation et les médecins généralistes ou spécialistes de disposer d'un outil fiable, facile à manier et répondant à la pratique quotidienne. Le *Guide de thérapeutique* intègre à la fois la stratégie thérapeutique et les caractéristiques des médicaments prescrits. Tous les chapitres le nécessitant ont été actualisés et les médicaments ont été mis à jour. Les consensus et recommandations des sociétés savantes et de la Haute autorité de santé (HAS) sont intégrés.

Les maladies et les règles de prescription

Les règles reposent sur une approche exigeante mais pragmatique de la médecine de terrain.

Il n'est de bonne prescription que si la stratégie choisie tient compte des éléments suivants :

- l'état général du patient ;
- la forme clinique de l'affection ;
- les effets attendus ;
- les conséquences du traitement dans le temps ;
- les modalités de surveillance et de suivi à long terme.

À propos de chacune des pathologies envisagées, les règles de prescription ont été exposées de façon aussi précise que complète.

Médicaments

Bien des médicaments ont été supprimés et de nouveaux sont apparus et ont été introduits. Toute la pharmacologie a ainsi été revue et mise à jour. Une attention particulière a été portée sur les interactions médicamenteuses et un tableau des inducteurs et inhibiteurs enzymatiques a été intégré et permet de mieux les comprendre.

Les toutes dernières molécules importantes, par exemple celles de l'hépatite C, ont été ajoutées.

En un coup d'œil sur la « page de droite » du *Guide de thérapeutique*, le prescripteur dispose aussi de la comparaison des prix sur la totalité des produits commercialisés.

Structure générale de l'ouvrage

Nous avons conservé la présentation qui simplifie considérablement le travail du lecteur. Sur la page de gauche (bandeaux noirs) figurent les principales pathologies de la pratique médicale. Sur la page de droite (bandeaux rouges) est donné le choix des médicaments avec la présentation, la posologie, le prix et les taux de remboursement ainsi que la pharmacologie pratique. Seuls les chapitres les plus longs et les médicaments ayant des indications multiples ne respectent pas strictement les pages de droite et de gauche.

Les collaborateurs de cet ouvrage sont tous des praticiens hautement qualifiés et prescripteurs de terrain. Ils ont fourni un travail considérable pour réaliser un ouvrage axé sur la pratique, alliant clarté et rigueur scientifique.

Version appli pour smartphones et tablettes

Acquise ou non avec le livre

Dès la conception du *Guide de thérapeutique*, nous avions anticipé la version électronique. Celle-ci devient maintenant difficilement séparable de la version papier. Il s'agit d'une véritable appli conviviale et non d'une simple reproduction de l'ouvrage sous forme e-book.

L'appli est transportable très facilement et consultable à tout moment. Les index sont multiples, facilitant les recherches : index général et index spécifiques par pathologie, spécialité ou médicament. Tous anticipent la recherche avec les premières lettres saisies. Chaque pathologie est présentée avec son plan, également dépliable par des clics. Les tableaux et la pharmacologie des médicaments cités dans la prise en charge des maladies sont ainsi immédiatement disponibles par des liens hypertextes. D'un simple clic sur le nom d'un médicament (commercial, DCI ou classe thérapeutique), on passe directement de la stratégie thérapeutique aux propriétés pharmacologiques et aux équivalences. Après plus de 15 ans d'existence, le *Guide de thérapeutique* reste non seulement l'ouvrage de thérapeutique le plus à jour mais également celui qui intègre le mieux les nouvelles technologies et facilite ainsi l'apprentissage et les prescriptions de terrain.

Léon Perlemuter **Gabriel Perlemuter**

MODE D'EMPLOI

Les maladies sont regroupées autour de 17 spécialités médicales

Chaque pathologie fait l'objet d'une présentation détaillée

Des recommandations sont données et les objectifs thérapeutiques définis

Les stratégies thérapeutiques sont détaillées

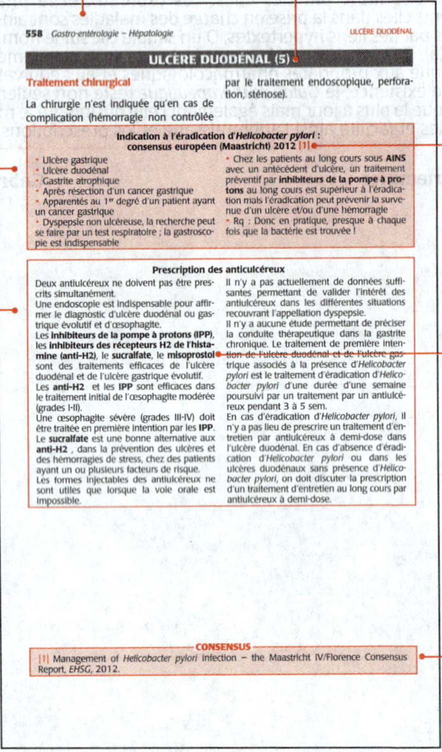

558 *Gastro-entérologie – Hépatologie* ULCÈRE DUODÉNAL

ULCÈRE DUODÉNAL (5)

Traitement chirurgical

La chirurgie n'est indiquée qu'en cas de complication (hémorragie non contrôlée par le traitement endoscopique, perforation, sténose).

Indication à l'éradication d'*Helicobacter pylori* : consensus européen (Maastricht) 2012 [1]

- Ulcère gastrique
- Ulcère duodénal
- Gastrite atrophique
- Après résection d'un cancer gastrique
- Apparentés au 1er degré d'un patient ayant un cancer gastrique
- Dyspepsie non ulcéreuse, la recherche peut se faire par un test respiratoire ; la gastroscopie est indispensable
- Chez les patients au long cours sous **AINS** avec un antécédent d'ulcère, un traitement préventif par **inhibiteurs de la pompe à protons** au long cours est supérieur à l'éradication mais l'éradication peut prévenir la survenue d'un ulcère et/ou d'une hémorragie
- Rq : Donc en pratique, presque à chaque fois que la bactérie est trouvée !

Prescription des antiulcéreux

Deux antiulcéreux ne doivent pas être prescrits simultanément.
Une endoscopie est indispensable pour affirmer le diagnostic d'ulcère duodénal ou gastrique évolutif et d'œsophagite.
Les **inhibiteurs de la pompe à protons (IPP)**, les **inhibiteurs des récepteurs H2 de l'histamine (anti-H2)**, le **sucralfate**, le **misoprostol** sont des traitements efficaces de l'ulcère duodénal et de l'ulcère gastrique évolutif.
Les **anti-H2** et les **IPP** sont efficaces dans le traitement initial de l'œsophagite modérée (grades I-II).
Une œsophagite sévère (grades III-IV) doit être traitée en première intention par les **IPP**.
Le **sucralfate** est une bonne alternative aux **anti-H2**, dans la prévention des ulcères et des hémorragies de stress, chez des patients ayant un ou plusieurs facteurs de risque.
Les formes injectables des antiulcéreux ne sont utiles que lorsque la voie orale est impossible.
Il n'y a pas actuellement de données suffisantes permettant de valider l'intérêt des antiulcéreux dans les différentes situations recouvrant l'appellation dyspepsie.
Il n'y a aucune étude permettant de préciser la conduite thérapeutique dans la gastrite chronique. Le traitement de première intention de l'ulcère duodénal et de l'ulcère gastrique associés à la présence d'*Helicobacter pylori* est le traitement d'éradication d'*Helicobacter pylori* d'une durée d'une semaine poursuivi par un traitement par un antiulcéreux pendant 3 à 5 sem.
En cas d'éradication d'*Helicobacter pylori*, il n'y a pas lieu de prescrire un traitement d'entretien par antiulcéreux à demi-dose dans l'ulcère duodénal. En cas d'absence d'éradication d'*Helicobacter pylori* ou dans les ulcères duodénaux sans présence d'*Helicobacter pylori*, on doit discuter la prescription d'un traitement d'entretien au long cours par antiulcéreux à demi-dose.

CONSENSUS

[1] Management of *Helicobacter pylori* infection – the Maastricht IV/Florence Consensus Report, *EHSG*, 2012.

Si une conférence de consensus exist elle est signalée et référencée au fil du texte

Chaque médicament est présenté sous sa DCI

Les références précises des consensus sont indiquées

PATHOLOGIE

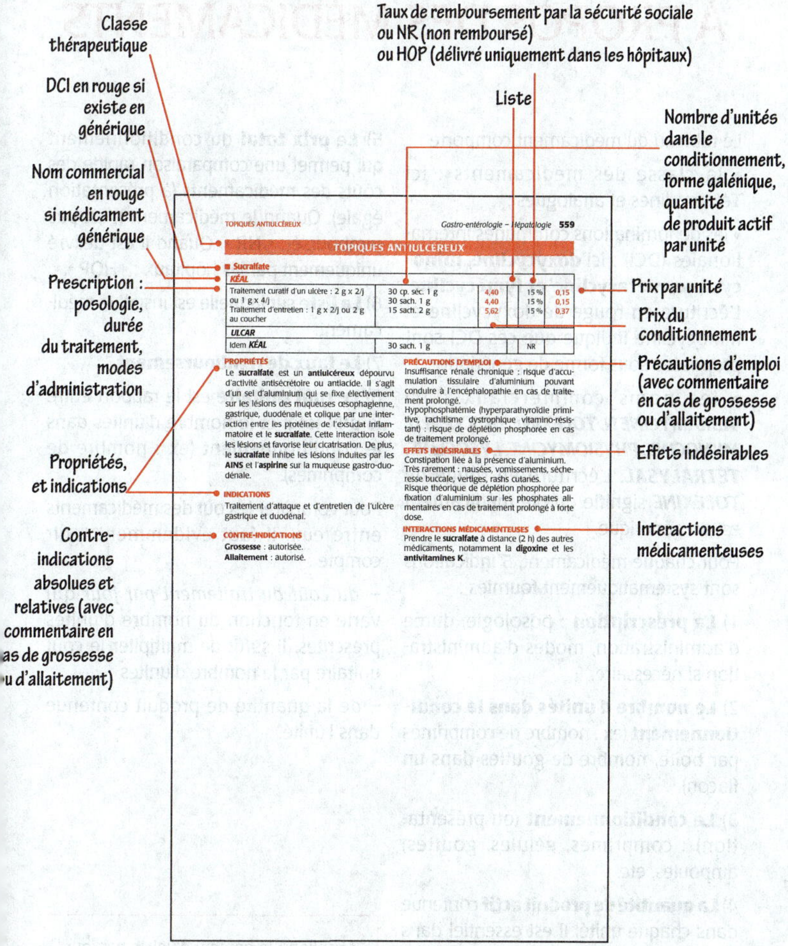

TOPIQUES ANTIULCÉREUX — *Gastro-entérologie – Hépatologie* **559**

TOPIQUES ANTIULCÉREUX

■ **Sucralfate**

KÉAL					
Traitement curatif d'un ulcère : 2 g x 2/j ou 1 g x 4/j Traitement d'entretien : 1 g x 2/j ou 2 g au coucher	30 cp. séc. 1 g 30 sach. 1 g 15 sach. 2 g	4,40 4,40 5,62		15 % 15 % 15 %	0,15 0,15 0,37
ULCAR					
Idem ***KÉAL***	30 sach. 1 g			NR	

PROPRIÉTÉS

Le **sucralfate** est un **antiulcéreux** dépourvu d'activité antisécrétoire ou antiacide. Il s'agit d'un sel d'aluminium qui se fixe électivement sur les lésions des muqueuses œsophagienne, gastrique, duodénale et colique par une interaction entre les protéines de l'exsudat inflammatoire et le **sucralfate**. Cette interaction isole les lésions et favorise leur cicatrisation. De plus, le **sucralfate** inhibe les lésions induites par les **AINS** et l'**aspirine** sur la muqueuse gastro-duodénale.

INDICATIONS

Traitement d'attaque et d'entretien de l'ulcère gastrique et duodénal.

CONTRE-INDICATIONS

Grossesse : autorisée.
Allaitement : autorisé.

PRÉCAUTIONS D'EMPLOI

Insuffisance rénale chronique : risque d'accumulation tissulaire d'aluminium pouvant conduire à l'encéphalopathie en cas de traitement prolongé.
Hypophosphatémie (hyperparathyroïdie primitive, rachitisme dystrophique vitamino-résistant) : risque de déplétion phosphorée en cas de traitement prolongé.

EFFETS INDÉSIRABLES

Constipation liée à la présence d'aluminium.
Très rarement : nausées, vomissements, sécheresse buccale, vertiges, rashs cutanés.
Risque théorique de déplétion phosphorée par fixation d'aluminium sur les phosphates alimentaires en cas de traitement prolongé à forte dose.

INTERACTIONS MÉDICAMENTEUSES

Prendre le **sucralfate** à distance (2 h) des autres médicaments, notamment la **digoxine** et les **antivitamines K**.

MÉDICAMENTS

À PROPOS DES MÉDICAMENTS

Le tableau du médicament comporte :

• la classe des médicaments : ici Tétracyclines et analogues ;

• les dénominations communes internationales (DCI) : ici **doxycycline, minocycline, métacycline et lymécycline**. L'écriture en rouge de doxycycline et minocycline indique que ces DCI sont proposées sous forme de générique ;

• les noms commerciaux : ici ***VIBRAMYCINE N, TOLEXINE, DOXYPALU, MYNOCINE, PHYSIOMYCINE, LYSOCLINE, TÉTRALYSAL***. L'écriture en rouge de ***TOLEXINE*** signifie que le médicament est un générique.

Pour chaque médicament, 5 indications sont systématiquement fournies :

1) **La prescription** : posologie, durée d'administration, modes d'administration si nécessaire.

2) **Le nombre d'unités dans le conditionnement** (ex : nombre de comprimés par boîte, nombre de gouttes dans un flacon).

3) **Le conditionnement** (ou présentation) : comprimés, gélules, gouttes, ampoules, etc.

4) **La quantité de produit actif** contenue dans chaque unité. Il est essentiel dans une prescription de tenir compte de cette valeur (µg, mg, etc.) non seulement pour la posologie mais pour la quantité d'unités (boîtes, ampoules) nécessaires pour la durée de la prescription.

5) **Le prix total** du conditionnement qui permet une comparaison rapide des coûts des médicaments (à présentation égale). Quand le médicament n'est pas remboursé : « NR ». Quand il est délivré uniquement par les hôpitaux : « HOP ».

6) **La liste** sur laquelle est inscrit le médicament.

7) **Le taux de remboursement.**

8) **Le coût unitaire** est le rapport entre le prix total et le nombre d'unités dans le conditionnement (ex : nombre de comprimés).

Pour comparer le coût des médicaments entre eux, il faut évidemment tenir compte :

– *du coût du traitement par jour* qui varie en fonction du nombre d'unités prescrites. Il suffit de multiplier le coût unitaire par le nombre d'unités ;

– de la quantité de produit contenue dans l'unité.

Attention : le nombre d'unités par jour et la quantité de produit contenue sont encore plus importants à prendre en compte, lorsque des médicaments de même DCI sont comparés entre eux.

TÉTRACYCLINES ET ANALOGUES (1)

Doxycycline

VIBRAMYCINE N					
En 1 prise *per os* A. : 200 mg/j E. > 8 ans : 4 mg/kg/j	5 cp. séc. 100 mg 30 cp. séc. 100 mg	2,16 8,22	I I	65 % 65 %	0,43 0,27
TOLEXINE					
Idem ***VIBRAMYCINE N***	14 cp. 50 mg 28 cp. 50 mg 15 cp. 100 mg 28 cp. 100 mg	1,69 3,33 3,50 6,59	I I I I	65 % 65 % 65 % 65 %	0,12 0,12 0,23 0,24
DOXYPALU					
Prophylaxie du paludisme du voyageur en zone d'endémie 100 mg/j la veille du départ, la durée du séjour et 4 sem. suivant le retour	28 cp. 50 mg 28 cp. 100 mg	6,53 10,58	I I	65 % 65 %	0,23 0,38

Minocycline

MYNOCINE					
En 1 prise *per os* A. : 200 mg/j E. > 8 ans : 4 mg/kg/j	15 gél. 100 mg	6,41	I	65 %	0,43

Métacycline

PHYSIOMYCINE					
En 2 prises *per os* A. : 600 mg/j E. > 8 ans : 75 à 150 mg/10 kg/j	16 gél. 300 mg	6,66	I	65 %	0,42
LYSOCLINE					
Idem ***PHYSIOMYCINE***	12 gél. 300 mg	4,46	I	65 %	0,37

Lymécycline

TÉTRALYSAL					
En 2 prises *per os* A. : 600 mg/j	56 gél. 150 mg 28 gél. 300 mg	10,03 10,03	I I	65 % 65 %	0,18 0,36

ABRÉVIATIONS

5-FU Fluorouracile
5-HIAA *5-Hydroxyindoleacetic Acid*
6TGN 6-thiguanines nucléotides

A

A. Adulte = à partir de 15 ans
AA *Aplastic Anemia* (aplasie médullaire)
AAA Anévrisme de l'aorte abdominale
AACH Anticorps antichimérique humain
AAD *American Academy of Dermatology* www.aad.org
AAP *American Academy of Pediatrics* www.aap.org
AASAL Antiarthrosique symptomatique d'action lente
AASLD *American Association for the Study of Liver Diseases* www.aasld.org
ABC *Airway, Breathing, Circulation*
Ac Anticorps
AC Arythmie complète
ACCP *American College of Chest Physicians*
ACE Antigène carcino-embryonnaire
ACFA Arythmie complète par fibrillation auriculaire
ACT *Activated Clotting Time*
ACTH *Adrenocorticotrophic Hormone*
ACTP Angioplastie coronaire transluminale percutanée
AD Antidiabétique
ADH Alcool-déshydrogénase hépatique
ADH *Antidiuretic Hormone*
ADN Acide désoxyribonucléique
ADO Antidiabétique oral
ADP Adénosine diphosphate
ADR Algodystrophie réflexe
AEMO Assistance éducative en milieu ouvert
AES Accident d'exposition au sang
AFEF Association française pour l'étude du foie www.afef.asso.fr
Afssaps Agence française de sécurité sanitaire des produits de santé (devenue ANSM) ansm.sante.fr
AFU Association française d'urologie www.urofrance.org
Ag Antigène
AG Anesthésie générale
AGC *Atypical Glandular Cells*
AGT Alanine glyoxylate-aminotransférase
AHA *American Heart Association* www.heart.org
AHAI Anémie hémolytique auto-immune
AI Angor instable
AIC Accident ischémique constitué
AIHUS Association inter-hospitalo-universitaire de sexologie www.aius.fr
AINS Anti-inflammatoire non stéroïdien
AIT Accident ischémique transitoire
ALAT Alanine-aminotransférase
alcool. Alcoolique
ALD Affection longue durée
Alfediam Association de langue française pour l'étude du diabète et des maladies métaboliques www.alfediam.org
AME Aide médicale de l'État
AMH *Anti-Müllerian Hormone*
AMM Autorisation de mise sur le marché
amp. Ampoule
AMPc Adénosine monophosphate cyclique
AMP Aide médicale à la procréation
Anaes Agence nationale d'accréditation et d'évaluation en santé (devenue HAS) www.has-sante.fr
ANOCEF Association des neuro-oncologues d'expression française www.anocef.org

ANRS Agence nationale de recherche sur le sida et les hépatites www.anrs.fr
ANSM Agence nationale de sécurité du médicament et des produits de santé (ex-Afssaps) ansm.sante.fr
AOC Atteinte des organes cibles
AOD Anticoagulant oral direct
AOMI Artériopathie oblitérante des membres inférieurs
AP Antipsychotique
APA Antipsychotique atypique
APAP Antipsychotique d'action prolongée
APECED *Autoimmune Polyendocrinopathy – Candidiasis – Ectodermal Dystrophy*
appl. Application
APS Antipaludéen de synthèse
aq. Aqueux
AR Antirégurgitation
ARA II Antagoniste des récepteurs de l'angiotensine II
ARE Antagoniste des récepteurs de l'endothéline
ARF Ablation par radiofréquence
ARM angiographie par résonance magnétique
ARN Acide ribonucléique
ARS Agence régionale de santé
ARV Antirétroviral
ASAT Aspartate-aminotransférase
ASC Aire sous la courbe
ASC-H *Atypical Squamous Cells evocating High grade lesions*
ASCO *American Society of Clinical Oncology* www.asco.org
ASC-US *Atypical Squamous Cells of Unknown Significance*
ASE Agent stimulant l'érythropoïèse
ASE Aide sociale à l'enfance
ASG Autosurveillance des glycémies capillaires
ASI Activité sympathomimétique intrinsèque
ASLO Antistreptolysine O
ASP Abdomen sans préparation (radiographie d')
ATCD Antécédent
ATL Angioplastie transluminale
ATP Adénosine triphosphate
ATS Antithyroïdien de synthèse
ATS *American Thoracic Society* www.thoracic.org
ATT Aérateur trans-tympanique
ATU Autorisation temporaire d'utilisation
AUC *Aera Under the Curve* (aire sous la courbe de distribution d'un médicament)
AUT Autorisation d'usage à des fins thérapeutiques
AVC Accident vasculaire cérébral
AVF Algie vasculaire de la face
AVK Antivitamine K
AVT Événement veineux thromboembolique

B

BAAR Bacille acido-alcoolo-résistant
BAV Bloc auriculo-ventriculaire
BBD Bloc de branche droit
BBG Bloc de branche gauche
BCG Bacille de Calmette et Guérin
BDA Bouffée délirante aiguë
BEP Bléomycine, étoposide, cisplatine (chimiothérapie)
BFE Bureau français de l'épilepsie
BGSA Biopsie des glandes salivaires accessoires
BHR Bactérie hautement résistante
BIM Blocage intermaxillaire
BK Bacille de Koch
BLSE Bêta-lacatamase à spectre étendu
BMR Bactérie multirésistante
BNL Bilirubine non liée
BNP Peptide natriurétique de type B
BPC Bonnes pratiques cliniques
BPCO Bronchopneumopathie chronique obstructive
Bq Becquerel
BSA Bloc sino-auriculaire
BU Bandelette urinaire
BTS *British Thoracic Society* www.brit-thoracic.org.uk
buv. Buvable
BZD Benzodiazépine

C

c-mes. Cuiller-mesure
CA *Cancer Antigen*
ca Conduction aérienne

càc Cuiller à café = 5 mL
CAE Conduit auditif externe
CAI Conduit auditif interne
CAP Conjonctivite allergique perannuelle
caps. Capsule
càs Cuiller à soupe = 15 mL
CAS Conjonctivite allergique saisonnière
CAST *Cardiac Arrhythmia Suppression Trial*
CAT Conduite à tenir
CAT COPD (*Chronic Obstructive Pulmonary Disease*) *Assessment Test*
CBNPC Cancer bronchique non à petites cellules
CBP Cirrhose biliaire primitive
CBPC Cancer bronchique à petites cellules
CCP Concentré de complexes prothrombiniques
CCR Cancer colorectal
CDA Courte durée d'action
CDAI *Crohn Disease Activity Index*
CEC Cancer épidermoïde cutané
CEC Circulation extracorporelle
CECOS Centre d'étude et de conservation des ovocytes et du sperme
CEE Choc électrique externe
CG Culot globulaire
CHEP Crico-hyoïdo-épiglottopexie
CHIP Chimio-hyperthermique intrapéritonéale
CHP Crico-hyoïdopexie
Ci Curie
CIM Classification internationale des maladies
CIN néoplasie intra-épithéliale cervicale
CIS Carcinome *in situ*
CISH *Chromogenic In Situ Hybridization*
CIV Communication interventriculaire
CIV Corset d'immobilisation vertébrale
CIVD Coagulation intravasculaire disséminée
ClCr Clairance de la créatinine
CLAT Centres de lutte antituberculeuse
CMI Concentration minimale inhibitrice
CMT Cancer médullaire de la thyroïde
CMU Couverture maladie universelle
CMV Cytomégalovirus
CNGOF Collège national des gynécologues et obstétriciens français www.cngof.asso.fr
CNS Conseil national du sida et des hépatites virales www.cns.sante.fr
CO Monoxyde de carbone
co Conduction osseuse
COMT Catéchol-O-méthyltransférase
COX Cyclo-oxygénase
cp. Comprimé
CP Concentré plaquettaire
CPA Concentré plaquettaire d'aphérèse
CPAP *Continuous Positive Airway Pressure*
CPK Créatine-phosphokinase
CPS Concentré plaquettaire standard
CRCM Centre de ressources et de compétences de la mucoviscidose
CRI Club rhumatismes et inflammations www.cri-net.com
CRIP Cellule de recueil d'informations préoccupantes
CRP *C-Reactive Protein*
CRRMP Comité régional de reconnaissance des maladies professionnelles
CSF *Colony-Stimulating Factor*
CSH Cellules souches hématopoïétiques
CSHPF Conseil supérieur d'hygiène publique de France www.sante.gouv.fr
CSI Corticostéroïde inhalé
CSP Canal semi-circulaire postérieur
CSP Cholangite sclérosante primitive
CSP Code de santé publique
CT Cholestérol total
CTF Capacité totale de fixation (de la transferrine)
CU Contraction utérine
CV Charge virale
CVF Capacité vitale forcée
CYP Cytochrome P450

D

DAV Différence artérioveineuse en oxygène
DBS *Deep Brain Stimulation*
DCCT *Diabetes Control and Complications Trial*
DCNC Douleurs chroniques non cancéreuses
DDASS Direction départementale des affaires sanitaires et sociales
DDB Dilatation des bronches

DDP-4 Dipeptidyl-peptidase-4
DDT Dichlorodiphényltrichloréthane
DE Dysfonction érectile
DEC Déshydratation extracellulaire
DEP Débit expiratoire de pointe (*peak-flow*)
DFG Débit de filtration glomérulaire
DFSP Dermatofibrosarcome protuberans
DG Diabète gestationnel
DGS Direction générale de la santé www.sante.gouv.fr
DHA *Docosahexaenoic Acid*
DHT Dihydrotestostérone
DIU Dispositif intra-utérin
DLCO Diffusion libre du monoxyde de carbone
DMARD *Disease Modifying Anti-Rheumatic Drug*
DMH Dérivé monohydroxylé
DMLA Dégénérescence maculaire liée à l'âge
DMO Densité minérale osseuse
DMSA *Dimethyl Mercapto Succinic Acid*
DMSO Diméthylsulfoxyde
DNP Douleur neuropathique périphérique
DONEF Disjonction orbito-naso-ethmoïdo-frontale
DPP-4 Dipeptidyl-peptidase-4
DR Décollement de rétine
DS Déviation standard
DS Durie et Salmon (classification)
DSI Dose supposée ingérée
DSM Manuel diagnostique et statistique des troubles mentaux

E

E. Enfant = 30 mois à 15 ans
EASL *European Association fort he Study of the Liver* www.easl.eu
EBO Endobrachyœsophage
EBV Epstein-Barr virus
ECBC Examen cytobactériologique des crachats
ECBU Examen cytobactériologique des urines
ECCO *European Crohn's & Colitis Organisation* www.ecco-ibd.eu
ECG Électrocardiogramme
ECIL *European Conference on Infections in Leukemia* www.ecil.org
ECMO *ExtraCorporeal Membrane Oxygenation*
ECOG *Eastern Cooperative Oncology Group* ecog.dfci.harvard.edu
ECT Électroconvulsivothérapie
EDSS *Expanded Disability Status Scale*
EDTA Acide éthylène-diamine-tétracétique
EEC Extraction extracapsulaire
EEG Électroencéphalogramme
EER Épuration extrarénale
efferv. Effervescent
EFG Établissement français des greffes
EFR Épreuves fonctionnelles respiratoires
EG Éthylène glycol
EGFR *Epidermal Growth Factor Receptor*
EHSG *European Helicobacter Study Group* www.helicobacter.org
EI Endocardite infectieuse
EMA *European Medicines Agency*
EME État de mal épileptique
EMG Électromyogramme
EP Embolie pulmonaire
EP Épanchement péricardique
EP Équivalent phénytoïne
EPA *Eicosapentaenoic Acid*
EPH Éphrine
EPO Érythropoïétine
EPR Exposition avec prévention de la réponse
ERS *European Respiratory Society* www.ersnet.org
ERSPC *European Randomized Study of screening for Prostate Cancer*
ES Envenimation scorpionique
ESC *European Society of Cardiology* www.escardio.org
ESH *European Society of Hypertension* www.eshonline.org
ESHRE *European Society of Human Reproduction and Embryology* www.eshre.eu
ESPGHAN *European Society for Pediatric Gastroenterology, Hepatology and Nutrition* www.espghan.org
ESST Encéphalite spongiforme subaiguë transmissible
ESTS *European Society of Thoracic Surgeons* www.ests.org
ESV Extrasystole ventriculaire

ETF Échographie transfontanellaire
ETO Échographie transœsophagienne
Eular *European League Against Rheumatism* www.eular.org
EVT Événement veineux thromboembolique

F

FA Fibrillation auriculaire
FAHA Facteur anti-hémophilique A
FAN Facteur atrial natriurétique
FC Fausse couche
FC Fréquence cardiaque
FCS Fausse couche spontanée
FCV Frottis cervicovaginal
FDR Facteur de risque
FEVG Fraction d'éjection du ventricule gauche
FFA Fédération française d'addictologie www.addictologie.org
FFCD Fédération francophone de cancérologie digestive www.ffcd.fr
FFI Fédération française d'infectiologie www.infectiologie.com/site/ffi.php
FFP Fédération française de psychiatrie psydoc-fr.broca.inserm.fr
FIGO Fédération internationale de gynécologie et d'obstétrique www.figo.org
FiO_2 Fraction inspirée d'oxygène
FISH *Fluorescent In Situ Hybridization*
FIV Fécondation *in vitro*
fl. Flacon
FLIPI *Follicular International Prognostic Index*
FLR Fiessinger-Leroy-Reiter
FLT3 Fms-like tyrosine-kinase-3
FNCLCC Fédération nationale des centres de lutte contre le cancer www.unicancer.fr
FOGD Fibroscopie œso-gastro-duodénale
FPI Fibrose pulmonaire idiopathique
FQAP Fluoroquinolone anti-pneumococcique
FR Facteur rhumatoïde
FR Fréquence respiratoire
FSH *Folliculo-Stimulating Hormone*
FV Fibrillation ventriculaire

G

g Gramme
G6PD Glucose-6-phosphate-déshydrogénase
GABA *Gamma-Aminobutyric Acid*
GAFA Glaucome aigu par fermeture de l'angle
GAJ Glycémie à jeun
G-CSF *Granulocyte-Colony Stimulating Factor*
GC Centre germinatif
GCAO Glaucome chronique à angle ouvert
GDS Gaz du sang
gél. Gélule
GERCOR Groupe coopérateur multidisciplinaire en oncologie
GEU Grossesse extra-utérine
GFGHNP Groupe francophone de gastroentérologie, hépatologie et nutrition pédiatrique www.gfhgnp.org
GGT Gamma-glutamyl-transférase
GH *Growth Hormone* (hormone de croissance ou somathormone)
GINA *Global Initiative for Asthma* www.ginasthma.org
GIST *Gastrointestinal Stromal Tumor*
glé. Granulés
GLP-1 Glucagon-like peptide-1
GM-CSF *Granulocyte-Macrophage Colony-Stimulating Factor*
GMHT Goitre multihétéronodulaire toxique
GMP Guanosine monophosphate
GN Granulocyte neutrophile
GnRH *Gonadotropin Releasing Hormone*
GNRP Glomérulonéphrite rapidement progressive
GOLD *Global initiative for chronic Obstructive Lung Disease* www.goldcopd.org
gom. Gomme
GPIIbIIIa Glycoprotéine IIb IIIa
GPIP Groupe de pathologie infectieuse pédiatrique gpip.sfpediatrie.com
GRAPP Groupe de recherche sur les avancées en pneumopédiatrie
gttes Gouttes
GVH Greffon *versus* hôte
Gy Gray

H

HAART *Highly Active Antiretroviral Therapy*
HACCEK *Haemophilus*, *Actinobacillus*, *Cardiobacterium*, *Capnocytophaga*, *Eikenella*, *Kingella*
HAQ *Health Assessment Questionnaire*

HAS Haute autorité de santé www.has-sante.fr
Hb Hémoglobine
HbA1c Hémoglobine glyquée
HBAG Hémi-bloc antérieur gauche
HbCO Carboxyhémoglobine
HBPG Hémi-bloc postérieur gauche
HBPM Héparine de bas poids moléculaire
HCAI Hépatite chronique auto-immune
HCG Hormone chorionique gonadotrophique
HCSP Haut conseil de la santé publique www.hcsp.fr
HDD Hémorragie de la délivrance
HDJ Hôpital de jour
HDL *High Density Lipoprotein*
HDT Hospitalisation à la demande d'un tiers
HELLP *Hemolysis, Elevated Liver enzyme levels and Low Platelet* (hémolyse, augmentation des transaminases, thrombopénie)
HER2 *Human Epidermal Growth Factor Receptor 2*
HES Hyperéosinophilie sanguine
HFM Hémorragie fœto-maternelle
HGPO Hyperglycémie provoquée par voie orale
HGPRT Hypoxanthine guanine-phosphoribosyl transférase
HHV *Human Herpes Virus*
HLA *Human Leucocyte Antigen* (systèmes antigéniques portés par les leucocytes)
HNF Héparine non fractionnée
HMG *Human Menopausal Gonadotropin*
HNPCC *Hereditary Non Polyposis Colorectal Cancer*
HO Hospitalisation d'office
HOC Hyperstimulation ovarienne contrôlée
HOP Réservé à l'usage hospitalier
HPV *Human Papillomavirus*
HSIL *High-grade Squamous Intraepithelial Lesions*
HSV *Herpes Simplex Virus*
Ht Hématocrite
HTA Hypertension artérielle
HTAP Hypertension artérielle pulmonaire
HTIC Hypertension intracrânienne
HTLV *Human T-Lymphotropic Virus*
HTP Hypertension pulmonaire

I

IA Insuffisance aortique
IAG Inhibiteur des a-glucosidases
IAH Index d'apnées et d'hypopnées
IAH Insuffisance antéhyophysaire
IAS Infection associée aux soins
IC Index cardiaque
IcPTM Infection compliquée de la peau et des tissus mous
ICT Irradiation corporelle totale
IDF *International Diabetes Federation* www.idf.org
IDM Infarctus du myocarde
IDSA *Infectious Diseases Society of America* www.idsociety.org
IDPP-4 Inhibiteur de la dipeptidyl-peptidase-4
IDR Intradermoréaction
IEC Inhibiteur de l'enzyme de conversion
IF Inhibiteur de fusion
IFN Interféron
IFRT *Involved Field Radiotherapy*
Ig Immunoglobuline
IGF1 *Insulin-Like Growth Factor 1*
IGRA *Interferon Gamma Release Assay*
IHC Immunohistochimie
IIC Injection intracaverneuse
IIU Insémination intra-utérine
IL Interleukine
IM Insuffisance mitrale
IM Intramusculaire
IMAO Inhibiteur de la monoamine-oxydase
IMC Indice de masse corporelle
IMG Interruption médicale de grossesse
IMRT *Intensity-Modulated Radiotherapy*
IMS *International Menopause Society* www.imsociety.org
INCa Institut national du cancer www.e-cancer.fr
INH Isoniazide
INI Inhibiteur de l'intégrase
inj. Injection
INNTI Inhibiteur non nucléosidique de la transcriptase inverse
INPES Institut national de prévention et d'éducation pour la santé www.inpes.sante.fr

INR *International Normalized Ratio*
INRS Institut national de recherche et sécurité www.inrs.fr
INRT *Involved Node Radiotherapy*
INTI Inhibiteur nucléosidique de la transcriptase inverse
INVS Institut national de veille sanitaire www.invs.sante.fr
IP Inhibiteur de protéase
IP/r Inhibiteur de protéase + ritonavir
IPD Interphalangienne distale (articulation)
IPDE5 Inhibiteur des phosphodiestérases de type 5
IPI Index pronostique international
IPP Incapacité partielle permanente
IPS Index de pression systolique
IRA Insuffisance rénale aiguë
IRA Iode radioactif
IRC Insuffisance rénale chronique
IRC Insuffisance respiratoire chronique
IRM Imagerie par résonance magnétique
IRSNA Inhibiteur de la recapture de la sérotonine et de la noradrénaline
ISL Insuffisance surrénale lente
ISRS Inhibiteur sélectif de recapture de la sérotonine
IST Infection sexuellement transmissible
ISUP *International Society of Urological Pathology*
ITG Interruption thérapeutique de grossesse
ITK Inhibiteur de tyrosine-kinase
ITL Infection tuberculeuse latente
ITT Incapacité temporaire totale
IUE Incontinence urinaire d'effort
IV Intraveineux
IVD Intraveineux direct
IVDL Intraveineux direct lent
IVG Interruption volontaire de grossesse
IVSE Intraveineux à la seringue électrique
IVT Intravitréen

J

j Jour

K

KGC Kératoconjonctivite gigantopapillaire
KPC kératite ponctuée superficielle

L

LAL Leucémie aiguë lymphoblastique
LAM Leucémie aiguë myéloblastique
LAP Leucémie à promyélocytes
LCE Leucémie chronique à éosinophiles
LCR Liquide céphalorachidien
LDA Longue durée d'action
LDH Lactate-déshydrogénase
LDL *Low Density Lipoprotein*
LEC Lithotripsie extracorporelle
LEMP Leuco-encéphalite multifocale progressive
LEPI Laboratoire d'étude des particules inhalées
LES Lupus érythémateux systémique
LFB Laboratoire français de biofractionnement
LFCE Ligue française contre l'épilepsie
LH *Luteinizing Hormone*
LH-RH *Luteinizing Hormone-Releasing Hormone*
LKM *Liver Kidney Microsomal*
LLC Leucémie lymphoïde chronique
LMC Leucémie myéloïde chronique
LNG Lévonorgestrel
LNH Lymphome non hodgkinien
LP Libération prolongée
LPG Lymphadénopathie persistante généralisée
LPPR Liste des produits et prestations remboursables
LRPO Lentilles rigides perméables à l'oxygène
LSH Lentilles souples hydrophiles
LSIL *Low-grade Squamous Intraepithelial Lesions*
LT3 Tri-iodothyronine (ou liothyronine) libre
LT4 Tétra-iodothyronine (ou lévothyroxine) libre
lyoph. Lyophylisat

M

M Million
MA Monoarthrite
MAC *Mycobacterium avium complex*
MAG *Myelin-Associated Glycoprotein*
MALT *Mucosa Associated Lymphoid Tissue*

MAMA Méthode de l'allaitement maternel et de l'aménorrhée
MAP Menace d'accouchement prématuré
MAPA Mesure ambulatoire de la pression artérielle
MAT Microagiopathies thrombotique
MCJ Maladie de Creutzfeldt-Jakob
MDO Maladie à déclaration obligatoire
MDRD *Modification of the Diet in Renal Disease*
MELD *Model for End-stage Liver Disease*
mes. Mesure
MFIU Mort fœtale *in utero*
MGUS *Monoclonal Gammopathy of Undetermined Significance*
MH Môle hydatiforme
MIBG Métaiodobenzylguanidine
MIBI Méthoxy-isobutyl isonitrile
MICI Maladie inflammatoire chronique de l'intestin
MIN Mort inattendue du nourrisson
MLA Maculopathie liée à l'âge
MM Myélome multiple
MMS *Mini-Mental State*
MMT Ménométrorragies
MNI Mononucléose infectieuse
MSKCC *Memorial Sloan-Kettering Cancer Center*
MSN Mort subite du nourrisson
MTP Métatarsophalangienne (articulation)
MTX Méthotrexate

N

N. Nourrisson = 1 à 30 mois
NAC N-acétylcystéine
NACO Nouvel anticoagulant
NAMS *North American Menopause Society* www.menopause.org
NAP Neuroleptique à action prolongée
NAPQI N-acétyl-p-benzoquinone imine
NASCET *North American Symptomatic Carotid Endarteriectomy Trial*
NASH *Non Alcoholic Steato-Hepatitis*
NASSA Antidépresseur sérotoninergique spécifique et noradrénergique
NCB Névralgie cervico-brachiale
NEM Néoplasie endocrinienne multiple
NFS Numération formule sanguine
NIH *National Institutes of Health* www.nih.gov
NIHSS *National Institute of Health Stroke Score*
NISH *Non-radioisotopic In Situ Hybridization*
NK1 Neurokine 1
NL Neuroleptique
NMDA N-méthyl-D-aspartate
NN Nouveau-né = 0 à 1 mois
NO Monoxyde d'azote
NOIAN Neuropathie optique ischémique antérieure non artéritique
NPH *Neutral Protamine Hagedorn*
NR Non remboursé
NYHA *New York Heart Association*

O

OACR Oblitération de l'artère centrale de la rétine
OAP Œdème aigu du poumon
OBVR Occlusion de la branche veineuse rétinienne
OCT *Optical Coherence Tomography*
OFT Office français de prévention du tabagisme www.ofta-asso.fr
OHD Oxygénothérapie hyperbare
OLD Oxygénothérapie de longue durée
OMA Otite moyenne aiguë
OMS Organisation mondiale de la santé www.who.int
OP Œstroprogestatif
OPP Ordonnance de placement provisoire
OSM Otite séromuqueuse
OVCR Oblitération de la veine centrale de la rétine
OVR Oblitération veineuse rétinienne

P

P. a. *Propionibacterium acnes*
PA Pression artérielle
PAC Pontage aorto-coronaire
PAC Pneumopathie aiguë communautaire
$PaCO_2$ Pression partielle en dioxyde de carbone du sang artériel
PAD Pression artérielle diastolique
PAF Polypose adénomateuse familiale
PAI Projet d'accueil individualisé
PAL Phosphatases alcalines
PAN Périartérite noueuse
pANCA Anticorps anticytoplasme des neutrophiles
PaO_2 Pression partielle en oxygène du sang artériel

PAPm Pression artérielle pulmonaire moyenne
PAPO Pression artérielle pulmonaire d'occlusion
PAS Pression artérielle systolique
PASH Périarthrite scapulo-humérale
PCA *Patient Controlled Analgesia*
PCA Ponction de chambre antérieure
pch. Patch
PCH Pharmacie centrale des hôpitaux
PCO_2 Pression partielle en dioxyde de carbone
PCP Phencyclidine
PCR *Polymerase Chain Reaction*
PDE Phosphodiestérase
PDGFR *Platelet-Derived Growth Factor Receptor*
pdre Poudre
pdt Pendant
PDT *Photodynamic Therapy*
PE Pression expiratoire
PEA Potentiels évoqués auditifs
PEEP *Positive End-Expiratory Pressure*
PEG Polyéthylène-glycol
pell. Pelliculé
perf. Perfusion
PET *Positron Emission Tomography*
P-gp Glycoprotéine P
PGE1 Prostaglandine de type E1
Phe Phénylalanine
PHMB Polyhexaméthylènebiguanide
PHS Pneumopathie d'hypersensibilité
PI Pression inspiratoire
PIC Pneumopathie interstitielle commune
PID Pneumopathie interstitielle diffuse
PIO Pression intraoculaire
PIT Primo-infection tuberculeuse
PL Ponction lombaire
PLCO *Prostate, Lung, Colorectal and Ovarian (cancer screening trial)*
PLP Protéine de liaison aux pénicillines
PLV Protéine de lait de vache
PM Pacemaker
PM Poids moléculaire
PMI Protection maternelle et infantile
PNN Polynucléaire neutrophile
PO *Per os*
pomm. Pommade
PPC Pression positive continue
PPD Paraphénylènediamine
ppi Pour préparation injectable
ppm Partie par million
PPR Pseudo-polyarthrite rhyzomélique
PR Polyarthrite rhumatoïde
PR Prévention de la réponse
PRE Période réfractaire effective
prép. Préparation
prér. Préremplie
PRL Prolactine
PS *Performance Status*
PSA *Prostate Specific Antigen*
PSDP Pneumocoque de sensibilité diminuée à la pénicilline
PSN Produit de substitution nicotinique
PT Potentiel tardif
PTG Prothèse totale du genou
PTH Parathormone
PTH Prothèse totale de hanche
PTI Purpura thrombopénique auto-immun
PTU Propylthiouracile
pulv. Pulvérisation
PVR Prolifération vitréo-rétinienne
PVVIH Personne vivant avec le VIH

Q

QI Quotient intellectuel
qsp Quantité suffisante pour
quadrisée. Quadrisécable

R

RA Rétrécissement aortique
RAA Rhumatisme articulaire aigu
RAC Rétrécissement aortique calcifié
RAI Recherche d'agglutinines irrégulières
RAR Récepteur à l'acide rétinoïque
RAST *Radioallergosorbent Test* (dosage des IgE sériques spécifiques)
RCF Rythme cardiaque fœtal
RCH Rectocolite hémorragique
RCIU Retard de croissance intra-utérin
RCP Réunion de concertation pluridisciplinaire
RCUH Rectocolite ulcéro-hémorragique
RD Rétinopathie diabétique
RGO Reflux gastro-œsophagien
Rh Rhésus

RHD Règles hygiéno-diététiques
RIVA Rythme idio-ventriculaire accéléré
RM Rétrécissement mitral
RO Récepteur œstrogénique
ROC Réflexe oculocardiaque
ROR Rougeole – oreillons – rubéole
ROT Réflexe ostéotendineux
RP Radiographie pulmonaire
RP Récepteur à la progestérone
RTK Récepteur à tyrosine-kinase
rTMS *repetitive Transcranial Magnetic Stimulation*
RTU Recommandation temporaire d'utilisation
RVU Reflux vésico-urétéral

S

s seconde
SA Semaine d'aménorrhée
SAAR Sténose athéromateuse d'une artère rénale
sach. Sachet
SAMU Service d'aide médicale d'urgence
SaO2 Saturation artérielle en oxygène
SAP Seringue auto-pousseuse
SAU Service d'accueil des urgences
SAV Sérum antivenimeux
SC Sous-cutané
SCA Syndrome coronarien aigu
SCZ Schizophrénie
SDF Sans domicile fixe
SDRC Syndrome douloureux régional complexe
SE Sphinctérotomie endoscopique
séc. Sécable
SEES Sonde d'entraînement électrosystolique temporaire
sem. Semaine
SEP Sclérose en plaques
SEP-PP Sclérose en plaques progressive primaire
SEP-RR Sclérose en plaques récurrente rémittente
SEP-SP Sclérose en plaques secondairement progressive
ser. Seringue
SERM *Selective Estrogen Receptor Modulator*
SFAR Société française d'anesthésie réanimation www.sfar.org
SF2H Société française d'hygiène hospitalière www.sf2h.net
SFC Société française de cardiologie www.cardio.fr
SFCD Société française de chirurgie digestive www.chirurgie-viscerale.org
SFD Société française de dermatologie www.sfdermato.com
SFD Société française de diabétologie www.sfdiabete.org
SFE Société française d'endocrinologie www.sfendocrino.org
SFED Société française d'endoscopie digestive www.sfed.org
SFH Société française d'hématologie www.hematologie.net
SFHTA Société française d'hypertension artérielle www.sfhta.eu
SFMU Société française de médecine d'urgence www.sfmu.org
SFMV Société française des maladies vasculaires www.sfmv.fr
SFORL Société française d'oto-rhino-laryngologie et de chirurgie de la face et du cou www.sforl.org
SFP Société française de parasitologie www.sfparasitologie.u-psud.fr
SFP Société française de pédiatrie www.sfpediatrie.com
SFR Société française de rhumatologie sfr.larhumatologie.fr
SFRO Société française de radiothérapie oncologique www.sfro.org
SFSPM Société française de sénologie et de pathologie mammaire www.senologie.com
SFTG Société de formation thérapeutique du généraliste www.sftg.net
SGA Streptocoque du groupe A
SGB Streptocoque du groupe B
SH Sulfamides hypoglycémiant
shamp. Shampooing
SHE Syndrome hyperéosinophilique
SHU Syndrome hémolytique et urémique
SI Système international
SIADH Sécrétion inappropriée d'hormone antidiurétique
SIO Sphincter inférieur de l'œsophage
SJSR Syndrome des jambes sans repos
SLA Sclérose latérale amyotrophique

SMD Syndrome myélodysplasique
SMP Syndrome myéloprolifératif
SMUR Service mobile d'urgence et de réanimation
SMV Société de médecine des voyages www.medecine-voyages.fr
SMZ Sulfaméthoxazole
SNA Syndrome néphritique aigu
SNC Système nerveux central
SNFCP Société nationale française de colo-proctologie www.snfcp.org
SNFGE Société nationale française de gastro-entérologie www.snfge.org
SOFCOT Société française de chirurgie orthopédique et traumatologique www.sofcot.fr
sol. Solution
SOPK Syndrome des ovaires polykystiques
SOR Standards, options et recommandations
SP2A Société pédiatrique de pneumologie et allergologie www.sp2a.fr
SPDRE Soins psychiatriques à la demande du représentant de l'État
SPDT Soins psychiatriques à la demande d'un tiers
SPID Syndrome polyalgique idiopathique diffus
SPILF Société de pathologie infectieuse de langue française www.infectiologie.com
SPLF Société de pneumologie de langue française www.splf.org
SpO2 Saturation en oxygène par oxymètre de pouls
SRAA Systèmes rénine-angiotensine-aldostérone
SRLF Société de réanimation de langue française www.srlf.org
STNI *Subtotal Nodal Irradiation*
subling. Sublingual
sup. Suppositoire
susp. Suspension
susp. buv. Suspension buvable
SVP Stimulation ventriculaire programmée

T

T3 Tri-iodothyronine (ou liothyronine)
T4 Tétra-iodothyronine (ou lévothyroxine)
TA Trou anionique
TAG Trouble anxiété généralisée
TAU Trou anionique urinaire
TAVI *Transcatheter Aortic Valve Implantation*
TCA Temps de céphaline activée
TCC Thérapie cognitivo-comportementale
TCK Temps de céphaline kaolin
TCM Triglycérides à chaîne moyenne
TDAH Trouble déficit de l'attention avec hyperactivité
TDM Tomodensitométrie
TDR Test de détection rapide
TEP Tomographie par émission de positons
TG Thyroglobuline
TG Triglycérides
THM Traitement hormonal substitutif de la ménopause
TIAC Toxi-infection alimentaire collective
TIH Thrombopénie induite par l'héparine
TIMI *Thrombolysis In Myocardial Infarction*
TIPS *Transjugular Intrahepatic Portosystemic Shunt*
TMP Triméthoprime
TMPT Thiopurine methyl-transférase
TNF *Tumor Necrosis Factor*
TNI *Total Nodal Irradiation*
TNM Tumeur, nœuds lymphatiques, métastases
TO Tension oculaire
TOC Trouble obsessionnel compulsif
TOGD Transit œso-gastro-duodénal
TOM Tenue outre-mer
TOT *Trans-Obturator Tape*
TP Taux de prothrombine
TP Toxine *pertussis*
TPHA *Treponema Pallidum Hemagglutinations Assay*
TPO Test de provocation orale
TPO Thrombopoïétine
TPO Thyroperoxydase
TR Toucher rectal
TRALI *Transfusion Related Acute Lung Injury*
TRALI *Transfusion Related Lung Injury*
TRH *Thyrotrophin Releasing Hormone*
TS Temps de saignement
TS Tentative de suicide
TSH *Thyroid Stimulating Hormone*
TV Tachycardie ventriculaire
TVNS Tachycardie ventriculaire non soutenue

TVO Trouble ventilatoire obstructif
TVP Thrombose veineuse profonde
TVS Tachycardie ventriculaire soutenue
TVS Thrombose veineuse superficielle
TVT *Tension-Free Vaginal Tape*

U

UAH Unité antihéparine
UHCD Unité d'hospitalisation de courte durée
UI Unité internationale
UICC Union internationale contre le cancer
UIV Urographie intraveineuse
UPDRS *Unifed Parkinson Disease Rating Scale*
USIC Unité de soins intensifs en cardiologie
USINV Unité de soins intensifs neurovasculaires
UPDRS *Unified Parkinson's Disease Rating Scale*

V

VADS Voies aérodigestives supérieures
VAT Vaccin antitétanique
VCA *Virus Capsid Antigen*
VCAM *Vascular Cell Adhesion Molecule*
VDRL *Veneral Disease Reaserch Laboratory*
VEGF *Vascular Endothelial Growth Factor*
VEMS Volume expiré maximal en une seconde
VG Ventricule gauche
VGM Volume globulaire moyen
VHA Virus de l'hépatite A
VHB Virus de l'hépatite B
VHC Virus de l'hépatite C
VIH Virus de l'immunodéficience humaine
VIP *Vasoactive Intestinal Peptide*
VIP Étoposide, ifosfamide, cisplatine, mesna (chimiothérapie)
vit. Vitamine
VLDL *Very Low Density Lipoprotein*
VM Ventilation mécanique
VNI Ventilation non invasive
VNS *Vague Nerve Stimulation*
VPPB Vertige paroxystique positionnel bénin
VRS Virus respiratoire syncytial
VS Vitesse de sédimentation
VZV Virus zona-varicelle

SOMMAIRE DES SPÉCIALITÉS

Cardiologie

SOMMAIRE

MALADIES

MÉDICAMENTS

NOTES

MALADIE CORONAIRE STABLE (1)

Définition de la maladie coronaire stable

- Elle est la conséquence de lésions stables athéromateuses, anatomiques ou fonctionnelles des artères coronaires et/ou de la microcirculation coronaire.
- Elle peut se manifester par des douleurs d'angor à l'effort comme au repos. Elle peut même être asymptomatique (ischémie silencieuse).
- Elle peut se destabiliser sous forme de syndrome coronaire aigu (angor instable/IDM ST- ou d'IDM ST+).

Objectifs du traitement [1]

Il s'agit d'assurer le contrôle des symptômes et d'améliorer le pronostic. L'optimisation du traitement médical est fondamentale et doit s'accompagner de conseils et d'un suivi appropriés, afin d'assurer la meilleure qualité de vie possible et d'obtenir la meilleure observance possible sur le long terme.

Traitement de la crise [1]

- Éducation indispensable du patient.
- Arrêt immédiat de l'effort déclenchant.
- Le patient doit s'asseoir ou s'allonger à cause de l'effet hypotenseur des **dérivés nitrés**.
- Administration sublinguale d'un **dérivé nitré d'action immédiate**, ***NATISPRAY*** 0,3 mg : 1 à 2 pulv. franches sous la langue sans inhaler.
- **La crise doit céder en 2 à 5 min.**
- La prise sublinguale peut être répétée après 5 min en cas d'inefficacité.

> • En cas d'augmentation de la fréquence des crises d'angor ou de douleur angineuse prolongée > 15 min : consultation cardiologique urgente.

- Expliquer au patient la nécessité d'un traitement prophylactique avec prise de **dérivés nitrés d'action immédiate** avant d'effectuer un effort qu'il sait « angino-gène ».
- Un **dérivé nitré d'action immédiate** doit être prescrit sur l'ordonnance de tout coronarien.

Traitement de fond [1]

> Le contrôle de la fréquence cardiaque est la première et la plus importante des étapes pour contrôler les symptômes de la maladie coronaire stable.

Bêtabloquants

- En première intention en l'absence de contre-indication.
- Ils sont particulièrement efficaces en cas de tachycardie sinusale, d'HTA ou d'hyperexcitabilité ventriculaire.
- Ils diminuent la fréquence cardiaque, la pression artérielle et la contractilité, les 3 paramètres essentiels régulant les besoins en O_2 du cœur.
- La posologie doit être suffisante pour permettre un blocage efficace des récepteurs β-adrénergiques, c'est-à-dire :

> Obtenir une bradycardie sinusale de repos à 50-60/min et une fréquence cardiaque maximale à l'effort ne dépassant pas 100-110/min.

- Ne jamais interrompre le traitement β-bloquant brutalement : risque d'angor instable, d'infarctus du myocarde, de troubles du rythme et de mort subite.
- Exemples de posologie journalière :
  - ***TÉNORMINE*** 100 mg : 1/2 à 2 cp./j ;
  - ***SECTRAL*** 200 mg : 1 cp. 1 à 2 fois/j ;
  - ***SELOKEN LP*** 200 mg : 1 cp. le matin.

DÉRIVÉS NITRÉS D'ACTION IMMÉDIATE ET COURTE : FORMES PERLINGUALES

Trinitrine sublinguale

NATISPRAY					
NATISPRAY 0,15 mg 1 à 2 pulv. sous la langue en cas de crise À répéter 1 à 2 fois si besoin	200 doses 0,15 mg (fl. 13,5 mL)	3,62	II	65 %	0,02
NATISPRAY 0,30 mg 1 à 2 pulv. sous la langue en cas de crise À répéter 1 à 2 fois si besoin	300 doses 0,30 mg (fl. 18 mL)	5,35	II	65 %	0,02

Isosorbide dinitrate

ISOCARD					
1 à 2 pulv. sous la langue en cas de crise À répéter 1 à 2 fois si besoin	150 doses 1,25 mg (fl. 20 mL)	3,62	II	65 %	0,02

PROPRIÉTÉS

Vasodilatateurs veineux (et artériels à fortes doses) entraînant une réduction des besoins en O_2 du cœur. Vasodilatateur coronaire avec effet antispastique et redistribution du flux coronaire vers les zones ischémiques sous-endocardiques.

Résorption très rapide par voie perlinguale.

Trinitrine sublinguale : action en 1 à 2 min pendant 10 à 30 min.

Isosorbide dinitrate sublingual : action en 3 à 15 min pendant 1 h.

INDICATIONS

Traitement curatif de la crise d'angor.

Traitement préventif précritique de la crise d'angor.

NATISPRAY 0,30 : œdème aigu pulmonaire en complément des autres traitements usuels.

CONTRE-INDICATIONS

Pas de contre-indication absolue.

PRÉCAUTIONS D'EMPLOI

Grossesse et **allaitement** : innocuité non établie.

Débuter à la plus faible posologie pour éviter des céphalées et recommander la position assise lors des pulvérisations pour éviter une hypotension orthostatique, notamment chez les personnes âgées.

En cas de cyanose inexpliquée, faire doser la méthémoglobinémie.

EFFETS INDÉSIRABLES

Céphalées en début de traitement mais disparaissant progressivement.

Hypotension notamment chez le sujet âgé.

Nausées, troubles digestifs.

Vasodilatation cutanée avec érythème.

INTERACTIONS MÉDICAMENTEUSES

Vasodilatateurs, **diurétiques** et **antihypertenseurs** peuvent majorer l'hypotension artérielle.

MALADIE CORONAIRE STABLE (2)

Inhibiteurs calciques

Leurs effets anti-ischémiques sont corrélés aux mécanismes d'action spécifiques de chaque sous-classe thérapeutique.

► *Dihydropyridines (ADALATE, AMLOR, LOXEN)*

- Effets coronarodilatateur permettant d'augmenter les apports en O_2 au myocarde.
- Effet tachycardisant modéré.
- Effet vasodilatateur périphérique contribuant à diminuer la post-charge et donc à réduire les besoins en O_2 du myocarde.

► *Non dihydropyridines : diltiazem (TILDIEM) et vérapamil (ISOPTINE)*

- **Inhibiteurs calciques** bradycardisants.
- Réduisent la consommation en O_2 du myocarde.

Les **inhibiteurs calciques** sont indiqués quand :

- les **β-bloquants** sont contre-indiqués :
  – en cas de contre-indication extracardiaque (BPCO, asthme), prescrire de préférence un **inhibiteur calcique** bradycardisant : ***BI-TILDIEM*** 90 ou 120 mg : 1 cp. x 2/j,
  – en cas de contre-indication cardiaque (bradycardie), les **dihydropyridines** sont utilisables : ***AMLOR*** 5 mg : 1 à 2 cp./j ;
- l'angor est à forte composante spastique :
  – les **β-bloquants** sont à éviter ;
  – privilégier **vérapamil** ou **diltiazem** (240 à 360 mg/j) ou **nifédipine** (40 à 60 mg/j). Un **dérivé nitré à longue durée d'action** peut être ajouté.

En cas d'angor d'effort sévère, l'association d'une **dihydropyridine** à longue durée d'action et d'un **β-bloquant** peut être envisagée : ***CHRONADALATE LP*** 30 mg : 1 cp./j + n'importe quel **β-bloquant**.

> L'association **β-bloquant + inhibiteur calcique bradycardisant** n'est pas recommandée (risque de dysfonction sinusale). Attention à l'hypotension artérielle en cas d'association **dihydropyridine + dérivé nitré** (privilégier une prise décalée des 2 médicaments).

Autre antiangineux : ivadrabine (*PROCORALAN*)

- Traitement de l'angor stable chronique chez l'adulte en rythme sinusal.
- ***PROCORALAN*** 5 mg x 2/j à augmenter si besoin à 7,5 mg x 2/j.

Dérivés nitrés d'action prolongée

- Ils doivent être administrés à fortes doses pour surmonter l'effet de premier passage hépatique.
- Ils doivent couvrir la période douloureuse mais des fenêtres thérapeutiques sont nécessaires pour éliminer l'effet d'accoutumance.
- Les formes à libération prolongée sont particulièrement adaptées dans cette indication.
- Exemples de posologie journalière :
  – ***LANGORAN LP*** 40 mg : 1 cp. matin et soir en respectant un intervalle de 12 h ;
  – ***MONICOR LP*** 40 ou 60 mg : 1 gél./j ;
  – ***NITRIDERM TTS*** 5, 10 ou 15 mg : coller le patch sur peau propre à faible pilosité comme la paroi latérale du thorax ; à laisser en place pendant 12 h diurnes (8 h à 20 h) ou nocturnes (20 h à 8 h).

Molsidomine : molécule apparentée aux dérivés nitrés

- Mécanisme d'action voisin de celui des **dérivés nitrés**.
- Pas d'effet d'accoutumance significatif.
- Pas d'effet dépresseur sur la contractilité, la conduction et la fréquence cardiaques.
- Effet antiagrégant plaquettaire *in vitro*.
- ***CORVASAL*** 2 ou 4 mg : 1 cp. x 3/j.

DÉRIVÉS NITRÉS D'ACTION PROLONGÉE : FORMES ORALES

Isosorbide dinitrate

RISORDAN					
10 à 80 mg/j en 2 à 3 prises à avaler sans croquer ni sucer	60 cp. séc. 20 mg	4,26	II	65 %	0,07
LANGORAN LP					
20 à 40 mg x 2 à 3 /j	60 gél. 20 mg	2,49	II	65 %	0,04
	60 gél. 40 mg	4,33	II	65 %	0,07

Isosorbide mononitrate

MONICOR LP					
1 gél. x 2/j (toutes les 12 h)	30 gél. 20 mg	2,87	II	65 %	0,10
	60 gél. 20 mg	5,64	II	65 %	0,09
1 gél./j	30 gél. 40 mg	5,22	II	65 %	0,17
1 gél./j	30 gél. 60 mg	7,11	II	65 %	0,24

PROPRIÉTÉS

Vasodilatateurs veineux (et artériels à fortes doses) entraînant une réduction des besoins en O_2 du cœur. Vasodilatateur coronaire avec effet antispastique et redistribution du flux coronaire vers les zones ischémiques sous-endocardiques.

Action en 15 à 60 min mais prolongée de 4 à 24 h selon les produits et les formes galéniques.

INDICATIONS

Traitement de fond préventif des crises d'angor.

Traitement de l'insuffisance cardiaque gauche ou globale (en association aux autres thérapeutiques usuelles)

CONTRE-INDICATIONS

Pas de contre-indication absolue.

PRÉCAUTIONS D'EMPLOI

La posologie efficace devra être atteinte progressivement en raison des risques d'hypotension artérielle et de céphalées intenses chez certains sujets.

La posologie quotidienne doit être adaptée à l'efficacité et à la tolérance du patient.

Ne pas arrêter brutalement en cas de traitement prolongé et à fortes doses.

Utiliser avec prudence en cas de cardiomyopathie obstructive (majoration du gradient intraventriculaire).

En cas de cyanose inexpliquée, faire doser la méthémoglobinémie.

Grossesse et **allaitement** : innocuité non établie.

EFFETS INDÉSIRABLES

Céphalées en début de traitement mais disparaissant progressivement.

Hypotension notamment chez le sujet âgé.

Nausées, troubles digestifs.

Vasodilatation cutanée avec érythème.

Possibilité d'épuisement thérapeutique.

INTERACTIONS MÉDICAMENTEUSES

Vasodilatateurs, **diurétiques** et **antihypertenseurs** peuvent majorer l'hypotension artérielle.

MALADIE CORONAIRE STABLE (3)

Nicorandil : molécule apparentée aux dérivés nitrés

- Propriétés voisines de celles des **dérivés nitrés.** Activateur des canaux potassiques.
- Effet antispastique, diminution de la pré et de la post-charge, effet coronarodilatateur.
- Peut être prescrit en monothérapie ou en association avec un **β-bloquant** ou un **inhibiteur calcique** bradycardisant.
- Ne pas associer aux **dérivés nitrés** et **apparentés**.

ADANCOR 10 ou 20 mg ou ***IKOREL*** 10 ou 20 mg : 5 mg x 2/j pendant 7 j puis 10 à 20 mg x 2/j.

Autres traitements dans la maladie coronaire stable [1]

Pour améliorer le pronostic, les thérapeutiques suivantes ont montré un bénéfice dans tous les cas de maladie coronaire stable : **aspirine** ou **clopidogrel, inhibiteur de l'enzyme de conversion, statine**.

Antiagrégants plaquettaires

- Leur prescription est INDISPENSABLE à chaque coronarien.
- Ils préviennent les accidents thrombotiques (notamment coronaires mais aussi cérébraux).

ASPÉGIC 100 ou 250 mg : 1 sach./j.

PLAVIX 75 mg : 1 cp./j en cas de contre-indication vraie à l'**aspirine** ou en cas de patient polyartériel.

Inhibiteur de l'enzyme de conversion

- Dans la maladie coronaire stable, le **périndopril** et le **ramipril** ont montré leur efficacité dans la réduction du risque d'événements cardiaques chez les patients ayant un antécédent d'IDM et/ou de revascularisation.
- ***COVERSYL*** 10 mg : 1 cp.le matin.
- ***TRIATEC*** 10 mg : 1 cp. le matin.

Correction des facteurs de risque cardiovasculaires

- Arrêt du tabagisme, perte de poids si nécessaire.
- Traiter une hypercholestérolémie par une **statine** (ou **ézétimibe** ou **bézafibrate** en cas d'intolérance vraie aux **statines**).
- Normaliser la pression artérielle, équilibrer un diabète.
- Activité physique régulière et adaptée comme la marche, la natation et le vélo ; éviter le stress.

Surveillance

Réévaluation initiale indispensable du patient et de son traitement, de façon précoce entre le 4e et le 6e mois pour une éventuelle adaptation thérapeutique, puis réévaluation annuelle.

Tolérance : pression artérielle couché/debout, fréquence cardiaque, signes d'insuffisance cardiaque, espace PR à l'ECG.

Efficacité : fréquence des crises angineuses, intensité de l'effort déclenchant, consommation de **trinitrine**.

Faire pratiquer un ECG de repos annuel et un ECG supplémentaire en cas de nouveau symptôme ou en cas de médication nouvelle pouvant agir sur la conduction. Un test d'effort ou une imagerie de stress est recommandé devant la récidive ou l'apparition de nouveaux symptômes.

DÉRIVÉS NITRÉS D'ACTION PROLONGÉE : DISPOSITIFS TRANSDERMIQUES

Trinitrine percutanée

NITRIDERM TTS					
1 patch à coller sur la paroi latérale du thorax de 8 h à 20 h pour couvrir la journée ou de 20 h à 8 h pour couvrir la nuit	30 pch. 5 mg 30 pch. 10 mg 30 pch. 15 mg	13,53 14,74 15,97	II II II	65 % 65 % 65 %	0,45 0,49 0,53
DISCOTRINE					
Idem ***NITRIDERM TTS***	30 pch. 5 mg 30 pch. 10 mg 30 pch. 15 mg	13,53 14,74 15,97	II II II	65 % 65 % 65 %	0,45 0,49 0,53
DIAFUSOR					
Idem ***NITRIDERM TTS***	30 pch. 5 mg 30 pch. 10 mg 30 pch. 15 mg	13,53 14,74 15,97	II II II	65 % 65 % 65 %	0,45 0,49 0,53
TRINIPATCH					
Idem ***NITRIDERM TTS***	30 pch. 5 mg 30 pch. 10 mg 30 pch. 15 mg	13,53 14,74 15,97	II II II	65 % 65 % 65 %	0,45 0,49 0,53
EPINITRIL					
Idem ***NITRIDERM TTS***	30 pch. 5 mg 30 pch. 10 mg 30 pch. 15 mg	13,53 14,74 15,97	II II II	65 % 65 % 65 %	0,45 0,49 0,53

PROPRIÉTÉS

Vasodilatateurs veineux (et artériels à fortes doses) entraînant une réduction des besoins en O_2 du cœur. Vasodilatateur coronaire avec effet antispastique et redistribution du flux coronaire vers les zones ischémiques sous-endocardiques. Résorption percutanée avec passage transdermique à vitesse constante.

INDICATIONS

Traitement de fond préventif des crises d'angor.

CONTRE-INDICATIONS

Hypersensibilité aux **dérivés nitrés**. Cardiomyopathie obstructive. Hypertension intracrânienne.

PRÉCAUTIONS D'EMPLOI

Devant la possibilité d'atténuation de l'effet thérapeutique en cas d'administration continue de **trinitrine transdermique**, il est recommandé de retirer le système pendant 12 h si un traitement antiangineux est associé.

La posologie efficace devra être atteinte progressivement en raison des risques d'hypotension artérielle et de céphalées intenses chez certains sujets.

Ne pas arrêter brutalement en cas de traitement prolongé et à fortes doses.

Enlever le système adhésif avant de réaliser un choc électrique externe.

En cas de cyanose inexpliquée, faire doser la méthémoglobinémie.

Grossesse et **allaitement :** innocuité non établie.

EFFETS INDÉSIRABLES

Réactions cutanées allergiques très rares.
Céphalées en début de traitement mais disparaissant progressivement.
Hypotension notamment chez le sujet âgé.
Nausées, troubles digestifs.
Vasodilatation cutanée avec érythème.
Possibilité d'épuisement thérapeutique.

INTERACTIONS MÉDICAMENTEUSES

Vasodilatateurs, diurétiques et antihypertenseurs peuvent majorer l'hypotension artérielle.

MALADIE CORONAIRE STABLE (4)

En pratique

Stratégie médicamenteuse de la maladie coronaire stable

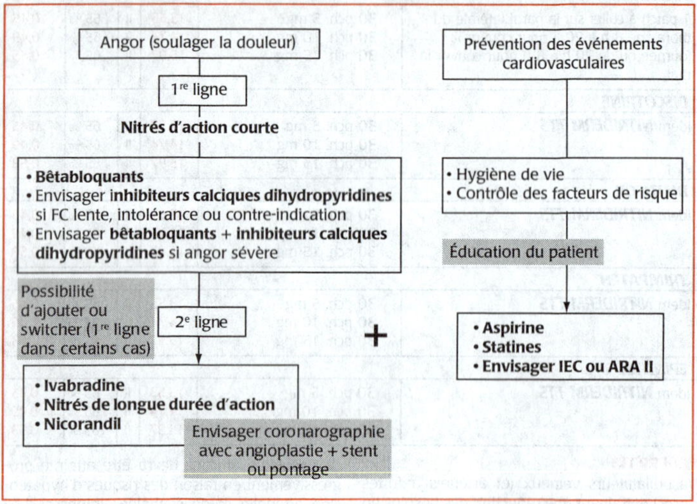

MOLÉCULES APPARENTÉES AUX DÉRIVÉS NITRÉS (1)

■ Molsidomine

CORVASAL					
Angor d'effort stable : 1/2 à 1 cp. à 2 mg x 3/j pendant les repas Angor d'effort sévère ou angor spontané ou angor sévère rebelle : 1 cp. à 4 mg x 3/j	30 cp. séc. 2 mg 90 cp. séc. 2 mg 100 cp. séc. 2 mg 30 cp. 4 mg 100 cp. 4 mg	4,03 11,26 HOP 6,68 HOP	I I I I I	65 % 65 % 65 %	0,13 0,13 0,22

PROPRIÉTÉS

Propriétés voisines de celles des **dérivés nitrés** d'action prolongée. Dénués d'effet dépresseur sur la contractilité, la conduction et la fréquence cardiaques. Dénués d'effet d'accoutumance significatif. Effet antiagrégant plaquettaire *in vitro*.

INDICATIONS

Traitement de fond préventif des crises d'angor de tout type.

CONTRE-INDICATIONS

Hypotension artérielle sévère avec état de choc.

PRÉCAUTIONS D'EMPLOI

Grossesse et **allaitement** : innocuité non établie.

Débuter le traitement à faibles doses puis augmenter progressivement surtout chez les sujets âgés, insuffisants hépatiques, hypotendus, hypovolémiques ou traités par autres vasodilatateurs.

EFFETS INDÉSIRABLES

Céphalées et baisse tensionnelle modérées en début de traitement mais rapidement régressives. Exceptionnellement : hypotension orthostatique, troubles digestifs, vertiges, prurit.

INTERACTIONS MÉDICAMENTEUSES

Majoration de l'hypotension avec les autres traitements vasodilatateurs.

La substitution aux **dérivés nitrés** est plus logique que leur association en raison des propriétés voisines de ces 2 classes.

MALADIE CORONAIRE STABLE (5)

Conduite à tenir devant une maladie coronaire stable en fonction du risque du patient

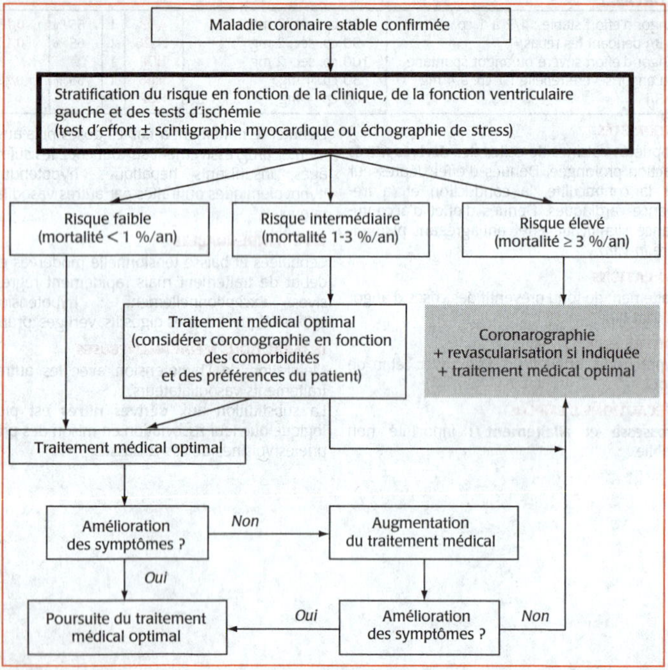

Place de la revascularisation myocardique dans la maladie coronaire stable

• La revascularisation va dépendre des symptômes, des tests fonctionnels et de l'anatomie des coronaires à la coronarographie.

• Elle se justifie :

– chez les patients qui restent symptomatiques malgré un traitement médical optimal bien suivi (bénéfice sur les symptômes) ;

– quand une ou plusieurs artères coronaires présentent des sténoses > 50 % ou une large zone d'ischémie (> 10 % du myocarde) sur un test fonctionnel (bénéfice sur le pronostic).

• Elle peut se faire par angioplastie coronaire percutanée ou par pontage aorto-coronaire (*cf.* Techniques de revascularisation myocardique).

CONSENSUS

[1] Guidelines on the management of stable coronary artery disease, *ESC*, 2013.

MOLÉCULES APPARENTÉES AUX DÉRIVÉS NITRÉS (2)

Nicorandil

ADANCOR					
À augmenter progressivement : 5 mg x 2/j pendant 1 sem. puis 10 à 20 mg x 2 /j	30 cp. séc. 10 mg 30 cp. 20 mg	5,14 9,91	I I	65 % 65 %	0,17 0,33
IKOREL					
Idem ***ADANCOR***	30 cp. séc. 10 mg 30 cp. 20 mg	5,14 9,91	I I	65 % 65 %	0,17 0,33

PROPRIÉTÉS

Propriétés voisines de celles des **dérivés nitrés** d'action prolongée. Activateur des canaux potassiques. Effet coronarodilatateur et antispastique sans phénomène de vol coronaire ni de dépression de la contractilité ni d'échappement thérapeutique.

INDICATIONS

Traitement préventif des crises d'angor d'effort.

CONTRE-INDICATIONS

Hypersensibilité au produit, hypotension artérielle, état de choc cardiogénique.

PRÉCAUTIONS D'EMPLOI

Grossesse et **allaitement** : innocuité non établie.

Éviter ou utiliser avec prudence chez les sujets hypovolémiques ou avec une pression artérielle systolique < 100 mmHg.

Débuter toujours à doses progressives à cause des céphalées fréquentes.

EFFETS INDÉSIRABLES

Céphalées fréquentes mais transitoires. Rarement vertiges, troubles digestifs, palpitations, flush facial, hypotension et/ou tachycardie, aphtoses ou ulcérations buccales.

INTERACTIONS MÉDICAMENTEUSES

Potentialisation de l'effet hypotenseur des **bêtabloquants**, des **inhibiteurs calciques** et des **antidépresseurs tricycliques**.

Ne pas associer aux **dérivés nitrés** et apparentés.

AUTRES ANTIANGINEUX

Ivabradine

PROCORALAN					
Traitement de la maladie coronaire : 5 mg x 2/j à augmenter si besoin après 1 mois à 7,5 mg x 2/j Traitement de l'insuffisance cardiaque chronique : 5 mg x 2/j à augmenter si besoin après 15 j à 7,5 mg x 2/j	56 cp. 5 mg 100 cp. 5 mg 56 cp. 7,5 mg 100 cp. 7,5 mg	43,33 HOP 43,33 HOP	I I I I	65 % 65 %	0,77 0,77

PROPRIÉTÉS
Diminue la fréquence cardiaque par inhibition sélective du courant pacemaker au niveau du nœud sinusal.

INDICATIONS
Traitement symptomatique de l'angor stable chronique chez les patients en rythme sinusal :
– avec une contre-indication ou intolérance aux **bêtabloquants** ;
– ou en association aux **bêtabloquants** chez des patients insuffisamment contrôlés par un bêtabloquant à dose optimale et dont la FC reste > 60/min.

Traitement de l'insuffisance cardiaque chronique de classe II à IV NYHA avec dysfonction systolique chez des patients en rythme sinusal dont la FC est ≥ 75/min en association au traitement standard avec **bêtabloquant** ou en cas de contre-indication à un **bêtabloquant**.

CONTRE-INDICATIONS
Hypersensibilité à l'**ivabradine**.
Bradycardie < 50/min, choc cardiogénique, hypotension artérielle < 90/50 mmHg.
IDM aigu, angor instable, BAV 3, IC instable.
Grossesse, allaitement.
Déficit en lactase, malabsorbtion glucose ou galactose.

PRÉCAUTIONS D'EMPLOI
Utilisation déconseillée en cas d'arythmie, de BAV 2 de bradycardie < 60/min, d'AVC récent.

EFFETS INDÉSIRABLES
Bradycardie, élévation uricémie et éosinophilie.
BAV 1, extrasystoles ventriculaires et supraventriculaires, palpitations.
Diarrhée, céphalées, vertiges, dyspnée.
Phosphènes.

INTERACTIONS MÉDICAMENTEUSES
Association fortement déconseillée avec **inhibiteurs calciques** bradycardisants tels que **vérapamil** et **diltiazem**.
Éviter l'association avec des molécules allongeant l'intervalle QT.

Trimétazidine

VASTAREL					
1 cp. x 3/j	60 cp. 20 mg		II	NR	
60 gttes buv./j en 3 prises aux repas	1200 gttes fl. 60 mL 20 mg/mL		II	NR	
1 cp. matin et soir	60 cp. 35 mg à libération modifiée		II	NR	

PROPRIÉTÉS
Effet anti-ischémique cellulaire.

INDICATIONS
Traitement prophylactique d'appoint des crises d'angine de poitrine.
Traitement d'appoint des atteintes vasculaires chorio-rétiniennes.
Traitement d'appoint des vertiges d'origine vasculaire, vertiges de Ménière, acouphènes.

CONTRE-INDICATIONS
Aucune.

PRÉCAUTIONS D'EMPLOI
Aucune.

EFFETS INDÉSIRABLES
Pas d'effets indésirables connus.

INTERACTIONS MÉDICAMENTEUSES
Aucune.

BÊTABLOQUANTS CARDIOSÉLECTIFS AVEC ACTIVITÉ SYMPATHIQUE INTRINSÈQUE (ASI)

■ Acébutolol

SECTRAL					
Angor et troubles du rythme : 400 à 800 mg/j en 3 prises/j de préférence Infarctus : 200 mg matin et soir HTA : 400 mg/j en 1 prise le matin ou 200 mg matin et soir	30 cp. séc. 200 mg 90 cp. séc. 200 mg 30 cp. séc. 400 mg 90 cp. séc. 400 mg 1 mL sol. buv. 40 mg/mL	5,24 14,73 10,41 29,39 18,06	I I I I I	65 % 65 % 65 % 65 % 65 %	0,17 0,16 0,35 0,33 18,06
SECTRAL LP Angor : 1 cp./j le matin Ne pas croquer ni broyer	28 cp. LP 500 mg	18,11	I	65 %	0,65

■ Céliprolol

CÉLECTOL					
HTA et angor : 1 cp. le matin à jeun/j. Max 3 cp./j	28 cp. séc. 200 mg 84 cp. séc. 200 mg	9,27 26,19	I I	65 % 65 %	0,33 0,31

Les bêtabloquants utilisés dans l'insuffisance cardiaque sont traités dans le chapitre Insuffisance cardiaque.

BÊTABLOQUANTS CARDIOSÉLECTIFS SANS ASI (1)

Métoprolol

LOPRESSOR					
HTA : 1 cp. 200 mg le matin ou 1 cp. 100 mg matin et soir/j. Ne pas croquer Infarctus : dès J1, 50 mg/6 h pendant 48 h puis 200 mg/j en 2 ou 3 prises en dose d'entretien Angor : 50 à 100 mg/j en 1 ou 2 prises/j Troubles du rythme : 100 à 200 mg/j en 2 à 3 prises/j Migraine : 100 à 200 mg/j Éréthisme cardiaque : 100 mg/j	30 cp. séc. 100 mg 90 cp. séc. 100 mg 30 cp. séc. LP 200 mg 90 cp. séc. LP 200 mg	2,09 5,36 6,95 19,64	I I I I	65 % 65 % 65 % 65 %	0,07 0,06 0,23 0,22
SELOKEN					
Idem ***LOPRESSOR***	30 cp. séc. 100 mg 30 cp. LP 200 mg 90 cp. LP 200 mg	3,62 6,95 19,64	I I I	65 % 65 % 65 %	0,12 0,23 0,22

Bisoprolol

DETENSIEL					
HTA : 10 mg/j le matin voire 20 mg si HTA sévère Angor : 10 mg/j en 1 prise voire 20 mg si angor sévère	30 cp. 10 mg 90 cp. 10 mg	5,55 15,63	I I	65 % 65 %	0,19 0,17

Bétaxolol

KERLONE					
HTA et angor : 20 mg/j en 1 prise	28 cp. séc. 20 mg 84 cp. séc. 20 mg	8,17 23,07	I I	65 % 65 %	0,29 0,27

BÊTABLOQUANTS CARDIOSÉLECTIFS SANS ASI (2)

Aténolol

TÉNORMINE					
HTA : 100 mg/j le matin Angor et troubles du rythme : 100 à 200 mg/j Infarctus phase aiguë : en relais de la forme IV, 50 mg *per os* 15 min après l'inj. renouvelés 12 h après À partir de H24 : 100 mg/j *per os* en 1 prise/j Réduire la posologie de 50 % environ si insuffisance rénale sévère	30 cp. séc. 50 mg 90 cp. séc. 50 mg 30 cp. séc. 100 mg 90 cp. séc. 100 mg	3,68 10,08 6,71 18,95	I I I I	65 % 65 % 65 % 65 %	0,12 0,11 0,22 0,21
TÉNORMINE injectable inj. IV lente sous contrôle tensionnel et ECG Infarctus phase aiguë : 5 à 10 mg (1 mg/min) à injecter très précocement avant H12 puis relais *per os*	5 amp. 5 mg/10 mL	HOP			
BETATOP					
Idem ***TÉNORMINE***	28 cp. 50 mg 28 cp. 100 mg	2,88 5,00	I I	65 % 65 %	0,10 0,18

Nébivolol

NÉBILOX					
HTA : 5 mg/j Insuffisance cardiaque chronique : posologie initiale progressive 1,25 mg/j 1re sem., puis 2,5 et 5 mg/j les 2 et 3e sem. (max 10 mg/j en une prise)	30 cp. quadriséc. 5 mg 90 cp. quadriséc. 5 mg	9,96 28,14	I I	65 % 65 %	0,33 0,31
TEMERIT					
Idem ***NÉBILOX***	30 cp. quadriséc. 5 mg 90 cp. quadriséc. 5 mg	9,96 28,14	I I	65 % 65 %	0,33 0,31

BÊTABLOQUANTS CARDIOSÉLECTIFS SANS ASI (3)

Esmolol

BREVIBLOC				
Tachycardie sinusale, ventriculaire et supraventriculaire En péri-opératoire en cas d'HTA, de tachycardie auriculaire, ventriculaire, de flutter ou de fibrillation auriculaire Voie parentérale, uniquement chez l'A. : – posologie d'attaque : 500 µg/kg/min en 1 min – posologie d'entretien : 12,5 à 200 µg/kg/min x 1 Durée de traitement max : 24 h En peropératoire : – posologie d'attaque : 80 000 µg/adm. en 15 à 30 s – posologie d'entretien : 150 à 300 µg/kg/min Lors du réveil anesthésique : – posologie d'attaque : 500 µg/kg/min en 4 min max – posologie d'entretien : 300 µg/kg/min En postopératoire : – posologie d'attaque : 500 µg/kg/min en 1 min – posologie d'entretien : 50 à 300 µg/kg/min	1 inj. 10 mg/mL 5 inj. 100 mg/10 mL	HOP HOP	I I	

BÊTABLOQUANTS NON CARDIOSÉLECTIFS SANS ASI (1)

■ Propranolol

AVLOCARDYL					
HTA, angor, cardiomyopathie obstructive : 2 cp. x 2/j en moyenne Infarctus : 1 cp. x 4/j pendant 2 à 3 j à instituer entre J5 et J21 après l'épisode aigu, puis 2 cp. x 2/j Troubles du rythme, hyperthyroïdie : 1 à 2 cp./j Migraines, algie de la face, tremblements : 1 à 3 cp./j Tachycardie, palpitations émotionnelles : 1 cp. 60 min avant la situation stressante	50 cp. séc. 40 mg	2,80	I	65 %	0,06

■ Nadolol

CORGARD					
HTA, angor : 1 cp./j le matin Troubles du rythme, hyperthyroïdie : 1/2 à 1 cp./j le matin Cardiomyopathie obstructive : 1 à 4 cp./j en 1 ou plusieurs prises Réduire la posologie en cas d'insuffisance rénale en espaçant les prises	28 cp. séc. 80 mg	4,90	I	65 %	0,18

■ Timolol

TIMACOR					
HTA : 10 à 30 mg/j en 1 à 3 prises Angor : 15 à 45 mg/j Traitement au long cours après infarctus : 10 mg x 2/j	30 cp. séc. 10 mg	4,21	I	65 %	0,14

BÊTABLOQUANTS NON CARDIOSÉLECTIFS SANS ASI (2)

Tertatolol

ARTEX					
HTA : 1 cp./j le matin Si insuffisance hépatique : 1/2 cp./j	30 cp. séc. 5 mg	11,28	I	65 %	0,38

Sotalol

SOTALEX					
Prévention des récidives des tachycardies supraventriculaires et ventriculaires : initialement 80 mg/j, puis 160 à 320 mg/j en moyenne en 2 prises Posologie à diminuer en cas d'insuffisance rénale	30 cp. séc. 80 mg 30 cp. séc. 160 mg	2,51 4,63	I I	65 % 65 %	0,08 0,15

Labétalol

TRANDATE					
HTA : 400 à 800 mg/j en 2 prises ***TRANDATE injectable*** Urgence hypertensive : 1 mg/kg en IV en 1 min à répéter si besoin après 10 min puis relais *per os* : 200 à 400 mg/6 h, ou par perfusion IV : 0,1 à 0,3 mg/kg/h selon sévérité de l'HTA	30 cp. séc. 200 mg 180 cp. séc. 200 mg 5 amp. 100 mg/20 mL	5,51 32,11 HOP	I I I	65 % 65 %	0,18 0,18

BÊTABLOQUANTS NON CARDIOSÉLECTIFS AVEC ASI

■ Pindolol

VISKEN					
HTA : 15 mg/j en moyenne en 1 à 3 prises/j Dose maximale par prise : 30 mg Dose maximale par jour : 60 mg Angor : 15 mg/j en moyenne en 1 à 3 prises/j Troubles du rythme : 5 à 15 mg/j Hyperthyroïdie, cardiomyopathie obstructive : 5 à 15 mg/j en 1 à 3 prises/j	90 cp. séc. 5 mg	7,45	I	65 %	0,08
VISKEN-QUINZE					
HTA et angor : 1 cp./j le matin	30 cp. séc. 15 mg 90 cp. séc. 15 mg	10,06 28,40	I I	65 % 65 %	0,34 0,32

BÊTABLOQUANTS – PHARMACOLOGIE (1)

PROPRIÉTÉS

Antagonistes compétitifs et spécifiques des catécholamines au niveau des récepteurs β-adrénergiques.

Différents bêtabloquants

- On distingue les **β-bloquants** :
– cardiosélectifs : blocage préférentiel des récepteurs β_1-cardiaques et respect relatif des récepteurs β_2-extracardiaques (muscles lisses bronchiques et vasculaires). Toutefois, la cardiosélectivité n'est pas absolue et ces **β-bloquants** peuvent provoquer des crises d'asthme à fortes doses ;
– non cardiosélectifs : blocage des récepteurs β_1-cardiaques et des récepteurs β_2-extracardiaques responsables d'une bronchoconstriction, d'une vasoconstriction, d'une augmentation des sécrétions et du péristaltisme digestifs et de perturbations métaboliques.
- On distingue aussi les **β-bloquants** par :
– leur activité sympathomimétique intrinsèque (ASI) ou non. La présence d'une ASI entraîne une bradycardie moindre au repos, moins d'effets broncho- ou vasoconstricteurs, moins de perturbations métaboliques. Les **β-bloquants** avec ASI sont inefficaces dans la migraine ;
– leur effet stabilisant de membrane ou non : pas de traduction clinique.
- On distingue aussi les **β-bloquants** :
– liposolubles : métabolisme hépatique, contre-indiqués en cas d'insuffisance hépatocellulaire sévère. Effets secondaires centraux : cauchemars, insomnies, syndrome dépressif ;
– hydrosolubles : élimination rénale, posologie à adapter, voire contre-indication en cas d'insuffisance rénale sévère. Pas d'effet central ;
– mixtes : métabolisme hépatique et élimination rénale.
- Propriétés supplémentaires propres à certains **β-bloquants** :
– ***CÉLECTOL*** : activité β_2-agoniste, effet α_2-bloquant faible ;
– ***TRANDATE*** : effet α_1-bloquant postsynaptique modéré au niveau des vaisseaux ;
– ***SOTALEX*** : effet antiarythmique supplémentaire de classe III ;
– ***NÉBILOX***, ***TEMERIT*** : antagonistes sélectifs et compétitifs des récepteurs β1 cardiaques et propriétés vasodilatatrices modérées ;
– **esmolol** : effet antiarythmique de classe II. Court délai/durée d'action : utilisation sur de courtes périodes uniquement notamment en périopératoire.

Propriétés des β-bloquants

DCI	CARDIO-SÉLECTIVITÉ	ASI	TYPE D'ÉLIMINATION	PROPRIÉTÉS PARTICULIÈRES SUPPLÉMENTAIRES
Acébutolol	Oui	Oui, modérée	Hép/Rén	
Céliprolol	Oui	Oui, modérée	Hép/Rén	Activité β2-agoniste. Effet α2-bloquant faible
Métoprolol	Oui	Non	Hép	
Aténolol	Oui, bonne	Non	Rén	
Nébivolol	Oui, très bonne	Non	Rén	Propriété vasodilatatrice
Bisoprolol	Oui, très bonne	Non	Rén	
Bétaxolol	Oui, bonne	Non	Rén	
Pindolol	Non	Oui, importante	Hép/Rén	
Propranolol	Non	Oui, assez importante	Hép	
Nadolol	Non	Non	Rén	
Timolol	Non	Non	Rén	
Tertatolol	Non	Non	Rén	
Sotalol	Non	Non	Rén	Antiarythmique de classe III
Labétalol	Non	Non	Hép/Rén	α1-bloquant post-synaptique
Carvédilol	Oui	Non	Rén	Activité α-bloquante supplémentaire
Esmolol	Oui	Non	Rén	Antiarythmique de classe II

BÊTABLOQUANTS – PHARMACOLOGIE (2)

Effets cliniques

Effets cardiovasculaires : réduction de la fréquence cardiaque, ralentissement de la conduction auriculo-ventriculaire, réduction de la contractilité myocardique, réduction du débit cardiaque, réduction de la consommation d'oxygène du myocarde au repos et à l'effort, effet antihypertenseur.

Effets extracardiaques provoqués surtout par les **β-bloquants non cardiosélectifs** : bronchoconstriction, vasoconstriction, hypoglycémie, freinage de la sécrétion de rénine, diminution de la production d'humeur aqueuse, augmentation des sécrétions et du péristaltisme digestifs, perturbations métaboliques avec augmentation des triglycérides et diminution du rapport HDL cholestérol/cholestérol total.

INDICATIONS

– Hypertension artérielle (HTA).
– Prophylaxie des crises d'angor d'effort.
– Angor instable/IDM ST-.
– Infarctus du myocarde ST+ à la phase aiguë.
– Traitement au long cours après infarctus (réduction des récidives ischémiques et de la mortalité essentiellement par mort subite).
– Insuffisance cardiaque chronique (**carvédilol**, **métoprolol**, **bisoprolol**, **nébivolol**). ***Cf.* Insuffisance cardiaque**.
– Traitement et prévention des tachycardies sinusales ou jonctionnelles, d'une cadence ventriculaire élevée dans les fibrillations et les flutters auriculaires. Traitement et prévention de certains troubles du rythme ventriculaires (extrasystolie ventriculaire, tachycardies ventriculaires).
– Signes fonctionnels des cardiomyopathies hypertrophiques et obstructives.
– Manifestations cardiovasculaires des hyperthyroïdies.
– Traitement de fond des migraines, algies faciales et tremblements essentiels.
– Prévention primaire (grades II et III) et secondaire (tous grades) de l'hémorragie digestive par rupture de varices œsophagiennes (**non cardiosélectifs** : **propranolol** et **nadolol**).
– Algodystrophies, trac (**propranolol**).

CONTRE-INDICATIONS

Asthme et bronchopneumopathies chroniques obstructives (BPCO) sévères.

Insuffisance cardiaque décompensée, choc cardiogénique.

Angor de Prinzmetal pur.

Blocs auriculoventriculaires (BAV) des 2e et 3e degrés non appareillés.

Maladie du sinus (y compris bloc sino-auriculaire).

Bradycardies importantes (FC $<$ 45-50/min).

Syndrome de Raynaud et troubles artériels périphériques dans leurs formes sévères.

Phéochromocytome non traité.

Hypotension artérielle ou orthostatique.

PRÉCAUTIONS D'EMPLOI

Ne jamais interrompre brutalement le traitement chez les angineux : risques de troubles du rythme graves, d'infarctus du myocarde et de mort subite. Idem dans l'HTA.

Utiliser avec prudence en cas d'asthme ou de BPCO modérés : préférer un cardiosélectif.

Utiliser avec prudence en cas de BAV de 1er degré. Surveillance de l'ECG.

En cas de troubles artériels périphériques, privilégier un cardiosélectif avec ASI pour ne pas aggraver les troubles.

En cas de phéochromocytome, associer toujours un **α-bloquant** pour éviter une crise hypertensive.

Chez le sujet âgé : respect absolu des contre-indications et surveillance étroite.

Chez le sujet diabétique : les signes annonçant une hypoglycémie, comme les palpitations et les sueurs, peuvent être masqués ; préférer un cardiosélectif et renforcer les contrôles glycémiques au début.

Utiliser avec prudence en cas d'antécédent de choc anaphylactique.

En cas d'insuffisance rénale ou hépatique : privilégier un **β-bloquant** non éliminé par l'organe insuffisant ou réduire la posologie.

En cas d'anesthésie générale : une prémédication d'**atropine** peut être utile. On ne doit plus systématiquement arrêter un **β-bloquant** avant une anesthésie. Il a été montré une réduction de la mortalité périopératoire quand on maintient un traitement béta-bloquant.

Grossesse : les **β-bloquants** peuvent être prescrits si besoin. Pas d'effet tératogène connu. Surveiller le nouveau-né les 5 premiers jours (glycémie, fréquence cardiaque, état respiratoire).

Allaitement : passage dans le lait maternel. À éviter sauf le **propranolol** (passage très faible).

Esmolol : utiliser sous surveillance tensionnelle et ECG.

BÊTABLOQUANTS – PHARMACOLOGIE (3)

EFFETS INDÉSIRABLES

Fréquents : asthénie, refroidissement des extrémités, bradycardie modérée asymptomatique, troubles digestifs, impuissance dose-dépendante.

Rares mais imposant l'arrêt du traitement : bradycardie sévère symptomatique, chute tensionnelle, ralentissement de la conduction auriculo-ventriculaire ou aggravation d'un bloc auriculo-ventriculaire existant, insuffisance cardiaque, crise d'asthme, hypoglycémie, syndrome de Raynaud, aggravation d'une claudication intermittente existente, éruptions cutanées parfois psoriasiformes.

Divers : cauchemars (1 %), sécheresse lacrymale, aggravation du pronostic des chocs anaphylactiques, apparition d'anticorps antinucléaires mais exceptionnellement accompagnés d'un syndrome lupique cédant à l'arrêt du traitement, pneumopathies immunoallergiques exceptionnelles.

INTERACTIONS MÉDICAMENTEUSES

Association contre-indiquée : **floctafénine** (*IDARAC*).

Associations déconseillées :
– **amiodarone** (*CORDARONE*) ;
– **naftidrofuryl** injectable (*PRAXILÈNE*) ;
– **inhibiteurs calciques** à tropisme cardiaque (**diltiazem**, **vérapamil**) en cas d'altération de la fonction ventriculaire gauche pour **esmolol**.

Associations nécessitant des précautions d'emploi :
– anesthésiques volatils halogénés ;
– **inhibiteurs calciques** : **diltiazem**, **vérapamil** ; risque de bradycardie excessive. Avec les **dihydropyridines**, le risque est l'addition des effets inotropes négatifs des produits ;
– **antiarythmique de classe Ia** : surveillance clinique et ECG nécessaire ;
– **baclofène** (*LIORÉSAL*) : surveillance de la pression artérielle ;
– insuline et **sulfamides hypoglycémiants** : masquage des symptômes de l'hypoglycémie surtout au début de l'association ; prévenir le malade et renforcer la surveillance glycémique ;
– **lidocaïne** (*XYLOCARD*, *XYLOCAÏNE*) : décrit pour le **propranolol**, **métoprolol** et **nadolol** ;
– produits de contraste iodés : réduction sous **bêtabloquants** des réactions cardiovasculaires de compensation en cas de choc allergique aux produits iodés ;
– **AINS**, **antidépresseurs tricycliques**, **neuroleptiques**, **corticoïdes**, **méfloquine** (*LARIAM*) ;
– **cimétidine** et inducteurs enzymatiques : à utiliser prudemment avec les **β-bloquants** liposolubles.

ANTIAGRÉGANTS PLAQUETTAIRES (1)

Acide acétylsalicylique

ASPÉGIC					
Voir posologie quotidienne recommandée dans « INDICATIONS »	20 sach. N. 100 mg 20 sach. E. 250 mg	1,44 1,52		65 % 65 %	0,07 0,08
KARDÉGIC					
Voir posologie quotidienne recommandée dans « INDICATIONS » Phase aiguë des syndromes coronaires aigus : 1 inj. unique de 250 ou 500 mg en IVD le plus rapidement possible, en dose de charge	30 sach. 75 mg 30 sach. 160 mg 30 sach. 300 mg 20 fl. 500 mg/5 mL	2,18 2,18 2,18 HOP		65 % 65 % 65 %	0,07 0,07 0,07
ASPIRINE PROTECT					
A. > 16 ans et sujet âgé : 100 à 300 mg/j de préférence avant le repas Voir posologie quotidienne recommandée dans « INDICATIONS »	30 cp. 100 mg 50 cp. 100 mg	1,86 HOP		65 %	

Clopidogrel

PLAVIX					
Initiation : dose de charge de 1 cp. à 300 mg dans le cadre d'un évènement aigu comme un infarctus du myocarde Entretien : 1 cp./j à 75 mg	30 cp. 75 mg 50 cp. 75 mg 30 cp. 300 mg	24,46 HOP HOP	I I I	65 %	0,82

Ticlopidine

TICLID					
1 cp. x 2/j pendant les repas	30 cp. 250 mg	25,24	I	65 %	0,84

Acide acétysalicylique + clopidogrel

DUOPLAVIN					
1 cp./j	30 cp. 75 mg/75 mg	19,87	I	65 %	0,66

ANTIAGRÉGANTS PLAQUETTAIRES (2)

Flurbiprofène

CEBUTID					
1 cp. x 2/j pendant les repas	30 cp. 50 mg	2,83	II	65 %	0,09

Dipyridamole

PERSANTINE					
300 mg/j en moyenne à répartir dans la journée Explorations fonctionnelles cardiovasculaires : 0,5 mg/kg en perf. IV	30 cp. 75 mg 10 amp. 2 mL = 10 mg	HOP	II I	NR	
CLERIDIUM					
300 mg/j en moyenne à répartir dans la journée	60 cp. séc. 150 mg		II	NR	

Acide acétylsalicylique + dipyridamole

ASASANTINE LP					
1 gél. x 2/j	60 gél. 200 mg/ 25 mg	13,74	II	65 %	0,23

ANTIAGRÉGANTS PLAQUETTAIRES (3) – PHARMACOLOGIE (1)

PROPRIÉTÉS

– **Aspirine** : inhibition irréversible de la cyclo-oxygénase plaquettaire entraînant une absence de synthèse de thromboxane A2, activateur plaquettaire et vasoconstricteur.
– **Ticlopidine** et **clopidogrel** : inhibition irréversible de l'agrégation plaquettaire induite par l'ADP qui est un activateur plaquettaire.
– **Flurbiprofène** : inhibition réversible (24 h) de la cyclo-oxygénase plaquettaire entraînant un défaut de synthèse de thromboxane A2.
– **Dipyridamole** : inhibition de la phosphodiestérase plaquettaire entraînant une augmentation du taux d'AMPc intraplaquettaire.

INDICATIONS

Aspirine
– Traitement de l'IDM à la phase aiguë, thrombolysé ou non (160 à 325 mg/j).
– Prévention secondaire post-IDM (160 à 325 mg/j).
– Angor stable et angor instable (160 à 325 mg/j).
– Prévention des occlusions coronaires après pontage (325 mg/j ou plus), angioplasties ou stents (160 à 325 mg/j).
– Prévention des récidives d'accident ischémique cérébral (75 à 1 300 mg/j).
– Prothèse valvulaire mécanique en association avec un traitement par **AVK** (100 mg/j).
– Fibrillation auriculaire (325 mg/j).
– Chirurgie carotidienne (80 à 650 mg/j).

Clopidogrel
Indiqué dans la prévention des événements athérothrombotiques (liés à l'athérothrombose) chez les patients adultes souffrant d'un infarctus du myocarde (datant de quelques jours à moins de 35 jours), d'un accident vasculaire cérébral ischémique (datant de plus de 7 jours et de moins de 6 mois) ou d'une artériopathie oblitérante des membres inférieurs établie.
En association à l'**aspirine** :
– dans la prévention des événements athérothrombotiques chez les patients adultes souffrant d'un syndrome coronaire aigu (angor instable, infarctus du myocarde) avec ou sans sus-décalage du segment ST y compris les patients bénéficiant d'une angioplastie coronaire avec pose de stent,éligibles à un traitement thrombolytique ;
– dans la prévention des événements athérothrombotiques et thromboemboliques chez les patients adultes souffrant de fibrillation auriculaire, qui présentent au moins un facteur de risque d'événements vasculaires, qui ne peuvent être traités par un **antivitamine K** et qui présentent un faible risque de saignements.

Ticlopidine
– Prévention des complications thrombotiques artérielles après un premier accident vasculaire cérébral lié à l'athérosclérose.
– Prévention des accidents ischémiques majeurs (ex : coronariens) chez les patients souffrant d'une artérite des membres inférieurs.
– Contre-indication vraie à l'**aspirine**.
– Thromboembolies récurrentes sous **aspirine**.

Flurbiprofène
Prévention secondaire après IDM et après désobstruction coronaire au cas où l'**aspirine** est temporairement contre-indiquée (ex : chirurgie programmée).

Dipyridamole
Prévention des accidents thromboemboliques systémiques sur valves cardiaques ou après pontage en association avec les **antivitamines K** ou l'**aspirine**.

CONTRE-INDICATIONS

Générales
Ulcère gastroduodénal évolutif.
Maladies hémorragiques, risque hémorragique.
Allergie connue à la molécule.

Particulières
Ticlopidine : antécédents hématologiques.
Flurbiprofène : insuffisance hépatocellulaire sévère, insuffisance rénale sévère.
Dipyridamole : à la phase aiguë d'un IDM.
Grossesse : aspirine contre-indiquée au 3e trimestre, **ticlopidine** et **dipyridamole** contre-indiqués pendant toute la grossesse, **flurbiprofène** contre-indiqué aux 1er et 3e trimestres.
Allaitement : contre-indiqué.

ANTIAGRÉGANTS PLAQUETTAIRES (4) – PHARMACOLOGIE (2)

PRÉCAUTIONS D'EMPLOI

Aspirine : à utiliser avec précaution en cas d'antécédents d'hémorragie digestive. À arrêter 8 j avant une chirurgie lourde programmée et à remplacer par le **flurbiprofène** jusqu'à la veille de la chirurgie.

Ticlopidine : surveillance hématologique (NFS + plaquettes avant traitement puis tous les 15 j pendant les 3 premiers mois puis 15 j après l'arrêt). Arrêter 8 j avant une chirurgie lourde programmée.

Clopidogrel : pas de surveillance hématologique.

Flurbiprofène : utiliser avec précaution si antécédents d'hémorragie digestive ou d'ulcère.

Dipyridamole : augmentation progressive de la posologie.

EFFETS INDÉSIRABLES

Aspirine : *cf.* **Aspirine** (rhumatologie).

Ticlopidine : troubles hématologiques graves mais exceptionnels (neutropénie, pancytopénie, aplasie médullaire, thrombopénie). Accidents hémorragiques, diarrhées, nausées, éruptions cutanées, hépatite, ictère cholestatique.

Clopidogrel : a l'avantage de ne pas donner les effets indésirables hématologiques de la **ticlopidine**.

Flurbiprofène : *cf.* **AINS** (rhumatologie).

Dipyridamole : céphalées, bouffées de chaleur, hypotension, nausées, vomissements, diarrhées, éruptions cutanées. Possibilité de crises d'angor avec la forme IV.

INTERACTIONS MÉDICAMENTEUSES

Interactions communes à tous les **antiagrégants plaquettaires** : substances ayant des propriétés antiagrégantes plaquettaires : **aspirine** et **AINS**, **ticlopidine** et **clopidogrel**, **tirofiban**, **eptifibatide** et **abciximab**, **iloprost**.

L'utilisation de plusieurs **antiagrégants plaquettaires** majore le risque de saignement, de même que leur association à l'**héparine** ou **analogues de l'héparine** (hirudines), aux anticoagulants oraux et aux **thrombolytiques**, et doit être prise en compte en maintenant une surveillance régulière, clinique et biologique.

- **Aspirine** :

– Associations contre-indiquées

Méthotrexate utilisé à des doses supérieures à 15 mg/sem.

– Associations déconseillées

Anticoagulants oraux.

Uricosuriques (benzbromarone, **probénécide**).

– Associations faisant l'objet de précautions d'emploi

Glucocorticoïdes (voie générale), sauf **hydrocortisone** employée comme traitement substitutif dans la maladie d'Addison.

Méthotrexate utilisé à des doses inférieures à 15 mg/sem.

– Associations à prendre en compte

Héparines aux doses curatives et préventives.

Topiques gastro-intestinaux (sels, oxydes et hydroxydes de magnésium, d'aluminium et de calcium).

- **Flurbiprofène** : *cf.* **AINS** (rhumatologie).
- **Clopidogrel**

– Anticoagulants oraux : l'administration simultanée n'est pas recommandée.

– Interactions avec d'autres médicaments

Le **clopidogrel** étant transformé par le CYP2C19, l'association de médicaments inhibant le CYP2C19 doit être déconseillée : **oméprazole** et **ésoméprazole**, **fluvoxamine**, **fluoxétine**, **moclobémide**, **voriconazole**, **fluconazole**, **ticlopidine**, **ciprofloxacine**, **cimétidine**, **carbamazépine**, **oxcarbazépine**.

ANTIAGRÉGANTS PLAQUETTAIRES (5)

■ Prasugrel

EFIENT					
Posologie initiale : 60 mg en 1 prise unique Posologie d'entretien : 5 à 10 mg/j	30 cp. 10 mg 90 cp. 10 mg	49,30 HOP	I I	65 %	1,64

■ Ticagrélor

BRILIQUE					
Posologie initiale : 180 mg en 1 prise unique Posologie d'entretien : 90 mg x 2/j	60 cp. 90 mg 100 cp. 90 mg	74,32 HOP	I	65 %	1,24

PROPRIÉTÉS

Prasugrel : inhibiteur de l'activation et de l'agrégation plaquettaires par l'intermédiaire de la liaison irréversible de son métabolite actif aux récepteurs à l'ADP de type P2Y12 sur les plaquettes.

Ticagrélor : antagoniste sélectif du P2Y12, récepteur plaquettaire de l'adénosine diphosphate (ADP) qui empêche l'activation et l'agrégation plaquettaires déclenchées par l'ADP.

INDICATIONS

En association avec l'**acide acétylsalicylique** : prévention des événements athéro-thrombotiques chez les patients adultes ayant un syndrome coronaire aigu (angor instable, infarctus du myocarde avec ou sans sus-décalage du segment ST), incluant les patients traités médicalement et ceux traités par une intervention coronaire percutanée primaire ou retardée ou un pontage aorto-coronaire.

CONTRE-INDICATIONS

– Hypersensibilité à la substance active ou à l'un des excipients.
– Saignement pathologique avéré.
– Antécédent d'hémorragie intracrânienne, d'accident vasculaire cérébral ou d'accident ischémique transitoire.
– Insuffisance hépatique (modérée à sévère pour **ticagrélor** et sévère – classe C de Child-Pugh pour **prasugrel**).

PRÉCAUTIONS D'EMPLOI

Une surveillance cardiologique, rénale et respiratoire est recommandée pour le **ticagrélor** en particulier chez les patients à risque.

En raison du risque de saignement, à utiliser avec prudence chez les patients ayant subi une intervention chirurgicale, un traumatisme, un ulcère ou une hémorragie digestives récents.

En cas d'intervention chirurgicale programmée, le traitement doit être interrompu au moins 7 j avant l'intervention.

EFFETS INDÉSIRABLES

Épistaxis, hématome, hémorragie gastro-intestinale.

Prasugrel : éruption cutanée, anémie et troubles gastro-intestinaux.

Ticagrélor : dyspnée.

INTERACTIONS MÉDICAMENTEUSES

Prasugrel : pas d'interaction médicamenteuse significative recensée. Par le manque d'étude avec la **warfarine** et les **AINS**, il doit être utilisé avec prudence en cas d'association.

Le **ticagrélor** est essentiellement un substrat du cytochrome CYP3A4 et un inhibiteur faible du CYP3A4. C'est aussi un substrat et un inhibiteur faible de la P-gp. Il peut ainsi augmenter l'exposition aux substrats de la P-gp. Il est contre-iniqué en association avec les inhibiteurs puissants du CYP3A4 tels que les **antifongiques azolés**, la **clarithromycine**, le **ritonavir** et l'**atazanavir**. Son utilisation avec les inducteurs puissants du CYP3A4 est déconseillée en raison du risque de diminution de son efficacité. Il peut être utilisé avec prudence en association avec les autres **antiagrégants plaquettaires** ou les anticoagulants. En raison de ses propriétés inhibitrices du CYP3A4 et de la P-gp, le **ticagrélor** peut modifier les concentrations plasmatiques de leurs substrats tels que les **statines** par exemple.

SYNDROME CORONAIRE AIGU SANS ÉLÉVATION DU SEGMENT ST (1)

Devant une douleur thoracique aiguë prolongée > 20 min, on distingue 3 présentations d'un syndrome coronaire aigu (SCA) :
- sur l'ECG, il existe une élévation persistente du segment ST (> 20 min) : c'est l'infarctus du myocarde avec élévation du segment ST (IDM ST+) ;
- sur l'ECG, il n'y a pas d'anomalie du segment ST ni de l'onde T mais la troponine augmente : c'est l'infarctus du myocarde sans élévation du segment ST (IDM ST-) ;
- sur l'ECG, il n'y a pas de modification franche et la troponine reste normale : c'est l'angor instable (AI).

Ce chapitre concerne l'angor instable (AI) et l'IDM ST-.

Risques

- Infarctus du myocarde avec élévation du segment ST.
- Défaillance cardiaque
- Mort subite par troubles du rythme.

Conduite thérapeutique [1]

- Hospitalisation en **urgence** en unité de soins intensifs cardiologiques après transport médicalisé type Samu.
- Repos au lit strict 48-72 h. Scope cardiaque et tensionnel.
- Voie veineuse périphérique G5 ou G2,5 : 500 mL + 2 g KCl + 3 g $MgSO_4$ /24 h.

Traitement antithrombotique systématique

Il repose à la fois sur une anticoagulation efficace et sur une antiagrégation plaquettaire.

► ***Anticoagulation efficace***

- **Fondaparinux** : ***ARIXTRA*** 2,5 mg 1 inj. SC/j. Cet **inhibiteur sélectif du facteur X activé** a l'AMM avec un profil efficacité/tolérance actuellement le plus favorable.

OU

- ***LOVENOX*** : 2 inj. SC de 100 UI/kg chacune, toutes les 12 h. Trois **HBPM** ont l'AMM dans l'insuffisance coronaire aiguë (***LOVENOX***, ***FRAGMINE***, ***FRAXIPARINE***).

OU

- Prescription d'**héparine standard non fractionnée** si les **HBPM** ou le **fondaparinux** ne sont pas disponibles. Bolus de 60-70 UI/kg puis perfusion de 12-15 UI/kg/h pour avoir un TCA entre 1,5 et 2,5 fois le témoin.

OU

- **Bivalirudine** : ***ANGIOX*** bolus initial IV 0,1 mg/kg puis perfusion de 0,25 mg/kg/h pendant 72 h en cas de traitement conservateur médical. La posologie est à augmenter à 1,75 mg/kg/h en cas d'intervention percutanée puis est à ramener à 0,25 mg/kg/h pendant 4 à 12 h si besoin. Cet **inhibiteur direct de la thrombine** a montré son intérêt en cas d'intervention percutanée faite en urgence ou très précocement.

► ***Antiagrégation plaquettaire***

- **Aspirine** : dose de charge initiale de 150 à 300 mg/j puis 75 à 100 mg/j au long cours.
- **Clopidogrel** (***PLAVIX*** 75 mg) : dose de charge initiale unique de 300 mg puis 75 mg/j en association avec l'**aspirine** pendant 12 mois (bénéfice maximal à 3 mois).
- **Prasugrel** (***EFIENT***) 10 mg : dose de charge initiale unique de 60 mg puis 10 mg/j en association avec l'**aspirine** pendant 12 mois maximum (à arrêter en cas d'indication clinique : *cf.* Précautions d'emploi).
- **Ticagrélor** (***BRILIQUE***) 90 mg : dose de charge initiale unique de 180 mg puis 90 mg x 2 /j en association avec l'**aspirine** pendant 12 mois maximum (à arrêter en cas d'indication clinique : *cf.* Précautions d'emploi).

INHIBITEUR DIRECT DU FACTEUR XA (MALADIE CORONAIRE)

■ Fondaparinux sodique

ARIXTRA					
Traitement syndrome coronarien aigu avec ou sans décalage du segment ST : 2,5 mg en 1 inj. SC/j pendant 7 à 8 j maximum	2 ser. 2,5 mg/0,5 mL 7 ser. 2,5 mg/0,5 mL 10 ser. 2,5 mg/0,5 mL	11,22 38,64 HOP	I I I	65 % 65 %	5,61 5,52

Les autres indications de ce médicament sont proposées dans le chapitre **Inhibiteurs directs du facteur Xa (maladie veineuse)**.

PROPRIÉTÉS

Pentasaccharide inhibiteur synthétique et sélectif du facteur X activé (Xa) ; en se liant à l'antithrombine III (ATIII), il potentialise l'inhibition naturelle du facteur Xa par l'ATIII, ce qui interrompt la cascade de la coagulation.

INDICATIONS

À la dose de 2,5 mg/j, ce médicament est indiqué dans le traitement du syndrome coronaire aigu :

– angor instable ou infarctus du myocarde sans sus décalage du segment ST chez les adultes pour lesquels une prise en charge par une stratégie invasive (intervention coronaire percutanée) en urgence (< 120 min) n'est pas indiquée ;

– infarctus du myocarde avec sus-décalage du segment ST chez les adultes soit pris en charge par un traitement thrombolytique soit ne relevant initialement d'aucune technique de reperfusion.

CONTRE-INDICATIONS

Hypersensibilité au **fondaparinux**.

Saignement actif.

Endocardite bactérienne aiguë.

Insuffisance rénale sévère (clairance de la créatinine < 20 mL/min).

Déconseillé chez les moins de 17 ans et pendant la grossesse et l'allaitement.

PRÉCAUTIONS D'EMPLOI

Insuffisance rénale : contre-indiqué si clairance de la créatinine < 20 mL/min. Adaptation de la dose à 1,5 mg/j si clairance entre 20 et 30 mL/min.

EFFETS INDÉSIRABLES

Anémie.

Épistaxis, hémoptysie, hématurie, saignement intracrânien.

Purpura, troubles de la coagulation.

Céphalée, confusion, anxiété, vertige.

Dyspnée, toux.

Nausées, vomissements, gastrite, élévation des transaminases.

Rash, prurit.

INTERACTIONS MÉDICAMENTEUSES

Précaution si association avec des médicaments susceptibles d'augmenter le risque hémorragique (fibrinolytiques, **anti-GPIIbIIIa**, **HNF**, **HBPM**, **AINS**, **antiagrégants plaquettaires**).

Relais avec un autre anticoagulant :

– avec **HNF** ou **HBPM** : 1re injection 24 h après l'arrêt du **fondaparinux** ;

– avec **AVK** : poursuivre le **fondaparinux** jusqu'à obtention de l'INR cible.

SYNDROME CORONAIRE AIGU SANS ÉLÉVATION DU SEGMENT ST (2)

Traitement anti-ischémique

Un **dérivé nitré** sera très souvent instauré en perfusion continue IV à la seringue électrique.

- ***RISORDAN*** amp. à 10 mg/10 mL : débuter à 1 mg/h et augmenter par paliers progressifs de 1 mg toutes les heures en cas de persistance des phénomènes d'instabilité. Posologie optimale de 2 à 5 mg/h.

La prescription de **dérivés nitrés** en IV implique une surveillance rapprochée de la **fréquence cardiaque** (< 120/min) et de la **pression artérielle systolique** (> 100 mmHg).

- Le relais par un **dérivé nitré d'action prolongée** ou apparenté en cp. sera entrepris après 24-48 h de traitement IV : ***CORVASAL*** 4 mg : 1 cp. x 3/j.

Il est d'usage d'initier rapidement un **traitement β-bloquant** en particulier en cas de tachycardie ou d'HTA.
Ce **β-bloquant** est contre-indiqué en cas de signes **aigus** d'insuffisance cardiaque.
Il sera à maintenir à la sortie du patient, en particulier en cas de fonction ventriculaire gauche abaissée.

- La posologie instaurée doit permettre une fréquence cardiaque de repos à 50-60/min :
  - ***TÉNORMINE*** 100 mg : 1/2 cp. x 2/j ;
  - ***SELOKEN*** 100 mg : 1/2 cp. x 3/j ;
- Un **inhibiteur calcique dihydropyridine** peut être prescrit en cas de symptômes persistants sous **bêtabloquant + dérivé nitré** : ***AMLOR*** 5 : 1 cp. le matin.
- Un **inhibiteur calcique non dihydropyridine** peut être prescrit en cas de contre-indication à un **bêtabloquant** : ***BI-TILDIEM*** 90 : 1 cp. matin et soir.

Traitement préventif

- **Un inhibiteur de l'enzyme de conversion ou un antagoniste des récepteurs de l'angiotensine II :**
  - peut être prescrit en prévention secondaire ;
  - est particulièrement indiqué en cas de dysfonction ventriculaire gauche.

TRIATEC 5 mg : 1 cp./j en surveillant la pression artérielle.
En cas d'intolérance aux **IEC** : ***MICARDIS*** 40 mg : 1 cp./j en surveillant la pression artérielle.

- **Lutte contre les facteurs de risque cardiovasculaires :**
  - arrêt du tabagisme ;
  - traitement d'une hypercholestérolémie par une **statine** ;
  - normalisation de la pression artérielle, équilibration d'un diabète ;
  - éducation du patient dans un second temps pour favoriser une réduction pondérale et une activité physique régulière et adaptée.

Correction d'un éventuel facteur aggravant

- Insuffisance cardiaque, troubles du rythme, anémie.
- Arrêt de tout médicament vasospastique.

Prescription d'un inhibiteur de la pompe à protons

- Dans le cadre de la bithérapie antiagrégante plaquettaire.
- L'**oméprazole** et l'**ésoméprazole** pourraient diminuer l'efficacité du **clopidogrel** en inhibant le CYP2C19. Préférer un autre **inhibiteur de la pompe à protons**.
- En cas de risque d'hémorragie gastro-intestinale.

INHIBITEUR DIRECT DE LA THROMBINE (ANTI-IIA) (MALADIE CORONAIRE)

Bivalirudine

ANGIOX				
Anticoagulant utilisé pendant une coronarographie : bolus IV de 0,75 mg/kg puis perfusion IV de 1,75 mg/kg pendant la durée de l'examen et jusqu'à 4 h après si besoin	10 fl. à usage unique 250 mg	HOP	I	

PROPRIÉTÉS

Inhibiteur direct et spécifique de la thrombine qui joue un rôle majeur dans la formation du thrombus.

INDICATIONS

Ce médicament est indiqué :

– en tant qu'anticoagulant chez les patients subissant une intervention coronaire percutanée notamment chez les patients atteints d'un infarctus du myocarde avec sus-décalage du segment ST ;

– pour le traitement des patients atteints d'un angor instable/infarctus du myocarde sans sus-décalage du segment ST devant bénéficier d'une intervention urgente ou précoce. Ce médicament doit être administré avec de l'**aspirine** et du **clopidogrel**.

CONTRE-INDICATIONS

Hypersensibilité à la**bivalirudine**.

Trouble de la coagulation.

Endocardite bactérienne aiguë.

HTA sévère non contrôlée.

Insuffisance rénale sévère (clairance de la créatinine < 20 mL/min), dialyse.

Déconseillé pendant la grossesse et l'allaitement.

EFFETS INDÉSIRABLES

Anémie, hémorragie.

Hypotension artérielle, tachycardie ventriculaire.

Dyspnée.

Rash cutané, urticaire.

Choc anaphylactique.

INTERACTIONS MÉDICAMENTEUSES

Augmentation du risque de saignement si association à d'autres anticoagulants (**HNF**, **warfarine**, **thrombolytiques**, **antiagrégants plaquettaires**).

SYNDROME CORONAIRE AIGU SANS ÉLÉVATION DU SEGMENT ST (3)

Surveillance

- **Clinique :** douleur, hémodynamique.
- **ECG :** pluriquotidien les 3 premiers jours et en cas de nouvelle douleur avant et après **dérivé nitré** sublingual.
- **Biologique :** enzymes cardiaques (troponine, CPK, CPKMB) x 2/j les 3 premiers j. NFS, plaquettes.

Place du traitement invasif dans l'angor instable/IDM ST-

- Il dépend étroitement de l'évaluation clinique, de la réponse au traitement médical, de l'ECG, de la troponine, de l'échographie cardiaque et du risque de complications.
- Les critères estimés à haut risque sont essentiellement une élévation importante de la troponine, des modifications du segment ST et de l'onde T sur l'ECG (symptomatiques ou non), un diabète, une insuffisance rénale, une FEVG abaissée et des antécédents coronariens.
- **La coronarographie est recommandée en urgence (dans les 2 premières h)** chez les patients à très haut risque (angor réfractaire, insuffisance cardiaque, arythmie ventriculaire menaçante, instabilité hémodynamique). Les **anti-GPIIbIIIa** peuvent être utiles.
- **La coronarographie est recommandée de façon précoce (dans les premières 24 h)** chez les patients ayant une élévation importante de la troponine et/ou des modifications du segment ST et de l'onde T sur l'ECG (symptomatiques ou non).
- **La coronarographie sera faite dans les 3 j** chez des patients avec un risque aigu plus faible et sans symptôme récurrent.
- La revascularisation coronaire se fera soit par angioplastie coronaire percutanée soit par pontage aorto-coronaire, en fonction des symptômes, du terrain, de la fonction VG et des lésions coronaires (*cf.* Techniques de revascularisation myocardique).
- **Un traitement conservateur médical sans traitement invasif** est indiqué chez les patients à faible risque qui relèvent de l'ensemble des critères suivants : pas de récidive angineuse, pas de signe d'insuffisance cardiaque, pas d'anomalies ECG à l'admission et 6-9 h après, pas d'augmentation de la troponine à l'admission et 6-9 h après, et pas d'ischémie sur un test d'effort réalisé en fin d'hopitalisation.

CONSENSUS

[1] Guidelines for the management of acute coronary syndromes in patients presenting without persistent ST-segment elevation, *ESC*, 2011.

INHIBITEURS DES RÉCEPTEURS GPIIBIIIa PLAQUETTAIRES (1)

Abciximab

RÉOPRO					
Voie IV en cure unique : 0,25 mg/kg en bolus IV 10 min avant l'angioplastie, suivi d'une perfusion IV continue de 10 mg/min pendant 12 h – Bolus d'**héparine** avant angioplastie : 50 à 70 UI/kg sans dépasser 7 000 UI – Administration d'**héparine** en cours d'angioplastie : bolus répétés de 20 UI/kg puis perfusion de 7 UI/kg/h pour atteindre puis maintenir un ratio TCA entre 1,5 et 2 – Perfusion d'**héparine** après angioplastie : au mieux arrêt de l'**héparine** après l'angioplastie et retrait du désilet dans les 6 h, sinon perfusion de 7 UI/kg/h	1 fl. 5 mL 2 mg/mL	HOP	I		

Eptifibatide

INTÉGRILIN					
180 mg/kg en bolus IV suivi d'une perf. continue de 2 mg/kg/min pendant 72 h max sans intervention coronarienne percutanée et 96 h max si intervention coronarienne percutanée	1 fl. 10 mL pour inj. 2 mg/mL	HOP	I		
	1 fl. 100 mL pour perf. 0,75 mg/mL	HOP	I		

Tirofiban

AGRASTAT					
Débuter une perf. IV de 0,4 µg/kg/min pendant 30 min, puis vitesse d'entretien à 0,1 µg/kg/min Administration simultanée d'**héparine non fractionnée** : bolus IV de 5 000 UI au début du traitement puis 1 000 UI/h pour avoir un ratio TCA à 2 Durée min du traitement : 48 h, durée max : 108 h	1 fl. 50 mL (250 µg/mL)	HOP	I		

INHIBITEURS DES RÉCEPTEURS GPIIBIIIa PLAQUETTAIRES (2) – PHARMACOLOGIE (1)

PROPRIÉTÉS

RÉOPRO est un fragment d'anticorps monoclonal dirigé contre les récepteurs GPIIbIIIa plaquettaires responsables de l'agrégation plaquettaire. ***INTÉGRILIN*** est un peptide cyclique synthétique mimant le fibrinogène (ligand de GPIIbIIIa). ***AGRASAT*** est un antagoniste non peptidique du récepteur GPIIbIIIa et empêche la liaison du fibrinogène au récepteur. Ces médicaments vont donc inhiber l'agrégation plaquettaire en empêchant la liaison des récepteurs GPIIbIIIa à leurs ligands (fibrinogène, facteur Willebrand).

La posologie retenue permet :
– un blocage prolongé et important de plus de 80 % des récepteurs GPIIbIIIa ;
– une inhibition de l'agrégation plaquettaire *in vitro* en réponse à l'ADP ;
– un temps de saignement > 30 min.

INDICATIONS

RÉOPRO :
– prévention des complications cardiaques ischémiques chez les patients qui font l'objet d'une angioplastie coronaire ;
– angor instable réfractaire au traitement médical classique avec geste d'angioplastie coronaire programmé.

INTÉGRILIN : prévention d'un IDM précoce après angor instable ou IDM sans onde Q de moins de 24 h.

AGRASAT : prévention d'un IDM précoce après angor instable ou IDM sans onde Q dont le dernier épisode de douleurs thoraciques est survenu au cours des 12 h précédentes et s'accompagne de modifications ECG et/ou d'une élévation des enzymes cardiaques.

CONTRE-INDICATIONS

Hypersensibilité connue au produit ou à l'un de ses composants ou à la papaïne.

Hémorragie interne.

Antécédent d'accident vasculaire cérébral dans les 2 ans précédents.

Chirurgie ou traumatisme intracrâniens ou intrarachidiens dans les 2 derniers mois.

Chirurgie majeure < 2 mois.

Tumeur, malformation ou anévrisme artérioveineux intracrânien.

Anomalie de la coagulation, thrombopénie préexistante, hypertension non contrôlée, vascularite, rétinopathie florissante, insuffisance hépatique ou rénale sévère.

Grossesse, allaitement : aucune étude.

PRÉCAUTIONS D'EMPLOI

Accroissement du risque hémorragique nécessitant une administration en milieu spécialisé (soins intensifs).

- Administration simultanée d'**héparine** et d'**aspirine** :
– **aspirine** : 300 mg/j *per os* ;
– **héparine** : la posologie doit être adaptée au poids du patient et au TCA.
- Prévention du risque hémorragique :
– surveillance stricte du point de ponction de l'artère fémorale où est positionné le désilet ; surveillance régulière des pouls distaux ;
– arrêt de l'**héparine** au moins 4 h avant le retrait de désilet puis compression soigneuse du point de ponction jusqu'à obtention d'une hémostase stable puis mise en place d'un pansement compressif ;
– surveillance des sites potentiellement hémorragiques : points de ponction, espace rétropéritonéal, tube digestif ;
– NFS, TCA, TP avant traitement ;
– hémoglobine, hématocrite à 12 h puis 24 h après injection du bolus.
- Surveillance régulière ECG et paramètres vitaux.
- Rétablissement de la fonction plaquettaire :
– en cas d'hémorragie non contrôlée ou de chirurgie en urgence, il faut pratiquer un temps de saignement (méthode d'Ivy). Si TS > 12 min, nécessité de transfusion de 10 U plaquettaires permettant de rétablir une fonction plaquettaire pratiquement normale ;
– en cas de thrombopénie : numération plaquettaire avant traitement puis 2 à 4 h après bolus puis 24 h après.
- Si thrombopénie vraie et vérifiée < 100 000/mm³ : arrêt des traitements et dosage quotidien jusqu'au retour à la normale.
- Si plaquettes < 60 000/mm³ : arrêt **héparine** et **aspirine** en plus de l'arrêt du traitement.
- Si plaquettes < 50 000/mm³ : transfusion de plaquettes.
- Réadministration apparemment possible avec une même efficacité et une bonne tolérance.
- Néphropathies et maladies vasculaires périphériques : bénéfice diminué.

INHIBITEURS DES RÉCEPTEURS GPIIBIIIa PLAQUETTAIRES (3) – PHARMACOLOGIE (2)

EFFETS INDÉSIRABLES

Saignements, thrombopénie : *cf.* ci-dessus.

Réactions allergiques encore jamais observées en traitement unique mais possibles, pouvant aller jusqu'au choc anaphylactique. Prurit, rash, œdème de Quincke.

Hypotension, troubles digestifs, bradycardie, fièvre.

Anticorps humains antichimériques à un titre très faible (6,5 % après 2-4 sem.) sous ***RÉOPRO***.

INTERACTIONS MÉDICAMENTEUSES

Héparine, **anticoagulants oraux**, **thrombolytiques**, autres agents antiplaquettaires, dextrans de faible poids moléculaire majorent le risque de saignement.

AGRASAT : incompatible avec le **diazépam**.

Cibles plaquettes des différents antiagrégants

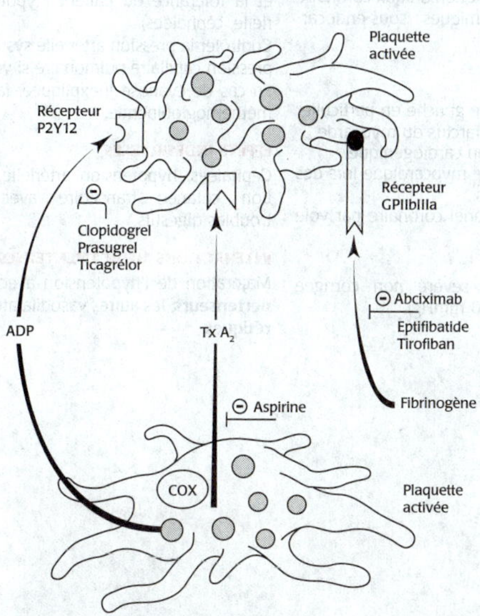

– L'**abciximab**, l'**eptifibatide** et le **tirofiban** bloquent la liaison GPIIbIIIa/fibrinogène.
– L'**aspirine** inhibe la synthèse de la thromboxane A_2 (Tx A_2) par la cyclo-oxygénase (COX).
– Le **clopidogrel**, le **pasugrel** et le **ticagrélor** inhibent la fixation de l'ADP à son récepteur plaquettaire P2Y12.

DÉRIVÉS NITRÉS : FORME INJECTABLE

Isosorbide dinitrate

RISORDAN					
Angor instable : 2 à 5 mg/h par paliers progressifs en perf. IV continue à la seringue électrique Œdème aigu du poumon sévère : inj. IV directe de 2 mg max en 2 min. Relais par une perf. IV continue ou par voie orale	50 amp. 10 mL = 10 mg	HOP	I		

PROPRIÉTÉS

Vasodilatateur veineux (et artériel à fortes doses) entraînant une réduction des besoins en O_2 du cœur. Vasodilatateur coronaire avec effet antispastique et redistribution du flux coronaire vers les zones ischémiques sous-endocardiques.

INDICATIONS

Angor instable.
Insuffisance ventriculaire gauche en particulier à la phase aiguë de l'infarctus du myocarde.
Œdème aigu du poumon cardiogénique.
Prévention de l'ischémie myocardique lors des interventions coronaires.
Levée d'un spasme artériel coronaire par voie intracoronaire.

CONTRE-INDICATIONS

Hypotension artérielle sévère non corrigée (valeur systolique < 100 mmHg).
Collapsus circulatoire.

PRÉCAUTIONS D'EMPLOI

Perfuser à débit continu en augmentant par paliers progressifs jusqu'à la posologie efficace.
Posologie quotidienne ajustée selon l'efficacité et la tolérance du patient (hypotension artérielle, céphalées).
Contrôler la pression artérielle systémique et la pression capillaire pulmonaire si voie centrale.
En cas de cyanose inexpliquée, faire doser la méthémoglobinémie.

EFFETS INDÉSIRABLES

Céphalées, hypotension artérielle, vasodilatation cutanée transitoire avec érythème, troubles digestifs.

INTERACTIONS MÉDICAMENTEUSES

Majoration de l'hypotension avec les **antihypertenseurs**, les autres vasodilatateurs, les **diurétiques**.

INFARCTUS DU MYOCARDE (IDM) AVEC ÉLÉVATION DU SEGMENT ST (1)

Définition

L'infarctus du myocarde avec élévation du segment ST (IDM ST+) est un syndrome coronaire aigu caractérisé à la fois par une douleur rétrosternale constrictive, intense, prolongée > 20 min, irradiante, le plus souvent de repos, et par un sus-décalage persistant du segment ST sur l'ECG.
Tous les patients présentant un IDM ST+ de moins de 12 h doivent bénéficier d'une reperfusion en urgence avec un triple objectif :
1. diminuer la mortalité ;
2. prévenir les complications ;
3. soulager la douleur.

Prise en charge préhospitalière par le SAMU (15)

• **Appel du SAMU (15)** le plus tôt possible devant une douleur thoracique évocatrice.
• Monitoring ECG et surveillance clinique. L'ECG va confirmer le sus-décalage du segment ST.
• Traitement médical à débuter en urgence :
– administrer un **antalgique majeur** : **chlorhydrate de morphine** 1/2 amp. (5 mg) en SC en respectant les contre-indications (BPCO, hypotension) ;
– O_2 nasal si $SaO_2 < 95$ % ;
– poser si possible une voie veineuse périphérique (G5 %) et ne pas faire d'injection IM ;
– débuter le **traitement double antiagrégant plaquettaire** par **aspirine** 150 à 300 mg *per os* ou en IVD + **clopidogrel** 300 ou 600 mg *per os* (ou **prasugrel** 60 mg ou **ticagrélor** 180 mg) **+ le traitement anticoagulant** (**HBPM** type **énoxaparine** 3 000 UI en bolus IVD suivie immédiatement d'une injection SC de 100 UI/kg ou **HNF** 50 UI/kg en bolus IVD puis 20 mg/kg/h en IVSE ou **bivalirudine** bolus de 0,75 mg/kg en IVD suivie d'une perfusion de 1,75 mg/kg/h). Le **fondaparinux** peut être aussi utilisé sauf si une angioplastie primaire est décidée (bolus IVD de 2,5 mg).

Remarques : en cas de fibrinolyse, la dose de charge de **clopidogrel** préconisée est de 300 mg ; elle est de 600 mg en cas d'angioplastie primaire. Le **prasugrel**, le **ticagrélor** et la **bivalirudine** n'ont pas été testés en association avec la fibrinolyse et doivent être évités. L'association du **prasugrel** ou du **ticagrélor** à l'**aspirine** présente un bénéfice modeste mais surtout un risque hémorragique accru par rapport à l'association **clopidogrel + aspirine**. Il est primordial de bien respecter les contre-indications du **prasugrel** et du **ticagrélor**.

• Décider de la stratégie de reperfusion dès la phase préhospitalière.

INFARCTUS DU MYOCARDE (IDM) AVEC ÉLÉVATION DU SEGMENT ST (2)

Stratégie de reperfusion coronaire

– Elle dépend du délai d'évolution de l'IDM et du délai pour effectuer la procédure d'angioplastie (accessibilité d'un centre d'angioplastie primaire).

– L'angioplastie primaire est supérieure à la fibrinolyse chez les patients présentant un IDM ST+ en termes de moindre mortalité, de meilleure récupération myocardique, de moindre récidive ischémique et de moindre risque hémorragique. Cependant si l'angioplatie ne peut pas être faite immédiatement, la fibrinolyse sera le traitement à privilégier.

• À partir de la prise en charge pré-hospitalière type SAMU ou d'une structure médicale sans possibilité d'angioplastie primaire :
– si l'angioplastie est réalisable dans un délai < 120 min : transfert immédiat dans un centre d'angioplastie : angioplastie primaire. Ce délai est celui entre le 1er contact médical et le geste de désobstruction intracoronaire au ballonnet ;
– si l'angioplastie n'est pas réalisable dans un délai de 120 min : fibrinolyse immédiate (idéalement dans les 30 premières minutes) puis transfert en urgence dans un centre d'angioplastie ;
– si échec de la fibrinolyse (évaluation à 90 min du début de la fibrinolyse sur la douleur et l'ECG) : angioplastie de sauvetage ;
– si succès de la fibrinolyse : coronarographie de contrôle dans les 3-24 h ;
– en cas de contre-indication à la fibrinolyse : angioplastie primaire.
• À partir d'une structure médicale avec angioplastie primaire disponible : angioplastie primaire (idéalement dans la 1re h).

• La technique d'angioplastie coronaire (primaire ou de sauvetage) est décrite dans **Techniques de revascularisation myocardique**. Les **anti-GPIIbIIIa** (**abciximab**, **eptifibatide**, **tirofiban**) peuvent être un traitement adjuvant à l'angioplastie primaire.

• La fibrinolyse dans l'IDM ST+ fait actuellement appel à des produits plus fibrinospécifiques que la **streptokinase** et l'**urokinase** utilisées pendant longtemps. Il s'agit de l'**altéplase** (***ACTILYSE***), la **rétéplase** (***RAPILYSIN***) et la **ténectéplase** (***METALYSE***), cette dernière étant simple à utiliser en phase pré-hospitalière avec un bolus IV unique adapté au poids . À noter que les **anti-GPIIbIIIa** ne sont pas recommandés en association avec la fibrinolyse.

• Dans tous les cas décrits ci-dessus, la poursuite de la prise en charge devra se faire dans une unité de soins intensifs cardiologiques.

Prise en charge en unités de soins intensifs cardiologiques [1]

• Repos au lit strict.
• Pose d'une voie veineuse périphérique de bon calibre avec 500 mL de G5 % par 24 h + 2 g KCl + 3 g $MgSO_4$.
• Monitoring ECG, pression artérielle et oxymètre de pouls.
• **Double antiagrégation plaquettaire** : **aspirine** (ex : ***KARDÉGIC*** 75 à 100 mg/j *per os* à vie) + autre **antiagrégant plaquettaire** pendant 1 an (**clopidogrel** 75 mg/j ou **ticagrélor** 90 mg x 2/j ou **prasugrel** 10 mg/j).

► *Anticoagulation efficace*

• La durée doit être courte < 48 h sauf si un risque thromboembolique persiste (ACFA par exemple).
• **HBPM** : ***LOVENOX*** 100 UI/kg/12 h en SC (utiliser le flacon multidose de 3 mL).
• Ou **HNF** : ***HÉPARINE*** 20 mg/kg/h en IVSE à adapter au TCA.
• Ou **bivalirudine** : ***ANGIOX*** perfusion de 1,75 mg/kg/h.
• Le **fondaparinux** peut être aussi utilisé.

TECHNIQUES DE REVASCULARISATION MYOCARDIQUE (1)

Objectifs :
- supprimer les symptômes ;
- préserver la fonction myocardique ;
- prolonger la vie du patient.

La revascularisation myocardique peut se faire par angioplastie coronaire transluminale percutanée (ACTP) ou par pontage aorto-coronaire (PAC).

Angioplastie coronaire transluminale percutanée (ACTP)

Indications

La lésion doit :
- être une sténose serrée ≥ 50 % ou une occlusion ;
- intéresser une artère de bon calibre (coronaires principales et collatérales) ;
- avoir un lit d'aval étendu et de bon calibre ;
- vasculariser un myocarde viable.

Les indications sont à évaluer au cas par cas après discussion entre le cardiologue traitant, le cardiologue interventionnel et le chirurgien cardiaque dans la maladie coronaire stable (*cf.* chapitre correspondant).

Les indications peuvent et doivent être posées en urgence dans le cadre des syndromes coronaires aigus (IDM ST+, IDM ST- et AI) : *cf.* chapitres correspondants.

MODALITÉS DE PRESCRIPTION DES ANTIAGRÉGANTS PLAQUETTAIRES AVANT ET APRÈS ANGIOPLASTIE CORONAIRE (ATL) [1]

Avant angioplastie coronaire

• Maladie coronaire stable
- **aspirine** 100 mg/j (*a priori* déjà prescrite à l'entrée du patient) ;
- **et clopidogrel** 300 mg (4 cp. de 75 mg) au moins 6 h avant ATL ;
- **ou clopidogrel** 600 mg (8 cp. de 75 mg) au moins 2 h avant ATL ;
- l'association **aspirine** + **prasugrel** ou **ticagrélor** peut être considérée en cas d'antécédent de thrombose de stent sous **clopidogrel**.

• Syndrome coronaire aigu (SCA)

Qu'il s'agisse d'un angor instable ou d'un infarctus avec ou sans sus-décalage de ST, dès que possible :
- **aspirine** : dose de charge initiale de 150 à 300 mg/j puis 75 à 100 mg/j au long cours ;
- **clopidogrel** (***PLAVIX*** 75 mg) : dose de charge initiale unique de 300 mg puis 75 mg/j en association avec l'**aspirine** pendant 12 mois ;
- **ticagrélor** (***BRILIQUE*** 90 mg) : dose de charge initiale unique de 180 mg puis 90 mg x 2 /j en association avec l'**aspirine** pendant 12 mois maximum (à arrêter en cas d'indication clinique : *cf.* Précautions d'emploi) ;
- **prasugrel** (***EFIENT***) 10 mg : dose de charge initiale unique de 60 mg puis 10 mg/j en association avec l'**aspirine** pendant 12 mois maximum (à arrêter en cas d'indication clinique : *cf.* Précautions d'emploi).

À la sortie du patient :

• Stent « nu » : **aspirine** 75 à 100 mg/j et **clopidogrel** 75 mg/j pendant 4 sem., puis **aspirine** seule 75 à 100 mg/j à vie. L'association **aspirine** 75 à 100 mg/j + **ticagrélor** 90 mg x 2/j ou **prasugrel** 10 mg/j pendant 12 mois est possible (à arrêter en cas d'indication clinique : *cf.* Précautions d'emploi).

• Stent « actif » : **aspirine** 75 à 100 mg/j et **clopidogrel** 75 mg/j pendant 9 à 12 mois, puis **aspirine** seule 75 à 100 mg/j à vie. L'association **aspirine** 75 à 100 mg/j + **ticagrélor** 90 mg x 2/j ou **prasugrel** 10 mg/j pendant 12 mois est possible (à arrêter en cas d'indication clinique : *cf.* Précautions d'emploi).

INFARCTUS DU MYOCARDE (IDM) AVEC ÉLÉVATION DU SEGMENT ST (3)

► *Traitement β-bloquant*

- À débuter précocement dès la prise en charge hospitalière. Il n'est pas recommandé en phase pré-hospitalière.
- En l'absence de contre-indication (insuffisance cardiaque aiguë, choc cardiogénique, bradycardie, troubles de conduction sévères).
- Par voie IV à la phase aiguë puis relais *per os*. L'**acébutolol**, l'**aténolol**, le **métoprolol** et le **timolol** ont l'AMM dans l'IDM.
Ex : ***TÉNORMINE*** : 5 à 10 mg (1 mg/min) à injecter en IV puis relais *per os* avec 50 mg 15 min après l'injection puis toutes les 12 h.
- Diminuer la posologie ou arrêter le traitement en cas de mauvaise tolérance hémodynamique.
- Diminue la mortalité cardiovasculaire, la mort subite et les troubles du rythme.

► *Inhibiteur de l'enzyme de conversion (IEC)*

> - Prévention efficace du remodelage ventriculaire gauche post-infarctus, réduction de la stimulation neuro-humorale.
> - Diminution de la mortalité précoce et tardive quelle que soit la fonction ventriculaire gauche.

- À débuter précocement dès J1-J2 en particulier en cas d'insuffisance cardiaque symptomatique ou de dysfonction ventriculaire gauche systolique asymptomatique ou de diabète ou d'IDM antérieur.
- Le **captopril**, le **lisinopril**, le **périndopril**, le **ramipril**, le **trandolapril** et le **zofénopril** ont l'AMM dans le post-IDM.
- Exemples de doses optimales à atteindre progressivement :
– ***TRIATEC*** (cp. à 2,5 ou 5 mg) 10 mg/j en 2 prises/j ;
– ***ZESTRIL*** (cp. à 5 ou 20 mg) 10 mg/j en une prise/j.
- Surveillance régulière de la pression artérielle, de la kaliémie et de la fonction rénale.
- En cas d'intolérance aux **IEC**, les **ARA II** sont utilisables dans le post-IDM récent entre la 12e h et le 10e j. Seul le **valsartan** a l'AMM dans le post-IDM avec une efficacité identique aux **IEC**.
- À noter que l'**éplérénone** est indiquée aussi en post-IDM quand la FEVG est ≤ 40 % en l'absence d'hyperkaliémie ou d'insuffisance rénale.

► ***Statines***

- Les **statines** ont démontré leur efficacité en prévention secondaire sur la morbi-mortalité cardiovasculaire après un IDM (indépendamment du niveau de LDL initial). Objectif LDL < 1 g/L.
- L'**atorvastatine**, la **fluvastatine**, la **pravastatine**, la **rosuvastatine** et la **simvastatine** ont l'AMM dans cette indication. Ex : ***TAHOR*** 20 mg 1 cp./j.

> Après 2 à 3 j en soins intensifs, la prise en charge peut se poursuivre en chambre conventionnelle en cardiologie, en l'absence de complication.

Contrôle des facteurs de risque cardiovasculaires

- Arrêt définitif du tabac. Des **substituts nicotiniques** peuvent être prescrits dès la phase hospitalière.
- Éducation diététique, traitement d'une dyslipidémie, équilibration d'un diabète.
- Équilibration d'une HTA en privilégiant les **β-bloquants** et les **IEC**.

TECHNIQUES DE REVASCULARISATION MYOCARDIQUE (2)

Cas particulier (mais fréquent 20-30 %) des patients sous AVK ou NACO pour une ACFA connue et qui doivent bénéficier d'une angioplastie coronaire

• L'association d'un traitement antiagrégant plaquettaire et d'un traitement anticoagulant augmente le risque hémorragique de 60 %.

• Pour chaque prescription d'une association d'un traitement antiagrégant plaquettaire et d'un traitement anticoagulant, il faut s'assurer que le bénéfice soit toujours supérieur au risque aussi bien pour le risque coronaire que pour le risque embolique cérébral.

• Privilégier un stent non actif chez les patients en ACFA connue pour réduire la durée du traitement antiagrégant plaquettaire.

• Dans les 12 mois qui suivent l'accident coronarien avec angioplastie, le risque coronarien semble prédominer. L'anticoagulant devra être interrompu et la double antiagrégation plaquettaire sera donc à privilégier. Elle durera 1 mois après un stent non actif ou 3 mois après un stent actif.

• 12 mois après l'accident coronarien avec angioplastie, le risque embolique cérébral lié à l'ACFA l'emporte et il faut préférer le seul traitement anticoagulant (**AVK** ou NACO).

TRAITEMENT ANTIAGRÉGANT PLAQUETTAIRE SYSTÉMATIQUE APRÈS PONTAGE AORTO-CORONAIRE

– **Aspirine** 75 à 250 mg/j à débuter 6 h après la chirurgie.
– En cas de contre-indication à l'**aspirine** : **clopidogrel** (***PLAVIX***) 1 cp./j.

Procédure

• En salle de cathétérisme sous contrôles ECG et tensionnel sous anesthésie générale ou non.

• Patient perfusé et traité par anticoagulant et **antiagrégant plaquettaire**.

• Après un abord par une artère fémorale ou une artère radiale (le plus souvent), cathétérisme sélectif des artères coronaires en multipliant les incidences pour repérer les sténoses et les quantifier.

> L'angioplastie par ballonnet consiste à positionner un cathéter comportant un ballonnet à son extrémité distale, en regard de la sténose. Des inflations itératives du ballonnet sont produites pendant 10 à 30 s jusqu'à levée de l'empreinte du ballonnet.

• Des douleurs angineuses et des modifications de l'ECG sont habituelles lors des inflations (prévenir et rassurer le patient).

• Contrôle coronarographique en fin de procédure.

Procédures complémentaires

• Mise en place **d'endoprothèse ou stent** : prothèse métallique implantée au site de dilatation, maintenant le vaisseau ouvert après la procédure. Réduit le taux de complications de la procédure et le taux de resténose à 6 mois. **Les stents recouverts de sirolimus ou paclitaxel (antimitotiques) dits « stents actifs » réduisent très significativement le risque de resténose dans les 6 premiers mois.**

• D'autres techniques sont beaucoup plus rarement utilisées : athérectomie rotative, rotablator.

Traitements adjuvants

• L'**inhibiteur de la glycoprotéine IIbIIIa plaquettaire** (***RÉOPRO***) : puissant **antiagrégant plaquettaire** par voie IV est indiqué dans la prévention des complications cardiaques ischémiques lors d'une angioplastie coronaire.

• **Prasugrel** ou **ticagrélor** peuvent être considérés dans le cas de mise en place de stent à haut risque (stent sur gros réseau coronaire gauche, haut risque de thrombose intrastent, diabète).

Contre-indications

À évaluer en fonction du contexte clinique.

• Sténose du tronc commun gauche non protégé par des pontages.
• Artères coronaires tortueuses.
• Atteinte diffuse distale.
• Occlusion coronaire datant de plus de 6 mois.

Résultats

> On parle de succès primaire quand :
> – le gain est supérieur à 50 % par rapport au degré de sténose préexistante,
> – il n'y a pas de complication majeure (chirurgie coronaire en urgence, infarctus, décès).

Le succès primaire est obtenu dans 90-95 % des cas.

INFARCTUS DU MYOCARDE (IDM) AVEC ÉLÉVATION DU SEGMENT ST (4)

Prise en charge à la sortie de l'hôpital [1]

Réadaptation cardiovasculaire

En ambulatoire ou en milieu spécialisé.

Conseils hygiéno-diététiques

Renouveler les consignes de lutte contre les facteurs de risque cardiovasculaires, notamment l'arrêt définitif du tabac.

Ordonnance de médicaments

– Un **β-bloquant** ou un **inhibiteur calcique** en cas de contre-indication aux **β-bloquants**.

– Une double antiagrégation plaquettaire (**aspirine + clopidogrel** principalement).

– Un traitement hypolipémiant type **statine**.

– Un **inhibiteur de l'enzyme de conversion** à « pleine dose ».

– Un **dérivé nitré d'action immédiate en sublingual**, à la demande, doit être systématiquement prescrit et le patient éduqué.

Prescription d'un bilan biologique à effectuer 3 sem. après la sortie

– Glycémie à jeun.

– Dosage du cholestérol total, des cholestérols HDL et LDL et des triglycérides.

– Kaliémie, fonction rénale.

Rendez-vous de consultation avec le cardiologue traitant

À fixer 3 sem. après la sortie de l'hôpital.

Première visite posthospitalière (à 3 sem.)

- Interrogatoire avec appréciation de l'activité physique, examen clinique, ECG, tolérance des traitements.
- S'assurer des bons résultats biologiques avec notamment l'objectif de LDL < 1 g/L.

Examens à effectuer 3 mois après l'IDM

ECG d'effort éventuellement couplé à une scintigraphie myocardique au thallium

Sert à s'assurer du bon contrôle par le traitement médicamenteux et l'absence d'ischémie résiduelle.

Écho-Doppler cardiaque

Pour évaluer la fonction ventriculaire gauche.

Biologie

Un **nouveau bilan lipidique** doit être fait pour modifier éventuellement la posologie de l'**hypolipémiant**. Contrôle de la kaliémie et de la fonction rénale sous **IEC**.

Consultations aux 6e et 9e mois

- Interrogatoire avec appréciation de l'activité physique, examen clinique, ECG, tolérance des traitements.
- Contrôle du bon respect des règles hygiéno-diététiques.

Consultation au 12e mois

Cette consultation est l'occasion de renouveler les étapes suivantes.

ECG d'effort éventuellement couplé à une scintigraphie myocardique au thallium

À effectuer sous traitement.

Évaluation de la fonction ventriculaire gauche

Par échocardiographie Doppler.

Consultations suivantes

Si le bilan à 1 an est rassurant, les consultations cardiologiques pourront être espacées **tous les 6 mois**.

Bilan annuel

ECG d'effort sous traitement, bilan lipidique et glucidique. S'assurer du bon contrôle des facteurs de risque cardiovasculaires.

TECHNIQUES DE REVASCULARISATION MYOCARDIQUE (3)

Complications

► *Complications liées au cathétérisme interventionnel*

- Décès (1 %).
- Infarctus du myocarde par occlusion aiguë (dissection et/ou thrombose coronaire) : 2-3 %.
- Pontage aorto-coronaire en urgence : 2-4 %.
- Occlusion d'une branche, embolie coronaire distale.
- Dissection coronaire ostiale ou localisée au site de dilatation.
- Perforation d'une artère coronaire.
- Fracture du guide.
- Hématomes au point de ponction.
- Embolie artérielle distale (membre inférieur).
- Dissection ilio-fémorale ou aortique exceptionnelle.

► *Complications à distance de l'angioplastie*

- **La resténose est la complication la plus fréquente : 20-30 % dans les 6-9 premiers mois.**
- Ce taux diminue quand une endoprothèse est mise en place, en particulier une endoprothèse « active ».

Surveillance post-procédure

- Compression et surveillance du point de ponction radial ou fémoral. Surveillance des pouls distaux, de la chaleur cutanée et de l'hémodynamique.
- ECG répétés, enzymes cardiaques, créatininémie.

Pontage(s) aorto-coronaire(s) [1]

Indications

Patients symptomatiques présentant :
– un échec d'angioplastie avec resténoses itératives ;
– une sténose non protégée du tronc commun > 50 % ;
– des sténoses coronaires tritronculaires avec une fonction VG altérée ;
– des sténoses coronaires tritronculaires avec une bonne fonction VG mais persistance d'angor malgré un traitement médical maximal et impossibilité de geste d'angioplastie.

Procédure

- Intervention chirurgicale sous circulation extracorporelle et protection myocardique.
- Réalisation de ponts entre l'amont et l'aval des sténoses à l'aide soit de greffons artériels (surtout artères mammaires internes) soit de greffons veineux (segment de veine saphène interne).
- La revascularisation doit être la plus complète possible (2 à 5 pontages artériels et veineux).

Les indications sont à évaluer au cas par cas après discussion entre le cardiologue traitant, le cardiologue interventionnel, le chirurgien cardiaque et l'anesthésiste (cf. chapitres Maladie coronaire stable, Syndrome coronaire aigu sans élévation du segment ST et Infarctus du myocarde avec élévation du segment ST).

Résultats

- Amélioration de la survie et de la symptomatologie, en particulier en cas de sténose du tronc commun, de lésions tritronculaires avec fonction ventriculaire gauche altérée.
- Bénéfice très net dans les angors invalidants malgré un traitement médical optimal.

Surveillance

Après la surveillance initiale de réanimation médico-chirurgicale, assurer une surveillance d'une dizaine de jours :
– clinique : cicatrices, auscultation cardiopulmonaire, température, hémodynamique ;
– ECG, clichés pulmonaires, échocardiographie, recherche d'un syndrome inflammatoire.

L'ordonnance de sortie comporte un traitement antiangineux de fond, de l'**aspirine** au long cours et le traitement des facteurs de risque.

Convalescence en centre de rééducation cardiaque 2-3 sem.

Épreuve d'effort avant la reprise d'activité vers le 3e mois.

Évolution

- Mortalité périopératoire < 5 % par :

– infarctus périopératoire ;
– bas débit postopératoire favorisé par âge > 65 ans, dysfonction VG sévère ;
– mauvais lit d'aval ;
– complication extracardiaque (infectieuse, respiratoire, neurologique).

- Pontages artériels : perméabilité de 85-90 % à 10 ans.
- Pontages veineux : 10-20 % s'obstruent à 1 an et 50 % sont occlus à 10 ans.

INFARCTUS DU MYOCARDE (IDM) : COMPLICATIONS PRÉCOCES (1)

Les traitements de chaque complication sont détaillés dans les chapitres correspondants.

Complications rythmiques

Généralités

Leur diagnostic repose sur **la surveillance continue du rythme cardiaque** pendant le séjour en USIC (unité de soins intensifs cardiologiques).

En cas de détection d'un trouble du rythme, celui-ci doit être enregistré sur papier sauf en cas de troubles du rythme auriculaire mal tolérés ou ventriculaire graves où un **choc électrique externe** est immédiatement réalisé.

Le choix du traitement immédiat dépend de la tolérance hémodynamique :
– choc électrique externe en urgence en cas de troubles du rythme mal tolérés,
– traitement médicamenteux dans les autres cas.

Le traitement préventif des récidives est systématique.

Correction des facteurs favorisants

- Hypokaliémie : KCl en IV.
- Hypoxémie : O_2 au masque.
- Acidose métabolique sévère : alcalinisation.
- Hypomagnésémie : $MgSO_4$ en IV.

Troubles du rythme supraventriculaire

- Anticoagulation efficace.
- Ralentir la cadence ventriculaire par une dose de charge en IV ou *per os* de ***CORDARONE***.
- Les **antiarythmiques de classe Ic** (ex : ***FLÉCAÏNE***) sont contre-indiqués (effet inotrope négatif, surmortalité par effet proarythmogène).
- Après retour en rythme sinusal, prévention des récidives par ***CORDARONE*** *per os*.
- En cas de mauvaise tolérance hémodynamique : régularisation par **choc électrique externe** sous courte anesthésie générale.

Troubles du rythme ventriculaire

Ils sont souvent induits par la reperfusion soit spontanée soit favorisée par le traitement fibrinolytique.

Après régularisation, l'indication d'un traitement antiarythmique oral au long cours va dépendre de la fonction VG à distance, de la présence de potentiels tardifs et de la sévérité des troubles du rythme ventriculaire sur le Holter-ECG/24 h.

Un **défibrillateur cardiaque implantable** peut être indiqué.

► *Extrasystoles ventriculaires fréquentes > 5/min, polymorphes et menaçantes*

XYLOCARD à la phase aiguë.

► *Rythme idioventriculaire accéléré (tachycardie ventriculaire lente entre 55 et 110/min)*

- Le plus souvent bien toléré sur le plan hémodynamique et régresse spontanément.
- Soit abstention thérapeutique, soit accélération prudente du rythme sinusal par ***ATROPINE*** 0,5 à 1 mg en SC ou IV.

► *Tachycardie ventriculaire*

- En cas de **mauvaise tolérance hémodynamique** : régularisation par **choc électrique externe** en urgence sous courte anesthésie générale puis traitement d'entretien par ***XYLOCARD*** ou ***CORDARONE***.
- En cas de **bonne tolérance hémodynamique** : ***XYLOCARD*** en IV en 1re intention, sinon ***CORDARONE*** en IV en perfusion continue.
- ***RYTHMODAN*** et **antiarythmiques de classe Ic** sont contre-indiqués.

► *Fibrillation ventriculaire*

Choc électrique externe en extrême urgence (360 joules) à recommencer en cas d'échec.

- La réanimation médicale associée est décrite dans Arrêt cardiorespiratoire de l'adulte.
- Après retour en rythme sinusal, prévention des récidives par ***XYLOCARD*** ou ***CORDARONE***.

THROMBOLYTIQUES (1)

Streptokinase

STREPTASE					
IDM : 1 500 000 UI en perfusion IV continue sur 45 min Embolie pulmonaire massive : 250 000 UI en perfusion IV sur 30 min puis 100 000 UI/h pendant 24 h	1 fl. 250 000 UI 1 fl. 750 000 UI 1 fl. 1 500 000 UI	HOP HOP HOP	I I I		

Remarque : le lyophilisat doit être dissous dans un soluté glucosé à 5 % ou salé isotonique.

Altéplase

ACTILYSE					
IDM vu avant H6 : schéma accéléré 90 min : – 15 mg en bolus IV en 1 à 2 min – puis 0,75 mg/kg en perf. IV de 30 min sans dépasser 50 mg – puis 0,5 mg/kg en perf. IV de 60 min sans dépasser 35 mg IDM vu entre H6 et H12 : schéma 3 h : – 10 mg en bolus IV en 1 à 2 min – puis 50 mg en perfusion IV sur 1 h – puis 10 mg en perfusion IV de 30 min jusqu'à la dose maximale de 100 mg en 3 h Embolie pulmonaire aiguë massive : 10 mg en bolus IV en 1 à 2 min, puis 90 mg en perfusion IV sur 2 h	1 fl. pdre 10 mg + fl. solv. 10 mL 1 fl. pdre 20 mg + fl. solv. 20 mL 1 fl. pdre 50 mg + fl. solv. 50 mL	HOP HOP HOP	I I I		

Remarque : reconstituer le produit avec le solvant, mélanger sans agiter ni faire mousser et injecter dans les 30 min.

Rétéplase

RAPILYSIN					
IDM avant H12 : 10 U en bolus IV en 1 à 2 min puis 10 U en bolus IV en 1 à 2 min, 30 min plus tard	2 fl. pdre 10 U + ser. solv. 10 mL	HOP	I		

Urokinase

ACTOSOLV					
Posologie modérée : 2 000 UI/kg/h pendant 24 h et au-delà Posologie forte : 4 000 à 5 000 UI/kg/h pendant 12 h	1 fl. pdre 100 000 UI 1 fl. pdre 600 000 UI	HOP HOP	I I		

Ténectéplase

METALYSE					
IDM vu avant H6 : dose adaptée au poids sans dépasser 10 000 unités (50 mg) en un bolus IV unique de 10 s	1 fl. pdre 10 000 U	HOP	I		

INFARCTUS DU MYOCARDE (IDM) : COMPLICATIONS PRÉCOCES (2)

Troubles conductifs

Dans les IDM antérieurs

Un BAV III, un BAV II, un bi-bloc alternant, un bloc bi- ou trifasciculaire, un BBG isolé récent imposent un **entraînement électro-systolique temporaire**.

Un PR long, un HBAG, un HBPG ou un BBD isolé imposent une surveillance rapprochée. En cas d'aggravation, un entraînement électrosystolique temporaire s'impose.

Dans les IDM inférieurs

- La bonne tolérance clinique habituelle impose l'**abstention thérapeutique**.
- Un entraînement électrosystolique temporaire est indiqué en cas de :
  – bradycardie symptomatique ;
  – bradycardie inadaptée au bas débit cardiaque ;
  – extension de l'IDM au ventricule droit avec mauvaise tolérance hémodynamique ;
  – BAV associé à une hyperexcitabilité ventriculaire nécessitant un traitement antiarythmique ;
  – choc cardiogénique.

Insuffisance ventriculaire gauche aiguë

Facteurs déclenchants

- Troubles du rythme auriculaire rapide ou ventriculaire.
- IDM d'emblée étendu ou extension de l'IDM initial à d'autres territoires myocardiques.
- Fonction VG préalablement altérée.
- Prescription de médicaments inotropes négatifs.

Prise en charge thérapeutique

- Doit se faire dès les premiers signes cliniques au domicile du patient, pendant le transport médicalisé puis en USIC.
- Repose essentiellement sur l'oxygénothérapie au masque, un traitement diurétique en IV et un vasodilatateur veineux en IV.
- Une intubation avec ventilation assistée peut être nécessaire ainsi qu'une surveillance hémodynamique par sonde de Swan-Ganz.
- En cas de réponse hémodynamique incomplète, on associe un traitement inotrope positif : **dopamine**.
- En cas d'échec persistant, la **milrinone** peut être prescrite.

Choc cardiogénique sans complication mécanique

La mortalité de l'IDM compliqué de choc cardiogénique reste élevée, de l'ordre de 50-60 %. Le moyen le plus efficace de lutter contre cette complication est de traiter les patients le plus précocement possible à la phase aiguë, pour réduire la taille de l'IDM.

C'est l'indication d'une désobstruction coronaire par voie percutanée en urgence : angioplastie primaire.

- Traitement des facteurs aggravants essentiellement rythmiques.
- Correction des troubles métaboliques, hypovolémie, hypoxémie, acidose métabolique.
- Remplissage vasculaire, drogues vasopressives et drogues inotropes positives. *Cf.* Choc cardiogénique.
- En l'absence d'amélioration initiale, indication à la mise en place d'une assistance circulatoire type ECMO (*ExtraCorporeal Membrane Oxygenation*) plus efficace qu'une simple contre-pulsion par ballon intra-aortique. Cette assistance circulatoire est en effet plus complète pour décharger le ventricule gauche et est implantée en salle de cathétérisme.

THROMBOLYTIQUES (2) – PHARMACOLOGIE (1)

PROPRIÉTÉS

Activation du système fibrinolytique physiologique en transformant le plasminogène inactif en plasmine active.

L'action protéolytique de la plasmine va s'exercer sur la fibrine du caillot pour le dissoudre et sur le fibrinogène circulant. L'efficacité est d'autant plus grande que le caillot est récent.

INDICATIONS

Infarctus du myocarde à la phase aiguë au mieux avant la 6e h du début de la douleur (**streptokinase**, **altéplase**, **ténectéplase**) ou avant H12 (**rétéplase**).

> Si administration antérieure de **streptokinase** et :
> – survenue d'une allergie au produit : **altéplase** ;
> – récidive d'IDM au-delà de J5 : **altéplase** ;
> – récidive d'IDM avant J5 : **streptokinase** possible.

Embolie pulmonaire aiguë massive avec instabilité hémodynamique (**streptokinase**, **altéplase**, **urokinase**).

Désobstruction des shunts artério-veineux chez les malades hémodialysés, thrombose de prothèse valvulaire cardiaque, occlusion artérielle et veineuse par thrombus récent en cas de traitement endovasculaire, restauration de perméabilité de cathéters endovasculaires (**streptokinase**, **urokinase**).

Accident vasculaire cérébral ischémique vu dans les trois premières heures après le début des symptômes neurologiques (**altéplase**).

CONTRE-INDICATIONS

Absolues

Pathologie intracrânienne connue (néoplasie, anévrisme), antécédent d'hémorragie cérébrale, chirurgie intracrânienne récente, chirurgie médullaire ou oculaire récente < 3 mois, traumatisme crânien ou cervical, HTA sévère non contrôlée (> 180/110 mmHg), accident vasculaire ischémique cérébral < 6 mois, hémorragie extériorisée viscérale, intervention chirurgicale < 10 j, altérations constitutionnelles ou acquises de l'hémostase, biopsie hépatique ou rénale ou aortographie par voie lombaire < 15 j, implantation de prothèse en *Dacron* < 2 mois, suspicion de dissection aortique.

En cas de traitement par **streptokinase** : allergie à la **streptokinase**, infection streptococcique < 12 mois, utilisation de ce produit dans les 6 derniers mois.

Relatives

Âge > 70 ans, hypertension artérielle modérée, ulcère digestif ou cirrhose ne saignant pas, rétinopathie diabétique sévère, massage cardiaque, atteinte hépatocellulaire ou rénale sévère, endocardite, péricardite, traumatisme récent peu important, pancréatite aiguë.

Grossesse : traitement par **streptokinase** contre-indiqué avant le 5e mois et en *post-partum* immédiat. Les autres **thrombolytiques** sont contre-indiqués pendant toute la durée de la grossesse.

Allaitement : contre-indiqué.

PRÉCAUTIONS D'EMPLOI

À administrer en milieu médicalisé spécialisé avec des moyens de surveillance et de réanimation adéquats (Samu, en phase préhospitalière, unités de réanimation).

Évaluer pour chaque patient le rapport bénéfice/risque hémorragique surtout en cas de contre-indications relatives.

Les injections intramusculaires et ponctions artérielles non compressibles sont contre-indiquées en cours de traitement.

Si traitement par **AVK** ou **héparine** au préalable, arrêter puis compenser ou neutraliser le déficit.

Surveillance du traitement : *cf.* Encadré.

Traitement associé : **aspirine** et **héparine standard** sont associées avec des protocoles précis.

EFFETS INDÉSIRABLES

Risque hémorragique

– Hémorragies mineures (5 à 10 %). Gingivorragies, épistaxis, saignements aux points de ponction, hématomes cutanés.
– Hémorragies majeures (4 à 5 %). Hémorragies intracrâniennes (0,5 %), artérielles périphériques, digestives, urogénitales, rétropéritonéales.

Réactions allergiques

– Uniquement avec la **streptokinase**.
– Surviennent de façon transitoire en début de traitement : hypotension, tachycardie, fièvre, frissons, myalgies, nausées, vomissements, éruption cutanée, hyperleucocytose à polynucléaires neutrophiles.
– Rarement, choc anaphylactique.

INFARCTUS DU MYOCARDE (IDM) : COMPLICATIONS PRÉCOCES (3)

Complications mécaniques

Intérêt majeur de la surveillance régulière par échocardiographie Doppler pour déceler de telles complications.

Insuffisance mitrale (IM) aiguë par rupture de pilier

- En cas d'IM massive avec œdème aigu pulmonaire ou choc cardiogénique résistant au traitement médicamenteux : chirurgie mitrale en urgence (réparation ou remplacement).
- En cas de stabilisation de l'état hémodynamique : bilan coronarographique puis chirurgie différée de 24-48 h (réparation ou remplacement).
- Rarement bonne tolérance clinique et hémodynamique sous traitement médicamenteux : chirurgie vers la 3e sem. (réparation ou remplacement).

Rupture septale

- Stabilisation hémodynamique initiale par molécules inotropes positives et vasodilatatrices.
- Fermeture chirurgicale de la brèche septale dont le délai est discuté par les équipes chirurgicales.

Fissuration du ventricule gauche

Chirurgie en extrême urgence.

IDM étendu au ventricule droit

- Intérêt de l'angioplastie primaire (ou du traitement fibrinolytique précoce) pour limiter la taille de l'IDM.
- Arrêt des **dérivés nitrés** et **diurétiques**.
- Régime normosodé.
- Remplissage vasculaire sous contrôle des pressions de remplissage et du débit cardiaque (sonde de Swan-Ganz).
- Utilisation de molécules inotropes positives.
- Correction de troubles conductifs par entraînement électrosystolique temporaire idéalement auriculo-ventriculaire.

Péricardite aiguë

- Toujours penser à une fissuration du VG.
- Un épanchement liquidien abondant à l'échocardiographie fait discuter l'**arrêt des anticoagulants** (transformation hémorragique toutefois exceptionnelle).
- Évacuation par ponction péricardique seulement en cas de signes de tamponnade.

Thrombus intraventriculaire gauche

- Risques d'embolie périphérique.
- ***HÉPARINE STANDARD*** en IV à doses efficaces (ratio TCA entre 2 et 3) pendant une dizaine de j puis relais par un traitement **antivitamines K** (INR entre 2 et 3) à poursuivre jusqu'à disparition du thrombus vérifié par échocardiographie.

Surveillance échocardiographique itérative.

- Le traitement antivitamine K est définitif en cas de :
  - anévrisme du ventricule gauche ;
  - dysfonction ventriculaire gauche sévère ;
  - antécédents thromboemboliques.

THROMBOLYTIQUES (3) – PHARMACOLOGIE (2)

INTERACTIONS MÉDICAMENTEUSES

Risque hémorragique accru en cas de traitement anticoagulant oral ou injectable ou antiagrégant plaquettaire associé.

Ne pas mélanger à d'autres substances médicamenteuses dans le flacon ni dans une perfusion.

Traitement d'une hémorragie grave non contrôlée

Arrêt du traitement thrombolytique, de l'**aspirine** et de l'**héparine**.
Compression prolongée des abords vasculaires.
Traitement antifibrinolytique : **acide tranexamique** en IV lente (***cf.* Hémostatiques généraux en cardiologie**).
Neutralisation de l'**héparine** circulante par la **protamine**.
Correction des anomalies par transfusion selon les besoins (fibrinogène, plasma frais congelé, culots globulaires).

Surveillance du traitement thrombolytique

Elle comprend :
– la surveillance de l'efficacité du traitement avec l'apparition de critères de reperméabilisation coronaire : l'incidence de la reperméabilisation coronaire est de 50 à 75 % dans les 3 premières heures selon le **thrombolytique** utilisé ;
– la surveillance de la tolérance du traitement.

1. Clinique : disparition de la douleur angineuse. En cas de récidive angineuse (= réocclusion dans 15 % des cas), une coronarographie est réalisée pour pratiquer une angioplastie de sauvetage.
2. ECG : diminution voire disparition du sus-décalage du segment ST. Arythmies ventriculaires de reperfusion (extrasystoles ventriculaires, tachycardie ventriculaire, rythme idioventriculaire accéléré). Troubles conductifs. ECG pendant la perfusion, à la fin de la perfusion puis toutes les 4 h pendant 24 h.
3. Biologie : CPK avec fraction CPKMB, myoglobine, troponine. Le pic de CPK est plus précoce (< 4e h) qu'en cas d'IDM d'évolution spontanée. NFS, plaquettes, TP, TCA, fibrinogène/6 h pendant 24 h.
4. Surveillance de la tolérance : surveillance des points de ponction, signes hémorragiques latents ou patents. Échocardiographie + Doppler pour évaluer la fonction systolique VG au décours de la perfusion et éliminer un épanchement péricardique.

Score d'occlusion de l'artère responsable de l'IDM évalué à la coronarographie

TIMI *(Thrombolysis In Myocardial Infarction)* 0
– absence complète de flux au-delà de l'obstruction.

TIMI 1
– passage du produit de contraste au-delà de la sténose sans opacification complète du lit d'aval.

TIMI 2
– passage du produit de contraste au-delà de la sténose,
– opacification complète du lit d'aval,
– vitesse de lavage ralentie.

TIMI 3
– TIMI 2 mais vitesse de lavage non ralentie.

INFARCTUS DU MYOCARDE (IDM) : COMPLICATIONS TARDIVES

Syndrome de Dressler

- Péricardite récidivante + épanchement pleural + douleurs articulaires diffuses + syndrome inflammatoire biologique.
- **Aspirine** 2 à 3 g/j.
- Les **AINS** sont à éviter du fait du retard à la cicatrisation du VG, du risque de rupture cardiaque et d'augmentation des résistances coronaires.

Anévrisme pariétal du ventricule gauche

- Traitement anticoagulant à vie (**AVK**) avec un INR souhaité entre 2 et 3.
- Rôle favorable des **inhibiteurs de l'enzyme de conversion** (ex : ***ZESTRIL***, ***TRIATEC***) précocement prescrits.
- Traitement chirurgical en cas d'anévrisme compliqué (mortalité 20 %).

Insuffisance ventriculaire gauche chronique

- Rechercher une cause pouvant être traitée chirurgicalement (anévrisme pariétal, IM, rupture septale).

> Discuter une revascularisation par angioplastie percutanée ou par pontage en cas de lésions coronaires accessibles et de viabilité myocardique qu'il faut rechercher.

- Traitement médical maximal associant **diurétique**, **inhibiteur de l'enzyme de conversion** ou **antagoniste des récepteurs de l'angiotensine II**, **bêtabloquant**, **antialdostérone** ± **AVK** ± **antiarythmique** (***CORDARONE***).
- Un **défibrillateur cardiaque implantable** peut être indiqué.
- Un **dispositif implantable avec fonction de resynchronisation** peut être indiqué.
- Discuter l'indication d'une transplantation cardiaque chez des patients de moins de 65 ans réfractaires au traitement médical maximal.

CONSENSUS

[1] Guidelines for the management of acute myocardial infarction in patients presenting with ST-segment elevation, *ESC*, 2012.

ANGOR DE PRINZMETAL OU ANGOR VASOSPASTIQUE

Définition

Il s'agit d'une variété de spasme coronaire caractérisé par un angor nocturne ou du petit matin, survenant cycliquement, quotidiennement pendant une période déterminée. Le diagnostic peut être confirmé lors d'une coronarographie par un test de provocation du spasme (***MÉTHERGIN***).

Prise en charge initiale

- Hospitalisation en unité de soins intensifs cardiologiques en urgence après transport médicalisé.
- Surveillance indispensable du scope cardiaque.
- Le traitement initial repose sur l'association d'un **inhibiteur calcique** *per os* et de **dérivés nitrés** IV.
- Éviter les **β-bloquants.**

Risques

- Infarctus du myocarde.
- Troubles du rythme ventriculaire.
- Troubles de conduction auriculo-ventriculaire paroxystiques.
- Mort subite.

Traitement de la crise

- *Cf.* Maladie coronaire stable.

Administration sublinguale d'un **dérivé nitré d'action immédiate**. Ex : ***NATISPRAY*** 0,30 mg ou ***ADALATE*** 10 mg : verser le contenu d'une gél. sous la langue du patient allongé.

Traitement de fond après coronarographie systématique

Spasme coronaire sur des artères normales ou peu pathologiques

- Les **inhibiteurs calciques** suivants permettent de prévenir les spasmes chez 90 % des patients :

– **inhibiteur calcique** bradycardisant : ***BITILDIEM*** 90 ou 120 mg : 1 cp. x 2/j ou ***ISOPTINE*** 120 mg : 1 gél. x 2 à 3/j ;

– **inhibiteur calcique type dihydropyridine** : ***ADALATE*** 10 ou 20 mg : 1 cp. x 4/j.

Des posologies plus élevées peuvent être nécessaires en cas d'angor réfractaire.

- Un **dérivé nitré d'action prolongée** peut être associé : ***MONICOR LP*** 40 mg : 1 gél./j ou ***CORVASAL*** 4 mg : 1 cp. x 3/j.

Le traitement antiangineux doit couvrir les moments de la journée où les douleurs se produisent.

Spasme coronaire associé à des sténoses coronaires significatives

Le traitement médical sus-cité est indispensable.

Les indications de revascularisation myocardique par angioplastie coronaire ou par pontage aorto-coronaire sont les mêmes qu'en absence de spasme.

En cas de pontage aorto-coronaire, un geste de dénervation cardiaque peut être associé.

Lutte contre les facteurs de risque cardiovasculaires

- Arrêt du tabagisme, de l'alcool, de tout médicament vasoconstricteur ou drogue vasoconstrictrice (cocaïne, amphétamines).
- Normaliser la pression artérielle, équilibrer un diabète, traiter une hypercholestérolémie, perte de poids si nécessaire. Éviter le stress.
- Activité physique régulière et adaptée comme la marche, la natation et le vélo.

Antiagrégants plaquettaires

> Leur prescription est INDISPENSABLE à chaque coronarien.

- Prévention des accidents thrombotiques (notamment coronaires mais aussi cérébraux).

ASPÉGIC 100 ou 250 mg : 1 sach./j.

PLAVIX 1 cp./j en cas de contre-indication vraie à l'**aspirine**.

Surveillance

- Efficacité : clinique, Holter ECG avec analyse du segment ST/24 h.
- Tolérance : pression artérielle debout/couché, fréquence cardiaque, œdème des membres inférieurs.

INSUFFISANCE CARDIAQUE CHRONIQUE (1)

L'insuffisance cardiaque chronique est définie par l'incapacité du cœur à assurer un débit suffisant aux besoins métaboliques et fonctionnels des différents organes. On distingue :

– l'insuffisance cardiaque à fraction d'éjection réduite à savoir une FEVG < 35 % : c'est l'insuffisance cardiaque systolique (60 % des cas) ;

– l'insuffisance cardiaque à fraction d'éjection conservée à savoir une FEVG > 50 % : c'est l'insuffisance cardiaque diastolique (40 % des cas) ;

– les patients avec une FEVG entre 35 et 50 % sont plutôt à considérer dans leur prise en charge comme ayant une insuffisance cardiaque systolique.

Les principaux objectifs du traitement sont [1] :

– réduire les symptômes et maintenir ou améliorer la qualité de vie ;

– prévenir les poussées d'insuffisance cardiaque ;

– prévenir les hospitalisations itératives ;

– prévenir les complications ;

– réduire la mortalité qui répond à 2 mécanismes principaux : l'insuffisance cardiaque progressive et la mort subite, souvent d'origine rythmique.

Classification NYHA

Elle est couramment utilisée et repose sur les symtômes et la capacité à l'exercice. Elle permet d'évaluer la sévérité de l'insuffisance cardiaque et aide à la stratégie thérapeutique.

- Stade I : absence de gêne sauf pour des efforts importants inhabituels.
- Stade II : limitation survenant à l'effort (marche rapide, montée des escaliers).
- Stade III : limitation des gestes de la vie courante
- Stade IV : gêne au moindre effort ou dyspnée permanente au repos.

Examens recommandés à titre diagnostique et étiologique

- Numération formule sanguine, plaquettes, ionogramme sanguin, TP, TCA, urée, créatinine, calcémie, enzymes hépatiques, ferritine, bilan thyroïdien, BNP ou NT-proBNP.
- ECG, **écho-Doppler cardiaque pour évaluer la FEVG** et la cardiopathie sous-jacente, radiographie pulmonaire.
- Pour des patients sélectionnés : IRM cardiaque, coronarographie, cathétérisme cardiaque droit/gauche, tests d'ischémie.

Traitements de l'insuffisance cardiaque chronique symptomatique à fraction d'éjection réduite (NYHA II à IV) : insuffisance cardiaque systolique

- 1re étape : **diurétique** pour supprimer les signes congestifs + **IEC** (ou **ARA II** si intolérance) + **bêtabloquant** + **règles hygiénodiététiques**. L'**IEC** et le **bêtabloquant** sont prescrits en vue d'atteindre la dose cible ou la dose maximale tolérée +++.
- 2e étape : si le patient présente encore des symptômes NYHA II à IV, ajouter un **antialdostérone** si clairance créatinine ≥ 30 mL/min et kaliémie ≤ 5 mmol/L.
- 3e étape : après plusieurs semaines, réévaluer les symptômes et la FEVG :

– si symptômes persistants NYHA II à IV et FEVG ≤ 35 % en rythme sinusal et FC ≥ 70/min : ajouter **ivabradine**,

– si symptômes persistants NYHA II à IV et FEVG ≤ 35 %: indication possible d'une nouvelle association **sacubitril/valsartan** (association souhaitable avec un **bêtabloquant**, pas d'association avec un **ARA II** supplémentaire, initiation uniquement au moins 36 h après arrêt d'un **IEC**),

– si symptômes persistants NYHA II à IV et FEVG ≤ 35 % en ACFA : ajouter **digoxine**.

- 4e étape : sous **IEC** ou **ARA II** + **bêtabloquant** + **diurétique** + **antialdostérone** + **ivabradine**, si les symptômes persistent (NYHA II à IV) avec une FEVG ≤ 35 % :

– et durée du QRS ≥ 120 ms : **resynchronisation** à discuter,

– et durée du QRS < 120 ms : **défibrillateur implantable** à discuter.

- 5e étape : si les symptômes persistent malgré toutes les étapes précédentes, envisager **digoxine + dinitrate d'isosorbide** . Discuter **assistance circulatoire** ± **transplantation cardiaque**.

BÊTABLOQUANTS DANS L'INSUFFISANCE CARDIAQUE (1)

Carvédilol

KREDEX					
Dose test de 3,125 mg puis augmentation progressive jusqu'à la dose maximale tolérée par le patient Dose cible 25 mg x 2/j si poids < 85 kg et 50 mg x 2/j si poids > 85 kg À prendre au moment des repas	28 cp. séc. 6,25 mg	8,02	I	65 %	0,29
	28 cp. séc. 12,5 mg	5,76	I	65 %	0,21
	28 cp. séc. 25 mg	5,76	I	65 %	0,21

Bisoprolol

CARDENSIEL					
Dose initiale 1,25 mg x 1/j Dose cible 10 mg x 1/j	30 cp. 1,25 mg	5,55	I	65 %	0,19
	90 cp. 1,25 mg	15,63	I	65 %	0,17
	30 cp. séc. 2,5 mg	5,55	I	65 %	0,19
	90 cp. séc. 2,5 mg	15,63	I	65 %	0,17
	30 cp. séc. 3,75 mg	5,55	I	65 %	0,19
	30 cp. séc. 5 mg	3,74	I	65 %	0,12
	30 cp. séc. 7,5 mg	5,55	I	65 %	0,19
	30 cp. séc. 10 mg	5,55	I	65 %	0,19
CARDIOCOR					
Idem **CARDENSIEL**	30 cp. 1,25 mg	5,55	I	65 %	0,19
	30 cp. séc. 2,5 mg	5,55	I	65 %	0,19
	30 cp. séc. 5 mg	2,82	I	65 %	0,09

Métoprolol

SELOZOK LP					
Dose initiale 23,75 mg x 1/j Dose cible 190 mg x 1/j	28 cp. 23,75 mg	18,68	I	65 %	0,67
	28 cp. 95 mg	18,68	I	65 %	0,67
	28 cp. 190 mg	18,68	I	65 %	0,67

Nébivolol

NÉBILOX					
Dose initiale 1,25 mg x 1/j Dose cible 10 mg x 1/j	30 cp. quadrisée. 5 mg	9,96	I	65 %	0,33
	90 cp. quadrisée. 5 mg	28,14	I	65 %	0,31
TEMERIT					
Idem **NÉBILOX**	30 cp. quadrisée. 5 mg	9,96	I	65 %	0,33
	90 cp. quadrisée. 5 mg	28,14	I	65 %	0,31

INSUFFISANCE CARDIAQUE CHRONIQUE (2)

Diurétiques

Ils sont utilisés en cas de surcharge hydrosodée quand des signes congestifs sont présents. Ils améliorent rapidement la dyspnée et la tolérance à l'effort. Ils ne réduisent pas les hospitalisations pour insuffisance cardiaque ni le risque de mortalité.

• Les **diurétiques de l'anse** sont utilisables dans toutes formes d'insuffisance cardiaque et quelle que soit la fonction rénale. **Furosémide** (***LASILIX***) : 20 à 60 mg/j (stades II et III), jusqu'à 80 à 160 mg/j, voire plus (stade IV). Il faut penser à la supplémentation potassique. **Leur posologie doit être adaptée à l'évolution des signes cliniques** pour ne pas entraîner une deshydratation et/ou une aggravation de la fonction rénale.

• Les **diurétiques thiazidiques** peuvent être utilisés dans l'insuffisance cardiaque modérée et quand la clairance de la créatinine est > 30 mL/min. Ils peuvent être utilisés en association avec les **diurétiques de l'anse** pour une action synergique.

Inhibiteurs de l'enzyme de conversion (IEC)

Ils sont recommandés en 1re intention chez tous les patients avec une FEVG ≤ 40 %.

Ils diminuent la mortalité et améliorent la qualité de vie quels que soient l'étiologie et le degré de l'insuffisance cardiaque.

Ils doivent être augmentés progressivement jusqu'à la dose cible ou la dose maximale tolérée. On surveillera régulièrement la kaliémie, la fonction rénale et la pression artérielle. Les insuffisants cardiaques tolèrent souvent des pressions artérielles systoliques inférieures à 100 mmHg.

– **Énalapril** (***RENITEC***) : débuter par 2,5 mg x 2/j. Dose cible : 10-20 mg x 2/j.

– **Ramipril** (***TRIATEC***) : débuter par 2,5 mg en 1 prise/j. Dose cible : 5 mg x 2/j.

– **Captopril** : dose cible 50 mg x 3/j.

– **Lisinopril** : dose cible 20-35 mg en 1 prise/j.

– **Trandolapril** : dose cible 4 mg en 1 prise/j.

Bêtabloquants

Ils sont recommandés chez tous les patients avec une FEVG ≤ 40 % en association aux **IEC**.

Ils diminuent la mortalité, le nombre d'hospitalisations, les poussées d'insuffisance cardiaque et améliorent le statut fonctionnel et la fraction d'éjection.

► *Précautions d'emploi*

• Ils doivent être débutés chez des patients stables en consultation spécialisée, ou après décompensation cardiaque récente sous surveillance hospitalière.

• En commençant à faible dose et en augmentant progressivement (par paliers de 7 à 15 j) jusqu'à la dose cible ou la dose maximale tolérée.

• Sous surveillance régulière +++. Une fatigue peut apparaître au début du traitement mais ne doit pas conduire à arrêter les **bêtabloquants**. En cas de signes congestifs adapter les doses de **diurétiques** ± diminuer les doses de **bêtabloquants** .

• Les contre-indications sont l'asthme, la bradycardie et l'hypotension symptomatiques.

► *Quatre bêtabloquants utilisés préférentiellement*

• **Alpha-bêtabloquant**, **carvédilol** (***KREDEX***) : **bêtabloquant non cardioselectif** aux propriétés vasodilatatrices et antioxydantes. Dose initiale 1/2 cp. à 6,25 mg x 2/j. Dose cible : 25-50 mg x 2/j.

• **Bisoprolol** (***CARDENSIEL*** ou ***CARDIOCOR***) : **bêtabloquant cardioselectif**. Dose initiale 1,25 mg x 1/j. Dose cible 10 mg x 1/j.

• **Succinate de métoprolol** (***SELOZOK LP***) : **bêtabloquant cardioselectif**. Dose initiale 23,75 mg x 1/j. Dose cible 190 mg x 1/j.

• **Nébivolol** (***NÉBILOX*** ou ***TEMERIT***) : **bêtabloquant cardioselectif**. Dose initiale 1,25 mg x 1/j. Dose cible 10 mg x 1/j.

BÊTABLOQUANTS DANS L'INSUFFISANCE CARDIAQUE (2) – PHARMACOLOGIE

PROPRIÉTÉS

β-bloquants cardiosélectifs sans activité sympathomimétique intrinsèque mais avec effet stabilisant de membrane. Propriétés antioxydantes et vasodilatatrices. Dans l'insuffisance cardiaque, augmentation de la fraction d'éjection et diminution de la mortalité.

Le **carvédilol** a une activité alpha-bloquante supplémentaire.

INDICATIONS

Traitement de l'insuffisance cardiaque chronique symptomatique de classe NYHA II, III ou IV chez les patients euvolémiques, à distance de poussées en association avec le traitement conventionnel (**diurétiques**, **inhibiteurs de l'enzyme de conversion**).

CONTRE-INDICATIONS

Grossesse, allaitement.

Insuffisance cardiaque en phase instable et choc cardiogénique.

Dysfonction sinusale et bloc auriculo-ventriculaire de haut degré non appareillé.

Hypotension.

Hypersensibilité au **bêtabloquant**.

Asthme, BPCO.

Artériopathie oblitérante sévère des membres inférieurs et phénomène de Raynaud.

Insuffisance hépatique sévère.

PRÉCAUTIONS D'EMPLOI

Traitement instauré en milieu hospitalier : dose test (avec examen clinique toutes les heures pendant 4 h et ECG à la 4e h) en l'absence d'intolérance (fréquence cardiaque < 50/min, pression artérielle systolique < 85 mmHg, apparition de signes congestifs).

Augmentation très progressive par paliers d'au moins 15 j sous surveillance médicale stricte.

Posologie augmentée jusqu'à la dose maximale tolérée par le patient.

Réduire la dose ou interrompre le traitement en cas d'intolérance.

Diminution des doses chez le sujet âgé.

Surveillance de la fonction rénale, particulièrement en cas de PA limite, d'atteinte vasculaire diffuse ou d'insuffisance rénale préexistante.

Diabétiques : ** les **β-bloquants peuvent masquer les signes d'hypoglycémie et en augmenter la sévérité.

Angor de Prinzmetal : risque de déclenchement de crises d'angor.

Psoriasis : risque d'aggravation.

ATCD de thrombopénie sévère : utilisation déconseillée.

EFFETS INDÉSIRABLES

Hypotension, signes congestifs d'insuffisance cardiaque, choc, bradycardie, troubles conductifs.

Altération de la fonction rénale.

Bronchospasme.

Thrombopénie.

Autres : augmentation de la sensibilité aux allergènes et de la gravité des réactions anaphylactiques, réduction de la sécrétion lacrymale, étourdissements, troubles de conscience, crises convulsives (surdosage), diarrhée, vomissements, hyperglycémie.

INTERACTIONS MÉDICAMENTEUSES

Associations contre-indiquées : médicaments inotropes négatifs, **antiarythmiques de classe Ia** et **Ic**, **clonidine**, **cimétidine** (inhibiteur enzymatique) et **floctafénine** (hypotension, choc).

Médicaments chronotropes et dromotropes négatifs.

Médicaments hypotenseurs.

Inducteurs enzymatiques.

Digoxine : majoration de la digoxinémie.

INSUFFISANCE CARDIAQUE CHRONIQUE (3)

Antagonistes de l'aldostérone (antialdostérones)

Ils sont recommandés chez les patients au stade II à IV NYHA avec une FEVG ≤ 35 %, qui restent symptomatiques sous **IEC** + **bêtabloquant**, avec une kaliémie ≤ 5 mmol/L et une clairance de la créatinine ≥ 30 mL/min.

L'ajout de **spironolactone** ou d'**éplérénone** au traitement standard s'avère efficace pour réduire la mortalité et le nombre d'hospitalisations pour insuffisance cardiaque.

Les principaux effets secondaires sont l'hyperkaliémie et l'insuffisance rénale (gynécomastie avec la spironolactone).

La kaliémie et la créatininémie sont à surveiller avant mise en route du traitement, quelques j après l'instauration du traitement, régulièrement sous traitement et après chaque adaptation posologique. Si kaliémie ≥ 5,5 mmol/L, arrêter le traitement.

Spironolactone (***ALDACTONE***) : débuter à 25 mg x 1/j. Dose cible : 25-50 mg x 1/j.

Éplérénone (***INSPRA***) : débuter à 25 mg x 1/j. Dose cible : 50 mg x 1/j.

Autres traitements médicamenteux au bénéfice moindre

► *Antagonistes des récepteurs de l'angiotensine II ou ARA II*

Ils peuvent être associés aux **bêtabloquants**. Leur bénéfice est moins certain que celui des **IEC** mais leur tolérance est meilleure.

Le **losartan** (***COZAAR***), le **valsartan** (***TAREG***) et le **candésartan** (***ATACAND***, ***KENZEN***) sont ainsi recommandés quand la FEVG est ≤ 40 % :

- en cas d'intolérance vraie aux **IEC** ;
- en association aux **IEC** en cas d'intolérance aux **antialdostérones**.

> Attention à l'hyperkaliémie en cas d'association **IEC** + **ARA II**. L'association **IEC** + **ARA II** + **antialdostérone** est contre-indiquée.

Valsartan (***TAREG***) : débuter à 40 mg x 2/j. Dose cible : 160 mg x 2/j.

Candésartan (***KENZEN***) : débuter à 4 ou 8 mg x 1/j. Dose cible : 32 mg x 1/j.

Losartan (***COZAAR***) : débuter à 50 mg x 1/j. Dose cible : 150 mg x 1/j.

► *Ivabradine*

L'**ivabradine** entraîne une diminution dose-dépendante de la fréquence cardiaque sans action sur la contractilité myocardique. Elle est recommandée dans le traitement de l'insuffisance cardiaque chronique qui reste symptomatique (stade II à IV NYHA) avec une FEVG ≤ 35 % chez des patients en rythme sinusal ≥ 70/min, en association au traitement conventionnel comportant **IEC + bêtabloquant + antialdostérone**, ou en cas de contre-indication ou intolérance aux **bêtabloquants**.

Ses principaux effets secondaires sont rythmiques (ACFA, bradycardie, allongement QT), une élévation tensionnelle et des phosphènes.

PROCORALAN : commencer à 5 mg x 2/j et à augmenter si besoin après 2 sem. à 7,5 mg x 2/j si la FC reste ≥ 60/min.

INHIBITEURS DE L'ENZYME DE CONVERSION (IEC) (1)

Bénazépril

CIBACÈNE					
5 à 10 mg/j en 1 prise (dose maximale : 20 mg)	30 cp. séc. 5 mg	4,24	I	65 %	0,14
	90 cp. séc. 5 mg	11,75	I	65 %	0,13
	30 cp. 10 mg	6,64	I	65 %	0,22
	90 cp. 10 mg	19,40	I	65 %	0,22
BRIEM					
5 à 10 mg/j en 1 prise (dose maximale : 20 mg)	30 cp. séc. 5 mg	4,24	I	65 %	0,14
	90 cp. séc. 5 mg	11,75	I	65 %	0,13
	30 cp. 10 mg	6,64	I	65 %	0,22
	90 cp. 10 mg	19,40	I	65 %	0,22

Captopril

LOPRIL					
25 à 100 mg/j en 2 à 3 prises en dehors des repas (dose maximale : 150 mg)	30 cp. séc. 25 mg	7,07	I	65 %	0,24
	90 cp. séc. 25 mg	19,98	I	65 %	0,22
	30 cp. séc. 50 mg	9,91	I	65 %	0,33
	90 cp. séc. 50 mg	29,20	I	65 %	0,32

Cilazapril

JUSTOR					
2,5 mg/j en une prise	28 cp. séc. 1 mg	6,56	I	65 %	0,23
	28 cp. séc. 2,5 mg	9,23	I	65 %	0,33

Énalapril

RENITEC					
5 à 20 mg/j en 1 à 2 prises (dose maximale : 80 mg dans l'HTA)	28 cp. 5 mg	2,73	I	65 %	0,10
	28 cp. 20 mg	6,20	I	65 %	0,22

Fosinopril

FOZITEC					
10 à 20 mg/j en 1 prise	30 cp. séc. 10 mg	6,06	I	65 %	0,20
	90 cp. séc. 10 mg	17,12	I	65 %	0,19
	30 cp. 20 mg	6,64	I	65 %	0,22
	90 cp. 20 mg	19,40	I	65 %	0,22

Lisinopril

ZESTRIL					
Posologie initiale : 5-10 mg/j en 1 prise Posologie d'entretien : 20-80 mg/j en 1 prise	28 cp. séc. 5 mg	3,40	I	65 %	0,12
	28 cp. séc. 20 mg	7,74	I	65 %	0,28

INSUFFISANCE CARDIAQUE CHRONIQUE (4)

► *Sacubitril/Valsartan*

Cette nouvelle association est indiquée dans le traitement de l'insuffisance cardiaque chronique symptomatique à fraction d'éjection réduite, notamment chez les patients en échec de traitement ou en cas de contre-indication aux alternatives thérapeutiques. Son action simultanée sur l'augmentation des peptides natriurétiques et sur l'inhibition des effets de l'angiotensine II a montré une réduction de 20 % de la mortalité cardiovasculaire et des hospitalisations pour insuffisance cardiaque par rapport à des patients traités par **énalapril**.

Association contre-indiquée avec un **IEC** (risque accru d'angio-oedème) ou avec un **inhibiteur direct de la rénine**. Ne pas associer avec un autre **ARA II** que le **valsartan**.

Ses principaux effets secondaires sont une hyperkaliémie, une hypotension artérielle et une altération de la fonction rénale.

ENTRESTO : commencer à 1 cp. à 49 mg/51 mg x 2/j pour essayer d'atteindre en 2 à 4 sem. 1 cp. à 97 mg/103 mg x 2/j en fonction de la tolérance du patient (pression artérielle, kaliémie, fonction rénale).

► *Digoxine*

Elle a vu sa place se réduire très significativement dans le traitement de l'insuffisance cardiaque, depuis qu'il a été montré qu'elle ne réduisait pas la mortalité.

En pratique, la **digoxine** peut être administrée à tous les patients en ACFA à tous les stades de l'insuffisance cardiaque symptomatique, afin de ralentir la cadence ventriculaire si elle est rapide. Elle peut être associée aux **bêtabloquants**.

Chez les patients en rythme sinusal avec une FEVG ≤ 40 % et des symptômes persistants (NYHA II à IV) malgré un traitement par **IEC + bêtabloquant + antialdostérone**, la **digoxine** peut être utilisée pour réduire les symptômes et les hospitalisations, mais n'améliore pas la survie.

Digitaliques, **digoxine** (***DIGOXINE NATIVELLE***) : 1/2 à 1 cp. à 0,25 mg/j, à réduire en cas d'insuffisance rénale.

► *Dérivés nitrés*

Ils ont l'AMM dans le traitement de l'insuffisance cardiaque chronique en association aux autres traitements, avec une action uniquement symptomatique. Surveiller la pression artérielle avec un risque d'hypotension.

LANGORAN LP : 40 mg : 1 cp./j.

Traitements médicamenteux non recommandés

► *Statines*

Aucun bénéfice démontré dans l'insuffisance cardiaque chronique.

► *Inhibiteur direct de la rénine (**aliskirène**)*

À ce jour, non recommandé en alternative à un **IEC** ou à un **ARA II**.

► *Antithrombotiques*

Aucun bénéfice démontré sur la morbi-mortalité à initier un traitement anticoagulant oral dans l'insuffisance cardiaque, en dehors des patients en ACFA.

Bien entendu, si l'insuffisance cardiaque est liée à une cardiopathie ischémique, l'**aspirine** est indiquée.

► *Antiarythmiques*

Risque pro-arythmique de tous les **antiarythmiques**. Seule l'**amiodarone** n'a pas d'effet inotrope négatif et n'augmente pas la mortalité.

► *Inhibiteurs calciques*

- Peuvent aggraver une insuffisance cardiaque (sauf **amlodipine**, **félodipine**) à cause de leur effet inotrope négatif.
- **Amlodipine** et **félodipine** peuvent être utilisées en cas d'hypertension artérielle ou d'angor chez les patients insuffisants cardiaques.

► *AINS, coxibs*

À éviter à cause d'une rétention hydrosodée possible et d'un risque d'aggravation d'une insuffisance rénale et de l'insuffisance cardiaque.

INHIBITEURS DE L'ENZYME DE CONVERSION (IEC) (2)

Périndopril

COVERSYL					
2,5 à 10 mg/j en 1 prise en dehors des repas	30 cp. séc. 2,5 mg	6,64	I	65 %	0,22
	90 cp. séc. 2,5 mg	19,40	I	65 %	0,22
	30 cp. séc. 5 mg	6,64	I	65 %	0,22
	90 cp. séc. 5 mg	19,40	I	65 %	0,22
	30 cp. séc. 10 mg	6,64	I	65 %	0,22
	90 cp. séc. 10 mg	19,40	I	65 %	0,22

Quinapril

ACUITEL					
5 à 20 mg/j en 1 à 2 prises (max : 40 mg)	28 cp. séc. 5 mg	4,81	I	65 %	0,17
	90 cp. séc. 5 mg	14,42	I	65 %	0,16
	28 cp. séc. 20 mg	6,20	I	65 %	0,22
	90 cp. séc. 20 mg	19,40	I	65 %	0,22

Ramipril

TRIATEC					
2,5 à 5 mg/j en 1 prise (max : 10 mg)	30 cp. 1,25 mg	5,22	I	65 %	0,17
	90 cp. 1,25 mg	14,65	I	65 %	0,16
	100 cp. 1,25 mg	HOP	I		
	30 cp. séc. 2,5 mg	6,13	I	65 %	0,20
	90 cp. séc. 2,5 mg	17,32	I	65 %	0,19
	100 cp. séc. 2,5 mg	HOP	I		
	30 cp. séc. 5 mg	7,76	I	65 %	0,26
	90 cp. séc. 5 mg	21,92	I	65 %	0,24
	100 cp. séc. 5 mg	HOP	I		
	30 cp. séc. 10 mg	9,91	I	65 %	0,33
	90 cp. séc. 10 mg	29,20	I	65 %	0,32

Trandolapril

ODRIK					
2 mg/j en 1 prise (max : 4 mg)	28 gél. 0,5 mg	1,93	I	65 %	0,07
	84 gél. 0,5 mg	4,90	I	65 %	0,06
	28 gél. 2 mg	5,67	I	65 %	0,20
	84 gél. 2 mg	15,99	I	65 %	0,19
	28 gél. 4 mg	6,20	I	65 %	0,22
	84 gél. 4 mg	18,07	I	65 %	0,22

INSUFFISANCE CARDIAQUE CHRONIQUE (5)

Traitements non médicamenteux

Les deux techniques suivantes peuvent être associées chez un même patient.

► *Défibrillateur implantable* [2]

Il est proposé en prévention secondaire et primaire pour éviter la mort subite par fibrillation ventriculaire ou tachycardie ventriculaire chez des patients insuffisants cardiaques sélectionnés.

► *Resynchronisation ventriculaire*

L'implantation d'un stimulateur biventriculaire permet, chez des patients sélectionnés, de resynchroniser la contraction ventriculaire et d'augmenter le débit cardiaque. Son utilisation est associée à une amélioration de la qualité de vie et du statut fonctionnel. Ses effets sur la mortalité ne sont pas encore formels.

La sélection des patients est précise et dépend de la FEVG, du statut fonctionnel NYHA, du traitement médical déjà prescrit et de la présence d'un asynchronisme apprécié à l'ECG ou en écho-Doppler cardiaque (*cf.* chapitre correspondant).

Formes cliniques

Le traitement étiologique, quand il est possible, est impératif : cure d'une valvulopathie, revascularisation coronaire, etc.

Insuffisance cardiaque asymptomatique avec FEVG réduite ≤ 40 %

Les **IEC** ou **ARA II**, **bêtabloquants** et **antialdostérones** décrits ci-dessus restent indiqués pour éviter l'évolution de l'insuffisance cardiaque, même en l'absence de symptôme.

Cas du sujet âgé

La prise en charge reste la même et quel que soit le sexe. Les traitements devront être adaptés à la fonction rénale souvent altérée chez la personne âgée.

Fibrillation auriculaire et insuffisance cardiaque

– **Bêtabloquant** ou **digoxine** en cas d'intolérance.

– L'association **bêtabloquant + digoxine** est possible pour contrôler une cadence ventriculaire rapide.

– En cas d'ACFA mal tolérée,une cardioversion par choc électrique ou **amiodarone** est possible.

– Contre-indication de la **dronédarone**.

HTA et insuffisance cardiaque

– Adapter les doses de **bêtabloquants**, **diurétiques**, **IEC** (ou **ARA II**), ajouter **antialdostérone** si besoin en l'absence d'**ARA II**.

– Possibilité d'associer **amlodipine**.

Maladie coronaire stable et insuffisance cardiaque

– Optimiser la dose de **bêtabloquant**.

– En cas d'intolérance au **bêtabloquant** : **amlodipine** ou **ivabradine** ou **dérivé nitré d'action prolongée**.

– Si angor persistant, associer 2 antiangineux : associer **bêtabloquant + amlodipine** ou **ivabradine** ou **dérivé nitré d'action prolongée**.

Traitements de l'insuffisance cardiaque chronique à fraction d'éjection conservée : insuffisance cardiaque diastolique

- Aucun traitement à ce jour n'a démontré une réduction de morbimortalité dans l'insuffisance cardiaque diastolique.
- Cette forme d'insuffisance cardiaque est souvent diagnostiquée à un âge avancé, dans le cadre d'une HTA ou d'une fibrillation auriculaire, ou plus rarement d'une cardiopathie ischémique.
- Les **inhibiteurs calciques** bradycardisants type **vérapamil** ont montré une certaine efficacité dans l'amélioration des symptômes et de la capacité à l'effort. Ils peuvent être utiles pour ralentir une ACFA ou pour traiter une HTA.
- Les **diurétiques** peuvent être prescrits comme dans l'insuffisance cardiaque systolique, avec cependant une grande prudence pour ne pas destabiliser le VG.
- Les **IEC** ou **ARA II** faciliteraient la relaxation et amélioreraient le remplissage ventriculaire gauche.
- Les **bêtabloquants** peuvent être utilisés en particulier en cas d'ACFA.

INHIBITEURS DE L'ENZYME DE CONVERSION (IEC) (3)

Zofénopril

ZOFÉNIL					
7,5 à 60 mg/j en 1 prise	30 cp. 7,5 mg	9,91	I	65 %	0,33
	30 cp. 15 mg	9,91	I	65 %	0,33
	90 cp. 15 mg	29,20	I	65 %	0,32
	30 cp. 30 mg	9,91	I	65 %	0,33
	90 cp. 30 mg	29,20	I	65 %	0,32
	30 cp. 60 mg	9,91	I	65 %	0,33
TEOULA					
Idem ***ZOFENIL*** Posologie maximale : 60 mg/j en 1 ou 2 prises	30 cp. 7,5 mg	9,91	I	65 %	0,33
	30 cp. 15 mg	9,91	I	65 %	0,33
	30 cp. 30 mg	9,91	I	65 %	0,33
	30 cp. 60 mg	9,91	I	65 %	0,33

Imidapril

TANATRIL					
Posologie initiale : 5 mg/j	30 cp. 5 mg	8,10	I	65 %	0,27
Posologie d'entretien : 10 à 20 mg/j	30 cp. 10 mg	9,87	I	65 %	0,33
Diviser la posologie par 2 chez le sujet âgé, insuffisant rénal ou insuffisant hépatique					

Moexipril

MOEX					
Posologie initiale : 7,5 mg/j	30 cp. 7,5 mg	10,37	I	65 %	0,35
Posologie d'entretien : 7,5-15 mg/j	30 cp. 15 mg	12,22	I	65 %	0,41
Posologie max : 30 mg/j					

INSUFFISANCE CARDIAQUE CHRONIQUE (6)

Importance de la prise en charge des comorbidités

Anémie, asthme, BPCO, cachexie, cancer, dépression, diabète, goutte, dysfonction érectile, HTA, carence martiale, syndrome cardiorénal, obésité, adénome de prostate, SAS.

Prise en charge nutritionnelle et physique/Éducation du patient

• La consommation de sel doit être limitée pour éviter la rétention hydrosodée en particulier chez les patients symptomatiques stade III-IV NYHA.

• Il s'agit de ne pas consommer en excès les aliments riches en sel suivants :
– le pain et les biscottes ordinaires,
– toutes les charcuteries,
– les poissons séchés, salés ou fumés,
– les crustacés et les coquillages,
– les conserves, y compris les sucrées et les plats cuisinés,
– les eaux gazeuses : *Vichy*, *Vals*, *Badoit*, etc. Le *Perrier*, contenant très peu de sel, est autorisé.

• Une restriction hydrique à 1,5 L/j peut être utile en cas de symptômes sévères (stade III-IV NYHA), surtout en cas d'hyponatrémie. C'est inutile en cas de symptômes modérés.

• Arrêt du tabac, pas de consommation excessive d'alcool.

• Une activité physique modérée mais régulière est encouragée pour améliorer la capacité à l'effort et les symptômes (marche, vélo, natation). Un programme multidisciplinaire de réadaptation cardiaque dans un centre spécialisé est recommandé.

• Bien expliquer au patient la pathologie, les symptômes, le traitement, l'importance de la bonne observance et d'un suivi régulier. Bien expliquer les symptômes de rétention hydrosodée qui justifient une consultation rapide ou une augmentation du traitement diurétique par le patient lui-même (éducation thérapeutique +++).

• Vaccinations contre la grippe et le pneumocoque.

CONSENSUS

[1] Guidelines for the diagnosis and treatment of chronic heart failure: executive summary, *ESC*, 2005.
[2] Indications du défibrillateur automatique implantable ventriculaire. Mise à jour de la version française, *SFC*, 2006.

INHIBITEURS DE L'ENZYME DE CONVERSION (IEC) (4) – PHARMACOLOGIE

PROPRIÉTÉS

Inhibition de la kininase II (enzyme responsable de la conversion d'angiotensine I en angiotensine II et de la dégradation de la bradykinine).

Action inhibitrice sur les systèmes rénine-angiotensine-aldostérone (SRAA) circulants et tissulaires. Augmentation de la bradykinine et des prostaglandines vasodilatatrices. Diminution de la stimulation sympathique.

Action hémodynamique (vasodilatation artérielle et veineuse) et neurohormonale avec effet structural (action antiproliférative sur les cellules musculaires cardiaques et vasculaires).

Dans l'HTA : néphroprotection chez le diabétique, régression de l'hypertrophie ventriculaire gauche et association synergique avec les diurétiques.

Élimination par voie rénale sauf **trandolapril** (33 % rénale et 66 % hépatique) et **fosinopril** (50 % rénale et 50 % hépatique).

Absorption du **captopril** et du **perindopril** diminuée de 30 % par l'alimentation.

INDICATIONS

Hypertension artérielle : tous les **inhibiteurs de l'enzyme de conversion** et les associations avec l'**hydrochlorothiazide** (après l'échec d'une monothérapie).

Insuffisance cardiaque : **captopril**, **cilazapril**, **énalapril**, **fosinopril**, **lisinopril**, **perindopril**, **quinapril**, **ramipril**.

Post-infarctus : **captopril**, **lisinopril**, **ramipril**, **trandolapril**.

Il semble toutefois que l'effet dans l'insuffisance cardiaque et le post-infarctus soit un effet de classe (non lié au type d'inhibiteur de l'enzyme de conversion).

CONTRE-INDICATIONS

Grossesse : accidents néonataux (surtout 2e et 3e trim.).

Allaitement : passage dans le lait maternel (très faible).

Allergie.

Sténose bilatérale des artères rénales.

Hémodialyse avec membranes à haute perméabilité (polyacrylonitrile) : risque de réaction anaphylactoïde.

Associations avec l'**hydrochlorothiazide** :
- Clairance de la créatinine < 30 mL/min.
- Allergie aux **sulfamides**.
- Insuffisance hépatique sévère.
- Hypokaliémie et hyponatrémie réfractaires.
- Hyperuricémie symptomatique.

PRÉCAUTIONS D'EMPLOI

Insuffisance rénale : adapter la posologie à la clairance de la créatinine (surveillance stricte de la fonction rénale). Schématiquement :
- clairance ≥ 70 mL/min : posologie moyenne ;
- clairance ≥ 30 mL/min : 1/2 de la posologie moyenne ;
- clairance ≥ 10 mL/min : 1/8 à 1/4 de la posologie moyenne ;
- clairance ≤ 10 mL/min : 2,5 mg de ***RENITEC*** ou 2 mg de ***COVERSYL*** le jour de la dialyse ou 0,5 mg/j d'***ODRIK***.

Pas d'adaptation à la clairance de la créatinine avec le ***FOZITEC***.

Insuffisance cardiaque, sujet âgé, pression artérielle initialement basse : débuter à faible posologie (1/8 à 1/4 de la posologie moyenne) et augmenter progressivement sous surveillance stricte.

Déplétion hydrosodée : diminuer, voire interrompre transitoirement les diurétiques

HTA réno-vasculaire : utilisation prudente, en général avant une revascularisation.

EFFETS INDÉSIRABLES

Hypotension artérielle brutale (surtout effet de 1re dose et en cas d'insuffisance cardiaque ou d'hypovolémie).

Hypotension orthostatique.

Toux sèche (10 à 20 %).

Hyperkaliémie (effet antialdostérone).

Insuffisance rénale (favorisée par l'hypovolémie et les **AINS**) (rechercher une sténose bilatérale des artères rénales ++).

Troubles digestifs banals : diarrhée, nausées, gastralgies, douleurs abdominales.

Céphalées, crampes musculaires, asthénie.

Réactions d'hypersensibilité (nécessitent l'arrêt du traitement) : rash cutané, flush, urticaire, œdème de Quincke (< 1/1 000).

Spécifiques au **captopril** (du fait d'un groupement thiol) : agueusie, leucopénie et thrombopénie (surtout en cas de connectivites ou de traitement par immunosuppresseurs), protéinurie et syndrome néphrotique (glomérulonéphrite extramembraneuse).

INTERACTIONS MÉDICAMENTEUSES

Diurétiques : risque d'insuffisance rénale avec les **thiazidiques** et les **diurétiques de l'anse**, et d'hyperkaliémie avec les **épargneurs de potassium** et les **ARA II**.

Apports potassiques : sous stricte surveillance.

AINS : association contre-indiquée.

Autres **antihypertenseurs** : majoration du risque d'hypotension.

Héparine : majoration du risque d'hyperkaliémie.

Lithium : majoration de la lithémie.

Immunosuppresseurs : association contre-indiquée avec le ***LOPRIL***.

Association déconseillée avec les **antidépresseurs** imipraminiques et les **antipsychotiques**.

ASSOCIATION ARA II ET INHIBITEUR DE LA NÉPRILYSINE

■ Valsartan + sacubitril

ENTRESTO				
Chez l'insuffisant rénal et hépatique ou en cas d'intolérance : 1 cp. 24/26 mg x 2/j	28 cp. 24 mg/26 mg		I	NR
Posologie usuelle : 1 cp. 49/51 mg x 2/j	56 cp. 49 mg/51 mg		I	NR
Posologie maximale : 1 cp. 97/103 mg x 2/j	56 cp. 97 mg/103 mg		I	NR

PROPRIÉTÉS

Association complémentaire d'un **ARA II** et d'un inhibiteur de la néprilysine.

Le sacubitril permet une augmentation des concentrations de GMPc, messager hormonal, ce qui entraîne vasodilatation, natriurèse, diurèse, augmentation de la filtration glomérulaire et du débit sanguin rénal ainsi que des effets anti-hypertrphiques et antifibrotiques.

INDICATIONS

Traitement de l'insuffisance cardiaque chronique symptomatique à fraction d'éjection réduite.

CONTRE-INDICATIONS

Angiœdème héréditaire, idiopathique ou lié à un traitement antérieur par **IEC** ou **ARA II**.

Insuffisance hépatique sévère.

2e et 3e trimestres de grossesse.

EFFETS INDÉSIRABLES

Troubles de l'état général : fatigue, asthénie, vertiges, céphalées, syncope.

Troubles dermatologiqes : prurit, rash, angiœdème.

Troubles gastro-intestinaux : diarrhées, nausées, gastrite.

Troubles rénaux : insuffisance rénale aiguë.

Troubles cardiovascualires : hypotension.

Troubles respiratoires : toux.

INTERACTIONS MÉDICAMENTEUSES

IEC : respecter un délai de 36 h minimum entre la prise des 2 médicaments.

Aliskirène chez les patients diabétiques ou insuffisants rénaux.

RESYNCHRONISATION CARDIAQUE

Dispositifs implantables actuellement utilisés

Ils ont des fonctions :
– de stimulation cardiaque ;
– de défibrillation cardiaque ;
– de resynchronisation cardiaque.

Ces fonctions peuvent être seules ou associées entre elles si besoin, au sein du même dispositif implantable.

Principales indications

L'insuffisance cardiaque chronique est la principale indication, quand l'espérance de vie est supérieure à 1 an. Le bénéfice de la resynchronisation y a été démontré dans les critères suivants :
– cardiopathie dilatée (ischémique ou non) avec diamètre télédiastolique du VG > 55 mm, FEVG < 30-35 %, classe III/IV NYHA, réfractaire au traitement médical optimal, et présence d'un asynchronisme ventriculaire avec un QRS > 120 ms de morphologie BBG ;
– cardiopathie dilatée (ischémique ou non) avec diamètre télédiastolique du VG > 55 mm, FEVG < 30 %, classe II NYHA, et présence d'un asynchronisme ventriculaire avec un QRS > 130 ms de morphologie BBG.

Les patients en rythme sinusal en tirent un plus grand bénéfice.

D'autres indications sont moins formelles à ce jour et ne seront pas détaillées.

Mécanismes d'action

- Sur la fonction systolique : augmentation du débit, meilleure coordination de la contraction du VG, raccourcissement du temps de contraction du VG.
- Sur la fonction diastolique : temps de remplissage du VG allongé.
- Diminution de la fuite mitrale.
- Diminution du remodelage.

Modalités

Anesthésie locale. Abord de la veine sous-clavière (droite).

Mise en place d'une sonde de resynchronisation dans le ventricule droit au contact du ventricule gauche afin de resynchroniser les contractions du ventricule gauche avec celles du ventricule droit.

Cette sonde est le plus souvent associée à des sondes de stimulation intra-auriculaire droite et intraventriculaire droite. Elle peut être aussi associée à une **sonde de défibrillation**.

Implantation du boîtier de stimulation avec fonction de resynchronisation, sous la peau en région pectorale.

Le plus souvent, couverture antibiotique antistaphylococcique pendant 12 à 24 h.

Complications

► *Précoces*

- Hémothorax, pneumothorax.
- Tamponnade.
- Hématome de loge.
- Infection.
- Déplacement des sondes.
- Thrombose veineuse du membre supérieur.

► *Tardives*

- Dysfonction
- Usure des piles du boîtier.
- Endocardite sur sonde.
- Syndrome du « pacemaker » (asynchronisme auriculo-ventriculaire).

DIGITALIQUES – INTOXICATION

Traitement préventif

- Respect des contre-indications des **digitaliques**.
- Tenir compte des interactions médicamenteuses et des facteurs majorant la toxicité des **digitaliques**.
- Éducation : connaissance des signes de surdosage et surveillance biologique régulière (ionogramme sanguin et taux sériques si besoin).

Traitement curatif

Mesures générales

- Hospitalisation en urgence en USIC.
- Monitorage cardiaque et tensionnel.
- Voie veineuse périphérique de bon calibre : G5 % 500 mL/24 h.
- Dispositif de recueil des urines.
- Défibrillateur à proximité.
- Arrêt des **digitaliques**.
- Bilan biologique en urgence avec dosage des taux sériques des **digitaliques**.
- Correction des désordres hydroélectrolytiques (hypokaliémie +++), acido-basiques et des autres facteurs favorisants.
- Apport de **magnésium** : 3 g/24 h.
- En cas d'intoxication massive et moins de 3 h après l'ingestion, on peut proposer un lavage gastrique précoce.

> L'***ISUPREL*** et les apports de **calcium** sont formellement contre-indiqués.

Traitement spécifique

- En présence de critères de mauvais pronostic, on aura recours en 1re intention à l'immunothérapie spécifique par immunoglobulines antidigitaliques ovines fragments Fab (prendre contact avec le centre antipoison).
- Immunoglobulines à administrer précocement dès les prélèvements biologiques effectués (après éventuellement une dose test à la recherche d'une allergie).

En l'absence d'immunothérapie

- Bradycardie et troubles conductifs : **atropine** 0,5 à 1 mg en IVD ou sonde d'entraînement électrosystolique.
- Traitement antiarythmique :
  – **antiarythmique de classe Ib**, **phénytoïne** (***DILANTIN***) : 1 amp. à 250 mg en 5 min en IVDL puis jusqu'à 1 g/24 h en IVSE (idéalement sur une voie centrale du fait de sa veinotoxicité) ;
  – **antiarythmique de classe Ib**, **lidocaïne** (***XYLOCARD***) : bolus de 1 mg/kg suivi d'une perf. de 1 mg/kg/h en IVSE.

Critères de mauvais pronostic

► *Clinique*
- Âge > 60 ans.
- Sexe masculin.
- Cardiopathie préexistante.
- Insuffisance rénale préexistante.
- État de choc.
- Dose ingérée > 10 mg (intoxication volontaire).
- Prise en charge tardive.

► *ECG*
- Troubles conductifs de haut degré.
- Troubles du rythme ventriculaire graves.

► *Biologiques*
- Hyperkaliémie +++.
- Taux sériques élevés.
- Hypercalcémie.

DIGITALIQUES (1)

Digoxine

DIGOXINE					
1 cp./j Soluté buvable utilisé chez l'enfant : dose initiale de 7 à 15 mg/kg puis 7 à 15 mg/kg/j en 2 ou 3 prises	30 cp. séc. 0,25 mg 1.0 mL sol. buv. en gttes 5 µg/0,1 mL + pipette	1,99 1,76	I I	65 % 65 %	0,07 1,76
Forme injectable pour adulte : 1 à 2 amp./j en attaque puis 1/2 à 1 amp./j en IV lente	6 amp. sol. inj. IV 0,5 mg/2 mL	6,26	I	65 %	1,04
HEMIGOXINE					
Sujet âgé : 1 cp./j Insuffisance rénale sévère : 1 cp. tous les 2 j	30 cp. 0,125 mg	1,99	I	65 %	0,07

PROPRIÉTÉS

Hétéroside d'origine végétale.

Les **digitaliques** inhibent la pompe Na^+/K^+, l'extrusion du Na^+ étant compensée par l'échangeur Na^+/Ca^{2+}. Il en résulte une augmentation du calcium intracellulaire à l'origine de l'effet inotrope positif. La toxicité survient lorsque l'inhibition de la pompe Na^+/K^+ est telle que l'homéostasie cellulaire ne peut plus être maintenue (acidose et surcharge calcique intracellulaire). L'hypoxie, l'hypokaliémie et l'hypercalcémie favorisent leur toxicité.

Les différents effets thérapeutiques des **digitaliques** sont :
- effet inotrope positif ;
- effet chronotrope négatif ;
- effet dromotrope négatif ;
- effet bathmotrope positif ;
- effet vasculaire : vasoconstrictions artérielle et veineuse chez le sujet sain et vasodilatation chez le sujet en insuffisance cardiaque ;
- effet natriurétique direct par son action sur les cellules tubulaires et indirect via l'amélioration hémodynamique ;
- modification de l'arc baroréflexe avec augmentation du tonus parasympathique et diminution du tonus sympathique ;
- effet variable sur la consommation myocardique en oxygène.

La liposolubilité, liée au nombre de radicaux OH, conditionne les propriétés pharmacocinétiques des **digitaliques**.

L'absorption digestive est d'environ 70 %. L'élimination est rénale (90 %) sous forme non transformée et hépatique (10 %). La liaison aux protéines plasmatiques est faible, d'où un début d'action rapide (1 à 2 h *per os* ; 10 à 30 min IV). La demi-vie est de 36 h et l'équilibre obtenu à partir du 6e jour. La digoxinémie ne devra donc être vérifiée qu'après ce délai.

INDICATIONS

Troubles du rythme supraventriculaire : ralentissement ou réduction de la fibrillation auriculaire ou du flutter auriculaire.

Insuffisance cardiaque.

CONTRE-INDICATIONS

Dysfonction sinusale et troubles de conduction de haut degré non appareillés.

Hyperexcitabilité ventriculaire (tachycardie et fibrillation ventriculaires).

Syndrome de Wolff-Parkinson-White.

Cardiopathies obstructives (rétrécissement aortique, cardiopathie hypertrophique).

Cardioversion électrique.

Temporaires : hypokaliémie non corrigée.

Sels de calcium IV.

> Arrêt de la **digoxine** depuis au moins 3 j avant un choc électrique externe.

DIGITALIQUES (2)

PRÉCAUTIONS D'EMPLOI

Grossesse : on peut prescrire la **digoxine** en surveillant les taux sériques, notamment au 3e trimestre.

Allaitement : risque non connu mais très faible passage dans le lait maternel.

Surveillance clinique et ECG stricte en début de traitement, d'autant plus que la fonction ventriculaire gauche est altérée.

Réduire la posologie de la **digoxine** de moitié en cas d'insuffisance rénale ou chez le sujet âgé (baisse physiologique de la fonction rénale, masse musculaire plus faible, troubles fréquents de la kaliémie et de la magnésémie).

Diminuer la posologie chez l'insuffisant respiratoire avec hypoxie.

Réduire la posologie en cas d'hypothyroïdie.

Correction et prévention d'une hypokaliémie.

Pas de dose de charge en cas d'insuffisance rénale, chez le sujet âgé, en cas de dysthyroïdie et en cas d'insuffisance cardiaque évoluée.

Les **digitaliques** doivent être évités à la phase aiguë d'un infarctus du myocarde.

EFFETS INDÉSIRABLES

Troubles du rythme ventriculaire liés à une hypersensibilité ou un surdosage (nécessitent l'arrêt du traitement).

Troubles de conduction et dysfonction sinusale.

Manifestations allergiques (exceptionnelles) cutanées et purpura thrombocytopénique.

Gynécomastie (très rare).

Troubles digestifs : anorexie, nausées, vomissements, diarrhées (premiers signes de surdosage).

Troubles neuro-sensoriels : céphalées, vertiges, coloration en jaune de la vision et confusion (surdosage).

INTERACTIONS MÉDICAMENTEUSES

Association contre-indiquée avec le **calcium** intraveineux et surveillance en cas d'utilisation de **calcium** *per os* associé ou non de la **vitamine D**.

Contre-indication du millepertuis (inducteur enzymatique)

Midodrine déconseillée (sympathomimétique alpha).

Précaution d'emploi avec les médicaments bradycardisants (notamment **bêtabloquants**, **amiodarone**, **vérapamil**), la **carbamazépine**, la **colestyramine**, l'**érythromycine**, les médicaments hypokaliémiants, l'**itraconazole**, le **ritonavir**, les topiques gastro-intestinaux.

Surveillance d'un patient sous digoxine

- Clinique

Rythme et fréquence cardiaque.

– Signes d'efficacité.

– Signes de surdosage : troubles digestifs et neuro-sensoriels, bradycardie, accélération paradoxale de la fréquence cardiaque et arythmies.

- ECG

Signes d'imprégnation digitalique :

– diminution de la fréquence cardiaque,

– augmentation de l'espace PR qui reste < 0,24 s,

– raccourcissement de l'espace QT,

– sous-décalage cupuliforme du segment ST,

– onde U.

Signes de surdosage :

– troubles du rythme à tous les étages (tachysystolie auriculaire +++),

– troubles de conduction.

- Biologique

– Ionogramme sanguin, urée, créatinine.

– Taux sériques.

Taux sanguins (digoxinémie)

Par microméthode.

– Prélèvement fait à l'équilibre, c'est-à-dire à la fin de la 1re sem., au moins 8 h après la dernière prise.

– Digoxinémie : taux thérapeutiques entre 0,8 et 1,5 ng/mL chez l'adulte. Digoxinémie entre 2 et 3 ng/mL chez le nourrisson < 2 ans et entre 1 et 2 ng/mL au-dessus de 2 ans.

Il faut signaler l'importante susceptibilité individuelle et la faible marge thérapeutique.

ŒDÈME AIGU PULMONAIRE CARDIOGÉNIQUE (1)

Il s'agit d'une urgence médicale dont le diagnostic est le plus souvent facile. L'œdème aigu pulmonaire (OAP) cardiogénique peut être la conséquence d'une décompensation d'une insuffisance cardiaque chronique ou d'une poussée hypertensive ou d'un choc cardiogénique ou d'un syndrome coronaire aigu.

Principes du traitement

- Apprécier la gravité de l'œdème aigu pulmonaire.
- Rechercher et traiter un facteur favorisant ou déclenchant.
- Initier le traitement éventuellement au domicile du patient.
- Organiser le transfert en milieu hospitalier.

Signes de gravité d'un OAP

- Détresse respiratoire : polypnée > 30 /min, tirage, sueurs, cyanose, tachycardie sinusale > 150 /min.
- Signes d'épuisement respiratoire : diminution fréquence respiratoire, aggravation cyanose, confusion, bradycardie < 40/min.
- Signes de choc : PAS < 85 mmHg, troubles deconscience, marbrures cutanées.
- Hypoxie sévère (PO_2 < 50 mmHg, SaO_2 < 80 %).
- Syndrome coronaire aigu associé.

Facteurs déclenchant ou favorisant un OAP

Mauvaise observance ou baisse du traitement médical.
Non-respect du régime sans sel.
Troubles du rythme ou de conduction.
Syndrome coronaire aigu (sans ou avec complications mécaniques).
Introduction de médicaments délétères (inotropes négatifs, **AINS**, **corticoïdes**).
Poussée hypertensive.
Infections, notamment pulmonaires. Endocardites.
Aggravation d'une BPCO.
Insuffisance rénale.
Anémie.
Embolie pulmonaire.
Tamponnade, dissection aortique.
Dysthyroïdie.
Consommation excessive d'alcool.

Traitement médical sans signe de gravité

- Peut être initié au domicile.
- En cas d'œdèmes importants : **diurétiques de l'anse** en IV. Ex : ***LASILIX*** 1 à 4 amp. à 20 mg en IVD voire plus. Autre ex : ***BURINEX*** 0,5 à 2 mg en IVD.
- En l'absence d'œdème ou peu d'œdèmes : **dérivé nitré** en spray. Ex : ***NATISPRAY*** 2 bouff. à 2 min d'intervalle si PAS > 100 mmHg.

ŒDÈME AIGU PULMONAIRE CARDIOGÉNIQUE (2)

Traitement en présence de signes de gravité ou en l'absence d'amélioration à domicile

- Transport médicalisé pour une prise en charge dans un service d'urgences ou en soins intensifs de cardiologie ou en réanimation médicale.
- Il repose sur l'oxygénothérapie, les **diurétiques** et les vasodilatateurs.
- Voie veineuse périphérique : G5 % 500 mL/24 h avec 2 g de KCl (pas de NaCl).
- Monitorage cardiaque, tensionnel et de la saturation artérielle par oxymètre de pouls. Dispositif de recueil des urines.
- Position semi-assise. Régime sans sel strict.
- **Oxygénothérapie** par voie nasale (2 à 6 L/min) ou au masque à haute concentration (6 à 12 L/min) pour avoir une SaO_2 > 95 % (≥ 90 % si BPCO). En cas de réponse insuffisante ou formes graves, la ventilation non invasive (VNI, technique sans dispositif intratrachéal) voire l'intubation avec ventilation assistée peuvent être envisagées.
- **Diurétiques par voie parentérale, diurétique de l'anse, furosémide** (***LASILIX***) : 2 amp. à 20 mg x 1 à 3/j en IVD, voire plus (max 240 mg/j). Adaptation régulière de la dose en fonction de l'évolution clinique, du ionogramme sanguin et de la crétinine pour éviter l'hypokaliémie, l'hyponatrémie, l'insuffisance rénale et l'hypovolémie.
- **Supplémentation potassique** adaptée à la kaliémie.
- **Dérivés nitrés** en spray, en bolus IV ou en IV à la seringue électrique. Sous surveillance étroite de la pression artérielle à cause du risque d'hypotension : ***RISORDAN*** un bolus IV de 2 mg à renouveler toutes les 5-10 min puis relais IV à la seringue électrique à 1 mg/h. Le débit peut être augmenté en fonction de la tolérance clinique. La durée habituelle du traitement est de 24 à 48 h.
- **Traitement anticoagulant préventif** : **héparine de bas poids moléculaire, énoxaparine** (***LOVENOX***), 20 à 40 mg/j en SC.
- Les **opiacés (morphine)** peuvent être utilisés en cas d'angoisse importante. Bolus IV de 2,5 à 5 mg en surveillant la fréquence respiratoire, la pression artérielle et le monitoring ECG.
- Dans les formes sévères et en l'absence d'hypotension artérielle : **vasodilatateur direct, nitroprussiate de sodium** (***NITRIATE***) : 0,3 µg/kg/min en augmentant progressivement jusqu'à 3 µg/kg/min.
- **Drogues inotropes positives** : uniquement en cas d'apparition de signes de choc cardiogénique ou en l'absence d'amélioration avec les traitements précédents à dose optimale (*cf.* Choc cardiogénique). Surveillance clinique, tensionnelle et ECG en continu.

Ex : **dobutamine** en IVSE : débuter à 2-3 µg/kg/min à adapter à la clinique (débit max à atteindre toujours progressivement : 15 µg/kg/min).

Ex : **dopamine** en IVSE : débit moyen 2-3 µg/kg/min à adapter à la clinique (débit max à atteindre toujours progressivement : 15 µg/kg/min).

Surveillance

- Clinique : scope, fréquence cardiaque, pression artérielle, température, fréquence respiratoire, diurèse horaire, poids, saturation artérielle en oxygène et coloration des téguments, signes d'insuffisance cardiaque, signes de choc.
- Biologique : urée, créatinine, natrémie, kaliémie, NFS, plaquettes, glycémie, albuminémie, enzymes hépatiques, troponine, BNP.
- Radiologique : radiographie pulmonaire au minimum quotidienne.
- ECG au moins 1/j. Écho-Doppler cardiaque.

ŒDÈME AIGU PULMONAIRE CARDIOGÉNIQUE (3)

Traitement du facteur favorisant ou déclenchant

- En cas de syndrome coronaire aigu : **revascularisation coronaire**.
- En cas d'ACFA : anticoagulation efficace et traitement antiarythmique non inotrope négatif (*cf.* chapitre correspondant).
- Infection intercurrente : antibiothérapie adaptée.

Au décours de l'épisode aigu

- Instauration ou réadaptation du traitement de fond de l'insuffisance cardiaque (*cf.* chapitre correspondant). Prise en charge de la cardiopathie sous-jacente.
- Éducation du patient :
  - signes cliniques annonciateurs d'un OAP ;
  - auto-adaptation du traitement diurétique *per os* et du **dérivé nitré en spray** en cas de prise de poids, de majoration d'œdèmes ou d'aggravation de la dyspnée ;
  - bonne observance du traitement de fond indispensable ;
  - bon respect du régime peu salé.

CHOC CARDIOGÉNIQUE (1)

Définition

Le mécanisme initial de cette urgence vitale est une défaillance aiguë de la pompe cardiaque. Il entraîne une hypoperfusion périphérique liée à l'hypotension artérielle et à la baisse du débit cardiaque.

Le profil hémodynamique est le suivant :

– hypotension artérielle : pression artérielle systolique < 90 mmHg ou chute d'au moins 30 mmHg de la pression artérielle systolique par rapport aux valeurs habituelles ;

– index cardiaque (IC) abaissé < 1,8 L/min/m² ;

– élévation des pressions de remplissage (PAPO > 18 mmHg, PVC > 15 mmHg).

Les signes cliniques sont en rapport avec l'hypoperfusion tissulaire (oligurie ou anurie,marbrures cutanées, cyanose, extrémités froides, pouls rapide et filant, troubles de la vigilance) et l'œdème aigu pulmonaire (dyspnée, orthopnée, cyanose, expectorations mousseuses).

Étiologies des chocs cardiogéniques

- Infarctus du myocarde
- Dysfonction valvulaire aiguë (insuffisance mitrale aiguë par rupture de cordage, endocardite)
- Cardiomyopathies évoluées (primitives ou secondaires)
- Myocardites
- Troubles du rythme ou de conduction
- Choc cardiogénique sans atteinte myocardique primitive ou secondaire : dissection aortique, embolie pulmonaire, tamponnade
- Intoxication : intoxication au CO, **β-bloquants**, **antiarythmiques de classe Ia** et **Ic**, **antidépresseurs tricycliques**, carbamates, **antimitotiques** (**anthracyclines**), etc.

Variations des principaux paramètres hémodynamiques au cours des différents types de choc

	CHOC HYPOLÉMIQUE	CHOC SEPTIQUE	CHOC CARDIOGÉNIQUE
Index cardiaque	↓	↓ (↑ à la phase hyperkinétique)	↓↓
Pression auriculaire droite	↓	↓	↑
Pression artérielle pulmonaire	↓	↓	↑↑
Pression artère pulmonaire occluse	↓	↓	↓↑
Résistances vasculaires systémiques	↑	↓	↑
Différence artérioveineuse	↑	↓	↑

TONICARDIAQUES INHIBITEURS DES PHOSPHODIESTÉRASES

Milrinone (dérivé de la bipyridine)

COROTROPE					
Bolus de 50 mg/kg en 10 min puis perfusion de 0,375 à 0,750 mg/kg/min en IVSE sans dépasser une dose totale de 1,13 mg/kg/24h Dilution dans du sérum glucosé isotonique Conservation de 15 à 25 °C	10 amp. 10 mg/10 mL	HOP	I		

Énoximone (dérivé de l'imidazolone)

PERFANE					
Bolus de 0,5 à 1 mg/kg (vitesse < 12,5 mg/min) éventuellement répété toutes les 30 min sans dépasser 3 mg/kg puis perfusion de 5 à 20 mg/kg/min en IVSE Dilution dans du sérum salé isotonique Conservation à température < 20 °C	10 amp. 100 mg/20 mL	HOP	I		

PROPRIÉTÉS

Substances augmentant l'AMPc intracellulaire en diminuant son hydrolyse par la phosphodiestérase III (pas d'action sur les récepteurs adrénergiques). Effets inotrope positif et vasodilatateur. Augmentation du débit cardiaque avec diminution de la pression capillaire pulmonaire, de la pression auriculaire droite et des résistances périphériques. Faible augmentation de la fréquence cardiaque. Pas d'augmentation de la consommation myocardique en oxygène.

Pas de phénomène d'échappement thérapeutique.

Demi-vie : **milrinone** (2 à 3 h), et **énoximone** (4 à 6 h).

Élimination urinaire.

INDICATIONS

Traitement à court terme de l'insuffisance cardiaque aiguë congestive, en association ou à la place de la **dobutamine**, notamment en cas d'épuisement de son effet.

CONTRE-INDICATIONS

Grossesse, **allaitement**, enfants : innocuité non démontrée (pas d'effet tératogène rapporté).

Hypersensibilité à ces produits.

Troubles du rythme supraventriculaire non contrôlés et troubles du rythme ventriculaire graves.

Obstacles à l'éjection ventriculaire (rétrécissement aortique, cardiopathie obstructive).

Anévrisme ventriculaire.

Hypotension, collapsus.

Hypovolémie non corrigée.

Insuffisance rénale.

PRÉCAUTIONS D'EMPLOI

Utilisation sous surveillance scopique, tensionnelle, ECG, de la diurèse et éventuellement hémodynamique (Swan-Ganz) et biologique (ionogramme sanguin, fonction rénale, bilan hépatique et numération plaquettaire).

Défibrillateur à proximité.

Adaptation de la posologie à la fonction rénale.

Milrinone : réduire la posologie si clairance < 30 mL/min.

Ne pas utiliser de matériel en verre (cristallisation).

EFFETS INDÉSIRABLES

Choc anaphylactique aux sulfites.

Troubles du rythme ventriculaire et supraventriculaire.

Hypotension.

Céphalées, diminution du goût et de l'odorat, tremblements.

Thrombopénie, fièvre, frissons.

Douleurs des extrémités.

Nausées, vomissements, diarrhée, élévation des transaminases (réversible à la diminution ou à l'arrêt du traitement).

INTERACTIONS MÉDICAMENTEUSES

Énoximone : incompatibilité avec les solutés glucosés (cristallisation).

Pas d'incompatibilité médicamenteuse mise en évidence.

CHOC CARDIOGÉNIQUE (2)

Principaux effets hémodynamiques des agents inotropes positifs

Effets \ Agents	Isoprénaline	Dobutamine	Dopamine	Adrénaline	Noradréna-line	Inhibiteurs des PDE*
Débit cardiaque	↑↑	↑↑	↑	↑↑	↑	↑↑
Effet inotrope positif	+++	++	++	++	++	+
Fréquence cardiaque	↑↑	↑	→ ou ↑	↑↑	↑	→ ou ↑
Vasoconstric-tion	0	0	+ (forte dose)	++	+++	0
Vasodilatation	+	+	++ (faible dose)	0	0	++
Résistances vasculaires périphériques	↓↓↓	→ ou ↓	↑	↑↑	↑↑↑	↓↓↓
Pression artérielle	↓	→	↑/↑↑ (forte dose)	↑	↑↑↑	→ ou ↑
Pression artère pulmo-naire occluse	↓	↓	↑	↑	↑	↓↓
Pression auriculaire droite	↓	→ ou ↑	↑	↑	↑	↓↓
Risque d'arythmie	+++	+/++	+ (forte dose)	+++	+	+++

* PDE : phosphodiestérases.

TONICARDIAQUES SYMPATHOMIMÉTIQUES (1)

Dobutamine

DOBUTAMINE					
Posologie de 5 à 20 µg/kg/min en IVSE à adapter à la réponse clinique	10 amp. 250 mg/20 mL	HOP	I		

PROPRIÉTÉS

Amine sympathomimétique ayant des propriétés α_1-, β_2- et surtout β_1-adrénergiques à l'origine de l'effet inotrope positif. Élévation du débit cardiaque avec réduction des pressions de remplissage ventriculaire (pression capillaire) et des résistances vasculaires systémiques et pulmonaires. Élévation modérée de la fréquence cardiaque (discret effet chronotrope positif) et de la consommation myocardique en oxygène. Accélération de la conduction auriculo-ventriculaire. Peu d'effet sur la pression artérielle.

Délai d'action de 1 à 2 min, demi-vie de 2 min et élimination urinaire rapide.

INDICATIONS

Syndrome de bas débit cardiaque (en postopératoire de chirurgie cardiaque, infarctus du myocarde, embolie pulmonaire grave, valvulopathies et cardiomyopathies dilatées décompensées, sepsis graves à pression de remplissage élevée, modification de la précharge associée à de hauts niveaux de PEEP, troubles de conduction hissiens).

Exploration fonctionnelle cardiologique (notamment couplée à l'échocardiographie).

CONTRE-INDICATIONS

Allergie (contient des sulfites).

Obstacle à l'éjection ou au remplissage ventriculaire (rétrécissement aortique, cardiomyopathie obstructive, tamponnade).

Troubles du rythme ventriculaire graves.

PRÉCAUTIONS D'EMPLOI

Grossesse : aucun effet tératogène décrit.

Correction d'une hypovolémie, des troubles hydroélectrolytiques et acido-basiques.

Utilisation sous surveillance scopique, tensionnelle, ECG, de la diurèse et hémodynamique (Swan-Ganz), défibrillateur à proximité.

Chez les patients en fibrillation auriculaire, une imprégnation digitalique préalable est recommandée.

Utilisation possible au cours de l'infarctus du myocarde à la phase aiguë malgré le risque d'augmentation de la consommation myocardique en oxygène (posologie adaptée de façon à prévenir une accélération du rythme cardiaque et une élévation tensionnelle).

Réduire ou suspendre temporairement la perfusion en cas de tachycardie importante, d'hypertension, d'angor et de troubles du rythme ventriculaire.

Traitement à arrêter progressivement.

Surveillance étroite chez l'enfant : élévation de la pression artérielle et de la fréquence cardiaque plus importante que chez l'adulte et parfois augmentation de la pression capillaire.

EFFETS INDÉSIRABLES

Tachycardie excessive et déstabilisation angineuse chez le coronarien.

Hypertension.

Troubles du rythme ventriculaire.

Épuisement d'effet lors d'administration > 3 j, conduisant à l'augmentation des doses.

Nausées, céphalées, dyspnée.

Réactions allergiques : rash cutané, fièvre, éosinophilie, bronchospasme.

Choc anaphylactique aux sulfites.

INTERACTIONS MÉDICAMENTEUSES

Incompatibilité avec les solutés alcalins.

Bêtabloquants (antagonisme).

Vasodilatateurs : potentialisation de leurs effets.

CHOC CARDIOGÉNIQUE (3)

But du traitement

Il s'agit de relancer le plus rapidement possible la pompe cardiaque par une oxygénation myocardique efficace. Le traitement est d'autant plus efficace que l'étiologie est curable :
- infarctus : revascularisation en urgence ;
- troubles du rythme : cardioversion électrique ou médicamenteuse ;
- troubles de conduction : entraînement électrosystolique ;
- valvulopathie aiguë : remplacement valvulaire ;
- embolie pulmonaire : thrombolyse, embolectomie chirurgicale ;
- tamponnade : drainage péricardique.

Traitement

- Hospitalisation en USIC ou en réanimation médicale.
- **Oxygénothérapie** adaptée avec recours précoce et large à la ventilation non invasive (VNI), voire une intubation avec ventilation assistée.
- Correction des troubles hydroélectrolytiques/troubles du rythme.
- **Contrôle de la volémie** ++++ : remplissage vasculaire par un sérum salé isotonique, 200 mL en perfusion IV en 5 à 10 min, à renouveler si besoin. Maintenir une Hb > 10 g/dL.
- **Médicaments inotropes positifs** :
  - **dobutamine** +++ : 2 à 20 μg/kg/min en IVSE (augmentation du débit cardiaque et vasodilatation réflexe). Elle est généralement insuffisante pour augmenter la pression artérielle et est donc souvent associée à la **dopamine** ;
  - **dopamine** : 2 à 20 μg/kg/min ; ses effets dépendent de la dose administrée ;
  - **adrénaline** : 0,5 à 5 mg/h en IVSE ; effet chronotrope positif et vasoconstricteur dès les faibles doses ;
  - **noradrénaline** : 10 à 40 μg/h en IVSE (pas en 1re intention).
- L'utilisation des **inhibiteurs des phosphodiestérases** peut être une alternative (en l'absence d'hypotension).
- En l'absence d'évolution favorable sous inotropes positifs, un **ballon de contre-pulsion intra-aortique** peut être nécessaire. Il permet d'améliorer l'oxygénation myocardique et facilite l'éjection ventriculaire.
- En cas de défaillance irréversible, une **assistance ventriculaire gauche** (CEC, cœur artificiel) peut être envisagée chez les patients qui pourraient bénéficier d'une transplantation cardiaque.

Surveillance d'un choc cardiogénique

- Clinique : monitoring ECG et tensionnel, pression artérielle invasive, température, fréquence respiratoire, diurèse horaire, saturation artérielle en oxygène, régression des signes de choc et d'OAP, poids.
- Biologique : ionogrammes sanguin et urinaire, urée, créatinine, bilan hépatique, hémostase, enzymes cardiaques, gaz du sang, lactates.
- Radiologique : radiographie pulmonaire.
- ECG.
- Écho-Doppler cardiaque.

TONICARDIAQUES SYMPATHOMIMÉTIQUES (2)

Dopamine

DOPAMINE AGUETTANT				
Posologie de 3 à 20 µg/kg/min en IVSE à adapter à la réponse clinique Incompatibilité avec les solutés alcalins	50 amp. 50 mg/5 mL 50 amp. 200 mg/5 mL	HOP HOP	I I	
DOPAMINE MYLAN				
Idem ***DOPAMINE AGUETTANT***	50 amp. 50 mg/10 mL 50 amp. 200 mg/5 mL	HOP HOP	I I	
DOPAMINE RENAUDIN				
Idem ***DOPAMINE AGUETTANT***	10 amp. 50 mg/10 mL 10 amp. 50 mg/5 mL 100 amp. 200 mg/5 mL	HOP HOP HOP	I I I	

PROPRIÉTÉS

Amine sympathomimétique dont les propriétés dépendent de la dose :

– dopaminergiques (< 5 µg/kg/min) : vasodilatation coronaire, mésentérique et surtout rénale entraînant une augmentation du débit sanguin, de la filtration glomérulaire, de la diurèse et de la natriurèse ;

– β_1-adrénergiques (5 à 15 µg/kg/min) : puissant effet inotrope positif responsable de l'élévation du débit cardiaque. Chute des résistances périphériques. Élévation modérée de la pression artérielle et de la fréquence cardiaque ;

– β-adrénergiques (> 15 µg/kg/min) : tachycardie, élévation des résistances périphériques (vasoconstriction), augmentation de la pression artérielle, de la consommation myocardique en oxygène et diminution de la diurèse.

Délai d'action de 2 à 4 min, demi-vie de 2 min et élimination urinaire rapide.

INDICATIONS

Correction des troubles hémodynamiques de l'état de choc (cardiogénique, septique, traumatique, hypovolémique après restauration de la volémie).

Syndrome de bas débit cardiaque.

CONTRE-INDICATIONS

Grossesse et **allaitement**.

Allergie aux sulfites.

Phéochromocytome.

Troubles du rythme ventriculaire graves.

PRÉCAUTIONS D'EMPLOI

Correction d'une hypovolémie, des troubles hydroélectrolytiques et acido-basiques.

Utilisation sous surveillance scopique, tensionnelle, ECG, de la diurèse et hémodynamique (Swan-Ganz), défibrillateur à proximité.

Arrêter progressivement le traitement.

Réduire ou suspendre temporairement le traitement en cas de tachycardie importante, d'hypertension, d'angor et de troubles du rythme ventriculaire.

Artérite des membres inférieurs : posologie initiale faible et augmentation très progressive.

Utilisation déconseillée à la phase aiguë d'un infarctus du myocarde (risque de vasoconstriction, de troubles du rythme ventriculaire et de majoration de l'ischémie).

EFFETS INDÉSIRABLES

Tachycardie et crise d'angor, hypertension.

Troubles du rythme ventriculaire.

Épuisement d'effet lors d'administration > 3 j conduisant à l'augmentation des doses.

Choc anaphylactique aux sulfites.

INTERACTIONS MÉDICAMENTEUSES

Antidépresseurs imipraminiques : hypertension et troubles du rythme ventriculaire.

Anesthésiques volatils halogénés : utilisation déconseillée (risque accru d'arythmies ventriculaires).

IMAO non sélectifs : grande prudence, doses 10 fois moindres (risque d'hypertension).

TONICARDIAQUES SYMPATHOMIMÉTIQUES (3)

Épinéphrine (ou adrénaline)

ADRÉNALINE				
Arrêt cardiaque : 1 à 3 mg en IVD à renouveler toutes les 3-5 min en cas d'inefficacité (utilisation possible en intratrachéal : 3 à 5 mg à diluer dans 5 à 10 mL de sérum physiologique suivi de 3 insufflations au masque) Choc rebelle : 1 à 10 mg/h en IVSE idéalement sur voie centrale Choc anaphylactique : 0,25 à 0,5 mg en IV, IM ou SC éventuellement renouvelée, associée aux corticoïdes et au remplissage Adaptation posologique chez l'enfant (*cf.* Précautions d'emploi) Ne pas mélanger avec d'autres solutés injectables et incompatibilité avec les solutés alcalins	100 amp. 0,25 mg/1 mL 10 amp. 1 mg/1 mL 100 amp. 1 mg/1 mL	HOP HOP	I I I	 NR
EPIPEN				
Traitement d'urgence du choc anaphylactique sévère dus aux piqures d'insectes ou alimentaires En auto-injection IM : E. 15-30 kg : 150 µg x 1 E. ≥ 30 kg : 300 µg x 1 A. : 300 µg à renouveler si besoin Le patient doit consulter un médecin après administration pour bénéficier d'une surveillance médicale voire d'un traitement complémentaire	1 inj. 0,15 mg/ 0,3 mL 2 inj. 0,15 mg/ 0,3 mL 1 inj. 0,30 mg /0,3 mL 2 inj. 0,30 mg /0,3 mL	39,04 74,32 39,04 74,32	I I I I	65 % 65 % 65 % 65 %

Norépinéphrine (ou noradrénaline)

NORADRÉNALINE				
À diluer obligatoirement avant inj. IV de préférence dans du glucose isotonique	10 amp. 8 mL 2 mg/mL	HOP	I	
NORADRENALINE TARTRATE RENAUDIN				
Hémorragie digestive : voie gastro-entérale La noradrénaline est ajoutée au sérum glacé du lavage gastrique : 8 à 16 mg/adm. Collapsus et hypotension artérielle Posologie initiale : 0,1 à 0,3 µg/kg/min Posologie entretien : 3 à 5 µg/kg/min À diluer avant administration	12 fl. 0,5 mg/mL 12 fl. 1 mg/mL	HOP HOP	I I	

TONICARDIAQUES SYMPATHOMIMÉTIQUES (4) – PHARMACOLOGIE

PROPRIÉTÉS

Amine sympathomimétique aux propriétés :
– β-adrénergiques : vasoconstriction avec élévation de la pression artérielle et des résistances artérielles périphériques ;
– β_2-adrénergiques : bronchodilatation ;
– β_1-adrénergiques : effets inotrope positif puissant, chronotrope et bathmotrope positifs. Augmentation du débit cardiaque. Rôle favorisant la reprise d'une activité cardiaque en cas d'asystolie. Inhibition de la libération des médiateurs de l'allergie et de l'inflammation.

Résorption rapide par voie sublinguale (destruction par voie orale). Délai d'action IV de 3/5 min, durée d'action de quelques dizaines de min.

INDICATIONS

Arrêt cardiaque.
Choc anaphylactique.
Autres détresses cardiocirculatoires : infectieuses, hémorragiques (après rétablissement de la volémie), etc.
Réactions allergiques sévères (œdèmes de Quincke, etc.) et état de mal asthmatique.
Les kits auto-injectables doivent être impérativement prescrits aux sujets susceptibles de faire un choc anaphylactique.

CONTRE-INDICATIONS

Aucune contre-indication absolue dans le choc anaphylactique et l'arrêt cardiaque.
Allergie aux sulfites (kits auto-injectables).
Association contre-indiquée avec la spartéine (syncope).
Insuffisance coronarienne non contrôlée.
Troubles du rythme ventriculaire graves.
Hypertension artérielle sévère.
Obstacle à l'éjection ventriculaire.
Hyperthyroïdie.
Diabète.

PRÉCAUTIONS D'EMPLOI

Conservation à l'abri de la lumière à température ambiante pour l'**adrénaline** injectable et entre + 2 et + 8 °C pour les kits auto-injectables (mais stabilité conservée plusieurs semaines à température ambiante). L'**adrénaline** est normalement incolore et devient rose lorsqu'elle est oxydée.
Utilisation sous surveillance scopique, tensionnelle, ECG, de la diurèse et hémodynamique (Swan-Ganz).
Choc anaphylactique : adaptation de la posologie à l'âge :
– enfant > 12 ans : 0,25 à 0,50 mg ;
– enfant > 6 ans : 0,25 mg ;
– enfant > 2 ans : 0,01 à 0,20 mg ;
– enfant < 2 ans : 0,01 mg/kg.

EFFETS INDÉSIRABLES

Réactions anaphylactiques : choc, bronchospasme (kits auto-injectables).
Tachycardie excessive et déstabilisation angineuse chez le coronarien.
Hypertension.
Troubles du rythme ventriculaire.
Hypertension pulmonaire majeure et œdème aigu du poumon consécutif à la vasoconstriction.

INTERACTIONS MÉDICAMENTEUSES

Antidépresseurs imipraminiques : hypertension et troubles du rythme ventriculaire.
Anesthésiques volatils halogénés : utilisation déconseillée du fait du risque accru d'arythmies ventriculaires.
IMAO non sélectifs : grande prudence, doses 10 fois moindres (risque d'hypertension).
Dérivés de l'ergot de seigle : potentialisation de l'effet vasoconstricteur.

ARRÊT CARDIORESPIRATOIRE DE L'ADULTE (1)

L'arrêt cardiorespiratoire est une urgence absolue. Le patient est inconscient, ne respire pas (ou respire anormalement : gasps) et il n'y a plus de pouls carotidien.

La priorité est au cœur avec pour objectif une reprise de l'activité électrique cardiaque spontanée.

Le développement de programmes de formations de secouristes auprès du grand public ainsi que la mise en place de défibrillateurs semi-automatiques dans les lieux publics (aéroports, gares, bâtiments publics, grandes entreprises) doivent être encouragés.

Les secours sont appelés immédiatement. Noter l'heure de l'arrêt et celui du début de la réanimation.

En présence d'un seul secouriste

La séquence classique ABC (*Airway, Breath, Circulation*) n'est plus d'actualité et a été remplacée par CAB :

- compressions thoraciques (C) ;
- libération des voies aériennes (A) ;
- ventilation bouche à bouche (B).

En présence de 2 secouristes

- 1er secouriste : compressions thoraciques.
- 2e secouriste : défibrillation, libération des voies aériennes, insufflation d'oxygène.

Gestes élémentaires de survie à assurer par les secouristes

Compressions thoraciques

Elles doivent s'effectuer juste au-dessous du milieu du sternum, sans pause, amples, régulières, avec une durée de compression égale à la durée de relachement.

Les compressions doivent être réalisées à la fréquence de 100/min, avec une dépression sternale de 5 cm et en alternance avec les insufflations.

L'alternance compression/insufflation est de 30 compressions pour 2 insufflations.

Libération des voies aériennes

- Recherche et extraction de tout corps étranger intrabuccal (y compris les dentiers).
- Ouverture de la filière laryngée (lutte contre la chute de la langue et l'hypotonie massétérine).
- Tête en hyperextension en l'absence de traumatisme cervical.
- En cas de matériel disponible, mise en place d'une canule oro-pharyngée (canule de Guédel), ou sonde naso-pharyngée.

Ventilation/insufflation

- En l'absence de matériel : bouche-à-bouche (*cf.* Encadré). À alterner avec les compressions thoraciques (30 compressions/2 insufflations).
- En cas de matériel disponible : masque facial étanche avec insufflateur manuel, au mieux relié à une source d'oxygène. La durée de l'insufflation est d'au moins 1 s ; le volume insufflé doit être suffisant pour soulever le thorax. Pratiquer 2 insufflations en 5 s. À alterner avec les compressions thoraciques (30 compressions/2 insufflations).

CHOC ÉLECTRIQUE EXTERNE (CEE)

Préparation

En dehors de l'urgence, le choc électrique externe s'effectue en présence d'un cardiologue et d'un anesthésiste :
– en USIC ;
– patient à jeun ;
– monitorage cardiaque et tensionnel et de la saturation artérielle en oxygène par oxymètre de pouls,
– voie veineuse périphérique de bon calibre ;
– bilan sanguin du jour (ionogramme sanguin, urée, créatinine, TP, TCA) ;
– arrêt des **digitaliques** (***DIGOXINE NATIVELLE***) depuis au moins 3 j.
– sous traitement anticoagulant efficace ;
– vérification de l'absence d'autres contre-indications à la cardioversion.

Déroulement

– Anesthésie générale brève (***DIPRIVAN***) avec ventilation au masque en oxygène pur.
– Électrodes de taille suffisante appliquées fermement et complètement sur la peau par l'intermédiaire d'un gel conducteur.
Une électrode est placée en position médiosternale, l'autre en position latérale gauche ou postérieure (pas de différence significative d'efficacité) ; chez la femme on évitera la région mammaire.
– Défibrillateur réglé en position synchrone.
– Opérateurs et assistants éloignés du lit.
– Le premier choc sera effectué à 150 joules dans la fibrillation auriculaire et 100 joules pour un flutter. En cas d'échec du premier choc, on effectuera jusqu'à 2 autres chocs de 300-360 joules, éventuellement en modifiant la position des électrodes.

On vérifiera attentivement en post-choc immédiat la présence d'un pouls et le rythme obtenu.

Résultats

Le taux de succès dans la fibrillation auriculaire est de 80 à 90 %. Il est d'autant plus important qu'elle est récente et est amélioré par une imprégnation par la ***CORDARONE***.

Contre-indications à la cardioversion

– Digitalisation (risque d'arythmie ventriculaire).
– Traitement anticoagulant insuffisant.
– Hypokaliémie.
– Thrombus intra-auriculaire gauche.
– Accident embolique systémique récent.
– État infectieux ou inflammatoire récent ou en poussée.
– Chirurgie cardiothoracique récente.
– Bloc auriculo-ventriculaire de haut degré et dysfonction sinusale sévère non appareillés.

Complications de la cardioversion

– Arythmies de régularisation (extrasystoles et fibrillation ventriculaires).
– Troubles de la repolarisation transitoires (sans signification).
– Altération myocardique (élévation de la troponine).
– Embolies systémiques dites de régularisation.
– Bloc auriculo-ventriculaire.
– Sidération myocardique transitoire avec risque d'œdème aigu pulmonaire.

ARRÊT CARDIORESPIRATOIRE DE L'ADULTE (2)

Défibrillation

- Si un défibrillateur semi-automatique est à portée de main avant l'arrivée d'une équipe médicale, il sera utilisé par les secouristes pour la lecture ECG et la défibrillation.
- Il faudra suivre les instructions données par l'appareil d'après la lecture ECG, notamment savoir s'il y a une indication de choc électrique ou pas.
- Si lecture d'une fibrillation ventriculaire ou tachycardie ventriculaire rapide : choc électrique à l'aide du réglage automatique (mode biphasique ; 1er choc à 150 joules puis 200 joules), puis reprendre aussitôt la réanimation cardiorespiratoire.
- Si lecture d'une asystolie : pas d'indication de choc. Injection d'**adrénaline** 1 mg IV (15 µg/kg), puis reprendre aussitôt la réanimation cardiorespiratoire. Action identique en l'absence de défibrillateur.
- Réévaluation toutes les 2 min (nouveau choc ou nouvelle injection d'**adrénaline**).
- À poursuivre jusqu'à perception d'un pouls carotidien avec reprise de l'activité cardiaque spontanée. Dans ce cas, arrêter les compressions thoraciques et poursuivre les insufflations d'oxygène jusqu'à l'arrivée de l'équipe médicale.

Manœuvre de Heimlich

Elle consiste à exercer une pression brusque et puissante de bas en haut au niveau du creux épigastrique de manière à réaliser une hyperpression intrathoracique et l'expulsion du corps étranger (contre-indiquée chez la femme enceinte).

- Patient conscient : sauveteur placé derrière la victime, pression vigoureuse du poing qui est empoigné par l'autre main.
- Patient inconscient : sauveteur à califourchon sur la victime en décubitus dorsal, pression avec la paume des mains placées l'une sur l'autre.

Bouche-à-bouche

- Une main est posée sur le front pour maintenir la tête en hyperextension et pincer les narines.
- L'autre main maintient la bouche ouverte en appuyant sur le menton.
- La bouche du sauveteur grande ouverte est appliquée de façon étanche autour de celle de la victime en utilisant un moyen de protection.
- Insufflations lentes (d'au moins 1 s pour éviter de remplir l'estomac d'air et de provoquer une régurgitation). Faire 2 insufflations en 5 s.

Compressions thoraciques (massage cardiaque externe)

- Victime en décubitus dorsal sur un plan dur.
- Sauveteur sur un même plan au niveau des aisselles.
- Bras tendus verticalement au-dessus de la cage thoracique.
- Talon des mains, posées l'une sur l'autre, juste au-dessous du milieu du sternum.
- Dépression du sternum de 5 cm au minimum.
- Fréquence au moins 100/min à alterner avec les insufflations (30 compressions pour 2 insufflations).
- Temps de compression égal au temps de relachement.
- Complications : fracture de côte(s) ou du sternum, hémo- ou pneumothorax, contusion pulmonaire ou myocardique, tamponnade.

ARRÊT CARDIORESPIRATOIRE DE L'ADULTE (3)

À l'arrivée de l'équipe médicale [1]

- Poursuite de la réanimation cardiopulmonaire médicalisée.
- Pose d'une voie veineuse périphérique.
- Intubation endotrachéale. Elle ne doit pas faire interrompre plus de 30 s la réanimation cardiopulmonaire. La bonne position de la sonde doit être vérifiée systématiquement.
- Le soluté salé isotonique est utilisé comme vecteur des médicaments IV au cours de la réanimation cardiopulmonaire. Une expansion volémique n'est indiquée que lorsque l'arrêt cardiaque est associé à une hypovolémie.
- Il n'y a pas d'indication à l'alcalinisation de principe. Le **bicarbonate de sodium** molaire doit être réservé aux hyperkaliémies et/ou acidoses métaboliques préexistantes, ou en cas d'arrêt secondaire à des drogues à effet stabilisant de membrane.

Fibrillation et tachycardie ventriculaire

Leur traitement repose sur le **choc électrique externe**. Sa précocité est capitale. Le premier choc est effectué à 150-200 joules biphasique ou énergie équivalente. La première injection d'**adrénaline** (1 mg) doit être réalisée après 2 min de réanimation cardiopulmonaire, immédiatement avant le 2e ou le 3e choc électrique en l'absence de reprise d'activité circulatoire spontanée.

L'**amiodarone** est recommandée en cas de FV ou de TV rapide, résistantes aux chocs immédiatement avant le 3e ou 4e choc à la dose de 300 mg (voie IV directe diluée dans 20 mL de soluté salé isotonique). Une 2e injection de 150 mg doit être réalisée en cas de FV persistante ou récidivante, éventuellement suivie d'une perfusion continue de 900 mg sur 24 h.

Le **sulfate de magnésium** (2 g par voie IV directe) est réservé aux fibrillations ventriculaires résistantes aux chocs dans un contexte d'hypomagnésémie suspectée ou en cas de torsades de pointe.

Asystolie

- Elle correspond à un tracé ECG plat. Elle peut survenir d'emblée ou faire suite à une bradycardie, une fibrillation ventriculaire ou une dissociation électromécanique. **Le choc électrique externe est inutile.** Son traitement repose sur l'**adrénaline** administrée à la dose de 1 mg tous les 2 cycles de réanimation cardiopulmonaire, soit environ toutes les 4 min. Quand une voie d'abord vasculaire n'est pas immédiatement disponible, l'**adrénaline** peut être injectée au travers de la sonde d'intubation trachéale à la dose de 2 à 3 mg dilués dans 10 mL d'eau pour préparation injectable.
- Si les doses répétées de 1 mg d'**adrénaline** s'avèrent inéfficaces en cas d'asystolie réfractaire, une augmentation des doses jusqu'à 5 mg par injection est une alternative possible.

Dissociation électromécanique

Elle correspond à la persistance de l'activité électrique cardiaque sans efficacité hémodynamique. Son traitement repose également sur l'**adrénaline.** L'**atropine** peut se discuter en cas d'activité électrique sans pouls apparaissant à la suite d'une bradycardie initialement efficace (bolus unique de 3 mg).

Torsades de pointes

Si la torsade ne s'est pas réduite spontanément ou après 1 à 2 g de **sulfate de magnésium** en IVD : choc électrique externe ou entraînement électrosystolique (correspond le plus souvent à une dégénérescence en fibrillation ventriculaire).

ARRÊT CARDIORESPIRATOIRE DE L'ADULTE (4)

Réanimation spécialisée [1]

- Le syndrome post-arrêt cardiaque est caractérisé par un ensemble de manifestations viscérales (neurologiques, cardiocirculatoires, respiratoires et rénales) qui peuvent conduirent à une défaillance mulltiviscérale et au décès.
- Le maintien de l'homéostasie est essentiel.
- Une hypothermie induite (entre 32 et 34 °C pendant 12 à 24 h) doit être réalisée chez les patients toujours comateux au décours des arrêts cardiaques extra-hospitaliers en rapport avec une fibrillation ventriculaire. Elle peut être discutée dans les autres situations.
- La sédation ne doit pas avoir un caractère systématique (elle est nécessaire en cas d'hypothermie induite).
- Le syndrome coronaire aigu étant la cause la plus fréquente d'arrêt cardiaque extra-hospitalier, l'indication de coronarographie doit être évoquée précocement en fonction du contexte clinique.

Critères pronostiques

La constatation au 3e j post-arrêt cardiaque de l'absence de réponse motrice à la douleur et/ou une perte du réflexe pupillaire permettent de prédire l'absence de récupération neurologique avec une très bonne valeur prédictive. L'électroencéphalogramme est mal corrélé à l'évolution neurologique.

Étiologies des arrêts cardiaques

- Causes cardiaques
  - Troubles du rythme (insuffisance coronaire +++) et de conduction.
  - Incompétence myocardique : infarctus du myocarde, insuffisance cardiaque.
  - Perturbation de la fonction pompe : tamponnade, pneumothorax compressif.
- Causes respiratoires
  - Perturbation des échanges gazeux : pneumopathies graves, noyades, etc.
  - Perturbation de la commande respiratoire : intoxication médicamenteuse, atteinte neurologique.
  - Obstruction des voies aériennes : corps étranger, œdème laryngé.
- Causes circulatoires
  - Tous les états de choc.
  - Perturbation de la circulation pulmonaire : embolie pulmonaire massive.

Facteurs pronostiques

- Âge.
- Pathologie causale (gravité des arrêts survenant sur cardiopathies évoluées et du choc cardiogénique survenant à la phase aiguë d'un infarctus du myocarde).
- Qualité et précocité de la réanimation.
- Rapidité du rétablissement de la circulation après le début de l'arrêt cardiorespiratoire.
- Réponse à l'**adrénaline**.
- ECG initial : fibrillation ventriculaire (surtout à grandes mailles) de meilleur pronostic que l'asystolie et la dissociation électromécanique.

Critères d'arrêt de la réanimation

- Absence de reprise d'une activité hémodynamique après 30 min de réanimation.
- L'arrêt de la réanimation est une décision médicale.
- Si une volonté de ne pas être réanimé a été exprimée (et formulée conformément à la réglementation) par le patient de son vivant, celle-ci doit être respectée.

CONSENSUS

[1] Lignes directrices en matière de réanimation cardiorespiratoire et de soins d'urgence cardiovasculaire, *AHA*, 2010.

INSUFFISANCE MITRALE (1)

Indications thérapeutiques [1]

Elles sont posées au cas par cas lors de réunions collégiales médico-chirurgicales en tenant compte :
– des mécanismes de la valvulopathie ;
– de la fonction ventriculaire gauche ;
– du terrain : lésions d'athérosclérose, état pulmonaire ;
– des souhaits du patient ;
– de la faisabilité du geste chirurgical avec évaluation risque/bénéfice.

Techniques chirurgicales

Chirurgie conservatrice : valvuloplastie mitrale

• Plastie ou reconstruction des valves mitrales ± anneau de Carpentier en cas de dilatation de l'anneau mitral.
• 70 % des IM peuvent en bénéficier.
• Indication principale : IM dégénérative avec tissu valvulaire suffisant et sans calcification importante.
• IM ischémique : un remplacement valvulaire reste le geste le plus fréquent, mais la plastie peut être proposée.
• IM rhumatismale : contre-indication relative.
• **Antivitamines K** (AVK) maintenues 2 à 3 mois après une chirurgie conservatrice.
• Évolution : les résultats sont meilleurs avec la valvuloplastie qu'avec le remplacement prothétique.

Remplacement valvulaire prothétique

• En cas d'impossibilité ou d'échec d'une chirurgie conservatrice :

– soit prothèse mécanique à ailettes type Saint-Jude avec traitement anticoagulant à vie ;
– soit bioprothèse de Carpentier-Edwards.

Le choix entre bioprothèse et prothèse mécanique dépend :
– de l'âge (bioprothèse si > 80 ans),
– de l'existence d'une fibrillation auriculaire,
– de la possibilité de suivi au long cours,
– des risques du traitement anticoagulant (bioprothèse en cas de contre-indication absolue au traitement anticoagulant au long cours et chez les femmes désireuses de grossesse).

• Complications postopératoires (ex : accidents thromboemboliques) plus fréquentes qu'en chirurgie conservatrice.

INSUFFISANCE MITRALE (2)

Insuffisance mitrale volumineuse organique

Insuffisance mitrale organique – Arbre décisionnel proposé par l'*European Society of Cardiology*

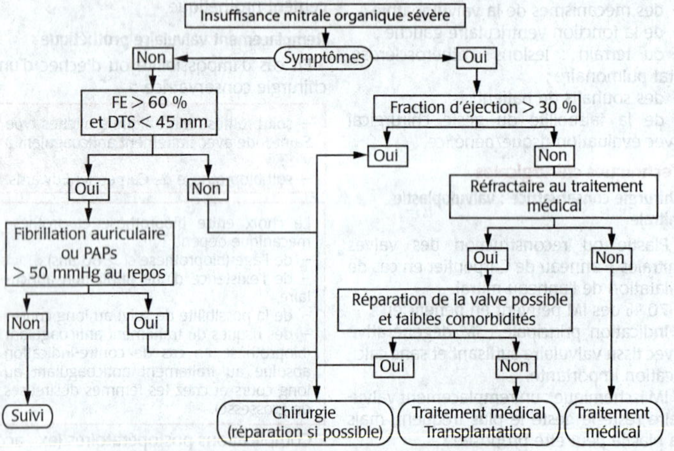

La réparation de la valve peut être envisagée quand il existe une probabilité de réparation durable et un faible risque.

Le remplacement de la valve peut être envisagé chez des patients sélectionnés avec peu de comorbidités

DTS : Diamètre télésystolique
FE : Fraction d'éjection
PAPs : Pression artérielle pulmonaire systolique

INSUFFISANCE MITRALE (3)

Insuffisance mitrale modérée

- Le plus souvent asymptomatique.
- Pas de traitement médical particulier en dehors de la prévention de l'endocardite infectieuse.
- Surveillance annuelle par échocardiographie.

Traitement médical des complications

Se reporter aux chapitres correspondants.

- Poussées d'insuffisance ventriculaire gauche.
- Troubles du rythme supraventriculaire. Contre-indication des nouveaux anticoagulants oraux dans l'ACFA valvulaire. Indication des **AVK**.
- Complications emboliques.
- Traitement antibiotique prophylactique de l'endocardite avant tout geste pouvant provoquer une bactériémie.

Surveillance à long terme des patients porteurs de prothèse valvulaire (biologique ou mécanique)

- Examen clinique, température, ECG.

> • TP, INR en cas de prothèse mécanique pour surveiller le traitement anticoagulant par **antivitamine K**. Fréquence : tous les 15 j ou tous les mois selon les patients. INR souhaité pour une prothèse mécanique mitrale : entre 3 et 4,5.

- Échocardiographie Doppler annuelle :

– mesurer le gradient transprothétique ;
– évaluer la surface fonctionnelle ;
– rechercher une fuite péri- ou intra-prothétique dont le mécanisme peut être précisé par une échocardiographie transœsophagienne.

CONSENSUS

[1] Guidelines on the management of valvular heart disease, *ESC*, 2012.

RÉTRÉCISSEMENT MITRAL (1)

Définitions

Il est défini par une surface < 2 cm², surface à partir de laquelle des modifications hémodynamiques apparaissent sur les pressions et le débit cardiaque. On parle de rétrécissement mitral serré pour une surface < 1,5 cm².
Le RM est presque toujours d'origine rhumatismale. Il est rarement congénital.

Principales complications

La dyspnée d'effort est le symptôme principal.
Les complications principales sont :
– pulmonaires : œdème, hémoptysie, embolie ;
– rythmiques : ACFA, flutter avec possible thrombose intra-auriculaire gauche.

Traitement médical

Il permet surtout de prévenir ou de traiter les complications.

- Régime désodé et traitement diurétique en cas de poussée d'insuffisance cardiaque.
- En cas d'ACFA, traitement anticoagulant et ralentissement de la cadence ventriculaire par **digitalique** ou **amiodarone**. À noter que seules les **AVK** ont l'indication de l'ACFA valvulaire à ce jour. Le **dabigatran**, le **rivaroxaban** et l'**apixaban** n'ont pas obtenu l'AMM dans l'ACFA valvulaire jusqu'à présent.
- La cardioversion par **choc electrique externe** peut être envisagée si l'ACFA est récente, en l'absence de dilatation importante de l'oreillette gauche et en l'absence de thrombus dans l'oreillette gauche.

Indications chirurgicales

Elles sont posées au cas par cas lors de réunions collégiales médico-chirurgicales en tenant compte :
– des mécanismes de la valvulopathie ;
– de la fonction ventriculaire gauche ;
– du terrain : lésions d'athérosclérose, état pulmonaire ;
– des souhaits du patient ;
– de la faisabilité du geste chirurgical avec évaluation bénéfice/risque.

RÉTRÉCISSEMENT MITRAL (2)

Traitements chirurgicaux et interventionnels

Le traitement chirurgical est indiqué en cas de rétrécissement mitral serré symptomatique. Il peut également être proposé chez des patients peu symptomatiques en prévention des complications futures.

Commissurotomie mitrale à cœur fermé

– Indiquée dans les sténoses mitrales serrées non calcifiées sans altération importante du tissu valvulaire et sous-valvulaire, sans oreillette gauche dilatée et sans thrombus.
– Résultat anatomique incomplet.
– Entraîne un faible risque vital. Suites opératoires simples.
– Cette technique est principalement utilisée dans les pays en voie de développement ou en cas de RM mal toléré chez la femme enceinte.

Commissurotomie mitrale à cœur ouvert

Le geste est plus complet et plus efficace avec une ouverture plus large des 2 commissures. Le geste peut être complété par une annuloplastie mitrale en cas d'incontinence valvulaire et/ou une annuloplastie tricuspidienne en cas d'insuffisance tricuspidienne fonctionnelle importante associée. L'intervention est faite sous CEC (circulation extracorporelle).

Remplacement valvulaire mitral

– Indiqué en cas de valve mitrale très calcifiée avec remaniement important de l'appareil sous-valvulaire.
– Indiqué également si une insuffisance mitrale s'associe au rétrécissement mitral serré (maladie mitrale).
– Le remplacement chirurgical sous CEC consiste en une résection totale de l'appareil valvulaire puis mise en place d'une **bioprothèse** ou d'une **prothèse mécanique**.

Valvuloplastie mitrale percutanée

– Traitement interventionnel dont le principe est une ouverture des symphyses commissurales, sous anesthésie locale, par cathétérisme veineux fémoral. Le cathétérisme est le plus souvent transseptal pour positionner le ballon de dilatation dans l'orifice mitral. La procédure se fait sous anticoagulation efficace par **héparine**.
– Indiquée de préférence quand la valve mitrale est souple et peu calcifiée, avec un appareil sous-valvulaire peu remanié et sans fuite mitrale importante associée.
– Les suites sont simples.
– Il peut apparaître une resténose progressive dans les 10 à 15 ans.

Surveillance à long terme des patients porteurs de prothèse valvulaire (biologique ou mécanique)

Idem Insuffisance mitrale.

Traitement des complications

- Œdème aigu pulmonaire, embolie pulmonaire, troubles du rythme supraventriculaire, embolie artérielle.
- Traitement antibiotique prophylactique de l'endocardite avant tout geste pouvant provoquer une bactériémie.

Se reporter aux chapitres correspondants.

INSUFFISANCE AORTIQUE

Indications thérapeutiques

Elles sont posées au cas par cas lors de réunions collégiales médico-chirurgicales en tenant compte :
- des mécanismes de la valvulopathie ;
- de la fonction ventriculaire gauche ;
- du terrain : lésions d'athérosclérose, état pulmonaire ;
- des souhaits du patient ;
- de la faisabilité du geste chirurgical avec évaluation risque/bénéfice.

Insuffisance aortique (IA) chronique symptomatique

L'intervention chirurgicale s'impose.

Procédures

Le plus souvent : remplacement valvulaire aortique et protection myocardique par :
- valve mécanique à disque (Bjork) ou à ailettes (Saint-Jude),
- bioprothèse d'origine animale, de Carpentier-Edwards ou péricardique (rarement),
- homogreffe d'origine humaine (réservée aux endocardites).

Le choix du type de prothèse dépend principalement de l'**âge**.

La procédure peut être complétée par un pontage coronaire (sténoses proximales significatives) ou un remplacement prothétique de l'aorte thoracique ascendante dans le cas d'une maladie annulo-ectasiante (intervention de Bentall).

Résultats

- Mortalité hospitalière de 2 à 5 %.
- Survie de 70 % à 10 ans.

Surveillance

Les patients porteurs de prothèse valvulaire (biologique ou mécanique) font l'objet d'une surveillance à long terme.

Idem Insuffisance mitrale.

À noter qu'en cas de valve mécanique aortique, la fourchette d'INR reflétant un traitement efficace par **AVK** se situe entre 2 et 3.

En cas de remplacement prothétique de l'aorte ascendante, il faut surveiller celle-ci par IRM et échocardiographie Doppler.

Insuffisance aortique asymptomatique

- Si absence de dilatation du VG et bonne fonction systolique : **surveillance** clinique, recherche de foyers infectieux, ECG, échocardiographie Doppler, éventuellement épreuve d'effort avec mesure de la consommation en O_2 (VO_2).
- Si dilatation du VG et altération progressive de la fonction systolique : **indication chirurgicale.**

Insuffisance aortique aiguë

- **Endocardite infectieuse aiguë** : intervention chirurgicale précoce. *Cf.* chapitre correspondant.
- **Dissection de l'aorte ascendante** : intervention chirurgicale urgente. *Cf.* chapitre correspondant.

Traitement médical

En cas d'insuffisance ventriculaire gauche

- *Cf.* chapitre correspondant.
- Intérêt des vasodilatateurs dans l'IA chronique avec dilatation VG.
- Intérêt des **β-bloquants** dans le syndrome de Marfan avec dilatation de l'aorte ascendante.
- Discussion de l'indication à un remplacement valvulaire chirurgical.

En cas de troubles du rythme supraventriculaire

Intérêt hémodynamique à un retour en rythme sinusal. Les nouveaux anticoagulants sont contre-indiqués dans l'ACFA valvulaire. Indication des **AVK**.

En cas d'hyperexcitabilité ventriculaire

Éviter les **antiarythmiques de classe I** altérant la fonction VG.

Traitement antibiotique prophylactique de l'endocardite

- Avant tout geste pouvant provoquer une bactériémie.
- En période périopératoire d'un remplacement valvulaire aortique.

Cf. chapitre correspondant.

ENDOCARDITES INFECTIEUSES (1)

Traitement préventif [1]

Le consensus européen a été modifié en 2015 et à l'instar des recommandations de 2009, les indications de l'antibioprophylaxie continuent de diminuer et de se simplifier.

Il n'en demeure pas moins que la prévention reste un élément majeur chez les patients atteints d'une valvulopathie. Cela comprend :
– une surveillance régulière (ORL, stomatologique, gynécologique) ;
– une hygiène, notamment bucco-dentaire, rigoureuse ;
– le traitement précoce et adapté de to[us] foyer infectieux.

Situations cardiologiques à haut risque nécessitant une antibioprophylaxie

- Patients ayant une prothèse valvulaire, y compris après implantation percutanée ou aprè[s] réparation valvulaire avec un matériel prothétique.
- Patients avec un antécédent d'endocardite infectieuse.
- Patients atteints de cardiopathie congénitale :
  – toute cardiopathie congénitale cyanogène,
  – toute cardiopathie congénitale réparée avec un matériel prothétique implanté par vo[ie] chirurgicale ou percutanée, jusqu'à 6 mois après la procédure, ou à vie en cas de shu[nt] résiduel ou de fuite persistante.

Les autres cardiopathies valvulaires ou congénitales, les implantations de stents coronaires, les pontages coronariens et les pacemakers ne justifient d'aucune mesure préventive.

Procédures nécessitant une antibioprophylaxie chez les patients à haut risque

Dentaires/stomatologiques : toute intervention nécessitant une manipulation gingivale ou de la région péri-apicale de la dent ou perforation de la muqueuse buccale.

Les implants dentaires ne sont pas sy[stéma]tiquement contre-indiqués chez [les] patients à haut risque. Ils doivent ce[pendant] être informés d'un risque pote[ntiel] d'infection et de la nécessité d'un [suivi] dentaire rapproché au moins semestr[iel]. Les tatouages et les piercings (notamm[ent] de la langue) doivent être déconse[illés] chez les patients à haut risque mais ég[ale]ment chez tous les patients ayant une [val]vulopathie native. Si les patients pe[rsis]tent, l'antibioprophylaxie n'est [pas] recommandée mais les conditions d'a[sep]sie de ces pratiques doivent être ri[gou]reuses.

Procédures NE nécessitant PAS d'antibioprophylaxie chez tout patient y compris les patients à haut risque

- Dentaires/stomatologiques : anesthésie locale de tissus non infectés, traitement de car[ies] superficielles, retrait de fils de sutures, mise en place ou ajustement de prothèses dentai[res] ou d'appareils orthodontiques.
- Sur les voies respiratoires : laryngoscopie, bronchoscopie, intubation naso- ou orotrachéa[le].
- Sur l'appareil digestif, l'appareil urogénital : échographie cardiaque transœsophagien[ne] (ETO), gastroscopie, coloscopie, cystoscopie, accouchement par voie basse ou par cés[a]rienne.
- Sur la peau ou les tissus mous non infectés.
- Mise en place d'un cathéter veineux périphérique ou central.

RÉTRÉCISSEMENT AORTIQUE CALCIFIÉ (RAC) (1)

Définitions – Épidémiologie

Surfaces aortiques

- RA non serré > 1,5 cm².
- RA moyennement serré entre 1,5 et 1 cm².
- RA serré < 1 cm² et/ou 0,5 cm²/m² (surface valvulaire indexée à la surface corporelle).

Fréquence

- Le rétrécissement aortique calcifié est la valvulopathie la plus fréquente (25 % des valvulopathies de l'adulte).
- Il concerne surtout les patients âgés de plus de 70 ans. Le risque de mort subite est faible dans le RAC tant que les patients restent asymptomatiques.

Indications thérapeutiques

Le traitement chirurgical constitue le seul traitement curatif du RA serré.

Elles sont posées au cas par cas lors de réunions collégiales médico-chirurgicales en tenant compte :
- de la symptomatologie du patient ;
- de la fonction ventriculaire gauche ;
- du terrain : lésions d'athérosclérose, état pulmonaire ;
- des souhaits du patient ;
- de la faisabilité du geste chirurgical avec évaluation risque/bénéfice.

Rétrécissement aortique serré symptomatique

Il doit être opéré même en cas de dysfonction ventriculaire gauche.

Procédures

Le plus souvent remplacement valvulaire aortique et protection myocardique avec mise en place soit d'une valve mécanique (réservée aux sujets les moins âgés) à disque ou à ailettes, soit d'une bioprothèse (sujets > 80 ans) de Carpentier-Edwards.

Valvuloplastie aortique chirurgicale réservée aux patients jeunes présentant une fusion commissurale congénitale.

Résultats

- Mortalité hospitalière en l'absence de dysfonction VG : 3-5 % avant 70 ans mais > 10 % après 75 ans.
- Mortalité plus élevée quand la FEVG est < 40 %.
- 80 % de survie à 5 ans en l'absence de dysfonction VG.

Surveillance à long terme des patients porteurs de prothèse valvulaire (biologique ou mécanique)

Idem Insuffisance mitrale.

Rétrécissement aortique serré asymptomatique

La principale justification d'une chirurgie en cas de RAC serré asymptomatique est une probabilité élevée d'apparition de symptômes à court terme, exposant alors à un risque accru de mort subite. L'ECG d'effort a une importante valeur de stratification pronostique et peut être effectué en toute sécurité chez un patient asymptomatique. L'indication opératoire doit particulièrement tenir compte de l'estimation du risque opératoire.

RÉTRÉCISSEMENT AORTIQUE CALCIFIÉ (RAC) (2)

Prise en charge du RAC serré asymptomatique – Recommandations de l'*European Society of Cardiology*

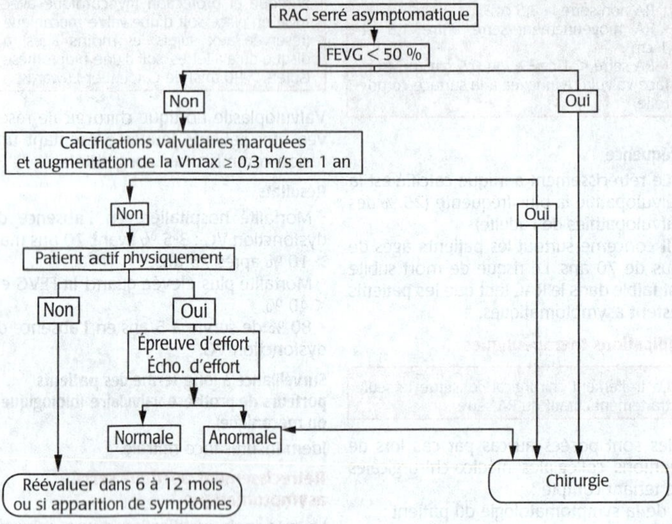

FEVG : fraction d'éjection du ventricule gauche
Vmax : vitesse maximale du flux aortique

RÉTRÉCISSEMENT AORTIQUE CALCIFIÉ (RAC) (3)

Rétrécissement aortique serré symptomatique avec contre-indication formelle à la chirurgie

Une implantation de valve aortique par voie percutanée (TAVI) peut être envisagée.

Procédure

- Le principe consiste à traiter le rétrécissement aortique et à mettre en place au sein de la valve aortique rétrécie et calcifiée une bioprothèse sertie à l'intérieur d'un stent et venant repousser contre la paroi aortique la valve native pathologique.
- La voie d'abord la plus fréquente (80 % des cas) est la voie artérielle fémorale. Cette voie n'est possible que si l'axe artériel ilio-fémoral est suffisamment large (diamètre > 6 mm), peu tortueux et non ou peu calcifié.
- En cas d'impossibilité, d'autres voies sont possibles : sous-clavière, transapicale, transaortique, ou carotidienne de façon exceptionnelle.
- Une pré-dilatation de l'orifice aortique est systématiquement réalisée avant l'implantation de la valve.

Indications

Les indications sont à la fois cliniques et anatomiques et la décision doit se faire au cas par cas par une équipe médico-chirurgicale expérimentée.

► *Indication clinique*

Rétrécissement aortique serré (surface aortique < 1 cm² et/ou < 0,5 cm²/m² de surface corporelle) **symptomatique** et présentant une **contre-indication formelle** ou avec un risque opératoire jugé trop élevé par l'équipe médico-chirurgicale.

► *Indication anatomique*

Un bilan de faisabilité est indispensable et comporte une échographie transthoracique et/ou transœphagienne, un cathétérisme cardiaque (coronarographie + angiographie sus-sigmoïdienne) et un scanner cardiaque et aorto-ilio-fémoral.

Contre-indications

- Cliniques : espérance de vie < 1 an liée aux comorbidités ; contre-indication à l'anesthésie.
- Anatomiques : anneau aortique < 18 mm et > 29 mm de diamètre ; bourrelet septal proéminent ; distance trop courte entre les coronaires et l'anneau aortique.

Traitement médical des symptômes

Insuffisance ventriculaire gauche

Utiliser très prudemment les **diurétiques** (hypovolémie), les **dérivés nitrés** (hypotension) et les **digitaliques**.

Fibrillation auriculaire

Souvent mal tolérée. Recours habituel à la cardioversion. Contre-indication des nouveaux anticoagulants oraux dans l'ACFA valvulaire. Indication des **AVK**.

Traitement antibiotique prophylactique de l'endocardite avant tout geste pouvant provoquer une bactériémie

Se reporter au chapitre correspondant.

ENDOCARDITES INFECTIEUSES (2)

Antibioprophylaxie et mesures préventives avant interventions cardiaques et vasculaires

- Le portage nasal asymptomatique de *Staphylococcus aureus* doit être dépisté avant toute chirurgie cardiaque programmée et traité s'il est retrouvé.
- Antibioprophylaxie recommandée systématiquement avant l'implantation d'un pacemaker ou défibrillateur.
- Antibioprophylaxie périopératoire envisagée avant toute implantation d'une prothèse valvulaire (chirurgicale ou par voie percutanée) ou implantation de matériel prothétique vasculaire (ex : endoprothèse aortique pour un anévrisme de l'aorte abdominale).
- Éradication de tout foyer infectieux au moins 15 j avant chirurgie valvulaire ou implantation de tout autre matériel prothétique intracardiaque ou vasculaire, en dehors de toute intervention urgente.

Critères diagnostiques d'une endocardite (Critères de *Duke modifiés ESC 2015*)

Il faut pour un diagnostic formel 2 critères majeurs ou 1 critère majeur et 3 critères mineurs ou 5 critères mineurs.

Critères majeurs

- Hémocultures positives :

– 2 hémocultures séparées positives à germes typiques : *Streptococcus viridans*, *Streptococcus gallolyticus*, bactéries du groupe HACEK*, *Staphylococcus aureus*, *Enterococci*, en l'absence de foyer infectieux primaire ;
– autres germes non typiques d'endocardite isolés dans des hémocultures positives persistantes : 2 hémocultures prélevées à 12 h d'intervalle ou 3 hémocultures sur 4 prélevées à 1 h d'intervalle ;
– une seule hémoculture positive à *Coxiella burnetii* ou anticorps IgG positifs > 1/800.

- Critères d'imagerie pour une atteinte de l'endocarde :

– échographie cardiaque: végétation, abcès, pseudo-anévrisme, fistule, perforation ou anévrisme valvulaire, désinsertion d'une prothèse valvulaire;
– PET-scanner: hyperfixation anormale du 18F-FDG sur une prothèse valvulaire implantée depuis plus de 3 mois;
– scintigraphie aux leucocytes marqués positive sur une prothèse valvulaire implantée depuis plus de 3 mois;
– abcès ou autre lésion périvalvulaire typique au scanner cardiaque multicoupes.

Critères mineurs

- Cardiopathie prédisposante (valvulopathie, cardiopathie congénitale).
- Toxicomanie intraveineuse.
- Fièvre > 38 °C.
- Atteintes vasculaires cliniques ou en imagerie (embolie artérielle, anévrysme mycotique, pétéchies, hémorragie conjonctivale, hémorragie intracrânienne, lésions de Janeway).
- Phénomène immunologique (glomérulonéphrite, nodules d'Osler, taches de Roth, facteur rhumatoïde positif).
- Hémocultures positives sans entrer dans la définition du critère majeur.
- Sérologie positive pour une affection active avec un germe reconnu responsable d'endocardites.

* Bactéries du genre : *Haemophilus*, *Actinobacillus*, *Cardiobacterium*, *Eikenella* et *Kingella*.

ENDOCARDITES INFECTIEUSES (3)

Antibioprophylaxie

GESTES	PRODUITS	POSOLOGIE ET VOIE D'ADMINISTRATION
Soins dentaires sous anesthésie locale		
– Absence d'allergie aux pénicillines	**Amoxicilline**	2 g *per os* en prise unique dans l'heure précédant le geste (enfant : 50 mg/kg)
– Allergie aux pénicillines	**Clindamycine**	600 mg *per os* en prise unique dans l'heure précédant le geste (enfant : 20 mg/kg)
	ou **Pristinamycine**	1 g *per os* en prise unique dans l'heure précédant le geste (enfant : 25 mg/kg)
Soins dentaires sous anesthésie générale		
– Absence d'allergie aux pénicillines	**Amoxicilline**	2 g en IV sur 30 min dans l'heure précédant le geste (enfant: 50 mg/kg)
– Allergie aux pénicillines	**Clindamycine**	600 mg en IV sur 30 min dans l'heure précédant le geste (enfant : 20 mg/kg)

Traitement médical curatif

Mesures générales

- Hospitalisation idéalement dans un centre de référence au sein d'une *Endocarditis Team* habituée à prendre en charge cette pathologie rare mais grave.
- Prise en charge standardisée et multipdisciplinaire avec cardiologues, chirurgiens cardiaques, infectiologues, réanimateurs, neurologues, radiologues, médecins nucléaires.
- Les 3 principales complications sont l'insuffisance cardiaque, l'infection non contrôlée et les embolies systémiques.
- Le traitement repose sur la combinaison d'une antibiothérapie adaptée et prolongée et d'un traitement chirurgical, nécessaire dans 50 % des cas environ. Il a pour but d'exciser tous les tissus infectés.
- La tendance actuelle est en faveur d'une chirurgie plus précoce en privilégiant la réparation valvulaire. Les 3 principales indications chirugicales correspondent aux 3 principales complications : insuffisance cardiaque, infection non contrôlée et embolie systémique.

Antibiothérapie

Il s'agit d'une bithérapie bactéricide synergique administrée par voie IV à forte posologie, initialement probabiliste, secondairement adaptée à l'antibiogramme, précoce et prolongée. Elle doit être fractionnée de manière à maintenir en permanence des concentrations sériques plusieurs fois supérieures à la CMI.

ENDOCARDITES INFECTIEUSES (4)

Germes les plus fréquents en fonction de la porte d'entrée

- Bucco-dentaire et voies aériennes supérieures : streptocoques *viridans*.
- Urinaire : entérocoques et bacilles Gram négatif.
- Gynécologique et digestive : entérocoques, streptocoque *bovis* et bacilles Gram négatif.
- Cutanée : staphylocoque *aureus* et *epidermidis*, streptocoque.

Critères d'efficacité du traitement médical

- Apyrexie stable et prolongée.
- Absence de complications cardiovasculaires et neurologiques.
- Négativation des hémocultures.
- Régression du syndrome inflammatoire.
- Stérilisation de la porte d'entrée.
- Absence de rechute à l'arrêt du traitement.
- L'imagerie permet de vérifier l'absence d'évolutivité des lésions.

Traitement chirurgical

Indications du traitement chirurgical dans l'endocardite infectieuse

- Insuffisance cardiaque : indication hémodynamique
  – insuffisance valvulaire ou prothétique ou obstruction valvulaire ou prothétique sévère avec insuffisance cardiaque persistante malgré le traitement médical ;
  – insuffisance valvulaire ou prothétique ou obstruction valvulaire ou prothétique sévère avec œdème pulmonaire réfractaire ou choc cardiogénique.
- Infection non contrôlée : indication infectieuse
  – infection localement non contrôlée (abcès, faux anévrisme, fistule, végétation grossissant sous traitement) ;
  – infection persistante malgré un traitement antibiotique bien conduit et malgré le contrôle des foyers infectieux métastatiques ;
  – infection par un micro-organisme multirésistant :
  – endocardite prothétique à staphylocoque.
- Prévention des embolies : indication embolique
  – végétation > 10 mm après un accident embolique clinique ou silencieux ;
  – végétation > 10 mm avec fuite ou sténose sévère et risque opératoire bas ;
  – végétation très volumineuse isolée > 30 mm.

ENDOCARDITES INFECTIEUSES (5)

Formes particulières

Endocardite tricuspidienne des toxicomanes

Le staphylocoque doré est le plus souvent en cause. En l'absence de complications, le traitement médical est le plus souvent suffisant. Un traitement par **pénicilline M** (**oxacilline** : ***BRISTOPEN***) et **aminosides** pendant 15 j a fait la preuve de son efficacité. L'**oxacilline** IV garde son indication ; l'alternative est la **céphalosporine de 2e génération** : **céfamandole** 75-100 mg/kg/j ; néanmoins, du fait de la fréquence des résistances à la méticilline sur ce terrain, on peut utiliser la **vancomycine** en 1re intention.

Endocardites sur prothèse

► *Endocardite sur prothèse valvulaire précoce*

Elle survient dans les 2 mois suivant l'intervention. Les germes en cause sont essentiellement les staphylocoques dorés et coagulase négatifs. Son pronostic est redoutable (mortalité de 60 %) et nécessite le plus souvent une réintervention en urgence.

► *Endocardite sur prothèse valvulaire tardive*

Survenant plus de 2 mois après l'intervention, elle se caractérise par un taux élevé de complications (notamment d'abcès de l'anneau). La mortalité est de 40 %. Les germes retrouvés sont les streptocoques et les staphylocoques. La chirurgie est le plus souvent nécessaire.

Endocardites aiguës

Le tableau infectieux est au premier plan. Les complications sont fréquentes, notamment l'insuffisance cardiaque du fait de l'importance des dégâts valvulaires. La mortalité est élevée et une intervention chirurgicale est le plus souvent nécessaire.

ENDOCARDITES INFECTIEUSES (6)

STREPTOCOQUES (non groupables et *bovis*)			
Sensibles à la pénicilline (CMI ≤ 0, 1 mg/L)	Amoxicilline + Gentamycine	100 mg/kg/j en 4 à 6 perf. de 30 min 3 mg/kg/j en 2 à 3 perf. de 30 min	*Valves natives* : – Forme non compliquée : bithérapie pendant 15 j – Forme compliquée : bithérapie pendant 15 j puis 2 à 4 sem. d'amoxicilline – Contre-indication aux aminosides : amoxicilline pendant 4 sem. *Valves prothétiques* : bithérapie pendant 15 j puis amoxicilline pendant 4 sem.
Sensibilité intermédiaire (CMI entre 0,1 et 0,5 mg/mL)	Amoxicilline + Gentamycine	150 à 200 mg/kg/j en 4 à 6 perf. de 30 min 3 mg/kg/j en 2 à 3 perf. de 30 min	Bithérapie pendant 15 j puis 2 à 4 sem. d'amoxicilline (*valves natives*) ou 4 sem. d'amoxicilline (*valves prothétiques*)
Streptocoques avec CMI > 0,5 mg/ml ou déficients	Amoxicilline + Gentamycine	200 mg/kg/j en 4 à 6 perf. de 30 min 3 mg/kg/j en 2 à 3 perf. de 30 min	*Valves natives et prothétiques* : bithérapie pendant 4 sem. puis amoxicilline pendant 2 sem.
Streptocoques tolérants (CMI/CMB ≥ 32)	Amoxicilline + Gentamycine	*cf. supra*	Bithérapie pendant 15 j puis amoxicilline pendant 2 sem. (*valves natives*) ou 4 sem. (*valves prothétiques*)
Allergie aux bêtalactamines	Vancomycine ± Gentamycine*	30 mg/kg/j en 2 à 4 perf. de 2 h 3 mg/kg/j en 2 à 3 perf. de 30 min	*Valves natives* : 4 sem. en cas de streptocoque avec CMI ≤ 0,5 mg/mL 6 sem. dans les autres cas *Valves prothétiques* : 6 sem. *Gentamycine pendant 10 à 15 j en cas de streptocoque non groupable avec CMI > 0,5 mg/mL ou de streptocoque *bovis*
ENTÉROCOQUES			
Sensible à la pénicilline et aux aminosides	Amoxicilline + Gentamycine	150 à 200 mg/kg/j en 4 à 6 perf. de 30 min 3 mg/kg/j en 2 à 3 perf. de 30 min	*Valves natives* : bithérapie pendant 4 à 6 sem. *Valves prothétiques* : bithérapie pendant au moins 6 sem.
Résistance intrinsèque à la pénicilline	Vancomycine + Gentamycine	30 mg/kg/j en 2 à 4 perf. de 2 h *cf. supra*	
Entérocoque sécréteur de bêtalactamase	Amoxicilline + Sulbactam + Gentamycine	150 à 200 mg/kg/j en 4 à 6 perf. de 30 min 50 mg/kg/j (sans dépasser 4 g/j) en 3 perf. de 15 min *cf. supra*	
Entérocoque à haut niveau de résistance aux aminosides	Vancomycine	30 mg/kg/j en 2 à 4 perf. de 2 h	Traitement pendant au moins 8 sem.
Allergie aux bêtalactamines	Vancomycine + Gentamycine	30 mg/kg/j en 2 à 4 perf. de 2 h *cf. supra*	Bithérapie pendant 4 à 6 sem. (*valves natives*) ou 6 sem. (*valves prothétiques*)

ENDOCARDITES INFECTIEUSES (7)

STAPHYLOCOQUES *AUREUS* (valves natives)			
Staphylocoque sensible à la méticilline : absence d'allergie aux bêtalactamines	Oxacilline + Gentamycine	100 à 150 mg/kg/j en 6 perf. de 30 min sans dépasser 12 g/j 3 mg/kg/j en 3 perf. de 30 min	Traitement de 4 à 6 sem. (gentamycine limitée à 5 j)
Staphylocoque sensible à la méticilline : allergie aux bêtalactamines	Céfamandole ou Vancomycine + Gentamycine	50 à 100 mg/kg/j 30 mg/kg/j en 2 à 4 perf. de 2 h *cf. supra*	La gentamycine sera remplacée par un autre antistaphylococcique en cas de résistance
Staphylocoque résistant à la méticilline	Vancomycine + Gentamycine	*cf. supra*	
STAPHYLOCOQUES (valves prothétiques)			
Staphylocoque *aureus* sensible à la méticilline absence d'allergie aux bêtalactamines	Oxacilline + Gentamycine	100 à 150 mg/kg/j en 6 perf. de 30 min sans dépasser 12 g/j 3 mg/kg/j en 3 perf. de 30 min	Traitement de 6 sem. (gentamycine limitée à 15 j)
Staphylocoque *aureus* sensible à la méticilline : allergie aux bêtalactamines	Vancomycine + Gentamycine + Rifampicine	30 mg/kg/j en 2 à 4 perf. de 2 h 3 mg/kg/j en 3 perf. de 30 min 20 à 30 mg/kg en 2 perf. de 2 h	
Staphylocoque *aureus* résistant à la méticilline	Vancomycine + Gentamycine + Rifampicine*	*cf. supra*	* ou autre antistaphylococcique selon l'antibiogramme
Staphylocoque coagulase-négatif	Vancomycine + Gentamycine + Rifampicine	*cf. supra*	
ENDOCARDITES À HÉMOCULTURES NÉGATIVES			
Valves natives	Amoxicilline + Gentamycine	100 mg/kg/j en 4 à 6 perf. de 30 min 3 mg/kg/j en 1 perf. de 30 min	Association pendant 4 à 6 sem.
Sur prothèse de moins d'un an*	Vancomycine + Gentamycine + Rifampicine	30 mg/kg/j en 2 à 4 perf. de 2 h 3 mg/kg/j en 3 perf. de 30 min 20 à 30 mg/kg en 2 perf. de 2 h	* traitement chirurgical en cas d'échec
Sur prothèse de plus d'un an	Vancomycine + Gentamycine ± Cefotaxime**	*cf. supra* 100 à 200 mg/kg/j en 6 perf. de 30 min	** en cas d'échec au traitement de première intention

CONSENSUS

[1] Guidelines for the management of infective endocarditis, *ESC*, 2015.

PÉRICARDITES

Péricardites aiguës bénignes [1]

Étiologies des péricardites aiguës
- Péricardite aiguë bénigne (virale ou idiopathique).
- Tuberculose.
- Bactérienne purulente, fongique ou parasitaire.
- Néoplasique et postradique.
- Rhumatismale (rhumatisme articulaire aigu).
- Inflammatoire (lupus, sclérodermie, polyarthrite rhumatoïde, périartérite noueuse, etc.).
- Endocrinienne (hypothyroïdie)
- Infarctus du myocarde (à la phase aiguë témoignant de l'étendue de la nécrose et syndrome de Dressler).
- Post-péricardotomie.
- Traumatique.

- L'hospitalisation est nécessaire uniquement en cas de mauvaise tolérance clinique et hémodynamique.
- Repos au lit.
- Traitement anti-inflammatoire : **anti-inflammatoire non stéroïdien**, **acide acétylsalicylique** (***ASPÉGIC 1000***) : 1 g x 3/j pendant 5 à 8 j puis décroissance progressive sur 15 j ; dans les formes hyperalgiques : ***ASPÉGIC*** 1 g en IVD.
- Protection gastrique : **oméprazole** (***MOPRAL***) : 1 gél./j.
- Traitement antalgique associé pendant les 48 premières heures : **analgésique** périphérique, **paracétamol** (***DOLIPRANE***), 2 gél. à 500 mg x 3/j.
- La **colchicine** a démontré son efficacité pour diminuer le risque de récidive et le risque de passage à la chronicité.
- La corticothérapie est contre-indiquée (favorise les rechutes).
- Complications : rechute (20 %), récidive, tamponnade, constriction (très rarement).

Péricardites chroniques constrictives [1]

Le péricarde devient une coque rigide inextensible, ce qui provoque une gêne au remplissage ventriculaire : c'est le tableau d'adiastolie.

C'est une maladie rare mais grave ; cependant, du fait d'un diagnostic actuellement plus précoce, le tableau clinique peut être celui d'une forme subaiguë avec épanchement sans caractère constrictif.

L'écho-Doppler cardiaque et le cathétérisme cardiaque sont les examens de référence. Ils peuvent être complétés par un scanner et/ou une IRM cardiaque.

Le seul traitement est chirugical et consiste en une **péricardectomie chirurgicale** :
- exérèse des feuillets pariétal et viscéral ;
- voie d'abord : thoracotomie antérieure gauche ;
- circulation extracorporelle en attente (ou d'emblée pour certains) ;
- surveillance tensionnelle par cathétérisme radial et hémodynamique par sonde de Swan-Ganz.

Différentes **complications** peuvent survenir : défaillance cardiaque congestive, arythmies, infections et hémopéricarde.

La mortalité opératoire est inférieure à 5 % ; 80 à 90 % des patients deviennent asymptomatiques mais la guérison peut prendre plusieurs mois.

Étiologies principales des péricardites chroniques constrictives
- Idiopathiques : 40 à 50 %.
- Post-chirurgie cardiaque : 20 %.
- Post-radiothérapiques.
- Néoplasiques.
- Virales.
- Tuberculose (la péricardite chronique constrictive tuberculeuse n'existe quasiment plus dans les pays occidentaux)

CONSENSUS

[1] Maladies péricardiques, *ESC*, 2004.

TAMPONNADE (1)

Elle est due à un épanchement péricardique compressif du fait de son abondance et/ou de sa rapidité de constitution (sac péricardique non distensible).
C'est une **urgence médico-chirurgicale**.
Le diagnostic repose sur l'écho-Doppler cardiaque.

Mesures générales

- Hospitalisation en USIC à proximité d'un service de chirurgie thoracique.
- Pose de 2 voies veineuses de bon calibre.
- Monitorage cardiaque et tensionnel et de la saturation artérielle en oxygène par oxymètre de pouls.
- Dispositif de recueil des urines.
- Repos au lit strict (mobilisation interdite).
- Oxygénothérapie par voie nasale 3 L/min.
- Arrêt d'un éventuel traitement anticoagulant ou antiagrégant plaquettaire et correction des troubles de l'hémostase.
- **Diurétiques** et **vasodilatateurs** sont contre-indiqués.
- Remplissage par solutés macromoléculaires en cas de situation hémodynamique instable.

Drainage chirurgical

- En urgence, par voie sous-xiphoïdienne.
- Évacuation de l'épanchement, biopsies péricardiques et lavage avec si nécessaire instillation locale d'antibiotiques.
- Liquide péricardique adressé aux différents laboratoires (biochimie, cytobactériologie, anatomopathologie et laboratoires spécialisés en fonction du contexte).
- Drain laissé en place 24/48 h.

Ponction péricardique

- En cas d'extrême urgence.
- Par voie sous-xiphoïdienne guidée par l'échographie (risque de plaie cardiaque).
- Sous asepsie locale, aiguille de gros calibre dirigée vers la tête de la clavicule droite selon un angle de 30° avec le plan abdominal.
- L'aspiration de 100 à 200 mL suffit généralement à lever la compression et à améliorer l'hémodynamique permettant le transfert en milieu chirurgical.

TAMPONNADE (2)

Échocardiographie bidimensionnelle d'un épanchement péricardique abondant (EP), circonférentiel, responsable d'une tamponnade

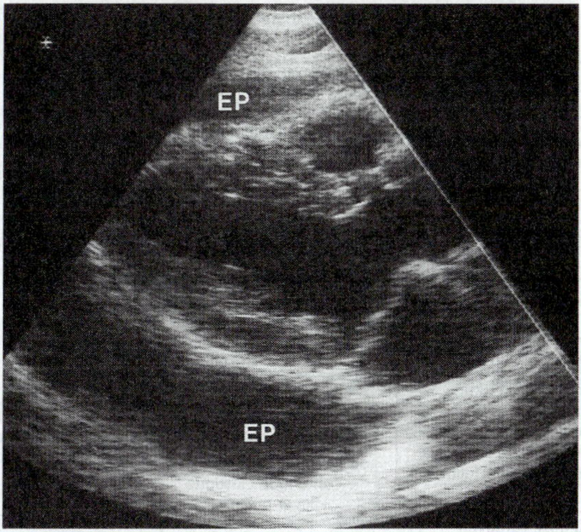

THROMBOSE VEINEUSE PROFONDE (TVP) DES MEMBRES INFÉRIEURS (1)

Traitement initial de la thrombose veineuse profonde (TVP) [1]

Arbre décisionnel pour la prise en charge et le traitement d'une TVP

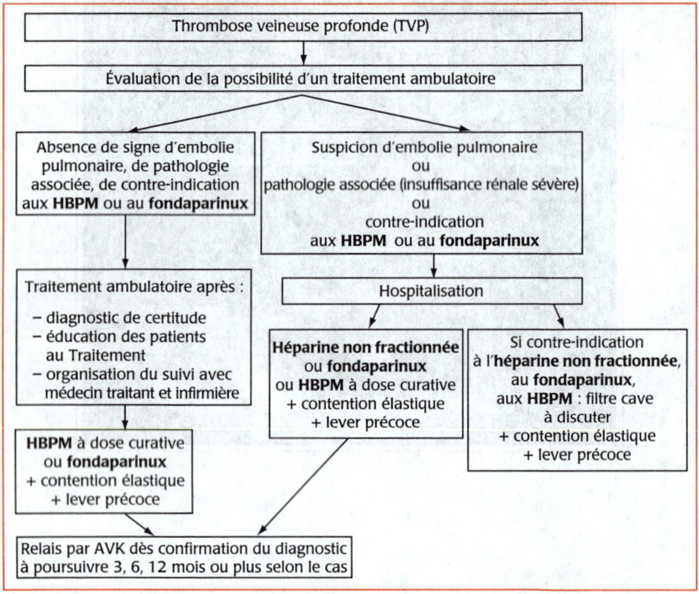

HÉPARINES DE BAS POIDS MOLÉCULAIRE (HBPM) (1)

Daltéparine sodique

FRAGMINE					
Prévention risque modéré : 2 500 UI anti-Xa/0,2 mL en 1 SC. 1re inj. 2 h avant l'intervention puis 1 inj./j Prévention risque élevé : 2 500 UI en 1 SC 2 h avant l'intervention à renouveler 12 h plus tard puis 5 000 UI/j en 1 inj. SC les jours suivants Prévention au cours de l'hémodialyse : < 4 h : 5 000 UI en 1 inj. intravasculaire au début de la dialyse > 4 h : 30-35 UI/kg en 1 intravasculaire au début puis 10-15 UI/kg/h ensuite Traitement curatif des TVP : 200 UI/kg en 1 SC pendant 1 mois puis 150 UI/kg en 1 SC de M2 à M6 Posologie maximale : 18 000 UI/j	2 ser. 2 500 UI anti-Xa/0,2 mL	5,64	I	65 %	2,82
	6 ser. 2 500 UI anti-Xa/0,2 mL	17,32	I	65 %	2,89
	10 ser. 2 500 UI anti-Xa/0,2 mL	HOP	I	65 %	
	2 ser. 5 000 UI anti-Xa/0,2 mL	11,47	I	65 %	5,74
	6 ser. 5 000 UI anti-Xa/0,2 mL	34,27	I	65 %	5,71
	10 ser. 5 000 UI anti-Xa/0,2 mL	62,01	I	65 %	6,20
	2 ser. 7 500 UI anti-Xa/0,75 mL	13,16	I	65 %	6,58
	10 ser. 7 500 UI anti-Xa/0,75 mL	62,01	I	65 %	6,20
	2 ser. 10 000 UI anti-Xa/1 mL	16,76	I	65 %	8,38
	5 ser. 10 000 UI anti-Xa/0,4 mL	40,75	I	65 %	8,15
	10 ser. 10 000 UI anti-Xa/1 mL	77,72	I	65 %	7,77
	5 ser. 12 500 UI anti-Xa/0,5 mL	73,66	I	65 %	14,73
	5 ser. 15 000 UI anti-Xa/0,6 mL	52,31	I	65 %	10,46
	5 ser. 18 000 UI anti-Xa/0,72 mL	62,01	I	65 %	12,40

NB : Les prix ne sont comparables qu'en fonction du nombre d'unités anti-Xa.

THROMBOSE VEINEUSE PROFONDE (TVP) DES MEMBRES INFÉRIEURS (2)

Héparines de bas poids moléculaire (HBPM)

Elles ont toutes l'AMM dans le traitement initial d'une TVP. Elles sont au moins aussi efficaces que l'**HNF**, sont plus simples à utiliser et nécessitent moins de surveillance.

Étant donné la faible incidence de thrombopénie induite par l'héparine sous **HBPM**, la surveillance plaquettaire n'est plus indispensable, en l'absence de risque particulier. Certains continuent néanmoins la surveillance plaquettaire avant traitement, puis 2 fois/sem. pendant le 1er mois puis 1 fois/sem. jusqu'à l'arrêt du traitement.

- Ex : ***FRAGMINE*** ou ***LOVENOX*** : 100 UI anti-Xa/kg/12 h en SC soit 2 inj./j (8 h-20 h).
- Ex : ***FRAXODI*** : 171 UI anti-Xa/kg/24 h en SC soit 1 inj./j.
- Ex : ***INNOHEP*** : 175 UI anti-Xa/kg/24 h en SC soit 1 inj./j.

Une surveillance particulière s'impose pour les poids < 40 kg et > 100 kg et en cas d'insuffisance rénale sévère. Il n'est pas recommandé de surveiller l'activité anti-Xa en dehors de ces situations.

La durée du traitement ne doit pas excéder 10 j, période de chevauchement **HBPM** /**AVK** incluse.

Le traitement par **AVK** est débuté simultanément avec l'**HBPM**, dès le 1er j. Le traitement par **HBPM** sera arrêté quand l'INR sera stable et > 2 (généralement en 2 à 4 j). *Cf.* Modalités de prescription des AVK. Ex : ***PRÉVISCAN*** : 1 cp./j à adapter aux contrôles des TP et INR.

> L'objectif thérapeutique est un INR entre 2 et 3.

Fondaparinux

Il est aussi efficace que les **HBPM**. Il ne nécessite pas la surveillance des plaquettes. Le risque hémorragique est accru chez les patients > 75 ans, de faible poids corporel ou insuffisants rénaux. Il est contre-indiqué en cas de clairance de la créatinine < 30 mL/min.

ARIXTRA : 1 inj. 7,5 mg en SC/j pour les poids entre 50 et 100 kg. 1 inj. 5 mg en SC/j pour un poids < 50 kg. 1 inj. 10 mg en SC/j pour un poids > 100 kg.

Rivaroxaban

C'est **un inhibiteur direct du facteur Xa** actif par voie orale. Il représente une alternative au traitement par **AVK** et ne dispose pas de surveillance biologique ni pour évaluer son activité anticoagulante ni pour évaluer le risque hémorragique. Il n'existe pas non plus d'antidote spécifique en cas d'hémorragie. Il doit donc être prescrit dans le respect très strict de ses indications et contre-indications avec une vigilance particulière dans le suivi des patients.

XARELTO : 1 cp. 15 mg x 2/j pendant les 3 premières sem. puis 20 mg/j en 1 prise. En cas de clairance de la créatinine entre 30 et 50 mL/min : 1 cp. 15 mg x 2/j pendant les 3 premières sem. puis 15 mg/j en 1 prise. Contre-indication si clairance de la créatinine < 30 mL/min.

Autres traitements de la TVP à la phase initiale

L'**HNF** sera utilisée uniquement en cas de contre-indication aux **HBPM** et au **fondaparinux** (insuffisance rénale sévère).

Le **danaparoïde** et l'**argatroban** peuvent être utilisés en cas d'antécédent documenté de TIH (*cf.* chapitre correspondant).

HÉPARINES DE BAS POIDS MOLÉCULAIRE (HBPM) (2)

Nadroparine calcique

FRAXIPARINE					
Prévention risque modéré : 0,3 mL/j en 1 SC. 1re inj. 2 h avant l'intervention puis 1 inj./j Prévention risque élevé : 38 UI/kg en 1 SC 12 h avant l'intervention et 12 h après, puis 1 fois/j jusqu'à J3 inclus, puis 57 UI/kg/j à partir de J4 postopératoire Prévention au cours de l'hémodialyse : < 4 h : 65 UI/kg en 1 inj. intravasculaire au début de la dialyse Traitement curatif des TVP : 85 UI anti-Xa/kg/12 h en SC soit 0,1 mL/10 kg de poids/12 h (= 2 inj./j) Traitement curatif de l'angor instable et IDM sans onde Q : 86 UI anti-Xa/kg/12 h en SC (= 2 inj./j) associée à l'**aspirine**	10 ser. 1 900 UI anti-Xa/0,2 mL	HOP	I		
	2 ser. 2 850 UI anti-Xa/0,3 mL	6,95	I	65 %	3,47
	6 ser. 2 850 UI anti-Xa/0,3 mL	21,27	I	65 %	3,55
	10 ser. 2 850 UI anti-Xa/0,3 mL	HOP	I		
	10 ser. 3 800 UI anti-Xa/0,4 mL	HOP	I		
	2 ser. 5 700 UI anti-Xa/0,6 mL	14,09	I	65 %	7,05
	6 ser. 5 700 UI anti-Xa/0,6 mL	41,19	I	65 %	6,86
	10 ser. 5 700 UI anti-Xa/0,6 mL	HOP	I		
	2 ser. 7 600 UI anti-Xa/0,8 mL	17,94		65 %	8,97
	10 ser. 7 600 UI anti-Xa/0,8 mL	82,85		65 %	8,28
	2 ser. 9 500 UI anti-Xa/1 mL	17,94	I	65 %	8,97
	10 ser. 9 500 UI anti-Xa/1 mL	HOP	I		
FRAXODI					
Traitement curatif des TVP : 171 UI anti-Xa/kg en une seule inj./j, soit 0,1 mL/10 kg de poids x 1/j	2 ser. 11 400 UI anti-Xa/0,6 mL	27,01	I	65 %	13,51
	10 ser. 11 400 UI anti-Xa/0,6 mL	122,30	I	65 %	12,23
	2 ser. 15 200 UI anti-Xa/0,8 mL	33,82	I	65 %	16,91
	10 ser. 15 200 UI anti-Xa/0,8 mL	154,04	I	65 %	15,40
	2 ser. 19 000 UI anti-Xa/1 mL	33,82	I	65 %	16,91
	10 ser. 19 000 UI anti-Xa/1 mL	154,04	I	65 %	15,40

NB : Les prix ne sont comparables qu'en fonction du nombre d'unités anti-Xa.

THROMBOSE VEINEUSE PROFONDE (TVP) DES MEMBRES INFÉRIEURS (3)

Surveillance

- Clinique : recherche de signes d'extension de la TVP (signes inflammatoires locaux, mensurations comparatives), recherche de signes d'embolie pulmonaire, surveillance pouls, pression artérielle, fréquence respiratoire.
- Biologique : créatininémie en début de traitement, TP et INR quand le relais **héparine-AVK** débute, taux de plaquettes en cas de risque de TIH ou dans un contexte postopératoire.

Mesures associées

- La mobilisation précoce est vivement recommandée.
- **Contention veineuse élastique adaptée** (chaussettes, mi-bas, bas ou collants de contention forte classe III) à porter avant la mobilisation. Elle doit être **mise quotidiennement avant le lever du patient (éducation +++).** L'efficacité passe par un haut niveau de pression à la cheville. La contention fait partie intégrante du traitement de la TVP et réduit de façon importante le risque de syndrome post-thrombotique.
- Recherche étiologique : une thrombophilie doit être recherchée chez tout sujet < 45 ans présentant une TVP documentée, en particulier en cas de récidive, de survenue spontanée, de siège inhabituel ou associé à des fausses couches à répétition. Penser également à une néoplasie ou une maladie de système.

Autres traitements de la TVP aiguë

L'insertion d'un filtre cave et la thrombectomie veineuse restent exceptionnelles et sont réservées à des cas très particuliers.

Traitement au long cours après une TVP [1]

- La contention veineuse est à maintenir pour une durée minimale de 2 ans (ou plus si symptômes persistants).
- Il repose sur le traitement anticoagulant oral (**antivitamine K** ou **rivaroxaban**). Le rapport bénéfice/risque de ces traitements doit être réévalué à intervalles réguliers.
- La durée du traitement est de mieux en mieux précisée dans les recommandations :
  – TVP avec facteur déclenchant majeur transitoire (ex : chirurgie orthopédique, immobilisation prolongée ≥ 3 j) : 3 mois ;
  – TVP idiopathique (absence de facteur déclenchant, absence de facteur de risque) : ≥ 6 mois ;
  – TVP avec facteur de risque majeur persistant (cancer, syndrome des antiphospholipides) : ≥ 6 mois à prolonger tant que le facteur persiste. Seules les **HBPM** sont préconisées et en particulier la **daltéparine** au long cours. Ex : **daltéparine (*FRAGMINE*)** : 200 UI/kg/j pendant 1 mois puis 150 UI/kg/j jusqu'au 6e mois.
- Il existe des facteurs de modulation pouvant allonger ou réduire la durée du traitement :
  – facteurs principaux pour allonger la durée du traitement : thrombophilie majeure, récidive de TVP proximale ou embolie pulmonaire, filtre cave permanent ;
  – facteurs principaux pour réduire la durée du traitement : risque hémorragique élevé, sujet âgé, alcoolisme, prise concomitante d'**antiagrégants plaquettaires**, observance médiocre.
- Il n'y a pas d'intérêt à la répétition des examens de type écho-Doppler veineux et/ou dosage des D-dimères en cours de traitement et en fin de traitement. Il n'y a pas lieu de tenir compte des résultats de ces examens pour décider de la durée optimale de traitement.

HÉPARINES DE BAS POIDS MOLÉCULAIRE (HBPM) (3)

Énoxaparine sodique

LOVENOX					
1 mg = 0,01 mL = 100 UI anti-Xa Prévention risque modéré : 20 mg/j en 1 SC 1re inj. 2 h avant l'intervention Prévention risque élevé : 40 mg/j en 1 SC 1re inj. 12 h avant l'intervention Puis 1 inj. SC/j Hémodialyse rénale : 0,5 à 1 mg/kg en 1 inj. dans la ligne artérielle en début de dialyse Traitement curatif des TVP, EP, angor instable (en association avec **aspirine**) : 1 mg/kg/12 h soit 100 UI anti-Xa/kg/12 h en SC (= 2 inj./j) IDM en phase aigüe : 3 000 UI en IV bolus puis 100 UI/kg x 2/j en SC à commencer 15 min après le bolus ou 30 UI/kg en IV bolus 1 seule fois (voir en fonction des thérapeutiques associées)	2 ser. 2 000 UI anti-Xa/0,2 mL	6,59	I	65 %	3,30
	6 ser. 2 000 UI anti-Xa/0,2 mL	20,21	I	65 %	3,37
	2 ser. 4 000 UI anti-Xa/0,4 mL	13,40	I	65 %	6,70
	6 ser. 4 000 UI anti-Xa/0,4 mL	39,32	I	65 %	6,55
	2 ser. 6 000 UI anti-Xa/0,6 mL	15,48	I	65 %	7,74
	10 ser. 6 000 UI anti-Xa/0,6 mL	72,06	I	65 %	7,21
	2 ser. 8 000 UI anti-Xa/0,8 mL	17,34	I	65 %	8,67
	10 ser. 8 000 UI anti-Xa/0,8 mL	80,24	I	65 %	8,02
	10 ser. 10 000 UI anti-Xa/1 mL	98,95	I	65 %	9,89
	1 ser. 30 000 UI anti-Xa/3 mL	HOP	I		

Tinzaparine sodique

INNOHEP					
Traitement préventif 1 mL = 10 000 UI anti-Xa Prévention risque modéré : 2 500 UI anti-Xa/j en 1 SC. 1re inj. 2 h avant l'intervention Prévention risque élevé : 4 500 UI anti-Xa/j en 1 SC. 1re inj. 12 h avant l'intervention puis 3 500-4 500 UI/j pendant 10 j Prévention au cours de l'hémodialyse : < 4 h : 2 500-4 500 UI en 1 inj. intravasculaire au début de la dialyse Traitement curatif 1 mL = 20 000 UI anti-Xa Traitement curatif des TVP, EP : 175 UI anti-Xa/kg/24 h en 1 inj. SC/j	2 ser. 2 500 UI anti-Xa/0,25 mL	5,45	I	65 %	2,72
	6 ser. 2 500 UI anti-Xa/0,25 mL	16,70	I	65 %	2,78
	2 ser. 3 500 UI anti-Xa/0,35 mL	8,25	I	65 %	4,12
	6 ser. 3 500 UI anti-Xa/0,35 mL	25,17	I	65 %	4,20
	2 ser. 4 500 UI anti-Xa/0,45 mL	11,07	I	65 %	5,53
	6 ser. 4 500 UI anti-Xa/0,45 mL	33,24	I	65 %	5,54
	2 ser. 10 000 UI anti-Xa/0,5 mL	22,27	I	65 %	11,14
	10 ser. 10 000 UI anti-Xa/0,5 mL	101,72	I	65 %	10,17
	2 ser. 14 000 UI anti-Xa/0,7 mL	27,72	I	65 %	13,86
	10 ser. 14 000 UI anti-Xa/0,7 mL	125,50	I	65 %	12,55
	2 ser. 18 000 UI anti-Xa/0,9 mL	34,68	I	65 %	17,34
	10 ser. 18 000 UI anti-Xa/0,9 mL	158,31	I	65 %	15,83

NB : Les prix ne sont comparables qu'en fonction du nombre d'unités anti-Xa.

THROMBOSE VEINEUSE PROFONDE (TVP) DES MEMBRES INFÉRIEURS (4)

Cas particulier de la femme enceinte

- Pour les femmes qui nécessitent un traitement AVK au long cours, il est suggéré de réaliser fréquemment des tests de grossesse, et de remplacer l'**AVK** par une **HNF** ou une **HBPM** en cas de grossesse.
- Pour les femmes enceintes qui présentent une maladie thromboembolique veineuse aiguë, il est recommandé un traitement par **HBPM** ou par **HNF** IV pendant au moins 5 j suivi d'une dose ajustée d'**HBPM** ou d'**HNF** pendant le reste de la grossesse. Les anticoagulants doivent être administrés pendant au moins 6 sem. après l'accouchement. Il est cependant recommandé d'arrêter l'**HNF** ou l'**HBPM** 24 h avant le déclenchement programmé du travail.
- À noter que la demi-vie des **HBPM** est plus courte pendant la grossesse ; c'est pourquoi il est préférable de faire 2 inj. par jour au lieu d'une, au moins à la phase initiale du traitement.

Cas particulier de la thrombose veineuse superficielle (TVS)

Cf. Insuffisance veineuse – Varices.

TVP et voyage

Une station assise prolongée > 6 h est un facteur de risque de TVP et d'embolie pulmonaire. Dans ce cas, les patients ayant un antécédent de TVP ou d'embolie pulmonaire doivent être traités par **HBPM** et porter une contention veineuse.

Traitement préventif de la TVP

Méthodes physiques

- Lever précoce en postopératoire et *post-partum*.
- Mobilisation des membres inférieurs en cas d'alitement ou en cas de voyage prolongé.
- Contention veineuse élastique adaptée à mettre en place avant le lever.

Méthodes pharmacologiques

> Le traitement préventif dépend du risque individuel de maladie thromboembolique et du risque lié à la chirurgie.

Le traitement préventif doit être poursuivi jusqu'à reprise d'une déambulation active.

HÉPARINES DE BAS POIDS MOLÉCULAIRE (HBPM) (4) – PHARMACOLOGIE

PROPRIÉTÉS

Les **HBPM** sont le résultat du fractionnement des chaînes polysaccharidiques de l'héparine naturelle. Elles sont caractérisées par une activité anti-Xa élevée et une faible activité anti-IIa ou antithrombinique. Elles n'allongent pas le temps de saignement ni le TCA.

Avantages par rapport à l'héparine standard :
- moindre risque hémorragique,
- moindre fréquence des thrombopénies,
- demi-vie environ 2 fois plus longue,
- surveillance biologique limitée.

INDICATIONS

Traitement prophylactique de la maladie veineuse thromboembolique en médecine et en chirurgie, à risque modéré et à risque élevé (toutes sauf **nadroparine** et **tinzaparine traitement curatif**).

Traitement curatif des thromboses veineuses profondes constituées (toutes sauf **tinzaparine traitement préventif**).

Prévention de la coagulation dans le circuit extracorporel au cours de l'hémodialyse (**énoxaparine**, **tinzaparine traitement préventif**, **nadroparine**, **daltéparine**).

Traitement curatif de l'embolie pulmonaire non compliquée (**énoxaparine**, **tinzaparine traitement curatif**).

Traitement de l'angor instable et de l'infarctus du myocarde sans onde Q à la phase aiguë en association avec l'**aspirine** (**daltéparine**, **nadroparine**, **énoxaparine**).

CONTRE-INDICATIONS

Idem **héparines standards non fractionnées**.

Administration par voie intramusculaire.

Insuffisance rénale sévère (clairance inférieure à 30 mL/min) en cas d'utilisation à doses curatives.

PRÉCAUTIONS D'EMPLOI

Ne pas administrer par voie IM.

Prudence en cas de rachianesthésie ou d'anesthésie péridurale, d'insuffisance hépatique ou rénale, d'antécédents ulcéreux, de maladies vasculaires de la choriorétine.

Surveillance de l'activité anti-Xa

- *Traitement préventif* : surveillance inutile.
- *Traitement curatif* : surveillance utile uniquement en cas de risque de surdosage : insuffisance rénale légère à modérée (clairance de la créatinine entre 30 et 60 mL/min), poids extrême (maigreur, obésité), hémorragie inexpliquée. Évaluation de l'activité anti-Xa par une prise de sang réalisée 4 h après la 3e inj. en cas de traitement avec 2 inj. par jour ou 4 h après la 2e inj. en cas traitement avec une seule injection par jour et à répéter seulement si besoin (activité anti-Xa souhaitée = 0,5 à 1 UI/mL). Pour ***INNOHEP*** et ***FRAXODI***, l'activité anti-Xa doit être entre 0,8 et 1,5 UI/mL.

Remarque : En cas d'hémodialyse, ajuster les doses si l'activité anti-Xa est < 0,4 ou > 1,2.

Durée du traitement :

- Angor instable et IDM sans onde Q : 6 j jusqu'à stabilisation clinique.
- Traitement curatif des TVP, EP : ne doit pas excéder 10 j, délai d'équilibration du traitement AVK inclus.
- Traitement préventif : à maintenir jusqu'à déambulation active et complète du patient, associé à la contention élastique des membres inférieurs. Le plus souvent, ne doit pas excéder 10 j.

Traitement thrombolytique associé

Si un traitement thrombolytique s'avère nécessaire, il est recommandé d'interrompre le traitement par **HBPM**, étant donné l'absence de données cliniques sur l'administration conjointe.

Surveillance de la numération plaquettaire

Dans tous les cas (traitement préventif ou curatif ou hémodialyse) : à pratiquer avant traitement puis 2 fois/sem.

Grossesse : absence d'AMM mais aucun effet tératogène démontré chez les patientes enceintes ayant reçu des **HBPM**.

Allaitement : pas de contre-indication.

EFFETS INDÉSIRABLES

Manifestations hémorragiques rares (2 à 4 %).

Risque de thrombopénie mais moindre qu'avec l'**héparine standard** ; la prévention repose sur l'interrogatoire avant la prescription, sur la surveillance régulière de la numération plaquettaire et sur l'arrêt du traitement idéalement avant le 10e jour.

Petits hématomes au point d'injection.

Rarement : nécrose cutanée au point d'injection, manifestations allergiques cutanées ou générales.

Risque d'ostéoporose non exclu en cas de traitement prolongé.

Élévation transitoire des transaminases, rares cas d'hyperkaliémie réversible, rares cas d'hyperéosinophilie réversible.

INTERACTIONS MÉDICAMENTEUSES

Idem **héparines standards non fractionnées**.

THROMBOSE VEINEUSE PROFONDE (TVP) DES MEMBRES INFÉRIEURS (5)

► *Risque thromboembolique en chirurgie*

• **Risque thrombotique faible**

– Chirurgie non compliquée type lithiase biliaire. Toute chirurgie comportant une immobilisation < 7 j, durée < 30 min, âge du patient < 40 ans et absence de facteur de risque associé.

– **Méthodes pharmacologiques inutiles.**

– **Méthodes physiques à préconiser.**

• **Risque thrombotique modéré**

– Chirurgie viscérale sauf la chirurgie colorectale et la lithiase biliaire.

– Toute chirurgie comportant une immobilisation < 7 j, durée > 30 min, âge du patient > 40 ans et facteur de risque autre que obésité, cancer, hypercoagulabilité.

– **HBPM à faible posologie et méthodes physiques.**
Ex : ***LOVENOX*** 20 mg/j en 1 inj. SC.

• **Risque thrombotique élevé**

– Chirurgie lourde des membres inférieurs, orthopédique et traumatologique, chirurgie colorectale, chirurgie viscérale (lithiase biliaire exceptée).

– Toute chirurgie comportant une immobilisation > 7 j, durée > 30 min, âge du patient > 60 ans et facteurs de risque associant obésité et/ou cancer et/ou hypercoagulabilité et/ou autres facteurs de risque cumulés.

– **HBPM à forte posologie et méthodes physiques. Ex : *LOVENOX* 40 mg/j en 1 inj. SC.**

– Les **nouveaux anticoagulants oraux** peuvent également être proposés en respectant leur indication : prévention de la maladie veineuse thromboembolique après chirurgie programmée de prothèse totale de hanche ou de genou. Ex : ***PRADAXA*** 220 mg/j à savoir 2 cp. 110 mg en une seule prise (150 mg/j à savoir 2 cp. 75 mg en une seule prise en cas de situation à risque). Ex : ***XARELTO*** 1 cp. à 10 mg/j (non recommandé si clairance de la créatinine < 30 mL/min). Ex : ***ELIQUIS*** 1 cp à 2,5 mg x 2/j) (à utiliser avec prudence si clairance de la créatinine entre 15 et 30 mL/min).

► *Risque thromboembolique en médecine*

• **Risque thrombotique faible**

– Immobilisation sans autre facteur de risque, âge > 65 ans et obésité.

– **Méthodes pharmacologiques inutiles.**

– **Méthodes physiques à préconiser.**

• **Risque thrombotique modéré**

– Antécédents de maladie thromboembolique veineuse.

– Cancer, syndrome néphrotique, infarctus du myocarde, insuffisance cardiaque, insuffisance respiratoire, obésité et immobilisation.

– **HBPM à faible posologie et méthodes physiques.**
Ex : ***LOVENOX*** 20 mg/j en 1 inj. SC.

• **Risque thrombotique élevé**

– Antécédents de maladie thromboembolique veineuse associés à d'autres facteurs de risque.

– Plus de 3 facteurs de risque.

– Traumatisme médullaire avec paralysie.

– **HBPM à forte posologie et méthodes physiques.**
Ex : ***LOVENOX*** 40 mg/j en 1 inj. SC.

CONSENSUS

[1] Prévention et traitement de la maladie thromboembolique veineuse en médecine – Recommandations de bonne pratique, *Afssaps*, 2009.

INHIBITEURS DIRECTS DU FACTEUR XA (MALADIE VEINEUSE) (1)

Fondaparinux sodique

ARIXTRA					
Traitement préventif après chirurgie orthopédique lourde des membres inférieurs, après chirurgie abdominale pour cancer ou chez patient alité à haut risque : 2,5 mg en 1 inj. SC/j à débuter 6 h après la fin de la chirurgie (en l'absence de saignement actif) Durée moyenne du traitement : 5 à 9 j (max 33 j) Traitement curatif TVP, EP stable : 7,5 mg en 1 inj. SC/j pdt 5 à 10 j	2 ser. 2,5 mg/0,5 mL	11,22	I	65 %	5,61
	7 ser. 2,5 mg/0,5 mL	38,64	I	65 %	5,52
	10 ser. 2,5 mg/0,5 mL	HOP	I		
	2 ser. 5 mg/0,4 mL	28,60	I	65 %	14,30
	10 ser. 5 mg/0,4 mL	129,31	I	65 %	12,93
	2 ser. 7,5 mg/0,6 mL	28,60	I	65 %	14,30
	10 ser. 7,5 mg/0,6 mL	129,31	I	65 %	12,93
	2 ser. 10 mg/0,8 mL	28,60	I	65 %	14,30
	10 ser. 10 mg/0,8 mL	129,31	I	65 %	12,93

Les autres indications de ce médicament sont proposées dans le chapitre **Inhibiteur direct du facteur Xa (maladie coronaire)**.

PROPRIÉTÉS

Pentasaccharide inhibiteur synthétique et sélectif du facteur X activé (Xa) ; en se liant à l'antithrombine III (ATIII), il potentialise l'inhibition naturelle du facteur Xa par l'ATIII, ce qui interrompt la cascade de la coagulation.

INDICATIONS

À la dose de 2,5 mg/j, ce médicament est indiqué :

- dans la prévention des événements thromboemboliques veineux :
  - en chirurgie orthopédique majeure du membre inférieur de l'adulte, telle que fracture de hanche, prothèse de hanche ou chirurgie majeure du genou.
  - en chirurgie abdominale chez les patients jugés à haut risque de complications thromboemboliques, tels que les patients soumis à une chirurgie abdominale pour cancer ;
  - chez l'adulte à haut risque d'événements thromboemboliques veineux, alité pour une affection médicale aiguë telle que insuffisance cardiaque et/ou trouble respiratoire aigu, et/ou maladie infectieuse ou inflammatoire aiguë.
- dans le traitement de la thrombose veineuse superficielle spontanée aiguë symptomatique des membres inférieurs de l'adulte sans thrombose veineuse profonde associée.

À des doses comprises entre 5 et 10 mg/j, ce médicament est indiqué dans le traitement des thromboses veineuses profondes et des embolies pulmonaires aiguës de l'adulte, à l'exclusion des patients hémodynamiquement instables ou des patients nécessitant une thrombolyse.

CONTRE-INDICATIONS

Hypersensibilité au **fondaparinux**.
Saignement actif.
Endocardite bactérienne aiguë.
Insuffisance rénale sévère (clairance de la créatinine < 20 mL/min).
Déconseillé chez les moins de 17 ans et pendant la grossesse et l'allaitement.

PRÉCAUTIONS D'EMPLOI

Insuffisance rénale : contre-indiqué si clairance de la créatinine < 20 mL/min. Adaptation de la dose à 1,5 mg/j si clairance entre 20 et 30 mL/min.

EFFETS INDÉSIRABLES

Anémie.
Épistaxis, hémoptysie, hématurie, saignement intracrânien.
Purpura, troubles de la coagulation.
Céphalée, confusion, anxiété, vertige.
Dyspnée, toux.
Nausées, vomissements, gastrite, élévation des transaminases.
Rash, prurit.

INTERACTIONS MÉDICAMENTEUSES

Précaution si association avec des médicaments susceptibles d'augmenter le risque hémorragique (fibrinolytiques, **anti-GPIIbIIIa**, **HNF**, **HBPM**, **AINS**, **antiagrégants plaquettaires**).
Relais avec un autre anticoagulant :
- avec **HNF** ou **HBPM** : 1re injection 24 h après l'arrêt du **fondaparinux** ;
- avec **AVK** : poursuivre le **fondaparinux** jusqu'à obtention de l'INR cible.

INHIBITEURS DIRECTS DU FACTEUR XA (MALADIE VEINEUSE) (2)

Rivaroxaban

XARELTO					
Traitement préventif en cas de chirurgie de la hanche ou du genou : 10 mg/j en 1 prise Initier le traitement 6 à 10 h après l'intervention chirurgicale Durée du traitement : 2 à 5 sem. en fonction de la chirurgie	5 cp. 10 mg	13,28	I	65 %	2,66
	10 cp. 10 mg	26,78	I	65 %	2,68
	30 cp. 10 mg	74,32	I	65 %	2,48
	100 cp. 10 mg	HOP	I	65 %	
	14 cp. 15 mg	36,69	I	65 %	2,62
	28 cp. 15 mg	69,62	I	65 %	2,49
	42 cp. 15 mg	102,54	I	65 %	2,44
Traitement préventif et curatif des embolies pulmonaires ou des thromboses veineuses profondes 15 mg x 2/j en 2 prises pdt 21 j 20 mg x 1/j (ou 15 mg si IR modérée) à partir du 22e j	100 cp. 15 mg	HOP	I		
	28 cp. 20 mg	69,62	I	65 %	2,49
	100 cp. 20 mg	HOP	I		

Les autres indications de ce médicament sont proposées dans le chapitre **Inhibiteurs directs du facteur Xa (maladie thromboembolique artérielle).**

Apixaban

ELIQUIS					
Traitement préventif en cas de chirurgie de la hanche et du genou : 2,5 mg x 2/j Initier le traitement 12 à 24 h après l'intervention chirurgicale Durée du traitement : 10 à 14 j pour une prothèse totale de genou et 32 à 38 j pour une prothèse totale de hanche	10 cp. 2,5 mg	12,61	I	65 %	1,26
	20 cp. 2,5 mg	25,43	I	65 %	1,27
	60 cp. 2,5 mg	70,79	I	65 %	1,18

Les autres indications de ce médicament sont proposées dans le chapitre **Inhibiteurs directs du facteur Xa (maladie thromboembolique artérielle).**

PROPRIÉTÉS

Inhibiteurs sélectifs du facteur Xa.

La biodisponibilité de l'**apixaban** est de l'ordre de 50 % alors que celle du **rivaroxaban** est comrise entre 80 et 100 % ; les concentrations maximales sont atteintes en 2 à 4 h.

La prise alimentaire n'a pas d'influence sur les paramètres pharmacocinétiques ; l'**apixaban** et le **rivaroxaban** peuvent donc être pris pendant comme en dehors des repas.

INDICATIONS

Prévention des évènements thromboemboliques veineux chez l'adulte dans un contexte post-chirurgical pour prothèse totale de hanche (PTH) ou de genou (PTG).

Traitement préventif ou curatif des thromboses veineuses profondes et des embolies pulmonaires chez l'adulte.

Prévention des accidents vasculaires cérébraux (AVC) et des embolies systémiques chez les patients adultes atteints de fibrillation atriale non valvulaire et présentant un ou plusieurs facteur(s) de risque.

CONTRE-INDICATIONS

Hypersensibilité respectivement au **raviroxaban** ou à l'**apixaban**.

Saignement évolutif cliniquement significatif.

Pathologie hépatique associée à un trouble de l'hémostase.

Grossesse et allaitement.

PRÉCAUTIONS D'EMPLOI

Surveillance étroite pour la recherche de signes hémorragiques.

EFFETS INDÉSIRABLES

Les effets indésirables observés sont à remettre dans le contexte post-chirurgical du traitement puisqu'il est parfois difficile d'en déterminer la cause exacte.

Les effets indésirables observés sont les suivants : anémies, hémorragies, confusions et nausées. Parfois, augmentation des transaminases.

INTERACTIONS MÉDICAMENTEUSES

L'association de ***XARELTO*** ou d'***ELIQUIS*** avec les inhibiteurs/inducteurs puissants du CYP3A4 et/ou de la P-gp n'est pas recommandée. Les médicaments concernés sont les **antifongiques azolés** et les **inhibiteurs de la protéase** du VIH. Tout traitement concomitant avec un autre **anticoagulant** et/ou un **AINS** justifie une vigilance particulière en raison du risque de saignement accru.

INHIBITEUR DIRECT DE LA THROMBINE (ANTI-IIA) (MALADIE VEINEUSE)

Dabigatran étexilate

PRADAXA					
1 gél. 1 à 4 h après intervention puis 2 gél./j pdt 10 j (genou) ou 28 à 35 j (PTH) A > 18 ans : 110 mg x 2/j en 1 prise 75 mg x 2/j en 1 prise en cas d'insuffisance rénale modérée (Cl créat. 30-50 mL/min), sujet âgé, association à **amiodarone**	10 gél. 75 mg 30 gél. 75 mg 60 gél. 75 mg 10 gél. 110 mg 30 gél. 110 mg 60 gél. 110 mg	13,28 39,04 74,32 13,28 39,04 74,32	I I I I I I	30 % 30 % 30 % 30 % 30 % 30 %	1,33 1,30 1,24 1,33 1,30 1,24

Les autres indications de ce médicament sont proposées dans le chapitre **Inhibiteur direct de la thrombine (anti-IIa) (maladie thromboembolique artérielle).**

PROPRIÉTÉS

Inhibiteur direct, puissant et réversible de la thrombine qui joue un rôle majeur dans la formation du thrombus.

INDICATIONS

Prévention primaire des évènements thromboemboliques veineux chez les patients adultes ayant bénéficié d'une chirurgie programmée du genou ou d'une prothèse totale de hanche.

CONTRE-INDICATIONS

Hypersensibilité au **dabigatran étexilate**.
Trouble de la coagulation.
Insuffisance rénale sévère (clairance de la créatinine < 20 mL/min).
Saignement évolutif, lésion organique susceptible de saigner.
Insuffisance hépatique sévère.
Traitement par **quinidine**.
Grossesse et allaitement : déconseillé.

EFFETS INDÉSIRABLES

Anémie, thrombopénie, hémorragie.
Augmentation des ASAT, des ALAT, de la bilirubine.
Réaction allergique.

INTERACTIONS MÉDICAMENTEUSES

Augmentation du risque de saignement si association à d'autres anticoagulants (**HNF**, **warfarine**, **thrombolytiques**, **antiagrégants plaquettaires**).

EMBOLIE PULMONAIRE (1)

Traitement initial d'une embolie pulmonaire

Arbre décisionnel pour la prise en charge et le traitement d'une embolie pulmonaire [1]

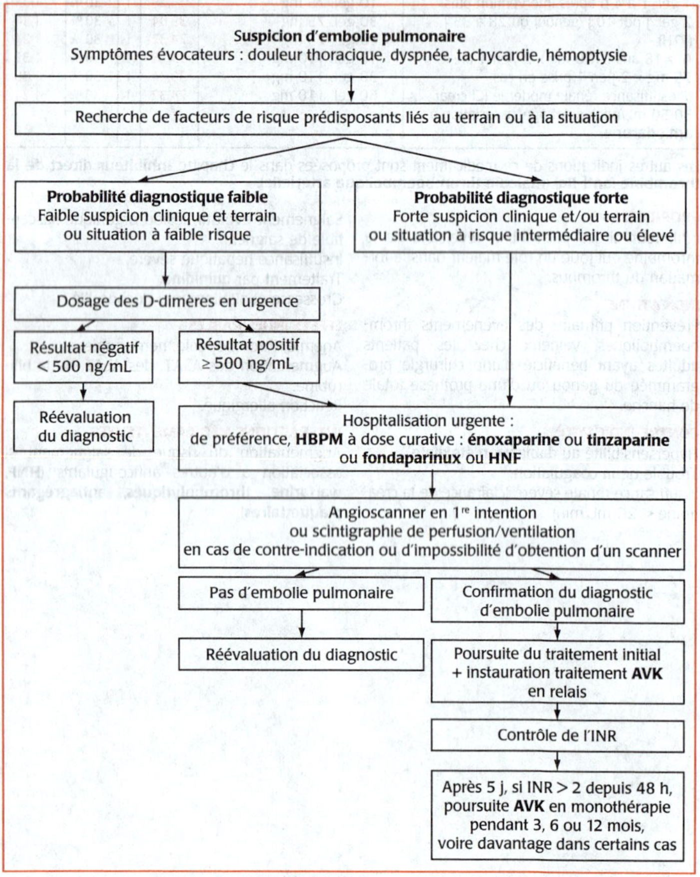

HÉPARINES STANDARDS NON FRACTIONNÉES (1)

Héparine standard par voie intraveineuse

HÉPARINE CHOAY					
Traitement curatif des thromboses veineuses ou artérielles : à adapter au poids, à la pathologie sous-jacente et aux TCA : 20 UI/kg/j en perfusion IV continue à la seringue électrique Parfois bolus initial de 50 UI/kg en IVD Traitement préventif des accidents thromboemboliques artériels en cas de circulation extracorporelle ou extrarénale : à adapter au poids, à la pathologie sous-jacente et aux TCA	1 fl. 25 000 UI/5 mL 10 fl. 25 000 UI/5 mL 20 amp. 5 000 UI/mL	3,54 HOP HOP	I I I	65 %	3,54

Héparine standard par voie sous-cutanée

CALCIPARINE SOUS-CUTANÉE					
Traitement curatif (TVP, EP, IDM, angor instable) à adapter au poids, à la pathologie sous-jacente et aux TCA : 500 UI/kg/24 h en 2 ou 3 inj. SC/j Traitement préventif en cas d'intervention chirurgicale : 5 000 UI en une inj. SC 2 h avant l'intervention puis 5 000 UI toutes le 12 h pdt au moins 10 j après l'intervention Traitement préventif de la thromboembolie : 5 000 UI x 2/j (risque modéré) ou x 3/j (risque élevé) Surveillance plaquettes utile et surveillance TCA inutile	2 ser. prér. 5 000 UI/0,2 mL	2,66	I	65 %	1,33
	10 ser. prér. 5 000 UI/0,2 mL	HOP	I		
	2 ser. prér. 7 500 UI/0,3 mL	2,94	I	65 %	1,47
	10 ser. prér. 7 500 UI pour 0,3 mL	HOP	I		
	2 amp. 12 500 UI/0,5 mL + 2 ser.	6,68	I	65 %	3,34
	50 amp. 12 500 UI/0,5 ml + ser.	HOP	I		
	2 amp. 20 000 UI/0,8 mL + 2 ser.	6,68	I	65 %	3,34
	50 amp. 20 000 UI/0,8 mL	HOP	I		
	50 amp. 25 000 UI/1 mL	HOP	I		

EMBOLIE PULMONAIRE (2)

Probabilité diagnostique forte d'une embolie pulmonaire (EP)

- Hospitalisation urgente qui peut être courte. Une prise en charge ambulatoire peut être proposée pour un patient à faible risque dans un environnement familial propice.
- Repos au lit.
- Voie veineuse périphérique de bon calibre.
- Oxygène par sonde nasale : 5 à 10 L/min à adapter en fonction de l'état clinique et des gaz du sang artériel.
- **Antalgiques** si besoin.
- Traitement anticoagulant : **HBPM ou fondaparinux ou HNF**. Si le diagnostic se confirme en imagerie, instaurer un traitement par **AVK** en relais.

Héparines de bas poids moléculaire (HBPM)

Seules l'**énoxaparine** et la **tinzaparine** ont l'AMM dans le traitement d'une EP sans signe de gravité.

LOVENOX 100 UI anti-Xa/kg/12 h en SC soit 2 inj./j.

INNOHEP 175 UI anti-Xa/kg/24 h en SC soit 1 inj./j.

Cf. TVP.

Fondaparinux

ARIXTRA : 1 inj. 7,5 mg en SC/j pour les poids entre 50 et 100 kg. 1 inj. 5 mg en SC/j pour un poids < 50 kg. Une inj. 10 mg en SC/j pour un poids > 100 kg.

Cf. TVP.

Héparine standard non fractionnée (HNF)

- Elle peut être utilisée par voie sous-cutanée ou en perfusion IV continue avec une dose initiale de 50 UI/kg en IVD puis 20 UI/kg/h. Une mesure du TCA doit être faite 4 à 6 h après le début du traitement et après chaque changement de dose pour avoir un TCA entre 1,5 et 3 fois le témoin.
- En cas d'insuffisance rénale sévère, l'**HNF** IV sera préférée à l'**HBPM**.
- En raison du risque de TIH, le taux de plaquettes doit être vérifié avant traitement puis 2 fois/sem. pendant le 1er mois de traitement puis 1 fois/sem. tant que dure le traitement.

Antivitamines K (AVK)

Il est recommandé d'initier le traitement **AVK** dès confirmation du diagnostic d'EP, en relais du traitement anticoagulant initial. Cela peut se faire dès le 1er jour. Le traitement héparinique sera arrêté quand l'INR sera stable et > 2. *Cf.* Modalités de prescription des AVK. L'objectif thérapeutique est d'avoir un INR entre 2 et 3.

Ex : ***PRÉVISCAN*** : 1 cp./j à adapter aux contrôles des TP et INR.

Rivaroxaban

C'est un **inhibiteur direct du facteur Xa** actif par voie orale. Il représente une alternative au traitement par **AVK** et ne nécessite pas de surveillance biologique ni pour évaluer son activité anticoagulante ni pour évaluer le risque hémorragique. Il n'existe pas d'antidote spécifique en cas d'hémorragie. Il doit donc être prescrit dans le respect très strict de ses indications et contre-indications avec une vigilance particulière dans le suivi des patients.

XARELTO : 1 cp. 15 mg x 2/j pendant les 3 premières sem. puis 20 mg/j en 1 prise. Si clairance de la créatinine entre 30 et 50 mL/min : 1 cp. 15 mg x 2/j pendant les 3 premières sem. puis 15 mg/j en 1 prise. Contre-indication si clairance de la créatinine < 30 mL/min.

- Mobilisation autorisée dès qu'une hypocoagulation stable est obtenue, et en l'absence d'embolie sévère.
- Port d'une contention élastique forte classe 3, à mettre en place avant chaque lever du patient en cas de thrombose veineuse profonde associée à l'EP. Contention à maintenir pendant 2 ans minimum.

HÉPARINES STANDARDS NON FRACTIONNÉES (2) – PHARMACOLOGIE (1)

PROPRIÉTÉS

Polysaccharide sulfaté naturel extrait de l'intestin de porc. La fixation de l'héparine sur l'antithrombine augmente fortement l'activation naturelle de l'inhibiteur vis-à-vis de la thrombine, du facteur Xa et de tous les facteurs activés de la coagulation. Il en résulte un effet anticoagulant puissant qui dépend de la concentration d'**héparine**, de la concentration de l'antithrombine et de celles des facteurs de coagulation.

INDICATIONS

Traitement curatif de la maladie veineuse thromboembolique déclarée (thrombose veineuse, embolie pulmonaire).
Phase aiguë de l'infarctus du myocarde avec ou sans onde Q, de l'angor instable.
Traitement curatif des embolies artérielles extracérébrales.
Traitement curatif de certains cas de coagulopathie.
Prévention des accidents thromboemboliques artériels en cas de cardiopathie emboligène, de thérapeutique endovasculaire et de chirurgie vasculaire artérielle (voie intraveineuse).
Héparinisation des circuits de perfusion dans la circulation extracorporelle et dans l'épuration extrarénale.
Indication particulière à l'héparine standard sous-cutanée : prévention des accidents thromboemboliques veineux en milieu chirurgical ou chez des patients alités présentant une affection médicale aiguë (indication réservée à l'insuffisance rénale sévère : clairance de la créatinine < 30 mL/min, comme alternative aux **HBPM**).

CONTRE-INDICATIONS

Antécédent de thrombopénie grave de type II (*Cf.* Thrombopénie induite par l'héparine [TIH]) et/ou hypersensibilité vraie à l'**héparine** (très rare).
Manifestations ou tendances hémorragiques liées à des troubles de l'hémostase, à l'exception des CIVD non liées à l'**héparine**.
Lésion organique susceptible de saigner (ex : ulcère digestif récent).
Endocardite infectieuse aiguë en dehors de celles survenant sur valve mécanique.
Période postopératoire après chirurgie du cerveau et de la moelle épinière.
Accident vasculaire cérébral hémorragique.
Dissection aortique, péricardite liquidienne.

PRÉCAUTIONS D'EMPLOI

Pratiquer TCA, NFS, plaquettes avant traitement.
Dès que le traitement est mis en route, la surveillance biologique est quotidienne.

> On peut utiliser en fonction des cas :
> – le temps de céphaline activé (TCA) qui doit se situer entre 1,5 et 3 fois le témoin ;
> – l'héparinémie qui doit se situer entre 0,2 et 0,6 UI/mL. À préférer en réanimation et en cas de syndrome inflammatoire important.

En cas de perfusion IV continue : 1er contrôle biologique à effectuer 6 h après le début de la perfusion et 4 à 6 h après chaque modification posologique, et à n'importe quel moment 1 fois/j.
Le prélèvement est réalisé dans une veine périphérique à distance des cathéters de perfusion, et rapidement acheminé au laboratoire.
En cas d'injections SC, 1er contrôle biologique à effectuer exactement entre les 2 premières injections et autre prélèvement après tout changement de dose.
Les injections SC se font dans l'abdomen ou à la face antérieure des cuisses, au mieux en décubitus ; l'aiguille doit être perpendiculaire au pli cutané formé par l'opérateur et maintenu pendant toute l'injection.

> La numération plaquettaire doit être contrôlée 2 fois/sem. pendant 21 j.

Le relais de l'héparine par les **anticoagulants oraux (AVK)** doit se faire dès que possible, de façon à ce que la durée totale de l'héparinothérapie n'excède pas 7 à 10 j. *Cf.* Modalités de prescription des AVK.
Éviter toute effraction vasculaire hormis les injections IV et SC strictes.
Utiliser avec prudence en cas d'insuffisance hépatique ou rénale, d'HTA sévère et chez les sujets âgés.
Grossesse : l'**héparine** ne traverse pas la barrière placentaire et peut donc être utilisée prudemment pendant toute la grossesse. Surveiller les risques hémorragiques utéro-placentaires. Traitement à arrêter si possible avant une anesthésie péridurale.
Allaitement : il n'est pas contre-indiqué (pas de passage dans le lait maternel).

EMBOLIE PULMONAIRE (3)

Surveillance efficacité – tolérance

– Clinique : pression artérielle, fréquence cardiaque, fréquence respiratoire, oxymètre de pouls, cyanose, auscultation cardiopulmonaire, examen des membres inférieurs.

– Biologique : ECG, radio thoracique, échocardiographie Doppler éventuelle (évaluation des pressions pulmonaires, recherche de thrombus de l'oreillette droite).

Autres traitements de l'embolie pulmonaire

• La thrombolyse IV est réservée aux patients hémodynamiquement instables. C'est le traitement de première intention dans l'EP massive avec risque vital imminent.

Altéplase 50 mg 1 bolus en IVD. L'**urokinase** et la **streptokinase** peuvent aussi être utilisées en l'absence d'**altéplase**.

• L'embolectomie chirurgicale ou l'interruption de la veine cave inférieure par un filtre cave restent exceptionnelles et sont réservées à des cas très particuliers.

Traitement au long cours après embolie pulmonaire

Il repose sur le traitement anticoagulant oral (**AVK** ou **rivaroxaban**). Le rapport bénéfice/risque de ces traitements doit être réévalué à intervalles réguliers.

La durée du traitement est de mieux en mieux précisée dans les recommandations :

– EP avec facteur déclenchant majeur transitoire (ex : chirurgie orthopédique, immobilisation prolongée ≥ 3 j) : 3 mois ;

– EP idiopathique (absence de facteur déclenchant, absence de facteur de risque) : ≥ 6 mois ;

– EP avec facteur de risque majeur persistant (cancer, syndrome des antiphospholipides) : ≥ 6 mois à prolonger tant que le facteur persiste. Seules les **HBPM** sont préconisées et en particulier la **daltéparine** au long cours. Ex : **daltéparine** (***FRAGMINE***) : 200 UI/kg/j pendant 1 mois puis 150 UI/kg/j jusqu'au 6e mois.

Il existe des facteurs de modulation pouvant allonger ou réduire la durée du traitement (*cf.* TVP).

Conduite à tenir à distance

• Recherche étiologique : une thrombophilie doit être recherchée chez tout sujet < 45 ans présentant une EP documentée, en particulier en cas de récidive, de survenue spontanée, de siège inhabituel ou associé à des fausses couches à répétition. Penser également à une néoplasie ou une maladie de système.

• Sous **AVK**, contrôle régulier de l'INR/15 j voire tous les mois.

• Surveillance clinique en consultation à 1, 3 mois puis tous les 3 mois.

• Angioscanner si nécessaire.

• Radio thoracique, échocardiographie Doppler si nécessaire.

Traitement préventif de l'embolie pulmonaire

► *Méthodes physiques*

• Lever précoce en postopératoire et *post-partum*.

• Mobilisation des membres inférieurs en cas d'alitement ou en cas de voyage prolongé.

• Contention veineuse élastique adaptée à mettre en place avant le lever.

► *Méthodes pharmacologiques*

• Risque thrombotique modéré : **HBPM** à faible posologie (*cf.* TVP).

• Risque thrombotique élevé : **HBPM** à forte posologie, NACO (*cf.* TVP).

CONSENSUS

[1] Prévention et traitement de la maladie thromboembolique veineuse en médecine – Recommandations de bonne pratique, *Afssaps*, 2009.

HÉPARINES STANDARDS NON FRACTIONNÉES (3) – PHARMACOLOGIE (2)

EFFETS INDÉSIRABLES

Manifestations hémorragiques (5 à 7 %).

Thrombopénies de type I précoces (avant J5) : les plus fréquentes, souvent modérées (> 100 000/mm³), spontanément résolutives et ne nécessitant pas l'arrêt du traitement.

Thrombopénies de type II (TIH ; *cf.* Thrombopénie induite par l'héparine) sévères mais très rares, tardives (entre J6 et J25) avec thromboses artérielles et/ou veineuses fréquentes : arrêt impératif de l'**héparine**, surveillance rapprochée et relais par **AVK**.

Rarement : nécrose cutanée au point d'injection, hyperéosinophilie, ostéoporose (traitement > 6 mois), alopécie, réactions allergiques cutanées, élévation des transaminases, priapisme, hypoaldostéronisme avec hyperkaliémie.

INTERACTIONS MÉDICAMENTEUSES

Associations déconseillées : **AINS**, dextran 40 IV, **aspirine** et **salicylés** à dose antalgique : augmentation du risque hémorragique.

Associations avec précautions d'emploi (surveillance biologique renforcée) : **aspirine** à dose antiagrégante, **ticlopidine**, **clopidogrel**, **anti-GPIIbIIIa**, **thrombolytiques**, **AVK**, **corticoïdes généraux**.

Association incompatible dans les flacons de perfusion avec de nombreux antibiotiques.

ANTIVITAMINES K – RÈGLES DE PRESCRIPTION (1)

Avant de prescrire un traitement AVK [1]

Vérifier l'absence de contre-indication.

Effectuer un bilan biologique : groupe, Rhésus, RAI, NFS, plaquettes, TP, TCA, fonction rénale, fonction hépatique.

Prescription d'un traitement AVK en relais d'un traitement héparinique par HBPM ou HNF [1]

Le relais précoce par **AVK**, c'est-à-dire dès le 1er j de l'héparinothérapie, est particulièrement recommandé.

Dose initiale : tenir compte de l'âge, des fonctions hépatique et rénale et des médicaments associés. Ne pas donner de dose de charge.

Ex : ***PRÉVISCAN*** 20 mg : 1 cp. en 1 seule prise/j à prendre le soir.

Ex : ***SINTROM*** : 1/2 cp. x 2/j.

Adaptation de la posologie : effectuer TP, INR au 2e jour (**AVK** semi-lente) ou au 3e j (**AVK** lente).

La surveillance biologique d'un traitement par **AVK** doit se faire sur l'INR.

Pour une zone thérapeutique souhaitée en INR entre 2 et 3, l'adaptation du traitement est la suivante :

– si INR < 2 : poursuivre **héparine** à dose efficace, augmenter la dose d'**AVK** et prévoir TP, INR 48 h plus tard ;

– si INR > 3 : arrêter l'**héparine**, diminuer la dose d'**AVK** et prévoir TP, INR 48 h plus tard ;

– si INR entre 2 et 3 : faire un nouveau contrôle le lendemain pour s'assurer d'un INR stable dans la zone thérapeutique ; arrêter alors l'**héparine**.

Pour une zone thérapeutique en INR entre 3 et 4,5, procéder de la même façon.

L'augmentation ou la diminution de la dose d'**AVK** se fait toujours par paliers de 1/4 de cp. pour ***SINTROM*** et ***PRÉVISCAN*** et par paliers de 1/2 cp. à 2 mg pour ***COUMADINE***.

Arrêter temporairement l'**AVK** si INR > 5 (TP < 10 %) et reprendre quand l'INR, contrôlé toutes les 24-48 h, est à nouveau dans la zone thérapeutique souhaitée.

Prescription d'un traitement AVK sans héparinothérapie préalable [1]

Règles de prescription identiques.

Contrôle TP et INR au 2e j (**AVK** semi-lente) ou au 3e j (**AVK** lente) après la dose initiale, puis tous les 2 à 3 j pour adapter la posologie jusqu'à être dans la zone thérapeutique souhaitée.

ANTIVITAMINES K (1) – DÉRIVÉS COUMARINIQUES

Warfarine

COUMADINE					
Dose initiale : 5 mg/j en 1 seule prise/j à adapter ensuite selon la zone thérapeutique choisie	20 cp. séc. 2 mg 30 cp. séc. 5 mg	1,67 5,97	I I	65 % 65 %	0,08 0,20

Acénocoumarol

SINTROM					
Dose initiale : 4 mg/j en 2 prises/j à adapter ensuite selon la zone thérapeutique choisie	30 cp. quadriséc. 4 mg	2,22	I	65 %	0,07
MINISINTROM					
À adapter à l'objectif d'INR	20 cp. 1 mg	1,18	I	65 %	0,06

ANTIVITAMINES K (2) – DÉRIVÉ DE L'INDANEDIONE

Fluindione

PRÉVISCAN					
Dose initiale : 20 mg/j en 1 seule prise/j à adapter ensuite selon la zone thérapeutique choisie	30 cp. séc. 20 mg	3,08	I	65 %	0,10

ANTIVITAMINES K – RÈGLES DE PRESCRIPTION (2)

Surveillance au long cours [1]

Éducation du patient

Elle est indispensable ainsi que celle de son entourage.

Expliquer le but du traitement, ses risques, l'intérêt d'une prise régulière et sa surveillance régulière par prises de sang.

Port d'un carnet dans lequel figurent l'indication du traitement (fourchette thérapeutique souhaitée), le groupe sanguin, les résultats des contrôles biologiques datés et les modifications posologiques.

Donner la liste des médicaments interdits et autorisés (ex : prendre du **paracétamol** et non de l'**aspirine** en cas de maux de tête).

Apprendre au patient à indiquer qu'il est sous **anticoagulant** en cas de chirurgie, d'extraction dentaire, de toute injection ou ponction ou infiltration.

Lui indiquer les signes d'une hypocoagulation trop importante : épistaxis, gingivorragies, saignements prolongés aux coupures, ecchymoses faciles.

Augmenter la fréquence des contrôles biologiques en cas de maladie intercurrente, troubles digestifs (diarrhées), fièvre et au début de la prescription d'un nouveau médicament.

Surveillance biologique

TP, INR 1 fois par sem. pendant le 1er mois puis 1 fois tous les 15 j ou tous les mois, tant que dure le traitement par **AVK**.

Faire des contrôles supplémentaires en cas d'introduction d'un nouveau médicament et en cas de modification de la dose d'**AVK**.

CONSENSUS

[1] Mise au point sur le bon usage des médicaments antivitamine K (AVK), *Afssaps*, 2009.

ANTIVITAMINES K (3) – PHARMACOLOGIE (1)

PROPRIÉTÉS

Anticoagulants actifs par voie orale qui inhibent la synthèse hépatique des formes actives des facteurs de la coagulation II, VII, X, IX ainsi que la synthèse des protéines C et S en entrant en compétition avec la vitamine K. Résorption digestive complète, fixation importante à l'albumine plasmatique, catabolisme hépatique, élimination urinaire.

	Délai d'action	Durée d'action
COUMADINE	Lent 2 à 3 j	4 à 5 j
SINTROM MINISINTROM	Semi-lent 1 à 2 j	2 à 4 j
PRÉVISCAN	Semi-lent 1 à 2 j	2 j

INDICATIONS

Indications où la zone thérapeutique préconisée en INR est entre 2 et 3 :
- traitement des thromboses veineuses profondes et embolies pulmonaires ;
- prévention des embolies systémiques en cas de fibrillation auriculaire, infarctus du myocarde compliqué d'anévrisme, cardiomyopathie dilatée avec altération de la fonction VG, cardiopathie valvulaire (rétrécissement mitral serré avec oreillette gauche dilatée), prothèse valvulaire biologique (3 premiers mois postopératoires) ;
- prothèse valvulaire mécanique aortique de 2e génération sans facteur de risque embolique type fibrillation auriculaire, dysfonction ventriculaire gauche, antécédent thromboembolique ;

Indications où la zone thérapeutique préconisée en INR est entre 3 et 4,5 :
- prothèse valvulaire mécanique mitrale ;
- prothèse valvulaire mécanique aortique de première génération ou avec facteur de risque embolique type fibrillation auriculaire, dysfonction ventriculaire gauche, antécédent thromboembolique ;
- embolies systémiques récidivantes.

CONTRE-INDICATIONS

Allergie connue aux produits.
Syndromes hémorragiques et lésions susceptibles de saigner.
Ulcère gastroduodénal récent ou évolutif, varices œsophagiennes.
HTA maligne (valeur diastolique > 120 mmHg).
Intervention neurochirurgicale ou oculaire récente.
Insuffisance rénale ou insuffisance hépatique sévères.
Accident vasculaire cérébral récent (sauf en cas d'embolie).
Péricardite liquidienne.
Certaines associations médicamenteuses : **aspirine** à forte dose, **miconazole**.
Grossesse : contre-indication pendant toute la durée de la grossesse.
Allaitement : contre-indiqué.

ANTICOAGULANTS : ACCIDENTS HÉMORRAGIQUES (1)

Cibles des anticoagulants sur la cascade de la coagulation

• Les **antivitamines K**, anticoagulants actifs par voie orale qui inhibent la synthèse hépatique des formes actives des facteurs de la coagulation II, VII, IX, X ainsi que la synthèse des protéines C et S en entrant en compétition avec la vitamine K.

• Les autres anticoagulants ont leur cible d'action précisée directement dans le schéma ci-dessous.

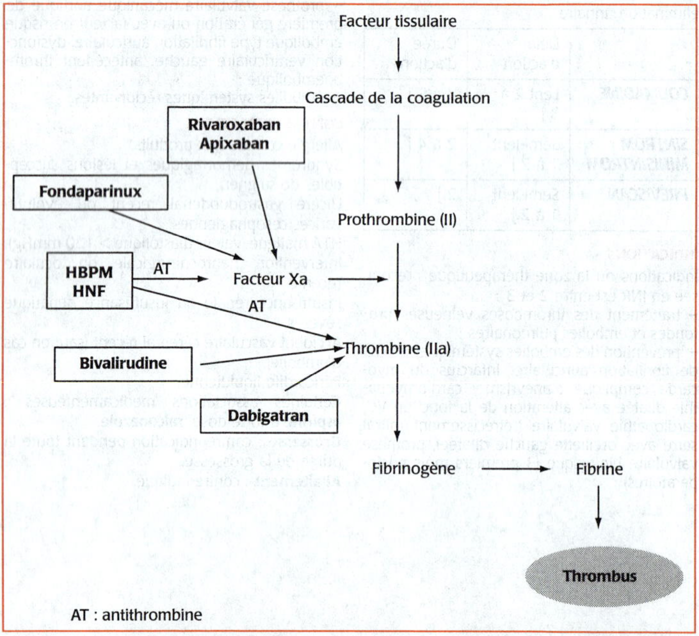

Quel que soit le traitement anticoagulant
– Détermination en urgence du groupe sanguin, Rhésus, agglutinines irrégulières.
– Dosage de l'hémoglobine et de l'hématocrite pour évaluer l'importance de la déglobulisation.
– Rechercher des facteurs favorisants : surdosage thérapeutique, interaction médicamenteuse, affection intercurrente.

ANTIVITAMINES K (4) – PHARMACOLOGIE (2)

PRÉCAUTIONS D'EMPLOI

En raison du délai d'action, les **antivitamines K** ne constituent pas un traitement d'attaque.

Modalités de prescription des **AVK** (bilan préalable, introduction du traitement, adaptation de la posologie et surveillance) : *cf.* Tableau.

La posologie sera adaptée et la surveillance accrue :
- en cas d'insuffisance hépatique,
- en cas d'insuffisance rénale,
- en cas d'hypoprotidémie,
- chez le sujet âgé,
- au cours de tout événement pathologique intercurrent.

En cas d'intervention chirurgicale ou d'extraction dentaire, la modification du traitement anticoagulant sera examinée au cas par cas auprès d'un avis spécialisé :
- chirurgie programmée : arrêter l'**AVK** 4 j avant l'intervention et relais par **héparine de bas poids moléculaire** à doses curatives ;
- chirurgie en urgence : utiliser **PPSB** (effet immédiat) et **vitamine K** (action retardée mais prolongée) pour ramener INR < 2.

L'arrêt d'un traitement par **AVK** doit être progressif.

Contre-indication de toute injection et/ou ponction par voie intramusculaire ou intra-articulaire.

EFFETS INDÉSIRABLES

Manifestations hémorragiques de gravité variable qui peuvent être un signe de surdosage ou révéler une lésion organique. Fréquence : 2 à 4 % quand INR entre 2 et 3, et 10 à 15 % quand INR entre 3 et 4,5.

Propres aux **dérivés coumariniques** : troubles gastro-intestinaux (nausées, vomissements, diarrhée) ; éruptions cutanées allergiques (urticaire, prurit) réversibles à l'arrêt du traitement.

Propres aux **dérivés de l'indanedione** : éruptions cutanées, fièvre, arthralgies, leucopénie réversibles à l'arrêt du traitement ; manifestations immunoallergiques avec insuffisance rénale aiguë et/ou hépatique ou médullaire imposant l'arrêt du traitement ; exceptionnellement hépatite cytolytique.

INTERACTIONS MÉDICAMENTEUSES

Associations contre-indiquées : **aspirine** à forte dose, **miconazole**, millepertuis.

Associations déconseillées : **aspirine** aux doses antalgiques ou antipyrétiques (entre 500 mg et 3 g/j) et aux doses antiagrégantes (de 50 à 375 mg/j), **AINS**, **fluorouracile**.

Ces associations entrainent une augmentation du risque hémorragique.

Associations faisant l'objet de précautions d'emploi :

- *potentialisation des effets des* **AVK** *(augmentation du risque hémorragique) :*
  - *augmentation de la résorption digestive* : ralentisseur du transit,
  - *déplacement des* **AVK** *des sites de fixation protéique* : **antibiotiques sufamides**, **sulfamides hypoglycémiants**, **fénofibrate**, **phénytoïne**, **miconazole**,
  - *diminution du catabolisme des* **AVK** : **disulfirame**, **chloramphénicol**, **allopurinol**, **miconazole**, **métronidazole**, **cimétidine**,
  - *diminution de l'élimination rénale* : **probénécide**,
  - *diminution de synthèse des facteurs vitamine K-dépendants* : **quinidine**, **quinine**, **paracétamol**, **amiodarone**,
  - *diminution de synthèse de vitamine K* : **cyclines**, **antibiotiques sufamides**,
  - *augmentation du catabolisme de la vitamine K* : **hormones thyroïdiennes** ;
- *diminution des effets des* **AVK** *:*
  - *diminution de la résorption digestive* : **antiacides**, **pansements digestifs**, **colestyramine**, **charbon activé**, **laxatifs**,
  - *augmentation du catabolisme par inducteurs enzymatiques* : **rifampicine**, **barbituriques**, **phénytoïne**, **carbamazépine**, **griséofulvine**, alcoolisme chronique,
  - *augmentation de synthèse des facteurs vitamines K-dépendants* : **vitamine K**, œstrogènes.

INTERACTIONS

Aliments riches en **vitamine K** : choux, brocolis, céréales, choucroute, carottes, crudités, abats : ces aliments ne sont pas interdits mais il faut éviter les changements d'alimentation brusques.

ANTICOAGULANTS : ACCIDENTS HÉMORRAGIQUES (2)

Hémorragie sous HNF

Confirmer l'hypocoagulabilité en dosant le TCA.

Hémorragie mineure

- Si surdosage biologique important (ratio TCA > 4) : arrêter temporairement la perfusion d'**héparine** pendant 1 h puis reprendre le traitement à dose moindre.
- Si surdosage biologique modéré : réduire la dose.

Hémorragie majeure

- Arrêt de l'**héparine**.
- Hospitalisation en urgence et surveillance en réanimation.

> - Correction de l'hypocoagulabilité en utilisant l'antidote spécifique de l'**héparine** : **sulfate de protamine** : 100 UAH (unités antihéparine) en injection IV lente neutralisent environ 100 UI d'**héparine standard**. Le risque rare mais grave et imprévisible de cette neutralisation est une HTAP sévère avec bronchoconstriction.

- Traiter une anémie : transfusion de culots globulaires si besoin.

Hémorragie sous héparine de bas poids moléculaire

- Confirmer l'hypocoagulabilité en dosant l'activité anti-Xa.
- Le **sulfate de protamine** neutralise complètement l'activité anti-IIa mais incomplètement l'activité anti-Xa.
- 100 UAH en injection IV lente neutralisent 100 UI anti-Xa de ***FRAXIPARINE*** ou de ***FRAGMINE*** ou de ***LOVENOX*** avec toutefois une efficacité moins bonne que pour l'**héparine standard**.
- Traiter une anémie : transfusion de culots globulaires si besoin.

Hémorragie sous traitement antivitamine K (AVK) oral

Confirmer l'hypocoagulabilité en dosant le TP et l'INR.

Hémorragie mineure

- Si surdosage biologique important (TP < 10 % – INR > 5) : arrêt des **AVK**, puis reprendre le traitement à dose moindre.
- Si surdosage biologique modéré : réduire la dose.

Hémorragie majeure

- Arrêt des **AVK**.
- Hospitalisation en urgence et surveillance en milieu de réanimation.

> - Correction de l'hypocoagulabilité avec **vitamine K1** : 5 à 10 mg en perfusion IV continue de 1 h, en asociation avec un CCP, quel que soit l'INR de départ.

- CCP (concentré de complexes prothrombiniques) : 0,5 à 1 mL/kg de poids en injection IV lente pour obtenir un TP > 50 %.
- Traiter une anémie : transfusion de culots globulaires si besoin.

Hémorragie sous bivalirudine

En cas de surdosage, le traitement par la **bivalirudine** doit être immédiatement arrêté et le patient doit être étroitement surveillé afin de détecter tout signe de saignement.

En cas de saignement majeur, le traitement par **bivalirudine** doit être arrêté immédiatement. Il n'existe pas d'antidote connu ; cependant, la **bivalirudine** est hémodialysable.

HÉMOSTATIQUES GÉNÉRAUX EN CARDIOLOGIE (1) – ANTIDOTES DES TRAITEMENTS THROMBOLYTIQUES

Acide tranexamique

EXACYL					
Surdosage en thrombolytique : 2 à 4 g/24 h à répartir en 2 à 3 administrations/j	20 cp. 500 mg	2,94	I	65 %	0,15
	5 amp. inj. 500 mg/5 mL	8,29	I	65 %	1,66
Forme injectable à administrer en IVL	5 amp. inj. 1 g/10 mL	2,17	I	65 %	0,43
SPOTOF					
Idem ***EXACYL***	5 amp. buv. 1 g/10 mL	2,17	I	30 %	0,43
	20 cp. 500 mg	2,94	I	30 %	0,15

PROPRIÉTÉS

Action antifibrinolytique par inhibition de la plasmine.

INDICATIONS

En cardiologie : traitement d'urgence des hémorragies majeures liées à un surdosage en **thrombolytique** (*cf.* chapitre correspondant).

CONTRE-INDICATIONS

Manifestations thromboemboliques, états fibrinolytiques réactionnels à une CIVD, insuffisance rénale grave, hématurie macroscopique.

Grossesse et **allaitement :** utilisation déconseillée.

PRÉCAUTIONS D'EMPLOI

Diminuer la posologie en cas d'insuffisance rénale.

Injections IV à pratiquer très lentement. Ne pas utiliser la voie IM.

EFFETS INDÉSIRABLES

Rarement vertiges, nausées, vomissements, lipothymies, éruption cutanée allergique.

INTERACTIONS MÉDICAMENTEUSES

Urokinase, **noradrénaline**, benzylpénicillines, **tétracyclines**, **dipyridamole**, **diazépam**.

ANTICOAGULANTS : ACCIDENTS HÉMORRAGIQUES (3)

Hémorragie sous fondaparinux

Des doses supérieures à celles recommandées peuvent conduire à une augmentation du risque de saignement.

Il n'existe pas d'antidote connu au **fondaparinux**.

En cas de surdosage et d'hémorragie : arrêt du traitement, rechercher l'origine du saignement, traitement adapté (hémostase chirurgicale, transfusion, plasmaphérèse).

Hémorragie sous les nouveaux anticoagulants oraux (NACO) ou anticoagulants oraux directs (AOD) : dabigatran, rivaroxaban, apixaban

Il n'existe aucun antidote spécifique ni aucune recommandation consensuelle pour l'instant.

Les TCA, TP, INR et facteurs de coagulation ne sont pas interprétables.

Le temps de thrombine est interprétable avec le **dabigatran** mais il n'y a pas de corrélation avec le taux plasmatique.

L'activité anti-Xa est interprétable avec le **rivaroxaban** et l'**apixaban** mais il n'y a pas de corrélation avec le taux plasmatique.

En cas d'hémorragie majeure ou menaçant le risque vital :
- arrêt du traitement ;
- discussion multidisciplinaire avec un spécialiste en hémostase (dosage spécifique, interprétation) ;
- utilisation possible de l'**idarucizumab** (***PRAXBIND***), **antidote du dabigatran**, en cas d'urgence avec saignement incontrôlé ou menaçant le pronostic vital ;
- utilisation possible de **concentrés de complexes prothrombiniques** (***KANOKAD***, ***OCTAPLEX***, ***FEIBA***) et de **facteur VIIa humain recombinant** (***NOVOSEVEN***).

HÉMOSTATIQUES GÉNÉRAUX EN CARDIOLOGIE (2) – ANTIDOTE DES TRAITEMENTS HÉPARINIQUES

Sulfate de protamine

PROTAMINE CHOAY					
100 UAH (unités antihéparine) en inj. IV lente neutralisent 100 UI d'**héparine standard**, 50 à 60 UI anti-Xa de ***FRAXIPARINE*** ou de ***FRAGMINE***	1 fl. 10 000 UAH/10 mL 1 mL = 1 000 UAH	34,10	I	65 %	34,10

PROPRIÉTÉS

Antidote de l'**héparine** d'action immédiate en IV.

INDICATIONS

Neutralisation instantanée de l'action anticoagulante de l'**héparine** en cas de surdosage par exemple.

CONTRE-INDICATIONS

Aucune. Une allergie alimentaire au poisson peut faire prévoir une intolérance à la **protamine**.

PRÉCAUTIONS D'EMPLOI

Pratiquer un temps de thrombine pour s'assurer d'une bonne neutralisation de l'**héparine** par la **protamine** : il doit être normalisé.
La persistance du syndrome hémorragique peut être un signe de surdosage en protamine qui possède une activité anticoagulante propre.

EFFETS INDÉSIRABLES

Rarement hypotension, bradycardie, hypertension pulmonaire aiguë.

INTERACTIONS MÉDICAMENTEUSES

Aucune.

HÉMOSTATIQUES GÉNÉRAUX EN CARDIOLOGIE (3) – ANTIDOTES DES TRAITEMENTS PAR ANTIVITAMINES K (1)

Vitamine K

VITAMINE K1 ROCHE					
Surdosage en AVK avec INR > 6 et sans hémorragie sévère : 0,5 mg en perfusion IV continue sur 20 à 30 min Si INR ≥ 10 et sans hémorragie sévère : 1 mg en perfusion IV continue sur 20 à 30 min Surdosage en AVK avec hémorragie sévère : 10 à 20 mg en perfusion IV continue de 1 h en association au **PPSB**	5 amp. 2 mg/0,2 mL 3 amp. 10 mg/1 mL	4,90 3,35		65 % 65 %	0,98 1,12

PROPRIÉTÉS

Cofacteur indispensable à la synthèse hépatique des facteurs de la coagulation II, VII, IX, X, protéines C et S.

INDICATIONS

En cardiologie : hypoprothrombinémie induite par les **anticoagulants oraux antivitamines K**.

Cholestase : hypoprothrombinémie induite par la carence en vitamine K liée à la cholestase.

Correction d'une hypoprothrombinémie liée à une cholestase : 20 mg IV.

CONTRE-INDICATIONS

Antécédent d'allergie à la **vitamine K**.

PRÉCAUTIONS D'EMPLOI

Ne pas utiliser la voie IM pour corriger un traitement antivitamine K : utiliser la voie IV.

Ne pas utiliser une ampoule avec un contenu devenu trouble.

Grossesse et **allaitement :** risques non connus.

EFFETS INDÉSIRABLES

Voie IV : risque faible de réactions anaphylactiques.

INTERACTIONS MÉDICAMENTEUSES

L'administration de **vitamine K** à un patient sous **AVK** le rend réfractaire aux AVK pendant 8 j environ.

HÉMOSTATIQUES GÉNÉRAUX EN CARDIOLOGIE (4) – ANTIDOTES DES TRAITEMENTS PAR ANTIVITAMINES K (2)

Complexe prothrombique humain (PPSB)

OCTAPLEX				
Cf. Posologie	1 fl. pdre. + solv. 500 UI de FIX (25 UI/mL)	HOP	I	
CONFIDEX				
Cf. Posologie	1 fl. pdre. + solv. 250 UI de FIX (25 UI/mL)	HOP	I	
	1 fl. pdre. + solv. 500 UI de FIX (25 UI/mL)	HOP	I	
KANOKAD				
Cf. Posologie	1 fl. pdre. + solv. 20 UI de FIX (25 UI/mL)	HOP	I	

PROPRIÉTÉS

Concentrés de 4 facteurs de coagulation humains (facteurs II, VII, IX et X) + 2 autres substances actives (protéines S et C) pour ***OCTAPLEX*** et ***CONFIDEX***.

INDICATIONS

Traitement des saignements et prophylaxie périopératoire des accidents hémorragiques lors d'un déficit :

– acquis en facteurs de coagulation du complexe prothrombique quand une correction urgente est requise (ex : **traitement par antivitamine K ou surdosage**) ;

– congénital en l'un des facteurs vitamine K-dépendants, lorsqu'un facteur de coagulation spécifique pur n'est pas disponible.

POSOLOGIE

Posologies nécessaires pour normaliser l'INR (≤ 1,2) :

INR initial	2,0-2,5	2,5-3,0	3,0-3,5	> 3,5
Posologie (mL/kg)	0,9-1,3	1,3-1,6	1,6-1,9	> 1,9

Les posologies sont toujours calculées sur la base des concentrations de facteur IX.
Dose unique max : 3 000 UI de FIX.
Durée de l'effet : 6 à 8 h (ou 4 à 6 h si administration de **vitamine K** simultanément).

CONTRE-INDICATIONS

Hypersensibilité connue à l'un des composants.
Antécédent de thrombocytopénie induite par l'héparine (type II).
Risque de thrombose, angor, infarctus récent du myocarde, sauf si le pronostic vital est engagé.
En cas de coagulation intravasculaire disséminée, l'administration ne doit être faite qu'après la fin de la phase de consommation.

PRÉCAUTIONS D'EMPLOI

Vaccination contre les hépatites A et B pour les patients recevant régulièrement du **PPSB**.
Contiennent du sodium.

EFFETS INDÉSIRABLES

Possibilité non exclue de transmissions d'infections, notamment du virus de l'hépatite A et du parvovirus.
Rares : réactions d'hypersensibilité, CIVD, accident thromboembolique, thrombopénie induite par l'héparine (type II), apparition d'anticorps contre un ou plusieurs facteurs du complexe.

INTERACTIONS MÉDICAMENTEUSES

Neutralise l'effet des **antivitamines K**.

HÉMOSTATIQUES GÉNÉRAUX EN CARDIOLOGIE (5) – ANTIDOTE DU DABIGATRAN

Idarucizumab

PRAXBIND				
5 g (2 x 2,5 g/50 mL)	1 sol. inj. pour perf. 2,5 mg/50 mL	HOP	I	

PROPRIÉTÉS

Anticorps humanisé qui se lie avec une très forte affinité (300 fois plus forte que celle du **dabigatran** pour la thrombine) au **dabigatran** et qui permet une réversion spécifique et donc une annulation des effets anticoagulants du **dabigatran**.Son délai d'action est très court : les études ont montré une diminution de 99 % des concentrations plasmatiques de **dabigatran** non lié immédiatement après l'injection d'**idarucizumab**.

INDICATIONS

Adultes traités par **dabigatran étexilate** quand une réversion rapide des effets anticoagulants est requise :
– pour une urgence chirurgicale ou des procédures urgentes ;
– en cas de saignements menaçant le pronostic vital ou incontrôlés.

POSOLOGIE

Posologie unique de 5 g sous forme de 2 perf. de 5 à 10 min (ou en bolus) à 2,5 g chacune.
L'administration d'une 2e dose de 5 g d'**idarucizumab** peut être envisagée dans les cas suivants :
– réapparition d'un saignement en même temps qu'un allongement des temps de coagulation ;
– réapparition d'un saignement risquant de menacer le pronostic vital ;
– patients nécessitant une 2e intervention chirurgicale ou des procédures urgentes alors que les temps de coagulation sont allongés.

CONTRE-INDICATIONS

Hypersensibilité.

EFFETS INDÉSIRABLES

Aucun.

INTERACTIONS MÉDICAMENTEUSES

Aucune.

NOTES

ARYTHMIE COMPLÈTE PAR FIBRILLATION AURICULAIRE (ACFA) (1)

Les principaux éléments nouveaux des dernières recommandations dans la prise en charge de la fibrillation auriculaire portent sur :

– les algorithmes de choix du traitement anticoagulant avec notamment l'apparition des nouveaux anticoagulants oraux (NACO), appelés aussi anticoagulants oraux directs (AOD) ;

– le maintien pharmacologique en rythme sinusal, après cardioversion médicamenteuse ou par choc électrique externe ou par technique interventionnelle (ARF) ;

– la place encore plus large de l'**ablation par radiofréquence (ARF).**

Traitement anticoagulant [1]

Les accidents thromboemboliques représentent la première complication de l'ACFA. Ce risque peut aller de 0,8 à plus de 20 % par an en cas d'association à d'autres facteurs de risque. L'anticoagulation les réduit de plus de 50 %, moyennant une faible augmentation du risque hémorragique.

> Il est à présent parfaitement établi que tous les patients en arythmie complète par fibrillation auriculaire doivent être anticoagulés, à l'exclusion des patients < 65 ans (quel que soit le sexe) ayant une ACFA isolée.

• Les **nouveaux anticoagulants oraux** ont une efficacité au moins identique aux **AVK**, voire supérieure dans certains cas, et en tout cas un moindre risque hémorragique intracrânien. Cependant, ils doivent être prescrits dans le respect très strict de leurs indications et contre-indications avec une vigilance particulière dans le suivi des patients. Les nouveaux anticoagulants oraux efficaces dans l'ACFA **non valvulaire** sont :

– le **dabigatran** : **inhibiteur direct de la thrombine (IIa)**. Posologie habituelle 150 mg x 2/j. À réduire à 110 mg x 2/j après 75 ans, si clairance de la créatinine entre 30 et 50 mL/min, si risque hémorragique élevé et si prise de **vérapamil** ou d'**amiodarone** ;

– le **rivaroxaban** : **inhibiteur direct du facteur Xa**. Posologie habituelle 20 mg/j en 1 prise. À réduire à 15 mg/j si clairance de la créatinine entre 30 et 50 mL/min. Contre-indication si clairance de la créatinine < 29 mL/min ;

– l'**apixaban** : **inhibiteur direct du facteur Xa**. Posologie habituelle 5 mg x 2/j. À réduire à 2,5 mg x 2/j après 80 ans, si < 60 kg et si clairance de la créatinine > 133 µmol/L.

• Les **antivitamines K** restent un des traitements anticoagulants de choix dans l'ACFA non valvulaire et valvulaire, alors même qu'ils représentent la 1re cause de iatrogénie grave en France (accidents hémorragiques). Ils peuvent être utilisés chez les personnes agées et en cas d'insuffisance rénale avec une posologie réduite,une évaluation du rapport bénéfice/risque, une surveillance régulière et une éducation appropriée du patient. *Cf.* Modalités de prescription des AVK.

• Dans l'algorithme de choix du traitement anticoagulant, on s'aide :

– du score CHA_2DS_2-VASc qui évalue le risque thromboembolique en cas d'ACFA non valvulaire ;

– du score HAS-BLED qui évalue le risque hémorragique.

INHIBITEURS DIRECTS DU FACTEUR XA (MALADIE THROMBOEMBOLIQUE ARTÉRIELLE)

Rivaroxaban

XARELTO					
Traitement préventif de l'accident thromboembolique ou AVC ischémique dans la fibrillation auriculaire 20 mg/j, 15 mg chez le sujet âgé ou en cas d'insuffisance rénale modérée	14 cp. 15 mg	36,69	I	65 %	2,62
	28 cp. 15 mg	69,62	I	65 %	2,49
	42 cp. 15 mg	102,54	I	65 %	2,44
	100 cp. 15 mg	HOP	I		
	14 cp. 20 mg	36,69	I	65 %	2,62
	28 cp. 20 mg	69,62	I	65 %	2,49
	100 cp. 20 mg	HOP	I		

Les autres indications de ce médicament sont proposées dans le chapitre **Inhibiteur direct du facteur Xa (maladie veineuse)**.

Apixaban

ELIQUIS					
Traitement préventif de l'accident thromboembolique ou AVC ischémique dans la fibrillation auriculaire : 5 mg x 2/j (2,5 mg x 2/j chez le sujet à risque)	10 cp. 2,5 mg	12,61	I	65 %	1,26
	20 cp. 2,5 mg	25,43	I	65 %	1,27
	60 cp. 2,5 mg	70,79	I	65 %	1,18
	60 cp. 5 mg	70,79	I	65 %	1,18

Les autres indications de ce médicament sont proposées dans le chapitre **Inhibiteur direct du facteur Xa (maladie veineuse)**.

PROPRIÉTÉS

Inhibiteurs sélectifs du facteur Xa.

La biodisponibilité de l'**apixaban** est de l'ordre de 50 % alors que celle du **rivaroxaban** est comrise entre 80 et 100 % ; les concentrations maximales sont atteintes en 2 à 4 h.

La prise alimentaire n'a pas d'influence sur les paramètres pharmacocinétiques ; l'**apixaban** et le **rivaroxaban** peuvent donc être pris pendant comme en dehors des repas.

INDICATIONS

Prévention des accidents vasculaires cérébraux (AVC) et des embolies systémiques chez les patients adultes atteints de fibrillation atriale non valvulaire et présentant un ou plusieurs facteur(s) de risque tels que: antécédent d'AVC ou d'AIT, âge ≥ 75 ans; HTA, diabète; insuffisance cardiaque symptomatique classe NYHA ≥ II.

CONTRE-INDICATIONS

Hypersensibilité respectivement au **raviroxaban** ou à l'**apixaban**.

Saignement évolutif cliniquement significatif.

Pathologie hépatique associée à un trouble de l'hémostase.

Grossesse et allaitement.

PRÉCAUTIONS D'EMPLOI

Surveillance étroite pour la recherche de signes hémorragiques.

EFFETS INDÉSIRABLES

Les effets indésirables observés sont à remettre dans le contexte post-chirurgical du traitement puisqu'il est parfois difficile d'en déterminer la cause exacte.

Les effets indésirables observés sont les suivants : anémies, hémorragies, confusions et nausées. Parfois, augmentation des transaminases.

INTERACTIONS MÉDICAMENTEUSES

L'association de ***XARELTO*** ou d'***ELIQUIS*** avec les inhibiteurs/inducteurs puissants du CYP3A4 et/ou de la P-gp n'est pas recommandée. Les médicaments concernés sont les **antifongiques azolés** et les **inhibiteurs de la protéase** du VIH.

Tout traitement concomitant avec un autre **anticoagulant** et/ou un **AINS** justifie une vigilance particulière en raison du risque de saignement accru.

ARYTHMIE COMPLÈTE PAR FIBRILLATION AURICULAIRE (ACFA) (2)

Score CHA_2DS_2-VASc

C	Cardiaque (insuffisance, dysfonction VG)	1 point
H	HTA	1 point
A_2	Âge ≥ 75 ans	2 points
D	Diabète	1 point
S_2	*Stroke* : AVC, AIT, embolie périphérique	2 points
C	Vasculaire (maladie) : antécédent d'IDM, artériopathie périphérique, athérome aortique	1 point
A	Âge 65-74 ans	1 point
Sc	Sexe féminin	1 point

Score HAS-BLED

H	HTA	1 point
A	Anomalie de la fonction rénale/hépatique	1 point/1 point
S	*Stroke* (AVC)	1 point
B	*Bleeding* (hémorragie)	1 point
L	*Labile INR* (INR instable)	1 point
E	Ederly (âge > 75 ans)	1 point
D	Drogues/alcool	1 point/1 point

INHIBITEUR DIRECT DE LA THROMBINE (ANTI-IIA) (MALADIE THROMBOEMBOLIQUE ARTÉRIELLE)

Dabigatran étexilate

PRADAXA					
Prévention de l'accident thromboembolique ou AVC ischémique dans la fibrillation auriculaire A > 18 ans : 150 mg x 2/j En cas d'insuffisance rénale modérée : 110 mg x 2/j	10 gél. 110 mg 30 gél. 110 mg 60 gél. 110 mg 60 gél. 150 mg	13,28 39,04 74,32 74,32	I I I I	30 % 30 % 30 % 30 %	1,33 1,30 1,24 1,24

Les autres indications de ce médicament sont proposées dans le chapitre **Inhibiteur direct de la thrombine (anti-IIa) (maladie veineuse)**.

PROPRIÉTÉS

Inhibiteur direct, puissant et réversible de la thrombine qui joue un rôle majeur dans la formation du thrombus.

INDICATIONS

Prévention de l'AVC et de l'embolie systémique chez les patients adultes présentant une fibrillation atriale non valvulaire associée à un ou plusieurs des facteurs de risque suivants :
- antécédent d'AVC, d'accident ischémique transitoire ou d'embolie systémique ;
- FEVG < 40 % ;
- insuffisance cardiaque symptomatique, classe NYHA ≥ II ;
- âge ≥ 75 ans.
- âge ≥ 65 ans associé à l'une des affections suivantes : diabète, coronaropathie ou HTA.

CONTRE-INDICATIONS

Hypersensibilité au **dabigatran étexilate**.
Trouble de la coagulation.
Insuffisance rénale sévère (clairance de la créatinine < 20 mL/min).
Saignement évolutif, lésion organique susceptible de saigner.
Insuffisance hépatique sévère.
Traitement par **quinidine**.
Grossesse et allaitement : déconseillé.

EFFETS INDÉSIRABLES

Anémie, thrombopénie, hémorragie.
Augmentation des ASAT, des ALAT, de la bilirubine.
Réaction allergique.

INTERACTIONS MÉDICAMENTEUSES

Augmentation du risque de saignement si association à d'autres anticoagulants (**HNF**, **warfarine**, **thrombolytiques**, **antiagrégants plaquettaires**).

ARYTHMIE COMPLÈTE PAR FIBRILLATION AURICULAIRE (ACFA) (3)

Algorithme de choix du traitement anticoagulant

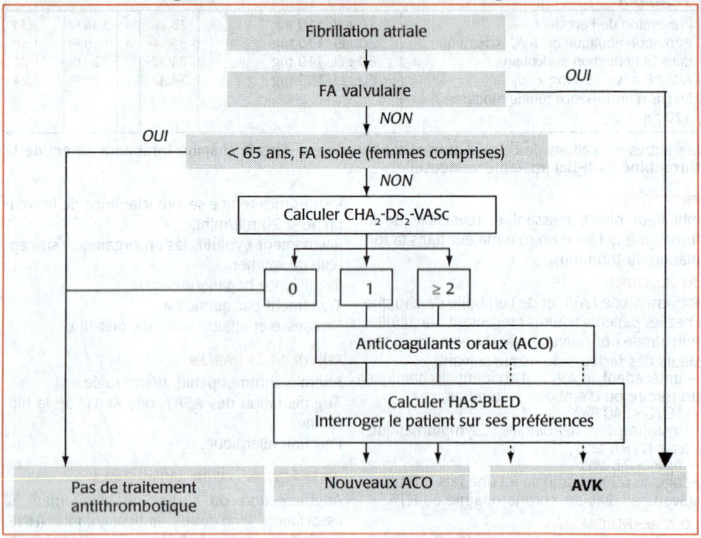

Traitement antiarythmique [1]

Deux stratégies sont possibles :

- respecter l'arythmie en contrôlant la cadence ventriculaire ;
- restaurer le rythme sinusal et instaurer au décours un traitement d'entretien.

Contrôle de la cadence ventriculaire [1]

De façon temporaire

Très fréquemment, le traitement initial consiste à ralentir la cadence ventriculaire afin d'améliorer la tolérance avant de tenter ultérieurement une réduction.

En l'absence de signe de mauvaise tolérance lié à une fréquence ventriculaire trop rapide, les drogues par voie IV seront évitées du fait de leurs effets secondaires (hypotension, insuffisance cardiaque, etc.). Si la fonction ventriculaire est bonne, on proposera les **inhibiteurs calciques** ou les **β-bloquants** qui sont particulièrement efficaces. Les **digitaliques** trouvent leur meilleure indication en cas d'insuffisance cardiaque par dysfonction systolique.

Les différentes thérapeutiques sont :

– **inhibiteurs calciques**, **diltiazem** (***TILDIEM***) : bolus de 20 à 25 mg (fl. à 25 mg) IV en 2 min puis 10 à 15 mg/h IVSE ou 1 cp. à 60 mg x 3/j ;

– **inhibiteurs calciques**, **vérapamil** (***ISOPTINE***) : bolus de 1 à 2 amp. à 5 mg IV en 2 min puis 3 à 12 mg/h IVSE ou 1 cp. à 120 mg x 2/j ;

– **β-bloquant**, **aténolol** (***TÉNORMINE***) : 1/2 à 1 cp. à 100 mg/j ;

– **digitaliques**, **digoxine** (***DIGOXINE NATIVELLE***) : 1/2 amp. à 0,5 mg x 3/j en IV lente ou 1 cp. à 0,25 mg/j.

ANTIARYTHMIQUES – MÉCANISMES ET CLASSIFICATION (1)

Rappels électrophysiologiques

Les différents types cellulaires

On distingue 2 types de cellules cardiaques :
– fibres à réponse rapide (cellules auriculaires, ventriculaires et du système His-Purkinje) : potentiel de repos fortement négatif et potentiel d'action classique en 5 phases ;
– fibres à réponse lente (cellules du nœud sinusal et du nœud auriculo-ventriculaire) : potentiel de repos faiblement négatif et potentiel d'action particulier.

Les 5 phases du potentiel d'action

Phase 0 : dépolarisation (courant sodique entrant).
Phase 1 : repolarisation rapide initiale (courant chlore entrant).
Phase 2 : plateau du potentiel d'action (courant calcique entrant).
Phase 3 : repolarisation terminale (courant potassique sortant).
Phase 4 : phase de repos.

Les cellules à réponse lente ont un potentiel d'action différent avec une phase 0 correspondant à un courant calcico-sodique entrant et une phase 4, sous influence sympathique, présentant une dépolarisation spontanée à l'origine de l'activité *pacemaker*.

Classification des antiarythmiques

Classification de Vaughan-Williams

- Classe I : inhibiteurs des canaux sodiques.
- Classe II : **β-bloquants**.
- Classe III : bloqueurs de l'influx potassique.
- Classe IV : **inhibiteurs calciques**.

En fait, les **antiarythmiques** ne sont pas des substances pures : l'**amiodarone** est un **antiarythmique** de classe I, II, III et IV.

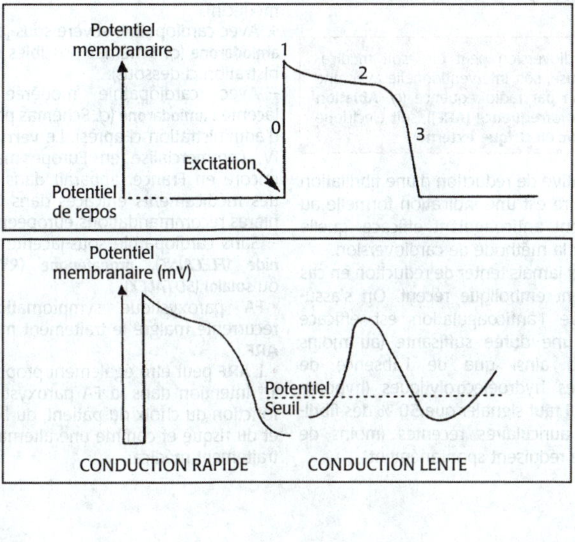

ARYTHMIE COMPLÈTE PAR FIBRILLATION AURICULAIRE (ACFA) (4)

De façon définitive

En cas d'ACFA persistante bien tolérée chez un sujet âgé et/ou en cas de cardiopathie, le simple contrôle de la cadence ventriculaire est tout à fait acceptable. L'objectif est d'avoir une fréquence ventriculaire entre 70 et 80/min. Le traitement, par voie orale, repose sur 3 classes thérapeutiques : les **digitaliques**, les **β-bloquants** et les **inhibiteurs calciques**. La ***CORDARONE*** est dans cette indication une drogue de seconde intention.

Réduction de la fibrillation auriculaire [1]

La réduction de la fibrillation auriculaire reste le traitement de référence chez les patients symptomatiques, surtout s'ils sont jeunes.

> La cardioversion peut être soit médicamenteuse, soit interventionnelle avec une ablation par radiofréquence (*cf.* **Ablation par radiofréquence [ARF]**), soit électrique (*cf.* **Choc électrique externe**).

La tentative de réduction d'une fibrillation auriculaire est une indication formelle au traitement anticoagulant efficace, quelle que soit la méthode de cardioversion.

Il ne faut jamais tenter de réduction en cas d'accident embolique récent. On s'assurera que l'anticoagulation est efficace depuis une durée suffisante (au moins 3 sem.) ainsi que de l'absence de désordres hydroélectrolytiques (hypokaliémie). Il faut signaler que 50 % des fibrillations auriculaires récentes (moins de 48 h) se réduisent spontanément.

> Indications de l'échographie transœsophagienne (vérification de l'absence de thrombus dans l'oreillette gauche avant réduction) :
> – systématiquement après une embolie systémique,
> – chez un patient à haut risque (rétrécissement mitral, dysfonction ventriculaire gauche, grosse oreillette gauche, etc.),
> – en cas d'incertitude sur l'efficacité du traitement anticoagulant,
> – diminution de la durée de l'anticoagulation avant réduction.

Indications

- FA récente avec instabilité hémodynamique : **choc électrique externe**.
- FA récente sans instabilité hémodynamique : cardioversion médicamenteuse (un choc electrique externe peut néanmoins être préféré par le patient et le médecin).
  – Avec cardiopathie sévère sous-jacente : **amiodarone** (*cf.* Schémas possibles d'administration ci-dessous).
  – Avec cardiopathie modérée sous-jacente : **amiodarone** (*cf.* Schémas possibles d'administration ci-après). Le **vernakalant** IV, commercialisé en Europe mais pas encore en France, apparaît dans la liste des médicaments efficaces dans les dernières recommandations européennes.
  – Sans cardiopathie sous-jacente : **flécaïnide** (***FLÉCAÏNE***), **propafénone** (***RYTHMOL***) ou **sotalol** (***SOTALEX***).
- FA paroxystique symptomatique et récurrente malgré le traitement médical : **ARF**.
- L'**ARF** peut être également proposée en 1re intention dans la FA paroxystique en fonction du choix du patient, du bénéfice et du risque et comme une alternative au traitement médical.

ANTIARYTHMIQUES – MÉCANISMES ET CLASSIFICATION (2)

Mécanismes d'action

Antiarythmiques de classe I

Ils agissent au niveau de la phase 0 en diminuant l'influx entrant de sodium (effet stabilisant de membrane), ce qui a pour effet d'augmenter la durée du QRS. Leur action s'exerce surtout sur les fibres à réponse rapide. On différencie trois sous-classes selon leur action sur la repolarisation (voir Tableau) :

– classe Ia : **hydroquinidine** (***SÉRÉCOR***), **disopyramide** (***RYTHMODAN***, ***ISORYTHM***) ;

– classe Ib : **lidocaïne** (***XYLOCARD***) ;

– classe Ic : **cibenzoline** (***CIPRALAN***, ***EXAC OR***), **propafénone** (***RYTHMOL***), **flécaïnide** (***FLÉCAÏNE***).

Antiarythmiques de classe II

Les **β-bloquants** agissent sur la phase IV en diminuant la dépolarisation spontanée. Ils sont donc essentiellement actifs sur les fibres à réponse lente.

Antiarythmiques de classe III

Il s'agit de l'**amiodarone** et du **sotalol**. Leur action porte sur la phase 3 : augmentation du temps de repolarisation et de la durée du potentiel d'action, mais aucun n'est pur.

Antiarythmiques de classe IV (vérapamil, diltiazem)

Les **inhibiteurs calciques** agissent sur la phase 2 des fibres rapides (diminution de l'entrée de calcium) et la phase 0 des fibres lentes.

Antiarythmiques responsables d'effet proarythmique

- Classe Ia et Ic : extrasystoles, tachycardie et fibrillation ventriculaire, torsades de pointes, flutter 1/1.
- Classe III (la ***CORDARONE*** présente peu ou pas d'effet arythmogène) : extrasystoles, tachycardie et fibrillation ventriculaire, torsades de pointes.

Antiarythmiques responsables de torsades de pointes

- Classe Ia : **quinidiniques** +++ et **disopyramide**.
- Classe III.
- Classe II et IV par leur effet bradycardisant.

Antiarythmiques responsables de troubles conductifs

- Classe Ia et Ic : troubles de conduction infranodaux et intraventriculaires.
- Classe II et IV : dysfonction sinusale et blocs auriculo-ventriculaires nodaux.
- Classe III : provoquent des troubles de conduction.

Principaux antiarythmiques inotropes négatifs

- Classe Ia et Ic.
- Classe II.
- Classe IV.

Associations d'antiarythmiques

Elles seront à éviter surtout entre **antiarythmiques** de même classe ou inotropes négatifs. Certaines associations peuvent être utiles (***DIGOXINE NATIVELLE***/***CORDARONE***, ***CORDARONE***/**β-bloquants**).

ARYTHMIE COMPLÈTE PAR FIBRILLATION AURICULAIRE (ACFA) (5)

Algorithme de choix entre les médicaments et l'ARF pour réduire une FA

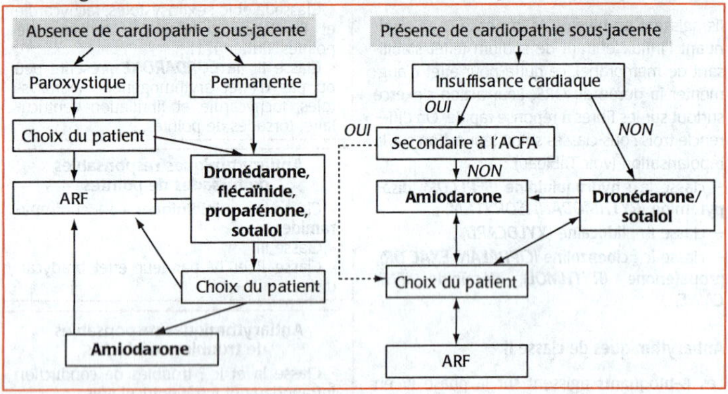

Méthodes

► *Ablation par radiofréquence (ARF)*

Sa place a été renforcée dans les nouvelles recommandations.

► *Cardioversion médicamenteuse*

Globalement, le taux de réduction est de 70 %. Plusieurs **antiarythmiques** sont utilisables et efficaces.

• **Antiarythmique de classe III, amiodarone** (*CORDARONE*), traitement de choix avec plusieurs schémas possibles.

– *En USIC* : bolus de 1 à 2 amp. à 150 mg (5 mg/kg) en IV sur 15 à 30 min sur une voie veineuse de bon calibre puis 5 cp. à 200 mg x 1/j.

– *En hospitalisation* : dose de charge de 30 mg/kg *per os* le premier jour suivie d'une demi-dose de charge le lendemain, puis 3 cp. à 200 mg x 1/j les jours suivants (chez le sujet âgé ou avec dysfonction ventriculaire gauche, uniquement demi-dose de charge de 15 mg/kg).

– *Protocole ambulatoire en cas de premier accès de fibrillation auriculaire sur cœur sain :* J1 : 3 cp. à 200 mg x 1/j ; J10 : 2e consultation ; en cas de non-réduction, poursuivre à 2 cp./j avec rendez-vous d'hospitalisation 10 j plus tard pour une réduction par choc électrique externe.

• **Antiarythmique de classe Ic, flécaïnide** (*FLÉCAÏNE*) : en USIC, bolus de 2 mg/kg en 30 min en IV (amp. à 150 mg) suivi d'une perfusion continue de 3 µg/kg/min.

> Les **digitaliques** ne permettent pas de réduire une fibrillation auriculaire.

► *Cardioversion électrique*

Son taux de succès est de 80 à 90 %. Elle peut être utilisée d'emblée ou en cas d'échec de la cardioversion médicamenteuse. L'imprégnation cordaronique augmente son efficacité. *Cf.* **Choc électrique externe.**

> Facteurs associés à une résistance ou à une récidive de la fibrillation auriculaire après tentative de cardioversion :
> • âge > 75 ans ;
> • ACFA ancienne (> 1 an) ;
> • ACFA multirécidivante (> 3 récidives) malgré un traitement antiarythmique optimal ;
> • existence d'une valvulopathie mitrale +++ ;
> • oreillette gauche dilatée ;
> • dysfonction ventriculaire gauche ;
> • persistance d'un facteur favorisant ;
> • difficultés de prescription des **antiarythmiques**.

ANTIARYTHMIQUES – MÉCANISMES ET CLASSIFICATION (3)

Antiarythmiques de classe I

	ANTIARYTHMIQUE DE CLASSE Ia	ANTIARYTHMIQUE DE CLASSE Ib	ANTIARYTHMIQUE DE CLASSE Ic
Électrophysiologie	↑ du temps de repolarisation (ralentissement de la phase 3) et ↑ de la durée du potentiel d'action	↑ du temps de repolarisation (raccourcissement de la phase 3) et ↓ de la durée du potentiel d'action	Pas d'action sur la repolarisation et la durée du potentiel d'action
Effet inotrope négatif	Marqué	Très faible	Marqué
ECG	↑ PR ↑ QRS ↑ QT	↑ QRS → ou ↓ QT	↑ PR ↑ QRS → QT
Effets secondaires	BSA Bloc intraventriculaire BAV infranodal Torsades de pointe	Peu de troubles conductifs	BSA Bloc intraventriculaire BAV infranodal

Antiarythmiques de classes II, III et IV

	ANTIARYTHMIQUE DE CLASSE II	ANTIARYTHMIQUE DE CLASSE III	ANTIARYTHMIQUE DE CLASSE IV
ECG	↓ Fréquence cardiaque ↑ PR → QRS → QT	↓ Fréquence cardiaque → PR → QRS ↑ QTc Aplatissement de l'onde T et onde u	↓ Fréquence cardiaque ↑ PR → QRS
Effet inotrope négatif	Marqué	Non	Marqué
Effets secondaires	BSA BAV nodal	BSA Torsades de pointes	BSA BAV

ARYTHMIE COMPLÈTE PAR FIBRILLATION AURICULAIRE (ACFA) (6)

Traitement médicamenteux pour maintenir le rythme sinusal [1]

Choix du médicament antiarythmique selon la cardiopathie sous-jacente

On évitera la ***FLÉCAÏNE*** en cas de coronaropathie. La **dronédarone** est totalement contre-indiquée en cas d'insuffisance cardiaque.

Durée du traitement antiarythmique d'entretien

Un traitement antiarythmique d'entretien n'est pas toujours nécessaire au long cours. Il pourra être interrompu dans un délai de 1 à 3 mois en cas de :

- réussite maintenue d'une **ablation par radiofréquence (ARF)** ;
- premier accès sur cœur sain ;
- FA contemporaine d'une cause précise corrigée.

Dans les autres cas, le traitement antiarythmique d'entretien devra être maintenu au long cours en surveillant son efficacité et sa tolérance.

Algorithme de choix du médicament antiarythmique selon la cardiopathie sous-jacente

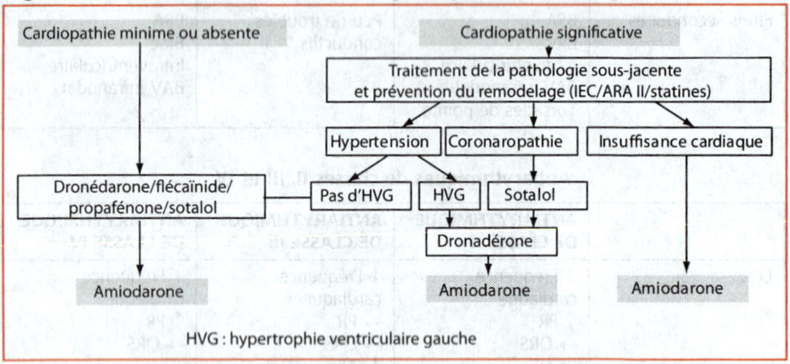

Formes cliniques particulières

Maladie de l'oreillette

C'est l'association de troubles du rythme auriculaire et de troubles de conduction. L'implantation d'un **pacemaker** est souvent indispensable en association avec le traitement antiarythmique.

Syndrome de Wolff-Parkinson-White

Les digitaliques sont formellement contre-indiqués (raccourcissent la période réfractaire antérograde du faisceau de Kent et accélération de la réponse ventriculaire). Si elle est bien tolérée, la fibrillation auriculaire sera réduite par les **antiarythmiques de classe Ic** (***FLÉCAÏNE***) ou par la ***CORDARONE*** qui diminuent la perméabilité antérograde et rétrograde des voies accessoires. Au décours on effectuera une exploration électrophysiologique, avec éventuellement ablation de la voie accessoire par **radiofréquence**.

ANTIARYTHMIQUES – MÉCANISMES ET CLASSIFICATION (4)

Choix du traitement médical antiarythmique en fonction du trouble du rythme

FIBRILLATION AURICULAIRE :

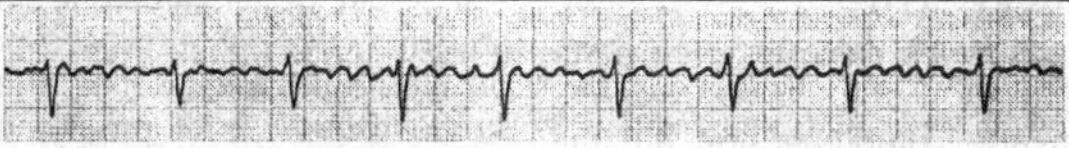

	Première intention	Seconde intention
Réduction	***CORDARONE, MULTAQ***	***FLÉCAÏNE, RYTHMOL, SOTALEX***
Entretien (fonction du terrain et du mécanisme de la fibrillation)	***FLÉCAÏNE, RYTHMOL, SOTALEX, MULTAQ***	***CORDARONE***

FLUTTER AURICULAIRE :

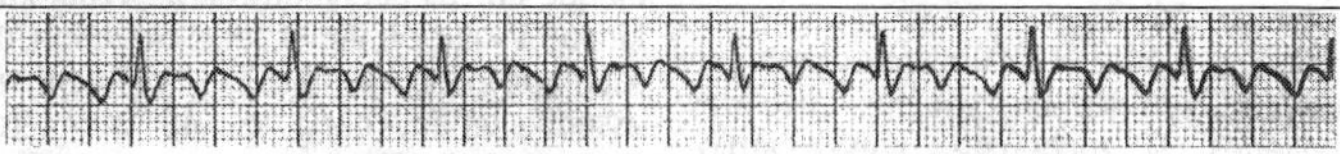

	Première intention	Seconde intention
Réduction	***CORDARONE***	
Entretien	***SÉRÉCOR, RYTHMODAN, FLÉCAÏNE***	***CORDARONE*, bêtabloquants**

TACHYSYSTOLIE AURICULAIRE :

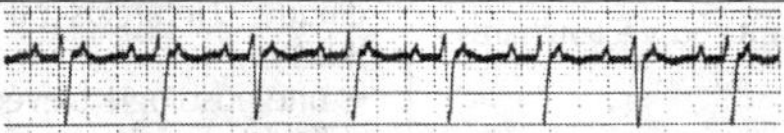

	Première intention	Seconde intention
Réduction	***CORDARONE***	
Entretien	***SÉRÉCOR, RYTHMODAN, FLÉCAÏNE***	***CORDARONE*, bêtabloquants**

TACHYCARDIE JONCTIONNELLE :

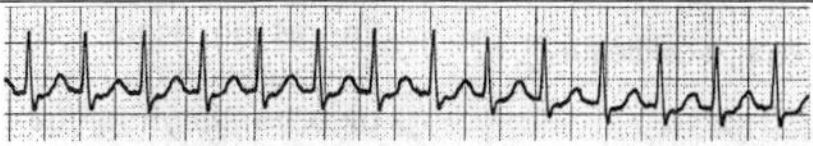

	Première intention	Seconde intention
Réduction	***STRIADYNE***	***ISOPTINE***
Entretien	***FLÉCAÏNE, RYTHMOL***	***ISOPTINE*** en l'absence de voie accessoire

TACHYCARDIE VENTRICULAIRE :

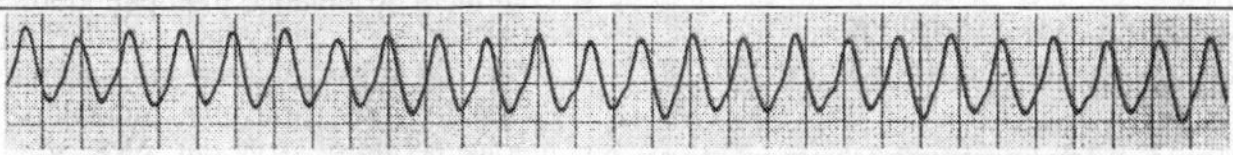

	Première intention	Seconde intention
Réduction	***CORDARONE***	***XYLOCARD***
Entretien (dépend de la cardiopathie causale et de la fonction ventriculaire gauche)	Cardiopathie ischémique : ***TÉNORMINE*** et/ou ***CORDARONE*** Cardiopathie dilatée : ***CORDARONE*** Cardiopathie hypertrophique : ***TÉNORMINE*** ou ***ISOPTINE*** ± ***CORDARONE*** ou ***RYTHMODAN*** Prolapsus valvulaire mitral : ***TÉNORMINE*** Dysplasie du ventricule droit : ***SOTALEX***	

ARYTHMIE COMPLÈTE PAR FIBRILLATION AURICULAIRE (ACFA) (7)

Mesures associées [1]

• Hospitalisation en cardiologie en particulier si fibrillation mal tolérée, comorbidités, mauvaise compréhension du traitement.

• Recherche et correction de facteurs favorisants ou déclenchants, notamment :
– correction des troubles hydroélectrolytiques (hypokaliémie et hypomagnésémie) ;
– dysthyroïdie.

• Bilan clinique et échocardiographique (fonction ventriculaire gauche, taille des oreillettes et recherche d'une cardiopathie).

• Cure d'une valvulopathie si possible.

• Éviter les excitants (thé, café, alcool et tabac).

Facteurs favorisants ou déclenchants

– Hyperthyroïdie.
– Hypokaliémie.
– Dyscalcémie.
– **Théophylline**, agents sympathomimétiques.
– Hypoxie (pathologie respiratoire aiguë).
– Syndrome fébrile.
– Intoxication alcoolique aiguë.
– Drogues : cocaïne, crack, etc.
– Poussée d'insuffisance cardiaque.

Surveillance [1]

Elle comprend la tolérance et l'efficacité des différentes thérapeutiques.

• Clinique : notion de palpitations, effets secondaires extracardiaques des **antiarythmiques**, signes d'insuffisance cardiaque, embolies systémiques.

• ECG : rythme, espace PR, largeur du QRS, espace QT.

• Biologie : ionogramme sanguin, fonction rénale et hémostase.

• Si besoin, Holter cardiaque sur 24 h.

En dehors de leurs effets secondaires cardiaques et extracardiaques, il faut insister sur le risque d'effet proarythmique des traitements **antiarythmiques de classe Ia, Ic** et **III**. Il s'agit de troubles du rythme ventriculaire (extrasystoles ventriculaires, tachycardie et fibrillation ventriculaires, torsades de pointes) et auriculaire (flutter 1/1), d'accélération de la fréquence cardiaque en cas de syndrome de Wolff-Parkinson-White en ACFA, et d'élévation du seuil de défibrillation. Ils surviennent essentiellement dans les 48 premières heures suivant l'instauration ou la majoration posologique et sont favorisés par :
– l'âge ;
– le sexe féminin ;
– des antécédents d'insuffisance cardiaque, d'infarctus ou d'autres cardiopathies ;
– une posologie élevée ;
– l'existence de troubles hydroélectrolytiques ;
– des troubles de conduction associés (QT long).

Ils sont très rares en l'absence de cardiopathie sous-jacente.

En cas de risque d'effet proarythmique, l'instauration ou l'augmentation du traitement antiarythmique doit se faire en milieu hospitalier sous surveillance scopique.

Conduite à tenir en cas de récidive de fibrillation auriculaire sous traitement

• Rechercher une cause favorisante.
• Vérifier l'observance thérapeutique.
• Vérifier que la posologie est suffisante.
• Bilan de la cardiopathie sous-jacente.
• Discuter une nouvelle réduction soit médicamenteuse, soit par **ARF**, soit par **choc électrique**.

ANTIARYTHMIQUES DE CLASSE IA (1)

■ Hydroquinidine chlorhydrate

SÉRÉCOR LP					
1 gél. x 2/j (max 4/j) gél. à libération prolongée	20 gél. LP 300 mg 60 gél. LP 300 mg	6,79 17,71	I I	30 % 30 %	0,34 0,30

■ Disopyramide

RYTHMODAN					
Forme simple : 1 gél. x 3 ou 4/j (traitement d'attaque : jusqu'à 600 mg/j)	40 gél. 100 mg	4,01	I	30 %	0,10
Forme LP : 1 cp. x 2/j (500 mg/j)	20 cp. séc. LP 250 mg	7,36	I	30 %	0,37
ISORYTHM LP					
1 gél. x 2/j (dose recommandée : 500 mg/j)	20 gél. LP 125 mg 20 gél. LP 250 mg	3,54 6,37	I I	30 % 30 %	0,18 0,32

PROPRIÉTÉS

• **Quinidiniques** : **antiarythmiques de classe Ia** actifs surtout à l'étage supraventriculaire. Faible effet atropinique. Résorption digestive à 70 %, efficacité obtenue en 2 h pour une durée de 6 à 8 h (12 h pour les formes LP). Métabolisation hépatique et élimination urinaire.
Taux plasmatiques efficaces : 2 à 5 mg/mL.

• **Disopyramide** : **antiarythmique de classe Ia** ayant des propriétés anticholinergiques. Ralentissement de la conduction antérograde et rétrograde des voies accessoires rendant son utilisation possible en cas de syndrome de Wolff-Parkinson-White.

Absorption orale rapide pour une durée de 6 à 8 h (12 h pour les formes LP). Action IV en 5 à 10 min pendant 2 h. Faible métabolisation hépatique et éliminations urinaire et fécale. Passage transplacentaire et dans le lait maternel.

Arythmie complète par fibrillation auriculaire

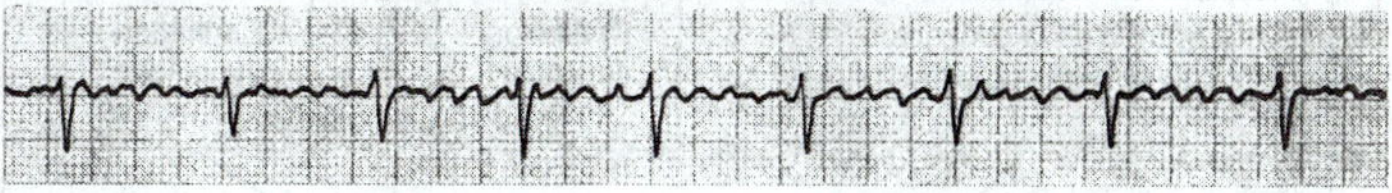

ARYTHMIE COMPLÈTE PAR FIBRILLATION AURICULAIRE (ACFA) (8)

Arbre de décision thérapeutique [1]

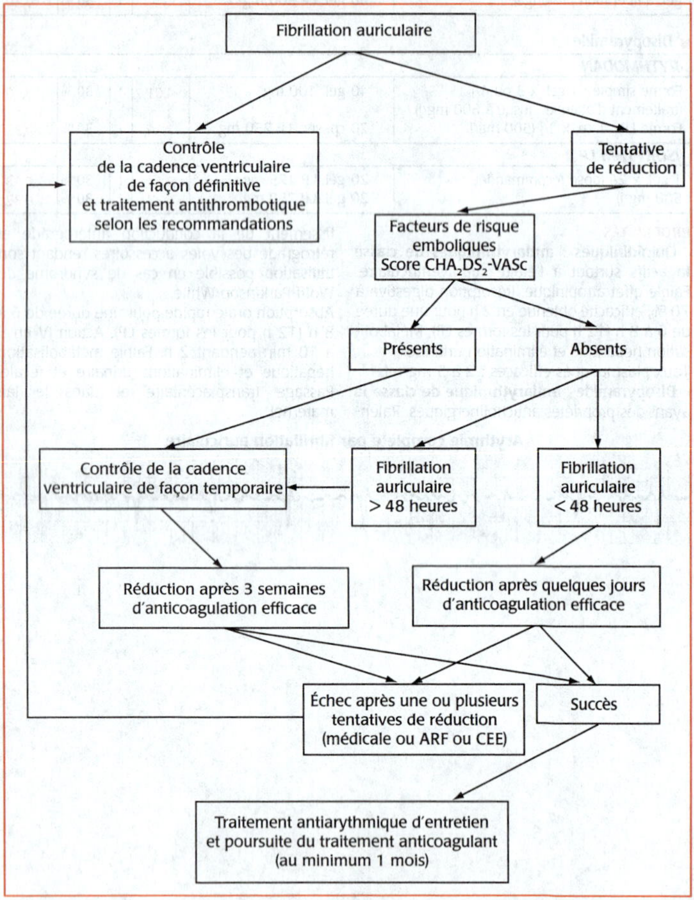

CONSENSUS

[1] Guidelines for the management of atrial fibrillation, *ESC*, 2012.

ANTIARYTHMIQUES DE CLASSE IA (2)

INDICATIONS

Traitement curatif et prévention des récidives des troubles du rythme ventriculaire en l'absence de dysfonction cardiaque et/ou de coronaropathie.

Prévention des récidives des tachycardies supraventriculaires en l'absence de dysfonction cardiaque.

Prévention des chocs cardiaques électriques chez les patients porteurs de défibrillateur implantable.

CONTRE-INDICATIONS

Grossesse et **allaitement :** innocuité non établie.

Hypersensibilité.

Dysfonction sinusale et troubles de conduction de haut degré non appareillés.

QT long et antécédents de torsades de pointes.

Insuffisance cardiaque non contrôlée.

Troubles du rythme de l'intoxication digitalique (**quinidiniques**).

Risque de glaucome par fermeture de l'angle et de rétention urinaire par obstacle urétroprostatique (**disopyramide**).

Relative : myasthénie (**quinidiniques**).

PRÉCAUTIONS D'EMPLOI

Surveillance de la kaliémie et de la glycémie.

Insuffisance cardiaque.

Surveillance ECG : arrêt du traitement en cas d'allongement du PR > 0,24 s, QT > 0,40 s et QRS > 25 % ou de troubles du rythme ventriculaire.

Le sous-décalage en cupule du segment ST et l'aplatissement de l'onde T sont des signes normaux d'imprégnation quinidinique.

- **Quinidiniques** :

– dose test à la recherche d'un effet idiosyncrasique (examen clinique et ECG 4 à 6 h après puis 1/j) ;

– utiliser avec prudence en cas d'insuffisance rénale, de risque de glaucome par fermeture de l'angle ou de rétention urinaire.

- **Disopyramide** : réduire la posologie de 50 % chez le sujet âgé, de 50 à 75 % en cas d'insuffisance rénale (forme injectable : 1 mg/kg en 1 h) et de 25 % en cas d'insuffisance hépatique. Chez l'enfant, adaptation au poids et à l'âge (formes LP contre-indiquées).

EFFETS INDÉSIRABLES

Insuffisance cardiaque, choc cardiogénique.

Troubles de conduction, allongement du QT et torsades de pointes, effets proarythmiques (troubles du rythme ventriculaire et flutter 1/1) (rares avec le **disopyramide**).

Troubles digestifs (fréquents avec les **quinidiniques**) : diarrhée, nausées, vomissements.

Quinidiniques

– Effets idiosyncrasiques (imposent l'arrêt définitif du traitement) : rash cutané, crise d'asthme, fièvre, hypotension, purpura thrombopénique, anémie hémolytique, bloc auriculoventriculaire, allongement du QT, torsades de pointes, troubles du rythme ventriculaire, syncope et arrêt cardiocirculatoire.

– Cinchonisme (surdosage) : vertiges, diplopie, photophobie, bourdonnement d'oreille, hypoacousie.

– Atteinte hépatique immunoallergique fébrile (rare).

– Aggravation d'une myasthénie.

Disopyramide

– Effets atropiniques : bouche sèche, constipation, hypertension intra-oculaire, troubles de l'accommodation, diplopie, dysurie, rétention d'urine et parfois accélération de la fréquence cardiaque.

– Risque d'hypoglycémie chez les sujets âgés, dénutris, diabétiques et insuffisants rénaux.

INTERACTIONS MÉDICAMENTEUSES

Association contre-indiquée avec les médicaments donnant des torsades de pointes.

Association aux autres **antiarythmiques**.

Médicaments chronotropes, dromotropes et inotropes négatifs.

Médicaments hypokaliémants.

Inducteurs enzymatiques.

Quinidiniques :

– **alcalinisants urinaires** : diminution de l'élimination et risque de surdosage ;

– magnésium : majoration des taux sériques ;

– **digoxine** : augmentation de la digoxinémie ;

– ***CORDARONE*** : majoration de la quinidinémie ;

– **antivitamines K** : risque de surdosage.

Disopyramide : médicaments anticholinergiques (*cf.* **Atropine**).

ANTIARYTHMIQUE DE CLASSE IB

Lidocaïne

XYLOCARD			
XYLOCARD 2 % Bolus en IVD de 1 à 1,5 mg/kg en 2 min	10 amp. 5 mL 20 mg/mL	HOP	II
XYLOCARD perfusion 5 % Perfusion de 1,5 à 4 mg/min en IVSE en relais du bolus	10 fl. 20 mL 50 mg/mL	HOP	II

PROPRIÉTÉS

Antiarythmique de la classe Ib agissant préférentiellement à l'étage ventriculaire. Faible effet inotrope négatif et hypotenseur. Inactivation hépatique. Action immédiate et durant 20 à 30 min.

INDICATIONS

Prévention et traitement des récidives des troubles du rythme ventriculaire menaçant le pronostic vital, notamment à la phase aiguë de l'infarctus du myocarde.

CONTRE-INDICATIONS

Grossesse : pas d'effet tératogène mis en évidence dans les études épidémiologiques humaines mais faiblesse des études expérimentales animales.

Antécédents neuropsychiques graves, notamment convulsifs, allergie, troubles hépatiques graves.

Choc cardiogénique, troubles de conduction de haut degré non appareillés.

PRÉCAUTIONS D'EMPLOI

Insuffisance cardiaque ou hépatique ou traitement par **β-bloquants** ou **cimétidine** : réduire les doses de 50 %.

XYLOCARD PERFUSION 5 % : jamais en IVD.

EFFETS INDÉSIRABLES

Réactions allergiques (exceptionnelles) : cutanées, œdème laryngé, choc anaphylactique.

Surdosage : agitation, délire, syndrome confusionnel, paresthésies des extrémités et des lèvres, puis dépression respiratoire, troubles du rythme et de conduction, collapsus cardiovasculaire, crises convulsives et coma. Le traitement est symptomatique.

INTERACTIONS MÉDICAMENTEUSES

Autres **antiarythmiques**, **β-bloquants** et **cimétidine**.

ANTIARYTHMIQUE DE CLASSE IC (1)

■ Flécaïnide

FLÉCAÏNE						
1 cp. x 2/j (max 300 mg/j) Forme injectable : bolus de 1 à 2 mg/kg en au moins 10 min, éventuellement complété d'une dose de 0,02 mg/kg/min pendant 1 h puis 0,003 mg/kg/min en IVSE Dilution dans du sérum glucosé	30 cp. séc. 100 mg 5 amp. 10 mg/mL	7,25 HOP	I I	65 %	0,24
FLÉCAÏNE LP 1 prise/j Tachycardies supra-ventriculaires : 100 mg/j Tachycardies ventriculaires : 200 mg/j Posologie max : 300 mg/j	30 gél. LP 50 mg 30 gél. LP 100 mg 30 gél. LP 150 mg 30 gél. LP 200 mg	15,85 15,85 15,85 15,85	I I I I	65 % 65 % 65 % 65 %	0,53 0,53 0,53 0,53

■ Propafénone

RYTHMOL					
1 cp. x 2 ou 3/j	30 cp. séc. 300 mg	10,84	I	65 %	0,36

■ Cibenzoline

CIPRALAN					
1 cp. x 2 ou 3/j (max 3/j)	30 cp. séc. 130 mg	15,08	I	65 %	0,50
EXACOR					
1 cp. x 2 ou 3/j (max 3/j)	30 cp. séc. 130 mg	13,55	I	65 %	0,45

ANTIARYTHMIQUE DE CLASSE IC (2) – PHARMACOLOGIE

PROPRIÉTÉS

Antiarythmiques actifs à tous les étages présentant un effet inotrope négatif. Ralentissement de la conduction antérograde et rétrograde des voies accessoires. La **propafénone** présente de plus un effet β-bloquant.

Flécaïnide : résorption digestive importante. Pic plasmatique obtenu en 2 à 3 h par voie orale et 10 min en IV. Demi-vie de 14 h. Métabolisation hépatique et élimination urinaire (à 40 % sous forme inchangée). Taux plasmatiques efficaces : 0,2 à 1 mg/mL.

Propafénone : résorption digestive complète. Concentration maximale obtenue au bout de 3 h et demi-vie de 4 h. Élimination biliaire et urinaire (métabolites actifs et inactifs). Taux plasmatiques efficaces : 0,3 à 0,7 mg/mL.

Cibenzoline : résorption digestive quasi complète avec un pic d'efficacité obtenu en 2 h. Demi-vie plasmatique de 7 h. Métabolisation hépatique et élimination urinaire (60 % sous forme inchangée).

INDICATIONS

Traitement et prévention des récidives de troubles du rythme ventriculaire en l'absence de dysfonction cardiaque et/ou de coronaropathie.

Prévention des récidives des tachycardies supraventriculaires en l'absence de dysfonction cardiaque.

Prévention des chocs cardiaques électriques inopinés chez les patients porteurs de défibrillateur implantable (**flécaïnide**, **propafénone**).

CONTRE-INDICATIONS

Dysfonction sinusale et troubles de conduction de haut degré non appareillés.

Insuffisance cardiaque sévère.

Cardiopathie ischémique (extension de l'étude CAST).

Hypersensibilité.

Relatives (**propafénone**) : intoxication digitalique, insuffisance hépatique ou rénale grave, hypotension artérielle, BPCO sévère.

PRÉCAUTIONS D'EMPLOI

Grossesse et **allaitement :** utilisation déconseillée surtout les 3 premiers mois.

Cardiopathie ischémique : l'étude CAST a montré une surmortalité (globale et rythmique) du traitement préventif des arythmies ventriculaires non menaçantes par la ***FLÉCAÏNE*** en cas d'altération modérée à moyenne de la fraction d'éjection (précaution étendue aux autres **antiarythmiques de classe Ic**).

Insuffisance cardiaque : réduire la posologie.

Surveillance ECG : arrêt du traitement en cas d'augmentation du PR > 0,24 s, QRS > 25 %, ou de troubles du rythme ventriculaire.

Surveillance de la kaliémie et correction d'une hypomagnésémie.

Posologie adaptée à la fonction rénale et chez le sujet âgé :

– **flécaïnide** : diminuer la posologie de moitié en cas de clairance de la créatinine < 20 mL/min ;

– **propafénone** : réduire la posologie de moitié ;

– **cibenzoline** : 3 mg/kg/j en 2 prises *per os* (clairance de la créatinine entre 20 et 40 mL/min) et 2,5 mg/kg/j en 2 prises *per os* (clairance de la créatinine entre 10 et 20 mL/min).

EFFETS INDÉSIRABLES

Insuffisance cardiaque, choc cardiogénique.

Bradycardie et troubles de conduction.

Effets proarythmiques : troubles du rythme ventriculaire et flutter 1/1.

Troubles digestifs.

Troubles neuro-sensoriels à fortes doses (vertiges, tremblements, lipothymies, troubles visuels et céphalées).

Propafénone : troubles du goût, réactions cutanées allergiques.

Cibenzoline : hypoglycémie en cas de surdosage (surtout chez le sujet âgé, dénutri et insuffisant rénal).

Surdosage : traitement symptomatique et lactate de sodium molaire (**cibenzoline**).

INTERACTIONS MÉDICAMENTEUSES

Autres **antiarythmiques**.

Médicaments donnant des torsades de pointes.

Médicaments inotropes, dromotropes et chronotropes négatifs.

AVK : augmentation de l'effet anticoagulant.

Cf. **Bêtabloquants**.

ANTIARYTHMIQUES DE CLASSE III (1)

Amiodarone

CORDARONE					
Per os : Traitement d'attaque : 3 cp./j (jusqu'à 5 dans certains cas exceptionnels) pdt 8 à 10 j Traitement d'entretien 1/2 à 2 cp./j IV : Troubles du rythme Traitement d'attaque : 5 mg/kg en IVSE sur 20 min à 2 h, renouvelables x 2 à 3/24 h Traitement d'entretien : 10 à 20 mg/kg/j (moyenne de 600 à 800 mg/24 h) idéalement sur une voie veineuse centrale Arrêt cardiorespiratoire Posologie usuelle : 5 mg/kg/administration Posologie cumulée : 2,5 mg/kg/administration	30 cp. séc. 200 mg 50 cp. séc. 200 mg 6 amp. 150 mg/3 mL	10,87 HOP HOP	I I I	65 %	0,36

PROPRIÉTÉS

Puissant antiarythmique de classe III mais aussi I, II et IV.

Diminution de l'automatisme sinusal, de la conduction sino-auriculaire et auriculo-ventriculaire sans modification de la conduction intraventriculaire. L'effet bradycardisant est modéré.

Augmentation des périodes réfractaires et diminution de l'excitabilité myocardique aux étages auriculaire, nodal et ventriculaire.

Ralentissement de la conduction et allongement des périodes réfractaires dans les voies accessoires auriculo-ventriculaires.

Diminution de la consommation myocardique en oxygène et effet vasodilatateur coronarien.

Effet inotrope négatif négligeable.

Action rapide par voie IV (effet maximal en 15 à 20 min) mais de courte durée (1 à 4 h). Par voie orale, résorption moyenne de 50 % avec effet maximal en 3 à 7 h, l'activité thérapeutique n'étant obtenue qu'au bout d'au moins une semaine.

Forte affinité tissulaire (importante accumulation) et demi-vie longue (20 à 100 j).

Élimination biliaire et fécale se poursuivant plusieurs mois après l'arrêt du traitement.

Chaque comprimé contient 75 mg d'iode (300 fois les besoins journaliers en iode).

Signes d'« imprégnation à la ***CORDARONE*** » : allongement du QT, onde T bifide, onde U (et bradycardie sinusale, discrète augmentation du PR sans allongement du QRS).

INDICATIONS

Per os, ce médicament est indiqué dans la prévention des récidives :
- des tachycardies ventriculaires menaçant le pronostic vital : le traitement doit être instauré en milieu hospitalier sous monitorage ;
- des tachycardies ventriculaires documentées symptomatiques et invalidantes ;
- des tachycardies supraventriculaires documentées lorsque la nécessité d'un traitement est établie en cas de résistance ou de contre-indication aux autres thérapeutiques ;
- des fibrillations ventriculaires.

Ce médicament est indiqué dans le traitement des tachycardies supraventriculaires : ralentissement ou réduction de la fibrillation auriculaire ou du flutter auriculaire.

Par voie IV, ce médicament est indiqué dans les troubles du rythme graves lorsque la voie orale n'est pas adaptée, notamment dans :
- les tachycardies du syndrome de Wolff-Parkinson-White ;
- les troubles du rythme auriculaire, avec rythme ventriculaire rapide ;
- les troubles du rythme ventriculaire documentés symptomatiques et invalidants.

Ce médicament est également indiqué dans la réanimation cardiorespiratoire en cas d'arrêt cardiaque lié à une fibrillation ventriculaire résistante aux chocs électriques externes.

ANTIARYTHMIQUES DE CLASSE III (2)

CONTRE-INDICATIONS

Grossesse et **allaitement** : manifestations cardiaques et hypothyroïdie chez le fœtus ou le nouveau-né (passage dans le lait maternel).
Bradycardie, dysfonction sinusale et troubles conductifs de haut degré non appareillés.
Hyperthyroïdie : contre-indication formelle.
Allergie à l'iode.
Hypotension et collapsus (forme injectable).

PRÉCAUTIONS D'EMPLOI

Bilan préthérapeutique : ECG, ionogramme sanguin, bilan thyroïdien et radiographie pulmonaire.
Correction d'une hypokaliémie.
Antécédents personnels ou familiaux de dysthyroïdie.
Exposition solaire ou aux ultraviolets.
Insuffisance respiratoire sévère (forme injectable).
Voie intraveineuse : dilution uniquement dans du sérum glucosé. Relais *per os* précoce après une période de chevauchement.

EFFETS INDÉSIRABLES

Voie IV : hypotension, veinite, flush, aggravation d'une insuffisance respiratoire sévère.
Cardiaques : bradycardie, bloc sino-auriculaire, bloc auriculo-ventriculaire ; les effets proarythmiques sont très rares.
Oculaires : dépôts cornéens (constants) et sans conséquence thérapeutique (réversibles à l'arrêt du traitement), halos colorés.
Cutanés : photosensibilisation, pigmentation cutanée grise.
Thyroïdiens :
– hormonémie thyroïdienne dissociée (sans dysthyroïdie) : élévation de la T4, T3 normale ou basse, TSH normale ;
– hypothyroïdie : possibilité de poursuivre la ***CORDARONE*** si elle est indispensable ;
– hyperthyroïdie : arrêt impératif de l'**amiodarone**.
Hépatiques : élévation isolée et modérée des transaminases, exceptionnellement hépatite aiguë.
Troubles digestifs bénins.
Très rares : neuropathie périphérique sensitivomotrice et/ou myopathie, pneumopathie interstitielle diffuse dose-dépendante (arrêt impératif du fait du risque de fibrose pulmonaire irréversible).

INTERACTIONS MÉDICAMENTEUSES

Association contre-indiquée avec les médicaments donnant des torsades de pointes (*cf.* Torsades de pointes).
Médicaments chronotropes et dromotropes négatifs (majoration du risque de bradycardie et de troubles conductifs).
Digitaliques : augmentation de la digoxinémie de 50 %.
Quinidiniques : augmentation de la quinidinémie de 33 % (association non recommandée).
Médicaments hypokaliémants.
Antivitamines K (potentialisation de l'effet anticoagulant).
Antithyroïdiens.
Phénytoïne : augmentation des taux plasmatiques.
Anesthésiques généraux.

ANTIARYTHMIQUES DE CLASSE III (3)

Dronédarone

MULTAQ				
Antécédent de fibrillation auriculaire ou fibrillation auriculaire actuelle, non permanente, pour prévenir les récidives ou ralentir la conduction : 400 mg x2/j pendant un repas	60 cp. 400 mg 100 cp. 400 mg	HOP	I I	NR

PROPRIÉTÉS

Antiarythmique de classe III (inhibiteur des courants potassiques prolongeant le potentiel d'action et les périodes réfractaires), IV (inhibiteur des courants calciques), Ib (inhibiteur des courants sodiques) et II (antagoniste adrénergique non compétitif).

Diminution de la fréquence cardiaque ; prolongement de la longueur du cycle de Wenckebach et des intervalles AH, PQ, QT sans effet marqué ou avec une augmentation faible de l'intervalle QTc, et sans changement sur les intervalles HV et QRS.

INDICATIONS

Antécédent de fibrillation auriculaire (FA) ou FA actuelle non permanente, afin de prévenir les récidives ou de ralentir la fréquence cardiaque.

CONTRE-INDICATIONS

– Grossesse, allaitement.
– Hypersensibilité.
– Blocs auriculoventriculaires des 2ᵉ et 3ᵉ degrés ou maladie du sinus (à l'exception des patients appareillés avec un stimulateur cardiaque en activité).
– Bradycardie < 50.
– Conditions hémodynamiques instables incluant les patients avec des symptômes d'insuffisance cardiaque au repos ou lors d'un effort minime (correspondant aux patients de classe IV NYHA et de classe III NYHA instables).
– Intervalle QTc ≥ 500 ms.
– Insuffisance hépatique sévère.
– Insuffisance rénale sévère (ClCr < 30 mL/min).

PRÉCAUTIONS D'EMPLOI

Ne pas prendre avec du jus de pamplemousse : augmentation de l'exposition à la dronédarone.

Risque d'aggravation d'une insuffisance cardiaque.

Des hépatites graves mettant en jeu le pronostic vital ont été rapportées : effectuer un bilan hépatique avant le début du traitement puis tous les mois pendant 3 mois puis tous les 3 mois ; arrêter le traitement si les ALAT sont ≥ 3 fois la valeur limite supérieure de la normale.

Risque d'élévation de la créatininémie ne devant pas forcément faire arrêter le traitement.

Corriger toute carence en potassium ou en magnésium (effet arythmogène).

Effet arythmogène : un allongement modéré de l'intervalle QTc Bazett (environ 10 ms), liée à une prolongation de la repolarisation.

Allongement du risque d'hyperkaliémie chez les patients diabétiques ou ayant une fonction rénale altérée.

EFFETS INDÉSIRABLES

– Neurologiques : dysgeusie.
– Cardiaques : insuffisance cardiaque congestive, bardycardie.
– Hépatogastroentérologiques : hépatites fulminantes. Effectuer un bilan hépatique avant le début du traitement puis tous les mois pendant 3 mois puis tous les 3 mois ; arrêter le traitement si les ALAT sont ≥ 3 fois la valeur limite supérieure de la normale. Diarrhée, nausées, vomissements, douleurs abdominales, dyspepsie.
– Cutanées : rash, érythème.
– Asthénie.

INTERACTIONS MÉDICAMENTEUSES

Risque de torsades de pointes :
– ne pas associer à : **phénothiazines**, **antidépresseurs tricycliques**, **érythromycine**, **terfénadine**, **antiarythmiques de classe I** et **III** ;
– la coadministration de **β-bloquants** ou de **digoxine** doit être réalisée avec précaution.

Risque d'augmentation de l'exposition à la dronédarone avec : kétoconazole, **itraconazole**, **clarithromycine**, **télithromycine**, **érythromycine**, **inhibiteurs calciques** (**diltiazem**, **vérapamil**, **nifédipine**).

Risque de diminution de l'exposition aux médicaments suivants : rifampicine, **phénobarbital**, **carbamazépine**, **phénytoïne**.

ANTIARYTHMIQUES DE CLASSE III (4)

Sotalol

SOTALEX					
Per os : dose initiale de 80 mg en 1 ou 2 prises/j puis augmentation progressive entre 160 et 320 mg en 2 prises/j (max : 640 mg/j)	30 cp. séc. 80 mg 30 cp. séc. 160 mg	2,51 4,63	I I	65 % 65 %	0,08 0,15

PROPRIÉTÉS

Bêtabloquant non cardiosélectif dépourvu d'activité sympathomimétique intrinsèque, possédant des propriétés de classe III. Effet globalement inotrope négatif. Prolonge la durée des périodes réfractaires des voies accessoires dans le sens antérograde et rétrograde. Diminution de la pression artérielle systolique et diastolique chez l'hypertendu. Biodisponibilité de 90 % (diminuée si prise lors des repas). Pic atteint en 2,5 à 4 h. Demi-vie de 10 à 20 h. Pas de métabolisation et élimination urinaire. Important passage transplacentaire et dans le lait maternel.

INDICATIONS

Prévention des récidives des tachycardies ventriculaires menaçant le pronostic vital, des tachycardies ventriculaires symptomatiques et invalidantes en l'absence d'insuffisance cardiaque non contrôlée, des tachycardies supraventriculaires documentées en l'absence d'insuffisance cardiaque non contrôlée.

CONTRE-INDICATIONS

Hypersensibilité.
Bradycardie, dysfonction sinusale et troubles de conduction de haut degré non appareillés.
QT long et antécédents de torsades de pointes.
Insuffisance cardiaque non contrôlée.
Hypotension artérielle, choc cardiogénique.
Angor de Prinzmetal.
Asthme, BPCO sévère.
Phénomène de Raynaud et artériopathie sévère des membres inférieurs.
Phéochromocytome non traité.
Insuffisance rénale (clairance < 10 mL/min).
Acidose métabolique.

PRÉCAUTIONS D'EMPLOI

Grossesse et **allaitement** : utilisation déconseillée. Absence d'effet tératogène mais risque de bradycardie, de détresse respiratoire et d'hypoglycémie chez le fœtus et le nouveau-né.
Ne jamais interrompre brutalement.
Surveillance de l'équilibre hydroélectrolytique et acido-basique.
Débuter à faible posologie (40 mg x 2/j) puis augmenter progressivement, particulièrement chez le sujet âgé.
Adaptation de la posologie à la clairance de la créatinine : > 60 mL/min : dose usuelle, entre 30 et 60 mL/min : demi-dose, et entre 10 et 30 mL/min : quart de dose.
Diabétiques : les **β-bloquants** peuvent masquer les signes d'hypoglycémie et en augmenter la sévérité.

EFFETS INDÉSIRABLES

Troubles de conduction, effets proarythmiques (troubles du rythme ventriculaire et torsades de pointes).
Insuffisance cardiaque, choc cardiogénique.
Manifestation de Raynaud et aggravation d'une artérite.
Aggravation d'un psoriasis.
Troubles digestifs, fatigue, vertiges, asthénie, dépression, insomnie, impuissance.
Hypoglycémie en cas de surdosage.
Crise d'asthme.

INTERACTIONS MÉDICAMENTEUSES

Associations contre-indiquées : médicaments donnant des torsades de pointes, médicaments inotropes, chronotropes et dromotropes négatifs et la **floctafénine**.
Associations déconseillées ou à surveiller : **antiarythmiques**, **antihypertenseurs**, médicaments hypokaliémants, anesthésiques généraux surtout dépresseurs myocardiques (anesthésiques volatils halogénés), **hypoglycémiants oraux** et insuline.
Lidocaïne : majoration de la lidocaïnémie.
Digitaliques.
Produits de contraste iodés : moins bonne réponse à l'**adrénaline** en cas de choc anaphylactique.

ANTIARYTHMIQUES DE CLASSE IV

Vérapamil

ISOPTINE					
1 à 2 cp. x 3/j aux repas	75 cp. 40 mg	3,35	I	65 %	0,04
2 à 3 gél. x 2/j aux repas	30 gél. 120 mg	3,28	I	65 %	0,11
	90 gél. 120 mg	8,91	I	65 %	0,10
1 cp./j en 1 prise matinale pour la forme LP	30 co. séc. LP 240 mg	5,69	I	65 %	0,19
	90 cp. séc. LP 240 mg	16,06	I	65 %	0,18
1 amp. en IV sur 3 min à renouveler éventuellement 10 min après en cas d'échec	5 amp. 5 mg/2 mL	2,21	I	65 %	0,44

PROPRIÉTÉS

Inhibiteur des canaux calciques ayant un effet antiarythmique de classe IV. Effet inotrope négatif marqué et vasodilatateur artériel. Diminution de la consommation myocardique en oxygène et effet vasodilatateur coronarien. Facilitation de la conduction antérograde dans les voies accessoires. Métabolisation hépatique avec intense effet de premier passage. Demi-vie (prise unique) 3 à 7 h (formes simples) et 11 h (formes LP).

INDICATIONS

Forme 40 mg : traitement de l'angor sous toutes ses formes, traitement et prévention des tachycardies paroxystiques supraventriculaires.
Forme 120 mg : traitement de l'angor sous toutes ses formes, traitement et prévention des tachycardies paroxystiques supraventriculaires, HTA, prévention secondaire de l'IDM en cas de contre-indication à un **bêtabloquant** et en l'absence d'insuffisance cardiaque.
Forme 240 LP : HTA, traitement de l'angor stable.
Forme IV : tachycardies jonctionnelles paroxystiques, certains troubles du rythme ventriculaire.

CONTRE-INDICATIONS

Hypersensibilité, hypotension.
Dysfonction sinusale et troubles de conduction de haut degré non appareillés.
Insuffisance cardiaque non contrôlée.
Infarctus du myocarde à la phase aiguë.
Troubles du rythme supraventriculaire sur Wolff-Parkinson-White (sauf crise de tachycardie jonctionnelle).

PRÉCAUTIONS D'EMPLOI

Grossesse : pas de fœtotoxicité observée.
Enfant : 5 mg/kg (forme simple), innocuité non établie pour les formes LP.
Sujet âgé : réduire la posologie de 30 à 50 %.
Insuffisance hépatique : réduire la posologie de 80 %.
Infarctus du myocarde : ne commencer le traitement que 7 à 15 j après.

EFFETS INDÉSIRABLES

Bradycardie et troubles de conduction.
Effet arythmogène paradoxal dans la fibrillation auriculaire sur Wolff-Parkinson-White.
Insuffisance cardiaque, hypotension.
œdème des membres inférieurs, constipation parfois opiniâtre, gastralgies, nervosité, asthénie transitoire, réactions allergiques, gynécomastie.
Surdosage : traitement symptomatique et ***ISUPREL***.

INTERACTIONS MÉDICAMENTEUSES

Association contre-indiquée avec le **dantrolène** IV.
Association déconseillée avec les autres **antiarythmiques**, les médicaments inotropes, dromotropes et chronotropes négatifs.
Antihypertenseurs et **baclofène**.
Antidépresseurs imipraminiques, **antipsychotiques**.
Digoxine (majoration de la digoxinémie), **carbamazépine** (augmentation de la tégrétolémie), **ciclosporine** (majoration des taux circulants), **midazolam** (diminution de son métabolisme hépatique et majoration de la sédation).

FLUTTER ET TACHYSYSTOLIE AURICULAIRE (1)

Le flutter et la tachysystolie auriculaire surviennent le plus souvent sur cœur sain. Si le flutter est le plus souvent idiopathique, on éliminera systématiquement une intoxication aux **digitaliques** en cas de tachysystolie auriculaire.

Traitement de la crise

Mesures générales

- Hospitalisation en cardiologie si besoin (*cf.* Fibrillation auriculaire).
- Bilan étiologique minimum : échocardiographie, ionogramme sanguin et bilan thyroïdien.
- Correction des troubles hydroélectrolytiques (hypokaliémie ++).
- Correction d'une dysthyroïdie.
- Traitement d'une cardiopathie sous-jacente.
- **Traitement anticoagulant** : il est impératif avant toute réduction. Bien que moins emboligènes que la fibrillation auriculaire, ces troubles du rythme nécessitent un traitement anticoagulant efficace (*cf.* Fibrillation auriculaire) instauré 3 sem. avant. Il sera maintenu 1 à 3 mois après le retour en rythme sinusal en l'absence de cardiopathie.

Réduction du flutter ou de la tachysystolie auriculaire

Plusieurs modalités sont disponibles.

► *Réduction médicamenteuse*

La ***CORDARONE*** est le traitement de choix, selon les mêmes modalités que celles décrites pour la fibrillation auriculaire. Elle permet de ralentir la cadence ventriculaire, parfois de dégrader le flutter en fibrillation auriculaire et de restaurer le rythme sinusal. En cas d'échec, l'imprégnation cordaronique facilite la réduction par la stimulation atriale ou le choc électrique externe.

Les **antiarythmiques de classe Ia et Ic** ne doivent pas être utilisés car, déprimant l'activité auriculaire, ils facilitent la conduction nodale et exposent au risque de flutter 1/1. De plus, leur efficacité est faible (20 % pour la ***FLÉCAÏNE***).

► *Stimulation atriale*

Cf. chapitre correspondant.

Le principe est de stimuler l'oreillette à une fréquence supérieure à celle du trouble à réduire, de façon à capturer et interrompre le circuit de la tachycardie. Elle est souvent utilisée en seconde intention après échec de la ***CORDARONE***. Deux techniques sont utilisables :

- **voie œsophagienne** ;
- **voie endocavitaire**.

Le taux de succès de la stimulation œsophagienne pour réduire un flutter est de 60 à 80 % à la 24e h (taux plus faible pour la tachysystolie auriculaire : 35 à 50 %), éventuellement après une transformation transitoire en fibrillation auriculaire. La probabilité de réduction est d'autant plus grande que la tachycardie est d'installation récente, d'apparence idiopathique ou postopératoire et qu'il existe une imprégnation cordaronique.

La voie endocavitaire serait légèrement plus efficace que la stimulation œsophagienne.

► *Cardioversion électrique*

Elle permet de réduire la grande majorité des flutters. Il est préférable de l'utiliser en cas d'échec de la stimulation atriale. Ses modalités et précautions sont décrites dans le chapitre correspondant, avec comme particularité un premier choc effectué à faible énergie (50 à 100 joules).

ABLATION PAR RADIOFRÉQUENCE

Principe

C'est actuellement la méthode de choix utilisée en rythmologie interventionnelle.
Son mécanisme d'action repose sur l'ablation d'une zone arythmogène par échauffement tissulaire en utilisant des courants de haute fréquence. Les lésions tissulaires aiguës évoluent vers une fibrose cicatricielle bien limitée qui respecte l'architecture tissulaire.
La radiofréquence n'induit pas d'excitation des cellules musculaires, évitant les contractions algiques et la nécessité d'une anesthésie générale. Elle produit des lésions de petite taille peu délabrantes et ne provoque pas de barotraumatisme.

Technique

Réalisée par des équipes entraînées, elle requiert un générateur, une salle de cathétérisme et des cathéters spéciaux. Ces derniers sont introduits par voie veineuse fémorale et éventuellement artérielle sous traitement anticoagulant efficace. L'ablation est réalisée après repérage soigneux de la zone arythmogène (cartographie).

Indications

Les critères d'elligibilité pour chacune de ces indications ne sont pas détaillés.
Tachycardies jonctionnelles.
Tachysystolie auriculaire.
Flutter auriculaire.
Fibrillation auriculaire.
Ablation de la jonction auriculo-ventriculaire.
Tachycardies ventriculaires.

Complications

Actuellement le taux de complication est faible. Il est de 1,5 % dans l'expérience française, avec un taux de mortalité de 0,04 %.

Complications locales fémorales

Hématome.
Faux anévrisme.
Fistule artério-veineuse.
Dissection.
Phlébite.
Ischémie aiguë de membre.

Complications générales liées au cathétérisme

Embolie pulmonaire.
Accident vasculaire cérébral.
Tamponnade.
Traumatisme valvulaire.
Atteinte coronaire.

Complications secondaires à l'ablation

Bloc auriculo-ventriculaire pouvant nécessiter la mise en place d'un stimulateur cardiaque.
Troubles du rythme ventriculaire.

FLUTTER ET TACHYSYSTOLIE AURICULAIRE (2)

► *Ablation par radiofréquence*

Certaines indications sont habituellement retenues :
- flutter récidivant malgré un traitement médical bien conduit ou mal toléré ;
- sujet jeune refusant un traitement médicamenteux au long cours ;
- profession à risque.

Le patient sera prévenu des risques (fibrillation auriculaire, récidive, nécessité d'un traitement antiarythmique complémentaire, bloc auriculo-ventriculaire et pacemaker).

À 1 an, 90 % des patients sont en rythme sinusal. Les récidives sont fréquentes (15 à 30 % surtout les 3 premiers mois) et peuvent être traitées par une nouvelle séance de radiofréquence. Toutefois 20 à 30 % des patients nécessitent à 1 an un traitement antiarythmique complémentaire (pour récidive de flutter ou fibrillation auriculaire).

Traitement préventif pour maintenir un rythme sinusal

Il repose en première intention sur les **antiarythmiques de classe Ia et Ic**, puis sur la ***CORDARONE*** et les **β-bloquants.**

Par exemple :
- **antiarythmique de classe Ia**, **disopyramide** (***RYTHMODAN***) : 1 cp. à 250 mg x 2/j ;
- **antiarythmique de classe Ic**, **flécaïnide** (***FLÉCAÏNE LP***) : 1 cp. à 150 mg/j.

Cas particuliers

Mauvaise tolérance

En cas de mauvaise tolérance, un **choc électrique externe en urgence** est nécessaire. Il s'agit des situations de choc, collapsus, arrêt cardiorespiratoire, insuffisance cardiaque sévère, angor résistant aux thérapeutiques usuelles, cadence ventriculaire > 200/min en particulier sur Wolff-Parkinson-White et flutter 1/1 (effet proarythmique).

- Hospitalisation en USIC.
- Voie veineuse périphérique : G5 % 500 mL/24 h.
- Monitorage cardiaque et tensionnel.
- Oxygénothérapie par voie nasale 6 L/min.
- Dispositif de recueil des urines.
- Traitement anticoagulant efficace.
- Réduction par choc électrique externe après une brève anesthésie générale (*cf.* **Choc électrique externe**). L'énergie initiale délivrée sera moindre que pour la fibrillation auriculaire : 100 à 200 joules, éventuellement à renouveler à 300 joules en cas d'échec.
- Ultérieurement : correction des désordres hydroélectrolytiques et traitement d'entretien antiarythmique.

Syndrome de Wolff-Parkinson-White

Les **digitaliques** sont formellement contre-indiqués.

STIMULATION ATRIALE

Voie œsophagienne

C'est une méthode d'exploration semi-invasive non sanglante utilisable au lit du patient, qui est à visée diagnostique ou thérapeutique.

- Patient *a jeun* et perfusé.
- Introduction d'une sonde souple et fine par voie nasale après une anesthésie locale soigneuse.
- L'électrode est reliée à un appareil ECG pour la détection (tracés œsophagien et de surface simultanés) ou à un générateur pour la stimulation.
- La sonde est positionnée de façon à obtenir un signal auriculaire isodiphasique (électrode monopolaire) ou d'amplitude maximale (électrode bipolaire).

Voie endocavitaire

C'est une technique invasive.

- Patient *a jeun* et perfusé.
- Stimulation de l'oreillette droite à l'aide d'une sonde introduite par voie veineuse fémorale.
- Sous amplificateur de brillance.
- En salle de cathétérisme.

Principales indications de la voie œsophagienne

- *Diagnostiques (= enregistrement)*
  - Certaines tachycardies à complexes fins.
  - Tachycardies à complexes larges bien tolérées (éliminer une tachycardie ventriculaire).
  - Démasquer certains syndromes de Wolff-Parkinson-White.
  - Étude de la fonction sinusale et de la conduction nodale.
- *Thérapeutiques (= stimulation)*
  - Réduction du flutter auriculaire.
  - Réduction des tachycardies jonctionnelles.
  - Plus difficilement, réduction des tachysystolies auriculaires.

Comparaison voie sophagienne/voie endocavitaire

	VOIE ŒSOPHAGIENNE	VOIE ENDOCAVITAIRE
Anesthésie	Locale (nasale)	Locale (fémorale)
Tolérance	Plus ou moins bonne (parfois douloureuse ++)	Bonne (peu ou pas douloureuse)
Complications	Quasi nulles	Locales (ponction veineuse fémorale), générales liées aux sondes et à l'alitement post-examen
Efficacité	60 à 80 % à la 24e h	Modérément plus efficace (80 %)

ECG : flutter auriculaire

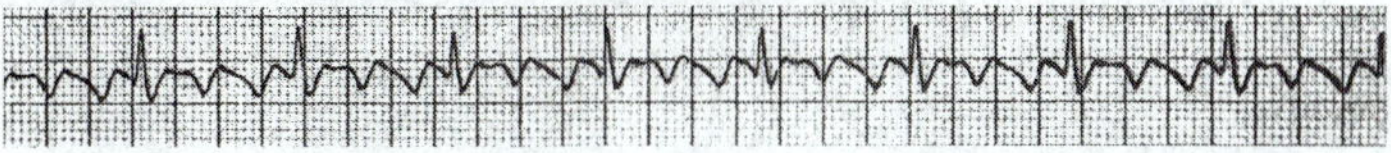

TACHYCARDIES JONCTIONNELLES (1)

On distingue deux grands types de tachycardies jonctionnelles : les tachycardies jonctionnelles par réentrée intranodale (maladie de Bouveret) et les tachycardies jonctionnelles en rapport avec une voie accessoire (avec ou sans préexcitation de surface). Elles constituent le domaine de prédilection de l'**ablation par radiofréquence (ARF)**.

Traitement de la crise

La tolérance est variable.

Manœuvres vagales

- Déclenchement d'un réflexe vagal bloquant la conduction au niveau du nœud auriculo-ventriculaire : **réponse du tout ou rien.**
- Elles sont d'autant plus efficaces qu'elles sont effectuées précocement.
- Débutées par le patient lui-même : manœuvre de Valsalva, déclenchement d'un réflexe nauséeux, prise d'un verre d'eau glacée.
- Poursuivies plus vigoureusement aux urgences sous surveillance scopique : massage sino-carotidien doux, droit puis gauche (en l'absence de sténose carotidienne ou d'antécédents d'accident vasculaire cérébral) ou compression oculaire (en l'absence de glaucome ou de fragilité rétinienne).
- La crise peut aussi céder spontanément au repos en s'aidant éventuellement d'un **anxiolytique.**

Réduction médicamenteuse

► *Précautions indispensables*

- En présence du médecin.
- Voie veineuse périphérique.
- Monitorage cardiaque et tensionnel.
- Défibrillateur à proximité.
- **Atropine** à disposition.

► *Stratégie thérapeutique*

- En 1re intention :

– **triphosadénine** (***STRIADYNE***) : 1/2 à 1 amp. à 20 mg en IVD (1 mg/kg sans dépasser 10 mg chez l'enfant) ;

– **ou inhibiteur calcique** de type **vérapamil** (***ISOPTINE***) : 1 amp. à 5 mg en injection IV lente sur 2 à 3 min (en l'absence de dysfonction ventriculaire). Ceci peut être répété une fois au bout de 10 min en cas d'échec.

- D'autres **antiarythmiques** peuvent être proposés en 2e intention :

– **antiarythmique de classe Ic, flécaïnide** (***FLÉCAÏNE***) : 1 amp. à 50 mg en 5 min ;

– **antiarythmique de classe III, amiodarone** (***CORDARONE***) : 5 mg/kg en IVSE sur 30 min (amp. à 150 mg).

Le recours à la stimulation atriale œsophagienne est efficace mais reste exceptionnel.

Tachycardie jonctionnelle réduite par la *STRIADYNE*

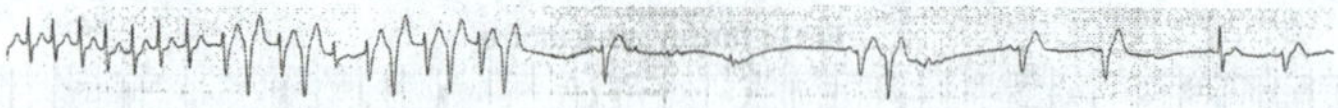

STRIADYNE

■ Triphosadénine

STRIADYNE					
1/2 amp. soit 10 mg en IVD à renouveler éventuellement 3 min après	10 amp. 2 mL à 20 mg	HOP	I		

PROPRIÉTÉS
Puissant effet cholinergique direct (ralentissement de la conduction auriculo-ventriculaire) de demi-vie brève (< 20 s).

INDICATIONS
Conversion rapide en rythme sinusal des tachycardies jonctionnelles y compris celles associées à une voie accessoire.
Ralentissement à visée diagnostique des tachycardies à complexes larges ou fins bien tolérées.

CONTRE-INDICATIONS
Asthme.
Bloc auriculo-ventriculaire du 2e et 3e degré et dysfonction sinusale non appareillés.
Hypersensibilité connue à l'adénosine.

PRÉCAUTIONS D'EMPLOI
Patient perfusé.
Surveillance scopique.
En présence d'un médecin.
Atropine et matériel de réanimation à disposition.

EFFETS INDÉSIRABLES
Pause sinusale postcritique.
Bloc auriculo-ventriculaire, rarement bradycardie sévère et asystolie.
Quelques cas de tachycardie et de fibrillation ventriculaire.
Bronchospasme chez l'asthmatique et en cas de BPCO.
Effets peu intenses et transitoires : vasodilatation périphérique, nausées, crampes épigastriques, céphalées, flushs, vertiges, sueurs, dyspnée.

INTERACTIONS MÉDICAMENTEUSES
Potentialisation par le **dipyridamole** (diminuer les doses).
Antagonisme avec la caféine, la **théophylline** et les médicaments anticholinergiques (**atropine**, **antispasmodiques**, **antiparkinsoniens**, **antisécrétoires**, certains **antihistaminiques H1**, **antidépresseurs** imipraminiques, **phénotiazines**, **disopyramide**, etc.).

TACHYCARDIES JONCTIONNELLES (2)

Prévention des récidives

Au décours de la crise, une exploration électrophysiologique est souhaitable (surtout s'il existe des troubles du rythme auriculaire associés). Elle permet de préciser le mécanisme de la tachycardie, d'étudier la période réfractaire d'une éventuelle voie accessoire et d'évaluer l'efficacité du traitement antiarythmique.

Conseils hygiéno-diététiques

- Éviter les excitants : thé, café, alcool, tabac.
- Discuter un traitement anxiolytique.
- Enseigner au patient les moyens simples de réduction.
- L'activité physique n'est pas limitée.

Traitement de fond médicamenteux

Il est indiqué en cas d'accès répétés, prolongés ou mal tolérés, difficilement réduits par les manœuvres vagales effectuées par le patient. Son efficacité tient à son action sur le circuit de réentrée et à la suppression des extrasystoles inductrices. La ***CORDARONE*** ne doit pas être utilisée (affection bénigne et effets secondaires extracardiaques fréquents).

► *Tachycardie jonctionnelle associée à une voie accessoire*

On utilisera en première intention un **antiarythmique de classe Ic** :

– **flécaïnide** (***FLÉCAÏNE LP***) : 1 cp. à 150 mg/j ;

– **propafénone** (***RYTHMOL***) : 1 cp. à 300 mg x 2/j.

► *Maladie de Bouveret*

Les **inhibiteurs calciques** et les **β-bloquants** sont utilisables, de même que les **antiarythmiques de classe Ic** :

– **inhibiteur calcique**, **vérapamil** (***ISOPTINE***) : 1 cp. à 120 mg x 2/j ;

– **bêtabloquant**, **métoprolol** (***LOPRESSOR***) : 100 à 200 mg/j x 2 prises/j.

Traitement non pharmacologique : ablation par radiofréquence

C'est le traitement curatif des tachycardies jonctionnelles : ablation de la voie lente arrivant au nœud auriculo-ventriculaire (maladie de Bouveret) ou de la voie accessoire. Le taux de succès est de 90 à 99 % (fonction du siège, de la voie, de l'obtention de critères électrophysiologiques locaux corrects et surtout de l'expérience de l'équipe). Une récidive survient dans 7 à 9 % des cas et sera traitée par une nouvelle séance.

Les **indications** sont larges :

– accès répétés malgré un traitement médical (inefficace ou mal toléré) ;

– syndrome de Wolff-Parkinson-White avec accès de fibrillation auriculaire rapides, surtout si épisode syncopal ;

– syndrome de Wolff-Parkinson-White pauci- ou asymptomatique mais potentiellement dangereux : période réfractaire de la voie accessoire très courte (< 200 ms) et vulnérabilité auriculaire importante, d'autant plus qu'il existe une cardiopathie ;

– sujets peu observants, sportifs, professions à risque ou sujets jugeant le traitement médical trop contraignant.

Le patient sera correctement informé des avantages et des complications de la méthode (notamment du risque d'un pacemaker définitif).

AUTRE ANTIARYTHMIQUE

Adénosine

KRENOSIN					
En IV bolus Posologie initiale : 3 mg 1 seule fois Posologie d'entretien : 6 mg puis 12 mg si non-réponse	6 fl. 6 mg/2 mL	HOP	I		

PROPRIÉTÉS

Nucléoside endogène avec effet vasodilatateur périphérique/antiarythmique.

INDICATIONS

– Conversion rapide en rythme sinusal des tachycardies jonctionnelles, y compris celles associées à une voie accessoire (syndrome de Wolf-Parkinson-White).
– Aide au diagnostic des tachycardies à complexes larges ou fins.

CONTRE-INDICATIONS

– Bloc auriculo-ventriculaire du 2e ou du 3e degré, à l'exception des patients porteurs d'un stimulateur cardiaque.
– Dysfonctionnement sino-auriculaire (maladie de l'oreillette) à l'exception des patients porteurs d'un stimulateur cardiaque.
– Bronchopneumopathies chroniques obstructives avec bronchospasme (ex : asthme bronchique).
– Syndrome du QT long.
– Hypotension artérielle sévère.
– Hypersensibilité connue à l'**adénosine**.

PRÉCAUTIONS D'EMPLOI

En raison de la possibilité de survenue de troubles conductifs ou rythmiques transitoires lors de la réduction de la tachycardie paroxystique supraventriculaire, ce produit ne doit être administré qu'en milieu hospitalier, sous surveillance électrocardiographique et par des médecins disposant de moyens de réanimation cardiorespiratoire.

En raison du risque éventuel d'hypotension artérielle significative, l'adénosine doit être utilisée avec prudence chez les patients présentant :
– une sténose du tronc commun (gauche) ;
– une hypovolémie non corrigée ;
– un rétrécissement valvulaire cardiaque ;
– un shunt gauche-droit ;
– un dysfonctionnement du système nerveux autonome ;
– une sténose carotidienne avec insuffisance vasculaire cérébrale ;
– des antécédents récents d'infarctus du myocarde ou une insuffisance cardiaque sévère ;
– des troubles mineurs de la conduction (bloc auriculo-ventriculaire du 1er degré, bloc de branche) qui pourraient être transitoirement aggravés durant la perfusion ;
– une fibrillation auriculaire, ou un flutter, spécialement chez ceux ayant une voie de la conduction accessoire, la conduction par cette voie anormale pouvant être favorisée.

EFFETS INDÉSIRABLES

Effets indésirables cliniques fréquents :
– troubles mentaux : anxiété ;
– troubles neurologiques : céphalées, vertiges ;
– troubles généraux : sensation d'oppression/douleur dans la poitrine, sensation de brûlure, nausées, dyspnée ;
– troubles cardiovasculaires : bradycardie, pause sinusale, pause post-extrasystolique, extrasystoles auriculaires, bloc auriculo-ventriculaire, troubles de l'excitabilité ventriculaire telles que des extrasystoles ventriculaires, tachycardies ventriculaires non soutenues.

INTERACTIONS MÉDICAMENTEUSES

Le **dipyridamole** étant susceptible de multiplier par quatre les effets de l'**adénosine**, il est conseillé de ne pas administrer ce médicament à des patients traités par du **dipyridamole**. En cas d'utilisation indispensable de ce médicament, en réduire significativement la dose.

L'aminophylline, la **théophylline** et les autres bases xanthiques (thé, café, chocolat et des boissons au cola) sont des antagonistes compétitifs de l'**adénosine**. Chez les patients traités par ce type de produit, des doses d'**adénosine** plus élevées peuvent se révéler nécessaires.

L'**adénosine** peut interagir avec les produits pouvant diminuer la conduction cardiaque.

TORSADES DE POINTES

Elles évoluent par accès syncopaux récidivants déclenchés par une extrasystole ventriculaire sur un QT long. Elles peuvent dégénérer en fibrillation ventriculaire.

Mesures générales

- Hospitalisation en USIC.
- Voie veineuse périphérique de bon calibre.
- Monitorage cardiaque et tensionnel.
- Défibrillateur à proximité.
- Dispositif de recueil des urines.

Abstention de tout traitement antiarythmique.

Traitement spécifique

Magnésithérapie

Elle est souvent spectaculairement efficace même en l'absence de déficit : bolus de 1 à 2 g de sulfate de magnésium en IVDL suivi d'une perfusion de 8 à 12 g/j en IVSE (amp. de 10 mL à 1,5 g et de 20 mL à 3 g).

Accélération de la fréquence cardiaque

- Montée d'une sonde d'entraînement électrosystolique temporaire en cas d'échec du traitement par magnésium : stimulation à 90/min en l'absence de coronaropathie.
- L'*ISUPREL* n'a d'intérêt que dans les grandes bradycardies : 5 amp. à 0,2 mg dans 250 mL de G5 % (débit à adapter de façon à obtenir une fréquence cardiaque entre 90 et 100/min) en attendant la montée d'une sonde d'entraînement électrosystolique.

Traitement étiologique

- Correction des troubles hydroélectrolytiques (hypokaliémie).
- Suppression des traitements bradycardisants ou induisant des torsades de pointes.
- Appareillage définitif des blocs auriculoventriculaires (pacemaker).

Syndrome du QT long congénital

Le traitement repose sur les **β-bloquants** (déclenchement adrénergique) à l'exclusion du ***SOTALEX***. Sont aussi utilisables : la sympathectomie gauche, l'implantation d'un **pacemaker** ou d'un **défibrillateur implantable**.

Facteurs favorisant les torsades de pointes

- *Bradycardie*
- *Troubles métaboliques*

– Hypokaliémie : **diurétiques**, **laxatifs**, prudence avec les **carboxypénicillines**.
– Hypomagnésémie.
– Hypocalcémie.

- *Médicamenteux*

– **Antiarythmiques de classe Ia** : **disopyramide**, **quinidiniques** (effet idiosyncrasique ou toxique).
– **Antiarythmiques de classe III** : **sotalol**, **amiodarone**.
– Psychotropes : **antidépresseurs tricycliques**.
– Vasodilatateurs cérébraux : **vincamine**.
– ***ÉRYTHROCINE IV***, **halofantrine**, **chloroquine**.

- *Divers*

– Intoxications (arsenic, organophosphorés).
– Régime amaigrissant.
– Pathologie neurologique aiguë (accident vasculaire cérébral, hémorragie méningée, traumatisme crânien, etc.).

- *Facteurs aggravants*

– Dysfonction ventriculaire gauche.
– **Digitaliques** en association avec les **antiarythmiques de classe Ia**.

EXTRASYSTOLIE VENTRICULAIRE (1)

La gravité des extrasystoles ventriculaires (ESV) dépend de leur étiologie, de la cardiopathie sous-jacente ainsi que de leur type. Un bilan étiologique minimum est indispensable :
– interrogatoire : antécédents, traitement ;
– examen clinique ;
– biologie : ionogramme sanguin, créatinine et bilan thyroïdien ;
– ECG, Holter cardiaque, écho-Doppler cardiaque
– éventuellement : recherche de potentiels tardifs par ECG haute amplification (PT), stimulation ventriculaire programmée (SVP), épreuve d'effort et/ou thallium et coronarographie.
Ce bilan permettra de distinguer les ESV sur cœur sain des ESV sur cœur pathologique.

Classification de Lown

– Degré 0 : absence d'ESV
– Degré 1 : ESV occasionnelles isolées (< 30/h)
– Degré 2 : ESV fréquentes (> 30/h)
– Degré 3 : ESV polymorphes ou multifocales
– Degré 4 : ESV répétitives par paires ou salves (≥ 3 ESV)
– Degré 5 : ESV précoces (phénomène R/T)

Principales étiologies responsables d'extrasystolie ventriculaire

- Cardiopathie ischémique (ischémie et angor de Prinzmetal, infarctus à la phase aiguë, séquelle d'infarctus et poche anévrismale).
- Myocardiopathie dilatée.
- Myocardiopathie hypertrophique.
- Valvulopathies (aortiques et prolapsus valvulaire mitral).
- Troubles métaboliques.
- Intoxication aux **digitaliques** et effet proarythmique des **antiarythmiques**.
- Dysplasie arythmogène du ventricule droit.

ESV sur cœur sain

Leur prévalence est de 3 à 7 %. Le but du traitement est la suppression des symptômes et non la normalisation de l'ECG ou du Holter.
Les grandes lignes du traitement sont :
– rassurer le patient ;
– éviter les excitants (thé, café, alcool, drogues) ;
– encourager une activité physique raisonnable ;
– si besoin traitement anxiolytique : **benzodiazépine**, **bromazépam** (***LEXOMIL***) : 1/4 à 1/2 cp. x 3/j ;
– chez les patients symptomatiques malgré ces différentes mesures, un traitement antiarythmique sera proposé. On utilisera soit un **β-bloquant** sans activité sympathomimétique intrinsèque, **aténolol** (***TÉNORMINE***) : 1/2 à 1 cp. à 100 mg/j, soit un **inhibiteur calcique**, **vérapamil** (***ISOPTINE***) : 1 gél. à 120 mg x 2/j.
En aucun cas la ***CORDARONE*** ne sera utilisée.
Le nombre des ESV ainsi que leur caractère répétitif ne constituent pas un critère de gravité.

Caractéristiques des ESV bénignes

- Sujet le plus souvent jeune se plaignant de palpitations (jamais de syncope).
- Isolées, plus ou moins fréquentes (mais des doublets et des salves non soutenues ne sont pas exceptionnels).
- QRS modérément élargis.
- De type retard gauche/axe droit.
- Monomorphes.
- Largement voltées dans les dérivations périphériques.
- À couplage long (> 400 ms) (pas de phénomène R/T).
- S'inscrivant dans une gamme de fréquence sinusale et disparaissant à l'effort.

EXTRASYSTOLIE VENTRICULAIRE (2)

ESV sur cœur pathologique

Elles surviennent sur différentes cardiopathies et sont un indice de mortalité d'autant plus que la fonction ventriculaire gauche est altérée. *Le but du traitement n'est pas de supprimer à tout prix les ESV mais de réduire la mortalité.*

Les ESV graves correspondent essentiellement aux degrés 3, 4 et 5 de la classification de Lown ou à celles responsables de lipothymies ou de syncopes. Elles nécessitent un traitement antiarythmique.

Principes du traitement

- En ambulatoire ou en hospitalisation selon la tolérance clinique.
- Correction d'un facteur favorisant :
  – arrêt éventuel d'un traitement antiarythmique (qui est inefficace ou responsable d'un effet proarythmique) ;
  – correction des désordres hydroélectrolytiques et acido-basiques (hypokaliémie, hypomagnésémie, acidose, hypoxie) ;
  – majoration du traitement antiangineux en cas d'ischémie (symptomatique ou silencieuse).
- Traitement de la cardiopathie sous-jacente (revascularisation coronaire, etc.).
- Traitement antiarythmique : il est fonction de la cardiopathie causale, de la fraction d'éjection et des antécédents pathologiques (fonction rénale et hépatique notamment) du patient.

Cardiopathie ischémique

Les troubles du rythme ventriculaire sont un facteur de risque de surmortalité. Pourtant leur traitement systématique par différents antiarythmiques s'est montré inutile voire délétère.

Un traitement antiarythmique est justifié dans les cas suivants :

– patient symptomatique ;
– ESV grade 3 de Lown, ESV de grade ≥ 3 ;
– altération de la fonction ventriculaire gauche ;
– stimulation ventriculaire déclenchant une tachycardie ventriculaire soutenue monomorphe.

Le traitement de choix repose sur les **β-bloquants**, **aténolol** (***TÉNORMINE***) : 1 cp. à 100 mg x 1/j ou sur l'**amiodarone** en cas de dysfonction ventriculaire gauche sévère : ***CORDARONE*** 5 cp. à 200 mg x 1/j pendant quelques jours puis 1 à 2 cp/j. L'association ***CORDARONE*** - **β-bloquants** est souvent utilisée (effet bénéfique potentialisateur dans plusieurs études). Les **antiarythmiques de classe Ic** et le **sotalol** sont à éviter, notamment en cas de dysfonction ventriculaire gauche. En cas de trouble du rythme ventriculaire grave ou symptomatique sous traitement antiarythmique (à distance de tout accident ischémique aigu), on proposera un **défibrillateur implantable**.

En l'absence d'éléments de gravité, il faut respecter l'extrasystolie en tentant de maintenir les **β-bloquants** (diminution de la mort subite et effet anti-ischémique). Le **défibrillateur implantable** a montré une réduction de mortalité chez les patients présentant une cardiopathie ischémique avec altération de la fonction systolique (FE < 30 %) quel que soit leur niveau d'arythmie.

Dysplasie arythmogène du ventricule droit

En 1re intention on utilisera un **antiarythmique de classe III**, **sotalol** (***SOTALEX***) : 1 cp. à 80 mg x 2/j (jusqu'à 360 mg/j). Chez les patients restant symptomatiques ou ayant présenté une mort subite, on proposera un **défibrillateur implantable**.

EXTRASYSTOLIE VENTRICULAIRE (3)

Myocardiopathie dilatée

L'indication d'un traitement antiarythmique est formelle en cas de troubles du rythme ventriculaire symptomatiques. Chez les patients asymptomatiques, la grande fréquence des troubles du rythme ventriculaire, souvent de grade de Lown élevé, rend le traitement préventif plus discutable.

On utilisera en 1re intention les **β-bloquants** (du fait de leur effet bénéfique sur la mortalité, *cf.* Insuffisance ventriculaire gauche) éventuellement en association avec la ***CORDARONE***. L'initialisation du traitement **β-bloquant** se fera idéalement en milieu hospitalier, à distance de tout épisode de décompensation cardiaque, sous traitement diurétique et inhibiteur de l'enzyme de conversion, en débutant à faible posologie et en augmentant très progressivement, sous surveillance clinique et ECG rigoureuse.

Myocardiopathie hypertrophique

Du fait du trouble de la fonction diastolique on utilisera en première intention les **β-bloquants**, **aténolol** (***TÉNORMINE***) : 1 à 2 cp. à 100 mg/j, ou les **inhibiteurs calciques**, **vérapamil** (***ISOPTINE***) : 1 gél. à 120 mg x 3/j.

Ces traitements sont parfois insuffisants :
- épisode syncopal ;
- antécédents familiaux de mort subite ;
- persistance de troubles du rythme ventriculaire graves au Holter ;
- déclenchement d'une tachycardie ventriculaire soutenue à la stimulation ventriculaire ;
- hypertrophie majeure ou persistance d'un important gradient intraventriculaire au repos.

On leur associera alors un **antiarythmique de classe III**, **amiodarone** (***CORDARONE***) : 5 cp. à 200 mg x 1/j pendant quelques jours puis 1 à 2 cp./j.

Une meilleure alternative est la mise en place d'un défibrillateur implantable.

Prolapsus valvulaire mitral

Un traitement antiarythmique est indiqué en présence de facteurs de risque de mort subite :
- arythmie symptomatique, *a fortiori* syncopale ;
- insuffisance mitrale importante ;
- ESV avec critères de gravité (classification de Lown) ou se majorant à l'effort ;
- antécédents familiaux de mort subite.

En l'absence d'une insuffisance mitrale significative qui nécessite une correction chirurgicale, le traitement repose sur les **β-bloquants**, **aténolol** (***TÉNORMINE***) : 1/2 à 1 cp. à 100 mg x 1/j. En cas de troubles du rythme ventriculaire graves (tachycardie ventriculaire syncopale, mort subite récupérée), la tendance est la mise en place d'un **défibrillateur implantable**.

Surveillance

Elle repose sur la tolérance et l'efficacité du traitement. Des ECG et Holters répétés pourront être effectués. L'épreuve d'effort et/ou thallium recherchera une ischémie résiduelle. Les indications des explorations électrophysiologiques avec stimulation ventriculaire programmée seront posées en milieu spécialisé.

Il faut souligner que les **antiarythmiques** négativent inconstamment les potentiels tardifs.

TACHYCARDIE VENTRICULAIRE (TV) (1)

Définitions

- Tachycardie ventriculaire non soutenue (TVNS) : succession de plus de 3 complexes à une fréquence > 120/min de durée < 30 s.
- Tachycardie ventriculaire soutenue (TVS) : tachycardie ventriculaire de durée > 30 s.
- Rythme idio-ventriculaire accéléré (RIVA) : TV lente (fréquence entre 55 et 120/min) observée le plus souvent à la phase aiguë d'un infarctus reperfusé.

C'est une urgence diagnostique et thérapeutique. Son traitement comporte sa réduction et un traitement d'entretien préventif. Quelle que soit sa tolérance immédiate, il y a un risque d'aggravation brutale (défaillance hémodynamique, dégradation en fibrillation ventriculaire). Il ne faut jamais compter sur une réduction spontanée. La confirmation du diagnostic est fondamentale tant pour la conduite thérapeutique immédiate qu'à long terme.

Dans le doute, une tachycardie à complexes larges est une tachycardie ventriculaire jusqu'à preuve du contraire.

La cardiopathie ischémique en est la première cause. La ***CORDARONE*** et le **choc électrique** sont efficaces tant à l'étage ventriculaire que supraventriculaire.

Réduction

Mesures générales

- Hospitalisation en USIC.
- Voie veineuse de bon calibre (sérum glucosé).
- Monitorage cardiaque et tensionnel.
- Oxygénothérapie par voie nasale : 6 L/min.
- **Défibrillateur à proximité.**
- Correction des troubles hydroélectrolytiques et acido-basiques (dyskaliémie, hypomagnésémie, hypoxie, acidose, dyscalcémie).
- Arrêt des traitements antiarythmiques (qui sont inefficaces ou responsables d'un effet proarythmique).
- Traitement étiologique (infarctus en voie de constitution, etc.).
- Un bilan minimum est effectué en urgence (ionogramme sanguin, urée, créatinine, numération formule sanguine, plaquettes, TP, TCA, troponine, gaz du sang, radiographie pulmonaire, ECG, échocardiographie).

Traitement antiarythmique parentéral IV sous contrôle scope ECG

Les plus fréquemment utilisés sont :

– **antiarythmique de classe Ib**, **lidocaïne** (***XYLOCARD***) : dose de charge de 100 mg (= 5 mL) en injection IV directe sur 2 min (1 à 1,5 mg/kg), puis relais par perfusion en IVSE de 1,5 à 4 mg/min ;

– **antiarythmique de classe III**, **amiodarone** (***CORDARONE***) : bolus de 1 à 2 amp. 150 mg en IVSE dans du G5 % (en moyenne 5 mg/kg) sur 15 à 30 min, renouvelable 2 à 3 fois/24 h puis relais par une perf. d'entretien de 10 à 20 mg/kg/j dans 250 mL de G5 % en IV (idéalement sur une voie veineuse centrale du fait de sa veinotoxicité). Faire le relais par voie orale dès le 1er j de la perf. (3 à 5 cp./j).

On évitera l'utilisation successive de plusieurs **antiarythmiques** (potentialisation du risque proarythmique).

DÉFIBRILLATEURS CARDIAQUES IMPLANTABLES

Dispositifs implantables actuellement utilisés

Ils ont des fonctions :
- de stimulation cardiaque ;
- de défibrillation cardiaque ;
- de resynchronisation cardiaque.

Ces fonctions peuvent être seules ou associées entre elles si besoin, au sein du même dispositif implantable.

Principales indications

Elles sont formelles :
- arrêt cardiaque (récupéré) par fibrillation ventriculaire ou par tachycardie ventriculaire sans cause aiguë ou réversible ;
- insuffisance cardiaque après une tachyarythmie ventriculaire soutenue ou un arrêt cardiaque récupéré quelle que soit la FEVG ;
- cardiopathie ischémique avec FEVG < 30 % en classe II ou III NYHA, au moins 1 mois après un IDM ou 3 mois après une revascularisation ;
- TV soutenue spontanée symptomatique avec cardiopathie ;
- TV soutenue spontanée mal tolérée sans cardiopathie et avec échec du traitement médical ou échec d'une ablation ;
- syncope sans cause connue avec TV soutenue ou FV déclenchable, avec cardiopathie.

D'autres indications sont moins formelles à ce jour et ne seront pas détaillées.

Modalités

Anesthésie locale. Abord de la veine sous-clavière (droite).

Mise en place d'une sonde de défibrillation dans le ventricule droit pour un système monochambre. Si le système est double-chambre, une sonde de stimulation est ajoutée dans l'oreillette droite. Si le système est triple-chambre, une **sonde de « resynchronisation »** est rajoutée dans le ventricule droit au contact du ventricule gauche.

Implantation du boîtier de défibrillation sous la peau en région pectorale. Il contient les programmes et les paramètres nécessaires à la surveillance et à la détection d'anomalies du rythme cardiaque. Le boitier de défibrillation est capable de délivrer un choc électrique de haute énergie.

Le plus souvent, couverture antibiotique antistaphylococcique pendant 12 à 24 h.

Complications

► *Précoces*

- Hémothorax, pneumothorax.
- Tamponnade.
- Hématome de loge.
- Infection.
- Déplacement des sondes.
- Thrombose veineuse du membre supérieur.

► *Tardives*

- Dysfonction.
- Usure des piles du boîtier.
- Endocardite sur sonde.
- Syndrome du « pacemaker » (asynchronisme auriculo-ventriculaire).

TACHYCARDIE VENTRICULAIRE (TV) (2)

Réduction par choc électrique

En cas d'échec du traitement médicamenteux ou de tachycardie ventriculaire survenant sous traitement antiarythmique, on effectuera un choc électrique externe à 200 joules après une brève anesthésie générale ou plus rarement une réduction par voie endocavitaire (montée d'une sonde dans le ventricule droit par voie veineuse fémorale sous amplificateur de brillance en salle de cathétérisme).

Étiologies des tachycardies à complexes larges

- Tachycardie ventriculaire.
- Tachycardie supraventriculaire avec bloc de branche (fonctionnel ou non) ou préexcitation ventriculaire (Wolff-Parkinson-White).

Les manœuvres vagales, la ***STRIADYNE*** ou l'enregistrement endo-œsophagien permettent de préciser le diagnostic (en cas de bonne tolérance).

Cas particuliers

Tachycardie ventriculaire mal tolérée

Il s'agit des situations de choc, collapsus, d'angor résistant aux thérapeutiques usuelles et d'insuffisance cardiaque sévère. On effectuera **une réduction immédiate par choc électrique externe à 200 joules** après une brève anesthésie générale. En cas d'échec, augmenter progressivement jusqu'à 400 joules. Au décours comme pour les formes bien tolérées : correction des facteurs favorisants, bilan étiologique, traitement antiarythmique par voie parentérale IV.

Fibrillation ventriculaire

En dehors des mesures communes à tout arrêt cardiocirculatoire, le traitement repose sur le choc électrique externe à 200 joules en extrême urgence.

Infarctus du myocarde à la phase aiguë

Les troubles du rythme ventriculaire sont fréquents à la phase aiguë d'un infarctus. Ils seront traités par **β-bloquants** IV, **aténolol** (***TÉNORMINE***) : 1 amp. à 5 mg en IV sur 5 min éventuellement renouvelé 5 min plus tard si la fréquence cardiaque est > 50/min (en l'absence d'insuffisance cardiaque). La **lidocaïne** sera utilisée en seconde intention. Le RIVA ne justifie le plus souvent d'aucun traitement spécifique.

Traitement d'entretien préventif

Traitement pharmacologique

En dehors des troubles du rythme de l'infarctus du myocarde à la phase aiguë qui justifient d'un traitement par **β-bloquants**, un traitement antiarythmique d'entretien est indispensable en association avec celui de l'affection causale. Il est fonction de la cardiopathie sous-jacente, de la fonction ventriculaire gauche et des antécédents du patient. *Cf.* Extrasystolie ventriculaire.

Traitement non pharmacologique

Différentes méthodes sont utilisables : **défibrillateur implantable** et **ablation par radiofréquence (ARF)**.

Les troubles du rythme à la phase aiguë de l'infarctus du myocarde ne relèvent pas d'un défibrillateur implantable.

Surveillance

- Clinique.
- Biologique : ionogramme sanguin, créatininémie.
- ECG, Holter cardiaque.
- Stimulation ventriculaire programmée : elle permet de guider et de surveiller l'efficacité du traitement médicamenteux. Il sera jugé efficace si elle ne permet pas le déclenchement de la tachycardie ventriculaire ou du moins le déclenchement d'une tachycardie ventriculaire lente et bien tolérée. Si le traitement médicamenteux n'évite pas le déclenchement d'une tachycardie ventriculaire, on discutera la mise en place d'un **défibrillateur implantable**.

NOTES

BRADYCARDIES – TROUBLES DE CONDUCTION (1)

Les bradycardies peuvent être liées à une dysfonction sinusale ou à un bloc auriculo-ventriculaire (BAV). De tolérance très variable, leur prise en charge comporte l'appréciation de leur tolérance avec, si besoin, pose d'une sonde d'entraînement électro-systolique temporaire (SEES), la recherche d'une étiologie éventuellement réversible et un appareillage définitif si nécessaire.

Étiologies des bradycardies

- BAV dégénératif (maladie de Lenègre).
- Médicamenteuses : **antiarythmiques de classe Ia et Ic**, **digitaliques**, **β-bloquants**, **inhibiteurs calciques non dihydropyridines** (**diltiazem**, **vérapamil**), ***CORDARONE***, intoxication aux imipraminiques.
- Métaboliques : hyperkaliémie, hypercalcémie.
- Infarctus du myocarde.
- Myocardites : rhumatisme articulaire aigu, diphtérie, viroses, maladie de Lyme, maladie de Chagas.
- Endocardites avec abcès du septum.
- Rétrécissement aortique calcifié serré
- Iatrogènes : **ablation par radiofréquence (ARF)**, postchirurgie cardiaque.
- Syncopes vasovagales et hypersensibilité du sinus carotidien.
- Causes rares : spondylarthrite ankylosante, collagénoses, maladie de surcharge, sarcoïdose, myotonie de Steinert, postradique, tumeurs cardiaques du septum.
- Blocs auriculo-ventriculaires congénitaux.

Prise en charge initiale

- Urgence médicale, hospitalisation en USIC.
- En cas de bloc auriculo-ventriculaire syncopal, tenter un coup de poing sternal.
- Monitorage cardiaque et tensionnel.
- Voie veineuse périphérique de bon calibre.
- O_2 par voie nasale 6 L/min.
- Dispositif de recueil des urines.
- Traitement étiologique :

– arrêt des médicaments chronotropes et dromotropes négatifs ;

– correction des troubles hydroélectrolytiques.

- Si les troubles de conduction sont mal tolérés, électroentraînement externe si l'on en dispose ou traitement tachycardisant en attendant la montée d'une sonde d'entraînement :

– **anticholinergique**, **sulfate d'atropine** (***ATROPINE***) : 1 à 2 amp. à 0,5 mg en IV lente ;

– **$β_1$-stimulant**, **isoprénaline** (***ISUPREL***) : 5 amp. à 0,2 mg dans 250 mL de G5 % en adaptant la vitesse de perfusion de façon à obtenir une fréquence cardiaque de l'ordre de 60/min.

- Même si la bradycardie est modérée (> 40/min) et bien tolérée : test à l'**atropine** pour évaluer les possibilités d'accélération.
- **Sonde d'entraînement électrosystolique** : elle est mise en place par voie veineuse fémorale (sous anesthésie locale) en salle de cathétérisme. Son extrémité est placée à la pointe du ventricule droit en vérifiant l'obtention d'un faible seuil. La sonde est réglée en mode sentinelle à une fréquence de 60/min environ. Un traitement anticoagulant à dose efficace est impératif (risque thromboembolique). La position de la sonde sera contrôlée (radiographie pulmonaire au lit).
- Indications de l'entraînement électrosystolique temporaire :

– BAV du 2e et 3e degrés ;

– bloc bifasciculaire (BBD + HBAG ou HBPG) ;

– bloc de branche alternant (alternance BBD/BBG) ;

– bloc de branche d'apparition récente (BBD ou BBG).

Les BAV du 1er degré et les hémiblocs isolés nécessitent une surveillance rigoureuse.

Cas particulier de l'infarctus du myocarde

Les troubles de conduction dans les infarctus inférieurs sont fréquents, haut situés (nodaux) avec un rythme d'échappement rapide. Ils sont le plus souvent rapidement réversibles et répondent en règle à l'**atropine**. Une sonde d'entraînement est rarement nécessaire.

À l'inverse, les troubles conductifs associés aux infarctus antérieurs sont graves (témoignant d'infarctus étendus), bas situés avec un rythme d'échappement le plus souvent lent et peu vigilant et donc mal tolérés.

BÊTASTIMULANT

Isoprénaline

ISUPREL					
5 amp. dans 250 mL de G5 %, débit à adapter à la fréquence cardiaque Conservation et perfusion à l'abri de la lumière	50 amp. 0,2 mg/1 mL	HOP	I		

PROPRIÉTÉS

Amine sympathomimétique β_1- et β_2-stimulante dépourvue d'effet β-adrénergique.

Effet β_1 -cardiaque : effet chronotrope, dromotrope, bathmotrope et inotrope positif, augmentation du débit cardiaque et de la consommation myocardique en oxygène.

Effet β_2 : vasodilatation artérielle systémique et pulmonaire, bronchodilatation.

Délai d'action très rapide et demi-vie brève. Élimination urinaire.

INDICATIONS

Médicament d'urgence :
- du syndrome d'Adams-Stokes par BAV dans l'attente d'une sonde d'entraînement temporaire ou de l'implantation d'un pacemaker ;
- des bradycardies extrêmes par BSA syncopal dans l'attente d'une sonde d'entraînement temporaire ou de l'implantation d'un pacemaker ;
- de l'arrêt cardiaque lorsque l'activité cardiaque réapparaît ;
- du bas débit cardiaque après chirurgie cardiaque ;
- des torsades de pointe en cas de grande bradycardie.

CONTRE-INDICATIONS

Allergie aux sulfites (forme injectable).

Tachycardie sinusale > 130/min.

Hyperexcitabilité auriculaire ou ventriculaire.

Intoxication digitalique.

Hyperthyroïdie.

Insuffisance coronaire aiguë.

Cardiomyopathie obstructive et rétrécissement aortique.

PRÉCAUTIONS D'EMPLOI

Grossesse : déconseillé pendant les 3 premiers mois.

Allaitement : surveillance attentive du nouveau-né.

Monitorage cardiaque et tensionnel, surveillance de la diurèse et hémodynamique invasive en cas de bas débit.

Ne doit être utilisé en cas de collapsus qu'après restauration de la volémie.

Patient coronarien stable, diabétique ou sous **digitaliques**.

EFFETS INDÉSIRABLES

Réactions anaphylactiques (sulfites).

Bouffées de chaleur, céphalées, tremblements.

Hypotension artérielle.

Tachycardie.

Angor.

Troubles du rythme ventriculaire (diminuer la posologie).

INTERACTIONS MÉDICAMENTEUSES

Anesthésiques volatils halogénés (risque accru de troubles du rythme ventriculaire).

Antidiabétiques (élévation de la glycémie).

Incompatibilité avec les solutés alcalins.

BRADYCARDIES – TROUBLES DE CONDUCTION (2)

Prise en charge définitive : implantation d'un pacemaker

On divise les indications en trois classes :
– classe I : indication formelle ;
– classe II : indication relative ou le plus souvent admise ;
– classe III : non-indication.

Indications

► *Dysfonction sinusale*

• Symptomatique (classe I).
• Asymptomatique avec FC ≤ 40/min (classe II).

► *Bloc auriculo-ventriculaire*

• Symptomatique (classe I).
• Complet ou du second degré asymptomatique mais avec une FC ≤ 40/min (classe I).
• Complet ou du second degré asymptomatique avec FC > 40/min (classe II).
• Post-ablation par radiofréquence (classe I).

► *Bloc bi- ou trifasciculaire*

• Comprenant un bloc auriculo-ventriculaire du deuxième degré Mobitz II ou avancé symptomatique ou non (classe I).
• Symptomatique associé à un bloc auriculo-ventriculaire complet paroxystique (classe I).
• Asymptomatique mais associé à un bloc auriculo-ventriculaire complet paroxystique (classe II).
• Avec un temps HV (temps de conduction hisso-ventriculaire) > 100 ms (classe II).

► *Syncope neurocardiogénique*

• Syncopes récidivantes ou avec pauses > 3 s lors de la stimulation du sinus carotidien (classe I).
• Syncopes vasovagales avec tilt-test (épreuve de bascule) positif (classe II).

Contre-indications

Les BAV du 1er degré et du 2e degré Mobitz I (Luciani-Wenckebach) et les dysfonctions sinusales asymptomatiques avec une FC > 40/min ne doivent pas être appareillés.

Surveillance

Surveillance d'un patient porteur d'un pacemaker

• Clinique : signes fonctionnels, activité physique, signes d'insuffisance cardiaque, état local.
• ECG avec test à l'aimant.
• Radiographie pulmonaire.
• Surveillance électronique par le programmateur 1 mois après l'implantation puis tous les 6 mois.
• Éventuellement : Holter cardiaque, échocardiographie, épreuve d'effort.

Un **carnet de surveillance** est remis au patient comportant les principales caractéristiques du **pacemaker** et les résultats des contrôles.
Signalons l'absence de nécessité d'antibioprophylaxie oslérienne.

Conseils pratiques

La vie d'un patient porteur d'un pacemaker n'est en rien limitée. Seules certaines précautions doivent être prises.

► *Interférences électromagnétiques*

• Se tenir à distance des radars, des transformateurs et des émetteurs radiopuissants.
• Contre-indication à l'IRM.
• Ne pas rester de façon prolongée dans le champ des systèmes de détection antivol des grands magasins (passer rapidement).
• Ne pas rester de façon prolongée dans le champ des portiques de sécurité des aéroports ou des infrastructures équipées

► *Contraintes mécaniques*

• Éviter l'exposition solaire prolongée de la zone implantée.
• Éviter le port de bretelles (risque d'irritation de la peau en regard du **pacemaker**).
• Éviter le port du fusil du côté implanté.
• Pas de contre-indication à la ceinture de sécurité.

STIMULATEURS CARDIAQUES

Dispositifs implantables actuellement utilisés

Ils ont des fonctions :
- de stimulation cardiaque ;
- de défibrillation cardiaque ;
- de resynchronisation cardiaque.

Ces fonctions peuvent être seules ou associées entre elles si besoin, au sein du même dispositif implantable.

Principales pathologies relevant d'un stimulateur cardiaque implantable

Cf. Bradycardies – Troubles de conduction.
- Dysfonction sinusale.
- Bloc auriculo-ventriculaire de haut degré.

Modalités

Anesthésie locale. Abord de la veine sous-clavière (droite).

Mise en place des sondes de stimulation dans les cavités droites (dans le ventricule droit pour un système mono-chambre, dans le ventricule droit et l'oreillette droite pour un système double chambre). Un dispositif triple-chambre est un système de stimulation double chambre associée à une troisième sonde dite de **resynchronisation**, mise en place au contact du ventricule gauche.

Implantation du boîtier de stimulation sous la peau en région pectorale. Il contient les programmes et les paramètres de surveillance du rythme cardiaque adaptés au patient. Le boitier de stimulation délivre de faibles impulsions électriques.

Le plus souvent, couverture antibiotique antistaphylococcique pendant 12 à 24 h.

Caractérisation des stimulateurs cardiaques

Elle comporte actuellement 4 à 5 lettres :
- 1re lettre : cavité entraînée (A : oreillette, V : ventricule, D : oreillette et ventricule) ;
- 2e lettre : cavité détectée (A : oreillette, V : ventricule, D : oreillette et ventricule) ;
- 3e lettre : effet de la détection (I : inhibition, T : déclenchement de stimulation, D : inhibition et déclenchement) ;
- 4e lettre : asservissement (R) ;
- 5e lettre : capacités antitachycardiques.

Choix du type de stimulateur cardiaque

Il est fonction :
- de l'indication initiale ;
- de la persistance d'une réponse chronotrope ;
- de l'association à des troubles du rythme supraventriculaire ;
- des pathologies associées ;
- de l'état général et l'activité.

En cas d'incompétence chronotrope, il est préférable d'implanter un pacemaker pouvant s'accélérer à l'effort : VVIR, DDD, etc.

Dysfonction sinusale

- Isolée : AAI.
- Associée à des troubles conductifs ou nécessité de traitement chronotrope ou dromotrope négatif :
  - DDD en l'absence de troubles du rythme supraventriculaire ;
  - DDI ou DDD avec possibilité de repli en cas de troubles du rythme supraventriculaire.

Troubles de conduction

- Rythme sinusal : DDD ou VDD.
- En ACFA : VVI.

(Les indications sont posées en milieu spécialisé.)

Complications

- Précoces
  - Hémothorax, pneumothorax.
  - Tamponnade.
  - Hématome de loge.
  - Infection.
  - Déplacement des sondes.
  - Thrombose veineuse du membre supérieur.
- Tardives
  - Dysfonction.
  - Usure des piles du boîtier.
  - Endocardite sur sonde.
  - Syndrome du « pacemaker » (asynchronisme auriculo-ventriculaire).

SYNCOPES ET PERTES DE CONNAISSANCE BRÈVES (1)

Syncope : perte de connaissance complète, brutale, brève avec dissolution du tonus postural et chute, secondaire à une hypoxie cérébrale en rapport avec un effondrement transitoire du débit cardiaque, une hypotension transitoire ou une chute élective du débit cérébral.
Syncope d'Adams-Stokes : conséquence d'une brusque ischémie cérébrale secondaire à un arrêt circulatoire par pause ventriculaire prolongée ou bradycardie extrême.

On assiste à l'épisode syncopal

- Allonger le patient.
- S'assurer de l'existence d'une ventilation spontanée et d'une activité hémodynamique.
- Mesurer la fréquence cardiaque.
- Surélever les membres inférieurs et ôter les vêtements serrés.
- En cas de survenue en milieu hospitalier, prendre la pression artérielle et effectuer un ECG.
- En cas de suspicion d'origine cardiaque ou en l'absence d'élément d'orientation, contacter une équipe médicale mobile (réalisation d'un ECG et transfert en milieu hospitalier).
- On n'oubliera pas d'effectuer un examen clinique complet, notamment traumatologique.

Le patient est vu à distance de l'épisode

- Rechercher des arguments étiologiques.

Éléments d'orientation

- Interrogatoire du patient et de l'entourage.
- Examen clinique.
- ECG.
- Écho-Doppler cardiaque.
- Examens complémentaires selon le contexte (Holter cardiaque, exploration électrophysiologique, Doppler des vaisseaux du cou, électroencéphalogramme, scanner cérébral, voire tilt-test).

Malaise vagal

Secondaire à la stimulation du nerf parasympathique (nerf vague), il associe bradycardie, vasoplégie et hypoperfusion cérébrale. Il peut aller jusqu'à la syncope. Bénin dans la très grande majorité des cas, il peut être révélateur d'une cause grave comme un infarctus du myocarde de topographie inférieure.
Certaines caractéristiques sont évocatrices : terrain anxieux, sujets émotifs, circonstances de survenue : atmosphère confinée, fièvre, douleur brutale.

Conduite à tenir

- Installer le patient en décubitus dorsal.
- Surélever les membres inférieurs.
- Ôter les vêtements serrés (chemise, cravate).
- En cas de malaise vagal se prolongeant :
  – **anticholinergique**, **sulfate d'atropine** (***ATROPINE***) : 0,5 mg en IV ou SC ;
  – remplissage vasculaire par soluté macromoléculaire : ***VOLUVEN*** 250 à 500 mL sur 30 min en perfusion IV ;
  – discuter l'hospitalisation.

ANTICHOLINERGIQUE

Sulfate d'atropine

ATROPINE SULFATE AGUETTANT				
0,5 à 1 mg en SC, IM ou IV lente chez l'adulte	10 amp. 0,25 mg/1 mL		I	NR
	10 amp. 0,5 mg/1 mL		I	NR
	10 amp. 1 mg/1 mL		I	NR
	10 ser. prér. 0,5 mg/ 5 mL		I	NR
	10 ser. prér. 1 mg/5 mL	HOP	I	

PROPRIÉTÉS

Anticholinergique compétitif s'opposant aux effets muscariniques de l'acétylcholine : effet tachycardisant, antispasmodique au niveau des fibres musculaires lisses du tube digestif, des voies biliaires et urinaires, ralentissement de la vidange gastrique, diminution des sécrétions gastriques, salivaires, lacrymales et sudorales. Élimination urinaire rapide.

INDICATIONS

Pré-anesthésie : protection des manifestations vagales à l'induction de l'anesthésie.
Bloc auriculoventriculaire ou atrioventriculaire.
Prévention et traitement des blocs auriculoventriculaires et des bradycardies sinusales dans l'IDM.
Traitement symptomatique des manifestations douloureuses aiguës d'origine spasmodique au niveau des voies urinaires, biliaires et du tube digestif.
Antidote spécifique des intoxications aiguës par les anticholinestérasiques (insecticides organophosphorés et carbamates) ou par les médicaments parasympathicomimétiques.

CONTRE-INDICATIONS

Risque de glaucome par fermeture de l'angle.
Troubles urétro-prostatiques avec risque de rétention urinaire.
Allaitement.

PRÉCAUTIONS D'EMPLOI

Grossesse : pas d'embryo-fœtotoxicité mais risque d'iléus méconial en fin de grossesse.
Enfant : ne doit être utilisé qu'exceptionnellement (posologie adaptée à l'âge).
Iléus paralytique, atonie intestinale du sujet âgé, mégacôlon toxique.
Hypertrophie prostatique.
Insuffisance hépatique ou rénale.
Insuffisance coronaire, troubles du rythme.
Hyperthyroïdie.
Bronchite chronique (accroissement de la viscosité des sécrétions bronchiques).
Conducteurs et utilisateurs de machines.
Ne doit pas être mélangé à d'autres médicaments au moment de l'emploi.

EFFETS INDÉSIRABLES

Sécheresse buccale, diminution des sécrétions lacrymales, épaississement des sécrétions bronchiques.
Mydriase et troubles de l'accommodation, augmentation de la pression intra-oculaire.
Constipation.
Rétention d'urine.
Tachycardie, palpitations, irritabilité.
Surdosage : syndrome confusionnel, délire et dépression respiratoire (traitement par **néostigmine**).

INTERACTIONS MÉDICAMENTEUSES

Majoration des effets atropiniques avec les autres **anticholinergiques** : **antiparkinsoniens**, **antispasmodiques**, **antidépresseurs** imipraminiques, **antipsychotiques phénothiaziniques**, **antihistaminiques H1** et **disopyramide**.

SYNCOPES ET PERTES DE CONNAISSANCE BRÈVES (2)

Principales causes de syncopes

CAUSES CARDIAQUES	CHUTE DE LA PRESSION ARTÉRIELLE	CAUSES MÉTABOLIQUES	CAUSES NEUROLOGIQUES
– Cardiopathies obstructives : rétrécissement aortique, cardiomyopathie obstructive, myxome de l'oreillette – Troubles du rythme (supraventriculaire et ventriculaire) et de conduction paroxystiques (blocs auriculo-ventriculaires et dysfonctions sinusales) – Hypertension artérielle pulmonaire primitive, embolie pulmonaire, tamponnade – Cardiopathies congénitales (tétralogie de Fallot, rétrécissement pulmonaire)	– Syncope vaso-vagale – Hypersensibilité du sinus carotidien – Syncopes réflexes (mictionnelle, post-prandiale, ictus laryngé) – Hypotension orthostatique – Hypovolémie – Altération des débits locaux (sténoses vasculaires cérébrales, vol sous-clavier, insuffisance vertébro-basilaire)	– Hypoglycémie – Hyperventilation – Hypoxémie – Toxiques (alcool, stupéfiants, monoxyde d'azote)	– Tumeurs cérébrales – Accidents vasculaires cérébraux – Crises comitiales – Migraines – Narcolepsie

NOTES

HYPERTENSION ARTÉRIELLE (HTA) ESSENTIELLE DE L'ADULTE EN DEHORS DE LA GROSSESSE (1)

Définition (OMS)

L'HTA se définit par des chiffres de pression artérielle systolique ≥ 140 mmHg et/ou diastolique ≥ 90 mmHg constatés par le même opérateur à l'aide d'un brassard adapté au morphotype du patient, lors d'au moins 2 consultations, sur 2 mesures au cours de chaque visite.

NB : Un brassard trop serré surestime la pression artérielle alors qu'un brassard trop lâche la sous-estime.

La prévalence de l'HTA est évaluée à 30 % de la population adulte et augmente avec l'âge (50 % après 65 ans).

Classification de la pression artérielle et de l'HTA chez l'adulte au cabinet médical

Mesures en position assise après 5 min de repos	PAS (mmHg) et/ou	PAD (mmHg)
PA optimale	< 120	< 80
PA normale	120-129	80-84
PA normale haute	130-139	85-89
HTA légère (grade 1)	140-159	90-99
HTA modérée (grade 2)	160-179	100-109
HTA sévère (grade 3)	≥ 180	≥ 110
HTA systolique isolée	≥ 140 et	< 90

Définitions de l'HTA en dehors du cabinet médical

Les mesures tensionnelles en dehors du cabinet médical sont clairement préconisées dans les dernières recommandations. Elles peuvent apporter des informations complémentaires importantes pour d'une part confirmer ou infirmer un diagnostic d'HTA, et d'autre part suivre un patient hypertendu traité.

Définitions de l'HTA en dehors du cabinet médical

	PAS (mmHg) et/ou	PAD (mmHg)
Mesure ambulatoire (période d'éveil)	≥ 135	≥ 85
Mesure ambulatoire (période de sommeil)	≥ 120	≥ 70
Mesure ambulatoire sur 24 h	≥ 130	≥ 80
Automesure tensionnelle sur 3 j	≥ 135	≥ 85

INHIBITEURS CALCIQUES NON DIHYDROPYRIDINES (1)

■ Diltiazem

TILDIEM					
Angors* : 1 cp. x 3/j (max : 360 mg/j) Prévention de l'ischémie myocardique en péri-opératoire chez des coronariens lors d'une chirurgie non cardiaque sous anesthésie générale : inj. en IVD sur 2 min de 0,15 mg/kg 30 min avant l'induction, puis perfusion IV continue de 0,2 à 0,3 mg/kg/h Crise de tachydardie jonctionnelle : 0,25 mg à 0,3 mg/kg en IVD sur 2 min	30 cp. 60 mg 20 fl. 25 mg (pdre pour sol. inj. IV) 20 fl. 100 mg (pdre pour sol. inj. IV)	3,33 HOP HOP	I I I	65 %	0,11
BI-TILDIEM					
Angor stable ou d'effort : 1 cp. 90 mg x 2/j	28 cp. LP 90 mg	9,94	I	65 %	0,35
Angor d'effort ou spontané : 1 cp. 120 mg x 2/j	28 cp. LP 120 mg	11,03	I	65 %	0,39
MONO-TILDIEM LP					
HTA, angor stable : 1 gél. 200 ou 300 mg/j à heure fixe Ne pas ouvrir ni croquer	28 gél. LP 200 mg 50 gél. LP 200 mg 84 gél. LP 200 mg 28 gél. LP 300 mg 50 gél. LP 300 mg 84 gél. LP 300 mg	8,95 HOP 26,45 8,95 HOP 26,45	I I I I I I	65 % 65 % 65 % 65 %	0,32 0,31 0,32 0,31

■ Vérapamil

ISOPTINE					
Angor et tachycardie supraventriculaire : 1 à 2 cp. x 3/j	75 cp. 40 mg	3,35	I	65 %	0,04
1 gél. x 2/j	30 gél. 120 mg 90 gél. 120 mg	3,28 8,91	I I	65 % 65 %	0,11 0,10
HTA : 1 cp. LP le matin	30 cp. séc. LP 240 mg 90 cp. séc. LP 240 mg	5,69 16,06	I I	65 % 65 %	0,19 0,18

Angors : angor stable, angor d'effort, angor spontané, angor de Prinzmetal.

HYPERTENSION ARTÉRIELLE (HTA) ESSENTIELLE DE L'ADULTE EN DEHORS DE LA GROSSESSE (2)

Intérêts du traitement antihypertenseur [1]

L'objectif principal de la prise en charge d'un patient hypertendu est de réduire sa morbi-mortalité cardiovasculaire à long terme. L'évaluation et la correction des autres facteurs de risque cardiovasculaires associés à l'HTA sont également indispensables (âge, tabac, surpoids, hyperlipidémie, diabète, sédentarité, hérédité cardiovasculaire).

La normalisation prolongée de la pression artérielle réduit de façon très significative l'incidence des accidents vasculaires cérébraux, de l'insuffisance cardiaque, de l'insuffisance rénale et à moindre degré des accidents ischémiques coronaires.

La normalisation de la pression artérielle sous traitement :

– nécessite un bon respect des règles d'hygiène de vie alimentaire et physique ;
– nécessite la correction des facteurs de risque cardiovasculaires associés à l'HTA ;
– nécessite le plus souvent un traitement au long cours ;
– nécessite une bonne tolérance du traitement ;
– nécessite une bonne observance du traitement ;
– nécessite une surveillance médicale régulière.

Les dernières recommandations françaises recommandent une consultation dédiée à l'annonce du diagnostic d'HTA.

Règles hygiéno-diététiques (RHD) [1]

Restriction sodée

- La restriction sodée est modérée et un régime comportant 6 g de sel par jour est suffisant.
- Éviter les excès de fruits de mer, poissons fumés, plats préparés, conserves, charcuteries et ne pas saler à nouveau les plats à table.

Éviter un excès de poids

- La perte de poids fait baisser la pression artérielle.
- Consultation diététique pour mettre au point un régime adapté au patient.

Réduire la consommation d'alcool et de glycyrrhizine

- Le sevrage alcoolique fait baisser la pression artérielle. Ne pas dépasser 2 verres de vin ou de bière par jour avec 1 j d'abstinence par semaine.
- Éviter la consommation de réglisse et de pastis sans alcool.

Activité physique régulière

- La pratique régulière d'exercice physique fait baisser la pression artérielle (marche, jogging, natation).
- Il est recommandé au moins 30 min de marche soutenue 3 fois/sem.
- Supprimer les stress excessifs.

Arrêt du tabac

Évaluation initiale standard de tout patient hypertendu

- Anamnèse, examen clinique.
- Recherche dans les urines par bandelettes réactives ou au laboratoire d'une hématurie et d'une microalbuminurie ou d'une protéinurie (recherche d'un retentissement rénal).
- Dans le sang : kaliémie (recherche d'une hypokaliémie suggérant un hyperaldostéronisme primaire), créatininémie avec estimation du débit de filtration glomérulaire, glycémie, uricémie, hémoglobine et/ou hématocrite.
- Profil lipidique : cholestérol total avec les fractions LDL et HDL, triglycérides.
- Électrocardiogramme (recherche de troubles du rythme, de signes d'ischémie myocardique), d'hypertrophie ventriculaire gauche.

INHIBITEURS CALCIQUES NON DIHYDROPYRIDINES (2) – PHARMACOLOGIE

PROPRIÉTÉS

Diltiazem : inhibiteur calcique sélectif du canal calcique lent au niveau de la fibre musculaire myocardique et de la fibre musculaire lisse des vaisseaux.

– Effets inotrope négatif et bradycardisant modérés.
– Effet antiarythmique au niveau jonctionnel.
– Effet antiangineux en augmentant le débit coronaire par diminution des résistances.
– Effet antispastique coronaire.

Vérapamil : *cf.* **Antiarythmique de classe IV**.

INDICATIONS

HTA : **diltiazem** formes LP 200 ou 300 mg, **vérapamil** formes 120 mg et LP 240 mg.

Traitement préventif des crises d'angine de poitrine :

– angor stable, d'effort, spontané, Prinzmetal : **diltiazem** formes 60 mg ;
– angor stable, angor d'effort : **diltiazem** formes LP 90 ou 120 mg.

Prévention de l'ischémie myocardique au cours de l'anesthésie générale de patients coronariens pour interventions non cardiaques, pendant les périodes péri- et postopératoire chez des malades recevant antérieurement un traitement oral antiangineux :**diltiazem** injectable 25 et 100 mg.

Traitement de la crise de tachycardie jonctionnelle paroxystique : **diltiazem** injectable 25 mg.

CONTRE-INDICATIONS

Diltiazem (toutes formes) : dysfonctionnement sinusal ; blocs auriculo-ventriculaires de degrés II et III non appareillés ; insuffisance ventriculaire gauche avec signes congestifs.

En plus pour ***MONO-TILDIEM LP 300*** : bradycardie sévère ≤ 40/min.

En plus pour **diltiazem** forme injectable : fibrillations ou flutters auriculaires avec syndromes de préexcitation ventriculaire surtout si la période réfractaire de la voie accessoire est courte ; hypotension artérielle avec hypovolémie et/ou insuffisance cardiaque, choc cardiogénique, association à la ***CORDARONE***.

Grossesse, allaitement.

PRÉCAUTIONS D'EMPLOI

Diltiazem

– Utiliser prudemment et surveiller en cas de bradycardie ou de BAV du 1er degré.
– Pas de précaution en cas de bloc de branche isolé.
– Respecter les contre-indications et les précautions d'emploi et surveiller attentivement (fréquence cardiaque, ECG) chez les sujets âgés, insuffisants rénaux ou hépatiques.

EFFETS INDÉSIRABLES

Diltiazem

– Les plus fréquents : bradycardie sinusale, bloc sino-auriculaire, bloc auriculo-ventriculaire, œdèmes des membres inférieurs, érythèmes simples, urticaires localisées, rarement érythèmes desquamatifs ± fébriles réversibles.
– Rares et transitoires : asthénie, somnolence, céphalées, insomnie, vertiges, troubles digestifs (dyspepsie, constipation, diarrhée), élévation des transaminases.

Exceptionnelles hépatites cliniques.

INTERACTIONS MÉDICAMENTEUSES

Diltiazem

– Associations contre-indiquées : **dantrolène** IV.
– Associations déconseillées : **esmolol**, **antiarythmiques**.
– Associations avec précautions d'emploi : **α_1-bloquants**, **amiodarone**, **β-bloquants**, **ciclosporine**, **carbamazépine**, **midazolam** IV, **rifampicine**, **baclofène**, imipraminiques, **corticoïdes**, **antipsychotiques**.

HYPERTENSION ARTÉRIELLE (HTA) ESSENTIELLE DE L'ADULTE EN DEHORS DE LA GROSSESSE (3)

Classification des antihypertenseurs [1]

Diurétiques

- Leur action antihypertensive est liée à une déplétion sodée.
- Les **diurétiques thiazidiques** et apparentés (***ESIDREX***, ***FLUDEX***) sont puissants, hypokaliémiants et restent actifs jusqu'à une clairance de la créatinine de 30 mL/min. Ils sont très souvent prescrits dès qu'une bithérapie est indiquée et souvent en association fixe sous forme d'un seul comprimé qui contient également une 2e molécule.
- Les **diurétiques** épargneurs de potassium (***ALDACTONE***, ***MODAMIDE***) sont contre-indiqués en cas d'insuffisance rénale.
- Les **diurétiques de l'anse** (***LASILIX***, ***BURINEX***) sont très puissants, hypokaliémiants et doivent être prescrits dans l'hypertension artérielle seulement si celle-ci est associée à une insuffisance rénale sévère (clairance de la créatinine inférieure à 30 mL/min).

Inhibiteurs de l'enzyme de conversion (IEC)

- Ils réduisent les concentrations plasmatiques d'angiotensine II et d'aldostérone et augmentent la concentration de bradykinine.
- La principale cause d'arrêt du traitement est l'apparition d'une toux.
- En cas d'insuffisance rénale, la posologie doit être adaptée à la clairance de la créatinine, mais elle ne constitue pas une contre-indication.

Antagonistes du récepteur de l'angiotensine II (ARA II)

Leur efficacité est comparable à celle des **inhibiteurs de l'enzyme de conversion** mais du fait de l'absence d'élévation de bradykinine, cette classe n'entraîne pas de toux ni d'œdème angioneurotique.

Inhibiteurs calciques

- Ils réduisent le tonus vasoconstricteur calcium-dépendant des fibres musculaires lisses artériolaires.
- Les **dihydropyridines** n'ont pas de contre-indication vraie en dehors de la grossesse. Leur utilisation peut être limitée par des céphalées, flushs, palpitations et œdèmes des membres inférieurs.
- Les **non-dihydropyridines** (**diltiazem** et **vérapamil**) sont contre-indiqués en cas d'insuffisance cardiaque décompensée et de bloc auriculo-ventriculaire. Leur association aux **β-bloquants** est classiquement déconseillée (risque de bradycardie).

Bêtabloquants

- Leur action antihypertensive est liée à la réduction du tonus β-adrénergique et à la diminution de la sécrétion de rénine.

> Ils sont particulièrement indiqués en cas de tachycardie de repos, d'angor et/ou de cardiopathie ischémique associée.

- Leur utilisation peut être limitée par leurs effets secondaires.

Inhibiteur direct de la rénine

L'efficacité de l'**aliskirène** (***RASILEZ***) 1 cp. (150 mg)/j est comparable à celle des **antagonistes de l'angiotensine II** avec cependant une action inhibitrice plus complète du système rénine-angiotensine-aldostérone.

Alphabloquants

> Le risque d'hypotension orthostatique au début du traitement impose une adaptation très progressive des doses.

- Ils ne sont jamais prescrits en 1re intention.
- Ils sont bien tolérés sur le plan biologique.
- Une déplétion sodée associée est nécessaire.

INHIBITEURS CALCIQUES DIHYDROPYRIDINES (1)

Nifédipine

ADALATE					
Angor Prinzmetal : 1 caps. x 4/j dont 1 le soir au coucher Angor stable : 1 caps. x 3/j associée à un **β-bloquant** (max : 60 mg/j)	30 caps. 10 mg 90 caps. 10 mg	2,17 5,63	I I	65 % 65 %	0,07 0,06
HTA : 1 cp. LP 20 mg x 2/j sans croquer	30 cp. LP 20 mg 180 cp. LP 20 mg	3,19 17,93	I I	65 % 65 %	0,11 0,10
CHRONADALATE LP					
HTA : 1 cp./j le matin à heure fixe Angor stable : 1 à 2 cp./j en 1 prise associés à un **β-bloquant**	30 cp. LP 30 mg 90 cp. LP 30 mg 100 cp. LP 30 mg	8,19 23,15 HOP	I I I	65 % 65 %	0,27 0,26

Amlodipine

AMLOR					
HTA et angors (stable, d'effort, spontané, de Prinzmetal) : 5 mg/j puis jusqu'à 10 mg/j en 1 seule prise le matin	30 gél. 5 mg 90 gél. 5 mg 30 gél. 10 mg 90 gél. 10 mg	6,37 18,01 6,37 18,01	I I I I	65 % 65 % 65 % 65 %	0,21 0,20 0,21 0,20

Amlodipine + atorvastatine

CADUET					
HTA + hypercholestérolémie 1 cp./j	30 cp. 5 mg/10 mg 90 cp. 5 mg/10 mg 30 cp. 10 mg/10 mg 90 cp. 10 mg/10 mg	17,51 49,41 17,51 49,41	I I I I	65 % 65 % 65 % 65 %	0,58 0,55 0,58 0,55

Nicardipine

LOXEN					
LOXEN 20 mg HTA : 1 cp. x 3/j avant chaque repas. Max : 90 mg/j	30 cp. séc. 20 mg 90 cp. séc. 20 mg	4,05 11,66	I I	65 % 65 %	0,14 0,13
LOXEN 50 mg LP HTA : 1 gél. matin et soir avant les repas	60 gél. LP 50 mg 180 gél. LP 50 mg	12,89 36,40	I I	65 % 65 %	0,21 0,20
LOXEN injectable Réservé à l'urgence hypertensive : – effet rapide : 2,5 mg en IVD à renouveler après 10 min si besoin jusqu'à une dose cumulée de 10 mg – effet progressif : 8 à 15 mg/h en perfusion IV sur 30 min – dans les 2 cas, relais si besoin par perfusion IV continue : 2 à 4 mg/h avec adaptation des doses par paliers de 0,5 mg/h. Relais possible par voie orale	5 amp. 10 mg/10 mL	HOP	I		

HYPERTENSION ARTÉRIELLE (HTA) ESSENTIELLE DE L'ADULTE EN DEHORS DE LA GROSSESSE (4)

Vasodilatateurs directs

- Ils ne sont jamais prescrits en 1re intention.
- La **dihydralazine** (***NEPRESSOL***) n'est utilisée que dans certaines pré-éclampsies mettant en jeu le pronostic vital. Elle devra être associée à un **β-bloquant** du fait de son effet tachycardisant.
- Le **minoxidil** est réservé aux rares cas d'HTA résistante à une polythérapie. Il peut provoquer un hirsutisme et une rétention sodée et doit donc être associé à un **diurétique**.

Antihypertenseurs centraux

- Ils ne sont jamais prescrits en 1re intention.
- Ils diminuent le tonus sympathique vasoconstricteur.
- Hypotension orthostatique, nausées, sécheresse de la bouche, asthénie, somnolence et tendance dépressive sont les principaux effets secondaires.

Quand prescrire un antihypertenseur ? [1]

Pour débuter un traitement antihypertenseur, il faut s'assurer que l'HTA soit :
– **permanente**, c'est-à-dire vérifiée lors de plusieurs examens (au moins 2). Les recommandations proposent à cette étape diagnostique de réaliser une mesure ambulatoire de la pression artérielle pendant 24 h (MAPA) ou une automesure tensionnelle bien menée sur 3 j, pour confirmer l'HTA ;
– **persistante** malgré des règles hygiénodiététiques bien suivies.

La décision du traitement antihypertenseur se fonde sur :

- les chiffres tensionnels ;
- l'existence de facteurs de risque cardiovasculaire associés (*cf.* Encadré) ;
- l'atteinte infraclinique des organes cibles (AOC) (hypertrophie ventriculaire gauche, microalbuminurie de 30 à 300 mg/24 h) ;
- l'existence de pathologies associées/complications (coronaropathie, insuffisance cardiaque, accident vasculaire cérébral, rétinopathie, insuffisance rénale chronique, artérite des membres inférieurs) ;
- l'évaluation du risque cardiovasculaire global du patient (faible, modéré, élevé, très élevé ; *cf.* Tableau) :
  – quand le risque est faible : RHD pendant 6 mois. Traitement pharmacologique si l'objectif n'est pas atteint,
  – quand le risque est modéré : RHD pendant 1 à 3 mois. Traitement pharmacologique si l'objectif n'est pas atteint,
  – quand le risque est élevé à très élevé : RHD et traitement pharmacologique d'emblée,
  – pour des PAS à 130-139 mmHg et des PAD à 85-89 mmHg, des RHD sont recommandées sans traitement pharmacologique, quel que soit le niveau de risque.

Facteurs de risque (ou FDR) cardiovasculaire

- Sexe masculin
- Âge (≥ 55 ans chez l'homme et ≥ 65 ans chez la femme)
- Tabagisme
- Antécédents familiaux d'accident cardiovasculaire précoce : avant l'âge de 55 ans chez l'homme et avant l'âge de 65 ans chez la femme
- Diabète
- Dyslipidémie : LDL-cholestérol ≥ 1,60 g/L (4,1 mmol/L), HDL-cholestérol ≤ 0,40 g/L (1 mmol/L) quel que soit le sexe.

Autres paramètres à prendre en compte lors de la prise en charge du patient hypertendu :

– Obésité abdominale (périmètre abdominal > 102 cm chez l'homme et 88 cm chez la femme) ou obésité (IMC > 30 kg/m²)
– Sédentarité (absence d'activité physique régulière, soit environ 30 min, 3 fois/sem.)
– Consommation excessive d'alcool (> 3 verres de vin/j chez l'homme et 2 verres/j chez la femme)

INHIBITEURS CALCIQUES DIHYDROPYRIDINES (2)

Félodipine

FLODIL LP					
HTA, angor stable : 5 mg/j puis jusqu'à 10 mg/j en 1 seule prise le matin Posologie réduite à 5 mg/j chez le sujet âgé et l'insuffisant hépatique sévère	30 cp. LP 5 mg 90 cp. LP 5 mg	9,56 17,94	I I	65 % 65 %	0,32 0,20

Isradipine

ICAZ LP					
HTA : 5 mg/j en 1 prise le matin Débuter à 2,5 mg/j chez le sujet âgé, l'insuffisant rénal ou hépatique	30 gél. LP 2,5 mg 90 gél. LP 2,5 mg 30 gél. LP 5 mg 90 gél. LP 5 mg	12,54 35,40 16,62 46,90	I I I I	65 % 65 % 65 % 65 %	0,42 0,39 0,55 0,52

Lacidipine

CALDINE					
HTA : 4 mg/j puis jusqu'à 6 mg/j en 1 prise le matin. Posologie réduite à 2 mg/j chez le sujet âgé et l'insuffisant hépatique	30 cp. 2 mg 90 cp. 2 mg 30 cp. 4 mg 90 cp. 4 mg	12,92 36,47 22,72 64,12	I I I I	65 % 65 % 65 % 65 %	0,43 0,41 0,76 0,71

Nitrendipine

NIDREL					
HTA : 20 mg/j en 1 prise Débuter à 10 mg/j chez le sujet âgé et l'insuffisant hépatique	28 cp. 10 mg 90 cp. 10 mg 28 cp. 20 mg 90 cp. 20 mg	7,14 21,65 12,65 38,30	I I I I	65 % 65 % 65 % 65 %	0,25 0,24 0,45 0,43
BAYPRESS					
Idem ***NIDREL***	30 cp. 10 mg 30 cp. 20 mg 90 cp. 20 mg	7,67 13,57 38,30	I I I	65 % 65 % 65 %	0,26 0,45 0,43

HYPERTENSION ARTÉRIELLE (HTA) ESSENTIELLE DE L'ADULTE EN DEHORS DE LA GROSSESSE (5)

Stratification du niveau de risque cardiovasculaire de décès à 10 ans *

Autres FDR, AOC ou maladie	Normale haute PAS 130-139 mmHg ou PAD 85-89 mmHg	HTA grade 1 PAS 140-159 mmHg ou PAD 90-99 mmHg	HAT grade 2 PAS 160-179 mmHg ou PAD 100-109 mmHg	HTA grade 3 HT PAS ≥ 180 mmHg ou PAD ≥ 110 mmHg
0 FDR		Risque faible	Risque modéré	Risque élevé
1-2 FDR	Risque faible	Risque modéré	Risque modéré à élevé	Risque élevé
≥ 3 FDR	Risque faible à modéré	Risque modéré à élevé	Risque élevé	Risque élevé à très élevé
AOC, IRC stade 3 ou diabète	Risque modéré à élevé	Risque élevé	Risque élevé	Risque élevé à très élevé
Maladie cardiovasculaire avérée, IRC stade ≥ 4, diabète avec AOC ou FDR	Risque très élevé	Risque très élevé	Risque très élevé	Risque très élevé

Comment prescrire un antihypertenseur ? [1]

La prescription doit se faire par étapes.

• **Étape 1 :** le choix thérapeutique de première intention est soit une monothérapie soit une association fixe à faible dose. La monothérapie se choisit parmi les **diurétiques**, les **inhibiteurs calciques**, les **inhibiteurs de l'enzyme de conversion (IEC)**, les **antagonistes des récepteurs de l'angiotensine II (ARA II)** et les **bêtabloquants**. La meilleure observance est observée avec les **ARA II** probablement grâce à leur très bonne tolérance. La bithérapie peut être préconisée dès l'étape 1 chez les patients à haut risque cardiovasculaire ou avec une HTA particulièrement élevée (grade 3 p. ex.). La bithérapie peut s'avérer plus rapidement efficace et entraîner parfois moins d'effets indésirables.

• **Étape 2 :**

– si l'objectif est atteint et la tolérance bonne après 4 sem. : on poursuit le traitement ;

– si après 4 sem., il n'y a pas de réponse (baisse de la PAS < 10 % de la PAS initiale) ou s'il existe des effets secondaires gênants : changer de classe thérapeutique ;

– si après 4 sem., la réponse est insuffisante (baisse de la PAS > 10 % de la PAS initiale mais persistance de la PA au-dessus des objectifs) et la tolérance est bonne : bithérapie plus volontiers qu'une augmentation des doses.

• **Étape 3 :**

– si après cette 2e étape, l'objectif est atteint après 4 sem. : on poursuit le traitement ;

– si après cette 2e étape, la réponse est insuffisante après 4 sem. : trithérapie (dont un **diurétique thiazidique** en l'absence d'insuffisance rénale).

• **Étape 4 :** si après cette 3e étape, l'objectif n'est pas atteint après 4 sem., l'HTA est possiblement résistante : rechercher une HTA secondaire et traitement par multithérapie en milieu spécialisé.

> L'augmentation des doses n'aboutit pas systématiquement à une augmentation de l'efficacité.
> Le rapport efficacité/tolérance clinique et biologique du traitement peut être meilleur avec une bithérapie qu'avec une monothérapie maximale.

* FDR : facteur de risque ; AOC : atteinte des organes cibles ; IRC : insuffisance rénale chronique.

INHIBITEURS CALCIQUES DIHYDROPYRIDINES (3)

Lercanidipine

LERCAN					
HTA : 1 cp. le matin	30 cp. 10 mg 90 cp. 10 mg 30 cp. 20 mg 90 cp. 20 mg	9,87 27,86 9,87 27,86	I I I I	65 % 65 % 65 % 65 %	0,33 0,31 0,33 0,31
ZANIDIP					
HTA : 1 cp. le matin	30 cp. 10 mg 90 cp. 10 mg 30 cp. 20 mg 90 cp. 20 mg	9,87 27,86 9,87 27,86	I I I I	65 % 65 % 65 % 65 %	0,33 0,31 0,33 0,31

Manidipine

IPERTEN					
Posologie initiale : 10 mg/j pendant 2 à 4 sem. puis 20 mg/j si besoin	30 cp. 10 mg 90 cp. 10 mg 30 cp. 20 mg 90 cp. 20 mg	11,69 33,01 11,69 33,01	I I I I	65 % 65 % 65 % 65 %	0,39 0,37 0,39 0,37

Clévidipine

CLEVIPREX					
Indiqué chez l'adulte dans la réduction rapide de la pression artérielle dans un contexte périopératoire Posologie initiale : 2 mg/h Si non-réponse ou réponse partielle : 4 mg/h Posologie d'entretien : 2 à 6 mg/h Posologie maximale : 32 mg/h pendant 72 h maximum sans dépasser 500 mg/j le 1er j de traitement	10 fl. 0,5 mg/mL	HOP	I		

PROPRIÉTÉS

Inhibiteurs calciques sélectifs du canal calcique lent de la famille des dihydropyridines. Action prédominante au niveau vasculaire avec un effet vasodilatateur artériel (périphérique et coronaire) très puissant supérieur à celui des non dihydropyridines.

Diminution de la pression artérielle par diminution des résistances périphériques totales.

Augmentation des apports en O_2 au myocarde normal et ischémique.

Effet antispastique coronaire.

Pas d'effet inotrope négatif notable *in vivo* mais existe *in vitro*.

Pas d'effet bradycardisant.

Durée d'action des différents produits

Nifédipine (caps. 10 mg)	6 h
Nifédipine (LP 20 mg)	12 h
Nifédipine (LP 30 mg)	24 h
Nicardipine (cp. 20 mg)	8 h
Nicardipine (LP 50 mg)	12 h
Amlodipine, **félodipine**, **isradipine**, **lacidipine**	24 h
Nitrendipine	12 à 24 h
Clévidipine	≈ 15 min (délai d'action ≈ 1 min)

HYPERTENSION ARTÉRIELLE (HTA) ESSENTIELLE DE L'ADULTE EN DEHORS DE LA GROSSESSE (6)

Quel antihypertenseur choisir ? [1]

L'efficacité des différentes classes d'antihypertenseurs (**β-bloquant**, **IEC**, **ARA II**, **diurétique**, **IC**) étant sensiblement égale dans l'HTA essentielle modérée (forme la plus fréquente), le choix est guidé par l'acceptabilité et la tolérance du médicament en fonction de l'âge, de l'état général et de l'existence de pathologies associées.

• On peut s'aider des « paniers » thérapeutiques :
– panier 1 : **β-bloquant**, **IEC**, **ARA II** ;
– panier 2 : **diurétique**, **IC**.

• Quand on instaure une monothérapie (du panier 1 ou 2) s'avérant inefficace et/ou mal tolérée, il est logique de passer à une molécule de l'autre panier.

• Quand on instaure une bithérapie, il est logique de choisir une molécule dans chaque panier (*cf.* Figure).

Association de classes thérapeutiques favorisant la baisse tensionnelle

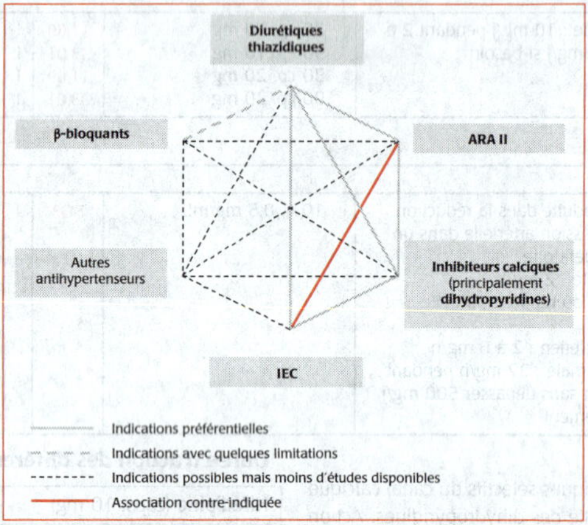

• Dans l'HTA systolique du sujet âgé et dans l'HTA du sujet noir, les molécules du panier 2 se révèlent les plus efficaces et peuvent être associées entre elles si besoin. Les molécules du panier 1 ne constituent pas pour autant une contre-indication.

• Les associations préférentielles recommandées sont :
– **inhibiteur calcique** et **IEC** (ou **ARA II**) ;
– **diurétique thiazidique** et **IEC** (ou **ARA II**) ;
– **inhibiteur calcique** et **diurétique thiazidique** ;
– **bêtabloquant** et **diurétique thiazidique** (à noter que cette association augmente le risque de diabète) ;
– **bêtabloquant** et **inhibiteur calcique dihydropyridine**.

• La trithérapie préférentielle est un **diurétique thiazidique** + bloqueur du système rénine/angiotensine (**IEC** ou **ARA II**) + **inhibiteur calcique**.

• Les autres classes d'antihypertenseurs (**alphabloquants**, **vasodilatateurs** et **antihypertenseurs centraux**) n'ayant pas démontré leur efficacité sur la morbi-mortalité cardiovasculaire ne sont pas recommandées, mais peuvent aider à atteindre l'objectif tensionnel en cas d'effets secondaires des autres thérapeutiques ou à compter du stade de quadrithérapie.

INHIBITEURS CALCIQUES DIHYDROPYRIDINES (4) – PHARMACOLOGIE

INDICATIONS

Hypertension artérielle (tous).

Prévention des crises d'angine de poitrine :
– angor stable, angor d'effort : ***ADALATE*** 10 mg, ***CHRONADALATE LP*** 30 mg, ***AMLOR***, ***FLODIL LP*** ;
– angor spontané, angor de Prinzmetal : ***ADALATE*** 10 mg, ***AMLOR***.

Traitement symptomatique des phénomènes de Raynaud : ***ADALATE*** 10 mg.

Poussée hypertensive en milieu médical et en période postopératoire : ***LOXEN*** injectable.

CONTRE-INDICATIONS

Hypersensibilité aux dihydropyridines.

IDM de moins de 1 mois, angor instable : ***ADALATE*** 10 mg, ***CHRONADALATE LP*** 30 mg, ***LOXEN*** 20 mg.

Chez l'enfant en l'absence de données cliniques : ***ICAZ LP***, ***AMLOR***, ***FLODIL LP***.

Altération marquée de la fonction ventriculaire gauche : ***CALDINE***.

Dysfonctionnement du métabolisme lipidique, pancréatite, syndrome néphrotique, sténose vasculaire et valvulopathie : ***CLEVIPREX***.

Grossesse et **allaitement**.

PRÉCAUTIONS D'EMPLOI

Des données récentes indiquent que les formes à libération immédiate peuvent s'accompagner à fortes posologies d'un risque accru d'événements coronariens graves chez des patients coronariens.

Nifédipine : utiliser avec prudence en cas d'hypovolémie, de collapsus, de choc cardiogénique, de dysfonctionnement sinusal, d'anomalie de la conduction. À administrer avec précaution en cas d'insuffisance hépatique.

Nicardipine injectable : associer un **β-bloquant** chez les coronariens.

Amlodipine : à utiliser prudemment chez l'insuffisant hépatique. En cas d'asthénie, d'anorexie, de nausées tenaces, doser les enzymes hépatiques ; en cas d'augmentation ou d'ictère, arrêter le traitement.

Isradipine : à utiliser prudemment en cas de dysfonctionnement sinusal non appareillé.

Réduire la posologie chez le sujet âgé et l'insuffisant hépatique.

EFFETS INDÉSIRABLES

Effets communs :
– bouffées vasomotrices, céphalées (apparition en début de traitement puis atténuation) ;
– œdèmes des chevilles et/ou de la face (dose-dépendants) ;
– plus rarement : tachycardie, palpitations, éruptions prurigineuses eczématiformes ou urticariennes, asthénie, sensations vertigineuses, troubles du sommeil, dyspepsie, nausées, gastralgies. Chez les coronariens, douleurs angineuses très rares mais imposant l'arrêt du traitement (vol coronaire). Risque d'élargissement gingival sur une gingivite/parodontite (hygiène buccale soigneuse).

Effets spécifiques :
– **amlodipine** : crampes musculaires, paresthésies, tremblements, dyspnée, dysgueusie, atteinte hépatique exceptionnelle réversible ;
– **nifédipine** : atteinte hépatique exceptionnelle réversible ;
– **lacidipine**, **nitrendipine** : polyurie transitoire ;
– **clévidipine** : polyurie et troubles cardiovasculaires.

INTERACTIONS MÉDICAMENTEUSES

Associations déconseillées : **dantrolène IV**, **ciclosporine**.

Associations avec précautions : **α_1-bloquants**, **baclofène**, **cimétidine**, **itraconazole**, **phénytoïne**, **rifampicine**, **vasodilatateurs**.

Associations à prendre en compte : imipraminiques, **corticoïdes**, **antipsychotiques**.

Association synergique et bénéfique avec les **β-bloquants** mais surveillance clinique renforcée avec la **clévidipine**.

HYPERTENSION ARTÉRIELLE (HTA) ESSENTIELLE DE L'ADULTE EN DEHORS DE LA GROSSESSE (7)

Choix du traitement en fonction de la forme clinique

FORME CLINIQUE	CLASSES THÉRAPEUTIQUES PRÉFÉRENTIELLES
HTA non compliquée	– **Diurétique thiazidique** – **IEC** – **ARA II** – **Inhibiteur calcique (dihydropyridine)** – **Bêtabloquant**
HTA du sujet âgé, HTA systolique	– **Diurétique thiazidique** – **Inhibiteur calcique dihydropyridine** de longue durée d'action
Néphropathie diabétique (type 1 ou 2) à partir du stade de microalbuminurie Néphropathie non diabétique	– **IEC** ou **ARA II** – **Diurétique thiazidique** – **Diurétique de l'anse** (si IR sévère)
Insuffisance coronaire	– **Bêtabloquant** – **Inhibiteur calcique** de longue durée d'action
Antécédent d'IDM	– **Bêtabloquant** – **IEC** – **ARA II**
Insuffisance cardiaque systolique	– **Diurétiques** – **IEC** (1re intention) ou **ARA II** (si intolérance aux **IEC**) – **Bêtabloquant** – **Antialdostérone** (stades II à IV NYHA)
Hypertrophie ventriculaire gauche	– **IEC** – **Inhibiteur calcique** – **ARA II**
Antécédent d'accident vasculaire cérébral	– Tous les agents antihypertenseurs

ANTAGONISTES DES RÉCEPTEURS DE L'ANGIOTENSINE II (1)

Losartan

COZAAR					
HTA essentielle : 50 mg x 1/j juqu'à 100 mg x 1/j max **Insuffisance cardiaque chronique** (intolérance aux IEC) : 12,5 mg x 1/j puis posologie doublée chaque semaine si besoin jusqu'à 150 mg x 1/j max **Atteinte rénale** chez patient diabétique hypertendu avec protéinurie : 50 mg x 1/j puis 100 mg x 1/j si besoin 1 mois après le début du traitement **Réduction du risque d'AVC** chez patient hypertendu avec IVG : 50 mg x 1/j puis ajout faible dose d'**hydrochlorothiazide** et/ou augmentation à 100 mg x 1/j si besoin En cas d'**hypovolémie** (traitement par diurétique forte dose) : 25 mg x 1/j	28 cp. séc. 50 mg 90 cp. séc. 50 mg 28 cp. 100 mg 90 cp. 100 mg 1 fl. pdre sol. susp. buv. 2,5 mg/mL	8,76 29,20 8,76 29,20	I I I I I	65 % 65 % 65 % 65 % NR	0,31 0,32 0,31 0,32

Valsartan

TAREG					
HTA : 20-80 mg/j en 1 prise	30 cp. séc. 40 mg 56 cp. séc. 40 mg 90 cp. séc. 40 mg 30 cp. 80 mg 56 cp. 80 mg 90 cp. 80 mg 30 cp. 160 mg 56 cp. 160 mg 90 cp. 160 mg 1 sol. buv. 160 mL 3 mg/mL	9,91 HOP 28,66 9,91 HOP 29,20 9,91 HOP 29,20 5,55	I I I I I I I I I I	65 % 65 % 65 % 65 % 65 % 65 % 65 %	0,33 0,32 0,33 0,32 0,33 0,32 5,55
NISIS					
HTA : 1 cp./j	30 cp. séc. 40 mg 90 cp. séc. 40 mg 30 cp. 80 mg 90 cp. 80 mg 30 cp. 160 mg 90 cp. 160 mg	9,91 28,66 9,91 29,20 9,91 29,20	I I I I I I	65 % 65 % 65 % 65 % 65 % 65 %	0,33 0,32 0,33 0,32 0,33 0,32

HYPERTENSION ARTÉRIELLE (HTA) ESSENTIELLE DE L'ADULTE EN DEHORS DE LA GROSSESSE (8)

Surveillance

- Le patient est revu en consultation 4 à 6 sem. après le début du traitement.
- Le médecin vérifiera le contrôle tensionnel (efficacité), recherchera une hypotension orthostatique surtout chez le sujet âgé. La tolérance du médicament sera bien sûr vérifiée par l'interrogatoire orienté.
- Le patient peut disposer d'appareils de mesures automatiques de la pression artérielle, ce qui peut aider le médecin dans la surveillance et l'adaptation de la posologie (automesure tensionnelle, *cf.* Encadré). Une éducation du patient est alors nécessaire pour rendre cet outil fiable.

Rappeler au patient à chaque consultation :
– l'importance de la bonne observance thérapeutique,
– la nécessité d'un traitement au long cours,
– l'importance du respect des règles hygiéno-diététiques et du contrôle des autres facteurs de risque cardiovasculaires.

Automesure tensionnelle : règle des 3
Sur 3 j consécutifs avant chaque consultation :
– 3 mesures consécutives le matin au réveil avant les prises médicamenteuses,
– et 3 mesures consécutives le soir au coucher.
La moyenne tensionnelle de ces 18 mesures doit être ≤ 135/85 mmHg.

La liste des autotensiomètres validés est disponible sur Internet : www.comiteh-ta.org.

ANTAGONISTES DES RÉCEPTEURS DE L'ANGIOTENSINE II (2)

Irbésartan

APROVEL					
HTA : 1 cp./j en 1 prise	30 cp. pell. 75 mg	9,91	I	65 %	0,33
	56 cp. pell. 75 mg	HOP	I		
	90 cp. pell. 75 mg	28,75	I	65 %	0,32
	30 cp. pell. 150 mg	9,91	I	65 %	0,33
	56 cp. pell. 150 mg	HOP	I		
	90 cp. pell. 150 mg	29,20	I	65 %	0,32
	30 cp. pell. 300 mg	9,91	I	65 %	0,33
	56 cp. pell. 300 mg	HOP	I		
	90 cp. pell. 300 mg	29,20	I	65 %	0,32

Candésartan

ATACAND					
HTA : 4 à 16 mg/j en 1 prise/j Insuffisance cardiaque : 4 à 32 mg/j en 1 prise/j	30 cp. séc. 4 mg	9,91	I	65 %	0,33
	90 cp. séc. 4 mg	29,20	I	65 %	0,32
	30 cp. séc. 8 mg	9,91	I	65 %	0,33
	90 cp. séc. 8 mg	29,20	I	65 %	0,32
	30 cp. séc. 16 mg	9,91	I	65 %	0,33
	90 cp. séc. 16 mg	29,20	I	65 %	0,32
	30 cp. séc. 32 mg	9,91	I	65 %	0,33
KENZEN					
HTA : de 4 à 16 mg/j en 1 prise/j Insuffisance cardiaque : 4 à 32 mg/j en 1 prise/j	30 cp. séc. 4 mg	9,91	I	65 %	0,33
	30 cp. séc. 8 mg	9,91	I	65 %	0,33
	90 cp. séc. 8 mg	29,20	I	65 %	0,32
	30 cp. séc. 16 mg	9,91	I	65 %	0,33
	90 cp. séc. 16 mg	29,20	I	65 %	0,32
	30 cp. séc. 32 mg	9,91	I	65 %	0,33

Telmisartan

MICARDIS					
HTA : 20 à 80 mg/j en 1 prise/j Prévention cardiovasculaire : réduction de la morbidité cardiovasculaire chez les patients présentant : – une maladie cardiovasculaire athérothrombotique connue (antécédents de coronaropathie, d'accident vasculaire cérébral, ou d'artériopathie périphérique) ou – un diabète de type 2 avec une atteinte d'organe cible documentée Posologie usuelle : 80 mg/j en 1 prise	28 cp. 20 mg		I	NR	
	30 cp. 40 mg	9,91	I	65 %	0,33
	90 cp. 40 mg	29,20	I	65 %	0,32
	30 cp. 80 mg	9,91	I	65 %	0,33
	90 cp. 80 mg	29,20	I	65 %	0,32
PRITOR					
HTA : 20 à 80 mg/j en 1 prise/j Prévention cardiovasculaire : réduction de la morbidité cardiovasculaire chez les patients présentant : – une maladie cardiovasculaire athérothrombotique connue (antécédents de coronaropathie, d'accident vasculaire cérébral, ou d'artériopathie périphérique) ou – un diabète de type 2 avec une atteinte d'organe cible documentée Posologie usuelle : 80 mg/j en 1 prise	30 cp. 20 mg		I	NR	
	30 cp. 40 mg	9,91	I	65 %	0,33
	90 cp. 40 mg	29,20	I	65 %	0,32
	30 cp. 80 mg	9,91	I	65 %	0,33
	90 cp. 80 mg	29,20	I	65 %	0,32

HYPERTENSION ARTÉRIELLE (HTA) ESSENTIELLE DE L'ADULTE EN DEHORS DE LA GROSSESSE (9)

Paramètres et périodicité de la surveillance du patient hypertendu

Paramètres	Périodicité de la surveillance dans le cas d'une HTA contrôlée non compliquée	Périodicité de la surveillance dans les situations particulières
Pression artérielle	3 à 6 mois	Plus souvent, si l'objectif tensionnel n'est pas atteint (favoriser la pratique de l'automesure tensionnelle).
Interrogatoire et examen cardiovasculaire	3 à 6 mois	Plus souvent, en cas de symptôme cardiovasculaire.
Bandelettes urinaires (protéinurie)	12 mois	
Kaliémie, créatininémie et calcul du DFG	1 à 2 ans	*Si fonction rénale normale :* avant et 7 à 15 j après l'instauration d'un traitement diurétique ou inhibiteur du système rénine-angiotensine (avec une mesure de kaliémie) ou en cas d'événements intercurrents. *Si fonction rénale altérée :* la périodicité de la surveillance est adaptée en fonction de la progression de l'IRC.
Glycémie	3 ans, si initialement normale	Plus souvent, en cas d'hyperglycémie modérée à jeun, de modification du poids ou du mode de vie.
Exploration d'anomalie lipidique	3 ans, si lipides initialement normaux	Plus souvent, si les lipides sont initialement anormaux, en cas de traitement hypolipémiant, de modification du poids ou du mode de vie.
ECG	3 ans	Plus souvent, en cas de signe d'appel à l'interrogatoire ou à l'examen clinique.

Objectifs tensionnels (simplifiés dans les dernières recommandations ESH 2013 [2])

	PAS (mmHg)	PAD (mmHg)
HTA essentielle sans et avec complications	< 140	< 90
HTA chez le patient diabétique	< 140	< 85
HTA avec néphropathie protéinurique avérée (pas de seuil défini de protéinurie)	< 130	< 80
HTA chez le sujet âgé < 80 ans en bon état général	< 140	< 90
HTA chez le sujet âgé < 80 ans en mauvais état général et sujet âgé > 80 ans	< 150 sans hypotension orthostatique et avec 3 antihypertenseurs maximum dont un **diurétique**	< 90

ANTAGONISTES DES RÉCEPTEURS DE L'ANGIOTENSINE II (3)

Éprosartan

TEVETEN					
HTA : 1 cp. x 2/j	56 cp. 300 mg	15,10	I	65 %	0,27
	168 cp. 300 mg	42,62	I	65 %	0,25

Olmésartan

ALTEIS					
HTA : 10 à 40 mg/j en 1 prise/j	30 cp. 10 mg	10,87	I	65 %	0,36
	90 cp. 10 mg	30,70	I	65 %	0,34
	30 cp. 20 mg	17,45	I	65 %	0,58
	90 cp. 20 mg	49,26	I	65 %	0,55
	30 cp. 40 mg	17,74	I	65 %	0,59
	90 cp. 40 mg	50,08	I	65 %	0,56
OLMETEC					
HTA : 10 à 40 mg/j en 1 prise/j	30 cp. 10 mg	10,87	I	65 %	0,36
	90 cp. 10 mg	30,70	I	65 %	0,34
	30 cp. 20 mg	17,45	I	65 %	0,58
	90 cp. 20 mg	49,26	I	65 %	0,55
	30 cp. 40 mg	17,74	I	65 %	0,59
	90 cp. 40 mg	50,08	I	65 %	0,56

PROPRIÉTÉS

Antagoniste sélectif du récepteur AT1 de l'angiotensine II.
Effet hypotenseur.
Régression de l'hypertrophie ventriculaire gauche.
Vasodilatation coronaire.
Protection rénale chez le diabétique.
Réduction de la prolifération intimale.
Absence d'élévation de la bradykinine, contrairement aux **IEC**, ce qui entraîne une absence théorique de toux et d'œdème angioneurotique.

INDICATIONS

Hypertension artérielle essentielle.
Post-IDM récent (12 h à 10 j) en cas d'intolérance aux **IEC** chez des patients cliniquement stables présentant une dysfonction ventriculaire gauche asymptomatique et/ou des signes cliniques ou radiologiques d'insuffisance ventriculaire gauche.
Réduction de la morbi-mortalité cardiovasculaire chez des patients hypertendus avec hypertrophie ventriculaire gauche.
Traitement de l'insuffisance rénale chez les patients hypertendus et diabétiques de type 2 avec protéinurie.
Traitement de l'insuffisance cardiaque de classe II à IV NYHA avec dysfonction systolique ventriculaire gauche (FEVG ≤ 40 %) en cas d'intolérance aux **IEC** ou en association avec un **IEC** chez des patients restant symptomatiques sous **IEC**.

CONTRE-INDICATIONS

Allergie au produit.
Sténose bilatérale des artères rénales ou sténose sur rein unique.
Insuffisance hépatique sévère, cirrhose biliaire et cholestase (en particulier ***TAREG***).
Grossesse et **allaitement**.

PRÉCAUTIONS D'EMPLOI

Chez les sujets âgés et les insuffisants rénaux : pas de réduction de la posologie mais surveillance renforcée de la kaliémie et de la créatininémie.
Réduire la posologie en cas d'insuffisance hépatique.

EFFETS INDÉSIRABLES

Hypotension orthostatique dose-dépendante.
Détérioration de la fonction rénale (réversible à l'arrêt du traitement) surtout en cas de déplétion hydrosodée préalable (**diurétique**, régime désodé, diarrhées, vomissements).
Hyperkaliémie, baisse de l'uricémie et augmentation modérée de l'acide urique urinaire.
Céphalées, vertiges.
A noter de rares cas d'entéropathies graves avec l'Olmesartan seul ou en association fixe.

INTERACTIONS MÉDICAMENTEUSES

Associations possibles avec précaution :
- **diurétiques épargneurs de potassium** : surveillance de la kaliémie et la fonction rénale ; *cf.* Insuffisance cardiaque gauche chronique ;
- **lithium** : augmentation de la lithémie ;
- insuline, **sulfamides hypoglycémiants** : hypoglycémie ;
- **AINS**, **corticoïdes** : diminution de l'effet ;
- **antidépresseurs tricycliques**, **antipsychotiques** : hypotension artérielle ;
- autres **antihypertenseurs**.

HYPERTENSION ARTÉRIELLE (HTA) ESSENTIELLE DE L'ADULTE EN DEHORS DE LA GROSSESSE (10)

HTA résistante [3]

• L'HTA est considérée comme résistante si elle reste > 140/90 mm Hg malgré des règles d'hygiène de vie respectées et une trithérapie antihypertensive à doses adéquates comportant une diurétique et menée pendant au moins 4 sem.

• La résistance doit être confirmée par MAPA ou automesure.

• De plus, on doit s'assurer de la parfaite observance du patient et que l'enquête à la recherche d'une HTA secondaire a bien été faite et s'est révélée négative.

• Enfin, sur le plan thérapeutique, on doit :
– s'assurer que les médicaments sont utilisés à pleine dose ;
– renforcer la composante diurétique surtout en cas d'insuffisance rénale (privilégier les **diurétiques de l'anse** si clairance de la créatinine < 30 mL/min) ;
– passer à une quadrithérapie en privilégiant la **spironolactone** (25 à 50 mg/j) ou l'**éplérénone** (pas d'AMM dans cette indication), en l'absence de contre-indication.

• En cas d'inefficacité de ce traitement bien conduit avec une PAS ≥ 160 mmHg et/ou une PAD ≥ 100 mmHg confirmée en MAPA ou automesure, il est actuellement possible d'envisager des techniques invasives de dénervation rénale ou de stimulation des barorécepteurs, dans des centres très spécialisés et référencés. Il est cependant nécessaire d'avoir plus de preuves sur l'efficacité et la bonne tolérance de ces techniques à moyen et long terme.

INHIBITEUR DE LA RÉNINE

Aliskirène

RASILEZ						
HTA 150 à 300 mg/j en une prise avec un repas léger	30 cp. 150 mg	16,29	I	30 %	0,54
	56 cp. 150 mg	HOP	I		
	30 cp. 300 mg	19,68	I	30 %	0,66
	56 cp. 300 mg	HOP	I		

PROPRIÉTÉS

L'**aliskirène** est un inhibiteur direct de la rénine humaine, non peptidique, sélectif et puissant, actif par voie orale. L'**aliskirène** inhibe le système rénine-angiotensine-aldostérone en bloquant la conversion de l'angiotensinogène en angiotensine I et en réduisant les taux d'angiotensine I et d'angiotensine II ; par rapport aux autres inhibiteurs du système rénine-angiotensine-aldostérone, l'**aliskirène** n'entraine pas d'élévation de l'activité rénine.

INDICATIONS

Hypertension artérielle essentielle.

CONTRE-INDICATIONS

Hypersensibilité.

Antécédent personnel ou famillla d'angiœdème.

Grossesse : 2e et 3e trimestres.

Allaitement en association avec **ciclosporine**, **quinidine**, **vérapamil** (inhibiteur puissant de la gp-P) ou le jus de pamplemousse.

PRÉCAUTIONS D'EMPLOI

Ne pas prendre avec du jus de pamplemousse.

Risque d'insuffisance rénale chez les patients à risque : diabète, sténose artère rénale, insuffisance rénale, insuffisance cardiaque congestive.

Risque d'hyperkaliémie chez les patients diabétiques ou ayant une fonction rénale altérée.

Arrêter la prise de ***RASILEZ*** si diarrhée sévère ou persistante.

EFFETS INDÉSIRABLES

Diarrhée.

Angiœdèmes.

Éruption cutanée.

Légère diminution de l'hémoglobine et de l'hématocrite.

Augmentation de la kaliémie.

INTERACTIONS MÉDICAMENTEUSES

Prudence avec :

– **kétoconazole**, **itraconazole**, **clarithromycine**, **télithromycine**, **érythromycine**, **amiodarone** (inhibiteurs modérés de la gp-P) : risque de surdosage en ***RASILEZ*** ;

– **AINS** chez le patient âgé (risque d'insuffisance rénale) ;

– **furosémide** ;

– **diurétiques épargneurs de potassium**, suppléments potassiques, médicaments inhibant le système rénine angiotensine : risque d'hyperkaliémie ;

– millepertuis et **rifampicine** (inducteur de gp-P) : biodisponibilité du ***RASILEZ*** diminuée ;

– autres inhibiteurs du système rénine angiotensine : risque d'insuffisance rénale.

CRISE AIGUË HYPERTENSIVE

Définition

Élévation rapide de la pression artérielle par rapport à sa valeur habituelle.
Le plus souvent il s'agit d'une « poussée hypertensive » sans souffrance viscérale.
En présence d'un signe de souffrance viscérale on parle d'« urgence hypertensive », plus fréquente en cas de crise prolongée et de variation tensionnelle importante.

Diagnostic différentiel

- **HTA maligne** : PA diastolique > 130 mmHg et au moins un signe de souffrance viscérale aiguë parmi les suivants : encéphalopathie, rétinopathie hypertensive stade III ou IV, œdème pulmonaire, insuffisance rénale aiguë, anémie hémolytique mécanique.
- **HTA sévère** : PA diastolique > 110 mmHg.

Examen clinique

- **Rechercher un facteur déclenchant** :

– rupture de traitement (hypertendu connu) ;

– douleur aiguë, infection, stress, AVC, épistaxis ;

– prise d'**AINS**.

- **Confirmer la mesure tensionnelle après 15 min de repos en décubitus, au calme**.
- **Rechercher une atteinte viscérale devant des signes** :

– neurologiques : céphalées intenses récentes, troubles de vigilance, baisse d'acuité visuelle, AVC ;

– cardiaques : insuffisance ventriculaire gauche, angor ;

– rénaux : polyuro-polydipsie, déshydratation.

- **Faire un fond d'œil.**

Recherche d'hémorragies rétiniennes, d'exsudats, d'un œdème papillaire.

Traitement

Poussée hypertensive asymptomatique ou symptômes mineurs (acouphènes, sensations vertigineuses, céphalées banales)

- Repos. Pas de traitement d'urgence le plus souvent +++.
- Revoir le traitement de fond chez l'hypertendu connu.
- Consultation rapide mais différée chez le médecin pour les patients non connus comme hypertendus, afin de s'assurer du caractère permanant de l'HTA (consultation de dépistage).

Urgence hypertensive (appelée aussi crise aiguë hypertensive avec atteinte viscérale)

- Hospitalisation et repos en unité de soins intensifs.
- Contrôle tensionnel automatique rapproché et continu.
- Traitement antihypertenseur oral ou parentéral.
- Voie orale : c'est la voie de prédilection dans cette indication.
- Voie parentérale : indications réelles rares.

- **Inhibiteur calcique** : ***LOXEN*** injectable :

– effet rapide : 2,5 mg en IVD renouvelable après 10 min jusqu'à une dose cumulée de 10 mg ;

– effet progressif : 8 à 15 mg/h en perfusion IV sur 30 min ;

– dans les 2 cas, relais possible par une perfusion IV continue de 2 à 4 mg/h avec adaptation des doses par paliers de 0,5 mg/h. Relais possible par voie orale.

- **α-β-bloquant** : ***TRANDATE*** injectable 1 mg/kg en IVD à renouveler après 10 min si besoin puis relais *per os* 200 à 400 mg/6 h ou poursuite IV 0,1 mg/kg/h à adapter.
- **α-bloquant** : ***EUPRESSYL*** injectable. Injection IV de 25 mg en 20 s à renouveler 5 min après si besoin. En cas de résultat encore insuffisant après 5 min, nouvelle injection IV de 50 mg en 20 s puis traitement d'entretien en perfusion IV ou à la seringue électrique de 9 à 30 mg/h pendant 7 j maximum.

ANTIHYPERTENSEURS VASODILATATEURS (1) – ALPHA-1-BLOQUANTS

Prazosine

MINIPRESS					
0,5 mg/j au coucher puis augmentation progressive de 0,5 à 1 mg/sem. pdt 3 sem. jusqu'à la posologie efficace HTA : 2 à 20 mg/j en 2 prises/j (posologie moyenne entre 3 et 7,5 mg/j en 2 prises/j)	30 cp. séc. 1 mg 30 cp. séc. 5 mg		I I	NR NR	
ALPRESS LP					
Posologie initiale : 2,5 mg/j en 1 prise Posologie d'entretien : 2,5-10 mg/j en 1 prise Posologie max : 20 mg/j en 1 prise	30 cp. LP 2,5 mg 90 cp. LP 2,5 mg 30 cp. LP 5 mg 90 cp. LP 5 mg	9,94 28,05 17,01 48,01	I I I I	65 % 65 % 65 % 65 %	0,33 0,31 0,57 0,53

Urapidil

EUPRESSYL					
HTA : 120 mg/j en 2 prises/j (max 180 mg/j) Sujet âgé : débuter à 60 mg/j en 2 prises/j	30 gél. 30 mg 30 gél. 60 mg	5,06 10,26	I I	65 % 65 %	0,17 0,34
EUPRESSYL injectable Urgence hypertensive : inj. IV de 25 mg en 20 s à renouveler 5 min après si besoin. Si résultat insuffisant après 5 min : nouvelle inj. IV de 50 mg en 20 s puis traitement d'entretien en perf. IV ou à la seringue électrique de 9 à 30 mg/h pendant 7 j max Pour la perf. IV, ajouter 5 amp. de 50 mg dans 500 mL de solution ; pour la seringue électrique, ajouter 2 amp. de 50 mg dans 50 mL de solution	5 amp. 25 mg/5 mL 5 amp. 50 mg/10 mL 5 amp. 100 mg/20 mL	HOP HOP HOP	I I I		
MÉDIATENSYL					
HTA : idem ***EUPRESSYL*** oral	30 gél. 30 mg 30 gél. 60 mg	5,06 10,26	I I	65 % 65 %	0,17 0,34

HYPERTENSIONS ARTÉRIELLES SECONDAIRES (1)

Définition

L'HTA est dite essentielle dans 95 % des cas, c'est-à-dire qu'il s'agit essentiellement de la conséquence d'une rigidité prématurée ou physiologique de la paroi artérielle. Les 5 % restants correspondent aux HTA secondaires à une étiologie.

Il est donc nécessaire de sélectionner les patients chez lesquels des examens complexes, à la recherche d'une étiologie particulière, doivent être effectués.

Cette sélection repose sur :

- l'âge du patient et la sévérité de l'HTA ;
- l'anamnèse ;
- l'examen clinique et les examens biologiques habituels (kaliémie, fonction rénale).

Principales étiologies d'HTA secondaires

• Rénales :
- parenchymateuses ;
- obstructives ;
- par sténose unilatérale ou bilatérale des artères rénales d'origine athéromateuse ou fibrodysplasique.

• Endocriniennes :
- hyperaldostéronisme primaire par adénome de Conn ou par hyperplasie des surrénales ;
- phéochromocytome ;
- syndrome et maladie de Cushing ;
- hyperthyroïdie ;
- hyperparathyroïdie ;
- acromégalie.

• Médicamenteuses : **AINS**, **glucocorticoïdes**, contraception orale œstroprogestative, vasoconstricteurs nasaux, **ciclosporine**, **tacrolimus**.

• Toxiques : réglisse, antésite, alcool, ecstasy, amphétamines, cocaïne.

• Neurologiques :
- syndrome d'apnée du sommeil +++ ;
- hypertension intracrânienne ;
- tumeur du 4e ventricule.

• Coarctation de l'aorte.

ANTIHYPERTENSEURS VASODILATATEURS (2) – VASODILATATEURS DIRECTS

Minoxidil

LONOTEN					
HTA : débuter à 5 mg/j en 1 ou 2 prises puis augmentation progressive de 5 à 10 mg/j tous les 3 j (max : 40 mg/j)	40 cp. séc. 5 mg 40 cp. séc. 10 mg	7,26 13,36	I I	65 % 65 %	0,18 0,33

Nitroprussiate de sodium

NITRIATE					
Urgence hypertensive et insuffisance cardiaque aiguë avec bas débit : reconstituer avec le solvant puis diluer dans du G5 % jusqu'à la concentration voulue ; débuter à 0,3 µg/kg/min et augmenter si besoin jusqu'à 5 µg/kg/min)	5 fl. pdre et solv. sol. inj.	HOP	I		

Dihydralazine

NEPRESSOL					
Urgence hypertensive et pré-éclampsie grave menaçant le pronostic vital : 50 à 100 mg à atteindre progressivement et à adapter à la pression artérielle	5 amp. 25 mg/2 mL	HOP	I		

HYPERTENSIONS ARTÉRIELLES SECONDAIRES (2)

HTA secondaire à une sténose d'une artère rénale

Les sténoses artérielles rénales sont le plus souvent d'origine athéromateuse, mais peuvent être également d'origine fibrodysplasique. Une sténose athéromateuse d'une artère rénale est le reflet d'une maladie athéromateuse sévère dont le pronostic est extra-rénal.

Traitement médical

- Les **IEC** ou les **ARA II** sont très efficaces en cas de sténose unilatérale de l'artère rénale. Ils sont, en revanche, contre-indiqués en cas de sténose bilatérale ou de sténose sur rein unique.
- Les **bêtabloquants** ainsi que les **inhibiteurs calciques** sont également efficaces.

Angioplastie endoluminale de l'artère rénale par voie percutanée ± endoprothèse (stent)

- Indications préférentielles : sténose unilatérale tronculaire courte d'origine fibrodysplasique, sténose athéromateuse d'une artère rénale responsable d'OAP flash ou d'une diminution du débit de filtration glomérulaire sous IEC ou d'une HTA résistante.
- Contre-indication : sténose sur rein unique.
- Résultats : ils sont meilleurs dans les angioplasties des lésions dysplasiques. La guérison de l'HTA s'obtient dans 40 % des lésions dysplasiques. En revanche, il n'y a pas de bénéfice sur la pression artérielle ni sur les événements cardiovasculaires et rénaux, de l'angioplastie des lésions athéromateuses.
- Complications : embol artériel, occlusion aiguë, dissection. Elles restent rares.

Algorithme de choix du traitement devant une HTA avec sténose athéromateuse d'une artère rénale (SAAR)

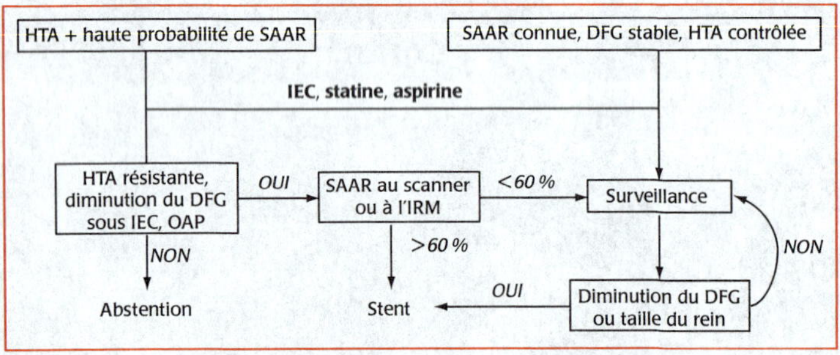

ANTIHYPERTENSEURS VASODILATATEURS (2) – VASODILATATEURS DIRECTS – PHARMACOLOGIE

PROPRIÉTÉS

α_1-bloquants

Antihypertenseur vasodilatateur (artériolaire et veineux) agissant en bloquant les récepteurs α_1-postsynaptiques et avec également un effet sur la régulation centrale de la pression artérielle. Pas de modification de la fréquence ou du débit cardiaque.

Vasodilatateurs directs

Antihypertenseur vasodilatateur artériolaire avec un effet direct sur les fibres musculaires lisses artériolaires.

INDICATIONS

Formes orales

Hypertension artérielle (HTA).

- ***LONOTEN*** : indiqué dans l'HTA sévère après échec d'un traitement associant au moins 2 **antihypertenseurs** dont un **diurétique**.
- ***MINIPRESS*** : indiqué également dans l'insuffisance ventriculaire gauche congestive, dans le traitement symptomatique des phénomènes de Raynaud et dans le traitement des manifestations fonctionnelles de l'adénome de prostate.

Formes injectables

Traitement de l'urgence hypertensive.

NITRIATE : indiqué également dans l'insuffisance cardiaque aiguë en particulier ventriculaire gauche avec bas débit cardiaque.

NEPRESSOL : réservé aux pré-éclampsies graves menaçant le pronostic vital.

CONTRE-INDICATIONS

Allergie au produit.

MINIPRESS, ***ALPRESS*** : insuffisance cardiaque à débit élevé, insuffisance cardiaque droite par embolie pulmonaire ou épanchement péricardique, œdème pulmonaire secondaire à une sténose aortique ou mitrale, angor non contrôlé, enfant < 12 ans.

LONOTEN : IDM récent, hypertension artérielle pulmonaire secondaire à une sténose mitrale.

NITRIATE : hypovolémie, insuffisance hépatique sévère, hypothyroïdie.

Grossesse et **allaitement** : innocuité non démontrée avec **prazosine**, **urapidil**, **minoxidil**, **nitroprussiate**.

NEPRESSOL : hypersensibilité.

PRÉCAUTIONS D'EMPLOI

Urapidil : réduire la posologie en cas d'insuffisance hépatique sévère.

Prazosine : augmenter les doses très progressivement jusqu'à la posologie efficace. Utiliser prudemment chez les sujets âgés, coronariens ou conducteurs de véhicules.

Minoxidil : ne pas utiliser en première intention. Associer obligatoirement un **diurétique** et un **β-bloquant** pour compenser certains effets. Surveiller les signes de rétention hydrosodée.

Nitroprussiate : doser quotidiennement les thiocyanates sanguins qui ne doivent pas dépasser 5 mg/100 mL. Surveiller l'apparition d'une acidose métabolique.

EFFETS INDÉSIRABLES

Cardiaques

– Hypotension orthostatique (**urapidil**, **prazosine**) avec parfois perte de connaissance au début du traitement (**prazosine**).

– Rétention hydrosodée avec œdèmes et prise de poids (**prazosine**, **minoxidil**).

– Risque d'aggravation d'un angor chez des patients sans traitement antiangineux (**prazosine**, **dihydralazine**).

– Tachycardie, palpitations (**prazosine**, **minoxidil**, **nitroprussiate**, **dihydralazine**).

– Épanchement péricardique (**minoxidil**).

Neurosensoriels

– Tendance lipothymique avec étourdissement, asthénie, vertiges, sueurs (**urapidil**, **prazosine**).

– Céphalées (**urapidil**, **prazosine**), acouphènes, somnolence, troubles visuels, paresthésies (**prazosine**).

Digestifs : nausées, gastralgies (**urapidil**), constipation, diarrhée, bouche sèche (**prazosine**).

Uro-génitaux : impuissance, priapisme, pollakiurie, incontinence urinaire (**prazosine**).

ORL : épistaxis, hyperhémie conjonctivale, larmoiement, congestion nasale (**prazosine**).

Dermatologiques : réactions cutanées allergiques (**prazosine**, **urapidil**). Hypertrichose gênante mais réversible à l'arrêt (**minoxidil**).

INTERACTIONS MÉDICAMENTEUSES

Associations contre-indiquées : **α_1-bloquants** associés.

Associations déconseillées : autres **antihypertenseurs vasodilatateurs**.

Associations avec précaution : **inhibiteurs calciques**, **antidépresseurs**, **antipsychotiques**, **AINS**, **baclofène**, **corticoïdes**, anesthésiques généraux.

HYPERTENSIONS ARTÉRIELLES SECONDAIRES (3)

HTA associée aux pathologies rénales parenchymateuses

Le traitement est médical et des précautions sont à prendre en cas de fonction rénale franchement altérée :

– augmenter la posologie des **diurétiques de l'anse** ;

– éviter les **diurétiques thiazidiques** et les **antialdostérones** ;

– utiliser les **IEC** ou **ARA II** avec précaution. Ils ne sont pas une contre-indication et représentent même une indication préférentielle.

Hyperaldostéronisme primaire par adénome de Conn

• Obtenir un équilibre tensionnel avant la chirurgie par un **antialdostérone** : **spironolactone** (***ALDACTONE***) à la dose de 3 mg/kg/j.

• Ablation chirurgicale de l'adénome par voie classique ou par cœlioscopie. Examen histologique de la pièce d'exérèse.

Le traitement de l'hyperplasie des surrénales est médical. En cas d'intolérance à l'***ALDACTONE***, le ***MODAMIDE*** peut être prescrit.

Phéochromocytome

• Préparation à la chirurgie : **α-bloquants, IEC, dihydropyridines.**

• Les **β-bloquants** sont contre-indiqués.

• Ablation chirurgicale de la tumeur par une équipe spécialisée (anesthésie lourde, manipulation prudente de la tumeur). La cœliochirurgie a considérablement simplifié la chirurgie des petits phéochromocytomes). Examen histologique de la pièce d'exérèse.

Hyperthyroïdie

Utilisation de **β-bloquants**, **propranolol** (***AVLOCARDYL***) cp. à 40 mg : 1/2 à 1 cp. x 4/j.

CONSENSUS

[1] Recommandation sur la prise en charge de l'hypertension artérielle de l'adulte, *SFHTA*, 2013.

[2] Guidelines for the management of arterial hypertension, *ESH et ESC*, 2013.

[3] Recommandation sur la prise en charge de l'HTA résistante, *SFHTA*, 2013.

ANTIHYPERTENSEURS D'ACTION CENTRALE (1)

Clonidine

CATAPRESSAN					
HTA : 1 à 4 cp./j en moyenne en 2 prises/j La posologie d'entretien doit être atteinte progressivement (max : 7 cp./j)	30 cp. séc. 0,15 mg	3,69	II	65 %	0,12
CATAPRESSAN injectable Urgence hypertensive : 3 à 4 amp./j en moyenne en IM ou perf. IV En inj. IM : 1 amp. 1 mL à répéter toutes les 4 h en fonction de la clinique puis relais *per os* En perf. IV : 4 amp. dans 500 mL de G5 % (= 1,2 mg/mL), débuter à 1,2 mg/min et la dose maximale sera de 7,2 mg/min puis diminution des doses ou relais *per os* En inj. IV : 1 amp. 1 mL dans 10 mL de sérum physiologique à injecter en 10 min, à répéter toutes les 4 h si besoin	10 amp. 0,15 mg/mL	HOP	II		

Méthyldopa

ALDOMET					
HTA : débuter à 250 mg x 2 ou 3/j pendant 48 h puis augmentation progressive (de préférence le soir) toutes les 48 h pour atteindre 750 mg à 1,5 g/j (max : 3 g/j)	30 cp. 250 mg 30 cp. 500 mg	3,19 5,63	I I	65 % 65 %	0,11 0,19

Moxonidine

PHYSIOTENS					
HTA : 0,2 mg/j en 1 prise le matin (max : 0,4 mg en 1 ou 2 prises/j)	30 cp. 0,2 mg 90 cp. 0,2 mg 30 cp. 0,4 mg 90 cp. 0,4 mg	8,84 24,98 7,96 22,49	I I I I	65 % 65 % 65 % 65 %	0,29 0,28 0,27 0,25

Rilménidine

HYPERIUM					
HTA : 1 cp./j en 1 prise le matin (max : 1 cp. x 2/j)	30 cp. 1 mg 90 cp. 1 mg 100 cp. 1 mg	9,68 27,33 HOP	I I I	65 % 65 %	0,32 0,30

ANTIHYPERTENSEURS D'ACTION CENTRALE (2) – PHARMACOLOGIE

PROPRIÉTÉS

Antihypertenseurs d'action centrale : effet α_2-sympathomimétique sur les centres bulbaires entraînant une diminution du tonus sympathique périphérique et de la pression artérielle systolique et diastolique. Le tonus vagal est augmenté, entraînant une bradycardie modérée.

Remarque : ***HYPERIUM*** et ***PHYSIOTENS*** sont des agonistes sélectifs des récepteurs imidazoliniques I1 centraux entraînant une baisse du tonus sympathique périphérique et donc de la pression artérielle ; ils ont une affinité moindre pour les récepteurs α_2-adrénergiques centraux, ce qui permet une meilleure tolérance (moins de somnolence et de sécheresse buccale).

INDICATIONS

Formes orales : hypertension artérielle.

CATAPRESSAN INJECTABLE : traitement d'attaque des urgences hypertensives.

CONTRE-INDICATIONS

État dépressif grave.

Allergie au produit.

ALDOMET : antécédents d'hépatite médicamenteuse ou de maladie hépatique évolutive ; anémie hémolytique.

HYPERIUM et ***PHYSIOTENS*** : insuffisance rénale sévère.

PRÉCAUTIONS D'EMPLOI

– Administrer à doses progressives.
– Diminuer la posologie en cas d'insuffisance rénale.
– Ne pas interrompre brutalement surtout à forte posologie.
– Utiliser avec prudence chez les sujets âgés et chez les conducteurs de véhicules.
– ***ALDOMET*** : contrôle régulier du bilan hématologique, du bilan hépatique et de la tolérance clinique.

Grossesse :
– autorisés : ***CATAPRESSAN***, ***ALDOMET*** ;
– déconseillés : ***PHYSIOTENS***, ***HYPERIUM***.

Allaitement :
– autorisés : ***CATAPRESSAN***, ***ALDOMET*** ;
– déconseillés : ***PHYSIOTENS***, ***HYPERIUM***.

EFFETS INDÉSIRABLES

Effets secondaires communs

– Digestifs : sécheresse de la bouche, constipation plus fréquente que diarrhée, gastralgies, nausées.
– Cardiaques : palpitations, hypotension orthostatique, bradycardie.
– Neuropsychiques : baisse de la libido, somnolence, asthénie, anxiété, syndromes dépressifs, insomnie (***HYPERIUM***), extrémités froides, paresthésies des extrémités.
– Psychiatriques : possibilité de majoration de troubles dépressifs.
– Cutanés : prurit, éruptions cutanées, rashs.
– Rétention hydrosodée transitoire (œdèmes).

Syndrome de sevrage à l'arrêt brutal du traitement surtout à forte dose (essentiellement avec ***CATAPRESSAN***) : rebond hypertensif, tachycardie, tremblements.

Effets spécifiques à *ALDOMET*

– Neurologiques : syndrome parkinsonien, paralysie faciale, mouvements choréoathétosiques.
– Psychiques : cauchemars, perturbation de l'acuité mentale, états psychotiques ou dépressifs transitoires et réversibles.
– Cardiovasculaires : aggravation d'un angor.
– Digestifs : colite, langue saburrale ou noire, pancréatite, inflammation des glandes salivaires.
– Hépatiques : hépatites aiguës cytolytiques, hépatite chronique active, ictère fébrile ou non (rarement cholestatique), nécrose hépatocellulaire parfois mortelle.
– Hématologiques : test de Coombs positif, anémie hémolytique, aplasie médullaire, leucopénie, granulopénie, thrombopénie ; présence d'anticorps antinucléaires, de cellules LE et du facteur rhumatoïde.
– Allergiques : fièvre, syndrome lupique, myocardite, péricardite.
– Dermatologiques : réaction eczémateuse, lichénoïde, nécrose épidermique toxique.
– Divers : gynécomastie, galactorrhée, impuissance, congestion nasale, arthralgies, myalgies.

INTERACTIONS MÉDICAMENTEUSES

– Associations déconseillées : **IMAO** non sélectifs, **antidépresseurs** imipraminiques, **miansérine**, alcool, sympatholytiques alpha. Médicaments hépatotoxiques avec ***ALDOMET***.
– Associations avec précaution : **AINS**, **baclofène**, **β-bloquants**, **corticoïdes**, **antipsychotiques**, **lithium**, **lévodopa**.

ANTIHYPERTENSEURS : ASSOCIATIONS (1)

Associations de diurétiques

Amiloride + furosémide

LOGIRÈNE					
Insuffisance cardiaque congestive : 1 cp./j le matin (max 2 cp./j)	30 cp. séc. 5 mg/40 mg	5,71	I	65 %	0,19

Altizide + spironolactone

ALDACTAZINE					
HTA : 1/2 à 1 cp./j Œdèmes de cause rénale ou cardiaque : 3 à 4 cp./j en attaque puis 1 à 2 cp./j en entretien Œdèmes de cause hépatique : 4 à 6 cp./j en attaque puis 1 à 2 cp./j en entretien	30 cp. séc. 15 mg/25 mg 90 cp. séc. 15 mg/25 mg	4,03 11,11	II II	65 % 65 %	0,13 0,12

Triamtérène + méthyclothiazide

ISOBAR					
En une prise, le matin Posologie initiale : 0,5 cp./j pendant 6 à 8 sem. Posologie d'entretien : 0,5 à 1 cp./j	30 cp. séc. 150 mg/5 mg	5,51	II	65 %	0,18

Triamtérène + hydrochlorothiazide

PRESTOLE					
HTA : 1 gél./j le matin	30 gél. 50 mg/25 mg	5,28	II	65 %	0,18

Amiloride + hydrochlorothiazide

MODURETIC					
HTA : 1/2 cp./j le matin Œdèmes d'origine cardiaque : débuter à 1 ou 2 cp./j puis réduire la dose pour le traitement d'entretien Ascite cirrhotique : débuter entre 1/2 et 1 cp./j puis traitement d'entretien (max : 2 cp./j)	30 cp. séc. 5 mg/50 mg	2,42	I	65 %	0,08

ANTIHYPERTENSEURS : ASSOCIATIONS (2)

IEC + diurétique thiazidique ou apparenté

■ Quinapril + hydrochlorothiazide

ACUILIX					
HTA : 1 cp./j en 1 prise Insuffisant rénal léger à modéré : 0,5 cp./j	28 cp. séc. 20 mg/12,5 mg	6,20	I	65 %	0,22
	90 cp. séc. 20 mg/12,5 mg	19,40	I	65 %	0,22

■ Bénazépril + hydrochlorothiazide

BRIAZIDE					
HTA : 1 cp./j en 1 prise Sujet âgé : débuter à 1/2 cp./j	30 cp. séc. 10 mg/12,5 mg	6,64	I	65 %	0,22
	90 cp. séc. 10 mg/12,5 mg	19,40	I	65 %	0,22
CIBADREX					
Idem ***BRIAZIDE***	30 cp. séc. 10 mg/12,5 mg	6,64	I	65 %	0,22
	90 cp. séc. 10 mg/12,5 mg	19,40	I	65 %	0,22

■ Captopril + hydrochlorothiazide

CAPTEA					
HTA : 1 cp./j en 1 prise le matin Insuffisance rénale modérée ou sujet âgé : débuter à 1/2 cp./j Peut être pris en 2 prises quotidiennes si nécessaire	30 cp. séc. 50 mg/25 mg	6,64	I	65 %	0,22
	90 cp. séc. 50 mg/25 mg	19,40	I	65 %	0,22
ECAZIDE					
Idem ***CAPTEA***	30 cp. séc. 50 mg/25 mg	6,64	I	65 %	0,22
	90 cp. séc. 50 mg/25 mg	19,40	I	65 %	0,22

■ Énalapril + hydrochorothiazide

CO-RENITEC					
HTA : 1 cp./j en 1 prise Insuffisance rénale modérée ou sujet âgé : débuter à 1/2 cp./j	28 cp. séc. 20 mg/12,5 mg	6,20	I	65 %	0,22
	90 cp. séc. 20 mg/12,5 mg	19,40	I	65 %	0,22

■ Fozinopril + hydrochlorothiazide

FOZIRETIC					
HTA : 1 cp./j en 1 prise	30 cp. séc. 20 mg/12,5 mg	6,64	I	65 %	0,22
	90 cp. séc. 20 mg/12,5 mg	19,40	I	65 %	0,22

ANTIHYPERTENSEURS : ASSOCIATIONS (3)

Lisinopril + hydrochlorothiazide

ZESTORETIC					
HTA : 1 cp./j en 1 prise à heure régulière Insuffisance rénale modérée : débuter à 1/2 cp./j	30 cp. séc. 20 mg/12,5 mg 90 cp. séc. 20 mg/12,5 mg	8,34 23,56	I I	65 % 65 %	0,28 0,26

Périndopril arginine + indapamide

PRETERAX					
HTA : 1 cp./j (AMM en 1re intention) en une prise, de préférence le matin, à jeun	30 cp. 2,5 mg/0,625 mg 90 cp. 2,5 mg/0,625 mg	6,64 19,40	I I	65 % 65 %	0,22 0,22
BIPRETERAX					
HTA : 1 cp./j en une prise, de préférence le matin, à jeun	30 cp. 5 mg/1,25 mg 90 cp. 5 mg/1,25 mg 30 cp. 10 mg/1,25 mg 90 cp. 10 mg/1,25 mg	6,64 19,4 18,07 51,01	I I I I	65 % 65 % 65 % 65 %	0,22 0,60 0,57

Ramipril + hydrochlorothiazide

COTRIATEC					
HTA : 1 cp./j en 1 prise	30 cp. 5 mg/12,5 mg	7,76	I	65 %	0,26

Zofénopril + hydrochlorothiazide

ZOFENILDUO					
HTA : 1 cp./j en 1 prise pendant ou en dehors des repas	30 cp. 30 mg/12,5 mg 90 cp. 30 mg/12,5 mg	17,20 48,54	I I	65 % 65 %	0,57 0,54
COTEOULA					
1 cp./j en 1 prise pendant ou en dehors des repas	30 cp. 30 mg/12,5 mg	17,2	I	65 %	

Périndopril tert-butylamine + indapamide

PARATERAX					
1 cp./j en une prise, de préférence le matin, avant le repas	30 cp. 8 mg/2,5 mg		I	NR	

ANTIHYPERTENSEURS : ASSOCIATIONS (4)

ARA II + diurétique thiazidique

Losartan + hydrochlorothiazide

HYZAAR					
HTA : 1 cp./j en 1 prise (max 2 cp./j en 1 prise)	28 cp. 50 mg/12,5 mg	9,23	I	65 %	0,33
	90 cp. 50 mg/12,5 mg	29,20	I	65 %	0,32
FORTZAAR					
HTA : 1 cp./j en 1 prise	28 cp. 100 mg/12,5 mg	9,23	I	65 %	0,33
	28 cp. 100 mg/25 mg	9,23	I	65 %	0,33
	90 cp. 100 mg/12,5 mg	29,20	I	65 %	0,32
	90 cp. 100 mg/25 mg	29,20	I	65 %	0,32

Valsartan + hydrochlorothiazide

COTAREG					
HTA : 1 cp./j en 1 prise	30 cp. 80 mg/12,5 mg	9,91	I	65 %	0,33
	90 cp. 80 mg/12,5 mg	29,20	I	65 %	0,32
	30 cp. 160 mg/12,5 mg	9,91	I	65 %	0,33
	30 cp. 160 mg/25 mg	9,91	I	65 %	0,33
	90 cp. 160 mg/12,5 mg	29,20	I	65 %	0,32
	90 cp. 160 mg/25 mg	29,20	I	65 %	0,32
NISISCO					
HTA : 1 cp./j en 1 prise	30 cp. 80 mg/12,5 mg	9,91	I	65 %	0,33
	90 cp. 80 mg/12,5 mg	29,20	I	65 %	0,32
	30 cp. 160 mg/12,5 mg	9,91	I	65 %	0,33
	30 cp. 160 mg/25 mg	9,91	I	65 %	0,33
	90 cp. 160 mg/12,5 mg	29,20	I	65 %	0,32
	90 cp. 160 mg/25 mg	29,20	I	65 %	0,32

ANTIHYPERTENSEURS : ASSOCIATIONS (5)

■ Telmisartan + hydrochlorothiazide

MICARDISPLUS					
HTA : 1 cp./j en 1 prise	30 cp. 40 mg/12,5 mg	9,91	I	65 %	0,33
	90 cp. 40 mg/12,5 mg	29,20	I	65 %	0,32
	30 cp. 80 mg/12,5 mg	9,91	I	65 %	0,33
	30 cp. 80 mg/25 mg	9,91	I	65 %	0,33
	90 cp. 80 mg/12,5 mg	29,20	I	65 %	0,32
	90 cp. 80 mg/25 mg	29,20	I	65 %	0,32
PRITORPLUS					
HTA : 1 cp./j en 1 prise	30 cp. 40 mg/12,5 mg	9,91	I	65 %	0,33
	90 cp. 40 mg/12,5 mg	29,20	I	65 %	0,32
	30 cp. 80 mg/12,5 mg	9,91	I	65 %	0,33
	30 cp. 80 mg/25 mg	9,91	I	65 %	0,33
	90 cp. 80 mg/12,5 mg	29,20	I	65 %	0,32
	90 cp. 80 mg/25 mg	29,20	I	65 %	0,32

■ Candésartan + hydrochlorothiazide

COKENZEN					
HTA : 1 cp./j en 1 prise	30 cp. 8 mg/12,5 mg	9,91	I	65 %	0,33
	90 cp. 8 mg/12,5 mg	29,20	I	65 %	0,32
	30 cp. 16 mg/12,5 mg	9,91	I	65 %	0,33
	90 cp. 16 mg/12,5 mg	29,20	I	65 %	0,32
HYTACAND					
HTA : 1 cp./j en 1 prise	30 cp. 8 mg/12,5 mg	9,91	I	65 %	0,33
	90 cp. 8 mg/12,5 mg	29,20	I	65 %	0,32
	30 cp. 16 mg/12,5 mg	9,91	I	65 %	0,33
	90 cp. 16 mg/12,5 mg	29,20	I	65 %	0,32

ANTIHYPERTENSEURS : ASSOCIATIONS (6)

Olmésartan + hydrochlorothiazide

ALTEISDUO					
HTA : 1 cp./j en 1 prise	30 cp. 20 mg/12,5 mg	17,45	I	65 %	0,58
	30 cp. 20 mg/25 mg	17,45	I	65 %	0,58
	90 cp. 20 mg/12,5 mg	49,26	I	65 %	0,55
	90 cp. 20 mg/25 mg	49,26	I	65 %	0,55
	30 cp. 40 mg/12,5 mg	17,74	I	65 %	0,59
	30 cp. 40 mg/25 mg	17,74	I	65 %	0,59
	90 cp. 40 mg/12,5 mg	50,08	I	65 %	0,56
	90 cp. 40 mg/25 mg	50,08	I	65 %	0,56
COOLMETEC					
HTA : 1 cp./j en 1 prise	30 cp. 20 mg/12,5 mg	17,17	I	65 %	0,57
	30 cp. 20 mg/25 mg	17,17	I	65 %	0,57
	90 cp. 20 mg/12,5 mg	48,50	I	65 %	0,54
	90 cp. 20 mg/25 mg	48,50	I	65 %	0,54
	30 cp. 40 mg/12,5 mg	17,45	I	65 %	0,58
	30 cp. 40 mg/25 mg	17,45	I	65 %	0,58
	90 cp. 40 mg/12,5 mg	49,31	I	65 %	0,55
	90 cp. 40 mg/25 mg	49,31	I	65 %	0,55

Irbésartan + hydrochlorothiazide

COAPROVEL					
HTA : 1 cp./j en 1 prise	30 cp. 150 mg/12,5 mg	9,91	I	65 %	0,33
	56 cp. 150 mg/12,5 mg	HOP	I	65 %	
	90 cp. 150 mg/12,5 mg	29,20	I	65 %	0,32
	30 cp. 300 mg/12,5 mg	9,91	I	65 %	0,33
	30 cp. 300 mg/25 mg	9,91	I	65 %	0,33
	56 cp. 300 mg/12,5 mg	HOP	I		
	56 cp. 300 mg/25 mg	HOP	I		
	90 cp. 300 mg/12,5 mg	29,20	I	65 %	0,32
	90 cp. 300 mg/25 mg	29,20	I	65 %	0,32

ANTIHYPERTENSEURS : ASSOCIATIONS (7)

ARA II + inhibiteur calcique

■ **Valsartan + amlodipine**

EXFORGE					
HTA : 1 cp./j en 1 prise	30 cp. 80 mg/5 mg	18,49	I	65 %	0,62
	56 cp. 80 mg/5 mg	HOP	I		
	90 cp. 80 mg/5 mg	52,18	I	65 %	0,58
	30 cp. 160 mg/5 mg	21,14	I	65 %	0,70
	30 cp. 160 mg/10 mg	21,14	I	65 %	0,70
	56 cp. 160 mg/5 mg	HOP	I		
	56 cp. 160 mg/10 mg	HOP	I		
	90 cp. 160 mg/5 mg	59,65	I	65 %	0,66
	90 cp. 160 mg/10 mg	59,65	I	65 %	0,66

■ **Telmisartan + amlodipine**

TWYNSTA					
HTA : 1 cp./j en 1 prise	30 cp. 40 mg/5 mg	18,72	I	65 %	0,62
	30 cp. 40 mg/10 mg	18,72	I	65 %	0,62
	90 cp. 40 mg/5 mg	52,83	I	65 %	0,59
	90 cp. 40 mg/10 mg	52,83	I	65 %	0,59
	30 cp. 80 mg/5 mg	21,81	I	65 %	0,73
	30 cp. 80 mg/10 mg	21,81	I	65 %	0,73
	90 cp. 80 mg/5 mg	61,56	I	65 %	0,68
	90 cp. 80 mg/10 mg	61,56	I	65 %	0,68

■ **Olmésartan + amlodipine**

SEVIKAR					
HTA : 1 cp./j en 1 prise	30 cp. 20 mg/5 mg	21,20	I	65 %	0,71
	90 cp. 20 mg/5 mg	59,98	I	65 %	0,67
	30 cp. 40 mg/5 mg	21,20	I	65 %	0,71
	30 cp. 40 mg/10 mg	21,20	I	65 %	0,71
	90 cp. 40 mg/5 mg	59,98	I	65 %	0,67
	90 cp. 40 mg/10 mg	59,98	I	65 %	0,67

■ **Olmésartan + amlodipine**

AXELER					
HTA : 1 cp. /j en 1 prise	30 cp. 20 mg/5 mg	21,49	I	65 %	0,72
	90 cp. 20 mg/5 mg	60,65	I	65 %	0,67
	30 cp. 40 mg/5 mg	21,49	I	65 %	0,72
	30 cp. 40 mg/10 mg	21,49	I	65 %	0,72
	90 cp. 40 mg/5 mg	60,65	I	65 %	0,67
	90 cp. 40 mg/10 mg	60,65	I	65 %	0,67

ANTIHYPERTENSEURS : ASSOCIATIONS (8)

ARA II + inhibiteur calcique + diurétique thiazidique

Valsartan + amlodipine + hydrochlorothiazide

EXFORGE HCT					
1 cp./j le matin	30 cp. 160 mg/ 5 mg/12,5 mg		I	NR	
	30 cp. 160 mg/5 mg/ 25 mg		I	NR	
	30 cp. 160 mg/ 10 mg/12,5 mg		I	NR	
	30 cp. 160 mg/ 10 mg/25 mg		I	NR	

Bêtabloquants + diurétiques

Métoprolol + chlortalidone

LOGROTON					
HTA : 1 cp./j le matin au petit-déjeuner (max 2 cp./j en 2 prises le matin et le midi)	30 cp. séc. 200 mg/ 25 mg	7,14	I	65 %	0,24
	90 cp. séc. 200 mg/ 25 mg	20,21	I	65 %	0,22

Timolol + amiloride + hydrochlorothiazide

MODUCREN					
HTA : 1 cp./j en 1 prise le matin	30 cp. 10 mg/2,5 mg/ 25 mg	4,95	I	65 %	0,16

Pindolol + clopamide

VISKALDIX					
HTA : 1 cp./j le matin au petit-déjeuner (max 2 cp./j en 2 prises)	30 cp. 10 mg/5 mg	4,82	I	65 %	0,16
	90 cp. 10 mg/5 mg	13,46	I	65 %	0,15

Bisoprolol + hydrochlorothiazide

LODOZ					
HTA : 1 cp./j en 1 prise le matin	30 cp. 2,5 mg/6,25 mg	5,27	I	65 %	0,18
	90 cp. 2,5 mg/6,25 mg	14,86	I	65 %	0,17
	30 cp. 5 mg/6,25 mg	5,27	I	65 %	0,18
	90 cp. 5 mg/6,25 mg	14,86	I	65 %	0,17
	30 cp. 10 mg/6,25 mg	5,27	I	65 %	0,18
	90 cp. 10 mg/6,25 mg	14,86	I	65 %	0,17
WYTENS					
Idem ***LODOZ***	30 cp. 2,5 mg/6,25 mg	5,55	I	65 %	0,19
	30 cp. 5 mg/6,25 mg	5,55	I	65 %	0,19
	30 cp. 10 mg/6,25 mg	5,55	I	65 %	0,19

ANTIHYPERTENSEURS : ASSOCIATIONS (9)

Aténolol + chlortalidone

TENORETIC					
HTA : 1 cp./j en 1 prise le matin	30 cp. 50 mg/12,5 mg 90 cp. 50 mg/12,5 mg	5,90 16,68	I I	65 % 65 %	0,20 0,19

Nébivolol + hydrochlorothiazide

CONEBILOX					
HTA : 1 cp. /j en 1 prise au même moment de la journée	30 cp. 5 mg/12,5 mg 30 cp. 5 mg/25 mg 90 cp. 5 mg/12,5 mg 90 cp. 5 mg/25 mg	11,42 11,42 32,25 32,25	I I I I	65 % 65 % 65 % 65 %	0,38 0,38 0,36 0,36
TEMERITDUO					
Idem ***CONEBILOX***	30 cp. 5 mg/12,5 mg 30 cp. 5 mg/25 mg 90 cp. 5 mg/12,5 mg 90 cp. 5 mg/25 mg	11,42 11,42 32,25 32,25	I I I I	65 % 65 % 65 % 65 %	0,38 0,38 0,36 0,36

Bêtabloquants + inhibiteurs calciques

Aténolol + nifédipine

TENORDATE					
HTA : 1 gél./j (max 2 gél./j)	30 gél. 50 mg/20 mg 90 gél. 50 mg/20 mg	14,90 42,05	I I	65 % 65 %	0,50 0,47

Métoprolol (succinate de) + félodipine

LOGIMAX					
En 1 prise, le matin HTA : 1 cp./j (max : 2 cp./j) Sujets âgés et insuffisants hépatiques : 1 cp./j	30 cp. LP 47,5 mg/5 mg 90 cp. LP 47,5 mg/5 mg	17,86 50,40	I I	65 % 65 %	0,60 0,56

47,5 mg de **succinate de métoprolol** sont équivalents en efficacité antihypertensive à 100 mg de **tartrate de métoprolol** (***LOPRESSOR***, ***SELOKEN***)

ANTIHYPERTENSEURS : ASSOCIATIONS (10)

Diurétique + réserpine

■ Bendrofluméthiazide + réserpine

TENSIONORME					
HTA : 1 (en 1 prise le matin) à 3 cp./j (à répartir entre le matin et le soir)	24 cp. séc. 2,5 mg/ 0,1 mg	1,73	II	65 %	0,07

IEC + inhibiteurs calciques

■ Périndopril + amolodipine

COVERAM					
HTA : 1 cp./j de préférence le matin, avant le repas	30 cp. 5 mg/5 mg	18,13	I	65 %	0,60
	30 cp. 5 mg/10 mg	24,75	I	65 %	0,82
	90 cp. 5 mg/5 mg	51,16	I	65 %	0,57
	90 cp. 5 mg/10 mg	69,86	I	65 %	0,78
	30 cp. 10 mg/5 mg	18,13	I	65 %	0,60
	30 cp. 10 mg/10 mg	24,75	I	65 %	0,82
	90 cp. 10 mg/5 mg	51,16	I	65 %	0,57
	90 cp. 10 mg/10 mg	69,86	I	65 %	0,78

■ Trandolapril + vérapamil

TARKA LP					
HTA : 1 cp./j en 1 prise le matin	30 cp. 2 mg/180 mg	15,23	I	65 %	0,51
	30 cp. 2 mg/240 mg	12,51	I	65 %	
	90 cp. 2 mg/240 mg	34,12	I	65 %	
	30 cp. 4 mg/240 mg	15,67	I	65 %	
	90 cp. 4 mg/240 mg	44,23	I	65 %	

■ Énalapril + lercanidipine

LERCAPRESS					
HTA : 1 cp. /j le matin, au moins 15 min avant le repas	30 cp. 20 mg/10 mg	19,49	I	65 %	0,65
	90 cp. 20 mg/10 mg	55,01	I	65 %	0,61
ZANEXTRA					
Idem ***LERCAPRESS***	30 cp. 20 mg/10 mg	19,49	I	65 %	0,65
	30 cp. 20 mg/20 mg	19,49	I	65 %	
	90 cp. 20 mg/10 mg	55,01	I	65 %	0,61
	90 cp. 20 mg/20 mg	55,01	I	65 %	

ANTIHYPERTENSEURS : ASSOCIATIONS (11)

Inhibiteur de la rénine + diurétique thiazidique

Aliskirène + hydrochlorothiazide

RASILEZ HCT					
HTA Posologie initiale : 1 cp./j pendant 2 à 4 sem. Posologie d'entretien : 1 à 2 cp./j en 1 prise Insuffisants rénaux ou hépatiques et sujet âgé : 1 cp./j en 1 prise	30 cp. 150 mg/12,5 mg	16,29	I	30 %	0,54
HTA : 1 cp./j en 1 prise	30 cp. 300 mg/12,5 mg	19,68	I	30 %	0,66
HTA : 1 cp./j en 1 prise	30 cp. 300 mg/25 mg	19,68	I	30 %	0,66

Inhibiteur calcique + statine

Amlodipine + atorvastatine

CADUET					
Prévention des accidents cardiovasculaires en cas d'HTA associée à plusieurs facteurs de risque : 1 cp./j à tout moment de la journée, pendant ou en dehors des repas	30 cp. 5 mg/10 mg	17,51	I	65 %	0,58
	90 cp. 5 mg/10 mg	49,41	I	65 %	0,55
	30 cp. 10 mg/10 mg	17,51	I	65 %	0,58
	90 cp. 10 mg/10 mg	49,41	I	65 %	0,55

Inhibiteur calcique + diurétique

Amlodipine + indapamide

NATRIXAM LM					
HTA : 1 cp./j À dapter si insuffisance hépatique légère à modérée Contre-indiqué en cas d'insuffisance hépatique sévère	30 cp. 5 mg/1,5 mg	9,18	I	65 %	
	90 cp. 5 mg/1,5 mg	25,93	I	65 %	
	30 cp. 10 mg/1,5 mg	9,18	I	65 %	
	90 cp. 10 mg/1,5 mg	25,93	I	65 %	

PROPRIÉTÉS

Se reporter aux différentes classes thérapeutiques.

INDICATIONS

Traitement de l'hypertension artérielle lorsque la monothérapie n'est pas efficace ou en première intention.

CONTRE-INDICATIONS

Se reporter aux différentes classes thérapeutiques.

PRÉCAUTIONS D'EMPLOI

Se reporter aux différentes classes thérapeutiques.

EFFETS INDÉSIRABLES

Se reporter aux différentes classes thérapeutiques.

INTERACTIONS MÉDICAMENTEUSES

Se reporter aux différentes classes thérapeutiques.

ARTÉRIOPATHIE OBLITÉRANTE CHRONIQUE DES MEMBRES INFÉRIEURS (AOMI) (1)

Définition

L'interrogatoire, l'examen clinique avec palpation des pouls et mesure de l'IPS permettent d'évaluer le stade de l'AOMI. L'IPS est le rapport de la pression systolique à la cheville sur la pression systolique humérale, mesurées à l'aide d'une sonde Doppler.

- Ischémie d'effort asymptomatique : IPS < 0,9 ou abolition de pouls sans manifestation clinique d'ischémie.
- Ischémie d'effort symptomatique : IPS < 0,9 ou abolition de pouls avec manifestation clinique d'ischémie.
- Ischémie permanente chronique : douleurs de décubitus ou troubles trophiques depuis au moins 15 j associés à une PAS < 50 mmHg à la cheville ou < 30 mmHg à l'orteil.

Dans l'ischémie d'effort, le risque cardiovasculaire domine le risque local. Dans l'ischémie permanente, le risque local peut être tansitoirement prépondérant mais la prise en charge cardiovasculaire reste primordiale.

Dépistage

Il est recommandé de dépister une AOMI chez tous les sujets à risque cardiovasculaire élevé, par un examen clinique et une mesure systématique de l'IPS. Le diagnostic d'AOMI est posé quand l'IPS est inférieur à 0,90.

Bilan initial

Le bilan initial a pour objectifs :
– d'identifier le stade de l'AOMI ;
– d'identifier et traiter/équilibrer les facteurs de risque cardiovasculaires associés (bilan lipidique complet, glycémie, microalbuminurie, HTA) ;
– d'évaluer l'atteinte locale de la maladie athéromateuse principalement par écho-Doppler ;
– d'évaluer l'extension à distance de la maladie athéromateuse (coronaires, carotides, aorte,artères rénales et mésentériques) ;
– de rechercher une éventuelle anémie.

VASODILATATEURS ET ANTI-ISCHÉMIQUES (1)

■ Naftidrofuryl

PRAXILÈNE					
Artériopathies : – 1 cp. x 3/j au cours des repas – 2 gél. x 3/j au cours des repas	20 cp. 200 mg 90 cp. 200 mg 20 gél. 100 mg	3,68 16,70 2,35	II II II	15 % 15 % 15 %	0,18 0,19 0,12

■ Pentoxifylline

PENTOFLUX					
1 à 3 cp./j au cours des repas	100 cp. LP 400 mg		II	NR	

■ Ginkgo biloba

TANAKAN					
3 cp./j au cours des repas 1 dose (= 1 mL = 40 mg) à diluer dans 1 demi-verre d'eau x 3 /j	30 cp. 40 mg 90 cp. 40 mg 30 doses buv. 1 mL (fl. 30 mL) 40 mg/mL 90 doses buv. 1 mL (fl. 90 mL) 40 mg/mL		II II II II	NR NR NR NR	

■ Piribédil

TRIVASTAL					
Artériopathie : 4 cp. 20 mg/j en 2 à 3 prises/j en fin de repas	30 cp. 20 mg	1,64	II	65 %	0,05
Artériopathie : 1 cp. 50 mg LP/j (max 1 cp. x 2/j)	30 cp. LP 50 mg 100 cp. LP 50 mg	9,31 HOP	II II	65 %	0,31
Inj. IM : 1 amp./j à J1 et J2 puis 2 amp./j en 2 inj. Perf. IV en 4 h dans 250 mL de soluté isotonique : 1 amp./j à J1 et J2 puis 2 amp./j à J3 et J4 puis 3 amp./j si besoin	12 amp. 3 mg/1 mL		II	NR	

ARTÉRIOPATHIE OBLITÉRANTE CHRONIQUE DES MEMBRES INFÉRIEURS (AOMI) (2)

Traitement au stade d'ischémie d'effort [1]

- Éducation thérapeutique du patient (information sur les signes cliniques, sur les traitements prescrits et sur le suivi).
- Prise en charge de l'hygiène de vie : suppression totale et définitive du tabac, réduction d'une surcharge pondérale, exercice physique quotidien modéré (30 min). Entraînement régulier et progressif à la marche, bicyclette. Permet une adaptation métabolique du muscle strié et de développer le réseau collatéral.
- Équilibre d'une HTA avec un objectif de PAS < 140 mmHg.
- Correction d'un diabète (objectif HbA1c < 6,5 %).
- Correction d'une dyslipidémie (objectif LDL < 1 g/L).
- Traitement général de la maladie athéromateuse.

> En cas de coronaropathie, l'AOMI au stade d'ischémie d'effort ne contre-indique pas les **bêtabloquants**.

- Pour prévenir la survenue d'accidents cardiovasculaires, trois types de médicaments au long cours sont efficaces :
  – **antiagrégant plaquettaire** : **acide acétylsalicylique** (***KARDÉGIC***) 75 à 160 mg/j ou **clopidogrel** (***PLAVIX***) 1 cp. (75 mg)/j. L'efficacité de l'aspirine est moins bien documentée que celle du clopidogrel dans l'AOMI ;
  – **statine** : **atorvastatine** (***TAHOR***) 10 à 40 mg/j ;
  – **inhibiteur de l'enzyme de conversion** : **périndopril** (***COVERSYL***) à introduire progressivement par paliers de 2 à 4 sem. sous surveillance de la pression artérielle et de la créatininémie.

> Il est raisonnable de les associer chez la majorité des patients symptomatiques. À noter que les traitements vasodilatateurs n'apparaissent plus dans les dernières recommandations.

- Traitement spécifique de la claudication : marche, si besoin réadaptation vasculaire supervisée en ambulatoire ou en centre (au moins 1 h x 3 sem.).
- Si échec après 3 mois de traitement bien conduit ou plus tôt en cas de lésion proximale menaçante : envisager une revascularisation (traitement endovasculaire ou chirurgie ouverte). Après une mise en place d'une endoprothèse, une association **aspirine + clopidogrel** est instaurée dans les premières sem.

Traitement au stade d'ischémie permanente chronique [1]

- Objectifs : sauver le membre et soulager la douleur.
- Bilan initial : hospitalisation en milieu spécialisé, écho-Doppler artériel, angioscanner ou angio-IRM ou angiographie conventionnelle
- Prise en charge thérapeutique immédiate :
  – revascularisation chaque fois que possible (chirurgie ou traitement endovasculaire) ;
  – traitement de revascularisation par injection de prostaglandines si revascularisation impossible ou résultats insuffisants ;
  – contrôle de la douleur, de l'équilibre hémodynamique, de l'état ventilatoire, de l'état nutritionnel et des surinfections ;
  – réadaptation et nursing, prévenir la maladie thromboembolique veineuse (**HBPM**), prévenir la rétraction et les escarres.
- Prise en charge thérapeutique au décours :
  – éducation thérapeutique (*cf.* Ischémie d'effort) ;
  – traitement médicamenteux (*cf.* Ischémie d'effort) ;
  – réadaptation vasculaire et générale ;
  – prise en charge psychologique.

VASODILATATEURS ET ANTI-ISCHÉMIQUES (2)

■ Iloprost

ILOMÉDINE				
Amp. à diluer dans 250 mL de soluté isotonique : 0,5 à 2 ng/kg/min en une perf. IV continue pendant 6 h/j Durée moyenne 4 sem.	1 amp. 0,5 mL (0,1 mg/1 mL)	HOP	I	65 %

PROPRIÉTÉS

Ce sont tous des vasodilatateurs artériolaires.

Naftidrofuryl : action antisérotoninergique.

Pentoxifylline : action d'augmentation de la déformabilité des globules rouges et de relaxation sur les fibres musculaires lisses vasculaires.

Piribédil : agoniste dopaminergique central et périphérique (effet vasodilatateur).

INDICATIONS

Ces molécules ne font pas partie des recommandations.

Formes orales : traitement d'appoint de la claudication intermittente des artériopathies chroniques oblitérantes des membres inférieurs (stade II). Certaines études seraient en faveur d'une amélioration du périmètre de marche.

Formes parentérales : traitement des manifestations douloureuses des artériopathies en poussée ischémique en association avec le traitement chirurgical et dans l'attente de celui-ci, ou en cas d'impossibilité d'un geste chirurgical.

CONTRE-INDICATIONS

Hypersensibilité au produit.

Naftidrofuryl, **pentoxifylline**, **piribédil** : ne pas utiliser pendant la grossesse ou l'allaitement.

Pentoxifylline, **piribédil** : IDM à la phase aiguë.

Piribédil : collapsus cardiovasculaire, œdème pulmonaire pour la forme IV.

PRÉCAUTIONS D'EMPLOI

Naftidrofuryl : ECG indispensable avant la perfusion IV qui doit être lente (risque BAV).

Pentoxifylline : prudence en cas d'hypotension et réduire la posologie en cas d'insuffisance rénale sévère.

Piribédil : à prescrire à doses progressives.

EFFETS INDÉSIRABLES

Naftidrofuryl : rarement troubles digestifs, éruption cutanée, hépatite exceptionnellement.

Pentoxifylline : rarement nausées, vomissements, brûlures gastriques, bouffées de chaleur, réactions cutanées, hypotension.

Piribédil : troubles digestifs mineurs, rarement confusion ou agitation, hypotension orthostatique.

INTERACTIONS MÉDICAMENTEUSES

Naftidrofuryl injectable : association déconseillée avec **antiarythmiques** et **β-bloquants**.

Pentoxifylline : **antivitamines K**, **AINS**, **salicylés**, **ticlopidine** (risque hémorragique accru).

Piribédil : antagoniste dopaminergique.

ARTÉRIOPATHIE OBLITÉRANTE CHRONIQUE DES MEMBRES INFÉRIEURS (AOMI) (3)

Traitement au stade d'ischémie aiguë

Cf. chapitre correspondant.

AOMI et amputation

- Indications : lésions tissulaires irréversibles, ischémie permanente chronique sans revascularisation possible qui ne répond pas au traitement médical ou avec des répercussions générales menaçant le pronostic vital.
- Le bilan intial va permettre de déterminer le niveau d'amputation.
- La prise en charge postopératoire est multidisciplinaire, dans une structure de réadaptation spécialisée. Verticalisation et autonomisation des déplacements aussi précocement que possible ; prothèse personnalisée, réadaptation. Prise en charge psychologique +++.

Types de revascularisation à proposer en fonction du siège de la lésion artérielle

SIÈGE DE LA LÉSION ARTÉRIELLE	TYPES DE REVASCULARISATION À PROPOSER
Aorto-iliaque	– Angioplastie – Endartériectomie – Pontage aorto-fémoral prothétique – Pontage extra-anatomique en cas de mauvais terrain
Fémorale profonde	– Angioplastie en cas de lésion simple et courte – Endartériectomie – Pontage par greffon veineux
Fémorale superficielle	– Angioplastie – Pontage par greffon veineux
Poplitée ou jambière	– Pontage par greffon veineux

CONSENSUS

[1] Guide médecin sur l'artériopathie oblitérante des membres inférieurs, *HAS*, 2007.

ISCHÉMIE AIGUË DES MEMBRES INFÉRIEURS (1)

L'ischémie aiguë d'un membre inférieur correspond à une altération brutale de sa perfusion microcirculatoire nutritionnelle, mettant en jeu sa vitalité immédiate. C'est la conséquence d'un processus embolique ou thrombotique au niveau des troncs artériels sus-jacents, et peut être un accident évolutif d'une AOMI.
Le diagnostic est clinique et aucune exploration ne doit retarder l'intervention de desobstruction artérielle en urgence.

Objectifs

- Sauver le membre inférieur.
- Contrôler la douleur physique et morale.

Dès la prise en charge du patient [1]

- Hospitalisation en urgence en unité spécialisée médico-chirurgicale (cardiologie ou chirurgie vasculaire).
- Surveillance continue de la fréquence cardiaque et de la pression artérielle.
- Mise en place d'une perfusion de glucosé 5 % par une voie veineuse de bon calibre.
- Patient à jeun, repos strict au lit avec surélévation de la tête du lit.
- Protection des points d'appui, arceau de protection sur les membres inférieurs.
- **Traitement anticoagulant** +++ par ***HÉPARINE STANDARD*** à doses efficaces : dose de charge pour certains de 100 UI/kg en IV puis 400 UI/kg/j en perf. IV continue à la seringue électrique pour avoir un ratio TCA entre 2 et 3.
- **Éventuellement, traitement vasodilatateur** par voie IV.

Ex : ***ILOMÉDINE*** amp. 0,5 mg à diluer dans 250 mL de sérum physiologique ou G5 % : 0,5 à 2 ng/kg/min en une perf. IV continue.

- **Traitement antalgique** +++ par voie IV.

Ex : ***PERFALGAN*** en perf. IV x 3/j voire **morphiniques** si besoin en IV ou en SC.

- Correction d'une hypovolémie par remplissage prudent, correction d'une acidose par alcalinisation et d'une hyperkaliémie.
- Surveillance : paramètres hémodynamiques, recherche de signes de choc (marbrures cutanées, extrémités froides, conscience).

Bilan préopératoire en urgence [1]

Le diagnostic est clinique et aucune exploration ne doit retarder l'intervention.

- Biologie : groupe, Rhésus, RAI, TP, TCA, ionogramme sanguin, fonction rénale, glycémie, NFS, plaquettes, hémostase, gaz du sang artériel, enzymes cardiaques.
- ECG, radio thoracique, échocardiographie Doppler.
- **Artériographie en urgence +++**

– Au mieux sur table d'intervention + contrôle en fin de procédure.
– Permet de préciser le mécanisme de l'ischémie (embolie ou thrombose *in situ*), la topographie des lésions, l'état du lit artériel surtout en aval et en controlatéral.
– Peut permettre une revascularisation endovasculaire si l'indication est posée.

- Le traitement est une désobstruction en urgence.

Technique chirurgicale : thrombectomie rétrograde à la sonde de Fogarty

- Peut être faite sous anesthésie locale.
- Abord de l'axe vasculaire par courte incision artérielle à distance de l'oblitération.
- Efficacité du geste évaluée en peropératoire par la réapparition des pouls distaux et par l'artériographie.

ISCHÉMIE AIGUË DES MEMBRES INFÉRIEURS (2)

Techniques endovasculaires

Les indications tendent à s'élargir.

Thrombo-aspiration

Sur occlusion courte, surtout pour les embolies distales.

Thrombolyse *in situ*

Par **urokinase**. Respecter les contre-indications. Voir chapitre correspondant.

Indications [1]

L'attitude thérapeutique est conditionnée par :
- l'état du lit vasculaire,
- le niveau d'occlusion,
- le retentissement locorégional,
- le terrain du patient,
- la faisabilité du geste.

En cas d'embolie sur artères saines

- Ischémie **proximale** prise en charge **précocement** : thrombectomie à la sonde de Fogarty.
- Ischémie **proximale** prise en charge **tardivement** : thrombolyse *in situ*.
- Ischémie **distale** prise en charge **précocement** : thrombectomie à la sonde de Fogarty ou thrombo-aspiration.
- Ischémie **distale** prise en charge **tardivement** : thrombo-aspiration ou thrombolyse *in situ*.

En cas de thrombose aiguë sur artères pathologiques athéromateuses

- Ischémie viable ou menaçante : thrombolyse *in situ* puis le plus souvent revascularisation par chirurgie ou par angioplastie de la lésion artérielle.
- Ischémie irréversible avec lit d'aval présent : revascularisation en urgence par pontage veineux.
- Ischémie irréversible sans lit d'aval ou si l'état général est très altéré : l'amputation peut être indiquée en l'absence d'alternative.

Surveillance post-revascularisation

- Paramètres hémodynamiques, diurèse, température.
- Prévention du syndrome de revascularisation : alcalinisation, correction de l'hyperkaliémie.
- Surveillance du membre revascularisé : chaleur, sensibilité, pouls, motricité.
- Écho-Doppler artériel du membre.
- Surveillance de l'héparinothérapie poursuivie en postopératoire.

CONSENSUS

[1] Guide médecin sur l'artériopathie oblitérante des membres inférieurs, *HAS*, 2007.

DISSECTION AORTIQUE (1)

Traitement médical

Mesures générales

C'est une **urgence médico-chirurgicale** (mortalité élevée : 70 % à 8 j).

- Hospitalisation en USIC ou en réanimation chirurgicale à proximité d'un service de chirurgie thoracique.
- Laisser à jeun.
- Repos au lit strict.
- Pose d'une voie veineuse périphérique de bon calibre ou voie centrale (G5 % 500 mL).
- Monitorage cardiaque et tensionnel.
- Surveillance de la saturation artérielle en oxygène par oxymètre de pouls.
- Dispositif de recueil des urines.
- Oxygénothérapie par voie nasale : 3 à 6 L/min.
- Contre-indication aux **anticoagulants** et **antiagrégants plaquettaires**.

Complications

- Cardiaques :
  - hémopéricarde,
  - infarctus du myocarde,
  - troubles du rythme et de conduction,
  - insuffisance cardiaque,
  - choc : infarctus étendu, insuffisance aortique massive, hémorragie et tamponnade.
- Neurologiques :
  - accident vasculaire cérébral et dissection des artères cérébrales,
  - convulsions.
- Diverses :
  - atteinte rénale,
  - ischémie aiguë d'un membre,
  - infarctus mésentérique,
  - compression médiastinale.

Un **bilan** sera effectué en urgence : groupe, Rhésus, RAI, numération formule sanguine, plaquettes, ionogramme sanguin, urée, créatinine, TP, TCA, enzymes cardiaques, ECG, radiographie pulmonaire, gaz du sang, et **échocardiographie transthoracique et transœsophagienne** réalisée au lit du patient.

L'échocardiographie est l'examen de première intention. Il établit le diagnostic, effectue le bilan d'extension (classification, étendue, orifices d'entrée et de réentrée et complications) et évalue la fonction ventriculaire gauche.

L'angioscanner thoracique ou l'angio-IRM peuvent aider au diagnostic et au bilan d'extension. L'indication d'une artériographie est devenue exceptionnelle.

Traitement médicamenteux

► *Antalgiques par voie parentérale*

- **Analgésique périphérique**, **paracétamol** (***PERFALGAN***) : 2 g en IVDL sur 15 min.

OU

- **Analgésique morphinique**, **chlorhydrate de morphine** (***MORPHINE***) : 5 mg en IVD (amp. 20 mg).

► *Limitation de l'extension de la dissection*

Elle repose sur la diminution de la pression artérielle, de la contractilité ventriculaire gauche et de la décharge adrénergique (objectif : pression artérielle systolique entre 100 et 120 mmHg).

- Soit monothérapie, utilisée en première intention : **α-β-bloquant, labétalol (*TRANDATE*) : 1 mg/kg en IV sur 1 min puis 0,1 à 0,3 mg/kg/h en IVSE (amp. 100 mg).**
- Soit association d'un traitement antihypertenseur vasodilatateur artériel : **inhibiteur calcique**, **nicardipine** (***LOXEN***) : 1 mg/h en IVSE en augmentant progressivement, et d'un traitement **β-bloquant**, **aténolol** (***TÉNORMINE***) : 5 à 10 mg en IV sur 5 à 10 min (amp. 5 mg).

► *Traitement symptomatique d'une insuffisance cardiaque ou d'un état de choc (pouvant être multifactoriel)*

DISSECTION AORTIQUE (2)

Traitement chirurgical

Il concerne **toutes les formes sauf les types III ou B et les dissections chroniques**. Celles-ci seront traitées médicalement avec une surveillance clinique avec angioscanner thoracique et écho-Doppler cardiaque annuels. Un traitement endovasculaire peut également être proposé dans ces formes. Il faut insister sur l'importance du contrôle tensionnel.

- En urgence.
- Sous circulation extracorporelle.
- Thoracotomie (± laparotomie).
- Résection de l'aorte disséquée (en partie ou totalement).
- Remplacement prothétique par un tube en *Dacron* avec renforcement des anastomoses.
- Colle biologique pour obturer un faux chenal d'aval sur une zone non réséquée.
- Si nécessaire : remplacement valvulaire aortique, réimplantation de collatérales, notamment des coronaires.

Au décours on n'oubliera pas le contrôle tensionnel ainsi que l'antibioprophylaxie (*cf.* Endocardites).

Étiologies – Facteurs favorisants

- HTA
- Athérosclérose
- Maladies de la média aortique : maladie de Marfan, d'Ehlers-Danlos, médianécrose kystique, etc.
- Cardiopathies congénitales : coarctation aortique, bicuspidie, communication inter-auriculaire, communication interventriculaire
- Iatrogènes : artériographie, toute chirurgie cardiaque avec clampage aortique, contre-pulsion intra-aortique
- Traumatisme
- Certaines aortites : syphilis, Horton, Takayashu
- Syndrome de Turner
- Grossesse.

Classifications

- De Bakey :
  - type I (60 %) : débute sur l'aorte ascendante et s'étend sur la descendante ;
  - type II (10 %) : débute sur l'aorte ascendante mais ne dépasse pas le tronc artériel brachiocéphalique ;
  - type III : débute en aval de l'artère sous-clavière gauche et s'étend en aval sur une longueur variable (IIIa reste confinée à l'aorte thoracique et IIIb atteint l'aorte abdominale).
- Daily et Shumway :
  - type A : dissection intéressant l'aorte ascendante et/ou la crosse ;
  - type B : autres variétés.
- Selon l'ancienneté :
  - aiguë : les 2 premières sem. ;
  - subaiguë : de la 3e à la 6e sem. ;
  - chronique : au-delà de 7 sem. avec organisation de l'hématome.

DISSECTION AORTIQUE (3)

Classification de De Bakey des dissections aortiques

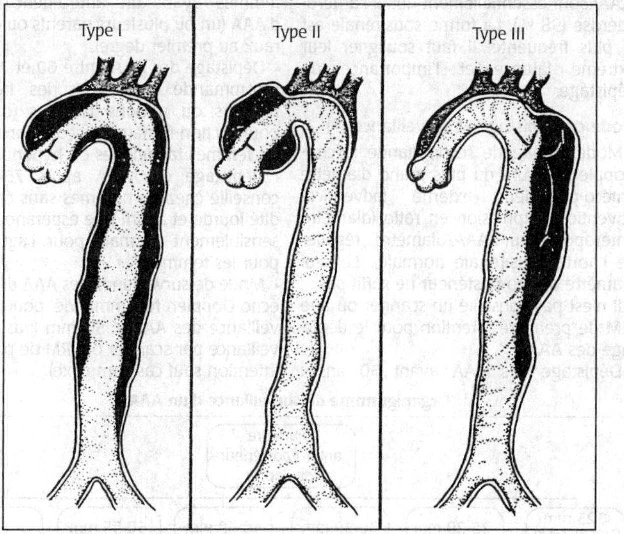

ANÉVRISME DE L'AORTE ABDOMINALE (1)

Les anévrismes de l'aorte abdominale (AAA) sont essentiellement dus à l'athérosclérose (98 %). La forme sous-rénale est la plus fréquente. Il faut souligner leur extrême latence et l'importance du dépistage.

Mode de dépistage et surveillance [1]

- Mode d'imagerie recommandé : écho-Doppler. Mesure du plus grand diamètre antéro-postérieur externe (adventice-adventice). Expression en ratio (diamètre antéropostérieur AAA/diamètre régulier de l'aorte sous-rénale normale). Le seul diamètre antéro-postérieur ne suffit pas.
- Il n'est pas conseillé un scanner ou une IRM de première intention pour le dépistage des AAA.
- Dépistage des AAA avant 50 ans : recommandé pour les hommes et les femmes ayant un antécédent familial d'AAA (un ou plusieurs parents ou collatéraux au premier degré).
- Dépistage des AAA entre 60 et 75 ans : recommandé pour tous les hommes fumeurs ou anciens fumeurs (conseillé pour les non-fumeurs). Recommandé pour les femmes tabagiques ou hypertendues.
- Dépistage des AAA après 75 ans : conseillé chez les hommes sans comorbidité lourde et ayant une espérance de vie sensiblement normale pour l'âge. Idem pour les femmes.
- Mode de surveillance des AAA dépistés : écho-Doppler recommandé pour la surveillance des AAA < 50 mm (pas de surveillance par scanner ou IRM de première intention sauf cas complexe).

Organigramme de surveillance d'un AAA

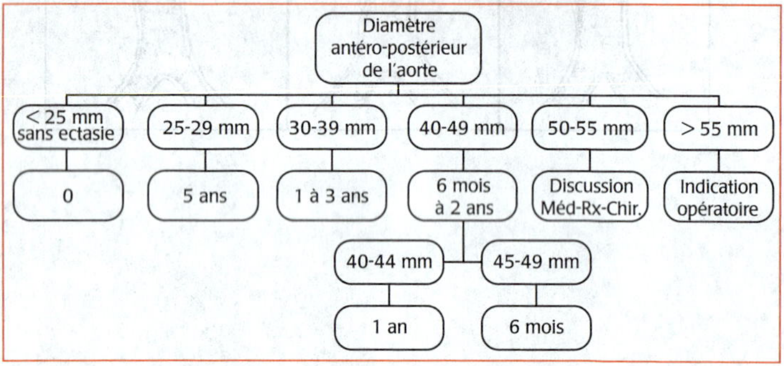

CONSENSUS

[1] Dépistage des anévrysmes de l'aorte abdominale et surveillance des petits anévrysmes, *SFMV*, 2006.

ANÉVRISME DE L'AORTE ABDOMINALE (2)

Traitement médical

Antiagrégant plaquettaire : ***ASPÉGIC*** 100 mg/j.

Dans la prise en charge on n'oubliera pas :
– le contrôle des facteurs de risques cardiovasculaires ;
– le bilan de la maladie athéromateuse ;
– la recherche d'autres anévrismes.

Complications spontanées

- Fissuration.
- Rupture avec hémorragie interne massive : rétropéritonéale, intrapéritonéale, dans la veine cave inférieure ou dans le 3ᵉ duodénum.
- Accidents emboliques périphériques.
- Thrombose anévrismale complète (exceptionnelle).
- Compression des organes du voisinage : 3ᵉ duodénum, appareil urinaire, racines nerveuses, veines cave inférieure et iliaques.

Traitement chirurgical [1]

Indications

- Anévrisme de diamètre antéro-postérieur > 55 mm. Entre 50 et 55 mm, il doit y avoir une discussion collégiale médico-radio-chirurgicale.
- Accroissement de diamètre > 0,5 cm/an.
- Anévrisme symptomatique.

Chirurgie « ouverte »

Elle consiste en :
– laparotomie médiane (forme sous-rénale) ;
– contrôle de l'aorte et des artères iliaques ;
– mise à plat de la poche anévrismale ;
– rétablissement de la continuité par prothèse en *Dacron* aorto-aortique, aorto-bi-iliaque ou bifémorale ;
– réimplantation des éventuelles collatérales (mésentériques supérieure ou inférieure, artères rénales) ;
– le tube de *Dacron* est recouvert de la paroi anévrismale de façon à éviter tout contact avec le tube digestif et ainsi diminuer le risque de fistules aorto-digestives.

La mortalité à froid est inférieure à 5 %.

Sur terrain précaire, il est possible d'effectuer un pontage extra-anatomique axillo-bifémoral.

Chirurgie endovasculaire

C'est un traitement moins invasif. À l'aide d'un cathéter de pose, une endoprothèse vasculaire est placée à l'intérieur de l'anévrisme aortique abdominal, afin de renforcer la paroi de l'aorte et empêcher la zone lésée de se rompre.

Le cathéter de pose est introduit au niveau de artère fémorale (aine) et est ensuite guidé par le chirurgien jusqu'à l'anévrisme, sous contrôle radiologique.

Anévrisme symptomatique

Tout anévrisme symptomatique doit être opéré en urgence. Le pronostic est beaucoup moins bon : *la mortalité globale des anévrismes rompus est environ 80 % avec une mortalité opératoire de 40 %.*

À ce stade, le traitement est symptomatique :
– **antalgiques** ;
– correction du choc hypovolémique : remplissage par solutés macromoléculaires puis par culots globulaires ;
– traitement chirurgical en urgence avec contrôle premier de l'aorte.

Complications postopératoires

- Cardiaques : angor instable, infarctus du myocarde, insuffisance cardiaque.
- Neurologiques : accident vasculaire cérébral, paraplégie (forme sus-rénale).
- Ischémie viscérale : infarctus mésentérique, insuffisance rénale aiguë, cholécystite aiguë ischémique alithiasique.
- Ischémie aiguë de membre (par thrombose ou embolie).
- Sexuelles : impuissance, éjaculation rétrograde.
- Infectieuses : systémiques et pariétales.
- Hémorragiques : hématome rétro- ou intrapéritonéal.
- Postopératoires classiques : accidents thromboemboliques veineux, atélectasies et pneumopathies infectieuses, escarres, etc.
- Complications tardives : infection de la greffe et faux anévrisme, rupture d'anastomose, fistulisation dans le duodénum.

INSUFFISANCE VEINEUSE – VARICES (1)

Mesures générales

Règles hygiéno-diététiques

- Éviter la station debout prolongée.
- Favoriser la marche.
- Éviter les sources de chaleur (chauffage par le sol, exposition solaire, bain trop chaud).
- Port de chaussures à talon de 3 à 4 cm.
- Surélever les pieds du lit.
- Massage des membres inférieurs de la cheville vers la racine de la cuisse.
- Arrêter la pilule (contre-indication relative).
- Correction d'un éventuel surpoids.

Contention élastique (bandes, collants, bas, chaussettes)

- Permet de lutter contre la stase veineuse.
- Mise le matin avant le lever et à enlever le soir au coucher.
- Force de contention adaptée. La pression à retenir est la plus forte supportée par le patient.

Force de contention (classement selon la contre-pression exercée à la cheville)

- Classe confort, pression < 10 mmHg : insuffisance veineuse fonctionnelle.
- Force 1, pression 10 à 15 mmHg : insuffisance veineuse fonctionnelle et superficielle.
- Force 2, pression 15,1 à 20 mmHg : insuffisance veineuse superficielle et profonde.
- Force 3, pression 20,1 à 36 mmHg : insuffisance veineuse profonde, troubles trophiques.

Exemple de marques : *Sigvaris*, *Varisma*, *Olympique*, etc.

Veinotoniques

Ils ne sont pas indispensables. Il en existe un grand nombre, par exemple : **veinotonique**, **rutoside** (***ESBERIVEN FORT***) : 1 cp. x 2 /j.

Facteurs favorisants ou prédisposants aux varices (prédominance féminine)

- Antécédents familiaux, hérédité.
- Orthostatisme professionnel.
- Grossesse.
- Troubles endocriniens.
- Obésité.
- Traumatisme.
- Contraception orale.
- Antécédents de phlébite.

Complications des varices

- Trophiques :
  – œdème, dermite ocre, hypodermite sclérodermiforme, nodule pseudo-kaposien, capillarite ectasiante, télangiectasies chevelues, varicosités, atrophie blanche de milian ;
  – ulcère variqueux et ses complications (infection, récidive, chronicité, dégénérescence épithéliomateuse, eczéma variqueux, hémorragie par rupture de varice) ;
  – ankylose, arthrite.
- Veineuses :
  – thromboses veineuses superficielles ;
  – ruptures variqueuses (interne ou externe).

Traitement d'une thrombose veineuse superficielle (TVS) diagnostiquée par écho-Doppler

- Environ 25 % des TVS sont associées à une TVP/EP.
- Quelle que soit la topographie de la TVS : contention élastique classe 2 ou 3.
- L'alitement et l'immobilisation ne sont pas indiqués.
- Les **HBPM** à dose curative et les AVK n'ont pas d'AMM pour le traitement des TVS. Les **HBPM** à dose prophylactique sont suggérées (hors AMM) dans le traitement des TVS.
- En cas d'atteinte de la jonction grande saphène/veine fémorale : **fondaparinux** ou (de façon empirique) **HBPM** en curatif pendant 4 à 6 sem. Pas de relais **AVK**. Respecter les précautionsd'emploi. Traitement secondaire des varices indispensable.
- En cas de TVS spontanée aiguë symptomatique longue d'au moins 5 cm : **fondaparinux** (***ARIXTRA***) 2,5 mg : 1 inj./j pendant 4 à 6 sem. Pas de relais **AVK**. Respecter les précautions d'emploi. Traitement secondaire des varices indispensable.

VEINOTONIQUES (1)

Rutoside

ESBERIVEN FORT					
2 cp. ou 2 amp. buv./j	30 cp. 250 mg 20 amp. buv. 4 mL			NR NR	
VELITEN					
1 à 2 cp. x 3/j	30 cp. 200 mg			NR	
DIO-GÉ					
1 cp. x 2/j 1 cp. le matin	30 cp. 300 mg 30 cp. 600 mg			NR NR	
DIOVÉNOR					
1 cp. ou 1 sach. le matin	30 cp. 600 mg 30 sach. 600 mg pour susp. buv.			NR NR	
MÉDIVEINE-GÉ					
1 cp. x 2/j 1 cp. le matin	30 cp. 300 mg 60 cp. 300 mg 30 cp. 600 mg			NR NR NR	

Troxérutine

RHÉOFLUX					
1 sach. ou 1 amp./j	10 sach. 3,5 g 10 amp. 3,5 g			NR NR	
VEINAMITOL					
1 sach. ou 1 amp./j	10 sach. 3,5 g 10 amp. 3,5 g			NR NR	

Troxérutine + heptaminol + ginkgo biloba

GINKOR FORT					
2 gél./j (max 4/j)	30 gél. 300 mg			NR	

Citroflavonoïdes

CÉMAFLAVONE					
2 amp. buv./j	20 amp. 400 mg			NR	

Anthocyanosides

DIFRAREL					
1 à 2 cp. x 3/j	20 cp. 100 mg			NR	

INSUFFISANCE VEINEUSE – VARICES (2)

Traitement antivariqueux

Traitement chirurgical

Le traitement chirurgical est indiqué en cas de varices importantes ou symptomatiques, d'ulcère variqueux ou de thromboses superficielles récidivantes. La perméabilité des troncs veineux profonds sera préalablement vérifiée.

On distingue plusieurs traitements.

- *Stripping* : éveinage à l'aide d'un guide ou *stripper* de la totalité de la veine, de la malléole à la crosse. Il peut être réalisé sous anesthésie générale ou locorégionale. Il sera éventuellement complété par la résection des perforantes et l'injection de substances sclérosantes.
- Cryo-éveinage.
- Phlébectomie ambulatoire.
- Cure CHIVA : cure conservatrice et hémodynamique de l'insuffisance veineuse ambulatoire. Elle a pour objectif, par des sections-sutures étagées réalisées en ambulatoire, de modifier le trajet et le sens de la circulation veineuse du réseau superficiel vers le réseau profond. Elle permet de conserver le capital tronculaire saphénien mais expose au risque de récidive et d'échec.

Contre-indications au traitement chirurgical
- Âge avancé
- Obésité
- Grossesse
- Lymphœdème fixé
- Sclérodermie
- Artérite
- Thrombose veineuse profonde récente

Injections sclérosantes

L'injection dans la veine d'un produit irritant pour l'endothélium va transformer la varice en un cordon fibreux non perméable.

On utilisera le ***TROMBOVAR*** pour les grosses varices ou de taille moyenne, l'***AETOXISCLÉROL*** pour les varices de toutes tailles et le ***SCLÉRÉMO*** pour les varices de toutes tailles et les varicosités.

Le traitement peut comprendre plusieurs séances d'injections.

Complications de la sclérothérapie
- Collection hématique
- Veinite
- Pigmentation et télangiectasies
- Ischémie aiguë (injection intra-artérielle.
- Nécrose locale (injection dans le tissu sous-cutané)
- Thrombose veineuse profonde sur terrain favorisant

VEINOTONIQUES (2)

Hespéridine méthylchalcone

CYCLO 3 FORT					
1 gél. x 3/j	30 gél.			NR	
DAFLON					
1 cp. x 2/j Crise hémorroïdaire : 6 cp. de J1 à J4 puis 4 cp. de J5 à J7	30 cp. 500 mg			NR	

Oligomères procyanidoliques

ENDOTÉLON					
100 à 300 mg/j en 2 prises	60 cp. 150 mg			NR	

Adénosine phosphate

ADÉNYL					
1 cp. x 2/j	30 cp. 60 mg			NR	

Adénosine phosphate d'heptaminol

AMPÉCYCLAL					
3 à 6 gél./j	30 gél. 300 mg			NR	

Calcium dobésilate

DOXIUM					
3 à 6 cp./j aux repas	30 cp. 250 mg			NR	

Naftazone

ETIOVEN					
1 cp./j en milieu de journée	30 cp. à 30 mg			NR	

PROPRIÉTÉS

Veinotoniques appartenant en grande majorité à la famille des flavonoïdes. Augmentent le tonus veineux et la résistance capillaire et diminuent la perméabilité capillaire.
Bénéfice non démontré en dehors de la crise hémorroïdaire.

INDICATIONS

Poussées hémorroïdaires aiguës congestives non compliquées (posologie maximale).
Insuffisance veino-lymphatique.
Troubles fonctionnels de la fragilité capillaire (ecchymoses, pétéchies, gingivorragies, etc.).

CONTRE-INDICATIONS

Grossesse et **allaitement** : innocuité non établie avec la **naftazone**.
Association aux **IMAO** et hyperthyroïdie pour l'**heptaminol**.

EFFETS INDÉSIRABLES

Troubles digestifs bénins.
Diarrhée chronique (nécessitant l'arrêt du traitement).

SCLÉROSANTS VEINEUX (1)

■ Alun de chrome + glycérol

SCLÉRÉMO					
Débuter par 3 mL dilués au 2/3 puis augmenter sans dépasser 10 mL	5 amp. IV 2 mL		II	NR	

■ Lauromacogrol

AETOXISCLÉROL TAMPONNÉ					
Débuter par 1 mL à 0,5 % puis augmenter sans dépasser 2 mL à 3 % Toutes les ampoules contiennent 0,1 mL d'alcool	5 amp. 2 mL à 0,25 % 5 amp. 2 mL à 0,5 % 5 amp. 2 mL à 2 % 5 amp. 2 mL à 3 %		II II I I	NR NR NR NR	

■ Tétradécyl sulfate de sodium

TROMBOVAR					
Débuter par 1 mL à 1 % puis augmenter sans dépasser 2 mL à 3 %	5 amp. 2 mL à 1 % 5 amp. 2 mL à 3 %		II II	NR NR	
FIBROVEIN					
De 0,1 à 1mL/administration répété en plusieurs sites par séance Volume total maximum par séance : 10 mL Concentration du principe actif choisi en fonction de la taille et de la nature de la varice Variscosités : solution à 0,2 % Veines réticulaires : solution à 0,5 % Varices de petit ou moyen calibre : solution à 1 % Varices de gros calibre : solution à 3 %	2 fl. 5 mL 0,2 % 5 fl. 5 mL 0,2 % 10 fl. 5 mL 0,2 % 5 amp. 2 mL 0,5 % 5 amp. 2 mL 1 % 2 fl. 5 mL 3 % 5 fl. 5 mL 3 % 10 fl. 5 mL 3 % 5 amp. 2 mL 3 %		I I I I I I I I I	NR NR NR NR NR NR NR NR NR	

PROPRIÉTÉS

Produits sclérosant l'endothélium, transformant la varice en un cordon fibreux non perméable. Effet sclérosant maximal (par ordre décroissant) : ***TROMBOVAR/FIBROVEIN***, ***AETOXISCLÉROL*** et ***SCLÉRÉMO***.

INDICATIONS

Sclérose des varices et varicosités.

CONTRE-INDICATIONS

Allergie.
Très grosses veines et veines difficiles à atteindre.
Phlébites profondes et patient sous traitement anticoagulant.
Affections fébriles.
Patient sous médicament à effet antabuse (***AETOXISCLÉROL***).
Atteinte rénale (***SCLÉRÉMO***).

PRÉCAUTIONS D'EMPLOI

Médecin expérimenté.
Injection intraveineuse stricte.
Adaptation de la puissance du produit sclérosant à la taille des varices.
Contention élastique associée (au moins pendant les 3 j suivant la sclérose).
Utiliser avec prudence chez le sujet diabétique.

EFFETS INDÉSIRABLES

Réactions allergiques.
Nécrose cutanée.
Ischémie artérielle.
Pigmentation résiduelle.

SCLÉROSANTS VEINEUX (2)

Quinine urée

KINUREA H					
Sclérose des hémorroïdes : inj. sous-muqueuses, de 1-5 mL x 1 à 2/séance, espacées de 8 à 15 j 4 à 6 inj. sont en général nécessaires Fissure anale : 1 à 2 inj. sous-fissuraires de 2 à 3 gttes maximum	6 amp. 250 mg/5 mL	9,91	I	30 %	1,65

INDICATIONS

Sclérose des hémorroïdes et fissures anales.

CONTRE-INDICATIONS

Contre-indications de la sclérose en général :

– très grosses veines et veines difficiles à atteindre ;
– affections fébriles, phlébites ;
– injection intra-artérielle.

Troubles de la conduction intraventriculaire.

Hypersensibilité à l'un des composants, en particulier à la **quinine**.

PRÉCAUTIONS D'EMPLOI

Les injections doivent être faites exclusivement par un médecin expérimenté.

Compte tenu de la localisation de l'injection, la pratique de la sclérose n'est pas recommandée chez les personnes traitées par des anticoagulants.

Ne pratiquer les injections qu'en dehors des épisodes douloureux.

EFFETS INDÉSIRABLES

Effets indésirables cliniques fréquents :

– cinchonisme se manifestant par acouphènes, hypoacousie, vertiges, troubles de la vision, céphalées ;
– prurit, éruption érythémateuse, eczéma, photosensibilisation, urticaire ;
– arythmie.

INTERACTIONS MÉDICAMENTEUSES

Astémizole : risque majoré de troubles du rythme ventriculaire, notamment de torsades de pointes.

CARDIOPATHIES CONGÉNITALES

Traitement médical avant une intervention curative ou palliative chez les enfants porteurs d'une cardiopathie congénitale ducto-dépendante

Le traitement par **prostaglandines IV (prostine)** permet un maintien temporaire de la perméabilité du canal artériel jusqu'à l'intervention chirurgicale. Les différentes techniques chirurgicales ne seront pas abordées.

Les indications du traitement par **prostaglandines IV** sont :
- obstacles droits :
  - sténose ou atrésie pulmonaire ;
  - atrésie tricuspidienne ;
  - tétralogie de Fallot ;
  - transposition des gros vaisseaux.
- obstacles gauches :
  - coarctation de l'aorte ;
  - interruption de la crosse de l'aorte ;
  - transposition des gros vaisseaux avec septum interventriculaire intact.

PROSTAGLANDINES EN CARDIOLOGIE

■ Alprostadil

PROSTINE VR					
Posologie initiale : 0,1 µg/kg/min Posologie d'entretien : 0,01 à 0,4 µg/kg/min Posologie maximale : 0,4 µg/kg/min Le traitement est poursuivi jusqu'à ce que l'acte chirurgical puisse être réalisé	1 amp. 0,5 mg/1 mL	HOP	I		

PROPRIÉTÉS

Prostaglandines avec un effet vasodilatateur musculotrope.

INDICATIONS

Maintien temporaire de la perméabilité du canal artériel jusqu'à l'intervention curative ou palliative chez les enfants porteurs d'une cardiopathie congénitale ducto-dépendante, notamment :

- obstacles droits :
  - sténose ou atrésie pulmonaire,
  - atrésie tricuspide,
  - tétralogie de Fallot,
  - transposition des gros vaisseaux ;
- obstacles gauches :
  - coarctation de l'aorte,
  - interruption de la crosse de l'aorte,
  - transposition des gros vaisseaux avec septum interventriculaire intact.

CONTRE-INDICATIONS

Voie intraveineuse directe.
Insuffisance respiratoire.
Hypersensibilité au produit.

PRÉCAUTIONS D'EMPLOI

À utiliser avec prudence en cas de terrrain hémorragique type troubles de l'hémostase, de la coagulation, hémophilie, thrombophilie, maladie hémorragique.

EFFETS INDÉSIRABLES

Effets indésirables cliniques fréquents :

- diarrhées ;
- hématome, ecchymose ;
- fièvre transitoire ;
- apoplexie ;
- CIVD ;
- flush ;
- bradycardie, hypotension, tachycardie, arrêt cardiaque, œdème.

INTERACTIONS MÉDICAMENTEUSES

Les données disponibles à ce jour ne laissent pas supposer l'existence d'interactions cliniquement significatives.

Dermatologie

SOMMAIRE

MALADIES

MÉDICAMENTS

ACNÉ (1)

L'acné est une affection d'une extrême fréquence (80 à 100 % de la population est atteinte à l'adolescence), localisée aux régions séborrhéiques du visage et du tronc.

Il existe 2 types d'acné et donc 2 types de traitements :

– l'acné **rétentionnelle** qui se caractérise par des **comédons ouverts** (ou « points noirs ») et/ou des **microkystes** (ou comédons fermés ou « points blancs ») ;

– l'acné **inflammatoire** qui se caractérise par des **papules** (voire des nodules) et /ou des **pustules**.

La forme typique est appelée **acné polymorphe juvénile** et associe à des degrés divers ces différentes lésions ainsi que des lésions cicatricielles (cicatrices pigmentées, atrophiques ou hypertrophiques). Sa sévérité et sa durée sont variables.

Diagnostics différentiels = autres dermatoses papuleuses ou folliculaires faciales : dermite péri-orale, rosacée, *Pyoderma* faciale, *Pili incarnati* des sujets à peau noire, angiofibromes de l'épiloïa, syphilis secondaire.

Le traitement de l'acné a fait l'objet d'une **conférence de consensus** en 2007.

Physiopathologie

L'acné procède de 3 mécanismes intriqués.

Hyperséborrhée

La sécrétion de sébum par les glandes sébacées est sous la dépendance des **androgènes** ; la dihydrotestostérone issue de la transformation de la testostérone par la 5α-réductase entraîne une augmentation de la sécrétion de sébum et une modification de la composition du sébum. La substance P (neuromédiateur) aurait aussi un rôle dans l'hyperséborrhée, ce qui explique le lien entre acné et stress. Enfin, l'activité du récepteur des androgènes sur les glandes sébacées est génétiquement programmée, d'où l'importance des antécédents familiaux.

> **Dosages des androgènes plasmatiques dans l'acné féminine**
>
> Testostérone totale, Δ-4-androstènedione, sulfate de DHA, 17-OH-progestérone.
>
> Indications :
>
> – signes d'hyperandrogénie associés à l'acné (hirsutisme, spanioménhorrée, alopécie androgénique);
>
> – acné rechutant rapidement après un traitement par isotretinoïne bien conduit.

Rétention sébacée

Il existe des anomalies de la kératinisation du canal excréteur des glandes sébacées (anomalies de la prolifération, de l'adhésion et de la différenciation des kératinocytes). Cette hyperkératose est attribuée à la modification de la composition du sébum, aux androgènes intrakératinocytaires et à des cytokines. Elle conduit à une obstruction du follicule pilosébacé, sa dilatation et la formation de kystes.

Inflammation

Elle est due à une bactérie anaérobie Gram+, saprophyte des glandes sébacées : *Propionibacterium acnes* (P.a.), qui prolifère dans les lésions rétentionnelles, favorise la production d'acides gras et d'enzymes inflammatoires agressant la paroi du follicule sébacé et favorisant le chimiotactisme des neutrophiles, catalysant ainsi l'inflammation.

ANTIACNÉIQUES LOCAUX (1) – DÉRIVÉS DE LA VITAMINE A (1)

Trétinoïne (ou vitamine A acide)

EFFEDERM					
Acné : 1 appl. le soir après la toilette sur une peau bien sèche pendant plusieurs sem. en attaque puis x 2 à 3/sem. en entretien	30 g (crème 0,05 %) 50 mL (lotion 0,05 %)	2,45 4,03	I I	30 % 30 %	0,08 0,08
LOCACID					
Idem ***EFFEDERM*** Réservé aux acnés du tronc	30 g (crème 0,05 %)	2,23	I	30 %	0,07
RETACNYL					
Idem ***EFFEDERM***	30 g (crème 0,025 %) 30 g (crème 0,05 %)		I I	NR NR	
KETREL					
Idem ***EFFEDERM***	30 g (crème 0,05 %)		I	NR	

Adapalène

DIFFERINE					
Acné : 1 appl. le soir après la toilette sur une peau bien sèche pendant plusieurs sem. en attaque puis x 2 à 3/sem. en entretien	30 g (gel ou crème 0,1 %)	4,59	I	30 %	0,15

PROPRIÉTÉS

La **trétinoïne** favorise l'élimination des kystes ouverts et fermés et prévient leur formation.
L'**adapalène** possède de plus une activité anti-inflammatoire.

INDICATIONS

– Acné à prédominance rétentionnelle.
– Troubles de la kératinisation.
– Prévention et traitement de l'héliodermie (**trétinoïne** seulement).

PRÉCAUTIONS D'EMPLOI

Tester la sensibilité individuelle en début de traitement par une touche d'essai sur une petite partie du visage, espacer les applications en cas d'irritation.
Commencer par des faibles concentrations chez les sujets à peau fragile (roux, blonds, peau fine) et en cas d'association avec d'autres topiques irritants (**peroxyde de benzoyle**, **érythromycine**).
Appliquer avec prudence autour des yeux, des narines et de la bouche.
Ne pas s'exposer au soleil (photosensibilisation).
Grossesse : ne pas utiliser pendant la grossesse. Donner une contraception aux femmes en âge de procréer.

EFFETS INDÉSIRABLES

Des signes d'irritation à type d'érythème, de cuisson et de desquamation peuvent survenir en début de traitement, ils doivent faire espacer les applications (1 soir sur 2 ou 3) ; ces signes sont transitoires.
Une poussée d'acné est possible en début de traitement.
Les effets secondaires de l'**adapalène** sont moins intenses pour une efficacité qui semble identique.

INTERACTIONS MÉDICAMENTEUSES

Inactivation par le **peroxyde de benzoyle**. Ne pas associer avec **isotrétinoïne** (risque d'irritation +++).

ACNÉ (2)

Buts du traitement

Diminuer la séborrhée, supprimer la rétention sébacée et limiter la composante inflammatoire.

Mesures générales

- Rechercher des signes d'hyperandrogénie chez la femme : hirsutisme, acné importante de topographie thoracique, anomalies des règles persistant 2 ans après les premières règles.
- Rechercher un médicament inducteur : **antiépileptiques (phénobarbital, phénytoïne)**, **antidépresseurs (lithium)**, **corticoïdes locaux** et généraux *(notamment la* **triamcinolone** ***injectable*** *qui peut déclencher une acné 3 mois après l'injection)*, **vitamine B12**, **iode**, brome (*antitussifs, expectorants, sédatifs*), **androgènes** (anabolisants, contraceptifs oraux), **isoniazide**, **ciclosporine**, **azathioprine**.
- Rechercher des facteurs aggravants locaux : cosmétiques gras et occlusifs qui sont comédogènes, professions avec manipulation d'huiles (*travailleurs de la restauration, garagistes*), excoriations (« acné excoriée des jeunes filles »).

On ne négligera pas le retentissement psychologique de l'acné chez un adolescent, ni le risque cicatriciel ultérieur.

Une relation de confiance est nécessaire avec le patient pour l'observance du traitement souvent long et difficile.

Ce qu'il faut dire au patient

- L'acné est le résultat d'une plus grande sensibilité des glandes sébacées aux androgènes.
- Les traitements dont nous disposons ne sont pas efficaces dans les 15 j mais après plusieurs sem.
- Le début du traitement est parfois difficile en raison d'une possible exacerbation des lésions et des effets irritatifs imposant d'espacer les applications.
- Un traitement d'entretien local est souvent nécessaire au long cours pour éviter les récidives.
- Les kystes ne doivent pas être manipulés.
- Le soleil est un faux ami de l'acné : après une amélioration initiale, on observe une poussée en automne (effet rebond dû à l'épaississement de la couche cornée).
- Les aliments gras, notamment le chocolat, la charcuterie ou le gluten ne donnent pas d'acné.
- Les laitages en revanche pourraient favoriser l'acné selon certaines études récentes.
- L'acné n'est pas due à un défaut d'hygiène.
- L'acné peut être favorisée par le stress.

ANTIACNÉIQUES LOCAUX (2) – DÉRIVÉS DE LA VITAMINE A (2)

Isotrétinoïne locale

ROACCUTANE					
Acné : 1 appl. le soir après la toilette sur une peau bien sèche en traitement d'attaque pendant plusieurs sem., puis 2 à 3 appl./sem. en entretien	30 g (gel 0,05 %)		I	NR	

PROPRIÉTÉS

L'**isotrétinoïne locale** a la même action que la **trétinoïne** dont elle est dérivée. Son efficacité semble identique à celle de la **trétinoïne** pour un prix nettement supérieur.

INDICATIONS

Acné rétentionnelle.

PRÉCAUTIONS D'EMPLOI

Tester la sensibilité individuelle en début de traitement par une touche d'essai sur une petite partie du visage, espacer les applications en cas d'irritation. Appliquer avec prudence autour des yeux, des narines et de la bouche. Ne pas s'exposer au soleil (photosensibilisation).

Grossesse : ne pas utiliser pendant la grossesse. Donner une contraception aux femmes en âge de procréer.

EFFETS INDÉSIRABLES

Une irritation et une poussée de l'acné peuvent se voir en début de traitement ; ces effets sont transitoires et doivent faire espacer les applications.

ACNÉ (3)

Traitements locaux [1]

Antibiotiques locaux

On utilise 2 antibiotiques locaux dans l'acné : l'**érythromycine** (ex : ***ERYFLUID***, ***ERYTHROGEL***) et la **clindamycine** (ex : ***DALACINE T TOPIC***).

Ils sont utiles en cas d'acné inflammatoire légère à modérée. Ils s'appliquent matin et soir sur les lésions inflammatoires.

Ils **doivent** être associés à du **péroxyde de benzoyle** ou à un **rétinoïde topique** pour augmenter l'efficacité et diminuer les résistances bactériennes (de *P. acnes* et de la flore cutanée).

Ils **ne doivent pas** être associés à un antibiotique oral +++.

Dérivés de la vitamine A topiques

Les **dérivés de la vitamine A topiques** (ou **rétinoïdes locaux**) sont efficaces sur les lésions rétentionnelles et à un moindre degré sur les cicatrices.

On utilise 2 molécules : la **trétinoïne** à 0,05 % crème (***EFFEDERM*** ou ***LOCACID***) ou l'**adapalène** (***DIFFERINE***). On les applique le soir, en couche fine, sur les lésions du visage tous les jours jusqu'à disparition des lésions.

L'effet secondaire principal des **rétinoïdes locaux** est l'**irritation** : érythème, picotements, brûlures. Pour lutter contre l'irritation, on conseillera au patient d'espacer les applications (à 1 j/2 ou 1 j/3) et d'appliquer un émollient non comédogène le matin.

L'**adapalène** est mieux toléré que la **trétinoïne**.

Il existe des associations trétinoïne + antibiotique local (***ERYLIK***, ***ZANEA***) qui sont très efficaces sur les 2 types de lésions rétentionnelles et inflammatoires. Elles sont aussi très irritantes.

Peroxyde de benzoyle

Il est surtout efficace sur les lésions inflammatoires mais a aussi une composante kératolytique. Il présente plusieurs effets secondaires :

– irritation cutanée dans 5 à 25 % des cas qui s'évite en espaçant les applications et en appliquant de petites quantités de produit ;

– photosensibilisation qui s'évite en appliquant le peroxyde le soir et en appliquant une photoprotection le lendemain matin en cas de soleil « intense » ;

– allergie ou eczéma de contact dans 2,5 à 5 % des cas, nécessitant un arrêt immédiat et définitif ;

– décoloration des phanères et des textiles (comme l'eau de javel) : bien prévenir le patient ++.

Il existe 3 dosages : 2,5, 5 et 10 %. On préfèrera le dosage à 5 %. Ex : gel ***CUTACNYL*** 5 % ou ***ECLARAN*** 5 % : 1 application le soir, sur les lésions du visage, tous les jours jusqu'à dispariton des lésions (entre 8 et 24 sem.).

Son efficacité est augmentée en cas d'association à un rétinoïde topique ou un antibiotique local.

Association adapalène + peroxyde de benzoyle

Il existe une **association d'adapalène et de peroxyde de benzoyle** : ***EPIDUO*** gel.

Il s'utilise dans les acnés légères à modérées. Il est efficace sur les lésions inflammatoires et rétentionnelles. Il est irritant et décolore les textiles. On l'applique le soir, en toute petite quantité sur les lésions, 1 j/2 pendant 15 j puis tous les jours en cas de bonne tolérance. Il n'est pas remboursé.

ANTIACNÉIQUES LOCAUX (3) – PEROXYDE DE BENZOYLE

Peroxyde de benzoyle

CUTACNYL					
Acné mixte : 1 appl. le soir après la toilette sur peau sèche, plusieurs sem. en attaque, puis x 2 à 3/sem. en entretien	40 g (gel aqueux 2,5 %) 40 g (gel aqueux 5 %) 40 g (gel aqueux 10 %)	2,10 2,18 2,18	II II II	30 % 30 % 30 %	0,05 0,05 0,05
EFFACNÉ					
Idem ***CUTACNYL***	40 g (gel aqueux 5 %)			NR	
PANNOGEL					
Idem ***CUTACNYL***	40 g (gel aqueux 5 %) 40 g (gel aqueux 10 %)	 1,99	II II	NR 30 %	 0,05
ECLARAN					
Idem ***CUTACNYL***	45 g (gel 5 %) 45 g (gel 10 %)	2,31 2,31	II II	30 % 30 %	0,05 0,05
CURASPOT					
Idem ***CUTACNYL***	100 g (gel 5 %)			NR	

PROPRIÉTÉS
Anti-inflammatoire, antibactérien et un peu kératolytique.

INDICATIONS
Acné polymorphe avec prédominance inflammatoire.

CONTRE-INDICATIONS
Hypersensibilité aux peroxydes (eau oxygénée).

PRÉCAUTIONS D'EMPLOI
Commencer par des faibles concentrations pour les peaux fragiles avec une touche d'essai (*cf.* **trétinoïne**). Espacer les applications en cas d'irritation. Appliquer avec prudence autour des yeux, des narines et de la bouche.
Pas d'exposition solaire (photosensibilisation).
Décoloration des textiles (literie, vêtements).
Pas de contre-indication pendant la grossesse.

EFFETS INDÉSIRABLES
Irritation imposant un espacement des applications. Photosensibilisation.

INTERACTIONS MÉDICAMENTEUSES
Le **peroxyde de benzoyle** inactive la **trétinoïne** et l'**érythromycine**.

ACNÉ (4)

Traitements oraux

Gluconate de zinc

Il a une efficacité modérée sur la composante inflammatoire de l'acné. On le prescrit dans les acnés mineures et moyennes en cas de contre-indications, d'intolérance ou de refus des autres traitements oraux. Il n'est pas photosensibilisant donc on peut le prendre en période estivale.

Ex : ***RUBOZINC*** : 2 gél. le soir au coucher, pendant 2 à 6 mois.

Antibiotiques oraux

On utilise 2 classes d'antibiotiques dans l'acné : les **cyclines** et l'**érythromycine**.

Les antibiotiques oraux sont efficaces dans les acnés inflammatoires modérées à sévères ou sur la composante inflammatoire des acnés mixtes.

Il existe 3 types de cyclines : la **doxycycline** qu'on utilise à 100 mg/j (ex : ***TOLEXINE***), la **lymécycline** qu'on utilise à 300 mg/j (ex : ***TÉTRALYSAL***) ou la **minocycline** qui peut avoir de très graves effets secondaires et n'est plus que sous prescription hospitalière.

Les cyclines sont photosensibilisantes et doivent être arrêtées en été ou aux sports d'hiver ; la **lymécycline** est moins photosensibilisante que la **doxycycline**.

Pour éviter l'apparition de résistance aux antibiotiques de *P. acnes* et des germes de la flore cutanée, on fait des cures antibiotiques de 3 mois maximum ++.

Le traitement optimal est l'association **cycline + peroxyde de benzoyle** pendant 3 mois puis relais par **peroxyde de benzoyle + retinoïde topique**.

L'**érythromycine** est réservée aux contre-indications aux cyclines. Ex : ***ERYTHROCINE*** 1 g/j pendant 3 mois.

> On ne doit pas associer les antibiotiques oraux et locaux.

Isotrétinoïne

Elle est réservée aux formes d'acné sévères ayant résisté à un traitement classique (antibiotiques oraux + topiques) pendant au moins 3 mois. Les dermatologues la prescrive plus rapidement dans les acnés à évolution cicatricielle.

Elle est prescrite à une dose de 0,5 à 1 mg/kg/j, en 1 prise, jusqu'à une dose cumulée totale de 120 à 150 mg/kg. Son efficacité est supérieure à tous les autres traitements.

Elle ne doit pas être associée aux **cyclines** : risque d'hypertension intracrânienne.

Ses effets secondaires sont :

– la tératogénicité : on la prescrit chez la femme en en âge de procréer uniquement si les conditions du programme de prévention de la grossesse sont remplies ;

– les troubles psychiatriques ;

– la sécheresse cutanéomuqueuse : on associe une hydratation du visage (***CLEANANCE HYDRA***, ***EFFACLAR H***, etc.), des lèvres (***CÉRACUTA***, ***VASELINE OFFICINALE***, ***CICAPLAST B5*** lèvres) et éventuellement des yeux (***ILAST*** et ***NUTRIVISC***) ;

– les troubles biologiques : surveillance biologique des transaminases, des triglycérides et du cholestérol total.

> - Un accord de soins et de contraception doit être *remis à la patiente et signé* avant d'entreprendre le traitement par **isotrétinoïne**.
> - À chaque *consultation mensuelle*, le médecin doit s'assurer que le *test qualitatif plasmatique de grossesse* a bien été réalisé dans les 7 j précédant la délivrance du médicament et les 3 j précédant la consultation, qu'il est négatif, que la *contraception efficace* est bien suivie et que la patiente a *bien compris les risques d'une grossesse sous* **isotrétinoïne**.
> - Le médecin doit encore *noter* tous ces éléments *sur un* ***carnet de suivi*** et le *tamponner* et le signer. Le carnet doit être présenté à la pharmacie ; dans le cas contraire le médicament ne sera pas délivré par le pharmacien.

ANTIACNÉIQUES LOCAUX (4) – DÉRIVÉ DE LA VITAMINE A + PEROXYDE DE BENZOYLE

Adapalène + peroxyde de benzoyle

EPIDUO					
1 appl. x 1/j le soir sur peau sèche	1 fl. 30 g			I	NR

PROPRIÉTÉS

Association de deux susbstances actives, de mécanisme d'action différent mais complémentaire.

L'adapalène (dérivé de la vitamine A) est un modulateur puissant de la différenciation cellulaire et de la kératinisation. Il possède en plus des propriétés antiinflammatoires.

Le peroxyde de benzoyle a une activité antimicrobienne en particulier sur *P. acnes*. Il a en plus montré des propriétés exfoliantes, kératolytiques et sébostatiques.

INDICATIONS

Acné avec comédons, papules et pustules.

CONTRE-INDICATIONS

Hypersensibilité, grossesse, allaitement.

EFFETS INDÉSIRABLES

Irritation cutanée, cédant en général avec la poursuite du traitement.

ACNÉ (5)

Autres traitements

Traitements hormonaux [1]

• L'**acétate de cyprotérone** est indiqué chez la femme ayant une acné associée à une hyperandrogénie d'origine ovarienne ou périphérique.
Ex : ***ANDROCUR***, 1/2 à 1 cp. du 5e au 25e j du cycle + ***OESTROGEL*** : 1 à 2 pressions du 5e au 25e j du cycle.

• La pilule ethinyloestradiol + acétate de cyprotérone peut être utile dans les acnés mineures à moyennes. Son efficacité est lente à apparaître, environ 6 mois.
Ex : ***DIANE 35*** : 1 cp./j pendant 21 j.

Traitements adjuvants [1]

• Ne pas solliciter la séborrhée avec des nettoyages agressifs (gommages, etc.) et répétés de la peau ; utiliser des pains surgras sans savon ou des eaux micellaires ou des laits doux (***CLEANANCE GEL NETTOYANT***, ***SEBIUM H2O***, etc.) : un nettoyage 2 fois/j avec un savon doux permet de diminuer le nombre des lésions.

• Hydrater quotidiennement la peau avec des émollients non comédogènes respectant le film hydrolipidique naturel de la peau et qui aide à lutter contre l'effet desséchant des traitements locaux ou *per os*.

• Utiliser une photoprotection externe.

• Un **nettoyage de peau** peut être effectué par le dermatologue à la demande du patient, après quelques mois de traitement local ; il consiste à extraire les kystes ouverts et fermés manuellement à l'aide d'une lame de bistouri nº 11 et d'un tire-comédons. Il peut laisser des cicatrices.

• Le traitement des cicatrices résiduelles ne s'envisage qu'après guérison complète de l'acné, on aura recours à différentes techniques toutes efficaces : peeling chimique, dermabrasion, laser resurfacing, relèvement chirurgical.

Traitement de l'acné par voie générale [1] [2]

• 1. Il n'y a pas lieu de prescrire de l'**isotrétinoïne** en dehors des acnés sévères nodulo-kystiques et conglobata et des acnés résistantes à un traitement classique *.
• 2. Il n'y a pas lieu, du fait du risque tératogène, de débuter un traitement de l'acné par **isotrétinoïne**, sans avoir vérifié qu'il n'y a pas de grossesse en cours par un test qualitatif de grossesse et sans qu'un moyen efficace de contraception ait été instauré un mois avant le début du traitement.
• 3. Il n'y a pas lieu, du fait du risque tératogène, de poursuivre un traitement de l'acné par **isotrétinoïne**, sans avoir vérifié qu'il n'y a pas de grossesse en cours par un test qualitatif de grossesse répété tous les mois, et sans qu'un moyen efficace de contraception soit poursuivi.
• 4. Il n'y a pas lieu, du fait du risque tératogène, d'arrêter le moyen efficace de contraception avant la fin du premier mois suivant l'arrêt du traitement par **isotrétinoïne** **.
• 5. Il n'y a pas lieu, dans le traitement de l'acné par **isotrétinoïne**, de pratiquer d'autres examens *** que le dosage des transaminases, du cholestérol total et des triglycérides.
• 6. Il n'y a pas lieu, dans le traitement de l'acné, d'associer les **cyclines** à l'**isotrétinoïne** du fait du risque d'hypertension intracrânienne.
• 7. Il n'y a pas lieu, dans le traitement de l'acné, de prescrire l'**isotrétinoïne** à une dose $< 0{,}5$ mg/kg/j – dose initiale optimale – ou > 1 mg/kg/j.
• Il n'y a pas lieu, dans le traitement de l'acné, d'administrer une dose cumulée de plus de 150 mg/kg d'**isotrétinoïne** par cure.

CONSENSUS

[1] Guidelines of care for acne vulgaris management, *AAD*, 2007.
[2] Traitement de l'acné par voie générale, *Afssaps*, 2007.

* L'AMM précise que l'acné est résistante après un traitement classique (traitement antibiotique en association avec des traitements locaux) d'au moins 3 mois.
** Au terme de cette période, il conviendra de vérifier qu'il n'y a pas de grossesse en cours par un test qualitatif de grossesse pratiqué une semaine après la fin de la contraception, c'est-à-dire 5 sem. après l'arrêt du traitement par isotrétinoïne.
*** Sauf les examens nécessaires pour répondre aux conditions des références 3, 4, 5 et sauf comorbidité.

ANTIACNÉIQUES LOCAUX (5) – ANTIBIOTIQUES

■ Érythromycine percutanée

ERYFLUID					
Acné inflammatoire : à tamponner sur toutes les lésions inflammatoires x 1 à 2/j pendant plusieurs sem.	30 mL (sol. alcool. 4 %) 100 mL (sol. alcool. 4 %)	1,76 4,53	I I	15 % 15 %	0,06 0,05
ÉRYTHROGEL					
Idem ***ERYFLUID***	30 g (gel alcool. 4 %)	2,28	I	15 %	0,08
ÉRYTHROMYCINE BAILLEUL					
Idem ***ERYFLUID***	100 mL (sol. alcool. 4 %)	4,28	I	15 %	0,04

■ Érythromycine en association

ERYLIK					
Idem ***ERYFLUID***	30 g (gel alcool. 4 %)	3,94	I	30 %	0,13

■ Clindamycine percutanée

DALACINE T TOPIC					
Idem ***ERYFLUID***	30 mL (sol. alcool. 1 %)		I	NR	
ZINDACLINE					
Idem ***ERYFLUID***	30 g (gel 1 %)		I	NR	

■ Acide azélaïque

FINACEA					
Idem ***ERYFLUID***	30 g (tube 15 %)		I	NR	

PROPRIÉTÉS

Antibiotiques locaux de la famille des macrolides et des lincosanides agissant sur *Propionibacterium acnes* et ayant une action anti-inflammatoire dans l'acné.

INDICATIONS

Acné inflammatoire.

PRÉCAUTIONS D'EMPLOI

Éviter l'application à proximité des yeux et de la bouche.

Utiliser la **clindamycine** avec prudence en cas d'antécédent de colite pseudo-membraneuse.

Grossesse : innocuité de la **clindamycine** non démontrée.

Allaitement : innocuité de la **clindamycine** non démontrée.

EFFETS INDÉSIRABLES

Signes d'irritation transitoires.

Risque non exclu de colite pseudo-membraneuse avec la **clindamycine**.

INTERACTIONS MÉDICAMENTEUSES

Inactivation par le **peroxyde de benzoyle**.

ANTIACNÉIQUES LOCAUX (6) – DÉRIVÉ DE LA VITAMINE A + ANTIBIOTIQUE

■ Trétinoïne + clindamycine

ZANEA				
Gel percutané Traitement topique de l'acné vulgaire en présence de comédons, de papules et de pustules chez des patients de 12 ans et plus 1 appl./j pendant 12 sem. max	1 tube 30 g (10 mg/0,25 mg par g)		I	NR

PROPRIÉTÉS

La **clindamycine** a une activité *in vitro* contre *Propionibacterium acnes*, un des facteurs physiopathologiques qui influencent le développement de l'acné vulgaire. Elle a également un effet anti-inflammatoire sur les lésions de l'acné vulgaire.

La **trétinoïne** topique a des effets comédolytiques et anti-inflammatoires.

Il a été mis en évidence que, lorsque les deux substances sont appliquées ensemble, la **trétinoïne** augmente la pénétration de la **clindamycine**. Ainsi, cette association cible plusieurs facteurs pathogènes : la kératinisation folliculaire anormale, la prolifération de *P. acnes*, l'inflammation et la production excessive de sébum.

ANTIACNÉIQUES LOCAUX (7) – IVERMECTINE

Ivermectine

SOOLANTRA				
A. 1 appl./j pendant 4 mois à répéter si besoin Interrompre le traitement si pas d'amélioration après 3 mois	1 tube 15 g 10 mg/g		II	NR

PROPRIÉTÉS

Activité anti-inflammatoire par voie cutanée.

INDICATIONS

Traitement topique des lésions inflammatoires de la rosacée chez l'adulte.

CONTRE-INDICATIONS

Allaitement.

EFFETS INDÉSIRABLES

Troubles dermatologiques : irritations de la peau, sensation de brûlure, prurit, sécheresse cutanée.

INTERACTIONS MÉDICAMENTEUSES

L'**ivermectine** étant principalement métabolisée par le CYP3A4, la prudence est recommandée en cas d'administration concomittante avec de puissants inhibiteurs de ce CYP (**antiviraux** ou **antifongiques azolés**) car l'exposition plasmatique à l'**ivermectine** peut être significativement augmentée.

ANTIACNÉIQUES GÉNÉRAUX (1) – DÉRIVÉS DE LA VITAMINE A (1)

■ Isotrétinoïne

CONTRACNÉ GÉ					
Réservé aux acnés sévères ou résistantes aux traitements bien conduits : 0,5 à 1 mg/kg/j en 1 à 2 prises/j aux repas jusqu'à une dose cumulée de 100 à 150 mg/kg	30 caps. 5 mg 30 caps. 10 mg 30 caps. 20 mg	7,34 12,57 40,75	I I I	65 % 65 % 65 %	0,24 0,42 1,36
CONTRACNÉ					
Idem ***CONTRACNÉ GÉ***	30 caps. 40 mg	40,75	I	65 %	1,36
PROCUTA GÉ					
Idem ***CONTRACNÉ GÉ***	30 caps. 5 mg 30 caps. 10 mg 30 caps. 20 mg	7,34 12,57 21,95	I I I	65 % 65 % 65 %	0,24 0,42 0,73
PROCUTA					
Idem ***CONTRACNÉ GÉ***	30 caps. 40 mg	40,75	I	65 %	1,36
CURACNÉ GÉ					
Idem ***CONTRACNÉ GÉ***	30 caps. 5 mg 30 caps. 10 mg 30 caps. 20 mg	7,34 12,57 21,95	I I I	65 % 65 % 65 %	0,24 0,42 0,73
CURACNÉ					
Idem ***CONTRACNÉ GÉ***	30 caps. 40 mg	40,75	I	65 %	1,36

ANTIACNÉIQUES GÉNÉRAUX (2) – DÉRIVÉS DE LA VITAMINE A (2) – PHARMACOLOGIE

PROPRIÉTÉS

Dérivé de la vitamine A, l'**isotrétinoïne** est antiséborrhéique, kératolytique et dans une moindre mesure anti-inflammatoire.

INDICATIONS

D'emblée dans les acnés sévères (nodulo-kystique, conglobata) ; en seconde intention dans les acnés résistantes ou récidivantes après des traitements majeurs bien conduits.

Hidrosadénite suppurée à un stade peu avancé, folliculite disséquante du cuir chevelu.

CONTRE-INDICATIONS

Grossesse et **allaitement**.

Femmes en âge de procréer sans contraception efficace.

Dyslipidémie, hypervitaminose A, insuffisances hépatique ou rénale.

PRÉCAUTIONS D'EMPLOI

Contraception efficace chez la femme en période d'activité génitale, débutée 1 mois avant le début du traitement et poursuivie 1 mois après la fin du traitement.

Accord de soins et de contraception signé par la patiente ; évaluation mensuelle de l'observance de la contraception et de la compréhension par la patiente des risques d'une grossesse sous **isotrétinoïne**. Réalisation avant le traitement puis de façon mensuelle d'un test qualitatif plasmatique de grossesse. Surveillance avant et pendant le traitement (à 1 mois puis tous les 2 mois) des transaminases, des triglycérides et du cholestérol total.

Pas de port de lentilles de contact.

EFFETS INDÉSIRABLES

Tératogénicité +++.

> La contraception et la réalisation d'un test qualitatif plasmatique de grossesse sont obligatoires pour toutes les femmes traitées par **isotrétinoïne**.

Cutanéo-muqueux : chéilite, xérose, sécheresse buccale, desquamation palmo-plantaire, érythème facial, chute de cheveux, fragilité des ongles, poussée transitoire de l'acné dans le 1er mois.

Osseux : douleurs osseuses, arthralgies, hyperostoses, soudure prématurée des cartilages de conjugaison chez l'enfant.

Ophtalmologiques : sécheresse oculaire, intolérance au port des lentilles cornéennes, conjonctivite, opacités cornéennes, myopie.

Divers : myalgies, céphalées par hypertension intracrânienne, élévation des phosphatases alcalines et des transaminases, hépatites, élévation du cholestérol total et des triglycérides.

INTERACTIONS MÉDICAMENTEUSES

Les **tétracyclines** sont contre-indiquées en raison du risque d'hypertension intracrânienne. Association avec la **phénytoïne** à surveiller.

ANTIACNÉIQUES GÉNÉRAUX (3) – DÉRIVÉS DU ZINC

Zinc (ou gluconate de zinc)

GRANIONS DE ZINC					
Acné inflammatoire : 30 mg/j à distance des repas, pendant 3 mois puis 15 mg/j en entretien	30 amp. buv. 15 mg	3,76	I	30 %	0,13
RUBOZINC					
Idem ***GRANIONS DE ZINC***	30 gél. 15 mg	4,77	I	30 %	0,16
	60 gél. 15 mg	7,51	I	30 %	0,13
EFFIZINC					
Idem ***GRANIONS DE ZINC***	30 gél. 15 mg	4,07	I	30 %	0,14
	60 gél. 15 mg	7,51	I	30 %	0,13

PROPRIÉTÉS

Agit sur la composante inflammatoire de l'acné par un mécanisme mal connu.

INDICATIONS

Acné inflammatoire.
Acrodermatite entéropathique.

EFFETS INDÉSIRABLES

Gastralgies spontanément résolutives, surtout avec le sulfate de zinc.

PRÉCAUTIONS D'EMPLOI

Prendre à distance des repas et d'autres médicaments éventuellement associés.
Anémie sidéroblastique par carence en cuivre si traitement prolongé à forte dose.

INTERACTIONS MÉDICAMENTEUSES

Possibilité de chélation intestinale du **zinc** par les aliments riches en acide phytique (pain complet, maïs, soja, etc.).
Associations déconseillées : **cyclines**, **antiacides**, **calcium**, **fer** (chélation).

ANTIACNÉIQUES GÉNÉRAUX (4) – ANTIANDROGÈNES

Cyprotérone acétate

ANDROCUR					
Acné sévère et/ou hyperandrogénie d'origine ovarienne ou périphérique : 1 cp. du 5e au 25e j du cycle associé à un œstrogène du 16e au 25e j (schéma de Kutten)	20 cp. séc. 50 mg	11,28	I	65 %	0,56

PROPRIÉTÉS
Progestatif de synthèse ayant une action antiandrogénique, une action antigonadotrope et une action anti-œstrogénique.

INDICATIONS
Hirsutismes féminins majeurs d'origine non tumorale.
Manifestations d'hyperandrogénie chez la femme jeune désirant une contraception orale.
Certaines pubertés précoces, contraception orale chez les femmes ayant un lupus érythémateux systémique, cancer de la prostate.

CONTRE-INDICATIONS
Affections hépatiques graves, diabète sévère, antécédents ou maladie thromboemboliques, dépression chronique grave, tuberculose.
Celles des œstrogènes lorsqu'ils sont associés.
Grossesse et **allaitement**.

PRÉCAUTIONS D'EMPLOI
Arrêt du traitement si : troubles oculaires, signes d'hépatite, accident thromboembolique, céphalées importantes.
Surveillance clinique : examen gynécologique avec palpation des seins, poids, pression artérielle.
Surveillance biologique : lipides sanguins, glycémie, bilan hépatique.

EFFETS INDÉSIRABLES
Chez la femme : troubles des règles (possible aménorrhée), prise de poids.
Chez l'homme : inhibition de la spermatogenèse, gynécomastie, variation du poids, impuissance.
Dans les 2 sexes : dyspnée, troubles visuels, aggravation d'une insuffisance veineuse existante, migraines et céphalées, accidents hépatiques dose-dépendants.

Cyprotérone acétate + éthinylestradiol

DIANE 35					
1 pilule/j pendant 21 j puis pause thérapeutique de 7 j et reprise	21 cp. 63 cp.		I I	NR NR	

PROPRIÉTÉS
Effets synergiques antiandrogénique (cyprotérone) et antigonadotrope (éthinylestradiol).

INDICATIONS
Traitement de l'acné modérée à sévère liée à une sensibilité aux androgènes (associée ou non à une séborrhée) et/ou de l'hirsutisme, chez les femmes en âge de procréer.

CONTRE-INDICATIONS
Maladie thromboembolique, pathologie cardiaque ou hépatique, troubles de la coagulation ou cardiovasculaires, diabète, cancer gynécologique (ovaire, sein, utérus).

PRÉCAUTIONS D'EMPLOI
L'utilisation de ce médicament est associé à un risque thromboembolique veineux et artériel.
Il convient donc de l'utiliser avec précaution en particulier en cas de facteur de risque associé tel que l'âge, le tabagisme, l'obésité, l'immobilisation prolongée ou en cas d'intervention chirurgicale.

EFFETS INDÉSIRABLES
Des effets indésirables nerveux tel que céphalées, accident vasculaire cérébral, migraines, céphalées, vertiges, exacerbation d'une comitialité ont été rapportés mais restent rares ou exceptionnels.

INTERACTIONS MÉDICAMENTEUSES
Contre-indiqués : millepertuis, **contraceptif oral**.
Déconseillés : **lamotrigine**, **topiramate**, **inhibiteurs de protéase**, nelfinavir.

DERMATITE SÉBORRHÉIQUE (1)

Dermatose très fréquente, d'étiologie inconnue, touchant l'enfant, l'adolescent et surtout l'adulte, avec une prédominance masculine. Elle réalise des plaques érythémato-squameuses, plus ou moins prurigineuses, caractérisées par leur distribution symétrique sur les régions séborrhéiques de la face (zone T), parfois du tronc (sternum) et du cuir chevelu (nuque, rétro-auriculaire, lisière frontale du cuir chevelu).

Facteurs déclenchants

Le dermite séborrhéique est une infection due à un champignon saprophyte : *Malassezia furfur* qui devient pathologique et crée une inflammation cutanée avec apparition d'un érythème et de squammes.

Divers facteurs sont connus pour déclencher des poussées de dermatite séborrhéique :

– facteurs environnementaux (climat froid et sec) ;

– stress, surmenage professionnel, fatigue ;

– pathologie sous-jacente (VIH, maladie de Parkinson) ;

– cosmétiques agressifs (produits trop détersifs).

> Cette affection peut être difficile à distinguer d'un psoriasis localisé au visage et au cuir chevelu en l'absence d'autres localisations classiques qui seront toujours cherchées ; il existe des similitudes cliniques importantes entre ces 2 affections cutanées chroniques et certains préfèrent parler de « sébopsoriasis » plutôt que de trancher en faveur de l'un ou l'autre diagnostic.

Traitement

Il faut expliquer au patient le caractère chronique et récidivant de cette affection, dont l'évolution est émaillée de rémissions, spontanées ou sous traitement et de poussées (du fait du caractère saprophyte de *Malassezia furfur*).

le traitement a deux volets :

– détruire le *Malassezia furfur* pathologique (mais il redeviendra saprophyte) ;

– traiter l'inflammation qu'il a déclenchée.

Traitement d'attaque

► *Pour le cuir chevelu*

Trois traitements moussants ont une AMM et un remboursement dans cette indication : **kétoconazole local** (***KÉTODERM*** gel sachet à 2 %), le shampooing ***SEBIPROX*** et récemment le shampoing ***MYCOSTER*** **(ciclopiroxolamine)**. Ils sont à appliquer sur le visage et/ou le cuir chevelu mouillés, à faire mousser, à **laisser agir 5 min et bien rincer** x 2/sem. jusqu'à disparition des lésions.

D'autres shampooings sont efficaces mais non remboursés rendant la concurrence difficile (ex : ***KELUAL DS***, ***NODE DS***, ***KERIUM***, etc.).

Pour traiter l'inflammation, on peut utiliser des **dermocorticoïdes** qui soulagent le prurit et diminue les pellicules :

– des **dermocorticoïdes de classe III** en lotion (***DIPROSONE*** lotion, ***LOCOÏD*** lotion, etc.) parfois un **dermocorticoïde associé à de l'acide salicylique** si les squammes sont épais (***DIPROSALIC*** lotion p. ex.) ;

– des **dermocorticoïdes de classe IV** dans les cas très inflammatoires (***DERMOVAL*** gel, ***CLARELUX*** mousse).

Des lotions cosmétiques non remboursées sont aussi disponibles pour apaiser l'inflammation (***SQUAPHANE*** lotion, ***SQUANORM*** lotion, etc.).

DERMATITE SÉBORRHÉIQUE (2)

► *Pour le visage*

Deux crèmes ont l'AMM et sont remboursées dans la dermite séborrhéique : ***MYCOSTER*** crème à appliquer 1 à 2 fois/j sur les lésions du visage jusqu'à disparition des lésions, ou ***LITHIODERM*** gel, à appliquer 1 fois /j seulement (sinon il est irritant) sur les lésions du visage, jusqu'à disparition des lésions également.

Elles peuvent être appliquées en association avec ***KÉTODERM*** gel sachet à 2 % ou en monothérapie.

Dans les dermatites séborrhéiques inflammatoires et affichantes, on peut recommander l'application rapidement dégressive d'un **dermocorticoïde de classe II**, ***TRIDÉSONIT*** crème ou ***LOCAPRED*** crème sur les lésions du visage tous les jours jusqu'à disparition des lésions puis 1 j/2 pendant 10 j puis arrêt et relais par la crème hydratante habituelle ou une crème spéciale pour la dermite séborrhéique (***DS EMULSION*** d'URIAGE, ***KELUAL DS***, ***CREALINE DS***, etc.)

► *Traitement oral*

En cas de dermite séborrhéique très étendue et/ou résistante aux traitements locaux, on peut avoir recours à un traitement oral : **kétoconazole** 2 cp. à 200 mg/j pendant 15 à 30 j, prescrit par des endocrinologues ou des internistes.

Il peut être remplacé par **la seule** molécule antifongique efficace sur *Malassezia furfur* dont la **prescription initiale est hospitalière** (ce qui limite son utilisation) : l'**itraconazole** (***SPORANOX***) : 1 cp. à 100 mg/j pendant 2 à 4 sem.

Traitement d'entretien

Il est utile chez les patients pour qui les poussées sont fréquentes et a pour but d'éviter les poussées évolutives de cette affection chronique.

Ex : ***KÉTODERM*** gel sachet à 2 % x 1/sem. à une fois toutes les 3 sem. au long cours, en interrompant le traitement lors des vacances et des beaux jours et en l'accentuant en période d'hiver et de stress.

On peut aussi utiliser des shampoings non remboursés à la pyrithione-zinc (***ITEM***, ***PROVÉGOL***, ***DUCRAY***) x 2/sem. max, en alternance avec des shampooings doux.

Mesures d'accompagnement

Éviter les cosmétiques et les nettoyants agressifs du visage. Utiliser un pain sans savon ou un nettoyant doux pour la toilette du visage. Hydrater le visage le matin avec une crème hydratante habituelle ou une crème spéciale pour la dermite séborrhéique.

On associera une prise en charge du « stress », si possible.

Dermatite séborrhéique du nouveau-né

Il s'agit soit d'une forme localisée (*cf.* Adulte), soit d'une forme généralisée : c'est l'érythrodermie de Leiner-Moussous. L'évolution se fait vers la guérison spontanée avant l'âge de 4 mois : émollients seuls non gras.

Une éruption érythémato-squameuse localisée chez un nourrisson avant l'âge de 3 mois est une dermite séborrhéique et non un eczéma : l'eczéma commence à se développer quand la dermite séborrhéique guérit.

ALOPÉCIES (1)

Alopécie androgéno-génétique

C'est une alopécie déterminée génétiquement, et due à une *hypersensibilité* des récepteurs hormonaux des follicules pileux du cuir chevelu, aux androgènes. La calvitie précoce (la chute des cheveux commence dès 16 ans) en est la conséquence.

La chute de cheveux prédomine dans les régions fronto-temporales et le vertex chez l'homme, et au niveau du vertex chez la femme. Les follicules pileux des autres zones du cuir chevelu ne sont pas sensibles aux **androgènes**.

Traitement médical

► *Éducation*

Il faut expliquer au patient que le cheveu subit un cycle, dont la **durée** est génétiquement déterminée, comprenant 3 phases :

– une phase anagène de pousse de 0,35 à 0,45 mm/j ;

– une phase catagène qui est un arrêt de la pousse ;

– une phase télogène qui correspond à une involution et à une chute physiologique du cheveu en 2 à 4 mois.

Les cheveux subissent plusieurs cycles au cours d'une vie et sont de plus en plus **fins** après chaque nouveau cycle. Le **nombre total** de cycles est lui aussi génétiquement programmé. Les **androgènes** raccourcissent la durée de cycle et donc la durée de vie totale des cheveux.

Les traitements permettent un arrêt de la chute **et** une repousse des cheveux tombés depuis moins de 2 ans. Ils ne sont pas efficaces sur les cheveux tombés depuis plus de 5 ans.

Le traitement doit être poursuivi au long cours jusqu'à ce que le patient ou la patiente atteigne un âge où la calvitie ne la dérange plus. La chute reprend alors progressivement.

Aucun traitement n'est remboursé.

> L'efficacité d'un traitement antichute, quel qu'il soit, ne peut s'apprécier avant 3 mois.

Il existe une chute physiologique de 25 à 50 cheveux/j, avec des pics saisonniers en août-septembre et au printemps.

► *Shampooings*

Réaliser des shampoings doux (***PROVÉGOL***, ***DUCRAY EXTRA-DOUX***, ***KLORANE***) ou des shampoings « stimulants » (***ANAPHASE***) éventuellement en alternance avec des shampoings antiséborrhéiques (***ARGÉAL***, ***ALPHACEDRE***).

Les cheveux mouillés tombent plus facilement, il faut donc espacer les shampoings au maximum (x 2/sem. si possible).

ANTIALOPÉCIQUES

■ Minoxidil

ALOPEXY					
Alopécie androgéno-génétique : 2 appl./j sur les zones alopéciques du cuir chevelu sec en massant légèrement	180 mL (3 fl. de sol. 2 %) 180 mL (3 fl. de sol. 5 %)			NR NR	
ALOSTIL					
Idem ***ALOPEXY***	180 mL (3 fl. de sol. 2 %) 180 mL (3 fl. de sol. 5 %)			NR NR	

PROPRIÉTÉS
Vasodilatateur périphérique.

INDICATIONS
Alopécie androgéno-génétique.
Autres alopécies, non cicatricielles (pelade).

CONTRE-INDICATIONS
Hypersensibilité à l'un des composants.

PRÉCAUTIONS D'EMPLOI
Appliquer sur le cuir chevelu sec, ne pas utiliser de sèche-cheveux après application (diminution de l'efficacité) et se laver les mains.
Ne pas appliquer sur les muqueuses ni sur les yeux.
Surveiller l'apparition d'effets systémiques.
Ne pas utiliser chez la femme les formes à 5 %.

EFFETS INDÉSIRABLES
Irritation locale (7,5 %).
Sensibilité au propylène glycol (excipient).
Rares : vertiges, céphalées, hypertrichose temporale, alopécie paradoxale.
Exceptionnels : effets systémiques hypotenseurs avec tachycardie et rétention hydrosodée, polymyalgies, élévation des transaminases.

■ Finastéride

PROPÉCIA					
Alopécie androgéno-génétique 1 cp./j, minimum 3 à 6 mois	28 cp. 1 mg 84 cp. 1 mg		I I	NR NR	
FINHAIR					
Idem ***PROPÉCIA***	28 cp. 1 mg 84 cp. 1 mg		I I	NR NR	

PROPRIÉTÉS
Inhibiteur de la 5α-réductase de type 2.

INDICATIONS
Stades peu évolués de l'alopécie androgéno-génétique chez l'homme.

CONTRE-INDICATIONS
Femme et sujet < 18 ans.
Hypersensibilité connue au produit.

PRÉCAUTIONS D'EMPLOI
Ne doit pas être prescrit chez la femme.
Ne pas utiliser avant l'âge de 18 ans.

EFFETS INDÉSIRABLES
Rares (1/100 à 1/1 000) et transitoires, réversibles en cours ou à l'arrêt du traitement :
- Troubles de l'érection.
- Diminution de la libido et du volume de l'éjaculat.

ALOPÉCIES (2)

► *Traitement vitaminique*

Vitamines B5 et **H** (***BÉPANTHÈNE*** et ***BIOTINE***) ont moins d'intérêt dans cette alopécie, que dans l'*effluvium* télogène survenant après un choc psychologique, une intervention chirurgicale, une forte fièvre ou un accouchement.

Elles ont pour avantage d'aider la repousse en association avec un traitement antiandrogène. On les prescrit *per os* (3 cp./j de chaque vitamine, pendant 6 sem.) ou IM (1 à 2 amp. de chaque vitamine, x 3/sem., pendant 6 sem.).

► ***Acides aminés soufrés***

Ils diminuent la fixation des androgènes sur les follicules pileux : ***LOBAMINE CYSTEINE*** ou ***CYSTIPHANE*** 4 à 6 cp./j pendant 3 mois.

► ***Minoxidil***

Le traitement local actuellement le plus efficace est le **minoxidil** (***ALOPEXY***, ***ALOSTIL***) lotion à 2 ou à 5 %, à raison de l'application **x 1/j** de l'équivalent de 1 mL (7 pulvérisations).

L'action se voit dès le 2e mois chez les sujets répondeurs et est maximum en 3 à 4 mois ; ce traitement est efficace chez les sujets répondeurs tant qu'il est utilisé.

On utilise en général les lotions à 2 % chez la femme et à 5 % chez l'homme.

► *Finasteride*

Le **finastéride** est un **inhibiteur de la 5α-réductase** de type 2 (utilisé dans le traitement de l'adénome de prostate sous le nom de ***CHIBRO-PROSCAR***) : 1 cp./j au long cours.

Il est actif spécifiquement sur les récepteurs aux androgènes du follicule pileux (et non génitaux).

► *Traitement antiandrogène chez la femme (acétate de cyprotérone + œstrogène)*

La réponse à l'**acétate de cyprotérone** est très variable d'une patiente à l'autre.

Traitement chirurgical

Il fait essentiellement appel aux microgreffes de cheveux, réalisées sous anesthésie locale à partir de follicules pileux occipitaux (non sensibles aux **androgènes**) réimplantés un par un sur la zone alopécique.

La chirurgie s'accompagne de la prise au long cours de **minoxidil** ou de **finasteride**.

ALOPÉCIES (3)

Pelade

Maladie auto-immune caractérisée par sa survenue brutale, parfois après un choc psychologique (en fait rarement noté en pratique).

Formes mineures et moyennes

- Corticothérapie locale plutôt de **classe IV** : ***DERMOVAL*** gel capillaire ou ***CLOBEX*** mousse sur les plaques x 1/j pendant 2 mois.
- Parfois abstention thérapeutique en cas de tendance à la repousse spontanée (ce qui est la règle dans les formes en petites plaques).
- Application d'azote liquide sur les plaques si peu nombreuses (relance la repousse).
- Injection SC de **corticoïdes**, **triamcinolone** (***KENACORT RETARD***) ou **bétaméthasone** injectable (***DIPROSTÈNE***) au niveau des plaques, en cas d'échec des **dermocorticoïdes.**

Formes majeures (en plaques > 50 % du cuir chevelu, ophiasique étendue, décalvante totale, universalis)

- Traitement hospitalier : corticothérapie générale en cas de chute importante diffuse à 1 mg/kg/j ou en corticothérapie en bolus intraveineux de **prednisone**, rapidement dégressive, voire **méthotrexate.**
- Dans tous les cas l'abstention thérapeutique se discute (50 % de repousse spontanée dans les 6 mois).
- Une **psychothérapie de soutien** est indispensable dans ces formes diffuses.

Étiologies et traitements des alopécies

Circonscrite non cicatricielle

- Pelade.
- Teigne : **griséofulvine**.
- Trichotillomanie : suppression du tic.
- Syphilis secondaire : **doxycyline**.

Diffuse non cicatricielle

- Androgéno-génétique.
- *Effluvium télogène* : **vitamines B5** et **H** en IM, 1 à 2 amp. de chaque x 3/sem. pendant 6 sem. ou *per os* 3 cp. de chaque x 1/j pendant 6 sem.
- Pathologie générale (dysthyroïdie, insuffisance antéhypophysaire, médicaments, carence en fer, etc.) : traitement de la cause.

Circonscrite cicatricielle

- Pseudo-pelade (idiopathique, lupus érythémateux, lichen plan, sclérodermie) : **dermocorticoïde de classe IV**.
- Cancer cutané primitif (basocellulaire) ou secondaire (métastase d'un adénocarcinome mammaire) : traitement de la cause.
- Traumatisme : traitement esthétique.
- Infection chronique (folliculites, kérion, favus) : antibiothérapie, **antifongiques**.
- Maladies bulleuses : traitement de la cause.
- Surcharge métabolique (mucinose, amylose) : traitement de la cause.

ECZÉMAS (1) – ECZÉMA DE CONTACT

L'eczéma est une dermatose inflammatoire, prurigineuse, érythémateuse, microvésiculeuse et squameuse en placards, volontiers diffuse. On distingue l'eczéma de contact et l'eczéma atopique principalement.

L'eczéma de contact est dû à une sensibilisation à un allergène par contact avec l'épiderme.

Principaux allergènes de contact environnementaux

- Nickel (bijoux +++, médaillon de ceinturon, boutons de jeans, etc.).
- Chrome (ciment ++, cuirs ++, métaux, etc.).
- Cobalt (bijoux +++, etc.).
- Colophane (sparadraps, etc.).
- Baume du Pérou (stick labial +++, tulle gras +++, propolis, etc.).
- Formaldéhyde (= conservateur).
- Caoutchouc.

Autres : lanoline, PPD, sulfate de néomycine, résine formaldéhyde paratertiaire butylphénol, plantes (frullania).

Traitement local de l'eczéma de contact

Il repose essentiellement sur les **dermocorticoïdes de classe III** ; on utilise les **crèmes** dans les plis ou sur les lésions suintantes et les **pommades** sur les lésions sèches et /ou squameuses.

Ex : ***DIPROSONE*** pommade ou ***LOCOID*** crème : 1 appl. matin et soir pendant 3 j puis 1 appl. le soir seulement jusqu'à disparition des lésions.

Traitement général

Les **antihistaminiques H1** sont efficaces par sédation, si le patient a du mal à dormir du fait du prurit sinon inutiles dans l'eczéma.

Ex : **hydroxyzine** (***ATARAX***) : 1 cp. à 25 mg au coucher (le plus sédatif des **antihistaminiques**).

Si impétiginisation :

- Toilette avec un savon antiseptique : ex : **chlorexidine** (***CYTÉAL***) pour la toilette des lésions, x 1/j, pendant 5 à 7 j.
- Antibiothérapie :

– *locale*, ex : ***FUCIDINE*** crème 1 appl./j, pendant 5 à 7 j ;

– *orale*, ex : **pénicilline M**, **cloxacilline**, ***ORBÉNINE*** 500 : 2 cp. matin et soir pendant 5 à 7 j.

Traitement de la cause

Il n'existe pas de désensibilisation possible à un allergène de contact. **L'exclusion définitive est nécessaire.**

Après enquête allergologique, on doit remettre au patient une liste des produits à éviter contenant l'allergène responsable et lui proposer d'éventuels substituts ne contenant pas cet allergène.

Exemple : pour l'eczéma de contact au caoutchouc naturel (latex), *éviter les contacts avec les objets suivants* :

– gants ménagers ;
– ballons ;
– raquettes de tennis et de squash ;
– biberon et sucette ;
– chambre à air ;
– bonnet de bain, lunettes de piscine, tubas ;
– ruban adhésif ;
– préservatifs ;
– semelles de crêpe de chaussure.

Port de gants sans latex (*DERMAPRÈNE Ultra Ansell*, en caoutchouc synthétique) ou port de sous-gants en coton ou en vinyle ou en latex doublés de polyuréthane.

SHAMPOOINGS À BASE DE GOUDRON

SHAMPOOINGS AU GOUDRON *	
Shampooings à base d'huile de cade ***ITEM ALPHACADE***	Les shampooings au goudron sont indiqués dans tous les états squameux du cuir chevelu, pityriasis capitis, dermatite séborrhéique, psoriasis : en attaque au début à raison de 3 shampooings par semaine puis espacés régulièrement en alternance avec un shampooing doux au long cours.

PAINS SANS SAVON

PAINS DERMATOLOGIQUES	
A-DERMA pain surgras (sans conservateur) et gel surgras ***PROVÉGOL*** pain (sans conservateur) et gel surgras ***TOPIALYSE SENSITIVE*** gel surgras (sans conservateur) ***LIPIKAR*** syndet, surgras et pain surgras ***AVÈNE COLD CREAM*** gel surgras ou pain surgras	Pains de toilette garantis sans savon, utilisables en remplacement des savons pour la toilette des peaux sensibles : traitement asséchant antiacnéique, dermatite séborrhéique, dermatite atopique, xérose cutanée, etc.

* Liste non exhaustive ; ne sont citées que les spécialités les plus fréquemment utilisées par le dermatologue.

ECZÉMAS (2) – DERMATITE ATOPIQUE (1)

Encore appelée *eczéma constitutionnel ou dermatite atopique*, cette dermatose s'intègre dans un tableau déterminé génétiquement : **l'atopie**, qui regroupe 3 types de manifestations allergiques : **eczéma**, **asthme** et **rhinoconjonctivite** qui peuvent être simultanées ou successives.

Traitement de la poussée [1]

Le traitement de la dermatite atopique a fait l'objet d'une **conférence de consensus en 2005**.

Il repose principalement sur les **dermocorticoïdes**.

Traitement local

► *Dermocorticoïdes*

Chez l'enfant on utilise des **dermocorticoïdes de classe II** et chez l'adulte de **classe III**.

Ici encore, on utilise les **crèmes** dans les plis ou sur les lésions suintantes et les **pommades** sur les lésions sèches et /ou squameuses.

Ex chez l'adulte : **bétaméthasone** (***BETNEVAL*** crème), **fluticasone** (***FLIXOVATE*** crème) : 1 appl. le soir tous les jours jusqu'à disparition des lésions.

Ex chez l'enfant : **désonide**, ***TRIDÉSONIT*** : 1 appl. le soir tous les jours jusqu'à disparition des lésions.

Les **dermocorticoïdes** ne doivent **pas** être utilisés entre les poussées.

► *Tacrolimus*

- En cas de corticodépendance (rechute dès l'arrêt des **dermocorticoïdes**) ou de corticorésistance (réponse inadéquate aux **dermocorticoïdes**), on utilise depuis une quinzaine d'années le **tacrolimus** (***PROTOPIC***) dans les dermatites atopiques modérées à sévères.
- Il s'applique 2 fois/j sur les lésions, tous les jours, jusqu'à disparition des lésions, en cures courtes. Les premières applications peuvent s'accompagner de sensations de brûlures ou de prurit qui disparaissent en 8 à 10 j.
- Chez l'enfant de 2 à 16 ans, on utilise ***PROTOPIC*** à 0,03 %.
- À partir de 16 ans et chez l'adulte, le ***PROTOPIC*** à 0,1 %.
- La prescription se fait sur une ordonnance de médicament d'exception et est réservée aux dermatologues et pédiatres. Il est remboursé à 15 %.
- On évitera l'exposition solaire et/ou la photothérapie lors de son utilisation.
- Il peut être utilisé en traitement au long cours par intermittence (ex : x 2/sem. sur les zones habituellement touchées) en *préventif*, pour espacer les poussées.

► *Émollients*

- Les **émollients** sont indispensables en association avec les **dermocorticoïdes**. Ex : ***DEXERYL*** crème : remboursé à 15 %, 1 appl. le matin sur tout le corps.
- Les laboratoires commercialisent désormais des émollients qui ont aussi une action anti-inflammatoire, antiprurit, qui restaure le microbiome cutané pour accélérer la guérison et en relais des **dermocorticoïdes** pour éviter les poussées d'eczéma : ***LIPIKAR AP*** baume (La Roche Posay), baume ***ATODERM Intensive*** (Bioderma), crème ***XERACALM*** (Avène), ***EXOMEGA*** baume, etc.

Traitement général

► *Antihistaminiques H1*

Ils n'ont pas leur place dans le traitement de la dermatite atopique, sauf en cas de troubles du sommeil, pour leur action sédative. On les utilise en cures courtes, pendant les poussées de prurit.

► *Antibiothérapie*

- Utiles en cas de surinfection patente uniquement : **PAS d'anti-infectieux en systématique** ++.
- On utilisera un **macrolide** (ex : ***RULID*** 150 : 1 cp. matin et soir pendant 7 j chez l'adulte et 6 mg/kg/j chez l'enfant) ou l'**acide fusidique** (ex : ***FUCIDINE*** 250 mg : 2 cp. matin et soir pendant 7 j.

► *Photothérapies*

On utilise les UVB seuls en première intention (notamment UVB TL01), ou la PUVA-thérapie ou les photothérapies **UVB + UVA** qui sont très efficaces dans la dermatite atopique, en cas de corticorésistance ou pour passer un cap ou pour épargner les **dermocorticoïdes**.

► *Ciclosporine*

Elle s'utilise dans les formes sévères résistantes aux autres traitements : elle a l'AMM chez l'adulte mais est hors AMM chez l'enfant. La prescription initiale est hospitalière.

DERMOCORTICOÏDES (1) – DERMOCORTICOÏDES DE CLASSE IV

Clobétasol propionate

DERMOVAL					
Indications préférentielles : eczémas, lichen, psoriasis et lupus érythémateux chronique ; 1 à 2 appl./j À renouveler en cas de dermatose suintante Décroissance toujours progressive	10 g (crème 0,05 %) 20 mL (gel 0,05 %)	1,49 2,53	I I	65 % 65 %	0,15 0,13
CLARELUX					
A. et E. > 12 ans : 1 à 2 appl./j A. : 1 à 2 appl./j Dose max : 1/2 fl./sem. (50 g)	100 g (crème 500 µg/g) 100 g (mousse 500 µg/g)	1,31 13,85	I I	65 % 65 %	0,01 0,14
CLOBEX					
Shampooing (125 mL) Traitement topique du psoriasis modéré du cuir chevelu chez l'adulte A. 1 appl./j pendant 4 sem. max	1 fl. 500 µg/g	18,01	I	65 %	18,01

Bétaméthasone dipropionate + propylène glycol

DIPROLÈNE					
Idem ***DERMOVAL***	15 g (pomm. 0,05 %)	1,76	I	65 %	0,12

ECZÉMAS (3) – DERMATITE ATOPIQUE (2)

Mesures associées

Lutte contre la sécheresse cutanée (xérose)

Elle est impérative. **La peau de l'atopique doit être hydratée quotidiennement** :
– application d'**émollients** tous les jours après la toilette (***LIPIKAR AP***, ***ATODERM Intensive***, ***COLD CREAM***, ***XERACALM***, préparations magistrales de glycérolé d'amidon). En cas d'apparition d'une sensibilisation ou d'une tolérance, changer de produit ;
– éviter les facteurs qui peuvent agresser la peau (savons à pH alcalin, gels douche parfumés, colorés, etc.) et utiliser pour la toilette un pain sans savon (***A-DERMA*** pain surgras) ou un surgras liquide (***TOPIALYSE*** gel, ***ATODERM*** gel, etc.), ou plus récemment des huiles de douche (***LIPIKAR*** huile lavante, ***EXOMEGA*** huile lavante, ***XEMOSE*** huile lavante, etc.) ;
– bains courts, pas d'additifs dans le bain.

Autres mesures

- Éviter les tapis et les moquettes, la fumée du tabac ; aérer le domicile. Éloigner les animaux domestiques du lit des enfants atopiques.
- Vêtements : préférer le coton, la soie et les polyesters à fibres fines. Éviter le contact de la peau avec la laine.
- Les assouplissants et détergents peuvent être utilisés.
- Éviter le contact avec le virus herpès et traiter rapidement tout herpès déclaré.
- Il n'y a pas de régime d'exclusion à suivre et les désensibilisations sont inutiles. Il ne faut pas méconnaître une sensibilisation de contact fréquente chez l'atopique et savoir demander des tests épicutanés.
- Les vaccinations peuvent être faites selon le calendrier recommandé : elles seront évitées en poussée d'eczéma.
- Allaitement maternel exclusif recommandé 6 mois (OMS 2003).
- Enquête allergologique souhaitée si évolution défavorable sous traitement bien conduit, si suspicion d'eczéma de contact, si autres signes associés (respiratoires, digestifs, urticaire), si cassure de la courbe de poids ou retard staturo-pondéral.

DERMOCORTICOÏDES (2) – DERMOCORTICOÏDES DE CLASSE III (1)

■ Bétaméthasone valérate

BETNEVAL					
Indications préférentielles : eczémas, lichen, psoriasis et lupus érythémateux chronique ; 1 à 2 appl./j À renouveler en cas de dermatose suintante Décroissance toujours progressive	10 g (crème 0,1 %) 30 g (crème 0,1 %) 100 g (crème 0,1 %) 10 g (pomm. 0,1 %) 30 g (pomm. 0,1 %) 100 g (pomm. 0,1 %) 15 g (lotion 0,1 %)	1,26 2,18 HOP 1,26 2,16 HOP 1,62	I I I I I I I	65 % 65 % 65 % 65 % 65 %	0,13 0,07 0,13 0,07 0,11

■ Bétaméthasone dipropionate

DIPROSONE					
Idem ***BETNEVAL***	30 g (crème 0,05 %) 30 g (pomm. 0,05 %) 30 mL (lotion 0,05 %)	3,03 3,03 3,03	I I I	65 % 65 % 65 %	0,10 0,10 0,10

■ Diflucortolone valérate

NÉRISONE					
Idem ***BETNEVAL***	30 g (crème 0,1 %) 30 g (pomm. 0,1 %)	2,67 2,67	I I	65 % 65 %	0,09 0,09
NÉRISONE GRAS					
Idem ***BETNEVAL***	30 g (pomm. 0,1 %)	2,67	I	65 %	0,09

■ Fluticasone

FLIXOVATE					
AMM chez l'enfant dès 1 an : 1 à 2 appl./j	30 g (pomm. 0,05 %) 30 g (crème 0,05 %)	3,32 3,32	I I	65 % 65 %	0,11 0,11

ECZÉMAS (4) – DERMATITE ATOPIQUE (3)

Conseils à donner aux parents d'enfants atopiques [1]

- La dermatite atopique, ou eczéma atopique, est une dermatose chronique qui évolue par poussées entrecoupées de rémissions.
- La maladie s'améliore classiquement avec l'âge, mais il existe des formes allant jusqu'à l'âge adulte.

Recommandations générales

- Éviter tout contact avec les sujets ayant un herpès en raison du risque de survenue d'une pustulose de Kaposi-Juliusberg (herpès généralisé à traiter par **aciclovir** [***ZOVIRAX***] IV).
- Éviter le contact avec la laine ; mettre des sous-vêtements en coton à manches longues.
- Éviter les poussières (aérer régulièrement le logement).
- Éloigner les animaux domestiques de la chambre (poils de chats ++).
- Il n'y a pas de régime alimentaire particulier en dehors des très rares cas où un aliment (lait, œufs, poissons, arachide, blé, légumineuses, fruits exotiques) est manifestement responsable de la survenue des poussées d'eczéma.

Lutte contre la sécheresse cutanée

- La lutte contre la xérose cutanée est fondamentale, elle est un moyen de prévenir les poussées d'eczéma, elle doit être permanente, quotidienne ; en effet une des caractéristiques de la peau de l'atopique est d'être sèche.
- Les **émollients** sont à appliquer tous les jours sur la peau encore un peu humide, x 1 à 2/j, après la toilette.

Traitement des poussées

- Il fait appel aux **dermocorticoïdes**.
- Les **corticoïdes locaux**, prescrits par le dermatologue, suivant des règles précises, ne sont pas dommageables pour l'enfant.
- Il faut respecter la prescription qui doit être expliquée.
- Un traitement dermocorticoïde (**classe II** sur le visage, **III** sur le corps) est appliqué en couche mince, sans faire pénétrer, sur les zones atteintes uniquement, x 1/j (voire x 2/j en cas de suintement uniquement) ; arrêt quand disparition des lésions et/ou relais par un émollient.
- Le traitement des poussées par les **dermocorticoïdes** permet de lutter contre le prurit.
- En cas d'échec d'un traitement bien conduit, l'enfant peut être suivi à l'hôpital dans le cadre de « l'éducation thérapeutique ».

DERMOCORTICOÏDES (3) – DERMOCORTICOÏDES DE CLASSE III (2)

■ Hydrocortisone acéponate

EFFICORT LIPOPHILE					
Traitement des lésions sèches Indications préférentielles : eczémas, lichen, psoriasis et lupus érythémateux chronique 1 à 2 appl./j Arrêt progressif du traitement	30 g (crème 0,127 %)	2,55	I	65 %	0,08
EFFICORT HYDROPHILE					
Traitement des lésions suintantes Indications préférentielles : eczémas de contact, lichénification, dermatite atopique, dysidrose et dermite séborrhéique 1 à 2 appl./j Arrêt progressif du traitement	30 g (crème 0,127 %)	2,55	I	65 %	0,08

■ Hydrocortisone butyrate

LOCOÏD					
Indications préférentielles : eczémas, lichen, psoriasis et lupus érythémateux chronique 1 à 2 appl./j À renouveler en cas de dermatose suintante Décroissance toujours progressive	30 g (crème 0,1 %) 30 g (pomm. 0,1 %) 30 mL (lotion 0,1 %) 30 g (émuls. fluide sans alcool 0,1 %) 30 g (crème épaisse 0,1 %)	2,72 2,72 2,72 2,72 2,72	I I I I	65 % 65 % 65 % 65 % 65 %	0,09 0,09 0,09 0,09 0,09

ECZÉMAS (5) – PITYRIASIS ROSÉ DE GIBERT

Définition

- Le pityriasis rosé de Gibert ou PRG est une dermatose fréquente, bénigne, probablement virale qui, au début, évoque un eczéma ou une mycose.
- Il débute par le macaron initial : une plaque annulaire à centre plus clair et à bordure erythématosquameuse.
- Quelques jours plus tard apparaissent sur le tronc et la racine des membres des plaques erythématosquameuses de diamètre et nombre variables.
- Ces signes cutanés peuvent s'accompagner d'un prurit modéré à majeur et /ou d'une grande asthénie.
- Il atteint préférentiellement l'enfant et l'adulte jeune et n'est pas très contagieux. L'évolution est spontanément favorable mais longue car les plaques peuvent persister 6 à 9 sem. Le PRG ne laisse aucune cicatrice. Les récidives sont exceptionnelles. Il y a 2 pics épidémiques, à l'automne et au printemps.

Traitement

- Pour accélérer la disparition des plaques, on peut proposer au patient une cure d'antibiotiques *per os* (mettant en doute l'origine virale) par un **macrolide**, l'**érythromycine**. Ex : ***ERYTHROCINE*** 1 g/j pendant 10 j. Le traitement local repose sur les **émollients**.
- En cas de prurit invalidant, on prescrira des **antihistaminiques**, **lévocétirizine**, ***XYZALL*** : 1 cp. le soir pendant 2 mois. Les **dermocorticoïdes de classe III** ont une petite efficacité sur le prurit et peuvent être aussi prescrits. Ex : ***DIPROSONE*** crème : 1 appl. le soir sur les lésions, tous les jours, jusqu'à disparition des lésions, pendant 1 mois.
- La **photothérapie UVB** peut aussi accélérer la disparition des plaques mais au prix d'une hyperpigmentation séquellaire qui mettra quelques semaines à disparaître.

DERMOCORTICOÏDES (4) – DERMOCORTICOÏDES DE CLASSE II

■ **Désonide**

LOCAPRED					
Indications préférentielles : eczémas, lichen, psoriasis et lupus érythémateux chronique 1 à 2 appl./j À renouveler en cas de dermatose suintante Décroissance toujours progressive	15 g (crème 0,1 %)	1,87	I	65 %	0,12
LOCATOP					
Idem ***LOCAPRED***	30 g (crème 0,1 %)	2,31	I	65 %	0,08
TRIDÉSONIT					
Idem ***LOCAPRED***	30 g (crème 0,05 %)	2,31	I	65 %	0,08

DERMOCORTICOÏDES (5) – DERMOCORTICOÏDES DE CLASSE I

■ **Hydrocortisone**

DERMOFENAC DEMANGEAISONS					
Dermocorticoïde d'activité faible 2 appl./j pdt 3 j	15 g (crème)		I	NR	
HYDROCORTISONE KERAPHARM					
Idem ***DERMOFENAC DEMANGEAISONS***	15 g (crème)		I	NR	
CORTISEDERMYL					
Idem ***DERMOFENAC DEMANGEAISONS***	15 g (crème)		I	NR	
APHILAN DEMANGEAISONS					
Idem ***DERMOFENAC DEMANGEAISONS***	15 g (crème 0,5 %)			NR	
CORTAPAISYL					
Idem ***DERMOFENAC DEMANGEAISONS***	15 g (crème 0,5 %)			NR	

Inutiles au dermatologue

ECZÉMAS (6) – DYSIDROSE

Définition

La dysidrose est une dermatose vésiculeuse, proche de l'eczéma affectant les pieds et les mains et ayant tendance à récidiver. Elle apparaît brutalement, dure plusieurs années en évoluant par poussées entrecoupées de rémissions et disparaît brutalement.

Elle apparaît plutôt chez le sujet jeune (20-40 ans).

On distingue plusieurs *facteurs favorisants* qui déclenchent la maladie et les poussées :

– une mycose locale : intertrigo interorteil ou kératodermie palmoplantaire **à toujours rechercher** ;
– une infection bactérienne ;
– un eczéma de contact aux chaussures ;
– un stress, l'anxiété, etc. ;
– la transpiration : nette recrudescence saisonnière (printemps, été).

Parfois, aucune cause n'est mise en évidence.

Traitement

De la cause

Éviction des chaussures, **antifongiques** si mycose, **antibiotiques** si infection bactérienne, prise en charge du terrain anxieux.

De la poussée

Si le prurit est féroce voire s'il existe des douleurs, les vésicules seront percées avec une aiguille sous-cutanée stérile.

- Antisepsie locale par toilette avec un gel antiseptique, ex : **chlorhexidine** (***CYTÉAL***) 1 à 2 x/j.
- **Dermocorticoïdes de classe IV**, ex : **bétaméthasone dipropionate** (***DIPROLÈNE*** pommade) matin et soir au début, puis le soir seulement jusqu'à disparition des lésions. Pour être plus efficaces, les **dermocorticoïdes** peuvent être appliqués sous occlusion. ils soulagent rapidement le prurit.

CONSENSUS

[1] Prise en charge de la dermatite atopique de l'enfant, *SFD*, 2005.

DERMOCORTICOÏDES (6) – PHARMACOLOGIE

PROPRIÉTÉS

Anti-inflammatoire, immunosuppressive et antimitotique.

Les **dermocorticoïdes** possèdent une structure de base commune et diffèrent par certains radicaux.

Il existe 4 classes de **dermocorticoïdes** définies en fonction de l'intensité de leur activité.

– Classe IV : la plus puissante comprenant uniquement le ***DERMOVAL*** et le ***DIPROLÈNE***.
– Classe III : la plus utilisée.
– Classe II : utilisée principalement sur le visage et chez le nouveau-né, le nourrisson et l'enfant.
– Classe I : très peu utile en pratique.

Après application d'un **dermocorticoïde**, la couche cornée sert de réservoir et assure un passage continu et prolongé de la molécule dans le derme. Les facteurs influençant le passage de la barrière cutanée sont :

– la puissance du **dermocorticoïde** (de IV classe la plus puissante à I classe la moins puissante) ;
– l'excipient (pommade plus grasse que crème, réalise une occlusion qui favorise la pénétration du principe actif) ;
– la surface et l'état de la peau traitée (une peau lésée par un eczéma par exemple laisse plus facilement pénétrer un topique) ;
– l'épaisseur de la peau (paupières et scrotum sont les régions du tégument les moins épaisses et laissent facilement pénétrer les topiques, paumes et plantes sont au contraire les régions les plus épaisses du tégument et laissent moins bien pénétrer les principes actifs) ;
– une occlusion naturelle, par exemple au niveau des plis, ou volontaire par un pansement, favorise la pénétration cutanée du topique appliqué.

Le phénomène de tachyphylaxie est à connaître : la répétition des applications entraîne une diminution de l'efficacité du **dermocorticoïde** sans en diminuer les effets secondaires ; il est inutile, sauf cas particulier (peau suintante par exemple dans un eczéma aigu), d'appliquer un **dermocorticoïde** plus de 2 fois par jour.

INDICATIONS

Elles sont multiples :

– eczémas de contact et atopiques ;
– lichénifications, lichen plan ;
– lupus érythémateux chronique ;
– psoriasis ;
– toxidermies ;
– pelade ;
– dysidrose ;
– chéloïdes ;
– prurigos non parasitaires.

CONTRE-INDICATIONS

Dermatoses infectieuses : bactériennes (impétigo), virales (herpès, zona), parasitaires (gale), mycosiques (dermatophyties, candidoses).

Acné.

Rosacée.

Érythème fessier du nourrisson.

PRÉCAUTIONS D'EMPLOI

Choisir la classe du **dermocorticoïde** en fonction de la pathologie, de la quantité de surface à traiter, de la localisation (peau très fine des paupières ou peau très épaisse de la plante des pieds), de l'âge du patient (peau fine des enfants), de l'excipient (pommade, crème, gel ou lotion).

Décroître le nombre des applications lentement pour éviter l'effet rebond.

Le nombre de tubes doit être précisé sur l'ordonnance afin qu'il ne puisse pas y avoir d'autoprescription.

Informer le patient des risques de la corticothérapie en cas de non-respect de l'ordonnance.

Associer un **antiseptique** à appliquer avant le **dermocorticoïde** en cas de dermatose surinfectée.

Proscrire les associations **dermocorticoïde** – antibiotique et **dermocorticoïde – antifongique**.

EFFETS INDÉSIRABLES

Locaux : atrophie cutanée avec fragilité cutanée et visualisation des vaisseaux du derme, retard de cicatrisation, anomalies de la pigmentation, hypertrichose, lésions acnéiformes, dermite péri-orale, granulome glutéal sur le siège des nourrissons, possible allergie de contact à l'excipient, effet rebond à l'arrêt, souvent intempestif, du traitement.

Généraux : ils sont rares et se rencontrent lors d'applications répétées, sur de grandes surfaces, de **dermocorticoïdes** puissants. Ce sont ceux de la corticothérapie générale.

DERMOCORTICOÏDES (7) – RÈGLES DE PRESCRIPTION D'UN DERMOCORTICOÏDE

PAS DE PRESCRIPTION D'UN DERMOCORTICOÏDE SANS UN DIAGNOSTIC PRÉCIS

CHOIX DE LA CLASSE EN FONCTION DE LA LOCALISATION DE LA DERMATOSE ET DE L'ÂGE DU PATIENT

- Classe I réservée aux lésions épaisses (plaque d'eczéma lichénifié) et aux localisations où la peau est épaisse (paumes et plantes).
- Classe II pour la plupart des lésions du tronc (chez l'adulte).
- Classe III sur le visage et chez l'enfant.

CHOIX DE LA FORME GALÉNIQUE EN FONCTION DE LA DERMATOSE ET DE SA LOCALISATION

- Lotions dans les plis et sur le cuir chevelu.
- Pommades sur les lésions épaisses (plaques de psoriasis, eczéma lichénifié) et dans les localisations où la peau est épaisse (paumes et plantes).
- Crèmes sur des lésions du tronc, du visage et sur des lésions suintantes (eczéma aigu).

PRÉCISER SUR L'ORDONNANCE

- 1 à 2 appl./j en attaque.
- La durée du traitement d'attaque.
- Le traitement ne sera jamais interrompu brutalement en raison du risque d'un effet rebond (reprise évolutive brutale de la dermatose).
- Le mode de décroissance sera clairement précisé :

Ex : 1 appl. un soir sur 2 pendant 2 sem. puis 2 appl./sem. pendant 2 sem.
- Mentionner le nombre de tubes à délivrer par le pharmacien et la contenance de ces tubes (ex : ***DIPROSONE*** crème, 2 tubes de 30 g).

INFORMER LE PATIENT

- Du caractère personnel de son traitement.
- Du possible effet rebond en cas de non-décroissance progressive (très fréquent en pratique +++).
- De l'inutilité d'appliquer le **dermocorticoïde** plus d'une à deux fois par jour.

APPLIQUER UN ANTISEPTIQUE AVANT LE DERMOCORTICOÏDE EN CAS DE LÉSIONS SURINFECTÉES

PROSCRIRE LES ASSOCIATIONS

- **Dermocorticoïde** + antibiotique.
- **Dermocorticoïde** + **antifongique**.

En cas de doute diagnostique, il faut effectuer un prélèvement bactériologique ou mycologique ou réaliser une biopsie cutanée puis traiter selon l'hypothèse diagnostique la plus probable (**dermocorticoïde** seul ou **antibiotique local** seul ou **antifongique local** seul en premier).

IMMUNOSUPPRESSEUR LOCAL

Tacrolimus

PROTOPIC					
Pommade (30 g) 0,03 % : A. et E. > 2 ans 0,1 % : A. et adolescent > 16 ans 2 appl./j pendant 6 sem. max	1 appl. 0,03 % 1 appl. 0,1 %	33,09 35,51	I I	15 % 15 %	33,09 35,51

INDICATIONS

Traitement des poussées de la dermatite atopique modérée de l'adulte et de l'enfant qui n'a pas répondu de façon adéquate aux traitements conventionnels, tels que les **dermocorticoïdes**.

CONTRE-INDICATIONS

Peut être appliqué sur toutes les parties du corps à l'exception des muqueuses.
Grossesse et allaitement : déconseillé.

EFFETS INDÉSIRABLES

Troubles nerveux : paresthésies, sensation de brûlure.
Troubles cutanées : prurit, chaleur, érythème, irritation, douleur au point d'application.

ÉMOLLIENTS

ÉMOLLIENTS *	
LIPIKAR ***ATODERM PP*** ***TOPIALYSE*** ***EXOMEGA*** ***EMULSION COLD CREAM AVÈNE*** ***XÉMOSE CRÈME URIAGE*** ***TOPICREM ULTRAHYDRATANT*** ***CERAT DE GALIEN*** (préparation) ***DEXERYL*** 250 g (remboursable dans les indications atopie, ichtyoses, psoriasis, brûlures superficielles) Préparations magistrales (mention obligatoire sur l'ordonnance pour le remboursement : « Prescription à but thérapeutique en l'absence de spécialités équivalentes »), ex : glycérolé d'amidon 40 g Excipial lipolotion qsp 400 g	Les émollients sont utilisés pour l'hydratation de la peau, dans la dermatite atopique, les xéroses et les ichtyoses, le psoriasis ; ils sont appliqués quotidiennement de préférence après la toilette sur une peau un peu humide.

* Liste non exhaustive ; nombreuses spécialités ; ne sont citées que les plus fréquemment utilisées par le dermatologue.

GALE (1)

La gale ou scabiose est une parasitose cutanée due à un acarien : *Sarcoptes scabiei hominis*.

Le traitement doit être appliqué de manière simultanée à **tous les sujets** vivant sous le même toit (à toute la famille), même chez les sujets apparemment indemnes ; la **literie et les vêtements doivent également être désinfectés**. Ces mesures indispensables doivent être expliquées au patient et à son entourage pour éviter un échec thérapeutique et une rechute.

Traitement antiscabieux

Mesures spécifiques

► *Traitement oral*

L'**ivermectine** (***STROMECTOL*** 3 mg) est le traitement de choix de la gale. Il est remboursé.

Il est prescrit à le dose de 200 µg/kg en une prise unique le soir, qui sera renouvelée 8 ou 15 j plus tard. On ne dépasse pas 15 mg ++ (ex : 6 mg/j pour les patients de 25-35 kg, 12 mg/j pour les patients de 55-65 kg ou 15 mg/j pour les patients de plus de 70 kg).

Il s'utilise chez l'enfant **à partir de 15 kg** (1 cp.) et ne doit pas être prescrit chez la femme enceinte. Les comprimés peuvent être pilés.

L'effet sur le prurit est immédiat.

► *Traitement local*

Un traitement local peut être associé si lésions sont nombreuses et très prurigineuses ou si le patient le souhaite.

• ***SPRÉGAL*** (**pyréthrynoïde**) :

– à pulvériser le soir sur tout le corps, sauf le visage et le cuir chevelu. Bien insister sur les mains et les doigts et ne pas oublier les parties génitales ;

– laisser agir 12 h puis se laver à l'eau et au savon ;

– en cas de persistance des lésions, recommencer le traitement à J8 ou J15.

Chez le nourrisson et l'enfant de moins de 2 ans, on limite le temps d'application à 12 h max.

• ***ASCABIOL*** (**benzoate de benzyle** à 10 %), réintroduit récemment en octobre 2015, s'applique le soir, sur tout le corps dont les organes génitaux et les mains, sauf le visage, après une douche ou un bain. À laisser agir 24 h puis bien se laver le lendemain soir pour éliminer le produit. À renouveler 1 sem. plus tard.

• ***TOPISCAB*** crème à 5 % (**perméthrine**) tubes de 30 g : nouveau traitement de la gale en France, depuis 2015 (très utilisé aux États-Unis). Le traitement consiste en 2 appl. cutanées, à une sem. d'intervalle. À appliquer le soir sur tout le corps et à laisser agir au moins 8 h. 1 tube pour un adulte, 1/2 tube pour les enfants de 6 à 12 ans et 7,5 g pour les enfants de 2 mois à 5 ans.

Mesures non spécifiques

• Dans les formes surinfectées, douches antiseptiques associées à une antibiothérapie générale. Ex : gel moussant ***CYTÉAL*** pour la toilette 5 à 8 j et antibiothérapie générale par **pénicilline M** (***ORBÉNINE*** 250 mg : 1 g/j pendant 7 j) ou **acide fusidique** (***FUCIDINE*** 250 mg : 1 g/j pendant 7 j) ou ***PYOSTACINE*** 2 à 3 g/j pendant 7 j.

• Si la gale était eczématisée ou si le traitement local se complique d'une dermite ou d'un eczéma, on utilisera des **dermocorticoïdes de classe III** en parallèle du traitement antiscabieux, jusqu'à disparition de l'eczéma (***FLIXOVATE*** crème, ***DIPROSONE*** crème, ***LOCOÏD*** crème, etc.).

• Les **antihistaminiques H1** sont symptomatiques mais utiles car ils diminuent le prurit. On les donne le soir car ils sont sédatifs ; ex : ***XYZALL***, ***TELFAST***, etc.

ANTISCABIEUX (1) – TRAITEMENT *PER OS*

■ Ivermectine

STROMECTOL					
Traitement oral de la gale humaine : 200 µg/kg en 1 prise/j	4 cp. 3 mg 20 cp. 3 mg	18,72	II II	65 % NR	4,68

PROPRIÉTÉS

Antiparasitaire dérivé des avermectines présentant une affinité importante pour les canaux chlorure glutamate-dépendants présents dans les cellules musculaires et nerveuses des invertébrés.

PHARMACOCINÉTIQUE

Usage *per os*, excellente absorption digestive, métabolisation mal connue, excrétion biliaire, faible passage transplacentaire.

INDICATIONS

– Gale humaine.
– Anguillose gastro-intestinale.
– Microfilarémie à *Wucheria bancrofti*.

CONTRE-INDICATIONS

Hypersensibilité à l'un des composants.

PRÉCAUTIONS D'EMPLOI

Grossesse et allaitement.
Sécurité non établie si poids < 15 kg.

INTERACTIONS MÉDICAMENTEUSES

Aucune.

GALE (2)

Mesures d'accompagnement

• Les **ongles** du patient sont coupés courts pour éviter les lésions de grattage.

• **Désinfection du linge** : INDISPENSABLE ++ les linges de corps, linges de toilette et linge de lit sont désinfectés par lavage en machine à plus de 55 °C (ébullition) si possible. Les textiles fragiles, les couvertures sont mis dans un sac-poubelle, pulvérisés d'***A-PAR aérosol*** et laissés dans le sac fermé pendant 6 à 24 h. Les matelas et canapés peuvent aussi être pulvérisés d'***A-PAR***.

• **Éviction scolaire** inutile si traitement bien fait (guérison en une nuit).

• Une hospitalisation courte s'impose souvent chez les sujets vivant dans des conditions sociales défavorables ou dans les formes très profuses. On conseillera **l'isolement du patient hospitalisé** en chambre seule et des mesures de prévention élémentaires telles que le port de gants afin d'éviter la contamination du personnel soignant, surtout dans le cas de gale profuse.

• Prévenir que **le prurit peut persister 15 j après le traitement ;** les causes en sont : dermite irritative au traitement, allergie au traitement, recontamination, acarophobie.

Gale norvégienne

Applications de ***SPRÉGAL*** ou de **benzoate de benzyle** répétées plusieurs jours de suite et **ivermectine** (***STROMECTOL***) : 200 µg/kg en une prise orale à renouveler 8 j plus tard, au cours d'une hospitalisation.

ANTISCABIEUX (2) – TRAITEMENTS LOCAUX ET DE L'ENVIRONNEMENT (1)

Antiscabieux non pyréthrynoïde

Benzoate de benzyle

ASCABIOL				
Gale : appliquer sur tout le corps sauf le visage et le cuir chevelu puis laver après 24 h Changer les draps avant et après le traitement	125 mL (fl. sol. 10 %)		NR	

PROPRIÉTÉS

Antiparasitaire actif sur les acariens dont les sarcoptes de la gale ; également actif sur les poux et les aoûtats.

INDICATIONS

Gale et aoûtats.

PRÉCAUTIONS D'EMPLOI

Grossesse et nourrisson : ne pas appliquer pendant plus de 12 h.

Déparasiter les vêtements et la literie avec ***A-PAR aérosol***.

Ne pas avaler ni appliquer sur le visage, les yeux et les muqueuses.

Traitement simultané de tous les sujets contacts.

Ne pas laisser à la portée des enfants.

EFFETS INDÉSIRABLES

Irritation locale, surtout si eczématisation.

Possible eczématisation.

Convulsion en cas de non-respect des précautions d'emploi.

Antiscabieux pyréthrynoïdes

Perméthrine

TOPISCAB				
Traitement de la gale sarcoptique Appl. à J1 et J8 : respecter au moins 7 j et pas plus de 14 j entre les 2 appl. N. entre 2 mois et 1 an : 3,75 g/appl. N. > 1 an et E. < 5 ans : 7,5 g/appl. E. entre 6 et 12 ans : 15 g/appl. A. et E. > 12 ans : 30 g/appl.	30 tube (crème 5 %)	18,72	65 %	0,62

PROPRIÉTÉS

La **perméthrine** est un pyréthrinoïde synthétique agissant contre les acariens par contact et ingestion.

INDICATIONS

Traitement de la gale due à l'infestation par *S. scabiei* chez les adultes et les enfants âgés de 2 mois et plus.

PRÉCAUTIONS D'EMPLOI

Pas de contact avec les yeux et les muqueuses.

Veiller à ce que la peau soit bien hydratée : utilisation de crèmes hydratantes et de bains à base d'huile.

EFFETS INDÉSIRABLES

Troubles dermatologiques : paresthésies, sensation de brûlure, prurit, éruption, sécheresse cutanée.

ANTISCABIEUX (3) – TRAITEMENTS LOCAUX ET DE L'ENVIRONNEMENT (2)

Néopynamine = tétraméthrine + sumithrine

A-PAR aérosol					
Complément de traitement de la gale, des poux, des puces et punaises, pour le linge et la literie	125 g (aérosol)			NR	

Esdéthrine + pipéronyle butoxyde

SPRÉGAL					
Traitement de la gale : pulvériser sur tous le corps sauf le visage et le cuir chevelu le soir de préférence puis laver après 12 h Changer les draps avant et après le traitement	152 g (aérosol)			NR	

PROPRIÉTÉS

Insecticides peu toxiques. Tous les composés dont la DCI se termine par le suffixe « -thrine » sont des dérivés synthétiques de pyréthrines. Le pipéronyle butoxyde agit en synergie avec les pyréthrines et permet de limiter l'émergence de résistances.

INDICATIONS

Gale.

CONTRE-INDICATIONS

Enfant de moins de 30 mois. Ne pas utiliser les aérosols chez les asthmatiques.

SPRÉGAL : port d'un masque par le patient et le soignant pendant la pulvérisation.

PRÉCAUTIONS D'EMPLOI

Déparasiter les vêtements et la literie avec ***A-PAR aérosol***. En cas de gale, traitement simultané de tous les sujets contacts. Ne pas avaler ni appliquer sur le visage, les yeux et les muqueuses. Ne pas laisser à la portée des enfants.

EFFETS INDÉSIRABLES

Sensation de cuisson.
Toxicité centrale mal connue mais inférieure à celle des organophosphorés.
Irritation cutanée.

NOTES

PÉDICULOSES (1)

Les pédiculoses sont des parasitoses exclusivement humaines dues à des insectes. Il en existe trois types :
– la pédiculose du cuir chevelu due à *Pediculus hominus capitis* ;
– la pédiculose du corps due à *Pediculus hominus corporis* ;
– la phtiriase pubienne due à *Phtirius inguinalis*.

Pédiculose du cuir chevelu

On distingue 2 catégories de traitement antipoux.

Traitements insecticides

• **Malathion** (lotion pédiculicide et lenticide). Utilisé depuis les années 1970, il agit sur le système nerveux du pou. Des résistances se sont développées. Il existe 2 produits :
– ***PRIODERM*** appliqué raie par raie et gardé 12 h pendant la nuit sous un bonnet, puis shampoing doux puis peigner les cheveux au peigne fin pour enlever les lentes. À renouveler 1 sem. plus tard ;
– ***PARA PLUS*** : pulvériser sur les cheveux secs, laisser agir 10 min, puis laver et peigner les cheveux au peigne fin ou à la main pour enlever les lentes.

• **Phénothrine** (shampoing pédiculicide et lenticide) : insecticide organique qui agit par contact avec le pou et les lentes :
– ***ITAX*** s'utilise sur cheveux mouillés : réaliser un 1er shampoing, rincer puis immédiatement un 2e shampoing en laissant agir 5 min. Rincer abondamment puis peigner au peigne fin pour enlever les lentes mortes ;
– ***ITEM ANTIPOUX*** s'applique sur cheveux mouillés, faire mousser, laisser agir 10 min, puis rincer abondamment à l'eau. À renouveler 24 h plus tard.

Nouvelles molécules

Elles agissent mécaniquement en *bouchant les orifices respiratoires* du pou et des lentes :
– à base d'huile de coco (***POUX APAISYL***, ***PARANIX***) ;
– à base de diméticone (***ALTOPOUX***, ***POUXIT***).

Le temps de pose varie selon les produits (de 10 min à 12 h), puis shampoing normal, puis peigner les cheveux au peigne fin pour enlever les lentes.

Il faut parfois recommencer le traitement 1 sem. plus tard, en cas de persistance de lentes ou de poux.

Mesures associées

• Le linge de lit, les vêtements de jour et de nuit seront soigneusement lavés à 55 °C.

• Les bonnets, écharpes, les brosses, peignes et les textiles fragiles seront isolés et inutilisés pendant **72 h** ou pulvérisés avec le spray ***A-PAR*** et mis dans un sac poubelle fermé pendant 6 à 24 h.

• Les shampoings préventifs, les répulsifs (extraits de lavande, etc.) ont une efficacité variable.

• Il est fondamental de continuer à retirer à la main ou au peigne fin les lentes mortes, devenues grises, dans les jours qui suivent le traitement +++.

• Examen et traitement de tous les sujets contacts de la **famille** +++.

• Pas d'éviction scolaire si traitement ; en revanche les **élèves** au contact d'un sujet contaminé seront tous prévenus, examinés et si nécessaire traités immédiatement afin de rompre la chaîne de contamination.

• En cas d'eczéma de la nuque et du dos lié au piqûres de pou, appliquer un **dermocorticoïde de classe II** jusqu'à disparition de l'eczéma (ex : ***TRIDESONIT*** crème x 1/j, 5 à 7 j).

• Dans les formes impétiginisées : soins antiseptiques locaux : **chlorexidine** (ex : ***BISEPTINE***) x 1 à 2/j et si besoin antibiothérapie orale (***FUCIDINE*** sirop).

ANTIPÉDICULEUX (1)

Phénothrine

ITEM ANTIPOUX					
Pédiculoses : appl. sur le cuir chevelu (et toute région atteinte), laisser 10 min puis laver et peigner rigoureusement	150 mL (lotion) 150 mL (shamp.)			NR NR	
ITAX					
Pédiculoses : 2 shamp. consécutifs en laissant le 2e 5 min avant de laver et peigner rigoureusement	150 mL (shamp.) 300 mL (shamp.)			NR NR	
PARASIDOSE					
Idem **ITAX**	200 mL (shamp.)			NR	

Phénothrine + acide acétique

HÉGOR ANTI-POUX					
Idem **ITAX**	150 mL (shamp.)			NR	

Dépalléthrine + pipéronyle butoxyde

PARA SPÉCIAL POUX					
Shamp. : idem **ITAX** Solution : pulvériser sur le cuir chevelu et laisser agir 30 min puis peigner après lavage avec le shampoing habituel	125 mL (shamp.) 250 mL (shamp.) 125 mL (aérosol)			NR NR NR	

Perméthrines naturelles + pipéronyle butoxyde

MARIE ROSE					
Shamp. de 10 à 15 min 2 j consécutifs et rincer puis peigner	125 mL (lotion)			NR	

Diméticone

POUXIT					
En spray ou fl. Appliquer sur cheveux secs en massant le cuir chevelu pour une meilleure pénétration Laisser agir pdt 1 h puis laver les cheveux avec un shampooing doux Répéter l'application 7 j plus tard	100 mL 250 mL			NR NR	

Diméticone + pénétrol

POUXIT XF					
Idem **POUXIT**	100 mL en spray ou fl. 200 mL en spray			NR NR	

PÉDICULOSES (2)

Pédiculose corporelle

• Les poux du corps sont accrochés dans les vêtements (au niveau des coutures) d'où ils piquent le patient : en jetant ou traitant les vêtements, on guérit le patient +++.

• On traite donc le linge soit en le lavant en machine à 60 °C, soit en l'enfermant dans un sac poubelle pulvérisé d'***A-PAR aérosol*** pendant 48 h.

• On traite également les lésions cutanées secondaires aux piqûres :

– **dermocorticoïde de classe III** en cas d'eczématisation ;

– douche antiseptique (ex : ***CYTÉAL*** x 1/j, 7 j) et/ou antibiothérapie orale en cas de surinfection (ex : ***FUCIDINE*** 250 mg 1 g/j, 7 j).

Phtiriase pubienne

• **Malathion** lotion (***PRIDOERM***) à appliquer sur les poils bien secs, à rincer au bout de 12 h.

• Renouveler 8 j plus tard.

• Enlever les lentes à la pince ou mieux : raser les poils.

• Désinfection du linge comme précédemment décrit.

• Recherche et traitement des partenaires sexuels.

• Recherche d'une autre infection sexuellement transmissible associée +++.

ANTIPÉDICULEUX (2)

■ Activdiol

POUXIT EASY					
Mousse sans rinçage À appliquer sur cheveux secs en massant le cuir chevelu Attendre 8 h après appl. pour faire un shampooing Répéter l'application au bout de 7 j	100 mL			NR	

■ Malathion

PRIODERM					
Bien frictionner pour imprégner le cuir chevelu Laisser agir environ 8 h Laver les cheveux avec un shampooing doux Rincer et peigner au peigne fin	1 fl. solution 0,5 % 1 fl. lotion 0,5 %			NR NR	

■ Malathion + perméthrine + pipéronyle butoxyde

PARA PLUS					
Laisser agir environ 40 min puis laver les cheveux puis rincer et peigner au peigne fin	125 mL			NR	

PROPRIÉTÉS

Insecticides peu toxiques et pédiculicides. Tous les composés dont la DCI se termine par le suffixe « -thrine » sont des dérivés synthétiques de pyréthrines. Le pipéronyle butoxyde agit en synergie avec les pyréthrines et permet de limiter l'émergence de résistances.

Malathion : insecticide organophosphoré, pediculicide et lenticide.

INDICATIONS

Poux de tête et de corps.

CONTRE-INDICATIONS

Pas chez l'enfant < 30 mois. Ne pas utiliser les aérosols chez les asthmatiques.

PRÉCAUTIONS D'EMPLOI

Ne pas avaler ni appliquer sur le visage, les yeux et les muqueuses.

Diminuer le temps d'application avant l'âge de 2 ans, en particulier avant 6 mois (diminuer de moitié).

Ne pas laisser à la portée des enfants.

Ne pas sécher avec un sèche-cheveux (inflammabilité du flacon pressurisé).

Déparasiter les vêtements et la literie avec ***A-PAR aérosol***.

EFFETS INDÉSIRABLES

Sensation de cuisson.

Toxicité centrale mal connue pour les pyréthrynoïdes mais inférieure à celle des organophosphorés.

Irritation cutanée.

Malathion : odeur désagréable, irritation possible. Larmoiement, salivation, vomissements, diarrhée, dyspnée, convulsions, coma en cas d'ingestion ou de résorption transcutanée (non-respect des précautions d'emploi, utilisation répétée, peau lésée).

INFECTIONS CUTANÉES BACTÉRIENNES (1) – IMPÉTIGO

Dermatose bactérienne qui débute par des bulles sur fond érythémateux, qui évoluent vers des croûtes mellicériques. L'impétigo est dû à un streptocoque A bêta-hémolytique et/ou à un staphylocoque doré. Il est très contagieux et survient par petites **épidémies**, en particulier dans les **collectivités** d'enfants.

Traitement local

Il repose sur les **antiseptiques** et les **antibiotiques locaux**.

Antiseptiques

On les utilise en spray ou en savon. Ex : **chlorhexidine** (***BISEPTINE*** spray) : 2 appl./j sur les lésions ou toilette avec savon aux **carbanilides** (ex : ***SEPTIVON***), à bien rincer.

Antibiotiques locaux

- On utilise le plus souvent de pommades antibiotiques **antistaphylococciques**. Ex : **acide fusidique**, ***FUCIDINE*** crème : 2 appl./j jusqu'à disparition des lésions, 5 à 10 j.
- Ablation des croûtes, sans les arracher.

Traitement général

Il est essentiellement dirigé contre le streptocoque.

Il est discuté dans les formes mineures (moins de 5 lésions) mais il permet de diminuer le nombre des récidives et d'agir rapidement. On utilise :

– soit l'**acide fusidique**. Ex : ***FUCIDINE*** susp. buv. à 250 mg/5 mL : 50 mg/kg/j en 2 prises, pendant 7 j ;

– soit un antibiotique de la famille des **macrolides**. Ex : **josamycine** (***JOSACINE***) susp. buv. à 250 ou 500 mg/5 mL : 50 mg/kg/j en 2 prises pendant 7 j.

Mesures associées

- Éviction scolaire, réduite à 48 h en cas d'antibiothérapie générale.
- Hygiène rigoureuse, ongles coupés courts et éviter le grattage des lésions.
- Linge de toilette individuel.

ANTIBIOTIQUES LOCAUX (1)

■ Mupirocine

MUPIDERM					
Impétigo et dermatoses impétiginisées 2 à 3 appl./j pendant 5 à 10 j	15 g (pom. 2 %)	5,55	I	30 %	0,37

■ Acide fusidique

FUCIDINE					
Infections cutanées bactériennes Éradication du portage dans les staphylococcies cutanées récidivantes 2 à 3 appl./j	15 g (cr. ou pom. 2 %)	2,30	I	30 %	0,15

PROPRIÉTÉS

Antibiotiques à usage local, ayant une action antistaphylococcique et sur de nombreux autres germes en raison des concentrations élevées (bactéricides) obtenues *in situ*.

INDICATIONS

Éradication du portage nasal de staphylocoque doré dans les staphylococcies récidivantes (pour ***FUCIDINE*** uniquement, pas pour ***MUPIDERM*** selon les mentions du *Vidal* et l'AMM).

Traitement des dermatoses cutanées infectieuses (impétigo, folliculite bactérienne, etc.).

CONTRE-INDICATIONS

Hypersensibilité à l'un des constituants.

Application sur les yeux, et sur les seins chez la femme qui allaite.

Ne pas utiliser ***MUPIDERM*** sur la muqueuse nasale (***BACTROBAN*** est réservé pour cette indication en milieu hospitalier).

PRÉCAUTIONS D'EMPLOI

Risques d'émergence de souches résistantes.

Ne pas utiliser la **mupirocine** sur de grandes surfaces (< 20 %).

EFFETS INDÉSIRABLES

Cf. Précautions d'emploi.

INFECTIONS CUTANÉES BACTÉRIENNES (2) – ÉRYSIPÈLE (1)

Infection cutanée dermo-hypodermique due, dans sa forme typique, à un streptocoque bêta-hémolytique du groupe A ; d'autres germes (streptocoques d'autres groupes G, B ou C, staphylocoque doré, bactéries Gram négatif, entérobactéries) peuvent être responsables de dermo-hypodermites bactériennes prenant l'aspect d'un érysipèle.

Le traitement de l'érysipèle a fait l'objet d'une **conférence de consensus** en 2000.

Les facteurs de risque sont le lymphœdème, les œdèmes des membres inférieurs, l'insuffisance veineuse et le surpoids.

La porte d'entrée est le plus souvent un intertrigo interorteil (66 %) ou un ulcère (14 %).

L'hospitalisation est de rigueur si un traitement IV ou une surveillance rapprochée paraissent nécessaires, en cas de doute diagnostique, de signes généraux importants ou sur un terrain fragile avec comorbidités (diabète, sujet âgé, etc.). Dans les autres cas, un traitement ambulatoire est suffisant mais il faut revoir le patient à J15 pour contrôler la guérison.

Mise en condition du patient

- Hospitalisation en milieu médical.
- Repos au lit.
- Mise en place d'un arceau pour éviter le contact douloureux de la peau avec les draps.
- Voie veineuse périphérique.

Antibiothérapie [1]

Forme typique

En première intention, on propose de la ***PÉNICILLINE G*** par voie IV : posologie adaptée au poids : 200 000 UI/kg/j (ex : 60 kg = 12 MUI /j) ou **amoxicilline** 1 g à 1,5 g x 3/j.

Relais *per os* après 48 h d'apyrexie (5 à 10 j) par **pénicilline V** (***ORACILLINE***) : 4 à 6 MUI/j ou par **amoxicilline** 1 à 2 g x 3/j pour une durée totale de 15 j à 3 sem.

En cas d'allergie à la **pénicilline**, on prescrira une **synergystine** : **pristinamycine** (***PYOSTACINE***) : 3 g /j pour une durée totale de 15 j à 3 sem. Sa mauvaise tolérance digestive limite son intérêt en première intention. Les **macrolides** sont moins utilisés car il y a des résistances.

Doute sur l'origine streptococcique

Dans les cas où l'érisypèle ne réalise pas la forme typique (grosse jambe rouge aiguë fébrile), ou en cas d'**échec** du traitement de 1re intention : l'origine streptococcique peut être remise en cause et une autre antibiothérapie doit être prescrite. Les situations principales sont : sujet jeune, maladie générale notamment diabète avec mal perforant plantaire, ulcère de jambe, etc.

En cas de doute sur l'origine streptococcique, le spectre antibiotique doit être élargi, surtout pour lutter contre le **staphylocoque doré**.

Le traitement de 2e intention repose sur : **amoxicilline + acide clavulanique** (***AUGMENTIN***) : 1 g IV lente x 3/j et relais *per os* à la même dose pour une durée totale de 3 sem. ou une **pénicilline M** ou une **cépahlosporine**.

ANTIBIOTIQUES LOCAUX (2)

Sulfadiazine argentique

FLAMMAZINE					
1 appl./j	50 g (cr. 1 %) 500 g (cr. 1 %)	3,14 HOP	I I	15 %	0,06

Sulfadiazine argentique + nitrate de cérium

FLAMMACÉRIUM					
1 appl./j pendant 1 sem. puis tous les 2-3 j	500 g (cr. 1 % stérile)	HOP	I		

PROPRIÉTÉS

Sulfadiazine : sulfamide bactériostatique.
Argent : pouvoir bactéricide.

MICROBIOLOGIE

Gram (-) tels que *Pseudomonas aeruginosa, Aerobacter aerogenes, Klebsiella pneumoniae. Staphylococcus aureus.*

INDICATIONS

FLAMMAZINE : infections cutanées bactériennes, plaies infectées et brûlures.
FLAMMACÉRIUM : brûlures étendues avec lésions profondes.

CONTRE-INDICATIONS

Sensibilisation connue aux sulfamides.
Nouveau-né, prématuré, fin de gestation (3e trim.), allaitement (risque d'ictère nucléaire du nouveau-né).

PRÉCAUTIONS D'EMPLOI

Déficit en G6PD : risque d'hémolyse.

INTERACTIONS MÉDICAMENTEUSES

Anticoagulants oraux : nombreux cas rapportés d'augmentation de leur activité, déséquilibre de l'INR.

Chlortétracycline

AUREOMYCINE					
1 appl. x 2 à 3/j pendant 8 j	application 3 %		I	NR	

PROPRIÉTÉS

Antibactérien de la famille des cyclines, actif notamment sur staphylocoque et streptocoque.

INDICATIONS

Infections de la peau en traitement local d'appoint en association ou non à une antibiothérapie par voie orale.

CONTRE-INDICATIONS

Infection mammaire en cas d'allaitement.

PRÉCAUTIONS D'EMPLOI

Éviter l'exposition solaire pendant la durée du traitement.
Traitement non adapté si lésions suintantes, macérées ou sur les plis.

EFFETS INDÉSIRABLES

Réactions cutanées allergiques locales.

INFECTIONS CUTANÉES BACTÉRIENNES (3) – ÉRYSIPÈLE (2)

Mesures associées [1]

- Traitement de la porte d'entrée cutanée : soins d'ulcères, de plaies, d'intertrigo interorteil, etc. : indispensable ++.
Ex : antisepsie de plaies cutanées par éraflures par **chlorhexidine**. Ex : ***DIASEPTYL*** x 2/j pendant 1 sem.
- Anticoagulation préventive **seulement** s'il existe des facteurs de risque de thrombose veineuse associés.
Ex : ***LOVENOX*** 0,2 mL SC x 1/j jusqu'à amélioration des signes inflammatoires et reprise normale de la marche.
- Éventuellement lever précoce et contention veineuse (non évalués).
- **Vaccination antitétanique** à jour.
- **Paracétamol** en cas de fièvre ou douleur ; pas d'**AINS ++** ; si le patient est sous **AINS** ou **corticoïde** au long cours : on les continue.
- On réalisera un **écho-Doppler** veineux uniquement en cas de doute sur une phlébite.

Prévention des récidives [1]

Quel qu'en soit le siège, **l'érysipèle récidive souvent** (30 % dans les 3 mois, du fait de la persistance de facteurs favorisants locaux, comme une insuffisance veineuse, un lymphœdème ou des plaies).

On effectue alors un traitement énergique de l'insuffisance veineuse ou du lymphœdème par contention des membres inférieurs **et** un traitement rapide de tout intertrigo interorteil ou de tout ulcère.

Une antibiothérapie au long cours est souvent nécessaire.

Ex : ***ORACILLINE*** 2 à 4 MU/j en 2 prises, au long cours ou **macrolide** si allergie à la **pénicilline**.

> Le traitement de l'érysipèle de la face est identique à l'exception de l'anticoagulation préventive qui est inutile.

INFECTIONS CUTANÉES BACTÉRIENNES (4) – FURONCLES – ANTHRAX

Définitions

Furoncles

Ce sont des folliculites profondes à staphylocoque doré atteignant préférentiellement l'adolescent et l'adulte jeune.

Anthrax

C'est un agglomérat de furoncles, réalisant un placard inflammatoire avec des signes généraux fréquents.

Traitement

> L'hospitalisation est indiquée en cas de fièvre.

Traitement local

- Ne pas manipuler.
- Antisepsie locale. Ex : **chlorhexidine** (***BISEPTINE***) sur les lésions x 1 à 2/j, ou toilette avec ***SEPTIVON*** x 1 à 2/j.
- Ou antiseptique à pénétration profonde, **hexamidine** (***HEXOMÉDINE TRANSCUTANÉE***) appliquée pendant 10 à 20 min sur la lésion x 1 à 2/j, 5 à 10 j.
- Hygiène correcte fondamentale, avec lavage fréquent des mains, couper et brosser les ongles, linge de toilette personnel.
- Antibiothérapie locale dans les **gîtes microbiens** réservoirs de staphylocoque (nez, anus, conduits auditifs externes, ombilic), en cas de furoncles récidivants (furonculose) ++. Ex : **mupirocine**, ***BACTROBAN*** pommade intranasale : 2 appl./j pendant 5 j.

Traitement général

Il est indiqué en cas de furoncle médiofacial, furoncles multiples, extensifs, de furonculose ou de lymphangite associée : antibiotique antistaphylococcique. Ex : **acide fusidique** (***FUCIDINE***) 250 mg : 2 cp. x 2/j pendant 15 j ou **pristinamycine** (***PYOSTACINE***) 500 mg : 2 g/j pendant 15 j.
En cas de furonculose, on recherchera un **diabète** associé, une prise de **corticoïdes** au long cours, un contage familial.

INFECTIONS CUTANÉES BACTÉRIENNES (5) – ÉRYTHRASMA

Infection bactérienne due à *Corynebacterium minutissimum*, localisée préférentiellement à la face interne des cuisses et dans les grands plis, réalisant un intertrigo.

Traitement local

Imidazolé ou **macrolide** local : **isoconazole** (***FAZOL***) : 2 appl./j pendant 15 à 21 j, ou **érythromycine** (***ERYFLUID***) lotion 4 % idem.

Traitement général

Associé au traitement local pour éviter les fréquentes récidives, **macrolide**, **josamycine** (***JOSACINE***) : 1 g x 2/j pendant 10 j.

CONSENSUS

[1] Érysipèle et fasciite nécrosante : prise en charge, *SPILF et SFD*, 2000.

INTERTRIGO (1)

Les plis sont le siège d'une augmentation de température, d'humidité, d'une élévation du pH et d'obscurité. Il existe une augmentation du niveau moyen de colonisation bactérienne avec présence habituelle de grandes quantités de staphylocoques dorés et *epidermidis*, de BG- (*Acinetobacter*), et de levures (*Candida albicans*).

La plupart des intertrigos des grands plis ont **plusieurs causes** intriquées : macération, irritation, prolifération bactérienne, mycose, voire sensibilisation secondaire à l'application de topiques.

En dehors des principales causes (irritation, bactéries, mycoses, psoriasis, eczéma), il existe des causes rares (pemphigus, carence en zinc, histiocytose, Darier, syphilis).

À bannir : prescription de topiques gras, de solutions « tout en 1 » type ***PEVISONE***.

À faire : supprimer les facteurs favorisants, sécher, limiter les topiques, désinfecter avec des gels antiseptiques à la **chlorexidine** et appliquer un topique **imidazolé** en crème ou émulsion (lait).

Intertrigo à dermatophytes des grands plis (plis inguinaux +++)

Homme davantage atteint que femme et enfant ; atteinte unilatérale possible ; placard qui débute à la face interne des cuisses puis d'extension centrifuge avec éclaircissement central, rouge brun, squameux et bordure active squameuse, inflammatoire.

- Antisepsie, séchage +++ et **imidazolé** local appliqué 1 ou 2 fois/j selon la molécule utilisée. Ex : **chlorexidine** (***CYTÉAL*** gel) pour la toilette x 1/j pendant 7 j et **bifonazole** (**AMYCOR** crème) x 1/j pendant 15 j ou **isoconazole** (***FAZOL*** émulsion) x 2/j pendant 15 j.
- Éventuellement s'aider du sèche-cheveux pour bien sécher les plis après la toilette.
- Linge de toilette lavé en machine.
- Éviter les vêtements et sous-vêtements trop serrés.

Intertrigo à dermatophytes des petits plis (pied d'athlète)

- Savon antiseptique, séchage +++ et **imidazolé** local x 1 à 2/j, comme ci-dessus.
- Traiter *tous les espaces interdigitaux des 2 côtés*, chaussettes changées tous les jours et lavées en machine, éviter les chaussures très fermées, notamment les baskets ou les bottes, séchage fondamental après la toilette +++.
- Appliquer **éconazole** (***PEVARYL***) poudre dans toutes les chaussures fermées habituellement portés, x 2/sem. pendant 1 mois.

Intertrigo à *Candida* (*cf.* Mycoses cutanées et muqueuses)

- Facteurs favorisants (grossesse, diabète, immunodépression, antibiothérapie, etc.), pustulettes en périphérie.
- Toilette locale avec un savon **antiseptique**, séchage puis **imidazolé** local. Ex : **chlorexidine** (***CYTÉAL*** solution lavante) pour la toilette x 1/j puis **fenticonazole**, ***LOMEXIN*** crème x 1/j pendant 15 j.

INTERTRIGO (2)

Érythrasma

Plaque face interne cuisse, couleur chamois, bien limitée, rouge pourpre en lumière de Wood.

Traitement local

Imidazolé ou **macrolide** local : **oxiconazole**, ***FONX*** crème 1 appl./j pendant 15 à 21 j, ou **érythromycine**, ***ERYFLUID*** lotion 4 %, 2 appl./j pendant 15 à 21 j.

Traitement général

Associé au traitement local pour éviter les fréquentes récidives, **macrolide (érythromycine)** : 1 g/j pendant 10 j.

Autres intertrigos bactériens (staphylocoques, streptocoques, plus rarement bacilles Gram-)

- Recherche et traitement de facteurs favorisants (mauvaise hygiène, diabète, microtraumatismes locaux, mycose sous-jacente).
- Toilette antiseptique, séchage +++, **antibiotique local**. Ex : **sulfadiazine argentique**, ***FLAMMAZINE*** crème 1 appl. matin et soir pendant 10 j.

Dermite irritative et psoriasis

Ce sont les principales causes d'intertrigos.

- Arrêt des facteurs locaux favorisants (frottements, topiques, cosmétiques, lessives et adoucissants mal rincés).
- Séchage et **dermocorticoïdes**.

Ex : savon doux puis séchage et ***LOCOÏD*** émulsion fluide: x 1 /j jusqu'à disparition des lésions et relais par ***CYTELIUM A-DERMA spray***.

Eczémas

- Arrêt d'un facteur contact.
- Séchage et **dermocorticoïde**. Ex : ***LOCOÏD*** émulsion fluide : x 1/j jusqu'à disparition des lésions.
- Hydratation quotidienne en relais du **dermocorticoïde** (***LIPIKAR*** après la toilette) et toilette avec un pain surgras (***A-DERMA***) ou un surgras liquide (***AVÈNE GEL COLD CREAM***).

LUCITE ESTIVALE BÉNIGNE

Éruption érythémato-papuleuse, très prurigineuse, idiopathique déclenchée par le soleil, sur les zones photo-exposées, sauf paradoxalement le visage (bras, mains, décolleté). Les lésions apparaissent au début de l'été et sont monomorphes pour chaque patient. L'éruption diminue spontanément en 7 à 10 j car on observe une tolérance progressive au soleil. Elle récidive tous les étés. On différenciera la lucite estivale de la lucite polymorphe, du lupus érythémateux, d'un eczéma ou d'une urticaire.

> L'objectif du traitement est l'acquisition d'une tolérance par une **exposition progressive** au soleil.

Traitement préventif en première intention

Photoprotection

Les UVB sont responsables des *coups de soleil* et de la fabrication de *mélanine* pour défendre la peau contre le soleil.
Les UVA sont eux responsables de *dommages oxydatifs* qui entraînent le vieillissement cutané, les cancers (carcinomes, mélanomes) et parfois les lucites.
La photoprotection permet donc de limiter le passage des UV dans la peau et l'apparition des lésions de lucite estival bénigne.

► *Mesures générales de photoprotection*

- Éviction solaire entre 12 et 16 h.
- Port de vêtements protecteurs, lunettes, chapeaux, etc.

► *Crèmes solaires*

- Elles doivent avoir de préférence un indice **UVA élevé**. Il faut un indice de protection UVA supérieur à 1/3 de l'indice de protection UVB (ou coefficient UVB/UVA < 3) : si c'est le cas, la mention UVA est entourée sur le tube.
- On les applique sur les zones découvertes, très régulièrement et notamment après chaque bain de mer, en cas de transpiration excessive, etc.

Antioxydants

Ils peuvent neutraliser les radicaux libres formés par les UV et limiter les dégats cellulaires.

Ils en existent plusieurs : **vitamine E**, **vitamine C**, **bêtacarotène**, **nicotinamide ou B3**, etc. On les trouve dans les fruits et légumes de saison ou plus dosés dans des **compléments alimentaires** qui en associent plusieurs. Ces traitements préventifs sont à débuter 15 j à 1 mois avant l'exposition solaire et à poursuivre si possible pendant les 2 premières sem. du séjour au soleil ou au mieux tout le séjour.
Ex : ***PHOTODERM ORAL*** : 2 cp./j en 1 prise, ***OXELIO*** : 1 cp. /j.

Traitement préventif en deuxième intention

Acide para-aminobenzoïque

L'**acide para amino-benzoïque**, ***PARAMINAN*** 500, est très efficace chez certains patients à la dose de 2 cp. matin et soir à débuter les 15 j précédant l'exposition et à poursuivre jusqu'à obtention d'un bronzage.

Antipaludéens de synthèse

On utilise l'**hydroxychloroquine** (***PLAQUENIL*** ou ***NIVAQUINE***) qui est très efficace. On la prescrit à la dose de 2 à 3 cp./j, à débuter 7 j avant le départ et à poursuivre les 15 premiers j de l'exposition. On cherche la dose minimale efficace.
Aucun suivi biologique ou ophtalmologique n'est nécessaire du fait de la courte de durée du traitement.

Photothérapie préventive UVB/UVA

Photothérapies PUVA ou UVB TLO1 dans les cas résistants, après explication du caractère carcinogène des UV. Le rapport bénéfice/risque doit être discuté avec le patient. Prise en charge par la sécurité sociale.

Traitement curatif

En cas d'apparition de lésions malgré le traitement préventif, on prescrira au patient un traitement symptomatique du prurit :
– des **antihistaminiques** ;
– et éventuellement des **dermocorticoïdes de classe III**.

ANTIPHOTOSENSIBILISANTS

Acide para-aminobenzoïque

PARAMINAN					
Prévention des photodermatoses, notamment de la lucite estivale bénigne : 6 cp./j 15 j avant le départ puis 4 cp./j pendant la durée du séjour jusqu'au bronzage	120 cp. 500 mg			NR	
PABASUN					
Idem ***PARAMINAN***	60 cp. 500 mg			NR	

Hydroxychloroquine

NIVAQUINE					
Prévention de la lucite estivale : 2 à 3 cp./j 7 j avant exposition puis 2 à 3 cp./j pendant 15 j	20 cp. 100 mg	2,18	II	65 %	0,11
PLAQUENIL					
idem ***NIVAQUINE***	30 cp. 200 mg	4,55	II	65 %	0,15

PROPRIÉTÉS

Protecteurs des réactions de photosensibilité.

INDICATIONS

Prévention des photodermatoses, notamment de la lucite estivale bénigne.

CONTRE-INDICATIONS

Pour les caroténoïdes :

- **grossesse** ;
- **allaitement**.

Rétinopathie, glaucome, hypervitaminose A.

Hypersensibilité aux substances du groupe para (anesthésiques locaux, conservateurs et colorants).

PRÉCAUTIONS D'EMPLOI

Contrôle ophtalmologique nécessaire dans les utilisations prolongées (> 2 mois/an) pour les **antipaludéens** de synthèse.

Ces médicaments ne protègent en rien des effets carcinogènes du soleil et seront toujours associés à une photoprotection externe maximum (indice 50+ pour les UVB et bonne protection UVA type ***PHOTODERM MAX 50+***, ***ANTHÉLIOS 50+***, ***AVÈNE 50+***).

EFFETS INDÉSIRABLES

Pour les caroténoïdes :

- Coloration orangée de la peau, des selles et des larmes.
- Troubles digestifs transitoires.
- Rétinopathies.

Pour l'acide para-aminobenzoïque : possibles réactions allergiques chez les sujets sensibilisés aux substances du groupe para.

INTERACTIONS MÉDICAMENTEUSES

Pour les caroténoïdes : ne pas associer à la vitamine A (risque d'hypertension intracrânienne).

INFECTIONS SEXUELLEMENT TRANSMISSIBLES (1)

Définition

Les infections sexuellement transmissibles (IST) sont des maladies infectieuses transmises par voie sexuelle, localisées ou généralisées. La pathologie VIH et l'hépatite B sont envisagées dans d'autres chapitres (*cf.* Sida, Hépatites).

Mesures générales à toutes les IST

- Rechercher les autres IST possiblement associées (prélèvements bactériologiques locaux et sérologies syphilis, VIH, hépatite B, hépatite C).
- Rechercher et traiter le ou les partenaires sexuels.
- Contrôle clinique en fin de traitement et microbiologique si les symptômes persistent.
- Informer sur les risques liés aux IST (cancers du col de l'utérus dus aux HPV (*Papillomavirus*), transmission de maladies graves : VIH et hépatite B, 1re cause de stérilité tubaire : *Chlamydia trachomatis*).
- Abstention ou rapports sexuels protégés pendant 7 j après un traitement en dose unique, ou jusqu'à la fin d'un traitement en plusieurs prises et jusqu'à disparition des symptômes.

4 IST à déclaration obligatoire (lois 1942 et 1948)

- Syphilis
- Gonococcie
- Chancre mou
- Maladie de Nicolas-Favre

Conduite à tenir devant une urétrite avec écoulement

- Écouvillonnage avec un écouvillon en coton pour examen direct à l'état frais (au microscope normal et à fond noir) et frottis coloré sur lame.
- Second écouvillonnage pour cultures (gonocoques et germes banaux).
- Prélèvement endo-urétral à l'écouvillon en plastique, placé ensuite dans un milieu de transport pour culture de *Chlamydia trachomatis* (+ éventuelle PCR *Chlamydia* et *Mycoplasma genitalium*).
- Mise en culture du premier jet d'urine (+ éventuelle PCR *Chlamydia*).
- Sérologies VIH, hépatite B, syphilis.

INFECTIONS SEXUELLEMENT TRANSMISSIBLES (2)

Syphilis

Le traitement est obligatoire (recours aux forces de l'ordre si besoin).

Syphilis I, II et latente < 1 an

On peut utiliser :

• soit la pénicilline G retard italienne, ***SIGMACILLINA***, qui est disponible transitoirement, uniquement dans les pharmacies hospitalières ;

• soit les alternatives qui, avant janvier 2014, étaient utilisées en 2e intention et réservées aux allergies ou aux contre-indications aux **pénicillines** :

– **doxycycline** (***VIBRAMICINE N***) 100 mg x 2/j *per os* pendant 14 j ;

– **azithromycine** (***ZITHROMAX***) : 2 g en une prise unique (**si allergie aux cyclines**).

Syphilis latente > 1 an ou impossible à dater et syphilis III

Prévention de la réaction d'Herxheimer par **prednisone** (***CORTANCYL***) 1/2 mg/kg/j la veille et les 3 premiers j du traitement antibiotique.

En cas de neurosyphilis, de syphilis oculaire, syphilis ancienne : **doxycycline** 200 mg/j pendant 28 j.

Syphilis chez la femme enceinte

Ceftriaxone (***ROCÉPHINE***) 1 g IM/j pendant 8 à 10 j.

Résultat

• Dans tous les cas, une surveillance sérologique à 3, 6, 12 et 24 mois est nécessaire jusqu'à la négativation du VDRL ++.

• En cas de neurosyphilis, une surveillance du liquide céphalorachidien, tous les 6 mois jusqu'à normalisation, doit être faite.

INFECTIONS SEXUELLEMENT TRANSMISSIBLES (3)

Chancre mou

► *Traitement minute*

- **Ciprofloxacine**, ex : ***CIFLOX*** 500 mg *per os* en une dose unique.
- **Azithromycine**, ex : ***ZITHROMAX*** 1 g *per os* en une dose unique.

► *Macrolide*

Érythromycine (***ÉRYTHROCINE***) 500 mg x 3/j pendant 7 j.

► *Traitement injectable*

Ceftriaxone (***ROCÉPHINE***) : 250 mg IM en dose unique.

Gonococcie

Forme non compliquée (urétrite, endocervicite, rectite, atteinte oropharyngée)

On pratique un traitement minute qui doit être associé à un traitement de *Chlamydia trachomatis.*

De nombreux gnocoques présentent des résistances à la **pénicilline** (21 %), aux **cyclines** (18 %) et aux **fluoroquinolones** (40 %).

► *Traitement de première intention*

Il repose sur une **céphalosporine de 3e génération injectable**, **ceftriaxone** (***ROCÉPHINE***) : 500 mg en IM en dose unique ; ce traitement diffuse dans les éventuelles localisations oropharyngées associées.

► *En cas d'allergie aux bétalactamines*

On utilise un **aminoside**, la **spectinomycine** (***TROBICINE***) : 2 g IM en dose unique (mais ne diffuse pas dans l'oropharynx).

► *En cas de refus ou d'impossibilité d'administrer un traitement par voie parentérale*

On utilise une **céphalosporine de 3e génération orale**. Ex : **céfixime**, ***OROKEN*** : 400 mg en une prise orale unique.

► *Association impérative d'un traitement anti-Chlamydia*

- **Azithromycine** : 1 g en monodose.
- Ou **doxycycline** : 200 mg/j en 2 prises par voie orale pendant 7 j.

► *Grossesse - Allaitement*

Ceftriaxone 500 mg IM 1 dose.

Formes compliquées (formes disséminées, salpingite)

Hospitalisation, **céfotaxime** : 1 g/8 h IV lente pendant 10 j.

Infections à *Chlamydia trachomatis*

Insistons sur l'importance du dépistage et du traitement de *Chlamydia trachomatis* en raison des redoutables complications d'une infection chronique cliniquement muette, en effet *C. trachomatis* **est responsable de 80 % des stérilités tubaires et de 50 % des grossesses extra-utérines** en France. Ex :

– **tétracyclines**, **doxycycline** (***VIBRAMYCINE N***) 100 mg x 2/j pendant 7 j ;

– ou **macrolides**, **azithromycine** (***ZITHROMAX***) : 1 g *per os* en dose unique (coût élevé +++) : à utiliser en cas de **doute sur l'observance** du traitement par la **doxycycline.**

Grossesse – Allaitement : **érythromycine** 500 mg x 4/j pendant 7 j ou en cas d'effets secondaires digestifs : **amoxicilline** 500 mg x 3/j pendant 7 j.

Enfant < 45 kg, nouveau-né : **érythromycine** 50 mg/kg/j en 4 prises/j pendant 10 à 14 j.

Chez la femme, on peut proposer, un mois après le traitement de l'IST, un **prélèvement de contrôle** et une **sérologie** : si elle est positive en IgG, il faut rechercher une infection haute et redonner un traitement de 3 sem. de **doxycycline**.

INFECTIONS SEXUELLEMENT TRANSMISSIBLES (4)

Infections à mycoplasmes

Ureaplasma urealyticum est un hôte normal des muqueuses génitales. Il ne doit plus être recherché ni traité sauf cas exceptionnel. Traitement identique à celui de *Chlamydia*.

Trichomonase

- **Métronidazole** (***FLAGYL***) : 2 g en dose unique ou 500 mg x 2/j pendant 7 j, associé à ***FLAGYL*** ovule : 1 ovule le soir pendant 10 j.
- En cas de grossesse, traitement local par ***FLAGYL*** : 1 ovule x 2/j pendant 10 j.

Urétrite non gonococcique

Idem *Chlamydia*.

Urétrite persistante ou récurrente

Érythromycine 500 mg x 4/j pendant 14 j + **métronidazole** 2 g en 1 prise ou 400 mg x 2/j pendant 5 j.

Herpès génital [1]

Primo-infection

- **Valaciclovir** (***ZELITREX***) : 1 cp. à 500 mg x 2/j, pendant 10 j.

Récurrences

► *Épisodes prolongés, douloureux*

- Faire l'ordonnance par anticipation pour 6 mois.
- Commencer le traitement dès les premiers signes : ***ZELITREX*** 500 mg x 2/j, pendant 5 j.

► *Récurrences > 6/an*

Il y a indication à un traitement au long cours.

Ex : ***ZELITREX*** 500 mg/j en 1 à 2 prises pendant 6 à 12 mois et réévaluation.

Lymphogranulomatose vénérienne (maladie de Nicolas-Favre)

Tétracyclines. Ex : **doxycycline** : 1 cp. à 100 mg x 2/j pendant 21 j (traitement long).

Donovanose

Doxycycline : ***TOLEXINE*** 100 mg x 2/j pendant 7 j ou **macrolide** en traitement minute : **azithromycine**, ex : ***ZITHROMAX***, 1 g en une prise unique.

INFECTIONS SEXUELLEMENT TRANSMISSIBLES (5)

Infections à *Papillomavirus* (HPV)

Insistons sur le rôle carcinogène de certains HPV chez la femme (cancer du col utérin).
Différents traitements sont envisageables, dépendant des habitudes de chacun, du nombre et de la localisation des lésions.

Bilan préthérapeutique

On effectue parfois un test à l'acide acétique 5 % avant le traitement (entraîne un blanchiment des lésions qui sont ainsi plus visibles).
Le frottis cervical et la colposcopie (avec tests à l'acide acétique et au lugol ± biopsies) sont systématiques chez la femme.
L'examen des premiers centimètres de l'urètre chez l'homme est nécessaire en cas de lésions méatiques.
Anuscopie systématique en cas de lésions anales.

Traitements [1]

► *Imiquimod*

Imiquimod 5 % crème (***ALDARA***) : à appliquer au coucher, x 3/sem., en couche fine sur les lésions et en débordant autour, jusqu'à disparition des lésions, max 16 sem. Laver à l'eau et au savon le lendemain matin.
Le problème est la **tolérance** : prescrire ***FLAMMAZINE*** crème ou une crème cicatrisante le matin et les soirs sans ***ALDARA***.

► *Cryothérapie*

Elle peut être pratiquée quand le nombre de lésions ne dépasse pas 35 à 40.
Application d'azote liquide toutes les 3 à 4 sem., jusqu'à la guérison.
La meilleure indication est le traitement des localisations **cutanées** vulvaires, périnéales et périanales.

► *Podophylline et podophyllotoxine*

Le patient doit être discipliné pour profiter de ce traitement. Il est surtout indiqué lorsque les lésions sont nombreuses : **podophyllotoxine** en solution (***CONDYLINE***) : réservé à l'homme car coule, x 2/j, 3 j/sem. à répéter si besoin (maximum 5 sem.).

► *5 fluoro-uracile*

EFUDIX crème, à réserver aux formes diffuses vulvaires et anales chez la femme, à appliquer le soir x 2 à 3/sem. ; laisser agir toute la nuit et rincer abondamment le matin ; possibilité d'irritation locale +++.

► *Électrocoagulation et laser CO_2*

C'est le traitement de choix des formes résistantes aux topiques et à l'azote liquide ou aux formes diffuses, multifocales.
À réaliser sous anesthésie locale, voire générale pour les formes diffuses notamment anale et génitale chez la femme.
À noter l'intérêt d'une circoncision en cas de condylomes profus et récidivants chez l'homme notamment VIH+.

Prévention

- Utilisation du préservatif lors de l'apparition des condylomes.
- Il n'existe pas de traitement efficace pour éviter les récidives, qui sont fonction de l'état imunitaire du patient.
- Frottis cervical annuel chez la femme.
- Vaccination préventive (***GARDASIL***) [2] : il existe un vaccin contre 4 *Papillomavirus* oncogènes (HPV 6, 11, 16, 18) indiqué pour la prévention des dysplasies de haut grade et les cancers du col de l'utérus ainsi que les verrues génitales externes dues à ces virus. Le schéma recommandé est de 3 injections (0, 2 et 6 mois). L'indication est fondée sur la démonstration de l'efficacité du vaccin chez les femmes de 16 à 26 ans et sur l'immunogénicité (la fabrication d'anticorps spécifiques après vaccination) chez les enfants et adolescents de 9 à 15 ans, pour empêcher le primo-infection.

CONSENSUS

[1] Prise en charge de l'herpès cutanéo-muqueux chez le sujet immunocompétent (manifestations oculaires exclues), *SFD et Anaes*, 2001.
[2] Avis du Comité technique des vaccinations et du Conseil supérieur d'hygiène publique de France relatif à la vaccination contre les papillomavirus humains 6, 11, 16 et 18, *DGS*, 2007.

IMMUNOMODULATEUR

Imiquimod

ALDARA					
3 appl./sem. au coucher : contact de 6 à 10 h Applications poursuivies jusqu'à disparition ; pour 16 sem. max	12 sach. crème 5 % usage unique	59,27	I	65 %	4,94

PROPRIÉTÉS

Cytokine immunomodulatrice.

Induction de synthèse d'interféron alpha par les cellules immunitaires répondeuses.

INDICATIONS

Traitement local des verrues génitales et périanales externes de l'adulte (condylomes).

Traitement des petits carcinomes basocellulaires superficiels.

CONTRE-INDICATIONS

Hypersensibilité à l'un des composants.

PRÉCAUTIONS D'EMPLOI

- Applications déconseillées sur les lésions du prépuce chez les patients non circoncis.
- Verrues génitales ou anales internes : pas d'étude d'évaluation.
- Pas d'occlusion par pansement.
- Pas d'application sur peau lésée (ex : après cryothérapie).
- Enlever la crème avant un rapport sexuel (elle fragilise les moyens contraceptifs ou de protection locaux).
- Grossesse et allaitement : aucune information disponible.

EFFETS INDÉSIRABLES

Réactions cutanées locales.

INTERACTIONS MÉDICAMENTEUSES

Non étudiées avec les **immunosuppresseurs** : prudence chez les greffés.

MYCOSES CUTANÉES ET MUQUEUSES (1) – CANDIDOSES CUTANÉES ET MUQUEUSES (1)

Infections provoquées par des levures du genre *Candida*, en pratique par *Candida albicans*.

Facteurs favorisants

Locaux :
- macération ;
- sécheresse buccale (syndrome sec, médicaments anticholinergiques, séquelles de radiothérapie) ;
- prothèse dentaire.

Généraux :
- grossesse, hormones (**progestérone** +++) ;
- diabète mal contrôlé ;
- immunosuppression (VIH+).

Médicamenteux :
- **antibiotiques** ;
- **œstroprogestatifs** ;
- **corticoïdes** ;
- **immunosuppresseurs**.

Mesures non spécifiques

- Recherche et traitement d'un ou plusieurs facteurs favorisants.
- Prélèvement mycologique préalable au traitement.

Traitement spécifique

Candidose des plis (intertrigo à *Candida albicans*)

Le traitement repose sur un **imidazolé** local. On peut réaliser 3 à 5 j de toilette avec un **antiseptique** si les lésions sont très suintantes. Ex : toilette avec **chlorhexidine**, ***CYTÉAL*** solution x 1/j si suintant puis **oxiconazole**, ***FONX*** crème x 1/j, pendant 15 à 21 j.

Candidose buccale

- Brossage d'une éventuelle prothèse dentaire avec la suspension buvable d'**amphotéricine** (***FUNGIZONE***).
- Bains de bouche avec de l'eau bicarbonatée (**bicarbonate de sodium** à 14 ‰) x 2 à 3/j.
- **Apmphotéricine B**, ***FUNGIZONE*** suspension buvable, 1,5 à 2 g/j (soit 1 càc de 500 mg en 2 à 3 prises) à distance des repas à laisser au contact de la muqueuse buccale quelques minutes (gargarisme) avant d'avaler : on avale la ***FUNGIZONE*** pour décontaminer le tube digestif ++.
- Le traitement dure pendant 2 à 3 sem. même si les lésions buccales disparaissent avant, pour bien décontaminer le tube digestif.
- En cas d'échec, on remplacera par **fluconazole** (***TRIFLUCAN***) 50 mg : 1 gél./j pendant 7 à 14 j.
- Chez l'immunodéprimé ou en cas de candidose œsophagienne associée : **fluconazole** (***TRIFLUCAN***) : 100 mg/j, pendant 7 à 21 j, en fonction de la réponse clinique.

Perlèche

La perlèche est l'infection des commissures des lèvres, uni ou bilatérale, à *Candida albicans*. Son traitement associe le traitement de la candidose buccale et l'application d'un topique **imidazolé** sur les lésions. Ex : ***FUNGIZONE*** susp. buv. 500 mg : 2 càc matin et soir pendant 14 j et **bifonazole**, ***AMYCOR*** crème : 1 appl./j jusqu'à disparition des lésions (7 à 21 j).

ANTIFONGIQUES LOCAUX (1) – ANTIFONGIQUES AZOLÉS (1)

Bifonazole

AMYCOR					
Mycoses cutanées et muqueuses à dermatophytes et à *Candida*, érythrasma, pityriasis versicolor : 1 à 2 appl./j pendant 2 à 3 sem.	15 g (crème 1 %) 15 mL (spray 1 %) 15 g (fl. pdre 1 %)	3,91 3,76 3,91	I I I	30 % 30 % 30 %	0,26 0,25 0,26

Oxiconazole

FONX					
Idem **AMYCOR**	15 g (crème 1 %) 15 mL (spray 1 %) 15 g (fl. pdre 1 %)	3,12 3,12 3,12	I I I	30 % 30 % 30 %	0,21 0,21 0,21

Fenticonazole

LOMEXIN					
Idem **AMYCOR**	15 g (crème 2 %) 30 g (crème 2 %)	2,69	I	30 % NR	0,18

Omoconazole

FONGAMIL					
Idem **AMYCOR**	15 g (crème 1 %) 30 g (spray 1 %) 20 g (fl. pdre 1 %)	2,99 3,58	I I I	30 % 15 % NR	0,20 0,12

Miconazole

DAKTARIN					
Idem **AMYCOR**	12 c-mes. (gel buccal) 2 % 30 g (fl. pdre 2 %)	4,50 8,14	I I	65 % 65 %	0,38 0,27
LORAMYC					
Pycoses oropharyngées : 1 cp. muco-adhésif x 1/j pdt 7 à 14 j	14 cp. 50 mg	69,62	I	65 %	4,97

Isoconazole

FAZOL					
idem **AMYCOR**	30 g (crème 2 %) 30 g (1 fl. émuls. 2 %)	3,81 3,62	I I	30 % 30 %	0,13 0,12

Sertaconazole

MONAZOL					
Idem **AMYCOR**	15 g (crème 2 %)	2,81		30 %	0,19

MYCOSES CUTANÉES ET MUQUEUSES (2) – CANDIDOSES CUTANÉES ET MUQUEUSES (2)

Candidose vaginale

• Ne pas utiliser de tampons périodiques.

• Changement **obligatoire** du stérilet, qui devient un corps étranger infecté, source de récidives.

• Toilette avec un gel sans savon ou avec un savon alcalin.

• Associer une stérilisation du tube digestif par **amphotéricine B**, ***FUNGIZONE*** susp. buv. à un **imidazolé** local. Ex : **fenticonazole**, ***LOMEXIN*** crème 1 appl./j sur la vulve (x 2/j si nécessaire) pendant 2 sem., et **sertaconazole**, ***MONAZOLE*** 1 ovule unique le soir au coucher (renouvelable 7 j plus tard en cas de persistance des lésions) ou **fenticonazole**, ***LOMEXIN*** ovule le soir au coucher (renouvelable 3 j plus tard en cas de mycose récidivante ou rebelle).

• Si symptomatologie très bruyante : **fluconazole** (***TRIFLUCAN***) 50 mg : 1 gél./j pendant 7 à 14 j (hors AMM).

• On traite le(s) partenaire(s) uniquement s'ils ont des signes cliniques.

• Prévention des rechutes si candidoses fréquentes et invalidantes. Ex : **fluconazole** (***TRIFLUCAN***) : 150 mg x 1/sem pendant 6 mois (hors AMM).

Candidose génitale masculine

Ex : **oxiconazole**, ***FONX*** crème, x 1/j, jusqu'à résolution.

À distinguer d'une simple balanite ou balano-posthite irritiative, cas de loin le plus fréquent, à traiter par :

– éviction des savons ;

– utilisation d'un surgras pour la toilette ;

– **dermocorticoïdes** (***LOCOÏD*** émulsion fluide) jusqu'à disparition des lésions.

ANTIFONGIQUES LOCAUX (2) – ANTIFONGIQUES AZOLÉS (2)

Éconazole

PEVARYL					
Idem ***MONAZOL***	30 g (crème 1 %) 30 mL (fl. d'émuls. 1 %) 30 g (fl. pdre 1 %) 30 g (fl. de sol. 1 %)	4,00 4,18 5,74 4,73		30 % 30 % 30 % 30 %	0,13 0,14 0,19 0,16

Tioconazole

TROSYD					
Idem ***MONAZOL***	30 g (crème 1 %)	2,87	I	30 %	0,10

Kétoconazole

KÉTODERM					
Dermite séborrhéique : 2 sach./sem. pdt 1 mois en attaque puis 1 sach. tous les 8 à 15 j en entretien Pityriasis versicolor : traitement minute : 1 tube à appliquer sur tout le corps ; laisser 5 min et rincer ; renouveler à 15 j si atteinte profuse Mycoses cutanées à dermatophytes et à *Candida*, érythrasma, dermite séborrhéique profuse : 1 à 2 appl./j pendant 2 à 3 sem.	8 sach.-dose 6 g (gel moussant 2 %) 15 g (crème 2 %)	6,36 3,91	I I	30 % 30 %	0,80 0,26

PROPRIÉTÉS

Les imidazolés sont des antifongiques à large spectre, ayant une puissante action contre les *Candida*, les dermatophytes, *Malassezia furfur* (agent du *pityriasis versicolor*, également impliqué dans la dermite séborrhéique et le pityriasis capitis), *Corynebacterium minutissimum*, ils sont également bactéricides sur les germes Gram+.

INDICATIONS

Mycoses cutanées et muqueuses à *Candida* et à dermatophytes.
Pityriasis versicolor.
Dermite séborrhéique.
Érythrasma.

CONTRE-INDICATIONS

Hypersensibilité à l'un des constituants.

PRÉCAUTIONS D'EMPLOI

Grossesse : ne pas utiliser au cours du 1er trimestre **kétoconazole**, **bifonazole**, **tioconazole** et **omoconazole**.
Éviter tout contact avec les yeux et proscrire les solutions alcoolisées chez le nourrisson et sur les muqueuses.
TROSYD : l'excipient huileux peut détériorer le latex.

EFFETS INDÉSIRABLES

Irritation locale lors d'une utilisation prolongée ; rares eczémas de contact.

MYCOSES CUTANÉES ET MUQUEUSES (3) – DERMATOPHYTIES (1)

Ce sont des mycoses strictement cutanées et phanériennes dues à des champignons du genre dermatophytes se développant exclusivement dans la couche cornée.

Mesures non spécifiques

- Recherche et traitement d'un facteur de contact (entourage pour les espèces anthropophiles, animaux essentiellement domestiques pour les espèces zoophiles).
- Prélèvement mycologique préalable à tout traitement, **indispensable en cas de teigne et d'onychomycose** (différencier de simples modifications de l'ongle par microtraumatismes répétés très fréquents en pratique +++).

Traitement spécifique

Dermatophyties de la peau glabre

► *Forme localisée*

Appliquation quotidienne d'un **imidazolé** local. Ex : **bifonazole**, ***AMYCOR*** crème x 1/j pendant 14 à 21 j.

► *Forme diffuse*

Antifongique par voie orale. Ex : **terbinafine** (**LAMISIL**) : 1 cp. à 250 mg/j pendant 28 j.

Dermatophyties des plis (intertrigo)

- **Imidazolé** local. Ex : **oxiconazole**, ***FONX*** spray x 1/j pendant 21 j.
- S'aider du sèche-cheveux pour bien sécher les plis après la toilette.
- Linge de toilette lavé en machine.

Pied d'athlète

- Traiter tous les espaces interorteils des 2 pieds, porter des chaussettes changées tous les jours et lavées en machine, éviter les chaussures très fermées, notamment les baskets, séchage fondamental après la toilette +++.
- Appliquer ***PEVARYL*** poudre dans toutes les chaussures et chaussons habituellement portés, deux fois par semaine pendant 1 mois.

Teignes

- Traitement obligatoirement général, reposant sur la **griséofulvine** (***GRISÉFULINE***) : 1 cp. à 500 mg x 2/j chez l'adulte, 20 mg/kg/j chez l'enfant en 2 prises, au milieu des repas, pendant 2 mois.
- Prélèvement mycologique indispensable avant tout traitement.
- Examen des sujets contacts (problème des porteurs asymptomatiques).
- Pas d'éviction scolaire si certificat attestant d'un traitement en cours.

ANTIFONGIQUES LOCAUX (3) – KÉRATOLYTIQUE

Bifonazole + urée

AMYCOR ONYCHOSET					
Onychomycoses à dermatophytes et à *Candida* : occlusion de 12 ou de 24 h jusqu'à élimination de l'ongle pathologique	10 g (pomm. + pansements)	23,55	I	30 %	2,35

PROPRIÉTÉS

Association d'un imidazolé et d'un kératolytique, l'urée, ayant une affinité particulière pour l'ongle pathologique qu'elle détruit.

INDICATIONS

Onychomycoses.

CONTRE-INDICATIONS

Hypersensibilité connue à l'un des composants.

PRÉCAUTIONS D'EMPLOI

Grossesse : ne pas utiliser au cours du 1er trimestre.

Association à un traitement oral en cas d'atteinte matricielle.

Protection éventuelle de la peau périunguéale par un vernis incolore.

EFFETS INDÉSIRABLES

Possibles irritations locales périunguéales dues au kératolytique ; rares eczématisations de contact.

MYCOSES CUTANÉES ET MUQUEUSES (4) – DERMATOPHYTIES (2)

Onychomycoses à dermatophytes

Prélèvement mycologique dans un laboratoire entraîné indispensable avant tout traitement par voie générale (une onychopathie ou un ongle dyschromique ne sont pas forcément une onychomycose).

En cas de doute clinique, on réalise un prélèvement mycologique dans un laboratoire de référence. Le prélevement ne peut être réalisé que minimum 3 mois après l'arrêt de tout traitement antifongique.

Attention : dans 20 à 25 % des cas, le prélèvement est un **faux négatif** ; on commence donc un traitement d'épreuve juste après le prélèvement sans attendre le résultat (qui arrive au bout de 3 à 4 sem. de culture). On réévalue l'ongle au bout de 4 à 6 sem. de traitement, avec le résultat : s'il est négatif mais si l'ongle s'est amélioré, c'est un faux négatif.

► *Atteinte distale, mono- ou oligodactyle, sans atteinte matricielle*

Le traitement est local.

Ablation chimique de la partie infectée de l'ongle

Ex : **bifonazole + urée** (***AMYCOR ONYCHOSET***) : sous occlusion de 24 h pour détruire la tablette unguéale mycosique, pendant 3 sem. Gratter tous les jours dans l'eau tiède l'ongle traité.

Ou pommade à 40 % d'urée, ***ONYSTER*** : sous occlusion de 24 h pour détruire la tablette unguéale mycosique, pendant 3 sem. Découpage de la tablette par un podologue à J21.

Vernis antifongique en relais

Ex : **amorolfine** (***LOCÉRYL*** 5 % vernis) x 1 à 2/sem. jusqu'à la guérison clinique (± mycologique).

Ex : **ciclopiroxolamine** (***MYCOSTER*** 8 % vernis) x 1/j jusqu'à la guérison clinique (± mycologique) ou ***ONYTEC*** vernis x 1/j à appliquer le soir, laisser agir au moins 6 h et rincer à l'eau le lendemain matin jusqu'à la guérison clinique (± mycologique).

► *Atteinte polydactyle, atteinte matricielle*

• Le traitement est général et repose actuellement sur :
– la **terbinafine** en cure continue : ***LAMISIL*** 250 mg : 1 cp./j pendant 4 à 6 mois ;
– ou sur l'**itraconazole** (***SPORANOX***) en cures intermittentes (1 sem./mois) : prescription initiale hospitalière.

• Association à un traitement local. Ex : **bifonazole + urée** (***AMYCOR ONYCHOSET***) : sous occlusion de 24 h pour détruire la tablette unguéale mycosique.

• Prélèvement mycologique en fin de traitement, prévention des rechutes (fréquentes) par un traitement antifongique local des intertrigos interorteils et du pourtour unguéal.

ANTIFONGIQUES LOCAUX (4) – VERNIS ANTIFONGIQUES

■ Amorolfine

LOCÉRYL					
Onychomycoses : 1 à 2 appl./sem. jusqu'à la guérison clinique et mycologique	2 mL (sol. filmogène 5 % + 10 spatules)	20,99	I	30 %	10,49

PROPRIÉTÉS
Antifongique actif sur les *Candida*, les dermatophytes et les moisissures.
La solution filmogène diffuse dans la tablette unguéale.

INDICATIONS
Onychomycoses.

CONTRE-INDICATIONS
Hypersensibilité connue à l'un des composants.

PRÉCAUTIONS D'EMPLOI
Grossesse et **allaitement** : à éviter.
Ne pas utiliser chez l'enfant.
Associer un traitement par voie générale en cas d'atteinte matricielle.
Utiliser un dissolvant avant chaque nouvelle application de la solution filmogène.

EFFETS INDÉSIRABLES
Possible sensation de brûlure en début de traitement, transitoire cédant habituellement avec la poursuite du traitement.

■ Ciclopiroxolamine

MYCOSTER					
Onychomycoses : 1 appl./j jusqu'à la guérison clinique et mycologique	3 mL (sol. filmogène 8 % + pinceau)	7,43	I	30 %	2,48

PROPRIÉTÉS
Antifongique actif sur les *Candida*, les dermatophytes, *Malassezia furfur*, et les bactéries Gram+ et Gram-.

INDICATIONS
Onychomycoses.

CONTRE-INDICATIONS
Hypersensibilité connue à l'un des composants.

PRÉCAUTIONS D'EMPLOI
Grossesse : utilisation déconseillée.
Enlever le film avec un dissolvant 1 fois/sem.

EFFETS INDÉSIRABLES
Possibles irritations locales ; rares eczématisations de contact.

MYCOSES CUTANÉES ET MUQUEUSES (5) – PITYRIASIS VERSICOLOR

Définition

Mycose cutanée due à *Malassezia furfur*, saprophyte des régions séborrhéiques du corps. Le pityriasis versicolor se manifeste par des plaques hyperpigmentées ou dépigmentées du tronc et parfois des membres. Il est favorisé par la chaleur, l'humidité, un déficit immunitaire, l'hyperhidrose, etc.

Traitement

Il repose sur un **imidazolé** local. Ex : **kétoconazole** (***KÉTODERM*** gel monodose) : un tube à appliquer sur tout le corps et le cuir chevelu mouillés. Faire mousser, laisser agir 5 min puis rincer. À renouveler 15 j plus tard (soit 2 tubes au total).

Prévenir le patient que les macules achromiques ne se repigmenteront qu'après un certain temps ou après une exposition solaire.

Dans les cas rebelles au traitement local : **itraconazole** (***SPORANOX***) 100 mg : 2 cp./j pendant 15 j. Prescription initiale **hospitalière.**

ANTIFONGIQUES LOCAUX (5) – PYRIDONES

■ Ciclopiroxolamine

MYCOSTER					
Mycoses cutanées et muqueuses à dermatophytes et à *Candida* : 1 à 2 appl./j pendant 2 à 3 sem., pityriasis versicolor pour la sol. : 1 appl./j pendant 3 sem.	30 g (crème 1 %) 30 mL (sol. alcool. 1 %) 30 g (fl. de pdre. 1 %)	2,92 3,86 3,86	30 % 30 % 30 %		0,10 0,13 0,13
Dermite séborrhéique du cuir chevelu à *pityrosporum* A. et E. 1 appl. 1 à 2/sem. pendant 4 sem.	1 appl. 10 mg/g (shampooing)	5,38	30 %		5,38
ONYTEC					
Vernis médicamenteux Traitement de l'onychomycose légère à modérée à dermatophytes ou autres champignons sensibles au ciclopirox, sans atteinte de la matrice unguéale A. 1 appl./j pendant 6 (ongles des mains) ou 9 mois max (ongles des pieds)	1 fl. 80 mg/g	16,99	30 %		16,99

PROPRIÉTÉS

Antifongique actif sur les *Candida*, les dermatophytes, *Malassezia furfur*, et les bactéries Gram+ et Gram-.

INDICATIONS

Mycoses à *Candida* et à dermatophytes, pityriasis versicolor.

CONTRE-INDICATIONS

Hypersensibilité connue à l'un des composants.

PRÉCAUTIONS D'EMPLOI

Grossesse : utilisation déconseillée.

Éviter tout contact avec les yeux et proscrire les solutions alcoolisées chez le nourrisson et sur les muqueuses.

EFFETS INDÉSIRABLES

Possibles irritations locales ; rares eczématisations de contact.

ANTIFONGIQUES LOCAUX (6) – DIVERS

Terbinafine

LAMISIL					
Candidoses cutanées 1 appl./j pendant 1 sem. 1 cp./j au cours d'un repas	15 g (crème 1 %) 15 mL (fl. sol. pulv. 1 %) 14 cp. 250 mg 28 cp. 250 mg	3,57 4,55 15,51 31,15	II II II II	30 % 30 % 65 % 65 %	0,24 0,30 1,11 1,11
LAMISILDERMGEL					
Idem ***LAMISIL***	15 g (gel 1 %)	4,55	II	30 %	0,30
LAMISILATE					
Idem ***LAMISIL***	10 g (crème 1 %)		II	NR	
LAMISILATE MONODOSE					
Idem ***LAMISIL***	4 g (sol. appl. cut.) 1%		II	NR	

Ciclopiroxolamine

SEBIPROX					
Shampooing réservé au traitement de la dermite séborrhéique	100 mL 1,5 %	8,18	II	30 %	0,08

PROPRIÉTÉS

Antifongique actif sur les *Candida* et les dermatophytes.

INDICATIONS

Mycoses cutanées et muqueuses à dermatophytes et à *Candida*.

CONTRE-INDICATIONS

Hypersensibilité connue à l'un des composants.

PRÉCAUTIONS D'EMPLOI

Grossesse et **allaitement** : utilisation déconseillée.
Ne pas appliquer sur les yeux.

EFFETS INDÉSIRABLES

Rares érythèmes et prurit.

ANTIFONGIQUES LOCAUX (7) – LITHIUM

Lithium gluconate

LITHIODERM					
Traitement de la dermite séborrhéique du visage : 1 appl. matin et soir pendant 2 mois	1 tube gel 8 %	9,23	II	30 %	9,23

PROPRIÉTÉS
Actions antifongique et antiinflammatoire

PRÉCAUTIONS D'EMPLOI
Eviter de s'exposer à des températures extrêmes

EFFETS INDÉSIRABLES
Rares manifestations allergiques

ANTIFONGIQUE ORAL

Griséofulvine

GRISÉFULINE					
A. : 500 à 1 000 mg/j	30 cp. 250 mg	3,37	I	65 %	0,11
E. : 10 à 20 mg/kg/j	30 cp. 500 mg	5,78	I	65 %	0,19

PROPRIÉTÉS
Antifongique actif sur les dematophytes (*Microsporon, Trichophyton et Epidermophyton*) mais inactif sur les *Candida*.

INDICATIONS
Dermatophyties de la peau glabre, de la barbe et du cuir chevelu et palmo-plantaires.
Onychomycose.

CONTRE-INDICATIONS
Grossesse (innocuité non démontrée).
Allaitement.
Allergie à la **griséofulvine**.
Porphyrie, lupus.

PRÉCAUTIONS D'EMPLOI
Prise au milieu des repas.
Surveillance mensuelle de la numération sanguine.
Photosensibilisation.
Effet antabuse.

EFFETS INDÉSIRABLES
Digestifs : nausées, vomissements, anorexie, altération du goût, sensation de soif.
Cutanés : photosensibilisation, allergie.
Neurologiques : insomnie, somnolence, céphalées, asthénie, vertiges, effet antabuse.
Hématologiques : anémie, leucopénie.
Divers : risque de crise de porphyrie aiguë, hépatotoxicité au cours de la porphyrie.

INTERACTIONS MÉDICAMENTEUSES
Par induction enzymatique : **contraceptifs oraux**, **kétoconazole**, **antivitamines K**, **bromocriptine**, **ciclosporine**, **hormones thyroïdiennes**, **isoniazide**.
Phénobarbital : augmenter les doses de **griséofulvine**.

> NB : Pour les autres **antifongiques** utilisés par voie orale ou IV : *cf.* Candidoses invasives (chap. Maladies infectieuses).

PSORIASIS (1)

Définition

Le psoriasis est une dermatose inflammatoire érythémato-squameuse en plaques bien limitées, d'évolution chronique, très fréquente.

> Les trois cibles thérapeutiques sont :
> – l'hyperprolifération kératinocytaire ;
> – les anomalies de différenciation terminale de l'épiderme ;
> – l'inflammation du derme.

Il existe de nombreux traitements permettant de blanchir le psoriasis. Le traitement est adapté à chaque patient et est fonction non pas de l'étendue du psoriasis mais du retentissement de ce dernier sur la vie du patient.

Traitements locaux

Association vitamine D + dermocorticoïde

Depuis 2005, c'est **le** traitement du psoriasis du corps < 30 % de la surface corporelle.

Vitamine D + dermocorticoïde de niveau III : ***DAIVOBET*** pommade **ou** gel.

Il s'applique une fois par jour, sur les plaques, sans dépasser un tube et demi/sem.

On ne doit pas l'appliquer sur le visage, les muqueuses ni dans les plis.

La pommade s'utilise sur le corps et le gel sur le corps et/ou le cuir chevelu.

Kératolytiques

Ils sont utilisés quelques jours dans le but de décaper les squames des plaques de psoriasis épais et localisé. Ils laissent ensuite place à une autre thérapeutique anti-inflammatoire (***DAIVOBET***, **dermocorticoïdes**).

Il en existe 2 types :

– la ***VASELINE SALICYLÉE*** dont la concentration peut varier classiquement de 2 à 20 %, en fonction de la quantité d'acide salicylique mélangé à la vaseline. Elle ne s'utilise pas chez le nourrisson. On utilise de forts taux (10 à 20 %) sur les plaques très épaisses ou dans certaines localisations (paumes et plantes, cuir chevelu) pendant une période brève ;

– les associations d'un **dermocorticoïde et d'acide salicylique** qui sont aussi très utiles : elles permettent de diminuer l'épaisseur des squames et de traiter les lésions en même temps. ***DIPROSALIC*** lotion pour le cuir chevelu et ***DIPROSALIC*** pommade ou ***NÉRISALIC*** pommade pour le corps (coudes, genoux) s'appliquent une fois par jour jusqu'à disparition des lésions.

Réducteurs

Les **goudrons** sont de moins en moins utilisés dans les psoriasis erythémato-squameux car on leur a attribué un risque carcinogène. il reste deux produits dérivés des goudrons :

– les **goudrons de bois** ou **huile de cade** se retrouvent dans de nombreux cosmétiques (ex : shampoing ***ALPHACADE*** de Item, shampoing et crème ***KERTYOL PSO*** de Ducray, etc.) ;

– un autre **goudron** plus fort est utilisé en milieu hospitalier : le **dioxyanthranol** est modulable en concentration (faible, moyen, fort), s'utilise en *short contact therapy*, nécessite une hospitalisation et est réservé aux psoriasis très épais, diffus, pour des sujets chez qui un traitement général est contre-indiqué.

VITAMINE D LOCALE

Calcipotriol

DAIVONEX					
Psoriasis en plaques du corps < 40 % surface corporelle : 2 appl./j pendant 6 sem. Psoriasis du cuir chevelu : 2 appl./j.	30 g (crème 50 µg/g) 120 g (crème 50 µg/g)	12,20 39,35	II II	65 % 65 %	0,41 0,33

Calcipotriol + corticoïde

DAIVOBET					
1 appl./j pendant 1 mois Ne pas dépasser 100 g/sem	60 g (pomm. 50 µg/0,5 mg/g)	42,60	I	65 %	0,71
	60 g (gel 50 µg/0,5 mg/g)	42,60	I	65 %	0,71

Calcitriol

SILKIS					
Réservé aux zones fragiles (visage-pli) : 2 appl./j max 6 sem. Ne pas dépasser 30 g/j	100 g (pomm. 3 µg/g)	27,59	I	30 %	0,28

PROPRIÉTÉS

Dérivé de la vitamine D, il inhibe la prolifération des kératinocytes et stimule leur différenciation ; il est peu résorbé par voie percutanée et ne présente pas de risque d'hypercalcémie dans les conditions normales d'utilisation. Son efficacité semble comparable à celle des **dermocorticoïdes de classe III**.

INDICATIONS

Psoriasis en plaques, atteignant moins de 40 % de la surface corporelle.
Psoriasis du cuir chevelu.

CONTRE-INDICATIONS

Grossesse.
Allaitement.
Hypercalcémies, application sur le visage et dans les plis.

PRÉCAUTIONS D'EMPLOI

Ne pas dépasser 30 g/j ni 35 % de la surface cutanée.

EFFETS INDÉSIRABLES

Irritation locale et lésions eczématiformes, risque d'hypercalcémie, réversibles à l'arrêt du traitement, en cas de surdosage.

Tacalcitol

APSOR					
Psoriasis en plaques : 1 appl./j de préférence le soir	15 g (pomm.) 60 g (pomm.) 50 mL (fl. émul. cut.)	9,08 31,19 26,70	II II II	65 % 65 % 65 %	0,61 0,52 0,53

PROPRIÉTÉS

Idem ***DAIVONEX***.

INDICATIONS

Psoriasis en plaques.
Utilisation possible sur le visage et dans les plis.

CONTRE-INDICATIONS

Grossesse et **allaitement**.
Hypercalcémies.

PRÉCAUTIONS D'EMPLOI

Ne pas dépasser 50 g/sem.
Ne pas utiliser dans les psoriasis pustuleux, en gouttes ou érythrodermiques.
Se laver les mains après utilisation.
Éviter le contact avec les yeux.

EFFETS INDÉSIRABLES

Hypercalcémie modérée et réversible si surdosage.
Dégradation par les UV.
Irritation locale transitoire.

PSORIASIS (2)

Dermocorticoïdes

Ils ont 2 indications préférentielles.

- Ils sont particulièrement intéressants dans les localisations où ***DAIVOBET*** n'est pas utilisable :
  – le visage,
  – les plis,
  – les muqueuses
  On utilise :
  – pour le visage : une crème ou une pommade de **classe II** ;
  – pour les plis : une crème ou une pommade de **classe III** ;
  – pour les muqueuses : une pommade ou une crème de **classe IV**.
- Ils sont également utiles dans les localisations où ***DAIVOBET*** est peu efficace :
  – les paumes et les plantes pour lesquelles on utilise une pommade ou une crème de **classe IV**, souvent sous occlusion de 12 h la nuit ;
  – pour le cuir chevelu, les **dermocorticoïdes** restent les plus efficaces ; on dispose de lotions (***DIPROSONE*** lotion, ***LOCOÏD*** lotion, etc.), d'un gel (***DERMOVAL*** gel capillaire), et récemment de nouvelles galéniques plus adaptées au cuir chevelu : ***CLARELUX*** mousse qui s'applique 1 fois/j sur les plaques préalablement décapées ***CLOBEX*** shampoing qui s'applique sur le cuir chevelu sec, 15 min avant un shampoing puis se rince dans la douche (*short contact therapy*) tous les jours jusqu'à disparition des plaques.

Vitamine D

Les topiques à la **vitamine D** pure ont été détronés par ***DAIVOBET*** qui est plus efficace (potentialisation des 2 molécules) et mieux toléré (grâce au **dermocorticoïde**).

On les utilise encore chez certains patients qui les trouvent très efficaces :

– le **calcipotriol** (***DAIVONEX*** pommade) est indiqué pour les psoriasis en plaques du corps peu étendus (< 30 % de la surface corporelle), à raison de 1 appl./j ;

– le **tacalcitol** (***APSOR*** pommade), 1 appl./j, est utilisable sur le visage et dans les plis si besoin.

Il existe une émulsion pour le cuir chevelu.

Rétinoïdes locaux

Un **rétinoïde** topique, le **tazarotène** (***ZORAC*** gel) a été très décevant dans le psoriasis en plaques < 10 % de surface corporelle car très mal toléré. On l'applique max 3 fois/sem. sur les plaques, en association avec un **dermocorticoïde de classe III**.

Traitement général

> On n'utilise pas de corticothérapie générale responsable de rebond redoutable à son arrêt (érythrodermie, psoriasis pustuleux).

PUVAthérapie et photothérapie UVB

Elle est utilisée pour les psoriasis étendus, volontiers les psoriasis en goutte (pour lesquels elle est la thérpeutique la plus efficace), après décapage des lésions épaisses par un traitement local kératolytique ou réducteur, de quelques jours. Elle peut être associée localement à un topique.

Rétinoïdes oraux

Acitrétine (***SORIATANE***) : entre 15 et 40 mg/j selon la tolérance (chéilite, xérose, etc.).

On trouvera ainsi la dose maximale tolérée de façon confortable, sous surveillance biologique (bilans hépatique et lipidique à J15, J30 et tous les 3 mois) ; on maintiendra cette dose jusqu'à disparition des plaques puis pendant 3 à 6 sem. suppémentaires pour consolider la guérison.

L'**acitretine** doit être utilisée avec précaution chez la femme en âge de procréer, en suivant le programme de prévention de la grossesse (bêta-HCG mensuels, contraception efficace, carnet de suivi, etc.) et la tératogénicité se prolonge 2 ans après l'arrêt du médicament. Ces contraintes font préférer une autre thérapeutique chez la femme en âge de procréer (**méthotrexate** ou **ciclosporine**).

RÉTINOÏDE LOCAL

Tazarotène

ZORAC					
Psoriasis en plaques < 10 % de surface corporelle 1 appl. le soir pendant 12 sem.	60 g (gel 0,05 %) 60 g (gel 0,1 %)	29,68 31,19	I I	30 % 30 %	0,49 0,52

PROPRIÉTÉS

Rétinoïde local ayant au cours du psoriasis une action sur l'inflammation, la prolifération et les anomalies de différenciation des kératinocytes.

INDICATIONS

Psoriasis en plaques < 10 % de surface corporelle.

CONTRE-INDICATIONS

Femme enceinte ou susceptible de l'être.
Allaitement.
Hypersensibilité connue au produit.
Application sur le visage, le cuir chevelu, et les plis.
Surface à traiter > 10 %.

PRÉCAUTIONS D'EMPLOI

N'appliquer que sur la peau psoriasique.
Interrompre le traitement en cas d'irritation.
Associer un **dermocorticoïde de classe III** le matin.
Éviter de prescrire avant l'âge de 18 ans.
Laver les mains après application.

EFFETS INDÉSIRABLES

Prurit, sensation de brûlure, érythème, irritation, desquamation, aggravation du psoriasis.
Photosensibilisation.

PSORIASIS (3)

RePUVAthérapie

C'est l'association du ***SORIATANE***, à doses plus faibles que lorsqu'il est utilisé seul, et de la **PUVAthérapie**, après échec de ces 2 traitements seuls.

Méthotrexate

Il est réservé aux psoriasis étendus ou après échec des traitements locaux. On le prescrit en 1re intention chez la femme en âge de procréer et en 1re ou 2e intention (après l'**acitretine**) chez l'homme ou la femme ménopausée. Il est particulièrement efficace en cas de rhumatisme psoriasique associé où il doit être prescrit en 1re intention.

On prescrit entre 15 et 20 mg/sem., *per os* le plus souvent, ou IM pour une action plus rapide.

La prise hebdomadaire peut être répartie en 3 prises sur 24 h.

On peut donner une dose test de 2,5 ou 5 mg avant de débuter le traitement pour dépister une intolérance.

Ex : ***IMETH*** à 2,5 ou 10 mg, ***NOVATREX*** à 2,5 mg.

Association à de l'**acide folique** : ***SPÉCIAFOLDINE*** à 10 mg/sem. le lendemain de la prise de **méthotrexate**, en 2 prises, pour éviter les effets secondaires.

Surveillance hebdomadaire de la NFS et des transaminases pendant 1 mois avant la prise hebdomadaire du médicament puis tous les 2 à 4 mois.

Ciclosporine

C'est, avec le **méthotrexate**, le second traitement majeur des psoriasis résistants aux traitements locaux. On la prescrit aussi en 1re intention chez la femme en âge de procréer et en 1re ou 2e intention (après l'**acitretine**) chez l'homme ou la femme ménopausée.

La prescription initiale est hospitalière.

La **ciclosporine** (***NÉORAL***) est débutée à 2,5 mg/kg/j en 2 prises, augmentée au bout d'un mois en l'absence d'efficacité sans dépasser 5 mg/kg/j, après étude de la fonction rénale par mesure de la clairance de la créatinine. La pression artérielle et la créatinine doivent être surveillées régulièrement : PA toutes les sem. pendant 1 mois puis x 1/mois et créatininémie tous les 2 mois.

L'efficacité est remarquable mais se pose le problème du maintien du traitement du fait de la toxicité rénale, des effets immunosuppresseurs au long cours. On la prescrit donc en général jusqu'à disparition des lésions (pour 6 mois à 1 an maximum). En cas de rechute, on recommence à la dose qui a été efficace lors de la poussée précédente.

GOUDRONS

Huile de cade

CADITAR					
Psoriasis, eczémas secs, névrodermites, lichénifications, autres dermatoses hyperkératosiques : bain quotidien avec de l'eau tiède 2 càs par bain, 1 càc par litre pour bains localisés (mains, pieds)	250 mL (fl. de prép. diluer pour bain)	3,24		15 %	0,01

Acide sacylique + huile essentielle de cade + huile essentielle de cèdre + huile de vaseline

DERMAGOR BETACADE					
Visage et corps. Peaux irritées, squameuses. Soin et entretien des peaux psoriasiques. Accompagnement et relais de la corticothérapie locale	100 mL			NR	

PROPRIÉTÉS

Réducteurs utilisés dans les états hyperkératosiques, notamment dans le psoriasis, seuls ou en association, pour réduire la vitesse de renouvellement de l'épiderme.

INDICATIONS

Psoriasis, eczémas secs, névrodermites, lichénifications, autres dermatoses hyperkératosiques.
Sous forme de shampooings, ils sont très utilisés pour les états squameux du cuir chevelu.

CONTRE-INDICATIONS

Dermatoses suintantes.
Hypersensibilité aux constituants.
Psoriasis inflammatoires, irrités, érythrodermiques.

PRÉCAUTIONS D'EMPLOI

Ne jamais utiliser sur les muqueuses ni sur les yeux.
Tache les vêtements et la literie ; odeur désagréable.
Effets carcinogènes cutanés des **goudrons** (surtout si association aux ultraviolets).

EFFETS INDÉSIRABLES

Irritation, éruptions acnéiformes, folliculites.

PSORIASIS (4)

Biothérapies

Elles permettent de traiter les psoriasis étendus, résistants ou avec un fort retentissement sur la qualité de vie du patient. La prescription initiale est hospitalière et le traitement doit être renouvelé une fois/an à l'hôpital. Un renouvellement sur ordonnance d'exception est possible en ville.

Les biothérapies sont utilisées dans les psoriasis modérés à sévères; en cas d'échec, de contre-indication ou d'intolérance à au moins 2 traitements systémiques dont **ciclosporine**, **méthotrexate** et **photothérapie**.

Le bilan préthérapeutique comporte une recherche :

– d'une infection à bas bruit, notamment la tuberculose (IDR, radiographie de thorax), l'hépatite C, etc.

– de lésions précancéreuses ou cancéreuses.

Les plus anciennes sont :

– **infliximab** (***REMICADE***) : utilisé en perfusion en HDJ à la dose de 5 mg/kg à J1, J15 et J 45 puis toutes les 8 sem. ;

– **étanercept** (***ENBREL***) : utilisé à 25 mg en injection SC x 2/sem. ou 50 mg en injection SC x 1/sem. jusqu'à disparition des lésions.

Les plus récentes sont :

– **adalimumab** (***HUMIRA*** 40 mg) en boite de 2 stylos préremplis. On commence par une 1re injection SC de 80 mg puis relais par une injection SC de 40 mg tous les 15 j pendant 16 sems. En cas d'efficacité à 4 mois mais de persistance d'une partie des lésions, ***HUMIRA*** pourra être continué ;

– **ustékinumab** (***STELARA*** 45 mg) : c'est un inhibiteur d'interleukine indiqué dans le psoriasis en plaques et le rhumatisme psoriasique. On commence par une dose de 45 mg en SC, suivie d'une nouvelle dose de 45 mg 4 sem. plus tard puis une injection SC de 45 mg tous les 3 mois.

Traitements adjuvants

Le repos, l'exposition solaire sont des mesures générales pouvant aider un traitement spécifique à agir, elles peuvent être suffisantes dans certains psoriasis peu invalidants.

Une **hydratation quotidienne de la peau par un émollient** est une mesure indispensable systématiquement associée aux autres traitements. La xérose aggrave le psoriasis, de même que le prurit : il faut éviter de se gratter pour ne pas prolonger les lésions.

Arrêt d'un médicament inducteur de psoriasis.

Médicaments pouvant induire ou aggraver un psoriasis :
- **β-bloquants**.
- **Corticoïdes** par voie générale.
- **Lithium**.
- **Sels d'or** et **antipaludéens de synthèse**.
- **Inhibiteurs de l'enzyme de conversion**.
- **Iode**.
- **Anti-inflammatoires non stéroïdiens** dont l'**aspirine**.

PHOTOTHÉRAPIES UVA-UVB (1)

Les différents types de photothérapie

PUVAthérapie

La PUVAthérapie (psoralène + UVA) est l'inhibition de la division cellulaire par un psoralène sous l'action des ultra-violets A.

BalnéoPUVAthérapie

Le psoralène se trouve dans la baignoire et il n'y a donc pas de prise orale du médicament ; intérêt chez les sujets insuffisants hépatiques ou rénaux, notamment les patients éthyliques chroniques ; ce traitement nécessite une baignoire. Les doses d'UVA sont moindres qu'avec la PUVAthérapie classique.

PUVAthérapie locale

Essentiellement pour les atteintes palmo-plantaires du psoriasis ; intérêt pour les dermites irritatives et de contact des mains. Elle s'effectue grâce à des lampes de petite taille n'irradiant que les pieds et les mains, après ingestion d'un psoralène.

Association rétinoïdes + PUVAthérapie = rePUVAthérapie

SORIATANE associé à la PUVAthérapie indiquée dans le psoriasis.

Photothérapies UVB

Il n'y a pas de prise de psoralènes dans ce type de photothérapie ; les UVB sont à spectres larges ou à spectre étroit (lampe TL 01). Indications dans le psoriasis, les eczémas, le vitiligo notamment. Ces photothérapies n'ont pas les contre-indications liées au psoralène (insuffisances hépato-cellulaire et rénale, grossesse), et seraient, pour les UVB à spectre étroit, moins carcinogènes que celles utilisant les UVA.

Photothérapies UVA + UVB

En première intention chez un patient atopique si une photothérapie est indiquée.

Phototypes selon Fitzpatrick

Phototype I : roux, coup de soleil (= brûlure), ne bronze pas.
Phototype II : peau blanche, coup de soleil (= brûlure), bronze un peu.
Phototype III : peau blanche, ne brûle pas ou peu au soleil, bronze.
Phototype IV : peau mate, ne brûle pas, bronze.
Phototype V : peau marron (sujets asiatiques, d'Afrique du Nord, etc.).
Phototype VI : peau noire.

Précautions à prendre pour un traitement par photothérapie

- Remettre une fiche au patient mentionnant la quantité de psoralène et l'horaire de la prise par rapport à l'irradiation pour une PUVA.
- Remettre un carnet de photothérapie mentionnant le nombre de séances et la quantité d'UV reçue (J/cm²).
- Protection oculaire dès la prise du psoralène, pendant la séance et jusqu'à la tombée du jour avec des lunettes adéquates (absorption à 330 nm, ex : *Orma* UVX *Essilor* incolores) pour une PUVA.
- Protection des organes génitaux externes pendant la séance (port d'un slip type string si lésions fessières) et les mamelons avec 1 écran solaire.
- Signaler au dermatologue toute modification cutanée (rougeurs, démangeaisons, etc.).
- Signaler toute prise médicamenteuse tout au long de la photothérapie.
- Ne rien appliquer sur la peau avant les irradiations UV sauf protocole particulier.
- Hydrater la peau après chaque séance (ex : ***LIPIKAR***) et appliquer un écran solaire si ensoleillement (ex : écran indice 50+).

Exemple de protocole UVB TLO1 pour un psoriasis pour un sujet de phototype II à III

- Débuter à 0,2 J/cm², augmenter de 0,1 à 0,2 J/cm² à chaque séance sauf problème jusqu'à 1,7 J/cm² à raison de 2 à 3 séances/sem. jusqu'au blanchiment du psoriasis et arrêt (durée totale habituelle de 15 à 30 séances (2 à 3 mois).
- Entente préalable auprès de la caisse d'assurance-maladie.

PSORIASIS (5)

Traitement d'entretien

Il est nécessaire dans cette affection chronique récidivante pour éviter les rechutes rapides à l'arrêt du traitement d'attaque ; les traitements topiques sont diminués extrêmement lentement.

Pour les traitements généraux : la **ciclosporine**, le ***SORIATANE*** et le **méthotrexate** sont prolongés après la guérison pour consolider celle-ci.

Les biothérapies sont en général poursuivies au long cours à la demande des patients.

Au total, chaque traitement doit être adapté à chaque patient et est essentiellement fonction du retentissement du psoriasis sur la vie du patient :

– un psoriasis peu étendu mais atteignant les zone visibles de la peau chez une jeune femme (visage, dos des mains) peut être vécu très difficilement et est à considérer comme un psoriasis « grave » ;

– un psoriasis diffus sur des zones cachées chez un homme âgé peut être vécu sans aucune demande thérapeutique et sera considéré comme un psoriasis « bénin ».

Dans tous les cas il est fondamental d'expliquer la maladie et les traitements envisageables au patient, en se rappelant que le traitement devra toujours être moins désagréable que le psoriasis.

Indications thérapeutiques

Indications thérapeutiques en fonction de la forme clinique

Psoriasis en plaques peu étendu	En cas de lésions très kératosiques, ***VASELINE SALICYLÉE*** puis ***DAIVOBET*** pommade ou **dermocorticoïdes de classe III** ou dès le début l'association **dermocorticoïde + acide salicylique**
Psoriasis étendu < 30 % de la SC	***DAIVOBET*** pommade ou gel ou **dermocorticoïdes** ou **dermocorticoïde + acide salicylique**
Psoriasis éruptif en gouttes	**Photothérapie** associée à une hydratation cutanée
Psoriasis étendu > 30 % de la SC	***SORIATANE*** entre 15 et 20 mg/j ou **méthotrexate** : 15 à 25 mg/sem. ou **ciclosporine** 2,5 à 5 mg/kg/j Hydratation cutanée (***CERAT***, ***COLD CREAM***)
Psoriasis résistant	Biothérapie instaurée à l'hôpital

PHOTOTHÉRAPIES UVA-UVB (2)

Psoralène par voie orale

■ **8-méthoxsalène**

MÉLADININE					
PUVAthérapie : 0,6 mg/kg ou 25 mg/m², 2 h avant l'irradiation UVA	30 cp. 10 mg	3,30	I	65 %	0,11

Psoralène par voie locale

■ **8-méthoxsalène**

MÉLADININE					
MÉLADININE faible PUVAthérapies localisées p. ex. dans le vitiligo : application homogène de la solution 2 h avant l'irradiation UVA	24 mL (sol. alcool. 0,1 %)	2,87	I	65 %	0,12
MÉLADININE forte BalnéoPUVAthérapie : 2 fl. pour une baignoire de 160 L	24 mL (sol. alcool. 0,75 %)	3,33	I	65 %	0,14

PROPRIÉTÉS

Les psoralènes sont toujours utilisés en association avec une photothérapie. Ils s'intercalent dans l'ADN et, uniquement sous l'action des UVA, provoquent des liaisons des bases pyrimidiques bloquant ainsi la division cellulaire.
Les indications, contre-indications, précautions d'emploi et effets secondaires se superposent donc à ceux de la PUVAthérapie.

INDICATIONS

Psoriasis > 40 % de la surface corporelle +++.
Parapsoriasis et mycosis fongoïde, lichen plan, mastocytoses, eczémas notamment dermatite atopique, vitiligo, pelade, prurit chronique et prurigos, photodermatoses (lucite estivale bénigne).

CONTRE-INDICATIONS

• **Contre-indications à la PUVAthérapie**

Absolues : **Grossesse**. **Allaitement**. Antécédents de mélanome. Syndrome des nævi atypiques familial. Nævomatose basocellulaire, maladies de la réparation de l'ADN. Lupus systémique, dermatomyosite.
Relatives majeures : âge < 10 ans. Antécédent de carcinome cutané épithélial (baso- et spinocellulaire). Antécédent d'exposition à l'arsenic ou aux radiations ionisantes. Kératoses actiniques, traitement immunosuppresseur, porphyries, insuffisance cardiaque.
Relatives mineures : âge < 16 ans ; cataracte, maladies bulleuses auto-immunes ; insuffisances hépatique ou rénale (intérêt de la balnéoPUVAthérapie), phototype I, photosensibilité.

PRÉCAUTIONS D'EMPLOI

Une contraception efficace est nécessaire en âge de procréer.
Bilan préthérapeutique comprenant : examen cutané complet (antécédents, phototype, degré d'héliodermie, nævi, kératoses actiniques), examen cardiovasculaire, consultation ophtalmologique, bilan biologique (fonction rénale, bilan hépatique).
Protection des yeux, du scrotum et des mamelons pendant la séance de PUVA.
Quantités d'UV reçus précisément notées à chaque séance en Joules par cm².

EFFETS INDÉSIRABLES

Cancers cutanés épithéliaux et probable augmentation de l'incidence du mélanome, justifiant de ne pas dépasser 100 à 200 séances de PUVAthérapie au cours d'une vie, soit 1 500 J/cm². Ce risque justifie une surveillance dermatologique clinique annuelle à vie.
Photosensibilisation, déclenchement rarissime d'une dermatose photosensible (dermatite actinique, lupus érythémateux, pemphigus, pemphigoïde bulleuse). Vieillissement cutané précoce.
Cataracte (chez les sujets âgés et les atopiques, pour des doses importantes). Troubles digestifs.

INTERACTIONS MÉDICAMENTEUSES

Ne jamais associer un médicament photosensibilisant (phénotiazines, **amiodarone**, **cyclines**, **vitamine A acide**, **quinolones**, **sulfamides**, nombreux antihypertenseurs).

PSORIASIS (6)

Indications thérapeutiques en fonction de la topographie

Psoriasis du cuir chevelu	Si très épais, décapage avec ***VASELINE SALICYLÉE*** 20 % ou ***FLAMMAZINE*** pommade sous bonnet occlusif la nuit avec shampooing le matin, 1 à 3 j de suite puis **dermocorticoïdes de classe III** ou ***DAIVOBET*** gel, tous les soirs jusqu'à disparition des lésions
Psoriasis des plis	**Dermocorticoïde de classe II** ou **de classe III** (ex : ***DIPROSONE*** crème x 1/j)
Psoriasis unguéal	***SORIATANE*** débuté à 10 mg/j sans dépasser 0,5 mg/kg/j car risque d'aggraver l'atteinte unguéale Injection de **corticoïdes** Efficacité de la **ciclosporine**
Psoriasis palmo-plantaire	***VASELINE SALICYLÉE*** 10 % pendant 5 à 10 j Traiter éventuellement les fissures cutanées avec le ***BAUME DU COMMANDEUR*** Relais par **dermocorticoïde de classe IV** (ex : ***DIPROLÈNE*** pommade tous les soirs jusqu'à disparition des lésions En cas de résistance, ***SORIATANE*** débuté à 10 mg/j, puis augmenté toutes les sem. si besoin pendant 3 à 6 mois Hydratation le matin (***BARIEDERM***, ***BEPANTHÈNE***) pommade renouvelée dans la journée

RÉTINOÏDE ORAL

Acitrétine

SORIATANE					
Psoriasis invalidant, 10 mg/j en augmentant progressivement jusqu'à la dose maximale tolérée Troubles de la kératinisation, idem Psoriasis pustuleux, 1 mg/kg/j	30 gél. 10 mg 30 gél. 25 mg	24,15 50,21	I I	65 % 65 %	0,80 1,67

PROPRIÉTÉS

Dérivés de synthèse de la vitamine A, l'**acitrétine**, inefficace dans l'acné, réduit la prolifération cellulaire et la kératinisation de l'épiderme.

INDICATIONS

Psoriasis sévères : érythrodermique, pustuleux, rhumatisme psoriasique, kératodermie palmo-plantaire, psoriasis résistants aux autres traitements classiques.

Troubles de la kératinisation : ichtyoses héréditaires, kératodermies palmo-plantaires, maladie de Darier, pityriasis rubra pilaire.

Dermatoses inflammatoires : lichen plan.

CONTRE-INDICATIONS

Femmes en âge de procréer sans contraception efficace.

Dyslipidémie, hypervitaminose A, insuffisance hépatique ou rénale.

Grossesse et **allaitement** : contre-indication absolue. Voir Précautions d'emploi.

PRÉCAUTIONS D'EMPLOI

Contraception efficace obligatoire chez la femme en période d'activité génitale, débutée 1 mois avant le début du traitement et poursuivie 2 ans après la fin du traitement par **acitrétine**.

Contrôle avant le début du traitement et surveillance régulière des enzymes hépatiques et des lipides sanguins pendant toute la durée du traitement.

Recherche d'anomalies osseuses lors des traitements prolongés.

EFFETS INDÉSIRABLES

Tératogénicité +++.

Cutanéo-muqueux : chéilite, xérose, sécheresse buccale, desquamation palmo-plantaire, érythème facial, chute de cheveux, fragilité des ongles.

Osseux : douleurs osseuses, arthralgies, hyperostoses, soudure prématurée des cartilages de conjugaison chez l'enfant.

Ophtalmologiques : sécheresse oculaire, intolérance au port des lentilles cornéennes, conjonctivite, opacité cornéenne, myopie.

Divers : myalgies, céphalées par hypertension intracrânienne, élévation des phosphatases alcalines et des transaminases, hépatites, élévation du cholestérol total et des triglycérides.

INTERACTIONS MÉDICAMENTEUSES

Les **tétracyclines** sont contre-indiquées en association en raison du risque d'hypertension intracrânienne, association avec la **phénytoïne** à surveiller. Attention aux contraceptifs progestatifs microdosés en raison du risque de leur inefficacité contraceptive, il faut utiliser un œstroprogestatif.

ANTI-IL-12 ET IL-23

Ustékinumab

STELARA					
Seringue préremplie A. < 100 kg : 45 mg à S1 et S5 puis 45 mg toutes les 12 sem. A. > 100 kg : 90 mg à S1 et S5 puis 90 mg toutes les 12 sem.	1 inj. SC 45 mg 1 inj. SC 90 mg	2766,92 2766,92	I I	65 % 65 %	2766,92 2766,92

PROPRIÉTÉS

L'**ustékinumab** est un anticorps monoclonal 100 % humain qui se lie à la sous-unité p40 commune aux interleukines IL-12 et IL-23 et inhibe leur action. Il exerce ses effets cliniques à la fois sur le psoriasis et sur le rhumatisme psoriasique par l'inhibition des voies cytokiniques Th1 et Th17, qui occupent une place centrale dans la physiopathologie de ces maladies.

INDICATIONS

- Psoriasis en plaques.
- Rhumatisme psoriasique.

L'**ustékinumab** est indiqué dans les formes modérées à sévères chez l'adulte (voire chez l'adolescent) qui n'a pas répondu, ou qui présente une contre-indication, ou qui est intolérant aux autres traitements systémiques.

CONTRE-INDICATIONS

Infection évolutive sévère.
Tuberculose active.

PRÉCAUTIONS D'EMPLOI

Grossesse et allaitement : déconseillé.
Les vaccins vivants sont également à éviter pendant le traitement.

EFFETS INDÉSIRABLES

Réactivation d'infections latentes (tuberculose notamment).
Réactions d'hypersensibilité, pouvant survenir parfois plusieurs jours après le traitement : anaphylaxie, angiœdèmes.
Troubles de l'état général : fatigue, douleur et érythème au point d'injection.
Troubles nerveux : symptômes dépressifs, vertiges, céphalées.
Troubles dermatologiques : prurit.
Troubles du système immunitaire : lors des études cliniques, 8 % des sujers ont développé des Ac anti-ustékinumab.

INTERACTIONS MÉDICAMENTEUSES

Pas d'interactions médicamenteuses recensées hormis l'utilisation des vaccins vivants.

NOTES

ROSACÉE (1)

La rosacée est une affection chronique de la face évoluant en 4 stades qui classiquement se succèdent. C'est une dermatose d'origine vasculaire et un parasite, *Demodex folliculorum*, joue un rôle dans l'apparition des lésions, en favorisant la dilatation des vaisseaux du visage.

- Stade 1 : flushs ou bouffées vasomotrices.
- Stade 2 : érythème et télangiestasies, c'est la couperose.
- Stade 3 : papules et pustules sur fond de couperose (acné rosacée).
- Stade 4 : éléphantiasis (rhinophyma, blépharophyma).

La rosacée évolue par poussées. Les complications sont ophtalmologiques (blépharites chroniques, chalazions, blépharophyma, kératites, ulcères de cornée, épisclérites).

> La rosacée est aggravée par la corticothérapie locale, formellement contre-indiquée, et par les expositions solaires ; elle doit être différenciée de l'acné, de la dermite péri-orale et de la dermatite séborrhéique.
> Une photoprotection externe est recommandée quel que soit le stade de la rosacée (indices 30 à 50+).

Stade 1 : flushs

Hygiène alimentaire

Éviter l'alcool, les repas très chauds, les épices et les boissons chaudes.

Médicament

Clonidine (***CATAPRESSAN***) : 1/4 à 1/2 cp. à 0,15 mg x 2/j ; ces faibles doses ne donnent pas d'effet secondaire sur la pression artérielle ; sécheresse buccale, vertiges et constipation sont possibles. Efficacité modeste en pratique.
Éventuellement, **bêtabloquants** (effets secondaires ++).

Stade 2 : couperose

Brimonidine

Un nouveau topique a été commercialisé en 2014 : la **brimonidine** (***MIRVASO***) : c'est un agoniste des récepteurs alpha-2-adrénergiques qui est vasoconstricteur. Il s'applique le matin et fait disparaître l'érythème par une vasoconstriction transitoire. Il est efficace entre 6 à 12 h. On ne l'applique qu'une fois/j, en répartissant bien le produit sur l'ensemble du visage.

Électrocoagulation

L'électrocoagulation fine à l'aiguille est très efficace chez certains patients, économique mais douloureuse. En cas de couperose étendue, on réalise plusieurs séances. Les résultats peuvent durer 5 ans. Chez certains patients, elle est inefficace et on doit avoir recours au laser.

Laser

Les lasers à colorant pulsé, le KTP, ou le Nd-YAG *long pulse* sont efficaces, surtout s'ils « explosent » le vaisseaux, créant ainsi un purpura (nécessitant 5 jours de maquillage) plutôt que s'ils le « chauffent » comme dans l'électrocoagulation.
Les séances sont chères et douloureuses également.

Métronidazole

Dès ce stade, on peut appliquer tous les jours, x 1 à 2/j, un gel au **métronidazole** (ex : ***ROSEX*** émulsion) qui élimine *Demodex folliculorum*. Le traitement doit durer plusieurs années.

Acide azélaïque

Il est efficace sur l'érythème et les flush, en diminuant la vasodilatation. Il est non remboursé. Ex : **acide azélaïque**, ***FINACÉA*** 15 % gel : 1 appl. matin et soir pendant 6 mois, à poursuivre si efficacité.

MÉTRONIDAZOLE LOCAL

■ Métronidazole

ROZAGEL					
Rosacée : 1 appl. matin et soir pendant 6 à 8 sem. puis 1 appl. le soir en entretien	30 g (gel 0,75 %)	5,37	I	30 %	0,18
ROZEX					
Idem ***ROZAGEL***	30 g (gel 0,75 %) 30 g (crème 0,75 %) 30 g (tube d'émuls. 0,75 %)	5,72 5,72 5,72	I I I	30 % 30 % 30 %	0,19 0,19 0,19

PROPRIÉTÉS

Antibiotique et antiparasitaire, le **métronidazole** a une action sur la composante inflammatoire de la rosacée.

INDICATIONS

Rosacée au stade papulo-pustuleux.

CONTRE-INDICATIONS

Hypersensibilité au **métronidazole**.

PRÉCAUTIONS D'EMPLOI

Éviter le contact avec les yeux.

Grossesse : pas au 1er trimestre.

Allaitement : passage dans le lait.

EFFETS INDÉSIRABLES

Signes mineurs d'irritation cutanée.

INTERACTIONS MÉDICAMENTEUSES

Les possibilités d'interactions médicamenteuses sont peu probables compte tenu du faible passage systémique du **métronidazole** topique ; rappelons la possibilité d'interaction avec :

– le **disulfirame** (***ESPÉRAL***) ;
– l'alcool ;
– la **coumarine** et la **warfarine**.

ROSACÉE (2)

Stade 3 : papulo-pustules

C'est à ce stade que les traitements sont les plus efficaces ; ils reposent sur le **métronidazole** local ou l'**ivermectine** locale et sur les cyclines orales.

Traitement local

► *Métronidazole*

Métronidazole local, ***ROZAGEL*** gel : 1 appl. matin et soir pendant 6 mois ; le traitement sera poursuivi si besoin.

Le **métronidazole** peut être mis dans des préparations magistrales plus concentrées que dans les produits du commerce : 2 appl./j de la préparation suivante à 1 % :
- **métronidazole**, 0,5 mg ;
- ***NÉRIBASE*** crème, 50 mg.

► *Acide azélaïque*

Cf. ci-dessus. Ex : ***FINACÉA*** : 1 appl. matin et soir pendant 6 mois.

► *Ivermectine*

Un nouveau topique à base d'**ivermectine** à 1 %, tube de 15 g, vient d'être commercialisé (septembre 2015) dans la rosacée papulopustuleuse : ***SOOLANTRA*** crème (non remboursé). L'**ivermectine** détruit les vers parasites *Demodex* qui interviennent dans la genèse des lésions papulopustuleuses de la rosacée. Le traitement consiste en 1 appl./j tous les jours sur les lésions, jusqu'à disparition des lésions. Traitement idéal pour les patients préférant éviter les antibiotiques *per os* de façon répétée.

Traitement général

Il est actif sur les papules et les pustules et repose sur les cyclines : **doxycycline, *TOLEXINE*** 100 mg le soir pour 3 mois.

Exemple de traitement d'entretien d'une rosacée papulo-pustuleuse avec flushs

- Règles hygiéno-diététiques : éviter l'alcool, les boissons chaudes, les repas épicés.
- Photoprotection externe par écran 50+ à renouveler toutes les 2 à 3 h si ensoleillement important.
- ***TOLEXINE*** : 100 mg le soir pendant 3 mois.
- ***ROZAGEL*** : 1 appl. le soir après la toilette du visage à l'eau.
- Laser à distance de la poussée papulo-pustuleuse.

Le **métronidazole** peut être prescrit *per os* ; il est moins bien toléré que les cyclines : **métronidazole** (***FLAGYL***) cp. 250 mg x 2/j pendant 1 mois, puis 250 mg/j pendant 1 mois, puis 125 mg/j pendant 2 mois et relais en topique.

L'**isotrétinoïne orale** (***ROACCUTANE***) peut être utile à un stade très papulo-pustuleux avec œdème.

Stade 4 : phyma

Le rhinophyma peu évolué peut être traité par l'**isotrétinoïne orale** (***ROACCUTANE***).

À un stade évolué le traitement est chirurgical.

VASOCONSTRICTEUR LOCAL

Brimonidine

MIRVASO					
A. 1 appl./j (max 1 g/appl.) jusqu'à régression des symptômes	1 tube 30 g (3 mg/g)		I	NR	

PROPRIÉTÉS

La **brimonidine** est un agoniste des récepteurs α2-adrénergiques hautement sélectif. Son application cutanée sur le visage réduit l'érythème par vasoconstriction cutanée directe.

INDICATIONS

Érythème facial associé à la rosacée.

CONTRE-INDICATIONS

Lésions cutanées, plaies profondes non cicatrisées.
Grossesse et allaitement.

EFFETS INDÉSIRABLES

Bouffées de chaleur.
Troubles du système nerveux : céphalées, somnolence, vertiges, syncope, asthénie.
Troubles sur le site d'application : prurit, érythème, sensation de brûlure.

INTERACTIONS MÉDICAMENTEUSES

Contre-indiqué chez les patients traités par un **inhibiteur de la monoamine oxydase** ou par un **antidépresseur tricyclique ou tétracyclique** affectant la transmission noradrénergique.

TUMEURS CUTANÉES BÉNIGNES (1)

Verrues vulgaires

Ce sont des lésions virales dues à HPV (*Papillomavirus*, type 1 et 6 le plus souvent), auto- et hétérocontagieuses.

Azote liquide

Le traitement de **1re intention** reste classiquement l'azote liquide (cryothérapie) appliqué à l'aide d'un Cryac (pulvérisateur d'azote) ou d'un long coton-tige. On réalise à chaque séance 3 appl. successives d'azote (3 cycles de congélation/décongélation).

L'azote doit être appliqué après un **décapage** manuel à l'aide d'une lame de **bistouri** qui enlève les couches superficielles de la verrue et permet à l'azote de diffuser très profondément.

Ce traitement est douloureux et doit être réalisé sous anesthésie locale par crème ***EMLA*** chez l'enfant.

Les applications doivent souvent être répétées, idéalement toutes les 4 à 6 sem ; au-delà de 5 appl. à 1 mois d'intervalle sans aucune amélioration, le traitement devra être considéré comme un échec et modifié.

L'azote liquide est peu efficace sur les verrues mosaïques et les myrmécies plantaires qui nécessitent plus de séances mensuelles (7 à 10 séances).

Autres traitements possibles

► *Abstention thérapeutique*

Certaines verrues disparaissent spontanément dans un délai de 6 mois à 2 ans, expliquant ainsi les guérisons obtenues avec les traitements les plus divers.

► *Traitements kératolytiques*

On utilise des vernis ou pommades kératolytiques à base d'acide lactique et d'acide salicylique.

Ex : ***DUOFILM*** vernis ou ***KÉRAFILM*** vernis ou ***POMMADE M.O. COCHON*** : 1 appl. le soir sur la ou les verrue(s) en protégeant la peau saine autour avec un vernis normal incolore. À renouveler tous les soirs jusqu'à disparition de la verrue. En cas de décapage excessif, espacer les applications. Le traitement dure 3 j à 2 mois.

Ou préparation faite en pharmacie : ***COLLODION SALICYLÉ*** : acide lactique 4 g + acide salicylique 4 g + collodion élastique 4 g ; mêmes modalités d'application.

► *Traitements chirurgicaux*

L'électrocoagulation, le laser CO_2, ou la chirurgie d'exérèse doivent être réservés aux verrues très résistantes et symptomatiques (douloureuses notamment). À éviter sur la plante des pieds (pas d'appui pendant une semaine puis béquilles) +++ et au pourtour de l'ongle (onychodystrophie).

► *Imiquimod*

Imiquimod (***ALDARA***) : topique hors AMM, utilisé parfois pour les verrues résistantes, bien décapées. Il est cher et peu efficace sur les verrues non génitales.

KÉRATOLYTIQUES – ACIDE SALICYLIQUE (1) – FORMES RÉSERVÉES AUX VERRUES

Acide salicylique

DUOFILM				
16,7 % d'ac. salicylique + 16,7 % d'ac. lactique Verrues vulgaires, cors et durillons : 1 à 2 appl./j (protéger la peau périlésionnelle avec un vernis incolore *VERLIM 3* ou vernis à ongles du commerce), après avoir ramolli la lésion au cours d'un bain, gratter la peau blanchie avec une lime à ongles jetable, sans faire saigner, x 1/sem.	1 fl. 15 mL			NR
VERRUFILM				
Idem ***DUOFILM***	1 fl. 14 mL			NR
KÉRAFILM				
1,5 g d'ac. salicylique + 1,5 g d'ac. lactique Idem ***DUOFILM***	1 fl. 10 mL + 6 rondelles protect. + appl.			NR
TRANSVERCID				
Dispositif pour appl. cutanée Traitement local de verrues vulgaires À poser le soir et enlever le lendemain matin	10 disp. 6 mm 3,62 mg 8 disp. 12 mm 14,54 mg			NR NR
CORICIDE LE DIABLE				
1 application cutanée le matin pendant 1 semaine	1 fl. 4 g sol. appl. cutanée 12,5 %			NR
FEUILLE DE SAULE				
Cors-Durillons 1 emplâtre/j pendant 3 à 5 j *Verrues* 3 appl./j de solution pendant 2 sem.	5 emplâtres durillons 9 emplâtres cors 1 fl. 5 mL sol. 10 % appl. loc.			NR NR NR
POMMADE M.O. COCHON				
1 appl. le soir	10 g (pomm. 50 %)			NR
SANITOS				
1 à 2 appl./j	fl. 5 mL sol. 11 %			NR
VERRUPAN				
1 à 2 appl./j	2 fl. 3 g			NR

TUMEURS CUTANÉES BÉNIGNES (2)

Molluscum contagiosum

Les molluscum contagiosum peuvent disparaître de façon spontanée, mais parfois sur 2 ans.

S'ils se multiplient rapidement et deviennent supérieurs à 20-25, un traitement est souhaitable (avant qu'ils ne deviennent trop nombreux).

Traitement du terrain

Les molluscum contagiosum apparaissent préférentiellement sur les peaux **sèches** ou **atopiques** : l'application d'un **émollient** (ex : ***DEXERYL***) sur une **xérose**, et d'une *préparation au glycérolé d'amidon* ou d'un **dermocorticoïde** sur des plaques d'**eczéma** peut permettre leur disparition.

Hydroxyde de potassium

Le traitement médical des molluscum contagiosum repose sur un liquide d'**hydroxyde de potassium** qui détruit les lésions. Ex : ***MOLUSDERM*** 10 % ou ***MOLUTREX*** 5 % : une appl./j sur les lésions jusqu'à apparition d'un érythème (irritation) en 2 à 8 j. Arrêter alors les applications et attendre la formation d'une croûte et sa chute entraînant la guérison. L'**hydroxyde de potassium** est très efficace chez certains patients et inefficace chez d'autres. Il est parfois mal toléré (douleurs, brûlures lors de l'application).

Azote liquide

Application d'azote liquide au Cryac ou au coton, toujours après une **anesthésie locale** par crème ***EMLA*** ou ***ANESDERM*** appliquée 1 à 2 h avant la consultation sous occlusion par film plastique alimentaire ou dans les formes pauci lésionnelles sous Tegaderm ou Micropore.

Curetage

Si l'azote est inefficace, on réalise l'ablation des lésions à la curette après une anesthésie locale par crème ***EMLA*** ou ***ANESDERM*** appliquée 1 à 2 h avant la consultation sous occlusion. Si l'anesthésie est bien faite, le curetage n'est pas douloureux. Il peut rarement entraîner des cicatrices hypotrophiques.

En cas de récidive, on traite à nouveau les lésions jusqu'à l'apparition d'une immunité.

Verrues séborrhéiques

Abstention ou destruction par application d'azote liquide au Cryac ou au coton, suivie de l'application d'un corps gras. Ex : ***CICALFATE*** x 2/j jusqu'à la cicatrisation ou **acide fusidique**, ***FUCIDINE*** pommade.

Nævi

Autosurveillance

Selon l'abécédaire ABCDE :

> Abécédaire sur lequel on s'appuie pour la surveillance des nævi ; la présence ou l'apparition de l'un des critères suivants doit faire consulter le dermatologue pour réaliser éventuellement l'exérèse et l'analyse de la lésion.
> A : Asymétrie de la lésion.
> B : Bordure irrégulière, en carte de géographie.
> C : Couleur inhomogène, polychromie.
> D : Dimension > 6 mm de grand axe.
> E : Évolutivité.

Surveillance médicale

- Surveillance annuelle par le dermatologue.
- Protection contre le soleil chez tous les sujets ayant des nævi, d'autant plus qu'ils sont nombreux et cliniquement atypiques.
- Exérèse chirurgicale sous anesthésie locale des nævi congénitaux et des nævi atypiques avec examen anatomopathologique systématique.

> **Sujets à risque de mélanome**
> - Antécédent de mélanome personnel ou familial.
> - Plus de 50 nævi.
> - Nævi très variés (forme, couleur, taille).
> - Nombreuses éphélides.
> - Phototype clair.
> - Antécédents de brûlures solaires sévères dans l'enfance ou l'adolescence.
> - Nombreuses séances d'UVA en cabine.

KÉRATOLYTIQUES – ACIDE SALICYLIQUE (2) – POMMADE KÉRATOLYTIQUE

■ Acide salicylique + vaseline

VASELINE SALICYLÉE					
Dermatoses squameuses et hyperkératosiques (psoriasis, lichénifications, kératodermies palmo-plantaires, verrues vulgaires) : % fonction de l'épaisseur des lésions	1 tube (prép. magistrale)			NR	

PROPRIÉTÉS

Kératolytiques.

INDICATIONS

Verrues vulgaires, cors, durillons.
Verrues vulgaires plantaires des zones d'appui exclusivement pour le verutal.

CONTRE-INDICATIONS

Grossesse : pas d'**acide salicylique** au cours du 3e trimestre.

Acide salicylique : hypersensibilité aux salicylés, application sur les muqueuses, dans les plis et sur les dermatoses suintantes.

PRÉCAUTIONS D'EMPLOI

Arrêt pendant quelques jours si douleurs, saignement.
Ne pas utiliser des produits trop puissants chez le diabétique et l'artéritique.

TUMEURS CUTANÉES BÉNIGNES (3)

Kératoses actiniques (carcinomes épidermoïdes *in situ*)

Cryothérapie

La **cryothérapie** est la méthode la plus simple et est à utiliser en 1re intention. Elle est peu indiquée en cas de lésions multiples car douloureuse.

Topiques

Il existe 3 topiques dans le traitement des kératoses actiniques. Ils sont appliqués **une fois/j** à un rythme et pour des durées variables et sont tous les 3 responsables d'une **inflammation majeure**. Le patient doit être bien prévenu que ses lésions vont devenir très irritées, érythémateuses et croûteuses pour qu'il continue son traitement. Ils sont très utiles en cas de **lésions multiples** ou pour traiter le **champs de cancérisation**.

► *5-fluorouracile*

Le **5-fluorouracile**, ***EFUDIX*** crème, est indiqué à raison de 1 appl./j jusqu'à appariton d'une irritation (15 à 21 j). Il s'applique sur chaque lésion sans déborder. Il permet au patient de s'auto-traiter et d'éviter des séances de cryothérapie.

► *Imiquimod*

Imiquimod (***ALDARA***) : 1 appl./j x 3/sem. Appliquer le contenu du sachet largement autour des lésions pour traiter le champs de cancérisation. Laisser agir la nuit. Laver à l'eau et au savon le lendemain matin, pendant 1 mois. Vérifier la disparition de la kératose actinique à la fin du traitement.

► *Mébutate d'ingénol*

Le **mébutate d'ingénol**, ***PICATO*** gel, existe en 2 dosages :

– 150 µg/g pour le visage et le cuir chevelu, qui s'applique une fois/j, 3 j consécutifs ;

– et 500 µg/g pour les lésions du corps, qui s'applique une fois/j, 2 j consécutifs.

Il a été mis sur le marché en juin 2013. Chaque tube traite une zone maximum de 25 cm² (5 x 5 cm), ce qui permet un traitement localisé du champs de cancérisation. Il est cher mais remboursé à 30 %.

Son intérêt réside dans la courte durée d'application mais son gros effet secondaire est l'inflammation qui est majeure ++, qui apparaît le dernier jour de l'application et heureusement disparaît en une quinzaine de jours. On traite l'irritation par l'application de crèmes cicatrisantes (ex : ***CICABIO*** crème x 2/j) ou d'**antibiotiques locaux** (ex : ***FLAMMAZINE*** crème x 2/j) sur les lésions traitées, pendant 15 j.

► *Photothérapie dynamique*

Elle permet de détruire **sélectivement** par la lumière rouge les cellules pathologiques des kératoses actiniques qui ont absorbé un dérivé des porphyrines, photosensibilisant, l'**acide 5-aminolévulinique méthylé** (***METVIXIA***). C'est le meilleur traitement du **champs de cancérisation**.

En pratique, la PDT comporte 3 étapes :

– ablation à la curette des croûtes et des squames des lésions à traiter ;

– application en couche fine du gel au **5-aminolévulinate de méthyle** (***METVIXIA***) sur les lésions, en débordant largement autour, et recouvrir par un pansement opaque à la lumière, pendant 3 h ;

– exposition des lésions à la lumière rouge (570 à 670 nm) pour une dose totale de 75 J/cm². Cette exposition peut être douloureuse ++.

> Les résultats des études sont équivalents entre PDT, cryothérapie et **5-FU**.

KÉRATOLYTIQUES – ACIDE SALICYLIQUE (3) – POMMADE KÉRATOLYTIQUE + CORTICOÏDE

■ Acide salicylique + diflucortolone

NÉRISALIC					
Psoriasis et autres dermatoses hyperkératosiques avec composante inflammatoire : 1 appl./j puis diminution progressive	30 g pomm. 3 %	2,63	I	15 %	0,09

■ Acide salicylique + bétaméthasone

DIPROSALIC					
Dermatoses corticosensibles à composante kératosique ou squameuse : 1 à 2 appl./j pendant 1 à 2 sem. puis diminution progressive	30 g pomm.	2,82	I	15 %	0,09

KÉRATOLYTIQUES – ACIDE SALICYLIQUE (4) – LOTIONS KÉRATOLYTIQUES + CORTICOÏDES

■ Acide salicylique + bétaméthasone

DIPROSALIC					
Psoriasis et états psoriasiformes du cuir chevelu : 1 appl./j en friction puis dégression progressive	30 g (sol. alcool. 2 %)	2,82	I	15 %	0,09

■ Acide salicylique + triamcinolone

LOCALONE					
Idem ***DIPROSALIC***	122 mL (sol. alcool. 0,1 %)		I	NR	

PROPRIÉTÉS

L'**acide salicylique** est un kératolytique utilisé pour le décapage des dermatoses hyperkératosiques telles que le psoriasis, les kératodermies palmo-plantaires, les ichtyoses, les verrues vulgaires.

L'association à un **dermocorticoïde** a un intérêt lorsqu'une composante inflammatoire est associée (psoriasis, eczéma lichénifié).

INDICATIONS

Cf. Propriétés.

CONTRE-INDICATIONS

Grossesse : pas d'acide salicylique au cours du 3e trimestre.

Acide salicylique : hypersensibilité aux salicylés, application sur les muqueuses, dans les plis et sur les dermatoses suintantes.

PRÉCAUTIONS D'EMPLOI

Ne pas appliquer sur des surfaces étendues chez l'enfant.

Ne pas utiliser de façon prolongée car risque d'irritation locale (prendre le relais par une lotion corticoïde type ***DIPROSONE***, lotion pour le traitement des psoriasis du cuir chevelu).

TUMEURS CUTANÉES BÉNIGNES (4)

Chirurgie

Exérèse des lésions **résistantes** aux traitements précédents au bistouri (avec histologie) ou par électrocoagulation (sans histologie) sous anesthésie locale.

Surveillance

Dans tous les cas il faut surveiller le patient annuellement au long cours, biopsier les lésions s'il existe un doute sur une transformation en carcinome épidermoïde invasif et recommander une protection solaire totale (chapeau, casquette, écran solaire indice 50+).

Cornes cutanées

Exérèse chirurgicale sous anesthésie locale et examen anatomopathologique de toute la pièce opératoire. Les cornes cutanées correspondent aux étiologies suivantes : lésion virale 52 %, kératose actinique 26 %, kérato-acanthome 4,8 %, carcinome spinocellulaire 3,2 %.

Technique de l'autosurveillance des nævi

Après s'être totalement déshabillé, examiner successivement et attentivement :
- le visage sans oublier les oreilles ;
- le cuir chevelu en s'aidant d'un sèche-cheveux ;
- la paume et le dos des mains sans oublier les ongles, les avant-bras ;
- les coudes, les bras, les aisselles ;
- le cou, la poitrine (en regardant sous les seins chez les femmes) et le ventre ;
- dans une glace, avec l'aide d'un miroir à main, la nuque, les épaules et le dos ;
- les fesses et la face postérieure des cuisses ;
- en s'asseyant, la face antérieure des cuisses, les jambes, le dos et la plante des pieds sans oublier les ongles, et la région génitale avec l'aide d'un miroir.

Cet auto-examen ne prend pas plus de 10 minutes et doit être réalisé régulièrement 2 à 3 fois par an.

NOTES

TUMEURS CUTANÉES MALIGNES (1)

Maladie de Bowen

La maladie de Bowen est un carcinome épidermoïde intraépidermique (ou carcinome spinocellulaire *in situ*).

Traitement de 1re intention

- **Exérèse chirurgicale** avec une **marge** de 4 à 6 mm et examen anatomopathologique de la pièce opératoire.
- Si la chirugie est difficile, on réalise de la cryochirugie (sauf sur les jambes qui cicatrisent mal) suivie d'une surveillance car l'anatomopathologie est impossible.

Traitement de 2e intention

Si la chirurgie est impossible (lésions étendues ou multiples ou zones cicatrisant mal) :
– chimiothérapie locale par **5-FU** (***EFFUDIX***) ;
– ou **imiquimod** (***ALDARA***) ;
– ou photothérapie dynamique.
Dans les 3 cas à 2 conditions : avoir réalisé au préalable une biopsie pour confirmer le diagnostic et surveiller une fois/an le patient après traitement.

Maladie de Paget mammaire

Exérèse chirurgicale de la lésion et du cancer du sein sous-jacent (*cf.* Traitement du cancer du sein) avec examen anatomopathologique.

Carcinomes basocellulaires [1]

Ils sont généralement d'évolution **lente**. La malignité est essentiellement **locale** et les métastases ganglionnaires ou viscérales sont exceptionnelles. On ne réalise donc **pas** de bilan d'extension.

Traitement chirurgical

Le traitement de 1re intention est la chirurgie d'exérèse avec une marge carcinologique. La marge varie en fonction du type histologique, de la taille, de la topographie et du caractère primitif ou récidivant de la lésion.
L'exérèse chirurgicale est réalisé sous anesthésie locale ou générale courte avec une marge de 3 à 4 mm pour les carcinomes basocellulaires de bon pronostic et une marge de 5 à 10 mm pour ceux de mauvais pronostic.
La chirurgie et suivie d'une surveillance clinique annuelle à vie.

Cryothérapie/Cryochirurgie

Elles consistent en une destruction tissulaire par application d'un cryogène (azote liquide ou protoxyde d'azote). La cryochirurgie est réalisée à l'aide de cryodes métalliques appliquées sur le carcinome, dont la taille est adaptée à la lésion.
Elles doivent être précédées d'une biopsie car il n'y aura pas d'anatomopathologie.
Elles sont indiquées chez les patients inopérables, en cas de carcinome basocellulaire de bon pronostic.

Radiothérapie

Elle est utilisée chez les patients ayant une contre-indication chirurgicale ou refusant la chirurgie. C'est une technique non invasive et indolore très utile dans les carcinomes basocellulaires de grande taille et/ou de localisation difficile. Elle est réalisée avec une marge de 5 à 10 mm.
Son efficacité et les résultats cosmétologiques sont moins bons qu'avec la chirurgie.
Elle s'accompagne d'effets secondaires à long terme (qui contre-indiquent son utilisation chez le sujet de moins de 60 ans) : atrophie cutanée, fibrose sous-cutanée, troubles pigmentaires, etc.
Elle est aussi contre-indiquée en cas de carcinome basocellulaire sclérodermiforme et dans certaines zones : main, pied, oreille, jambe, organes génitaux externes.

Curetage – électrocoagulation

Cette technique est très opérateur-dépendante : après avoir cureté la lésion, on pratique une électrocoagulation de la base.
Elle a les même indications que la cryochirurgie et doit aussi être précédée d'une biopsie car il n'y aura pas d'anatomopathologie.

ANTIMITOTIQUES LOCAUX (1)

Fluorouracile

EFUDIX					
Kératoses actiniques, maladie de Bowen, kérato-acanthome, certains basocellulaires et condylomes génitaux : 1 à 2 appl./j pendant 4 à 6 sem.	20 g crème 5 %	25,43	I	65 %	1,27

PROPRIÉTÉS

Antimitotique.

INDICATIONS

Kératoses actiniques étendues pour lesquelles une cryothérapie n'est pas envisageable +++, maladie de Bowen, kérato-acanthome, certains carcinomes basocellulaires et certains condylomes génitaux.

CONTRE-INDICATIONS

Grossesse et **allaitement**.
Hypersensibilité connue au produit.

PRÉCAUTIONS D'EMPLOI

Éviter tout contact avec les yeux et les muqueuses ; se laver les mains après l'application.
L'évolution normale des lésions sous traitement est une nécrose avec possible perte de substance puis reépidermisation, dont il faut bien prévenir le patient.

EFFETS INDÉSIRABLES

Érythème, érosion, ulcération, nécrose.
Risque de majoration des effets du produit en cas d'exposition solaire.

Podophyllotoxine

CONDYLINE					
Condylomes ano-génitaux : 2 appl./j pendant 3 j, à répéter si besoin au maximum pendant 5 sem.	3 mL (sol. avec 6 applicateurs)	19,54	I	65 %	6,51

PROPRIÉTÉS

Antimitotique cytolytique d'origine végétale (extrait de la résine de podophylline).

INDICATIONS

Condylomes ano-génitaux pour lesquels une cryothérapie n'est pas envisageable ; à réserver à l'homme car le produit peut facilement couler et entraîner des brûlures chez la femme (préférer l'utilisation d'une préparation de podophylline 25 % dans la vaseline chez la femme) ; surface traitable < 4 cm².

CONTRE-INDICATIONS

Grossesse et **allaitement**.
Utilisation en intravaginal et chez l'enfant.

PRÉCAUTIONS D'EMPLOI

Appliquer avec précautions en utilisant l'applicateur sélectivement sur les lésions et laisser sécher en évitant tout écoulement du produit.
Se laver les mains après application.
Rincer à grande eau en cas de contact oculaire.

EFFETS INDÉSIRABLES

Érythème, douleur, possible ulcération.
œdème, balanoposthite.

TUMEURS CUTANÉES MALIGNES (2)

Traitement topique

Imiquimod (*ALDARA*) à l'AMM pour les carcinomes basocellulaires **superficiels** de petite taille, après contrôle histologique, en dehors des zones à haut risque, c'est-à-dire sur et autour des régions médiofaciales (nez, bouche).

Appliquer en couche fine, x 1/, 5 j/sem., en massant bien et en débordant autour de la lésion, pendant 6 sem. Laisser agir la nuit. Laver le lendemain à l'eau et au savon. Vérifier la guérison.

Dans tous les cas

- Surveillance annuelle au long cours.
- Photoprotection solaire totale : vêtements, écran solaire, casquette, lunettes, etc.

Autres traitements

► *Laser CO_2 et photothérapie dynamique*

il n'y a pas assez d'études pour juger de leur efficacité : non indiqués dans le traitement du carcinome basocellulaire. Ils pourraient être utiles dans les formes superficielles.

► *5-FU topique*

il n'y a pas assez d'études pour juger de son efficacité : non indiqué dans le traitement du carcinome basocellulaire.

Recommandations

► *Carcinome basocellulaire de bon pronostic*

- 1re intention : chirurgie avec une marge de 3 à 4 mm.
- 2e intention : cryochirurgie ou radiothérapie.
- 3e intention : curetage/électrocoagulation.

► *Carcinome basocellulaire de mauvais pronostic*

- 1re intention : chirurgie avec une marge de 5 à 10 mm ± examen extemporané des marges
- 2e intention : radiothérapie.

Formes localement avancées ou métastatiques

On propose un **inhibiteur de la voie Hedgehog**, le **vismodégib** (*ERIVEDGE*) : 1 gél. (150 mg)/j.

Carcinomes spinocellulaires (= carcinomes épidermoïdes) [2]

Les carcinomes spinocellulaires se divisent en 2 groupes selon la taille, la localisation, l'infiltration, le type histologique, l'envahissement périnerveux, le caractère primitif ou récidivant de la lésion, etc.

Les carcinomes spinocellulaires du groupe 1 sont à faible risque et ceux du groupe 2 sont à haut risque de métastase et/ou de récidive.

Carcinomes spinocellulaires du groupe 1

Le traitement est **chirurgical**.

L'avis de la RCP n'est pas obligatoire.

- L'exérèse chirurgicale est réalisée sous anesthésie locale ou générale courte avec une marge de 4 ou 6 mm. En profondeur, l'exérèse doit emporter l'hypoderme.
- Si l'examen anatomopathologique montre des marges positives, on réalise une reprise chirurgicale avec les même marges.

ANTIMITOTIQUES LOCAUX (2)

■ Méthyl aminolévulinate

METVIXIA					
Kératoses : A. 1 appl. 3 h avant photothérapie 1 fois max Carcinome basocellulaire : A. 1 appl. 3 h avant photothérapie, 2 fois max avec délai de 3 mois entre les 2 appl. Maladie de Bowen : A. 1 appl. 3 h avant photothérapie, à renouveler si nécessaire en respectant 3 mois de délai	1 appl. 168 mg/g (crème)	204,32	I	65 %	204,32

PROPRIÉTÉS

Après application topique de l'**aminolévulinate de méthyle**, les porphyrines s'accumulent au niveau des lésions cutanées traitées, de façon intracellulaire. L'activation par la lumière (photothérapie) des porphyrines accumulées entraîne une réaction photochimique et par conséquent une phototoxicité pour les cellules cibles exposées à la lumière.

INDICATIONS

Kératoses actiniques fines ou non hyperkératosiques et non pigmentées du visage et du cuir chevelu.

Carcinome basocellulaire superficiel non récidivant du tronc, des membres et du cou. Les lésions doivent être préalablement confirmées par biopsie.

Carcinomes intraépidermiques (maladie de Bowen) non pigmentés, lorsque la chirurgie est impossible, chez les sujets immunocompétents. Les lésions doivent être préalablement confirmées par biopsie et le contrôle de la guérison effectué.

CONTRE-INDICATIONS

Porphyrie.

Carcinome basocellulaire sclérodermiforme ou nodulaire.

Bowen muqueux.

PRÉCAUTIONS D'EMPLOI

Ne doit être administré que par un médecin, une infirmière ou un autre professionnel de santé formé à l'utilisation d'un traitement photodynamique de ce médicament.

EFFETS INDÉSIRABLES

Troubles dermatologiques fréquents ou très fréquents au niveau de la zone d'application : douleur, inconfort, sensation de chaleur, brûlure ou piqûre, érythème, prurit, œdème, desquamation, cloques, saignement cutané, kératose, ulcération, infection cutanée, érosion.

TUMEURS CUTANÉES MALIGNES (3)

Carcinomes spinocellulaires du groupe 2

► *Traitement **chirurgical avant tout***

- L'avis de la RCP est obligatoire +++.
- L'éxérèse chirurgicale est réalisée sous anesthésie locale ou générale courte avec une marge de 6 à 10 mm. En profondeur, l'exérèse doit emporter l'hypoderme en respectant l'aponévrose, le périoste ou le périchondre si ces structures ne sont ni au contact de la tumeur ni envahies.
- On réalise aussi un curage ganglionnaire en cas d'adénopathie satellite palpable.
- La RCP peut demander une analyse du ganglion sentinelle en cas de localisation particulière (demi-muqueuses, extrémités, oreilles) ou de tumeurs volumineuses de mauvais pronostic.

► *Autres traitements*

Les autres méthodes sont réservées aux patients pour lesquelles la **chirurgie est impossible** (contre-indication ou refus).

Radiothérapie

Les marges sont plus larges que dans les carcinomes basocellulaires : 1 cm à 1,5 cm. On réalise 10 à 30 séances sur 3 à 6 sem. Les effets secondaires tardifs limitent son utilisation.

Curithérapie interstitielle

Elle consiste à implanter des gaines plastiques dans la tumeur pour l'irradier avec de l'iridium 192.

Chimiothérapie

Elle peut être curative (surtout néoadjuvante avant la chirurgie ou combinée à la radiothérapie) ou palliative.

On utilise le **5-FU** ou le **cisplatine**.

Anticorps monoclonal

Les anticorps anti-EGFR, **cétuximab** (***ERBITUX***) pourraient représenter une option intéressante mais leur place est encore à préciser.

► *Dans tous les cas*

– examen anatomopathologique de la pièce opératoire ;
– surveillance au long cours ;
– protection solaire totale (vêtements, casquette, chapeau, écran total).

Suivi

- Chez les patients ayant eu un carcinome cutané, baso ou spinocellulaire du groupe 1, le suivi n'est que clinique. On réalisera un examen clinique une fois/an, pendant 5 ans.
- Chez les patients ayant eu un carcinome spinocellulaire du groupe 2, on réalisera un examen clinique tous les 3 à 6 mois, pendant 5 ans, puis 1 à 2 fois/an selon les carcinomes. On apprendra au patient l'auto-examen pour qu'il détecte une récidive. Pour les carcinomes spinocellulaires invasifs, on réalisera une échographie locorégionale tous les 6 mois, pendant 5 ans.

ANTIMITOTIQUES LOCAUX (3)

Ingénol

PICATO						
Kératose actinique A. 70 µg/appl. x 1/j pendant 3 j consécutifs	1 appl. 150 µg/g 1 appl. 500 µg/g	77,06 77,06	I I	30 % 30 %	77,06 77,06

PROPRIÉTÉS

Double mécanisme :

– induction d'une mort cellulaire localisée au niveau de la lésion ;

– stimulation d'une réponse inflammatoire caractérisée par une production locale de cytokines et chémokines pro-inflammatoires et une infiltration de cellules immunocompétentes.

PRÉCAUTIONS D'EMPLOI

Éviter tout contact avec les yeux, nez, oreilles et lèvres et avec une plaie profonde ou non cicatrisée.

L'effet du traitement ne peut être correctement évalué qu'après la disparition des réactions cutanées locales.

EFFETS INDÉSIRABLES

Céphalées, œdème des paupières ou périorbitaire.

Au niveau du site d'application : pustules, infection, douleur, prurit, irritation, érosion, vésicules, gonflement, exfoliation, croûtes.

Réactions cutanées locales : érythème, écaillement/desquamation et formation de croûtes sont habituels après application. Ces réactions sont transitoires et apparaissent généralement durant le 1er j de traitement avec une intensité maximale jusqu'à 1 sem. après la fin du traitement. Les réactions cutanées se résorbent en 2 sem. après le début du traitement de zones situées au niveau du visage et du cuir chevelu et en 4 sem. après le début du traitement de zones sur le tronc et les extrémités.

TUMEURS CUTANÉES MALIGNES (4)

Mélanome cutané [3]

Insistons sur la prévention primaire de cette redoutable affection, par une éducation au soleil dès le plus jeune âge en fonction du phototype, les mesures de photoprotection, le dépistage des sujets à risque (*Cf.* Nævi), l'enseignement de l'autosurveillance et la surveillance dermatologique régulière.
Le traitement doit toujours être discuté en **RCP**.
Les mélanome sont répartis en plusieurs stades selon leur épaisseur et la présence ou non d'un envahissement ganglionnaire et/ou de métastases. Le traitement, le bilan et le suivi dépendent de cette classification.

Classification du mélanome AJCC*

Stade IA : tumeur ≤ 1 mm d'épaisseur, sans ulcération (pT1a), N0, M0.

Stade IB :
– tumeur ≤ 1 mm d'épaisseur, avec ulcération (pT1b), N0, M0 ;
– ou tumeur > 1 mm et ≤ 2 mm d'épaisseur, sans ulcération (pT2a), N0, M0.

Stade IIA : tumeur > 1 mm et ≤ 4 mm d'épaisseur, avec ulcération (pT2b, pT3b), N0, M0.

Stade IIB : tumeur > 2 mm d'épaisseur, sans ulcération (pT3a, pT4a), N0, M0.

Stade IIC : tumeur > mm d'épaisseur, avec ulcération (pT4b), N0, M0.

Stade IIIA : tumeur sans ulcération (tous pT), métastases microscopiques dans 1, 2 ou 3 nœuds lymphatiques régionaux (N1a, N2a), M0.

Stade IIIB :
– tumeur sans ulcération (tous pT), métastases macroscopiques dans 1, 2 ou 3 nœuds lymphatiques régionaux ou métastases « en transit » (N1b, 2b, 2c), M0 ;
– ou tumeur avec ulcération (tous pT), métastases microscopiques dans 1, 2 ou 3 nœuds lymphatiques régionaux ou métastases « en transit » (N1a, 2a, 2c), M0

Stade IIIC :
– tumeur avec ulcération (tous pT), métastases macroscopiques dans 1, 2 ou 3 nœuds lymphatiques régionaux (N1b, 2b), M0 ;
– ou tumeurs avec ou sans ulcération (tous pT), métastases dans 4 nœuds lymphatiques régionaux ou plus ou métastases en transit avec métastase(s) ganglionnaire(s) régionale(s) (N3).

Stade IV : métastases à distance (tous pT, tous N, M1).

Chirurgie

Le traitement du mélanome est dans un premier temps toujours chirurgical. Il consiste en l'**exérèse** de **toute** la lésion (pas de biopsie ++) avec examen anatomopathologique confirmant le diagnostic et mesurant notamment l'indice de Breslow (épaisseur de la tumeur), principal facteur pronostique conditionnant les **marges de sécurité** à respecter pour la **reprise chirurgicale** qui s'effectue dans un 2e temps, idéalement moins d'un mois après l'exérèse.

- *In situ* : marge de 5 mm.
- Dubreuilh : marge de 1 cm.
- Breslow ≤ 1 mm : marge de 1 cm.
- Breslow de 1,01 à 2 mm : marge de 1 à 2 cm.
- Breslow de 2,01 à 4 mm : marge de 2 cm.
- Breslow > 4 mm : marge de 2 à 3 cm.

Exérèse du **ganglion sentinelle** proposée pour l'évaluation d'un mélanome de Breslow > 1 mm ou d'un mélanome ulcéré ou dans le cadre d'essais thérapeutiques.

* *American Joint Committee on Cancer*

TUMEURS CUTANÉES MALIGNES (5)

Bilan d'extension

► *Stade I*

Examen clinique complet :

– tout le tégument à la recherche d'un autre mélanome ou de naevus à risque (congénital, atypique) ;

– palpation de toutes les aires ganglionnaires ;

– palpation hépatique, auscultation pulmonaire, examen neurologique.

► *Stades IIA et IIB (N0 clinique)*

• Examen clinique complet.

• Échographie locorégionale en option.

► *Stades IIC et III*

• Examen clinique complet.

• Échographie locorégionale et scanner thoracoabdominopelvien + cérébral (stade IIC) ou PET-scan (stade III) en option.

Surveillance

► *Stade I*

Surveillance clinique tous les 6 mois pendant 5 ans puis 1 fois/an à vie et autosurveillance.

► *Stades IIA et IIB*

Surveillance clinique tous les 3 mois pendant 5 ans puis 1 fois/an à vie et autosurveillance. Option : échographie ganglionnaire de la zone de drainage tous les 3 à 6 mois pendant 5 ans.

► *Stades IIC et III*

Surveillance clinique tous les 3 mois pendant 5 ans puis 1 fois/an à vie et autosurveillance. Options : échographie ganglionnaire de la zone de drainage et/ou scanner thoracoabdominopelvien et cérébral (stade IIC) ou PET-scan (stade III) selon décision de la RCP.

Traitement adjuvant

Pour les mélanomes de stade II (Breslow > 1,5 mm, N0, M0), on peut proposer l'**interféron α2a (*ROFÉRON-A*), 3 M UI x 3/sem. pendant 18 mois en SC, après un bilan d'extension.**

Pour les mélanomes à haut risque de récidive (N+), on peut proposer l'**interféron α2b (*INTRONA*), 20 M UI/m²/j IV 5 j/7 pendant 1 mois puis 10 M UI/m² SC x 3/sem. pendant 48 sem., après un bilan d'extension.**

Dans ces 2 cas, on ne réalise **pas** de curage ganglionnaire prophylactique.

Mélanome métastatique (métastases viscérales)

Le traitement du mélanome métastatique a été révolutionné par l'arrivée de nouveaux traitements beaucoup plus éfficaces que les chimiothérapie classiques.

► *Produits disponibles*

• Chimiothérapies classiques : **dacarbazine (*DÉTICÈNE*)**, **témozolomide (*TEMODAL*)**, **fotémustine (*MUPHORAN*)**.

• Thérapies ciblées : inhibiteurs de BRAF, MEK ou KIT.

• Immunothérapie : **ipilimumab** (anticorps dirigé contre la protéine CTLA4), anticorps anti-PD1 et anticorps anti-PDL1 (à l'étude).

Donc **tout mélanome métastatique doit bénéficier d'un génotypage** avec une recherche de mutation sur les gènes *BRAF*, *RAS* et *KIT*.

Les traitements inhibiteurs de RAS, KIT et les anticorps anti-PD1 et anti-PDL1 sont encore à l'essai (protocoles) et n'ont pas d'AMM.

Le traitement doit toujours être discuté en RCP : il dépend essentiellement de l'existence ou non d'une mutation V600 du **gène *BRAF***, et du nombre et de la localisation des métastases.

TUMEURS CUTANÉES MALIGNES (6)

► *Stratégie thérapeutique selon le statut BRAF*

- En cas de mutation V600 du gène *BRAF* (37,6 % des patients), le traitement repose en 1re intention sur l'administration de l'inhibiteur de BRAF, le **vémurafénib** (***ZELBORAF***). En 2e intention, on propose le **dacarbazine** (***DÉTICÈNE***), le **témozolomide** (***TEMODAL***) ou l'**ipilimumab** (***YERVOY***), possible en cas de localisations accessibles peu nombreuses et isolées.
- En l'absence de mutation, on propose en 1re intention une chimiothérapie : **dacarbazine** (***DÉTICÈNE***). En 2e intention, on propose le **témozolomide** (***TEMODAL***).

► *Stratégie thérapeutique selon le nombre et la localisation des métastases*

Ces traitements peuvent remplacer ou s'ajouter aux traitements ci-dessus.

- En cas de métastases cutanées : exérèse chirurgicale si possible, radiothérapie ou perfusion de membre isolé (en cas d'atteinte d'un seul membre).
- En cas de métastases osseuses : radiothérapie.
- En cas de métastases cérébrales :
  – si unique et < 3 cm : radiochirurgie ou radiothérapie,
  – si unique > 3 cm : chirurgie,
  – si multiples : radiothérapie et/ou **fotémustine** (***MUPHORAN***) si pas de mutation de *BRAF* ou **vémurafénib** si mutation du gène *BRAF*.

Dans tous les cas

- Surveillance régulière à vie.
- Autosurveillance +++.
- Examen des membres de la famille.
- Protection solaire maximum (pas d'exposition aux heures les plus chaudes, vêtements, écrans solaires).

CONSENSUS

[1] Prise en charge diagnostique et thérapeutique du carcinome basocellulaire de l'adulte, *Anaes*, 2004.
[2] Prise en charge diagnostique et thérapeutique du carcinome épidermoïde cutané (spinocellulaire) et de ses précurseurs, *SFD*, 2009.
[3] Prise en charge des patients adultes atteints d'un mélanome cutané MO, *SFD et FNCLCC*, 2005.

NOTES

ULCÈRES CUTANÉS (1)

Traitements locaux

L'intérêt principal du pansement est de maintenir un milieu humide et d'apporter les molécules nécessaires pour favoriser la cicatrisation.

La cicatrisation comporte plusieurs étapes : la détersion, le bourgeonnement puis l'épidermisation. Les pansements peuvent agir sur une seule ou plusieurs étapes de la cicatrisation.

Réalisation d'un soin d'ulcère de jambe

- Retirer le pansement précédent en humidifiant +++ avec du sérum physiologique (douleur et risque de désépidermisation si le pansement colle).
- En cas d'infection locorégionale évidente, ayant pour porte d'entrée supposée l'ulcère, le prélèvement bactériologique est réalisé juste après le retrait du pansement précédent. On ne réalise **pas de prélèvement bactériologique systématique.**

► *Nettoyage*

Pas d'antiseptiques pour les soins d'ulcères.

L'antibiothérapie locale n'est pas justifiée, source de résistance et d'eczéma de contact.

L'antibiothérapie générale n'est indiquée qu'en cas d'infection locorégionale (lymphangite, érysipèle, cellulite) ayant l'ulcère comme porte d'entrée.

Avant les pansements, laver les ulcères au **sérum physiologique** ou à l'**eau et au savon doux**.

► *Détersion*

- Anesthésie locale par ***XYLOCAÏNE*** pommade 1/2 h avant les soins (sauf si soins indolores) ± antalgique suivant douleur (ex : 5 mg de **morphine** SC si très douloureux, si douleur modérée : **paracétamol**, ***DOLIPRANE*** 500 mg : 1 à 2 cp. 30 min avant les soins).
- La détersion doit idéalement être **mécanique** en utilisant une curette, ou une pince et un bistouri.

► *Pansement*

Le choix d'un pansement dépend du stade de la cicatrisation, des traitements déjà essayés, des prix, du caractère remboursable ou non et des habitudes des médecins prescripteurs.

BAS ET BANDES DE COMPRESSION VEINEUSE

Bas et bandes de compression veineuse

Bandes (systématiques si pansement)
Indiquées en cas d'ulcères de jambe.
DUPRAFLEX, étalonnées, largeur 10 cm, longueur 3 m.
Prescrire 2 paires.
Grade 1-2 : faible à moyen.
Grade 3-4 : moyen à fort.

Bas
Jarret (+++), mi-cuisse ou collant.
1 = insuffisance veineuse fonctionnelle.
2 = existence de varices.
3 = phlébite antérieure ou évolutive.
4 = lymphœdème.

ULCÈRES CUTANÉS (2)

Différents pansements disponibles

Hydrocolloïdes

On peut les utiliser à **tous les stades** de la cicatrisation des ulcères **peu exsudatifs**. Ils maintiennent un milieu chaud et humide favorisant la cicatrisation.

Ex : ***COMFEEL***, ***DUODERM***. À appliquer sur l'ulcère en débordant d'au moins 1 cm autour, sur la peau périulcéreuse. Changer le pansement tous les 2 à 5 j, lorsqu'il est à saturation (devenu blanc).

Hydrocellulaires

On peut les utiliser à **tous les stades** de la cicatrisation des ulcères **très exsudatifs**. Ils sont beaucoup plus chers que les hydrocolloïdes.

Ex : ***ALLEVYN***, ***MEPILEX***. À coller sur l'ulcère et laisser en place 1 à 3 j, selon la quantité d'exsudat, dès que le pansement est saturé.

Alginates

Ce sont des pansements à base d'algues, utiles pour la **détersion** des ulcères **très exsudatifs**. En contact avec l'exsudat, l'alginate se transforme en un gel qui enlève la fibrine et apporte les nutriments nécessaires à la cicatrisation. On les arrête dès la disparition de la fibrine.

Ex : ***ACTISORB*** ou ***URGOSORB*** : à découper et appliquer dans l'ulcère, sans déborder et recouvrir par un pansement secondaire. À changer tous les 1 à 3 j.

Hydrogel

Ce sont des gels hydrocolloïdes qui vont créer un milieu humide et faciliter la détersion et le ramollissement des tissus nécrotiques. Il favorisent aussi le bourgeonnement et l'épithélialisation. On les utilise à **tous les stades** des ulcères **fibrineux et secs**.

Ex : ***PURILLON*** gel : à appliquer en couche épaisse dans l'ulcère et recouvrir par un **pansement hydrocolloïde**. À changer tous les 1 à 3 j.

Pansements gras

On les utilise au stade d'**épidermisation**.

Ex : ***JELONET***, ***URGOTUL*** : à appliquer dans l'ulcère. On peut les plier et ajouter de la **vaseline** puis les recouvrir par un pansement secondaire. À changer tous les jours.

Pansements à l'argent et au charbon

Ils sont utiles dans les plaies infectées, malodorantes, sans signes d'infection locorégionale, pendant quelques jours pour obtenir la guérison de l'infection.

Ex : ***CARBONET***, ***ACTICOAT*** : à appliquer dans la plaie et recouvrir par un pansement secondaire. À changer tous les jours.

Traitements généraux [1]

- **Vaccination antitétanique** à jour ++++.
- Anticoagulation préventive si alitement prolongé.
- Biopsie en cas de suspicion de carcinome spinocellulaire sur un bord.
- Douleur : la rechercher, l'évaluer et en rechercher la cause. **Antalgiques** généraux et locaux avant et pendant les soins, et régulièrement répartis dans la journée.

Greffes

En cas d'inefficacité d'un traitement bien conduit pendant plus de 6 mois ou d'ulcère de plus de 10 cm², on pourra réaliser des greffes en pastilles ou en filet.

ULCÈRES CUTANÉS – PANSEMENTS (1)

Pansements absorbants

Hydrocolloïdes		
COMFEEL PLUS et ***PLUS TRANSPARENT***, ***DUODERM PÂTE***, ***DUODERM E*** et **DUODERM EXTRA MINCE**, ***ALGOPLAQUE***	Indications : tous les stades de la cicatrisation. Laisser au moins 48 h en place. Existent en mince (contrôle visuel), épais (plus absorbants) et bordés (utiles dans les zones de friction).	LPPR *
Hydrocellulaires et mousses		
ALLEVYN non adhésif et ***MEPILEX***, ***TIELLE*** et ***TIELLE S***, ***COMBIDERM*** et ***COMBIDERM*** non adhésif ***BIATIN*** et ***BIATIN*** non adhésif, sacrum, talon	Indications : idem hydrocolloïdes, plus absorbants et mieux tolérés. En pratique : escarres +++, macération, ulcères de jambe. Interactions avec H_2O_2 et ***DAKIN***.	LPPR
Hydrogels		
DUODERM HYDROGEL, ***PURILON***, ***NU-GEL***, ***INTRASITE***, ***NORMLGEL***, ***HYPERGEL***	Indications : détersion et bourgeonnement des plaies sèches +++.	LPPR
Alginates		
URGOSORB (association avec un hydrocolloïde), ***ALGOSTÉRIL***, ***MELGISORB***	Indications : détersion, plaie hémorragique, plaie infectée, suintement +++. Contiennent tous des CMC, sauf ***ALGOSTÉRIL***.	LPPR pour les plaques
Hydrofibres		
AQUACEL	Indications : plaie suintante +++, c'est le plus absorbant des pansements.	LPPR
Charbons		
CARBONET	Indications : limite la prolifération bactérienne. Pansement peu absorbant, mal toléré si mal humidifié, nécessite un pansement secondaire (américain, film).	LPPR
Polysaccharides		
DEBRISAN	Uniquement en détersion sur une courte période.	
POLYACRYLATE, ***TENDERWET***	Indications : détersion et hydratation des plaies sèches ou fibrineuses. Nécessitent un pansement secondaire.	Non LPPR
Pansements hydrosélectifs		
CUTINOVA HYDRO	Indications : ulcères, escarres, brûlures peu ou moyennement exsudatives	LPPR
Acide hyalorunique		
IALUSET : compresses et crème	Plutôt en phase de baugeonnement et d'épidermisation	

* Liste des produits et prestations remboursables = tarif de base sécurité sociale remboursé et opposable pour les pansements

ULCÈRES CUTANÉS (3)

Traitement étiologique

Il faut d'abord diagnostiquer le **type** d'ulcère : artériel, veineux ou mixte.
L'**examen clinique** recherche donc les facteurs favorisants :
– de l'ulcère artériel : facteurs de risque cardio vasculaires, autres localisations athéromateuses, signes cliniques d'AOMI (diminution des pouls) ;
– de l'ulcère veineux : *antécédents personnels ou familiaux* de varices, de phlébite profonde ou superficielle, ou d'embolie pulmonaire. *Antécédent personnel* de traumatisme ou chirurgie des membres inférieurs, d'ulcère veineux. *Signes cliniques* d'insuffisance veineuse (œdème de la cheville, télangiectasies, varices, dermite ocre, lipodermatosclérose, atrophie blanche).
Puis, on réalise un **écho-Doppler veineux et/ou artériel.**

Ulcère artériel

Le traitement étiologique est primordial et doit comporter :
– un geste de revascularisation chaque fois que cela est possible ;
– des mesures hygiéno-diététiques (arrêt du tabac, correction d'une dyslipidémie, équilibre d'un diabète et de la pression artérielle) ;
– des **vasodilatateurs artériels**, ex : **naftidrofuryl** (***PRAXILÈNE***) : 3 cp. à 200 mg/j.

Ulcère veineux

C'est le traitement d'une **insuffisance veineuse**. Le bilan doit comporter un écho-Doppler des réseaux profonds et superficiels et des communicantes :
– traitement chirurgical du réseau superficiel (stripping ++) ;
– bas ou bandes de contention veineuse : à mettre tous les jours du lever au coucher. Utiliser la contention la plus forte possible tolérée ;
– prise en charge des comorbidités : diabète, insuffisance cardiaque, obésité, HTA, etc.
– évaluation du contexte social ;
– dans tous les cas, éviter la station debout prolongée, la chaleur, avoir une bonne hygiène, favoriser la marche, l'exercice physique, réaliser des séances de kinésithérapie (drainage lymphatique), prévenir les traumatismes, traitement précoce des plaies, traitement d'un surpoids.

Ordonnance type pour une infirmière devant prendre en charge un ulcère cutané

- « Faire pratiquer par une IDE, à domicile, des soins de plaies multiples » à inscrire.
- Sérum physiologique
- Compresses stériles non tissées 7,5 x 7,5 ou 10 x 10 : boites de 20 ou 50.
- Pansement choisi avec sa taille, noter le nombre de pansements/sem.
- Bandes *Nylex* 10 cm, 1 par pansement.
- Anesthésique local.
- Bandes de compression : 2 paires.

Détailler l'intégralité du déroulement du soin et la fréquence des pansements : noter x 1/j à x 3/sem. selon l'évolution.

CONSENSUS

[1] Prise en charge de l'ulcère de jambe à prédominance veineuse, hors pansement, *HAS*, 2006.

ULCÈRES CUTANÉS – PANSEMENTS (2)

Pansements d'interface (non absorbants)

Gras		
JELONET*, *ADAPTIC*, *PHYSIOTULLE (+ hydrocolloïde)	Ne contient pas de baume du Pérou, très allergisant. Indications : tous les stades de la cicatrisation.	LPPR sauf ***JELONET***
Siliconés		
MEPITEL	Indications : épidermolyses, dermabrasion.	LPPR

<table>
<tr><th colspan="4">Pansements argentiques</th></tr>
<tr><td>ACTISORB AG+</td><td>10,5 × 10,5
10,5 × 19</td><td>boîtes de 12</td><td rowspan="4">Absorption et drainage des germes et des exsudats de la plaie
Activité in vitro anti-bactéries Gram+ et Gram-
Diminuent les odeurs
Indications : plaies infectées ou à risque d'infection, plaies fortement exsudatives
Précautions : contre-indication en cas de sensibité connue à l'argent, en pansement secondaire sous tulle ADAPTIC p. ex. pour ACTISORB AG+</td></tr>
<tr><td rowspan="2">AQUACEL AG</td><td>2,5 × 40
10 × 12
13,5 × 15
15 × 20
16 × 30</td><td>boîte de 16
boîte de 16
boîte de 16
boîte de 10
boîte de 10</td></tr>
<tr><td>Modèles hospitaliers :
4 × 20
4 × 30</td><td>boîte de 10
boîte de 10</td></tr>
<tr><td>BIATAIN AG</td><td>10 × 12
15 × 15</td><td>boîte de 16
boîte de 10</td></tr>
</table>

ULCÈRES CUTANÉS – PANSEMENTS (3)

Exemples de pansements utilisés correspondant à une pratique de soin quotidienne des plaies de jambes		
AQUACEL	10 × 12	boîte de 16
MEPITEL	7,5 × 10	boîte de 10
ADAPTIC	7,6 × 7,6 et 7,6 × 20,3	boîte de 10
COMFEEL PLUS	10 × 10	boîte de 16
COMFEEL PLUS TRANSPARENT	10 × 10	boîte de 16
ALLEVYN non adhésif	10 × 10	boîte de 10
ALGOSTÉRIL	10 × 10	boîte de 10
PHYSIOTULLE	10 × 10	boîte de 10
ACTISORB +25	10,5 × 10,5 et 10,5 × 19	boîte de 12
BIATAIN ARGENT non adhésif	10 × 12	boîte de 16

ULCÈRES CUTANÉS – PANSEMENTS (4)

Films

Polyuréthanes		
OPSITE POST OP, ***OPSITE FLEXIFLIX*** et ***OPSITE FLEXIGRID***, ***TEGADERM***	Indications : épidermisation, post-chirurgie cutanée, brûlures superficielles	LPPR
Matrice à effet antiprotéases		
PROMOGRAN	Indications : toutes plaies chroniques. À renouveler /72 heures	NR

Nouvelles classes

Pansements biologiques « inertes »		
INTEGRA	Matrice collagène + silicone Indications : brûlures graves, du 3e degré, après excision lorsqu'une autogreffe adéquate ou de taille suffisante ne peut être effectuée, pertes de substance cutanée totale, après excision, lorsqu'une autogreffe adéquate ne peut être effectuée et quand l'expansion cutanée n'est pas recommandée ou acceptée par le patient (notamment lors de séquelles debrûlures ou de rétraction)	
URGOSTART	Pansements absorbants pour la prise en charge immédiate des plaies exsudatives Traitement de l'ulcère de jambe veineux ou mixte à prédominance veineuse, en phase de bourgeonnement (traitement séquentiel)	LPPR
Facteur de croissance		
REGRANEX gel 0,01 % (tube 15 g)	Stimulation de la granulation et de la cicatrisation des plaies ≥ 5 cm² chez le diabétique avec neuropathie périphérique	65 % médicament d'exception (coût élevé : 357,83 €)

URTICAIRE – ŒDÈME DE QUINCKE (1)

Définitions

L'urticaire est une maladie fréquente faite de papules **fugaces** (< 24 h) et **mobiles**, érythémateuses, œdémateuses et prurigineuses.

L'œdème de Quincke ou angio-œdème est une atteinte profonde de l'hypoderme, non prurigineuse, donnant une sensation de tension sous-cutanée.

Le traitement de l'urticaire repose sur les **antihistaminiques H1** dont il existe 2 classes :
– les **antihistaminiques H1 de 1re génération ou sédatifs, anticholinergiques** ;
– les **antihistaminiques H1 de 2e génération ou non sédatifs, non anticholinergiques.**

Causes d'urticaire

Dans l'immense majorité des cas, l'urticaire n'a pas de cause retrouvée ou est d'origine physique.

Médicaments
- Anti-infectieux : bêtalactamines, **vancomycine**, polymyxine B, **pentamidine**.
- **Anti-inflammatoires non stéroïdiens, aspirine**.
- **Opiacés**, codéine.
- Produits de contraste iodés.
- **Atropine**, curares, **IEC**, etc.

Aliments riches en histamine ou histaminolibérateurs
- Aliments contenant des moisissures (pain, bière, fromages, choucroute).
- Conserves.
- Noix.
- Blanc d'œuf.
- Crustacés, poissons, fraises, bananes, tomates, etc.

Infections
- Virales : hépatites, mononucléose infectieuse, etc.
- Parasitaires : helminthes, bilharziose, toxocarose.
- Bactériennes : foyers ORL et dentaires (en fait rarement en cause, *Helicobacter pylori*).

Facteurs physiques

Urticaire allergique de contact

Rares, souvent chez un atopique.
- Dermographisme.
- Urticaire cholinergique.
- Urticaire retardée à la pression.
- Urticaire au froid.
- Urticaire à l'eau.
- Urticaire au chaud.
- Urticaire solaire.

Maladies générales
- Thyroïdite auto-immune ++.
- Les autres sont exceptionnellement découvertes devant une urticaire chronique : vascularites, lupus érythémateux systémique, maladie de Still, polyarthrite rhumatoïde, dermatomyosite, périartérite noueuse, hémopathies, dysglobulinémies, etc.

Urticaires génétiques

œdème angioneurotique héréditaire par déficit en inhibiteur de la C1 estérase ; syndrome de Muckle Wells.

Facteurs psychologiques

Le stress est un facteur aggravant de l'urticaire.

Urticaire idiopathique

Aucune cause mise en évidence, cas le plus fréquent dans les urticaires chroniques.

ANTIHISTAMINIQUES H1 (1)

Non sédatifs et non anticholinergiques

Loratadine

CLARITYNE					
Rhinites, urticaire chronique idiopathique : 1 cp./j en 1 prise E. 2-12 ans : > 30 kg : 2 c-mes. x 1/j ≤ 30 kg : 1 c-mes. x 1/j	15 cp. séc. 10 mg 12 c-mes. 5 mg (fl. 60 mL) 24 c-mes. 5 mg (fl. 120 mL)	3,21 1,77 3,17	II II II	30 % 30 % 30 %	0,21 0,15 0,13

Desloratadine

AERIUS					
1 cp./j en 1 prise E. 1-5 ans : 2,5 mL x 1/j E. 6-11 ans : 5 mL x 1/j A. ou E. > 12 ans : 10 mL x 1/j	15 cp. 5 mg 30 cp. 5 mg 150 fl. 150 mL (0,5 mg/mL)	3,30 6,56 3,99	II II II	30 % 30 % 30 %	0,22 0,22 0,03

Ébastine

KESTINLYO					
Urticaires, rhinites allergiques 1 à 2 lyocs/j	30 lyocs 10 mg	6,39	II	30 %	0,21
KESTIN					
Urticaires, rhinites allergiques 1 à 2 cp./j	15 cp. 10 mg 30 cp. 10 mg	3,67 7,32	II II	30 % 30 %	0,24 0,24

Cétirizine

ZYRTEC					
Rhinites allergiques, conjonctivites allergiques, urticaire A., E. > 12 ans : 20 gttes x 1/j E. 6-12 ans : 10 gttes x 2/j E. 2-6 ans : 5 gttes x 2/j	300 fl. 15 mL (gttes 0,5 mg)	2,67	II	30 %	0,01
VIRLIX					
A., E. > 12 ans : 1 cp. x 1/j E. 6-12 ans : 1/2 cp. x 2/j	15 cp. séc. 10 mg	2,98	II	30 %	0,20

Lévocétirizine

XYZALL					
A. et E. > 6 ans : 1 cp./j À adapter chez l'insuffisant rénal en fonction de la clairance : 30-50 mL/min : 1 cp./2 j < 30 mL/min : 1 cp./3 j	14 cp. 5 mg 28 cp. 5 mg	2,80 5,51	II II	30 % 30 %	0,20 0,20

URTICAIRE – ŒDÈME DE QUINCKE (2)

Traitement de la crise aiguë

Le choix du traitement repose sur la présence ou non de signes de gravité.

> **Signes de gravité**
> - Dysphagie, stagnation de la salive dans la cavité buccale.
> - Grande angoisse.
> - Dyspnée, patient assis cherchant l'air, voire cyanose, sueurs.

Absence de signes de gravité

Le traitement repose sur les **antihistaminiques H1 non anticholinergiques**, ex : **loratadine**, ***CLARITYNE*** 1 cp./j pendant 2 à 4 sem. (sinon, rechute).

En cas de troubles du sommeil ou de prurit intense, on peut les associer à un **antihistaminique anticholinergique**, ex : **hydroxyzine**, ***ATARAX*** 25 mg, 1 cp. le soir au coucher, pendant 2 sem.

En cas de crise invalidante, ne cédant pas sous traitement oral, une hospitalisation courte peut être proposée pour réaliser des perfusions de **dexchlorphéniramine**, ***POLARAMINE*** : 2 à 3 amp. de 5 mg/j en perfusion IV (anticholinergique).

Les **corticoïdes** par voie générale, orale ou injectable, sont **inutiles**. Ils font perdurer les lésions après l'arrêt.

Présence de signes de gravité

Ils sont le témoin d'un œdème de Quincke avec atteinte muqueuse de la langue, du pharynx ou du larynx et doivent être connus.

► *Urgence thérapeutique*

- Asseoir le patient.
- Pose d'une voie veineuse.
- Injection de 1 amp. de ***SOLUMÉDROL*** 20 mg en IVD, à renouveler.
- Puis en cas d'amélioration, relais par **prednisone** (***CORTANCYL***) : 0,5 mg/kg/j et décroissance rapide sur une semaine.
- Les **antihistaminiques H1** sont un bon traitement d'appoint, initialement en IV puis relayés *per os* pour 15 j.
- En cas d'échec, ***ADRÉNALINE*** IM 0,25 mg à répéter ; en l'absence d'amélioration rapide, transfert en réanimation.

> La survenue d'un choc anaphylactique impose une réanimation médicale en extrême urgence ; le traitement repose sur l'administration d'adrénaline en IV à la seringue électrique en continu sous monitorage cardiaque.

► *Traitement étiologique*

Suppression définitive d'un aliment ou d'un médicament, traitement d'une parasitose intestinale, d'une infection dentaire, etc.

ANTIHISTAMINIQUES H1 (2)

■ Méquitazine

PRIMALAN					
Rhinites, urticaire chronique idiopathique : 1 cp./j en 1 prise > 30 kg : 2 c-mes. x 1/j ≥ 30 kg : 1 c-mes. x 1/j	14 cp. séc. 5 mg 14 cp. séc. 10 mg 24 c-mes. 1,25 mg (fl. 60 mL) 50 c. mes. 1,25 mg (fl. 125 mL)	2,92 4,62 1,86 3,32	I I I I	30 % 30 % 30 % 30 %	0,21 0,33 0,08 0,07

■ Fexofénadine

TELFAST					
Rhinite allergique saisonnière > 12 ans : 1 cp. 120 mg/j Prurit de l'urticaire chronique ≥ 12 ans : 1 cp. 180 mg/j	15 cp. 120 mg 15 cp. 180 mg	2,51 2,51	II II	30 % 30 %	0,17 0,17

Sédatifs et anticholinergiques

■ Bromphéniramine

DIMÉGAN					
Dermatoses allergiques (urticaires), dermatoses prurigineuses (eczémas, prurigos), manifestations ORL et respiratoires allergiques (rhinites) : 8 à 24 mg/j	10 gél. 12 mg	2,63		15 %	0,26

■ Dexchlorphéniramine

POLARAMINE					
Idem ***DIMÉGAN*** : 6 à 8 mg/j ***POLARAMINE*** injectable 5 à 10 mg SC, IM ou IV	30 cp. séc. 2 mg 5 amp. 1 mL (= 5 mg)			NR NR	

■ Hydroxyzine

ATARAX					
Rhinite, conjonctivite, urticaire, anxiété 25 à 100 mg/j le soir au coucher	30 cp. séc. 25 mg	2,17		65 %	0,07

Sédatifs et anticholinergiques (phénothiazines)

■ Prométhazine

PHÉNERGAN					
Dermatoses allergiques (urticaires), dermatoses prurigineuses (eczémas, prurigos), manifestations ORL et respiratoires allergiques (rhinites) : 1 cp./j en une prise 10 à 150 mg/j	20 cp. 25 mg 30 càc 5 mg (fl. 150 mL)	0,85		15 % NR	0,04
50 à 100 mg/j en IM ou IV	5 amp. 2 mL = 50 mg		I	NR	

URTICAIRE – ŒDÈME DE QUINCKE (3)

Traitement de l'urticaire chronique [1]

L'urticaire devient chronique si elle dure **plus de 6 sem**.

Le traitement de l'urticaire chronique a fait l'objet d'une conférence de consensus en 2003.

Règles diététiques

Aliments et médicaments riches en histamine ou histamino-libérateurs

- Boissons et aliments fermentés.
- Charcuterie.
- Conserves (produits de la mer, petits pois, etc.).
- Poissons et fruits de mer.
- Certains légumes (épinards et tomates).
- Fruits (bananes, ananas, fruits exotiques, fraises).
- Cacahuètes, noix et noisettes.
- Chocolat.
- Épices et alcool.
- Blanc d'œuf.
- **Aspirine**.
- Antibiotiques (néomycine et **polymyxine**).
- Amines (**opiacés**, amphétamines, cocaïne, **protamine**).
- Macromolécules (***DEXTRAN***), anesthésiques (curares), **antihypertenseurs** (**dihydralazine** et **réserpine**).
- Autres : **quinine**, produits de contraste iodés, **pilocarpine**.

On s'efforcera de prévenir les récidives, surtout en cas d'urticaire chronique de cause indéterminée, en remettant au patient une liste des aliments riches en histamine et des aliments histamino-libérateurs sans mécanisme allergique. Il faut savoir qu'il existe de la **pénicilline** dans certains aliments, notamment dans le lait, qu'il existe des dérivés de l'**aspirine** dans la banane, etc.

Traitement médicamenteux

► *En première intention*

On utilsera un **antihistaminique non anticholinergique**, à la posologie de l'AMM, en continu, en réévaluant régulièrement (tous les 3 mois) l'efficacité du traitement. Ex : **ébastine**, ***KESTIN*** : 1 cp./j pendant 3 mois, puis réévaluer.

En cas d'échec au bout de 3 à 4 sem., on changera d'**antihistaminique non anticholinergique**. Ex : **fexofénadine**, ***TELFAST*** 180 : 1 cp. le soir ou **lévocétirizine**, ***XYZALL*** : 1 cp. le soir pendant 3 mois.

Si le traitement est efficace, on réalise un arrêt ± progressif arpsè la rémission complète.

► *Urticaire cholinergique*

En cas d'urticaire cholinergique, les **antihistaminiques anticholinergiques** tels que ***POLARAMINE*** ou ***ATARAX*** sont plus efficaces.

Seules l'urticaire retardée à la pression et les vascularites urticariennes peuvent relever de la corticothérapie par voie générale.

L'œdème angioneurotique héréditaire se traite par les **androgènes** (***DANATROL***).

► *Échec du traitement antihistaminique*

En cas d'échec du traitement **antihistaminique non anticholinergique** en **monothérapie** après 4 à 8 sem. :

- **vérifier** l'observance du traitement ;
- réaliser un **prélèvement sanguin** : NFS, VS, CRP, anticorps antithyroperoxydase ;
- **ajouter** un **antihistaminique anticholinergique**, le soir (plus sédatif). Ex : ***ATARAX*** 25 mg : 1 cp. le soir au coucher, pendant 3 mois.

En cas d'échec de cette association d'**antihistaminiques**, le patient sera adressé en milieu hospitalier pour discuter l'utilisation de la **doxépine** (***QUITAXON***), des antihistaminiques anti-H2, des **antileucotriènes** ou de l'**omalizumab**, nouveau traitement disponible dans l'urticaire chronique résistante. ***XOLAIR*** (**omalizumab** 150 mg) est un anticorps monoclonal qui empêche les mastocytes de libérer l'histamine ; il est prescrit à 300 mg (2 seringues) en SC x 1/mois (prescription initiale hospitalière).

► *Traitements à éviter*

Corticothérapie générale, **ciclosporine**, rayons ultraviolets.

CONSENSUS

[1] Prise en charge de l'urticaire chronique, *SFD et Anaes*, 2003.

ANTIHISTAMINIQUES H1 (3)

Alimémazine

THÉRALÈNE					
Idem ***PHÉNERGAN*** : 1 à 8 cp./j A. : 10 à 20 mL x 1 à 4/j E. > 2 ans : 0,25 à 0,5 mL/kg x 1 à 4/j	50 cp. séc. 5 mg 150 mL (sirop 0,05 %) + gobelet doseur 2,5, 5 et 10 mL	1,23	II	15 % NR	0,02
A. : 5 à 10 gttes x 1 à 4/j E. 2-15 ans : 0,1 à 0,2 gttes/kg x 1 à 4/j	1200 gttes 1 mL (fl. 30 mL)	1,44	II	15 %	0,00

PROPRIÉTÉS

Les **antihistaminiques H1** agissent en bloquant les effets de l'histamine sur les vaisseaux, les bronches et le tube digestif.

INDICATIONS

Rhinite allergique, asthme allergique, conjonctivite allergique, urticaire et œdème de Quincke.

Prurit non médié par l'histamine, où l'efficacité est surtout marquée par la sédation provoquée par les antihistaminiques sédatifs.

CONTRE-INDICATIONS

Grossesse :
- ***POLARAMINE*** : à éviter au 3e trimestre, autorisée aux 1er et 2e trimestres ;
- ***ZYRTEC*** et ***VIRLIX*** : contre-indiqués au 1er trimestre, possible en fin de grossesse ;
- ***CLARITYNE*** et ***KESTINLYO*** : déconseillés ;
- ***ATARAX*** : contre-indiqué au 1er trimestre.

Allaitement : tous déconseillés.

Pour les produits anticholinergiques : obstacle prostatique, sujets à risque de glaucome aigu (chambre antérieure étroite, angle irido-cornéen étroit, femme de 50 ans hypermétrope, sujet âgé avec cataracte) : prendre un avis ophtalmologique.

< 2 ans pour la **loratadine** sirop et la **cétirizine** solution buvable.

< 6 ans pour la **cétirizine** en cp.

< 12 ans pour la **fexofénadine**, la **desloratadine**, l'**ébastine** et la **loratadine** en cp.

PRÉCAUTIONS D'EMPLOI

Chez les conducteurs de véhicules, baisse de la vigilance avec les produits sédatifs.

EFFETS INDÉSIRABLES

Rares troubles digestifs et céphalées.

Somnolence avec les produits sédatifs.

Effets anticholinergiques à type de sécheresse buccale et oculaire, de constipation.

Risque de rétention aiguë d'urines et de glaucome aigu avec les produits anticholinergiques.

INTERACTIONS MÉDICAMENTEUSES

Aucune avec la **cétirizine**.

Majoration des effets sédatifs avec l'alcool et d'autres médicaments sédatifs comme par exemple les **benzodiazépines** pour les **antihistaminiques H1** sédatifs.

Avec les médicaments anticholinergiques tels que les **antidépresseurs tricycliques**, certains **antiparkinsoniens**, l'***ATARAX***, certains **antispasmodiques** et les **neuroleptiques** pour les **antihistaminiques H1** anticholinergiques, avec les **macrolides** et les imidazolés pour **ébastine**.

ANTISEPTIQUES (1)

Récapitulatif et activité préférentielle

Iode ***BÉTADINE DERMIQUE, SCRUB, TULLE, ALCOOL IODÉ***	Antiseptique à large spectre bactéricide et fongicide
Chlore ***AMUKINE, DAKIN COOPER***	Antiseptique bactéricide, fongicide après un temps de contact prolongé, virucide notamment sur le VIH
Carbanilides ***SOLUBACTER, SEPTIVON, CUTISAN***	Antiseptiques bactériostatiques sur les Gram+ (bactéricides si utilisés non dilués)
Amidines ***HEXOMÉDINE SOLUTION, GEL, TRANSCUTANÉE***	Antiseptiques actifs sur les bactéries Gram+
Alcool éthylique ***ALCOOL MODIFIÉ GIFRER 70°***	Antiseptique bactéricide à 70°, fongicide et virulicide
Chlorhexidine ***SEPTÉAL, DIASEPTYL, HIBISCRUB, HIBITANE, DOSISEPTINE, HIBIDIL*** **Chlorhexidine + hexamidine + chlorocrésol** ***CYTÉAL*** **Chlorhexidine + chlorure de benzalkonium** ***DERMOBACTER, MERCRYL, MERCRYL spray*** **Chlorhexidine + chlorure de benzalkonium + alcool benzylique** ***BISEPTINE***	Antiseptique bactériostatique (puis bactéricide après un temps de contact de 10 min), essentiellement sur les germes Gram+, fongistatique sur *Candida albicans* Très utilisés en pratique dermatologique
Oxydants ***EAU OXYGÉNÉE***	Antiseptiques bactériostatiques (faibles sauf pour le permanganate de potassium)
Colorants ***ÉOSINE AQUEUSE***	Antiseptiques en solution alcoolique, bactériostatiques sur les bactéries Gram+ et à un moindre degré sur les Gram- Très asséchants
Ammoniums quaternaires ***STERLANE SOLUTION***	Antiseptiques bactéricides sur les bactéries Gram+, faiblement fongistatiques
Détergents anioniques ***DERMACIDE LIQUIDE***	Antiseptiques faiblement bactériostatiques sur les germes Gram+
Sulfate de cuivre ***CRÈME DE DALIBOUR, DERMOCUIVRE***	Antiseptique bactéricide sur les germes Gram+ et fongistatique sur *Candida albicans* Bien toléré chez le nourrisson

ANTISEPTIQUES (2)

■ Iode

BÉTADINE DERMIQUE					
Antisepsie de la peau. Traitement d'appoint des dermatoses infectieuses. Lavage des plaies	125 mL (sol. aqueuse 10 %)	1,84		30 %	0,01
	500 mL (sol. alcool. 10 %)	HOP			
	50 unidoses de 10 mL (sol. alcool. 10 %)	HOP			
	10 unidoses 10 %			NR	
BÉTADINE					
Antisepsie de la peau Traitement d'appoint des dermatoses infectieuses	30 g (gel 10 %)			NR	
	100 g (gel 10 %)	HOP			
Antisepsie des plaies et brûlures superficielles	6 compr. imprégnées 350 mg			NR	
	50 compr. imprégnées 350 mg	HOP			
Antisepsie de la cavité buccale	125 mL (fl.)			NR	
	10 unidoses 10 mL (sol. 10 %)	HOP			
Antisepsie vaginale	8 ovules 250 mg			NR	
Antisepsie vaginale et génitale externe	125 mL (fl.)			NR	
	500 mL (fl. 5 %)	HOP			
Antisepsie cutanée périoculaire et conjonctivale en chirurgie ophtalmique	20 fl. 20 mL sol. irrig. ocul. 5 %	HOP			
BÉTADINE ALCOOLIQUE					
Réservée à l'antisepsie du champ opératoire	125 mL (fl. 5 %)	HOP			
	500 mL (fl. 5 %)	HOP			
	40 unidoses 10 mL (5 %)	HOP			
BÉTADINE SCRUB					
Toilette des mains Lavage des plaies (dilué au 1/3)	125 mL (sol. moussante 4 %)	1,64		30 %	0,01
	500 mL (sol. moussante 4 %)	HOP			
	10 doses 10 mL (4 %)			NR	
	50 doses 10 mL (4 %)	HOP		30 %	
BÉTADINE TULLE					
Plaies ou brûlures	5 pans. méd. 10 x 10 cm (10 %)			NR	
	10 pans. méd. 10 x 10 cm (10 %)			NR	
ALCOOL IODÉ					
Antisepsie de la peau Traitement d'appoint des dermatoses infectieuses	100 g (sol. officinale 1 ou 2 %)			NR	

ANTISEPTIQUES (3) – PHARMACOLOGIE

PROPRIÉTÉS

Antiseptique à large spectre bactéricide et fongicide.

CONTRE-INDICATIONS

Antécédent d'allergie à l'iode.
Association aux dérivés mercuriels (ulcérations).
Nouveau-né < 1 mois.
Pathologie thyroïdienne.

PRÉCAUTIONS D'EMPLOI

Ne pas utiliser de façon prolongée (irritation, retard à la cicatrisation), ni sur des surfaces étendues (surcharge iodée et hypothyroïdie), notamment chez la femme enceinte et le jeune enfant.

EFFETS INDÉSIRABLES

Irritation, retard à la cicatrisation, coloration brune des téguments et des textiles, surcharge iodée et hypothyroïdie.

INTERACTIONS MÉDICAMENTEUSES

Provoque des ulcérations quand association aux dérivés mercuriels.
Inactivation par le **thiosulfate de sodium**.

ANTISEPTIQUES (4)

■ Chlore

AMUKINE					
Antisepsie de la peau et des muqueuses dans une fl. opaque aux UV de sol. aqueuse Antisepsie des plaies et brûlures (Stabilité 36 mois à l'abri de la lumière et à une température < 30 °C)	60 mL 0,06 % 200 mL 0,06 %			NR NR	
DAKIN COOPER STABILISÉ					
Antisepsie de la peau et des muqueuses Antisepsie des plaies et brûlures (Stabilité 30 mois à l'abri de la lumière et à une température < 30 °C)	60 mL (sol. aq. 0,5 %) 250 mL (sol. aq. 0,5 %) 500 mL (sol. aq. 0,5 %)	 2,05		NR 30 % NR	 0,01

PROPRIÉTÉS

Antiseptique bactéricide, fongicide après un temps de contact prolongé, virucide notamment sur le VIH.

EFFETS INDÉSIRABLES

Dermite irritative caustique si utilisation sous occlusion.

INTERACTIONS MÉDICAMENTEUSES

Éviter l'utilisation d'autres **antiseptiques** (inactivation par les dérivés mercuriels).

■ Carbanilides

SOLUBACTER					
Antisepsie de la peau et des muqueuses Bains (1 càs dans 10 L d'eau) Nettoyage et antisepsie des mains	150 mL (sol. moussante 1 %) 400 mL (sol. moussante 1 %)			NR NR	
SEPTIVON					
Antisepsie de la peau et des muqueuses Bains (3 bouchons dans 2 L d'eau) Nettoyage et antisepsie des mains	250 mL (sol. moussante 1,5 %) 500 mL (sol. moussante 1,5 %)	2,14		15 % NR	0,01
CUTISAN					
Traitement d'appoint des dermatoses infectieuses suintantes	80 g (pdre 1 %)			NR	

PROPRIÉTÉS

Antiseptiques bactériostatiques sur les bactéries Gram+ (bactéricides si utilisés non dilués).

CONTRE-INDICATIONS

Hypersensibilité au triclocarban.

Nourrisson < 6 mois, pour la crème 2 %.

PRÉCAUTIONS D'EMPLOI

Ne pas chauffer car risque de production de métabolites toxiques pouvant entraîner une méthémoglobinémie.

Bien rincer et utiliser très dilué chez l'enfant (importante résorption percutanée). Ne pas mettre en contact avec l'œil.

Ne pas associer à d'autres **antiseptiques**.

EFFETS INDÉSIRABLES

Rares réactions allergiques ou par photosensibilisation.

ANTISEPTIQUES (5)

■ Amidines

HEXOMÉDINE					
Antisepsie de la peau et des muqueuses Traitement d'appoint des dermatoses infectieuses	45 mL (sol. alcool. 1/1 000)	2,34		15 %	0,03
	500 mL (sol. alcool. 1/1 000)	2,39		15 %	0,00
	75 mL (fl. pour pulv. cutanée)	2,34		15 %	0,03
Traitement d'appoint des dermatoses infectieuses non suintantes	30 g (gel 1/1 000)	2,00		15 %	0,07
HEXOMÉDINE TRANSCUTANÉE					
Traitement d'appoint des dermatoses infectieuses Périonyxis bactérien (bains de doigt de quelques min)	45 mL (sol. alcool. 1,5/1 000)	2,31		15 %	0,05
HEXAMIDINE GILBERT					
Traitement d'appoint des surinfections de la peau	45 mL (sol. alcool. 1 %)			NR	

PROPRIÉTÉS

Antiseptiques actifs sur les bactéries Gram+.

CONTRE-INDICATIONS

Hypersensibilité connue aux diamidines.

PRÉCAUTIONS D'EMPLOI

Ne pas utiliser pour l'antisepsie avant un geste chirurgical car son délai d'action est trop long.

Ne pas appliquer la solution transcutanée sur les plaies ni sur les muqueuses, ni sous pansement (risque de nécrose).

EFFETS INDÉSIRABLES

Rares phénomènes de sensibilisation cutanée.

INTERACTIONS MÉDICAMENTEUSES

Ne pas utiliser d'autres **antiseptiques**.

■ Alcool éthylique

ALCOOL MODIFIÉ GIFRER 70 °					
Antisepsie de la peau saine Désinfection du petit matériel chirurgical après son nettoyage	125 mL (fl.)			NR	
	250 mL (fl.)			NR	
	500 mL (fl.)			NR	

PROPRIÉTÉS

Antiseptique bactéricide à 70°, fongicide et virucide.

L'alcool à 90° est réputé moins efficace.

CONTRE-INDICATIONS

Application sur les yeux, les muqueuses et les plaies.

EFFETS INDÉSIRABLES

Asséchant et irritant.

ANTISEPTIQUES (6)

Chlorhexidine

SEPTÉAL					
Antisepsie des plaies et brûlures Antisepsie de la peau	250 mL (sol. alcool. 0,5 %)	2,96		15 %	0,01
DIASEPTYL					
Antisepsie des plaies et brûlures Antisepsie de la peau	75 mL (sol. 0,5 %) 125 mL (sol. 0,5 %) 250 mL (sol. 0,5 %)	 2,95		NR 15 % NR	 0,02
HIBISCRUB					
Antisepsie de la peau Lavages des mains	125 mL (sol. moussante 4 %) 500 mL (sol. moussante 4 %)			NR NR	
HIBIDIL					
Antisepsie de la peau et des muqueuses Antisepsie des plaies	15 mL (25 unidoses de sol. aqueuse 0,05 %)			NR	
HIBITANE					
Antisepsie des plaies et brûlures	125 mL (sol. alcool. 0,5 %) 500 mL (sol. alcool. 0,5 %)	 HOP		NR	
DOSISEPTINE					
Antisepsie des plaies superficielles	10 unidoses 5 mL 20 unidoses 5 mL	 1,98		NR 15 %	 0,10

Chlorhexidine + hexamidine + chlorocresol

CYTÉAL					
Antisepsie des plaies et brûlures Antisepsie de la peau et des muqueuses	250 mL (sol. moussante 0,1 %) 500 mL (sol. moussante 0,1 %)	3,07		15 % NR	0,01

PROPRIÉTÉS
Antiseptique bactériostatique (puis bactéricide après un temps de contact de 10 min), actif essentiellement sur les germes Gram+ et fongistatique sur *Candida albicans*.

CONTRE-INDICATIONS
Hypersensibilité connue à la **chlorhexidine**.
Association avec les dérivés anioniques et les savons (inactivation).
Ne pas mettre en contact avec le cerveau, les méninges et l'oreille moyenne.

PRÉCAUTIONS D'EMPLOI
Conserver à l'abri de la lumière.
Rincer après application (pour les solutions moussantes).
Ne pas utiliser pour les lavages d'oreille.

EFFETS INDÉSIRABLES
Rares eczémas de contact.
Risque d'effets systémiques si application sur de grandes surfaces ou sous occlusion, notamment chez l'enfant.

INTERACTIONS MÉDICAMENTEUSES
Ne pas utiliser d'autres **antiseptiques**.

ANTISEPTIQUES (7)

Chlorhexidine + chlorure de benzalkonium

DERMOBACTER					
Antiseptie de la peau (solution pure) et des muqueuses (solution diluée)	300 mL (sol.)	3,39		15 %	0,01
MERCRYL					
Antisepsie de la peau (solution pure) et des muqueuses (solution diluée)	125 mL (sol. moussante)			NR	
MERCRYL SPRAY					
Antisepsie de la peau	50 mL (sol.)			NR	

Chlorhexidine + chlorure de benzalkonium + alcool benzylique

BISEPTINE					
Antisepsie des plaies, dermatoses infectieuses sensibles, antisepsie du champ opératoire	100 mL (fl. pulv.) 250 mL 500 mL	2,63 2,45 HOP		30 % 30 %	0,03 0,01

PROPRIÉTÉS
Bactéricide, fongicide, actif sur les germes Gram+ et Gram- et sur *Candida albicans*.

CONTRE-INDICATIONS
Hypersensibilité connue à l'un des constituants. Application sur les muqueuses.

PRÉCAUTIONS D'EMPLOI
Pas d'emploi successif avec des savons ou d'autres antiseptiques non cationiques.

EFFETS INDÉSIRABLES
Allergies de contact et anaphylaxie.

INTERACTIONS MÉDICAMENTEUSES
Savons, **antiseptiques** anioniques.

Oxydants

EAU OXYGÉNÉE GILBERT					
Antisepsie des plaies	120 mL (fl. pulv. de sol. 10 vol.) 120 mL (fl. de sol. 10 vol.) 250 mL (fl. de sol. 10 vol.) 10 unidoses 10 mL (10 vol.) 60 unidoses 10 mL (10 vol.)	 HOP		NR NR NR NR	

PROPRIÉTÉS
Antiseptiques bactériostatiques (faibles sauf pour le permanganate de potassium).

CONTRE-INDICATIONS
Hypersensibilité connue au produit.

Association à l'eau oxygénée et au nitrate d'argent pour le permanganate de potassium.

Contact avec les yeux.

EFFETS INDÉSIRABLES
Assèchement de la peau.

Le permanganate de potassium est très salissant et peut entraîner des brûlures en cas d'erreur de dilution.

INTERACTIONS MÉDICAMENTEUSES
Association à l'eau oxygénée et au nitrate d'argent pour le permanganate de potassium.

ANTISEPTIQUES (8)

Colorants

ÉOSINE AQUEUSE GILBERT				
Traitement d'appoint de l'érythème fessier du nourrisson	10 unidoses 2 mL (2 %) 60 unidoses 2 mL (2 %) 60 unidoses 5 mL (2 %)	 HOP HOP	II	NR

PROPRIÉTÉS

Antiseptiques bactériostatiques sur les bactéries Gram+ et à un moindre degré sur les Gram-. Très asséchant.

PRÉCAUTIONS D'EMPLOI

Contamination très rapide de l'éosine aqueuse.

EFFETS INDÉSIRABLES

Photosensibilisation avec l'éosine.
Très salissant.

Ammoniums quaternaires

STERLANE				
Traitement d'appoint des dermatoses infectieuses Antisepsie des plaies	125 mL (sol. 0,5 %) 350 mL (sol. 0,5 %)		II II	NR NR

PROPRIÉTÉS

Antiseptiques bactéricides sur les bactéries Gram+, faiblement fongistatiques.

CONTRE-INDICATIONS

Hypersensibilité aux produits.
Contact avec les muqueuses génitales et oculaires.
Association avec les **antiseptiques** anioniques et les savons (inactivation).
Contact avec le cerveau, les méninges et l'oreille moyenne.

EFFETS INDÉSIRABLES

Dermites irritatives, eczémas de contact.
Effets systémiques possibles si utilisation sur de grandes surfaces, sous occlusion, notamment chez le nourrisson.
Effets caustiques si utilisation sous occlusion.

INTERACTIONS MÉDICAMENTEUSES

Ne pas utiliser d'autres **antiseptiques**.

ANTISEPTIQUES (9)

Détergents anioniques

DERMACIDE				
Nettoyage de la peau et des muqueuses et rinçage	250 mL (sol. moussante)		II	NR

PROPRIÉTÉS

Antiseptique faiblement bactériostatique sur les germes Gram+.

CONTRE-INDICATIONS

Hypersensibilité au produit.
Association aux ammoniums quaternaires et à la **chlorhexidine**.

PRÉCAUTIONS D'EMPLOI

Rincer soigneusement.

EFFETS INDÉSIRABLES

Irritation, eczéma de contact et développement de levures.

INTERACTIONS MÉDICAMENTEUSES

Ne pas utiliser d'autres **antiseptiques**.

Sulfate de cuivre

CRÈME DE DALIBOUR (sans camphre)				
Dermatoses infectieuses, érythème fessier	prép. magistrale			NR
DERMOCUIVRE				
Idem ***CRÈME DE DALIBOUR (sans camphre)***	25 g (pomm.) 100 g (pomm.)		II	NR NR

PROPRIÉTÉS

Antiseptique bactéricide sur les germes Gram+ et fongistatique sur *Candida albicans*. Bien toléré chez le nourrisson.

CONTRE-INDICATIONS

Hypersensibilité à l'un des composants.

EFFETS INDÉSIRABLES

Rares eczémas de contact.

Endocrinologie

SOMMAIRE

MALADIES

MÉDICAMENTS

DÉCOUVERTE D'UN DIABÈTE – PRISE EN CHARGE INITIALE (1)

Le diabète peut être découvert sur un examen systématique biologique et/ou des signes cliniques (syndrome cardinal). Il faut déterminer l'urgence thérapeutique et tenter de s'orienter sur le diagnostic étiologique du diabète pour adapter au mieux le traitement.

Critères diagnostiques des troubles de la glycorégulation [1]

OMS et ADA, juin 1997

Troubles de la glycorégulation	Glycémie à jeun	Glycémie quelle que soit l'heure + symptômes cliniques	Glycémie 2 h après 75 g de glucose
Diabète	≥ 1,26 g/L ou ≥ 7 mmol/L	≥ 2 g/L ou ≥ 11 mmol/L	≥ 2 g/L ou ≥ 11 mmol/L
Glycorégulation anormale	≥ 1,10 et < 1,26 g/L ou ≥ 6,1 et < 7 mmol/L		Intolérance au glucose ≥ 1,40 et < 2 g/L ou ≥ 7,8 et < 11 mmol/L
Normal	< 1,10 g/L		< 1,40 g/L

DÉCOUVERTE D'UN DIABÈTE – PRISE EN CHARGE INITIALE (2)

Mesures immédiates

• Vérifier dans les urines (à la bandelette *KÉTO-DIASTIX* ou *KÉTO-DIABUR TEST 5000*) ou avec une bandelette capillaire (bandelettes pour cétonémie *LECTEUR GLYCEMIQUE ABOTT FREE STYLE OPTIUM NEO*) la présence ou l'absence de cétose. Une cétose faible ou absente oriente plutôt vers un diabète de type 2. Le caractère cétosique indique la nécessité d'une insulinothérapie transitoire ou définitive en fonction de l'étiologie du diabète.

• Hospitalisation en cas de cétose ou contexte sujet âgé ou fragile avec risque d'hyperosmolaire. Mise en route d'une insulinothérapie :

– Souvent IVSE pour un diabète de type 1 avec relais SC en basal/bolus pour la plupart des patients.

– **Insuline** rapide ou ultrarapide à l'arrivée aux urgences puis relais par 2 ou 3 injections d'insuline Prémix ou NPH avec répartition d'une dose prédéfinie : 0,7 UI/kg – 2/3 de la dose le matin, 1/3 le soir.

• Début d'un traitement par antidiabétiques oraux selon les recommandations pour le diabète de type 2.

• En cas d'hyperglycémie importante, > 2,5 g/L et/ou syndrome polyuro-polydipsique sans cétose, on peut proposer un traitement par **sulfamide** à 1/2 dose de la posologie maximum associé à un **biguanide** afin de diminuer rapidement l'hyperglycémie et les symptômes. Puis le traitement par sulfamide peut être adapté voire interrompu en fonction de l'évolution clinique et de la glycémie à jeun à une semaine.

Classification du diabète

Diabète type 1
– type 1A auto-immun
– type 1B idiopathique

Diabète type 2
– par anomalie de l'insulinosensibilité prédominante
– par anomalie de l'insulinosécrétion prédominante

Autres types spécifiques
– anomalies génétiques impliquant l'insulinosécrétion
– anomalies génétiques impliquant l'action de l'insuline
– maladies du pancréas exocrine
– endocrinopathies
– diabètes induits (toxiques ou médicamenteux)
– formes rares de diabètes immunologiques
– autres syndromes génétiques parfois associés à un diabète

Diabète gestationnel

CONSENSUS

[1] Report of the Expert Committee on the diagnosis and Classification of Diabetes Mellitus, *Diabetes Care*, 1997.

DIABÈTE DE TYPE 1 – DIABÈTE SUCRÉ INAUGURAL NON COMPLIQUÉ (1)

Doses d'insuline

Pour un diabétique totalement insulinoprive, la dose totale d'insuline est d'environ 0,7 à 0,8 UI/kg/24 h. Cette dose peut être inférieure (p. ex. 0,5 UI/kg) lorsque le diabète est récent (réserves en insuline encore notables).

Cependant les besoins varient en fonction de l'activité physique et de l'alimentation ; c'est la raison pour laquelle ils sont différents pendant la journée (environ 2/3 des besoins) et pendant la nuit (1/3 des besoins).

Répartition de l'insuline

Le schéma d'insulinothérapie idéal est celui qui reproduit l'insulinosécrétion physiologique, à savoir un apport dit « **basal** » qui permet de maintenir une glycémie aussi proche que possible de la normale entre les repas et un apport supplémentaire d'insuline dit « **bolus** » au moment de chaque repas, afin d'assimiler les glucides apportés par l'alimentation, en évitant les pics d'hyperglycémie postprandiaux.

Le but du traitement est d'éviter l'hyperglycémie en multipliant le nombre d'injections d'insuline et en limitant les épisodes d'hypoglycémie pour le confort et la sécurité du patient.

Insulinothérapie optimisée

L'étude prospective DCCT [1] a montré que l'obtention d'un équilibre glycémique aussi proche que possible de celui du sujet normal permettait de réduire à terme l'incidence des complications microvasculaires chez le diabétique.

Elle fait appel à un schéma d'insulinothérapie qui sépare l'apport continu de base en insuline (basal) et les apports supplémentaires (bolus) au moment des repas. Ce schéma basal-bolus est à la base de l'insulinothérapie fonctionnelle qui responsabilise le patient en le rendant autonome, mais nécessite son éducation (y compris diététique) et la réalisation d'autocontrôles de la glycémie capillaire pluriquotidiens. Le but est de varier les doses d'insuline en fonction des besoins en tenant compte des apports alimentaires, de l'activité physique et des événements intercurrents (maladie), de façon à atteindre l'objectif glycémique. Il s'impose chez le diabétique jeune.

Bases de l'insulinothérapie fonctionnelle

Elle consiste à déterminer :

- les besoins insuliniques de base par une épreuve de jeûne glucidique : 0,3 à 0,4 UI/kg/24 h ;
- les besoins insuliniques prandiaux. Les besoins habituels, pour 10 g de glucides, sont :
  - petit-déjeuner : 2 UI,
  - déjeuner : 1 UI,
  - dîner : 1,5 UI.

Le diabétique doit également savoir ajouter un correctif d'insuline (en plus de la dose nécessaire pour couvrir le repas) si sa glycémie préprandiale est élevée, sachant qu'une unité d'insuline rapide diminue la glycémie de 0,30 à 0,50 g/L (1,6 à 2,7 mmol/L) en moyenne.

Il y a plusieurs moyens de réaliser l'insulinothérapie optimisée.

ANALOGUES ULTRARAPIDES DE L'INSULINE

Insuline analogue lispro

HUMALOG					
Analogue de l'insuline humaine pouvant être injectée par toutes les voies (IV, IM, SC) et administrée par pompe à insuline externe Dose dépendant des besoins – début d'action rapide (10 à 15 min) – pic d'action : 45 à 70 min – durée moins prolongée que l'insuline habituelle par voie SC : 2 à 5 h	1 fl. 10 mL 100 UI/mL (1 000 UI)	19,27	II	65 %	19,27
	5 cart. 3 mL 100 UI/mL (300 UI)	36,31	II	65 %	7,26
	5 stylos 3 mL 200 UI/mL (600 UI)	75,38	II	65 %	15,08
HUMALOG KWIKPEN	5 stylos jetables 3 mL 100 UI/mL (300 UI)	39,57	II	65 %	7,91

Insuline analogue aspart

NOVORAPID					
Analogue de l'insuline humaine pouvant être injectée par toutes les voies (IV, IM, SC) et administrée par pompe à insuline externe Dose dépendant des besoins – début d'action rapide (10 à 15 min) – pic d'action : 40 à 80 min – durée moins prolongée que l'insuline habituelle par voie SC : 2 à 5 h	1 fl. 10 mL 100 UI/mL (1 000 UI)	19,27	II	65 %	19,27
NOVORAPID FLEXPEN	5 stylos jetables 3 mL 100 UI/mL (300 UI)	39,57	II	65 %	7,91
NOVORAPID PENFILL	5 cart. 3 mL 100 UI/mL (300 UI)	36,31	II	65 %	7,26

Insuline analogue glulisine

APIDRA					
Analogue de l'insuline humaine pouvant être injectée par toutes les voies (IV, IM, SC) et administrée par pompe à insuline externe Dose dépendant des besoins – début d'action rapide (10 à 15 min) – pic d'action : 40 à 80 min – durée moins prolongée que l'insuline habituelle par voie SC : 2 à 5 h	1 fl. 10 mL 100 UI/mL (1 000 UI)	19,27	II	65 %	19,27
APIDRA OPTICLIK	5 stylos jetables 3 mL 100 UI/mL (300 UI)	36,31	II	65 %	7,26
APIDRA SOLOSTAR	5 stylos jetables 3 mL 100 UI/mL (300 UI)	39,57	II	65 %	7,91

DIABÈTE DE TYPE 1 – DIABÈTE SUCRÉ INAUGURAL NON COMPLIQUÉ (2)

Pompe à insuline

Elle permet de délivrer en continu 24 h sur 24 de l'**insuline rapide** ou un **analogue ultrarapide**, à des débits éventuellement variables pendant le jour et la nuit et des bolus préprandiaux juste avant les repas.

Technique à 4 ou 5 inj./j

Un **analogue ultrarapide de l'insuline** (***APIDRA***, ***HUMALOG*** ou ***NOVORAPID***) est injecté 5 à 10 min avant les repas et n'a pas besoin d'être pris à heure régulière.

Un **analogue lent de l'insuline** (***LANTUS***, ***ABASAGLAR***) est injecté à un moment quelconque de la journée, mais toujours le même.

On peut utiliser un autre analogue lent (***LEVEMIR***), mais ce dernier ayant une durée d'action inférieure à 24 h, on est souvent amené à faire 2 injections à 12 h d'intervalle (une le matin et une le soir) ; ce schéma à 5 inj. est parfois nécessaire lorsque les besoins de base en insuline sont très différents le jour et la nuit.

Technique à 3 inj./j

Cette technique rend un peu plus difficile l'adaptation des doses, mais elle est possible chez les diabétiques dont la vie est régulière.

On s'adresse aux mélanges d'**analogues ultrarapides + NPH** (***NOVOMIX*** ou ***HUMALOG MIX***) injectés avant chacun des 3 repas (dans ce cas on choisit les mélanges à fort pourcentage d'**analogue rapide**) ou 2 fois/j (matin et soir) en y associant un analogue ultrarapide (***NOVORAPID*** ou ***HUMALOG***) avant le repas de midi.

La **NPH** administrée ainsi en 2 ou 3 fois assure les besoins de base et l'**analogue** apporte avant chaque repas les besoins prandiaux.

Exemples de schémas à 3 inj. :

- ***NOVOMIX 30*** le matin et le soir, ***NOVORAPID*** à midi ;
- ***HUMALOG MIX 50*** matin, midi et soir ;
- ***NOVOMIX 70*** le matin, ***NOVOMIX 50*** midi et le soir.

Technique à 2 injections par jour

Cette technique est réservée à des situations particulières : malade n'acceptant que des contraintes minimales, lorsque les injections ne peuvent être faites que par une tierce personne matin et soir. Ce schéma permet rarement d'obtenir une HbA1c < 7 %. On choisit alors un mélange d'**analogue ultrarapide + NPH** (***NOVOMIX 30***, ***HUMALOG MIX 25***), en sachant qu'avec ces derniers, il est parfois difficile d'obtenir une glycémie acceptable à midi, en raison de la courte durée d'action des **analogues rapides**.

D'une manière générale, on injecte 2/3 de la dose quotidienne le matin et 1/3 le soir.

Objectif glycémique

L'objectif glycémique doit être individualisé.

Les objectifs idéaux chez un diabétique de type 1 adulte sont indiqués dans le tableau ci-dessous.

L'objectif d'HbA1c pour le diabétique de type 1 adulte est inférieur à 7 %, on tolère jusqu'à 8 % chez l'enfant de 6 à 12 ans et 8,5 % chez le jeune enfant (< 6 ans).

Chez le sujet âgé, l'objectif est de prévenir l'acidocétose, le coma hyperosmolaire et les infections favorisées par une hyperglycémie chronique. Pour atteindre cet objectif, il faut éviter la prolongation d'une hyperglycémie chronique au-dessus de 2 g/L soit 11 mmol/L (c'est-à-dire maintenir une HbA1c < 9 %).

INSULINES RAPIDES

Insuline humaine recombinante

ACTRAPID					
Insuline soluble à injecter en IV, IM ou SC 20 à 30 min avant le repas Dose dépendant des besoins Pic d'action de la 2e à la 4e h Fin d'action vers la 6e-8e h	1 fl. 10 mL 100 UI/mL (1 000 UI)	17,45	II	65 %	17,45
UMULINE RAPIDE					
Insuline à injecter en IV, IM ou SC 20 à 30 min avant le repas Dose dépendant des besoins Pic d'action de la 2e à la 4e h Fin d'action vers la 6e-8e h	1 fl. 10 mL 100 UI/mL (1 000 UI)	19,27	II	65 %	19,27
Insuline soluble : cartouche pour stylo *Humapen*, pouvant être injectée en IV, IM ou SC Dose dépendant des besoins	5 cart. 3 mL 100 UI/mL (300 UI) pour stylos Humapen	32,95	II	65 %	6,59

Attention : les prix ne sont comparables qu'en fonction du nombre d'unités d'insuline contenues dans les flacons ou cartouches.

DIABÈTE DE TYPE 1 – DIABÈTE SUCRÉ INAUGURAL NON COMPLIQUÉ (3)

Objectifs idéaux chez un diabétique de type 1 adulte

Le matin à jeun	1-1,2 g/L (5,5-6,6 mmol/L)
Avant les repas	0,8-1,2 g/L (4,4-6,6 mmol/L)
2 h après les repas	1,2-1,8 g/L (6,6-9,9 mmol/L)
À 3 h du matin	> 0,8 g/L (4,4 mmol/L)
HbA1c	≤ 7 %
Hypoglycémies modérées	0-5/sem.
Hypoglycémies sévères (nécessitant le recours à un tiers pour le resucrage)	0
Nombre d'autocontrôles	3-6/j
Nombre d'injections	3-5-/j ou pompe

Diabète : en pratique

En pratique, lors du diagnostic d'un diabète de type 1, chez un sujet jeune, il faut instaurer une insulinothérapie optimisée avec une insuline basale (une **glargine**, ou une ou deux **détémir** ou deux **NPH**) et des **insulines ultrarapides** à chaque repas. Il faut rapidement éduquer le patient au minimum :

– à l'adaptation des doses (en fonction des repas, en cas d'activité physique, en cas de maladie intercurrente),

– à la diététique avec des conseils individualisés par une diététicienne,

– aux techniques d'injection d'insuline et de contrôle glycémique,

– à la surveillance de la cétonurie en cas de glycémie supérieure à 3 g/L (16,5 mmol/L) persistante et sans explication, et à la conduite à tenir en cas de cétonurie (faire 5 UI d'**insuline rapide** par croix d'acétone),

– au kit de glucagon (avec éducation surtout de l'entourage proche sur les modalités d'utilisation),

– et à la conduite à tenir en cas d'hypoglycémie (symptômes, resucrage).

Il faut également le prévenir que des troubles visuels (en général vision floue) peuvent apparaître et persister durant environ un mois du fait de la variation rapide de la glycémie au niveau du cristallin, et que ces troubles régresseront spontanément.

Les besoins en insuline sont très élevés à la phase aiguë, en raison de l'insulinorésistance liée à l'hyperglycémie majeure et à la cétose ; ils diminuent par la suite (période de lune de miel durant, en général, moins d'un an pendant laquelle le diabète est facile à équilibrer et nécessite de faibles doses d'insuline) puis augmentent à nouveau.

Une fois que le choc de l'annonce du diagnostic est passé et que l'éducation de base du jeune diabétique est faite, on propose, en général, une insulinothérapie fonctionnelle (avec notamment réalisation d'une épreuve de jeûne glucidique) pour optimiser l'équilibration du diabète.

CONSENSUS

[1] The Effect of Intensive Treatment of Diabetes on the Development and Progression of Long-Term Complications in Insulin-Dependent Diabetes Mellitus, *New England Journal of Medecine*, 1993.

INSULINES INTERMÉDIAIRES NPH PURES

Insuline NPH biogénétique

INSULATARD					
Insuline d'action intermédiaire injectable par voie SC x 1 ou 2/j Début d'action : 1 h 30 Fin d'action : 24 h	1 fl. 10 mL 100 UI/mL (1 000 UI)	16,44	II	65 %	16,44
INSULATARD INNOLET	5 stylos 3 mL 100 UI/mL (300 UI)	38,25	II	65 %	7,65
INSULATARD FLEXPEN	5 stylos 3 mL 100 UI/mL (300 UI)	38,25	II	65 %	7,65
INSULATARD PENFILL	5 cart. 3 mL 100 UI/mL (300 UI)	32,95	II	65 %	6,59
UMULINE NPH					
Insuline d'action intermédiaire injectable par voie SC x 1 ou 2/j Début d'action : 1 h 30 Fin d'action : 16 à 18 h	1 fl. 10 mL 100 UI/mL (1 000 UI)	19,27	II	65 %	19,27
	5 cart. 3 mL 100 UI/mL (300 UI)	32,95	II	65 %	6,59
UMULINE NPH KWIKPEN	5 stylos 3 mL 100 UI/mL (300 UI)	37,21	II	65 %	7,44

MÉLANGES ANALOGUE ULTRARAPIDE EN SOLUTION ET ANALOGUE PROTAMINE EN SUSPENSION

Insuline lispro

HUMALOG MIX					
HUMALOG MIX25 Mélange d'insuline d'action **lispro** ultrarapide en solution (25 %) et de lispro protamine en suspension (75 %)	5 cart. 3 mL 100 UI/mL (300 UI)	37,88	II	65 %	7,58
HUMALOG MIX25 KWIKPEN	5 stylos 3 mL 100 UI/mL (300 UI)	39,57	II	65 %	7,91
HUMALOG MIX50 Mélange d'insuline d'action **lispro** ultrarapide en solution (50 %) et de lispro protamine en suspension (50 %)	5 cart. 3 mL 100 UI/mL (300 UI)	37,88	II	65 %	7,58
HUMALOG MIX50 KWIKPEN	5 stylos 3 mL 100 UI/mL (300 UI)	39,57	II	65 %	7,91

Insuline analogue asparte

NOVOMIX					
NOVOMIX 30 FLEXPEN Mélange d'insuline asparte ultrarapide en solution (30 %) et d'asparte protamine en suspension (70 %)	5 styl. 3 mL 100 UI/mL (300 UI)	39,57	II	65 %	7,91
NOVOMIX 30 PenFill	5 cart. 3 mL 100 UI/mL	37,88	II	65 %	7,58
NOVOMIX 50 FLEXPEN Mélange d'insuline asparte ultrarapide en solution (50 %) et d'asparte protamine en suspension (50 %)	5 styl. 3 mL 100 UI/mL (300 UI)	39,57	II	65 %	7,91
NOVOMIX 70 FLEXPEN Mélange d'insuline asparte ultrarapide en solution (70 %) et d'asparte protamine en suspension (30 %)	5 styl. 3 mL 100 UI/mL (300 UI)	39,57	II	65 %	7,91

MÉLANGES INSULINE RAPIDE EN SOLUTION ET NPH EN SUSPENSION

Mélanges d'insulines humaines biogénétiques

UMULINE PROFIL					
UMULINE PROFIL 30 Mélange contenant 30 % d'**insuline rapide** et 70 % de **NPH**	1 fl. 10 mL 100 UI/mL (1 000 UI)	19,27	II	65 %	19,27
	5 cart. 3 mL 100 UI/mL (300 UI)	32,95	II	65 %	6,59
UMULINE PROFIL 30 KWIKPEN	5 stylos 3 mL 100 UI/mL (300 UI)	37,21	II	65 %	7,44

ANALOGUES LENTS DE L'INSULINE

Insuline détémir

LEVEMIR					
Analogue d'insuline d'action prolongée, à utiliser comme insuline basale en 1 à 2 inj./j	5 stylos 3 mL 100 UI/mL (300 UI)	62,42	II	65 %	12,48
LEVEMIR FLEXPEN					
LEVEMIR PENFILL	5 cart. 3 mL 100 UI/mL (300 UI)	62,42	II	65 %	12,48
LEVEMIR INNOLET	5 stylos 3 mL 100 UI/mL (300 UI)	62,42	II	65 %	12,48

Insuline glargine

LANTUS					
Analogue d'insuline d'action prolongée, à utiliser comme insuline basale en 1 inj./j	1 fl. 10 mL 100 UI/mL (1 000 UI)	38,17	II	65 %	38,17
	5 cart. 3 mL 100 UI/mL (1 500 UI)	55,38	II	65 %	11,08
LANTUS SOLOSTAR					
Idem ***LANTUS***	5 stylos 3 mL 100 UI/mL (1 500 UI)	55,38	II	65 %	11,08
ABASAGLAR					
Biosimilaire de ***LANTUS***	5 cart. 3 mL 100 UI/mL (1 500 UI)	44,54	II	65 %	8,91
	5 stylos 3 mL 100 UI/mL (1 500 UI)	44,54	II	65 %	8,91
TOUJEO					
Schéma posologique à adapter en fonction de l'individu	3 stylos prérempl. 1,5 mL 300 UI/mL		II	NR	
Une seule prise quotidienne Peut être pris jusqu'à 3 h suivant l'horaire habituel de prise	5 stylos prérempl. 1,5 mL 300 UI/mL		II	NR	

Les **analogues lents de l'insuline** injectés par voie sous-cutanée sont libérés régulièrement sans pic ; ils sont utilisés comme insuline basale :
- dans l'insulinothérapie optimisée dite fonctionnelle en association, avec un bolus d'**analogue ultrarapide** avant chaque repas (diabète de type 1 ou diabète insulinorequérant) ;
- en association avec des **hypoglycémiants oraux** dans le diabète de type 2.

DIABÈTE DE TYPE 2 (1)

Le diagnostic du diabète de type 2 (DT2) repose sur 2 glycémies à jeun > 1,26 g/L.

Devant tout diagnostic de diabète

- Rechercher les facteurs de risque cardiovasculaires associés :
  - âge > 50 ans pour un homme et 60 ans chez une femme ;
  - antécédents familiaux cardiovasculaires précoces ;
  - tabagisme actif ou sevré depuis moins de 3 ans ;
  - HTA traitée ou non ;
  - obésité.
- Rechercher une atteinte des organes cibles : complications oculaires, rénales, neurologiques, cardiovasculaires et podologiques.

Objectifs glycémiques [1]

Ils doivent être définis pour chaque patient.

- Pour la majorité des patients (y compris les patients avec une complication macrovasculaire non évoluée), une HbA1c < 7 % est recommandée. L'HbA1c doit être contrôlée tous les 3 mois. La stratégie médicamenteuse repose sur l'écart observé par rapport à l'objectif d'HbA1c.
- L'autosurveillance glycémique n'est recommandée que si les résultats sont susceptibles de modifier les mesures hygiéno-diététiques et/ou le traitement médicamenteux.
- Pour les personnes âgées fragiles (limitations motrices et/ou cognitives) et pour les patients ayant une complication macrovasculaire évoluée, l'objectif est une HbA1c ≤ 8 %.
- Pour les personnes malades, la priorité est d'éviter les complications aiguës du diabète et les hypoglycémies : l'objectif est l'obtention de glycémies préprandiales entre 1 et 2 g/L et/ou d'une HbA1c < 9 %.

Mesures hygiéno-diététiques

Diététique

Le régime doit être hypocalorique en cas de surpoids seulement.

L'apport énergétique doit être adapté aux besoins individuels. L'apport glucidique représente 50-55 % des calories.

- Il faut privilégier les glucides à index glycémique bas (pain au son, féculents, riz et pomme de terre naturels, fruits et légumes frais) et limiter les sucres rapides.
- Les graisses constituent 30 % des calories. Les graisses animales doivent être réduites (graisses de table et produits laitiers, viandes riches en lipides) au profit de graisses végétales et polyinsaturées.
- L'alimentation doit être divisée en 3 repas au moins.
- Le vin est autorisé en quantité modérée (moins de 30 g/j chez l'homme et moins de 20 g/j chez la femme), à condition de tenir compte de son apport énergétique.
- Les édulcorants sont autorisés : aspartam, sucralose, etc. Le saccharose n'est pas à diaboliser s'il est consommé avec modération.
- Attention aux polyols (xylitol, maltitol) : ce ne sont pas des édulcorants mais des sucres au pouvoir sucrant plus faible que le saccharose. Ils ne sont pas cariogènes mais peuvent être hyperglycémiants.

Activité physique

Elle doit être quotidienne, progressive, évaluée en intensité et en durée. La marche rapide (+++) est l'exercice le plus facile, suivie par le vélo et la natation. Elle doit être adaptée au patient.

ANTIDIABÉTIQUES ORAUX (1) – BIGUANIDES

■ Metformine

GLUCOPHAGE					
GLUCOPHAGE 500 (390 mg **metformine**) 2 à 3 cp./j matin et soir aux repas	30 cp. 500 mg 50 cp. 500 mg 90 cp. 500 mg	2,17 HOP 6,02	I I I	65 % 65 %	0,07 0,07
GLUCOPHAGE 850 (663 mg **metformine**) 1 à 2 cp./j à administrer aux repas pour diminuer les effets secondaires	30 cp. 850 mg 90 cp. 850 mg	3,83 11,01	I I	65 % 65 %	0,13 0,12
GLUCOPHAGE 1 000 (780 mg **metformine**) 2 à 3 cp./j Max : 3 cp./j	30 cp. 1 000 mg 90 cp. 1 000 mg	4,08 11,76	I I	65 % 65 %	0,14 0,13
STAGID					
280 mg **metformine** 1 à 3 cp./j aux repas	30 cp. 700 mg 100 cp. 700 mg	2,83 8,26	I I	65 % 65 %	0,09 0,08

PROPRIÉTÉS

La **metformine** abaisse la glycémie du diabétique, sans provoquer d'hypoglycémie, car elle n'agit pas sur la sécrétion d'insuline, mais elle en potentialise l'action.

Elle diminue la néoglucogenèse et la glycogénolyse et par voie de conséquence la production de glucose par le foie.

INDICATIONS

Diabète de type 2 non compliqué (surtout en cas de surpoids).

CONTRE-INDICATIONS

Grossesse, **allaitement**.

Diabète de type 1, si donnée seule.

Insuffisance rénale, insuffisance cardiaque, infarctus du myocarde, insuffisance hépatique.

PRÉCAUTIONS D'EMPLOI

Contrôler la créatininémie régulièrement, surtout chez le sujet âgé.

Prendre les comprimés au cours ou à la fin des repas pour minimiser les effets secondaires digestifs.

Arrêter le traitement la veille de l'administration de produits de contraste iodés et reprendre le traitement 48 h après l'examen, après avoir vérifié la créatinine sanguine.

EFFETS INDÉSIRABLES

Acidose lactique à laquelle il faut penser si le malade se plaint d'une fatigue avec crampes musculaires. Il faut alors interrompre immédiatement le traitement et demander d'urgence un ionogramme sanguin avec dosage des lactates. L'acidose lactique survient chez des sujets âgés avec fonctionnement rénal déficient.

Troubles digestifs : nausées, vomissements, diarrhée, douleurs abdominales. La prise de **metformine** est la 1re cause de diarrhée chez le diabétique.

INTERACTIONS MÉDICAMENTEUSES

Alcool : risque majoré d'acidose lactique.

DIABÈTE DE TYPE 2 (2)

Médicaments [1]

Biguanides

C'est le traitement de première intention.

La **metformine** est un **biguanide** à action antihyperglycémiante, due à l'augmentation de la sensibilité à l'insuline du tissu hépatique. Quatre dosages sont actuellement disponibles : ***GLUCOPHAGE*** 500, 850, 1 000 mg, ***STAGID*** 700 mg. La composition du ***STAGID*** permet de le proposer en cas d'intolérance digestive au ***GLUCOPHAGE***. Elle s'administre en 2 ou 3 prises quotidiennes pendant ou après les repas. La dose maximale quotidienne est de 3 000 mg en 3 prises.

La **metformine** ne crée jamais d'hypoglycémie, ni de prise de poids. Ses effets secondaires sont la possibilité de troubles digestifs (nausées, crampes abdominales, diarrhée) surtout si elle est administrée avant les repas, et le risque d'acidose lactique en cas d'insuffisance rénale ou hépatique et dans les situations d'hypoxie tissulaire (insuffisance cardiaque, respiratoire, infarctus du myocarde récent, etc.).

Insulinosécréteurs

► *Sulfamides hypoglycémiants*

Ils stimulent la sécrétion de l'insuline en se fixant sur un récepteur spécifique de la cellule bêta du pancréas. Seuls sont désormais utilisés les sulfamides de seconde génération dont la durée d'action ne dépasse pas 24 h.

Les molécules se distinguent par leur durée d'action : moyenne (***GLIBÉNÈSE***), longue (***DAONIL***, ***AMAREL***, ***DIAMICRON***). Les **sulfamides** ont une élimination rénale et sont contre-indiqués dans l'insuffisance rénale. Ils peuvent entraîner une prise de poids de quelques kilos et parfois des hypoglycémies, notamment chez le sujet âgé. Les patients doivent être éduqués à ce risque hypoglycémique.

La prescription doit se faire de façon progressive. On privilégie maintenant les **sulfamides** en monoprise (***AMAREL***, ***DIAMICRON***) facilitant l'observance et la titration.

► *Glinides*

Bien que se fixant sur un récepteur différent de la cellule bêta du pancréas, ils ont le même mode d'action que les **sulfamides**, mais agissent plus vite et plus brièvement et n'ont pas d'élimination rénale. Ils s'administrent avant chaque repas et ne sont pas contre-indiqués chez l'insuffisant rénal.

Un seul **glinide** est disponible en France (***NOVONORM***).

Incrétines

Il s'agit de la classe médicamenteuse la plus récente. L'effet incrétine désigne l'amplification de la sécrétion d'insuline liée à l'action d'hormones, notamment le GLP-1, secrétées par le tube digestif lors du repas. Il stimule la sécrétion d'insuline, inhibe celle de glucagon, ralentit la vidange gastrique et réduit la prise alimentaire. La sécrétion de GLP-1 est abaissée chez le diabétique de type 2. Le GLP-1 est dégradé par l'enzyme DPP-4.

Les **inhibiteurs de la DPP-4** sont disponibles par voie orale (**sitagliptine** : ***JANUVIA***, ***XELEVIA***, **vidagliptine** : ***GALVUS***, **saxagliptine** : ***ONGLYZA***) et utilisés en seconde intention. Ils peuvent s'associer à la **metformine** en un seul comprimé pour faciliter l'observance thérapeutique : ***VELMETIA***, ***JANUMET***, ***KOMBOGLYZE***, ***EUCREAS***.

Les **analogues du GLP-1** sont utilisés par voie sous-cutanée : **exénatide** (***BYETTA***, ***BYDUREON***), **liragutide** (***VICTOZA***), **dulaglutide** (***TRULICITY***). Ces molécules ont pour principal effet secondaire la survenue d'une sensation de satiété et de nausées qui nécessitent une augmentation progressive de la dose. Les nausées peuvent disparaître après plusieurs semaines de traitement.

ANTIDIABÉTIQUES ORAUX (2) – SULFAMIDES HYPOGLYCÉMIANTS (1)

Glibenclamide

DAONIL					
2 à 3 cp./j à prescrire aux repas La posologie maximale de 3 cp./j doit être atteinte progressivement et non dépassée	20 cp. 5 mg 100 cp. 5 mg 180 cp. 5 mg	1,87 8,01 13,84	I I I	65 % 65 % 65 %	0,09 0,08 0,08
HÉMI-DAONIL					
Posologie moyenne : 2 à 3 cp./j	60 cp. 2,5 mg	2,60	I	65 %	0,04

Glipizide

GLIBÉNÈSE					
Sulfamide de durée d'action assez courte La posologie max est de 4 cp./j à répartir à chaque repas	20 cp. 5 mg 100 cp. 5 mg	2,27 8,96	I I	65 % 65 %	0,11 0,09
MINIDIAB					
Idem ***GLIBÉNÈSE***	20 cp. 5 mg 100 cp. 5 mg	2,27 8,96	I I	65 % 65 %	0,11 0,09
OZIDIA					
Forme à libération prolongée Prise unique le matin Max 20 mg	30 cp. 5 mg 30 cp. 10 mg	5,91 11,45	I I	65 % 65 %	0,20 0,38

Gliclazide

DIAMICRON					
Cp. à libération modifiée 1/2 à 2 cp./j en une prise au petit-déjeuner	30 cp. 60 mg 90 cp. 60 mg 100 cp. 60 mg	9,21 27,19 HOP	I I I	65 % 65 %	0,31 0,30

Glimépiride

AMAREL					
Sulfamide ayant une action puissante tout en maintenant des taux d'insulinémie modérée mais prolongée Dose à adapter en fonction du patient : en moyenne 2 à 4 mg/j en une seule prise le matin	30 cp. 1 mg 90 cp. 1 mg 30 cp. 2 mg 90 cp. 2 mg 30 cp. 3 mg 90 cp. 3 mg 30 cp. 4 mg 90 cp. 4 mg	3,49 9,51 5,67 15,99 7,47 21,09 8,65 24,43	I I I I I I I I	65 % 65 % 65 % 65 % 65 % 65 % 65 % 65 %	0,12 0,11 0,19 0,18 0,25 0,23 0,29 0,27

DIABÈTE DE TYPE 2 (3)

Inhibiteurs de l'alpha-glucosidase

Ils diminuent la digestion des sucres et sont intéressants pour réduire les glycémies postprandiales. Ils doivent être administrés au début de chaque repas. On a le choix entre deux spécialités : l'**acarbose** (***GLUCOR*** 50 ou 100 mg) ou le **miglitol** (***DIASTABOL***). Leur action est modeste mais ils ont peu d'effets secondaires, à l'exception des flatulences, souvent gênantes, qui s'expliquent par la fermentation des sucres non digérés par les bactéries du côlon.

Paramètres de surveillance du traitement du diabète de type 2

1. Taux d'HbA1c, 4 fois/an et niveau moyen des glycémies obtenues par autocontrôle du patient (s'il est pratiqué).
2. Fond d'œil ou rétinographie 1 fois/an.
3. ECG annuel.
4. Examen au monofilament et examen des pieds annuel.
5. Microalbuminurie et créatinine annuelles.
6. Bilan lipidique annuel.
7. Examen dentaire annuel.

L'efficacité du traitement doit être évaluée sur le taux d'HbA1c. L'autocontrôle glycémique peut être une aide au choix thérapeutique.

Indications

En première intention

On débute avec une monothérapie par **metformine.**

En cas d'intolérance ou de contre-indication, on utilise un **sulfamide** ou un **glinide**. Les **inhibiteurs de la DPP-4** ne devraient pas être utilisés en première intention et en monothérapie, mais leur facilité d'utilisation et leur bonne tolérance ont modifié les habitudes de prescription.

Si l'objectif glycémique n'est pas atteint sous metformine (en seconde intention)

On associe **metformine + sulfamide**.

► *En cas d'intolérance ou de contre-indication aux sulfamides, si l'écart à l'objectif d'HbA1c est < 1 %*

On propose les associations suivantes :
- **metformine + répaglinide** (si irrégularité de la prise alimentaire) ;
- **metformine + inhibiteurs de la DPP-4** (si hypoglycémies ou prise de poids) ;
- **metformine + inhibiteurs des alphaglucosidases** (si hypoglycémies).

► *En cas d'intolérance ou de contre-indication aux sulfamides, si l'écart à l'objectif d'HbA1c est > 1 %*

On propose les associations suivantes :
- **metformine** + insuline ;
- **metformine + analogue du GLP-1** (si IMC > 30 kg/m ^{2}ou prise de poids ou hypoglycémies).

Si l'objectif glycémique n'est pas atteint sous sulfamide (en seconde intention)

► *Écart à l'objectif d'HbA1c < 1 %*

On propose les associations suivantes :
- **sulfamide + inhibiteur de la DPP-4** ;
- **sulfamide + inhibiteur des alphaglucosidases**.

► *Écart à l'objectif d'HbA1c > 1 %*

On propose les associations suivantes :
- **sulfamide** + insuline ;
- **sulfamide + analogues du GLP-1** (si IMC > 30 kg/m ^{2}ou prise de poids ou hypoglycémies).

ANTIDIABÉTIQUES ORAUX (3) – SULFAMIDES HYPOGLYCÉMIANTS (2) – PHARMACOLOGIE

PROPRIÉTÉS

Tous les **sulfamides hypoglycémiants (SH)** stimulent la sécrétion d'insuline en se fixant sur des récepteurs spécifiques au niveau de la cellule b-langerhansienne. Une dose maximale de **SH** peut, sur un pancréas encore répondeur, faire sécréter jusqu'à 30 UI d'insuline par 24 h.

Peuvent être associés à la **metformine** et aux glitazones.

On distingue les sulfamides :

– à durée d'action courte (**glipizide**) à prescrire à chaque repas ;

– à durée d'action moyenne (**glibenclamide**, **gliclazide**) à prescrire à chaque repas ;

– à durée d'action longue (**glimépiride**, ***OZIDIA***), à pendre en 1 prise le matin.

INDICATIONS

Diabète de type 2 non compliqué après échec des mesures hygiénodiététiques.

CONTRE-INDICATIONS

Grossesse, **allaitement**.

Diabète de type 1 ; insuffisance rénale, hépatique sévère.

PRÉCAUTIONS D'EMPLOI

Le traitement doit être instauré de façon progressive.

Autocontrôle par les diabétiques souhaitable (surtout entre les repas et à jeun) car les hypoglycémies peuvent être sévères (surtout avec les produits d'action prolongée).

Il est inutile d'associer 2 **sulfamides** ou 1 **sulfamide** et un **glinide**.

EFFETS INDÉSIRABLES

Le principal danger des **sulfamides** est l'hypoglycémie par surdosage, entraînant une hyperinsulinémie absolue ou relative :

– surdosage ou absence de catabolisme lors d'une insuffisance rénale ;

– apport insuffisant en hydrates de carbone ;

– potentialisation médicamenteuse.

Chez les malades âgés, ces hypoglycémies peuvent être durables. Il faut alors installer une perfusion de sérum glucosé à 10 % et ne pas se contenter de « resucrer » le malade avec un ou deux verres de jus de fruits.

Les autres inconvénients des **sulfamides hypoglycémiants** sont très rares avec les produits actuels : accidents allergiques cutanés, leucogranulopénies, thrombopénies.

L'atteinte hépatique est en revanche possible et constitue une contre-indication à la prescription.

INTERACTIONS MÉDICAMENTEUSES

Potentialisent l'action : coumariniques, **anti-inflammatoires non stéroïdiens**, **β-bloquants**, **miconazole**, **éconazole**. Alcool.

Diminuent l'action : **corticoïdes**, progestatifs macrodosés, **salbutamol**.

DIABÈTE DE TYPE 2 (4)

En cas d'objectif glycémique non atteint sous bithérapie biguanide + sulfamide (en 3e intention)

> Un avis spécialisé peut être utile dans la décision thérapeutique d'une trithérapie.

► *Écart à l'objectif d'HbA1c < 1 %*

On propose les associations suivantes :
– **metformine** + **sulfamide** + **inhibiteur de la DPP-4** ;
– **metformine** + **sulfamide** + **inhibiteur des alphaglucosidases**.

► *Ecart à l'objectif d'HbA1c > 1 %*

On propose les associations suivantes :
– **metformine** + **sulfamide** + insuline ;
– **metformine** + **sulfamide** + **analogue du GLP-1** (si IMC > 30 kg/m² ou prise de poids ou hypoglycémies).

Diabètes insulinonécessitants (ou insulinorequérants)

• Classiquement, il s'agit d'un diabète de type 2 traité depuis plusieurs années par des **sulfamides hypoglycémiants** et/ou la **metformine** et/ou des **incrétines**.
• L'insulinothérapie est entreprise dans trois circonstances principales :
– lorsque l'objectif glycémique n'est pas atteint depuis plusieurs mois. C'est le cas lorsque l'HbA1c est > 7 % à 2 contrôles successifs espacés de 3 mois ;
– lorsqu'apparaissent des signes d'insulinopénie, par épuisement sécrétoire des cellules β du pancréas ;
– en cas d'insuffisance rénale contre-indiquant les **antidiabétiques oraux**.

> Le passage à l'insuline est suggéré par :
> – amaigrissement avec fonte musculaire ;
> – asthénie ;
> – cétonurie (+++) ;
> – polyuropolydipsie ;
> – glycémie > 3 g ;
> – survenue d'une insuffisance rénale modérée à sévère ;
> – ischémie tissulaire sévère (infarctus du myocarde, insuffisance hépatique, etc.).

• L'insuline est souvent associée à une bithérapie (le plus souvent association **sulfamides** et **metformine**). Classiquement, elle est administrée en une injection unique le soir au coucher d'une **insuline NPH** ou d'un **analogue lent de l'insuline**. Mais elle peut aussi s'adapter au profil glycémique du patient.
• En cas d'échec, il faut envisager une insulinothérapie en plusieurs injections quotidiennes, en ayant recours à l'expertise d'un diabétologue.

ANTIDIABÉTIQUES ORAUX (4) – INHIBITEURS DES α-GLUCOSIDASES

Acarbose

GLUCOR					
2 à 3 cp./j aux repas Commencer par 3 cp. à 50 mg Si nécessaire passer progressivement à 3 x 100 mg	90 cp. 50 mg 270 cp. 50 mg 90 cp. séc. 100 mg 270 cp. séc. 100 mg	11,55 32,61 15,81 44,60	I I I I	65 % 65 % 65 % 65 %	0,13 0,12 0,18 0,17

Miglitol

DIASTABOL					
1 cp. à 50 mg x 3/j Jusqu'à 3 x 100 mg si nécessaire	90 cp. 50 mg 90 cp. 100 mg	14,70 20,07	I I	65 % 65 %	0,16 0,22

PROPRIÉTÉS

Les **inhibiteurs des α-glucosidases** agissent dans la lumière intestinale en inhibant de façon compétitive et sélective les enzymes qui dégradent les disaccharides en sucres simples. Administrés avant les repas, ils réduisent l'hyperglycémie postprandiale.

INDICATIONS

Diabète de type 2.

CONTRE-INDICATIONS

Pathologie digestive.
Insuffisance rénale sévère.

EFFETS INDÉSIRABLES

Flatulences, douleurs digestives, selles molles, voire diarrhées, surtout en début de traitement. De rares cas d'élévation de transaminases ont été relevés pour des doses dépassant 600 mg/j.

DIABÈTE DE TYPE 2 (5)

Synthèse des traitements du diabète de type 2

TRAITEMENT	MÉCANISME D'ACTION	RÉDUCTION DE L'HbA1c (%)	COÛT MENSUEL (€)	EFFETS SECONDAIRES PRINCIPAUX	EFFET SUR LE POIDS
Insuline	Insuline exogène	1,5-2,5	60-70	Hypoglycémie	↑
Biguanides	Diminution de la production hépatique de glucose	1,5	11-13	Troubles digestifs	≈
Sufamides	Augmentation de la sécrétion d'insuline	1,5	4-30	Hypoglycémie	↑
Glinides	Augmentation de la sécrétion d'insuline	1-1,5	18	Hypoglycémie	↑
GLP-1	Potentialisation de la sécrétion d'insuline, diminution de la sécrétion de glucagon, ralentissement de la vidange gastrique	0,5-1,5	110	Nausées, vomissements	↓
IDPP-4	Inhibition du métabolisme du GLP-1	0,5-0,8	16-22	Troubles digestifs	≈
Inhibiteurs des α-glucosidases	Réduction de la digestion des sucres complexes	0,5-0,8	16-22	Troubles digestifs	≈

ANTIDIABÉTIQUES ORAUX (5) – GLINIDE

Répaglinide

NOVONORM					
1 cp. à administrer avant chacun des 3 repas	90 cp. 0,5 mg	12,50	I	65 %	0,14
	270 cp. 0,5 mg	35,28	I	65 %	0,13
	90 cp. 1 mg	12,50	I	65 %	0,14
	270 cp. 1 mg	35,28	I	65 %	0,13
	90 cp. 2 mg	12,50	I	65 %	0,14
	270 cp. 2 mg	35,28	I	65 %	0,13

PROPRIÉTÉS

Hypoglycémiant oral. Le **répaglinide** ferme les canaux potassiques ATP-dépendants de la membrane des cellules bêta en se fixant sur une protéine cible différente de celle des **sulfamides**.

Chez des patients diabétiques de type II, la réponse insulinosécrétrice au repas survient 30 min après la prise d'une dose orale de **répaglinide**. La concentration plasmatique diminue ensuite rapidement et le **répaglinide** est éliminé en 4 à 6 h. La demi-vie d'élimination plasmatique est de 1 h environ.

L'action insulinosecrétrice est donc plus rapide et moins durable que celle des **sulfamides**.

INDICATIONS

Idem **sulfamides hypoglycémiants**.

Il faut ajouter que le **répaglinide** est surtout indiqué en cas de pics hyperglycémiques post-prandiaux avec des glycémies assez basses avant les repas. Il est aussi indiqué en cas de repas très irréguliers puisqu'il peut être pris au moment des repas et que son action est rapide.

Peut être associé à la **metformine** mais pas aux **sulfamides**.

Le **répaglinide** est éliminé par la bile et non par les reins (il n'est donc pas contre-indiqué en cas d'insuffisance rénale).

CONTRE-INDICATIONS

Allergie au produit.

Diabète de type 2.

Insuffisance hépatique sévère.

PRÉCAUTIONS D'EMPLOI

Prendre le produit au moment du repas. Ne pas le prendre en cas de saut d'un repas.

EFFETS INDÉSIRABLES

Idem : **sulfamides hypoglycémiants**.

Les hypoglycémies sont en rapport avec une dose trop forte, un repas non pris, un exercice physique violent.

INTERACTIONS MÉDICAMENTEUSES

L'association à la **rifampicine**, au **kétoconazole**, à l'**itraconazole** et au **fluconazole** est contre-indiquée.

DIABÈTE DE TYPE 2 (6)

Stratégie médicamenteuse pour les diabétiques de type 2 : cas général [1]

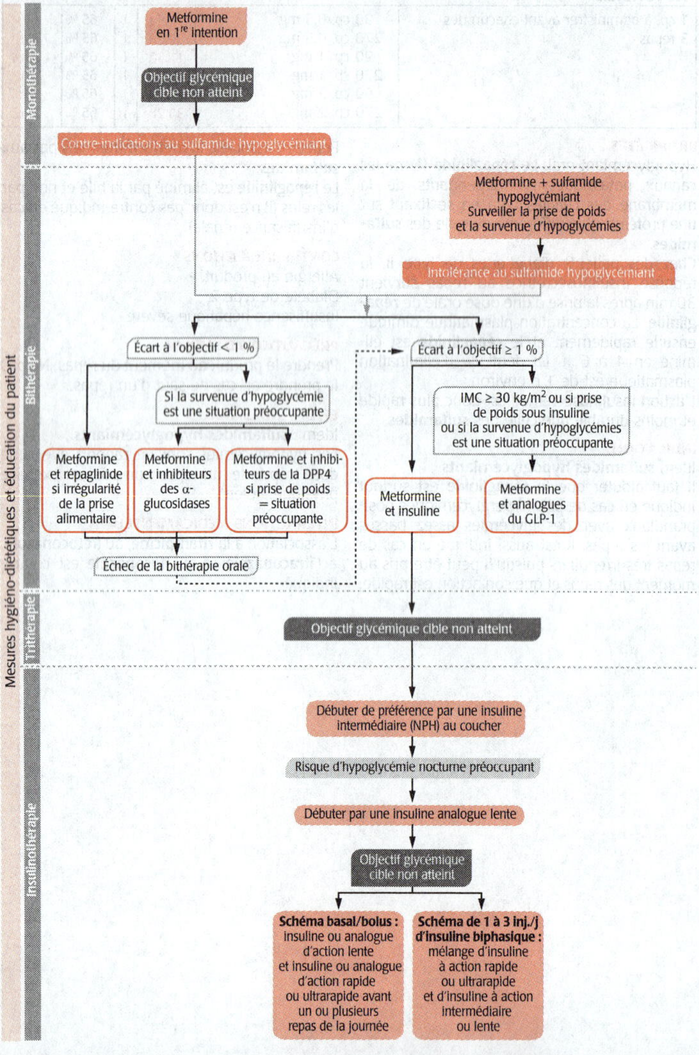

ANTIDIABÉTIQUES ORAUX (6) – INCRÉTINES – ANALOGUES DU GLP-1 ET INHIBITEURS DE LA DPP-4

Sitagliptine

JANUVIA					
100 mg/j en 1 prise Diminution de posologie à 50 mg/j à envisager en cas d'association à d'autres antidiabétiques	28 cp. 50 mg 50 cp. 50 mg 28 cp. 100 mg 50 cp. 100 mg	23,97 HOP 38,99 HOP	I I I I	30 % 65 %	0,86 1,39
XELEVIA					
1 cp./j	28 cp. 100 mg	38,99	I	65 %	1,39

Vildagliptine

GALVUS					
1 à 2 cp./j en 1 ou 2 prises	30 cp. 50 mg 60 cp. 50 mg 90 cp. 50 mg	20,03 39,04 HOP	I I I	65 % 65 %	0,67 0,65

Saxagliptine

ONGLYZA					
1 cp./j	30 cp. 5 mg 90 cp. 5 mg	41,51 HOP	I I	65 %	1,38

PROPRIÉTÉS

Le GLP-1 est inhibé par une enzyme : la dipeptidyl-peptidase-4 (DPP-4). La **sitagliptine**, la **vildagliptine** et la **saxagliptine**, inhibiteurs de la DPP-4, favorisent donc l'effet GLP-1 endogène.

INDICATIONS

Traitement du diabète de type 2 en association à la **metformine** et/ou un **sulfamide hypoglycémiant** chez les sujets n'ayant pas obtenu un contrôle glycémique adéquat aux doses maximales tolérées de ces traitements.

GALVUS bénéficie d'une extension d'indication pour le traitement en monothérapie du diabète de type 2 lorsque les règles hydiéno-diététiques ne suffisent pas et que l'association avec la **metformine** n'est pas possible.

CONTRE-INDICATIONS

Diabète de type 1.

Allergie à la substance active ou un excipient.

Grossesse.

Relative : insuffisance rénale terminale et modérée.

PRÉCAUTIONS D'EMPLOI

Envisager l'adaptation de la dose d'un **sulfamide hypoglycémiant** prescrit en association, pour diminuer le risque d'hypoglycémie.

EFFETS INDÉSIRABLES

Nausées. Vomissements. Diarrhée.

Diminution de l'appétit.

Hypoglycémie en cas d'association à un **sulfamide hypoglycémiant**.

De rares cas de pancréatites aiguës ont été décrits et imposent l'arrêt du médicament.

La **sitagliptine** augmenterait les infections des voies aériennes supérieures.

INTERACTIONS MÉDICAMENTEUSES

Surveillance rapprochée de l'INR en début de traitement et lors de l'augmentation de dose. Prise d'antibiotiques au moins une heure avant l'injection.

DIABÈTE DE TYPE 2 (7)

Stratégie médicamenteuse pour les diabétiques de type 2 en cas d'intolérance ou contre-indication à la metformine [1]

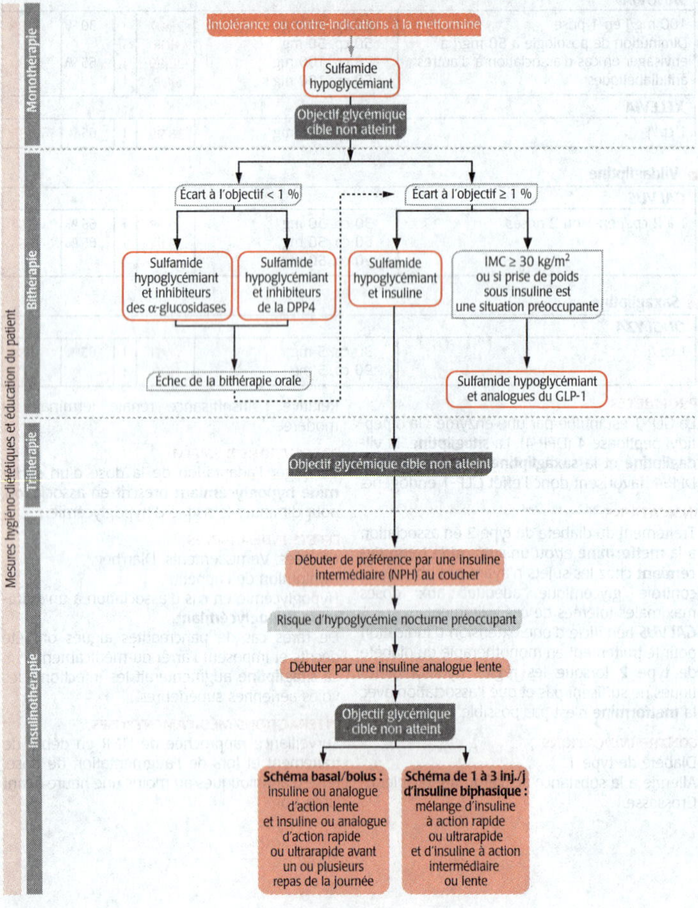

CONSENSUS

[1] Stratégie médicamenteuse du contrôle glycémique du diabète de type 2, *HAS et ANSM*, 2013.

ANTIDIABÉTIQUES ORAUX (7) – ASSOCIATIONS D'ANTIDIABÉTIQUES

■ Metformine + glibenclamide

GLUCOVANCE					
1 à 6 cp./j en 1 à 3 prises Augmentation progressive des doses	30 cp. pell. 500 mg/2,5 mg 30 cp. pell. 500 mg/5 mg		I I	NR NR	

■ Metformine + sitagliptine

JANUMET					
1 cp. x 2/j À corréler aux posologies du traitement antérieur	56 cp. 1 000 mg/50 mg	38,99	I	65 %	0,70
VELMETIA					
Idem ***JANUMET***	56 cp. 1 000 mg/50 mg	38,99	I	65 %	0,70

■ Metformine + vildagliptine

EUCREAS					
1 cp. x 2/j À corréler aux posologies du traitement antérieur	60 cp. 1 000 mg/50 mg 180 cp. 1 000 mg/50 mg	39,04 HOP	I I	65 %	0,65

■ Metformine + saxagliptine

KOMBOGLYZE					
1 cp. x 2/j À corréler aux posologies du traitement antérieur	60 cp. 1 000 mg/2,5 mg	41,51	I	65 %	0,69

PROPRIÉTÉS

GLUCOVANCE : association d'un **biguanide** et d'un **sulfamide hypoglycémiant**.

JANUMET, ***VELMETIA***, ***EUCREAS*** et ***KOMBOGLYZE*** : association d'un **biguanide** et d'une **incrétine**.

INDICATIONS

GLUCOVANCE : traitement du diabète non insulinodépendant de l'adulte en substitution d'une bithérapie par **metformine et glibenclamide** chez des patients dont l'équilibre glycémique est stable et bien contrôlé.

JANUMET, ***VELMETIA***, ***EUCREAS*** et ***KOMBOGLYZE*** : diabète de type 2 insuffisamment contrôlé par la **metformine** en monothérapie. Se référer à chaque DCI pour la pharmacologie

INCRÉTINES INJECTABLES (1)

■ Exénatide

BYETTA					
2 inj. SC/j 5 µg x 2/j en SC pendant 1 mois, avant éventuellement d'augmenter la dose à 10 µg x 2 /j	60 doses 1,2 mL (5 µg) pour cart. en stylo inj. prér.	107,84	I	65 %	1,80
	60 doses 2,4 mL (10 µg) pour cart. en stylo inj. prér.	107,84	I	65 %	1,80
BYDUREON					
Forme à libération prolongée, en SC 2 mg/adm. x 1/sem.	4 inj. 2 mg en stylo prér.	91,02	I	65 %	22,75

■ Liraglutide

VICTOZA					
1 inj. SC/j L'initiation du traitement se fait à la dose de 0,6 mg/j pour obtenir une meilleure tolérance gastro-intestinale. On augmente ensuite à 1,2 mg/j puis si besoin à 1,8 mg/j max avec 1 sem. d'intervalle minimum	2 stylos inj. prér. 3 mL	107,84	I	65 %	53,92

■ Dulaglutide

TRULICITY					
En monothérapie : 0,75 mg x 1/sem. En association : 1,5 mg x 1/sem.	4 inj. 0,75 mg en stylos prér. 0,5 mL	90,74	I	65 %	22,69
	4 inj. 1,5 mg en stylos prér. 0,5 mL	90,74	I	65 %	22,69

INCRÉTINES INJECTABLES (2) – PHARMACOLOGIE

PROPRIÉTÉS

Incrétino-mimétiques analogues du glucagon-like peptide-1 (GLP-1). Ils exercent donc plusieurs actions hypoglycémiantes comme le GLP-1 dont la concentration est diminuée en cas de diabète de type 2 : augmentation de la sécrétion d'insuline ; inhibition de la sécrétion de glucagon ; ralentissement de la vidange gastrique, diminuant ainsi le taux d'absorption intestinale du glucose.

L'action de l'**exénatide** est très courte, avec une demi-vie de 3 h ; il devra être administré 2 fois/j. Le **liraglutide** est acylé, ce qui lui confère une cinétique plus favorable (demi-vie : 13 h) et 1 inj. SC/j suffit. Le dulaglitide a une cinétique beaucoup plus longue ce qui permet de ne réaliser qu'une inj./sem.

Ils permettent un bon contrôle des glycémies postprandiales. Ils entraînent généralement une perte de poids (environ 2 kg).

INDICATIONS

Traitement du diabète de type 2 en association à la **metformine** et/ou un **sulfamide hypoglycémiant** chez les sujets n'ayant pas obtenu un contrôle glycémique adéquat aux doses maximales tolérées de ces traitements.

CONTRE-INDICATIONS

Diabète de type 1.

Allergie à la substance active ou un excipient.

Grossesse.

Relative : insuffisance rénale terminale et modérée.

PRÉCAUTIONS D'EMPLOI

Pour l'**exénatide**, commencer le traitement à la dose de 5 µg x 2/j en sous-cutané pendant 1 mois, avant éventuellement d'augmenter la dose à 10 µg x 2/j pour obtenir un meilleur contrôle glycémique.

Pour le **liraglutide**, commencer le traitement à la dose de 0,6 mg/j pendant 1 sem., avant éventuellement d'augmenter la dose à 1,2 mg/j voire 1,8 mg/j pour obtenir un meilleur contrôle glycémique.

Envisager l'adaptation de la dose d'un **sulfamide hypoglycémiant** prescrit en association, pour diminuer le risque d'hypoglycémie.

EFFETS INDÉSIRABLES

Nausées. Vomissements. Diarrhée.

Diminution de l'appétit.

Hypoglycémie en cas d'association à un **sulfamide hypoglycémiant**.

Des cas de pancréatite aiguë ont été décrits et imposent l'arrêt du médicament.

La **sitagliptine** augmenterait les infections des voies aériennes supérieures.

INTERACTIONS MÉDICAMENTEUSES

Surveillance rapprochée de l'INR en début de traitement et lors de l'augmentation de dose.

Prise d'antibiotiques au moins une heure avant l'injection.

INSULINOTHÉRAPIE (1) – TYPES D'INSULINE (1)

Fabrication des insulines

Il y a quelques années, l'insuline était fabriquée à partir de pancréas d'animaux : bœuf et surtout porc. L'avènement des techniques de génie génétique a permis d'inclure dans des cellules vivantes les séquences d'ADN humain qui codent pour la synthèse de l'insuline, qualifiée d'insuline biogénétique humaine. On a également appris à modifier la molécule d'insuline humaine pour qu'elle acquière des caractéristiques particulières. Il s'agit des analogues de l'insuline humaine, produits également par génie génétique.

Analogues ultrarapides de l'insuline

Les insulines analogues sont des molécules dont la structure chimique est proche de celle de l'insuline humaine, mais elles s'en différencient par la suppression, le remplacement ou l'addition de certains acides aminés. Ces changements ont pour effet principal de modifier leur cinétique de résorption et d'action.

Il existe trois analogues ultrarapides :

- l'**insuline lispro** ou ***HUMALOG*** (*Lilly*) ;
- l'**insuline aspart** ou ***NOVORAPID*** (*Novo-Nordisk*) ;
- l'**insuline glulisine** ou ***APIDRA*** (*Sanofi-Aventis*).

Insulines ultrarapides lispro (*HUMALOG*), aspart (*NOVORAPID*) et glulisine (*APIDRA*)

	DÉBUT	PIC	FIN
Voie SC	10 à 20 min	60 min	3 à 4 h

Les analogues ultrarapides ont supplanté l'insuline ordinaire rapide qui est de moins en moins utilisée. Ils sont administrés juste avant les repas alors que l'insuline humaine rapide devait l'être 30 min avant. Ils permettent de mieux réduire les élévations glycémiques postprandiales et d'éviter les épisodes d'hypoglycémie à distance des repas.

Les **analogues ultrarapides** sont parfaitement stables dans les pompes externes, mais pas dans les pompes implantables.

Insuline ordinaire rapide

Il s'agit de l'insuline naturelle utilisable par toutes les voies d'administration (IV, IM, SC et intrapéritonéale). Elle est commercialisée sous les noms d'***ACTRAPID*** ou d'***UMULINE RAPIDE***. Son profil d'action dépend de la voie d'administration (*cf.* Tableau).

Injectée par voie sous-cutanée, son effet débute 30 min après l'injection, culmine entre 2 et 4 h et se termine à 6 h.

Insuline rapide : profils d'action

	DÉBUT	PIC	FIN
Voie IV	Immédiat	10 min	20 min
Voie IM	10 min	30 min	2 h
Voie SC	30 min	2 à 4 h	6 h

Elle se présente sous forme d'une solution limpide qui peut être utilisée en toutes circonstances dans tous les systèmes d'injection : seringues, stylos, pompes. Elle est cependant moins stable que les **analogues ultrarapides** dans les pompes externes.

En urgence, elle est administrée par voie intraveineuse ; elle doit alors être utilisée seule, à l'aide d'une seringue à perfusion ou d'une pompe. Elle n'est quasiment plus utilisée dans les autres indications.

Insuline ordinaire NPH

L'**insuline NPH** (*Neutral Protamine Hagedorn*, ce dernier nom étant celui de son inventeur) est l'insuline humaine biogénétique additionnée de sulfate de protamine, destiné à retarder et augmenter la durée d'action de l'insuline. La durée d'action de l'insuline NPH se prolonge pendant 8 à 16 h, avec un pic d'action entre 4 et 6 h.

> Il faut remuer le stylo ou le flacon avant injection pour homogénéiser la suspension.

INSULINOTHÉRAPIE (2) – TYPES D'INSULINE (2)

Analogues lents de l'insuline

Il existe deux analogues lents :
– l'**insuline glargine** ou ***LANTUS*** (*Sanofi-Aventis*), ***ABASAGLAR*** (*Lilly*) ;
– l'**insuline détémir** ou ***LEVEMIR*** (*Novo-Nordisk*).

Profils d'action :
– l'action de la **glargine** débute en 2 à 4 h et se prolonge de façon régulière et constante, sans pic, entre 22 et 24 h ;
– la **détémir** commence à agir 2 à 4 h après l'injection ; son action se poursuit avec un faible pic vers 6-7 h, jusqu'à 14 h après l'administration, parfois au-delà jusqu'à 20 h pour des doses supérieures à 0,4 UI/kg.

Les **anologues de l'insuline d'action lente** doivent être exclusivement administrés par voie sous-cutanée et ne doivent pas être mélangés à d'autres insulines.

La cinétique de la **glargine** autorise le plus souvent une seule injection quotidienne, qui doit être faite à la même heure chaque jour.

La ***LEVEMIR*** peut également être administrée en une injection quotidienne, mais la plupart des essais cliniques ont été réalisés avec 2 inj./j à intervalle de 12 h. La variabilité de l'absorption chez un même individu est plus faible avec la **détémir** (***LEVEMIR***) qu'avec l'**insuline NPH** ou la **glargine**.

La durée d'action de l'ensemble des insulines retard (**NPH**, **glargine**, **détémir**) augmente avec la dose d'insuline injectée. Il faut 3 j pour atteindre un état d'équilibre et donc décider de la nécessité de modifier la dose d'insuline.

NB : Une nouvelle **insuline glargine**, ***TOUJEO*** (*Sanofi*), sera bientôt disponible. Sa concentration à 300 UI/mL modifie sa cinétique.

Mélanges d'insulines

Le mélange de l'**insuline NPH** à l'**insuline rapide** ou à un **analogue d'action ultrarapide** a pour but de disposer à l'aide d'une seule injection d'un profil d'action à début rapide ou ultrarapide et de durée prolongée. On a pour habitude de nommer ses insulines des « Prémix ».

Profil d'action

Les mélanges d'insulines sont définis par la proportion d'**insuline rapide** ou d'**analogue ultrarapide** ajoutée à la **NPH**. La plupart des diabétiques bénéficient d'un mélange contenant 25 ou 30 % d'**insuline rapide** ou d'**analogue ultrarapide**.

INSULINOTHÉRAPIE (3) – INJECTIONS D'INSULINE (1)

Matériels d'injection

Stylos injecteurs

Les stylos à insuline ont remplacé les seringues à insuline. En augmentant le confort de l'injection, les stylos, peu encombrants, ont permis de multiplier le nombre des injections quotidiennes et d'obtenir ainsi un meilleur contrôle glycémique.

Le coton et l'alcool ne sont pas nécessaires à la technique d'injection car le matériel n'entraîne jamais d'infection locale : une peau propre suffit.

Il existe deux types de stylos injecteurs :
- les stylos réutilisables qui sont rechargés à l'aide de cartouches ;
- les stylos préremplis jetables majoritairement utilisés en France.

Aiguilles

L'injection d'insuline doit être faite en sous-cutané avec une aiguille adaptée. Les aiguilles courtes (4 ou 5 mm) sont de plus en plus employées car elles permettent une injection facile et indolore ; elles sont utilisées en piquant la peau perpendiculairement sans faire de pli.

Parfois, une aiguille longue (8 mm) est conseillée chez les sujets à peau plus épaisse ou pour des doses importantes d'insuline.

Technique d'injection

- Il est indispensable de varier les lieux d'injection (cuisses, ventre, fesses, bras) pour éviter le développement de lipodystrophies.
- Les **analogues ultrarapides de l'insuline** doivent être injectés **immédiatement avant les repas** *(et non pas 15 à 20 min comme l'insuline ordinaire)*.
- L'**insuline NPH** et les **analogues lents** doivent être préférentiellement injectés dans les cuisses ou les fesses car l'absorption de l'insuline est plus lente.

Transport et conservation de l'insuline

L'insuline est un produit stable entre 7 et 27 °C. Elle peut donc parfaitement être utilisée à la température ambiante. L'insuline à injecter ne doit pas être sortie du réfrigérateur immédiatement avant l'injection (douleur garantie). Le stock d'insuline ne doit pas être mis au congélateur mais au réfrigérateur à + 4 °C. Le stylo à insuline en cours d'utilisation peut être conservé environ 4 sem. à température ambiante sans être placé au réfrigérateur, à condition de le maintenir à l'abri du soleil et d'une source de chaleur.

INSULINOTHÉRAPIE (4) – INJECTIONS D'INSULINE (2)

Pompes externes

L'insulinothérapie par pompe à insuline est indiquée :
- en cas de diabète de type 1 ou 2 mal équilibré malgré un traitement optimisé (3 ou 4 inj./j) ;
- en prévision ou au cours d'une grossesse ;
- en cas d'hypoglycémies sévères répétées ;
- en cas de diabète instable.

Ce traitement par pompe à insuline est remboursé par l'assurance-maladie depuis 2006 (liste LPPR) avec intervention de prestataires de service pour la délivrance du matériel et le suivi à domicile.

La mise en place de ce traitement doit se faire en hospitalisation dans un service spécialisé ou centre initiateur avec du personnel formé à cet outil.

La pompe se compose d'un boitier contenant un réservoir, relié à une tubulure et à un cathéter sous cutané qui doit être changé tous les 3 j.

Les pompes à insuline diffusent de l'insuline rapide de façon continue avec des débits horaires qui seront ajustés en fonction du profil de chaque patient (1 à 5 débits différents ou débits de base dans la journée). Les bolus seront programmés par le patient avant chaque repas et remplacent les injections d'insuline rapide effectuées précédemment pour couvrir les apports glucidiques des repas.

Les pompes externes ont des caractéristiques de présentation et de maniement différentes mais leurs fonctions sont identiques. Certaines ont la possibilité de se coupler avec un holter glycémique avec affichage instantanée de la mesure de la glycémie intersititielle (*Paradigm* et *Animas Vibe*). Il existe actuellement 3 modèles de pompe sur le marché :
- Medtronic : *Paradigm 554/754 ou 640 G* ;
- Novalab : *Animas vibe* ;
- Roche : *Accu chek combo*.

Précautions obligatoires à la mise sous pompe

Tout patient ayant une pompe externe doit avoir à disposition des analogues rapides et lents d'insuline en stylo (schéma de remplacement) pour prendre le relais en cas de dysfonctionnement de la pompe.

Ils doivent être éduqués sur la conduite à tenir en cas d'hyperglycémie brutale avec un risque d'acidocétose majoré chez ces patients du fait du risque d'obstruction partielle ou totale du cathéter et/ou de panne technique. Ils doivent posséder un appareil de mesure de cétonémie.

DIABÈTE – AUTOCONTRÔLE (1)

Autocontrôle glycémique

Le diabétique dispose de deux éléments afin de mesurer lui-même sa glycémie capillaire.

Appareil autopiqueur et lancettes

Les autopiqueurs munis d'une lancette permettent d'obtenir une goutte de sang capillaire prélevée au bout du doigt, sur laquelle la glycémie sera mesurée.

On peut régler la profondeur de la piqûre en fonction de l'épaisseur et de la qualité de la peau, rendant la piqûre pratiquement indolore.

Certains autopiqueurs (*ACCU-CHEK-FASTCLIX)* ne s'utilisent qu'avec une lancette spécifique du même nom car il s'agit d'un système à barillets permettant le changement facile de lancettes.

Bandelettes et lecteurs de glycémie capillaire

La lecture de la glycémie capillaire se fait après avoir déposé ou fait absorber la goutte de sang sur une bandelette (ou une électrode) adaptée à chaque lecteur.

La bandelette *ELECTRODES FREESTYLE OPTIUM β-CETONES* utilisable avec les lecteurs *FREESTYLE OPTIUM NEO* et *INSULINX* permet de déterminer la cétonémie sur le sang capillaire.

Les lecteurs de glycémie mémorisent tous automatiquement les 100 à 500 derniers tests avec la date et l'heure de la mesure et donnent la moyenne des glycémies sur les 7, 14 ou 30 j précédents. Certains peuvent être connectés avec un ordinateur grâce à un logiciel ou à un smart phone, qui permet l'analyse des résultats ou la tenue d'un carnet.

Il existe également un lecteur de glycémie sans bandelettes avec mise en place d'un capteur sous cutané permettant de faire un contrôle. Ce lecteur, *FREESTYLE LIBRE*, n'est actuellement pas remboursé.

Quand faire le contrôle des glycémies ?

En cas de diabète de type 2, l'autosurveillance des glycémies capillaires (ASG) est indiquée :

- chez les patients insulinotraités ou chez qui l'insuline est envisagée à court terme ;
- chez les patients traités par insulinosécréteurs comme les **sulfamides hypoglycémiants** (confirmer une hypoglycémie, adapter le traitement) ;
- dans un but pédagogique (appréciation de l'effet d'une activité physique, de l'alimentation, etc.).

Au cours d'un diabète de type 1, l'ASG est indispensable quotidiennement.

Il faut **répartir les contrôles** pour pouvoir adapter le traitement, en faisant des glycémies à jeun et en période postprandiale (2 à 4 h après les repas) :

- les mesures de la glycémie faites à jeun ou avant les repas reflètent l'action de l'insuline basale ;
- les contrôles faits après les repas objectivent la montée glycémique après la charge glucidique des repas et testent l'efficacité des bolus prépandiaux.

Quand les circonstances imposent un contrôle glycémique strict (grossesse, port d'une pompe à insuline, microangiopathie évolutive), le nombre des mesures doit être au moins de 6/j.

> Il faut définir avec le patient le nombre et l'horaire des contrôles glycémiques par jour.

GLYCÉMIES CAPILLAIRES (1) – LECTEURS

• Les bandelettes d'autosurveillance glycémique sont prises en charge sans restriction à 100 % pour le diabète de type 1. Pour le diabète de type 2 traité par insulinosécréteurs, elles sont depuis l'arrêté du 25 février 2011 remboursées à hauteur de 200 bandelettes/an, à l'exception des patients chez lesquels une insulinothérapie est prévue à court ou moyen terme.

• Dans tous les cas, 1 lecteur de glycémie est pris en charge tous les 4 ans chez l'adulte, 2 lecteurs tous les 4 ans chez l'enfant et l'adolescent de moins de 18 ans. Les lecteurs sont en fait garantis au minimum 4 ans.

• Un kit d'autosurveillance glycémique (1 lecteur de glycémie + au minimum 10 bandelettes d'autocontrôle de la glycémie + 1 autopiqueur + au minimum 10 lancettes pour autopiqueur, non réutilisables, stériles) est remboursé une seule fois pour un patient, lors de l'initiation de l'autosurveillance glycémique. Un lecteur seul est ensuite prescrit lors du renouvellement.

LECTEURS	CARACTÉRISTIQUES	LOGICIELS	BANDELETTES	NOMBRE ET PRIX DES BANDELETTES	VITESSE DE LECTURE (s)
Accu-Chek Performa (Roche Diagnostics)	Permet l'analyse avec une petite goutte de sang (0,6 μL), système très précis, capable de reconnaître automatiquement les bandelettes périmées.		Accu-Chek Performa	100 = 38,61 €	5
Contour XT (Bayer Diagnostics)	Technologie No coding. Insertion des objectifs glycémiques personnels. Résumé hebdomadaire. Rappel d'alerte sonore. Moyennes sur 7, 14 et 30 j.	Glucofacts Deluxe	Contour NEXT	50 = 19,31 €	5
Contour NEXT USB (Bayer Diagnostics)	Technologie No coding. Messages textuels. Fonction autolog. Création d'un journal électronique. Alertes hypo/hyperglycémie.	Glucofacts Deluxe	Contour NEXT	50 = 19,3 €	5
One Touch Verio (Lifescan)	Indicateurs d'objectifs. Code couleur. Messages automatiques d'information. Informations progrès. Mémoire de 500 tests. Branchement ordinateur *via* câble USB.	One Touch	One Touch Verio	100 = 38,03 €	5

DIABÈTE – AUTOCONTRÔLE (2)

Recherche de la cétonurie, et cétonémie

La prescription du matériel pour recherche d'acétone est systématique pour les diabétiques de type 1 et peut être discuté au cas par cas pour les autres types de diabète (diabète « africain », DIN, etc.).

Elle doit être recherchée en cas d'hyperglycémie > 2,5 g/L prolongée non expliquée ou en cas de situations aigues (infection, rupture de traitement, etc.).

En cas d'hyperglycémie + cétose

La présence de cétonurie peut signifier une évolution à court terme vers l'acidocétose. Elle invite à augmenter rapidement la dose d'insuline en ajoutant un **analogue ultrarapide** aux doses habituellement faites en tenant compte aussi de l'apport glucidique du repas.

Tout diabétique (et surtout un type 1) doit savoir :

– faire 5 UI d'analogue rapide en plus par croix de cétonurie si la glycémie est > 2,5 g/L ;

– consulter en urgence en cas de persistance de la cétonurie malgré les rajouts d'insuline.

GLYCÉMIES CAPILLAIRES (2) – AUTOPIQUEURS POUR PRÉLÈVEMENT DE SANG CAPILLAIRE

Prix = 12,76 €

Le remboursement est assuré pour : une attribution par an chez l'adulte et deux attributions par an chez l'enfant de moins de 18 ans.

DÉNOMINATION FABRICANT	CARACTÉRISTIQUES
Accu-Chek Fastclix Roche Diagnostics	11 positions de réglage de profondeur de la piqûre Existe en 2 versions : mini ou classique
Glucoject Dual A Menarini Diagnostics	Système d'atténuation de la douleur 7 positions de réglage de profondeur de la piqûre 3 puissances de propulsion
One Touch Delica Lifescan	7 positions de réglage de profondeur de la piqûre Contrôle précis de la trajectoire pour une pénétration rapide et rectiligne Vibrations contrôlées pour une piqûre nette et en douceur
Accu-Chek Safe-T-Pro Roche Diagnostics	3 positions de réglage de profondeur de la piqûre Usage unique

GLYCÉMIES CAPILLAIRES (3) – LANCETTES

200 lancettes non réutilisables stériles pour autopiqueur : 15,20 €.

DÉNOMINATION	FABRICANT	DIAMÈTRE (mm)	AUTOPIQUEURS COMPATIBLES
Accu-Chek Fastclix	Roche Diagnostics	0,40	Barillets Fastclix
BD Micro-Fine +	Beckman Dikinson	0,20	La plupart des autopiqueurs
FreeStyle Papillon	Abbott Diabetes Care	0,50	FreeStyle
One Touch Delica	Lifescan	0,30	One Touch Delica
Unilet Confort	Owen Mumford	0,40	Autolet impression
Vitrex Soft	Chronolyss	0,30	Vitrex Compact

BANDELETTES URINAIRES

BANDELETTES	CARACTÉRISTIQUES	NB ET PRIX
Kéto-Diastix (Bayer Diagnostics)	Bandelettes réactives pour détermination semi-quantitative de la glycosurie et de la cétonurie.	50 = 8,63 € NR
Kéto-Diabur-Test 5000 (Roche Diagnostics)	Bandelettes réactives pour la détermination semi-quantitative de la glycosurie jusqu'à 50 g/L et la détection de l'acétone dans l'urine.	50 = 8,23 € NR

DIABÈTE – ÉDUCATION

L'éducation thérapeutique fait partie intégrante de la prise en charge des diabétiques depuis de nombreuses années. La loi HPST de 2009 a permis la reconnaissance de cette activité. Elle doit donc être proposée à tout patient atteint de maladie chronique comme le diabète avec des programmes autorisés par l'ARS et organisés par des équipes multidisciplinaires (personnel médical et paramédical) au sein des établissements de santé mais également des réseaux de soins.

L'éducation thérapeutique a pour but l'acquisition par le patient de compétences d'autosoins et d'adaptation lui permettant de vivre au mieux avec sa pathologie.

L'organisation de cette éducation se fait le plus souvent par le biais d'éducation individuelle et/ou en groupe (ateliers). Les objectifs seront fixés individuellement en fonction de chaque patient et en fonction du diagnostic éducatif initial qui permet de préciser le mode de vie du patient, ses connaissances actuelles sur sa pathologie et ses attentes.

Différents thèmes pourront être abordés lors des séances d'éducation.

1. Diabète et ses complications

- Différents types de diabète
- Objectifs glycémiques (à jeun et postprandial)
- HbA1c
- Bilan annuel de retentissement, FDR cardiovasculaires

2. Alimentation

- Composition en glucides des différents aliments
- Équivalences glucidiques
- Notion d'index glycémique
- Équilibre alimentaire
- Réduction des apports en graisses (en particulier saturées)

3. Mécanismes d'action des antidiabétiques

- Différentes classes thérapeutiques avec action sur la résistance à l'insuline, sur l'insulinosécrétion, sur le GLP1
- Précautions d'emploi des **biguanides** (anesthésie générale, injection de produit de contraste, etc.)
- Effets secondaires possibles
- Adaptation thérapeutique en fonction de l'activité physique, des glycémies capillaires

4. Insuline

- Durée d'action des différentes insulines
- Sites d'injection
- Manipulation du stylo d'injection
- Adaptation des doses en fonction des glycémies capillaires
- Stockage de l'insuline, collecteur d'aiguilles

5. Autosurveillance glycémique

- Utilisation d'un appareil de contrôle
- Remplissage du carnet
- Objectifs glycémiques
- Définition de l'hypo et hyperglycémie, cétone et conduite à tenir

6. Pied diabétique

- Prise de conscience de la perte de sensibilité et des risques en résultant
- Chaussage
- Aptitude à l'autoexamen des pieds
- Prise de conscience d'une mauvaise vascularisation et des risques en résultant
- Hygiène et entretien des pieds avec le recours aux podologues formés pour les patients les plus à risque (grades 2 et 3)

7. Sport et diabète

- Bénéfices de l'activité physique sur l'équilibre glycémique, sur l'état de santé en général
- Adaptation du traitement lors de l'activité physique
- Prévention de l'hypoglycémie

8. Voyage

- Certificat médical
- Préparation du voyage
- Stockage de l'insuline
- Gestion du décalage horaire

DIABÈTE SUCRÉ – ACIDOCÉTOSE (1)

Il peut s'agir d'un diabète connu décompensé ou d'un diabète inaugural. Il existe toujours des signes cardinaux (polyuropolydipsie, amaigrissement, asthénie), une cétose avec acidose et même des troubles de la conscience, voire coma.

Mesures immédiates

• Hospitalisation en service spécialisé en l'absence de troubles de conscience, de collapsus, de kaliémie < 4 mmol/L et d'acidose majeure (pH < 7), sinon hospitalisation en réanimation.

• *Mise en place d'une voie d'abord IV* : il faudra passer environ 6 à 8 L dans les 24 h, dont la moitié dans les 6 premières h.

• Non systématique : *sonde vésicale (si absence de diurèse au bout de 3 h) et sonde gastrique (en cas de vomissements).*

• *Soins de nursing.*

• *Feuille de surveillance* ***horaire****.*

• *Prélèvements sanguins et urinaires pour évaluation immédiate* : glycémie capillaire, glycosurie, cétonurie ou cétonémie, ionogramme, bicarbonates et pH. Ne pas attendre les résultats pour traiter.

Apports hydroélectriques

Réhydratation

À adapter en fonction de l'âge, de la fonction cardiaque et de la tolérance hémodynamique, en moyenne : 6 L/24 h dont 3 L les 6 premières h.

Débit horaire : 1 L en 1 h, puis 1 L en 2 h, puis 1 L en 3 h, puis 1 L toutes les 4 à 6 h – en surveillant la correction de la déshydratation et l'état cardiaque (ECG).

Nature des apports : solutés

– Macromolécules si collapsus.

– Bicarbonates seulement si pH < 7 et/ou signes d'hyperkaliémie à l'ECG et/ou collapsus : bicarbonates 14 ‰, isotonique, 250 mL en 1/2 h avec 500 mL de sérum physiologique.

– En général, dans les 3 premières h, on perfuse du sérum salé physiologique à 9 ‰ tant que la glycémie est > 2,5 g/L.

– G5 % + 5 g de NaCl/L dès que la glycémie est ≤ 2,5 g/L.

– G10 % en dérivation si glycémie ≤ 2 g/L.

Objectif : ne pas descendre en dessous de 2 g/L lors des 24 premières h.

Quand le patient a repris conscience et est capable d'avaler sans problème, la réhydratation peut être poursuivie *per os* (bouillon de viande et de légumes + jus de fruits + eau), guidée par la soif.

Nature des apports: potassium

La 3e h est marquée par la possibilité d'une hypokaliémie qu'il faut prévenir :

– si kaliémie (K) élevée à l'entrée = pas d'apport potassique ;

– si 4 mmol/L < K < 5 mmol/L = 0,5 g/h ;

– si 3,3 mmol/L < K < 4 mmol/L = 2 g/h ;

– si K < 3,3 mmol/L = 3 g/h (IVSE), et corriger la kaliémie (K > 3,3 mmol/L) avant de débuter l'insulinothérapie.

Insulinothérapie

Types d'insuline

On n'utilise que des insulines d'action rapide (voir **insulines ultrarapides** et **rapides**). Actuellement les plus utilisées sont les analogues rapides ***HUMALOG***, ***NOVORAPID*** ou ***APIDRA***.

Doses et voies d'administration

• La seringue électrique a remplacé les autres modes d'administration : à partir de 1 flacon de 10 mL d'**insuline rapide** (100 UI/mL), 600 UI (6 mL) sont prélevées et diluées dans 60 mL de sérum physiologique.

• La vitesse d'administration est de 10 UI/h (environ 0,15 UI/kg/h chez l'adulte) au début en cas de cétose importante, 3 à 5 UI/h autrement. On passe à la voie SC après avoir fait une dernière injection IV de 10 UI en même temps que l'injection SC pour éviter tout hiatus insulinique.

• Passage à la voie SC après obtention de : cétonurie négative ou acétonémie < 0,5 mmol/L à 2 reprises, RA > 18 mmol/L, trou anionique < 12 mmol/L.

DIABÈTE SUCRÉ – ACIDOCÉTOSE (2)

Tableau de correspondance cétonémie/cétonurie

Cétonémie (mmol/L)	Cétonurie
< 0,3	0
0,3-0,6	Traces
0,6-1	+
1-3	++
> 3	+++

Relais SC

Les doses nécessaires pour les 24 h qui viennent sont évaluées approximativement. L'objectif n'est pas d'équilibrer parfaitement et immédiatement le patient mais d'éviter deux écueils : une ***rechute de la cétose*** si les quantités d'insuline sont insuffisantes et des ***hypoglycémies*** si les doses sont trop élevées.

On peut proposer un schéma en basal/bolus en calculant la dose totale théorique sur la base de 0,8 UI/kg/j ou sur la quantité d'insuline passée IVSE sur les dernières 24 h.

Ex : pour un sujet pesant 60 kg et ayant besoin de 0,8 x 60 = 48 UI/j d'insuline, on peut donc faire : une injection de 24 UI de ***LANTUS*** matin ou soir et 8 UI d'**insuline ultrarapide** matin, midi et soir.

Traitement d'un facteur déclenchant

Traitement d'une infection

Antibiothérapie adaptée à la probabilité du type d'infection en attendant une preuve bactériologique et un antibiogramme.

Traitement d'une maladie générale

Toute maladie générale grave peut décompenser un diabète.

Arrêt des médicaments diabétogènes

La corticothérapie (+++) : une simple injection intra-articulaire suffit à décompenser un diabète.

Penser aux autres traitements diabétogènes : p. ex. les **antipsychotiques**.

Pièges à éviter lors du traitement de l'acidocétose

- Ne jamais utiliser le protocole dit « à la demande » qui consiste à arrêter l'insulinothérapie lorsque la glycémie est redevenue normale. Un diabète de type 1 a besoin d'insuline même lorsque la glycémie est normale (+++). Mettre alors en route le G5 % ou le G10 %.
- Ne pas dépasser 1 L pour les bicarbonates.
- Ne pas chercher à corriger trop rapidement la glycémie afin d'éviter l'œdème cérébral. Penser à l'œdème cérébral en cas de discordance clinico-biologique.
- Ne pas attendre une hypokaliémie pour compléter en potassium.
- Attention à l'interprétation des bandelettes urinaires (faux négatifs par interférences, bandelettes périmées, etc.).
- L'absence de fièvre ne permet pas d'éliminer un problème infectieux et inversement, il ne faut pas administrer des antibiotiques parce qu'il y a une hyperleucocytose à PNN.

COMA HYPEROSMOLAIRE – ACIDOSE LACTIQUE

Coma hyperosmolaire

Il résulte de la conjonction d'un diabète déséquilibré et d'une déshydratation. Il touche principalement le sujet âgé atteint de diabète de type 2 et traité par **antidiabétiques oraux** ou régime seul. L'hospitalisation est obligatoire car le pronostic peut être réservé et elle sera orientée en fonction du degré de déshydratation et du terrain sous-jacent.

> **Calcul de l'osmolalité plasmatique**
> Pression osmotique = (Na + 10) x 2 + glycémie + urée (mmol/L)
> Chiffre normal : 300 mOsmol/L
> Hyperosmolarité > 350 mOsmol/L

Mesures immédiates

- *Soins de nursing.*
- *Établir la feuille de surveillance horaire.*
- *Faire les prélèvements sanguins et urinaires pour évaluation immédiate :* glycémie capillaire, glycosurie, cétonurie, ionogramme, bicarbonates et pH. Ne pas attendre les résultats pour traiter.

Réhydratation et apports ioniques

La correction hydrosodée doit être réalisée en priorité et en urgence : le volume perfusé est important, en général 6 à 8 L sur 24 h, en corrigeant sur les 8 premières h 50 % de la perte liquidienne estimée.

- Dans les 4 premières h : sérum salé à 9 ‰ dont 1 L sur la 1re h, puis 3 L sur 3 h en cas de déshydratation sévère, 1 L sur 3 h en cas de déshydratation modérée.
- Après les 4 premières h: 1 à 2 L sur 4 h, adapter à la diurèse et la clinique :

– sérum salé à 9 ‰ ou à 4,5 ‰ lorsque la volémie est rétablie ;

– G5 % additionné de sodium (NaCl 4 g/L) et de potassium en remplacemen du sérum salé dès que la glycémie atteint 2,5 g/L ;

– l'apport de potassium (2 à 4 g de KCl) dans la perfusion doit se faire dès le début, ou à partir de la 2e ou 3e h si la kaliémie de départ est élevée et après correction de l'insuffisance rénale fonctionnelle.

Insulinothérapie

Par voie IVSE à l'aide d'un **analogue rapide de l'insuline** (***HUMALOG***, ***NOVORAPID***, ***APIDRA***), administré en général à faibles doses : 2 à 3 UI/h.

Le retour à la normoglycémie ne doit pas être trop rapide : maintenir une glycémie aux alentours de 2,5 g/L pendant les 12 premières h pour éviter les risques de survenue d'un œdème cérébral.

Passage à la voie SC après correction de la déshydratation et reprise de l'alimentation.

Prévention des thromboses veineuses

Héparine de bas poids moléculaire en s'adaptant à la fonction rénale.

Traitement d'un facteur déclenchant

Prévention des infections et de l'hydratation chez le sujet âgé.

Acidose lactique

L'acidose lactique est une complication rare mais grave du diabétique traité par la **metformine**. La prise en charge est réanimatoire.

- Lutte contre l'anoxie. Oxygénation optimale des tissus par ventilation correcte.
- Assurer une pression artérielle normale : remplissage vasculaire, drogues vasoactives en cas de syndrome de bas débit.
- Assurer une diurèse correcte : fortes doses de **furosémide** IV surtout si l'on utilise du **bicarbonate de sodium**.
- Lutte contre l'acidose.

L'administration de bicarbonates en perfusion doit être très surveillée. L'épuration extrarénale peut s'avérer être la meilleure solution. La dialyse au bicarbonate, préférable au tampon acétate, donne souvent des résultats cliniques spectaculaires.

- L'insulinothérapie est assurée en IVSE en ne dépassant pas 10 UI/h.

DIABÈTE – COMPLICATIONS (1)

Rétinopathie

Traitement médical

L'équilibration du diabète et de la pression artérielle est impérative pour prévenir la rétinopathie diabétique et s'impose à tous les stades de rétinopathie avérée. Le bon équilibre tensionnel et glycémique permet la régression des lésions jusqu'à un certain stade d'atteinte rétinienne. Cependant, au stade évolué, une équilibration trop rapide est susceptible d'aggraver transitoirement l'œdème et l'ischémie.

Photocoagulation

La photocoagulation au laser a bouleversé le pronostic de la rétinopathie diabétique en permettant de préserver d'une évolution souvent péjorative. Le laser à argon ou à xénon permet la photocoagulation focale ou panrétinienne des lésions.

► *Photocoagulation panrétinienne*

Elle consiste à détruire par des impacts de laser (à argon ou à xénon) la rétine périphérique.

Elle est indiquée :

– dans le traitement de la rétinopathie proliférante : elle permet la régression de la néovascularisation et réduit le risque de cécité ;

– en cas de rétinopathie préproliférante avant une équilibration rapide de la glycémie ou une grossesse.

Elle a des inconvénients tels qu'une diminution de la vision crépusculaire, une amputation du champ visuel périphérique ou encore l'aggravation d'un œdème maculaire.

► *Photocoagulation focale*

Indiquée en cas d'œdème focal. En cas d'œdème diffus, on a recours à la photocoagulation en grille, qui présente néanmoins le risque de baisse de l'acuité visuelle.

Vitrectomie

Elle est proposée dans les cas d'opacification du vitré due à une hémorragie, même avec dépôts de fibrine et décollement rétinien.

Traitement anti-VEGF

Les **anti-VEGF** type **bévacizumab** (***AVASTIN***) ou **ranibizumab** (***LUCENTIS***) inhibent la néovascularisation. Ils sont utilisés dans l'œdème maculaire où ils améliorent dans certains cas l'acuité visuelle. On peut les associer à la photocoagulation.

DIABÈTE – COMPLICATIONS (2)

Néphropathie

Elle survient dans 30 à 40 % des cas après plusieurs années de diabète déséquilibré. Elle comporte des facteurs génétiques.

Prescriptions diététiques

– Restriction raisonnable de l'apport protéinique de l'ordre de 1 g/kg de poids corporel.

– Restriction des apports sodés : pas plus de 6 g de sel en cas d'HTA, régime plus restrictif en cas d'œdèmes.

Contrôle optimal du diabète (+++)

Insulinothérapie optimisée avec plusieurs injections par jour (schéma basal/bolus) ou pompe à insuline.

L'objectif à atteindre est une hémoglobine glyquée A1c ≤ 6,5 %.

Traitement de toute HTA (*cf.* HTA)

Le traitement antihypertenseur devra avoir pour objectif des chiffres ≤ 130/80 mmHg.

Les 5 classes thérapeutiques (**IEC**, **ARA II** ou **sartans**, **diurétiques thiazidiques**, **bêtabloquants cardiosélectifs** et **inhibiteurs calciques**) peuvent être utilisées en première intention. Néanmoins, on privilégiera les **IEC** et les **ARA II** dont l'activité inhibitrice du système rénine/angiotensine a un effet néphroprotecteur.

Si la monothérapie ne permet pas d'atteindre les objectifs tensionnels, on passe à une bithérapie en associant un **diurétique thiazidique** (sauf en cas d'insuffisance rénale sévère où ils sont inefficaces), un **β-bloquant** ou un **inhibiteur calcique**, voire à une trithérapie. Les **diurétiques de l'anse** (**furosémide**, ***LASILIX***) sont souvent nécessaires lorsque la clairance de la créatinine atteint 30 mL/min.

Les associations fixes d'antihypertenseurs facilitent l'observance.

► *En présence d'une néphropathie incipiens (microalbuminurie < 300 mg/24 h sans atteinte de la fonction rénale)*

Trois dosages sont possibles pour le diagnostic de la microalbuminurie, en particulier l'utilisation du rapport microalbuminurie/créatinurie sur échantillon. Ce dosage se fait sur les urines du réveil de préférence, il reste bien corrélé à la microalbuminurie des 24 h et de valeur prédictive des évènements cardiovasculaires et rénaux non inférieur à la mesure de la microalbuminurie des 24 h.

Diagnostic de la microalbuminurie [1]

	AlbU (mg/24 h)	Alb/CréatU (mg/g)	Alb/CréatU (mg/mmol/L)
Normal	< 30	< 30	< 3
Micro-albuminurie	30-300	30-200	3-30
Macro-albuminurie	> 300	> 300	> 30

Il est recommandé de prescrire en première intention un **IEC** ou un **ARA2**, même en l'absence d'HTA, car leur effet néphroprotecteur permet parfois de réduire la microalbuminurie ou au moins d'éviter le passage au stade de la macroalbuminurie.

DIABÈTE – COMPLICATIONS (3)

Traitement de la néphropathie terminale

La dialyse est en général nécessaire lorsque la clairance de créatinine atteint 10 mL/min.

L'anémie sera traitée par l'**érythropoïétine humaine recombinante** (***EPREX***, ***NÉORECORMON***, ***ARANESP***).

Les troubles phosphocalciques (hyperparathyroïdie secondaire) devront faire appel aux **sels de calcium**, aux **chélateurs du phosphore** (***RENAGEL***) et au dérivé 1-alphahydroxylé de la vitamine D3 (***UN-ALFA***).

STADE	ANCIENNETÉ DU DIABÈTE	FILTRATION GLOMÉRULAIRE	ALBUMINURIE	PRESSION ARTÉRIELLE
Silencieux	Début	Augmentée	Normale	Normale
Néphropathie débutante	5 à 10 ans	Augmentée puis normale	Microalbuminurie : 30 à 300 mg/24 h	Normale ou augmentée
Néphropathie patente	> 10 ans	Diminution progressive	Macroalbuminurie > 300 mg/24 h ± syndrome néphrotique	HTA
Insuffisance rénale	> 10 ans	Très diminuée	Diminution en fin d'évolution	HTA

Neuropathie périphérique

Douleur

L'équilibre glycémique le meilleur possible permet d'éviter l'apparition ou l'aggravation de la neuropathie périphérique.

Les **antalgiques** usuels sont parfois utiles mais partiellement efficaces.

Certains **antiépileptiques** ont une action bénéfique sur la douleur d'origine neurologique ; on utilise :

– la **gabapentine** (***NEURONTIN***) et la **prégabaline** (***LYRICA***), dérivés proche de l'acide gamma-aminobutyrique, sont les plus actifs. Seul le ***LYRICA*** a l'AMM : 150 mg en 2 ou 3 prises quotidiennes, à augmenter jusqu'à 600 mg/j si besoin et à adapter à la fonction rénale ;

– la **carbamazépine** (***TÉGRÉTOL***) à la dose de 1 à 4 cp./j à 200 mg en faisant attention à son effet inducteur enzymatique ;

– le **clonazépam** (***RIVOTRIL***) : 0,05 à 0,1 mg/kg/j (1 gtte = 0,1 mg) mais la prescription est maintenant limitée aux neurologues.

Les **antidépresseurs tricycliques** : **amitriptyline** (***ÉLAVIL***, ***LAROXYL***) ou **imipramine** (***TOFRANIL***) ont été proposés mais ils sont de moins en moins utilisés en raison de leurs effets secondaires.

Une autre classe d'**antidépresseurs inhibiteurs de la recapture de la sérotonine**, la **duloxétine** (***CYMBALTA***) à la dose de 30 ou 60 mg peut être efficace en surveillant la PA.

> Les atteintes paralytiques et amyotrophiques doivent bénéficier de mesures kinésithérapiques progressives, actives et prolongées.

DIABÈTE – COMPLICATIONS (4)

Neuropathie digestive

► *Gastroparésie*

L'alimentation doit être de préférence semi-liquide et fragmentée avec modifications si nécessaire de l'horaire des injections préprandiales d'insuline, de façon à obtenir le meilleur équilibre glycémique possible.

L'**érythromycine** (***ÉRYTHROCINE***) est un agoniste puissant de la motiline et est parfois efficace à faible dose : 250 mg x 3/j. Elle peut être utilisée par voie IVSE 1 g/24 h en cas de gastroparésie aiguëavec surveillance de l'ECG.

L'**ambénonium** (***MYTELASE***), à la dose de 3 à 10 cp./j en 3 à 4 prises avant les repas, favorise également la vidange gastrique.

Les patients peuvent aussi bénéficier de la prescription d'**antiémétiques** type ***MOTILIUM*** ou ***PRIMPÉRAN***.

Ces différents traitements peuvent s'associer pour une efficacité optimum.

La pose d'un pacemaker gastrique peut être proposée en cas de gastroparésie sévère ne répondant au traitement médicamenteux.

► *Diarrhée*

Le **lopéramide** (***IMODIUM***) à la dose de 6 à 8 mg/j peut être efficace.

Les antibiotiques (***AUGMENTIN***) peuvent être prescrits en cas de pullulation microbienne du grêle souvent associée.

Pied diabétique

« La survenue d'une plaie du pied chez un diabétique à risque est une urgence médicale. » [2]

La Société française de diabétologie (SFD) recommande la prise en charge suivante [3].

Prise en charge générale et prévention

- Prévention des plaies par dépistage des patients à risque podologique.
- Soins de pédicurie réguliers pris en charge par l'ALD en cas de grades 2 et 3.
- Prévention du tétanos.
- Prévention des thromboses veineuses et des œdèmes des membres inférieurs.
- Correction d'une éventuelle dénutrition.

Grade de risque podologique et prise en charge *(JO décembre 2007)*

Grade 0	Pas de neuropathie sensitive*	–
Grade 1	Neuropathe sensitive isolée	–
Grade 2	Neuropathie sensitive associée : – à une artériopathie des MI et/ou – à une déformation du pied	4 séances de soins/an
Grade 3	Antécédent : – d'ulcération du pied ayant durée plus de 4 sem. et/ou – d'amputation des MI y compris d'une partie d'un orteil	6 séances de soins/an
* La neuropathie est définie par le test au monofilament.		

DIABÈTE – COMPLICATIONS (5)

Prise en charge du pied

- Systématiquement

– Éradication de la cause de la plaie.

– Mise en **décharge** : prescription de chaussures à appui partiel (CHUT), botte de marche amovible, platres, etc. adaptée à la plaie, et au patient y compris ses capacités de compliance.

– Recherche de signes généraux (fièvre, frissons), locaux inflammatoires ou septiques plus ou moins extensifs (écoulement purulent, chaleur, œdème, lymphangite, etc.).

– Recherche d'un contact osseux qui oriente vers le diagnostic d'ostéite.

– Recherche de la présence des pouls aux membres inférieurs afin de classer la plaie en plaie neuropathique pure, artéritique pure ou mixte (le plus fréquent).

- Plaie non infectée et non ischémique

– Nettoyage au sérum physiologique et débridement de la plaie au bistouri ou à la curette.

– Pansement adapté au stade de la plaie.

- Plaie infectée (signes septiques locaux ou généraux)

– Prélèvement bactériologique : hémocultures, prélèvement profond de la plaie (on évitera l'écouvillonnage), prélèvement peropératoire.

– Antibiothérapie par voie générale *per os* ou IV à spectre suffisamment large pour couvrir les germes aérobies et anaérobies et ayant une bonne diffusion tissulaire (à adapter secondairement à l'antibiogramme). P. ex., en 1re intention sur une infection de stade II ou III, on peut proposer ***AUGMENTIN** per os* ou IV.

- En cas d'ostéite

Il s'agit rarement d'une urgence, on doit autant que possible tenter d'obtenir une documentation bactériologique par biopsie osseuse, quitte à traiter dans un premier temps les parties molles puis faire une fenêtre thérapeutique.

- Pied ischémique

Discuter avant tout un geste de revascularisation en fonction des résultats de l'exploration vasculaire. Ce geste pourra être une angioplastie parfois très complexe voire un pontage artériel. Il peut s'agir de pontages distaux nécessitant une expertise chirurgicale.

- Amputation

Elle n'est envisagée qu'en dernier lieu devant une gangrène extensive, une infection sévère, des lésions nécrotiques dues à une artériopathie non corrigeable ou une altération de l'état général. Elle doit être aussi conservatrice et fonctionnelle que possible. La plaie chirurgicale ne sera fermée que si le tissu est sain.

> **Si la plaie ne cicatrise pas**
>
> - Décharge insuffisante
> - Ischémie sous évaluée
> - Ostéite sous jacente
>
> **Ne pas hésiter à adresser vers des centres experts.**

CONSENSUS

[1] Évaluation du rapport albuminurie/créatinurie dans le diagnostic de la maladie rénale chronique chez l'adulte, *HAS*, 2011.

[2] Séances de prévention des lésions des pieds chez le patient diabétique par le pédicure podologue, *HAS*, 2007.

[3] Référentiel de bonne pratique pour la prévention et le traitement local des troubles trophiques podologiques chez les patients diabétiques à haut risque podologique, *SFD*, 2015.

DIABÈTE ET CHIRURGIE

Règles de comportement

Le diabétique qui doit avoir une intervention chirurgicale (même un acte dentaire) doit être bien équilibré avant l'intervention : **vérifier l'HbA1c**.

Un diabétique mal équilibré (HbA1c > 8 %) est un patient à risque de complications opératoires et postopératoires et de délai de cicatrisation plus long.

Un diabétique correctement équilibré est un patient comme un autre.

> DANS TOUS LES CAS UNE PRÉCAUTION S'IMPOSE : ÉVITER L'HYPOGLYCÉMIE ET L'ACIDOCÉTOSE
> CHEZ LE DIABÉTIQUE DE TYPE 1 : NE PAS ARRÊTER L'INSULINE BASALE.

Le véritable problème est celui de la compétence médico-infirmière qui doit être capable :

- d'adapter les injections d'insuline ;
- de faire des contrôles de la glycémie capillaire ;
- de faire confiance au diabétique bien éduqué pour prendre en charge son propre traitement ;
- de téléphoner au diabétologue en cas de problème.

Précautions à prendre chez le diabétique traité par antidiabétiques oraux

Le traitement par **metformine** doit être arrêté avant l'intervention chirurgicale programmée et ne doit être repris que 48 h après l'intervention.

Le traitement par **sulfamide** ne doit être réintroduit qu'à la reprise de l'alimentation.

Mesures pratiques chez le diabétique insulinotraité et type 1

Chirurgie mineure

► *Le jour de l'intervention*

- Perfusion de sérum glucosé avec une quantité de glucose identique à celle qu'aurait dû apporter les repas. Par exemple, perfusion de 1 L de G10 % de 7 h jusqu'au repas du soir.
- Maintien de l'insuline basale (semi-lente ou lente).
- Protocole d'**ultrarapide** toutes les 4 à 6 h en fonction des glycémies capillaires, dès la reprise de l'alimentation.

Chirurgie majeure

► *Le jour de l'intervention*

- Perfusion de glucosé avant, pendant et après la chirurgie jusqu'à reprise de l'alimentation.
- Insuline IVSE en peropératoire et au moins dans les 24 h, puis relais en SC avec maintien de l'insuline basale et ajout d'**ultrarapide** toutes les 4 à 6 h en fonction de la glycémie.
- Contrôle 6 fois/j des glycémies capillaires afin d'ajuster les doses d'insuline.

► *Les jours suivant l'intervention*

Reprendre le traitement habituel dès la reprise de l'alimentation ou répartir l'insuline en plusieurs injections en maintenant des apports glucosés.

DIABÈTE ET GROSSESSE – DIABÈTE GESTATIONNEL (1)

Grossesse chez une patiente diabétique

Règles de la prise en charge

La grossesse doit être programmée.

L'équilibre glycémique doit être obtenu avant le début de la grossesse avec un objectif d'HbA1c < 6,5 % en préconceptionnel afin de limiter le risque de malformation. Il faut pour cela obtenir des glycémies aussi proches que possible de la normale : avant les repas entre 0,7 et 0,9 g/L, après les repas < 1,2 g/L.

Les **antidiabétiques oraux** sont actuellement contre-indiqués, il faut les arrêter en même temps que la contraception et passer à l'insulinothérapie si besoin.

Modalités de la prise en charge

La future mère doit être prise en charge par une équipe multidisciplinaire (diabétologue, obstétricien et pédiatre).

► *Prise en charge du diabète*

- Insulinothérapie soit par pompe portable, soit insulinothérapie conventionnelle optimisée en privilégiant le schéma basal/bolus en utilisant l'**insuline NPH** (ex : ***INSULATARD***, ***UMULINE NPH***) ou la ***LEVEMIR*** pour les besoins de base et des bolus d'**analogue ultrarapide de l'insuline** (***HUMALOG*** ou ***NOVORAPID***) avant chacun des 3 repas. L'insuline **glargine** n'a pas fait l'objet d'études spécifiques pendant la grossesse mais peut être maintenue.
- Autocontrôles glycémiques au moins 6 fois/j (avant et 2 h après chaque repas) et adaptation des doses d'insuline de façon à obtenir des glycémies capillaires ≤ 0,95 g/L (5,2 mmol/L) à jeun et à 1,20 g/L (6,6 mmol/L) en postprandial.
- Consultation avec un diabétologue au moins une fois/mois (2 fois si nécessaire) pour examen clinique (poids, pression artérielle, recherche d'œdèmes). Le dosage d'HbA1c sera demandé tous les mois avec un objectif < 6,5 % tout au long de la grossesse.
- Examen du fond d'œil avant la grossesse et à la fin du 2ᵉ trimestre de la grossesse en l'absence de rétinopathie. En cas de rétinopathie proliférante préexistante, une photocoagulation sera réalisée avant la grossesse avec surveillance mensuelle jusqu'à l'accouchement.
- Un régime normocalorique normoglucidique limité en sucres rapides sera prescrit durant la grossesse afin de limiter la prise de poids.
- Seule une coronaropathie sévère contre-indique la grossesse (situation rare).

► *Prise en charge de la grossesse et de l'accouchement*

En plus des 3 échographies classiques de suivi de grossesse (dépistage des malformations, appréciation de la croissance fœtale, mesure de la circonférence abdominale), les patientes diabétiques bénéficieront le plus souvent d'une échographie mensuelle au 3ᵉ trimestre de la grossesse afin de surveiller la prise de poids du fœtus.

À partir de la 32ᵉ sem., il faut dépister une souffrance fœtale par un monitoring hebdomadaire.

Au cours des consultations obstétricales, dépister une prééclampsie, une menace d'accouchement prématuré, etc.

La décision des modalités de l'accouchement (déclenchement 39 SA, césarienne, etc.) sera prise par l'équipe d'obstétrique en fonction des résultats de l'échographie fœtale du 3ᵉ trimestre, de l'équilibre du diabète, de l'existence d'autres complications de la grossesse.

Au cours de l'accouchement, une insulinothérapie par voie IV sera mise en place avec surveillance horaire des glycémies.

► *Prise en charge du nouveau-né*

Il s'agit de prévenir l'hypoglycémie et l'hypocalcémie.

DIABÈTE ET GROSSESSE – DIABÈTE GESTATIONNEL (2)

Diabète gestationnel [1]

Définition

Diabète qui survient au cours de la grossesse et qui disparaît à l'accouchement. Il survient le plus souvent chez des patientes à risque de devenir diabétiques (risque x 7). La prise en charge pendant la grossesse permet de limiter la morbidité maternofœtale (complications périnatales sévères, macrosomie fœtale, prééclampsie).

Dépistage

- Des recommandations françaises publiées en 2010 ont permis d'harmoniser le dépistage du diabète gestationnel. Le dépistage conseillé est un dépistage ciblé des patientes à risque : âge > 35 ans, BMI > 25 kg/m², ATCD de diabète gestationnel ou de macrosomie, ATCD familiaux de diabète au 1er degré.
- Le dépistage se fait par la réalisation d'une glycémie à jeun au 1er trimestre de grossesse avec un seuil fixé à ≥ 0,92 g/L ou par la réalisation d'une HGPO après absorption de 75 g de glucose entre la 24e et la 28e SA. Les valeurs normales se situent pour la GAJ < 0,92 g/L, G 1 h < 1,8 g/L, G 2 h < 1,53 g/L. Une seule valeur anormale permet de définir l'existence d'un diabète gestationnel.

Interventions thérapeutiques

- En cas de diabète gestationnel, une autosurveillance glycémique est prescrite avec mesure de la glycémie capillaire avant et 2 h après chaque repas (soit x 4 à 6/j). L'objectif est d'obtenir des glycémies avant les repas < 0,95 g/L (5,5 mmol/L) et des glycémies 2 h après les repas < 1,2 g/L.
- La prise en charge diététique est la pierre angulaire du traitement avec prescription d'un régime normocalorique ou faiblement hypocalorique (ne pas descendre en dessous de 1 600 kcal/j), normoglucidique, limité en sucres rapides, réparti en 3 repas et 2 à 3 collations.
- Une activité physique peut également être proposée en l'absence de CI obstétricale d'une durée de 30 min, 3 à 5 fois/sem.
- Dans la majorité des cas, le régime seul suffit. Si ce n'est pas le cas, on a recours à l'insuline avec un protocole adapté au cycle glycémique (**analogue ultrarapide** insuline ± associée à une **insuline semi-lente type NPH**).

Surveillance obstétricale

- L'échographie du 3e trimestre permet de détecter une éventuelle macrosomie.
- Le monitoring fœtal avec enregistrement du rythme cardiaque fœtal est habituel chez les patientes diabétiques au cours du dernier mois de grossesse.
- Les modalités de l'accouchement avec éventuellement déclenchement avant terme (39 SA) et/ou césarienne seront définies par l'équipe d'obstétrique.
- Après l'accouchement, on surveillera la glycémie du nouveau-né avec risque d'hypoglycémie en particulier chez les bébés macrosomes.
- Une HbA1c et une glycémie à jeun sera prescrite 3 mois après l'accouchement afin de vérifier la disparition du diabète. La glycémie sera ensuite contrôlée tous les 1 à 3 ans.

CONSENSUS

[1] Le diabète gestationnel, *SFD*, 2010.

NOTES

HYPOGLYCÉMIES

Hypoglycémies du diabétique

Causes de l'hypoglycémie

► *Hypoglycémies par excès d'insuline circulante*

• Surdosage en insuline.
• Injection d'insuline dans une zone soumise à une activité physique importante.
• Bains chauds après l'injection d'insuline.
• Résorption trop rapide de l'insuline.

► *Prise d'un médicament hypoglycémiant insulinosécréteur (sulfamide hypoglycémiant)*

► *Facteurs hypoglycémiants*

• Erreur diététique : apport glucidique insuffisant, saut d'un repas.
• Repas trop tardif.
• Exercice physique intense ou inhabituel.
• Absorption d'alcool à jeun.

Traitement d'urgence de l'hypoglycémie

► *Si le sujet peut avaler*

Administration par voie orale de 15 à 20 g de sucre rapidement absorbable ; par exemple :
– 3 morceaux de sucre (mastication possible) ;
– un verre de *Coca-Cola* ;
– 25 mL de jus de fruit (1 verre).

► *Si le patient ne peut pas avaler*

• Injection IM de **glucagon** (***GLUCAGEN***) suivie d'un resucrage *per os*. Le glucagon est contre-indiqué en cas de prise de **sulfamide hypoglycémiant**.
• Injection IV de 2 ampoules de 20 mL de sérum glucosé à 30 %. Cette dose est en général suffisante pour réveiller le malade.
• La pose d'une perfusion de sérum glucosé à 10 % est néanmoins indispensable après la sortie du coma.

> **Dans tous les cas**
>
> Le patient sera réalimenté dès son réveil. Il sera éduqué afin d'éviter une récidive. En cas d'hypoglycémie secondaire à une prise de **sulfamide hypoglycémiant**, il faut poser une perfusion de G10 % pour une durée supérieure à 2 à 3 fois la demi-vie du **sulfamide**.

Hypoglycémies médicamenteuses

En dehors des médicaments hypoglycémiants, de nombreux médicaments peuvent déclencher une hypoglycémie. Sont le plus souvent incriminés :

• *Anti-inflammatoires*
– **Salicylés** à forte dose (4 à 6 g/j).
– **AINS (indométacine)**.
• *Antipsychotiques*
– **Chlorpromazine** (***LARGACTIL***).
– **Halopéridol** (***HALDOL***).
– **IMAO**.
• *Médicaments du système cardiovasculaire*
– **β-bloquants non cardiosélectifs**.
– **Cibenzoline** (***CIPRALAN***).
– **Disopyramide** (***RYTHMODAN***).
• *Divers*
– **Pentamidine** (***PENTACARINAT***).
– **Pénicillamine** (***TROLOVOL***).
– **Quinine**.
– **Kétoconazole**.
– **Tramadol**.

Tous ces médicaments voient leurs effets hypoglycémiants favorisés par l'existence d'un facteur de risque associé : insuffisance rénale ou hépatique, dénutrition, infection sévère ou prise d'alcool.

Hypoglycémies organiques

En plus du traitement symptomatique, un traitement étiologique s'impose :

• Traitement chirurgical en cas d'insulinome, ou de tumeur non insulaire (tumeurs rares de type mésenchymateux).
• Ou prescription d'une substance hyperglycémiante **diazoxide** (***PROGLICEM***) par voie orale ou **streptozocine** par voie IV en cas d'insulinome malin ou inopérable.

Hypoglycémies fonctionnelles

Les hypoglycémies fonctionnelles ou hypoglycémies réactives surviennent 2 à 3 h après un repas, sont peu sévères et ne sont pas toujours calmées par la prise de sucre.

Elles ne sont justiciables que de mesures diététiques (fractionnement des repas, suppression de sucres rapides, consommation de fibres).

HYPERGLYCÉMIANTS

Diazoxide

PROGLICEM			
Dose moyenne de 5 à 10 mg/kg/j soit 350 à 500 mg pour l'adulte de poids moyen	100 gél. 25 mg 100 gél. 100 mg	HOP HOP	I I

PROPRIÉTÉS

Médicament ayant une action hyperglycémiante essentiellement par inhibition de la libération pancréatique d'insuline et par action stimulante sur les catécholamines médullosurrénaliennes. Le **diazoxide** a aussi une action antihypertensive et inhibitrice sur les fibres musculaires lisses.

INDICATIONS

Hypoglycémies tumorales pancréatiques.

Hypoglycémies leucine-sensibles de l'enfant.

PRÉCAUTIONS D'EMPLOI

Mise en œuvre du traitement en milieu hospitalier.

Surveillance de la glycémie.

EFFETS INDÉSIRABLES

Rétention hydrosodée.

Hirsutisme souvent marqué aux fortes posologies, chez l'enfant.

Troubles digestifs.

Accidents allergiques.

INTERACTIONS MÉDICAMENTEUSES

Potentialisation de l'action hyperglycémiante par les **diurétiques**.

Augmentation des taux plasmatiques d'**AVK**.

Glucagon

GLUCAGEN					
1 amp. injectable à diluer dans le solvant : injecter immédiatement en IM Chez l'enfant : 0,5 mg	1 amp. injectable 1 mg (1 mL de solv.)	17,79	I	65 %	17,79
GLUCAGEN KIT					
Idem ***GLUCAGEN***	1 ser. prér. 1 mg/mL	22,05	I	65 %	22,05

PROPRIÉTÉS

Hormone hyperglycémiante par mobilisation immédiate des réserves de glucose hépatique. La néoglucogenèse et la glycogénolyse sont également accélérées.

Le **glucagon** a également une action lipolytique et éventuellement, à doses élevées, des actions chronotrope et inotrope positives.

INDICATIONS

Hypoglycémies : action rapide (3 à 10 min) et brève (20 à 30 min).

CONTRE-INDICATIONS

Insuffisances hépatiques : le **glucagon** y est inactif.

Hypoglycémies alcooliques, insulinomes, glucagonomes.

EFFETS INDÉSIRABLES

À doses importantes (> 2 mg) : flush, nausées, vomissements. En cas de surdosage : risque d'hypokaliémie.

HYPERLIPIDÉMIES (1) – GÉNÉRALITÉS (1)

Il faut tenter de caractériser la dyslipidémie au mieux pour pouvoir la traiter. La classification de Frederickson permet d'orienter le diagnostic de la dyslipidémie que l'on peut préciser par des éléments cliniques (ATCD familiaux, signes cutanés) et par l'aspect du sérum.

Classification de Frederickson :
- hypercholestérolémies pures : IIa ;
- dyslipidémies mixtes : IIb-III ;
- hypertriglycéridémies : I-IV-V.

Phénotype	Lipoprotéines élevées	Concentration plasmatique du cholestérol	Concentration plasmatique des triglycérides	Athérogénicité	Taux d'hyperlipidémies (%)
I	Chyloμ	Normale à ↑	↑ ↑ ↑ ↑	rare	< 1
IIa	LDL	↑ ↑	normale	+++	10
IIb	LDL + VLDL	↑ ↑	↑ ↑	+++	40
III	IDL	↑ ↑	↑ ↑ ↑	+++	< 1
IV	VLDL	Normale à ↑	↑ ↑	+	45
V	Chyloμ + VLDL	↑ à ↑ ↑	↑ ↑ ↑ ↑	+	5

Les hypertriglycéridémies sont classées de « élevées à très sévères », en fonction de la valeur plasmatique à jeun (*rapport NCEP/ATP III*) :
- TG > 1,50 g/L = élevée ;
- TG > 5 g/L = très élevée ;
- TG > 10 g/L = sévère → risque de pancréatite.

Critères de prescription de médicaments

La prise en charge thérapeutique du patient dyslipidémique doit tenir compte des facteurs de risque cardiovasculaires. Les recommandations de l'Afssaps de 2005 ont été réévaluées pour un nouveau consensus en 2011 [1].

Évaluation du risque cardiovasculaire

Le risque cardiovasculaire est évalué à partir de l'outil SCORE (*Systematic Coronary Risk Estimation*) qui estime le risque d'évènement cardiovasculaire fatal à 10 ans. Ce score est fonction de l'âge, du sexe, de la pression artérielle systolique, du cholestérol total, de la concentration en HDL-C et du tabagisme.

Il existe deux versions d'évaluation du risque établies à partir d'un calibrage par rapport aux statistiques de mortalité de chaque pays : une version pour les pays européens à faible risque, une autre pour les pays à risque élevé. La France se situe dans les pays à bas risque cardiovasculaire.

Il existe des calculateurs de ce risque, ex : *cardiorisk.fr*.

Quatre niveaux de risque de mortalité cardiovasculaire sont définis à 10 ans :
- risque faible : < 1 % ;
- risque modéré : entre 1 et 5 % ;
- risque élevé : entre 5 et 10 % ;
- risque très élevé : > 10 % :
  - maladie cardiovasculaire documentée,
  - diabète de type 2 ou de type 1 avec retentissement sur les organes cibles,
  - insuffisance rénale chronique modérée à sévère.

HYPOLIPÉMIANTS (1) – STATINES (1)

Simvastatine

ZOCOR					
Posologie initiale usuelle : 10 à 20 mg/j en 1 prise le soir	28 cp. séc. 20 mg	13,28	I	65 %	0,47
	50 cp. séc. 20 mg	HOP	I		
	84 cp. séc. 20 mg	39,14	I	65 %	0,47
	28 cp. 40 mg	13,28	I	65 %	0,47
	50 cp. 40 mg	HOP	I		
	84 cp. 40 mg	39,14	I	65 %	0,47

Pravastatine

ELISOR					
Dose recommandée : 10 à 40 mg x 1/j	28 cp. séc. 10 mg	8,96	I	65 %	0,32
	28 cp. séc. 20 mg	13,28	I	65 %	0,47
	84 cp. séc. 20 mg	39,14	I	65 %	0,47
	28 cp. séc. 40 mg	13,28	I	65 %	0,47
	84 cp. séc. 40 mg	39,14	I	65 %	0,47
VASTEN					
Idem **ELISOR**	28 cp. séc. 10 mg	8,96	I	65 %	0,32
	28 cp. séc. 20 mg	13,28	I	65 %	0,47
	84 cp. séc. 20 mg	39,14	I	65 %	0,47
	28 cp. 40 mg	13,28	I	65 %	0,47
	84 cp. 40 mg	39,14	I	65 %	0,47

Fluvastatine

LESCOL					
Posologie habituelle : 20 à 40 mg/j Dose max : 80 mg/j	30 gél. 20 mg	6,40	I	65 %	0,21
	90 gél. 20 mg	18,08	I	65 %	0,20
	30 gél. 40 mg	7,20	I	65 %	0,24
	90 gél. 40 mg	20,33	I	65 %	0,23
	28 cp. LP 80 mg	HOP	I		
	30 cp. LP 80 mg	12,39	I	65 %	0,41
	90 cp. LP 80 mg	34,99	I	65 %	0,39

Atorvastatine

TAHOR					
Posologie initiale : 10 mg/j à tout moment de la journée, à augmenter au bout de 4 sem. Max : 80 mg/j La dose de 10 mg peut être augmentée à 20 mg au bout de 4 sem.	28 cp. 10 mg	13,28	I	65 %	0,47
	50 cp. 10 mg	HOP	I		
	90 cp. 10 mg	41,98	I	65 %	0,47
	28 cp. 20 mg	13,28	I	65 %	0,47
	50 cp. 20 mg	HOP	I		
	90 cp. 20 mg	41,98	I	65 %	0,47
	28 cp. 40 mg	13,28	I	65 %	0,47
	50 cp. 40 mg	HOP	I		
	90 cp. 40 mg	41,98	I	65 %	0,47
	28 cp. 80 mg	13,28	I	65 %	0,47
	50 cp. 80 mg	HOP	I		
	90 cp. 80 mg	41,98	I	65 %	0,47

HYPERLIPIDÉMIES (2) – GÉNÉRALITÉS (2)

Stratégie thérapeutique en fonction du niveau de risque cardiovasculaire

• **La cible thérapeutique** reste le niveau de LDL-C selon la catégorie de risque :
– risque faible : LDL cible < 1,90 g/L ;
– risque modéré : LDL cible < 1,15 g/L ;
– risque élevé : LDL cible < 1 g/L ;
– risque très élevé : LDL cible < 0,70 g/L ou réduit de > 50 %.

Le non HDL-C ou l'apoB deviennent une cible de 2e intention au LDL-C si celui-ci n'est pas mesurable.

• **Le traitement** comporte toujours :
– la diététique hypocholestérolémiante ;
– une activité physique régulière ;
– la prise en charge des facteurs de risque associés : tabagisme, HTA, diabète de type 2, obésité.

Le traitement médicamenteux sera débuté en cas de non atteinte du LDL cible après suivi des règles hygiéno-diététiques pendant 3 mois chez les patients à risque faible et modéré. Il sera prescrit d'emblée chez les patients à risque cardiovasculaire élevé ou très élevé.

Les **statines** sont prescrites en 1re intention.

Les autres **hypolipidémiants** sont utilisés en 2e intention.

Surveillance des traitements hypolipémiants [1]

► *Fréquence de dosage des lipides*

• Avant de débuter un traitement, au moins 2 dosages à un intervalle de 1-12 sem., à l'exception des situations dans lesquelles un traitement hypolipémiant immédiat est envisagé, comme dans les SCA.
• 8 (± 4) sem. après le début du traitement.
• 8 (± 4) sem. après l'ajustement du traitement jusqu'à atteindre l'objectif.
• Dosage annuel lorsque le patient a atteint sa valeur cible (sauf s'il existe des problèmes d'observance ou une autre raison spécifique pour des bilans plus fréquents).

► *Fréquence de dosage des transaminases*

• Avant traitement.
• 8 sem. après avoir commencé le traitement ou après toute augmentation de la posologie.
• Ensuite annuellement.

► *Fréquence de dosage des CPK*

• Avant le début du traitement et si le niveau initial de CPK est > 5N, ne pas commencer le traitement, revérifier.
• Une surveillance de routine de CPK n'est pas nécessaire.
• Vérifier les CPK en cas de myalgie.
• Accroître la surveillance de myopathie et d'élévation des CPK chez les patients à risque tels que : patients âgés, traitement associé interférant, médicaments multiples, maladie hépatique ou rénale.
• Si les CPK s'élèvent chez un patient sous traitement hypolipémiant > 5N, arrêter le traitement, vérifier la fonction rénale et surveiller les CPK toutes les 2 sem.

Cas particulier du sujet âgé

Le traitement par statines est recommandé chez les patients âgés à maladie cardiovasculaire documentée de la même façon que pour les patients plus jeunes.

Les personnes âgées ayant souvent des comorbidités et des pharmacocinétiques altérées, il est recommandé de commencer le traitement hypolipémiants à faible posologie pour atteindre progressivement les niveaux-cibles de lipides qui sont les mêmes que pour les patients plus jeunes.

Le traitement par **statines** peut être envisagé chez le sujet âgé sans maladie cardiovasculaire surtout en présence d'au moins un autre facteur de risque cardiovasculaire en plus de l'âge.

Chez les sujets âgés de plus de 80 ans, les critères permettant la prolongation du traitement en prévention primaire sont : le cumul de facteurs de risque, l'absence de pathologie non cardiovasculaire réduisant l'espérance de vie à court terme et une bonne tolérance du traitement.

HYPOLIPÉMIANTS (2) – STATINES (2)

Atorvastatine + amlodipine

CADUET					
Prévention cardiovasculaire chez l'hypertendu sans maladie coronaire avec 3 facteurs de risque et cholestérol normal ou modérément élevé : 1 cp. /j	30 cp. 5/10 mg	17,51	I	65 %	0,58
	30 cp. 10/10 mg	17,51	I	65 %	0,58
	90 cp. 5/10 mg	49,41	I	65 %	0,55
	90 cp. 10/10 mg	49,41	I	65 %	0,55

Rosuvastatine

CRESTOR					
Commencer le traitement à la dose de 5 ou 10 mg/j Posologie maximale : 40 mg/j en 2 prises	30 cp. 5 mg	16,06	I	65 %	0,54
	60 cp. 5 mg	HOP	I		
	90 cp. 5 mg	47,41	I	65 %	0,53
	30 cp. 10 mg	24,21	I	65 %	0,81
	60 cp. 10 mg	HOP	I		
	90 cp. 10 mg	71,38	I	65 %	0,79
	30 cp. 20 mg	31,66	I	65 %	1,06
	60 cp. 20 mg	HOP	I		
	90 cp. 20 mg	93,44	I	65 %	1,04

PROPRIÉTÉS

Les **statines** bloquent l'étape initiale de la biosynthèse du cholestérol en inhibant l'HMG-CoA réductase qui permet normalement cette réaction.

Les **statines** réduisent en moyenne le cholestérol total de 30 à 40 %, le LDL-C de 40 % et, les triglycérides de 20 %. Elles augmentent le HDL-C de 10 %.

Les **statines** de deuxième génération (**atorvastatine**, **rosuvastatine**) sont les plus puissantes ; elles réduisent modérément les triglycérides et élèvent de façon variable le HDL cholestérol.

Ce sont donc des produits qui agissent essentiellement dans les hypercholestérolémies pures ou mixtes.

INDICATIONS

Hypercholestérolémies pures (IIa) et mixtes (IIb et III).

Prévention des événements cardiovasculaires chez des sujets à risque.

CONTRE-INDICATIONS

Hypersensibilité aux **statines**.

Insuffisances hépatocellulaires.

Grossesse et **allaitement**.

HYPERLIPIDÉMIES (3) – HYPERCHOLESTÉROLÉMIES PURES IIA (1)

L'hypercholestérolémie pure se définit comme l'augmentation isolée du LDL cholestérol (> 1,6 g/L), les triglycérides étant à un taux normal (< 1,5 g/L).

Diététique des hypercholestérolémies

Son efficacité est assez modérée : 5 à 10 % de baisse du LDL-C. Sa prescription reste cependant indispensable afin de ne pas observer une résistance à l'action des traitements médicamenteux. Le résultat du régime est parfois suffisant dans les formes mineures.

Apport calorique global

Il doit être réduit chaque fois qu'il existe un surpoids. Lorsqu'il n'y a pas obésité, la diététique conseillée est un régime isocalorique, équilibré en fonction de l'activité physique, comportant 50 à 55 % de calories sous forme de glucides, 30 % sous forme de lipides, 15 à 20 % sous forme de protéines.

Quantité de cholestérol alimentaire

Elle doit être réduite à < 200 mg/j (apport alimentaire usuel : 600 à 1 200 mg). Pour cela on conseille d'éviter les aliments les plus riches en cholestérol d'origine essentiellement animale.

– Viandes : 100 g de viande = 100 mg de cholestérol : charcuteries, abats, viandes grasses (porc, oie, canard, mouton sauf gigot, d'agneau).
– Œufs : 1 œuf = 250 mg de cholestérol.
– Laitages (beurre, margarines ordinaires, saindoux, fromages à 45 % de matière grasse) : 30 g de fromage à pâte ferme = 40 mg de cholestérol.
– Plats préparés et pâtisseries du commerce contenant des graisses riches en cholestérol.

Répartition des acides gras

► *Quantité d'acides gras saturés*

Elle doit être réduite à 8-10 % de la ration calorique quotidienne. Les aliments riches en graisses animales doivent être limités : lait et ses dérivés, beurre, fromages, graisses de la viande, abats, jaune d'œufs, charcuterie, crustacés.

► *Acides gras insaturés*

Il faut augmenter la quantité de graisses mono-insaturées et polyinsaturées que l'on trouve dans les huiles végétales de tournesol, de maïs, de soja et un peu dans l'huile de colza. L'apport souhaitable est de 6 à 8 % pour l'acide linoléique, et de 0,5 à 1 % pour l'acide linolénique.

L'utilité des acides eicosapentaénoïque et docosahexaénoïque comme **antiagrégants plaquettaires** et comme **hypolipidémiants** justifie la consommation de poisson ou l'adjonction d'huiles de poisson.

HYPOLIPÉMIANTS (3) – STATINES (3)

PRÉCAUTIONS D'EMPLOI

Avant prescription : bilan hépatique (ASAT, ALAT et dosage des CPK seulement dans les situations à risque de rhabdomyolyse). Surveillance des transaminases dans les 3 mois suivant le début du traitement.

Les **statines** doivent être arrêtées si les transaminases sont > 3N sauf si l'élévation peut être rapportée à une stéatose ou une NASH (stéatopathie dysmétabolique : atteinte hépatique liée au syndrome métabolique) du sujet obèse ou en surpoids.

Dosage des CPK en cas de symptômes musculaires uniquement. Les **statines** doivent être arrêtées si les CPK sont > 5N.

EFFETS INDÉSIRABLES

Atteinte hépatique : surveillance des transaminases avant traitement et de façon régulière, notamment avec les fortes doses. Une élévation à 3 fois la normale doit faire arrêter le traitement.

Troubles musculaires : ils se manifestent par des crampes, des douleurs, des contractures musculaires. L'accident le plus sévère est une rhabdomyolyse. Le dosage de la CPK musculaire permet de dépister ces troubles. Le risque d'atteinte musculaire augmente en cas de traitement immunosuppresseur simultané (**ciclosporine**).

Troubles digestifs : nausées, douleurs abdominales, diarrhée.

Autres effets : céphalées, asthénie, syndrome dépressif ; réactions allergiques cutanées.

INTERACTIONS MÉDICAMENTEUSES

Fibrates : ils sont déconseillés car ils augmentent le risque de rhabdomyolyse lorsqu'ils sont associés aux **statines**. L'association est possible dans certains cas particuliers sous surveillance étroite.

Antivitamines K : augmentation de l'activité anticoagulante.

Ciclosporine : diminution du métabolisme des **statines**.

Digoxine : augmentation de 20 % de la digoxinémie.

Érythromycine : augmentation du risque musculaire.

Jus de pamplemousse : augmente les concentrations de **statines**.

HYPERLIPIDÉMIES (4) – HYPERCHOLESTÉROLÉMIES PURES IIA (2)

Médicaments

Hypercholestérolémie d'intensité moyenne

► *Inhibiteurs de l'HMGCoA-réductase ou statines*

Ils constituent l'indication préférentielle dans les hypercholestérolémies moyennes. Les **statines**, associées au régime, peuvent réduire le cholestérol total de 30 à 40 %, l'apolipoprotéine B de 30 % et les triglycérides de 10 %.

Les **statines** ont fait la preuve de leur efficacité à réduire à long terme l'incidence des accidents cardiovasculaires.

On utilise la **simvastatine** (***ZOCOR*** 20 à 80 mg/j), la **pravastatine** (***ELISOR***, ***VASTEN*** 20 à 80 mg/j) et la **fluvastatine** (***LESCOL*** 20 à 80 mg/j), l'**atorvastatine** (***TAHOR*** 10 à 80 mg/j) ou la **rosuvastatine** (***CRESTOR*** 5 à 20 mg/j). On débute en général par le plus faible dosage et on augmente la posologie en fonction du taux de LDL cholestérol, de façon à atteindre l'objectif fixé.

Les **statines** sont d'autant plus actives que les patients conservent des récepteurs hépatiques de LDL, raison pour laquelle leur efficacité est réduite dans les formes familiales les plus graves de l'hypercholestérolémie homozygote.

Les **statines** sont administrées de préférence le soir car l'HMGCoA-réductase est une enzyme à action essentiellement nocturne.

► *Ézétimibe*

L'**ézétimibe** (***EZETROL***) agit en bloquant l'absorption digestive du cholestérol alimentaire et biliaire. Il est utilisé à raison de 10 mg/j seul en cas d'intolérance aux **statines** ou en association avec elles lorsque le taux du LDL cholestérol reste supérieur à l'objectif fixé : **ézétimibe + simvastatine** (***INEGY***) : 10/20 à 20/80 mg/j ou **ézétimibe + atorvastatine** (***LIPTRUZET***) 10/10 à 10/80 mg/j.

Cas des hypercholestérolémies majeures

► *Traitement médicamenteux*

Chez l'enfant, essentiellement dans les cholestases responsables d'hypercholestérolémie majeure, on prescrit une résine chélatrice des acides biliaires : **colestyramine** (***QUESTRAN***) 8 à 16 mg/j. Des effets secondaires, surtout digestifs, peuvent rendre le traitement inconfortable (constipation opiniâtre). Une posologie très progressive est nécessaire pour faire accepter ce traitement.

Une **statine** est systématiquement associée au ***QUESTRAN*** pour compenser l'augmentation de l'activité de l'HMGCoA-réductase.

► *Aphérèse des LDL*

Cette technique consiste à extraire de façon sélective les LDL du plasma. Elle est associée au traitement médicamenteux.

HYPOLIPÉMIANTS (4) – INHIBITEURS DE L'ABSORPTION INTESTINALE DU CHOLESTÉROL

■ **Ézétimibe**

EZETROL					
1 cp./j	28 cp. 10 mg 50 cp. 10 mg 90 cp. 10 mg	40,48 HOP 121,83	I I I	65 % 65 %	1,45 1,35

■ **Ézétimibe + simvastatine**

INEGY					
1 cp./j 10/20 mg à 20/80 mg/j le soir	30 cp. 10 mg/20 mg 30 cp. 10 mg/40 mg 90 cp. 10 mg/20 mg 90 cp. 10 mg/40 mg	49,37 49,37 139,62 139,62	I I I I	65 % 65 % 65 % 65 %	1,65 1,65 1,55 1,55

■ **Ézatimibe + atorvastatine**

LIPTRUZET					
1 cp./j	30 cp. 10 mg/10 mg 30 cp. 10 mg/20 mg 30 cp. 10 mg/40 mg 30 cp. 10 mg/80 mg	46,80 46,80 46,80 46,80	I I I I	65 % 65 % 65 % 65 %	1,56 1,56 1,56 1,56

PROPRIÉTÉS

L'**ézétimibe** est un hypolipémiant entraînant une inhibition sélective de l'absorption intestinale du cholestérol et des phytostérols apparentés. Il diminue d'environ 20 % le LDL cholestérol.

La **simvastatine** diminue la synthèse hépatique du cholestérol (*cf.* **Statines**).

En association avec la **simvastatine**, l'ézétimibe diminue le cholestérol par l'association de deux mécanismes distincts.

INDICATIONS

Hypercholestérolémie primaire :

– en association avec une statine comme traitement adjuvant chez les patients répondant partiellement au traitement par **statine** seule ;

– en monothérapie en cas d'intolérance aux **statines**.

Hypercholestérolémie familiale homozygote : en association avec une **statine**.

Sitostérolémie homozygote : en traitement adjuvant au régime.

CONTRE-INDICATIONS

Grossesse, allaitement.

Hypersensibilité à l'**ézétimibe**, allaitement, galactosémie congénitale, syndrome de malabsorption en glucose ou galactose, déficit en lactate.

Déconseillé en cas d'insuffisance hépatique modérée à sévère, chez l'enfant de moins de 10 ans et pendant la grossesse.

Contre-indications de la **simvastatine** pour ***INEGY***.

PRÉCAUTIONS D'EMPLOI

Celles de la **simvastatine** pour ***INEGY***.

EFFETS INDÉSIRABLES

Céphalées, douleurs abdominales, diarrhée, constipation.

Pancréatite, hépatite, cholécystite.

Rash cutané, thrombopénie.

Myopathie, rhabdomyolyse, élévation des CPK.

Effets secondaires de la **simvastatine** pour ***INEGY***.

HYPERLIPIDÉMIES (5) – HYPERLIPIDÉMIES MIXTES

Hyperlipidémie mixte de type IIb

L'hyperlipidémie mixte est caractérisée par l'élévation conjointe du cholestérol et des triglycérides ; l'augmentation du cholestérol est due à celle du cholestérol LDL, le cholestérol HDL étant diminué.

Le régime associe les mesures propres aux hypercholestérolémies et aux hypertriglycéridémies.

On privilégie la prescription d'une **statine** en fonction des facteurs de risques (*cf.* ci-dessus).

Hyperlipidémie mixte de type III (dys-β-lipoprotéinémie)

Cette hyperlipidémie, rare, comprend une lipoprotéine dont l'excès comporte des risques communs aux hyperlipidémies de type IIb et IV. Elle réagit en général très bien au traitement par régime et **fibrates**.

HYPOLIPÉMIANTS (5) – RÉSINE

Colestyramine

QUESTRAN						
3 sach./j en moyenne : 1 à chaque repas, la posologie pouvant aller jusqu'à 24 g dans les hypercholestérolémies majeures	50 sach. 4 g à dissoudre	17,40	I	65 %	0,35

PROPRIÉTÉS
Résine échangeuse d'ions, fixant les acides biliaires et augmentant leur élimination fécale (en particulier le cholestérol transformé en acides cholique et chénodésoxycholique)

INDICATIONS
Hypercholestérolémie
Prurit lié à une cholestase.
Diarrhée liée à une résection iléale (pour chélater les acides biliaires).

EFFETS INDÉSIRABLES
Constipation fréquente, opiniâtre, pouvant dans les cas extrêmes réaliser une pseudo-occlusion.
Risque de malabsorption des vitamines A, D, E, K et de nombreux médicaments.

PRÉCAUTIONS D'EMPLOI
Traitement à posologie progressive, à administrer à distance des autres médications.
Associer un traitement par lubrifiant digestif.
Grossesse : évaluer les risques : hypercholestérolémie majeure contre malabsorption des vitamines liposolubles.

INTERACTIONS MÉDICAMENTEUSES
Diminution de l'effet des **AVK** et des **hormones thyroïdiennes**.

Dépistage et surveillance biologiques d'une hyperlipidémie

1. Il n'y a pas lieu, chez un patient jeune (homme < 50 ans, femme avant la ménopause), sans dyslipidémie et sans facteur de risque *, dont les résultats d'une première mesure, après 12 h de jeûne, du cholestérol total et des triglycérides sont normaux, de répéter ce dosage avant 5 ans.
2. Il n'y a pas lieu, chez un homme après 50 ans, sans facteur de risque et dont les résultats d'une première mesure, après 12 h de jeûne, du cholestérol total et des triglycérides sont normaux, de répéter ce dosage avant 3 ans.
3. Il n'y a pas lieu, chez une femme après la ménopause, sans facteur de risque et dont les résultats d'une première mesure, après 12 h de jeûne, du cholestérol total et des triglycérides sont normaux, de répéter ce dosage avant 3 ans.
4. Il n'y a pas lieu, chez les patients porteurs de facteurs de risque, suivant une thérapeutique hypolipidémiante hygiénodiététique et/ou médicamenteuse, de répéter les dosages plus d'une fois tous les 6 mois, une fois les valeurs cibles atteintes et stabilisées.
5. Il n'y a pas lieu, si une dyslipidémie est dépistée, de prescrire, dans le cadre de l'exploration d'une anomalie lipidique, d'autres examens que le dosage** du cholestérol total, du cholestérol HDL (permettant le calcul du LDL cholestérol) et des triglycérides.

* Facteurs de risque autres qu'une dyslipidémie : signes évocateurs de maladie artérielle (HTA notamment), diabète sucré, tabagisme, surpoids (surtout avec morphotype androïde, même si le surpoids est modeste), histoire familiale d'athérosclérose prématurée (infarctus du myocarde ou mort subite avant 55 ans, chez un parent direct ou dans la fratrie).
** Prélèvement effectué après 12 h de jeûne.

HYPERLIPIDÉMIES (6) – HYPERCHOLESTÉROLÉMIES DE TYPES I ET V

Hyperchylomicronémies (hyperlipidémies de type I)

L'hyperchylomicronémie, dyslipidémie exceptionnelle, ne provoque jamais de complication athéromateuse. Le risque majeur de cette hyperlipidémie est la pancréatite aiguë œdémateuse et surtout nécrosante.

Traitement diététique

Le traitement est difficile : il s'agit de la seule hyperlipidémie où le régime doit être très restrictif en graisses, inférieur à 20 % de l'apport énergétique total (10 à 15 g/j).

La restriction lipidique doit porter sur les lipides cachés, notamment dans la viande, les pâtisseries, le chocolat, etc.

Il faut choisir préférentiellement les aliments suivants :

- viandes maigres (5 % de graisses) ;
- poissons maigres (< 1 % de graisses) ;
- fromages maigres ;
- laitages écrémés ;
- œufs sans le jaune.

Afin de maintenir une ration calorique suffisante, on peut utiliser les triglycérides à chaîne moyenne car ils ne participent pas à la formation des chylomicrons (huile *Liprocil*, margarine *Ceres*).

Traitement médicamenteux

Il n'y a aucun traitement médicamenteux efficace dans l'hyperlipidémie de type I.

Hyperlipidémie de type V

Il s'agit d'une maladie génétique rare, associant une hypertriglycéridémie et une hyperchylomicronémie. Il s'agit souvent d'un type IV passant à un type V du fait de la saturation de la LpL.

Le traitement comporte :

- une diététique restrictive en graisse comme dans l'hyperchylomicronémie ;
- la suppression de l'alcool et la restriction en sucres d'absorption rapide ;
- la prescription de **fibrates** et éventuellement d'huiles de poisson riches en acides gras polyinsaturés de la série oméga-3 (***OMACOR***, etc.).
- l'**orlistat** (***XENICAL***), qui est un inhibiteur des lipases gastrointestinales, a été utilisé avec succès hors AMM, à une dose de 120 mg x 3/j avec une réduction supplémentaire de 35 % des TG en complément d'un traitement par **fibrates**.

HYPOLIPÉMIANTS (6) – FIBRATES

Bézafibrate

BÉFIZAL					
La dose moyenne est de 400 mg/j	84 cp. 200 mg	5,91	II	65 %	0,07
	30 cp. LP 400 mg	7,14	II	65 %	0,24
	90 cp. LP 400 mg	20,17	II	65 %	0,22

Ciprofibrate

LIPANOR					
1 gél./j	30 gél. 100 mg	3,65	II	65 %	0,12

Fénofibrate

LIPANTHYL					
LIPANTHYL MICRONISÉ : 2 à 4 gél./j en 2 à 3 prises	90 gél. 67 mg	5,65	II	65 %	0,06
	30 gél. 200 mg	8,90	II	65 %	0,30
	90 gél. 200 mg	25,12	II	65 %	0,28
LIPANTHYL à libération modifiée : 1 cp./j	30 cp. 145 mg	8,82	II	65 %	0,29
	90 cp. 145 mg	19,53	II	65 %	0,22
	30 cp. 160 mg	6,91	II	65 %	0,23
	90 cp. 160 mg	24,91	II	65 %	0,28

Gemfibrozil

LIPUR					
1 cp./j à chaque repas	60 cp. 450 mg	11,16	II	65 %	0,19

PROPRIÉTÉS

Les **fibrates** agissent à la fois sur la synthèse du cholestérol (inhibition de l'HMG-CoA réductase) et des triglycérides. Ils réduisent ainsi le LDL de 25 % et les TG de 40-60 %. Le HDL augmente de 10-20 %.

INDICATIONS

Hyperlipidémies mixtes (IIa, III) et de type IV. Hyperlipidémies de type IIa (moins efficaces que les **statines**).

CONTRE-INDICATIONS

Grossesse et allaitement.

PRÉCAUTIONS D'EMPLOI

Surveillance du TP ou de L'INR avec les **antivitamines K**. Surveillance régulière de la créatinine et des transaminases.

EFFETS INDÉSIRABLES

Myalgies, et dans les cas extrêmes, rhabdomyolyse (effet dose-dépendant).

Effets hépatotoxiques : élévation des transaminases (10 à 20 %). Lithiase biliaire.

Nausées, asthénie, céphalées, vertiges.

Impuissance.

Allergies cutanées.

INTERACTIONS MÉDICAMENTEUSES

Ne pas associer aux **statines** car risque de potentialisation des effets secondaires hépatiques et musculaires.

HYPERLIPIDÉMIES (7) – HYPERTRIGLYCÉRIDÉMIES (1)

Le risque majeur aigu des hypertriglycéridémies est la pancréatite. Ce risque peut survenir pour un taux de triglycérides > 10 g/L.

Traitement de l'hypertriglycéridémie aiguë sévère

La prise en charge doit se faire en hospitalisation.

Diététique

Patient à jeun ou sous diète stricte sans apport lipidique. La reprise d'une alimentation *per os* ne se fera que si les TG sont < 10 g/L et sous contrôle diététique.

Médicamenteux

- **Héparine** : l'héparine IV 600 UI/h par son action libératrice de la lipoprotéine-lipase permet une réduction rapide des TG.
- **Insuline** : elle sera utilisée par voie IVSE en cas de diabète associé.

Plasmaphérèse

On aura recours à ce traitement en cas de pancréatite aiguë.

Hypertriglycéridémies pures (type IV)

Hypertriglycéridémies (type IV)

SIGNES ET RISQUES CLINIQUES	CRITÈRES BIOLOGIQUES
Troubles digestifs Hépatomégalie Xanthomatose éruptive Pancréatites aiguës	– Surcharge considérable en VLDL. Le sérum est lactescent et au test de décantation, les VLDL ne flottent pas. – Les TG peuvent atteindre 40 à 100 g/L. Ces VLDL contiennent 1/5 de cholestérol : cette surcharge entraîne une hypercholestérolémie qui peut dépasser 20 g/L. – L'électrophorèse des lipoprotéines montre la surcharge en VLDL, d'ailleurs souvent associée à des chylomicrons.

Régime

Il a une importance essentielle : la moitié des hypertriglycéridémie peut être corrigée par une diététique bien suivie.

► *Contrôle du poids*

Il est capital ici de revenir au poids idéal et le régime hypocalorique global est mis en œuvre dès qu'existe un surpoids. Deux mesures efficaces :
– limitation de l'apport calorique ;
– substitution des graisses animales par les graisses végétales mono- ou polyinsaturées.

► *Contrôle des facteurs nutritionnels responsables de l'hypertriglycéridémie*

– Limitation des sucres à absorption rapide, en particulier saccharose et fructose dont le pouvoir hypertriglycéridémiant est élevé.
– Réduction de la ration calorique de glucides < 55 % de l'apport calorique total.
– Réduction voire suppression de l'alcool. L'hypertriglycéridémie peut être déclenchée par de faibles quantités d'alcool. Ici le déficit porte également sur des enzymes de la lipolyse et une augmentation de la synthèse des TG.

> L'évaluation de l'efficacité du régime seul doit être relativement longue, 2 à 3 mois, de façon à tester la sensibilité aux glucides ou à l'alcool avant la décision d'un traitement médicamenteux complémentaire en cas d'échec.

HYPOLIPÉMIANTS (7) – ACIDES GRAS OMÉGA-3

■ **Triglycérides d'acides gras oméga-3**

YSOMEGA					
3 caps./j	30 caps. 1 g 60 caps. 1 g		II II	NR NR	

■ **Triglycérides d'acides gras oméga-3**

OMACOR					
1 à 4 caps./j	28 caps. 1 g/4 mg			NR	

PROPRIÉTÉS

Préparations à base d'huile de chair de poisson, riche en acides gras oméga-3 polyinsaturés (acides ecosapentaénoïque et docosahexaénoïque).

INDICATIONS

Hyperlipidémies avec hypertriglycéridémie isolée ou prédominante (type IIb, III et IV).

Prévention des accidents cardiovasculaires chez des sujets prédisposés ou ayant déjà eu un infarctus du myocarde.

PRÉCAUTIONS D'EMPLOI

Traitements anticoagulants : surveillance.

EFFETS INDÉSIRABLES

Nausées, éructations.

HYPERLIPIDÉMIES (8) – HYPERTRIGLYCÉRIDÉMIES (2)

Acides gras oméga-3

Ils peuvent être prescrits en monothérapie ou en assocition avec les **fibrates**. Ex : ***OMACOR*** 1 à 4 caps./j.

Dérivés des fibrates

Ce sont les médications essentielles des hypertriglycéridémies majeures et des hyperlipidémies mixtes. Ils entraînent une réduction du cholestérol total (- 25 % : action sur l'HMGCoA réductase), des triglycérides (- 35 à 45 %) et une élévation du HDL cholestérol (+ 10 à 25 %).

Ils sont bien tolérés, mais on manque de preuves quant à leur efficacité sur la morbidité cardiovasculaire à long terme en prévention primaire et secondaire.

Les **fibrates** les plus fréquemment utilisés sont :

– le **fénofibrate** (***LIPANTHYL***) ;

– le **gemfibrozil** (***LIPUR***).

Les doses habituelles sont de 100 à 300 mg/j.

Les **fibrates** sont indiqués dans deux situations :

– en cas d'hypertriglycéridémie avec hypo-HDLémie et un LDL-C < 1 g/L ;

– en cas d'hypertriglycéridémie importante > 4 g/L.

VITAMINE E

Alpha-tocophérol

TOCO 500						
1 caps/j au petit-déjeuner	30 caps. 500 mg	2,82			65 %	0,09
TOCOLION						
1 caps/j au petit-déjeuner	30 caps. 500 mg	3,41			65 %	0,11

PROPRIÉTÉS

L'**alpha-tocophérol** est une vitamine liposoluble comme les vitamices A, D et K. Son absorption *per os* est de 50 %.

Un syndrome de malabsorption peut causer une carence vitaminique.

INDICATIONS

Traitement des carences en vitamine E.

CONTRE-INDICATIONS

Aucune.

EFFETS INDÉSIRABLES

Il a été suggéré que la **vitamine E** pourrait augmenter le risque d'accident vasculaire cérébral hémorragique et le risque de cancer de la prostate.

HYPERLIPIDÉMIES (9) – HYPERLIPIDÉMIES SECONDAIRES

CAUSES	TYPE	CARACTÈRES PARTICULIERS	TRAITEMENT
Syndrome néphrotique	IIa ou IIb (hypercholestérolémie +++)	Athérogène si syndrome néphrotique permanent parallèle à la protéinurie	Traitement de l'insuffisance rénale ± **statines**
Insuffisance rénale chronique + hémodialyse	Type IV (hypertriglycéridémie mineure, acquise)	Rôle athérogène non négligeable	Disparaît avec la transplantation rénale
Alcoolisme chronique modéré	Taux élevé d'HDL et Apo AII	Probablement non athérogène	Arrêt de l'alcoolisme
Cholestase	Hypercholestérolémie avec importante élévation des phospholipides	La lipoprotéine en surcharge dans la cholestase est une lipoprotéine anormale, la LpX	Traitement étiologique
Diabète sucré	Hypertriglycéridémie endogène glucido-dépendantes	Risque non négligeable de pancréatite et d'athérome	Traitement du diabète, en cas d'échec : **statines** ou **fibrates** ou huiles de poissons (surveillance de l'HbA1c)
	Hyperchylomicronémies majeures	Xanthomatoses éruptives	Traitement du diabète par l'insuline
Hypothyroïdie	Hypercholestérolémie de type IIb ou III	Athérome	Réversible sous traitement de l'hypothyroïdie
Lupus érythémateux, périartérite noueuse, sida	Hyperlipidémie mixte		Traitement étiologique
Œstroprogestatifs (OP)	Hypercholestérolémie pure ou de type IIb	Athérome, thromboses	Suppression des OP chez toute femme sensible
Corticoïdes	Hypertriglycéridémie		
Ciclosporine	Hyperlipidémie mixte		
Traitement antirétroviraux	Hyperlipidémie mixte Hypertriglycéridémie		

Lorsque le traitement étiologique est insuffisant, un traitement médicamenteux est indiqué selon les mêmes règles de prescription que dans les hypertriglycéridémies pures et les hyperlipidémies mixtes.

CONSENSUS

[1] Guidelines for the management of dyslipidaemias, *ESC*, 2011.

NOTES

OBÉSITÉ (1)

La prise en charge du patient obèse est difficile et demande du temps.

Évaluation clinique

Avant toute intervention thérapeutique, il convient :

- de calculer l'indice de masse corporelle : IMC = poids (kg)/taille (m^2). L'IMC est une donnée de santé publique, il faut donc l'interpréter à l'échelon individuel avant de prendre en charge une obésité ;

Relation entre le poids et l'IMC

POIDS	IMC (kg/m^2)
Poids insuffisant	< 18
Poids normal	18-25
Surpoids	25-30
Obésité non morbide	30-40
Obésité morbide	> 40

- de mesurer le tour de taille ;
- de reconstituer l'histoire du poids et les antécédents familiaux d'obésité et de pathologies métaboliques ou vasculaires ;
- d'évaluer les dépenses énergétiques en calculant la dépense énergétique de repos (DER) à l'aide d'une formule comme celle de Black (1996) ou par calorimétrie indirecte. Il existe des calculatrices de dépense énergétique. La dépense totale s'obtient en x 1,3 pour les sujets très sédentaires, x 1,5 pour une activité légère et jusqu'à 2,1 pour une activité très importante ;
- de procéder à une enquête alimentaire qualitative et quantitative même succincte pour dépister un trouble du comportement alimentaire et évaluer les apports ;
- de connaître la situation sociale et familiale et l'existence de conflits influant sur les possibilités d'action du patient ;
- de rechercher un syndrôme métabolique et les complications éventuelles de l'obésité :
  - métaboliques : diabète type 2, dyslipidémie,
  - cardiovasculaires : HTA, coronaropathie, insuffisance veineuse,
  - respiratoires : syndrome d'apnées du sommeil, hypoventilation alvéolaire,
  - ostéoarticulaires : arthrose,
  - digestives : hépatopathie dysmétabolique, lithiase vésiculaire,
  - psychologiques : syndrôme dépressif,
  - ne pas méconnaître la possibilité d'une dénutrition.

Examens biologiques

Ils sont orientés par l'examen clinique (recherche endocrinopathie), et permettent d'évaluer le retentissement métabolique, de rechercher des carences.

Syndrome métabolique – Syndrome d'insulinorésistance (IDF [1])

- Obésité tronculaire :
  - Tour de taille ≥ 94 cm (homme) ou ≥ 80 cm (femme).
- Au moins 2 des paramètres suivants :
  - Triglycérides ≥ 1,50 g/L (1,7 mmol/L) ou hypertriglycéridémie traitée.
  - HDL-cholesterol < 0,40 g/L (1,0 mmol/L) homme, ou < 0,50 g/L (1,3 mmol/L) femme, ou hypercholestérolémie traitée.
  - Pression artérielle systolique ≥ 130 mmHg ou diastolique ≥ 85 mmHg ou HTA traitée.
  - Glycémie ≥ 1 g/L (5,6 mmol/L) ou diabète type 2 traité.
- Remarque : une nouvelle définition ne considère plus le tour de taille comme critère obligatoire : 3 critères parmi les 5 définissent le syndrome métabolique.

ADJUVANT DE LA SURCHARGE PONDÉRALE

Orlistat

XÉNICAL					
1 gél. avant, pendant ou jusqu'à 1 h après chacun des principaux repas Si un repas est sauté ou ne contient pas de graisses, la prise d'**orlistat** doit être supprimée Des posologies supérieures à 120 mg x 3/j n'apportent pas de bénéfice supplémentaire	84 gél. 120 mg		I	NR	

PROPRIÉTÉS

L'**orlistat** est un inhibiteur puissant, spécifique et d'action prolongée des lipases gastro-intestinales. Il forme dans la lumière de l'estomac et de l'intestin grêle une liaison covalente avec le site sérine actif des lipases gastriques et pancréatiques. L'enzyme ainsi inactivée ne peut plus hydrolyser les triglycérides alimentaires en acides gras libres et monoglycérides absorbables.

INDICATIONS

XÉNICAL : traitement de l'obésité (indice de masse corporelle [IMC] ≥ 30 kg/m²) ou du surpoids (IMC ≥ 28 kg/m²) associé à des facteurs de risques.

Si un régime seul a précédemment permis une perte de poids d'au moins 2,5 kg en 4 sem. consécutives. Le traitement par **orlistat** doit être arrêté après 12 sem. si les patients n'ont pas perdu au moins 5 % du poids initial.

CONTRE-INDICATIONS

Syndrome de malabsorption chronique.

Cholestase.

Allaitement (le passage dans le lait maternel n'est pas connu). Grossesse.

Hypersensibilité au principe actif ou à l'un des excipients.

PRÉCAUTIONS D'EMPLOI

Diminution de l'absorption des vitamines liposolubles (A, D, E, K). Maintien d'une alimentation riche en fruits et en légumes.

Si besoin, supplémentation multivitaminique à distance (2 h) de la prise d'**orlistat**.

EFFETS INDÉSIRABLES

- Gastro-intestinaux (+++)

Ils sont liés à l'activité de l'**orlistat** et témoignent de son efficacité. Pendant la première année de traitement, les effets très fréquents sont des traces de graisses au niveau anal (27 %), des gaz avec suintement (24 %), des selles impérieuses (22 %), des selles grasses/huileuses (20 %), des émissions de graisses (12 %), des selles abondantes (11 %), des incontinences fécales (8 %).

L'incidence des effets indésirables diminue lors de l'utilisation prolongée d'**orlistat**.

Les autres événements (plus rares) sont : douleur/gêne abdominale, flatulence, selles liquides, selles molles, douleur/gêne rectale, problèmes dentaires, problèmes gingivaux.

- Troubles respiratoires, thoraciques et médiastinaux : infection respiratoire haute, infection respiratoire basse, grippe.
- Système nerveux : céphalées.
- Troubles des organes de reproduction et des seins : règles irrégulières.
- Troubles psychiques : anxiété.
- Troubles généraux et accidents liés au site d'administration : asthénie.
- Troubles rénaux et urinaires : infection urinaire.
- Allergies : prurit, rash cutané, urticaire, angio-œdème et réaction anaphylactique, rares cas d'éruptions bulleuses.

> De très rares cas d'augmentation des transaminases et des phosphatases alcalines hépatiques, et d'exceptionnels cas d'hépatite potentiellement graves ont été rapportés.

INTERACTIONS MÉDICAMENTEUSES

L'association à l'**acarbose** est déconseillée.

Anorexigènes.

Anticoagulants : en traitement à long terme, une évaluation de l'INR doit être réalisée.

Vitamines et bêtacarotène : la diminution de l'absorption des vitamines **D**, **E** et du bêtacarotène doit être prise en compte.

Ciclosporine : diminution des taux plasmatiques.

OBÉSITÉ (2)

Objectifs thérapeutiques

L'objectif du traitement doit être réaliste. Aussi souhaitable qu'elle soit, la perte de poids n'est pas l'objectif unique du traitement : chez les sujets en phase pondérale ascendante, la stabilité pondérale est le premier objectif à atteindre. Un objectif de perte de poids de l'ordre de 10 % du poids initial obtenu en 3 à 6 mois, bien qu'il paraisse modeste à de nombreux patients, est souvent réaliste et utile pour améliorer les comorbidités.

La prise en charge des facteurs de risque cardiovasculaires associés et le traitement des complications sont des priorités.

Moyens thérapeutiques

Activité physique

Une fois la prise de poids acquise, l'activité physique ne fait pas en soi perdre du poids, mais modifie la composition corporelle au profit de la masse maigre et permet de prévenir la reprise du poids. Il faut essayer d'obtenir l'équivalent de 30 minutes de marche rapide par jour.

Il faut prendre le temps de suggérer, en fonction des contraintes de chacun, différentes possibilités d'augmenter l'activité physique. On peut proposer au patient de s'équiper d'un podomètre pour évaluer son activité au quotidien ou d'utiliser des applications connectées. Trente minutes d'activité sont équivalentes à 10 000 pas/j.

Prescription diététique

La prescription d'un « régime » ne peut être standardisée. Le but est d'obtenir une modification durable de l'alimentation en réduisant les apports caloriques d'environ 600 kcal en dessous des dépenses énergétiques totales, sans descendre en dessous de 1 200-1 400 kcal/j.

Il faut éviter les interdits, conseiller au moins 3 repas/j avec des collations si besoin, en insistant sur la répartition et la qualité des nutriments, privilégier les fruits et légumes, réduire les graisses, contrôler les féculents sans les exclure, inciter à développer certains modes de cuisson (vapeur, grill), choisir les menus adéquats en restauration collective, limiter les boissons sucrées et alcoolisées. Il est important de s'assurer que les apports protéiques, calciques, et en fer sont suffisants. La pratique de régimes très restrictifs du type « régimes protéinés » (ou *very low calorie diet*), permettant des pertes de poids rapides et faciles, est à déconseiller : ils favorisent les rechutes et le syndrome yo-yo (reprise pondérale plus importante que la perte obtenue). Ils ne doivent être prescrits qu'en milieu spécialisé dans des indications particulières.

Enfin, Il faut expliquer au patient qu'après une phase de perte de poids, une nouvelle stabilité s'instaure, à un niveau pondéral souvent supérieur aux souhaits du patient, exigeant pourtant la poursuite d'une vigilance alimentaire plus ou moins contraignante.

Les hospitalisations de courte durée en milieu spécialisé n'ont de sens que si elles s'accompagnent de modification durable du comportement alimentaire. Elles peuvent être une aide ponctuelle, p. ex. pour initier une perte de poids et redonner confiance, ou isoler transitoirement d'un milieu familial conflictuel.

Accompagnement psychologique

Il peut être utile lorsqu'il existe des troubles du comportement alimentaire importants ou un syndrome dépressif associé. Le recours au psychiatre est parfois nécessaire pour le diagnostic et la prise en charge d'un trouble anxieux ou dépressif sous-jacent, mais aussi en cas de troubles du comportement alimentaire.

OBÉSITÉ (3)

Médicaments

Un produit est utilisé dans le traitement des obésités : un inhibiteur de l'absorption des graisses, l'**orlistat** (***XÉNICAL***) : 1 gél. à chaque repas. Le traitement par **orlistat** doit être entrepris uniquement si un régime seul a précédemment permis une perte de poids d'au moins 2,5 kg en 4 sem. consécutives. Le traitement par **orlistat** (***XÉNICAL***) doit être arrêté après 12 sem. si les patients n'ont pas perdu au moins 5 % du poids initial mesuré au début du traitement médicamenteux.

Plusieurs cas graves d'atteintes hépatiques ont été rapportés chez des patients traités par **orlistat** ayant conduit dans certains cas à une transplantation hépatique voire au décès du patient. Le lien de causalité avec l'**orlistat** reste difficile à établir mais ne peut pas être exclu. Devant la gravité de ces effets hépatiques, l'Agence européenne du médicament a récemment conduit une évaluation des effets indésirables rapportés avec **orlistat**.

Chirurgie bariatrique

La chirurgie de l'obésité, lorsque les indications sont bien posées, permet de réduire les facteurs de risque liés à l'obésité et améliore de plusieurs années l'espérance de vie. L'indication et le choix du type de chirurgie doit toujours être discutée en concertation pluridisciplinaire [2].

Elle est indiquée après échec d'une prise en charge médicalisée d'au moins un an :
- chez les patients avec IMC > 40 kg/m² ;
- chez les patients avec IMC > 35 kg/m² avec comorbidités (maladies cardiorespiratoires, ostéo-articulaires ou métaboliques).

Il en existe différents types :
- L'intervention la plus pratiquée est la *sleeve gastrectomy* ou « gastrectomie verticale calibrée » qui consiste à réséquer 2/3 de l'estomac. En plus de la restriction gastrique qu'elle entraîne, cette intervention résèque la partie de l'estomac qui sécrète la ghréline, hormone orexigène.
- Le by-pass gastrique est la plus ancienne des chirurgies bariatriques. Elle est à risque carentiel qui doit être supplémenté. Son effet secondaire principal est le *dumping syndrome*. Il s'agit d'une chirurgie réversible.
- L'anneau gastrique a tendance à être abandonné du fait de l'importance des complications qu'il entraîne, de la perte de qualité de vie et de sa moindre efficacité à long terme. Cette tendance s'est surtout amorcée à l'arrivée de la *sleeve gastrectomie*.
- La dérivation bilio-pancréatique avec *duodenal switch* est la plus puissante des chirurgies bariatriques. Mais la mortalité périopératoire (1 % des patients), le risque carentiel, et les effets secondaires postopératoires (transit accéléré, impériosité, gaz nauséabonds) font de cette chirurgie une chirurgie réservée aux IMC entre 50 et 65 kg/m², ou aux échecs de by-pass après concertation pluridisciplinaire.

Complications esthétiques

Les amaigrissements réussis s'accompagnent souvent de disgrâces esthétiques majeures (seins, ventres, cuisses) surtout lors des pertes de poids importantes après chirurgie de l'obésité.

Le recours à la chirurgie plastique est utile dans ces situations. Il doit être prévu au début du traitement.

CONSENSUS

[1] The IDF Consensus Worldwide Définition of the Metabolic Syndrome, *IDF*, 2006.
[2] Obésité :prise en charge chirurgicale chez l'adulte, *HAS*, 2009.

HYPERTHYROÏDIE (1)

L'hyperthyroïdie se traduit par la production excessive des hormones thyroïdiennes, dont la conséquence est la thyrotoxicose.

L'hyperthyroïdie la plus fréquente est d'origine immunitaire : c'est la maladie de Basedow, conséquence de la stimulation non régulée de la thyroïde par des anticorps se fixant sur les récepteurs de la TSH (TRAK). Le traitement consiste à bloquer la sécrétion thyroïdienne jusqu'à ce que la maladie s'éteigne d'elle-même.

Maladie de Basedow non compliquée

Traitement d'attaque

► *Mesures générales*

- Repos physique (arrêt du sport) et psychique (arrêt de travail si besoin).
- **Anxiolytiques** type **benzodiazépines** (***LEXOMIL***) si besoin : 1/4 cp. matin et midi 1/2 cp. le soir.
- **β-bloquant non cardiosélectif**, ex : **propranolol** (***AVLOCARDYL***) 1/2 à 1 cp. x 3 à 4/j ou ***AVLOCARDYL LP*** 1 à 2 gél./j en cas de palpitation.
- ECG, ou au minimum auscultation cardiaque, à la recherche d'une arythmie complète par fibrillation auriculaire (AC/FA) et prise de la PA.
- Vérification de l'absence de grossesse et prescription d'une contraception efficace.

► *Antithyroïdiens de synthèse (ATS)*

- Le **carbimazole** (***NÉO-MERCAZOLE***) est prescrit en 1re intention, à raison de 40 à 60 mg/j soit 2 à 3 cp. à 20 mg/j en 1 prise le matin pour faciliter l'observance thérapeutique. On peut aussi utiliser le **thiamazol** (***THYROZOL***) jusqu'à 40 mg en dose d'attaque en une prise.

> **Surveillance biologique**
>
> – Hématologique : RISQUE D'AGRANULOCYTOSE IMMUNO-ALLERGIQUE. Ce risque est majoré à la réintroduction du traitement. Il est maximum lors des 2 à 3 premiers mois de traitement et persiste au-delà de un an.
>
> – Hépatique : risque d'hépatite cholestatique (plutôt avec le **propylthiouracile**) > hépatite cytolytique.

- NFS tous les 10 j pendant le 1er mois puis mensuelle ; arrêt des **ATS** si neutropénie < 1 200/mm³. Le malade doit être prévenu de faire pratiquer en urgence une NFS en cas de fièvre, angine ou toute autre pathologie infectieuse. Il n'est pas nécessaire d'être à jeun pour le dosage NFS.
- Bilan hépatique complet au moins au 1er contrôle du bilan thyroïdien.

En cas d'intolérance aux dérivés azolés, on a recours aux autres **ATS** : **benzylthiouracile** (***BASDÈNE***) ou **propylthiouracile** (***PROPYLEX***).

La survenue d'une agranulocytose contre indique définitivement tout **ATS**.

► *Durée du traitement d'attaque : 2 mois*

À cette phase, le dosage de la T4L et de la TSH est à réaliser à partir de la 4e sem., et pas avant. La surveillance de T3 n'est pas utile.

Traitement d'entretien

Il existe deux possibilités.

► *Diminution progressive de la dose d'ATS*

Diminution de la dose d'**ATS** (ex : 40-30 puis 20 mg de ***NÉO-MERCAZOLE***/j) jusqu'à normalisation des signes cliniques et des taux de T4L et TSH. On atteint en général une dose d'entretien de 15 à 10 mg/j. Il convient alors de répéter les dosages hormonaux tous les 2 mois en moyenne. Il ne faut pas attendre de normaliser la TSH pour baisser les doses d'ATS car la TSH peut se « débloquer » jusqu'à 6 mois après le début du traitement.

► *Association d'ATS et de lévothyroxine sodique*

Elle consiste à maintenir les **ATS** à des doses supérieures aux doses précédentes (20 à 40 mg/j de ***NÉO-MERCAZOLE*** par exemple) et, pour éviter un passage en hypothyroïdie iatrogène, d'ajouter du ***LÉVOTHYROX*** (75 à 100 µg/j) dès l'obtention de l'euthyroïdie. Dans ce cas le dosage hormonal est suffisant tous les 3 ou 4 mois.

► *Durée du traitement*

De 12 à 24 mois, puis arrêt progressif ou non selon les écoles.

ANTITHYROÏDIENS DE SYNTHÈSE (1)

Benzylthiouracile

BASDÈNE					
Traitement d'attaque : 9 à 12 cp./j Traitement d'entretien : 2 à 4 cp./j	50 cp. 25 mg	3,09	I	65 %	0,06

Carbimazole

NÉO-MERCAZOLE					
Traitement d'attaque : 40 à 60 mg/j Traitement d'entretien : 10 à 15 mg/j à atteindre progressivement	50 cp. 5 mg 30 cp. 20 mg	3,04 3,74	I I	65 % 65 %	0,06 0,12

Propylthiouracile

PROPYLEX					
Traitement d'attaque : 6 à 9 cp./j Traitement d'entretien : 1 à 4 cp./j	30 cp. 50 mg 90 cp. 50 mg	8,09 24,69	I I	65 % 65 %	0,27 0,27

Thiamazole

THYROZOL					
A. Posologie initiale : 10-40 mg/j Posologie d'entretien : – si association avec ***LÉVOTHYROX*** : 5-20 mg/j en 1 prise le matin – si monothérapie : 2,5-10 mg/j en 1 prise le matin E. Posologie initiale : 0,5 mg/kg/j de 2-3/j Posologie d'entretien à adapter en 1 prise et sans dépasser 40 mg/j	30 cp. 5 mg 30 cp. 10 mg 30 cp. 20 mg	1,86 3,36 3,74	I I I	65 % 65 % 65 %	0,06 0,11 0,12

HYPERTHYROÏDIE (2)

Rechutes

La rechute est souvent annoncée par la persistance des anticorps antirécepteurs de la TSH à la fin du traitement. Elle survient dans 50 % des cas.

Le traitement médical peut être repris pour une nouvelle cure de 12 à 18 mois si le goitre est petit, les signes peu intenses et le patient hostile à un traitement radical.

Dans tous les autres cas, on préfère un traitement radical : chirurgie après préparation par **ATS** si besoin afin de traiter en euthyroïdie (défini par une T4 normale) ou iode radioactif. S'il existe une contre-indication aux **ATS**, on utilise les **β-bloquants** pour améliorer la symptomatologie périphérique.

► *Chirurgie*

Indications préférentielles de la chirurgie
- Ophtalmopathie associée
- Gros goitre
- Thyroïdes nodulaires
- Difficultés de suivi
- Femmes jeunes désirant procréer

• Technique : thyroïdectomie subtotale ou totale. Certaines équipes chirurgicales pratiquent une thyroïdectomie totale pour éviter le risque de rechute sur le tissu résiduel.

• Inconvénients :
- rares : lésions des nerfs récurrents, hypoparathyroïdie ;
- rechutes : 7 % en cas de geste limité ;
- hypothyroïdies définitives.

• Surveillance postopératoire : dosage de la T4L et de la TSH après un mois, puis TSH tous les 3 mois pendant un an, annuellement ensuite.

► *Iode radioactif*

• Indications de l'IRAthérapie :
- goitre diffus, petit ou modéré ;
- absence de surcharge iodée ;
- personnes âgées ou difficiles à opérer.

• Contre-indication : grossesse, incontinence urinaire.

• Prévenir les femmes jeunes ou en âge de procréer de la nécessité d'une contraception efficace 6 mois après la dose d'**iode**.

• Nécessité d'interrompre la préparation par **ATS** 5 j avant la dose d'**iode**.

• Inconvénients : rechutes en cas de doses insuffisantes et hypothyroïdies à long terme (30 %).

• Surveillance : dosage de la T4L et de la TSH toutes les 4 à 6 sem. pendant les 3 premiers mois, puis à 6 mois (ou en fonction de la clinique), puis annuellement. Prévenir le patient de la possibilité d'une exacerbation de la clinique d'hyperthyroïdie dans les semaines qui suivent le traitement par **iode**.

ANTITHYROÏDIENS DE SYNTHÈSE (2) – PHARMACOLOGIE

PROPRIÉTÉS

Les thiourés (**benzylthiouracile**) et les imidazoles (**carbimazole, thiamazole**) bloquent l'activité de la thyroïde en inhibant l'organification de l'iode et la transformation des iodotyrosines en iodothyronines. Le **propylthiouracile** (PTU) inhibe en outre la conversion périphérique de la T4 en T3.

INDICATIONS

Hyperthyroïdies diffuses.
Préparation à la thyroïdectomie de toutes les hyperthyroïdies.

CONTRE-INDICATIONS

Cancers thyroïdiens différenciés.
Hémopathies préexistantes.
Insuffisance hépatique.

PRÉCAUTIONS D'EMPLOI

- **Grossesse**

Les **ATS** traversent la barrière placentaire. Il n'y a pas de contre-indication absolue mais le traitement par **ATS** doit être prescrit à la dose la plus faible possible et sous surveillance (*cf.* Hyperthyroïdies – Formes particulières).
Avant la 7e sem., il faut prescrire le **propylthiouracile** car il y a un risque d'aplasie du cuir chevelu chez l'enfant avec le **carbimazole**.

- **Allaitement** : contre-indiqué car les **ATS** sont excrétés dans le lait.

EFFETS INDÉSIRABLES

Leuconeutropénie modérée

Une leucopénie entre 3 500 et 4 000/mm³ et une neutropénie = 1 500/mm³ sont fréquentes au cours de l'hyperthyroïdie : elles ne contre-indiquent pas les **ATS**. La surveillance rapprochée de la NFS permet de s'assurer de sa normalisation spontanée. L'arrêt s'impose si les PNN sont $< 1\ 200/mm^3$.
L'agranulocytose, rare mais grave, est de mécanisme immunoallergique (0,5 % des cas).
L'allergie au **carbimazole** n'est pas forcément croisée avec une allergie au PTU.
Surveillance de la NFS tous les 10 j pendant 2 mois puis tous les mois et si fièvre, angine ou toute autre infection.
L'aplasie médullaire est exceptionnelle.

Accidents digestifs

Nausées, vomissements et épigastralgies.
Toxicité hépatique : le **carbimazole** peut entraîner un ictère cholestatique pur ; le PTU peut provoquer une cytolyse.

Réactions cutanées

Rash érythémateux, urticaire, arthralgies et myalgies.

Augmentation du volume du goitre

Cette manifestation se rencontre lors de traitements prolongés sans surveillance ou en cas de surdosage par les **ATS**. Il existe toujours une hypothyroïdie associée. Cet inconvénient est évité par l'adjonction de **L-thyroxine**.

HYPERTHYROÏDIE (3)

Maladie de Basedow compliquée

Cardiothyréose

► *Troubles du rythme*

• **β-bloquants non cardiosélectifs** : on utilise ***AVLOCARDYL*** : 80 à 160 mg/j.

• **Anticoagulants** systématiques en cas d'AC/FA.

► *Insuffisance cardiaque*

Elle guérit avec l'hyperthyroïdie mais peut persister chez les sujets âgés ou au cœur antérieurement lésé.

Exophtalmies sévères

En cas d'exophtalmie, un suivi ophtalmologique doit être mis en place. La gravité de l'atteinte oculaire doit être évaluée par la clinique et l'IRM orbitaire.

► *Mesures locales*

• Protection cornéenne par larmes artificielles et collyre de **méthylcellulose** (***CELLUVISC***) : 1 g x 2 à 7/j ; lunettes sombres et enveloppantes.

• Occlusion des yeux la nuit par adhésif sur les paupières, position tête surélevée pour diminuer l'œdème.

► *Mesures générales*

• **Corticothérapie : prednisone** ou **prednisolone** (***CORTANCYL***, ***SOLUPRED***) : 1 à 2 mg/kg/j. Traitement d'une durée de 1 mois en diminuant progressivement la corticothérapie de 20 mg chaque sem. La corticothérapie peut ausi être proposée en bolus en cas de forme grave engageant le pronostic visuel.

• **Immunosuppresseurs :** ils peuvent être proposés en cas d'inefficacité d'un traitement par corticoïdes.

• **Radiothérapie externe rétro-orbitaire** : seule ou associée aux **corticoïdes**.

• **Chirurgie** : en urgence pour décomprimer le nerf optique, ou à distance en cas d'atteinte séquellaire.

Hyperthyroïdies sur nodule

Adénome toxique

Préparation par **ATS** si besoin : ***NÉO-MERCAZOLE*** 20 à 40 mg/j jusqu'à normalisation de la T4L puis chirurgie par lobectomie ou iode radioactif.

Goitre multinodulaire toxique

Préparation par les **ATS** comme pour l'adénome toxique puis **traitement chirurgical** (thyroïdectomie subtotale ou totale) ou iode radioactif.

Hyperthyroïdies induites par l'iode

La plus fréquente est de loin l'hyperthyroïdie induite par la ***CORDARONE***.

Arrêt total et définitif des produits iodés responsables. La plupart de ces hyperthyroïdies guérissent seules.

L'essentiel est de pouvoir attendre l'élimination **spontanée** de l'iode, ce qui nécessite quelques semaines à plusieurs mois.

– Les **ATS** sont beaucoup moins efficaces qu'au cours des autres hyperthyroïdies et il convient de prescrire des doses supérieures ; certains préfèrent le **propylthiouracile** au **carbimazole**.

– Les **β-bloquants** sont indispensables.

– La corticothérapie est parfois utile dans les thyroïdites à la ***CORDARONE*** (elle diminue la libération des hormones thyroïdiennes).

Le perchlorate de potassium est parfois utilisé dans les formes sévères.

IODE

Iode

LUGOL FORT (SOLUTION DE)						
60 à 90 gttes/j en 3 prises (20 gttes avant chaque repas dans un peu de lait pour le goût) Le traitement ne doit pas dépasser quelques semaines	1 fl. (iodure métalloïdique 5 g + iodure de potassium 10 g + eau distillée qsp 10 mL)				NR	

PROPRIÉTÉS

L'iode est indispensable à la synthèse des hormones thyroïdiennes. L'apport souhaitable est de 250 à 300 mg/j.

En excès, l'iode bloque les mécanismes d'élaboration des hormones thyroïdiennes. Il est accumulé massivement dans la glande thyroïde puis est lentement éliminé dans les urines en plusieurs semaines ou mois.

INDICATIONS

Goitre endémique : prévention et traitement.

L'administration d'**iode** à titre préventif se fait par iodation du sel de cuisine, ou de l'eau de boisson, ou plus rarement du pain. Ce traitement est réalisé à l'échelon national.

Hyperthyroïdie : l'**iode** est un traitement efficace des hyperthyroïdies diffuses (maladie de Basedow).

Il n'est utilisé qu'en cas de contre-indication des **antithyroïdiens de synthèse** et dans le but de préparer le patient à la chirurgie.

Il y a un phénomène d'échappement qui se traduit par la réapparition d'une hyperthyroïdie.

CONTRE-INDICATIONS

Allergie à l'iode : des accidents graves peuvent survenir : œdème de Quincke, rashs généralisés.

Grossesse.

Contre-indication formelle : blocage de la thyroïde fœtale.

EFFETS INDÉSIRABLES

Iodisme : goût métallique de la salive, troubles digestifs, éruptions cutanées acnéiformes.

Allergie à l'iode.

Hypothyroïdies par blocage thyroïdien.

Hyperthyroïdies (effet Wolff-Chaïkoff).

Facteurs déclenchants d'une crise aiguë thyrotoxique

- Traitement chirurgical ou par iode radioactif d'une hyperthyroïdie chez un patient mal préparé.
- Infection.
- Traumatisme.
- Intervention chirurgicale.
- Accouchement, toxémie gravidique.
- Acidocétose diabétique.

Traitement d'une crise aiguë thyrotoxique

- Hospitalisation en réanimation.
- Nursing.
- Refroidissement progressif en cas d'hyperthermie.
- Traitement du collapsus : amines vasopressives.
- **ATS** par voie digestive intensive (sonde gastrique) : **propylthiouracile** (80 à 100 mg).
- Iodure de sodium IV : 250 mg toutes les 6 h.
- **β-bloquant** s à forte dose : ***AVLOCARDYL*** 140 mg/j.
- **Corticoïdes** : 1 mg/kg/j.

HYPERTHYROÏDIE (4)

Hyperthyroïdies de la femme enceinte

Il faut distinguer l'hyperthyroïdie pathologique de l'évolution physiologique de la TSH au cours de la grossesse (action TSH-like des ß-HCG).

Il n'y a pas d'indication à un avortement thérapeutique, mais il est nécessaire d'éviter toute grossesse chez une femme hyperthyroïdienne devant être traitée par **ATS**.

Traitement médical par ATS

Les **ATS** sont autorisés chez la femme enceinte avec une préférence pour le **propylthiouracile** avant la 7e sem. Après la 7e sem., on poursuit avec le **carbimazole.**

Lorsque les anticorps antirécepteurs de la TSH sont présents à des taux élevés, une surveillance fœtale rapprochée par l'obstétricien est nécessaire.

Le but est l'obtention d'une T4L dans les valeurs hautes de la normale, avec la dose la plus faible possible d'**ATS**. Ce traitement n'est pas tératogène et permet d'atteindre en général la fin de la grossesse sans problème. En raison de l'amélioration naturelle de la maladie de Basedow durant la grossesse il est souvent possible d'arrêter les **ATS** dans les derniers mois. En revanche, la surveillance clinique et biologique s'impose dans le post-partum, car l'hyperthyroïdie peut s'exacerber ou récidiver.

L'allaitement n'est plus contre-indiqué sous **ATS** pour une dose de ***PROPYLEX*** < 250 mg/j ou de ***NEO-MERCAZOLE*** < 20 mg/j.

Traitement chirurgical

S'il est indispensable, il faut intervenir entre le 3e et le 6e mois.

Hyperthyroïdies de l'enfant

- **Traitement médical** : toujours utilisé en premier. Il peut être nécessaire de recommencer 2 ou 3 fois la cure d'ATS ou de faire un traitement prolongé de 3 à 5 ans. On choisit préférentiellement le **thiamazole** ou le **carbimazole.**
- **Chirurgie** : meilleure solution en cas de récidive rapide et/ou de gros goitre.

IODE ET MÉDICAMENTS (1)

Les besoins en iode de l'organisme sont de 250 mg/j environ, chez l'adulte. Les apports iodés (eau et aliments) couvrent ces besoins.
Lorsque les apports iodés augmentent, la production des hormones thyroïdiennes s'accroît jusqu'à une valeur limite, puis elle diminue par blocage de l'organification des iodures. Il s'agit de l'effet Wolff-Chaïkoff ; il est en général transitoire, d'où l'action limitée dans le temps du soluté iodo-ioduré dit de ***LUGOL***, autrefois utilisé dans le traitement de la maladie de Basedow. L'augmentation des apports iodés, réalisée notamment par la prescription de médicament iodés ou l'administration de produits iodés de contraste (voir Tableaux) peut conduire à deux situations pathologiques opposées :
– chez certains sujets, notamment en cas d'anomalie mineure de la synthèse des hormones thyroïdiennes ou d'existence d'une thyroïdite sous-jacente, il n'y a pas d'échappement à l'effet Wolff-Chaïkoff et une hypothyroïdie s'installe ;
– à l'inverse, d'autres sujets développent une hyperthyroïdie soit parce qu'ils sont porteurs d'un goitre ancien, remanié, en général multinodulaire, comportant des nodules fonctionnels qui s'activent en raison de l'apport accru d'iode, soit parce que l'apport d'iode entraîne sur une glande antérieurement saine la libération subite de la réserve hormonale contenue dans les vésicules thyroïdiennes (thyroïdite iodée).
Ces dysthyroïdies induites par l'iode sont en général transitoires ; leur durée dépend de la quantité du produit iodé administré et de sa vitesse d'élimination. Elle va de quelques jours (produit à base d'érythrosine) à plusieurs mois.
Des recommandations relatives à l'utilisation des produits de contraste iodés ont été émises par la Société française d'endocrinologie et la Société de radiologie, à l'usage des radiologues.
Chez le nouveau-né prématuré et de petit poids : éviter autant que possible l'administration de produits de contraste iodés, ou utiliser la dose la plus faible possible (risque d'hypothyroïdie).
Chez l'adulte, il y a contre-indication absolue en cas d'hyperthyroïdie non traitée (risque d'aggravation), ou si le patient doit bénéficier d'une scintigraphie thyroïdienne ou d'une administration thérapeutique d'iode radioactif.
Les contre-indications relatives sont les suivantes :
– goitre nodulaire (notamment chez les sujets âgés ou cardiaques) ;
– thyroïdite auto-immune ;
– maladie de Basedow en rémission (pas de contre-indication en cours de traitement par les **ATS**) ;
– antécédents d'hyperthyroïdie par surcharge iodée.
Les dysthyroïdies (hyperthyroïdie ou hypothyroïdie) secondaires à une surcharge iodée les plus fréquentes sont dues à l'**amiodarone** (***CORDARONE***). Alors que les besoins quotidiens en iode sont environ de 0,2 mg/j, un comprimé en apporte environ 9 mg. De plus l'**amiodarone** a une demi-vie d'élimination longue d'environ 10 j.

IODE ET MÉDICAMENTS (2)

Produits les plus riches en iode *

MÉDICAMENT	UNITÉ	CONTENU (en µg)	PRODUIT IODÉ	SPÉCIALITÉ
BÉTADINE	Solution, pansements 10 g p. 100 g	100 000	**Polyvidone iodée**	Dermatologie
CORDARONE	cp.	80 000	**Amiodarone**	Cardiologie
COLCHIMAX	cp.	14 300	**Iodure de tiémonium**	Rhumatologie

Produits de contraste iodés

TRIIODÉS SOLUBLES UROANGIOGRAPHIQUES	
TÉLÉBRIX	
TÉLÉBRIX 30 MEGLUMINE	
TÉLÉBRIX 12 SODIUM	
TRIIODÉS HYDROSOLUBLES NON IONIQUES neurologiques, vasculaires, urologiques	
IOMÉRON	
IOPAMIRON (200, 200, 370)	
IVÉPAQUE	
OMNIPAQUE (180, 240, 300, 350)	
OPTIJECT	
OPTIRAY (300, 350)	
ULTRAVIST (300, 370)	
VISIPAQUE (270, 320)	
XENETIX (250, 300, 350)	
HEXAIODÉS UROANGIOGRAPHIQUES	
HEXABRIX	
AUTRES PRODUITS DE CONTRASTE IODÉS	
LIPIODOL	Lymphographie
TÉLÉBRIX GASTRO	Gastro-entérologie
TÉLÉBRIX HYSTERO	Gynécologie

* Les besoins moyens en iode d'un adulte étant de 200 à 250 µg/j, un seul comprimé de ***CORDARONE*** apporte près de 400 fois la dose quotidienne !

NOTES

HYPOTHYROÏDIE (1)

Forme habituelle non compliquée

Le traitement s'effectue en ambulatoire.

Traitement substitutif par lévothyroxine sodique

Plusieurs attitudes sont possibles en fonction de l'indication et du patient. L'attitude est univoque après thyroïdectomie totale ou l'on peut proposer d'emblée la dose de substitution de 1,7 µg/kg/j et 1,3 µg/kg/j chez le sujet âgé. Pour les autres situations, la posologie de départ est fonction de l'ancienneté, de la profondeur de l'hypothyroïdie et de l'âge du patient.

► *Exemple de posologie de départ*

LÉVOTHYROX : 1 cp. à 50 µg ou à 75 µg le matin, voire d'emblée 100 µg/j si l'hypothyroïdie est récente chez un sujet jeune.

► *Progression des doses*

Elle peut se faire par palier de 25 µg, jusqu'à la dose finale d'équilibre jugée sur des taux de TSH normaux. Seul le dosage de la TSH est utile pour la surveillance et il doit être pratiqué 4 à 6 sem. après la dernière modification de posologie.

Une TSH normale se définie pour un patient donné car la normalité du patient n'est pas celle du laboratoire. Il est désormais admis que la fourchette de normalité du patient est plus étroite que celle du laboratoire. On tentera de se rapprocher au mieux de la valeur d'une TSH préopératoire dans l'adaptation d'un traitement post-hyroïdectomie, ou d'une valeur de TSH qui se stabilise sur plusieurs contrôles.

Les besoins en **lévothyroxine** peuvent augmenter en cas de :

– modifications de l'acidité gastrique pathologique ou médicamenteuse ;
– pathologie avec malabsorption intestinale ;
– œstrogénothérapie par voie orale ;
– 1er trimestre de grossesse (*cf. infra*).

Thyroïdite auto-immune de Hashimoto

Il s'agit d'une atteinte auto-immune de la glande thyroïde, caractérisée par une infiltration lymphoplasmocytaire du parenchyme, évoluant à plus ou moins long terme vers la destruction de la glande, donc vers l'hypothyroïdie. Elle est associée à la présence d'auto-Ac anti-TPO ± anti-TG.

Traitement de l'hypothyroïdie

Il dépend de l'intensité de l'hypothyroïdie. La prescription de LT4 (***LÉVOTHYROX***) a un double intérêt :

– elle permet de limiter l'augmentation de volume de la glande thyroïde (freinage) ;
– elle remplace le déficit de sécrétion hormonale, constant au cours de la thyroïdite de Hashimoto (substitution).

Traitement du goitre

Si le goitre devient compressif ou comporte des nodules volumineux ou évolutifs, un traitement chirurgical est indiqué. Il sera suivi par une hormonothérapie thyroïdienne substitutive définitive.

Sujet âgé ou avec antécédents de cardiopathie

Le traitement substitutif doit être prudent et progressif.

► *Dose initiale*

LÉVOTHYROX : 1/2 cp. à 25 µg.

Surveillance clinique et ECG au début.

► *Progression des doses*

Paliers de 12,5 µg toutes les 2 sem. On augmente ensuite la dose en fonction du contrôle hormonal réalisé 4 à 6 sem. plus tard.

Chez le sujet âgé ou coronarien, on ne cherche pas à normaliser la TSH. L'obtention d'une TSH à la limite supérieure de la normale est parfois suffisante.

HORMONES THYROÏDIENNES (1)

■ Lévothyroxine sodique

LÉVOTHYROX					
La posologie de remplacement est de 1,5 µg/kg/j, soit 100 à 150 µg/j en une seule prise le matin à jeun	30 cp. séc. 25 µg	0,69	II	65 %	0,02
	30 cp. séc. 50 µg	1,05	II	65 %	0,03
	30 cp. séc. 75 µg	1,52	II	65 %	0,05
	30 cp. séc. 100 µg	1,98	II	65 %	0,07
	30 cp. séc. 125 µg	2,44	II	65 %	0,08
	30 cp. séc. 150 µg	2,91	II	65 %	0,10
	30 cp. séc. 175 µg	3,37	II	65 %	0,11
	30 cp. séc. 200 µg	3,85	II	65 %	0,13
L THYROXINE SERB					
Seule forme injectable disponible (voie IM ou IV)	450 gttes (1 gtte = 5 µg) soluté buvable 15 mL conserver à + 4°C	4,00	II	65 %	0,01
	6 amp. 1 mL 200 µg/mL	HOP	II		

■ Liothyronine sodique

CYNOMEL					
Hypothyroïdie non traitée : posologie initiale est de 1/4 ou 1/2 cp. à adapter de façon hebdomadaire	30 cp. 25 µg	2,75	II	65 %	0,09

■ Liothyronine sodique + lévothyroxine sodique

EUTHYRAL					
Produit à n'utiliser que dans des cas très particuliers (comas thyroïdiens)	50 cp. 100 µg LT4 + 20 µg LT3	2,55	II	15 %	0,05

HYPOTHYROÏDIE (2)

Surveillance biologique de l'hypothyroïdie traitée

- La surveillance d'un patient atteint d'une hypothyroïdie primaire repose sur le dosage de la TSH.
- Le dosage de la T4L peut être utile ; il est seul réalisé dans les hypothyroïdies d'origine haute.
- Dans les hypothyroïdies d'origine haute, il faut d'abord substituer un déficit corticotrope.
- Le dosage de la T3L est inutile.

Une fois l'équilibre du traitement atteint, et en l'absence de pathologie intercurrente ou de signes cliniques, un contrôle annuel est suffisant.

Hypothyroïdie fruste

Elle est définie par une TSH augmentée (> 4 mUI/L) avec une T4L normale, sur plusieurs dosages. Les stratégies de prise en charge ont fait l'objet d'un consensus [1].

La conduite à tenir est résumée dans le tableau suivant :

TSH > 4 mUI/L + T4L normale à plusieurs reprises : recherche des Ac anti-TPO		
TSH > 4 mUI/L + Ac anti-TPO négatif	TSH > 10 mUI/L + Ac anti-TPO positifs ou facteurs de risque cardiovasculaires associés et notamment hypercholestérolémie	TSH > 10 mUI/L
Contrôle de la TSH à 6 mois puis annuel en l'absence de normalisation (arrêt des dosages si TSH < 4 mUI/L)	Envisager le traitement par ***LÉVOTHYROX***	Traitement par ***LÉVOTHYROX*** indiqué

Hypothyroïdie de l'enfant

Elle bénéficie du dépistage systématique fait sur le sang du cordon chez tout nouveau-né au 5e jour de vie.

Traitement substitutif

► *Enfant de moins de 1 an*

On prescrit ***LÉVOTHYROX*** en goutte à la dose de 5 à 10 μg/kg/j.

► *Dès l'âge de 9 mois*

Les comprimés de ***LÉVOTHYROX*** dissous dans l'eau peuvent être utilisés pour traiter les athyréoses ou les ectopies thyroïdiennes.

► *Après 10 ans*

On obtient un équilibre biologique satisfaisant avec des doses de 3 à 4 μg/kg/j.

Surveillance

► *Clinique*

Persistance de signes d'hypothyroïdie ou présence de signes d'hyperthyroïdie en faveur d'un surdosage.

On surveille le comportement. Un syndrome d'excitation passager est possible dans les premières semaines du traitement. La somnolence et la lenteur psychomotrice doivent faire craindre un sous-dosage.

On surveille les courbes de poids, de taille, et la maturation osseuse est suivie par des radiographies du squelette.

► *Biologique*

T3, T4L et TSHus en cas d'hypothyroïdie périphérique.

La TSH seule sera suffisante dès que l'équilibre hormonal sera atteint.

T3 et T4L sont indispensables si l'hypothyroïdie est secondaire (insuffisance antéhypophysaire).

HORMONES THYROÏDIENNES (2) – PHARMACOLOGIE

PROPRIÉTÉS

L'hormone active est la T3 mais l'hormone de remplacement utilisée est la T4. Elle est de durée plus longue (8 j), convertie en T3 dans l'organisme.

Absorption digestive rapide. Biodisponibilité : 50 %. Passage intact dans la circulation. Durée d'action : 1 sem.

Action sur la croissance et le développement, la calorigenèse, le système cardiovasculaire, le métabolisme de la cellule, et l'inhibition de la sécrétion de TSH.

La fraction libre représente la forme active. La LT4 ne passe pas la barrière placentaire, mais est retrouvée dans le lait maternel.

La tri-iodothyronine ou liothyronine (LT3) a une diffusion tissulaire rapide et une durée d'action de 48 h.

CONTRE-INDICATIONS

Hyperthyroïdie, cardiopathie décompensée non hypothyroïdienne, troubles du rythme.

PRÉCAUTIONS D'EMPLOI

Chez le sujet âgé, la mise en route du traitement doit être très progressive.

Chez le sujet coronarien, le traitement doit être instauré sous surveillance clinique et ECG + **β-bloquants**.

Il doit être commencé à doses faibles par paliers de 8 à 15 j.

En cas de panhypopituitarisme, le traitement de l'insuffisance corticotrope doit primer.

Grossesse : le traitement peut être prescrit pendant toute la durée de la grossesse.

EFFETS INDÉSIRABLES

Aggravation d'une cardiopathie (angor, infarctus du myocarde, troubles du rythme).

Apparition de signes d'hyperthyroïdie (surdosage) : insomnie, excitabilité, tachycardie, céphalées, sueurs, amaigrissement, diarrhée, tremblements.

INTERACTIONS MÉDICAMENTEUSES

Aux doses substitutives habituelles, les **hormones thyroïdiennes** n'ont pas d'interactions médicamenteuses. Ce n'est qu'en cas de surdosage qu'apparaissent les effets.

Seuls les patients sous **anticoagulants** doivent être surveillés plus étroitement au début du traitement par **hormones thyroïdiennes**.

Les **sels de fer**, les **pansements gastriques**, les **inhibiteurs de la pompe à protons** et la **colestyramine** diminuent l'absorption digestive de la **lévothyroxine** et doivent donc être administrés à distance.

Hypothyroïdies de l'enfant : *cf.* Hypothyroïdies de l'enfant (pédiatrie).

HYPOTHYROÏDIE (3)

Grossesse

Les besoins en hormones thyroïdiennes augmentent de 30 à 50 % pendant la grossesse dès la 4e sem. Il faut donc informer toute femme en âge de procréer, ayant une hypothyroïdie substituée par ***LÉVOTHYROX***, d'augmenter la posologie dès le début de la grossesse et de consulter rapidement son endocrinologue. Si le diagnostic est fait pendant la grossesse, il faut instituer rapidement un traitement substitutif. La surveillance biologique comportera un dosage de T4L et TSH tous les 1 à 2 mois. L'objectif est d'obtenir une TSH < 2,5 mUI/L et une T4L dans le tiers supérieur de la normale.

Il est impératif que la femme enceinte soit parfaitement équilibrée afin de permettre un bon développement psychomoteur du fœtus.

La posologie prescrite avant la grossesse est reprise après l'accouchement.

L'allaitement n'est pas contre-indiqué.

Hypothyroïdies iatrogènes

Les produits les plus fréquemment en cause sont :

- surcharge iodée ;
- **antithyroïdiens de synthèse** ;
- **lithium.**

L'arrêt du traitement incriminé n'est pas obligatoire si le médicament prescrit est indispensable. Dans ce cas, on instaure le traitement substitutif.

Durée du traitement

Elle est variable : elle peut être passagère, tant que dure la prise du médicament en cause, ou définitive lorsque l'hypothyroïdie ne disparaît pas à l'arrêt du traitement (pathologie sous-jacente révélée par le traitement).

Coma hypothyroïdien

C'est une urgence médicale qui devient assez rare depuis la généralisation des bilans thyroïdiens. C'est néanmoins une situation qui met en jeu le pronostic vital ; le patient est hospitalisé en unité de soins intensifs. Le traitement est débuté dès les prélèvements faits mais sans en attendre les résultats : tout retard thérapeutique assombrit le pronostic. Les dosages de T4L et TSH confirmeront le diagnostic *a posteriori*.

HYPOTHYROÏDIE (4)

Traitement symptomatique

► *Mise en condition du malade*

– Mise en place d'une voie veineuse.

– Pose d'une sonde nasale d'oxygène, d'une sonde urinaire et d'une sonde gastrique.

– Mise en place d'un monitorage cardio-tensionnel.

► *Correction des troubles ventilatoires*

– Assurer la liberté des voies aériennes. Éviter l'encombrement bronchique (aspirations).

– Oxygénothérapie ; si nécessaire : intubation et ventilation assistée.

► *Réchauffement progressif*

► *Correction des troubles hydroélectrolytiques*

Par des solutés iso- voire hypertoniques à cause de l'hyponatrémie:

– Si natriurèse basse : restriction hydrique ;

– Si natriurèse élevée : apports sodés sous stricte surveillance de la pression veineuse centrale.

► *Correction des troubles cardiovasculaires*

Concentrés globulaires et solutés de remplissage type ***VOLUVEN*** en cas de collapsus.

Il faut rester prudent avec les drogues inotropes en cas d'insuffisance cardiaque.

► *Traitement du facteur déclenchant*

► *Nursing*

► *Corticothérapie*

Systématique en raison de l'éventualité d'une insuffisance surrénale fonctionnelle résultant de l'hypométabolisme.

Hémisuccinate d'hydrocortisone IVSE 100 à 200 mg/24 h. La posologie est progressivement diminuée en fonction de l'évolution.

Traitement étiologique

► *Traitement de l'insuffisance thyroïdienne*

L-thyroxine injectable (***L THYROXINE SERB***) :

– 1er jour : dose d'attaque de 500 µg à perfuser sur 2 h à la seringue électrique ou en perfusion ;

– les jours suivants, la dose d'entretien est variable : 100 à 200 µg/24 h selon l'évolution clinique, la tolérance et l'état coronarien.

Dès que l'alimentation devient possible, relais par voie orale.

► *Surveillance*

Elle est commune à toute réanimation. On insiste surtout sur la surveillance cardiaque à la recherche de signes cliniques, électriques et biologiques traduisant une ischémie.

► *Évolution*

Pronostic sombre : 50 % de décès.

À la sortie de réanimation, il est impératif de pratiquer un bilan complet d'hypothyroïdie et surtout de motiver le patient à prendre régulièrement le traitement substitutif.

CONSENSUS

[1] Hypothyroïdies frustes chez l'adulte : diagnostic et prise en charge, *HAS*, 2007.

THYROÏDITE DE DE QUERVAIN

Il s'agit d'une inflammation subaiguë de la thyroïde, souvent secondaire à une infection virale ; elle débute de façon brutale et bruyante mais évolue en général vers la guérison.

Le traitement est purement symptomatique et n'influe pas sur l'évolution spontanée de la maladie. Il permet de faire disparaître en quelques jours douleurs et signes inflammatoires.

Forme peu douloureuse

- **Aspirine** : 3 g/j (***ASPÉGIC*** 1000).
- Les **anti-inflammatoires non stéroïdiens** : p. ex. **diclofénac** (***VOLTARÈNE***) cp à 50 mg x 3/j, ou suppositoire à 100 mg x 1/j. On peut y associer un **antalgique** type **paracétamol**.

Forme sévère (douleur importante + altération de l'état général + signes d'hyperthyroïdie)

- **Corticoïdes** type **prednisone** (***CORTANCYL***) à la dose de 20 à 40 mg/j (selon le poids) pendant 2 sem.

Ce traitement, remarquablement efficace, est un vrai test diagnostique et thérapeutique : l'état général ainsi que l'asthénie s'améliorent rapidement et les douleurs disparaissent en 24 à 48 h.

La corticothérapie est progressivement arrêtée sur 4 à 6 sem. Un rebond est possible en cas d'arrêt trop précoce qui n'influe pas sur l'évolution de la maladie ; la corticothérapie peut être reprise.

- Si syndrome thyrotoxique : **β-bloquants** type **propranolol** (***AVLOCARDYL***) : 80 à 120 mg/j en plusieurs prises. Les **ATS** ne sont pas recommandés.

Forme évolutive

Le plus souvent (80 % des cas) l'évolution est favorable en quelques semaines.

La phase initiale est parfois suivie d'une phase d'hypothyroïdie transitoire (biologique et/ou clinique) au cours de laquelle il peut être utile de prescrire de la thyroxine (***LÉVOTHYROX***).

Il existe un risque d'hypothyroïdie définitive à long terme. Il convient donc de surveiller la TSH après un épisode guéri.

CANCER DE LA THYROÏDE (1)

Cancers thyroïdiens différenciés

Les cancers différenciés de la thyroïde, dérivés des cellules vésiculaires, sont les plus fréquents. Parmi eux, on distingue les cancers *papillaires* (environ 90 % des cas) et les cancers *vésiculaires* (environ 5 % des cas).

Ces cancers différenciés gardent la possibilité de fixer l'iode, possèdent des récepteurs de la TSH et sécrètent de la thyroglobuline, propriétés qui sont mises à profit pour leur traitement et leur surveillance.

Les cancers thyroïdiens différenciés sont de bon pronostic : leur extension est essentiellement locorégionale, touchant les ganglions jugulo-carotidiens. Elle peut aussi être générale, entraînant des métastases pulmonaires, osseuses et cérébrales qui gardent en général l'aptitude à fixer l'iode.

Le traitement repose sur un trépied : la chirurgie, l'administration d'**iode radioactif (IRA)** et l'hormonothérapie thyroïdienne freinatrice.

La surveillance doit être régulière, permettant un dépistage précoce des récidives.

La prise en charge des cancers thyroïdiens différenciés a fait l'objet d'un consensus d'experts de la Société française d'endocrinologie [1]. Les recommandations de traitement des cancers thyroïdiens, en particulier le traitement par irathérapie, sont régulièrement actualisées.

Chirurgie

► *Technique*

- Elle comporte :

– une *thyroïdectomie totale* réalisée d'emblée si le diagnostic de cancer a été fait en préopératoire ou en deux temps si le diagnostic est fait lors de l'examen anatomopathologique extemporané, qui est indispensable lors de l'exérèse de tout nodule thyroïdien. Si une lobo-isthmectomie a été réalisée en raison d'un examen extemporané faussement négatif, il faut envisager de réintervenir pour totaliser la thyroïdectomie (sauf en cas de lésion infracentimétrique, unifocale, non extensive) ;

– lors de l'intervention, une *exploration minutieuse des ganglions jugulo-carotidiens homolatéraux* (jugulo-carotidiens) et centraux (région récurrentielle sus- et sous-isthmique) est indispensable. Toute suspicion d'envahissement ganglionnaire impose un curage, dont l'étendue sera variable.

► *Complications de la chirurgie*

– Lésions des nerfs récurrents (paralysie des cordes vocales) ou des nerfs laryngés externes (faiblesse de la voix).

– Hypoparathyroïdie transitoire ou définitive.

– Hématome de la loge thyroïdienne.

Ces problèmes sont d'autant plus rares que le chirurgien est entraîné.

Classification TNM actualisée en 2009

Tumeur primitive T
- Tx Non évalué
- T1 Tumeur ≤ 2 cm ne dépassant pas la capsule thyroïdienne
- T2 Tumeur 2-4 cm ne dépassant pas la capsule thyroïdienne
- T3 Tumeur > 4 cm ou avec extension extra-thyroïdienne minimale
- T4 Tumeur dépassant largement la capsule thyroïdienne

– T4a : vers tissu sous-cutané, larynx, trachée, œsophage, récurrent
– T4b : vers aponévrose prévertébral ou des vaisseaux du médiastin ou englobant les carotides

Adénopathies régionales N

– Nx Non évalué
– N0 Absence de métastase ganglionnaire
– N1a Adénopathies métastatiques régionales dans le compartiment du cou
– N1b Adénopathies métastatiques régionales, cervicales uni, bi ou controlatérales ou médiastinales supérieures

Métastases M

– M0 Absence de métastase à distance
– M1 Présence de métastase à distance

Résidu tumoral R

– Rx Résidu tumoral inconnu
– R0 Pas de résidu tumoral
– R1 Résidu tumoral microscopique
– R2 Résidu tumoral macroscopique

CANCER DE LA THYROÏDE (2)

Traitement par iode radioactif (I^{131})

Il est destiné à totaliser la thyroïdectomie en détruisant le tissu thyroïdien normal et les éventuels foyers tumoraux qui auraient persisté.

► *Modalités*

La totalisation par l'iode est pratiquée environ 4 à 6 sem. après la chirurgie, après sevrage en **hormones thyroïdiennes** ou après une injection préalable de TSH recombinante humaine (***THYROGEN***). On administre habituellement une dose de 100 mCi (3 700 MBq).

On effectue dans la semaine qui suit une scintigraphie qui renseigne sur les reliquats thyroïdiens laissés en place et les éventuelles métastases ganglionnaires ou extracervicales.

► *Indications*

• Pas de totalisation par l'iode radioactif en cas de lésion unifocale infracentimétrique sans extension tumorale locale et à distance, sans histologie défavorable.

• Totalisation par 100 mCi en cas d'extension tumorale périthyroïdienne, de métastases ganglionnaires cervicales ou à distance ou d'exérèse tumorale incomplète non réopérable.

• Les indications de totalisation doivent être discutée en réunion de concertation pluridisciplinaire (RCP) en milieu spécialisé.

► *Précautions*

Avant l'administration d'iode radioactif, il faut :

– éviter toute surcharge iodée alimentaire ou médicamenteuse ;

– s'assurer que le taux plasmatique de la TSH est suffisamment élevé (> 30 mUI/L) ;

– s'assurer de l'absence de grossesse en cours chez les femmes en âge de procréer et de la prescription d'une contraception efficace dans l'année suivant l'administration de la dose d'iode ;

– prescrire une corticothérapie de courte durée pour prévenir les phénomènes inflammatoires cervicaux en cas de reliquats thyroïdiens post-chirurgicaux très volumineux.

Traitement hormonal freinateur

L'hormonothérapie thyroïdienne s'impose pour tous les patients opérés d'un cancer thyroïdien quelle qu'ait été l'ampleur de l'exérèse, qu'il y ait eu ou non traitement radio-isotopique complémentaire. On administre donc, dans ce cas, la **L-thyroxine** (***LÉVOTHYROX***) à la dose maximale tolérée pour freiner suffisamment la sécrétion hypophysaire de TSH.

La dose habituelle est de l'ordre 2 à 2,5 µg/kg/j, soit 150 à 200 µg/j chez l'adulte. Il faut commencer d'emblée à une dose de 125 à 150 µg au minimum, selon le poids du patient. Le traitement sera ensuite adapté après un dosage de TSH (et de T4l) réalisé 6 à 8 sem. après l'intervention. En cas de suspicion de surdosage en **L-thyroxine** (***LÉVOTHYROX***), il faut réaliser un dosage de T3L et adapter le traitement en fonction du résultat.

Les objectifs pour la TSH sont ainsi fixés par le consensus français de 2007 [1], sauf contre-indication :

– < 0,1 mUI/L lors du traitement initial et chez les patients non guéris ;

– dans les valeurs basses de la normale du laboratoire (entre 0,1 et 0,5 mUI/L pour une normale de TSH > 0,1 mUI/L) chez les patients en rémission ayant un cancer à haut risque ;

– entre 0,3 et 2 mUI/L chez les patients en rémission et ayant un cancer à faible risque de récidive.

CANCER DE LA THYROÏDE (3)

Surveillance

Son objectif est de dépister précocement les récidives.

► *Moyens de surveillance*

• Elle repose essentiellement sur le dosage de la thyroglobuline (TG) tous les 6 à 12 mois. Un dosage de TSH et une recherche des anticorps anti-TG doivent être effectués simultanément.

• L'imagerie fait appel à l'échographie cervicale réalisée par un opérateur entraîné. Les indications de la scintigraphie à l'iode 131 avec balayage corps entier se sont restreintes ces dernières années. La tomographie d'émissions de positons (TEP) est parfois réalisée en 2e intention.

► *Modalités de surveillance*

À court terme

• Tumeur infracentimétrique sans extension (pas de totalisation par l'iode) : échographie cervicale et TG sous traitement freinateur sans stimulation.

• Cancer traité par thyroïdectomie totale suivie d'une totalisation par l'iode :

– à 6-12 mois : échographie cervicale, dosage de la TG après stimulation par la TSH humaine recombinante (***THYROGEN***) et dans certains cas particuliers (patient à risque élevé, présence d'anticorps anti-TG ou scintigraphie postopératoire suspecte ou peu informative) : nouvelle scintigraphie diagnostique après injection de 4-5 mCi d'iode radioactif ; la TSH humaine est utilisée à raison de 2 inj. IM de 0,9 mg, à 24 h d'intervalle, 4 j avant le dosage et la scintigraphie, sans interruption préalable du traitement freinateur ;

– ultérieurement, en dehors de toute anomalie à l'échographie, si la TG sous stimulation est inférieure au seuil institutionnel mais détectable (en général 5 à 7 ng/mL), il faut répéter l'échographie et le dosage de TG sous stimulation 6 à 12 mois plus tard.

À long terme

• Patients guéris (absence d'anomalie échographique, TG stimulée indétectable, absence d'anticorps anti-TG) : contrôle annuel de la TSH et de la TG sans stimulation préalable et sans arrêt du traitement freinateur.

• Patients avec TG indétectable mais présence d'anticorps anti-TG : surveillance périodique par échographie, scintigraphie diagnostique et autres techniques d'imageries en fonction des signes cliniques. La disparition des anticorps est considérée comme une preuve de rémission.

Traitement des récidives

• Récurrences locorégionales et métastases à distance : administration d'une dose thérapeutique d'iode 131.

• Chirurgie des récurrences ganglionnaires et des métastases osseuses.

• Radiothérapie externe et chimiothérapie : en dernière intention seulement.

• **Inhibiteur de protéine tyrosine-kinase (sorafénib, *NEXAVAR*).**

Après traitement initial d'un cancer différencié de la thyroïde par thyroïdectomie totale et totalisation isotopique, un taux de TG indétectable après stimulation, en l'absence d'anticorps anti-TG, permet d'affirmer la guérison (1 % de rechute à 10 ans).

CANCER DE LA THYROÏDE (4)

Cancers indifférenciés

Le pronostic est effroyable.

La thyroïdectomie doit être précoce, avant l'apparition des métastases.

Ces cancers relèvent de chimiothérapie lourde et de radiothérapie externe cervicale, éventuellement associée à une chirurgie thyroïdienne.

Carcinome médullaire de la thyroïde

Le cancer médullaire de la thyroïde (CMT) est développé aux dépens des cellules C parafolliculaires dont la caractéristique est de sécréter la calcitonine.

Environ un tiers des CMT sont des formes familiales, le plus souvent associées à d'autres tumeurs endocriniennes (phéochromocytome, adénome parathyroïdien), qui entrent dans le cadre d'une néoplasie endocrinienne de type 2 (NEM2 ou syndrome de Sipple). Il s'agit d'une atteinte multiglandulaire héréditaire autosomique dominante due à des mutations germinales du proto-oncogène RET situé sur le chromosome 10. Dans les formes familiales, les lésions carcinomateuses sont en général diffuses, bilatérales et multifocales et leur apparition est précédée par un stade d'hyperplasie des cellules C.

Le traitement du CMT est chirurgical : il consiste en une thyroïdectomie totale associée à un curage systématique du compartiment central du cou et des deux chaînes jugulo-carotidiennes. La calcitonine plasmatique est un marqueur fiable qui permet de juger de la présence de tissu néoplasique résiduel ou de l'apparition de métastases loco-régionales ou à distance (hépatiques, pulmonaires ou osseuses).

Chez les apparentés porteurs de la mutation du gène RET, la thyroïdectomie s'impose dès que le taux de la calcitonine s'élève au-dessus de 10 pg/mL lors du test à la pentagastrine.

Dans certaines formes familiales, il est souhaitable de réaliser une thyroïdectomie prophylactique.

Dans le NEM2, l'ablation du phéochromocytome doit précéder la thyroïdectomie.

CONSENSUS

[1] Prise en charge des cancers thyroïdiens différenciés de souche vésiculaire, *SFE*, 2007.

GOITRE SIMPLE – NODULES – GOITRES MULTINODULAIRES (1)

Goitres simples

Le goitre simple est une hypertrophie diffuse et homogène de la thyroïde sans dysfonction hormonale. Il survient classiquement chez des patients ayant des antécédents familiaux de goitre, lors de la puberté, ou pendant la grossesse, avec d'importantes disparités régionales. La carence en iode est la principale étiologie du goitre. Le tabac est aussi un facteur favorisant. Un goitre doit être exploré en première intention par un dosage de TSH et une échographie.

Il n'y a pas de consensus pour la prise en charge thérapeutique du goitre simple. Les attitudes envisageables sont la surveillance clinique et échographique régulière ou la prescription d'hormones thyroïdiennes. L'objectif est d'empêcher l'augmentation de volume du goitre en freinant la sécrétion de TSH par l'hypophyse. Le traitement est d'autant plus efficace que le goitre est jeune, diffus, chez un sujet de moins de 40 ans, sans immunité thyroïdienne.

Prescription

La posologie freinatrice est plus élevée que la posologie de substitution; **L-thyroxine** (***LÉVOTHYROX***) 1,8 à 2 µg/kg/j à dose progressive. Les doses de 75 à 125 µg/j sont en général suffisantes. La durée du traitement reste à codifier. Son efficacité disparaît lors de l'arrêt de la prescription.

Surveillance

Elle repose sur le dosage de la TSH 8 sem. après l'instauration du traitement (ou toute modification posologique) puis tous les 6 à 12 mois. L'objectif de TSH à atteindre correspond à une TSH dans les valeurs basses de la normale du laboratoire ou TSH < 0,5 avec T4 normale.

L'échographie effectuée après 6 et 18 mois de traitement évalue son efficacité. On peut espérer une réduction de 25 à 30 % du volume du goitre en 6 à 12 mois.

Nodule thyroïdien isolé

C'est une pathologie très fréquente et le plus souvent bénigne, le risque est de ne pas laisser évoluer un cancer thyroïdien.

Le diagnostic repose sur l'échographie et la cytoponction thyroïdienne à l'aiguille fine. La scintigraphie ne doit pas être demandée d'emblée. Ces deux examens sont les clés des recommandations de prise en charge [1].

Échographie

Elle permet :

– de noter si le nodule est solide (structure échogène), kystique (structure anéchogène) ou mixte ;

– de le situer dans la thyroïde (lobe gauche ou droit, isthme), d'en mesurer le diamètre et d'en apprécier les contours ;

– de rechercher des signes en faveur de la malignité : nodule hypoéchogène, hypervascularisé au Doppler, avec des microcalcifications, de contours flous, avec un halo périphérique incomplet ;

– de déceler la présence d'adénopathie satellites suspectes ;

– de guider la cytoponction à l'aiguille fine.

Il s'agit d'un examen opérateur-dépendant. Des recommandations de descriptions permettent d'établir un score de risque, le score TIRADS, qui guide la cytoponction.

GOITRE SIMPLE – NODULES – GOITRES MULTINODULAIRES (2)

Cytoponction

C'est un examen qui consiste à ponctionner le nodule à l'aiguille fine. La cytoponction s'impose si le diamètre du nodule est > 1-1,5 cm mais aussi en fonction de l'âge du patient et du score TIRADS. Elle est réalisée sous échographie (cytoponction échoguidée) si le nodule n'est pas palpable ou mixte.

Une cytoponction négative n'élimine pas forcément le diagnostic de cancer lorsque le nodule est gros (diamètre > 3 cm).

L'examen doit être fait par une équipe (ponctionneur et cytologiste) entraînée.

Patient sous anticoagulant/antiagrégant

- Arrêt si possible
- Poursuite **aspirine** possible
- **Clopidogrel + aspirine** : ne maintenir que l'**aspirine**
- Anticoagulant : faire INR 48 h avant
  – si INR > 3, relais par **HBPM**
  – si INR < 3, ponction à l'aiguille fine, un seul passage par nodule et unilatéral

En cas de doute, ou de l'utilisation des nouveaux anticoagulants, un avis cardiologique doit être demandé et l'indication de cytoponction rediscuté.

Scintigraphie

Elle permet de différencier les nodules chauds (fixant l'iode radioactif), qui sont bénins dans presque 100 % des cas, des nodules froids (ne fixant pas l'iode radioactif), qui peuvent être bénins ou malins. Elle ne s'impose que si le nodule s'accompagne d'une TSH basse.

Attitude thérapeutique : nodule + TSH normale

85 % des nodules isolés sont bénins.

La décision thérapeutique dépend de leur aspect échographique, de leur volume, du résultat de la cytoponction et de leur évolutivité :

– Nodule entièrement kystique : abstention thérapeutique ou ponction évacuatrice à l'aiguille s'il est volumineux et douloureux, chirurgie s'il récidive après ponction évacuatrice.

– Nodule solide < 1-1,5 cm : abstention thérapeutique et surveillance par échographie à 1 an puis plus espacée en cas de stabilité.

– Nodule solide > 3 ou 4 cm : discuter la chirurgie avec examen anatomopathologique extemporané, parfois en dépit d'une cytoponction bénigne.

– Nodule solide 1,5-3 cm : indication de la cytoponction en s'aidant du score TIRADS s'il existe plusieurs nodules.

– Nodule cytoponctionné avec cytologie bénigne : surveillance échographique (répéter la cytoponction en cas d'évolutivité du nodule).

– Nodule cytoponctionné avec cytologie en faveur de la malignité : indication chirurgicale.

– Nodule cytoponctionné avec cytologie douteuse : avis spécialisé.

– Nodule cytoponctionné avec cytologie non contributive : répéter la cytoponction.

GOITRE SIMPLE – NODULES – GOITRES MULTINODULAIRES (3)

Goitres multinodulaires

Il s'agit de goitres anciens qui ont subi au cours du temps des remaniements ayant fait apparaître plusieurs nodules au sein du parenchyme glandulaire. La conduite à tenir varie en fonction de l'étiologie, du volume des nodules et de l'état fonctionnel (eu-, hyper- ou hypothyroïdie).

Goitre multinodulaire euthyroïdien (TSH normale)

- Le **traitement freinateur** par la **L-thyroxine** (***LÉVOTHYROX***) peut être proposé, mais il est souvent peu efficace.
- La **chirurgie** est envisagée en cas de goitre compressif (dyspnée, dysphonie, dysphagie, circulation veineuse collatérale) ou de suspicion de malignité d'un ou plusieurs nodules. En cas de nodules multiples, les plus volumineux et les plus suspects échographiquement doivent être ponctionnés en priorité. On peut aussi guider la cytoponction par la réalisation d'une scintigraphie si la TSH est dans les valeurs basses de la normale (< 1 mUI/L) à la recherche de nodules chauds qui ne seraient pas à cytoponctionner.

Goitre multihétéronodulaire toxique (GMHT)

Au sein du goitre, certains nodules restent non fonctionnels, d'autres deviennent hyperfonctionnels ou toxiques. La TSH est basse, la T4L est normale ou élevée.

Ces goitres sont justiciables d'une thyroïdectomie, en général presque totale. En cas de T4 élevée, le patient sera préparé par des **antithyroïdiens de synthèse** à faible dose.

En cas de contre-indication chirurgicale ou chez le sujet âgé, on peut proposer un traitement par **iode radioactif**. Le traitement par iode radioactif peut être proposé au patient qui refuse une chirurgie, mais il faudra alors poursuivre une surveillance échographique.

Chez le sujet âgé, il faut parfois tenir compte de la contre-indication de l'incontinence urinaire pour le traitement par **iode radioactif** et savoir proposer des **antithyroïdiens de synthèse** à faible dose. Il faut alors évaluer le rapport bénéfice/risque, les risques de ne pas traiter l'hyperthyroïdie sont cardiologique, osseux, cognitif et nutritionnel.

Goitre multinodulaire avec thyroïdite

Les nodules sont en général nombreux et de diamètre < 1 cm. Il s'agit souvent d'un aspect pseudonodulaire plutôt que de vrais nodules.

La recherche des anticorps antithyroïde est souvent positive, la TSH a tendance à augmenter.

Le traitement par la **L-thyroxine** (***LÉVOTHYROX***) doit être instauré en cas d'hypothyroïdie, ou de TSH évolutive en référence à la « norme » du patient.

CONSENSUS

[1] Prise en charge des nodules thyroïdiens, *SFE*, 2011.

HYPERPARATHYROÏDIE PRIMAIRE (1)

Définition

C'est une affection due à l'hyperfonctionnement d'une ou de plusieurs glande(s) parathyroïde(s), qui se traduit par une sécrétion exagérée de l'hormone parathyroïdienne ou parathormone (PTH), hormone clé du métabolisme phosphocalcique.

Causes et mécanismes

• La cause principale de l'hyperparathyroïdie est l'adénome parathyroïdien, tumeur bénigne qui apparaît dans l'une des quatre parathyroïdes, les autres glandes étant par voie de conséquence mises au repos.

• L'hyperplasie des parathyroïdes (hyperfonctionnement des quatre parathyroïdes) et les adénomes multiples sont moins fréquents. Ils surviennent dans le cadre d'une néoplasie endocrinienne multiple (NEM de type 1 ou 2), dans laquelle l'hyperparathyroïdie est associée à d'autres tumeurs endocriniennes.

Les arguments pour évoquer une NEM sont :
– le diagnostic à un âge jeune < 30 ans ;
– les antécédents familiaux d'hyperparathyroïdie primaire ou de NEM ;
– le caractère multiglandulaire de l'atteinte.

La découverte d'une NEM rend obligatoire la recherche d'une mutation et une enquête familiale.

• Le cancer parathyroïdien est exceptionnel.

Traitement chirurgical

La prise en charge de l'hyperparathyroïdie primaire fait l'objet d'un consensus d'experts de la Société française d'endocrinologie [1].

Adénome parathyroïdien

Le seul traitement est chirurgical.
C'est le traitement de première intention, même si l'hyperparathyroïdie est asymptomatique. L'intervention doit être conduite par un chirurgien expérimenté. Il existe deux types d'intervention :
– la chirurgie conventionnelle (par cervicotomie transverse) avec exploration des quatre glandes pour identifier l'adénome et ne pas méconnaître une atteinte multiglandulaire ;
– la chirurgie mini-invasive (sous anesthésie locale) en cas d'adénome unique localisé en préopératoire (par échographie et scintigraphie au MIBI).

Les résultats du traitement chirurgical sont bons avec plus de 80 % de guérison. Pour le reste, on retient environ 15 % d'explorations négatives, et 5 % de réinterventions, soit parce qu'un 2e adénome ou une parathyroïde hyperplasique ont été méconnus, soit parce que l'adénome était de siège ectopique (intrathymique, intrathyroïdien, rétro-œsophagien ou médiastinal).

Hyperplasie parathyroïdienne

Ablation de 3 parathyroïdes et d'une partie de la 4e. Si une tétanie postopératoire s'installe, elle est en règle jugulée par un traitement associant **alfacalcidol** et **calcium** (*cf.* Hypoparathyroïdie).

Cancer parathyroïdien

Exérèse large avec ablation du lobe thyroïdien.

AGENT ANTIPARATHYROÏDIEN

Cinacalcet

MIMPARA					
Hyperparathyroïdie secondaire : Posologie initiale : 30 mg x 1/j au cours du repas Adaptation des doses toutes les 2 à 4 sem. Max 180 mg/j Objectif = PTH intacte plasmatique : 150-300 pg/mL Cancer parathyroïdien : Posologie initiale 30 mg x 2/j puis augmentation toutes les 2 à 4 sem. jusqu'à 90 mg x 2/j pour atteindre une calcémie ≤ à la limite supérieure de la normale	28 cp. 30 mg 28 cp. 60 mg 28 cp. 90 mg	195,17 353,88 526,94	I I I	65 % 65 % 65 %	6,97 12,64 18,82

PROPRIÉTÉS

Agent calcimimétique qui diminue directement le taux de parathormone (PTH) en augmentant la sensibilité du récepteur au calcium extracellulaire. La diminution du taux de PTH est associée à une réduction concomitante de la calcémie.

INDICATIONS

Hyperparathyroïdie secondaire chez les patients atteints d'insuffisance rénale chronique terminale.

Hypercalcémie chez les patients atteints de cancer de la parathyroïde.

Peut être utilisé dans le cadre d'un traitement comportant des chélateurs du phosphate et/ou des **analogues de la vitamine D** selon les besoins.

CONTRE-INDICATIONS

Hypersensibilité au **cinacalcet**, patients de moins de 18 ans, allaitement.

Déconseillé pendant la grossesse.

EFFETS INDÉSIRABLES

Réaction d'hypersensibilité.

Anorexie, nausées, vomissements, dyspepsie.

Rash, myalgie, asthénie, hypocalcémie, diminution du taux de testostérone.

Vertige, paresthésies, crise convulsive.

INTERACTIONS MÉDICAMENTEUSES

Le **cinacalcet** est en partie métabolisé par le CYP3A4, donc un ajustement de sa posologie est nécessaire si un inhibiteur (**kétoconazole**, **voriconazole**, **ritonavir**, etc.) ou un inducteur (**rifampicine**) du CYP3A4 est administré de façon concomitante.

Le **cinacalcet** est un inhibiteur puissant du CYP2A6, d'où la nécessité d'adapter la posologie des médicaments métabolisés par le CYP2D6 (**flécaïnide**, **propafénone**, **métoprolol**, **clomipramine**, etc.).

HYPERPARATHYROÏDIE PRIMAIRE (2)

Traitement médical

Lorsque l'intervention n'est pas possible (refus du patient, contre-indication), on devra respecter les règles suivantes :

– Apport normal en calcium (1 000 mg/j) et boissons abondantes.

– Abstention de médicaments hypercalcémiants (**diurétiques thiazidiques**, doses supra-physiologiques de **vitamine D**, **lithium**). En cas de carence en vitamine D, on apportera une supplémentation à faible dose (400 UI/j).

– Surveillance régulière de la calcémie, de l'albumine et de la fonction rénale, notamment en cas d'immobilisation.

– Réalisation d'une mesure de la densité osseuse tous les 2 à 3 ans puis adaptée à la pente évolutive. Discuter un traitement anti-ostéoporotique si la perte osseuse s'aggrave.

Lorsque l'hypercalcémie est importante et que le patient refuse la chirurgie ou est difficilement opérable, on peut utiliser un agent calcimimétique qui abaisse le taux de la PTH : **cinacalcet** (***MIMPARA***), 2 cp. à 30 mg/j. L'augmentation progressive de ce traitement se fait en surveillant la calcémie toutes les 4 sem.

CONSENSUS

[1] Prise en charge de l'hyperparathyroïdie primaire asymptomatique, *SFE*, 2004.

HYPOPARATHYROÏDIE

Il s'agit des manifestations liées à l'insuffisance de sécrétion de l'hormone parathyroïdienne ou parathormone (PTH). Elle doit être différenciée de la pseudo-hypoparathyroïdie qui résulte de l'absence de réceptivité à la PTH et s'accompagne d'anomalies morphologiques.

Principales causes

Chirurgicale

La chirurgie est la principale cause : post-thyroïdectomie totale ou après chirurgie des parathyroïdes.

Auto-immune

Par exemple, dans le cadre d'un syndrome APECED (candidose cutanéo-muqueuse, hypoparathyroïdie, insuffisance surrénale ± autres atteintes auto-immunes).

Congénitale

Syndrome de Di George : non-développement de la 3e poche pharyngée avec aplasie thymique et agénésie parathyroïdienne.

Hypocalcémie hypercalciurique familiale.

Secondaire à une hypomagnésémie sévère

Chez l'alcoolique chronique

En cas de malabsorption

Traitement de fond

> Il repose essentiellement sur les dérivés de la vitamine D3.

La vitamine D3 ou cholécalciférol est synthétisée dans le tissu sous-cutané à partir du déhydrocholestérol. Pour être active, elle doit subir deux hydroxylations, d'abord en 25 au niveau du foie, puis en 1-alpha$(OH)_2$ au niveau du rein. Son rôle principal est de stimuler l'absorption intestinale du calcium.

C'est la PTH qui stimule la 1-hydroxylation. C'est pourquoi le traitement de l'hypoparathyroïdie doit faire appel à un dérivé 1-alpha hydroxylé :

– soit l'**alfacalcidol** ou **un-alpha $(OH)_2$ D3** (***UN-ALFA***) : 1 gtte = 0,1 μg et 1 caps. = 0,25 μg ; la dose initiale est de 0,5 à 1 μg/j (2 à 4 cp.) ;

– soit le **1,25 $(OH)_2$ D3** ou **calcitriol** (***ROCALTROL***) qui est l'hormone active.

La posologie est de 0,25 à 2 μg/j, soit 1 à 4 caps. L'élimination du **calcitriol** est plus rapide que celle des autres dérivés.

La surveillance repose sur des dosages hebdomadaires puis bisannuels de calcémie, de phosphorémie et surtout calciurie des 24 h, urée et créatininémie, afin de prévenir tout surdosage avec ses risques rénaux : lithiase et néphrocalcinose. Il faut déceler les premiers signes d'intoxication par la **vitamine D** : anorexie, nausées, asthénie, polyuropolydipsie, hypercalcémie.

L'objectif est d'obtenir une calcémie normale basse ou juste en dessous de la normale du laboratoire.

On doit veiller à ce que l'apport calcique soit suffisant (au moins 1 500 mg/j), et si nécessaire prescrire une supplémentation calcique.

Il faut penser à corriger une hypomagnésémie associée.

La **vitamine D** doit être poursuivie pendant la grossesse.

Traitement de l'hypocalcémie aiguë

• C'est une urgence thérapeutique : perfusion IV lente d'une ampoule de gluconate de calcium à 10 % dans 100 mL de G5 %, éventuellement renouvelable et relais par 1 à 2 mg/kg et par heure de **calcium** élément IV.

• Surveillance électrocardiographique (risque de troubles du rythme en cas de correction trop rapide de la calcémie) : prescrire *per os* un dérivé hydroxylé de la vitamine D3 en débutant par de fortes doses (***ROCALTROL***, ***UN-ALFA***) et, si besoin, un sédatif : **benzodiazépines** (***LEXOMIL***, 1/2 à 1 cp./j).

HYPERPROLACTINÉMIES (1)

Les adénomes à PRL (prolactine) ou prolactinomes sont les tumeurs hypophysaires les plus fréquentes, mais leur diagnostic suppose d'avoir éliminé les autres étiologies. Beaucoup d'hyperprolactinémies sont d'origine médicamenteuse. Ainsi les **antipsychotiques**, en bloquant la dopamine, freinateur naturel de PRL, sont de puissants stimulants de la sécrétion de prolactine. Il faut aussi évoquer les interférences de dosage avec la présence d'une macroprolactine.

La prise en charge des hyperprolactinémies a fait l'objet d'un consensus d'experts de la Société française d'endocrinologie [1].

Adénome à prolactine

La taille des prolactinomes, mesurée à l'IRM, permet de faire la distinction entre microadénomes, de diamètre inférieur à 10 mm, et macroadénomes, de diamètre supérieur.

Traitement médical

► *Indications*

L'objectif du traitement chez la femme est de corriger l'hypogonadisme avec retour des cycles normaux, ce qui ne signifie pas toujours une prolactinémie normale.

En dehors des indications chirurgicales impératives (menace visuelle), le traitement médical est indiqué pratiquement dans tous les cas en première intention.

► *Molécules utilisées et modalités de prescription*

Le traitement médical repose sur l'utilisation des agonistes dopaminergiques qui inhibent la sécrétion de prolactine. On a le choix entre plusieurs molécules : **bromocriptine** (***PARLODEL***), **quinagolide** (***NORPROLAC***), **cabergoline** (***DOSTINEX***) ou **lisuride** (***AROLAC, DOPERGINE***) moins utilisé.

Ils permettent de normaliser le taux plasmatique de la PRL et à terme de réduire le volume de l'adénome.

Le **quinagolide** (***NORPROLAC***) et la **cabergoline** (***DOSTINEX***) sont désormais utilisés en première intention en dehors de la grossesse en raison de leurs avantages en termes de tolérance et d'efficacité.

• ***NORPROLAC***

Les comprimés sont dosés à 25, 75, 150 µg de **quinagolide**.

Traitement initial : 25 µg pendant 3 j, puis 50 µg pendant 3 j, puis 75 µg/j.

Traitement ultérieur : la dose de 75 µg/j est suffisante pour contrôler la plupart des hyperprolactinémies mais une dose de 300 µg/j peut être atteinte si nécessaire.

• ***DOSTINEX***

En raison de sa longue demi-vie d'élimination, la molécule est administrée en une prise hebdomadaire.

On commence par 0,5 mg et on augmente si nécessaire par paliers de 0,5 mg toutes les 4 sem.

• ***PARLODEL***

Les comprimés sont dosés à 2,5 mg de **bromocriptine** base.

Le traitement est débuté de façon progressive : 1/2 cp. le 1er j, 1 cp. le 2e j puis 2 cp./j. Ce n'est qu'en cas de freinage incomplet de l'hyperprolactinémie que l'on augmente à 3, voire 4 cp./j

Durée du traitement

La durée du traitement médical des prolactinomes est fixée en fonction de l'efficacité de ce dernier sur le taux de prolactine mais également sur le volume tumoral apprécié par l'IRM hypophysaire. Il est en général de plus de 3 ans. En cas de doute sur la nécessité de poursuite de ce traitement, une fenêtre thérapeutique de quelques mois pourra être envisagée.

ANTIPROLACTINIQUES

Bromocriptine

PARLODEL					
Posologie progressive : 1/2 cp. le 1er j puis 1 cp. le 2e j puis augmentation progressive par paliers de 1 cp. tous les 2 j Traitement prolongé Posologie max : 40 mg/j	20 cp. séc. 2,5 mg 30 cp. 2,5 mg 30 gél. 5 mg 30 gél. 10 mg	2,60 3,86 6,13 11,30	I I I I	65 % 65 % 65 % 65 %	0,13 0,13 0,20 0,38

Quinagolide

NORPROLAC					
Posologie progressive : 25 µg pendant 3 j, puis 50 µg pendant 3 j, puis 75 µg jusqu'à la fin du 1er mois de traitement Traitement max : 300 mg/j	6 cp. (3 à 25 µg + 3 à 50 µg) 30 cp. 75 µg 30 cp. 150 µg	5,97 29,14 50,27	I I I	65 % 65 % 65 %	0,99 0,97 1,68

Cabergoline

DOSTINEX					
Commencer par 0,5 mg/sem. Augmenter la dose par paliers de 0,5 mg en fonction de la prolactinémie mesurée 4 sem. après l'initiation du traitement	8 cp. 0,5 mg	31,37	I	65 %	3,92

Lisuride

AROLAC					
Posologie progressive : 1/2 cp. le 1er j puis 2 x 1/2 cp. le 2e j et 3 x 1/2 cp./j puis augmenter éventuellement la dose tous les 3 à 4 j	20 cp. séc. 0,2 mg	5,73	I	65 %	0,29

PROPRIÉTÉS

Agonistes dopaminergiques réduisant la sécrétion hypophysaire de prolactine.

INDICATIONS

Hyperpolactinémie idiopathique.
Prolactinomes.
Inhibition de la montée laiteuse pour **bromocriptine** (***PARLODEL***) et **lisuride** (***AROLAC***).

CONTRE-INDICATIONS

Toxémie gravidique et hypertension du post-partum (contre-indication formelle).

Insuffisance coronaire.

L'**allaitement** n'est pas possible sous traitement.

Traitements par les **antipsychotiques** (sauf **clozapine**).

PRÉCAUTIONS D'EMPLOI

Administrer avec prudence en cas de troubles psychiatriques, troubles confusionnels, délires, syndromes d'excitation psychomotrice.
Surveillance de la pression artérielle.

EFFETS INDÉSIRABLES

Troubles digestifs : nausées, vomissements, constipation.
Troubles neurologiques : céphalées, vertiges, dyskinésies, malaise général.
Hypotension.

INTERACTIONS MÉDICAMENTEUSES

Antagonisme avec les **antipsychotiques** et les **antiémétiques**.
Dérivés de l'ergot de seigle et sympathomimétiques : risque de vasoconstriction et de poussées hypertensives.
Macrolides (sauf **spiramycine**) : risque d'augmentation des taux plasmatiques du dopaminergique.

HYPERPROLACTINÉMIES (2)

► *Effets secondaires*

Les effets secondaires les plus fréquents sont de nature digestive (nausées, vomissements). Les patients peuvent aussi se plaindre de céphalées, vertiges, somnolence et sensation de malaise général avec hypotension. Ces manifestations sont passagères mais obligent parfois à modifier le traitement.

Il faut aussi connaître le risque de rhinorrhée de LCR en cas de réduction tumorale majeure désobstruant les brèches dure-mériennes auparavant colmatées par un macroprolactinome.

Un risque potentiel de cardiopathie valvulaire après exposition prolongée (> 5 ans) est à surveiller par l'examen clinique et une échographie cardiaque.

► *Critères d'efficacité*

La normalisation de la PRL survient dans un délai variable, de quelques jours à quelques mois.

La disparition des signes cliniques précède parfois la normalisation biologique : chez l'homme, disparition de l'impuissance et chez la femme, réapparition des cycles menstruels.

Durée du traitement : de plusieurs mois à plusieurs années, à évaluer en fonction de l'efficacité du traitement sur le volume tumoral. L'arrêt du traitement est envisageable en cas de disparition de l'adénome et de l'absence d'élévation de la prolactine après l'arrêt du traitement.

► *Prolactinome et grossesse*

Chez la femme en aménorrhée, due à un prolactinome, le traitement par agoniste dopaminergique rétablit rapidement les ovulations et permet la survenue d'une grossesse.

La **bromocriptine** est la molécule pour laquelle on dispose du plus grand recul quant à l'absence de risque maternel et fœtal pendant la grossesse.

Le **quinagolide** et la **cabergoline** ne sont pas tératogènes et malgré un recul moindre. Ils tendent à être de plus en plus utilisés chez la femme qui désire une grossesse car ils sont mieux tolérés.

Au cours de la grossesse normale, la sécrétion accrue des œstrogènes stimule la production de PRL et peut augmenter le volume du prolactinome (dans 30 % des cas environ).

Dans les microprolactinomes, le risque de complications liées à l'augmentation du volume tumoral est exceptionnel. Le traitement par agoniste dopaminergique peut donc être interrompu dès que le diagnostic de grossesse est porté.

Dans les macroprolactinomes, le traitement est plutôt poursuivi (surtout en cas d'adénomes à développement suprasellaire) ou repris si la masse tumorale augmente au cours des contrôles réalisés tous les 2 à 3 mois.

Prolactinome et contraception

- Il faut éviter les **œstroprogestatifs** fortement dosés en **éthinylestradiol**.
- On propose plutôt la contraception par progestatif seul ou la pose d'un stérilet.
- La minipilule œstroprogestative contenant moins de 35 µg d'**éthinylestradiol** peut être proposée en cas de microadénome en contrôlant le taux de la PRL après 3 mois et le volume de l'adénome après 1 an.

HYPERPROLACTINÉMIES (3)

Traitement neurochirurgical

L'intervention permettant l'ablation du prolactinome par voie transphénoïdale n'est pas indiquée dans la majorité des cas. Le geste chirurgical consiste en une adénoïmectomie élargie et est réalisé dans les circonstances suivantes :
- résistance aux agonistes dopaminergiques (pas plus de 10 % des cas) ;
- intolérance sévère et persistante aux agonistes dopaminergiques ;
- adénomes plurisécrétants (notamment PRL + GH) ;
- patientes porteuses d'un microadénome refusant le traitement médical au long cours, anxieuses quant à l'évolution durant une grossesse future… ;
- apoplexie hypophysaire sous traitement, mettant en jeu le pronostic visuel, rhinorrhée traduisant une fuite du LCR révélée par la fonte de l'adénome sous traitement.

Pour les macroadénomes invasifs, il y a peu de chance d'être curatif avec le traitement chirurgical alors que le traitement médical est efficace dans 90 % des cas.

Hyperprolactinémies secondaires

- **Hypothyroïdie périphérique** : secondaire à l'hypersécrétion de TRH, elle disparaît avec le traitement étiologique.
- **Cirrhose, insuffisance rénale :** secondaire à une insuffisance d'épuration de l'hormone.
- Syndrome des ovaires polykystiques (conséquence de l'hyperœstrogénie).

Hyperprolactinémies médicamenteuses

- Les médicaments stimulant la sécrétion de PRL sont nombreux :
- œstrogènes de synthèse (**éthinylestradiol**) à fortes doses ;
- **antipsychotiques** : **sulpiride** (***DOGMATIL***), **halopéridol** (***HALDOL***), **phénothiazines** (***LARGACTIL***, ***TERCIAN***, etc.) ;
- **antidépresseurs** : **tricycliques** (***ANAFRANIL***, ***LAROXYL***, ***ÉLAVIL***, etc.) ou **inhibiteurs de la recapture de la sérotonine** (***PROZAC***, ***DEROXAT***, etc.) ;
- **antiémétiques** (***PRIMPÉRAN***, ***MOTILIUM***, ***VOGALÈNE***) ;
- **opiacés** (**méthadone**).

La prescription des agonistes dopaminergiques est inutile et potentiellement dangereuse chez les patients sous **antipsychotiques** (aggravation des troubles psychiatriques). Si le traitement en cause ne peut pas être interrompu, on proposera, après vérification de l'IRM, un traitement symptomatique par œstrogènes ou **œstroprogestatifs** pour corriger l'hypoœstrogénie induite chez la femme.

CONSENSUS

[1] Diagnostic et prise en charge des hyperprolactinémies, *SFE*, 2006.

GYNÉCOMASTIES (1)

La gynécomastie est l'augmentation non tumorale du volume d'un ou des deux seins chez l'homme. Elle est la conséquence d'une hyperplasie mammaire en réponse à un déséquilibre local ou systémique entre œstrogènes et androgènes. Elle est souvent physiologique, mais le diagnostic de gynécomastie idiopathique ne doit être porté qu'après avoir éliminé une cause endocrinienne, tumorale ou iatrogène.

Étiologies

Gynécomasties physiologiques

- Gynécomastie néonatale.
- Gynécomastie pubertaire.
- Gynécomastie du sujet âgé.

Gynécomasties d'origine tumorale

- Tumeurs endocrines du testicule (leydigome, tumeurs à cellules de Sertoli).
- Adénomes hypophysaires.
- Tumeurs surrénaliennes œstrogéno-sécrétantes (exceptionnelles).
- Gynécomasties paranéoplasiques.

Causes endocriniennes

- Hypogonadismes hypergonadotrophiques (syndrome de Klinefelter).
- Hypogonadisme hypogonadotrophique.
- Pseudo-hermaphrodismes masculins.
- Hyperthyroïdie.

Causes générales

- Insuffisance hépato-cellulaire, quelle qu'en soit la cause.
- Insuffisance rénale chronique (en début d'hémodialyse).
- Traumatismes thoraciques, atteintes de la moelle dorsale.

GYNÉCOMASTIES (2)

Causes médicamenteuses

Hormones et antihormones	**Œstrogènes** **Androgènes** aromatisables en œstrogènes : **testostérone** et ses esters **Antiandrogènes stéroïdiens (acétate de cyprotérone)** et **non stéroïdiens (flutamide, nilutamide, *CASODEX*)** **Inhibiteurs de la 5-αréductase : finastéride** **Hormone gonadotrope : HCG** **Agonistes de la LH-RH** Antiminéralocorticoïdes : **spironolactone, canrénoate de potassium** **Anticortisolique : OP'DDD**
Médicaments de la sphère digestive	**Métoclopramide**
Anti-infectieux	**Imidazolés : kétoconazole, métronidazole** **Isoniazide**
Médicaments cardiovasculaires	**Digitaliques : digoxine**
Antihypertenseurs : méthyldopa, réserpine	**Amiodarone** **Vérapamil** **Nifédipine**
Psychotropes	
Antipsychotiques	**Phénothiazines : chlorpromazine**, etc. **Butyrophénones : halopéridol, dropéridol**, etc. **Benzamides : tiapride, sulpiride**, etc.
Antidépresseurs tricycliques : clomipramine, imipramine, etc.	
Phénytoïne	
Chimiothérapie anticancéreuse	**Agents alkylants** **Vindésine**

Traitement

C'est avant tout celui de la cause. Dans 20 à 30 % des cas, on ne retrouve aucune étiologie et on porte le diagnostic de gynécomastie idiopathique.

• **Le traitement médical** des gynécomasties pubertaires ou idiopathiques est décevant, mal évalué et ne se conçoit que dans les formes récentes. On peut faire appel à un androgène non aromatisable et notamment à l'**androstanolone** sous forme de gel percutané (***ANDRACTIM***).

• **Le traitement chirurgical** s'impose en cas de gynécomastie volumineuse, mal supportée, ainsi que dans les formes non régressives à distance de la puberté.

HYPOGONADISMES (1)

Hypogonadismes masculins périphériques

Ils résultent d'une atteinte testiculaire congénitale ou acquise. Ces syndromes s'accompagnent d'une insuffisance testiculaire portant sur la fonction endocrine (sécrétion de testostérone) et/ou sur la fonction exocrine (formation de spermatozoïdes).

Étiologies

- Syndrome de Klinefelter et anomalies chromosomiques apparentées.
- Cryptorchidie, anorchidie, déficits enzymatiques congénitaux de la synthèse de la testostérone.
- Insuffisances testiculaires acquises :
  - infectieuses (oreillons),
  - métaboliques (hémochromatose),
  - après radiothérapie,
  - post-chirurgicales et post-traumatiques.

Le traitement des hypogonadismes testiculaires consiste en une hormonothérapie substitutive à vie, basée sur l'administration de **testostérone**, après s'être assuré de l'absence de néoplasie prostatique.

► *Par voie IM*

Testostérone sous forme d'ester en solution huileuse, ayant un effet retard : **caproate de testostérone** 250 mg (***ANDROTARDYL***) à raison d'une injection de 250 mg toutes les 2 ou 4 sem.), ou **undécanoate de testostérone** 1 000 mg (***NEBIDO***) à raison d'une injection toutes les 10 à 14 sem.

► *Par voie orale*

Undécanoate de testostérone (***PANTESTONE***).

Le traitement nécessite plusieurs prises quotidiennes. Les oublis sont fréquents, ce qui est parfois un handicap lors d'un traitement au long cours dont on connaît l'observance médiocre.

► *Par voie percutanée*

L'**androstanolone** ou **dihydrotestostérone** (***ANDRACTIM***) est la forme active de la **testostérone** sur les organes génitaux et sur le système pilo-sébacé. Administrable à la dose de 125 à 250 mg/j selon l'intensité du déficit, elle est parfois moins facile à manier par les patients que la **testostérone** en gel cutané (***ANDROGEL***) utilisé à la dose de 5 g/j (soit 50 mg de **testostérone**).

Résultats

Ils sont en général bons sur le plan physique (virilisation) et psychologique. Le traitement n'a pas d'effet sur la spermatogenèse et ne rétablit pas le volume testiculaire.

Certains accidents (irritabilité, agressivité, voire délinquance) peuvent se produire chez des sujets qui acquièrent des désirs sexuels sans inhibition psychosociale.

Hypogonadismes féminins périphériques

Encore appelés insuffisances ovariennes primitives (IOP), ils correspondent à l'atteinte de la gonade elle-même.

Étiologies

- Congénitales : syndrome de Turner et anomalies chromosomiques apparentées.
- Génétiques : ovaires résistants aux gonadotrophines.
- Insuffisances ovariennes acquises :
  - auto-immmunes
  - iatrogènes : après radiothérapie, chirurgie ou chimiothérapie.

Traitement

Le traitement substitutif par le **17-β-estradiol** est indispensable, sauf contre-indication, pour assurer la trophicité des organes génitaux et éviter l'ostéoporose. Si l'utérus est présent, il faut y associer la **progestérone naturelle** ou un **progestatif de synthèse** (mêmes modalités du traitement que pour celui de l'insuffisance gonadotrope en l'absence de désir de grossesse).

ANDROGÈNES (1)

Testostérone

ANDROGEL					
5 g de gel/j en application sur la peau (bras, épaules, abdomen) Ne pas appl. sur les parties génitales Max : 10 g/j	30 sach. dose 2,5 g (25 mg de **testostérone**)		I	NR	
	30 sach. dose 5 g (50 mg de **testostérone**)		I	NR	
FORTIGEL					
3 à 4 g de gel/j le matin	1 fl. 60 g (gel 2 %)		I	NR	
PANTESTONE					
3 à 4 caps./j pdt 2 ou 3 sem. puis 1 à 3 caps./j suivant concentrations plasmatiques Au cours du repas À répartir entre matin et soir (dose la plus forte le matin si nombre impair)	60 caps. 40 mg	16,37	I	65 %	0,27
ANDROTARDYL					
1 amp. en IM très lente toutes les 2 à 4 sem.	1 inj. 250 mg/1 mL	9,23	I	65 %	9,23
NEBIDO					
Voie IM 1 000 mg/adm. toutes les 6 à 14 sem.	1 fl. 1 000 mg/4 mL		I	NR	

Androstanolone

ANDRACTIM					
Une dose de 5 g de gel/j assure une testostéronémie de 2 à 4 ng/mL Dose habituelle : 5 à 10 g/j Médicament à prescription initiale réservée aux spécialistes en endocrinologie, en urologie, en gynécologie ou en dermatologie Renouvellement non restreint	16 doses de gel pour appl. locale	24,08	I	30 %	1,50

HYPOGONADISMES (2)

Hypogonadismes hypothalamo-hypophysaires

Causes

La cause de ces hypogonadismes est un déficit en gonadotrophines, d'où leur dénomination d'hypogonadismes hypogonadotrophiques.

Ils peuvent être isolés ou associés à d'autres déficits hypothalamo-hypophysaires (*cf.* Insuffisance hypophysaire).

Il y a deux variétés d'hypogonadismes hypothalamo-hypophysaires :

– les hypogonadismes congénitaux, apparaissant avant la puberté, se traduisent par l'absence de développement pubertaire. Le plus fréquent est le syndrome de Kallmann-de Morsier qui s'accompagne d'une anosmie ;

– les hypogonadismes acquis : tumoraux, infectieux, traumatiques, etc.

Traitement médical

Les modalités du traitement sont celles indiquées pour le traitement de l'insuffisance gonadotrope (*cf.* Insuffisance hypophysaire).

► *Traitement substitutif par les hormones gonadiques*

Lorsque la puberté est induite et quand il n'y a pas de désir de descendance, on s'adresse aux hormones gonadiques qui seront administrées au long cours :

– **testostérone** chez l'homme ;

– **17-β-estradiol** (1 à 2 mg/j par voie orale ou sous forme de gel ; 25 à 100 µg/j sous forme de patch) associé la **progestérone naturelle** (100 à 200 mg/j) ou à un **progestatif de synthèse** chez la femme.

► *Recours aux gonadotrophines*

Le traitement substitutif sera suspendu à chaque fois que le ou la patient(e) souhaitera procréer. On utilisera alors les **gonadotrophines** ou la pompe à **LH-RH** pour induire l'ovulation ou stimuler la spermatogenèse.

ANDROGÈNES (2) – PHARMACOLOGIE

PROPRIÉTÉS

La testostérone et son métabolite actif, l'androstanolone, provoquent le développement chez l'homme des organes génitaux et le développement et le maintien des caractères sexuels secondaires masculins (morphologie : voix, muscles, pilosité, comportement). Ils stimulent la libido. La testostérone n'entraîne pas le développement testiculaire.

INDICATIONS

Testostérone : hypogonadisme masculin confirmé par déficit en testostérone, primitif d'origine testiculaire (congénital ou acquis) ou d'origine hypothalamo-hypophysaire.
ANDRACTIM en appl. locale : gynécomastie.

CONTRE-INDICATIONS

Insuffisances cardiaque, rénale ou hépatique sévères.
Tumeur hépatique ou antécédent, hypercalcémie sur tumeur maligne.
Chez l'homme : cancer de la prostate ou du sein, adénome de la prostate.
Chez la femme : seule l'**androstanolone** en appl. locale est autorisée dans le lichen vulvaire.
PANTESTONE : occlusion intestinale (présence d'huile de ricin).

PRÉCAUTIONS D'EMPLOI

Chez le sportif : produits inscrits sur la liste des produits dopants.
Posologie adaptée par mesure de la testostéronémie.

EFFETS INDÉSIRABLES

Irritabilité, prise de poids, acné, alopécie, prurit.
Rétention hydrosodée, hypercalcémie.
Polyglobulie.
Gynécomastie, perturbation de la libido, augmentation des antigènes prostatiques (PSA).
ANDROTARDYL : tests de la fonction hépatique anormaux, ictère.

INTERACTIONS MÉDICAMENTEUSES

Antivitamine K : augmentation du risque hémorragique (INR à surveiller).
ACTH ou **corticoïdes** : augmentation d'apparition d'œdèmes.

HIRSUTISME (1)

Il se définit par l'existence chez la femme d'une pilosité androgénodépendante à des endroits où elle n'existe pas normalement : visage, thorax, abdomen, périnée, face interne des cuisses, région lombaire. Le traitement est fonction de l'origine de l'hyperproduction d'androgènes : surrénales, ovaires, ou d'une hypersensibilité de la peau.

Des mesures cosmétiques sont toujours indispensables en attendant l'efficacité des traitements hormonaux, ce qui peut prendre plusieurs mois. Elles consistent en une épilation définitive (laser ou lumière pulsée) ou épilation à la cire et/ou décoloration. Le rasage n'est pas conseillé (stimulation du follicule pileux). Il existe un traitement local, non remboursé, ralentissant et prévenant la repousse des poils dont l'effet est visible après 2 mois d'utilisation et réversible à l'arrêt : l'**éflornithine hydrochloride** (***VANIQA***). Les effets secondaires sont modérés (érythème, irritation, etc.) et rares.

Hyperandrogénies surrénaliennes

Tumeur surrénalienne androgénosécrétante

La chirurgie s'impose. Elle a été très simplifiée par la cœlioscopie.

Blocs enzymatiques à révélation tardive

► *Freinage surrénalien*

L'**hydrocortisone** à la dose de 20 mg/j permet d'éviter l'hypersécrétion d'ACTH réactionnelle au déficit relatif en cortisol et corrige donc l'hyperandrogénie.

Les **corticoïdes** entraînent parfois plus d'effets secondaires que de bénéfices, surtout si le bloc est partiel.

► *Traitement antiandrogénique*

Il peut être associé au traitement corticoïde ou prescrit seul, surtout lorsque le bloc est de faible intensité.

On utilise de l'**acétate de cyprotérone** (***ANDROCUR***) à la dose de 50 mg/j pendant 21 j/28.

Ce traitement étant atrophiant pour la muqueuse utérine qui peut saigner de façon anarchique, il est associé à un **traitement œstrogénique** (**17-β-estradiol**). Ce dernier est prescrit de façon variable soit 21 j/cycle, soit durant les 2 dernières semaines de chaque cycle. Les doses sont adaptées pour chaque femme afin d'éviter un surdosage : douleurs mammaires, prise de poids.

- On privilégie la voie transdermique sous forme de gel percutané (***OESTROGEL***, ***ESTREVA*** gel, etc.) ou de patch (***DERMESTRIL SEPTEM***, etc.).
- L'estradiol peut également être prescrit per os (***ESTROFEM***, ***ESTREVA***, ***OROMONE***, ***PROVAMES***, etc.).

ANTIANDROGÈNE

■ Cyprotérone acétate

ANDROCUR					
1 cp./j pendant 3 sem. ; arrêt 8 j Traitement prolongé plusieurs années	20 cp. séc. 50 mg	11,28	I	65 %	0,56

Il existe un comprimé à 100 mg à utiliser uniquement pour le traitement du cancer de la prostate.

PROPRIÉTÉS

Stéroïde de synthèse de la classe des **progestatifs** ayant une puissante action inhibitrice sur les récepteurs périphériques de la testostérone. Donné 21 j par cycle, le produit a également une action antigonadotrope, inhibant la sécrétion de FSH/LH et un effet progestatif sur l'utérus et le sein.

La demi-vie du produit est de 48 h environ avec une métabolisation par le foie et une élimination digestive (70 %) et urinaire (30 %).

INDICATIONS

Chez la femme : traitement antiandrogénique dans les hirsutismes quelle qu'en soit l'origine, associé à de l'**éthinylestradiol**.

Chez l'homme : traitement palliatif du cancer de la prostate.

CONTRE-INDICATIONS

Grossesse : le produit a une action anticonceptionnelle dès le 1er cycle. Effets féminisants liés à la dose sur les fœtus mâles observés chez l'animal, non rapportés chez la femme pour le moment.

Diabète sévère ou déséquilibré, angor ou infarctus, antécédents thromboemboliques, affections hépatiques graves, dépression sévère, allaitement.

PRÉCAUTIONS D'EMPLOI

Arrêt du traitement en cas d'élévation des transaminases (à doser avant traitement), de suspicion de phlébite, de céphalées tenaces. Surveiller le poids, la pression artérielle, les transaminases et la glycémie.

EFFETS INDÉSIRABLES

Céphalées, asthénie, prise de poids, aggravation d'une insuffisance veineuse.

Perturbation du cycle menstruel : spottings, saignements intermenstruels ou aménorrhée.

Aggravation du diabète.

HIRSUTISME (2)

Hyperandrogénies ovariennes

Tumeurs ovariennes androgénosécrétantes

Le traitement est chirurgical.

Syndrome des ovaires polykystiques (SOPK)

Il est responsable d'une aménorrhée ou spanioménorrhée associée à une hyperproduction d'œstrogènes et d'androgènes par les ovaires.
En dehors du désir de grossesse, il convient de freiner les ovaires pour traiter les conséquences de l'hyperfonctionnement ovarien et notamment l'hirsutisme.

► *Associations œstroprogestatives*

Il est possible de freiner les ovaires par une pilule œstroprogestative contenant au moins 30 µg d'**éthynilestradiol** et un **progestatif** peu androgénique : **norgestimate**, **désogestrel** et **gestodène** (***MÉLODIA***, ***MERCILON***).

► *Traitement antiandrogénique*

C'est un traitement à la fois étiologique (antigonadotrope) et symptomatique (antiandrogène) dont les effets s'additionnent. On peut utiliser l'**acétate de cyprotérone** (***ANDROCUR***) à la dose de 50 à 100 mg pendant 3 sem. par mois en association au **17-β-estradiol** *per os* ou transdermique (3 sem./mois). On peut aussi utiliser la **drospirénone** contenue dans ***JASMINE*** et ***JASMINELLE***.

► *En cas de contre-indication aux œstroprogestatifs*

On peut proposer un traitement par **spironolactone** (***ALDACTONE***) dont l'efficacité est dose-dépendante. La dose initiale recommandée est de 100 mg/j. On surveillera la biologie en particulier la kaliémie mais les effets secondaires à cette posologie sont plutôt cliniques.

Hirsutisme idiopathique

Il n'est pas dû à un excès de la production d'androgènes, mais à une sensibilité accrue du follicule pileux à l'action des androgènes.
Le traitement antiandrogénique doit être discuté en fonction de l'intensité de l'hirsutisme, de la gêne esthétique et du psychisme de la femme.
Il doit tenir compte des contre-indications : hyperlipidémies, diabète, obésité importante, risques veineux.
Il associe ***ANDROCUR***, 1 cp. pendant 21 j et du **17-β-estradiol**.
Le traitement doit être prolongé pendant au moins 3 ans pour juger des résultats, en raison de la longueur du cycle pilaire.

NOTES

HYPERCORTICISMES (1)

Les hypercorticismes se traduisent par l'hypersécrétion de cortisol par la zone fasciculée de la surrénale. L'étiologie peut être secondaire à une hypersécrétion d'ACTH (hypophysaire ou ectopique) ou autonome au niveau de la surrénale par une tumeur bénigne ou maligne. Le traitement est d'abord étiologique et nécessite une prise en charge diagnostique spécialisée.

Maladie de Cushing

La maladie de Cushing, cause la plus fréquente des hypercortisolismes, correspond à une hyperplasie bilatérale des surrénales, secondaire à la production excessive d'ACTH par un adénome hypophysaire corticotrope.

Traitement chirurgical hypophysaire

L'exérèse de l'adénome corticotrope hypophysaire se réalise par voie transsphénoïdale même si il n'a pu être visualisé par l'imagerie.

- Préparation non systématique à l'intervention par un traitement anticortisolique : **OP'DDD** ou **mitotane** (***LYSODREN***) à raison de 2 à 6 g/j pendant 10 à 15 j.
- Supplémentation en **hydrocortisone** avant, pendant et après l'intervention (100 mg/j) afin d'éviter une insuffisance corticotrope postopératoire.

La guérison a lieu dans 80 % des cas.

En cas d'échec

Différents traitements anticortisoliques peuvent être proposés à discuter au cas par cas dans des services spécialisés en raison de leur effets secondaires et de la rareté de la pathologie : **OP'DDD**, **analogues de la somatostatine** : **pasiréotide** (***SIGNIFOR***), **kétoconazole**.

En cas de récidive à l'arrêt du traitement, plusieurs possibilités :

– réintervention chirurgicale sur l'hypophyse ;

– radiothérapie hypophysaire facilitée par la stéréotaxie ;

– surrénalectomie bilatérale chimique ou chirurgicale, en cas de persistance de la maladie sans possibilité de traiter l'hypophyse. Dans ce dernier cas (très rarement réalisé), il faut craindre le syndrome de Nelson par croissance de l'adénome hypophysaire avec hypersécrétion d'ACTH.

ANTICORTISOLIQUES (1)

Mitotane (ou OP'DDD)

LYSODREN					
Dose initiale : 2 à 3 g/j à augmenter progressivement si besoin Débuter à 4 à 6 g/j en cas de syndrome de Cushing sévère et adapter secondairement la dose	100 cp. 500 mg	HOP	I		

PROPRIÉTÉS
Dérivé du DDT, c'est un bloqueur enzymatique de la synthèse du cortisol ; il possède également une activité antitumorale (action cytotoxique pour le cortex surrénalien).

INDICATIONS
Syndrome de Cushing.

PRÉCAUTIONS D'EMPLOI
Doses progressives avec surveillance du taux plasmatique, quand c'est possible (ne pas dépasser 20 mg/L).
Associer systématiquement, immédiatement ou au bout de quelques jours, à un traitement par **hydrocortisone**.

EFFETS INDÉSIRABLES
Ses effets secondaires sont nombreux, parmi les plus fréquents :
- troubles digestifs : nausées, diarrhée, vomissements, élévation des enzymes hépatiques (GGT, ASAT, ALAT) ;
- troubles métaboliques : hypercholestérolémie, hypertriglycéridémie ;
- troubles neurologiques : paresthésies, vertiges, somnolence, confusion, polynévrite, etc. ;
- rashs cutanés.

Il existe un risque d'insuffisance surrénale aiguë à partir du 15e j de traitement qui nécessite de débuter une hormonothérapie substitutive par **hydrocortisone** voire **fludrocortisone** en cas de traitement prolongé ou à fortes doses.

INTERACTIONS MÉDICAMENTEUSES
L'association à la **spironolactone** est contre-indiquée (elle bloque l'action du **mitotane**).
En raison de l'effet inducteur enzymatique : nécessité d'augmenter les doses d'**antivitamines K**, les doses substitutives d'hydrocortisone (une asthénie soulagée par une majoration des doses d'hydrocortisone signe le sous-dosage de ce traitement), risque d'efficacité moindre de la contraception œstroprogestative.

Métyrapone

MÉTOPIRONE					
Dose habituelle entre 250 mg et 6 g/j	50 caps. 250 mg	HOP	I		

PROPRIÉTÉS
Bloqueur enzymatique de la synthèse du cortisol et de l'aldostérone.

INDICATIONS
Syndromes de Cushing tumoraux.
Exploration de l'axe hypophyso-surrénalien (test à la métopirone).

PRÉCAUTIONS D'EMPLOI
Doses à adapter en fonction de la cortisolémie.

EFFETS INDÉSIRABLES
Risque à long terme d'HTA ou d'insuffisance surrénalienne (associer à l'**hydrocortisone**).
Troubles digestifs : nausées, vomissements, douleurs abdominales.
Troubles neurologiques : céphalées, vertiges.
Allergies cutanées.

INTERACTIONS MÉDICAMENTEUSES
Phénytoïne, **fosphénytoïne**.

HYPERCORTICISMES (2)

Syndrome de Cushing par tumeur sécrétante de la corticosurrénale

Ils s'accompagnent d'une baisse de l'ACTH ; il peut s'agir d'un adénome bénin, d'un corticosurrénalome malin ou d'une hyperplasie nodulaire bilatérale des surrénales.

Adénome bénin

Il siège sur une surrénale, et la glande controlatérale a tendance à s'atrophier, en raison de la baisse de l'ACTH.

La surrénalectomie est impérative. Elle est facilitée par la cœliochirurgie. Le traitement substitutif par l'**hydrocortisone** est indispensable en postopératoire, au moins de façon temporaire du fait de l'atrophie surrénalienne controlatérale.

Corticosurrénalome malin

Il faut pratiquer une exérèse tumorale la plus large possible, par une équipe chirurgicale entraînée.

Chimiothérapie par un anticortisolique : **OP'DDD** ou **mitotane** (***LYSODREN***), **métyrapone** (***MÉTOPIRONE***) ou encore, bien qu'il n'ait pas l'AMM pour cette indication, **kétoconazole**. Le pronostic est très sombre : la survie moyenne est de 8 mois.

Hyperplasie nodulaire bilatérale

Après une éventuelle préparation par **OP'DDD**, on réalise une surrénalectomie bilatérale, suivie de la mise en route d'un traitement par **hydrocortisone**.

Syndrome de Cushing ectopique

Certains syndromes de Cushing résultent de la sécrétion ectopique d'ACTH par une tumeur, le plus souvent pulmonaire ou pancréatique.

On réalise l'exérèse de la tumeur quand c'est possible. Sinon, on propose un **anticortisolique** ou une surrénalectomie bilatérale. Le pronostic dépend de celui de la tumeur initiale. S'il s'agit d'un syndrome de Cushing ectopique paranéoplasique, il est souvent mauvais.

ANTICORTISOLIQUES (2)

Kétoconazole

KETOCONAZOLE				
A. et E. > 12 ans Posologie initiale : – phase I : 400 à 600 mg/j en 2 à 3 prises – phase II : 800 à 1 200 mg/j en 2 à 3 prises Posologie d'entretien : 400 à 1 200mg/j en 2 à 3 prises Posologie max : 1 200mg/j	60 cp. 200 mg	HOP	I	

PROPRIÉTÉS
Inhibiteur de la stéroïdogenèse : puissant inhibiteur de la synthèse du cortisol résultant de sa capacité à inhiber plusieurs enzymes cytochromes P450 dans les glandes surrénales

INDICATIONS
Traitement du syndrome de Cushing endogène.

CONTRE-INDICATIONS
Maladie aiguë ou chronique du foie.
Grossesse et allaitement.
Prolongation congénitale ou acquise de l'intervalle QT.

PRÉCAUTIONS D'EMPLOI
Contrôles de la fonction hépatique, surrénalienne et de l'intervalle QTc avant et pendant le traitement.
Attention aux traitements concomittants en raison des propriétés fortement inhibitrices du **kétoconazole** envers le CYP450 (*cf.* Interactions médicamenteuses).

EFFETS INDÉSIRABLES
Troubles dermatologiques : éruption cutanée, prurit.
Troubles gastro-intestinaux : nausées, douleurs abdominales, vomissements, diarrhées.
Augmentation des enzymes hépatiques.
Insuffisance surrnéalienne.

INTERACTIONS MÉDICAMENTEUSES
Le **kétoconazole** est un inhibiteur puissant du CYP450 ; il est donc sujet à de très nombreuses interactions médicamenteuses.
Contre-indications :
- **antiarythmiques** : **quinidine**, **dronédarone** ;
- anticoagulant : **dabigatran** ;
- **antimigraineux** : **dérivés de l'ergot de seigle** ;
- **anticancéreux** : **irinotécan** ;
- **antipsychotique** : **quétiapine** ;
- **antirétroviraux** : **saquinavir** ;
- **diurétiques** : **éplérénone** ;
- **immunosuppresseurs** : **évérolimus**, **sirolimus** ;
- **statines** : **simvastatine**, **atorvastatine** ;
- **antigoutteux** : **colchicine** ;
- **antiparasitaire** : **halofantrine**.

Une surveillance accrue et des contrôles minutieux sont recommandés pour tous les autres médicaments métabolisés par le CYP450.

SYNDROME DE CONN (HYPERALDOSTÉRONISME PRIMAIRE)

La production excessive d'aldostérone est due à une tumeur surrénalienne (qui est presque toujours un adénome bénin) ou, plus rarement à une hyperplasie bilatérale des surrénales.

Traitement médical

La **spironolactone** (***ALDACTONE***) à la dose de 3 à 5 mg/kg est capable de corriger complètement les anomalies hydroélectrolytiques dues à l'hyperaldostéronisme. Elle normalise la PA, abaisse le débit cardiaque.

Un traitement prolongé à forte dose peut entraîner des troubles sexuels : impuissance et gynécomastie chez l'homme, troubles menstruels chez la femme. Ces troubles sont réversibles à l'arrêt du traitement.

On peut alors proposer, particulièrement chez l'homme, un traitement par **éplérénone** (***INSPRA***) en commencant à 50 mg/j et en augmentant progressivement. La posologie est de 1 à 2 mg/kg.

Traitement chirurgical

Le recours à la chirurgie consiste en une surrénalectomie unilatérale en cas d'adénome. Les résultats sont bons : dans 2/3 des cas la situation est normalisée, dans 1/3 des cas un traitement médical antihypertenseur est nécessaire.

INSUFFISANCE SURRÉNALIENNE LENTE

L'insuffisance surrénalienne ou hypocorticisme correspond à la diminution du fonctionnement des corticosurrénales. Elle peut mettre en jeu le pronostic vital et nécessite une éducation du patient afin de prévenir la survenue d'une décompensation aiguë.

Alimentation

Le traitement par **hydrocortisone** est à titre supplétif, l'apport en sel doit donc être normal.

Hormonothérapie

Glucocorticoïde naturel

On prescrit le glucocorticoïde naturel (***HYDROCORTISONE***) administré par voie orale (cp. à 10 mg).

Il est illogique et dangereux d'utiliser des corticoïdes de synthèse (**prednisone**, **prednisolone**, etc.) dans le traitement de l'insuffisance surrénalienne.

► *Besoins de base*

La dose moyenne est de 20 à 30 mg/j avec des variabilités individuelles. C'est d'ailleurs l'impression clinique du patient qui permet d'adapter le dosage.

► *Répartition*

De préférence, compte tenu de la faible durée de vie de l'hormone, il faut répartir les doses en 2 à 3 prises/j.

Ex : 20 mg le matin, 5 mg à midi, 5 mg à 16 h, ou 20 mg le matin et 10 mg à midi.

► *En cas d'intervention chirurgicale*

Les doses d'**hydrocortisone** sont augmentées :

– la veille : 60 mg/j ;
– le jour de l'intervention : 50 à 100 mg IV préopératoire et perfusion peropératoire ;
– le lendemain : 100 mg.

Si la voie orale est impossible, le traitement doit être administré par IV.

► *Éducation du patient*

Cf. Insuffisance surrénalienne aiguë.

Minéralocorticoïde

Fludrocortisone (***FLUCORTAC***) : cp. à 50 µg.

La prescription de **fludrocortisone** est indiquée dans l'insuffisance surrénalienne primitive, qui est la seule à s'accompagner d'un déficit en aldostérone (contrairement à l'insuffisance d'origine antéhypophysaire).

La dose journalière est de 50 à 200 µg (1 à 4 cp.).

Surveillance

- **Clinique** : poids, pression artérielle, asthénie.
- **Biologique** : au début du traitement pour vérifier la normalisation des paramètres puis l'équilibre hormonal :

– ionogramme sanguin (hyperkaliémie au début) glycémie, urée, créatinine ;
– ACTH : ce dosage peut avoir une certaine utilité pour vérifier l'équilibre hormonal.

INSUFFISANCE SURRÉNALIENNE AIGUË

Il s'agit d'une urgence thérapeutique. Le traitement doit être débuté dès la suspicion du diagnostic.

Mesures générales

• Voie d'abord veineuse (centrale en cas de choc +++).

• En cas de choc ou de troubles de la conscience :
– scope, sonde vésicale, aspiration gastrique ;
– oxygène par voie nasale ;
– nursing (+++)

Réhydratation, apports glucosé et ionique

En cas de choc

Commencer par un remplissage vasculaire : ***VOLUVEN*** 500 mL en 30 min.

Dans tous les cas

• Au début, adjonction de glucose pour corriger l'hypoglycémie : 1 L en 1 h de G5 % + 9 g/L de NaCl.

• Puis 4 L de sérum physiologique sur le reste des 24 h.

• Pas de **potassium** en raison de l'hyperkaliémie.

Apports hormonaux

Le **glucocorticoïde** utilisé par voie parentérale est l'**hémisuccinate d'hydrocortisone** (amp. injectables, 100 mg) : 100 à 200 mg en IV en dose immédiate initiale, puis 50-100 mg/6-8 h ou 200-400 mg/24 h en IVSE.

Le lendemain, la dose est diminuée de moitié puis progressivement pour arriver en 4 à 5 j à la dose de 20 mg PO.

Le **minéralocorticoïde** utilisé est l'**acétate de désoxycorticostérone** (***SYNCORTYL*** : amp. injectables de 10 mg) : 5-10 mg /12h en IM dont l'intérêt est discuté à la phase initiale (action minéralocorticoïde de l'hydrocortisone à forte dose). On remplace ensuite par ***FLUCORTAC*** *per os* 50 à 100 µg/j (*cf.* Insuffisance surrénalienne lente).

Surveillance

Clinique

Pression artérielle, diurèse, température, état de conscience.

Biologique

• Ionogramme sanguin : glycémie, Na^+, K^+ (hyperkaliémie au début), Cl^-, CO_3H^-, urée, créatinine (insuffisance rénale fonctionnelle) à répéter toutes les 4 h pendant les 12 premières heures.

• Ionogramme urinaire : Na^+, K^+.

Électrocardiogramme

Recherche de signes d'hyperkaliémie.

Traitement préventif

Afin d'éviter une décompensation, le patient atteint d'une insuffisance surrénalienne chronique doit être éduqué et doit respecter un certain nombre de règles :
– le régime doit être normalement salé et sucré ; en aucun cas on ne doit appliquer au patient traité pour insuffisance surrénalienne les règles diététiques qui s'appliquent lors des traitements par les corticoïdes de synthèse à visée anti-inflammatoire ;
– les **laxatifs** et les **diurétiques** sont proscrits ;
– le traitement ne doit **jamais** être interrompu ;
– le patient doit être prévenu de la nécessité d'augmenter lui-même les doses en les multipliant par 2 ou 3 dès qu'il est atteint d'une maladie intercurrente (infection fébrile), soumis à une agression physique (fracture, effort physique prolongé, intervention chirurgicale, extraction dentaire) ou psychique, à une déshydratation (sueurs abondantes) ;
– en cas de vomissements, il est indispensable de passer à la voie parentérale (**hémisuccinate d'hydrocortisone**) ; le patient doit toujours avoir avec lui (au domicile, au travail, en cas de déplacement) une ampoule d'**hémisuccinate d'hydrocortisone** ;
– le patient doit connaître les signes d'insuffisance surrénalienne aiguë ;
– le patient doit constamment porter sur lui une carte avec mention du traitement prescrit, des coordonnées de son médecin et de la conduite à tenir pour éviter une décompensation aiguë en situation d'urgence (p. ex. accident sur la voie publique).

HORMONES SURRÉNALIENNES (1) – GLUCOCORTICOÏDES

Hydrocortisone

HYDROCORTISONE ROUSSEL					
Hormone administrable par voie orale à raison de 20 à 30 mg/j en moyenne Répartir en 2 ou 3 fois du fait de la durée de vie réduite (6 h)	25 cp. 10 mg 50 cp. 10 mg	2,48 HOP	I I	65 %	0,10

PROPRIÉTÉS

L'**hydrocortisone** est l'hormone glucocorticoïde physiologique ayant un rôle de maintien de la glycémie (par action sur la néoglucogenèse) et de l'équilibre hydrosodé (en complément de l'aldostérone).

L'**hydrocortisone** a également une action anti-inflammatoire et antiallergique.

Elle agit également sur la volémie et la masse sanguine et a une action antichoc.

INDICATIONS

L'indication majeure de l'**hydrocortisone** est le traitement substitutif de l'insuffisance surrénale d'origine surrénalienne et hypophysaire.
On l'utilise également en réanimation.

CONTRE-INDICATIONS

Aucune : l'**hydrocortisone** est une hormone substitutive d'importance vitale.

EFFETS INDÉSIRABLES

Ils n'apparaissent qu'en cas de surdosage : signes d'hypercorticisme, HTA, hypokaliémie, diabète.

HORMONES SURRÉNALIENNES (2) – MINÉRALOCORTICOÏDES

Désoxycortone

SYNCORTYL					
1/2 à 1 amp. en IM 1 à 2/j en fonction des signes cliniques et du ionogramme	4 amp. 10 mg	7,67	I	65 %	1,92

Fludrocortisone (acétate)

FLUCORTAC					
En période aiguë d'insuffisance surrénale : 100 à 200 µg/j (souvent remplacée par le ***SYNCORTYL*** IM du fait des troubles digestifs) En période d'insuffisance surrénale chronique : 50 à 200 µg/j Exceptionnellement : 300 µg/j	30 cp. séc. 50 µg 60 cp. séc. 50 µg	54,92 106,07	I I	65 % 65 %	1,83 1,77

PROPRIÉTÉS

Hormone d'épargne du sodium, l'aldostérone, minéralocorticoïde naturel, est indispensable à la vie.
Elle permet la réabsorption du sodium et l'élimination du potassium en échange.
Elle contribue à maintenir l'osmolarité plasmatique et la pression artérielle.
Le stimulant principal de sa sécrétion est le système rénine-angiotensine.
Non disponible sous sa forme naturelle, elle est remplacée par la **désoxycortone** injectable ou la **fludrocortisone** administrable par voie orale.

INDICATIONS

Insuffisance surrénale par atteinte des glandes surrénales.

CONTRE-INDICATIONS

Aucune.

PRÉCAUTIONS D'EMPLOI

Association déconseillée avec des médicaments susceptibles d'entraîner des torsades de pointes, digitaliques, inducteurs enzymatiques.

EFFETS INDÉSIRABLES

Surdosage : rétention sodée, hypokaliémie.

INTERACTIONS MÉDICAMENTEUSES

Rifampicine, **barbituriques**, **phénytoïne**, **carbamazépine**, **diurétiques hypokaliémiants**.

INSUFFISANCE ANTÉHYPOPHYSAIRE (IAH) (1)

On réunit sous le terme d'insuffisance antéhypophysaire (IAH) ou encore d'hypopituitarisme l'insuffisance de sécrétion d'une ou plusieurs hormones produites par l'antéhypophyse. Il en résulte un déficit des hormones périphériques : corticosurrénalienne, thyroïdienne, gonadique et hormone de croissance.
Le déficit en hydrocortisone peut immédiatement mettre en jeu le pronostic vital. Les autres déficits doivent être compensés et le patient devra être éduqué pour mener son traitement sa vie durant, et l'adapter aux circonstances.

Remplacement du triple déficit surrénalien, thyroïdien et gonadique

Traitement du déficit corticotrope

Il fait appel aux hormones corticosurrénaliennes.

► *Glucocorticoïdes*

L'**hydrocortisone** est prescrite *per os* aux doses de 20 à 30 mg/j.
Les corticoïdes de synthèse ne doivent pas être utilisés pour compenser le déficit en cortisol.

► *Minéralocorticoïdes*

La prise de **fludrocortisone** n'est pas utile. En effet la sécrétion de l'aldostérone est en grande partie sous la dépendance du système rénine-angiotensine, et le déficit en ACTH ne se traduit pas par un déficit minéralocorticoïde.

Traitement du déficit thyréotrope

Il est traité par la **L-thyroxine**.
On prescrit ***LÉVOTHYROX*** en adaptant la dose (en général 100 à 125 µg/j) de façon à obtenir un taux plasmatique de T4 dans les valeurs supérieures de la normale. La surveillance de la TSH est inutile.

Traitement du déficit somatotrope

Chez l'enfant avant la puberté, le déficit doit être compensé pour assurer la croissance.
Le traitement pourra être poursuivi à l'âge adulte, mais le déficit devra être réévalué. Les intitulés de l'AMM du traitement par l'hormone de croissance à l'âge adulte sont :
– le déficit somatotrope sévère acquis à l'âge adulte (c'est-à-dire avec une GH < 0,3 µg/L lors d'une hypoglycémie insulinique ayant permis d'obtenir une glycémie < 0,4 g/L) lié à une pathologie hypothalamo-hypophysaire connue avec au moins un autre déficit antéhypophysaire, excepté la prolactine. Dans ce cas, un seul test dynamique suffit pour diagnostiquer le déficit ;
– le déficit somatotrope acquis dans l'enfance prouvé par deux tests dynamiques (un taux d'IGF1 < -2 DS peut être considéré comme un test).
– chez un adulte de moins de 60 ans, sans processus tumoral évolutif, en dehors de toute pathologie aiguë.
Le traitement doit être initié :
– chez un adulte de moins de 60 ans, sans processus tumoral évolutif, en dehors de toute pathologie aiguë ;
– par un endocrinologue et prescrit selon la réglementation en vigueur pour les médicaments d'exception.
On dispose de plusieurs spécialités : ***GENOTONORM***, ***NORDITROPINE***, ***NUTROPINAQ***, ***SAIZEN***, ***UMATROPE***, ***ZOMACTON***). Le traitement nécessite une injection sous-cutanée quotidienne à la dose initiale de 0,15 à 0,30 mg/j, que l'on adapte en fonction de la tolérance clinique et du plasmatique de l'IGF1. Des stylos injecteurs facilitent l'auto-administration du traitement (***NUTROPINAQ PEN***, ***SAIZEN CLICKEASY***).
Surveillance :
– de l'efficacité : clinique et IGF1 tous les 6 mois, DMO à un an si pathologique initialement ;
– de la tolérance : clinique, glycémie à jeun et bilan lipidique annuel.

HORMONE DE CROISSANCE (1)

Somatropine

NORDITROPINE SIMPLEXX					
Retard de croissance lié à un déficit somatotrope chez l'enfant : 25 à 35 µg/kg/j Retard de croissance lié à un syndrome de Turner : 50 µg/kg/j Retard de croissance chez les enfants nés petits pour l'âge gestationnel : 35 µg/kg/j Retard de croissance chez les enfants prépubères lié à une insuffisance rénale chronique : 50 µg/kg/j Déficit en hormone de croissance en rapport avec un syndrome hypothalamo-hypophysaire connu chez l'adulte : 0,1 à 0,3 mg/j	1 inj. 5 mg/1,5 mL 1 inj. 10 mg/1,5 mL 1 inj. 15 mg/1,5 mL	157,99 309,36 460,24	I I I	100 % 100 % 100 %	157,99 309,36 460,24
NUTROPINAQ					
Idem ***NORDITROPINE SIMPLEXX***	1 inj. 10 mg/2 mL	309,36	I	100 %	309,36
SAIZEN					
Retard de croissance lié à un déficit somatotrope chez l'enfant : 0,7 à 1 mg/m²/j Retard de croissance lié à un syndrome de Turner et retard de croissance chez les enfants prépubères lié à une insuffisance rénale chronique : 1,4 mg/m²/j Retard de croissance chez les enfants nés petits pour l'âge gestationnel : 35 µg/kg/j Déficit en hormone de croissance en rapport avec un syndrome hypothalamo-hypophysaire connu chez l'adulte : 0,15 à 0,3 mg/j	1 inj. 5,83 mg/mL 1 inj. 8 mg/mL	188,65 606,03	I I	100 % 100 %	188,65 606,03
SAIZEN CLICKEASY					
Idem ***SAIZEN***	1 fl. pdre + amp. solv. 8 mg/1,37 mL	249,00	I	100 %	249,00
UMATROPE					
Idem ***SAIZEN***	1 cart. 6 mg/3 mL 1 cart. 12 mg/3 mL 1 cart. 24 mg/3 mL	188,65 369,71 719,59	I I I	100 % 100 % 100 %	188,65 369,71 719,59
ZOMACTON					
Idem ***SAIZEN***	1 fl. pdre + amp. solv. 4 mg/3,5 mL 1 fl. pdre + amp. solv. 10 mg/mL	117,36 286,13	I I	100 % 100 %	117,36 286,13

INSUFFISANCE ANTÉHYPOPHYSAIRE (IAH) (2)

Traitement du déficit gonadotrope

Le traitement est différent selon que le patient désire ou non une descendance.

Si le patient ne désire pas procréer, on prescrit un traitement substitutif par les hormones gonadiques.

Dès qu'il y a désir de descendance, on s'adresse aux gonadotrophines qui permettent d'induire l'ovulation chez la femme et de stimuler la spermatogenèse chez l'homme.

► *Traitement substitutif par les hormones gonadiques*

Chez l'homme

Il s'agit d'une hormonothérapie substitutive importante, surtout chez le sujet jeune afin de maintenir une libido et une activité sexuelle normale et d'éviter à long terme une déminéralisation osseuse sévère.

On utilise la **testostérone**, qui est disponible sous plusieurs formes :

– forme injectable en IM : **énanthate de testostérone** (***ANDROTARDYL***) à raison d'une injection de 250 mg toutes les 2 ou 4 sem., ou **undécanoate de testostérone** 1 000 mg (***NEBIDO***) à raison d'une injection toutes les 10 à 14 sem. L'intervalle des injections est adapté en fonction du dosage de testostérone plasmatique effectués avant l'injection suivante ;

– forme orale : capsule à 40 mg (***PANTESTONE***). En raison de la mauvaise biodisponibilité de la testostérone PO, il faut au moins 3 capsules/j et parfois plus pour normaliser le taux de testostéronémie ;

– on peut aussi utiliser le gel de la **dihydrotestostérone** ou **androstanolone** (***ANDRACTIM***). Cette spécialité n'est pas remboursée dans le traitement de l'hypogonadisme.

Chez la femme

Il est d'autant plus indispensable de réaliser une hormonothérapie substitutive que la femme est jeune, afin de maintenir la trophicité des tissus sensibles aux œstrogènes (vagin, squelette, peau).

• Œstrogènes

On utilise du **17-β-estradiol :**

– soit par voie transdermique, sous forme de gel (***OESTROGEL***, ***OESTRODOSE***, ***ESTREVA***, ***DÉLIDOSE***) : 0,5 à 1,5 mg/j ou de patch que l'on applique 2 fois/sem. (***DERMESTRIL***, ***ŒSCLIM***) ou 1 fois /sem. (***DERMESTRIL SEPTEM***, ***FEMSEPT***, ***ESTRAPATCH***, ***THAIS SEPT***) ;

– soit *per os* à raison de 1 à 2 mg/j (***ESTROFEM***, ***ESTREVA*** cp., ***OROMONE***, ***PROVAMES***, ***PROGYNOVA***).

• Progestatifs

Il est indispensable, en l'absence d'hystérectomie, d'associer au traitement œstrogénique un **progestatif** pour équilibrer les effets du **17-β-estradiol** sur l'endomètre et éviter la survenue à terme d'une hyperplasie pouvant entraîner un cancer utérin :

– on doit préférer la **progestérone naturelle** (***UTROGESTAN***) : 1 à 2 caps./j à 100 mg le soir au coucher ;

– en cas d'intolérance, on s'adresse aux **progestatifs de synthèse** : **chlormadinone** (***LUTERAN***) ou **dydrogestérone** (***DUPHASTON***).

• Associations œstroprogestatives

Des combinaisons fixes associant dans la même formulation le **17-β-estradiol** et un progestatif peuvent aussi être prescrites, sous forme de patch transdermique (***FEMSEPTCOMBI***, ***FEMSEPTEVO***) ou sous forme de comprimé (***CLIMASTON***, ***CLIMÈNE***, etc.).

L'administration du **17-β-estradiol** et de la **progestérone** peut se faire en continu si l'on souhaite éviter les règles, ou, si la femme désire des règles, de façon séquentielle (21 à 28 j de **17-β-estradiol** avec association de la progestérone ou du progestatif les 12 derniers jours de chaque cycle).

HORMONE DE CROISSANCE (2)

GENOTONORM MINIQUICK					
Idem ***SAIZEN***	7 inj. pdre et solv. 0,6 mg	134,00	I	100 %	19,14
	7 inj. pdre et solv. 0,8 mg	177,42	I	100 %	25,35
	7 inj. pdre et solv. 1 mg	219,95	I	100 %	31,42
	7 inj. pdre et solv. 1,2 mg	262,43	I	100 %	37,49
	7 inj. pdre et solv. 1,4 mg	304,90	I	100 %	43,56
	7 inj. pdre et solv. 1,6 mg	347,37	I	100 %	49,62
	7 inj. pdre et solv. 1,8 mg	389,84	I	100 %	55,69
	7 inj. pdre et solv. 2 mg	432,32	I	100 %	61,76
OMNITROPE					
Idem ***SAIZEN***	1 cart. inj. 5 mL/1,5 mL	134,07	I	100 %	134,07
	5 cart. inj. 5 mL/1,5 mL	1 239,85	I	100 %	123,98
	10 cart. inj. 10 mL/1,5 mL	1 239,85	I	100 %	123,98
	1 cart. inj. 10 mL/1,5 mL	262,82	I	100 %	262,82
	5 cart. inj. 10 mL/1,5 mL	1 239,85	I	100 %	247,97
	10 cart. inj. 10 mL/1,5 mL	2 397,53	I	100 %	239,75
	1 cart. inj. 15 mL/1,5 mL	390,58	I	100 %	390,58
	5 cart. inj. 15 mL/1,5 mL	1 830,62	I	100 %	366,12
	10 cart. inj. 15 mL/1,5 mL	3 531,35	I	100 %	353,14
GENOTONORM					
Idem ***SAIZEN***	1 cart. inj. 5,3 mg/mL	168,12	I	100 %	168,12
	1 stylo inj. 5,3 mg/mL	168,12	I	100 %	168,12
	5 stylos inj. 5,3 mg/mL	794,58	I	100 %	158,92
	1 cart. inj. 12 mg/mL	371,64	I	100 %	371,64
	1 stylo inj. 12 mg/mL	371,64	I	100 %	371,64
	5 stylos inj. 12 mg/mL	1 745,60	I	100 %	349,12
NORDITROPINE NORDIFLEX					
Idem ***NORDITROPINE SIMPLEXX***	15 1 cart. inj. 5 mg/1,5 mL	157,99	I	100 %	10,53
	30 1 cart. inj. 10 mg/ 1,5 mL	309,36	I	100 %	10,31
	45 1 cart. inj. 15 mg/ 1,5 mL	460,24	I	100 %	10,23

INSUFFISANCE ANTÉHYPOPHYSAIRE (IAH) (3)

► *Traitement par les gonadotrophines*

Chez la femme

Il s'agit d'induire l'ovulation en réalisant successivement :

– la maturation d'un follicule par injections IM successives de **gonadotrophines ménopausiques humaines** ou **HMG** (***FOSTIMON***, ***MENOPUR***) ou de **FSH recombinante humaine** (***GONAL-F***, ***PUREGON***) ;

– et lorsque le follicule est arrivé à maturation, le déclenchement de l'ovulation par une injection IM de **gonadotrophine chorionique humaine** ou **HCG** (***GONADOTROPHINE CHORIONIQUE ENDO***) ou **LH recombinante humaine** (***LUVERIS***) ou encore de **choriogonadotropine alpha humaine** (***OVITRELLE***).

L'induction de l'ovulation doit se faire sous surveillance clinique, échographique et biologique, afin d'éviter une grossesse multiple ou un syndrome d'hyperstimulation ovarienne.

Lorsque l'insuffisance gonadotrope est d'origine hypothalamique, l'induction de l'ovulation peut se faire par l'administration pulsatile de **LH-RH** (***LUTRELEF***) à l'aide d'une pompe (***ZYKLOMAT PULSE***). La posologie est de 5 à 20 µg par pulses de quelques secondes toutes les 90 min.

Chez l'homme

On induit et/ou on maintient la spermatogenèse par des injections IM de **HMG + HCG** ou **FSH recombinante + HCG**.

Adaptation du traitement

L'hormonothérapie substitutive est un traitement à vie pour ce qui est des substitutions en **hydrocortisone** et **L-thyroxine**. Le malade doit être éduqué pour éviter les décompensations aiguës.

La substitution somatotrope doit être discutée au-delà de 60 ans.

La substitution gonadique doit être reconsidérée après 60 ans. En l'absence de contre-indication, les doses minimales efficaces doivent être prescrites sous surveillance régulière (seins chez la femme, prostate chez l'homme).

- Carte d'insuffisance antéhypophysaire indiquant le traitement suivi et les coordonnées du médecin à prévenir.
- Prescriptions claires indiquant la nécessité de doubler ou tripler les doses d'**hydrocortisone** en cas d'agression, de stress, de maladie intercurrente (grippe +++), d'efforts physiques importants, de facteurs de déshydratation.
- Régime normalement salé.
- Surveillance périodique du poids et de la pression artérielle.

HORMONE DE CROISSANCE (3) – PHARMACOLOGIE

PROPRIÉTÉS

Hormone de croissance humaine recombinante.

INDICATIONS

Retard de croissance lié à un déficit somatotrope chez l'enfant.

Retard de croissance lié à un syndrome de Turner.

Retard de croissance intra-utérin avec une taille < - 2,5 DS.

Retard de croissance chez les enfants prépubères lié à une insuffisance rénale chronique.

Déficit en hormone de croissance en rapport avec un syndrome hypothalamo-hypophysaire connu chez l'adulte.

CONTRE-INDICATIONS

Processus tumoral connu et évolutif.

Épiphyses soudées chez l'enfant.

État critique aigu dû aux complications d'une intervention chirurgicale à cœur ouvert.

État critique aigu dû aux complications d'une intervention chirurgicale abdominale.

Insuffisance respiratoire aiguë.

Grossesse, allaitement.

EFFETS INDÉSIRABLES

Effet lipodystrophique local et réactions au point d'injection.

Rétention hydrosodée responsable d'œdèmes, myalgies, arthralgies et paresthésies, surtout en cas de surdosage.

Hyperglycémie.

Augmentation de la conversion de T4 en T3.

Élévation des phosphatases alcalines.

Élévation du taux sérique des acides gras non estérifiés.

PRÉCAUTIONS D'EMPLOI

Optimiser la corticothérapie de substitution avant l'introduction du traitement (risque de décompenser une insuffisance corticotrope).

La **somatropine** risque d'entraîner un état de résistance à l'insuline chez le diabétique. Surveillance de la glycémie conseillée.

Surveillance accrue de la T4 et de la T3 au début du traitement.

INTERACTIONS MÉDICAMENTEUSES

L'administration de **glucocorticoïdes** risque d'inhiber l'effet de la **somatropine** sur la croissance.

Augmentation de la clairance des médicaments métabolisés par le cytochrome P450 (**corticoïdes**, stéroïdes sexuels, **anticonvulsivants** et **ciclosporine**).

ACROMÉGALIE (1)

Il s'agit d'une pathologie rare dont la prise en charge doit être discutée au cas par cas par des équipes spécialisées.

Mesures générales

- Bilan complet **tumoral** : IRM, champ visuel.
- Bilan **hormonal** à la recherche d'une insuffisance ou d'une hypersécrétion des autres axes hypophysaires et bilan métabolique (diabète, dyslipidémie).
- Bilan cardiaque: pression artérielle, ECG, échographie cardiaque.
- Dépistage systématique d'un syndrome d'apnée du sommeil et coloscopie.

L'ensemble du bilan doit permettre de définir le choix et le degré d'urgence du traitement.

Traitement chirurgical

Il s'impose en première intention mais dans certains cas il est précédé d'un traitement médical.

Adénomectomie

Elle consiste à enlever l'adénome somatotrope par voie trans-sphénoïdale. C'est le traitement de choix des microadénomes ou des macroadénomes sans envahissement du sinus caverneux ou expansion suprasellaire.

L'abord sous-frontal est nécessaire pour aborder les très volumineux adénomes à expansion suprasellaire.

Complications

► *Insuffisance antéhypophysaire*

Totale dans 15 % des cas. Parfois dissociée (dans 25 % des cas environ).

► *Autres complications*

Diabète insipide (4 %), méningites (3 %), fuite de LCR (2 %), hématomes sous-arachnoïdiens (1 %).

Après l'intervention

► *Guérison*

La guérison est définie sur des critères biologiques : normalisation de l'IGF1, dosé au moins 3 mois après la chirurgie, et GH plasmatique restant inférieure à 0,4 µg/L au cours d'une HGPO.

Elle est obtenue dans 40 à 70 % des cas environ, les chiffres variant suivant les séries.

Les résultats après chirurgie sont d'autant plus satisfaisants que la tumeur est bien limitée, sans extension en dehors de la loge hypophysaire. Lorsque l'IGF1 est normal et que le nadir de GH sous HGPO reste inférieur à 1 µg/L (3 mUI/L), il est vraisemblable que la maladie ne sera pas évolutive.

Tout patient guéri doit être surveillé à vie.

► *Persistance d'une hypersécrétion de GH*

Si l'IGF1 reste augmenté et si la GH ne s'abaisse pas en dessous de 1 µg/L (3 mUI/L), le patient est considéré comme non contrôlé et un traitement complémentaire (médical ou radiothérapie) s'impose.

INHIBITEURS DE LA SOMATHORMONE (GH) (1) – ANALOGUES DE LA SOMATOSTATINE (1)

■ Octréotide

SANDOSTATINE					
Ruptures de varices œsophagiennes : 25 µg/h à la seringue électrique pendant 5 j	6 amp. 50 µg/mL 6 amp. 100 µg/mL 6 amp. 500 µg/mL	43,62 78,30 356,46	I I I	100 % 100 % 100 %	7,27 13,05 59,41
SANDOSTATINE LP					
1 inj. IM profonde toutes les 4 sem. en commençant par 20 mg, puis 20 mg pour la 2ᵉ et la 3ᵉ inj. Ajustement ultérieur selon les taux de GH et d'IGF1	1 fl. 10 mg + ser. 2,5 mL 1 fl. 20 mg + ser. 2,5 mL 1 fl. 30 mg + ser. 2,5 mL	1 125,48 1 317,45 1 509,32	I I I	100 % 100 % 100 %	1125,48 1317,45 1509,32

■ Lanréotide

SOMATULINE LP					
1 inj. IM toutes les 2 sem.	1 fl. 30 mg + solv. 2 mL + ser.	657,49	I	100 %	657,49
1 inj. SC profonde toutes les 4 sem.	1 ser. 60 mg 1 ser. 90 mg 1 ser. 120 mg	1 125,48 1 317,46 1 509,32	I I I	100 % 100 % 100 %	1125,48 1317,46 1509,32

■ Pasiréotide

SIGNIFOR					
Maladie de Cushing chez les patients inopérables ou en cas d'échec de la chirurgie 0,6 mg x 2/j en SC Posologie pouvant varier de 0,3 à 0,9 mg par prise en fonction de la clinique	60 amp 1 mL (0,3 mg/mL) 6 amp 1 mL (0,6 mg/mL) 60 amp 1 mL (0,6 mg/mL) 60 amp 1 mL (0,9 mg/mL)	3 282,00 402,20 3 632,20 3 982,40	I I I I	100 % 100 % 100 % 100 %	54,70 67,03 60,54 66,37

ACROMÉGALIE (2)

Traitement médical [1]

Il fait appel à deux catégories de médicaments : les **analogues de la somatostatine** qui inhibent la sécrétion de la GH ou un **antagoniste du récepteur de la GH**.

Analogues de la somatostatine

Lanréotide (***SOMATULINE LP***) en commençant par 1 inj. IM de 30 mg toutes les 2 sem. ou 1 inj. SC profonde de 60 mg toutes les 4 sem.

Octréotide (***SANDOSTATINE LP***) en commençant par une injection à 20 mg tous les mois.

Le but est d'obtenir une normalisation des taux d'IGF1 et un taux de GH < 2,5 µg/mL (7,5 mUI/L).

Si ces objectifs ne sont pas atteints, on augmente les doses mensuelles à 30 mg pour la ***SANDOSTATINE LP*** (injections IM) ou à 60, voire 120 mg pour la ***SOMATULINE LP*** (seringues prêtes à l'emploi pour injection SC profonde).

En cas de GH < 1 µg/mL (3 mUI/L), on peut utiliser la forme à 10 mg de la ***SANDOSTATINE LP*** ou 1 inj. de ***SOMATULINE LP*** 120 mg tous les 42 ou 56 j.

Les **analogues de la somatostatine** sont aussi utilisés pour préparer à la chirurgie : le traitement dure de quelques semaines à quelques mois dans les tumeurs volumineuses difficiles à opérer d'emblée (AMM acceptée).

Antagoniste du récepteur de la GH

Pegvisomant (***SOMAVERT***) : il est utilisé à raison d'une injection sous-cutanée en commençant par 10 mg par j, en augmentant progressivement les doses jusqu'à 30 mg par paliers de 4 à 6 sem. de façon à obtenir un taux d'IGF1 compris dans les normes pour l'âge. La GH s'élève sous **pegvisomant** et n'est donc plus le reflet du contrôle de l'acromégalie.

Antagonistes dopaminergiques

Ils ne normalisent les taux de GH et d'IGF1 que dans 10 % des cas. La **bromocriptine** (***PARLODEL***) ou la **quinagolide** (***NORPROLAC***) sont presque exclusivement utilisés dans les adénomes mixtes sécrétant à la fois de la GH et de la prolactine.

Traitement radiothérapique

La radiothérapie est indiquée en cas d'ablation incomplète de l'adénome, de récidive, chez les patients inopérables, ou chez les patients opérés non guéris avant traitement médical et ne supportant pas ce dernier.

Radiothérapie conventionnelle

Elle est utilisée à la dose de 45 à 50 Gy fractionnée en plusieurs séances. Son délai d'action est long et elle ne permet d'obtenir une guérison que dans 50 % des cas. Elle est rarement compliquée de radionécroses (cerveau, chiasma optique), mais elle expose à long terme au risque d'insuffisance hypothalamo-hypophysaire.

« Gamma knife »

Cette technique consiste à administrer en une seule séance un rayonnement gamma concentré sur l'adénome après repérage stéréotaxique. Elle n'est utilisée que dans quelques centres disposant de l'équipement permettant de l'appliquer.

CONSENSUS

[1] Consensus français sur la prise en charge de l'acromégalie, *SFE*, 2008.

INHIBITEURS DE LA SOMATHORMONE (GH) (2) – ANALOGUES DE LA SOMATOSTATINE (2) – PHARMACOLOGIE

PROPRIÉTÉS

Les **analogues de la somatostatine** (**octréotide**, **lanréotide**, **pasiréotide**) ont une action similaire à la somatostatine : comme elle, ils se fixent sur les récepteurs des cellules somatotropes et ils inhibent la sécrétion de l'hormone de croissance. Ils peuvent réduire la taille de la tumeur.

Ils inhibent la sécrétion de somathormone, l'**octréotide** se fixe sur les récepteurs hypophysaires des cellules sécrétant l'hormone de croissance. Il inhibe également mais dans une moindre mesure les sécrétions de TSH et de prolactine.

Actifs également sur les sites somatostatino-sensibles du tube digestif, les **analogues de la somatostatine** inhibent les sécrétions endocrines pancréatiques (insuline, glucagon, amyline) et les sécrétions digestives (gastrine, cholécystokinine, VIP, sérotonine).

Octréotide et **lanréotide** sont présentés sous des formes à libération prolongée, qui permettent une durée d'action de plusieurs semaines.

Le **pasiréotide** présente une affinité différente des deux autres pour les récepteurs à la somatostatine, il n'a donc pas les mêmes indications.

INDICATIONS

Acromégalie : lorsque la sécrétion d'hormone de croissance n'est pas normalisée après chirurgie et/ou radiothérapie ou en cas de macroadénomes expansifs ou invasifs, non opérables.

Adénomes thyréotropes primitifs : lorsque la sécrétion n'est pas normalisée après chirurgie ou radiothérapie ou chez les patients ne relevant pas d'un traitement chirurgical ou radiothérapique.

Autres adénomes hypophysaires (indications exceptionnelles non reconnues par l'AMM) ; adénomes gonadotropes, adénomes corticotropes (au cours du syndrome de Nelson), adénomes non fonctionnels notamment en cas de troubles visuels liés à une compression des voies optiques avant la chirurgie, avant ou après la radiothérapie ou lorsqu'aucun geste thérapeutique n'est possible ou efficace.

Indications digestives :

- traitement des tumeurs digestives endocrines ;
- rupture des varices œsophagiennes (**octréotide**, forme d'action rapide) ;
- prévention et traitement des fistules pancréatiques.

Maladie de Cushing : chez les patients adultes inopérables ou en cas d'échec de la chirurgie.

CONTRE-INDICATIONS

Grossesse et **allaitement**.

Pasiréotide : insuffisance hépatique sévère. La grossesse et l'allaitement sont déconseillées mais non contre-indiquées pour ce médicament.

PRÉCAUTIONS D'EMPLOI

Le diabète de type 2 peut être aggravé par l'administration des **analogues de la somatostatine** ; au contraire, ils diminuent les besoins en insuline du diabétique de type 1.

EFFETS INDÉSIRABLES

Troubles digestifs mineurs (nausées, vomissements) et possible altération de l'état général (anémie, asthénie, céphalées) essentiellement les 3 à 6 premiers mois.

Le principal effet secondaire est la survenue d'une lithiase vésiculaire qui se complique exceptionnellement. Une échographie de surveillance avant la mise en route du traitement est indiquée en cas de traitement prolongé. La pertinence de la surveillance échographique sous traitement se discute.

Élévation de la glycémie (compensée par l'amélioration de l'insulinorésistance sous traitement).

Le **pasiréotide** entraine fréquemment des élévations des enzymes hépato-biliaires et pancréatiques ainsi que des troubles cardiovasculaires tels qu'hypotension artérielle ou bradychardie. Une surveillance clinique étroite est donc recommandée en début de traitement surtout en cas d'association à des médicaments présentant les mêmes propriétés.

INHIBITEURS DE LA SOMATHORMONE (GH) (3) – ANTAGONISTE DES RÉCEPTEURS DE LA SOMATROPINE

■ Pegvisomant

SOMAVERT					
1 inj. SC de 10 mg/j avec augmentation toutes les 4 à 6 sem. par paliers de 5 mg Max 30 mg/j	30 fl. 10 mg + solv.	2 099,56	I	100 %	69,99
	30 fl. 15 mg + solv.	3 084,25	I	100 %	102,81
	1 fl. 20 mg + solv.	154,98	I	100 %	154,98
	30 fl. 20 mg + solv.	4 068,94	I	100 %	135,63

PROPRIÉTÉS

Le **pegvisomant** est le seul antagoniste des récepteurs de la GH : c'est un analogue de la GH, génétiquement modifié, qui se fixe sur les récepteurs périphériques de cette dernière et en bloque l'activité. Il entraîne une baisse sélective de la production d'IGF1.

INDICATIONS

Traitement de l'acromégalie chez les patients ayant une réponse insuffisante à la chirurgie et/ou la radiothérapie, chez lesquels les **analogues de la somatostatine** ont été mal tolérés ou insuffisamment efficaces pour normaliser le taux circulant de l'IGF1.

CONTRE-INDICATIONS

Grossesse et **allaitement**.

PRÉCAUTIONS D'EMPLOI

Une réduction des doses d'**antidiabétiques oraux** ou d'insuline est parfois nécessaire chez les patients sous **pegvisomant** (augmentation de la sensibilité à l'insuline).

Risque d'augmentation du volume tumoral (surveillance par l'imagerie hypophysaire et le champ visuel).

Surveillance des transaminases toutes les 4 à 6 sem. pendant les 6 premiers mois de traitement.

EFFETS INDÉSIRABLES

Réaction au point d'injection, sudation, céphalées, asthénie.

Développement d'anticorps anti-hormone de croissance dont la signification est inconnue.

Diarrhée, constipation, nausées, vomissements, météorisme abdominal, dyspepsie, flatulence, bouche sèche, sialorrhée, troubles dentaires.

Syndrome grippal, asthénie, ecchymose ou hémorragie au point d'injection, œdèmes des membres inférieurs.

Myalgies, arthralgies, arthrite.

Vertiges, tremblements, hypoesthésie, dysgueusie.

Sudation, prurit, rash, peau sèche.

Troubles du sommeil, troubles de l'humeur, augmentation de la libido, troubles mnésiques.

Prise de poids, hyperglycémie (rarement hypoglycémie), hypercholestérolémie (rarement hypertriglycéridémie), faim.

Dyspnée, troubles visuels.

Hématurie, protéinurie, insuffisance rénale.

Hypertension artérielle.

Thrombopénie, leucopénie, leucocytose.

Hépatites médicamenteuses exceptionnelles.

INTERACTIONS MÉDICAMENTEUSES

Surveiller et éventuellement diminuer la posologie de l'insuline ou d'**hypoglycémiants oraux**.

NOTES

DIABÈTE INSIPIDE

Diabète insipide acquis et primitif

Le diabète insipide (DI) survient par carence en ADH (hormone antidiurétique). Le traitement se fait au mieux actuellement par l'administration de **desmopressine** (***MINIRIN***). Les doses doivent être adaptées en fonction de l'intensité des symptômes et des circonstances de la vie quotidienne.

Lorsqu'il s'agit d'une cause acquise, il faut envisager le traitement étiologique mais le DI peut rester séquellaire.

Le DI primitif est une affection génétique apparaissant en général chez le sujet jeune ou l'enfant.

En urgence

On utilise la forme injectable à la dose de 4 µg en IV ou IM ou même SC, à répéter si besoin en cas de déshydratation ou impossibilité d'administrer par voie nasale (intervention sur l'hypophyse).

En traitement d'entretien

On utilise :
- soit les lyophilisats de ***MINIRINMELT*** à 0,1 et/ou 0,2 mg ; la dose quotidienne est de 0,3 mg/j en 3 prises, à adapter en fonction de la diurèse ;
- soit la solution endonasale administrée avec un cathéter gradué ou en spray à l'aide d'un flacon pulvérisateur. La dose est de 0,1 à 0,2 mL soit 10 à 20 µg de ***MINIRIN*** à pulvériser dans la narine 1 à 2 fois/j.

Causes acquises du diabète insipide

- Séquelles de traumatisme ou d'intervention chirurgicale (+++).
- Tumeur de la région infundibulo-tubérienne (le plus souvent développée aux dépens du tissu nerveux – méningiome, gliome – ou de la poche de Rathke – craniopharyngiome). Il s'agit beaucoup plus rarement d'une tumeur hypophysaire.
- Maladie de système avec localisation hypophyso-hypothalamique, plus rarement en cause ; une sarcoïdose, une hémopathie (leucémie surtout), enfin une réticulo-histiocytose ou maladie de Hand-Schüller-Christian.
- Hypophysite lymphocytaire.
- Plus exceptionnellement encore : séquelles de méningite en particulier tuberculeuse avec arachnoïdite de la base.

Diabètes insipides partiels

La carence en ADH existe mais n'est pas totale : on peut essayer la **carbamazépine** (***TÉGRÉTOL***) à la dose de 1 à 3 cp. soit 200 à 600 mg/j.

Diabète insipide et potomanie

Le diagnostic différentiel de diabète insipide peut être difficile avec une potomanie. Il repose sur l'épreuve de restriction hydrique en milieu hospitalier. Seul le potomane supporte la restriction hydrique pendant quelques heures.

Cure de déconditionnement

Elle est commencée en milieu hospitalier. Elle comporte :
- une diminution volontaire et progressive des apports hydriques par le patient ;
- une surveillance médicale et psychologique ;
- l'utilisation de la **carbamazépine** (***TÉGRÉTOL***) à la dose de 100 à 300 mg/j ;
- des **anxiolytiques** (***SÉRESTA***, ***LEXOMIL***).

Diabète insipide néphrogénique

Il est en général insensible à la **desmopressine** aux doses habituelles. On a parfois recours aux **diurétiques**, comme l'***ESIDREX***, à un régime peu salé ou aux inhibiteurs des prostaglandines.

ANTIDIURÉTIQUES

Desmopressine

MINIRIN					
MINIRIN SPRAY A. : administration de 1 dose/j en respectant un intervalle de 12 h, soit 10 à 20 µg/j (0,1 à 0,2 mL) E. : 5 à 10 µg/j (0,05 à 0,1 mL)	25 doses sol. endonasales (une dose 10 µg = 0,1 mL) fl. pulvérisateur 2,5 mL + embout nasal	21,69	II	65 %	0,87
MINIRIN solution injectable Diabète insipide aigu : – A. : 1 à 4 µg – E. : 0,4 à 1 µg – N. : 0,2 à 0,4 µg Étude du pouvoir de concentration du rein dans le diagnostic de diabète insipide	10 amp. 1 mL	HOP	II		
MINIRINMELT					
Traitement au long cours du diabète insipide par voie orale : 100 à 600 µg/j en moyenne	30 lyocs 60 µg	24,56	II	65 %	0,82
	100 lyocs 60 µg	75,73	II	65 %	0,76
	30 lyocs 120 µg	46,94	II	65 %	1,56
	100 lyocs 120 µg	147,70	II	65 %	1,48
	30 lyocs 240 µg	90,13	II	65 %	3,00

PROPRIÉTÉS

La **desmopressine** est un analogue de l'hormone antidiurétique naturelle ou arginine-vasopressine : elle augmente le pouvoir de concentration du rein en favorisant la réabsorption de l'eau.

La **desmopressine** entraîne également une augmentation du facteur VIII et du facteur de Willebrand, ce qui explique son action hémostatique dans certaines hémopathies.

Elle a une action spécifique de mécanisme mal expliqué dans l'énurésie.

INDICATIONS

Diabète insipide d'origine centrale par lésion post-hypophysaire ou hypothalamique.

Étude du pouvoir de concentration du rein.

Énurésie nocturne isolée.

CONTRE-INDICATIONS

Aucune en cas de déficit de l'hormone.

PRÉCAUTIONS D'EMPLOI

Chez les sujets atteints d'HTA ou d'une insuffisance coronarienne, l'administration de l'hormone antidiurétique doit être particulièrement surveillée.

EFFETS INDÉSIRABLES

L'excès d'hormone antidiurétique peut entraîner une intoxication par l'eau (augmentation rapide du poids, céphalées, nausées, vomissements, troubles de la conscience) et une hyponatrémie.

INTERACTIONS MÉDICAMENTEUSES

Médicament agissant sur la sécrétion d'ADH : **carbamazépine**.

Médicaments potentialisant l'action antidiurétique : **sulfamides hypoglycémiants**.

Gastro-entérologie – Hépatologie

SOMMAIRE

MALADIES

MÉDICAMENTS

NOTES

ACHALASIE DU SPHINCTER INFÉRIEUR DE L'ŒSOPHAGE (MÉGAŒSOPHAGE IDIOPATHIQUE)

L'**achalasie du sphincter inférieur de l'œsophage (SIO)**, anciennement appelée mégaœsophage idiopathique, peut être considérée schématiquement comme l'opposé du reflux gastro-œsophagien. Il s'agit d'une absence de péristaltisme du corps de l'œsophage. Cet apéristaltisme est associé à une hypertonie de base du SIO et à une absence de relaxation ou une relaxation incomplète du SIO à la déglutition.

Traitement médical

Il n'est efficace qu'au début de la maladie et devient rapidement insuffisant. On utilise des médicaments qui réduisent le tonus du SIO :
- **dérivés nitrés**, **isosorbide dinitrate** (***RISORDAN*** 5 mg ou spray) : 1 à 2 cp. ou bouffées sublinguales avant chaque repas ;
- **inhibiteurs calciques**, **nifédipine** (***ADALATE***, 10 mg) : 1 à 2 caps. avant chaque repas.

Traitement endoscopique

Dilatation pneumatique au ballonnet

Cette méthode donne 75 % de bons résultats à long terme. Le risque est la perforation (3 à 5 %).

Infiltration du SIO par de la toxine botulique

Certaines équipes évaluent l'efficacité de l'infiltration du SIO avec de la toxine botulique au cours d'une endoscopie. Les résultats à court terme sont favorables mais sont encore inconnus à long terme.

Myotomie endoscopique (POEM : *PerOral Endoscopic Myotomy*)

Cette nouvelle méthode consiste à sectionner la circulaire interne au-dessus (7 cm) et en-dessous (2 cm) de la jonction œso-gastrique, après dissection endoscopique de la muqueuse. Les études sont encore peu nombreuses mais la morbidité serait faible et l'efficacité importante.

Traitement chirurgical

C'est l'intervention de **Heller**. On pratique une **œso-cardio-myotomie extra-muqueuse** sur les 8 derniers centimètres de l'œsophage. Cette intervention peut être réalisée par voie cœlioscopique ; elle doit être associée à la confection d'un dispositif antireflux (fundoplicature). Elle donne 85 % de résultats favorables à long terme. Le risque est le reflux et l'œsophagite peptique (3 à 5 %).

> Dans tous les cas, la surveillance doit être régulière, rythmée par la clinique. Le risque est la survenue dans 4 % des cas d'un carcinome épidermoïde de l'œsophage, même après traitement.

ANOMALIES ANATOMIQUES DE L'ŒSOPHAGE

Diverticule de Zenker

C'est un diverticule par pulsion développé aux dépens de la paroi pharyngée postérieure ; les symptômes sont dus à la stase alimentaire dans le diverticule : dysphagie intermittente, fétidité de l'haleine, pneumopathies d'inhalation, etc.

> Il faut être très prudent lors de la gastroscopie car il existe un risque de perforation du diverticule à l'introduction de l'endoscope.

Le traitement est chirurgical ou endoscopique.

– Le traitement endoscopique peut être proposé en cas de diverticule de petite taille : le geste consiste à sectionner le muscle cricopharyngien qui apparaît comme un septum entre la lumière œsophagienne et le diverticule.

– Le traitement chirugical consiste en une diverticulectomie associée à une myotomie en dessous du diverticule (crico-pharyngien) pour éviter les récidives.

Anneau de Schatzki

C'est un diaphragme muqueux œsogastrique, circulaire, toujours associé à une hernie hiatale. Il est responsable d'une dysphagie intermittente.

Si la dysphagie est sévère, on peut proposer une rupture endoscopique de l'anneau, des dilatations endoscopiques, un traitement laser, voire, si besoin, une intervention chirurgicale (intervention antireflux associée à un effondrement au doigt de l'anneau).

Syndrome de Mallory-Weiss

C'est une déchirure longitudinale de la jonction œsogastrique. Elle apparaît lors d'effort de vomissements et est responsable de 5 à 10 % des hématémèses. Le diagnostic est endoscopique.

Le traitement est le plus souvent symptomatique (*cf.* Hématémèse) : repos du tube digestif, **antiémétiques, antisécrétoires**.

Dans les formes avec hémorragie active, le traitement est endoscopique : sclérose, mise en place d'un clip ou ligature.

CANCER DE L'ŒSOPHAGE (1)

La stratégie thérapeutique doit être décidée en RCP. Les facteurs influençant le choix du traitement sont [1] :
– le niveau de la lésion (1/3 inférieur dont l'abord chirurgical est abdominal et 2/3 supérieurs dont l'abord nécessite une thoracotomie) ;
– le type histologique : 90 % de carcinomes épidermoïdes ; les adénocarcinomes sont situés sur l'extrémité inférieure et compliquent surtout un endobrachyœsophage ;
– l'extension de la tumeur ;
– le terrain.

Traitement curatif (cancer opérable)

Cancers superficiels (*in situ*)

Traitement endoscopique par mucosectomie, si la lésion a un diamètre < 2 cm (après coloration vitale), n'est pas ulcérée, et si son caractère superficiel peut être affirmé par une échoendoscopie utilisant une sonde de haute fréquence. Lorsque la pièce de mucosectomie montre que la lésion est invasive, le risque d'extension ganglionnaire nécessite une oesophagectomie chez les patients opérables et une radio-chimiothérapie chez les patients inopérables.
Si la mucosectomie est impossible : radio-chimiothérapie ou destruction tumorale parphotothérapie ou laser).

Cancers invasifs opérables (non *in situ*)

Il est chirurgical. C'est le traitement à proposer en première intention en l'absence de métastase à distance si le terrain le permet.
Les critères d'inopérabilité sont les suivants :
- contre-indications relatives :
– OMS 2,
– perte de poids > 15 % du poids de base non récupérée après renutrition,
– artériopathie sévère,
– cirrhose non décompensée.
- contre-indications absolues :
– OMS 3, 4,
– insuffisance respiratoire (PaO_2 = 60 mmHg, $PaCO_2$ > 45 mmHg, VEMS = 1 000 mL/s),
– cirrhose décompensée (ascite, ictère, présence de varices œsophagiennes),
– insuffisance rénale (créatininémie > 1,25 x N),
– infarctus du myocarde datant de moins de 6 mois ou cardiopathie évolutive,
– perte de poids > 20 % non récupérée après renutrition.

Il faut toutefois noter que statistiquement, en traitement curatif, la chirurgie n'est pas supérieure à l'association radio-chimiothérapie pour l'amélioration de la survie.

CANCER DE L'ŒSOPHAGE (2)

► *Préparation du malade*

Bilan préanesthésique

– État nutritionnel (pourcentage d'amaigrissement, protidémie, albuminémie) : renutrition si possible orale, sinon entérale ou parentérale en milieu spécialisé.
– Examen respiratoire (EFR, gazométrie).
– Examen cardiovasculaire (palpation des pouls et recherche de souffles, ECG).
– Créatininémie et calcul de la clairance.
– Recherche de signes de cirrhose et bilan biologique hépatique.
– Recherche de signes de neuropathie.
– État général (classification OMS).

- Consultation d'aide au sevrage tabagique et alcoolique en préopératoire pour arrêt de l'alcool et du tabac.
- Éradication des foyers infectieux ORL et stomatologiques.
- Antibiothérapie périopératoire.

Chimiothérapie néoadjuvante et radiothérapie

L'utilité de la radio-chimiothérapie néoadjuvante est de plus en plus établie : elle associe le **5-FU** et le **cisplatine**.

Une radiothérapie externe sur la lésion est parfois associée à la chimiothérapie, en particulier en cas de localisation haute.

Intervention chirurgicale

Elle a pour but d'enlever la lésion néoplasique en passant à distance (5 cm).

- Voie d'abord abdominale (et thoracique si lésion des 2/3 supérieurs).
- **Œsophagectomie totale** ou subtotale, débordant sur l'estomac si lésion inférieure.
- Cellulectomie péritumorale et curage lymphatique médiastinal et abdominal. Au moins 23 ganglions (abdomen et thorax) doivent être examinés.
- Anastomose œsogastrique la plus haute possible en tubulisant la grande courbure gastrique (continuité rétablie avec le côlon si antécédent de gastrectomie).
- Fermeture plan par plan et examen de la pièce opératoire.

Complications : fistule anastomotique avec médiastinite, insuffisance respiratoire après thoracotomie, complications liées au terrain.
Mortalité : 15 à 30 %. **Séquelles** : reflux gastro-œsophagien, sténose de l'anastomose.

Radiothérapie

Associée à la chimiothérapie préopératoire (*cf. supra*).

- Secondaire à la chirurgie si des adénopathies sont envahies.
- Exclusive mais ses résultats sont modestes

Cancers non opérables, non résécables mais non métastatiques

Ils sont traités par radio-chimiothérapie concomitante.

La chimiothérapie repose sur le protocole **FOLFOX4** (**oxaliplatine**, **5-fluorouracile** et **acide folinique**).

CANCER DE L'ŒSOPHAGE (3)

Traitement palliatif (cancer inopérable)

Traitement de la dysphagie

Il existe plusieurs possibilités :
– association radio-chimiothérapie palliative ;
– dilatation endoscopique de l'œsophage souvent suivie de la mise en place d'une endoprothèse ;
– photocoagulation de la tumeur par laser ;
– gastrostomie d'alimentation mise en place par voie endoscopique ou chirurgicale ;
– en dernier recours, une sonde nasogastrique à demeure.

Mesures aspécifiques

- Arrêt de l'alcool et du tabac.
- Éradication des foyers infectieux.
- Alimentation hypercalorique avec supplémentation vitaminique.
- Traitement des douleurs : recours aux **morphiniques** si besoin, radiothérapie antalgique.
- Soutien psychologique.

Chimiothérapie palliative

Elle est recommandée chez les patients en bon état général.

On utilise le schéma **FOLFOX4 (oxaliplatine, 5-fluorouracile**, et **acide folinique)**.

Surveillance

Après traitement curatif

- Examen clinique tous les 3 à 6 mois pendant 3 ans.
- Examens paracliniques : en fonction des symptômes (transit œsophagien, gastroscopie, radiographie thoracique, échographie et/ou scanner abdominal). Pour le diagnostic précoce de nouvelles localisations ORL ou bronchiques : examen ORL annuel, à la recherche d'un cancer métachrone, en cas de cancer épidermoïde. Fibroscopie bronchique non systématique.
- Surveillance du maintien du sevrage d'alcool et de tabac.

Après traitement palliatif

Examen clinique et examens complémentaires orientés par les symptômes.

Cancer superficiel

Il s'agit des cancers n'envahissant pas la muscularis mucosae. Une mucosectomie endoscopique peut être proposée. La photothérapie dynamique est en cours d'évaluation.

CONSENSUS

[1] Thésaurus national de cancérologie digestive – Cancer de l'œsophage, *FFCD, FNCLCC, GERCOR, SFCD, SFRO et SNFGE*, 2013.

ŒSOPHAGITE CAUSTIQUE

Circonstances de survenue

Elles sont de deux types :
– accidentelles : lésions peu sévères, essentiellement buccales car le produit est recraché ;
– volontaires (tentative de suicide) : lésions graves.

Produits en cause

Les acides provoquent des lésions étendues en surface mais peu profondes ; ils lèsent surtout l'estomac (*Harpic*).
Les bases provoquent des lésions profondes mais peu étendues en surface ; elles lèsent surtout l'œsophage car elles sont tamponnées par l'estomac (*Destop*, ammoniac).
Les oxydants dont seule la forme concentrée est toxique (eau de Javel).

Traitement

Le patient doit être rapidement transporté en milieu hospitalier spécialisé pour pratiquer le bilan lésionnel et la prise en charge.

En cas de lésions superficielles

Une surveillance de quelques jours en milieu hospitalier est souvent suffisante. La réalimentation orale peut être rapidement reprise. Le risque de sténose secondaire après quelques semaines impose la pratique régulière d'une endoscopie.

En cas de lésions profondes

En cas de perforation, l'intervention chirurgicale est indispensable : la suture est impossible et on est donc conduit à pratiquer une œsogastrectomie en urgence.
Une alimentation parentérale exclusive est débutée.
Une antibiothérapie à large spectre est débutée, ex : **amoxiciline + acide clavulanique** (*AUGMENTIN*) IV : 1 g x 3/j ou en cas d'allergie : **ofloxacine** (*OFLOCET*) IV : 200 mg x 2/j.
Des complications peuvent survenir pendant cette phase : hémorragies, perforation tardive, surinfection.
Après 3 sem., un bilan endoscopique doit être pratiqué :
– si les lésions sont cicatrisées, on reprend l'alimentation orale ;
– si les lésions sont toujours évolutives, on poursuit la mise au repos du tube digestif et on refait un bilan après 3 mois de traitement.

Les séquelles et leur traitement :
– **sténose œsophagienne** : abstention, dilatation endoscopique, œsophagoplastie ;
– **sténose antrale** : gastrectomie ;
– **troubles digestifs** ;
– dégénérescence néoplasique.

Classification endoscopique des lésions caustiques de l'œsophage

Stade	Lésions muqueuses
I	Érythème ou pétéchies
IIa	Ulcérations linéaires ou rondes
IIb	Ulcérations circulaires ou circonférentielles
IIIa	Nécrose localisée
IIIb	Nécrose étendue
IV	Perforation

Gestes à faire et à ne pas faire devant une œsophagite caustique

Certains gestes doivent impérativement être évités :
– faire boire,
– faire vomir,
– faire absorber un antidote,
– tenter de neutraliser un acide par une base ou inversement,
– mettre une sonde nasogastrique avant le bilan endoscopique.

Les gestes à faire sont :
– mettre en place une voie veineuse périphérique,
– prélever un bilan préopératoire,
– faire des soins buccaux avec des compresses sèches.
Dans tous les cas, un bilan endoscopique s'impose, après avoir éliminé une perforation (radiographie).

REFLUX GASTRO-ŒSOPHAGIEN (1)

Indications des explorations du RGO de l'adulte

CLASSIFICATION	SYMPTÔMES	EXPLORATIONS
Symptômes typiques	Pyrosis Régurgitations acides	Non indiquées
Symptômes typiques + symptômes d'alarme ou autres éléments décisionnels	Amaigrissement Dysphagie Hémorragie Anémie Âge > 50 ans Résistance au traitement Récidive précoce à l'arrêt du traitement	Endoscopie œsogastro-duodénale
Symptômes atypiques	Douleurs épigastriques Toux nocturne Asthme Douleurs pseudo-angineuses Enrouement Brûlures pharyngées Otalgies	Endoscopie œsogastro-duodénale pH-métrie œsophagienne si absence d'œsophagite

Ainsi, il n'y a pas lieu de pratiquer une endoscopie chez le sujet jeune pour un reflux gastro-œsophagien à symptomatologie typique, modérée, non compliquée sauf en cas d'échec du traitement symptomatique et de récidives fréquentes.

Règles hygiéno-diététiques

Repas

Ils doivent être pris : au calme, à heures fixes, en mâchant bien.

Il faut éviter les aliments qui diminuent la pression du sphincter inférieur de l'œsophage : repas gras, épices, café, thé, chocolat, boissons gazeuses, menthe, **alcool et tabac**.

Mesures posturales

Elles ont pour but de diminuer la pression intra-abdominale :

– pas de décubitus post-prandial ;
– surélévation nocturne de la tête du lit de 15° environ (cette mesure est la seule qui ait véritablement démontré son efficacité) ;
– pas d'antéflexion brutale et prolongée ;
– éviter gaines, corsets, lombostats, ceintures, vêtements serrés, chaussures à lacets.

Médicaments à éviter

- Les médicaments diminuant la pression du sphincter inférieur de l'œsophage : **inhibiteurs calciques**, **dérivés nitrés** (souvent au cours de l'angine de poitrine), **théophylline**, **β-stimulants** (souvent au cours de l'asthme), **anticholinergiques**, **benzodiazépines**, **barbituriques**, **morphiniques**, **estroprogestatifs**, **progestérone**.
- Les médicaments pouvant léser la muqueuse digestive : **AINS**, **aspirine**.

ANTIREFLUX (1) – ANTIÉMÉTIQUES

Dompéridone

MOTILIUM					
Reflux gastro-œsophagien et œsophagite, nausées, vomissements : 1 à 2 cp. (ou c-mes.) x 3/j	40 cp. 10 mg 80 c-mes. (2,5 mL = 2,5 mg) susp. buv. 200 mL	2,89 2,21	II II	30 % 30 %	0,07 0,03
PÉRIDYS					
Idem ***MOTILIUM***	40 cp. 10 mg	2,89	II	30 %	0,07
OROPÉRIDYS					
Idem ***MOTILIUM***	30 cp. orodisp. 10 mg	2,42	II	30 %	0,08

PROPRIÉTÉS

Antiémétique neuroleptique sans effet anticholinergique passant très faiblement la barrière hémato-encéphalique. Il augmente la vitesse de vidange de l'estomac et s'oppose au reflux duodéno-œsophagien. Il renforce le péristaltisme du tube digestif supérieur :
- augmentation du tonus du sphincter inférieur de l'œsophage ;
- inhibition de la relaxation du fundus gastrique et stimulation de l'activité motrice ;
- élargissement du pylore au moment de son ouverture ;
- augmentation de la fréquence, de l'amplitude et de la durée des contractions duodénales.

La **dompéridone** normalise les contractions anarchiques de la maladie des spasmes étagés de l'œsophage. Elle ne modifie pas les fonctions sécrétoires.

CONTRE-INDICATIONS

Ne pas utiliser si la stimulation de la motricité gastro-intestinale présente un danger : hémorragie gastro-intestinale, obstruction mécanique, perforation digestive.

Dyskinésies tardives iatrogènes (**antipsychotiques**).

PRÉCAUTIONS D'EMPLOI

Insuffisance rénale : diminuer les doses de 30 à 50 % en cas d'utilisation prolongée.

Grossesse : aucune malformation rapportée.

Allaitement : passage dans le lait.

EFFETS INDÉSIRABLES

Syndrome extrapyramidal exceptionnel (1,4 cas par million) presque toujours en rapport avec un surdosage ou une perméabilité anormale de la barrière hémato-encéphalique (immaturité, lésion).

Rarement, à posologie élevée et prolongée : gynécomastie, troubles des règles.

INTERACTIONS MÉDICAMENTEUSES

L'association d'**anticholinergiques** est illogique car ils ont des effets opposés à la **dompéridone**.

Cf. aussi **métoclopramide**.

REFLUX GASTRO-ŒSOPHAGIEN (2)

Traitement médicamenteux [1]

Reflux gastro-œsophagien typique, sans œsophagite

S'il n'existe pas de signes d'alarme (amaigrissement, dysphagie, hémorragie, anémie) et si l'âge du sujet est < 50 ans, on peut pratiquer un traitement d'épreuve sans fibroscopie.

► *Si les symptômes sont espacés (moins d'une fois par sem.)*

- Traitement à la demande par alginates

Ex : **alginate de sodium + bicarbonate de sodium (*GAVISCON*)** : 1 càc 30 min après chaque repas et au coucher.

- Renforcement de la pression du sphincter inférieur de l'œsophage

Il est souvent utilisé mais n'a jamais prouvé son efficacité.

Ex : **dompéridone (*MOTILIUM*)** : 1 cp. 15 min avant chaque repas et au coucher.

Durée du traitement : 6 sem.

Attention, le ***MOTILIUM*** fait l'objet d'une surveillance rapprochée du fait d'un risque potentiel de troubles du rythme cardiaque (torsades de pointes).

► *Si les symptômes sont rapprochés (une fois/sem. ou plus)*

On peut proposer un traitement antisécrétoire à faible dose.

Inhibiteur de la pompe à protons : ***MOPRAL* (oméprazole)**, 1 gél. à 10 mg/j ou ***LANZOR* (lanzoprazole)**, 1 gél. à 15 mg/j.

La durée du traitement est de 4 sem. Au terme de ces 4 sem., si les symptômes disparaissent, il faut arrêter le traitement ; s'ils persistent ou récidivent de façon précoce, on doit pratique une endoscopie.

Reflux gastro-œsophagien avec signes d'alarme et/ou âge du sujet > 50 ans et/ou résistance au traitement symptomatique

L'endoscopie est indispensable pour fixer l'attitude thérapeutique ultérieure, qui est fonction de l'existence d'une œsophagite peptique et/ou d'une complication.

S'il n'y a pas d'œsophagite ou si l'œsophagite n'est pas sévère (perte de substance non circonférentielle), on propose un traitement antisécrétoire, de préférence par **IPP** à pleine dose (par exemple ***MOPRAL* (oméprazole)** 20 mg : 1 cp./j) pendant 4 sem.En fin de traitement, un contrôle endoscopique de cicatrisation n'est pas utile sauf en cas de persistance des symptômes.

S'il existe une œsophagite, *cf. Œsophagite par reflux.*

Récidive

La récidive est fréquente (> 75 %) à l'arrêt du traitement. On peut proposer un traitement d'entretien par un gel antireflux et/ou un stimulant de la motricité digestive. En cas d'échec, les **inhibiteurs de la pompe à protons** à faible dose peuvent être efficaces : ***MOPRAL* (oméprazole)**, 1 gél. à 10 mg/j, ou ***LANZOR* (lanzoprazole)**, 1 gél. à 15 mg/j.

Complications

Œsophagite peptique et ses complications

- Dysphagie.
- Hémorragies : anémie ferriprive, hématémèse, méléna.
- Amaigrissement.
- Métaplasie (endobrachyœsophage), dysplasie, cancérisation.
- Ulcère, perforation, sténose.

Complications respiratoires

- Asthme.
- Toux quinteuse nocturne.
- Infections broncho-pulmonaires à répétition.

Complications ORL

- Pharyngite, paresthésies laryngées, dysphonie.
- Otalgies.

ANTIREFLUX (2) – GELS ANTIREFLUX

■ Alginate de sodium + bicarbonate de sodium

GAVISCON				
1 à 2 sach. x 3/j après les repas et éventuellement au coucher	24 sach. 500 mg	2,05	15 %	0,09
2 à 3 càc. x 3/j après les repas et éventuellement au coucher	50 càc (250 mg/càc ; fl. 250 mL)	1,63	15 %	0,03

PROPRIÉTÉS

Formation d'un gel visqueux surnageant au-dessus du contenu gastrique. En cas de reflux, le gel régurgite en premier et forme une barrière évitant le contact entre la muqueuse œsophagienne et le liquide gastrique acide.

INDICATIONS

Pyrosis, reflux gastro-œsophagien, œsophagite par reflux.

EFFETS INDÉSIRABLES

Exceptionnels et liés à la présence d'aluminium : constipation, déplétion phosphorée.

INTERACTIONS MÉDICAMENTEUSES

Rares et liées à la présence d'aluminium : retard et/ou diminution de l'absorption des médicaments suivants : **furosémide**, **indométacine**, **tétracyclines**, **digoxine**, **isoniazide**, **anticholinergiques**.

REFLUX GASTRO-ŒSOPHAGIEN (3) – ŒSOPHAGITE PAR REFLUX (1)

Classification des œsophagites peptiques Savary-Miller

Stade 1. Lésions érythémateuses ou érosives superficielles non confluentes.
Stade 2. Lésions érosives et exsudatives sans atteinte circonférentielle.
Stade 3. Lésions érosives et exsudatives d'extension circulaire sans sténose.
Stade 4. Lésions chroniques : ulcère, sténose fibreuse, endobrachyœsophage.

Classifications des œsophagites peptiques de Los Angeles

Grade A. Une ou plusieurs pertes de substance, étendue(s) sur moins de 5 mm et limitée(s) à la crête des plis muqueux.
Grade B. Au moins une perte de substance étendue sur plus de 5 mm mais limitée à la crête des plis muqueux, sans extension entre eux.
Grade C. Au moins une perte de substance, s'étendant dans la surface muqueuse entre deux plis, mais non circonférentielle (< 75 % de la circonférence).
Grade D. Perte de substance circonférentielle (> 75 % de la circonférence).

Traitement d'attaque [1]

RGO typique avec pyrosis et/ou régurgitations acides

- Si symptômes espacés (< 1/sem.) : traitement à la demande par alginates (*GAVISCON*) : 1 càs après chaque repas ou **anti-H2** faiblement dosé.
- Si symptômes rapprochés (> 1/sem.) : **inhibiteur de la pompe à protons, oméprazole** (*MOPRAL*) à demi-dose : 10 mg/j pendant 4 sem.

Présence de signe d'alarme et/ou âge > 50 ans et/ou résistance au traitement

- Réalisation d'une gastroscopie.
- Si absence d'œsophagite ou œsophagite peu sévère :

– **inhibiteur de la pompe à protons, oméprazole** (*MOPRAL*) à pleine dose : 20 mg/j pendant 4 sem. ;
– pas de contrôle endoscopique de la cicatrisation [1].

- Si œsophagite sévère :

– **inhibiteur de la pompe à protons, oméprazole** (*MOPRAL*) à pleine dose : 20 mg/j pendant 8 sem. ;
– contrôle endoscopique de la cicatrisation [1] ;
– en fonction des lésions, augmentation éventuelle de la dose.

RGO atypique

Traitement à discuter en fonction des lésions endoscopiques.

REFLUX GASTRO-ŒSOPHAGIEN (4) – ŒSOPHAGITE PAR REFLUX (2)

Traitement chirurgical

Il doit être proposé aux sujets avec un risque opératoire faible, ayant un RGO typique, invalidant et qui ne peuvent être sevrés d'un traitement d'entretien. Dans les formes rebelles au traitement médical, l'indication du traitement chirurgical ne doit être posée que dans les cas de RGO dûment prouvés. Le choix éclairé du patient et le terrain sont les éléments qui doivent intervenir dans la décision.

• **Les principes de l'intervention sont :**
– le replacement du cardia dans l'abdomen ;
– la confection d'une valve antireflux ;
– la fixation du montage dans l'abdomen ;
– le rapprochement des piliers du diaphragme ;
– la réfection de l'angle de His.

Cette intervention peut se pratiquer par voie cœlioscopique.

• **Les deux techniques opératoires les plus fréquemment utilisées sont :**
– la fundoplicature complète ou intervention de Nissen. Elle consiste à pratiquer un manchonnage sur 360° de l'œsophage abdominal avec la grosse tubérosité gastrique. C'est l'intervention la plus efficace. Elle expose à certaines complications : dysphagie, difficulté ou impossibilité d'éructation (gas bloat syndrome) ;
– l'hémifundoplicature ou intervention de Toupet : c'est un manchonnage postérieur incomplet de l'œsophage réalisé sur 180 ou 270°.

Le traitement est efficace dans 90 % des cas pour l'intervention de Nissen, un peu moins pour l'intervention de Toupet et se dégrade un peu avec le temps.

Traitement endoscopique

Ces traitements sont en cours d'évaluation. Sans être exhaustif, plusieurs approches sont testées :
– une injection de produit sclérosant au niveau de la musculeuse au niveau du SIO ;
– une cardioplicature endoscopique à l'aide d'un système de suture placé à l'extrémité de l'endoscope ;
– une hyperthermie par radiofréquence au niveau du SIO.

CONSENSUS

[1] Reflux gastro-œsophagien de l'adulte : diagnostic et traitement, *SNFGE*, 1999.

ENDOBRACHYŒSOPHAGE – ŒSOPHAGE DE BARRETT (1)

Définition, physiopathologie et diagnostic

L'endobrachyœsophage (EBO) ou œsophage de Barrett est une **métaplasie glandulaire** : la muqueuse malpighienne de l'œsophage est remplacée par une muqueuse de type glandulaire. Par définition, il s'agit d'une muqueuse spécialisée en métaplasie intestinale. Cette métaplasie est favorisée par le reflux gastro-œsophagie, le tabac et le surpoids. Le risque est l'apparition d'une dysplasie, d'abord de bas grade, puis de haut grade, qui elle-même peut se transformer en adénocarcinome.

Fréquence de l'endobrachyœsophage : 10 % des patients ayant un reflux gastro-œsophagien.
Risque de cancer sur endobrachyœsophage : 1 % par an (risque x 30 à 125 par rapport à la population générale). Il s'agit d'un **adénocarcinome**.

Traitement préventif

C'est le traitement au long cours du reflux gastro-œsophagien.

Surveillance [1]

Elle a pour but de diagnostiquer précocement une dysplasie de haut grade, voire un cancer de l'œsophage. Le rythme dépend du degré de dysplasie.

Traitement curatif

Aucun traitement médical ne permet de faire régresser les lésions d'endobrachyœsophage une fois qu'elles sont installées.
Le but du traitement est donc de prévenir l'apparition d'un adénocarcinome.
Le traitement est double :
– celui du reflux gastro-œsophagien : **inhibiteurs de la pompe à protons** au long cours, p. ex. **oméprazole** 20 à 40 mg/j ;
– celui de la dysplasie (la métaplasie doit être surveillée mais pas traitée).
Le traitement de référence est l'**œsophagectomie**. Néanmoins, du fait de sa morbidité, des alternatives endoscopiques se sont développées : mucosectomie, radiofréquence, photothérapie dynamique. Chez les sujets âgés avec un risque opératoire, on peut proposer une surveillance endoscopique trimestrielle ou bien une mucosectomie endoscopique.
Le traitement doit donc être discuté au cas par cas.

ENDOBRACHYŒSOPHAGE – ŒSOPHAGE DE BARRETT (2)

EBO non dysplasique	• EBO court < 3 cm : endoscopie + biopsies tous les 5 ans • EBO long 3-6 cm : endoscopie + biopsies tous les 3 ans • EBO long > 6 cm : endoscopie + biopsies tous les 2 ans
Dysplasie de bas grade douteuse ou probable	IPP double dose pendant 2 à 3 mois avant nouvelle endoscopie + biopsies
Dysplasie de bas grade certaine	Endoscopie + biopsies tous les 6 mois (double lecture anatomopathologique) la 1re année puis tous les ans
Dysplasie de haut grade	IPP double dose pendant 1 à 2 mois avant nouvelle endoscopie + protocole planimétrique
Dysplasie de haut grade confirmée (double lecture anatomopathologique)	• Bilan préthérapeutique sous anesthésie (endoscopie grossissante + ac. acétique ou bleu de méthylène et/ou NBI ou FICE) • Protocole planimétrique + biopsies ciblées • Échoendoscopie si adénocarcinome associé

NBI : *Narrow Band Imaging* ; FICE : *Flexible spectral Imaging Color Enhancement*

CONSENSUS

[1] Surveillance des endobrachyœsophages, *SFED*, 1999.

ULCÈRE GASTRIQUE

Le traitement est le même que celui de l'ulcère duodénal. Les seules différences sont les suivantes :

– *Helicobacter pylori* est moins souvent en cause dans l'ulcère gastrique (70 % des cas) que dans l'ulcère duodénal (95 %). *Helicobacter pylori* doit néanmoins être recherché et éradiqué si la recherche est positive ;

– le traitement antisécrétoire doit être prolongé jusqu'à l'endoscopie de contrôle pratiquée après 4 à 6 sem. de traitement ;

– un contrôle endoscopique avec biopsies doit systématiquement être pratiqué au décours du traitement d'un ulcère gastrique afin d'éliminer un cancer de l'estomac.

CANCER DE L'ESTOMAC (1)

La stratégie thérapeutique doit être décidée en RCP [1].

Si le terrain le permet et en l'absence de métastases viscérales, le traitement chirurgical, c'est-à-dire curatif, doit être proposé en première intention.

Bilan préthérapeutique

Extension tumorale

- Endoscopie œso-gastroenduodénale.
- TDM thoraco-abdomino-pelvienne.
- Échoendoscopie (infiltration pariétale de la tumeur).
- PET-scan à discuter au cas par cas.

Opérabilité

État général (échelle OMS ou Karnosky), bilan nutririonnel (amaigrissement, protidémie, albuminémie), pumonaire (EFR), fonction rénale.

Traitement curatif [1]

Il est chirurgical. L'intervention doit être très soigneuse pour ne laisser en place aucun résidu microscopique. La résection doit donc emporter à la fois l'estomac et les chaînes ganglionnaires de drainage.

Préparation du malade

- Arrêt de l'alcool et du tabac.
- Éradication des foyers infectieux ORL et stomatologiques.
- Bilan d'opérabilité cardiorespiratoire ; kinésithérapie respiratoire.
- Antibiothérapie périopératoire.
- Renutrition hyperprotidique systématique *Oral Impact* 3 briquettes/j à débuter 1 sem. avant la chirurgie.

Intervention chirurgicale

► *Gastrectomie*

L'étendue de la résection dépend du siège de la tumeur :

– **les cancers du corps de l'estomac (tiers proximal et moyen)** sont traités par gastrectomie totale ou des 4/5 emportant 2 cm de duodénum en aval du pylore. Le rétablissement de la continuité se fait par anastomose sur anse en Y : la 2e anse jéjunale est ascensionnée et remontée jusqu'à l'extrémité inférieure de l'œsophage à laquelle elle est anastomosée. En fonction de l'extension, on peut étendre l'intervention à des organes de voisinage : splénectomie, pancréatectomie caudale, colectomie segmentaire ;

– les **cancers de l'antre (tiers distal)** ne nécessitent pas une gastrectomie totale mais une gastrectomie distale passant à distance du pôle supérieur de la tumeur (4 à 8 cm). L'anastomose est gastrojéjunale, utilisant la première anse jéjunale placée en pré- ou en transmésocolique (anastomose type Finsterer ou Billroth II) ;

– les structures de voisinage envahies doivent être réséquées en monobloc, c'est-à-dire sans dissection ni rupture de la pièce (les biopsies sont prohibées).

► *Curage ganglionnaire*

Chez les sujets jeunes et/ou sans défaillance viscérale, le premier relais juxta-gastrique et coronaire, cœliaque, hépatique commun, pédicule hépatique, tronc de l'artère splénique doit être réséqué. Au moins 25 ganglions doivent être analysés (15 ganglions pours les cancers de stade I). La splénectomie est indiquée en cas d'adénopathies de l'artère splénique ou de cancer de la grosse tubérosité atteignant la séreuse.

En cas de carcinose péritonéale résécable chez un patient en bon état général, on propose une péritonectomie avec chimio-hyperthermique intrapéritonéale (CHIP).

Chimiothérapie

La chimiothérapie périopératoire des formes résécables est systématique ; elle associe **épirubicine**, **cisplatine** et **5-FU** :

– elle est probablement utile en **néoadjuvant** pour augmenter les possibilités de résection ;

– la chimiothérapie **adjuvante** en cas de risque métastatique important peut être proposée.

Radiothérapie

Son efficacité n'a pas été observée dans le traitement curatif.

Traitement endoscopique

La mucosectomie endoscopique est possible pour les cancers superficiels respectant la sous muqueuse. Après mucosectomie, l'éradication d'*Helicobacter pylori* diminue significativement le risque de récidive.

CANCER DE L'ESTOMAC (2)

Traitement palliatif

Traitement de l'obstruction gastrique (syndrome orificiel)

On réalise un court-circuit alimentaire en pratiquant une gastrectomie partielle ou une gastrojéjunostomie.

La jéjunostomie d'alimentation ne doit être utilisée qu'en dernier recours.

Mesures aspécifiques.

- Arrêt de l'alcool et du tabac.
- Éradication des foyers infectieux.
- Alimentation hypercalorique avec supplémentation vitaminique.
- Traitement des douleurs : recours aux **morphiniques** si besoin, radiothérapie antalgique.
- Soutien psychologique.

Chimiothérapie palliative

Plusieurs protocoles peuvent être proposés associant : **5-FU – cisplatine – trastuzumab** ou **capécitabine – cisplatine – trastuzumab**. Le **trastuzumab** ne peut être utilisé que chez les patients ayant une surexpression tumorale de HER2. Le protocole **FOLFOX** associant **5-FU**, **oxaliplatine** et **acide folinique** est également parfois utilisé.

Facteurs de mauvais pronostic

Extension tumorale importante (en surface, en profondeur et à distance). Faible degré de différenciation. Aneuploïdie (cytométrie en flux). Survie globale à 5 ans : 10 %. Mortalité opératoire : 10 %.

Schéma thérapeutique du cancer de l'estomac

Tumeur non métastasée	Tumeur métastasée (ganglions à distance inclus)	Contre-indication opératoire (terrain)
Gastrectomie + curage ± splénectomie	Gastrectomie si syndrome orificiel, sans curage ± chimiothérapie	Chimiothérapie

Complications de la gastrectomie

Complications fonctionnelles

Complications fonctionnelles d'une résection gastrique

	SYNDROME DU PETIT ESTOMAC	DUMPING SYNDROME	HYPOGLYCÉMIE POST-PRANDIALE	SYNDROME DE L'ANSE AFFÉRENTE
Mécanisme	Exérèse gastrique large	Passage brutal dans le grêle d'aliments hyperosmolaires provoquant une hypersecrétion de sérotonine et des kinines circulantes	Hyperinsulinisme par arrivée massive d'aliments hyperosmolaires dans le grêle	Stase alimentaire et biliaire dans l'anse afférente entraînant une pullulation microbienne
Clinique	Satiété précoce, ballonnement amaigrissement	Signes précoces : asthénie, troubles vasomoteurs, sueurs, pâleur, tachycardie, flush	Signes tardifs cliniques semblables au dumping syndrome	Douleur de l'hypochondre droit calmée par des vomissements
Traitement	Fractionnement des repas	Fractionnement des repas Décubitus post-prandial Régime riche en protides et en fibres, pauvre en sucres rapides	*Cf.* Dumping syndrome	Régulateurs de la motricité (***MOTILIUM, PRIMPÉRAN***) Antibiothérapie (***FLAGYL***)

CANCER DE L'ESTOMAC (3)

Complications mécaniques

- Ulcère anastomotique, duodénite, stomite.
- Invagination jéjunogastrique.
- Gastrite biliaire elle-même pouvant se compliquer d'un cancer gastrique.
- Bézoard.
- Occlusion sur bride.
- Récidive néoplasique.
- Cancer sur moignon.

Complications carentielles

- Carence martiale par saignement occulte.
- Carence en **vitamine B12** par malabsorption (carence en facteur intrinsèque), à prévenir par **vitamine B12** : 1 000 µg en IM tous les 3 à 12 mois.

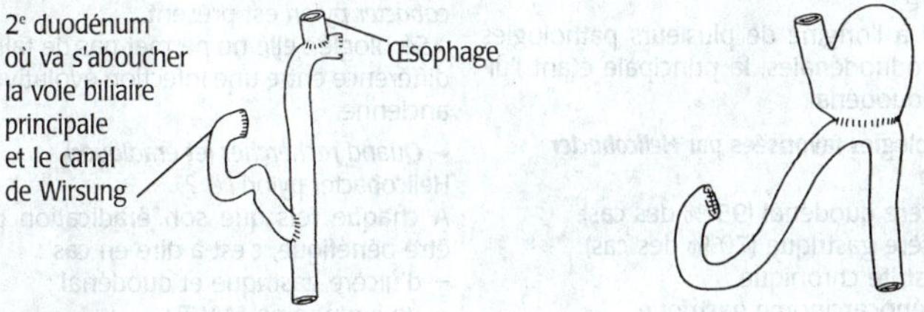

Gastrectomie totale. Anastomose sur anse en Y.

Gastrectomie polaire inférieure. Anastomose gastrojéjunale de type Finsterer (ou Billroth II).

Indications de l'éradication d'*Helicobacter pylori*

Helicobacter pylori favorise la survenue de certains cancers gastriques (adénocarcinome). Par conséquent, il est recommandé de rechercher et d'éradiquer cette bactérie en cas :

– d'antécédent de résection gastrique pour cancer ;
– d'antécédent familial au 1er degré de cancer gastrique.

CONSENSUS

[1] Thésaurus national de cancérologie digestive (FFCD, FNCLCC, GERCOR, SFCD, SFRO, SNFGE) – Cancer de l'estomac, *SNFGE*, 2014.

ULCÈRE DUODÉNAL (1)

La prise en charge de l'ulcère hémorragique est traitée dans le chapitre Hémorragie digestive.

Diagnostic de l'infection à *Helicobacter pylori*

Caractéristiques

Bacille Gram négatif, spiralé, uréase positif (transforme l'urée en ammoniac).

Helicobacter pylori est retrouvé électivement dans l'estomac, principalement dans l'antre.

Il est à l'origine de plusieurs pathologies gastroduodénales, la principale étant l'ulcère duodénal.

Pathologies favorisées par *Helicobacter pylori*

- Ulcère duodénal (95 % des cas).
- Ulcère gastrique (70 % des cas).
- Gastrite chronique.
- Adénocarcinome gastrique.
- Lymphome gastrique de faible malignité (type MALT).
- Dyspepsie non ulcéreuse.
- Carence en fer et en vitamine B12.
- Suspecté dans les syndromes coronariens aigus et les AVC ischémiques.
- Maladie de Parkinson (absorption **L-dopa**) et démences.
- Pourrait protéger de certaines allergies.

Méthodes diagnostiques

► *Diagnostic direct*

- Analyse histologique d'une biopsie gastrique.
- Mise en culture d'une biopsie antrale.
- Recherche d'antigènes dans les selles.
- Recherche par biologie moléculaire : PCR (*Polymerase Chain Reaction*) dans une biopsie ; cette technique reste du domaine de la recherche.

► *Diagnostic indirect*

- *Breath-test* ou test respiratoire à l'urée : le patient absorbe de l'urée marquée au carbone 13 (qui n'est pas radioactif) ; si *Helicobacter pylori* est présent dans l'estomac, le patient va expirer de l'air enrichi en $^{13}CO_2$ dont la quantité est mesurée. Il existe des kits qui permettent de pratiquer en ville cette technique (*HELI-KIT*). Ce test est le plus simple et le plus performant.
- Test à l'uréase : un prélèvement antral est pratiqué au cours d'une fibroscopie ; la biopsie est mise dans un réactif qui change de couleur en moins de 3 h si *Helicobacter pylori* est présent.
- Sérologie : elle ne permet pas de faire la différence entre une infection évolutive ou ancienne.

► *Quand rechercher (et éradiquer)* Helicobacter pylori *[1] ?*

À chaque fois que son éradication peut être bénéfique, c'est-à-dire en cas :

- d'ulcère gastrique et duodénal ;
- de lymphome MALT ;
- d'antécédent de résection gastrique pour cancer ;
- d'antécédent familial au 1er degré de cancer gastrique ;
- de gastrite à gros plis, gastrite érosive, gastrite atrophique ;
- de traitement au long cours par **anti-inflammatoires non stéroïdiens** ;
- de troubles dyspeptiques (gastroscopie non obligatoire ; une recherche par test respiratoire est suffisante).

Rq : Donc en pratique, à chaque fois qu'une gastroscopie est pratiquée !

► *Niveau de résistance*

Le niveau de résistance d'*Helicobacter pylori* a atteint 20 % pour la **clarithromycine** et 15 % pour les **quinolones**. Ainsi, les **conférences de consensus sont devenues obsolètes.** L'association de la **clarithromycine** à de l'**amoxicilline** permet de rétablir une certaine sensibilité car l'**amoxicilline** fragilise la paroi bactérienne.

INHIBITEURS DE LA POMPE À PROTONS (1)

Oméprazole

MOPRAL					
Œsophagite évolutive, ulcère gastroduodénal évolutif : 1 gél. (20 mg)/j Éradication d'*Helicobacter pylori* : 1 gél. (20 mg) x 2/j pendant 7 j, en association avec des antibiotiques Traitement symptomatique du RGO (si échec des autres traitements) : 10 mg/j Traitement d'entretien des œsophagites grade III et IV : 1 gél. (10 ou 20 mg)/j Traitement préventif et curatif des lésions induites par les **AINS** : 1 gél. (20 mg)/j Syndrome de Zollinger-Ellison : jusqu'à 80 mg/j	14 gél. 10 mg 28 gél. 10 mg 7 gél. 20 mg 14 gél. 20 mg 28 gél. 20 mg	5,50 11,16 3,13 6,17 12,54	II II II II II	65 % 65 % 65 % 65 % 65 %	0,39 0,40 0,45 0,44 0,45
MOPRALPRO					
Idem ***MOPRAL***	7 cp. 20 mg 14 cp. 20 mg			NR NR	
ZOLTUM					
Idem ***MOPRAL***	28 gél. 10 mg 28 gél. 20 mg	11,16 12,54	II II	65 % 65 %	0,40 0,45

Lansoprazole

LANZOR					
Idem ***MOPRAL*** Pleine dose : 30 mg Demi-dose : 15 mg	15 gél. 15 mg 30 gél. 15 mg 14 gél. 30 mg 28 gél. 30 mg	5,90 12,00 6,17 12,54	II II II II	65 % 65 % 65 % 65 %	0,39 0,40 0,44 0,45
OGAST					
Idem ***MOPRAL***	30 gél. 15 mg 28 gél. 30 mg	12,00 12,54	II II	65 % 65 %	0,40 0,45
OGASTORO					
Idem ***MOPRAL***	14 cp. orodisp. 15 mg 28 cp. orodisp. 15 mg 14 cp. orodisp. 30 mg 28 cp. orodisp. 30 mg	5,04 10,23 6,17 12,54	II II II II	65 % 65 % 65 % 65 %	0,36 0,37 0,44 0,45

ULCÈRE DUODÉNAL (2)

Traitement d'attaque

Règles hygiéno-diététiques

Seul **l'arrêt du tabac** a montré son utilité. On peut toutefois conseiller d'autres règles hygiéno-diététiques de base bien qu'elles n'aient jamais montré leur efficacité au cours de l'ulcère duodénal :
– repas au calme, à heures fixes, en mâchant bien ;
– arrêt de l'alcool, du café, des boissons gazeuses ;
– arrêt des **anticoagulants** (sauf indication vitale).

> Éviter les médicaments gastro-toxiques (*cf.* Œsophagite par reflux) : **anti-inflammatoires non stéroïdiens**, **aspirine**. Les **corticoïdes** ont longtemps été réputés gastro-toxiques ; en pratique, cette toxicité n'a jamais pu être démontrée ; ainsi, on ne doit plus considérer que les **corticoïdes** sont à l'origine d'ulcères gastroduodénaux ; il n'y a donc plus de contre-indication absolue à introduire des **corticoïdes** chez un patient ayant un antécédent d'ulcère.

Traitement médicamenteux

► *Éradication d'*Helicobacter pylori

La tendance actuelle est de remplacer le classique traitement séquentiel par une quadrithérapie de 14 j pour garantir une efficacité > 90 %.

- **Inhibiteur de la pompe à protons** à double dose : **oméprazole** 20 mg matin et soir.
- **Amoxicilline** : 1 g matin et soir.
- **Clarithromycine** : 500 mg matin et soir.
- En cas d'allergie à l'amoxicilline, on peut la remplacer par la **lévofloxacine** (***TAVANIC***) 500 mg x 2/j ou préférer un traitement à base de **bismuth**.
- L'alternative à ce traitement repose sur une association à base de **bismuth** qui peut également être proposée en 1re intention : ***PYLERA*** (**bismuth** 140 mg/gél. + **métronidazole** 125 mg/gél. + **tétracycline** 125 mg/gél.), 3 gél. après chaque repas et au coucher soit 12 gél./j. On associe systématiquement de l'**oméprazole**, 20 mg matin et soir. La durée du traiement est de 10 j. En cas, d'oubli, il faut prendre la totalité du traitement.
- En cas d'échec, une mise en culture avec réalisation d'un antibiogramme ou une recherche par PCR de mutations entraînant des résistances est justifiée.

La vérification de l'éradication par un test respiratoire devrait être systématique [1] ; les tests en vente sont : *Helikit* et *Helicobacter Test INFAI*. 15 j d'arrêt d'un traitement antisécrétoire et 4 sem. après l'arrêt des antibiotiques sont recommandés avant de pratiquer un test respiratoire.

INHIBITEURS DE LA POMPE À PROTONS (2)

Pantoprazole

INIPOMP					
Idem ***MOPRAL*** Pleine dose : 40 mg Demi-dose : 20 mg Voie IV si voie orale impossible : 40 à 80 mg/j en IV lente (5 min) Hémorragie digestive : 8 mg/h pendant 72 h en IVSE	14 cp. 20 mg 28 cp. 20 mg 50 cp. 20 mg 7 cp. 40 mg 14 cp. 40 mg 28 cp. 40 mg 50 cp. 40 mg 1 fl. 40 mg (IV)	5,50 11,16 HOP 3,13 6,17 12,54 HOP 7,88	II II II II II II II II	65 % 65 % 65 % 65 % 65 % 65 %	0,39 0,40 0,45 0,44 0,45 7,88
EUPANTOL					
Idem ***MOPRAL***	28 cp. 20 mg 50 cp. 20 mg 28 cp. 40 mg 50 cp. 40 mg 1 fl. 40 mg (IV)	11,16 HOP 12,54 HOP 7,88	II II II II II	65 % 65 % 65 %	0,40 0,45 7,88
PANTOLOC CONTROL					
Idem ***MOPRAL***	7 cp. 20 mg 14 cp. 20 mg		II II	NR NR	
IPRAALOX					
Idem ***MOPRAL***	7 cp. 20 mg 14 cp. 20 mg			NR NR	

Rabéprazole

PARIET					
Idem ***MOPRAL***	14 cp. 10 mg 28 cp. 10 mg 50 cp. 10 mg 14 cp. 20 mg 28 cp. 20 mg 50 cp. 20 mg	5,50 11,16 HOP 6,17 12,54 HOP	II II II II II II	65 % 65 % 65 % 65 % 	0,39 0,40 0,44 0,45

ULCÈRE DUODÉNAL (3)

► *Traitement de l'ulcère lui-même*

Après le traitement antibiotique pour éradiquer *Helicobacter pylori*, il n'est pas obligatoire de poursuivre un traitement antisécrétoire. Ce traitement reste recommandé chez les patients ayant un ulcère compliqué ou une affection sévère concomitante, chez ceux prenant un traitement par **anticoagulants**, **AINS** ou **aspirine** ou chez ceux qui conservent des douleurs à la fin de la trithérapie : **inhibiteurs de la pompe à protons**, **oméprazole** (***MOPRAL***) : 1 gél. (20 mg)/j (matin ou soir) pendant 3 sem.

► *Dans les cas où* Helicobacter pylori *est absent*

On traite l'ulcère par traitement antisécrétoire : **inhibiteurs de la pompe à protons**, **oméprazole** (***MOPRAL***) : 1 gél. (20 mg)/j (matin ou soir) pendant 4 sem.

Indications d'un contrôle par gastroscopie en fin de traitement

– Tout ulcère gastrique.
– Avant un traitement chirurgical.
– En cas de nécessité de prescrire des médicaments gastrotoxiques (**aspirine**) ou des **anticoagulants**.
– Si les symptômes persistent malgré un traitement bien conduit.

Lorsque la gastroscopie est réalisée, on contrôle l'éradication d'*Helicobacter pylori* (biopsie).

Indications d'un contrôle de l'éradication d'*Helicobacter pylori*

Du fait de l'augmentation de la prévalence de la résistance aux antibiotiques (30 % d'échec de l'éradication en 1re intention), le contrôle de l'éradiction d'*Helicobacter pylori* doit être systématique. Elle se fait par la gastroscopie si celle-ci est réalisée. En l'absence de gastroscopie, on pratique un test respiratoire (*HELI-KIT* et *Helicobacter Test INFAI*).

INHIBITEURS DE LA POMPE À PROTONS (3)

Ésoméprazole

INEXIUM					
Idem ***MOPRAL***	28 sach. 10 mg	18,57	II	65 %	0,66
Pleine dose : 40 mg	7 cp. 20 mg	2,81	II	65 %	0,40
Demi-dose : 20 mg	14 cp. 20 mg	5,50	II	65 %	0,39
	28 cp. 20 mg	11,16	II	65 %	0,40
	50 cp. 20 mg	HOP	II		
	14 cp. 40 mg	6,17	II	65 %	0,44
	28 cp. 40 mg	12,54	II	65 %	0,45
	50 cp. 40 mg	HOP	II		
	10 fl. 5 mL 40 mg	HOP	II		

PROPRIÉTÉS

Inhibiteur extrêmement puissant de la sécrétion acide gastrique par inhibition de la pompe à protons H^+K^+ATPase de la cellule pariétale gastrique. Efficacité supérieure aux autres **antiulcéreux**.

INDICATIONS

Œsophagite par reflux gastro-œsophagien (prouvée par endoscopie) : traitement d'attaque ; traitement d'entretien si stade III ou IV.

Traitement symptomatique du reflux gastro-œsophagien avec ou sans œsophagite, après échec du traitement de première intention (règles hygiéno-diététiques, alginates).

Ulcère gastrique et duodénal évolutif.

Éradication d'*Helicobacter pylori* en association avec des antibiotiques.

Traitement préventif et curatif des lésions gastroduodénales induites par les anti-inflammatoires non stéroïdiens.

Syndrome de Zollinger-Ellison.

CONTRE-INDICATIONS

Allaitement.

PRÉCAUTIONS D'EMPLOI

Grossesse : l'utilisation de l'**oméprazole** au cours de la grossesse est autorisée. Toutefois la prescription de ce produit ne doit être envisagée que si nécessaire.

Ulcère gastrique : vérifier l'absence de malignité par biopsie avant de traiter.

Insuffisance hépatique : ne pas dépasser 20 mg/j d'**oméprazole**, 30 mg/j de **lansoprazole** et 40 mg/j de **pantoprazole**.

EFFETS INDÉSIRABLES

Rares (plus fréquents avec l'**oméprazole**) et réversibles à l'arrêt du traitement.

Digestifs : diarrhée, constipation, nausées, vomissements.

Cutanés : éruption, prurit, urticaire.

Neuropsychiques : céphalées, vertiges, confusion, agitation, hallucinations (sujets âgés).

Hématologiques : leucopénie, neutropénie, thrombopénie ; exceptionnellement anémie hémolytique et pancytopénie.

Hépatiques : élévation des transaminases.

Oculaires : quelques rares cas de cécité ont été rapportés avec l'**oméprazole** IV mais l'imputabilité du produit reste douteuse.

INTERACTIONS MÉDICAMENTEUSES

Ces produits sont des inducteurs enzymatiques : ils peuvent en théorie diminuer l'efficacité de la **théophylline** et des contraceptifs oraux (mais en pratique courante, l'effet sur la contraception est négligeable).

Diminution de l'efficacité du **clopidogrel** en cas d'association aux **inhibiteurs de la pompe à protons**, en particulier avec l'**oméprazole**.

L'**oméprazole** est en vente libre.

ULCÈRE DUODÉNAL (4)

En cas d'échec du traitement

- Vérifier l'observance médicamenteuse.
- Vérifier la cicatrisation de l'ulcère et l'éradication d'*H. pylori* en cas de persistance des symptômes, d'antécédents de complications d'ulcère, de facteurs de risque du fait d'une maladie concomitante, d'un traitement anticoagulant ou par **AINS**.
- Si l'infection à *Helicobacter pylori* persiste, une nouvelle gastroscopie pour mise en culture avec réalisation d'un antibiogramme ou recherche par PCR de mutations entraînant des résistances est justifiée.

Il faut éliminer :

- une résistance d'*Helicobacter pylori* aux antibiotiques ;
- un ulcère secondaire à :

– syndrome myéloprolifératif : examen clinique, NFS,
– insuffisance rénale : urémie, créatininémie,
– hypersécrétion acide : syndrome de Zollinger-Ellison : gastrinémie, mesure du débit acide basal, test de stimulation par pentagastrine,
– hyperparathyroïdie : bilan phosphocalcique.

Traitement d'entretien

Indications

L'indication majeure est la nécessité de poursuivre un traitement gastrotoxique (**aspirine**).

Indications préférentielles des différents types d'antiulcéreux

On utilise un **inhibiteur de la pompe à protons** à demi-dose : **oméprazole** (***MOPRAL***) : 1 gél. (10 mg)/j ou **lansoprazole** (***LANZOR***) : 1 gél. (15 mg)/j.

Ulcère de stress (réanimation)

Les **topiques antiulcéreux** sont utilisés pour prévenir en réanimation les ulcères de stress : **sucralfate** (***ULCAR***) 1 sach. à 1 g x 2/j.

On peut également utiliser les **inhibiteurs de la pompe à protons** par voie IV.

Prévention et traitement des lésions engendrées par les anti-inflammatoires non stéroïdiens

Les **inhibiteurs de la pompe à protons** peuvent être utilisés. P. ex. **oméprazole** (***MOPRAL***) : 1 gél. (20 mg)/j. Le traitement préventif est surtout indiqué chez les patients à risque (âge > 65 ans, antécédent d'ulcère).

Helicobacter pylori et AINS

L'éradication d'*Helicobacter pylori* est indiquée et prévient, de façon incomplète, le risque hémorragique. Le traitement par **inhibiteur de la pompe à protons** au long cours est toutefois également indiqué, car plus efficace que l'éradication, chez les patients traités au long cours par un gastrotoxique.

Traitement symptomatique : antiacides

Les **antiacides** tamponnent l'acidité gastrique et réduisent ainsi les douleurs mais ne permettent pas à un ulcère de cicatriser. De plus, leur effet est suivi d'un rebond de la sécrétion acide.

Ils peuvent être utilisés les tout premiers jours d'un traitement antiulcéreux antisécrétoire pour réduire l'intensité des douleurs ; toutefois, celles-ci cessent déjà très rapidement avec les **antisécrétoires.**

On peut également utiliser les **antiacides** pour les troubles dyspeptiques.

SELS DE BISMUTH

Bismuth (subcitrate)

PYLERA					
(+ **métronidazole** + tétracycline) 3 gél./prise x 4/j, après le repas pendant 10 j	120 gél. 140 mg/ 125 mg/125 mg	58,74	I	65 %	0,49

PROPRIÉTÉS

Bismuth : toxicité directe et indirecte sur *Helicobacter pylori*. Effet exact inconnu.
Métronidazole : antibiotique bactéricide et antiparasitaire de la classe des **nitro-imidazolés**.
Tétracycline : antibiotique bactériostatique de la classe des **tétracyclines**.

INDICATIONS

En association avec l'**oméprazole** (20 mg x 2/j) :
– éradication d'*Helicobacter pylori* ;
– prévention des récidives d'ulcères gastroduodénaux chez les patients ayant un ulcère actif ou un antécédent d'ulcère associés à *Helicobacter pylori*.

CONTRE-INDICATIONS

Grossesse et allaitement.
Enfant < 12 ans.
Insuffisance rénale chronique.
Insuffisance hépatique.
Hypersensibilité à l'un des composants.

PRÉCAUTIONS D'EMPLOI

Effet antabuse (**métronidazole**) pendant et au moins 24 h après arrêt du traitement.
Photosensibilité (tétracycline).
Prudence chez le sujet âgé et le patient atteint de troubles du système nerveux central, de myathénie ou d'anomalie sanguine.
Lactose + 96 mg de potassium par prise.

EFFETS INDÉSIRABLES

Troubles digestifs : dysgueusie, diarrhées, nausées, selles noires, anorexie, perte d'appétit, vomissements, douleurs abdominales, constipation, sécheresse buccale, flatulences.
Troubles neurologiques : céphalées, sensations vertigineuses, somnolence.
Autres : asthénie, infection vaginale, éruption cutanée, élévation des ASAT et ALAT, chromaturie.

INTERACTIONS MÉDICAMENTEUSES

Avec le **bismuth** : **ranitidine** (absorption du bismuth augmentée)
Avec le métronidazole : alcool, **disulfirame**, **antivitamine K** (surdosage), **phénobarbital**, **phénytoïne**, **5-fluorouracile**, **ciclosporine**, **busulfan**, **lithium**.
Avec la tétracycline : méthoxyflurane (néphrotoxicité), **antivitamine K** (allongement du TP et du TCA), **antiacides** /supplémentation en Fe, **Zn**, Al, Ca/produits laitiers (absorption de la tétracycline diminuée), **rétinoïdes**, **atovaquone**.

ULCÈRE DUODÉNAL (5)

Traitement chirurgical

La chirurgie n'est indiquée qu'en cas de complication (hémorragie non contrôlée par le traitement endoscopique, perforation, sténose).

Indication à l'éradication d'*Helicobacter pylori* : consensus européen (Maastricht) 2012 [1]

- Ulcère gastrique
- Ulcère duodénal
- Gastrite atrophique
- Après résection d'un cancer gastrique
- Apparentés au 1er degré d'un patient ayant un cancer gastrique
- Dyspepsie non ulcéreuse, la recherche peut se faire par un test respiratoire ; la gastroscopie est indispensable
- Chez les patients au long cours sous **AINS** avec un antécédent d'ulcère, un traitement préventif par **inhibiteurs de la pompe à protons** au long cours est supérieur à l'éradication mais l'éradication peut prévenir la survenue d'un ulcère et/ou d'une hémorragie
- Rq : Donc en pratique, presque à chaque fois que la bactérie est trouvée !

Prescription des anticulcéreux

Deux antiulcéreux ne doivent pas être prescrits simultanément.

Une endoscopie est indispensable pour affirmer le diagnostic d'ulcère duodénal ou gastrique évolutif et d'œsophagite.

Les **inhibiteurs de la pompe à protons (IPP)**, les **inhibiteurs des récepteurs H2 de l'histamine (anti-H2)**, le **sucralfate**, le **misoprostol** sont des traitements efficaces de l'ulcère duodénal et de l'ulcère gastrique évolutif.

Les **anti-H2** et les **IPP** sont efficaces dans le traitement initial de l'œsophagite modérée (grades I-II).

Une œsophagite sévère (grades III-IV) doit être traitée en première intention par les **IPP**.

Le **sucralfate** est une bonne alternative aux **anti-H2** , dans la prévention des ulcères et des hémorragies de stress, chez des patients ayant un ou plusieurs facteurs de risque.

Les formes injectables des antiulcéreux ne sont utiles que lorsque la voie orale est impossible.

Il n'y a pas actuellement de données suffisantes permettant de valider l'intérêt des antiulcéreux dans les différentes situations recouvrant l'appellation dyspepsie.

Il n'y a aucune étude permettant de préciser la conduite thérapeutique dans la gastrite chronique. Le traitement de première intention de l'ulcère duodénal et de l'ulcère gastrique associés à la présence d'*Helicobacter pylori* est le traitement d'éradication d'*Helicobacter pylori* d'une durée d'une semaine poursuivi par un traitement par un antiulcéreux pendant 3 à 5 sem.

En cas d'éradication d'*Helicobacter pylori*, il n'y a pas lieu de prescrire un traitement d'entretien par antiulcéreux à demi-dose dans l'ulcère duodénal. En cas d'absence d'éradication d'*Helicobacter pylori* ou dans les ulcères duodénaux sans présence d'*Helicobacter pylori*, on doit discuter la prescription d'un traitement d'entretien au long cours par antiulcéreux à demi-dose.

CONSENSUS

[1] Management of *Helicobacter pylori* infection – the Maastricht IV/Florence Consensus Report, *EHSG*, 2012.

TOPIQUES ANTIULCÉREUX

■ Sucralfate

KÉAL					
Traitement curatif d'un ulcère : 2 g x 2/j ou 1 g x 4/j Traitement d'entretien : 1 g x 2/j ou 2 g au coucher	30 cp. séc. 1 g 30 sach. 1 g 15 sach. 2 g	4,40 4,40 5,62		15 % 15 % 15 %	0,15 0,15 0,37
ULCAR					
Idem ***KÉAL***	30 sach. 1 g			NR	

PROPRIÉTÉS

Le **sucralfate** est un **antiulcéreux** dépourvu d'activité antisécrétoire ou antiacide. Il s'agit d'un sel d'aluminium qui se fixe électivement sur les lésions des muqueuses œsophagienne, gastrique, duodénale et colique par une interaction entre les protéines de l'exsudat inflammatoire et le **sucralfate**. Cette interaction isole les lésions et favorise leur cicatrisation. De plus, le **sucralfate** inhibe les lésions induites par les **AINS** et l'**aspirine** sur la muqueuse gastro-duodénale.

INDICATIONS

Traitement d'attaque et d'entretien de l'ulcère gastrique et duodénal.

CONTRE-INDICATIONS

Grossesse : autorisée.
Allaitement : autorisé.

PRÉCAUTIONS D'EMPLOI

Insuffisance rénale chronique : risque d'accumulation tissulaire d'aluminium pouvant conduire à l'encéphalopathie en cas de traitement prolongé.
Hypophosphatémie (hyperparathyroïdie primitive, rachitisme dystrophique vitamino-résistant) : risque de déplétion phosphorée en cas de traitement prolongé.

EFFETS INDÉSIRABLES

Constipation liée à la présence d'aluminium.
Très rarement : nausées, vomissements, sécheresse buccale, vertiges, rashs cutanés.
Risque théorique de déplétion phosphorée par fixation d'aluminium sur les phosphates alimentaires en cas de traitement prolongé à forte dose.

INTERACTIONS MÉDICAMENTEUSES

Prendre le **sucralfate** à distance (2 h) des autres médicaments, notamment la **digoxine** et les **antivitamines K**.

PROSTAGLANDINES ANTIULCÉREUSES

Misoprostol

CYTOTEC					
Prévention des lésions induites par les **AINS** : 1 cp. x 2/j ou 1/2 cp. x 4/j Ulcère gastrique ou duodénal : 1 cp. x 4/j	60 cp. séc. 200 µg	17,80	I	15 %	0,30

PROPRIÉTÉS

Antiulcéreux antisécrétoire (moins efficace que les **inhibiteurs de la pompe à protons**) et cytoprotecteur, analogue des prostaglandines naturelles. Protège la muqueuse gastrique contre les lésions induites par des facteurs agressifs (**aspirine**, **AINS**, alcool, tabac).

INDICATIONS

Traitement préventif et curatif des lésions gastroduodénales induites par les **AINS** chez les sujets à risque (âge > 65 ans, antécédent d'ulcère, intolérance) pour lesquels la poursuite des **AINS** est indispensable.
Traitement d'attaque et d'entretien de l'ulcère gastrique et duodénal.

CONTRE-INDICATIONS

Allergie aux prostaglandines.
Grossesse : contre-indiquée (contraception nécessaire).
Allaitement : absence d'études.

PRÉCAUTIONS D'EMPLOI

Vérifier la bénignité d'un ulcère gastrique avant de débuter le traitement.

EFFETS INDÉSIRABLES

Diarrhée modérée et transitoire cédant à la poursuite du traitement. Moins de 1 % des malades doivent arrêter le traitement du fait de cette diarrhée.
Rarement : nausées, vertiges, céphalées, gêne abdominale.

ANTIHISTAMINIQUES H2 (1)

Ranitidine

AZANTAC					
300 mg au coucher (posologie à augmenter en cas de gastrinome) Traitement d'entretien : 150 mg au coucher 1 à 4 amp./j en IV lente ou en perf.	30 cp. 150 mg 30 cp. efferv. 150 mg 14 cp. 300 mg 14 cp. efferv. 300 mg 5 amp. 50 mg	10,50 9,96 9,62 9,14 4,48	II II II II II	15 % 15 % 15 % 15 % 15 %	0,35 0,33 0,69 0,65 0,90
RANIPLEX					
300 mg au coucher (posologie à augmenter en cas de gastrinome) Traitement d'entretien : 150 mg au coucher	30 cp. efferv. 150 mg 14 cp. efferv. 300 mg	8,03 7,36	II II	15 % 15 %	0,27 0,53

Nizatidine

NIZAXID					
300 mg au coucher (posologie à augmenter en cas de gastrinome) Traitement d'entretien : 150 mg au coucher	30 gél. 150 mg	19,95	II	15 %	0,67

PROPRIÉTÉS

Antiulcéreux majeurs réduisant la sécrétion acide gastrique par blocage des récepteurs H2 à l'histamine de la cellule pariétale. Absence d'effet anti-androgénique et d'inhibition du métabolisme hépatique des autres médicaments (contrairement à la **cimétidine**). Efficacité inférieure aux **inhibiteurs de la pompe à protons** et équivalente à la **cimétidine**.

INDICATIONS

Ulcère duodénal, ulcère gastrique.
Syndrome de Zollinger-Ellison.
œsophagite par reflux.
Éradication d'*Helicobacter pylori* (associé aux antibiotiques).

CONTRE-INDICATIONS

Hypersensibilité à la **ranitidine**.

PRÉCAUTIONS D'EMPLOI

Grossesse : pas d'effet néfaste démontré.
Allaitement : déconseillé (passage dans le lait).
Ulcère gastrique : vérifier l'absence de malignité avant de traiter.

Ranitidine, diminuer la posologie en cas d'insuffisance rénale ou hépatique sévère :
– clairance créatinine > 50 mL/min : posologie normale ;
– clairance créatinine < 50 mL/min : 150 mg/24 h ;
– clairance créatinine < 20 mL/min : 150 mg/48 h.

EFFETS INDÉSIRABLES

Rares : myalgies, céphalées, rashs cutanés, vertiges, diarrhées, constipation, asthénie, excitation, nausées, réactions anaphylactoïdes (parfois à la 1re administration), élévation transitoire et réversible des transaminases.
Exceptionnels et réversibles : hépatite cytolytique, confusion (sujet âgé, insuffisance rénale sévère), bradycardie sinusale, tension mammaire. Leucopénie, thrombopénie, agranulocytose, pancytopénie avec ou sans hypoplasie médullaire.

INTERACTIONS MÉDICAMENTEUSES

Prescrire les **antiacides** à distance (2 h) de la **ranitidine**.

ANTIHISTAMINIQUES H2 (2)

Cimétidine

STOMEDINE					
800 mg au coucher (posologie à augmenter en cas de gastrinome)	10 cp. efferv. 200 mg			NR	
CIMÉTIDINE					
Idem ***STOMEDINE***	30 cp. 200 mg	3,82	II	15 %	0,13
	60 cp efferv. 200 mg	8,02	II	30 %	0,13
	30 cp. 400 mg	8,53	II	15 %	
	15 cp. 800 mg	8,53	II	15 %	

PROPRIÉTÉS

Antiulcéreux majeur réduisant la sécrétion acide gastrique par blocage des récepteurs H2 à l'histamine de la cellule pariétale. Efficacité inférieure aux **inhibiteurs de la pompe à protons** mais équivalente à la **ranitidine**. Inhibition du métabolisme hépatique des autres médicaments (inhibition du cytochrome P450).

INDICATIONS

Ulcère duodénal, ulcère gastrique.
Syndrome de Zollinger-Ellison.

CONTRE-INDICATIONS

Hypersensibilié à la **cimétidine**.

PRÉCAUTIONS D'EMPLOI

Grossesse : pas d'effet néfaste démontré.
Allaitement : déconseillé (passage dans le lait).
Ulcère gastrique : vérifier l'absence de malignité par biopsie avant de traiter.
Insuffisance rénale : diminuer la posologie :
– clairance créatinine > 5 mL/min : posologie normale ;
– clairance créatinine < 50 mL/min : 200 mg/6 h ;
– clairance créatinine < 30 mL/min : 200 mg/8 h ;
– clairance créatinine < 15 mL/min : 200 mg/12 h.

EFFETS INDÉSIRABLES

Diarrhée, myalgies, étourdissements, éruption cutanée, fièvre, élévation transitoire et réversible des transaminases, augmentation légère de la créatininémie.
Rares et réversibles : gynécomastie, galactorrhée, confusion (sujet âgé, insuffisance rénale), bradycardie sinusale, tachycardie, bloc auriculo-ventriculaire, hépatite, néphrite interstitielle, pancréatite, leucopénies, agranulocytose (3 cas/million), thrombopénie, anémie aplasique.

INTERACTIONS MÉDICAMENTEUSES

Mécanisme : inhibition du cytochrome P450 hépatique. Risques de surdosage des produits suivants : **phénytoïne**, **antivitamines K**, **benzodiazépines** (**chlordiazépoxide**, **diazépam**), **β-bloquants** (**labétalol**, **métoprolol**, **propranolol**), **lidocaïne** (parentérale), **théophylline** et dérivés, **ciclosporine**, **carmustine**, **lidocaïne** (parentérale).
Incompatibilité physico-chimique avec le **phénobarbital**.
Antiacides à prescrire à distance (2 h) de la **ranitidine**.
La cimétidine est en vente libre.

TOPIQUES ANTIACIDES

Hydroxydes d'aluminium et de magnésium

MAALOX HYDROXYDE D'ALUMINIUM/HYDROXYDE DE MAGNESIUM					
1 à 2 cp. après chaque repas, avec ou sans sucre 1 sach. après chaque repas	40 cp. à croquer 60 cp. à croquer 20 sach. 15 mL			NR NR NR	
GELOX					
1 sach. après chaque repas	30 sach. 2,5 g	4,55		15 %	0,15
ROCGEL					
(sans magnésium) 1 sach. après chaque repas	24 sach.	3,62		15 %	0,15
POLYSILANE DELALANDE					
Idem ***MAALOX HYDROXYDE D'ALUMINIUM/HYDROXYDE DE MAGNESIUM***	32 cp.			NR	
POLYSILANE UPSA					
Idem ***MAALOX HYDROXYDE D'ALUMINUM/HYDROXYDE DE SODIUM***	12 sach. 15 g			NR	
PHOSPHALUGEL					
(phosphate d'aluminium) 1 à 2 càs après chaque repas 1 à 2 sach. après chaque repas	12 càs (250 g) 26 sach. 12,38 g	1,72 3,28		15 % 15 %	0,14 0,13
GASTROPULGITE					
(+ attapulgite [silicate]) 1 sach. x 3/j	30 sach.	3,46		15 %	0,12
RIOPAN					
1 à 2 cp. après chaque repas 1 à 2 sach.-dose après chaque repas	20 cp. 800 mg 10 sach.-dose 800 mg/10 mL			NR NR	
XOLAAM					
1 à 2 cp. après chaque repas	40 cp. 400 mg 16 càs (250 mL)	1,86 1,28		15 % 15 %	0,05 0,08

PROPRIÉTÉS

Antiacide : diminution de l'acidité gastrique par le pouvoir tampon et neutralisant.
Efficacité brève et suivie d'un rebond d'acidité ; absence d'action antisécrétoire.
Traitement uniquement symptomatique ne permettant pas aux ulcères de cicatriser.
Transparent aux rayons X.

INDICATIONS

Traitement symptomatique des douleurs liées aux affections œsogastroduodénales.

CONTRE-INDICATIONS

Grossesse et **allaitement** autorisés.

PRÉCAUTIONS D'EMPLOI

Du fait de l'effet tampon propre des aliments, ne pas prendre les **antiacides** à proximité immédiate d'un repas.

Vérifier l'absence de lésion organique et de malignité avant de prescrire un traitement symptomatique.

EFFETS INDÉSIRABLES

Aluminium : risque d'encéphalopathie à l'aluminium en cas d'insuffisance rénale (à posologie élevée et prolongée) ; possibilité de déplétion phosphorée par captation des phosphates alimentaires (hydroxyde d'aluminium) ; effet constipant (phosphate d'aluminium).
Magnésium : effet laxatif.

INTERACTIONS MÉDICAMENTEUSES

Prendre les autres médicaments à distance (2 h) des **antiacides**.

TUMEUR ENDOCRINE DIGESTIVE (1)

Types de tumeur

Les tumeurs endocrines digestives sont encore appelées neuro-endocrines ou APUDome. Elles peuvent être localisées dans tout le tube digestif, le pancréas et le foie.

Elles peuvent être fonctionnelle en sécrétant des hormones : gastrine/gastrinome (ou syndrome de Zolliger-Ellison), insuline/insulinome, sérotonine/carcinoïde, glucagon/glucagonome, VIP/vipome. Ces tumeurs peuvent s'intégrer dans une néoplasie endocrinienne multiple de type 1 (NEM1) qui doit être recherchée systématiquement en cas de tumeur duodéno-pancréatique.

Bilan préthérapeutique

Examens biologiques

Chromogranine A, après (si possible) 7 j d'arrêt d'un traitement par **inhibiteur de la pompe à protons** (faux positifs : causes d'hypergastrinémie telles qu'insuffisance rénale, prise d'**inhibiteurs de la pompe à protons**, maladie de Biermer, infection à *Helicobacter pylori*).

- Si tumeur duodéno-pancréatique : recherche de l'hormone sécrétée : insuline, glucagon, somatostatine, VIP.
- Si tumeur de l'intestin grêle ou du côlon droit : recherche d'un syndrome carcinoïde, 5-HIAA urinaires.

Examens morphologiques

- TDM thoraco-abdominopelvienne avec temps artériel précoce à la recherche d'une hypervascularisation.
- Échoendoscopie (tumeur gastrique, duodénale, pancréatique, rectale) ; IRM hépatique si suspicion de métastase résécable.
- Octréoscan (scitigraphie des récepteurs à la somatostatine).
- PET-scan si octréoscan négatif.
- Échographie cardiaque si syndrome carcinoïde.

Anatomopathologie

Indispensable avant tout traitement médical, l'examen anatomopathologique permet d'affirmer le diagnostic et d'établir le pronostic.

Facteurs de mauvais pronostic : faible niveau de différenciation, grade élevé (indice de prolifération, indice mitotique), métastases.

Recherche d'une prédisposition génétique

Indiquée si tumeur duodénale ou pancréatique.

Interrogatoire à la recherche d'antécédents familiaux.

Recherche d'une hyperparathyroïdie : calcémie, calcium ionisé, parathormone.

Recherche d'une tumeur hypophysaire, surrénalienne, endocrine bronchique ou thymique.

Recherche de mutations constitutionnelles du gène de la ménine.

TUMEUR ENDOCRINE DIGESTIVE (2)

Traitement [1]

Traitement de l'hypersécrétion hormonale

Il dépend du type de tumeur.

- Gastrinome (syndrome de Zolliger-Ellison) : **inhibiteur de la pompe à protons** à forte dose.
- Syndrome carcinoïde, VIPome, glucagonome : **analogue de la somatostatine** type **octréotide** ou **lanréotide**.
- Insulinome : sucre, **analogue de la somatostatine**, **diazoxide**.

Traitement de la tumeur

► *Absence de métastase hépatique*

Tumeur gastrique : si tumeur bénigne, surveillance ; si maligne : chirurgie.

Tumeur duodénale, pancréatique : traitement chirurgical en l'absence de NEM1 : résection de la tumeur. Si NEM1, chirurgie à discuter au cas par cas.

Tumeur du grêle, appendiculaire : chirurgie.

Tumeur rectale : résection endoscopique ou chirurgicale.

► *Présence de métastases hépatiques*

À discuter au cas par cas en milieu spécialisé en RCP ; décision prise en fonction du type de tumeur, de son degré de différenciation, de son indice de prolifération, de la résécabilité : chirurgie, chimioembolisation, chimiothérapie voire surveillance.

Pour information, le produit de chimiothérapie utilisés en fonction des protocoles et des études sont : **5-FU**, **streptozotocine**, **oxaliplatine**, **dacarbazine**, **sunitinib**, **évérolimus**.

Surveillance

Clinique : état général, syndrome hormonal.

Imagerie : TDM ou IRM ; octréoscan si l'examen initial était positif.

Biologie : marqueurs initiaux.

CONSENSUS

[1] Thésaurus national de cancérologie digestive (FFCD, FNCLCC, GERCOR, SFCD, SFRO, SNFGE) – Tumeurs endocrines digestives, *SNFGE*, 2014.

DIARRHÉE AIGUË (1)

Intervention médicale

La première intervention médicale a habituellement lieu pendant les 3 premiers jours d'évolution. À ce stade, il est souvent difficile de rattacher la diarrhée à une étiologie.

Il faut noter qu'une diarrhée aiguë peut être révélatrice d'une diarrhée chronique (maladie cœliaque, colite inflammatoire, etc.).

Avant de débuter un traitement étiologique, il est indispensable :
– de rechercher une cause médicamenteuse ;
– de rechercher une toxi-infection alimentaire collective pour éviter de nouveaux cas de contamination ;
– de savoir quels examens complémentaires demander.

Le plus souvent, un traitement symptomatique suffit et le transit se normalise en 1 à 3 j.

Types de diarrhée

On reconnaît deux types de diarrhée qui dépendent des germes responsables :
– la diarrhée hydroélectrolytique faite de selles abondantes, sans glaire ni sang et sans fièvre ;
– la diarrhée invasive faite d'évacuations glairo-sanglantes, parfois en dehors des selles et associée à une fièvre souvent élevée. Toutefois, dans 25 % des cas, les germes invasifs ne donnent que des diarrhées hydroélectrolytiques.

Examens à demander devant une diarrhée aiguë

- Diarrhée hydroélectrolytique < 3 j : aucun.
- Diarrhée ≥ 3 j et/ou syndrome dysentérique :
– coproculture ; la recherche des toxines de *Clostridium difficile* dépend du contexte (post-antibiotiques ou post-chimiothérapie) ;
– examen parasitologique des selles ;
– NFS, ionogramme sanguin, hémocultures ;
– les sérologies des salmonelloses et shigelloses sont inutiles pour le diagnostic initial.

Indications des examens des selles chez l'adulte [1]

Quand demander une coproculture ?

- Diarrhée hémorragique ou syndrome dysentérique
- Signes cliniques de gravité
- Terrain fragile (grand âge, insuffisance rénale, valve cardiaque, immunodépression)
- Diarrhée ≥ 3 j
- Forte probabilité d'avoir une diarrhée aiguë bactérienne
- Toxi-infection alimentaire collective

Quand demander un examen parasitologique des selles ?

- Diarrhée ≥ 3 j
- Douleurs abdominales
- Troubles digestifs divers : anorexie, boulimie, nausées, dyspepsie, ténesme, prurit anal
- Hyperéosinophilie

ANTIDIARRHÉIQUES (1) – ANTISÉCRÉTOIRES INTESTINAUX

Racécadotril

TIORFAN					
1 gél. x 3/j avant chaque repas N. de 1 à 9 mois (< 9 kg) : 1 sach. x 4 le 1er j, puis 1 sach. x 3/j N. de 9 à 30 mois (9-13 kg) : 2 sach. x 4 le 1er j, puis 2 sach. x 3/j	20 gél. 100 mg 16 sach. 10 mg	6,87 7,32	II I	30 % 30 %	0,34 0,46
E. de 30 mois à 9 ans (13-27 kg) : 1 sach. x 4 le 1er j, puis 1 sach. x 3/j E. ≥ 9 ans (≥ 27 kg) : 2 sach. x 4 le 1er j, puis 2 sach. x 3/j	30 sach. 30 mg	6,87	I	30 %	0,23
TIORFANOR					
1 cp. x 3/j avant chaque repas	12 cp. 175 mg	5,09	II	30 %	0,42
TIORFAST					
Idem ***TIORFAN***	10 gél. 100 mg			NR	
DIARFIX					
Idem ***TIORFAN***	10 gél. 100 mg			NR	

PROPRIÉTÉS

Inhibiteur de l'enképhalinase, enzyme responsable de la dégradation des enképhalines endogènes qui régulent les échanges hydro-électrolytiques transmembranaires et la motricité intestinale (mais dont les rôles précis sont mal connus).

Antisécrétoire intestinal pur : diminue l'hypersécrétion intestinale induite par l'inflammation et la toxine cholérique sans avoir d'effet sur la sécrétion basale.

Absence d'action sur le système nerveux central.

INDICATIONS

Traitement symptomatique des diarrhées aiguës de l'adulte.

CONTRE-INDICATIONS

Grossesse, allaitement : absence d'étude chez l'homme.

PRÉCAUTIONS D'EMPLOI

Ne pas poursuivre le traitement plus de 7 j.

EFFETS INDÉSIRABLES

Rarement : somnolence.

DIARRHÉE AIGUË (2)

Correction de la déshydratation

Voie orale

La réhydratation se fait par voie orale tant qu'elle est possible. Elle consiste en des apports hydriques associés à du glucose et des électrolytes. On peut utiliser par exemple la ***PRÉPARATION DE L'OMS*** ou plus simplement du ***COCA-COLA non light*** : la posologie est à adapter à l'état d'hydratation de chaque patient.

Voie intraveineuse

Indications à une hospitalisation pour réhydratation par voie intraveineuse :
- déshydratation 10 % poids du corps ;
- vomissements importants ;
- collapsus ;
- troubles de conscience.

On utilise du glucosé à 5 % + NaCl 3 g/L + KCl 1,5 g/L + gluconate de calcium 1 g/L + gluconate de magnésium 0,5 g/L : 120 à 150 mL/kg/24 h dont la moitié dans les 6 premières heures puis le rythme de perfusion doit être adapté à l'état de chaque patient.

Limitation du retentissement fonctionnel

Réduction de la diarrhée

On peut utiliser :
- un **antisécrétoire** intestinal, **racécadotril** (***TIORFAN***) : 1 gél. avant chaque repas, sans dépasser 7 j de traitement ;
- un **ralentisseur du transit intestinal**, **lopéramide** (***IMODIUM***) : 2 gél. en 1 prise puis 1 gél. après chaque selle liquide sans dépasser 8/j. Ce traitement ne doit pas dépasser 48 h (risque d'iléus ou de colectasie) et est déconseillé dans les diarrhées invasives pour ne pas retarder l'élimination des agents infectieux ;
- un **pansement digestif** et un **antispasmodique** peuvent éventuellement être ajoutés : ***SMECTA*** : 1 sach. x 3/j ; ***SPASFON*** : 1 à 2 cp. x 3/j.

Traitement de l'infection

Les antiseptiques intestinaux peuvent être proposés dans les formes modérées. L'antibiothérapie n'est indiquée que dans les formes invasives.

CONSENSUS

[1] Indications des examens de selles chez l'adulte, *SNFGE*, 2003.

ANTIDIARRHÉIQUES (2) – RALENTISSEURS DU TRANSIT

Lopéramide

IMODIUM					
Diarrhée aiguë : 2 gél. en 1 prise puis 1 gél. après chaque selle liquide sans dépasser 8/j	20 gél. 2 mg	2,13	II	30 %	0,11
Diarrhée aiguë : 1 dose-kg après chaque selle liquide sans dépasser 5/j	90 mL (fl. sol. buv.)	2,60	II	30 %	0,03
IMODIUMCAPS					
Idem ***IMODIUM***	12 gél. 2 mg			NR	
DIASTROLIB					
Idem ***IMODIUM***	20 lyoph. 2 mg	2,20		30 %	0,11

PROPRIÉTÉS
Antidiarrhéique opiacé.
Le **sulfate d'atropine** présent dans la préparation a pour but d'éviter un abus.

INDICATIONS
Traitement symptomatique des diarrhées en association avec une réhydratation.

CONTRE-INDICATIONS
Grossesse et **allaitement**.
Liées au **sulfate d'atropine** : glaucome par fermeture de l'angle et obstacle urétro-prostatique.

PRÉCAUTIONS D'EMPLOI
À éviter dans les syndromes dysentériques et en cas de diarrhée post-antibiothérapie : risque de stase bactérienne intestinale.

EFFETS INDÉSIRABLES
Nausées, vomissements, ballonnement, céphalées, sécheresse buccale, somnolence.

INTERACTIONS MÉDICAMENTEUSES
Potentialise les effets des dépresseurs du système nerveux central (alcool, **benzodiazépines**, etc.).

DIARRHÉE AIGUË (3) – BACTÉRIENNE

Traitement symptomatique

Il est fondé sur les éléments suivants :
– correction de la déshydratation ;
– limitation du retentissement fonctionnel (réduction de la diarrhée ; **antispasmodique** ; **pansements digestifs**).

Traitement étiologique

Antibiothérapie

L'antibiothérapie n'est indiquée que dans les diarrhées bactériennes invasives, c'est-à-dire avec syndrome dysentérique. Elle ne doit pas être systématique mais réservée aux cas suivants :
– terrain fragile ;
– tableau sévère ;
– bactériémie (présumée ou confirmée) ;
– entérocolite endoscopique sévère ;
– complications extra-intestinales.

Le traitement antibiotique n'est indiqué que dans les diarrhées invasives :
– il diminue l'intensité de la diarrhée ;
– il évite la diffusion extra-intestinale du germe ;
– il réduit la contagiosité.

L'antibiotique à utiliser dépend du germe retrouvé. En attendant les résultats bactériologiques, on peut utiliser une **fluoroquinolone** par voie orale (ou à défaut IV), par exemple **ciprofloxacine** (*CIFLOX*) : 1 cp. à 500 mg matin et soir (ou à défaut 200 mg x 2/j en perfusion IV) qui est efficace sur la plupart des germes. La durée du traitement varie de 3 à 7 j.

Antiseptiques intestinaux

Les **antiseptiques intestinaux** peuvent être proposés dans les formes modérées. Leur efficacité, inconstante et discutée, est surtout nette lorsque le traitement est débuté précocement. On peut proposer des **nitrofuranes**, **nifuroxazide** (***ERCÉFURYL*** 100 mg) : 1 gél. x 4/j.

Micro-organismes et produits d'origine bactérienne

Leur efficacité dans cette indication n'a jamais été démontrée.

GERME	ANTIBIOTIQUE EN 1RE INTENTION	ANTIBIOTIQUES ALTERNATIFS
Salmonella non *typhi*, *Shigella*	**Fluoroquinolone** (*CIFLOX*) : 4-7 j	**Amoxicilline** (*CLAMOXYL*) : 7-10 j **Cotrimoxazole** (*BACTRIM*) : 7-10 j
Salmonella typhi	**Fluoroquinolone** (*CIFLOX*) : 10 j	**Amoxicilline** (*CLAMOXYL*) : 10 j **Cotrimoxazole** (*BACTRIM*) : 10 j **Céphalosporine de 3e génération** IV (*ROCÉPHINE*) : 5-10 j
Campylobacter jejuni	**Macrolide** (*JOSACINE*) : 5-7 j	**Fluoroquinolone** (*CIFLOX*) : 5-7 j
Yersinia enterocolitica	**Cotrimoxazole** (*BACTRIM*) : 7-10 j **Tétracycline** (*VIBRAMYCINE N*) : 7-10 j	**Fluoroquinolone** (*CIFLOX*) : 7-10 j
Clostridium difficile	**Vancomycine** (*VANCOMYCINE*) : 10 j	**Métronidazole** (*FLAGYL*) : 10 j
Escherichia coli entéro-invasif	**Fluoroquinolone** (*CIFLOX*) : 4-7 j	**Amoxicilline** (*CLAMOXYL*) : 7-10 j **Cotrimoxazole** (*BACTRIM*) : 7-10 j
Vibrio cholerae	**Tétracycline** (*VIBRAMYCINE N*) : 2-3 j	**Fluoroquinolone** (*CIFLOX*) : 2-3 j **Amoxicilline** (*CLAMOXYL*) : 2-3 j **Cotrimoxazole** (*BACTRIM*) : 2-3 j

ANTIDIARRHÉIQUES (3) – RÉHYDRATATION ORALE

Solutions de réhydratation orale

COCA-COLA (non light)					
Glucides : 110 g/L Sodium : 147 mg/L (6,4 mmol/L) Potassium : 508,3 mg/L (13 mmol/L) Calories : 440 kcal/L	Bout. 19 et 25 cL Bout. 1,5 L et 1 L Canettes 33 cL			NR NR NR	
PRÉPARATION DE L'OMS					
Glucides : 20 g/L Sodium : 2,07 mg/L (90 mmol/L) Potassium : 977,5 mg/L (25 mmol/L) Bicarbonates : 30 mmol/L Calories : 80 kcal/L	qsp eau 1 L			NR	

PROPRIÉTÉS

Solutés de réhydratation.

L'avantage du *Coca-Cola* est sa disponibilité partout dans le monde et son conditionnement qui assure sa stérilité.

Le soluté de l'OMS, très riche en sel, peut parfois provoquer une hypernatrémie.

INDICATIONS

Réhydratation des diarrhées.

Le *Coca-Cola* permet d'éviter de boire l'eau du robinet dans les pays à risque de diarrhée du voyageur.

PRÉCAUTIONS D'EMPLOI

Le *Coca-Cola* non light, très riche en sucre, expose à des risques de déséquilibre d'un diabète sucré, mais le *Coca-Cola* light ne permet pas d'assurer une réhydratation correcte en cas de diarrhée.

DIARRHÉE AIGUË (4) – INTOXICATIONS ALIMENTAIRES (1)

En fait, il ne s'agit pas d'intoxications mais de toxi-infections alimentaires, essentiellement dues à des salmonelloses.

Le traitement est essentiellement symptomatique (*cf.* Diarrhée aiguë (1)). Il vise à lutter contre la déshydratation et les troubles fonctionnels (nausées, douleurs abdominales).

Les antibiotiques, souvent inutiles car l'évolution est spontanément favorable, doivent être réservés aux cas suivants :
- terrain fragile ;
- tableau sévère ;
- bactériémie (présumée ou confirmée) ;
- entérocolite endoscopique sévère ;
- complications extra-intestinales.

L'évolution est souvent favorable en moins de 24 h.

Nausées et vomissements au premier plan

Les germes responsables sont *Staphylococcus aureus* (le staphylocoque doré) et *Bacillus cereus*.

Diarrhée simple hydroélectolytique

Il peut s'agir de *Clostridium perfringens* dont la toxicité est due à sa toxine ou d'un virus (virus *Norwalk* ou *Norwalk-like*).

L'évolution est spontanément favorable en 24-48 h.

Diarrhée invasive

Les germes responsables et le traitement antibiotique sont détaillés dans le tableau de la page « Diarrhée aiguë bactérienne ».

Toxi-infections alimentaires collectives (TIAC)

Les TIAC sont définies selon la Direction générale de la santé par « l'apparition d'au moins deux cas d'une symptomatologie en général digestive, dont on peut rapporter la cause à une même origine alimentaire ».

Une TIAC doit être suspectée si :
- un tableau clinique similaire apparaît chez au moins deux individus ;
- un même facteur alimentaire est retrouvé chez les patients atteints : unité de temps et unité de lieu.

Les TIAC sont de déclaration obligatoire à la Direction départementale de l'action sanitaire et sociale (DDASS) qui déclenchera éventuellement une enquête spécifique.

ANTIDIARRHÉIQUES (4) – PRODUITS D'ORIGINE MICROBIENNE

■ ***Saccharomyces boulardii***

ULTRA-LEVURE					
1 à 4 gél./j	20 gél. 50 mg			NR	
	50 gél. 50 mg			NR	
	10 gél. 200 mg			NR	
	30 gél. 200 mg			NR	
1 sach. x 2/j	20 sach. 100 mg			NR	

■ ***Lactobacillus acidophilus***

LACTEOL					
1 à 2 gél/j	10 gél. 340 mg			NR	
	30 gél. 340 mg			NR	
1 à 2 sach./j (max 3 à l'instauration)	10 sach. 340 mg			NR	

■ ***Bacillus bifidus***

LYO-BIFIDUS					
2 sach./j	6 sach.			NR	

PROPRIÉTÉS

Flore lévurique (*Saccharomyces boulardii*) : flore non pathogène, inhibant la croissance de *Clostridium difficile* et de *Candida albicans* et stimulant le système immunitaire.

Flores bactériennes : proposées dans les diarrhées secondaires aux antibiotiques, liées à un déséquilibre de la flore intestinale ; favoriseraient la réimplantation de la flore saprophyte.

Fractions antigéniques : stimuleraient le système immunitaire.

INDICATIONS

Proposés dans la prévention des diarrhées secondaires aux antibiotiques.

Saccharomyces boulardii aurait une certaine efficacité à forte dose dans les colites pseudomembraneuses en rechute.

PRÉCAUTIONS D'EMPLOI

Ces produits contiennent des cellules vivantes et ne doivent pas être mélangés avec un liquide ou un aliment trop chaud ou trop froid, ou alcoolisé.

INTERACTIONS MÉDICAMENTEUSES

ULTRA-LEVURE ne peut être prescrit avec des **antifongiques** oraux ou systémiques.

L'action de ces produits n'a jamais été clairement démontrée et leur association systématique aux antibiotiques n'est pas justifiée.

DIARRHÉE AIGUË (5) – INTOXICATIONS ALIMENTAIRES (2)

GERME	SYMPTÔMES	MODE DE CONTAMINATION	FRÉQUENCE	ÉVOLUTION	ANTIBIOTHÉRAPIE
Staphylocoque doré	Délai < 6 h Vomissements +++ Douleurs abdominales + Diarrhée +	Charcuterie, pâtisserie, laitages contaminés lors de leur manipulation	+++	< 30 h	Non
Bacillus cereus	Délai < 6 h Vomissements +++ Diarrhée ±	Aliment non réfrigéré entre sa confection et sa consommation (riz du restaurant chinois +++)	+	10 h	Non
Clostridium perfringens	Délai : 6-24 h Diarrhée +++ Fièvre + Vomissements ±	Aliment non réfrigéré entre sa confection et sa consommation (collectivités)	++	24 h	Non
Virus (Norwalk et Norwalk-like)	Délai : 24-48 h Diarrhée +++ Vomissements ++ Malaise, céphalées	Fruits de mer +++	+	24-48 h	Non
Salmonella non *typhi*	Délai : 8-24 h Diarrhée +++ sanglante parfois Fièvre, frissons +++ Vomissements ++ Douleurs abdominales ++	Aliments d'origine animale (œufs +++ ; volailles +++)	+++	Fièvre < 48 h Diarrhée < 7 j	Si tableau sévère, terrain fragile, complications : **fluoroquinolone** (***CIFLOX***) : 4-7 j
Vibrio parahemolyticus	Délai : 6-20 h Diarrhée +++ sanglante parfois Fièvre, frissons +++ Vomissements ++ Douleurs abdominales ++	Poissons crus, fruits de mer	+	Fièvre < 48 h Diarrhée < 7 j	**Tétracycline** (***VIBRAMYCINE N***) : 2-3 j mais diagnostic souvent porté rétrospectivement

DIARRHÉE AIGUË (6) – DIARRHÉE DES ANTIBIOTIQUES (1)

Facteurs de risque

Antibiotiques en cause

Tous les antibiotiques peuvent être en cause (à l'exception des **aminosides** par voie injectable) mais on retrouve le plus souvent :
- l'**ampicilline** ;
- l'**amoxicilline** ;
- les **céphalosporines** ;
- les **lincosamides**, **clindamycine** (***DALACINE***) et **lincomycine** (***LINCOCINE***).

Terrain

Les sujets à risques sont les suivants :
- patients hospitalisés ;
- patients âgés ;
- patients atteints de maladie organique sous-jacente.

La conduite à tenir dépend de l'intensité de la diarrhée.

Diarrhée « simple »

Antibiothérapie non indispensable

Arrêt de l'antibiotique en cause.

Antibiothérapie indispensable

► *Antibiothérapie proche de son terme*

• Associer un traitement antidiarrhéique de type **antisécrétoire** intestinal, **racécadotril** (***TIORFAN***) : 1 gél. avant chaque repas, sans dépasser 7 j de traitement. Éviter les **ralentisseurs du transit intestinal** type ***IMODIUM*** qui favorisent la pullulation microbienne.

• Ajouter des produits d'origine bactérienne, ***Saccharomyces boulardii*** (***ULTRA-LEVURE***) : 2 gél. x 2/j.

► *Antibiothérapie loin de son terme*

• Changer si possible d'antibiotique.

• Rechercher *Clostridium difficile* dans les selles et traiter le cas échéant par **métronidazole** (***FLAGYL***) : 1 cp. (250 mg) x 4/j ou **vancomycine** (***VANCOMYCINE***) *per os* : 500 mg x 4/j pendant 10 j.

Diarrhée profuse, fébrile, avec syndrome dysentérique

• Arrêter l'antibiotique.

• Rechercher *Clostridium difficile* et ses toxines dans les selles.

• Pratiquer une rectosigmoïdoscopie et si elle est normale une coloscopie totale.

• Traiter le *Clostridium difficile* : **métronidazole** (***FLAGYL***) : 1 cp. (250 mg) x 4/j ou **vancomycine** (***VANCOMYCINE***) *per os* : 500 mg x 4/j pendant 10 j (*cf.* Colite pseudo-membraneuse).

Colite pseudo-membraneuse

Forme peu sévère

Le traitement à domicile reste possible.

• Arrêt de l'antibiotique en cause.

• Hydratation orale abondante à adapter à l'intensité de la diarrhée (***COCA-COLA non light*** ou ***PRÉPARATION DE L'OMS***).

• Les **ralentisseur du transit** sont contre-indiqués (risque de colectasie) mais les **antisécrétoires** intestinaux sont autorisés, **racécadotril** (***TIORFAN***) : 1 gél. x 3/j.

• Traitement de *Clostridium difficile* : **métronidazole** (***FLAGYL***) : 1 cp. (250 mg) x 4/j ou **vancomycine** (***VANCOMYCINE***) *per os* : 500 mg x 4/j pendant 10-14 j ou, en particulier si forme sévère ou récidivante : **fidaxomicine** (***DIFICLIR***) 1 cp. (200 mg) x 2/j pendant 10 j.

• En cas de rechute, on peut proposer dans le cadre de protocoles une transplantation de microbiote fécal. Ce traitement évite les nouvelles rechutes dans plus de 90 % des cas.

DIARRHÉE AIGUË (7) – DIARRHÉE DES ANTIBIOTIQUES (2)

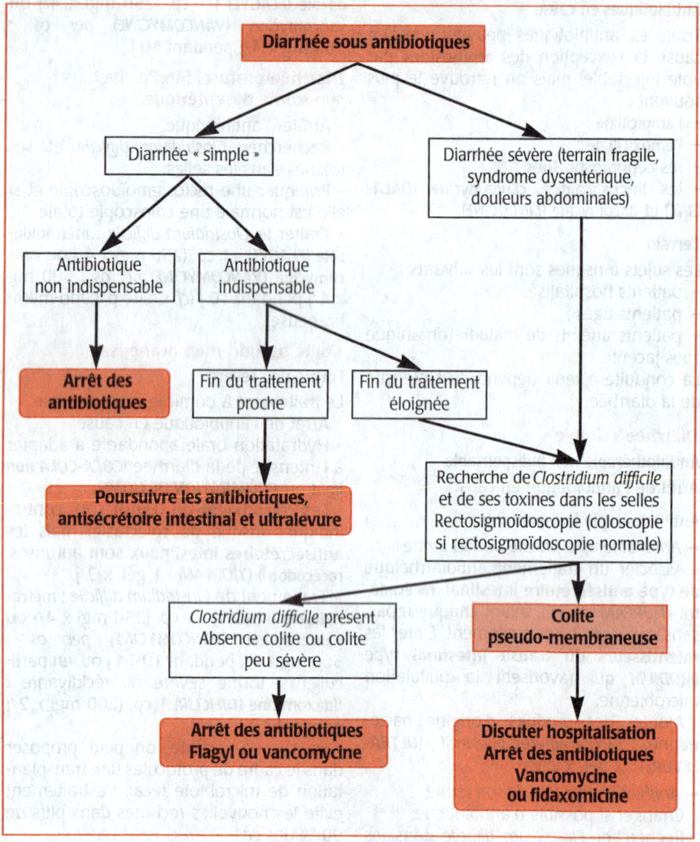

ANTISEPTIQUES INTESTINAUX (1) – MACROCYCLIQUE

Fidaxomicine

DIFICLIR			
A : 200 mg x 2/j pendant 10 j	20 cp. 200 mg	HOP	I

PROPRIÉTÉS
Antibiotique bactéricide à spectre étroit actif sur *Clostridium difficile*.

INDICATIONS
Traitement des infections à *Clostridium difficile* particulièrement si forme sévère ou récidivante.

CONTRE-INDICATIONS
Hypersensibilité au principe actif ou à l'un des excipients.
Nouveau-né, nourrisson.
Allaitement.

PRÉCAUTIONS D'EMPLOI
Prudence en cas d'insuffisance rénale sévère, d'insuffisance hépatique modérée à sévère ou de maladie inflammatoire de l'intestin.

EFFETS INDÉSIRABLES
Troubles digestifs : vomissements, nausées, constipation.

INTERACTIONS MÉDICAMENTEUSES
Inhibiteurs de la glycoprotéine P, entraînant un surdosage en **fidaxomicine** : **ciclosporine**, **kétoconazole**, **érythromycine**, **clarithromycine**, **vérapamil**, **dronédarone**, **amiodarone**.

DIARRHÉE AIGUË (8) – DIARRHÉE DES ANTIBIOTIQUES (3)

Forme sévère

Lorsque existe un retentissement sur l'état général, un terrain fragile ou un doute sur une complication (perforation colique, colectasie), le pronostic vital peut être engagé.

► *Traitement général*

- Hospitalisation du patient en urgence en milieu spécialisé.
- Arrêt du (des) antibiotique(s) utilisé(s).
- Arrêt de l'alimentation orale.
- Les **ralentisseurs du transit** sont contre-indiqués (risque de colectasie).
- Mise en place d'une voie veineuse périphérique pour rééquilibration hydroélectrolytique : glucosé à 5 % + NaCl 3 g/L + KCl 1,5 g/L + gluconate de calcium 1 g/L + gluconate de magnésium 0,5 g/L : 120 à 150 mL/kg/24 h dont la moitié dans les 6 premières heures puis le rythme de perfusion doit être adapté à l'état de chaque patient.
- **Antalgique périphérique** (***PERFALGAN***) IV : 1 à 2 g/8 h.
- **Antispasmodique** IV (***SPASFON***) : 1 à 2 amp./8 h.
- Traitement de *Clostridium difficile* par **antibiothérapie orale** : **vancomycine** (***VANCOMYCINE***) *per os* en première intention, 500 mg x 4/j pendant 10-14 j. Si l'antibiothérapie orale est impossible, mieux vaut utiliser des lavements de **vancomycine** plutôt qu'une antibiothérapie IV (germe intraluminal).

Remarque : la **VANCOMYCINE** n'est disponible qu'en milieu hospitalier.

► *Traitement des complications*

En cas de colectasie, une exsufflation colique avec mise en place d'un drainage aspiratif permet parfois d'éviter la colectomie.

En cas d'échec ou de perforation, une colectomie s'impose.

► *Prévention des rechutes*

Les probiotiques à type de levure comme ***Saccharomyces boulardii*** (***ULTRA-LEVURE***) à forte dose : 1 sach. (500 mg) x 2/j pendant 1 mois minimum après **la première rechute** (mais pas après la première poussée) à débuter en même temps que la **vancomycine** permettent de limiter les rechutes ultérieures.

En cas de rechute, une prévention par transfert de microbiote fécal est possible dans le cadre de protocoles.

Prévention

- N'utiliser les antibiotiques que s'ils sont indispensables.
- Ne pas utiliser des antibiotiques responsables de diarrhée antérieurement chez un même patient.
- En cas de terrain à risque (antécédent de diarrhée sous antibiotiques, patients âgés ou hospitalisés), on peut proposer des produits d'origine microbienne tels que ***Saccharomyces boulardii*** (***ULTRA-LEVURE***) à forte dose : 1 sach. (500 mg) x 2/j.

ANTISEPTIQUES INTESTINAUX (2) – NITROFURANES

Nifuroxazide

ERCÉFURYL					
100 à 200 mg x 4/j	12 gél. 200 mg			NR	
BACTERIX					
Idem ***ERCÉFURYL***	12 gél. 200 mg			NR	
DIAFURYL					
Idem ***ERCÉFURYL***	12 gél. 200 mg			NR	
PANFUREX					
Idem ***ERCÉFURYL*** 1 c-mes. x 3/j	28 gél. 200 mg 18 c-mes. (1 fl. 90 mL)			NR NR	
EDISTON					
Idem ***ERCÉFURYL***	12 gél. 200 mg			NR	

PROPRIÉTÉS

Anti-infectieux intestinal à action locale intraluminale actif sur la plupart des germes habituellement rencontrés dans les infections intestinales.

Spectre d'action : *Escherichia coli*, *Staphylococcus saprophyticus*, streptocoques, entérocoques, *Bacteroides* ; à un moindre degré : *Klebsiella*, *Enterobacter*, *Serratia*.

Résistance fréquente de *Proteus*, *Providencia*, *Pseudomonas*, colibacilles entéropathogènes.

INDICATIONS

Diarrhée aiguë infectieuse non invasive en complément de la réhydratation.

CONTRE-INDICATIONS

Allergie aux **nitrofuranes**.
Prématurité et nouveau-nés.

PRÉCAUTIONS D'EMPLOI

Grossesse : absence de tératogénicité chez l'animal.

EFFETS INDÉSIRABLES

Réactions allergiques.

INTERACTIONS MÉDICAMENTEUSES

En cas de suspicion de diarrhée invasive, une antibiothérapie par voie générale doit être envisagée.

DIARRHÉE AIGUË (9) – DIARRHÉE DU VOYAGEUR (TURISTA)

Généralités

Destinations à risque

Il s'agit de l'Afrique, de l'Asie du Sud-Est, de l'Amérique centrale et du Sud.
Les germes en cause sont : ETEC 20-50 %, *Rotavirus* 0-30 %, *Campylobacter*, salmonelles, shigelle, vibrio 1-16 %.

Conditions de séjour

Le risque est d'autant plus important que le voyageur se rapproche des conditions de vie locale et que la durée du séjour est longue.
Le risque est de 50 % pour un voyage de plus de 2 sem. en pays tropical.

Tableau clinique

Le plus souvent, la diarrhée survient précocement (première semaine) et guérit spontanément en 5 j. Néanmoins, le retentissement fonctionnel peut facilement gâcher un séjour.

Conseils pratiques aux voyageurs

Mesures d'hygiène alimentaire

► *Eau et boissons*

- Éviter l'eau du robinet et les glaçons. Faire bouillir l'eau du robinet 3 à 5 min et la conserver dans un réservoir stérile. Une alternative est de filtrer l'eau (filtre à café) puis d'y ajouter un décontaminant type ***HYDROCLONAZONE*** ou ***MICROPUR*** : 1 cp. dans 1 L d'eau à laisser agir une heure avant consommation.
- Préférer les eaux minérales en veillant à ce qu'elles soient ouvertes en présence du voyageur.
- Prendre de préférence des boissons gazeuses (*Coca-Cola*) : le gaz carbonique inhibe la croissance d'*E. coli*.

► *Alimentation*

- Éviter les légumes crus et les fruits non épluchés ; laver les fruits avec de l'eau minérale ou décontaminée.
- Éviter les fruits de mer.
- Consommer des plats cuits servis immédiatement après la cuisson.
- Les produits laitiers doivent être pasteurisés.

Traitement médical préventif

► *Antibiotiques efficaces*

Les **fluoroquinolones** (***CIFLOX*** : 1 cp. 500 mg/j) sont les antibiotiques les plus efficaces. Le **cotrimoxazole** (***BACTRIM FORTE*** : 1 cp./j) ou la **doxycycline** (***VIBRAMYCINE N*** 1 cp. 100 mg/j) sont des alternatives.

► *Indications*

Elles sont limitées aux voyages professionnels de durée brève et aux patients fragiles.
Le risque d'effets indésirables engendrés par les antibiotiques doit être pris en compte en période de voyage : nausées, photosensibilisation, allergie et même diarrhée. De plus, le traitement préventif par antibiotiques expose au risque de développer une infection plus grave à germes résistants. Il doit donc être réservé à des circonstances exceptionnelles.
Les **antiseptiques intestinaux** pourraient représenter une alternative : **nifuroxazide** (***ERCÉFURYL***), 1 x 2/j.

Traitement médical curatif

- Hydratation abondante : ***PRÉPARATION DE L'OMS*** ou ***COCA-COLA non light***.
- Si intolérance digestive : **antiémétiques**, **dompéridone** (***MOTILIUM***), 1 cp. x 3/j.
- Limiter le retentissement fonctionnel : *cf.* Diarrhée aiguë.
- L'antibiothérapie doit être réservée aux formes sévères : > 6 selles/j ; selles glairo-sanglantes ; fièvre, déshydratation ; terrain fragile. On peut proposer une **fluoroquinolone**, **ciprofloxacine** (***CIFLOX*** cp. 500 mg) : 1 cp. x 2/j pendant 5 j. L'alternative est l'association **cotrimoxazole** (***BACTRIM FORTE*** : 1 cp./j) + **doxycycline** (***VIBRAMYCINE N*** 1 à 2 cp. 100 mg/j).
- Chez la femme enceinte et l'enfant, on utilise l'association **érythromycine** + **cotrimoxazole**.
- L'association **lopéramide** + antibiotiques permet de limiter la durée de la diarrhée à moins de 10 h.

PURIFICATION DE L'EAU DE BOISSON

Tosylchloramide sodium

HYDROCLONAZONE					
1 cp. pour 1 L d'eau	180 cp. 12,2 mg 1 000 cp. 12,2 mg			NR NR	

Complexe de chlorure de sodium et d'argent

MICROPUR					
1 cp. pour 1 L d'eau 1 cp. pour 5 L d'eau 1 cp. pour 20 L d'eau	100 cp. pour 1 L (MT1) 50 cp. pour 5 L (MT5) 20 cp. pour 20 L (MT20)			NR NR NR	

PROPRIÉTÉS

Antisepsie pour la désinfection de l'eau de boisson.

INDICATIONS

Cf. Propriétés.

PRÉCAUTIONS D'EMPLOI

Filtrer préalablement l'eau si besoin (filtre à café) ; mettre 1 cp. dans l'eau ; agiter et laisser agir 1 à 2 h avant de consommer.

MALABSORPTION (1)

La malabsorption est une maladie de la paroi de l'intestin grêle. On l'oppose à la maldigestion qui est une insuffisance en sucs digestifs.

Principales étiologies des malabsorptions

MALADIES	DIAGNOSTIC
Atrophie villositaire : – Maladie cœliaque – Dermatite herpétiforme	 – Gastroscopie + biopsies duodénales, IgA anti-endomysium et anti-transglutaminase (plus spécifiques que anti-gliadine), réponse au régime sans gluten – Idem + biopsie cutanée
Parasitoses : – Lambliase – Cryptosporidiose, microsporidiose	 – Parasitologie selles, gastroscopie – Sérologie VIH, parasitologie selles, biopsies (grêle ou côlon)
Envahissement de la lamina propria : – Maladie de Whipple – Maladie des chaînes lourdes alpha – Amylose – Sclérodermie	 – Gastroscopie + biopsies avec recherche de Tropheryma whippleii par PCR, vidéocapsule, biopsies ganglionnaires – Gastroscopie + biopsies + immunohistochimie, recherche de la protéine anormale (plasma) – Gastroscopie + biopsies, biopsie rectale – Entéroscanner, biopsies cutanées
Obstacle lymphatique	Clairance (α1-antitrypsine ; gastroscopie + biopsies, vidéocapsule, scanner abdominal)
Résections du grêle	Anamnèse, vidéocapsule, efficacité de la cholestyramine (résection < 1 m) ou du régime hypolipidique (résection longue)
Fistules	TOGD, entéroscanner
Grêle radique	Entéroscanner, entéro-IRM
Maladie de Crohn	Iléocoloscopie + biopsies, gastroscopie + biopsies, entéroscanner
Pullulation microbienne Sprue tropicale	Breath-test, tubage bactériologique jéjunal, traitement antibiotique d'épreuve

MALABSORPTION (2)

Traitement symptomatique

Une hospitalisation peut être nécessaire pour le diagnostic et la mise en route du traitement.

Rééquilibration hydroélectrolytique

Par voie parentérale si besoin (potassium surtout) à adapter au bilan biologique.

Régime

Hypercalorique, hyperprotidique.
En cas de dénutrition sévère, on peut avoir recours à la nutrition entérale continue ou parentérale totale.
En cas de stéatorrhée majeure, une supplémentation en **triglycérides à chaîne moyenne** peut être utile.

Traitement des carences

► *Carence en fer*

TARDYFERON : 1 cp. matin et soir ou ***VENOFER*** : posologie à adapter au taux d'hémoglobine.

► *Carence en folates*

Ex : ***SPECIAFOLDINE*** : 1 cp. matin et soir ou ***FOLINATE DE CALCIUM*** IM ou IV : 5 mg/j ou 50 mg/10 j.

► *Carence en calcium*

Ex : calcium 500 mg à 1 g/j.

► *Carence en vitamine D*

Ex : ***STÉROGYL*** : 10 à 30 gttes/j ou ***STÉROGYL 15 « H »*** et ***STÉROGYL 15 « A »*** : 1 amp./15 j.

► *Carence en vitamine K*

VITAMINE K1 10 mg/mL : 20 mg en perf. de 20 min.

► *Carence en vitamine A*

Rétinol (***VITAMINE A***) 1 à 2 gttes/j (5 000 à 10 000 UI) pendant quelques semaines (surveillance biologique car toxicité si surdosage).

Traitement étiologique

Seules la maladie de Whipple et la pullulation microbienne sont traitées ici. Les autres maladies sont traitées dans des chapitres autonomes ou relèvent du domaine spécialisé.

Maladie de Whipple

La bactérie responsable de la maladie est : *Tropheryma whippelii.*

> La maladie est mortelle en l'absence de traitement (atteintes neurologiques sévères).

- Traitement débuté en hospitalisation.

Double antibiothérapie par voie parentérale IV ou IM (**pénicilline G**) : 1,2 MUI/24 h en 2 ou 3 inj. associée à un **aminoside (streptomycine)** : 1 g/24 h en IM pendant 15 j. Une alternative est la **ceftriaxone** (***ROCEPHINE***) pedant une quinzaine de j.

- Relais pendant 1 an par **cotrimoxazole** (***BACTRIM FORTE***) : 1 cp. matin et soir.

Les signes cliniques digestifs régressent en quelques semaines mais l'amélioration histologique n'est que partielle. Les rechutes ont considérablement diminué depuis que le ***BACTRIM*** a remplacé les **tétracyclines** (meilleur passage hémoméningé).

En cas d'intolérance au ***BACTRIM***, on peut recourir au **thiamphénicol** (***THIOPHÉNICOL***) : 2 cp. x 3/j.
Le traitement des atteintes extradigestives est symptomatique.

Pullulation microbienne

Le traitement idéal est étiologique lorsqu'il est possible. Il est généralement chirurgical : suppression d'une fistule, d'une sténose, d'une anse borgne, etc.
Le traitement symptomatique repose sur une antibiothérapie dont l'efficacité est rapide. On peut proposer une antibiothérapie à large spectre : **amoxicilline + acide clavulanique** (***AUGMENTIN***), 500 mg x 3/j pendant 10 j.
Les **fluoroquinolones**, actives sur les bactéries aérobies, sont également efficaces : **norfloxacine** (***NOROXINE 400***), 1 cp. (400 mg) x 2/j pendant 10 j.
Les récidives sont fréquentes et un renouvellement de l'antibiothérapie peut s'avérer nécessaire.

MALADIE CŒLIAQUE DE L'ADULTE (1)

Diagnostic

Attention, dans la majorité des cas, la maladie cœliaque est peu symptomatique. La forme typique avec grande malabsorption est rare. Il peut s'agir d'une simple carence martiale ou de vagues douleurs abdominales, d'une anémie, de fausses courches ou d'une stérilité, d'une ostéoporose, d'une élévation des transaminases.
Le dépistage repose sur la recherche d'anticorps anti-transglutaminase de type IgA. En cas de déficit en IgA, on recherche les IgG.
Les anticorps anti-endomysium (IgA plutôt que IgG) sont plus spécifiques mais un peu moins sensibles.
Si les anticorps sont positifs, une biopsie du grêle (duodénum) doit être pratiquée : on recherche une atrophie villositaire, sont l'importance doit être gradée, une atrophie des cryptes et la présence d'un infiltrat inflammatoire avec des lymphocytes intraépithéliaux.

Traitement

Principes

Le traitement repose sur le régime sans gluten. Il est prescrit à vie. Il repose sur l'exclusion totale de 4 céréales : blé, orge, et seigle ; l'avoine peut être maintenue.
Il est important d'expliquer aux patients que le régime doit être poursuivi à vie et que, malheureusement, aucun écart ne peut être toléré car :
– la reprise d'un régime normal conduit à des rechutes quasi inéluctables ;
– après une rechute, une résistance au régime sans gluten risque d'apparaître ;
– le régime sans gluten diminue le risque de complications malignes.
Plusieurs consultations avec une diététicienne sont nécessaires.
Une liste exhaustive d'aliments interdits et autorisés doit être donnée au patient.

Le régime sans gluten est coûteux car le prix des aliments sans gluten est élevé ; ceux-ci ne sont pas pris en charge.

En pratique

► *Repas*

La ration calorique doit être normale.
Viandes, poissons et œufs peuvent être consommés en grande quantité.
Le nombre de repas peut être multiplié (collation dans la matinée – fromage – ou dans la soirée – fruit).
Les produits sans gluten peuvent remplacer les aliments interdits.

► *Conseils pour accommoder les aliments*

Tous les modes de cuisson sont autorisés.
Vinaigrette, mayonnaise sans moutarde, sauce tomate fraîche ne posent pas de problème.
Les légumes peuvent être servis au beurre, au fromage, au jus de viande ou à la sauce tomate.
Les sauces à base de roux doivent être préparées avec beurre et Maïzena et non pas avec de la farine.
Les pâtes sans gluten se préparent comme les pâtes habituelles.

► *Produits de l'industrie agroalimentaire*

D'une façon générale, il faut se méfier de tous les produits du commerce car la présence de gluten est souvent masquée :
– le terme « amidon » est ambigu ;
– les plats cuisinés du commerce doivent être évités ;
– tout repas pris à l'extérieur (restaurant, cantine, etc.) doit être entouré d'une certitude de l'absence de gluten.
Néanmoins, les produits sans gluten se trouvent de plus en plus facilement en grande surface ou dans les magasins « bio ».

L'adhésion à l'Association française des intolérants au gluten peut aider certains patients (*cf. infra*).

ALIMENTS SANS GLUTEN (1) – LISTE DES ALIMENTS AUTORISÉS ET INTERDITS

TYPES D'ALIMENTS	AUTORISÉS	INTERDITS
Céréales Féculents	Maïs, riz, soja, tapioca, millet, sarrazin et produits dérivés : farines sans gluten, pâtes sans gluten, semoule sans gluten, Corn-Flakes, Rice Krispies.	Blé, orge, avoine, seigle et dérivés : farines, semoule, pâtes, chapelure.
Viandes Charcuteries Œufs Poisson, crustacés	Viandes, volailles, abats, poissons, œufs frais, jambons (ces aliments doivent être frais ou congelés mais non cuisinés), poissons et œufs de poissons.	Viandes et poissons cuisinés (conserves, traiteur, surgelés), charcuterie, chair à saucisse, beurre de poissons et de crustacés.
Laitages	Lait entier, allégé, demi-écrémé, yaourts, fromage blanc, petits-suisses, fromages sans moisissures, crème fraîche.	Flancs, crèmes et laits gélifiés du commerce ; glaces et sorbets du commerce, fromages à moisissures (bleu, roquefort), crème de gruyère (Vache qui rit).
Graisses Sauces	Beurre, huile, margarine, saindoux, végétaline, mayonnaise Bénédicta.	Toutes les autres sauces du commerce.
Crudités Légumes	Légumes frais ou secs, surgelés ou en conserve, non cuisinés. Pomme de terre, chips, flocons de pomme de terre (Mousline, Maggi, Nestlé).	Légumes frais ou secs cuisinés du commerce, potages de légumes, sauce tomate du commerce, autres purées.
Fruits	Tous les fruits frais, au sirop et surgelés, châtaignes, marrons glacés.	Crème et purée de marrons du commerce, compotes de pommes du commerce, figues sèches.
Produits sucrés	Sucre, miel, confitures, gelées pur fruit-pur sucre, chocolat Poulain, levure alsacienne Alsa, entremets et pâtisseries maison avec farine autorisée, crème Montblanc.	Farines maltées type Ovomaltine, Banania, Ricorée, caramels, nougats, pâtes d'amande, pâtes de fruits, dragées, chewing-gum.
Condiments Apéritifs	Épices en grains, fines herbes, cornichons, câpres, sel, noix de Cajou, cacahuètes.	Épices en poudre, moutarde ordinaire du commerce.
Boissons	Thé, café, Nescafé, Nesquick, mélanges chicorée, café. Tous les sodas et eaux en bouteilles.	Bières, panachés, cidre.

MALADIE CŒLIAQUE DE L'ADULTE (2)

Correction des carences

Elle peut être utile au début du régime sans gluten mais elle devient rapidement inutile car l'amélioration clinique est rapide lorsque le régime est respecté. De plus, du fait de la malabsorption, le traitement des carences peut nécessiter la voie IM. Dans ce cas, les injections doivent être pratiquées **après la normalisation du taux de prothrombine, c'est-à-dire après le traitement de la carence en vitamine K.** La supplémentation doit cesser à la normalisation des paramètres biologiques.

Carence en fer

TARDYFERON : 1 cp. matin et soir ou ***VENOFER*** : posologie à adapter au taux d'hémoglobine.

Carence en folates

Ex : ***SPECIAFOLDINE*** : 1 cp. matin et soir ou ***FOLINATE DE CALCIUM*** IM ou IV : 5 mg/j ou 50 mg/10 j.

Carence en calcium

Ex : **calcium** 500 mg à 1 g/j.

Carence en vitamine D

Ex : ***STÉROGYL*** : 10 à 30 gttes/j ou ***STÉROGYL 15 « H »*** ou ***STÉROGYL 15 « A »*** : 1 amp. tous les 15 j.

Carence en vitamine K

VITAMINE K1 10 mg/mL : 20 mg en perf. de 20 min.

Régime sans lactose

Il peut être associé au régime sans gluten pendant les premiers jours de traitement car l'atrophie villositaire entraîne une carence en lactase (qui disparaît lorsque les villosités repoussent).

Il faut supprimer le lait en boisson (le lait sans lactose *AL 110* et le lait de soja sont autorisés). Pour les sujets les plus intolérants, on supprime le fromage blanc (pas les autres fromages), les petits-suisses, les quiches, glaces, crèmes, etc. Les yaourts sont autorisés.

En cas d'échec du régime sans gluten

L'échec ne peut être affirmé qu'après 6 mois de régime bien suivi. Il concerne 5 à 10 % des patients.

Les situations suivantes doivent être recherchées :

- non-observance du régime sans gluten, y compris les écarts inévitables au régime (restaurants, médicaments, etc.) ;
- intolérance à d'autres protéines (soja) ;
- carence en zinc ;
- erreur de diagnostic.

Le pronostic est mauvais.

On peut proposer :

- une corticothérapie par voie orale : **prednisone** (***CORTANCYL***) : 1 mg/kg/j puis à adapter à chaque patient ; la durée est indéterminée ;
- une nutrition parentérale.

En cas de rechute

La non-observance du régime sans gluten, y compris les écarts inévitables au régime (restaurants, médicaments, etc.) est la première cause de rechute.

Le traitement consiste à reprendre un régime sans gluten. En cas d'échec, le pronostic est mauvais. Une corticothérapie ou une nutrition parentérale peuvent être tentées.

La recherche d'une complication maligne est nécessaire.

Complications non malignes de la maladie cœliaque

- Anémie, ostéoporose/polyarthralgies, fausses couches/stériltié.
- Association à d'autres maladies auto-immunes (diabète de type 1, hépatite auto-immune)

Complications malignes de la maladie cœliaque (prévenues par le régime sans gluten)

- Lymphome T du grêle.
- Carcinome épidermoïde (bouche, pharynx, œsophage).
- Adénocarcinome du grêle.

Médicaments autorisés et interdits

De nombreuses préparations pharmaceutiques sous forme de comprimés ou de gélules contiennent du gluten.

Il faut donc privilégier les formes galéniques telles que les gouttes, les sirops ou les injections SC, IM ou IV.

Association française des intolérants au gluten (AFDIAG) : 15, rue d'Hauteville – 75010 Paris – Tél : 01 56 08 08 22 – www.afdiag.fr

ALIMENTS SANS GLUTEN (2) – SPÉCIALITÉS SANS GLUTEN VENDUES EN PHARMACIE

AGLUTELLA

Pâtes (spaghetti et tagliatelle)	Boîte de 500 g
Pâtes (fusilli, rigatoni)	Boîte de 250 g
Gaufrettes à la vanille	Boîte de 150 g
Semoule	Paquet de 150 g

APROTEN

Biscottes	Boîte de 240 g
Biscuits	Boîte de 180 g
Pâtes (annellini, rigatini, tagliatelle, penne, fusilli, spaghetti)	Boîte de 500 g
Farine pour gâteaux	Boîte de 300 g
Farine pour pâte à pain	Boîte de 250 g

DREI PAULY

Pâtes (spaghetti)	Sachet de 500 g
Pâtes (spirales)	Sachet de 250 g
Farine pour gâteaux et pour pâte à pain	Boîte de 400 g
Cookies aux noisettes	Boîte de 100 g
Biscuits au muesli	Boîte de 150 g
Pain précuit	500 g

RIESAL

Biscottes	Sachet de 200 g
Toasts	Sachet de 200 g
Coquillettes	Sachet de 250 g
Nouilles	Sachet de 200 g
Biscuits (vanille, chocolat ou citron)	Sachet de 200 g
Biscuits à la cuiller	Sachet de 150 g
Pain	Boîte de 350 g
Farine	Sachet de 500 g
Semoule	Sachet de 500 g

CONSTIPATION (1)

L'apparition récente d'une constipation doit faire rechercher l'apparition d'un obstacle organique avant de débuter un traitement symptomatique.

En dehors de ce cas, la constipation peut relever de 2 mécanismes :
– modification de la motricité colique (constipation simple) ;
– atteinte des phénomènes terminaux de la défécation (dyschésie).

Indications des examens biologiques [1]
Constipation persistante et ne répondant pas à un traitement adapté : NFS, CRP, glycémie, TSH, calcémie, créatininémie.
Indications de la coloscopie [1]
Âge > 50 ans ; suspicion de constipation organique, signes d'alarme (*cf.* Endoscopie digestive basse).

Constipation simple

Mesures d'hygiène

► *Repas*

Les repas doivent être pris lentement, au calme, à heures fixes, en mâchant bien.
Une eau riche en magnésium (*Hépar*) peut être conseillée.
La dentition doit être vérifiée et appareillée si besoin.

► *Défécation*

Les exonérations doivent avoir lieu à heures fixes, le matin, en prenant au besoin un grand verre d'eau froide quelques minutes avant (stimulation du réflexe gastrocolique).

► *Activité physique*

Elle doit être régulière.

Mesures diététiques

► *Augmentation du volume du bol fécal*

Le régime doit comporter des aliments « de ballast » : pain complet, légumes verts, fruits.
Au besoin, on peut s'aider de **fibres alimentaires**, son de blé (***ALL-BRAN de KELLOGG'S***) : 1 càs (5 g) tous les 2 j à augmenter très progressivement tous les 3-4 j pour atteindre 20 g/j ; un apport trop brutal risque de s'accompagner de ballonnements. Un mucilage type **ispaghul** (***SPAGULAX MUCILAGE PUR***) peut également être proposé : 1 à 3 sach./j.
Boissons abondantes, au moins 2 L/j.

Toutes ces orientations vont souvent à l'encontre des habitudes des patients et il faut savoir varier les traitements pour éviter la lassitude.

Traitement médicamenteux

► *Laxatifs non irritants [1]*

• En 1re intention : laxatif type **macrogol** (***MOVICOL***) : 1 à 3 sach. le matin ou du **lactulose** (***DUPHALAC***) : 1 à 3 càs/j en 1 prise le matin à dose progressive.
• En 2e intention : laxatif lubrifiant, **huile de paraffine** (***LANSOŸL***) : 1 à 4 càs/j.

► *Laxatifs stimulants*

Ils doivent être évités sauf pour des courtes durées car ils risquent d'entraîner une colopathie aux laxatifs (diarrhée, troubles hydroélectrolytiques, etc.).

► *Modulateurs de la motricité digestive*

La **trimébutine** peut stimuler la motricité de l'intestin grêle et être essayée pour améliorer les symptômes : 100 mg x 3/j, pouvant être augmenté à 200 mg x 3/j.
Chez les femmes (pas chez les hommes) pour lesquelles le traitement précédent n'a pas le bénéfice escompté, on peut proposer un antagoniste des récepteurs 5HT4, **prucalopride** (***RESOLOR***) : 2 cp. en une prise au cours d'un repas. Si après 4 semaines, le traitement reste inefficace, il faut l'arrêter.

LAXATIFS OSMOTIQUES (1)

Lactulose

DUPHALAC					
Constipation : 1 à 3 sach./j ou 15 mL x 1 à 3/j Encéphalopathie hépatique : 6 à 10 sach./j ou 30 mL x 1 à 3/j	20 sach. 10 g 400 sach. 10 g 200 mL (fl. + godet)	2,81 HOP 1,62		30 % 30 %	0,14 0,01
LAXARON					
Constipation : idem **DUPHALAC**	12 sach. 10 g/15 mL			NR	

Lactitol

IMPORTAL					
Constipation : idem **DUPHALAC**	20 sach. 10 g	3,28		30 %	0,16

Sorbitol

SORBITOL DELALANDE					
Constipation : idem **DUPHALAC**	20 sach. 5 g			NR	

Pentaérythritol

AUXITRANS					
Constipation : idem **DUPHALAC**	20 sach. 5 g	3,23		15 %	0,16

Macrogol

FORLAX					
A. : 1 à 2 sach./j en 1 prise le matin E. : 1 à 2 sach./j en 1 prise le matin	20 sach. 10 g 20 sach. 4 g	3,04 2,66		30 % 30 %	0,15 0,13
MOVICOL					
A. : 1 à 2 sach./j en 1 prise le matin	20 sach.	3,67		30 %	0,18
MOVICOL ENFANTS					
E. : 1 à 2 sach./j en 1 prise le matin	20 sach.	5,30		30 %	0,27
TRANSIPEG					
A. : 1 à 2 sach. à 5,9 g/j ou 2 à 4 sach. à 2,95 g/j en 1 prise le matin	30 sach. 2,95 g 200 sach. 2,95 g 20 sach. 5,9 g 200 sach. 5,9 g	4,41 HOP 3,32 HOP		30 % 30 %	0,15 0,17

Magnésium (hydroxyde)

CHLORUMAGÈNE					
A. : 1 càc/j le matin à jeun ou le soir au coucher	100 g (pdre sups. buv.)			NR	

Lactulose + paraffine liquide + vaseline

MELAXOSE					
1 sach. ou 1 à 3 c-mes. en 1 prise, le soir au coucher	6 sach. 10 g pâte orale 30 c-mes. pâte orale 40 c-mes. pâte orale	 4,32		NR 30 % NR	

CONSTIPATION (2)

Constipation terminale

Dyschésie rectale

► *Rééduquer le réflexe exonérateur*

• Horaire précis et régulier pour aller à la selle, de préférence au réveil, même en l'absence de besoin.

• Favoriser les facteurs péristaltogènes : ingestion au réveil d'un verre d'eau glacée ou d'un jus de fruit frais pour stimuler le réflexe gastrocolique.

► *Reconstituer l'appareil musculaire d'exonération*

• Exercices pour muscler la sangle abdominale.

• Traitement d'une hernie, d'une éventration.

► *Traitement local de la dyschésie*

On utilise des laxatifs par voie rectale : ***ÉDUCTYL*** : 1 sup./j ou ***MICROLAX*** : 1 lavement/j.

Fécalome

C'est l'accumulation d'un important volume de matières déshydratées dans le rectum, qui apparaît souvent chez le vieillard alité ou après un lavement baryté.

Il peut se traduire sous forme d'une fausse diarrhée.

► *Ramollissement des matières*

En fonction de l'importance du fécalome, on peut proposer des laxatifs par voie rectale (***MICROLAX*** : 4 à 5 lavements/j) ou bien un lavement plus important (***NORMACOL*** : 4 à 5 lavements/j).

Si ces traitements sont insuffisants, on utilise la préparation suivante : 10 amp. d'**huile de paraffine** dans 500 mL d'eau tiède.

► *Extraction du fécalome*

Lorsqu'elle est nécessaire, elle est réalisée par fragmentation mécanique au doigt ou instrumentale (sous anuscope ou rectoscope).

CONSENSUS

[1] Recommandations pour la pratique clinique dans la prise en charge et le traitement de la constipation chronique de l'adulte, *SNFGE*, 2007.

LAXATIFS OSMOTIQUES (2) – PHARMACOLOGIE

PROPRIÉTÉS

Laxatifs osmotiques augmentant l'hydratation du bol fécal. Le **lactulose** et le **lactitol** sont hypoammoniémiants : ils abaissent le pH colique en étant hydrolysés et facilitent ainsi la diffusion de l'ammoniac sanguin dans la lumière intestinale.
Les **macrogols** sont des polymères linéaires sur lesquels sont retenues les molécules d'eau. Ils entraînent une augmentation du volume des liquides intestinaux.

INDICATIONS

Traitement symptomatique de la constipation.
Encéphalopathie hépatique pour le **lactulose** et le **lactitol**.

CONTRE-INDICATIONS

Colites inflammatoires : rectocolite hémorragique, maladie de Crohn ; syndrome occlusif (ou subocclusif) ; douleurs abdominales d'origine indéterminée.
Régime sans galactose pour les **laxatifs anti-hyperammoniémiques** (**lactulose** et **lactitol**).
Intolérance au fructose pour le **sorbitol**.

PRÉCAUTIONS D'EMPLOI

Posologie à atteindre progressivement pour éviter un météorisme abdominal. L'efficacité est meilleure si le laxatif est pris en une seule prise (le matin ou le soir) car l'appel d'eau par effet osmotique est plus important. L'utilisation prolongée d'un laxatif est déconseillée et ne remplace pas les règles hygiéno-diététiques.

EFFETS INDÉSIRABLES

Météorisme abdominal, diarrhée (signe de surdosage).

LAXATIFS LUBRIFIANTS

Huile de paraffine (ou huile de vaseline)

LANSOŸL					
LANSOŸL FRAMBOISE gel oral 1 à 3 càs/j	15 càs 15 g (pot 225 g)			NR	
LANSOŸL FRAMBOISE gel oral 1 à 3 doses/j	9 unidoses 15 g			NR	
LANSOŸL ORANGE gel oral 1 à 3 càs/j	9 càs 15 g (pot 225 g)			NR	
LANSOŸL sans sucre gel oral 1 à 3 càs/j	15 càs 15 g (pot 215 g)			NR	
LANSOŸL sans sucre gel oral 1 à 3 doses/j	220 unidoses 15 g	HOP			
LUBENTYL					
2 càc/j	50 càc (pot 250 g)	2,10		15 %	0,04
TRANSITOL					
2 à 6 càc/j	1 pot 200 g			NR	
HUILE DE PARAFFINE GILBERT					
1 à 3 càs/j	16 fl. 250 mL 33 fl. 500 mL			NR NR	

PROPRIÉTÉS

L'**huile de paraffine ou de vaseline** est un laxatif à action mécanique qui agit en lubrifiant le contenu du tube digestif et en ramollissant les selles.

Elle n'est pas absorbée et son apport calorique est donc nul.

INDICATIONS

Traitement symptomatique de la constipation.

PRÉCAUTIONS D'EMPLOI

Risque de réduction de l'absorption des vitamines liposolubles (A, D, E, K) en cas d'utilisation prolongée.

Risque de pneumopathie d'inhalation en cas de fausse route ou de régurgitations (sujets âgés alités) : paraffinome.

EFFETS INDÉSIRABLES

Suintement anal assez fréquent.

Irritation périanale plus rarement.

LAXATIFS DE LEST

Mucilages et fibres alimentaires

Gomme de sterculia

NORMACOL					
1 à 3 c-mes. x 3/j 1 à 3 sach. x 3/j (1 sach. = 2 càc)	200 c-mes. (boîte 1 kg) 30 sach. 10 g	9,13 4,58		15 % 15 %	0,05 0,15

Hémicellulose de psyllium

TRANSILANE					
2 càc matin et soir	40 càc (boîte 140 g)	2,63		30 %	0,07
PSYLIA					
1 sach. x 1 à 3/j	20 sach. 3,6 g	2,63		30 %	0,13

Fibres diététiques : sons, blé et orge

Ispaghul

SPAGULAX MUCILAGE PUR					
1 sach. avant ou après chacun des principaux repas, à absorber en doses fractionnées	20 sach.	3,03		30 %	0,15
3 càc avant ou après chacun des principaux repas	140 càc (boîte 700 g)	7,55		30 %	0,05

PROPRIÉTÉS

Polysaccharides ou fibres non digérés ayant des propriétés hydrophiles et agissant en quelques jours en hydratant le bol fécal.

L'augmentation du volume du bol fécal stimule le péristaltisme.

INDICATIONS

Traitement symptomatique de la constipation.

CONTRE-INDICATIONS

Affections sténosantes du tube digestif.

Colites inflammatoires (rectocolite hémorragique, maladie de Crohn).

Syndrome douloureux abdominal d'étiologie indéterminée ; fécalome.

PRÉCAUTIONS D'EMPLOI

Boire abondamment à chaque prise pour éviter une stagnation du produit dans le tube digestif.

Ne pas croquer les granulés.

Ne pas absorber en position allongée.

EFFETS INDÉSIRABLES

Météorisme abdominal.

Risque d'accidents obstructifs en cas de prise sans eau des mucilages.

LAXATIFS STIMULANTS

Laxatifs anthraquinoniques (ou dérivés anthracéniques)

MODANE					
1 à 2 cp./j le soir	20 cp.			NR	

Laxatif salin : magnésie

LUBENTYL à la magnésie					
2 càc le matin à jeun ou à distance des repas	52 càc (pot 260 g)			NR	

Docusate de sodium

JAMYLÈNE					
2 à 6 cp./j en 1 ou 2 prises	50 cp. 50 mg			NR	

PROPRIÉTÉS

Laxatifs stimulants augmentant la motricité colique et la sécrétion intestinale d'eau, d'électrolytes et de protéines. Les laxatifs salins agissent par effet osmotique en entraînant une hyperhydratation du contenu intestinal.

INDICATIONS

Traitement symptomatique de courte durée de la constipation.

CONTRE-INDICATIONS

Grossesse ; **allaitement** ; âge < 15 ans.
Colite inflammatoire (rectocolite hémorragique et maladie de Crohn).
Syndrome occlusif ou subocclusif ; douleurs abdominales d'étiologie indéterminée.

PRÉCAUTIONS D'EMPLOI

Ne pas utiliser de façon prolongée.
L'utilisation au long cours de dérivés anthracéniques expose à la **maladie des laxatifs**.

Tous ces laxatifs exposent à un risque de dépendance avec besoin régulier d'augmenter les doses, souvent à l'insu du médecin.

EFFETS INDÉSIRABLES

Douleurs abdominales, diarrhée (signe de surdosage).
Troubles hydroélectrolytiques : alcalose hypokaliémique.
Mélanose colique, hyperpigmentation de la marge anale.
Phénolphtaléine : hypersensibilité (érythème polymorphe, syndrome de Stevens-Johnson), photosensibilisation.

INTERACTIONS MÉDICAMENTEUSES

Contre-indiqué avec les médicaments hypokaliémiants :
– médicaments responsables de torsades de pointes : **amiodarone**, **sotalol**, **disopyramide**, **érythromycine** IV, **sultopride**, **vincamine** ;
– **digitaliques** : toxicité favorisée par l'hypokaliémie ;
– autres hypokaliémants : **amphotéricine B** (IV), **gluco-** et **minéralocorticoïdes**, **diurétiques hypokaliémiants**.

LAXATIFS PAR VOIE RECTALE

Bicarbonate de Na + tartrate acide de K

ÉDUCTYL					
1 sup./j	12 sup. adulte	1,59		30 %	0,13
1 sup./j	12 sup. enfant	1,59		30 %	0,13

Citrate et laurylsulfoacétate de sodium + sorbitol

MICROLAX					
1 microlavement/j	4 unidoses gel rectal			NR	
	12 unidoses gel rectal			NR	
	50 unidoses gel rectal	HOP			
MICROLAX BÉBÉ					
1 microlavement/j	4 unidoses gel rectal			NR	

Glycérine

CRISTAL					
1 sup./j pdt max 10 j	10 sup. nourrissons			NR	
	10 sup. enfant			NR	
	10 sup. adulte			NR	

Docusate sodique

NORGALAX					
1 microlavement/j	6 unidoses gel rectal			NR	

PROPRIÉTÉS

Produits utilisés par voie rectale, ramolissant les matières fécales et provoquant l'évacuation du rectosigmoïde en déclenchant le réflexe de la défécation.

INDICATIONS

Traitement symptomatique occasionnel des constipations basses par dyschésie.

CONTRE-INDICATIONS

Lésions locales : poussées hémorroïdaires, fissures anales, anites, rectites (rectocolite hémorragique et maladie de Crohn).

EFFETS INDÉSIRABLES

Un usage prolongé peut donner lieu à des sensations de brûlures anales et exceptionnellement à des rectites congestives.

Spécialités contenant des dérivés anthracéniques

- Dépuratif des Alpes
- Dépuratif Parnel
- Dépuratum
- Dragées Fuca
- Dragées végétales Rex
- Grains de Vals
- Herbesan tisane
- Ideolaxyl
- Médiflor tisane laxative n°7
- Mucinum et Mucinum à l'extrait de cascara
- Néo-Boldolaxine
- Normacol à la Bourdaine
- Opobyl
- Peristaltine
- Petites pilules Carters pour le foie
- Pilule Dupuis
- Pursennide
- Rhubarbe Larfan
- Sénokot
- Sirop Manceau
- Spark pilules
- Spévin
- Tisane (T) : T abbé Hamon laxative, T Clairo, T des Familles, T Grandes Chartreuse, T Obéflorine, T Touraine
- Végélax
- Vulcase

Spécialités contenant de la phénolphtaléine

- Boldolaxine
- Mucinum
- Purganol Daguin

COLOPATHIE FONCTIONNELLE – TROUBLES FONCTIONNELS INTESTINAUX (1)

Il s'agit d'un diagnostic d'élimination qui ne peut être porté qu'après un bilan précis comportant obligatoirement une **coloscopie avec biopsies multiples et étagées (pour éliminer une colite collagène)**.

Le traitement est difficile, aux résultats incertains. L'instauration d'une bonne relation médecin-malade est indispensable.

Règles hygiéno-diététiques

Mesures d'hygiène

► *Repas*

Les repas doivent être pris lentement au calme, à heures fixes, en mâchant bien.

La dentition doit être vérifiée et appareillée si besoin.

► *Défécation*

Les exonérations doivent avoir lieu à heures fixes, le matin, en prenant au besoin un grand verre d'une boisson fraîche (eau, jus de fruit) quelques minutes avant (stimulation du réflexe gastrocolique).

► *Activité physique*

Elle doit être régulière.

Mesures diététiques

► *Suppression des aliments irritant la muqueuse digestive*

- Boissons alcoolisées et gazeuses, épices, thé et café.
- Aliments riches en cellulose, de digestion difficile : choux (verts, rouges et de Bruxelles), choux-fleurs, courges, citrouilles, épinards, oseille, rhubarbe, artichauts.
- Crudités : radis, concombres, céleris, carottes.
- Graisses cuites, fritures.
- Consommation de fruits très mûrs, en compote, gelée ou confiture.

► *Boissons abondantes*

Au moins 2 L par j. Une eau riche en magnésium (*Hépar*) peut être conseillée.

► *Modification du volume du bol fécal*

- Augmentation du volume du bol fécal (en cas de constipation) en consommant légumes verts, salades, carottes cuites, figues et pruneaux.
- Fibres alimentaires, son de blé (*ALL-BRAN de KELLOGG'S*) : 1 càs (5 g) tous les 2 j à augmenter très progressivement tous les 3-4 j pour atteindre 20 g/j. Un mucilage type **ispaghul** (***SPAGULAX MUCILAGE PUR***) peut également être proposé : 1 à 3 sach./j.
- Diminution du volume du bol fécal (si diarrhée ou douleurs abdominales) : régime sans résidus.

ENTÉROCINÉTIQUE

■ Prucalopride

RESOLOR					
Médicament réservé à la femme 2 mg en une prise à n'importe quel moment de la journée, au cours ou en dehors des repas Réduire à 1 mg si > 65 ans, en cas d'insuffisance rénale sévère, et d'insuffisance hépatique sévère	28 cp. 1 mg 14 cp. 2 mg 28 cp. 2 mg		I I I	NR NR NR	

PROPRIÉTÉS

Le **prucalopride** est un agoniste sélectif de haute affinité des récepteurs 5-HT4 de la sérotonine. Cette activation implique une action entérocinétique.

Biodisponibilité orale absolue > 90 % avec une absorption rapide (C_{max} atteinte en 2 à 3 h) non influencée par une prise alimentaire. La métabolisation est faible (15 %), élimination urinaire sous forme initiale à plus de 60 %.

INDICATIONS

Traitement symptomatique de la constipation chronique chez les femmes pour lesquelles les laxatifs n'ont pas eu les effets escomptés. En l'attente de données, ***RESOLOR*** n'est pas recommandé chez l'homme et avant l'âge de 18 ans.

CONTRE-INDICATIONS

Hypersensibilité au **prucalopride** ou à l'un des excipients. Intolérance au lactose. Insuffisance rénale nécessitant une dialyse. Perforation ou obstruction intestinale quelle qu'en soit l'étiologie.

Les médicaments pouvant provoquer des torsades de pointe doivent être évités : **antiarythmiques de classe Ia** (**quinidiniques**) et **III** (**amiodarone**), **antispychotiques**, **antidépresseurs**, **macrolides**, **fluoroquinolones**, imidazolés et triazolés.

PRÉCAUTIONS D'EMPLOI

L'excrétion rénale étant la principale voie d'élimination du **prucalopride**, la dose recommandée est de 1 mg/j chez l'insuffisant rénal sévère. En l'absence de données, cette même dose de 1 mg/j est recommandée chez l'insuffisant hépatique sévère malgré la faible probabilité de conséquences significatives. L'excipient majoritaire est le lactose, les patients intolérants ne doivent donc pas prendre ce médicament.

EFFETS INDÉSIRABLES

Nausées, diarrhée, douleurs abdominales, maux de tête, vertiges, vomissements, rectorragie, fatigue.

INTERACTIONS MÉDICAMENTEUSES

Le **prucalopride** ne présente que peu de risques d'interactions médicamenteuses. On note tout de même l'augmentation des taux plasmatiques de **prucalopride** en présence d'inhibiteurs puissants de la P-gp comme : le **kétoconazole**, le **vérapamil**, la **ciclosporine A** et la quinidine mais sans conséquence clinique *a priori*. Une attention particulière doit être portée en cas de prise de médicaments allongeant l'intervalle QT. L'utilisation d'analogues atropiniques peut réduire les effets du **prucalopride** par interaction pharmacodynamique.

COLOPATHIE FONCTIONNELLE – TROUBLES FONCTIONNELS INTESTINAUX (2)

Traitement médicamenteux

Douleurs

Utilisation « à la demande » d'**antispasmodiques** musculotropes (***SPASFON***) : 1 à 2 cp. x 3/j. On peut également proposer un **antispamodique** régulateur de la motricité digestive type **trimébutine**.

Troubles du transit

► *Constipation*

On utilise un laxatif non irritant :

– **laxatif** non irritant : **macrogol** (***MOVICOL***) 1 à 2 sach. le matin en une prise ; **lactulose** (***DUPHALAC***) : 1 à 3 càs/j en 1 prise (meilleure efficacité osmotique) le matin à dose progressive ;

– **laxatif lubrifiant** : **huile de paraffine** (***LANSOŸL***) : 1 à 4 càs/j.

► *Diarrhée*

Un **ralentisseur du transit** peut être prescrit à la dose minimale efficace. Le **lopéramide** (***IMODIUM***) est surdosé dans les gélules pour les troubles fonctionnels et un recours à la forme en gouttes permet d'adapter la posologie à chaque patient : ***IMODIUM*** en solution buvable à 20 mg/100 mL : 20 gttes/j à adapter à chaque patient.

► *Ballonnements*

Antispasmodique musculotrope type ***MÉTÉOSPASMYL*** : 1 caps. x 2 à 3/j.

Dans certains cas, la fermentation des sucres produit des gaz qui vont entraîner des ballonnements. Plusieurs régimes ont été testés. Le régime sans gluten peut améliorer, en supprimant certains aliments qui fermentent, les symptômes. Mais attention, il ne s'agit en aucun cas d'une maladie cœliaque. Le régime sans gluten est devenu très à la mode depuis que le joueur de tennis Novak Djokovic en a fait la promotion.

D'autres régimes peuvent limiter les fermentations comme celui pauvre en FODMAP, pour *Fermentable Oligosaccharides, Disaccharides, Monosaccharides and Polyols*, soit en français les hydrates de carbone (c'est-à-dire les sucres) à chaîne courte (oligosaccharides), les disaccharides, les monosaccharides et les alcools associés (polyols). Ce type de régime restrictif doit être encadré par un médecin ou une diététicienne.

► *Anxiété*

Un sédatif type **benzodiazépine** (***LEXOMIL***), 1/4 cp. matin et midi et 1/2 cp. le soir, peut être utilisé.

Crénothérapie

Elle n'est pas recommandée dans le traitement de la constipation chronique.

PANSEMENTS DIGESTIFS

■ Silicates + silicones

SMECTA					
1 sach. x 3/j	12 sach.			NR	
	18 sach.			NR	
	30 sach.	3,62		30 %	0,12
	60 sach.	6,67		30 %	0,11
GASTROPULGITE					
(+ hydroxyde d'aluminium) 1 sach. x 3/j	30 sach.	3,46		15 %	0,12
POLYSILANE DELALANDE					
(+ oxyde d'aluminium) 1 à 2 cp. x 3/j	32 cp.			NR	
PEPSANE					
1 à 2 sach. x 2 à 3/j	30 sach.			NR	
1 caps. au moment des douleurs	30 caps.			NR	
KARAYAL					
(+ oxyde de magnésium) 1 à 2 c-mes. x 2 à 3/j	200 c-mes. de 10 g (boîte 1 kg)			NR	
BOLINAN					
2 cp. midi et soir	15 cp. 2 g			NR	
	40 cp. 2 g			NR	
CARBOSYLANE					
(+ charbon activé) 1 dose (2 gél.) x 3/j	24 doses			NR	
	48 doses			NR	
CARBOSYLANE ENFANT					
Entre 6 et 10 ans : 1 dose (2 gél.) x 2/j	24 doses			NR	
> 10 ans : idem ***CARBOSYLANE***	48 doses			NR	

PROPRIÉTÉS
Les silicates (argiles naturelles), les silicones et la gomme karaya ne sont pas absorbés. Ils tapissent la muqueuse digestive et la protègent des agressions.

INDICATIONS
Traitement symptomatique des douleurs liées aux affections œsogastroduodénales et coliques.

CONTRE-INDICATIONS
Affections sténosantes du tube digestif.

PRÉCAUTIONS D'EMPLOI
Traitement symptomatique ne dispensant pas d'un traitement étiologique.

Insuffisance rénale : tenir compte de la présence d'aluminium (***GASTROPULGITE***).

EFFETS INDÉSIRABLES
KARAYAL : diarrhée due à la présence de magnésium.

INTERACTIONS MÉDICAMENTEUSES
Prendre les autres médicaments à distance (2 h) des **pansements digestifs**.

ENDOSCOPIE DIGESTIVE BASSE (1)

Thème de la recommandation HAS et population concernée [1]

L'objectif de ces recommandations est de préciser la place de l'endoscopie digestive basse pour le diagnostic de lésions néoplasiques chez des sujets à risque élevé et très élevé de cancer colorectal (CCR) et dans des situations cliniques particulières pour les sujets à risque moyen de cancer colorectal.

Définition des populations à risque de cancer colorectal

Risque moyen	Risque moyen de la population générale
Risque élevé	– Patients ayant des antécédents personnels d'adénome ou de cancer colorectal – Sujets ayant un parent au 1er degré de moins de 60 ans ou plusieurs parents au 1er degré atteints d'un cancer colorectal ou d'un adénome avancé – Patients atteints de maladie inflammatoire chronique de l'intestin (MICI), rectocolite ulcéro-hémorragique (RCUH) et maladie de Crohn, en cas de pancolite d'évolution prolongée – Patients atteints d'acromégalie
Risque très élevé	Sujets appartenant à une famille atteinte de cancers à transmission héréditaire : – la polypose adénomateuse familiale (PAF), – les cancers héréditaires sans polypose (*Hereditary Non Polyposis Colorectal Cancer* [HNPCC]), et – autres polyposes avec risque de cancer colorectal (juvénile et Peutz-Jeghers)

ENDOSCOPIE DIGESTIVE BASSE (2)

Recommandations principales

Indications de l'endoscopie digestive basse chez les patients à risque moyen de CCR

► *En présence de symptômes digestifs isolés : douleurs abdominales et/ou diarrhée et/ou constipation*

Une coloscopie totale est recommandée en cas de survenue des symptômes :
– après 50 ans ;
– avant 50 ans, en l'absence de réponse à un traitement symptomatique.

► *En présence de rectorragies chroniques ou aiguës abondantes*

Une coloscopie totale est recommandée :
– en cas de rectorragie chronique (itérative, rouge foncé, quel que soit l'âge du patient) ;
– en cas de rectorragie chronique isolée rouge vif, après 50 ans ;
– en cas de rectorragie aiguë abondante, dès que l'état clinique du patient le permet.

Le choix entre une rectosigmoïdoscopie souple ou une coloscopie totale de première intention est possible : en cas de rectorragie chronique isolée rouge vif, avant 50 ans.

► *En cas d'endocardite*

Une coloscopie totale est recommandée : en cas d'endocardite à *Streptococcus bovis* ou du groupe D.

► *Avant ou après transplantation d'organe chez un patient asymptomatique*

Données insuffisantes pour proposer une recommandation.

► *En cas de diverticulose colique symptomatique*

Une coloscopie totale est contre-indiquée : lorsque le diagnostic d'une inflammation aiguë d'une diverticulose colique a pu être posé par d'autres moyens diagnostiques.
Une coloscopie totale est recommandée : à distance d'une complication aiguë, en cas d'indication opératoire ou de doute diagnostique avec une pathologie néoplasique.

ENDOSCOPIE DIGESTIVE BASSE (3)

Indications de l'endoscopie digestive basse chez les patients à risque élevé de CCR

Surveillance des MICI (maladie de Crohn et RCH)

Une coloscopie totale avec biopsies (tous les 10 cm, au minimum 30 prélèvements) est recommandée :
- en cas de pancolite, après 10 ans d'évolution, puis tous les 2-3 ans ;
- en cas de colite gauche, après 15 ans d'évolution, puis tous les 2-3 ans.

Si dysplasie incertaine : contrôle endoscopique et biopsies à 6 mois.

Si dysplasie de bas grade ou de haut grade (catégories 3 et 4 de la classification de Vienne) : prendre un deuxième avis anatomopathologique avant la décision thérapeutique.

Si dysplasie sur lésion en relief : biopsie de la lésion et de la muqueuse plane adjacente.

Indication des biopsies coliques et/ou iléales (aspect macroscopique normal)

En cas de diarrhée chronique à la recherche :
- d'une infection opportuniste chez les sujets immunodéprimés : biopsies iléo-coliques ;
- d'une colite microscopique chez les sujets non immunodéprimés : biopsies rectales et sigmoïdiennes.

À la recherche de MICI (biopsies nombreuses, étagées et bien répertoriées).

CONSENSUS

[1] Endoscopie digestive basse : indications en dehors du dépistage en population, *HAS*, 2004.

ENDOSCOPIE DIGESTIVE BASSE (4)

Endoscopie digestive basse : indications en dehors du dépistage en population [1]

Surveillance des sujets asymptomatiques à risque trés élevé de CCR	Début surveillance	Rythme de surveillance	Examen pratiqué
PAF : *membres de la famille d'un patient atteint de PAF*	À partir de 10-12 ans	Tous les ans	Rectosigmoïdoscopie souple
PAF aprés colectomie : surveillance du rectum restant		Tous les ans	Rectosigmoïdoscopie souple
PAF atténuée : *membres de la famille d'un patient atteint de PAF atténuée*	À partir de 30 ans	Tous les ans	Coloscopie totale
Polypose colique familiale avec mutation gène MHY	À partir de 30 ans	Pas de recommandation	Coloscopie totale
HNPCC : *membres de la famille d'un patient atteint de HNPCC*	À partir de 20-25 ans	Tous les 2 ans	Coloscopie totale
HNPCC aprés traitement chirurgical		Tous les 2 ans	Coloscopie totale
Polypose juvénile : *membres de la famille d'un patient atteint et patient atteint*	À partir de 10-15 ans	Tous les 2-3 ans	Coloscopie totale
Syndrome de Peutz-Jeghers : *membres de la famille d'un patient atteint et patient atteint*	À partir de 18 ans	Tous les 2-3 ans	Coloscopie totale
Surveillance des sujets asymptomatiques à risque élevé de CCR			
ATCD familial de CCR * un cas au 1er degré avant 60 ans * plusieurs cas au 1er degré, quel que soit l'âge	À partir de 45 ans ou 5 ans avant l'âge du diagnostic du cas index	Contrôle à 5 ans puis* 2 coloscopies distantes de 5 ans, puis* espacer la surveillance	Coloscopie totale
ATCD familial de CCR au 1er degré et découverte d'un adénome non avancé		Coloscopie de contrîle à 3 ans	Coloscopie totale
ATCD familial d'adénome colique * au 1er degré avant 60 ans	À partir de 45 ans ou 5 ans avant l'âge du diagnostic du cas index	Selon résultat de la première coloscopie	Coloscopie totale
ATCD personnel de CCR aprés chirurgie : * si coloscopie préopératoire incomplète		Contrôle à 6 mois, puis* à 2-3 ans puis à 5 ans	Coloscopie totale
ATCD personnel de CCR aprés chirurgie : * si coloscopie préopératoire complète		Contrôle à 2-3 ans puis* à 5 ans	Coloscopie totale
Patient acromégale	Lors du diagnostic d'acromégalie		Coloscopie totale
Surveillance des patients à risque élevé de CCR, aprés exérèse de polypes colorectaux			
Polypes hyperplasiques			
Après exérèse de polype hyperplasique ≥ 1 cm et/ou multiple (n ≥ 5) de siège colique et/ou siégeant sur le côlon proximal dans un contexte d'ATCD familial de polypose hyperplasique		Contrôle à 5 ans puis* à 10 ans	Coloscopie totale
Adénomes en dysplasie de bas grade et avancés[1]			
Exérèse incomplète d'un adénome en dysplasie de bas grade (catégorie 3) ou avancé de catégorie 4.1 et 4.2		Contrôle à 3 mois	Coloscopie totale
Exérèse complète d'un adénome avancé, ou d'un nombre d'adénome ≥ 3, ou d'un adénome chez un patient ayant un ATCD familial de CCR		Contrôle à 3 ans, puis 2 coloscopies espacées de 5 ans puis à 10 ans	Coloscopie totale
Exérèse complète d'un adénome non avancé et d'un nombre d'adénomes < 3, et absence d'ATCD familial de CCR		Contrôle à 5 ans, puis* une coloscopie à 5 ans puis* à 10 ans	Coloscopie totale
Adénomes transformés			
Exérèse incomplète d'un adénome transformé de catégorie 4		Contrôle à 3 mois puis* à 3 ans	Coloscopie totale
Exérèse complète d'un adénome transformé de catégorie 4		Contrôle à 3 ans	Coloscopie totale
Exérèse d'un adénome transformé de catégorie 5 sans colectomie complémentaire		Contrôle à 3 mois puis* à 3 ans	Coloscopie totale

1: un adénome avancé est défini par une taille ≥ 1 cm, ou la présence d'un contingent villeux (> 25 % de l'adénome), ou la présence de lésion de dysplasie de haut grade ou de carcinome *in situ* (catégorie 4.1 ou 4.2 de la classification de Vienne)

* si coloscopie normale

MALADIE DE CROHN (1)

La stratégie thérapeutique de la maladie de Crohn dépend de la gravité de la poussée de la maladie, c'est-à-dire de l'intensité des symptômes, de l'allure évolutive de la maladie, de l'aspect endoscopique et du retentissement sur la qualité de vie.

Le traitement développé ci-dessous repose sur le consensus européen de 2010 [1]. L' indice de Best (ou CDAI pour *Crohn Disease Activity Index*) permet d'évaluer la sévérité d'une poussée et de suivre l'évolution.

Poussée minime ou modérée

Traitement symptomatique

► *Mesures générales*

Le tabac aggrave et favorise les poussées de la maladie et son arrêt doit être conseillé.

Un soutien psychologique voire un traitement psychotrope peut être utile, bien qu'il ne s'agisse pas d'une maladie psychosomatique.

Un arrêt de travail de quelques jours peut être prescrit.

► *Traitement antalgique*

Antispasmodique type ***SPASFON*** 1 à 2 cp. x 3/j et/ou **antalgique** type **paracétamol** (***DOLIPRANE***) 1 à 2 cp. à 500 mg x 3/j.

► *Traitement d'une carence martiale*

Fumarate ferreux (***FUMAFER***) : 1 cp. x 3/j voire en cas de malabsorption ; ***VENOFER*** : posologie à adapter au taux d'hémoglobine.

► *Traitement de la diarrhée*

Ralentisseur du transit en l'absence de forme sténosante, **lopéramide** (***IMODIUM***) : 1 à 3 gél./j à adapter à l'intensité de la diarrhée.

Mesures diététiques

Un régime sans résidus est nécessaire au début du traitement. Il sera progressivement élargi.

Traitement anti-inflammatoire

En l'absence de contre-indication, on utilise actuellement en première intention et en traitement d'attaque un **anti-inflammatoire colique** dans :

– localisation iléo-cæcale et colique droite, on utilise en première intention le **budésonide** (***ENTOCORT***) : 9 mg/j en 1 prise le matin pendant 8 sem. ; puis diminution progressive. Ce traitement est plus efficace que la **mésalazine** (***PENTASA***) : 1 g x 3 à 4/j qui n'a jamais clairement démontré son efficacité dans ces indications ;

– localisation colique, on peut utiliser la **sulfasalazine** (***SALAZOPYRINE***) ou la **mésalazine** (***PENTASA***) : 1 g x 3 à 4/j.

Dans les formes distales, on peut proposer des lavements anti-inflammatoires ; par exemple, ***PENTASA*** (suspension rectale) : 1 lavement/j.

Les antibiotiques ne sont pas recommandés.

ANTI-INFLAMMATOIRES COLIQUES (1)

■ Mésalazine (ou acide 5-aminosalicylique ou 5-ASA)

PENTASA					
RCH (attaque) : 2 à 4 g/j en 3-4 prises Crohn (attaque) : 4 g/j en 4 prises RCH (entretien) : 0,75 à 1,5 g/j en 3 prises Crohn (entretien) : 2 g/j en 4 prises 1 sup. le soir au coucher 1 lavement au coucher	100 cp. séc. 500 mg 60 cp. 1 g 120 sach. doses 1 g 60 sach. doses 2 g 15 sup. 1 g 5 susp. rectale 1 g	42,18 49,62 95,98 95,98 31,35 21,69		65 % 65 % 65 % 65 % 65 % 65 %	0,42 0,83 0,80 1,60 2,09 4,34
ROWASA					
Idem ***PENTASA*** 1 sup. x 2 à 3/j	90 cp. 250 mg 90 cp. 500 mg 15 sup. 500 mg 30 sup. 500 mg	18,88 38,34 9,92 20,06		65 % 65 % 65 % 65 %	0,21 0,43 0,66 0,67
FIVASA					
RCH (attaque) : 4 à 8 cp. à 400 mg/j ou 2 à 4 cp. à 800 mg/j ou 2 à 3 sup./j RCH (entretien) : 2 à 4 cp. à 400 mg/j ou 1 à 2 cp. à 800 mg/j ou 1 sup. le soir au coucher Crohn (entretien) : 6 cp. à 400 mg/j ou 3 cp. à 800 mg/j	100 cp. 400 mg 90 cp. 800 mg 30 sup. 500 mg	38,23 65,79 21,19		65 % 65 % 65 %	0,38 0,73 0,71

■ Olsalazine

DIPENTUM					
Idem ***FIVASA***	100 gél. 250 mg 60 cp. 500 mg	39,32 46,44		65 % 65 %	0,39 0,77

MALADIE DE CROHN (2)

Poussée plus intense ou résistant au traitement précédent

Traitement symptomatique et diététique

Il est le même que pour les formes minimes et modérées.

Traitement anti-inflammatoire

Une corticothérapie orale est indiquée. On utilise de la **prednisone** (***CORTANCYL***) à la dose d'attaque de 1 mg/kg/j en une prise le matin.

Ce traitement est poursuivi jusqu'à l'obtention d'une rémission clinique (3 à 7 sem.). Il est ensuite progressivement diminué : 10 mg/sem. jusqu'à mi-dose puis 5 mg/sem. pour une durée totale de traitement d'environ 12 sem. On adjoint habituellement à la corticothérapie un traitement préventif de l'ostéoporose (qui n'a jamais démontré son efficacité) ; ex : **biphosphonate**, ***ACTONEL*** 5 : 1 cp./j ou ***ACTONEL*** 35 : 1 cp./sem. à associer à une supplémentation en **calcium et vitamine D** type ***CACIT VITAMINE D3*** 1 000 mg/880 UI 1 sach./j.

Si la corticothérapie n'est pas efficace (corticorésistance) ou bien son arrêt impossible (corticodépendance) en cas de rechute, on propose un traitement par **anticorps anti-TNF alpha** (***REMICADE***) 5 mg/kg en perf. de 2 h à renouveler après 2 et 6 sem., avec ou sans **immunosupresseur** type **azathioprine** (***IMUREL***).

La prévention des thromboses veineuses par **héparine de bas poids moléculaire** type ***FRAGMINE*** : 2 500 UI en SC, doit être systématique car le risque est important.

ANTI-INFLAMMATOIRES COLIQUES (2) – PHARMACOLOGIE

PROPRIÉTÉS

La **mésalazine** (**5-ASA**), fraction active de la **sulfasalazine** (responsable de l'activité thérapeutique) a des actions immunosuppressives et anti-inflammatoires.

La libération digestive de la molécule active (pour les formes orales) est fonction de la spécialité :

PENTASA : le **5-ASA**, encapsulé dans des microgranules enfermés dans un cp., diffuse à travers la membrane de ces granules sur toute la longueur de l'intestin, du duodénum au rectum ; 65 % de la dose est retrouvée dans le côlon.

ROWASA et ***FIVASA*** : cp. gastrorésistants libérant le **5-ASA** dans l'iléon terminal et le côlon ascendant.

DIPENTUM : deux molécules de **5-ASA** sont reliées entre elles par un pont azoïque (comme dans la ***SALAZOPYRINE***). Sous l'action des bactéries coliques, le pont azoïque est rompu et le **5-ASA** libéré : 95 % du produit arrive au niveau colique.

INDICATIONS

– Voie orale

Rectocolite hémorragique : traitement d'attaque des poussées légères ou modérées ; traitement d'entretien.

Maladie de Crohn : traitement des poussées légères ou modérées ; prévention des poussées aiguës, pour les formes fréquemment récidivantes.

– Voie rectale

Localisations rectales ou rectosigmoïdiennes des poussées légères ou modérées de rectocolite hémorragique.

CONTRE-INDICATIONS

Allaitement.

Hypersensibilité à l'**aspirine** et aux salicylés.

PRÉCAUTIONS D'EMPLOI

Grossesse : les études effectuées chez l'animal n'ont pas mis en évidence d'effet tératogène de la **mésalazine** et un effet malformatif chez l'homme n'est pas attendu ; il n'existe pas actuellement de données suffisantes pour évaluer un effet malformatif ou fœtotoxique de la **mésalazine** lorsqu'elle est administrée pendant la grossesse. Le traitement par **mésalazine** sera poursuivi aux doses efficaces les plus faibles possibles, en évitant de dépasser 2 g/j.

Le métabolisme hépatique et l'élimination rénale imposent la prudence en cas d'insuffisance rénale ou hépatique.

Une intolérance à la **sulfasalazine** ne contre-indique pas l'emploi du **5-ASA** (en l'absence d'hypersensibilité aux salicylés) car elle traduit vraisemblablement une intolérance à la **sulfapyridine**, partie inactive de la molécule.

Des néphropathies (néphrite tubulo-interstitielles ou syndromes néphrotiques) ont été rapportées (exceptionnellement avec la forme rectale). L'hypovolémie serait favorisante et la réversibilité dépend de la durée du traitement. Un calcul de la clairance de la créatinine et une recherche de protéinurie doivent être pratiqués tous les 6 mois.

EFFETS INDÉSIRABLES

– Néphropathies (*cf.* Précautions d'emploi).

– Pneumopathies interstitielles (toux fébrile) régressent à l'arrêt du traitement.

Exceptionnellement : fibrose pulmonaire.

Voie orale : **olsalazine** (***DIPENTUM***) : diarrhée (25 %), prévenue par une augmentation progressive des doses, pouvant conduire à diminuer la posologie voire à arrêter le traitement. Rarement et en début de traitement : céphalées, nausées, vomissements, vertiges ; exceptionnellement : pancréatite aiguë, péricardite, myocardite, leucopénie, alopécie.

Voie rectale : intolérance, douleurs abdominales.

INTERACTIONS MÉDICAMENTEUSES

Absence de données.

MALADIE DE CROHN (3)

Poussée sévère

Le traitement doit être effectué en milieu spécialisé.

Traitement symptomatique

Des **antalgiques** périphériques, des **antispasmodiques** et des **ralentisseurs du transit intestinal** peuvent être prescrits (*cf. supra*).
Le patient doit rester à jeun jusqu'à l'amélioration des symptômes. La nutrition artificielle pendant plusieurs semaines, par voie parentérale ou entérale, est aussi efficace que la corticothérapie pour obtenir une rémission. Elle nécessite toutefois des hospitalisations de longue durée et est réservée à des cas particuliers (enfants, complications, etc.).

> La prévention des thromboses veineuses par **héparine de bas poids moléculaire** type ***FRAGMINE*** : 2 500 UI en SC, doit être systématique car le risque est important.

Traitement anti-inflammatoire

Le traitement repose :
– soit sur une corticothérapie parentérale IV : **méthylprednisolone** (***SOLUMÉDROL***) à la dose de 1 mg/kg/j d'équivalent prednisone (soit 0,8 mg/kg/j) en une injection le matin. Le relais par voie orale se fait après 5 j de traitement IV ;
– soit d'emblée sur les **anticorps anti-TNF-α**, **infliximab** (***REMICADE***) 5 mg/kg en une injection IV à renouveler ; on peut associer de l'**azathioprine** (***IMUREL***) pour éviter la formation d'anticorps anti-TNF-α.

Formes corticodépendantes

> C'est une rechute de la colite à la décroissance de la corticothérapie.

Le maintien d'une corticothérapie à long terme est impossible en raison des effets secondaires.

On introduit un **immunosuppresseur** : **azathioprine** (***IMUREL***) à la dose de 2 à 2,5 mg/kg/j en 1 ou 2 prises. L'effet bénéfique apparaît après au minimum 3 mois de traitement et un arrêt progressif de la corticothérapie devient possible. On ne peut conclure à un échec de l'**azathioprine** qu'après 1 an de traitement bien conduit.

> **Prévention de la toxicité hématologique de l'*IMUREL***
>
> Le risque de l'**azathioprine** (***IMUREL***) est la toxicité hématologique. Elle est liée à des polymorphismes de la TMPT (thiopurine méthyl-transférase) qui est une enzyme clé du métabolisme des purines. Dans la population, il existe 11 % d'hétérozygotes et 0,3 % d'homozygotes mutants pour la TMPT. La posologie doit être réduite de 50 % chez les hétérozygotes et le traitement ne doit pas être administré chez les homozygotes. Un phénotypage de la TMPT peut être recommandé avant l'introduction de l'***IMUREL***.
> On peut également proposer de doser les métabolites de l'**azathioprine** : les 6TGN. Un niveau sérique correct témoigne de la bonne posologie de l'**azathioprine**.

La présence d'anticorps anti-TNF-α peut expliquer une inefficacité du traitement ; ils peuvent être prévenus par l'ajout d'***IMUREL***.
En cas d'inefficacité du ***REMICADE***, on peut tester un autre **anti-TNF-α**, l'**adalimumab** (***HUMIRA***) toutes les 2 sem. par voie SC : 80 mg à S0 puis 40 mg toutes les 2 sem., voire 160 mg à S0, 80 mg à S2 puis 40 mg toutes les 2 sem.
En cas d'échec des **anti-TNF-α**, on doit essayer une autre classe : un **anti-inflammatoire de type anti-intégrine α4β7**, **védolizumab** (***ENTYVIO***) : 300 mg en IV à renouveler après 2 et 6 sem. puis toutes les 8 sem.
Une intervention chirurgicale peut être envisagée en cas de lésions limitées mais le risque est la récidive à très court terme.

ANTI-INFLAMMATOIRES COLIQUES (3)

■ Budésonide

ENTOCORT					
Maladie de Crohn, hépatite auto-immune Traitement d'attaque : 9 mg en 1 prise le matin avant le petit-déjeuner pdt 8 sem., puis arrêt progressif du traitement Traitement d'entretien : en attente de l'efficacité du traitement immunosuppresseur : subsitution de la **prednisolone** à une dose < 30 mg/j	45 gél. 3 mg 90 gél. 3 mg	54,49 105,23	I I	65 % 65 %	1,21 1,17
MIKICORT					
Maladie de Crohn Traitement d'attaque : 1 gél. x 3/j Colite collagène : traitement de la diarrhée	50 gél. 3 mg 90 gél. 3 mg	54,49 95,08	I I	65 % 65 %	1,09 1,06

PROPRIÉTÉS

Glucocorticoïde dont les particularités sont :
– une résorption digestive au niveau de l'iléon et du côlon ascendant ;
– des métabolites hépatiques avec peu d'effet glucocorticoïde. Ainsi, le **budésonide** entraîne peu d'effet sur la cortisolémie (donc faible freinage surrénalien). Globalement, par rapport à la **prednisone**, les Effets indésirables sont franchement diminués ;
– une efficacité sur l'inflammation colique à peine inférieure à celle de la prednisone.

INDICATIONS

Traitement d'attaque de la maladie de Crohn d'intensité légère à modérée affectant l'iléon et/ou le côlon ascendant.
Hépatite auto-immune.

CONTRE-INDICATIONS

Bien qu'il n'existe aucune contre-indication absolue pour une corticothérapie vitale, le **budésonide** est contre-indiqué dans les situations suivantes :
– tout état infectieux, certaines viroses évolutives (herpès, varicelle, zona) ;
– vaccins vivants ;
– états psychotiques non contrôlés par un traitement ;
– hypersensibilité aux différents constituants.

PRÉCAUTIONS D'EMPLOI

Grossesse et **allaitement** : pas d'effet tératogène des **corticoïdes** connu chez l'homme. Surveillance néonatale du nouveau-né rapprochée (poids, diurèse, glycémie).

EFFETS INDÉSIRABLES

Rares (< 5 %) : aggravation d'une diarrhée ou de rectorragies.
Non différents du placebo : nausées, dyspepsie.
Peuvent aussi être observés : crampes, tremblements, palpitations, nervosité, vision floue, réactions cutanées (éruption, prurit), troubles menstruels.
Les effets secondaires inhérents à toute corticothérapie peuvent être observés mais sont beaucoup plus rares (5 à 15 %).

INTERACTIONS MÉDICAMENTEUSES

Éviter l'association avec des médicaments donnant des torsades de pointe : suinidiniques, **disopyramide**, **sotalol**, **amiodarone**, **antidépresseurs tricycliques**, **sultopride**, **cisapride**, **érythromycine** IV, **halofantrine**, et en général tous les médicaments pouvant provoquer une hypokaliémie.

MALADIE DE CROHN (4)

Formes corticorésistantes

C'est une réponse clinique incomplète après 7 sem. de traitement par prednisone à la dose de 1 mg/kg/j.

Le traitement par **anticorps anti-TNF alpha**, **infliximab** (***REMICADE***) 5 mg/kg en une injection éventuellement associée à l'**azathioprine** (***IMUREL***) par voie orale à la dose de 2 mg/kg/j est devenu la référence.

En cas d'échec des **anti-TNF-α**, on doit essayer un **anti-inflammatoire de type anti-intégrine α4β7**, **védolizumab** (***ENTYVIO***) : 300 mg en IV à renouveler après 2 et 6 sem. puis toutes les 8 sem.

Traitement d'entretien

Il doit être envisagé dès la première poussée.

On utilise la **mésalazine** (***PENTASA***) : 1 à 2 g/j répartis sur le nycthémère bien que les études ne confirment pas son efficacité. La potentielle toxicité rénale de la **mésalazine** nécessite une surveillance de la fonction rénale tous les 3 à 6 mois.

En cas de corticothérapie préalable, le ***PENTASA*** est introduit lorsque la dose de **prednisone** atteint 10 mg.

En cas d'échec, la mise sous immunosuppresseur, **azathioprine** (***IMUREL***) 2 mg/kg/j, est indiquée, pour une durée minimale de 4 ans.

Dans les formes distales rechutant malgré le traitement oral, on peut proposer un traitement topique anti-inflammatoire d'entretien ; par exemple : ***PENTASA*** (suspension rectale) : 1 lavement tous les 1 à 3 j.

Un traitement d'entretien par **anticorps anti-TNF alpha**, **infliximab** (***REMICADE***) doit être proposé : 5 à 10 mg/kg IV toutes les 8 sem. ou **adalimumab** (***HUMIRA***) : 20 mg toutes les 2 sem. en SC. L'adjonction d'**azathioprine** (***IMUREL***) 2 mg/kg/j doit être discutée.

Un traitement d'entretien par un **anti-inflammatoire de type anti-intégrine α4β7**, **védolizumab** (***ENTYVIO***) est possible en cas d'échec des **anti-TNF alpha**.

Formes particulières

Formes ano-périnéales

Ulcérations et fissures répondent au traitement général et ne nécessitent pas de chirurgie.

Abcès et fistules imposent un traitement chirurgical (drainage, mise à plat) en respectant à tout prix le sphincter anal.

En général, les lésions anopérinéales répondent au **métronidazole** (***FLAGYL***) : 1 cp. à 500 mg x 3/j ou à la **ciprofloxacine** (***CIFLOX***) : 1 cp. à 500 mg x 2/j.

Dans les formes difficiles à cicatriser, en l'absence d'abcès, l'**infliximab** (***REMICADE***) 5 mg/kg répété 3 fois à 8 sem. d'intervalle est utilisé.

Forme localisée iléo-cæcale

Une forme localisée iléo-cæcale avec des manifestions obstructives mais sans signe d'activité peut être traitée soit de façon chirugicale soit, si la longueur de la sténose est inférieure à 10 cm, par stricturoplastie.

Formes avec manifestations extradigestives

Les manifestations extradigestives répondent en général à la corticothérapie.

Si les atteintes articulaires sont prédominantes, la **sulfasalazine** (***SALAZOPYRINE***) doit être utilisée car la **sulfapyridine** est active sur les atteintes articulaires : 1 g x 2 à 3/j.

On peut également proposer les **anti-inflammatoires non stéroïdiens** malgré leur toxicité intestinale.

ANTI-INFLAMMATOIRES COLIQUES (4)

■ Sulfasalazine

SALAZOPYRINE					
Traitement d'attaque : 4 à 6 g/j en 3 à 6 prises Traitement d'entretien : 1 g x 2/j	100 cp. 500 mg	13,26	I	65 %	0,13

PROPRIÉTÉS

Molécule unissant par un pont azoïque une molécule d'acide 5-aminosalicylique (partie active) et une molécule d'un **sulfamide** (**sulfapyridine**) qui sert de transporteur.

Après ingestion, la **sulfasalazine** est scindée par les bactéries de la flore colique en acide 5-aminosalicylique (absorbé à 30 %) et en **sulfapyridine** (absorbée presque totalement et métabolisée au niveau du foie).

L'acide 5-aminosalicylique a des actions immunosuppressives et anti-inflammatoires.

INDICATIONS

Rectocolite hémorragique (traitement d'attaque et d'entretien).

Maladie de Crohn colique (traitement d'attaque et d'entretien).

Polyarthrite rhumatoïde.

CONTRE-INDICATIONS

Hypersensibilité aux **sulfamides** ou aux salycilés.

Déficit en G6PD.

Prématurés et nouveau-nés.

PRÉCAUTIONS D'EMPLOI

Grossesse : réduire les doses mais ne pas arrêter le traitement du fait du risque de poussée de la maladie.

Assurer une hydratation abondante.

Surveiller régulièrement la NFS et les urines (diurèse).

Réduire les doses en cas d'insuffisance hépatique ou rénale.

EFFETS INDÉSIRABLES

Troubles digestifs : nausées, anorexie (cédant avec la diminution des doses).

Troubles hématologiques : anémies hémolytiques immunoallergiques, neutropénies, thrombopénie, aplasie médullaire ; ces manifestations imposent l'arrêt du traitement.

Réactions d'hypersensibilité : éruption cutanée (rash, urticaire), syndrome de Lyell, fièvre, anaphylaxie, éosinophilie ; ces manifestations imposent l'arrêt du traitement.

Coloration possible des urines en brun pendant le traitement.

Rares : oligospermie chez l'homme, lentement réversible.

INTERACTIONS MÉDICAMENTEUSES

Potentialisation des **antivitamines K** et des **sulfamides hypoglycémiants**.

Absorption du produit augmentée en cas d'utilisation de **ralentisseur du transit**.

Diminution de l'absorption d'**acide folique**.

Diminution de la digoxinémie.

MALADIE DE CROHN (5)

Forme de la femme enceinte

> Le risque d'une maladie active est bien supérieur à celui des médicaments. C'est la maladie de Crohn elle-même et non la grossesse qui doit guider le traitement.

Toute poussée survenant en cours de grossesse doit être traitée immédiatement.

► *Médicaments autorisés*

La ***SALAZOPYRINE***, le ***PENTASA*** et la corticothérapie peuvent être utilisés en cours de grossesse.

Une supplémentation en folates est nécessaire en cas de traitement par ***SALAZOPYRINE*** (diminution de l'absorption de l'acide folique indispensable au développement fœtal) : ***SPECIAFOLDINE***, 1 cp. (5 mg) x 3/j à débuter avant la conception.

► *Médicaments probablement inoffensifs*

L'**azathioprine** (***IMUREL***) est tératogène chez l'animal. Toutefois, un nombre important de grossesses a été rapporté chez des femmes traitées par **azathioprine** sans qu'il n'y ait de problème particulier. Les attitudes suivantes peuvent être conseillées :

– contraception lors de la mise sous ***IMUREL*** ;

– tentative d'arrêt de 3 à 6 mois de l'**azathioprine** avant une grossesse si le traitement a été poursuivi pendant 2 ans ;

– discuter l'attitude avec la patiente si une grossesse a été débutée sous ***IMUREL***.

L'***IMODIUM***, la **ciclosporine** et le ***FLAGYL*** devraient être évités (données insuffisantes pour les prescrire sans réserve).

Plusieurs cas de grossesse ont été rapportés sous **anticorps anti-TNF alpha**, **infliximab** (***REMICADE***) sans malformation pour le fœtus. À la naissance, il existe un risque de BCgite en cas de vaccination BCG ; les vaccins vivants doivent être évités dans l'année qui suit la naissance.

► *Médicaments contre-indiqués*

Le **méthotrexate** est contre-indiqué.

Maladie de Crohn et contraception

Le risque thromboembolique est augmenté au cours de la maladie de Crohn. Il faut donc préférer les **œstroprogestatifs** faiblement dosés ou les progestatifs purs. L'utilisation d'un stérilet est possible.

Forme de l'enfant

L'arsenal thérapeutique est le même que chez l'adulte.

La corticothérapie devra être si possible évitée ; des administrations discontinues (1 j sur 2) sont possibles lors de la décroissance. La dose d'attaque est la même que chez l'adulte (1 mg/kg/j) sans dépasser 60 mg/j.

Les **anticorps anti-TNF alpha**, **infliximab** (***REMICADE***), sont efficaces.

Les techniques nutritionnelles (nutrition entérale ou parentérale exclusive) sont utiles dans les formes avec retard statural pour permettre le sevrage en **corticoïdes**.

Maladie de Crohn et cancer

> Le risque de cancer rectocolique compliquant une maladie de Crohn semble d'autant plus élevé que la maladie a débuté à un âge jeune et que la durée d'évolution est importante. Les modalités de surveillance par coloscopie font l'objet de recommandations de l'HAS [2]. Une coloscopie totale avec biopsies (tous les 10 cm, au minimum 30 prélèvements) est recommandée :
> – en cas de pancolite, après 10 ans d'évolution puis tous les 2-3 ans ;
> – en cas de colite gauche, après 15 ans d'évolution, puis tous les 2-3 ans.

Association des patients atteints d'une maladie de Crohn

Association François Aupetit – Site Internet : www.afa.asso.fr

ANTICORPS ANTI-INTÉGRINE

Védolizumab

ENTYVIO					
300 mg en perf. IV puis à la sem. 2 et la sem. 6 puis toutes les 8 sem. Arrêt si pas de réponse à la sem. 10 (rectocolite) ou à la sem. 14 (maladie de Crohn)	1 fl. 300 mg	HOP	I		

PROPRIÉTÉS

Le **védolizumab** est un anticorps qui se lie à un type d'intégrine spécifique de certains lymphocytes T. Il empêche ainsi sa liaison à une molécule d'adhérence cellulaire exprimée par les cellules endothéliales intestinales. La migration lymphocytaire, donc l'inflammation, diminue au niveau du tractus gastro-intestinal.

INDICATIONS

Traitement de la rectocolite hémorragique et de la maladie de Crohn modérées à sévères de l'adulte en cas de réponse insuffisante, de perte de réponse ou d'intolérance à un traitement conventionnel ou par **anti-TNF alfa**.

CONTRE-INDICATIONS

Hypersensibilité.
Infection active sévère.

PRÉCAUTIONS D'EMPLOI

Dépistage et traitement éventuel d'une tuberculose avant de débuter le traitement.
Délai d'action long : 10 à 14 semaines.

EFFETS INDÉSIRABLES

Infection des voies aériennes, gastro-entérite.
Céphalées, paresthésie.
Hypertension.
Abcès ou fissure anale, nausée, hémorroïdes, constipation.
Eruption cutanée, prurit, sueurs nocturnes.
Douleurs musculaires et squelettiques.

INTERACTIONS MÉDICAMENTEUSES

Vaccins vivants non recommandés.

MALADIE DE CROHN (6)

Indications des différents traitements de la maladie de Crohn en fonction de la gravité

Poussée minime ou modérée	**Budésonide** (9 mg/j) si forme iléo-colique droite **Mésalazine** (4 g/j) ou **sulfasalazine** (4 g/j) si forme exclusivement colique
Poussée plus intense ou résistante au traitement précédent	**Prednisone** (1 mg/kg/j) **Méthylprednisolone** (***SOLUMÉDROL***) : 0,8 mg/kg/j puis **prednisone** (***CORTANCYL***) : 1 mg/kg/j
Poussée sévère	**Méthylprednisolone** (***SOLUMÉDROL***) : 0,8 mg/kg/j puis **prednisone** (***CORTANCYL***) : 1 mg/kg/j **Infliximab** (***REMICADE***) : 5 mg/kg **Ciclosporine** Chirurgie Nutrition parentérale totale
Traitement d'entretien	**Mésalazine** (2 à 4 g/j) **Azathioprine** (***IMUREL***) : 2 mg/kg/j **Infliximab** (***REMICADE***) : 5 à 10 mg/kg/8 sem. **Adalimumab** (***HUMIRA***) : 20 mg/2 sem. **Védolizumab** (***ENTYVIO***)
Corticodépendance	Chirurgie **Azathioprine** (2 mg/kg/j) **Méthotrexate** (25 mg/sem. en IM) **Infliximab** (***REMICADE***) **Adalimumab** (***HUMIRA***)
Corticorésistance	**Azathioprine** (***IMUREL***) **Infliximab** (***REMICADE***) **Adalimumab** (***HUMIRA***)

MALADIE DE CROHN (7)

INDICE DE BEST (CDAI)

Les données sont recueillies sur une semaine, jusqu'à la veille de l'examen clinique, directement par le malade, sur une carte préétablie.

	J 1	2	3	4	5	6	7	somme 1 à 7		
1. Nombre de selles liquides ou très molles									X 2 =	
2. Douleurs abdominales (absence = 0, légères = 1 moyennes = 2, intenses = 3)									X 5 =	
3. Bien-être général (bon = 0, moyen = 1, médiocre = 2 mauvais = 3, très mauvais = 4)									X 7 =	

4. Autres manifestations → X 20 =
- arthrites ou arthralgies
- iritis ou uvéite
- érythème noueux, pyoderma, aphtes buccaux
- frissures, fistules, abcès anal ou périrectal
- autre fistule intestinale
- fièvre (> 38° C durant la semaine)

5. Traitement antidiarrhéique
par *LOPÉRAMIDE* ou opiacés → X 30 =
(non = 0, oui = 1)

6. Masse abdominale
(absente = 0, douteuse = 1, certaine = 5) → X 10 =

7. Hématocrite → X 6 = *
- Homme : 47 – hématocrite =
- Femme : 42 – hématocrite =

8. Poids

$$100 \times \left(1 - \frac{\text{poids actuel}}{\text{poids avant la maladie (sinon poids théorique)}}\right) = \;^{*}$$

TOTAL =

(* Ajouter ou soustraire selon le signe)

Interprétation :
Indice < 150 : maladie quiescente.
Indice = 150 à 450 : maladie active.
Indice > 450 : maladie sévère.

CONSENSUS

[1] The second European evidence-based consensus on the diagnosis and management of Crohn's disease: Current management, *ECCO*, 2010.
[2] Endoscopie digestive basse : indications en dehors du dépistage en population, *HAS*, 2004.

RECTOCOLITE HÉMORRAGIQUE (1)

La stratégie thérapeutique est fondée sur le consensus européen [1].

Contrairement à la maladie de Crohn, la rectocolite hémorragique a une allure ascendante, du rectum au cæcum, mais n'atteint jamais les autres segments de l'intestin.

La sévérité de la poussée peut être appréciée par le score de Truelove et Witts ou le score de Lichtiger.

Score de Truelove et Witts

Poussée	Légère	Sévère
Nombre d'évacuations/j	≤ 4 peu sanglantes	≥ 6 sanglantes
Température vespérale	Absence de fièvre	≥ 37,5 °C ou ≥ 37,8 °C 2 j/4
Fréquence cardiaque	Absence de tachycardie	≥ 90/min
Hémoglobine	Absence d'anémie	< 75 % de la normale
Vitesse de sédimentation	< 30 mm	≥ 30 mm
La poussée est moyenne dans les situations intermédiaires		

Score de Lichtiger

Nombre de selles/24 h	0-2	0
	3-4	1
	5-6	2
	7-9	3
	≥ 10	4
Diarrhée nocturne	Non	0
	Oui	1
Rectorragies (% du nombre de selles)	0	0
	< 50 %	1
	≥ 50 %	2
	100 %	3
Incontinence fécale	Non	0
	Oui	1
Douleurs abdominales	Non	0
	Minimes	1
	Modérées	2
	Sévères	3
État général	Parfait	0
	Très bon	1
	Bon	2
	Moyen	3
	Mauvais	4
	Très mauvais	5
Tension abdominale	Non	0
	Minime localisée	1
	Minime à modérée diffuse	2
	Sévère/tendue	3
Traitement antidiarrhéique	Non	0
	Oui	1

Un score > 10 points définit une poussée sévère.

RECTOCOLITE HÉMORRAGIQUE (2)

Poussée minime ou modérée

Traitement symptomatique

► *Mesures générales*

L'arrêt du tabac favorise et aggrave les poussées de la maladie ; le sevrage ne peut donc être conseillé en pleine poussée.

Un soutien psychologique voire un traitement psychotrope peuvent être utiles, bien qu'il ne s'agisse pas d'une maladie psychosomatique.

Un arrêt de travail de quelques jours est utile.

► *Traitement antalgique*

Antispasmodique type ***SPASFON*** 1 à 2 cp. x 3/j et/ou **antalgique** type **paracétamol** (***DOLIPRANE***) 1 à 2 cp. à 500 mg x 3/j.

► *Traitement d'une carence martiale*

Fumarate ferreux (***FUMAFER***) : 1 cp. x 3/j voire en cas de malabsorption ***VENOFER*** : posologie à adapter au taux d'hémoglobine.

► *Traitement de la diarrhée*

Ralentisseur du transit, **lopéramide** (***IMODIUM***) : 1 à 3 gél./j à adapter à l'intensité de la diarrhée. Une posologie trop importante peut favoriser l'apparition d'une colectasie.

Mesures diététiques

Un régime sans résidus est nécessaire au début du traitement. Il sera progressivement élargi.

Traitement anti-inflammatoire

En l'absence de contre-indication, on utilise actuellement en première intention et en traitement d'attaque un **anti-inflammatoire colique** de type **mésalazine** (***PENTASA***) : 1 g x 3 à 4/j.

Ce traitement doit être préféré à la **sulfasalazine** 1 g x 3 à 4/j qui libère moins d'acide 5-aminosalicylique dans le côlon (à dose égale) et a plus d'effets secondaires.

Dans les formes distales ne dépassant pas l'angle colique gauche, un traitement local anti-inflammatoire peut être suffisant. On peut utiliser de la **mésalazine** en suppositoires pour les formes les plus basses : ***ROWASA*** : 1 sup. x 3/j pendant 3 à 4 sem. Si la forme est plus étendue, on préférera les lavements de ***PENTASA*** : 1 lavement au coucher, ou de **corticoïdes** : ***SOLUPRED*** 40 à 60 mg dissous dans 100 mL de sérum physiologique, 1 lavement/j pendant 3 à 4 sem. à espacer progressivement ou ***COLOFOAM*** 1 lavement/j pendant 1 mois puis à espacer progressivement.

L'association d'un traitement oral à un traitement local permet d'augmenter leur efficacité.

Éléments permettant de distinguer une maladie de Crohn d'une rectocolite hémorragique

MALADIE DE CROHN	RECTOCOLITE HÉMORRAGIQUE
Atteinte discontinue, plurisegmentaire Présence d'intervalles de muqueuse saine Tube digestif éventuellement touché dans son ensemble Ulcérations transmurales profondes et aphtoïdes superficielles Granulome tuberculoïde caractéristique	Atteinte continue, d'aval en amont Absence d'intervalle de muqueuse saine Atteinte exclusivement rectocolique Pas d'ulcération mais muqueuse congestionnée et fragile, « pleurant » le sang Absence de granulome tuberculoïde

Poussée plus intense ou résistant au traitement précédent

Traitement symptomatique et diététique

Il est le même que pour les formes minimes et modérées.

> Les **ralentisseurs du transit** doivent être évités du fait du risque de colectasie.

Traitement anti-inflammatoire

Une corticothérapie orale est indiquée. On utilise de la **prednisone** (***CORTANCYL***) à la dose d'attaque de 1 mg/kg/j en une prise le matin. Ce traitement est poursuivi jusqu'à l'obtention d'une rémission clinique (3 à 7 sem.). Il est ensuite progressivement diminué : 10 mg/sem. jusqu'à mi-dose puis 5 mg/sem. pour une durée totale de traitement d'environ 12 sem.

La prévention des thromboses veineuses par **héparine de bas poids moléculaire** type ***FRAGMINE*** : 2 500 UI en SC doit être systématique car le risque est important.

On adjoint habituellement à la corticothérapie un traitement préventif de l'ostéoporose (qui n'a jamais démontré son efficacité) : **calcium et vitamine D** type ***CACIT VITAMINE D3*** 1 000 mg/880 UI 1 sach./j

RECTOCOLITE HÉMORRAGIQUE (3)

Poussée sévère – mégacôlon toxique

Le traitement doit être fait en milieu spécialisé car il existe un risque vital (perforation colique, hémorragie massive).

Traitement symptomatique

Des **antalgiques périphériques** et des **antispasmodiques** peuvent être prescrits (*cf. supra*). Les **ralentisseurs du transit** sont contre-indiqués.

Le patient doit rester à jeun jusqu'à l'amélioration des symptômes.

On effectue une rééquilibtation hydroélectrolytique et on introduit une nutrition parentérale.

Si besoin : transfusion, antibiothérapie.

Traitement anti-inflammatoire

Une corticothérapie parentérale intraveineuse est indiquée. On utilise la **méthylprednisolone** (***SOLUMÉDROL***) à la dose de 1 mg/kg/j d'équivalent prednisone (soit 0,8 mg/kg/j) en une injection le matin. La poursuite du traitement dépend de l'évolution.

> La prévention des thromboses veineuses par **héparine de bas poids moléculaire** type ***FRAGMINE*** : 2 500 UI en SC doit être systématique car le risque est important.

En l'absence d'amélioration après 5 à 7 j de **corticoïdes** voire d'emblée, à la place de la corticothérapie, on peut introduire de la **ciclosporine** par voie IV à la posologie de 2 à 4 mg/kg/j.

L'**infliximab** (***REMICADE***) à la posologie de 5 mg/kg est également utilisable dans ce type de poussée. Les injections suivantes doivent être pratiquées aux sem. 2 et 6 puis toutes les 8 sem.

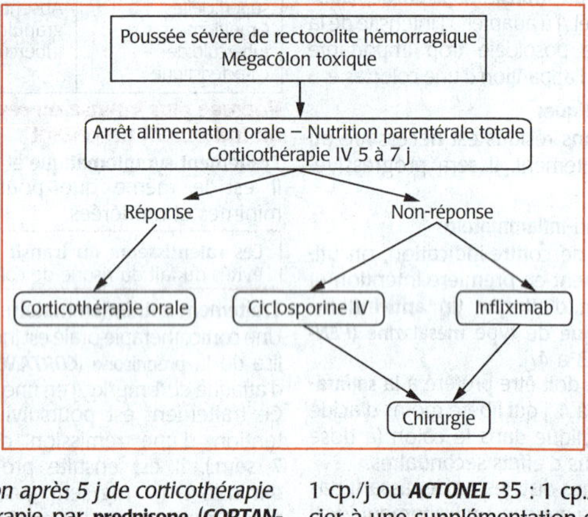

► *Amélioration après 5 j de corticothérapie*

La corticothérapie par **prednisone** (***CORTANCYL***) à la dose de 1 mg/kg/j en une prise le matin assure le relais. Ce traitement est poursuivi jusqu'à l'obtention d'une rémission clinique (3 à 7 sem.). Il est ensuite progressivement diminué : 10 mg/sem. jusqu'à mi-dose puis 5 mg/sem. pour une durée totale de traitement d'environ 12 sem.

On adjoint habituellement à la corticothérapie un traitement préventif de l'ostéoporose ; ex **biphosphonate**, ***ACTONEL*** 5 : 1 cp./j ou ***ACTONEL*** 35 : 1 cp./sem. à associer à une supplémentation en **calcium et vitamine D** type ***CACIT VITAMINE D3*** 1 000 mg/880 UI 1 sach./j.

► *Absence d'amélioration après 5 j de corticothérapie*

On peut proposer pour éviter la colectomie (*cf.* Arbre thérapeutique) :

- **ciclosporine** IV (***SANDIMMUN***) 2 mg/kg/j puis orale (***NÉORAL***) ;
- **infliximab** (***REMICADE***).

RECTOCOLITE HÉMORRAGIQUE (4)

Traitement d'entretien

Il doit être envisagé dès la première poussée.

On utilise la **mésalazine** (***PENTASA***) : 1 à 2 g/j répartis sur le nycthémère.

En cas de corticothérapie préalable, le ***PENTASA*** est introduit lorsque la dose de **prednisone** atteint 10 mg.

En cas d'échec, la mise sous **immunosuppresseur**, **azathioprine** (***IMUREL***) doit être discutée.

Dans les formes distales rechutant malgré le traitement oral, on peut utiliser un traitement topique d'entretien anti-inflammatoire ; par exemple ***PENTASA*** (suspension rectale) : 1 dose tous les 1 à 3 j.

Un traitement d'entretien par **anticorps anti-TNF alpha**, **infliximab** (***REMICADE***) doit être introduit chez les patients qui ont répondu au traitement d'attaque par cette molécule : 5 mg/kg toutes les 8 sem.

Dans les formes modérées à sévères en cas d'efficacité insuffisante des **anti-TNF**, on peut proposer un **anti-inflammatoire de type anti-intégrine $\alpha 4\beta 7$**, **védolizumab** (***ENTYVIO***) : 300 mg en IV à renouveler après 2 et 6 sem. puis toutes les 8 sem.

Traitement chirurgical

► *Indications*

- Colite sévère après 5 à 7 j ou traitement inefficace.
- Mégacôlon toxique après 48-72 h de traitement inefficace.
- Perforation.
- Hémorragie massive.

► *Méthode*

La chirurgie a pour but d'enlever le côlon et le rectum afin de supprimer la maladie.

L'intervention de base consiste en une anastomose iléo-anale avec confection d'un réservoir iléal. On pratique une coloproctectomie : l'iléon est sectionné au ras de la valvule de Bauhin ; la proctectomie est associée à une mucosectomie sur les 3 derniers cm du rectum ; le réservoir est confectionné avec les 20 à 30 cm d'iléon distal.

Certains préfèrent pratiquer une anastomose iléo-rectale. La conservation du rectum permet d'améliorer la continence mais expose au risque de récidive et/ou de cancer sur le rectum restant.

> Cette intervention nécessite d'avoir formellement éliminé une maladie de Crohn.

► *Résultats*

Le nombre de selles est en moyenne de 5 le jour et 1 la nuit. Il peut être diminué en utilisant des **ralentisseurs du transit**.

La continence est parfaite dans 75 % des cas le jour et 50 % la nuit ; chez 2 % des malades, l'incontinence impose une iléostomie ; dans les autres cas, il s'agit de fuites intermittentes.

La pouchite est une inflammation du réservoir qui survient chez 20 % des patients. Elle se traduit par une fébricule, une diarrhée parfois sanglante et un malaise général. Le ***FLAGYL***, 500 mg x 2 à 3/j, est efficace en 10 j ; la **mésalazine** en suppositoires est une alternative.

Rectocolite hémorragique et grossesse

Le risque d'une maladie active est bien supérieur à celui des médicaments. C'est la rectocolite elle-même et non la grossesse qui doit guider le traitement.

Les médicaments autorisés sont les mêmes que pour la maladie de Crohn : ***SALAZOPYRINE***, ***PENTASA***, corticothérapie, ***IMUREL*** à discuter. Des grossesses ont eu lieu sous **anticorps anti-TNF alpha** et n'ont pas entraîné de malformation ; dans ce dernier cas il existe un risque de BCgite après vaccination par le BCG et les vaccins vivants doivent être évités la première année après la naissance.

RECTOCOLITE HÉMORRAGIQUE (5)

Rectocolite hémorragique et contraception

Le risque thromboembolique est augmenté au cours de la rectocolite hémorragique. Il faut donc préférer les **œstroprogestatifs** faiblement dosés ou les **progestatifs** purs.
L'utilisation d'un stérilet est possible.

Rectocolite hémorragique et cancer

> Le risque de cancer rectocolique compliquant une rectocolite hémorragique est d'autant plus élevé que la maladie a débuté à un âge jeune et que la durée d'évolution est importante. Les modalités de surveillance restent à préciser. On peut proposer une coloscopie régulière à partir de 15 ans d'évolution, la fréquence devant être adaptée aux lésions retrouvées.

Anastomose iléo-anale

L'intervention chirurgicale la plus utilisée pour traiter une rectocolite hémorragique est la proctocolectomie avec mucosectomie distale, réservoir iléal et anastomose iléo-anale.

La colectomie enlève le côlon et le rectum au-dessus du plancher pelvien (voie d'abord abdominale) ; elle laisse donc en place un moignon rectal.
La proctectomie enlève par voie périnéale toute la muqueuse digestive restante jusqu'à la musculeuse ; elle n'est donc pas traditionnelle puisqu'elle se résume à l'ablation de la muqueuse et pas à la résection large du rectum et de l'anus.
L'anastomose iléo-anale consiste à suturer l'extrémité inférieure du grêle à la ligne pectinée dans le canal anal pour garder une défécation « physiologique ».
Le réservoir consiste à agrandir l'iléon terminal pour qu'il remplace le rectum dans le stockage des matières entre les selles ; il peut être en « J », en « W » ou en « S ».
Cette intervention nécessite un appareil sphinctérien en excellent état et des sanitaires toujours présents. Le nombre de selles est de 6 par j en moyenne. Le sujet idéal est le patient de moins de 50 ans.
Cette intervention nécessite une iléostomie transitoire d'environ 6 sem. pour dériver les matières afin de laisser le temps à la poche iléale de cicatriser.

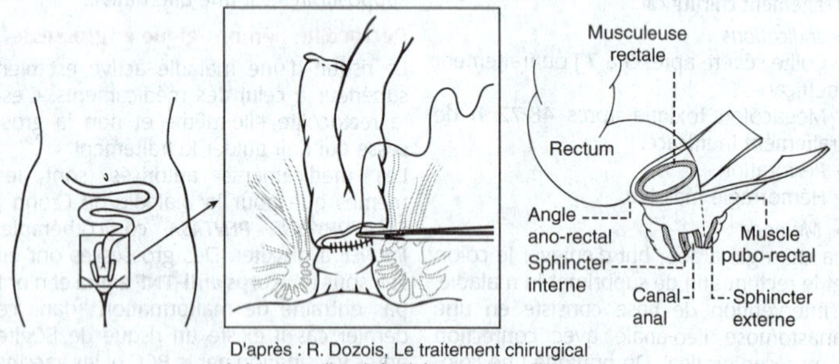

D'après : R. Dozois, Le traitement chirurgical de la rectocolite ulcéro-hémorragique. Ellipses.

CONSENSUS

[1] European evidence-based Consensus on the management of ulcerative colitis : Current management, *ECCO*, 2008.

COLITE COLLAGÈNE – COLITE LYMPHOCYTAIRE

Diagnostic

Clinique

Souvent asymptomatiques, ces maladies sont diagnostiquées lors des biopsies systématiques réalisées au cours d'une coloscopie pour « colopathie fonctionnelle ».

Les autres modes de révélation sont une diarrhée chronique aqueuse non sanglante avec quelques douleurs abdominales. L'état général est conservé.

Examens complémentaires

La coloscopie est macroscopiquement normale.

L'histologie montre un infiltrat lymphocytaire de l'épithélium (colite lymphocytaire) ou bien une bande collagène sous-épithéliale anormalement épaisse (colite collagène).

Traitement

L'évolution peut être spontanément favorable.

On utilise les mêmes médicaments que pour la maladie de Crohn et la rectocolite hémorragique :

– en 1re intention, **budésonide** (***ENTOCORT***) : 9 mg/j en une prise le matin à diminuer progressivement ;

– ou bien la **mésalazine** (***PENTASA***) : 1 g x 2 à 4/j ;

– ou encore la corticothérapie (***CORTANCYL***) : 1 mg/kg/j en dose d'attaque pendant 4 sem. environ, à diminuer ensuite progressivement.

En cas de diarrhée invalidante, on ajoute un traitement symptomatique.

CANCER DU CÔLON ET DU RECTUM (1)

L'ensemble de ce chapitre reprend les recommandations de la FFCD [1] [2] et intègre également les recommandations de la Société française de chirurgie dans le cadre d'un partenariat avec l'HAS.

Épidémiologie

Le cancer colorectal est le premier cancer en fréquence en France les deux sexes confondus ; son augmentation est constante : 35 000 nouveaux cas/an et 16 000 décès/an.

Facteurs histo-pronostiques déterminants

Ce sont :

– le niveau d'invasion de la tumeur dans la paroi ;

– l'extension ganglionnaire ;

– le caractère complet ou non de l'exérèse.

La connaissance de l'atteinte ganglionnaire est fondamentale car elle conditionne la mise en place d'une chimiothérapie adjuvante. Le nombre minimum de ganglions à réséquer et examiner est de 8 et le nombre recommandé est de 23 ; celui-ci doit être mentionné sur le compte-rendu anatomopathologique.

Classifications

Les classifications TNM et UICC doivent être utilisées, celle de Dukes doit être abandonnée.

Classifications des cancers colorectaux

STADE UICC	TNM	EXTENSION TUMORALE
0	Tis N0 M0	Carcinome *in situ* (atteinte muqueuse sans extension à la sous-muqueuse à travers la muscularis mucosæ)
I	T1 N0 M0	Atteinte sous-muqueuse
I	T2 N0 M0	Atteinte musculeuse
IIA	T3 N0 M0	Atteinte sous-séreuse
IIB	T4 N0 M0	Atteinte séreuse (péritoine) et/ou envahissement des organes de voisinage sans métastases ganglionnaires
IIIA (T1, T2) ou B (T3, T4)	Tout T N1 M0	Atteinte de 1 à 3 ganglions régionaux
IIIC	Tout T N2 M0	Atteinte d'au moins 4 ganglions
IV	Tout T Tout N M1	Métastases (y compris atteinte ganglionnaire iliaque)

SANG DANS LES SELLES (RECHERCHE DE)

Réaction peroxydasique de l'hémoglobine

HÉMOCCULT II				
Mise en évidence de sang dans les selles	30 plaquettes 100 plaquettes			NR NR
HÉMOCCULT II URINAIRE				
Mise en évidence de sang dans les selles	3 plaquettes			NR

PROPRIÉTÉS

Recherche d'hémoglobine dans les selles par une réaction peroxydasique de l'hémoglobine.

INDICATIONS

Dépistage des polypes et cancers colorectaux chez les patients asymptomatiques de plus de 40 ans.

Les patients ayant des facteurs de risque importants (antécédents familiaux, symptômes évocateurs) doivent être explorés par des techniques endoscopiques.

PRÉCAUTIONS D'EMPLOI

Éviter de consommer de la viande, des betteraves, des navets, des médicaments contenant du fer, de l'**acide ascorbique**, de l'**aspirine** ou des **AINS** afin de réduire le risque de fausse positivité du test.

Éviter de pratiquer le test en période menstruelle.

Il s'agit d'un test qui doit être utilisé dans des campagnes de dépistage de masse. Il ne doit pas être proposé à titre individuel par un médecin à son patient en dehors de ces campagnes.
En effet, le test est :
- peu sensible : 50 % des cancers ne sont pas dépistés (nombre élevé de faux négatifs) ;
- peu spécifique : environ 50 % de tests faussement positifs.

Néanmoins, il est socioéconomiquement satisfaisant dans le cadre de campagnes de dépistage de masse.
Il va progressivement être remplacé par un test immunologique.

CANCER DU CÔLON ET DU RECTUM (2)

Cancers non métastatiques

Bilan d'extension

► *Cancer du côlon*

– Examen clinique.
– Scanner thoraco-abdomino-pelvien avec injection de produit de contraste.
– Coloscopie (si incomplète en préopératoire, la refaire dans les 3 à 9 mois postopératoires).
– Opacification radiologique seulement si occlusion aiguë, coloscopie incomplète ou problème de repérage.
– Coloscanner (avec éventuellement coloscopie virtuelle en cas de coloscopie incomplète ou problème de repérage).
– Si doute sur une lésion métastatique en TDM, une IRM (foie) et/ou un PET-scan peuvent être nécessaires.
– Dosage de l'ACE ou antigène carcino-embryonnaire (accord d'experts mais non recommandé dans le consensus).

► *Cancer du rectum*

En plus du bilan précédent, il faut ajouter ;

- le toucher rectal qui est le temps primordial de l'examen clinique. Il est réalisé sur un rectum vide, en décubitus dorsal, cuisses fléchies ou en décubitus latéral gauche ou en position genu-pectorale. Il évalue :
  – la distance de la tumeur par rapport à la marge anale et à la sangle puborectale,
  – la taille en cm,
  – la mobilité de la tumeur par rapport aux plans pariétaux profonds,
  – l'extension circonférencielle ;
- une écho-endoscopie rectale et si la tumeur est de grande taille, une IRM pelvienne.

Le traitement repose sur la chirurgie. En cas d'atteinte ganglionnaire, une chimiothérapie adjuvante est nécessaire.

Traitement chirurgical

> C'est la base du traitement. Tout cancer résécable doit être réséqué.

► *Préparation à l'intervention chirurgicale*

- Il n'y a pas de preuve de l'utilité d'une préparation colique préopératoire, qui pourraît même être délétère en irritant le côlon. On ne prépare le côlon que pour la chirurgie d'un cancer du rectum : ***COLOPEG*** 2 fois 2 L la veille de l'intervention.
- Patient systématiquement prévenu de la possibilité éventuelle d'une stomie.
- Antibiothérapie périopératoire.

► *Cancer du cæcum, du côlon droit et de la partie droite du côlon transverse*

Principe : exérèse du cancer avec une marge distale et proximale d'au minimum 5 cm, une marge circonférentielle saine et une exérèse en bloc du mésocôlon attenant avec repérage du pédicule vasculaire.

L'abord peut se faire par voie cœlioscopique ou par laparotomie.

- Exploration loco-régionale à la recherche d'une extension tumorale (foie et péritoine) avec si besoin examens extemporanés.
- Technique *no-touch* : ligature des pédicules artériels à leur origine au niveau des vaisseaux mésentériques supérieurs.
- Hémicolectomie droite associée à une exérèse des ganglions satellites.
- La marge de sécurité doit être de 5 cm minimum.
- Rétablissement de la continuité en 1 temps par anastomose iléo-transverse.
- Fermeture et examen anatomopathologique de la pièce opératoire.

CANCER DU CÔLON – CHIMIOTHÉRAPIE

Protocole FOLFOX4

PRODUIT	POSOLOGIE	RYTHME D'ADMINISTRATION
Oxaliplatine (***ELOXATINE***)	85 mg/m² en 2 h dans 250 mL de G5 % en Y de l'**acide folinique** avec **gluconate de calcium** (1 g) et **sulfate de magnésium** (1 g) en 30 min IV avant et après l'**oxaliplatine** au J1 du LV5FU2	Toutes les 2 sem. (12 cycles)
LV5FU2 (simplifié)	**Acide folinique** 400 mg/m² (ou l-folinique 200 mg/m²) en 2 h dans 250 mL G5 %, rincer puis **5-FU** 400 mg/m² en 10 min dans 100 mL de G5 % puis **5-FU** 2 400 mg/m² en perf. continue de 44 h dans G5 % par infuseur portable (qsp 220 mL, 5 mL/h), pompe ou pousse-seringue portable	Toutes les 2 sem.

Protocole FOLFIRI

PRODUIT	POSOLOGIE	RYTHME D'ADMINISTRATION
Irinotécan (***CAMPTO***)	180 mg/m² en perf. de 90 min dans 250 mL de G5 % en Y de l'**acide folinique** au J1 du LV5FU2 simplifié	Tous les 14 j avec évaluation après 4 cures (2 mois)

CANCER DU CÔLON ET DU RECTUM (3)

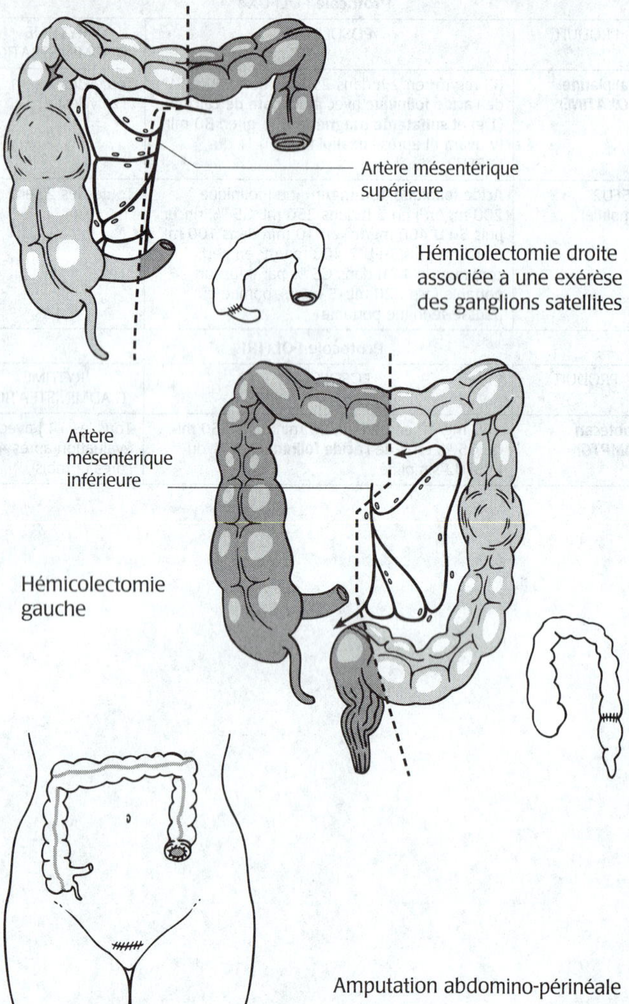

CANCER DU CÔLON ET DU RECTUM (4)

► *Cancer du transverse gauche et du côlon gauche*

- L'abord peut se faire par laparotomie ou par voie cœlioscopique.
- Exploration loco-régionale à la recherche d'une extension tumorale (foie et péritoine). Si besoin examens extemporanés.
- On peut envisager plusieurs types de résection colique gauche :

– **hémicolectomie gauche** : on pratique alors une ligature de l'artère mésentérique inférieure à son origine et le rétablissement de la continuité se fait par anastomose transverso-rectale en 1 temps ;

– **colectomie segmentaire** (sigmoïdectomie, colectomie gauche haute ou basse) systématiquement précédée d'une ligature du pédicule vasculaire correspondant. Anastomose colo-colique en 1 temps.

- Dans tous les cas, la marge de sécurité doit être de 5 cm minimum.
- Les ganglions satellites sont systématiquement réséqués.
- Fermeture et examen anatomopathologique de la pièce opératoire.

> Le nombre minimum de ganglions à examiner est de 12 pour évaluer l'extension ganglionnaire.

► *Cancer du rectum*

> Une radio-chimiothérapie préopératoire est indiquée pour les cancer T3-T4 du moyen et du bas rectum ; elle est discutée en RCP dans les autres cas.

Le type d'intervention dépend de la localisation tumorale : il est impératif de laisser au moins 2 cm entre le pôle inférieur de la tumeur et la limite de la résection. L'intervention se fait le plus souvent par voie coelioscopique.

Les temps opératoires sont les suivants :

– exploration locorégionale à la recherche d'une extension tumorale (foie et péritoine) avec si besoin biopsies de toute zone suspecte et examens extemporanés,

– ligature première des pédicules artériels (artère mésentérique inférieure à 1 cm de l'aorte).

Cancer du tiers supérieur

- **Résection du rectum**, du mésorectum jusqu'à 5 cm sous le pôle inférieur de la lésion, et des chaînes ganglionnaires satellites.
- **Anastomose colorectale** en 1 temps. Pour les anastomoses les plus basses, une colostomie de protection est parfois nécessaire, le rétablissement de la continuité se faisant dans un second temps.

Cancer du tiers moyen

- **Résection du rectum**, du mésorectum en totalité et des chaînes ganglionnaires satellites.
- **Rétablissement de la continuité** par anastomose colorectale ou colo-anale protégée. Adjonction d'un réservoir colique en J de 5 à 6 cm de long lorsque la résection ne préserve pas au moins 3 cm de moignon rectal au-dessus du plan des releveurs.

Cancer du tiers inférieur

La **préservation du sphincter anal** est envisageable quand on peut obtenir sur pièce fraîche une marge distale d'au moins 1 cm sous le pôle inférieur de la tumeur. Dans ce cas, l'intervention est similaire à celle des cancers du moyen rectum après dissection intersphinctérienne ; une anastomose colo-anale avec réservoir colique est pratiquée.

L'**amputation abdomino-périnéale** est inévitable si la marge distale est < 1 cm : le patient doit être prévenu de la nécessité d'une colostomie définitive.

Temps abdominal

- Exploration loco-régionale à la recherche d'une extension tumorale (foie et péritoine) avec si besoin examens extemporanés.
- Ligature de l'artère mésentérique inférieure ; résection du bas sigmoïde, de l'ampoule rectale et de leurs dépendances cellulo-ganglionnaires.

Temps périnéal

- Résection large de la zone sphinctérienne et du bas rectum.
- Colostomie iliaque gauche définitive.

CANCER DU CÔLON ET DU RECTUM (5)

► *Cancers compliqués*

Cancer en occlusion

Une colostomie temporaire est nécessaire. En fonction de l'état du patient et des équipes, l'exérèse de la tumeur peut être faite au moment de la colostomie ou lors du rétablissement de la continuité.

Cancer avec perforation

On pratique une résection du côlon tumoral et de la zone perforée ; une colostomie temporaire est nécessaire.

Chimiothérapie adjuvante

► *Stade I = T1-T2-N0 = sous-séreuse intacte*

Pas de traitement adjuvant.

► *Stade II = T3-T4-N0 = sous-séreuse atteinte (T3) ou dépassée (T4)*

Absence de consensus.

À discuter au cas par cas en fonction des risques de récidives qui sont les emboles veineux, périnerveux et lymphatiques, une perforation, une tumeur peu différenciée.

La décision est souvent prise en fonction du statut microsatellite stable (MSS) ou instable (MSI) de la tumeur ; la chiomiothérapie n'a pas d'effet bénéfique (voire est délétère) chez les pâtients MSI qui ont d'emblée un bon pronotic. Elle pourrait être indiquée chez les patients MSS.

► *Stade III = tous pT-N1 ou N2 = envahissement ganglionnaire*

Il est clairement démontré que la chimiothérapie adjuvante améliore la survie chez les patients classés N+. Elle doit être pratiquée le plus précocement possible après la chirurgie (avant le 42e jour suivant l'intervention). On utilise le protocole **FOLFOX4** associant le **5-FU**, le **folinate de calcium** (***LEDERFOLINE***) et l'**oxaliplatine** (***ELOXATINE***) pendant 6 mois. On peut également utiliser le protocole XELOX : **oxaliplatine** (***ELOXATINE***) **+ capécitabine** (***XELODA***).

CANCER DU CÔLON ET DU RECTUM (6)

Cancers métastatiques

Les décisions thérapeutiques doivent toujours être discutées en réunion pluridisciplinaire comprenant un chirugien et un radiologue expérimenté en pathologie hépatique.

Bilan d'extension

- Examen clinique complet comportant toucher rectal, palpation des aires ganglionnaires et évaluation de l'état général.
- TDM thoraco-abdomino-pelvienne avec injection, si possible hélicoïdale ou multibarettes (mieux que échographie).
- IRM hépatique si TDM contre-indiquée ou insuffisance rénale.
- PET-scan si une exérèse des métastases est envisagée.
- Coloscopie si la précédente date de plus de 3 ans et si une exérèse des métastases est envisagée.
- Biologie : NFS, plaquettes, phosphatases alcalines, LDH, ACE et CA19-9 (optionnel) surtout si maladie non mesurable.
- Détermination des statuts RAS et BRAF tumoral (au niveau de la tumeur primitive ou des métastases).
- Volumétrie hépatique et tumorale par TDM si doute sur le pourcentage de foie sain restant après hépatectomie.
- Ponction biopsie percutanée si abstention chirurgicale et doute diagnostique.

► *Métastases résécables*

Chimiothérapie périopératoire.

Métastases hépatiques

Lorsqu'elles sont uniques ou peu nombreuses ou localisées à un hémi-foie, elles doivent être réséquées. La marge de sécurité idéale est d'au moins 5 mm, en respectant au maximum le parenchyme sain. Lorsque l'intervention est simple, elle se fait dans le même temps que l'intervention digestive. Dans les autres cas, un délai de 2 à 3 mois est nécessaire.

Métastases pulmonaires

Elles doivent être réséquées 2 à 3 mois après les métastases hépatiques.

Carcinose péritonéale

Lorsqu'elle est limitée, chez un patient en bon état général elle doit être réséquée dans le cadre d'un protocole associant une chimiothérapie hyperthermique intra-péritonéale (CHIP).

► *Métastases non résécables*

- Si la tumeur primitive est symptomatique : chirurgie ou prothèse endoscopique.

Cette attitude doit être discutée au cas par cas, en cas de tumeur asymptomatique.

- Chimiothérapie adjuvante : on propose une chimiothérapie de type **FOLFOX4** (*cf. supra*) ou IRI-FU2 (ou **FOLFIRI**) associant du **5-FU** et de l'**irinotécan** (***CAMPTO***).

► *Cancer inextirpable et carcinose péritonéale*

Traitement palliatif :

– mise en place par voir endoscopie d'une prothèse colique

– dérivation interne pour contourner l'obstacle ;

– colostomie en cas d'occlusion imminente si la dérivation interne est impossible.

CANCER DU CÔLON ET DU RECTUM (7)

Chimiothérapie palliative et thérapie ciblée

► *Chimiothérapie*

> Très important : la chimiothérapie peut rendre résécable une tumeur qui ne l'était pas avant.

Les protocole sont décidés en milieu spécialisé. On utilise le protocole **FOLFOX** 4 ou plus rarement **FOLFIRI** .

On ajoute un **anticorps monoclonal** en 1re ligne.

► *Thérapie ciblée*

Il faut déterminer le statut KRAS pour choisir le traitement :

– KRAS non muté : anticorps anti-EGFR, **cétuximab** (***ERBITUX***) ou **panitunumab** (***VECTIBIX***) ;

– KRAS muté : anticorps anti-VEGF, **bévacizumab** (***AVASTIN***) ou **aflibercept** (***ZALTRAP***).

On utilise ces anticorps chez les patients atteints de cancer colorectal métastatique en association avec une chimiothérapie IV **5-FU -acide folinique ± irinotécan** ou **oxaliplatine.**

► *Autres molécules*

On peut également utiliser le **raltitrexed** (***TOMUDEX***), en cas de contre-indication au **5-FU**. On peut également proposer le **5-FU** par voie orale (***XELODA***) avec ou sans **acide folinique.**

Place de la radiothérapie

► *Radiothérapie préopératoire*

Elle est indiquée dans les cancers du rectum envahissant toute la paroi (T3, T4 ou B), et/ou s'accompagnant de métastases ganglionnaires (N+ ou C). Son indication est donc portée en fonction des résultats de l'écho-endoscopie. Si au cours de l'intervention chirurgicale on découvre une tumeur plus importante que prévue, la radiothérapie se fera en postopératoire.

Elle facilite l'intervention chirurgicale en diminuant le volume tumoral, diminue les récidives locales mais n'améliore pas la survie. Les doses sont comprises entre 25 et 45 Gy.

► *Radiothérapie palliative*

Ses indications ne sont pas spécifiques aux cancers colorectaux. Elle vise principalement à traiter les douleurs.

CANCER DU CÔLON ET DU RECTUM (8)

Surveillance des cancers colorectaux réséqués

Elle n'est indiquée que chez les patients capables de supporter une éventuelle réintervention. La surveillance est d'abord rapprochée, tous les 3 mois pendant 3 ans puis progressivement espacée, tous les 6 mois pendant 2 ans, puis tous les ans, à vie.
Les éléments de surveillance sont :
– cliniques : état général, état nutritionnel, poids, transit digestif, état de la cicatrice, **toucher rectal** (toucher de stomie si amputation), aires ganglionnaires ;
– radiologiques : échographie abdominale, radiographie thoracique ou scanner thoraco-abdominal, tous les 3 mois pendant 3 ans, puis tous les 6 mois pendant 2 ans, radiographie pulmonaire ou scanner thoracique annuel pendant 5 ans ;
– endoscopiques : la **coloscopie + biopsies (zone d'anastomose)** sera effectuée 2-3 ans après l'intervention chirurgicale puis tous les 5 ans si elle est normale ; si des polypes apparaissent, la fréquence sera augmentée ;
– biologiques : le dosage des marqueurs ACE et CA19-9 est réalisé en pratique courante mais n'a jamais démontré son utilité.
L'ACE, d'intérêt non complètement démontré, peut être dosé tous les 3 mois les 3 premières années avec bilan en cas d'élévation (accord d'experts).
PET-scan : la TEP-FDG est indiquée pour la localisation des récidives en cas d'élévation confirmée de l'ACE.

En cas de récidive

La prise en charge est la même qu'au moment du diagnostic initial. Les patients doivent être réopérés tant que c'est possible.

Complications de la chirurgie

Anastomose colorectale

- Augmentation de la fréquence des selles s'atténuant avec le temps ; la prise de **ralentisseurs du transit**, **lopéramide** (***IMODIUM***) peut être utile.
- Il existe un risque d'impuissance ou d'éjaculation rétrograde.

Amputation abdomino-périnéale

- Colostomie définitive, souvent assez bien acceptée ; une consultation spécialisée avec un stomathérapeute est souhaitable.

Fédération des stomisés de France
76 rue Balard – 75015 Paris
Tél : 01 45 57 41 27
www.fsf.asso.fr

- Impuissance > 30 % des cas et anéjaculation.

CANCER DU CÔLON ET DU RECTUM (9)

Dépistage

Sujets à risque très élevé

► *Types de patients*

• Apparentés au premier degré d'un malade atteint de cancer avant 60 ans ou de 2 personnes atteintes quel que soit leur âge.

• Famille atteinte de polypose adénomateuse familiale (PAF). Elle est liée à une mutation du gène APC.

• Famille atteinte de cancer colorectal sans polypose (HNPCC : *Hereditary Non Polyposis Colorectal Cancer*).

Caractéristiques des cancers coliques héréditaires sans polypose (HNPCC)

Critères diagnostiques (dits critères d'Amsterdam) :
Transmission autosomique dominante.
– au moins 3 sujets atteints de cancers dans la famille (côlon-rectum, ovaire, grêle, uretère ou cavités excrétrices rénales) ;
– au moins 2 générations successives concernées ;
– au moins 1 cancer diagnostiqué avant l'âge de 50 ans.
Les formes incomplètes sont fréquentes et doivent faire entreprendre une enquête à la recherche d'un syndrome HNPCC.
Le syndrome est lié à des anomalies des gènes de réparation de l'ADN (phénotype RER+).
Adénocarcinomes coliques, endomètre, ovaires, seins, estomac, appareil urinaire associés.
Pas de polypes intestinaux mais présence d'adénomes plans.
Prédominance dans le côlon droit.
Fréquence des cancers synchrones.
Âge précoce de survenue (45 ans en moyenne).
Début du dépistage à 25 ans, voire avant (coloscopie) si cancer rectocolique avant 30 ans dans la famille.
Meilleur pronostic que les autres cancers coliques.

Indication d'une consultation d'oncogénétique

• Personnes ayant deux parents au lieu de trois atteints par un cancer du spectre dont un avant l'âge de 50 ans.
• Malades ayant un antécédent personnel de cancer du spectre HNPCC.
• Malades de moins de 40 ans.
• Présence d'une instabilité microsatellitaire chez un patient de moins de 60 ans ou quel que soit l'âge en cas d'antécédent au 1er degré d'un cancer du spectre HNPCC.

► *Dépistage*

La prise en charge des patients doit être faite en milieu spécialisé. Elle est fondée sur le consensus d'experts qui recommandent une consultation de génétique oncologique avec recherche de la mutation chez le sujet atteint et la famille. *Cf.* Endoscopie digestive basse.

– PAF : membres de la famille d'un patient atteint de PAF : à partir de 10-12 ans puis tous les ans : duodénoscopie avec biopsie de la papille annuelle si adénome (tous les 2 ans si normale).

– PAF après colectomie : tous les ans.

– PAF atténuée : membres de la famille d'un patient atteint de PAF atténuée : à partir de 30 ans puis tous les ans.

– Polypose colique familiale avec mutation gène MHY : à partir de 30 ans.

– HNPCC : membres de la famille d'un patient atteint de HNPCC : à partir de 20-25 ans puis tous les 2 ans ; gastroscopie tous les 1 à 2 ans si cancer gastrique dans les antécédents. Examen gynécologique annuel après 30 ans avec échographie endovaginale et frottis.

– HNPCC après traitement chirurgical : tous les 2 ans.

– Polypose juvénile : membres de la famille d'un patient atteint et patient atteint : à partir de 10-15 ans puis tous les 2-3 ans.

– Syndrome de Peutz-Jeghers : membres de la famille d'un patient atteint et patient atteint : à partir de 18 ans puis tous les 2-3 ans.

CANCER DU CÔLON ET DU RECTUM (10)

Sujets à risque élevé

► *Types de patients*

• Patients ayant un parent au premier degré atteint (père, mère, frère, sœur, enfant). Le risque est d'autant plus élevé que l'apparenté a été atteint jeune.

• Patients ayant un antécédent personnel d'adénome ou de cancer colorectal. Il n'existe pas de consensus sur la stratégie à adopter vis-à-vis des patients ayant des apparentés atteints d'adénomes.

• Patients ayant des antécédents personnels de maladie inflammatoire intestinale (maladie de Crohn, rectocolite hémorragique).

► *Dépistage*

Chez tout patient ayant un apparenté atteint avant l'âge de 60 ans, une coloscopie de dépistage doit être conseillée à partir de 45 ans ou bien 5 ans avant l'âge d'apparition du cancer chez le parent atteint. Si l'examen est normal, une surveillance tous les 5 ans est suffisante.

Si l'apparenté a été atteint après l'âge de 60 ans, il n'existe pas de consensus sur l'attitude à adopter.

En cas d'antécédent de cancer colorectal, d'adénome supérieur à 1 cm ou avec un contingent villeux, une coloscopie doit être pratiquée à 3 ans puis, si elle est normale, tous les 5 ans.

En cas de pancolite, une coloscopie est conseillée tous les 2 ans après 15 à 20 ans d'évolution.

Dépistage dans la population générale

La recherche d'un saignement occulte dans les selles peut être faite par le test ***HÉMOCCULT II*** à partir de 45 ans. Il permet de dépister 50 % des cancers et 30 % des adénomes supérieurs à 1 cm.

Conduite à tenir après l'exérèse endoscopique d'un adénome transformé

• En cas d'adénocarcinome intramuqueux, la polypectomie est suffisante si l'exérèse est complète.

• En cas d'adénocarcinome invasif, la polypectomie est suffisante si tous les critères suivants sont réunis :
- exérèse et examen histologique complets ;
- cancer bien ou moyennement différencié (grade I ou II) ;
- absence d'embols lymphatiques ;
- marges de sécurité supérieures à 1 mm.

Dans ce cas, une coloscopie à 3 mois est nécessaire pour vérifier la valeur de l'exérèse. Si un seul de ces facteurs est absent ou en cas d'adénome plan, il faut pratiquer une colectomie segmentaire à visée carcinologique.

CONSENSUS

[1] Cancer colorectal métastatique, *SNFGE*, 2014.
[2] Cancer du rectum, *SNFGE*, 2016.

DIVERTICULOSE COLIQUE NON COMPLIQUÉE

Le but du traitement est d'éviter les complications par la **lutte contre la constipation.**

Régularisation du transit

Mesures diététiques

- Éviter fruits et légumes à pépins et à grosses fibres : choux, choux-fleurs, oseille, rhubarbe, tomates, citrouille, raisins, groseilles, fraises, figues.
- Le régime doit comporter des aliments « de ballast » : pain complet, légumes verts, fruits.
- Consommer des fibres diététiques alimentaires : le son de blé peut aider à régulariser le transit (*ALL-BRAN de KELLOGG'S*) : 1 càs (5 g) tous les 2 j à augmenter très progressivement tous les 3-4 j pour atteindre 20 g/j ; un apport trop brutal risque de s'accompagner de ballonnements.
- Boissons abondantes, au moins 2 L/j.

Traitement médicamenteux

Lorsque les mesures précédentes sont insuffisantes, on peut proposer :
– des **mucilages** (***SPAGULAX***) : 1 à 3 càc/repas ; la posologie doit être atteinte très progressivement pour éviter un météorisme ;
– des **laxatifs non irritants** type **macrogol** (***MOVICOL***) : 1 à 3 sach. le matin.

Lutte contre les douleurs

On peut proposer :
– un **antispasmodique** musculotrope, par exemple ***SPASFON*** : 2 cp. x 3/j ou ***DÉBRIDAT*** : 1 cp. x 3/j ;
– un **pansement intestinal** (***SMECTA***) : 1 sach. x 3/j.

> Le traitement chirurgical n'est pas indiqué en l'absence de complication.

DIVERTICULOSE COLIQUE COMPLIQUÉE (1)

Diverticulite – Sigmoïdite diverticulaire [1]

C'est la complication la plus fréquente.

Traitement médical

► *Mise en condition du malade*

- Hospitalisation en milieu médico-chirurgical.
- Pose d'une voie veineuse périphérique et rééquilibration hydroélectrolytique.
- En cas de signes subocclusifs : mise en place d'une sonde nasogastrique en aspiration douce.

► *Mise au repos du tube digestif*

- Arrêt de l'alimentation orale.
- Diète hydrique voire alimentation parentérale.

► *Antibiothérapie*

Double, par voie parentérale intraveineuse, active sur les bacilles anaérobies à Gram- et anaérobies stricts, ex :

– en l'absence d'allergie, **céphalosporine de 3e génération**, **ceftriaxone** (***ROCÉPHINE***) : 2 g/j en 1 inj. ; en alternative : **fluoroquinolone**, **ciprofloxacine** (***CIFLOX***) : 200 mg IV x 2/j ;

– à laquelle on associe un **nitro-imidazolé**, **métronidazole** (***FLAGYL***) : 500 mg IV x 3/j ;

– alternative : association **amoxicilline-acide clavulanique** (***AUGMENTIN***) : 1 g x 3/j.

Durée du traitement : 7 à 10 j.

► *Traitement des douleurs*

- Vessie de glace sur le ventre.
- **Antalgique périphérique** IV, **paracétamol** (***PERFALGAN***) : 1 g x 3/j.
- **Antispasmodique** musculotrope IV (***SPASFON***) : 2 amp. x 3/j.

Évolution

► *Évolution favorable*

La reprise alimentaire se fait vers le 5e ou 6e j par un **régime sans résidus**. Arrêt du traitement IV et relais *per os* après 48 h d'apyrexie, par un traitement du même type, pour 15 j.

Une coloscopie devra être pratiquée à distance pour éliminer un cancer.

Le risque de récidive de la diverticulite après une première poussée est de 29 % à 5 ans. Le risque de chirurgie en urgence pour une deuxième poussée est faible après un traitement médical d'une première poussée. Par conséquent, la sigmoïdectomie prophylactique n'est quasiment plus pratiquée.

> On recommande une sigmoïdectomie prophylactique après une poussée de diverticulite avec signes de gravité scanographique : abcès, fuite d'air et/ou de produit de contraste en extra-digestif.
> Chez le sujet de moins de 50 ans, après une première poussée même sans signe de gravité, la chirurgie prophylactique doit être discutée du fait d'un risque plus élevé de récidive, mais n'est pas systématique.

► *Évolution défavorable*

- Elle est rare : persistance de la douleur, de la fièvre et de l'inflammation, voire défense ou contracture.
- Intervention chirurgicale en urgence. La chirurgie se fait en 2 temps (intervention de Hartmann) : sigmoïdectomie avec colostomie d'amont et fermeture du moignon rectal, toilette péritonéale ; rétablissement à froid de la continuité (après 2 à 3 mois).

DIVERTICULOSE COLIQUE COMPLIQUÉE (2)

Abcès péridiverticulaire [1]

Traitement médical

Il est le même que celui de la sigmoïdite diverticulaire.

Drainage de l'abcès

Un geste de drainage doit toujours être associé au traitement médical.

► *Drainage chirurgical*

• Intervention de Hartmann : résection de l'abcès et du sigmoïde sans rétablissement immédiat de la continuité (colostomie d'amont et fermeture du moignon rectal).

• Rétablissement « à froid » (2 à 3 mois après) de la continuité.

► *Drainage transpariétal*

• Il s'effectue sous guidage échographique ou scannographique.

• Sigmoïdectomie « à froid » en 1 temps, après quelques semaines, sur un côlon parfaitement propre.

Perforation diverticulaire – Péritonite [1]

C'est une urgence chirurgicale majeure : le pronostic vital est en jeu.

Le patient doit être hospitalisé en réanimation chirurgicale.

Le traitement médical est le même que celui de la sigmoïdite diverticulaire.

L'intervention chirurgicale doit être pratiquée en urgence :

– laparotomie médiane sous-ombilicale ;

– nettoyage abondant de la cavité péritonéale avec du sérum physiologique ;

– intervention chirurgicale en urgence. La chirurgie se fait en 2 temps (intervention de Hartmann) : sigmoïdectomie avec colostomie d'amont et fermeture du moignon rectal, toilette péritonéale ; rétablissement à froid de la continuité (après 3 à 4 mois).

La suture de la perforation sans sigmoïdectomie en urgence risque de laisser évoluer à bas bruit une infection locale.

Occlusion intestinale [1]

Circonstances de survenue

Elle peut :

– survenir à la phase aiguë d'une diverticulite sigmoïdienne ;

– être le résultat d'une longue évolution avec plusieurs poussées de diverticulites refroidies par un traitement antibiotique ; elle réalise alors un tableau pseudo-tumoral. La coloscopie ne permet pas toujours d'éliminer une tumeur et ce n'est que l'examen anatomopathologique de la pièce d'exérèse qui permettra de trancher.

DIVERTICULOSE COLIQUE COMPLIQUÉE (3)

Conduite à tenir

► *Mise en condition du patient*

• Hospitalisation en urgence en milieu chirurgical.

• Repos au lit.

• Mise en place d'une voie veineuse périphérique et d'une sonde gastrique pour aspiration digestive douce et continue.

• Arrêt de l'alimentation orale.

► *Antalgiques et antispasmodiques*

Ex : **paracétamol** (***PERFALGAN***) : 1 g x 3/j en IV et ***SPASFON*** : 2 amp. x 3/j IV.

► *Antibiothérapie*

Par voie parentérale intraveineuse, débutée après les prélèvements bactériologiques habituels et adaptée secondairement à l'antibiogramme ; en l'absence de contre-indication, on peut proposer :

– β-lactamine : **amoxicilline + acide clavulanique** (***AUGMENTIN***) : 1 g x 3/j IV ;
– et/ou **fluoroquinolone**, **ofloxacine** (***OFLOCET***) : 200 mg x 2/j IV.

Évolution

► *La levée de l'occlusion est obtenue rapidement*

Une intervention chirurgicale peut être réalisée à froid, en 1 temps, après préparation colique : sigmoïdectomie avec anastomose colorectale.

► *L'occlusion ne cède pas*

Une intervention chirurgicale sera pratiquée en urgence. L'intervention est la même que pour la péritonite ou la perforation (intervention de Hartmann) : sigmoïdectomie avec colostomie d'amont et fermeture du moignon rectal, toilette péritonéale ; rétablissement à froid de la continuité (après 3 à 4 mois).

DIVERTICULOSE COLIQUE COMPLIQUÉE (4)

Hémorragie diverticulaire [1]

Il peut s'agir de rectorragies, voire d'un méléna. L'hémorragie s'arrête spontanément dans 75 à 95 % des cas. On ne peut cliniquement la différencier de l'hémorragie du cancer, d'une angiodysplasie ou d'une colite ulcéreuse. Les facteurs de risque sont la prise d'**aspirine**, d'**AINS** et d'alcool.
Le risque de récidive est faible arpès un premier épisode (15 %) mais passe à 50 % après un second épisode.

Mise en condition du malade

C'est une urgence médico-chirurgicale car l'hémorragie peut récidiver ou s'aggraver à tout moment : hospitalisation en réanimation chirurgicale.

- Éliminer une hémorragie digestive haute non extériorisée par la bouche. Pose d'une sonde nasogastrique voire fibroscopie.
- Éliminer une autre cause d'hémorragie digestive basse par une recto-sigmoïdoscopie. Idéalement, une coloscopie totale sur un côlon préparé doit être pratiquée pour préciser le siège et la cause de l'hémorragie ; un geste thérapeutique endoscopique peut être pratiqué dans le même temps.

Hémorragie de faible abondance

Faire une coloscopie en urgence qui permettra de porter le diagnostic dans 50 % des cas.

Au cours de la coloscopie, on peut dans certains cas pratiquer une injection hémostatique d'adrénaline ou mettre en place un clip. Toutefois, les récidives sont fréquentes. Refaire la coloscopie si le diagnostic n'a pas pu être porté.

Hémorragie importante

► *Scanner avec injection d'iode*

– Artériographie mésentérique supérieure et inférieure

Le scanner tend à remplacer l'artériographie. Si le débit de l'hémorragie est supérieur à 0,5 mL/min (débit de transfusion nécessaire pour maintenir une hémodynamique stable), il permet de localiser le diverticule qui saigne en montrant une extravasation du produit de contraste.

L'injection *in situ* d'**oxytocine** peut être tentée mais les récidives sont fréquentes à l'arrêt de la perfusion. Elle permet toutefois de préparer le patient à l'intervention chirurgicale.

► *Scintigraphie aux hématies marquées*

Elle permet aussi de visualiser l'hémorragie.

► *Coloscopie*

Elle est essentielle lorsqu'elle est possible car elle permet de localiser l'hémorragie. La préparation est difficile.

► *Intervention chirurgicale*

Elle est indiquée en cas d'hémorragie récidivante ou grave, ne cédant pas sous traitement.

- Le siège du saignement a été localisé avant l'intervention.

L'intervention de choix est la résection colique partielle avec anastomose immédiate ; le côlon doit être parfaitement propre et l'intervention se fait sous couvert d'une antibiothérapie.

- Le siège du saignement n'a pas été localisé avant l'intervention.

On doit tenter de pratiquer une coloscopie sur table après avoir évacué le côlon avec un tube de Faucher monté par l'anus.

Si l'origine du saignement n'est pas retrouvée, le traitement est difficile. Une colectomie totale peut être pratiquée avec anastomose iléo-rectale. Certains préfèrent pratiquer une hémicolectomie droite car la fréquence des hémorragies diverticulaires est plus importante à droite.

CONSENSUS

[1] Complications de la diverticulose sigmoïdienne, *SNFGE*, 2007.

NOTES

HÉMORROÏDES (1)

Rappels

La seule pathologie du plexus hémorroïdaire externe est la thrombose.
Trois types de pathologies peuvent toucher les hémorroïdes internes : l'hémorragie, le prolapsus et la thrombose.

Le traitement développé repose sur les recommandations de la SNFCP [1].

Traitement des complications aiguës : la thrombose hémorroïdaire externe

Traitement médical

Il est utile dans tous les cas.

► *Mesures hygiéno-diététiques*

- Suppression des épices, des condiments et de la caféine.
- Éviter la sédentarité.
- Lutte contre la constipation : régime riche en fibres, laxatifs doux, mucilages.
- Bains de siège tièdes en cas de poussée.

► *Traitement médicamenteux local*

Lubrification terminale antalgique : p. ex. ***TITANORÉÏNE*** : 2 à 3 sup./j.

De nombreux topiques sont proposés sous forme de pommade ou de suppositoires à action antalgique et anti-inflammatoire. Leur efficacité est certaine en cas de crise mais douteuse à long terme. Ex : topique contenant de la **prednisone** (***DELIPROCT***) : 1 sup. ou 1 appl. (pommade) x 2 à 3/j en cas de poussée aiguë.

► *Traitement médicamenteux par voie générale*

Les **anti-inflammatoires non stéroïdiens** sont utiles en cas de poussée ; ex : ***VOLTARÈNE*** : 1 cp. (50 mg) x 2 à 3/j.

Les **veinotoniques** à forte dose peuvent être utiles : ***DAFLON*** 500 : 2 cp. x 3/j.

Traitement instrumental

Il peut être fait par tout praticien.

- Anesthésie locale à la ***XYLOCAÏNE*** 1 % dans et en périphérie de la thrombose.
- Incision verticale de la thrombose dans le sens des plis radiés de l'anus.
- Évacuation du caillot.
- Pansement compressif à base de pommade (***MITOSYL*** pommade) pendant 48 h.

La survenue d'une thrombose hémorroïdaire externe interdit pendant au moins 15 j un autre traitement instrumental.

ANTIHÉMORROÏDAIRES LOCAUX

Sans anesthésiques ni corticoïdes

■ **Trimébutine + ruscogénines**

PROCTOLOG					
1 à 2 sup./j après les selles 1 à 2 appl./j après les selles	10 sup. 1 tube pommade 20 g		II II	NR NR	

■ **Oxyde de zinc**

TITANORÉÏNE					
1 à 2 sup./j après les selles 1 à 2 appl./j après les selles	12 sup. 1 tube crème 40 g		II II	NR NR	

Avec anesthésiques, sans corticoïdes

■ **Oxyde de zinc + lidocaïne**

TITANORÉÏNE					
1 à 2 appl./j après les selles	1 tube pommade 20 g		II	NR	

■ **Quinisocaïne + cétrimide**

RECTOQUOTANE					
1 à 2 appl./j après les selles	1 tube pommade 20 g		II	NR	

Avec anesthésiques et corticoïdes

■ **Prednisolone + cinchocaïne**

DELIPROCT					
Sup. : 1 à 2 sup./j après les selles Pom. : 1 à 2 app./j en couche mince (3 ou 4 le 1er j)	6 sup. 1 tube pommade 30 g		I I	NR NR	

■ **Fluocortolone + cinchocaïne**

ULTRAPROCT					
Idem ***DELIPROCT***	10 sup. 1 tube pommade 30 g		I I	NR NR	

PROPRIÉTÉS

Topiques antihémorroïdaires à action anti-inflammatoire (**corticoïdes**), antalgique et antiprurigineuse (anesthésiques) et veinotonique (**ruscogénines**).

CONTRE-INDICATIONS

Allergie à l'un des constituants (**lidocaïne** surtout).

INDICATIONS

Traitement symptomatique des manifestations douloureuses et prurigineuses anales, en particulier dans la crise hémorroïdaire et les fissures.

PRÉCAUTIONS D'EMPLOI

Traitement de courte durée ne dispensant pas d'un traitement spécifique (mesures hygiéno-diététiques, traitement instrumental ou chirurgical).

Ne pas appliquer de **corticoïdes** en cas de lésion infectieuse locale (syphilis, tuberculose, etc.).

EFFETS INDÉSIRABLES

Réactions allergiques locales (anesthésiques surtout).

HÉMORROÏDES (2)

Traitement préventif

Les mesures médicales sont les mêmes que celles de la thrombose hémorroïdaire. Elles ne permettent pas de supprimer les hémorroïdes. Lorsque les manifestations deviennent gênantes et répétées, mieux vaut prendre les mesures suivantes.
Il faut dans tous les cas éviter la constipation, les épices et l'alcool.

Traitement ambulatoire instrumental

Il vise à fixer le tissu hémorroïdaire dans le canal anal et est indiqué en cas de **manifestations fonctionnelles fréquentes et gênantes**.
Il existe de nombreuses techniques dont l'efficacité est globalement comparable. Les indications dépendent de l'habitude du prescripteur.

► *Ligature élastique*

C'est la miise en place d'un élastique au sommet des paquets hémorroïdaires pour les nécroser.

► *Injection sclérosante*

On l'utilise surtout en période hémorragique : sclérose sous-muqueuse sus-hémorroïdaire ; une douleur retardée de 15 à 30 min est possible ; risque minime de rectorragie à 15 j (chute d'escarre) ; 2 à 3 séances à 15 j d'intervalle sont nécessaires.

Traitement chirurgical

► *Désartérialisation hémorroïdaire transanale guidée par Doppler*

Il s'agit d'une méthode chirurgicale mini-invasive. La méthode consiste à repérer avec un anuscope et un Doppler l'artère hémorroïdaire supérieure qui va être suturée dans une zone peu sensible à la douleur. On y associe un repositionnement du prolapsus hémorroïdaire.

► *Traitement classique*

Il est de moins en moins utilisé car douloureux. On peut le proposer en cas :
- d'échec des traitement précédents ;
- de thrombose d'un prolapsus hémorroïdaire ;
- de polythrombose circulaire ;
- d'hémorragie abondante et répétée.

L'intervention de base du « Saint-Mark's hospital » est une hémorroïdectomie ouverte. Elle consiste à séparer les hémorroïdes en 3 paquets dont on pratique l'exérèse. La cicatrisation dure 3 à 4 sem. L'intervention est un peu douloureuse mais se complique rarement.

CONSENSUS

[1] Recommandations pour la pratique clinique du traitement de la maladie hémorroïdaire, *SNFCP*, 2013.

SCLÉROSANT HÉMORROÏDAIRE

■ Quinine-urée

KINURÉA H					
Hémorroïdes : inj. sous-muqueuse de 1 à 5 mL tous les 15 j, x 2 à 3 Fissure : inj. sous-fissuraire de quelques gttes	6 amp. 5 mL	9,91	I	30 %	1,65

PROPRIÉTÉS

Produit sclérosant utilisé pour la sclérose des hémorroïdes en ambulatoire.

INDICATIONS

Saignement d'origine hémorroïdaire.
Fissure anale jeune.

CONTRE-INDICATIONS

Grossesse.
Intolérance à la **quinine**.
Anus douloureux.

PRÉCAUTIONS D'EMPLOI

Hémorroïdes : traitement réservé aux hémorroïdes internes.

Traitement réservé aux fissures jeunes non infectées ; 2 à 3 gttes de produit suffisent.
Une anesthésie locale avec au moins 6 à 8 mL de **lidocaïne** à 1 % doit toujours précéder l'injection.
Éviter les scléroses chez les patients sous anticoagulants.
Éviter la répétition des séances de sclérose qui témoignent d'une inefficacité de la technique.

EFFETS INDÉSIRABLES

Douleur au point d'injection.
Sensation de corps étranger intra-rectal.
Rectorragies.
Atteinte cochléovestibulaire avec bourdonnement d'oreille, hypoacousie, vertiges.

FISSURE ANALE

Certaines étiologies doivent être éliminées devant une fissure anale :
- cancer du canal anal ;
- maladie de Crohn ;
- ulcération anale d'une hémopathie ou d'un cancer ;
- infection : VIH, CMV, HSV, syphilis, tuberculose ;
- affections dermatologiques prurigineuses (lésions de grattage) : eczéma, psoriasis.

Traitement médical

Il est indiqué dans tous les cas.

Traitement général

Son but est de supprimer la douleur.

► *Régularisation du transit intestinal*

Lutte contre la constipation : **laxatifs lubrifiants**, **mucilages**. Ex : ***SPAGULAX*** : 2 càc après les principaux repas, et ***LANSOŸL GELÉE*** : 2 càs le soir.

► *Antalgiques et anti-inflammatoires*

- **Paracétamol** (***DOLIPRANE***) : 500 mg x 3 à 6/j ou **tramadol** (***IXPRIM***) : 1 cp./4-6 h.
- ***VOLTARÈNE*** (cp. à 50 mg) : 1 cp. x 3/j.

► *Myorelaxants*

Ils peuvent être utiles pour diminuer la contracture : ***COLTRAMYL*** : 1 à 2 cp. x 2 à 3/j.

Traitement local

- Toilette locale au ***MERCRYL*** dilué de moitié dans de l'eau tiède.
- Application locale par toucher rectal par le patient de pommade ***MITOSYL*** x 2/j.

Injections sous-fissuraires

Elles sont indiquées dans les fissures typiques, jeunes, très douloureuses, avec hypertonie.

Anesthésie locale sphinctérienne par injection de 15 à 20 mL de **lidocaïne** 1 % ; puis injection sous-fissuraire d'une solution sclérosante de **quinine-urée** (***KINURÉA H***) : 1 à 5 mL par injection.

Ce traitement peut être répété 1 ou 2 fois à 1 sem. d'intervalle.

La complication est la formation locale d'un abcès.

Traitement chirurgical

Il est indiqué en cas de douleurs importantes et prolongées.

► *Sphinctérotomie*

La sphinctérotomie est le traitement le plus répandu. Elle consiste, après une incision cutanée, à sectionner partiellement le sphincter interne pour diminuer l'hypertonie.

► *Fissurectomie*

L'ablation de la fissure (fissurectomie) peut également être pratiqué ; elle peut être associée à un abaissement de la muqueuse rectale pour recouvrir la plaie (anuloplastie muqueuse).

► *Soins postopératoires*

Des soins réguliers postopératoires sont nécessaires :
- ***MITOSYL*** : 1 appl. matin et soir et si possible, après les selles ;
- dilatations rectales au doigt un j sur deux pendant 1 sem.

La cicatrisation est obtenue en 3 sem. environ.

PANCRÉATITE AIGUË (1)

La prise en charge correspond aux recommandations de la conférence de consensus de la SNFGE [1].

> Les deux principales causes de pancréatite aiguë sont :
> – la lithiase vésiculaire (60 %) ;
> – la consommation excessive d'alcool (40 %).
> Le diagnostic repose sur la présence :
> – d'une douleur abdominale ;
> – d'une élévation de la lipasémie > 3N (il n'y a pas d'indication à doser l'amylase qui est moins spécifique).

C'est une urgence médico-chirurgicale : le pronostic vital est en jeu.

Traitement symptomatique

Mise en condition du malade

Toute pancréatite aiguë doit être hospitalisée du fait du risque d'évolution vers une forme grave.

- Hospitalisation en urgence, en unité de soins intensifs s'il s'agit d'une forme grave.
- Repos absolu au lit.
- Mise en place :

– d'une voie veineuse périphérique voire centrale (en fonction de la gravité) pour mesure de la pression veineuse centrale ;
– d'une oxygénothérapie nasale ;
– d'un scope cardiaque, d'un dynamap ;
– d'un dispositif de recueil des urines (sonde le cas échéant) ;
– d'une sonde gastrique pour aspiration douce et continue si iléus.

Correction du choc

- Expansion volémique rapide par sérum physiologique, guidée éventuellement par la pression veineuse centrale : 500 mL en 20 min à renouveler si besoin.
- Si nécessaire : transfusion de concentrés globulaires.

Rééquilibration hydroélectrolytique

Perfusion de glucosé à 5 % : 4 L/j avec 4 g/L de NaCl, 2 g/L de KCl, 1 amp./L de gluconate de calcium et **vitamine B1 - vitamine B6** : 1 g et 500 mg/j dans les perfusions (posologie indicative à adapter à chaque patient).

Lutte contre la douleur

- **Antispasmodique** : ***SPASFON***, 1 amp. x 3/j.
- **Antalgique** : **paracétamol** (***PERFALGAN***) 1 g/8 h. Les **antalgiques morphiniques** sont utilisés en cas de douleur importante : **chlorhydrate de morphine** : 5 à 10 mg en SC toutes les 4 h.

PANCRÉATITE AIGUË (2)

Nutrition artificielle

La mise en route d'une nutrition artificielle est inutile si la reprise de l'alimentation se fait avant le 7e j.

L'alimentation peut être reprise après 48 h sans douleur.

S'il s'agit d'une pancréatite aiguë sévère, elle se fait par voie entérale, le plus précocement possible, idéalement en site jéjunal (à l'aide d'une sonde naso-jéjunale) ou à défaut en site gastrique. La nutrition doit être hypercalorique, hyperprotidique.

La réalimentation orale se fait à la disparition des douleurs et à la diminution de la lipase.

Évaluation de la gravité

Terrain : âge > 80 ans ; obésité, insuffisances organiques préexistantes.

Une CRP > 150 mg/L est également de mauvais pronostic.

Score de SIRS (syndrome de réponse inflammatoire systémique)

Le score SIRS doit remplacer le score de Ranson.

Un score SIRS persistant plus de 48 h est associé à une mortaité de 25 *versus* 8 % pour un score transitoire. Ce score a de plus l'avantage d'être simple et c'est également une des raisons de son utilisation.

Le score SIRS est défini par l'association d'au moins deux des paramètres suivants :

– température < 36 °C ou > 38 °C ;
– fréquence cardiaque > 90/min ;
– fréquence respiratoire > 20/min ou $PaCO_2$ < 32 mmHg ;
– leucocytes > 12 000/mm³ ou < 4 000/mm³ ou présence de formes immatures circulantes > 10 %.

Sa présence à l'admission et surtout sa persistance plus de 48 h est prédictive d'une évolution sévère et d'une surmortalité.

Index de sévérité TDM 72 h après l'apparition des premiers signes (score de Balthazar)

Quantification de l'inflammation et de la nécrose pancréatique.

Prévention de la surinfection

L'antibiothérapie systématique précoce n'est pas recommandée. En cas de suspicion de surinfection de la nécrose, on doit réaliser une ponction (le plus souvent sous TDM) pour étude bactériologique.

Les antibiotiques doivent être actifs sur les bactéries à Gram négatif et les germes anaérobies ; l'antibiothérapie doit être adaptée secondairement à l'antibiogramme. On utilise en première intention les **fluoroquinolones**, par exemple la **ciprofloxacine** (*CIFLOX*) : 200 mg x 2 à 3/24 h en perf. de 30 min, à adapter à la sévérité de l'infection et aux fonctions rénale et hépatique. Elle doit être associée à un second antibiotique, par exemple une **céphalosporine de 3e génération**, **ceftriaxone** (*ROCÉPHINE*) : 2 g/j à perfuser en 15 min une fois par j ou un **aminoside** : **gentamicine** (*GENTAMICINE*) : 3 mg/kg/j en 1 ou 2 inj. (à adapter à la fonction rénale). L'**imipénem** (*TIENAM*) peut également être proposé.

Prévention des complications de la réanimation

Nursing soigneux ; changements fréquents de position ; mobilisation passive et active ; prévention des thromboses veineuses par **héparine de bas poids moléculaire** (*LOVENOX*) : 0,2 mL/j en SC.

Le traitement décrit correspond aux formes sévères. Dans les formes moins graves, le traitement comporte :
– une mise au repos du tube digestif ;
– une aspiration digestive douce et continue ;
– une hydratation intraveineuse ;
– des antalgiques périphériques ;
– une réalimentation rapide dès la disparition des douleurs.

PANCRÉATITE AIGUË (3)

Traitement étiologique

Pancréatite aiguë biliaire

► *Sphinctérotomie endoscopique (SE)*

Deux situations font l'objet d'un consensus [1] :

– en cas d'angiocholite et/ou d'ictère obstructif, la SE est indiquée quels que soient la durée d'évolution et le degré de gravité ;

– dans les pancréatites aiguës bénignes d'évolution favorable, il n'y a pas d'indication à réaliser une SE en urgence.

Deux situations ne font pas l'objet d'un consensus :

– dans les pancréatites aiguës graves, la SE peut être réalisée en urgence par une équipe disposant d'un plateau technique adapté. Elle n'est indiquée qu'au cours des 72 premières heures d'évolution ;

– dans les pancréatites aiguës vues à un stade précoce (12 premières heures), il est difficile de prédire la gravité de l'évolution et aucune recommandation ne peut être faite.

► *Cholécystectomie*

Dans les formes de pancréatite aiguë non compliquées, le pronostic est dominé par le risque de récidive. Une cholécystectomie doit être réalisée, et la voie laparoscopique, au cours de la même hospitalisation, est le traitement de référence de la lithiase vésiculaire.

Dans les pancréatites aiguës graves, le pronostic est dominé par les complications générales et locorégionales. La cholécystectomie laparoscopique peut être réalisée à distance des phénomènes aigus mais s'accompagne d'un taux de conversion élevé. Chez les malades à très haut risque opératoire, une SE sans cholécystectomie associée est préconisée.

Pancréatite aiguë alcoolique

Elle nécessite un arrêt total et définitif de toute boisson alcoolisée.

Surveillance

Elle doit être stricte, rapprochée et répétée.

Clinique

- État de conscience, fréquences cardiaque et respiratoire, tension artérielle, température, diurèse, pression veineuse centrale.
- Glycémie capillaire, glycosurie et cétonurie à la bandelette.
- Examen abdominal avec toucher rectal, examen cardio-pulmonaire.
- Liquide gastrique aspiré : aspect, quantité, couleur.
- Scope, électrocardiogramme, pression veineuse centrale.

Biologie

- NFS, plaquettes, hémostase complète à la recherche d'une coagulation intravasculaire disséminée.
- Ionogrammes sanguin et urinaire, glycémie, calcémie, urémie, créatininémie.
- Amylasémie, lipasémie.
- Gazométrie artérielle.

Imagerie

- Radiographie thoracique au lit tous les jours.
- Échographie et tomodensitométrie abdominale à répéter régulièrement.

CONSENSUS

[1] Pancréatite aiguë, *SNFGE*, 2001.

PANCRÉATITE CHRONIQUE (1)

L'alcoolisme chronique est responsable de 90 % des pancréatites chroniques. La consommation moyenne quotidienne est de 150 g d'alcool.

Le traitement est ambulatoire mais peut être débuté par une hospitalisation brève, notamment pour le sevrage.

Le traitement doit être poursuivi toute la vie.

Arrêt de l'absorption de toute boisson alcoolisée

Le sevrage doit être complet et définitif.
C'est à la fois le traitement étiologique et le meilleur traitement contre la douleur.
Il justifie une prise en charge spécialisée (*cf.* Sevrage alcoolique).
Il est nécessaire de prévenir le delirium tremens et l'encéphalopathie de Gayet-Wernicke.

Traitement des douleurs

Traitement médical

L'**acétylsalicylate de lysine** (***ASPÉGIC*** 500) : 1 sach. x 3/j est classiquement bien efficace sur les douleurs pancréatiques. En cas d'intolérance, on peut utiliser le **paracétamol** (***DOLIPRANE***) 1 cp. à 500 mg x 3/j.
Les **antispasmodiques** type ***SPASFON*** : 1 à 2 cp. x 3/j sont également efficaces.
Le recours à des **morphiniques** au long cours (***DAFALGAN CODÉINE***) est possible mais expose au risque d'accoutumance.

En cas d'échec du traitement médical :
- s'assurer que le sevrage est respecté ;
- éliminer un pseudo-kyste (échographie) ;
- éliminer un ulcère gastroduodénal (fibroscopie).

Après avoir éliminé ces causes, on peut proposer les traitements suivants.

Sympatholyse chimique du plexus cœliaque

L'infiltration percutanée sous repérage échographique ou tomodensitométrique du plexus cœliaque par de la **lidocaïne** ou de l'alcool absolu peut donner de bons résultats.

Traitement chirurgical

Il est exceptionnellement indiqué pour le traitement des douleurs. On pratiquerait des dérivations canalaires, kystiques ou biliaires voire une chirurgie d'exérèse.

Traitement de la maldigestion

Régime alimentaire

Le régime doit être adapté à chaque patient.
Il doit être :
- hypercalorique : 2 000 à 3 000 kcal/j ;
- hyperprotidique : 100 à 150 g/j ;
- hypolipidique : < 60 g/j en évitant les graisses cuites et en privilégiant les **triglycérides à chaîne moyenne** ;
- normoglucidique : 300 à 400 g/j en évitant les hydrates de carbone à index glycémique élevé.

Enzymes pancréatiques

Les **enzymes pancréatiques** sont à prendre au début des repas (***CRÉON***) : 2 à 3 gél. x 3/j.

Traitement du diabète

L'insuline est le meilleur traitement car les réserves insuliniques endogènes sont faibles. De petites doses sont souvent suffisantes pour équilibrer le diabète. Le risque d'hypoglycémies est important car le pancréas sécrète également moins de glucagon et le foie a moins de réserves en glycogène en cas d'insuffisance hépatique sous-jacente.
L'alternative est représentée par les **sulfamides hypoglycémiants** (***DAONIL*** p. ex.) à faible dose. Il existe alors également un risque d'hypoglycémie.

EXTRAITS PANCRÉATIQUES

Poudre de pancréas

CRÉON						
En 2 à 3 prises/j au cours des repas A. et E. > 10 ans : 75 000 à 100 000 U/j E. entre 5 et 10 ans : 50 000 à 75 000 U/j N. et E. : 2 500 U/kg/repas max (posologie initiale N. : 5 000 U/repas). 1 c-mes. = 5 000 UI À adapter au degré de malabsorption	60 gél. 12 000 U de lipase	12,01		65 %	0,20
	100 gél. 12 000 U de lipase	HOP			
	120 gél. 12 000 U de lipase	22,04		65 %	0,18
	60 gél. 25 000 U de lipase	19,81		65 %	0,33
	100 gél. 40 000 U de lipase			NR	
	200 c-mes. 5 000 UI glé.	29,36		65 %	
EUROBIOL					
6 gél. ou 8 à 12 c-mes. au cours des repas À adapter au degré de malabsorption	100 gél. 25 000 U de lipase	HOP			
	105 c-mes. 12 500 U de lipase	17,74		65 %	0,17

PROPRIÉTÉS

Extraits de pancréas apportant les activités enzymatiques pancréatiques nécessaires à la digestion (activités lipolytique, amylolytique et protéolytique). Les spécialités en gélules sont gastrorésistantes, évitant une destruction des enzymes par l'acidité gastrique.

INDICATIONS

Insuffisance pancréatique exocrine : pancréatite chronique, mucoviscidose, séquelles de gastrectomie et de pancréatectomie.

PRÉCAUTIONS D'EMPLOI

Risque de troubles digestifs chez les sujets ayant une hypersensibilité aux extraits pancréatiques.

Ouvrir les gélules en cas de gastrectomie.

Deux à trois mois de traitement sont nécessaires pour obtenir l'efficacité optimale. La posologie peut être exceptionnellement augmentée en cas de stéatorrhée rebelle ; un traitement antisécrétoire complémentaire peut être utile.

PANCRÉATITE CHRONIQUE (2)

Traitement des complications

Pseudo-kystes

> Le traitement doit être fait à distance d'une poussée de pancréatite aiguë.
> Seuls les pseudo-kystes symptomatiques doivent être traités s'ils ne régressent pas spontanément après environ 2 mois d'évolution.

► *Traitement chirurgical*

On peut proposer :

– une intervention de drainage (anastomose kysto-duodénale, kysto-gastrique ou kysto-jéjunale) ;

– ou plus rarement une intervention d'exérèse (pseudo-kystes de la queue ou hémorragiques) : spléno-pancréatectomie gauche.

► *Traitement endoscopique*

Il peut être pratiqué lorsque le pseudo-kyste bombe dans la paroi gastrique ou duodénale. Une fistule kysto-duodénale ou gastrique est alors créée par voie endoscopique.

► *Ponction-drainage*

Une ponction échoguidée peut être faite, en particulier si les patients sont inopérables ou le traitement endoscopique impossible. Les récidives sont fréquentes.

Sténose de la voie biliaire principale

On fait une dérivation bilio-digestive par anastomose cholédoco-duodénale ou jéjunale s'il existe une cholestase avec dilatation de la voie biliaire principale pendant plus de 4 sem.

Épanchements

Le traitement est difficile. Il faut traiter le pseudo-kyste fissuré pour que l'épanchement se tarisse.

Hémorragies digestives

► *Rupture de varices œsophagiennes*

Le traitement repose sur la prévention de récidives (*cf.* Cirrhose).

► *Artère érodée au contact d'un foyer de nécrose ou d'un pseudo-kyste*

Le traitement est chirurgical. On peut parfois proposer une embolisation artérielle.

Diabète

Il doit être traité de préférence par insuline.

> **Complications des pseudo-kystes du pancréas**
>
> Compressions :
> – gastroduodénale : vomissements ;
> – des voies biliaires : ictère ;
> – du côlon : occlusion ;
> – de la veine splénique : hypertension portale segmentaire.
>
> Hémorragie intrakystique.
> Abcédation.
> Rupture intrapéritonéale ou dans un organe voisin.
> Érosion artérielle : hémopéritoine, hémorragie digestive, wirsungorragie.
> Épanchement des séreuses : péritoine, plèvre, péricarde.

NOTES

CANCER DU PANCRÉAS (1)

Le traitement reprend les recommandation de la FFCD, du GERCOR, de la FNCLCC et de la SNFGE [1].

> Le cancer du pancréas est le plus grave de tous les cancers digestifs. 15 % seulement des tumeurs peuvent bénéficier d'un traitement chirurgical curatif. La survie globale à 5 ans est inférieure à 5 %.

La stratégie thérapeutique doit être décidée en milieu spécialisé (RCP).

Traitement curatif

Il est exclusivement chirurgical. C'est le traitement à proposer en première intention en l'absence de métastases à distance si le terrain le permet.

Préparation du malade

- Arrêt de l'alcool et du tabac.
- Éradication des foyers infectieux ORL et stomatologiques.
- Renutrition si possible orale, sinon entérale ou parentérale en milieu spécialisé.
- Bilan d'opérabilité cardiorespiratoire ; kinésithérapie respiratoire.
- Antibiothérapie périopératoire.

Le bilan d'extension est négatif.

Intervention chirurgicale

- Laparotomie médiane sus-ombilicale.
- Exploration loco-régionale soigneuse avec examens extemporanés du péritoine et des ganglions : s'il existe un envahissement, l'intervention curatrice doit être annulée.

► *Localisation tumorale de la tête*

- Duodéno-pancréatectomie céphalique : exérèse de la tête du pancréas, de la totalité du cadre duodénal et de la première anse jéjunale.
- Rétablissement des continuités par anastomoses gastro-jéjunale, cholédoco-jéjunale et wirsungo-jéjunale sur anse en oméga.
- Fermeture plan par plan et examen anatomopathologique de la pièce opératoire.

La mortalité opératoire est < 2 % dans les centres spécialisés.

► *Localisation tumorale corporéo-caudale*

On pratique une splénopancréatectomie gauche.

CANCER DU PANCRÉAS – CHIMIOTHÉRAPIE

PRODUIT	POSOLOGIE	RYTHME D'ADMINISTRATION
Oxaliplatine (*ELOXATINE*)	100 mg/m² dans 500 mL G5 % sur 2 h	Toutes les 2 sem.
Gemcitabine (*GEMZAR*)	1 000 mg/m² dans 250 mL NaCl sur 30 min	

CANCER DU PANCRÉAS (2)

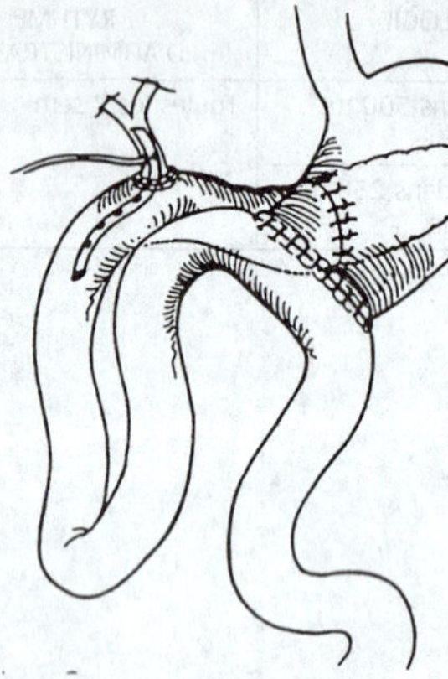

Duodéno-pancréatectomie céphalique. Rétablissements des continuités par anastomoses sur anse en oméga :
- gastro-jéjunale
- cholédoco-jéjunale
- wirsungo-jéjunale

Chimiothérapie adjuvante

On utilise le **5-FU**, l'**acide folinique**, la **gemcitabine** (***GEMZAR***), l'**irinotécan** (***CAMPTO***) et l'**oxaliplatine.**

Traitement palliatif

Il est pratiqué dans plus de 85 % des cas. Ses indications sont une tumeur inextirpable en totalité, une contre-indication opératoire et les récidives.

Traitement médical

► *Traitement de la douleur*

On débute par des **antalgiques** mineurs type **paracétamol** (***DOLIPRANE*** 500) ou **tramadol** (***IXPRIM***) : 1 cp./4-6 h. Le passage à des **morphiniques** est souvent nécessaire (***MOSCONTIN***).

La radiothérapie externe peut également être utilisée.

La sympatholyse chimique du plexus cœliaque sous repérage tomodensitométrique par de la **lidocaïne** ou de l'alcool absolu peut donner de bons résultats.

► *Lutte contre le prurit*

Les **chélateurs des sels biliaires**, **colestyramine** (***QUESTRAN***) : 1 sach. x 3/j, sont peu efficaces, de même que les **antihistaminiques H1** (***POLARAMINE***) : 1 à 2 cp. x 2 à 3/j.

La dérivation biliaire (*cf. infra*) donne de meilleurs résultats.

CANCER DU PANCRÉAS (3)

► *Un soutien psychologique, des anxiolytiques et antidépresseurs peuvent être utiles.*

► *Traitement de la maldigestion*

Le régime doit être hypercalorique et hyperprotidique, en utilisant des mélanges nutritifs (ex : *NUTRIDORAL*, *FORTIMEL*).

Des **extraits pancréatiques** (***CRÉON***) : 2 à 3 gél. avant chaque repas, peuvent être prescrits.

► *Traitement de la cholestase*

Il permet de faire régresser l'ictère, la maldigestion, le prurit, et de prévenir l'angiocholite. Dans les localisations tumorales céphaliques, on peut mettre en place une prothèse biliaire par voie endoscopique au cours d'une cholangiographie-pancréatographie rétrograde endoscopique (CPRE). Les complications sont la migration et l'obstruction de la prothèse ainsi que des épisodes d'angiocholite.

En cas d'occlusion digestive, une protèse duodénale peut également être mise en place.

La **gemcitabine** (***GEMZAR***), peu efficace sur la survie, est devenue la molécule de référence. Le **5-FU** et surtout l'**oxaliplatine** sont également utilisés.

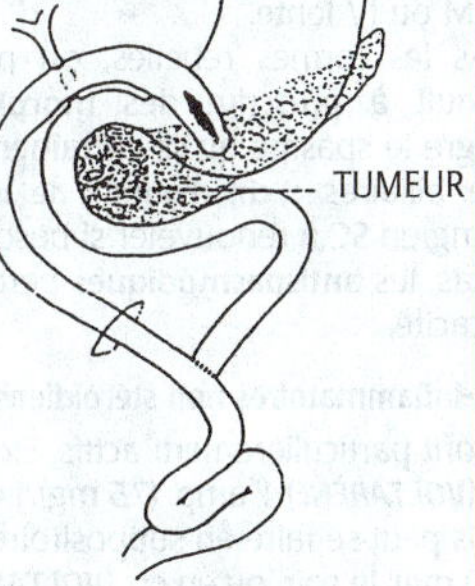

Double dérivation sur anse en Y cholédoco-jéjunale et gastro-jéjunale

CONSENSUS

[1] Cancer du pancréas, *SFNGE*, 2011.

COLIQUE HÉPATIQUE – LITHIASE VÉSICULAIRE

La colique hépatique ou douleur biliaire aiguë est le seul symptôme attribuable à la lithiase biliaire. Elle correspond à la mise sous tension des voies biliaires du fait d'un obstacle, le plus souvent un calcul. Les troubles dyspeptiques, « intolérance » aux graisses, migraines, etc., ne sont pas dus à une lithiase biliaire.

Traitement symptomatique

Règles hygiéno-diététiques

- Diète hydrique.
- Puis reprise progressive d'une alimentation légère : jambon, pâtes, purée, confitures, yaourts.

Antispasmodiques et antalgiques

On utilise souvent le **phloroglucinol, triméthylphloroglucinol** (***SPASFON***) : 1 à 3 amp./j en IM ou IV lente.

Dans les formes rebelles, on peut être conduit à prescrire des **morphiniques**, malgré le spasme qu'ils entraînent sur les voie biliaires : **chlorhydrate de morphine**, 10 mg en SC à renouveler si besoin. Dans ce cas, les **antispasmodiques** perdent leur efficacité.

Anti-inflammatoires non stéroïdiens

Ils sont particulièrement actifs. Ex : **diclofénac** (***VOLTARÈNE***) 1 amp. (75 mg)/j en IM. Le relais peut se faire en suppositoire : 1 sup. (100 mg), le soir, ou en cp. (***VOLTARÈNE LP***) : 1 cp. (100 mg)/j.

Évolution

Le plus souvent, le calcul se débloque et retourne dans la vésicule ou migre spontanément dans le duodénum. La douleur cède en quelques heures mais une gêne de l'hypocondre droit peut persister plus longtemps.

Des complications peuvent survenir :

– cholécystite aiguë ;

– angiocholite ;

– pancréatite aiguë.

Traitement étiologique

C'est celui de la lithiase vésiculaire ou de la lithiase de la voie biliaire principale.

Cholécystectomie par laparoscopie

C'est actuellement l'intervention de référence (95 % des interventions). Certaines équipes la pratiquent en ambulatoire en hôpital de jour.

L'intervention devrait pour certains être systématiquement associée à une cholangiographie peropératoire. L'examen anatomopathologique de la pièce opératoire est systématique.

Avant l'intervention le patient doit être prévenu de la possibilité d'une conversion (en laparotomie).

Les différents temps de l'intervention sont les suivants :

- cholécystectomie ;
- cholangiographie peropératoire :

– si calculs de la voie biliaire principale, extraction par voie transcystique (cystique long, petits calculs) ou cholédocotomie ;

– contrôle de la vacuité de la voie biliaire principale.

Cholécystectomie par laparotomie

- Elle n'est quasiment plus réalisée.
- Voie sous-costale droite ou rarement sus-ombilicale.
- Abord et canulation du cystique pour cholangiographie peropératoire.
- Cholécystectomie.
- Examen anatomopathologique de la pièce opératoire.

Traitement médical

Il n'est plus utilisé depuis le développement de la chirurgie par laparoscopie.

> Une lithiase vésiculaire ne doit être traitée que lorsqu'elle est symptomatique.
> Une lithiase asymptomatique ne doit être ni traitée, ni surveillée.

ANTISPASMODIQUES (1) – NON ANTICHOLINERGIQUES (1)

Phloroglucinol + triméthylphloroglucinol

SPASFON					
2 cp. x 3/j	30 cp. 80 mg	2,18		15 %	0,07
Traitement d'attaque : 2 lyoph. x 3/j	10 lyoph. oraux 80 mg	1,37		15 %	0,14
	5 lyoph. oraux 160 mg	1,55		15 %	0,31
1 sup. x 2 à 3/j	10 sup. 150 mg	2,23		15 %	0,22
1 à 3 amp./j en IM ou IV lente	6 amp. 40 mg	2,87		15 %	0,48

Trimébutine

DÉBRIDAT					
1 cp. x 3/j	30 cp. 100 mg	3,82	II	15 %	0,13
	30 cp. 200 mg	6,70	II	15 %	0,22
1 sach. x 3/j	30 sach. 74,4 mg	5,73	II	15 %	0,19
1 càs x 3/j	16 càs 72 mg (fl. 250 mL)	3,24	II	15 %	0,20
1 à 3 amp./j en IM ou IV lente	25 amp. 50 mg/5 mL	HOP	I		
DÉBRIDAT enfant et nourisson 4,8 mg/mL 1 mL/kg/j, soit 1 graduation/kg/j en 3 prises	25 graduations (fl. 125 mL)	2,05	II	15 %	0,08

Mébévérine

DUSPATALIN					
1 gél. x 2 à 3/j	30 gél. 200 mg		II	NR	
MEBEVERINE					
100 à 200 mg x 3/j	30 gél. 100 mg	1,69	II	15 %	0,06
	30 cp. 200 mg	2,77	II	15 %	0,09

Pinavérium bromure

DICETEL					
1 cp. x 3 à 4/j	20 cp. 50 mg	3,54	II	15 %	0,18
1 cp. x 2/j	30 cp. 100 mg	6,05	II	15 %	0,20

Alvérine

MÉTÉOSPASMYL					
1 caps. x 2 à 3/j	20 caps. 60 mg	2,92	II	15 %	0,15

ANTISPASMODIQUES (2) – NON ANTICHOLINERGIQUES (2) – PHARMACOLOGIE

PROPRIÉTÉS

Antispasmodiques non atropiniques (sans effet anticholinergique) agissant directement au niveau des fibres musculaires lisses du tube digestif, des voies biliaires et urinaires et du muscle utérin.

INDICATIONS

Colique hépatique ou néphrétique (**phloroglucinol** et **alvérine**).

Colopathie fonctionnelle ; traitement symptomatique des douleurs, des troubles du transit et de l'inconfort intestinal.

Phloroglucinol, **alvérine** et **mébévérine** : manifestations spasmodiques ou douloureuses d'origine utérine telles que dysménorrhées, tranchées du post-partum, menaces d'avortement, dystocies dynamiques.

CONTRE-INDICATIONS

Exceptionnelle allergie à l'un de ces produits.

PRÉCAUTIONS D'EMPLOI

Grossesse et **allaitement** : le **phloroglucinol** a été bien étudié et est autorisé. Les données sont insuffisantes pour les autres produits.

Pinavérium : prendre les comprimés en position debout, avec un verre d'eau sans les sucer ni les croquer.

EFFETS INDÉSIRABLES

Ils sont très rares.

Troubles digestifs mineurs.

Réactions cutanées allergiques (**phloroglucinol** et **trimébutine**).

Trimébutine : risque de lipothymies en cas d'injection IV trop rapide.

INTERACTIONS MÉDICAMENTEUSES

Morphiniques : annulation de l'effet antispasmodique.

ANTISPASMODIQUES (3) – ANTICHOLINERGIQUES

Dihexyvérine

SPASMODEX					
1 à 5 cp./j 1 à 3 sup./j	30 cp. 10 mg 6 sup. 50 mg		II II	NR NR	

Atropine

ATROPINE SULFATE LAVOISIER					
0,25 à 0,50 mg x 2 à 3/j sans dépasser 2 mg/j	10 amp. 0,25 mg/1 mL		I	NR	
	100 amp. 0,25 mg/1 mL	HOP	I		
	10 amp. 0,5 mg/1 mL		I	NR	
	100 amp. 0,5 mg/1 mL	HOP	I		
	10 amp. 1 mg/1 mL	HOP	I		
	100 amp. 1 mg/1 mL		I	NR	

PROPRIÉTÉS

Antispasmodiques anticholinergiques agissant au niveau des fibres musculaires lisses du tube digestif, des voies biliaires et urinaires.

INDICATIONS

Coliques hépatiques et néphrétiques (formes injectables).

Colopathie fonctionnelle ; traitement symptomatique des douleurs, des troubles du transit et de l'inconfort intestinal.

Manifestations spasmodiques ou douloureuses d'origine utérine : dysménorrhées, tranchées du post-partum.

CONTRE-INDICATIONS

Risque de glaucome par fermeture de l'angle.

Risque de rétention urinaire par obstacle urétro-prostatique.

PRÉCAUTIONS D'EMPLOI

Grossesse : éviter par prudence, bien qu'aucun effet tératogène n'ait été rapporté.

Allaitement : déconseillé (passage dans le lait).

Utiliser avec prudence en cas d'insuffisance hépatique ou rénale, d'insuffisance coronarienne, de troubles du rythme, d'hyperthyroïdie, de bronchite chronique, d'hypertrophie prostatique et chez la personne âgée ou alitée (risque d'iléus paralytique).

Risque de troubles de l'accommodation pouvant perturber la vigilance et la conduite.

EFFETS INDÉSIRABLES

Ce sont principalement les effets atropiniques qui sont dose-dépendants : sécheresse buccale, troubles de l'accommodation, épaississement des sécrétions bronchiques, diminution des sécrétions lacrymales, constipation, rétention d'urine, tachycardie, palpitations, irritabilité et confusion mentale (personnes âgées).

INTERACTIONS MÉDICAMENTEUSES

Addition des effets anticholinergiques en cas d'administration concomitante d'autres substances atropiniques : **antiparkinsoniens anticholinergiques**, **antidépresseurs imipraminiques**, **antipsychoptiques phénothiaziniques**, certains **antihistaminiques H1**, **disopyramide**.

CHOLÉCYSTITE AIGUË LITHIASIQUE

C'est une urgence chirurgicale. L'intervention est rarement pratiquée en extrême urgence mais le patient doit être hospitalisé immédiatement pour débuter le traitement antibiotique par voie parentérale.

Mise en condition du malade

- Hospitalisation en milieu chirurgical.
- Voie veineuse périphérique.
- Hydratation : glucosé à 5 % : 2 L/24 h + NaCl 4 g/L + KCl 2 g/L (à adapter à chaque patient).
- Si vomissements : sonde gastrique en aspiration douce et continue.
- Patient à jeun.

Antalgiques

- Vessie de glace sur l'hypocondre droit.
- **Antispasmodique musculotrope** (***SPASFON***) 2 amp. x 3/j.
- **Antalgique périphérique, paracétamol** (***PERFALGAN***) : 1 g x 3/24 h (risque de masquer une fièvre).

Antibiothérapie

Après 3 hémocultures, double antibiothérapie à bonne diffusion biliaire dirigée contre les germes habituellement en cause (*Escherichia coli*, *Klebsiella*, anaérobies) à adapter secondairement à l'antibiogramme : **amoxicilline + acide clavulanique** ou **céphalosporine de 3e génération + aminoside** ou **fluoroquinolone** ± **imidazolé.**

Exemples :

– ***AUGMENTIN*** IV 1 g/8 h + ***CIFLOX*** IV 200 mg/12 h.

– ***ROCÉPHINE*** IV 2 g/24 h + ***FLAGYL*** IV 500 mg/8 h.

– En cas d'allergie aux **pénicillines** : ***CIFLOX*** IV 200 mg/12 h + ***FLAGYL*** IV 500 mg/8 h.

Surveillance

Clinique

- Fréquence cardiaque, tension artérielle, température, diurèse.
- Ictère, douleur et palpation abdominale.

Biologie

- Ionogrammes sanguin et urinaire, fonction rénale, NFS, bilan hépatique (bilirubine, phosphatases alcalines).
- Bilan préopératoire.

Intervention chirurgicale

Elle est pratiquée après refroidissement par 48 h de traitement médical, ou plus rapidement s'il y a persistance des signes infectieux.

Cholécystectomie, idéalement par voie cœlioscopique (*cf.* Colique hépatique).

ANGIOCHOLITE AIGUË LITHIASIQUE

C'est une urgence chirurgicale. Le pronostic vital peut être rapidement menacé : il s'agit d'une septicémie avec rétention d'une bile infectée.
Le diagnostic est évoqué devant la triade : douleur, fièvre, ictère, se succédant dans cet ordre.

Mise en condition du malade, antalgiques, antibiotiques

L'attitude est identique à celle adoptée au cours de la cholécystite aiguë lithiasique (*cf.* Colique hépatique).
Le traitement chirurgical est parfois différent.

Traitement de la lithiase

Sphinctérotomie endoscopique associée à un traitement chirurgical

Cette attitude est recommandée en cas d'angiocholite et/ou d'ictère obstructif.

► *Sphinctérotomie endoscopique*

Après correction des troubles de l'hémostase par perfusion de 20 à 40 mg de ***VITAMINE K1***, et opacification rétrograde du cholédoque, on sectionne le sphincter d'Oddi.
La CPRE (cholangio-pancréatographie rétrograde endoscopique) permet de pratiquer un prélèvement bactériologique de bile, l'extraction des calculs (soit spontanément, soit par l'intermédiaire d'une sonde) et le drainage biliaire (interne ou externe avec mise en place d'un drain nasobiliaire).

► *Cholécystectomie*

Elle est effectuée à froid, 4 à 6 sem. après l'épisode aigu, idéalement par voie cœlioscopique (*cf.* Lithiase vésiculaire).

Traitement chirurgical seul

Cette attitude est préconisée lorsque le calcul a franchi le sphincter d'Oddi et qu'il n'y a plus d'obstacle. L'intervention se fait par laparoscopie.
L'intervention est pratiquée dans les 48 h qui suivent l'instauration du traitement médical :
- cholécystectomie ;
- cholangiographie peropératoire ;
- si calculs de la voie biliaire principale : extraction par voie trans-cystique (cystique long, petits calculs) ou cholédocotomie ;
- prélèvement bactériologique de bile ;
- contrôle de la vacuité de la voie biliaire principale ;
- lavage abondant ;
- si besoin drainage biliaire externe.

Conduite à tenir devant une lithiase de la voie biliaire principale non compliquée

Deux attitudes sont possibles :
- sphinctérotomie endoscopique, puis cholécystectomie secondaire sous laparoscopie ;
- ou intervention chirurgicale d'emblée sous laparoscopie ou laparotomie.

Certaines équipes évitent la première attitude chez le sujet jeune compte tenu du devenir mal connu à long terme des sphinctérotomies.

HÉPATITE VIRALE AIGUË (1)

Virus responsables

Les virus des hépatites A, B et E et plus rarement C et D sont responsables de la majorité des hépatites aiguës en France. Les autres virus sont le CMV (cytomégalovirus), l'EBV (virus d'Epstein-Barr) et l'HSV (virus herpès).

Diagnostic

- Infection asymptomatique : 90 % des cas.
- Clinique : ictère.
- Biologie : transaminases (avec un rapport ALAT/ASAT > 1) entre 10 et 100 fois la normale.

Recherches sérologiques systématiques
– Hépatite A : IgM anti-VHA.
– Hépatite B : Ag HBs et IgM anti-HBc.
– Hépatite C : Ac anti-VHC (négatif en phase aiguë dans 50 % des cas, à compléter par une PCR si forte suspicion).
– Hépatite E : IgM anti-VHE.

Recherches sérologiques en fonction des données épidémiologiques
– Hépatite D : Ac anti-VHD (négatif en phase aiguë dans 50 % des casà compléter par une PCR si forte suspicion).
– Hépatites à CMV, EBV ou HSV : recherche d'IgM anti-CMV, anti-HSV et anti-VCA (pour le virus EBV).

Conduite pratique

Mesure hygiéno-diététique

L'hépatite virale aiguë est le plus souvent bénigne et il n'y a pas de traitement spécifique.
L'hospitalisation n'est pas indispensable dans les formes non compliquées. Un arrêt de travail peut suffire.

Arrêt de toute boisson alcoolisée.

Le reste du régime est normal ; il est classique de limiter l'apport en graisses.

Aucun traitement médicament n'est nécessaire dans les hépatites virales aiguës, sauf pour l'hépatite C.

Arrêt des médicaments

Tous les médicaments non indispensables doivent être arrêtés, notamment les contraceptifs oraux.
Dans les rares cas où un médicament vital doit être poursuivi, la posologie doit être adaptée à l'importance de l'insuffisance hépatique.
En cas de prurit: chélateur des sels biliaires, **colestyramine** (***QUESTRAN***) : 1 sach. x 3/j.

VACCIN ANTI-HÉPATITE A

Vaccin anti-hépatite A

HAVRIX					
A. 1 440 U 1 inj. suivie d'un rappel à 6 mois puis tous les 10 ans	1 ser. 1 440 U/1 mL	23,80	I	65 %	23,80
E. 720 U 2 inj. à 1 mois d'intervalle ; rappel à 6 ou 12 mois puis tous les 10 ans	1 ser. 720 U/1 mL	15,52	I	65 %	15,52
AVAXIM					
A. 1 inj. suivie d'un rappel à 6 mois puis tous les 10 ans	1 ser. 0,5 mL + 2 aig.	23,80	I	65 %	23,80

Vaccin anti-hépatite A + vaccin anti-hépatite B

VACCIN TWINRIX					
A. 1 inj. suivie d'un rappel à 1 mois et à 6 mois	1 ser. 1 mL 720 U VHA + 20 µg Ac HBs		I	NR	

PROPRIÉTÉS

Vaccin préparé à partir du virus de l'hépatite A, purifié et inactivé. L'immunité apparaît chez plus de 99 % des sujets immunocompétents.

INDICATIONS

Prévention de l'hépatite A.

Cette vaccination est recommandée :

– chez les voyageurs se rendant en zone endémique (régions tropicales et subtropicales d'Afrique, d'Asie (Moyen et Extrême-Orient), d'Amérique (centrale et du Sud) ;

– chez les sujets exposés professionnellement : employés de crèches et d'institutions d'enfants ou d'adolescents, assistantes maternelles, personnel médical et paramédical ; employés du secteur alimentaire, agents des cuisines, professions d'entretien d'eaux usées ;

– chez les sujets à risque particulier de contamination : homosexuels (rapports orauxanaux), toxicomanes ;

– chez les sujets au contact de personnes infectées car l'excrétion du virus peut se prolonger après la maladie ;

– chez les personnels militaires.

Il est possible que l'infection soit méconnue au moment de la vaccination. Dans ce cas, la vaccination ne modifie pas le cours de la maladie.

La vaccination est recommandée systématiquement en cas de contage si les conditions suivantes sont réunies : naissance après 1945, absence d'antécédent connu d'ictère et absence de séjour de plus d'un an dans un pays de forte endémicité. Dans les autres cas, une sérologie préalable est préférable.

CONTRE-INDICATIONS

Hypersensibilité à l'un des constituants du vaccin (albumine).

Infection fébrile.

PRÉCAUTIONS D'EMPLOI

Grossesse : effet non évalué mais le risque sur le fœtus devrait être négligeable (comme avec tous les vaccins viraux inactivés).

Allaitement : effet non évalué.

Ne pas injecter par voie IV : vérifier avant l'injection que l'aiguille n'est pas dans une veine ; préférer l'injection dans le deltoïde plutôt que dans le muscle fessier ; exceptionnellement, le vaccin pourra être administré par voie SC en cas de risque hémorragique grave.

La réponse immunitaire est moins bonne chez les patients immuno-déprimés ; une administration répétée du vaccin peut être nécessaire.

Bien agiter le vaccin avant l'injection.

EFFETS INDÉSIRABLES

Réaction locale transitoire cédant en 48 h.

Rarement, réactions générales : fièvre, céphalées, nausées, vertiges, fatigue.

INTERACTIONS MÉDICAMENTEUSES

Injecter en un site différent avec une aiguille différente les **immunoglobulines anti-hépatite A**.

> Le contrôle des taux sériques d'anticorps anti-VHA est inutile avant (il n'y a pas de risque à vacciner un sujet ayant déjà contracté la maladie) et après la vaccination chez les sujets immunocompétents.

HÉPATITE VIRALE AIGUË (2)

Surveillance

La mesure régulière du taux de prothrombine doit être systématique : **un taux inférieur à 50 % nécessite une hospitalisation en urgence en milieu spécialisé du fait du risque d'hépatite fulminante ou subfulminante.**

Les transaminases doivent être dosées tous les mois.

> **Hépatite C aiguë**
>
> – En cas de primo-infection asymptomatique (accident d'exposition au sang), certains proposent de débuter un traitement par interféron si ARN+ à 2 reprises, alors que d'autres préfèrent attendre une élévation des transaminases.
>
> – En cas d'hépatite C aiguë ictérique, compte tenu de la possibilité de guérison spontanée dans 50 % des cas, la recherche de l'ARN doit être effectuée 12 sem. après le début de l'ictère ; si elle est +, un traitement doit être débuté. Les nouveaux antiviraux sont efficaces selon les mêmes protocoles que pour l'hépatite C chronique. Néanmoins, l'**interféron pégylé** : ***PEGASYS*** 180 µg/sem. pendant 3 mois permet d'obtenir plus de 90 % de guérison dans les hépatites C aiguës.

Détermination de la source de contamination

► *Hépatites A et E*

Aliments (fruits de mer), eau, selles (personnel de crèches). L'hépatite E peut être secondaire à la consommation de saucisses contenant du foie de porc cru (figatelli corses) et plus généralement de viande de porc ou de gibier pas assez cuit.

► *Hépatites B, C et D*

Sujet porteur, toxicomanie, transfusion, origine d'une zone endémique.

Une enquête familiale doit être systématiquement pratiquée : interrogatoire, dosage des transaminases et des marqueurs viraux.

Prophylaxie

► *Mesures générales*

• Hépatite A : pas d'isolement ; précautions vis-à-vis des selles.

> **Déclaration obligatoire** à l'Agence régionale de santé (ARS) de l'hépatite A aiguë.

• Hépatite B : brosse à dents, rasoir, couverts personnels ; isolement et précautions lors des prélèvements (si hospitalisation) ; rapports protégés.

► *Immunoprophylaxie*

Elle doit être débutée précocement sans attendre les résultats sérologiques si l'entourage n'est pas vacciné.

• Hépatite A : il est conseillé de vacciner les personnes qui sont à la fois : nées après 1945, sans antécédent connu d'ictère et n'ayant pas séjourné plus d'un an dans un pays de forte endémicité.

Si l'une au moins des conditions précédentes n'est pas remplie et si la vaccination est compatible avec un délai de 14 j après le contage, une sérologie préalable, à la recherche d'anticorps totaux anti-VHA, est fortement recommandée : seules les personnes ayant une sérologie négative seront vaccinées. Si l'hépatite est survenue dans une structure collective, il est nécessaire de faire par interrogatoire une recherche rétrospective et prospective d'autres cas.

• Hépatites B et D : **immunoglobulines spécifiques anti-hépatite B** : 500 U en IM (contact sexuel) à 5 000 U en IV (contact sanguin) couplées à un début de vaccination.

• Hépatite E : un vaccin a été commercialisé dans les zones d'endémie les plus élevées (Chine, Mongolie) ; l'efficacité à long terme et sur les VHE des génotypes européens n'est pas certaine.

IMMUNOGLOBULINES SPÉCIFIQUES ANTI-HÉPATITE A

Immunoglobulines G contenant des anticorps anti-VHA

IMMUNOGLOBULINES anti-VHA					
Inj. IM Protection de l'adulte : 1 dose unique de 5 mL Protection de l'enfant : 1 dose unique de 2 mL	1 ser. 2 mL 1 ser. 5 mL			NR NR	

Ces immunoglobulines ne sont pas disponibles en France. On peut les obtenir en Autriche, en Belgique, en Allemagne ou en Suisse.

PROPRIÉTÉS
Gammaglobulines spécifiques anti-hépatite A assurant une immunoprotection contre cette maladie pendant les 2 mois qui suivent l'injection. Le mode d'obtention de ces immunoglobulines exclut le risque de transmission du VIH et des hépatites virales.

INDICATIONS
Prévention de l'hépatite A en cas d'épidémie ou de contage en milieu hospitalier, en crèche et en général dans toutes les collectivités de sujets fragiles. Les indications sont limitées depuis le développement de la vaccination.

CONTRE-INDICATIONS
Déficit complet en IgA.
Immunisation anti-IgA.

PRÉCAUTIONS D'EMPLOI
En cas d'association au vaccin anti-hépatite A, pratiquer les 2 inj. à des sites différents avec des aiguilles différentes.
Ne pas utiliser de vaccins à virus vivants atténués dans les 15 j qui précèdent et les 2 mois qui suivent l'injection des **gammaglobulines** (risque d'échec de la vaccination).

EFFETS INDÉSIRABLES
Exceptionnellement, sensation de malaise ou rash cutané cédant spontanément ou après injection d'**antihistaminiques H1** ou de **corticoïdes**.

INTERACTIONS MÉDICAMENTEUSES
Cf. Précautions d'emploi.

HÉPATITE VIRALE AIGUË (3) – HÉPATITE FULMINANTE

Définition

Il existe deux types de définition :

1. Apparition d'une encéphalopathie hépatique au cours d'une maladie hépatique aiguë sur un foie antérieurement sain. Si le délai entre l'ictère et l'encéphalopathie hépatique est < 15 j, c'est une hépatite fulminante ; s'il est > 15 j, c'est une hépatite subfulminante.
2. Chute du taux de prothrombine ou du facteur V en dessous de 50 % au cours d'une maladie hépatique aiguë sur un foie antérieurement sain. (On se réfère à la biologie et non pas à l'encéphalopathie hépatique.)

Encéphalopathie hépatique : stade I : astérixis ; stade II : confusion mentale ; stade III : coma.

Conduite à tenir

L'hépatite fulminante est une urgence vitale : le pronostic vital est en jeu à très court terme.

- Arrêt de tous les traitements médicamenteux.
- Transfert en extrême urgence en réanimation hépatologique.

Prévention des aggravations évitables

Mise en place d'une voie veineuse périphérique avec du glucosé à 10 % : 1 à 2 L/24 h + NaCl + KCl (quantités à adapter à la biologie) + vitamines **B1** et **B6** (1 amp./j).

Sonde nasale pour oxygénothérapie voire intubation avec ventilation assistée.

Une administration IV de **N-acétylcystéine** est parfois effectuée car une consommation récente de **paracétamol** est fréquente.

L'administration de plama frais congelé « pour améliorer la coagulation » est contre-indiquée car elle empêche la surveillance sans améliorer la survie.

Contrôle des complications de la maladie

Surélévation du tronc de 30° pour limiter l'œdème cérébral ; si besoin, on peut utiliser du **mannitol** IV.

En cas d'insuffisance rénale, une hémofiltration est pratiquée.

Transplantation hépatique en urgence

L'indication doit être prise en milieu spécialisé.

Schématiquement, elle est prise lorsqu'il existe une confusion ou un coma avec un facteur V < 20 ou 30 % (respectivement si âge < ou > 30 ans) car dans ce cas, la mortalité spontanée atteint 85 à 90 %.

HÉPATITE VIRALE CHRONIQUE B (1)

La prise en charge de l'hépatite chronique B a beaucoup évolué avec le développement de virus mutants et l'arrivée des nouveaux antiviraux.
Ce chapitre reprend les recommandations de l'AASLD et de l'EASL [1] [2].
Les hépatites chroniques virales sont le plus souvent asymptomatiques et découvertes de façon fortuite ou lors d'un dépistage.
En France, les porteurs chroniques de l'antigène HBs représentent 0,2 à 0,5 % de la population. La transmission se fait par voie sanguine ou sexuelle.

Groupes à risque pour l'infection par le VHB nécessitant un dépistage

- Toxicomanes IV.
- Sujets originaires d'une zone d'endémie : Asie du Sud-Est, Afrique noire.
- Homosexuels masculins et hétérosexuels à partenaires multiples.
- Entourage familial d'un porteur chronique de l'Ag HBs.
- Enfants nés de mère Ag HBs+ n'ayant pas été vaccinés.
- Personnel de santé non vacciné.
- Transfusés (transfusion très ancienne).

Histoire naturelle

L'infection par le VHB est asymptomatique dans 90 % des cas. Qu'elle soit symptomatique ou non, elle aboutit dans 90 % des cas à la guérison. La gravité est due au fait que les 10 % restants développent des lésions d'hépatite chronique pouvant aboutir, après 10 ans à 30 ans d'évolution, à une cirrhose et/ou à un carcinome hépatocellulaire.
L'infection chronique par le VHB évolue en 3 phases détaillées dans le tableau suivant.

Histoire naturelle de l'infection chronique par le VHB *

	PREMIÈRE PHASE	DEUXIÈME PHASE	TROISIÈME PHASE
Réplication virale	Intense	Faible	Nulle
Ag HBe	+	±	–
Ac anti-HBe	–	± (virus mutant)	+
ADN VHB	Élevé	Faible	Absent
Transaminases	Peu élevées	Très élevées	Normales
Activité	Modérée Hépatite chronique peu active (appelée aussi persistante)	Intense Hépatite chronique active	Faible ou nulle Hépatite chronique peu active ou cirrhose ou carcinome hépatocellulaire

* L'activité est reflétée par l'inflammation et la nécrose qui précèdent la fibrose.
Le passage de la 2e à la 3e phase correspond à la séroconversion dans le système « HBe » et ce taux est de 15 % par an.
Pendant la 3e phase peut survenir une séroconversion dans le système s qui correspond à un arrêt complet de l'activité histologique et de la réplication virale (moins de 5 % par an).
Le risque d'évolution vers la cirrhose est de 30 % après 20 à 30 ans d'évolution.
Le risque de carcinome hépatocellulaire est de 4 % par an (soit 20 % à 5 ans) chez un patient cirrhotique.

HÉPATITE VIRALE CHRONIQUE B (2)

Diagnostic sérologique

Les marqueurs sériques utilisés pour le diagnostic ou la surveillance des infections par le VHB sont l'Ag HBs, l'Ac anti-HBs, l'Ac anti-HBe (dont on peut caractériser les IgM), l'Ag HBe et l'Ac anti-HBe et l'ADN sérique du VHB.

Ag HBs et Ac anti-HBs

L'Ag HBs témoigne d'une infection virale et l'Ac anti-HBs d'une protection (guérison ou vaccination). Il existe un intervalle libre qui peut durer quelques semaines entre la disparition de l'Ag HBs et l'apparition de l'Ac anti-HBs.

Ac anti-HBc

L'Ac anti-HBc témoigne d'un contact avec le virus, qu'il soit récent ou ancien.

Ag HBe et Ac anti-HBe

L'Ag HBe témoigne d'une réplication virale (et donc d'un risque de transmission virale). La présence de l'Ac anti-HBe témoigne, si l'ADN du VHB est négatif, d'un virus sauvage, et si l'ADN du VHB est positif, d'une mutation du VHB, qui survient avec l'évolution de la maladie.

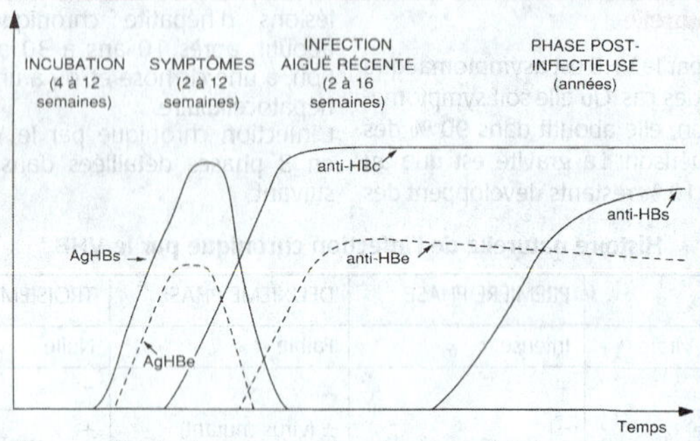

Évolution des marqueurs sériques B = infection résolutive.

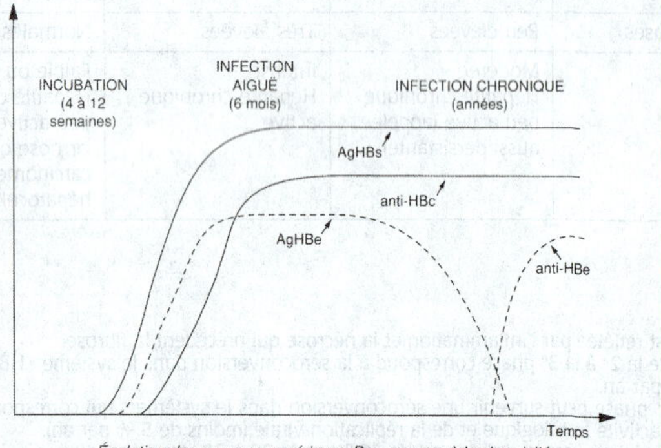

Évolution des marqueurs sériques B = passage à la chronicité.

Extrait de C. Buffet, G. Pelletier, Hépatologie. Paris : Masson, 1994.

ANTIVIRAUX – ANTI-HÉPATITE B (1)

■ Entécavir

BARACLUDE					
Patient n'ayant jamais reçu de traitement par un analogue nucléosidique : 0,5 mg x 1/j Patient résistant à la **lamivudine** : 1 mg x 1/j, prise à jeun (plus de 2 h avant ou plus de 2 h après un repas)	30 cp. 0,5 mg 30 cp. 1 mg 1 fl. 210 mL 0,05 mg/mL	474,91 474,91 551,43	I I I	65 % 65 % 65 %	15,83 15,83 551,43

Le **ténofovir** (***VIRÉAD***) est décrit en Maladies infectieuses.

PROPRIÉTÉS

Analogue nucléosidique de la guanosine phosphorylé en forme triphosphate active. Par compétition avec le substrat naturel, le désoxyguanosine triphosphate, l'entécavir triphosphate inhibe les 3 fonctions de la polymérase virale : l'amorce des polymérases du VHB, la transcription inverse du brin négatif d'ADN à partir de l'ARN messager prégénomique, et la synthèse du brin positif d'ADN du VHB.

INDICATIONS

Hépatite chronique virale B en phase de réplication et active histologiquement ou fibrose. Cirrhose virale B.

CONTRE-INDICATIONS

Hypersensibilité à la substance active.
Grossesse, allaitement.

PRÉCAUTIONS D'EMPLOI

Insuffisance rénale : adapter la posologie (*cf.* tableau *infra*). Surveiller une fois/an la fonction rénale avec clairance, protéinurie, hématurie, glucosurie.

Cl. créatinine (mL/min)	Posologie du ***BARACLUDE***	
	Patients naïfs de nucléosides	Patients résistants à la **lamivudine**
≥ 50	0,5 mg x 1/j	1 mg x 1/j
30-49	0,25 mg x 1/j * ou 0,5 mg/48 h	0,5 mg x 1/j
10-29	0,15 mg x 1/j ou 0,5 mg/72 h	0,3 mg x 1/j ou 0,5 mg/48 h
< 10 Hémodialyse ou DPAC **	0,05 mg x 1/j ou 0,5 mg/5-7 j	0,1 mg x 1/j ou 0,5 mg/72 h

Exacerbations de l'hépatite : augmentation transitoire des transaminases.

L'**entécavir** ne doit pas être utilisé chez les patients co-infectés VIH/VHB ne recevant pas de traitement antirétroviral hautement actif (HAART).

EFFETS INDÉSIRABLES

Céphalée, sensation vertigineuse, somnolence.
Vomissements, diarrhée, nausée, dyspepsie.
Fatigue, insomnie.

INTERACTIONS MÉDICAMENTEUSES

Augmentation de la concentration sérique de l'**entécavir** en cas de prise simultanée d'une molécule altérant la fonction rénale.

* Pour les doses < 0,5 mg, ***BARACLUDE*** solution buvable est recommandée.
** Les jours d'hémodialyse, administrer l'**entécavir** après l'hémodialyse.

HÉPATITE VIRALE CHRONIQUE B (3)

ADN VHB

La présence dans le sérum d'ADN du VHB témoigne d'une réplication virale (et donc d'un risque de contagion). La quantification de la vérimie participe à la décision d'introduire on non un traitement antiviral. La surveillance du taux d'ADN du VHB permet d'évaluer l'efficacité du traitement.

Diagnostic sérologique d'une infection par le VHB

MARQUEURS	SIGNIFICATION
Ag HBs+ ; Ac anti-HBs- ; IgM anti-HBc+ ; ALAT élevées	Hépatite virale B aiguë (ou dans certains cas particuliers réactivation virale B)
Ag HBs- ; Ac anti-HBs- ; IgM anti-HBc+ ; ALAT élevées	Hépatite virale B aiguë en voie de guérison (avant l'apparition des Ac anti-HBs)
Ag HBs- ; Ac anti-HBs+ ; Ac anti-HBc+ ; ALAT normales	Hépatite virale B ancienne et guérie
Ag HBs- ; Ac anti-HBs+ ; Ac anti-HBc- ; ALAT normales	Sujet vacciné contre l'hépatite B (ou hépatite B guérie très ancienne)
Ag HBs+ ; Ag HBe+ ; Ac anti-HBe- ; IgM anti-HBc- ; ADN VHB+ > 2 000 UI/mL ; AAT élevées	Hépatite chronique B en phase de réplication
Ag HBs+ ; Ag HBe- ; Ac anti-HBe+ ; IgM anti-HBc- ; ADN VHB- (ou < 2 000 UI/mL) ; ALAT normales	Porteur inactif de l'antigène HBs
Ag HBs+ ; Ag HBe+ ; Ac anti-HBe- ; IgM anti-HBc- ; ADN VHB+ > 10^7 UI/mL ; ALAT normales	Patient immunotolérant
Ag HBs+ ; Ag HBe- ; Ac anti-HBe+ ; IgM anti-HBc- ; ADN VHB+ ; ALAT élevées	Hépatite chronique B en phase de réplication à virus mutant
NB : Il est important de déterminer s'il existe une surinfection par le virus Delta ; l'Ag Delta est rarement retrouvé et l'infection est donc affirmée par la présence d'Ac anti-Delta	
Ag Delta+ ou Ac anti-Delta+ ; IgM anti-HBc+ ; ALAT élevées	Co-infection VHB et virus Delta
Ag Delta+ ou Ac anti-Delta+ ; IgM anti-HBc- ; ALAT élevées	Surinfection à virus Delta chez un porteur chronique du VHB

ANTIVIRAUX – ANTI-HÉPATITE B (2)

Lamivudine

ZEFFIX					
Hépatite chronique B : 100 mg/j Choisir la suspension buvable si des doses < 100 mg/j sont utilisées (insuffisance rénale)	28 cp. 100 mg 1 fl. 240 mL (5 mg/mL) + pipette doseuse	88,37 40,03	I I	65 % 65 %	3,16 40,03
EPIVIR					
Idem ***ZEFFIX***	60 cp. séc. 150 mg 30 cp. 300 mg 48 càc 1 fl. 240 mL 10 mg/mL	125,98 125,98 50,32	I I I	100 % 100 % 100 %	2,10 4,20 1,05

PROPRIÉTÉS

Antiviral très actif contre le virus VHB. La **lamivudine** est transformée en lamivudine triphosphate dans les hépatocytes, s'intègre dans le génome viral et inhibe la transcriptase inverse et l'ADN polymérase virale. Elle n'interfère pas avec le métabolisme cellulaire normal.

La **lamivudine** entraîne des résistances qui sont quasi constantes après 1 an de traitement.

INDICATIONS

La **lamivudine** ne doit plus être utilisée en première intention du fait des résistances qu'elle entraîne.

Hépatite B chronique de l'adulte avec réplication virale et :

- inflammation hépatique active histologiquement documentée et/ou fibrose ;
- ou atteinte hépatique décompensée.

CONTRE-INDICATIONS

Grossesse au 1er trimestre.

Allaitement.

Hypersensibilité à la **lamivudine**.

PRÉCAUTIONS D'EMPLOI

Expérience clinique

Le traitement doit être administré jusqu'à la séroconversion dans le système e (ou dans le systèmes) avec VHB DNA négatif. L'arrêt du traitement peut aussi être envisagé en cas de retour à des valeurs sériques d'ALAT préthérapeutiques ou à une détérioration histologique.

La **lamivudine** entraîne des mutations virales, notamment la mutation YMDD : 20 % à 1 an et 53 % à 3 ans de traitement. La poursuite du traitement malgré ces mutations permettrait toutefois de maintenir un certain bénéfice. Les implications à long terme de ces mutations sont inconnues. 53 % des patients reviennent au virus sauvage après arrêt de la **lamivudine**. Il existe ainsi un risque d'exacerbation de la maladie à l'arrêt du traitement. En pratique, la présence d'une mutation YMDD implique de ne pas arrêter le traitement.

Insuffisance rénale

Adapter la posologie (*cf.* Tableau *infra*).

Cl. créatinine (mL/min)	Posologie initiale	Dose d'entretien
30 à 50	20 mL (100 mg)	10 mL (50 mg)
15 à 30	20 mL (100 mg)	5 mL (25 mg)
5 à 15	7 mL (35 mg)	3 mL (15 mg)
< 5	7 mL (35 mg)	2 mL (10 mg)

EFFETS INDÉSIRABLES

La **lamivudine** est très bien tolérée chez les patients infectés par le VHB. Les effets indésirables les plus fréquents sont : malaise, asthénie, infections respiratoires, gêne au niveau de la gorge et des amygdales, céphalées, douleur ou gêne abdominale, nausée, vomissements, diarrhées.

INTERACTIONS MÉDICAMENTEUSES

BACTRIM : augmentation de 40 % de l'exposition à la **lamivudine** mais en l'absence d'insuffisance rénale, ne pas modifier la posologie de la **lamivudine**.

HÉPATITE VIRALE CHRONIQUE B (4)

Évaluation de l'atteinte hépatique – décision de traitement

La décision de traité dépend de la virémie, du niveau des transaminases et de l'atteinte histologique.

La biopsie du foie doit être discutée au cas pas cas.

Les méthodes non invasives pour évaluer l'atteinte hépatique n'ont été validées que dans l'hépatite C et pas dans l'hépatite B, même si des extrapolations sont souvent faites (*cf.* Hépatite C).

En fonction de l'activité, de la fibrose et du terrain, on décide de la mise en route ou non du traitement.

Indications thérapeutiques

Cas général

Les patients doivent être traités si ADN VHB > 2 000 UI/mL et/ou ALAT > N et/ou lésions nécrotico-inflammatoires et/ou fibrose modérée à sévère (A2F2).

Si l'activité de l'hépatite est évidente : ALAT > 2N, ADN VHB > 20 000 UI/mL, la biopsie du foie n'est pas nécessaire.

Doivent être également pris en compte l'âge et l'état général.

Indications particulières

- Patients immunotolérants : ALAT normales, ADN VHB > 10 ^{7}UI/mL en l'absence de cirrhose ou d'antécédent familial de carcinome hépatocellulaire : surveillance.
- Femme enceinte au 3e trimestre avec une virémie > 10 ^{7}UI/mL quel que soit le niveau des transaminases : traitement par **ténofovir** (***VIRÉAD***) pour diminuer le risque de transmission à l'enfant qui persiste, malgré la sérovaccination à la naissance, du fait de la virémie élevée.
- Patient ayant une hépatite chronique B peu sévère : ALAT < 2N et lésions histologiques < A2F2.
- Patients ayant une cirrhose compensée et un ADN viral détectable : traitement, quelle que soit la virémie (même < 2 000 UI/mL et ALAT normales).
- Patients ayant une cirrhose décompensée : traitement urgent.

ANTIVIRAUX – ANTI-HÉPATITE B (3)

■ Adéfovir dipivoxil

HEPSERA					
1 cp. x 1/j, à prendre au moment ou en dehors des repas	30 cp. 10 mg	525,30	I	65 %	17,51

PROPRIÉTÉS

L'**adéfovir dipivoxil** est une prodrogue orale de l'adéfovir, analogue nucléotidique phosphonate acyclique de l'adénosine monophosphate, qui est converti en adéfovir diphosphate. L'adéfovir diphosphate inhibe les polymérases virales par compétition directe de liaison avec le substrat naturel (désoxyadénosine triphosphate) et, après incorporation dans l'ADN viral, il provoque la terminaison de la chaîne d'ADN. L'adéfovir diphosphate inhibe de manière sélective les polymérases de l'ADN du VHB à des concentrations 12, 700 et 10 fois plus faibles que celles nécessaires pour inhiber respectivement les polymérases a, b et g de l'ADN humain. L'adéfovir diphosphate a une demi-vie intracellulaire comprise entre 12 et 36 h dans les lymphocytes activés et au repos.

L'**adéfovir** entraîne des résistances et n'est plus utilisé en première intention.

INDICATIONS

Du fait des résistances qu'il entraîne, l'**adéfovir** ne doit plus être utilisé en première intention.

Hépatite B chronique avec réplication virale active, élévation persistante des ALAT, inflammation hépatique active et fibrose histologiquement prouvées.

Hépatite B décompensée.

CONTRE-INDICATIONS

Grossesse et **allaitement**.

Hypersensibilité à la substance active ou à l'un des excipients.

PRÉCAUTIONS D'EMPLOI

Adapter la posologie à la clairance de la créatinine :

– 20 à 49 mL/min : 1 cp./48 h ;
– 10 à 19 mL/min : 1 cp./72 h ;
– hémodialyse : 1 cp./7 h après la dialyse.

EFFETS INDÉSIRABLES

Très fréquent : asthénie.

Fréquents : nausées, flatulences, diarrhées, dyspepsie, douleurs abdominales, céphalées. Apparition fréquente d'une insuffisance rénale (néphropathie tubulaire).

INTERACTIONS MÉDICAMENTEUSES

Adapter la posologie des médicaments associés en cas d'élévation de la créatininémie.

HÉPATITE VIRALE CHRONIQUE B (5)

Traitement

Objectifs du traitement

Le but du traitement est d'obtenir un arrêt de la multiplication virale avec une séroconversion dans le système e (pour les virus sauvages) voire dans le système s. L'arrêt de la réplication virale permet de limiter l'évolution des lésions hépatiques vers la cirrhose et le carcinome hépatocellulaire. Prise en charge à 100 %.

Bilan préthérapeutique

Cf. **Médicament interféron alpha** si un traitement par cette molécule est décidé.

Traitement

On dispose de 2 types de traitements : l'**interféron** et les **analogues nucléosidiques** ou **nucléotidiques**.

► *Analogues nucléosi(ti)diques*

Ils sont bien tolérés et le plus souvent utilisés en 1re intention. Ils sont efficaces aussi bien chez les patients Ag HBe+ que AgHBe-. Leur limite est le risque d'émergence de mutants résistants mais le risque à 5 ans est très faible.

On utilise 2 types de molécules qui ont un profil de résistance très faible : analogue nucléosidique, **entécavir** (***BARACLUDE***) 1 cp. à 0,5 mg/j ou **analogue nucléotidique**, **ténofovir** (***VIRÉAD***) : 1 cp. à 245 mg/j. La fonction rénale doit être surveillée une fois/an, en particulier pour le **ténofovir**.

• Dosage de la créatininémie et calcul du débit de filtration glomérulaire (formule MDRD).

• Le taux de phosphate sérique doit être surveillé. Si le taux est < 0,48 mmol/L (1,5 mg/dL), la surveillance doit être rapprochée. Si le taux est < 0,32 mmol/L (1,0 mg/dL), l'arrêt du traitement doit être envisagé.

• Bandelette urinaire pour dépistage de la protéinurie, de l'hématurie et de la glycosurie.

► *Interféron alpha*

Il est de moins en moins utilisé. On l'emploie surtout chez les patients AgHBe+. L'objectif est d'obtenir une séroconversion avec appartition d'Ac anti-HBe. La durée du trautement est de 1 an envrion.

Arrêt de l'alcool et de tout médicament hépatotoxique (le **paracétamol** n'est pas contre-indiqué).

Il n'y a aucun régime particulier à suivre (le régime pauvre en graisses est inutile) mis à part l'arrêt de l'alcool.

Interféron alpha pegylé, *PEGASYS* : 180 µg/sem. pendant 1 an.

Le bilan préthérapeutique est développé dans la fiche pharmacologique.

Prévention du syndrome pseudo-grippal : **paracétamol** (***DOLIPRANE***) : 1 g avant l'injection à renouveler éventuellement si besoin.

Facteurs de bonne réponse à l'interféron pour une hépatite virale chronique B

- Infection récente.
- Absence de déficit immunitaire.
- Transaminases élevées.
- Activité histologique marquée.
- Charge virale faible < 10^7 UI/mL.
- Génotype A.

Surveillance

- Virémie (ADN VHB) : tous les 3 mois.
- Si AgHBe+, contrôle tous les 3 mois.
- Surveillance des effets indésirables de l'**interféron**.
- Surveillance de la fonction rénale régulière.
- Dépistage du carcinome hépatocellulaire tous les 6 mois.

IMMUNOGLOBULINES SPÉCIFIQUES ANTI-HÉPATITE B

Immunoglobulines G contenant des anticorps anti-HBs

IMMUNOGLOBULINES ANTI-HBs LFB					
Inj. IV ou IM Prévention après contact sexuel : 500 UI Sérovaccination des nouveau-nés de mère HBs- : 30 UI/kg à la naissance, à répéter jusqu'à ce que la protection soit assurée par des anticorps produits activement Prévention d'une contamination accidentelle par voie IV : 5 000 UI si le traitement est débuté dans les 24 h ; cette dose doit être doublée si le délai dépasse 24 h ou si l'Ag HBs est présent dans le produit contaminant Prévention de la réinfection du greffon lors de transplantations hépatiques : 10 000 UI/j le jour de la greffe et les 7 j qui suivent puis traitement d'entretien à renouveler en fonction du taux d'Ac anti-HBs qui doit rester > 100 UI/L	1 ser. 100 UI (1 mL) 1 ser. 500 UI (5 mL)	HOP HOP	I I		
IVHEBEX					
Idem ***Ig anti-HBs LFB***	1 inj. 5000 UI/100 ml	HOP	I		
ZUTECTRA					
Idem **Ig anti-HBs LFB**	5 ser. 500 UI	HOP	I		

PROPRIÉTÉS

Gammaglobulines spécifiques anti-HBs assurant une immunoprotection contre l'hépatite B ; demi-vie de 21 jours. Le mode d'obtention de ces immunoglobulines exclut le risque de transmission du VIH et des hépatites virales.

INDICATIONS

Prévention de l'hépatite B :
– chez les nouveau-nés de mère HBs+ (à associer à la vaccination) ;
– chez un sujet en cours de vaccination ou dont la sérologie vis-à-vis du VHB est inconnue ou négative, après contamination accidentelle (produit sanguin HBs+, contact sexuel, toxicomanie, etc.) ;
– chez les sujets à risque lorsque la vaccination est inefficace (insuffisants rénaux, immunodéprimés).

Prévention de la réinfection du greffon par le VHB lors des transplantations hépatiques chez les patients porteurs du VHB.

CONTRE-INDICATIONS

Déficit complet en IgA.
Immunisation anti-IgA.

PRÉCAUTIONS D'EMPLOI

En cas de contage, pratiquer la recherche des marqueurs du VHB avant l'injection des gammaglobulines.

En cas d'association au vaccin anti-hépatite B, pratiquer les 2 inj. à des sites différents avec des aiguilles différentes.

Ne pas utiliser de vaccins à virus vivants atténués (rougeole, oreillons, rubéole, poliomyélite buvable, etc.) dans les 15 j qui précèdent et les 2 mois qui suivent l'injection des gammaglobulines (risque d'échec de la vaccination).

L'injection IV doit se faire en une seule fois, immédiatement après la reconstitution du produit, à l'aide d'un filtre, sans dépasser un débit de 0,01 mL/kg/min pendant la première demi-heure puis en augmentant progressivement en fonction de la tolérance.

EFFETS INDÉSIRABLES

Exceptionnellement, sensation de malaise ou rash cutané cédant spontanément ou après injection d'**antihistaminiques H1** ou de **corticoïdes**.

Voie IV : réactions d'intolérance en cas de débit trop rapide (fièvre, frissons, modifications hémodynamiques) ; dans ce cas, arrêter transitoirement la perfusion et injecter en IV des **corticoïdes** ou des **antihistaminiques H1** ; de telles réactions impliquent la recherche d'anticorps anti-IgA.

Rarement, réactions d'intolérance chez les transplantés hépatiques.

INTERACTIONS MÉDICAMENTEUSES

Cf. Précautions d'emploi.

HÉPATITE VIRALE CHRONIQUE B (6)

Prévention

Vaccination

Des recommandations ont été faites en 2003 [3].

C'est la meilleure prévention.

La vaccination universelle de tous les nourrissons est à recommander fortement en raison du bénéfice individuel et collectif et de l'absence de complication rapportée lors de la vaccination à cet âge.

Un programme de rattrapage de la vaccination à destination des enfants et des adolescents est fortement recommandé.

La vaccination doit également être systématique chez les groupes à risque en particulier chez les personnels de santé (médecins, infirmière, étudiants en médecine et paramédicaux, personnels de laboratoire et des centre d'hémodialyse, etc.), les insuffisants rénaux, les cirrhotiques (pour une autre étiologie que l'hépatite B, etc.).

La vaccination comporte 3 inj. IM à un mois d'intervalle, un rappel à 1 ans puis tous les 5 ans. On peut aussi proposer 2 inj. à 1 mois d'intervalle puis un rappel à 6 mois et tous les 5 ans.

Le taux d'anticorps protecteur est obtenu 2 à 3 mois après la vaccination dans 95 % des cas ; il n'est pas nécessaire de vérifier le taux d'Ac anti-HBs chez les sujets immunocompétents. Dans les autres cas, si le taux est < 10 mUI/L, des injections supplémentaires de vaccin sont indiquées. Si celles-ci restaient inefficaces, il a été suggéré que les patients non-répondeurs à la vaccination pourraient néanmoins ne pas développer d'hépatite B.

Il a été suggéré que le vaccin contre le VHB pourrait être à l'origine de maladies démyélinisantes (sclérose en plaques). L'association française pour l'étude du foie et l'ANAES ont souligné que les études épidémiologiques n'ont pas montré d'association convaincante mais ne permettent pas d'exclure une association de faible ampleur. De plus, le risque de sclérose en plaques n'existe pas chez l'enfant. En pratique, il est simplement déconseillé de vacciner les patients atteints de sclérose en plaques.

Séroprévention

Elle est indiquée en cas de risque de contamination chez un sujet non vacciné ou en particulier chez le nouveau-né d'une mère ayant une hépatite B aiguë ou porteuse chronique de l'Ag HBs. On utilise des **immunoglobulines anti-hépatite B** :

- contact sexuel : 500 UI en IM ;
- contact sanguin : 500 UI dans les 24 h ou 10 000 UI si délai de 48 h ;
- nouveau-né : 8 UI/kg sans dépasser 500 UI.

Une vaccination doit systématiquement être associée, mais dans un point d'injection différent.

VACCIN ANTI-HÉPATITE B (1)

Vaccin anti-hépatite B

VACCIN GENHEVAC B PASTEUR					
Primovaccination : 3 inj. IM à 1 mois d'intervalle ; rappel : 1 inj. à 1 an puis tous les 5 ans En cas d'insuffisance rénale faire une 4e inj. 2 mois après la 3e Autre schéma possible : 2 inj. à 1 mois d'intervalle ; rappel à 6 mois puis tous les 5 ans Chez les nouveau-nés de mère HBs+, administrer simultanément la 1re dose de vaccin et les immunoglobulines spécifiques	1 ser. 0,5 mL	17,29		65 %	17,29
ENGERIX B					
ENGERIX B adulte 20 µg Idem ***VACCIN GENHEVAC B PASTEUR***	1 ser. 1 mL	17,29		65 %	17,29
ENGERIX B enfant et nourrisson 10 µg Même schéma vaccinal que ***VACCIN GENHEVAC B PASTEUR*** mais forme réservée à l'enfant	1 ser. 0,5 mL	9,62		65 %	9,62
HBVAXPRO					
Vaccin 10 µg Idem ***VACCIN GENHEVAC B PASTEUR***	1 ser. 1 mL	16,41	I	65 %	16,41
Vaccin 5 µg Même schéma vaccinal que ***VACCIN GENHEVAC B PASTEUR*** mais forme réservée à l'insuffisant rénal	1 ser. 1 mL	9,13	I	65 %	9,13

HÉPATITE VIRALE CHRONIQUE B (7)

Hépatite chronique Delta

L'**interféron** est le seul traitement à avoir montré une certaine efficacité. On peut proposer ***PEGASYS*** : 180 µg/sem. pendant 1 an.

Cirrhose post-hépatitique B

Les complications et les traitements sont les mêmes que pour la cirrhose alcoolique (*Cf.* Cirrhose non complquée) (sauf bien sûr l'hépatite alcoolique aiguë).

Un traitement par analogue doit être débuté si la virémie est positive, quel que soit son niveau et quel que soit le niveau des transminases.

La transplantation est indiquée en cas de cirrhose sévère, c'est-à-dire avec un taux de prothrombine < 50 % et/ou compliquée d'ascite.

L'infection sur le greffon peut entraîner une hépatite aiguë parfois sévère voire fulminante ; le risque est l'hépatite chronique sur le greffon qui se complique souvent de cirrhose. On utilise les analogues nucléosi(ti)diques et les **immunoglobulines anti-HBs** pour prévenir les récidives.

Cirrhose post-hépatitique Delta

Le risque de récidive sur le greffon est faible si une immunoprophylaxie anti-HBs est instituée.

On parle de portage inactif de l'antigène HBs à deux conditions :
- transaminases strictement normales à plusieurs dosages successifs ;
- ADN VHB- ou < 2 000 UI/mL.

Une surveillance tous les 6 mois est recommandée du fait du risque de réactivation virale.

Patients immunodéprimés ou sous chimiothérapie

Les patients immunodéprimés ou sous chimiothérapie qui sont Ag HBs+ doivent être traités quelle que soit la virémie, pour éviter tout risque de réactivation virale. On utilise le **ténofovir** ou l'**entécavir**. Le traitement doit être poursuivi 1 an après l'arrêt de l'immunosuppression ou la chimiothérapie.

CONSENSUS

[1] Chronic hepatitis B : an update, *AASLD*, 2009.
[2] Management of chronic hepatitis B virus infection, *EASL*, 2012.
[3] Vaccination contre le virus de l'hépatite B, *Anaes*, 2003.

VACCIN ANTI-HÉPATITE B (2) – PHARMACOLOGIE

PROPRIÉTÉS

Vaccin préparé à partir d'une fraction antigénique virale non infectante (Ag HBs). L'immunité apparaît dans presque 100 % des cas après la troisième injection.

Le vaccin protège également de l'hépatite Delta puisque ce virus ne peut se répliquer chez les patients infectés par le virus de l'hépatite B.

Durée de la protection : 5 ans minimum.

INDICATIONS

Prévention de l'hépatite B.

La vaccination devrait être systématique dans l'enfance.

Chez l'adulte, elle concerne tous les sujets exposés à un risque de contamination, en particulier les professions médicales et paramédicales ; les patients insuffisants rénaux et polytransfusés ; les militaires, pompiers, grands voyageurs, toxicomanes prostitués, homosexuels, etc.

La sérovaccination est indiquée chez les nouveau-nés de mère HBs+ et chez les sujets non vaccinés pour prévenir une infection accidentelle.

CONTRE-INDICATIONS

Aucune.

PRÉCAUTIONS D'EMPLOI

Ne pas congeler ; conserver au frais (4 à 8 °C) ; agiter le vaccin avant l'injection.

L'injection doit être faite de préférence chez l'adulte dans le deltoïde et chez le nouveau-né et l'enfant dans la partie antéro-latérale de la cuisse. Exceptionnellement, en cas de risque hémorragique (hémophiles), le vaccin pourra être injecté par voie sous-cutanée.

Faire une 4e injection en cas d'insuffisance rénale.

Étant donné la longue période d'incubation de l'hépatite B, il est possible que l'infection, non reconnue, soit présente au moment de la vaccination. Dans de tels cas, il se peut que la vaccination soit sans effet sur le développement de l'hépatite B.

EFFETS INDÉSIRABLES

Douleur locale transitoire cédant en 48 h, voire induration.

Très rarement, syndrome pseudo-grippal, vertiges, rash, prurit, urticaire.

D'autres syndromes ont été décrits mais la relation avec la vaccination est douteuse : anaphylaxie, hypotension, syndrome de Guillain-Barré, névrite optique, sclérose en plaques.

> Bien que les études soient contradictoires, la vaccination contre l'hépatite B pourrait favoriser les poussées chez les patients ayant une sclérose en plaques avérée et doit donc être évitée chez ces patients. Le rapport bénéfice/risque doit être évalué au cas par cas pour les apparentés à une personne ayant une sclérose en plaques. Les autres vaccinations sont autorisées en dehors des poussées chez une patiente atteinte de sclérose en plaques.

INTERACTIONS MÉDICAMENTEUSES

Diminution de l'efficacité du vaccin chez les patients immunodéprimés (cirrhotiques, insuffisants rénaux, transplantés, sujets infectés par le VIH, etc.).

Injecter en un site différent avec une aiguille différente les immunoglobulines anti-HBs.

Le contrôle des taux sériques d'anticorps anti-HBs est inutile :

- avant la vaccination (il n'y a pas de risque de vacciner un sujet HBs+) ;
- après la vaccination chez les sujets immunocompétents.

Un taux 10 UI/L est considéré comme protecteur.

INTERFÉRON ALPHA (1)

Peginterféron alfa-2a recombinant

PEGASYS					
180 mg/sem. SC	1 ser. prér. 90 µg	94,07	I	65 %	
	1 ser. ou stylo prér. 135 µg	139,21	I	65 %	139,21
	4 ser. ou stylos prér. 135 µg	536,91	I	65 %	134,23
	1 ser. ou stylo prér. 180 µg	159,79	I	65 %	159,79
	4 ser. ou stylos prér. 180 µg	612,65	I	65 %	153,16

PROPRIÉTÉS

Interféron alpha 2a produit par génie génétique. Propriétés multiples dont les mécanismes restent imparfaitement compris :

– activité antivirale : inhibition de la réplication en modulant le métabolisme de la cellule hôte

– activité immunomodulatrice : augmentation de l'activité phagocytaire des macrophages

– activité antiproliférative sur certaines tumeurs

La pegylation permet une demi-vie prolongée et permet de ne pratiquer qu'une seule injection par sem.

INDICATIONS

Hépatite chronique active virale B de l'adulte histologiquement prouvée avec réplication virale persistante et élévation des transaminases.

Hépatite chronique virale C en association avec d'autres médicaments chez l'adulte avec maladie hépatique compensée.

Hépatite chronique virale C de l'enfant > 5 ans naïfs de traitement, avec ARN du VHC positif.

CONTRE-INDICATIONS

Hypersensibilité.

Hépatite auto-immune.

Insuffisance hépatique sévère ou cirrhose décompensée.

Affection cardiaque sévère préexistante.

Co-infection VIH et VHC avec cirrhose et Child-Pugh ≥ 6.

E. : troubles psychiatriques sévères de l'enfant ou antécédents.

Cf. Interactions médicamenteuses.

INTERFÉRON ALPHA (2) – PHARMACOLOGIE

PRÉCAUTIONS D'EMPLOI

Grossesse : nécessité d'évaluer le bénéfice d'un traitement par rapport au risque pour le fœtus ; pas d'effet tératogène rapporté.

Allaitement : absence de données sur le passage dans le lait ; évaluation du bénéfice par rapport au risque nécessaire.

Chez des patients transplantés, l'effet du traitement immunosuppresseur peut être diminué du fait de l'activité immunomodulatrice de l'**interféron**.

Le développement de manifestations auto-immunes est favorisé par l'**interféron** chez des patients prédisposés.

EFFETS INDÉSIRABLES

Généraux : syndrome pseudo-grippal quasi constant, fatigue, fièvre, myalgies, lassitude ; ces effets peuvent être atténués par la prise de **paracétamol** (1 g avant l'inj. d'**interféron**) et l'injection de l'**interféron** au coucher.

Digestifs : anorexie, nausées, vomissements, troubles du transit.

Hépatiques : élévation des transaminases.

Neurologiques : vertiges, troubles mnésiques et du sommeil, somnolence, paresthésies.

Cardiopulmonaires : variations tensionnelles, palpitations.

Cutanés : alopécie réversible, sécheresse cutanéo-muqueuse, psoriasis.

Hématologiques : leucopénie fréquente, anémie et thrombopénie plus rarement.

Endocriniens : dysthyroïdies, hyperglycémie, hypocalcémie.

Réaction au point d'injection ; apparition d'anticorps anti-interféron.

INTERACTIONS MÉDICAMENTEUSES

Telbivudine contre-indiquée.

Prudence : **théophylline**, **méthadone** (concentration augmentée).

HÉPATITE VIRALE CHRONIQUE C (1)

La prise en charge de l'hépatite C a été profondément modifiée par l'arrivée des **antiprotéases** (de la protéase virale NS3-4A), des **inhibiteurs de l'ARN-polymérase NS5B** et des **inhibiteurs de la protéine NS5A** du virus de l'hépatite C (VHC).

Les hépatites chroniques virales sont le plus souvent asymptomatiques et découvertes de façon fortuite ou lors d'un dépistage.

La prévalence de l'anticorps anti-VHC en France est de 1 à 1,5 % de la population, soit 500 000 à 600 000 personnes. Plus de 70 % des sujets infectés par le VHC vont développer une hépatite chronique et 20 % une cirrhose.

L'arbre suivant résume l'attitude à adopter devant la découverte d'une sérologie VHC positive.

Groupes à risque pour l'infection par le VHC nécessitant un dépistage

Groupe à fort risque :
- sujet ayant reçu du sang ou des dérivés de sang avant mars 1990 ;
- hémophiles ;
- hémodialysés et transplantés ;
- toxicomanes IV, nasal ;
- originaires d'un pays de forte endémie.

Groupe à faible risque :
- entourage familial d'un sujet infecté par le VHC ;
- antécédent d'acte invasif diagnostique ou thérapeutique (chirurgie, endoscopie avec biopsie, exploration endocavitaire) ;
- acupunture, mésothérpaie, piercing ;
- homosexualité.

Et dépister toute personne ayant des ALAT augmentées.

Conduite à tenir devant une sérologie VHC positive (à 2 reprises)

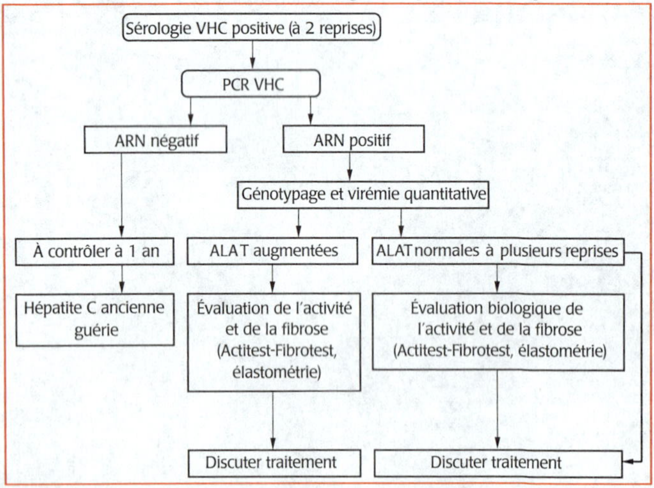

ANTIVIRAUX – ANTI-HÉPATITE C (1) – INHIBITEURS DES PROTÉINES NS5A, NS5B ET ANTIPROTÉASE NS3-4A (1)

■ **Sofosbuvir**

SOVALDI					
400 mg x 1/j avec de la nourriture En association avec le **daclatasvir**, le **lédipasvir** ou le **siméprévir** (± **ribavirine**)	28 cp. 400 mg	HOP	I		

■ **Daclatasvir**

DAKLINZA					
60 mg x 1/j En association avec le **sofosbuvir** 400 mg (± **ribavirine**) pdt 12 sem. ou 24 sem. selon le génotype et le stade de fibrose	28 cp. 30 mg 28 cp. 60 mg	HOP HOP	I I		

■ **Lédipasvir + sofosbuvir**

HARVONI					
1 cp./j Parfois associé à la **ribavirine** pdt 8, 12 ou 24 sem. suivant le génotype et le stade de fibrose	28 cp. 90 mg/400 mg	HOP	I		

PROPRIÉTÉS

Molécules ciblant différentes étapes de la réplication du virus :
– **daclatasvir** et **lédipasvir** : inhibiteurs de la protéine NS5A ;
– **sofosbuvir** : inhibiteur de la protéine NS5B ARN-polymérase ARN-dépendante.

INDICATIONS

Traitement du patient adulte atteint d'infection virale C chronique.

Le remboursement de ces molécules est réservé aux patients ayant un stade de fibrose F2 sévère, F3 ou F4. Le remboursement est également accordé aux patients co-infectés VIH/VHC, aux patients ayant une cryoglobulinémie mixte (II ou III) associée au VHC et aux patients ayant un lymphome B associé au VHC, quel que soit le degré de fibrose hépatique.

CONTRE-INDICATIONS

Hypersensibilité.
Allaitement.
Daclatasvir : grossesse.

Cf. Interactions médicamenteuses.

PRÉCAUTIONS D'EMPLOI

Bilans hépatique, rénal et hématologique à réaliser avant traitement. Surveillance clinique et biologique étroite à l'instauration.

Daclatasvir : contraception efficace pendant le traitement et pendant 5 sem. après son arrêt.

DAKLINZA et ***HARVONI*** : contiennent du lactose.

EFFETS INDÉSIRABLES

Fatigue, céphalées, nausée.

INTERACTIONS MÉDICAMENTEUSES

Rosuvastatine contre-indiquée avec le **lédipasvir**.

Inducteurs puissants du CYP3A4, **contre-indiqués** avec le **daclatasvir** et le **sofosbuvir** : **carbamazépine**, **rifampicine**, **phénytoïne**, **phénobarbital**, **dexaméthasone à usage systémique**, **millepertuis**.

Inhibiteurs puissants du CYP3A4 (diminution nécessaire de posologie à 30 mg de **daclatasvir**) : **clarithromycine**, **télithromycine**, **antifongiques azolés** sauf **fluconazole**, **atazanavir/ritonavir**, **cobicistat**.

Inducteur du CYP3A4 (augmentation nécessaire de posologie à 90 mg de **daclatasvir**) : **éfavirenz**.

Non recommandés avec le **daclatasvir** : **névirapine**, **étravirine**, **lopinavir**, **darunavir**.

Prudence avec ***HARVONI*** : **statines** autres que **rosuvastatine**, associations de **ténofovir** avec un anti-protéase boosté (associations ***TRUVADA*** + **atazanavir/ritonavir** ou ***TRUVADA*** + **darunavir/ritonavir** ou ***STRIBILD***).

Prudence avec le **daclatasvir** et le **lédipasvir** : **amiodarone**, **digoxine**, **érythromycine**, **dabigatran**, **inhibiteurs calciques**, **statines**, **fluconazole**.

Modafinil déconseillé avec le **sofosbuvir**.

HÉPATITE VIRALE CHRONIQUE C (2)

Évaluation de l'atteinte hépatique

Les tests non invasifs sont recommandés en 1re intention pour l'évaluation de l'atteinte hépatique. Ils permettent d'éviter la biopsie du foie qui est réservée aux cas avec comorbidités.

Fibrotest/Actitest

Les dosages des paramètres suivants permettent d'évaluer la fibrose hépatique : alpha2-macroglobuline, haptoglobine, apolipoprotéine A1, la bilirubine totale et la gamma-GT, paramètres ajustés sur l'âge et le sexe du patient.

L'ajout de l'ALAT aux dosages précédents permet d'évaluer l'activité.

Pour prescrire le *Fibrotest/Actitest*, il faut mentionner sur l'ordonnance le dosage des paramètres précédents et demander en plus le calcul de l'*Actitest* et du *Fibrotest*.

Cet examen est actuellement pris en charge pour l'hépatite C.

Limites de ce test : il ne donne qu'un risque d'activité et de fibrose. Il n'est pas interprétable en cas d'hémolyse ou d'un syndrome de Gilbert (élévation de la bilirubine).

Élastographie impulsionnelle ultrasonore (*fibroscan*)

Cette méthode permet de mesurer l'élasticité du foie et de quantifier la fibrose en kPa. Cet examen n'est pas réalisable en cas d'obésité (paroi abdominale trop épaisse). Cet examen est pris en charge par la sécurité sociale pour l'hépatite C.

Ponction biopsie hépatique

On l'utilise de plus en plus rarement. On la réserve en cas de résultats discordants entre les méthodes non invasives ou en cas de comorbidités associées au VHC (alcool, surpoids, autre virus).

Traitement [1]

Prise en charge générale

- Prise en charge à 100 %.
- Arrêt de l'alcool et des médicaments hépatotoxiques (le **paracétamol** à dose thérapeutique n'est pas hépatotoxique).
- Aucun régime particulier n'est utile.
- Une contraception doit être prescrite pendant toute la durée du traitement. De plus, un homme traité par **ribavirine** ne doit pas avoir d'enfant pendant toute la durée du traitement et les 7 mois qui suivent son arrêt (2 cycles de spermatogenèse).

Le type de traitement dépend du génotype du patient et de la sévérité de la maladie.

En théorie, tout patient infecté par le VHC devrait bénéficier d'un traitement antiviral. Néanmoins, du fait des coûts importants, le traitement n'est pris en charge que pour les patients ayant une fibrose avancée (F2 sévère, F3 ou F4).

Une RCP (réunion de concertation pluridisciplinaire) dans un centre de référence est obligatoire pour décider du traitement.

Médicaments utilisables

Les anitiviraux directs sont en 2016 :

– les **antiprotéases** (anti-NS3/4A) actives principalement sur les virus de génotype 1 et 4. Le nom de ces molécules se finit par *prévir* : le **siméprévir** (***OLYSIO***) et le **paritaprévir** (***VIEKIRAX***) ;

– les **inhibiteurs pangénotypique de la protéine NS5A** qui participe à la réplication virale. Le nom de ces molécules se finit par *asvir* : le **daclatasvir** (***DACLINZA***), le **lédipasvir** (***HARVONI***), l'**ombitasvir** (***VIEKIRAX***) ;

– les **inhibiteurs de la protéine NS5B**, l'ARN-polymérase virale. Le nom de ces molécules se finit par *buvir* : le **sofosbuvir** (***SOVALDI***) qui est pangénotypique, le **dasabuvir** (***EXVIERA***) pour les génotypes 1 et 4.

On peut ajouter à ses antiviraux un **antiviral non spécifique** : **ribavirine** (***RÉBÉTOL***, ***COPEGUS***), qu'on utilise prinicpalement en cas de cirrhose, sans être vraiment certain de son intérêt.

L'**interféron alpha pégylé** (***PEGASYS***, ***VIRAFERONPEG***) ne doit plus être utilisé.

ANTIVIRAUX – ANTI-HÉPATITE C (2) – INHIBITEURS DES PROTÉINES NS5A, NS5B ET ANTIPROTÉASE NS3-4A (2)

■ Ombitasvir + paritaprévir + ritonavir

VIEKIRAX					
2 cp. en 1 prise/j avec de la nourriture En association avec le **dasabuvir** et/ou la **ribavirine**, pdt 12 ou 24 sem. selon le génotype et le stade de fibrose	56 cp. 12,5 mg/ 75 mg/50 mg	HOP	I		

■ Dasabuvir

EXVIERA					
1 cp. x 2/j En association avec **ombitasvir/paritaprévir/ritonavir** ± **ribavirine**, pdt 12 ou 24 sem. selon le génotype et le stade de fibrose	56 cp. 250 mg	HOP	I		

■ Siméprévir

OLYSIO					
1 gél. x 1/j avec de la nourriture. En association avec le **sofosbuvir**	28 gél. 150 mg	HOP			

PROPRIÉTÉS

Molécules ciblant différentes étapes de la réplication du virus :
- **ombitasvir** : inhibiteur de la protéine NS5A du VHC ;
- **paritaprévir** : inhibiteur de la protéase NS3-4A du VHC ;
- **ritonavir** : inhibiteur du CYP3A4, augmentant ainsi l'action du **paritaprévir** (substrat du CYP3A4), pas d'action propre anti-VHC ;
- **dasabuvir** : inhibiteur de la protéine NS5B ARN-polymérase ARN-dépendante ;
- **siméprévir** : inhibiteur de la protéase NS3-4A.

INDICATIONS

Traitement en association de l'hépatite C chronique chez l'adulte.

Le remboursement de ces molécules est réservé aux patients ayant un stade de fibrose F2 sévère, F3 ou F4.

CONTRE-INDICATIONS

Hypersensibilité.

Insuffisance hépatique sévère pour ***VIEKIRAX***.

Grossesse, allaitement.

Cf. Interactions médicamenteuses.

PRÉCAUTIONS D'EMPLOI

Bilans hépatique, rénal et hématologique à réaliser avant traitement. Surveillance clinique et biologique étroite à l'instauration.

EXVIERA : contient du lactose.

EFFETS INDÉSIRABLES

Anémie, insomnie, nausée, prurit, fatigue.

INTERACTIONS MÉDICAMENTEUSES

Contraceptifs contenant de l'**éthinylestradiol** (oraux ou vaginaux), **contre-indiqués avec *VIEKIRAX* et *EXVIERA***.

Inducteurs puissants ou modérés du CYP3A4, **contre-indiqués avec *VIEKIRAX* et *EXVIERA*** : **carbamazépine**, **phénytoïne**, **phénobarbital**, **éfavirenz**, **névirapine**, **étravirine**, **enzalutamide**, mitotane, **rifampicine**, millepertuis, etc.

Inhibiteurs puissants du CYP3A4, **contre-indiqués avec *VIEKIRAX*** : **cobicistat**, **antifongiques azolés**, **clarithromycine**, **télithromycine**, **indinavir**, **saquinavir**, **tipranavir**, **lopinavir**, etc.

Substrats importants du CYP3A4, **contre-indiqués avec *VIEKIRAX*** : **alfuzosine**, **amiodarone**, **colchicine** (si insuffisance rénale ou hépatique), **alcaloïdes de l'ergot de seigle**, **simvastatine**, **atorvastatine**, **midazolam** oral, **quinidine**, **salmétérol**, **ticagrélor**, etc.

Inhibiteurs puissants du CYP2C8, **contre-indiqués avec *EXVIERA*** : **gemfibrozil**.

Ajustement de dose des **statines** nécessaire : 5 mg de **rosuvastatine** si ***VIEKIRAX*** associé à ***EXVIERA***, 10 mg de **rosuvastatine** si non associé à ***EXVIERA*** ou dose de **pravastatine** divisée par 2.

Diminution des doses **inhibiteurs calciques** et du **furosémide** avec ***VIEKIRAX*** associé ou non à ***EXVIERA***.

Traitement des patients co-infectés par le VIH : utilisation possible de l'**atazanavir** ou du **darunavir** sans **ritonavir** (déjà dans ***VIEKIRAX***), utilisation possible de l'association **emtricitabine/ténofovir**. Prudence avec la **rilpivirine** ou le **raltégravir** (augmentation importante de leur activité).

HÉPATITE VIRALE CHRONIQUE C (3)

Choix des antiviraux

Le seul véritable facteur prédicitif de réponse au traitement est le génotype viral, le génotype 3 étant celui qui répond le moins bien aux nouveau anti-viraux (chance de guérison de 90 % *versus* près de 100 % pour les autres génotypes).

On utilise les antiviraux en association pour éviter la survenue de résistances.

Les résistances peuvent être détectées avant traitement mais ce n'est pas recommandé en pratique clinique courante.

Méthodes thérapeutiques

Remarque : en cas de prétraitement par un ancien **antiprotéase** (bocéprévir, télaprévir), on ne doit pas utiliser à nouveau d'antiprotéase du fait du risque de résistance.

► *Virus de génotype 1*

En l'absence de cirrhose

Le choix est large : **anti-NS5B + anti-NS5A** ou dans certains cas **anti-NS5B + anti-NS5A + antiprotéase** :

- **sofosbuvir + siméprévir** (G1b) : 12 sem. ;
- **sofosbuvir + daclatasvir** : 12 sem. ;
- **sofosbuvir + lédipasvir** (***HARVONI***) : 8 ou 12 sem. en fonction de la virémie ;
- **paritaprévir/ritonavir+ ombitasvir + dasabuvir ± ribavirine** (**VIEKIRAX + *EXVIERA***) 12 sem. : le **ritonavir**, inhibiteur du cytochrome CYP3A, augmente la concentration du **paritaprévir** mais n'a pas d'action antivirale propre.

En cas de cirrhose

Soit on augmente la durée du traitement à 24 sem., soit on ajoute de la **ribavirine**.

► *Virus de génotype 2*

- **Sofosbuvir** (***SOVALDI***) **+ daclatasvir** (***DAKLINZA***) : 12 sem. (24 sem. si cirrhose décompensée).
- **Sofosbuvir** (***SOVALDI***) **+ ribavirine** : 12 sem.

► *Virus de génotype 3*

En l'absence de cirrhose

Sofosbuvir (***SOVALDI***) **+ daclatasvir** : 12 sem.

En cas de cirrhose

- **Sofosbuvir** (***SOVALDI***) **+ daclatasvir** : 24 sem.
- **Sofosbuvir** (***SOVALDI***) **+ daclatasvir + ribavirine** : 12 sem.

► *Virus de génotype 4*

En l'absence de cirrhose

- **Sofosbuvir + lédipasvir** (***HARVONI***) : 12 sem.
- **Sofosbuvir + daclatasvir** : 12 sem.
- **Sofosbuvir + siméprévir** : 12 sem.
- **Paritaprévir/ritonavir + ombitasvir** (***VIEKIRAX***) **+ ribavirine** : 12 sem.

En cas de cirrhose

- **Sofosbuvir + lédipasvir** (***HARVONI***) **+ ribavririne** : 12 sem.
- **Sofosbuvir + siméprévir** : 24 sem. ou **sofosbuvir + siméprévir + ribavirine** : 12 sem.
- **Sofosbuvir + daclatasvir** : 24 sem. ou **sofosbuvir + daclatasvir + ribavirine** : 12 sem.

► *Virus de génotype 5 et 6*

En l'absence de cirrhose

- **Sofosbuvir + daclatasvir** : 12 sem.
- **Sofosbuvir + lédipasvir** : 12 sem.

En cas de cirrhose

- **Sofosbuvir + daclatasvir** : 24 sem. ou **sofosbuvir + daclatasvir + ribavirine** : 12 sem.
- **Sofosbuvir + lédipasvir** : 24 sem. ou **sofosbuvir + lédipasvir + ribavirine** : 12 sem.

Cirrhose post-hépatitique C

Le traitement de l'hépatite est systématique. La prise en charge de la cirrhose est classique : dépistage des varices œsophagiennes et du carcinome hépato-cellulaire.

La transplantation est indiquée en cas de cirrhose sévère, c'est-à-dire avec un taux de prothrombine < 50 % et/ou compliquée d'ascite.

L'efficacité des traitement actuel permet d'éviter la réinfection du greffon.

ANTIVIRAUX – ANTI-HÉPATITE C (3) – AUTRES ANTIVIRAUX

Ribavirine

RÉBÉTOL					
Hépatite chronique C :	84 gél. 200 mg	159,34	I	65 %	1,90
< 65 kg : 2 gél. x 2/j	112 gél. 200 mg	210,53	I	65 %	1,88
65-85 kg : 2 gél. matin + 3 gél. le soir	140 gél. 200 mg	261,27	I	65 %	1,87
> 85 kg : 3 gél. x 3/j	168 gél. 200 mg	312,00	I	65 %	1,86
2 mL/10 kg de poids matin et soir	1 fl. sol. buv. 40 mg/mL	93,40	I	65 %	93,40
COPEGUS					
Hépatite chronique C :	42 cp. 200 mg	81,55	I	65 %	1,94
< 75 kg : 2 cp. matin + 3 cp. le soir	112 cp. 200 mg	210,53	I	65 %	1,88
≥ 75 kg : 3 cp. x 2/j	168 cp. 200 mg	312,00	I	65 %	1,86
	14 cp. 400 mg	55,62	I	65 %	3,97
	56 cp. 400 mg	210,53	I	65 %	3,76

Prescription initiale par un médecin habitué à prendre en charge les hépatites C

PROPRIÉTÉS

Antiviral à large spectre actif sur les virus à ADN et ARN : virus de l'hépatite C (VHC), *influenza A et B*, *parainfluenza*, virus respiratoire syncitial (VRS), virus de la fièvre de Lassa. La **ribavirine** pénètre dans les cellules et est convertie en dérivés mono-, di- et triphosphates. Son mécanisme d'action reste mal connu. Elle pourrait entraîner la synthèse d'un ARN viral anormal ou empêcher la réplication du génome viral. Seule, elle n'a pas prouvé son effet sur le VHC. En revanche, son association à l'**interféron** montre une action synergique entre les 2 molécules.

INDICATIONS

Hépatite chronique à virus C.
Infection à VRS.
Fièvre de Lassa.
Hépatite virale chronique E (hors AMM).

CONTRE-INDICATIONS

Absolues

Grossesse : tératogène et clastogène chez l'animal.
Allaitement.
Les contre-indications absolues à la **ribavirine** sont :
- insuffisance rénale terminale ;
- anémie, hémoglobinopathie ;
- cardiopathie sévère ;
- absence de contraception.

Relatives

Hypertension artérielle.
Âge avancé.
À ces contre-indications s'ajoutent celles de l'**interféron** lorsque ces deux molécules sont associées.
Hypertension artérielle ;
Âge avancé.
À ces contre-indications s'ajoutent celles de l'**interféron** lorsque ces deux molécules sont associées.

PRÉCAUTIONS D'EMPLOI

Prévention de la grossesse.
Homme traité : utilisation par le malade et sa partenaire, d'une contraception efficace pendant le traitement et les 7 mois qui suivent son arrêt ; la femme partenaire doit effectuer un test de grossesse tous les mois pendant le traitement et les 7 mois qui suivent son arrêt. L'homme dont la partenaire est enceinte doit porter des préservatifs pour éviter que la **ribavirine** n'entre en contact avec le vagin.
Femme traitée : un test de grossesse doit être réalisé avant de débuter le traitement puis tous les mois pendant les traitements et les 4 mois qui suivent son arrêt.
Insuffisance cardiaque, angor, antécédent d'infarctus : surveillance rapprochée.

EFFETS INDÉSIRABLES

Anémie hémolytique pouvant nécessiter une adaptation de la posologie.
Dépression.
Bronchospasme : favorisé par un asthme préexistant, une bronchopneumopathie préexistante et la prise en aérosol du produit.
Conjonctivite.
Sécrétion inappropriée d'hormone antidiurétique.

INTERACTIONS MÉDICAMENTEUSES

La **ribavirine** inhibe la phosphorylation de la **zidovudine** et de la **stavudine** *in vitro*. En cas d'association à ces médicaments, surveiller la virémie du VIH. Si elle augmente, arrêter la **ribavirine**. Ce risque d'interaction peut persister 2 mois après l'arrêt de la **ribavirine**.

HÉPATITE VIRALE CHRONIQUE C (4)

Précautions à prendre en cas d'hépatite C

Vis-à-vis de l'entourage

► *Vie sexuelle*

Le risque de transmission du VHC par voie sexuelle est très faible et touche plutôt les homosexuels (rapports anaux).

• En cas de vie sexuelle stable : dépister le partenaire ; s'il est négatif, on conseille pendant les règles ou en cas de lésion génitale d'éviter les rapports ou d'utiliser un préservatif. On préconise également un préservatif pour les rapports anaux. En dehors de ces situations, l'utilisation d'un préservatif ne s'impose pas.

• En cas de partenaires multiples, conseiller le préservatif qui protégera également contre les autres maladies sexuellement transmissibles.

► *Entourage familial*

• Éviter le contact potentiel avec du sang en ayant des objets de toilette personnels : rasoirs, brosse à dents et autre matériel dentaire, coupe-ongles, matériel d'épilation.

• Nettoyer et désinfecter immédiatement une plaie puis mettre un pansement.

Pas de précaution particulière pour la vaisselle.

Le virus n'est pas transmissible par le simple baiser.

► *Vie sociale*

Il n'y a aucune indication à isoler dans sa vie sociale une personne infectée par le VHC, qu'il s'agisse d'un adulte ou d'un enfant à la crèche ou à l'école.

Les activités sportives sont autorisées ; en cas de plaie ou coupure, effectuer immédiatement une désinfection et un pansement.

Pour la personne infectée elle-même

• Pas de régime alimentaire particulier mis à part l'arrêt définitif de la consommation de boissons alcoolisées. Une consommation même modérée favorise la réplication virale et aggrave les lésions hépatiques.

• Vaccination anti-hépatitique B.

Transmission de la mère à l'enfant

► *Grossesse*

Elle est autorisée, même en cas de réplication virale. Le risque de transmission est faible ; il augmente avec la charge virale et la co-infection par le VIH.

Grace à l'efficacité des nouveaux traitements, on devrait pouvoir guérir les femmes avant leur grossesse.

Le traitement est contre-indiqué pendant la grossesse.

L'accouchement par voie basse est autorisé.

► *Allaitement*

Il est autorisé.

> Chez le nouveau-né de mère ayant une hépatite chronique C, la recherche de l'ARN viral doit être pratiquée 6 mois à 1 an après la naissance ; la recherche d'anticorps n'est utile qu'après 1 an (temps nécessaire à l'élimination des anticorps maternels).

CONSENSUS

[1] Recommendations on treatment of hepatitis C, *EASL*, 2015.

HÉPATITE AUTO-IMMUNE (1)

Définition

L'hépatite auto-immune (HCAI) est caractérisée par une agression des hépatocytes associée à la présence dans le sérum d'auto-anticorps. On distingue 2 types d'hépatite auto-immune en fonction du type d'anticorps retrouvé :

– type I : anticorps anti-muscle lisse : les plus spécifiques sont ceux avec une spécificité anti-actine ; on trouve aussi des anticorps anti-SLA ; forme typique de la femme vers 40 ans ;

– type II : anticorps anti-LKM 1 (*Liver Kidney Microsomal*) et anticorps anti-LC1 ; cette forme touche plutôt les enfants.

Le risque est l'évolution vers la cirrhose (le carcinome hépatocellulaire est rare).

Diagnostic

- Recherche d'auto-anticorps pour le diagnostic d'auto-immunité.
- Ponction-biopsie hépatique pour évaluer le retentissement hépatique.

Un score d'hépatite auto-immune a été proposé pour pouvoir faire facilement le diagnostic (*cf.* tableau Score diagnostique d'HCAI).

- Préthérapeutique : diagnostic d'HCAI certain si total > 15 et probable si total entre 10 et 15.
- Post-thérapeutique : diagnostic d'HCAI certain si total > 17 et probable si total entre 12 et 17.

HÉPATITE AUTO-IMMUNE (2)

Traitement [1]

Corticothérapie et immunosuppresseur

► *Traitement d'attaque*

La **prednisone** (***CORTANCYL***) à la dose de 1 mg/kg/j est utilisée. Certains proposent en première intention le **budesonide** (***ENTOCORT***) 9 mg en une prise le matin.

La posologie est rapidement diminuée à partir de la rémission biologique (qui doit intervenir entre 7 à 15 j) définie par des transaminases inférieures à 2 fois la normale.

En cas d'échec après 15 j de corticothérapie, on augmente la posologie à 2 mg/kg/j.

On peut adjoindre d'emblée de l'**azathioprine** (***IMUREL***) 1 à 2 mg/kg/j pour diminuer la posologie de la corticothérapie et limiter les effets secondaires.

Semaine	**Prednisone** seule (mg)	Traitement combiné	
		Prednisone (mg)	**Azathioprine** (mg)
1	60	30	50
2	40	20	50
3	30	15	50
4	30	15	50
5	20	10	50

On peut proposer de ne diminuer la corticothérapie que lorsque les transaminases deviennent < 2N.

► *Traitement d'entretien*

Il a pour but l'obtention d'une rémission histologique, qui apparaît après 6 mois à 2 ans de traitement.

On utilise l'**azathioprine** (***IMUREL***) à la posologie de 1 à 2 mg/kg/j. Le ***CORTANCYL*** est parfois poursuivi à faible dose : 5 à 15 mg/j.

La durée totale du traitement est de 18 mois au minimum.

L'arrêt de l'**azathioprine** (***IMUREL***) peut être envisagé après 5 ans. Une ponction-biopsie hépatique de contrôle est nécessaire avant l'arrêt du traitement.

► *Mesures associées*

Le sevrage de la corticothérapie devant être rapide, on propose transitoirement, si besoin, une supplémentation potassique.

Si la corticothérapie se prolonge, on ajoute un traitement préventif de l'ostéoporose ; par exemple **biphosphonate**, ***ACTONEL 5*** : 1 cp./j ou ***ACTONEL 35*** : 1 cp./sem. à associer à une supplémentation en **calcium et vitamine D** type ***CACIT VITAMINE D3*** 1 000 mg/880 UI 1 sach./j.

La rémission est définie par :
- l'absence de signe clinique ;
- la normalisation des transaminases ou, à défaut, leur diminution à moins de 2 fois la normale ;
- la normalisation des gammaglobulines, des IgG et de la bilirubine ;
- la disparition des signes histologiques d'activité.

En cas d'échec, on peut proposer le **mycophénolate mofétil** (***CELLCEPT***) ou la **ciclosporine** (***SANDIMMUN***).

Formes particulières

En cas de récidive

50 % des patients récidivent, souvent dans les 6 mois qui suivent l'arrêt du traitement.

Un traitement identique au précédent doit alors être repris.

En cas de cirrhose

La survie n'est que de 50 % à 5 ans.

La transplantation hépatique peut être indiquée. Les récidives sur le greffon sont exceptionnelles.

HÉPATITE AUTO-IMMUNE (3)

Score diagnostique d'HCAI (hépatite chronique auto-immune)

1	Sexe féminin	+ 2
2	Rapport phosphatases alcalines/ALAT : – < 1,5N – compris entre 1,5 et 3N – > 3N	 + 2 0 – 2
3	Gammaglobulines ou IgG : – > 2N – comprises entre 1,5 et 2N – comprises entre 1 et 1,5N – < 1N	 + 3 + 2 + 1 0
4	Anticorps antinucléaires, anti-muscles lisses, anti-LKM1 : – > 1/80 – = 1/80 – = 1/40 – < 1/40	 + 3 + 2 + 1 0
5	Anticorps anti-mitochondries positifs	– 4
6	Marqueurs viraux : – positifs – négatifs	 – 3 + 3
7	Prise de médicaments hépatotoxiques : – oui – non	 – 4 + 1
8	Consommation alcoolique : – < 25 g/j – > 60 g/j	 + 2 – 2
9	Histologie hépatique : – hépatite d'interface – infiltrat lymphoplasmocytaire prédominant – présence de rosettes – aucune de ces lésions – lésions biliaires – autres lésions	 + 3 + 1 + 1 – 5 – 3 – 3
10	Maladies auto-immunes associées	+ 2
11	Séropositivité pour d'autres autoanticorps	+ 2
12	HLA-DR3 ou DR4	+ 1
13	Réponse au traitement : – complète – rechute	 + 2 + 3

- En préthérapeutique, le diagnostic d'hépatite auto-immune est certain si le total est > 15 et probable s'il se situe entre 10 et 15.
- En post-thérapeutique, le diagnostic d'hépatite auto-immune est certain si le total est > 17 et probable s'il se situe entre 12 et 17.

CONSENSUS

[1] Clinical practice guidelines : autoimmune hepatitis, *EASL*, 2015.

HÉMOCHROMATOSE (1)

Hémochromatose génétique

Un consensus a été proposé par l'HAS pour la prise en charge de l'hémochromatose [1].

L'hémochromatose génétique est une maladie autosomique récessive caractérisée par une augmentation de l'absorption intestinale du fer qui conduit donc à une surcharge de l'organisme en fer. Les anomalies biologiques du bilan martial sont précoces alors que les signes cliniques sont tardifs.

> La prise en charge de l'hémochromatose génétique a été profondément modifiée par la découverte du gène de l'hémochromatose (gène HFE) et de la mutation responsable de la maladie : mutation C282Y (remplacement d'une cystéine en tyrosine en position 282).

Diagnostic

Le diagnostic reposait classiquement sur le dosage pondéral du fer intrahépatique après réalisation d'une ponction-biopsie du foie. En 2000, le diagnostic repose sur la recherche de la mutation C282Y qui doit être retrouvée à l'état homozygote pour que le patient soit malade.

Chez les patients hétérozygotes pour la mutation C282Y, d'autres mutations associées, H63D (remplacement d'une histidine par un acide aspartique) ou S65C (remplacement d'une sérine par une cystéine) à l'état hétérozygote peuvent être associées à une surcharge en fer. Il s'agit alors d'hétérozygotes composites. Les hétérozygotes composites peuvent avoir une surcharge en fer, moins importante que lors d'une hémochromatose génétique, surtout en cas de cofacteur associé (alcool, surpoids) ; il ne s'agit pas *stricto sensu* d'une hémochromatose génétique.

> La biopsie du foie, dont le but est de rechercher une fibrose, voire une cirrhose mais pas de porter le diagnostic d'hémochromatose, est réservée aux patients ayant au moins un des critères suivants :
> – transaminases > 2 N ;
> – ferritine > 1 000 µg/L ;
> – hépatomégalie.

Traitement

Il repose sur les saignées.

► *Enlever l'excès de fer*

Phlébotomie de 500 mL de sang 1 à 2 fois par sem. :

– = 25 à 50 L de sang/an ;
– = 12 à 35 g de fer enlevé.

Surveillance de la protidémie, du fer sérique, de la transferrine et de la ferritine tous les 2 à 3 mois.

L'objectif est l'obtention et le maintien d'une ferritine ≤ 50 ng/mL et idéalement d'une saturation de la transferrine < 50 %.

► *Prévenir la réaccumulation du fer*

Phlébotomie de 500 mL de sang tous les 1 à 3 mois.

Surveillance annuelle du fer sérique, de la transferrine et de la ferritine tous les 2 à 3 mois.

Lorsque les saignées sont provisoirement contre-indiquées, la **déféroxamine** (***DESFÉRAL***) peut être utilisée.

Dépistage

Il concerne d'abord les apparentés au probant au 1er degré : frères, sœurs, enfants. Il sera ensuite étendu à la descendance des homozygotes et hétérozygotes dépistés. Le dépistage est fondé sur la recherche de la mutation du gène. Les parents sont souvent âgés et s'ils sont porteurs de la mutation, déjà malades. Sinon, le dépistage repose sur le bilan martial et seulement s'il est anormal, sur la recherche d'une mutation.

HÉMOCHROMATOSE (2)

Éléments standard de prise en charge de l'hémochromatose HFE

ÉVALUATION INITIALE : INTERROGATOIRE, EXAMEN CLINIQUE, BILAN MARTIAL (FERRITINÉMIE ET CS-TF)				
	• *Pas de symptôme* • *CS-Tf < 45 %* • *Ferritinémie normale*	• *Pas de symptôme* • *CS-Tf ≥ 45 %* • *Ferritinémie normale*	• *Pas de symptôme* • *CS-Tf > 45 %* • *Hyperferritinémie*	• *Phase d'expression clinique* • *CS-Tf > 45 %* • *Hyperferritinémie*
STADES	**STADE 0**	**STADE 1**	**STADE 2**	**STADES 3 ET 4**
BILAN INITIAL COMPLÉMENTAIRE	Pas d'examens complémentaires	Pas d'examens complémentaires	• **Rechercher une atteinte** : - pancréatique (glycémie à jeun) ; - hépatique (transaminases, échographie en cas de signes cliniques ou de cytolyse) ; - cardiaque (échographie pour les stades 3 et 4) ; - gonadique (dosage testostérone s'il s'agit d'un homme) ; - osseuse (ostéodensitométrie) en présence de cofacteurs d'ostéoporose. • **Orienter vers un spécialiste** en fonction de la clinique et en cas d'anomalie du bilan (en particulier si ferritinémie ≥ 1 000 µg/L).	• **Rechercher une atteinte** : - pancréatique (glycémie à jeun) ; - hépatique (transaminases, échographie en cas de signes cliniques ou de cytolyse) ; - cardiaque (échographie pour les stades 3 et 4) ; - gonadique (dosage testostérone s'il s'agit d'un homme) ; - osseuse (ostéodensitométrie) en présence de cofacteurs d'ostéoporose. • **Orienter vers un spécialiste** en fonction de la clinique et en cas d'anomalie du bilan (en particulier si ferritinémie ≥ 1 000 µg/L).
TRAITEMENT	Pas de traitement	Pas de traitement	**Traitement déplétif par saignée** (jusqu'à 7 mL/kg sans dépasser 550 mL) • Phase d'induction par saignée au maximum hebdomadaire : poursuivre jusqu'à ce que la ferritinémie devienne ≤ 50 µg/L. • Phase d'entretien par saignée tous les 2, 3 ou 4 mois (en fonction des patients) : maintenir la ferritinémie ≤ 50 µg/L.	**Traitement déplétif par saignée** (jusqu'à 7 mL/kg sans dépasser 550 mL) • Phase d'induction par saignée au maximum hebdomadaire : poursuivre jusqu'à ce que la ferritinémie devienne ≤ 50 µg/L. • Phase d'entretien par saignée tous les 2, 3 ou 4 mois (en fonction des patients) : maintenir la ferritinémie ≤ 50 µg/L. **Traitement des complications** à adapter en fonction de la clinique.
SUIVI	Tous les 3 ans : • interrogatoire • examen clinique • ferritinémie et CS-Tf	Chaque année : • interrogatoire • examen clinique • ferritinémie et CS-Tf	• À chaque saignée : interrogatoire et évaluation clinique. • En phase d'induction : en début de traitement, contrôle mensuel de la ferritinémie lors des saignées jusqu'à atteinte du seuil de 300 µg/L chez un homme et 200 µg/L chez une femme. En dessous de ces valeurs, contrôle de la ferritinémie toutes les 2 saignées. • En phase d'entretien : contrôle de la ferritinémie toutes les 2 saignées. Contrôle de l'hémoglobinémie dans les 8 jours qui précèdent la saignée. • Suspendre les saignées en cas d'hémoglobinémie ≤ 11 g/dL.	• À chaque saignée : interrogatoire et évaluation clinique. • En phase d'induction : en début de traitement, contrôle mensuel de la ferritinémie lors des saignées jusqu'à atteinte du seuil de 300 µg/L chez un homme et 200 µg/L chez une femme. En dessous de ces valeurs, contrôle de la ferritinémie toutes les 2 saignées. • En phase d'entretien : contrôle de la ferritinémie toutes les 2 saignées. Contrôle de l'hémoglobinémie dans les 8 jours qui précèdent la saignée. • Suspendre les saignées en cas d'hémoglobinémie ≤ 11 g/dL. **Suivi des complications à adapter en fonction de la clinique** (par ex. dépistage du carcinome hépato-cellulaire en cas de cirrhose, suivi du diabète, etc.)

CS-Tf : coefficient de saturation de la transferrine.

HÉMOCHROMATOSE (3)

Hémochromatose secondaire

L'hémochromatose secondaire est une surcharge en fer secondaire à une autre maladie : thalassémie, drépanocytose, anémie réfractaire, myélodysplasie. L'hémodialysé chronique peut également avoir une surcharge ferrique. On la traite éventuellement par **déféroxamine** (***DESFÉRAL***) pendant la dialyse.

Pour certains, les saignées pourraient avoir un intérêt en cas d'hyperferritinémie associée au syndrome métabolique pour limiter le risque de greffe d'un carcinome hépatocellulaire.

Causes d'élévation de la ferritine en dehors de l'hémochromatose

- Hémochromatose génétique.
- Hémochromatose secondaire.
- Alcoolisme.
- Cytolyse hépatique.
- Cancers.
- Hypothyroïdie.
- Syndrome métabolique.

CONSENSUS

[1] Prise en charge de l'hémochromatose liée au gène HFE (hémochromatose de type 1), *HAS*, 2005.

CIRRHOSE NON COMPLIQUÉE (1)

La cirrhose alcoolique représente 90 % des cirrhoses en France. L'examen histologique apporte la preuve du diagnostic en montrant l'association d'une fibrose extensive et de nodules de régénération. La ponction-biopsie hépatique n'est pas forcément indiquée chez tous les patients.
Le risque de décompensation est de 10 % par an.
La complication la plus fréquente est l'ascite.
20 % des patients développent un carcinome hépatocellulaire.

Classification pronostique de Child-Pugh

	1 POINT	2 POINTS	3 POINTS
Encéphalopathie	Absente	Confusion	Coma
Ascite	Absente	Contrôlable par le traitement médical	Réfractaire
Bilirubine	< 35 µmol/L	35 à 50 µmol/L	> 50 µmol/L
Albumine	> 35 g/L	28 à 35 g/L	< 28 g/L
Taux de prothrombine	> 50 %	40 à 50 %	< 40 %
Le score est établi en additionnant les points de chaque item : – score de 5 ou 6 : classe A ; – score de 7 à 9 : classe B ; – score de 10 à 15 : classe C.			

Principales causes des cirrhoses

– Alcool.
– Virus : VHB et VHC.
– Surpoids, syndrome métabolique.
– Cirrhose biliaire primitive et secondaire à une cholestase chronique (lithiase, sténose, cholangite sclérosante primitive, pancréatite chronique, etc.).
– Hépatite auto-immune.
– Hémochromatose, maladie de Wilson, déficit en alpha-1-antitrypsine.
– Gène au retour veineux : syndrome de Budd-Chiari, maladie veino-occlusive, insuffisance cardiaque.
– Causes médicamenteuses.

CIRRHOSE NON COMPLIQUÉE (2)

Traitement étiologique

- En cas de cirrhose alcoolique l'arrêt de l'alcool total et définitif (*cf.* Sevrage alcoolique) permet de stabiliser les lésions et d'améliorer la fonction hépatocellulaire.
- Le traitement étiologique est beaucoup mois efficace dans les autres causes.

Les neurosédatifs doivent être évités en raison de l'insuffisance hépatocellulaire.

- En cas d'intoxication alcoolo-tabagique, dépister les cancers ORL, stomatologiques, broncho-pulmonaires et œsophagiens.

Traitement des complications

Cf. Chapitres spécifiques.

Elles sont les mêmes pour toutes les cirrhoses quelle que soit leur étiologie.

Certaines particularités doivent être soulignées :

– la cirrhose biliaire primitive se complique très rarement de carcinome hépatocellulaire ;

– l'hépatite alcoolique aiguë est évidemment une complication spécifique de la cirrhose alcoolique.

Transplantation hépatique

Cf. Chapitrespécifique.

Les indications sont schématiquement :

– une cirrhose sévère (Child C) ;

– une cirrhose Child B grave, c'est-à-dire compliquée d'une ascite réfractaire ou d'hémorragies digestives à répétition ou d'une encéphalopathie hépatique invalidante ne s'améliorant pas après plusieurs semaines de traitement symptomatique ;

– un carcinome hépatocellulaire si tumeur unique < 5 cm ou 2 à 3 nodules < 3 cm.

Le score MELD (*Model for End-stage Liver Disease*) est utilisé pour discuter de l'inscription d'un patient sur liste. Ce score (de 6 à 40) permet d'évaluer le risque de décès lié au foie à 3 mois. Un score > 17 est en faveur de la transplantation et < 15 en défaveur.

MELD score : 3,8 x ln (bilirubine mg/dL) + 11,2 x ln (INR) + 9,6 x ln (créatinine mg/dL).

CIRRHOSE COMPLIQUÉE (1)

Hémorragie digestive par hypertension portale [1]

L'hypertension portale est responsable de 75 % des hémorragies digestives chez le cirrhotique. Le mécanisme est la rupture de varices œsophagiennes ou cardiotubérositaires. Les autres causes sont principalement les ulcères et ulcérations digestives dont la fréquence est augmentée.

Traitement curatif

Le traitement endoscopique spécifique est décrit dans le chapitre Hémorragie digestive.

La prévention des infections (péritonite bactérienne spontanée) est systématique ; on préfère les **céphalosporines de 3e génération** : **ceftriaxone** 1 g/24 h aux **flurorquinolones** du fait des résistances.

L'encéphalopathie hépatique est prévenue par du **lactulose** : posologie adaptée pour avoir 3 selles/j.

Traitement préventif

► *Prévention secondaire*

Deux types de traitement doivent être proposés en association :

– la ligature élastique des varices par voie endoscopique jusqu'à éradication : en général on pratique 4 à 6 séances espacées de 3 sem. environ ;

– un traitement médical par **bêtabloquants non cardiosélectifs sans ASI** type **propranolol** (***AVLOCARDYL***) 1 cp. (40 mg) x 3 à 4/j ou ***AVLOCARDYL LP*** (cp. 160 mg) 1 cp./j le matin ou **nadolol** (***CORGARD***) 1 cp. (80 mg) le matin.

La posologie doit être adaptée à chaque patient, le but étant de faire diminuer la fréquence cardiaque de 25 % par rapport à la fréquence avant traitement.

Attention aux **bêtabloquants** chez les patients ayant une **ascite réfractaire** car ils augmenteraient dans ce cas la mortalité. De même, éviter les **bêtabloquants** si PAS < 90 mmHg, Na < 130 mmol/L, insuffisance rénale aiguë.

En cas d'échec, on peut proposer une dérivation porto-cave percutanée (TIPS) (*cf.* Ascite), voire une transplantation hépatique.

► *Prévention primaire*

Une gastroscopie annuelle est indiquée chez tout patient cirrhotique n'ayant pas de varices œsophagiennes ou cardiotubérositaires.

La prévention primaire de la rupture de varices est indiquée chez les patients ayant des **varices de grade I avec signes rouges ou Child C, II ou III**.

- Absence de VO : pas de traitement.
- VO grade 1 sans signe rouge : **β-bloquants non cardiosélectifs** à discuter au cas par cas.
- VO grade 1 avec signes rouges ou cirrhose Child C : **β-bloquants non cardiosélectifs**.
- VO grade 2 et 3 : ligature élastique ou **β-bloquants non cardiosélectifs**.

L'interruption du traitement β-bloquant est délétère ; il doit donc être poursuivi à vie. En cas de contre-indication aux **β-bloquants** ou de présence de grosses varices ou de signes rouges sur des petites varices, une ligature élastique est préférable.

Les mécanismes d'action sont une diminution du débit cardiaque, une diminution du débit portal et une diminution de la pression portale.

On utilise le **propranolol** (***AVLOCARDYL***) : 1 cp. (40 mg) x 3 à 4/j ou ***AVLOCARDYL LP*** (cp. 160 mg) : 1 cp./j le matin ou le **nadolol** (***CORGARD***) : 1 cp. (80 mg) le matin.

On peut également proposer le **carvédilol** (***KREDEX***) : 1 cp. (6,25 mg) à augmenter progressivement.

La posologie doit être adaptée à chaque patient, le but étant de faire diminuer la fréquence cardiaque de 25 % par rapport à la fréquence avant traitement.

En cas de contre-indication aux **β-bloquants** et/ou en cas de signes rouges à la gastroscopie, on propose un traitement endoscopique par ligature élastique.

En cas de varices gastriques, on peut soit proposer un traitement par **β-bloquants** comme pour les VO, soit un collage par des injections endoscopiques de cyanoacrylate.

CIRRHOSE COMPLIQUÉE (2)

Ascite non infectée

Traitement curatif

► *Règles hygiéno-diététiques*

Le traitement peut être fait en ambulatoire si l'ascite n'est pas trop importante, c'est-à-dire si elle ne nécessite pas de ponction évacuatrice.

Régime désodé peu restrictif (2 à 3 g de sel/24 h), souvent hypercalorique et normoprotidique du fait de la dénutrition ; les sels de régime de type sel de potassium (***XAL***) sont autorisés sous couvert d'un contrôle régulier de la kaliémie ; en cas d'hyponatrémie, on associe une restriction hydrique. Ce traitement peut être suffisant.

► *Traitement diurétique*

Il permet d'accroître la natriurèse. Le but est l'obtention d'une perte de poids de 500 g/j.

- Traitement salidiurétique *per os*, le plus souvent **inhibiteurs de l'aldostérone**, **spironolactone** (***ALDACTONE***) : 100 à 300 mg/j (cp. à 50 et 75 mg) sous contrôle clinique et biologique régulier. L'efficacité de ce type de **diurétique** est retardée de 48 à 72 h.
- On peut également utiliser un **diurétique de l'anse** type **furosémide** (***LASILIX***) : 20 à 160 mg/j sous contrôle clinique et biologique régulier, voire une association de plusieurs **diurétiques** (hypo- et hyperkaliémiants) : ***MODURÉTIC*** ou ***ALDACTAZINE*** : 1 à 2 cp./j.

> Contre-indications aux **diurétiques** :
> – natrémie < 130 mmol/L ;
> – créatininémie > 100-120 µmol/L ;
> – kaliémie < 3,5 mmol/L si **diurétique hypokaliémiant** ou > 5,5 si **diurétique hyperkaliémiant**.

► *Ponctions d'ascite évacuatrices*

Elles sont indiquées si le traitement diurétique est inefficace ou contre-indiqué ou bien lorsqu'il existe une gêne fonctionnelle.

Plusieurs litres d'ascite peuvent être évacués à chaque séance. Une compensation volémique par des solutés macromoléculaires, par exemple : **albumine humaine 20 %** (***ALBUMINE HUMAINE BAXTER***) : 1 fl. de 100 mL (20 g) pour 2 L d'ascite évacués à partir du 5e L.

> Ascite réfractaire : inefficacité de toutes les mesures médicales y compris (en l'absence de contre-indication) ***ALDACTONE*** : 400 mg/j et ***LASILIX*** 160 mg/j.

> **Surveillance du traitement d'une ascite**
>
> - Efficacité
>
> – Clinique : perte de 500 g/j sous **diurétiques** ; diurèse > 1 L/j ; périmètre ombilical.
> – Biologie : natriurèse > 25 mmol/j (1,5 g/j).
>
> - Tolérance
>
> – Clinique : T°, PA, fréquence cardiaque, examen cutané, recherche d'une encéphalopathie.
> – Biologie : natrémie, kaliémie, urémie, créatininémie x 1 à 2/sem. ; bilan hépatique x 1/sem.
>
> La présence d'une diurèse sodée sans perte de poids témoigne d'un non-respect du régime désodé.

► *Autres traitements*

On les utilise lorsque l'ascite devient difficilement ponctionnable ou lorsque les hospitalisations se répètent souvent.

- Shunt porto-sus-hépatique par voie transjugulaire ou TIPS (*Transjugular Intrahepatic Portosystemic Shunt*) : c'est la mise en place par voie transjugulaire d'une prothèse expansible intrahépatique après dilatation d'un trajet entre les veines sus-hépatiques et intrahépatiques ; c'est donc l'équivalent d'une anastomose porto-cave par voie percutanée. On utilise cette méthode en cas d'ascite réfractaire, dans l'attente d'une transplantation hépatique, si le délai d'attente prévisible est > 6 mois.
- Shunt péritonéo-jugulaire (valve de Le Veen) ; il n'est plus utilisé en raison de ses nombreuses complications : infection, obturation du shunt.
- Anastomose porto-cave : elle n'est plus utilisée du fait de la mortalité et de la morbidité qu'elle entraîne.

CIRRHOSE COMPLIQUÉE (3)

Infection spontanée du liquide d'ascite

C'est une des principales causes de mortalité. Le risque de récidive est de 40 à 70 % à 1 an. La translocation bactériennne est à l'origine d'infections à germes digestifs qui sont les plus fréquentes.

> L'infection spontanée du liquide d'ascite est définie par un nombre de polynucléaires neutrophiles altérés dans l'ascite > 250/mm³ ; la présence de germes n'est pas indispensable pour affirmer l'infection.

Mise en condition du patient

C'est une urgence médicale, le pronostic vital est en jeu.

- Hospitalisation en médecine.
- Mesures hygiéno-diététiques identiques à celles de l'ascite non infectée.

Antibiothérapie

En urgence, dès les prélèvements bactériologiques effectués (ascite, sang, urine), sans en attendre les résultats mais à adapter secondairement à l'antibiogramme ; antibiotiques à bonne diffusion dans le liquide d'ascite, si possible non métabolisés par le foie, actifs sur les germes rencontrés : bacilles Gram- (*Escherichia coli*, *Klebsiella*) et cocci Gram+, par exemple :
– en l'absence d'allergie : **amoxicilline + acide clavulanique** (***AUGMENTIN***) IV : 1 g/8 h ;
– ou **céphalosporine de 3e génération, ceftriaxone** (***ROCÉPHINE***) : 2 g IV/24 h en 1 inj. ;
– et/ou association à une **fluoroquinolone, ofloxacine** (***OFLOCET***) IV : 200 mg/12 h.

Un contrôle bactériologique du liquide d'ascite est nécessaire après 48 h de traitement.

> Les **aminosides** sont contre-indiqués chez le cirrhotique.

Le relais peut se faire par voie orale après 48 h d'apyrexie. La durée totale de l'antibiothérapie est de 5 à 7 j.

Le pronostic est sévère : 50 % de décès à 1 mois et 75 % à 1 an ; le décès n'est pas dû à l'infection elle-même mais à la gravité de l'insuffisance hépatique.

Apport d'albumine

L'apport d'**albumine humaine** 20 % (***ALBUMINE HUMAINE BAXTER***) est systématique en cas d'infection d'ascite car il réduit l'incidence de l'insuffisance rénale et la mortalité : J1 : 1,5 g/kg et J3 : 1 g/kg.

Prévention

► *Prévention secondaire*

La prévention des récidives par de la **norfloxacine** (***NOROXINE 400***) : 1 cp. (400 mg) en 1 prise/j, permet de limiter les récidives.

► *Prévention primaire*

Elle est discutée. On peut proposer de la **norfloxacine** (***NOROXINE 400***) : 1 cp. (400 mg) en 1 prise/j chez les patients ayant moins de 10 g/L de protides dans le liquide d'ascite car le risque d'infection est alors élevé.

Syndrome hépato-rénal

C'est l'apparition d'une insuffisance rénale fonctionnelle mais qui a la particularité de ne pas répondre au remplissage vasculaire.

On distingue :
– le syndrome hépato-rénal de type 1 : insuffisance rénale aiguë rapidement évolutive en moins de 15 j (survie < 15 j) ;
– le syndrome hépato-rénal de type 2 : insuffisance rénale moins sévère et d'évolution plus lente.

Le traitement curatif est la transplantation hépatique. Dans l'attente, on peut proposer :
– un traitement vasoactif, **terlipressine** (***GLYPRESSINE***) : 1 mg x 2 à 4 /j en IV associé à une expansion volémique par **albumine humaine** 20 % ;
– un TIPS.

Complications pleuro-pulmonaires

Hydrothorax hépatique

C'est une pleurésie chez un cirrhotique en l'absence de toute pathologie cardiaque ou pulmonaire. Elle se traite comme une ascite. En cas de récidive, on peut proposer un TIPS avant une transplantation ou bien, à défaut, une pleurodèse chimique sous thracoscopie.

Syndrome hépato-pulmonaire (5 % des cirrhotiques)

Il est défini par une hypoxémie (PaO_2 < 70 mmHg), une élévation du gradient alvéolo-artériel en O_2 > 20 mmHg et une vasodilatation pulmonaire. L'hypoxémie est majorée par l'orthostatisme. Le traitement repose sur la transplantation. En attendant, on propose une oxygénothérapie.

CIRRHOSE COMPLIQUÉE (4)

Hypertension portopulmonaire (2 à 5 % des cirrhotiques)

Elle est définie par une élévation de la pression artérielle pulmonaire moyenne (PAPm > 25 mmHg). Les **β-bloquants** deviennent contre-indiqués. Le traitement repose sur la transplantation hépatique.

Encéphalopathie hépatique

Elle reflète la gravité de l'insuffisance hépatique. Sa survenue doit faire rechercher une cause de décompensation.

Facteurs déclenchants d'une encéphalopathie hépatique

- Infection : ascite, sang, urine.
- Hémorragie digestive.
- Troubles hydroélectrolytiques et insuffisance rénale.
- Hépatite (alcoolique, virale, médicamenteuse).
- Prise de toxiques : médicaments sédatifs ; intoxication alcoolique aiguë.
- Constipation.
- Régime trop riche en protides.
- Anastomose porto-cave (chirurgicale, percutanée ou shunts spontanés).
- Carcinome hépatocellulaire.

Traitement curatif

- Prise en charge en milieu médical.
- Arrêt de tous les médicaments sédatifs.
- Réduction de la production d'ammoniac : régime pauvre en protides (< 20 g/j) pendant 48 h puis augmentation progressive jusqu'à 1 g/j. Si la tolérance est médiocre, on peut remplacer les protéines animales par des protéines végétales.
- Limitation de l'absorption d'ammoniac, **lactulose** (***DUPHALAC***) 2 càs ou sach. x 3/j (20 à 60 g/j) *per os* ou en lavement. En traitement d'attaque on peut augmenter la posologie jusqu'à 90 g/j. Le **lactitol** (***IMPORTAL***) peut être utilisé à la même posologie.
- Antibiothérapie orale visant à réduire la flore colique productrice d'urée : la **rifamixine** (antibiotique encore non disponible en France) a montré son efficacité à la dose de 550 mg x 2/j.

L'efficacité de ces traitements est limitée et c'est plutôt le traitement du facteur déclenchant qui permettra de sauver le patient.

- La transplantation hépatique peut être indiquée en cas d'encéphalopathie invalidante, chez un patient sevré et ayant moins de 65 ans.

Traitement préventif

Interdiction de tout médicament sédatif chez un cirrhotique. L'insomnie (inversion du rythme nycthéméral) du cirrhotique est un des premiers signes d'encéphalopathie ; la prescription de **somnifères** ne peut qu'aggraver la maladie du foie.

- Régime limité en protides à 1 g/kg/j.
- **Lactulose** (***DUPHALAC***) : 1 à 2 sach. x 2 à 3/j ; la posologie idéale est celle qui permet d'obtenir 2 selles/j.

Carcinome hépatocellulaire

Cf. Cancer du foie.

La transplantation hépatique ou à défaut la chirurgie d'exérèse est le seul traitement curatif.

En cas de contre-indication, on peut proposer une destruction tumorale par radiofréquence, une chimio-embolisation ou un traitement par **sorafénib** (***NEXAVAR***).

Hépatite alcoolique aiguë

Cf. Chapitre suivant.

L'arrêt définitif de l'absorption de toute boisson alcoolisée est indispensable.

Dans les formes sévères, une corticothérapie orale par **prednisolone** (***SOLUPRED***) : 40 mg/j pendant 28 j est indiquée car elle améliore le pronostic.

CONSENSUS

[1] Stratifying risk and individualizing care for portal hypertension, *Baveno VI Consensus Workshop*, 2015.

HÉPATITE ALCOOLIQUE AIGUË

Diagnostic

Le diagnostic, évoqué sur la clinique et la biologie, est prouvé par l'étude histologique du foie. L'hépatite alcoolique est souvent associée à une cirrhose mais peut également survenir sur un foie non cirrhotique.

Clinique

Les signes sont aspécifiques : hépatomégalie, fièvre, ictère, douleur de l'hypocondre droit.

Biologie

Les anomalies sont évocatrices : transaminases augmentées jusqu'à 10N environ avec ASAT > ALAT ; hyperbilirubinémie à prédominance conjuguée, hyperleucocytose à polynucléaires neutrophiles.

Ponction-biopsie hépatique

Elle est indispensable en cas de forme sévère (c'est-à-dire avec un score de Maddrey > 32) afin d'obtenir une certitude diagnostique : la présence d'une hépatite alcoolique à l'examen histologique est une indication à la corticothérapie.

La biopsie est réalisée par voie transpariétale ou, en cas de troubles de l'hémostase (ce qui est fréquent dans les formes sévères), par voie transjugulaire (plaquettes < 50 000/mm^3 ; taux de prothrombine < 50 %).

Une hépatite alcoolique aiguë est définie comme sévère si l'indice de Maddrey est de 32.
Indice de Maddrey = 4,6 x (temps de Quick du patient [s] - temps de Quick du témoin [s]) + (bilirubine [µmol/L]/17).
En pratique, il s'agit souvent des patients ayant une bilirubine totale > 100 µmol/L et un taux de prothrombine < 50 %.
À l'histologie, les lésions retrouvées sont des foyers de nécrose hépatocytaire, un infiltrat inflammatoire à polynucléaires neutrophiles autour des hépatocytes nécrosés et des corps de Mallory.

Traitement

Abstinence alcoolique

Elle est indispensable et permet d'obtenir la guérison dans les formes mineures. Une hospitalisation de quelques jours peut être nécessaire.

Une polyvitaminothérapie B, ***VITAMINE B1-B6*** : 1 cp. x 3/j, permet de prévenir l'encéphalopathie de Gayet-Wernicke et le syndrome de Korsakoff.

Les médicaments sédatifs sont interdits.

Corticothérapie

Elle est indiquée dans les formes sévères, définies par un score de Maddrey de 32, et en l'absence d'infection non contrôlée.

On utilise la **prednisolone** (***SOLUPRED***) : 40 mg/j en une prise le matin pendant 28 jours, avec un arrêt brutal en fin de traitement.

Du fait du risque infectieux chez ces patients, il faut éviter de débuter une corticothérapie sans la preuve histologique de l'hépatite alcoolique aiguë.

Lorsque la corticothérapie est contre-indiquée, on peut proposer de la **pentoxifylline** (***TORENTAL***) qui a une action anti-inflammatoire. Certains l'associent systématiquement à la corticothérapie. D'autres proposent la **N-acétylcystéine**.

Pronostic

La survie spontanée des formes sévères est de l'ordre de 50 % à 1 mois. Sous ***SOLUPRED***, la survie atteint 70 % à 1 mois. En l'absence d'amélioration sous ***SOLUPRED***, une transplantation hépatique en urgence peut être proposée dans le cadre de protocoles, même en l'absence d'une période d'abstinence supérieure à 6 mois.

CANCER DU FOIE (1)

Cancer primitif du foie [1]

Carcinome hépatocellulaire

C'est le cancer primitif du foie le plus fréquent. Il se développe habituellement sur une cirrhose.

Chez un patient ayant une cirrhose, le diagnostic peut reposer sur les examens radiologique lorsque la tumeur mesure plus de 1 cm ; dans ce cas, la biopsie hépatique n'est pas obligatoire.

Attitude diagnostique face à un nodule découvert en échographie chez un patient cirrhotique*

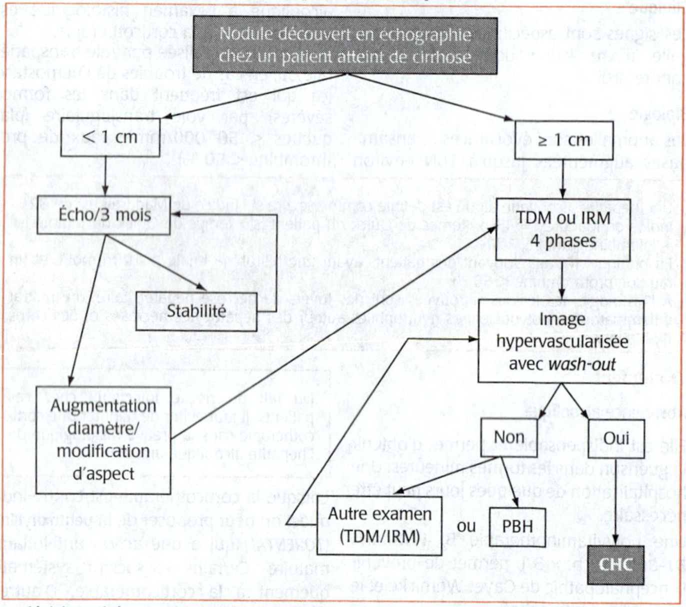

La décision thérapeutique dépend de la taille et du nombre de tumeurs, de leur extension à distance (poumon, surrénales, tronc porte, veines sus-hépatiques) et de la fonction hépatique.

* Le wash-out est une hypodensité ou hypointensité à la phase portale ou à la phase tardive après injection du produit de contraste, par rapport au parenchyme non tumoral.

CANCER DU FOIE (2)

► *Chirurgie*

Transplantation hépatique

C'est le meilleur traitement lorsqu'elle est possible.

Les indications sont :

– tumeur unique < 5 cm ;

– 2 à 3 nodules < 3 cm ;

– absence de thrombose portale ou sus-hépatique, même segmentaire.

Dans ces cas, la survie rejoint celle des patients transplantés pour cirrhose sans carcinome hépato-cellulaire : 60 à 80 % de survie à 5 ans.

Résection tumorale

Moins de 10 % des patients peuvent en bénéficier. Les conditions d'opérabilité sont :

– tumeur limitée : 1 nodule < 5 cm ou 3 nodules < 3 cm ;

– absence de métastase extrahépatique ;

– absence de thrombose porte ;

– bonne fonction hépatocellulaire (absence de cirrhose ou cirrhose classée Child A).

Le type de résection dépend de la localisation tumorale, de la taille tumorale et de la fonction hépatique. Il est nécessaire de passer à distance (au moins 1 cm) de la tumeur. Malgré le traitement, la survie n'est que de l'ordre de 30 à 50 % à 5 ans. Le taux de récidive sur le foie restant est très élevé. Une nouvelle intervention chirurgicale ou bien un traitement non chirurgical peuvent alors être proposés.

► *Traitements non chirurgicaux*

Traitements curatifs

• Radiofréquence

Ce traitement consiste à détruire les nodules par des « micro-ondes ». Les nodules doivent être :

– accessibles par ponction ;

– < 3 cm de diamètre ;

– non superficielles ;

– situées à distance du hile et des voies biliaires.

La radiofréquence peut également être pratiquée en peropératoire.

Traitement palliatif

• Chimio-embolisation artérielle

La vascularisation du carcinome hépatocellulaire est principalement artérielle.

La chimio-embolisation consiste à injecter dans l'artère hépatique un mélange ***LIPIODOL*-cisplatine** qui va se concentrer dans le foie tumoral ; cette injection est suivie d'une obstruction de l'artère hépatique par du ***SPONGEL***. Le traitement doit être renouvelé tous les 2 à 4 mois.

C'est le traitement palliatif de première ligne du carcinome hépatocellulaire. La cirrhose doit être classée Child A.

Les contre-indications sont l'insuffisance hépatique et l'obstruction portale.

• Thérapie ciblée : **sorafénib** (***NEXAVAR***).

Le **sorafénib** est un inhibiteur de protéine-kinase. On l'utilise à la posologie de 2 cp. à 200 mg x 2/j (800 mg/j). Le traitement augmente la survie (médiane augmentée de 2 mois). Il est réservé aux carcinomes hépatocellulaires non éligibles pour un autre traitement, sur une cirrhose Child A, OMS 0-2.

► *Dépistage*

Le dépistage précoce est actuellement la seule méthode qui permettrait d'améliorer le pronostic.

> Le dépistage concerne les patients cirrhotiques ayant une fonction hépatique relativement conservée. Il consiste à pratiquer un dosage d'alpha-fœto-protéine et une échographie hépatique tous les 6 mois.

CANCER DU FOIE (3)

Autres tumeurs

► *Carcinome fibrolamellaire*

C'est un carcinome hépatocellulaire particulier qui touche des patients jeunes, non cirrhotiques. Le taux de résécabilité est donc élevé. L'alpha-fœto-protéine est le plus souvent normale.

► *Hépatoblastome*

C'est une prolifération d'hépatocytes embryonnaires qui touche l'enfant de moins de 3 ans. Le pronostic dépend de la résécabilité.

► *Cholangiocarcinome intra-hépatique*

C'est une tumeur développée à partir des voies biliaires intra-hépatiques, sur un foie non cirrhotique. L'alpha-fœto-protéine est le plus souvent normale. Le traitement est chirurgical. Les récidives sont quasi constantes à 3 ans.

► *Angiosarcome*

C'est une tumeur développée à partir des cellules endothéliales bordant les sinusoïdes hépatiques. L'évolution est rapidement fatale et la résection rarement possible.

► *Hémangio-endothéliome*

Variante de l'angiosarcome, son évolution est lente. L'exérèse chirurgicale d'une tumeur localisée est le meilleur traitement. Si la tumeur est plus étendue, on peut proposer une transplantation.

► *Cystadénocarcinome*

Il se développe toujours sur un cystadénome. Le traitement est chirurgical. La prévention repose sur la résection des cystadénomes.

Cancer secondaire du foie [1]

> Le pronostic et le traitement dépendent du type de tumeur.
> La recherche d'une tumeur primitive, lorsqu'elle est inconnue, n'est utile que si un traitement peut être envisagé.

Se référer aux chapitres concernant la prise en charge de la tumeur primitive.

CONSENSUS

[1] Cancer du foie, *SNFGE*, 2014.

TUMEURS BÉNIGNES DU FOIE (1)

L'utilisation large de l'échographie hépatobiliaire conduit à la découverte fréquente de tumeurs hépatiques bénignes, le plus souvent asymptomatiques. Les lésions les plus fréquentes sont le kyste biliaire, l'adénome, l'hémangiome et l'hyperplasie nodulaire focale.

Kyste biliaire

Clinique

Il est retrouvé chez 4 % des personnes ayant une échographie hépatique.
Il est le plus souvent asymptomatique, sauf s'il est très volumineux et comprime les organes de voisinage (nausées, vomissements, douleurs).

Imagerie

- Lésion régulière, anéchogène avec renforcement postérieur et paroi fine.
- Parenchyme hépatique normal.

Traitement

► *Kyste asymptomatique*
Aucune surveillance et aucun traitement.

► *Kyste symptomatique*
Il est difficile d'attribuer les symptômes au kyste ; leur régression après ponction du kyste est un bon test diagnostique mais les récidives sont fréquentes.
Le seul traitement efficace est la chirurgie ; l'intervention consiste à pratiquer une kystectomie partielle (résection du dôme saillant).

Adénome

Clinique

- Tumeur rare touchant dans 95 % des cas la femme entre 25 et 35 ans ; le risque est augmenté par la contraception orale.
- Asymptomatique ; lorsqu'il devient volumineux, l'adénome peut se compliquer d'une hémorragie intratumorale ou intrapéritonéale.

Imagerie

L'aspect est très voisin de celui de l'hyperplasie nodulaire focale. Une nécrose centrale d'un adénome peut mimer la fibrose centrale de l'hyperplasie nodulaire focale.

► *Échographie*
Image aspécifique ; tumeur souvent moins échogène que le parenchyme hépatique.

► *Angioscanner*
Avant injection : tumeur mal limitée hypodense.
Après injection : hyperdensité.

► *IRM*
T1 : hypo- ou iso-intense.
T2 : légèrement hyper-intense.

Traitement

Les œstroprogestatifs doivent être arrêtés. En fonction de la taille, on discute une surveillance ou une résection chirurgicale.

TUMEURS BÉNIGNES DU FOIE (2)

Hyperplasie nodulaire focale

Clinique

- C'est une tumeur rare touchant la femme dans 85 % des cas.
- Elle est le plus souvent asymptomatique.

Imagerie

L'aspect est très voisin de celui de l'adénome. Une nécrose centrale d'un adénome peut mimer la fibrose centrale de l'hyperplasie nodulaire focale.

► *Échographie*

Absence d'échogénicité caractéristique.

La présence inconstante d'une fibrose centrale est de grande valeur.

► *Angioscanner et IRM*

Aspect comparable à l'adénome.

La présence d'une fibrose centrale étoilée est caractéristique.

Traitement

Il n'y a pas d'indication opératoire pour une hyperplasie nodulaire focale.

Toutefois, il peut être difficile avant l'intervention chirurgicale de distinguer un adénome d'une hyperplasie nodulaire focale. On est donc souvent contraint de réséquer les hyperplasies nodulaires focales pour ne pas laisser évoluer un adénome.

Hémangiome

Clinique

Tumeur fréquente, asymptomatique.

Imagerie

► *Échographie*

Elle permet souvent de porter le diagnostic : lésion hyperéchogène, bien limitée, à discret renforcement postérieur.

► *Angioscanner*

- Lésion hypodense.
- Accumulation lente du produit de contraste du centre vers la périphérie ; l'opacification persiste tardivement.

► *IRM*

T1 : hypo-intense.

T2 : très hyper-intense.

Traitement

L'abstention thérapeutique est la règle, même en cas d'hémangiome géant.

L'hémorragie et la rupture sont exceptionnelles.

Si l'hémangiome devient gênant du fait de son volume, la chirurgie en milieu spécialisé est le traitement de choix.

TUMEURS BÉNIGNES DU FOIE (3)

En résumé, il est très difficile de différencier un adénome d'une hyperplasie nodulaire focale et même d'un carcinome hépatocellulaire bien différencié. La biopsie dirigée comporte un risque hémorragique et ne permet pas toujours de conclure.
C'est pourquoi on a tendance à opérer les patients ayant une tumeur non kystique du foie après avoir éliminé un angiome.
Toutefois, depuis l'utilisation des pilules minidosées en œstrogènes, la fréquence de l'adénome a considérablement diminué. L'abstention thérapeutique associée à une surveillance est donc possible lorsqu'il existe des arguments morphologiques en faveur d'une hyperplasie nodulaire focale.
L'arrêt des **œstroprogestatifs** est souvent recommandé.

Tumeurs bénignes du foie

	KYSTE BILIAIRE	ADÉNOME	HYPERPLASIE NODULAIRE FOCALE	HÉMANGIOME
Terrain Clinique	4 % des patients ayant une écho. hépatique asymptomatique	Femme entre 25 et 35 ans (95 %) Asymptomatique	Rare Femme (85 %) Asymptomatique	Fréquente Asymptomatique
Échographie	Lésion régulière anéchogène avec renforcement postérieur et paroi fine	Aspécifique : tumeur moins échogène que le patrenchyme hépatique	Aspécifique. Fibrose centro-tumorale inconstante de grande valeur	Lésion hyperéchogène bien limitée à discret renforcement postérieur
Angio-scanner	Hypodense avant et après injection de produit de contraste	Avant injection : hypodense Après injection : hyperdense	Avant injection : hypodense Après injection : hyperdense Fibrose centro-tumorale incostante de grande valeur	Accumulation lente du produit de contraste de la périphérie (en motte) vers le centre (centripète)
IRM	Ne doit pas être pratiquée (sauf complication) T1 : hypo-intense T2 : très hyper-intense	T1 : hypo- ou iso-intense T2 : faiblement hyperintense	T1 : hypo- ou iso-intense T2 : hyperintense en particulier en son centre	T1 : hypo-intense T2 : très hyper-intense (flash) Accumulation lente du produit de contraste de la périphérie (en motte) vers le centre (centripète)
Traitement	Abstention	Abstention (surveillance) ou résection	Abstention (mais le diagnostic différentiel avec un adénome est difficile en l'absence de chirurgie)	Abstention

CHOLANGITE SCLÉROSANTE PRIMITIVE – CIRRHOSE BILIAIRE PRIMITIVE (1)

Diagnostic

Ces deux maladies ont un tableau clinico-biologique et des traitements très voisins.

Cirrhose biliaire primitive (CBP) et cholangite sclérosante primitive (CSP)

	CIRRHOSE BILIAIRE PRIMITIVE	CHOLANGITE SCLÉROSANTE PRIMITIVE
Terrain	Femme : 90 %	Homme : 66 %
Clinique	Cholestase	Cholestase, douleurs hypocondre droit, angiocholite
Pathologies associées	Manifestations auto-immunes : syndrome de Gougerot-Sjögren, thyroïdite, polyarthrite rhumatoïde	Colite inflammatoire, rectocolite hémorragique principalement
Biologie	Anticorps antimitochondrie de type II ; autres auto-anticorps Élévation des IgM avec IgG et IgA normales	pANCA (anticorps anticytoplasme des neutrophiles ; fluorescence péri-nucléaire)
Imagerie biliaire	Normale	Alternance de rétrécissement et de dilatation des voies biliaires intra- et extra-hépatiques
Diagnostic	Histologie (ponction-biopsie hépatique)	Imagerie
Traitement	Acide ursodésoxycholique Transplantation	Acide ursodésoxycholique Transplantation

Remarque : tout patient ayant une cholangite sclérosante primitive doit avoir une coloscopie de dépistage à la recherche d'une colite inflammatoire.

ACIDES BILIAIRES

Acide ursodésoxycholique

DELURSAN					
Cirrhose biliaire primitive : 13 à 15 mg/kg/j Cholangite sclérosante primitive : 20 mg/kg/j maximum Cholestase gravidique : 10 à 20 mg/kg/j en 2 prises, sans dépasser 1000 mg/j, jusqu'à l'accouchement	20 cp. 250 mg 60 cp. 500 mg	10,06 57,46	I I	65 % 65 %	0,50 0,96
URSOLVAN					
Idem **DELURSAN**	30 gél. 200 mg	9,00	I	65 %	0,30
CHOLURSO					
Idem **DELURSAN**	50 cp. 250 mg 60 cp. 250 mg 50 cp. 500 mg 60 cp. 500 mg	HOP 24,43 HOP 46,72	I I I I	 65 % 65 %	 0,41 0,78

PROPRIÉTÉS

Inhibition du cycle entéro-hépatique : diminution de l'absorption des acides biliaires hydrophobes (la modification de la composition de la bile par augmentation du pool des acides biliaires la rend moins lithogène).

Effet cytoprotecteur : amélioration de la fluidité et de la perméabilité membranaire.

Effet immunomodulateur : augmentation de la réaction mixte lymphocytaire expérimentale et augmentation de l'expression du complexe majeur d'histocompatibilité de classe I.

Le traitement médical des calculs biliaires n'a que très peu d'indication.

L'**acide ursodésoxycholique** est de plus en plus utilisé pour le traitement de certaines cholestases.

INDICATIONS

- Cirrhose biliaire primitive, surtout en début de maladie : amélioration de la biologie hépatique, retardement de la date de transplantation, augmentation de l'espérance de vie.
- Cholangite sclérosante primitive : amélioration de la biologie hépatique mais pas d'effet sur l'espérance de vie.
- Cholestase gravidique symptomatique.
- Cholestase chronique de la mucoviscidose
- Traitement symptomatique du prurit secondaire à une cholestase.
- Dissolution des calculs biliaires de moins de 15 mm, radiotransparents avec une vésicule fonctionnelle. Cette indication est obsolète depuis l'avènement de la cholécystectomie par voie laparoscopique.

CONTRE-INDICATIONS

Infections biliaires, affections gastro-intestinales organiques.

PRÉCAUTIONS D'EMPLOI

En cas d'utilisation pour le traitement d'une lithiase vésiculaire, vérifier par cholécystographie orale que la vésicule est bien fonctionnelle.

EFFETS INDÉSIRABLES

Rarement diarrhée.

INTERACTIONS MÉDICAMENTEUSES

Éviter les produits hépatotoxiques et les chélateurs des sels biliaires (**colestyramine**).

CHOLANGITE SCLÉROSANTE PRIMITIVE – CIRRHOSE BILIAIRE PRIMITIVE (2)

Traitement étiologique

Traitement médical

Pour la cirrhose biliaire primitive, l'**acide ursodésoxycholique** (***DELURSAN***) est le traitement de référence : 13 à 15 mg/kg/j en 2 prises pendant les repas. Il améliore les symptômes et la biologie et retarde la transplantation. Il est surtout efficace dans les stades précoces de la maladie.

Pour la cholangite sclérosante primitive, la preuve de d'efficacité de l'**acide ursodésoxycholique** n'a jamais été démontrée. Certaines études suggère même qu'il pourrait diminuer la survie, surtout à dose élevée > 15 mg/kg/j. En cas de sténose biliaire avec cholestase, une dilatation biliaire peut être proposée.

En cas d'efficacité incomplète ou d'intolérance à l'**acide ursodésoxycholique**, on peut ajouter un **fibrate** : **fénofibrate** (***LIPANTHYL LP*** 160 mg/j) ou **bézafibrate** (***BÉFIZAL LP*** 400 mg/j) qui peuvent améliorer les marqueurs de cholestase.

Les autres médicaments qui sont proposés sont les suivants : **budésonide**, **ciclosporine**, **méthotrexate**, **colchicine**, **D-pénicillamine**.

Transplantation hépatique

C'est le traitement de choix en stade avancé. La survie à 1 an est de 85 % ; et rejoint ensuite celle de la population normale. La récidive sur le greffon est rare.

Infection et sténoses biliaires

Un des risques des sténoses bilaires dans la cholangite sclérosante primitive est l'angiocholite. En cas de sténose biliaire, des dilatations doivent être discutées au cas par cas.

Un des risque de la cholangite sclérosante primitive est l'évolution en cholangiocarcinome. Il faut toujours le rechercher en cas de sténose biliaire (brossage, imagerie).

Traitement symptomatique

Prurit

La **colestyramine** est un des produits les plus utilisés (***QUESTRAN***) : 1 à 2 sach. x 3/j. La posologie doit être adaptée individuellement. Le délai d'efficacité est de 2 à 4 j. En cas d'échec, à la place du ***QUESTRAN***, on propose l'**acide ursodésoxycholique** (***DELURSAN***) qui est également utilisé pour le traitement étiologique (*cf. infra*).

Les autres produits sont moins étudiés : **antihistaminiques H1**, **phénobarbital** (***GARDÉNAL***), **rifampicine** (***RIFADINE***), **odansétron** (***ZOPHREN***), etc.

Stéatorrhée et malabsorption

Elles apparaissent tardivement et sont dues à la diminution de la sécrétion biliaire. Le traitement n'est pas spécifique. Le dosage des vitamines liposolubles et le contrôle de l'hémostase permettent d'ajuster les doses (les posologies suivantes sont donc indicatives) ; les carences sont rares mais favorisées par le ***QUESTRAN***.

- **Vitamine K1** : 20 mg en IV lente.
- **Ergocalciférol** ou **vitamine D2** (***STÉROGYL***) : 2 gttes/j.

TRANSPLANTATION HÉPATIQUE (1)

Les indications font l'objet d'un consensus de l'AFEF et de l'HAS [1].

> La transplantation hépatique est actuellement une technique bien rodée. Elle permet, lorsque les indications sont bien posées, d'atteindre un taux de survie supérieur à 80 % à 3 ans.

Indications

La transplantation hépatique doit être discutée dans tous les cas d'hépatopathie irréversible et mortelle.
Le score MELD (*Model for End-stage Liver Disease*) est utilisé pour discuter de l'inscription d'un patient sur liste. Ce score (de 6 à 40) permet d'évaluer le risque de mourir du foie à 3 mois. Un score > 17 est en faveur de la transplantation et < 15 en défaveur.
MELD score : 3,8 x ln (bilirubine mg/dL) + 11,2 x ln (INR) + 9,6 x ln (créatinine mg/dL).

Hépatopathies chroniques cholestatiques

► *Cirrhose biliaire primitive et cholangite sclérosante primitive*
Ce sont deux très bonnes indications puisque la survie à 5 ans est de l'ordre de 80 %. Le risque de récidive de la maladie sur le greffon est faible. Les critères de transplantation sont une bilirubinémie > 100-150 µmol/L et/ou une ascite et/ou une hémorragie digestive récidivante ou non contrôlée et/ou un prurit intolérable et/ou une asthénie majeure.

► *Atrésie des voies biliaires extra-hépatiques de l'enfant*
C'est l'absence totale ou partielle de la voie biliaire principale, interrompant tout écoulement biliaire. Les résultats de la transplantation sont excellents chez un enfant de plus de 2 ans.

Hépatopathies chroniques non cholestatiques : les cirrhoses

► *Cirrhose alcoolique*
Les indications à la transplantation sont les cirrhoses sévères (Child C) qui ne s'améliorent pas malgré un sevrage prolongé. En cas d'hépatite alcoolique, le sevrage permet parfois une amélioration spectaculaire et c'est pourquoi les indications sont difficiles à prendre.

► *Cirrhose post-hépatitique B ou B + Delta*
Le risque est la réinfection du greffon. On réserve donc la transplantation aux patients ayant une cirrhose grave et sans réplication virale, pour éviter une réinfection du greffon. Une immunoprophylaxie après la transplantation par injection régulière d'immunoglobulines anti-HBs est indiquée. La survie est de l'ordre de 70 % à 2 ans.

► *Cirrhose post-hépatitique C*
La récidive de l'infection sur le greffon dépasse 75 %. Grâce à l'arrivée des nouveaux **antiviraux** actifs sur le VHC, on espère la réinfection du greffon.

Hépatite fulminante

Elle peut être d'origine virale ou médicamenteuse. Schématiquement, la transplantation est indiquée lorsqu'apparaît une confusion ou un coma avec un facteur V < 20 % ou > 30 % (respectivement avec un âge < ou > 30 ans) car dans ce cas, la mortalité spontanée atteint 85 à 90 %. La survie à 1 an atteint environ 70 %.

Carcinome hépatocellulaire

Les indications les mieux validées sont :
- tumeur unique < 5 cm ;
- ou 2 à 3 nodules < 3 cm.

La transplantation est contre-indiquée en cas de métastases, d'adénopathies ou d'envahissement vasculaire.

TRANSPLANTATION HÉPATIQUE (2)

Contre-indications

Absolues

- Tumeur maligne (qu'elle soit métastasée ou non au foie).
- Maladie extra-hépatique sévère.

Relatives

- Âge > 65 ans.
- Intoxication alcoolique persistante.
- Séropositivité VIH ; réplication virale B.
- Hypertension artérielle pulmonaire sévère.
- Hypoxémie par shunt droite-gauche.
- Antécédents d'interventions multiples sur le foie et les voies biliaires.
- Prévision d'une prise aléatoire du traitement immunosuppresseur.

La transplantation hépatique est possible chez des patients infectés par le VIH, stables et bien sélectionnés.

Technique

Intervention chirurgicale

Le prélèvement est effectué chez un malade en état de mort cérébrale.

La transplantation hépatique est le plus souvent orthotopique : le foie malade est enlevé et remplacé par le foie du donneur. Dans les hépatites fulminantes, une transplantation hétérotopique auxiliaire est parfois pratiquée : le foie du donneur permet alors au foie malade de régénérer.

Au cours de l'intervention chirurgicale, les anastomoses vasculaires pratiquées sont les suivantes : cavo-sus-hépatique, cavo-sous-hépatique, porto-porte et artérielle hépatique. La continuité biliaire est assurée par une anastomose cholédoco-jéjunale sur anse en Y ou cholédoco-cholédocienne termino-terminale.

La pénurie en greffon conduit à rechercher de nouvelles techniques qui permettent de partager un foie entre plusieurs receveurs.

Évolution immédiate

► *Modifications biologiques et histologiques*

- Élévation transitoire des transaminases et de la bilirubine.
- Remontée rapide des facteurs de la coagulation (facteur V notamment).
- Apparition de zones de nécrose hépatocytaires, d'une stéatose et d'un infiltrat inflammatoire. Plus à distance, apparition de lésions de cholestase.

► *Non-fonction primaire du greffon*

C'est une reprise insuffisante de la fonction du greffon, incompatible avec la survie du receveur. Elle serait due à des lésions induites par la conservation du greffon et est diagnostiquée 24 à 48 h après la transplantation. Le seul traitement est la retransplantation.

Traitement immunosuppresseur

L'introduction de la **ciclosporine** (***SANDIMMUN***) a permis d'améliorer considérablement les résultats.

Elle est au départ utilisée par voie IV, le relais se faisant par voie orale à la régression de la cholestase (l'absorption de **ciclosporine** est liée à la présence de bile).

> La posologie est ajustée à la ciclosporinémie qui doit être entre 100 et 150 ng/mL. Une liste des médicaments interagissant avec la **ciclosporine** doit être remise au patient.

Une corticothérapie et de l'**azathioprine** (***IMUREL***) sont associées à la **ciclosporine**.

TRANSPLANTATION HÉPATIQUE (3)

Complications

Rejet

► *Rejet hyperaigu*

Il est rare et apparaît dès la fin de l'intervention chirurgicale avec des troubles de l'hémostase et une insuffisance hépatocellulaire. Une retransplantation en urgence est indiquée.

► *Rejet aigu*

Il est très fréquent (30 à 70 % des cas) et se manifeste vers la 2e ou 3e sem. post-transplantation.

Les signes sont aspécifiques : fièvre, asthénie, hépatomégalie, ascite, perturbation de la biologie hépatique.

La défaillance du greffon n'apparaît que rarement mais chaque épisode de rejet aigu entraîne une diminution irréversible de la fonction hépatique.

Le traitement repose sur la corticothérapie IV et en cas d'échec sur les anticorps monoclonaux murins anti-CD3 (***ORTHOCLONE OKT3***).

► *Rejet chronique*

Il apparaît chez 10 % des patients, 6 mois après la transplantation et est caractérisé par une cholestase chronique.

L'histologie retrouve une disparition progressive des canaux biliaires. Ce type de rejet aboutit à une cirrhose biliaire secondaire et nécessite alors une nouvelle transplantation.

Une augmentation du traitement immunosuppresseur pourrait prévenir ce rejet.

Infections

L'infection par le CMV est la plus fréquente et survient 2 à 4 mois après la transplantation. Elle se traduit par une atteinte digestive et hépatique. Le diagnostic repose sur la présence d'une virémie positive ou d'une culture d'une biopsie hépatique positive. Le diagnostic différentiel avec le rejet peut être difficile. Le traitement repose sur une diminution de l'immunosuppression et le **ganciclovir** (***CYMÉVAN***).

D'autres infections virales sont possibles (virus herpès, adénovirus).
Des infections bactériennes (principalement bronchopulmonaires et abdominales), fongiques (*Candida*) et parasitaires peuvent également se rencontrer.

TRANSPLANTATION HÉPATIQUE (4)

Complications chirurgicales

► *Vasculaires*

La thrombose de l'artère hépatique est la complication principale et peut être asymptomatique (30 % des cas). Plus souvent, elle se manifeste par une insuffisance hépatique aiguë et un sepsis (abcès, bactériémie, péritonite).

La thrombose de la veine porte est rare (2 %).

► *Biliaires*

Elles sont fréquentes (7 à 20 %) et se manifestent par une cholestase. Elles sont dues à des sténoses anastomotiques ou des voies biliaires intrahépatiques, des fistules et au drainage biliaire externe. Le traitement est chirurgical ou instrumental.

Récidive de la maladie sur le foie greffé

Le risque pour chaque pathologie est détaillé dans le paragraphe « Indications ». La fréquence de cette récidive conditionne les résultats à long terme de la transplantation. Ce risque semble faible dans la cirrhose d'origine auto-immune, la cirrhose biliaire primitive et la cholangite sclérosante primitive.

La réinfection virale du greffon est fréquente chez les patients transplantés pour cirrhose post-hépatitique B ou C ou Delta. Elle conduit à la formation rapide d'une cirrhose sur le greffon. Les immunoglobulines anti-HBs à forte dose diminuent le risque de récidive de l'infection par le VHB.

L'intoxication alcoolique reprend dans moins de 20 % des cas.

La récidive d'un carcinome hépatocellulaire est possible.

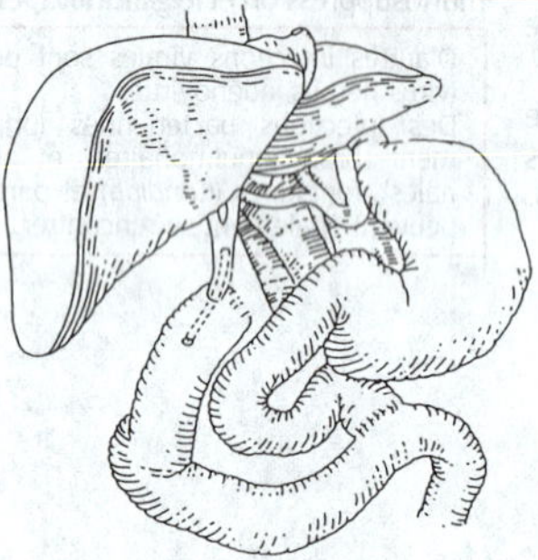

Transplantation hépatique orthotopique. Anastomose hépaticojéjunale sur anse en Y.

TRANSPLANTATION HÉPATIQUE (5)

Surveillance du patient transplanté

Avant la transplantation

- Médecin généraliste : consultation tous les 7 à 15 j ; état général et hépatique, surveillance des traitements.
- Hépatologue : consultation au moins mensuelle ; adaptation des traitements ; bilan de la fonction hépatique.
- Centre de transplantation : consultation trimestrielle.

Après la transplantation

► *Buts*

- Contrôle du traitement immunosuppresseur.
- Détection du rejet aigu et chronique.
- Diagnostic des infections.
- Recherche d'autres complications.

► *Fréquence des consultations ambulatoires en milieu spécialisé*

D'abord hebdomadaire puis bimensuelle pendant 6 mois ; puis mensuelle pendant 1 an puis tous les 2 à 3 mois à vie.

► *Médecin généraliste*

Le médecin généraliste est l'intermédiaire entre le patient greffé et le centre de transplantation.

Examens biologiques de routine

– NFS.
– Fonction hépatique : transaminases, γ-GT, phosphatases alcalines, bilirubine totale et conjuguée, taux de prothrombine avec facteurs de coagulation.
– Ionogramme sanguin et fonction rénale (urémie et créatininémie).
– Ciclosporinémie résiduelle : prélèvement le matin à jeun avant nouvelle prise de **ciclosporine** pour adapter la posologie au résultat. La ciclosporinémie doit être comprise entre 100 et 150 ng/mL.

Une liste des médicaments interagissant avec la **ciclosporine** doit être remise au patient.

L'alimentation doit tenir compte de la prise de **corticoïdes** : régime limité en sel, en sucres rapides, enrichi en calcium et en vitamine D.

► *Consultations spécialisées*

Le recours à des consultations spécialisées doit être régulier : stomatologie, ophtalmologie, gynécologie (la contraception par stérilet est interdite), diabétologie, etc. Une psychothérapie de soutien du patient et de sa famille peut être nécessaire.

► *La vie après la transplantation*

La qualité de vie est satisfaisante à long terme. La reprise d'une activité familiale, sociale et professionnelle normale est possible.

Le risque de malformation congénitale n'est pas augmenté et les transplantés peuvent avoir des enfants.

CONSENSUS

[1] Indications de la transplantation hépatique, *HAS et AFEF*, 2005.

HÉMORRAGIE DIGESTIVE HAUTE (1)

Lésions responsables d'une hématémèse

- Rupture de varices œsophagiennes (25 %).
- Ulcérations aiguës de la muqueuse gastroduodénale (17 %).
- Ulcère duodénal (17 %).
- Ulcère gastrique (17 %).
- Ulcère œsophagien et œsophagite (10 %).
- Syndrome de Mallory-Weiss (3 %).
- Autres causes : gastrite hémorragique, lésion sur sonde naso-gastrique, cancer gastrique, ulcère anastomotique, angiome gastrique, maladie de Rendu-Osler.

Évaluation de la gravité de l'hémorragie

L'importance de l'hémorragie est souvent surestimée par le patient et sa famille : elle ne peut être évaluée que grossièrement sur la quantité de sang extériorisée. Les éléments objectifs sont :
– les signes cliniques d'hypovolémie : tachycardie, hypotension, marbrures, polypnée, cyanose des extrémités, augmentation du temps de recoloration cutanée ;
– l'hémoglobine et l'hématocrite (mais qui sont souvent normales au début) ;
– le meilleur critère pour évaluer l'importance d'une hémorragie est la quantité de concentrés globulaires transfusés pour rétablir un état hémodynamique correct.

Toute hématémèse doit être hospitalisée car même si elle semble peu importante, elle peut récidiver sur un mode grave à tout moment.

Conduite à tenir

À domicile

Les gestes à pratiquer sont :
– décubitus latéral, tête basse pour éviter une régurgitation ;
– une ou deux voies veineuses périphériques pour expansion volémique par **soluté macromoléculaire**.

L'expansion volémique doit être prudente car un excès de remplissage peut favoriser la récidive en augmentant la pression dans les varices œsophagiennes.

Transfert en urgence en milieu hospitalier par le Samu.

À l'hôpital

C'est une urgence médico-chirugicale : le pronostic vital est en jeu ; hospitalisation en unité de soins intensifs (sauf en l'absence de retentissement hémodynamique où une surveillance continue peut être suffisante).

Un certain nombre de gestes sont à pratiquer en urgence.

- Mise en place de :

– 1 ou 2 voies veineuses périphériques ;

– scope cardiaque ; dynamap ;

– dispositif de recueil des urines ;

– oxygénothérapie.

Plutôt que la mise en place d'une sonde gastrique, on propose une perfusion d'**érythromycine** 250 mg en 30 min qui permet de stimuler la vidange gastrique et améliore les conditions de la gastroscopie.

- Patient à jeun strict.
- Si l'état hémodynamique le nécessite :

– expansion volémique par **sérum physiologique** ou **soluté macromoléculaire** ;

– dès que possible, transfusion de concentrés globulaires isogroupe, isorhésus (ou à défaut O négatif). Le but est l'obtention d'une pression artérielle moyenne à 80 mmHg avec un hématocrite à 25-30 % et une hémoglobine à 7-8 g/dL.

- Endoscopie digestive haute. Elle est pratiquée :

– chez un patient conscient, réanimé, dans un état hémodynamique stable ;

– ou à défaut chez un patient intubé et ventilé.

Intérêts de l'endoscopie

- À visée diagnostique.
- À visée pronostique (*cf.* Classification de Forrest).
- À visée thérapeutique.

ANALOGUE DE LA VASOPRESSINE

Terlipressine

GLYPRESSINE					
Toutes les 4 h, voie IV : poids > 70 kg : 2 mg ; entre 50 et 70 kg : 1,5 mg ; < 70 kg : 1 mg	5 fl. 1 mg + 5 mL solv. 5 amp. 1 mg/ 8,5 mL	HOP HOP	I I		

PROPRIÉTÉS

Analogue synthétique de la vasopressine.

Dans les hypertensions portales, la ***GLYPRESSINE*** diminue la pression portale par vasoconstriction dans le territoire porte.

Après injection IV, la ***GLYPRESSINE*** est métabolisée en lysine-vasopressine qui est l'hormone active (délai d'action : 40-60 min ; durée d'action : 180 min).

INDICATIONS

Ruptures de varices œsophagiennes (en attendant le traitement spécifique).

CONTRE-INDICATIONS

Absolues :
– **grossesse** : effet embryofœtotoxique ;
– choc septique.

Relatives :
– insuffisance coronaire ; antécédent d'infarctus du myocarde ;
– troubles du rythme cardiaque ;
– hypertension artérielle non contrôlée ;
– insuffisance vasculaire cérébrale ou périphérique ;
– asthme, insuffisance respiratoire ;
– insuffisance rénale chronique ;
– âge > 70 ans.

PRÉCAUTIONS D'EMPLOI

Voie IV stricte : risque de nécrose cutanée en cas d'extravasation.

Surveillance rapprochée de la PA, de la fréquence cardiaque, de la diurèse et du ionogramme.

EFFETS INDÉSIRABLES

Ils sont rares.

Graves : poussée hypertensive (cédant souvent spontanément) ; bradycardie ; insuffisance coronaire (chez les sujets à risque).

Mineurs :
– crampes abdominales, diarrhée ;
– céphalées ;
– acrocyanose.

INTERACTIONS MÉDICAMENTEUSES

Incompatibilité majeure avec les solutés alcalins ou contenant des sucres réducteurs.

HÉMORRAGIE DIGESTIVE HAUTE (2)

Patient cirrhotique connu ou probable

Rupture de varices œsophagiennes

Elle est retrouvée dans 75 % des cas.

► *Traitement de l'hémorragie*

Traitement vasoactif

Le diagnostic de rupture de varices œsophagiennes étant le plus probable, on débute, avant même la réalisation de la gastroscopie, un traitement par drogues vasoactives ; la durée de ce traitement est de 2 à 5 j :

– **octréotide** (***SANDOSTATINE***) : 25 µg/h en continu (600 µg/j) ;

– ou **somatostatine** (***MODUSTATINE*** 2 mg) : 0,250 mg en IV lente puis 0,250 mg/h en continu ;

– ou **terlipressine** (***GLYPRESSINE***) : 1 inj. IV toutes les 4 h (poids > 70 kg : 2 mg/4 h ; 50 à 70 kg : 1,5 mg/4 h ; < 50 kg : 1 mg/4 h).

Traitement endoscopique

L'endscopie en urgence permet d'affirmer l'origine du saignement. Elle doit être pratiquée chez un patient :

– en état hémodynamique stable ;

– consicent, réanimé ou bien intubé et ventilé.

Elle peut être précédée d'une injection d'**éryhtromycine** IV 250 mg 30 min. à 2h. avant l'endoscopie (l'**érythromycine** stimule la vidange gastrique et permet d'avoir un estomac propre au moment de l'examen).

On réalise une **ligature élastique des varices œsophagiennes**.

En cas de persistance ou de récidive précoce (20 à 30 % des cas), une nouvelle endoscopie est nécessaire.

Si malgré tout l'hémorragie persiste ou récidive précocement (5 à 10 %), on discute :

– une nouvelle gastroscopie avec ligature ;

– une sonde à double ballonnet de Blakemore pour comprimer les varices. Sa position doit être vérifiée radiologiquement et elle sera laissée en place 48 h maximum ;

– la mise en place par voie transjugulaire d'une prothèse expansible intra-hépatique entre la veine sus-hépatique et la veine porte intra-hépatique (TIPS pour *Transjugular Intrahepatic Portosystemic Shunt* ; *cf.* Cirrhose).

► *Traitements associés*

• Recherche et prévention des infections : prélèvements multiples (ECBU, ascite, hémocultures), puis antibiothérapie systématique : les **céphalosporines de 3e génération** type **ceftriaxone** 1 g/24 h sont préférées aux **fluoroquinolones** du fait du risque de résistance.

• Prévention du delirium tremens et de l'encéphalopathie de Gayet-Wernicke (chambre individuelle, éclairée 24 h/24) ; hydratation abondante ; éviter les sédatifs ; vitaminothérapie B.

• Prévention des gastrites aiguës de stress : **oméprazole** 40 à 160 mg/j.

• Prévention de l'encéphalopahie hépatique : **lactulose** à une posologie permettant d'avoir environ 3 selles/j.

• Prévention des récidives hémorragiques (*cf.* Cirrhose).

• Nursing.

Rupture de varices gastriques

On effectue une obturation endoscopique des varices par des colles (***HISTOACRYL***).

Autres étiologies

Si la gastroscopie ne retrouve pas de rupture de varices, une autre lésion est responsable de l'hémorragie.

► *Gastropathie d'hypertension portale*

Le traitement est difficile.

On peut tenter d'utiliser les drogues vasoactives (*cf. supra*) et/ou les **β-bloquants** non cardiosélectifs si la PA le permet : **propranolol** (***AVLOCARDYL***) ou **nadolol** (***CORGARD***) ; posologie à adapter pour faire baisser la fréquence cardiaque de 25 %.

► *Ulcère gastrique ou duodénal*

Le traitement est le même que chez le patient non cirrhotique (*cf. infra*).

ANALOGUE DE LA SOMATOSTATINE

Somatostatine

SOMATOSTATINE EUMEDICA					
Perf. continue 0,004 mg/kg/h environ Rupture de varices œsophagiennes : 0,250 mg IV lente puis 0,250 mg/h Fistule digestive : 0,250 mg/h	1 inj. 0,25 mg 1 inj. 3 mg 1 inj. 6 mg	HOP HOP HOP	I I I		

PROPRIÉTÉS

Analogue de synthèse de la somatostatine naturelle ; demi-vie de 2 à 3 min impliquant une perfusion continue.

Inhibition des sécrétions exocrines et endocrines digestives (acide chlorhydrique, sécrétions pancréatiques et biliaires).

Réduction du débit circulatoire splanchnique.

Inhibition de la motilité gastrique et intestinale.

INDICATIONS

Soins intensifs en gastro-entérologie :

– ruptures de varices œsophagiennes (en attendant le traitement spécifique) ;

– fistule digestive postopératoire.

PRÉCAUTIONS D'EMPLOI

Surveiller la glycémie (inhibition de la sécrétion d'insuline et de **glucagon**).

Réduire progressivement la vitesse de perfusion avant d'arrêter le traitement : risque d'effet rebond sécrétoire en cas d'arrêt brutal.

Inhibition de l'absorption intestinale de certains nutriments : nutrition parentérale conseillée.

Injecter lentement un éventuel bolus en dose de charge (> 1 min) (*cf.* Effets indésirables).

EFFETS INDÉSIRABLES

En cas d'injection trop rapide : bradycardie, flush, nausées, inconfort abdominal.

INTERACTIONS MÉDICAMENTEUSES

Une synergie avec la **cimétidine** a été rapportée.

Incompatibilité majeure : la **somatostatine** est instable à pH alcalin : éviter sa dilution dans une solution alcaline.

HÉMORRAGIE DIGESTIVE HAUTE (3)

Patient non cirrhotique

La fibroscopie permet de déterminer l'origine de l'hémorragie.

Ulcère hémorragique

► *Traitement endoscopique*

Le traitement de première intention est la **sclérose endoscopique** de l'ulcère hémorragique et la **mise en place d'un clip**. Le risque de récidive hémorragique est évalué par la classification de Forrest. En cas de récidive et en fonction des équipes on discute :
– une nouvelle sclérose endoscopique + clip ;
– ou une intervention chirurgicale d'hémostase (suture, gastrectomie partielle).

► *Traitement médical*

On associe systématiquement un traitement antisécrétoire, d'abord par voie parentérale puis par voie orale avec de très fortes doses d'**oméprazole** : bolus de 80 mg puis perfusion de 8 mg/h pendant 72 h.

Classification des stigmates d'hémorragie ulcéreuse (Forrest)

STADE DE FORREST	TYPE DE SAIGNEMENT	RISQUE DE RÉCIDIVE HÉMORRAGIQUE À 48 h
I	Hémorragie en cours Ia : saignement atrériel en jet Ib : hémorragie par suintement	55 à 75 %
II	Signes d'hémorragie récente IIa : vaisseau visible IIb : caillot adhérent IIc : taches pigmentées au fond de l'ulcère	 50 % 20 % 10 %
III	Aucun signe d'hémorragie	5 %

► *Traitement chirurgical*

Il est réservé aux échecs du traitement endoscopique. On doit y avoir recours d'autant plus rapidement que :
– le sujet est âgé (morbidité et mortalité des hémorragies à cet âge) ;
– il existe des signes de choc ;
– le saignement est d'origine artériel (artère gastro-duodénale à la face postérieure du bulbe, coronaire stomachique au niveau de la petite courbure gastrique, splénique à la face postérieure de l'estomac).

Le geste consiste en une suture de l'ulcère (associée ou non à une vagotomie) ou en une gastrectomie partielle.

Syndrome de Mallory-Weiss

C'est une déchirure longitudinale de la jonction œsogastrique qui apparaît après des efforts de vomissements. Le traitement est simple :
– mise au repos du tube digestif (jusqu'à l'arrêt des vomissements et la régression endoscopique des lésions) ;
– **antisécrétoire** : **oméprazole**, 40 mg/j IV ;
– **antiémétique** : ***PRIMPÉRAN***, 10 mg/8 h IV.

Un contrôle endoscopique peut être fait dans les 48 h pour vérifier la cicatrisation. Dans les formes graves (qui sont rares), on propose un traitement endoscopique.

Gastrite aiguë

Le traitement est étiologique : arrêt des médicaments gastro-toxiques, de la prise d'alcool, etc.

On associe souvent des **antisécrétoires** mais l'utilité de cette prescription n'a jamais été démontrée : **oméprazole** 40 mg/j IV.

HÉMORRAGIE DIGESTIVE BASSE

Hémorragie de faible abondance

Dans la majorité des cas, l'hémorragie est peu importante et s'arrête spontanément, ce qui permet de rechercher l'étiologie.

L'examen proctologique est systématique mais, même s'il permet de retrouver une cause probable (hémorroïdes), **la coloscopie doit être systématique**.

Lorsque ces examens ne permettent pas de porter le diagnostic, une gastroscopie doit être pratiquée.

Les autres examens ne sont indiqués qu'en cas de négativité des précédents : vidéocapsule, entéroscopie totale, artériographie cœlio-mésentérique, scintigraphie aux hématies marquées.

Hémorragie de grande abondance

Elle est rare et peut témoigner d'une hémorragie digestive haute.

La mise en condition du malade et le contrôle hémodynamique sont décrits au chapitre Hémorragie digestive haute.

Hémorragie digestive haute

Une hémorragie digestive haute doit être recherchée (pose d'une sonde gastrique et fibroscopie). Si cette recherche est positive, la conduite à tenir devient celle d'une hématémèse.

Hémorragie digestive basse

La gastroscopie est l'examen à pratiquer en première intention car toute hémorragie digestive haute peut s'extérioriser sous forme d'une hémorragie digestive basse. L'absence de sang à la gastroscopie élimine quasiment une hémorragie digestive haute.

► *L'état hémodynamique est contrôlé*

Une coloscopie doit être pratiquée en urgence après une préparation rapide par lavements. Cet examen permet de porter le diagnostic dans 75 % des cas et parfois de réaliser un geste thérapeutique sur des polypes hémorragiques ou des angiodysplasies.

L'artériographie mésentérique est peu utile si l'hémorragie s'est tarie.

► *L'hémorragie persiste et reste abondante*

La coloscopie doit être tentée ; la préparation se fait par de grands lavements.

L'angioscintigraphie hélicoïdale permet de localiser le saignement dans 50 % des cas et d'évoquer la cause dans 30 %.

L'artériographie mésentérique supérieure et inférieure est une alternative : elle permet de localiser l'hémorragie lorsque le débit atteint 0,5 à 1 mL/min et d'effectuer éventuellement une embolisation pour la stopper.

La scintigraphie aux hématies marquées au ^{99m}Tc est plus sensible (détection de saignement ayant un débit de 0,05 mL/min) que l'artériographie mais ne permet pas de réaliser de geste hémostatique.

Si l'ensemble des examens est négatif, il devient nécessaire de pratiquer une laparotomie en urgence. Une endoscopie peropératoire pourra aider à localiser l'hémorragie. Lorsque aucune lésion n'est retrouvée, une colectomie totale doit alors être discutée.

Causes d'hémorragie digestive basse

Toute hémorragie digestive haute.

Lésions proctologiques : ce sont les plus fréquentes mais elles doivent rester un diagnostic d'élimination (la recherche d'une cause sous-jacente est systématique) : hémorroïdes, cancer anal ; fissure anale ; ulcération thermométrique.

Lésions rectocoliques : diverticulose colique (première cause) ; angiodysplasies ; cancer ; colite inflammatoire, ischémique, radique, infectieuse ; corps étranger.

Lésions du grêle : diverticule de Meckel ; entérite radique, ischémique, infectieuse ; tumeur.

NAUSÉES – VOMISSEMENTS (1)

Nausées et vomissements dépendent d'un même mécanisme et doivent être traités de la même façon.
Des vomissements répétés peuvent rapidement retentir sur l'équilibre hydroélectrolytique qu'il faut prévenir ou traiter.
Une grossesse doit systématiquement être recherchée chez une femme en âge de procréer.

Traitement

Rééquilibration hydroélectrolytique

Elle peut être orale lorsque l'intolérance alimentaire n'est pas trop importante ; on utilise des jus de fruits, des bouillons salés ou du *Coca-Cola*.

En cas d'intolérance, la voie IV sera utilisée en milieu hospitalier. En fonction des troubles hydroélectrolytiques, on utilise du sérum salé isotonique, du sérum glucosé à 5 % avec des électrolytes : NaCl 4g/L et KCl 2g/L.

Une aspiration digestive douce et continue peut être utile.

Médicaments antiémétiques

Ils sont très efficaces mais la plupart sont des **antipsychotiques** et exposent donc à des effets secondaires extrapyramidaux ou à des troubles de la vigilance.

En fonction de la tolérance digestive on utilisera la forme orale, rectale ou parentérale IM ou IV.

Ex : **métoclopramide** (***PRIMPÉRAN***) : 10 mg x 3/j (cp., IM ou IV lente) ou 1 sup. (20 mg) x 2/j ou **métopimazine** (***VOGALÈNE***) : 1 gél. (15 mg) x 2/j ou 1 sup. (5 mg) x 1 à 3/j ou 1 amp. (10 mg) x 1 à 3/j IM ou IV lente.

En cas d'occlusion intestinale, on préfère éviter les **antiémétiques** qui peuvent aggraver les douleurs abdominales en stimulant la motricité digestive. La mise en place d'une sonde gastrique est préférable.

Traitement étiologique

Il est évidemment indispensable.

Formes particulières

Vomissements secondaires à la chimiothérapie

Cf. Chapitre spécifique.

On utilise pour la prévention les **antagonistes des récepteurs 5HT3 de la sérotonine** de type **granisétron** ou **odansétron** (respectivement ***KYTRIL*** et ***ZOPHREN***) que l'on associe à une corticothérapie.

En traitement curatif, les **antipsychotiques** (***PRIMPÉRAN***, ***PLITICAN***) à forte dose et les **corticoïdes** sont les produits les plus efficaces.

Vomissements gravidiques

Le ***PRIMPÉRAN*** peut être utilisé sans crainte au cours de la grossesse. Le ***VOGALÈNE*** semble également être utilisable mais est moins bien évalué.

Dans les cas de vomissements très importants, comme au cours de l'hyperemesis gravidarum, on peut utiliser les **antagonistes des récepteurs 5-HT3 à la sérotonine** type **ondansétron** (***ZOPHREN***). Dans ce cas, associer la réhydratation et une recharge en **vitamine B1** pour éviter un syndrome de Gayet-Wernicke.

Vomissements d'origine labyrinthique

Les vomissements induits par le mal des transports peuvent être traités par un **anticholinergique** : **scopolamine** par voie transcutanée (***SCOPODERM TTS*** 0,5 mg/72 h) : 1 patch à appliquer 6 à 12 h avant le départ et à garder 48 h. Des **antihistaminiques H1** ont également été proposés.

La maladie de Ménière est traitée par des produits plus spécifiques comme le ***TANGANIL*** 1 cp. ou 1 inj. IV (500 mg) x 2 à 3 /j ou le ***SERC*** 1 cp. (8 mg) x 3/j.

ANTIÉMÉTIQUES (1)

Métopimazine

VOGALÈNE					
1 lyoc x 2 à 4 /j	16 lyocs 7,5 mg	2,91	II	30 %	0,18
1 à 2 càc x 2 à 3/j	30 càc 5 mg (fl. 150 mL)	2,63	II	30 %	0,09
1 à 2 amp./j IM (ou IV lente) Chimiothérapie : la posologie peut être portée à 50 mg/j en IM ou en perf.	10 amp. 10 mg	3,45	II	65 %	0,35
En 3 prises : < 6 ans : 1 mg/kg/j 6-12 ans : 1,5-3 sup./j > 12 ans : 3 à 6 sup./j	10 sup. séc. 5 mg	1,37	II	30 %	0,14
VOGALIB					
1 lyoc x 2 à 4 /j	8 lyoph. 7,5 mg		II	NR	

PROPRIÉTÉS

Antiémétique appartenant à la classe des phénothiazines (**antipsychotique**) se caractérisant par une activité antidopaminergique élective en raison de son très faible passage à travers la barrière hémato-encéphalique.

INDICATIONS

Traitement symptomatique des nausées et vomissements.

Prévention et traitement des vomissements induits par la chimiothérapie anticancéreuse (forme IV).

CONTRE-INDICATIONS

Risque de glaucome par fermeture de l'angle.

Risque de rétention urinaire lié à des troubles urétro-prostatiques.

PRÉCAUTIONS D'EMPLOI

Grossesse : pas d'effet tératogène chez l'animal ; absence d'effet tératogène rapporté chez l'homme ; toutefois, la sécurité d'emploi lors de la grossesse chez la femme n'a pas été évaluée lors d'essais thérapeutiques et il est conseillé par prudence de limiter la prescription pendant la grossesse (analogie avec les phénothiazines).

Éviter l'absorption de boissons alcoolisées pendant le traitement.

Voie IV : risque d'hypotension ; éviter cette forme chez les sujets âgés ; injecter chez un patient en décubitus.

Risque de somnolence : prévenir les conducteurs et utilisateurs de machines.

Présence d'aspartam dans la forme lyoc : éviter en cas de phénylcétonurie.

EFFETS INDÉSIRABLES

Neurologiques : sédation, somnolence, dyskinésies précoces (torticolis spasmodique, crises oculogyres, trismus) cédant à l'administration d'un **antiparkinsonien anticholinergique** ; syndrome extrapyramidal ; possibilité de dyskinésies tardives en cas d'utilisation prolongée (comme avec tous les **antipsychotiques**).

Végétatifs : hypotension orthostatique, sécheresse buccale, constipation, troubles de l'accommodation, rétention urinaire.

Endocriniens : impuissance, frigidité, aménorrhée, galactorrhée, gynécomastie, hyperprolactinémie.

Rarement éruption cutanée.

INTERACTIONS MÉDICAMENTEUSES

Risque de potentialisation des **antihypertenseurs** et des dépresseurs du système nerveux central : **hypnotiques**, sédatifs, **analgésiques**, anesthésiques.

NAUSÉES – VOMISSEMENTS (2)

Vomissements récents aigus

PATHOLOGIE	PARTICULARITÉS SÉMIOLOGIQUES
Urgences chirurgicales	
Péritonite aiguë	Contracture abdominale
Occlusion intestinale aiguë	Météorisme abdominal, arrêt des matières et des gaz
Pancréatite aiguë	Hyperamylasémie
Infarctus mésentérique	Hyperamylasémie Silence abdominal à l'auscultation
Urgences neurologiques	
Méningites	Raideur méningée (ponction lombaire)
Hémorragie méningée	Début très brutal (scanner cérébral)
Urgences gynécologiques	
Hyperemesis gravidarum	Premier trimestre de la grossesse
Grossesse extra-utérine	β-hCG, toucher pelvien douloureux
Salpingite aiguë	Infection génitale
Torsion d'un kyste de l'ovaire (Échographie)	
Urgences métaboliques	
Insuffisance surrénale aiguë	Hyponatrémie, hyperkaliémie
Acidocétose diabétique	Hyperglycémie, glycosurie, cétonurie, acidose
Hypercalcémie	
Infarctus mésentérique	Silence abdominal à l'auscultation
Urgences cardiologiques	
Infarctus du myocarde	Douleur thoracique intense (électrocardiogramme)
Autres urgences	
Colique hépatique ou néphrétique	Lithiase biliaire ou urinaire
Rétention urinaire	Globe vésical
Glaucome aigu	Hypertension oculaire
Causes iatrogènes	
Intoxications volontaires	Tentative de suicide
Surdosages (digitaliques, antipsychotiques, alcool, etc.)	
Affections digestives	
Gastroentérite infectieuse	Diarrhée, intoxication alimentaire
Hépatite virale aiguë	Syndrome grippal

Vomissements chroniques

PATHOLOGIE	PARTICULARITÉS CLINIQUES
Causes digestives	
Sténose du pylore ; sténose du grêle	Ulcère, cancer, tumeur, maladie de Crohn
Séquelles de gastrectomie	
Causes neurologiques	
Migraine	Céphalées
Maladie de Ménière	Surdité, vertiges, bourdonnements d'oreille
Hypertension intracrânienne	Scanner cérébral, fond d'œil
Intoxication chronique au monoxyde de carbone (CO)	Intoxication collective, circonstances particulières
Causes psychiatriques	Vomissements volontaires

ANTIÉMÉTIQUES (2) – MAL DES TRANSPORTS (MÉDICAMENTS DU)

Scopolamine

SCOPODERM TTS					
1 patch à placer derrière l'oreille 6 à 12 h avant le voyage et à retirer à l'arrivée. Le patch délivre du produit pendant 72 h	5 pch. 1 mg 30 pch. 1 mg	 HOP	I I	NR	

Diménhydrinate

MERCALM					
(contient de la caféine) 1 à 2 cp. 30 min avant le départ à renouveler toutes les 6 à 8 h sans dépasser 3 prises	15 cp. séc. 50 mg		I	NR	
NAUSICALM					
1 à 2 cp. 30 min avant le départ à renouveler toutes les 6 à 8 h sans dépasser 3 prises	14 gél. 50 mg		I	NR	
E. : 1 à 2 càc 30 min avant le départ à renouveler toutes les 6 à 8 h sans dépasser 3 prises	30 càc (16 mg/càc) fl. 150 mL		I	NR	

Diphénhydramine

NAUTAMINE					
Idem **NAUSICALM**	20 cp. séc. 90 mg		I	NR	

PROPRIÉTÉS

Scopolamine : parasympatholitique de type atropinique.

Diménhydrinate et **diphénhydramine** : **antihistaminiques H1**.

Ces produits seraient plus efficaces que les autres **antiémétiques** dans le mal des transports.

INDICATIONS

Mal des transports.

Les **antihistaminiques H1** sont proposés dans les nausées et vomissements autres que ceux induits par la chimiothérapie.

CONTRE-INDICATIONS

Allaitement.

Risque de glaucome par fermeture de l'angle et de rétention urinaire par obstacle urétro-prostatique.

PRÉCAUTIONS D'EMPLOI

Grossesse : à éviter par prudence ; pas d'effets malformatifs rapporté pour la **scopolamine**.

Éviter l'absorption de boissons alcoolisées pendant le traitement.

Risque de somnolence : prévenir les conducteurs et utilisateurs de machines ; utiliser avec prudence chez le sujet âgé.

EFFETS INDÉSIRABLES

Effets atropiniques : bouche sèche, constipation, troubles de l'accommodation, risque de poussée de glaucome par fermeture de l'angle et de rétention urinaire, somnolence, confusion.

SCOPODERM TTS (0,5 mg/72 h) : à l'arrêt du traitement après une utilisation de quelques jours, des cas de vertiges, nausées, vomissements et céphalées ont été rapportés.

INTERACTIONS MÉDICAMENTEUSES

Risque de potentialisation des dépresseurs du système nerveux central : **hypnotiques**, sédatifs, **analgésiques**, anesthésiques.

Majoration des effets atropiniques en cas de prise simultanée d'autres **anticholinergiques**.

HOQUET

Le hoquet passager ne nécessite aucun traitement médicamenteux mais quelques manœuvres simples.
Lorsque la crise se prolonge, un bilan étiologique doit être pratiqué à la recherche d'une maladie organique avant de débuter un traitement symptomatique.

Hoquet passager

Plusieurs manœuvres peuvent être tentées :
– absorption d'un grand verre d'une boisson gazeuse froide : limonade, eau gazeuse, *Coca-Cola* ;
– manœuvre de Valsalva : blocage de la respiration en fin d'inspiration profonde ;
– compression simultanée des deux artères radiales dans la gouttière du pouls pendant une vingtaine de secondes, au besoin associée à une manœuvre de Valsalva ;
– compression des 2 nerfs phréniques à la base du cou.

Hoquet prolongé

En première intention

On utilise le ***PRIMPÉRAN*** ou le ***VOGALÈNE*** : 2 amp. de 10 mg IV à répéter en cas d'échec ou de rechute 1 à 2 h plus tard sans dépasser 6 amp./j.
Un relais par voie orale doit être systématique : ***PRIMPÉRAN*** 1 cp. x 3/j ou ***VOGALÈNE*** 1 gél. x 2/j.

En cas d'échec

Le traitement est difficile. On peut utiliser les produits suivants :
– **antipsychotique**, **chlorpromazine** (***LARGACTIL***) : 1/2 à 1 amp. à 25 mg ou **halopéridol** (***HALDOL***) : 1 amp. (5 mg) x 1 à 3/j en IM ou en perfusion à répéter une fois dans la journée ;
– corticothérapie et **antagonistes des récepteurs 5-HT3 de la sérotonine** de type **granisétron** ou **odansétron** (respectivement ***KYTRIL*** et ***ZOPHREN***) dans les hoquets secondaires à la chimiothérapie ;
– le **baclofène** (***LIORÉSAL***) à la dose de 10 à 40 mg/j peut être efficace.

Principales causes de hoquet

Atteinte du système nerveux central
– Traumatisme crânien.
– Tumeur cérébrale.
– Accident vasculaire cérébral.
– Encéphalite, méningite.

Excitation du nerf phrénique
– Affection ORL.
– Tumeur de l'œsophage, de l'estomac, bronchopulmonaire.
– Compression médiastinale.
– Péricardite, infarctus du myocarde.
– Pleurésie.
– Hernie hiatale.
– Diverses atteintes digestives sous-diaphragmatiques : péritonite, carcinose péritonéale, abcès du foie, etc.
– Hoquet essentiel.

ANTIÉMÉTIQUES (3) – ANTIREFLUX

Métoclopramide

PRIMPÉRAN					
1/2 à 1 cp. x 3/j	40 cp. 10 mg 150 cp. 10 mg	2,35 HOP	I I	30 %	0,06
1 sup. x 2/j	10 sup. 10 mg	1,37	I	30 %	0,14
1 à 2 càc x 3/j	40 càc fl. 200 mL (5 mg/càc)	1,94	I	30 %	0,05
1/2 à 1 amp. x 3/j IM ou IV lente Réservé à la chimiothérapie : 2 à 10 mg/kg/j IM ou IV lent	12 amp. 2 mL (10 mg)	2,05	I	65 %	0,17

Alizapride

PLITICAN					
Nausées et vomissements induits par la chimiothérapie : 100 à 200 mg/j	12 cp. 50 mg 6 amp. 50 mg	 4,77	II II	NR 65 %	 0,79

PROPRIÉTÉS

Antiémétique antipsychotique de la famille des benzamides modificateur du comportement digestif. Il augmente l'amplitude des ondes de contractions œsophagiennes, le tonus du sphincter inférieur de l'œsophage et la vitesse de vidange gastrique. Il normalise le péristaltisme gastroduodénal et augmente celui du grêle.

Les effets antipsychotiques de ces antagonistes dopaminergiques « périphériques » s'expliquent par leur passage significatif de la barrière hémato-encéphalique ; ils vont donc agir comme antagoniste des récepteurs dopaminergiques centraux.

INDICATIONS

Nausées, vomissements, hoquet.
Reflux gastro-œsophagien, œsophagite par reflux.
Manifestations dyspeptiques liées à un trouble de la motricité digestive.
Métoclopramide : chez l'adulte uniquement.

CONTRE-INDICATIONS

Métoclopramide : contre-indiqué chez l'enfant de moins de 18 ans du fait des effets antipsychotiques.
Ne pas utiliser si la stimulation de la motricité gastro-duodénale présente un danger : hémorragie gastro-intestinale, obstruction mécanique, perforation digestive.
Dyskinésies tardives iatrogènes (**antipsychotiques**).
Phéochromocytome (suspecté ou connu) : risque d'accident hypertensif.

PRÉCAUTIONS D'EMPLOI

Grossesse : utilisé couramment ; pas de malformation rapportée.
Allaitement : passage dans le lait.

EFFETS INDÉSIRABLES

Ils sont liés aux propriétés antipsychotiques.
Somnolence, lassitude, vertiges.
Exceptionnellement : céphalées, insomnie, diarrhée, gaz intestinaux, syndrome extrapyramidal précoce avec un risque majoré chez l'adulte jeune (parfois dès la première administration), syndrome parkinsonien.
Dyskinésies tardives en cas de traitement prolongé, aménorrhée, galactorrhée, gynécomastie, hyperprolactinémie, tendance dépressive, méthémoglobinémie chez le prématuré.
Les dyskinésies étaient plus fréquentes chez l'enfant et pouvaient présenter un caractère aigu.

INTERACTIONS MÉDICAMENTEUSES

Antipsychotiques : synergie d'effet central.
Anticholinergiques : effets antagonistes sur la motricité digestive.
Antiparkinsoniens : inhibition possible de l'effet des 2 produits.
Cf. aussi **dompéridone**.

OLIGOÉLÉMENTS (1) – ZINC ET DÉRIVÉS (1)

Acétate de zinc

WILZIN				
A. 50 mg x 3/j (jusqu'à 5/j si nécessaire) E. 25 mg x 2/j jusqu'à 6 ans puis x 3/j jusqu'à 16 ans Femme enceinte : 25 mg x 3/j Posologies à adapter en fonction du contexte clinique	250 gél. 25 mg 250 gél. 50 mg	HOP HOP	I I	

PROPRIÉTÉS

La maladie de Wilson (dégénérescence hépatolenticulaire) est un déficit métabolique autosomal récessif de l'excrétion hépatique du cuivre dans la bile.

Le cation zinc, fraction active de l'acétate de zinc dihydraté, bloque l'absorption intestinale du cuivre provenant de l'alimentation et la réabsorption du cuivre endogène sécrété. Il induit la formation d'une métallothionéine dans les entérocytes, protéine qui fixe le cuivre, empêchant ainsi son transport dans la circulation sanguine. Le cuivre lié est ensuite éliminé dans les selles après desquamation des cellules intestinales.

INDICATIONS

Traitement à vie de la maladie de Wilson.

MODE D'ADMINISTRATION

Médicament à prendre par voie orale.

Ce médicament doit être pris à jeun, au moins 1 h avant ou 2 à 3 h après les repas. En cas d'intolérance gastrique, survenant fréquemment lors la prise du matin, cette prise peut être retardée jusqu'au milieu de la matinée, entre le petit-déjeuner et le déjeuner. Il est également possible de prendre ce médicament avec un peu de protéines, avec de la viande par exemple mais pas de lait.

En cas de besoin, les gélules peuvent être ouvertes et diluées dans de l'eau.

CONTRE-INDICATIONS

Hypersensibilité au zinc ou à l'un des excipients.

PRÉCAUTIONS D'EMPLOI

Chez les patients symptomatiques, l'acétate de zinc n'est pas recommandé seul en traitement initial car son délai d'action est trop long. Le traitement de référence dans ce cas est un chélateur du cuivre jusqu'à abaissement des concentrations de cuivre en dessous du seuil toxique et stabilisation clinique auquel l'acétate de zinc peut être associé.

Une aggravation clinique peut se produire en début de traitement.

Le traitement vise à maintenir les concentrations en cuivre libre plasmatique (également appelé cuivre plasmatique non lié à la céruloplasmine) en dessous de 250 µg/L (taux normal : 100 à 150 µg/L) et l'excrétion urinaire en dessous de 125 µg/24 h (taux normal : < 50 µg/24 h).

L'excrétion urinaire de cuivre reflète précisément la surcharge en cuivre de l'organisme, uniquement chez les patients qui ne sont pas traités par un agent chélateur.

Chez les patients traités, les dosages urinaires et/ou plasmatiques du zinc peuvent être utiles pour évaluer l'observance du traitement. Des concentrations en zinc urinaire > 2 mg/24 h et en zinc plasmatique > 1 250 µg/L indiquent généralement une bonne observance.

Comme avec tous les agents anticuivre, tout surdosage peut entraîner un risque de déficit en cuivre, particulièrement nocif chez les enfants et les femmes enceintes car le cuivre est nécessaire à la croissance et au développement mental. Dans ces groupes de patients, les concentrations en cuivre urinaire doivent être maintenues légèrement au-dessus de la limite supérieure de la normale ou à la limite supérieure de la normale (soit 40 à 50 µg/24 h).

Un suivi biologique comprenant la surveillance des paramètres hématologiques et le dosage des lipoprotéines doit également être réalisé afin de détecter les manifestations précoces d'un déficit en cuivre, tels qu'une anémie et/ou une leucopénie résultant d'une aplasie médullaire et une diminution du cholestérol HDL.

Le zinc est absorbé dans l'intestin grêle et la cinétique de son absorption indique une tendance à la saturation à des doses croissantes. L'absorption fractionnaire du zinc est corrélée négativement avec l'accumulation du zinc. Elle varie entre 30 et 60 % avec une prise alimentaire normale (7 à 15 mg/j) et diminue à 7 % aux doses pharmacologiques de 100 mg/j.

OLIGOÉLÉMENTS (2) – ZINC ET DÉRIVÉS (2)

EFFETS INDÉSIRABLES

Fréquents mais généralement avec un dégré sévérité modéré : gastralgie, gastrite, augmentation des phosphatases alcalines, hyperamylasémie et hyperlipasémie.
Rares ou exceptionnels : ostéopénie, anémie, anémie hémolytique, hypocrurémie, leucopénie, neutropénie.

INTERACTIONS MÉDICAMENTEUSES

Autres agents anticuivre : lors du relais d'un traitement chélateur par ce médicament comme traitement d'entretien, l'agent chélateur doit être poursuivi et co-administré pendant 2 à 3 sem., c'est-à-dire le temps nécessaire pour que le traitement par zinc produise une induction maximale de la métallothionéine et un blocage complet de l'absorption du cuivre. L'administration d'un agent chélateur et celle de ce médicament doivent être séparées d'au moins 1 h.
Autres médicaments : l'absorption de zinc peut être réduite par les compléments de **fer** et de **calcium**, les **tétracyclines** et les composés phosphorés, alors que le zinc peut réduire l'absorption du **fer**, des **tétracyclines** et des **fluoroquinolones**.

INTOXICATION

L'intoxication par voie orale avec du zinc ou des sels de zinc peut provoquer une irritation gastrique, des nausées, des vomissements, des diarrhées, des ulcérations digestives, et une hémorragie digestive avec un melena, et une anémie voire un coma.
Le traitement du surdosage doit comprendre un lavage gastrique ou un vomissement provoqué le plus tôt possible pour éliminer le zinc non absorbé. Il faut envisager un traitement par chélation des métaux lourds si les taux plasmatiques du zinc sont considérablement élevés (> 10 mg/L).

PRESCRIPTION

Médicament soumis à prescription initiale hospitalière annuelle.

OLIGOÉLÉMENTS (3) – MAGNÉSIUM ET DÉRIVÉS

■ Carbonate de magnésium

MAG 2					
3 à 4 cp/j en 2 à 3 prises	60 cp. 100 mg 120 cp. 100 mg			NR NR	

■ Citrate de magnésium + pyridoxine

MAGNEVIE B6					
3 à 4 cp/j en 2 à 3 prises	60 cp. 100 mg/10 mg			NR	

PROPRIÉTÉS

Le magnésium est un cation principalement intracellulaire. Il diminue l'excitabilité neuronale et la transmission neuromusculaire, et intervient dans de nombreuses réactions enzymatiques. Élément constitutionnel, la moitié du capital magnésien est osseux. Cette absorption, maximale au niveau du duodénum, ne dépasse pas 50 %. L'excrétion de magnésium est urinaire. Après absorption de carbonate de magnésium, la concentration maximale est atteinte en 60 à 90 min.

INDICATIONS

Traitement symptomatique de la carence en magnésium.

Sur le plan clinique, une magnésémie sérique :
– comprise entre 12 et 17 mg/L (1 à 1,4 mEq/L ou 0,5 à 0,7 mmol/L) indique une carence magnésienne modérée ;
– inférieure à 12 mg/L (1 mEq/L ou 0,5 mmol/L) indique une carence magnésienne sévère.

MODE D'ADMINISTRATION

Médicament par voie orale.

Les cp. doivent être avalés avec un demi-verre d'eau à répartir de préférence en plusieurs prises avant ou au cours des repas.

La cure de supplémentation ne doit généralement pas dépasser 1 mois de traitement.

CONTRE-INDICATIONS

Hypersensibilité au principe actif ou à l'un des excipients.

Enfants et nourrissons car absence de données cliniques.

Insuffisance rénale chronique sévère.

EFFETS INDÉSIRABLES

Rares ou exceptionnels : réaction allergique, hypermagnésémie, troubles gastro-intestinaux tels que diarrhées, flatulences ou douleurs abdominales.

La **pyridoxine (vitamine B6)** contenue dans le ***MAGNEVIE B6*** peut être exceptionnellement à l'origine de paresthésies et neuropathies périphériques.

INTERACTIONS MÉDICAMENTEUSES

Pas de contre-indications.

Associations déconseillées : **sels de phosphate** ou de **calcium**.

Ces produits inhibent l'absorption intestinale du magnésium.

À prendre en compte : **tétracyclines** par voie orale. Il est recommandé de laisser un espace de 2 h entre les prises des 2 médicaments car le magnésium diminue l'absorption digestive des cyclines.

Gynécologie – Obstétrique

SOMMAIRE

MALADIES

MÉDICAMENTS

PERTES VAGINALES (1) – CANDIDOSES VULVOVAGINALES

Il faut différencier le pathologique du physiologique. Il ne s'agit pas d'une infection sexuellement transmissible, le *Candida* fait partie de la flore physiologique du vagin, les symptômes sont dus à un déséquilibre de la flore locale.

Il s'agit d'une leucorrhée blanchâtre, caillebottée, inodore, avec prurit vulvaire et brûlures.

Le prélèvement vaginal n'est utile pour le diagnostic qu'en cas de mycose récidivante ou atypique (couleur, odeur).

Règles hygiéniques

- Toilette avec un savon alcalin type ***HYDRALIN GYN*** : proscrire les douches vaginales.
- Port de sous-vêtements en coton.
- Éviter les vêtements serrés.

Traitement spécifique

- **Antifongiques imidazolés vaginaux**, traitement minute **éconazole** (***GYNO-PEVARYL LP***) 1 ovule le soir en administration unique intravaginale, à renouveler au bout de 3 j si persistance des symptômes.
- Pommade antimycosique à appliquer sur la vulve en cas de prurit intense : **éconazole** (***PEVARYL LAIT***) 1 appl. x 2/j sur peau propre et sèche.

En cas de récidives fréquentes (> 4/an)

- Prélèvements vaginaux pour examen mycologique avec antimycogramme.
- Recherche et traitement d'un facteur favorisant (diabète, antibiothérapie, immunodépression, corticothérapie, non-respect des règles hygiéniques).

Décontamination d'un éventuel foyer digestif par **antifongiques oraux** : ***BÉAGYNE*** 1 cp. 150 mg en prise unique.

- **Antifongiques imidazolés locaux** avant ou pendant les facteurs déclenchants s'ils sont connus : 1 ovule de ***GYNO-PEVARYL LP***.
- Traitement du partenaire par **antifongiques locaux** : ***PEVARYL*** 1 % lait 1 appl./j pendant 1 sem.

ANTIFONGIQUES LOCAUX GYNÉCOLOGIQUES

Éconazole

GYNO-PEVARYL					
1 ovule le soir en administration unique 1 ovule le soir pdt 3 j	1 ovule LP 150 mg 3 ovules 150 mg	2,16 3,87		30 % 30 %	2,16 1,29

Miconazole

GYNO-DAKTARIN					
1 ovule le soir pdt 3 j À prolonger pdt 6 j si persistance des symptômes	3 ovules 400 mg	4,00	I	30 %	1,33

Tioconazole

GYNO-TROSYD					
1 ovule le soir en administration unique	1 ovule 300 mg	3,59	I	30 %	3,59

Fenticonazole

LOMEXIN					
1 caps. le soir en administration unique	1 caps. vaginale 600 mg 2 caps. vaginales 600 mg	3,58	I I	30 % NR	3,58

Isoconazole

FAZOL G					
1 ovule le soir pdt 3 j	3 ovules 300 mg	4,15	I	30 %	1,38

Sertaconazole

MONAZOL					
1 ovule le soir en 1 administration unique À renouveler à J7 si persistance des symptômes	1 ovule 300 mg	3,21	I	30 %	3,21

Clotrimazole

MYCOHYDRALIN					
1 cp. 200 mg 3 soirs consécutifs ou 1 cp. 500 mg 1 soir en administration unique Appl. locale matin et soir après toilette en cas d'atteinte vulvaire associée	3 cp. vaginaux 200 mg 1 cp. vaginal 500 mg 1 tube cr. 20 g (1 %)			NR NR NR	

PROPRIÉTÉS

Antifongiques locaux actifs sur *Candida albicans* et sur les bacilles Gram+.

INDICATIONS

Candidoses vulvovaginales.

CONTRE-INDICATIONS

Hypersensibilité au produit.

PRÉCAUTIONS D'EMPLOI

Placer l'ovule au fond du vagin (en général le soir au coucher) et rester allongée un quart d'heure.

Ne pas interrompre le traitement pendant les règles.

Éviter les rapports sexuels, les tampons vaginaux pendant le traitement.

Préservatifs, diaphragmes en latex : risque de rupture.

Spermicides : risques d'inactivation.

EFFETS INDÉSIRABLES

Irritation locale.

INTERACTIONS MÉDICAMENTEUSES

Passage systémique limité mais précautions d'emploi.

MYCOHYDRALIN cp. vaginal : **tacrolimus** et **sirolimus** (augmentation de leur taux plasmatique).

GYNO-PEVARYL : **antivitamine K** (augmentation d'activité).

PERTES VAGINALES (2) – VAGINOSE BACTÉRIENNE

Il faut différencier le pathologique du physiologique. La flore vaginale à l'état physiologique contient une majorité de lactobacilles mais également des germes d'origine digestive ou oropharyngée.

Cette flore peut être déséquilibrée par un changement hormonal (au moment des règles, lors de la grossesse, lors d'un changement de contraception œstroprogestative, lors d'un stress, d'un voyage) ou par un traitement antibiotique.

Certains germes peuvent alors être en concentration plus importante et être responsables de symptômes comme la mycose (*Candida* en proportion plus importante) ou la vaginose bactérienne (flore polymicrobienne).

Ce ne sont pas des pathologies sexuellement transmissibles ! La présence de ces germes est commensale et il ne faut traiter qu'en présence de symptômes.

Diagnostic

Clinique

Leucorrhées grisâtres, malodorantes (odeur de «poisson pourri»), sécrétions adhérentes à la paroi du vagin sur sa partie inférieure et bulleuses au niveau du col.

Biologique

Prélèvement vaginal : prolifération bactérienne importante à l'examen direct (la concentration bactérienne atteint 10^9 à 10^{12} bactéries/g de sécrétions, soit 10 à 1 000 fois la concentration normale).

Les germes retrouvés sont le plus souvent : *Gardnerella vaginalis*, les bactéries anaérobies, *Streptococcus viridans*, *Mycoplasma hominis*, et *Atopobium vaginae* ± ; disparition des lactobacilles (score de Nugent 7 à 10).

Traitement

Métronidazole (***FLAGYL***) local : 1 ovule/j pendant 10 j (le soir au coucher)

ou systémique **métronidazole** (***FLAGYL***) *per os* : 500 mg x 2/j pendant 7 j ou 2 g/j en prise unique

ou **secnidazole** (***SECNOL***) *per os* 2 g (1 sach.) en prise unique.

> La vaginose doit être recherchée et traitée chez la femme enceinte en cas d'antécédent de fausse couche tardive ou d'accouchement prématuré ou en cas d'écoulement vaginal pathologique.

Mycoplasme

Trois types peuvent être retrouvés dans le tractus génital.

– 2 dont la pathogénicité est remise en question : *Mycoplasma hominis* et *Ureaplasma urealyticum*. À traiter *a priori* seulement chez les couples infertiles (traitement identique à celui de *Chlamydia*) ;

– 1 pathogène : *Mycoplasma genitalium* ; pathogénicité semblable à celle de *Chlamydia trachomatis*. Traitement identique à celui de *Chlamydia* (diagnostic par PCR).

Chez la femme ménopausée

L'atrophie vaginale et l'ambiance hormonale de la femme ménopausée peuvent favoriser le déséquilibre de la flore hormonale.

Une œstrogénothérapie locale peut aider à rétablir un environnement vaginal équilibré : **promestriène** (***COLPOTROPHINE***) ou ***TROPHIGIL***.

ANTISEPTIQUES GYNÉCOLOGIQUES POLYVALENTS (1)

Ovules

■ **Métronidazole**

FLAGYL					
1 à 2 ovules le soir pdt 15 j	10 ovules 500 mg	2,45	I	30 %	0,25

Per os

■ **Métronidazole**

FLAGYL					
2 g en prise unique à répéter 15 j plus tard ou 500 mg/j en 2 prises à 10 j pour le traitement des *Trichomonas* urogénitales	20 cp. 250 mg 4 cp. 500 mg 14 cp. 500 mg 1 fl. 120 mL sol. buv. (25 mg/mL)	2,94 2,46 4,31 3,89	I I I I	65 % 65 % 65 % 65 %	0,15 0,62 0,31 0,16

■ **Secnidazole**

SECNOL					
2 g en 1 prise au début d'un repas	1 dose 2 g	7,29	I	65 %	7,29

PROPRIÉTÉS

Antiparasitaires et antibactériens.

INDICATIONS

Trichomonase vaginale.
Vaginites non spécifiques.
Lambliase, amibiase.

CONTRE-INDICATIONS

Hypersensibilité connue.
Grossesse : au cours du 1er trim., autrement déconseillée.
Allaitement : déconseillé.

PRÉCAUTIONS D'EMPLOI

Alcool : effet antabuse.

EFFETS INDÉSIRABLES

Modérés et rares.
Nausées, vomissements, douleur abdominale.
Hypersensibilité rarement sévère.
Céphalées, asthénie, vertiges.
Leucopénie transitoire.

INTERACTIONS MÉDICAMENTEUSES

Disulfirame : confusion.

PERTES VAGINALES (3) – INFECTIONS SEXUELLEMENT TRANSMISSIBLES

Trois germes sexuellement transmissibles sont responsables de pertes vaginales :

- *Trichomonas vaginalis* ;
- *Chlamydia trachomatis* ;
- *Neisseria gonorrhea*.

En cas d'infection sexuellement transmissible :

- recherche d'une autre IST (prélèvement vaginal avec recherche de *Chlamydia*, *Mycoplasma* et du gonocoque, sérologies TPHA, VDRL, VIH, hépatite B, *Chlamydia*) ;
- traitement du (ou des) partenaire(s).

GERME	DIAGNOSTIC	TRAITEMENT
Trichomonas	Leucorrée abondante, verdâtre, spumeuse, odeur âcre. Brûlures vaginales avec muqueuse framboisée et granuleuse. Visible à l'examen direct du prélèvement vaginal.	Idem vaginose
Chlamydia	Le plus souvent asymptomatique ou pauci-symptomatique responsable d'infection génitale haute. Diagnostic par PCR sur le prélèvement vaginal ou sur le 1er jet d'urine.	***ZITHROMAX MONODOSE*** 1 g (4 cp.) en prise unique Contrôle biologique à 15 j si échec du traitement minute ***VIBRAMYCINE N*** 200 mg/j ou ***OFLOCET*** 200 mg x 2/j pendant 7 à 10 j
Gonocoque	Leucorrée jaunâtre, purulente. Diagnostic à la culture du prélèvement vaginal.	***CIFLOX*** 500 mg en 1 prise Ou ***OROKEN*** 400 mg en 1 prise

Les *Chlamydia* peuvent donner des infections génitales hautes qui peuvent être pauci-symptomatiques et être responsables d'infertilité et de grossesse extra-utérine.

Il est important de dépister et de traiter le *Chlamydia* chez la femme en âge de procréer au moindre doute.

ANTISEPTIQUES GYNÉCOLOGIQUES POLYVALENTS (2)

Antibactérien, antifongique et trichomonacide

■ **Ternidazole + néomycine + prednisolone + nystatine**

TERGYNAN					
1 à 2 cp./j pdt 15 j	10 cp. gyn.	3,03	I	30 %	0,30

Antibactériens et antifongiques

■ **Polyvidone iodée**

BÉTADINE					
1 ovule le soir pdt 2 à 3 sem. 1 inj. vaginale le soir pdt 2-3 sem. (diluer 2 càs/L d'eau tiède)	8 ovules 250 mg 8 càs (fl. 125 mL : 10 g/100 mL)		I I	NR NR	

■ **Nystatine + néomycine + polymyxine B**

POLYGYNAX					
1 ovule/j pdt 12 j	6 caps. vaginales 60 caps. vaginales	2,75 HOP	I I	30 %	0,46
POLYGYNAX VIRGO					
1 instillation le soir pdt 6 j Utilisable chez les petites filles et femmes vierges	6 caps. vaginales	2,75	I	30 %	0,46

PROPRIÉTÉS

Anti-infectieux locaux non résorbés par la muqueuse vaginale, SAUF la polyvidone iodée.

Actions différentes suivant les produits :
- **nystatine** (anticandidosique) ;
- **polyvidone** (antifongique et antibactérien).

INDICATIONS

Infections bactériennes cervicovaginales.

Vulvo-vaginite de la petite fille (***POLYGYNAX VIRGO***).

Candidoses vulvo-vaginales.

CONTRE-INDICATIONS

Grossesse et **allaitement** : pour la **polyvidone**.
Hypersensibilité connue (**polyvidone** ++).
Polyvidone iodée : pathologie thyroïdienne.

PRÉCAUTIONS D'EMPLOI

Idem anticandidosique.
Traitement du partenaire si *Trichomonas*.

EFFETS INDÉSIRABLES

Irritation, allergie de contact.
Surcharge iodée avec **polyvidone**.

INTERACTIONS MÉDICAMENTEUSES

Ne pas associer la **polyvidone** avec les dérivés mercuriels.

HERPÈS GÉNITAL (1)

Primo-infection [1]

Le diagnostic se fait par un prélèvement des lésions vulvaires avec recherche d'HSV.

- Traitement antiviral *per os* pendant 10 j par **aciclovir** (***ZOVIRAX 200***) 1 cp. x 5 /j ou **valaciclovir** (***ZELITREX***) 500 mg x 2/j.
- Le traitement antiviral local n'a pas fait la preuve de son utilité clinique.
- **Antalgiques**, parfois usage des **morphiniques**.

Récurrence [1]

Elles sont souvent frustes, parfois asymptomatiques et régressives sans traitement.

Si la récurrence est symptomatique

- Le traitement antiviral local n'a pas fait la preuve de son utilité clinique.
- Traitement antiviral *per os* : accélérerait la guérison de 1 ou 2 j, ne diminuerait pas la durée de la douleur ; traitement justifié en cas de gêne ressentie ou s'il existe un risque de contamination. **Aciclovir** (***ZOVIRAX 200***) 1 cp. x 5 /j pendant 5 j ou **valaciclovir** (***ZELITREX***) 500 mg/j pendant 5 j. **Antalgiques**.

Si les récurrences sont fréquentes (> 6 poussées/an)

Traitement antiviral en continu par **aciclovir** (***ZOVIRAX 200***) 1 cp. x 5/j ou **valaciclovir** (***ZELITREX***) 500 mg x 2/j pendant 6 mois au moins. Effet suspensif du traitement.

L'herpès génital est une infection sexuellement transmissible ; la transmission se fait principalement lors des poussées mais attention les symptômes peuvent être frustres lors des récurrences. Encourager la pratique de rapports sexuels protégés.

HERPÈS GÉNITAL (2)

Herpès et grossesse [1]

C'est une infection grave responsable d'herpès néonatal disséminé en cas de poussée proche du terme.

- Primo-infection plus d'un mois avant l'accouchement : traitement antiviral *per os* pendant 10 j par **aciclovir** (***ZOVIRAX 200***) 1 cp. x 5/j puis en continu à partir de 36 SA jusqu'à l'accouchement.
- Primo-infection moins d'un mois avant l'accouchement : traitement antiviral *per os* jusqu'à l'accouchement par **aciclovir** (***ZOVIRAX 200***) 1 cp. x 5/j.
- Récurrence herpétique : traitement antiviral *per os* pendant 10 j par **aciclovir** (***ZOVIRAX 200***) 1 cp. x 5/j.
- Remarque : 2/3 des enfants atteints d'herpès néonatal sont nés de mères sans notion d'herpès génital.

Herpès génital et grossesse

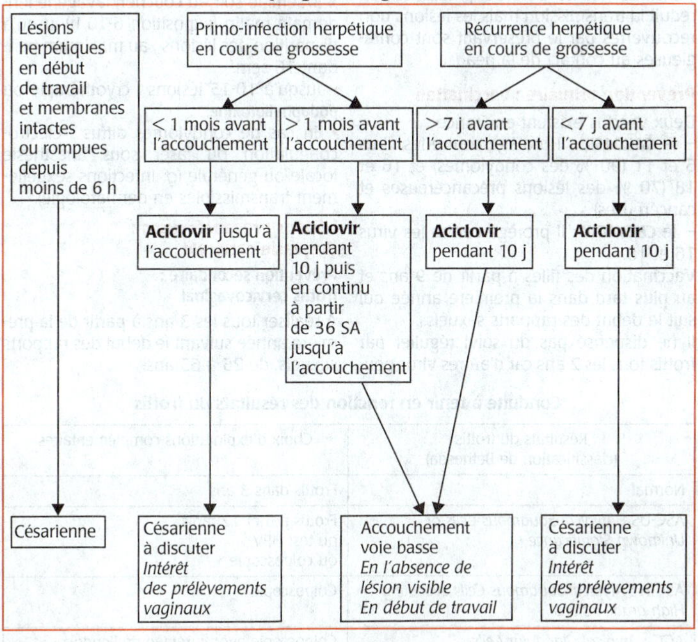

CONSENSUS

[1] Prise en charge de l'herpès cutanéo-muqueux chez le sujet immunocompétent, *HAS*, 2001.

PAPILLOMAVIRUS HUMAIN (1)

Le papillomavirus

Il existe environ 40 types de papillomavirus impliqués dans la pathologie génitale chez l'Homme.

Ils sont responsables de lésions bénignes : les condylomes (« verrues génitales ») et de lésions précancéreuses et cancéreuses du col de l'utérus, du vagin et de la région vulvo-anale.

Il s'agit d'une infection sexuellement transmissible. Le port du préservatif en réduit la transmission mais les lésions non recouvertes par le préservatif sont contagieuses au contact de la peau.

Prévention primaire : vaccination

Deux vaccins existent en France :

– le ***GARDASIL*** : il protège contre les virus 6 et 11 (90 % des condylomes) et 16 et 18 (70 % des lésions précancéreuses et cancéreuses) ;

– le ***CERVARIX*** : il protège contre les virus 16 et 18.

Vaccination des filles à partir de 9 ans et au plus tard dans la premiere année qui suit le début des rapports sexuels.

Il ne dispense pas du suivi régulier par frottis tous les 2 ans car d'autres virus peuvent être responsables de lésions précancéreuses et cancéreuses.

Condylomes

Les HPV 6 et 11 sont responsables de 90% des condylomes. Lésions récidivantes, contagieuses, plus ou moins étendues.

- En cas de lésions peu nombreuses : traitement à domicile par la patiente par **imiquimod** (***ALDARA*** crème 5 %) 1 application x 3/sem. le soir au coucher, lavage le lendemain matin (exposition 6-10 h) jusqu'à disparition des lésions ; au maximum pendant 16 sem.
- Jusqu'à 10-15 lésions : cryothérapie ou **podophyllotoxine**.
- En cas de condylomes diffus : électrocoagulation ou laser sous anesthésie locale ou générale (*cf.* Infections sexuellement transmissibles en dermatologie).

Lésions précancéreuses : dysplasie cervicale

Prévention secondaire : frottis cervicovaginal

À réaliser tous les 3 ans à partir de la première année suivant le début des rapports sexuels, de 25 à 65 ans.

Conduite à tenir en fonction des résultats du frottis

Résultats du frottis (classification de Bethesda)	Choix d'explorations complémentaires
Normal	Frottis dans 3 ans
ASC-US : *Atypical Squamous Cells of Unknown Significance*	Frottis à 6 et 12 mois ou test HPV ou colposcopie
ASC-H : *Atypical Squamous Cells evocating High grade lesions*	Colposcopie
AGC : *Atypical Glandular Cells*	Colposcopie avec curetage de l'endocol ; échographie pelvienne ± biopsie de l'endomètre
L-SIL : *Low-grade Squamous Intraepithelial Lesions*	Frottis à 6 mois et 1 an ou colposcopie
H-SIL : *High-grade Squamous Intraepithelial Lesions*	Colposcopie

VACCIN CONTRE LE PAPILLOMAVIRUS HUMAIN

Vaccin contre le papillomavirus humain

GARDASIL					
3 doses de 0,5 mL à 0, 2 et 6 mois	1 ser. prérempl. 0,5 mL	121,36	I	65 %	121,36
CERVARIX					
3 doses à 0, 1 et 6 mois	1 ser. prérempl. 0,5 mL	109,60	I	65 %	109,60

PROPRIÉTÉS

Vaccin recombinant préparé à partir de pseudo-particules virales hautement purifiées de la principale protéine L1 de la capside des HPV de types 6, 11, 16 et 18 pour ***GARDASIL*** et 16 et 18 pour ***CERVARIX***.

INDICATIONS

GARDASIL : prévention des dysplasies de haut grade du col de l'utérus (CIN 2/3), des cancers du col de l'utérus, des dysplasies de haut grade de la vulve (VIN 2/3) et des verrues génitales externes (condylomes acuminés) dus aux *Papillomavirus* humains de types 6, 11, 16 et 18.

CERVARIX : prévention des dysplasies de haut grade du col de l'utérus (CIN 2/3), des cancers du col de l'utérus, des dysplasies de haut grade de la vulve (VIN 2/3) et des verrues génitales externes (condylomes acuminés) dus aux *Papillomavirus* humains de types 16 et 18.

CONTRE-INDICATIONS

Hypersensibilité au produit.

L'administration d'un vaccin doit être différée chez les individus souffrant d'une maladie fébrile aiguë sévère.

PRÉCAUTIONS D'EMPLOI

Les mesures de précaution appropriées vis-à-vis des maladies sexuellement transmissibles doivent être poursuivies.

La vaccination ne remplace pas les tests de dépistage de routine du cancer du col de l'utérus.

EFFETS INDÉSIRABLES

Fièvre.

Au site d'injection : érythème, douleur, gonflement, prurit.

Grossesse : aucun événement indésirable grave n'a été détecté lors de l'administration de ***GARDASIL/CERVARIX*** pendant la grossesse ; les données sont insuffisantes pour en recommander l'utilisation dans ce contexte. La vaccination doit ainsi être reportée après le terme de la grossesse. Il n'y a pas d'indication d'interruption de grossesse en cas d'administration de ***GARDASIL/CERVARIX*** pendant la grossesse.

PAPILLOMAVIRUS HUMAIN (2)

Prévention tertiaire : traitement des dysplasies cervicales

L'enjeu est de traiter les lésions susceptibles d'évoluer vers un cancer tout en évitant les complications chez les femmes jeunes en âge de procréer (les conisations augmentent le risque de fausse couche tardive et d'accouchement prématuré et les infertilités d'origine cervicale).

► *CIN1* [1]

Conduite à tenir face à une néoplasie intra-épithéliale cervicale de grade 1

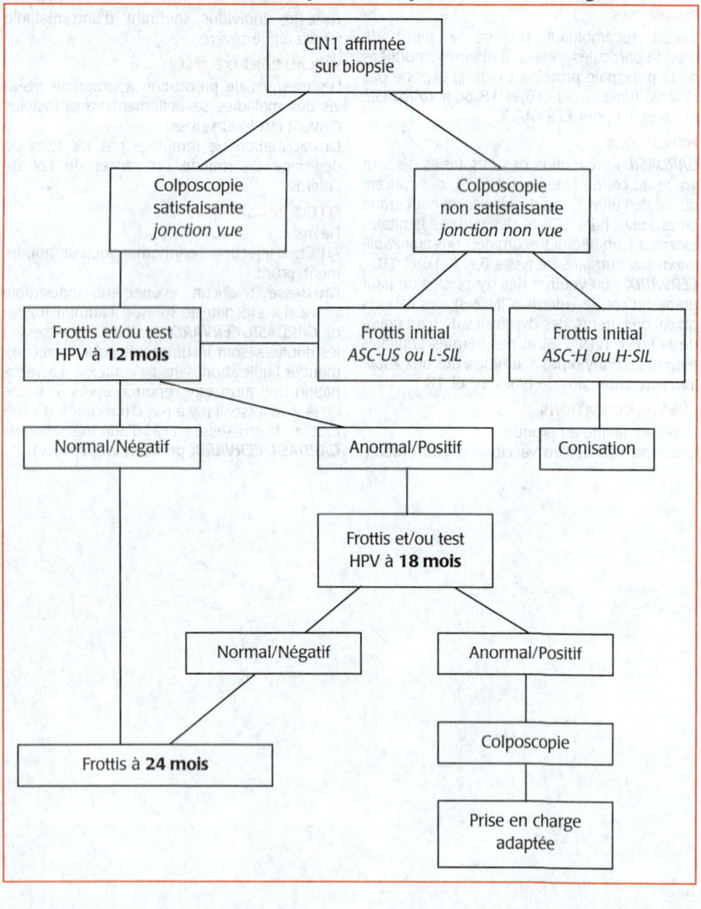

PAPILLOMAVIRUS HUMAIN (3)

► *CIN2*

Traitement conservateur par vaporisation laser si la femme est jeune (< 30 ans), si les lésions sont peu étendues, si la jonction est bien vue en colposcopie et si les impressions colposcopiques et les rérsultats du frottis sont concordants.

En cas d'élément péjoratif, il est conseillé de réaliser une conisation pour ne pas méconnaître une lésion de plus haut grade.

► *CIN3*

Conisation.

Surveillance après traitement

- Frottis et test HPV à 6 mois et 18 mois puis tous les ans, à compléter par une colposcopie si l'un des tests est pathologique

CONSENSUS

[1] Prévention du cancer du col de l'utérus – Recommandations pour la pratique clinique, *CNGOF*, 2007.

SALPINGITE (1)

Diagnostic

Il existe deux formes de salpingite : la salpingite aiguë symptomatique et une forme «subaiguë» pauci- ou asymptomatique.

Il faut savoir y penser systématiquement lors de douleurs pelviennes et surtout chez la femme jeune en âge de procréer. Il faut recourir facilement au prélèvement vaginal à la recherche de *Chlamydia* chez la femme jeune.

Salpingite

Asymptomatique ou pauci-symptomatique

- Douleurs pelviennes uni ou bilatérales peu intenses
- Augmentées lors des rapports sexuels ou des efforts
- Pertes vaginales anormales ou métrorragies
- Douleurs à la mobilisation utérine ou à la palpation des culs-de-sacs
- *C. trachomatis* + par PCR
- Pas de syndrome inflammatoire majeur

Symptomatique

- Douleurs pelviennes intenses
- Syndrome inflammatoire marqué

± défense

Germes responsables

- Sexuellement transmissibles : *C. trachomatis* ou *N. gonorrhoeae*
- Issus de la flore commensable vaginale (entérobactéries, anaérobies, etc.)
- Et plus rarement nosocomiaux.

SALPINGITE (2)

Traitement antibiotique

Il repose sur une antibiothérapie et un traitement antalgique (antalgiques adaptés au niveau de la douleur).

Le traitement est ambulatoire/hospitalier *per os* /intraveineux en fonction de la gravité des symptômes.

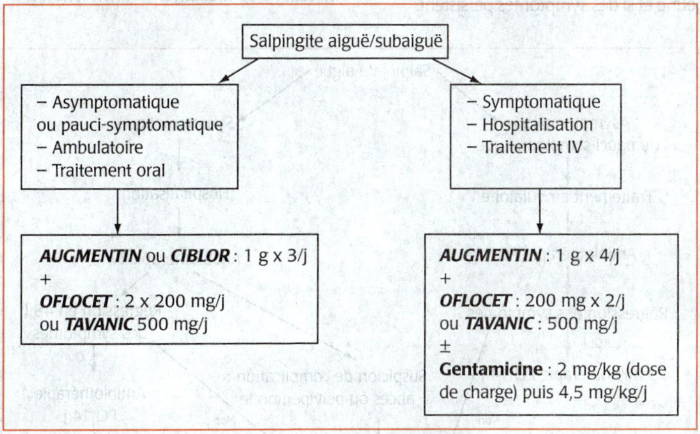

SALPINGITE (3)

Conduite à tenir

Il faudra avoir recours à la cœlioscopie en urgence s'il existe une suspicion de complication (abcès, pelvipéritonite) et à moyen terme, elle sera discutée si la femme est jeune et si des symptômes persistent.

Toujours penser aux prélèvements bactériens ; adapter l'antibiothérapie en fonction des résultats ; penser aussi au dépistage et à la prévention des autres infections sexuellement transmissibles.

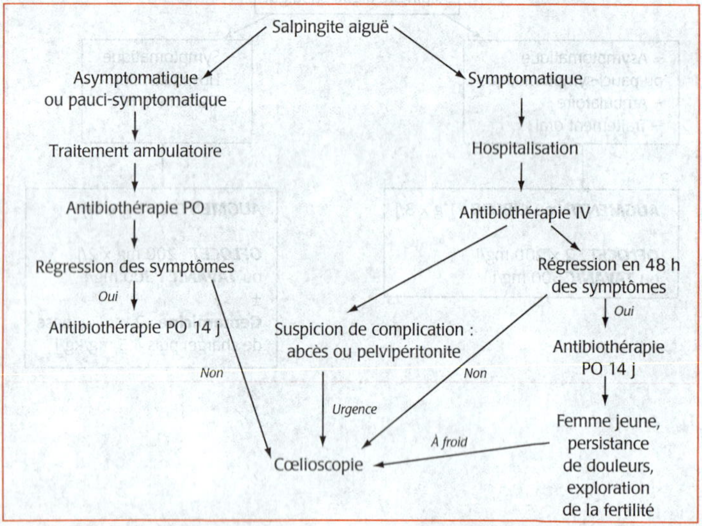

Complications

À court terme

Abcès, pelvipéritonite.

À long terme

Maladie inflammatoire du péritoine :

- douleurs chroniques ;
- altération des trompes, adhérences :
  - infertilité,
  - grossesse extra-utérine,
  - hydrosalpinx.

CONTRACEPTION (1)

Toute méthode contraceptive doit être simple, efficace, bien tolérée et réversible [1] [2].

La bonne méthode de contraception est celle qui convient à la femme (bonne tolérance, pas d'oubli, pas d'échec) ; il existe un très grand nombre de méthodes contraceptives et il faut aider la femme à choisir le mode de contraception qui lui convient.

Les différentes méthodes contraceptives

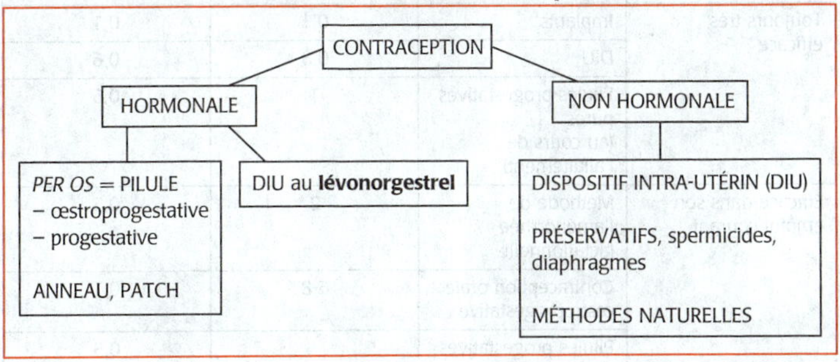

CONTRACEPTION (2)

Efficacité des différentes méthodes contraceptives

Efficacité	Méthode	Taux de grossesses (%) au cours des 12 premiers mois d'utilisation	
		En pratique courante	En utilisation optimale
Toujours trés efficace	Implants	0,1	0,1
	DIU	0,8	0,6
	Pilules progestatives pures (au cours de l'allaitement)	1	0,5
Efficace dans son emploi courant	Méthode de l'aménorrhée lactationnelle	2	0,5
	Contraception orale œstroprogestative	6-8	0,1
	Pilules progestatives pures (en dehors de l'allaitement)		0,5
Faible efficacité lors de son emploi courant	Préservatifs masculins	14	3
	Préservatifs féminins	21	5
	Diaphragmes et spermicides	20	6
Spermicides		26	6
Méthodes naturelles		20	1-9

CONSENSUS

[1] Méthodes contraceptives : focus sur les méthodes les plus efficaces disponibles, *HAS*, 2013.
[2] Commission de la transparence – Réévaluation des contraceptifs oraux de 3e génération, *HAS*, 2012.

ŒSTROPROGESTATIFS (CONTRACEPTION) (1) – CONTRACEPTIFS DE 2E GÉNÉRATION

Voie orale

Éthinylestradiol + lévonorgestrel

LEELOO					
1 cp./j à heure fixe pdt 21 j, arrêt pendant 7 j et reprise d'une nouvelle plaquette au 8e j	21 cp. **éthin.** 20 µg + **lévo.** 100 µg	1,55	I	65 %	0,07
MINIDRIL					
Idem ***LEELOO***	21 cp. **éthin.** 30 µg + **lévo.** 150 µg	1,55	I	65 %	0,07
ADÉPAL					
Idem ***LEELOO***	21 cp. **éthin.** 30-40 µg + **lévo.** 150-200 µg	1,55	I	65 %	0,07
TRINORDIOL					
Idem ***LEELOO***	21 cp. **éthin.** 30-40 µg + **lévo.** 50-75-125 µg	1,55	I	65 %	0,07
LOVAPHARM					
Idem ***LEELOO***	21 cp. **éthin.** 30 µg + **lévo.** 150 µg	1,55	I	65 %	0,07
OPTILOVA					
1 cp./j en continu (7 cp. inactifs)	28 cp. **éthin.** 20 µg + **lévo.** 100 µg	1,55	I	65 %	0,06

Éthinylestradiol + norgestrel

STÉDIRIL					
Contraception classique : cures de 1 cp./j à heure fixe pdt 21 j, arrêt de 7 j	21 cp. **éthin.** 50 µg + **norg.** 0,5 mg	1,14	I	65 %	0,05

Il existe également des boîtes de 3 plaquettes

Voie transdermique

Éthinylestradiol + norelgestromine

EVRA					
1 pch./sem. pdt 3 sem. et 1 sem. sans pch. puis reprise À appliquer sur peau sèche et saine (éviter les seins)	3 pch. 33,9 µg/ 203 µg/24 h 9 pch. 33,9 µg/ 203 µg/24 h		I I	NR NR	

Voie vaginale

Éthinylestradiol + étonogestrel

NUVARING					
1 dispositif vaginal posé par la femme pdt 3 sem. retiré 1 sem. et nouveau pch. au 8e j	1 anneau vaginal 15 µg/120 µg/24 h 3 anneau vaginal 15 µg/120 µg/24 h		I I	NR NR	

CONTRACEPTION HORMONALE (1)

Première demande de pilule

Bilan préthérapeutique

- Interrogatoire (recherche de contre-indications, antécédents gynéco-obstétriques, élimination d'une grossesse en cours).
- Examen clinique avec évaluation des facteurs de risque cardiovasculaires.
- Bilan biologique glucidolipidique : triglycérides, cholestérol total, glycémie à jeun à faire avant de débuter la contraception hormonale si facteurs de risque de perturbation du bilan glucidolipidique (sinon 3 à 6 mois après le début du traitement). Bilan thrombophilique avant le début du traitement en cas d'antécédents évocateurs personnels ou familiaux.
- Ne pas oublier la prévention (palpation des seins, frottis, information sur les IST).

Évaluation du mode de vie de la patiente :
- âge ;
- profession ;
- tabac ;
- partenaire stable ;
- contraception déjà utilisée ;
- souhait particulier.

Contre-indications absolues aux œstroprogestatifs

- Antécédent personnel d'accident thromboembolique veineux ou artériel.
- Thrombophilie.
- Diabète avec complications vasculaires.
- Dyslipidémie.
- HTA.
- Migraine avec signes focaux neurologiques ou évolutive sous contraception.
- Cardiopathie (fibrillation auriculaire, valvulopathie, coronaropathie, etc.).
- Facteurs de risque de thrombose : < 4 sem. du post-partum, immobilisation prolongée, postopératoire, accumulation de plusieurs facteurs de risque : âge > 35 ans, tabagisme, surpoids/obésité, HTA.
- Antécédent personnel de cancer du sein ou de l'utérus.
- Mutation de BRCA1/2, haut risque de prédisposition.
- Antécédent de tumeur hépatique.
- Hépatopathie sévère.
- Antécédent de pancréatite ou de cholestase liée à une hypertriglycéridémie ou à l'utilisation de la contraception.

Contraception de 1re intention chez une femme jeune sans pathologie particulière : œstroprogestatifs

Les **contraceptions œstroprogestatives de 3e génération** ne sont pas indiquées en 1re intention du fait d'un risque thrombotique accru.

Les **œstroprogestatifs de 2e génération** sont donc prescrits en 1re intention.

Le bénéfice attendu des progestatifs de 3e génération est un climat hormonal moins androgénique ; la contraception de 3e génération pourra donc être prescrite en cas de mauvaise tolérance des **œstroprogestatifs de 2e génération** (prise de poids, œdème des membres inférieurs, acné, hyperséborrhée, etc.).

Les œstroprogestatifs exisent sous plusieurs formes :
- pilule à prendre 21 j/28 (arrêt 7 j et reprise d'une nouvelle plaquette) ;
- pilule à prendre en continu ;
- patch (dispositif transdermique) : à changer toutes les sem. et à prendre 3 sem./4 ;
- anneau vaginal : à insérer dans le vagin pendant 3 sem., arrêt 1 sem. et mise en place d'un nouveau dispositif.

ŒSTROPROGESTATIFS (CONTRACEPTION) (2) – CONTRACEPTIFS DE 3E GÉNÉRATION

Éthinylestradiol + norgestimate

TRIAFEMI					
1 cp./j à heure fixe pdt 21 j, arrêt pendant 7 j et reprise d'une nouvelle plaquette au 8e j *NB* : propriétés antiacnéiques	63 cp. **éthin.** 35 µg + **norg.** 180-215-250 µg		I	NR	
EFFIPREV					
Idem ***TRIAFEMI***	63 cp. **éthin.** 35 µg + **norg.** 250 µg		I	NR	

Éthinylestradiol + gestodène

MÉLODIA					
1 cp./j en continu (4 cp. inactifs)	28 cp. **éthin.** 15 µg + **gest.** 60 µg		I	NR	
MINESSE					
Idem ***MÉLODIA***	28 cp. **éthin.** 15 µg + **gest.** 60 µg		I	NR	
HARMONET					
Cures de 1 cp./j à heure fixe pdt 21 j, arrêt de 7 j	21 cp. **éthin.** 20 µg + **gest.** 75 µg		I	NR	
MÉLIANE					
Idem ***HARMONET***	21 cp. **éthin.** 20 µg + **gest.** 75 µg		I	NR	
MINULET					
Idem ***HARMONET***	21 cp. **éthin.** 30 µg + **gest.** 75 µg		I	NR	
TRI-MINULET					
Idem ***HARMONET***	21 cp. **éthin.** 30-40 µg + **gest.** 50-70-100 µg		I	NR	

Il existe également des boîtes de 3 plaquettes

Éthinylestradiol + désogestrel

MERCILON					
Cures de 1 cp./j à heure fixe pdt 21 j, arrêt de 7 j	21 cp. **éthin.** 20 µg + **déso.** 150 µg		I	NR	
VARNOLINE					
Idem ***MERCILON***	21 cp. **éthin.** 30 µg + **déso.** 150 µg		I	NR	
VARNOLINE CONTINU					
1 cp./j en continu (7 cp. inactifs)	28 cp. **éthin.** 30 µg + **déso.** 150 µg		I	NR	

Il existe également des boîtes de 3 plaquettes

CONTRACEPTION HORMONALE (2)

Situations particulières

Contre-indications aux œstroprogestatifs (allaitement, etc.)

► *Progestatifs microdosés*

- Contraception très utilisée au cours de l'allaitement.
- Nécessite une prise en continu.

Ex : **lévonorgestrel** (***MICROVAL***) 1 cp./j à heure fixe sans interruption.

Les **microprogestatifs** peuvent être mal tolérés (ils peuvent notamment entraîner des métrorragies).

► *Contraception par implant*

Seul ***NEXPLANON*** (68 mg d'**étonorgestrel**) a l'AMM en France. Il est introduit sous la peau du bras non dominant après une anesthésie locale par un médecin formé à sa mise en place. il est efficace pour une durée de 3 ans.

Manifestations androgéniques

En cas manifestations acnéiques, on peut proposer des pilules de 3e génération telles que ***TRIAFEMI***.

Dysménorrhée sous œstroprogestatifs minidosés ou dystrophie ovarienne : œstroprogestatifs normodosés

Ils présentent aussi un intérêt quand la prise d'un médicament inducteur enzymatique est nécessaire.

Ex : **éthinylestradiol 50 µg + norgestrel 0,5 mg** (***STÉDIRIL***).

Mêmes modalités de prise que les pilules minidosées.

Préménopause : macroprogestatifs de synthèse

Effet anti-œstrogénique intéressant.

Ex : **chlormadinone** (***LUTÉRAN***) 10 mg/j du 5e au 25e j du cycle.

Attention : effets indésirables +++.

Symptômes lors de l'arrêt de la pilule

En cas de symptômes lors des 7 j d'arrêt de la pilule ou lors de la prise des comprimés blancs (céphalées, troubles de l'humeur), il est possible d'enchaîner les plaquettes sans période d'arrêt ; l'effet secondaire alors possible est l'apparition de métrorragies.

En cas d'oubli

Oubli < 12 h

Pas de modification de la contraception : prendre le comprimé oublié et poursuivre la contraception normalement ; pas de mesures de protection supplémentaires.

Oubli > 12 h

Contraception pouvant ne plus être efficace : prendre le comprimé oublié, continuer la contraception, mesures de protection supplémentaires pendant 7 j.

Si un rapport a eu lieu dans les 5 j précédant l'oubli, il peut être nécessaire de compléter la protection avec une contraception d'urgence. Pour ***MICROVAL***, cette durée est réduite à 3 h.

ŒSTROPROGESTATIFS (CONTRACEPTION) (3) – AUTRES ŒSTROPROGESTATIFS

Éthinylestradiol + chlormadinone

BELARA					
1 cp. à heure fixe pdt 21 j, arrêt pdt 7 j et reprise d'une nouvelle plaquette au 8e j	21 cp. **éthin.** 30 µg + **chlor.** 2 mg		I	NR	
BELARACONTINU					
1 cp. rose à heure fixe pdt 21 j puis 1 cp. blanc placebo pdt 7 j	28 cp. **éthin.** 30 µg + **chlor.** 2 mg		I	NR	

Éthinylestradiol + drospirénone

JASMINELLE					
1 cp./j à heure fixe pdt 21 j, arrêt pdt 7 j et reprise d'une nouvelle plaquette au 8e j	21 cp. **éthin.** 20 µg + **drosp.** 3 mg		I	NR	
JASMINELLE CONTINU					
1 cp./j à heure fixe en continu	28 cp. **éthin.** 20 µg + **drosp.** 3 mg		I	NR	
JASMINE					
Idem ***JASMINELLE***	21 cp. **éthin.** 30 µg + **drosp.** 3 mg		I	NR	
YAZ					
Idem ***JASMINELLE CONTINU***	28 cp. **éthin.** 20 µg + **drosp.** 3 mg		I	NR	
DROSPIBEL					
Idem ***JASMINELLE***	63 cp. **éthin.** 20 µg + **drosp.** 3 mg 63 cp. **éthin.** 30 µg + **drosp.** 3 mg		I I	NR NR	

Estradiol + diénogest

QLAIRA					
1 cp./j en continu	28 cp. 3-2-2-1 mg **éthin.** + 2-3 mg **dién.**		I	NR	

Il existe également des boîtes de 3 plaquettes

CONTRACEPTION HORMONALE (3)

Contraception d'urgence

Deux produits ont l'AMM : ***NORLEVO*** et ***ELLAONE***. ***NORLEVO*** est délivré sans ordonnance, gratuitement aux mineures.

La contraception d'urgence doit être prise le plus vite possible après le rapport à risque de grossesse au maximum dans les 72 h qui suivent le rapport pour ***NORLEVO*** et dans les 5 j qui suivent le rapport pour ***ELLAONE***. Taux d'échec < 4 %.

La contraception d'urgence peut aussi être assurée par la pose d'un stérilet dans les 5 j qui suivent le rapport à risque.

BPC : Surveillance biologique de la contraception orale

Ces pratiques ne remettent pas en cause le bien fondé d'un examen clinique annuel.

- 1. Il n'y a pas lieu, au cours de la surveillance biologique d'une contraception orale, chez une femme de moins de 35 ans, lorsque ni le 1er bilan comportant nécessairement la mesure à jeun de la glycémie, du cholestérol total et des triglycérides plasmatiques, ni les bilans de contrôle effectués à 3 mois puis 12 mois après n'ont pas montré d'anomalies, de pratiquer d'autres explorations biologiques.
- 2. Il n'y a pas lieu non plus de répéter ces examens plus d'une fois tous les 2 ans, en l'absence de faits nouveaux.

ŒSTROPROGESTATIFS (CONTRACEPTION) (4) – PHARMACOLOGIE

PROPRIÉTÉS

Contraceptifs par 3 actions complémentaires :
– blocage de l'ovulation,
– modification de la glaire qui devient imperméable aux spermatozoïdes,
– atrophie de l'endomètre qui devient impropre à la nidation.

La «génération » de l'**œstroprogestatif** fait référence à une différence dans le type de progestatif utilisé. Les termes de mono, bi ou triphasiques font référence à des différences de dosages des progestatifs et/ou œstrogènes au cours de la plaquette tentant de se rapprocher au mieux des variations hormonales au cours du cycle naturel.

INDICATIONS

Contraception.

Utilisés en cas de dysménorrhées invalidantes.

Les **œstroprogestatifs de 2e génération** doivent être prescrits en 1re intention car ceux de **3e génération** augmentent le risque thromboembolique. Le bénéfice des **œstroprogestatifs de 3e génération** est un climat hormonal moins androgénique ; on peut les utiliser en cas d'acné, prise de poids ou mastodynies.

CONTRE-INDICATIONS

Hypersensibilité aux substances actives ou à l'un des excipients.

Accidents thromboemboliques artériels (présence ou antécédent).

Accidents thromboemboliques veineux (présence ou antécédent) tels que thrombose veineuse profonde ou embolie pulmonaire ; immobilisation prolongée, chirurgie majeure ; identification de mutations liées à la thrombophilie (facteur II, facteur V).

Prédisposition héréditaire ou acquise aux thromboses veineuses ou artérielles.

Maladie cérébrovasculaire ou coronarienne.

Hypertension artérielle.

Facteurs de risque multiples cardiovasculaires ; association tabac et âge ≥ 35 ans ; hyperlipidémie avérée.

Valvulopathie, troubles du rythme thrombogènes.

Diabète compliqué de micro ou de macroangiopathie et/ou évoluant depuis plus de 20 ans.

Migraine avec signes neurologiques focaux ou âge ≥ 35 ans.

Tumeur maligne connue ou suspectée du sein.

Carcinome de l'endomètre ou toute autre tumeur œstrogénodépendante connue ou suspectée.

Adénome hépatique ou carcinome hépatocellulaire, affection hépatique sévère jusqu'au retour à la normale de la fonction hépatique ; antécédent de cholestase liée a la prise d'œstroprogestatifs.

Hémorragies génitales d'étiologie inconnue.

Post-partum < 4 sem.

Allaitement maternel.

PRÉCAUTIONS D'EMPLOI

Bilan préalable : examen clinique, frottis cervicovaginal (FCV), bilan glucidolipidique.

Revoir la patiente à 3 et 6 mois pour vérifier la bonne tolérance clinique et biologique.

EFFETS INDÉSIRABLES

Rares mais nécessitant l'arrêt du traitement : réactions allergiques, intolérance au glucose, HTA, accidents thromboemboliques et cardiovasculaires, ictère cholestatique, hyperlipidémie, adénome hépatique, CHC, lithiase biliaire, érythème noueux, céphalées.

Plus fréquents : nausées, vomissements, acné, prise de poids, nervosité, dépression, baisse de la libido, rétention hydrique/œdèmes, tension mammaire, modification des sécrétions vaginales, métrorragies/oligoménorrhée, signes d'hyperandrogénie, jambes lourdes, candidose vaginale.

Aménorrhée post-thérapeutique avec anovulation, d'autant plus fréquente qu'il existait des troubles du cycle avant le traitement. Nécessite la recherche d'une étiologie si elle est prolongée.

INTERACTIONS MÉDICAMENTEUSES

Inducteurs enzymatiques.

CONTRACEPTION HORMONALE (4)

Contraception en situation particulière

	OP	Microprogestatifs	DIU cuivre	DIU lévonorgestrel	Préservatif
Thrombose veineuse : ATCD avec ou sans thrombophilie	-	±	+	±	+
Thrombose veineuse en cours	-	-	+	-	+
Thrombose artérielle : ATCD ou FDR	-	-	+	-	+
Cardiopathie emboligène	-	-	+	-	+
1 seul FDR métabolique	±	+	+	+	+
> 1 FDR métabolique	-	±	+	±	+
FDR thrombose	-	±	+	±	+
Diabète sans complication vasculaire, évoluant depuis < 20 ans = 1 seul FDR métabolique	±	+	+	+	+
Diabète avec complication vasculaire ou instable avec la contraception ou évoluant depuis > 20 ans	-	±	+	±	+
Tumeur hépatique	-	-	+	-	+
Cholestase	-	-	+	-	+
Cirrhose ou autre altération de la fonction hépatique	-	-	+	-	+
1er mois du post-partum/sans allaitement	-	+	-	-	+
1er mois du post-partum/avec allaitement	-	-	-	-	+
Allaitement après le 1er mois	-	+	+	+	+
Post-abortum immédiat	+	+	+	+	+
Nullipare/adolescente	+	+	±	±	+
ATCD GEU	+	±	±	±	+
Infection génitale récente ou risque	+	+	-	-	+
Cancer hormonodépendant (sein, utérus)	-	-	+	-	+

OP : œstroprogestatifs ; DIU : dispositif intra-utérin ; FDR : facteur de risque ; ATCD : antécédent ; GEU : grossesse extra-utérine.

+ : autorisé, - : contre-indiqué ; ± : à utiliser avec précaution.

FDR métabolique : HTA, diabète sans complication, surpoids/obésité, tabac, âge > 35 ans.

FDR thrombose : toutes les situations à risque de thrombose : post-partum, immobilisation prolongée, intervention chirurgicale, pathologie à risque de thrombose (insuffisance rénale, lupus, etc.).

PROGESTATIFS MICRODOSÉS (CONTRACEPTION)

Lévonorgestrel

MICROVAL					
1 cp./j en continu à heure fixe	28 cp. 30 µg	1,14	I	65 %	0,04
	84 cp. 30 µg	3,12	I	65 %	0,04

Désogestrel

CERAZETTE					
Idem ***MICROVAL***	28 cp. 75 µg		I	NR	
	84 cp. 75 µg		I	NR	
ANTIGONE					
Idem ***MICROVAL***	28 cp. 75 µg	1,14	I	65 %	0,04
	56 cp. 75 µg			NR	
	84 cp. 75 µg	3,12	I	65 %	0,04
CLAREAL					
Idem ***MICROVAL***	28 cp. 75 µg	1,14	I	65 %	0,04
	84 cp. 75 µg	3,12	I	65 %	0,04
DÉSOPOP					
Idem ***MICROVAL***	28 cp. 75 µg	1,14	I	65 %	0,04
	84 cp. 75 µg	3,12	I	65 %	0,04

PROPRIÉTÉS

Progestatifs de synthèse ayant à faible dose et en administration continue une action contraceptive par modification de la glaire et inhibition de l'ovulation.

INDICATIONS

Contraception.

CONTRE-INDICATIONS

Accidents thromboemboliques veineux tels que thrombose veineuse profonde ou embolie pulmonaire en cours.

Adénome hépatique ou carcinome hépatocellulaire, affection hépatique sévère jusqu'au retour à la normale de la fonction hépatique.

Hémorragies génitales d'étiologie inconnue.

Tumeur maligne connue ou suspectée du sein.

Compte tenu de la diminution de motilité tubaire qu'ils induisent : antécédent ou risque de grossesse extra-utérine.

PRÉCAUTIONS D'EMPLOI

À prendre à heure très fixe, le retard de prise ne devant pas dépasser 3 h pour ***MICROVAL***, 12 h pour ***CERAZETTE***.

À éviter chez les femmes ayant un antécédent de GEU ou de chirurgie à risque de GEU.

Mode de contraception à éviter en cas de dystrophie ovarienne, mastopathie bénigne, mastodynie.

EFFETS INDÉSIRABLES

Hyperœstrogénie (mastodynie, œdèmes cycliques, douleurs pelviennes).

Perturbations du cycle menstruel (saignements, absence ou irrégularités des règles) qui s'observent chez environ 70 % des utilisatrices.

Kystes fonctionnels de l'ovaire.

INTERACTIONS MÉDICAMENTEUSES

Inducteurs enzymatiques.

PROGESTATIFS INJECTABLES (CONTRACEPTION) (1)

Implant étonogestrel

NEXPLANON					
1 implant entre le 1er et le 5e j du cycle, le lendemain de la dernière prise d'un œstroprogestatif, immédiatement après une IVG ou 4 sem. après un accouchement Efficacité : 3 ans	1 implant = 68 mg	104,58	I	65 %	104,58

PROPRIÉTÉS

Progestatif de synthèse, ayant une action contraceptive puissante par blocage de l'ovulation et modification de la glaire cervicale. Jusqu'à 3 ans d'efficacité contraceptive avec un retour rapide à un cycle menstruel normal après retrait.

INDICATIONS

Contraception pour les femmes qui ne peuvent s'astreindre à une prise quotidienne.

CONTRE-INDICATIONS

Grossesse connue ou suspectée.

Affection ou antécédents hépatiques sévères, accidents thromboemboliques veineux évolutifs, hypersensibilité à l'un des composants, tumeurs progestogène-dépendantes, hémorragies génitales d'étiologie inconnue.

PRÉCAUTIONS D'EMPLOI

Définir le moment de la pose :
– en l'absence de contraception hormonale antérieure : J1 à J5 du cycle ;
– à l'arrêt d'une contraception orale œstroprogestative : le jour suivant le dernier comprimé actif ;
– à l'arrêt d'une contraception microprogestative orale : à tout moment ;
– dans le post-abortum (1er trim.) : dès l'avortement ;
– dans le post-abortum (2e trim.) : entre J21 et J28 ;
– dans le post-partum : entre J21 et J28.

L'insertion sera réalisée à la face interne du bras non dominant, à 6-8 cm au-dessus du pli du coude, dans le sillon entre le biceps et le triceps en sous-cutané, sous anesthésie locale, en respectant les conditions d'asepsie par un médecin entraîné à sa pose. Idem pour le retrait.

EFFETS INDÉSIRABLES

Troubles du cycle dans 60 % des cas : ménométrorragies, aménorrhées.

Très fréquents : céphalées, acné, vaginite, augmentation du poids corporel, tension mammaire, mastodynie.

Plus rares : accident thromboembolique veineux et artériel, HTA, tumeur progestogène-dépendante et chloasma.

INTERACTIONS MÉDICAMENTEUSES

Déconseillés : inducteurs enzymatiques.

PROGESTATIFS INJECTABLES (CONTRACEPTION) (2)

Médroxyprogestérone

DÉPO-PROVÉRA					
1 amp. IM profonde/3 mois	1 fl. 3 mL = 150 mg	2,67	I	65 %	2,67

PROPRIÉTÉS
Progestatif de synthèse injectable à longue durée d'action, ayant une action contraceptive puissante par blocage de l'ovulation, modification de la glaire et atrophie endométriale.

INDICATIONS
Contraceptif à longue durée d'action (3 mois) lorsqu'il n'est pas possible d'utiliser d'autres méthodes contraceptives.

CONTRE-INDICATIONS
Accidents thromboemboliques veineux (évolutifs ou antécédents).
Antécédents d'accidents thromboemboliques artériels.
Présence d'autres facteurs de risque thromboemboliques : diabète, HTA, obésité.
Tumeurs sensibles aux progestatifs ; cancer du sein et cancer de l'endomètre.
Hémorragie génitale non expliquée.
Fibrome utérin.
Présence ou antécédents de pathologie hépatique sévère, tant que les paramètres hépatiques ne sont pas normalisés.

PRÉCAUTIONS D'EMPLOI
Première injection entre le 1er et le 5e j du cycle.

EFFETS INDÉSIRABLES
Augmentation pondérale.
Disparition du cycle menstruel, remplacé par des épisodes d'aménorrhée ou de ménométrorragies qui peuvent parfois être importantes.
Troubles digestifs.
Réactions allergiques.

INTERACTIONS MÉDICAMENTEUSES
Déconseillés : inducteurs enzymatiques.

CONTRACEPTION D'URGENCE (1)

■ Lévonorgestrel

NORLEVO						
1 cp. à prendre le plus rapidement possible et au maximum dans un délai de 72 h après un rapport sexuel non protégé ou en cas d'échec d'une méthode contraceptive		1 cp. 1,5 mg	6,63	I	65 %	6,63

PROPRIÉTÉS
Le mode d'action exact de ***NORLEVO*** est inconnu. Aux doses utilisées, le **lévonorgestrel** pourrait bloquer l'ovulation, il pourrait également empêcher l'implantation. Il est inefficace dès lors que le processus d'implantation a commencé. L'efficacité semble diminuée en fonction du temps écoulé depuis le rapport non protégé (95 % à 24 h, 85 % entre 24 et 48 h, et 58 % entre 48 et 72 h). L'efficacité après 72 h n'est pas connue. Avec la dose utilisée, le **lévonorgestrel** n'induit pas de modification significative des facteurs de la coagulation, ni du métabolisme des lipides et des glucides.

INDICATIONS
Contraception d'urgence dans un délai de 72 h après un rapport sexuel non protégé ou en cas d'échec d'une méthode contraceptive.

CONTRE-INDICATIONS
Hypersensibilité au **lévonorgestrel**.

PRÉCAUTIONS D'EMPLOI
La contraception d'urgence est une méthode occasionnelle ; elle ne doit, en aucun cas, se substituer à une contraception régulière. Cette méthode ne permet pas d'éviter une grossesse dans tous les cas.

Il n'est pas recommandé d'utiliser plusieurs fois ***NORLEVO*** au cours d'un même cycle menstruel en raison de taux élevés d'hormones et de la possibilité de perturbations importantes du cycle menstruel.

EFFETS INDÉSIRABLES
Nausées, vomissements, douleurs abdominales, céphalées, vertiges, tension mammaire, métrorragies, retard de règles.

INTERACTIONS MÉDICAMENTEUSES
Déconseillés : inducteurs enzymatiques.

CONTRACEPTION D'URGENCE (2)

■ Ulipristal acétate

ELLAONE					
1 cp. en prise unique le plus tôt possible, au maximum 5 j après le rapport	1 cp. 30 mg	18,88	I	65 %	18,88

PROPRIÉTÉS

Modulateur synthétique des récepteurs de la progestérone.
Inhibe ou retarde l'ovulation.

INDICATIONS

Contraception d'urgence à prendre le plus rapidement possible et au maximum dans un délai de 5 j après un rapport sexuel non protégé ou en cas d'échec d'une méthode contraceptive.

CONTRE-INDICATIONS

Hypersensibilité à la substance active ou à l'un des excipients.
Grossesse.
Asthme sévère non équilibré.

PRÉCAUTIONS D'EMPLOI

Ne remplace pas une contraception.
Peut diminuer l'efficacité de la contraception régulière, précautions le reste du cycle (associer une contraception mécanique).
Ne prévient pas la grossesse dans 100 % des cas, faire un test de grossesse en cas de retard de regles ou en cas de règles anormales.
Peut perturber le cycle en cours.

EFFETS INDÉSIRABLES

Céphalées, nausées, douleurs abdominales.
Myalgies, douleurs dorsales.
Dysménorrhées, douleurs pelviennes, mastodynies.
Asthénie.

INTERACTIONS MÉDICAMENTEUSES

Inducteurs enzymatiques : peuvent diminuer sa concentration.
Contraception hormonale dont l'efficacité peut être diminuée.

CONTRACEPTION NON HORMONALE (1)

Contraception locale

L'efficacité de ces méthodes est très variable, liée à une bonne compréhension de la méthode et à une utilisation régulière.

Préservatifs

> Il s'agit de la seule prophylaxie contre les IST, notamment le sida (en dehors de l'abstinence).

- Une situation estimée à risque du fait de l'existence de plusieurs partenaires, de l'évocation de relations occasionnelles ou de l'absence de relation stable (notamment chez l'adolescente) doit conduire le professionnel de santé à recommander l'utilisation de cette méthode contraceptive, en complément ou non d'une autre méthode médicale.
- Contraception par effet mécanique.
- La seule contre-indication est l'allergie au latex.
- Le préservatif féminin existe également. Plus solide que les préservatifs masculins classiques, il protège de plus le méat urétral des infections ascendantes.

Diaphragme, cape cervicale

- Contraception par effet mécanique.
- À utiliser en association avec un produit spermicide.
- Les contre-indications sont l'allergie au latex ou aux spermicides et les infections cervicovaginales.

Spermicides

- Attention : ils ne sont pas efficaces dans la prévention des IST.
- Ils existent en crèmes, en ovules, ou en comprimés.
- La seule contre-indication est l'hypersensibilité aux différents produits.

DISPOSITIFS INTRA-UTÉRINS (DIU)

DIU au cuivre

TT 380					
À changer tous les 10 ans	1 dispositif	30,50		65 %	30,50
UT 380					
À changer tous les 5 ans	1 dispositif short 1 dispositif standard	30,50 30,50		65 % 65 %	30,50 30,50
NT 380					
À changer tous les 5 ans	1 dispositif short 1 dispositif	30,50 30,50		65 % 65 %	30,50 30,50
GYNELLE					
À changer tous les 4 ans	1 dispositif	30,50		65 %	30,50
MULTILOAD					
À changer tous les 5 ans	1 dispositif	30,50		65 %	30,50
MONA LISA					
À changer tous les 5 ans À changer tous les 10 ans	1 dispositif Cu 375 1 dispositif Cu 375 SL 1 dispositif NTCu375 1 dispositif CuT 380A QL	30,50 30,50 30,50 30,50		65 % 65 % 65 % 65 %	30,50 30,50 30,50 30,50

DIU hormonal (lévonorgestrel)

MIRENA					
À changer tous les 5 ans	1 dispositif 52 mg	111,13	I	65 %	111,13
JAYDESS					
À changer tous les 3 ans	1 dispositif 13,5 mg	100,39	I	65 %	100,39

PROPRIÉTÉS

Les DIU hormonaux comprennent un réservoir médicamenteux assurant la diffusion, monté sur un corps en T. Des fils permettent le retrait. Mécanisme d'action local.

INDICATIONS

Contraception.
MIRENA : ménorragies fonctionnelles (après élimination de causes organiques).

CONTRE-INDICATIONS

Grossesse suspectée ou avérée.
Inflammation ou infection pelvienne ou génitale, avortement septique récent, endométrite du post-partum.
Anomalie ou affection maligne de l'utérus, tumeur sensible aux progestatifs.
Hémorragie génitale anormale.
Affection hépatique aiguë, tumeur hépatique.

PRÉCAUTIONS D'EMPLOI

Insertion réalisée par un professionnel de santé formé.
JAYDESS visible à la radiographie mais précautions à prendre si IRM.

EFFETS INDÉSIRABLES

Nervosité, baisse de libido, humeur dépressive, acné, prise de poids.
Céphalées, migraine, nausées.
Douleurs abdominales, pelviennes, dorsales.
Augmentation ou diminution des saignements menstruels, spotting.
Kystes ovariens, expulsion du DIU.

CONTRACEPTION NON HORMONALE (2)

Dispositifs intra-utérins

Le DIU est une autre méthode contraceptive de 1re intention, considérée comme toujours très efficace, qui présente l'avantage d'une longue durée d'action et pour laquelle aucun risque cancéreux ou cardiovasculaire n'est établi.

Contre-indications

- Antécédents ou existence de pathologies utérines endocavitaires (malformation, néoplasie, endométrite, fibrome ou polype gênant son insertion).
- Hémorragie génitale non explorée.
- Pathologie tubaire.
- Risque élevé d'infection génitale haute (IST à répétition, infection génitale haute en cours, datant de moins de 3 mois ou récurrente, infection génitale en post-partum, avortement septique, partenaires multiples).
- Hypersensibilité à l'un des composants.
- Grossesse suspectée ou avérée.
- Post-partum (entre 48 h et 4 sem. [d'après l'OMS]).
- Contre-indications des microprogestatifs pour le ***MIRENA***.
- Maladie de Wilson pour le stérilet au cuivre.

DIU au cuivre ou au lévonorgestrel (LNG) ?

Compte tenu de la moins bonne tolérance et du coût plus élevé du DIU au LNG par rapport au DIU au cuivre, il est recommandé de ne privilégier le DIU au **LNG** qu'en cas de bénéfice complémentaire attendu, p. ex. en cas de ménorragies fonctionnelles (après recherche et élimination de causes organiques décelables) ou de dysménorrhées importantes.

En contraception d'urgence : DIU au cuivre

Taux d'échec de 0,1 à 0,2 % (quel que soit le moment du cycle) et avec un délai de pose possible jusqu'à 5 j après la date estimée de l'ovulation.

Prescription du DIU

- Les risques de grossesse, de pathologie infectieuse et de GEU doivent être écartés.
- En présence de facteurs de risque infectieux des tests diagnostiques portant sur *C. trachomatis* et *N. gonorrhoea* sont recommandés avant la pose.
- La pose est précédée d'un examen gynécologique bimanuel afin d'estimer la taille, la forme et la position de l'utérus, et si possible d'une hystérométrie.
- Hors problème signalé par la consultante, les consultations de suivi gynécologique sont programmées 1 à 3 mois après la pose puis 1 fois par an. L'objectif de la 1re consultation de suivi est de s'assurer que le DIU est bien toléré, qu'il n'a pas été expulsé et que sa pose n'a pas provoqué d'inflammation pelvienne.

L'examen clinique peut être complété par une échographie en cas de doute.

Contraception définitive : stérilisation

- Chez la femme :
  – ligature des trompes par cœlioscopie (clips, coagulation-section) ;
  – dispositif intratubaire (ESSURE) posé par hystéroscopie avec ou sans anesthésie.
- Chez l'homme : vasectomie (section du canal déférent).
- Considérée comme irréversible.
- Interdite chez les mineures.
- Délai de réflexion de 4 mois.
- Information +++.

NOTES

INTERRUPTION VOLONTAIRE DE GROSSESSE

Elle est autorisée jusqu'à 14 sem. d'aménorrhée (délai allongé de 2 sem. depuis la loi du 4 juillet 2001).

Elle nécessite :

– une 1re consultation médicale,

– une consultation avec une personne qualifiée en conseil conjugal ou une assistante sociale qui sera systématiquement proposée (obligatoire pour les mineures),

– un délai de réflexion de 7 j, qui peut être raccourci à 48 h si le terme de la grossesse se situe entre 12 et 14 SA ;

– une 2e consultation médicale.

L'accès à l'IVG doit être simple et rapide ; plus l'IVG intervient précocement pendant la grossesse et plus le risque de complication est faible.

Une consultation 14 à 21 j après l'IVG doit s'assurer de la vacuité utérine (échographie si nécessaire).

Ne pas oublier :

– gammaglobulines anti-D si le Rhésus est négatif,

– contraception post-IVG (elle peut être débutée le lendemain de l'expulsion),

– occasion de dépistage des infections sexuellement transmissibles, du frottis cervicovaginal,

– prise en charge de la douleur (**paracétamol**, **ibuprofène**).

Avant 7 SA (49 j) [1]

On peut utiliser la méthode médicale en l'absence de contre-indications aux 2 produits : association d'un **antiprogestérone** et de **prostaglandines**.

Mifépristone - RU 486 (***MIFÉGYNE***) 200 à 600 mg PO. et **misoprostol** (***CYTOTEC***) 400 mg par voie orale ou vaginale 36 à 48 h plus tard ; si l'expulsion ne s'est pas produite 3 h après la première administration de **misoprostol**, une 2e dose de 400 mg peut être administrée par la même voie.

L'hémorragie débute dans les 3 à 4 h suivant la prise de **prostaglandines**.

En cas de prise de **misoprostol** à domicile, les précautions suivantes doivent être prises :

– distance entre le domicile de la patiente et le centre hospitalier référent limitée (délai de transport de l'ordre de 1 h) et possibilité de le joindre et/ou de s'y rendre 24 h/24 ;

– choix laissé à la patiente du lieu, hôpital ou domicile, de réalisation de l'IVG et accompagnement de la patiente par un proche à domicile ;

– précautions particulières d'information de la patiente notamment sur la conduite à tenir en cas d'hémorragie ;

– évaluation médico-psychosociale des patientes éligibles pour ce type de procédure ;

– le jour de l'administration à l'hôpital de la **mifépristone**, les comprimés de **misoprostol** doivent être confiés à la patiente pour qu'elle les prenne à domicile 36 à 48 h plus tard par voie orale.

Entre 7 et 9 SA (50 à 63 j) [2]

Les deux techniques chirurgicale et médicale sont utilisables en théorie mais de nouvelles recommandations en décembre 2010 préconisent l'utilisation de **géméprost** et non de **misoprostol**. Le **géméprost** est très peu utilisé en France du fait des violentes douleurs qu'il provoque. La technique chirurgicale est donc la méthode de choix.

Entre 10 et 14 SA (64 à 98 j)

La méthode médicale n'est pas recommandée.

La technique chirurgicale est la méthode de référence à ce terme ; elle consiste en une aspiration du contenu utérin précédée d'une dilatation cervicale.

Une préparation cervicale médicamenteuse est recommandée. Elle repose sur :

– **misoprostol** 400 μg par voie orale ou vaginale 3 à 4 h avant l'aspiration ;

– et/ou **mifépristone** 200 mg *per os* 36 à 48 h avant l'aspiration (termes > 10-12 SA).

CONSENSUS

[1] Interruption volontaire de grossesse par méthode médicamenteuse, *HAS*, 2010.

[2] Prise en charge de l'interruption volontaire de grossesse jusqu'à 14 semaines, *HAS*, 2010.

ANTIPROGESTÉRONE

■ Mifépristone – RU 486

MIFÉGYNE				
Dilatation cervicale : 3 cp. en prise unique	3 cp. 200 mg 30 cp. 200 mg	HOP	I I	NR

PROPRIÉTÉS
Dérivé de la noréthindrone ; antagoniste compétitif de la progestérone au niveau des récepteurs tissulaires qui déclenche un avortement.

INDICATIONS
IVG.
Interruption thérapeutique de grossesse et mort fœtale *in utero :* permet de réduire la dose de **prostaglandines** nécessaires à l'expulsion de la grossesse.

CONTRE-INDICATIONS
Intolérance connue au produit.
Dans le cadre d'une interruption volontaire de grossesse :
– doute sur grossesse extra-utérine ;
– si contre-indication aux **prostaglandines**.
Femmes de plus de 35 ans, ou fumeuses.
HTA, angor, syndrome de Raynaud.
Trouble du rythme, insuffisance cardiaque.

PRÉCAUTIONS D'EMPLOI
Prise en présence du médecin, dans un établissement satisfaisant aux dispositions de l'article L.176 du code de la santé publique.
Prévention Rhésus si femme Rhésus négatif.

EFFETS INDÉSIRABLES
Métrorragie abondante durant 6 à 12 j.
Échec du traitement < 5 % des cas.
Nausées, vomissements, douleurs pelviennes, céphalées, allergie.

INTERACTIONS MÉDICAMENTEUSES
Inducteurs enzymatiques.
AINS (antagonistes des prostaglandines).

ENDOMÉTRIOSE (1)

Il s'agit de tissu endométrial ectopique entraînant des douleurs pelviennes cycliques, puis chroniques et pouvant être responsable de troubles de la fertilité.
Macroscopiquement, on distingue trois formes d'endométriose :
– le kyste endométriosique de l'ovaire ;
– l'endométriose péritonéale superficielle ;
– l'endométriose sous-péritonéale profonde : lésions d'endométriose qui infiltrent le rétropéritoine ou les viscères (rectum, vagin, utérus, vessie, uretère, intestin grêle, etc.).

Il n'y a pas d'indication à traiter une endométriose asymptomatique (ni douleur, ni infertilité, ni masse pelvienne) [1].

Cœlioscopie

Elle est :
– diagnostique ;
– pronostique (stades : score de l'*American Fertility Society*) ;
– thérapeutique.

Elle permet de pratiquer l'ablation des noyaux d'endométriose et de rétablir une anatomie compatible avec la fécondation :
– destruction de lésions par électrocoagulation ou laser ;
– kystectomie ;
– plastie tubaire ;
– adhésiolyse.

En cas de cœlioscopie réalisée dans le cadre de l'urgence (suspicion de salpingite, de torsion d'annexe ou de complication de kyste), la chirurgie d'exérèse des lésions d'endométriose de découverte peropératoire n'est pas recommandée [1], l'étendue des lésions (profondes) devant être au préalable évaluée pas des examens complémentaires (IRM, rectoscopie, cystoscopie).

Prise en charge d'une endométriose douloureuse [1]

La prise en charge psychologique des patientes souffrant de douleurs pelviennes chroniques améliore les résultats du traitement.

Traitement médical

- Effet suspensif sur les douleurs et sur la maladie.
- Le diagnostic d'endométriose doit autant que possible être confirmé histologiquement ou chirurgicalement avant de mettre en œuvre un traitement prolongé.
- Il s'agit d'un traitement médical hormonal visant à l'obtention d'une aménorrhée (contraceptifs œstroprogestatifs monophasiques en continu, progestatifs, **danazol** ou **analogues de la GnRH**).
- Dans tous les cas, le recours à des **antalgiques** peut être utile. Les **antalgiques de niveau III** peuvent être utilisés dans les formes hyperalgiques.

► *Endométriose peu évoluée*

- Douleurs cycliques mensuelles en dehors d'un besoin de contraception : **AINS** ayant l'AMM « dysménorrhée » dans les périodes douloureuses. Ex. : **acide méfénamique** (***PONSTYL***) 2 gél. à 250 mg x 3/j ou **ibuprofène** (***BRUFEN***) 400 mg à renouveler si besoin, max 1 600 mg/j.
- Dans les autres cas : progestatif à dose antigonadotrope ou contraception œstroprogestative monophasique en continu.

PROGESTATIFS DE SYNTHÈSE (1)

Dérivé de la 17-alpha-hydroxyprogestérone (noyau prégnane)

Chlormadinone

LUTÉRAN					
Endométriose : 10 mg/j en continu Ménométrorragies : du 15e au 25e j du cycle (du 5e au 25e j du cycle si désir de contraception) Ménopause : 10 mg/j les 2 dernières sem. du traitement œstrogénique	10 cp. 5 mg 12 cp. 10 mg	1,59 2,27	I I	65 % 65 %	0,16 0,19

Dérivé de la 17-méthylprogestérone (noyau prégnane)

Médrogestone

COLPRONE					
Endométriose : 5 à 10 mg/j en continu. Ménométrorragies : 5 à 10 mg/j du 15e au 25e j du cycle (du 5e au 25e j du cycle si désir de contraception) Ménopause : 5 à 10 mg/j les 2 dernières sem. du traitement œstrogénique	20 cp. 5 mg	3,64	I	65 %	0,18

Dérivés de la 19-norprogestérone (noyau prégnane)

Nomégestrol

LUTÉNYL					
Endométriose : 5 mg/j en continu Ménométrorragies : 5 mg/j du 15e au 25e j du cycle (du 5e au 25e j du cycle si désir de contraception) Ménopause : 5 mg/j les 2 dernières sem. du traitement œstrogénique	10 cp. 5 mg	3,76	I	65 %	0,38

Promégestone

SURGESTONE					
Endométriose : 0,125 à 0,5 mg/j en continu Fibrome, insuffisance lutéale : 0,125 à 0,5 mg/j du 15e au 25e j du cycle (du 5e au 25e j du cycle si désir de contraception) Ménopause : 0,125 à 0,5 mg/j les 2 dernières sem. du traitement œstrogénique	10 cp. 0,125 mg 10 cp. 0,25 mg 10 cp. 0,5 mg 12 cp. 0,5 mg	2,62 4,59 7,47 9,00	I I I I	65 % 65 % 65 % 65 %	0,26 0,46 0,75 0,75

ENDOMÉTRIOSE (2)

► *Endométriose profonde*

- Le traitement est instauré pour un minimum de 3 mois.
- Les progestatifs à dose antigonadotrope sont le plus souvent recommandés en première intention. Ex :

– **acétate de chlormadinone** (***LUTÉRAN***) 10 mg par j en traitement continu ;
– **acétate de nomégestrol** (hors AMM) (***LUTÉNYL***) : 1 cp./j au moins 20 j par mois ;
– **médrogestone** (***COLPRONE***) 1 à 3 cp./j du 5e au 25e j ou traitement continu ;
– **promégestone** (hors AMM) (***SURGESTONE***) : 1 cp./j au moins 20 j par mois.

- La prescription des **analogues de la GnRH** ne devrait pas être prolongée au-delà de 1 an (AMM). Ex. : **triptoréline** (***DÉCAPEPTYL LP***) 1 inj. IM/4 à 6 sem. pendant 6 mois.
- À la fin du traitement par **agonistes de la GnRH**, un relais par progestatifs à doses antigonadotropes peut être proposé.

Traitement chirurgical

Il vise l'exérèse des foyers d'endométriose.

- En cas d'exérèse complète :

– un traitement médical complémentaire par progestatifs à dose antigonadotrope pour augmenter l'intervalle libre sans douleur est à discuter ;
– un traitement complémentaire par **analogues de la GnRH** n'est pas recommandé.

- En cas d'exérèse suboptimale, un traitement médical complémentaire est recommandé.

Prise en charge de l'infertilité liée à l'endométriose

- Dans le cadre d'un bilan d'infertilité, il est recommandé de recourir d'emblée à la cœlioscopie en cas de suspicion clinique ou échographique d'endométriose.
- Lorsqu'une cœlioscopie est réalisée, le traitement chirurgical des lésions, s'il est possible, est recommandé pour améliorer la fertilité.
- Si la cœlioscopie découvre des lésions extensives pour lesquelles la chirurgie expose à un risque élevé de complications, le recours direct à la FIV sans geste chirurgical est recommandé.
- Après une chirurgie satisfaisante chez une patiente ne présentant pas d'autres facteurs négatifs, il est recommandé de respecter un délai d'attente de 6 à 12 mois avant de proposer une nouvelle thérapeutique ; ce délai est à moduler en fonction de l'âge de la patiente et des autres facteurs d'hypofertilité.
- La chirurgie itérative n'est pas recommandée pour la seule raison d'une infertilité persistante après la chirurgie.
- Les endométriomes n'ont pas d'impact sur le résultat final d'une FIV. Pour les endométriomes de moins de 6 cm, ni le traitement chirurgical itératif ni leur ponction ne sont recommandés avant la FIV.

CONSENSUS

[1] Prise en charge de l'endométriose, *CNGOF*, 2006.

PROGESTATIFS DE SYNTHÈSE (2) – PHARMACOLOGIE

PROPRIÉTÉS

Action progestomimétique, anti-œstrogénique, antigonadotrope.
Les norstéroïdes ont l'action la plus puissante, mais également des effets androgéniques responsables des effets indésirables.

INDICATIONS

Endométriose : traitement continu de 6 à 12 mois, à dose suffisante pour obtenir une aménorrhée.
Ménorragies fonctionnelles ou des fibromes.
Insuffisance lutéale de la préménopause.
Contraception en préménopause.
Hormonothérapie substitutive de la ménopause : progestatif à noyau prégnane, les 2 dernières sem. du traitement œstrogénique.

CONTRE-INDICATIONS

Grossesse et **allaitement**.
Antécédents de maladie thromboembolique.
Insuffisance hépatique grave.
Hémorragie génitale d'étiologie inconnue.

PRÉCAUTIONS D'EMPLOI

Utiliser avec prudence si antécédents coronariens, ou vasculaires cérébraux, si HTA, diabète ou hyperlipidémie.

EFFETS INDÉSIRABLES

Irrégularités menstruelles, métrorragies, aménorrhée.
Androgéniques : prise de poids, œdèmes, acné, chloasma, séborrhée, augmentation de la pilosité, diminution du HDL-cholestérol (augmentation du risque cardiovasculaire).
Hépatiques : ictère cholestatique (norstéroïdes surtout).
Nausées, vomissements.
Troubles visuels.

ANTIGONADOTROPHINE

Danazol

DANATROL					
Endométriose : 2 à 4 gél./j en 2 ou 3 prises en continu pdt 3 à 6 mois Posologie ajustée individuellement Débuter le traitement au cours du 1er ou du 2e j du cycle menstruel	40 gél. 200 mg 100 gél. 200 mg	39,71 88,80	I I	65 % 65 %	0,99 0,89

PROPRIÉTÉS
Inhibition de la synthèse et de la libération des gonadotrophines hypophysaires (FSH et LH), ce qui entraîne aménorrhée et atrophie de l'endomètre.

INDICATIONS
Endométriose : en association avec la chirurgie ou comme seul traitement hormonal chez les patientes non répondeuses aux autres traitements.
Œdème angioneurotique héréditaire.

CONTRE-INDICATIONS
Thrombose ou antécédent de maladie thromboembolique. Porphyrie.
Insuffisance hépatique, rénale ou cardiaque sévère.
Tumeur hormono-dépendante, hémorragie génitale pathologique.
Grossesse (méthode de contraception non hormonale recommandée) et allaitement.

PRÉCAUTIONS D'EMPLOI
La dose minimale efficace est recherchée.
Contrôles biologiques périodiques de la fonction hépatique et de la NFS. Échographies hépatiques et spléniques biannuelles si traitement > 6 mois.
Présence de lactose.

EFFETS INDÉSIRABLES
- Androgéniques : acné, prise de poids, hirsutisme, chute de cheveux, modification du timbre de la voix, troubles du cycle menstruel, bouffées de châleur, sécheresse vaginale, modification de la libido.
- Neurologiques : labilité émotionnelle, anxiété, humeur dépressive.
- Endocriniens : effet diabétogène, modification du bilan thyroïdien.
- Hépatopancréatiques : augmentation isolée des transaminases, pancréatite.
- Dermatologiques : prurit, éruptions, photosensibilité.

INTERACTIONS MÉDICAMENTEUSES
Déconseillés : antidiabétiques (insuline, **sulfamides hypoglycémiants**), **simvastatine**
Renforcer l'autosurveillance glycémique si association avec antidiabétiques.
Précautions d'emploi : **carbamazépine**, **warfarine**, **ciclosporine** et **tacrolimus**.

NOTES

FIBROME (1)

Les fibromes qui ne doivent pas être traités [1]

Un fibrome asymptomatique (n'entraînant ni saignement, ni douleur, ni compression) et mesurant moins de 10 cm ne justifie aucune prise en charge médicale en dehors du cas de la femme infertile.

Ce type de fibrome ne nécessite pas de surveillance supplémentaire, ni clinique, ni par imagerie.

En revanche, un fibrome de plus de 10 cm se doit d'être surveillé annuellement au moins cliniquement et avec échographie pelvienne au moindre doute.

Des explorations complémentaires (IRM, biopsie d'endomètre) voire une intervention chirurgicale seront nécessaires si le fibrome augmente de taille ou s'il présente des caractères suspects.

Place du traitement médical [2]

Méno/métrorragies liées au fibrome

- Le **fibrome sous-muqueux** ne relève jamais d'un traitement médical mais représente toujours une indication chirurgicale, indépendamment de l'état endométrial.
- Dans le cas d'un **fibrome interstitiel** provoquant un saignement :

– un traitement par progestatif de synthèse peut être indiqué. Il a pour but de traiter l'hyperplasie endométriale associée au fibrome et responsable du saignement. Il ne réduit pas la taille du fibrome et n'empêche pas sa croissance. Ex : **nomégestrol** (***LUTÉNYL***) 1 cp./j du 16e au 25e j du cycle ou du 5e au 25e j si effet contraceptif désiré ; l'utilisation en continu n'a pas été évaluée.

– l'utilisation du ***MIRENA*** peut diminuer les saignements.

– au cours du saignement, l'**acide tranexamique**, un **antifibrinolytique**, peut être prescrit. Ex : ***EXACYL*** 500 mg 2 cp. x 3/j pendant 5 à 10 j ;

En préopératoire :

- **agoniste de la GnRH** :

– indiqué dans le traitement préopératoire des fibromes en cas d'anémie (Hb ≤ 8 g/dL) associée au fibrome et/ou dans le cas où une réduction de la taille du fibrome est nécessaire pour faciliter ou modifier la technique opératoire,

– la réduction du volume apparaît au bout de 6 à 8 sem.,

– la durée maximale de traitement recommandée est de 3 mois. Ex : **triptoréline** (***DÉCAPEPTYL LP***) 1 inj. IM/4 sem.,

– l'adjonction de **tibolone** permet de diminuer les effets indésirables de l'**analogue de la GnRH** (bouffées de chaleur et autres symptômes de la déplétion œstrogénique) sans diminuer l'efficacité de celle ci sur les fibromes. L'utilisation d'un traitement substitutif par œstrogènes et progestérone n'est pas recommandée car il diminuerait l'efficacité de l'**agoniste de la GnRH** ;

- traitement martial en cas d'anémie.

Nécrobiose aseptique du fibrome

Responsable de douleurs pelviennes paroxystiques souvent intenses et d'un fébricule.

Favorisée par la grossesse.

Le traitement est un traitement antalgique. Ex : **acide niflumique** (***NIFLURIL***) 1 à 2 gél. x 3/j (attention en cas de grossesse : utilisation très restreinte et interdite au 3e trimestre de la grossesse) et **paracétamol** (***DAFALGAN***) 1 à 2 gél. x 3/j ; voire passage aux **antalgiques** par voie intraveineuse ou de classe III.

Les antibiotiques ne sont pas indiqués en l'absence de surinfection.

FIBROME (2)

Place du traitement chirurgical [1]

Myomes sous-muqueux

L'intervention est justifiée en cas de symptômes (ménométrorragies) mais également en cas d'infertilité.

La résection hystéroscopique se fera dans de bonnes conditions si :

– le diamètre du fibrome est inférieur ou égal à 4 cm ;

– le fibrome est de type 0, 1 ou 2 (entièrement intracavitaire, > 50 % intracavitaire ou < 50 % intracavitaire respectivement) ;

– il existe une épaisseur de myomètre d'au moins 5 mm en arrière du fibrome.

Entre 4 et 6 cm le fibrome peut être traité par hystéroscopie, éventuellement en plusieurs interventions.

En cas d'infertilité, le traitement du myome intracavitaire augmente les chances de grossesse, son traitement est donc indiqué même en l'absence de ménométrorragies.

Il est recommandé d'utiliser alors une énergie bipolaire, des traitements anti-adhérentiels et de réaliser une hystéroscopie diagnostique après un cycle pour diagnostiquer et de traiter d'éventuelles synéchies.

Myomes sous-séreux et interstitiels

► *Traitement chirurgical conservateur*

- L'indication du traitement conservateur des fibromes est guidée par le désir de la patiente de préserver sa fertilité.
- Indications

– myomes sous-séreux pédiculés tordus ;

– myomes comprimant les organes de voisinage avec retentissement ;

– utérus myomateux volumineux responsable de pesanteur pelvienne ;

– utérus myomateux associé à des ménométrorragies fonctionnelles résistantes au traitement médical.

- En cas d'infertilité, il peut être discuté de retirer un fibrome interstitiel déformant la cavité ; il faut mettre en balance les adhérences que peuvent entraîner la myomectomie et les bénéfices escomptés.
- Deux voies d'abord : la laparotomie et la cœlioscopie (si nombre de myomes ≤ 2 et diamètre des myomes ≤ 8 cm).

► *Traitement chirurgical radical*

En préménopause ou apres la ménopause (à partir de 45 ans) c'est le traitement de choix car en cas de traitement conservateur il y a un risque de récidive non négligeable.

Voies d'abord : laparotomie, voie vaginale, cœlioscopie.

Place du traitement par embolisation [1]

L'embolisation peut être une alternative à la chirurgie :

– en l'absence de désir de grossesse ;

– à l'exclusion des fibromes intracavitaires type 0 et 1 et des fibromes sous séreux pédiculés.

FIBROME (3)

Situations particulières [1]

Fibrome et grossesse

Le fibrome peut entraîner des complications lors d'une grossesse (fausse couche spontanée, douleurs, troubles de la placentation, présentations dystociques, retard de croissance, accouchement prématuré, hématome rétro-péritonéal, hémorragie du post-partum). Il n'existe pas de donnée indicant que la myomectomie diminue ces complications. Il n'est donc pas recommandé pour l'instant de traiter les fibromes asymptomatiques chez une patiente désireuse d'une grossesse.

Il n'existe pas plus de complications lorsque la myomectomie est réalisée au cours de la césariene, celle-ci n'est donc pas contre-indiquée.

Fibrome et traitement hormonal

Il n'y a pas aujourd'hui d'argument dans la littérature pour penser que la contraception orale favorise l'apparition des myomes utérins ou leur croissance. Le fibrome utérin ne représente donc pas une contre-indication à la contraception orale.

Seuls les myomes sous-muqueux sont une contre-indication aux dispositifs intra-utérins.

Le traitement hormonal substitutif de la ménopause peut entraîner la croissance des fibromes après la ménopause, mais ne semble pas entraîner de symptômes cliniques. Le fibrome n'est donc pas une contre-indication à l'instauration d'un traitement hormonal substitutif de la ménopause.

FIBROME (4)

Prise en charge des fibromes

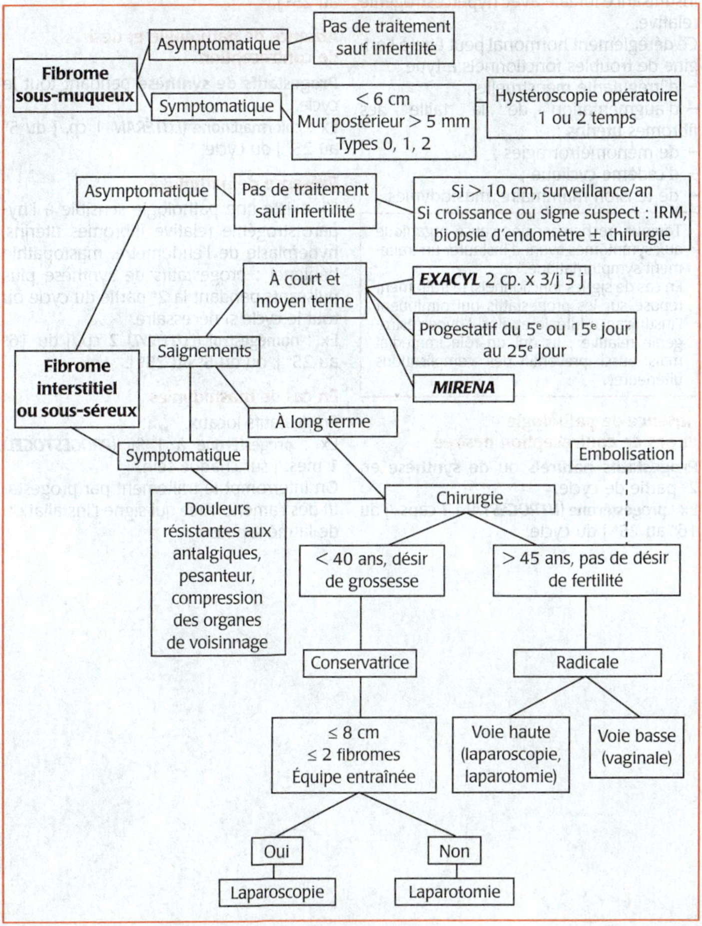

CONSENSUS

[1] Actualisation de la prise en charge des myomes, *CNGOF*, 2011.
[2] Les traitements médicamenteux du fibrome utérin, *Afssaps*, 2004.

PRÉMÉNOPAUSE

Cette période est caractérisée par une insuffisance lutéale avec hyperœstrogénie relative.

Ce dérèglement hormonal peut être à l'origine de troubles fonctionnels à type :
- d'irrégularité menstruelle ;
- d'augmentation de la taille des fibromes utérins ;
- de ménométrorragies ;
- d'œdème cyclique ;
- de tension mammaire, mastodynies.

> Toujours rechercher une cause organique aux symptômes avant d'instaurer un traitement symptomatique.
> En cas de signes fonctionnels, le traitement repose sur les progestatifs qui diminuent l'insuffisance lutéale et ainsi l'hyperœstrogénie relative ; ils ont un rôle immédiat mais aussi préventif des complications ultérieures.

Absence de pathologie et pas de contraception désirée

Progestatifs naturels ou **de synthèse** en 2e partie de cycle.

Ex : **progestérone** (***UTROGESTAN***) 2 caps./j du 16e au 25e j du cycle.

Ex : **chlormadinone** (***LUTÉRAN***) 1 cp./j du 16e au 25e j.

Absence de pathologie et désir de contraception

Progestatifs de synthèse pendant tout le cycle.

Ex : **chlormadinone** (***LUTÉRAN***) 1 cp./j du 5e au 25e j du cycle.

Présence de pathologie

S'il existe une pathologie sensible à l'hyperœstrogénie relative (fibromes utérins, hyperplasie de l'endomètre, mastopathie bénigne) : progestatifs de synthèse plus puissants pendant la 2e partie du cycle ou tout le cycle si nécessaire.

Ex : **nomégestrol** (***LUTÉNYL***) 2 cp./j du 16e au 25e j, ou du 5e au 25e j.

En cas de mastodynies

Progestatifs locaux.

Ex : **progestérone** à 1 % (***PROGESTOGEL***) 1 mes./j sur chaque sein.

On interrompt le traitement par progestatif dès l'aménorrhée qui signe l'installation de la ménopause.

PROGESTÉRONE NATURELLE ET ASSIMILÉS (1)

■ Dydrogestérone

DUPHASTON					
Insuffisance lutéale : 20 mg/j en 2 prises du 16ᵉau 25ᵉ j Endométriose : 30 mg en continu ou du 5ᵉau 25ᵉ j Ménopause : 20 mg/ en 2 prises les 2 dernières sem. du traitement œstrogénique Déclenchement des règles, test au ***DUPHASTON*** : 1 à 2 cp./j pendant 10 j	10 cp. 10 mg	2,90	I	65 %	0,29

■ Progestérone naturelle micronisée

UTROGESTAN					
Capsules orales et vaginales Insuffisance lutéale : 200 mg le soir au coucher du 16 ᵉau 25 ᵉ j Ménopause : 200 mg le soir au coucher les 2 dernières sem. du traitement œstrogénique Soutien de la phase lutéale : 200 ou 400 mg en 2 prises par voie vaginale	30 caps. 100 mg 90 caps. 100 mg 15 caps. 200 mg 45 caps. 200 mg	6,70 19,48 6,70 19,48	I I I I	65 % 65 % 65 % 65 %	0,22 0,22 0,45 0,43
PROGESTAN					
Idem ***UTROGESTAN***	30 caps. 100 mg 90 caps. 100 mg 15 caps. 200 mg 45 caps. 200 mg	4,74 13,67 4,26 12,28	I I I I	65 % 65 % 65 % 65 %	0,16 0,15 0,28 0,27

■ Caproate d'hydroxyprogestérone

PROGESTÉRONE-RETARD PHARLON					
Insuffisance lutéale lorsque la voie parentérale est indispensable : 1 amp. IM au 16ᵉ j	1 amp. 2 mL = 500 mg 3 amp. 2 mL = 500 mg	2,55 7,18	I I	30 % 30 %	2,55 2,39

MÉNOPAUSE (1)

Le diagnostic est clinique (absence de cycle menstruel pendant 1 an) dans la majorité des cas ; il a besoin d'être conforté par des dosages hormonaux dans moins de 10 % des cas.

Risques associés à la prise d'un traitement hormonal substitutif de la ménopause (THM) [1]

- Il existe un sur-risque :

– de cancer du sein ; il augmente avec la durée du traitement. Pas de différence en fonction de la voie d'administration (orale, cutanée), ni en fonction du schéma d'administration (séquentiel ou continu). Néanmoins, le dernier consensus [2] affirme que le risque lié au THM reste faible et diminue à l'arrêt du traitement ;

– de cancer de l'endomètre lorsque les œstrogènes sont utilisés seuls. Ce risque est diminué en cas d'utilisation séquentielle des progestatifs et annulé en cas d'utilisation continue des progestatifs ;

– coronarien et cérébrovasculaire (pas de variation en fonction de la durée de traitement) ;

– de maladie veineuse thromboembolique.

- Le THM n'entraîne pas de protection vis-à-vis du déclin cognitif et de la démence.

Quel est le rapport bénéfice/risque du THM ? [1]

Dans le traitement des troubles climatériques (bouffées de chaleur)

Le rapport bénéfice/risque du THM est favorable lorsque les troubles du climatère perçus par la patiente sont suffisamment gênants pour altérer sa qualité de vie. Le traitement peut être instauré si la femme le souhaite, à la dose minimale efficace, pour une durée la plus courte possible.

Dans le traitement de l'ostéoporose

Dans la prévention du risque fracturaire, le rapport bénéfice/risque du THM, quel que soit le produit envisagé, est défavorable sur la base des données actuellement disponibles. L'administration d'un THM pourra être envisagée chez la femme ménopausée qui a un risque élevé de fractures :

– lorsque la patiente présente des troubles du climatère qu'elle perçoit comme altérant sa qualité de vie ;

– lorsque la patiente présente une intolérance à un autre traitement indiqué dans la prévention de l'ostéoporose et après une évaluation individuelle précise et soigneuse du rapport bénéfice/risque.

PROGESTÉRONE NATURELLE ET ASSIMILÉS (2)

Progestérone

PROGESTOGEL						
Mastodynie et mastophatie bénigne en cas d'insuffisance en progestérone : 1 mes. (2,5 g de gel) à étaler sur chaque sein chaque j en continu	1 tube 80 g gel 1 % (32 mes. de 25 mg de progestérone)	4,83			30 %	4,83

Progestérone (voie percutanée)

PROGESTOGEL						
Mastodynie et mastophatie bénigne en cas d'insuffisance en progestérone : 1 mes. (2,5 g de gel) à étaler sur chaque sein chaque j en continu	1 tube 80 g gel 1 % (32 mes. de 25 mg de progestérone)	4,83			30 %	4,83

PROPRIÉTÉS

Activité progestomimétique et gestagène comparable à celle de la progestérone endogène, sans les effets androgéniques et métaboliques des progestatifs de synthèse (moins d'effets secondaires), mais sans activité antigonadotrope (pas d'effet contraceptif).

INDICATIONS

Insuffisance lutéale.
Ménopause.
Prévention des avortements à répétition quand une insuffisance lutéale est prouvée.

CONTRE-INDICATIONS

Insuffisance hépatique sévère.

EFFETS INDÉSIRABLES

Métrorragies si prise précoce dans le cycle.
Somnolence et sensation vertigineuse (prendre au coucher).
Quelques cas d'hypospadias décrits avec le **caproate d'hydroxyprogestérone**.

MÉNOPAUSE (2)

Règles de prescription d'un THM [1]

• Une information objective sur les bénéfices escomptés et les risques encourus lors de la prise du THM doit être fournie à la patiente.

• Contre-indications absolues :
– antécédent personnel de cancer du sein ;
– antécédent personnel de tumeur œstrogéno-dépendante ;
– antécédent personnel de maladie coronarienne ;
– antécédent personnel d'accident vasculaire cérébral ;
– antécédent personnel de maladie veineuse thromboembolique ;
– antécédent personnel d'accident thromboembolique artériel ;
– haut risque cardiovasculaire ;
– hémorragie génitale sans diagnostic étiologique établi ;
– affection hépatique aiguë ou chronique.

• En cas de prescription ou de renouvellement d'un THM, il n'est recommandé aucune surveillance particulière autre que le bilan cardiovasculaire d'usage et la palpation des seins.

• Il est recommandé de surveiller régulièrement le risque cardiovasculaire, ce qui inclut la recherche des facteurs de risque traditionnels (pression artérielle, cholestérol total et HDL, glycémie, tabagisme), et de traiter ces éventuels facteurs de risque.

• Les femmes doivent être incitées à participer régulièrement au dépistage organisé du cancer du sein par mammographie, notamment en début de traitement. L'augmentation de densité mammaire peut cependant gêner le diagnostic et pourrait faire envisager une stratégie de surveillance adaptée (échographie complémentaire, réduction de l'intervalle des mammographies, etc.).

• Il paraît opportun de vérifier la nécessité de poursuivre le traitement une fois par an, à l'aide d'une fenêtre thérapeutique :
– soit en réduisant progressivement la dose d'œstrogène administrée ;
– soit en suspendant quelques semaines le traitement.

• En cas d'hystérectomie : il est recommandé de prescrire un THM par œstrogènes seuls.

ŒSTROGÉNOTHÉRAPIE SUBSTITUTIVE ORALE

■ Estradiol 17 bêta (*per os*)

ESTROFEM					
1 cp./j pdt 25 j/mois	28 cp. 1 mg		II	NR	
	28 cp. 2 mg		II	NR	
PROVAMES					
1 à 2 mg/j pdt 25 j/mois	30 cp. 1 mg	1,73	II	65 %	0,06
	28 cp. 2 mg	1,73	II	65 %	0,06
OROMONE					
1 cp./j pdt 25 j/mois	28 cp. 1 mg	1,73	II	65 %	0,06
	28 cp. 2 mg	1,73	II	65 %	0,06
PROGYNOVA					
2 mg/j pdt 20 j/mois	20 cp. 1 mg		II	NR	
	20 cp. 2 mg		II	NR	
	60 cp. 2 mg		II	NR	
ESTREVA					
1 cp./j pdt 28 j/mois	28 cp. 1,5 mg	1,73	II	65 %	0,06

■ œstrogènes conjugués

PHYSIOGINE					
1/2 à 1 cp./j pdt 28 j/mois	30 cp. séc. 1 mg	4,59	II	30 %	0,15

PROPRIÉTÉS

Œstrogène de synthèse chimiquement et biologiquement identique à l'estradiol endogène humain. Il remplace l'arrêt de production des œstrogènes chez les femmes ménopausées et soulage les symptômes climatériques de la ménopause.

INDICATIONS

Symptômes de déficit en œstrogènes chez les femmes ménopausées.

Prévention de l'ostéoporose postménopausique chez les femmes ayant un risque accru de fracture ostéoporotique et présentant une intolérance ou une contre-indication aux autres traitements indiqués dans la prévention de l'ostéoporose.

CONTRE-INDICATIONS

Cancer du sein connu ou suspecté, ou antécédent de cancer du sein.

Tumeurs malignes œstrogénodépendantes connues ou suspectées (exemple : cancer de l'endomètre).

Hémorragie génitale d'étiologie inconnue.

Antécédent d'accident thromboembolique veineux idiopathique ou accident thromboembolique veineux en évolution (thrombose veineuse profonde, embolie pulmonaire).

Accident thromboembolique artériel récent ou en évolution (exemple : angor, infarctus du myocarde).

Haut risque cardiovasculaire.

Affection hépatique aiguë ou antécédents d'affection hépatique, jusqu'à normalisation des tests hépatiques.

Hypersensibilité connue au principe actif ou à l'un des excipients.

Porphyrie.

PRÉCAUTIONS D'EMPLOI

Bilan préthérapeutique, puis annuel avec réévaluation de la nécessité du traitement et du rapport bénéfice/risque.

Incitation au dépistage des cancers gynécologiques.

Association systématique à un progestatif en 2ᵉ partie de cycle (sauf hystérectomie).

Augmenter la posologie si persistance des signes de carence œstrogénique.

Arrêt du traitement en cas d'immobilisation prolongée.

EFFETS INDÉSIRABLES

Effets œstrogéniques excessifs (réduire la posologie).

Rares, mais nécessitant l'arrêt du traitement : accident cardiovasculaire ou embolique, HTA, céphalées importantes, troubles neurologiques, tumeur du sein ou de l'utérus, diabète, hyperlipidémie.

INTERACTIONS MÉDICAMENTEUSES

Inducteurs enzymatiques.

MÉNOPAUSE (3)

Différents schémas possibles

• Association d'**œstrogènes** *per os* ou percutanés et de **progestérone**.

Ex : **estradiol** (***PROVAMES***) 1 cp. à 1 mg/j du 1er au 25e j du mois et **progestérone** (***UTROGESTAN***) 2 caps./j du 10e au 25e j du mois.

Ex : **17-bêta-estradiol** (***OESTRODOSE***) 2 mes./j en continu à appliquer sur le corps (sauf sur les seins) et **progestérone** (***UTROGESTAN***) 2 caps./j du 10e au 25e j du mois.

• Associations œstroprogestatives qui augmentent l'observance du traitement, mais qui ne permettent pas l'adaptation des doses.

Ex : **17-bêta-estradiol** à 2 mg, **médroxyprogestérone** à 10 mg (***DIVINA***) 1 cp./j pendant 21 j.

Ex : **estradiol + lévonorgestrel** (***FEMSEPT-COMBI***) 1 patch par sem.

Surveillance du traitement

• Surveillance du risque cardiovasculaire, dépistages gynécologiques (sein, col, etc.).

• Surveillance de l'efficacité du traitement : disparition des troubles climatériques.

• Surveillance de la tolérance : les signes de hyperœstrogénie (tension mammaire, nausées, gonflement abdomino-pelvien, irritabilité) doivent faire diminuer les posologies d'oestrogènes.

Traitements symptomatiques [1]

Ils sont indiqués en cas de signes fonctionnels persistants sous traitement hormonal substitutif ou bien en cas de contre-indication au traitement hormonal.

Troubles vasomoteurs

Inhibiteur non hormonal des bouffées de chaleur, **bêta-alanine** (***ABUFÈNE***) : 1 à 2 cp./j en cure de 5 j.

Atrophie vulvovaginale

œstrogènes locaux, **promestriène** (***COLPOTROPHINE***) 1 caps. gyn./j pendant 20 j.

CONSENSUS

[1] Traitement hormonal substitutif de la ménopause, *Afssaps*, 2005.
[2] Consensus international sur le traitement hormonal de ménopause, *IMS*, 2013.

ŒSTROGÉNOTHÉRAPIE SUBSTITUTIVE PERCUTANÉE (1)

Estradiol

ŒSCLIM					
1 pch. à renouveler 2 fois/sem. pdt 3 sem./4	8 pch. 25 µg 8 pch. 37,5 µg 8 pch. 50 µg	6,53 6,53 6,53	II II II	65 % 65 % 65 %	0,82 0,82 0,82
DERMESTRIL					
1 pch. à renouveler 2 fois/sem. pdt 3 sem./4	8 pch. 25 µg 8 pch. 50 µg 8 pch. 100 µg	6,53 6,53 6,53	II II II	65 % 65 % 65 %	0,82 0,82 0,82
DERMESTRIL SEPTEM					
1 pch./sem.	4 pch. 25 µg 4 pch. 50 µg 4 pch. 75 µg	6,53 6,53 6,53	II II II	65 % 65 % 65 %	1,63 1,63 1,63
FEMSEPT					
1 pch. à renouveler 2 fois/sem. pdt 3 sem./4	4 pch. 50 µg 4 pch. 75 µg 4 pch. 100 µg	6,53 6,53 6,53	II II II	65 % 65 % 65 %	1,63 1,63 1,63
VIVELLEDOT					
1 pch. à renouveler 2 fois/sem. pdt 3 sem./4	8 pch. 25 µg 8 pch. 37,5 µg 8 pch. 50 µg 8 pch. 75 µg 8 pch. 100 µg	6,53 6,53 6,53 6,53 6,53	II II II II II	65 % 65 % 65 % 65 % 65 %	0,82 0,82 0,82 0,82 0,82
THAIS					
1 pch. à renouveler 2 fois/sem. pdt 3 sem./4	8 pch. 25 µg 8 pch. 50 µg	6,53 6,53	II II	65 % 65 %	0,82 0,82
THAIS SEPT					
1 pch./sem.	4 pch. 25 µg 4 pch. 50 µg	6,53 6,53	II II	65 % 65 %	1,63 1,63
ESTRAPATCH					
1 pch./sem.	4 pch. 40 µg 4 pch. 60 µg 4 pch. 80 µg	6,53 6,53 6,53	II II II	65 % 65 % 65 %	1,63 1,63 1,63
DÉLIDOSE					
1 à 2 sach./j	28 sach. 0,5 mg 28 sach. 1 mg	2,46 4,03	II II	65 % 65 %	0,09 0,14
ESTREVA					
2 pressions/j pdt 3 sem./4	100 pressions 0,5 mg (tube 50 g)	4,77	II	65 %	0,05

ŒSTROGÉNOTHÉRAPIE SUBSTITUTIVE PERCUTANÉE (2)

17-bêta-estradiol

OESTRODOSE					
2 pressions/j pdt 3 sem. sur 4	64 pressions 0,75 mg (fl. 80 g)	4,99	II	65 %	0,08
OESTROGEL					
1 mes./j	32 mes. (tube 80 g)	2,75	II	65 %	0,09

PROPRIÉTÉS
Œstrogène de synthèse chimiquement et biologiquement identique à l'estradiol endogène humain. Il remplace l'arrêt de production des œstrogènes chez les femmes ménopausées et soulage les symptômes climatériques de la ménopause.

INDICATIONS
Symptômes de déficit en œstrogènes chez les femmes ménopausées.
Prévention de l'ostéoporose postménopausique chez les femmes ayant un risque accru de fracture ostéoporotique et présentant une intolérance ou une contre-indication aux autres traitements indiqués dans la prévention de l'ostéoporose.

CONTRE-INDICATIONS
Cancer du sein connu ou suspecté, ou antécédent de cancer du sein.
Tumeurs malignes œstrogénodépendantes connues ou suspectées (exemple : cancer de l'endomètre).
Hémorragie génitale d'étiologie inconnue.
Antécédent d'accident thromboembolique veineux idiopathique ou accident thromboembolique veineux évolutif (thrombose veineuse profonde, embolie pulmonaire).
Accident thromboembolique artériel récent ou évolutif (exemple : angor, infarctus du myocarde).
Haut risque cardiovasculaire.
Affection hépatique aiguë ou antécédents d'affection hépatique, jusqu'à normalisation des tests hépatiques.
Hypersensibilité connue au principe actif ou à l'un des excipients.
Porphyrie.

PRÉCAUTIONS D'EMPLOI
Bilan préthérapeutique, puis annuel avec réévaluation de la nécessité du traitement et du rapport bénéfice/risque.
Incitation au dépistage des cancers gynécologiques.
Association systématique à un progestatif en 2e partie de cycle (sauf hystérectomie).
Augmenter la posologie si persistance des signes de carence œstrogénique.
Arrêt du traitement en cas d'immobilisation prolongée.

EFFETS INDÉSIRABLES
Prurit, allergie de contact.
Effets œstrogéniques excessifs (réduire la posologie).
Rares, mais nécessitant l'arrêt du traitement : accident cardiovasculaire ou embolique, HTA, céphalées importantes, troubles neurologiques, tumeur du sein ou de l'utérus, diabète, hyperlipidémie.

INTERACTIONS MÉDICAMENTEUSES
Inducteurs enzymatiques.

ŒSTROPROGESTATIFS SUBSTITUTIFS COMBINÉS (1)

Estradiol 17 bêta + médroxyprogestérone

DIVINA					
1 cp./j pdt 21 j/mois	21 cp. (cp. blanc : estradiol 2 mg ; cp. bleu : estradiol 2 mg + médroxyprogestérone 10 mg)	6,97	I	65 %	0,33
DUOVA					
1 cp./j en continu	28 cp. 1 mg/2,5 mg 28 cp. 1 mg/5 mg 28 cp. 2 mg/5 mg	6,97 6,97 6,97	I I I	65 % 65 % 65 %	0,25 0,25 0,25

Estradiol 17 bêta + cyprotérone

CLIMÈNE					
1 cp./j pdt 21 j/mois	21 cp. (cp. blanc : estradiol 2 mg ; cp. rose : estradiol 2 mg et acétate de ciproterone 1 mg)	6,97	I	65 %	0,33

Estradiol 17 bêta + noréthistérone

TRISEQUENS					
1 cp./j en continu	28 cp. (cp. bleu : estradiol 2 mg ; cp. blanc : estradiol 2 mg et noréthistérone 1 mg ; cp. rouge : estradiol 1 mg)	6,97	I	65 %	0,25
KLIOGEST					
1 cp./j en continu	28 cp. 2 mg/1 mg	6,97	I	65 %	0,25
NOVOFEMME					
1 cp./j en continu	28 cp. (cp. blanc : estradiol 1 mg et noréthistérone 1 mg ; cp. rouge : estradiol 1 mg)	6,97	I	65 %	0,25
ACTIVELLE					
1 cp./j en continu, à la même heure	28 cp. 1 mg/0,5 mg	6,97	I	65 %	0,25
CLIMASTON					
1 cp./j en continu	28 cp. 0,5 mg/2,5 mg 28 cp. 1 mg/5 mg 28 cp. 1 mg/10 mg 28 cp. 2 mg/10 mg	 6,62 6,62 6,62	I I I I	NR 65 % 65 % 65 %	 0,24 0,24 0,24

ŒSTROPROGESTATIFS SUBSTITUTIFS COMBINÉS (2)

Estradiol 17 bêta + gestodène

CLIMODIENE					
1 cp./j en continu	28 cp. 2 mg/2 mg	6,97	I	65 %	0,25

Estradiol 17 bêta + drospirénone

ANGELIQ					
1 cp./j en continu	28 cp. 1 mg/2 mg		I	NR	

Estradiol + lévonorgestrel

FEMSEPTCOMBI					
1 pch. à renouveler 1 fois/sem.	4 pch. 50 µg + 10 µg	10,49	I	65 %	2,62
FEMSEPTEVO					
Idem ***FEMSEPTCOMBI***	4 pch. 50 µg + 7 µg	9,95	I	65 %	2,49

Estradiol + nomégestrol

NAEMIS					
1 cp./j pdt 24 j/mois	24 cp. (cp. rose : estradiol 1,5 mg ; cp. blanc : estradiol 1,5 mg et nomégestrol 3,75 mg)	6,97	I	65 %	0,29
ZOELY					
1 cp./j tous les j	28 cp. 24 (blancs) : 1,5 mg d'estradiol et 2,5 mg de nomegestrol 4 (jaunes) : placebos		I	NR	
	84 cp. 3 plaquettes de 28 cp.		I	NR	

ŒSTROPROGESTATIFS SUBSTITUTIFS COMBINÉS (3) – PHARMACOLOGIE

PROPRIÉTÉS

Les œstroprogestatifs combinés associent un œstrogène naturel et un progestatif non androgénique.

L'association à un progestatif est indispensable chez les patientes non hystérectomisées pour réduire le sur-risque de cancer de l'endomètre.

INDICATIONS

Symptômes de déficit en œstrogènes chez les femmes ménopausées.

Prévention de l'ostéoporose postménopausique chez les femmes ayant un risque accru de fracture ostéoporotique et présentant une intolérance ou une contre-indication aux autres traitements indiqués dans la prévention de l'ostéoporose.

CONTRE-INDICATIONS

Cancer du sein connu ou suspecté, ou antécédent de cancer du sein.

Tumeurs malignes œstrogénodépendantes connues ou suspectées (exemple : cancer de l'endomètre).

Hémorragie génitale d'étiologie inconnue.

Antécédent d'accident thromboembolique veineux idiopathique ou accident thromboembolique veineux en évolution (thrombose veineuse profonde, embolie pulmonaire).

Accident thromboembolique artériel récent ou en évolution (exemple : angor, infarctus du myocarde).

Haut risque cardiovasculaire.

Affection hépatique aiguë ou antécédents d'affection hépatique, jusqu'à normalisation des tests hépatiques.

Hypersensibilité connue au principe actif ou à l'un des excipients.

Porphyrie.

PRÉCAUTIONS D'EMPLOI

Bilan préthérapeutique, puis annuel avec réévaluation de la nécessité du traitement et du rapport bénéfice/risque.

Incitation au dépistage des cancers gynécologiques.

Association systématique à un progestatif en 2e partie de cycle (sauf hystérectomie).

Augmenter la posologie si persistance des signes de carence œstrogénique.

Arrêt du traitement en cas d'immobilisation prolongée.

EFFETS INDÉSIRABLES

Effet œstrogénique excessif nécessitant une diminution de la posologie.

Rares, mais nécessitant l'arrêt du traitement : accident cardiovasculaire ou embolique, HTA, céphalées importantes, troubles neurologiques, tumeur du sein ou de l'utérus, diabète, hyperlipidémie.

INTERACTIONS MÉDICAMENTEUSES

Inducteurs enzymatiques.

ŒSTROGÈNES PAR VOIE VAGINALE

Estriol

PHYSIOGINE					
1 ovule chaque soir pdt 3 sem. 1 dose le soir pdt 3 sem.	15 ovules 0,5 mg 1 tube 15 g (0,5 mg/dose)	3,19 4,33	II II	15 % 30 %	0,21 4,33
GYDRELLE					
1 dose/j pdt 3 sem.	1 tube 30 g (100 mg/dose)	3,40	II	30 %	3,40
TROPHICRÈME					
1 à 2 appl./j	1 tube 30 g	4,82	II	30 %	4,82

Estriol + progestérone + bacille de Döderlein

TROPHIGIL					
1 gél. x 2/j pdt 3 sem.	14 gél. vaginales	3,78	I	30 %	0,27
FLORGYNAL					
1 gél. x 2/j pendant 20j	14 gél. vaginales	3,41		30 %	0,24

Promestriène

COLPOTROPHINE					
1 caps. pdt 20 j 1 à 2 appl./j	20 caps. 10 mg 1 tube 30 g	4,64 4,69	II II	30 % 30 %	0,23 4,69

Promestriène + chlorquinaldol

COLPOSEPTINE					
1 cp./j pdt 18 j	18 cp. (**chlorquinaldol** 200 mg et **promestriène** 10 mg)		II	NR	

PROPRIÉTÉS

Œstrogènes naturels ayant un effet trophique local ± associés à un antiseptique (**chlorquinaldol**) ou à un progestatif et des bacilles de la flore vaginale (***TROPHIGIL, FLORGINAL***).

INDICATIONS

Affections vulvovaginales secondaires à la carence œstrogénique liée à la ménopause :
- sécheresse vaginale ;
- dyspareunie ;
- retard de cicatrisation, troubles trophiques.

Capsule, ovule vaginales : troubles trophiques vulvo-vaginaux.

Crème : troubles trophiques vulvaires.

CONTRE-INDICATIONS

Grossesse et **allaitement**.

Antécédents de cancers du sein et de l'utérus, maladie thromboembolique.

EFFETS INDÉSIRABLES

Très rares : irritation locale, mastodynie.

INTERACTIONS MÉDICAMENTEUSES

Utilisation de préservatifs masculins en latex avec des corps gras ou des lubrifiants contenant des huiles minérales (risque de rupture), de spermicides (risque d'inactivation).

INHIBITEUR NON HORMONAL DES BOUFFÉES DE CHALEUR

Bêta-alanine

ABUFÈNE					
1 à 2 cp. en cure de 5 à 10 j	30 cp. 400 mg 60 cp. 400 mg			NR NR	

PROPRIÉTÉS
Inhibiteur des bouffées de chaleur non œstrogénique, de la classe des acides aminés.

INDICATIONS
Traitement symptomatique des bouffées de chaleur chez la femme ménopausée.

CONTRE-INDICATIONS
Hypersensibilité à la **bêta-alanine** ou au gluten.

EFFETS INDÉSIRABLES
Rares paresthésies des extrémités, exceptionnellement éruption cutanée et prurit.

LICHEN SCLÉRO-ATROPHIQUE VULVAIRE

Diagnostic

Maladie inflammatoire de la peau pouvant toucher l'homme et la femme à tout âge mais principalement autour de la ménopause et de la puberté. Il se manifeste par un prurit intense et des lésions vulvaires : les lésions débutent au niveau des petites lèvres et du clitoris. Les tissus perdent leur élasticité puis s'atrophient et se rétractent ; ils prennent une couleur blanche.

Traitement

Médical : dermocorticoïdes

Le traitement est essentiel car il permet d'arrêter l'évolution des lésions.

Il repose sur l'utilisation de **dermocorticoïdes de classe IV**.

Le schéma utilisé peut être le suivant : **clobétasol propionate** (***DERMOVAL***) crème 0,05 % (un tube de 30 g max pour 3 mois), 1 quantité équivalente à un petit pois :
- chaque soir pendant 4 semaines ;
- puis un soir sur 2 pendant les 4 semaines suivantes ;
- et enfin une fois par semaine pendant encore 4 semaines.

Chirurgical

- Dans le cas d'une lésion atypique ou persistante : faire une biopsie afin de dépister un cancer vulvaire.
- Dans le cas d'une sténose invalidante, une chirurgie fonctionelle peut être envisagée.

KYSTE DE L'OVAIRE

Kyste organique non compliqué [1]

L'exérèse chirurgicale est la règle par crainte d'une tumeur maligne ou borderline.

Après dosage des marqueurs tumoraux (CA 125 chez une femme ménopausée ; ACE, HCG, αFP en péri-pubertaire) :

– kystectomie intrapéritonéale par cœlioscopie ou laparotomie avec extraction protégée ;

– ovariectomie uni- ou bilatérale si ménopause.

Kyste fonctionnel non compliqué [1]

- Critères échographiques : diamètre inférieur à 6 cm, parois fines, contenu liquidien homogène, absence de végétations.
- Le traitement recommandé d'un kyste fonctionnel asymptomatique est l'abstention thérapeutique.
- Il n'est pas recommandé de modifier la contraception d'une femme ayant un kyste de l'ovaire fonctionnel isolé et asymptomatique.
- L'indication opératoire est recommandée lors d'une augmentation de volume ou de modifications morphologiques d'un kyste d'allure fonctionnelle.

En principe, les kystes fonctionnels disparaissent au cycle suivant. Réévaluer par une échographie 1 à 3 cycles plus tard.

Kyste compliqué [1]

- Torsion aiguë de l'ovaire : tentative de détorsion, kystectomie, ovariectomie en cas de nécrose.
- Hémorragie intrakystique ou rupture : la cœlioscopie est indiquée en cas de douleurs persistantes ou de déglobulisation, on réalise alors une kystectomie et un lavage péritonéal.
- Compression de voisinage : kystectomie.

Kyste ovarien et grossesse [1]

- Premier trimestre : kystes le plus souvent fonctionnels, ensuite kystes fonctionnels et dermoïdes. Surveillance simple en cas de kyste non suspect et non symptomatique.
- En cas de kyste de plus de 6 cm : le risque de complication augmente, pas d'argument faisant préférer l'abstention thérapeutique ou la chirurgie.
- En cas d'indication d'intervention, la cœlioscopie semble la technique de choix jusqu'à 16-17 SA*. À un stade plus tardif, la laparotomie a été la voie d'abord la plus évaluée.

CONSENSUS

[1] Prise en charge des kystes de l'ovaire présumés bénins, *CNGOF*, 2001.

* Niveau de preuve 3 : preuves obtenues d'études de cohorte ou de cas-témoins bien menées, de préférence dans plus d'un centre ou par plus d'un groupe de recherche.

MÉNOMÉTRORRAGIES (1)

Anamnèse [1]

- Rechercher une étiologie possible :
  - rechercher un oubli de pilule ;
  - rechercher une interaction avec les autres traitements en cours (inducteurs enzymatiques) ;
  - dépister des troubles de l'hémostase (saignement gingival fréquent lors du brossage de dents, ecchymose au moindre choc) ;
  - rechercher une pathologie utérine connue ;
  - éliminer la grossesse.
- Évaluer l'abondance des saignements (score de Higham : 1 point est attribué par serviette/tampon peu rempli, 5 points sont attribués par serviette/tampon moyennement rempli et 20 points sont attribués par serviette/tampon totalement rempli ; un score > 150 menstruel indique la nécessité d'une prise en charge chirurgicale des ménométrorragies.
- Tolérance du saignement, rechercher des signes d'anémie.

Examen clinique [1]

- Tolérance du saignement (pouls, PA, coloration cutanéo-muqueuse).
- Palpation abdominale, toucher vaginal, examen au spéculum.

Examens paracliniques [1]

Biologie

- NFS plaquettes (rechercher une anémie, une thrombopénie).
- TP, TCA si suspicion de troubles de l'hémostase ou prise en charge chirurgicale envisagée.
- Toujours penser à éliminer une grossesse.

Imagerie

- Échographie pelvienne.
- ± hystéroscopie, hystérosonographie.
- ± biopsie d'endomètre (dirigée sous hystéroscopie) : en cas de point d'appel ou âge > 45 ans.
- ± IRM : cartographie complexe de fibromes, adénomyose.

MÉNOMÉTRORRAGIES (2)

Traitement des ménométrorragies (MMT) [1]

Traitement des ménométrorragies en cas de désir de grossesse

Désir de grossesse

MMT idiopathique, fonctionnelle

- Désir immédiat de grossesse : seul traitement possible : ***EXACYL*** 2 cp. x 2/j, traitement martial si besoin
- Pas de désir immédiat de grossesse :
  - DIU au lévonorgestrel
  - ***EXACYL***
  - Contraception œstroprogestative
  - Macroprogestatif
- Traitement chirurgical : Endométrectomie. Non recommandé en première intention car risque important de synéchies

MMT organique

- Hyperplasie atypique de l'endomètre
  - Endométrectomie
  - Traitement médical pendant 6 mois
  - Contrôle histologique à la fin du traitement médical sous contrôle visuel
- Polype : résection hystéroscopique
- Myomes : *cf.* traitement des myomes
- Adénomyose : traitement médical pendant 6 mois
  - DIU au lévonorgestrel
  - Agoniste de la GnRH

Traitement des ménométrorragies en absence de désir de grossesse

Plus de désir de grossesse

MMT idiopathique, fonctionnelle

1) DIU au lévonorgestrel

2) Chirurgie conservatrice
- Ballonet thermique, micro-ondes ou radiofréquence
- Endométrectomie, roller-ball

3) Chirurgie radicale

MMT organique

- Hyperplasie atypique de l'endomètre : hystérectomie
- Polype : résection hystéroscopique ± endométrectomie ± DIU au lévonorgestrel
- Myomes : traitement médical en attendant la ménopause (régression fréquente des fibromes). Ou hystérectomie
- Adénomyose
  - Agoniste de la GnRH
  - DIU au lévonorgestrel
  - Ou hystérectomie

CONSENSUS

[1] Prise en charge des ménométrorragies en préménopause – Recommandations pour la pratique clinique, *CNGOF*, 2008.

SYNDROME DES OVAIRES POLYKYSTIQUES

Le syndrome des ovaires polykystiques (SOPK) est dû à une anomalie de fonctionnement de l'axe hypothalamo-hypophyso-ovarien.

Il est souvent associé à un syndrome métabolique qu'il faut dépister et traiter le cas échéant (HTA, surpoids/obésité, hyperglycémie ou hyperlipidémie).

Critères diagnostiques [1] :

- oligo ou anovulation ;
- signes cliniques et/ou biologiques d'hyperandrogénie ;
- ovaires polykystiques à l'échographie (> 12 follicules/ovaire) ;
- et exclusion des autres étiologies :
  - hyperplasie congénitale des surrénales,
  - tumeurs androgénosécrétantes,
  - syndrome de Cushing.

En dehors d'un désir de grossesse

Si les signes d'hyperandrogénie sont marqués : on choisit de préférence un **œstroprogestatif** dont l'activité androgénique serait tès faible voire nulle type **norgestimate (*TRIAFEMI*)**.

En cas de désir de grossesse [1]

- La perte de poids est essentielle si la patiente est en surpoids ; une réduction de 5% du poids peut permettre une reprise des cycles ovulatoires. Elle peut permettre également un traitement dans de meilleures conditions.
- Traitement de l'anovulation par **citrate de clomifène** (***CLOMID***) : 1 cp./j de J2 à J6 d'un cycle (spontané ou induit par ***DUPHASTON***).

En cas d'échec, les doses de ***CLOMID*** peuvent être doublées. Max. : 150 mg/j.

Il est important au cours d'une stimulation par ***CLOMID*** de surveiller :

- que l'ovulation a bien lieu ;
- qu'un seul ou deux follicules arrivent à maturité ; il s'agit d'éviter les grossesses multiples.

- En cas de résistance au ***CLOMID***, plusieures options sont possibles :
  - stimulation par les **gonadotrophines** ; ATTENTION, le risque d'hyperstimulation est important (utiliser un protocole step-up chronic low dose) ;
  - une solution chirurgicale : le drilling ovarien, consiste à percer la corticale ovarienne en 6 à 10 points sur chaque ovaire (600 J/ovaire) ; il permet dans certains cas de récupérer une ovulation spontanée. Cette solution permet dans le même temps d'explorer la cavité pelvienne.

Il n'y a pas à ce jour de critère de choix bien établi entre l'une ou l'autre de ces techniques.

Il en est de même pour la **metformine** dont la place dans la stratégie thérapeutique reste à déterminer (son action sur l'insulinorésistance, peut favoriser l'obtention d'une grossesse).

CONSENSUS

[1] Revised 2003 consensus on diagnostic criteria and long-term health risks related to polycystic ovary syndrome (PCOS), *ESHRE*, 2003.

INDUCTEURS DE L'OVULATION (1) – CITRATE DE CLOMIFÈNE

Citrate de clomifène

CLOMID					
Adapter la dose au poids de la femme et éventuellement aux réponses antérieures 50 à 100 mg/j de J2 à J6 En l'absence de réponse ovarienne (pas de follicule préimplantatoire à l'échographie), augmenter les doses de 50 mg/j et par cycle Max 150 mg/j En l'absence d'ovulation aux doses maximales, réévaluer la stratégie thérapeutique	5 cp. 50 mg	3,76	I	65 %	0,75
PERGOTIME					
Idem ***CLOMID***	5 cp. 50 mg	2,99	I	65 %	0,60

PROPRIÉTÉS

Inhibiteur compétitif du rétrocontrôle des œstrogènes sur l'hypothalamus, entraînant une élévation de la FSH.

INDICATIONS

Traitement de l'infertilité liée au syndrome des ovaires polykystiques.

Diagnostic et le traitement de certaines aménorrhées, notamment celles qui peuvent suivre l'arrêt d'une contraception orale.

CONTRE-INDICATIONS

Grossesse, **allaitement**.

Affections hépatiques sévères ou récentes, hémorragies gynécologiques d'étiologies non diagnostiquées, tumeurs hormono-dépendantes, kystes organiques de l'ovaire, troubles visuels pendant le traitement ou lors de traitements antérieurs.

PRÉCAUTIONS D'EMPLOI

Surveillance médicale stricte : l'enjeu est d'éviter les grossesses multiples.

EFFETS INDÉSIRABLES

Troubles visuels.

Hyperstimulation ovarienne.

Grossesse multiple.

Divers : allergie cutanée, nausées, vomissements, métrorragies, tension mammaire, bouffées de chaleur, asthénie, vertiges, céphalées, tendance dépressive.

INTERACTIONS MÉDICAMENTEUSES

Association exceptionnelle avec les **gonadotrophines** (risque d'hyperstimulation).

STÉRILITÉ DU COUPLE – AIDE MÉDICALE À LA PROCRÉATION (1)

Généralités

• Classiquement, la stérilité est définie comme l'impossibilité de concevoir un enfant après 2 ans malgré des rapports sexuels réguliers et fréquents. Cependant, en fonction de l'âge de la patiente, de ses antécédents et de son examen clinique, une prise en charge diagnostique et thérapeutique peut débuter avant ce délai de 2 ans.

• La stratégie thérapeutique devra tenir compte de l'âge de la femme, de la durée de l'infécondité et des facteurs associés.

• Un bilan étiologique comportant au minimum un contrôle de la perméabilité tubaire, des dosages hormonaux de base, un spermogramme est requis avant de décider d'une stratégie de traitement.

• Des mesures hygiéno-diététiques visant à amener la patiente à un poids optimal sont recommandées avant toute stimulation de l'ovulation.

• Il est recommandé d'une manière générale de promouvoir des mesures préventives en luttant contre les facteurs qui peuvent diminuer la fertilité : la prévention et le traitement des maladies sexuellement transmissibles des deux partenaires (risque de stérilité tubaire par infection génitale haute), un arrêt du tabac chez les deux partenaires, une prise en charge nutritionnelle de la patiente pour réduire un surpoids, une information sur la diminution de la fertilité avec l'âge.

• Le maniement des inducteurs de l'ovulation nécessite une formation médicale spécifique et une expérience adaptée. Tous les médicaments inducteurs de l'ovulation, à part le **citrate de clomifène**, ont une prescription réservée aux spécialistes en gynécologie, et/ou gynécologie obstétrique, et/ou endocrinologie et métabolisme.

Bilan étiologique de stérilité [1]

FEMME	HOMME
Anamnèse, examen clinique – Évaluation de l'ovulation Dosages de FSH, LH, œstradiol, AMH ± prolactine, TSH Échographie pelvienne avec compte des follicules antraux Hystérosalpingographie Sérologie *Chlamydiae*, rubéole, toxoplasmose	Anamnèse, examen clinique Spermogramme ± échographie testiculaire

• La recherche des marqueurs biologiques d'infection par les virus de l'immunodéficience humaine (VIH1/VIH2), de l'hépatite B (VHB) (antigène HBs, anticorps anti-HBc et anti-HBs), de l'hépatite C (VHC) et de l'agent de la syphilis est effectuée chez les 2 membres du couple dans les 6 mois à un an précédant la tentative.

• Un traitement inducteur de l'ovulation n'est pas recommandé après 45 ans, quel que soit le taux de base de la FSH, car les taux de grossesses à terme sont extrêmement faibles et les risques fœtaux et maternels maximum. À partir de 43 ans, les indications de traitement doivent être exceptionnelles pour les mêmes raisons.

• En cas d'échec après 6 cycles de stimulation ou d'insémination, la stratégie thérapeutique doit être réévaluée.

INDUCTEURS DE L'OVULATION (2) – GONADOTROPHINES HUMAINES

Gonadoréline acétate

LUTRELEF					
Perfusion IV ou SC pulsatile (toutes les 90 min, depuis le début du cycle jusqu'à obtention d'une ovulation)	1 fl. 3,2 mg	410,80	I	100 %	410,80

Urofollitropine

FOSTIMONKIT					
– Stimulation de l'ovulation : 75 à 150 UI/j les 7 premiers j du cycle Augmentation contrôlée des doses si besoin en fonction de la réponse de la patiente – Hyperstimulation ovarienne contrôlée dans le cadre des techniques d'aide médicale à la procréation 150 à 450 UI de FSH durant les 7 premiers j La dose sera ensuite adaptée en fonction de la réponse ovarienne	1 fl. pdr. inj.75 UI/mL 5 fl. pdr. inj. 75 UI/mL 1 fl. pdr. inj. 150 UI/mL 5 fl. pdr. inj. 150 UI/mL 1 fl. pdr. inj. 225 UI/mL 5 fl. pdr. inj. 225 UI/mL 1 fl. pdr. inj. 300 UI/mL 5 fl. pdr. inj. 300 UI/mL	18,72 83,87 35,01 159,39 48,31 225,49 63,20 298,31	I I I I I I I I	100 % 100 % 100 % 100 % 100 % 100 % 100 % 100 %	18,72 16,77 35,01 31,88 48,31 45,10 63,20 59,66

Gonadotrophine ménopausique (ou HMG ou ménotropine)

MENOPUR					
Idem ***FOSTIMONKIT***	5 fl. pdr. inj. 75 UI/1 mL 1 fl. pdr. inj. 600 UI/1 ml	108,65 163,28	I I	100 % 100 %	21,73 163,28

PROPRIÉTÉS

• ***LUTRELEF***

Analogue synthétique de la LH-RH qui stimule la sécrétion hypophysaire de LH et de FSH.

• ***MENOPUR***

HMG : gonadotrophines obtenues à partir d'urine de femme ménopausée.

L'**HMG** associe FSH et LH (activité FSH prédominante).

• ***FOSTIMONKIT***

FSH hautement purifiée, à partir de gonadotrophine ménopausique humaine (**HMG**).

HMG et FSH sont injectées en 1re partie de cycle, elles entraînent une croissance et une maturation folliculaire.

INDICATIONS

Induction de l'ovulation dans le cadre de la procréation médicalement assistée.

Selon la classification des anovulations par l'OMS, seules les classes I et IIa, en cas d'échec du **citrate de clomifène**, relèvent de l'administration de GnRH (LH-RH).

CONTRE-INDICATIONS

Grossesse et **allaitement**.

Cancers hormono-dépendants, hémorragies génitales d'étiologie inconnue, tumeurs hypophysaires, stérilité mécanique.

PRÉCAUTIONS D'EMPLOI

Surveillance médicale **stricte** (dosages plasmatiques d'estradiol, échographie).

En cas d'hyperstimulation ovarienne, le traitement doit être immédiatement interrompu.

Aucun cas de contamination virale associée à l'administration de gonadotrophine extraite de l'urine humaine n'a été rapporté, le risque de transmission d'agents infectieux, y compris ceux dont la nature est encore inconnue, ne peut cependant pas être définitivement exclu.

EFFETS INDÉSIRABLES

Grossesses multiples.

Syndrome d'hyperstimulation.

Hypersensibilité.

STÉRILITÉ DU COUPLE – AIDE MÉDICALE À LA PROCRÉATION (2)

Stratégies thérapeutiques [1]

Situation	Stratégie
Ovaires polykystiques	**Citrate de clomifène** apres recherche et éventuelle correction du surpoids et éléments du syndrome métabolique Seconde intention : **gonadotrophines** /drilling ovarien/**metformine**
Anovulation d'origine hypothalamique	Mesures hygiéno-diététiques et prise en charge psychologique éventuelle Administration pulsatile de GnRH, ou **gonadotrophines** avec un monitorage soigneux À taux égal de grossesses, il y a moins d'hyperstimulation ovarienne et de grossesses multiples avec la GnRH pulsatile qu'avec les **gonadotrophines**.
Stimulation d'une femme normo-ovulante en vue d'une insémination infra-utérine	Les **gonadotrophines** peuvent s'utiliser seules ou en association au **citrate de clomifène** L'objectif est d'augmenter de façon limitée le nombre de follicules en croissance (stimulation pauci-folliculaire)
Fécondation *in vitro*	Stimulation multifolliculaire : **gonadotrophines humaines** ou recombinantes Blocage de l'ovulation : **agoniste de la GnRH** : ***DÉCAPAPETYL (DT)***, **antagoniste de la GnRH** : ***CETROTIDE***, ***ORGALUTRAN*** Déclenchement de l'ovulation : **gonadotrophines chorioniques**

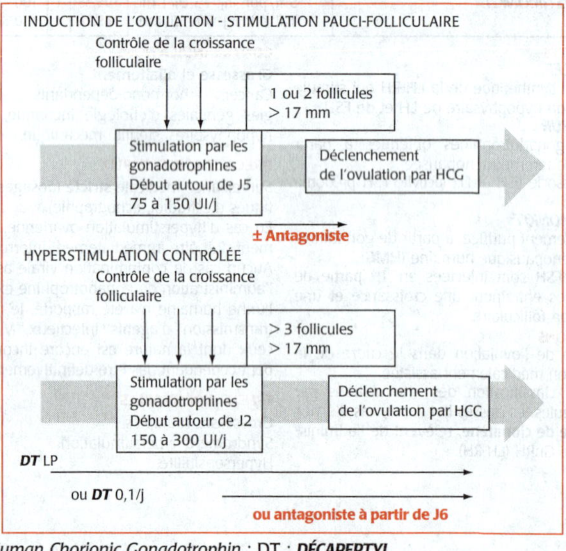

HCG : *Human Chorionic Gonadotrophin* ; DT : ***DÉCAPEPTYL***.

INDUCTEURS DE L'OVULATION (3) – GONADOTROPHINES HUMAINES RECOMBINANTES (1)

Follitropine alpha

GONAL-F						
– Stimulation de l'ovulation : 75 à 150 UI/j les premiers j du cycle Augmentation contrôlée des doses si besoin en fonction de la réponse de la patiente – Hyperstimulation ovarienne contrôlée dans le cadre des techniques d'aide médicale à la procréation : 150 à 450 UI de FSH jusqu'à développement folliculaire adéquat Dose adaptée en fonction de la réponse ovarienne	1 pdre + ser. 75 UI SC 15 pdre + ser. 1 050 UI SC 1 stylo inj. 300 UI SC 1 stylo inj. 450 UI SC 1 stylo inj. 900 UI SC	31,67 389,95 115,45 171,29 335,37	I I I I I	100 % 100 % 100 % 100 % 100 %	31,67 26,00 115,45 171,29 335,37
BEMFOLA						
Idem ***GONAL-F***	1 stylo inj. 75 UI SC 1 stylo inj. 150 UI SC 1 stylo inj. 225 UI SC 1 stylo inj. 300 UI SC 1 stylo inj. 450 UI SC	25,40 52,85 70,73 93,11 137,79	I I I I I	100 % 100 % 100 % 100 % 100 %	25,40 52,85 70,73 93,11 137,79

Follitropine bêta

PUREGON					
Idem ***GONAL-F***	5 fl. 50 UI 5 fl. 75 UI 6 sol. inj. 300 UI 1 cart. de 0,36 mL 7 sol. inj. 600 UI 1 cart. de 0,72 mL 1 sol. inj. 900 UI 1 cart. de 1,08 mL	96,81 143,35 115,43 226,07 335,32	I I I I I	100 % 100 % 100 % 100 % 100 %	19,36 28,67 19,24 32,30 335,32

Lutropine alpha

LUVERIS					
75 UI/j en association avec la FSH	1 fl. 75 UI pdre/solv 3 fl. 75 UI pdre/solv	53,32 152,43	I I	100 % 100 %	53,32 50,81

Follitropine alpha + lutropine alpha

PERGOVERIS					
Stimulation ovarienne contrôlée : 1 à 2 amp./j	1 fl. 150 UI/75 UI pdre/solv. 10 fl. 150 UI/75 UI pdre/solv.	90,54 836,90	I I	100 % 100 %	90,54 83,69

Corifollitropine alpha

ELONVA					
J1 : < 50 kg (femme de 36 ans ou moins) : dose unique 100 µg 50-60 kg : dose unique de 100 µg si 36 ans ou moins, de 150 µg si plus de 36 ans > 60 kg (tout âge) : dose unique de 150 µg J5 ou J6 : traitement par un **antagoniste de la GnRH** J8 : traitement quotidien par **FSH recombinante** si besoin	1 inj. 100 µg 1 inj. 150 µg	512,64 512,64	I I	100 % 100 %	512,64 512,64

STÉRILITÉ DU COUPLE – AIDE MÉDICALE À LA PROCRÉATION (3)

Chirurgie de l'infertilité

Chirurgie de l'ovulation (SOPK)

N'est recommandée qu'en deuxième intention (échec du traitement par **citrate de clomifène**).

Adhésiolyse

N'est recommandée qu'en cas d'adhérences légères à modérées. L'utilisation d'un score adhérentiel est préconisé.
Dans le cas d'adhérences sévères, une prise en charge en AMP est recommandée en première intention car le bilan bénéfice/risque de la chirurgie est en sa défaveur.
Une cœlioscopie de « second look » n'est pas recommandée.

Chirurgie tubaire

► *Trompe distale*
La cœlioscopie est indiquée en cas d'obstruction tubaire distale.
Utiliser un score d'atteinte de la trompe.
Lorsque la trompe est en bon état, une fimbrioplastie ou une néosalpingostomie peuvent êter proposées.
Lorsque la trompe est en mauvais état, le passage à la FIV est recommandé.
Si un hydrosalpinx est présent, il est recommandé d'effectuer une salpingectomie ou une occlusion tubaire proximale si la salpingectomie est difficile techniquement.

► *Trompe proximale*
Cathétérisme selectif sous contrôle radiologique ou par hystéroscopie.

► *Atteintes tubaires multiples ou étendues*
Recours à l'AMP d'emblée.

Cloisons utérines

Indication à une métroplastie hystéroscopique si fausses couches à répétition ; en l'absence de fausses couches : à discuter au cas par cas.

Myomes, polypes

Résection hystéroscopique.

Endométriose

Lorsqu'une endométriose est suspectée, une cœlioscopie est recommandée. Le traitement chirurgical est préconisé dans les formes légères à moyennes (électrocoagulation bipolaire, vaporisation laser). Dans les formes sévères la balance bénéfice/risque doit être évaluée ; la chirurgie peut être lourde.
En présence d'**endométriomes**, le traitement chirurgical est recommandé si le kyste fait plus de 6 cm, s'il est responsable d'une symptomatologie invalidante, ou en cas de doute diagnostique sur la nature histologique de la lésion.

CONSENSUS

[1] La prise en charge du couple infertile – Recommandations pour la pratique clinique, *CNGOF*, 2010.

INDUCTEURS DE L'OVULATION (4) – GONADOTROPHINES HUMAINES RECOMBINANTES (2) – PHARMACOLOGIE

PROPRIÉTÉS

FSH recombinante fabriquée par génie génétique ; structure identique à la FSH humaine.

Croissance et maturation des follicules.

La lutropine alfa est une hormone lutéinisante humaine recombinante. Elle est utilisée pour stimuler le développement folliculaire en association avec la **follitropine alpha**.

CONTRE-INDICATIONS

Hypersensibilité.

Cancers de l'ovaire, du sein, de l'utérus.

Tumeur de l'hypophyse ou de l'hypothalamus.

Saignements gynécologiques d'étiologie inconnue.

Insuffisance ovarienne, hypertrophie ou kystes de l'ovaire, non imputables à un syndrome des ovaires polykystiques.

Grossesse et **allaitement**.

PRÉCAUTIONS D'EMPLOI

Ne devra être utilisée que par des médecins spécialistes de la prise en charge des problèmes d'infertilité.

Suivi régulier de la réponse ovarienne par examen échographique et dosages hormonaux.

L'existence d'endocrinopathies non contrôlées (thyroïdiennes, surrénaliennes ou hypophysaires) devra être exclue.

Une réponse ovarienne excessive au traitement par **gonadotrophines** provoque rarement un syndrome d'hyperstimulation ovarienne si l'**HCG** n'est pas administrée pour déclencher l'ovulation.

EFFETS INDÉSIRABLES

Hyperstimulation ovarienne.

Grossesse multiple.

Accident thromboembolique : dans de rares cas, des accidents thromboemboliques artériels ont été observés.

Prurit, douleur, œdème, ecchymose au point d'injection.

INDUCTEURS DE L'OVULATION (5) – GONADOTROPHINE CHORIONIQUE (HCG)

■ Gonadotrophine chorionique (ou HCG)

GONADOTROPHINE CHORIONIQUE ENDO					
3 000 à 10 000 UI 24 à 48 h après la dernière administration d'HMG ou de FSH	3 amp. 1 500 UI 1 amp. 5 000 UI	4,90 5,17	I I	65 % 65 %	1,63 5,17

■ Gonadotrophine chorionique alpha

OVITRELLE					
FIV : 1 stylo équivalant à 6 500 U	1 stylo prérемp. 0,5 mL (250 µg)	31,67	I	100 %	31,67

PROPRIÉTÉS

Gonadotrophine placentaire à activité LH qui déclenche l'ovulation.

INDICATIONS

Déclenchement de l'ovulation.

CONTRE-INDICATIONS

Grossesse et **allaitement**.

Hypersensibilité.

PRÉCAUTIONS D'EMPLOI

L'injection d'**HCG** ne doit pas être faite si le taux d'estradiol plasmatique est trop élevé.

Aucun cas de contamination virale associée à l'administration de gonadotrophine extraite de l'urine humaine n'a été rapporté, le risque de transmission d'agents infectieux, y compris ceux dont la nature est encore inconnue, ne peut cependant pas être définitivement exclu.

EFFETS INDÉSIRABLES

Grossesses multiples.

Syndrome d'hyperstimulation.

INDUCTEURS DE L'OVULATION (6) – AGONISTES DE LA GNRH

■ **Triptoréline**

DÉCAPEPTYL					
Infécondité : 1 inj. SC/j à partir du 2e j du cycle jusqu'à la veille du jour choisi pour le déclenchement	7 fl. 0,1 mg	39,89	I	100 %	5,70
DÉCAPEPTYL LP					
Endométriose : 1 IM (3 mg)/4 sem. ou 1 IM (11,25 mg)/3 mois, max 6 mois Infécondité : 1 IM (3 mg) le 20e j du cycle précédent la stimulation	1 fl. 3 mg + ser. + aig. 1 fl. 11,25 mg + ser. + aig. 1 fl. 22,5 mg + ser. + aig.	123,23 347,71 665,40	I I I	65 % 65 % 100 %	123,23 347,71 665,40

■ **Leuproréline**

ENANTONE LP					
Endométriose : 1 IM (3,75 mg)/4 sem. ou 1 IM (11,25 mg)/3 mois	1 fl. 3,75 mg 1 fl. 11,25 mg	125,73 347,71	I I	65 % 65 %	125,73 347,71

■ **Nafareline**

SYNAREL					
Endométriose : 200 µg le matin dans 1 narine, le soir dans l'autre	60 fl. 8 mL (60 doses de 0,2 mg)	121,81	I	65 %	2,03

PROPRIÉTÉS

Stimulation initiale de la sécrétion d'hormones gonadotropes (effet flare up), puis en 2 à 4 sem. inhibition de cette sécrétion aboutissant à une castration pharmacologique réversible à l'arrêt du traitement.

Prévention de l'ovulation prématurée au cours de la stimulation de l'ovulation par les **gonadotrophines** en vue d'une procréation médicalement assistée.

INDICATIONS

Endométriose.

Infécondité féminine, en association avec les **gonadotrophines** pour le ***DÉCAPEPTYL***.

Fibromes utérins en préopératoire.

Cancer de la prostate (***DÉCAPEPTYL LP***, ***ENANTONE LP***).

CONTRE-INDICATIONS

Grossesse et **allaitement**.

Hypersensibilité aux produits.

PRÉCAUTIONS D'EMPLOI

Vérifier l'absence de grossesse avant le début du traitement.

Éviter les traitements de plus de 6 mois, car risque d'ostéoporose.

EFFETS INDÉSIRABLES

Liés à l'effet thérapeutique et fréquents : bouffées de chaleur, disparition de la libido, prise de poids, sécheresse vaginale, peau grasse, nausées, céphalées, syndrome dépressif ; perte de masse osseuse *a priori* réversible 6 mois après l'arrêt du traitement.

INDUCTEURS DE L'OVULATION (7) – ANTAGONISTES DE LA GNRH

■ Ganirélix

ORGALUTRAN					
0,25 mg SC x 1/j, en commençant autour du 6e j de l'administration de FSH À poursuivre jusqu'au jour où un nombre suffisant de follicules de taille adéquate est obtenu	1 inj. SC 0,25 mg/0,5 mL 5 inj. SC 0,25 mg/0,5 mL	45,14 210,04	I I	100 % 100 %	45,14 42,01

■ Cétrorélix

CETROTIDE					
Protocole multidose 0,25 mg SC x 1/j, en commençant autour du 6e j de l'administration de FSH À poursuivre pdt toute la période de traitement par les **gonadotrophines**	1 inj. SC 0,25 mg pdre/solv.	47,32	I	100 %	47,32

PROPRIÉTÉS

Antagoniste compétitif de la GnRH entraînant une suppression rapide, profonde et réversible des gonadotrophines endogènes, sans stimulation initiale.
Utilisé dans les protocoles de stimulation ovarienne contrôlée pour bloquer le pic de LH pouvant entraîner une ovulation précoce.

INDICATIONS

Prévention des pics prématurés d'hormone lutéinisante (LH) chez les femmes en cours d'hyperstimulation ovarienne contrôlée (HOC) dans le cadre des techniques d'assistance médicale à la procréation (AMP).

CONTRE-INDICATIONS

Hypersensibilité aux analogues de la GnRH (agonistes et antagonistes).
Pathologie modérée ou sévère du rein ou du foie.
Grossesse ou allaitement.

PRÉCAUTIONS D'EMPLOI

Les **antagonistes de la GnRH** sont d'un usage récent. Leur place exacte dans la stratégie thérapeutique de l'assistance médicale à la procréation est en cours de définition.
Surveillance médicale **stricte**.

EFFETS INDÉSIRABLES

Hyperstimulation ovarienne.
Allergie.

NOTES

MÉTRORRAGIE DU 1ER TRIMESTRE DE LA GROSSESSE (1)

Ne pas oublier l'injection de gammaglobulines anti-D si la femme est de Rhésus négatif.

En cas de métrorragies abondantes avec retentissement hémodynamique

- Urgence.
- Biologie en urgence : NFS, groupe sanguin, Rh, RAI, TP, TCA, ß-HCG.
- 2 voies d'abord périphériques et remplissage vasculaire par solutés de macromolécules type ***VOLUVEN*** ; au besoin transfusions de culots globulaires isogroupe iso-Rhésus.
- Bilan étiologique en urgence : examen au spéculum (origine du saignement). Échographie : grossesse intra/extra-utérine, évolutive ?

En dehors d'une situation d'urgence hémodynamique

Le bilan étiologique comprend le plus souvent un examen clinique, une échographie pelvienne et un dosage de β-HCG.
L'obsession est la grossesse extra-utérine.

Grossesse intra-utérine évolutive

- Repos à domicile. Arrêt de travail.
- **Antispasmodiques** essentiellement à but antalgique, **phloroglucinol** (***SPASFON***) 1 à 2 cp. x 3/j.
- Contrôle clinique et échographique 1 sem. plus tard.

Grossesse intra-utérine arrêtée

► *Terme échographique*

- Traitement médical par **prostaglandines, misoprostol** (***CYTOTEC***) 1 cp. x 3/j pendant 3 à 5 j et antalgiques.

La patiente sera prévenue qu'il faut consulter en urgence en cas de douleurs ou de saignements importants.

- Vérification de la vacuité utérine par une échographie 1 sem. plus tard.

► *Terme échographique > 8 SA et/ou échec du traitement médical et/ou fausse couche spontanée hyperalgique ou hémorragique*

Curetage aspiratif qui permet de vider l'utérus des débris trophoblastiques qui sont soumis à un examen anatomopathologique (qui vérifie la présence de trophobaste donc la présence d'une grossesse intra-utérine).

Un bilan de stérilité n'est entrepris qu'au terme de 3 fausses couches précoces consécutives ou une fausse couche tardive (> 16 SA).

Grossesse extra-utérine

Cf. Grossesse extra-utérine.

MÉTRORRAGIE DU 1ER TRIMESTRE DE LA GROSSESSE (2)

Môle hydatiforme (MH) [1]

► *Diagnostic*

Il repose sur l'échographie endovaginale et le dosage de l'HCG totale sérique.

La confirmation du diagnostic doit être réalisée par un anatomopathologiste référent qui définira également le caractère complet ou partiel de la môle.

> Il n'y pas d'indication à realiser un bilan d'extension lors du diagnostic de MH.

► *Traitement*

Il repose sur une aspiration utérine sous contrôle échographique afin de réduire les risques de rétention et de perforation.

> Dans l'éventualité d'un utérus volumineux (atteignant l'ombilic), il est recommandé de prévoir :
> – une voie d'abord veineuse de bon calibre ;
> – des concentrés érythrocytaires ;
> – une laparotomie ou une cœlioscopie.
> L'indication d'une hystérectomie est une option qui peut être évoquée et discutée avec les patientes présentant une môle avérée dès lors que la patiente considère comme accompli son projet parental. L'hystérectomie ne dispense pas de la surveillance ultérieure du taux d'hCG totale sérique. Il n'est pas justifié d'effectuer une ovariectomie en cas d'hystérectomie pour MH.

Il est important de faire une déclaration auprès du centre de référence des maladies trophoblastiques ; il permet de colliger l'ensemble des cas et d'assurer avec nous la surveillance des patientes et leur prise en charge en cas de complication.

► *Surveillance*

Elle est réalisée par :

– une échographie dans les 15 j pour vérifier l'absence de rétention ; une échographie doit être également réalisée en cas de reprise des métrorragies ou de réascencion des HCG (une nouvelle aspiration peut être réalisée s'il existe une rétention de diamètre > 17 mm) ;

– un suivi des HCG totales sériques hebdomadaire jusqu'à négativation confirmée sur 3 dosages successifs puis mensuel pendant 6 mois pour une môle partielle et 12 mois pour une môle complète (6 mois si la négativation des HCG s'est produite en moins de 8 sem. initialement).

Une contraception doit être recommandée pendant 1 an après la négativation car la réascencion des HCG liée à la grossesse perturberait la surveillance.

CONSENSUS

[1] Diagnostic et prise en charge des maladies trophoblastiques gestationnelles (môles hydatiformes et tumeurs trophoblastiques gestationnelles), *CNGOF*, 2010.

GROSSESSE EXTRA-UTÉRINE (1)

> Injection de **gammaglobulines anti-D si la femme est de Rhésus négatif.**

Dans tous les cas, le traitement de la grossesse extra-utérine (GEU) est une urgence [1].

En cas d'instabilité hémodynamique

Il s'agit d'une urgence.

- Bilan préopératoire.
- Deux voies d'abord veineuses, remplissage vasculaire par solutés de macromolécules, et au besoin transfusion de culots globulaires iso-groupe iso-Rhésus. Chirurgie en urgence.

En cas de stabilité hémodynamique [1]

Le traitement est soit chirurgical, soit médical.

Traitement chirurgical

> Traitement de référence : cœliochirurgie (diagnostique, pronostique et thérapeutique). Bénéfice démontré en terme de pertes sanguines, consommation en antalgésiques postopératoires, durée d'hospitalisation et de convalescence.

La laparotomie reste indiquée si :
- contre-indications générales et locales à la cœlioscopie ;
- conversion secondaire pour difficulté d'hémostase ;
- indication (relative) importance de l'hémopéritoine.

► *Geste chirurgical*

- **Traitement conservateur** : salpingotomie et aspiration de la GEU.
- **Traitement radical** : salpingectomie.

Le choix se fait en fonction :
- de l'importance des lésions tubaires ;
- de l'âge de la patiente et de son désir de grossesse.

► *Surveillance*

Seulement en cas de traitement conservateur. Dosage des β-HCG à 48 h ; succès du traitement si chute de plus de 30 % du taux initial, suivi d'une surveillance hebdomadaire jusqu'à leur négativation.

► *En cas d'échec du traitement conservateur*

Traitement médical ou reprise chirurgicale pour traitement radical.

GROSSESSE EXTRA-UTÉRINE (2)

Traitement médical

► *Principe*

Injection d'un **antimitotique** type antifolique, **méthotrexate** (***MÉTHOTREXATE***) par voie générale ou par voie locale échoguidée.

► *Injection locale de méthotrexate*

Elle est réservée aux GEU formellement visualisées en échographie.

Pourrait avoir une meilleure efficacité que la voie systémique mais non démontrée.

► *Modalités du traitement par voie systémique*

Méthotrexate (***MÉTHOTREXATE***) 1 inj. IM de 1 mg/kg en inj. unique.

► *Surveillance*

- Surveillance clinique, essentiellement les douleurs pelviennes.
- Surveillance biologique par dosages des β-HCG à 4 et 7 j (il existe une élévation transitoire immédiate du taux de β-HCG) puis chaque semaine jusqu'à négativation complète.

Dans tous les cas la femme sera prévenue des risques d'échec du traitement (si traitement médical ou traitement chirurgical conservateur), des risques de salpingectomie et de laparotomie.

Indications

- **Le traitement chirurgical** est recommandé si :
  - hémodynamique instable ;
  - HCG > 10 000 UI/L ;
  - hématosalpinx > 4 cm à l'échographie ;
  - contre-indication au traitement médical ;
  - impossibilité d'un suivi en ambulatoire.
- **Le traitement médical** est recommandé, en concertation avec la patiente, si tous les critères suivants sont présents :
  - HCG < 5 000 UI/L ;
  - GEU pauci ou asymptomatique ;
  - GEU non visible a l'échographie.
- **Le traitement médical** reste envisageable si le taux d'HCG est inférieur à 5 000 UI (voire 10 000 pour certains) et si l'hématosalpinx est inférieur à 4 cm.
- Le score de Fernandez peut aider à la prise de décision.

CONSENSUS

[1] Prise en charge de la grossesse extra-utérine, *CNGOF*, 2003.

GROSSESSE (1)

Sont remboursés a 100 % par la sécurité sociale : 7 consultations prénatales, 1 consultation postnatale et un certain nombre d'examens complémentaires [1].

Répartition des examens au cours de la grossesse

Contenu	3e mois	4e mois	5e mois	6e mois	7e mois	8e mois	9e mois
Examens obligatoires							
Examen clinique	x	x	x	x	x	x	x
Entretien individuel ou en couple	x	Évaluation par une sage-femme des besoins de prévention et d'éducation : séances de préparation à la naissance et/ou orientation vers des dispositifs d'aide et d'accompagnement					
HCG qualitatif	Si doute						
Diagnostic de grossesse	x						
Déclaration de grossesse	Avant 15 SA *						
Groupe sanguin	x					2e détermination si non faite avant	
Recherche d'agglutinines irrégulières	x	Si Rhésus négatif ou si antécédent de transfusion, poursuite des recherches d'agglutinines irrégulières mensuelles au cours du 6e, 8e et 9e mois					
Identification et titrage dans anticorps	Si RAI ** +			Si RAI+		Si RAI+	
Sérologie rubéole	x ***	Si résultat négatif : mensuelle jusqu'à 18 SA					
Sérologie syphilis	x						
Sérologie toxoplasmose	x	Si résultat - : mensuelle jusqu'au 9e mois et après accouchement					
Recherche antigène HBs				x			
Glycosurie-Albuminurie	x	x	x	x	x	x	x
Hémogramme				x			
Examens à proposer systématiquement							
Échographie obstétricale	11-13 SA + 6 j	20-22 SA			31-32 SA		
Marqueurs sériques (trisomie 21)	11-13 SA + 6 j	Entre 14 et 18 SA					
Sérologie VIH 1 et 2	x						
Prélèvement vaginal : rech. strept. B						Entre 35 et 38 SA	
Dépistage du diabète	x			x			

* SA : semaine d'aménorrhée
** RAI : recherche d'agglutinines irrégulières
*** Sauf immunité acquise

GROSSESSE (2)

Première consultation obligatoire

Avant la 15e semaine d'aménorrhée (SA).

Examen clinique

- Antécédents personnels et familiaux.
- Date des dernières règles (terme théorique).
- Pression artérielle, poids, état veineux des membres inférieurs.
- Examen des seins.
- Auscultation cardiopulmonaire.
- Examen du col sous spéculum, frottis cervicovaginal si précédent > 2 ans.

Recherche des facteurs de risque pour la grossesse

- Antécédents personnels et familiaux, poids, taille des parents.
- Prise médicamenteuse.
- Antécédents obstétricaux.
- Contexte psychosocial ; profession.
- Intoxication(s) : tabac, alcool, drogues.

Orienter vers une consultation spécialisée si nécessaire.

Déclaration de grossesse

Prescription des examens complémentaires

Information à fournir à la patiente/au couple [1]

- Alimentation : *Listeria* (*cf.* Grossesse et listériose), toxoplasmose *cf.* Grossesse et toxoplasmose), salmonellose (conserver les œufs au réfrigérateur ; ne pas consommer d'œufs crus ou mal cuits ; préparer les produits à base d'œufs sans cuisson : mayonnaises, crèmes, mousse au chocolat, pâtisseries, etc. le plus près possible du moment de la consommation et les maintenir au froid).
- Mode de vie (sport, voyages, sexualité).
- Mettre un terme aux intoxications au maximum (tabac, alcool, drogues, etc.).
- Pas d'automédication.
- Droits et avantages liés à la maternité (notamment en relation avec les conditions de travail, les congés de parentalité).
- Organisation des soins, séances de préparation à la naissance.
- Symptômes devant conduire à une consultation médicale : fièvre, contractions, saignement, douleurs abdominales, troubles urinaires, écoulement liquidien, diminution des mouvements actifs fœtaux.
- Intérêt des examens de dépistage.

Compléments nutritionnels recommandés au cours de la grossesse

- **Acide folique** : 28 j avant la conception jusqu'à la 12e sem. de gestation à la dose de 0,04 mg/j.
- En cas de carence :

– fer : dépister les risques de carence avec l'interrogatoire et les confirmer avec un hémogramme ;

– vitamine D. Elle est prescrite systématiquement aux femmes qui s'exposent peu au soleil ou en cas de port de vêtements couvrants ou de faible apport alimentaire et pour les grossesses qui se développent en hiver. Dans ces cas, une dose unique de 100 000 UI administrée au début du 6 ou 7 mois est recommandée ;

– iode et calcium : populations carencées.

GROSSESSE (3)

Dépistage de la trisomie 21

Se faisait entre 14 et 17 SA + 6 j. Peut être proposé à présent entre 11 et 13 SA + 6 j avec une échographie chez un échographiste agréé pour le dépistage de la trisomie 21 au 1er trimestre et une prise de sang (HCG libres et PAPP-A) dans un laboratoire agréé.

Si le risque calculé est supérieur à 1/250, des explorations complémentaires peuvent être proposées : biopsie de trophoblaste entre 11 et 13 SA ou amniocentèse après 15 SA.

Autres consultations obstétricales obligatoires pendant la grossesse (mensuelles du 4e au 9e mois)

Interrogatoire

- Survenue de signes anormaux : diminution des mouvements actifs fœtaux, contractions, saignement, troubles urinaires, perte de liquide, fièvre.
- Rechercher d'éventuels facteurs de stress ou toute forme d'insécurité.

Examen physique

- Pression artérielle, poids.
- Hauteur utérine [(SA - 4 à SA + 1) jusqu'à 32 SA puis 0,5 cm/sem.], présentation fœtale.
- Toucher vaginal (état du col).
- Auscultation fœtale.

Prescription des examens complémentaires

À noter :

- À partir du 7e mois les consultations se font de préférence dans le lieu prévu d'accouchement.
- Le dépistage du diabète gestationnel entre 24 et 28 SA est recommandé par la méthode OMS (glycémie à jeun puis 1 h et 2 h après ingestion de 75 g de glucose) si la femme présente des facteurs de risque : âge > 35 ans, surpoids, antécédents familiaux de diabete de type 2, antécédent personnel de diabète gestationnel, de macrosomie ou d'hydramnios, prise de poids importante.
- En cas d'augmentation importante de la hauteur utérine, de suspicion de macrosomie ou d'hydramnios une glycémie à jeun et post prandiale sont recommandés.
- Lors de la consultation du 9e mois, évaluer le pronostic obstétrical et discuter avec la femme du mode d'accouchement.

Consultation d'anesthésie obligatoire en fin de grossesse (à partir du 8e mois)

Recherche de contre-indications et information sur l'anesthésie péridurale.

Prévention des infections materno-fœtales [2]

Infections cervicovaginales

- Toute femme enceinte ayant un prurit vulvaire ou des brûlures vulvaires, des leucorrhées anormales, nauséabondes, une menace d'accouchement prématuré, une rupture prématurée des membranes ou une suspicion de chorioamniotite, doit bénéficier d'un prélèvement vaginal.
- Il faut préciser sur la demande la recherche de *Chlamydia* et de gonocoque.
- Les femmes enceintes ayant un antécédent d'accouchement prématuré doivent avoir, en début de grossesse, un prélèvement vaginal orienté sur la recherche de vaginose bactérienne. Si ce prélèvement est positif, il doit être renouvelé une fois par trimestre après traitement.
- Le traitement de la vaginose bactérienne repose sur le **métronidazole** (***FLAGYL***) *per os* 1 g/j pendant 7 j.
- Celui des infections à *Chlamydia trachomatis* sur l'**azithromycine** (***ZITHROMAX***) 1 g en dose unique ou l'**érythromycine** (***ÉRYTHROCINE***) 2 g/j pendant 7 j, avec traitement du partenaire.
- Celui des gonococcies sur la **ceftriaxone** (***ROCÉPHINE*** 250 mg IM) ou la **céfixime** (***OROKEN*** 400 mg *per os*).

GROSSESSE (4)

Portage vaginal du streptocoque B

- Le dépistage systématique du portage du SGB (streptocoque du groupe B) est recommandé en fin de grossesse, entre 34 et 38 sem. d'aménorrhée.
- Prélèvement vaginal à l'écouvillon concernant l'ensemble de la cavité vaginale, incluant impérativement le balayage des parois de la moitié inférieure du vagin jusqu'au vestibule et la vulve.
- Une antibioprophylaxie per-partum vis-à-vis du SGB par l'**amoxicilline** en IV (2 g, puis 1 g toutes les 4 h) est recommandée en cas de dépistage positif, chez les femmes ayant un antécédent d'infection néonatale à SGB ou une bactériurie à SGB au cours de la grossesse. Elle doit être débutée le plus précocement possible au cours du travail. En cas d'allergie à la **pénicilline**, l'**érythromycine** ou une **céphalosporine** seront utilisées en fonction de l'antibiogramme.
- En l'absence de recherche de SGB, une antibioprophylaxie doit être administrée en cas de prématurité, rupture des membranes supérieure à 12 h ou fièvre maternelle (température > 38 °C).

Consultation postnatale obligatoire

Elle permet de faire le point sur les pathologies de la grossesse et d'envisager des explorations complémentaires.

Interrogatoire

- Vécu de l'accouchement, des suites de couches.
- Qualité de la relation avec l'enfant.
- Préoccupations de puériculture.
- Rechercher des signes de dépression du post-partum.
- Intimité du couple.
- Discuter du mode de contraception souhaité et adapté.
- recherche de troubles de la continence urinaire, aux gaz ou selles ; notion de pesanteur pelvienne.

Examen physique

- Poids, PA.
- Examen du périnée (cicatrisation et tonus).
- Nécessité d'une rééducation du post-partum (prises en charge périnéo-sphinctérienne, pelvi-rachidienne et de la sangle abdominale).
- Examen des seins.
- Frottis cervicovaginal si nécessaire.

Vaccination contre la rubéole si nécessaire

CONSENSUS

[1] Comment mieux informer les femmes enceintes, *HAS*, 2005.
[2] Prévention anténatale du risque infectieux bactérien néonatal précoce, *HAS*, 2001.

GROSSESSE ET HTA (1)

Bilan initial

Bilan maternel

- Contrôle tensionnel au repos.
- Recherche de prise de poids, d'œdèmes.
- Recherche des signes de gravité : céphalées, acouphènes, phosphènes, réflexes ostéotendineux vifs, barre épigastrique.
- Biologie : protéinurie à la bandelette (éliminer une protéinurie d'autre origine avec ECBU et prélèvements vaginaux) et protéinurie des 24 h, NFS plaquettes, bilan d'hémostase, ionogramme sanguin, créatininémie, uricémie, bilan hépatique.

Bilan fœtal

- Rythme cardiaque fœtal.
- Échographie (biométrie fœtale, quantité de liquide amniotique) avec Doppler ombilical et utérin.

Traitement de l'HTA modérée sans signes de gravité

Mesures hygiénodiététiques

- Essentielles.
- Arrêt de travail et repos.
- Régime normosodé sans restriction hydrique.

Si persistance de l'HTA : traitement médical

- Traitement antihypertenseur *per os*, débuté en monothérapie à doses progressives pour éviter une hypoperfusion placentaire source de souffrance fœtale.

Le but du traitement est d'obtenir une pression à 140/80 mmHg.

- Début du traitement en hospitalisation.
- On a le choix entre différents traitements :

– **antihypertenseur central, méthyldopa** (***ALDOMET***) 250 à 1 500 mg/j en 1 à 4 prises ;
– **α-β-bloquant, labétalol** (***TRANDATE***) 400 à 800 mg/j en 2 prises ;
– **inhibiteurs calciques, nicardipine** (***LOXEN 50 LP***) 1 à 2 cp./j (hors AMM).

Surveillance

- À domicile si pression artérielle équilibrée.
- Contrôle tensionnel, bandelette urinaire 2 fois/sem.
- Examen obstétrical tous les 15 j.

Consultation en post-partum

- Contrôle tensionnel.
- Contrôle du bilan biologique (si antérieurement perturbé).
- Contre-indication aux **inhibiteurs de la lactation**.

GROSSESSE ET HTA (2)

Pré-éclampsie

C'est l'association d'une HTA et d'une protéinurie (> 0,3 g/24 h).

Mesures générales

- Hospitalisation en milieu obstétrical.
- Repos ; en position allongée on préférera le décubitus latéral gauche.
- Régime normosodé sans restriction hydrique.

Antihypertenseurs

On a le choix entre différents traitements :
– **antihypertenseur central**, **méthyldopa** (***ALDOMET***) 250 à 1 500 mg/j en 1 à 4 prises ;
– **α-β-bloquant**, **labétalol** (***TRANDATE***) 400 à 800 mg/j en 2 prises ;
– **inhibiteurs calciques**, **nicardipine** (***LOXEN 50 LP***) 2 cp./j.

Si la pression est toujours mal contrôlée, antihypertenseurs intraveineux à doses progressives, pour éviter les chutes tensionnelles, au choix/voire en association :
– **labétalol** (***TRANDATE***) 0,1 mg/kg/h ;
– **nicardipine** (***LOXEN***) 1 à 4 mg/h, hors AMM, très utilisé en pratique courante.

Surveillance maternelle à adapter à la gravité de la situation

- Monitoring de la pression artérielle.
- Signes fonctionnels d'HTA.
- Métrorragies (HRP).
- Diurèse des 24 h (bilan des entrées et sorties) et bandelette urinaire.
- Bilan biologique complet 2 à 3 fois/sem.

Surveillance fœtale

- Perception des mouvements actifs fœtaux.
- Mesure de la hauteur utérine.
- RCF ; fréquence à adapter en fonction de la gravité du tableau clinique.
- Échographie fœtale couplée aux Dopplers.
- L'extraction fœtale est discutée en fonction des paramètres de surveillance maternelle et fœtale et du terme de la grossesse ; lorsque celle-ci est envisagée à court ou moyen terme on discutera une corticothérapie pour la maturation pulmonaire fœtale.
- Poursuite du traitement antihypertenseur en post-partum, car les risques d'éclampsie et de survenue d'un HELLP syndrome persistent.

> Le **HELLP** syndrome est une forme grave de pré-éclampsie. Elle est définie par l'association d'une anémie hémolytique (***H**emolysis*), d'une cytolyse hépatique (***El**evated **L**iver enzyme*) et d'une thrombopénie (***L**ow **P**latelets*). Les risques sont maternels (coagulation intravasculaire disséminée, hématome sous-capsulaire du foie, décès) et fœtaux (prématurité, mort fœtale *in utero*).

Éclampsie (peut survenir en post-partum)

Survenue de convulsions dans un contexte hypertensif.

- Assurer la liberté des voies aériennes.

Benzodiazépine, **diazépam** (***VALIUM***) 10 mg en IV lente, puis relais 40 mg/24 h.

- Traitement antihypertenseur intraveineux (*cf. supra*).
- Utilisation de **sulfate de magnésium** sous contrôle anesthésique strict.
- Extraction fœtale en urgence.

GROSSESSE ET INFECTION URINAIRE

Souvent asymptomatiques, les infections urinaires doivent être dépistées si :
- menace d'accouchement prématuré,
- fièvre au cours de la grossesse,
- antécédents d'infection urinaire, uropathie.

La bandelette urinaire est systématique à chacune des consultations.

Le traitement suit les recommandations de bonne pratique de la Société de pathologie infectieuse de langue française [1].
Une bandelette urinaire retrouvant la présence de nitrites, de leucocytes, de sang ou de protéines dans les urines impose un ECBU.

Cystite

- Boisson (eau) abondante.
- Antibiothérapie, après ECBU, active sur les BGN et non contre-indiquée pendant la grossesse :
  - 1re intention : **fosfomycine-trométanol** (***MONURIL***) : 1 sach. en dose unique ;
  - 2e intention : **pivmécillinam** (***SELEXID***) : 600 à 800 mg/j en 2-3 prises pendant 7 j ;
  - 3e intention : **nitrufurantoïne** (***FURADANTINE***) : 150 à 300 mg/j en 3 prises pendant 7 j ;
  - 4e intention : **céfixime** (***OROKEN***) : 200 mg x 2 ou **ciprofloxacine** 250 à 500 mg x 2/j pendant 7 j.

Pyélonéphrite aiguë

Mesures générales

- Hospitalisation.
- **Antipyrétiques** type **paracétamol** (***PERFALGAN***) 1 g x 3/j en IV.

Traitement spécifique

- Antibiothérapie, dès les prélèvements bactériologiques effectués (ECBU, hémocultures), active sur les bacilles Gram-, autorisée pendant la grossesse, le plus souvent en bithérapie initiale par voie parentérale.

L'existence de résistance des germes urinaires à la **pénicilline** même associée à l'**acide clavulanique** (30 à 40 %), fait préférer les **céphalosporines de 3e génération** en première intention chez la femme enceinte en l'absence de suspicion de listériose.
Ex : **céphalosporines de 3e génération**, **céfotaxime** (***CEFOTAXIME***) 1 g x 3/j.

- Dans les formes graves, bi-antibiothérapie avec association d'**aminosides**, **gentamicine** (***GENTAMICINE***) 3 mg/kg/j en 1 inj. La prescription d'**aminosides** doit être limitée à 3 j. En cas d'allergie, **aztréonam** (***AZACTAM***) IV 1 g toutes les 8 à 12 h ou **ciprofloxacine** IV 400 mg x 2-3/j.
- La voie parentérale est maintenue pendant 24 à 48 h après l'apyrexie.
- Relais *per os* en monothérapie, adaptée à l'antibiogramme pendant 2 sem.

Ex : **céphalosporines de 3e génération**, **céfixime** (***OROKEN***) 200 mg x 2/j.

- Au besoin, levée d'un obstacle sur les voies urinaires, qui sera systématiquement recherché par une échographie rénale.

La durée totale du traitement est de 10-14 j.

Surveillance

► *Surveillance maternelle*

- Température.
- Diurèse.
- Contractions utérines.
- ECBU à 48 h de traitement, 48 h après l'arrêt des antibiotiques puis mensuellement jusqu'à l'accouchement.
- Bilan urologique à prévoir après l'accouchement si pyélonéphrites récidivantes.

► *Surveillance fœtale*

- Mouvements actifs fœtaux.
- Bruits du cœur, ou rythme cardiaque fœtal en fonction du terme de la grossesse.

CONSENSUS

[1] Infections urinaires au cours de la grossesse, *SPILF*, 2015.

GROSSESSE ET LISTÉRIOSE

À évoquer chez toute femme enceinte ayant de la fièvre en raison du risque de retentissement fœtal et néonatal.

Toute fièvre au cours de la grossesse doit faire rechercher une listériose (hémocultures, préciser recherche de *Listeria monocytogenes*) et débuter un traitement par **amoxicilline** (1 g x 3/j pendant 10 j).

Prévention

La contamination se fait principalement par voie digestive ; certaines précautions alimentaires doivent être prises au cours de la grossesse.

Aliments fortement déconseillés

– Viandes ou poisson crus, fumés ou marinés, tarama, coquillages crus.
– Produits laitiers non pasteurisés ou stérilisés.
– Graines germées crues (soja).
– Charcuteries (rillettes, pâté, foie gras, produits en gelée).

Règles d'hygiène

– Laver soigneusement les fruits et légumes, les herbes aromatiques.
– Laver soigneusement les ustensiles, plans de travail, réfrigérateur (désinfecter à l'eau de javel).
– Bien cuire les viandes et poissons.
– Consommer rapidement les restes alimentaires.
– Conserver séparément les aliments crus des aliments cuits.
– **Lavage des mains le plus fréquemment possible.**

Traitement (listériose confirmée)

Amoxicilline 3 à 6 g/j pendant 4 sem. ± **aminosides** (**gentamicine** 3 mg/kg/j pendant 5 j).
Maladie à déclaration obligatoire.

Risques liés à la listériose en cours de grossesse

– Fausse couche spontanée fébrile.
– Mort foetale *in utero*.
– Chorioamniotite.
– Listériose néonatale avec risque de septicémie et de méningo-encéphalite.

Au moment de l'accouchement si suspicion de listériose maternelle périnatale : examen bactériologique et anatomopathologique du placenta.

GROSSESSE ET TOXOPLASMOSE (1)

Prévention

La prévention est essentielle.

Sérologie de la toxoplasmose

Sérologie à faire au mieux avant de mettre en route une grossesse ou en début de grossesse puis chaque mois si sérologie négative ; dernier prélèvement 2 à 3 sem. après la naissance.

Mesures hygiéno-diététiques (toxoplasmose dans la viande, la terre, les chats)

Pour les patientes non immunisées :
– se laver les mains avant les repas, et après avoir manipulé de la viande ou des légumes crus ; laver à grande eau les ustensiles de cuisine et les plans de travail ;
– manger la viande bien cuite, oublier la viande marinée, fumée ;
– laver soigneusement les fruits et les légumes qui sont consommés crus ;
– éviter les chats, attention au jardinage.

En cas de séroconversion

Risque de transmission materno-fœtale (en moyenne, risque de transmission de 30 % sans traitement, croissant au cours de la grossesse mais la sévérité de la pathologie néonatale diminue au fur et à mesure). Un traitement par **macrolides** : **spiramycine** (***ROVAMYCINE***) cp. de 3 MUI : 1 cp. x 3/j diminue ce risque.

Recherche d'une contamination fœtale

> Amniocentèse dès 17 SA, et 1 mois après la séroconversion pour recherche du toxoplasme par PCR et inoculation du liquide amniotique à la souris.

Possibilité de contamination périconceptionnelle

1 mois avant à 15 j après le début de la grossesse.

IgM positives lors du prélèvement du début de grossesse (si IgG positives, recherche de leur avidité).

PCR positive = contamination fœtale

Atteinte échographique sévère (dilatation ventriculaire, hydrocéphalie, microcéphalie)

On propose une interruption thérapeutique de grossesse (ITG).

Absence d'atteinte échographique sévère

On ne propose pas systématiquement une ITG.

Le traitement repose alors sur l'association **sulfadiazine** (***ADIAZINE***) 2 cp. x 4/j et **pyriméthamine** (***MALOCIDE***) 1 cp./j prescrit par cures de 4 sem., en alternance avec la ***ROVAMYCINE***, poursuivi jusqu'à la fin de la grossesse. On adjoint à ce traitement une supplémentation en **folates**, **acide folique** (***SPECIAFOLDINE***) 1 cp. x 2/j. Surveillance NFS plaquettes hebdomadaire.

Une surveillance échographique toutes les 3 sem. est instituée à la recherche de signes de gravité (dilatation ventriculaire, hydrocéphalie, microcéphalie).

Si l'on retrouve de telles anomalies, l'ITG sera discutée.

Si le diagnostic de toxoplasmose congénitale a été établi par le diagnostic anténatal, l'enfant doit être traité en continu par **pyriméthamine-sulfamides** pendant au moins 1 an.

GROSSESSE ET TOXOPLASMOSE (2)

Si la PCR est négative

Le traitement par ***ROVAMYCINE*** est poursuivi pendant toute la grossesse.
Le fœtus est surveillé par une échographie mensuelle ± IRM cérébrale en cas de doute.
Après l'accouchement on réalisera :

- examen clinique de l'enfant (fond d'œil, échographie transfontanellaire) ;
- biologie :

– 1. sang de la mère (IgG, IgM et IgA) ;
– 2. sang de cordon/sérum de l'enfant : IgG, IgM, IgA, inoculation à la souris ou PCRentre J4 et J10 : profils immunologiques compares mère/enfant (IgG, IgM, IgA) ;
– 3. placenta : examen histologique et inoculation à la souris ;
– 4. LCR de l'enfant en cas de point d'appel neurologique (biochimie et parasitologie).

Surveillance de l'enfant pendant 1 an (clinique, sérologies).

Arbre décisionnel pour la toxoplasmose

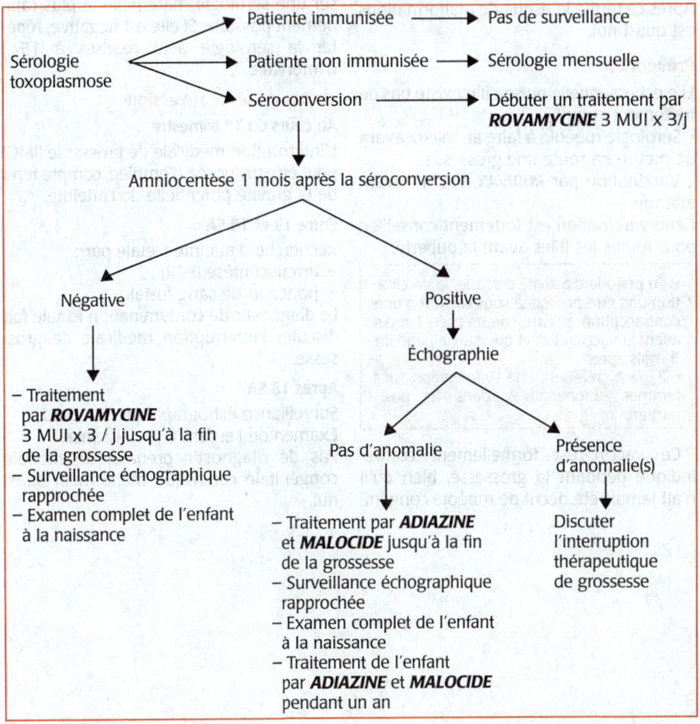

GROSSESSE ET RUBÉOLE

La séroconversion rubéolique pendant la grossesse expose au risque de rubéole congénitale.

> – Malformations cardiaques.
> – Atteintes oculaires, cérébrales et de l'oreille interne.

La contamination est d'autant plus grave et d'autant plus fréquente que la séroconversion survient tôt dans la grossesse.
Le risque de rubéole congénitale existe si la séroconversion survient avant la 20e sem. d'aménorrhée.
Après ce terme le risque de malformations est quasi nul.

Prévention

Elle est essentielle puisqu'il n'existe pas de traitement curatif.
- Sérologie rubéole à faire au mieux avant de mettre en route une grossesse.
- Vaccination par ***RUDIVAX***, vaccin vivant atténué.

Cette vaccination est fortement conseillée pour toutes les filles avant la puberté.

> - En période d'activité génitale, la vaccination doit être pratiquée sous couvert d'une contraception efficace commencée 1 mois avant la vaccination et poursuivie pendant 3 mois après.
> - Il faut réaliser une vaccination des femmes séronégatives dans le post-partum.

- Ce vaccin est formellement contre-indiqué pendant la grossesse, bien qu'il n'ait jamais été décrit de rubéole congénitale (l'interruption médicale de grossesse n'est donc pas licite).
- Pour les femmes séronégatives en début de grossesse et travaillant dans un milieu exposé (crèche, école), il est licite de faire un arrêt de travail durant le 1er trim. de la grossesse.

Sérologie rubéoleuse négative en début de grossesse

- Répéter la sérologie entre 18 et 20 SA.
- En cas de contage pendant la grossesse ou d'éruption maternelle suspecte : réaliser une sérologie maternelle le plus rapidement possible. Si elle est négative, répéter la sérologie à 2 reprises à 15 j d'intervalle.

En cas de séroconversion

Au cours du 1er trimestre

L'interruption médicale de grossesse (IMG) peut être proposée d'emblée, compte tenu de la gravité potentielle de l'atteinte.

Entre 13 et 18 SA

Recherche d'atteinte fœtale par :
– amniocentèse (PCR) ;
– ponction de sang fœtal.
Le diagnostic de contamination fœtale fait discuter l'interruption médicale de grossesse.

Après 18 SA

Surveillance échographique standard.
Examen de l'enfant à la naissance.
Pas de diagnostic prénatal de rubéole congénitale car risque malformatif quasi nul.

GROSSESSE ET DIABÈTE (1)

Dans tous les cas, la prise en charge de la grossesse sera pluridisciplinaire avec une étroite collaboration entre la patiente, l'obstétricien, le diabétologue et le médecin traitant.

Diabète gestationnel [1]

Définition

Le diabète gestationnel (DG) est un trouble de la tolérance glucidique de gravité variable, survenant ou diagnostiqué pour la première fois pendant la grossesse.

Dépistage

- Préconceptionnel, 1er trimestre : en cas de facteurs de risque (antécédent familial de diabète, obésité, âge > 35 ans, antécédents obstétricaux de pré-éclampsie, mort *in utero*, macrosomie, malformation) : dépistage au mieux avant la grossesse ou dès le 1er trimestre par une glycémie à jeun (pathologique si > 1,26 g/L, 7 mmol/L).
- Dépistage entre 24 et 28 SA : fortement recommandé pour les patientes à risque ; proposé aux autres patientes.

Ingestion de 75 g de glucose à jeun.

Heure	H0	H1	H2
Valeur seuil (g/L)	0,92	1,80	1,53
Valeur seuil (mmol/L)	5	10	8,4

- Au cours de la grossesse : une glycémie à jeun et postprandiale doit être proposée en cas de signe d'appel : prise de poids importante, macrosomie fœtale, hydramnios.

Conséquences

► *Maternelles*

À court terme : HTA gravidique, fréquence de la césarienne augmentée.

À long terme : diabète de type 2.

► *Fœtales*

- À court terme

– La macrosomie est présente dans 15 à 30 % des cas avec un risque accru de dystocie des épaules.

– Hydramnios, menace d'accouchement prématuré.

– La mortalité *in utero* est augmentée en l'absence de traitement si les glycémies à jeun sont supérieures à 1,05 g/L.

– Le risque de malformations congénitales n'est pas significativement augmenté (sauf en cas de diabète préalable méconnu).

– Le principal risque néonatal est l'hypoglycémie ; les risques liés à la prématurité.

- À long terme : obésité, diabète.

Prise en charge

► *Traitement maternel*

- Règles diététiques

– Essentielles.

– Apports journaliers de 1 800 à 2 000 cal, dont 50 % de glucides, en privilégiant les glucides de faible index glycémique et les fibres, fractionnés en 3 repas et 3 collations.

– Glycémie capillaire 6 fois/j rapportée sur un carnet. L'objectif glycémique est de 0,95 g/L à jeun et de 1,2 g/L en postprandial.

- Insulinothérapie

– Utile en cas d'échec d'un régime bien suivi (une semaine)

– Toujours associée au régime.

– Instituée en milieu hospitalier.

– Une injection d'insuline rapide avant chaque repas si les glycémies post-prandiales sont élevées et une injection d'insuline d'action intermédiaire au dîner ou au coucher, si la glycémie au réveil est élevée.

GROSSESSE ET DIABÈTE (2)

► *Surveillance/accouchement*

• Lorsque les objectifs glycémiques sont atteints et en l'absence de complications, la surveillance et l'accouchement ne présentent pas de particularité.

• En cas de diabète déséquilibré et/ou de retentissement fœtal (macrosomie, hypertrophie septale) et/ou de complication de la grossesse, la surveillance doit être rapprochée.

• En cas de risque d'immaturité pulmonaire, une corticothérapie prénatale doit être envisagée avant 34 SA. Elle impose une adaptation de la prise en charge diabétologique.

• Si le poids fœtal estimé est supérieur ou égal à 4 500 g, une césarienne peut être indiquée.

• Dans les autres cas, un déclenchement dans la 39e SA peut être envisagé en cas de macrosomie.

• L'accouchement est un moment d'instabilité du diabète ; lors de la délivrance les besoins en insuline diminuent de 30 %, doses d'insuline à adapter.

• L'allaitement maternel est à encourager (contre-indication des antidiabétiques oraux).

• La contraception par les **œstroprogestatifs** n'est pas contre-indiquée du seul fait de l'antécédent de diabète gestationnel, sous réserve d'une normalisation des glycémies et d'un contrôle sous traitement.

Grossesse chez une diabétique

La grossesse est programmée, afin d'équilibrer parfaitement le diabète 2 mois avant la conception.

Chez la diabétique de type 2, arrêter le traitement oral avant la conception et passer à l'insuline.

Conséquences (grossesse à haut risque)

► *Maternelles*

• **Instabilité métabolique** : anabolisme facilité au début de la grossesse (diminution des besoins en insuline, tendance aux hypoglycémies de jeûne), et catabolisme privilégié dans la deuxième partie de la grossesse (altération de la sensibilité à l'insuline, nécessité d'augmenter les doses régulièrement). Instabilité glycémique accrue avec risque d'acidocétose (et de mort fœtale *in utero*) au 3e trimestre.

• **Complications dégénératives** : en dehors de complications dégénératives très sévères (rétinopathie floride, néphropathie avancée avec insuffisance rénale et HTA sévère, coronaropathie), la grossesse n'est pas contre-indiquée chez la femme diabétique. Les risques d'aggravation de ces complications ne sont pas augmentés sauf en cas de rétinopathie proliférative ou préproliférative ; une pan-photocoagulation avant ou au début de la grossesse limite ce risque.

► *Obstétricales*

– Complications infectieuses.
– Hydramnios/macrosomie/splanchnomégalie ; menace d'accouchement prématuré.
– Toxémie gravidique.
– Augmentation du risque de césarienne.

► *Fœtales*

• **Malformations** : effet tératogène des désordres métaboliques dominés par l'hyperglycémie maternelle au cours des 8 premières sem. de grossesse (appareil cardiovasculaire, système nerveux central, squelette, appareil uro-génital) ; formes possiblement létales.

• **Souffrance fœtale chronique (vasculaire et métabolique) et aiguë.**

• **Prématurité.**

• **Détresse respiratoire, hypoglycémie néonatales.**

GROSSESSE ET DIABÈTE (3)

Surveillance (rapprochée, multidisciplinaire)

► *Surveillance maternelle*

• Glycémie capillaire 6 fois/j rapportée sur un carnet. L'objectif glycémique est de 0,8 g/L à jeun et de 1,2 g/L en post-prandial.

• Consultation tous les 15 j : pression artérielle, bandelette urinaire.

• Chaque mois : créatininémie, uricémie, fructosamine (évaluation de la glycémie sur 3 sem./1 mois), ECBU, recherche de protéinurie et de micro-albuminurie.

• Fond d'œil aux 6e et 8e mois.

• Tous les 3 mois : hémoglobine glyquée (HbA1c).

► *Surveillance fœtale*

• Hauteur utérine (hydramnios).

• Mouvements actifs fœtaux.

• Échographie fœtale.

• Rythme cardiaque fœtal.

CONSENSUS

[1] Diabète et grossesse, *CNGOF*, 1996.

MENACE D'ACCOUCHEMENT PRÉMATURÉ (1)

Définition [1]

La menace d'accouchement prématuré (MAP) survient entre 22 et 36 SA révolues et se caractérise par l'association de modifications cervicales et de contractions utérines (CU) régulières et douloureuses.

Prévention [1]

- Surveillance mensuelle des grossesses avec éducation de la patiente.
- Éviter les facteurs favorisants :
  - trajets excessifs ;
  - activité physique intense.
- Mesures sociales :
  - respect des congés prénataux, éventuellement arrêt de travail ;
  - si besoin aide ménagère et adaptation du poste de travail.
- Dépistage et traitement rapide des infections urinaire et cervicovaginale.

Bilan

Affirmer le diagnostic/pronostic

- Contractions utérines : interrogatoire, palper, tocométrie externe.
- Modifications cervicales : toucher vaginal, échographie du col +++ : valeur seuil de la longueur cervicale entre 20 et 30 mm (plus fiable et plus reproductible que le toucher vaginal). La mesure de la longueur cervicale semble être le facteur le plus discriminant dans le pronostic de la menace d'accouchement prématuré.
- Faire une échographie : mesure des biométries foetales, quantité de liquide amniotique.

Recherche d'un facteur étiologique

- Biologie : NFS plaquettes, CRP, ECBU, prélèvement vaginal.

Contre-indications à une tocolyse

- Suspicion de chorioamniotite (une tocolyse peut être envisagée en cas d'infection maternelle sans chorioamniotite).
- Souffrance fœtale.
- Pré-éclampsie.
- Métrorragies abondantes liées à un placenta prævia, ou d'autre étiologie.

> Entre 34 et 36 SA, les bénéfices néonatals attendus d'une tocolyse sont à évaluer en fonction des risques et effets secondaires maternels des traitements utilisés et des conditions d'accueil du nouveau-né. Il n'y a pas d'argument objectif pour réfuter une tentative de tocolyse en fonction d'une limite inférieure d'âge gestationnel.
> En cas de dilatation cervicale avancée (5-6 cm), une tocolyse peut être indiquée pour tenter de retarder l'accouchement si cela permet de réaliser une maturation pulmonaire fœtale.

Tocolyse [1]

Quelle classe thérapeutique utiliser ?

Deux principales classes thérapeutiques :
- les **inhibiteurs calciques** (pas d'AMM dans cette indication) ;
- les **antagonistes de l'ocytocine**.

Protocoles : exemples

Inhibiteurs calciques

- **IV : nicardipine (*LOXEN*)** : ***attaque*** : 2 mL/h IVSE ; ***entretien*** : 1 cp. à 50 mg LP x 1 à 2/j ou 1 cp. à 20 mg x 1 à 3/j.
- **PO : nifédipine (*ADALATE*)** : ***attaque*** : 10 mg = 1 gél. à H0. À renouveler toutes les 15 min pendant 1 h si persistance des contractions utérines (et PA stable), soit une dose maximale de 40 mg (4 gél.) à H1 puis arrêt. 1 gél. à H2. ***Entretien*** : deux possibilités : ***ADALATE*** 20 mg 2 à 3 gél./24 h ; ***CHRONADALATE LP*** 30 mg, 1 à 2 cp./j.

TOCOLYTIQUES

Nicardipine

LOXEN					
LOXEN IVSE 1 à 3 mL/h	5 amp. 10 mg/10 mL	HOP	I		
LOXEN PO 20 mg 2 à 3cp./j	30 cp. séc. 20 mg	4,05	I	65 %	0,14
	90 cp. séc. 20 mg	11,66	I	65 %	0,13
LOXEN PO 50 mg LP 1 à 2 cp./j	60 gél. LP 50 mg	12,89	I	65 %	0,21
	180 gél. LP 50 mg	36,40	I	65 %	0,20

Nifédipine

ADALATE					
1 caps. à renouveler toutes les 15 min pdt 1 h jusqu'à diminution des contractions	30 caps. 10 mg	2,17	I	65 %	0,07
	90 caps. 10 mg	5,63	I	65 %	0,06
ADALATE LP					
2 à 3 cp./j en traitement d'entretien	30 cp. 20 mg	3,19	I	65 %	0,11
	180 cp. 20 mg	17,93	I	65 %	0,10
CHRONADALATE					
1 à 2 cp. LP/j en traitement d'entretien	30 cp. 30 mg	8,19	I	65 %	0,27
	90 cp. 30 mg	23,15	I	65 %	0,26

PROPRIÉTÉS
Myorelaxant utérin.

INDICATIONS
Menace d'accouchement prématuré.

CONTRE-INDICATIONS
Hypersensibilité.
Contractions utérines symptomatiques d'infection (chorioamniotite), d'hématome rétro-placentaire, souffrance fœtale aiguë, pré-éclampsie sévère, rupture prématurée des membranes après 32 SA.

EFFETS INDÉSIRABLES
Bouffées vasomotrices, céphalées (apparition en début de traitement puis disparition).
Plus rarement : tachycardie, palpitations, éruption cutanée, asthénie, vertiges, troubles du sommeil, nausées, gastralgie, dyspepsie.
Exceptionel pour la **nifédipine** : atteinte hépatique réversible à l'arrêt du traitement.

MENACE D'ACCOUCHEMENT PRÉMATURÉ (2)

Antagonistes de l'ocytocine

• Dose d'attaque :
TRACTOCILE 0,9 mL en bolus sur 1 min (IVL) de solution injectable à 7,5 mg/mL (soit 6,75 mg IV) ; puis perfusion de charge (3 h) à 24 mL/h (dilution d'une amp. de 37,5 mg/5 mL reconstituée dans 50 mL de sérum physiologique ou de glucosé 5 %).
• Dose d'entretien :
TRACTOCILE 8 mL/h (dilution d'une amp. de 37,5 mg de 5 mL reconstituée à 50 mL de sérum physiologique ou de glucosé 5 %).

Quelle durée pour la tocolyse ?

• Il ne semble pas y avoir de bénéfice à la poursuite du traitement au-delà de 48 h en cas de tocolyse efficace.
• L'instauration d'un traitement d'entretien après 48 h de tocolyse efficace n'a pas d'intérêt pour la prolongation de la grossesse ou l'état néonatal.
• Le traitement d'entretien pourrait réduire les ré-hospitalisations et la nécessité de re-traitement tocolytique par voie intraveineuse.

Transfert *in utero*

• Contre-indications :
– souffrance fœtale ;
– MAP non stabilisée ;
– métrorragies liées a un placenta prævia abondantes, ou d'autre étiologie.
• À envisager vers une maternité de niveau III entre 24 et 31 SA, vers une maternité de niveau II entre 31 et 36 SA.

Corticothérapie (maturation pulmonaire) [1]

• Une cure : **bétaméthasone** (***CÉLESTÈNE***) 12 mg IM, 2 inj. à 24 h d'intervalle.
• Il semble utile de débuter une cure de corticoïdes même quand l'accouchement paraît imminent.
• Il n'y a pas de démonstration d'un effet bénéfique des corticoïdes au-delà de 34 SA.
• Efficacité jusqu'à 7 j.
• Au-delà de cette période, si la MAP semble s'aggraver, on peut réaliser une seconde cure.
• Le rapport bénéfice/effets indésirables au-delà des 2 cures ne semble pas être en faveur de la répétition des cures.

Le suivi à domicile de femmes ayant été traitées et hospitalisées pour une menace d'accouchement prématuré ne réduit pas la prématurité. En revanche, il augmente nettement la satisfaction des patientes qui en bénéficient.

Cas particulier : grossesse multiple

Les **inhibiteurs calciques** exposent à un risque accru de complications cardiovasculaires, notamment d'œdème aigu du poumon, en cas de grossesse multiple. Utiliser les antagonistes de l'ocytocine.
Le bénéfice des **corticoïdes** en cas de grossesse multiple est moins bien démontré que pour les grossesses uniques. En l'absence de données spécifiques, la réalisation d'une corticothérapie selon les mêmes modalités que pour les grossesses uniques est recommandée.

CONSENSUS

[1] La menace d'accouchement prématuré (MAP) à membranes intactes, *CNGOF*, 2002.

ANTAGONISTE DE L'OCYTOCINE

Atosiban

TRACTOCILE					
MAP Attaque : bolus : 0,9 mL en 1 min, perf. de charge (3 h) : 24 mL/h Entretien : 8 mL/h	1 fl. 0,9 mL 1 fl. 5 mL	HOP HOP	I		

PROPRIÉTÉS

Antagoniste compétitif de l'ocytocine au niveau des récepteurs.

Diminue la fréquence des contractions et la tonicité du muscle utérin.

INDICATIONS

Menace d'accouchement prématuré.

CONTRE-INDICATIONS

Contre-indications de la tocolyse : tout facteur, chez la mère ou le fœtus, rendant la poursuite de la grossesse dangereuse (souffrance fœtale, métrorragies, pré-éclampsie sévère, rupture prematurée des membranes après 32 SA, suspicion de chorioamniotite), mort fœtale *in utero*.

PRÉCAUTIONS D'EMPLOI

Il n'existe pas de données cliniques sur l'utilisation de l'**atosiban** chez des patientes souffrant de troubles de la fonction hépatique ou rénale. L'**atosiban** n'a pas été utilisé chez des patientes présentant une localisation anormale du placenta.

Le renouvellement d'un traitement par ***TRACTOCILE*** est possible, mais l'expérience clinique avec des traitements répétés, jusqu'à 3 renouvellements, est faible.

En tant qu'**antagoniste de l'ocytocine**, l'**atosiban** peut théoriquement favoriser le relâchement du muscle utérin et une hémorragie post-partum.

EFFETS INDÉSIRABLES

Nausées, vomissements, hyperglycémie, céphalées, vertiges, tachycardie, bouffées de chaleur, hypotension. Réaction au point d'injection, prurit, rash, fièvre, insomnie.

Des cas isolés d'hémorragies utérines et d'atonies utérines ont été rapportés. Leur fréquence n'est pas supérieure à celle des groupes témoins inclus dans les essais cliniques.

Réaction allergique.

INTERACTIONS MÉDICAMENTEUSES

Aucune relevée au cours des études cliniques.

MÉTRORRAGIE DU 3E TRIMESTRE DE LA GROSSESSE

Les causes sont diverses. Il ne faut pas passer à côté des plus graves que sont l'hématome rétroplacentaire et le placenta prævia. Penser à l'injection de gammaglobulines anti-D en cas de Rhésus négatif.

En règle générale

Hospitalisation – Urgence obstétricale

Retentissement maternel

- Quantification des saignements, pression artérielle, pouls.
- Voie d'abord veineuse.
- Si besoin : remplissage vasculaire, et transfusion iso-groupe iso-Rhésus.
- Bilan biologique : NFS, plaquettes, groupe Rhésus, hémostase complète, bilan hépatique, créatininémie, protéinurie.
- Examen gynécologique.

L'examen sous spéculum précise l'origine du saignement.

Le toucher vaginal ne sera fait que si l'échographie élimine un placenta praevia (risque d'hémorragie cataclysmique si placenta prævia).

Retentissement fœtal

- Rythme cardiaque fœtal.
- Échographie obstétricale : vitalité fœtale, localisation placentaire, image d'hématome rétro-placentaire, Doppler ombilical.
- Test de Kleihauer (quantification des hématies fœtales dans le sang maternel).

Métrorragies très abondantes

– le temps de l'évaluation doit être réduit au minimum : rythme cardiaque fœtal, terme de grossesse, notion de placenta bas inséré/recouvrant ;
– prise en charge réanimatoire ;
– anesthésie ;
– césarienne de sauvetage fœtal.

Hématome rétroplacentaire

Hospitalisation

Si le fœtus est vivant

Césarienne en urgence pour sauvetage fœtal.

Si le fœtus est mort

Expulsion par voie basse si l'état maternel le permet, sinon césarienne pour sauvetage maternel.

Placenta prævia

En cas de saignement abondant : hospitalisation

Tentative de rupture des membranes si le placenta ne semble pas recouvrant en échographie, ce qui peut par effet mécanique arrêter le saignement, pour permettre un accouchement par voie basse.

- Si le saignement ne s'arrête pas : césarienne en urgence.
- Si le placenta recouvre l'orifice cervical interne on pratiquera une césarienne en urgence.

En cas de métrorragie peu abondante

On proposera en fonction du terme de la grossesse un traitement tocolytique en l'absence de signe infectieux (les contractions favorisent le saignement) ou bien un déclenchement du travail. Corticothérapie pour la maturation pulmonaire fœtale, effectuée en cas de terme inférieur à 34 sem. d'aménorrhée.

NOTES

ACCOUCHEMENT NORMAL

L'entrée en travail a une définition dynamique : c'est l'apparition de contractions utérines entraînant des modifications cervicales.
Le déroulement du travail se divise en 3 phases :
– 1re phase : effacement et dilatation du col,
– 2e phase : expulsion du fœtus,
– 3e phase : délivrance.
La parturiente est perfusée et surveillée pendant tout le temps du travail en salle d'accouchement.

Première phase

C'est une période de surveillance.

Surveillance maternelle

- Pouls, pression artérielle.
- Température.
- Tolérance à la douleur (nécessité d'une anesthésie péridurale).

Surveillance de la dynamique du travail

- Contractions utérines :
– cliniquement (palper) ;
– tocographie externe ou interne si le capteur externe enregistre mal les contractions (ex : obésité).
- Le toucher vaginal renseigne chaque heure sur :
– le col (position, longueur, épaisseur et dilatation) ;
– l'état de la poche des eaux ;
– la nature, la hauteur et la variété de la présentation fœtale.

Ces éléments d'examen sont retranscrits sur un partogramme.

Si la dynamique du travail n'est pas satisfaisante, on peut s'aider d'**ocytociques** en intraveineux qui renforcent et régularisent les contractions utérines. Le travail est alors dirigé.
L'**ocytocique** le plus utilisé est l'**oxytocine** (***SYNTOCINON***) en IV lente ; la posologie est à adapter en fonction de l'efficacité sur la contractilité utérine et de la tolérance fœtale.

Surveillance fœtale

- Couleur du liquide amniotique.
- Enregistrement continu du rythme cardiaque fœtal (RCF) par cardiographie.
- D'autres paramètres de surveillance fœtale peuvent être utilisés en cas d'anomalies du RCF : pH au scalp, oxymétrie de pouls fœtal, ECG fœtal (à l'étude).

Deuxième phase

La femme doit fournir des efforts expulsifs qui sont contemporains des contractions et guidés par la sage-femme ou l'obstétricien.

Surveillance maternelle

- Essentiellement le périnée pour juger de l'utilité d'une épisiotomie préventive.
- Tolérance à la douleur.

Surveillance dynamique

Cette phase ne doit pas excéder 30 min.

Surveillance fœtale

RCF et progression de la présentation.
Une extraction instrumentale doit être pratiquée en cas de non-progression de la présentation ou d'anomalies du RCF.

Troisième phase

On surveillera les saignements et l'hémodynamique maternels. Si la délivrance ne s'est pas produite 10 min après l'accouchement (délivrance dirigée) ou si les saignements sont trop importants, on pratiquera une délivrance artificielle. Systématiquement on vérifiera l'intégrité du placenta et des membranes.
Au moindre doute, on pratiquera une révision utérine.
En cas de gestes endo-utérins, on administre une antibioprophylaxie, par **amoxicilline + acide clavulanique** (***AUGMENTIN***) 1 g IV en l'absence d'allergie.

Après l'accouchement

Surveillance maternelle

- Pendant 2 h en salle de naissance.
- Hémodynamique maternelle.
- Saignement.
- Globe utérin.

En fonction de ces deux derniers paramètres, on ajuste les doses d'**ocytociques** nécessaires (*cf.* Hémorragies du post-partum immédiat).

ANALOGUES DE L'OCYTOCINE

■ Oxytocine

SYNTOCINON					
Induction des contractions utérines : 0,1 à 0,4 mL/min en IVL à dose progressive. Jusqu'à 2 mL/min (5 UI/500 mL de glucosé) Rétraction utérine : 5 à 10 UI IVL	10 amp. 1 mL = 5 UI	HOP	II		

PROPRIÉTÉS

Analogue synthétique de l'ocytocine hypophysaire, augmentant la fréquence et l'intensité des contractions utérines.

INDICATIONS

Induction des contractions pendant le travail.
Rétraction utérine au moment de la délivrance.
Hémorragie du post-partum immédiat.

CONTRE-INDICATIONS

Absolues : hypersensibilité, hypertonie utérine, hématome rétro-placentaire, placenta prævia compliqué, toxémie gravidique sévère.
Relatives : utérus cicatriciel ou surdistendu, mort fœtale *in utero*.

PRÉCAUTIONS D'EMPLOI

Pendant le travail : il est indispensable de monitorer l'activité de l'utérus et l'état du fœtus pour prévenir une souffrance fœtale ou une hypertonie utérine, réversibles à l'arrêt du traitement.
Dans les hémorragies du post-partum immédiat, s'assurer de la vacuité utérine et de l'intégrité de la filière génitale.

EFFETS INDÉSIRABLES

Surdosage : hypercinésie de fréquence, hypertonie utérine et risque de souffrance fœtale.
Rupture utérine.

INTERACTIONS MÉDICAMENTEUSES

Déconseillés : **analogues des prostaglandines.** Les prostaglandines peuvent potentialiser l'effet de l'ocytocine et réciproquement. En conséquence, l'utilisation simultanée des deux produits doit être faite avec précaution.

■ Carbétocine

PABAL					
Inj. IV unique sur 1 min. immédiatement après accouchement par césarienne	5 inj. 100 µg/1 mL	HOP	II		

PROPRIÉTÉS

Analogue synthétique de l'ocytocine hypophysaire, augmentant la fréquence et l'intensité des contractions utérines.
Action prolongée.

INDICATIONS

Prévention de l'atonie utérine suivant un accouchement par césarienne sous anesthésie péridurale ou rachianesthésie.
PABAL ne doit pas être utilisé pour déclencher le travail (effet utérotonique persistant plusieurs heures).

CONTRE-INDICATIONS

Pendant la grossesse et le travail.
Insuffisance hépatique ou rénale.
Pré-éclampsie ou éclampsie.
Affections cardiovasculaires graves.
Épilepsie.

PRÉCAUTIONS D'EMPLOI

Prudence en cas de migraine, asthme, maladie cardiovasculaire (surcharge rapide en liquide extracellulaire).

EFFETS INDÉSIRABLES

Céphalées, tremblements, vertiges, douleurs dorsales ou thoraciques.
Hypotention, bouffées vasomotrices, prurit.
Nausées, douleurs abdominales.

INTERACTIONS MÉDICAMENTEUSES

Prostaglandines ou analogues : potentialisation des effets.
Alcaloïdes de l'ergot de seigle, vasoconstricteurs : hypertension artérielle.

PROSTAGLANDINES ET DÉRIVÉS (1)

Misoprostol

CYTOTEC					
Interruption volontaire de grossesse : 2 cp. à renouveler 4 h plus tard si pas de saignements **Évacuation d'une fausse couche ou rétention** : 2 cp. x 3/j pendant 3 j **Déclenchement du travail** (hors AMM) : 1/4 cp à mettre dans le vagin. À renouveler au bout de 4 h, attention à ne faire que sous surveillance maternelle et fœtale rapprochée en milieu hospitalier	60 cp. séc. 200 µg	17,80	I	15 %	0,30

PROPRIÉTÉS

Prostaglandine ; provoque des contractions utérines.

INDICATIONS

Interruption volontaire de grossesse.
Évacuation d'une fausse couche ou rétention.
Déclenchement du travail (hors AMM).

CONTRE-INDICATIONS

Hypersensibilité.
Utérus cicatriciel, grossesse gémellaire, dystocie.

PRÉCAUTIONS D'EMPLOI

Dans ces indications, ***CYTOTEC*** ne peut être employé que sous contrôle médical rapproché le plus souvent en hospitalisation.

EFFETS INDÉSIRABLES

Douleurs abdominales, nausées, vomissements, diarrhée.
Malaise.

PROSTAGLANDINES ET DÉRIVÉS (2)

■ Sulprostone

NALADOR				
Hémorragie du post-partum immédiat : 1 amp. sur 1 h puis 1 amp. sur 4 à 5 h ITG ou MFIU : 2 amp./10 h Adapter à l'efficacité	1 amp. 500 μg	HOP	I	

PROPRIÉTÉS
Dérivé synthétique de la prostaglandine E_2 provoquant des contractions, et une dilatation du col.

INDICATIONS
Hémorragie du post-partum immédiat.
Interruption thérapeutique de grossesse, mort fœtale *in utero* au 2e trim.

CONTRE-INDICATIONS
En cas d'hémorragie du post-partum immédiat si le risque vital maternel peut être mis en jeu, les contre-indications habituelles deviennent relatives.
Femmes > 35 ans ou grande fumeuse, antécédents d'hypersensibilité au produit, antécédents cardiocirculatoires, asthme, antécédents comitiaux, utérus cicatriciel, insuffisance rénale ou hépatique grave, hyperthyroïdie, diabète décompensé, ulcère, thalassémie, drépanocytose.

PRÉCAUTIONS D'EMPLOI
En perfusion IV, avec surveillance cardiorespiratoire, et matériel de réanimation disponible.
L'augmentation des doses n'accroît pas l'efficacité thérapeutique mais conduit à plus d'effets indésirables.

EFFETS INDÉSIRABLES
Des accidents cardiovasculaires graves (potentiellement mortels) ont été notifiés (spasme coronarien).
Nausées, vomissements, douleur abdominale, diarrhée, céphalée, obnubilation.
Bronchoconstriction si prédispositions.

INTERACTIONS MÉDICAMENTEUSES
Prudente avec **oxytocine** (potentialisation).
AINS (antagonisme).

PROSTAGLANDINES ET DÉRIVÉS (3)

Dinoprostone

PROSTINE E2				
Conservation : réfrigérateur Dose initiale de 1 mg dans cul-de-sac vaginal postérieur Après 6 h, 2e dose de 1 ou 2 mg	1 ser. gel vaginal 1 mg 1 ser. gel vaginal 2 mg	HOP HOP	I I	
Conservation : réfrigérateur Perf. IV dans NaCl ou G5 Concentration finale : 1,5 µg/mL Induction du travail : 0,25 µg/min pdt au moins 30 min puis jusqu'à max 2 µg/min par paliers en fonction de la réponse et de la tolérance Mort fœtale : 0,5 µg/min jusqu'à max 4 µg/min par palliers à intervalles d'au moins 1 h	1 amp. 1 mg/mL	HOP	I	
PROPESS				
Conservation : congélateur Insertion : dans le cul-de-sac postérieur Utilisation de lubrifiant hydrosoluble si nécessaire Après insertion : patiente allongée pdt 20-30 min Diffusion continue jusqu'à 24 h	5 dispositifs de diffusion vaginale 10 mg	HOP	I	

PROPRIÉTÉS

Analogue de la prostaglandine E2, naturellement présente à faible concentration dans les tissus de l'organisme.

Active la dégradation du collagène et la relaxation des muscles lisses, notamment ceux du col de l'utérus qui se dilatent pour permettre le passage du fœtus.

INDICATIONS

Induction de la maturation du col chez les patientes à terme.

PROSTINE E2 en perfusion : mort fœtale *in utero* (évacuation utérine).

CONTRE-INDICATIONS

Antécédent de chirurgie utérine majeure, de rupture du col, de plus de 3 accouchements à terme, d'inflammation pelvienne récente non traitée.

Disproportion fœtopelvienne, anomalie de présentation fœtale autre que céphalique, souffrance fœtale même suspectée, grossesse gémellaire.

Placenta prævia ou saignement vaginal inexpliqué pendant la grossesse.

PRÉCAUTIONS D'EMPLOI

Arrêt du tabagisme demandé pendant les jours précédant l'administration, par précaution. Prise en compte des facteurs de risque cardiovasculaires.

Surveillance fœtale et utérine stricte et régulière après administration.

Arrêt du traitement si maturation complète du col, contractions utérines régulières et douloureuses, rupture des membranes, événements indésirables systémiques.

EFFETS INDÉSIRABLES

Travail anomal affectant le fœtus, affection cardiaque fœtale, syndrome de détresse fœtale, hypertonie utérine.

Nausée, vomissements, diarrhée dose-dépendants impliquant l'arrêt du traitement.

Très rare : syndrome anaphylactoïde de la grossesse (embolie amniotique).

Accidents cardiovasculaires exceptionnels.

INTERACTIONS MÉDICAMENTEUSES

Analogues de l'ocytocine déconseillés en association voire contre-indiqués avec ***PROPESS*** (après retrait du dispositif, intervalle de 30 min requis avant leur utilisation).

AINS, **aspirine** à interrompre avant l'administration.

NOTES

HÉMORRAGIES DU POST-PARTUM IMMÉDIAT (HDD) (1)

Définition

Perte sanguine de plus de 500 mL dans les 24 h qui suivent la naissance.
L'hémorragie de la délivrance est sévère si les pertes sont > 1 000 mL.

Traitement préventif [1]

- Toute femme en début de travail doit disposer de 2 déterminations du groupe sanguin ABO RH D et Kell 1 valides et du résultat de la recherche d'agglutinines irrégulières (RAI) datant de moins de 1 mois.
- En cas de risque très élevé d'hémorragie du post-partum : RAI de moins de 3 j nécessaire à l'entrée en salle de naissance ; prise en charge dans une structure adaptée. Cela concerne les patientes présentant :
  - un placenta recouvrant ;
  - une suspicion de placenta accreta ;
  - ou des troubles sévères de l'hémostase.
- Systématiquement :
  - une **surveillance régulière en salle de naissance pendant les 2 h qui suivent un accouchement** (importance des pertes sanguines, tonicité du globe utérin, fréquence cardiaque et mesure de la pression artérielle). Ces données seront consignées dans le dossier de la patiente ;
  - une **délivrance dirigée** : au moment du décollement placentaire, traction contrôlée du cordon associée à une contre-pression sus-pubienne à l'aide de la main abdominale et une **injection d'oxytocine** (***SYNTOCINON***) 5 à 10 UI en IVL au moment du dégagement de l'épaule antérieure de l'enfant (délivrance dirigée) ;
  - un **massage de l'utérus** effectué après l'expulsion du placenta si l'utérus est hypotonique ;
  - un **examen du placenta** afin de vérifier s'il est complet. La rétention de cotylédons ou de membranes indique une révision utérine ;
  - une **délivrance artificielle** lorsque le placenta n'est pas expulsé dans un délai de 10-20 min.

La **cabétocine** (***PABAL***) est en cours d'évaluation dans le cadre de la prévention de l'HDD au cours des césariennes.

Cas particulier : placenta accreta [1]

- En l'absence d'hémorragie, le placenta peut être laissé en place en partie ou en totalité.
- En cas d'hémorragie modérée, une ligature artérielle éventuellement associée à un capitonnage utérin (en cas de césarienne) ou une embolisation artérielle (en cas de voie basse) peuvent être réalisées. Une hystérectomie s'impose en cas d'échec ou d'hémorragie grave d'emblée.

Conduite à tenir [2]

Prévenir tous les intervenants (la prise en charge doit se faire en équipe : aide-soignante, sage-femme, infirmière, obstétricien, anesthésiste-réanimateur).

Le facteur temps est primordial et le déroulement chronologique doit être consigné dans le dossier de la patiente.

Un sac de recueil doit être mis en place afin de quantifier les saignements.

Dans les premières 15 à 30 min

Réanimation	Obstétrique
– Monitorage : pouls, PA, SaO_2 – Vérification de la voie d'abord veineuse – Remplissage (cristalloïdes) – Vérification de la carte de groupe et RAI – Anesthésie adaptée à la pratique des gestes obstétricaux dans les conditions de sécurité optimale et dans de brefs délais – Oxygénothérapie – Prévention de l'hypothermie – Pose d'une deuxième voie d'abord veineuse ± abord veineux fémoral gauche/cathéter artériel – Prélèvement sanguin : hémogramme, hémostase	– Assurer la vacuité utérine : délivrance artificielle ou révision utérine – Vider la vessie – Masser l'utérus s'il est hypotonique – Examiner la filière génitale sous valves – Pratiquer une antibioprophylaxie (gestes endo-utérins) **Oxytocine** (***SYNTOCINON***) : 5 à 10 UI en intraveineuse lente puis en perfusion (5 à 10 UI/h pendant 2 h), 40 UI au maximum en dose cumulée

HÉMOSTATIQUE EN GYNÉCOLOGIE

Fibrinogène humain

CLOTTAFACT					
Hémorragie en cas de déficit secondaire en fibrinogène (post-partum, insuffisance hépatique) A. : dose initiale de 1 à 2 g, voire de 4 à 8 g dans les hémorragies aiguës sévères obstétricales E. : 0,02 à 0,03 g/kg	1 fl. pdre + solv. 1,5 g/100 mL	HOP	I		

PROPRIÉTÉS

Le **fibrinogène** injecté forme un réseau stable de fibrine sous l'action de la thrombine et en présence de facteur XIII activé et d'ions calcium, ce qui assure la coagulation.

Valeurs normales de fibrinogène circulant : 1,5 à 4,5 g/L.

Valeur critique de fibrinogène, en dessous de laquelle une hémorragie peut apparaître : 0,5-1 g/L.

INDICATIONS

Traitement complémentaire dans la prise en charge d'une hémorragie sévère incontrôlée dans le cadre d'une hypofibrinogénémie acquise telle que :

– augmentation de la consommation du fibrinogène associée à un **saignement incontrôlé menaçant le pronostic vital dans les complications obstétricales** (ex : **hémorragie de la délivrance**), en situation chirurgicale ou en traumatologie ;

– altération de la synthèse hépatique du fibrinogène (insuffisance hépatique ou traitement par **L-asparaginase**).

Traitement de l'hypo-, dys- ou afibrinogénémie constitutionnelle chez les patients présentant une hémorragie spontanée ou post-traumatique.

CONTRE-INDICATIONS

Hypersensibilité à l'un des composants.

PRÉCAUTIONS D'EMPLOI

Vaccination contre les hépatites A et B pour les patients recevant régulièrement du **fibrinogène**.

Contient du sodium.

EFFETS INDÉSIRABLES

Très fréquents : céphalées, sueurs nocturnes.

Rares : réaction d'hypersensibilité, thrombose (surveillance étroite, prise en compte des facteurs de risque).

Possibilité non exclue de transmissions d'infections, notamment du virus de l'hépatite A et du parvovirus.

INTERACTIONS MÉDICAMENTEUSES

Aucune.

HÉMORRAGIES DU POST-PARTUM IMMÉDIAT (HDD) (2)

Si l'hémorragie persiste après 30 min ou s'aggrave

Réanimation	Obstétrique
– Avertissement du site transfusionnel – Remplissage (cristalloïdes) – Transfusion de culots globulaires (objectif : hémoglobine : 7 à 10 g/dL) – Plasma frais congelé si troubles de l'hémostase – **Fibrinogène** (objectif ≥ 2 g/L) – Transfusion de concentrés plaquettaires (si thrombopénie, objectif ≥ 50 000 plaquettes) – Intubation trachéale si troubles de la conscience ou hémodynamique instable	**Sulprostone** (***NALADOR***) en perfusion IV à la seringue électrique (débuter à une posologie comprise entre 100 et 500 µg/h à adapter en fonction de la réponse au traitement : persistance de l'hémorragie, tonicité utérine) Ex : ***NALADOR*** – 1 amp. en 1 h – puis amp. en 4 à 5 h Relais par **oxytocine** (***SYNTOCINON***) 10 à 20 UI en perfusion pendant 2 h Sondage vésical à demeure permettant la surveillance de la diurèse horaire **Acide tranexamique** (selon l'appréciation de l'équipe)

Si l'hémorragie persiste après 30 min de sulprostone ou s'aggrave

- Tamponnement intra-utérin par ballon laissé à l'appréciation des équipes (études randomisées en cours pour confirmer son efficacité).
- Anesthésie générale et utilisation de méthodes invasives :
  – embolisation utérine ;
  – chirurgie (ligature artérielle, hystérectomie d'hémostase).
- Possibilité d'un transfert si l'état de la patiente le permet.
- L'embolisation peut être préférée dans les cas suivants :
  – atonie utérine résistante aux utérotoniques ;
  – hémorragie d'origine cervico-utérine (placenta recouvrant) ;
  – thrombus vaginal ;
  – déchirure cervicovaginale déjà suturée ou non accessible.
- La ligature artérielle peut être préférée en cas de césarienne.
- Le choix est laissé à l'équipe en fonction de la sévérité de l'hémorragie, des structures présentes à proximité, de l'expérience du chirurgien.
- Après embolisation ou chirurgie, surveillance de la patiente dans une structure adaptée de type réanimation, soins intensifs ou salle de surveillance post-interventionnelle.
- Une anticoagulation préventive doit être instaurée dans le post-partum si :
  – la patiente a été transfusée ;
  – les pertes sont ≥ 1 000 mL ;
  – l'HDD survient au décours d'une césarienne.

CONSENSUS

[1] Les hémorragies du post-partum, *CNGOF*, 2014.
[2] Hémorragies du post-partum immédiat, *CNGOF*, 2004.

IMMUNISATION SANGUINE FŒTO-MATERNELLE (1)

Traitement préventif [1]

≤ 15 SA	15 à 27 SA	27 à 29 SA	29 SA à l'accouchement	Accouchement
Prévention ciblée FCS, IVG, GEU, IMG, métrorragies, môle, réduction embryonnaire, cerclage, traumatisme abdominal, ponction amniotique, biopsie de trophoblaste	Prévention ciblée – *Risque élevé d'HFM* : FC tardive, IMG, MFIU, traumatise abdomino-pelvien, cordocentèse – *Risque faible d'HFM* : amniocentèse simple, métrorragies,- cerclage tardif	Prévention systématique des femmes Rhésus D négatif	Prévention ciblée Abstention si l'injection de 300 µg a été faite à 28 SA sauf si risque élevé d'HFM (version par manœuvres externes, MFIU, traumatisme abdomino-pelvien, ponction cordon ou organe fœtal)	Si nouveau-né RhD positif : ***RHOPHYLAC*** Abstention possible si : – et Kleihauer négatif – et anti-D > 6 ng/mL
Kleihauer : non	Kleihauer : oui si risque d'HFM important	Kleihauer : non	Kleihauer : oui si risque d'HFM important	Kleihauer : oui
RHOPHYLAC 200 µg IV dans les 72 h	***RHOPHYLAC*** 200 µg IV dans les 72 h Adapter les doses au Kleihauer si risque d'HFM élevé	***RHOPHYLAC*** 300 µg IM ou IV	Adapter les doses au Kleihauer si risque d'HFM élevé	***RHOPHYLAC*** 200 µg IV dans les 72 h
FCS : fausse couche spontanée ; IVG : interruption volontaire de grossesse ; GEU : grossesse extra-utérine ; IMG : interruption médicale de grossesse ; HFM : hémorragie fœto-maternelle ; FC : fausse couche ; MFIU : mort fœtale *in utero*.				

- Prélever une RAI avant toute injection d'IgRh (pour s'assurer *a posteriori* de l'absence d'immunisation).
- Calendrier des RAI :

– **1er trimestre** (avec groupe sanguin si non fait) ;

– **6e mois** (peut correspondre à la RAI avant l'injection systématique à 28 SA) ;

– **8e mois** seulement si ***RHOPHYLAC*** 300 µg non fait à 28 SA ;

– quatre dernières sem. : dans le cadre d'une possible transfusion au cours de l'accouchement.

- Voie IV préférée pour la prophylaxie post-exposition, lorsqu'on se rapproche des 72 h, lorsqu'il existe un risque élevé d'hémorragie fœto-maternelle.
- Abstention possible si risque faible d'HFM et précédente injection de ***RHOPHYLAC*** 200 µg < 9 sem. ou ***RHOPHYLAC*** 300 µg < 12 sem. ; si le risque d'HFM est élevé, on pourra s'abstenir seulement si le test de Kleihauer est négacetif.

IMMUNISATION SANGUINE FŒTO-MATERNELLE (2)

Conduite à tenir en cas d'allo-immunisation érythrocytaire

Il faut **dépister une anémie fœtale** par des explorations plus ou moins invasives.

Le résultat de ces différentes explorations permettra une prise en charge *in utero* de l'anémie fœtale.

Dosage pondéral des anticorps maternels

Une valeur sous le seuil élimine l'éventualité d'un accident hémolytique majeur chez le fœtus.

Anticorps anti-D (seuils en fonction du terme)

Titre IgG (ng/mL)	4	3	2	1	0,7
Terme (SA)	18	24	28	32	36

Échographie fœtale

Vélocimétrie cérébrale : pic de vitesse systolique de l'artère cérébrale moyenne (permet de détecter une anémie fœtale précoce).

Recherche des premiers signes de décompensation de l'anémie (anasarque débutante puis plus marquée).

Cordocentèse

Permet de mesurer le taux d'hémoglobine fœtale et de poser l'indication d'un traitement.

Traitement anténatal

Il consiste en une transfusion ou une exsanguino-transfusion *in utero*.

L'indication est posée par le dosage de l'hémoglobine fœtale par cordocentèse.

Le but à atteindre est de remonter l'hémoglobine fœtale à 16 g/dL (14 g/dL seulement en cas d'anasarque).

La transfusion se fait à 18-20 SA au plus tôt et est répétée toutes les 2 à 4 sem. en fonction de l'évaluation (vélocimétrie cérébrale, Hb fœtale).

L'extraction fœtale est décidée en mettant en balance les risques de la prématurité/la gravité de l'anémie fœtale et le rendement des transfusions.

CONSENSUS

[1] Prévention de l'allo-immunisation Rhésus-D fœto-maternelle, *CNGOF*, 2005.

IMMUNOGLOBULINE ANTI-D

Immunoglobuline humaine anti-D (Rh)

RHOPHYLAC					
Prévention de l'allo-immnunisation fœto-maternelle : 200 à 300 µg selon les indications Hémorragie fœto-maternelle importante (> 4 mL) : doses complémentaires de 20 µg/mL d'hématies fœtales Transfusions incompatibles : 20 µg/2 mL de sang Rh D positif transfusé ou par mL de concentré érythrocytaire	1 inj. 200 µg/2 mL (1 000 UI) 1 inj. 300 µg/2 mL (1 500 UI)	59,62 83,05	I I	100 % 100 %	59,62 83,05

PROPRIÉTÉS

Contient des anticorps spécifiques de type IgG, dirigés contre l'antigène Rh(D) des érythrocytes humains.

Si la mère est Rh(D)-négatif et le fœtus Rh(D)-positif, la mère peut s'immuniser contre l'antigène Rh(D) et produire des anticorps anti-Rh(D) qui traversent le placenta pouvant provoquer une maladie hémolytique du nouveau-né (principalement au cours d'une grossesse ultérieure).

L'injection assez tôt et en quantité suffisante d'**immunoglobuline anti-D** prévient l'immunisation Rh(D) dans plus de 99 % des cas.

L'élimination des hématies Rh(D)-positif est retardée en cas d'injection intramusculaire (les immunoglobulines injectées par voie intraveineuse sont immédiatement détectables dans la circulation alors qu'elles doivent être absorbées à partir du point d'injection en cas d'intramusculaire).

INDICATIONS

Prévention de l'allo-immnunisation fœto-maternelle (femmes Rh négatif).

Traitement des sujets Rh(D)-négatif après transfusions incompatibles de sang Rh(D)-positif ou d'autres produits contenant des hématies Rh(D)-positif.

CONTRE-INDICATIONS

Hypersensibilité à l'un des composants.

La voie intramusculaire est contre-indiquée chez les sujets présentant un trouble de l'hémostase.

PRÉCAUTIONS D'EMPLOI

Des réactions allergiques.

Les patients doivent être informés des signes de réaction d'hypersensibilité.

Le patient doit être gardé en observation au moins 20 min après administration.

Certains individus avec un déficit en IgA peuvent développer des anticorps anti-IgA (***RHOPHYLAC*** contient une quantité < 5 % d'IgA).

La transmission d'agents infectieux ne peut pas être totalement exclue lors de l'administration de médicaments préparés à partir de sang ou de plasma humain.

EFFETS INDÉSIRABLES

Douleur et sensibilité locales au point d'injection.

Hyperthermie, malaise, céphalées, réactions cutanées et frissons.

Réactions de type allergique ou anaphylactique.

INTERACTIONS MÉDICAMENTEUSES

L'immunisation active avec des vaccins à virus vivant atténué (ex : vaccin de la rougeole, des oreillons, de la rubéole ou de la varicelle) doit être reportée de 3 mois après la dernière administration de l'**immunoglobuline anti-D** car l'efficacité du vaccin peut être altérée.

ALLAITEMENT (1)

Si la femme ne souhaite pas allaiter

Agoniste dopaminergique, **bromocriptine** (***PARLODEL***) à posologie progressive pour éviter les hypotensions dès le 1er j du post-partum : 1/2 cp. le 1er j ; 1 cp. le 2e j ; puis 1 cp. x 2 /j pendant 14 j, à prendre au milieu des repas.

Cabergoline (***DOSTINEX***) 1 cp. à J1 et J2. Contre-indiqués en cas d'HTA/pré-éclampsie.

Ce sont des vasoconstricteurs ; ne pas utiliser en association avec d'autres vasoconstricteurs (dérivés de l'ergot de seigle, vasoconstricteur nasal).

ARRÊTER immédiatement en cas de symptôme anormal notamment les céphalées.

Si la femme souhaite allaiter [1]

Principes de l'allaitement

- Bonne position du nouveau-né : face à la mère, bouche grande ouverte sur le mamelon.
- Durée et fréquence des tétées : allaitement à la demande (aussi fréquemment et longtemps que le nourrisson le désire), changer de sein lorsque le nourrisson arrête de téter de lui-même.

Contraception en cas d'allaitement

Information du couple. Choix du couple.

- Méthode de l'allaitement maternel et de l'aménorrhée (MAMA). Conditions : allaitement maternel exclusif et persistance de l'aménorrhée ; taux de grossesses inférieur a 2 %.
- Contraception hormonale :
  – **œstroprogestatifs** non recommandés car ils pourraient diminuer la production de lait ;
  – les **microprogestatifs** peuvent être utilisés ; éviter les 2 à 4 premières semaines du post partum car risque thromboembolique augmenté.
- Dispositif intra-utérin : possible dans les premieres 48h ou à partir de la 4e sem. du post-partum.
- Préservatifs et spermicides possibles.

ALLAITEMENT (2)

Complications

► *Douleurs et lésions des mamelons*

• Une sensibilité douloureuse est souvent inévitable en début d'allaitement.

• Rougeur, irritation, crevasses sont avant tout causées par une mauvaise position au cours de la tétée ; des crèmes type *Lansinoh* peuvent soulager ces symptômes.

• Une douche quotidienne assure une hygiène suffisante à l'allaitement.

• Rechercher une mycose en cas de lésions persistantes malgré une bonne position.

► *Engorgement mammaire*

• À ne pas confondre avec la congestion mammaire qui est physiologique : augmentation du volume des seins, tension et chaleur dans les jours qui suivent la naissance ; pathologique si associé à de la fièvre, des frissons, une douleur ou une gêne à l'écoulement du lait.

• Tétées précoces sans restriction de durée ou de fréquence.

• Expression des seins : manuelle : masser les seins sous une douche chaude pour faire sortir le lait.

La restriction hydrique, le bandage des seins ne sont pas recommandés.

► *Mastite ou lymphangite mammaire*

• Symptômes le plus souvent unilatéraux : inflammation d'un segment du sein et habituellement signes généraux (fièvre).

• Recherche des facteurs favorisants (lésions du mamelon, engorgement), évaluation de la pratique de l'allaitement.

• Drainage du sein : tétées sans restriction, expression du lait.

• Antibiotiques si symptômes graves d'emblée, infection associée (écoulement de pus par le mamelon), persistance des symptômes après 24 à 48 h, lésion du mamelon ; le traitement antibiotique doit être compatible avec une poursuite de l'allaitement.

• Traitement symptomatologique par application de chaud ou froid possible.

► *Abcès*

• Traitement chirurgical.

• Poursuite de l'antibiothérapie avec adaptation à l'antibiogramme.

CONSENSUS

[1] Allaitement maternel : mise en œuvre et poursuite dans les 6 premiers mois de vie de l'enfant, *HAS*, 2002.

Hématologie – Oncologie

SOMMAIRE

MALADIES

MÉDICAMENTS

NOTES

CANCERS – PRISE EN CHARGE (1)

Le traitement des cancers associe des moyens dirigés contre la tumeur elle-même, destinés à enrayer son évolution et à soulager les symptômes qu'elle entraîne, ou s'adresse à des complications : infectieuses, nutritionnelles, hématologiques, neurologiques ou psychologiques en particulier.

> Des études contrôlées, souvent internationales, ont permis d'établir de nombreux protocoles de référence qui sont autant de guides que le médecin doit adapter à chaque cas particulier, pour un traitement personnalisé, après avoir pris les mesures du patient et de sa maladie par le bilan préthérapeutique.

Bilan préthérapeutique

Toute indication thérapeutique se fonde sur un bilan préalable destiné à préciser les caractères particuliers de chaque cancer, de chaque malade. Cela doit être fait parfois en urgence (compressions, hémorragie, trouble métabolique, infection grave) en réalisant le nécessaire, en se limitant au suffisant. Ce bilan est conditionné principalement par l'état du malade (âge physiologique, autre atteinte pathologique), par le diagnostic anatomopathologique indispensable, par les caractères biologiques et évolutifs du cancer en cause, ainsi que par les disponibilités thérapeutiques. Il doit permettre de préciser si le traitement va être à visée curative ou seulement palliatif.

Bilan du cancer

► *Anatomopathologie*

Elle ne donne pas seulement le diagnostic mais aussi le degré de malignité (grade), la différenciation, l'extension locale, les récepteurs hormonaux, les anomalies génétiques (mutations, amplifications de gènes).

► *Inventaire topographique*

Il se fait par examen clinique, imagerie, endoscopie, isotopes, biologie.

Il y a trois niveaux d'extension pour la plupart des tumeurs :

- **T** : tumeur primitive de T1 à T4 ;
- **N** : ganglions satellites de N0 à N3 ;
- **M** : métastases, M0 ou M1.

Ils sont regroupés en général en stades (I à IV).

► *Volume tumoral*

De la masse principale et des autres foyers tumoraux. Par mensuration clinique, imagerie, marqueurs sériques.

► *Vitesse évolutive*

Selon l'histoire clinique, l'anatomie pathologique, l'aspect inflammatoire.

Bilan du malade

► *Âge et sexe*

Pour contraception ou conservation de sperme.

Plus de la moitié des diagnostics de cancers sont faits après 65 ans, mais l'âge civil compte moins que l'âge physiologique.

L'âge aggrave le pronostic, gêne l'application du traitement ou son renforcement.

► *Grandes fonctions*

Insuffisance viscérale avant intervention chirurgicale ou selon toxicité d'une chimiothérapie : rein, cœur, foie en particulier.

► *Contact psychologique*

Appréhension du diagnostic, niveau socioéducatif, profil émotionnel, souci de participer activement à son traitement.

► *Insertion familiale, sociale et professionnelle*

Traitement

Le traitement d'un cancer fait souvent appel à des *associations* pour concentrer l'activité sur la tumeur et donc améliorer l'efficacité, en « diluant » la toxicité sur différents tissus ou fonctions, pour améliorer la tolérance.

Des maladies graves comme les cancers appellent des traitements agressifs et toute décision relève d'une *stratégie de risque calculé*.

Cela rend nécessaire une *concertation pluridisciplinaire* plus ou moins marquée selon le temps de la prise en charge d'un malade. Une fois l'indication du traitement posée, sa réalisation coordonnée par l'oncologue médical fait aussi appel à divers intervenants : médecins spécialiste ou généraliste, biologiste, auxiliaire paramédical.

CANCERS – PRISE EN CHARGE (2)

Chaque technique thérapeutique est prise en charge par un spécialiste différent dont l'action doit être bien coordonnée avec celle de son ou ses confrères pour la chirurgie, la radiothérapie, les traitements médicaux spécifiques (chimiothérapie, hormonothérapie, biothérapie) et les traitements non spécifiques.
La stratégie thérapeutique est déterminée au cours de la réunion de concertation pluridisciplinaire (RCP) : le dossier de tout nouveau patient atteint de cancer doit bénéficier d'un avis émis lors d'une RCP. Cet avis doit être communiqué au patient et placé dans le dossier. La pluridisciplinarité correspond à la présence d'au moins trois spécialités différentes qui doivent être adaptées au type de la RCP. Leur fonctionnement doit être formalisé : rythme (au moins 2 fois par mois), coordonnateur, secrétariat, type de dossiers à présenter, référentiels utilisés. Avant la réunion, une fiche standardisée de données médicales est remplie par le médecin qui inscrit le dossier à la RCP. Tous les nouveaux cas doivent être présentés avant mise en route du premier traitement. Les dossiers des patients nécessitant une modification substantielle du traitement (reprise évolutive, toxicité, etc.) sont également présentés.

Préparation

Organique

Bilan préopératoire, équilibrage d'une fonction défaillante, implantation d'un site d'accès veineux en vue d'une chimiothérapie prolongée, bilan et nettoyage buccodentaire, conservation de sperme, contraception.

Psychologique

Selon les recommandations du Plan Cancer sur le dispositif d'annonce : information du patient, sans décalage par rapport à celle de ses proches ; explications sur la maladie pour justifier la thérapeutique ; repères pronostiques - initiaux, après bilan préthérapeutique, en cours de traitement - grandes lignes du traitement ; motivation du malade pour une bonne observance ; annonce des principaux signes toxiques (par ex. alopécie) ; recueil du consentement éclairé, de façon formelle en cas d'essai thérapeutique.

Sociale

Arrêt de travail, mise en congé de longue durée, remboursement à 100 %.

Organisation

- En hospitalisation classique, en hôpital de jour, à domicile.
- Avec médecin traitant, infirmière, laboratoire de biologie, pharmacie et carnet de liaison entre les différents intervenants.
- Transmission par téléphone, courrier standard ou électronique, télécopie dans le respect du secret médical.

Réalisation

- Avec traitement d'appoint adapté, par ex. **antiémétiques**, **antalgiques**, **facteurs de croissance**.
- Avec soutien psychosocial, information adaptée.

Surveillance

- En cours de traitement : durant une perfusion de chimiothérapie, pendant une radiothérapie.
- Après l'acte thérapeutique, dans l'intercycle entre deux chimiothérapies : poids, nausées, vomissements, alimentation, activités, fièvre ou infection, manifestations hémorragiques, incidents intercurrents.
- Réadaptation physique et professionnelle, suivi psychologique. Séquelles ou complications tardives éventuelles.

Rechute

Après un nouveau bilan, l'indication dépend de ses résultats et du traitement antérieur.

CANCERS – CHIMIOTHÉRAPIE (1)

Règles générales

Intégrer la chimiothérapie dans la stratégie thérapeutique

Préciser les enjeux qui conditionnent la réalisation du traitement

► *Chimiothérapie première (néoadjuvante)*

Elle représente le premier acte thérapeutique d'une stratégie pluridisciplinaire (chirurgie ou radiothérapie). Elle vise :

– à réduire le volume ou l'évolutivité d'une tumeur primitive en place pour en faciliter le traitement ultérieur, notamment du point de vue fonctionnel ou d'épargne d'organe ;

– mais également à détruire les micrométastases.

Son efficacité est jugée sur la réponse tumorale initiale, la conservation d'organe ou fonctionnelle lors des traitements ultérieurs et la survie.

► *Chimiothérapie adjuvante*

Elle fait suite au traitement d'une tumeur apparemment localisée, le plus souvent par chirurgie, ayant permis d'obtenir une rémission complète macroscopique, quand il existe des arguments pronostiques exposant le patient à un risque jugé élevé de rechute. La chimiothérapie a pour but d'éradiquer les micrométastases. Son enjeu est curatif. Son efficacité ne peut être jugée que sur le gain de survie. Le protocole est défini précisément à l'avance : type de protocole avec mêmes molécules de chimiothérapie que le protocole de référence, nombre de cycles, respect des intervalles et des doses +++.

► *Chimiothérapie palliative*

L'enjeu est d'assurer la meilleure qualité de vie, avec la période la plus longue sans symptômes de la maladie, sans but curatif. La chimiothérapie, quand elle est efficace, représente l'un des meilleurs moyens thérapeutiques symptomatiques. Elle doit s'intégrer, dès le départ, dans une stratégie thérapeutique comprenant les autres moyens thérapeutiques spécifiques et les traitements symptomatiques non spécifiques. Elle doit être évaluée régulièrement sur les bénéfices et les effets indésirables qu'elle engendre.

Apprécier les compétences de l'ensemble de l'équipe, tout le long de la chaîne de la chimiothérapie

En cas de maladie rare, présentation complexe, insuffisance de moyens ou difficulté de suivi, il ne faut pas hésiter à référer à des structures plus spécialisées pour ne pas entraîner de perte de chances.

Présenter le traitement au patient

La consultation se déroule en suivant les recommandations du dispositif d'annonce et comporte :

– un temps médical : il correspond à l'annonce du diagnostic et du projet thérapeutique déterminé lors de la RCP avec remise d'un projet personnalisé de soins ;

– un temps paramédical : il permet au malade et à ses proches d'accéder à des soignants qui reformulent et présentent tous les acteurs paramédicaux (kinésithérapeute, psychologue, etc.) ;

– un accès à l'équipe des soins de support ;

– un temps d'articulation avec la médecine de ville : pour assurer la continuité des soins avec le médecin traitant.

PRESCRIPTION D'UN PROTOCOLE DE CHIMIOTHÉRAPIE

Protocole CMF-Cycle 3

Madame X.
née le 01/01/1954
le 01.06.2016
Poids : 55 kg. Taille : 1,63 m.
Surface corporelle : 1,52 m²
Hémogramme : OK

Cyclophosphamide	600 mg/m²	soit 900 mg	IV	Le 01.06.2016
Méthotrexate	40 mg/m²	soit 60 mg	IV	Le 01.06.2016
Fluorouracile	600 mg/m²	soit 900 mg	IV	Le 01.06.2016
SOLUMÉDROL	60 mg/m²	soit 90 mg	IV	Le 01.06.2016
PRIMPÉRAN	40 mg/m²	soit 60 mg	IV	Le 01.06.2016

CONDUITE À TENIR EN CAS D'EXTRAVASATION DE CHIMIOTHÉRAPIE

- Arrêt de la perfusion tout en conservant l'aiguille ou le cathéter en place.
- Aspirer 3 à 5 mL de sang pour retirer du médicament cytotoxique.
- Injecter, par l'aiguille laissée en place, 5 à 10 mL de chlorure de sodium isotonique pour diluer le médicament.
- Injecter l'antidote du produit cytotoxique s'il existe en cas d'impossibilité de recours à la chirurgie pour un médicament antivésicant :

- **Anthracyclines** :
  – 500 mg à 1 g de ***SOLUMÉDROL*** ou 1 à 2 mL d'**hydrocortisone hémisuccinate** en IV par le dispositif d'injection et/ou au pourtour immédiat de l'extravasation,
  – ou DMSO (50 à 99 %) en application locale : 15 mL sur une compresse pendant 15 min à répéter toutes les 4 à 6 h pendant 48 h ;
- **Alkylants** : thiosulfate de sodium à 10 % + 6 mL eau ppi par voie IV ou SC autour du point d'extravasation.
- Prévenir le médecin responsable de la chimiothérapie.
- Enlever l'aiguille.
- Aspirer, à l'aide d'une aiguille sous-cutanée, le maximum de liquide infiltré au pourtour du point d'injection. Anesthésie locale par spray ou crème si possible.
- Appliquer des compresses froides s'il existe un antidote pour éviter la diffusion, ou chaudes pour favoriser l'élimination du produit.
- Appliquer, toutes les 2 h, une pommade calmante sur la zone d'extravasation (**hydrocortisone** à 1 %, pommade anti-œdémateuse).
- Surveillance clinique.

CANCERS – CHIMIOTHÉRAPIE (2)

Prescrire la chimiothérapie

Elle est établie par le médecin prescripteur, précisant l'identité du patient, le poids, la taille, la surface corporelle, le protocole précis de chimiothérapie utilisé, le nom de chaque médicament, la dose unitaire et la dose calculée, les jours d'administration, la chronologie si nécessaire, le mode d'administration, les traitements associés. Elle n'est validée qu'après vérification des bilans cliniques et biologiques autorisant sa réalisation. Elle précise les éléments de surveillance. Elle est enfin datée et signée par le médecin prescripteur.

Préparer la chimiothérapie selon les bonnes pratiques

Administrer la chimiothérapie par du personnel infirmier formé

Surveillance de la chimiothérapie

Elle est d'autant plus aisée que le patient et le médecin traitant sont informés.

Évaluer la toxicité

- Conditionne, selon le type d'effets indésirables et leur sévérité, la poursuite de la chimiothérapie, selon le même protocole et aux doses identiques.

Évaluer l'efficacité

- Selon la maladie tumorale et l'enjeu de la chimiothérapie, programmer de manière régulière tous les 2 à 3 cycles un bilan d'évaluation.
- Ne réaliser que les examens susceptibles d'influencer la prise en charge thérapeutique.

Complications

Lors de la réalisation du protocole d'administration

► *Extravasation*

- Suspectée si symptômes autour du point d'injection ou absence de retour sanguin après aspiration.
- Risque de nécrose variable selon les médicaments :

– *risque élevé* : **amsacrine**, **carboplatine**, **cisplatine**, **daunorubicine**, **doxorubicine**, **épirubicine**, **mitomycine**, **mitoxantrone**, **vinblastine**, **vincristine**, **vindésine**, **vinorelbine** ;

– *risque modéré* : **carmustine**, **cyclophosphamide**, **dacarbazine**, **docétaxel**, **ifosfamide**, **melphalan**, **paclitaxel**, **streptozocine**, **téniposide**, **thiotepa.**

► *Nausées – vomissements*

Différencier les nausées-vomissements aigus survenant dans les 24 h suivant l'administration de la chimiothérapie, des nausées-vomissements retardés survenant au-delà et des nausées – vomissements anticipés.

- Risque émétique élevé : **cisplatine** (> 75 mg/m²), **dacarbazine** (≥ 500 mg/m²), **cyclophosphamide** (> 1 g/m²), **cytarabine** (> 1 g/m²), **streptozocine**, **6-thioguanine**.
- Risque intermédiaire : **cisplatine** (< 75 mg/m²), **dacarbazine** (< 500 mg/m²), **cyclophosphamide** (0,5 à 1 g/m²), **dacarbazine** (> 75 mg/m²), **méthotrexate** (≥ 250 mg/m²), **carboplatine**, **oxaliplatine**, **doxorubicine**, **épirubicine**, **irinotécan**.
- Risque faible : **paclitaxel**, **docétaxel**, **étoposide**, **pémétrexed**, **gemcitabine**, **fluorouracile**, **cétuximab**, **trastuzumab**, **topotécan**, **mitoxantrone**.
- Risque minime : **bléomycine**, **bévacizumab**, **rituximab**, **vinblastine**, **vinorelbine**, **vincristine**.

ANTIÉMÉTIQUES (1) – ANTAGONISTES DES RÉCEPTEURS 5-HT3 À LA SÉROTONINE

■ Granisétron

KYTRIL					
Prise orale : 1 cp. avant la chimiothérapie	2 cp. 1 mg	11,54	I	65 %	5,77
Injection ou perfusion intraveineuse avant	10 cp. 1 mg	HOP	I		
la chimiothérapie	1 cp. 2 mg	11,54	I	65 %	11,54
	5 cp. 2 mg	HOP	I		
	1 amp. 3 mg	20,00	I	65 %	20,00

■ Ondansétron

ZOPHREN					
ZOPHREN cp.	2 cp. 4 mg	8,77	I	65 %	4,39
Prise orale : 1 cp. avant la chimiothérapie	2 cp. lyoph. 4 mg	7,65	I	65 %	
10 mL avant la chimiothérapie	4 cp. 4 mg	17,75	I	65 %	4,44
	4 cp. lyoph. 4 mg	15,51	I	65 %	3,88
	10 cp. lyoph. 4 mg	HOP	I		
	2 cp. 8 mg	8,06	I	65 %	4,03
	2 cp. lyoph. 8 mg	8,06	I	65 %	4,03
	4 cp. 8 mg	16,32	I	65 %	4,08
	4 cp. lyoph. 8 mg	16,32	I	65 %	4,08
	10 cp. lyoph. 8 mg	HOP	I		
ZOPHREN injectable	1 amp. 2 mL	7,34	I	65 %	7,34
Injection ou perfusion intraveineuse avant	5 amp. 2 mL	HOP	I		
la chimiothérapie	1 amp. 4 mL	14,48	I	65 %	14,48
	5 amp. 4 mL	HOP	I		
ZOPHREN suppositoire	2 sup. 16 mg	32,66	I	65 %	16,33
1 sup. avant la chimiothérapie					
ZOPHREN sirop	1 fl. 50 mL (4 mg/5 mL)	38,06	I	65 %	38,06
10 mL avant la chimiothérapie					

PROPRIÉTÉS

Antagonistes des récepteurs 5-HT3 à la sérotonine qui sont impliqués dans les vomissements secondaires à la chimiothérapie cytotoxique. Ces molécules sont très efficaces en traitement préventif.

INDICATIONS

Prévention des nausées et vomissements aigus induits par une chimiothérapie ou une radiothérapie cytoxique.

L'utilisation de ces molécules en traitement curatif, une fois que nausées et vomissements sont apparus, est moins efficace.

CONTRE-INDICATIONS

Hypersensibilité.

Grossesse et allaitement : éviter.

PRÉCAUTIONS D'EMPLOI

L'administration de ces **antiémétiques** doit précéder d'une heure la chimiothérapie émétisante.

EFFETS INDÉSIRABLES

– Constipation (diminution de la motricité colique).
– Ballonnements, céphalées, hypotension.
– Élévation modérée des transaminases.

INTERACTIONS MÉDICAMENTEUSES

Phénobarbital : augmentation de la clairance plasmatique de l'**antiémétique**.

CANCERS – CHIMIOTHÉRAPIE (3)

Traitement des nausées – vomissements aigus [1]

- Risque élevé : antisérotonine J1 + **corticoïdes** J1-4 + **aprépitant** J1-3 ± **lorazépam**. *Si échec* + **phénothiazine**.
- Risque intermédiaire : antisérotonine J1 + **corticoïdes** J1 + **aprépitant** J1-3. *Si échec* ± **lorazépam** ± **phénothiazine**.
- Risque faible : **métoclopramide** ou **métopimazine** ou **alizapride** + **corticoïdes** J1.

Traitement des nausées – vomissements retardés

- Risque élevé : en préventif, **métoclopramide-corticoïdes**.
- Risque intermédiaire : non systématique, si nausées – vomissements aigus ou si prophylaxie secondaire.

► *Tolérance hémodynamique et rénale des protocoles avec hydratation et médicaments néphrotoxiques*

Poids, diurèse, balance hydrique, PA, clinique, ± biologie.

Toxicités au décours de la chimiothérapie

Elles sont dominées par l'aplasie médullaire (neutropénie fébrile et thrombopénie).

► *Neutropénie fébrile [1] [2]*

Si température ≥ 38,3 °C ou 2 mesures ≥ 38 °C à 1 heure d'intervalle et si granulocytes neutrophiles (GN) < 0,5 ou 1.10^9/L avec chute prévisible dans les heures qui suivent → risque de choc infectieux.

- Hospitalisation, d'autant plus que PNN < $0,5.10^9$/L.
- Rechercher porte d'entrée, notamment si système implantable endoveineux.
- Prélèvement bactériologique.
- Antibiothérapie empirique à large spectre : **pipéracilline + tazobactam** ou **céfixime** ou **ceftazidime** ± **vancomycine** + **aminosides** si signes de choc.
- Pas d'indication de facteurs de croissance hématopoïétiques.
- Doit faire rediscuter lors de la cure suivante de chimiothérapie, de maintenir ou de diminuer les doses, ou d'associer des facteurs de croissance hématopoïétique en prophylaxie secondaire.

► *Thrombopénie*

Jugée sévère si traduite cliniquement ou si < 10.10^9/L.

- Transfusions plaquettaires.
- Doit faire rediscuter, lors de la cure suivante de chimiothérapie, le maintien ou la diminution des doses.

CONSENSUS

[1] Guideline for Antiemetics in Oncology, *ASCO*, 2006.
[2] Indication des agents stimulant l'érythropoïèse (ASE : époétine alpha, époébêta et darbepoétine) dans la prise en charge de l'anémie en cancérologie, *SOR*, 2007.

ANTIÉMÉTIQUES (2) – ANTAGONISTE DES RÉCEPTEURS DE LA SUBSTANCE P

Aprépitant

EMEND					
J1 : 1 h avant la chimiothérapie émétisante : 125 mg J2 et J3 : 80 mg le matin En association avec la **dexaméthasone**	2 gél. 80 mg	46,10	I	65 %	23,05
	5 gél. 80 mg	HOP			
	5 gél. 125 mg	HOP	I		
	3 gél. (1 gél. 125 mg + 2 gél. 80 mg)	67,26	I	65 %	22,42

PROPRIÉTÉS

Antagoniste sélectif des récepteurs de la substance P neurokine 1 (NK1).

INDICATIONS

Prévention des nausées et vomissements aigus induits par une chimiothérapie hautement émétisante comprenant du **cisplatine** et par une chimiothérapie moyennement émétisante.

L'administration se fait en association avec des **corticoïdes** selon le protocole suivant pour les chimiothérapies hautement émétisantes :

– J1 : ***EMEND*** 125 mg/**dexaméthasone** *per os* 12 mg/**ondansétron** 12 mg IV (30 min avant le début de la chimiothérapie).

– J2 : ***EMEND*** 80 mg/**dexaméthasone** *per os* 8 mg.

– J3 : ***EMEND*** 80 mg/**dexaméthasone** *per os* 8 mg.

– J4 : **dexaméthasone** *per os* 8 mg.

CONTRE-INDICATIONS

Hypersensibilité à l'**aprépitant**, intolérance au fructose, malabsorption du glucose et du galactose, déficit en sucrase-isomaltase.

Grossesse et allaitement : éviter.

PRÉCAUTIONS D'EMPLOI

L'administration de ces **antiémétiques** doit précéder d'une heure la chimiothérapie émétisante.

EFFETS INDÉSIRABLES

Anémie, neutropénie fébrile.

Anorexie, prise de poids, polydipsie.

Anxiété, troubles cognitifs, céphalées, acouphènes.

Bradycardie.

Diarrhée, dyspepsie, reflux gastro-œsophagien, ulcère duodénal, entérocolite, stomatite.

Acné, photosensibilité, rash, prurit, syndrome de Stevens-Johnson.

Polyurie, dysurie, pollakiurie.

Élévation des transaminases et des phosphatases alcalines.

Hyperglycémie.

INTERACTIONS MÉDICAMENTEUSES

L'**aprépitant** est un inhibiteur modéré du CYP3A4.

Pas d'administration concomitante avec le **pimozide** (car possibilité d'élévation des concentrations plasmatiques de ces médicaments).

Baisse des concentrations de la **warfarine** et de la **phénytoïne** (métabolisés par le CYP2C9).

ANTINÉOPLASIQUES (1) – ALKYLANTS (1)

■ Altrétamine

HEXASTAT					
Prise orale 150 à 250 mg/m²/j pendant 5 j toutes les 3 sem. ou pendant 14 j/mois	25 gél. 100 mg	20,49	I	100 %	0,82

■ Busulfan

MYLERAN					
Prise orale de 3 à 5 mg/m²/j ou 4 à 6 mg/j, puis adaptée en fonction des résultats de l'hémogramme : en général de 1 à 3 mg/j en entretien	25 cp. 2 mg	68,44	I	100 %	2,74
BUSILVEX					
Indication : conditionnement avant greffe de CSH A. : 0,8 mg/kg IV sur 2 h toutes les 6 h pendant 4 j (16 doses)	8 amp. 10 mL (6 mg/mL)	HOP	I		

■ Carmustine

BICNU					
Perfusion IV dans 125 à 250 mL de solution isotonique en 1 à 2 h, à l'abri de la lumière	1 fl. lyophilisat 100 mg + fl. solv. 3 mL d'éthanol pur incompatible avec PVC	HOP	I		

■ Chlorambucil

CHLORAMINOPHÈNE					
Prise orale avant le repas 4 à 8 mg/m²/j ou 0,1 à 0,2 mg/kg/j pendant 2 à 3 sem. ou 6 à 10 mg/m²/j pendant 5 j/mois Les doses sont ensuite adaptées au contrôle de l'hémogramme	30 gél. 2 mg	21,24	I	100 %	0,71

■ Cyclophosphamide

ENDOXAN					
Prise orale : 50 à 100 mg/m²/j en continu ou 150 mg/m²/j pendant 15 j Posologie individuelle selon la pathologie et la réponse au traitement E. 150 à 1200 mg/m² A. 500 à 4 000 mg/m²toutes les 3 à 4 sem. Administrés en 1 à 3 j à chaque cycle ou 2 inj. à 7 j d'intervalle	50 cp. 50 mg 1 fl. pour inj. 500 mg 1 fl. pour inj. 1 000 mg	11,93 HOP HOP	I	100 %	0,24

ANTINÉOPLASIQUES (2) – ALKYLANTS (2)

Dacarbazine

DÉTICÈNE					
Reconstitution avec eau ppi Inj. IV directe ou perf. IV courte (30 min à 1 h) avec protection de la lumière 400 à 1 000 mg/m²répartis sur 1 à 5 j toutes les 3 sem.	10 inj. 100 mg	HOP	I		

Témozolomide

TEMODAL					
Prise orale 150 mg/m²/j pdt 5 j tous les 28 j si ATCD de chimiothérapie et risque d'aplasie Sinon 200 mg/m²/j pdt 5 j tous les 28 j	5 gél. 5 mg 5 gél. 20 mg 5 gél. 100 mg 5 gél. 140 mg 5 gél. 180 mg 5 gél. 250 mg	HOP HOP HOP HOP HOP HOP	I I I I I I		
IV lente de 90 min Idem forme orale	1 fl. pdre 100 mg pour perf. (2,5 mg/mL)	HOP	I		

Fotémustine

MUPHORAN					
Reconstitution avec solvant pour une concentration de 50 mg/mL Perf. IV dans glucosé à 5 % sur 1 h Protection de la lumière du flacon, de la tubulure et du bras 100 mg/m² à J1, J8 et J15 Repos de 4 à 5 sem. puis 100 mg/m² toutes les 3 sem.	1 amp de 200 mg + 1 fl. solv. + eau ppi qsp 4 mL	581,10	I	100 %	581,10

Hydroxyurée (ou hydroxycarbamide)

HYDRÉA					
En attaque : 30 à 60 mg/kg/j (1 à 4 gél. selon le poids), en entretien 15 à 30 mg/mm²/j (1 à 2 gél./j)	20 gél. 500 mg 100 gél. 500 mg	5,28 HOP	I I	100 %	0,26

Ifosfamide

HOLOXAN					
Lyophilisat reconstitué avec 14 mL d'eau ppi Dilution dans un soluté isotonique Inj. IV ou intratubulaire ou perf. courte de 2 à 3 h ou perf. continue 1 à 3 g/m² de 1 à 3 j toutes les 3 sem. Association systématique avec du **mesna** (***UROMITEXAN***) à dose au moins égale pendant 12 à 24 h après la fin de la perfusion d'**ifosfamide**	1 fl. 1 000 mg 1 fl. 2 000 mg	HOP HOP	I I		

ANTINÉOPLASIQUES (3) – ALKYLANTS (3)

Melphalan

ALKÉRAN					
Prise orale en discontinu : 0,10 à 0,25 mg/kg/j pendant 4 à 7 j toutes les 3 à 6 sem. ou en continu 0,02 à 0,05 mg/kg/j puis adaptée en fonction de la surveillance de l'hémogramme Lyophilisat reconstitué avec le solvant Inj. intratubulaire d'une perf. rapide de 15 à 30 min de sérum salé isotonique Posologie IV : 20 à 30 mg/m² toutes les 3 sem.	50 cp. pell. 2 mg 1 fl. 50 mg (10 mL) + 1 amp. solv.	116,66 HOP	I I	100 %	2,33

Mitomycine C

AMÉTYCINE					
Tumeur de la vessie, voie endovésicale 10 à 20 mg/m² toutes les 3 à 4 sem. Application intravésicale : 40 mg/sem. pendant 8 sem. (curatif) ou 40 mg/2 sem. pendant 6 mois puis 1/mois (préventif)	1 fl. 40 mg (pour inj. vésicale)	89,80	I	100 %	89,80
Adénocarcinome de l'estomac, du pancréas, du côlon, du rectum, du sein et leurs métastases Posologies variables : 10-15 mg/m²/cure, intervalle entre 2 cures : 4-8 sem., dose totale : 80 mg/m²	1 fl. 10 mg 5 fl. 10 mg 1 fl. 20 mg	23,30 HOP 44,73	I I	100 % 100 %	23,30 44,73

Pipobroman

VERCYTE					
Traitement d'attaque : 1 mg/kg/j sous contrôle hebdomadaire de l'hémogramme, augmenté à 1,5 à 3 mg/kg/j en l'absence de réponse Traitement d'entretien : après rémission hématologique : 0,1 à 0,2 mg/kg/j ou 0,25 à 0,40 mg/kg x 2/sem.	30 cp. 25 mg	55,50	I	100 %	1,85

Procarbazine

NATULAN					
Prise orale 250 à 300 mg/j en 5 à 6 j, pour 1 à 2 sem./mois	50 gél. 50 mg	181,31	I	100 %	3,63

ANTINÉOPLASIQUES (4) – ALKYLANTS (4)

Streptozocine

ZANOSAR				
1 g/m²/sem. ou 500 mg/m²/j pendant 5 j toutes les 6 sem. Lyophilisat reconstitué dans 9,5 mL de soluté isotonique Inj. IV lente ou en perf. courte de 15 à 30 min	1 fl. 1 g	HOP	I	

Thiotepa

THIOTEPA GENOPHARM				
Reconstitution avec eau ppi Injection IV directe ou intratubulaire, en perfusion continue dans soluté isotonique ou Ringer lactate, IM, intracavitaire, intravésicale, intrathécale Posologie : IV ou IM : 8 mg/m²/j pendant 5 j toutes les 4 à 6 sem. Perfusion continue : 12 mg/m²/j pendant 5 j ou 4 mg/m²/j pendant 21 j Intracavitaire : 10 mg par injection Intrathécale : 1 à 10 mg/m² (1 mg/mL d'eau ppi)	1 fl. 15 mg	HOP	I	

Bendamustine

LEVACT				
Leucémie lymphoïde chronique (en cas de CI à la polychimiothérapie) 100 mg/m²/j pendant 1-2 j toutes les 4 sem. En cas d'insuffisance hépatique modérée : 70 mg/m²/j Lymphomes non hodgkiniens (en 2ᵉ intention) 120 mg/m²/j pendant 1-2 j toutes les 3 sem. En cas d'insuffisance hépatique modérée : 84 mg/m²/j Myélome multiple (en association avec la prednisone en cas de non éligibilité à la greffe de cellules souches) 120-150 mg/m²/j pendant 1-2 j toutes les 3 sem. En cas d'insuffisance hépatique modérée : 84-105 mg/m²/j	5 fl. 25 mg 20 fl. 25 mg 5 fl. 100 mg	HOP HOP HOP	I I I	

ANTINÉOPLASIQUES (5) – ALKYLANTS (5) – PHARMACOLOGIE

PROPRIÉTÉS

L'action cytotoxique des **alkylants** est due à leur fixation covalente pour alkylation sur les atomes d'azote, de soufre ou de phosphore des bases d'ADN. Ils réalisent des ponts intra- ou interbrins d'ADN. La création de cassures et de sites apuriniques empêche la réplication de l'ADN et la transcription en ARN.

Certains de ces médicaments doivent être métabolisés pour être activés en métabolite actif (ex : **cyclophosphamide**, **ifosfamide**).

INDICATIONS

Adénocarcinomes (sein, ovaire), carcinomes épidermoïdes, sarcomes des tissus mous, ostéosarcomes, sarcome d'Ewing, mélanome, cancer du testicule, gliome (**carmustine**).

Lymphome malin non hodgkinien, leucémie aiguë, leucémies chroniques, myélome, maladie de Vaquez, intensification de chimiothérapie avant greffe de cellules souches ou de moelle osseuse.

CONTRE-INDICATIONS

Grossesse, **allaitement**, insuffisance rénale grave, hypersensibilité au produit.

PRÉCAUTIONS D'EMPLOI

Protection du personnel assurant la manipulation (lunettes, masque, gants). Risque tératogène.

EFFETS INDÉSIRABLES

Aplasie médullaire, neutropénie, anémie, thrombopénie.

Nausées, vomissements, mucite.

Alopécie, éruption cutanée, nécrose cutanée si extravasation.

Exacerbation des réactions cutanées à la radiothérapie.

Toxicité vésicale (formation d'acroléine) (**ifosfamide**, **cyclophosphamide**).

Rétention hydrosodée. Syndrome ADH-like.

Encéphalopathie (**ifosfamide**).

Aménorrhée. Azoospermie.

Fibrose pulmonaire rare pour la **carmustine** au-delà d'une dose totale de 1 200 mg/m², pour le **busulfan** au-delà d'une dose totale de 3 g.

Effets tératogènes.

Leucémogenèse.

INTERACTIONS MÉDICAMENTEUSES

Inducteurs enzymatiques qui peuvent réduire l'activité pour les alkylants activés au niveau hépatique.

Médicaments susceptibles de modifier l'élimination urinaire : **allopurinol**, **anti-inflammatoires non stéroïdiens**.

Hypoglycémiants.

ANTINÉOPLASIQUES (6) – ANTIMÉTABOLITES (1)

Analogues de l'acide folique

■ Méthotrexate

MÉTHOTREXATE					
En IV, IM, SC Choriocarcinome placentaire : 15-30 mg/m²/j pendant 3 j LAL : A. 15-50 mg/m²/adm. E. 3-8 g/m²/adm. Ostéosarcome : A. 8-12 g/m²/adm. x 1/sem. pendant 6 sem. LNH : A. 1-3g/m²/adm. Adénocarcinome ovarien, mammaire Carcinome ORL, poumon, vésical A. 30-50mg/m²/adm toutes les 1 à 4 sem. En IA : A. 25-50 mg/m²/adm. En association systématique avec de l'**acide folinique** (antidote) car risque mortel : 15 à 30 mg/m² dans les 6-24 h suivant la dose de **méthotrexate**	10 fl. 5 mg/2 mL 10 fl. 50 mg/2 mL 10 fl. 500 mg/20 mL 10 fl. 1 000 mg/10 mL 10 fl. 5 000 mg/50 mL	HOP HOP HOP HOP HOP	I I I I I		
Voie IM, SC et intrathécale	1 amp. 5 mg	2,78	I	100 %	2,78
Idem	1 amp. 25 mg	8,22	I	100 %	8,22

PROPRIÉTÉS

Analogue de l'acide folinique, antimétabolite, inhibiteur direct de la thymidilate-synthétase, entraînant ainsi une fragmentation de l'ADN des cellules tumorales.

INDICATIONS

- Choriocarcinome placentaire.
- Ostéosarcome.
- LAL de l'adulte et l'enfant.
- LNH.
- Carcinome des voies respiratoires supérieures.
- Carcinome du poumon à petites cellules.
- Carcinome vésical.
- Adénocarcinome ovarien.
- Adénocarcinome mammaire.

CONTRE-INDICATIONS

Grossesse et **allaitement**.
Absence de contraception.
Insuffisance rénale sévère (clairance créat. < 25 mL/min).
Insuffisance hépatique sévère.
Insuffisance respiratoire chronique.

PRÉCAUTIONS D'EMPLOI

Surveillance de la concentration plasmatique et adaptation des doses et de l'antidote (**folinate de calcium**) pour le **méthotrexate** à fortes doses. Risque mortel. Implique équipe spécialisée.
Pas d'**anti-inflammatoires** ou d'autres médicaments entrant en compétition avec l'élimination du **méthotrexate**, car augmente la toxicité.
Toxicité neurologique centrale accrue et parfois sévère lorsqu'il y a association synchrone ou décalée du **méthotrexate** et de la radiothérapie encéphalique.

EFFETS INDÉSIRABLES

Insuffisance rénale, troubles digestifs (dyspepsie, diarrhée, anorexie), élévation des transaminases, de la bilirubine, cytopénie, éruption cutanée, prurit, alopécie, dysgueusie, asthénie, fièvre.

INTERACTIONS MÉDICAMENTEUSES

Absolues : **phénytoïne** (diminution de son absorption digestive avec risque de convulsions), vaccin contre la fièvre jaune.
Relatives : vaccins vivants atténués.

ANTINÉOPLASIQUES (7) – ANTIMÉTABOLITES (2)

Raltitrexed

TOMUDEX				
1 inj. de 3 mg/m² en 15 min dans 250 mL de sérum physiologique toutes les 3 sem.	1 fl. 2 mg	HOP	I	

PROPRIÉTÉS

Contrairement à l'activité indirecte du **5-FU** et du **méthotrexate**, le **raltitrexed** agit par inhibition directe et spécifique de la thymidilate-synthase. Cette dernière est une enzyme clé pour la synthèse *de novo* de la thymidine triphosphate (TPP), nucléotide essentiel dans la synthèse de l'ADN.

INDICATIONS

Cancer colorectal métastatique chez les patients n'ayant pas reçu de traitement antérieur par le **5-fluorouracile**.

CONTRE-INDICATIONS

Grossesse, allaitement, insuffisance rénale sévère.

EFFETS INDÉSIRABLES

État général : asthénie, fièvre, céphalées, douleurs, malaises, alopécie, modification du goût, conjonctivite, arthralgies, crampes.

Troubles infectieux : cellulite, sepsis, syndrome pseudo-grippal.

Troubles sanguins : leucopénie, anémie, thrombopénie.

Troubles gastro-intestinaux : nausées, vomissements, diarrhées, douleurs abdominales, constipation, stomatite, dyspepsie, anorexie, déshydratation, mucite, œdème périphérique.

Augmentation des enzymes hépatiques.

INTERACTIONS MÉDICAMENTEUSES

Contre-indication : **acide folique** ou **folinique**.

Pémétrexed

ALIMTA				
Mésothéliome pleural et cancer bronchique non à petites cellules non épidermoïde : 500 mg/m²	1 fl. 500 mg	HOP	I	

PROPRIÉTÉS

Agent antinéoplasique antifolate multicible qui agit en interrompant des processus métaboliques folate-dépendants essentiels à la réplication cellulaire.

INDICATIONS

Mésothéliome pleural malin :
- en 1re ligne, en association au **cisplatine** ;
- en 1re ligne, en association au **carboplatine** si **cisplatine** contre-indiqué.

Cancer du poumon non à petites cellules localement avancé ou métastatique non épidermoïde :
- en 1re ligne, en association au **cisplatine** ;
- en monothérapie, en traitement de maintenance, après chimiothérapie à base de **sels de platine** ;
- en 2e ligne, en monothérapie.

CONTRE-INDICATIONS

Allaitement.

EFFETS INDÉSIRABLES

État général : fatigue, alopécie, éruption cutanée, fièvre, conjonctivite.

Troubles neurologiques : neuropathie sensitive.

Troubles sanguins : anémie, neutropénie, leucopénie, thrombopénie.

Troubles gastro-intestinaux : nausées, vomissements, diarrhées, constipation, stomatite, dyspepsie, anorexie, déshydratation, affections gastro-intestinales.

Augmentation des enzymes hépatiques, de la créatininémie et diminution de la clairance de la créatinine.

INTERACTIONS MÉDICAMENTEUSES

Eviter association avec anti-inflammatoires non stéroïdiens surtout en cas d'altération de la fonction rénale.

ANTINÉOPLASIQUES (8) – ANTIMÉTABOLITES (3)

Analogues de la purine

Mercaptopurine

PURINÉTHOL					
Prise orale 1 à 2,5 mg/kg/j ou 50 à 100 mg/m² tous les 8 à 15 j	25 cp. séc. 50 mg	64,91	I	100 %	2,60
XALUPRINE					
A. et E. 25 à 75 mg/m²/adm. en 1 prise	1 fl. 20 mg/mL (100 mL)	253,79	I	100 %	253,79

Fludarabine

FLUDARA					
Lyophylisat pour sol. inj. de 2 mL 25 mg/m²/j pendant 5 j ; reprise J28 40 mg/m²/j pendant 5 j ; reprise J28	5 fl. 50 mg 15 cp. 10 mg 20 cp. 10 mg	HOP 436,71 577,25	I I I	 100 % 100 %	 29,11 28,86

Pentostatine

NIPENT					
Perfusion IV de 15 min : 4 mg/m²/14 j	1 fl. 10 mg	HOP	I		

Thioguanine

LANVIS					
60 à 200 mg/m² de surface corporelle par jour (en 1 à 2 prises), en traitement continu ou intermittent	25 cp. séc. 40 mg	HOP	I		

Cladribine

LEUSTATINE					
Traitement de la leucémie à tricholeucocytes : 0,1 mg/kg/j pdt 7 j	1 fl. 10 mL sol. inj. pour perf. (1 mg/mL)	HOP	I		

PROPRIÉTÉS

La **thioguanine** est un analogue sulfhydryl de la guanine qui se comporte comme un antimétabolite purique. Les métabolites de la **thioguanine** inhibent la synthèse purique *de novo* et les interconversions des nucléotides puriques. La **thioguanine** est également incorporée dans les acides nucléiques et l'incorporation à l'ADN est sans doute à l'origine de son action cytotoxique.

Fludarabine : analogue de l'adénine, inhibe l'ADN-polymérase.

INDICATIONS

Traitement d'entretien des leucémies aiguës myéloïdes.

CONTRE-INDICATIONS

Grossesse, allaitement.
Voir interactions médicamenteuses.

PRÉCAUTIONS D'EMPLOI

Leucopénie.
Thrombopénie.
Déficit en thiopurine.
Méthyltransférase.
Syndrome de Lesch-Nyhan.
Femme en âge de procréer.
Homme fertile.

EFFETS INDÉSIRABLES

Aplasie médullaire avec leucopénie et thrombopénie. Intolérance gastro-intestinale. Stomatite. Nécrose intestinale et perforation. Troubles de la fonction hépatique et ictère, réversibles à l'arrêt du traitement. Maladie veino-occlusive du foie, la plupart du temps réversible à l'arrêt du traitement.

INTERACTIONS MÉDICAMENTEUSES

Phénytoïne. Vaccin contre la fièvre jaune. Vaccins vivants atténués. **Busulfan**.

ANTINÉOPLASIQUES (9) – ANTIMÉTABOLITES (4)

Analogues de la pyrimidine

Cytarabine

ARACYTINE					
Reconstitution du lyophilisat avec solvant Inj. SC ou perf. IV de 1 à 3 h dans soluté isotonique Intrathécale (avec reconstitution avec du sérum salé isotonique pour la **cytarabine** et non pas avec le solvant) Posologie : SC ou IV de 20 mg/m²/j, pendant 14 j par mois à 1 g/m² x 2 j pendant 6 j toutes les 3 à 4 sem. Intrathécale : 30 à 100 mg/m² à répéter tous les 2 à 3 j	1 fl. 100 mg + amp. solv. 5 mL 1 fl. 500 mg + lyophilisat 1 fl. 1 g + lyophilisat 1 fl. 2 g + lyophilisat	4,59 HOP HOP HOP	I I I I	100 %	4,59

Fluorouracile (ou 5-FU)

FLUOROURACILE					
Inj. IV en 1 à 2 min ou perf. continue dans du soluté isotonique ou du Ringer 450 à 500 mg/m² IVD pendant 5 j/mois ou x 1/ sem. ; perf. continue de 1 g/m²/j de 4 à 6 j toutes les 3 à 4 sem.	1 fl. 250 mg 1 fl. 500 mg 1 fl. 1 000 mg 1 fl. 2 500 mg 1 fl. 5 000 mg	HOP HOP HOP HOP HOP	I I I I I		
EFUDIX					
Voie cutanée	20 g (tube de crème 5 %)	25,43	I	65 %	1,27

Capécitabine

XELODA					
Administration orale : 1250 mg/m² x 2/j pendant 14 j, suivie d'un repos de 7 j	60 cp. 150 mg 120 cp. 500 mg	51,68 320,03	I I	100 % 100 %	0,86 2,67

Gemcitabine

GEMZAR				
Reconstitution du lyophilisat avec solvant Perfusion IV de 30 min Posologie : 1 000 mg/m² x 1/sem. pendant 3 à 7 sem., toutes les 4 sem. ou toutes les 8 sem.	1 fl. lyoph. 200 mg 1 fl. lyoph. 1 000 mg	HOP HOP	I I	

ANTINÉOPLASIQUES (10) – ANTIMÉTABOLITES (5)

Décitabine

DACOGEN					
20 mg/m² x 1/j en perf. IV de 1 h pendant 5 j consécutifs Cure répétée toutes les 4 sem. Minimum de 4 cycles	1 fl. lyoph. 50 mg	HOP	I		

Azacitidine

VIDAZA					
Posologie initiale : 75 mg/m² x 1/j en SC pendant 7 j consécutifs Puis ajustement posologique en fonction de la toxicité hématologique Cure répétée toutes les 4 sem. Minimum de 6 cycles	1 fl. lyoph. 100 mg	HOP	I		

PROPRIÉTÉS

Agissent comme faux substrat.
Le 5-FU inhibe la thymidilate-synthase.
La décitabine inhibe les méthyltransférases de l'ADN, entraînant une hypométhylation.

INDICATIONS

Adénocarcinomes mammaires, digestifs ; cancers urothéliaux ; ostéosarcomes ; carcinomes épidermoïdes des VADS ; leucémies aiguës.

CONTRE-INDICATIONS

Insuffisance rénale, hépatique. Cardiopathie.
Grossesse. **Allaitement**.
Hypersensibilité au produit. Vaccins vivants atténués.

PRÉCAUTIONS D'EMPLOI

Adaptation des doses ou contre-indication si atteinte viscérale hépatique, rénale ou cardiaque.

EFFETS INDÉSIRABLES

Myélosuppression, diarrhée, mucite, pigmentation cutanée et unguéale, syndrome main-pied, érythrodermie desquamative, alopécie, coronaropathie, syndrome restrictif respiratoire, troubles neurologiques centraux, neuropathie périphérique, conjonctivite, oligospermie, cytolyse ou cholestase hépatique, insuffisance rénale.

INTERACTIONS MÉDICAMENTEUSES

Fluorouracile, **cisplatine**.
Anti-inflammatoires non stéroïdiens, **ciclosporine**.
Amphotéricine B : augmente son effet et sa toxicité (contre-indication).
Diazépam : précipitation.
Anticoagulants oraux.

ANTINÉOPLASIQUES (11) – ANTHRACYCLINES (1)

Doxorubicine

ADRIBLASTINE					
Reconstitution du lyophilisat pour une concentration de 5 mg/mL Inj. IV intrabutulaire de soluté isotonique 50 à 100 mg/m² toutes les 3 sem.	1 fl. 10 mg/5 mL 1 fl. pdre 10 mg 1 fl. 50 mg/25 mL 1 fl. pdre 50 mg 1 fl. 200 mg/100 mL	HOP 15,58 HOP 62,69 HOP	I I I I I	 100 % 100 %	 15,58 62,69
MYOCET					
Reconstitution de la **doxorubicine** avec chlorure de sodium, puis chauffage pendant 10 min (appareil chauffe-bloc *Techne DB-3 Dri Block* ou bain-marie), puis ajustement du pH des liposomes, et mélange liposome- **doxorubicine** 60 à 75 mg/m² toutes les 3 sem.	2 ens. 3 fl. 50 mg	HOP	I		
CAELYX					
À diluer dans du soluté glucosé isotonique Perf. IV de 60 min 50 mg/m² toutes les 4 sem.	1 fl. 20 mg 1 fl. 50 mg	HOP HOP	I I		

Daunorubicine

CERUBIDINE					
30 à 60 mg/m² pendant 3 à 5 j toutes les 3 à 4 sem.	10 fl. 20 mg	HOP	I		
DAUNOXOME					
Reconstitution pour une concentration de 0,2 à 1 mg/mL 40 mg/m² toutes les 2 sem.	1 fl. 50 mg	HOP	I		

Épirubicine

FARMORUBICINE					
Reconstitution avec eau ppi ou sérum salé isotonique ou solution injectable prête à l'emploi Inj. IV intratubulaire de 5 à 10 min d'un soluté isotonique 40 à 100 mg/m² toutes les 3 à 4 sem.	1 fl. pdre 10 mg 1 fl. 10 mg/5 mL 1 fl. 20 mg/10 mL 1 fl. pdre 50 mg 1 fl. pdre 150 mg 1 fl. 200 mg/100 mL 1 amp. 20 mg/10 mL 1 amp. 50 mg/25 mL	24,15 106,40 HOP HOP HOP HOP HOP HOP	I I I I I I I I	100 % 100 %	24,15 106,40

ANTINÉOPLASIQUES (12) – ANTHRACYCLINES (2)

Idarubicine

ZAVEDOS					
Reconstitution du lyophilisat avec eau ppi ou perf. IV prêtes à l'emploi	1 fl. pdre 5 mg	HOP	I		
	1 fl. 5 mg/5 mL	HOP	I		
Inj. IV intratubulaire de 5 à 15 min d'un soluté salé isotonique	1 fl. pdre 10 mg	HOP	I		
	1 fl. 10 mg/10 mL	HOP	I		
LAM chez A. : 12 mg/m² x 1/j pendant 3 j consécutifs ou 8 mg/m² x 1/j pendant 5 j LAL chez A. : 12 mg/m² x 1/j pendant 3 j consécutifs LAL chez E. : 10 mg/m² x 1/j pendant 3 j consécutifs	1 fl. 20 mg/20 mL	HOP	I		
Schéma hebdomadaire : pendant 4 sem. max	1 gél. 5 mg	HOP	I		
LAM (induction et consolidation) : 20 mg/m² x 1/sem.	1 gél. 10 mg	54,79	I	100 %	54,79
LAM (patients non répondeurs) : 40 mg/m² x 1/sem.	1 gél. 25 mg	136,59	I	100 %	136,59
Schéma quotidien : pendant 3 j consécutifs LAM (monochimiothérapie) : 30 mg/m² x 1/j LAM (polychimiothérapie) : 15 à 30 mg/m² x 1/j Posologie à adapter au vu de la fonction hépatique					

Mitoxantrone

NOVANTRONE					
Injection IV	1 fl. 10 mg/5 mL	HOP	I		
Posologie : 10 à 12 mg/m² toutes les 3 à 4 sem.	1 fl. 20 mg/10 mL	HOP	I		

PROPRIÉTÉS

Intercalation entre les brins d'ADN avec activité antitopo-isomérase II. Formation de radicaux libres.

INDICATIONS

Adénocarcinomes du sein, de l'estomac. Sarcomes des parties molles. Cancers urothéliaux. Maladie de Hodgkin, lymphome non hodgkinien, leucémies aiguës.

CONTRE-INDICATIONS

Insuffisance cardiaque, cardiopathie, troubles du rythme.

Grossesse et **allaitement**.

Hypersensibilité au produit.

PRÉCAUTIONS D'EMPLOI

Qualité de l'état veineux pour éviter toute extravasation. Voie veineuse centrale au moindre risque (à juger par l'infirmière et non par le seul médecin). Implication médico-légale.

Bilan hépatique et cardiaque.

Respecter les doses toxiques cardiaques cumulatives :

- **doxorubicine** < 550 mg/m² ;
- **épirubicine** < 900 mg/m² ;
- **daunorubicine** < 600 mg/m² ;
- **idarubicine** < 900 mg/m² ;
- **mitoxantrone** < 160 mg/m².

EFFETS INDÉSIRABLES

Myélosuppression, nausées, vomissements, alopécie, veinite, mucite, nécrose cutanée, pigmentation cutanée et unguéale, cardiomyopathie, troubles du rythme.

INTERACTIONS MÉDICAMENTEUSES

Cyclophosphamide, **ifosfamide**, **dacarbazine** : majorent la toxicité cardiaque.

Héparine, **dexaméthasone**, **fluorouracile** : précipitation.

Vérapamil : augmente la myélotoxicité + risque de BAV et de bradycardie.

Phénobarbital : activation du métabolisme et toxicité accrue.

ANTINÉOPLASIQUES (13) – ANTIFUSORIAUX

Vinblastine

VELBÉ					
IV directe ou perf. courte 6 mg/m²/sem. sur 1 j ou répartie sur 2 à 3 j	1 fl. 10 mg	16,75	I	100 %	16,75

Vincristine

ONCOVIN					
IV directe ou perf. rapide 1,4 à 2 mg/m²/sem. sans dépasser la dose de 2 mg/inj.	1 fl. 1 mg	12,18	I	100 %	0,87

Vindésine

ELDISINE					
IV stricte rapide 3 à 4 mg/m²/j tous les 7 à 10 j ou 2 mg/m²/j pendant 2 j toutes les sem.	1 fl. 1 mg 1 fl. 5 mg	HOP HOP	I		

Vinorelbine

NAVELBINE					
Perf. IV courte de 25 à 30 mg/m²/sem.	1 fl. 10 mg	HOP	I		
	10 fl. 10 mg	HOP	I		
	1 fl. 50 mg	HOP			
	10 fl. 50 mg	HOP	I		
60 mg/m² x 1/sem. pendant 3 sem. puis 60 à 80 mg/m² x 1/sem. Insuffisances rénale ou hépatique modérées : possibilité de diminuer la posologie à 50 mg/m² x 1/sem.	1 caps. 20 mg	61,38	I	100 %	61,38
	1 caps. 30 mg	90,20	I	100 %	90,20

PROPRIÉTÉS
Blocage de la cellule en mitose par fixation sur la tubuline.
Inhibition de la polymérisation de la tubuline en microtubules et de la dépolymérisation des microtubules constitués.

INDICATIONS
Cancer du testicule, cancer de l'ovaire, cancers urothéliaux, cancers du sein, sarcomes des tissus mous, cancers bronchiques non à petites cellules, choriocarcinome. Maladie de Hodgkin, lymphome non hodgkinien, leucémies aiguës. Néphroblastome, neuroblastome.

CONTRE-INDICATIONS
Grossesse, **allaitement**, hypersensibilité au produit, insuffisance hépatique sévère.

PRÉCAUTIONS D'EMPLOI
Surveillance du bilan hématologique et neurologique.
Extravasation cutanée.

EFFETS INDÉSIRABLES
Myélosuppression, nausées, vomissements, mucite, neurotoxicité, constipation (iléus paralytique), paralysie des nerfs crâniens, veinite, alopécie, nécrose cutanée, photosensibilisation, infarctus myocardique, insuffisance cardiaque, hyponatrémie.
Des hyperglycémies ont été signalées.

INTERACTIONS MÉDICAMENTEUSES
Ne pas mélanger avec d'autres produits.

ANTINÉOPLASIQUES (14) – ANTITOPO-ISOMÉRASES I

Irinotécan

CAMPTO					
Perfusion IV de 30 à 60 min Posologie : 350 mg/m² toutes les 3 sem.	1 fl. 40 mg 1 fl. 100 mg 1 fl. 300 mg	HOP HOP HOP	I I I		

Topotécan

HYCAMTIN					
Perfusion IV de 30 min Posologie : 1,5 mg/m² toutes les 3 sem.	1 amp. 4 mg	HOP	I		
Posologie initiale : 2,3 mg/m² 5 j consécutifs toutes les 3 sem.	10 gél. 0,25 mg 10 gél. 1 mg	212,52 809,39	I I	100 % 100 %	21,25 80,94
POTACTASOL					
Idem **HYCAMTIN**	1 fl. 4 mg	HOP	I	100 %	

PROPRIÉTÉS

Inhibition des topo-isomérases I permettant la modification de typologie de l'ADN au cours de la réplication et de la transcription.

INDICATIONS

HYCAMTIN : cancer colorectal.
POTACTASOL :
– cancer du poumon à petites cellules et carcinome de l'ovaire en monothérapie ;
– en polychimiothérapie dans le cancer du col utérin à la posologie de 0,75 mg/m² toutes les 3 semaines.

CONTRE-INDICATIONS

HYCAMTIN : **grossesse**, **allaitement**, hypersensibilité au produit, antécédents de pathologie intestinale inflammatoire.

POTACTASOL : allaitement, insuffisance médulaire sévère, porphyrie hépatique ou cutnaée, hypersensibilité au produit

PRÉCAUTIONS D'EMPLOI

Surveillance hématologique et hépatique.
HYCAMTIN : diarrhée fébrile en phase leucopéniante.
POTACTASOL : prudence en cas d'antécédents de pneumopathie ou de fibrose pulmonaire

EFFETS INDÉSIRABLES

Myélosuppression, nausées, vomissements, diarrhée aiguë et retardée, syndrome cholinergique, troubles rénaux et génito-urinaires, asthénie.

ANTINÉOPLASIQUES (15) – ANTITOPO-ISOMÉRASE II

Étoposide

ÉTOPOSIDE					
IV lente : 50 à 100 mg/m²/j pendant 1 à 5 j	1 fl. 100 mg/5 mL 1 fl. 200 mg/10 mL 1 fl. 25 mL (20 mg/mL) 1 fl. 50 mL (20 mg/mL)	HOP HOP HOP HOP	I I I		
CELLTOP					
Caps. par voie orale : 50 à 100 mg/m²/j pdt 3 à 5 j tous les 21 à 28 j ou 50 à 100 mg/m²/j pdt 21 j tous les mois	40 caps. 25 mg 20 caps. 50 mg	234,55 182,37	I I	100 % 100 %	5,86 9,12

PROPRIÉTÉS

Épipodophyllotoxine.

INDICATIONS

Cancer du testicule, cancer du poumon à petites cellules, tumeur de l'ovaire, neuroblastome.

Lymphome malin non hodgkinien, maladie de Hodgkin, leucémie aiguë.

CONTRE-INDICATIONS

Grossesse, **allaitement**, hypersensibilité au produit.

PRÉCAUTIONS D'EMPLOI

Surveillance de l'hémogramme.

Adaptation des doses si insuffisance rénale.

EFFETS INDÉSIRABLES

Myélosuppression, alopécie, nausées et vomissements, diarrhée, mucite, veinite, hypotension artérielle, neuropathie périphérique, cytolyse hépatique, leucémogène.

INTERACTIONS MÉDICAMENTEUSES

Les **inhibiteurs calciques** augmentent la concentration intracellulaire du médicament anticancéreux.

Ciclosporine.

Vaccins vivants atténués.

ANTINÉOPLASIQUES (16) – PLATINE (DÉRIVÉS DU)

Carboplatine

CARBOPLATINE AGUETTANT					
Perf. IV brève de 15 à 60 min Dose adaptée en fonction de l'AUC souhaitée, selon les formules de Chatelut ou de Calvert Entre 200 à 400 mg/m² toutes les 3 à 4 sem.	1 fl. 50 mg 1 fl. 150 mg 1 fl. 450 mg	HOP HOP HOP	I I I		

Cisplatine

CISPLATYL					
Perf. IV lente (3 à 8 h) À l'abri de la lumière 425 à 120 mg/m² en 1 à 5 j toutes les 3 à 4 sem. Associé à une hydratation de 3 L/24 h	10 fl. 10 mg + solv. 10 mL 10 fl. 25 mg + solv. 25 mL 5 fl. 50 mg + solv. 50 mL	HOP HOP HOP	I I I		

Oxaliplatine

ELOXATINE					
Perfusion IV de 2 h Posologie : 80 à 130 mg/m² toutes les 3 sem. Dose cumulative : 1,5 g/m² Pas de néphrotoxicité	1 fl. 50 mg 1 fl. 100 mg 1 fl. 200 mg	HOP HOP HOP	I I I		

PROPRIÉTÉS
Alkylation et intercalation au niveau de l'ADN.

INDICATIONS
Cancer du testicule, tumeur trophoblastique, cancer de l'ovaire, cancer du poumon à petites cellules, tumeur urothéliale, cancer de l'estomac, cancers épidermoïdes, ostéosarcome cancer colo-rectal.

CONTRE-INDICATIONS
Grossesse, **allaitement**, hypersensibilité au produit.

PRÉCAUTIONS D'EMPLOI
Extravasation cutanée.
Surveillance hématologique, rénale et ionique.

EFFETS INDÉSIRABLES
Cisplatine : nausées et vomissements, nécrose tubulaire rénale, insuffisance rénale, diminution de l'acuité auditive, neuropathie, hypocalcémie, hypomagnésémie, hypokaliémie.
Carboplatine : myélosuppression, nausées et vomissements, diminution de l'acuité auditive, neuropathie, hypokaliémie.
Oxaliplatine : nausées et vomissements, neuropathie.

INTERACTIONS MÉDICAMENTEUSES
Médicaments néphrotoxiques et ototoxiques, **étoposide**, **fluorouracile**.

ANTINÉOPLASIQUES (17) – INTERCALANTS

■ Amsacrine

AMSALYO					
Perf. IV lente dans 500 mL de soluté glucosé isotonique Utilisation de seringue en verre 90 à 300 mg/m² pendant 4 à 5 j toutes les 2 à 4 sem.	1 amp. 75 mg	HOP	I		

■ Bléomycine

BLÉOMYCINE					
Inj. IV stricte ou en perf. 10 à 20 mg/m²/sem. ou 15 mg/m²/j pendant 3 à 4 j toutes les 3 sem. Voie IM : 15 mg Dose cumulative maximale : 300 mg/m²	1 fl. 15 mg 10 fl. 15 mg	42,89 HOP	I I	100 %	42,89

PROPRIÉTÉS
Intercalaction entre paire de bases de l'ADN.

INDICATIONS
Cancer du testicule, cancer du sein, cancer épidermoïde cutané, maladie de Hodgkin, leucémies aiguës.

CONTRE-INDICATIONS
Risque de nécrose si extravasation.
Surveillance hématologique, hépatique et rénale.
Surveillance cardiaque.

PRÉCAUTIONS D'EMPLOI
Grossesse, **allaitement**, hypersensibilité au produit, insuffisance respiratoire (**bléomycine**).

EFFETS INDÉSIRABLES
Myélosuppression modérée, mucite, nausées et vomissements, diarrhée, veinite, alopécie, hyperthermie, nécrose locale cutanée, hyperpigmentation, érythème, syndrome de Raynaud, fibrose pulmonaire, cytolyse hépatique, cardiomyopathie.

ANTINÉOPLASIQUES (18) – TAXANES

Paclitaxel

TAXOL					
Perf. IV de 3 ou 24 h 135 à 175 mg/m² toutes les 3 à 4 sem. Prémédication antiallergique systématique (**dexaméthasone**, **antihistaminiques H1** et **H2**)	1 fl. 30 mg	HOP	I		
ABRAXANE					
Perf. IV de 30 min Cancer du sein métastatique : 260 mg/m² toutes les 3 sem.	1 fl. 100 mg (5 mg/mL)	HOP	I		

Docétaxel

TAXOTÈRE					
Perf. IV 1 h 70 à 100 mg/m² toutes les 3 sem.	1 fl. 20 mg 1 fl. 80 mg 1 fl. 160 mg	HOP HOP HOP	I I I		

Cabazitaxel

JEVTANA					
Perf. IV de 1 h 25 mg/m² toutes les 3 sem. Prémédication : idem ***TAXOL***	1 fl. 60 mg/1,5 mL + solv. 4,5 mL	HOP	I		

PROPRIÉTÉS

Ces taxoïdes sont des dérivés hémisynthétiques du **paclitaxel** qui lui est présent naturellement ches certaines éspèces d'if.

Ils agissent par inhibition de la dépolymérisation des microtubules en dimères de tubuline, la stabilisation des microtubules va bloquer le cycle mitotique.

INDICATIONS

Cancer du sein, cancer de l'ovaire.

JEVTANA : traitement du cancer de la prostate métastatique résistant à la castration après un traitement par **docétaxel**.

TAXOTÈRE : adénocarcinome de l'estomac/de l'œsophage/des voies aérodigestives supérieures, cancer de la prostate résistant à la castration, cancer du poumon non à petites cellules.

CONTRE-INDICATIONS

Grossesse, **allaitement**, hypersensibilité sévère au produit.

PRÉCAUTIONS D'EMPLOI

Ne pas utiliser de PVC (**paclitaxel**).

Prémédication préventive des réactions d'hypersensibilité sévères : **antihistaminiques H1/corticoïdes/antihistaminiques H2**.

Surveillance hématologique et hépatique.

EFFETS INDÉSIRABLES

Myélosuppression, hypersensibilité, érythème, œdèmes périphériques ou viscéraux, neuropathie périphérique, alopécie, pigmentation des ongles, bradycardie, hypotension artérielle, nausées, vomissements, mucite, arthralgies, myalgies, cytolyse hépatique.

INTERACTIONS MÉDICAMENTEUSES

Cisplatine.

Inhibiteurs et inducteurs du CYP3A.

ANTINÉOPLASIQUES (19) – INHIBITEURS DE PROTÉASOME (1)

Bortézomib

VELCADE			
1,3 mg/m² J1, J4, J8, J11 toutes les 3 sem.	1 fl. pdre 1 mg 1 fl. pdre 3,5 mg	HOP HOP	I

PROPRIÉTÉS

Le **bortézomib** inhibe le protéasome 26S entraînant un arrêt du cycle cellulaire et une apoptose de la cellule cancéreuse.

INDICATIONS

En monothérapie pour le traitement du myélome multiple en progression chez des patients ayant reçu au moins 1 traitement antérieur et qui ont déjà bénéficié ou qui sont inéligibles pour une greffe de moelle osseuse.

CONTRE-INDICATIONS

Grossesse, allaitement.
Hypersensibilité au **bortézomib**.
Insuffisance hépatique sévère.

PRÉCAUTIONS D'EMPLOI

Risque de saignement. Surveillance NFS. Surveillance plaquettaire. Thrombocytopénie. Neuropathie périphérique. Risque de convulsion. Hypotension orthostatique. Rétention hydrique. Cardiopathie. Insuffisance hépatique. Amylose.

EFFETS INDÉSIRABLES

Zona, pneumonie. thrombocytopénie, neutropénie, anémie. neuropathie périphérique hypotension. Dyspnée. vomissements, diarrhées, myalgie perte de poids Insuffisance hépatique

ANTINÉOPLASIQUES (20) – INHIBITEURS DE PROTÉASOME (2)

Carfilzomib

KYPROLIS					
En phase III en France (pas encore d'AMM) Cycles de 28 j, voie IV Adm. J1, J2, J8, J9, J15, J16 puis repos de J17 à J28 Posologie initiale : 20 mg/m² En cas de bonne tolérance : augmentation possible pour les cycles suivants à 27 mg/m²	1 fl. 60 mg	HOP			

PROPRIÉTÉS

Carfilzomib est un inhibiteur irréversible du protéasome. Cela lui confère des activités anti-prolifératives et proapoptotiques sur les cellules tumorales solides et hématologiques.

INDICATIONS

Patients présentant un myélome multiple, préalablement traités par **bortézomib** et un agent immunomudulateur et ayant montré une progression significative de la maladie dans les 60 j suivant la dernière thérapie.

CONTRE-INDICATIONS

Aucune contre-indication recensée.

PRÉCAUTIONS D'EMPLOI

Prémédication par la **dexaméthasone** en raison de nombreuses réactions allergiques.
Test de grossesse car tératogène.
Surveillance cardiaque, pulmonaire, hépatique, hématologique pendant le traitement.

EFFETS INDÉSIRABLES

Effets indésirables reportés à ce jour (fréquence > 10 %) :
– état général : fatigue, céphalées, œdèmes périphériques, toux, insomnies, anorexie ;
– hématologique : anémie, thrombopénie, lymphopénie, neutropénie, leucopénie ;
– gastro-intestinaux : nausées, diarrhées, vomissements, constipation ;
– immunitaires : pyrexie, infections des voies respiratoires supérieures, pneumonie ;
– biologique : augmentation créatininémie, enzymes hépatiques, hypokaliémie, hyponatrémie, hypercalcémie ;
– musculo-squelettiques : dorsalgies, myalgies, spasmes, douleurs aux extrémités.

INTERACTIONS MÉDICAMENTEUSES

Aucune interaction médicamenteuse notable référencée.

ANTINÉOPLASIQUES (21) – INTERFÉRON ALPHA (1)

Interféron alfa-2b recombinant

INTRONA					
Leucémie à tricholeucocytes : 3 MUI x 3/sem. Sarcome de Kaposi : jusqu'à 36 MUI/j Leucémie myéloïde chronique : 9 MUI/j Lymphome cutané à cellules T : 18 MUI/j Mélanome malin, cancer du rein : 10 MUI/m²/j	1 fl. 10 MUI/1 mL	77,13	I	65 %	77,13
	1 fl. 18 MUI/3 mL	135,84	I	65 %	135,84
	1 fl. 18 MUI/1,2 mL	135,84	I	65 %	135,84
	1 fl. 30 MUI/1,2 mL	225,80	I	65 %	225,80
	1 stylo 60 MUI/1,2 mL	438,31	I	65 %	438,31

Interféron alfa-2a recombinant

ROFÉRON-A					
Idem ***INTRONA***	1 fl. 3 MUI	25,05	I	65 %	25,05
	12 fl. 3 MUI	266,02	I	65 %	22,17
	1 fl. 4,5 MUI	36,78	I	65 %	36,78
	12 fl. 4,5 MUI	395,24	I	65 %	32,94
	1 fl. 6 MUI	47,79	I	65 %	47,79
	12 fl. 6 MUI	524,48	I	65 %	43,71
	1 fl. 9 MUI	69,82	I	65 %	69,82
	12 fl. 9 MUI	767,61	I	65 %	63,97

ANTINÉOPLASIQUES (22) – INTERFÉRON ALPHA (2) – PHARMACOLOGIE

PROPRIÉTÉS

Interféron alpha 2a ou 2b produit par génie génétique. Propriétés multiples dont les mécanismes restent imparfaitement compris :
– activité antivirale : inhibition de la réplication en modulant le métabolisme de la cellule hôte ;
– activité immunomodulatrice : augmentation de l'activité phagocytaire des macrophages ;
– activité antiproliférative sur certaines tumeurs.

L'interféron pégylé a une demi-vie prolongée et permet de ne pratiquer qu'une seule injection par sem. au lieu de 3. L'efficacité est supérieure et la tolérance identique à l'interféron non pégylé.

INDICATIONS

Leucémie à tricholeucocytes ; leucémie myéloïde chronique ; sarcome de Kaposi associé au sida ; lymphome cutané à cellules T.
Mélanome malin disséminé
Cancer du rein métastatique ou récidivant.

CONTRE-INDICATIONS

Allergie à l'**interféron** ou à l'excipient.
Affection cardiaque préexistante (la fièvre et les frissons peuvent décompenser une insuffisance cardiaque).
Insuffisance rénale, hépatique ou médullaire sévère ; cirrhose du foie décompensée.
Antécédent d'épilepsie et/ou atteinte du système nerveux central ; antécédents psychiatriques graves.

PRÉCAUTIONS D'EMPLOI

Grossesse : nécessité d'évaluer le bénéfice d'un traitement par rapport au risque pour le fœtus ; pas d'effet tératogène rapporté.
Allaitement : absence de données sur le passage dans le lait ; évaluation du bénéfice par rapport au risque nécessaire.
Chez des patients transplantés, l'effet du traitement immunosuppresseur peut être diminué du fait de l'activité immunomodulatrice de l'**interféron**.
Le développement de manifestations auto-immunes est favorisé par l'**interféron** chez des patients prédisposés.

EFFETS INDÉSIRABLES

Généraux : syndrome pseudo-grippal quasi constant, fatigue, fièvre, myalgies, lassitude ; ces effets peuvent être atténués par la prise de **paracétamol** (1 g avant l'inj. d'**interféron**) et l'injection de l'**interféron** au coucher.
Digestifs : anorexie, nausées, vomissements, troubles du transit.
Hépatiques : élévation des transaminases.
Neurologiques : vertiges, troubles mnésiques et du sommeil ; somnolence ; paresthésies.
Cardio-pulmonaires : variations tensionnelles, palpitations.
Cutanés : alopécie réversible, sécheresse cutanéo-muqueuse, psoriasis.
Rénaux : rarement insuffisance rénale.
Hématologiques : leucopénie fréquente, anémie et thrombopénie plus rarement.
Endocriniens : dysthyroïdies, hyperglycémie, hypocalcémie.
Réaction au point d'injection ; apparition d'anticorps anti-interféron.

INTERACTIONS MÉDICAMENTEUSES

Salicylés et **corticoïdes** inhibent l'action de l'**interféron**.
Toxicité digestive du **5-FU** augmentée.
Théophylline : contrôler les taux sériques.
Éviter les sédatifs.

ANTINÉOPLASIQUES (23) – AUTRES ANTINÉOPLASIQUES (1)

Dactinomycine

COSMEGEN					
IV 0,3 à 0,5 mg/m²/j pendant 5 j, toutes les 3 à 4 sem. sans dépasser 0,5 mg/inj.	1 fl. 0,5 mg	HOP	I		

Asparaginase

KIDROLASE					
IV directe ou en perf. ou IM ou intrathécale – IV : 1 000 U/kg/j, tous les jours pendant 10 à 15 j, ou 5 000 à 10 000 U/m², x 3/sem. pendant 3 à 4 sem., puis 500 à 1 000 U/kg x 1 à 2/sem. – Intrathécale : 3 000 U/m² ou 50 à 100 U/kg par inj.	1 fl. 10 000 UI	86,08	I	100 %	86,08

PROPRIÉTÉS

La **L-asparaginase** est une enzyme qui catalyse la réaction d'hydrolyse de la **L-asparaginase** extracellulaire en acide L-aspartique et ammonium au niveau sanguin et intracellulaire. Une inhibition de la synthèse protéique des blastes leucémiques est obtenue en raison du déficit en asparagine-synthétase observée chez les cellules leucémiques.

INDICATIONS

Leucémie aiguës et lymphomes non hodgkiniens.

CONTRE-INDICATIONS

Grossesse, **allaitement**, insuffisance hépatique et pancréatique.

PRÉCAUTIONS D'EMPLOI

Surveillance du fibrinogène, de la fonction hépatique, de la glycémieet de la lipasémie.

EFFETS INDÉSIRABLES

Pancytopénie, réaction allergique, fièvre, cytolyse, cholestase, hypofibrinémie, pancréatite aiguë.

INTERACTIONS MÉDICAMENTEUSES

Aucune.

ANTINÉOPLASIQUES (24) – AUTRES ANTINÉOPLASIQUES (2)

Anagrélide

XAGRID					
0,5 mg x 2/j, augmenter par paliers d'une sem. jusqu'à 2,5 mg x 2/j	100 gél. 0,5 mg	448,47	I	100 %	4,48

PROPRIÉTÉS

Les études *in vitro* de la mégacaryocytopoïèse chez l'homme ont établi que l'action inhibitrice de l'**anagrélide** sur la formation des plaquettes s'opère par retardement de la maturation des mégacaryocytes et par réduction de leur taille et de leur ploïdie. L'**anagrélide** est un inhibiteur de l'AMP cyclique phosphodiestérase III.

INDICATIONS

Réduction du nombre élevé de plaquettes chez les patients à risque atteints de thrombocytémie essentielle, présentant une intolérance à leur traitement actuel ou dont le nombre élevé de plaquettes n'est pas réduit à un niveau acceptable par leur traitement actuel.

CONTRE-INDICATIONS

Hypersensibilité à l'**anagrélide**.
Insuffisance hépatique modérée ou sévère.
Insuffisance rénale (Clcr < 50 mL/min).
Absence de contraception féminine efficace.
Grossesse, allaitement.

PRÉCAUTIONS D'EMPLOI

Insuffisance hépatique. Insuffisance rénale.
Surveillance : hémoglobinémie, leucocytaire, plaquettaire, ASAT, ALAT, urémie, créatininémie.
Pathologie cardiaque.
Femme en âge de procréer.
Enfants.

EFFETS INDÉSIRABLES

Céphalées. Palpitations. Tachycardie. Rétention hydrique. Nausées. Vomissements. Diarrhées. Anémies. Vertiges. Fatigue et éruptions cutanées.

INTERACTIONS MÉDICAMENTEUSES

Absorption des contraceptifs hormonaux par voie orale.
Jus de pamplemousse : il inhibe le CYP1A2 et, par conséquent, il est également susceptible de réduire la clairance de l'**anagrélide**.

ANTINÉOPLASIQUES (25) – AUTRES ANTINÉOPLASIQUES (3)

Tasonermine

BÉROMUN					
Perf. du membre isolé (ILP : *Isolated Limb Perfusion*) sous légère hyperthermie Membre supérieur : dose totale de 3 mg Membre inférieur : dose totale de 4 mg **Melphalan** associé : 13 mg/unité de volume (en litre) du membre supérieur perfusé 10 mg/ unité de volume (en litre) du membre inférieur perfusé Résection chirurgicale de la tumeur résiduelle effectuée dès que possible. Si nécessaire, seconde ILP pratiquée 6 à 8 sem. après la 1 re	1 pdr. + solv. 1 mg/ 5 mL	HOP	I		

PROPRIÉTÉS

Cytokine de la famille du TNFα.
– Inhibition directe de la prolifération des cellules tumorales par effet cytotoxique ou cytostatique.
– Effet direct sur la vascularisation tumorale par induction de thromboses microvasculaires.
– Infiltration facilitée de la tumeur par les lymphocytes, les monocytes et les polynucléaires.
– Effet immunomodulateur direct et indirect.

INDICATIONS

Traitement en association avec le **melphalan** des sarcomes des tissus mous des membres :
– avant résection chirurgicale de la tumeur, afin d'éviter ou de retarder l'amputation ;
– à titre palliatif, pour les sarcomes inopérables.

CONTRE-INDICATIONS

Ce sont celles de la **tasonermine** et de la technique d'ILP.
– Hypersensibilité à l'un des composants.
– Maladies cardiovasculaires ou pulmonaires graves.
– Ulcère gastrique évolutif ou antécédents récents d'ulcère gastrique.
– Ascite sévère.
– Altérations sévères hématologique, des fonctions rénale ou hépatique.
– Hypercalcémie > 12 mg/dL (2,99 mmol/L).
– Lymphœdème sévère du membre.
– Patients chez qui les vasopresseurs ou antioagulants sont contre-indiqués.
– Contre-indication aux marqueurs radioactifs.
– Contre-indication à l'hyperthermie du membre.
– Patients dont on suppose que l'irrigation du membre en aval de la tumeur dépend très étroitement des vaisseaux tumoraux (artériographie parfois nécessaire).
– Grossesse et allaitement.
– Contre-indications au **melphalan**.

PRÉCAUTIONS D'EMPLOI

Technique pour perfusion du membre isolé (ILP) mise en œuvre dans des centres spécialisés, sous anesthésie générale.
Hydrater le patient avant, pendant et après l'ILP.
Surveillance du patient les 3 premiers j suivant la perf.
Conditionnement contenant du latex.

EFFETS INDÉSIRABLES

Très fréquents : arythmies (cardiotoxicité), hépatotoxicité, réaction cutanée.
Fréquents : infection, leucopénie, thrombocytopénie, réaction d'hypersensibilité, neurotoxicité, insuffisance cardiaque, thromboses veineuse et artérielle, syndrome de détresse respiratoire, nécrose cutanée et des extrémités (amputation parfois nécessaire), etc.
Peu fréquents : sepsis, maladie artérielle périphérique occlusive, œdème pulmonaire, syndrome de compression des loges musculaires, onychomadèse.

INTERACTIONS MÉDICAMENTEUSES

Contre-indiqués : substances cardiotoxiques (ex : **anthracyclines**).
Déconseillés : médicaments susceptibles de provoquer une importante hypotension.
+ interactions médicamenteuses avec le **melphalan**.

ANTINÉOPLASIQUES (26) – AUTRES ANTINÉOPLASIQUES (4)

Idélalisib

ZYDELIG					
A. 150 mg x 2/j Si intolérance 100 mg x 2/j jusqu'à progression ou toxicité inacceptable	60 cp. 100 mg 60 cp. 150 mg	HOP HOP	I I		

PROPRIÉTÉS

L'**idélalisib** induit l'apoptose et inhibe la prolifération des lignées cellulaires issues des lymphocytes B tumoraux et des cellules tumorales primitives grâce à l'inhibition de la signalisation induite par deux chimiokines CXCL12 et CXCL13.

INDICATIONS

En association au **rituximab** :
– en 1re intention chez les patients atteint d'une LLC présentant une délétion 17p ou une mutation tp53 et pour lesquels une immunochimiothérapie n'est pas appropriée ;
– en 2e intention chez les patients atteints d'une LLC.

En monothérapie : en 3e intention dans le traitement du lymhpome folliculaire non hodgkinien.

CONTRE-INDICATIONS

Allaitement.

PRÉCAUTIONS D'EMPLOI

À utiliser avec prudence en cas d'insuffisances hépatique (élévation des transaminases) ou respiratoire (rique de pneumopathie) sévères.

EFFETS INDÉSIRABLES

Troubles généraux : fièvre, rash, infections.
Troubles gastro-intestinaux : diarrhées, colites (grade ≥ 3).
Troubles respiratoires : pneumopathies (grade ≥ 3).

INTERACTIONS MÉDICAMENTEUSES

L'**idelalisb** est métabolisé par les CYP3A et également inhibiteur puissant de ces CYP.
Associations à éviter :
– inducteurs puissants des CYP3A tels que **rifampicine**, **phénytoïne**, **carbamazépine** ;
– substrats des CYP3A tels que **alfusozine**, **quinidine**, **amiodarone**, **quétiapine**, **ergotamine**, **salmétérol**, **sildénafil**, **midazolam**, etc.

ANTINÉOPLASIQUES (27) – AUTRES ANTINÉOPLASIQUES (5)

■ BCG atténué

IMMUCYST				
Voie intravésicale 1 fl./ adm. x 1/sem. pendant 6 sem.	1 fl. 81 mg	70,98	I	NR

PROPRIÉTÉS

Ce médicament favorise une réaction inflammatoire et immunologique locale aiguë.

INDICATIONS

Traitement du carcinome urothélial non invasif de la vessie.

CONTRE-INDICATIONS

Réaction antérieure à un vaccin BCG.

Tuberculose active, traitement par immunosuppresseur, maladie fébrile, infection des voies urinaires.

Antécédent de radiothérapie de l'aire vésicale.

PRÉCAUTIONS D'EMPLOI

Surveiller une réaction systémique possible au BCG.

EFFETS INDÉSIRABLES

Troubles généraux : malaise, fièvre, frissons.

Troubles immunitaires : infections systémiques, pulmonaires, cystites.

Troubles métaboliques : anorexie.

Troubles gastro-intestinaux : nausées, vomissements, diarrhées.

DÉTOXIFIANTS DANS UN TRAITEMENT CYTOSTATIQUE

Mesna

UROMITEXAN					
Posologie fixée à 60 % de la dose d'**ifosfamide** ou de **cyclophosphamide**	10 cp. 400 mg 10 cp. 600 mg 15 amp. 400 mg/4mL 1 fl. 1 g/10 mL 1 fl. 5 g/50 mL	HOP HOP HOP HOP HOP	II II II II II		

PROPRIÉTÉS

Antidote de l'acroléïne, métaboliste irritant pour la muqueuse vésicale, formé lors de la biotransformation des oxazaphosphorines tels que l'**ifosfamide**.

INDICATIONS

Prévention de la toxicité urinaire des oxazaphosphorines (**cyclophosphamide** à forte dose, **ifosfamide**).

Amifostine

ETHYOL					
Traitement préventif de la neutropénie post-chimiothérapie : Posologie initiale : 910 mg/m²/adm. Posologie d'entretien : 740 à 910 mg/m²/adm. Traitement préventif néphrotoxicité post-chimiothérapie Posologies initiale et d'entretien : 740 à 910 mg/m²/adm.	3 inj. 50 mg/mL (10 mL)	HOP	I		

PROPRIÉTÉS

Protection sélective des tissus sains mais pas des tumeurs contre la cytotoxicité des radiations ionisantes, des agents de chimiothérapie ayant pour cible l'ADN (agents alkylants classiques tels que le **cyclophosphamide** et non classiques tels que la **mitomycine-C**) et les **analogues du platine**.

INDICATIONS

- En chimiothérapie dans la prévention du risque de neutropénie et de ses conséquences dues à l'utilisation combinée de **cyclophosphamide** et de **cisplatine** chez des patientes atteintes de carcinome ovarien avancé.
- En chimiothérapie dans la prévention de la néphrotoxicité cumulative du **cisplatine** et des traitements contenant du **cisplatine**, lorsque les doses unitaires de celui-ci sont comprises entre 60 et 120 mg/m², en association à des mesures d'hydratation adéquates chez les patients présentant des tumeurs solides avancées non germinales.
- En radiothérapie dans la prévention des xérostomies aiguës et tardives dans les cancers ORL, en association avec une radiothérapie fractionnée standard.

EFFETS INDÉSIRABLES

Troubles généraux : sensation de chaleur ou de froid, rigidité, malaise, éternuements, rash.
Troubles neurologiques : somnolence, étourdissement, syncope.
Troubles gastro-intestinaux : nausées, vomissements, hoquet.
Troubles cardiovasculaires : arythmie, hypotension, hypertension, bouffées de chaleur.

THÉRAPIES MOLÉCULAIRES CIBLÉES (1)

Définition

Les thérapies moléculaires ciblées désignent des molécules antitumorales capables d'inhiber une voie oncogénique directement impliquée dans la carcinogenèse et/ou la progression des cellules tumorales. Schématiquement, huit altérations cellulaires sont impliquées dans la carcinogenèse : résistance à l'apoptose, immortalisation, capacité d'invasion et pouvoir métastatique, angiogenèse, activation autonome des voies de prolifération, indépendance vis-à-vis des signaux antiprolifératifs, échappement à l'immunosurveillance et anomalies du métabolisme. Les thérapies moléculaires ciblées visent à bloquer une ou plusieurs de ces caractéristiques retrouvées de façon prépondérante dans une tumeur. Actuellement, les thérapies moléculaires ciblées les plus avancées dans leur développement sont celles inhibant l'angiogenèse et l'activation des voies de prolifération.

Classification

On distingue deux types de thérapies moléculaires ciblées : les **anticorps monoclonaux** et les **inhibiteurs de tyrosine-kinase**. Leurs cibles peuvent être membranaires (EGFR, HER2), cytoplasmiques (mTOR) ou présentes dans le milieu extracellulaire (VEGF).

Les **anticorps monoclonaux** ont une terminologie spécifique : ils finissent tous par le suffixe -mab. La syllabe qui précède le suffixe -mab détermine la source de l'anticorps : u pour humain, xi pour chimérique, zu pour humanisé et o pour murin.

Les **inhibiteurs de tyrosine-kinase** bloquent l'activité tyrosine-kinase d'un récepteur ou d'une protéine cytoplasmique indispensable à la transduction du signal de prolifération. Ces inhibiteurs pénètrent dans la cellule et bloquent de façon spécifique l'activité tyrosine-kinase en rentrant en compétition avec l'ATP.

Les différentes thérapies moléculaires ciblées actuelles

Le tableau ci-dessousrésume les thérapies ciblées validées actuellement. En général, les **inhibiteurs de tyrosine-kinase** s'administrent par voie orale souvent de façon quotidienne tandis que les anticorps s'administrent par voie intraveineuse à un intervalle d'une à plusieurs semaines.

THÉRAPIES MOLÉCULAIRES CIBLÉES (1) – INHIBITEURS DE KINASE (1)

Erlotinib

TARCEVA					
Prise orale 150 mg/j en une prise En continu À distance des repas	30 cp. 25 mg 30 cp. 100 mg 30 cp. 150 mg	525,62 1 802,75 2 196,16	I I I	100 % 100 % 100 %	17,52 60,09 73,21

PROPRIÉTÉS
Inhibiteur oral de tyrosine-kinase ciblant le récepteur à l'EGF (HER-1) à la surface des cellules tumorales. L'**erlotinib** induit un arrêt de croissance et l'apoptose des cellules tumorales.

INDICATIONS
Traitement des cancers du poumon non à petites cellules localement avancé ou métastatique après échec d'une chimiothérapie à base de **platine** ou en 1re intention chez les patients avec mutation du gène EGFR.

Traitement des cancers du pancréas métastatique en association avec la **gemcitabine**.

PRÉCAUTIONS D'EMPLOI
Éviter toute prise médicamenteuse concomitante, en particulier les inhibiteurs du CYP3A4.

CONTRE-INDICATIONS
Hypersensibilité, galactosémie, déficit en lactase.

Déconseillé en cas de grossesse ou d'allaitement.

EFFETS INDÉSIRABLES
Éruption cutanée acnéiforme, paronychies, diarrhée, kératoconjonctivites sèches, nausée, pneumopathie interstitielle, élévation de la bilirubine, hépatite cytolytique.

INTERACTIONS MÉDICAMENTEUSES
Avec les inhibiteurs du CYP3A4 : les azolés (**itraconazole**, **kétoconazole**, **voriconazole**), **clarithromycine**, **ritonavir**, **indinavir**, **saquinavir** et le jus de pamplemousse.

Sorafénib

NEXAVAR					
Prise orale 400 mg x 2/j En continu À distance des repas	112 cp. 200 mg	3 426,76	I	100 %	30,60

PROPRIÉTÉS
Inhibiteur oral de tyrosine-kinase ciblant les récepteurs au VEGF (VEGFR-1 et 2), PDGFR, c-Kut, Raf-kinase à la surface des cellules tumorales. Le **sorafénib** inhibe la croissance tumorale en diminuant la vascularisation des tumeurs.

INDICATIONS
Traitement du carcinome rénal avancé après échec d'un traitement préalable à base d'**interféron alpha** ou d'interleukine 2 ou chez des patients pour lesquels ces traitements sont considérés comme inadaptés.

Traitement du carcinome hépatocellulaire localement avancé et/ou métastatique.

PRÉCAUTIONS D'EMPLOI
Complication de cicatrisation des plaies.

En cas d'antécédent d'infarctus du myocarde, d'angor, d'insuffisance coronarienne, de clip vasculaire, d'insuffisance cardiaque, d'accident vasculaire cérébral, d'embolie pulmonaire.

Surveillance de la pression artérielle et de la protéinurie des 24 h.

CONTRE-INDICATIONS
Hypersensibilité, grossesse, allaitement.

Insuffisance coronarienne sévère, HTA instable.

EFFETS INDÉSIRABLES
Diarrhées, nausées, élévation des enzymes pancréatiques et hépatiques, hypertension artérielle, troubles cardiaques, dysphonie, alopécie rare, éruptions cutanées, acouphènes, hémorragies, thrombopénie.

THÉRAPIES MOLÉCULAIRES CIBLÉES (2)

Thérapies ciblées *

DCI	Nom commercial	Cible moléculaire	Indications préférentielles	Type
Afatinib	***GIOTRIF***	EGFR	Cancer bronchique non à petites cellules	IK
Aflibercept	***ZALTRAP***	VEGF	Cancer colorectal	Ac
Alemtuzumab	***MABCAMPATH***	CD52	LLC	Ac
Axitinib	***INLYTA***	VEGFR, PDGFR	Cancer du rein	IK
Bévacizumab	***AVASTIN***	VEGF	Cancer colorectal, cancer du poumon non à petites cellules, cancer du rein, cancer des ovaires	Ac
Bortézomib	***VELCADE***	Protéasome	Myélome, lymphome du manteau	IK
Bosutinib	***BOSULIF***	BCR-ABL	LMC	IK
Brentuximab	***ADCÉTRIS***	CD30	Lymphome hodgkinien	Ac
Cabozantinib	***COMETRIQ***	VEGFR	Cancer médullaire de la thyroïde	IK
Céritinib	***ZYKADIA***	ALK	Cancer bronchique non à petites cellules	IK
Cétuximab	***ERBITUX***	EGFR	Cancer colorectal, cancer ORL	Ac
Crizotinib	***XALKORI***	ALK, MET, ROS	Cancer du poumon	IK
Dabrafénib	***TAFINLAR***	BRAF	Mélanome	IK
Dasatinib	***SPRYCEL***	Bcr-Abl	LMC	IK
Dénosumab	***XGEVA***	RANK/RANKL	Métastases osseuses	Ac
Erlotinib	***TARCEVA***	EGFR	Cancer du poumon non à petites cellules, cancer du pancréas	IK
Géfitinib	***IRESSA***	EGFR	Cancer bronchique non à petites cellules	IK
Imatinib	***GLIVEC***	Bcr-Abl, c-Kit	LMC, tumeurs stromales gastro-intestinales	IK
Ipilimumab	***YERVOY***	CTLA-4	Mélanome	Ac
Lapatinib	***TYVERB***	EGFR HER2	Cancer du sein	IK
Nilotinib	***TASIGNA***	Bcr-Abl	LMC	IK
Nivolumbab	***OPDIVO***	PD-1	Mélanome	Ac
Ofatumumab	***ARZERRA***	CD20	LLC	Ac
Panitumumab	***VECTIBIX***	EGFR	Cancer colorectal	Ac

* Ac : anticorps ; IK : inhibiteur de tyrosine-kinase

THÉRAPIES MOLÉCULAIRES CIBLÉES (2) – INHIBITEURS DE KINASE (2)

Sunitinib

SUTENT					
50 mg/j pendant 4 sem. puis fenêtre thérapeutique de 2 sem. ou 37,5 mg/j en continu	28 gél. 12,5 mg	1 365,89	I	100 %	48,78
	28 gél. 25 mg	2 635,09	I	100 %	94,11
	28 gél. 50 mg	5 140,01	I	100 %	183,57

PROPRIÉTÉS

Inhibiteur oral de tyrosine-kinase ciblant les récepteurs au VEGF (VEGFR-1 et 2), PDGFR, c-Kut, Raf-kinase à la surface des cellules tumorales. Le **sunitinib** inhibe la croissance tumorale en diminuant la vascularisation des tumeurs.

INDICATIONS

Traitement des tumeurs stromales gastro-intestinales (GIST) malignes nonrésécables et/ou métastatiques, après échec d'un traitement par le **mésylate d'imatinib** dû à une résistance ou à une intolérance.

Traitement des cancers du rein avancés et/ou métastatiques aprèséchec d'un traitement à base d'**interféron alpha** ou d'interleukine 2.

Tumeurs neuroendocrines du pancréas, non résécables ou métastatiques bien différenciées avec progression de la maladie chez l'adulte.

PRÉCAUTIONS D'EMPLOI

En cas d'antécédent d'infarctus du myocarde, d'angor, d'insuffisance coronarienne, de clip vasculaire, d'insuffisance cardiaque, d'accident vasculaire cérébral, d'embolie pulmonaire.

Surveillance de la pression artérielle et de la protéinurie dès 24 h.

CONTRE-INDICATIONS

Hypersensibilité, grossesse, allaitement.

Insuffisance coronarienne sévère, HTA instable.

EFFETS INDÉSIRABLES

Fatigue précoce, diarrhées, nausées, stomatites, dyspepsie (digestion difficile), pigmentation jaune de la peau, hypertension artérielle, hypothyroïdie.

INTERACTIONS MÉDICAMENTEUSES

Association déconseillée avec la **dexaméthasone**, la **phénytoïne**, la **carbamazépine**, la **rifampicine**, le **phénobarbital**, les préparations à base de millepertuis, le **ritonavir**, l'**itraconazole**, l'**érythromycine**, la **clarithromycine**, le jus de pamplemousse et le **kétoconazole** qui font varier les concentrations du **sunitinib**.

THÉRAPIES MOLÉCULAIRES CIBLÉES (3)

Pazopanib	***VOTRIENT***	VEGFR	Cancer du rein, sarcome des tissus mous	IK
Pertuzumab	***PERJETA***	HER2	Cancer du sein	Ac
Ponatinib	***ICLUSIG***	BCR-ABL	LMC, LAL	IK
Ramucirumab	***CYRAMZA***	VEGF	Cancer gastrique ou œsogastrique	Ac
Régorafénib	***STIVARGA***	VEGFR	Cancer du côlon	IK
Rituximab	***MABTHERA***	CD20	Lymphome non hodgkinien	Ac
Ruxolitinib	***JAKAVI***	JAK1 JAK2	Myélofibrose primitive ou secondaire	IK
Sorafénib	***NEXAVAR***	VEGFR, PDGFR, RAF	Cancer du rein, hépatocarcinome	IK
Sunitinib	***SUTENT***	VEGFR, PDGFR, c-Kit	Cancer du rein, tumeurs stromales gastro-intestinales, tumeur neuro-endocrine	IK
Temsirolimus	***TORISEL***	mTOR	Cancer du rein	IK
Trastuzumab	***HERCEPTIN***	HER2	Cancer du sein, cancer gastrique	Ac
Vandétanib	***CAPRELSA***	VEGFR-2	Cancer médullaire de la thyroïde	IK
Vémurafénib	***ZELBORAF***	BRAF	Mélanome	IK
Vismodégib	***ERIVEDGE***	Smoo	Carcinome baso-cellulaire	IK

Effets indésirables

Même si les cibles visées par ces thérapies sont présentes de façon prépondérante dans les tumeurs, elles ne sont pas pour autant absentes des tissus normaux, expliquant la survenue d'effets indésirables des thérapies ciblées.

Ainsi, les antiangiogéniques (***AVASTIN***, ***NEXAVAR***, ***SUTENT***, ***ZALTRAP***, ***VOTRIENT***, ***STIVARGA***, ***CYRAMZA***, ***COMETRIQ***, ***CAPRELSA***) s'accompagnent d'une hypertension artérielle ou d'une protéinurie résultant du blocage du VEGF rénal ou de diarrhée.

Effets indésirables cutanés

Les anti-EGFR (***TARCEVA***, ***ERBITUX***, ***VECTIBIX***, ***GIOTRIF***, ***IRESSA***) induisent fréquemment un rash cutané acnéiforme (EGFR exprimé au niveau de la peau). Ces effets indésirables peuvent avoir des répercussions sur l'observance du traitement.

Ordonnance pour les effets indésirables cutanés induits par les inhibiteurs d'*Epidermal Growth Factor*

DEXERYL (**glycérol + vaseline**) tube de 250 g : 1 appl./j sur le corps (zones sèches).
DERMOCUIVRE tube de 100 g : appl. à volonté sur le visage.
ÉRYTHROGEL tube de 30 g : 1 appl./j sur les zones pustuleuses sur peau sèche et nettoyée au savon.
Si lésion très inflammatoire : ***DIPROSONE*** crème : 1 appl. matin et soir.
VIBRAMYCINE N 100 mg : 1 cp./j pendant 15 j puis 1 cp. un jour sur deux pendant 15 j puis arrêt.

THÉRAPIES MOLÉCULAIRES CIBLÉES (3) – INHIBITEURS DE KINASE (3)

■ Axitinib

INLYTA					
Dose de départ recommandée : 5 mg x 2/j à 12 h d'intervalle La tolérance et l'efficacité du traitement justifient l'adaptation posologique En cas de bonne tolérance : la posologie pourra être augmentée à 7 mg x 2/j puis 10 mg x 2/j En cas de nécessaire diminution de la dose : la posologie sera abaissée à 3 mg x 2/j puis à 2 mg x 2/j	56 cp. 1 mg 56 cp. 3 mg 56 cp. 5 mg 56 cp. 7 mg	783,74 2 239,97 3 646,50 5 053,02	I	100 % 100 % 100 % 100 %	14,00 40,00 65,12 90,23

PROPRIÉTÉS

Inhibiteur oral de tyrosine-kinase ciblant les récepteurs au VEGF (VEGF-1, 2 et 3).

INDICATIONS

Traitement du cancer du rein avancé après l'échec d'une thérapie antérieure.

PRÉCAUTIONS D'EMPLOI

Complication de cicatrisation des plaies.

En cas d'antécédant d'HTA, d'infarctus du myocarde, d'accident ischémique, d'AVC, d'hypothyroïdie, d'anomalie du bilan hépatique, de risque hémorragique ou thromboembolique et de risque de fistule/perforation gastro-intestinale.

Surveillance de la pression artérielle et de la protéinurie dès 24 h.

CONTRE-INDICATIONS

Hypersensibilité à l'**axitinib**, grossesse et allaitement.

Insuffisance hépatique sévère et HTA non contrôlée.

EFFETS INDÉSIRABLES

Par fréquence décroissante : diarrhées, HTA, fatique, anorexie, nausées, dysphonie, syndrome « main-pied », perte de poids, vomissements, constipation, hypothyroïdie et troubles dematologiques (rashs, érythèmes, prurit et xérose).

On note des cas de leucoencéphalopathie postérieure réversible.

INTERACTIONS MÉDICAMENTEUSES

La co-administration avec des inhibiteurs ou des inducteurs du CYP3A4/5 doit être évitée.

Cf. ***VOTRIENT***.

THÉRAPIES MOLÉCULAIRES CIBLÉES (4)

Effets indésirables digestifs

La diarrhée est fréquente, parfois sévère, conduisant à diminuer la posologie des thérapies ciblées. On propose un traitement symptomatique :

– ***IMODIUM*** : 2 gél. après la première selle diarrhéique puis 1 gél. après chaque selle diarrhéique ;

– ***QUESTRAN*** : 1 à 3 sach./j.

> **Ordonnance pour la mucite induite par les inhibiteurs de mTOR**
>
> Bains de bouche : 150 mL d'***ÉLUDRIL*** dans 350 mL de **bicarbonate de sodium** (1,4 %) : faire 4 à 6 bains de bouche par jour.
>
> ***LORAMYC*** (**miconazole**) (50 mg cp. gingival muco-adhésif LP) : application d'un cp. x 1/j, pendant 7 à 14 j en fonction de la réponse clinique (apposer sur la gencive supérieure au-dessus d'une incisive).
>
> ***HYALUGEL*** (spray ou gel gingival anti-inflammatoires) : appli. 3 à 5 fois par jour après les principaux repas, pendant 3 à 4 sem., jusqu'à disparition complète des symptômes.

Effets indésirables cardiovasculaires des antiangiogéniques : hypertension artérielle

Si la pression artérielle est > 140/90 mmHg avant le traitement antiangiogénique (ou > 120/80 mmHg avec facteurs de risque cardiovasculaire) : introduire un traitement par un **inhibiteur calcique** puis débuter le traitement antiangiogénique.

Surveiller la pression artérielle chaque semaine pendant les 8 premières sem. puis avant chaque cycle :

- si la pression artérielle est < 130/80 mmHg : continuer le traitement antiangiogénique ;
- si la pression artérielle est > 130/80 mmHg :

– en cas d'antécédent de cardiopathie ischémique, faire une dose test de dérivés nitrés (5 à 10 mg). Si la pression artérielle se normalise rapidement, ajouter des dérivés nitrés en libération prolongée au traitement antihypertenseur antérieur et continuer les antiangiogéniques. En l'absence de réponse aux dérivés nitrés, renforcer le traitement antihypertenseur antérieur et continuer les antiangiogéniques,

– en l'absence de cardiopathie ischémique : continuer les antiangiogéniques et renforcer le traitement antihypertenseur antérieur.

Privilégier : **dérivés nitrés**, **inhibiteurs calciques** autres que le **vérapamil** et **diltiazem** (inhibiteurs du CYP3A4), **bêtabloquants**, **inhibiteurs de l'enzyme de conversion** et **diurétiques**.

Effets indésirables néphrologiques des antiangiogéniques

Réaliser une bandelette urinaire avant chaque cycle.

En cas de protéinurie ++, réaliser une protéinurie sur 24 h :

– si la pression artérielle est < 130/80 mmHg : avis néphrologique en cas d'hématurie associée ou de protéinurie > 1 g/24 h ;

– si la pression artérielle est > 130/80 mmHg : traiter l'hypertension artérielle. En cas de persistance de la protéinurie, raisonner comme précédemment.

THÉRAPIES MOLÉCULAIRES CIBLÉES (4) – INHIBITEURS DE KINASE (4)

Pazopanib

VOTRIENT					
Dose recommandée : 800 mg x 1/j L'adaptation se fait par paliers de 200 mg en fonction de la tolérance du patient sans dépasser la dose de 800 mg À distance de toute prise alimentaire : ≥ 1 h avant et ≥ 2 h après les repas	30 cp. 200 mg 30 cp. 400 mg 60 cp. 400 mg	749,58 1 460,86 2 814,28	I I I	100 % 100 % 100 %	24,99 48,70 46,90

PROPRIÉTÉS
Inhibiteur oral de tyrosine-kinase ciblant les récepteurs au VEGF (VEGFR-1, 2 et 3), les récepteurs au PDGF (PDGFR-α et β) et c-KIT sur les cellules tumorales. Le **pazopanib** est inhibe la néoangiogenèse tumorale.

INDICATIONS
Traitement de 1re ligne des cancers du rein avancés et chez les patients ayant été traités par des cytokines à un stade avancé de la pathologie.
Sarcome des tissus mous métastatique, hors liposarcome et GIST, en échec à un traitement à base d'**anthracyclines** ou d'**ifosfamide**.

PRÉCAUTIONS D'EMPLOI
Complication de cicatrisation des plaies.
En cas d'antécédant d'allongement de l'intervalle QT, d'HTA, d'infarctus du myocarde, d'insuffisance cardiaque, d'accidants ischémiques, d'anomalie du bilan hépatique, d'hypothyroïdie, de risque hémorragique et de risque de fistule/perforation gastro-intestinale.
Surveillance de la pression artérielle et de la protéinurie dès 24 h.

CONTRE-INDICATIONS
Hypersensibilité au **pazopanib**, grossesse et allaitement.
Insuffisance hépatique sévère et HTA non stabilisée par un traitement antihypertenseur.

EFFETS INDÉSIRABLES
Asthénie, anoréxie, modification de la couleur des cheveux, HTA, nausées, vomissements, diarrhées, rash, prurit, syndrome « main-pied », xérose et dysphonie.
Thrombopénie, leucopénie, neutropénie et complications relatives à ces déplétions : hémorragies et infections notamment.

INTERACTIONS MÉDICAMENTEUSES
Avec les inhibiteurs de CYP3A4 comme les **azolés (kétoconazole**, **itraconazole**, etc.), la **clarithromycine**, la **télithromycine**, le jus de pamplemousse, le **ritonavir**, le **saquinavir** et l'**indinavir** notamment.
Avec les inducteurs de CYP3A4 comme la **rifampicine**, la **carbamazépine**, le millepertuis ou la **phénytoïne**.

THÉRAPIES MOLÉCULAIRES CIBLÉES (5) – INHIBITEURS DE KINASE (5)

Imatinib

GLIVEC					
LMC en phase chronique 400 mg (en une seule prise/j) LMC en phase accélérée 600 mg (en une seule prise/j) LMC en phase blastique : 800 mg (en 2 prises/j) Les doses peuvent être augmentées en phase chronique ou accélérée, d'abord à 600 puis à 800 mg s'il n'y a pas de réponse après 3 mois ou s'il y a une perte de réponse après réponse initiale Tumeur stromale gastro-intestinale : 400 mg/j	60 cp. 100 mg 30 cp. 400 mg	1 172,57 2 270,33	I I	100 % 100 %	19,54 75,68

PROPRIÉTÉS

Inhibiteur de la tyrosine kinase Bcr-Abl. L'**imatinib** inhibe la prolifération dans les lignées Bcr/Abl+ et en induit l'apoptose.

Inhibiteur de la prolifération et inducteur d'apoptose des cellules de tumeur gastro-intestinales Kit positives.

Inhibiteur des tyrosine-kinases du récepteur PDGF (*Platelet Derived Growth Factor*), PDGFR et du SCF (*Stem Cell Factor*) c-Kit.

INDICATIONS

LMC chromosome Philadelphie (bcr-abl) positive (Ph+) nouvellement diagnostiquée lorsque la greffe de moelle osseuse ne peut être envisagée comme un traitement de première intention.

LMC Ph+ en phase chronique après échec du traitement par l'**interféron alpha**, ou en phase accélérée ou en crise blastique.

Leucémie aiguë lymphoïde Ph+ nouvellement diagnostiquée en association avec la chimiothérapie. LAL Ph+ réfractaire ou en rechute en monothérapie.

Syndromes myélodysplasiques/myéloprolifératifs (SMD/SMP) associés à des réarrangements du gène du PDGFR (*Platelet-Derived Growth Factor Receptor*).

Syndrome hyperéosinophilique (SHE) à un stade avancé et/ou leucémie chronique à éosinophiles (LCE) associés à un réarrangement du FIP1L1-PDGFR alpha.

Tumeurs stromales gastro-intestinales malignes Kit (CD 117) positives non résécables et/ou métastatiques.

Dermatofibrosarcome protuberans (DFSP ou maladie de Darier-Ferrand) non résécable et patients adultes atteints de DFSP en rechute et/ou métastatique ne relevant pas d'un traitement chirurgical.

CONTRE-INDICATIONS

Allergie.

Grossesse et allaitement.

EFFETS INDÉSIRABLES

Neutropénie, thrombopénie.

Myalgies, rash, œdèmes périorbitaux et des membres inférieurs.

Céphalées, nausées, douleurs abdominales, constipation, insomnie, anorexie.

Élévation des enzymes hépatiques.

INTERACTIONS MÉDICAMENTEUSES

Prudence avec les inhibiteurs du CYP3A4 (ex : **kétoconazole**, **itraconazole**, **érythromycine**, **clarithromycine**) et les inducteurs du CYP3A4 (**dexaméthasone**, **phénytoïne**, **carbamazépine**, **rifampicine**, **phénobarbital**, **fosphénytoïne**, **primidone**, *Hypericum perforatum* (millepertuis).

THÉRAPIES MOLÉCULAIRES CIBLÉES (6) – INHIBITEURS DE KINASE (6)

Dasatinib

SPRYCEL					
70 mg x 2/j	60 cp. 20 mg	1 982,67	I	100 %	33,04
	60 cp. 50 mg	3 834,26	I	100 %	63,90
	60 cp. 70 mg	3 834,26	I	100 %	63,90
	30 cp. 100 mg	3 834,26	I	100 %	127,81
	30 cp. 140 mg	3 834,26	I	100 %	127,81

Nilotinib

TASIGNA					
400 mg x 2/j	28 gél. 150 mg	773,14	I	100 %	27,61
	112 gél. 150 mg	2 903,21	I	100 %	25,92
	28 gél. 200 mg	1 018,06	I	100 %	36,36
	112 gél. 200 mg	3 827,46	I	100 %	34,17

PROPRIÉTÉS

Le **dasatinib** inhibe l'activité de la kinase BCR-ABL, des kinases de la famille SRC, d'un certain nombre d'autres kinases oncogènes sélectives dont le c-KIT, des récepteurs de l'éphrine (EPH), et du récepteur bêta du PDGF.

INDICATIONS

LMC en phase chronique, accélérée ou blastique, en cas de résistance ou intolérance à un traitement antérieur incluant l'**imatinib** mésylate.

LAL Ph+ et LMC en phase blastique lymphoïde en cas de résistance ou intolérance à un traitement antérieur.

TASIGNA est indiqué chez l'adulte dans le traitement de la leucémie myéloïde chronique (LMC) chromosome de Philadelphie positive (Ph+) en phase chronique et en phase accélérée, résistant ou intolérant à un traitement antérieur incluant l'**imatinib**.

CONTRE-INDICATIONS

Hypersensibilité à la substance active.

Grossesse, allaitement.

Intolérance au galactose.

Déficience en lactase.

Malabsorption du glucose.

Malabsorption du galactose.

PRÉCAUTIONS D'EMPLOI

Insuffisance hépatique modérée à sévère. Surveillance NFS. Symptomatologie respiratoire. QT long. Hypokaliémie. Hypomagnésémie.

EFFETS INDÉSIRABLES

Rétention hydrique, épanchement pleural, diarrhée, rash, céphalée, hémorragie, fatigue, nausée et dyspnée. Neutropénie fébrile.

Allongement du QT.

Hypokaliémie, hypomagnésémie.

Élévation des enzymes hépatiques.

INTERACTIONS MÉDICAMENTEUSES

Prudence avec les inhibiteurs du CYP3A4 (par exemple : **kétoconazole**, **itraconazole**, **érythromycine**, **clarithromycine**) et les inducteurs du CYP3A4 : **dexaméthasone**, **phénytoïne**, **carbamazépine**, **rifampicine**, **phénobarbital**, **fosphénytoïne**, **primidone**, *Hypericum perforatum* (millepertuis).

Éviter la prise concomitante d'**antihistaminiques H2** et les **inhibiteurs de pompe à protons**.

THÉRAPIES MOLÉCULAIRES CIBLÉES (7) – INHIBITEURS DE KINASE (7)

■ Ruxolitinib

JAKAVI					
Plaquettes comprises entre 10 et 20 G/L : 15 mg x 2/j	56 cp. 5 mg	1 966,65	I	100 %	35,12
	56 cp. 15 mg	3 802,60	I	100 %	67,90
Si au-delà : 20 mg x 2/j	56 cp. 20 mg	3 802,60	I	100 %	67,90

PROPRIÉTÉS

Le **ruxolitinib** est un inhibiteur sélectif des Janus kinases (JAK) JAK1 et JAK2. Ces enzymes sont impliquées dans la signalisation de différents facteurs de croissance et cytokines importants dans l'hématopoïèse et la fonction immunitaire.

INDICATIONS

Traitement de la splénomégalie ou des symptômes liés à la maladie chez l'adulte atteint de myélofibrose primitive ou secondaire à la polyglobulie de Vaquez ou à la thrombocytémie essentielle.

CONTRE-INDICATIONS

Hypersensibilité à la substance active ou à l'un des excipients (contient du lactose et du galactose).

Grossesse et allaitement.

PRÉCAUTIONS D'EMPLOI

En cas d'insuffisance hépatique modérée à sévère ou d'insuffisance rénale sévère : diviser les posologies de moitié.

Bilan hématologique à réaliser avant le traitement pour déterminer la posologie.

Surveillance clinique et hématologique étroite recommandées pendant et après le traitement (risque de rebond).

EFFETS INDÉSIRABLES

Saignements fréquents : épistaxis, ecchymoses, hémorragies.

Survenue d'infection : infection urinaire, tuberculose secondaire, zona.

Céphalées, vertiges, troubles gastro-intestinaux, hypertension artérielle.

Au niveau biologique : anémie, thrombopénie, neutropénie, élévation des transaminases, hypercholestérolémie.

INTERACTIONS MÉDICAMENTEUSES

Le **ruxolitinib** est métabolisé au niveau hépatique par les CYP 3A4 (principal) et 2C9.

En cas d'administration concomitante d'un inhibiteur puissant du 3A4 tel que les **inhibiteurs de protéase** et les **antifongiques azolés**, ou d'un double inhibiteur 3A4/2C9 (**fluconazole** p. ex.), la posologie du **ruxolitinib** doit être diminuée de moitié.

En présence d'un inducteur puissant (tel que **rifampicine**, millepertuis, **carbamazépine**), une surveillance étroite est recommandée afin d'adapter la posologie en fonction de la tolérance et de l'efficacité.

THÉRAPIES MOLÉCULAIRES CIBLÉES (8) – INHIBITEURS DE KINASE (8)

Lapatinib

TYVERB					
Associé au **trastuzumab** : 1 000 mg x 1/j Associé à la **capécitabine** : 1 250 mg x 1/j Associé à un **inhibiteur de l'aromatase** : 1 500 mg x 1/j	70 cp. 250 mg 84 cp. 250 mg 140 cp. 250 mg	1 294,62 1 545,57 2 499,98	I I I	100 % 100 % 100 %	18,49 18,40 17,86

PROPRIÉTÉS

Inhibiteur des domaines intracellulaires de la tyrosine-kinase des récepteurs EGFR (ErbB1) et ErbB2 (HER2).

INDICATIONS

Chez l'adulte, en association, dans le traitement du cancer du sein avancé ou métastasique, avec surexpression des récepteurs HER2 (ErbB2) en cas d'échec thérapeutiques ou lorsque la chimiothérapie ne peut pas être envisagée.

CONTRE-INDICATIONS

Hypersensibilité, grossesse, allaitement.

PRÉCAUTIONS D'EMPLOI

Bilan hépatique et cardiovasculaire à effectuer avant traitement.

Pendant le traitement : surveillance clinique, cardiaque, respiratoire, biologique et hépatique et de l'état d'hydratation.

EFFETS INDÉSIRABLES

Diarrhées sévères pouvant entraîner une déshydratation.

Troubles cardiovasculaires : bouffées de chaleur, troubles de l'éjection plus rarement arythmie, cardiomyopathie.

Asthénie, céphalées, insomnies, douleurs musculaires, anorexie.

Le **lapatinib** peut également entraîner des troubles respiratoires tels dyspnée, pneumopathie, toux mais ces effets sont plus rares.

INTERACTIONS MÉDICAMENTEUSES

Le **lapatinib** est métabolisé par le CYP3A4. Une surveillance étroite de l'efficacité et des effets indésirables est recommandée en cas d'administration concomittante avec un inducteur ou un inhibiteur de ce cytochrome.

Le **lapatinib** est lui-même inhibiteur des CYP3A4 et 2C8. La prudence est donc requise lors de l'administration de médicaments métabolisés par ces CYP comme le **paclitaxel**, l'**irinotécan** ou le **midazolam**.

Crizotinib

XALKORI					
250 mg x 2/j En cas d'intolérance : 250-400 mg/j en 1 à 2 prises	60 gél. 200 mg 60 gél. 250 mg	5 541,47 5 541,47	I I	100 % 100 %	92,36 92,36

PROPRIÉTÉS

Petite molécule inhibitrice sélective du récepteur à activité tyrosine-kinase (RTK) ALK (*Anaplastic Lymphoma Kinase*) et de ses variants oncogéniques.

INDICATIONS

Traitement des patients adultes ayant reçu au moins un traitement antérieur pour un cancer du poumon non à petites cellules (CPNPC) ALK-positif et avancé.

CONTRE-INDICATIONS

Insuffisance hépatique sévère, allaitement, hypersensibilité au produit.

PRÉCAUTIONS D'EMPLOI

Bilan hépatique, rénal, électrolytique, cardiovasculaire et ophtalmique à effectuer avant traitement.

Surveillance de ces pramètres plus biologiques et respiratoires pendant le traitement.

EFFETS INDÉSIRABLES

Bradycardie, pneumopathies, kyste rénal, hépatite, troubles de la vue (altération de la vision, diplopie). Ces effets indésirables sont fréquents et de gravité modérée à sévère.

Anémie, neutropénie, thrombopénie, hyperkaliémie.

Vertiges, paresthésies, dysgueusie, éruption cutanée, troubles gastro-intestinaux, fièvre, asthénie.

INTERACTIONS MÉDICAMENTEUSES

Inhibiteurs puissants et inducteurs du CYP3A4 à éviter lors du traitement par **crizotinib**, qui est métabolisé au niveau hépatique par ce CYP essentiellement.

Médicaments bradychardisants et allongeant l'intervalle QT à utiliser avec précaution.

THÉRAPIES MOLÉCULAIRES CIBLÉES (9) – INHIBITEURS DE KINASE (9)

Ponatinib

ICLUSIG			
45 mg/j En cas d'intolérance : 15-45 mg/j	60 cp. 15 mg 30 cp. 45 mg	HOP HOP	I I

PROPRIÉTÉS

Inhibiteur puissant de la protéine tyrosine-kinase BCR-ABL. Il possède des éléments structurels qui lui confèrent une forte affinité de liaison à la fois à la protéine BCR-ABL native et aux formes mutantes de l'ABL-kinase.

INDICATIONS

– Leucémie myéloïde chronique avec résistance ou intolérance au **dasatinib** ou au **nilotinib** et pour qui un traitement ultérieur par **imatinib** n'est pas cliniquement approprié, ou qui expriment la mutation T315I.

– Leucémie aiguë lymphoblastique à chromosome Philadelphie (LAL Ph+) avec résistance ou intolérance au **dasatinib** et pour qui un traitement ultérieur par **imatinib** n'est pas cliniquement approprié, ou qui expriment la mutation T315I.

CONTRE-INDICATIONS

Allaitement et hypersensibilité au produit.

Il ne sera utilisé chez la femme enceinte qu'en cas d'absolue nécessité.

PRÉCAUTIONS D'EMPLOI

Il n'existe à ce jour aucune données de sécurité et d'efficacité chez les patients de moins de 18 ans.

À utiliser avec prudence chez les insuffisants rénaux et hépatiques.

EFFETS INDÉSIRABLES

Effets indésirables cliniques, fréquents ou très fréquents :

– troubles de l'état général : asthénie, douleur, frissons, œdèmes, insomnies ;
– troubles du système nerveux : céphalées, paresthésies, léthargie, étourdissements, migraines ;
– troubles du système immunitaire : fièvre, infections en particulier respiratoires ;
– troubles ophtalmologiques : vue trouble, sécheresse oculaire ;
– troubles gastro-intestinaux : nausées, vomissements, diarrhées, constipation, douleurs abdominales, dyspepsie, stomatites, sécheresse buccale ;
– troubles hépatiques : augmentation des enzymes hépatiques (ASAT, ALAT, PAL, GGT), plus rarement hépatotoxicité ;
– troubles pancréatiques : augmentation de la lipase et plus rarement pancréatite ;
– troubles cardiovasculaires : bouffées de chaleur ou vasomotrices, thrombose veineuse profonde, fibrillation auricualire, hypertension, infarctus du myocarde, insuffisance cardiaque, épanchement péricardique, angor ;
– troubles respiratoires : dyspnée, toux, épanchement pleural, épistaxis.

INTERACTIONS MÉDICAMENTEUSES

Le **ponatinib** est métabolisé par le CYP3A4 : sa concentration sérique peut donc être augmentée en présence d'un inhibiteur de ce CYP (**inhibiteurs de protéase**, **antifongiques azolés**) et diminuée en cas de présence d'un inducteur (**rifampicine**, **carbamazépine**, **phénobarbital**) du CYP3A4.

Il est lui-même inhibiteur de la glycoprotéine P (P-gp) et de la protéine de résistance au cancer du sein (BCRP). De ce fait, le **ponatinib** pourrait avoir le potentiel d'augmenter la concentration plasmatique de substrats co-administrés de la P-gp (ex : **digoxine**, **dabigatran**, **colchicine**, **pravastatine**) ou de la BCRP (ex : **méthotrexate**, **rosuvastatine**).

THÉRAPIES MOLÉCULAIRES CIBLÉES (10) – INHIBITEURS DE KINASE (10)

Régorafénib

STIVARGA					
160 mg/j pendant 3 sem. puis 1 sem. d'arrêt En cas d'intolérance : 80-160 mg/j pendant 3 sem. puis 1 sem. d'arrêt	84 cp. 40 mg	2 553,37	I	100 %	30,40

PROPRIÉTÉS

Inhibiteur des protéines-kinases, y compris des kinases impliquées dans l'angiogenèse tumorale (VEGFR1, 2, 3, TIE2), l'oncogénèse (KIT, RET, RAF-1, BRAF, $BRAF^{V600E}$) et le microenvironnement tumoral (PDGFR, FGFR).

INDICATIONS

Traitement des patients adultes atteints d'un cancer colorectal métastatique qui ont été traités antérieurement ou qui ne sont pas éligibles aux traitements disponibles.

CONTRE-INDICATIONS

Patients de moins de 18 ans, grossesse, allaitement ou hypersensibilité au produit (contient de l'huile de soja).

PRÉCAUTIONS D'EMPLOI

Bilan hépatique et électrolytique avant traitement.

Surveillance clinique (cardiaque, tensionnelle, hématologique, hépatique, neurologique) et biologique (hydroélectrolytique, bilirubine, enzymes hépatiques, coagulation) étroite pendant le traitement.

EFFETS INDÉSIRABLES

Effets indésirables fréquents ou très fréquents :
- troubles de l'état général : asthénie, douleur ;
- troubles neurologiques : céphalées, tremblements ;
- troubles dermatologiques : sécheresse ou éruption cutanée, alopécie, syndrome main-pieds ;
- troubles immunologiques : infection, fièvre ;
- troubles hématologiques : anémie, thrombopénie, leucopénie, hémorragies ;
- raideur musculosquelettique ;
- troubles gastro-intestinaux : diarrhées, dysgueusie, reflux gastro-œsophagien, gastroentérite, bouche sèche, stomatites ;
- augmentation des enzymes hépatiques et pancréatiques ;
- hypertension artérielle ;
- dysphonie.

INTERACTIONS MÉDICAMENTEUSES

Éviter l'administration concomitante d'inducteurs ou inhibiteurs puissants des CYP3A4 : risque respectivement de diminution ou d'augmentation de l'exposition au **régorafénib**.

L'administration concomitante de **régorafénib** peut augmenter l'exposition systémique aux substrats de l'UGT1A1 et de l'UGT1A9 comme l'**irinotécan**.

THÉRAPIES MOLÉCULAIRES CIBLÉES (11) – INHIBITEURS DE KINASE (11)

Bosutinib

BOSULIF					
Voie orale, en 1 prise/j au cours d'un repas Bonne tolérance : 500 mg/j Intolérance : 300-500 mg/j Posologie max : 600 mg/j	28 cp. 100 mg 28 cp. 500 mg	704,95 3 274,85	I I	100 % 100 %	25,18 116,96

PROPRIÉTÉS

Le **bosutinib** appartient à la classe des inhibiteurs des protéines-kinases. Il inhibe la protéine-kinase anormale Bcr-Abl à l'origine de la LMC.

INDICATIONS

Traitement des patients adultes atteints de leucémie myéloïde chronique à chromosome Philadelphie positif (LMC Ph+) en phase chronique, en phase accélérée et en crise blastique précédemment traités par un ou plusieurs **inhibiteurs de la tyrosine-kinase** et pour lesquels l'**imatinib**, le **nilotinib** et le **dasatinib** ne sont pas considérés comme des traitements appropriés.

CONTRE-INDICATIONS

Hypersensibilité à la substance active ou à l'un des excipients.

Atteinte hépatique, insuffisance hépatique, allaitement.

PRÉCAUTIONS D'EMPLOI

Bilan hépatique, hématologique avant traitement.

Surveillance hématologique, transaminases, cardiaque, ECG pendant le traitement.

EFFETS INDÉSIRABLES

Effets indésirables cliniques fréquents :

– état général : fatigue, douleur, œdème, asthénie ;
– système nerveux : céphlées, vertiges, dysgueusie ;
– peau : rash, urticaire, acné, prurit ;
– immunitaire : fièvre, neutropénie fébrile, infection des voies respiratoires, pneumonies, bronchites, nasopharyngites, grippe ;
– musculaire : arthralgie, myalgie, dorsalgie ;
– gastro-intestinaux : nausées, vomissements, diarrhées, douleurs abdominales, gastrite ;
– hépatique : augmentation des enzymes hépatiques, bilirubine, hépatotoxicité ;
– insuffisance rénale
– cardiaques : épanchement péricardique, allongement du QT ;
– pulmonaires : toux, dyspnée, épanchement pleural.

THÉRAPIES MOLÉCULAIRES CIBLÉES (12) – INHIBITEURS DE KINASE (12)

INTERACTIONS MÉDICAMENTEUSES

Le **bosutinib** est métabolisé par le CYP3A4 et substrat de la P-gp, ce qui entraîne de nombreuses interactions médicamenteuses.

• Inhibiteurs du CYP3A

L'administration concomitante de **bosutinib** et d'inhibiteurs puissants (p. ex. **ritonavir**, **indinavir**, **saquinavir**, **kétoconazole**, **itraconazole**, **voriconazole**, **posaconazole**, **clarithromycine**, **télithromycine**, **boceprevir**, **télaprevir**, jus de pamplemousse) ou modérés (p. ex. **fluconazole**, **darunavir**, **érythromycine**, **diltiazem**, **atazanavir**, **imatinib**, **vérapamil**, **ciprofloxacine**) du CYP3A doit être évitée, car elle entraîne une élévation de la concentration plasmatique en **bosutinib**.

Il est recommandé, dans la mesure du possible, de s'orienter vers un autre traitement concomitant sans potentiel d'inhibition de l'enzyme CYP3A (ou avec un faible potentiel).

Si un inhibiteur du CYP3A puissant ou modéré doit être administré pendant le traitement, une interruption ou une réduction de la dose de **bosutinib** doit être envisagée.

• Inducteurs du CYP3A

L'administration concomitante de **bosutinib** et d'inducteurs puissants (p. ex. rifampicine, **phénytoïne**, **carbamazépine**, **phénobarbital**) ou modérés du CYP3A doit être évitée, car elle entraîne une baisse de la concentration plasmatique en **bosutinib**.

• **Inhibiteurs de la pompe à protons**

La prudence est de rigueur lors de l'administration concomitante de bosutinib et d'**IPP**. Des **antiacides** d'action rapide doivent être envisagés en remplacement des **IPP**. Les heures d'administration de **bosutinib** et des **antiacides** doivent être différentes dans la mesure du possible.

• Substrats de la P-gp

La prudence est de rigueur car le **bosutinib** risquerait d'augmenter les concentrations plasmatiques des substrats de la P-gp, tels que la **digoxine**, la **colchicine**, le **tacrolimus** et la quinidine, des agents chimiothérapeutiques, des agents immunosuppresseurs, des **glucocorticoïdes** tels que la **dexaméthasone**, les **inhibiteurs de la protéase** et les **inhibiteurs non nucléosidiques de la transcriptase inverse**.

• **Antiarythmiques** et autres substances susceptibles d'allonger l'intervalle QT

Le **bosutinib** doit être utilisé avec prudence chez les patients présentant, ou susceptibles de développer un allongement de l'intervalle QT, notamment les patients sous **antiarythmiques** ou d'autres médicaments pouvant entraîner un allongement de l'intervalle QT.

THÉRAPIES MOLÉCULAIRES CIBLÉES (13) – INHIBITEURS DE KINASE (13)

■ Vandétanib

CAPRELSA					
300 mg x 1/j, environ à la même heure À adapter en fonction de l'intervalle QT	30 cp. 100 mg 30 cp. 300 mg	1 553,45 4 418,37	I I	100 % 100 %	51,78 147,28

PROPRIÉTÉS

Inhibiteur puissant de tyrosine-kinase du VEGFR-2 (récepteur 2 du facteur de croissance de l'endothélium vasculaire), de l'EGFR (récepteur du facteur de croissance épidermique) et des récepteurs à tyrosine-kinase RET.
Inhibiteur du récepteur 3 de la tyrosine-kinase de l'endothélium vasculaire.

INDICATIONS

Traitement du cancer médullaire de la thyroïde (CMT) agressif et symptomatique chez les patients avec une maladie localement avancée non opérable ou métastatique.

CONTRE-INDICATIONS

Hypersensibilité à l'un des composants ou à un produit de la classe des pipéridines.
Syndrome du QTc long congénital.
Patients avec un intervalle QTc > 480 ms.
Antécédent de torsades de pointe (sauf si tous les facteurs en cause ont été corrigés).
Allaitement.

PRÉCAUTIONS D'EMPLOI

Déconseillé pendant la grossesse.
Femmes en âge de procréer : contraception efficace pendant le traitement et pendant au moins les quatre mois suivant son arrêt.
Surveillance fréquente de l'ECG.
Veiller à maintenir l'équilibre électrolytique du patient.
Test de mutation RET recommandé lors de l'initiation du traitement. Chez les patients pour lesquels elle n'est pas connue ou est négative : risque de bénéfice plus faible.
Métastases cérébrales (risque d'hémorragie intracrânienne).
Calcitonine < 500 pg/mL : bénéfice du traitement non démontré.
Carte d'alerte pour le patient donnée lors de chaque prescription.

EFFETS INDÉSIRABLES

Effets indésirables parfois difficiles à gérer car demi-vie du médicament = 19 j.
Très fréquents : **allongement du QTc dose-dépendant** (les premiers apparaissent le plus souvent dans les 3 premiers mois de traitement, arrêt du traitement si ≥ 500 ms), infection respiratoire, infection urinaire, diminution de l'appétit, hypocalcémie, insomnie, dépression, vertiges, céphalées, vision trouble voire dépôts cornéens, **hypertension**, **diarrhée** (maintenir l'équilibre électrolytique), vomissements, photosensibilité, éruption cutanée, lithiase rénale.
Fréquents : pneumopathie, pyélonéphrite, hypothyroïdie, anxiété, léthargie, perte de conscience, glaucome, kératopathie, colite, syndrome d'érythrodysesthésie palmoplantaire, augmentation ALAT/ASAT, épistaxis, hémoptysie, etc.
Rares : syndrome d'encéphalopathie postérieure réversible, syndrome de Stevens-Johnson.

INTERACTIONS MÉDICAMENTEUSES

Sont **contre-indiqués** les médicaments connus pour également allonger l'intervalle QTc et/ou entraîner des torsades de pointe : arsenic, **érythromycine IV**, torémifène, mizolastine, **moxifloxacine**, antiarythmiques de classes **IA** et **III**.
Non recommandés : **méthadone**, **halopéridol**, **amisulpride**, **chlorpromazine**, **sulpiride**, **zuclopenthixol**, **halofantrine**, **pentamidine**, **luméfantrine**, **ondansétron**.
Inhibiteurs puissants du CYP3A4 (augmentation du taux de **vandétanib**) : **macrolides**, **antifongiques azolés**, **inhibiteurs de protéases du VIH**, **diltiazem**, **vérapamil**, **cimétidine**, jus de pamplemousse, etc.
Inducteurs puissants du CYP3A4 (diminution de la concentration de **vandétanib**) : **rifampicine**, millepertuis, **carbamazépine**, **phénobarbital**, **phénytoïne**, **dexaméthasone**, etc.
Substrats du CYP3A4 (diminution de leur concentration par le **vandétanib** inducteur) : **œstroprogestatifs**, immunosuppresseurs (**ciclosporine**, **tacrolimus**), agents antinéoplasiques (**docétaxel**, **bortézomib**).
Substrats de la P-gp (augmentation de leur concentration par le **vandétanib** inhibiteur) : **dabigatran**, **digoxine**, etc.
Substrat de l'OCT-2 (augmentation de sa concentration par le **vandétanib** inhibiteur) : **metformine**, etc.
Surveillance plus fréquente de l'INR si patient sous **antivitamine K**.

THÉRAPIES MOLÉCULAIRES CIBLÉES (14) – INHIBITEURS DE KINASE (14)

Vémurafénib

ZELBORAF					
4 cp. x 2/j (soit 960 mg x 2/j) Adapter en fonction de la survenue d'effets indésirables et de l'intervalle QT	56 cp. 240 mg	1 772,96	I	100 %	31,66

PROPRIÉTÉS

Inhibiteur puissant de la sérine-thréonine-kinase BRAF. Activée constitutivement quand porteuse de mutations au niveau du codon 600, BRAF est capable d'entraîner la prolifération cellulaire en l'absence des facteurs de croissance normalement requis pour la prolifération.

INDICATIONS

Traitement des patients adultes atteints d'un mélanome non résécable ou métastatique porteur d'une mutation BRAF V600.

CONTRE-INDICATIONS

Hypersensibilité à l'un des composants.
Syndrome du QTc long congénital.
Patients avec un intervalle QTc > 500 ms.

PRÉCAUTIONS D'EMPLOI

Déconseillé pendant la grossesse et l'allaitement.
Test validé pour confirmer la présence de la mutation BRAF V600 avant le début du traitement.
Surveillance étroite dermatologique et ophtalmologique.
Surveillance fréquente de l'ECG. Veiller à maintenir l'équilibre électrolytique du patient.

EFFETS INDÉSIRABLES

Très fréquents : **réactions cutanées** (carcinome épidermoïde cutané, kératose séborrhéique, papillome cutané, photosensibilité, éruption cutanée, prurit, alopécie, etc.), céphalées, diarrhée, vomissements, arthralgie, etc.
Fréquents : nouveau mélanome primitif, paralysie du nerf facial, uvéite, arthrite, élévation des ALAT/ASAT.
Peu fréquents : carcinome épidermoïde non cutané, occlusion de la veine rétinienne.
Rares : syndrome de Stevens-Johnson, nécrolyse épidermique toxique.
+ allongement du QT (arrêt du traitement si ≥ 500 ms).

INTERACTIONS MÉDICAMENTEUSES

Idem **vandétanib**.
+ Substrats du CYP1A2 (augmentation de leur concentration par le **vémurafénib** inhibiteur) : **imipraminiques**, **clozapine**, etc.

THÉRAPIES MOLÉCULAIRES CIBLÉES (15) – INHIBITEURS DE KINASE (15)

■ Afatinib

GIOTRIF				
Voie orale, chez l'A. Ne pas prendre avec un repas riche en graisse 40 mg/j en 1 prise En cas d'intolérance : 20 à 40 mg/j en 1 prise Posologie max : 50 mg/j jusqu'à progression ou toxicité inacceptable	28 cp. 20 mg 28 cp. 30 mg 28 cp. 40 mg 28 cp. 50 mg	1870,76 1870,76 1870,76 1870,76	I I I I	100 % 100 % 100 % 100 %

PROPRIÉTÉS

Inhibiteur irréversible, puissant et sélectif des récepteurs de la famille des ErbB dont les EGFR impliqués dans un certain type de cancer bronchique.

Le blocage de la voie de signalisation entraîne une inhibition de la croissance tumorale et une régression de la tumeur.

INDICATIONS

En monothérapie, chez les patients adultes naïfs d'**ITK anti-EGFR**, atteints d'un cancer bronchique non à petites cellules localement avancé ou métastatique qui présente une (des) mutation(s) activatrice(s) de l'EGFR.

CONTRE-INDICATIONS

Insuffisance hépatique sévère, allaitement.

PRÉCAUTIONS D'EMPLOI

Surveillance hépatique et gastro-intestinale notamment à l'instauration du traitement.

EFFETS INDÉSIRABLES

Troubles gastro-intestinaux : diarrhée, stomatite, dyspepise, spasmes.

Troubles généraux : fièvre, dysgueusie, diminution de l'appétit, perte de poids, déshydratation.

Troubles dermatologiques : paronychie, éruption cutanée, dermatite, prurit.

Troubles infectieux : cystite.

Troubles oculaires : conjonctivite, sécheresse oculaire.

Troubles biologiques : hypokaliémie, augmentation ASAT/ALAT, insuffisance rénale.

Troulbes respiratoires : épistaxis, rhinorrhée.

INTERACTIONS MÉDICAMENTEUSES

L'**afatinib** est un substrat de la P-gp, il est donc recommandé de le prendre à distance :

– des inducteurs de la P-gp (**rifampicine**, **carbamazépine**, **phénobarbital**, **phénytoïne**, etc.) car risque de diminution d'efficacité ;

– des inhibiteurs (**ritonavir**, **antifongiques azolés**, **amiodarone**, etc.) car risque d'augmantation d'exposition à l'**afatinib**.

THÉRAPIES MOLÉCULAIRES CIBLÉES (16) – INHIBITEURS DE KINASE (16)

■ Céritinib

ZYKADIA				
750 mg/j en 1 prise En cas d'intolérance : 300-750 mg/j en 1 prise	10 gél. 150 mg	HOP	I	

PROPRIÉTÉS

Inhibiteur puissant et hautement sélectif de l'ALK, voie de signalisation impliquée dans le cancer bronchique non à petites cellules.

INDICATIONS

Traitement de 2e intention du cancer bronchique non à petites cellules avancé avec arrangement ALK positif après un premier traitement par **crizotinib**.

PRÉCAUTIONS D'EMPLOI

Investigation génétique et bilan hépatique avant traitement.

Surveillance respiratoire et hépatique à l'instauration et pendant le suivi du traitement.

EFFETS INDÉSIRABLES

Troubles généraux : fatigue, rash cutané, troubles de la vision.

Troubles gastro-intestinaux : diarrhée, constipation, douleurs abdominales, nausées, vomissements, troubles œsophagiens.

Troubles du métabolisme : hypophosphatémie, hyperglycémie, diminution de l'appétit.

Troubles rénaux : augmentation de la créatininémie, insuffisance rénale.

Troubles cardiovasculaires : bradychardie, péricardite.

Troubles respiratoires : pneumopathie.

INTERACTIONS MÉDICAMENTEUSES

Le **céritinib** est métabolisé par CYP3A et également substrat de la p-gp, ce qui entraîne de nombreuses interactions médicamenteuses (*cf.* **bosutinib**).

THÉRAPIES MOLÉCULAIRES CIBLÉES (17) – INHIBITEURS DE KINASE (17)

Cabozantinib

COMETRIQ						
A. 140 mg/j en 1 prise : 1 gél. 80 mg (orange) + 3 gél. 20 mg (grises) En dehors des repas (au moins 2 h avant et 1 h après)	7 gél. 20 mg + 7 gél. 80 mg	HOP				
	21 gél. 20 mg + 7 gél. 80 mg	HOP				
	21 gél. 20 mg	HOP				

PROPRIÉTÉS

Petite molécule qui inhibe plusieurs récepteurs de la tyrosine-kinase (RTK) impliqués dans la croissance tumorale et l'angiogenèse, le remodelage osseux pathologique et l'évolution métastatique du cancer.

INDICATIONS

Traitement du cancer médullaire de la thyroïde (CMT), localement avancé ou métastatique, progressif et non résécable de l'adulte.

PRÉCAUTIONS D'EMPLOI

Surveillance clinique étroite au cours des 8 premières sem. de traitement : perforation gastro-intestinale, hypertension, hémorragies, événements thromboemboliques, complications des plaies et ostéonécrose ont notamment été observés pendant les études cliniques.

EFFETS INDÉSIRABLES

Troubles généraux : fatigue, inflammation des muqueuses, arthraglies, spasmes musculaires.
Troubles neurologiques : dysgueusie, céphalées, vertiges, anxiété, dépression, confusion.
Troubles immunitaires : abcès, infection fongique.
Troubles respiratoires : fistule, embolie pulmonaire, hémorragie des voies respiratoires, pneumonie.
Troubles cardiovasculaires : hypertension, thrombose veineuse, hypotension, froideur périphérique, fibrillation auriculaire.
Troubles gastro-intestinaux : diarrhées, nausées, stomatites, constipation, vomissements, douleurs abdominales, dysphagie, perforation gastro-intestinale, hémorragie, pancréatite, hémorroïdes.
Troubles endocriniens : perte d'appétit, hypothyroïdie, hypocalcémie, hypokaliémie, hypophosphatémie, hypomagnésémie.
Troubles dermatologiques : syndrome d'érythrodysesthésie palmo-plantaire, changement de couleur de cheveux, rash, peau sèche alopécie.
Troubles des organes des sens : vision trouble, acouphène.

INTERACTIONS MÉDICAMENTEUSES

Le **cabozantinib** est métabolisé par le CYP3A4 : il faut donc éviter son association aux puissants inducteurs (**rifampicine**, **antiépileptiques**, etc.) et inhibiteurs (**antifongiques azolés**, **inhibiteurs de protéase**) de ce cytochrome.

THÉRAPIES MOLÉCULAIRES CIBLÉES (18) – INHIBITEURS DE KINASE (18)

Géfitinib

IRESSA				
A. 250 mg/j en 1 prise	30 cp. 250 mg	2249,77	I	NR

nytoïne, **carbamazépine**, **phénobarbital**) ou modérés du CYP3A doit être évitée, car elle entraîne une baisse de la concentration plasmatique en **bosutinib**.

PROPRIÉTÉS

Molécule inhibitrice sélective de la tyrosine-kinase du récepteur du facteur de croissance épidermique. Traitement efficace pour les patients ayant une tumeur avec mutations activatrices de la tyrosine-kinase de l'EGFR quelle que soit la ligne de traitement.

INDICATIONS

Traitement du cancer bronchique non à petites cellules (CBNPC) localement avancé ou métastatique avec mutations activatrices de l'EGFR-TK chez l'adulte.

CONTRE-INDICATIONS

Allaitement.

EFFETS INDÉSIRABLES

Troubles généraux : asthénie, fièvre, anorexie.
Troubles gastro-intestinaux : diarrhée, vomissements, nausées, stomatites, déshydratation.
Troubles dermatologiques : réactions cutanées, alopécie, réactions inguéales.
Troubles oculaires : conjonctivite, blépharite, sécheresse oculaire.
Troubles respiratoires : affections pulmonaires.
Hémorragies telles qu'épistaxis, hématurie.
Augmentation des enzymes hépatiques, de la créatinine, protéinurie.

INTERACTIONS MÉDICAMENTEUSES

L'administration concomitante de **géfitinib** et d'inducteurs puissants (p. ex. rifampicine, **phénytoïne**, **carbamazépine**, **phénobarbital**) ou modérés du CYP3A doit être évitée, car elle entraîne une baisse de la concentration plasmatique en **bosutinib**.

- Inhibiteurs du CYP3A

L'administration concomitante de **géfitinib** et d'inhibiteurs puissants (p. ex. **ritonavir**, **indinavir**, **saquinavir**, **kétoconazole**, **itraconazole**, **voriconazole**, **posaconazole**, **clarithromycine**, **télithromycine**, **boceprevir**, **télaprevir**, jus de pamplemousse) ou modérés (p. ex. **fluconazole**, **darunavir**, **érythromycine**, **diltiazem**, **atazanavir**, **imatinib**, **vérapamil**, **ciprofloxacine**) du CYP3A doit être évitée, car elle entraîne une élévation de la concentration plasmatique en **géfitinib**.

Il est recommandé, dans la mesure du possible, de s'orienter vers un autre traitement concomitant sans potentiel d'inhibition de l'enzyme CYP3A (ou avec un faible potentiel).

Si un inhibiteur du CYP3A puissant ou modéré doit être administré pendant le traitement, une interruption ou une réduction de la dose de **géfitinib** doit être envisagée.

- Inducteurs du CYP3A

L'administration concomitante de géfitinib et d'inducteurs puissants (p. ex. rifampicine, **phénytoïne**, **carbamazépine**, **phénobarbital**) ou modérés du CYP3A doit être évitée, car elle entraîne une baisse de la concentration plasmatique en **géfitinib**.

THÉRAPIES MOLÉCULAIRES CIBLÉES (19) – INHIBITEURS DE KINASE (19)

Dabrafénib

TAFINLAR					
50 à 150 mg/prise x 2/j espacées de 12 h	120 gél. 50 mg 120 gél. 75 mg	4 798,34 7 132,57	I I	100 % 100 %	39,99 59,44

PROPRIÉTÉS

Inhibiteur de protéine-kinase BRAF dont les mutations sont très élevées dans certains cancers dont 50 % dans les mélanomes (mutation V600 retrouvée dans 90 % des cas).

INDICATIONS

Mélanome non résécable ou métastatique porteur d'une mutation $BRAF^{V600}$ chez l'adulte.

CONTRE-INDICATIONS

Aucune particulière recensée.

EFFETS INDÉSIRABLES

– Troubles respiratoires : toux, dyspnée.
– Troubles généraux : fièvre, frissons, asthénie, syndrome pseudo-grippal, œdème périphérique, céphalées, vertiges.
– Troubles de la peau et des appendices : hyperkératose, alopécie, éruption cutanée, syndrome d'érythrodysesthésie palmoplantaire, sécheresse cutanée, prurit, kératose actinique, lésions cutanées, érythème, panniculite.
– Troubles musculaires : arthralgies, myalgies, douleurs des extrémités.
– Troubles gastro-intestinaux : nausées, vomissements, diarrhées, constipation, douleurs abdominales, pancréatite.
– Troubles rénaux : insuffisance rénale, néphrite.
– Troubles cardiovasculaires : diminution de la fraction d'éjection ventriculaire gauche, hémorragie.

INTERACTIONS MÉDICAMENTEUSES

Le **dabrafénib** est un substrat des cytochromes CYP2C8 et CYP3A4. Les inhibiteurs ou inducteurs des cytochromes CYP2C8 et CYP3A4 sont susceptibles de respectivement augmenter ou diminuer les concentrations du **dabrafénib**.

Le **dabrafénib** est également un inducteur enzymatique qui augmente la synthèse des enzymes métabolisant les médicaments, dont les cytochromes CYP3A4, CYP2Cs et CYP2B6, il peut augmenter la synthèse des transporteurs ; les concentrations plasmatiques des médicaments métabolisés par ces enzymes sont diminuées, il peut affecter certains médicaments transportés.

THÉRAPIES MOLÉCULAIRES CIBLÉES (20) – ANTICORPS MONOCLONAUX OU PROTÉINES DE FUSION (1)

Anti-VEGF

Bévacizumab

AVASTIN			
Perf. IV de 90 min puis 60 min 5 mg/kg tous les 14 j	1 fl. 4 mL 1 fl. 16 mL	HOP HOP	I I

Aflibercept

ZALTRAP			
4 mg/kg par perf. sur 1 h suivis du schéma posologique du **FOLFIRI**	1 fl. 4 mL (25 mg/mL) 1 fl. 8 mL (25 mg/mL)	HOP HOP	I I

PROPRIÉTÉS

Le **bévacizumab** (anticorps monoclonal) et l'**aflibercept** (protéine de fusion) se lient au VEGF (*Vascular Endothelial Growth Factor*), inhibant la liaison à ses récepteurs à la surface des cellules endothéliales.
Il inhibent ainsi la croissance tumorale en diminuant la vascularisation des tumeurs.

INDICATIONS

AVASTIN et ***ZALTRAP*** : cancer colorectal métastatique, en association avec la chimiothérapie **irinotécan/5-fluorouracile/acide folinique** (**FOLFIRI**) chez l'adulte.
AVASTIN possible en première ligne. ***ZALTRAP*** si cancer résistant ou ayant progressé après un traitement à base d'**oxaliplatine**.
Autres indications d'***AVASTIN*** en première ligne : cancers du sein, bronchique non à petites cellules, du rein, épithélial de l'ovaire, des trompes utérines, péritonéal.

CONTRE-INDICATIONS

Hypersensibilité à l'un des composants.
Bévacizumab contre-indiqué pendant la grossesse et l'allaitement. **Aflibercept** contre-indiqué pendant l'allaitement.
Bévacizumab : hémorragie pulmonaire récente.
Aflibercept : trouble de l'hémostase, maladie hémorragique, insuffisance cardiaque NYHA III ou IV.

PRÉCAUTIONS D'EMPLOI

HTA : doit être contrôlée avant initiation du traitement.
ATCD cardiovasculaires.
Ne pas initier le traitement avant cicatrisation d'une plaie chirurgicale, même mineure. Interrompre le traitement au moins 4 sem. avant une intervention chirurgicale.
Patient âgé : risque de diarrhée et de déshydratation accru.
ECOG ≥ 2, comorbidités significatives : surveillance étroite.

EFFETS INDÉSIRABLES

Réactions d'hypersensibilité.
Diarrhée parfois grave, à incidence élevée : diminution de posologie, réhydratation, traitement antidiarrhéique.
Neutropénie, thrombocytopénie en cas d'association avec la chimiothérapie : NFS avant instauration du traitement et avant chaque cycle, éventuellement **G-CSF** pour corriger la neutropénie.
Hémorragie, hypertension, thrombose artérielle et/ou veineuse.
Insuffisance cardiaque, cardiomyopathie.
Perforation gastro-intestinale, formation de fistules.
Protéinurie, syndrome néphrotique, microangiopathie thrombotique : bandelette urinaire avant chaque administration.

INTERACTIONS MÉDICAMENTEUSES

Anticorps monoclonaux anti-EGFR (**panitumumab**, **cétuximab**) + **bévacizumab** : toxicité accrue.
Malate de sunitinib + **bévacizumab** : risque d'anémie hémolytique microangiopathique.
Sels de platine et **taxanes** + **bévacizumab** : augmentation de l'incidence des neutropénies et infections.

THÉRAPIES MOLÉCULAIRES CIBLÉES (21) – ANTICORPS MONOCLONAUX OU PROTÉINES DE FUSION (2)

■ Ramucirumab

CYRAMZA				
Voie IV, en monothérapie ou en association avec le **paclitaxel** A. 8 mg/kg/adm. tous les 14 j jusqu'à progression ou toxicité inacceptable	1 fl. 10 mg/mL (10 mL) 1 fl. 10 mg/mL (50 mL)	HOP HOP	I I	

PROPRIÉTÉS

Anticorps spécifique du récepteur du facteur de croissance endothélial vasculaire (VEGF) impliqué dans l'angiogenèse tumorale.

INDICATIONS

Traitement de 2ᵉ intention, dans les formes avancées, en association ou non au **paclitaxel** du cancer gastrique et de l'adénome de la jonction œsogastrique.

CONTRE-INDICATIONS

Allaitement.
Utilisation pendant la grossesse également déconseillée.

PRÉCAUTIONS D'EMPLOI

Surveillance cardiaque (risque d'accidents thromboemboliques artériels), gastro-intestinale (risque de perforation) et hématologique (risques de saignements sévères) accrues à l'instauration et pendant le suivi du traitement.

EFFETS INDÉSIRABLES

Troubles généraux : fatigue, asthénie, œdème périphérique, céphalées, épistaxis.
Troubles hématologiques : neutropénie, leucopénie, thrombocytopénie.
Troubles gastro-intestinaux : stomatites, diarrhées, douleurs abdominales.
Troubles cardiovasculaires : hypertension artérielle.

THÉRAPIES MOLÉCULAIRES CIBLÉES (22) – ANTICORPS MONOCLONAUX OU PROTÉINES DE FUSION (3)

Anti-EGFR

Cétuximab

ERBITUX				
Perf. IV de 120 min puis 60 min Dose initiale 400 mg/m² Dose hebdomadaire : 250 mg/m² Prémédication par un **antihistaminique**	1 fl. 20 mL (5 mg/mL) 1 fl. 100 mL (5 mg/mL)	HOP HOP	I	

Panitumumab

VECTIBIX				
6 mg/kg toutes les 2 sem.	1 fl. 5 mL (20 mg/mL) 1 fl. 20 mL (20 mg/mL)	HOP HOP	I	

PROPRIÉTÉS

Le **cétuximab**, anticorps monoclonal dirigé contre le récepteur du facteur de croissance épidermique EGFR, se lie à l'EGFR avec une forte affinité. Il bloque la liaison des ligands endogènes de l'EGFR entraînant l'inhibition de la fonction du récepteur.

Le **panitumumab** est un anticorps monoclonal IgG2 humain anti-EGFR, produit à partir d'une lignée cellulaire de mammifère (CHO) par la technique de l'ADN recombinant, donc sans risque théorique de réaction d'hypersensibilité.

INDICATIONS

Cancer colorectal métastatique chez les patients dont les cellules tumorales expriment le récepteur du facteur de croissance épidermique (EGFR) et le gène KRAS « de type sauvage », en association avec une chimiothérapie, ou en monothérapie, après échec d'un traitement à base d'**oxaliplatine** et d'**irinotécan** ou en cas d'intolérance à l'**irinotécan**.

Traitement du carcinome épidermoïde localement avancé de la tête et du cou en association avec la radiothérapie.

Traitement des patients présentant un carcinome épidermoïde récidivant et/ou métastatique de la tête et du cou en association à une chimiothérapie à base de **sels de platine**.

VECTIBIX est indiqué en monothérapie pour le traitement des patients atteints de cancer colorectal métastatique exprimant l'EGFR et présentant le gène KRAS non muté (type sauvage), après échec desprotocoles de chimiothérapie à base de fluoropyrimidine, **oxaliplatine** et **irinotécan**.

CONTRE-INDICATIONS

Grossesse, **allaitement**, hypersensibilité au **cétuximab**.

PRÉCAUTIONS D'EMPLOI

Risque de réaction d'hypersensibilité avec dyspnée et éruption cutanée.

Nécessité de prémédication par un antihistaminique.

EFFETS INDÉSIRABLES

Diarrhée, mucite, alopécie, fièvre, frissons, réaction d'hypersensibilité, éruption cutanée, urticaire, acné, hypotension artérielle, dyspnée, conjonctivite.

INTERACTIONS MÉDICAMENTEUSES

Pas de modification de la pharmacocinétique en cas de co-administration avec l'**irinotécan**.

THÉRAPIES MOLÉCULAIRES CIBLÉES (23) – ANTICORPS MONOCLONAUX OU PROTÉINES DE FUSION (4)

Anti-CD20

Rituximab

MABTHERA					
375 mg/m² 1re perf. : 50 mg/h puis après 30 min augmentation de 50 mg/h toutes les 30 min (max 400 mg/h)	2 fl. 10 mL (100 mg) 1 fl. 50 mL (500 mg)	HOP HOP	 I		
Perf. suivantes : 100 mg/h puis après 30 min augmentation de 100 mg/h toutes les 30 min (max 400 mg/h) *Lymphomes non hodgkiniens :* 375 mg/m² par cycle, à adapter au protocole de chimiothérapie (CHOP ou CVP)					
Lymphomes non hodgkiniens : 1 400 mg/cycle, à commencer après un 1er cycle en IV	1 fl. 1 400 mg/15 mL SC	HOP	I		

PROPRIÉTÉS

Le **rituximab** se lie à l'antigène CD20 situé sur les lymphocytes B et induit la lyse cellulaire.

INDICATIONS

LNH folliculaire : en IV x 1/sem. pendant 4 sem. En association avec une chimiothérapie : 1er j de chaque cure. Traitement d'entretien : en IV tous les 3 mois jusqu'à progression de la maladie (max. 2 ans).

LNH diffus à grandes cellules B : 1er j de chaque cure de chimiothérapie.

CONTRE-INDICATIONS

Grossesse, allaitement.
Hypersensibilité au **rituximab**.
Infection sévère, infection cardiaque sévère.

PRÉCAUTIONS D'EMPLOI

Syndrome grave de relargage des cytokines. Réaction d'anaphylaxie. Hypotension artérielle. Angine de poitrine. Arythmie. Fibrillation auriculaire. Réactivation d'hépatite B.

EFFETS INDÉSIRABLES

Fièvre. Frissons. Hypotension artérielle. HTA. Nausées.

THÉRAPIES MOLÉCULAIRES CIBLÉES (24) – ANTICORPS MONOCLONAUX OU PROTÉINES DE FUSION (5)

Ofatumumab

ARZERRA					
Leucémie lymphoïde chronique réfractaire : – Posologie initiale phase I (S1) : 300 mg – Posologie initiale phase II (S2 à S8) : 2 000 mg/adm. x 1/sem. – Posologie d'entretien : 2 000 mg x 1/mois pendant 4 mois Leucémie lymphoïdes chronique en l'absence de traitement préalable : – Posologie initiale phase I (J1-J28) : 300 mg/j – Posologie initiale phase II (J29-J56) : 1 000 mg/j x 1 – Posologie d'entretien : 1 000 mg x 1/cycle de J56 à J308	3 fl. 100 mg 1 fl. 1 000 mg	HOP HOP	I I		

PROPRIÉTÉS
Anticorps monoclonal humain qui se lie spécifiquement à un épitope de l'antigène CD20 exprimé par les lymphocytes B.

INDICATIONS
En association avec le **chlorambucil** ou la **bendamustine**, dans le traitement des patients atteints d'une LLC, qui n'ont pas reçu de traitement préalable et qui ne sont pas éligibles à un traitement à base de **fludarabine**.

CONTRE-INDICATIONS
Hépatite B active non traitée.

EFFETS INDÉSIRABLES
– Troubles respiratoires : bronchospasme, hypoxie, dyspnée, gêne thoracique, douleur pharyngolaryngée, toux, congestion nasale.
– Troubles généraux : fièvre, frissons, asthénie.
– Troubles de la peau et des appendices : rash, urticaire, prurit, rougeurs.
– Troubles du système immunitaire : infection des voies respiratoires, sepsis, infection à herpès virus, infection urinaire.
– Troubles musculaires : douleurs dorsales.
– Troubles gastro-intestinaux : nausées, diarrhée.
– Troubles cardiovasculaires : tachycardie, hypotension, hypertension.

INTERACTIONS MÉDICAMENTEUSES
Aucune interaction médicamenteuse cliniquement significative n'a été rapportée.

THÉRAPIES MOLÉCULAIRES CIBLÉES (25) – ANTICORPS MONOCLONAUX OU PROTÉINES DE FUSION (6)

Anti-CD30

■ Brentuximab védotin

ADCÉTRIS			
Perf. IV de 30 min 1,8 mg/kg toutes les 3 sem. sans dépasser 180 mg/administration Adapter en cas d'apparition d'une neutropénie ou d'une neuropathie périphérique	1 fl. 50 mg pdre	HOP	I

PROPRIÉTÉS

Conjugué anticorps-médicament qui libère dans la cellule un agent antinéoplasique, la MMAE. En résulte une mort apoptotique sélective des cellules tumorales exprimant l'antigène CD30.

INDICATIONS

Traitement du lymphome hodgkinien CD30 positif récidivant ou réfractaire chez l'adulte :
– après greffe autologue de cellules souches (ASCT) ;
– ou après au moins 2 traitements antérieurs quand l'ASCT ou une polychimiothérapie n'est pas une option de traitement.

Traitement du lymphome anaplasique à grandes cellules systémique récidivant ou réfractaire chez l'adulte.

CONTRE-INDICATIONS

Hypersensibilité.
Allaitement.

PRÉCAUTIONS D'EMPLOI

Déconseillé pendant la grossesse.
Femme traitée en âge de procréer : 2 méthodes efficaces de contraception pendant le traitement et pendant les 30 j suivant l'arrêt.
Homme traité : cryoconservation du sperme avant traitement (toxicité testiculaire).
Masse tumorale importante (risque de syndrome de lyse tumorale).
Conserver entre +2 et +8°C.

EFFETS INDÉSIRABLES

Très fréquents : infection, **neutropénie (adaptation posologique)**, **neuropathie périphérique sensitive (adaptation posologique)**, diarrhée, nausée, vomissements, alopécie, prurit, myalgie, fatigue.
Fréquents : infection grave ou opportuniste, toux, dyspnée, anémie, thrombopénie, syndrome de lyse tumorale, neuropathie périphérique motrice, éruption cutanée, arthralgie.
Fréquence indéterminée : réaction anaphylactique, syndrome de Stevens-Johnson, leucoencéphalopathie multifocale progressive (arrêt immédiat du traitement).

INTERACTIONS MÉDICAMENTEUSES

Contre-indiquée : bléomycine (toxicité pulmonaire).
Inhibiteurs puissants du CYP450 (augmentation du taux de MMAE et de l'incidence des neutropénies) : **macrolides**, **antifongiques azolés**, **inhibiteurs de protéases du VIH**, **diltiazem**, **vérapamil**, **acide valproïque**, **cimétidine**, jus de pamplemousse, etc.
Inducteurs puissants du CYP450 (diminution du taux de MMAE) : **carbamazépine**, **oxcarbazépine**, **phénobarbital**, **phénytoïne**, **rifampicine**, **rifabutine**, **dexaméthasone**, millepertuis, etc.

THÉRAPIES MOLÉCULAIRES CIBLÉES (26) – ANTICORPS MONOCLONAUX OU PROTÉINES DE FUSION (7)

Anti-CD52

Alemtuzumab

MABCAMPATH					
ATU nominative Perf. IV de 120 min J1 : 3 mg J2 : 10 mg J3 : 30 mg > J3 : 30 mg x 3/sem. (max 12 sem.)	3 fl. 1 mL (30 mg/mL)	HOP	I		

PROPRIÉTÉS

Anticorps monoclonal dirigié contre une cglycoprotéine (CD52) à la surface des lymphocytes. L'**alemtuzumab** lyse les lymphocytes B et T par l'intermédiaire d'une fixation au complément et d'une cytotoxicité à médiation cellulaire dépendant de l'anticorps.

INDICATIONS

Traitement des leucémies lymphoïdes chroniques (LLC) chez des patients qui ont été exposés à des **alkylants** et qui n'ont pas manifesté de réponse, complète ou partielle, au **phosphate de fludarabine**, ou chez qui un traitement de ce type a produit une rémission de courte durée seulement (moins de 6 mois).

CONTRE-INDICATIONS

Grossesse, allaitement, hypersensibilité à l'**alemtuzumab**, infection généralisée, VIH.

PRÉCAUTIONS D'EMPLOI

Risque de réaction d'hypersensibilité avec dyspnée. Fièvre, frissons, hypotension artérielle. Nécessité de prémédication par **corticostéroïde** et **antihistaminique**.

EFFETS INDÉSIRABLES

Infection. Septicémie. Pneumonie. Herpes simplex. Infection à cytomégalovirus. Infections à *Pneumocystis carinii*. Pancytopénie. Céphalée. Conjonctivite. Hypotension artérielle. Dyspnée. Rage cutanée. Fatigue.

THÉRAPIES MOLÉCULAIRES CIBLÉES (27) – ANTICORPS MONOCLONAUX OU PROTÉINES DE FUSION (8)

Anti-RANKL

Dénosumab

XGEVA					
120 mg en SC toutes les 4 sem. avec une supplémentation en **calcium** (≥ 500 mg) et **vitamine D** (≥ 400 UI) sauf en cas d'hypercalcémie Aucune adaptation posologique n'est nécessaire chez l'insuffisant rénal	1 fl. sol. inj. 120 mg/1,7 mL	314,65	I	100 %	314,65

PROPRIÉTÉS

RANKL est une protéine qui stimule l'activité des ostéoclastes, responsables de la résorption osseuse. Le **dénosumab** est un anticorps monoclonal humain qui cible RANKL, s'opposant ainsi à l'interaction RANK/RANKL et réduisant le nombre et la fonction des ostéoclastes. Le **dénosumab** diminue ainsi la résorption et la destruction osseuses induites par un cancer.

INDICATIONS

Prévention des complications des métastases osseuses de tumeurs solides chez l'adulte.

CONTRE-INDICATIONS

Hypercalcémie sévère non traitée. Hypersensibilité au **dénosumab**.

PRÉCAUTIONS D'EMPLOI

- Toute hypocalcémie doit être corrigée avant l'instauration du traitement. Une supplémentation en **Ca/vit. D** est impérative sauf en cas d'hypercalcémie. L'apparition d'une hypocalcémie au cours du traitement doit conduire à l'augmentation de la supplémentation en **Ca/vit. D**. Une surveillance de la calcémie est recommandée chez l'insuffisant rénal sévère.
- En raison du risque d'ostéonécrose de la mâchoire, un examen dentaire et les soins nécessaires doivent être réalisés avant l'initiation du traitement par ***XGEVA*** et une bonne hygiène bucco-dentaire doit être maintenue tout au long du traitement.
- Non recommandé chez la femme en âge de procréer sans contraception, enceinte ou en cas d'allaitement. (Il existe des programmes de surveillance des grossesses/de l'allaitement d'Amgen.)

EFFETS INDÉSIRABLES

- Hypocalcémie très fréquente (notamment par rapport à l'**acide zolédronique**).
- Autres effets indésirables : diarrhée, dyspnée, hypophosphatémie, hyperhidrose, ostéonécrose de la mâchoire, cellulite.

INTERACTIONS MÉDICAMENTEUSES

Ne pas associer à un **bisphosphonate** ou à tout autre médicament contenant du **dénosumab** (comme ***PROLIA***, indiqué dans le traitement de l'ostéoporose post-ménopausique). Aucune étude d'interaction n'a été réalisée mais aucune modification du profil de ***XGEVA*** n'a été observée lors des essais cliniques avec les chimiothérapies/hormonothérapies concomitantes.

THÉRAPIES MOLÉCULAIRES CIBLÉES (28) – ANTICORPS MONOCLONAUX OU PROTÉINES DE FUSION (9)

Anti-HER2

Pertuzumab

PERJETA					
Dose de charge : **Pertuzumab** : 840 mg en perf. IV de 60 min + **trastuzumab** : 8 mg/kg + **docétaxel** : 75 mg/m² Dose d'entretien, toutes les 3 sem. : **Pertuzumab** : 420 mg en perf. IV de 30 à 60 min + **trastuzumab** : 6 mg/kg + **docétaxel** : 75 mg/m² (max 100 mg/m²) 30 à 60 min entre chaque administration d'un médicament **Docétaxel** toujours administré après les autres	1 fl. pdre 240 mg	HOP	I		

PROPRIÉTÉS

Anticorps monoclonal humanisé recombinant :
– ciblant spécifiquement la protéine récepteur 2 du facteur de croissance épidermique humain (HER2), bloquant ainsi sont hétérodimérisation avec d'autres récepteurs de la famille des HER (EGFR, HER3, HER4). En résulte un arrêt de la prolifération cellulaire et à une apoptose ;
– médiateur de la cytotoxicité cellulaire anticorps-dépendante (ADCC).

INDICATIONS

Traitement de patients adultes atteints d'un cancer du sein métastatique ou localement récidivant non résécable HER2+, n'ayant pas reçu au préalable de traitement anti-HER2 ou de chimiothérapie pour leur maladie métastatique.
En association au **trastuzumab** et au **docétaxel**.

CONTRE-INDICATIONS

Hypersensibilité à l'un des composants.
Grossesse et allaitement.

PRÉCAUTIONS D'EMPLOI

Évaluation fréquente de la fraction d'éjection ventriculaire gauche (FEVG).

Antédédent de radiothérapie du thorax ou de traitement par une **anthracycline** (risque augmenté de diminution de la FEVG).

Femmes en âge de procréer ou patient masculin avec partenaire feminine en âge de procréer : contraception efficace pendant traitement et pendant 6 mois après arrêt.

Conserver entre +2 et +8°C.

EFFETS INDÉSIRABLES

Très fréquent : infection respiratoire haute, **neutropénie** (fébrile ou non), anémie, leucopénie, réaction d'hypersensibilité, syndrome de relargage des cytokines, neuropathie périphérique, mucite, douleur, œdème, prurit, alopécie, diarrhée, vomissements...

Fréquent : épanchement pleural, **dysfonction ventriculaire gauche** (interruption du traitement pendant au mois 3 sem. si FEVG < 40 % ou si FEVG entre 40 et 45 % avec diminution > 10 % par rapport à sa valeur initiale).

INTERACTIONS MÉDICAMENTEUSES

L'association du **pertuzumab** au **trastuzumab** renforce significativement l'activité antitumorale.

THÉRAPIES MOLÉCULAIRES CIBLÉES (29) – ANTICORPS MONOCLONAUX OU PROTÉINES DE FUSION (10)

Trastuzumab

HERCEPTIN			
En situation métastatique et adjuvante : 1 re inj. : 4 mg/kg en 90 min suivie d'une surveillance de 6 h Inj. suivantes : 2 mg/kg en 30 min toutes les sem. En situation adjuvante : 8 mg/kg en 90 min puis 6 mg/kg toutes les 3 sem.	1 fl. pdre IV 150 mg	HOP	I
Mêmes indications En monothérapie adjuvante ou en traitement d'entretien en situation métastatique * : Dose unique : 600 mg par voie SC tous les 21 j	1 inj. SC 600 mg/5 mL	HOP	I

* Cette nouvelle forme d'Herceptin confère au patient une certaine commodité d'emploi : durées de préparation et d'administration plus courtes, voie d'administration (SC) moins invasive

PROPRIÉTÉS

Le **trastuzumab** est un anticorps monoclonal humanisé recombinant de classe IgG1 dirigé contre le récepteur 2 du facteur de croissance épidermique humain (HER2). Le **trastuzumab** inhibe la prolifération des cellules tumorales humaines qui surexpriment HER2.

INDICATIONS

Cancer du sein métastatique HER2+ chez le patient non prétraité (+ **paclitaxel** ou **docétaxel** ou + **inhibiteur de l'aromatase**) ou prétraité par chirurgie, chimiothérapie (néoadjuvante ou adjuvante), radiothérapie.

Cancer du sein localement avancé HER2+.

PTT : + **paclitaxel** hebdomadaire, chez le patient non prétraité par cette association ; ou + **capécitabine**, après progression sous **trastuzumab** ± **taxane**.

Adénocarcinome métastatique de l'estomac ou de la jonction œsogastrique HER2+ (+ **capécitabine** ou **5-FU/cisplatine**), chez le patient non prétraité.

CONTRE-INDICATIONS

Allergie. Insuffisance cardiaque. Association aux **anthracyclines**.

PRÉCAUTIONS D'EMPLOI

Une surveillance étroite doit être réalisée chez les patients ayant des antécédents de problèmes cardiaques ; la surveillance de la fonction cardiaque de tous les patients doit être effectuée pendant la durée du traitement.

EFFETS INDÉSIRABLES

Douleurs abdominales, asthénie, douleurs thoraciques, frissons, fièvre, céphalées, nausées, les vomissements, arthralgie, myalgie. La perfusion de ***HERCEPTIN*** peut être associée à des réactions, le plus souvent des frissons, de la fièvre et des symptômes de type grippaux. Insuffisance cardiaque.

THÉRAPIES MOLÉCULAIRES CIBLÉES (30) – ANTICORPS MONOCLONAUX OU PROTÉINES DE FUSION (11)

■ Trastuzumab emtansine

KADCYLA				
Voie IV, en monothérapie A. 3,6 mg/kg/adm. toutes les 3 sem. En cas d'intolérance : 2,4 mg/kg/adm. toutes les 3 sem.	1 fl. 100 mg 1 fl. 160 mg	HOP HOP	I I	

PROPRIÉTÉS
La conjugaison de l'emtansine au trastuzumab entraîne à la fois une meilleure sélectivité des cellules tumorales surexprimant HER2 et une action cytotoxique supplémentaire par inhibition des microtubules et l'arrêt du cycle cellulaire de ces cellules malignes en phase G2/M, conduisant à terme à la mort cellulaire par apoptose.

INDICATIONS
Cancer du sein HER2 positif métatstatique ou localement avancé non résécable, en monothérapie chez des patients ayant reçu au préalable un traitement par **trastuzumab** et un **taxane**.

CONTRE-INDICATIONS
Hypersensibilité.

EFFETS INDÉSIRABLES
Idem **trastuzumab**.

PRÉCAUTIONS D'EMPLOI
Idem **trastuzumab**.

INTERACTIONS MÉDICAMENTEUSES
Idem **trastuzumab**.

THÉRAPIES MOLÉCULAIRES CIBLÉES (31) – ANTICORPS MONOCLONAUX OU PROTÉINES DE FUSION (12)

Anti-PDL-1 et 2

Nivolumab

OPDIVO					
IV A. 3 mg/kg/adm. toutes les 2 sem.	1 fl. 10 mg/mL (4 mL) 1 fl. 10 mg/mL (10 mL)	HOP HOP	I I		

PROPRIÉTÉS

Le **nivolumab** se lie au récepteur PD-1 (*Programmed Death-1*) et bloque son interaction avec ses ligands (PD-L1 et 2). La liaison du PD-1 avec les ligands, qui peuvent être exprimés par les cellules tumorales ou par d'autres cellules du micro-environnement tumoral, entraîne une inhibition de la prolifération des cellules T et de la sécrétion de cytokines et donc une diminution de la réponse antitumorale. Le **nivolumab** potentialise les réponses des cellules T, incluant les réponses antitumorales, par un blocage de la liaison de PD-1 à ces ligands.

INDICATIONS

En monothérapie : traitement d'un mélanome avancé, non résécable ou métastatique.

En 2e intention : traitement des cancers bronchiques non à petites cellules de type épidermoïde localement avancé ou métastatique.

CONTRE-INDICATIONS

Allaitement.

Déconseillé chez la femme enceinte ou en âge de procréer en l'absence de contraception efficace.

PRÉCAUTIONS D'EMPLOI

Le **nivolumab** est associé à des effets indésirables d'origine immunologique. Les patients doivent être continuellement surveillés (au moins jusqu'à 5 mois après la dernière perfusion).

EFFETS INDÉSIRABLES

Troubles généraux : fatigue, fièvre, œdème, arthralgies, douleurs musculo-squelettiques, diminution de l'appétit, hypertension.

Troubles neurologiques : vertiges, céphalées, neuropathie périphérique.

Troubles dermatologiques : rash, prurit, érythème, alopécie.

Troubles du système immunitaire : infections respiratoires, pneumopathies, bronchites, réactions liées à la perfusion.

Troubles gastro-intestinaux : diarrhée, nausées, colite, stomatite, douleurs abdominales, constipation, vomissement, sécheresse buccale.

Modifications biologiquees : augmentation des enzymes hépatiques et pancréatiques, créatinine.

Troubles endocriniens : hypo/hyperthyroïdie, hyperglycémie, hypo/hypercalcémie, natrémie, kaliémie.

THÉRAPIES MOLÉCULAIRES CIBÉES (32) – ANTICORPS MONOCLONAUX OU PROTÉINES DE FUSION (13)

Anti-CTLA-4

Ipilimumab

YERVOY					
Perfusion IV de 90 min 3 mg/kg toutes les 3 sem. pendant 9 sem. (soit 4 doses)	1 fl. 50 mg (10 mL)	HOP	I		

PROPRIÉTÉS

L'antigène 4 des lymphocytes T cytotoxiques (CTLA-4) est un régulateur négatif de l'activation des cellules T.

L'ipilimumab est un potentialisateur des cellules T qui bloque spécifiquement le signal inhibiteur du CTLA-4, conduisant à une activation des cellules T, à leur prolifération, et l'infiltration des tumeurs par les lymphocytes, aboutissant à la mort des cellules tumorales.

Le mécanisme d'action de l'ipilimumab est indirect, en activant la réponse immunitaire *via* les cellules T.

INDICATIONS

Traitement du mélanome avancé (non résécable ou métastatique) chez les patients adultes ayant déjà reçu un traitement.

CONTRE-INDICATIONS

Hypersensibilité connue au produit.

PRÉCAUTIONS D'EMPLOI

Bilan hépatique et thyroïdien avant traitement. Surveillance biologique, hépatique, surrénalienne, gastro-intestinale, dermatologique, thyroïdienne et neurologique pendant le traitement.

Déconseillé en cas de grossesse ou allaitement.

EFFETS INDÉSIRABLES

Confusion, troubles psychocomportementaux, dépression, ataxie, myoclonie, neuropathie périphérique, réactions cutanées, troubles de la vision, hémorragie gastro-intestinale, colite, insuffisance hépatique, hépatite, hypothyroïdie, troubles cardio-vasculaires (fibrillation, hypotension, arythmie), dépression respiratoire.

Anémie, neutropénie, lymphopénie, thrombopénie, augementation des enzymes hépatiques et pancréatiques, perturbation du bilan thyroïdien et surrénalien, hypokaliémie, hyponatrémie.

Asthénie, céphalées, tremblements, vertiges, douleurs musculaires, diarrhées, vommissements, nausées, douleurs abdominales, reflux, amaigrissement, bouffées de chaleur, dyspnée, toux.

INTERACTIONS MÉDICAMENTEUSES

Corticostéroïdes : interférence avec le mécanisme d'action de l'ipilimumab. À éviter pendant le traitement mais peuvent être utilisés après.

Anticoagulants : majoration du risque hémorragique notamment gastro-intestinal. Une surveillance étroite est recommandée.

THÉRAPIES MOLÉCULAIRES CIBLÉES (33) – INHIBITEURS DE MTOR

Temsirolimus

TORISEL					
25 mg administrés en perf. IV d'une durée de 30 à 60 min x 1/sem. après dilution de la solution initiale, prélèvement de la quantité voulue puis inj. dans une sol. inj. de NaCl 0,9 %	fl. 30 mg/1,2mL	HOP	I		

Évérolimus

AFINITOR					
10 mg x 1/j à la même h Insuffisance hépatique modérée : 5 mg x 1/j La survenue d'effets indésirables peut justifier une réduction posologique à 5 mg ou une interruption du traitement suivie d'une reprise à 5 mg/j À prendre avec un verre d'eau et ne pas écraser	30 cp. 5 mg 30 cp. 10 mg	2 716,87 3 500,39	I I	100 % 100 %	90,56 116,68

PROPRIÉTÉS

Inhibiteurs de protéine mTOR qui contrôle l'induction de la transcription de nombreux ARNm impliqués dans la carcinogenèse.

L'**évérolimus** possède également des propriétés immunosuppressives.

INDICATIONS

TORISEL : traitement de première intention du carcinome rénal avancé chez les patients présentant au moins 3 des 6 facteurs de risque pronostique.

AFINITOR : traitement du cancer du rein avancé en progression durant ou après une thérapie par anti-VEGF. Cancers du sein récepteurs hormonaux positifs, HER2/neu négatifs, en association avec l'exémestane, chez les femmes ménopausées sans atteinte viscérale symptomatique dès récidive ou progression de la maladie et précédemment traitées par un **inhibiteur non stéroïdien de l'aromatase**.

Tumeurs neuroendocrines d'origine pancréatique.

CONTRE-INDICATIONS

Insuffisance hépatique, induffisance rénale sévère et hypersensibilité à la substance active.

PRÉCAUTIONS D'EMPLOI

Une prémédication avec 25 à 50 mg de **diphénhydramine** en intraveineuse (ou un antihistaminique comparable) doit être instaurée environ 30 min avant le début de chaque perfusion de **TORISEL**.

Une surveillance des concentrations sanguines résiduelles doit être menée en cas d'insuffisance hépatique sévère avec ***AFINITOR***. Surveiller la fonction rénale et le bilan lipidique.

EFFETS INDÉSIRABLES

TORISEL : anémie, rash, hyperlipidémie, hyperglycémie, hypercholestérolémie, œdèmes périphériques, diarrhée et stomatite.

AFINITOR : infections virales, bactériennes et fongiques. Leucopénie, anémie, troubles de la coagulation, syndrome hémolytique et urémique, purpura thrombopénique. Épanchement péricardique, pleural, pneumopathie. Douleurs abdominales, diarrhée, nausée, vomissements, élévation des transaminases, œdème de Quincke, éruption cutanée. Tumeur maligne, lymphome, syndrome lymphoprolifératif, cancer cutané.

INTERACTIONS MÉDICAMENTEUSES

AFINITOR : inhibiteurs ou inducteurs puissants du CYP3A4.

THÉRAPIES MOLÉCULAIRES CIBLÉES (34) – INHIBITEUR DE LA VOIE HEDGEHOG

■ Vismodégib

ERIVEDGE					
1 gél./j	28 gél. 150 mg	4 361,20	I	100 %	155,76

PROPRIÉTÉS

Le **vismodégib** est une petite molécule inhibitrice de la voie Hedgehog, administrée par voie orale. Cette voie entraîne la transcription de gènes impliqués dans la prolifération, la survie et la différenciation cellulaire.

INDICATIONS

Traitement des patients adultes atteints de carcinome basocellulaire :
- métastatique symptomatique ;
- localement avancé pour lequel la chirurgie ou la radiothérapie ne sont pas appropriées.

CONTRE-INDICATIONS

Ayant montré une tératogénécité chez l'animal, ***ERIVEDGE*** est contre-indiqué chez la femme enceinte, allaitante ou en âge de procréer en l'absence de contraception efficace.
En raison de l'absence d'études, ce médicament est contre-indiqué chez les patients de moins de 18 ans.
Hypersensibilité au produit ou à l'un des excipients.

PRÉCAUTIONS D'EMPLOI

Femme en âge de procréer : test de grossesse, contraception chimique et mécanique.
La sécurité, l'efficacité et la tolérance du médicament n'ayant pas été établies chez les patients insuffisants hépatiques ou insuffisants rénaux chroniques, une surveillance étroite est recommandée en cas d'administration chez ce type de patient.

EFFETS INDÉSIRABLES

Effets indésirables cliniques, fréquents ou très fréquents, de gravité mineure à modérée :
- troubles de l'état général : perte de poids, douleur, asthénie ;
- troubles du système nerveux : dysgueusie, agueusie ;
- troubles cutanés : alopécie, prurit, rash ;
- troubles musculosquelettiques : spasmes musculaires, athralgies, myalgies ;
- troubles gastro-intestinaux : diarrhées, constipation, vomissements, douleurs abdominales ;
- perte d'appétit ;
- aménorrhée.

INTERACTIONS MÉDICAMENTEUSES

Les études pharmacocinétiques montrent que le **vismodégib** est un substrat de la pompe d'efflux P-gp et que les enzymes métabolisant le médicament sont les CYP2C9 et CYP3A4 : il est donc sensible à leurs inhibiteurs (augmentation de son efficacité) et à leurs inducteurs (diminution de son efficacité).
Il peut également diminuer l'efficacité des stéroïdes contraceptifs.

CANCERS – RADIOTHÉRAPIE

Règles générales

- Intégrer la radiothérapie dans la stratégie thérapeutique.
- Préciser les enjeux car elle conditionne la réalisation du traitement.

Radiothérapie à visée curative ou palliative

Elle conditionne :
– la dose totale, la dose par fraction, en grays (Gy) ;
– l'étalement du traitement ;
– la protection ± importante des organes sains.

Association à d'autres étapes thérapeutiques : chirurgie ou chimiothérapie

► *Préciser des critères techniques*

- Apprécier la radiosensibilité attendue.
- Déterminer le volume cible.
- Déterminer les contraintes anatomiques du volume cible, des organes de voisinage (conformation/TDM/IRM).
- Choix du rayonnement (radiothérapie externe : photons X, γ, électrons, curiethérapie).
- Choix des faisceaux.
- Dosimétrie.

► *Développer la cardiothérapie conformationnelle*

► *Présenter le traitement au patient*

► *Prescrire et surveiller le traitement*

Surveillance

Elle est d'autant plus aisée que le patient et le médecin traitant sont informés.

Évaluer la toxicité

- Surveillance clinique ± biologique en fonction des cibles d'irradiation (hémogramme).
- Description et sévérité des effets secondaires.

Évaluer l'efficacité

Selon l'enjeu fixé de la radiothérapie :
– contrôle local curatif ;
– contrôle local palliatif ;
– traitement symptomatique : à visée antalgique, hémostatique, décompressive.

Complications

Cutanées

- *Érythème cutané, ou brûlures cutanées* : ***ÉOSINE AQUEUSE***, ***BIAFINE*** (sauf dans les 4 h précédant l'irradiation).
- *Exfoliation cutanée, suintement* : arrêt momentané de la radiothérapie.
- *Épidermite sèche* : crème hydratante.

Muqueuses

- *Mucite oropharyngée* : bains de bouche (tricarbonates + **antifongiques**), **antalgiques**.
- *Œsophagite* : **topiques antiulcéreux** (***KÉAL***), **inhibiteur de la pompe à protons**, **oméprazole** 20 mg/j, **antalgiques**, surveiller l'apport hydrique et alimentaire.
- *Irritation intestinale* : ***IMODIUM***, surveiller l'apport hydrique et alimentaire.
- *Cystite* : ECBU, **antiseptique**, apport hydrique.

Digestives

- *Nausées - vomissements* : **antiémétiques** ; 5 anti-HT3 si irradiation abdominale étendue.

Hématologiques

- *Anémie, leuconeutropénie et/ou thrombopénie.*

CANCERS – DOULEUR (1)

Prérequis pour le traitement de la douleur

– Évaluation des caractéristiques de la douleur.
– Évaluation de son intensité.
– Évaluation des traitements antérieurs reçus.
– Examen clinique, centré sur la tumeur, les zones douloureuses et examen neurologique.
– Conséquences de la douleur sur le psychisme du patient, l'entourage et les retombées sociales.

Objectifs :

- Comprendre le ou les mécanismes impliqués : douleur par excès de stimulation nociceptive, par désafférentation ou neurogène, post-thérapeutique, intercurrente, et/ou composante psychoaffective.
- Définir les objectifs et les priorités de la prise en charge : retrouver un sommeil nocturne, conserver un éveil diurne, permettre une mobilisation passive et active, éduquer le patient à une autogestion de l'évaluation de la douleur et de son traitement, vivre dans l'environnement familier.
- Diriger le(s) traitement(s) proposé(s) et les soins.
- Permettre l'évaluation (échelles qualitatives et quantitatives, etc.).

Moyens thérapeutiques

Traitement de la maladie tumorale

Si la maladie tumorale est cause de la douleur.

► *Traitement médical*
Chimiothérapie, hormonothérapie.

► *Radiothérapie*
Radiothérapie antalgique osseuse ou de décompression.

► *Chirurgie*
Exérèse tumorale, dérivation digestive ou urinaire, chirurgie d'exérèse ou de consolidation osseuse, chirurgie de décompression médullaire ou d'épidurite.

► *Isotopes*
Strontium 90.

► *Radiologie interventionnelle*
Embolisation, cimentoplastie.

Traitements antalgiques

- **Antalgiques** non opioïdes :
– **paracétamol** ;
– **aspirine**.
- **Opioïdes** faibles :
– **codéine** seule ou associée ;
– **tramadol** associé.
- **Opioïdes** forts :
– agonistes purs : **sulfate de morphine**, **chlorydrate de morphine**, **péthidine** ;
– agonistes antagonistes : **buprénorphine**, **nalbuphine**.

Rapport de dose entre la morphine et les autres antalgiques

Morphine orale	1
Codéine	1/6
10 mg **morphine** : 60 mg **codéine**	
Péthidine	1/5
10 mg **morphine** : 50 mg **péthidine**	
Buprénorphine	30
10 mg **morphine** : 0,33 mg **buprénorphine**	
Fentanyl	100
10 mg **morphine** : 0,01 mg **fentanyl**	

Co-antalgie

Anti-inflammatoires non stéroïdiens, **corticostéroïdes**, **antidépresseurs**, **antiépileptiques**, **neuroleptiques**, **antispasmodiques**, **biphosphonates**.

Aide psychologique

Traitements invasifs

Blocs nerveux, neurochirurgie.

Méthodes physiques

Physiothérapie.

CANCERS – DOULEUR (2)

Indications thérapeutiques

10 principes

- Croire aux plaintes douloureuses.
- Traiter, si possible, la cause.
- Hiérarchiser la prescription en fonction du type et de l'intensité de la douleur.
- Prescription régulière, à heure fixe.
- Privilégier la voie orale.
- Garder le patient vigilant.
- Prévenir et dépister les effets indésirables.
- Privilégier les associations co-analgésiques.
- Réévaluer régulièrement l'efficacité du traitement.
- Maintenir un soutien psychologique.

Les indications et les choix thérapeutiques seront d'autant mieux pris en charge que l'évaluation étiopathogénique aura été faite.

Douleurs par excès de stimulation

Douleurs légères (palier 1 de l'OMS)

Elles permettent au patient de réaliser la plupart de ses activités. On utilise des antalgiques non opioïdes :

– **paracétamol** : 1 cp. à 500 mg ou 1 g toutes les 4 h ;

– alternance de **paracétamol** : 1 cp. à 500 mg ou 1 g toutes les 8 h, et d'**aspirine** 500 mg à 1 g toutes les 8 h.

Douleurs d'intensité moyenne (palier 2 de l'OMS)

Elles limitent les activités, pouvant perturber le repos. On utilise d'emblée des opioïdes faibles : **codéine** associée au **paracétamol** : de 30 à 60 mg toutes les 4 h, ou **tramadol** (associé) : de 37,5 à 75 mg toutes les 4-6 h.

Douleurs intenses (palier 3 de l'OMS)

Elles sont invalidantes avec retentissement clinique général et psychoaffectif. On utilise des opioïdes forts : **morphine** ou **fentanyl** :

- par voie orale ;
- en débutant à la dose quotidienne de 1 mg/kg répartie :

– soit toutes les 4 h (**morphine**),

– soit toutes les 12 h (**morphine LP**) ;

- **fentanyl** par voie transdermique/72 h en cas de besoin stable en morphine. Correspondance **morphine-fentanyl** : *cf.* Tableau antalgiques opiacés dans le chapitre *Rhumatologie* ;
- après insuffisance ou inefficacité des paliers antérieurs qui ne doivent pas être trop prolongés, ou d'emblée si les douleurs se présentent intenses.

En cas de douleur paroxystique, de nouvelles formulations à base de **fentanyl** sont possibles :

– ***ABSTRAL*** (100, 200, 300, 400, 600 ou 800 µg) cp. sublingual à dissolution rapide ;

– ***ACTIQ*** (200, 400, 600, 800, 1 200 ou 1 600 µg) cp. avec applicateur buccal ;

– ***EFFENTORA*** (100, 200, 400, 600 ou 800 µg) cp. gingival utilisant la technique de diffusion de principe actif ***ORAVESCENT*** ;

– ***INSTANYL*** (50, 100 ou 200 µg/dose) solution pour pulvérisation nasale ;

– ***PECFENT*** (100 ou 400 µg/dose) solution pour pulvérisation nasale.

Prévention immédiate des effets secondaires attendus : constipation (activité physique), apports liquides, lubrifiants, **laxatifs**, élimination de fécalome ; nausées, vomissements : **antiémétiques**.

Douleurs osseuses : co-antalgie

Anti-inflammatoires non stéroïdiens
+ **antalgiques** qui sont souvent d'efficacité partielle, nécessitant une co-antalgie. La persistance de douleurs ne doit pas conduire à l'augmentation systématique des doses du fait de leur inefficacité et de l'apparitions des effets indésirables. Représente une des causes fréquentes de surdosage en **morphine**.
± **corticoïdes**,
± **biphosphonates**,
+ repos,
± cytoprotecteurs ou **antiacides**.

CANCERS – DOULEUR (3)

Alternative à la morphine orale

Voie intraveineuse

En perfusion continue sur cathéter : dose/24 h = 1/2 de la dose par voie orale ; on peut discuter avec un centre spécialisé l'utilisation d'une pompe autocontrôlée qui permet, à partir d'une dose de morphine de fond, de rajouter des bolus lors de douleurs paroxystiques.

Voie sous-cutanée

- Injections toutes les 4 h.
- Infusion continue ou pompe portable externe.

Voie rectale

Poudre de morphine, à posologie équivalente à la voie orale, dans 4 g de beurre de cacao et 1 g de cire blanche fondue sans dépasser 30 mg par prise.

Douleurs de désafférentation nécessitant en règle une association médicamenteuse *

Douleurs neurogènes

- **Antalgiques** pouvant être efficaces dans les phases aiguës ; beaucoup moins efficaces sur la phase chronique. De ce fait, il ne faut pas augmenter systématiquement la posologie car cela se traduit par une poursuite de l'inefficacité et l'apparition d'effets indésirables. Surdosage en **morphine** fréquent.
- **Antidépresseurs** imipraminiques ou **antiépileptiques** type ***NEURONTIN*** ou ***LYRICA***.
- **Corticoïdes** si les douleurs sont dues à une compression nerveuse.

Douleurs viscérales

- **Antalgiques** adaptés à l'intensité de la douleur.
- **Corticoïdes**.
- **Antispasmodiques**.

* La pharmacologie des **antalgiques** est traitée dans le chapitre Rhumatologie : Antalgiques opiacés.

CANCER DU SEIN (1) – CANCER DU SEIN NON MÉTASTATIQUE (1)

L'enjeu est curatif [1] [2].
Les objectifs sont les suivants :
– contrôle local ;
– contrôle de la maladie métastatique potentielle ;
– contrôle des effets indésirables du traitement ;
– résultat fonctionnel et esthétique ;
– réinsertion.

Cancer du sein non métastatique opérable d'emblée

- Traitement loco-régional dicté par le geste chirurgical.
- Traitement médical adjuvant basé sur des critères pronostiques.

Chirurgie conservatrice + radiothérapie [3] ou chirurgie non conservatrice

► *Chirurgie conservatrice*

Si la tumeur est unique, limitée, à exérèse complète histologique probable avec un résultat esthétique (T $\leq$ 30 mm) :
– tumorectomie élargie à résection tumorale complète ;
– examen extemporané pour confirmation de tumeur maligne invasive ;
– évidement ganglionnaire axillaire emportant au minimum 10 ganglions ; étude du ganglion sentinelle en cours d'évaluation ;
– puis radiothérapie du sein de 50 Gy en 25 séances ± surimpression du lit tumoral (+ 10 à 30 Gy), aires ganglionnaires (axillaire voire sus-claviculaire, sous-claviculaire et mammaire interne).

► *Chirurgie non conservatrice*

Si la conservation est non indiquée ou si c'est le choix de la patiente :
– examen extemporané pour confirmer le diagnostic de tumeur maligne invasive ;
– mastectomie radicale modifiée (conservant le grand et le petit pectoral) ;
– évidement ganglionnaire axillaire ; étude du ganglion sentinelle en cours d'évaluation ;
– radiothérapie des aires ganglionnaires.

► *Cas particuliers*

Si la marge d'exérèse est envahie après chirurgie d'exérèse :
– discuter reprise chirurgicale pour réexcision ou mastectomie radicale modifiée ;
– en cas de refus de la mastectomie : radiothérapie du sein avec surimpression du lit tumoral ;
– discuter reconstruction mammaire d'emblée à condition qu'elle ne gêne pas l'application du traitement local (radiothérapie) et général (chimiothérapie) d'emblée.

► *Complications chirurgicales*

- Mastectomie radicale modifiée : rares infections ou désunions. Cicatrice inesthétique.
- Chirurgie conservatrice : hématomes, abcès peu fréquents. Résultats esthétiques inconstants.
- Évidement ganglionnaire axillaire : hématomes, lymphocèle, limitation transitoire de la mobilité de l'épaule et lymphœdème.

► *Complications de la radiothérapie*

- Aiguës : érythème cutané, épithélite exsudative, lymphœdème.
- À distance : œdème du sein, fibrose, rétraction cutanée, douleur, déformation, télangiectasies, complications cardiaques, pulmonaires, plexite.

CANCER DU SEIN – CHIMIOTHÉRAPIE ADJUVANTE

Protocoles

PROTOCOLE	MÉDICAMENTS	DOSES /m²	VOIE D'ADMINIS-TRATION	RYTHME D'ADMINIS-TRATION
CMF	**Cyclophosphamide**	120 mg	PO	J1 à J14
	Méthotrexate	40 mg	IV	J1 et J5
	Fluorouracile	600 mg	IV	J1 et J8 J1 = J28
Le **cyclophosphamide** oral peut être remplacé par du **cyclophosphamide** IV à la dose de 600 mg/m² à J1 et J8				
FAC	**Fluorouracile**	500 mg	IV	J1
	Doxorubicine	50 mg	IV	J1
	Cyclophosphamide	500 mg	IV	J1 J1 = J21
La **doxorubicine** peut être remplacée par l'**épirubicine** IV à la dose de 50 mg/m² (FEC50) ou de 75 mg/m² (FEC75) à J1				
AC	**Doxorubicine**	60 mg	IV	J1
	Cyclophosphamide	600 mg	IV	J1 J1 = J21
TC	**Docétaxel**	75 mg	IV	J1
	Cyclophosphamide	500 mg	IV	J1 = J21
TAC	**Docétaxel**	75 mg	IV	J1
	Doxorubicine	50 mg	IV	J1 = J21
	Cyclophosphamide	500 mg	IV	
TAXOL hebdo	**Paclitaxel**	80 mg	IV	J1, J8, J15, J21, J28, J35 J1 = J49
TAXOTÈRE	**Docétaxel**	100 mg	IV	J1 J1 = J21

CANCER DU SEIN (2) – CANCER DU SEIN NON MÉTASTATIQUE (2)

Traitement général

Il dépend de la mise en évidence de facteurs pronostiques péjoratifs du cancer du sein non métastatique :

– envahissement ganglionnaire axillaire : N+ (nombre) ;
– récepteurs hormonaux négatifs ;
– récepteurs œstrogéniques (RO-) ;
– récepteurs à la progestérone (RP-) ;
– surexpression du récepteur c-ERB2 ou amplification du gène HER2 ;
– grade histologique III ;
– âge < 35 ans.

► *Cas de figure*

• **Tumeurs sans surexpression ou amplification d'HER2, quel que soit le statut hormonal :**

– Pour les N+, chimiothérapie associant **anthracyclines** et **taxanes** de manière séquentielle ou concomitante ou schéma avec **taxanes** et sans **anthracyclines**.

– Pour les N-, schéma avec **anthracyclines** et sans **taxanes**. Un schéma avec **taxanes** sans **anthracyclines** ou associant **taxanes** et **anthracyclines** peut être proposé.

• **Tumeurs avec surexpression ou amplification d'HER2, quel que soit le statut hormonal :**

Schéma séquentiel associant **anthracyclines** et **taxanes** pour diminuer la dose cumulée d'**anthracyclines** avant la prescription du **trastuzumab**.

• **Tumeurs hormonosensibles quel que soit le statut HER2 :**

– Patientes non ménopausées : castration quelle que soit la méthode ou **tamoxifène**.

– Patientes ménopausées : **inhibiteurs de l'aromatase** d'emblée : **létrozole, anastrozole**.

– Si absence de rechute après 2 ans de **tamoxifène** : **exémestane** ou **anastrozole**.

– Prolongation de l'hormonothérapie après 5 ans de **tamoxifène** par un **inhibiteur de l'aromatase** pour les patientes à mauvais pronostic (N+) : **létrozole** ou **anastrozole**.

• **Prescription du trastuzumab en adjuvant :**

Le **trastuzumab** est prescrit après les **anthracyclines**, pour une durée de 12 mois. Les administrations toutes les semaines ou toutes les 3 semaines sont acceptées.

► *Complications de la chimiothérapie*

• Complications aiguës : alopécie, nausées, vomissements, extravasation, neutropénie fébrile.

• Complications tardives : cardiotoxicité, leucémie aiguë.

Cancer du sein localement évolué non métastatique T3, T4 Nx ou Tx N2, N3

• Traitement médical initial par chimiothérapie première, néoadjuvante (pas de protocole de référence) pour assurer le contrôle précoce des micrométastases et permettre un traitement local conservateur.

• Puis traitement loco-régional en fonction du résidu tumoral : chirurgie conservatrice si possible + radiothérapie [3] ou radiothérapie exclusive plutôt que chirurgie + radiothérapie (traitement médical adjuvant).

Cancer du sein inflammatoire

Définition clinique : sein augmenté de volume avec érythème cutané.

• Traitement médical initial du fait de la fréquence élevée des micrométastases (80 à 100 %) : polychimiothérapie. Pas de protocole de référence. Essai thérapeutique recommandé.

• Puis traitement loco-régional : radiothérapie [3] ou mastectomie + radiothérapie.

CONSENSUS

[1] Prise en charge du carcinome canalaire in situ, *INCa et SFSPM*, 2015.
[2] Cancer du sein infiltrant non métastatique, *INCa et SFSPM*, 2012.
[3] Cancer du sein : indications de la radiothérapie, *INCa*, 2008.

CANCER DU SEIN MÉTASTATIQUE – CHIMIOTHÉRAPIE PALLIATIVE

PROTOCOLE	MÉDICAMENTS (DCI)	DOSES /m²/j	VOIE D'ADMINISTRATION	RYTHME D'ADMINISTRATION
FAC	**Fluorouracile** **Doxorubicine** **Cyclophosphamide**	500 mg 50 mg 500 mg	IV IV IV	J1 J1 J1 J1 = J21
FEC	**Fluorouracile** **Épirubicine** **Cyclophosphamide**	500 mg 50 ou 75 mg 500 mg	IV IV IV	J1 J1 J1 J1 = J21
AC	**Doxorubicine** **Cyclophosphamide**	60 mg 600 mg	IV IV	J1 J1 J1 = J21
EMV	**Épirubicine** **Méthotrexate** **Vincristine**	50 mg 20 mg 1 mg	IV IV IV	J1 J1 J1 J1 = J21
NAVELBINE	**Vinorelbine**	30 mg	IV	J1 J1 = J8
FUN	**Fluorouracile** **Vinorelbine**	750 mg 30 mg	IV 24 h IV	J1 à J5 J1 et J5 J1 = J21
TAXOTÈRE	**Docétaxel**	100 mg	IV	J1 = J21

CANCER DU SEIN (3) – CANCER DU SEIN MÉTASTATIQUE

L'enjeu est palliatif.
Les objectifs sont les suivants :
- contrôle de la maladie symptomatique ;
- contrôle des effets indésirables du traitement ;
- conservation et prolongement d'une bonne qualité de vie.

Indications thérapeutiques de 1re ligne métastatique

Traitement spécifique

Ses indications sont définies sur des éléments pronostiques :
- âge ;
- statut hormonal ;
- présentation métastatique : site, évolutivité, caractéristiques de la tumeur primitive, essentiellement la positivité des récepteurs hormonaux, traitement adjuvant et délai sans rechute et sur les symptômes ou les risques fonctionnels.

► *Lésion non viscérale (peau, ganglions) ou viscérale non menaçante, peu évolutive (ex : poumon ou faible volume tumoral)*

• Hormonothérapie par **tamoxifène** ou **létrozole** si non prescrit en phase adjuvante ou si reprise évolutive après arrêt de celui-ci depuis un délai > 12 à 24 mois.

• Sinon envisager une hormonothérapie par un **inhibiteur d'aromatase**, un **progestatif** ou une chimiothérapie.

• Chez les femmes non ménopausées, envisager une castration hormonale soit chimique par analogue LH-RH soit radicale par chirurgie plutôt que par radiothérapie, associée ou non au **tamoxifène** ou **létrozole**.

► *Lésion viscérale lentement évolutive, peu menaçante avec délai depuis le traitement de la lésion primitive > 24 à 36 mois*

• Hormonothérapie d'autant plus que la tumeur initiale présentait des récepteurs hormonaux positifs et/ou que le délai sans rechute est long (> 5 ans).

• En cas de progression sous **inihbiteurs de l'aromatase**, prescription d'**évérolimus** en association avec l'**exémestane** chez les femmes ménopausées sans expression de HER2.

► *Lésion viscérale menaçante sur le plan vital ou fonctionnel ou si évolution rapide ou si rechute dans les 12 mois d'un traitement adjuvant*

Chimiothérapie.

• Si femme < 70 ans et rechute après 12 mois ou rechute dans les 12 mois d'un traitement adjuvant sans **anthracyclines** : protocole de première ligne métastatique comprenant une **anthracycline** ou un **taxane**.

• Si femme < 70 ans et rechute dans les 12 mois d'un traitement adjuvant avec **anthracyclines** : proposer protocole comprenant **taxane** (plutôt **docétaxel** que **paclitaxel** en monothérapie) ou de la **vinorelbine** (***NAVELBINE*** seule ou protocole FUN), association en cours d'évaluation.

• Si femme d'âge physiologique élevé : ***NAVELBINE*** ou **capécitabine** seule ou un **taxane**.

► *Recherche d'une surexpression de Her2 Neu*

Si positif : +++ *Herceptest* ou FISH ***HERCEPTIN*** seul ou associé à **paclitaxel**.
En cas d'échec, association de la **capécitabine** et du **lapatinib**.

Traitement symptomatique

Il faut envisager, dans tous les cas, le traitement symptomatique non spécifique à chaque décision de modalités thérapeutiques :
- radiothérapie antalgique ;
- métastasectomie ;
- chirurgie d'enclouage ou d'ostéosynthèse si lésion ostéolytique menaçante ;
- chirurgie de décompression médullaire de localisations vertébrales ou d'épidurite ;
- cimentoplastie de lésion ostéolytique vertébrale, de lésion unique notamment cérébrale ;
- prescription de diphosphonates à visée préventive ou consolidatrice des ostéolyses secondaires ;
- traitement des hypercalcémies, en plus des traitements antalgiques non spécifiques des douleurs chroniques.

ANTIŒSTROGÈNES

Tamoxifène

NOLVADEX					
20 mg pendant 5 ans pour le traitement adjuvant	30 cp. 10 mg 30 cp. 20 mg	4,59 9,60	I I	100 % 100 %	0,15 0,32

Fulvestrant

FASLODEX					
250 mg x 1/mois	1 sol. inj. 250 mg/5 mL	283,70	I	100 %	283,70

PROPRIÉTÉS

Hormone antiœstrogène. Action œstrogénique faible. Action sur les récepteurs œstrogéniques cellulaires et sur les facteurs de croissance tumorale.

INDICATIONS

Cancer du sein.

CONTRE-INDICATIONS

Grossesse et **allaitement**.

PRÉCAUTIONS D'EMPLOI

Risque d'augmentation des symptômes cliniques à l'initiation du traitement. Suivi gynécologique car augmentation de fréquence du cancer de l'endomètre.

EFFETS INDÉSIRABLES

Bouffées de chaleur, hyperplasie ou atrophie endométriale, métrorragies, nausées, troubles visuels, thrombose veineuse, prurit vulvaire.

INTERACTIONS MÉDICAMENTEUSES

Anticoagulants oraux (augmentation d'effet).

INHIBITEURS DE L'AROMATASE

■ Anastrozole

ARIMIDEX					
1 cp./j	30 cp. 1 mg 90 cp. 1 mg	76,47 210,30	I I	100 % 100 %	2,55 2,34

■ Létrozole

FÉMARA					
1 cp./j	30 cp. 2,5 mg	82,16	I	100 %	2,74

■ Exémestane

AROMASINE					
1 cp. x 1/j, de préférence après un repas	30 cp. 25 mg	65,84		100 %	2,19

PROPRIÉTÉS

Inhibition de l'aromatase. Inhibition de la biosynthèse des œstrogènes. Diminution des taux d'œstradiol et des androgènes. Pas de retentissement sur la stéroïdogenèse surrénalienne.

INDICATIONS

Cancer du sein.

CONTRE-INDICATIONS

Grossesse et **allaitement**.

PRÉCAUTIONS D'EMPLOI

Insuffisance hépatique ou rénale sévère.

EFFETS INDÉSIRABLES

Prurit, douleur au point d'injection, ou tuméfaction ou granulome, éruption cutanée, alopécie, somnolence, céphalées, vertiges, bouffées de chaleur, phlébite, troubles digestifs, spotting, crampes.

PROGESTATIF (CANCÉROLOGIE)

Mégestrol

MEGACE					
160 mg/j en une prise orale	30 cp. 160 mg	80,85	I	100 %	2,69

PROPRIÉTÉS

Progestatifs de synthèse. Blocage de l'axe hypophyso-ovarien et surrénalien. Diminution des taux d'œstradiol et des androgènes. Diminution de l'activité de l'œstradiol sur les cellules tumorales en se fixant sur les récepteurs à la progestérone.

INDICATIONS

Cancers du sein et de l'endomètre.

CONTRE-INDICATIONS

HTA sévère, antécédents de thrombophlébite, anomalies biologiques hépatiques, **grossesse** et **allaitement**.

EFFETS INDÉSIRABLES

Prise de poids, aménorrhée, métrorragies, phlébite, embolie pulmonaire, sueurs, tremblements, prurit.

CANCER DE L'OVAIRE (1)

Tumeurs épithéliales de l'ovaire au stade précoce

Stade I (FIGO*), limité à 1 ovaire (IA), aux 2 ovaires (IB), avec végétations néoplasiques à la surface ovarienne, ou avec rupture capsulaire ou avec ascite (IC).

Traitement chirurgical [1]

Il doit suivre une procédure standard (checklist préétablie) et complète qui doit mener au stade exact et à la rémission complète macroscopique. Sa qualité influence de façon prépondérante les résultats de la stratégie thérapeutique.

► *Voie d'abord*
Médiane sous-ombilicale agrandie si besoin.

► *Cytologie d'ascite*
Avec évacuation si elle est présente, ou irrigation-lavage de la cavité péritonéale avec prélèvement de liquide dans le cul-de-sac de Douglas, les gouttières pariéto-coliques et sous les coupoles diaphragmatiques en son absence.

► *Examen de l'ensemble de la cavité abdomino-pelvienne*
Avec biopsies systématiques péritonéales des lésions suspectes :
– péritoine : coupole sous-diaphragmatique droite et gauche, capsule de Glisson, péritoine pariétal, péritoine viscéral ;
– foie, voies biliaires, estomac, pancréas, rate ;
– épiploon avec résection ;
– grêle, mésentère, appendice, cadre colique ;
– ovaire controlatéral, utérus, trompes ;
– ganglions mésentériques, pelviens et lombo-aortiques : biopsie de ganglion suspect.

► *Exérèse de la tumeur primitive*
Annexectomie bilatérale avec hystérectomie + omentectomie + appendicectomie.

► *Cas particuliers*
- Femme désirant conserver la possibilité d'une grossesse : conservation de l'ovaire controlatéral si macroscopiquement normal ± biopsie et de l'utérus dans les stades IA, ± IB et de grade 1 ou 2 de malignité.
- Chirurgie première incomplète : envisager nouvelle intervention.

Traitement complémentaire ou adjuvant [2]

- Pas de traitement complémentaire dans les stades IA, IB, ou grade 1 ou 2.
- Si stade IC ou grade 3 de malignité ou tumeurs à cellules claires : traitement complémentaire par chimiothérapie (par association de **carboplatine-paclitaxel**) pour 4 à 6 cycles.

CONSENSUS

[1] Traitement chirurgical du cancer de l'ovaire, *INCa*, 2009.
[2] Les traitements des cancers de l'ovaire , *INCa*, 2010.

* FIGO : Fédération internationale de gynécologie et d'obstétrique.

CANCER DE L'OVAIRE – CHIMIOTHÉRAPIE

PROTOCOLE	MÉDICAMENTS (DCI)	DOSES /m²/j	VOIE D'ADMINIS-TRATION	RYTHME D'ADMINIS-TRATION
CISPLATYL	**Cisplatine**	75 mg	IV (3 à 4 h)	J1
ENDOXAN ASTA	**Cyclophosphamide**	750 mg	IV	J1 J1 = J21
ou	**Cisplatine**	100 mg	IV (3 à 4 h)	J1
	Cyclophosphamide	600 mg	IV	J1 J1 = J21
ou	**Cisplatine**	100 mg	Intrapérito-néal	J1
	Cyclophosphamide	600 mg	IV	J1 J1 = J21
TAXOL	**Paclitaxel**	175 mg 135 mg	IV (sur 3 h) IV (sur 24 h)	J1
CISPLATYL	**Cisplatine**	75 mg	IV (3 à 4 h)	J1 J1 = J21
TAXOL	**Paclitaxel**	175 mg	IV (sur 3 h)	J1
PARAPLATINE	**Carboplatine**	AUC à 6 mg/mL/j	IV (en 30 min, après le **paclitaxel**)	J1 J1 = J21

CANCER DE L'OVAIRE (2)

Tumeurs épithéliales de l'ovaire localement avancées

Stade II FIGO avec extension pelvienne (IIA, B, C), stade III FIGO avec métastases péritonéales en dehors de pelvis ou adénopathies régionales métastatiques, et stade IV FIGO avec atteinte métastatique.

Le traitement associe chirurgie et traitement complémentaire.

Traitement chirurgical initial

► *But*

Réduction tumorale la plus complète possible, tout en limitant la morbidité :
– à réaliser par un chirurgien formé à ce type d'intervention ;
– sa qualité influence le pronostic.

► *Voie d'abord*

Médiane à cheval par l'ombilic, agrandie au besoin.

► *Exploration abdominale*

Cf. Traitement chirurgical stade précoce.

► *Exérèse tumorale*

- Annexectomie bilatérale avec hystérectomie.
- Omentectomie.
- ± Appendicectomie.
- Résection maximale des masses tumorales intrapéritonéales et péritonéales, ± résection partielle, économe de grêle ou de côlon.
- ± Exérèse ganglionnaire en fonction de la qualité de l'exérèse des masses tumorales intra-abdominales.

► *Équipe entraînée*

Bon équilibre entre exérèse maximale et morbidité pour ne pas retarder la mise en route de la chimiothérapie complémentaire.

► *Cas particuliers*

- Si l'intervention chirurgicale initiale est jugée insuffisante par l'équipe entraînée :
– soit reprise chirurgicale immédiate ;
– soit différée après 2 à 3 cycles de traitement médical par chimiothérapie.
- En cas de blindage pelvien, d'évolution métastatique importante, d'altération de l'état général ne permettant pas d'envisager une chirurgie maximale, peuvent être discutées, après entretien avec l'équipe entraînée, une chirurgie limitée pour biopsie, une exploration pour inventaire de l'atteinte et la mise en route d'une chimiothérapie première, avant de rediscuter en fonction de l'évolution d'une chirurgie d'exérèse tumorale.

Traitement médical : chimiothérapie

- Polychimiothérapie à base de platine : **paclitaxel - carboplatine** pour une durée de 6 cycles (stades II, III).

La place de la **doxorubicine** reste controversée.

- En cas d'intervention chirurgicale initiale suboptimale : éventuelle réintervention après le 2e ou le 3e cycle, puis reprise de la chimiothérapie.

► *Toxicité de la chimiothérapie*

Paramètres hématologiques.

Chirurgie de réévaluation (*second look*)

Elle n'est plus systématique.

Même si elle assure la meilleure évaluation de la réponse obtenue par les traitements de première ligne (chirurgie d'exérèse, puis chimiothérapie), elle ne modifie pas le pronostic, tant qu'aucun traitement de consolidation n'a fait la preuve de son efficacité.

Elle est limitée aux situations où elle modifie l'orientation thérapeutique qui reste du domaine de la recherche clinique.

Traitement de consolidation

Aucun traitement de consolidation (chimiothérapie ou intensification de chimiothérapie ou radiothérapie) n'a fait la preuve de son efficacité.

En pratique :
– pas de traitement de consolidation ;
– inclusion dans essai thérapeutique prospectif.

CANCER DU COL DE L'UTÉRUS (1)

• Bilan clinique et évaluation de l'appareil urinaire.
• Classification en stades selon la FIGO [1].
• Décision de la stratégie thérapeutique en comité pluridisciplinaire.
• À noter dans les moyens thérapeutiques :
– l'exploration chirurgicale à visée diagnostique et d'inventaire peut être réalisée par laparotomie ou par cœlioscopie ;
– l'hystérectomie élargie peut être réalisée par laparotomie ou par voie basse ;
– la lymphadénectomie peut être réalisée par laparotomie ou par cœlioscopie ;
– *toujours* envisager une transposition ovarienne lors de la laparotomie ou de la cœlioscopie.

Indications thérapeutiques des stades IA de la FIGO (carcinome invasif infraclinique)

• Enjeu curatif.
• Conisation à visée diagnostique et pronostique (profondeur de l'invasion et emboles vasculaires ou lymphatiques tumoraux).
• Stade IA1 avec invasion inférieure à 1 mm :
conisation en territoire sain (endo- et exocol), plutôt qu'hystérectomie, si surveillance post-thérapeutique régulière réalisable.
• Stade IA1 avec invasion de 1 à 3 mm :
– soit *conisation* en territoire sain, si pas d'emboles tumoraux, et femme en âge de procréer et désirant une grossesse,
– soit *hystérectomie* simple ou élargie (Piver II) ± *lymphadénectomie* si emboles lymphatiques tumoraux.
• Stade IA2 avec invasion de 3 à 5 mm : *hystérectomie* simple ou élargie (Piver II) ± *lymphadénectomie* si emboles lymphatiques tumoraux.

Indications thérapeutiques des stades limités IB, IIA, IIB proximaux de la FIGO de bon pronostic (taille < 4 cm, N0)

• Enjeu curatif.
• Soit *chirurgie* par hystérectomie totale élargie (Piver III ou IV) + *lymphadénectomie* pelvienne + *radiothérapie externe complémentaire* si adénopathies envahies ou si exérèse incomplète.
• Soit *radiothérapie exclusive* par *radiothérapie externe* + *curiethérapie* adaptée à la taille tumorale :
Soit :
– radiothérapie externe pelvienne de 20 à 40 Gy ;
– curiethérapie 85 Gy dose totale au point A ;
– radiothérapie latéro-pelvienne complémentaire pour une dose totale de 50 Gy.
Soit :
– curiethérapie 85 Gy dose totale au point A + radiothérapie latéro-pelvienne de 50 Gy.
L'intérêt d'une hystérectomie totale élargie post-radiothérapique n'est pas démontré, mais elle peut être envisagée en présence d'un échec à la radiothérapie dans les 6 à 8 sem. après la fin de celle-ci.
• *Soit association radiochirurgicale* :
– curiethérapie ;
– ± radiothérapie externe pelvienne ;
– + hystérectomie élargie (Piver III) + lymphadénectomie pelvienne.

CANCER DU COL DE L'UTÉRUS (2)

Indications thérapeutiques des stades limités IB, IIA, IIB proximaux de la FIGO de mauvais pronostic (taille ≥ à 4 cm, atteinte ganglionnaire pelvienne)

- Radiochimiothérapie concomitante, dont chimiothérapie contenant un sel de platine. Hystérectomie complémentaire si réponse insuffisante.
- Enjeu curatif.
- Plutôt radiothérapie externe pelvienne + curiethérapie + radiothérapie lombo-aortique si envahissement ganglionnaire lombo-aortique prouvé que chirurgie d'exérèse associée à une radiothérapie.
- La place de la chimiothérapie première ou en association concomitante avec la radiothérapie reste à démontrer ; elle ne doit s'envisager que dans des protocoles prospectifs.

Indications thérapeutiques des stades métastatiques IV de la FIGO

- Enjeu palliatif.
- Contrôle symptomatique loco-régional.
- Radiothérapie externe ou chimiothérapie.
- Peut se discuter dans certains cas de forme tumorale centro-pelvienne une pelvectomie ; uniquement par équipe entraînée (à base de **cisplatine** ± **topotécan**).

Prévention

La prévention repose sur :
– le frottis cervicovaginal tous les 2 ou 3 ans si le frottis précédant est normal ;
– vaccination préventive (***GARDASIL***) [2] : il existe un vaccin contre 4 *Papillomavirus* oncogènes (HPV 6, 11, 16, 18) indiqué pour la prévention des dysplasies de haut grade et les cancers du col de l'utérus ainsi que les verrues génitales externes dues à ces virus. Le schéma recommandé est de 3 injections (0, 2 et 6 mois). L'indication est fondée sur la démonstration de l'efficacité du vaccin chez les femmes de 16 à 26 ans et sur l'immunogénicité (la fabrication d'anticorps spécifiques après vaccination) chez les enfants et adolescents de 9 à 15 ans. *Voir aussi* dans le chapitre *Gynécologie – Obstétrique* : vaccin contre le *Papillomavirus* humain.

CONSENSUS

[1] Cancer invasif du col utérin : Guide ALD n° 30 (médecin et patient), *HAS*, 2010.
[2] Avis du Comité technique des vaccinations et du Conseil supérieur d'hygiène publique de France relatif à la vaccination contre les papillomavirus humains 6, 11, 16 et 18, *DGS*, 2007.

CANCER DU CORPS DE L'UTÉRUS

Traitement du cancer localisé du corps de l'utérus

- Enjeu curatif.
- Chirurgie : hystérectomie + ovariectomie bilatérale.
- + Radiothérapie pelvienne :
  – si tumeur de grade histologique élevé,
  – si envahissement tumoral en profondeur > 1/3 de l'épaisseur.
- ± Curiethérapie endovaginale.
- Pas de traitement adjuvant médical.

Traitement de la forme métastatique

- Enjeu palliatif.
- Dépend du traitement antérieur de la tumeur primitive :
  – à commencer après la radiothérapie palliative le plus souvent symptomatique ;
  – traitement médical : chimiothérapie (à base de **cisplatine** ± associé au **topotécan**), hormonothérapie (**progestérone**).

CANCERS DU TESTICULE (1)

L'enjeu est curatif même au stade métastatique.

La prise en charge se fait par une équipe entraînée pour éviter une perte de chance.

Les objectifs sont les suivants :
- contrôle des micrométastases ;
- éradication des métastases ;
- diminution des séquelles.

Éléments de la décision thérapeutique [1]

• Type histologique : séminome *versus* tumeur germinale non séminomateuse.

• Stade d'extension : TNM.

• Classification du risque primitif : extragonadique, métastases viscérales non pulmonaires ; βhCG, αFP, LDH.

Traitement [1]

Le diagnostic est porté par l'orchidectomie.

Ne pas oublier de proposer systématiquement au patient un prélèvement de sperme pour cryopréservation dans un Centre d'étude et de conservation des ovocytes et du sperme (CECOS) avec au moins un prélèvement avant l'orchidectomie si possible.

Stade I : Tx N0 M0

► *Séminome*

Radiothérapie des aires ganglionnaires lombo-aortiques (25 Gy).

Chimiothérapie par un cycle de **carboplatine** (ASC = 7).

Surveillance armée.

► *Tumeurs germinales non séminomateuses*

3 options :

• Surveillance si absence de critères de rechute et si surveillance stricte et régulière : examen clinique, RP, αFP, βhCG tous les mois pendant un an, puis plus espacé.

• Si non-observance prévisible à la surveillance ou si critères exposant à la rechute :
- soit chimiothérapie : 2 cycles de BEP ;
- soit évidement ganglionnaire rétro-péritonéal sélectif avec risque d'éjaculation rétrograde, d'infertilité (cette option est quasiment abandonnée actuellement).

Stade II : Tx N1 à 3 M0

► *Séminome*

• Stade IIA : radiothérapie des aires ganglionnaires lombo-aortiques (25 Gy), sauf si élément de mauvais pronostic.

• Stade IIB : radiothérapoie des aires ganglionnaires (si ganglions < 3 cm) ou chimiothérapie par 3 cycles de BEP (ou 4 cycles d'EP).

• Stade IIC : chimiothérapie par 3 cycles de BEP (ou 4 cycles d'EP).

CANCERS DU TESTICULE – CHIMIOTHÉRAPIE

PROTOCOLE	MÉDICAMENTS	DOSES /m²	VOIE D'ADMINIS-TRATION	ADMINIS-TRATION RYTHME
PVeB	**Cisplatine**	120 mg	IV 4 h	J1
	Étoposide	100 mg	IV 1 h	J1 à J5
	Bléomycine	50 mg	IV ou IM	J1 et J8 J1 = J21
BEP	**Bléomycine**	30 mg	IV	J1, J8, J15
	Étoposide	100 mg	IV 1 h	J1 à J5
	Cisplatine	20 mg	IV 4 h	J1 à J5 J1 = J21
EP	**Étoposide**	100 mg	IV 1 h	J1 à J5
	Cisplatine	20 mg	IV 4 h	J1 à J5 J1 = J21
VIP Protocole fortement toxique, notamment hématologique	**Étoposide**	100 mg	IV	
	Ifosfamide	1,5 g	IV 3 h	J1 à J5
	Cisplatine	20 mg	IV 4 h	
	Mesna	1,5 g	IV	J1 = J21

CANCERS DU TESTICULE (2)

► *Tumeurs germinales non séminomateuses*
Traitement médical par chimiothérapie + traitement de la maladie résiduelle.

- Tumeurs germinales de bon pronostic : 3 cycles de BEP ou 4 cycles d'EP :

> – respecter doses et intervalles entre les cycles ;
> – ne pas différer même si toxicité hématologique ;
> – ne pas substituer le **cisplatine** par du **carboplatine** ;
> – surveillance du risque de fibrose pulmonaire, syndrome de Raynaud.

- Tumeurs germinales de pronostic intermédiaire : 4 cycles de BEP.
- Tumeurs germinales de mauvais pronostic : 4 cycles de BEP ou proposition d'un schéma intensifié en cas de décroissance défavorable des marqueurs tumoraux à l'issue du 1er cycle.
- Traitement de la maladie résiduelle :
– séminome : TEP-scan si masses résiduelles (surtout si > 3 cm). En cas de fixation pathologique : évidement ganglionnaire rétropéritonéal ;
– tumeurs germinales non séminomateuses : exérèse des masses résiduelles > 1 cm. En fonction des résultats de l'analyse anatomopathologique, si persistance de cellules tumorales actives : avis spécialisé pour la poursuite d'une chimiothérapie contenant en général de l'**ifosfamide** (type VIP) pour 1 à 2 cycles.

Stade III : Tx Nx M+ soit d'emblée, soit en reprise évolutive

- Chimiothérapie : adaptée aux chimiothérapies antérieurement reçues :
– soit à base de platine, type BEP, dont le nombre de cycles est à adapter en fonction de la classification pronostique. Proposition d'un schéma intensifié en cas de décroissance défavorable des marqueurs tumoraux à l'issue du 1er cycle pour les formes de mauvais pronostic ;
– soit en association **platine-ifosfamide**, type VIP en cas de rechute de bon pronostic.
Une rechute de mauvais pronostic peut faire discuter une intensification de chimiothérapie dans le cadre de protocoles prospectifs.
- Chirurgie des masses résiduelles si normalisation des marqueurs, avec résidus macroscopiques, quel que soit le siège, doit faire discuter l'éradication chirurgicale.

CONSENSUS

[1] Cancers urologiques : démarche diagnostique, traitement et suivi , *INCa et AFU*, 2012.

NOTES

OSTÉOSARCOME

L'enjeu est curatif même au stade métastatique.
La prise en charge se fait par équipe spécialisée pour éviter la perte de chance vitale et/ou fonctionnelle.

Traitement des formes localisées

- Biopsie faite par chirurgien devant assurer le geste chirurgical curatif.
- Diagnostic par anatomopathologiste spécialisé.

Chimiothérapie première pour prévention des micrométastases

- **Méthotrexate** (**MTX**) à fortes doses (3 cures hebdomadaires) + **doxorubicine**.
– **MTX** : 12 g/m² pour enfant, 8 g/m² pour adolescent.
– Associé à antidote à partir de la 24e h (***LEDERFOLINE***).
– Suivi de la concentration sérique du **MTX** pour surveillance de la toxicité et recherche d'efficacité.
– Risque iatrogène mortel +++ → uniquement en unité spécialisée.
– 3 cycles.
– Suivi clinique, radiologique (radio standard, TDM, IRM) pour adaptation du protocole si inefficacité du traitement.
- Ou protocole à base de **cisplatine**, **ifosfamide** et **doxorubicine** si adulte ou échec 1re ligne **MTX** à fortes doses.

Pas de protocole de référence. Inclusion dans protocoles prospectifs.

Chirurgie

- Elle doit avoir lieu dans les 21 j suivant la fin de la chimiothérapie préopératoire.
- Plutôt conservatrice qu'amputation.
- Elle doit comprendre :
– résection de la cicatrice de biopsie ;
– exérèse de la tumeur en bloc sans l'ouvrir ;
– limites larges ;
– reconstruction pour la fonction.
- Elle permet l'analyse anatomopathologique de la tumeur pour analyser le pourcentage de cellules viables de la pièce opératoire. Elle précise l'efficacité de la chimiothérapie préopératoire qui conditionne la poursuite thérapeutique.

Chimiothérapie postopératoire

- Protocole identique à la phase préopératoire si la pièce opératoire est classée en bonne réponse, pour 3 cycles supplémentaires.
- Modification de protocole préopératoire si la pièce opératoire est classée en mauvaise réponse. Pas de protocole standard.
- Inclusion dans protocoles prospectifs.

Traitements des formes métastatiques

- **Chimiothérapie première** : protocoles identiques à la forme localisée.
- **Chirurgie** : doit se discuter si efficacité de la chimiothérapie sur la tumeur primitive aussi bien que sur les métastases.

OSTÉOSARCOME – CHIMIOTHÉRAPIE

PROTOCOLE	MÉDICAMENTS	DOSES /m²	VOIE D'ADMINISTRATION	ADMINISTRATION RYTHME
MTX fortes doses + **DOXORUBICINE**	**Méthotrexate**	8 g après la puberté 12 g avant la puberté	IV sur 4 h	J1, J8, J15 Débuté à H0
	LEDERFOLINE	15 mg toutes les 6 h à partir de H24	IV	J2 H24
	Doxorubicine	75 mg	IV	J21
Protocole hautement toxique. Les concentrations sériques de **MTX** doivent être : – < 5 µmol/L à H24 – < 1,5 µmol/L à H48 Surveillance : hydratation, diurèse, poids, troubles digestifs, pH urinaire.				

SARCOME DES TISSUS MOUS DE L'ADULTE

Traitement des tumeurs primitives sans métastases

L'enjeu est curatif :
– préservation de la fonction ;
– tumeur rare justifiant la prise en charge par une équipe spécialisée et une décision pluridisciplinaire ;
– diagnostic et grading pronostique apportés par anatomopathologiste spécialisé.

Tumeur primitive opérable d'emblée

► *Chirurgie*

• Chirurgie large conservatrice :
– exérèse de la tumeur en bloc, sans l'ouvrir, sans être vue pendant la dissection ;
– exclusive uniquement si tumeur superficielle ou profonde de faible grade de malignité ;
– ou associée à une radiothérapie.

• Résection compartimentale ou amputation ou désarticulation si chirurgie exclusive.

► *Radiothérapie*

• Pour améliorer le contrôle local et la préservation fonctionnelle.
• Radiothérapie externe de 50 Gy + 10 Gy sur volume réduit si résidu microscopique.
• Curiethérapie non validée.

► *Chimiothérapie adjuvante*

• Discuter au cas par cas de l'intérêt d'une chimiothérapie adjuvante en RCP.
• Protocoles contenant de la **doxorubicine** mais pas de protocoles de référence : seule ou associée.
• À considérer pour les sarcomes des tissus mous de grade élevé de malignité. À discuter pour les tumeurs de grade intermédiaire en fonction de la taille de la tumeur, de l'envahissement en profondeur, de la qualité de l'exérèse.

Tumeur primitive non opérable d'emblée

► *Traitement premier*

• Chimiothérapie néoadjuvante par le protocole de référence, polychimiothérapie contenant de la **doxorubicine**, ou
• Radiothérapie préopératoire.
• Suivie d'une chirurgie fonctionnelle ± radiothérapie.

► *Amputation ou désarticulation*

Perfusion isolée de membre avec TNF, **melphalan** et hyperthermie (centres spécialisés).

Traitements des formes métastatiques

• Enjeu : palliatif. Peut être curatif pour certaines formes pulmonaires.
• Monochimiothérapie par **doxorubicine**.
• Polychimiothérapie de type MAID si enjeu curatif comprenant une association chirurgicale sur les sites tumoraux.
• Inclusion recommandée dans des essais thérapeutiques.

SARCOME DES TISSUS MOUS DE L'ADULTE – CHIMIOTHÉRAPIE

PROTOCOLE	MÉDICAMENTS (DCI)	DOSES (/m²/j)	VOIE D'ADMINIS-RATION	ADMINIS-TRATION RYTHME
DOXO	**Doxorubicine**	50 mg	IV	J1 J1 = J21
MAID	**Mesna** **Doxorubicine** **Ifosfamide** **Dacarbazine**	2,5 g 20 mg 2,5 g 300 mg	IV perf. continue IV IV 3 h IV	J1, J2, J3 J1, J2, J3 J1, J2, J3 J1, J2, J3 J1 = J21

MYÉLODYSPLASIES (1)

Les myélodysplasies constituent un ensemble hétérogène de maladies caractérisées par des altérations clonales des cellules souches hématopoïétiques et des anomalies du microenvironnement médullaire aboutissant à une hématopoïèse inefficace.

La dernière classification de l'OMS (2008) rend compte de cette hétérogénéité.

Classification schématique des MDS selon l'OMS 2008

Nom	Caractéristiques médullaires au diagnostic
Cytopénies réfractaires avec dysplasie unilignée	< 5 % blastes < 15 % sidéroblastes
Anémie réfractaire Neutropénie réfractaire Thrombopénie réfractaire	
Anémie réfractaire avec sidéroblastes en couronne	< 5 % blastes > 15 % sidéroblastes
Cytopénies réfractaires avec dysplasie multilignée	> 10 % progéniteurs dysplasiques dans > 2 lignées < 5 % blastes ± 15 % sidéroblastes
Anémie réfractaires avec excès de blastes AREB1 AREB2	5-9 % blastes 10-19 % blastes
MDS non classables	< 10 % de dysplasie médullaire
MDS del(5q)	del(5q) isolée (généralement plaquettes N ou hautes sur la NFS)
Leucémie myélomonocytaire chronique (LMMC)	

L'évolution est marquée par :
- les cytopénies et symptômes associés ;
- l'évolution vers une leucémie aigue myéloïde.

MYÉLODYSPLASIES (2)

Eléments décisionnels

Score pronostique IPSS [1]

Il repose sur le pourcentage de blastes médullaires, les caractéristiques cytogénétiques et le nombre de cytopénies.

Le caryotype médullaire (ou sanguin si impossible) doit être réalisé dès la suspicion diagnostique.

L'existence d'une del(5q) isolée entraîne le diagnostic d'une entité séparée : MDS del(5q).

Le score IPSS est décisionnel et définit les MDS :
- à faible risque : score faible ou intermédiaire 1 ;
- à haut risque : score intermédiaire 2 ou élevé.

Score IPSS-R (IPSS révisé en 2012)

Des nouvelles anomalies cytogénétiques ont été décrites et ont permis une définition plus fine des sous groupes pronostiques (très faible, faible, intermédiaire, élevé, très élevé). Le score pronostique IPSS-R doit être calculé au diagnostic pour tous les patients.

L'utilisation de l'IPSS-R dans les décisions thérapeutiques reste à évaluer.

Score de prédiction de réponse aux agents stimulant l'érythropoïèse (ASE)

Il repose sur les besoins transfusionnels et le dosage de l'EPO sérique : meilleure probabilité de réponse si 0 à 1 point.
- Transfusion > 2 CG/mois (1 point).
- EPO sérique > 500 UI/mL (1 point).

Traitements à envisager

Transfusions érythrocytaires et traitement chélateur du fer

Seuil critique transfusionnel : < 8 g/dL, mais varie selon la tolérance clinique.

Chélation du fer dès > 20 CG transfusés ou ferritine > 1 000 µg/mL.

La **déféroxamine** (40-50 mg/kg/j, 5-6 j/sem. en SC) doit être privilégiée en 1re ligne.

Facteurs de croissance

Les **agents stimulant l'érythopoïèse (ASE)** sont indiqués dès que Hb < 10 g/dL. Leur utilisation améliore significativement la qualité de vie.

À envisager le plus tôt possible, car les patients transfusés répondent moins bien.

Posologies élevées :
- **époétine alpha** ou **bêta** : 30 000 UI x 1/sem. ;
- **darbépoétine alpha** : 150 µg/sem. ou 300 µg/2 sem.

La réponse est évaluée à 8 sem. En l'absence de réponse, doubler les posologies et/ou l'ajout de G-CSF peut permettre une réponse sur l'Hb.

L'Hb ne doit pas dépasser 12 g/dL.

Pour les MDS avec sidéroblastes, indication à associer d'emblée le **G-CSF**.

Le traitement est maintenu jusqu'à l'échappement.

Lénalidomide

Indiqué dans les MDS del(5q), avec blastes médullaires < 5 % et ne répondant pas ou plus aux **ASE**. Administré à faible dose (10 mg/j).

Immunosuppresseurs

Sérum antilymphocytaire (SAL), préférentiellement de cheval : à discuter uniquement pour les patients < 60 ans, sans comorbidités majeures et les MDS à faible risque.

Ciclosporine 5 mg/kg/j en 2 prises, seule ou après le SAL.

MYÉLODYSPLASIES (3)

Allogreffe de CSH (cellules souches hématopoïétiques)

Seul traitement pouvant conduire à une guérison.

Bénéfice débattu dans les MDS à faible risque (IPSS bas, int-1). Indication retenue dans les MDS à haut risque (IPSS int-2, haut). Le score de comorbidités préallogreffe de l'EBMT entre en compte pour la prise de décision.

Précédée d'une chimiothérapie d'induction type LAM (anthracycline-cytarabine) ou d'agents hypométhylants selon le pourcentage de blastes médullaires.

Agents hypométhylants

- La **5-azacitidine** (75 mg/m² SC pendant 7 j, 21 j de pause) permet une amélioration significative des cytopénies et de la survie globale. Elle est indiquée dans les MDS haut risque, chez les patients non éligibles à l'allogreffe, mais son efficacité a aussi été rapportée dans les MDS sans cytogénétique péjorative. L'efficacité doit être jugée après minimum 6 cycles, et le traitement est poursuivi jusqu'à échappement.
- La **décitabine** a également démontré son effet mais les résultats obtenus sont à ce jour inférieurs (efficacité et tolérance) à ceux rapportés avec la 5-Aza.

Chimiothérapie

Chimiothérapie intensive type LAM, suivie ou non d'allogreffe.

ARACYTINE à faible dose (efficacité démontrée inférieure à l'**azacitidine** dans les MDS haut risque).

Algorithme décisionnel

Les modalités thérapeutiques sont en continuelle évaluation. Les patients doivent être dirigés vers de centres spécialisés.

MDS faible risque (IPSS bas ou int-1)

L'objectif est le contrôle des cytopénies et l'amélioration de la qualité de vie.

MDS del(5q) : **ASE** en 1re intention. **Lénalidomide** en cas d'inefficacité ou échappement.

MDS score prédictif de réponse à l'EPO 0-1 : **ASE**. Sinon discuter **azacitidine** ou immunosuppresseurs (SAL).

La place de l'allogreffe est à discuter au cas par cas (notamment selon les besoins transfusionnels et la cytogénétique).

MDS haut risque (IPSS int-2 ou élevé)

En plus du contrôle des cytopénies et l'amélioration de la qualité de vie, l'objectif est de freiner l'évolution vers une LAM. L'allogreffe est indiquée en 1re ligne si le patient est éligible et si une rémission complète est obtenue prégreffe. Pour cela, une chimiothérapie intensive type LAM doit être réalisée si > 10 % de blastes médullaires.

En absence d'allogreffe possible et selon la cytogénétique, discuter **azacitidine** ou chimiothérapie intensive.

LMMC

L'**azacitidine** est indiquée en absence d'excès de blastes médullaires.

L'allogreffe précédée d'une chimiothérapie intensive doit être discutée au cas par cas.

Traitement symptomatique

Il s'agit du traitement des neutropénies fébriles et du risque hémorragique, communs avec les pancytopénies d'autres causes.

L'administration de **G-CSF** est envisagée en cas d'infections récidivantes.

Les transfusions (plaquettes ou culots globulaires) doivent être réduites à leur strict minimum pour éviter les allo-immunisations. Les produits doivent être irradiés et phénotypés.

Le danazol peut être efficace en cas de thrombopénie.

CONSENSUS

[1] Insuffisances médullaires et autres cytopénies chroniques – Syndromes myélodysplasiques, *HAS*, 2008.

NOTES

APLASIE MÉDULLAIRE IDIOPATHIQUE (1)

Il s'agit d'une maladie rare, nécessitant une prise en charge spécialisée et en urgence.

L'aplasie médullaire (*Aplastic Anemia* – AA) désigne une défaillance médullaire aboutissant à une ou plusieurs cytopénies.

Il s'agit d'une pathologie médullaire impliquant une anomalie intrinsèque de la cellule souche hématopoïétique et/ou du micro-environnement médullaire et/ou une dérégulation du système immunitaire.

Elle doit être distinguée des pancytopénies post chimiothérapie.

Le diagnostic différentiel avec les myélodysplasies à moelle pauvre peut être difficile.

Le tableau initial peut comporter seulement une cytopénie (le plus souvent thrombopénie), et faire conclure à tort à une pathologie auto-immune.

Variétés et étiologies

Différentes entités au sein des AA doivent être recherchées, dont :

– le **syndrome AA/HPN (hémoglobinurie paroxystique nocturne)**. Il s'agit d'une maladie clonale de la cellule souche médullaire. Le déficit en protéines de surface GPI ancrées rend les cellules susceptibles à l'attaque par le complément. L'existence d'un clone cellulaire caractéristique (clone HPN) est recherchée en cytométrie en flux. Le syndrome associe pancytopénie, hémolyse, hémoglobinurie et thromboses ;

– la **maladie de Fanconi** chez les sujets jeunes (rarement > 40 ans), et autres pathologies congénitales ;

– l'AA post-hépatitique (survenant dans les mois après une hépatite séronégative), post-grossesse, post-virale, etc. ;

– l'existence de prise de toxiques ou de médicaments (à rechercher sans retarder la prise en charge) ;

Dans 60 % des cas aucune cause évidente ou association syndromique ne peut être retenue.

Critères de sévérité

La profondeur des cytopénies oriente la décision thérapeutique.

AA sévère

- Moelle hypocellulaire (< 30 % de cellules hématopoïétiques résiduelles)
- ET > 2 critères parmi :

– PNN < 500/mm³ ;

– plaquettes < 20 000/mm³ ;

– réticulocytes < 20 000/mm³.

AA très sévère

Critères identique sauf PNN < 200/mm³.

AA modérée

PNN > 500/mm³, absence de besoins transfusionnels.

Traitements spécifiques

Allogreffe de cellules souches hématopoïétiques

Seul traitement curatif.

Il faut privilégier un greffon de cellules souches médullaires et non des cellules souches périphériques. Les meilleurs résultats sont obtenus chez un receveur > 40 ans, avec un donneur génoidentique et un conditionnement associant sérum antilymphocytaire (SAL) + **ciclosporine** (CSA), suivie d'une prévention de la GVH par **CSA + méthotrexate**. Dans ce cas la survie globale à long terme peut atteindre 80 %.

Les donneurs alternatifs (phénoidentiques, mismatch, cordon) sont envisagés selon les cas.

APLASIE MÉDULLAIRE IDIOPATHIQUE (2)

Immunosuppresseurs

► *Sérum antilymphocytaire (SAL)*

Le SAL de cheval donne de meilleurs résultats que le SAL de lapin et doit être privilégié. Il est administré sur 4 à 5 j (40 mg/kg/j), associé à une courte corticothérapie (1 mg/kg/j, 15 j) pour prévenir la maladie sérique.

L'administration doit se faire sous surveillance rapprochée car risque d'anaphylaxie.

Le délai de réponse est environ 3 mois (dans 90 % des cas), mais peut être retardé jusqu'à 6 mois.

► *Ciclosporine A (CSA)*

Administrée par voie orale (10 mg/kg/j) ou IV, avec un objectif de résiduel entre 200-400 ng/mL en absence d'augmentation de la créatinine et d'une HTA. La durée est de 3 à 6 mois, et jusqu'à 1 an en cas de réponse.

► *Androgènes*

Rares indications en rechute ou cas réfractaires.

► *Facteurs de croissance hématopoïétiques*

Absence d'efficacité prouvée et risque possible d'évolution vers une LAM.

L'**eltrombopag** peut être proposé au sein de protocoles de recherche dans les AA réfractaires ou en rechute sans allogreffe possible.

► *Autres immunosuppresseurs*

Le **micophénolate mofétil**, le **sirolimus**, le **tacrolimus** n'ont pas montré de bénéfice supérieur à remplacer ou s'additionner à la **CSA** dans l'association **CSA** + SAL. L'utilisation de **cyclophosphamide** ou d'**alemtuzumab** augmente le risque infectieux et n'est pas recommandée en 1re ligne.

Indications thérapeutiques [1]

Aplasie médullaire sévère ou très sévère

- Patients < 40 ans et donneur géno-identique : allogreffe en 1re ligne.
- Patients > 40 ans, ou pas de donneur géno-identique :
  – association SAL + **CSA** en 1re ligne ;
  – en absence de réponse, envisager une allogreffe phéno-identique ;
  – en absence de donneur fichier, indication des immunosuppresseurs de 2e ligne (dont **alemtuzumab**) et discussion des greffes haplo-identiques, mismatch ou sang de cordon.

Aplasie médullaire modérée

- Patients jeune : SAL + **CSA**.
- Sujets âgés ou comorbidités : **CSA** seule ou support transfusionnel seul.

Aplasie médullaire/HPN

- En cas d'hémolyse et/ou thrombose : **éculizumab** (inhibiteur du facteur 5 du complément) selon les protocoles et indications dans l'HPN.
- Sinon : traitement comme l'AA classique.

Maladie de Fanconi

- Prise en charge pédiatrique dans la majorité des cas.
- Androgènes en 1re ligne (délai de réponse 3 mois).
- Allogreffe : doses de conditionnement adaptées car fragilité chromosomique. Les greffes de sang de cordon ont montré de bons résultats en absence de donneur familial.

Traitements symptomatiques

Ils sont indispensables.

- Prévention et traitement des infections bactériennes et fongiques.
- Transfusion :
  – produits exclusivement irradiés (risque de GVH transfusionnelle) ;
  – limitation des transfusions car risque d'allo-immunisation ;
  – association aux **chélateurs du fer** (si programme transfusionnel au long cours).

CONSENSUS

[1] Aplasies médullaires – Protocole PNDS (ALD n° 2), *HAS*, 2009.

LEUCÉMIES AIGËS (LA) (1)

Mesures générales

• Pathologie grave justifiant une prise en charge spécialisée, éventuellement en réanimation et en urgence [1].
• Groupage HLA du patient et de sa fratrie chez les patients jeunes et/ou éligibles à l'allogreffe.
• Les chimiothérapies utilisées entraînant des aplasies profondes durant 3-4 sem. nécessitent des mesures anti-infectieuses et transfusionnelles systématiques.

Mesures anti-infectieuses

En préventif

• Isolement septique : chambre seule, éventuellement chambres à flux laminaire et pression positive, lavage des mains, surblouse, port de masque et gants par le personnel soignant, limitation des visites.
• Antisepsie des portes d'entrées muqueuses et cutanée (bains de bouche systématiques et pluriquotidiens de bicarbonates).
• Traitement antifongique (**posaconazole**, ***NOXAFIL***) et **anti-herpétique** systématique.

En curatif

Dès le 1er épisode fébrile et en urgence, début d'une antibiothérapie à large spectre couvrant les germes Gram+ et Gram- :
– en absence de documentation bactériologique : poursuite jusqu'à la sortie d'aplasie ;
– en cas de documentation : adaptation de la durée et du type d'antibiotiques.

Mesures transfusionnelles

• Plaquettes : maintien du chiffre > 20 000/mm³ et > 50 000/mm³ en cas de geste hémorragique ou autre facteurs modifiant l'hémostase. Transfusion de concentrés de plaquettes d'aphérèse irradiés.
• Hémoglobine : maintien du chiffre > 8 g/dL ou > 10 g/dL en cas de terrain cardiovasculaire. Transfusion de culots globulaires phénotypés et irradiés.

LA myéloblastiques (LAM)

Les décisions thérapeutiques reposent sur l'âge du patient et la cytogénétique.

Sujet jeune

• Chimiothérapie d'induction selon le schéma classique 3+7 : association de **cytarabine** (***ARACYTINE***) 200 mg/m²/j pendant 7 j et **anthracycline** (**idarubicine** 12 mg/m²/j ou **daunorubicine** 90 mg/m²/j) à fortes doses pendant 3 j. Elle permet l'obtention d'une rémission complète dans 60 à 80 % des cas.
• Chimothérapie de consolidation : 3 cycles d'***ARACYTINE*** à forte dose suivie d'une allogreffe. Plus rarement, selon la cytogénétique, l'indication d'une autogreffe est possible.

Sujet âgé

• Chimiothérapie d'induction : **cytarabine** (***ARACYTINE***) associée, si l'état général le permet, à une **anthracycline** à doses faibles (ex : **daunorubicine** 50 mg/m²).
• Chimiothérapie de consolidation : 3 cycles d'***ARACYTINE*** à faibles doses suivie soit d'une allogreffe à conditionnement réduit, soit d'une chimiothérapie de maintenance comprenant **cytarabine** et **anthracycline** à doses réduites et alternées.
• En cas de LAM dites pauciblastiques (20-30 % de blastes médullaires), un traitement par agent déméthylant (**décitabine**) peut être discuté.

LEUCÉMIES AIGUËS – PROTOCOLES D'INDUCTION (1)

Protocole LAP

■ Trétinoïne

VESANOID				
45 mg/m² /j en 2 prises pendant les repas, 30 à 90 j selon la rémission complète	100 caps. molles 10 mg	HOP	I	

PROPRIÉTÉS

Métabolite endogène de la vitamine A (classe des **rétinoïdes**). La **trétinoïne** pourrait modifier l'action d'un récepteur nucléaire à l'acide rétinoïque (RAR). Elle induirait une différenciation des cellules et une inhibition de la prolifération dans les lignées hématopoïétiques transformées, notamment au cours de la leucémie aiguë promyélocytaire où le récepteur alpha de l'acide rétinoïque est fusionné avec une protéine appelée PML.

INDICATIONS

Leucémie aiguë promyélocytaire.

CONTRE-INDICATIONS

Grossesse, **allaitement**, allergie aux **rétinoïdes**.

EFFETS INDÉSIRABLES

Syndrome d'hypervitaminose A. Syndrome d'activation leucocytaire (hyperleucocytose, fièvre, dyspnée, œdèmes et épanchements séreux, hypotension et insuffisance hépatorénale, infiltrats pulmonaires), justifiant corticothérapie et admission en réanimation si nécessaire.

INTERACTIONS MÉDICAMENTEUSES

Avec les **tétracyclines** (risque d'hypertension intracrânienne) et les **progrestatifs**.

Protocole LAM

SCHÉMA 3+7	MÉDICAMENTS	VOIE	DOSE (mg/m²/j)	ADMINISTRATION RYTHME
	Cytarabine	IVSE 24 h	200	J1 à J7
	Daunorubicine	IV 30 min	90	J1 à J3
ou	**Cytarabine**	IVSE 24 h	200	J1 à J7
	Idarubicine	IVL (30 min)	12	J1 à J3

LEUCÉMIES AIGËS (LA) (2)

LA lymphoblastiques (LAL)

Le traitement repose sur :

– l'utilisation séquentielle et alternée d'***ONCOVIN*** à 1 mg/m², ***ENDOXAN*** 300 à 600 mg/m² et **asparaginase** ;

– la réalisation, après obtention de la réponse initiale, d'une seconde séquence de chimiothérapie à forte dose dite induction retardée ;

– une chimioprophylaxie neuroméningée par **méthotrexate** intrathécal ;

– l'utilisation d'**inhibiteurs de tyrosine-kinase (imatinib)** pour les LAL avec chromosome Philadelphie ;

– la réalisation d'une allogreffe dans la majorité des cas, notamment LAL avec chromosome Philadelphie.

Forme particulière des LAM

Leucémie à promyélocytes (LAP)

La chimiothérapie d'induction (type 3+7) doit être associée systématiquement à l'**acide tout-trans rétinoïque** (***VESANOID***) 45 mg/m²/j. Celui-ci est poursuivi tout au long de la consolidation et en entretien.

Les LAP sont systématiquement accompagnées d'un syndrome de coagulation intravasculaire disséminé biologique pouvant se traduire par des symptômes cliniques.

La prise en charge de la CIVD doit être précoce. Les plaquettes doivent être maintenues > 50 000/mm³ pendant la durée de la coagulopathie. Les transfusions de PFC et l'administration d'héparine se font au cas par cas.

L'administration de ***VESANOID*** peut s'accompagner d'un syndrome de différenciation ou ATRA syndrome (hyperleucocytose, dyspnée avec infiltrats pulmonaires, épanchements pleuraux, insuffisance rénale). La prévention et le traitement repose sur l'administration précoce de **corticoïdes** à forte dose (**dexaméthasone** 10 mg x 2/j) dès l'hyperleucocytose (GB > 10 000/mm³) et/ou l'arrêt de l'**ATRA** selon la réponse aux **corticoïdes**.

CONSENSUS

[1] Leucémies aiguës de l'adulte, *HAS*, 2011.

LEUCÉMIES AIGUËS – PROTOCOLES D'INDUCTION (2)

Protocole LAL

PROTOCOLE	MÉDICAMENTS	VOIE D'ADMINISTRATION	DOSES /m²/j	ADMINISTRATION RYTHME
Induction	**Vincristine**	Bolus IV	1 mg	J1, J7, J15, J22
	Cyclophosphamide	Bolus IV	300 à 600 mg	J1, J7, J15, J22
	Doxorubicine	Bolus IV	30 à 50 mg	J1 à J15
	Prednisone	PO	40-60 mg	J1 à J18
Consolidation	**Asparaginase**	IV	60 000 U/m²	J1 à J10

SYNDROMES MYÉLOPROLIFÉRATIFS (1)

Les quatre syndromes myéloprolifératifs – la leucémie myéloïde chronique, la polyglobulie de Vaquez, la thrombocytémie, la splénomégalie myéloïde – ne posent pas des problèmes identiques même s'ils partagent un même mécanisme de prolifération (de l'une des lignées myéloïdes).

Leucémie myéloïde chronique (LMC)

La LMC est associée à la translocation (9;22) constituant le chromosome Philadelphie (Ph) et aboutissant à l'activité anormale de la tyrosine-kinase Bcr-Abl.

Les avancées thérapeutiques reposent sur la découverte de traitements ciblant l'activité tyrosine-kinase et ayant bouleversé le pronostic de cette maladie.

Préalables au traitement

► *Stade de la maladie*

Stades évolutifs de la LMC

Phase chronique	Phase accélérée	Phase blastique
Absence d'argument pour la phase accélérée ou blastique	Blastes > 15 % (moelle ou sang) ou Blastes + précurseurs granuleux > 30 % (moelle ou sang)	Blastes > 30 % (moelle ou sang)

► *Critères de réponse au traitement par inhibiteur de tyrosine-kinase (ITK) de 1re génération*

Définition de réponses et suivi sous traitement par ITK

Réponse hématologique	Complète (RHC)	NFS normale (leucocytes < 10 000/mm³), basophiles < 5 % et rate non palpable	Suivi tous les 15 j jusqu'à obtention de RHC puis tous les 3 mois
Réponse cytogénétique (recherche du chromosome Ph sur métaphases)	Complète (RCyC) Partielle (RCyP) Mineure (RCyM) Absente	Absence de Ph+ 1-35 % de Ph+ 36-65 % de Ph+ > 95 % de Ph+	Suivi tous les 3 mois jusqu'à RCyC puis/6mois *La persistance de > 35 % de Ph+ à 3 mois sous ITK est considérée comme un échec*
Réponse moléculaire (quantification du transcrit Bcr-Abl en biologie moléculaire par PCR quantitative en temps réél)	Complète (RMC) Majeure (RMM)	Transcrit indétectable Ratio Bcr-Abl/Abl (ou autre gène de référence)	Suivi tous les 3 mois jusqu'à RMC puis tous les 6 mois

► *Recherche de mutations de Bcr-Abc*

Les mutations au sein de la tyrosine-kinase entraînent des résistances au traitement par ITK. Elles doivent être recherchées (biologie moléculaire) en cas d'échec ou réponse suboptimal sous ITK, avant changement de traitement.

SYNDROMES MYÉLOPROLIFÉRATIFS (2)

Moyens thérapeutiques

► ***Inhibiteurs de tyrosine-kinase***

• ITK 1re génération : **imatinib** (***GLIVEC***) : dose classique 400 mg/j, peut être administré d'emblée ou secondairement à 800 mg/j. La surveillance du résiduel sérique permet également d'adapter la dose. Le recul actuel sur l'efficacité et la tolérance sur plus de 10 ans en administration continue permet une prescription « rassurante » au long cours. La disponibilité du générique permet une administration à moindre coût.

• ITK 2e génération :

– **nilotinib** (***TASIGNA***) : efficacité significativement supérieure à l'**imatinib** 400 en termes de rapidité et taux d'obtention de réponse (RCyC et RMC) et frein à la progression de la maladie mais survie globale identique à 4 ans. Recul de 5 ans sur le traitement prolongé. **Contre-indiqué pour certaines mutations de Bcr-Abl (dont T315I).** Risque accru d'accidents cardiovasculaires sous traitement et augmentation des facteurs de risques (diabète, dyslipidémie) ;

– **dasatinib** (***SPRYCEL***) : efficacité significativement supérieure à l'**imatinib** 400 en termes de rapidité et taux d'obtention de réponse (RCyC et RMC) et frein à la progression de la maladie mais survie globale identique. Risques majeurs d'épanchement pleuraux et d'hypertension artérielle pulmonaire à surveiller. Absence de recul sur le traitement prolongé.

• ITK 3e génération :

– **ponatinib : à ce jour seul ITK efficace sur les mutations T315I.** Nécessite une surveillance des enzymes pancréatiques ;

– **bosutinib** : réservé en 2 e ou 3 e ligne de traitement.

► *Cytokine (interféron pégylé)*

Effet de cytoréduction lente mais dose dépendante et pouvant s'accompagner d'un effet réducteur sur le nombre de cellules chromosome Ph (réponse cytogénétique).

Seul à pouvoir être prescrit pendant la grossesse.

Les bénéfices de son association à un **ITK** restent controversés mais en cours d'évaluation.

► *Chimiothérapie*

• **Hydroxyurée** (***HYDRÉA***) : prescription en attendant la confirmation diagnostique, pour diminuer l'hyperleucocytose (associer à un traitement de prévention du syndrome de lyse tumorale).

• Chimiothérapie type « leucémie aiguë » en cas de phase blastique.

► *Allogreffe*

L'allogreffe de cellules souches hématopoïétiques a une place de plus en plus restreinte compte tenu de l'efficacité et l'arrivée sur la marché de nombreux **ITK**. Elle reste indiquée :

– en cas d'échec de 2 lignes d'**ITK** dont **ponatinib**, sous réserve de la faisabilité (état du patient, donneur) ;

– en phase accélérée et blastique : en 1re intention.

SYNDROMES MYÉLOPROLIFÉRATIFS (3)

Stratégie thérapeutique en phase chronique

La stratégie thérapeutique n'est pas encore consensuelle. Les patients doivent être traités en centres spécialisés et inclus dans des protocoles thérapeutiques autant que possible.

► *Patients jeunes*

L'objectif est, après obtention de la RMM, de prolonger le « temps sans traitement », c'est-à-dire d'arrêter les **ITK** sans risque de rechute.

Les **ITK** de 2e génération auraient un bénéfice à être administrés en 1re ligne.

La durée du traitement après obtention de la réponse (RMC minimum) reste à établir.

En cas d'échec d'**ITK** de 2e génération, proposer un **ITK** de 3e génération (après recherche de mutations), puis l'allogreffe si absence de réponse.

► *Patients âgés ou ayant des comorbidités*

L'objectif est l'obtention de réponse et le frein à la transformation blastique.

Débuter l'**ITK** le mieux toléré en 1re intention.

Polyglobulie de Vaquez

La polyglobulie primitive ou maladie de Vaquez est associée à la mutation de la kinase JAK2 induisant une activation constitutive de la voie de signalisation en aval de récepteurs aux cytokines.

La principale complication est la thrombose (responsable de 45 % des décès).

Préalables au traitement

► *Critères diagnostiques : 2M + 1m (98 % des cas) ou 1M + 2m*

Critères diagnostiques de la maladie de Vaquez

Critères Majeurs (M)
• Hb > 18,5 g/dL (homme) ou > 16,5 g/dL (femme) ou masse sanguine > 25 % par rapport à la normale • Présence de mutation de JAK2 (95 % de mutations V617F, 5 % mutations de l'exon 12) sur prélèvement sanguin
Critères mineurs (m)
• Prolifération myéloïde des 3 lignées sur l'aspiration médullaire • Dosage de l'EPO sérique abaissé • Pousse spontanée de colonies érythroïdes *in vitro*

SYNDROMES MYÉLOPROLIFÉRATIFS (4)

Traitements disponibles

► *Correction des facteurs de risques (FDR) cardiovasculaires (CV)*
Le tabac est le seul FDR significativement associé aux événements CV dans cette maladie. Néanmoins, la recherche et la correction des autres FDR CV (dyslipidémie, surpoids, diabète, HTA, etc.) semble de bon sens.

► *Antiagrégants plaquettaires*
Aspirine faible dose (100 mg/j) pour tous les patients en dehors de contre-indication (saignement : le risque de saignement est augmenté paradoxalement en cas de thrombocytose extrême par Willebrand acquis) ou ulcère gastrique.

► *Saignées*
- Saignées de réduction sanguine de 300 à 500 mL/j tous les j jusqu'à obtention d'un Ht < 50 % (voire < 45 %).
- Indication pour les patients à faible risque de thrombose et sans myéloprolifération importante des autres lignées.
- La carence martiale secondaire aux saignées implique une substitution en fer courte (5-10 j) et uniquement en cas de carence symptomatique (thrombocytose réactionnelle, signes cliniques).

► *Chimiothérapie*
- **Hydroxyurée** (***HYDRÉA***) à la dose de 500 à 1 500 mg/j en fonction de la myéloprolifération initiale. Risque de LAM secondaire variable selon les études mais existant.
- **Alkylants** : **pipobroman** (***VERCYTE***) 25 à 50 mg/j ou **busulfan**. Risque de LAM secondaire élevé.

► *Interféron alfa-2a pégylé*
INF pégylé 45 µg/sem. SC. Dose secondairement augmentée à 90 voire 135 µg/sem. selon la réponse. Efficacité sur la diminution du transcrit JAK2 muté donc potentiellement un effet direct sur le clone pathologique.

► *Inhibiteurs de JAK2*
Le **ruxolitinib** (***JAKAVI***) a montré son efficacité sur le contrôle des paramètres biologiques et les symptômes cliniques ainsi que sur la diminution du transcrit JAK2. Des essais sont en cours pour évaluer sa place en 2e ligne de traitement.

Stratégie thérapeutique

► *Patients à faible risque thrombotique (< 60 ans, sans antécédents de thrombose)*
- Saignées en 1re ligne.
- **Hydroxyurée** ou **INF** en cas d'échappement ou intolérance.
- **Aspirine** 100 mg/j.

► *Patients à haut risque thrombotique (> 60 ans ou antécédents de thrombose)*
- **INF pégylé** : surtout si jeunes (car risque LAM), femmes à désir de grossesse.
- **Hydroxyurée** : en 1re ligne.
- **Pipobroman** ou **busulfan** en 2e ligne (progression sous ***HYDRÉA***).
- ***JAKAVI*** : intolérance ou échappement à l'**hydroxyurée** : indication à valider.

Myélofibose primitive (MFP)

La myélofibrose peut être primitive (appelée aussi splénomégalie myéloïde) ou secondaire à une maladie de Vaquez ou une thrombocytémie essentielle.
Les 3 entités suivent les mêmes modalités thérapeutiques.

SYNDROMES MYÉLOPROLIFÉRATIFS (5)

Préalables au traitement

► *Score pronostique de la MF primitive : DIPSS plus*

Score pronostique DIPSS plus

Facteurs pronostiques	Score
– Âge > 65 ans – Plaquettes < 100 000/mm³ – Hb < 10 g/dL – Besoins transfusionnels – Symptômes cliniques (perte de poids > 10 %, fièvre, sueurs, etc.) – Leucocytose > 25 000/mm³ – Caryotype défavorable – Blastes circulants > 10 %	– Bas (0 facteur) – Intermédiaire 1 (1 facteur) – Intermédiaire 2 (2-3 facteurs) – Élevé (> 4 facteurs) – Risque de transformation en leucémie aiguë si plaquettes > 100 000/mm³ ou caryotype complexe

Traitements à envisager

► *Traitement médicamenteux*

• **Érythopoïétine (EPO)** : envisager si Hb < 10 g/dL. Efficacité uniquement en absence de splénomégalie majeure (rate dépassant < 5 cm sous le rebord costal), si dosage sérique de l'EPO > 125 U/L, si absence de besoins transfusionnels.

• **Corticoïdes** : éviter si risque de déséquilibre de diabète.

• **Hydroxyurée** : inefficace si MF secondaire et antécédent de traitement par **hydroxyurée**.

• Androgènes ou danazol : en absence de problèmes de prostate (PSA élevé).

• **Antiangiogéniques** : **thalidomide** ou **lénalidomide**. Efficaces surtout si caryotype 5q-. À associer à l'**aspirine** car risque augmenté de thrombose.

• Inhibiteurs de JAK : efficaces sur la splénomégalie et les symptômes liés à la maladie.

► *Radiothérapie*

• Radiothérapie splénique : en cas de splénomégalie importante résistante au traitement médicamenteux.

• Radiothérapie des sites d'hématopoïèse extramédullaires.

• Radiothérapie pulmonaire en cas d'hypertension artérielle pulmonaire.

► *Splénectomie*

En cas de splénectomie importante et symptomatique résistant au traitement médicamenteux, prévoir une anticoagulation préventive systématique postopératoire et de l'**aspirine** si les plaquettes avant opération sont > 200 000/mm³.

► *Allogreffe*

Indiquée pour les patients jeunes et à score pronostique Int-2 ou élevé.

Il y aurait un bénéfice à diminuer la taille de la rate par traitement médicamenteux avant la greffe.

SYNDROMES MYÉLOPROLIFÉRATIFS (6)

Stratégie thérapeutique

L'objectif du traitement est dit palliatif (diminuer les symptômes, retarder l'évolution). Il n'y a aucune thérapeutique de guérison à ce jour. Les décisions sont prises en réunion de concertation pluridisciplinaire.

► *Score pronostique bas ou Int-1*

- Surveillance.
- En cas de symptômes invalidants envisager un traitement médicamenteux (choix selon les contre indications et bénéfices attendus).

► *Score pronostique Int-2 ou élevé*

- Patients jeunes (< 45 ans) voire < 65 ans : envisager une allogreffe, précédée d'un traitement médicamenteux d'attende et permettant de diminuer les symptômes et la taille de la rate.
- Caryotype del(5q) isolé : **lénalidomide**.
- Inclusion dans des protocoles thérapeutiques : nouveaux anti-JAK2, nouveaux **antiangiogéniques** (**pomalidomide**).

Thrombocytémie essentielle (TE)

La TE partage des similitudes diagnostiques avec la maladie de Vaquez et la myélofibrose primitive, dont la mutation de JAK2 dans 50 % des cas.

Comme dans la maladie de Vaquez, le risque majeur est la thrombose.

Préalables au traitement : identifier le risque thrombotique

Les facteurs de risques significativement associés au risque thrombotique sont l'âge > 60 ans ou les antécédents de thromboses (artérielles ou veineuses)

Les autres facteurs de risque à prendre en compte sont :

– les facteurs de risques d'athérosclérose ;
– le taux de plaquettes > 1 500 000/mm³ ;
– l'hyperleucocytose et la présence de fibrose médullaire ;
– la présence de la mutation de JAK2, notamment homozygote.

Traitements à envisager

- **Antiagrégants plaquettaires** : l'**aspirine** à 100 mg/j est indiquée pour tous les patients.
- Agents cytoréducteurs :

– **hydroxyurée** (***HYDRÉA***) : le risque de leucémie secondaire a été évoqué mais reste débattu ;
– **anagrélide** (***XAGRID***) : efficacité inférieure à l'**hydroxyurée** sur le risque thrombotique et augmentation de l'incidence de fibrose médullaire ;
– phosphore 32, **alkylants** (**busulfan**) et dérivés d'alkylants (**pipobroman**) : risque élevé de leucémie secondaire.

- **Interféron alpha** : pas de risque de leucémie secondaire mais efficacité moindre et tolérance médiocre.

Stratégie thérapeutique

► *Tous les patients*

- **Aspirine**.
- Prévention et traitement des facteurs de risques d'athérosclérose (**statine**, contrôle tensionnel, surpoids, tabac, etc.).

► *Risque thrombotique élevé*

- 1re ligne : **hydroxyurée**. Sauf patients jeunes (crainte de leucémie secondaire) ou grossesse : **interféron**.
- 2e ligne : **anagrélide**.
- Patients âgés et ne pouvant supporter l'hydroxyurée ou l'**interféron** : **alkylants** ou P32 en cures courtes.

LEUCÉMIE LYMPHOÏDE CHRONIQUE (LLC) (1)

La leucémie lymphoïde est encore incurable. Cependant, de nombreuses nouvelles molécules sont actuellement développées et l'inclusion dans des essais thérapeutiques doit être proposée aux patients chaque fois que possible. Les stratégies thérapeutiques sont en mise à jour permanente, justifiant une prise de décision thérapeutique par des équipes spécialisées lors des *Réunions de concertation pluridisciplinaire* (RCP).

Évaluation préalable – éléments décisionnels [1]

• Classification de Binet : définit 3 groupes pronostiques selon le nombre de territoires ganglionnaires atteints et des cytopénies (anémie et thrombopénie) :

> – Stade A : atteinte < 3 territoires, Hb > 10 g/dL, plaquettes > 100 000/mm³
> – Stade B : atteinte ≥ 3 territoires, Hb < 10 g/dL, plaquettes > 100 000/mm³
> – Stade C : quelle que soit l'atteinte ganglionnaire, Hb < 10 g/dL et/ou plaquettes < 100 000/mm³

• Facteur pronostique thérapeutique : le caryotype en FISH
– del 17p : présage une résistance primaire à la **fludarabine** ;
– del 11q : présage une résistance aux **alkylants**.
• Autres facteurs pronostiques :
– expression de ZAP 70 et CD38 ;
– statut mutationnel de IgH (statut non muté de mauvais pronostic) ;
– temps de doublement des lymphocytes (si chiffre > 30 000/mm³) < 6 mois.

Moyens thérapeutiques

► *Chimiothérapie*

Parmi les **alkylants**, le **chlorambucil** est le plus employé, du moins en monochimiothérapie. Néanmoins, la **bendamustine** a récemment montré une efficacité significativement supérieure.

La **fludarabine** est l'**analogue des purines** le plus couramment utilisé. Elle semble supérieure en termes d'efficacité au **chlorambucil**.

Le **cyclophosphamide** est utilisé en association à la **fludarabine** (FC) ou à la **doxorubicine**, **vincristine** et aux **corticoïdes** (CHOP).

► *« Immunothérapie » par des* ***anticorps monoclonaux***

• **Alemtuzumab** (***CAMPATH***), anticorps monoclonal anti CD52 particulièrement indiqué dans les LLC del(17p).
• **Rituximab.**

► *Radiothérapie*

D'une grosse rate ou de masses ganglionnaires massives résistantes à la chimiothérapie.

► *Allogreffe de cellules souches hématopoïétiques*

Indications protocolaires. À proposer notamment aux LLC del(17p), ou aux rechutes précoces, particulièrement de mauvais pronostic.

LEUCÉMIE LYMPHOÏDE CHRONIQUE (LLC) (2)

Indications thérapeutiques de 1re ligne

- Stade A : abstention thérapeutique.
- Stades B et C, éventuellement stade A avec del(17p) et/ou signes d'évolutitité de la maladie notamment par le temps de doublement lymphocytaire : indication d'un traitement spécifique à établir selon l'âge du patient et le caryotype.

► *Polychimiothérapie (R-FC, R-CHOP)*

L'association de **cyclophosphamide** et **fludarabine** en combinaison avec **rituximab** (R-FC) est le traitement de référence en 1re ligne chez le sujet jeune, stade B.

Elle peut être proposée, à doses adaptées, chez les sujets > 70 ans en bon état général (scores gériatriques).

La combinaison R-**bendamustine** pourrait être proposée en 1re ligne chez des patients non éligibles au R-FC ou en rechute.

La combinaison R-CHOP est à proposer en cas de contre-indication à la **fludarabine** chez les sujets jeunes et la combinaison R-mini-CHOP peut être proposée chez les sujets âgés stade C en bon état général.

► *Monochimiothérapie*

Elle est indiquée chez les sujets âgés, ayant un état général ne permettant pas la polychimiothérapie. Elle repose sur le **chlorambucil** par voie orale en cure continue ou discontinue ± associée aux **corticoïdes** ou sur les **analogues des purines** dont la **fludarabine**.

► *LLC del 17p*

Les patients présentant une del(17p) doivent recevoir un traitement comportant du ***CAMPATH*** en 1re ligne (ATU nominative avec AMM) et une intensification thérapeutique (allogreffe de cellules souches hématopoïétiques) doit être discutée.

► *Radiothérapie splénique*

Il s'agit d'un traitement palliatif en cas d'hypersplénisme, à faible dose journalière (20 à 25 Gy).

Traitements associés

► *Anémie hémolytique auto-immune*

Concerne 2 % des stades A et 10 % des stades B et C. Elle peut survenir en cours de traitement par **fludarabine**. Elle est traitée selon les protocoles de corticothérapie classiques des autres AHAI.

► *Hypogammaglobulinémie*

Elle concerne la quasi-totalité de patients et est source d'une immunosuppression sévère, responsable de la 1re cause de mortalité au cours de la LLC.

Indication à une substitution par Ig IV 0,4 g/kg mensuelle.

CONSENSUS

[1] Leucémie lymphoïde chronique, *HAS*, 2011.

LYMPHOMES NON HODGKINIENS (LNH) (1) – GÉNÉRALITÉS

Préalables au traitement

Anatomie pathologique [1]

La biopsie ganglionnaire ou d'une masse tumorale est indispensable au diagnostic. Elle conduit à l'identification anatomopathologique selon une classification internationalement reconnue par l'OMS/REAL (*Revised European-American classification of Lymphoid neoplasm*).

Classification schématique des lymphomes non hodgkiniens (liste non exhaustive)

Lymphomes B d'évolution agressive	Lymphomes B d'évolution indolente	Lymphomes T
Lymphome diffus à grandes cellules	Lymphome folliculaire	Lymphome nasal NK/T
Lymphome B du médiastin	Lymphome lymphocytique (*cf.* LLC)	Lymphome angio-immunoblastique
Lymphome de Burkitt	Lymphome du MALT	Lymphome T associé aux entéropathies
Lymphome du manteau *	Lymphome de la zone marginale splénique	Lymphome T hépatosplénique
Lymphome lymphoblastique	Lymphome de la zone marginale ganglionnaire	Lymphome anaplasique T
	Lymphome lymphoplasmocytaire (*cf.* Waldentröm)	Leucémie/lymphome T de l'adulte (HTLV1)

Stade d'extension selon Ann Arbor

- Évaluation de l'extension de la maladie selon le nombre de territoires ganglionnaires ou extraganglionnaires envahis (examen clinique, TDM ± PET-TDM, BOM et selon la localisation : ponction lombaire, endoscopie digestive, examen ORL, etc.).

> – Stade I : un territoire ganglionnaire ou viscéral (IE) envahi.
> – Stade II : plusieurs territoires ganglionnaires d'un seul côté du diaphragme ou un territoire ganglionnaire associé à une atteinte extraganglionnaire contiguë.
> – Stade III : territoires ganglionnaires de part et d'autre du diaphragme, avec ou sans atteinte splénique.
> – Stade IV : territoires extraganglionnaires ou territoire ganglionnaire associé à une atteinte extraganglionnaire non contiguë.

- Schéma daté des « cibles » tumorales permettant le suivi.

Signes généraux : A (absents), B (présents)

- Fièvre, sueurs profuses, amaigrissement > 10 %.

Signes biologiques : a (absents), b (présents)

- VS, CRP.

Scores pronostiques

- Adaptés à chaque type de lymphome.

Préparation

- Consultation d'annonce.
- Pose d'une voie d'abord centrale selon le type de traitement.
- Préservation de la fertilité selon le patient et le traitement.

CONSENSUS

[1] Lymphomes non hodgkiniens de l'adulte, *HAS*, 2012.

* Évolution indolente/agressive

LYMPHOMES NON HODGKINIENS DE FAIBLE MALIGNITÉ – CHIMIOTHÉRAPIE

Protocole CVP

MÉDICAMENTS	VOIE D'ADMINISTRATION	DOSES UNITAIRES (mg/m²)	RYTHME
Vincristine	IV	1,4	J1
Cyclophosphamide	PO	500	J1 à J5
Prednisolone	PO	40	J1 à J5
Reprise J21			

Protocole R-CVP

MÉDICAMENTS	VOIE D'ADMINISTRATION	DOSES UNITAIRES (mg/m²)	RYTHME
Rituximab	IV en perfusion	375	J1
Vincristine	IV	1,4	J1 à J5
Cyclophosphamide	PO	500	J1
Prednisolone	PO	40	J1 à J5
Reprise J21			

Protocole CEC

MÉDICAMENTS	VOIE D'ADMINISTRATION	DOSES UNITAIRES (mg/m²)	RYTHME
Lomustine (CCNU)	Orale	80	J1
Étoposide (VP 16)	Orale	100	J1-J5
Chlorambucil (CLB)	Orale	10	

SURVEILLANCE

Toxicité immédiate minime et différée (hémogramme).

Efficacité après 4 cycles de chimiothérapie : si elle est insuffisante, changer de protocole.

COMPLICATIONS

Acutisation : transformation en LNH de grande malignité.

LYMPHOMES NON HODGKINIENS (LNH) (2) – LYMPHOME FOLLICULAIRE

Le **lymphome folliculaire** est le plus fréquent des lymphomes dits d'évolution indolente.

Éléments décisionnels

Stade Ann Arbor

Cf. supra.

Score pronostique : FLIPI (*Follicular International Prognostic Index*)

Attribue 1 point par facteur : risque bas (0-1), intermédiaire (2), élevé (3-5).

- Âge > 60 ans.
- Stade Ann Arbor > III/IV.
- Hb < 12 g/dL.
- LDH > 1N.
- Nombre de territoires ganglionnaires atteints > 4.

Critères de forte masse tumorale du GELF (1 seul critère suffit)

- LDH > 1N.
- Bêta-2-microglobuline > 3 mg/L.
- Indice de performance PS > 2.
- Présence de signes généraux « B ».
- Masse tumorale bulky (> 7 cm) ou plus de 3 adénopathies > 3 cm.
- Épanchements séreux.
- Syndrome compressif.
- Splénomégalie symptomatique.

Indications thérapeutiques

Les décisions thérapeutiques sont prises par des équipes spécialisées en réunion de concertation pluridisciplinaires (RCP).

L'élément décisionnel est le critère de forte masse tumorale.

Faible masse tumorale

- Standard : abstention thérapeutique.
- La radiothérapie localisée peut être proposée aux atteintes localisées.
- Le **rituximab** seul ne semble pas apporter de bénéfices par rapport à l'abstention thérapeutique.

Forte masse tumorale

- Association **rituximab**-polychimiothérapie 6 à 8 cycles : plusieurs protocoles possibles dont R-CVP, R-CHOP.
- L'autogreffe en 1re ligne peut être discutée pour un faible nombre de patients éligibles.

Rechutes

- À confirmer par une nouvelle biopsie.
- Reprendre le bilan préthérapeutique avec évaluation de la masse tumorale.
- Les rechutes avec forte masse tumorale peuvent bénéficier de l'autogreffe (< 65 ans) voire d'une allogreffe si rechute précoce (< 12 mois).

LYMPHOMES NON HODGKINIENS DE GRANDE MALIGNITÉ – CHIMIOTHÉRAPIE (1)

Protocole CHOP

MÉDICAMENTS	VOIE D'ADMINISTRATION	DOSES UNITAIRES	RYTHME D'ADMINISTRATION
Cyclophosphamide	IV En injection lente dans la tubulure d'une perfusion de 250 mL de soluté salé isotonique ou en glucosé à 5 % l'un après l'autre, séparément dans l'ordre et après un autre de 100 mL : – **doxorubicine** – **cyclophosphamide** – **vincristine**	750 mg/m²	J1
Doxorubicine	IV	50 mg/m²	Puis J21
Vincristine	IV	1,4 mg/m²	Puis J42
Prednisolone	Orale	40 mg/m²	J1-J7

Protocole R-CHOP

MÉDICAMENTS	VOIE D'ADMINISTRATION	DOSES UNITAIRES	RYTHME D'ADMINISTRATION
Rituximab	IV en perfusion	375 mg/m²	J1
Cyclophosphamide	IV	750 mg/m²	J1
Doxorubicine	IV En injection lente dans la tubulure d'une perfusion de 250 mL de soluté salé isotonique ou en glucosé à 5 % l'un après l'autre, séparément dans l'ordre et après un autre de 100 mL : – **doxorubicine** – **cyclophosphamide** – **vincristine**	50 mg/m²	Puis J21
Vincristine	IV	1,4 mg/m²	Puis J42
Prednisolone	Orale	40 mg/m²	de J1 à J7

LYMPHOMES NON HODGKINIENS (LNH) (3) – LYMPHOMES B DIFFUS À GRANDES CELLULES

Le **lymphome B diffus à grandes cellules** est le plus fréquent des lymphomes dits agressifs.
Le traitement des lymphomes agressifs nécessite une décision collégiale préalable en RCP dédiée.

Éléments décisionnels

Stade Ann Arbor

Cf. supra.

Score pronostique : IPI (*International Prognostic Index* – révisé)

Il attribue 1 point par critère : risque bas (0), intermédiaire (1-2), haut (3-5).

- Âge > 60 ans.
- Nombre d'atteintes extraganglionnaires > 1.
- LDH > 1 N.
- PS > 2.
- Stade Ann Arbor > III/IV.

Sous-type : GC (centre germinatif) *versus* non GC

La distinction se fait selon le profil d'expression génique de la tumeur déterminant l'origine du lymphocyte B tumoral provenant du centre germinatif ou autre. Cette information nécessite une technique longue et non compatible avec le délai d'initiation du traitement à ce jour. Elle sera néanmoins utile dans la décision thérapeutique dans l'avenir et est demandée dans la plupart des protocoles de recherche clinique.

Indications thérapeutiques

► *Sujets d'âge < 60 ans*

- Chimiothérapie :
  – R-CHOP (cycles tous les 21 j) : 6 à 8 cycles selon le stade Ann Arbor et l'IPI ;
  – R-ACVBP : alternative plus intense au R-CHOP pour les stades III/IV et/ou IPI haut. Elle aurait aussi un bénéfice dans les sous types « non GC ».
- Autogreffe : discutée en 1re ligne pour les stades III/IV et/ou IPI haut et chimiosensibles, (généralement protocole R-ACVBP + **méthotrexate** haute dose + autogreffe).
- Radiothérapie : surtout indiquée en IFRT (*Involved Field Radiotherapy*) pour les masses tumorales localisées et surtout bulky. Pas de bénéfice démontré dans les autres cas.

L'évaluation par PET-TDM en cours de traitement permet un ajustement thérapeutique dans les protocoles.

► *Sujets d'âge > 60 ans*

- R-CHOP (tous les 21 j) x 8 cycles.
- Âge > 80 ans : R-mini-CHOP (moitié dose).
- Adaptation de l'utilisation de l'**anthracycline** à la fonction cardiaque.

► *Rechutes*

- Chimiothérapie de rattrapage à base de **sels de platine** (ex : R-DHAP, R-ICE).
- Autogreffe : indication systématique après obtention d'une réponse post-chimiothérapie de rattrapage.
- Allogreffe : discutée en 1re rechute pour les rechutes à haut risque (stade diffus, IPI haut, précoces).

► *Cas particulier des lymphomes indolents transformés*

Le pronostic est réservé.
Le traitement doit prendre en compte le passé thérapeutique (notamment l'utilisation d'**anthracyclines**).
Les chimiothérapies de type « Lymphome diffus à grandes cellules » s'appliquent. Ici l'autogreffe en 1re ligne doit être proposée.

► *Prophylaxie neuroméningée*

Systématique en cas d'atteinte ophtalmique, ORL, épidurale, extraganglionnaire particulière (testicules, sein, surrénales, rein), stades III/IV (notamment BOM+), IPI haut (notamment LDH élevées).
Repose sur l'injection intrathécale de **méthotrexate** ± **cytarabine** à chaque cycle de R-CHOP (max 3 inj.) ou cycle de chimiothérapie complémentaire par **méthotrexate** haute dose IV.

LYMPHOMES NON HODGKINIENS DE GRANDE MALIGNITÉ – CHIMIOTHÉRAPIE (2)

Protocole R-DHAP – Lymphomes du manteau

MÉDICAMENTS	DOSE/J	VOIE D'ADMINISTRATION	RYTHME D'ADMINISTRATION (CYCLE DE 21 J)
Rituximab	375 mg/m²	IV	J1
Dexaméthasone	40 mg	PO	J3, J4
Cytarabine (***ARACYTINE***)	2 000 mg/m²	IV	J2
Carboplatine	5 AUC (mg)	IV	J1

R-ICE – Lymphome B diffus à grandes cellules

MÉDICAMENTS	DOSE/J	VOIE D'ADMINISTRATION	RYTHME D'ADMINISTRATION (J1 = J14)
Rituximab	375 mg/m²	IV	J1
Ifosfamide	5 g/m²	IV	J2
Étoposide	100 mg/m²	IV	J1 à J3
Carboplatine	5 AUC (mg)	IV	J1 à J3

BEAM – Intensification – Autogreffe – Lymphomes

MÉDICAMENTS	DOSE/J	VOIE D'ADMINISTRATION	RYTHME D'ADMINISTRATION
Cytarabine (***ARACYTINE***)	200 mg/m² x 2/j	IV	J-6, J-5, J-4, J-3
Étoposide	100 mg/m² x 2/j	IV	J-6, J-5, J-4, J-3
Carmustine	300 mg/m²	IV	J-6
Melphalan	140 mg/m²	IV	J-2

SURVEILLANCE

Toxicité immédiate (vomissements) ou différée (hémogramme, alopécie).

Efficacité après 2 séries de chimiothérapie : si insuffisante changer de protocole ; éventuellement chimiothérapie intensive avec support de cellules souches sanguines.

COMPLICATIONS RETARDÉES

Deuxième cancer généralisé (leucémie aiguë myéloïde) ou localisé dans le territoire irradié.

LYMPHOMES NON HODGKINIENS (LNH) (4) – LYMPHOME DU MANTEAU

Le **lymphome du manteau** se distingue par une présentation de type « indolent » ou « non agressive » mais un pronostic péjoratif justifiant des traitements agressifs.
Les traitements actuels sont en constante évolution et les patients doivent être inclus dans des protocoles thérapeutiques.

Facteurs pronostiques : MIPI (*Mantel cell lymphoma International Prognostic Index*)

Attribue différents points sur l'âge, le PS, les LDH, les leucocytes. Score faible (0-3), intermédiaire (4-5), élevé (6-11). S'y ajoute le marquage Ki-67 évaluant l'index de prolifération des cellules en anatomopathologie.
Le MIPI n'est actuellement pas décisionnel.

Modalités thérapeutiques

Âge < 65 ans ou « éligible à l'autogreffe »

La **cytarabine** à haute dose est la pierre angulaire du traitement actuel.

- Chimiothérapie d'induction alternant R-CHOP et R-DHAP (ou R-DHAOx : **oxaliplatine** moins néphotoxique que **cisplatine**) x 6 cycles.
- Autogreffe : indication consensuelle en 1re ligne.

Âge > 65 ans ou « non éligible à l'autogreffe »

- Chimiothérapie : R-CHOP x 8 cycles ou R-**bendamustine**.
- Entretien par **rituximab**.

Rechutes et cas réfractaires

Les traitements de rattrapage ne sont pas consensuels.
L'allogreffe doit être discutée selon les cas et réalisée dans des protocoles d'inclusion.
Différents agents ont montré leur efficacité : **lénalidomide, bortézomib**.
De nombreuses molécules et thérapeutiques ciblées sont en cours d'essai.

LYMPHOMES NON HODGKINIENS (LNH) (5) – LYMPHOMES T

Les **lymphomes T** constituent une famille hétérogène de sous-types anatomopathologiques ayant leurs spécificités cliniques et pronostiques.
Les modalités thérapeutiques ne sont pas consensuelles à ce jour et les patients doivent être inclus dans des protocoles thérapeutiques et confiés à des équipes spécialisées.
À stade égal, le pronostic est plus péjoratif que celui des lymphomes B.

Traitements et indications

- CHOP : chimiothérapie de référence pour les LNH T périphériques (pas d'indication du **rituximab**).
- ***CAMPATH*** : associé aux polychimiothérapies, peut apporter un bénéfice mais au prix d'une toxicité accrue et de risques de réactivations virales (CMV, EBV).
- **Asparaginase** : traitement de référence dans le lymphome T nasal type NK/T, en association au **méthotrexate**.
- **Bortézomib** : efficacité constante mais à des niveaux variables selon le type de LNH T et en association à une polychimiothérapie type CHOP.
- Inhibiteurs HDAC, anticorps monoclonaux anti-CD30, ***REVLIMID*** : font partie des protocoles en cours d'évaluation.

MALADIE DE HODGKIN (1)

Préalables au traitement

Anatomopathologie

Biopsie ganglionnaire indispensable au diagnostic ; classement en deux groupes principaux : sclérose nodulaire plus favorable que cellularité mixte.

Stade d'extension

- La **TEP-TDM** est indispensable pour la stadification au diagnostic, sans pour autant remplacer la TDM.
- La TEP-TDM remplace la biopsie ostéomédullaire pour l'évaluation de l'infiltration médullaire.
- **La classification de Ann Arbor** s'établit selon l'atteinte des territoires ganglionnaires et extraganglionnaires.

> – Stade I : 1 territoire ganglionnaire envahi.
> – Stade II : plusieurs territoires ganglionnaires d'un seul côté du diaphragme.
> – Stade III : territoires ganglionnaires de part et d'autre du diaphragme
> – Stade IV : atteinte extraganglionnaire (ex : moelle osseuse)

- **Signes généraux : A (absents) ou B (présents)**

Fièvre (38 °C plus d'une sem. sans autre cause), sueurs profuses, amaigrissement (10 %).

- **Signes inflammatoires biologiques : a (absents) ou b (présents)**

VS, fibrinogène.

Facteurs de risque pour les stades localisés sus-diaphragmatiques (I et II)

- Âge défavorable au-delà de 50 ans.
- Atteinte > 3 aires ganglionnaires.
- Vitesse de sédimentation > 30 si symptômes « B » ou > 50 si « A ».
- Forte masse tumorale : définie par une masse ganglionnaire > 10 cm ou un rapport masse médiastinale/diamètre thoracique en regard de T5/T6 (radio thorax) ≥ 0,35.

Préparation

- Information du malade, consultation d'annonce.
- Voie d'abord centrale.
- Préservation de la fertilité (CECOS).
- Repérage précis des « cibles » tumorales sur schéma avec mesures, date, cosignature avec le radiothérapeute.

Traitement

Chirurgie

N'a pas d'autre place que diagnostique (biopsie sans curage ganglionnaire, sans excérèse de masse).

Radiothérapie

- Elle est réalisée en complément de la chimiothérapie et reste indispensable à tous les stades.
- Les champs d'irradiation larges sont abandonnés au profit de champs restreints déterminés par la PET-TDM : IFRT (*Involved Field Radiotherapy*), INRT (*Involved Node Radiotherapy*), STNI (*Subtotal Nodal Irradiation*) selon les équipes.

Chimiothérapie

- Seules deux associations ont prouvé leur efficacité :

– ABVD : traitement de référence ;
– BEACOPP renforcé : meilleure efficacité immédiate (réponse, survie sans progression) sans bénéfice sur la survie globale. Risque augmenté de toxicité immédiate (aplasie fébrile, cytopénies) et tardive (fertilité, cancers secondaires).

- Le choix repose sur le bénéfice attendu du contrôle immédiat de la maladie *versus* risques.
- La TEP-TDM précoce, après 2 cures, permettrait d'escalader ou de désescalader le traitement.

MALADIE DE HODGKIN – CHIMIOTHÉRAPIE

Protocole ABVD

MÉDICAMENTS	VOIE D'ADMINISTRATION	DOSES UNITAIRES	RYTHME
Doxorubicine	En injection lente dans la tubulure d'une perfusion de soluté glucosé à 5 % l'un après l'autre, dans l'ordre, etc.	25 mg/m²	J1 et J15
Bléomycine		10 mg/m²	
Vinblastine		6 mg/m²	
Dacarbazine	En perfusion lente d'une heure dans soluté glucosé 250 mL	375 mg/m²	Reprise J28

Protocole MOPP/ABV

MÉDICAMENTS	VOIE D'ADMINISTRATION	DOSES UNITAIRES	RYTHME
Chlorméthine	IV	6 mg/m²	J1
Vincristine	Dans la tubulure d'une perfusion de 250 mL de soluté glucosé à 5 %	1,4 mg/m²	
Doxorubicine	IV	35 mg/m²	J8
Bléomycine	Dans la tubulure d'une perfusion de 500 mL de soluté glucosé à 5 %	10 mg/m²	
Vinblastine		6 mg/m²	
Procarbazine	Orale	100 mg/m²	J1 à J7
Prednisone	Orale	40 mg	J1 à J14
		Arrêt progressif dans les 48 h suivantes	

SURVEILLANCE

- Toxicité immédiate (vomissements) et différée (hémogramme).
- Efficacité après deux cycles de chimiothérapie : si elle est insuffisante, changer de protocole.

COMPLICATIONS RETARDÉES

- Deuxième cancer généralisé (rarement leucémie aiguë myéloïde) ou localisé dans le territoire irradié (sein chez les jeunes femmes irradiées).
- Rétrécissement vasculaire (infarctus du myocarde) en territoire irradié.

MALADIE DE HODGKIN (2)

Indications en 1re ligne

Stades I et II sus-diaphragmatiques

► *Favorables (sans facteurs de risque)*

ABVD x 2 + IFTR 20 Gy.

► *Défavorables (avec facteurs de risque)*

ABVD x 4 + IFRT 30 Gy.

Ou

ABVD x 2 + BEACOPP-R x 2 + IFTR 20 Gy.

Stades disséminés (III/IV et IIB avec forte masse tumorale)

ABVD x 6-8.

Ou

BEACOPP-R x 6.

Traitement de la rechute

► *Facteurs de risques à la rechute*

- Durée de la réponse < 12 mois.
- Stade III/IV à la rechute.
- Autres : rechute en territoire irradié, anémie, symptômes B.

► *Chimiothérapie de rattrapage*

Plusieurs associations ont montré des résultats comparables. Le choix repose sur la dose cumulée d'**anthracyclines** reçue, l'état général du patient.

► *Autogreffe*

- De préférence après obtention d'une réponse au moins partielle à la chimiothérapie de rattrapage.
- Conditionnement par BEAM.
- Double autogreffe voire auto puis allogreffe en cas de rechute à haut risque (> 2 facteurs de risque).

HYPO-URICÉMIANT

Rasburicase

FASTURTEC					
1,5 mg/mL 0,2 mg/kg/j pendant 1 à 7 j max	3 amp. 1 mL (1,5 mg) 1 amp. 5 mL (7,5 mg)	HOP HOP	I I	100 % 100 %	

PROPRIÉTÉS

L'augmentation brutale de l'uricémie consécutive à la lyse d'un nombre important de cellules malignes observée dans les affections malignes et sous chimiothérapie cytotoxique peut entraîner une altération de la fonction rénale et une insuffisance rénale liées à la précipitation des cristaux d'acide urique dans les tubules rénaux.

La **rasburicase** est un agent uricolytique puissant qui catalyse l'oxydation enzymatique de l'acide urique en allantoïne, substance hydrosoluble, facilement excrétée par le rein, dans les urines.

INDICATIONS

Traitement et prophylaxie de l'hyperuricémie aiguë, en vue de prévenir l'insuffisance rénale aiguë, chez les adultes, enfants et adolescents (âgés de 0 à 17 ans) souffrant d'une hémopathie maligne avec masse tumorale élevée et ayant un risque de réduction ou de lyse tumorale rapide lors de l'initiation de la chimiothérapie.

CONTRE-INDICATIONS

Déficit en G6PD et autres désordres métaboliques connus pour entraîner une anémie hémolytique.

Hypersensibilité au principe actif ou à l'un des excipients.

PRÉCAUTIONS D'EMPLOI

Risque de réactions allergiques importantes de type réactions anaphylactiques en particulier chez les patients présentant un terrain allergique connu ou fragilisés : surveillance rapprochée systématique.

Ce médicament n'est pas recommandé chez les femmes en âge de procréer n'utilisant pas de contraception et en cas d'allaitement.

EFFETS INDÉSIRABLES

La **rasburicase** étant administrée de façon concomitante à la chimiothérapie cytotoxique dans le cadre des affections malignes, ses effets indésirables sont difficiles à identifier en raison d'un grand nombre d'effets indésirables liés à ces maladies et à leurs traitements.

– Effets indésirables cliniques fréquents : fièvre, diarrhées, nausées, vomissements, céphalées.

– Effets indésirables rares : urticaire, réactions anaphylactiques, bronchospasmes, hypotension artérielle, anémie hémolytique.

INTERACTIONS MÉDICAMENTEUSES

Aucune étude de métabolisme n'a été réalisée à ce jour. La **rasburicase** étant une enzyme, il est peu vraisemblable qu'elle soit impliquée dans des interactions médicamenteuses.

MALADIE DE WALDENSTRÖM

Pathologie incurable à ce jour. L'objectif est le contrôle et la prévention des symptômes et complications liés à la maladie. Les patients doivent être inclus dans des protocoles de recherche autant que possible.

Score pronostique international (ISSWM : *International Scoring System for Waldenström Macroglobulinemia*)

Les facteurs pronostiques identifiés à ce jour sont (1 point par facteur) :
– âge > 65 ans ;
– Hb < 11,5 g/dL ;
– β2m > 3 mg/L ;
– plaquettes < 100 000/mm³ ;
– taux IgM monoclonales > 70 g/L.

On distingue 3 groupes pronostiques : faible (score 0-1), intermédiaire (âge ou 2) et élevé (≥ 3).

Critères d'initiation du traitement [1]

- IgM symptomatique (hyperviscosité, cryoglobulinémie, neuropathie invalidante, troubles de l'hémostase, maladie des agglutinines froides).
- Présence de signes généraux en rapport avec la maladie (sueurs nocturnes, perte de poids).
- Cytopénies (Hb < 10 g/dL et/ou plaquettes < 100 000/mm³).
- Masse tumorale importante.

En absence de critères de traitement, une surveillance simple s'impose et la médiane de survie des patients peut atteindre 15 ans.

Traitement spécifique de 1re ligne [2]

La maladie de Waldenström est une pathologie du sujet âgé. L'évaluation des comorbidités et de l'état général est un préalable indispensable à l'initiation du traitement.

Patients en bon état général (*Fit*)

L'association **rituximab** + chimiothérapie est la référence actuelle.

Parmi les chimiothérapies pouvant être associées :
– **cyclophosphamide** + **dexaméthasone** (R-CD) semble à ce jour la meilleure option en termes de toxicité et efficacité (87 % de réponse globale) ;
– la **bendamustine** a montré une excellente efficacité et une bonne tolérance ;
– le **bortézomib** semble particulièrement prometteur et est en cours d'évaluation ;
– les **analogues des purines** (**fludarabine** ou **cladribine**).

Patients ayant des comorbidités (*Unfit*)

Monochimiothérapie par **fludarabine**, **chlorambucil**, **bendamustine**, associés ou non au **rituximab** sont à discuter au cas par cas sachant que la **fludarabine** semble être supérieure au **chlorambucil**.

Particularités

- Pour les patients jeunes à score ISSWM élevé, une chimiothérapie R-CHOP peut être proposée, éventuellement suivie d'une intensification thérapeutique.
- L'administration de **rituximab** peut être associée à un effet *flare* d'augmentation transitoire de l'IgM. Ceci est à prendre en compte en cas de taux élevé ou de syndrome d'hyperviscosité et peut être prévenu par l'administration préalable de **dexaméthasone** et/ou échanges plasmatiques.

Traitements associés

- *Échanges plasmatiques* en cas d'hyperviscosité.
- Surveillance du risque infectieux.

CONSENSUS

[1] Maladie de Waldenström, *SFH*, 2009.
[2] Diagnosis and Management of Waldenström Macroglobulinemia : Mayo Stratification of Macroglobulinemia and Risk-Adapted Therapy (mSMART) Guidelines, *Mayo Clinic*, 2010.

LEUCÉMIE LYMPHOÏDE CHRONIQUE – MALADIE DE WALDENSTRÖM – CHIMIOTHÉRAPIE

Mini-CHOP (LLC)

MÉDICAMENTS	VOIE D'ADMINISTRATION	DOSES (mg/m²/j)	RYTHME
Doxorubicine	IV	25	J1 mensuel
Vincristine	IV	1,4 (max. 2 mg)	J1 mensuel
Cyclophosphamide	Orale	300	J1-J15 mensuel
Prednisone	Orale	40	J1-J15 mensuel

R-FC (LLC)

MÉDICAMENTS	VOIE D'ADMINISTRATION	DOSES (mg/m²/j)	RYTHME
Rituximab	IV en perfusion	375	J1
Fludarabine	IV	25	J1, J2, J3
Cyclophosphamide	Orale	300	J1, J2, J3

CHLORAMBUCIL - CORTICOÏDES CONCENTRÉS (LLC et maladie de Waldenström)

MÉDICAMENTS	VOIE D'ADMINISTRATION	DOSES	RYTHME
Chlorambucil	Orale	10 mg/m²/j	4 j toutes les 4 sem.
Prednisone	Orale	40 à 80 mg/m²/j	Toutes les 4 sem.

FLUDARABINE (LLC et maladie de Waldenström)

MÉDICAMENTS	VOIE D'ADMINISTRATION	DOSES	RYTHME
Fludarabine	IV	25 mg/m²/j	5 j de suite, reprise J28
	Orale	40 mg/m²/j	5 j de suite, reprise J28

SURVEILLANCE

Clinique : état général, poids, adénopathies, splénomégalie.
Hémogramme.
État immunitaire : test de Coombs, dosage d'immunoglobulines.

Penser au syndrome de Richter :
– en cas d'évolution aiguë d'adénopathie localisée ;
– confirmer l'acutisation par biopsie ;
– et traiter comme un lymphome non hodgkinien de grande malignité.

MGUS

La gammapathie monoclonale de signification indéterminée (*Monoclonal Gammopathy of Undetermined Significance* – MGUS) ou encore gammapathie monoclonale bénigne est considérée comme un état pathologique précurseur du myélome multiple (MM).

La progression vers un MM est de 1 % par an.

Il faut noter que les MGUS à IgM sont le plus souvent précurseurs d'une hémopathie lymphoïde (maladie de Waldenström) et que les MGUS à IgG/IgA peuvent être rarement précurseurs d'une hémopathie lymphoïde (lymphome, LLC).

Définition

Selon les critères IMWG (*International Myeloma Working Group*), elle se définit par :

– la présence d'une immunoglobuline monoclonale < 3 g/dL ;

ET

– < 10 % de plasmocytes médullaires ;

ET

– l'absence de symptômes CRAB (hypercalcémie, insuffisance rénale, anémie, atteinte osseuse).

Facteurs de risques et éléments décisionnels

Certaines caractéristiques au diagnostic sont des facteurs de risque (FDR) de progression accélérée vers un MM.

Ces FDR varient selon les équipes et sont l'objet de recherche active, donc à ce jour non consensuels.

On peut citer :

– Ig monoclonale > 1,5 g/dL ;

– MGUS non IgG ;

– dosage des chaînes légères libres sériques (sFLC) : ratio kappa/lambda anormal (< 0,26 ou > 1,65) ;

– cytométrie en flux sur les plasmocytes médullaires : ratio plasmocytes anormaux/normaux > 95 %.

Modalités de prise en charge

Abstention thérapeutique

L'attitude consensuelle est l'abstention thérapeutique.

Il n'y a pas lieu de proposer un traitement en dehors de protocoles de recherche.

Les **biphosphonates** peuvent être envisagés en cas d'ostéoporose, de façon non consensuelle.

Surveillance

• MGUS à faible risque (0 FDR) : biologie (électrophorèse de protéines plasmatiques [EPP], NFS, calcémie, créatinine) à 6 mois puis tous les 2-3 ans.

• MGUS à haut risque (> 1 FDR) :

– le bilan initial doit être complété par une analyse cytogénétique en FISH (del(13), t(4 ;14), del(17p)) et une IRM osseuse (rachis et bassin, voire corps entier) ;

– la surveillance inclut biologie à 6 mois puis tous les ans.

NOTES

MYÉLOME MULTIPLE (1)

Mesures générales

La prise en charge médicale justifie le transfert dans un service spécialisé en raison des choix thérapeutiques variables selon le tableau initial et des progrès récents qui ont amélioré la prise en charge mais ont aussi compliqué les décisions [1].

Le diagnostic de myélome multiple (MM) implique la présence de > 10 % de plasmocytes monoclonaux sur le myélogramme.

Le bilan préalable évalue l'atteinte osseuse, médullaire, l'hémogramme et la fonction rénale.

Définition et éléments décisionnels

MM asymptomatique (*smoldering MM*)

- IgG ou IgA < 3g/dL

ET

- Absence de symptômes **CRAB** : hypercalcémie, insuffisance rénale, anémie, atteinte osseuse.

MM symptomatique

- Quel que soit le taux d'Ig monoclonales.
- Présence de symptômes CRAB.

Classification de Salmon et Durie

Elle est historique et initialement d'intérêt pronostique selon l'évaluation de la masse tumorale. Ses critères s'apparentent à ceux du MM symptomatique *vs* non symptomatique.

Stade I à faible masse tumorale (< 0,6.10^{12} cellules/m^2) : avec tous ces critères
Absence de lésions osseuses
Hémoglobine > 10 g/dL
Calcémie < 3 mmol/L
Taux des Ig monoclonales si :
– IgA < 30 g/L
– IgG < 50 g/L
– protéinurie de chaînes légères < 4 g/24 h

Stade II à masse tumorale intermédiaire (0,6 à 1,2.10^{12} cellules/m^2)
Ne répond à la définition ni du stade I, ni du stade III

Stade III à forte masse tumorale (> 1,2.10^{12} cellules/m^2) : avec l'un de ces critères
Lésions osseuses multiples (> 3)
Hémoglobine < 8,5 g/dL
Calcémie > 3 mmol/L
Taux des Ig monoclonales si :
– IgA > 50 g/L
– IgG > 70 g/L
– protéinurie de chaînes légères > 12 g/24 h

Selon qu'il y ait une insuffisance rénale ou pas : A (créatininémie < 180 µmol/L) ou B (créatininémie ≥ 180 µmol/L).

Facteurs pronostiques

Ils ont pas ou peu de caractère décisionnel, mais peuvent influencer le suivi ultérieur est certains choix thérapeutiques

Score pronostique international (ISS)

- Stade I : β_2-microglobuline < 3,5 mg/L et albumine ≥ 35 g/L.
- Stade III : β_2-microglobuline ≥ 5,5 mg/L.
- Stade II : ni I ni III.

Cytogénétique

del(17p), t(4 ;14), del(13), anomalies du 11q.

MYÉLOME MULTIPLE – CHIMIOTHÉRAPIE

Protocole VTD – Myélome du sujet jeune

Médicament	Dose/j	Voie	Rythme d'administration (cycle de 28 j)
Bortézomib (***VELCADE***)	1,3 mg/m²	IV	J1, J4, J8, J11
Thalidomide	100 mg dose totale	PO	Continu
Dexaméthasone	40 mg dose totale	PO	J1, J8, J11, J21

Protocole MP/Thalidomide – Myélome du sujet âgé

Médicament	Dose/j	Voie	Rythme d'administration (cycle de 28 j)
Melphalan	0,18-0,2 mg/kg	PO	J1-J4
Thalidomide	100 mg dose totale	PO	Continu
Prednisone	2 mg/kg	PO	J1-J4

Protocole *REVLIMID*/Dexaméthasone – Myélome

Médicament	Dose/j	Voie	Rythme d'administration (cycle de 28 j)
Lénalidomide (***REVLIMID***)	25 mg dose totale	PO	J1-J21
Dexaméthasone	20 mg dose totale	PO	J1, J8, J11, J21

MYÉLOME MULTIPLE (2)

Traitement spécifique

Chimiothérapie

► *MM asymptomatique (stade I de Salmon et Durie) : abstention thérapeutique*

Il faut rechercher certains facteurs de risque (FDR) de progression vers un MM symptomatique :
– atteinte multifocale osseuse à l'IRM osseuse (rachis + pelvis) ;
– chaînes légères libres sériques : ratio kappa/lambda < 0,26 ou > 1,65 ;
– hypogammaglobulinémie ou diminution des autres classes d'Ig.

La surveillance standard se fait tous les 2-3 mois la 1re année, tous les 4-6 mois la 2e année puis tous les 6-12 mois en absence d'évènement intercurrent. Elle peut être plus rapprochée en cas de FDR. L'initiation d'un traitement peut néanmoins être proposée dans le cadre de protocoles de recherche en cas de FDR. Les études actuelles (association **lénalidomide-dexaméthasone-carfilzomib**) suggèrent un ralentissement de la progression vers un MM symptomatique, mais le bénéfice sur la survie à long terme et la qualité de vie, et l'absence de résistence aux chimiothérapies ultérieures restent à prouver.

► *MM symptomatique (stade II ou III de Salmon et Durie)*

- Sujet jeunes (< 65 ans) en 1re ligne, réalisation d'une séquence consensuelle :
– association **bortézomib** (***VELCADE***) + **thalidomide** + **dexaméthasone** (VTD) 2 à 3 cycles ;
– mobilisation de cellules souches périphériques (CSP) par **cyclophosphamide** et recueil de CSP ;
– autogreffe de CSP conditionnée par **melphalan** 200 mg/m^2 ;
– consolidation par 2 nouvelles cures de VDT.
- Sujets âgés (> 65 ans) en 1re ligne :
– **melphalan** + **prednisone** associés soit au **thalidomide** (voie orale) soit au **bortézomib** (voie IV ou SC) ;
– l'association ***REVLIMID*** + **dexaméthasone** pourrait être une alternative.
- Les nouveaux **antiangiogéniques** (**pomalidomide**) et **inhibiteurs du protéasome** (**carfilzomib**) ainsi que la **bendamustine** peuvent être proposés en ATU de cohorte lors des rechutes ultérieures, résistantes aux traitements classiques.

Traitement de l'atteinte osseuse

Biphosphonates

Recommandés en 1re ligne de traitement de tout MM actif, avec ou sans atteinte osseuse documentée.

- L'**acide zolédronique** est le seul à avoir montré un bénéfice sur la diminution de la survenue d'évènement osseux, l'amélioration des douleurs, l'amélioration de la survie sans progression et la survie globale. Il aurait aussi un effet direct antimyélomateux.
- Il doit être poursuivi jusqu'à obtention d'une rémission complète ou très bonne réponse partielle, sinon minimum 24 mois ou jusqu'à la progression.
- Il faut s'assurer de l'absence d'anomalies dentaires (infections, caries, intervention récente), d'hypocalcémie et éviter d'associer des néphrotoxiques.

Kyphoplastie

Elle consiste à mettre en place par voie radiologique un ballonnet gonflable dans le corps vertébral pour lui redonner sa hauteur. Elle doit être proposée en cas de fracture/compression vertébrale. Elle améliore les douleurs, la qualité de vie à long terme et la stature.

Radiothérapie

- Il s'agit d'un traitement palliatif à visée antalgique sur des douleurs non contrôlables ou sur des masses compressives ou importantes.
- Irradiation de préférence concentrée et courte (8-10 Gy en 1 séance).

Chirurgie

En concertation avec l'équipe orthopédique, sur des fractures des os longs essentiellement.

ANTIANGIOGÈNES (1)

■ Thalidomide

THALIDOMIDE				
Myélome réfractaire à la dose de 200 à 400 mg/j en 1 ou 2 prises journalières Dose cible : 400 mg qui peut être réduite à 200, voire à 100 mg en cas d'intolérance	28 gél. 50 mg	HOP	I	

INDICATIONS

Myélome non traité, en association avec le **melphalan** et la **prednisone**, chez les patients de plus de 65 ans ou présentant une contre-indication à la chimiothérapie à haute dose.
Myélome multiple réfractaire et/ou en rechute.

CONTRE-INDICATIONS

Hypersensibilité au **thalidomide**.
Grossesse.
Absence de contraception féminine efficace.
Absence de contraception masculine.
Allaitement : éviter.

PRÉCAUTIONS D'EMPLOI

Risque tératogène. Homme fertile. Surveillance neurologique. Neuropathie périphérique.
Majoration par l'alcool de l'effet sédatif du **thalidomide**.

EFFETS INDÉSIRABLES

Effet tératogène. Neuropathie périphérique des membres. Bradycardie. Somnolence. Vertige. Céphalée. Modification de l'humeur. Accident thromboembolique veineux. Nausée. Constipation. Sécheresse cutanée. Xérostomie. œdème des extrémités. Éruption maculopapuleuse. Syndrome de Lyell. Hypotension orthostatique. Neutropénie.

INTERACTIONS MÉDICAMENTEUSES

Zalcitabine, **didanosine**, **stavudine** : risque majoré de survenue de neuropathies périphériques par addition d'effets indésirables.

MYÉLOME MULTIPLE (3)

Traitements symptomatiques

Traitement de la douleur

Primordial d'emblée et tout au long de la maladie. La kyphoplastie et la radiothérapie ont montré leur bénéfice quand indiquées. Les douleurs diffuses peuvent bénéficier d'un traitement antalgique oral, généralement par **morphiniques** (*cf.* Douleurs).

Traitement des infections

Risque élevé car déficit de l'immunité humorale. Les atteintes respiratoires sont favorisées par les lésions osseuses des côtes. Préférer les antibiotiques visant les germes encapsulés et à tropisme pulmonaire et non néphrotoxiques.

Traitement de l'anémie

Transfusions ponctuelles si l'hémoglobine est < 8 g/dL ; préférer les transfusions phénotypées et déleucocytées pour retarder les réactions d'allo-immunisation anti-érythrocytaires et anti-HLA qui risquent d'apparaître à terme. L'utilisation de l'**érythropoïétine** peut se justifier dans les conditions de l'AMM.

Traitement de l'hypercalcémie

Initial et symptomatique (*cf.* Encadré).

Hypercalcémie

– Hydratation salée isotonique de 2 à 3 L/24 h et obtention d'une diurèse équivalente après correction de la déshydratation.
– **Pamidronate de sodium**, 60 à 90 mg en 2 à 4 h en perf. salée de 500 mL, renouvelable après 3e jour si réponse partielle, ou **acide clodronique**, ***CLASTOBAN***, 300 mg en perf. salée de 500 mL, 3 à 5 j de suite, ou **acide zolédronique**, ***ZOMETA***, 4 mg en perf. de 15 min.
– **Corticoïdes** à fortes doses (120 mg/j).
– Surveillance : fonction rénale, ionogramme, calcémie, poids et diurèse.

CONSENSUS

[1] Myélome multiple, *HAS*, 2010.

ANTIANGIOGÈNES (2)

■ Lénalidomide

REVLIMID					
Cycles de 21 j sur 28 (une semaine de repos) Les posologies d'entretien sont à adapter au vu de la tolérance et de la fonction rénale *Myélome multiple réfractaire* – Fonction rénale normale Posologie initiale : 25 mg/j Posologie d'entretien : 5-25 mg/j – Fonction rénale altérée Posologie initiale : 10-15 mg/j Posologie d'entretien : 5-10 mg/j *Syndrome myélodysplasique* Posologie initale : 10 mg/j Posologie d'entretien : 2,5-10 mg/j ou 1 j/2	7 gél. 2,5 mg 7 gél. 5 mg 21 gél. 5 mg 21 gél. 10 mg 21 gél. 15 mg 21 gél. 25 mg	HOP HOP HOP HOP HOP HOP	I I I I I I		

INDICATIONS

Myélome multiple réfractaire et/ou en rechute en association avec la **dexaméthasone**.

Anémie réfractaire avec dépendance transfusionnelle due à un syndrome myélodysplasique à risque faible ou intermédiaire associé à une anomalie cytogénétique.

CONTRE-INDICATIONS

Hypersensibilité au **lénalidomide**.

Grossesse.

Allaitement : éviter.

PRÉCAUTIONS D'EMPLOI

Risque thromboembolique et de neuropathie périphérique.

Surveillance NFS, plaquettes, hormones thyroïdiennes, enzymes hépatiques.

ECG.

Contraception efficace chez les femmes en âge de procréer (DIU, stérilisation, implant, désogestrel) 4 semaines avant traitement-pendant-4 semaines après : en cas de prise d'oestroprogestatifs, une contraception mécanique devra être ajoutée.

EFFETS INDÉSIRABLES

Fréquents :

– état général : fatigue, œdèmes périphériques, syndrome pseudo-grippal, douleur thoracique, léthargie ;

– système nerveux : dépression, troubles de l'humeur, neuropathies périphériques, vertiges, tremblements, céphalées, syncope, AVC ;

– cutanés : éruption, sécheresse cutanée, urticaire, eczéma, prurit ;

– infectieux : infections virales, bactériennes, fongiques, pneumonie, septicémie ;

– sanguins : thrombopénie, neutropénies, anémie, troubles hémorragiques, leucopénies, pancytopénie ;

– organes des sens : vision trouble, cataracte, acouphènes, surdité ;

– tératogénécité ;

– musculo-squelettiques : spasmes musculaires, myalgies, arthralgies, gonflement articulaire, faiblesse musculaire ;

– gastro-intestinaux : constipation, diarrhées, nausées, vomissements, hémorragie gastro-intestinale, dyspepsie, stomatites, douleurs abdominales ;

– perturbation des enzymes hépatiques et pancréatiques ;

– rénaux : incontinence, rétention urinaire, insuffisance rénale ;

– cardiovasculaires : fibrillation auriculaire, bradychardie, tachycardie, IDM, insuffisance cardiaque congestive, événements thromboemboliques veineux (TVP, EP), hypo/hypertension, hématomes, ecchymoses ;

– respiratoires : dyspnées, rhynopharyngite, bronchites, épistaxis, détresse respiratoire.

INTERACTIONS MÉDICAMENTEUSES

Warfarine, **digoxine**.

ANTIANGIOGÈNES (3)

Pomalidomide

IMNOVID				
Posologie initiale : 4 mg/j pendant 21 j Posologie d'entretien : à adapter en fonction de la tolérance et progression tumorale	21 gél. 1 mg	HOP	I	
	21 gél. 2 mg	HOP	I	
	21 gél. 3 mg	HOP	I	
	21 gél. 4 mg	HOP	I	

PROPRIÉTÉS

Le **pomalidomide** a un effet cytotoxique direct contre le myélome, des effets immunomodulateurs et il inhibe le support des cellules stromales pour la prolifération des cellules malignes du myélome multiple. En particulier, il inhibe la prolifération et induit l'apoptose des cellules malignes hématopoïétiques. En outre, il inhibe la prolifération des lignées cellulaires de myélome multiple résistantes au **lénalidomide** et exerce un effet synergique avec la **dexaméthasone** dans les lignées cellulaires sensibles et résistantes au **lénalidomide** pour induire l'apoptose des cellules malignes.

INDICATIONS

En association avec la **dexaméthasone** : traitement du myélome multiple en rechute et réfractaire chez les patients adultes ayant déjà reçu au moins deux traitements antérieurs comportant le **lénalidomide** et le **bortézomib** et dont la maladie a progressé pendant le dernier traitement.

CONTRE-INDICATIONS

– Patients de moins de 18 ans.
– Grossesse.
– Femmes en âge de procréer, sauf si toutes les conditions du programme de prévention de la grossesse sont remplies.
– Hommes incapables de suivre ou de respecter les mesures contraceptives requises.
– Hypersensibilité au principe actif ou à l'un des excipients.

PRÉCAUTIONS D'EMPLOI

Idem **lénalidomide**.

EFFETS INDÉSIRABLES

Fréquents :
– état général : fatigue, œdèmes périphériques ;
– système nerveux : confusion, vertiges, diminution du niveau de conscience, neuropathie périphérique sensitive, étourdissements, tremblements ;
– peau : éruption cutanée, prurit ;
– système immunitaire : pneumonie, septicémie neutropénique, bronchopneumonie, bronchite, infection respiratoire, pyrexie, neutropénie fébrile, rhinopharyngite ;
– tératogénécité ;
– musculosquelettiques : douleurs osseuses, spasmes musculaires ;
– gastro-intestinaux : diarrhées, nausées, constipation ;
– rénaux : insuffisance rénale, rétention urinaire ;
– sanguins : thrombose veineuse profonde ;
– pulmonaires : dyspnée, toux, embolie pulmonaire.

NOTES

ANÉMIES (1)

Démarches préliminaires

• Éliminer un fausse anémie par hémodilution (ex : surcharge hydrique, hyperprotidémie dans le myélome multiple).
• Évaluer la tolérance clinique : symptômes cardiovasculaires (dyspnée, palpitations, étourdissement, voire douleurs précordiales), asthénie, signes neurologiques centraux.
• Déterminer la cause avant toute tentative thérapeutique.

Démarche étiologique devant une anémie

Anémie microcytaire (VGM < 80 fL)	Anémie normo ou macrocytaire (VGM > 100 fL)	
Toujours arégénérative (réticulocytes normaux)	Arégénérative	Régénérative (réticulocytes > 150 000/mm^3)
• Carence martiale • Inflammation • Thalassémie • Saturnisme	• Toxique/médicamenteuse • Hypothyroïdie • Cirrhose • Alcoolisme chronique • Carence B12/B9 • Myélodysplasie • Aplasie médullaire • Fibrose médullaire	• Hémolyse • Hémorragie

Traitement symptomatique

• Réduction ou absence d'activité physique. Le repos réduit les besoins en oxygène.
• *Oxygénothérapie* par voie nasale si anémie profonde et d'autant plus indiquée en cas de dyspnée de repos ou de signes neurologiques centraux (céphalées, acouphènes).
• *Transfusion* érythrocytaire à discuter selon l'étiologie et la tolérance clinique. Dans tous les cas, mesurer le rapport risque/bénéfice.
• Contre-indication relative à la transfusion en cas :
– d'anémie hémolytique auto-immune : inefficace et pouvant augmenter les symptômes liés à la lyse cellulaire ;
– d'hyperviscosité (myélome multiple, maladie de Waldenström) : risque de surcharge aiguë/œdème aigu du poumon.

Anémies par carence martiale

> Tout traitement substitutif en fer ne s'envisage qu'après recherche et correction de la cause.

Rechercher et traiter la cause [1]

• Saignement chronique : digestif (ulcère gastroduodénal, tumeur colique), gynécologique (menstruations abondantes, stérilet, endométriose, cancer, fibrome), hématurie macroscopique, hémolyse chronique sur valves mécaniques.
• Malabsorption : maladie cœliaque = 5 % des carences martiales ; amputation digestive ; infection à *Helicobacter pylori*.
• Insuffisance des apports : grossesses répétées, dons de sang répétés, anorexie mentale, alimentation déséquilibrée.

SELS FERREUX (1) – FER SEUL ORAL (SEL FERREUX)

■ Ascorbate ferreux

ASCOFER				
A. : 100 à 200 mg/j en 1 à 2 prises, jusqu'à reconstitution du stock en fer (3 mois) E. et N. : 6 à 10 mg/kg/j	30 gél. 33 mg	2,53	65 %	0,08

Reprise J28 (une cure toutes les 4 sem.)

■ Ferédétate de sodium

FERROSTRANE				
Idem **ASCOFER**	25 càc 34 mg (fl. 125 mL)	1,86	65 %	0,07

■ Fumarate ferreux

FUMAFER				
Idem **ASCOFER**	50 cp. 66 mg 100 cp. 66 mg 50 doses 33 mg	HOP 2,01	 65 % NR	 0,02

■ Succinate ferreux + acide succinique

INOFER				
Idem **ASCOFER**	100 cp. séc. 100 mg	5,53	65 %	0,06

■ Sulfate ferreux

TARDYFERON				
Idem **ASCOFER**	30 cp. 80 mg 100 cp. 80 mg	2,80 HOP	65 %	0,09

SELS FERREUX (2) – FER ET VITAMINE C ORAL (SULFATE)

■ Sulfate ferreux + acide ascorbique

FERO GRAD VITAMINÉ C 500				
Idem **ASCOFER**	30 cp. 105 mg/500 mg	2,40	65 %	0,08

ANÉMIES (2)

Traitement martial substitutif

► *Traitement curatif*

• Voie orale à privilégier (en absence de troubles d'absorption) :

– **sel ferreux** : 2-3 mg de fer/kg/j (soit minimum 100 mg/j) chez l'adulte. Avertir le patient de la survenue de flatulences et de coloration noire des selles pour améliorer l'observance ;

– l'association de **vitamine C** n'a pas démontré de bénéfices.

• Voie parentérale : dans le circuit de dialyse d'une insuffisance rénale dialysée, en cas de malabsorption et plus rarement en cas de résistance ou intolérance de la voie orale. ***VENOFER*** 100 à 200 mg x 2 à 3/sem.

• Objectif : normalisation de la ferritine (durée habituelle du traitement : 4 à 6 mois).

► *En prophylaxie*

Pour les patients à risque de carence martiale : grossesse (1 mg/kg/j à partir du 4e mois), prématurés (2-3 mg/kg/j dès le 3e mois de vie), nourrissons (lait supplémenté en fer).

Conduite à tenir devant une anémie microcytaire hypochrome

• Éliminer la cause inflammatoire et les hypochromies congénitales (fer sérique bas, ferritine normale ou élevée, électrophorèse de l'hémoglobine).

• Rechercher l'origine :
– carence d'apport (anamnèse),
– troubles d'absorption (examen digestif),
– perte digestive bénigne ou maligne (exploration digestive),
– pertes gynécologiques bénignes ou malignes (examen gynécologique),
– dons répétés de sang (anamnèse),
– automutilation (anamnèse, bilan psychologique).

• Compenser parfois, corriger la carence martiale toujours.

Carence en fer (pour adulte) et en l'absence de carence vitaminique et d'amputation digestive

TARDYFERON : cp. 80 mg, 4 boîtes de cp. :
• 1 cp. x 2/j, en dehors des repas pendant 1 mois ;
• 1 cp./j par la suite pendant 3 mois ;

ou

FUMAFER : cp. 66 mg, 3 boîtes de cp. :
• 1 cp. x 3/j avant les repas pendant 1 mois ;
• puis 1 cp. x 2/j pendant 3 mois.

Ordonnance de surveillance du dosage de la ferritine en fin de traitement et 6 mois après l'arrêt du traitement.

Anémies par carence en folates et vitamine B12

Les vitamines B9 (folates) et B12 (cobalamines) sont essentielles à la synthèse d'ADN pour les divisions cellulaires. Toute carence entraîne une macrocytose voire une mégaloblastose (VGM > 120 fL) par arrêt des divisions.

L'enquête étiologique est indispensable avant le traitement substitutif.
Le myélogramme est indispensable pour éliminer une myélodyspasie ou hémopathie maligne.
En cas de carence mixte, il faut commencer par substituer en **vitamine B12**.

SELS FERREUX (3) – FER INJECTABLE

■ Fer

VENOFER				
Quantité de fer (mg) = poids (kg) x 2,4 x [Hb_{cible} - $Hb_{actuelle}$] (g/100 mL) Ne pas dépasser 300 mg/inj. en IV lente (90 min)	5 fl. 5 mL (20 mg/mL)	HOP	I	
FERINJECT				
En cas de **prise unique** : Posologie maximale : 1 000 mg/j Sans jamais dépasser 15 mg/kg/j en IV bolus et 20 mg/kg en perf. (dans du NaCl 0,9 %) **Posologies cumulées** *Hb < 10 g/dL :* – 1 500 mg si poids < 70 kg – 2 500 mg si poids ≥ 70 kg *Hb ≥ 10 g/dL :* – 1 000 mg si poids < 70 kg – 1 500 mg si poids ≥ 70 kg *Durée du traitement à déterminer*	1 fl. 2 mL (50 mg/mL) 1 fl. 10 mL (50 mg/mL) 1 fl. 20 mL (50 mg/mL)	HOP HOP HOP	I I I	

PROPRIÉTÉS

Le fer administré sous forme de **sels ferreux** par voie orale est absorbé dans le duodénum et le jéjunum, le fer ferreux entre dans la formation de l'hémoglobine. 10 à 20 % du fer ingéré est absorbé. Cette absorption intéresse l'ion ferreux.

INDICATIONS

Carence martiale.

CONTRE-INDICATIONS

Surcharge martiale normale ou hypersodérémique : thalassémie, anémie réfractaire, anémie par insuffisance médullaire.

EFFETS INDÉSIRABLES

Les **sels ferreux** sont à l'origine d'une irritation du tube digestif à l'initiation du traitement. Les doses utiles peuvent être atteintes par paliers. Nausées, épigastralgies, diarrhée ou au contraire constipation. Ces effets sont rares. Selles noires (avertir le patient).

La voie IV peut en plus entraîner exceptionnellement une altération de l'état général ou une réaction anaphylactique.

INTERACTIONS

Absorption diminuée par l'alimentation.

Absorption augmentée par la prise concomitante d'**acide ascorbique**.

Conduite à tenir devant une anémie hémolytique

• Avant toute correction, il convient de prendre des échantillons de sang pour déterminer la cause. Toute transfusion ou corticothérapie intempestive « brouille » la démarche diagnostique quand elle n'aggrave pas la situation.

• Anémie hémolytique congénitale chez l'enfant, dans un contexte connu : rechercher une hémoglobinopathie (électrophorèse), une enzymopathie (dosage), ou anomalie membranaire (tests appropriés).

• Anémie hémolytique acquise souvent auto-immune : aucune transfusion avant d'avoir précisé la nature de l'anticorps :

– hémolyse immunologique par accident transfusionnel ou auto-immune ;

– hémolyse toxique ou chimique parfois médicamenteuse ;

– hémolyse infectieuse (germe de type streptocoque) dans un contexte fébrile ou de choc ;

– hémolyse mécanique des valves (rarement) ou des CIVD (parfois), même de cause toxique (morsure de serpent).

• Définir l'auto-anticorps de l'anémie hémolytique immunologique de façon à prévoir une transfusion compatible (pas forcément iso-groupe, iso-Rhésus).

ANÉMIES (3)

Anémie par carence en acide folique

► *Traitement étiologique*

Suppression de la cause quand cela est possible : alcoolisme, troubles du transit, prophylaxie de la malnutrition, arrêt de la chimiothérapie (ce qui n'est pas toujours possible).

► *Traitement substitutif*

- *Par voie orale* en l'absence de troubles d'absorption :

– **acide folique** (***SPÉCIAFOLDINE***) 30 mg/j pour adulte pendant 2 mois. 5 mg/j en préventif (grossesse, gastrectomie, traitement toxique) ;

– **acide folinique** (***LEDERFOLDINE***) IV ou oral.

- *Par voie parentérale* si troubles d'absorption.

Causes de carence en acide folique

- Besoins journaliers : 3 à 4 mg/kg/j.
- Causes acquises à chercher :

– déficit d'apport,
– troubles digestifs par diarrhée chronique ou amputation du grêle,
– alcoolisme
– chimiothérapie par antifolique (**méthotrexate**).

- Causes congénitales : déficits enzymatiques du métabolisme des folates.

Carence en acide folique et anémie mégaloblastique et en l'absence d'autres carences (partielle, vitamine B12, etc.)

1. En l'absence de troubles du transit ou d'absorption

LEDERFOLINE : cp. 2 mg, 2 boîtes :

- 1 cp. x 2/j pendant 10 j,
- 1 cp./j après le 10ᵉ j, pendant 20 j ;

ou

SPÉCIAFOLDINE : cp. 5 mg, 2 boîtes :

- un 1 cp. x 2/j pendant 10 j,
- puis 1 cp./j pendant 20 j.

2. En cas de troubles du transit ou d'absorption (amputation digestive)

FOLINATE DE CALCIUM : 25 mg, 1 boîte de 10 amp. :

- une inj. IM de 25 mg tous les 2 j pendant 10 j ;
- une inj. de 50 mg (2 amp.) par la suite x 1/sem.

Anémie par carence en vitamine B12

Conduite à tenir devant une anémie mégaloblastique

- Voir si le patient est sous chimiothérapie (quel que soit le produit).
- En établir le type (déficit en **acide folique** ou en **vitamine B12**).
- En établir la cause :

– carence d'apport (souvent),
– troubles d'absorption fonctionnels ou mécaniques (parfois),
– causes congénitales (rarement).

- Compenser selon la cause par apport oral ou parentéral.

La maladie de Biermer est la principale étiologie à rechercher en cas de carence en B12 :

- maladie auto-immune : recherche d'Ac antifacteur intrinsèque et anticellules pariétales de l'estomac ;
- gastroscopie : recherche d'atrophie gastrique et cancer gastrique ;
- rechercher une autre carence associée (fer).

Les autres causes de carence en **vitamine B12** sont rares et dominées de nos jours par l'origine végétarienne mais aussi la sous-alimentation d'origine sociale. Toute entrave à l'absorption de **vitamine B12** entraîne la même pathologie.

- *Le traitement de la cause* est prépondérant si cela est possible (ce qui est plutôt rare) : prévention chez les végétariens et les gastrectomisés.
- Apport de **vitamine B12** plutôt par voie parentérale : les carences vraies sont exceptionnelles, les troubles souvent liés aux problèmes d'absorption. Apport journalier de 1 000 µg pendant 8 j, puis 1 000 µg/sem. pendant 1 mois, puis 1 000 µg x 1/mois tant que la cause persiste.

SELS FERREUX (4) – FER ET ACIDE FOLIQUE

■ **Sulfate ferreux + acide folique**

TARDYFERON B9					
1 cp./j à partir de la 24e sem. de grossesse	30 cp. 50 mg/0,35 mg	2,96		65 %	0,10

INDICATIONS

Traitement préventif des carences en fer et en acide folique en cas de grossesse lorsqu'un apport alimentaire suffisant ne peut être assuré.

PRÉCAUTIONS D'EMPLOI

La consommation importante de thé inhibe l'absorption de fer.

EFFETS INDÉSIRABLES

Des troubles gastro-intestinaux tels que : nausées, états nauséeux, constipation, diarrhée, douleur abdominale sont liés à la présence de fer.

Une coloration habituelle des selles en noir ou gris-noir est observée.

ANÉMIES (4)

Causes de la carence en vitamine B12

- Besoins journaliers (0,1 mg pour l'enfant, 1 mg pour l'adulte, 1,4 mg pour la femme enceinte).
- Troubles acquis à chercher :
  - déficit d'apport (essentiellement végétariens),
  - infection à *Helicobacter pylori*,
  - gastrectomie totale non compensée,
  - maladie de Biermer et atrophies assimilées,
  - exceptionnellement parasitose de type *tænia*.
- Troubles congénitaux (rares) :
  - déficit du facteur intrinsèque,
  - troubles du transport *(Imerslund)*,
  - déficit en haptocarrin,
  - déficit en transcobalamine II,
  - acidurie méthylmalonique.

Carence en vitamine B12 et anémie mégaloblastique et en l'absence d'autres carences (acide folique, fer, etc.)

Vitamine B12

- 1 inj. de 1 000 µg/j par voie IM pendant 8-10 j ;
- puis 1 inj./sem. jusqu'à normalisation de l'Hb (environ 1 mois) ;
- maintenir ensuite le rythme d'une inj. mensuelle de 1 000 µg par voie IM [1] ;
- traitement à vie (Biermer, gastrectomie, malabsorptions, etc.).

Traitement des anémies hémolytiques auto-immunes (AHAI) [2]

- En 1re ligne : corticothérapie
  - traitement d'attaque : 1 à 2 mg/kg/j de durée minimale 4-6 sem. (efficacité dans 70 % des cas : négativation du test de Coombs et arrêt du processus hémolytique) ;
  - traitement d'entretien : diminution prudente et progressive de la dose. Durée cumulée totale entre 12 et 18 mois.
- En 2e ligne :
  - splénectomie en cas d'échec de la corticothérapie, corticodépendance, intolérance ou contre-indication aux **corticoïdes** (associée aux mesures préventives) ;
  - **rituximab** (hors AMM) ;
  - **immunosuppresseurs** : **azathioprine** 2 mg/kg/j (seul ayant l'AMM) ou hors AMM : ***ENDOXAN*** en bolus IV, **ciclosporine A**, **mycophénolate mofétil**.
- Traitement étiologique : l'AHAI liée à la LLC n'est pas une indication à débuter la chimiothérapie si isolée. AHAI secondaire à une autre maladie auto-immune (lupus, etc) : traitement de la maladie auto-immune.
- Abstention transfusionnelle, sauf intolérance clinique majeure (car efficacité très éphémère).
- Particularité de la maladie des agglutinines froides (AHAI à anticorps froids) : les globules rouges des culots globulaires réchauffés à 37 °C lors de la transfusion ont une durée de vie normale (non hémolysés) donc ont une efficacité symptomatique.

ÉRYTHROPOÏÉTINE HUMAINE

Époétine alpha

EPREX					
Traitement de l'anémie symptomatique chez des patients adultes atteints de pathologies malignes non myéloïdes et recevant une chimiothérapie : 150 UI/kg x 3/sem ou 450 UI/kg x 1/sem. En pratique : 30 000 à 60 000 UI/sem. SC initialement puis adapter Transfusion autologue programmée 600 UI/kg x 2/sem. IV pendant 3 sem.	1 ser. 0,5 mL (40 000 UI/mL soit 20 000 UI)	144,52	I	65 %	144,52
	1 ser. 0,75 mL (40 000 UI/mL soit 30 000 UI)	214,14	I	65 %	214,14
	1 ser. 1 mL (40 000 UI/mL soit 40 000 UI)	282,98	I	65 %	282,98
BINOCRIT					
Idem **EPREX** Les dosages de 1 000 à 10 000 UI existent aussi en conditionnement de 6 ser.	1 ser. 1 000 UI/0,5 mL	6,74	I	65 %	6,74
	1 ser. 2 000 UI/1 mL	13,69	I	65 %	13,69
	1 ser. 3 000 UI/0,3 mL	20,62	I	65 %	20,62
	1 ser. 4 000 UI/0,4 mL	27,57	I	65 %	27,57
	1 ser. 5 000 UI/0,5 mL	34,03	I	65 %	34,03
	1 ser. 6 000 UI/0,6 mL	40,09	I	65 %	40,09
	1 ser. 8 000 UI/0,8 mL	52,19	I	65 %	52,19
	1 ser. 10 000 UI/1 mL	64,30	I	65 %	64,30
	1 ser. 20 000 UI/0,5 mL	124,84	I	65 %	124,84
	1 ser. 30 000 UI/0,75 mL	185,26	I	65 %	185,26
	1 ser. 40 000 UI/1 mL	244,48	I	65 %	244,48

Époétine bêta

NÉORECORMON					
Idem **EPREX** Prévention de l'anémie du nouveau-né prématuré : 250 UI/kg x 3/sem. pendant 6 sem. À débuter avant le 3e j de vie	1 ser. 0,6 mL (20 000 UI/mL)	HOP	I		
	1 ser. 0,6 mL (30 000 UI/mL)	HOP	I		
	4 ser. 0,6 mL (30 000 UI/mL)	826,61	I	65 %	206,65

Darbépoétine alpha

ARANESP					
Traitement de l'anémie symptomatique chez des patients adultes atteints de pathologies malignes non myéloïdes et recevant une chimiothérapie : 2,25 µg/kg/sem. en 1 inj. SC ou 6,75 µg/kg/3 sem. En pratique : 500 µg/3 sem. ou 150 à 300 µg/sem.	1 ser. 0,3 mL (150 µg)	217,01	I	65 %	217,01
	1 stylo SC 0,3 mL (150 µg)	217,01	I	65 %	217,01
	1 ser. 0,6 mL (300 µg)	426,45	I	65 %	426,45
	1 stylo SC 0,6 mL (300 µg)	426,45	I	65 %	426,45
	1 ser. 1 mL (500 µg)	695,00	I	65 %	695,00
	1 stylo SC 1 mL (500 µg)	695,00	I	65 %	695,00

Voir la pharmacologie des **agents stimulant l'érythropoïèse (ASE)** en néphrologie.

ANÉMIES (5)

Autres anémies de cause centrale

Autres anémies d'origine centrale : traitement étiologique

Étiologie de l'anémie	Traitement
Insuffisance rénale chronique	**Agents stimulant l'érythropoïèse (ASE)** (***NÉORECORMON***, ***EPREX***) 20 UI/kg x 3/sem., ou ***ARANESP*** 2,25 µg/kg/sem.
Dysthyroïdie	Traitement de la pathologie endocrinienne
Inflammation aigue ou chronique	Traitement de la pathologie inflammatoire. Il existe une séquestration du fer par les macrophages : l'apport de fer sera inefficace.
Myélodysplasie, hémopathies malignes, métastases médullaires de cancers (envahissement médullaire)	Chimiothérapie adaptée **ASE**
Anémie post chimiothérapie et aplasie médullaire secondaire au traitement	Transfusion **ASE**
Toxiques/Alcoolisme chronique	Arrêt des toxiques

Si un traitement par **ASE** est instauré, l'Hb ne doit pas dépasser la valeur de 120 g/L [3].
En cas de néoplasie associée, il faut savoir qu'un traitement par **ASE** augmente les facteurs de risque thromboemboliques proportionnellement à l'augmentation de l'Ht.

CONSENSUS

[1] Choix des examens du métabolisme du fer en cas de suspicion de carence en fer, *HAS*, 2011.
[2] Anémies hémolytiques auto-immunes – Protocole national de diagnostic et de soins, *HAS*, 2009.
[3] Stratégie d'antibiothérapie et prévention des résistances, *HAS*, 2008.

FOLATES – FOLINATES

■ Acide folique

SPÉCIAFOLDINE					
5 à 10 mg/j soit 1 à 2 cp./j En l'absence de troubles de transport ou de métabolisme ou de folate	20 cp. 5 mg	1,57		65 %	0,08

■ Acide folinique

FOLINATE DE CALCIUM					
5 à 10 mg par voie injectable Les fortes doses sont réservées pour le sauvetage de **méthotrexate**	25 amp. 5 mg/2 mL 10 fl. 50 mg 1 inj 100 mg 1 inj 200 mg 1 inj. 350 mg	HOP HOP HOP HOP HOP			
FOLINORAL					
Anémie mégaloblastique iatrogène : **triméthoprime** ou **salazopyridine** 5 à 10 mg/j **pyriméthamine** 10 à 25 mg/j ou 30 à 75 mg/sem.	28 gél. 5 mg 14 gél. 25 mg	8,95 13,89	 I	65 % 65 %	0,32 0,99
LEDERFOLINE					
Idem ***FOLINORAL*** Les fortes doses sont réservées pour le sauvetage de **méthotrexate**	30 cp. 5 mg 30 cp. 15 mg 30 cp. 25 mg	9,60 19,79 29,98	 I 	65 % 65 % 65 %	0,32 0,66 1,00

PROPRIÉTÉS

L'**acide folinique** entre dans la synthèse de l'ADN de la lignée érythroblastique. Il permet la maturation harmonieuse du noyau parallèlement à l'évolution du cytoplasme et de la charge en hémoglobine. Normalement les **folates** sont apportés par l'alimentation diversifiée.

INDICATIONS

Carence en acide folique.

CONTRE-INDICATIONS

L'apport de l'**acide folinique** ou de l'**acide folique** doit être réservé aux anémies mégaloblastiques par déficit en vitamine B12 sans apport de **vitamine B12**.

PRÉCAUTIONS D'EMPLOI

En l'absence de troubles d'absorption, la voie orale doit être préférée. En cas de troubles d'absorption, la voie parentérale peut être utilisée.

INTERACTIONS MÉDICAMENTEUSES

Possibilité de réduction de l'activité des **antiépileptiques**.

VITAMINE B12

Cyanocobalamine

VITAMINE B12 DELAGRANGE					
Traitement d'attaque : 1 000 µg/j pendant 7 j, puis 1 000 µg 1/sem. pendant 1 mois Traitement d'entretien : 1 000 µg x 1/mois Chez le végétarien : 1 amp. par voie orale dans 1/2 verre d'eau	6 amp. 1 000 µg/2 mL	1,96		65 %	0,33
VITAMINE B12 GERDA					
Carence d'apport chez les végétariens : 1 amp. par voie orale dans 1/2 verre d'eau	6 amp. 1 000 µg/2 mL	1,96		65 %	0,33

Hydroxocobalamine

DODÉCAVIT					
Traitement d'attaque : 1 mg (1 amp.) en IM/j ou x 3/sem., soit 10 mg au total Traitement d'entretien : 1 mg (1 amp.) en IM/mois	6 amp. 2 mL (1 mg)	2,60		30 %	0,43

PROPRIÉTÉS

La **vitamine B12**, ou plus exactement la **cobalamine** est un composé de substances présentes exclusivement dans les produits d'origine animale (l'œuf) ; les végétaux en sont dépourvus. Elle permet la maturation de noyaux de la lignée érythroblastique en intervenant dans la synthèse des acides nucléiques. Il y a deux types de produits :

– soit **cyanocobalamine** ;
– soit **hydroxocobalamine**.

Il faudrait préférer l'**hydroxocobalamine** dans les prescriptions.

INDICATIONS

Traitement correcteur et préventif des anémies mégaloblastiques par déficit en **vitamine B12** ou par troubles d'absorption de la **vitamine B12**.

CONTRE-INDICATIONS

Toute néoplasie évolutive, hypersensibilité aux cobalamines.

PRÉCAUTIONS D'EMPLOI

Chez les végétariens, la voie orale peut être utilisée. Dans les amputations digestives ou en cas de troubles d'absorption ou d'anémie de Biermer, la voie injectable est indispensable.

EFFETS INDÉSIRABLES

Réactions allergiques : prurit, urticaire, action eczématiforme, possibilité de choc anaphylactique, nécrose cutanée ou œdème de Quincke. Possibilités de douleurs aux points d'injection ou de coloration rouge des urines. Risque d'acné.

NOTES

HÉMOGLOBINOPATHIES (1) – DRÉPANOCYTOSE

La drépanocytose [1] est une maladie génétique autosomique récessive affectant la synthèse de l'hémoglobine (hémoglobine S de *sickle cell* ou hématie en faucille). En conséquence, la perte de la déformabilité des globules rouges conduit à des phénomènes vaso-occlusifs et hémolytiques.

Les patients hétérozygotes sont généralement asymptomatiques mais requièrent des conseils génétiques sur la procréation.
Les patients homozygotes ou hétérozygotes composites ont des manifestations cliniques chroniques et aiguës.
La prise en charge aiguë doit considérer le terrain de l'évolution chronique de la maladie.

Complications aigues et chroniques de la drépanocytose

Manifestations aiguës	Manifestations chroniques (liste non exhaustive)
Crise vaso-occlusive (CVO) Syndrome thoracique aigu Accidents vasculaires cérébraux ischémiques Accidents ischémiques rétiniens Accès de séquestration splénique Priapisme	Cardiaques : cardiomyopathie dilatée, hypertension artérielle pulmonaire Pulmonaires, syndrome restrictif ± obstructif Néphropathie glomérulaire Rétinite proliférative Manifestations ostéoarticulaires (ostéonécrose ischémique, notamment de la tête fémorale) Asplénie fonctionnelle suite aux infarctus spléniques Calculs biliaires

Mesures préventives

- Éviction des facteurs déclenchants : modifications de température (antipyrétiques précoces, protection contre le froid), hydratation équilibrée, etc.
- Antibioprophylaxie par ***ORACILLINE*** 1 MUI x 2/j et vaccination (asplénie fonctionnelle) antipneumocoque, anti-*Haemophilus*. Éradication des foyers infectieux.
- Supplémentation en **acide folique**.
- Exsanguino-transfusion préventive en cas de chirurgie programmée.
- Éducation du patient et de sa famille.

Traitement des complications aiguës

Critères d'hospitalisation d'un patient drépanocytaire

- Tout signe de gravité (*cf. infra*)
- Échec des **antalgiques** palier II
- Tout signe inhabituel dans une CVO simple
- Tout signe fonctionnel pulmonaire
- Douleur abdominale aiguë
- Malade isolé, sans surveillance extérieure
- Impossibilité d'assurer une hydratation correcte

Il faut avoir un dossier transfusionnel à jour.

CHÉLATEURS DU FER (1)

Déféroxamine

DESFÉRAL					
Hémochromaose primitive ou secondaireäeaux transfusions, intoxication martiale ou aluminique aiguë À perfuser en SC au moyen d'une pompe portable sur 8-24 h, 5 à 7 j/sem.	1 fl. 500 mg + 5 mL solv.	5,85	I	100 %	5,85

Déférasirox

EXJADE					
Surcharge en fer des patients thalassémiques de plus de 6 ans, et surcharge transfusionnelle pour patients de 2-5 ans en cas de contre-indication à la **déféroxamine** 20 mg/kg en une prise 30 min avant un repas (le même) en suspension dans un demi-verre d'eau ou jus de fruit	28 cp.125 mg 28 cp. 500 mg	181,54 692,83	I I	65 % 65 %	6,48 24,74

Défériprone

FERRIPROX			
Surcharge en fer dans thalassémie et pour contre-indication à la **déféroxamine** 25 mg/kg x 3/j	100 cp. séc. 500 mg 50 cp. séc. 1 000 mg 1 fl. sol. buv. (100 mg/mL)	HOP HOP HOP	I I I

HÉMOGLOBINOPATHIES (2) – DRÉPANOCYTOSE

Traitement des crises vaso-occlusives

Critères de gravité d'une CVO : discuter un transfert en réanimation

- Respiratoires : FR > 30/min ou < 10/min, respiration superficielle, parole difficile, hypoxémie ($PaO_2 < 60$ mmHg), acidose.
- Neurologiques : altération de la conscience, signes neurologiques centraux.
- Fièvre > 39 °C.
- Signes d'intolérance d'une anémie aiguë.
- Défaillance hémodynamique.
- Défaillance viscérale.

Traitement de la CVO simple

- Hydratation orale 3 L d'eau/j + eau de Vichy (alcalinisation) 1/2 L/j.
- Repos au calme et au chaud.
- Arrêt de l'activité pendant 24 h.
- **Antalgiques** palier I ou II.
- Contact en cas d'inefficacité ou apparition de signes de gravité.

Traitement de la CVO avec signes de gravité ou en hospitalisation

- Hydratation IV.
- **Antalgiques** palier III = **morphine** :

– titration 0,1 mg/kg/min (soit environ 3 mg/min) jusqu'à EVA douleur < 4. Surveiller l'échelle de sédation et la fréquence respiratoire ;

– puis PCA (*Patient Controlled Analgesia* : méthode de choix) : concentration 1 mg/mL. Bolus 1-2 mg. Période réfractaire 7-15 min. Pas de dose continue. ***DROLEPTAN*** 2,5 mg/ser. de 50 mL de **morphine** (effet antinauséeux) ;

– ou **morphine** IV (PCA non disponible) : bolus 5 mg/2-4 h. Dose continue, si besoin, à adapter à la douleur ; max 2 mg/h ;

– antalgiques adjuvants : **AINS**, **paracétamol**.

- **Folates** : ***SPÉCIAFOLDINE*** 5 mg/j PO.
- Oxygénothérapie 1-2 L, lunettes.
- **Anxiolytiques non benzodiazépines** (ex : ***ATARAX*** 25 mg/j PO).

Saignée thérapeutique et échange transfusionnel

► *Indications*

- AVC.
- Syndrome thoracique aigu sévère.
- CVO durée > 8 j.
- Priapisme aigu.
- Défaillance multiviscérale.

► *Modalités*

- Manuel ou automatisé (érythraphérèse) : les tableaux d'échanges transfusionnels indiquent un volume de saignée *vs* un nombre de CG à transfuser.
- Objectif = HbS < 30 % et Hb > 9-11 g/dL.
- En général, ne pas dépasser l'Hb de base du patient.

Traitements spécifiques

- ***HYDRÉA*** : en cours d'évaluation.
- Allogreffe de moelle peut être discutée en cas de donneur HLA compatible. La morbimortalité en rapport avec la procédure est de 20 à 30 %. L'allogreffe n'est actuellement suggérée que pour les patients homozygotes SS avec des manifestations vaso-occlusives et des douleurs, surtout chez l'enfant. Sont éliminées de la greffe les formes déjà compliquées.
- La thérapie génique est en cours d'évaluation.

CHÉLATEURS DU FER (2) – PHARMACOLOGIE

INDICATIONS

DESFÉRAL :

– hémochromatose primitive non curable par les saignées ;

– hémosidérose secondaire ;

– intoxications martiales aiguës ;

– intoxications aluminiques chez l'insuffisant rénal dialysé ;

– indications diagnostiques : dépistage des surcharge ferrique, de l'hémochromatose et de l'intoxication aluminique.

EXJADE : surcharge en fer post transfusionnelle.

FERRIPROX : surcharge en fer des patients présentant une thalassémie majeure et pour lesquels le traitement par la **déféroxamine** est contre-indiqué ou inadapté.

CONTRE-INDICATIONS

DESFÉRAL : hypersensibilité à la **déféroxamine**, insufisance rénale sévère non dialysée, infection bactèrienne, grossesse, déconseillé pendant l'allaitement.

EXJADE : hypersensibilité au **déférasirox**, insuffisance rénale, intolérance au galactose, malabsorption du galactose et du glucose ; déconseillé pendant la grosses et l'allaitement et en cas d'insuffisance hépatique sévère.

FERRIPROX : hypersensibilité à la **défériprone**, antécédent d'agranulocytose, grossesse, allaitement, absence de contraception féminine efficace, enfant de moins de 6 ans.

PRÉCAUTIONS D'EMPLOI

Respect des doses maximales.

Examen ophtalmologique et audiométrique en cas de traitement prolongé.

Surveillance cardiaque en cas d'association du traitement avec la vitamine C.

Surveillance des courbes de croissance chez l'enfant.

Surveillance de la créatinine, des transaminases et de la ferritinémie.

Surveillance hebdomadaire de la NFS (PNN) car risque de neutropénie et d'agranulocytose (***FERRIPROX***).

Risque tératogène (***FERRIPROX***).

Sérologie HCV avant traitement par ***FERRIPROX*** car aggravation de la fibrose hépatique.

EFFETS INDÉSIRABLES

Réaction anaphylactique.

Céphalée, vertige, encéphalopathie aluminique.

Scotome, dégénérescence pigmentaire de la rétine, névrite optique, cataracte, baise de l'acuité visuelle, dyschromatopsie.

Surdité, acouphènes.

Asthme, syndrome de détresse respiratoire aiguë.

Retard de croissance.

Érythème et douleur au point d'injection (***DESFÉRAL***).

Hépatite, lithiase biliaire (***EXJADE***).

Agranulocytose, neutropénie (***FERRIPROX***).

Troubles neurologiques : diplopie, nystagmus, ralentissement psychomoteur (***FERRIPROX***).

Coloration des urines rouge-marron (***FERRIPROX***).

INTERACTIONS MÉDICAMENTEUSES

DESFÉRAL :

– surveillance cardiaque si association avec la vitamine C ;

– risque de résultats faussés lors d'examens au gallium 67 (arrêt du ***DESFÉRAL*** 48 h avant scintigraphie).

EXJADE :

– association avec les **antiacides** contenant de l'aluminium déconseillée ;

– diminution de la concentration plasmatique si association avec des inducteurs des UGT (**rifampicine**, **phénobarbital** et **phénytoïne**).

FERRIPROX :

– association prudente avec la vitamine C (surveillance de la fonction cardiaque) ;

– association avec les **antiacides** contenant de l'aluminium déconseillée ;

– association avec d'autres médicaments pouvant entraîner une agranulocytose contre-indiquée.

HÉMOGLOBINOPATHIES (3) – THALASSÉMIES

Troubles de régulation de la synthèse de la globine (chaînes α, β ou δ), les thalassémies ont une expression variable, dans un tableau clinique également variable. C'est une anomalie très répandue dans le pourtour de la Méditerranée, où dans certaines zones la fréquence du gène atteint 1 % de la population. Son tableau clinique peut être parfaitement asymptomatique ou aller jusqu'à l'anémie majeure (maladie de Cooley). Sa prise en charge doit être assurée par une équipe spécialisée.

Mesures générales

Les mesures préventives concernent d'abord le conseil génétique, le dépistage des couples à risques (voire diagnostic prénatal) et, chez le sujet atteint, la recherche et la prévention des complications, en particulier l'hémosidérose, les troubles cardiaques et endocriniens.

Traitements des formes majeures et intermédiaires [2]

Transfusions

- Objectif : maintenir le chiffre de l'hémoglobine 9,5-10,5 g/dL, stable.
- Rythme de transfusion environ toutes les 3-5 sem. Cette stabilité permet de prévenir les complications cardiaques, l'hépato-splénomégalie et les déformations inesthétiques majeures (visage mongoloïde). Les transfusions répétées justifient le recours systématique aux produits phénotypés.

Chélateur du fer

- Débuté après 10-20 transfusions ou si la ferritine est > 1 000 µg/L.
- **Déféroxamine** (***DESFÉRAL***) : 1 à 4 g en perf. SC par pompe portative programmable, après chaque transfusion et dans le traitement de l'hémosidérose. La contre-indication ou l'inadaptation de la **déféroxamine** conduit à son remplacement soit par **défériprone** (***FERRIPROX***) soit par **déférasirox** (***EXJADE***) qui ont au moins l'avantage de la voie orale.
- Traitement des endocrinopathies, de l'hypothyroïdie et de l'hypogonadisme éventuels, recherche et prévention du diabète.

► *Traitements associés*

- Supplémentation orale en **vitamine B12** (1 000 µg/mois) et **acide folique** (1 mg/j) en raison de la forte consommation protéique et vitaminique de la moelle dans l'érythropoïèse inefficace.
- Vaccination anti-hépatite B et A dans le cadre de la polytransfusion.

► *Splénectomie*

Peut se justifier si un hypersplénisme se manifeste. Une vaccination antipneumocoque et antiméningocoque et à envisager auparavant.

► *Allogreffe de la moelle osseuse*

C'est le seul traitement curatif de la thalassémie majeure. La recherche d'un donneur HLA compatible doit être systématique au diagnostic.

CONSENSUS

[1] Syndromes drépanocytaires majeurs de l'enfant et l'adolescent : guide ALD n° 10, *HAS*, 2010.
[2] Syndromes thalassémiques majeurs et intermédiaires, *HAS*, 2008.

NOTES

PURPURA THROMBOPÉNIQUE

Toute thrombopénie accompagnée de signes cliniques hémorragiques (purpura, hématomes, saignements extériorisés) est *a priori* vraie ; un second prélèvement de contrôle ne doit pas retarder la prise en charge.

Une thrombopénie isolée doit être vérifiée par examen du frottis sanguin et/ou prélèvement sur tube citraté.

Les purpuras thrombopéniques sont d'origine auto-immune dans 2/3 des cas. Néanmoins il s'agit d'un diagnostic d'exclusion ; notamment les microagiopathies thrombotiques (MAT) et les CIVD doivent être éliminées en urgence.

Mesures générales

- Contre-indication des gestes invasifs : injection IM, avulsion dentaire, injection intra-articulaire ou biopsie.
- Éliminer et éviter tous les médicaments qui pourraient modifier l'hémostase (**aspirine**, **anti-inflammatoires**, **antiagrégants** et anticoagulants).
- Prévoir une information et des mesures d'éducation du patient.
- Suppression de la cause.

Transfusion plaquettaire

L'objectif est une suppléance d'urgence en attendant un traitement étiologique ou un geste d'hémostase.

La transfusion est **contre-indiquée** dans les purpuras thrombopéniques thrombotiques (MAT, CIVD, TIH*) et dans les thrombopénies auto-immunes en absence de menace vitale.

Pour les thrombopénies de mécanisme auto-immun, en cas transfusion justifiée par une hémorragie engageant le pronostic vital, il est recommandé de réaliser des transfusions fractionnées et d'associer des perfusions de **corticoïdes** et/ou **immnoglobulines intraveineuses**.

Traitement spécifique

Purpura thrombopénique immunologique idiopathique (PTI) [1]

L'indication des **traitements d'urgence** repose sur les **scores hémorragiques** [1].

► *Corticothérapie*

Il s'agit d'un traitement ponctuel, à 1 mg/kg/j pendant 1 à 2 sem. suivi d'une décroissance rapide (la durée totale maximale est de 4 à 5 sem., contrairement à l'AHAI). Elle doit permettre une remontée plaquettaire dès le 4e j, la voie IV étant efficace plus rapidement.

► *Immunoglobulines intraveineuses (**TÉGÉLINE**)*

En cas de score hémorragique élevé, associées ou non aux **corticoïdes**.

À fortes doses (0,8 à 1 g/kg/j à J1, pouvant être répétées à J2 et J3).

Pour les formes **persistantes (évolution > 3 mois) et chroniques** (> 12 mois), concernant 70 % des adultes, doivent être discutées différentes indications :

- corticothérapie ou IgIV séquentielles ;
- splénectomie. Après vaccination antipneumococcique et antiméningococcique. Efficacité prédite par l'étude de la durée de vie des plaquettes.

► *Agonistes des récépteurs à la thrombopoïétine (**NPLATE**, **REVOLADE**)*

► ***Rituximab***

375 mg/m² IV x 1/sem. pendant 4 sem. en cas de contre-indication ou échec des **corticoïdes**, des immunoglobulines IV ou de la splénectomie.

► *Immunodépresseurs (**azathioprine**, **cyclophosphamide**)*

Purpura thrombopénique immunologique secondaire

Traitement étiologique (du lupus, des syndromes lymphoprolifératifs, du VIH, etc.).

Thrombopénie post-transfusionnelle

Corticoïdes, éventuelle plasmaphérèse.

CONSENSUS

[1] Purpura thrombopénique immunologique de l'enfant et de l'adulte – Protocole national de diagnostic et de soins, *HAS*, 2009.

* MAT : microangiopathie thrombotique ; CIVD : coagulation intravasculaire disséminée ; TIH : thrombopénie induite par l'héparine

FACTEURS DE CROISSANCE PLAQUETTAIRE (1)

Romiplostim

NPLATE					
1 inj. SC/sem. Initier le traitement à la dose de : 1 µg/kg puis augmenter de 1 µg/kg en respectant un intervalle minimum de 1 sem. et une posologie max de 10 µg/kg Détail du suivi de la numération plaquettaire et de l'ajustement posologique : *cf.* Précautions d'emploi	1 fl. 250 µg/mL 1 fl. 500 µg/mL	690,34 1 342,40	I I	65 % 65 %	690,34 1342,40

Eltrombopag

REVOLADE					
50 mg x 1/j à distance des repas (respecter un intervalle de 4 h entre la prise et le repas). La dose d'initiation est de 25 mg x 1/j chez les patients originaires d'Asie de l'Est Augmenter en fonction de la numération plaquettaire par paliers de 25 mg en respectant une posologie max de 75 mg x 1/j Détail du suivi de la numération plaquettaire et de l'ajustement posologique : *cf.* Précautions d'emploi	14 cp. 25 mg 28 cp. 25 mg 14 cp. 50 mg 28 cp. 50 mg	530,71 1 023,14 1 023,14 1 988,39	I I I I	65 % 65 % 65 % 65 %	37,91 36,54 73,08 71,01

PROPRIÉTÉS

Le **romiplostim** et l'**eltrombopag** sont deux agonistes des récepteurs de la thrombopoïétine (TPO). Ils activent des cascades similaires à la TPO bien que non identiques.

Le but de ces traitements n'est pas de normaliser la numération plaquettaire mais de rétablir un nombre de plaquettes > 50.10 ⁹/L.

INDICATIONS

Les indications de l'**eltrombopag** et du **romiplostim** sont identiques :

– chez l'adulte splénectomisé en cas de purpura thrombopénique auto-immun (PTI) idiopathique réfractaire aux autres traitements ;

– en seconde intention chez l'adulte non splénectomisé avec un PTI chronique réfractaire pour lequel la chirurgie est contre-indiquée.

CONTRE-INDICATIONS

Hypersensibilité à la substance active.

THROMBOPATHIES

Troubles des fonctions plaquettaires liées aux anomalies fonctionnelles des plaquettes, parfois sans thrombopénie, elles entraînent des troubles de l'hémostase d'intensité variable. La plupart des thrombopathies « symptomatiques » sont d'origine congénitale chez des familles répertoriées. Les thrombopathies acquises sont souvent de manifestations discrètes au cours de pathologies diverses.

Thrombopathies constitutionnelles

De nombreuses pathologies sont recensées. La thrombopathie peut être isolée ou associée à un syndrome malformatif plus complexe ou à d'autres dysfonctions d'organes.

Classification schématique des thrombopathies congénitales

- Anomalies de production plaquettaires (ex : amégakaryocytose congénitale), pouvant s'associer à un défaut de myélopoïèse plus général, voire des myélodysplasies.
- Anomalies de motilité et forme (implication du gène de la myosine MYH9).
- Anomalies de phospholipides membranaires.
- Anomalies des granules cytoplasmiques.
- Déficits de récepteurs de surface (ex : syndrome de Bernard-Soulier).

Cette diversité de pathologies rares et complexes justifie une prise en charge spécialisée.

Mesures générales et préventives

- Éducation du patient : éviction des sports à risque, éviction des **antiagrégants plaquettaires** et autres traitements modifiant l'hémostase, hygiène générale.
- Information des praticiens sur l'éviction d'actes invasifs, injection IM.
- Contraception orale pour les femmes réglées.

Mesures spécifiques

- En cas d'hémorragie :
  – topiques locaux et **agents hémostatiques** : mèches hémostatiques, **acide tranexamique** ;
  – transfusion de plaquettes : HLA compatibles (éviter le développement d'allo-anticorps) ;
  – **desmopressine** : activité indirecte par relargage de macropolymères de facteur von Willebrand. Indication non consensuelle. Inefficacité dans la maladie de Glanzmann ;
  – transfusion de facteur VII.
- Traitements de fond, dans des milieux spécialisés :
  – agonistes de la TPO ;
  – allogreffe de cellules souches hématopoïétiques.

Thrombopathies acquises

Elles sont parfois d'origine médicamenteuse et nécessitent la suppression du produit en cause (**aspirine**, **anti-inflammatoires**, **antagonistes calciques**, certains antibiotiques), parfois dans le cadre d'une pathologie sous-jacente (syndrome myéloprolifératif, insuffisance rénale, dysglobulinémies monoclonales malignes), enfin parfois délibérée (**antiagrégants** dont l'**aspirine**).

Quelle que soit la cause, le mécanisme de l'atteinte fonctionnelle concerne soit les interactions plaquettes/paroi vasculaire (adhésion), soit les interactions interplaquettaires et/ou interactions plaquettes/plasma (agrégation, et *release*).

Le traitement concerne l'arrêt de médicament incriminé ou le traitement de la pathologie sous-jacente.

FACTEURS DE CROISSANCE PLAQUETTAIRE (2)

PRÉCAUTIONS D'EMPLOI

Ajustement posologique du *NPLATE*

TAUX DE PLAQUETTES ($x\ 10^9/L$)	ACTION
< 50	Augmenter la dose hebdomadaire de 1 µg/kg
> 200 pdt 2 sem. consécutives	Diminuer la dose hebdomadaire de 1 µg/kg
> 400	Interruption du traitement et surveillance hebdomadaire de la numération plaquettaire si le taux de plaquettes a chuté < 200 x $10^9/L$: reprendre le traitement à la dose d'arrêt minorée de 1 µg/kg

Ajustement posologique du *REVOLADE*

TAUX DE PLAQUETTES ($x\ 10^9/L$)	ACTION
< 50 après au moins 2 sem. de traitement	Augmenter la dose journalière de 25 mg jusqu'à 75 mg/j
Compris entre 50 et 150	Continuer à la dose minimale permettant de maintenir le taux plaquettaire souhaité
Compris entre 150 et 250	Diminuer la dose journalière par paliers de 25 mg en attendant 2 sem. pour tout nouvel ajustement posologique
> 250	Arrêter **eltrombopag** et augmenter la fréquence de surveillance du taux de plaquettes à x 2/sem, reprendre le traitement à la dose quotidienne de 25 mg lorsque le taux de plaquettes a chuté < 100 ($x\ 10^9/L$)

Le traitement par ***NPLATE*** ou ***REVOLADE*** est interrompu après 4 sem. à la dose maximale si le taux de plaquettes n'augmente pas suffisament pour réduire dans les proportions voulues le risque hémorragique.

Une surveillance hépatique étroite sera réalisée.

Le ***REVOLADE*** implique un phénomène de chélation notamment lors de la consommation de produits laitiers, de compléments minéraux cationiques ($Fe^{2+}/Ca^{2+}/Mg^{2+}/Al^{3+}/Zn^{2+}$) ou lors de la prise d'antiacides. Cela peut diminuer l'absorption d'**eltrombopag** ; la chélation sera par ailleurs utilisée en cas de surdosage.

EFFETS INDÉSIRABLES

Les plus fréquents : céphalées, insomnies, parasthésies, sécheresses oculaires, cataractes, nausées, diarrhée, constipation, douleurs abdominales hautes, éruptions cutanées, prurits, alopécie, arthralgies, myalgies, spasmes musculaires, douleurs osseuses, asthénie et œdèmes périphériques.

Les augmentations des transaminases et de la bilirubinémie sont possibles.

INTERACTIONS MÉDICAMENTEUSES

La co-administration avec des inhibiteurs de l'HMG-CoA réductase (**statines**) doit être faite avec une dose réduite de **statine** et une surveillance accrue des effets indésirables relatifs à ces traitements.

L'**eltrombopag** chélate les cations polyvalents et doit être administré au minimum à une distance de 4 h de la consommation de produits laitiers, compléments minéraux et antiacides.

La co-administration avec le **lopinavir/ritonavir** peut entraîner une diminution de la concentration plasmatique d'**eltrombopag**.

AGRANULOCYTOSE IATROGÈNE

Elle est définie par la diminution à moins de $0{,}5.10^9$ granulocytes/L. Sont exclues de cette partie les granulopénies de la chimiothérapie ou de la radiothérapie.

Elle met en jeu un mécanisme souvent immunologique (le médicament joue le rôle d'haptène), plus rarement directement toxique.

Le myélogramme est indispensable à la confirmation diagnostique et renseigne sur le pronostic : la rapidité de résolution dépend de la profondeur d'atteinte sur la pyramide de maturation lignée granuleuse.

En cas d'arrêt du facteur déclenchant, la durée de sortie d'agranulocytose est généralement de 8 à 10 j.

Mesures générales

- Hospitalisation.
- Enquête étiologique.
- Déclaration à la pharmacovigilance.
- Contre-indication à vie du médicament, voire de sa classe thérapeutique.
- Isolement protecteur du patient : chambre seule, limitation des visites, port du masque, gants, surblouse pour le personnel soignant.
- Mesures anti-infectieuses préventives : bains de bouche (bicarbonate de Na), asepsie des portes d'entrée cutanées et muqueuses.

> L'arrêt du médicament incriminé est indispensable.

- Le traitement par les **facteurs de croissance granulocytaire (G-CSF)** n'est pas systématique mais peut être envisagé si la granulopénie est profonde et prolongée.

Mesures thérapeutiques

En cas de fièvre

Urgence thérapeutique.

Les prélèvements bactériologiques ne doivent pas retarder l'introduction des antibiotiques.

Antibiothérapie probabiliste à large spectre couvrant les BGN (notamment pyocyanique) :

– bêtalactamine à large spectre (ex : ***TAZOCILLINE*** 4 g x 3/j IV) ou **céphalosporine de 3 ^{e}génération** (ex : ***FORTUM*** 1 g x 3/j), éventuellement associées aux **quinolones** ;

– association aux **aminosides** (ex : **amikacine** 15 mg/kg/j en 1 inj.) en cas de sepsis sévère ou choc septique ;

– en cas de neutropénie prolongée (> 21 j), le risque d'infection fongique est réel et un traitement antifongique doit être envisagé.

Poursuite de l'antibiothérapie jusqu'à la sortie d'agranulocytose en absence de documentation. Sinon, adaptation de la durée selon l'infection documentée, même en cas de sortie d'agranulocytose.

En dehors de la fièvre

Les neutropénies modérées (aux environs de $0{,}5.10^6$ granulocytes/L) sans conséquence clinique (fièvre, aphtose, etc.) justifient des mesures générales seules et d'une surveillance rapprochée.

MÉDICAMENTS SUSCEPTIBLES D'ENTRAÎNER UNE AGRANULOCYTOSE

(Seuls les produits les plus utilisés sont cités)

	DCI	NOM COMMERCIAL
Anti-inflammatoires	**Indométacine**	***INDOCID***
	Fénoprofène	***NALGESIC***
Antiulcéreux	**Cimétidine**	***TAGAMET*** ***CIMÉTIDINE*** ***STOMEDINE***
	Ranitidine	***AZANTAC*** ***RANIPLEX***
Psychotropes	**Diazépam**	***VALIUM ROCHE***
	Carbamazépine	***TÉGRÉTOL***
	Clomipramine	***ANAFRANIL***
	Chlorpromazine	***LARGACTIL***
	Imipramine	***TOFRANIL***
	Alimémazine	***THÉRALÈNE***
	Phénytoïne	***DI-HYDAN***
	Primidone	***MYSOLINE***
Anti-infectieux	**Céphalosporines**	
	Pénicillines	
	Zidovudine	***RÉTROVIR***
Anti-uriques	**Allopurinol**	***ZYLORIC***
	Colchicine	***COLCHICINE OPOCALCIUM*** ***COLCHIMAX***
Antihypertenseurs	**Propranolol**	***AVLOCARDYL***
	Captopril	***LOPRIL*** ***CAPTEA***
Antiarythmiques	**Disopyramide**	***RYTHMODAN***
Anticoagulants et **antiagrégants**	**Ticlopidine**	***TICLID***
Antithyroïdiens	**Carbimazole**	***NÉO-MERCAZOLE***
	Benzylthiouracile	***BASDÈNE***

APLASIE MÉDULLAIRE – SYMPTÔME

Bases thérapeutiques

Ces déficits de production des cellules sanguines dans la moelle hématopoïétique ont une origine variée, souvent néoplasique. Leur traitement est donc double : symptomatique contre les conséquences les plus visibles, les plus gênantes, étiologique contre la cause quand cela est possible.

Traitement symptomatique

Les aplasies médullaires associent à des degrés divers une anémie centrale, une granulopénie et une thrombopénie.

Traitement de l'anémie

Il se fait plutôt en fonction des signes cliniques que des taux de l'hémoglobine, même si le chiffre plancher de 7 g/dL ne doit pas être dépassé. Il est à base de transfusions et doit prévenir les conséquences lointaines d'une allo-immunisation anti-érythrocytaire, ou d'une allo-immunisation anti-HLA, et prévenir une contamination virale. D'où la règle de transfuser en sang phénotypé après précautions d'usage (*cf.* Transfusions). Les anémies bien tolérées ne sont pas à transfuser rapidement. Une immobilisation pour d'autres raisons réduit les besoins en oxygène.

Traitement de la granulopénie

Une prophylaxie anti-infectieuse est de rigueur : bains de bouche par **antiseptique** bicarbonaté, lavage des mains et de la peau, nettoyage du périnée au savon, limitation des gestes traumatisants (piqûres, plaies opératoires, etc.), limitation des visites, suppression des fleurs surtout en pots, alimentation cuite. La granulopénie apyrétique sera ainsi surveillée. En cas de fièvre, après prélèvements sur un site infecté ou pour hémoculture, antibiothérapie à large spectre jusqu'à la remontée des granulocytes au-dessus de $0{,}5.10^9$/L et apyrexie sans documentation bactériologique. L'adjonction d'un **antifongique**, comme le **fluconazole**, ou d'un 3e antibiotique peut se justifier au bout de quelques jours de fièvre persistant malgré les antibiotiques. Il n'y a pas lieu d'utiliser des immunoglobulines, ni des transfusions granulocytaires désuètes.

Traitement de la thrombopénie et de ses conséquences

À titre prophylactique, il convient d'éviter les situations hémorragiques : injections intramusculaires, interventions diverses (pose de chambre implantable, de cathéter), traitements risqués tels que **aspirine**, **héparine**, **antiagrégants**, anticoagulants ; utiliser une brosse à dents souple. Les transfusions plaquettaires prophylactiques sont discutables. En revanche des transfusions à titre curatif sont nécessaires devant un purpura pétéchial diffus et/ou des hémorragies muqueuses. On s'adresse de préférence aux concentrés plaquettaires d'aphérèse pour plus d'efficacité et pour prévenir une allo-immunisation.

Traitement étiologique

Les aplasies toxiques (chimiothérapie ou autre) sont en général aiguës, spontanément résolutives dans des délais variables. Les aplasies courtes sont souvent bien tolérées, les aplasies longues en revanche entraînent des complications à traiter. L'utilisation des facteurs de croissance granulocytaires peut être discutée à raison de 5 µg/kg/j (***GRANOCYTE***, ***NEUPOGEN*** et ***NEULASTA*** en préventif), ils peuvent accélérer la récupération médullaire. Les aplasies néoplasiques sont en principe l'indication d'une chimiothérapie si le cancer est sensible au traitement. L'aplasie s'aggrave provisoirement après le traitement. Les autres aplasies (radiations, virus, etc.) sont plus rares et les principes du traitement restent les mêmes, même si, en général, les durées d'aplasie sont plus longues.

FACTEURS DE CROISSANCE GRANULOCYTAIRE (1)

Lénograstim

GRANOCYTE					
Lyoph. + solvant 1 mL + ser. + aiguilles pour inj. SC Perf. IV 150 µg/m² ou 19,2.10⁶ UI/m²	1 fl. 13 MUI 5 fl. 13 MUI 1 fl. 34 MUI 5 fl. 34 MUI	50,55 HOP 97,33 HOP	I I I I	100 % 100 % 100 % 100 %	50,55 97,33

Filgrastim

NEUPOGEN					
Solution inj. SC ou perf. IV 5 µg/kg/j	1 ser. 30 MUI/0,5 mL 5 fl. 30 MUI/1 mL 1 ser. 48 MUI/0,5 mL	99,87 477,70 157,60	I I I	100 % 100 % 100 %	99,87 95,54 157,60
ZARZIO					
Idem ***NEUPOGEN***, à adapter en fonction de l'indication	1 ser. 30 MUI/0,5 mL 1 ser. 48 MUI/0,5 mL	93,72 147,76	I I	100 % 100 %	93,72 147,76
TEVAGRASTIM					
Biosimilaire Idem ***NEUPOGEN***	1 ser. 30 MUI/0,5 mL 1 ser. 48 MUI/0,8 mL	93,72 147,76	I I	100 % 100 %	93,72 147,76
RATIOGRASTIM					
Biosimilaire Idem ***NEUPOGEN***	1 ser. 30 MUI/0,5 mL 1 ser. 48 MUI/0,8 mL	93,72 147,76	I I	100 % 100 %	93,72 147,76

PROPRIÉTÉS

Facteurs de croissance, hématopoïétiques produits par génie génétique. Stimulant la croissance de la lignée neutrophile.

INDICATIONS

Les indications des facteurs de croissance sont actuellement de deux ordres :

• Mobilisation des cellules souches périphériques en prévision de recueil pour greffe.

• Granulopénie sévère dans les conditions suivantes :

– réduction de la durée des neutropénies et de l'incidence des granulopénies fébriles suites de la chimiothérapie anti-néoplasique (sauf affections myéloïdes) ou dans les suites de greffe de moelle ou greffe des cellules souches périphériques ;

– neutropénies sévères congénitales avec moins de 0,5 G/L de neutrophiles et antécédents d'infections ;

– neutropénies persistantes de moins de 1 G/L chez des patients atteints de VIH pour réduire les risques d'infection bactérienne.

L'indication peut être préventive quand le risque granulopénique est établi. Elle est curative devant une neutropénie fébrile, sévère et durable.

CONTRE-INDICATIONS

Ne pas administrer simultanément à une chimiothérapie cytotoxique.

PRÉCAUTIONS D'EMPLOI

Surveillance de la trame osseuse, de l'état rénal et hépatique.

EFFETS INDÉSIRABLES

Douleurs osseuses, myalgies, vomissements, diarrhées, atteintes hépatiques et rénales.

FACTEURS DE CROISSANCE GRANULOCYTAIRE (2)

Pegfilgrastim

NEULASTA					
6 mg pour chaque cycle de chimiothérapie, en SC 24 h après la fin de la chimiothérapie cytotoxique	1 ser. prérempl. 0,6 mL (6 mg)	979,36	I	100 %	979,36

PROPRIÉTÉS

Le *Granulocyte-Colony Stimulating Factor* humain (facteur de croissance de la lignée granulocytaire, G-CSF) est une glycoprotéine qui régule la production et la libération des polynucléaires neutrophiles à partir de la moelle osseuse. Le **pegfilgrastim** est une forme conjuguée covalente de G-CSF humain recombinant attaché à une molécule de polyéthylène-glycol (PEG) de 20 kd. Le **pegfilgrastim** est une forme à durée prolongée de G-CSF, par diminution de la clairance rénale.

INDICATIONS

Réduction de la durée des neutropénies et de l'incidence des neutropénies fébriles chez les patients traités par une chimiothérapie cytotoxique pour une pathologie maligne (à l'exception des LMC et des syndromes myélodysplasiques).

CONTRE-INDICATIONS

Hypersensibilité au **pegfilgrastim** et au **filgrastim**. Syndrome myélodysplasique. LMC. LAM secondaire.

PRÉCAUTIONS D'EMPLOI

LAM. Antécédent de pneumonie. Toux. Fièvre. Dyspnée. Signes radiologiques d'infiltration pulmonaire. Détérioration de la fonction respiratoire. Syndrome de détresse respiratoire de l'adulte. Surveillance rate. Douleur au sommet de l'épaule. Douleur de l'hypocondre droit. Drépanocytose.

EFFETS INDÉSIRABLES

Réaction allergique. Anaphylaxie. Rash cutané. Angio-œdème. Dyspnée. Hypotension. Augmentation de la lactate-déshydrogénase. Rupture splénique. Pneumonie interstitielle. Fibrose pulmonaire. Syndrome de détresse respiratoire de l'adulte. Crise drépanocytaire. Douleur osseuse. Myalgie. Douleur. Céphalée.

NOTES

COAGULATION INTRAVASCULAIRE DISSÉMINÉE (CIVD) (1)

Il s'agit d'un syndrome clinico-biologique caractérisé par :

– l'apparition des thrombi de fibrine dans la microcirculation entraînant une défaillance d'organes (rein, foie, poumons, cerveau) ;

– et consommation des plaquettes et des facteurs de coagulation entraînant un syndrome hémorragique.

Il existe toujours une cause sous-jacente déclenchente (sepsis, traumatisme, néoplasie, causes obstétriques, toxiques/venins, etc.).

Parmi les néoplasies, la leucémie aiguë promyélocytaire (LAM3) est quasi systématiquement accompagnée d'une CIVD.

Scores diagnostiques et pronostiques

Plusieurs scores ont été décrits. Leur utilisation est difficile en pratique mais importante en recherche clinique pour la corrélation avec le pronostic.

Ils reposent sur : numération plaquettaire + marqueurs de dégradation de la fibrine (D-dimères, PDF), allongement du TP, diminution du fibrinogène.

Traitement de la cause

Le traitement de la cause sous-jacente est l'élément clé thérapeutique.

Elle permet la résolution de la CIVD dans la majorité des cas sans autre intervention.

À noter que le traitement spécifique de la LAM3 (***VESANOID***) permet la diminution du risque et/ou d'aggravation de CIVD.

Principes thérapeutiques

Le déclenchement de la CIVD entraîne un déficit global en facteurs de la coagulations et une consommation périphérique des plaquettes, et fait apparaître par réaction des produits de dégradation de la fibrine (formée dans les microvaisseaux).

Compenser les plaquettes et les facteurs de la coagulation

► *Transfusion de plaquettes*

Elle ne doit pas être décidée sur le chiffre plaquettaire seul mais en conjonction avec le terrain et la clinique.

La transfusion préventive est déconseillée.

Il est généralement recommandé d'envisager la transfusion en cas de saignements et si le chiffre de plaquettes est < 50 000/mm³.

En absence de facteurs de risque hémorragique et/ou en absence de symptômes cliniques, le seuil peut être abaissé à 20 000/mm³.

Transfusion de 1 U/10 kg de poids.

► *Plasma frais congelé*

Les PFC sont envisagés en cas de baisse du fibrinogène < 1 g/L voire 0,5 g/L et /ou TP > 1,5N et/ou syndrome hémorragique.

Administration de 10 à 20 mL/kg.

En cas de surcharge empêchant l'administration d'un volume important de PFC, on peut considérer des concentrés de fibrinogène (***CLOTTAFACT***) 0,5 à 1 g/10 kg. Cela ne corrigera pas les autres facteurs consommés.

Le PPSB n'a pas d'indication dans ces cas et doit être évité (il s'agit de facteurs stables).

COAGULATION INTRAVASCULAIRE DISSÉMINÉE (CIVD) (2)

Empêcher l'activation extensive de la coagulation

► *Héparine*

Les **héparines de bas poids moléculaire** sont à manier prudemment en cas d'atteinte rénale fonctionnelle. Leur utilisation est controversée. L'héparine en injection ou mieux en perfusion continue est utilisée à faibles doses de l'ordre de 100 à 200 UI/kg/j. Il existe une résistance relative en raison de l'abaissement du taux de l'antithrombine III liée à la CIVD. Son effet est variable, elle peut même aggraver le syndrome hémorragique. L'ajustement de la dose doit se faire de façon très rapprochée, en raison de la remontée de l'antithrombine III, le cofacteur de l'héparine.

► *Protéine C activée*

Absence de données formellement concluantes. À discuter uniquement en cas de CIVD secondaire au sepsis (perf. continue 24 μg/kg/h pendant 4 j) ET en absence de thrombopénie < 30 000/mm³ ET/OU gestes à risque hémorragique.

► *Antithrombine III*

Pas de bénéfice démontré à ce jour dans la CIVD.

► *Antifibrinolytiques*

Ils sont à éviter *a priori* car ils bloquent la réponse fibrinolytique physiologique ; à n'utiliser qu'en cas de forte réaction fibrinolytique et exclusivement des anti-enzymes tels que l'**aprotinine**.

THROMBOPÉNIE INDUITE PAR L'HÉPARINE (TIH) (1)

C'est une complication iatrogène immune peu fréquente mais potentiellement sévère. Le risque de TIH est maximal aux environs du 10e j d'un traitement par héparine. La TIH survient quasi exclusivement avec les héparines standard mais peut survenir très rarement avec les **HBPM**.

Diagnostic de probabilité

Le diagnostic repose sur la combinaison de probabilité clinique et biologique aboutissant à un organigramme décisionnel.

Anamnèse et examen clinique

- Thrombopénie :
  – diminution du chiffre des plaquettes > 50 % du maximum de la numération avant traitement ;
  – baisse survenant entre 5 et 14 j du début du traitement (peut survenir dans les 24 h en cas de réexposition).
- Thrombose artérielle ou veineuse (généralement après J5 d'héparine et jusqu'à J30 après arrêt de l'héparine).
- Nécrose cutanée au point d'injection.
- Absence d'autre cause de thrombopénie.

Score des 4 T (*cf.* Encadré)

Il s'agit d'un score de calcul de probabilité. Il ne remplace pas le jugement clinique.
La valeur prédictive négative d'un score faible est de 99,8 %.
La valeur prédictive positive d'un score intermédiaire ou haut est de 14 et 64 % respectivement.

Diagnostic biologique

- Recherche d'anticorps anti PF4 ou anti-héparine (Se > 95 % ; Sp 50-89 %).
- Tests fonctionnels : anticorps induisant l'activation plaquettaire en présence d'héparine (Se 90-98 % ; Sp 90-95 %).

Traitement

Le traitement doit être aussi précoce que possible.

Anticoagulants non héparines

Le **danaparoïde** (*ORGARAN*) est le plus couramment utilisé.
L'**argatroban** (*ARGANOVA*) peut être privilégié en cas d'insuffisance rénale, mais augmente l'INR (attention si associé aux **AVK**).
Les nouveaux anticoagulants oraux n'ont pas été évalués dans cette indication et ne doivent pas être proposés en dehors de protocoles de recherche.

Probabilité de thrombopénie induite par l'héparine : score des 4 T

Thrombopénie relative	
Chute > 50 % et nadir ≥ 20000/mm³	2
Chute 30-50 % ou nadir 10000-19000/mm³	1
Chute < 30 % ou nadir < 10000/mm³	0
Timing de survenue de la thrombopénie	
J5-J10 ou ≤ J1 si exposition ≤ 30 j	2
> J10 ou ≤ J1 si exposition 31-100 j	1
ou timing incertain (NFS manquante) mais compatible thrombopénie immunoallergique	1
< J4 sans exposition récente	0
Thrombose ou autre manifestation clinique	
Nouvelle thrombose documentée ; nécrose cutanée	2
Réaction systémique aiguë après bolus IV HNF	2
Extension ou récidive de thrombose	1
Thrombose suspectée non prouvée ; plaques érythémateuses	1
Aucune	0
Autre cause de thrombopénie	
Aucune évidente	2
Possible	1
Définie	0

Probabilité pré-test : 6-8 haute ; 4-5 intermédiaire ; 0-3 faible

TRAITEMENTS APPARENTÉS À L'HÉPARINE (1)

Danaparoïde

ORGARAN			
Prophylaxie chez sujets aux ATCD de thrombose induite par héparine (TIH) : 750 UI ant-iXa x 2 inj. SC/j Traitement préventif en cas de TIH : 750 UI x 3 inj./j (1 250 UI x 3/j si > 90 kg) Traitement curatif des manifestations thromboemboliques en cas de TIH : 2 500 U anti-Xa en bolus IV suivi d'un schéma en IV ou en SC pendant 5 à 7 j	10 amp. 750 UI anti-Xa/0,6 mL	HOP	I

PROPRIÉTÉS

Antithrombotique du groupe de l'héparine mais n'ayant pas de réactivité croisée avec l'anticorps héparine-dépendant.

Faible risque hémorragique à dose thérapeutique.

INDICATIONS

Prophylaxie de la maladie thromboembolique en chirurgie orthopédique et oncologique.

Prophylaxie de la maladie thromboembolique chez les sujets avec une thrombopénie induite par l'héparine (TIH) ou aux antécédents de TIH.

Traitement curatif des thromboses et embolies en cas de TIH ou d'antécédent de TIH.

CONTRE-INDICATIONS

Hypersensibilité au **danaparoïde**.

Purpura thrombocytopénique idiopathique.

Accident vasculaire cérébral aigu.

Saignement non contrôlé.

Endocardite bactérienne aiguë.

HTA sévère non contrôlée.

Insuffisance rénale sévère (clairance de la créatinine < 20 mL/min).

Ulcère gastro-duodénal évolutif.

Rétinopathie diabétique.

Déconseillé pendant l'allaitement.

Test d'agrégation plaquettaire *in vitro* positif avec le **danaparoïde** en cas de TIH ou de thrombopénie sous anticoagulant.

PRÉCAUTIONS D'EMLPOI

Surveillance des plaquettes.

Mesure de l'activité anti-Xa en cas d'insuffisance rénale et de poids > 90 kg (objectif : anti-Xa entre 0,2 et 0,4 UI/mL).

EFFETS INDÉSIRABLES

Anémie, hémorragie, ecchymose, hématome au point d'injection.

Thrombopénie.

Réaction d'hypersensibilité.

INTERACTIONS MÉDICAMENTEUSES

Association possible avec les anticoagulants oraux, l'**aspirine**, les **AINS**, les **corticostéroïdes** mais avec prudence car risque hémorragique majoré.

THROMBOPÉNIE INDUITE PAR L'HÉPARINE (TIH) (2)

Relais par AVK

Envisagé seulement si les plaquettes sont > 150 000/mm³.

L'anticoagulant doit être maintenu jusqu'à l'obtention de l'INR cible.

La durée de l'anticoagulation doit être minimum 30 j (risque de thrombose jusqu'à J30 après arrêt de l'héparine) et 3 mois en cas de thrombose associée.

Transfusion de plaquettes contre-indiquée

Elle est risquée (activation et thrombose) donc contre-indiquée sauf en cas d'hémorragie avec risque vital.

Réintroduction de l'héparine (standard ou HBPM)

La réintroduction est risquée et contre-indiquée dans les 3 mois suivant la TIH.

En cas de nécessité (durant la chirurgie cardiaque essentiellement), l'introduction d'héparine ne se fait qu'après contrôle de l'absence d'Ac circulants.

Dans les autres cas, le **danaparoïde** ou les anticoagulants oraux sont indiqués.

Algorithme décisionnel devant une suspicion de TIH

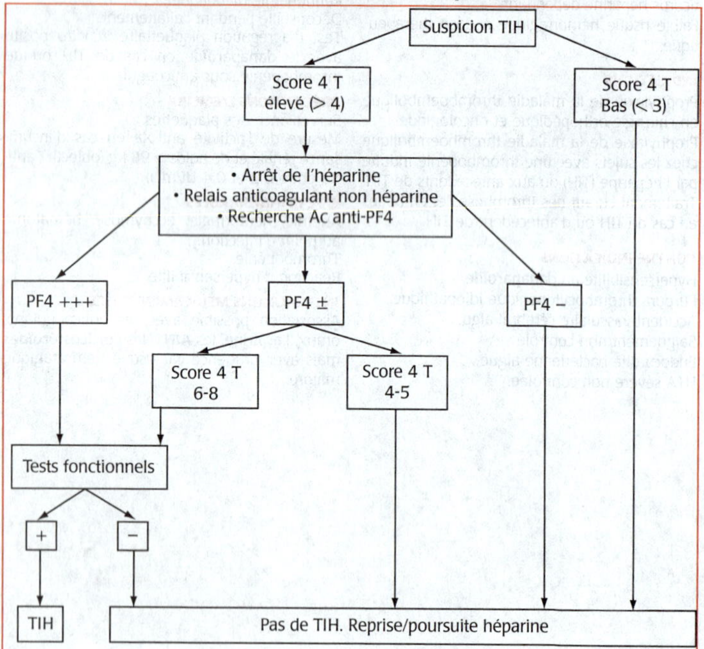

TRAITEMENTS APPARENTÉS À L'HÉPARINE (2)

Argatroban

ARGANOVA					
Thrombopénie induite par l'héparine de type II : 2 µg/kg/min (à réduire à 0,5 µg/kg/min si insuffisance hépatique, chirurgie cardiaque récente, état critique) Contrôler le TCA 2 h après le début du traitement puis x 1/j	6 fl. 2,5 mL (100 mg/mL)		HOP	I	

PROPRIÉTÉS
Inhibiteur direct de la thrombine.

INDICATIONS
Anticoagulation chez les adultes ayant une thrombopénie induite par l'héparine (TIH) de type II, nécessitant un traitement antithrombotique par voie parentérale.

CONTRE-INDICATIONS
Hémorragie non contrôlée.
Hypersensibilité à l'**argatroban** ou à l'un des excipients.
Insuffisance hépatique sévère.

PRÉCAUTIONS D'EMPLOI
Surveiller le TCA 2 h après le début de l'injection puis une fois par jour ; TCA cible : 1,5 à 3 fois le témoin.
Attendre 1 à 2 h après un traitement par héparine pour débuter l'**argatroban**.
Diminuer les doses en cas d'insuffisance hépatique.

EFFETS INDÉSIRABLES
Événement hémorragique.
Hypoglycémie, hyponatrémie.
Vertiges, céphalées, confusion.
Troubles du rythme cardiaque.
Nausées, vomissements.
Éruption cutanée.

INTERACTIONS MÉDICAMENTEUSES
Augmentation du risque hémorragique si association à d'autres anticoagulants ou à des **antiagrégants plaquettaires**.

HÉMOPHILIES (1)

Mesures générales

- Informer le patient et son entourage des risques hémorragiques et des mesures immédiates à envisager.
- Proscrire les médicaments susceptibles d'aggraver les troubles d'hémostase. Prévoir une vaccination antihépatite B en prévision des transfusions. Assurer la prise en charge administrative du patient et sa surveillance par une équipe médicale spécialisée.
- Récupérer le carnet et la carte d'hémophile du patient. Elle contient :
  – le type et la profondeur du déficit ;
  – l'existence ou non d'un anticorps inhibiteur acquis du facteur XI ou VIII ;
  – la sensibilité au test à la desmopressine (dans l'hémophilie A mineure ou modérée).

Cf. Transfusions.

Traitement préventif

Il s'agit :
– d'une prévention primaire ou secondaire en cas de déficit sévère de l'enfant ou antécédents répétés d'accidents hémorragiques ;
– d'une prévention en cas de geste traumatique ou chirurgical.

- Prévoir un accès veineux, site implantable nécessaire.
- La **desmopressine** peut être une alternative en cas d'hémophilie fruste si le FAHA * est de 5 à 10 %.
- Chez le petit enfant prévoir 3 inj./sem. de 25-30 U/kg jusqu'à la fin de l'adolescence, pour l'hémophilie B, x 2/sem.
- Prévention du développement d'inhibiteurs : utilisation de FVIII recombinant à demi-vie prolongée dans l'hémophilie A (ex : couplé à la fraction constante [Fc] des immunoglobulines [phase III en cours]).

Traitement de l'accident hémorragique [1]

Mesures générales

- Compression locale quand c'est possible (peau, nez) elle permet parfois d'arrêter l'hémorragie sans autre intervention.
- Protection avec une gouttière en résine synthétique adaptée à la denture pour extraction dentaire éventuelle.
- Immobilisation en cas d'hémarthrose ou hématome musculaire, suivie de la kinésithérapie dès que possible.

Moyens associés

- **Desmopressine** (***MINIRIN*** ou ***OCTIM***) uniquement si hémophilie A : peut suffire en cas d'hémorragie mineure.
- ***EXACYL*** IV ou PO dans les hémorragies cutanéomuqueuses, en traitement adjuvant.
- Transfusion éventuelle si déglobulisation : culots globulaires phénotypés.

Traitement substitutif

Il dépend de la nature de l'hémophilie et de la gravité de l'hémorragie.

► *Hémophilie A*

D'abord une dose de charge suivie du maintien du taux du facteur VIII. La dose de charge est en UI : le poids (en kg) x l'augmentation souhaitée (%) x 0,5. À renouveler toutes les 8 à 24 h (demi-vie du FVIII = 8-14 h).
- Pour l'hémorragie grave, maintenir le facteur VIII > 50 %, pendant 7 j.
- Pour l'hémorragie mineure, maintenir le facteur VIII entre 30 et 50 %, pendant 4 j.
- Pour l'hémorragie minime, maintenir le facteur VIII entre 15 et 30 %, pendant 1 j.

► *Hémophilie B*

D'abord en dose de charge initiale suivie du maintien du taux du facteur IX.
La dose de charge est en UI : poids (en kg) x l'augmentation souhaitée (%).
À renouveler toutes les 12 à 24 h (demi-vie du FIX = 12-20 h).
Puis maintenir le taux à 15-30 % pour hémorragie minime, pendant 3 j et à 30-50 % pour hémorragie grave, pendant 7 j.

* Facteur anti-hémophilique A

FACTEURS DE COAGULATION (1) – FACTEURS ANTIHÉMOPHILIQUES

Facteur antihémophilique A recombinant

HELIXATE NEXGEN					
Poudre + solvant pour IV	1 fl. 250 UI/2,5 mL 1 fl. 500 UI/2,5 mL 1 fl. 1 000 UI/2,5 mL 1 fl. 2 000 UI/5 mL 1 fl. 3 000 UI/5 mL	HOP HOP HOP HOP HOP	I I I I I		
KOGENATE BAYER					
Poudre + solvant pour IV + bioset	1 fl. 250 UI 1 fl. 500 UI 1 fl. 1 000 UI 1 fl. 2 000 UI 1 fl. 3 000 UI	HOP HOP HOP HOP HOP	I I I I I		
ADVATE					
Poudre + solvant pour IV	1 fl. 250 UI/2 mL 1 fl. 500 UI/2 mL 1 fl. 1 000 UI/2 mL 1 fl. 1 500 UI/2 mL 1 fl. 2 000 UI/5 mL 1 fl. 3 000 UI/5 mL	HOP HOP HOP HOP HOP HOP	I I I I I I		
NOVOEIGHT					
Poudre + solvant IV	1 inj. 250 UI 1 inj. 500 UI 1 inj. 1000 UI 1 inj. 1500 UI 1 inj. 2000 UI 1 inj. 3000 UI	HOP HOP HOP HOP HOP HOP	I I I I I I		

Facteur antihémophilique B cryodesséché

MONONINE					
Poudre + solvant pour injection IV	1 fl. 1 000 UI/10 mL	HOP	I		

HÉMOPHILIES (2)

En cas d'inhibiteur anti-FVIII ou FIX

En cas d'urgence : **FVII activé (*NOVOSEVEN*)** ou concentrés de facteurs activés dans les pharmacies et centres spécialisés.

Les traitements immunomodulateurs et immunosuppresseurs sont en cours d'évaluation.

Conseils pratiques pour l'hémophile et sa famille [1]

Tout enfant hémophile récemment diagnostiqué doit être pris en charge par le centre de référence local et régional formé d'une équipe d'hématologistes, de médecins transfuseurs, de pédiatres et disposant d'un laboratoire d'hémostase performant disponible 24 h/24. Ce centre de référence doit avoir accès en consultations spécialisées d'orthopédistes, de rhumatologues, de stomatologues et d'infectiologues de référence.

Le centre de référence local participe avec le médecin traitant à l'éducation du patient. Ce centre de référence est en principe en connexion avec des kinésithérapeutes, des psychologues et des assistantes sociales entrant dans le cadre de l'éducation globale du patient et de sa famille avec l'aide de l'Association française des hémophiles qui permet de disposer d'une carte et d'un livret de santé d'hémophiles et procure des revues d'information.

Des stages d'apprentissage pour autotransfusions sont souhaitables, sinon nécessaires, autant pour le patient que pour éventuellement un membre de la famille. Ils sont organisés et dirigés par le centre spécialisé. Il est également important que l'équipe de référence informe et conseille les médecins généralistes du patient.

CONSENSUS

[1] Hémophilies et affections constitutionnelles de l'hémostase graves – Protocole national de diagnostic et de soins pour une maladie rare, *HAS*, 2007.

FACTEURS DE COAGULATION (2) – COMPLEXE PROTHROMBINIQUE ACTIVÉ

Complexe prothrombinique activé

FEIBA				
Poudre + solvant + dispositif d'injection IV lente sans dépasser 2 U/kg/min Posologie de 80 à 240 U/kg/inj x 2-3/j sans jamais dépasser 100 U/kg/inj	1 fl. 500 U/20 mL 1 fl. 1 000 U/20 mL	HOP HOP	I I	100 % 100 %

PROPRIÉTÉS

Les facteurs antihémophiliques A et B permettent la coagulation du sang par la voie intrinsèque et vont participer à la formation de la thromboplastine qui va, à son tour, transformer la prothrombine en thrombine. L'intégrité de la voie extrinsèque ne compense pas le déficit de la voie intrinsèque.

Le complexe prothrombinique activé induit la formation d'une "activité coagulante court-circuitant l'action des facteurs anti-hémophiliques VIII et IX" induisant la coagulation à un moment où les facteurs VIII et IX ne sont plus nécessaires.

INDICATIONS

Le complexe prothrominique activé est utilisé dans le traitement préventif, curatif ou substitutif des hémorragies dues à une hémophilie A ou B en cas de présence d'un inhibiteur.

CONTRE-INDICATIONS

Hypersensibilité à l'un des composants.

Le complexe prothrombinique activé est également contre-indiqué en cas d'insuffisance hépatique ou de risques de complications thrombotiques, notamment cardiovasculaires.

PRÉCAUTIONS D'EMPLOI

Respecter les posologies en fonction de la gravité de l'hémorragie et du taux du facteur VIII avant le traitement.

EFFETS INDÉSIRABLES

Possibilité de réactions allergiques au cours de l'administration. Possibilité de transmission d'agents infectieux viraux connus ou inconnus, VHB, VHC, VIH, *Parvovirus* B19. Apparition d'un inhibiteur de facteur VIII dans 10 à 20 % des cas.

FEIBA induit également fréquemment des troubles cardio-vasculaires tels que CIVD, thrombophlébite, thromoembolie ou infarctus du myocarde notamment en cas de posologie élevée.

FACTEURS DE COAGULATION (3) – FACTEUR VII (1)

Facteur VII activé

NOVOSEVEN				
Hémorragie hémophilique 90 µg/kg/adm. à renouveler si besoin toutes les 2-3 h Déficit facteur VII 20-30 µg/kg/adm. à renouveler si besoin toutes les 4-6 h Thrombopathie de Glanzmann 80-120 µg/kg/adm. à renouveler si besoin toutes 90-120 min	1 inj. 1 mg 1 inj. 2 mg 1 inj. 5 mg 1 inj. 8 mg	HOP HOP HOP HOP	I I I I	

FACTEURS DE COAGULATION (4) – FACTEUR VII (2) – PHARMACOLOGIE

PROPRIÉTÉS

Ce médicament contient du facteur de coagulation VII activé recombinant. Le mécanisme d'action comprend la liaison du facteur VIIa au facteur tissulaire exposé. Ce complexe va directement activer le facteur IX en facteur IXa et le facteur X en facteur Xa, qui permet la conversion initiale de faibles quantités de prothrombine en thrombine. La thrombine provoque l'activation des plaquettes et des facteurs V et VIII au niveau du site de la lésion et conduit à la formation du caillot hémostatique en transformant le fibrinogène en fibrine.

INDICATIONS

Traitement des épisodes hémorragiques et dans la prévention des hémorragies survenant lors d'interventions chirurgicales ou de procédures invasives pour les groupes de patients suivants :
- chez les patients ayant une hémophilie congénitale avec inhibiteurs dirigés contre les facteurs de coagulation VIII ou IX ;
- chez les patients ayant une hémophilie congénitale ;
- chez lesquels une forte réponse anamnestique à l'administration de facteur VIII ou IX est prévisible.chez les patients ayant une hémophilie acquise ;
- chez les patients ayant un déficit congénital en FVII ;
- chez les patients ayant une thrombasthénie de Glanzmann avec anticorps anti-GP IIb-IIIa et/ou anti-HLA, et présentant une absence de réponse (passée ou présente) aux transfusions plaquettaires.

Ce médicament a obtenu un protocole temporaire thérapeutique dans l'indication suivante :
- syndrome hémorragique en obstétrique : persistance de l'hémorragie malgré une prise en charge conforme aux RPC de la HAS publiées en 2004 (incluant ocytociques, révision de la filière génitale et utérine et sulprostone ;
- syndrome hémorragique en chirurgie cardiaque, en dernier recours au bloc opératoire ou en réanimation ;
- hémorragies par rupture de varices œsophagiennes chez des patients ayant un projet thérapeutique défini (TIPS ou transplantation hépatique) et qui, après l'échec du traitement conventionnel (glypressine et traitement endoscopique), présentent un syndrome hémorragique persistant.

CONTRE-INDICATIONS

Hypersensibilité au principe actif, ou à l'un des excipients, ou aux protéines de souris, de hamster ou protéines bovines.

PRÉCAUTIONS D'EMPLOI

Dans les conditions pathologiques où le facteur tissulaire peut être libéré de façon plus importante que la normale (septicémie, athérosclérose, insuffisance coronarienne, angor, insuffisance hépatique, maladie thromboembolique, etc.) il peut y avoir un risque potentiel de développement d'un événement thrombotique ou d'induction de coagulation intravasculaire disséminée (CIVD) associé au traitement par ce médicament.

EFFETS INDÉSIRABLES

Ils sont peu fréquents ou rares :
- réaction au point d'injection ;
- céphalées ;
- rash, prurit, urticaire, réaction anaphylactique ;
- CIVD ;
- événements thromboemboliques veineux et plus rarement artériels, angine de poitrine.

INTERACTIONS MÉDICAMENTEUSES

Le risque d'une interaction potentielle entre ce médicament et des concentrés de facteurs de coagulation n'est pas connu. L'utilisation simultanée des concentrés de complexes prothrombiques, activés ou non, doit être évitée.

FACTEURS DE COAGULATION (5) – FACTEUR VON WILLEBRAND

■ Facteur Willebrand humain

WILFACTIN					
Traitement curatif/substitutif : 40-80 UI/kg/adm. x 1 à 2/j Traitement préventif/substitutif 40-60 UI/kg/adm. x 2 à 3/sem.	1 fl. 1 000 UI/10 mL 1 inj. 100 UI/mL (5 mL) 1 inj. 100 UI/mL (20 mL)	HOP HOP HOP	I I I		

PROPRIÉTÉS

L'apport de facteur Willebrand permet de corriger les troubles de l'hémostase observés chez les malades atteints d'un déficit en facteur Willebrand. Son effet est double :
– il rétablit l'adhésion des plaquettes au sous-endothélium vasculaire au niveau de la lésion, ce qui assure l'hémostase dite primaire, comme en témoigne le raccourcissement fréquemment observé du temps de saignement ;
– il a une action retardée dans les déficits associés en facteur VIII.

INDICATIONS

Traitement et prévention des hémorragies et situation chirurgicale dans la maladie de Willebrand quand le traitement seul par la **desmopressine** (DDAVP) est inefficace ou contre-indiqué.

Ce médicament ne doit pas être utilisé dans le traitement de l'hémophilie A.

CONTRE-INDICATIONS

Hypersensibilité à la substance active ou à l'un des excipients.

PRÉCAUTIONS D'EMPLOI

Une surveillance clinique et biologique est recommandée.
À utiliser avec prudence chez les nouveau-nés, nourrissons et enfants en raison de l'absence de données cliniques.

EFFETS INDÉSIRABLES

Rares réactions d'hypersensibilité ou d'allergie.
Risque de complications thromboemboliques.

INTERACTIONS MÉDICAMENTEUSES

Aucune interaction connue.

FACTEURS DE COAGULATION (6) – ASSOCIATION DE FACTEURS

Facteur Willebrand + facteur VIII

WILSTART					
Posologie à adapter sachant que : 1 UI/kg de facteur Willebrand et 1 UI/kg de facteur VIII augmentent le taux plasmatique de VWF : RCo et de FVIII : C d'environ 0,02 UI/mL (2 %)	1 inj. 1 000 UI/500 UI	HOP			
VONCENTO					
Idem ***WILSTART*** Généralement posologies comprises entre 20 et 40 UI/kg de FVIII et entre 40 et 80 UI/kg de FvW	1 inj. 250 UI/600 UI 1 inj. 500 UI/1 200 UI 1 inj. 1000 UI/2 400 UI	HOP HOP HOP	I I I		

PROPRIÉTÉS

Le facteur VIII et le facteur Willebrand sont des composants normaux du plasma humain et ils agissent comme le facteur VIII et le facteur Willebrand endogènes.

INDICATIONS

Spécifiquement dans la phase initiale du traitement de la maladie de Willebrand quand le traitement par la **desmopressine** (dDAVP) est inefficace ou contre-indiqué.
Il ne doit pas être utilisé dans le traitement de l'hémophilie A.

CONTRE-INDICATIONS

Hypersensibilité aux substances actives ou à l'un des excipients.

PRÉCAUTIONS D'EMPLOI

Injecté exclusivement par voie IV, en une seule fois, immédiatement après reconstitution, sans dépasser 4 mL/min.
Surveillance clinique et biologique recommandée.
Attention à la présence de sodium dans les excipients.

EFFETS INDÉSIRABLES

Idem ***WILFACTIN*** et ***HELIXATE NEXGEN***.

INTERACTIONS MÉDICAMENTEUSES

Aucune interaction médicamenteuse avec ce médicament n'est connue à ce jour. Néanmoins, le mélange préalable avec d'autres produits ou médicaments est formellement déconseillé.

WILLEBRAND (MALADIE DE)

Classification

Sous-types de la maladie de Willebrand

Type	1	2A	2B	2N	3
Déficit	Quantitatif	Qualitatif Baisse de l'affinité pour le GpIb	Qualitatif Augmentation de l'affinité pour le GpIb	Qualitatif Baisse de l'affinité pour le FVIII	Quantitatif
Transmission autosomique	Dominante	Dominante	Dominante	Récessive	Récessive

Mesures générales

- Informer le patient et son entourage des risques hémorragiques et des mesures immédiates à envisager.
- Proscrire les médicaments susceptibles d'aggraver les troubles d'hémostase.
- Chez les femmes non ménopausées, prévoir une contraception hormonale.
- Prévoir une vaccination anti-hépatite B en prévision des transfusions.
- Assurer la prise en charge administrative du patient, sa surveillance et son éducation par une équipe médicale spécialisée.
- Carnet Willebrand nominatif du patient à porter sur soi (indique le type de Willebrand et l'efficacité ou non de la **desmopressine**).

Traitements disponibles

- Antifibrinolytique type ***EXACYL*** 15 mg/kg x 3/j PO si saignement ORL, ménorragies. Contre-indication dans les situations à risque thrombotique (ex : hématurie).
- **Desmopressine** :

– contre-indiquée dans le type 2B ;
– inefficace dans le type 3 ;
– à administrer uniquement si le patient est répondeur : efficace dans le type 1, mais efficacité ± constante dans le types 2A et 2N : le test est fait hors situation d'urgence et la sensibilité est connue et écrite dans le carnet patient ;
– ***MINIRIN*** 0,5 μg/kg IVL 30 min ou ***OCTIM*** 2 pulv. nasales. À répéter, toutes les 12 h, max 3-4 fois ;
– restriction hydrique (risque hyponatrémie).

- Transfusion de concentrés plasmatiques riches en **facteur von Willebrand (FvW)** :

– ***WILFACTIN*** = **FvW** seul : indiqué si FvW spontané > 40 % ou hémorragie modérée ;
– ***WILSTART*** = **FvW + FVIII** : 40-60 UI/kg si forme sévère ; 20-40 UI/kg si déficit modéré ;
– à répéter toutes les 12 à 24 h.

Traitement curatif d'une hémorragie

Accidents mineurs

- Compression de la lésion, méchage des épistaxis, colle hémostatique en cas d'avulsion dentaire.
- Antifibrinolytiques.
- Discuter un traitement hémostatique.

Accidents importants ou patient non répondeur à la desmopressine

- Concentrés plasmatiques de **FvW**.
- Transfusion de concentrés érythrocytaires en cas de baisse majeure de l'hémoglobine (*cf.* Transfusions).

Surveillance sous desmopressine

- Risque de rétention hydrique : en cas d'injections répétées, prévoir la restriction hydrique.
- Risque de tachycardie : surveiller le cœur et réduire les doses chez les personnes avec troubles cardiovasculaires et les personnes âgées (0,2 g/kg).

Traitement préventif en cas d'intervention chirurgicale ou dentaire

Desmopressine (***MINIRIN***) à la dose de 0,3 μg/kg IVL 30 min, juste avant l'intervention, répétée 8 à 12 h après si nécessaire.

Concentrés de **FvW** si risque de saignement postopératoire prolongé.

Les taux des facteurs VIII et FvW doivent être maintenus à un niveau suffisant pour permettre la cicatrisation (80 % au début et 40 % par la suite).

AGENTS HÉMOSTATIQUES

Desmopressine

MINIRIN					
Solution injectable	10 amp. 40 µg/1 mL	HOP	II		
OCTIM					
Solution pour pulvérisation nasale à 150 µg/dose	25 doses sol. endonasales (une dose = 0,1 mL) fl. pulvérisateur 2,5 mL + embout nasal	270,65	I	65 %	10,83

PROPRIÉTÉS

Analogue de l'hormone antidiurétique (vasopressine). Induit la libération du facteur de Willebrand et du facteur VIII.

INDICATIONS

Traitement correcteur et préventif des accidents hémorragiques de la maladie de Willebrand en dehors des formes sévères ou de type 2B.

CONTRE-INDICATIONS

Maladie de Willebrand de type 2B et hypersensibilité aux constituants de la préparation.

PRÉCAUTIONS D'EMPLOI

Perfusion intraveineuse lente (15 à 30 min), la dose totale doit être diluée dans 50 à 100 mL de sérum physiologique.

La posologie est de 0,3 à 0,4 µg/kg de poids corporel. Elle doit être réduite à 0,2 µg/kg chez le sujet âgé ou présentant des troubles cardiovasculaires.

En cas de traitement préventif, l'administration doit avoir lieu immédiatement avant l'acte chirurgical.

Si une augmentation suffisante du facteur VIII est observée après la première perfusion de ***MINIRIN*** injectable, les administrations peuvent être répétées toutes les 12 h tant que la prophylaxie est jugée nécessaire, sous réserve des contrôles répétés du facteur VIII.

EFFETS INDÉSIRABLES

Céphalées, bouffées vasomotrices, crampes abdominales, rares et aux doses élevées.

INTERACTIONS MÉDICAMENTEUSES

Précautions d'emploi avec la **carbamazépine** (***TÉGRÉTOL***) en raison de son effet hyponatrémiant.

TRANSFUSION SANGUINE (1)

Règles générales

- S'assurer de l'indication transfusionnelle (une supplémentation en fer peut suffire dans une anémie ferriprive...).
- Éviter de transfuser la nuit, sauf urgence vitale, quand le patient – sans et surtout avec **somnifères** et **anxiolytiques** – s'est assoupi et a des réflexes peu vifs.
- S'assurer du type d'urgence transfusionnelle : la commande urgente d'une transfusion non urgente augmente les risques d'erreur.
- Toujours respecter le protocole transfusionnel en vigueur (contact de l'EFS), indication de la qualification du sang (ou ses dérivés).
- Au préalable : information du patient et accord signé à consigner dans le dossier transfusionnel.

Règlementation de la compatibilité transfusionnelle [1]

Hors urgence

- Groupage ABO, Rhésus D (2 déterminations). Détermination Rhésus Cc Ee et Kell.
- Recherche des agglutinines irrégulières (RAI) : doit dater de moins de 72 h avant la transfusion.
- Épreuve de compatibilité *in vitro* prétransfusionnelle : en cas de RAI positive, absence de rendement transfusionnel, antécédent d'accident transfusionnel.
- Recherche d'anticorps anti HLA ou HPA en cas d'inefficacité de transfusion de plaquettes.

Urgence vitale (livraison 30 min)

- Groupage ABO, Rhésus D (2 déterminations). Détermination Rhésus Cc Ee et Kell.
- Pas de RAI, pas d'épreuve de compatibilité *in vitro*.

Urgence vitale immédiate (pas de délai de livraison)

Pas de groupage. Transfusion de produits O+ ou O-, Kell-.

Toujours

Contrôle ultime au lit du malade, sous la responsabilité du médecin prescripteur : épreuve de Beth Vincent.

Règle de prescription des produits sanguins labiles (PSL)

Elle doit comporter les indications précises :

– sur le produit : le type, sa quantité, sa transformation, sa qualification ;
– sur le patient (identité précise, date de naissance) ;
– sur le prescripteur et moyen de le contacter.

Type et quantité

► *Culots globulaires (CG)*

- 1 CG augmente l'Hb de 1 g/dL chez l'adulte de 70 kg.
- Prescrire minimum 2 CG, éventuellement fractionné (1 CG/12 h) si surcharge ou risque d'intolérance cardiaque.
- 1 CG est généralement transfusé en 60 min.

► *Concentrés plaquettaires (CP)*

- Deux types de produits :
  – concentrés plaquettaires d'aphérèse (CPA) : isolés à partir d'un seul don de sang. Diminue le risque infectieux ;
  – mélange de concentrés plaquettaires (MCP) : mélange à partir de 2 à 12 dons de sang.
- Posologie chez l'adulte, en 1re intention : 0,5 à $0,7.10^{11}$ plaquettes pour 7 kg de poids. **Le poids du malade et la numération plaquettaire doivent figurer réglementairement sur l'ordonnance. Ils permettent de choisir au mieux un CP apportant une quantité suffisante de plaquettes.**

► *Plasma frais congelé* [2]

- Règles transfusionnelles inverses des PLS cellulaires (CG et CP).
- Posologie chez l'adulte 10-15 mL/kg.
- Transformation : viro-atténuée (si provenance d'un seul donneur) ou viro-inactivée (pool de donneurs).

PRODUITS SANGUINS

Seuls les produits labiles les plus utilisés sont mentionnés.

Produits sanguins labiles

Produits cellulaires

► *Concentrés de globules rouges*
(déleucocytés systématiquement depuis 1998)
• Unité adulte d'environ 200 mL avec minimum 45 g d'Hb, 80 % d'hématocrite.
• Unité enfant :
– qualification déplasmatisée : protéines plasmatiques résiduelles < 0,5 g de conservation de courte durée, d'environ 6 h ;
– qualification phénotypée : avec détermination des groupes Cc Ee Kell ou détermination étendue des phénotypes ;
– qualification irradiée : pour la destruction de toutes les cellulaires nucléées (leucocytes).

► *Concentrés plaquettaires*
• Standard (CPS) isolé à partir d'un don de sang : plaquettes $0,5.10^{11}$, volume 40-60 mL de plasma. La dose est d'une unité par 10 kg de poids.
• D'aphérèse (CPA), préparé par cytaphérèse chez un donneur, toujours déleucocyté :
– 1re catégorie : de 2 à 4.10^{11} plaquettes ;
– 2e catégorie : de 4 à 6.10^{11} plaquettes ;
– 3e catégorie : $> 6.10^{11}$ plaquettes.
• Qualification irradiée : pour la destruction des leucocytes résiduels.
• Qualification CMV négative : donneur CMV négatif.

Produits non cellulaires (plasmatiques)

• Plasma frais congelé isogroupe.
• Indication : coagulopathie de consommation, déficits graves et/ou complexes.
• Qualification viro-atténuée par traitement par solvant-détergeant contre les virus à enveloppes.

Produits sanguins stables

Ils ont le statut de médicaments.
• Immunoglobulines polyvalentes : du LFB (laboratoire français de biofractionnement), ***TÉGÉLINE***.
• Immunoglobulines spécifiques : ***GAMMATÉTANOS***.
• Facteur VII : ***FACTEUR VII LFB***, ***NOVOSEVEN***.
• Facteur VIII : ***ADVATE***, ***HELIXATE NEXGEN***, ***KOGENATE***.
• Facteur IX : ***MONONINE***.
• Facteur de Willebrand : ***WILFACTIN***.
• Albumine : ***ALBUNORM***, ***VIALEBEX***.
• Hémine.
• Fibrinogène : seul ou associé (***BIOCOL*** : avec facteur XIII et fibronectine).

TRANSFUSION SANGUINE (2)

Transformation et qualification des CP et CG

Transformation	**Indications**
Déleucocytation	Tous les CP et les CG depuis le 1er avril 1998
Irradiation (permet l'inactivation des leucocytes résiduels)	Déficit immunitaire congénital cellulaire Avant et pendant un prélèvement de cellules souches hématopoïétiques autologues Patients traités par greffe de cellules souches hématopoïétiques autologues ou allogéniques Certaines chimiothérapies anticancéreuses (**fludarabine**, ***CAMPATH***, etc.) Transfusion *in utero* ou chez le prématuré Dons dirigés intra-familiaux (encadrés réglementairement) Transfusion de CP HLA identiques ou approchants
Déplasmatisation (vise à éliminer les protéines plasmatiques)	Antécédents de réaction transfusionnelle anaphylactique majeure Déficit en IgA avec présence d'anticorps anti-IgA chez le receveur Transfusion de plaquettes maternelles en cas de thrombopénie allo-immune
Préparation pédiatrique	Diminuer la quantité de plaquettes à transfuser sans modifier la concentration du produit Assurer une 2e transfusion à partir du même don
Cryoconservation (attention : diminue environ de 50 % l'efficacité transfusionnelle ; entraîne systématiquement une déplasmatisation)	CPA de phénotype rare
Réduction de volume	Prévention de surcharge volémique essentiellement en pédiatrie

Quantification	Indications
Phénotypé	État réfractaire avec allo-immunisation anti-HLA ou anti-HPA
Compatibilisé	Mêmes indications que pour le phénotypé après échec des CPA phénotypés État réfractaire avec allo-immunisation anti-HLA polyspécifique
CMV négatif (qualification rare car prévalence de 50 à 80 % dans la population générale : en cas d'indisponibilité, un produit déleucocyté est acceptable)	Receveurs CMV négatifs de cellules souches hématopoïétiques d'un donneur CMV négatif Receveurs de greffe de poumon, quel que soit leur statut sérologique vis-à-vis du CMV Femmes enceintes CMV négatives ou de statut sérologique inconnu vis-à-vis du CMV Nouveau-né dont la mère est séronégative ou de statut sérologique inconnu vis-à-vis du CMV

TRANSFUSION SANGUINE (3)

Prescription des produits sanguins stables

Ils ont le statut de médicaments.

- Albumine humaine : 20 % (hyperoncotique) ou 4 % (légèrement hypo-oncotique).
- **Immunoglobulines polyvalentes** : ***TÉGÉLINE***, endobulines.
- Immunoglobulines spécifiques : anti-D, **sérum antitétanique**, sérum antirabique.
- Protéines de la coagulation :

– facteur VIII ;
– facteur IX ;
– concentrés de facteur von Willebrand ;
– concentrés de fibrinogène ;
– PPSB ;
– concentrés d'antithrombine III ;
– concentrés de protéine C activée.

TRANSFUSION SANGUINE (4) – INCIDENTS (1)

Mesures préventives

Elles sont toujours de rigueur : groupage en double détermination, recherche d'agglutinines irrégulières (RAI) récente de moins de 72 h, prescription adéquate, vérification du groupe, vérification du nom et du numéro de dossier, test ultime (suivre le protocole transfusionnel).

Mesures immédiates

- Clamper pour arrêter le flux sanguin transfusionnel, **ne pas débrancher** (maintenir la voie d'abord).
- Vérifier la concordance du sang délivré avec le patient (groupe, identité complète, prescription, test ultime), répéter le contrôle ultime.
- En déterminer la nature : fièvre, fièvre/frissons, urticaire et manifestations cutanées, hausse tensionnelle, anxiété et oppression thoracique, douleurs lombaires et/ou abdominales, émission d'urines colorées, état d'hypotension voire de collapsus, infection bactérienne.
- En déterminer l'importance et la gravité : évaluer l'état respiratoire du patient, la fréquence du pouls et sa consistance, la pression artérielle et son écart par rapport à la PA prétransfusionnelle.

Complications engageant le pronostic vital

Accident toxi-infectieux ou syndrome frissons-hyperthermie (gravité majeure)

- **Survient dès les premières goutes**. Peut s'accompagner de choc hémodynamique.
- Arrêt complet de la transfusion.
- Hémocultures chez le patient.
- Antibiothérapie large, couvrant notamment les bacilles Gram négatif.
- Antipyrétiques non salicylés (**paracétamol**).
- Avertir la réanimation.
- L'ensemble de la poche et du dispositif transfusionnel est adressé au laboratoire de bactériologie, pour culture.

Accident hémolytique aigu (incompatibilité ABO ou RAI positives et sang non compatibilisé)

- Frissons, hyperthermie avec douleurs lombaires, hémoglobinurie pouvant aller jusqu'au choc hémolytique, collapsus cardiovasculaire, CIVD, insuffisance rénale.
- Arrêt immédiat de la transfusion, conservation de la (des) poche(s) pour vérification immunologique.
- État de collapsus et insuffisance rénale : appeler le réanimateur de garde.
- Respecter les RAI sur les prochaines transfusions

TRALI (*Transfusion Related Lung Injury*)

- Détresse respiratoire aigue type SDRA, survenant 2 à 6 h post-transfusion.
- Traitement en réanimation.

TRANSFUSION SANGUINE (5) – INCIDENTS (2)

Autres complications

Hausse tensionnelle

- Ralentir la transfusion.
- Utiliser des **diurétiques** (furosémide 20 mg).
- Espacer les transfusions de différentes poches (1 par demi-journée).

Anxiété et oppression thoracique (en général d'origine allergique)

- Ralentir la transfusion.
- **Antihistaminiques**.

Manifestations cutanées

Justification des **antihistaminiques** et/ou rajout des **corticoïdes** en cas de résistance.

Frissons en cours de transfusion

- La survenue d'intolérance en cours de transfusion indique rarement un accident infectieux, bien qu'il n'y ait pas de règle absolue.
- Survient **en particulier avec les plaquettes.**
- Arrêt temporaire de la transfusion. Faire des hémocultures chez le patient de façon systématique
- Antipyrétiques et **antihistaminiques** en injection ± **corticoïdes** si frissons extrêmes.
- Une antibiothérapie peut s'avérer nécessaire s'il y a doute sur la nature infectieuse de la fièvre post/prétransfusionnelle.
- RAI systématique au 8-10e j, recherche d'anti-HLA à distance.
- La répétition de ces réactions conduit à :
  – une préparation prétransfusionnelle par **antihistaminiques** et/ou **corticoïdes** ;
  – une déplasmatisation des concentrés plaquettaires.

Autres accidents à prévoir (mesures préventives éventuelles)

– Purpura post-transfusionnel immunologique.
– Maladies virales diverses.
– GVH chez les patients immunodéprimés.
– Surcharge en fer.
– Toxicité de citrate ou hyperkaliémie en cas de transfusions massives.

Dans tous les cas, il convient de conserver les données sur fiche transfusionnelle et d'assurer la traçabilité des produits. Déclaration obligatoire au correspondant d'hémovigilance et/ou à l'Établissement français du sang.

TRANSFUSION SANGUINE (6) – INCIDENTS (3)

Tarifs des produits sanguins (arrêté du 22 décembre 2015)

Concentré de globules rouges humains homologues (unité adulte, unité enfant et unité pédiatrique)	189,77 €
Concentré unitaire de granulocytes d'aphérèse	556,21 €
Concentré de plaquettes standard, concentration minimale de 1 × 10^{11} plaquettes par poche puis par tranche supplémentaire d'unité thérapeutique de 0,5 x 10^{11}	77,44 € 38,72 €
Concentré de plaquettes d'aphérèse, concentration minimale de 2 x 10^{11} plaquettes par poche puis par tranche supplémentaire d'unité thérapeutique de 0,5 x 10^{11}	224,57 € 56,14 €
Plasma frais congelé viro-atténué par amotosalen (200 mL au minimum)	100,35 €
Forfait pour concentrés globules rouges autologues	44,70 €
Majoration pour transformation « déleucocyté » (applicable sur concentré de globules rouges autologue)	25,72 €
Majoration pour transformation « cryoconservé »	122,10 €
Majoration pour qualification « phénotypé Rh Kell »	3,33 €
Majoration pour qualification « phénotype étendu »	15,49 €
Majoration pour qualification « CMV négatif »	10,95 €
Majoration pour transformation « déplasmatisé »	74,12 €
Majoration pour transformation « irradié » (applicable sur chaque produit)	14,99 €
Majoration pour transformation « réduction de volume »	23,55 €
Majoration pour transformation « reconstitution du sang à usage pédiatrique »	24,82 €

CONSENSUS

[1] Transfusions de globules rouges homologues : produits, indications alternatives en hématologie et en oncologie, *HAS*, 2014.
[2] Transfusion de plasma thérapeutique : produits, indications, *ANSM*, 2012.

GREFFE DE MOELLE (1)

Sous le terme de greffe de moelle, on englobe deux techniques très différentes et qui ne posent pas les mêmes problèmes en termes de réalisation, de surveillance et de complications potentielles :

– *l'allogreffe* est l'apport d'un système hématopoïétique et immunitaire nouveau et étranger au receveur, rendant la procédure complexe à court et long terme ;

– *l'autogreffe* utilise les cellules souches hématopoïétiques (CSH) du patient (autotransfusion) et constitue un support cellulaire pour pouvoir réaliser une chimiothérapie intensive.

Problème global

Il s'agit d'une technique thérapeutique lourde, pour le patient et pour la société.

Les indications de l'allogreffe peuvent concerner les pathologies non malignes (hémoglobinopathies, déficits immunitaires) nécessitant l'apport d'un nouveau système hématopoïétique et/ou immunitaire.

Les indications de l'auto et allogreffe concernent majoritairement les néoplasies hématologiques et certains cancers solides.

Les indications consensuelles sont en perpétuelle réévaluation et les techniques évoluent rapidement. Les décisions sont donc à prendre par des équipes et centres spécialisés.

Allogreffe

• Procédure associant :

– *l'apport d'un système hématopoïétique et immunitaire allogénique* : pour les pathologies malignes, l'objectif est l'apport de cellules immunitaires qui vont reconnaître et détruire les cellules tumorales du patient (receveur) = effet du greffon contre la maladie (GVM) ;

– *une chimiothérapie de conditionnement* permettant en priorité l'immunosuppression et la prise de greffe, mais aussi le contrôle de la maladie ;

– un *traitement immunosuppresseur* post-allogreffe.

• Problématiques :

– existence d'un **donneur HLA compatible** (minimum HLA A, B, C, DR, DQ), familial (génoidentique) ou fichier (phénoidentique). Des donneurs alternatifs (sang de cordon ou donneurs haplo [semi]-identiques) peuvent être discutés selon les indications ;

– **balance GVH/GVM** : les cellules immunocompétentes du greffon reconnaissent et détruisent les cellules normales du receveur (effet du greffon contre l'hôte : GVH) se traduisant par une mortalité et une morbidité importantes mais parallèlement ont un effet bénéfique sur le contrôle de la maladie (effet du greffon contre la maladie : GVM) en détruisant les cellules tumorales. À ce jour, la découverte de thérapeutiques immunosuppressives permettant de moduler GVH et GVM reste un challenge.

GREFFE DE MOELLE (2)

Modalités pratiques

• Bilan prégreffe : évaluation du terrain selon des scores de comorbidités ayant un impact sur le choix du conditionnement
• Obtention des CSH :
– CSH médullaires par ponction de la crête iliaque postérieure sous anesthésie générale. Richesse nécessaire 2-3 x 10^8 cellules nucléaires/kg de poids du receveur ;
– CSH périphériques après mobilisation par **G-CSF** (**filgrastim** ou **lénograstim**) 10 µg/kg/j et cytaphérèse. Richesse nécessaire 4 x10^6 CD34/kg ;
– CSH de sang de cordon.
• Conditionnement (secteur protégé, chambres à flux laminaire et pression positive) : les doses cytotoxiques et immunosuppressives varient selon l'effet désiré sur la tumeur, la source du greffon et le terrain compatible. Schématiquement, les conditionnement dits myéloablatifs entraînent une destruction totale hématologique (effet antitumoral) et immunitaire ; les conditionnements à intensité réduite privilégient une immunosuppression permettant la prise de greffe, tout en préservant temporairement le système hématopoïétique de l'hôte (faible effet antitumoral et plus faible toxicité).
• Transfusion du greffon le jour de son recueil, rarement congélation avant.

GREFFE DE MOELLE (3)

Indications potentielles

► *Maladies néoplasiques*

• Leucémies aiguës lymphoïde et myéloïde (selon la cytogénétique et la réponse au traitement d'induction)

• Leucémie myéloïde chronique résistante aux **ITK**.

• Myélodysplasies selon le score pronostique.

• Lymphomes et myélomes sont rarement concernés en 1re ligne.

► *Maladies non néoplasiques*

• Aplasie médulaire (maladie).

• Hémoglobinopathies dans leurs formes graves : thalassémie, drépanocytose.

• Syndromes d'immunodépression congénitaux de diverses formes.

• Maladies métaboliques congénitales.

Ces indications sont rares en soi, mais l'absence de néoplasie sous-jacente et l'évolution spontanément grave en font des indications de choix.

Complications potentielles (non exhaustif)

• Thérapeutique hautement toxique, entrainant globalement 30 % de mortalité directement liée à la procédure.

• GVH aiguë (par définition survenant avant J100 post-allogreffe) : organes cibles = foie, peau, tube digestif.

• GVH chronique (> J100) : présentation de type pathologie auto-immune touchant tous les organes.

• Maladie veino-occlusive.

• Déficit immunitaire : risque infectieux viral (CMV, EBV, HSV, HHV6, adénovirus, BK virus), fongique (aspergillose), parasitaire (toxoplasmose) nécessitant un suivi rapproché.

• Secondairement, leucoencéphalite démyélinisante, syndrome myélodysplasique, cataracte, stérilité, troubles de la puberté, hypothyroïdie, seconde néoplasie et enfin rechute de la maladie initiale.

Exemples de conditionnement myéloablatif

DCI et produit	Dose (mg/kg/j)	Rythme d'administration (le jour de la greffe est J0)
Cyclophosphamide	60 IV	J-6, J-5
Irradiation corporelle totale	2 Gy	J-3, J-2, J-1

DCI et produit	Dose (mg/kg/j)	Rythme d'administration (le jour de la greffe est J0)
Busulfan	4 PO	J-9 à J-6
Cyclophosphamide	50 IV	J-5 à J-2

Exemple de conditionnement atténué

DCI et produit	Dose ($mg/m^2/j$)	Rythme d'administration (le jour de la greffe est J0)
Fludarabine	30 IV	J-4 à J-1
Irradiation corporelle totale	2 Gy	J0

GREFFE DE MOELLE (4)

Autogreffe

- Procédure associant :

– *une chimiothérapie intensive dite de conditionnement* : il s'agit d'un effet « dose intensité » ayant pour objectif d'augmenter l'effet antitumoral ;

– une *réinjection des cellules souches hématopoïétiques périphériques du patient* permettant une restauration hématopoïétique et donc de compenser la toxicité hématologique du traitement.

- Problématiques :

– risque de contamination du greffon par les cellules malignes. Le recueil du greffon et l'autogreffe sont réalisés au mieux après obtention d'une rémission complète. Les essais de traitement ou purge du greffon préalables peuvent être réalisés dans le cadre de protocoles ;

– difficultés de recueil de CSP chez des patients multitraités.

Indications potentielles

- Maladies néoplasiques sensibles à une chimiothérapie.
- Les myélomes multiples (indication en 1re ligne du sujet jeune) , les lymphomes de Hodgkin (indication en 1re rechute chimiosensible) et les lymphomes non hodgkiniens représentent 2/3 des pratiques consensuelles.
- Les tumeurs non hématopoïétiques telles que cancer pulmonaire, cancer du sein potentiellement évolutif, cancer de l'ovaire et quelques cas de tumeurs testiculaires font aussi partie des indications.

Modalités pratiques

- Bilan prégreffe large et complet. Élimination des contre indications à la cytaphérèse (consultation de thérapie cellulaire).
- Recueil des CSP :

– mobilisation en fin de cycle de chimiothérapie ou stimulation de l'hématopoïèse par une chimiothérapie neutropéniante associée à un facteur de croissance granulocytaire **G-CSF** 5 μg/kg/j. La mobilisation peut être réalisée par **G-CSF** (**filgrastim** ou **lénograstim**) seul 10 μg/kg/j ;

– le début de la cytaphérèse nécessite un nombre de cellules CD34 circulantes suffisant (monitoring quotidien) et une hématopoïèse correcte (plaquettes > 50 G/L, Hb > 8 g/dL) ;

– recueil minimal nécessaire pour assurer la reconstitution hématopoïétique : 2-3 x 10^6 CD34/kg ;

– congélation du greffon en attendant l'autogreffe.

- Chimiothérapie de conditionnement : il s'agit de molécules adaptées à la chimiosensibilité de la pathologie néoplasique et ayant une relation dose-effet linéaire connue.
- Autogreffe ou transfusion du greffon de CSP autologues (décongélation) : réalisé minimum 24 h après l'administration du dernier cytotoxique et associé à une prémédication (**antihistaminiques** ou **corticoïdes**).

Complications potentielles

- Liées à la mobilisation par **G-CSF** : myalgies et douleurs osseuses (50 % des cas) pouvant être très invalidantes et nécessitant des **morphiniques**.
- Liées à la cytaphérèse : hypocalcémie, anémie, thrombopénie (à surveiller en fin de procédure).
- Liées au conditionnement : aplasie fébrile (5 % de mortalité), syndrome myélodysplasique, néoplasie secondaire.
- Rechute.

Contrairement à l'allogreffe, absence de complication dysimmunitaire.

Intoxications

SOMMAIRE

MALADIES		MÉDICAMENTS	
Prise en charge générale (1)	1055		
Prise en charge générale (2)	1056		
Prise en charge générale (3)	1057		
Prise en charge générale (4)	1058		
Prise en charge générale (5)	1059		
Prise en charge générale (6)	1060		
Prise en charge générale (7)	1061		
Intoxications par antidépresseurs (1)	1062		
Intoxications par antidépresseurs (2)	1063		
Intoxications aux antipsychotiques	1064	Adsorbant intestinal	1065
Intoxication aux benzodiazépines	1066	Antagoniste des benzodiazépines	1067
Intoxications par produits illicites ou liées à une toxicomanie (1)	1068	Antagoniste des opiacés	1069
Intoxications par produits illicites ou liées à une toxicomanie (2)	1070		
Intoxications au lithium	1071		
Intoxications par le paracétamol (1)	1072	Mucolytique	1073
Intoxications par le paracétamol (2)	1074		
Intoxications aiguës aux salicylés (1)	1076		
Intoxications aiguës aux salicylés (2)	1077		
Intoxication aiguë au monoxyde de carbone (CO) (1)	1078		
Intoxication aiguë au monoxyde de carbone (CO) (2)	1079		
Intoxication aux bêtabloquants	1080		
Intoxications aux inhibiteurs calciques	1081		
Intoxications aiguës aux alcools, glycols	1082	Fomépizole	1083
Intoxication aiguë à la chloroquine (1)	1084		
Intoxication aiguë à la chloroquine (2)	1085		
Intoxications par les champignons (1)	1086	Coumarine	1087
Intoxications par les champignons (2)	1088		
Piqûres d'hyménoptères	1089		

PRISE EN CHARGE GÉNÉRALE (1)

Principes généraux de prise en charge

Diagnostic

Il repose sur des données anamnestiques et sur l'examen clinique du patient, beaucoup plus que sur les examens complémentaires.

L'examen clinique comporte deux temps : l'évaluation rapide des fonctions vitales, puis un examen plus détaillé permettant une orientation toxicologique :

– évaluation de la conscience chiffrée (score de Glasgow) ;
– évaluation respiratoire : mesure de la fréquence respiratoire, amplitude des mouvements thoraciques, coloration des téguments, existence ou non d'un encombrement ;
– évaluation circulatoire : fréquence cardiaque, pression artérielle, ECG ;

Ce premier bilan rapide permet d'évaluer la nécessité de traitement urgent :

– mise en place d'un abord vasculaire ;
– perméabilité des voies aériennes ;
– oxygénation ou ventilation assistée ;
– traitement d'une arythmie ou d'un trouble de conduction ;
– remplissage vasculaire ;
– traitement inotrope ou vasoactif.

Réalisation dans un second temps d'un examen plus complet qui permettra une orientation vers un diagnostic plus précis de l'intoxication (recherche de toxidromes) :

- examen des téguments à la recherche de traces d'injection, de traces de traumatisme, d'une cyanose ;
- examen de la sphère oropharyngée (ingestion de caustique) ;
- examen neurologique (mouvements anormaux, diamètre pupillaire) (*cf.* encadrés Comas, Toxiques convulsivants et tableau Pupilles et mouvements oculaires + score de Glasgow en neurologie) ;
- température (*cf.* tableau Troubles de la température) ;
- évaluation respiratoire ;
- évaluation cardiocirculatoire (*cf.* encadré Atteintes cardiovasculaires toxiques) :
  – dépression myocardique effet inotrope négatif (**colchicine**, **bêtabloquants**, **inhibiteurs calciques**),
  – vasoplégie,
  – hypovolémie diarrhée (**colchicine**, arsenic) : vomissements (**théophylline**), troisième secteur (caustiques),
  – troubles du rythme ou de conduction : bradycardie (**bêtabloquants**, **diltiazem**, **vérapamil**, **digitaliques**), troubles du rythme ventriculaire (**tricycliques**, **chloroquine**, **digitaliques**), poussées hypertensives (amphétamines, cocaïne, cannabis, **L-dopa**, **IMAO**) ;
- examen abdominal : iléus, globe vésical ;
- examen des membres : lésions de compression, syndrome des loges, compression nerveuse.

PRISE EN CHARGE GÉNÉRALE (2)

Critères d'admission en réanimation*

Coma
– score de Glasgow < 12 (patient ne répondant pas aux stimulations verbales),
– crises convulsives.
Détresse respiratoire :
– OAP toxique,
– pneumopathie d'inhalation.
Acidose respiratoire ($PaCO_2 > 45$ mmHg).
Pression artérielle < 80 mmHg.
BAV 2e ou 3e degré.
Hyperexcitabilité ventriculaire.
Intoxication aux antidépresseurs et/ou antipsychotiques avec syndrome anticholinergique (tachycardie), troubles neurologiques, QRS > 0,12 s ou QT > 0,5 s.
Acidose métabolique.
Body packers.
Envenimation avec signes généraux (ou extension de l'œdème sur tout le membre ou le tronc).
Hypothermie profonde.
Hyperthermie maligne (syndrome malin des antipsychotiques [neuroleptiques]).
Hyperkaliémie ± insuffisance rénale aiguë sévère.

Critères d'admission en réanimation en fonction des toxiques [1]

L'admission en réanimation ou en unité de surveillance continue des intoxications par psychotropes est en particulier indiquée :
– pour l'intoxication par les **benzodiazépines**, chez le sujet âgé ou insuffisant respiratoire ;
– pour les **barbituriques**, en raison du risque prolongé de coma et d'arrêt respiratoire d'apparition parfois brutale (**barbituriques** d'action rapide) ;
– pour les **antipsychotiques**, en raison du risque de troubles de la repolarisation voire de la conduction ;
– pour le **lithium**, chez le sujet préalablement traité ou en cas de surdosage.
Les toxiques à l'origine d'une surmortalité sont les cardiotropes et notamment les toxiques avec effet stabilisant de membrane. Toute intoxication par cardiotrope doit être admise en réanimation.
Les intoxications aiguës par les antidépresseurs polycycliques sont potentiellement graves, en raison du risque de convulsions, d'arythmie ventriculaire et de défaillance myocardique. Le principal facteur pronostique est l'élargissement des QRS.

* Adapté de Moleski *et al. Chest.* 2003 ; 123 : 577-592.

PRISE EN CHARGE GÉNÉRALE (3)

Place des examens complémentaires

► *Analyse toxicologique*

• Inutile dans la plupart des cas où l'histoire et la présentation cliniques sont concordantes, elle se justifie comme moyen diagnostique dans la situation de troubles de la conscience inexpliqués. Dans certains cas, l'analyse quantitative est nécessaire pour évaluer la gravité de l'intoxication ou surveiller l'efficacité du traitement.

• Le dosage sanguin du toxique est indiqué s'il a une incidence sur la prise en charge. C'est le cas de l'**acide valproïque**, de la **carbamazépine**, du **fer**, de la **digoxine**, du **lithium**, du **paracétamol**, du **phénobarbital**, des **salicylés** et de la **théophylline**.

► *Examens biologiques*

Les anomalies biologiques peuvent être un élément diagnostique, notamment lorsqu'elles sont liées à un effet direct du toxique.

• La recherche d'une hypoglycémie doit être systématique. Associée à un syndrome hyperadrénergique, elle oriente vers une intoxication par la théophylline, les amphétamines ou le trichloréthylène.

• Urée et créatinine : les atteintes rénales secondaires à un effet néphrotoxique direct sont rares (métaux lourds, éthylène glycol, paraquat, certains antibiotiques). L'hypovolémie et la déshydratation sont responsables d'insuffisances rénales fonctionnelles alors que les insuffisances rénales organiques sont le plus souvent dues aux états de choc, aux hémolyses intravasculaires ou rhabdomyolyses.

• Natrémie : risque d'hypernatrémie liée à l'administration de sels de sodium hypertoniques (intoxication par les **tricycliques**). Les diarrhées importantes (syndrome phalloïdien, colchicine) peuvent être responsables d'une hyponatrémie.

• Kaliémie : hyperkaliémie de l'intoxication digitalique (inhibition de l'ATPase membranaire). Hypokaliémie lors de l'intoxication par la **chloroquine** (corrélée avec la gravité de l'intoxication).

• Osmolalité : une hyperosmolalité non liée à l'élévation de l'urée, du glucose ou d'électrolytes indique la présence plasmatique d'une substance non dosée. Il existe alors une différence entre l'osmolalité mesurée et l'osmolalité calculée. Ce trou osmolaire fait préférentiellement évoquer une intoxication par un alcool, un glycol ou de l'acétone.

• L'ECG doit être systématique ; il permet en cas d'anomalie d'évoquer une absorption de produit toxique non avouée et/ou d'évaluer la gravité de certains produits (*cf.* encadré Atteintes cardiovasculaires toxiques).

► *Troubles acido-basiques*

L'étude des gaz du sang artériel permet d'évaluer les effets respiratoires centraux ou périphériques des toxiques. Une alcalose ventilatoire est évocatrice d'une intoxication salicylée ; une acidose respiratoire est un facteur de risque et justifie une surveillance en réanimation. Les alcaloses métaboliques sont le plus souvent secondaires aux vomissements ou aux perfusions de **bicarbonate**. Les acidoses métaboliques permettent une orientation diagnostique (*cf.* tableau Acidoses métaboliques toxiques). Les examens radiologiques sont utiles pour évaluer les conséquences pulmonaires de l'intoxication, ou éliminer une autre cause aux troubles neurologiques ou métaboliques.

Critères de gravité et d'admission en réanimation

À l'évidence, les intoxications très graves (coma profond, détresse respiratoire, état de choc, arrêt cardiorespiratoire) justifient une admission directe en réanimation. Le risque beaucoup plus fréquent est de sous-évaluer la gravité d'une intoxication et donc de ne pas proposer un transfert dans une unité où la surveillance est continue. Les indications pour un transfert en réanimation sont résumées dans l'encadré Critères d'admission en réanimation.

PRISE EN CHARGE GÉNÉRALE (4)

TOXIQUES CONVULSIVANTS

► *Toxiques hypoglycémiants*
– Insuline
– **Biguanides**
– **Sulfamides hypoglycémiants**
– Alcool, surtout chez l'enfant
► *Psychotropes*
– **Antidépresseurs tri-** et **tétracycliques**
– **Phénothiazines** antihistaminiques
– **Lithium** (intoxication aiguë/chronique)
– **IMAO**
► *Autres médicaments*
– **Carbamazépine**
– **Salicylés** (enfant)
– **Isoniazide**
– **Théophylline**
– ***XYLOCAÏNE*, lidocaïne** (IV, inhalée)
– **Phénytoïne**
– **Bêtabloquants**
► *Toxicomanie*
– Cocaïne, crack
– Amphétamines et dérivés
– Ecstasy
– Strychnine
► *Produits industriels*
– Carbamates anticholestérasiques
– Organophosphorés, organochlorés
– Méthanol, éthylène glycol
– Paraldéhyde
► *Monoxyde de carbone*

PUPILLES ET MOUVEMENTS OCULAIRES

Myosis serré	Mydriase peu réactive	Nystagmus horizontal	Multidirectionnel ou rotatoire
– **Opiacés** – **Phénothiazines** sédatives – **Anticholinestérasiques** – Organophosphorés – **Clonidine** – Nicotine – Acétone – Bromures	– **Antidépresseurs tricycliques** – Atropiniques – Cocaïne – Haschich – **Carbamazépine** – **Antihistaminiques** – Sympathicomimétiques – Méthanol – Méthaquilone – Butyrophénones	– Alcool – **Carbamazépine** **Lithium** – Quinine – **Primidone** – Solvants	– Phénylcyclidine – **Diphénylhydantoïne** – Encéphalopathie de Wernicke

En cas de coma profond, soit myosis, soit mydriase :
- alcool (alternance rapide possible) ;
- **benzodiazépines** ;
- **barbituriques.**

PRISE EN CHARGE GÉNÉRALE (5)

Prise en charge thérapeutique

Le traitement des intoxications comporte trois axes :

- une prise en charge symptomatique : support hémodynamique, ventilatoire, correction des troubles métaboliques, prévention des complications ;
- une prise en charge spécifique ayant pour but de :
  - diminuer la dose absorbée (soustraction du site toxique, charbon activé, etc.) ;
  - favoriser l'élimination du toxique (oxygénothérapie hyperbare, alcalinisation des urines, hémodialyse) ;
  - neutraliser le toxique : antidote.

Les modalités thérapeutiques spécifiques dépendent du toxique et de la dose absorbée, mais très peu d'intoxications justifient le recours aux méthodes visant à augmenter l'élimination du toxique, ou peuvent être contrecarrées par des antidotes.

- Très souvent secondaires à un acte volontaire, les intoxications traduisent un syndrome dépressif qui doit être systématiquement évalué par un psychiatre. En cas d'intoxication collective type CO, une enquête est obligatoire.

COMAS

► *Éliminer une atteinte organique*

- Signes de localisation
- Asymétrie pupillaire
- Anomalies des paires crâniennes (les réflexes du tronc sont rarement atteints en cas d'intoxication)

► *Coma calme, hypotonique avec hyporéflexivité*

- **Benzodiazépines**
- **Barbituriques**
- **Carbamates**
- **Opiacés**
- **Phénothiazines sédatives**

► *Coma avec agitation, hypertonie, hyperréflexivité*

Avec hypertonie extrapyramidale

- **Antidépresseurs tricycliques**
- CO

Avec hypertonie pyramidale

- Coma toxique
  - **Antidépresseurs tri-** ou **tétracycliques**
  - **Anticholinergiques**
  - CO
  - Cocaïne, **amphétamines**
  - **Lithium**
  - **Phénothiazines**
- Coma non toxique
  - Hémorragie méningée
  - Méningite
  - Encéphalite
  - Hypoglycémie

PRISE EN CHARGE GÉNÉRALE (6)

TROUBLES DE LA TEMPÉRATURE

Hypothermie	Hyperthermie
– Éthanol – **Barbituriques** – **Benzodiazépines** – **Tricycliques** – **Hypoglycémiants** – **Opiacés** – **Paracétamol** – **Phénothiazines** – CO – Exposition au froid associée	Infection : pneumopathie d'inhalation ou autre cause – Syndrome de sevrage – Amphétamines – Cocaïne – **Lithium** – LSD – Ecstasy et dérivés – **IMAO** – **Phénothiazines** – **Théophylline** – **Salicylés** (enfants) – **Sérotoninergiques (inhibiteurs de recapture de la sérotonine**) – **Fibrates** – Certains **anti-inflammatoires** – Syndrome malin des neuroleptiques

ACIDOSES MÉTABOLIQUES TOXIQUES*

Trou anionique normal (perte de bicarbonates)	**Trou anionique augmenté** (en l'absence de signes de choc)
• **Pertes digestives** – Champignon – Colchicine – Trichloréthylène ingéré – Arsenic, mercure – **Digitaliques** • **Acidoses rénales** (défaut d'excrétion) – **Lithium** – Mercure – Cadmium – Paraquat • **Acidoses tubulaires** Avec hypokaliémie : – **Amphotéricine** – **Lithium** Avec hyperkaliémie : – **Amiloride**, **spironolactone**, **triamtérène** – **Ciclosporine** – **Méticilline** – **Bêtabloquants**	• **Acidose lactique** – Convulsions – Colchicine – Intoxication au CO – Méthémoglobinémie – Cyanure – **Biguanides** – Éthanol – Inhibiteur reverse transcriptase • **En l'absence d'hyperlactatémie** Trou osmolaire augmenté : – Éthylène glycol – Méthanol – Paraldéhyde Acidocétose alcoolique diabétique : dissolvants (acide acétique) • **Insuffisance rénale sévère**

* En l'absence de perfusion de soluté salé isotonique en pré-hospitalier.

PRISE EN CHARGE GÉNÉRALE (7)

ATTEINTES CARDIOVASCULAIRES TOXIQUES

- **Tachycardie supraventriculaire (hors infection et choc)**

– Alcool
– Amphétamines
– Cocaïne
– **Atropine**
– **Antihistaminiques anti-H1**
– **Salbutamol**
– **Théophylline**

- **Bradycardie sans collapsus**

– **Digitaliques**
– **Bêtabloquants**
– **Amiodarone**
– **Inhibiteurs calciques** (**diltiazem**)
– **Alpha-méthyldopa**
– Aconitine

- **Bradycardie avec collapsus**

– **Bêtabloquants**
– **Alphabloquants**
– **Anticholinestérasiques**
– Effet stabilisant de membrane
– **Diltiazem**
– **Clonidine**
– Hypothermie

- **Collapsus et tachycardie à complexes fins (hors hypovolémie et infection)**

– **Carbamates**
– **Salbutamol**
– **Théophylline**
– **Dérivés nitrés**
– **Alphabloquants**
– **Inhibiteurs calciques**
– **Inhibiteurs enzyme de conversion**, ou **angiotensine II**
– Effet antabuse

- **Collapsus et tachycardie à complexes larges**

Effet stabilisant de membrane
– **Antidépresseurs polycycliques**, **chloroquine**, certains **bêtabloquants**, **antiarythmiques de classe I**
– Hypokaliémie
– **Digitaliques**
– Cocaïne
– Phencyclidine ou PCP (*Angel Dust* ou *Angel Hair*)
– Aconitine

CONSENSUS

[1] Intoxications graves par médicaments et substances illicites en réanimation, *SRLF*, 2006.

INTOXICATIONS PAR ANTIDÉPRESSEURS (1)

Antidépresseurs polycycliques

Les intoxications par les **antidépresseurs polycycliques** représentent 20 % des intoxications médicamenteuses admises en réanimation. La mortalité est proche de 2 %.

Pharmacologie

Dose toxique : à partir de 500 mg, les intoxications sévères se voient pour des doses supérieures à 1 g. Le pronostic vital est menacé pour des doses supérieures à 3 g. Les **antidépresseurs polycycliques** peuvent être détectés dans le sang, les urines ou le liquide gastrique par des méthodes semi-quantitatives peu spécifiques (croisement avec les **phénothiazines**), la **maprotiline** (***LUDIOMIL***) n'est pas détectée.

Symptomatologie

Apparition des signes cliniques après un intervalle libre de quelques heures. Ils sont maximums avant la 6e h.

- Encéphalopathie anticholinergique associant :
  - un syndrome confusionnel, une dysarthrie, un tremblement des extrémités ;
  - un syndrome pyramidal avec hyperréflexie, hypertonie, parfois signe de Babinski bilatéral ;
  - un syndrome atropinique avec sécheresse de bouche, mydriase bilatérale symétrique peu réactive, tachycardie, rétention d'urine.
- Coma souvent peu profond en cas d'intoxication pure, sans signe de localisation.
- Convulsions fréquentes (incidence estimée à 11 %, première cause toxique de convulsions). Elles sont précoces et surviennent exceptionnellement après les premières 24 h. Une dose ingérée supérieure à 3 g ou un élargissement du QRS supérieur à 0,10 s sont prédictifs du risque de survenue de convulsions.
- Dépression respiratoire liée à la profondeur du coma et à la réduction de l'amplitude thoracique favorisée par l'hypertonie. L'acidose respiratoire et l'hypoxémie aggravent la toxicité cardiaque.
- Atteinte cardiovasculaire liée à un effet direct stabilisant de membrane quinidine-like et à une action indirecte en rapport avec un blocage de la recapture des catécholamines et à l'activité anticholinergique. Elle se manifeste par une tachycardie sinusale, des troubles de la repolarisation à type d'aplatissement des ondes T, un allongement du QT, des troubles de conduction intraventriculaires (élargissement du QRS > 0,10 s). Des troubles du rythme ventriculaire à type de tachycardie ventriculaire ou de torsades de pointes sont possibles mais beaucoup plus rares.
- Manifestations biologiques : hypokaliémie fréquemment associée aux intoxications graves.

INTOXICATIONS PAR ANTIDÉPRESSEURS (2)

Traitement

► *Traitement évacuateur ou épurateur*

Les indications du lavage gastrique se limitent aux patients conscients après ingestion d'une dose potentiellement mortelle sous réserve que le lavage soit réalisé dans l'heure qui suit l'ingestion. Le charbon activé peut être proposé dans les intoxications bénignes ou vues tardivement.

► *Traitement des troubles cardiovasculaires*

- Bloc intraventriculaire : le traitement des blocs intraventriculaires doit être débuté dès que la durée du QRS dans les dérivations frontales dépasse 0,12 s. Administration de **bicarbonate de sodium** molaire (84 ‰) ou de **lactate** molaire (100 à 250 mmol), à renouveler en cas de persistance de QRS larges (en l'absence de bloc de branche préexistant). Des administrations itératives de **bicarbonate** peuvent être nécessaires (tenir compte du risque d'hypokaliémie induite) jusqu'à une dose totale maximale de 750 mL. Les critères d'efficacité sont la correction du QRS et de l'hypotension.
- Tachycardie ventriculaire : peut être confondue avec une tachycardie supraventriculaire à complexes larges. L'alcalinisation constitue un moyen diagnostique. En l'absence d'affinement des complexes, réalisation d'un choc électrique externe (les **antiarythmiques de classe I** sont dangereux). Correction associée des dyskaliémies.
- Collapsus : habituellement lié à l'élargissement des QRS, il faut donc rechercher une autre cause (autre toxique associé, pneumopathie précoce). En cas de persistance après alcalinisation, utilisation de catécholamines à effet alpha (**noradrénaline**, éventuellement **dopamine**). En cas de bradycardie à complexe large sans effet de l'alcalinisation, utilisation d'**isoprénaline** ou d'**adrénaline** (l'entraînement électrosystolique est peu efficace compte tenu du siège distal intraventriculaire du bloc).

► *Traitement des crises convulsives*

En cas de crise unique, utilisation de **benzodiazépine** (**diazépam** : 10 mg IVD ou **clonazépam** 1 mg IVD). L'intubation doit être envisagée rapidement car les crises sont multiples dans la moitié des cas et le risque d'état de mal élevé.

Inhibiteurs de la recapture de la sérotonine (*SÉROPRAM, DEROXAT, ZOLOFT, FLOXITRAL*)

La majorité des intoxications est bénigne. Le diagnostic est clinique : agitation, hyperthermie, myoclonie, ataxie, syndrome pyramidal, coma, tachycardie, polypnée. Une hyperthermie maligne, une rhabdomyolyse et une insuffisance rénale peuvent survenir dans les intoxications graves.

Le traitement est symptomatique ; l'efficacité du lavage gastrique ou du charbon activé sur l'absorption digeste et l'évolution clinique est sujette à caution.

INTOXICATIONS AUX ANTIPSYCHOTIQUES

Pharmacologie

Les **antipsychotiques** recouvrent plusieurs classes pharmacologiques :

– **phénothiazines** : **aliphatiques** (dérivés de la **chlorpromazine** : ***TERCIAN***, ***NOZINAN***), **pipéridinées** (dérivés de la **pipotiazine** : ***PIPORTIL***) ;

– **apparentés aux butyrophénones** (dérivés de l'**halopéridol** : ***SÉMAP***, ***ORAP***) ;

– **benzamides** (dérivés du **métoclopramide** : ***SOLIAN***).

L'absorption orale est importante (70 à 90 %) avec un pic plasmatique à la 3e h pour les **phénothiazines**, plus retardé (6e h) pour les **butyrophénones**.

Symptomatologie

Phénothiazines

Coma calme, volontiers prolongé, associé à une hypotonie pour les phénothiazines sédatives aliphatiques. À l'inverse, coma agité avec hypertonie extrapyramidale et parfois dyskinésies buccolinguofaciales et myosis fréquent pour les dérivés pipérazinés.

Butyrophénones et benzamides

Agitation, confusion, troubles modérés de la vigilance, signes extrapyramidaux. Association possible de troubles circulatoires à type de collapsus ou d'anomalies de la conduction auriculoventriculaire ou intraventriculaire.

Traitement

Traitement des troubles circulatoires

Troubles de la conduction auriculoventriculaire : ***ISUPREL*** ou entraînement électrosystolique. Troubles de la conduction intraventriculaire : **lactate de sodium**.

Traitement des anomalies neurologiques

Purement symptomatique. Les manifestations de dystonie sont améliorées par l'***ARTANE*** (1/2 à 3 amp. par j par voie IM). Le traitement doit être poursuivi 48 à 72 h (relais *per os* possible).

ADSORBANT INTESTINAL

Charbon activé

CARBOMIX					
50 g après adjonction de 250 mL d'eau	1 fl. 500 mL (granulés 50 g pour susp. buv.)	HOP			
TOXICARB					
< 1 an : 1 g/kg De 1 à 12 ans : 25 à 50 g > 12 ans : 25 à 100 g	60 mL (fl. 12 g) 250 mL (fl. 50 g)				NR NR

PROPRIÉTÉS
Absorbant de substances toxiques.

INDICATIONS
Intoxications et surdosages médicamenteux consécutifs à une prise orale.

CONTRE-INDICATIONS
Intoxication par les produits caustiques.

PRÉCAUTIONS D'EMPLOI
Troubles de la vigilance ; fausses routes.

INTOXICATION AUX BENZODIAZÉPINES

Pharmacologie

- Absorption rapide avec pic plasmatique en 1 à 3 h.
- Volume de distribution élevé, fixation protéique importante.
- Le métabolisme est hépatique.
- La demi-vie plasmatique est très variable selon les différentes molécules (de 3 à 70 h), elle ne reflète pas la durée de l'action clinique : **les dosages quantitatifs sont donc inutiles.**

Symptomatologie

- Troubles neurologiques à type d'obnubilation, de somnolence, de coma.
- Dépression respiratoire soit d'origine centrale, soit liée à la relaxation des muscles dilatateurs des voies aériennes supérieures.

L'évolution est parfois très lente (réveil au bout de plusieurs jours), notamment chez les sujets âgés.

Traitement

Traitement évacuateur

Le lavage gastrique est inutile compte tenu de la rapidité d'absorption de ces molécules et de la faible quantité réellement évacuée. Le charbon activé (une dose unique de 50 g) peut être justifié dans les 30 min suivant l'ingestion.

Traitement symptomatique

Représente l'essentiel de la thérapeutique. Surveillance neurologique et respiratoire, ventilation mécanique si nécessaire.

Place du flumazénil

Le **flumazénil** (***ANEXATE***) est un **antagoniste des benzodiazépines**. Il modifie l'apparence clinique mais ne modifie pas la toxico-cinétique du produit. Ses indications doivent être limitées à l'obtention d'un réveil satisfaisant pour éviter l'intubation dans quelques situations particulières comme le sujet âgé ou l'insuffisant respiratoire chronique, et au diagnostic étiologique d'un coma calme, hypotonique, sans mydriase d'étiologie inconnue (dans ce cas, l'absence d'effet sur les troubles de la conscience permet d'exclure une intoxication par les **benzodiazépines**).

Les antécédents épileptiques ou la co-ingestion d'agents proconvulsivants sont des contre-indications relatives à l'utilisation du **flumazénil**.

L'administration doit être titrée et effectuée sous surveillance clinique. Un schéma possible est l'administration d'une dose initiale de 0,3 mg en 1 min, suivie de doses additionnelles de 0,1 mg/min jusqu'à une dose cumulative de 1-2 mg. L'absence de réponse clinique au-delà de 2 mg remet en cause le diagnostic d'intoxication pure aux **benzodiazépines**.

Il n'existe aucune étude validant l'administration de **flumazénil** en perfusion continue. Cette pratique impose une surveillance prolongée au moins dans une unité de surveillance continue [1].

CONSENSUS

[1] Intoxications graves par médicaments et substances illicites en réanimation, *SRLF*, 2006.

ANTAGONISTE DES BENZODIAZÉPINES

Flumazénil

ANEXATE					
Injection de 0,2 à 0,3 mg jusqu'au réveil (sans dépasser 2 mg)	6 amp. 0,5 mg/5 mL 6 amp. 1 mg/10 mL	HOP HOP	I I		

PROPRIÉTÉS

Antagoniste des benzodiazépines par inhibition compétitive de leurs effets sur le système nerveux central.

INDICATIONS

L'***ANEXATE*** est indiqué pour neutraliser les effets sédatifs exercés par les **benzodiazépines** sur le système nerveux central. En soins intensifs :

– diagnostic et/ou traitement d'un surdosage intentionnel ou accidentel en **benzodiazépines** ;

– diagnostic étiologique d'un coma inexpliqué afin de distinguer ce qui revient à une **benzodiazépine** ou à une autre cause (pharmacologique ou neurologique) ;

– annulation spécifique des effets exercés sur le système nerveux central par des doses excessives de **benzodiazépines** (rétablissement de la ventilation spontanée afin d'éviter une intubation ou d'interrompre l'assistance ventilatoire).

POSOLOGIE ET MODE D'ADMINISTRATION

L'***ANEXATE*** peut être administré par perfusion, dilué dans du G5 % ou du NaCl 9 ‰. D'autres mesures de réanimation peuvent être prises parallèlement.

En soins intensifs : la dose initiale IV recommandée est de 0,3 mg ; si le degré de conscience souhaité n'est pas obtenu dans les 60 s, de nouvelles injections d'***ANEXATE*** peuvent être pratiquées jusqu'au réveil du patient ou jusqu'à concurrence d'une dose totale de 2 mg.

En cas de récurrence de la somnolence, la perfusion IV de 0,1 à 0,4 mg/h s'est avérée utile. La vitesse de la perfusion doit être réglée individuellement en fonction du degré d'éveil souhaité. Si l'état de conscience du patient et sa fonction respiratoire ne présentent pas une amélioration significative après administration répétée des doses d'***ANEXATE***, il faut admettre que le tableau clinique n'est pas dû à des **benzodiazépines**.

CONTRE-INDICATIONS

Hypersensibilité ou intolérance connue à ce produit ou aux **benzodiazépines**.

PRÉCAUTIONS D'EMPLOI

La durée d'action du produit étant souvent plus courte que celle des **benzodiazépines**, la surveillance doit être poursuivie jusqu'à l'épuisement prévisible de l'action du **flumazénil** car des réendormissements secondaires peuvent survenir. Chez les sujets à haut risque, il convient de mettre en balance les avantages de la suppression de la dépression liée aux **benzodiazépines** avec les inconvénients d'un réveil rapide. Chez des patients traités de façon chronique par les **benzodiazépines**, l'injection rapide de forte dose de **flumazénil** (plus de 1 mg) peut provoquer l'apparition de symptômes de sevrage et devrait donc être évitée. En cas de manifestation inattendue de symptôme de sevrage, il convient d'injecter lentement en IV une **benzodiazépine**. Chez des patients traités au long cours par les **benzodiazépines** ou présentant un surdosage polymédicamenteux (notamment en antidépresseurs imipraminiques associés aux **benzodiazépines**), l'antagonisme par le **flumazénil** de l'effet des **benzodiazépines** peut favoriser l'apparition de troubles neurologiques (convulsions) et de troubles du rythme cardiaque supraventriculaire.

EFFETS INDÉSIRABLES

Lors de l'administration en anesthésiologie, il a été fait état, dans de rares cas, de nausées et (ou) vomissements. Il a parfois été fait mention d'anxiété, de palpitations et de peur, surtout après injection rapide d'***ANEXATE***. Habituellement, les effets indésirables mentionnés n'ont pas nécessité de traitement particulier. Même lors d'administration à raison de 100 mg IV, aucun signe de surdosage n'a été observé.

INTOXICATIONS PAR PRODUITS ILLICITES OU LIÉES À UNE TOXICOMANIE (1)

Les drogues impliquées peuvent être ingérées (éthanol, **codéine**, **benzodiazépines**), inhalées permettant l'absorption rapide au niveau pulmonaire (cannabis, cocaïne, substances volatiles, phencyclidine), absorbées à travers la muqueuse nasale (cocaïne), ou injectées le plus souvent par voie veineuse (**morphine**, **produits de substitution**). Les consommateurs sont fréquemment polyintoxiqués (produits illicites, alcool, médicaments), association majorant la toxicité à laquelle s'ajoutent le « degré de pureté » du produit et les risques inconnus des additifs.

Opiacés

L'héroïne, qui peut être fumée ou injectée, est la plus fréquemment utilisée. Il peut aussi s'agir de préparation commerciale (***MOSCONTIN***, ***SKÉNAN***), de **codéine** ou de **produits de substitution** (**méthadone**, ***SUBUTEX*** IV). L'association coma, bradypnée, myosis, sites d'injections IV permet de porter le diagnostic d'overdose qui peut être compliquée d'œdème pulmonaire, d'arrêt cardiorespiratoire, de pneumopathie d'inhalation, de rhabdomyolyse. La **naloxone** (***NARCAN***) peut être administrée par voie veineuse ou intramusculaire. Antagoniste compétitif, elle permet d'obtenir en 30 à 40 s une régression spectaculaire des troubles, mais sa demi-vie brève (20 min), beaucoup plus courte que celle de l'héroïne, expose aux risques de rechute et d'arrêt respiratoire secondaire. Titration de 0,1 mg par 0,1 mg à répéter toutes le 2-3 min jusqu'à la réversibilité de la dépression respiratoire. En cas d'échec d'une dose cumulée de 2 mg, il faut rechercher une autre étiologie au coma. Il est impossible de prédire la durée clinique de l'antagonisation par la **naloxone**, et une surveillance continue est indispensable après l'injection. Une perfusion continue est recommandée s'il existe un risque de remorphinisation secondaire. La **naloxone** n'est pas logique en cas de complications pulmonaires justifiant une ventilation mécanique. Son efficacité en cas d'intoxication par ***SUBUTEX*** IV est controversée.

Amphétamines – Ecstasy

Les amphétamines stimulent la vigilance, rendent l'utilisateur plus confiant, euphorique, extraverti, logorrhéique. Elles peuvent induire, après plusieurs prises, une agitation, un délire paranoïaque, des hallucinations, une hypertonie, des convulsions, une hyperthermie, une rhabdomyolyse voire des troubles du rythme cardiaque mortels. Le traitement est essentiellement symptomatique.

L'ecstasy (MDMA), dont la consommation augmente régulièrement, est essentiellement utilisée par des jeunes adultes lors de « rave party » (sessions de danses intenses pouvant durer plusieurs jours). Elle est souvent associée à la prise d'alcool, LSD, cocaïne. Plus souvent vendue sous forme de comprimés de 50 à 150 mg de MDMA, elle peut être fumée « crystal » ou injectée par voie veineuse (comprimé écrasé, dilué, filtré).

Les intoxications mineures se traduisent par une agitation, une tachycardie, une hypertension artérielle, une mydriase, un trismus, une sudation. Les intoxications graves entraînent des troubles psychiatriques, neurologiques (myoclonies, épilepsie, état de mal, AVC), cardiovasculaires (collapsus, tachycardie, troubles du rythme) et une hyperthermie qui peut être maligne, responsable d'un syndrome de défaillance multiviscérale parfois mortel. Le traitement est symptomatique, il n'existe pas d'antidote.

LSD – Phénylcyclidines (« Angel Dust », « Peace Pill »)

Substances entraînant des hallucinations visuelles et un état d'excitation, et un haut niveau d'adhérence du sujet avec risques de violences, de défenestration. Elles induisent une mydriase, une tachycardie, une hypertension, une hyperthermie, une ataxie, une dysarthrie, un nystagmus. Dans les formes massives : un coma, des crises convulsives, un arrêt respiratoire peuvent survenir.

ANTAGONISTE DES OPIACÉS

■ Naloxone

NARCAN				
IV bolus, IV perfusion dans NaCl 0,9 % ou G5 % IM ou SC si voie IV impossible	10 amp. 1 mL (0,4 mg/mL)		I	NR

PROPRIÉTÉS

Antagoniste pur et spécifique des morphinomimétiques sans effet agoniste.

Lorsque la **naloxone** est injectée à des sujets ayant reçu des morphinomimétiques, elle antagonise leurs effets (dépression respiratoire, myosis, analgésie). Son action dépend de la dose, de la puissance du morphinomimétique à antagoniser et de l'intervalle séparant les injections des deux produits.

INDICATIONS

La **naloxone** est indiquée dans le traitement de l'intoxication aux opiacés ou de la dépression respiratoire secondaire aux opiacés après intervention chirurgicale.

Elle peut également être utilisée à des fins diagnostiques : diagnostic différentiel des comas toxiques et confirmation de non dépendance aux opiacés chez les toxicomanes.

POSOLOGIE

Intoxication aux opiacés :

- posologie initiale : 0,4 à 2 mg ;
- posologie d'entretien :

– en bolus : 0,1 mg/administration,

– en perfusion : 2 mg/administration.

Les posologies et la durée de traitement sont à adpater en fonction du contexte clinique.

Dépression respiratoire post-intervention : 1 à 2 µg/kg/administration à renouveler si besoin.

Diagnostic des comas toxiques : 3 administrations de 0,4 mg, espacées chacune de 5 min.

Diagnostic de non-dépendance : administration de 0,2 mg.

En cas de non-réponse, la posologie peut être augmentée jusqu'à 1,6 mg.

CONTRE-INDICATIONS

Enfants de moins de 3 ans.

PRÉCAUTIONS D'EMPLOI

Chez les sujets en état de dépendance aux opiacés, la levée brutale et complète des effets morphiniques peut provoquer un syndrome de sevrage. La **naloxone** sera donc administrée à des doses progressives.

La **naloxone** doit également être administrée avec prudence chez les malades atteints d'affections cardiovasculaires graves : risque d'hypertension artérielle et de tachycardie.

La **naloxone** ayant une durée d'action assez courte (30 min en moyenne par voie IV), le patient doit faire l'objet d'une surveillance générale attentive jusqu'à ce que tout risque de remorphinisation ait été écarté. Cette surveillance est également nécessaire en raison de la survenue éventuelle de dépression respiratoire secondaire dans le cas où le morphinomimétique a une durée d'action supérieure à celle de la **naloxone**. Dans ce cas, l'utilisation de la perfusion permet de prolonger l'action de la **naloxone**.

Les meilleurs critères de surveillance sont la fréquence respiratoire, la ventilation/minute appréciée par la spirométrie, la PCO_2 et le diamètre pupillaire : ce dernier, en particulier, est un bon témoin clinique de l'action de la **naloxone**.

EFFETS INDÉSIRABLES

Des frissons, une hyperventilation, des vomissements, (une agitation, une anxiété) ont été quelquefois signalés : ils correspondent à l'utilisation de doses trop fortes de **naloxone** chez les sujets ayant reçu des morphinomimétiques. Exceptionnellement, des troubles cardiovasculaires peuvent être observés.

INTERACTIONS MÉDICAMENTEUSES

Lorsque la réponse clinique est en faveur d'une intoxication par les morphinomimétiques, ne pas oublier la possibilité de prise conjointe d'autres médicaments ou toxiques (alcool, **benzodiazépines**, **barbituriques**) qui peuvent majorer le risque de dépression respiratoire.

INTOXICATIONS PAR PRODUITS ILLICITES OU LIÉES À UNE TOXICOMANIE (2)

Cocaïne

Alcaloïde présent dans les feuilles de coca, elle peut être consommée sous forme : de feuilles sèches à mastiquer ; de « pasta » ou sulfate de cocaïne, fumable ; de chlorydrate inhalable ou injectable. Mélangée avec du bicarbonate de sodium, elle peut être chauffée « crack » et fumée. Le « speed ball » correspond à un mélange cocaïne-héroïne. La voie muqueuse oropharyngée est la plus utilisée (« sniffer une ligne de cocaïne »), mais les voies sous-cutanée, rectale ou vaginale peuvent être utilisées. L'absorption digestive est importante et risque de poser problème en cas de transport intracorporel (*Body packing*). L'absorption est rapide, la durée d'action courte (2 h), les métabolites urinaires sont retrouvés jusqu'à 1 sem. après la prise. La cocaïne entraîne un état de désinhibition ; aux doses élevées surviennent une agitation, une confusion, des mouvements stéréotypés, des convulsions, une hypertension artérielle, des sueurs, une mydriase, une hyperthermie maligne. L'effet vasoconstricteur explique les ischémies myocardiques, cérébrales ou digestives.

Le traitement est symptomatique, l'***AVLOCARDYL*** est déconseillé si nécrose myocardique. **La naloxone majore la toxicité de la cocaïne**, elle ne doit pas être utilisée en cas de « speed ball ».

« Body packing » (transport intracorporel)

Cause d'intoxication accidentelle et létale pour les transporteurs ayant ingéré ou placé par voie rectale ou vaginale un nombre important de petits sachets contenant de grandes quantités de produits dangereux (cocaïne, héroïne, cannabis). La toxicité peut être secondaire à la rupture du conditionnement ou à la diffusion à travers l'emballage. En cas d'ingestion digestive, l'administration de **mucilages** ± des **accélérateurs du transit** est en général suffisante.

Cannabis

Essayé par la majorité des adultes américains, australiens, et beaucoup d'Européens, le cannabis est fumé. Sa consommation est souvent collective, mais limitée dans le temps ; la majorité des utilisateurs arrêtent vers 30 ans. Le principe actif est rapidement absorbé, mais son élimination est lente : on peut le retrouver plus de 5 semaines après une prise. Il peut être fumé directement (**marijuana**) ou mélangé avec du tabac (**haschich** : « joint »).

Il provoque une euphorie, une sensation de relaxation, une augmentation des sensations habituelles (vision des couleurs, des sons, des sensations tactiles) et des risques lors de la conduite automobile ; une anxiété, un état de panique apparaissent (à la première prise). À doses élevées : hallucinations, syndrome de dépersonnalisation, tachycardie, injection conjonctivale, hypotension et ataxie. Un traitement symptomatique, une sédation (**diazépam** : 10 mg IV) sont parfois nécessaires. Des effets au long cours (bronchite chronique, cancer ORL/œsophagien) sont probables.

Ces intoxications sont également responsables de répétition des hallucinations à distance de la prise : **flash-back**. Le traitement des formes graves reste symptomatique (pas d'antidote).

Toxicomanie aux substances volatiles (« inhalation de colle »)

Toxicomanie de l'adolescent qui « sniffe » un « chiffon imprégné » ou un récipient ou dans un sac (risque de suffocation surajouté). Il peut s'agir d'essence, de white-spirit, d'acétone, de butane (gaz de briquet), de produits de nettoyage, de peinture, de vernis (hydrocarbures chlorés) ou de fluorocarbone (aérosols, extincteur d'incendie). L'inhalation entraîne une euphorie, des hallucinations, des troubles du comportement, une agitation, et à fortes doses un coma et un arrêt respiratoire. Un décès sur deux est dû à l'anoxie ou à une inhalation par utilisation d'un sac plastique autour de la tête ! À long terme, une atteinte cérébelleuse apparaît. Le traitement est symptomatique, une sédation est parfois nécessaire. S'agissant d'un adolescent, il ne peut quitter les urgences qu'en présence d'un parent (+++).

> Au décours de la phase aiguë, chaque patient devrait se soumettre à une évaluation psychiatrique et être pris en charge par les intervenants en toxicomanie.

INTOXICATIONS AU LITHIUM

Le **lithium**, traitement de référence de la psychose maniaco-dépressive, à index thérapeutique étroit (concentration plasmatique thérapeutique : 0,6 à 0,8 mmol/L) peut être responsable de trois formes cliniques, posant des problèmes particuliers, qui doivent être impérativement précisées.

Formes cliniques

Surdosage thérapeutique

De loin le plus fréquent, sans doute le plus grave, favorisé par les **anti-inflammatoires non stéroïdiens**, les **diurétiques**, la déplétion sodée (déshydratation) et l'insuffisance rénale.

Au début : tremblements fins des extrémités persistant au repos, asthénie, nausées, vomissements, diarrhées, troubles de l'élocution.

En l'absence de diagnostic : encéphalopathie myoclonique avec tremblements entre les accès cloniques, hypertonie, hyper-réflectivité, troubles de la repolarisation, collapsus.

Intoxication volontaire du sujet traité

Responsable d'une symptomatologie sévère, souvent retardée : encéphalopathies, convulsions, collapsus.

Intoxication aiguë en l'absence de traitement antérieur

- Nettement moins grave : somnolence ± diarrhée.
- Discordance (+++) entre lithémie et symptomatologie.

Diagnostic biologique

Absence de corrélation entre la sévérité clinique et la lithémie car la forme active est intracellulaire (dosage intra-érythrocytaire ; de pratique non courante).

Traitement

Évacuateur

Charbon activé non efficace.

Lavage gastrique dans les 60 min (doit tenir compte des contre-indications liées au patient : absence de protection efficace des voies aériennes).

Corriger la déshydratation : soluté salé isotonique (sauf en cas de diabète insipide néphrogénique).

Épurateur

L'élimination du lithium est accélérée par une diurèse saline (minimum 2 L de soluté salé isotonique).

L'hémodialyse (clairance : 60 à 120 mL/min, soit 5 fois la clairance rénale) n'est pas une urgence. Elle est discutée en cas de symptomatologie neurologique grave (coma, convulsion), avec lithémie élevée et demi-vie sérique > 36 h, et/ou insuffisance rénale organique, surtout dans les intoxications aiguës et chroniques.

INTOXICATIONS PAR LE PARACÉTAMOL (1)

Doses toxiques

- Adultes > 150 mg/kg ; en cas de consommation d'alcool, il y a carence de glutathion et les doses toxiques peuvent être plus faibles.
- Adolescent > 125 mg/kg.
- Enfant moins de 10 ans : serait plus tolérant.

Mécanismes de toxicité

Aux doses thérapeutiques, 90 % du paracétamol subit une sulfo- et une glucuroconjugaison hépatique, 10 % sont transformés en N-acétyl-p-benzoquinone imine (NAPQI), *via* le cytochrome P450 (2E1) et inactivés par le glutathion réduit. Après une intoxication aiguë, les réserves en glutathion s'épuisent, le NAPQI formé en grande quantité se fixe par une liaison « SH » aux protéines des hépatocytes et les dénature. Par ailleurs, il existe une dégradation des lipides membranaires et une activation des enzymes cytolytiques, une sécrétion de TNF-α et d'IL-1. Ces anomalies induisent une nécrose hépatique centrolobulaire, qui peut être prévenue par l'administration précoce de molécules possédant un groupement « SH » qui, en se combinant au métabolite, suppléent le glutathion déficient. La **N-acétylcystéine**, précurseur du glutathion, corrigerait aussi les lésions oxydatives.

La mésaventure au paracétamol est une toxicté hépatique aiguë observée en cas de prise paracétamol à dose thérapeutique plusieurs jours consécutifs. On l'observe en cas de consommation excessive d'alcool. Ce risque d'hépatite sévère s'explique par l'induction du cytochrome P450 2E1 (cytochrome commun au métabolisme de l'éthanol et du paracétamol) par l'alcool. Cette induction est responsable d'une transformation accélérée du paracétamol, pris à dose thérapeutique, en son métabolite toxique (NAPQI). De plus, l'alcool entraîne une déplétion hépatique en glutathion. Or, le glutathion permet d'éliminer par conjugaison la NAPQI. Ainsi, par ces deux mécanismes, la consommation d'alcool augmente le risque de toxicité du paracétamol. Les « mésaventures » au paracétamol ont une présentation proche de l'hépatite aiguë toxique (cytolyse brutale avec pic de transaminases concomitant du nadir du taux de prothrombine [TP]) et un pronostic aussi sévère en cas de forme grave.

Symptomatologie

Intervalle libre de plusieurs heures (12 à 24 h).

Phase précoce

Asymptomatique, nausées ou vomissements.

- Cytolyse hépatique :
  – à partir de la 12e-24e h ;
  – maximale au 3e j (hépatite grave : ALAT > 1 000 UI/L).
- Allongement du temps de prothrombine.

Phase tardive (3e-6e j)

En l'absence de traitement antidote : douleurs abdominales, de l'hypocondre droit, ± tableau d'insuffisance hépatocellulaire (clinique et biologique).

L'atteinte rénale est rare (nécrose tubulaire).

Patients à risque accru de toxicité

Alcoolisme chronique, dénutrition.

Cirrhose.

Traitement par **phénobarbital**, **phénytoïne**, **carbamazépine**, **isoniazide**, **rifampicine**, **zidovudine**, ***BACTRIM***.

Prise en charge tardive.

Prise chronique.

> Attention à ne pas confondre une hépatite alcoolique aiguë (ASAT le plus souvent < 300 UI/L) avec une intoxication au **paracétamol** vue tardivement (ASAT > 1 000 UI/L).

MUCOLYTIQUE

■ Acétylcystéine

FLUIMUCIL				
Dose de charge : 150 mg/kg dans 250 mL de G5 % en 15 min puis 50 mg/kg dans 500 mL de G5 % en 4 h puis 100 mg/kg dans 1 000 mL de G5 % en 16 h Poursuite du traitement jusqu'à négativation de la paracétamolémie	1 fl. 5 g/25 mL 5 inj.	HOP	II	

PROPRIÉTÉS

Précurseur du glutathion. Neutralisation des entités électrophiles produites par les métabolites du paracétamol.

INDICATIONS

Intoxications aiguës par le paracétamol.

CONTRE-INDICATIONS

Hypersensibilité ou intolérance connue à ce produit ou aux **benzodiazépines**.

EFFETS INDÉSIRABLES

Nausées, vomissements.

Réactions anaphylactoïdes (urticaire, œdème facial, œdème laryngé, bronchospasme, hypotension) régressant à l'arrêt de la perfusion.

Réaction inflammatoire locale en cas d'extravasation.

INTOXICATIONS PAR LE PARACÉTAMOL (2)

Traitement

Prise en charge urgente (+++).

Admission précoce

Lavage gastrique dans les 2 h suivant une prise > 125 mg/kg.

Le charbon activé réduit l'absorption mais impose la voie veineuse pour l'antidote.

En fonction de la paracétamolémie, déterminée au moins 4 h après l'ingestion, **N-acétylcystéine** par voie IV.

Risques toxiques	H4	H12
Hépatite fulminante	≥ 300 mg/L	≥ 75 mg/L
Absence de risque	< 150 mg/L	< 30 mg/L (pas de TT)

Nomogramme valable uniquement en cas d'intoxication aiguë, de prise unique chez un sujet en bonne santé.

Non utilisable en cas de surdosage chronique, de prises répétées, de préparation à libération prolongée, de sujets à hauts risques (abaisser le seuil de toxicité de 30 %).

N-acétylcystéine (NAC) (***FLUIMICIL***) : IV
- 150 mg/kg en 20 à 30 min*
- + 50 mg/kg en 4 h (G5 % : 500 mL)
- + 100 mg/kg – 16 h suivantes

Durée : jusqu'à négativation de la paracétamolémie.

Phase tardive

En cas d'absorption supérieure à 125 mg/kg, débuter NAC avant les résultats de la paracétamolémie.

► *Indications de transfert en unité de greffe hépatique*

Encéphalopathie + taux de prothrombine < 40 %, ou temps de thrombine supérieure à 100 s.

► *Critères de transplantation hépatique du King's College*

- Lactate artériel > 3,5 mmol/L (après correction de l'hypovolémie).
- Patients « super urgents » :
  - pH < 7,30 ou lactate > 3 mmol/L (après correction de l'hypovolémie) ;
  - ou présence simultanée : encéphalopathie = stade III, INR > 6,5, créatinine > 300 µmol/L.

* Risque de réaction anaphylactoïde si perfusion trop rapide.

NOTES

INTOXICATIONS AIGUËS AUX SALICYLÉS (1)

Doses toxiques

- Adultes : 10 à 15 g (ou > 300 mg/kg).
- Enfants > 100 mg/kg.

Toxicocinétique

- Absorption digestive ralentie (doses thérapeutiques : 30 min).
- Pic plasmatique : 2-24 h.
- Saturation de la voie hépatique (glycine/acide glucuronique) : élimination rénale prépondérante (++).
- Demi-vie augmentée (jusqu'à 40 h ; doses thérapeutiques : 2-4 h).

Physiopathologie

- Stimulation des centres respiratoires : alcalose respiratoire.
- Inhibition de la synthèse des prostaglandines.
- Toxicité cellulaire directe :
  - découplage des réactions de phosphorylation oxydative mitochondriale, avec baisse de production d'ATP ;
  - inhibition de l'ATPase membranaire ;
  - consommation d'O_2 augmentée ;
  - surproduction de CO_2 ;
  - baisse de la synthèse du glycogène et de la glutamine et des protéines.
- Stimulation sympathique :
  - troubles de la glycorégulation : augmentation de la glycogénolyse (hyperglycémie), hyperconsommation périphérique + baisse de la néoglucogenèse (hypoglycémie) ;
  - augmentation de la lipolyse : cétose ;
  - augmentation du catabolisme protidique.

Facteurs de gravité

Enfants (+++), vieillards.
Troubles de la conscience, convulsions.
Hypoglycémie.
Acidose métabolique.
Acidose mixte.
Taux sériques > 500 mg/L.
Retard de prise en charge.

INTOXICATIONS AIGUËS AUX SALICYLÉS (2)

Symptomatologie

Troubles neurosensoriels

Céphalées, bourdonnements d'oreilles, hypoacousie, vertiges, somnolence voire coma (enfants +++), convulsions (enfants +++).

Troubles digestifs

Épigastralgies, nausées, vomissements.

Troubles respiratoires

- Hyperventilation (+++) initiale (salicylémie = 300 mg/L).
- Dépression respiratoire secondaire (enfants ++).
- œdèmes pulmonaires lésionnels (rares, intoxications massives).

Troubles de la thermorégulation

Hyperthermie, hypersudation, vasodilatation, tachycardie.

Troubles acidobasiques

Alcalose respiratoire initiale, constante, rapidement associée à une acidose métabolique (*Standard Base Excess* < - 5).
Hyperlactatémie.
Acidose métabolique et respiratoire [gravité (+++), enfants (+++)].

Troubles biologiques

Hyperglycémie.
Hypoglycémie secondaire [gravité (+++), enfants (+++)].
Hypokaliémie (transfert cellulaire + fuite rénale par alcalose respiratoire).
Déshydratation extra ± intracellulaire.

Chez l'enfant

Alors que chez l'adulte, la conscience est très longtemps conservée, les troubles de la conscience sont précoces, les convulsions fréquentes, la déshydratation intense. L'absence d'anamnèse, l'hyperglycémie initiale, la cétose et l'acidose métabolique peuvent faire évoquer à tort une acidocétose diabétique. L'hypoglycémie et l'acidose lactique sont des facteurs pronostiques.

Traitement

- Le lavage gastrique reste efficace en cas d'intoxication massive même vue tardivement ; le charbon activé absorbe l'acide acétylsalicylique, mais l'intérêt clinique n'a pas été démontré.

L'alcalinisation des urines (pH urinaire > 7,5) accroît l'élimination urinaire.
La diurèse forcée est inutile.

- Symptomatique :
  - réhydratation ;
  - apport de glucose, de KCl ;
  - correction de l'acidose métabolique.
- Hémodialyse (corrige l'acidose, multiplie par 4 l'épuration du toxique) : si salicylémie ≥ 1 000 mg/L.

INTOXICATION AIGUË AU MONOXYDE DE CARBONE (CO) (1)

Le CO, gaz incolore, inodore, très diffusible, de densité proche de l'air, reste la première cause de décès par intoxication en France (300 à 350 décès par an). Le CO est produit par la combustion incomplète des dérivés carbonés. Les causes domestiques sont prédominantes (convecteur à charbon, chauffe-eau et chauffage au gaz), et responsables d'intoxications collectives.

Toxicité du CO

- La très grande affinité du CO (230 fois celle de l'O_2) pour l'hémoglobine forme la carboxyhémoglobine (HbCO) ($HbO_2 + CO \rightarrow HbCO + O_2$), responsable d'une anoxie tissulaire aiguë.
- L'affinité spécifique pour le cerveau et le myocarde accentue le déficit en O_2.
- Au niveau mitochondrial : fixation sur les enzymes de la chaîne respiratoire (cytochrome A3, P450, catalase, peroxydase).
- Lésions d'ischémie - reperfusion lors de la phase de réoxygénation.
- Femme enceinte : traverse la barrière placentaire, et se fixe sur Hb fœtale (affinité supérieure à celle de l'Hb adulte).

Élimination du CO

Demi-vie :
- air ambiant : 4 h ;
- O_2 pur : 1 atmosphère : 90 min ;
- O_2 pur : 2 atmosphères : 20 min.

Diagnostic [1]

Signes aigus

Forme immédiatement mortelle (teinte cochenille, problème médico-légal).

Formes graves

Coma inaugural :
- 3 à 13 % sur lieu d'intoxication ;
- peut persister (malgré soustraction de l'atmosphère toxique + oxygénothérapie) ;
- syndrome pyramidal, extrapyramidal.

- Agitation, crises hypertoniques, convulsions (rares).
- Collapsus, troubles du rythme, insuffisance coronarienne/arrêt cardiorespiratoire.

Formes bénignes

- Céphalées, vertiges, faiblesse musculaire, troubles digestifs.
- Perte de connaissance brève (+++).
- Manifestations psychiatriques.
- Troubles visuels.
- Y penser (+++) : plus de 30 % des cas non diagnostiqués.

Diagnostic biologique

- Détection/mesure du CO dans l'atmosphère.
- Dosage sanguin : HbCO > 10 % (sensibilité élevée, spécificité faible).

Complications neurologiques tardives (syndrome post-intervallaire)

- 30 à 40 % des victimes.
- Facteurs favorisants : absence d'oxygénothérapie (diagnostic non fait), retard au traitement, âge > 60 ans, existence d'un coma initial.
- Syndromes neuropsychiques : asthénie, troubles visuels ou de la mémoire, céphalées, irritabilité, syndrome parkinsonien.

INTOXICATION AIGUË AU MONOXYDE DE CARBONE (CO) (2)

Traitement [1]

Antidote : O_2.

Sur les lieux de l'intoxication

- Soustraction de la victime (risque d'explosion, protection des sauveteurs).
- Administration d'O_2 à fort débit à l'aide de masque à haute concentration.
- En cas de coma :
  – intubation + ventilation à FiO_2 : 100 % ;
  – transfert vers centre d'oxygénothérapie hyperbare (OHB).

Prélèvements sanguins, si possible.

En milieu hospitalier

- O_2 normobare avec masque à haute concentration minimum 6 h.

Indications de l'oxygénothérapie hyperbare

- Coma
- Perte de connaissance brève
- Grossesse

- Pas d'indication en l'absence de trouble initial de la conscience, quel que soit le taux d'HbCO.
- Traitement symptomatique des formes graves.

Prévention des récidives

- Enquête technique obligatoire sur l'installation responsable.
- Informer du danger d'utilisation de cette installation avant l'enquête et la mise en conformité.

CONSENSUS

[1] Repérer et traiter les intoxications oxycarbonées, *CSHPF*, 2005.

INTOXICATION AUX BÊTABLOQUANTS

Symptomatologie

Elle est souvent de survenue brutale, sans prodrome.

Manifestations cardiovasculaires

- État de choc par vasoplégie (effet stabilisant de membrane) ou par dépression de la contractilité myocardique.
- Troubles du rythme et de conduction à type de bradycardie sinusale, de bloc auriculoventriculaire ou intraventriculaire (effet stabilisant de membrane), allongement de l'espace QT et torsades de pointe (***SOTALEX***).

Manifestations respiratoires

Le plus souvent liées aux troubles neurologiques et cardiovasculaires. Bronchospasme chez les sujets asthmatiques.

Manifestations neurologiques

Convulsions (effet stabilisant de membrane).

Signes biologiques

Hypoglycémie, hyperkaliémie.

Facteurs de gravité et pronostic

La mortalité globale est faible (0,3 %). La liposolubilité des produits ingérés est un facteur de gravité (le **propranolol** est responsable de 71 % des décès). Plus de la moitié des arrêts cardiaques surviennent en milieu hospitalier. La co-ingestion de psychotropes ou d'autres cardiotropes est un facteur d'augmentation de la mortalité, comme l'existence d'une cardiopathie associée.

Traitement

Nécessité d'une prise en charge immédiate.

Traitement épurateur

Peut être proposé à la phase très précoce de l'intoxication. Le lavage gastrique ne doit être réalisé que chez un patient parfaitement conditionné et stabilisé. Absence d'efficacité démontrée du charbon activé.

Traitement du choc

Remplissage initial prudent lors de la prise en charge, mais l'hypotension est le plus souvent secondaire à une vasodilatation ou à une altération de la contractilité myocardique justifiant l'utilisation de **sympathomimétiques** :

– **dobutamine** (5 à 15 µg/kg/min) ou **adrénaline** (0,2 à 1 µg/kg/min). Des posologies parfois très élevées peuvent être nécessaires ;

– **glucagon** (5 à 10 mg IVD puis 1 à 5 mg/h IVSE) : il peut être utilisé précocement pour son action chronotrope et inotrope positive mais ne peut constituer à lui seul le traitement des complications hémodynamiques de l'intoxication.

Troubles de conduction

Catécholamines en première intention (collapsus généralement associé). Entraînement électrosystolique en cas d'inefficacité.

Convulsions

Traitement symptomatique par **benzodiazépines**, ventilation artificielle.

Troubles respiratoires

Oxygénothérapie. Ventilation mécanique d'autant plus qu'il existe un état de choc, des troubles du rythme graves, un OAP.

INTOXICATIONS AUX INHIBITEURS CALCIQUES

Pharmacologie

Mécanisme d'action

Diminution de l'influx de calcium dans les cellules à travers les canaux calciques lents entraînant une altération de la contractilité myocardique, une dépression sinusale et de la conduction auriculoventriculaire, et une vasodilatation.

Pharmacocinétique

Absorption digestive importante et rapide avec un effet de premier passage hépatique important. La fixation protéique est faible, le volume de distribution élevé.

Symptomatologie

Manifestations cliniques :

– arrêt circulatoire par dissociation électromécanique compliquant des troubles de conduction dans 20 % des intoxications ;
– collapsus secondaire soit à une vasoplégie, soit à une atteinte de la contractilité myocardique ;
– anomalies de la fréquence cardiaque bradycardie (**vérapamil, diltiazem**) ou tachycardie (**dihydropyridines**) ;
– troubles de conduction : bloc auriculoventriculaire, dépression du nœud sinusal ;
– rares cas d'œdème lésionnel.

Anomalies biologiques : hyperglycémie possible.

Facteurs de gravité et pronostic

La gravité dépend de la dose ingérée. Elle est plus importante en cas de cardiopathie préexistante ou en cas d'intoxication associant d'autres **antiarythmiques**. La mortalité globale est estimée à 18 % (variant de 25 % pour le **vérapamil** à 7 % pour le **diltiazem** ou la **nifédipine**).

Traitement

Traitement épurateur : pas d'efficacité démontrée du charbon activé. Un traitement évacuateur peut être réalisé avant la 4e h si l'état hémodynamique est stabilisé.

Traitement symptomatique d'un arrêt cardiocirculatoire.

Traitement d'un état de choc : correction de la vasoplégie par **dopamine** (5-20 µg/kg/min) ou **norépinéphrine (ou noradrénaline)**, restauration de la contractilité myocardique par **dobutamine** (5-20 µg/kg/min) ou **épinéphrine (ou adrénaline)** (les doses de catécholamines nécessaires peuvent être très supérieures à celles habituellement préconisées).

Un traitement par insuline-glucose peut être proposé en complément des autres thérapeutiques (bolus de 10 U, suivi d'une perfusion continue à la vitesse de 0,5 U/kg/h).

Traitement des troubles de la conduction : préférentiellement par bêtamimétiques. L'entraînement électrosystolique est justifié en cas d'inefficacité des traitements pharmacologiques, de troubles conductifs préexistants ou d'association avec d'autres **antiarythmiques (bêtabloquants** notamment).

INTOXICATIONS AIGUËS AUX ALCOOLS, GLYCOLS

Les intoxications aiguës par l'éthanol sont fréquentes, banalisées, parfois associées à des intoxications médicamenteuses ou à des complications liées à l'état de conscience (insuffisance respiratoire, pneumopathie d'inhalation, hypothermie, hypotension, hypoglycémie, rhabdomyolyse). Elles relèvent d'un traitement avant tout symptomatique, à la différence des intoxications par les glycols (dont l'éthylène glycol) et les alcools toxiques (dont le méthanol) qui sont rares, mais potentiellement graves et justifient l'utilisation précoce d'inhibiteur de l'alcool-déshydrogénase hépatique (ADH).

Intoxication aiguë par l'éthylène glycol (EG) (dose létale : 1-2 mL/kg)

Principal composant des antigels, lave-vitres, produits de nettoyage, l'EG, liquide incolore à saveur aromatique, est rapidement absorbé, et métabolisé au niveau du foie par l'ADH en glycolaldéhyde puis en acide glycolique, principal responsable de l'acidose métabolique à trous anionique et osmolaire augmentés. Après un intervalle libre, l'EG peut entraîner une insuffisance rénale aiguë, une hypocalcémie, un coma convulsif, des troubles respiratoires par précipitations (dans les tissus) de cristaux d'oxalate de calcium.

Intoxication aiguë par le méthanol (dose létale : 1,2 mL/kg)

Présent dans l'alcool à brûler, l'alcool dénaturé ou les alcools frelatés (responsables d'épidémie de décès), le méthanol n'est pas toxique lui-même, ce qui explique l'intervalle libre de 12 h. L'ADH le transforme en formaldéhyde qui forme l'acide formique, métabolite toxique. Après une période de latence (12-24 h), surviennent une hyperventilation, des troubles digestifs, des céphalées, des vertiges, des troubles visuels et une mydriase aréactive puis un coma.

Diagnostic biologique

- Acidose métabolique à trou anionique augmenté, non expliqué par le taux de lactates, associé à un trou osmolaire.
- Dosage spécifique.
- Cristaux d'oxalate de calcium dans les urines (intoxication par EG).

Traitement des intoxications par glycols ou alcools toxiques

Lavage gastrique (dans les 2 h après l'ingestion)

Apport hydrique important.

Alcalinisation en cas d'acidose métabolique.

Éthylène glycol : **vit. B6** (100 mg/j) par voie veineuse.

Méthanol : **acide folinique** (50 mg/6 h) par voie veineuse.

> Blocage de l'ADH (+++) – **4 méthyl-pyrazole (*FOMÉPIZOLE*)**
> – IV : 10 mg/kg toutes les 12 h en 30 min (sérum physiologique)
> – Durée du traitement : 60 h (5 demi-vies)

Hémodialyse

Éthylène glycol : insuffisance rénale et/ou cardiaque.

Méthanol :

– insuffisance rénale, troubles visuels, acidose majeure non corrigée, par alcalinisation ;

– méthanolémie > 500 mg/L.

FOMÉPIZOLE

■ Fomépizole

FOMÉPIZOLE AP-HP				
Dose de charge de 15 mg/kg (diluée dans 250 mL de G5 % ou de NaCl 9 ‰) en 45 min puis dose d'entretien toutes les 12 h en fonction du taux sérique initial d'éthylène glycol	5 amp. 20 mL 100 mg (5 mg/mL)		I	NR

PROPRIÉTÉS

Inhibiteur compétitif de l'alcool-déshydrogénase.

INDICATIONS

Intoxication par l'éthylène glycol.

CONTRE-INDICATIONS

Allergie connue aux pyrazolés.

PRÉCAUTIONS D'EMPLOI

Réactions allergiques mineures (éruption cutanée, éosinophilie) ou plus importantes (bronchospasme, choc anaphylactique).

Dosage du fomépizole en fonction de l'éthylène glycol

Taux sérique initial d'éthylène glycol		Dose de charge du **fomépizole**	Dose d'entretien du **fomépizole** (mg/kg) toutes les 12 h				
g/L	mmol/L	mg/kg	D2	D3	D4	D5	D6
6	96	15	10	10	10	7,5	5
3	48	15	10	10	10	7,5	
1,5	24	15	10	10	7,5		
0,75	12	15	10	7,5			
0,35	5,6	15	7,5				
0,1-0,3	1,6-5,5	15					

INTOXICATION AIGUË À LA CHLOROQUINE (1)

Toute la gravité de cette intoxication tient aux manifestations cardiovasculaires qui très rapidement vont mettre en jeu le pronostic vital. Les troubles digestifs, neurosensoriels ont une valeur d'alarme.

Toxicocinétique

L'absorption est rapide avec une biodisponibilité de 90 % ; 60 % des intoxiqués présentent des signes cliniques dans la 1re h ; la totalité dans les 3 h. L'élimination rénale est lente avec une 1/2 vie de 25 h (mais avec des variations individuelles très importantes 278 h, 30-60 j !).

Clinique

Signes neurosensoriels : céphalées, agitation, obnubilation voire coma, vertiges, bourdonnements d'oreille, hypoacousie, vision floue, diplopie.

Troubles digestifs : nausées, vomissements.

Valeurs d'alarmes, ces troubles attestent de l'intoxication et peuvent survenir avant les **complications cardiaques** :
- hypotension ;
- collapsus (effet inotrope négatif, stabilisant de membrane) ;
- arrêt cardiaque ;
- troubles du rythme.

ECG :
- troubles de la repolarisation précoces, fréquents ;
- signes d'alarmes : T négatif, QRS < 0,10 s ;
- bradyarythmie, torsades de pointe ;
- tachycardie ventriculaire.

Biologie : hypokaliémie profonde, rapide (moins de 2 h), par transfert intracellulaire, corrélée à la dose absorbée.

Critères de gravité

Intoxication	DSI*	PAS**		dQRS***
Bénigne	< 2 g	≥ 100 mmHg	et	≤ 0,10 s
Intermédiaire	≥ 2 g et ≤ 4 g	≥ 100 mmHg	et	≤ 0,10 s
Grave	> 4 g	< 100 mmHg	ou	> 0,10 s

En plus :
- chloroquinémie > 25 µmol/L ;
- acidose lactique (en l'absence de choc) ;
- délai entre prise et troubles.

Traitement

L'extrême brutalité de survenue d'un arrêt cardiaque, de torsade de pointes ou de tachycardie ventriculaire impose une prise en charge immédiate, pré-hospitalière médicalisée. Les modalités de prise en charge reposent sur l'**épinéphrine (ou adrénaline)**, le **diazépam** et la ventilation mécanique. Elles ont fait l'objet d'un consensus [1]. En l'absence de symptômes initiaux, une chloroquinémie permet de confirmer ou d'infirmer l'intoxication et « d'alléger » le traitement en cas de dose supposée ingérée ≥ 4 g.

* DSI : dose supposée ingérée
** PAS : pression artérielle systolique
*** dQRS : durée de QRS

INTOXICATION AIGUË À LA CHLOROQUINE (2)

Intoxication aiguë à la chloroquine [1]

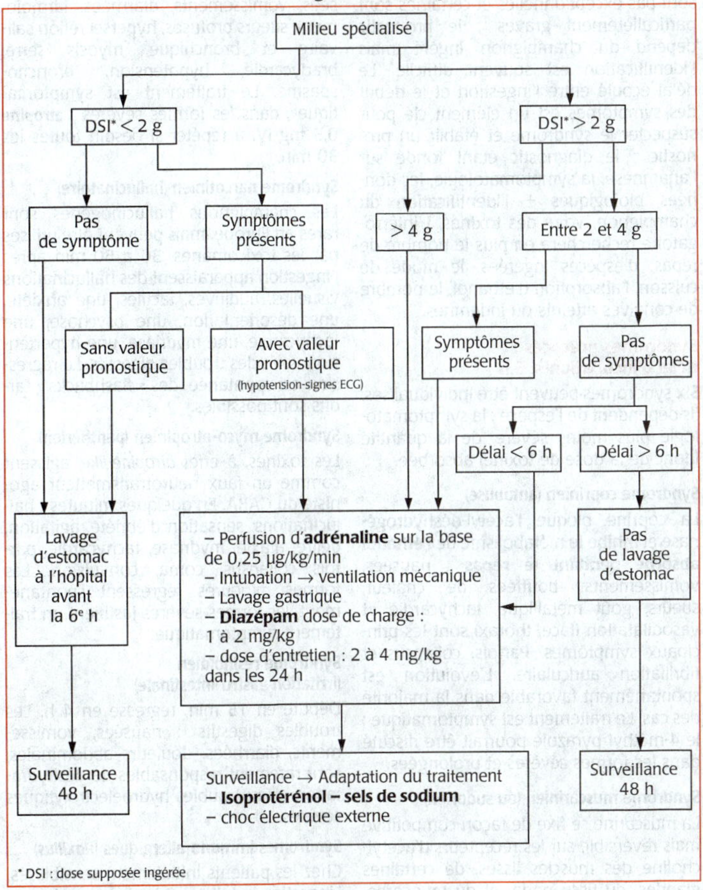

CONSENSUS

[1] Traitement de l'intoxication aiguë à la chloroquine, *SRLF*, 1987.

INTOXICATIONS PAR LES CHAMPIGNONS (1)

Les intoxications par les champignons ne sont pas exceptionnelles et certaines sont particulièrement graves ; le pronostic dépend du champignon ingéré mais l'identification est souvent difficile. Le délai écoulé entre l'ingestion et le début des symptômes est un élément clé pour suspecter le syndrome et établir un pronostic ; le diagnostic étant fondé sur l'anamnèse, la symptomatologie, les données biologiques ± l'identification du champignon, voire des toxines. L'interrogatoire recherchera en plus le nombre de repas, d'espèces ingérées, le mode de cuisson, l'absorption d'éthanol, le nombre de convives atteints ou indemnes.

Syndromes précoces : délai d'incubation < 6 h

Six syndromes peuvent être individualisés, ils dépendent de l'espèce ; la symptomatologie plus moins sévère, de la quantité (donc de la dose de toxine) absorbée.

Syndrome coprinien (antabuse)

La coprine bloque l'acétyl-déshydrogénase et inhibe le métabolisme de **l'éthanol absorbé pendant le repas** : nausées, vomissements, bouffées de chaleur, sueurs, goût métallique, tachycardie et vasodilatation (face, thorax) sont les principaux symptômes. Parfois, collapsus et fibrillation auriculaire. L'évolution est spontanément favorable dans la majorité des cas. Le traitement est symptomatique ; le 4-méthyl pyrazole pourrait être discuté dans les formes sévères et prolongées.

Syndrome muscarinien (ou sudorien)

La muscarine se fixe de façon compétitive mais réversible sur les récepteurs d'acétylcholine des muscles lisses, de certaines glandes, du tissu nodal et du myocarde. Les troubles apparaissent entre 30 et 120 min après l'ingestion et durent en général 15 à 20 min, parfois 24 h : nausées, vomissements, diarrhées, larmoiement, sueurs profuses, hypersécrétion salivaire et bronchique, myosis serré, bradycardie, hypotension, bronchospasme. Le traitement est symptomatique ; dans les formes sévères : **atropine** 0,5 mg IV, à répéter si besoin toutes les 30 min.

Syndrome narcotinien (hallucinatoire)

Les champignons hallucinogènes sont rares en Europe, mais peuvent être utilisés par les toxicomanes. 30 à 60 min après l'ingestion apparaissent des hallucinations visuelles, auditives, tactiles, une anxiété, une désorientation, une psychose, une tachycardie, une mydriase, une hypertension voire des troubles digestifs. La régression est spontanée, des « flashbacks » tardifs sont possibles.

Syndrome myco-atropinien (panthérien)

Les toxines, à effet *atropine-like*, agissent comme un faux neurotransmetteur agoniste du GABA. En quelques minutes : hallucinations, sensation d'ébriété, agitation, délire, ataxie, mydriase, tachycardie, parfois collapsus, coma, convulsion. Les formes mineures régressent spontanément, les formes sévères justifient un traitement symptomatique.

Syndrome résinoïdien (irritation gastro-intestinale)

Débute en 15 min, régresse en 4 h. Les troubles digestifs : nausées, vomissements, diarrhées, douleurs abdominales, sont rarement responsables de déshydratation et/ou troubles hydroélectrolytiques sévères.

Syndromes immuno-allergiques (*Paxillus*)

Chez les patients initialement sensibilisés, l'ingestion induit 1 à 2 h après une hémolyse intravasculaire aiguë. Le traitement reste symptomatique.

COUMARINE

Silymarine

LÉGALON					
5 mg/kg en 60 min, puis 20 mg/kg/j	40 cp. 70 mg			NR	

PROPRIÉTÉS

La silymarine favoriserait l'intégrité des hépatocytes.

INDICATIONS

Intoxication aux champignons sécréteurs d'amatoxine cytolytique (amanite phalloïde ou vireuse).

Proposé dans les troubles fonctionnels digestifs au cours des hépatopathies.

EFFETS INDÉSIRABLES

Rarement : gastralgies, nausées.

Exceptionnellement : allergie.

INTOXICATIONS PAR LES CHAMPIGNONS (2)

Syndromes tardifs : délai d'incubation > 6 h

Ce sont les intoxications les plus graves, provoquées le plus souvent par les champignons contenant des amatoxines cytolytiques (amanite phalloïde ou vireuse). Toute intoxication survenant après un délai d'incubation supérieur à 6 h impose l'hospitalisation de tous les convives du repas incriminé.

Syndrome phalloïdien

Les premiers signes digestifs apparaissent dans les 12 h après l'ingestion, l'atteinte hépatique entre le 2e et le 5e j.

► *Mécanisme de toxicité*

Les amatoxines, rapidement absorbées, se fixent à l'ARN-polymérase II des hépatocytes, bloquent la transcription, inhibent la synthèse de l'ARN messager et entraînent la cytolyse hépatique.

Dose létale : 1 seule amanite phalloïde (5 à 6 mg d'amatoxine).

► *Symptomatologie*

Après une incubation totalement silencieuse (6 à 24 h), surviennent des troubles digestifs intenses avec **syndrome cholériforme**, responsables, en l'absence de traitement symptomatique de déshydratation, d'acidose métabolique, de collapsus et d'insuffisance rénale (initialement fonctionnelle). Ces troubles peuvent durer plusieurs jours. Vers le 3e-4e j apparaissent les signes de **l'insuffisance hépatocellulaire** (ictère, encéphalopathie, troubles de la coagulation), alors que la cytolyse débute vers la 36e h.

L'insuffisance rénale est due soit au bas débit, soit à un syndrome hépatorénal.

► *Facteurs de mauvais pronostic*

- Jeune âge.
- Bilirubine > 50 mg/L (85 μmol/L).
- Acidose lactique.
- Encéphalopathie (grade ≥ III).
- Syndrome hépatorénal.
- Chute précoce et brutale du TP et du facteur V.

► *Traitement symptomatique*

- Admission en réanimation (même en cas de suspicion).
- Correction rapide et agressive de l'hypotension et de l'hypovolémie.
- Maintien d'une diurèse (85 % de la toxine absorbée sont éliminés par le rein).
- Maintien de la diarrhée (élimination de la toxine).
- Aspiration gastroduodénale + charbon activé en l'absence de vomissements (empêche le cycle entérohépatique).
- Surveillance clinique et biologique complète (toutes les 6 h).

► *Traitements spécifiques*

Discutés, efficacité clinique non prouvée.

- Soit ***PENI G*** : 1 MU/kg J1, puis 0,5 MU/kg à J2-J3.
- Soit **silymarine** (***LÉGALON***) : 5 mg/kg en 60 min puis 20 mg/kg/j.

(agiraient comme inhibiteur du système de transport).

► *Transplantation hépatique*

Facteur V < 10 %, acidose lactique, encéphalopathie, insuffisance rénale.

Syndrome orellanien (*Cortinarius orellanus*)

Après une période de latence de quelques jours : troubles digestifs, douleurs lombaires, céphalées, somnolence, puis insuffisance rénale aiguë oligo-anurique.

- Séquelles rénales sévères dans 30 à 50 % des cas.
- Le traitement est uniquement symptomatique.

PIQÛRES D'HYMÉNOPTÈRES

La sévérité des lésions est très variable, allant de la réaction locale au choc anaphylactique fatal (50 décès/an aux États-Unis ; 10/an en France).

Piqûres d'abeille (*Apis mellifera*)

Survivant à l'hiver, les abeilles se nourrissant uniquement de pollens, reprenant leur activité dès le printemps, piquent lorsqu'elles se sentent menacées. Leur dard est muni de crochets. En s'envolant, l'abeille abandonne le dard avec le réservoir et l'appareil musculaire associé permettant l'injection pendant 20 min après la piqûre. L'élimination doit être réalisée en raclant la peau avec l'ongle ou la lame d'un couteau (éviter de pincer le réservoir !). Lors de la piqûre, elle libère une phéromone qui alerte la colonie et incite à venir à son aide (attaque massive de l'agresseur).

Piqûres de guêpes (*Vespula vulgaris* et *germanica*)

Omnivores (recherchent les habitations), les guêpes, sauf la reine, ne survivent pas à l'hiver. La plupart des piqûres surviennent en été. Dotées d'un dard lisse, elles peuvent piquer plusieurs fois. Leur venin contient un puissant neurotoxique utilisé pour neutraliser les larves (la guêpe est un prédateur).

Piqûres de frelon (*Vespa crabro*)

Plus gros, moins agressif, il a un dard lisse.

Piqûres de bourdon (*Bombus terrestris*)

Les piqûres sont rares (faible agressivité) mais l'utilisation des bourdons dans les serres risque d'accroître le nombre de victimes.

Réactions anaphylactiques au venin d'hyménoptères

Réaction d'hypersensibilité immédiate de type 1. Lors d'un second contact, les substances antigéniques se fixent aux IgE, déclenchent une dégranulation mastocytaire et libèrent l'histamine en grande quantité. Si 5 à 45 % de la population possèdent des IgE spécifiques, le choc ne survient que dans 0,02 à 4 % des piqûres.

Tableaux cliniques

Réactions locales directes

Placard érythématopapuleux, induré, douloureux, prurigineux maximum à H24, pouvant atteindre tout le membre (10 %). Risque lors de l'ingestion accidentelle d'obstruction des voies respiratoires.

Réactions systémiques directes

Peuvent être sans risque vital (urticaire, œdème angiocutané), ou correspondre à des risques vitaux majeurs (choc anaphylactique, arrêt cardiorespiratoire) ou potentiels (bronchospasme, œdème de Quincke) ; en cas de piqûres multiples (> 50), risque de cytolyse, de rhabdomyolyse, de nécrose tubulaire aiguë.

Traitement

Affections potentiellement létales

Administration immédiate d'**épinéphrine (ou adrénaline)** (IV, SC, sublingual).
+ Remplissage.
+ O_2 ± aérosols de **β2** (si bronchospasme).
Les **corticoïdes** et les **antihistaminiques** sont sans effet à la phase aiguë, permettent d'éviter la récidive.

Affections locales sans caractère vital

- S'assurer que le dard n'est plus en place (abeille).
- **Crème anti-inflammatoire**.
- **Antalgique** (paracétamol) ± **antihistaminique**.
- Vérifier VAT.

Angio-œdème cutané

Corticoïdes (5 à 8 j) + **antihistaminiques**.
Discuter désensibilisation ultérieure.

ENVENIMATIONS PAR MORSURE DE SERPENTS (1)

Épidémiologie

Dans la majeure partie de l'Europe, les seuls serpents venimeux sont les vipères (aspi, berus). En dehors du milieu naturel, les morsures par des serpents exotiques surviennent chez les éleveurs, ou après abandon de ces espèces dans la nature.

Vipères européennes

Circonstances

Les morsures (3,5/100 000 habitants ; décès : 10/an en France) surviennent au cours de promenades pieds nus dans un terrain herbeux (75 % des cas), lors de l'exploration à mains nues d'un taillis, chez les jeunes enfants du fait de leur curiosité.

Physiopathologie

Le venin, mélange complexe de protéines toxiques (protéase, hyaluronidase, hydrolases, phosphodiestérases), de toxines et de diverses autres substances (métalloprotéines), est rapidement détecté dans le sang (30 min après la morsure) ; les conséquences dépendent de la quantité de venin et de l'espèce.

Conséquences

Une morsure sur deux est blanche, sans injection de venin (grade 0).

Signes locaux

Une douleur locale immédiate témoigne de la pénétration du venin responsable d'un œdème local, douloureux (grade 1). Les signes généraux et l'extension à tout le membre (grade 2) ou **au tronc** (grade 3) nécessitent, en dehors du traitement symptomatique, des **immunoglobulines antivenin** (**SAV** : ***VIPERFAV***).

Patients à risque

Enfants, femmes enceintes, sujets âgés ou débilités.

Signes de gravité

- Extension à tout le membre et/ou au tronc.
- Œdème de Quincke, bronchospasme, œdème pulmonaire.
- Choc hypovolémique : fuite capillaire intense associée à des troubles digestifs (diarrhées, vomissements).
- Acidose métabolique.
- Insuffisance rénale par bas débit prolongé ± hémolyse ± rhabdomyolyse.
- Troubles de la coagulation avec syndrome hémorragique, hématurie.

Traitement immédiat

- Allonger le patient, repos, immobiliser le membre mordu.
- Enlever les garrots éventuels (bracelets, colliers, bagues).
- Bandage non serré.
- Glace locale.
- Éviter : garrot, incision, aspiration, cautérisation, antivenin hors service hospitalier, injection de **SAV** (***VIPERFAV***) autour de la morsure.

Milieu hospitalier

cf. Tableau.

IMMUNOGLOBULINES SPÉCIFIQUES

Sérum antivenimeux

VIPERFAV					
1 fl. de 4 mL dilué dans 100 mL de NaCl 9 ‰, en perfusion d'une heure Peut être renouvelé 2 fois, à 5 h d'intervalle, selon évolution clinique	1 fl. 4 mL	HOP	I		

PROPRIÉTÉS

Fragments F(ab')2 d'immunoglobuline équine neutralisant le venin des vipères : *Vipera aspis*, *Vipera berus* et *Vipera amnodytes*.

INDICATIONS

Traitement des envenimations (grade II ou III) pour les vipères européennes chez les patients qui présentent un œdème rapidement extensible et/ou l'apparition de signes systémiques.

CONTRE-INDICATIONS

Contre-indication relative en cas d'allergie connue aux protéines hétérologues d'origine équine.

PRÉCAUTIONS D'EMPLOI

Traitement débuté sous surveillance médicale à un rythme lent (50 mL/h).

ENVENIMATIONS PAR MORSURE DE SERPENTS (2)

Échelle de gravité des envenimations par vipères européennes et conduite à tenir

Grade 0	Envenimation nulle	Pas d'œdème Crochets visibles ou non	Désinfection locale + antibiothérapie (***AUGMENTIN***), vérifier VAT
Grade 1	Envenimation minime	Œdème localisé Pas de signes généraux	Hospitalisation 24 h minimum, surveillance rapprochée Désinfection locale + antibiothérapie (***AUGMENTIN***), vérifier VAT
Grade 2	Envenimation modérée	Œdème extensif isolé Ou signes généraux modérés	Traitement local + symptomatique + antibiotique (***AUGMENTIN*** + **aminosides**) ± antivenin : **immunoglobulines purifiées équines** ***VIPERFAV*** 4 mL dilués 100 mL de NaCl 0,9 ‰ en 60 min ; à répéter toutes les 5 h jusqu'à disparition des signes généraux et diminution de l'œdème
Grade 3	Envenimation sévère	Œdème très étendu Signes généraux Complication viscérale	Idem grade 2 ± **héparine** si CIVD ; les **corticoïdes** n'ont pas d'effet

ENVENIMATION SCORPIONIQUE

Accident fréquent des pays tropicaux, véritable problème de santé publique, l'ES n'entraîne, dans 80 % des cas, que des simples douleurs locales. Les manifestations systémiques sont essentiellement une hypertension (11 % des cas), une hypersudation (8 %), un état de choc (6 %), une détresse respiratoire (4 %). Elles sont secondaires à la libération massive de catécholamines responsables de la défaillance myocardique ultérieure. Le traitement est symptomatique ; l'effet de l'immunothérapie antiscorpionique est loin d'être évident dans les études randomisées, contrôlées et double aveugle.

INTOXICATIONS PAR GAZ DE COMBAT (1)

Les gaz de combat (gaz, vapeur ou aérosol) attaquent préférentiellement l'appareil respiratoire, mais la toxicité percutanée est parfois très importante (gaz vésicants). Depuis l'attentat de New York du 11/9/2001, le plan vigipirate a été réactivé et tous les centres d'urgences ont reçu des instructions et du matériel de protection pour le personnel. L'intoxication collective peut être connue, et donc le gaz responsable. Par contre, tout SAU pouvant être amené à recevoir le « cas-index », le diagnostic doit pouvoir être fait très rapidement afin de mettre en route le traitement adapté et donner l'alerte.

Neurotoxiques ou organophosphorés

Les organophosphorés (sarin, soman, tabun) inhibent les cholinestérases et provoquent :

– un syndrome muscarinique : vision floue, diminution de l'acuité visuelle (myosis +++), hypersécrétion bronchique, bradycardie, hypotension, crampes abdominales associées à des troubles digestifs ;
– un syndrome nicotinique : fasciculations musculaires (+++), faiblesse musculaire avec risque respiratoire ;
– un syndrome central : confusion, somnolence, tremblements, ataxie, dysarthrie.

Les formes graves associent : coma, épilepsie, détresse respiratoire et choc.

> L'association vision floue, myosis, fasciculation, bronchospasme, confusion chez 2 patients consultant en très peu de temps et venant du même endroit permet le diagnostic.

Gravité

Grades de gravité

Grade 0	Grade 1	Grade 2	Grade 3	Grade 4
– Aucun signe	– Patient conscient – Majoration des sécrétions – Fasciculations +	– Somnolence – Bronchorrhée sévère – Fasciculations (+++) – OAP – PA systolique < 90 mmHg	– Coma + – Tous les signes – Ventilation spontanée avec FiO_2 élevée	– Coma – Détresse respiratoire – OAP – Ventilation mécanique +

ANTIDOTE DES ORGANOPHOSPHORÉS

Pralidoxime

CONTRATHION				
1re administration : 1 ou 2 fl. 2e administration : 1 fl. une 1/2 h après Puis 1 fl. toutes les 4 à 6 h	10 fl. 200 mg			NR

PROPRIÉTÉS

Antidote des produits organophosphorés anticholinestérasiques (poisons du système neurovégétatif agissant indirectement en inactivant par phosphorylation les enzymes régulatrices de la transmission nerveuse).

Faible résorption digestive, faible diffusion au niveau du système nerveux central, métabolisme hépatique, excrétion rénale tubulaire entraînant une élimination rapide (quelques heures) du produit.

INDICATIONS

Intoxication par les organophosphorés anticholinestérasiques.

PRÉCAUTIONS D'EMPLOI

Ce produit n'est pas indiqué dans les intoxications par insecticides carbamates anticholinestérasiques.

Il est d'autant plus efficace qu'il est administré peu de temps après l'intoxication. Il a peu d'effet si le délai entre l'intoxication et le début du traitement est supérieur à 36 h.

Grossesse : absence de données. Son indication chez la femme enceinte doit donc se limiter aux intoxications engageant le pronostic vital.

EFFETS INDÉSIRABLES

Troubles visuels : diplopie, vision floue.

Malaise, vertiges, céphalées, tachycardie.

À doses très élevées, la **pralidoxime** pourrait aggraver le bloc neuromusculaire dû à l'organophosphoré.

INTOXICATIONS PAR GAZ DE COMBAT (2)

Traitement

- Protection du personnel.
- Décontamination cutanée et oculaire.
- Symptomatique.
- Spécifique : **atropine** dose de charge : adulte 2 mg IVD (enfant 0,02 mg/kg) toutes les à 10 min jusqu'à disparition du myosis, de la bradycardie et tarissement bronchique. Entretien : 0,02 à 0,08 mg/kg/h. ***CONTRATHION*** : 1 à 2 g/100 mL NaCl 0,9 % en 30 min (adulte) (enfant : 20 à 40 mg/kg) puis 10 mg/kg/h. En l'absence d'action sur les cholinestérases cérébrales, n'améliore pas les troubles de la conscience (l'usage préventif de la **pyridostigmine** pourrait être responsable du syndrome de la guerre du Golfe).

Vésicants : ypérite (gaz moutarde), lewisite, oxyme de phosgène

Après une période de latence variable (absorption non douloureuse), des lésions cutanées, oculaires et trachéobronchiques surviennent.

Symptômes

Atteinte oculaire : conjonctivite, photophobie, œdème palpébral.
Atteinte cutanée : érythème avec des douleurs intolérables, vésicules, bulles confluentes responsables de phlyctènes évoluant vers la nécrose (régions humides).
Atteinte respiratoire : toux, inflammation voire nécrose extensive des muqueuses, responsables de broncho-pneumonie voire de détresse respiratoire. Une aplasie médullaire peut survenir ultérieurement.

Traitement

Prophylaxie pour le personnel (+++) : tenue spéciale (TOM).
Décontamination
– Attention : une douche augmente la surface contaminée (+++).
– Limiter contamination : poudre absorbante (terre de foulon, talc, farine).
– Puis décontamination : solution d'eau de Javel à 1 %.
Spécifique : intoxication à lewisite BAL : 3 mg/kg IM toutes les 6 h.

Suffocants : chlore, phosgène (+++)

- La majorité des agents suffocants sont à base de chlore, gaz très volatil (phosgène + H_2O → HCl) responsable d'OAP lésionnel.
- Cette intoxication peut aussi survenir lors du nettoyage des cuvettes de WC avec un détartrant acide et l'utilisation malencontreuse d'eau de Javel : « coup de chlore » : toux douloureuse, barre constrictive, céphalées, vomissements avec risque secondaire d'OAP.
- **Exposition au phosgène** : gaz à odeur caractéristique de « foin coupé », le phosgène provoque, 2 à 6 h après l'exposition, une irritation des yeux et des voies aériennes supérieures (larmoiement, irritation pharyngée, toux, oppression thoracique), un OAP lésionnel responsable d'une détresse respiratoire (2 ppm). En cas d'intoxication massive, la suffocation peut aboutir à la mort en moins de 3 min (3 ppm).

Le traitement est symptomatique, l'efficacité des **corticoïdes** n'est pas démontrée.

ANTIDOTE DU CYANURE

Hydroxocobalamine

CYANOKIT					
A. > 18 ans : 5 g/administration Max : 10 g/j < 18 ans : 0,07 g/kg/administration Max : 0,14 g/kg/j	1 fl. pdre pour sol. perf. 5 g		I	NR	

PROPRIÉTÉS

Chélateur des ions cyanures pour former la cyanocobalamine excrétée dans les urines.

INDICATIONS

Traitement des intoxications confirmées ou suspectées au cyanure dans toutes les tranches d'âge.

MODE D'ADMINISTRATION

Utiliser le matériel stérile fourni.

La solution doit être reconstituée avec 200 mL de solution injectable de chlorure de sodium à 0,9 %.

CONTRE-INDICATIONS

Relative : hypersensibilité au principe actif.

EFFETS INDÉSIRABLES

Coloration rouge foncé réversible des urines au cours des 3 j suivant l'administration, pouvant persister jusqu'à 35 j.

Coloration rouge réversible de la peau et des muqueuses pouvant persister jusqu'à 15 j après administration.

INTERACTIONS MÉDICAMENTEUSES

Ne pas mélanger avec d'autres médicaments.

Maladies infectieuses

SOMMAIRE

MALADIES

MÉDICAMENTS

MALADIES À DÉCLARATION OBLIGATOIRE (1)

Liste des 31 maladies faisant l'objet d'une transmission obligatoire des données individuelles à l'autorité sanitaire (2016)

Maladie	Cas à signaler sans délai par téléphone ou télécopie	Cas à notifier par fiche *
Botulisme	Probables et confirmés	Probables et confirmés
Brucellose	Probables et confirmés	Probables et confirmés
Charbon	Suspects, probables et confirmés	Probables et confirmés
Chikungunya importé ou autochtone	Suspects et confirmés, en particulier dans les Alpes-Maritimes et en Haute-Corse	Confirmés
Choléra	Suspects et confirmés	Confirmés
Dengue importée ou autochtone	Suspects et confirmés, en particulier dans les Alpes-Maritimes et en Haute-Corse	Confirmés
Diphtérie	Suspects, confirmés et tout isolement de souche toxinogène	Confirmés et tout isolement de souche toxinogène
Fièvres hémorragiques africaines	Suspects, probables et confirmés	Probables et confirmés
Fièvre jaune	Suspects et confirmés	Confirmés
Fièvre typhoïde et paratyphoïde	Confirmés	Confirmés
Hépatite A aiguë	Confirmés	Confirmés
Hépatite B aiguë symptomatique	Aucun	Confirmés
Infection à VIH et sida quel que soit le stade	Aucun	Confirmés
Infection invasive à méningocoques	Probables et confirmés	Confirmés
Légionellose	Probables et confirmés	Probables et confirmés

* Les fiches VIH et hépatite B sont à retirer à l'ARS (Agence régionale de santé : feuillets autocopiants non téléchargeables). Les autres peuvent être téléchargés sur le site de l'Institut de veille sanitaire (www.invs.sante.fr).

Suspects : à signaler sur la base d'une présomption clinique sans attendre la confirmation. Les déclarations sont faites au médecin de l'ARS.

MALADIES À DÉCLARATION OBLIGATOIRE (2)

Liste des 31 maladies faisant l'objet d'une transmission obligatoire des données individuelles à l'autorité sanitaire (2016)

Maladie	Cas à signaler sans délai par téléphone ou télécopie	Cas à notifier par fiche *
Listériose	Confirmés	Confirmés
Mésothéliome	Aucun	Cliniques ou confirmés
Orthopoxviroses dont la variole	Suspects et confirmés	Confirmés
Paludisme autochtone	Confirmés	Confirmés
Paludisme d'importation dans les DOM	Confirmés	Confirmés
Peste	Suspects et confirmés	Confirmés
Poliomyélite	Suspects, confirmés et tout isolement de poliovirus au laboratoire	Confirmés et tout isolement de poliovirus sauvage ou dérivé d'une souche vaccinale
Rage	Suspects et confirmés	Confirmés
Rougeole	Cliniques ou confirmés	Cliniques et confirmés
Saturnisme de l'enfant mineur	Suspects	Confirmés
Suspicion de maladie de Creutzfeldt-Jakob (MCJ) et autres encéphalites spongiformes transmissibles (ESST)	Suspects de MCJ ou autre ESST	Suspects de MCJ ou autre ESST
Tétanos	Aucun	Confirmés
Toxi-infection alimentaire collective	Tout foyer	Tout foyer quels que soient les résultats des enquêtes épidémiologiques et environnementales (y compris en l'absence de résultats)
Tuberculose	Probables et confirmés	Probables et confirmés
Tularémie	Suspects, probables et confirmés	Probables et confirmés
Typhus exanthématique	Suspects et confirmés	Confirmés

* Les fiches VIH et hépatite B sont à retirer à l'ARS (Agence régionale de santé : feuillets autocopiants non téléchargeables). Les autres peuvent être téléchargés sur le site de l'Institut de veille sanitaire (www.invs.sante.fr).
Suspects : à signaler sur la base d'une présomption clinique sans attendre la confirmation. Les déclarations sont faites au médecin de l'ARS.

PÉNICILLINES G ET V (1)

Benzylpénicilline sodique

PÉNICILLINE G					
En 3 à 4 perf. IV de 30 min ou perf. continue A. : 50 000 à 100 000 UI/kg/j (max 50 M UI/j) E. : 50 000 à 100 000 UI/kg/j (max 20 M UI/j) N. : 75 000 à 20 000 UI/kg/j (max 750 000 UI/kg/j)	25 fl. 1 MUI 25 inj. 5 MUI	27,21 HOP	I I	65 %	1,09

Pénicilline V (ou phénoxyméthylpénicilline)

ORACILLINE					
En 3 à 4 prises *per os* en dehors des repas A. : 3 à 4 M UI/j E. et N. : 50 000 à 100 000 UI/kg/j (max 500 000 UI/kg/j)	12 cp. séc. 1 MUI	4,26	I	65 %	0,36
	24 c-mes. 250 000 UI (fl. 120 mL)	5,99	I	65 %	0,25
	24 c-mes. 500 000 UI (fl. 120 mL)	7,72	I	65 %	0,32
	18 c-mes. 1 000 000 UI (fl. 180 mL)	12,47	I	65 %	0,69

Benzathine-benzylpénicilline

SIGMACILLINA					
1 inj. par voie IM stricte A. : 2,4 M UI/inj. E. > 25 kg : 1,2 MUI/inj. E. < 25 kg : 0,6 MUI/inj.	1 fl. 1,2 MUI + amp. 2,5 mL	3,60	I	65 %	3,60

PÉNICILLINES G ET V (2) – PHARMACOLOGIE

PROPRIÉTÉS

Antibiotiques bactéricides qui se lient, comme toutes les bêtalactamines, aux protéines enzymatiques (PLP) responsables des dernières étapes de la synthèse du peptidoglycane. L'inhibition de ces enzymes situées à la face externe de la membrane cytoplasmique conduit à un arrêt de la croissance puis à la mort bactérienne.

PHARMACOCINÉTIQUE

Pénicilline G : usage parentéral (détruite par l'acidité gastrique), distribution dans tout l'organisme sauf le système nerveux central, l'œil, la prostate et l'os, faible passage dans le liquide céphalorachidien, élimination rénale sous forme active (90 %), passage transplacentaire et dans le lait maternel.

Pénicilline V : usage *per os*, à distance des repas, biodisponibilité de 60 %, distribution et élimination similaires à la **pénicilline G**.

MICROBIOLOGIE

Espèces sensibles : streptocoques (sauf entérocoques), pneumocoque, gonocoques, méningocoque, *Corynebacterium*, *Erysipelothrix*, *Listeria*, *Peptococcus*, *Peptostreptococcus*, *Fusobacterium*, *Clostridium*, *Actinomyces*, *Treponema*, *Leptospira*, *Borrelia*, *Streptobacillus monoliformis*, *Spirillum minus*, *Pasteurella multocida*.

Résistance naturelle : entérocoques, bacilles gram-négatifs, *Legionella*, *Mycoplasma*, *Chlamydiae*, *Rickettsiae*, *Mycobacterium*, *Nocardia*, *Bacteroides fragilis*.

Résistance acquise : staphylocoques producteurs de pénicillinases (≥ 95 %) et staphylocoques méti-R, pneumocoque (> 35 %), gonocoque (15 %).

INDICATIONS

– Infections à streptocoques des groupes A, B, C, et G.
– Angine streptococcique (prévention du rhumatisme articulaire aigu).
– Infections à pneumocoque sensible.
– Infections à méningocoque.
– Infections à staphylocoque non producteur de pénicillinase.
– Infections à spirochètes.
– Infections à anaérobies : clostridies, actinomycoses.
– Autres infections : pasteurellose, rouget du porc, sodoku, charbon.

CONTRE-INDICATIONS

Allergie aux **pénicillines**.

PRÉCAUTIONS D'EMPLOI

Insuffisance rénale : adapter la dose à la clairance de la créatinine ; **pénicilline G** :

- < 80 mL/min : 30 MUI/j ;
- < 50 mL/min : 15 MUI/j ;
- < 10 mL/min : 10 MUI/j.

Apports sodés : 1,7 mmol de Na^+ par million d'UI de **pénicilline G**.

EFFETS INDÉSIRABLES

Réactions allergiques : exanthème maculopapuleux, urticaire, œdème de Quincke, fièvre, vascularite, éosinophilie, cytopénie, syndrome de Stevens-Johnson, choc anaphylactique.

Toxicité neurologique (à fortes doses et favorisée par une insuffisance rénale) : agitation, convulsions, myoclonies, hallucinations, encéphalopathie.

Rares : réaction de Pick-Herxheimer dans la syphilis, neutropénie, anémie hémolytique, thrombopénie, allongement du TS.

INTERACTIONS MÉDICAMENTEUSES

Synergie avec les **aminosides**, l'**acide fusidique** et l'**acide clavulanique**.

PÉNICILLINES A (1) – ORALES

Amoxicilline per os

CLAMOXYL					
En 3 à 4 prises/j minimum A. : 1 à 3 g/j (max 6 g/j) E. et N. : 25 à 50 mg/kg/j (max 150 mg/kg/j)	12 gél. 500 mg 3 cp. 1 g disp. 6 cp. 1 g disp. 14 cp. 1 g disp. 12 cuillères pdre pr susp. buv. 125 mg/5 mL 12 cuillères pdre pr susp. buv. 250 mg/5 mL 12 cuillères pdre pr susp. buv. 500 mg/5 mL	1,49 1,21 2,01 4,46 1,08 1,44 1,87	I I I I I I I	65 % 65 % 65 % 65 % 65 % 65 % 65 %	0,12 0,40 0,33 0,32 0,09 0,12 0,16

Pivmécillinam chrohydrate

SELEXID					
En 2 à 3 prises A. : 3 à 4 cp./j	12 cp. 200 mg	5,22	I	65 %	0,43

PÉNICILLINES A (2) – INJECTABLE

Amoxicilline injectable

CLAMOXYL					
CLAMOXYL IV En 3 à 4 inj. IV A. : 2 à 12 g/j E. et N. : 100 à 200 mg/kg/j ***CLAMOXYL IM*** En 3 à 4 inj. IM A. : 2 g/j E. et N. : 50 mg/kg/j	10 inj. IM IV 500 mg 1 inj. IM 1 g 10 inj. IM IV 1 g 10 inj. IV 2 g	HOP 1,07 HOP HOP	I I I I	 65 %	 1,07

PÉNICILLINES A (3) – PHARMACOLOGIE

PROPRIÉTÉS

Pénicillines actives sur les entérocoques, les streptocoques, les entérobactéries et les *Haemophilus* non producteurs de bêtalactamases.

PHARMACOCINÉTIQUE

Biodisponibilité *per os* > 80 % pour l'**amoxicilline**, distribution dans tout l'organisme (y compris le LCR), faible métabolisation hépatique, élimination rénale prépondérante sous forme active, passage transplacentaire et dans le lait maternel.

MICROBIOLOGIE

Espèces sensibles : streptocoques, pneumocoque, entérocoques, *Neisseria, Corynebacterium, Erysipelothrix, Listeria, Bacillus, E. coli, Proteus mirabilis, Salmonella, Shigella, Brucella, Haemophilus influenzae, Bordetella, Eikenella corrodens, Pasteurella, Vibrio cholerae, Helicobacter pylori, Peptococcus, Peptostreptococcus, Fusobacterium, Clostridium, Actinomyces, Treponema, Leptospira, Borrelia, Streptobacillus monoliformis, Spirillum minus.*

Résistance naturelle : *Klebsiella, Enterobacter, Citrobacter, Morganella morganii, Proteus indole-positifs, Providencia, Serratia, Yersinia, Pseudomonas, Acinetobacter, Campylobacter, Bacteroides, Clostridium difficile, Legionella, Mycoplasma, Chlamydiae, Rickettsiae, Mycobacterium, Nocardia.*

Résistance acquise : staphylocoque producteur de pénicillinase (> 95 % en ville) ou méti-R, *E. coli* (≥ 40 %), *P. mirabilis* (10 à 15 %), *Salmonella* (> 10 %), *Shigella* (≥ 30 %), *H. influenzae* (25 %), *Moraxella catarrhalis* (75 %), gonocoque (≥ 15 %), pneumocoque (> 35 %).

INDICATIONS

– Infections des voies respiratoires supérieures (sauf otites moyennes aiguës et sinusites).
– Pneumonie communautaire non compliquée du sujet sain, bronchite aiguë.
– Méningite bactérienne à *Listeria, S. pneumoniae*, ou *N. meningitidis* (chez enfant > 6 ans et adulte jeune immunocompétent).
– Infections urinaires : cystite non compliquée de la femme jeune, bactériurie asymptomatique de la femme enceinte, infections à entérocoques.
– Infections à streptocoques, traitement et prophylaxie de l'endocardite bactérienne et du rhumatisme articulaire aigu.
– Maladie de Lyme, listériose, pasteurellose, syphilis.
– Infections à *Helicobacter pylori* (en association).

CONTRE-INDICATIONS

Allergie aux bêtalactamines.

PRÉCAUTIONS D'EMPLOI

Éruptions non allergiques plus fréquentes au cours d'une infection à CMV, du psoriasis, de leucémie lymphoïde.

Insuffisance rénale : adapter la dose d'**amoxicilline** à la clairance de la créatinine :

- 30 à 10 mL/min : 500 mg à 1 g toutes les 12 h ;
- < 10 mL/min : 500 mg à 1 g toutes les 24 h.

Prudence : apports sodés des formes injectables.

EFFETS INDÉSIRABLES

Réactions cutanées allergiques : exanthème maculopapuleux, urticaire, œdème de Quincke, fièvre, vascularite, éosinophilie, cytopénie, syndrome de Stevens-Johnson, choc anaphylactique.

Troubles digestifs : nausées, vomissements, diarrhée, colite pseudo-membraneuse, candidose.

Toxicité neurologique (à fortes doses, favorisée par une insuffisance rénale) : convulsions, encéphalopathie.

Rares : élévation transitoire des phosphatases alcalines et des transaminases, néphrite interstitielle aiguë, neutropénie, anémie hémolytique.

INTERACTIONS MÉDICAMENTEUSES

Allopurinol (éruption cutanée).

AMINOPÉNICILLINES ET INHIBITEURS DE BÊTALACTAMASES (1)

Amoxicilline + acide clavulanique

AUGMENTIN					
AUGMENTIN per os	1 fl. 100 mg/12,5 mg	3,14	I	65 %	3,14
En 3 à 4 prises au début des repas	30 mL (nour.)				
A. : 1 500 à 3 000 mg/j	1 fl. 100 mg/12,5 mg	5,67	I	65 %	5,67
E. > 30 mois : 40 à 50 mg/kg/j	60 mL (enf.)				
	16 cp. 500 mg/62,5 mg	6,49	I	65 %	0,41
	24 cp. 500 mg/62,5 mg	8,23	I	65 %	0,34
	8 sach. 1 g/125 mg	6,49	I	65 %	0,81
	12 sach. 1 g/125 mg	8,23	I	65 %	0,69
AUGMENTIN injectable	10 inj. 500 mg/50 mg	13,51	I	65 %	1,35
En 2 à 4 inj. IV ou perf. de 30 min	1 inj. 1 g/200 mg	3,44	I	65 %	3,44
A. : 2 à 4 g/j (max 8 g/j)	10 inj. 1 g/200 mg	HOP	I		
E. > 3 mois : 25 à 50 mg/kg en 3 à 4 inj.	10 inj. 2 g/200 mg	26,51	I	65 %	2,65

Ampicilline + sulbactam

UNACIM					
En 2 à 4 inj. IV ou perf. A. : 2 à 8 g (max 12 g/j et 4 g de **sulbactam**) A. : 100 à 150 mg/j (max 300 mg/kg/j et 75 mg/kg/j de **sulbactam**)	1 fl. 1 g/500 mg	HOP	I		
UNACIM INJECTABLE					
Par voie IM (adulte) : 1 g x 2/j	1 fl. 1 g/500 mg + **lidocaïne** 3,2 mL à 0,5 %	4,50	I	65 %	4,50

AMINOPÉNICILLINES ET INHIBITEURS DE BÊTALACTAMASES (2) – PHARMACOLOGIE

PROPRIÉTÉS

Les **inhibiteurs de bêtalactamases** agissent comme des substrats compétitifs-suicides des bêtalactamases. Ils permettent de restaurer l'activité des aminopénicillines dans les infections à bactéries qui produisent une pénicillinase à un bas niveau (inactifs sur les céphalosporinases).

PHARMACOCINÉTIQUE

La pharmacocinétique des **inhibiteurs de bêtalactamases**, proche de celle des **aminopénicillines**, n'est pas modifiée par l'absorption d'aliments (faible diffusion dans les méninges ne permettant pas une activité synergique dans les méningites), élimination rénale prépondérante sous forme active.

MICROBIOLOGIE

Spectre d'action des aminopénicillines étendu aux : staphylocoque méti-S (y compris producteur de pénicillinase), gonocoque producteur de pénicillinase, *Escherichia coli, Klebsiella, Proteus mirabilis, Proteus vulgaris, Citrobacter diversus, Yersinia enterolitica, Campylobacter fetus, Moraxella catharralis, Haemophilus influenzae, Haemophilus ducreyi*, anaérobies dont *Bacteroides*.

Résistance naturelle : *Enterobacter, Citrobacter freundii, Providencia, Serratia, Morganella morganii, Pseudomonas, Acinetobacter, Legionella, Clostridium difficile, Mycoplasma, Chlamydiae, Rickettsiae, Mycobacterium*.

Résistance acquise : staphylocoque méti-R, entérobactérie productrice de céphalosporinases ou de pénicillinase à un haut niveau.

INDICATIONS

– Infections urinaires basses chez la femme (pas d'indication probabiliste au cours des pyélonéphrites et des prostatites en raison de la fréquence d'*E. coli* résistants à l'association).
– Infections ORL : otites moyennes, sinusites, épiglottite à *H. influenzae*.
– Infections respiratoires basses au cours des BPCO en cas d'infections à *H. influenzae* sécréteur de pénicillinase ou plurimicrobienne, pneumopathie de déglutition communautaire.
– Infections cutanées ou des parties molles sur un terrain fragilisé (diabète, sujet âgé, etc.), ou après morsure non délabrante.
– Infections gynécologiques en particulier salpingite de la femme jeune (en association avec une tétracycline).
– Urétrite gonococcique non compliquée.

CONTRE-INDICATIONS

Allergie aux bêtalactamines ou à l'**acide clavulanique** ou au **sulbactam**.

PRÉCAUTIONS D'EMPLOI

Grossesse et **allaitement** : non tératogène mais innocuité non établie.

Éruptions cutanées plus fréquentes au cours d'une infection à CMV, du psoriasis, de leucémie lymphoïde.

Insuffisance rénale : adapter la dose d'**amoxicilline** à la clairance de la créatinine : 1 g puis 500 mg toutes les 12 h (< 30 mL/min) ou 250 mg toutes les 12 h (< 10 mL/min).

Prudence : apports sodés des formes injectables.

> Ne pas dépasser 750 mg/j d'**acide clavulanique** *per os* ou 1 200 mg/j par voie IV ni 4 g/j de **sulbactam** chez l'adulte ou 75 mg/kg/j chez l'enfant.

EFFETS INDÉSIRABLES

Cf. **Aminopénicillines**.

Troubles digestifs : plus fréquents qu'avec une **aminopénicilline** seule.

Hépatites cholestatiques liées à l'**acide clavulanique**.

INTERACTIONS MÉDICAMENTEUSES

Synergie avec les **aminosides**.

Allopurinol (éruption cutanée).

PÉNICILLINES M : ANTISTAPHYLOCOCCIQUES (1)

Cloxacilline

ORBÉNINE					
Forme orale : 25-50 mg/kg/j sans dépasser 3-4 g/j en 3 prises/j Forme IV : – curatif : A. 8-12 g/j et E. 100-200 mg/kg/j ≤12 g/j en 4-6 perf/j – préventif : 2 g avant puis 1 g toutes les 2 h durant l'intervention	16 gél. 500 mg 10 fl. 1 g (IV)	7,10 HOP	I I	65 %	0,44

Oxacilline

BRISTOPEN					
Curatif : A. 8-12 g/j et E. 100-200 mg/kg/j ≤12 g/j en 4-6 perf/j Préventif : 2 g avant puis 1 g toutes les 2 h durant l'intervention	1 fl. 1 g IV + amp. 5 mL	1,94	I	65 %	1,94

PÉNICILLINES M : ANTISTAPHYLOCOCCIQUES (2) – PHARMACOLOGIE

PROPRIÉTÉS

Pénicillines antistaphylococciques bactéricides qui résistent à l'hydrolyse de la pénicillinase staphylococcique présente chez plus de 95 % des souches en ville.

Les recommendations posologiques antérieures présentaient des risques de sous-dosages et donc d'échecs tout en favorisant la sélection de souches résistantes. Les réévaluations posologiques ont ménées au retrait du ***BRISTOPEN*** *per os* en raison de l'incompatibilité des profils cinétiques et des containtes de ces formes pharmaceutiques avec les nouvelles posologies. Par ailleurs, la voie IM est abandonnée à la fois pour le ***BRISTOPEN*** et l'***ORBÉNINE***.

PHARMACOCINÉTIQUE

Usage *per os*, à distance des repas, biodisponibilité de 50 % pour la **cloxacilline**, distribution comparable à la **pénicilline G**, faible métabolisation hépatique (**cloxacilline** 20 %), élimination rénale prépondérante sous forme active, passage transplacentaire.

MICROBIOLOGIE

Espèces sensibles : staphylocoque méti-S (y compris producteur de pénicillinase), streptocoques (sauf entérocoques et streptocoques du groupe D), *Clostridium perfringens*.

Résistance naturelle : entérocoques, streptocoques du groupe D, bacilles gram-négatifs, *Legionella, Mycoplasma, Chlamydiae, Rickettsiae, Mycobacterium, Bacteroides*.

Résistance acquise : staphylocoque méti-R (1 % des souches en ville mais jusqu'à 50 % dans certains services hospitaliers).

INDICATIONS

La forme orale est réservée au traitement des infections cutanées peu sévères dues aux staphylocoques et/ou aux streptocoques sensibles [1].

La forme IV garde ses indications antérieurieures **(en association dans les infections sévères)** [1] :
- septicémies et endocardites à staphylocoques méti-S ;
- infections cutanées et des parties molles à staphylocoques méti-S ;
- infections osseuses et ostéo-articulaires à staphylocoques méti-S (préférer des **antibiotiques** avec une meilleure pénétration osseuse) ;
- staphylococcie pleuropulmonaire ;
- traitement préventif des infections postopératoires en neuro-chirurgie.

CONTRE-INDICATIONS

Allergie aux bêtalactamines.

PRÉCAUTIONS D'EMPLOI

Tenir compte du risque d'allergie croisée avec les **céphalosporines**.

Insuffisance rénale : adaptation des doses à la clairance de créatinine :
- 30-10 mL/min : 30 mg/kg toutes les 4 à 6 h ;
- $<$ 10 mL/min et hémodialyse : 30 mg/kg toutes les 12 h.

Insuffisance hépatocellulaire : demi-vie sérique augmentée pour la **cloxacilline**.

Apports sodés : 2,2 mmol de Na^+ par g d'**oxacilline** et de la **cloxacilline**.

EFFETS INDÉSIRABLES

Réactions allergiques : exanthème maculopapuleux, urticaire, œdème de Quincke, fièvre, vascularite, éosinophilie, cytopénie, syndrome de Stevens-Johnson, choc anaphylactique.

Troubles digestifs : nausées, vomissements, diarrhée.

Rares : hépatites, néphrites interstitielles aiguës.

INTERACTIONS MÉDICAMENTEUSES

Synergie avec la **fosfomycine** en particulier sur *Staphylococcus aureus*, augmentation de la bactéricidie en association avec les **aminosides**.

Certaines souches de staphylocoques ont acquis une résistance à l'ensemble des bêtalactamines appelée communément résistance à la méticilline (méti-R). Il s'agit d'une résistance par modification de la cible (PLP) des bpêtalactamines et non par la production de bêtalactamase (**acide clavulanique** inefficace). Les souches méti-R sont fréquemment résistantes à d'autres antibiotiques (**fluoroquinolones**, **aminosides**, **macrolides**, etc.) et se rencontrent quasi exclusivement en milieu hospitalier. En cas de suspicion d'infection à staphylocoque méti-R, il faut utiliser un glycopeptide en première intention (**vancomycine**), puis adapter le traitement à l'antibiogramme.

CONSENSUS

[1] Information sur la réévaluation des pénicillines du groupe M : oxacilline et cloxacilline, *ANSM*, 2011.

CARBOXYPÉNICILLINES (1)

■ Ticarcilline

TICARPEN					
En 3 à 8 inj. IV de 3 à 4 min, perf. de 20 à 30 min ou IM A. : 250 mg/kg/j E. : 300 mg/kg/j N. : 225 à 300 mg/kg/j	1 fl. 5 g (IV)	12,03	I	65 %	12,03

■ Ticarcilline + acide clavulanique

TIMENTIN					
En 3 à 6 inj. IV de 3 à 4 min ou perf. de 20 à 30 min A. : 12 à 15 g/j de **ticarcilline** (max 250 mg/kg/j) Ne pas dépasser plus de 200 mg d'**ac. clav.**/inj. E. : 225 à 300 mg/kg/j de **ticarcilline** Ne pas dépasser plus de 5 mg/kg d'**ac. clav.**/inj.	4 fl. 3 g/200 mg 1 fl. 5 g/200 mg	HOP HOP	I I	65 % 65 %	

CARBOXYPÉNICILLINES (2) – PHARMACOLOGIE

PROPRIÉTÉS

Pénicilline à large spectre, active sur *Pseudomonas*, hydrolysée relativement stable à l'activité des céphalosporinases. Son spectre d'action n'inclut pas les entérocoques à la différence des **acyluréidopénicillines** (**pipéracilline**).

PHARMACOCINÉTIQUE

Voie parentérale stricte, diffusion dans tout l'organisme y compris le LCR (sauf l'**acide clavulanique**), pas de métabolisation pour la **ticarcilline**, élimination rénale (> 80 %).

MICROBIOLOGIE

Spectre antibactérien des **aminopénicillines** étendu aux entérobactéries naturellement productrices de céphalosporinases *(Enterobacter, Citrobacter freundii, Serratia, Proteus* indole-positif , *Providencia, Morganella), Pseudomonas aeruginosa, Acinetobacter*, bacilles anaérobies gram-négatifs *(Bacteroides fragilis, Fusobacterium)*.

Résistance naturelle : entérocoque, *Klebsiella, Yersinia enterocolitica, Pseudomonas putida* et *cepacia, Xanthomonas maltophila, Moraxella catharralis, Flavobacterium, Nocardia*.

Résistance acquise : staphylocoque producteur de pénicillinase (> 80 %) ou méti-R, pneumocoque de sensibilité diminuée à la pénicilline, *Enterococcus faecium* (50 %), *E. coli* (20 %), *Proteus mirabilis* (10-25 %), *Providencia* (> 50 %), *Salmonella* et *Shigella* (5-20 %) *Enterobacter* (> 30 %), *Serratia* (> 30 %), *C. freundii* (40-50 %), *Morganella* (5-10 %), *P. aeruginosa* (30 %), *Acinetobacter* (40-60 %).

> De nombreux bacilles gram-négatifs produisent une bêtalactamase (pénicillinase) hydrolysant la **ticarcilline** (voir ci-dessus). L'association d'**acide clavulanique** permet de restaurer l'activité de la **ticarcilline** vis-à-vis de ces bactéries. En raison de son très large spectre d'action, **ticarcilline-acide clavulanique** induit une pression de sélection qui peut conduire à l'émergence de bactéries multirésistantes. Sa prescription doit être parcimonieuse, mûrement réfléchie et adaptée à l'antibiogramme.

INDICATIONS

– Infection plurimicrobienne gynécologique ou digestive (mais absence d'activité sur l'entérocoque).
– Fièvre chez le neutropénique (préférer l'association **ticarcilline - acide clavulanique** en raison de la fréquence des bacilles gram-négatifs producteurs de bêtalactamases).
– Infection à *Pseudomonas aeruginosa* sensible.

CONTRE-INDICATIONS

Allergie aux bêtalactamines ou à l'**acide clavulanique**.

PRÉCAUTIONS D'EMPLOI

Grossesse et **allaitement** : non tératogène mais innocuité non établie de l'**acide clavulanique**.

Insuffisance rénale : adapter la dose de **ticarcilline** à la clairance de la créatinine :

- 60 à 30 mL/min : 5 g toutes les 8 h ;
- 30 à 10 mL/min : 5 g toutes les 12 h ;
- < 10 mL/min : 2 g par 24 h ;
- hémodialyse : 2 g en fin de séance.

Ticarcilline-acide clavulanique :

- 30 à 10 mL/min : 3 g/200 mg toutes les 12 h ;
- < 10 mL/min : 1,5 g/100 mg toutes les 12 h ;
- hémodialyse : 3 g/200 mg en fin de séance.

Apports sodés : 5,2 mmol de Na^+ par g de **ticarcilline**.

EFFETS INDÉSIRABLES

Réactions allergiques, troubles digestifs et toxicité neurologique (*cf.* **Aminopénicillines**).

Rares : élévation transitoire des phosphatases alcalines et des transaminases, néphrite. interstitielle aiguë, neutropénie, anémie hémolytique à Coombs direct positif, hépatites.

INTERACTIONS MÉDICAMENTEUSES

Synergie avec les **aminosides** (et l'**acide clavulanique**).

ACYLURÉIDOPÉNICILLINES (1)

Pipéracilline

PIPÉRACILLINE					
En 3 perf. IV de 30 min A. : 200 mg/kg/j E. : 200 à 300 mg/kg/j	1 inj. 1 g 10 inj. 4 g	HOP HOP	I I		

Pipéracilline + tazobactam

TAZOCILLINE					
En 3 perf. IV de 30 min A. et E. > 12 ans : 12 à 16 g/j	1 fl. 2 g/250 mg 1 fl. 4 g/500 mg	9,18 15,98	I I	65 % 65 %	9,18 15,98

ACYLURÉIDOPÉNICILLINES (2) – PHARMACOLOGIE

PROPRIÉTÉS

Pénicilline à large spectre, active sur *Pseudomonas aeruginosa* et les entérocoques, relativement stable à l'hydrolyse des céphalosporinases.

PHARMACOCINÉTIQUE

Voie parentérale stricte, bonne diffusion tissulaire (y compris le LCR sauf pour le **tazobactam**), pas de métabolisation (métabolite inactif pour le **tazobactam**), élimination rénale (60-70 %) et biliaire (20-30 %).

MICROBIOLOGIE

Espèces sensibles : spectre antibactérien des **aminopénicillines** étendu aux entérobactéries produisant naturellement une céphalosporinase (*Enterobacter, Citrobacter freundii, Serratia, Proteus indole-positif, Providencia, Morganella morganii*), *Pseudomonas aeruginosa, Acinetobacter*, bacilles anaérobies gram-négatifs (*Bacteroides fragilis, Fusobacterium*).
Résistance naturelle : *Citrobacter diversus*, Klebsiella, *Pseudomonas putida* et *cepacia, Xanthomonas maltophila, Nocardia*.
Résistance acquise : staphylocoque producteur de pénicillinase (> 80 %) ou méti-R, pneumocoque de sensibilité diminuée à la **pénicilline**, *Enterococcus faecium* (50 %), entérobactérie (*E. coli* (20 %), *P. mirabilis* (10-25 %), *Providencia* (> 50 %), *Salmonella et Shigella* (5-20 %) *Enterobacter* (> 30 %), *Serratia* (> 30 %), *C. freundii* (40-50 %), *M. morganii* (5-10 %), *Providencia, P. aeruginosa* (30 %), *Acinetobacter* (40-60 %).

> De nombreux bacilles gram-négatifs produisent une bêtalactamase (pénicillinase) hydrolysant la **pipéracilline** (*cf.* ci-dessus). L'association du **tazobactam** permet de restaurer l'activité de la **pipéracilline** vis-à-vis de ces bactéries. En raison de son très large spectre d'action, **pipéracilline-tazobactam** induit une pression de sélection qui peut conduire à l'émergence de bactéries multirésistantes. Sa prescription doit être parcimonieuse, mûrement réfléchie et adaptée à l'antibiogramme.

INDICATIONS

– Fièvre chez le neutropénique (préférer l'association **pipéracilline-tazobactam** en raison de la fréquence des bacilles gram-négatifs producteurs de bêtalactamases hydrolysant les **pénicillines**).
– Infections plurimicrobiennes (gynécologique, digestive, etc.).
– Infections à *Pseudomonas aeruginosa* ou à *Acinetobacter sensible*.

CONTRE-INDICATIONS

Allergie aux bêtalactamines ou au **tazobactam**.

PRÉCAUTIONS D'EMPLOI

Insuffisance rénale : adapter les doses de **pipéracilline** à la clairance de la créatinine ; < 20 mL/min : 4 g toutes les 12 h. **Pipéracilline-tazobactam** ; 40 à 20 mL/min : 12 g/1,5 g en 3 injections ; < 20 mL/min 8 g/1 g en 2 injections.
Apports sodés : 1,85 mmol de Na^+ par g de **pipéracilline**, 2,35 mmol de Na^+ par g de **pipéracilline-tazobactam**.

EFFETS INDÉSIRABLES

Réactions allergiques et troubles digestifs communs avec l'**amoxicilline** (dont risque de colite pseudo-membraneuse et sélection de germes résistants).
Risque d'hypokaliémie.
Rares : élévation transitoire des transaminases, néphrite interstitielle aiguë, neutropénie, anémie hémolytique à Coombs direct positif.
Risque de fausse positivité de la recherche d'antigène aspergillaire sérique. Contrôle à l'arrêt de l'antibiotique.

INTERACTIONS MÉDICAMENTEUSES

Diminution de l'efficacité des **aminosides**, des et des **anticoagulants** oraux, antagonisme avec la **céfoxitine** sur *Pseudomonas*, augmentation du blocage neuromusculaire sous **vécuronium**.

MONOBACTAM (1)

■ Aztréonam

AZACTAM					
En 2 à 3 perf. IV A. : 2 à 8 g/j En 1 à 2 inj. IM A. : 1 à 2 g/j	1 fl. 1 g	21,51	I	65 %	21,51
CAYSTON					
Mucoviscidose : infections pulmonaires chroniques à *Pseudomonas aeruginosa* 75 mg x 3/j pdt 28 j	84 inhal. 75 mg + 88 amp. + nébulis.	2 099,68	I	65 %	25,00

MONOBACTAM (2) – PHARMACOLOGIE

PROPRIÉTÉS

Antibiotique bactéricide de la famille bêtalactamines dont le spectre est limité aux bactéries gram-négatives.

PHARMACOCINÉTIQUE

Voie parentérale, bonne diffusion tissulaire (y compris le LCR), faible métabolisation (6-7 %), élimination rénale prépondérante (> 75 %).

MICROBIOLOGIE

Espèces sensibles : *Neisseria*, *Escherichia coli*, *Shigella*, *Salmonella*, *Proteus mirabilis*, *Klebsiella*, *Enterobacter*, *Citrobacter*, *Proteus* indole-positif, *Providencia*, *Morganella morganii*, *Serratia*, *Yersinia*, *Pseudomonas aeruginosa*, *Campylobacter*, *Moraxella catharralis*, *Haemophilus*.
Résistance naturelle : cocci gram-positif, *Acinetobacter*, *Xanthomonas maltophila*, *Pseudomonas cepacia*, *Mycoplasma*, *Chlamydiae*, *Rickettsiae*, *Legionella*, *Mycobacterium*, *Nocardia*, anaérobies.
Résistance acquise : *Enterobacter*, *Pseudomonas aeruginosa*.

INDICATIONS

– Infections nosocomiales abdominales, urinaires, gynécologiques, cutanées et pulmonaires à bacille gram-négatif.
– Septicémies et sepsis grave nosocomial (en réanimation).
– Fièvre chez le neutropénique.
– ***CAYSTON*** : infections pulmonaires chroniques à *Pseudomonas aeruginosa* chez les patients atteints de mucoviscidose âgés de 18 ans et plus.

CONTRE-INDICATIONS

Allergie aux **monobactams**.

PRÉCAUTIONS D'EMPLOI

Insuffisance rénale : adapter les doses à la clairance de la créatinine :
- < 30 mL/min : 1/2 dose ;
- < 10 mL/min : 1/4 de dose ;
- hémodialyse : 7,5 mg/kg en fin de séance.

EFFETS INDÉSIRABLES

Douleurs et thrombophlébite au point d'injection.
Réactions allergiques : exanthème maculopapuleux, urticaire, œdème de Quincke, fièvre, vascularite, éosinophilie, cytopénie, choc anaphylactique.
Troubles digestifs : nausées, vomissements, diarrhées, candidose, colites pseudo-membraneuses.
Rares : saignements, hypoprothrombinémie, élévation transitoire des transaminases.

INTERACTIONS MÉDICAMENTEUSES

Aminosides (diminution de leur efficacité en cas d'insuffisance rénale très sévère).
Contraceptifs oraux (diminution de leur efficacité).

CARBAPÉNÈMES (1)

Imipénem + cilastatine

TIENAM					
En 3 à 4 perf. IV A. et E. > 40 kg : 1 à 4 g/j En 4 perf. IV E. < 40 kg et N. > 3 mois : 60 mg/kg/j	1 fl. 500 mg/500 mg	16,66	I	65 %	16,66

Méropénem

MERONEM					
13 à 17 ans : 1 g/j en 1 inj. 3 mois à 12 ans : 15 mg/kg/j en 2 inj. sans dépasser 1 g/j	10 fl. pdre 1 g sol. inj. IV	265,58	I	65 %	26,56

Ertapénem

INVANZ					
A. et adolescent (> 13 ans) : 500 mg à 1 g en 1 inj./j E. et N. : 10 à 40 mg/kg en 2 inj./j	1 fl. pdre 1 g sol. perf.	HOP	I		

CARBAPÉNÈMES (2) – PHARMACOLOGIE

PROPRIÉTÉS

Antibiotique bactéricide de la famille bêtalactamines dont le spectre très large inclut la totalité des germes rencontrés en pratique quotidienne y compris la plupart des bactéries productrices de bêtalactamases. La **cilastatine** prévient l'inactivation rénale de l'**imipénem** et rétablit des concentrations urinaires thérapeutiques.

En raison de leur large spectre d'action, les **carbapénèmes** induisent une pression de sélection qui peut conduire à l'émergence de bactéries multirésistantes. Leur prescription doit être parcimonieuse et mûrement réfléchie.

PHARMACOCINÉTIQUE

Voie parentérale, bonne diffusion tissulaire (y compris le LCR), métabolisation entre 20 et 30 %, élimination rénale prépondérante (90 % dont 75 % sous forme active).

MICROBIOLOGIE

Espèces sensibles : bactéries gram-positives (staphylocoques méti-S, streptocoques, pneumocoques, entérocoques, *Listeria*), bactéries gram-négatives (*Neisseria, Moraxella catharralis, Brucella, Haemophilus*), entérobactéries (*Escherichia coli, Klebsiella, Enterobacter, Citrobacter freundii, Salmonella, Shigella, Proteus, Providencia, Morganella, Serratia, Yersinia, Campylobacter*), *Pseudomonas aeruginosa, Acinetobacter*, anaérobies (*Peptococcus, Peptostreptococcus, Veillonella, Clostridium, Bacteroides, Fusobacterium*). Résistance naturelle : *Citrobacter diversus, Enterococcus faecium, corynébactéries JK, Xanthomonas maltophila, Pseudomonas cepacia, Mycoplasma, Chlamydiae, Rickettsiae, Legionella pneumophila, Mycobacterium, Nocardia*.

Résistance acquise : staphylocoque méti-R, entérobactéries (exceptionnel), *Pseudomonas aeruginosa, Acinetobacter*.

INDICATIONS

– Infections nosocomiales (ex : abdominales, urinaires, gynécologiques, pulmonaires).
– Septicémies et sepsis grave nosocomiaux (en réanimation).
– Infections à germes multirésistants : *Pseudomonas* résistant à la **ceftazidime**, *Acinetobacter*, entérobactéries productrices de bêtalactamases à spectre étendu ou hyperproductrices de céphalosporinases (adapter à l'antibiogramme).
– Infections plurimicrobiennes.
– Fièvre chez le neutropénique en cas de suspicion de germe résistant à la **ceftazidime**.

CONTRE-INDICATIONS

Allergie aux bêtalactamines ou à la **cilastatine**.

PRÉCAUTIONS D'EMPLOI

Allergie croisée avec les **céphalosporines** dans 2 % des cas.

Insuffisance rénale : adapter les doses à la clairance de la créatinine :

- 70 à 30 mL/min : 500 mg toutes les 6 à 8 h ;
- 30 à 10 mL/min : 500 mg toutes les 8 à 12 h ;
- < 10 à 5 mL/min : 250 à 500 mg toutes les 12 h ;
- hémodialyse : 7,5 à 15 mg/kg en fin de séance.

EFFETS INDÉSIRABLES

Douleurs et thrombophlébite au point d'injection. Réactions allergiques : exanthème maculo-papuleux, urticaire, œdème de Quincke, fièvre, vascularite, éosinophilie, cytopénie, choc anaphylactique. Troubles digestifs : nausées, vomissements, diarrhées, colites pseudo-membraneuses, candidose. Rares : neutropénie, anémie hémolytique, élévation transitoire des transaminases, des phosphatases alcalines, néphrite interstitielle aiguë, confusion, convulsions, encéphalopathie dépendante de la dose.

INTERACTIONS MÉDICAMENTEUSES

Aminosides (diminution de leur efficacité en cas d'insuffisance rénale très sévère), augmentation de la ciclosporinémie, **ganciclovir** (convulsions).

CÉPHALOSPORINES DE 1RE GÉNÉRATION (1)

■ Céfaclor

ALFATIL					
En 3 prises *per os* A. 750 mg à 1 500 mg/j E. et N. : 20 mg/kg/j	12 c-mes. 125 mg 12 c-mes. 250 mg 12 gél. 250 mg	3,05 4,80 6,93	I I I	65 % 65 % 65 %	0,25 0,40 0,58
ALFATIL LP					
En 2 prises *per os* après les repas A. : 750 à 1 000 mg/j	8 cp. 375 mg 8 cp. 500 mg	9,13 10,85	I I	65 % 65 %	1,14 1,36

■ Céfradine

DEXEF					
En 2 à 3 prises *per os* A. : 2 g/j E. : 50 à 100 mg/kg/j	12 gél. 500 mg	4,74	I	65 %	0,39

■ Céfadroxil

ORACÉFAL					
En 2 prises *per os* A. : 2 g/j E. et N. : 50 mg/kg/j	6 cp. 1 g dispersibles 12 gél. 500 mg 12 c-mes. 125 mg 12 c-mes. 250 mg 12 c-mes. 500 mg	4,48 4,96 1,66 2,87 4,87	I I I I I	65 % 65 % 65 % 65 % 65 %	0,75 0,41 0,14 0,24 0,41

■ Céfalexine

KEFORAL					
En 2 ou 3 prises *per os* A. : 2 à 3 g/j E. et N. : 25 à 50 mg/kg/j	10 cp. séc. 500 mg 6 cp. séc. 1 g 12 c-mes. 250 mg	4,07 5,03 3,33	I I I	65 % 65 % 65 %	0,41 0,84 0,28

■ Céfazoline

CÉFAZOLINE PANPHARMA					
En 2 à 3 inj. IV A : 1,5 à 3 g/j E. et N. : 25 à 50 mg/kg/j	25 fl. g IV 25 fl. 2 g IV	HOP HOP	I I		
CÉFAZOLINE MYLAN					
En 2 à 3 inj. IM ou IV A. : 1,5 à 3 g/j E. et N. : 25 à 50 mg/kg/j	1 fl. 2 g IV/IM	HOP	I		

CÉPHALOSPORINES DE 1RE GÉNÉRATION (2) – PHARMACOLOGIE

PROPRIÉTÉS

Antibiotiques bactéricides de la famille des bêtalactamines souvent prescrits dans les infections ORL communautaires non compliquées.

PHARMACOCINÉTIQUE

Usage *per os* (biodisponibilité entre 75 et plus de 90 %, tolérance dépendante de la dose) ou par voie parentérale, large distribution (sauf le LCR), faible métabolisation, élimination essentiellement rénale, passage placentaire et dans le lait maternel.

MICROBIOLOGIE

Espèces sensibles : staphylocoque méti-S, streptocoque, pneumocoque sensible à la **pénicilline**, *Neisseria*, *Corynebacterium*, *Escherichia coli*, *Klebsiella pneumoniae*, *Citrobacter diversus*, *Salmonella*, *Shigella*, *Proteus mirabilis*, *Moraxella catarrhalis*, *Haemophilus influenzae*, *Peptococcus*, *Peptostreptococcus*, *Treponema*, *Leptospira*.

Résistance naturelle : entérocoque, *Listeria*, *Enterobacter*, *Citrobacter freundii*, *Proteus* indole-positif, *Providencia*, *Serratia*, *Pseudomonas*, *Acinetobacter*, *Campylobacter*, *Clostridium difficile*, *Bacteroides*, *Mycoplasma*, *Chlamydiae*, *Rickettsiae*, *Legionella pneumophila*, *Mycobacterium*.

Résistance acquise : staphylocoque méti-R, pneumocoque résistant à la pénicilline, toute entérobactérie, *Haemophilus influenzae*, *Moraxella catarrhalis*.

INDICATIONS

– Infections ORL (risque d'échec en cas d'infection à *H. influenzae* ou à *M. catarrhalis*).
– Infections cutanées et des tissus mous à staphylocoque méti-S ou à streptocoque.
– Infections à entérobactéries sensibles (ex : *E. coli*, *P. mirabilis*).

CONTRE-INDICATIONS

Allergie aux bêtalactamines (2 % d'allergie croisée avec les **pénicillines**).
Méningites.
Infections à entérocoques.

PRÉCAUTIONS D'EMPLOI

Insuffisance rénale : adapter la dose à la clairance de la créatinine (*cf.* Tableau).

EFFETS INDÉSIRABLES

Douleur au point d'injection, thrombophlébite
Réactions allergiques : exanthème maculopapuleux, urticaire, œdème de Quincke, fièvre, vascularite, éosinophilie, cytopénie, syndrome de Stevens-Johnson, maladie sérique, choc anaphylactique.
Troubles digestifs : nausées, vomissements, diarrhées, candidose, colites pseudo-membraneuses.
Toxicité neurologique (à fortes doses et favorisée par une insuffisance rénale) : convulsions, encéphalopathie.
Troubles hématologiques (rares) : neutropénie, anémie hémolytique à Coombs direct positif, troubles de la coagulation, agranulocytose ou pancytopénie (exceptionnelles).
Rares : élévation transitoire des transaminases, néphrite interstitielle aiguë.

INTERACTIONS MÉDICAMENTEUSES

Médicaments néphrotoxiques.

Posologie des céphalosporines de 1re génération chez l'insuffisant rénal

CÉPHALOSPORINES DE 1re GÉNÉRATION	DOSE ET INTERVALLE ENTRE CHAQUE INJECTION EN FONCTION DE LA CLAIRANCE DE LA CRÉATININE (mL/min)		DOSE APRÈS HÉMODIALYSE
	30-10	< 10 et anurie	
Céfaclor	250 mg/12 h	250 mg/24 h	cf. anurie
Céfadroxil	7,5 mg/kg/12-24 h	15 mg/kg/48 h	7,5 mg/kg
Céfalexine	7,5 mg/kg/12-24 h	7,5 mg/kg/24-48 h	7,5 mg/kg
Céfradine	4-8 mg/kg/6-12 h	4 mg/kg/12 h	15 mg/kg
Céfazoline	7,5-15 mg/kg/24 h	15 mg/kg/48 h	15 mg/kg

CÉPHALOSPORINES DE 2^E^ GÉNÉRATION (1)

Céfuroxime axetil

ZINNAT					
A. : 500 à 1 000 mg/j	8 cp. 125 mg	4,50	I	65 %	0,56
E. : 20 à 30 mg/kg/j (max : 500 mg/j)	8 cp. 250 mg	7,01	I	65 %	0,88
En 2 prises *per os* après les repas	8 sach. 125 mg	5,56	I	65 %	0,69
Si clairance de la créatinine	66 doses-grad. 125 mg	5,56	I	65 %	0,08
< 20 mL/min : demi-dose en 1 prise/j	133 doses-grad. 125 mg	10,15	I	65 %	0,08
ZINNAT injectable	1 fl. 250 mg IM/IV	HOP	I		
En 2 à 4 inj. IV ou IM	1 fl. 750 mg IM/IV	HOP	I		
A. : 1 à 1,5 g/j	1 fl. 750 mg + amp. 3 mL IM	5,83	I	65 %	5,83
E. et N. : 30 à 60 mg/kg/j	1 fl. 1,5 g (perf.)	HOP	I		

Céfamandole

CÉFAMANDOLE					
En 3 à 4 inj. IV ou IM A. : 3 g/j E. : 50 mg/kg/j	10 fl. 750 mg	HOP	I		

CÉPHALOSPORINES DE 2E GÉNÉRATION (2) – PHARMACOLOGIE

PROPRIÉTÉS

Antibiotiques de la famille des bêtalactamines caractérisés par une meilleure activité que les **céphalosporines de 1re génération** sur les entérobactéries, *Haemophilus influenzae* et *Moraxella catarrhalis*.

PHARMACOCINÉTIQUE

Usage *per os* (biodisponibilité 30-50 % pour le **céfuroxime axetil**) ou par voie parentérale, large distribution (faible dans le LCR), absence de métabolisation, élimination essentiellement rénale, passage placentaire et dans le lait maternel.

MICROBIOLOGIE

Espèces sensibles : staphylocoque méti-S, streptocoques, pneumocoque sensible à la pénicilline, *Neisseria, Corynebacterium, Escherichia coli, Proteus mirabilis, Klebsiella, Salmonella, Shigella, Enterobacter, Citrobacter, Providencia, M. catarrhalis, H. influenzae, Peptococcus, Peptostreptococcus, Treponema, Leptospira*.

Résistance naturelle : entérocoque, *Listeria*, *Serratia*, *Proteus vulgaris*, *Morganella*, *Pseudomonas*, *Acinetobacter*, *Campylobacter*, *Clostridium difficile*, *Bacteroides*, *Mycoplasma*, *Chlamydiae*, *Rickettsiae*, *Legionella pneumophila*, *Mycobacterium*.

Résistance acquise : staphylocoque méti-R, pneumocoque résistant à la **pénicilline**, toute entérobactérie.

INDICATIONS

– Infections ORL communautaires.
– Infections bronchiques (y compris chez le bronchopathe chronique) et pneumopathies communautaires à pyogènes.
– Infections communautaires de la peau et des parties molles.
– Infections urinaires non compliquées.
– Infections à staphylocoques méti-S (**céfamandole**).

> Dans les infections à entérobactérie naturellement sécrétrice de céphalosporinase (encore appelée bêtalactamase de classe C) comme *Enterobacter*, *Citrobacter*, *Proteus* indole-positif, *Providencia*, *Morganella*, *Serratia*, il est recommandé d'utiliser une **céphalosporine de 3e génération** associée à un **aminoside** ou une **fluoroquinolone**.

CONTRE-INDICATIONS

Allergie aux bêtalactamines.
Grossesse et **allaitement** (formes orales).

PRÉCAUTIONS D'EMPLOI

Insuffisance rénale : *cf.* Tableau.
Apports sodés : 1,8 mmol de Na^+ par 750 mg de **céfuroxime** ; 2,2 mmol de Na^+ par g de **céfoxitine** ; 2,5 mmol de Na^+ par 750 mg de **céfamandole**.

EFFETS INDÉSIRABLES

Douleur au point d'injection, thrombophlébite.
Réactions allergiques : exanthème maculopapuleux, urticaire, œdème de Quincke, fièvre, vascularite, éosinophilie, cytopénie, choc anaphylactique.
Troubles digestifs : nausées, vomissements, diarrhées, candidose, colites pseudo-membraneuses.
Troubles hématologiques (rares) : neutropénie, anémie hémolytique à Coombs direct positif, troubles de la coagulation par diminution de la vitamine K (**céfamandole**).
Rares : élévations transitoires des transaminases, des phosphatases alcalines, des LDH et de la bilirubine, néphrite interstitielle aiguë.

INTERACTIONS MÉDICAMENTEUSES

Anticoagulants, **antiagrégants** : augmentation du risque de saignement (**céfamandole**), effet antabuse (**céfamandole**).

CÉPHALOSPORINES DE 2E GÉNÉRATION (3)

■ Céfoxitine

CEFOXITINE				
En 3 inj. IV ou IM A. : 3 à 6 g/j	25 fl. 1 g 25 fl. 2 g	HOP HOP	I I	

CÉPHALOSPORINES DE 2E GÉNÉRATION (4) – PHARMACOLOGIE

PROPRIÉTÉS

Céphalosporines de 2e génération caractérisées par leur résistance à l'hydrolyse de certaines bêtalactamases mais peu utilisées en raison de leur toxicité.

PHARMACOCINÉTIQUE

Usage par voie parentérale, large distribution (sauf le LCR), absence de métabolisation, élimination essentiellement rénale, passage placentaire et dans le lait maternel.

MICROBIOLOGIE

Espèces sensibles : staphylocoque méti-S, streptocoque, pneumocoque sensible à la pénicilline, *Neisseria*, *Corynebacterium*, *Escherichia coli*, *Klebsiella*, *Salmonella*, *Shigella*, *Proteus mirabilis*, *Providencia*, *Serratia*, *Moraxella catarrhalis*, *Haemophilus influenzae*.

Résistance naturelle : entérocoque, *Listeria*, *Enterobacter*, *Citrobacter*, *Morganella*, *Pseudomonas*, *Acinetobacter*, *Campylobacter*, *Clostridium difficile*, *Mycoplasma*, *Chlamydiae*, *Rickettsiae*, *Legionella pneumophila*, *Mycobacterium*.

Résistance acquise : staphylocoque méti-R, pneumocoque résistant à la **pénicilline**, toute entérobactérie.

INDICATIONS

– Infections communautaires abdominales, pelviennes et gynécologiques.
– Infections d'ulcères de décubitus, du pied diabétique et des parties molles.
– Infection urinaire à entérobactérie productrice de bêtalactamase à spectre étendu ne touchant pas les **céphalosporines**.

CONTRE-INDICATIONS

Allergie aux bêtalactamines.
Méningites.

PRÉCAUTIONS D'EMPLOI

Insuffisance rénale : adapter la dose à la clairance de la créatinine (*cf.* tableau).
Troubles de la coagulation.
Insuffisance hépatique.
Apports sodés : 2,2 mmol de Na^+ par g de **céfoxitine**.

EFFETS INDÉSIRABLES

Douleur au point d'injection, thrombophlébite.
Réactions allergiques : exanthème maculopapuleux, urticaire, œdème de Quincke, fièvre, vascularite, éosinophilie, cytopénie, choc anaphylactique.
Troubles digestifs : nausées, vomissements, diarrhées, colites pseudo-membraneuses, candidose.
Troubles hématologiques : troubles de la coagulation par diminution de l'absorption de la vitamine K (3,2 %), neutropénie (2 %), anémie hémolytique à Coombs direct positif (0,4-3 %), modifications de l'hémoglobine (6,7 %).
Rares : élévations transitoires des transaminases, des phosphatases alcalines, des LDH et de la bilirubine, néphrite interstitielle aiguë, élévation de la créatininémie.

INTERACTIONS MÉDICAMENTEUSES

Anticoagulants, **antiagrégants** : augmentation du risque de saignement.

Posologies MAXIMALES des céphalosporines de 2e génération injectables chez l'adulte insuffisant rénal

CÉPHALOSPORINE DE 2E GÉNÉRATION	DOSE INITIALE	DOSE MAX D'ENTRETIEN ET INTERVALLE MIN ENTRE CHAQUE INJ. EN FONCTION DE LA CLAIRANCE DE LA CRÉATININE (mL/min)					DOSE MAX APRÈS HÉMODIALYSE
		80-50	49-30	29-10	9-5	< 5	
Céfamandole	1,5 g	1,5 g/4 h	1,5 g/6 h	750 mg/6 h ou 1,5 g/8 h	750 mg/8 h	750 mg/12 h	1,5 g
Céfuroxime inj.	1,5 g	Pas d'ajustement	Pas d'ajustement	1,5 g/12 h	1,5 g/24 h	1,5 g/36 h	1,5 g
Céfoxitine	2 g	Pas d'ajustement	2 g/8 h	2 g/12 h	1 g/12 h	1 g/24 h	2 g

CÉPHALOSPORINES DE 3E GÉNÉRATION INJECTABLES (1)

Céfotaxime

CEFOTAXIME					
En 3 inj. IV lentes ou IM A. : 3 à 12 g/j E. et N. : 50 à 200 mg/kg/j	1 fl. 500 mg IV/IM 1 fl. 1 g IV/IM 1 fl. 2 g IV/IM	HOP HOP HOP	I I I		

Ceftriaxone

ROCÉPHINE					
En 1 inj. IV lente ou IM A. : 1 à 4 g/j E. et N. : 50 à 100 mg/kg/j	1 fl. 500 mg IV	3,74	I	65 %	3,74
	1 fl. 500 mg IM ou SC + **lidocaïne**	3,76	I	65 %	3,76
	1 fl. 1 g IV	6,82	I	65 %	6,82
	1 fl. 1 g IM ou SC + **lidocaïne**	8,48	I	65 %	8,48

CÉPHALOSPORINES DE 3E GÉNÉRATION INJECTABLES (2) – PHARMACOLOGIE

PROPRIÉTÉS

Antibiotiques bactéricides de la famille des bêtalactamines caractérisés par une meilleure activité sur les bacilles gram-négatifs et les streptocoques que les **céphalosporines de 1re et 2e générations**.

PHARMACOCINÉTIQUE

Usage par voie parentérale, demi-vie de 8 h pour la **ceftriaxone** permettant une injection par jour, large distribution (y compris dans le LCR), métabolisation de 30-50 %, éliminations rénale et biliaire, passage placentaire et dans le lait maternel.

MICROBIOLOGIE

Espèces sensibles : staphylocoque méti-S, streptocoques, pneumocoque (y compris de sensibilité diminuée à la pénicilline), *Neisseria, Corynebacterium, Escherichia coli, Klebsiella pneumoniae, Enterobacter, Citrobacter, Salmonella, Shigella, Proteus mirabilis, Providencia, Morganella, Serratia, Moraxella catarrhalis, Haemophilus influenzae, Treponema, Leptospira*.

Résistance naturelle : entérocoques, *Listeria, Pseudomonas, Acinetobacter, Campylobacter, Clostridium difficile, Mycoplasma, Chlamydiae, Rickettsiae, Legionella pneumophila, Mycobacterium*.

Résistance acquise : staphylocoque méti-R, toute entérobactérie hyperproductrice de céphalosporinase ou productrice de bêtalactamases à spectre étendu (BLSE).

INDICATIONS

– Méningites purulentes communautaires (sauf listériose).
– Pyélonéphrite aiguë (sauf entérocoque).
– Pneumopathies bactériennes communautaires : préférer **amoxicilline** (***CLAMOXYL***) ± **acide clavulanique** (***AUGMENTIN***).
– Infections communautaires des voies biliaires, du liquide d'ascite (en association).
– Bactériémies et septicémies (sauf suspicion d'entérocoques, d'entérobactérie hyperproductrice de céphalosporines ou de BLSE ou de *Pseudomonas*).
– Typhoïde, maladie de Lyme.
– Traitement minute de la gonococcie simple (**ceftriaxone** 250 à 500 mg en 1 injection).
– Infection nosocomiale pulmonaire ou urinaire à entérobactérie en début d'hospitalisation (sauf suspicion de souche hyperproductrice de céphalosporinase ou de BLSE).

CONTRE-INDICATIONS

Allergie aux bêtalactamines.

PRÉCAUTIONS D'EMPLOI

Insuffisance rénale : adapter la dose à la clairance de la créatinine.

Insuffisance rénale (clairance)	**Céfotaxime**	**Ceftriaxone**
30-10 mL/min < 10 mL/min	10 mg/kg/8 h 7,5 mg/kg/8 h	15-30 mg/kg/24 h 7-15 mg/kg/24 h
Hémodialyse	15 mg/kg en fin de dialyse	1 g en fin de dialyse

Apports sodés : 2,1 mmol de Na^+ par g de **céfotaxime** et 3,6 mmol de Na^+ par g de **ceftriaxone**.

> Des études ont suggéré que l'élimination principalement biliaire de la **ceftriaxone** pourrait favoriser l'émergence de souches d'entérobactéries hyperproductrices de céphalosporinase. Il serait ainsi préférable d'utiliser le **céfotaxime** en première intention.

EFFETS INDÉSIRABLES

Douleurs au point d'injection.

Réactions allergiques : exanthème maculopapuleux, urticaire, œdème de Quincke, fièvre, vascularite, éosinophilie, cytopénie, choc anaphylactique.

Troubles digestifs : nausées, vomissements, diarrhées, colites pseudo-membraneuses, « pseudo-cholélithiase » (**ceftriaxone**), candidose.

Troubles hématologiques (rares) : neutropénie, anémie hémolytique à Coombs direct positif, thrombocytose.

Rares : élévation transitoire des transaminases, des phosphatases alcalines et de la bilirubine, néphrite interstitielle aiguë.

Réaction d'Herxheimer dans le traitement de la syphilis secondaire.

INTERACTIONS MÉDICAMENTEUSES

Aminosides et **colistine** : néphrotoxicité.

CÉPHALOSPORINES DE 3E GÉNÉRATION INJECTABLES (3)

Ceftazidime

FORTUM					
En 3 inj. IV lentes ou IM A. : 3 à 6 g/j E. et N. : 50 à 200 mg/kg/j	1 fl. 250 mg 1 fl. 500 mg 1 fl. 1 g 1 fl. 2 g	3,31 5,69 9,75 19,71	I I I I	65 % 65 % 65 % 65 %	3,31 5,69 9,75 19,71
FORTUMSET					
Idem ***FORTUM***	1 fl. 1 g pdre/1,182 g 1 fl. 2 g pdre/2,364 g	9,75 19,71	I I	65 % 65 %	9,75 19,71

PROPRIÉTÉS

Céphalosporine de 3e génération particulièrement active sur *Pseudomonas* et d'activité comparable au **céfotaxime** sur les entérobactéries.

Elle n'est pas recommandée pour traiter les infections à streptocoques.

PHARMACOCINÉTIQUE

Usage par voie parentérale, large distribution (y compris dans le LCR), absence de métabolisation, élimination rénale prépondérante (80 à 90 %), passage placentaire et dans le lait maternel.

MICROBIOLOGIE

Espèces sensibles : staphylocoque méti-S, streptocoques, pneumocoque (y compris de sensibilité réduite à la pénicilline), *Neisseria, Corynebacterium, Escherichia coli, Klebsiella pneumoniae, Enterobacter, Citrobacter, Salmonella, Shigella, Proteus mirabilis, Providencia, Morganella, Serratia, Pseudomonas aeruginosa, Pseudomonas cepacia, Pseudomonas fluorescens, Pseudomonas alcaligenes, Pseudomonas stutzeri, Moraxella catarrhalis, Haemophilus influenzae, Treponema, Leptospira*.

Résistance naturelle : entérocoque, *Listeria, Acinetobacter, Clostridium difficile, Mycoplasma, Chlamydiae, Rickettsiae, Legionella pneumophila, Mycobacterium*.

Résistance acquise : staphylocoque méti-R, entérobactéries hyperproductrices de **céphalosporines** ou productrices de bêtalactamases à spectre étendu (*Escherichia coli, Klebsiella, Enterobacter, Citrobacter, Proteus, Providencia, Morganella, Serratia*), *Pseudomonas* (> 10 % de souches résistantes), *Bacteroides fragilis* (40-60 %).

INDICATIONS

– Infections à *Pseudomonas* prouvée ou suspectée.
– Fièvre chez le neutropénique.
– Septicémie ou syndrome septique grave nosocomial (réanimation).
– Infections pulmonaires au cours de la mucoviscidose.

CONTRE-INDICATIONS

Allergie aux bêtalactamines.

Grossesse et **allaitement** : innocuité non démontrée.

PRÉCAUTIONS D'EMPLOI

Insuffisance rénale : adapter les doses à la clairance de la créatinine :
- 30-10 mL/min : 15 mg/kg/24-36 h ;
- < 10 mL/min : 7,5 mg/kg/48 h ;
- hémodialyse : 15 mg/kg en fin de séance.

Apports sodés : 2,3 mmol de Na^+ par g de **ceftazidime**.

EFFETS INDÉSIRABLES

Douleurs au point d'injection, thrombophlébites. Réactions allergiques : exanthème maculo-papuleux, rash, urticaire, œdème de Quincke, fièvre, vascularite, éosinophilie, cytopénie, choc anaphylactique. Troubles digestifs : nausées, vomissements, diarrhées, colites pseudo-membraneuses, candidose. Troubles neurologiques : vertiges, paresthésies, céphalées. Troubles hématologiques (rares) : neutropénie, anémie hémolytique à Coombs direct positif, thrombocytose. Rares : élévation transitoires des transaminases ou de la créatininémie néphrite interstitielle aiguë.

INTERACTIONS MÉDICAMENTEUSES

Aminosides (néphrotoxicité), contraceptifs oraux (diminution de leur efficacité), **antivitamines K** (augmentation du taux de prothrombine), **allopurinol** (augmente la fréquence des rashs).

CÉPHALOSPORINES DE 3E GÉNÉRATION INJECTABLES (4)

Céfépime

AXEPIM					
En 2 à 3 inj. IV lente ou IM A. : 2 à 6 g/j	1 fl. 500 mg 1 fl. 1 g 1 fl. 2 g	8,91 11,74 19,53	I I I	65 % 65 % 65 %	8,91 11,74 19,53

PROPRIÉTÉS

Céphalosporines de 3e génération plus résistantes que le **céfotaxime** à l'hydrolyse des céphalosporinases naturellement produites par certaines entérobactéries (*Entrobacter, Citrobacter, Morganella*, etc.), modérément actives sur *Pseudomonas aeruginosa* et d'activité comparable au **céfotaxime** sur les cocci gram-positifs.

PHARMACOCINÉTIQUE

Usage par voie parentérale, large distribution (y compris dans le LCR), peu ou pas de métabolisation, élimination rénale prépondérante (75-90 %).

MICROBIOLOGIE

Espèces sensibles : staphylocoque méti-S, streptocoques, pneumocoque (y compris de sensibilité réduite à la pénicilline), *Neisseria, Corynebacterium, Escherichia coli, Salmonella, Shigella, Proteus mirabilis, Klebsiella pneumoniae, Enterobacter, Citrobacter, Providencia, Morganella, Serratia, Pseudomonas aeruginosa, Moraxella catarrhalis, Haemophilus influenzae.*

Résistance naturelle : entérocoque, *Listeria, Clostridium difficile, Mycoplasma, Chlamydiae, Rickettsiae, Legionella pneumophila, Mycobacterium.*

Résistance acquise : staphylocoque méti-R, entérobactéries hyperproductrices de céphalosporines ou productrices de bêtalactamases à large spectre (*Escherichia coli, Klebsiella, Enterobacter, Citrobacter, Proteus, Providencia, Morganella, Serratia*), *Pseudomonas aeruginosa* (50 %).

INDICATIONS

À utiliser de préférence sur documentation bactériologique associé à un **aminoside** ou à une **fluoroquinolone**.

– Infections à *Enterobacter, Serratia, Citrobacter, Morganella, Proteus* indole-positif, *Providencia*.
– Fièvre chez le neutropénique.
– Septicémie ou syndrome septique grave nosocomial (réanimation).
– Suspicion de bactéries hyperproductices de céphalosporinases.

CONTRE-INDICATIONS

Allergie aux bêtalactamines.

PRÉCAUTIONS D'EMPLOI

Insuffisance rénale : adapter la dose à la clairance de la créatinine (*cf.* Tableau ci-desous).

Insuffisance rénale (clairance)	**Céfépime**
50-30 mL/min 30-10 mL/min < 10 mL/min	Pas de changement de dose 1 à 2 g/j en une injection 0,5 à 1 g/j
Hémodialyse	0,5 g en fin de séance

EFFETS INDÉSIRABLES

Réactions allergiques : réactions cutanées, rashs, urticaire, fièvre, éosinophilie.

Troubles digestifs : nausées, vomissements, diarrhées, colite pseudo-membraneuse (rare), candidose, élévation des transaminases.

Troubles neurologiques : sensations vertigineuses, modification du goût, acouphènes, maux de tête, vision brouillée, paresthésies.

Troubles hématologiques (rares) : neutropénie, anémie hémolytique, thrombocytopénie, granulocytopénie.

Rares : hypotension, ulcération buccale, augmentation de la créatinine.

INTERACTIONS MÉDICAMENTEUSES

Médicaments néphrotoxiques.

CÉPHALOSPORINES DE 3E GÉNÉRATION ORALES (1)

Céfixime

OROKEN					
En 2 prises *per os* au moment du repas A. : 400 mg/j	8 cp. 200 mg	9,40	I	65 %	1,17
	80 doses 40 mg susp. buv.	5,51	I	65 %	0,07
E. > 6 mois : 8 à 16 mg/kg/j	200 doses 100 mg susp. buv.	9,42	I	65 %	0,05

Cefpodoxime proxétil

ORELOX					
En 2 prises *per os* au moment du repas A. : 200 à 400 mg/j	10 cp. 100 mg	9,29	I	65 %	0,93
	100 doses susp. buv. 40 mg/5 mL	9,95	I	65 %	0,10
E. et N. : 8 mg/kg/j	200 doses susp. buv. 40 mg/5 mL	5,62	I	65 %	0,03

Céfotiam hexétil

TAKETIAM					
En 2 prises *per os* A. : 400 à 800 mg/j	10 cp. 200 mg	10,33	I	65 %	1,03
TEXODIL					
Idem ***TAKETIAM***	10 cp. 200 mg	10,33	I	65 %	1,03

CÉPHALOSPORINES DE 3E GÉNÉRATION ORALES (2) – PHARMACOLOGIE

PROPRIÉTÉS

Céphalosporines de 3e génération administrables *per os* dont la pharmacocinétique ne permet pas une équivalence thérapeutique avec les formes injectables. Elles sont inefficaces dans les infections à staphylocoques ou à anaérobies et beaucoup moins actives que les **céphalosporines** injectables dans les infections à bacilles gram-négatifs.

PHARMACOCINÉTIQUE

Usage *per os*, biodisponibilité entre 40 et 55 %, distribution tissulaire modérée sauf dans le LCR (poumons, liquide pleural, muqueuses bronchique et amygdalienne) avec des concentrations tissulaires susceptibles d'être inférieures aux concentrations thérapeutiques (CMI), peu ou pas de métabolisation, éliminations rénale et biliaire, passage placentaire et dans le lait maternel.

MICROBIOLOGIE

Espèces sensibles : streptocoques, pneumocoques (y compris de sensibilité réduite à la pénicilline), *Neisseria, Corynebacterium, Escherichia coli, Klebsiella pneumoniae, Enterobacter, Citrobacter, Salmonella, Shigella, Proteus mirabilis, Providencia, Morganella, Serratia, Moraxella catarrhalis, Haemophilus influenzae*.

Résistance naturelle : entérocoques, *Listeria, Pseudomonas, Clostridium difficile, Mycoplasma, Chlamydiae, Rickettsiae, Legionella pneumophila, Mycobacterium*.

Résistance acquise : staphylocoques, entérobactéries productrices de céphalosporines ou de bêtalactamases à large spectre (*Escherichia coli, Klebsiella, Enterobacter, Citrobacter, Proteus, Providencia, Morganella, Serratia*), *Pseudomonas, Acinetobacter*, anaérobies.

INDICATIONS

– Infections respiratoires hautes et basses non compliquées.
– Infections ORL non compliquées (angines, sinusites, otites).
– Gonococcies simples en 2e intention (**céfixime** 400 mg en 1 prise unique).
– Pyélonéphrite aiguë sans uropathie.
– Infection urinaire basse (sauf prostatite).

> Les **céphalosporines** orales ne sont pas l'équivalent pharmacologique *per os* des **céphalosporines** injectables (en particulier dans les infections urinaires).
> Il est souvent préférable de prescrire un **antibiotique** d'efficacité comparable et de moindre coût (**amoxicilline** (***CLAMOXYL***) ± **acide clavulanique** (***AUGMENTIN***), **céfotaxime**, **fluoroquinolone**, etc.

CONTRE-INDICATIONS

Allergie aux bêtalactamines.
Grossesse et **allaitement**.

PRÉCAUTIONS D'EMPLOI

Insuffisance rénale : adapter la dose à la clairance de la créatinine. **Céfixime** : < 20 mL/min : 200 mg/j ; **cefpodoxime proxétil** : < 40 mL/min : 1/2 dose à administrer en une prise ; **céfotiam hexétil** : < 25 mL/min : diminuer la dose de 75 %.

EFFETS INDÉSIRABLES

Cf. **céfotaxime**.

INTERACTIONS MÉDICAMENTEUSES

Aucune.

AMINOSIDES (1)

Gentamicine

GENTAMICINE					
En 1 à 2 inj. IM ou IV (30 min)	1 amp. 10 mg	0,81	I	65 %	0,81
A. : 3 à 5 mg/kg/j	10 amp. 10 mg	HOP	I		
E. : 1 à 1,5 mg/kg/j en 2 inj.	1 amp. 40 mg	1,23	I	65 %	1,23
N. : 1 à 2 mg/kg/j en 2 inj.	10 amp. 40 mg	HOP	I		
NN. : 2 à 3 mg/kg/j en 2 inj.	1 amp. 80 mg	1,91	I	65 %	1,91
	10 amp. 80 mg	HOP	I		
	1 amp. 160 mg	2,96	I	65 %	2,96
	10 amp. 160 mg	HOP	I		

Amikacine

AMIKACINE					
En 1 à 2 perf. IV (30 min), ou inj. IM	20 fl. 250 mg	HOP	I		
A. et E. : 15 mg/kg/j	20 fl. 500 mg	HOP	I		
0,5 mg/kg/48 h voie intrarachidienne	20 fl. 1 g (IV)	HOP	I		
AMIKACINE pédiatrique	10 fl. 50 mg/1 mL	HOP	I		
En 1 à 2 perf. IV (30 min) ou inj. IM					
E. et N. : 15 mg/kg/j					

Tobramycine

NEBCINE					
En 1 à 2 perf. IV (30 min) ou inj. IM	1 fl. 25 mg	3,09	I	65 %	3,09
A., E. et N. : 3 mg/kg/j	1 fl. 75 mg	3,50	I	65 %	3,50
	1 amp. 100 mg	3,62	I	65 %	3,62

TOBI					
Traitement des infections pulmonaires chroniques dues à *Pseudomonas aeruginosa* chez les patients atteints de mucoviscidose. A. et E. > 6 ans : 1 amp. x 2/j en inhalation de 15 min pendant 28 j	56 amp. (sol. pour inhal.) 300 mg/5 mL	2 203,46	I	65 %	39,35

TOBI PODHALER					
Même indication que ***TOBI*** A. et E. > 6 ans : 4 gél. x 2/j pendant 28 j	224 gél. 28 mg	2 203,46	I	65 %	9,84

AMINOSIDES (2) – PHARMACOLOGIE (1)

PROPRIÉTÉS

Antibiotiques bactéricides à large spectre qui inhibent la synthèse protéique en se fixant sur les ribosomes, utilisés presque exclusivement en association.

PHARMACOCINÉTIQUE

Pas d'absorption par voie entérale, résorption par voie IM variable dans le temps, distribution limitée (sérum, liquide synovial, poumons, reins), mauvaise diffusion dans le LCR, pas de métabolisation, élimination rénale sous forme active, passage transplacentaire, hémodialysable.

MICROBIOLOGIE

Espèces sensibles : staphylocoques, gonocoque (**spectinomycine**), méningocoques, entérobactéries, *Pseudomonas aeruginosa, Xanthomonas, Aeromonas, Acinetobacter, Haemophilus influenzae,* bacilles gram-positifs aérobies, *Nocardia asteroides* (**amikacine**), *Mycobacterium tuberculosis* (**amikacine**), *Mycobacterium avium-intracellulare* (**amikacine**), *Entamoeba histolytica,* lambliase.

Résistance naturelle : streptocoques et entérocoques (mais synergie avec les bêtalactamines), *Pseudomonas cepacia, Pseudomonas maltophila, Pseudomonas stutzeri*, anaérobies stricts, spirochètes, germes intracellulaires.

Résistance acquise : (le plus souvent par production d'enzymes plasmidiques) staphylocoques méti-R, entérobactéries, *Pseudomonas*, *Acinetobacter*.

INDICATIONS

– Septicémies et endocardites infectieuses.
– Infections sévères à staphylocoques, à streptocoques, à entérocoques, à bacilles gram-négatifs (en association avec une bêtalactamine).
– Fièvre chez le neutropénique et l'immunodéprimé.
– Infections abdomino-pelviennes, arthrites, ostéomyélites, otites, pyélonéphrites et pneumopathies nosocomiales.
– Gonococcie aiguë simple en 2e intention (**spectinomycine**, mauvaise diffusion pharyngée).
– Infection à *Mycobacterium avium-intracellulare* et nocardiose (**amikacine**), tuberculose (**amikacine**).
– Infection à *Listeria* (en association avec **amoxicilline**).
– Préférer la **gentamicine** en cas d'infection à Gram positif, l'**amikacine** en cas d'infection à Gram négatif, la **tobramycine** en cas d'infection à *Pseudomonas*.

Plusieurs études ont montré que la toxicité des **aminosides** était diminuée par l'administration de la dose totale quotidienne en une seule injection. Cependant, cette modalité de prescription ne peut être étendue à toutes les situations cliniques (infections à entérocoque ou à cocci gram-positifs, endocardite, infection osseuse, etc.).

AMINOSIDES (3) – PHARMACOLOGIE (2)

CONTRE-INDICATIONS

Allergie aux **aminosides**.
Myasthénie (blocage neuromusculaire).

PRÉCAUTIONS D'EMPLOI

Il est préférable d'utiliser la **gentamicine** dans les infections à cocci gram-positifs (meilleure activité *in vitro*) et la **tobramycine** en cas de suspicion d'infection à *Pseudomonas*.
Éviter pendant la **grossesse** et en cas de lésions cochléo-vestibulaires.
Cirrhose : augmentation de la toxicité (contre-indication relative).
Insuffisance rénale : *cf.* Tableau.
Nouveau-né : risque de surdosage nécessitant une surveillance des dosages sériques.
Obèse : risque de surdosage lié à une diminution du volume de distribution.
Sujet âgé : à considérer comme un insuffisant rénal.
Grands brûlés, opérés, malades de réanimation, mucoviscidose impliquent d'augmenter les doses.
Surveillance par audiométrie en cas de traitement prolongé.
Il est recommandé de surveiller les dosages sériques pour obtenir un pic sérique élevé (efficacité thérapeutique) et une résiduelle basse (toxicité par accumulation).

EFFETS INDÉSIRABLES

Toxicité rénale (5 à 25 %) : en moyenne 7 à 10 j après le début du traitement, favorisée par : insuffisance rénale préexistante, acidose, déshydratation, hyponatrémie, hypokaliémie, surdosage, traitement prolongé, médicaments néphrotoxiques, diminuée par l'administration x 1/ j.

Toxicité cochléo-vestibulaire irréversible (atteinte cochléaire 3 à 14 %, atteinte vestibulaire 1 à 10 %) : vertiges, ataxie, nystagmus, acouphènes, surdité. Risque diminué par l'administration x 1/j et augmenté par des doses quotidiennes élevées, une insuffisance rénale préexistante, une atteinte cochléo-vestibulaire préexistante ou des médicaments ototoxiques.
Augmentation du blocage neuromusculaire chez des malades curarisés ou atteints de myasthénie, prévenue par une injection IV >30 min.

Rash cutané, élévation des transaminases, des phosphatases alcalines (exceptionnelles).

INTERACTIONS MÉDICAMENTEUSES

Potentialisation de la néphro-ototoxicité : **vancomycine**, **amphotéricine B**, **furosémide**, **clindamycine**, **pipéracilline**, **céphalosporines**, **méthoxyflurane**, **foscarnet**, **polymyxines**, **ciclosporine**, **cisplatine**, **AINS**, **produits de contraste iodés**.
Effet curarisant : curares, **toxine botulique**.
Synergie avec les bêtalactamines, les **glycopeptides**, les **fluoroquinolones**.

AMINOSIDES (4) – PHARMACOLOGIE (3)

Pics et résiduelles d'aminosides en fonction du nombre d'injections quotidiennes

AMINOSIDES	1 INJ./J (mg/L)		2 INJ./J (mg/L)	
	PIC	RÉSIDUELLE	PIC	RÉSIDUELLE
Amikacine	40-60	< 2	20-30	< 2
Gentamicine	15-20	< 0,5	4-6	< 0,5
Tobramycine	15-35	< 0,5	4-6	< 0,5

Attendre 24 à 48 h de traitement avant d'effectuer un dosage de la résiduelle (sauf insuffisance rénale). Les pics ne sont dosés que dans des cas particuliers (problème de volume, surdosage inexpliqué, échec thérapeutique, etc.). Contrôle tous les 2 à 3 j pendant la durée du traitement.

Attendre le résultat de la résiduelle avant de réinjecter.

Pas d'administration en 1 dose par jour en cas d'infections à cocci gram-positifs.

Posologie des aminosides chez l'insuffisant rénal

AMINOSIDES	DOSE/INJ. (mg/kg)	INTERVALLE ENTRE CHAQUE INJ. EN FONCTION DE LA CLAIRANCE DE LA CRÉATINE (mL/min)					SUPPLÉMENT HÉMODYALISE (mg/kg)	APRÈS DIALYSE PÉRITONÉALE (mg/L)
		> 90	80-90	50-80	10-50	< 10		
Amikacine	7,5	12 h	12 h	12-24 h	24-48 h	48-72 h	5-7	60
Gentamicine	1,5	8 h	12 h	12-24 h	24-48 h	48-72 h	1-2	20
Tobramycine	1	8 h	12 h	12-24 h	24-48 h	48-72 h	1-2	20

MACROLIDES DE 1RE GÉNÉRATION (1)

Érythromycine (dihydrate)

ÉGÉRY					
En 2 prises *per os* A. : 500 mg x 2/j E. > 5 ans : 30 à 50 mg/kg/j	20 gél. 250 mg 40 gél. 250 mg	5,12 9,31	I I	65 % 65 %	0,26 0,23

Érythromycine (éthylsuccinate)

ÉRY NOURRISSON					
N. : 1 sach. x 2/j	24 sach. 125 mg	2,72	I	65 %	0,11
ÉRYTHROCINE					
En 2 ou 3 prises A. : 1 g x 2 ou 3/j E. et N. : 30 à 50 mg/kg/j	20 cp. 500 mg 12 sach. 500 mg 10 sach. 1 g	6,63 3,12 6,93	I I I	65 % 65 % 65 %	0,33 0,26 0,69
ÉRY ENFANT					
Prises avant les repas 10 à 15 kg : 1 sach. x 2/j 15 à 25 kg : 1 sach. x 3/j	24 sach. 250 mg	2,28	I	65 %	0,09

Érythromycine (éthylsuccinate) + sulfafurazole

PÉDIAZOLE					
Sirop reconstitué à 200 mg d'**érythromycine** et 600 mg de **sulfafurazole**/5 mL Otite moyenne aiguë de l'enfant : 50 mg/kg/j d'**érythromycine** et 150 mg/kg/j de **sulfafurazole**	240 mL 480 mL	7,26 14,02	I I	65 % 65 %	0,03 0,03

Érythromycine (propionate)

ÉRY					
A. : 1 à 1,5 g en 2 à 3 prises 45 min avant les repas	20 cp. séc. 500 mg	3,31	I	65 %	0,17

MACROLIDES DE 1RE GÉNÉRATION (2)

■ Érythromycine (lactobionate)

ÉRYTHROCINE					
En 4 perfusions IV ≥ 1 h A. : 2 à 4 g/j E. et N. : 30 à 40 mg/kg/j	1 fl. 500 mg 1 fl. 1 g	HOP HOP	I I		

■ Spiramycine

ROVAMYCINE					
En 2 à 3 prises/j A. : 6 à 9 M UI/j E. : 150 000 à 300 000 UI/kg/j	16 cp. séc. 1,5 MUI 10 cp. séc. 3 MUI 16 cp. séc. 3 MUI 100 cp. séc. 3 MUI	13,96 8,64 13,96 HOP	I I I I	65 % 65 % 65 %	0,87 0,86 0,87
ROVAMYCINE injectable IV En 3 perfusions IV de 1 h A. : 1,5 M UI x 3/j	1 fl. 1,5 MUI	HOP	I		

■ Josamycine

JOSACINE					
En 2 prises/j 1 h avant les repas A. : 1 à 2 g/j E. : 500 mg/10 kg/j N. : 250 mg/5 kg/j (soit 30 à 50 mg/kg/j)	20 cp. 500 mg 10 cp. 1 g 60 doses gran. pour sol. buv. 125 mg/5 mL 120 doses gran. pour sol. buv. 250 mg/5 mL 240 doses susp. buv. 500 mg/5 mL	12,46 12,46 3,58 5,67 9,06	I I I I I	65 % 65 % 65 % 65 % 65 %	0,62 1,25 0,06 0,05 0,04

MACROLIDES DE 1RE GÉNÉRATION (3)

■ Midécamycine

MOSIL					
En 2 prises pendant les repas A. : 1 600 mg/j	20 cp. 400 mg 20 sach. 800 mg	6,90 13,28	I I	65 % 65 %	0,35 0,66

■ Roxithromycine

RULID					
A. : 1 cp. x 2/j 15 min avant les repas E. et N. : 5 à 8 mg/kg/j en 2 prises	10 cp. susp. buv. 50 mg 16 cp. susp. buv. 50 mg 10 cp. 150 mg 16 cp. 150 mg	5,09 8,22 9,61 15,48	I I I I	65 % 65 % 65 % 65 %	0,51 0,51 0,96 0,97

MACROLIDES DE 1RE GÉNÉRATION (4) – PHARMACOLOGIE

PROPRIÉTÉS

Antibiotiques bactériostatiques, qui inhibent la synthèse protéique en se fixant sur la sous-unité 50 S du ribosome.

PHARMACOCINÉTIQUE

Usage *per os* ou IV, biodisponibilité variant pour les différentes formes d'**érythromycine** de 40-50 % (stéarate) à 60-80 % (éthylsuccinate, propionate), absorption dépendante de la prise d'aliments pour certaines molécules, large distribution tissulaire (œil, bile, ascite, oreille moyenne, sinus maxillaire, amygdale, sauf LCR) et intracellulaire (macrophages, polynucléaires), métabolisation hépatique, forte élimination biliaire et fécale, très faible élimination rénale (1-5 %), passage transplacentaire et dans le lait maternel.

MICROBIOLOGIE

Espèces sensibles : staphylocoques méti-S (50 %), streptocoques du groupe A, C, F, G et non groupables, pneumocoques, *Neisseria gonorrhoeae, Neisseria meningitidis, Corynebacterium diphteriæ, Bacillus anthracis, Erysipelothrix, Listeria monocytogenes, Lactobacillus, Bordetella pertussis, Campylobacter jejuni, Moraxella catarrhalis, Peptococcus, Propionibacterium, Clostridium perfringens, Treponema pallidum, Mycoplasma, Ureaplasma urealyticum, Chlamydia trachomatis, Rickettsiae, Legionella, Actinomyces israelii, Nocardia asteroides*.

Résistance naturelle : bacilles gram-négatifs, *Pseudomonas, Acinetobacter*.

Résistance acquise : staphylocoques méti-S (10-40 %) et méti-R, streptocoques groupables (1-18 %), streptocoques non groupables (8-30 %), pneumocoques (> 30 %), *Neisseria gonorrhoeae* (> 50 %), *Haemophilus influenzae*.

INDICATIONS

En 1re intention

- Pneumopathies à *Mycoplasma* et *Legionella*.
- Diphtérie, coqueluche.
- Angiomatose bacillaire au cours du sida.

En 2e intention ou en cas d'allergie à la pénicilline

- Infections à streptocoques, pneumocoques et prévention du rhumatisme articulaire aigu.
- Infections à *Chlamydia trachomatis*, lymphogranulomatose vénérienne, syphilis.
- Acné (traitement local).
- Gastro-entérite à *Campylobacter jejuni*.
- Antibioprophylaxie de l'endocardite bactérienne.

CONTRE-INDICATIONS

Allergie aux **macrolides**.

Association aux **dérivés de l'ergot de seigle**.

Insuffisance hépatique.

PRÉCAUTIONS D'EMPLOI

Allaitement : en cas d'utilisation de la **spiramycine**.

Insuffisance rénale : risque de surdité.

Risque d'allongement de l'espace QT.

EFFETS INDÉSIRABLES

Troubles digestifs (puissant stimulateur de la motricité digestive) : nausées, gastralgies, vomissements, diarrhées, augmentation des ASAT, hépatite cholestatique.

Troubles neurologiques : vertiges, surdité.

Cardiotoxicité : allongement de l'espace QT, extrasystoles ventriculaires, torsades de pointes, bloc auriculo-ventriculaire.

Allergies : urticaires, œdème de Quincke, réactions anaphylactoïdes.

INTERACTIONS MÉDICAMENTEUSES

Augmentation du risque d'effets secondaires : **lovastatine** (rhabdomyolyse), **dérivés de l'ergot de seigle** (ischémie périphérique).

Augmentation des concentrations plasmatiques de **carbamazépine**, **ciclosporine**, **digoxine**, **théophylline** (sauf **josamycine**), **antivitamines K**, **acide valproïque**.

Diminution des concentrations de **zidovudine**.

Aucune interaction rapportée avec la **spiramycine**.

MACROLIDES DE 2E GÉNÉRATION (1)

Clarithromycine

ZECLAR					
En 2 prises/j A. : 500 mg/j (infections bronchiques angines) A. : 1 g/j (sinusites, pneumopathies, infections à *H. pylori*) A. : 1 g/j (infections à *Mycobacterium avium-intracellulare*)	10 cp. 250 mg 10 cp. 500 mg 14 cp. 500 mg 1 fl. 60 mL (50 mg/mL) 1 fl. 100 mL (25 mg/mL) 1 fl. 500 mg IV	7,21 14,09 19,80 6,52 5,73 HOP	I I I I I I	65 % 65 % 65 % 65 % 65 %	0,72 1,41 1,41 6,52 5,73
MONOZECLAR					
Idem ***ZECLAR***	5 cp. 500 mg 10 cp. 500 mg	7,21 14,09	I I	65 % 65 %	1,44 1,41

Azithromycine

ZITHROMAX					
En 1 prise/j A. : 500 mg à J0 puis 250 mg/j pendant 4 j (angines, bronchites aiguës, surinfection de bronchites chroniques)	6 cp. 250 mg 1 fl. 29,3 g + pip (E.) 1 fl. 35,6 g + pip (E.)	13,28 12,81 16,06	I I I	65 % 65 % 65 %	2,21 12,81 16,06
ZITHROMAX MONODOSE					
En 1 prise unique A. : 1 g soit 4 cp. Traitement minute des infections à *Chlamydia trachomatis* non compliquées	4 cp. 250 mg	7,63	I	65 %	1,91
AZADOSE					
En 1 prise/j A. : 1 200 mg x 1/sem. Prophylaxie des infections à *Mycobacterium avium* chez les patients infectés par le VIH et avec CD4 < 100/mm³	8 cp. 600 mg	56,88	I	65 %	7,11
ORDIPHA					
Idem ***ZITHROMAX***	3 cp. 500 mg	9,19	I	65 %	3,06

MACROLIDES DE 2E GÉNÉRATION (2) – PHARMACOLOGIE

PROPRIÉTÉS

L'**azithromycine** et la **clarithromycine** se caractérisent par une meilleure activité que l'**érythromycine** sur : les bactéries à développement intracellulaire, *Mycobacterium avium-intracellulare, Borrelia burgdorferi* et *Haemophilus influenzae*.

PHARMACOCINÉTIQUE

Usage *per os*, biodisponibilité de 37 % (**azithromycine**) et 50 % (**clarithromycine**), absorption de l'**azithromycine** diminuée de 50 % en présence d'aliments, large distribution tissulaire (sauf LCR) et intracellulaire (macrophages, polynucléaires), métabolisation hépatique de la **clarithromycine**, forte élimination biliaire et fécale, élimination rénale de la **clarithromycine**.

MICROBIOLOGIE

Espèces sensibles (spectre de l'**érythromycine** étendu à) : *Haemophilus influenzae, Mycobacterium avium-intracellulare, Mycobacterium marinum, Toxoplasma gondii ; Helicobacter pylori* (**clarithromycine** seulement).

Résistance naturelle : bacilles gram-négatifs, *Pseudomonas, Acinetobacter*.

Résistance acquise : staphylocoques méti-S (10-40 %) et méti-R, streptocoques groupables (1-18 %), streptocoques non groupables (8-30 %), pneumocoques (> 30 %), *Neisseria gonorrhoeae* (> 50 %), syphilis (échec thérapeutique avec l'**azithromycine**).

INDICATIONS

En 1re intention

– Pneumopathies à *Mycoplasma, Chlamydia* et *Legionella*.
– Traitement minute des infections non compliquées à *Chlamydia trachomatis* (***ZITHROMAX MONODOSE***).
– Infections à *Mycobacterium marinum* (**clarithromycine**).
– Angiomatose bacillaire, infection à *Mycobacterium avium-intracellulare* au cours du sida.
– Infection à *Helicobacter pylori* (**clarithromycine**), en association.
– Proposé dans les formes ganglionnaires de la maladie des griffes du chat.
– Diarrhée du voyageur et choléra, en particulier chez l'enfant (**azithromycine**).

En 2e intention ou en cas d'allergie à la pénicilline

– Infections à streptocoques, pneumocoques et prévention du rhumatisme articulaire aigu.
– Lymphogranulomatose vénérienne, chancre mou, urétrite non gonococcique, syphilis (échecs thérapeutiques décrits avec l'**azithromycine**).
– Gastro-entérite à *Campylobacter jejuni*.
– Antibioprophylaxie de l'endocardite bactérienne.

CONTRE-INDICATIONS

Grossesse et **allaitement**.
Allergie aux **macrolides**.
Association aux **dérivés de l'ergot de seigle**.

PRÉCAUTIONS D'EMPLOI

Insuffisance hépatique.
Insuffisance rénale : **clarithromycine** en 1 prise/j.

EFFETS INDÉSIRABLES

Cf. **Érythromycine**.

INTERACTIONS MÉDICAMENTEUSES

Cf. **Érythromycine**.
Clarithromycine : **fluconazole** (augmentation de la **clarithromycine**), **rifabutine** (risque d'uvéite), inducteur enzymatique.
Azithromycine : pas d'interaction avec **théophylline**, **antivitamines K**.

LINCOSAMIDES

Clindamycine

DALACINE					
En 3 à 4 prises A. : 0,6 à 2,4 g/j E. > 1 mois : 15 mg/kg/j	12 gél. 75 mg 12 gél. 150 mg 16 gél. 300 mg	3,04 3,04 7,63	I I I	65 % 65 % 65 %	0,25 0,25 0,48
DALACINE injectable En 3 à 4 perf. IV ou inj. IM Idem ***DALACINE***	1 amp. 600 mg 10 amp. 900 mg	HOP HOP	I I		

Lincomycine

LINCOCINE					
En 3 à 4 prises, 1 à 2 h avant les repas A. : 1,5 à 2 g/j E. > 1 mois : 30 à 60 mg/kg/j	12 gél. 500 mg	5,12	I	65 %	0,43
LINCOCINE injectable En 2 à 3 perf. IV ou inj. IM A. : 0,6 à 1,8 g/j E > 1 mois : 10 à 20 mg/kg/j	1 amp. 600 mg	HOP	I		

PROPRIÉTÉS

Antibiotiques apparentés aux **macrolides** caractérisés par leur risque de survenue de colite pseudo-membraneuse.

PHARMACOCINÉTIQUE

Proche des **macrolides**, meilleure absorption digestive pour la **clindamycine** que pour la **lincomycine**, faible pénétration méningée.

MICROBIOLOGIE

Espèces sensibles : staphylocoques y compris producteurs de pénicillinase, streptocoques, *Bacillus*, *Corynebacterium*, anaérobies sauf clostridies et *Bacteroides*, *Mycoplasma hominis*, *Toxoplasma gondii*, *Pneumocystis jiroveci*, *Plasmodium*.

Résistance naturelle : entérocoques, *Neisseria*, *Haemophilus*, *Listeria*, *Erysipelothrix*, entérobactéries, *Pseudomonas*, *Acinetobacter*, *Clostridium difficile*, *Legionella*, *Mycoplasma*, *Chlamydia*.

Résistance acquise : staphylocoques méti-R, clostridies, *Bacteroides*.

INDICATIONS

– Infections peu sévères à staphylocoques ou à anaérobies (sauf *C. difficile*).
– Infections à streptocoques sur documentation bactériologique (30 % de souches résistantes).
– Toxoplasmose, paludisme.

CONTRE-INDICATIONS

Allergie aux **lincosamides**, nourrisson < 1 mois.

PRÉCAUTIONS D'EMPLOI

Grossesse et **allaitement**.
Insuffisance rénale et hépatique : diminuer les doses.

EFFETS INDÉSIRABLES

Colite pseudo-membraneuse, réactions allergiques, diarrhées, ictère, élévation des transaminases, pancytopénie, effet curarisant, bradyarythmie (en perfusion trop rapide).

INTERACTIONS MÉDICAMENTEUSES

Macrolides et **synergistines** déconseillés, curares, **antiacides**, **colestyramine**.

SYNERGISTINE

■ Pristinamycine

PYOSTACINE					
En 2 à 3 prises aux repas A. : 2 à 3 g/j E. : 50 mg/kg/j	16 cp. 250 mg 16 cp. 500 mg 100 cp. 500 mg	11,64 23,46 HOP	I I I	65 % 65 %	0,73 1,47

PROPRIÉTÉS
Association de 2 composés bactéricides inhibiteurs de la synthèse protéique ribosomale.

PHARMACOCINÉTIQUE
Peu de données chez l'homme, bonne diffusion tissulaire chez l'animal, pas de passage méningé, métabolisme hépatique, élimination principalement biliaire.

MICROBIOLOGIE
Espèces sensibles : staphylocoques y compris producteurs de pénicillinase, streptocoques, pneumocoques, *Bacillus*, *Corynebacterium*, *Neisseria gonorrhoeae*, *Listeria*, *Haemophilus*, anaérobies dont les clostridies et les *Bacteroides*, *Legionella*, *Mycoplasma*, *Chlamydia*.
Résistance naturelle : entérocoques, entérobactéries, *Pseudomonas*, *Acinetobacter*.
Résistance acquise : staphylocoques méti-R, *Clostridium*, *Bacteroides*.

INDICATIONS
– Infections à staphylocoques, à streptocoques, à *Haemophilus influenzae* et à anaérobies.
– Infections cutanées, bronchites aiguës, surinfection de bronchite chronique, sinusites.
– Prophylaxie de l'endocardite bactérienne.

> Le peu de données sur les concentrations plasmatiques à doses usuelles ne permet pas de garantir une efficacité dans les infections graves ou avec un risque de septicémie. Dans ces cas, préferer un antibiotique bactéricide ayant une bonne diffusion sanguine.

CONTRE-INDICATIONS
Allergie aux **synergistines**.

PRÉCAUTIONS D'EMPLOI
Grossesse et **allaitement** : utilisation possible.

EFFETS INDÉSIRABLES
Nausées, vomissements, épigastralgies, réactions cutanées très rares.

INTERACTIONS MÉDICAMENTEUSES
Ciclosporine (risque de surdosage).

KÉTOLIDE (1)

Télithromycine

KETEK					
A. et E. ≥ 12 ans : 2 cp. en une seule prise au coucher	10 cp. 400 mg	31,69	I	65 %	3,17

PROPRIÉTÉS

Antibiotique bactériostatique, de la famille des kétolides proche des **macrolides**, inhibiteur de la synthèse protéique dont la structure originale lui confère une activité *in vitro* sur les souches de pneumocoques résistants aux **macrolides** (pas de résistance croisée identifiée) ou de sensibilité diminuée à la **pénicilline**.

PHARMACOCINÉTIQUE

Usage *per os*, absorption assez rapide indépendante de la prise d'aliments, biodisponibilité de 57 %, large distribution tissulaire, métabolisation hépatique (principalement par CYP3A4), élimination majoritairement fécale (76 %) et faiblement rénale (17 %).

MICROBIOLOGIE

Espèces sensibles : staphylocoques méti-S, streptocoques des groupes A, C, G pneumocoques, *Haemophilus influenzae* (activité comparable à l'azithromycine), *Moraxella catarrhalis*, *Mycoplasma*, *Chlamydia psittaci*, *C. pneumoniae*, *Legionella*.

Résistance naturelle : bacilles gram-négatifs, *Pseudomonas*, *Acinetobacter*.

Résistance acquise : staphylocoques méti-S et méti-R, pneumocoques, *Neisseria gonorrhoeae* (> 50 %), *Haemophilus influenzae*.

INDICATIONS

> En raison du risque de survenue d'hépatites graves, de troubles visuels ou de perte de connaissance, ***KETEK*** doit être prescrit en 2e intention dans les indications ci-dessous. Les cliniciens doivent mettre en balance le rapport bénéfice/risque à chaque prescription. Le traitement doit être administré le soir au coucher.

Sujets âgés de plus de 18 ans, en alternative au traitement de 1re intention ou en cas d'allergie aux bêtalactamines :
– Pneumonies communautaires de gravité minime à modérée (durée : 7 à 10 j).
– Exacerbations de bronchites chroniques sinusites aiguës, angines et pharyngites lorsque les souches en cause sont connues ou suspectées résistantes aux bêtalactamines et/ou aux **macrolides**.

Sujets âgés de plus de 12 ans : angines/pharyngites dues à *Streptococcus pyogenes* en alternative au traitement par une bêtalactamine ou un **macrolide** (30 % des souches de streptocoque sont résistantes aux **macrolides** en France).

CONTRE-INDICATIONS

Grossesse et allaitement.

Enfant de moins de 12 ans.

Allergie à la **télithromycine** ou aux **macrolides**.

Myasthénie.

Association à : **dérivés de l'ergot de seigle** (ergotisme), **pimozide**, **statines** (**simvastatine**, **atorvastatine**).

Syndrome du QT long, allongement du QT ou antécédents familiaux.

PRÉCAUTIONS D'EMPLOI

Risque de troubles visuels, de perte de connaissance transitoire parfois associée à un syndrome vagal : interdiction de conduire un véhicule, d'utiliser une machine ou d'exercer une activité dangereuse.

Inhibiteur du CYP3A4 et *in vitro* du CYP2D6 : ne pas utiliser avec les substrats de ces cytochromes (*cf.* Interactions médicamenteuses et Contre-indications). Insuffisance rénale (cl < 30 mL/min) : diminuer la dose de moitié.

Risque d'allongement de l'espace QT.

Contient du lactose.

KÉTOLIDE (2)

EFFETS INDÉSIRABLES

Risque d'hépatite grave voire fulminante.

Risque de troubles visuels, notamment vision floue, troubles d'accommodation ou diplopie.

Des épisodes de perte de connaissance transitoire ont été rapportés dont certains associés à un syndrome vagal.

Aggravation d'une myasthénie (contre-indication).

Très fréquents (≥ 10 %) : diarrhée.

Fréquents (1-10 %) : nausées, vomissements, douleurs gastro-intestinales, flatulence, élévation des enzymes hépatiques, vertiges, céphalées, étourdissements, dysgueusie, candidose vaginale.

Peu fréquents (0,1-1 %) : constipation, anorexie, candidose buccale, stomatite, somnolence, insomnie, nervosité, vision trouble, éruptions cutanées, urticaire, prurit, flush, palpitations, éosinophilie.

Rares (< 0,1 %) : ictère cholestatique, eczéma, paresthésies, perte de connaissance transitoire, arythmie atriale, hypotension, bradycardie.

INTERACTIONS MÉDICAMENTEUSES

Autres inhibiteurs du CYP3A4 : **inhibiteurs de protéases** du VIH.

Inducteurs du CYP3A4 (diminue les concentrations de **télithromycine**) : **rifampicine**, **phénytoïne**, **carbamazépine**, **phénobarbital**, millepertuis.

Augmentation des concentrations plasmatiques des substrats du CYP34A : **benzodiazépines (midazolam**, **alprazolam)**, **carbamazépine**, **ciclosporine**, **tacrolimus**, **sirolimus**, **digoxine**.

Interactions inconnues : **antivitamines K**, **ritonavir**.

TÉTRACYCLINES ET ANALOGUES (1)

Doxycycline

VIBRAMYCINE N					
En 1 prise *per os* A. : 200 mg/j E. > 8 ans : 4 mg/kg/j	5 cp. séc. 100 mg 30 cp. séc. 100 mg	2,16 8,22	I I	65 % 65 %	0,43 0,27
TOLEXINE					
Idem ***VIBRAMYCINE N***	14 cp. 50 mg 28 cp. 50 mg 15 cp. 100 mg 28 cp. 100 mg	1,69 3,33 3,50 6,59	I I I I	65 % 65 % 65 % 65 %	0,12 0,12 0,23 0,24
DOXYPALU					
Prophylaxie du paludisme du voyageur en zone d'endémie 100 mg/j la veille du départ, la durée du séjour et 4 sem. suivant le retour	28 cp. 50 mg 28 cp. 100 mg	6,53 10,58	I I	65 % 65 %	0,23 0,38

Minocycline

MYNOCINE					
En 1 prise *per os* A. : 200 mg/j E. > 8 ans : 4 mg/kg/j	15 gél. 100 mg	6,41	I	65 %	0,43

Métacycline

PHYSIOMYCINE					
En 2 prises *per os* A. : 600 mg/j E. > 8 ans : 75 à 150 mg/10 kg/j	16 gél. 300 mg	6,66	I	65 %	0,42
LYSOCLINE					
Idem ***PHYSIOMYCINE***	12 gél. 300 mg	4,46	I	65 %	0,37

Lymécycline

TÉTRALYSAL					
En 2 prises *per os* A. : 600 mg/j	56 gél. 150 mg 28 gél. 300 mg	10,03 10,03	I I	65 % 65 %	0,18 0,36

TÉTRACYCLINES ET ANALOGUES (2)

PROPRIÉTÉS

Antibiotiques bactériostatiques à large spectre, actifs sur les bactéries à développement intracellulaire.

PHARMACOCINÉTIQUE

Usage *per os*, IV, IM, ou en topiques, biodisponibilité entre 58 % (**métacycline**) et 95 % (**minocycline**, **doxycycline**), bonne distribution tissulaire (faible dans le LCR, inactives dans l'os), métabolisation hépatique, élimination rénale prépondérante (sauf **minocycline**), passage transplacentaire et dans le lait maternel.

MICROBIOLOGIE

Espèces sensibles : staphylocoques méti-S, streptocoques, pneumocoques, *Neisseria gonorrhoeae*, *Neisseria meningitidis*, *Corynebacterium*, *Listeria monocytogenes*, *Yersinia*, *Vibrio*, *Pasteurella*, *Brucella*, *Francisella*, *Moraxella catarrhalis*, *Haemophilus influenzae*, *Pseudomonas pseudomallei*, *Treponema pallidum*, *Leptospira*, *Borrelia*, *Mycoplasma*, *Chlamydia trachomatis*, *Ehrlichia*, *Rickettsiae*, *Coxiella*, *Nocardia asteroides*, *Mycobacterium marinum*, *Actinomyces*, *Balantidium coli*, *Plasmodium*.

Résistance naturelle : *Enterobacter*, *Citrobacter*, *Proteus mirabilis*, *Providencia*, *Serratia*, *Pseudomonas*, *Mycobacterium*.

Résistance acquise : staphylocoques (70 %), streptocoques (50 %), pneumocoques (> 30 %), entérocoques (> 75 %), *N. gonorrheae* (> 50 %), *H. influenzae* (10-30 %), *M. catarrhalis* (60-80 %), entérobactéries (25-50 %), *Bacteroides fragilis* (60 %).

INDICATIONS

En 1re intention

- Brucellose.
- Pneumopathies à *Chlamydia* et à *Mycoplasma*.
- Fièvre Q, rickettsiose, ehrlichiose, bartonellose.
- Pasteurellose.
- Maladie de Lyme, autres borrélioses.
- Urétrites non gonococciques, infections génitales à *Chlamydia* ou *Mycoplasma*.
- Prévention du paludisme multirésistant, en particulier dans les zones de méfloquino-résistance.

En 2e intention ou en cas d'allergie

- Acné sévère, rosacée ou juvénile.
- Tularémie, mélioidose, tréponématose.
- Infections après morsure de rat (*Spirillum minus*, *Streptobacillus monoliformis*), peste, leptospirose.
- Actinomycose, nocardiose, infections à *Mycobacterium marinum*.
- Balantidiose.

CONTRE-INDICATIONS

Allaitement, **grossesse** (2e et 3e trimestres).
Enfant d'âge < 8 ans.
Allergie aux **tétracyclines**.
Rétinoïdes et **psoralènes**.

PRÉCAUTIONS D'EMPLOI

Photosensibilisation aux UV et au soleil.

EFFETS INDÉSIRABLES

Troubles digestifs (diminués par les repas) : nausées (50 %), vomissements (3 %), épigastralgies, diarrhées, stomatites, ulcérations œsophagiennes, entérocolites à staphylocoques, colite pseudo-membraneuse, candidoses, stéatose aiguë, pancréatite.
Fœtus : hypoplasies et dyschromies dentaires.
Troubles cutanés : photosensibilisation cutanée, photo-onychose, rashs, œdèmes de Quincke, pigmentations bleutées des cicatrices et coloration diffuse du visage (minocycline).
Troubles neurologiques (**minocycline**) : femmes (70 %), hommes (30 %), troubles vestibulaires réversibles, syndrome myasthénique.
Rares : neutropénie, thrombopénie, aplasie médullaire, effet anti-ADH.

INTERACTIONS MÉDICAMENTEUSES

Absorption diminuée par les pansements gastriques et le tampon contenu dans les comprimés de **didanosine**.
Inducteurs enzymatiques : augmenter la dose ou la répartir en 2 prises.
Potentialisation des **antivitamines K**.
Élévation de l'urée plasmatique avec les **diurétiques**.

TÉTRACYCLINES ET ANALOGUES (3)

Tigécycline

TYGACIL					
A. : dose initiale 100 mg puis 50 mg/12 h en perf. de 30 min	10 fl. 50 mg/5 mL	HOP	I		

PROPRIÉTÉS

Antibiotique bactériostatique du groupe des glycylcyclines.

Inhibe la synthèse protéique des bactéries en se fixant sur la sous-unité ribosomale 30S et en bloquant l'entrée de l'ARNt dans le site A du ribosome.

Échappe aux principaux mécanismes de résistance aux **tétracyclines**.

PHARMACOCINÉTIQUE

Usage IV, biodisponibilité 100 %, faiblement métabolisée, élimination biliaire et fécale (59 %) et rénale (33 %).

MICROBIOLOGIE

Espèces habituellement sensibles : *Enterococcus* sp., *Staphylococcus aureus*, staphylocoques blancs, *Streptococcus agalactiae* et des groupes *anginosus* et *viridans*, pneumocoque *Citrobacter freundii* et *koseri*, *Enterobacter*, *Escherischia coli*, *Klebsiella*, *Serratia marceans*, *oxytoca* et *pneumoniae*, *Bacteroides fragilis*, *Clostridium perfringens*, *Prevotella* sp., *Peptostreptococcus*.

Espèces incostamment sensibles : *Acinetobacter baumanii*, *Burkholderia cepacia*, *Morganella morganii*, *Providencia* sp., *Proteus* sp., *Stenotrophomonas maltophilia*.

Résistance naturelle : *Pseudomonas aeruginosa*.

INDICATIONS

Infections compliquées de la peau et des tissus mous. Attention, des malades ayant une comorbidité grave n'ont pas été inclus dans les études (immunodéprimés, ulcère de décubitus infecté, infection nécessitant plus de 14 j de traitement comme p. ex. une fasciite nécrosante). Peu d'expérience avec des patients diabétiques ayant une infection du pied, ou ayant une comorbidité (diabète, maladie vasculaire périphérique, toxicomanie intraveineuse, infection par le VIH) ou une bactériémie concomitante. Par conséquent, ces patients doivent être traités avec précaution par la **tigécycline** (RCP).

Infections intra-abdominales compliquées.

CONTRE-INDICATIONS

Allaitement, **grossesse** (2e et 3e trim.). Enfant d'âge < 8 ans. Allergie aux **tétracyclines** et intolérance à la **tygécycline**. Rétinoïdes et psoralènes.

Déconseillé au 1er trim. de la grossesse et chez l'adolescent de moins de 18 ans.

PRÉCAUTIONS D'EMPLOI

Photosensibilisation aux UV et au soleil.

Pas d'adaptation en cas d'insuffisance rénale, hémodialyse et hépatique Child A et B.

Surveillance étroite des malades ayant une cholestase. Diminution précautionneuse de la dose d'entretien à 25 mg/12 h en cas de Child C.

Pas d'adaptation chez les sujets âgés.

Les substances actives suivantes ne doivent pas être administrées en même temps que ***TYGACIL*** *via* un dispositif en Y sur la tubulure de perfusion : **amphotéricine B**, **chlorpromazine**, **méthylprednisolone** et **voriconazole**.

EFFETS INDÉSIRABLES

Similaires à ceux induits par les **tétracyclines** : photosensibilité, syndrome d'hypertension intracrânienne, pancréatite, effet anti-anabolique (augmentation de l'urée, azotémie, acidose et hypophosphatémie), colite pseudomembraneuse.

Très fréquents : nausées, vomissements, diarrhées.

Fréquents : abcès, infections, vertiges, allongement du TCA et du TP, phlébite, douleurs abdominales, dyspepsie, anorexie, augmentation des transaminases, de la bilirubine, de l'urée et de l'amylase, prurit, rash, céphalées.

Peu fréquents : choc septique/sepsis, augmentation de l'INR, hypoprotidémie, thrombophlébite, pancréatite aigue, réaction, inflammation, douleur, œdème et phlébite au site d'injection.

INTERACTIONS MÉDICAMENTEUSES

Potentialisation des **antivitamines K** (allongement du TP et du TCA nécessitant un contrôle fréquent).

Diminution de l'efficacité des contraceptifs oraux.

QUINOLONES CLASSIQUES

■ Fluméquine

APURONE					
A. : 1 cp. x 3/j	30 cp. 400 mg	10,49	I	65 %	0,35

■ Acide pipémidique

PIPRAM FORT					
A. : 1 cp. x 2/j	10 cp. 400 mg 50 cp. 400 mg	8,17 HOP	I I	65 %	0,82

PROPRIÉTÉS

Antibiotiques bactéricides, inhibiteurs de l'ADN gyrase, utilisés dans les infections urinaires basses non compliquées et la gonococcie.

PHARMACOCINÉTIQUE

Résorption digestive rapide, métabolisation hépatique forte, mauvaise diffusion tissulaire en dehors de l'appareil urinaire, élimination rénale sous forme active.

MICROBIOLOGIE

Espèces sensibles : *Neisseria*, *Escherichia coli*, *Enterobacter*, *Citrobacter*, *Salmonella*, *Shigella*, *Proteus mirabilis*, *Morganella*, *Yersinia*.

Résistance naturelle : bactéries gram-positives, *Pseudomonas*, *Acinetobacter*, bactéries anaérobies strictes, bactéries intracellulaires, spirochètes, mycobactéries.

Résistance acquise : (sensibilité inconstante) *Klebsiella*, *Serratia* et *Providencia*.

INDICATIONS

En 2e intention : infections urinaires basses non compliquées de la femme.

CONTRE-INDICATIONS

Allergie aux **quinolones**.
Grossesse et **allaitement**.
Enfant.
Déficit en G6PD.

PRÉCAUTIONS D'EMPLOI

Réduire les doses en cas d'insuffisance rénale ou hépatique.
Risque de photosensibilisation.
Antécédents d'épilepsie ou convulsions.

EFFETS INDÉSIRABLES

Troubles digestifs : nausées, gastralgies, vomissements, diarrhées.

Troubles cutanés : photosensibilisation, réactions cutanées allergiques, œdème de Quincke.

Troubles neurologiques : céphalées, vertiges, somnolence, sensation de vision colorées, insomnie, hallucinations, convulsions.

Troubles hématologiques : leucopénie, thrombopénie, anémie hémolytique en cas de déficit en G6PD.

INTERACTIONS MÉDICAMENTEUSES

Nitrofuranes : antagonisme.

Psoralènes : potentialisation du risque de photosensibilisation.

Antivitamines K : potentialisation de l'effet anticoagulant.

FLUOROQUINOLONES (1)

■ Péfloxacine

PÉFLACINE					
En 2 prises/j au cours des repas A. : 800 mg/j (prescription initiale hospitalière)	28 cp. 400 mg 50 cp. 400 mg	84,79 HOP	I I	65 %	3,03
PÉFLACINE injectable En 2 perf. IV de 1 h A. : 800 mg en 2 perf.	5 amp. 400 mg	HOP	I		
PÉFLACINE MONODOSE					
2 cp. en une prise à l'un des repas A. : 800 mg	2 cp. 400 mg		I	NR	

■ Ciprofloxacine

CIFLOX					
En 2 prises/j au cours des repas A. : 1 000 à 1 500 mg/j	12 cp. séc. 250 mg 12 cp. séc. 500 mg 100 cp. 750 mg 20 càc 500 mg (fl.)	7,33 20,25 HOP 40,64	I I I I	65 % 65 % 65 %	0,61 1,69 2,03
CIFLOX injectable En 2 perfusions IV lente A. : 400 mg/j (max : 600 mg/j)	1 poche 200 mg 1 poche 400 mg	15,98 28,13	I I	65 % 65 %	15,98 28,13
UNIFLOX					
Cystite non compliquée : 1 cp. en monodose Urétrite et cervicite gonococcique (infection génitale) : 1/2 à 1 cp. en monodose	1 cp. 500 mg	12,82	I	65 %	12,82

FLUOROQUINOLONES (2)

Ofloxacine

OFLOCET					
En 2 prises/j A. : 400 mg/j (max : 800 mg/j)	10 cp. séc. 200 mg 50 cp. séc. 200 mg	10,69 HOP	I I	65 %	1,07
MONOFLOCET					
Traitement minute de la cystite 2 cp. en 1 prise	2 cp. 200 mg	9,15	I	65 %	4,57

Loméfloxacine

DÉCALOGIFLOX					
En 1 prise quotidienne A. : 400 mg/j pendant 3 j	10 cp. séc. 400 mg	26,59	I	65 %	2,66
LOGIFLOX					
Idem ***DÉCALOGIFLOX***	3 cp. séc. 400 mg	12,42	I	65 %	4,14

Norfloxacine

NORFLOXACINE					
En 2 prises/j A. : 800 mg/j Prévention secondaire de l'infection du liquide d'ascite : 400 mg/j en 1 prise	10 cp. 400 mg 50 cp. 400 mg	3,90 HOP	I I	65 % 65 %	0,39

FLUOROQUINOLONES (3) – PHARMACOLOGIE (1)

PROPRIÉTÉS

Antibiotiques bactéricides à très large spectre, inhibiteurs de l'ADN gyrase et de la topoisomérase de type IV, caractérisés par leur excellente diffusion tissulaire et par leur activité sur les bactéries intracellulaires et les bacilles gram-négatifs.

PHARMACOCINÉTIQUE

Résorption digestive rapide, biodisponibilité > 95 % (**ofloxacine**, **péfloxacine**), > 60 % (**ciprofloxacine**), 35 % (**norfloxacine**), faible liaison protéique, excellente diffusion intracellulaire et tissulaire y compris dans l'os, l'œil, la prostate et le LCR (sauf la **norfloxacine** qui diffuse essentiellement dans les urines), métabolisation hépatique variable < 5 % (**ofloxacine**), 20-25 % (**norfloxacine**, **ciprofloxacine**), > 80 % (**péfloxacine**), élimination rénale variable sous forme active > 85 % (**ofloxacine**), 50-60 % (**ciprofloxacine**), 35-40 % (**norfloxacine**), 10 % (**péfloxacine**).

MICROBIOLOGIE

Espèces sensibles : staphylocoques méti-S, *Neisseria*, entérobactéries (*Escherichia coli*, *Klebsiella*, *Enterobacter*, *Citrobacter*, *Salmonella*, *Shigella*, *Proteus*, *Yersinia*, *Campylobacter*), *Moraxella catarrhalis*, *Pasteurella*, *Haemophilus*. *Mycoplasma pneumoniae*, *Chlamydiae pneumoniae*, *Legionella* (**ofloxacine**, **ciprofloxacine**) ; *Acinetobacter* et *Pseudomonas aeruginosa* (**ciprofloxacine**) ; *Chlamydia trachomatis* (**ofloxacine**) ; *Mycobacterium fortuitum* et *kansasii* (**ciprofloxacine**).

Résistance naturelle : streptocoques, entérocoques, staphylocoques méti-R, *Listeria*, *Corynebacterium*, *Pseudomonas cepacia*, *Xanthomonas*, anaérobies (sauf *Propionibacterium acnes*), spirochètes, *Nocardia*, *Mycobacterium chelonei*, *Mycobacterium avium-intracellulare*.

Résistance acquise : staphylocoques, gonocoques (> 30 %), entérobactéries, *Pseudomonas aeruginosa*, *Acinetobacter*.

INDICATIONS

Péfloxacine, **ofloxacine**, **ciprofloxacine** :
– Infections urinaires basses non compliquées, prostatites, pyélonéphrites (augmentation de la fréquence des souches de *E. coli* communautaires résistantes aux **fluoroquinolones**.
– Maladies transmises par voie sexuelle : gonococcies non compliquées, chancre mou, urétrites à *Chlamydia* (**ofloxacine**).
– Diarrhées aiguës bactériennes et diarrhées du voyageur, typhoïde (**ciprofloxacine**, **ofloxacine**), salmonelloses mineures, infections intra-abdominales graves en association, infection du liquide d'ascite.
– Infections ostéo-articulaires à germes sensibles.
– Pneumopathies atypiques, communautaires graves en association à une bêtalactamine, nosocomiale après documentation bactériologique, surinfections à pyocyanique au cours de la mucoviscidose.
– Septicémies à germes sensibles.
– Otites externes à *Pseudomonas aeruginosa* (**ciprofloxacine**), infections de la chambre postérieure de l'œil (**ofloxacine**, **péfloxacine**).
– Infections à *Mycobacterium fortuitum* (**ciprofloxacine**).
– Prévention secondaire de l'infection du liquide d'ascite chez le cirrhotique (**norfloxacine**).

La **ciprofloxacine** est la seule **quinolone** ayant une activité sur *Pseudomonas aeruginosa* (antibiogramme), les doses unitaires doivent alors être augmentées (par exemple : *per os* 750 mg x 2/j).

La **norfloxacine** est réservée aux infections urinaires *basses* de la femme, aux infections intestinales et à la prévention de l'infection du liquide d'ascite.

La **loméfloxacine** est indiquée dans les infections urinaires basses de la femme.

CONTRE-INDICATIONS

Grossesse et **allaitement**.
Allergie connue aux **fluoroquinolones**.
Antécédents de tendinopathie.
Déficit en G6PD.
Insuffisance rénale (**norfloxacine**).
Sujets âgés (**péfloxacine**).

FLUOROQUINOLONES (4) – PHARMACOLOGIE (2)

PRÉCAUTIONS D'EMPLOI

Enfants en période de croissance.
Antécédents d'épilepsie ou convulsions.
Myasthénie.
Sujets âgés : risque de tendinite.
Exposition au soleil et aux UV.
Insuffisance rénale : adapter la dose à la clairance de la créatinine.
Ofloxacine :
- < 50 mL/min : 200 mg/24 h ;
- ≥ 20 mL/min : 200 mg/48 h ;

Ciprofloxacine : < 20 mL/min diminuer les doses de moitié.
Insuffisance hépatique sévère : diminuer la dose de **péfloxacine** à 8 mg/kg toutes les 48 h en cas d'ascite et d'ictère, toutes les 36 h en cas d'ascite sans ictère, toutes les 24 h en cas d'ictère, toutes les 12 h en l'absence d'ictère et d'ascite ; diminuer la dose de **ciprofloxacine** de moitié en cas d'ascite.

EFFETS INDÉSIRABLES

Tendinites avec risque de rupture du tendon d'Achille (en particulier **péfloxacine**) chez les personnes âgées et au cours d'une corticothérapie, douleurs musculaires et/ou articulaires.
Manifestations cutanées : photosensibilisation, érythème, purpura vasculaire, syndrome de Stevens-Johnson, syndrome de Lyell, urticaire, œdème de Quincke.
Troubles hématologiques : thrombopénie, neutropénie, éosinophilie.
Troubles neurologiques : céphalées, convulsions, myoclonies, troubles de la vigilance et de la conscience ; troubles visuels et insomnie (**ofloxacine**, **ciprofloxacine** et **norfloxacine**) ; sensations ébrieuses, paresthésies, étourdissements (**ciprofloxacine** et **norfloxacine**), polyneuropathie dont syndrome de Guillain-Barré (**norfloxacine**), hallucinations (**ofloxacine**, **norfloxacine**).
Troubles digestifs : gastralgies, nausées, vomissements, diarrhées, douleurs abdominales, rares augmentation de la bilirubine, des phosphatases alcalines ou des transaminases ; brûlures rétrosternales, pancréatite et colite pseudo-membraneuse (**norfloxacine**).
Troubles néphrologiques : augmentation de l'urée et de la créatinine, hématurie microscopique (**ciprofloxacine** et **norfloxacine**), insuffisance rénale (**péfloxacine**), néphrite interstitielle (**norfloxacine**).

INTERACTIONS MÉDICAMENTEUSES

Sels de fer et topiques gastro-intestinaux (sels, oxydes et hydroxydes d'Al, Ca, Fe, Mg et Zn) : diminution de l'absorption, à prendre à 4 h d'intervalle.
Antivitamines K : augmentation de l'effet anticoagulant.
Cimétidine : augmentation des taux d'**ofloxacine**, de **ciprofloxacine** et de **norfloxacine**.
Nitrofurantoïne : antagonisme *in vitro* avec la **norfloxacine**.
Métronidazole : augmentation des risques de convulsions avec la **ciprofloxacine**.
Augmentation de la théophyllinémie par la **péfloxacine**.
Augmentation des taux de **digitaliques** et de **ciclosporine** par l'**ofloxacine**, la **ciprofloxacine** et la **norfloxacine**.
Diminution des effets des opiacés par la **ciprofloxacine**.
Ciprofloxacine et **norfloxacine** déconseillées avec les médicaments augmentant l'espace QT.

> Le risque de sélection de bactéries résistantes aux **fluoroquinolones** justifie une bithérapie dans certaines situations cliniques : *S. aureus, P. aeruginosa, K. pneumoniae, E. cloacae, S. marcescens*, fort inoculum bactérien, corps étranger, tissu osseux, infections graves, etc.
> L'excellente biodisponibilité orale des **fluoroquinolones** permet souvent d'éviter une administration parentérale plus onéreuse.

NOUVELLES FLUOROQUINOLONES (1)

■ Lévofloxacine

TAVANIC					
A. : en 1 ou 2 administrations/j : Sinusites aiguës et exacerbation des bronchites chroniques : 500 mg/j Pneumonies communautaires : 500 à 1 000 mg/j	5 cp. séc. 500 mg 1 fl. 50 mL 5 mg/mL 1 fl. 100 mL 5 mg/mL	17,55 HOP HOP	I I I	65 %	3,51

■ Moxifloxacine

IZILOX					
A. : en 1 prise/j Sinusites aiguës : 7 j Exacerbation des bronchites chroniques : 5-10 j Pneumonies communautaires : 10 j	5 cp. séc. 400 mg 7 cp. séc. 400 mg 50 cp. séc. 400 mg 5 fl. 400 mg/250 mL	15,98 22,46 HOP HOP	I I I I	65 % 65 % 65 %	3,20 3,21

PROPRIÉTÉS

Fluoroquinolones actives sur le pneumocoque, y compris de sensibilité diminuée à la **pénicilline**. La **lévofloxacine** est l'isomère L de l'**ofloxacine**.

PHARMACOCINÉTIQUE

Absorption orale rapide, biodisponibilité indépendante de la prise alimentaire > 90 %, faible liaison protéique (40 %), bonne diffusion intracellulaire et tissulaire en particulier bronchique et pulmonaire, faible métabolisation, élimination rénale (> 85 % **lévofloxacine**) ou digestive (**moxifloxacine**).

MICROBIOLOGIE

Espèces sensibles : spectre de l'**ofloxacine** étendu aux streptocoques dont pneumocoque, *Fusobacterium*, *Propionibacterium*, *Peptostreptococcus*, *Mycobacterium tuberculosis* (**moxifloxacine**).

Résistance naturelle : entérocoques, *Pseudomonas*, anaérobies.

Résistance acquise : staphylocoques méti-R, streptocoques dont pneumocoques, entérobactéries, *Mycobacterium tuberculosis*.

INDICATIONS

En 2e intention ou allergie aux traitements de référence.

Sinusites aiguës : en cas de risque de complications (frontales, sphénoïdales et ethmoïdales)

Exacerbations de bronchites chroniques.

Pneumonies communautaires à l'exception des formes graves (il vaut souvent mieux préférer une bêtalactamine + un **macrolide**), infections à pneumocoque (préférer une bêtalactamine).

Tuberculose à bacilles multirésistants ou en cas d'intolérance à un antituberculeux majeur (*cf.* Tuberculose).

CONTRE-INDICATIONS

Grossesse et **allaitement**.

Allergie aux **quinolones**.

Enfants et adolescents en période de croissance.

Antécédents de tendinopathie avec une fluoroquinolone.

Déficit en G6PD.

Lévofloxacine : épilepsie.

Moxifloxacine : allongement de l'espace QT, troubles hydro-électrolytiques dont hypokaliémie, bradycardie, insuffisance cardiaque gauche significative, antécédents de troubles du rythme, insuffisance hépatique, transaminases à 5N, clairance de la créatinine < 30 mL/min.

NOUVELLES FLUOROQUINOLONES (2)

PRÉCAUTIONS D'EMPLOI

Risque d'allongement de l'espace QT dépendant de la dose : *cf.* interactions et contre-indications.
Risque de tendinopathie surtout sujets âgés ou prise de **corticoïdes**.
Risque de photosensibilisation.
Risque de négativation de culture de *Mycobacterium tuberculosis* (**lévofloxacine**).
Risque de convulsions (**moxifloxacine**).
Insuffisance rénale : inchangé pour **moxifloxacine** ; adapter **lévofloxacine** à la clairance de créatinine ; après une dose de charge de 500 mg, diminuer selon le schéma à 1 ou 2 prises :

- ≥ 50 mL/min : 250 mg/24 h ou 250 mg/12 h (2 prises) ;
- < 20 mL/min : 125 mg/24 h ou 125 mg/12 h (2 prises) ;
- < 10 mL/min et dialyse : 125 mg/24 h (1 et 2 prises).

Insuffisance hépatique : **moxifloxacine** contre-indiquée, pas d'adaptation pour **lévofloxacine**.

EFFETS INDÉSIRABLES

Lévofloxacine : *cf.* **ofloxacine**.
Moxifloxacine : données incomplètes car mise sur le marché récente.
Fréquents (1-10 %) : douleurs abdominales, céphalées, sensations vertigineuses, nausées, diarrhées, vomissements, dyspepsie, allongement de l'espace QT en cas d'hypokaliémie, dysgueusie, anomalies des tests hépatiques (augmentation ASAT, ALAT ou bilirubine).
Peu fréquents (0,1-1 %) : asthénie, douleurs dorsales ou thoraciques, malaise, allergie, douleurs des membres inférieurs, insomnie, nervosité, somnolence, anxiété, tremblements, paresthésies, confusion, dépression, sécheresse buccale, nausées, vomissements, flatulence, constipation, muguet, anorexie, stomatite, troubles digestifs, glossite, tachycardie, œdèmes, hypertension, palpitations, syncope, fibrillation atriale, dyspnée, arthralgies, myalgies, rash, prurit, hypersudation, urticaire, amblyopie, vaginite, augmentation des γGT, amylasémie, leucopénie, diminution du TP, éosinophilie, thrombocytémie, thrombocytopénie, anémie.
Les effets rares ne sont pas rapportés ici.

INTERACTIONS MÉDICAMENTEUSES

Lévofloxacine : *cf.* **ofloxacine**.
Moxifloxacine : **sels de fer** et topiques gastro-intestinaux : *cf.* **ofloxacine**.
Antivitamines K : *cf.* **ofloxacine**.
Déconseillées avec médicaments augmentant le QT : **antiarythmiques** classes Ia et III, **antipsychotiques**, **tricycliques**, antimicrobiens (**érythromycine** IV, **pentamidine**, **halofantrine**), **antihistaminiques** (**mizolastine**), **vincamine** IV.
Augmentation de la digoxinémie.

Fluoroquinolones à très large spectre (Gram+, Gram-, intracellulaires et anaérobies).
Les mécanismes de résistance sont communs entre toutes les **quinolones**.
Une large utilisation fait courir un risque d'émergence de bactéries multirésistantes (dont pneumocoques résistants aux **fluoroquinolones**) qui doit être mis en balance avec le bénéfice de la prescription.

SULFAMIDE (1)

■ Cotrimoxazole

BACTRIM					
En 2 à 3 prises *per os* A. : 4 à 6 cp./j	20 cp. séc. SMZ 400 mg + TMP 80 mg	2,30	I	65 %	0,11
	50 cp. séc. SMZ 400 mg + TMP 80 mg	HOP	I		
BACTRIM suspension En 2 prises *per os* N. et E. : 1 mesure/5 kg/j ≥ 8 mesures /j	20 mesures dosées SMZ 200 mg + TMP 40 mg	2,10	I	65 %	0,10
BACTRIM perfusion En 2 perfusions IV A. : 4 à 6 amp./j E. et N. : 2 mL/5 kg/j	6 amp. 5 mL SMZ 400 mg + TMP 80 mg	HOP	I		
BACTRIM FORTE					
En 2 à 3 prises *per os* A. : 2 à 3 cp./j	10 cp. séc. SMZ 800 mg + TMP 160 mg	2,00	I	65 %	0,20
	50 p. séc. SMZ 800 mg + TMP 160 mg	HOP	I		

SMZ : sulfaméthoxazole
TMP : triméthoprime

SULFAMIDE (2) – PHARMACOLOGIE

PROPRIÉTÉS

Sulfamides et **triméthoprime** sont des antibiotiques bactériostatiques synergiques inhibiteurs de la synthèse de l'**acide folique**.

PHARMACOCINÉTIQUE

Usage *per os* ou parentéral, bonne biodisponibilité, bonne distribution tissulaire (y compris le LCR, liquides synovial, pleural et péritonéal), métabolisation hépatique, élimination urinaire, passage transplacentaire.

MICROBIOLOGIE

Espèces sensibles : staphylocoques, streptocoques, pneumocoques, *Neisseria*, *Bacillus*, entérobactéries, *Haemophilus influenzae*, *Bordetella pertussis*, *Moraxella catarrhalis*, *Pseudomonas cepacia*, *Pseudomonas maltophila*, *Legionella*, *Chlamydia*, *Actinomyces*, *Toxoplasma gondii*, *Pneumocystis jiroveci*.

Résistance naturelle : entérocoques, *Coxiella*, *Treponema*, *Leptospira*, *Mycobacterium*.

Résistance acquise : streptocoques, *Neisseria gonorrhoeae*, *Neisseria meningitidis*, entérobactéries.

INDICATIONS

En 1re intention

- Infections urinaires basses non compliquées, prostatites, pyélonéphrites aiguës.
- Sinusites aiguës, otites moyennes aiguës.
- Traitement de la pneumocystose pulmonaire (**cotrimoxazole**) et de la toxoplasmose (**sulfadiazine**).
- Salmonellose, shigellose, yersiniose.

En 2e intention

- Bronchites aiguës (au cours de la BPCO), pneumopathies à bacilles gram-négatifs.
- Infections à bacilles gram-négatifs, endocardites bactériennes (en association).
- Méningites listériennes, nocardiose, brucellose.

CONTRE-INDICATIONS

Allergies aux **sulfamides** ou au **triméthoprime**.

Fin de **grossesse**, **allaitement**, nouveau-né.

Insuffisances hépatiques sévères.

Porphyries, déficit en G6PD, anémies par carence en folates.

Exposition aux UV (photosensibilisation).

Méthotrexate, **procaïne**.

PRÉCAUTIONS D'EMPLOI

Déconseillés pendant la **grossesse**.

Surveillance hématologique en cas de traitement prolongé.

Diurèse alcaline avec la **sulfadiazine** (cristallurie).

Insuffisance rénale : adapter la dose à la clairance de la créatinine.

Insuffisance rénale (clairance)	**Cotrimoxazole**	**Sulfadiazine**
< 30 mL/min	800/160 à 400/80 mg/12 h	1,5 à 3 g/12 h
< 10 mL/min	800/160 mg/24 h	1,5 à 3 g/24 h

EFFETS INDÉSIRABLES

Troubles digestifs : anorexie, nausées, vomissements, stomatite, colite pseudo-membraneuse, ulcérations œsophagiennes, pancréatites (rares), ictère nucléaire du nouveau-né.

Réactions allergiques (fréquentes au cours du sida) : urticaires, érythème maculopapuleux, œdème de Quincke, fièvre, arthralgies, vascularites, hépatites immuno-allergiques, maladie sérique, dermites exfoliatrices, syndrome de Lyell (0,2 cas/million).

Troubles hématologiques : neutropénie réversible, anémie mégaloblastique, méthémoglobinémie, thrombopénie, agranulocytose.

Troubles neurologiques : céphalées, neuropathies périphériques, dépression, convulsions, ataxie, hallucinations visuelles, acouphènes, vertiges, insomnie, surdité, tremblements.

Tubulopathie et insuffisance rénale.

INTERACTIONS MÉDICAMENTEUSES

Potentialisation des **antivitamines K**, **phénytoïne**, **sulfamides hypoglycémiants**, **zidovudine**.

Diminution de la ciclosporinémie.

NITRO-IMIDAZOLÉS (1)

Métronidazole

FLAGYL					
En 3 prises *per os* aux repas A. : 1 à 1,5 mg/kg/j E. : 20 à 30 mg/kg/j Traitement local de la trichomonase vaginale 1 à 2 ovules/j pendant 10 à 20 j ***FLAGYL 0,5 % injectable*** 2 à 3 perfusions IV de 30 à 60 min	24 c-mes. (susp. buv. 125 mg) 20 cp. 250 mg 4 cp. 500 mg 14 cp. 500 mg 10 ovules 500 mg 25 poches 500 mg	3,89 2,94 2,46 4,31 2,45 HOP	I I I I I I	65 % 65 % 65 % 65 % 30 %	0,16 0,15 0,62 0,31 0,25

Ornidazole

TIBÉRAL					
En 2 prises *per os* aux repas A. : 1 à 1,5 mg/kg/j E. : 20 à 30 mg/kg/j ***TIBÉRAL injectable*** 2 à 3 perfusions IV de 30 à 60 min	10 cp. 500 mg 50 cp. 500 mg 12 amp. 500 mg 12 amp. 1 g	 HOP HOP HOP	I I I I	NR	

Secnidazole

SECNOL					
À prendre *per os* au début des repas Amibiase aiguë digestive : A. : 2 g en 1 prise unique E. : 30 mg/kg en 1 prise unique Amibiase hépatique : A. : 1,5 g/j en 1 ou plusieurs prises pendant 5 j. E. : 30 mg/kg/j en 1 ou plusieurs prises pendant 5 j Infections à *Trichomonas* : 2 g en 1 prise unique Giardiase : E. : 30 mg/kg en 1 prise unique	1 sach. dose 2 g granulés	7,29	I	65 %	7,29

Tinidazole

FASIGYNE					
En 1 prise *per os* aux repas A. : 2 000 mg/j	4 cp. 500 mg	3,32	I	65 %	0,83

NITRO-IMIDAZOLÉS (2)

■ Métronidazole + spiramycine

BIRODOGYL					
En 2 à 3 prises *per os* au repas A. et E. > 15 ans : 2 à 3 cp./j	10 cp. 250 mg/1,5 MUI	7,14	I	65 %	0,71
RODOGYL					
En 2 à 3 prises *per os* aux repas A. : 4 à 6 cp./j E. > 6 ans : 2 cp./j ; E. > 10 ans : 3 cp./j	20 cp. 125 mg/0,75 MUI	5,81	I	65 %	0,29
BI MISSILOR					
Idem ***BIRODOGYL***	10 cp. 250 mg/1,5 MUI	5,83	I	65 %	0,58

PROPRIÉTÉS
Antibiotiques bactéricides actifs sur les bactéries anaérobies strictes et certains protozoaires.

PHARMACOCINÉTIQUE
Usage *per os* (biodisponibilité proche de 100 %), par voie parentérale, par voie vaginale (biodisponibilité 20 %) ou par voie rectale, distribution dans tout l'organisme (y compris le système nerveux central et l'humeur aqueuse), métabolisation hépatique en dérivés actifs, élimination urinaire (60-80 %) et biliaire (6-15 %), passage transplacentaire et dans le lait maternel, hémodialysable à 50 %.

MICROBIOLOGIE
Espèces sensibles : anaérobies (sauf *Propionibacterium* et *Actinomyces*), *Campylobacter fetus*, *Helicobacter pylori*, *Gardnerella vaginalis*, *Trichomonas vaginalis*, *Giardia intestinalis*, *Balantidium coli*, *Isospora belli*, *Entamoeba histolytica*.

INDICATIONS
En association en cas d'infections mixtes.
- Traitement curatif des infections à anaérobies.
- Colite pseudo-membraneuse.
- Infection à *Helicobacter pylori* (en association avec **amoxicilline** ou **clarithromycine**) : ulcère gastrique et duodénal.
- Trichomonases vaginales.
- Protozooses intestinales : giardiase, balantidiose, isosporose, blastomytose.
- Amibiase.

CONTRE-INDICATIONS
Allergie aux imidazolés.
Grossesse : 1er trimestre.
Allaitement (pendant et 2 j après l'arrêt de l'antibiotique).

PRÉCAUTIONS D'EMPLOI
Effet antabuse (10-25 % pendant et 2 j après l'arrêt de l'antibiotique).
Antécédents de convulsions.
Insuffisance rénale : 8 mg/kg/12 h lorsque la clairance de la créatinine est < 30 mL/min et en cas d'anurie. En cas d'hémodialysable, administrer 20 mg/kg en fin de séance.

EFFETS INDÉSIRABLES
Troubles digestifs (5-10 %) : nausées, vomissements, diarrhée, goût métallique, anorexie, épigastralgies, glossite, stomatite, pancréatite.
Troubles neurologiques : céphalées, confusion, vertiges, atteinte cérébelleuse, paresthésies, polynévrite sensitivomotrice réversible.
Autres : neutropénie réversible, thrombopénie, prurit, urticaire, coloration rouge-brun des urines, gynécomastie.

INTERACTIONS MÉDICAMENTEUSES
Antivitamines K (surdosage).
Alcool, **disulfirame**, **phénobarbital**, **phénytoïne** (surdosage et diminution de l'effet du **métronidazole**), **5 fluoro-uracile**, curares type **vécuronium**.

GLYCOPEPTIDES (1)

■ Vancomycine

VANCOMYCINE					
En 2 à 3 perfusions de 1 h ou perfusion continue A. : 30 à 60 mg/kg/j à adapter aux dosages N. et E. : 40 mg/kg/j	1 fl. pdre 125 mg 1 fl. pdre 250 mg 1 fl. pdre 500 mg 1 fl. pdre 1 g	HOP HOP HOP HOP	I I I I		

PROPRIÉTÉS

Antibiotique bactéricide, inhibiteur de la synthèse du peptidoglycane, actif sur les bactéries gram-positives y compris les staphylocoques méti-R.

PHARMACOCINÉTIQUE

Usage *per os* (pas d'absorption digestive) ou par voie IV, distribution limitée (sérum, liquide synovial, poumons, reins), diffusion dans le LCR en cas de méningite, très faible métabolisation hépatique, élimination rénale sous forme active (80-90 %), non hémodialysable.

MICROBIOLOGIE

Espèces sensibles : staphylocoques, streptocoques, pneumocoques, entérocoques, corynébactéries, *Listeria*, *Clostridium*.
Résistance naturelle : bacilles gram-négatifs, *Leuconostoc*, *Pediococcus*, *Nocardia*.
Résistance acquise : *Enterococcus faecium*, *Leuconostoc*, *Lactobacillus*, *Erysipelothrix*.

INDICATIONS

– Infections sévères à streptocoques, entérocoques ou staphylocoques méti-S en cas d'allergie aux bêtalactamines.
– Infections à staphylocoques méti-R.
– Fièvre chez le neutropénique en particulier en cas de suspicion d'infection à cocci gram-positifs.
– Prévention de l'endocardite bactérienne en cas d'allergie à la **pénicilline**.
– Colite pseudo-membraneuse *per os* (déconseillé en raison du risque de sélection d'entérocoque résistant à la **vancomycine**).

CONTRE-INDICATIONS

Allergie à la **vancomycine**.

PRÉCAUTIONS D'EMPLOI

Préférer une administration continue à la seringue électrique précédée d'une dose de charge de 15 mg/kg en 1 h.
Grossesse : innocuité non établie.
Surdité préexistante.
Insuffisance rénale : diminuer la dose journalière et l'adapter aux dosages de la résiduelle.

EFFETS INDÉSIRABLES

Néphro-ototoxicité, intolérance veineuse, « red man syndrome », réactions allergiques.

INTERACTIONS MÉDICAMENTEUSES

Médicaments néphrotoxiques.

GLYCOPEPTIDES (2)

■ Teicoplanine

TARGOCID					
A. : 6 à 8 mg/kg/12 h pendant 1 à 4 j puis 6 à 8 mg/kg/24 h en 1 inj. E. : 10 mg/kg/j toutes les 12 h pour les 3 premières inj. puis 10 mg/kg/24 h en 1 inj. Vérifier la concentration résiduelle avant de passer à 1 inj./j	1 fl. 100 mg 1 fl. 200 mg 1 fl. 400 mg	HOP HOP HOP	I I I		

PROPRIÉTÉS

Similaires à la **vancomycine**.

PHARMACOCINÉTIQUE

Usage parentéral IV ou IM, distribution proche de la **vancomycine** (sauf dans le LCR), peu ou pas de métabolite, élimination rénale sous forme active (80 %), non hémodialysable.

MICROBIOLOGIE

Cf. **vancomycine**.

INDICATIONS

– *Cf.* **vancomycine** et les recommandations ci-dessous.
– Pas d'indication dans les méningites en raison d'un passage méningé insuffisant.

CONTRE-INDICATIONS

Grossesse, allaitement.
Nouveau-né.
Allergie à la **teicoplanine** (pas d'allergie croisée avec la **vancomycine**).

PRÉCAUTIONS D'EMPLOI

Surdité.
Insuffisance rénale : adapter la dose à la clairance de la créatinine à partir du 4ᵉ jour de traitement :
– < 60 mL/min : diminuer la dose de 1/2 ;
– < 40 mL/min : diminuer la dose de 1/3.
Surveillance des concentrations.

EFFETS INDÉSIRABLES

Néphro-ototoxicité.
Réactions allergiques, leucopénie, thrombopénie.
Intolérance veineuse.

INTERACTIONS MÉDICAMENTEUSES

Médicaments néphrotoxiques.
Synergie avec les autres antistaphylococciques.

Recommandations

Limiter la prescription de **glycopeptides** (risque d'émergence de germes résistants).
En cas d'infection osseuse, associer les premiers jours un ou deux antibiotiques à bonne diffusion osseuse.
Préférer la **vancomycine** en 1ʳᵉ intention en raison de l'existence de staphylocoque coagulase négative de sensibilité diminuée à la **teicoplanine**.
Surveiller les concentrations résiduelles (efficacité et toxicité).

Surveillance des concentrations sériques des glycopeptides

	CONCENTRATION RÉSIDUELLE OU À L'ÉQUILIBRE	CONCENTRATION AU PIC
Vancomycine (délai de 48 h avant le 1ᵉʳ dosage)	20 mg/L (pneumopathie, septicémie)	40 à 60 mg/L
	20 à 30 mg/L (infection osseuse)	(perfusion continue)
	30 à 35 mg/L (méningite)	(perfusion continue)
Teicoplanine (délai de 72 h avant le 1ᵉʳ dosage)	15 à 20 mg/L (septicémies) mal connu dans les autres indications	Sans intérêt

LIPOPEPTIDE (1)

Daptomycine

CUBICIN					
Infection compliquée de la peau et des tissus mous à *S. aureus* sans bactériémie : en perf. lente de 30 min : **4 mg/kg/j** en une administration pendant 7 à 14 j ou jusqu'à résolution de l'infection Insuffisance rénale : 4 mg/kg/48 h, surveiller la fonction rénale régulièrement Endocardite infectieuse du cœur droit associée à une bactériémie à *S. aureus* : en perf. lente de 30 min : **6 mg/kg/j** en une administration pour une durée maximale de 42 j	1 fl. 350 mg 1 fl. 500 mg	HOP HOP	I I		

LIPOPEPTIDE (2) – PHARMACOLOGIE

PROPRIÉTÉS

Lipopeptide cyclique agissant par liaison aux membranes bactériennes en présence d'ion Ca^{2+}.

PHARMACOCINÉTIQUE

Pas de métabolisation hépatique par les CYP-450. Élimination rénale à près de 80 %.

MICROBIOLOGIE

- Espèces sensibles avec activité démontrée : *Staphylococcus aureus* (y compris méti-R), *Streptococcus agalactiae*, *Streptococcus dysgalactiae subsp equisimilis* et *Streptococcus pyogenes*.
- Résistances naturelles : bactéries à Gram négatif en raison du mécanisme d'action.
- Résistances acquises : en cas d'infection difficile à traiter ou d'exposition prolongée à la daptomycine : certains *Staphylococcus aureus*, *Enterococcus faecalis* et *Enterococcus faecium*.

INDICATIONS

Traitement des infections compliquées de la peau et des tissus mous (IcPTM).

Traitement de l'endocardite infectieuse (EI) du cœur droit due à *Staphylococcus aureus* si le germe est sensible.

Traitement d'une bactériémie à *Staphylococcus aureus* associée à une IcPTM ou une EI du cœur droit.

CONTRE-INDICATIONS

Hypersensibilité à la substance active ou à l'un des excipients.

En l'absence de données : grossesse, allaitement, âge ≤ 18 ans.

PRÉCAUTIONS D'EMPLOI

S'assurer de la sensibilité du germe en cas de multirésistance notamment.

Surveillance étroite de la fonction rénale en particulier en cas d'insuffisance rénale.

Surveillance de la créatine-phophokinase (CPK) et plus particulièrement chez les patients prenant des **statines**.

Surveillance des enzymes hépatiques.

Penser à l'associer à d'autres antibiotiques en cas d'infections polymicrobiennes pouvant comporter des bactéries à Gram négatif et/ou certaines bactéries anaérobies.

EFFETS INDÉSIRABLES

Céphalées, nausées, vomissements, diarrhées, douleurs musculaires, infections mycosiques, rash, réaction au site de perfusion, **élévation des CPK**, ALAT, ASAT et PAL.

Faible fréquence : douleurs musculaires, myosites, rhabdomyolyses.

INTERACTIONS MÉDICAMENTEUSES

Les médicaments impliquant une augmentation de la CPK doivent être évotés (**statines**, **fibrates**, **amphotéricine B** et **dexamétasone**) ; leur prise concomitante doit mener à une surveillance étroite de la CPK plasmatique.

OXAZOLIDONE (1)

Linézolide

ZYVOXID					
A. : 600 mg x 2/j *per os* ou IV pendant 10-14 j	10 cp. 600 mg 1 fl. sol. buv. (100 mg/5 mL) 10 poches perf. 600 mg	HOP HOP HOP	I I I		

PROPRIÉTÉS

Antibiotique bactériostatique appartenant à une nouvelle classe thérapeutique, les **oxazolidinones**, inhibiteurs de la synthèse protéique, dont le spectre est principalement limité aux cocci gram-positifs, y compris les staphylocoques méti-R et entérocoques vanco-R.

PHARMACOCINÉTIQUE

Usage *per os* ou intraveineux, absorption proche de 100 % *per os* indépendante de la prise alimentaire, bonne distribution tissulaire (dont poumon et parties molles), métabolisation en dérivés inactifs, excrétion rénale majoritaire.

MICROBIOLOGIE

Espèces sensibles (CMI ≥ 2 mg/L) : staphylocoques (bactériostatique), *Enterococcus faecium* et *E. faecalis* (bactériostatique, y compris résistants à **vancomycine**) streptocoques y compris pneumocoques (lentement bactéricide, y compris résistants à **pénicilline**), *Neisseria*, *Bacillus*, corynébactéries, anaérobies Gram-positifs sauf *Bacteroides fragilis*, *Peptostreptococcus*, *Nocardia*, mycobactéries dont *tuberculosis*.

Résistance naturelle : entérobactéries, *Haemophilus*, *Moraxella*, *Pseudomonas*, mycoplasmes, *Chlamydia*.

INDICATIONS

À réserver préférentiellement aux traitements d'infections à cocci gram-positifs sur documentation bactériologique.

Les faibles concentrations plasmatiques et urinaires du **linézolide** expliquent l'absence d'indications pour traiter les infections urinaires ou accompagnées de bactériémie.

Infections documentées ou suspectées à bactéries gram-positives sensibles chez le sujet âgé de plus de 18 ans :

- Pneumonies communautaires ou nosocomiales (10 à 14 j) à streptocoques ou staphylocoques sensibles.
- Infections de la peau et des parties molles (10 à 14 j) à streptocoques ou staphylocoques sauf brûlures graves, pied diabétique, lésions de décubitus ou ischémiques, gangrène.

OXAZOLIDONE (2)

CONTRE-INDICATIONS

Grossesse et **allaitement**.
Sujet de moins de 18 ans.
Allergie aux **oxazolidinones**.
Association aux **inhibiteurs de la monoamine-oxydase** y compris administrés dans les 2 sem. précédentes.
Associations contre-indiquées sauf surveillance étroite de la pression artérielle : **inhibiteurs de la recapture de la sérotonine**, **antidépresseurs tricycliques**, **agonistes des récepteurs 5HT1 (triptans)**, sympathomimétiques (dont bronchodilatateurs adrénergiques, **pseudoéphédrine**), vasopresseurs, dopaminergiques, **péthidine**, **buspirone**.
Maladies suivantes associées sauf surveillance étroite de la pression artérielle : hypertension artérielle non maîtrisée, phéochromocytome, syndrome carcinoïde, hyperthyroïdie, dépression bipolaire, schizophrénie dysthymique, état confusionnel aigu.

PRÉCAUTIONS D'EMPLOI

Informer les malades des complications dans l'encadré ci-dessous et surveillance hématologique hebdomadaire.
Durée maximale de traitement : 28 j.
Insuffisance rénale : pas d'ajustement (peu de données en cas d'insuffisance rénale grave).
Insuffisance hépatique : probablement pas d'ajustement mais peu de données.
Inhibiteur de la monoamine-oxydase sans effet antidépresseur aux doses antibiotiques.
Ne pas associer à un régime riche en tyramine (fromages affinés, extraits de levure, boissons alcoolisées non distillées, soja).
Flacons pour injection : 13,7 g/300 mL de glucose.
Arrêt du traitement en cas d'anémie, leucopénie, thrombocytopénie ; NFS x 1/sem.

EFFETS INDÉSIRABLES

> Thrombocytopénie pouvant survenir dans un délai court (quelques jours).
> Rares cas de neuropathie périphérique, de neuropathie optique évoluant parfois vers une perte de la vision, d'anémie nécessitant une transfusion sanguine, de thrombocytopénie et d'acidose lactique (toxicité mitochondriale) essentiellement rapportés après 28 j de traitement et nécessitant une surveillance étroite.
> Informer les malades de ces risques et de la necessité de consulter au moindre signe d'alerte.

Fréquents (1 à < 10 %) sur plus de 2 000 malades : nausées et vomissements (3,3 %), diarrhées (4,2 %), céphalées (2,1 %), candidoses orales (0,8 %) et vaginales (1,1 %), anomalies biologiques (hépatiques, LDH, urée, CPK, lipase, amylase, glycémie, hypoprotidémie, hypoalbuminémie, natrémie, kaliémie, calcémie, augmentation des bicarbonates, thrombocytose, leucopénie, leucocytose), dysgueusie.
Les effets secondaires de fréquence inférieure à 1 % ne sont pas cités ici.

INTERACTIONS MÉDICAMENTEUSES

Warfarine : réduction de l'INR.

ACIDE FUSIDIQUE

■ Acide fusidique

FUCIDINE					
FUCIDINE comprimé En 2 à 3 prises/j aux repas A. : 1 000 à 1 500 mg/j E. : 30 à 50 mg/kg/j	10 cp. 250 mg	11,29	I	65 %	1,13
FUCIDINE enfant En 2 à 3 prises/j aux repas E. : 40 à 60 mg/kg/j	18 c-mes. (sol. buv. 250 mg/mes.)	17,17	I	65 %	0,95
FUCIDINE nourrisson Idem ***FUCIDINE*** enfant	25 c-mes (sol. buv. 100 mg/mes.)	10,52	I	65 %	0,42
FUCIDINE injectable En 2 à 3 perfusions IV A. : 1 500 mg/j E. et N. : 20 à 40 mg/kg/j	1 inj. 500 mg (poudre) + 10 mL (solv.)	HOP	I		

PROPRIÉTÉS

Antibiotique bactériostatique, inhibiteur de la synthèse protéique qui est utilisé pour son activité antistaphylococcique.

PHARMACOCINÉTIQUE

Usage *per os* (biodisponibilité de 90 % diminuée par l'alimentation), par voie parentérale ou en topiques, bonne distribution tissulaire (os, liquide synovial, peau, rein, sécrétions bronchiques, humeur aqueuse sauf urines et méninges) et intracellulaire (polynucléaires), métabolisation hépatique, élimination biliaire (98 %), passage transplacentaire.

MICROBIOLOGIE

Espèces sensibles : *Staphylococcus aureus*, *Staphylococcus epidermidis* méti-S et méti-R, streptocoques, *Neisseria*, *Bacillus anthracis*, *Corynebacterium*, *Erysipelothrix*, *Listeria*, *Lactobacillus*, *Haemophilus influenzae*, anaérobies (sauf *Fusobacterium necrophorum* et *Bacteroides*), *Nocardia*.

Résistance naturelle : bacilles gram-négatifs.

Résistance acquise (chromosomique) : staphylocoques (5 à 15 %).

INDICATIONS

En association pour limiter la sélection de mutants résistants, indifféremment *per os* ou IV.

– Infections osseuses et articulaires à staphylocoques.

– Infections sévères et septicémies à staphylocoques (sauf méningites).

– Infections cutanées à staphylocoques ou à streptocoques (risque de sélection de mutants résistants en application topique).

– Infections des voies respiratoires basses au cours de la mucoviscidose.

CONTRE-INDICATIONS

Allergie à l'**acide fusidique**.

Insuffisance hépatique.

PRÉCAUTIONS D'EMPLOI

Grossesse et **allaitement** (innocuité non démontrée).

Surveillance du bilan hépatique.

À toujours utiliser en association par voie générale en raison du risque élevé de sélection de mutants résistants en monothérapie. De même, l'augmentation des prescriptions de topique serait responsable d'une augmentation croissante du nombre de souches de staphylocoques de ville résistant à l'**acide fusidique**.

Apport sodé : 6,4 mmol de Na^+ par g d'**acide fusidique** injectable.

EFFETS INDÉSIRABLES

Intolérance veineuse.

Troubles digestifs : nausées, vomissements, gastralgies, diarrhées, hépatite cholestatique dépendante de la dose (48 % IV, 13 % *per os*), ictère réversible chez le nouveau-né.

Réactions cutanées allergiques et granulopénie (exceptionnelles).

INTERACTIONS MÉDICAMENTEUSES

Aucune.

FOSFOMYCINE

Fosfomycine

FOSFOCINE				
En 2 à 3 perf. lentes A. et E. : 100 à 200 mg/kg/j	1 fl. 1 g 1 fl. 4 g	HOP HOP	I I	

Fosfomycine + trométamol

MONURIL					
A. : 1 sach. à jeun en 1 prise	1 sach. 3 g de **fosfomycine**	6,67	I	65 %	6,67
URIDOZ					
Idem **MONURIL**	1 sach. 3 g de **fosfomycine**	6,67	I	65 %	6,67

Réservée aux traitements des infections urinaires basses non compliquées de la femme jeune.

PROPRIÉTÉS

Antibiotique bactéricide, inhibiteur de la synthèse du peptidoglycane, utilisé en association dans les infections sévères ou profondes.

PHARMACOCINÉTIQUE

Usage par voie parentérale, bonne distribution tissulaire (y compris l'os et le LCR), pas de métabolisation, élimination rénale (85 %), faible passage dans le lait maternel.

MICROBIOLOGIE

Espèces sensibles : staphylocoques, streptocoques, pneumocoques, *Neisseria*, entérobactéries, *Haemophilus influenzae*, *Pseudomonas*.
Résistance naturelle : *Staphylococcus saprophyticus*, entérocoques, *Corynebacterium*, *Listeria*, *Pasteurella*, *Acinetobacter*, anaérobies, *Chlamydia*, *Mycoplasma*.
Résistance acquise : staphylocoques dont méti-R (20 %), streptocoques, pneumocoques, *Klebsiella*, *Serratia*, *Enterobacter*, *Citrobacter*, *Providencia*, *Pseudomonas*.

INDICATIONS

En association, après antibiogramme.
- Infections nosocomiales à staphylocoques.
- Infections ostéo-articulaires.
- Méningites, endocardites (en 2e intention).

CONTRE-INDICATIONS

Allergie à la **fosfomycine**.

PRÉCAUTIONS D'EMPLOI

Grossesse et **allaitement** : innocuité non établie.
Ne pas utiliser en monothérapie en raison du risque élevé de sélection de mutants résistants.
Apports sodés : 14,4 mmol de Na^+ par gramme de **fosfomycine**.
Insuffisance rénale : adapter la dose à la clairance de la créatinine :
- 60 à 40 mL/min : 4 g/24 h ;
- 40 à 30 mL/min : 4 g/36 h ;
- 30 à 20 mL/min : 4 g/48 h ;
- < 10 mL/min : 4 g/ 72 h ;
- hémodialyse : 2 g après chaque séance.

EFFETS INDÉSIRABLES

Risque d'hypokaliémie.
Intolérance veineuse.
Réactions allergiques (rares).

INTERACTIONS MÉDICAMENTEUSES

Surveillance du ionogramme avec les **digitaliques**, médicaments hypokaliémiants, médicaments responsables de torsade de pointes (**amiodarone**, **antiarythmiques de la classe Ia**, **sotalol**, **érythromycine** par voie IV).

PHÉNICOLÉ

Thiamphénicol

THIOPHÉNICOL					
En 3 à 4 prises *per os* A. : 1,5 à 3 g/j E. : 30 à 100 mg/kg/j	16 cp. 250 mg	41,65	I	65 %	2,60
THIOPHÉNICOL injectable En 2 inj. par voie SC, IM ou IV A. : 1,5 à 3 g/j E. : 30 à 100 mg/kg/j	1 fl. 750 mg 20 fl. 750 mg	21,92 HOP	I I	65 %	21,92

PROPRIÉTÉS

Antibiotique bactériostatique, à large spectre, inhibiteurs de la synthèse protéique dont la toxicité hématologique limite sa prescription.

PHARMACOCINÉTIQUE

Usage *per os* (biodisponibilité de 70 à 90 %), par voie parentérale (voie IM non recommandée), bonne distribution tissulaire (en particulier le SNC, l'œil et les ganglions mésentériques) et intracellulaire, pas de métabolisation, élimination rénale sous forme active, passage transplacentaire et dans le lait maternel.

MICROBIOLOGIE

Espèces sensibles : staphylocoques, streptocoques, pneumocoques, entérocoques, gonocoques, méningocoques, *Bacillus, Corynebacterium diphteriæ, Erysipelothrix, Listeria, Lactobacillus, Escherichia coli, Klebsiella, Enterobacter, Citrobacter, Salmonella typhi, Shigella, Proteus mirabilis, Proteus* indologènes, *Serratia, Vibrio cholerae, Brucella melitensis, Haemophilus, Bordetella pertussis, Peptococcus, Peptostreptococcus, Veillonella, Clostridium, Propionibacterium, Bacteroides fragilis, Fusobacterium.*

Résistance naturelle : *Pseudomonas aeruginosa, Xanthomonas, Acinetobacter.*

Résistance acquise : staphylocoques (en particulier méti-R), pneumocoques (10-30 %), entérocoques (50 %), *Haemophilus* (≥ 25 %), entérobactéries dont *Salmonella typhi.*

INDICATIONS

Habituellement utilisés en deuxième intention.

– Méningites bactériennes à méningocoques, pneumocoques (30 % de résistance), ou *Haemophilus influenzae* (25 % de résistance).

– Abcès cérébraux et empyèmes sous-duraux à pyogènes (en association avec une bêtalactamine).

– Fièvre typhoïde.

– Rickettsioses et ehrlichiose.

CONTRE-INDICATIONS

Allergie aux **phénicolés**.

Antécédents d'aplasie médullaire, anémie, leucopénie ou thrombopénie.

Déficit en G6PD.

Insuffisance rénale sévère.

PRÉCAUTIONS D'EMPLOI

Surveillance hématologique hebdomadaire.

Déconseillés en cas d'insuffisance rénale, adapter la dose à la clairance de la créatinine :

- 30 à 10 mL/min : 7 à 10 mg/kg/12 h ;
- < 10 mL/min : 7 à 10 mg/kg/24 h.

EFFETS INDÉSIRABLES

Toxicité hématologique : insuffisance médullaire précoce dépendante de la dose réversible, anémie hémolytique en cas de déficit en G6PD.

Troubles digestifs : nausées, vomissements, diarrhées, candidoses.

Autres : hypovitaminose K (traitement prolongé), alopécie réversible, accidents anaphylactiques exceptionnels.

INTERACTIONS MÉDICAMENTEUSES

Augmentation de la toxicité hépatique avec tous les médicaments hépatotoxiques.

POLYMYXINE

■ Colistine

COLIMYCINE					
2 à 3 perf. IV de 1 h ou inj. IM A et E. : 50 000 UI/kg/j N. : 50 à 100 000 UI/kg/j	1 fl. 1 MUI	1,09	I	65 %	1,09

PROPRIÉTÉS

Antibiotique polypeptidique de la famille des polymyxines E, bactéricide, à spectre étroit qui agit sur les phospholipides des membranes bactériennes.

PHARMACOCINÉTIQUE

Faible distribution tissulaire (pas de diffusion dans le système nerveux central, liquide pleural, œil, liquide synovial), faible métabolisation, élimination urinaire (70-80 %).

MICROBIOLOGIE

Espèces sensibles : *Escherichia coli*, *Klebsiella*, *Enterobacter*, *Citrobacter*, *Salmonella*, *Pseudomonas aeruginosa*, *Xanthomonas maltophila*, *Acinetobacter*, *Pasteurella*, *Bordetella*, *Veillonella*, *Fusobacterium*.

Résistance naturelle : cocci gram-positifs, cocci gram-négatifs, bacilles gram-positifs, *Proteus*, *Providencia*, *Serratia*, *Campylobacter*, *Brucella*, *Pseudomonas pseudomallei*, *Pseudomonas cepacia*, *Nocardia*, *Mycobacterium*, anaérobies.

INDICATIONS

Limitées par la toxicité.

– Infections à germes multirésistants.

– Infections respiratoires à *Pseudomonas aeruginosa* au cours de la mucoviscidose (en aérosols).

CONTRE-INDICATIONS

Allergie aux **polymyxines**.
Myasthénie.

PRÉCAUTIONS D'EMPLOI

Insuffisance rénale : adapter la dose à la clairance de la créatinine :

- < 30 mL/min : 25 000 UI/kg/36-48 h ;
- < 10 mL/min : 12 000 à 25 000 UI/kg/72-96 h.

EFFETS INDÉSIRABLES

Troubles neurologiques : paresthésies, ataxie, neuropathie périphérique, vertiges, blocage neuromusculaire.
Néphrotoxicité dépendante de la dose.

INTERACTIONS MÉDICAMENTEUSES

Médicaments néphrotoxiques et curares.

AMIBIASE

L'amibiase est une protozoose digestive, transmise par voie fécale-orale, très fréquente dans les pays pauvres (50 millions de cas/an). Elle est due à *Entamoeba histolytica*, qui existe sous une forme kyste résistante dans un environnement extérieur humide et sous une forme végétative invasive (trophozoïte hématophage).

La maladie se rencontre plus fréquemment chez les immigrés, les voyageurs, les immunodéprimés et les homosexuels masculins.

Le diagnostic repose sur l'identification du parasite dans les selles. Des techniques immunologiques peuvent le différencier d'*Entamoeba dispar* (morphologiquement identique mais non pathogène). La sérologie est utile dans les formes tissulaires (prévalence de 15 à 30 % dans les pays endémiques).

Prophylaxie

Prophylaxie individuelle

- Éviter les aliments crus, les coquillages, le lait non pasteurisé, les glaces et les glaçons.
- Lavage des fruits et légumes (15 min dans de l'eau vinaigrée).
- Traitement de l'eau par ébullition, décontamination (***MICROPUR***, ***AQUATABS***) ou filtrage (filtres *Katadyn*).
- Nettoyage systématique des mains avant les repas et après le passage aux toilettes.

Prophylaxie collective

Elle repose sur le dépistage de l'entourage, l'assainissement du milieu (eau, déchets), le contrôle de l'hygiène alimentaire (personnel manipulant les aliments) et la lutte contre les mouches.

Amibiase aiguë intestinale ou dysenterie amibienne

Administration d'un amœbicide tissulaire, par exemple **métronidazole** (***FLAGYL***) : 500 mg x 3/j pendant 7 à 14 j *per os* ou par voie IV en cas d'intolérance digestive (30-50 mg/kg/j chez l'enfant).

Il doit être suivi d'une ou plusieurs cures d'amœbicide de contact pour prévenir le portage chronique : **tibroquinol** (***INTÉTRIX***) : 2 gél. x 3/j pendant 10 j. Contrôle parasitologique des selles.

Amibiase hépatique ou abcès amibien du foie

- C'est un abcès du foie d'évolution subaiguë.
- 90 % des malades sont des hommes jeunes.
- Une diarrhée est présente dans moins de 1 cas sur 3.
- Le parasite n'est retrouvé dans les selles que dans 20 % des cas ; le diagnostic repose sur la sérologie dont le résultat peut être obtenu en une demi-journée en cas d'urgence.
- Le traitement médical est le plus souvent suffisant.

Traitement

Amœbicides tissulaires, p. ex. **métronidazole** (***FLAGYL***) : 500 mg x 3/j pendant 10 à 15 j *per os* ou par voie IV en cas d'intolérance digestive suivi d'un traitement par amœbicide tissulaire pour prévenir le portage chronique : **tibroquinol** (***INTÉTRIX***) : 2 gél. x 3/j pendant 10 j à débuter 48 h après le traitement par ***FLAGYL***, afin d'éviter la récidive ou rechute. Contrôle parasitologique des selles.

Évolution

La régression des signes cliniques en 72 h confirme le diagnostic.

Les images échographiques et tomodensitométriques mettent plusieurs mois pour disparaître. La sérologie se négative entre 3 et 12 mois.

Le traitement chirurgical ou le drainage de l'abcès amibien, sous contrôle échographique, est réservé aux échecs médicamenteux et aux exceptionnels cas où la rupture semble imminente (plèvre, bronches, péricarde, péritoine).

ANTISEPTIQUE INTESTINAL

■ Tiliquinol + tilbroquinol

INTÉTRIX

Diarrhée aiguë bactérienne 4 à 6 gél./j en 3-4 prises Amibiase intestinale : 1 gél x 4/j pendant 10 j Colopathie fonctionnelle : 1 gél. x 2/j pendant 10 j tous les mois	20 gél. 100 mg/200 mg	2,66	I	65 %	0,13

PROPRIÉTÉS

Antiseptique intestinal :

– action antibactérienne à large spectre sur la majorité des germes intestinaux ;

– action antifongique sur *Candida albicans* ;

– action amœbicide de contact sur les formes végétatives d'*Entamoeba histolytica* ;

– action vibriolytique sur *Vibrio cholerae*.

INDICATIONS

Amibiase intestinale en complément d'un amœbicide tissulaire dans l'amibiase dysentérique ou isolément chez les porteurs sains d'amibes intestinales.

PRÉCAUTIONS D'EMPLOI

En cas de suspicion de diarrhée invasive, une antibiothérapie par voie générale doit être envisagée. Des traitements continus, prolongés et à doses élevées par des hydroxyquinoléines (**clioquinol** retiré du marché) ont entraîné des troubles neurologiques : myélite subaiguë, neuropathie périphérique, névrite optique. De tels cas n'ont pas été décrits avec ***INTÉTRIX*** mais par prudence :

– ne pas prolonger le traitement plus de 4 sem. ;

– ne pas associer d'autres médicaments contenant des hydroxyquinoléines.

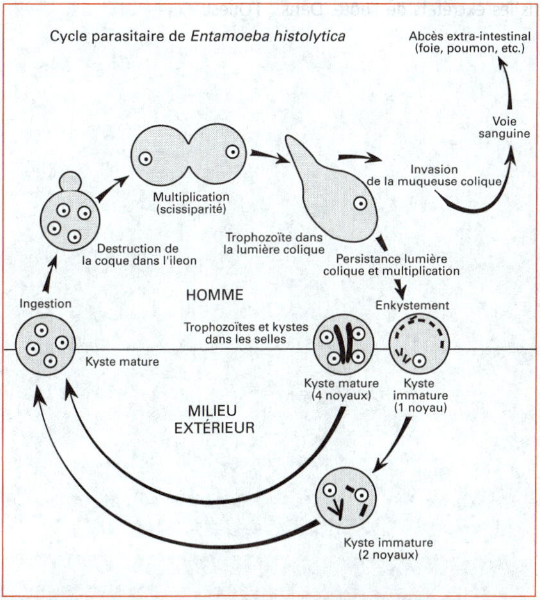

BILHARZIOSE (1)

Cinq espèces de schistosomes (classe des Trématodes) infestent plus de 200 millions de personnes dans le monde.

Leur répartition mondiale est celle de l'hôte intermédiaire : un escargot aquatique vivant dans les marigots.

On distingue :

– *Schistosoma mansoni, S. japonicum, S. mekongi* qui entraînent une bilharziose intestinale et hépatique ;

– *S. haematobium* qui entraîne une bilharziose urinaire ;

– et *S. intercalatum*, habituellement peu symptomatique, qui peut être responsable de douleurs abdominales et de diarrhées sanglantes.

Cycle

L'homme est le seul hôte définitif des schistosomes. Les vers adultes qui vivent dans les systèmes veineux de l'intestin ou de la vessie pondent des œufs qui sont libérés dans les excrétats de l'hôte. Dans l'eau, ils se déplacent jusqu'à leur hôte intermédiaire. Après une reproduction asexuée, des milliers de cercaires sont libérés. Ces formes mobiles infestantes traversent la peau humaine et gagnent la circulation sanguine après une phase migratrice à travers le poumon et le foie (phase aiguë allergique). Les complications tardives résultent de la présence d'œufs dans certains organes (foie, poumons, système nerveux central, etc.).

Épidémiologie

S. mansoni : Arabie, Afrique, Amérique du Sud, Caraïbes.

S. japonicum : Japon, Chine, Philippines, Indonésie.

S. mekongi : Asie du Sud-Est, le long du Mekong.

S. haematobium : Afrique, Arabie, Syrie, Irak.

S. intercalatum : Afrique centrale et de l'Ouest.

ANTIBILHARZIEN

■ Praziquantel

BILTRICIDE					
Bilharziose Distomatoses hépato-biliaires et intestinales : 75 mg/kg en 3 prises x 1-2 j Paragonimoses : 75 mg/kg en 3 prises *Taenia saginata* et *T. solium* : 10 mg/kg en 1 prise *Hymenolepsis nana* : 15-25 mg/kg en 1 prise à renouveler 1 sem. plus tard	6 cp. quadriséc. 600 mg	25,43	I	65 %	4,24

PROPRIÉTÉS

Dérivé de l'isoquinoléine-pyrazine de mécanisme d'action incomplètement connu (paralyse par dépolarisation les muscles des parasites) actif principalement sur les formes adultes de nombreux cestodes et trématodes.

PHARMACOCINÉTIQUE

Usage *per os* avec une biodisponibilité de > 80 %, bonne diffusion tissulaire y compris le LCR (14-24 %), métabolisation hépatique avec un cycle entéro-hépatique, élimination de métabolites inactifs par voie rénale (80 %) et biliaire (20 %).

INDICATIONS

Schistosomes (*S. mansoni, S. haematobium, S. mekongi, S. intercalatum, S. japonicum*).
Distomatoses hépato-biliaires (*Clonorchis sinensis, Opistorchis viverrini, O. felineus*).
Distomatose pulmonaire (*Paragonimus* sp.).
Distomatoses intestinales (*Fasciolopsis buski, Heterophyes heterophyes, Metagonimus yokogawai, Nanophyetus salmincola*).
Cysticercose et tæniases (*Taenia solium, T. saginata*).

CONTRE-INDICATIONS

Cysticercose oculaire.

PRÉCAUTIONS D'EMPLOI

Avaler les comprimés sans les croquer de préférence après un repas.
Allaitement : suspendre pendant 72 h.
Grossesse : déconseillé au 1er trimestre.

EFFETS INDÉSIRABLES

Bien toléré.
Douleurs abdominales (10-15 %), nausées et vomissements (2-6 %).
Céphalées, somnolence, vertiges (8 %).
Rares : fièvre, urticaire, prurit.

INTERACTIONS MÉDICAMENTEUSES

Corticoïdes : diminue les concentration plasmatiques de **praziquantel**.

Traitement des schistosomiases par le praziquantel

ESPÈCES	TRAITEMENT (avaler les comprimés après un repas sans les croquer)	RÉUSSITE (%)
S. mansoni, S. haematobium, S. intercalatum	40 mg/kg en 1 (ou 2) prise x 1 j	60-97
S. japonicum, S. mekongi	50-60 mg/kg en 2 prises x 1-2 j	70-99

BILHARZIOSE (2)

Répartition mondiale des bilharzioses en 2014 (OMS)

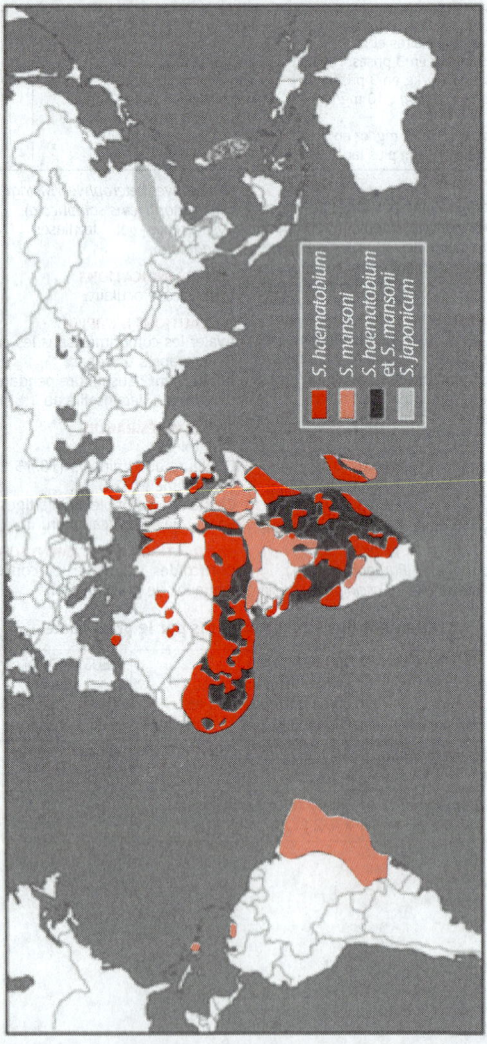

BILHARZIOSE (3)

Diagnostic

- Interrogatoire +++.
- Éosinophilie sanguine.
- Sérologie spécifique.
- Recherche des œufs dans les selles ou par biopsies rectales dans les schistosomiases intestinales, dans les urines (collectées après un effort et de préférence entre midi et 2 h) ou par biopsies vésicales ou rectales dans la schistosomiase urinaire.

Traitement

Curatif : praziquantel (***BILTRICIDE***). Dans les formes aiguës immuno-allergiques, discuter l'adjonction de **corticoïdes** et un 2e traitement à quelques semaines d'intervalle.

Préventif : ne pas se baigner dans les marigots dans les pays endémiques (prévient aussi la leptospirose et les hépatites).

Manifestations cliniques des schistosomiases

DÉLAI	PHASE	*S. MANSONI, S. JAPONICUM*	*S. HAEMATOBIUM*
1-4 mois	Aiguë allergique	Fièvre, sueurs, frissons, diarrhées, céphalées, toux, hépato-splénomégalie, adénopathies, éosinophilie	Pas de signe allergique, hématospermie, forme pulmonaire (lac Malawi)
Indéfini	Chronique	Diarrhées, douleurs abdominales, ulcérations digestives, anémie	Hématurie, dysurie, protéinurie
> 5 ans après l'infestation	Complications	Hépatosplénomégalie, hypertension portale, varices œsophagiennes, hypertension artérielle pulmonaire, épilepsie, décompensation de l'hypertension portale	Hydronéphrose, infections urinaires, insuffisance rénale chronique, polypes et cancer de vessie

BRUCELLOSE (1)

Zoonose due à un bacille gram-négatif : *Brucella* dont l'espèce *melitensis* est la plus fréquemment rencontrée chez l'Homme. Répartition mondiale avec une prédilection pour le bassin méditerranéen (fièvre de Malte), la péninsule arabique, le sous-continent indien et une partie du Mexique et de l'Amérique centrale et du Sud. L'incidence est en diminution en France avec 20 cas en 2010 dont 90 % importés et 10 % de contamination au laboratoire.

Contamination

- Transmission humaine par contact avec des animaux contaminés (bétail) ou leurs produits : ingestion de lait non pasteurisé, inhalation dans les abattoirs ou inoculation à travers des lésions cutanées. La transmission interhumaine est exceptionnelle.
- Incubation de 2-3 sem.

Diagnostic

- Isolement de *Brucella* à partir du sang ou d'une ponction (abcès, articulation).
- Synthèse précoce d'IgM puis des IgG au bout de 7-14 j (sérologie de Wright et Rose Bengale peu spécifiques).

Manifestations cliniques

- Phase aiguë symptomatique dans la moitié des cas et insidieuse dans l'autre moitié (favorise le passage à la chronicité).
- **Signes généraux** non spécifiques avec une fièvre ondulante assez caractéristique, sueurs malodorantes.
- **Examen clinique** peu contributif : adénopathies, hépatomégalie et/ou splénomégalie dans 20-30 % des cas.

Complications viscérales

- **Digestives** (70 %) : anorexie, amaigrissement, douleurs abdominales, diarrhée, constipation, hépatite granulomateuse.
- **Ostéoarticulaires** (20-60 %) : arthrite, ostéomyélite, spondylite.
- **Neurologiques** : méningite (chronique), neuropathie périphérique, encéphalite, troubles psychiatriques.
- **Pulmonaires** après inhalation (25 %) : bronchite, pneumopathie, nodule pulmonaire, abcès, adénopathie, pleurésie.
- **Cardiaques** (< 2 %) : endocardite (parfois mortelle), myocardite, péricardite.
- **Localisations diverses** : génito-urinaire, hématologique, cutanée (5 %).

Manifestations biologiques

- Anémie, leucopénie et thrombopénie fréquentes, vitesse de sédimentation normale ou accélérée.
- Hémocultures positives dans 15-70 % des cas (à conserver ≥ 30 j, prévenir le laboratoire de microbiologie), myélocultures, PCR en cours d'évaluation.
- Sérologie de Wright ≥ 1/160 en IgG (faux positifs avec *Yersinia*, *Francisella*, *Salmonella* et *Coxiella*).

BRUCELLOSE (2)

Traitement

- Maladie professionnelle, déclaration obligatoire.
- Enquête alimentaire.
- **Prophylaxie** : ne pas consommer de produits laitiers non pasteurisés dans les zones endémiques, contrôle vétérinaire (dépistage, vaccination, abattage des animaux malades).

Traitement de la brucellose

Brucellose non compliquée (6 sem.)	**Doxycycline** 100 mg x 2/j + **rifampicine** 15 mg/kg/j
Enfants d'âge < 8 ans (3 sem.)	**Cotrimoxazole** + **gentamicine** 5 mg/kg/j pendant 5 j
Enfants d'âge > 8 ans (3 sem.)	**Doxycycline** 5 mg/kg/j + **gentamicine** 5 mg/kg/j pendant 5 j
Femmes enceintes et contre-indication aux **tétracyclines**	**Cotrimoxazole** seul ou associé à **rifampicine** ou **gentamicine**
Neurobrucellose (6-8 sem.)	**Doxycycline** 100 mg x 2/j **rifampicine** 15 mg/kg/j ± **cotrimoxazole** ± corticothérapie
Endocardite/arthrite/phase septique (6 sem.)	**Doxycycline** + **gentamicine** 5 mg/kg/j pendant 5 j puis **rifampicine**

CANDIDOSES INVASIVES (1)

Ce sont des infections septicémiques ou viscérales à *Candida* (incidence 2,5/100 000 personnes/an en France), habituellement iatrogènes (cathéter) et associées aux soins (0,2 à 0,38 pour 1 000 hospitalisations en Europe). Elles sont augmentation ces dernières années car elles surviennent principalement chez des immunodéprimés (neutropénie, leucémies, greffes d'organe ou de moelle) ou des malades de réanimation (50 % des cas rapportés). Si *Candida albicans* est l'espèce majoritaire, d'autres espèces sont de plus en plus fréquemment rencontrées, qui peuvent avoir une sensibilité diminuée voire une résistance au **fluconazole**. La mortalité globale est évaluée entre 36 et 63 %. Il faut traiter toute hémoculture qui revient positive à *Candida*.

Candidémie et infections généralisées à *Candida* [1]

La dissémination est hématogène, tous les organes peuvent être infectés. Les localisations oculaires ou cutanées peuvent révéler le diagnostic devant une fièvre ou un choc septique inexpliqué.

Diagnostic

Le diagnostic est fait du vivant du malade dans seulement 15-40 % des cas.

Les hémocultures sont négatives dans 50 % des candidoses généralisées. Toute hémoculture positive doit être traitée.

Les tests immunologiques *Candida*, antigène et anticorps *Candida,* permettent d'orienter le diagnostic.

Le dosage du β-D-glucane 2 fois/sem. chez un patient fébrile très immunodéprimé (aplasie prolongée, etc.) peut permettre de suspecter le diagnostic et de débuter un traitement précocement, le β-D-glucane n'est pas spécifique du *Candida*, produit par d'autres champignons : *Pneumocystis*, *Aspergillus*, etc.

La présence de *Candida* dans les selles, les urines, les crachats, un lavage broncho-alvéolaire ou sur la peau peut correspondre à une colonisation ou une infection, à voir selon le contexte clinique et le terrain d'immunodépression du patient.

Traitement

Les cathéters doivent être retirés et mis en culture, les hémocultures périphériques sont poursuivies jusqu'à négativation.

Un fond d'œil est réalisé de façon systématique et des localisations secondaires doivent être recherchées (peau, os, etc.).

Un traitement est préconisé dans la mesure où :

- il est impossible de déterminer les malades qui guérissent uniquement après le retrait du cathéter ;
- la mortalité après candidémie est élevée ;
- les traitements par **fluconazole** ou **échinocandines** sont efficaces et bien tolérés.

Un traitement empirique est démarré chez les malades à risque (neutropéniques, réanimation, etc.) qui restent fébriles après 3 à 5 j d'antibiothérapie probabiliste à large spectre, ou qui redeviennent fébriles sous antibiothérapie après une période d'apyrexie. On assiste à une émergence hospitalière de *Candida* (*krusei*, *glabrata*) de sensibilité diminuée ou même résistantes au **fluconazole**.

Chez le neutropénique, et le non-neutropénique ayant été exposé au **fluconazole** ou ayant des signes de gravité, le traitement de référence est une **échinocandine**. L'**amphotéricine B liposomale** est réservée en 2e intention. Attention à la mauvaise diffusion des **échinocandines** dans l'œil en cas de localisation secondaire. Chez le non-neutropénique sans signe de gravité et naïf de traitement antifongique, du **fluconazole** peut être prescrit en 1re intention. Dans tous les cas, on ajustera le traitement aux résultats des tests de sensibilité *in vitro*.

ANTIFONGIQUES (1) – AMPHOTÉRICINE B (1)

Amphotéricine B

FUNGIZONE					
FUNGIZONE orale En 2 à 3 prises orales en dehors des repas A. : 1,5 à 2 g/j E. et N. : 50 mg/kg/j (1 càc/10 kg/j)	1 fl. 40 mL + pip (enf. et nourr.) 8 mL (fl.)	4,87 4,87	I I	65 % 65 %	4,87 0,61
FUNGIZONE injectable En 1 perf. lente/j de 6 à 10 h 0,7 à 1 mg/kg/j à doses progressives	1 fl. 50 mg (à diluer dans du glucosé 5 %)	HOP	I		

CANDIDOSES INVASIVES (2)

Endocardite candidosique

En augmentation avec le nombre de septicémies à *Candida*, elle est favorisée par :

- des lésions valvulaires préexistantes ;
- une toxicomanie intraveineuse ;
- une chimiothérapie ;
- une valve prothétique ;
- l'utilisation prolongée de cathéters intraveineux ;
- un antécédent d'endocardite bactérienne.

Elle survient dans plus de 50 % des cas après une chirurgie cardiaque.

Les hémocultures sont régulièrement positives. Le péricarde et le myocarde peuvent être également infectés.

Traitement : **amphotéricine B** (± **flucytosine**) poursuivie 6 à 10 sem. et **chirurgie** très précoce.

Candidose ophtalmique

Voie hématogène ou inoculation.

Peut toucher toutes les structures oculaires.

Clinique : douleur, scotome, vision floue.

À rechercher attentivement chez les malades de réanimation.

Traitement : **amphotéricine B** avec vitrectomie en cas d'abcès du vitré (± **flucytosine**).

Candidose urinaire

Favorisée par les gestes sur les voies urinaires, sondage, antibiothérapie et âge avancé.

Le plus souvent, candidurie sans symptôme ne justifiant pas de traitement mais pouvant aussi refléter une candidémie.

Traitement :

- candidurie sans symptômes : pas de traitement ;
- candidurie avec symptômes : retrait ou changement de la sonde et **fluconazole** *per os* ou IV ou **amphotéricine B** IV.

ANTIFONGIQUES (2) – AMPHOTÉRICINE B (2) – PHARMACOLOGIE

PROPRIÉTÉS

Antifongique lipophile qui active les canaux potassiques à faibles concentrations et crée, à plus fortes concentrations, des pores dans la membrane cytoplasmique des champignons.

PHARMACOCINÉTIQUE

Par les méthodes actuelles, les dosages d'**amphotéricine B** ne sont pas corrélés aux résultats cliniques.

Usage *per os* (pas d'absorption digestive), en topique (cutané ou préparation magistrale), ou par voie intraveineuse. Concentrations sériques proportionnelles aux doses administrées, inchangées au cours de l'insuffisance rénale ou hépatique en raison d'une métabolisation *in situ* (> 80 %). Bonne diffusion dans les liquides inflammatoires (plèvre, péritoine, synoviale, humeur aqueuse, vitré) avec des concentrations au 2/3 de la concentration sérique résiduelle. Faible diffusion dans les méninges (2-4 %). Élimination urinaire et biliaire.

MICROBIOLOGIE

Espèces sensibles : *Candida albicans, Cryptococcus neoformans, Blastomyces dermatidis, Histoplasma capsulatum, Coccidioides immitis, Paracoccidioides brasiliensis*.

Espèces inconstamment sensibles : *C. lusitaniae, C. glabrata, Aspergillus* sp., *Fusarium* sp., *Trichosporon beigelii, Actinomyces* sp., *Pseudolallescheria boydii*, mucorales.

Résistances acquises : exceptionnelles.

INDICATIONS

– Infections invasives à *Candida*.
– Aspergillose.
– Cryptococcose.
– Coccidioïdomycose, blastomycose, histoplasmose.
– Aspergillose.
– Mucormycose.

CONTRE-INDICATIONS

Grossesse.

Allergie connue.

PRÉCAUTIONS D'EMPLOI

Insuffisance rénale : adapter la dose à la clairance de la créatinine :

- 10-30 mL/min : 0,5 mg/kg/j ;
- < 10 mL/min et dialyse : 0,5 mg/kg/48 h.

EFFETS INDÉSIRABLES

Fréquents : céphalées, frissons, fièvre, hypotension, toxicité veineuse.

Rares : tachypnée, choc anaphylactique, collapsus cardiovasculaire.

Troubles généraux : malaise, douleurs des muscles et articulations.

Troubles digestifs : anorexie, dyspepsie, vomissements, nausées, douleurs épigastriques.

Troubles neurologiques : vertiges, convulsions, paresthésies.

Troubles rénaux et métaboliques : toxicité rénale (80 %), hypokaliémie, hyperuricémie, protéinurie, hématurie, hyponatrémie, hypomagnésémie.

Troubles biologiques : anémie normochrome, leucopénie, agranulocytose, thrombopénie, augmentation des enzymes hépatiques, de la bilirubine, des phosphatases alcalines.

INTERACTIONS MÉDICAMENTEUSES

Médicaments néphrotoxiques.

Hypokaliémiants.

Précautions d'emploi de la *FUNGIZONE* injectable

- Diluer l'**amphotéricine B** dans 500 à 1 000 mL de sérum glucosé 5 % (concentration de 0,1 mg/mL).
- Administrer une dose test de 1 mg en 1 h pour apprécier la tolérance clinique puis perfuser le reste de la dose en 4 à 10 h en fonction de la tolérance.
- En cas de fièvre ou frissons, ralentir le débit et injecter 25 mg d'**hémisuccinate d'hydrocortisone** en IV lente à répéter 1/2 h avant chaque perfusion.
- Hydratation par au moins 1 L de sérum physiologique avec potassium et magnésium.
- La toxicité veineuse de l'**amphotéricine B** nécessite souvent un abord veineux central.
- Surveillance : créatinine, ionogramme sanguin, calcémie, phosphorémie, hémogramme 2 à 3 fois/sem. au début puis une fois par semaine en traitement d'entretien.

CANDIDOSES INVASIVES (3)

Récapitulatif du traitement

DIAGNOSTIC	TRAITEMENT	PRÉCAUTIONS D'EMPLOI
Candidémie ou candidose invasive chez les adultes neutropéniques	**Échinocandine** (par exemple) : ***CANCIDAS*** IV 70 mg à J1 puis 50 mg/j ou **amphotéricine B liposomale** ***AMBISOME*** 3-6 mg/kg/j	Retrait des cathéters, fond d'œil et recherche de localisations secondaires Pendant 14 j après guérison clinique et microbiologique et la fin de la neutropénie Ajuster le traitement aux résultats des tests *in vitro* Surveillance les complications des médicaments. Pour l'**amphotéricine B** : créatinine et kaliémie, perfusion lente ≥ 4 h
Candidémie chez les adultes non neutropéniques *	**Fluconazole** 12 mg/kg/j IV ou *per os* puis 6 mg/kg/j (sauf exposition préalable aux azolés, colonisation avec souche résistante) Alternatives : **Échinocandine** : **caspofungine** IV 70 mg J1 puis 50 mg/j ou **amphotéricine B liposomale** ***AMBISOME*** 3-6 mg/kg/j	
Endocardite	***CANCIDAS*** IV 70 mg à J1 puis 50 mg/j ou ***AMBISOME*** 3-6 mg/kg/j + ***ANCOTIL*** 100-150 mg/kg/j *per os* en 4 prises Chirurgie précoce	
Candidose ophtalmique	***AMBISOME*** 3-6 mg/kg/j ou **fluconazole** 12 mg/kg/j IV ou *per os* + ***ANCOTIL*** 100-150 mg/kg/j *per os* en 4 prises ± vitrectomie	6-12 sem. après la chirurgie

* Sauf allogreffés de moelle osseuse où ***AMBISOME*** ou ***CANCIDAS*** doivent être envisagés

ANTIFONGIQUES (3) – AMPHOTÉRICINE B LIPOSOMALE

■ Amphotéricine B liposomale

AMBISOME					
Mycoses systémiques : A. et E. : 3 à 5 mg/kg/j en 1 perf. quotidienne de 30 à 60 min Leishmanioses viscérales : dose cumulative de 18 à 24 mg/kg à administrer en 6 inj. (1 inj./j pendant 5 j puis une 6ᵉ inj. au 10ᵉ j) Peu de données chez les immunodéprimés	10 fl. 50 mg	HOP	I		
ABELCET					
Idem ***AMBISONE***	10 fl. 20 mL (5 mg/mL)	HOP	I		

PROPRIÉTÉS

Amphotéricine B insérée dans la membrane de liposomes d'un diamètre < 100 nm permettant une diffusion tissulaire plus élevée et une moindre toxicité rénale que l'**amphotéricine B** libre.

MICROBIOLOGIE

Espèces sensibles : *Candida albicans, Rhodotorula, Aspergillus fumigatus, Cryptococcus neoformans*, mucormycoses, *Histoplasma capsulatum, Blastomyces dermatidis, Sporothrix shenckii, Coccidioides immitis*.

Espèces inconstamment sensibles : *Candida parapsilosis, Conidiobolus*, sporotrichose lymphocutanée, coccidioïdomycose pulmonaire diffuse.

INDICATIONS

Mycoses systémiques et/ou profondes à *Aspergillus* ou *Candida* en cas d'insuffisance rénale préexistante ou secondaire à l'administration d'**amphotéricine B** libre : créatininémie ≥ 220 mmol/L ou clairance de la créatinine ≥ 25 mL/min.

Leishmanioses viscérales.

CONTRE-INDICATIONS

Grossesse et **allaitement**.

Allergie connue à l'**amphotéricine B**.

EFFETS INDÉSIRABLES

Les effets secondaires rapportés avec l'**amphotéricine B** libre peuvent survenir avec ***AMBISOME***.

MODE D'ADMINISTRATION

Reconstituer le médicament dans du glucosé à 5 % de façon à obtenir une concentration finale à administrer comprise entre 0,2 et 2 mg/mL.

Une dose-test initiale de 1 mg/kg doit être injectée en 15 min. En l'absence de toxicité, administrer le reste de la perfusion en 30 à 60 min. Ralentir le débit de perfusion en cas de gêne.

En cas de réactions aiguës, se référer aux précautions d'emploi de l'**amphotéricine B** non liposomale.

PRÉCAUTIONS D'EMPLOI

Enfant : doses par kg de poids corporel identiques à l'adulte.

Insuffisant rénal : en cas d'aggravation de la fonction rénale, il est proposé d'abaisser les doses à 1,5 mg/kg/j de manière transitoire ou d'espacer les perfusions.

INTERACTIONS MÉDICAMENTEUSES

Risque de torsades de pointes : **érythromycine IV**, **halofantrine**, **pentamidine**,**amiodarone**, **disopyramide**, quinidiniques, **sotalol**.

Digitaliques : toxicité augmentée en cas d'hypokaliémie.

Hypokaliémiants : l'hypokaliémie augmente le risque de torsades de pointes.

Zidovudine : augmentation de la toxicité hématologique.

Ciclosporine, **tacrolimus** : augmentation de la toxicité rénale.

CANDIDOSES INVASIVES (4)

Sensibilité habituelle des espèces de *Candida* aux antifongiques

Espèces de *Candida*	**Fluconazole**	**Échino-candines**	**Itraconazole**	**Voriconazole**	**Amphoté-ricine B**
C. albicans	S à R *	S	S	S	S
C. tropicalis	S	S	S	S	S
C. parapsilosis	S	S à R	S	S	S
C. glabrata	S-DD à R	S	S-DD à R	S	S à I
C. krusei	R	S	S-DD à R	S	S à I
C. lusitaniae	S	S	S	S	Variable

CONSENSUS

[1] Antifungal Therapy in Leukemia Patients, *ECIL 4 (4th European Conference on Infections in Leukemia)*, 2011.

* S : sensible, I : intermédiaire, R : résistant, S-DD : sensibilité dépendante de la dose, risque d'échec si dose non maximale (**fluconazole** 12 mg/kg/j et **itraconazole** avec concentrations plasmatiques ≥ 0,5 mg/L).

ANTIFONGIQUES (4) – AZOLÉS (1)

Fluconazole

TRIFLUCAN					
En 1 prise/j Candidose oropharyngée : 50-100 mg/j pendant 7 à 21 j Candidose œsophagienne : 100 à 200 mg/j Candidose systémique : 10 mg/kg/j pendant 3 j puis 400 mg/j pendant 4 sem.	7 gél. 50 mg	18,19	I	65 %	2,60
	100 gél. 50 mg	HOP	I		
	7 gél. 100 mg	20,95	I	65 %	2,99
	60 gél. 100 mg	HOP	I		
	7 gél. 200 mg	38,71	I	65 %	5,53
	30 gél. 200 mg	145,21	I	65 %	4,84
	7 c-mes. susp. buv. 50 mg /5 mL	18,19	I	65 %	2,60
	7 c-mes. susp. buv. 200 mg /5 mL	101,85	I	65 %	14,55
	1 fl. 100 mg (IV)	HOP	I		
	1 fl. 200 mg (IV)	HOP	I		
	1 fl. 400 mg (IV)	HOP	I		
BÉAGYNE					
Candidoses aiguës vaginales et périnéales : 150 mg *per os* en prise unique	1 gél. 150 mg	2,67	I	30 %	2,67

PROPRIÉTÉS

Antifongique bis-triazolé hydrosoluble actif sur les levures *Candida* (sauf *krusei* et *glabrata*) et *Cryptococcus*.

PHARMACOCINÉTIQUE

Usage *per os* ou intraveineux, biodisponibilité de 85-95 %, concentration d'équilibre après 5-7 j de traitement, bonne diffusion tissulaire y compris le LCR (> 60 % des concentrations plasmatiques), métabolisation hépatique faible, élimination rénale sous forme active (80 %), hémodialysable.

INDICATIONS

– Candidoses : oropharyngées, œsophagiennes, systémiques à souches sensibles.
– Cryptococcose y compris neuroméningée.

CONTRE-INDICATIONS

Grossesse, allaitement et enfants.

Allergie au **fluconazole** et aux autres dérivés azotés.

Association avec les **antivitamines K** (risque hémorragique).

PRÉCAUTIONS D'EMPLOI

Les souches de *Candida glabrata* ont une sensibilité réduite au **fluconazole** : risque d'échec à 6 mg/kg/j, préférer des doses de 12 mg/kg/j ou l'**amphotéricine B**.

Les souches de *Candida krusei* sont fréquemment résistantes, préférer l'**amphotéricine B**.

Insuffisance rénale : adapter les doses à la clairance de la créatinine :
- 10-30 mL/min : 50-400 mg/48 h ;
- < 10 mL/min : 50-400 mg/72 h ;
- hémodialyse : 200 mg en fin de séance.

EFFETS INDÉSIRABLES

Nausées, douleurs abdominales, diarrhées, céphalées, rash, augmentation des transaminases, dermatite exfoliative, anaphylaxie, thrombocytopénie, leucopénie, hépatite exceptionnellement mortelle.

INTERACTIONS MÉDICAMENTEUSES

Augmentation des concentrations sériques : **ciclosporine**, **sulfamides hypoglycémiants**, **phénytoïne**, **clarithromycine**, **rifabutine**, **zidovudine**, **théophylline**.

Diminution des concentrations de **fluconazole** par la **rifampicine** : espacer les prises de 12 h.

Association avec certains médicaments contre-indiquée (*cf.* Contre-indications).

ANTIFONGIQUES (5) – AZOLÉS (2)

Miconazole

DAKTARIN					
En 4 prises en dehors des repas A. : 2 c-mes. x 4/j E. et N. : 1 c-mes. x 4/j	1 tube 40 g (2 %) 1 tube 80 g (2 %)	4,50 8,14	I	65 % 65 %	4,50 8,14
LORAMYC					
1 cp./j. 7 à 14 j	14 cp. gingiv. 50 mg	69,62	I	65 %	4,97

PROPRIÉTÉS

Dérivé azolé dont les indications ont été supplantées par des dérivés azolés plus récents (**fluconazole**).

PHARMACOCINÉTIQUE

Utilisation par voie locale. Le passage transcutané est de l'ordre de 9 %.

INDICATIONS

Traitement des candidoses orales : muguet, perlèche, glossites, gingivites, stomatites.

CONTRE-INDICATIONS

– Contre-indication avec : **antivitamines K**, **sulfamides hypoglycémiants**.
– Allergie au **miconazole**.
– Insuffisance hépatique.
– Allergie au **miconazole**.

PRÉCAUTIONS D'EMPLOI

Administrer à distance des repas.
Conserver dans la bouche 2 ou 3 min avant d'avaler.

EFFETS INDÉSIRABLES

Troubles digestifs, nausées, vomissements, diarrhée.
Réactions anaphylactiques exceptionnelles.

ANTIFONGIQUES (6) – AZOLÉS (3)

Itraconazole

SPORANOX					
En 1 prise *per os* après un repas A. : 200 à 400 mg/j	30 gél. 100 mg	35,38	I	65 %	1,18
	30 mL sol. buv. 10 mg/mL	87,16	I	65 %	2,91

PROPRIÉTÉS

Triazolé à large spectre d'action actif sur *Aspergillus*, de nombreux champignons dimorphes (*Histoplasma, Blastomyces, Paracoccidioides, Sporothrix*), des levures (*Candida, Cryptococcus, Pytirosporum*) ainsi que des dermatophytes (*Epidermophyton, Microsporum, Trichophyton*) et certaines moisissures (chromomycoses).

PHARMACOCINÉTIQUE

Usage uniquement *per os*, biodisponibilité variable de l'ordre de 55 % améliorée par l'absorption d'un repas, concentration d'équilibre obtenue après 5 à 7 j de traitement entre 0,1 et 0,3 mg/L, bonne diffusion tissulaire sauf le LCR et les urines, métabolisation hépatique en dérivé actif (hydroxy-itraconazole), excrétion biliaire.

INDICATIONS

– Aspergillose (souvent en relais d'un traitement par **amphotéricine B**) : pulmonaire invasive, généralisée et pneumopathie nécrosante (efficacité modeste au cours des aspergillomes, de l'aspergillose bronchopulmonaire allergique).

– Infections à champignons dimorphiques : sporotrichose, coccidioïdomycose, paracoccidioïdomycose, histoplasmose, chromomycoses, cryptococcose, candidoses (sauf *C. glabrata* et *krusei*).

CONTRE-INDICATIONS

Grossesse, allaitement et enfants.
Allergie aux triazolés ou à l'**itraconazole**.

PRÉCAUTIONS D'EMPLOI

Surveillance des concentrations sanguines après la première semaine de traitement en raison des variations individuelles de la biodisponibilité (dose de charge recommandée de 600 mg en 2 prises).

Contrôle des enzymes hépatiques tous les mois.

Prendre les gélules au cours d'un repas.

Ne pas ouvrir les gélules lors d'une administration par sonde gastrique.

Au cours du sida, préconiser un traitement à 400 mg/j.

Insuffisance rénale : pas de diminution de l'élimination.

Insuffisance hépatique : demi-vie allongée à surveiller par des dosages.

EFFETS INDÉSIRABLES

Mineurs (2-20 %) : nausées (10 %), vomissements (5 %), diarrhée (3 %), douleurs abdominales (1,5 %), céphalées (3,8 %), anorexie (1 %), dyspepsie, gastralgie, élévation des transaminases (3 %), hépatites, rash (8,6 %), asthénie (3 %).

Rare : syndrome d'excès d'hormones minéralocorticoïdes avec hypokaliémie, hypocalcémie et œdèmes des membres inférieurs.

INTERACTIONS MÉDICAMENTEUSES

Didanosine (prendre l'**itraconazole** 2 h avant).

Diminution des concentrations sériques d'**itraconazole** par : **rifampicine** (intervalle de 12 h), **phénobarbital**, **phénytoïne**.

Augmentation des concentrations sériques d'**itraconazole** avec la **ciclosporine**, les **digitaliques**.

Augmentation des effets des **antivitamines K** et des **sulfamides hypoglycémiants**.

Risque de torsades de pointes.

ANTIFONGIQUES (7) – AZOLÉS (4)

Voriconazole

VFEND					
Au moins 1 h avant ou après un repas	28 cp. 50 mg	HOP	I		
Doses de charge pendant 24 h :	56 cp. 50 mg	HOP	I		
IV : A. et E. 6 mg/kg x 2/j	14 cp. 200 mg	HOP	I		
Per os chez A. ≥ 40 kg : 400 mg x 2/j,	28 cp. 200 mg	HOP	I		
A. < 40 kg : 200 mg x 2/j, E. 6 mg/kg	56 cp. 200 mg	HOP	I		
x 2/j	170 mL sol. buv.	HOP	I		
Doses d'entretien (toutes les 12 h) :	40 mg/mL				
IV : A. et E. 4 mg/kg x 2/j	1 fl. 200 mg pdre. inj.	HOP	I		
Per os chez A. ≥ 40 kg : 200 mg x 2/j,					
A. < 40 kg : 100 mg x 2/j, E. 4 mg/kg					
x 2/j					

PROPRIÉTÉS

Triazolé fongicide, inhibant la biosynthèse de l'ergostérol, actif sur de nombreux champignons pathogènes.

PHARMACOCINÉTIQUE

Per os ou IV, absorption orale rapide diminuée par la prise de graisse, biodisponibilité 96 %, pharmacocinétique non linéaire avec augmentation des concentrations plus que proportionnelles à la dose, large distribution tissulaire, métabolisation et élimination hépatiques (principalement par le CYP3A4).

MICROBIOLOGIE

Espèces sensibles *in vitro* : *Candida* spp. (dont *C. krusei*, *C. glabrata*, *C. parapsilosis*, *C. tropicalis*), *Aspergillus* spp. (dont *A. flavus*, *A. fumigatus*, *A. terreus*, *A. niger*, *A. nidulans*) *Scedosporium* spp. (dont *S. apiospermum* et *S. prolificans*), *Fusarium*.

INDICATIONS

Traitement des aspergilloses invasives chez l'immunodéprimé, des infections graves à *Candida*, des infections graves à *Scedosporium* spp. ou *Fusarium* spp.

CONTRE-INDICATIONS

Grossesse. **Allaitement**. Allergie au **voriconazole**. Enfant de moins de 2 ans.

Pimozide, **quinidine** : risque de torsade de pointe.

Rifampicine, **carbamazépine**, **phénobarbital** : diminution des concentrations de **voriconazole**.

Dérivés de l'ergot de seigle (**ergotamine**, **dihydroergotamine**) : risque d'ergotisme.

Sirolimus : risque d'augmentation des concentrations de **sirolimus**.

PRÉCAUTIONS D'EMPLOI

Hypersensibilité croisée avec autres azolés.

Toxicités multiples dont rénales, hépatiques, cutanées et oculaires.

Pas d'adaptation de doses chez les sujets âgés.

Contient du lactose.

EFFETS INDÉSIRABLES

Très fréquents (< 1/10) : fièvre, céphalées, douleurs abdominales, nausées, vomissements, diarrhée, œdèmes, rash, troubles de la vision (30 %).

Fréquents (< 1/100) : frissons, asthénie, douleurs dorsales et thoraciques, réactions au site d'injection, œdème facial, syndrome grippal, hypotension, thrombophlébite, anomalies hépatiques (13,4 %), ictère, chéilite, gastroentérite, thrombocytopénie, anémie, leucopénie, purpura, hypokaliémie, hypoglycémie, étourdissements, confusion, dépression, anxiété, tremblements, agitation, paresthésies, détresse respiratoire, œdème pulmonaire, sinusite, prurit, photosensibilité, alopécie, dermatite exfoliative, insuffisance rénale aiguë, hématurie.

D'autres toxicités moins fréquentes (< 1/100) ne sont pas détaillées ici.

INTERACTIONS MÉDICAMENTEUSES

Inhibiteur du CYP3A4 : *cf.* Contre-indications.

Alcaloïdes de la pervenche : risque de neurotoxicité accrue.

Benzodiazépines : risque de potentialisation de l'effet sédatif.

Ciclosporine : diviser par 2 la dose de **ciclosporine** et surveillance des concentrations.

Inhibiteurs de protéases et **non nucléosidiques** du VIH : surveillance étroite.

Oméprazole : diviser par 2 la dose d'**oméprazole**.

Phénytoïne : surveiller les concentrations de **phénytoïne**.

Rifabutine : risque d'uvéite et de toxicité hématologique.

Sulfamides hypoglycémiants : risque d'hypoglycémie.

Statines : risque de rhabdomyolyse.

Tacrolimus : diviser par 3 la dose de **ciclosporine** et surveillance des concentrations.

ANTIFONGIQUES (8) – AZOLÉS (5)

Posaconazole

NOXAFIL				
Sol. buv. et cp. non interchangeables. Meilleure biodisponibilité des cp. : administration de la sol. buv. pdt ou juste après un repas (ou un complément nutritionnel). Infection fongique invasive (2e intention) : 400 mg x 2/j. Schéma alternatif si prise de nourriture impossible : 200 mg (5 mL) x 4/j Prophylaxie d'une infection fongique invasive : 200 mg (5 mL) x 3/j, à débuter plusieurs jours avant le début estimé de la neutropénie et à poursuivre 7 j après remontée des PNN > 500/mm³ Candidoses oropharyngées : 200 mg (5 mL) x 1/j le premier j puis 100 mg (2,5 mL) x 1/j pendant 13 j	105 mL sol. buv. 40 mg/mL	HOP	I	
Cp. et sol. buv. non interchangeables Meilleure biodisponibilité que la sol. buv. : prise d'aliments non nécessaire Infection fongique invasive (2e intention) ou prophylaxie : 300 mg x 2/j le 1er j puis 300 mg x 1/j les j suivants	24 cp. 100 mg 96 cp. 100 mg	HOP HOP	I I	

PROPRIÉTÉS

Antimycotique à usage systémique.

INDICATIONS

Traitement curatif des infections fongiques suivantes :

- aspergillose invasive chez les patients réfractaires à l'amphotéricine B ou à l'**itraconazole** ;
- fusariose ;
- chromoblastomycose ;
- coccidioïdomycose ;
- candidose oro-pharyngée.

Prophylaxie des infections fongiques invasives.

CONTRE-INDICATIONS

Hypersensibilité au **posaconazole**.

Malabsorption du glucose et du galactose.

Grossesse, **allaitement**, absence de contraception orale efficace.

Déconseillé chez les moins de 18 ans.

EFFETS INDÉSIRABLES

Neutropénie, leucopénie, anémie, éosinophilie.

Syndrome hémolytique et urémique.

Insuffisance surrénalienne, hyperglycémie.

Psychose, dépression.

Céphalées, convulsions, neuropathie périphérique, diplopie.

Allongement du QT, mort subite, TV, IDM, insuffisance cardiaque.

Pneumopathie interstitielle.

Pancréatite aiguë, élévation des transaminases, hépatite.

Insuffisance rénale aiguë.

Rash, alopécie.

INTERACTIONS MÉDICAMENTEUSES

Le **posaconazole** inhibe le CYP3A4, il est donc contre-indiqué avec les médicaments substrats du CYP3A4 (**pimozide**, **quinidine**, **alcaloïdes de l'ergot de seigle**, **ergotamine** et **dihydroergotamine**).

Baisse des concentrations plasmatiques du **posaconazole** si administration avec des **antiacides**.

Augmentation des concentrations d'**antiarythmiques** (**amiodarone**, **quinidine**).

Associations à éviter : contraceptifs oraux, **inhibiteurs de la pompe à protons**, **sildénafil**, **millepertuis** ; **rifampicine** contre-indiquée.

ANTIFONGIQUES (9) – ÉCHINOCANDINES

■ Caspofungine

CANCIDAS					
En perf. lente de 1 h : 70 mg le 1er j puis 50 mg/j à partir du 2e j (ou poursuivre à 70 mg/j si poids ≥ 80 kg)	1 fl. 50 mg 1 fl. 70 mg	HOP HOP	I I		

■ Micafungine sodique

MYCAMINE					
Curatif : En perf. lente de 1 h : 100 mg/j si le poids est > 40 kg, 2 mg/kg/j pour un poids inférieur. On peut doubler ces posologies en cas de non-réponse au traitement Préventif : demi-doses	1 fl 50 mg 1 fl 100 mg	HOP HOP	I I		

■ Anidulafungine

ECALTA					
En perf. lente de 1 h 30 (1,1 mg/min) : 200 mg (en 3 h) le 1er j puis 100 mg à partir du 2e j	1 fl. 100 mg	HOP	I		

PROPRIÉTÉS

Antifongiques de la classe des échinocandines. Action fongicide par inhibition non compétitive de la 1,3-β-glucan synthase, enzyme indispensable à la synthèse de la paroi fongique.

PHARMACOCINÉTIQUE

Usage par voie veineuse, bonne distribution y compris dans le LCR (75 % des concentrations sériques), pas de métabolisation, élimination urinaire, hémodialysable.

MICROBIOLOGIE

Espèces sensibles *in vitro* : *Candida* (moindre activité sur *C. parapsilosis*), *Aspergillus* sp., *Pneumocystis jiroveci*.

INDICATIONS

Caspofungine : traitement des candidoses invasives. Traitement de recours de l'aspergillose invasive chez les adultes réfractaires ou intolérants à l'**amphotéricine B**, à des formulations lipidiques de l'**amphotéricine B**, et/ou à l'**itraconazole**. Traitement de la candidose invasive chez les patients adultes.

Micafungine : traitement des candidoses invasives y compris chez le nouveau-né, prévention des infections à *Candida* chez les patients bénéficiant d'une allogreffe de CSH. Traitement de la candidose œsophagienne lorsque le traitement IV est approprié.

Anidulafungine : traitement des candidoses invasives chez l'adulte non neutropénique.

CONTRE-INDICATIONS

Grossesse et **allaitement**.
Allergie aux **échinocandides**.

PRÉCAUTIONS D'EMPLOI

Traitement réservé à un médecin ayant l'expérience des infections fongiques.
Ne pas administrer ni mélanger avec d'autres médicaments.

EFFETS INDÉSIRABLES

Fièvre, nausées, vomissements, complications au point d'injection, bouffées vasomotrices, élévation des transaminases.

INTERACTIONS MÉDICAMENTEUSES

Ciclosporine : hépatotoxicité.

ANTIFONGIQUES (10) – 5-FLUOROCYTOSINE

Flucytosine

ANCOTIL					
En 4 prises *per os* 100 à 200 mg/kg/j	100 cp. séc. 500 mg	54,68	I	30 %	0,55
ANCOTIL injectable 1 % En 4 perf./j de 45 min ou en perf. continue 100 à 200 mg/kg/j	5 fl. 250 mL	HOP	I		

PROPRIÉTÉS

Analogue nucléosidique inhibiteur non compétitif de la thymidylate synthétase qui participe à la synthèse de l'ADN chez certaines levures. Son usage est limité par sa toxicité médullaire, son activité moindre que l'**amphotéricine B** sur les espèces sensibles et l'émergence rapide de mutants résistants en monothérapie.

PHARMACOCINÉTIQUE

Usage *per os* (biodisponibilité 90 %), par voie veineuse, bonne distribution y compris dans le LCR (75 % des concentrations sériques), pas de métabolisation, élimination urinaire, hémodialysable.

MICROBIOLOGIE

Espèces sensibles : *Candida* sp., cryptocoque, agents de la chromomycose, *Aspergillus* sp.

INDICATIONS

En association avec l'**amphotéricine B** dans les infections sévères.

– Candidoses profondes sévères et endocardites à *Candida*.
– Aspergillose invasive sévère.
– Cryptococcose neuroméningée sévère.
– Chromomycose (seule indication en monothérapie).

CONTRE-INDICATIONS

Grossesse (sauf indication vitale).

PRÉCAUTIONS D'EMPLOI

Tester la sensibilité de la souche par la méthode des disques.

Utiliser en association avec l'**amphotéricine B** à la dose habituelle de 0,3 mg/kg/j pour diminuer la toxicité rénale de l'association.

Surveillance bihebdomadaire des concentrations plasmatiques (pic entre 35 et 100 mg/L), des enzymes hépatiques et de la numération sanguine.

Insuffisance rénale : adapter la dose à la clairance de la créatinine :

- 30-50 mL/min : 25 à 50 mg/kg/12 h ;
- 10-30 mL/min : 25 à 50 mL/kg/24 h ;
- < 10 mL/min et hémodialyse 15 à 25 mg/kg/24-48 h (après l'hémodialyse).

EFFETS INDÉSIRABLES

Troubles digestifs dépendants de la dose (6 %) : anorexie, nausées, vomissements, diarrhées, entérocolites (rares).

Troubles hématologiques (22 %) : leucopénie, thrombocytopénie, anémie, aplasie médullaire, pancytopénie.

Manifestations allergiques : rashs, phototoxicité, érythème, prurit, œdèmes, prurit.

Troubles neurologiques : neuropathies périphériques, hallucinations, confusions, céphalées, vertiges.

Apport sodé : 34 mmol de NaCl par flacon.

INTERACTIONS MÉDICAMENTEUSES

Médicaments hématotoxiques.

COQUELUCHE (1)

La coqueluche est une toxi-infection bactérienne endémo-épidémique due à *Bordetella pertussis*. Elle est présente dans le monde entier et occasionne 300 000 morts, en particulier chez les nourrissons. En raison d'une recrudescence récente en France, le calendrier vaccinal a été modifié avec des injections de rappel chez l'adolescent et l'adulte. Il n'y a ni réservoir animal ni portage asymptomatique connu en dehors des épidémies. La transmission se fait directement par les sécrétions respiratoires des malades. L'immunité vaccinale disparaît au bout de 10 ans et des formes atypiques de l'adulte constituent une source majeure de transmission. Le diagnostic devrait être évoqué devant une toux chronique de l'adulte.

Clinique

- **Incubation** : 7-21 j.
- **Phase invasive** (7-15 j) : trachéo-bronchite banale accompagnée d'une toux spasmodique prédominant la nuit et parfois émétisante. La fièvre est en général discrète ou absente. La contagiosité dure 3 sem. après le début des signes en l'absence de traitement antibiotique.
- **Phase des quintes** : quintes de toux, reprise inspiratoire bruyante (cri du coq) et parfois cyanose, se terminant par une expectoration muqueuse épaisse, voire un vomissement. Peu fréquentes chez les nourrissons et rares chez les adultes. L'examen clinique et les examens complémentaires sont normaux.
- **Phase de déclin** (4e semaine) : avec une guérison entre la 6e et la 8e sem.

Complications

- **Respiratoires** : surinfections bronchiques, pneumopathies (principale cause de décès), atélectasies, augmentation de la pression intrathoracique (hémorragies sous-conjonctivales, épistaxis, pétéchies du visage, pneumothorax, emphysème sous-cutané, hernies et prolapsus rectal).
- **Neurologiques** : rares chez l'adulte : convulsions (3 %), encéphalopathie coquelucheuse (0,9 %), hémorragies cérébrales secondaire aux efforts de toux.

Diagnostic

- **Lymphocytose** parfois > 15 000/mm^3.

Pour les enfants hospitalisés : culture et PCR. Pour les autres, PCR jusqu'au 20e jour d'évolution puis sérologie (sauf vaccination récente). Seuls les anticorps antitoxine pertussis (TP) sont spécifiques.

COQUELUCHE (2)

Traitement

Curatif et isolement [1]

- Éviction légale dans les milieux à risque : milieu familial, haltes-garderies, crèches familiales ou collectives, assistantes maternelles, hôpitaux, écoles et collectivités ; pendant 5 j après le début d'une antibiothérapie par un **macrolide** ou par un autre antibiotique efficace. En l'absence de traitement antibiotique, l'éviction sera de 3 sem.
- Hospitalisation des nourrissons en soins intensifs si besoin : surveillance permanente respiratoire et cardiaque, aspiration bronchique, hydratation et nutrition.
- Antibiotique dirigé contre *B. pertussis* : **clarithromycine** 15 mg/kg/j en 2 prises x 7 j (max 500 mg x 2/j chez l'enfant, 500 à 1 000 mg/j en 2 prises chez l'adulte), ou **azithromycine** 10 mg/kg J1 puis 5 mg/kg/j J2-J5 (max 500 mg J1 puis 250 mg/j).
- Antitussifs et sédatifs inefficaces.
- Antibiothérapie en cas de surinfection bactérienne.
- Traitement symptomatique des complications, antibiothérapie en cas de surinfection bactérienne.

Antibioprophylaxie

Sujets contacts non vaccinés : idem traitement curatif (*cf.* ci-dessus), à débuter le plus tôt possible après le contage et, au maximum, 21 j après le dernier contact.

Vaccination [2]

► *Recommandée avec une primovaccination à 2 et 4 mois de vie*

Rappels avant l'âge de 11 mois, puis à l'âge de 6 ans (avec diphtérie, tétanos, polio : DTCaP), puis entre 11 et 13 ans avec le rappel diphtérie tétanos polio (dTcaP).

► *Recommandée dans le cadre de la stratégie du cocooning (protection des nouveau-nés)*

- Chez les adultes ayant un projet parental.
- Au cours de la grossesse chez :
  - les enfants de la fratrie et conjoint ;
  - les personnes suscepibles d'être en contact étroit et durable avec le futur nourrisson au cours de ses 6 premiers mois (grands parents, baby-sitter, oncle, etc.).
- Chez la mère en post-partum immédiat (même si allaitement).

► *Modalités*

- Personnes non antérieurement vaccinées : une dose de vaccin dTcaP.
- Personnes antérieurement vaccinées :
  - adolescents et adultes < 25 ans : 1 dose de rappel si vaccination > 5 ans ;
  - adultes > 25 ans : 1 dose de rappel si vaccination > 10 ans ou plus.

CONSENSUS

[1] Instruction relative à la conduite à tenir devant un ou plusieurs cas de coqueluche, *DGS*, 2014.
[2] Recommandations sanitaires pour les voyageurs, *INVS*, 2015.

GRIPPE (1)

La grippe saisonnière est une infection virale épidémique due aux virus *influenza* (types A et B).

La transmission interhumaine se fait par l'intermédiaire des particules virales aérosolisées par les malades. La durée d'incubation varie de 18 à 72 h en fonction de l'inoculum. Le virus est détectable dans les sécrétions respiratoires dans les 24 h qui précèdent la maladie et disparaît en 5-10 j. Les anticorps apparaissent au bout d'une semaine et persistent plusieurs années. L'immunité acquise contre une souche protège contre l'infection (intérêt d'un vaccin). Cependant, il apparaît régulièrement de nouveaux variants antigéniques qui expliquent la survenue d'épidémies et la nécessité de revacciner chaque année les personnes à risque.

La grippe A est liée au virus H1N1 qui a muté à partir d'un virus d'origine porcine. La transmission est interhumaine et le virus est actuellement responsable d'une épidémie mondiale. L'incubation et les signes cliniques sont superposables à ceux de la grippe saisonnière. L'immunité vis-à-vis de la grippe saisonnière ne protège pas de la grippe A. Pour plus de renseignements : www.pandemie-grippale.gouv.fr.

Manifestations cliniques

- Non spécifiques et de début souvent brutal.
- Initialement : fièvre, frissons, sueurs, céphalées, myalgies (extrémités des muscles du dos), douleurs à la mobilisation des globes oculaires, malaise, anorexie, parfois prostration.
- Puis diminution des signes généraux et augmentation des signes respiratoires : toux avec brûlures rétrosternales, obstruction nasale, rhinorrhée, douleurs pharyngées.
- Toux et malaise peuvent persister plusieurs semaines.

Complications

- Le risque de complications est plus important chez les sujets de plus de 65 ans, les très jeunes enfants, et les personnes atteintes d'une maladie grave sous-jacente.
- **Pneumopathie virale** : dyspnée, hypoxémie, infiltrats pulmonaires bilatéraux voire syndrome de détresse respiratoire, mortalité élevée y compris chez les adultes jeunes.
- **Pneumopathie bactérienne secondaire** : survenue d'une pneumopathie bactérienne typique (pneumocoque, *Haemophilus*, staphylocoque) pendant la phase grippale ou après une amélioration transitoire (4-14 j), plus fréquente chez les malades âgés ou sur terrain fragilisé (insuffisance pulmonaire ou cardiaque), amélioration sous antibiotiques.
- **Autres** : myosite, myocardite, péricardite, syndrome de choc toxique, myélite, encéphalite, syndrome de Guillain-Barré, syndrome de Reye.

Diagnostic

- **Sérologique** : diagnostic rétrospectif de valeur essentiellement épidémiologique.
- **Virologique** : isolement du virus et détection d'antigènes viraux dans les sécrétions nasales, pharyngées ou mieux les crachats. Permet un diagnostic rapide (< 24 h), son intérêt est de débuter un traitement et de confirmer un diagnostic dans les manifestations graves. Intérêt également épidémiologique.
- **Épidémiologique** : la survenue des signes cliniques dans un contexte épidémique correspond à un diagnostic correct dans environ 85 % des cas.

ANTIVIRAL ANTIGRIPPAL

Oseltamivir

TAMIFLU					
Traitement curatif : A. et E. > 40 kg : 75 mg x 2/j E. ≤ 15 kg : 30 mg x 2/j 15-23 kg : 45 mg x 2/j 24-40 kg : 60 mg x 2/j Traitement préventif : A. et E. > 13 ans : 75 mg/j E. ≤ 15 kg : 30 mg x 1/j 15-23 kg : 45 mg x 1/j 24-40 kg : 60 mg x 1/j > 40 kg : 75 mg x 1/j	10 gél. 30 mg 10 gél. 45 mg 10 gél. 75 mg 1 ser. graduée 6 mg/mL	11,60 17,51 23,40 11,60	I I I I	30 % 30 % 30 % 30 %	1,16 1,75 2,34 11,60

Les antiviraux sont dans certains cas gratuits pour les cas suspects de grippe A.

Zanamivir

RELENZA					
2 inhalations orales : 5 mg x 2/j durant 5 j	20 doses de 5 mg + syst. pour inhal.	19,02	I	30 %	0,95

PROPRIÉTÉS

Inhibiteurs de la neuraminidase du virus de la grippe actif sur les souches A et B. Ils permettent d'éviter la contamination, de réduire les symptômes et l'évolution de 1 à 1,5 j chez les malades fébriles (T ≥ 37,8 °C). Ces molécules sont actives sur les virus de la grippe aviaire et de la grippe A (H1N1).

PHARMACOCINÉTIQUE

Zanamivir : en inhalation par la bouche, passage systémique entre 2 et 20 %, libération locale élevée (oropharynx 70-87 %, pulmonaire 8-21 %), pas de métabolisme hépatique ni rénal, élimination urinaire sous forme active.
Oseltamivir : biodisponibité de 80 %, métabolisme hépatique en dérivé actif, excrétion dans les urines sous forme active et inactive.

INDICATIONS

Traitement curatif chez les personnes symptomatiques dans les situations suivantes [1] :
– personnes jugées à risque de complications, âgées de 1 an et plus, y compris les femmes enceintes, ciblées par la vaccination ;
– personnes présentant une grippe grave d'emblée ou dont l'état général s'aggrave selon l'appréciation du médecin ;
– personnes dont l'état justifie une hospitalisation pour grippe.
Traitement de la grippe A et B chez l'adulte et l'enfant âgé de plus de 1 an (**oseltamivir**) ou de l'adulte et de l'adolescent âgé de plus de 12 ans (**zanamivir**).
À débuter dans les premières 48 h après l'apparition des symptômes.
Traitement préventif (**oseltamivir**) après un contage chez l'adulte et l'adolescent âgé de plus de 13 ans à risque de complications.

CONTRE-INDICATIONS

Grossesse et **allaitement** : innocuité non démontrée.
Enfant de moins de 12 ans (**zanamivir**).

PRÉCAUTIONS D'EMPLOI

Sujets asthmatiques ou atteints d'autres affections respiratoires chroniques : risque de bronchospasme nécessitant de disposer d'un traitement bronchodilatateur à action rapide et de consulter en urgence (**zanamivir**).
Insuffisance rénale : **zanamivir** pas d'adaptation des doses, **oseltamivir** réduire la dose curative à 75 mg/j et la dose préventive à 75 mg un jour sur 2 en cas de clairance de créatinine entre 10 et 30 mL/min.
Insuffisance hépatique : pas de données.
Sujets âgés : pas d'adaptation des doses.
Informer les malades de l'usage de l'inhalateur (**zanamivir**).
Risque de sélection de souches virales résistantes.

EFFETS INDÉSIRABLES

Zanamivir : bronchospasme (*cf.* Précautions d'emploi), réactions allergiques dont œdème de la face et du larynx.
Oseltamivir : nausées et vomissements.

INTERACTIONS MÉDICAMENTEUSES

Mal connues.

GRIPPE (2)

Traitement

Symptomatique

- Repos au lit (arrêt de travail).
- Hydratation orale abondante.
- Antipyrétiques (**aspirine *ASPÉGIC*, paracétamol *DOLIPRANE***). Risque de syndrome de Reye avec l'**aspirine** chez l'enfant.
- Décongestionnant nasal (***ACTIFED*** : 1 cp. x 3/j).
- Pas d'antibiothérapie préventive.

Curatif

- Chez les adultes à haut risque de complications : inhibiteur de la neuraminidase, **oseltamivir** (***TAMIFLU***) pendant 5 j.
- L'inhibiteur de la neuraminidase ***RELENZA*** **(zanamivir)** réduit la durée des symptômes de 1 à 2,5 j quand il est débuté dans les 48 h. Il n'y a pas d'effet sur les complications de la grippe.

Préventif

► *Vaccination*

- **Grippe saisonnière** : la vaccination est indiquée chez les sujets à risque de complications et chez toute personne qui le souhaite :

– sujets de plus de 65 ans ;
– sujets en institution ;
– affection chronique : broncho-pulmonaire, cardiaque, rénale ;
– enfants et adolescents recevant de l'**aspirine** au long cours (risque de syndrome de Reye) ;
– femmes enceintes de 2 ou 3 trimestres au moment de l'épidémie ;
– maladie métabolique, diabète, hémoglobinopathie, immunodéprimé (infection par le VIH) ;
– personnel susceptible de transmettre la grippe à des sujets à risque de complications ;
– sujets au contact de très jeunes enfants ;
– professionnels de santé ;
– personnel navigant des bateaux de croisière et des avions, et personnel de l'industrie des voyages accompagnant les groupes de voyageurs ;
– sujets actifs désirant se prémunir.

► *Traitement antiviral* [1]

Oseltamivir (***TAMIFLU***) pendant 10 j (à 6 sem.). Les traitements antigrippaux en préventif doivent être réservés à des situations particulières : vaccination tardive chez les sujets à haut risque de complications, contrôle épidémiologique, contre-indication à la vaccination, immunodéprimés, sujets contacts.

► *Port de masque en période épidémique*

Une personne symptomatique doit porter un masque de type chirurgical. Le masque de protection respiratoire (FFP2) est réservé aux professionnels dont le rôle en situation de pandémie serait capital et qui seraient amenés à être en contact régulier avec des malades.

> La transmission du virus se fait principalement par voie aérienne (toux, éternuements), mais également par les mains et objets contaminés :
> – se couvrir le nez et la bouche lors des accès de toux et d'éternuements ;
> – se moucher dans des mouchoirs en papier à usage unique jetés dans une poubelle équipée d'un sac plastique, si possible munie d'un couvercle avec commande au pied ;
> – respecter les mesures d'hygiène de base : se laver les mains fréquemment au savon et/ou une solution hydroalcoolique ;
> – aérer les lieux de vie.

CONSENSUS

[1] Recommandations pour la prescription d'antiviraux en période d'épidémie de grippe saisonnière, *HCSP*, 2015.

VACCIN ANTIGRIPPAL

Vaccin antigrippal (grippe saisonnière)

IMMUGRIP					
IM ou SC profonde A. et E. > 10 ans : 1 inj. 0,5 mL E. < 10 ans : 2 inj. 0,25 mL à 1 mois d'intervalle	1 ser. 0,5 mL	5,36		65 %	5,36
AGRIPPAL					
Idem ***IMMUGRIP***	1 ser. 0,5 mL	5,36		65 %	5,36
OPTAFLU					
IM dans le muscle deltoïde A. > 18 ans : 1 inj. 0,5 mL	1 inj. 0,5 mL			NR	

PROPRIÉTÉS

IMMUGRIP : sérotypes inactivés et fragmentés du virus de la grippe, cultivés sur œufs embryonnés.

AGRIPPAL : antigènes de surface inactivés de sérotypes du virus de la grippe, cultivés sur œufs embryonnés.

OPTAFLU : antigènes de surface inactivés de sérotypes du virus de la grippe, cultivés sur cultures cellulaires.

Les virus cultivés sont adaptés chaque année aux données épidémiologiques.

Le vaccin est efficace 10-15 j après la vaccination.

INDICATIONS

Grippe saisonnière : tout sujet âgé de plus de 6 mois à risque de complications :
- sujets de plus de 65 ans ;
- sujets en institution ;
- affection chronique : broncho-pulmonaire, cardiaque, rénale, diabète ;
- enfants et adolescents recevant de l'**aspirine** au long cours (risque de syndrome de Reye) ;
- femmes enceintes de 2 ou 3 trimestres au moment de l'épidémie ;
- maladie métabolique, diabète, hémoglobinopathie, immunodéprimé (infection par le VIH) ;
- personnel susceptible de transmettre la grippe à des sujets à risque de complications ;
- sujets au contact de très jeunes enfants ;
- professionnels de santé ;
- personnel navigant des bateaux de croisière et des avions, et personnel de l'industrie des voyages accompagnant les groupes de voyageurs ;
- sujets actifs désirant se prémunir.

CONTRE-INDICATIONS

Allergie aux protéines de l'œuf (sauf ***OPTAFLU***).

PRÉCAUTIONS D'EMPLOI

Ne pas vacciner en cas de fièvre élevée ou de maladie infectieuse évolutive.

Éviter de vacciner pendant le 1er trimestre de la grossesse.

Agiter avant l'emploi.

À conserver entre + 2 et + 8 °C.

EFFETS INDÉSIRABLES

Douleur et inflammation locales (20 %), fièvre modérée pendant 12-48 h avec myalgies, arthralgies, sensation de malaise, céphalées, paresthésies.

Adénopathie.

INTERACTIONS MÉDICAMENTEUSES

Compatible avec le vaccin antitétanique.

NB : Le vaccin contre la grippe A (H1N1) ne nécessite pas l'avance de frais. Il est indiqué pour toute la population âgée de plus de 6 mois. Contre la grippe saisonnière, les vaccins sont remboursés par la sécurité sociale à 65 % pour les personnes âgées de 70 ans ou plus ou les personnes atteintes des affections de longue durée [diabète insulino-dépendant ou non insulino-dépendant ne pouvant être équilibré par le seul régime ; accident vasculaire cérébral invalidant ; néphropathie chronique grave et syndrome néphrotique pur primitif ; forme grave d'une affection neuromusculaire (dont myopathie) ; mucoviscidose ; cardiopathie congénitale mal tolérée, insuffisance cardiaque grave et valvulopathie grave ; insuffisance respiratoire chronique grave ; déficit immunitaire primitif grave nécessitant un traitement prolongé, infection par le virus de l'immunodéficience humaine ; drépanocytose homozygote (anémie hémolytique congénitale par hémoglobinopathie)].

HERPÈS (1)

Les virus herpétiques humains HSV-1 et HSV-2 sont responsables d'infections essentiellement cutanéo-muqueuses transmises par contact interhumain (oral pour HSV-1 et génital pour HSV-2). Après une primo-infection habituellement asymptomatique, ils persistent à l'état latent dans les racines nerveuses sensitives. Ils peuvent donner des récurrences, parfois très fréquentes et invalidantes, souvent déclenchées par un facteur identifié (le stress, le soleil, la fièvre, les règles, etc.). Un portage asymptomatique est possible et représente une source de contamination non négligeable.

Primo-infection orale (HSV-1)

- Fréquemment asymptomatique parfois sévère : gingivostomatite ou pharyngite (avant l'âge de 5 ans).
- Incubation de 2-12 j.
- Guérison spontanée en 10-14 j.
- Risque d'auto-inoculation sur d'autres sites.

Traitement

- Alimentation liquide ou semi-liquide.
- Bains de bouche antalgiques et antiseptiques et application locale de ***XYLOCAÏNE*** gel.
- Général *per os* par ***ZOVIRAX*** 200 mg x 5/j pendant 10 j.

Primo-infection génitale (HSV-2)

- Adolescents et adultes jeunes (70-95 %).
- Incubation de 2-7 j.
- Parfois radiculomyélite sacrée avec rétention urinaire, douleurs neurologiques, constipation.
- Les lésions peuvent persister plusieurs semaines avant la guérison complète.

Traitement

- Désinfection locale (***SEPTIVON***) et application de ***ZOVIRAX*** crème à 5 % 5 x/j pendant 5 à 10 j.
- Général, pendant 7-10 j, par ***ZELITREX*** 500 mg x 2/j ou ***ZOVIRAX*** *per os* 200 mg x 5/j ou IV (atteinte neurologique) 5 mg/kg toutes les 8 h jusqu'à guérison clinique.

Primo-infection oculaire (HSV-1)

- Conjonctivite, kératite, blépharite.
- Évolution favorable en 2-3 sem. si les lésions sont limitées à la conjonctive.

Traitement

- Contre-indication des **corticoïdes**.
- Local par ***ZOVIRAX*** crème à 5 % 5 x/j.

Autres sites

- **Anal et périanal** : guérison spontanée en 1 à 3 sem., à traiter comme herpès génital.
- **Panaris** : guérison spontanée en 2 à 3 sem., traitement local voire général, risque de surinfection bactérienne.

ANTI-HERPÉTIQUES (1)

Aciclovir

ZOVIRAX					
ZOVIRAX per os En 5 prises *per os* A. et E. : 1 000 mg à 4 000 mg	25 cp. 200 mg 35 cp. 800 mg 25 c-mes. 200 mg (susp. buv. 200 mg/5 mL) 18 c-mes. 800 mg (susp. buv. 800 mg/10 mL)	12,26 52,99 25,74 48,43	I I I I	65 % 65 % 65 % 65 %	0,49 1,51 1,03 2,69
ZOVIRAX pommade OPH En 5 appl./j Appliquer en massant légèrement les lésions	1 tube (4,5 g)	7,83	I	65 %	7,83
ZOVIRAX crème à 5 % En 5 appl./j Appliquer en massant légèrement les lésions	1 tube 2 g 1 tube 10 g	 8,42	I I	NR 15 %	 8,42
ZOVIRAX injectable En perf. IV toutes les 8 h A. : 30 mg/kg/j	1 fl. 250 mg 1 fl. 500 mg	15,02 29,17	I I	65 % 65 %	15,02 29,17
REMEX					
Idem ***ZOVIRAX*** crème	1 fl. crème 5 %/2 g			NR	
HERPESDERMYL					
Idem ***ZOVIRAX*** crème	1 tube crème 5 %/2 g			NR	
ACTIVIR					
Idem ***ZOVIRAX*** crème	1 tube crème 5 %/2 g 1 fl. ppe dose 5 %/2 g			NR NR	
KENDIX					
Idem ***ZOVIRAX*** crème	1 tube crème 5 %/2 g			NR	

Valaciclovir

ZELITREX					
Zona : 1 000 mg x 3/j *per os* pendant 7 j à débuter dans les 72 h	10 cp. 500 mg 42 cp. 500 mg 112 cp. 500 mg	12,51 49,80 133,01	I I I	65 % 65 % 65 %	1,25 1,19 1,19

Famciclovir

ORAVIR					
1 cp. x 3/j pendant 7 j à débuter dans les 72 h	21 cp. 500 mg	105,94	I	65 %	5,04

HERPÈS (2)

Récurrences

Labiale

- Douleur pendant les premières 24 h.
- Guérison spontanée en 8 à 10 j.
- Discret bénéfice grâce à un traitement local précoce par ***ZOVIRAX*** crème à 5 % x 5/j.
- Prévention en cas de récidives fréquentes ou avant exposition à un facteur déclenchant reconnu ***ZOVIRAX*** 400 mg x 2/j ou ***ZELITREX*** 500 mg x 1/j pour une durée de 6 à 12 mois.

Génitale

- Effet modeste du traitement des récurrences qui n'est pas recommandé systématiquement chez les immunocompétents.
- Prévention en cas de récidives fréquentes (≥ 6/an) ou sévères : ***ZOVIRAX*** 400 mg x 2/j ou **ZELITREX** 500 mg x 1/j pour une durée de 6 à 12 mois.

Oculaire

À traiter comme une primo-infection.

Autres

Méningite herpétique, érythème polymorphe ou eczéma herpétique peuvent bénéficier d'un traitement prophylactique.

Complications herpétiques

Encéphalite herpétique (HSV 1)

- Rare mais représente l'une des plus fréquentes encéphalites virales.
- Mortalité spontanée entre 60 et 80 %.
- Traitement intraveineux **en urgence** par ***ZOVIRAX*** 10 mg/kg toutes les 8 h pendant 14-21 j.

Infection généralisée néonatale (HSV 2)

- Prévention par césarienne si récurrences génitales chez la mère.
- Mortalité autour de 85 %.
- À traiter comme une encéphalite herpétique.

ANTI-HERPÉTIQUES (2) – PHARMACOLOGIE

PROPRIÉTÉS

Analogues nucléosidiques de la guanine qui doivent être phosphorylés en dérivés triphosphates pour inhiber l'ADN polymérase virale. La 1re phosphorylation est réalisée principalement par la thymidine-kinase virale ce qui explique que ces médicaments se concentrent spécifiquement dans les cellules humaines infectées par un virus en cours de réplication.

Valaciclovir : prodrogue de l'**aciclovir**.

Famciclovir : prodrogue du penciclovir.

PHARMACOCINÉTIQUE

Usage *per os*, intraveineux ou en topique, biodisponibilité *per os* de l'**aciclovir** : 20 % du **valaciclovir** : 54 %, du penciclovir (après absorption de **famciclovir**) : 77 %, distribution dans tout l'organisme de l'**aciclovir** (50 % des concentrations plasmatiques dans le LCR, 37 % dans l'humeur aqueuse), faible métabolisation (< 15 %), élimination rénale de l'**aciclovir** et du penciclovir (85 %), passage transplacentaire et dans le lait maternel (**aciclovir**), hémodialysable.

INDICATIONS

Aciclovir

– Traitement préventif des récurrences herpétiques : greffés, herpès génital chez l'immunocompétent (≥ 6/an), érythème polymorphe lié à HSV.

– Traitement curatif de la primo-infection génitale et des récurrences.

– Traitement curatif de l'herpès et du zona ophtalmique (local) à commencer dans les 24 premières heures et à poursuivre 7 j.

– Traitement des formes graves d'infections herpétiques (méningo-encéphalite, herpès néonatal, infections sévères à *Herpes simplex* chez l'immunocompétent et l'immunodéprimé).

– Traitement curatif de la varicelle et du zona chez l'immunodéprimé.

Aciclovir, valaciclovir, famciclovir

– Traitement du zona et prévention des douleurs post-zostériennes (**aciclovir**, **valaciclovir**, **famciclovir**) à débuter dans les 72 h après les premiers signes cutanés.

CONTRE-INDICATIONS

Allergie à l'**aciclovir**, au **ganciclovir**, au **valaciclovir**, au **famciclovir** ou au penciclovir.

PRÉCAUTIONS D'EMPLOI

Grossesse et **allaitement** : déconseillé (innocuité non établie).

Insuffisance rénale : adapter la dose d'**anti-herpétique** à la clairance de la créatinine :

Aciclovir :
- 30-50 mL/min : 5 mg/kg toutes les 12 h ;
- 10-30 mL/min : 5 mg/kg/j ;
- < 10 mL/min : 2,5 mg/kg/j ;
- hémodialyse : 5 mg/kg en fin de séance.

Valaciclovir :
- 15-30 mL/min : 2 g/j ;
- ≤ 15 mL/min : 1 g/j ;
- hémodialyse : administrer la dose quotidienne après la séance.

Famciclovir :
- 20-40 mL/min : 500 mg/24 h ;
- < 10 mL/min : 500 mg/48 h ;
- hémodialyse : 500 mg après la séance.

EFFETS INDÉSIRABLES

Topiques : brûlures et irritations muqueuses.

Per os : nausées, diarrhées, rash, céphalées, neurotoxicité et néphrotoxicité (rares).

Intraveineux : insuffisance rénale (5 %), hématurie, cristallurie, réactions au point d'injection, phlébites, hypotension, maux de tête, léthargie, obnubilation, tremblements, confusion mentale, hallucinations, agitation, convulsions, coma.

INTERACTIONS MÉDICAMENTEUSES

Médicaments néphrotoxiques.

HYDATIDOSE (1)

L'hydatidose est due à l'infestation par un tænia du chien : *Echinococcus granulosus*.

Épidémiologie

Il y a une répartition mondiale de la maladie avec une prédilection pour les zones d'élevage du mouton : bassin méditerranéen, Nouvelle-Zélande, sud-est de l'Australie, Europe centrale, Amérique du Sud. L'endémie diminue dans les pays qui opère un contrôle vétérinaire.

Cycle parasitaire

Les vers adultes vivent dans l'intestin des canidés domestiques (chiens) ou sauvages (renards, loups) et pondent leurs œufs dans les matières fécales de l'hôte. Certains animaux (moutons, dromadaires, bétail) et accidentellement l'homme peuvent se contaminer en consommant de l'eau ou des végétaux souillés. Les œufs absorbés traversent la paroi intestinale et gagnent un ou plusieurs organes où ils se transforment en larve puis s'enkystent. L'homme peut également s'infecter par contact avec la fourrure des chiens contaminés.

Physiopathologie

Les kystes peuvent se développer dans la plupart des organes : foie (63-70 %), poumon (15-25 %), cerveau (3 %), reins, rate, muscle, os, etc. Ils sont entourés d'une coque fibreuse et contiennent un liquide sous pression et de nombreux parasites. Plusieurs organes sont envahis dans 20 % des cas. Dans le foie, il grossit de 0,3 cm/an et reste habituellement asymptomatique en dessous de 10 cm de diamètre.

Manifestations cliniques

- Découverte souvent accidentelle à l'occasion d'une échographie abdominale.
- Peu symptomatique : vagues douleurs de l'hypocondre droit, prurit, crises d'urticaire.
- Complications fréquentes (dans 40-60 % des cas au moment du diagnostic) : compression biliaire (cholestase, angiocholite, douleurs biliaires), rupture dans une séreuse (plèvre, péricarde, péritoine) ou dans un organe de voisinage (voies biliaires, poumon, duodénum, côlon, estomac), infection du kyste, compression de structures vasculaires (hépatique, porte, veine cave inférieure).

Diagnostic

Radiographie de l'abdomen : calcifications très évocatrices.

Échographie hépatique : nombre et taille des kystes (à partir de 1 cm), hypoéchogénicité, retentissement sur les organes de voisinage, diagnostic de rupture.

Scanner abdominal : hypodensités rondes non spécifiques, retentissement sur les organes de voisinage.

Sérologie +++ (sensibilité 80-100 %, spécificité 88-96 %).

Traitement

Chirurgical ++

Tous les kystes doivent être retirés en raison du risque d'infection et de rupture, en protégeant soigneusement la cavité péritonéale du risque d'essaimage pendant l'évacuation. Le contenu du kyste est préalablement stérilisé par l'injection de produits scolicides (**chlorhexidine**, eau oxygénée, alcool à 80 %, **cétrimide** à 0,5 %) sauf si le liquide est teinté de bile ou s'il y a une suspicion clinique ou radiologique de communication avec les voies biliaires.

Plusieurs équipes ont proposé un drainage des kystes par voie percutanée associé à l'injection de produits scolicides.

Médical

L'**albendazole** (***ZENTEL***) permet d'améliorer l'état de 55 à 80 % des malades et d'en guérir 30 % par cures de 400 mg x 2/j pendant 28 j à répéter 1 à 3 fois avec un intervalle de 14 j entre 2 cures. Le traitement médical est recommandé en préopératoire et prescrit systématiquement dans les cas inopérables, dans les ruptures spontanées de kyste, dans les formes multikystiques et dans les 10 j qui précèdent un drainage percutané.

HYDATIDOSE (2)

Cycle parasitaire de *Echinococcus granulosus*

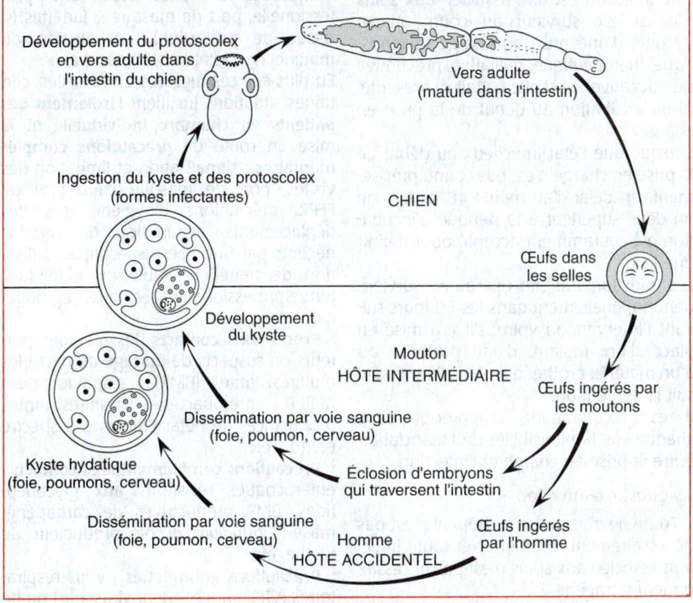

D'après *Color atlas and textbook of diagnostic microbiology*
KONEMAN *et al.*, Lippincott, 5e édition 1997.

INFECTIONS ASSOCIÉES AUX SOINS (1)

Définition [1]

Une infection est dite associée aux soins (IAS) si elle survient au cours ou au décours d'une prise en charge (diagnostique, thérapeutique, palliative, préventive ou éducative), et si elle n'était ni présente, ni en incubation au début de la prise en charge.

Lorsque que l'état infectieux au début de la prise en charge n'est pas connu précisément, un délai d'au moins 48 heures ou un délai supérieur à la période d'incubation est couramment accepté pour définir une IAS.

Les infections du site opératoire surviennent habituellement dans les 30 jours suivant l'intervention voire, s'il y a mise en place d'un implant, d'une prothèse ou d'un matériel prothétique dans l'année qui suit l'intervention.

Il est recommandé d'apprécier dans chaque cas la plausibilité de l'association entre la prise en charge et l'infection.

Diagnostic d'infection

- Toute fièvre acquise à l'hôpital n'est pas nécessairement infectieuse et toute infection associée aux soins n'est pas nécessairement iatrogène.
- Rechercher des germes dans les sites possibles : cathéters, urines, poumons, site opératoire, etc.
- Ne pas traiter systématiquement les bactéries isolées si elles ne sont pas responsables d'infection (ex : colonisation asymptomatique sur sonde urinaire, contamination d'une hémoculture par un staphylocoque coagulase négative).

Prévention de la transmission croisée

- **Précautions standard** : hygiène des mains, utilisation de solution hydro-alcoolique, lavage des mains, port de gants (en cas de contact avec du sang ou tout autre produit d'origine humaine, ou avec les muqueuses ou la peau lésée), tenue professionelle, port de masque ± lunettes (si risque de projection), désinfection du matériel non jetable (stéthoscope).

En plus des ces mesures universelles, certaines situations justifient l'**isolement des patients en chambre individuelle** et la mise en route de **précautions complémentaires** : signalisation et limitation des visites, port de masque chirurgical ou FFP2, précautions d'hygiène lors des déplacements, élimination de certains déchets par une filière spécifique, utilisation de matériel jetable ou individuel, tenue professionelle spécifique, regroupement des soins.

- **Précautions contacts** des malades porteurs ou suspects de portage de bactéries multirésistantes (BMR) : staphylocoques méti-R, entérobactéries multirésistantes productrices de bêtalactamases à spectre étendu, etc.
- **Précautions complémentaires contacts** : entérocoques résistants aux glycopeptides, BMR productrives de carbapénémase, *Clostridium difficile* producteur de toxine, etc.
- **Précautions gouttelettes** : virus respiratoires (VRS, grippe, adénovirus, etc.) ou de bactéries (méningocoques, coqueluche, etc.).
- **Précautions air** : suspicion de tuberculose, grippe aviaire.
- Dépistages systématiques en réanimation (écouvillonnage rectal et cutané) et chez des patients à risque de BMR ou BHR (considérer tout rapatriement sanitaire ou tout antécédent d'hospitalisation à l'étranger, < à 1 an, comme potentiellement à risque).
- Collaboration étroite avec le service d'hygiène et de microbiologie.
- Contrôle de la prescription des antibiotiques.

INFECTIONS ASSOCIÉES AUX SOINS (2)

Traitement probabiliste [2]

- Initialement à large spectre puis réajusté aux résultats bactériologiques.
- Doit tenir compte du risque de BMR et du site infecté. Augmentation de fréquence des entérobactéries productrices de bêtalacatamases à spectre étendu (BLSE) à traiter par carbapénèmes. Risque croissant de portage de bactérie productrices de carbapénémase (résistantes aux carbapénèmes) en particulier chez les patients hospitalisés dans des pays à haute endémie.
- Déterminer la source de contamination (auto-infection, manuportage, environnement) et éradiquer les réservoirs de BMR.

Infection urinaire

Mesures de prévention

Limiter le nombre de sondages, respect des règles d'hygiène, pose aseptique de la sonde, système de drainage clos (vidange par le bas), toilette soigneuse périnéale.

Traitement curatif

► *Bactériurie asymptomatique*

Ne pas traiter, retirer la sonde et contrôler les urines à 48 h. Traiter uniquement si femme enceinte ou chirurgie urologique.

► *Infection urinaire symptomatique [3]*

T > 38 °C, impériosités, pollakiurie, tension suspubienne. Traitement pendant 10 j chez la femme et 14 j chez l'homme. Associer un **aminoside** (**amikacine**) à la phase initiale **si** sepsis sévère **ou si** suspicion de bactéries multirésistantes type BLSE.

Pneumopathie nosocomiale

Diagnostic

Opacités parenchymateuses récentes, évolutives et
- identification d'une bactérie dans un prélèvement bactériologique de bonne qualité (lavage alvéolaire, prélèvement distal protégé ou brossage bronchique) ou
- détérioration de la gazométrie, sécrétions bronchiques purulentes chez un malade ventilé, T > 38 °C, hémocultures positives ou
- sérologie microbienne positive.

Mesures de prévention

Lavage de mains, port de gants, utilisation d'eau stérile, décontamination des réservoirs d'humidification, stérilisation des ventilateurs, prévention de l'inhalation de sécrétions gastriques et oropharyngées, alimentation entérale dès que possible, kinésithérapie respiratoire.

Traitement curatif

- Voir tableau en tenant compte de l'écologie du service.

Infections sur cathéter

- Contamination : culture du cathéter < 10^3 /mL, pas de signe clinique.
- Colonisation : culture du cathéter > 10^3 /mL, pas de signe clinique.
- Infection clinique : culture > 10^3 /mL et signes cliniques locaux ou généraux.
- Bactériémie sur cathéter : culture > 10^3 /mL et bactériémie au même germe.
- Hémoculture sur voie périphérique et cathéter en même temps, si délais de positivité > 2 h sur le cathéter en faveur d'une infection du catéther = différentiel de pousse > 2 h.

Facteurs de risque : immunodépression, chimiothérapie, manipulation du cathéter, voie fémorale.

Signes locaux d'infection de cathéter : orifice purulent, infection du trajet de tunnelisation.

Signes généraux sur cathéter : signes de sepsis, hémocultures positives à staphylocoque, candida, bacilles Gram-.

Traitement curatif : *cf.* Tableau.

INFECTIONS ASSOCIÉES AUX SOINS (3)

Micro-organismes fréquemment responsables d'infections associées aux soins

Infections urinaires	Pneumopathies	Infections sur cathéter
E. coli (résistants aux bêtalactamines) Entérocoque *P. aeruginosa* *Klebsiella*, *Enterobacter*, *Serratia* *Candida*	Bacilles gram-négatifs (60 %) : *Pseudomonas* (30 %), *Acinetobacter*, *Klebsiella*, *Enterobacter*, *Serratia* Staphylocoques Champignons : *Candida* Pneumocoques et *Haemophilus* Plurimicrobiennes	Staphylocoques (30 % à 50 %) Bacilles gram-négatifs *Candida*

Antibiothérapie empirique des pneumopathies nosocomiales

Pneumopathie précoce (< 1 sem.) Pas d'antibiothérapie	Entérobactéries *Haemophilus* Streptocoques Staphylocoque méti-S	**Amoxicilline-acide clavulanique** ou **céfotaxime** ou **ceftriaxone** ± **aminoside**
Pneumopathie précoce (< 1 sem.) Antibiothérapie préalable	Entérobactéries *Pseudomonas* Streptocoques *Haemophilus* Staphylocoque	**Pipéracilline-tazobactam** ou **ticarcilline-acide clavulanique** + **aminoside**
Pneumopathie tardive (> 1 sem.) Pas d'antibiothérapie	Entérobactéries Staphylocoque (± méti-R) *Pseudomonas*, streptocoques	**Pipéracilline-tazobactam** ou **ticarcilline-acide clavulanique** + **aminoside**
Pneumopathie tardive (> 1 sem.) Antibiothérapie préalable	*Pseudomonas* Entérobactéries résistantes Staphylocoque méti-R *Acinetobacter*, streptocoques	**Ceftazidime** ou **imipénem** + **aminoside** + **vancomycine**

INFECTIONS ASSOCIÉES AUX SOINS (4)

Antibiothérapie empirique des infections urinaires nosocomiales symptomatiques

Pas de suspicion de bactéries multirésistantes	Entérobactéries	**Céfotaxime** ou **ceftriaxone** voire carbapénème en cas de souches productrices de bêta-lactamases à spectre étendu + **amikacine**
Suspicion de bactéries multirésistantes Manipulation urinaire	Entérobactéries multirésistantes *Pseudomonas* *Acinetobacter*	**Ceftazidime** ou **pipéracilline-tazobactam** ou **céfépime** ou **imipénem** + **amikacine**

Antibiothérapie empirique des infections sur cathéter vasculaire [4]

Cathéter veineux périphérique ou artériel	Retrait du cathéter + culture	Antibiothérapie si signes généraux ou neutropénie Immunodépression : **vancomycine** Immunocompétent : pas d'antibiotique si résolution spontanée
Thrombophlébite septique	Retrait du cathéter + culture	**Vancomycine** puis antibiothérapie adaptée après le retrait
Cathéter central de courte durée	Signes locaux : retrait du cathéter + culture	Pas d'antibiothérapie si résolution spontanée (sauf choc septique) sinon *cf.* ci-dessus
Cathéter veineux central	Retrait du cathéter + culture Maintien du cathéter	**Vancomycine** puis antibiothérapie adaptée après le retrait

Si infection documentée à staphylocoque : verrou antibiotique à discuter au cas par cas.
Si infection documenté à *Staphylococcus aureus, Pseudomonas aeruginosa* ou *Candida* : retrait du cathéter.

CONSENSUS

[1] Prévention de la transmission croisée par voie respiratoire : air ou gouttelettes, *SF2H*, 2013.
[2] Maîtrise de la diffusion des bactéries multirésistantes aux antibiotiques importées en France par des patients rapatriés ou ayant des antécédents d'hospitalisation à l'étranger, *HCSP*, 2010.
[3] Prise en charge et prévention des infections urinaires associées aux soins, *SPILF*, 2015.
[4] Clinical Practice Guidelines for the Diagnosis and Management of Intravascular Catheter-Related Infection, *IDSA*, 2009.

LEISHMANIOSE (1)

Définition

Les leishmanioses sont des zoonoses dues à un protozoaire du genre *Leishmania*. Elles sont transmises à partir du crépuscule, par la femelle d'un diptère hématophage, le phlébotome. Le réservoir parasitaire est constitué de mammifères, principalement le chien.

Leishmaniose cutanée

3 types sont présentes en France.

- Sud de l'Europe et Afrique du Nord (*L. infantum*).
- Importées du Nouveau Monde, principalement la Guyane (*L. guyanensis, L. braziliensis*).
- Importées de l'Ancien Monde, principalement l'Afrique (*L. major, L. tropica*).

Clinique

3 types : localisées (type bouton d'Orient et dues à *L. tropica*, *L. major*, *L. guyanensis*, *L. peruviana*, *L. mexicana* et *L. infantum* en Méditerranée occidentale), cutanéo-muqueuse (type *espundia* en Amérique du Sud due essentiellement à *L. braziliensis* et *L. panamensis*) et cutanée diffuse (rare et due à *L. amazonensis* en Amérique du Sud et *L. aethiopica* en Afrique de l'Est).

- Durée d'incubation : 3 j à 3 mois.
- Phase initiale : papule inflammatoire (entre 1 et 5) recouverte de fines squames blanchâtres, bien limitée, de forme ronde ou ovalaire, au point de piqûre de l'insecte.
- Phase d'état : taille entre 0,5 et 10 cm, apparition d'une ulcération centrale, à fond irrégulier et sanieux, à bords surélevés inflammatoires.
- Évolution : surinfection bactérienne possible, guérison spontanée en 6 mois à 3 ans en laissant une cicatrice, récidives (10 % des cas).

Diagnostic

Examens peu sensibles : 3 frottis (examen direct) et 3 cultures (sensibilité de 60 %) pour identifier l'espèce (laboratoire spécialisé).

Biopsie cutanée en zone ulcérée peu rentable (15 %), permet de chercher un autre diagnostic.

Chercher d'autres localisations : adénopathies, rhinoscopie.

Traitement [1]

Prise en charge en milieu spécialisé. Pas de traitement consensuel car peu d'essais thérapeutiques contrôlés disponibles.

À titre indicatif, quelques conduites à tenir qui sont à discuter en fonction de la zone géographique, de l'espèce isolée et de la clinique.

► *Leishmaniose cutanée du Nouveau Monde (retour de Guyane française)*

Pentamidine (***PENTACARINAT*** injectable) : 4 mg/kg x 3 ou 5 j ou 7 mg/kg unique.

Si le malade a été exposé à *L. braziliensis* (dont ville de Saül) : ***GLUCANTIME*** 20 mg/kg/j IM x 20 j.

► *Leishmaniose de l'Ancien Monde*

- Abstention : zone de *L. major* (autour du Sahara), lésion en zone couverte, non évolutive ou en voie d'amélioration.
- En l'absence des critères ci-dessus (y compris *L. tropica* ou *infantum*), cryothérapie et infiltrations de ***GLUCANTIME*** : lésions en petit nombre, pas de diffusion lymphatique, lésion évolutive, péri-orificielle ou articulaire. Si lésions > 4 ou impossibilité de faire des injections : **fluconazole** ou **amphothéricine B liposomale**.

ANTILEISHMANIEN

Méglumine (antimoniate)

GLUCANTIME					
Traitement de la leishmaniose viscérale et cutanée : 20 mg/kg/j (soit 75 mg/kg/j d'antimoine) en IM profonde sans dépasser 850 mg (2 amp.) à administrer à doses progressives, pendant 20 à 30 j	5 amp. 1,5 g (425 mg/amp. d'**antimoine pentavalent**)	57,37		65 %	11,47

PROPRIÉTÉS

Antileishmanien de mode d'action inconnu.

PHARMACOCINÉTIQUE

Pas d'absorption digestive, administration parentérale, élimination urinaire, risque d'accumulation tissulaire.

INDICATIONS

Traitement général de la leishmaniose viscérale ou cutanée : 10 à 20 mg/kg/j (soit 37 à 75 mg/kg/j d'antimoine pentavalent) pendant 20 à 30 j (au moins 4 sem. pour *L. braziliensis* et *L. amazonensis*).

Traitement local de la leishmaniose cutanée (sauf *L. braziliensis* et *L. amazonensis*) : 2 à 10 infiltrations périlésionelles de 1 à 5 mL à 2 à 7 j d'intervalle après anesthésie locale par crème (***EMLA***).

CONTRE-INDICATIONS

Grossesse et **allaitement**.

Hypersensibilité aux constituants.

Insuffisance rénale, cardiaque ou hépatique.

Allongement du QT.

PRÉCAUTIONS D'EMPLOI

Débuter par un quart de la dose totale, puis en cas de bonne tolérance, augmenter à la moitié de la dose totale puis à la dose complète.

Risque d'anaphylaxie (stibi-intolérance) liée à la présence de sulfites.

Surveillance de l'électrocardiogramme (toxicité dépendante de la dose et réversible) : bradycardie, inversion des ondes T, sous-décalage ST, allongement de l'espace QT.

Administrer un régime riche en protéines.

EFFETS INDÉSIRABLES

Stibio-intolérance : hyperthermie, frissons, arthro-myalgie, rash, toux, tachycardie, lipothymie, hémorragies, troubles digestifs.

Stibio-intoxication (surdosage) : hyperthermie, polynévrite, myalgies, arthralgies, troubles cardiaques (bradycardie, inversion des ondes T, allongement de l'espace QT, sous-décalage ST, mort subite), hépatique (cytolyse), pancréatiques (élévation lipase, amylase), insuffisance rénale, hématologique (anémie, agranulocytose, hémorragie).

LEISHMANIOSE (2)

Leishmaniose viscérale

Rares, plutôt chez l'immunodéprimé, le plus souvent à *L. infantum*.

Diagnostic

Altération de l'état général, fièvre, pancytopénie, hépato-splénomégalie.
Syndrome inflammatoire, hypergammaglobulinémie, culture de moelle.

Traitement (prendre un avis spécialisé) [1]

Amphotéricine B liposomale (***AMBISOME***) : chez l'immunocompétent, 20 mg/kg totale répartie en 10 mg/kg J1 et J2 ou 5 mg/kg J1-J4 avec suivi standardisé
La **miltéfosine** 2,5 mg/kg/j *per os* pendant 28 j a obtenu une ATU nominative dans la leishmaniose.
Sels d'antimoine (***GLUCANTIME***) : 20 mg/kg/j, traitement pendant 30 j.

CONSENSUS

[1] Le traitement des leishmanioses en France : proposition d'un référentiel consensuel, *FFI*, 2010.

MALADIE DE LYME (1)

La maladie de Lyme est une infection à un spirochète du genre *Borrelia* (espèces *burgdorferi, garinii ou afzelii*) transmise par une tique du complexe *Ixodes ricinus*.
Sa distribution est mondiale. La contamination est plus fréquente entre le printemps et le début de l'automne.
De nombreux animaux sylvestres composent le réservoir de la maladie (cervidés, petits rongeurs). Les activités de loisirs et professionnelles en forêt exposent au risque de morsure de tique.
Une conférence de consensus française a été publiée en décembre 2006 [1].

Physiopathologie

Après morsure, la bactérie se multiplie localement (peau) ou à distance (sang, LCR, etc.).
Elle échappe à la phagocytose mais fait l'objet d'une réaction immunitaire humorale avec un pic d'IgM entre la 3e et la 6e sem. d'infection. Les IgG se développent en quelques mois. *Borrelia* semble capable de survivre dans certains tissus (liquide articulaire, LCR, système nerveux, etc.) jusqu'à 10 ans après la morsure et explique l'intérêt des antibiotiques à tous les stades de la maladie (sauf le syndrome post-Lyme).

Clinique

Phase primaire

L'*érythème chronique migrant* (40-77 % des cas) débute au site de la morsure par une macule ou une papule rouge. Il s'étend de façon centrifuge (15 cm de diamètre en moyenne). Le centre se décolore ou devient induré, vésiculaire ou nécrotique. Les cuisses, le creux poplité ou la lisière du cuir chevelu sont les sièges les plus fréquents. La lésion est chaude et habituellement indolore. Elle guérit sans séquelles en 3-4 sem. (même sous antibiotiques).
Des lésions secondaires sans point de morsure central sont rares (3-4 %).
Signes associés :
– souvent présents : malaise, fatigue, céphalées, fièvre, frissons, douleurs diffuses, adénopathie régionale, conjonctivite ;
– moins fréquents : hépatite, toux, splénomégalie ou œdème testiculaire.

Phase secondaire (en l'absence de traitement d'une phase primaire)

► *Manifestations neurologiques mineures (15 % des malades en France)*
Dans un délai de 5 j à 3 mois après la piqûre.
Méningoradiculites (67-85 %) dont paralysie faciale (90 %), méningite lymphocytaire. Rarement : encéphalite, chorée, atteinte des paires crâniennes, radiculonévrite.

► *Douleurs ostéo-articulaires*
Dans un délai de quelques semaines à 2 ans après le début.
Il s'agit principalement de mono ou oligoarthrite des grosses articulations touchant presque toujours le genou.

► *Autres manifestations rares ou exceptionnelles*
Lymphocytome cutané, atteintes cardiaques ou oculaires.

Phase tardive

- Oligoarthrites aiguës, chronique ou récidivante des grosses articulations (presque toujours le genou).
- Acrodermatite chronique atrophiante.
- Encéphalomyélites chroniques, polyneuropathies sensitives axonales.

Syndrome post-Lyme

Association d'asthénie, polyalgies diffuses, plaintes cognitives. Pas de traitement antibiotique.

MALADIE DE LYME (2)

Biologie

• VS normale, augmentation des enzymes hépatiques et des LDH.

• **Sérodiagnostic** peu sensible, positif dans 30-40 % des cas pendant l'érythème migrant, 60-70 % des cas en phase de régression. Faux positifs en relation avec les autres spirochètes (*T. pallidum*). La synthèse d'IgG dans le LCR ou le liquide articulaire est très évocatrice du diagnostic. La PCR peut être réalisée en 2e intention dans la peau, le liquide articulaire ou le LCR.

Formes cliniques	Examens nécessaires en 1re intention
Érythème chronique migrant	Aucun
Neuroborréliose précoce	LCR : pléiocytose, hyperprotéinorachie, synthèse d'IgG Sérologiepositive, parfois retardée
Lymphocytome borrélien/acrodermatite	Histologie + sérologie
Atteinte cardiaque	Sérologie
Arthrite	Sérologie + liquide articulaire inflammatoire
Neuroborréliose clinique	LCR : synthèse d'IgG
Formes oculaires	Avis ophtalmologique + sérologie

Traitement

Préventif

• Port de chapeau, manches longues, pantalons dans les chaussettes en forêt endémique, utilisation éventuelle de répulsifs sur la peau et les vêtements contenant du N,N-diéthyl-3-méthylbenzamide : ***INSECT-ÉCRAN peau adulte***, *INSECT-ÉCRAN peau enfant*, ou ***INSECT-ÉCRAN Vêtements et Voilages***.

• Après promenade, rechercher des tiques et les retirer le plus vite possible, de préférence à l'aide d'un tire-tique disponible en pharmacie. Ne pas comprimer le corps de la tique ou la tuer chimiquement, ce qui risquerait d'augmenter le risque de contamination. Désinfection locale et vaccination antitétanique le cas échéant.

• Antibioprophylaxie (non recommandée de façon systématique en France) : dose unique de 200 mg de **doxycycline** (chez l'enfant, **amoxicilline** 50 mg/kg/j pendant 10 j) dans les 72 h après une piqûre, en fonction du nombre de morsures, du délai d'attachement, de la prévalence des tiques infectées dans la zone géographique concernée.

Curatif

L'objectif est l'éradication complète pour stopper la progression mais pas la négativation de la sérologie.

• Érythème migrant : *per os* **amoxicilline** (***CLAMOXYL***) 3-4 g/j ou **doxycycline** (***VIBRAMYCINE N***) 200 mg/j pendant 14 j, ou 21 j si lésions multiples ou signes extra-cutanés. Régression des signes nécessitant parfois plus d'un mois.

Traitements des phases tardives (*cf.* Tableau)

Lymphocytome : **doxycycline** 200 mg/j pendant 14-21 j.

Acrodermatite chronique atrophiante : **doxycycline** 200 mg/j pendant 28 j ou **ceftriaxone** (***ROCÉPHINE***) 2 g/j pendant 14 j.

Atteintes cardiaques : **ceftriaxone** (***ROCÉPHINE***) 2 g/j en IV pendant 21-28 j.

MALADIE DE LYME (3)

Recommandations thérapeutiques pour la prise en charge de la phase primaire de la borréliose de Lyme : traitement par voie orale

	ANTIBIOTIQUE	POSOLOGIE	DURÉE
ADULTE			
1re ligne	**Amoxicilline** ou **doxycycline** *	1 g x 3/j 100 mg x 2/j	14-21 j 14-21 j
2e ligne	**Céfuroxime axétil**	500 mg x 2/j	14-21 j
3e ligne si CI ** 1re et 2e lignes ou allergie	**Azithromycine** ***	500 mg x 1/j	10 j
ENFANT			
1re ligne			
< 8 ans	**Amoxicilline**	50 mg/kg/j en 3 prises	14-21 j
> 8 ans	**Amoxicilline** ou **doxycycline**	50 mg/kg/j en 3 prises 4 mg/kg/j en 2 prises, max100 mg/prise	14-21 j
2e ligne	**Céfuroxime axétil**	30 mg/kg/j en 2 prises, max 500 mg/prise	14-21 j
3e ligne si CI 1re et 2e lignes ou allergie	**Azithromycine**	20 mg/kg/j en 1 prise, max 500 mg/prise	10 j
FEMME ENCEINTE OU ALLAITANTE			
1re ligne	**Amoxicilline**	1 g x 3/j	14-21 j
2e ligne	**Céfuroxime axétil**	500 mg x 2/j	14-21 j
3e ligne si CI 1re et 2e lignes ou allergie À partir du 2e trimestre de grossesse	**Azithromycine**	500 mg x 1/j	10 j

CONSENSUS

[1] 16e Conférence de consensus en thérapeutique anti-infectieuse - Borréliose de Lyme : démarches diagnostiques, thérapeutiques et préventives, *SPILF*, 2006.

* Possibilité d'une prise unique de 200 mg/j (European Union Concerted Action on Lyme Borreliosis - EUCALB) sans validation par étude clinique
** CI : contre-indication
*** Pas de justification d'une dose de charge (1 g) à J1 (EUCALB) dans les études cliniques

MONONUCLÉOSE INFECTIEUSE (MNI) (1)

Le diagnostic de mononucléose infectieuse est le plus souvent évoqué devant une angine, une polyadénopathie cervicale fébrile et/ou la découverte d'un syndrome mononucléosique.

Physiopathologie

La MNI correspond au syndrome de primo-infection à Epstein-Barr virus (EBV). Le plus souvent asymptomatique, elle confère une immunité durable contre l'EBV (80 % des adultes sont immunisés).
La distribution du virus est mondiale et l'homme représente le réservoir naturel de la maladie. La transmission s'opère par la salive à partir d'un malade ou d'un porteur asymptomatique (maladie du baiser).
Après une infection des lymphocytes B, il survient une dissémination vers le foie, les organes lymphoïdes et la rate. Les symptômes sont le résultat du conflit immunologique avec l'hôte.
EBV est un cofacteur incriminé dans la survenue tardive de plusieurs maladies : lymphome de Burkitt (par immortalisation de lymphocytes B), réactivation chez les immunodéprimés (par persistance dans les lymphocytes B), carcinome du cavum (par excrétion chronique dans la salive).

Diagnostic

Clinique

- Asthénie intense avec fièvre à 38 °C.
- Angine érythématopultacée bilatérale avec purpura du voile du palais.
- Adénopathies cervicales volontiers postérieures, parfois généralisées, splénomégalie.
- Exanthème morbilliforme spontané ou déclenché par la prise d'**ampicilline**.
- Guérison en 3-4 sem. avec asthénie résiduelle parfois prolongée.
- Signes associés : hépatite parfois ictérique, encéphalite, polyradiculonévrite, syndrome cérébelleux, méningite lymphocytaire, myocardite, pleurésie, rupture de rate exceptionnelle, auto-immunité (anémie hémolytique à Coombs positif, agglutinines froides, purpura thrombopénique, cryoglobulinémie).

Biologique

- *Syndrome mononucléosique* (70 % des cas) : augmentation des cellules mononuclées circulantes (60-70 % des leucocytes) avec présence, sur le frottis sanguin, de grands lymphocytes stimulés hyperbasophiles à un noyau lobulé et excentré (environ 30 % des lymphocytes circulants).
D'autres infections s'accompagnent de syndrome mononucléosique : CMV, toxoplasmose, VIH, hépatites virales, rubéole, oreillons ainsi que la prise de divers médicaments (**hydantoïnes**, etc.).
- *Neutropénie* absolue et relative (60-90 % des cas).
- *Thrombopénie* < 140 000/mm³ (50 % des cas).
- *Cytolyse hépatique* à 2-3 fois la normale : ASAT, ALAT et/ou LDH dans plus de 90 % des cas. Une élévation ≥ 10 fois la normale doit remettre en cause le diagnostic. Augmentation des phosphatases alcalines (60 %), de la bilirubine (45 %), et apparition d'un ictère (< 5 %).

MONONUCLÉOSE INFECTIEUSE (MNI) (2)

Sérologique

► *Recherche d'anticorps hétérologues*

- IgM dirigées contre les érythrocytes de mouton (Paul-Bunnel-Davidson) ou de cheval (MNI-test).
- Moins sensible que la recherche d'anticorps dirigés contre EBV, positivité parfois retardée de 2 à 3 sem. La sérologie peut rester positive jusqu'à un an et ne permet pas de dater rétrospectivement le début de l'infection.
- Très sensible, peu onéreuse mais de moins en moins demandée.

► *Recherche d'anticorps anti-EBV*

- Recherche d'IgM anti-VCA (antigène de capside virale) présente dans plus de 90 % des cas pendant les signes cliniques, persistance pendant 4-8 sem.
- L'IgG anti-VCA persiste toute la vie.
- Les anticorps contre les antigènes nucléaires (anti-EA et anti-EBNA) apparaissent après 3-4 sem. d'infection et sont réservés au cas douteux.

Traitement

- > 95 % de guérison spontanée.
- Repos +++.
- Éviter le sport pendant 2-3 sem (asthénie et risque de rupture de rate).
- Antipyrétique : **aspirine** ou **paracétamol**.
- Corticothérapie : **prednisone** à 1 mg/kg/j à arrêter progressivement en 1-2 sem. en cas d'obstruction sévère des voies aériennes, d'anémie hémolytique ou de thrombopénie profonde.
- Éviter les contacts trop rapprochés pendant la phase aiguë.

L'**ampicilline** et l'**amoxicilline** sont contre-indiquées car elles déclenchent un exanthème morbilliforme *dans 90 % des cas.*

PALUDISME (1)

Le paludisme est une maladie parasitaire due à un protozoaire du genre *Plasmodium*. Il est transmis par un vecteur à piqûre nocturne – l'anophèle – qui n'est présent que dans les régions chaudes et humides du globe, ce qui explique la répartition du paludisme en zones intertropicales.

L'espèce *falciparum* est responsable de plus de 90 % des 5 000 cas de paludisme d'importation survenant chaque année chaque année en France, dont une dizaine de décès, la majorité provenant d'Afrique noire.

C'est à elle que s'adresse la prophylaxie médicamenteuse. L'augmentation de la consommation des **antipaludéens** est responsable de la sélection de nombreuses souches résistantes à la **chloroquine** (chloroquinorésistance) et dans une moindre mesure aux autres **antipaludéens**. La répartition des pays en 3 groupes est supprimée et les chimioprophylaxies recommandées en fonction des résistances observées sont inscrites en toutes lettres pour chaque pays [1].

Quatre autres espèces sont pathogènes pour l'homme : *vivax*, *ovale*, *malariae* et *knowlesii*. À la différence de *falciparum*, elles peuvent donner des récurrences après traitement, n'entraînent pas d'accès pernicieux et restent sensibles à la **chloroquine** à de rares exceptions près pour *P. vivax* (en Papouasie-Nouvelle Guinée, Indonésie et en Amérique du Sud). En cas d'infection à vivax ou ovale, il convient de prévoir une administration de **primaquine** (ATU) après avoir éliminé un déficit en G6PD.

Prophylaxie

Tout voyageur en zone d'endémie doit bénéficier d'une consultation médicale afin de recevoir les conseils généraux et une évaluation du risque palustre qui dépend de la région visitée, de la durée du séjour et du type d'exposition. La prophylaxie doit combiner les mesures de protection contre les piqûres d'anophèles et la chimioprophylaxie.

Mesures de protection contre les piqûres [2]

Systématiques et efficaces contre les 4 espèces plasmodiales :

– port de vêtements longs à partir du coucher du soleil ;

– applications d'insectifuges sur la peau contenant du **diéthyltoluamide (DEET)** et sur les vêtements contenant de la **perméthrine** : ***INSECT-ÉCRAN*** ;

– utilisation d'insecticide en diffuseur électrique, en bombe, en tortillons, etc. ;

– utilisation de moustiquaires imprégnées d'insecticide (***K-OTHRINE***). L'air conditionné est une excellente prévention.

ANTIPALUDÉENS (1)

Chloroquine

NIVAQUINE					
Prophylaxie A. : 1 cp./j E. > 10 kg : 1,7 mg/kg/j sans dépasser 100 mg E. < 10 kg : 25 mg 1 j/2 *Traitement curatif* A. : 1 500 mg sur 3 j soit 600 mg suivi 6 h plus tard de 300 mg le 1er j, puis 300 mg en 1 prise les 2e et 3e j E. et N. : 25 mg/kg/j sur 3 j soit 10 mg/kg suivi de 5 mg/kg le 1er j, puis 5 mg/kg en 1 prise les 2e et 3e j	20 cp. séc. 100 mg 100 cp. séc. 100 mg 30 mes. 5 mL (susp. buv. 5 mg/mes.)	2,18 5,00 8,34	II II II	65 % 65 % 65 %	0,11 0,05 0,28

PROPRIÉTÉS
Antipaludéen schizonticide dont l'utilisation est limitée par l'apparition de souches de *P. falciparum* résistantes. Toutes les souches des autres espèces plasmodiales sont restées sensibles à de rares exceptions en Papouasie-Nouvelle-Guinée, en Indonésie et en Amérique du Sud.

PHARMACOCINÉTIQUE
Usage *per os* ou IV, excellente biodisponibilité, bonne distribution tissulaire (se concentre dans les hématies), élimination rénale, passage transplacentaire et dans le lait maternel.

INDICATIONS
– Prophylaxie dans les pays du groupe 1, en association avec le **proguanil** dans les pays du groupe 2.
– Traitement curatif de l'accès palustre à *P. vivax, ovale* et *malariae*.
– Traitement curatif de l'accès palustre simple à *P. falciparum* dans les pays du groupe 2.

CONTRE-INDICATIONS
Rétinopathie (sauf traitement curatif).
Enfant ≤ 5 ans.
Allergie aux sulfites (forme injectable).

PRÉCAUTIONS D'EMPLOI
Passage transplacentaire insuffisant pour assurer une chimioprophylaxie des fœtus et nourrissons.
Absorption retardée par les pansements gastriques.

EFFETS INDÉSIRABLES
En prophylaxie (rares) : prurit, démangeaison, éruptions cutanées lichénoïdes, pigmentation ardoisée des muqueuses et des ongles, toxicité cumulée en cas de dose > 100 g.
En curatif : céphalées, nausées, vomissements, vertiges, choc anaphylactique aux sulfites, collapsus chez l'enfant < 5 ans.

INTOXICATION
Prise > 25 mg/kg *per os* ou 10 mg/kg par voie IM : céphalées, nausées, vomissements, vertiges, agitation, vision floue, nystagmus, diplopie, mydriase, hypotension, risque d'arrêt cardiaque.
Transport en SAMU jusqu'en réanimation.
Surveillance rythme et fréquence cardiaques.
Si besoin intubation et administration de **diazépam**, lavage gastrique, correction de la kaliémie.

INTERACTIONS MÉDICAMENTEUSES
Pansements gastriques : diminution de l'absorption (2 h d'intervalle).

PALUDISME (2)

Prophylaxie médicamenteuse

• Dirigée essentiellement contre *P. falciparum*.

• Diminue le risque d'accès palustre sans l'annuler c'est-à-dire que tout accès fébrile pendant le séjour ou après le retour doit être considéré comme palustre jusqu'à preuve du contraire.

• Près de 90 % des accès surviennent dans le mois qui suit l'exposition, ce qui justifie d'avoir une prophylaxie efficace pendant 4 semaines après la sortie de la zone à risque.

• Prophylaxie à débuter la veille de l'exposition sauf ***LARIAM*** (10-14 j avant pour vérifier la tolérance). Durées et modalités, voir médicaments et Tableau de chimioprophylaxie antipaludique.

► *Pays non endémiques ou de faible transmission ne nécessitant pas de prophylaxie*

• Afrique : Algérie, Égypte, Lesotho, Libye, Maroc, Maurice, Réunion, Sainte-Hélène, Maroc, Seychelles, Tunisie.

• Amérique : toutes les villes (sauf Amazonie), Antigua et Barbuda, Antilles néerlandaises, Argentine, Bahamas, Barbade, Belize, Bermudes, Caïmans, Canada, Chili, Cuba, Dominique, États-Unis, Grenade, Guadeloupe, Malouines, Martinique, Porto Rico, Saint-Barthélémy, Sainte-Lucie, Saint-Martin, Trinité-et-Tobago, Uruguay, Îles Vierges.

• Asie : toutes les villes (sauf Inde), Arménie, Azerbaïdjan, Brunéi, Guam, Hong Kong, Japon, Kazakhstan, Macao, Maldives, Mongolie, Singapour, Taiwan, Turkménistan.

• Europe : tous les pays sauf la Grèce (y compris Açores, Canaries, Chypre, États baltes, Ukraine, Belarus et Turquie d'Europe).

• Proche-Orient : toutes les villes, Barhein, Émirats arabes unis, Israël, Jordanie, Koweït, Liban, Qatar, Turquie (sauf Sud-Est).

• Océanie : toutes les villes et Australie, Cook, Fidji, Hawaï, Kiribati, Mariannes, Marshall, Micronésie, Nauru, Niue, Nouvelle-Calédonie, Nouvelle-Zélande, Palaos, Île de Pâques, Polynésie française, Samoa, Tonga, Tuvalu, Wallis et Futuna, Samoa.

► *Pays à transmission sporadique, faible ou saisonnière ne justifiant pas de prophylaxie*

• Afrique : Cap Vert.

• Amérique : Argentine, Costa Rica, Salvador.

• Asie : Corée du Nord, Corée du Sud, Fédération de Russie, Georgie, Irak, Kirghizistan, Ouzbékistan, Sri Lanka, Tadjikistan, Thaïlande (centre).

• Europe : Grèce.

• Proche-Orient : Oman, Syrie, Turquie du Sud-Est.

► *Pays endémiques*

Attention, pour certains pays, **il peut exister plusieurs zones de transmission, des zones de résistance différente et des saisonnalités, ce qui justifie de bien considérer l'ensemble du voyage et de se reporter aux recommandations du Bulletin épidémiologique hebdomadaire de l'année en cours** [1]. Le paludisme ne se transmet habituellement pas au-dessus de 1 500 m d'altitude en Afrique et de 2 500 m en Amérique ou en Asie. Il existe des zones de résistances à la méfloquine dans certaines régions d'Asie du Sud-Est.

ANTIPALUDÉENS (2)

■ Proguanil

PALUDRINE					
En 1 prise au cours du repas toujours associée à la **chloroquine** A. et E. > 9 ans : 200 mg/j E. 5-8 ans : 150 mg/j E. 1-4 ans : 100 mg/j E. < 1 an : 50 mg/j	56 cp. séc. 100 mg		II	NR	

■ Proguanil + chloroquine

SAVARINE					
En 1 prise *per os* au cours du repas A. et E. > 15 ans : 1 cp./j	28 cp. 200 mg/100 mg		II	NR	

PROPRIÉTÉS

Biguanide antifolinique schizonticide actif sur certaines souches de sensibilité diminuée à la **chloroquine**.

PHARMACOCINÉTIQUE

Usage *per os*, absorption de 80 %, métabolisation (30 %) en cycloguanil, élimination rénale (60 %), faible passage transplacentaire et dans le lait maternel.

INDICATIONS

Prophylaxie du paludisme en association avec la **chloroquine** dans les pays du groupe 2 ou en cas de contre-indication ou d'intolérance à la **méfloquine** dans les pays du groupe 3.

CONTRE-INDICATIONS

Rétinopathie (sauf traitement curatif).
Enfant ≤ 5 ans.
Allergie aux sulfites (forme injectable).

PRÉCAUTIONS D'EMPLOI

Toujours associer à la **chloroquine**.
À débuter la veille du départ et poursuivie 4 sem. après le retour.
Ne permet pas une prophylaxie des fœtus et nourrissons par simple passage transplacentaire.

EFFETS INDÉSIRABLES

Intolérance digestive modérée et transitoire.
Rares : éruptions cutanées, prurit, dépigmentation cutanée, alopécie, ulcérations buccales, stomatite.

PALUDISME (3)

Chimioprophylaxie antipaludique chez l'adulte selon les groupes de chimiorésistance *

GROUPE DE CHIMIORÉSISTANCE	POPULATION GÉNÉRALE	FEMME ENCEINTE
Pas de chimiorésistance	**Chloroquine** (***NIVAQUINE***) 100 mg/j séjour + 4 sem. après	
Chimiorésistance	**Atovaquone + proguanil** 250/100 mg (***MALARONE***) 1 cp./j séjour + 1 sem. après	**Atovaquone + proguanil** 250/100 mg (***MALARONE***) 1 cp./j Peut être envisagé si nécessaire, séjour + 1 sem. après
	Méfloquine 250 mg (***LARIAM***) 1 cp./sem. 10-14 j avant séjour + 3 sem. après	
	Doxycycline (***DOXYPALU*** 100 mg/j séjour + 4 sem. après)	

Océanie : situation du paludisme et indication de la chimioprophylaxie

Pays justifiant une prophylaxie antipaludique	Présence de chimiorésistance en 2015
Papouasie-Nouvelle Guinée	Oui
Salomon (Îles)	Oui
Vanuatu	Oui

* *Cf.* aussi Paludisme de l'enfant au chapitre Pédiatrie.

ANTIPALUDÉENS (3)

■ Proguanil + atovaquone

MALARONE					
A. et E. ≥ 40 kg : au cours d'un repas ou boisson lactée Préventif : 1 cp./j à heure fixe, débuter la veille du départ, poursuivre 7 j après sortie zone Curatif (accès simple) : 4 cp./j en 1 prise x 3 j	12 cp. enf. 25 mg/62,5 mg 12 cp. 100 mg/250 mg		I I	NR NR	

PROPRIÉTÉS

L'**atovaquone** est un inhibiteur des fonctions mitochondriales, schizonticide, synergique avec le **proguanil** sur *P. falciparum*.

PHARMACOCINÉTIQUE

Usage *per os*, faible absorption (20 %) favorisée par la prise de graisse, aucun métabolisme, demi-vie de 2-3 j, élimination par voie hépatique et biliaire.

INDICATIONS

Traitement préventif et curatif (accès simple) du paludisme à *P. falciparum*, en association avec le **proguanil**, dans les pays des groupes 2 et 3.

CONTRE-INDICATIONS

Grossesse et allaitement : innocuité non démontrée.
Enfant de moins de 40 kg.
Allergie connue.
Insuffisances rénales ou hépatiques graves.

PRÉCAUTIONS D'EMPLOI

En cas de vomissements, redonner 1 dose 1 h plus tard.
À débuter la veille du départ et poursuivre 4 sem. après le retour.
Durée limitée à 3 mois.
Déconseillée avec **métoclopramide** (***PRIMPÉRAN***).

EFFETS INDÉSIRABLES

Nausées, vomissements, diarrhée, douleurs abdominales, céphalées, anomalies réversibles des tests hépatiques, hyponatrémie, hyperamylasémie.

INTERACTIONS MÉDICAMENTEUSES

Antagonismes *in vitro* avec **méfloquine** et **artésunate**.
Concentrations sanguines diminuées par **rifampicine**, **rifabutine**, **métoclopramide**, **tétracyclines**.
Diminue concentrations sanguines d'**indinavir**.

PALUDISME (4)

Afrique : situation du paludisme et indication de la chimioprophylaxie

Pays justifiant une prophylaxie antipaludique	Présence de chimiorésistance en 2015
Afrique du Sud	Nord-Est : oui
	Reste du pays : pas de paludisme
Angola	Oui
Bénin	Oui
Botswana	Oui
Burkina Faso	Oui
Burundi	Oui
Cameroun	Oui
Comores	Oui
Congo	Oui
Côte-d'Ivoire	Oui
Djibouti	Oui
Érythrée	Oui
Éthiopie	Oui
Gabon	Oui
Gambie	Oui
Ghana	Oui
Guinée	Oui
Guinée-Bissau	Oui
Guinée équatoriale	Oui
Kenya	Oui
Libéria	Oui

ANTIPALUDÉENS (4)

Méfloquine

LARIAM					
Prophylaxie palustre : 1 cp./sem. à débuter 10 j avant le départ (*cf.* Précautions d'emploi) et poursuivre 3 sem. après la sortie de la zone à risque > 45 kg : 250 mg > 30 kg : 200 mg > 20 kg : 100 mg > 15 kg : 50 mg *Traitement curatif* : > 60 kg : 3 puis 2 puis 1 cp. 250 mg à 8 h d'intervalle > 45 kg : 3 puis 2 cp. 250 mg à 8 h d'intervalle > 15 kg : 25 mg/kg en 1 prise Ne pas reprendre la prophylaxie après le traitement curatif	8 cp. 250 mg	32,20	I	65 %	4,03

PROPRIÉTÉS

Antipaludéen schizonticide actif sur les souches de *P. falciparum* chloroquino-résistantes.

PHARMACOCINÉTIQUE

Usage *per os*, variations interindividuelles d'absorption et de concentrations plasmatiques, métabolisation hépatique en dérivé inactif, élimination biliaire lente en 7 à 40 j.

INDICATIONS

– Prophylaxie des accès palustres à *P. falciparum* dans les pays du groupe 3 (**séjour < 3 mois**), y compris chez la femme enceinte.
– Traitement curatif des accès palustres à *P. falciparum* au retour des pays du groupe 3.

CONTRE-INDICATIONS

Allaitement.
Antécédents convulsifs et troubles neuropsychiatriques.
Insuffisance rénale ou hépatique.
Enfant de moins de 15 kg.
Association au valproate de sodium (***DÉPAKINE***).

PRÉCAUTIONS D'EMPLOI

1 cp./sem. à débuter environ 10 j avant le départ pour vérifier la bonne tolérance de la **méfloquine** après la 2e prise (10-20 % d'effets secondaires) et à poursuivre 3 sem. après la sortie de zone à risque.
Contraception efficace pendant et jusqu'à 3 mois après l'arrêt du traitement.

EFFETS INDÉSIRABLES

Fréquents : céphalées et vertiges (5 %), nausées, vomissements, diarrhée, gastralgies, anorexie, insomnie, obnubilation, accès maniaque ou dépressif, convulsions, confusion mentale, épisodes psychotiques.
En cas de traitement curatif, les complications neuropsychiatriques sont de l'ordre de 1 pour 200 à 1 pour 1 700.
Rares : réactions cutanées allergiques, élévation des transaminases, bradycardie sinusale, extrasystoles.

INTERACTIONS MÉDICAMENTEUSES

Contre-indiqué : **valproate de sodium**.
Déconseillés : **quinine** IV (intervalle libre de 12 h), **β-bloquants** (bradycardie).

> La fréquence des effets indésirables doit être prise en compte dans la prophylaxie et nécessite de tester le médicament 10 j avant le départ.

PALUDISME (5)

Afrique (suite) : situation du paludisme et indication de la chimioprophylaxie

Pays justifiant une prophylaxie antipaludique	Présence de chimiorésistance en 2015
Madagascar	Oui
Malawi	Oui
Mali	Oui
Mauritanie	Oui
Mayotte (Île de)	Oui (facultative pour un séjour < 7 j *)
Mozambique	Oui
Namibie	Oui
Niger	Oui
Nigéria	Oui
Ouganda	Oui
Rép. centrafricaine	Oui
Rép. dém. du Congo (ex-Zaïre)	Oui
Rwanda	Oui
Sao Tomé et Principe	Oui
Sénégal	Oui
Sierra Leone	Oui
Somalie	Oui
Sud Soudan	Oui
Swaziland	Oui
Tanzanie	Oui
Tchad	Oui
Togo	Oui
Zambie	Oui
Zimbabwe	Oui

* Dans ces régions, il est licite de ne pas prendre de chimioprophylaxie pour un séjour 7 j à condition d'être en mesure, dans les mois qui suivent le retour, de consulter en urgence en cas de fièvre.

ANTIPALUDÉENS (5)

Halofantrine

HALFAN					
Traitement curatif à renouveler 8 j plus tard (avec augmentation du risque de complications cardiaques) A. et E. > 40 kg : 6 cp. à raison de 2 cp. toutes les 6 h E. 32-40 kg : 300 mg x 3 E. 23-31 kg : 250 mg x 3 E. 16-22 kg : 200 mg x 3 E. 13-15 kg : 150 mg x 3 E. 10-12 kg : 100 mg x 3	6 cp. 250 mg 9 c-mes. (susp. buv. 100 mg/mes.)		I I	NR NR	

PROPRIÉTÉS

Antipaludéen efficace sur les souches de *Plasmodium falciparum* chloroquino-résistants.

PHARMACOCINÉTIQUE

Usage *per os*, absorption augmentée par une alimentation riche en lipides, biodisponibilité variable d'un sujet à l'autre, métabolisé en dérivé actif, élimination fécale, passage transplacentaire et dans le lait maternel.

INDICATIONS

Traitement des accès palustres simples à *P. falciparum* déconseillé en 1re intention en raison du risque de complications cardiaques rares mais potentiellement mortelles.

CONTRE-INDICATIONS

Grossesse et **allaitement**.

Allongement de l'espace QT : risque de torsades de pointes.

PRÉCAUTIONS D'EMPLOI

À utiliser avec une extrême prudence en raison du risque de complication cardiaque mortelle.

Réaliser un ECG avant le début du traitement pour vérifier la longueur de l'espace QT et avant le voyage en cas de traitement présomptif.

Prendre en dehors des repas (risque de surdosage).

EFFETS INDÉSIRABLES

Troubles digestifs : diarrhée (7 %), douleurs abdominales (6 %), nausées (5 %), vomissements (4 %).

Prurit, éruptions cutanées, élévation transitoires des transaminases, toux, céphalées, vertiges, myalgies, frissons.

INTERACTIONS MÉDICAMENTEUSES

Médicaments favorisant les torsades de pointes : **amiodarone**, **sotalol**,**disopyramide**, quinidiniques, **érythromycine** IV, **cibenzoline**, **quinine**, **hypokaliémiants**.

PALUDISME (6)

Asie : situation du paludisme et indication de la chimioprophylaxie

Pays justifiant une prophylaxie antipaludique	Présence de chimiorésistance en 2015
Afghanistan	Oui, transmission au-dessous de 2000 m et selon période de l'année
Arabie saoudite	Oui, transmission dans le Sud selon période de l'année ; pas de prophylaxie pour le reste du pays en particulier les grandes villes
Bangladesh	Oui, transmission limitée au Nord et Nord-Est ; pas de prophylaxie à Dhaka
Bhoutan	Oui, transmission toute l'année dans le Sud; dans le reste du pays selon période de l'année
Cambodge	Oui, pas de prophylaxie à Pnom Penh et Siem Reap
Chine *	Oui, transmission limitée aux Yunnan et Hainan. Pas de prophylaxie pour le reste du pays
Inde *	Oui pour tout le pays avec transmission variable selon les états et la saison. Pas de prophylaxie pour l'état du Kerala, et les villes suivantes : Calcutta, Mumbai, Nagpur, Nasik, Bangalore et Pune
Indonésie	Oui pour tout le pays; pas de prophylaxie pour les grandes villes et à Bali
Iran	Oui, transmission saisonnière limitée au Sud-Est
Laos	Oui, transmission toute l'année
Malaisie	Oui, transmission limitée à l'arrière pays forestier, Sarawak et Sabah
Myanmar (ex-Birmanie)	Oui, pas prophylaxie dans les plaines au centre du pays
Népal	Oui, transmission limitée au Teraï, selon les périodes de l'année
Pakistan	Oui, transmission uniquement en dessous de 2 000 m d'altitude
Philippines	Oui, mais limitée à certaines îles, pas prophylaxie à Manille
Thaïlande	Oui, mais limitée aux régions frontalières avec le Cambodge et le Myanmar (résistance à la méfloquine). Pas de prophylaxie dans le reste du pays.
Timor Leste	Oui
Vietnam	Oui (avec résistance à la méfloquine à la frontière avec le Laos et le Cambodge) ; pas de prophylaxie dans la bande côtière et les deltas (y compris Ho Chi Minh et Hanoï)
Yémen	Oui, au-dessous de 2000 m et selon la saison ; pas de prophylaxie à Socotra

* Pays pour lesquels la situation est complexe selon les régions, se reporter à la liste des pays dans OMS, Voyages internationaux et santé

ANTIPALUDÉENS (6)

■ Quinine (chlorhydrate)

QUINININE CHLORHYDRATE LAFRAN					
82 % de quinine base *Traitement curatif*, durée de 7 j : A. et E. : 24 mg/kg/j de quinine base en 3 prises *per os* toutes les 8 h (soit 500 mg x 3/j pour un poids de 60 kg) *Prophylaxie* : A. : 250-500 mg/j	20 cp. 250 mg (204 mg de quinine base) 20 cp. 500 mg (409 mg de quinine base)	5,98 12,16	I I	65 % 65 %	0,30 0,61

■ Quinine + quinidine + cinchonine + cinchonidine

QUINIMAX					
64 % de quinine base Idem chlorhydrate de quinine Soit 500 mg x 3/j pour un poids de 60 kg ***QUINIMAX IV*** Traitement curatif du paludisme En 3 inj. de 8 mg/kg de **quinine** base : – à passer en 4 h dans 250 mL de glucosé à 5 % ou – à passer à la seringue électrique en continue sur 8 h dans du sérum physiologique A. et E. : 24 mg/kg/j (max 1 800 mg/j) Un relais *per os* est possible par **quinine** ou **méfloquine**	18 cp. séc. 125 mg 9 cp. séc. 500 mg 3 amp. 1 mL à 125 mg (64 mg de quinine base) 3 amp. 2 mL à 250 mg (128 mg de quinine base)	35,42 35,42 103,64 103,64	I I I I	65 % 65 % 65 % 65 %	1,97 3,94 34,55 34,55

PALUDISME (7)

Amérique : situation du paludisme et indication de la chimioprophylaxie

Pays	Présence de chimiorésistance en 2015
Bolivie	Oui, dans la zone amazonienne ; pas de prophylaxie dans le reste du pays
Brésil	Oui, dans la zone amazonienne ; pas de prophylaxie dans le reste du pays
Colombie	Oui, transmission toute l'année dans les zones rurales ou de jungle en dessous de 1 600 m d'altitude
Équateur	Oui, transmission toute l'année en-dessous de 1 500 m d'altitude
Guatemala	Non (prophylaxie par chloroquine), transmission toute l'année dans en dessous de 1 500 m d'altitude
Guyana	Oui, transmission toute l'année dans l'arrière-pays
Guyane	Oui, transmission toute l'année dans le Sud et l'Est du pays ; pas de prophylaxie sur le littoral
Haïti	Non (prophylaxie par chloroquine), transmission toute l'année sauf Port-au-Prince
Honduras	Non (prophylaxie par chloroquine), transmission toute l'année selon les régions visitées
Mexique	Non (prophylaxie par chloroquine), transmission toute l'année dans les zones rurales des états des Chiapas et Oaxaca
Nicaragua	Non (prophylaxie par chloroquine), transmission toute l'année selon les régions visitées
Panama	Non (prophylaxie par chloroquine), transmission toute l'année selon les régions visitées ; pas de prophylaxie dans la ville de Panama, la zone du canal et d'autres provinces
Paraguay	Non (prophylaxie par chloroquine), transmission toute l'année uniquement dans l'Est du pays
Pérou	Oui, dans la zone amazonienne ; pas prophylaxie au-dessus de 2 000 m et à Lima
Rép. dominicaine	Non (prophylaxie par chloroquine), transmission toute l'année dans les provinces occidentales ; pas de prophylaxie dans les zones touristiques dont Punta Cana
Suriname	Oui, risque dans les zones d'extraction de l'or
Venezuela	Oui, risque dans les zones amazoniennes ; non (prophylaxie par chloroquine) dans les autres zones rurales. Pas de prophylaxie pour Caracas

ANTIPALUDÉENS (7) – PHARMACOLOGIE

PROPRIÉTÉS

Alcaloïde du quinquina, schizonticide et faiblement gamétocytocide, de mécanisme d'action mal connu, actif sur toutes les souches plasmodiales à de rares exceptions en Asie du Sud-Est.

PHARMACOCINÉTIQUE

Usage *per os* ou IV, bonne biodisponibilité (90 %), bonne distribution (LCR 7 % de la concentration sanguine), métabolisation hépatique, élimination rénale totale (100 %), passage transplacentaire et dans le lait maternel.

INDICATIONS

– Traitement curatif du paludisme en particulier de l'accès pernicieux.
– Prophylaxie palustre en zone de chloroquinorésistance.
– Traitement de la babésiose (en association avec la **clindamycine**).

CONTRE-INDICATIONS

Troubles de la conduction intraventriculaire.
Fièvre bilieuse hémoglobinurique.
Allergie à la **quinine**.

PRÉCAUTIONS D'EMPLOI

Ne pas utiliser la voie intramusculaire.
Surveillance des concentrations sanguines de quinine à partir de la 24e h : thérapeutiques entre 8 et 15 mg/L et toxiques au-dessus de 15 mg/L.
Surveillance glycémique toutes les 6 h.
Relais *per os* dès l'apyrexie par **quinine** ou autre **antipaludéen** (***LARIAM***, ou ***MALARONE*** avec un délai de 12 h après la dernière perfusion).
Hémolyse en cas de déficit en G6PD.

EFFETS INDÉSIRABLES

Hypoglycémie dose-dépendante, hypotension, thrombopénie, intolérance veineuse.
Cinchonisme (effets secondaires de la **quinine**) : troubles auditifs (acouphènes, hypoacousie, surdité), visuels (amblyopie, troubles de la vision des couleurs), digestifs (nausées, douleurs abdominales) et neurologiques (céphalées, vertiges) qui peuvent apparaître quand la quininémie dépasse 5 mg/L, disparaissent à l'arrêt du traitement et ne justifient pas d'interruption thérapeutique.
Allergies (rares) : fièvre, urticaire, bronchospasme, hémolyse, thrombopénie, agranulocytose.

INTOXICATION

Amaurose et risque de cécité définitive, surdité, convulsions, hypotension, troubles de la conduction intraventriculaire ou auriculo-ventriculaire justifiant une hospitalisation en réanimation avec surveillance électrocardiographique continue, lavage gastrique et absorption de charbon.

INTERACTIONS MÉDICAMENTEUSES

Méfloquine (augmentation du risque de convulsions).
Halofantrine (risque d'augmentation de l'espace QT et de torsades de pointes).

La fièvre bilieuse hémoglobinurique :
– est exceptionnelle ;
– est un syndrome hémolytique aigu (ictère et hémoglobinurie) avec un collapsus ;
– survient chez des sujets qui ont déjà consommé antérieurement de la **quinine** ;
– serait de nature allergique.

Exemple d'ordonnance pour un homme de 70 kg

QUINIMAX dilué dans du glucosé 10 %.
Dose de charge de 1 200 mg à la seringue électrique (SE) en 4 h, puis 4 h d'interruption, puis 500 mg en 8 h à la SE x 3/j.

PALUDISME (8)

Traitement

Le traitement curatif dépend de l'espèce plasmodiale (*falciparum* ou autre), du risque de chloroquinorésistance qui évolue chaque année et de la gravité.

> Tout accès fébrile pendant le séjour ou après le retour d'une zone endémique doit être considéré comme palustre jusqu'à preuve du contraire.

Accès palustre à *Plasmodium vivax, ovale* et *malariae*

Les dérivés de l'artémisine (**dihydroartémisinine-pipéraquine** ou **arthéméter-luméfantrine**) sont efficaces sur *P. vivax*, *P. ovale* et *P. malariae*. Pour les modalités de prescription, voir *P. falciparum*.

Chloroquine (*NIVAQUINE*).

► *Chez l'adulte (y compris femme enceinte)*
J1 : 600 mg puis 300 mg 6 h plus tard.
De J2 à J3 ou à J5 : 300 mg/j en 1 prise.

► *Chez l'enfant*
J1 : 10 mg/kg puis 5 mg/kg 6 h plus tard.
De J2 à J3 ou à J5 : 5 mg/kg/j en 1 prise.

► *En cas de vomissements*
Il est possible (sauf chez le jeune enfant) d'administrer la **chloroquine** en IM à la dose de 2,5 à 3,5 mg/kg toutes les 6 h puis relais *per os* dès que possible.

Accès palustre à *P. falciparum*

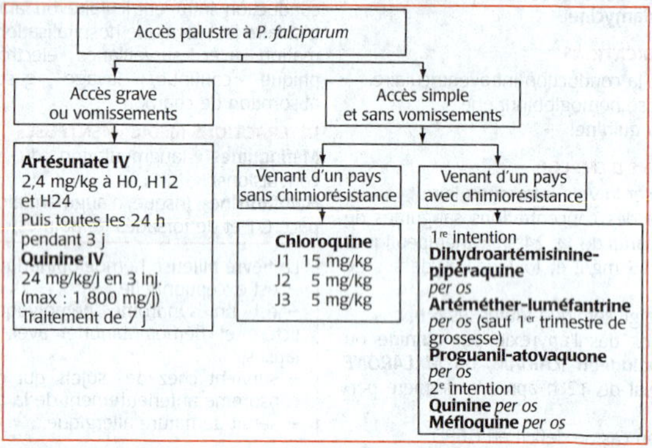

► *Accès simple (pas de vomissements)*
Traitement ambulatoire si les conditions sont remplies (*cf.* Encadré).

Traitements de choix

Dihydroartémisinine-pipéraquine (***EURARTESIM***), 3 à 4 cp par prise selon le poids, à jeun : une prise à J0, J1 et J2 (3 jours de suite)

Arthéméter-luméfantrine (***RIAMET***), à partir de 12 ans et 35 kg, prendre 4 cp. en 1 prise à H0, H8, H24, H36, H48 et H60 avec prise alimentaire ou boisson avec corps gras.

Proguanil-atovaquone (***MALARONE***) 4 cp./j pendant 3 j chez l'adulte et l'enfant ≥ 40 kg. Très cher, bien toléré. En cas de vomissements, redonner 4 cp. 1 h plus tard.

Traitements alternatifs

Quinine (***QUINIMAX***) 24 mg/kg/j en 3 prises pendant 7 j sans dépasser 1 800 mg chez l'adulte (ou association **arthéméter-luméfantrine**, ***RIAMET*** en cas de risque de sensibilité diminuée à la **quinine**).

Méfloquine (***LARIAM***) 25 mg/kg en 2 ou 3 prises espacées de 6 à 12 h soit 3 cp. + 2 cp. (+ 1 cp. si poids ≥ 60 kg). Risques d'intolérance, traitement coûteux mais court.

Traitement de réserve (autotraitement)
En cas de situation d'isolement à plus de 12 h d'une structure de soins. Ne dispense pas d'une consultation médicale.

► *Accès simple avec vomissements*
À traiter comme un accès grave sans hospitalisé en réanimation.

ANTIPALUDÉENS (8)

■ Artéméther + luméfantrine

RIAMET					
A., E. > 12 ans ou > 35 kg : 6 x 4 cp. en 60 h (H0, H8, H24, H36, H48, H60) À prendre avec un aliment ou une boisson Réadministrer la dose en cas de vomissement Non recommandé chez l'enfant < 12 ans ou < 35 kg	24 cp. 20 mg/120 mg	37,35	I	65 %	1,56

PROPRIÉTÉS

Associations de 2 **antipaludiques** : l'**artéméther** (dérivé de l'artémisine de mode d'action inconnu) et la **luméfantrine** (dérivé de l'halofantrine). Pas de résistance connue.

PHARMACOCINÉTIQUE

Absorption rapide augmentée par la prise d'aliments. Demi-vie : 2 h.

INDICATIONS

Accès palustre non compliqué à *Plasmodium falciparum* chez les sujets âgés de plus de 12 ans avec un poids corporel > 35 kg.

CONTRE-INDICATIONS

Grossesse (1er trimestre), allaitement.
Hypersensibilité à l'un des constituants.
Insuffisance rénale ou hépatique sévère.
Cardiopathie, bradycardie, allongement de l'espace QT (**luméfantrine**), antécédent familial de mort subite.
Hypokaliémie, hypomagnésémie.
Prise concomitante de médicaments allongeant l'espace QT : **antiaryhtmiques Ia** et **III**, **antipsychotiques**, **antidépresseurs**, **macrolides**, **fluoroquinolones**, **imidazolés**, triazolés.

PRÉCAUTIONS D'EMPLOI

Ne pas utiliser dans les accès palustres sévères, le neuropaludisme, ni en prophylaxie. En cas d'aggravation sous traitement, administrer immédiatement une autre molécule.
Surveillance électrocardiographique et hydroélectrolytique.
Réservé aux traitements de *P. falciparum*.
Éviter l'association avec d'autres **antipaludéens**.

EFFETS INDÉSIRABLES

Céphalées, vertiges, troubles du sommeil, contractions musculaires involontaires, paresthésies, ataxie.
Palpitations, allongement asymptomatique l'espace QT.
Toux, douleurs abdominales, anorexie, diarrhée, nausées, vomissements.
Prurit, éruption cutanée.
Myalgies, arthralgies, asthénie.

INTERACTIONS MÉDICAMENTEUSES

Molécules allongeant l'espace QT (*cf.* Contre-indications).

PALUDISME (9)

► *Accès palustre grave*

Critères de définition du paludisme grave d'importation de l'adulte

Pronostic	Critères cliniques ou biologiques	Fréquence
+++	Toute défaillance neurologique incluant : – obnubilation, confusion, somnolence, prostration – coma avec score de Glasgow < 11	+++
+++	Toute défaillance respiratoire incluant : – si VM ou VNI : $PaO_2/FiO_2 < 30$ mmHg – si non ventilé : $PaO_2 < 60$ mmHg et/ou $SpO_2 < 90$ % en air ambiant et/ou FR > 32/min – signes radiologiques : images interstitielles et/ou alvéolaires	+
+++	Toute défaillance cardiocirculatoire incluant : – pression artérielle systolique < 80 mmHg en présence de signes périphériques d'insuffisance circulatoire – patient recevant des drogues vasoactives quel que soit le chiffre de pression artérielle – signes périphériques d'insuffisance circulatoire sans hypotension	++
++	Convulsions répétées : au moins 2/24 h	+
++	Hémorragie : définition clinique	+
+	Ictère : clinique ou bilirubine totale > 50 µmol/L	+++
+	Hémoglobinurie macroscopique	+
+	Anémie profonde : hémoglobine < 7 g /dL, hématocrite < 20 %	+
+	Hypoglycémie : glycémie < 2,2 mmol/L	+
+++	Acidose : – bicarbonates plasmatiques < 15 mmol/L – ou acidémie avec pH < 7, 35 (surveillance rapprochée dès que bicarbonates < 18 mmol/L)	++
+++	Toute hyperlacatémie : – dès que la limite supérieure de la normale est dépassée – a fortiori si lactate plasmatique > 5 mmol/L	++
+	Hperparasitémie : dès que parasitémie > 4 %, notamment chez le non-immun (selon les contextes, les seuils de gravité varient de 4 à 20 %)	+++
++	Insuffisance rénale : – créatininémie > 265 µmol/L ou urée sanguine > 17 mmol/L – et diurèse < 400 mL/24 h malgré réhydratation	+++

VM : ventilation mécanique ; VNI : ventilation non invasive ; FR : fréquence respiratoire

ANTIPALUDÉENS (9)

Artésunate

MALACEF				
Traitement de 3 jours : 2,4 mg/kg avec un débit de 3 mL/min 3 administrations à 12 h d'intervalle puis toutes les 24 h Un relais *per os* est à réaliser dès que possible à l'issue des 3 j	1 fl. pdre/solvant pour sol. inj.	ATU	I	NR

Ce médicament est disponible sous ATU nominative, cela implique des démarches de prescription, d'information du patient et de pharmacovigilance spécifiques en relation avec le pharmacien et l'ANSM.

PROPRIÉTÉS

Dérivé hémisynthétique de l'artémisinine. La présence de l'ester de succinate lui confère une solubilité compatible avec la réalisation de cette forme injectable par voie IV.

INDICATIONS

Traitement en première intention de l'accès palustre grave à *Plasmodium falciparum*.

CONTRE-INDICATIONS

Allergie à l'**artésunate** ou un des dérivés de l'artémisinine.
Grossesse (sauf en cas de bénéfice jugé supérieur au risque), allaitement.

PRÉCAUTIONS D'EMPLOI

Un suivi hématologique est à réaliser en raison des effets indésirables potentiels.
Les examens suivants doivent être réalisés à J3, J7, J14, J21 et J28 : NFS, taux de réticulocytes, de LDH et d'haptoglobine. En cas d'anémie, un bilan étiologique doit être réalisé.

EFFETS INDÉSIRABLES

Caractéristiques des dérivés de l'artémisinine : rash, prurit, toux, vertiges, acouphènes, vomissements, diarhées, douleurs abdominales, bradycardie, allongement de l'intervalle QT, fièvre, céphalées, insomnies, asthénie, polyurie.
Anomalies biologiques notables : anémie avec abaissement réversible du taux de réticulocytes, augmentation transitoire des transaminases hépatiques.

PALUDISME (10)

Un accès palustre peut survenir malgré une chimioprophylaxie bien suivie. La durée d'incubation minimale est de 7 j.

- Hospitalisation en soins intensifs.
- Urgence thérapeutique +++.

Artésunate IV (***MALACEF***) : en ATU, 2,4 mg/kg à 0, 12 et 24 h, puis toutes les 24 h pendant 3 j.
En 2e intention ou si **artésunate** IV non disponible : **quinine** IV (***QUINIMAX***) : après une dose de charge de 16 mg/kg au cours de la 1re perf. : 24 mg/kg/j de **quinine** base en 3 perf. de 4 h diluée dans du glucosé avec changement de seringue électrique toutes les 8 h (dose maximale de 1 800 mg/j). En cas d'insuffisance rénale : diminuer la dose à 48 h de traitement. Surveiller la quininémie (8-15 mg/L). Surveiller la glycémie toutes les 4 h.
Dans tous les cas, relai oral dès que possible, de préférence par une association contenant un dérivé d'artémisinine (***RIAMET*** ou ***EURARTESIM***).

Cas particuliers

Femmes enceintes : seule la **quinine** peut être prescrite mais l'**artésunate** peut être utilisé pendant le 1er trimestre si le bénéfice escompté est supérieur au risque potentiel pour le fœtus. Des données récentes suggèrent une innocuité des dérivés de l'artémisine (***EURARTESIM*** et ***RIAMET***) chez les femmes enceintes aux 2e et 3e trimestres.

Risque de souche de moindre sensibilité à la **quinine** (certaines zones d'Asie du Sud-Est et d'Amazonie) : **arthéméter-luméfantrine** (***RIAMET***) ou **artésunate** IV (***MALACEF***).

ANTIPALUDÉENS (10)

Pipéraquine + dihydroartémisinine

EURARTESIM						
1 prise/j pendant 3 j consécutifs à heure fixe avec de l'eau et à distance > 3 h de toute prise alimentaire La posologie est à adapter en fonction du poids du patient puisque le traitement est possible dès 5 kg de poids corporel 24-≤ 36 kg : 640 mg/80 mg 36-≤ 75 kg : 60 mg/120 mg 75-100 kg : 1 280 mg/160 mg Il est possible d'effectuer 2 cures au maximum en 12 mois et à 2 mois d'intervalle minimum	12 cp. séc. 320 mg/40 mg	37,35	I	65 %	3,11

PROPRIÉTÉS

Demi-vie : 22 j.

La **pipéraquine** est un analoque structural de la **chloroquine** contenant deux noyaux quinoléiques chlorés et ce composé possède une bonne activité sur les souches de *Plasmodium* résistantes à la **chloroquine**.

La **dihydroartémisinine** est le second **antipaludéen** présent dans cette spécialité, il peut être également nommé arténimol.

INDICATIONS

Traitement du paludisme non compliqué à *P. falciparum* dès l'âge de 6 mois et pour un poids ≥ 5 kg.

CONTRE-INDICATIONS

Hypersensibilité à la **pipéraquine** ou la **dihydroartémisinine**.

Paludisme sévère.

Risque d'allongement ou allongement avéré de l'intervalle QT d'origine physiopathologique ou iatrogène.

En cas d'arythmie et de des troubles électrolytiques suivants : hypokaliémie, hypocalcémie et hypomagnésémie.

PRÉCAUTIONS D'EMPLOI

Une surveillance cardiaque par ECG doit être réalisée au plus tôt puis réitérée régulièrement.

La prise alimentaire lors de la prise augmente l'absorption et présente un risque de toxicité.

Il n'y a pas de données disponibles à ce jour concernant les patient agés ≥ 65 ans ou présentant une insuffisance rénale/hépatique.

EFFETS INDÉSIRABLES

Les plus fréquents : anémie, céphalées, allongement de l'intervalle QTc, tachycardie, asthénie, fièvre, toux, troubles intestinaux, syndrome grippal, arthralgies, myalgies, anomalies du bilan hépatique.

INTERACTIONS MÉDICAMENTEUSES

Avec les médicaments allongeant l'intervalle QT.

Les inhibiteurs du CYP3A4 présente un risque de surdosage toxique alors que les inducteurs de ce CYP peuvent rendre inefficace le traitement.

Deux autres CYP sont touchés par l'***EURARTESIM*** : inhibition légère des CYP2C19 et CYP1A2.

PALUDISME (11)

P. falciparum*

Recherche de signes de gravité

- Troubles de la conscience (même minimes), convulsions
- Choc, défaillance respiratoire
- Syndrome hémorragique
- Hémoglobinurie, ictère ou bilirubine totale > 50 µmol/L
- Hb < 7 g/dL
- Créatininémie > 265 µmol/L
- Glycémie < 2,2 mmol/L
- Parasitémie > 4 %
- Hyperlactatémie, acidose métabolique

OUI → **Avis du réanimateur** pour hospitalisation en urgence en :
- réanimation
- unité de surveillance continue
- unités spécialisées

Traitement par **artésunate** ou **quinine** en perfusion IV

→ Dès amélioration → Hospitalisation ou en ambulatoire ?

NON → **Vomissements ?**

OUI →
- Hospitalisation en urgence
- **Quinine** perfusion IV
- **Artésunate**

NON → **Hospitalisation ou en ambulatoire ?**

- Patient adulte, diagnostic parasitologique fiable
- Absence de facteur de risque de mauvaise observance, bonne compréhension
- Absence de facteur de risque associé (isolement, patient âgé, pathologie associée notamment cardiologique, splénectomie, grossesse, etc.)
- Proximité d'un hôpital, contact médical identifié, n° téléphone fourni
- Disponiblité <u>immédiate</u> de l'**antipaludéen** prescrit (pharmacie ou service des urgences)
- Suivi possible à H72 et J7
- Plaquettes > 50 000/mm³, hémoglobine > 10 g/dL créatininémie < 150 µmol/L
- Parasitémie < 2 %

Si <u>**tous**</u> les critères sont vérifiés
Traitement ambulatoire possible
- **dihydroartémisine-pipéraquine**
- **artéméther-luméfantrine**
- **atovaquone-proguanil**
- **quinine**
- **méfloquine**

Si 1 seul critère pas vérifié
Hospitalisation
- **dihydroartémisine-pipéraquine**
- **artéméther-luméfantrine**
- **atovaquone-proguanil**
- **méfloquine**

→ **Suivi avec frottis-goutte épaisse à H72, J7 et J28**

* si biparasitisme ou espèce non précisée, traiter comme un *P. falciparum*

ANTIPALUDÉENS (11)

Interactions médicamenteuses entre antipaludéens et immunosuppresseurs *

	Modification de l'exposition (AUC **) de la **ciclosporine**	du **tacrolimus**	du **sirolimus**	du **mycophénolate mofétil**	Métabolisme par le CYP3A4
Chloroquine	Oui	Non ***	Non	Non	Oui
Proguanil	Non	Non	Non	Non	Non
Atovaquone	Non	Non	Non	Non	Non
Méfloquine	Non	Non	Non	Non	Non
Doxycycline	Oui ****	Non	Non	Non	Non

Adaptation des doses d'antipaludéens chez l'insuffisant rénal

Clairance de la créatinine (mL/min)	90-60	60-30	30-15	< 15 et hémodialyse	Dialyse péritonéale continue ambulatoire
Chloroquine ***NIVAQUINE***	100 à 50 mg/j	60-40 mL/min : 50 mg/j 40-30 mL/min : 50 à 25 mg/j	25 mg/j	12,5 mg/j après la séance	12,5 mg/j
Proguanil ***PALUDRINE***	200 mg/j	100 mg/j	50 mg toutes les 48 h	50 mg/sem. après la séance	50 mg/sem.
Choroquine + proguanil ***SAVARINE***	80-90 mL/min : 1 cp./j 60-80 mL/min : administrer les 2 principes actifs séparément	60-40 mL/min : 1/2 cp. 40-30 mL/min : administrer les 2 principes actifs séparément	Administrer les 2 principes actifs séparément		
Proguanil + atovaquone ***MALARONE***	1 cp./j	Adaptation impossible de l'**avotaquone** Choisir une alternative			
Méfloquine ***LARIAM***	250 mg/sem.			250 mg/sem. après la séance	250 mg/sem
Doxycycline ***DOXYPALU***	100 mg/j			100 mg/j Non dialysable	100 mg/j

* ICAR 2006, www.soc-nephrologie.org/ICAR/lettre.htm
** Aire sous la courbe
*** Pas de cas rapportés, mais une interaction est théoriquement possible par analogie avec la **ciclosporine** ou par interaction au niveau des transporteurs
**** Cas isolé

PALUDISME (12)

Qui hospitaliser en réanimation ?

Les adultes ayant au moins 1 critère de gravité :

- *Unité lourde* : coma (score de Glasgow < 11), convulsions répétées, défaillance respiratoire, circulatoire, acidose métabolique et/ou hyperlactatémie, hémorragie grave, insuffisance rénale nécessitant un épuration, parasitémie > 15 %.
- *Unité de surveillance continue* :
  – risque d'aggravation rapide (confusion/obnubilation, convulsion isolée, hémorragie mineure, ictère franc isolé, parasitémie entre 10 et 15 %, insuffisance rénale modérée, anémie isolée bien tolérée) ;
  – patients vulnérables (âgé, comorbidités, co-infection bactérienne, traitement par quinine IV).
- *Unité de médecine* : aucun précédent, y compris parasitémie isolée < 10 %, ictère isolé.

Les enfants :

- *Réanimation* : un critère de gravité OMS : prostration, dysfonction d'organe (trouble de conscience, convulsions, dyspnée ou défaillance circulatoire), hypoglycémie.
- *Soins continus ou en pédiatrie générale* : absence de ces signes de gravité y compris en cas de parasitémie isolée < 10 %.

Critères de gravité de l'accès palustre à *P. falciparum* (OMS) *

Signes mineurs

- Obnubilation ou prostration.
- Parasitémie ≥ 5 % chez un sujet non immun.
- Ictère avec bilirubinémie > 50 µmol/L.
- Hyperthermie (> 41 °C) ou hypothermie (< 36 °C).

Signes majeurs

- Troubles de conscience.
- Crises convulsives généralisées répétées.
- Collapsus.
- Hémoglobinurie massive.
- Hémorragie diffuse, coagulation intravasculaire disséminée.
- Syndrome de détresse respiratoire aiguë, pneumopathie associée.
- Insuffisance rénale (diurèse < 400 mL, créatininémie > 265 µmol/L).
- Acidose métabolique (pH < 7,25, bicarbonates < 15 mmol/L).
- Hypoglycémie < 2,2 mmol/L.

* NB : Les vomissements imposent un recours à la **quinine** intraveineuse.

PALUDISME (13)

Critères de la prise en charge ambulatoire chez l'adulte

Tous les critères suivants doivent être vérifiés :

- Diagnostic parasitologique fiable (contact direct entre clinicien et biologiste).
- Pas de situation d'échec d'un premier traitement.
- Paludisme simple, sans aucun signe de gravité (*cf.* Encadré).
- Pas de trouble digestif (vomissement, diarrhée importante).
- Parasitémie < 2 %.
- Plaquettes > 50 000/mm³.
- Hémoglobine > 10 g/dL.
- Créatininémie < 150 µmol/L.
- Absence de facteur de risque : sujet physiologiquement âgé, fragilisé par une maladie sous-jacente, notamment cardiopathie, splenectomie.
- Pas de grossesse.
- Patient entouré.
- Garantie d'une bonne observance et d'une bonne compréhension des modalités du traitement (déficit intellectuel, difficultés linguistiques, etc.)
- Garantie d'une délivrance immédiate du traitement à la pharmacie (enquête économique auprès du patient, disponibilité d'un stock d'antipaludiques dans les pharmacies de proximité).
- Résidence à proximité d'un établissement hospitalier, contact médical identifié, n° de téléphone fourni.
- Possibilité d'une consultation de suivi à J3, J7 et J28 (à défaut, possibilité d'appel téléphonique pour s'enquérir d'une évolution favorable).

Critères de la prise en charge ambulatoire chez l'enfant

Une hospitalisation durant toute la durée du traitement est recommandée chez le grand enfant, pour des traitements d'une durée > 24 h.

Un traitement à domicile est possible après prise en charge initiale dans une unité d'hospitalisation de courte durée si :

- bon déroulement des premières prises de traitement ;
- fiabilité du milieu familial ;
- possibilité de revoir l'enfant en consultation à J3 (H72), J7 (si parasitologie + à J3) et J28 ;
- tous les critères adultes sont réunis.

CONSENSUS

[1] Recommandations sanitaires pour les voyageurs, *INVS*, 2015.
[2] Protection personnelle antivectorielle – protection contre les insectes piqueurs et les tiques, *SMV et SFP*, 2010.

PARASITOSES DIGESTIVES (1)

Six helminthiases constituent les plus fréquentes parasitoses digestives. Rares en France, elles représentent un problème de santé publique dans les pays en voie de développement. Elles se transmettent par voie fécale-orale (sauf les tæniases). Le diagnostic se fait par la découverte des œufs ou des larves dans les selles. Ascaridiose, ankylostomose et anguillulose s'accompagnent d'une éosinophilie sanguine évocatrice.

Oxyurose

Enterobius vermicularis est le nématode responsable de la plus fréquente et de la plus bénigne helminthiase. Les adultes femelles qui vivent dans le cæcum pondent leurs œufs la nuit près de la marge anale. Ceci entraîne un prurit qui favorise la contamination manuportée. Les œufs sont suffisamment légers pour être véhiculés par la poussière. L'oxyurose est cosmopolite et fréquente chez les enfants et leur entourage.

Diagnostic

- Asymptomatique ou prurit anal.
- « Scotch-test » : recherche des œufs par l'application de ruban adhésif le matin avant la toilette sur la marge anale secondairement collé sur une lame pour examen microscopique.
- Les adultes peuvent être parfois découverts dans les selles (test moins sensible).
- L'hyperéosinophilie est inconstante.

Traitement

- Traiter tout l'entourage.
- Couper les ongles courts, se laver les mains.
- Laver tout le linge souillé le jour du traitement.
- Au choix : ***FLUVERMAL*** 100 mg en 1 prise quel que soit le poids, ***COMBANTRIN*** 12,5 mg/kg en 1 prise, ***ZENTEL*** 200 mg en 1 prise quel que soit l'âge.

Refaire une 2ᵉ cure 15 j plus tard.

Contrôle parasitologique à 1 mois.

Ascaridiose

Ascaris lombricoides est un nématode qui mesure à l'état adulte plus de 15 cm de long, vit dans l'intestin grêle. Il se nourrit du contenu intestinal. Les œufs libérés dans les selles peuvent rester plusieurs années dans le milieu extérieur. Après ingestion de nourriture souillée, des larves se développent dans l'intestin, traversent la paroi digestive et atteignent par voie sanguine les poumons. Elles remontent la trachée jusqu'à l'œsophage où elles sont dégluties pour accéder à l'intestin et atteindre le stade adulte.

Diagnostic

- Syndrome de Loeffler avec éosinophilie pendant la phase pulmonaire ; nausées, anorexie, troubles digestifs à la phase d'état. Complications : occlusion intestinale ; migration vers le cholédoque, le nez, l'urètre ; perforation digestive ; contribue à la malnutrition en pays pauvres.
- Sérologie à la phase de migration, découverte des œufs à l'examen des selles à la phase d'état.

Traitement

- Au choix : ***VERMOX*** 200 mg x 2/j pendant 3 j, ***FLUVERMAL*** 100 mg x 2/j pendant 3 j, ***COMBANTRIN*** 10 mg/kg en 1 prise, ***ZENTEL*** 400 mg en 1 prise.
- Contrôle parasitologique à 2 mois.

ANTI-HELMINTHIQUES (1)

Flubendazole

FLUVERMAL					
Oxyurose (en 1 prise unique à renouveler 2-3 sem. plus tard) E. : 100 mg, A. : 200 mg *Ascaridiose, trichocéphalose, ankylostomose* : A. et E. : 100 mg x 2/j pendant 3 j	6 càc (fl. 100 mg/càc) 6 cp. séc. 100 mg	2,82 2,53		65 % 65 %	0,47 0,42

PROPRIÉTÉS

Dérivé du mébendazole actif sur les helminthes.

INDICATIONS

– Oxyurose : enfants : croquer 1 cp. à 100 mg (quel que soit l'âge). Adultes : 200 mg en 2 prises espacées de 10-12 h. Renouveler la cure après 2 à 3 sem. pour éviter l'autoréinfestation. Traiter les autres membres de la famille + mesures hygiéno-diététiques.

– Ascaridiose, trichocéphalose, ankylostomose : 200 mg/j pendant 3 j à prendre en 2 prises espacées de 10-12 h.

CONTRE-INDICATIONS

Grossesse : innocuité non établie.

EFFETS INDÉSIRABLES

Occasionnels : nausées, diarrhées, douleurs abdominales, migration de l'ascaris à travers la bouche et le nez.

Pyrantel (pamoate)

COMBANTRIN					
Ascaridiase, oxyurose (en 1 prise *per os*) : 10 mg/kg en 1 prise *per os*) : 10 mg/kg en 1 prise unique *Ankylostomose* et *nécateriose* : 2 cp. pour 10 kg pendant 2-3 j	6 cp. séc. 125 mg 6 mes. (susp. buv. 125 mg/mes.)	1,96 2,26		65 % 65 %	0,33 0,38
HELMINTOX					
Idem **COMBANTRIN** + *Trichinose* : 10-15 mg/kg en 1 prise unique	6 cp. séc. 125 mg 3 cp. séc. 250 mg 6 mes. (susp. buv. 125 mg/mes.)	1,73 1,73 1,55		65 % 65 % 65 %	0,29 0,58 0,26

PROPRIÉTÉS

Anti-helminthiques paralysant les vers qui vont être éliminés par le péristaltisme intestinal.

INDICATIONS

– Oxyurose, ascaridiase et ankylostomose peu sévère à *Ankylostoma duodenale* : 10 mg/kg en 1 prise.

– Ankylostomose sévère à *A. duodenale* ou nécateriose *Necator americanus* : 1 à 2 cp./10 kg pendant 2-3 j consécutifs.

CONTRE-INDICATIONS

Grossesse : innocuité non établie.

Insuffisance hépatique.

Association à la **pipérazine**.

EFFETS INDÉSIRABLES

Troubles digestifs (15 %) : anorexie, nausées, vomissements, diarrhées, douleurs abdominales.

Rares : céphalées, somnolence, vertiges, rashs, élévation modérée et transitoire des transaminases.

PARASITOSES DIGESTIVES (2)

Trichocéphalose

Trichuris trichiuria est un nématode qui vit à l'état adulte fixé dans la muqueuse cæcale. Son cycle est très proche d'*Ascaris*. Les enfants peuvent être infestés massivement.

Diagnostic

- Asymptomatique ou diarrhée chronique favorisant la dénutrition et le retard de croissance. Prolapsus rectal en cas d'infestation massive.
- Découverte des œufs dans les selles.

Traitement

- Au choix : ***FLUVERMAL*** 100 mg x 2/j pendant 3 j, ***ZENTEL*** 200 à 400 mg en 1 prise.
- Contrôle parasitologique à 1 mois.

Ankylostomose

Necator americanus et *Ankylostoma duodenale* sont responsables dans les régions intertropicales de l'infestation de 20 à 70 % de la population. Leurs œufs qui résident dans le sol donnent des larves capables de traverser activement la peau de l'hôte. Elles gagnent la circulation sanguine puis le poumon pour être enfin déglutis vers le duodénum. Après s'être fixés par leur large bouche dans la muqueuse duodénale, les adultes se nourrissent du sang de l'hôte.

Diagnostic

- Dermatite et syndrome de Loeffler pendant la phase d'invasion ; douleurs abdominales, nausées, anémie par carence martiale, œdèmes.
- Découverte des œufs dans les selles.

Traitement

- Au choix : ***VERMOX*** 200 mg x 2/j (adultes) ou 3 mg/kg/j (enfants) pendant 3 j, ***FLUVERMAL*** 100 mg x 2/j pendant 3 j, ***COMBANTRIN*** 12,5 mg/kg/j (ou 3 cp. à 125 mg x 2/j chez l'adulte) pendant 2 j, ***ZENTEL*** 400 mg en 1 prise.

Contrôle parasitologique à 1 mois.

Anguillulose

Strongyloides stercoralis vit dans les pays tropicaux (y compris les Antilles françaises). Le cycle parasitaire est très proche de celui des ankylostomes. Des réinfestations sont possibles et expliquent la persistance de la maladie pendant plusieurs décennies (une hyperéosinophilie chronique). À l'occasion d'une immunodépression (corticothérapie), une forme généralisée peut survenir (anguillulose maligne) dont l'évolution est souvent mortelle.

Diagnostic

- À la phase de migration : syndrome de Loeffler possible ; à la phase d'état : asymptomatique, troubles digestifs, diarrhée.
- Hyperéosinophilie oscillante.
- Découverte des larves dans les selles par la technique de concentration de Baermann (excrétion intermittente nécessitant ≥ 3 examens de selles).
- Sérologie peu sensible et peu spécifique.

Traitement

- Au choix : **ivermectine** ***STROMECTOL*** 200 µg/kg (12 mg chez l'adulte) en 1 prise unique (85-90 % de guérison) ou ***ZENTEL*** 10 mg/kg pendant 7 j pour une efficacité équivalente car à la dose de l'AMM (1 cp./j x 3 j), l'efficacité est de 40 %.
- Contrôle parasitologique tous les mois pendant 6 mois.

> Un traitement prophylactique est nécessaire avant un traitement par **corticoïde** ou **immunosuppresseur** chez un malade issu d'une zone d'endémie.

ANTI-HELMINTHIQUES (2)

Albendazole

ZENTEL						
Ascaridiose, oxyurose, trichocéphalose, ankylostomose : 400 mg en 1 prise orale à renouveler 15-20 j plus tard A. et E. > 2 ans (oxyure : 200 mg suffisent chez l'enfant de 2-6 ans) *Strongyloïdose* : 800 mg/j x 3 j à renouveler 2-3 sem. plus tard *Neurocysticercose* : 5 mg/kg/j en 2-3 prises x 8 j associées à une coticothérapie	1 cp. 400 mg 1 fl. susp. buv. 400 mg	2,92 3,19	II II	65 % 65 %	2,92 3,19	
ESKAZOLE						
Idem ***ZENTEL***	56 cp. 400 mg	HOP	II			

PROPRIÉTÉS

Dérivé des benzimidazoles, inhibiteur de la polymérisation de la β-tubuline qui agit sur de nombreux cestodes et nématodes.

INDICATIONS

– Ascaridiose (90 % de succès), oxyurose (100 % de succès), ankylostomose (70-90 % de succès), trichocéphalose (35-72 % de succès).
– Strongyloïdose (90 % de succès).
– Neurocysticercose active (80-90 % de succès).
– Hydatidose en complément du geste chirurgical.
– Proposé dans la trichinose et la *larva migrans*.

CONTRE-INDICATIONS

Grossesse et **allaitement**.

PRÉCAUTIONS D'EMPLOI

Ingérer au cours des repas pour améliorer la tolérance digestive.
Renouveler la cure 2 à 3 sem. plus tard.

EFFETS INDÉSIRABLES

Rares : nausées, vomissements, diarrhée, douleurs abdominales, élévation des transaminases, rashs, prurit, céphalées, convulsions, alopécies, leuconeutropénie, migration de l'ascaris à travers la bouche.

PARASITOSES DIGESTIVES (3)

Tæniase

Taenia saginata (tænia du bœuf) et *Taenia solium* (tænia du porc) sont des vers segmentés qui sont fixés dans l'intestin grêle et libèrent des segments (ou anneaux) contenant des œufs. Ils se nourrissent par osmose et peuvent persister pendant plusieurs années. La contamination se fait en consommant des viandes contaminées insuffisamment cuites. Leur distribution est cosmopolite mais le tænia du bœuf est le plus fréquent.

Diagnostic

- Asymptomatique ou troubles digestifs modérés. Complications possibles en raison de localisation extradigestive du tænia du porc (cysticercose). La neurocysticercose est ainsi la 1re cause d'épilepsie secondaire au Mexique.
- Hyperéosinophilie modérée.
- Découverte des œufs de *T. saginata* dans les selles ou de ses anneaux dans les selles ou les sous-vêtements. Les anneaux de *T. solium* sont mélangés aux matières fécales et nécessitent un examen parasitologique des selles.

Traitement

Au choix : **praziquantel** (***BILTRICIDE***) 10-15 mg/kg en une prise, ou **niclosamide** (***TRÉDÉMINE***) 4 cp. après 7 ans, 2 cp. entre 2 et 7 ans, 1 cp. avant 2 ans en 2 prises espacées de 1 h à mastiquer lentement à jeun et à avaler avec un peu d'eau, chez un malade au repos ; puis attendre avant de s'alimenter.

Cysticercose : **albendazole** (***ZENTEL***) 15 mg/kg/j x 8 j ou **praziquantel** (***BILTRICIDE***) 50 mg/kg en 2 prises pendant 15 j. Associer une corticothérapie. Traitement chirurgical dans les formes graves.

Autres tænias

Hymenolepsis nana ou petit tænia (15 mm), de découverte souvent fortuite se traite par **praziquantel** (***BILTRICIDE***) 15-20 mg/kg en une prise, *Diphyllobothrium latum* (4-9 m de long), tænia des poissons, se traite par **niclosamide** (***TRÉDÉMINE***) : voir ci-dessus.

ANTI-HELMINTHIQUES (3)

Niclosamide

TRÉDÉMINE					
En 2 prises *per os* à 1 h d'intervalle à jeun depuis la veille *Tæniases* : A. et E. > 7 ans : 2 cp. x 2 E. < 7 ans : 1 cp. x 2 E. > 2 ans : 1/2 cp. x 2	4 cp. 500 mg	3,08	II	65 %	0,77

PROPRIÉTÉS

Cestocide actif sur de nombreux vers qui parasitent le tube digestif *Taenia saginata*, *T. solium*, *Hymenolepsis nana*, *H. diminuta*, *Diphyllobotrium latum* (botriocéphalose) ainsi que sur les tænias des chiens et des herbivores. Très peu absorbé par le tube digestif, actif directement sur les vers adultes (peu sur les formes jeunes) par inhibition de la phosphorylation oxydative.

INDICATIONS

– Tænias : administrer un purgatif salin après la 2e prise dans le traitement du *T. solium* pour diminuer le risque d'autoinfestation (ou utiliser la **praziquantel** qui agit sur les larves).

– Hymenolepsis : poursuivre le traitement du 1er jour par un traitement quotidien à demi-dose pendant 6 j (ou utiliser le **praziquantel**).

CONTRE-INDICATIONS

Absorption d'alcool.

PRÉCAUTIONS D'EMPLOI

Mâcher les comprimés et les avaler sans absorption d'eau.

EFFETS INDÉSIRABLES

Rares : nausées, douleurs abdominales, vomissements, rash.

INTERACTIONS MÉDICAMENTEUSES

Aucune.

ANTI-HELMINTHIQUES (4)

■ Ivermectine

STROMECTOL					
En 1 prise unique à jeun sans manger les 2 h qui suivent A. et E. : 200 mg/kg	4 cp. 3 mg 20 cp. 3 mg	 18,72	II II	NR 65 %	 0,94

PROPRIÉTÉS

Anti-helminthique qui bloque la transmission intersynaptique via le GABA et agit sur de nombreux nématodes (anguillule, *larva migrans*) et certaines filaires (onchercercose, filariose lymphatique).

PHARMACOCINÉTIQUE

Usage *per os*, excellente absorption digestive, métabolisation mal connue, excrétion biliaire, faible passage transplacentaire.

INDICATIONS

– Anguillulose gastro-intestinale (200 µg/kg en 1 prise).
– Gale (200 µg/kg en 1 prise).
– Onchocercose.
– Loase.
– Filariose à *W. bancrofti* et *B. malayi*.

CONTRE-INDICATIONS

Grossesse et **allaitement**.
Allergie connue.

PRÉCAUTIONS D'EMPLOI

Déconseillée chez les enfants de moins de 5 ans.
Risque de réaction sévère en cas d'infestation majeure.
Pas d'évaluation du traitement de l'anguillulose chez l'immunodéprimé.

EFFETS INDÉSIRABLES

En début de traitement : fièvre, prurit, céphalées, éruptions cutanées, asthénie, adénopathies, nausées, vomissements, douleurs abdominales, anorexie, constipation, étourdissements, vertiges, somnolence, tremblements, hyperéosinophilie, augmentation ALAT ou phosphatases alcalines.

INTERACTIONS MÉDICAMENTEUSES

Aucune.

NOTES

RAGE (1)

Virologie

La rage est une zoonose mondiale due à un virus neurotrope (genre Lyssavirus). Après inoculation, le virus gagne les nerfs périphériques puis remonte vers le système nerveux central avec un délai qui dépend de l'inoculum et du site de la morsure. Pendant cette latence (période d'incubation), il est possible de prévenir la maladie par un traitement spécifique. Les premiers signes débutent par une douleur ou des paresthésies dans le territoire d'inoculation quand le virus se multiplie dans les ganglions spinaux. L'encéphalite fatale se développe peu après avec une diffusion centrifuge du virus principalement vers les glandes salivaires.

Épidémiologie

La contamination humaine se fait par les mammifères infectés qui constituent le réservoir de la maladie.

Les chiens sont responsables de > 99 % des cas de rage animale et humaine dans le monde à l'exception de l'Europe et de l'Amérique du Nord où ce sont des mammifères sauvages (renard, putois, etc.). La contamination se fait par morsure, exceptionnellement par voie aérienne. La rage des chauve-souris est en augmentation en Europe. Le virus ne traverse pas la peau saine.

Clinique

> Toute morsure doit être considérée comme enragée jusqu'à preuve du contraire.

- **Incubation** entre 20 et 90 j, 95 % des cas dans l'année.
- **Phase prodromique** (2-10 j) non spécifique.
- **Phase neurologique aiguë** : forme paralytique flasque ou forme furieuse (état d'agitation majeure fébrile avec hydrophobie et aérophobie).
- **Décès** dans tous les cas en 3-4 j.

Diagnostic

Intra-vitam : recherche du virus (antigène rabique par immunofluorescence) dans la salive ou dans des biopsies de follicules pileux de la nuque.

Post-mortem : recherche d'antigène rabique dans le tissu cérébral, inoculation de broyats sur culture cellulaire.

Conduite à tenir après une morsure [1]

Diagnostic de la rage chez l'animal

- *Animal capturé* : surveillance pendant 14 j des chats et des chiens (3 certificats à J1, J7, J14) ou 28 j en cas d'animal sauvage.

  Si la rage ne s'est pas déclarée après ce délai, l'animal n'était pas infecté.
- *Animal mort ou tué* : la tête doit être adressée dans la glace à l'Institut Pasteur pour recherches virales.

Traitement local

- Urgence thérapeutique.
- Laver immédiatement la plaie à l'eau savonneuse, rincer à l'eau pure et désinfecter avec un **antiseptique** (***BÉTADINE***).
- Pas de suture sauf pronostic fonctionnel ou esthétique. Prophylaxie antitétanique selon le statut vaccinale.
- Antibiothérapie par ***AUGMENTIN*** en prévention primaire d'une infection à pyogènes.

VACCIN ANTIRABIQUE (1)

■ Vaccin antirabique

VACCIN RABIQUE PASTEUR					
Vaccin IM dans le deltoïde *Cf.* Posologie Réfrigérateur	1	fl. pdre. + amp. 0,5 mL solv.		I	NR
RABIPUR					
Vaccin IM dans le deltoïde *Cf.* Posologie Réfrigérateur	1	fl. pdre. + amp. 1 mL solv.		I	NR

■ Immunoglobuline antirabique

FAVIRAB					
Réfrigérateur Prophylaxie post-exposition grave de la rage Toujours en association avec la 1re dose de **vaccin antirabique** Dose totale administrée : 40 UI/kg *Cf.* Posologie	1	inj. 5 mL (1000 UI)	HOP	I	

PROPRIÉTÉS

Vaccin antirabique : vaccin viral inactivé préparé à partir de virus cultivés sur cellules Vero.
FAVIRAB : fragments d'immunoglobuline équine antirabique, neutralisant le virus avant atteinte des terminaisons nerveuses

POSOLOGIE

Vaccin antirabique :
Traitement spécifique après exposition, 2 schémas possibles : 1 dose à J0, J3, J7, J14, J28, ou 2 doses à J0 en 2 sites différents puis 1 dose à J7 et à J21. Faire systématiquement 2 rappels à 3 j d'intervalle chez les sujets vaccinés.
Traitement préventif : 1 dose IM à J0, J7 et J21 ou J28 et rappels en cas de morsure ou à 1 an et tous les 5 ans si nécessaire.
Immunoglobuline antirabique :
Dose totale administrée : 40 UI/kg réparties comme suit
– Injections IM autour et dans les blessures si possible (dilution de la dose parfois nécessaire au 1/2 ou 1/3 dans du NaCl 0,9 % si nombre de blessures élevé).
– Puis injection du surplus en 1 seule inj. IM à un site distant du vaccin.

CONTRE-INDICATIONS

FAVIRAB : allaitement.

PRÉCAUTIONS D'EMPLOI

Ne pas réaliser de vaccination préventive pendant une affection fébrile ou la grossesse.
Premiers soins post-exposition : laver et nettoyer immédiatement et abondamment pendant 15 min la plaie avec de l'eau et du savon, du détergent, de la povidone iodée ou tout autre substance ayant une action létale prouvée sur le virus de la rage.
À associer à un traitement antitétanique ou antibiotique si nécessaire.

EFFETS INDÉSIRABLES

Réactions bénignes (10-15 %) : induration et érythème local, asthénie transitoire, céphalées, fébricule de durée < 24 h.
Risque allergique avec ***FAVIRAB*** (protéines hétérologues), notamment en cas d'allergie au contact des chevaux : hypotension, dyspnée, urticaire, éruption, plus rarement choc anaphylactique. Une réaction retardée peut apparaître 6 j après traitement.

INTERACTIONS MÉDICAMENTEUSES

Corticoïdes : susceptibles d'atténuer la réponse immunitaire.

RAGE (2)

Traitement spécifique après exposition

- À décider en centre antirabique.
- Maladie professionnelle, déclaration obligatoire.
- Toute morsure doit être considérée comme une exposition au virus rabique jusqu'à preuve du contraire.
- Urgence thérapeutique si l'animal est manifestement enragé. Aucune contre-indication vaccinale.
- Décider de la sérothérapie ou de la vaccination en fonction du risque endémique, de l'animal en cause, du siège et des circonstances de la morsure (*cf.* Tableau), et de la possibilité du diagnostic de la rage chez l'animal en cause.
- On peut différer le traitement en cas de diagnostic de certitude sous 48 h, ou de morsure avec un chien parfaitement vacciné qui peut être gardé en observation 10 j.
- Sérothérapie : uniquement en urgence en cas de morsure grave par un animal manifestement enragé dans un délai < 7 j par immunoglobulines humaines antirabiques 20 UI/kg. Infiltrer la plaie et le pourtour, le reste est administré en IM à un autre site que le vaccin. Inutile en cas de vaccination pré-exposition bien conduite.
- Traitement curatif : il doit être réalisé le plus tôt possible en IM dans le deltoïde selon 2 schémas : 1 dose à J0, J3, J7, J14, J28, ou 2 doses à J0 en 2 sites différents puis 1 dose à J7 et à J28 (sauf immunodéprimés et immunoglobulines). En cas de vaccination préalable : une dose à J0 et J3 sans sérothérapie, à condition que la vaccination préventive ait été parfaitement faite et que le titre d'anticorps sérique soit satisfaisant.
- Surveillance sérologique semestrielle avec rappel si concentration < 0,5 UI/mL chez les professionnels fréquemment exposés (personnel de laboratoire diagnostique ou production de vaccin) ; annuelle chez les autres professionnels moins exposés (vétérinaire, garde-forestiers, etc).

Prophylaxie de la rage humaine [1]

Mesures générales

Éviter les contacts avec les animaux errants et sauvages, abattage des animaux malades et suspects, vaccination des animaux domestiques, sauvages, des voyageurs aventureux en zone endémique, spéléologues et catégories professionnelles exposées.

Vaccination préventive

Séjour prolongé ou aventureux et en situation d'isolement dans un pays à haut risque (surtout en Asie et notamment en Inde et Chine). Recommandée en particulier chez les jeunes enfants dès l'âge de la marche. Trois injections à J0, J7, J21 ou J28.

Il n'y a pas de rappels systématiques à prévoir en pré-exposition pour les voyageurs ayant complété cette série primaire d'injections mais, en cas d'exposition avérée ou suspectée, 2 injections de rappel espacées de 3 j devront être faites impérativement et le plus tôt possible.

CONSENSUS

[1] WHO Guide for Rabies Pre and Post-exposure Prophylaxis in Humans, *OMS*, 2010.

VACCIN ANTIRABIQUE (2)

La vaccination antirabique curative se fait uniquement dans les centres de traitement antirabique.

Tableau décisionnel du traitement antirabique après exposition

NATURE DU CONTACT	TRAITEMENT RECOMMANDÉ SELON QUE L'ANIMAL* EST PRÉSUMÉ ENRAGÉ, QUE LA RAGE EST CONFIRMÉE, OU QUE L'ANIMAL NE PEUT ÊTRE PLACÉ EN OBSERVATION
Contact ou alimentation de l'animal	Aucun si une anamnèse fiable peut être obtenue
Peau découverte mordillée Griffure bénigne ou excoriations sans saignement Léchage sur peau érodée	Administrer le vaccin immédiatement** Arrêter le traitement si l'animal est en bonne santé après 10 j d'observation*** ou si après euthanasie, la recherche de rage est négative
Morsure ou griffure ayant traversé la peau Contamination de muqueuse par la salive (léchage)	Administrer des immunoglobulines et le vaccin immédiatement Arrêter le traitement si l'animal est en bonne santé après 10 j d'observation ou si après euthanasie, la recherche de rage est négative

* Les rongeurs ne justifient habituellement pas de traitement antirabique spécifique.

** S'il s'agit d'un chat ou d'un chien, apparemment en bonne santé, résidant dans un secteur à faible endémie, et placé en observation, on pourra retarder la mise en route vaccinale.

*** Cette durée s'applique aux chats et aux chiens, les autres espèces sauf en voie de disparition ou menacées seront euthanasiées.

ROUGEOLE (1)

La rougeole est une fièvre éruptive très contagieuse, parfois mortelle, due à un *Morbillivirus* de la famille des *Paramyxoviridae*. L'homme est le seul réservoir connu. Le virus est transmis par l'intermédiaire des sécrétions respiratoires dès la phase invasive. Après une phase virémique, tout l'épithélium respiratoire est envahi puis apparaissent les taches de Koplik qui précèdent le rash cutané. L'immunité post-infection persiste toute la vie. La rougeole est une maladie à déclaration obligatoire. Étant donné la grande contagiosité de la rougeole, la couverture vaccinale dans la population générale doit être ≥ 90 % pour éviter une épidémie.

Clinique

Forme simple

- *Incubation* : 10-14 j.
- *Phase d'invasion* (4 j) : malaise, fièvre, anorexie, conjonctivite, toux, rhinite, troubles de l'humeur ; forte contagiosité ; les taches de Koplik sont spécifiques de la rougeole.
- *Phase d'état* : éruption cutanée morbilliforme à point de départ céphalique, descendante, généralisée en 3 j.
- *Guérison complète* (7-10 j après le début de la phase d'invasion) : disparition progressive du rash dans l'ordre où il est apparu, desquamation possible.

Complications

Respiratoires (**laryngite**, **broncho-pneumonie aiguë**), neurologiques (**encéphalomyélite aiguë morbilleuse** au 4e ou 5e j de l'éruption), rougeole maligne (cérébrale et/ou pulmonaire) en particulier chez l'immunodéprimé, prématurité et avortement chez la femme enceinte.

Traitement

Curatif

Tout cas de rougeole doit être signalé sans délai à l'autorité sanitaire (MDO). La conduite à tenir (éviction scolaire, recherche de cas primaire et secondaire, etc.) est détaillée dans la circulaire parue dans le BEH 2005. Le kit de confirmation diagnostique par prélèvement salivaire est disponible dans les DDASS.

- Pas d'agent antiviral efficace.
- Désinfection rhinopharyngée, hydratation, **antitussifs**, antipyrétiques, prévention des convulsions.
- Traitement antibiotique curatif des surinfections bactériennes.
- Hospitaliser les formes graves et les rougeoles chez les enfants fragiles ou atteints de maladie chronique.

ROUGEOLE (2)

Préventif

► *Vaccination*

• Vaccin vivant atténué, monovalent ou combiné à rubéole et oreillons (***PRIORIX***). Contre-indiqué chez les immunodéprimés, la femme enceinte et avant l'âge de 6 mois.

• La vaccination comprend 2 doses à partir de l'âge de 12 mois, une 2e dose sera à administrer entre 16 et 18 mois.

► *Pophylaxie après exposition [1]*

Contacts autour d'un cas clinique

• Personnes âgées de plus d'un an et nées depuis 1980 : mise à jour conformément au calendrier vaccinal pour atteindre 2 doses de vaccin trivalent.

• Enfants âgés de 6 à 11 mois : une dose de vaccin monovalent dans les 72 h suivant le contact présumé (dans ce cas, l'enfant recevra par la suite 2 doses de vaccin trivalent suivant les recommandations du calendrier vaccinal : 1re dose à l'âge de 12 mois, 2e dose entre 16 et 18 mois).

• Professionnels de santé ou personnels en charge de la petite enfance, sans antécédent de rougeole ou n'ayant pas reçu 2 doses de vaccin trivalent, quelle que soit leur date de naissance : une dose de vaccin trivalent.

Situation de cas groupés d'oreillons dans une collectivité

• Mise à jour du statut vaccinal à 2 doses de **vaccin trivalent ROR**.

• Proposer systématiquement une 3e dose de **vaccin trivalent ROR** aux personnes en ayant déjà reçu 2 auparavant et dont la 2e a été administrée depuis plus de 10 ans.

Vaccination des sujets non immuns dans les 72 h après le contage.

Contre-indication vaccinale : pratiquer une sérologie en urgence et une sérothérapie par **gammaglobulines polyvalentes non spécifiques** par voie intraveineuse dans les 6 j post-exposition chez les sujets suivants :

– femme enceinte non vaccinée et sans antécédents de rougeole ;

– sujet immunodéprimé ;

– enfant de moins de 6 mois.

CONSENSUS

[1] Prophylaxie des sujets à risque après exposition à un cas confirmé de rougeole, *Afssaps et HAS*, 2011.

RUBÉOLE

La rubéole est un exanthème viral printanier dû à un *Rubivirus* (famille des *Togaviridae*). Elle survient chez les enfants (5-9 ans) et les adultes jeunes. La transmission se fait par voie aérienne (sécrétions respiratoires) et par voie sanguine (rubéole congénitale). Les malades sont contagieux pendant la phase éruptive et peuvent excréter le virus 10 j avant et 15 j après le rash. Les nouveau-nés atteints de rubéole congénitale peuvent rester contagieux pendant plusieurs mois. Malgré une immunité spécifique définitive, des réinfections asymptomatiques (augmentation d'anticorps spécifiques) sans virémie sont possibles, y compris chez des sujets vaccinés.

Clinique

Le plus souvent asymptomatique (plus de 80 % des adultes sont immunisés).

- **Incubation** : 12 à 23 j.
- **Phase prodromale** (2 j) : fièvre, malaise, anorexie, adénopathies cervicales postérieures voire splénomégalie.
- **Phase éruptive** (3-5 j) : érythème rubéoliforme qui débute sur le visage puis s'étend aux membres et au tronc, rhinite, conjonctivite, disparition de la fièvre au 2e jour de l'éruption.
- **Guérison** : desquamation possible.

Complications

Rubéole congénitale

- Risque de 40-60 % pendant les 2 premiers mois, 30-35 % pendant le 3e mois, 10 % pendant le 4e mois et occasionnel après 20 sem. de gestation.
- Accouchements prématurés, mort fœtale.
- Malformations : lésions oculaires (cataracte, glaucome), auditives (surdité), nerveuses (retard mental), malformations cardiaques, etc.
- Rubéole congénitale évolutive : infection chronique généralisée avec des lésions pluriviscérales (hypotrophie, hépatite, méningite, lésions osseuses, anomalies neurologiques, etc.) et des séquelles multiples.

Arthrites et arthralgies

Présentes chez 1/3 des femmes atteintes de rubéoles, rares chez les hommes et les enfants, elles touchent les doigts, les poignets, les genoux, peuvent persister un mois mais sont exceptionnellement chroniques.

Autres

- Purpura (1 cas/3 000), encéphalite (1 cas/5 000).
- Hépatite modérée exceptionnelle.

Diagnostic

- **Sérologique** (apparition d'IgM ou augmentation de 4 fois du titre d'anticorps). Les réinfections entraînent une réapparition des IgM.
- Par prélèvement de sang du cordon après la 22e sem. de grossesse (IgM fœtales).

Traitement

- Éviction scolaire du malade.
- Immunoglobulines inefficaces.

Vaccination

Vaccin combiné avec les oreillons et la rougeole.

- Tous les enfants (selon le calendrier vaccinal, *cf.* Rougeole) pour diminuer le réservoir et le risque de transmission aux femmes enceintes.
- Rattrapage pour les filles entre 11 et 13 ans, si non vaccinées.
- Jeunes femmes avant une grossesse (respecter un délai > 2 mois) si IgG négatif.

SEPTICÉMIES – ÉTATS SEPTIQUES GRAVES (1)

Toute infection insuffisamment ou non traitée peut évoluer vers un syndrome septique grave. Il est défini par un sepsis avec au moins une dysfonction d'organe qui n'est pas a priori expliquée par une autre cause que l'infection. Seule la reconnaissance précoce des signes de gravité et un traitement adapté permettent d'enrayer la détérioration clinique vers le choc. L'évolution sous traitement aura une valeur importante. Il ne faut pas hésiter à demander un avis spécialisé de réanimation.

Définition de sepsis sévère

- Signes « de dépistage » de la gravité d'une infection : température > 38,2 °C ou < 36 °C, fréquence cardiaque > 90/min, fréquence respiratoire > 20/min ou pression artérielle systolique < 110 mmHg, $PaCO_2$ < 32 mmHg, globules blancs > 12 000/mm³, < 4 000 globules/mm³ ou > 10 % de cellules immatures.
- Signes d'hypoperfusion tissulaire : hypoxémie, élévation des lactates, oligurie, troubles de conscience.
- Hypotension : pression systolique < 90 mmHg ou diminution > 40 mmHg de la pression artérielle sans autre cause d'hypotension.

Conduite à tenir [1]

Suspecter le diagnostic

- Devant de la fièvre, des frissons, un malaise général, une polypnée, une confusion, un purpura fébrile, etc.
- Penser aux causes non infectieuses.

Évaluer la gravité du malade

- Terrain sous-jacent.
- Défaillance viscérale.

Rechercher la porte d'entrée et des localisations septiques secondaires

Peau, poumons, urines, dispositif intravasculaire, site opératoire, etc.

Réaliser les prélèvements biologiques (sans retarder le traitement)

- Microbiologique : ECBU, 2 hémocultures périphériques et sur cathéter central, prélèvement de site infecté ou supposé l'être, etc.
- Lactatémie et gazométrie artérielles, hémogramme, plaquettes, TP, ionogramme sanguin, glycémie, créatinine, bilirubine.

Débuter le traitement en urgence et hospitaliser le malade

► *Surveillance hospitalière rapprochée des signes vitaux*

Fréquence cardiaque, pression artérielle, fréquence respiratoire, oxymétrie de pouls, diurèse horaire, conscience pour apprécier l'efficacité du traitement et intervenir promptement en cas d'aggravation secondaire.

► *Mesures associées*

- **Oxygénation tissulaire** par sonde nasale, masque ou ventilation mécanique.
- **Perfusion par voie veineuse de bon calibre et remplissage vasculaire** par cristalloïdes ou sérum physiologique en évaluant la réponse.
- **Transfusion** en plasma frais congelé en cas de coagulopathie de consommation et en culots globulaires en cas d'anémie sévère.
- **Avis de réanimation** et transfert selon la gravité.

SEPTICÉMIES – ÉTATS SEPTIQUES GRAVES (2)

► *Antibiothérapie par voie parentérale IV au plus vite*

- **Empirique mais adaptée** aux facteurs prédisposants, aux antécédents bactériologiques du malade, au point de départ et au germe supposé responsable de l'infection, à l'écologie du malade (colonisation connue par des bactéries multirésistantes) et du service. Obtenir les résultats des examens microscopiques au plus vite.
- **En urgence**, les prélèvements bactériologiques sont réalisés au plus vite mais sans retarder le traitement. Les résultats des examens microbiologiques conduiront à un ajustement thérapeutique dans un 2e temps, le plus souvent à 48 heures.
- **Agressive**, par l'association d'antibiotiques : élargir le spectre du traitement à l'ensemble des germes possibles ; prévenir la sélection de mutants résistants (présents en petit nombre avant le début du traitement) ; accroître l'efficacité du traitement par l'obtention d'une synergie entre les antibiotiques.

► *Adapter le traitement antibiotique aux résultats bactériologiques*

Antibiothérapie empirique des infections communautaires graves de l'immunocompétent

SITE DE L'INFECTION	GERMES POSSIBLES	ANTIBIOTIQUES
Peau	Staphylocoques Streptocoques (Anaérobies)	**Pénicilline M** 100 mg/kg/j en 2 à 4 inj. ou **amoxicilline-acide clavulanique** 4 à 6 g/j en 3 à 4 inj. + **aminoside (gentamicine)**
Urines	Entérobactéries	**Céfotaxime** 1 à 2 g x 3 j ou **ceftriaxone** 1 à 2 g x 1 j + **aminoside** (amikacine)
Poumons (avec comorbidités) [2]	Pneumocoque Klebsielles Légionelles	**Céfotaxime** 1 à 2 g x 3 j ou **ceftriaxone** 1 à 2 g x 1 j + **macrolides ou fluoroquinolone** antipneumococcique
Digestif	Entérobactéries Entérocoque Anaérobies	**Céfotaxime** ou **ceftriaxone** + **métronidazole** 500 mg x 3 j ou **ticarcilline-acide clavulanique** 12 à 15 g en 3 à 4 inj. + **aminoside (amikacine)**
Inconnu	Cocci gram-positifs Bacilles gram-négatifs	**Céfotaxime** ou **ceftriaxone** + **aminoside**

CONSENSUS

[1] Prise en charge initiale des états septiques graves de l'adulte et de l'enfant, *Groupe transversal sepsis*, 2007.
[2] Antibiothérapie par voie générale dans les infections respiratoires basses de l'adulte, *Afssaps*, 2010.

SIDA – CLASSIFICATION

Révision du système de classification de l'infection VIH pour les adultes et les adolescents (1993) *

NOMBRE DE LYMPHOCYTES T CD4+	CATÉGORIES CLINIQUES		
	(A) ASYMPTOMATIQUE PRIMO-INFECTION OU LGP	(B) SYMPTOMATIQUE SANS CRITÈRES (A) ou (C)	(C) SIDA
$> 500/mm^3$	A1	B1	C
$200\text{-}499/mm^3$	A2	B2	C
$< 200/mm^3$	A3	B3	C

Classifications du sida de l'adulte et l'adolescent de 1993 **

Catégorie A

Une des ces maladies, si elle ne s'accompagne d'aucune autre des catégories B et C :

- infection VIH asymptomatique ;
- lymphadénopathie généralisée persistante ;
- primo-infection symptomatique.

Catégorie B

Une de ces maladies, en l'absence d'aucune de la catégorie C, et si :

• elles sont liées au VIH ou indicatives d'un déficit immunitaire ;
• elles ont une évolution clinique ou une prise en charge thérapeutique compliquée par l'infection VIH.

- angiomatose bacillaire ;
- candidose oropharyngée ;
- candidose vaginale, persistante, fréquente ou qui répond mal au traitement ;
- dysplasie du col (modérée ou grave), carcinome *in situ* ;
- syndrome constitutionnel : fièvre (≥ 38,5 °C) ou diarrhée supérieure à 1 mois ;
- leucoplastie chevelue de la langue ;
- zona récurrent ou ≥ 1 dermatome ;
- purpura thrombocytopénique idiopathique ;
- salpingite, en particulier lors de complications par des abcès tubo-ovariens ;
- neuropathie périphérique.

Catégorie C (maladies classant le sida)

- cachexie due au VIH ;
- candidose bronchique, trachéale, œsophagienne ou pulmonaire ;
- cancer invasif du col *** ;
- coccidioïdomycose, disséminée ou extrapulmonaire ;
- cryptococcose extrapulmonaire ;
- cryptosporidiose intestinale ≥ 1 mois ;
- infection à CMV (autre que foie, rate ou ganglions) ;
- rétinite à CMV (avec altération de la vision) ;
- encéphalopathie due au VIH ;
- infection herpétique, ulcères chroniques ≥ 1 mois, ou bronchique, pulmonaire, ou œsophagienne ;
- histoplasmose disséminée ou extrapulmonaire ;
- isosporidiose intestinale chronique (≥ 1 mois) ;
- sarcome de Kaposi ;
- lymphome de Burkitt, immunoblastique ou cérébral primitif ;
- infection à *Mycobacterium avium* ou *M. kansasii*, disséminée ou extrapulmonaire ;
- infection à *M. tuberculosis* ;
- infection à mycobactérie, identifiée ou non, disséminée ou extrapulmonaire ;
- pneumonie à *Pneumocystis jiroveci* ;
- pneumopathie bactérienne récurrente ;
- leuco-encéphalopathie multifocale progressive ;
- septicémie récurrente à *Salmonella non typhi* ;
- toxoplasmose cérébrale ;

* Correspondance entre valeur absolue et pourcentage des lymphocytes T CD4+ : CD4 ≥ $500/mm^3$: ≥ 29 % ; CD4+ $200\text{-}499/mm^3$: 14-28 % ; CD4+ < $200/mm^3$: < 14 %.

LPG : lymphadénopathie persistante généralisée.

** Cette catégorie est hiérarchique, c'est-à-dire qu'un sujet classé dans la catégorie B ne peut passer dans la catégorie A lorsque les signes cliniques ont disparu.

*** Nouvelles pathologies ajoutées en 1993.

SIDA – PROPHYLAXIES PRIMAIRES (INFECTIONS OPPORTUNISTES) (1)

De nombreux micro-organismes peuvent profiter de l'immunodépression liée au VIH pour occasionner des infections (dites opportunistes). Elles représentent encore une cause fréquente de maladie et de décès chez les malades ayant des lymphocytes CD4 < 200/mm³. Pour celles détaillées ici, il existe un traitement prophylactique qui permet de prévenir leur apparition chez les malades à risque [1]. Ces traitements appelés prophylaxies primaires font l'objet de recommandations dans la prise en charge des malades infectés par le VIH.

L'infection par le VIH est à déclaration obligatoire.

Pneumocystose pulmonaire

Due à *Pneumocystis jirovecii* (anciennement appelé *carinii*).

Prophylaxie systématique

- CD4 ≤ 200/mm³ ou < 15 % des lymphocytes totaux, corticothérapie prolongée ou chimiothérapie.

Traitement de référence (combiné contre la toxoplasmose)

Cotrimoxazole (***BACTRIM*** ou ***BACTRIM FORTE***)
1 cp./j prophylaxie combinée contre la toxoplasmose cérébrale et de nombreuses infections bactériennes. Allergie minime ou modérée : tenter de poursuivre le traitement.

En 2e intention (inactif contre la toxoplasmose)

- Aérosol mensuel de **pentamidine** 300 mg.
- **Atovaquone *WELLVONE***, 1 500 mg/j.

Arrêt de prophylaxie

- Si CD4 > 200/mm³ pendant plus de 3 mois, à reprendre si < 200/mm³ ou déficit immunitaire (chimiothérapie).

Toxoplasmose cérébrale

Due à *Toxoplasma gondii.*

Prophylaxie systématique

- Sérologie négative et CD4 < 200/mm³ : surveillance sérologique annuelle.
- Sérologie positive et CD4 < 100/mm³ : prophylaxie médicamenteuse.
- Dans tous les cas : laver les légumes crus, manger la viande bien cuite, éviter le contact avec les chats et leur litière.

Prophylaxie de référence

- **Cotrimoxazole** (***BACTRIM FORTE***) (combinée contre la pneumocystose).
- Possibilité d'arrêt idem pneumocystose.

Tuberculose

C'est un mode de découverte de l'infection par le VIH. Fréquence accrue de formes disséminées et/ou résistantes aux antituberculeux. La vaccination par le BCG est contre-indiquée.

L'intradermoréaction à la tuberculine (IDR) et les tests de détection de la production d'interféron gamma sont difficiles à interpréter et ne permettent pas toujours de déceler une tuberculose latente (faux négatifs). Le traitement est à discuter au cas par cas.

Prévention de l'exposition

Isolement des patients infectés et surveillance des soignants et des sujets contacts. En cas de risque élevé d'exposition, surveillance clinique et radiologique annuelle à proposer.

SIDA – PROPHYLAXIES PRIMAIRES (INFECTIONS OPPORTUNISTES) (2)

Traitement d'une tuberculose latente

• Après contage avec un tuberculeux bacillifère et exclusion d'une tuberculose évolutive.

Réalisation d'un test IGRA (*Infeterferon Gamma Release Assay*), c'est-à-dire un *Quantiféron* ou un T -*SPOT.TB*. En cas de positivité, et en l'absence de prophylaxie antérieure et après exclusion d'une tuberculose évolutive

• Envisager un traitement d'une infection latente :

– **isoniazide** (***RIMIFON***) 4-5 mg/kg/j + **vitamine B6** 50 mg/j pendant 9 mois ;

– **isoniazide** (***RIMIFON***) 4-5 mg/kg/j + **rifampicine** 10 mg/kg/j + **vitamine B6** 50 mg/j pendant 3 mois mais interactions médicamenteuses de la **rifampicine** ;

Si le test IGRA est négatif et CD4 < 150/mm^3, ou si le résultat est douteux, réaliser un 2e test avec l'autre méthode.

Pneumocoque

La vaccination antipneumococcique est recommandée pour tous les malades par un schéma à 2 doses (vaccin pneumocoque conjugué 13-valences ***PRÉVENAR 13*** suivi, au moins 2 mois plus tard, d'un vaccin pneumocoque 23-valences, ***PNEUMO 23***).

Arrêt du tabagisme.

Vaccination

► *Vaccins inertes*

• Diphtérie, tétanos, poliovirus : une inj. tous les 10 ans.

• Hépatite B : primovaccination renforcée par 4 injections (J0, M1, M2, M6) à double dose (soit 40 µg), contrôle des Ac anti-HBs à M7. Faire 1 à 3 inj. supplémentaires en l'absence de réponse. Contrôle annuel des Ac anti-HBs.

• Hépatite A : si sérologie IgG négative. Primovaccination par 2 inj. avec contrôle sérologique à 1 mois ; en cas d'hépatopathie, de toxicomanie, chez les hommes ayant des rapports homosexuels et en cas de voyages.

• Pneumocoque : vaccination recommandée par un schéma avec 2 doses (vaccin conjugué 13 valences puis vaccin non conjugé 23 valences).

• Grippe : vaccination annuelle

• Coqueluche, *Haemophilus influenzae* de type B et méningocoques : idem population générale.

► *Vaccins vivants atténués*

Contre-indication lorsque les CD4 sont < 200/mm^3 ou 15 %.

• BCG : contre-indiqué quel que soit le degré d'immunodépression.

• Rougeole, oreillons, rubéole : 2 inj. si sérologie négative et CD4 > 200/mm^3.

• Fièvre jaune : mêmes indications que chez l'immunocompétent. Contrôle de la sérologie postvaccinale.

• Varicelle : 2 injections si sérologie varicelle négative en IgG et CD4 > 200/mm^3.

• Zona : contre-indiqué.

SIDA – SCHÉMA THÉRAPEUTIQUE

Indications des prophylaxies en fonction du nombre de CD4 *

NOMBRE DE CD4 (/mm³)	TRAITEMENT ANTIRÉTROVIRAL	PROPHYLAXIES
> 350	Recommandé	Vaccinations du calendrier vaccinal Mesures hygiéno-diététiques contre la toxoplasmose (sérologie négative) Prophylaxie de l'herpès récidivant le cas échéant Tuberculose
200-350	Recommandé	Vaccinations du calendrier vaccinal Reprendre une prophylaxie préalablement interrompue
< 200	Recommandé	Pneumocystose (systématique) Toxoplasmose (si sérologie positive)
< 50	Recommandé	Fond d'œil tous les 1 à 3 mois (si sérologie CMV+) *Mycobacterium avium* (envisageable)

Prophylaxies primaires

INFECTION OPPORTUNISTE	TRAITEMENT DE 1re INTENTION	TRAITEMENT DE 2e INTENTION
Combinée contre la pneumocystose et la toxoplasmose	***BACTRIM*** ou ***BACTRIM FORTE*** 1 cp./j	**Dapsone** 50 mg/j + **pyriméthamine** 50 mg/sem. + **acide folinique** 25 mg/sem.
Pneumocystose seule		Aérosol de **pentamidine** 300 mg/mois **Atovaquone** 750 mg x 3/j **Dapsone** 50 à 100 mg/j
Tuberculose	**Isoniazide *RIMIFON*** 300 mg/j + **vitamine B6** 50 mg/j pendant 9 mois **Isoniazide *RIMIFON*** 300 mg/j + **rifampicine** 600 mg/j + **vitamine B6** 50 mg/j pendant 3 mois	
CMV	Fond d'œil mensuel et surveillance PCR-CMV en cas de CD4 < 50/mm³ et sérologie CMV+	
Pneumocoque	Vaccins ***PREVENAR 13*** puis ***PNEUMO 23***	
Hépatite A	Vaccination des sujets à risque	

* Examen gynécologique avec frottis systématique tous les ans, et/ou anuscopie si rapports non protégés.

SIDA – TRAITEMENT ANTIRÉTROVIRAL (1)

Charge virale

La réplication du virus de l'immunodéficience humaine (VIH) est quantifiable par une mesure de la charge virale plasmatique exprimée en nombre de copies d'ARN viral par mL (souvent exprimée en log_{10}/mL). Les variations de la charge virale (CV) sont plus précoces que celles des CD4. Des augmentations transitoires surviennent en cas d'infections intercurrentes, ou même sous traitement efficace (ou blips). En cas de variations > 1 000 copies/mL, un contrôle s'impose avant de suspecter un échappement thérapeutique. À 1 mois du début d'un traitement, la CV aura baissé de 2 Log copies/mL et sera < 50 copies/mL à 6 mois.

Objectifs du traitement

L'objectif du traitement antirétroviral (ARV) est d'obtenir une charge virale indétectable de façon durable, de restaurer l'immunité cellulaire, de réduire la morbi-mortalité et d'interrompre la transmission du VIH chez les sujets indétectables.

Antirétroviraux

Ils seront toujours prescrits en association pour prévenir la sélection de virus résistants (*cf.* Tableau pour les indications recommandées en début de traitement).

Inhibiteurs nucléosidiques de la transcriptase inverse (INTI)

Ce sont des analogues nucléosidiques qui doivent être phosphatés par des enzymes intracellulaires pour être actifs. Il n'y a pas de corrélation entre leurs concentrations plasmatiques et leur efficacité : rares indications à les doser (insuffisance rénale).

Inhibiteurs de protéase (IP)

La protéase du VIH clive un précurseur commun de protéines virales en protéines fonctionnelles. Les **IP** sont des inhibiteurs compétitifs spécifiques, qui empêchent la production de virus matures infectants. Ils ont un effet dépendant de leur concentration sanguine, ce qui justifie de les doser dans leurs concentrations résiduelles dans le plasma dans les cas suivants : échecs, interactions médicamenteuses, sujet âgé, cachexie, obésité, infections opportunistes, insuffisance hépatique, etc. On dosera le pic en cas de suspicion de malabsorption ou d'inobservance.

Inhibiteurs non nucléosidiques de la transcriptase inverse (INNTI)

Ils agissent en inhibant de façon non compétitive la transcriptase inverse du VIH-1 (mais pas du VIH-2). Il existe une corrélation entre leur effet et leur concentration plasmatique : mêmes indications de dosages que les **IP**.

Inhibiteur de fusion (IF)

L'**enfuvirtide** (***FUZEON***) inhibe la fusion du virus aux cellules cibles. Il ne s'administre que par voie parentérale.

Inhibiteurs de l'intégrase (INI)

Les anti-intégrases agissent en bloquant l'intégration de l'ADN proviral au génome cellulaire. Il s'agit du **raltégravir** (***ISENTRESS***), du **dolutégravir** (***TIVICAY***), et de l'association l'**évitégravir/cobicistat**, **ténofovir** et **emtricitabine** (***STRIBILD***).

Immunomodulateurs

Antagonistes du CCR-5 (anti-CCR5)

Le corécepteur CCR-5 est utilisé par le VIH pour entrer dans les cellules. Il existe d'autres corécepteurs que le virus peut utiliser pour se fixer, ce qui justifie l'étude du tropisme du virus pour le CCR-5 avant de démarrer le traitement. Le **maraviroc** (***CELSENTRI***) est le seul commercialisé.

SIDA – TRAITEMENT ANTIRÉTROVIRAL (2)

Associations d'antirétroviraux recommandées en 1re intention

Stratégie privilégiant 2 **INTI** + 1 **INNTI**		
Ténofovir + emtricitabine (***TRUVADA***) 1 cp./j	**Éfavirenz** 600 mg/j le soir	Disponible en une prise (***ATRIPLA***) Surveillance rénale
Ténofovir + emtricitabine (***TRUVADA***) 1 cp./j	**Rilpivirine** (***EDURANT***) 25 mg/j	Au cours d'un repas Disponible en une prise (***EVIPLERA***) Si CV < 5 log copies/mL
Abacavir + lamivudine (***KIVEXA***) 1 cp./j	**Éfavirenz** 600 mg/j le soir	Uniquement si HLA-B*5701 négatif Si CV < 5 log copies/mL
Stratégie privilégiant 2 **INTI** + 1 **IP/r (inhibiteur de protéase + ritonavir)**		
Ténofovir + emtricitabine (***TRUVADA***) 1 cp./j	**Atazanavir** 300 mg/j + **ritonavir** 100 mg/j ou **darunavir** 800 mg/j + **ritonavir** 100 mg/j	Surveillance rénale
Abacavir + lamivudine (***KIVEXA***) 1 cp./j	**Atazanavir** 300 mg/j + **ritonavir** 100 mg/j	Uniquement si HLA-B*5701 négatif
Stratégie privilégiant 2 **INTI** + 1 **INI**		
Ténofovir + emtricitrabine (***TRUVADA***) 1 cp./j	**Dolutégravir** (***TIVICAY***) 1 cp./j	Surveillance rénale
Abacavir + lamivudine (***KIVEXA***) 1 cp./j	**Dolutégravir** (***TIVICAY***) 1 cp./j	Uniquement si HLA-B*5701 négatif
Ténofovir + emtricitrabine (***TRUVADA***) 1 cp./j	**Elvitégravir + cobisistat + emtricitrabine ténofovir** (***STRIBILD***) 1 cp./j	Surveillance rénale
Ténofovir + emtrictrabine (***TRUVADA***) 1 cp./j	**Raltégravir** (***ISENTRESS***) 1 cp./j	Surveillance rénale

ANTIVIRAUX ANTI-VIH (1) – ANALOGUES NUCLÉOSIDIQUES ET NUCLÉOTIDIQUES (1)

Zidovudine

RÉTROVIR					
En 2 à 4 prises *per os*, 30 min avant ou 1 h après le repas A. : 500 à 600 mg/j E. : 90 à 180 mg/m² toutes les 6 h	100 gél. 100 mg 40 gél. 250 mg 1 fl. 200 mL (10 mg/mL)	133,18 133,18 29,57	I I I	100 % 100 % 100 %	1,33 3,33 29,57
RÉTROVIR **injectable** En perfusion de 1 h en cas de prise orale impossible A. : 1 mg/kg toutes les 4 h	5 fl. 200 mg	HOP	I		

Lamivudine (ou 3TC) + zidovudine (ou AZT)

COMBIVIR					
A. et E. > 12 ans : 1 cp. x 2/j au cours ou en dehors des repas	60 cp. 150 mg/300 mg	256,24	I	100 %	4,27

PROPRIÉTÉS

Analogue nucléosidique de la thymidine, qui après phosphorylation, inhibe la transcriptase inverse du VIH.

PHARMACOCINÉTIQUE

Administration *per os* ou IV, biodisponibilité de 60 %, bonne distribution (LCR, placenta), métabolisme hépatique, élimination urinaire (20 %) et glucuroconjuguaison (80 %), passage transplacentaire.

INDICATIONS

– Traitement de l'infection VIH en association avec d'autres **antirétroviraux**.
– Prévention de la transmission verticale chez les femmes enceintes après 14 sem. de grossesse.
– Traitement de l'encéphalopathie ou de la thrombopénie liée au VIH : 1 à 1,5 g/j.

CONTRE-INDICATIONS

Allergie à la **zidovudine**.
Neutropénie < 750/mm³.

PRÉCAUTIONS D'EMPLOI

Allaitement.
Surveillance hématologique tous les 15 j au début puis tous les mois.
Risque de sélection de souches résistantes.
Ganciclovir en traitement d'attaque.
Insuffisance rénale : adapter en fonction de la clairance de la créatinine :

- > 25 mL/min : 300 mg/12 h ;
- ≤ 25 mL/min et dialyse : 150 mg/12 h.

EFFETS INDÉSIRABLES

(Dépendants de la dose, réversibles à l'arrêt du traitement, plus fréquents en cas d'immunodépression sévère.)
Troubles hématologiques : anémie, neutropénie parfois sévère justifiant l'arrêt du traitement.
Troubles digestifs : nausées (50 %), douleurs abdominales, diarrhée (12 %), anorexie, vomissements.
Troubles musculaires : myalgies, myosite (élévation des CPK).
Troubles généraux : céphalées (50 %), asthénie, malaises, insomnie, agitation, éruption cutanée.
Troubles cutanés : éruption, pigmentations unguéales, hypertrichose ciliaire.

INTERACTIONS MÉDICAMENTEUSES

Pharmacologiques : peu nombreuses en raison de l'absence d'interaction avec les cytochromes.
Interférences avec le métabolisme de la **zidovudine** : **AINS**, **salicylés**, **cimétidine**, **dapsone**, **benzodiazépines**, **codéine**, **morphine**.
Probénécide, **pyriméthamine**, **sulfamides**, **triméthoprime**.
Toxiques : médicaments néphrotoxiques ou hématotoxiques (**amphotéricine B** IV, **dapsone**, **interféron**, **pentamidine**, cytotoxiques).

SIDA – TRAITEMENT ANTIRÉTROVIRAL (3)

Quelle association initiale ?

Le choix doit tenir compte des effets indésirables et des interactions médicamenteuses et de l'observance. En priorité : 2 **INTI** + 1 **IP ou** 1 **INNTI** (efficacité comparable aux **IP**), ou 2 **INTI** + 1 **INI**.
La co-administration d'une faible dose de **ritonavir** (100 mg x 2/j) aux autres **IP** en augmente les concentrations plasmatiques (**indinavir**, **saquinavir**, **lopinavir**, etc.).

> Le **ténofovir** est le choix préférentiel du traitement de l'hépatite B, si possible en association avec la **lamivudine** ou l'**emtricitabine**, et ce même s'il n'a pas été fait la preuve chez les patients co-infectés VIH-VHB d'une supériorité virologique de l'association par rapport au **ténofovir** seul.

Quand débuter un traitement antirétroviral ?

Il est recommandé d'instaurer un traitement ARV chez toute personne vivant avec le VIH, quel que soit le nombre de CD4, y compris s'il est > 500 /mm³. Le traitement peut être différé en cas de non-adhésion immédiate du patient au projet thérapeutique. Une préparation à un traitement ultérieur doit être discutée, en particulier dans le cadre d'une consultation d'éducation thérapeutique.

Quel suivi ?

Consultations bimensuelles (surtout **abacavir**, **éfavirenz**, **névirapine**) ou mensuelles, puis trimestrielles.
Affaire de spécialiste car toxicités et interactions médicamenteuses sont nombreuses et complexes.
Une consultation d'observance peut anticiper ou améliorer les problèmes d'observance, d'horaires et de modalités de prises, d'effets secondaires, voire d'interactions, et d'efficacité thérapeutique (suivi virologique et immunitaire).

Quand et comment changer de traitement ?

Indications

Échec virologique ou immunitaire, toxicités, mauvaise observance (à analyser avant toute modification).

Modalités

Les traitements de relais sont à discuter le plus souvent de façon multidisciplinaire.

- En cas d'échec thérapeutique : vérifier l'observance et les interactions médicamenteuses. Changer au minimum 2 sinon tous les médicaments. L'adjonction d'une nouvelle molécule expose au risque d'une monothérapie si la souche est résistante à l'ensemble des médicaments déjà utilisés. Les tests génotypiques peuvent être une aide à la décision.
- En cas de toxicité : remplacer un médicament toxique par un autre de la même classe, sinon arrêter tout en bloc, puis réintroduire secondairement. Ne pas diminuer les doses.

Primo-infection

Dépister les partenaires.
Le traitement ne permet pas une éradication de l'infection. Un test génotypique est recommandé.
Traitement recommandé en cas de symptômes, en particulier si infection opportuniste ou déficit confirmé. Choisir de préférence 2 **INTI** en préférant une association avec du **ténofovir** et 1 **IP** boostée par du **ritonavir**. Le traitement sera adapté si necessaire avec les résultats du test génotypique de résistance demandé en urgence. Il est recommandé de revoir les patients a J15 (éventuel contact téléphonique) M1, M2, M3 et M6.

ANTIVIRAUX ANTI-VIH (2) – ANALOGUES NUCLÉOSIDIQUES ET NUCLÉOTIDIQUES (2)

■ Lamivudine (ou 3TC)

EPIVIR					
En 2 prises *per os*, en dehors des repas A. et E. > 12 ans : 150 mg x 2/j	60 cp. 150 mg 30 cp. 300 mg 1 fl. 240 mL (sol. buv. 10 mg/mL (15 mL = 150 mg)	125,98 125,98 50,32	I I I	100 % 100 % 100 %	2,10 4,20 50,32

PROPRIÉTÉS

Analogue nucléosidique de la cytidine, inhibiteur de la transcriptase inverse du VIH, actif sur les souches résistantes à l'**AZT**.

Inhibe également la réplication du virus de l'hépatite B, entraînant une normalisation des transaminases et une négativation de la virémie dans plus de 90 % des cas ; un échappement apparaît toutefois après quelques mois de traitement.

PHARMACOCINÉTIQUE

Per os, biodisponibilité 80 % (absorption retardée par la présence d'aliments sans modification de la biodisponibilité), bonne distribution (mal connue dans le LCR), faible métabolisme hépatique (5-10 %), élimination rénale (> 70 %).

INDICATIONS

– Traitement de l'infection par le VIH en association avec d'autres **antirétroviraux** (**AZT**, **d4T**).

– Hépatite B chronique. En cas de traitement d'une co-infection VHB-VIH, ne pas utiliser la **lamivudine** seule mais en association avec le **ténofovir**.

CONTRE-INDICATIONS

Allergie à la **lamivudine**.

PRÉCAUTIONS D'EMPLOI

Allaitement et **grossesse** (en cours d'étude).

Possibilité de prendre en même temps la **3TC**, l'**AZT**, la **d4T**, le **ritonavir** ou le **saquinavir**. La prise à jeun de **3TC** et **indinavir** augmente l'absorption des 2 médicaments.

Ne pas arrêter brutalement en cas de traitement d'une infection par le VHB : risque de rebond viral.

Cirrhose hépatique sévère (TP < 50 %) liée à une hépatite B chronique : risque de réactivation à l'arrêt de la **lamivudine**.

Insuffisance rénale ; adapter les doses à la clairance de la créatinine :
- > 50 mL/min : dose initiale 150 mg puis 150 mg x 2/j ;
- 30-50 mL/min : 150 mg puis 150 mg x 1/j ;
- 15-30 mL/min : 150 mg puis 100 mg x 1/j ;
- 5-15 mL/min : 150 mg puis 50 mg x 1/j ;
- < 5 mL/min : 50 mg puis 25 mg x 1/j.

Apports : contient de l'alcool et 3 g de saccharose pour 150 mg de **lamivudine**.

EFFETS INDÉSIRABLES

Rares : céphalées, fatigue, malaise, nausées, diarrhées, vomissements, douleurs abdominales, insomnie, toux.

Toxicité hématologique sur les 3 lignées (aggravée avec l'**AZT**).

Élévation des transaminases, hépatite cytolytique.

INTERACTIONS MÉDICAMENTEUSES

Pharmacologiques : peu nombreuses en raison de l'absence d'interaction avec les cytochromes. **Triméthoprime** : augmente les concentrations de **lamivudine** chez l'insuffisant rénal mais ne nécessite pas d'adaptation de doses.

ANTIVIRAUX ANTI-VIH (3) – ANALOGUES NUCLÉOSIDIQUES ET NUCLÉOTIDIQUES (3)

■ Abacavir

ZIAGEN					
A. : 600 mg/j à 1 200 mg/j en 2 ou 3 prises pendant ou en dehors des repas E. (> 3 mois) : 8 mg/kg x 2/j	60 cp. 300 mg 1 fl. 240 mL + pipette doseuse	283,01 80,28	I I	100 % 100 %	4,72 80,28

■ Abacavir + lamivudine (ou 3TC)

KIVEXA					
A. : 1 cp. x 1/j	30 cp. 600 mg/300 mg	409,71	I	100 %	13,66

■ Abacavir + lamivudine (ou 3TC) + zidovudine (ou AZT)

TRIZIVIR					
A. : 1 cp. x 2/j pendant ou en dehors des repas	60 cp. 300 mg/300 mg/ 150 mg	624,42	I	100 %	10,41

PROPRIÉTÉS

Inhibiteur nucléosidique de la transcriptase inverse du VIH-1.

PHARMACOCINÉTIQUE

Biodisponibilité orale de 75 % (indépendante de la prise de nourriture), bonne diffusion méningée, métabolisme hépatique, élimination rénale (< 5 %).

INDICATIONS

Traitement initial de l'infection par le VIH-1 en association avec des **inhibiteurs nucléosidiques** (**zidovudine** + **lamivudine**).

CONTRE-INDICATIONS

Grossesse et **allaitement** : information manquante.
Enfant : information manquante.
Hypersensibilité à l'**abacavir**.
Insuffisances hépatocellulaire et rénale sévères.

PRÉCAUTIONS D'EMPLOI

Expliquer aux malades les réactions d'hypersensibilité et la conduite à tenir.
Réactions d'hypersensibilité chez environ 3 % des malades, généralement pendant les 6 premières sem. (délai médian : 11 j) et justifiant une consultation tous les 15 j pendant les 2 premiers mois de traitement. Une recherche HLA B57 est recommandée avant la mise sous traitement.
Prévenir les malades d'arrêter le traitement au moindre doute (risque mortel) et de consulter en urgence. Port en permanence d'une carte d'information.
Fièvre et/ou éruption maculopapuleuse ou urticarienne.
Symptômes respiratoires (dyspnée, toux, pharyngite dans 20 % des cas voire pneumopathie ou syndrome pseudogrippal), cutanés ou digestifs (nausées, vomissements, diarrhée, douleurs abdominales).
Biologie : élévation des CPK, de la créatininémie ou lymphopénie.
Ne jamais tenter de réintroduction après un arrêt pour intolérance.
Insuffisance hépatique ou rénale minime : pas de modification de dose.
Risque d'acidose lactique chez les malades ayant une hépatopathie et les obèses.

EFFETS INDÉSIRABLES

Fréquents (> 10 %) et transitoires : nausées, vomissements, fatigue, léthargie, fièvre, céphalée, diarrhée, anorexie.
Réactions d'hypersensibilité (*cf.* ci-dessus).
Risque d'acidose lactique parfois fatale : arrêt du traitement en cas de cytolyse d'apparition d'une hépatomégalie ou d'acidose métabolique de cause inconnue.

INTERACTIONS MÉDICAMENTEUSES

Pas d'interaction significative rapportée.

ANTIVIRAUX ANTI-VIH (4) – ANALOGUES NUCLÉOSIDIQUES ET NUCLÉOTIDIQUES (4)

■ Emtricitabine

EMTRIVA					
A. : 200 mg/j en 1 prise	30 gél. 200 mg	160,14	I	100 %	5,34
E. > 33 kg : 200 mg/j en 1 prise	1 fl. sol. buv. 170 mL	40,24	I	100 %	40,24

PROPRIÉTÉS

Analogue nucléosidique synthétique de la cytosine (FTC), ayant des résistances croisées avec la **lamivudine (3TC)** et doté d'une activité sur le VIH-1, le VIH-2 et le VHB.

Ténofovir en monothérapie : hépatite chronique virale B.

PHARMACOCINÉTIQUE

Per os, absorption rapide et importante.

Concentrations maximales atteintes en 1 à 2 h après la prise.

Biodisponibilité absolue de 93 % par gélule et 75 % par solution buvable.

Élimination rénale (86 % de la dose dans les urines).

INDICATIONS

Traitement de l'infection par le VIH-1 en association avec d'autres antirétroviraux.

Efficace sur le VHB en association avec du **ténofovir** (***TRUVADA***).

CONTRE-INDICATIONS

Hypersensibilité à l'**emtricitabine**.

Déconseillé pendant l'allaitement.

Insuffisance hépatique ou rénale grave.

PRÉCAUTIONS D'EMPLOI

Posologies limitées si poids < 33 kg, insuffisance rénale (clairance < 50 mL/min), acidose lactique, hyperlactémie, élévation des transaminases, atteinte hépatique, hépatomégalie, hyperglycémie, hypertriglycéridémie, grossesse.

Ne pas arrêter brutalement en cas de traitement d'une infection par le VHB : risque de rebond viral.

EFFETS INDÉSIRABLES

Neutropénie, anémie, hémolyse.

Complications métaboliques, hyperglycémie, acidose lactique.

Céphalées, vertiges, asthénie, diarrhée, dyspepsie.

Élévation de la lipase et de l'amylase sériques.

Éruption, prurit.

INTERACTIONS MÉDICAMENTEUSES

Risque faible d'interactions médiées par le CYP450 entre l'**emtricitabine** et d'autres médicaments.

Augmentation des concentrations sériques si co-administration d'autres médicaments éliminés par sécrétion tubulaire active.

Association à la **lamivudine** non recommandée.

ANTIVIRAUX ANTI-VIH (5) – ANALOGUES NUCLÉOSIDIQUES ET NUCLÉOTIDIQUES (5)

■ Ténofovir disoproxil fumarate

VIRÉAD					
Avec de la nourriture E. à partir de 2 ans < 17 kg ou forme orale non adaptée : fonction du poids (*cf.* Posologie) E. de 17 à < 22 kg : 1 cp. de 123 mg/j E. de 22 à < 28 kg : 1 cp. de 163 mg/j E. de 28 à < 35 kg : 1 cp. de 204 mg/j E. > 12 ans ≥ 35 kg et A. : 1 cp. de 245 mg/j	30 cp. 123 mg 30 cp. 163 mg 30 cp. 204 mg 30 cp. 245 mg 60 c-mes. 33 mg/g	185,91 243,89 291,81 362,79 101,57	I I I I I	100 % 100 % 100 % 100 % 100 %	6,20 8,13 9,73 12,09 1,69

■ Emtricitabine + ténofovir disoproxil

TRUVADA					
Idem ***VIRÉAD***	30 cp. 245 mg/200 mg	500,88	I	100 %	16,70

PROPRIÉTÉS

Ténofovir : analogue nucléotidique (nucléoside monophosphate), inhibiteur de la transcriptase inverse du VIH et du virus de l'hépatite B mais ayant des mécanismes de résistance croisée avec les **inhibiteurs nucléosidiques**.

Emtricitabine : voir supra.

PHARMACOCINÉTIQUE

Fumarate de ténofovir disoproxil : prodogue du ténofovir, un analogue nucléosidique monophosphate (nucléotide). Celui-ci doit être phosphorylé en ténofovir diphosphate pour être efficace.

Biodisponibilité de 25 % (augmentée par la prise d'aliments à 40 %), bonne distribution tissulaire, élimination urinaire majoritairement sous forme inchangée.

INDICATIONS

Infection par le VIH-1 (***VIRÉAD*** indiqué en 2e intention seulement).

VIRÉAD : hépatite chronique virale B en phase de réplication et active histologiquement ou présentant une résistance à la **lamivudine** ou à l'origine d'une maladie hépatique décompensée.

ANTIVIRAUX ANTI-VIH (6) – ANALOGUES NUCLÉOSIDIQUES ET NUCLÉOTIDIQUES (6)

POSOLOGIE

Posologie *VIREAD* en c-mes.

Poids corporel (kg)	Nombre de c-mes. x 1/j	Dose de **ténofovir disoproxil** (mg)
10 à < 12	2	65
12 à < 14	2,5	82
14 à < 17	3	98
17 à < 19	3,5	114
19 à < 22	4	131
22 à < 24	4,5	147
24 à < 27	5	163
27 à < 29	5,5	180
29 à < 32	6	196
32 à < 34	6,5	212
34 à < 35	7	229
≥ 35	7,5	245

CONTRE-INDICATIONS

Hypersensibilité.

PRÉCAUTIONS D'EMPLOI

Surveillance de la fonction rénale et de la phosphatémie, au début pour tous les mois. Arrêt à envisager si phosphatémie < 0,32 mmol/L ou clairance de la créatinine > 50 mL/min.

EFFETS INDÉSIRABLES

Troubles gastro-intestinaux minimes à modérés.

Hypophosphatémie.

INTERACTIONS MÉDICAMENTEUSES

Médicaments néphrotoxiques : **aminosides**, **amphotéricine B**, **foscarnet**, **ganciclovir**, cidofovir, **vancomycine**, **pentamidine**, aldesleukine, **AINS**.

Augmentation des concentrations de **ddI** en cas de co-administration.

Diminution des concentrations de **lopinavir** et augmentation des concentrations de **ténofovir** en cas de co-administration avec **ritonavir/lopinavir**.

ANTIVIRAUX ANTI-VIH (7) – INHIBITEURS DE PROTÉASES (1)

Ritonavir

NORVIR					
En 2 prises *per os* au moment des repas avec un grand verre d'eau En association à faible dose avec un autre **inhibiteur de protéase** A. : 100 mg x 2/j En monothérapie : A. : 300 mg x 2 le 1er j puis augmenter de 100 à 200 mg/j pour atteindre 600 mg x 2/j en 5 à 14 j en fonction de la tolérance, puis introduire les autres médicaments	90 mL sol. buv. (80 mg/mL) + ser. doseuse 30 cp. 100 mg	62,33 26,24	I I	100 % 100 %	0,69 0,87

PROPRIÉTÉS

Inhibiteur de protéase ayant de nombreux effets secondaires et interactions médicamenteuses. Puissant inhibiteur des cytochromes CYP3A et CYP2D6 : il fait augmenter les concentrations des médicaments qui sont dégradés par ces enzymes.

PHARMACOCINÉTIQUE

Biodisponibilité ≥ 70 % (améliorée par les aliments), métabolisation importante par cytochromes (3A4 > 2D6), inhibiteur puissant du CYP3A, élimination biliaire et urinaire (< 5 %).

INDICATIONS

N'est plus prescrit en monothérapie d'**inhibiteur de protéase** mais comme inhibiteur enzymatique à la faible dose de 100 mg x 2/j, en association un autre **inhibiteur de protéase** (**lopinavir**, **saquinavir**, **indinavir**) dont il augmente les concentrations sanguines, ce qui en simplifie l'administration ou en augmente l'efficacité.

CONTRE-INDICATIONS

Allergie au **ritonavir**.
Grossesse et **allaitement**.
Certains médicaments (*cf.* tableau).

PRÉCAUTIONS D'EMPLOI

Capsules à conserver au froid entre 2 et 8 °C.
Ne pas mélanger le sirop avec de l'eau, ne pas ouvrir les gélules.
Sécher le verre doseur avant son utilisation.
Possibilité de prendre le **ritonavir** en même temps que l'**AZT**, la **3TC**, la **d4T** mais pas la **ddI** (2 h d'intervalle).
Insuffisance rénale ou hépatique.
Diarrhée (défaut d'absorption).
Hémophilies (augmente le besoin en facteur VIII).
Enfants < 12 ans, conducteurs de véhicule.

EFFETS INDÉSIRABLES

Fréquents, en particulier pendant les 2 premières semaines de traitement, interruption du traitement chez 17 % des malades.
Troubles digestifs : nausées (50 %), vomissements (25 %), douleurs abdominales, dyspepsies, altération du goût, éructations, ulcération buccale, irritation de la gorge, pharyngite occasionnelle.
Troubles neurologiques : paresthésies péribuccales spontanément résolutives (30 %), neuropathie sensitive périphérique (15 %), vertiges, paresthésies, céphalées (15 %), somnolence, insomnie, anxiété.
Troubles cutanés : érythème, prurit, sueurs.
Vasodilatation, asthénie (23 %), fièvre, myalgie, perte de poids, toux.
Anomalies biologiques : augmentation de la GGT (12 %), triglycérides jusqu'à 10 g/L sans complication rapportée (10 %), ALAT (6 %), ASAT (4 %), bilirubine, phosphatases alcalines, cholestérol ; leucopénie (16 %), hyperleucocytose, anémie, allongement du temps de coagulation ; augmentation de : CPK, amylase, uricémie, magnésémie, glycémie ; hypokaliémie, hypocalcémie.

ANTIVIRAUX ANTI-VIH (8) – INHIBITEURS DE PROTÉASES (2)

INTERACTIONS MÉDICAMENTEUSES

Substrat du CYP3A4 et CYP 2D6, fort inhibiteur du CYP 3A4, inducteur des CYP 2C9, 2C19 et 1A2, avec phénomène d'auto-induction.

Cf. Tableaux.

Les cytochromes sont des enzymes intervenant dans le métabolise de nombreux médicaments. Ils sont répartis en familles dont 3 jouent un rôle prépondérant chez l'homme (CYP 1, 2, 3), en sous-familles (ex : CYP3A) et en isoenzymes (ex : CYP3A4). Ce dernier est majoritaire et principalement présent dans le foie et l'intestin. À lui seul, il métabolisme presque la moitié des médicaments métabolisés par les cytochromes.

L'activité des cytochromes peut être modifiée par des substances, dont de nombreux médicaments. Elles sont rangées en substrats, inducteurs (activité maximum en 6-10 j) ou inhibiteurs. Tous les modificateurs de cytochromes n'agissent pas avec la même intensité, et certains d'entre eux (**ritonavir** ou **éfavirenz**) peuvent, selon les circonstances, jouer les 3 rôles. Les interactions qui en résultent sont complexes (bénéfiques ou délétères), pas toujours prévisibles et peuvent justifier des dosages.

Schématiquement, les **inhibiteurs non nucléosidiques** sont des inducteurs modérés du CYP3A4 et les **inhibiteurs de protéases** des inhibiteurs du CYP3A4 : **ritonavir** (le plus puissant) et les autres sont modérés. L'association **lopinavir/ritonavir** équivaut à **ritonavir** pleine dose. À l'inverse d'autres médicaments (**antiépileptiques**, **rifampicine**, etc.) peuvent induire ou inhiber le métabolisme des **antirétroviraux**.

Médicaments contre-indiqués avec le **ritonavir** (non exhaustif) :

– **antiarythmiques** : **amiodarone**, **quinidine**, **hydroquinidine**, **flécaïnide**, **propafénone** ;
– **anti-inflammatoires** : **piroxicam** ;
– anti-infectieux : **céfamandole**, **métronidazole**, **griséofulvine** ;
– psychotropes et apparentés : **alprazolam** ***(XANAX)***, **clorazépate** ***(TRANXÈNE)***, **diazépam** ***(VALIUM)***, **lormétazépam** ***(NOCTAMIDE)***, **midazolam** ***(HYPNOVEL)***, **prazépam** ***(LYSANXIA)***, **zolpidem** ***(STILNOX)***, **clozapine** ***(LÉPONEX)***, pimozide ;
– divers : **dérivés de l'ergot de seigle**, **statines** (**simvastatine**), **disulfirame** ***(ESPÉRAL)***, **millepertuis**.

Médicaments dont les taux sériques sont augmentés par leritonavir

Antiarythmiques : **lidocaïne**, **disopyramide**
Antiépileptiques : **carbamazépine**, **phénobarbital** : interactions mal connues, à doser
Anti-infectieux : **érythromycine**, **clarithromycine** (adapter si insuffisance rénale), **azithromycine**, **rifabutine** (diminuer la dose à 150 mg x 3/sem. ou à 1 j/2 même si **ritonavir** à faible dose), **rifampicine**, **itraconazole**, **antirétroviraux**, **atovaquone**
Antihistaminiques : **loratadine** ***(CLARITYNE)***, **cétirizine** ***(VIRLIX, ZYRTEC)***
Antivitamines K : **warfarine**, **acénocoumarol**
Corticoïdes : **dexaméthasone**, **prednisolone**
Immunosuppresseurs : **ciclosporine**, **tacrolimus**
Psychotropes : **halopéridol**, **amitriptyline** ***(LAROXYL, ÉLAVIL)***, **imipramine** ***(TOFRANIL)***, **fluoxétine** ***(PROZAC)***, **paroxétine** ***(DEROXAT)***, **sertraline** ***(ZOLOFT)***
Opiacés : **buprénorphine**, **fentanyl**, **morphine**
Statines : **pravastatine**, **atorvastatine**, **fluvastatine**
Autres : **sildénafil** (25 mg/48 h max)

Médicaments dont les taux sériques peuvent être diminués par leritonavir

AINS
Antidiabétique oral : **glipizide**
Antiépileptique : **phénytoïne**
Éthynilestradiol : arrêt
Inhibiteur de la pompe à protons : **oméprazole**
Théophylline : adapter les doses
Méthadone : doser et/ou augmenter les doses

ANTIVIRAUX ANTI-VIH (9) – INHIBITEURS DE PROTÉASES (3)

■ Darunavir

PREZISTA					
Associé au **ritonavir** : en 2 prises *per os* indépendamment de la prise alimentaire A. et E. > 13 ans : 600 ou 800 mg x 1/j	480 cp. 75 mg	731,86	I	100 %	1,52
	240 cp. 150 mg	731,86	I	100 %	3,05
	60 cp. 400 mg	452,42	I	100 %	7,54
	60 cp. 600 mg	731,86	I	100 %	12,20

PROPRIÉTÉS

Inhibiteur de protéase du VIH. Le **darunavir** inhibe le clivage des polyprotéines encodées Gag-Pol.

PHARMACOCINÉTIQUE

Per os, biodisponibilité de 37 % en raison d'une faible absorption, améliorée par la prise de **ritonavir** et d'un large effet de 1er passage hépatique. Distribution dans tout l'organisme sauf le LCR ; demi-vie 15 h ; métabolisation hépatique par CYP3A4 (dont il est un faible inhibiteur) ; élimination 80 % fécale, 14 % urinaire.

INDICATIONS

Traitement de l'infection par le VIH en association avec des **inhibiteurs nucléosidiques**.

CONTRE-INDICATIONS

Allergie au **darunavir**.
Insuffisance hépatique sévère.
Grossesse et **allaitement**.
Rifabutine et **rifampicine** qui réduisent la biodisponibilité du **darunavir** en prise seule.

PRÉCAUTIONS D'EMPLOI

À toujours prescrire avec un autre **inhibiteur de protéases**, en particulier **ritonavir**.
Insuffisance hépatique ou rénale.
Diarrhée ou malabsorption.
Hémophilie A ou B : augmentation des besoins en facteur de coagulation.
Possibilité de prendre en même temps le **darunavir**, l'**AZT**, la **3TC**, la **d4T**, ne pas associer à la **ddI**.
En cas d'oubli < 6 h (si cp. à 300 mg) ou < 12 h (si cp. à 400 mg), prendre la dose oubliée dès que possible, puis reprendre le schéma habituel. Si ces délais sont dépassés, reprendre le schéma habituel sans la dose oubliée.

EFFETS INDÉSIRABLES

Ils sont dépendants de la dose.
Troubles digestifs : diarrhée, gêne abdominale, nausées.
Céphalées, vertiges, neuropathie périphérique (4 %).
Asthénie, céphalées.
Insomnie, dépression.
Lipodystrophies, hypertriglycéridémie, hypercholestérolémie.
Élévation des transaminases.
Éruption cutanée, prurit.

INTERACTIONS MÉDICAMENTEUSES

Associations médicamenteuses contre-indiquées :
– par voie systémique : **amiodarone**, **quinidine**, **lidocaïne** ;
– par voie orale : **midazolam**, **pimozide**, **simvastatine**, **dérivés de l'ergot de seigle**.
Le **darunavir** est un substrat et un faible inhibiteur du CYP3A4.
Déconseillés car inducteurs enzymatiques diminuant les taux sériques de **darunavir** : **rifabutine** ; réduire la dose à 150 mg x 3/sem. (ou à 1 j/2) en cas d'association **ritonavir/darunavir**.
Azolés : surveillance avec le **fluconazole**, l'**itraconazole**, le **miconazole**.
Substrats du cytochrome CYP3A4 : surveiller les effets toxiques des médicaments suivants (**inhibiteurs calciques**, **clindamycine**, **dapsone**, **quinidine**).
Éfavirenz : administration déconseillée.
Névirapine : diminution des concentrations de **darunavir**.
Ritonavir : augmentation des concentrations du **darunavir**. Utiliser **ritonavir** 100 mg x 2/j et **darunavir** 400 mg x 2/j.
Phénobarbital, **phénytoïne**, **carbamazépine** : interactions mal connues, doser les **antiépileptiques**.
Méthadone : interaction inconnue.
Contraceptifs oraux : interaction inconnue.
Sildénafil : diminuer les doses et commencer à 25 mg.

ANTIVIRAUX ANTI-VIH (10) – INHIBITEURS DE PROTÉASES (4)

Lopinavir + ritonavir

KALÉTRA					
A. + ado. et enf. ayant une surface corporelle ≥ 1,3 m² : 2 cp. 200 mg/500 mg x 2/j au cours d'un repas E (> 2 ans) : *cf.* Tableau	60 cp. 100 mg/25 mg 120 cp. 200 mg/50 mg 60 doses de 5 mL (1 mL = 80 mg/20 mg)	122,88 473,70 473,70	I I I	100 % 100 % 100 %	2,05 3,95 7,90

PROPRIÉTÉS

Association de **ritonavir** à un autre **inhibiteur de protéase**, surtout étudié chez des patients jamais traités mais responsable de plus fréquents effets secondaires métaboliques que d'autres associations.

PHARMACOCINÉTIQUE

Per os, biodisponibilité du **lopinavir** augmentée par l'administration de **ritonavir** et améliorée par la prise de lipide, demi-vie de 5-6 h, bonne distribution, métabolisation hépatique principale par le CYP3A4 et moindre par le 2D6, élimination biliaire et urinaire.

INDICATIONS

Traitement de l'infection par le VIH en association avec d'autres antirétroviraux. Peu étudié chez les malades lourdement prétraités.

CONTRE-INDICATIONS

Cf. celles du **ritonavir**. Allergie au **lopinavir**.
Grossesse et **allaitement**.
Insuffisance hépatique ou rénale grave.
Modificateur de l'absorption de l'alcool : **disulfirame**, **métronidazole**.
Rifampicine : diminution des concentrations de **lopinavir**.
Simvastatine.
Dérivés de l'ergot de seigle (**ergotamine**, **dihydroergotamine**) : risque d'ergotisme.
Effet sédatif prolongé : **alprazolam**, **clorazépate**, **diazépam**, **lormétazépam**, **midazolam**, **prazépam**, **zolpidem**.
Pimozide, **amiodarone**, **quinidine** : risque de torsade de pointe.
Millepertuis.

PRÉCAUTIONS D'EMPLOI

Insuffisance hépatique légère ou modérée : risque augmenté de toxicité hépatique.
Hémophilie A ou B : augmentation des besoins en facteurs de coagulation.
Risque de complications métaboliques, dont hypertriglycéridémie et pancréatite.
Présence d'un excipient pouvant donner des allergies croisées avec l'**aspirine**.
Possibilité de prendre en même temps que : **AZT**, **3TC**, **d4T**, **abacavir**, **névirapine**. La **ddI** doit être prise à distance. Avec **éfavirenz**, augmenter ***KALÉTRA*** à 4 caps. x 2/j.
Associations aux autres **inhibiteurs de protéases** mal connues.

EFFETS INDÉSIRABLES

Complications métaboliques, anomalies de répartition des graisses (lipodystrophies), diabète.
Fréquents chez l'adulte (> 2 %) : nausées, diarrhées, vomissements, douleurs abdominales, asthénie, céphalées. Hyperglycémie, augmentation des enzymes hépatiques, hypercholestérolémie.
Peu fréquents chez l'adulte (1-2 %) : rash, selles anormales, insomnie.
Les effets secondaires de fréquence inférieure à 1 % ne sont pas rapportés ici.
Propylène glycol : convulsions, stupeur, tachycardie, hyperosmolarité, acidose lactique, toxicité rénale, hémolyse.

INTERACTIONS MÉDICAMENTEUSES

Substrat du CYP3A4, et inhibiteur des CYP3A4 et 2D6. *Cf.* **ritonavir**.
Rifabutine : 150 mg x 2 ou 3/sem.
Clarithromycine : surveillance de toxicité hépatique en cas d'insuffisance hépatique.

Doses chez l'enfant

Surface corporelle en m²	Dose de sirop à administrer x 2/j (230/57,5 mg/m²)
0,25	0,7 mL (57,5/14,4 mg)
0,5	1,4 mL (115/28,8 mg)
0,75	2,2 mL (172,5/43,1 mg)
1	2,9 mL (230/57,5 mg)
1,25	3,6 mL (287,5/71,9 mg)
1,5	4,3 mL (345/86,3 mg)
1,75	5 mL (402,5/100,6 mg)

ANTIVIRAUX ANTI-VIH (11) – INHIBITEURS DE PROTÉASES (5)

Atazanavir

REYATAZ					
A. : 300 mg/j en 1 prise associé au **ritonavir** 100 mg pendant les repas E. : non recommandé	60 gél. 150 mg 60 gél. 200 mg 30 gél. 300 mg	452,40 452,40 452,40	I I I	100 % 100 % 100 %	7,54 7,54 15,08

PROPRIÉTÉS
Inhibiteur de protéase du VIH-1.

PHARMACOCINÉTIQUE
Amélioration de la biodisponibilité et diminution de la variabilité de concentration lors de la prise de l'**atazanavir** avec de la nourriture.
Élimination urinaire et fécale.

INDICATIONS
Traitement de l'infection par le VIH-1 en association avec d'autres **antirétroviraux** chez le patient déjà traité par **antirétroviraux**.

CONTRE-INDICATIONS
Hypersensibilité à l'**atazanavir**.
Déconseillé pendant l'allaitement.
Insuffisance hépatique modérée à sévère.
Intolérance au galactose, déficit en lactase, malabsorption du glucose et du galactose.

PRÉCAUTIONS D'EMPLOI
Pathologie hépatique, élévation des transaminases, élévation de la bilirubine, antécédent de bloc de branche complet, surveillance du cholestérol et des triglycérides, diabète, grossesse.

EFFETS INDÉSIRABLES
Réaction allergique, anorexie, anxiété, dépression, prise de poids, lipodystrophie, céphalées, signes neurologiques périphériques, amnésie, confusion, vertiges, syncope, palpatations, HTA, dyspnée, pancréatite, hépatite, hépatosplénomégalie, élévation des transaminases, des CPK, de la bilirubine et de l'amylase, prurit, urticaire, eczéma, asthénie, fièvre, neutropénie.
Urologique : lithiase avec élimination de cristaux d'**atazanavir** (fréquence inconnue).

INTERACTIONS MÉDICAMENTEUSES
L'**atazanavir** inhibe le CYP3A4 donc l'association **azatanavir** - **ritonavir** est contreindiquée avec les médicaments substrats du CYP3A4 (**pimozide**, **quinidine**, **alcaloïdes de l'ergot de seigle**, **ergotamine** et **dihydroergotamine**).
Baisse des concentrations plasmatiques de l'**atazanavir** si administration avec les **antiacides**.
Augmentation des concentrations d'**antiarythmiques** (**amiodarone**, **quinidine**).
Associations à éviter : contraceptifs oraux, **inhibiteurs de la pompe à protons**, **sildénafil**, **millepertuis** ; **rifampicine** contre-indiquée.

ANTIVIRAUX ANTI-VIH (12) – INHIBITEUR DE FUSION

■ Enfuvirtide

FUZEON					
A. : 200 mg/j en 1 prise E. > 33 kg : 200 mg/j en 1 prise	60 fl. pdre + solvant pour 90 mg/mL (60 inj.) + matériel à inj.	1 680,05	I	100 %	28,00

PROPRIÉTÉS

L'**enfuvirtide** appartient à la classe thérapeutique des **inhibiteurs de fusion**. Il agit en se liant à une protéine virale (gp 41 du VIH-1) dans le milieu extracellulaire, bloquant ainsi la fusion entre la membrane virale et la membrane de la cellule cible et empêchant ainsi l'ARN viral d'entrer dans la cellule cible.

PHARMACOCINÉTIQUE

Biodisponibilité absolue de 84 %.
Voies d'élimination non étudiées.

INDICATIONS

Traitement de l'infection par le VIH-1 en association avec d'autres **antirétroviraux** chez les patients en échec à un traitement comprenant au moins un **inhibiteur des protéases**, ou un **analogue non nucléosidique** ou avec une intolérance à ces traitements.

CONTRE-INDICATIONS

Hypersensibilité à l'**enfuvirtide**.
Enfant de moins de 6 ans.
Déconseillé pendant la grossesse et l'allaitement.

PRÉCAUTIONS D'EMPLOI

Pathologie hépatique, insuffisance rénale sévère (clairance < 35 mL/min).

EFFETS INDÉSIRABLES

Érythème au site d'injection, acné, eczéma, sinusite, conjonctivite, papillome cutané, pneumonie, lymphadénopathie, perte d'appétit, anorexie, anxiété, hypertriglycéridémie, diabète, neuropathie périphérique, hypoesthésie, pancréatite, RGO, calculs rénaux, hématurie, glomérulonéphrite, élévation des CPK et des transaminases, syndrome pseudo-grippal, frissons, fièvre.

INTERACTIONS MÉDICAMENTEUSES

Aucune interaction attendue entre **enfuvirtide** et médicaments métabolisés par les enzymes du CYP450.

ANTIVIRAUX ANTI-VIH (13) – INHIBITEUR DE CCR5

Maraviroc

CELSENTRI					
A. : 150 ou 300 ou 600 mg/j en 1 prise en fonction des associations avec les autres antirétroviraux	60 cp.150 mg 60 cp. 300 mg	726,73 726,73	I I	100 % 100 %	12,11 12,11

PROPRIÉTÉS

Le **maraviroc** est un antagoniste du récepteur CCR5 (récepteur de chimiokines). CCR5 est un des corécepteurs du VIH-1. Le **maraviroc** empêche ainsi le VIH-1 de pénétrer dans les cellules.

PHARMACOCINÉTIQUE

Biodisponibilité absolue de 23 %.
Voies d'élimination urinaires et fécales.

INDICATIONS

Traitement de l'infection par le VIH-1 à tropisme détecté uniquement CCR5 chez l'adulte prétraité par des **antirétroviraux** et en association avec d'autres médicaments antirétroviraux.

CONTRE-INDICATIONS

Hypersensibilité au **maraviroc**, à l'arachide et au soja.
Enfant.
Grossesse et **allaitement**.

PRÉCAUTIONS D'EMPLOI

À associer aux autres **antirétroviraux**.
Insuffisance hépatique, insuffisance rénale sévère (clairance < 35 mL/min).

EFFETS INDÉSIRABLES

Érythème au site d'injection, acné, eczéma, sinusite, conjonctivite, papillome cutané, pneumonie, lymphadénopathie, perte d'appétit, anorexie, anxiété, hypertriglycéridémie, diabète, neuropathie périphérique, hypoesthésie, pancréatite, RGO, calculs rénaux, hématurie, glomérulonéphrite, élévation des CPK et des transaminases, syndrome pseudogrippal, frissons, fièvre.

INTERACTIONS MÉDICAMENTEUSES

Adaptation posologique en cas d'insuffisance rénale ou de traitement par des inhibiteurs de CYP3A4 tels que : **itraconazole**, **clarithromycine**, **télithromycine**, **inhibiteurs de protéases** (sauf **ritonavir**).

ANTIVIRAUX ANTI-VIH (14) – INHIBITEURS DE L'INTÉGRASE (1)

■ Raltégravir

ISENTRESS					
Cp. à croquer 25 mg, 100 mg et cp. pelliculés **non interchangeables** : biodisponibilités différentes A. et E. > 25 kg capables d'avaler un cp. : 400 mg x 2/j	60 cp. pell. 400 mg	609,31	I	100 %	10,16
Cp. à croquer 25 mg, 100 mg et cp. pelliculés **non interchangeables** : biodisponibilités différentes E. de 11 à < 14 kg : 75 mg (3 cp. de 25 mg) x 2/j E. de 14 à < 20 kg : 100 mg x 2/j E. de 20 à < 28 kg : 150 mg (1,5 cp séc. de 100 mg) x 2/j E. de 28 à < 40 kg : 200 mg x 2/j E. ≥ 40 kg : 300 mg x 2/j	60 cp. à croquer 25 mg 60 cp. à croquer 100 mg	42,55 158,89	I I	NR NR	

■ Dolutégravir

TIVICAY					
1 cp./j 1 cp. x 2/j en cas de résistance aux anti-intégrase (si options thérapeutiques limitées) ou de prise avec certains médicaments (*cf.* Interactions médicamenteuses)	30 cp. 50 mg	609,31	I	NR	

PROPRIÉTÉS

Inhibiteur de l'intégrase du VIH-1, c'est-à-dire de l'intégration du génome du virus dans le génome de la cellule hôte. Les génomes du VIH qui ne s'intègrent pas ne peuvent pas donner lieu à la production de nouvelles particules virales infectieuses.

PHARMACOCINÉTIQUE

Absorption rapide. Demi-vie : 9 h pour le **raltégravir**, 14h pour le **dolutégravir**. Liaison aux protéines plasmatiques. Elimination fécale et urinaire.

INDICATIONS

Infection par le VIH-1, en association avec d'autres agents antirétroviraux.

CONTRE-INDICATIONS

Grossesse et allaitement.
Hypersensibilité.

EFFETS INDÉSIRABLES

Céphalées, vertiges, fatigue.
Douleurs abdominales, flatulence, constipation, élévation des transaminases, perte d'appétit.
Eruption cutanée, prurit.
Insomnie, rêves anormaux, dépression.

INTERACTIONS MÉDICAMENTEUSES

Adaptation posologique à 50 mg x 2/j de **dolutégravir** avec : **étravirine** sans inhibiteur de protéase boosté, **éfavirenz**, **névirapine**, **ritonavir**, **carbamazépine**, **phénytoïne**, **phénobarbital**, **rifampicine**. Éviter une association avec ces médicaments si se surajoute une résistance aux **anti-intégrases**.
Doublement de la dose de **raltégravir** avec la **rifampicine**.
Diminution de la posologie de **metformine** avec le **dolutégravir** (risque accru d'acidose lactique).
À prendre 2 h après ou 6 h avant le **dolutégravir** : **antiacides à base de magnésium/aluminium**, **calcium**, **fer**.

ANTIVIRAUX ANTI-VIH (15) – INHIBITEURS DE L'INTÉGRASE (2)

■ Elvitégravir + cobicistat + emtricitabine + ténofovir disoproxil fumarate

STRIBILD					
1 cp./j avec de la nourriture	30 cp. 150 mg/ 150 mg/200 mg/ 245 mg	977,37	I	NR	

PROPRIÉTÉS

Elvitégravir : inhibiteur de l'intégrase du VIH-1, c'est-à-dire de l'intégration du génome du virus dans le génome de la cellule hôte.

Cobicistat : inhibiteur sélectif du CYP3A4, booster de l'elvitégravir.

Emtricitabine : voir supra.

Ténofovir disoproxil fumarate : voir supra.

INDICATIONS

Infection par le VIH-1 chez les adultes > 18 ans naïfs de tout traitement antirétroviral ou pour une souche non résistante à aucun des agents de STRIBILD.

Traitement complet du l'infection : ne doit pas être associé à d'autres antirétroviraux.

CONTRE-INDICATIONS

Hypersensibilité.

Antécédent de toxicité rénale avec le **fumarate de ténofovir disoproxil**.

Cf. Interactions médicamenteuses.

PRÉCAUTIONS D'EMPLOI

Contraception pour les femmes en âge de procréer.

Ne pas initier chez les patiens dont la clairance de la créatinine est < 70 mL/min. Non recommandé si < 90 mL/min.

En cours de traitement : surveillance toutes les 4 sem. pdt la première année de la clairance de la créatinine, le phosphate sérique, la glycosurie et la protéinurie, puis tous les 3 mois ensuite.

Arrêt si clairance de la créatinine < 50 mL/min (recommandé dès < 70 mL/min).

Contient du lactose.

EFFETS INDÉSIRABLES

Neutropénie, fatigue, céphalées, vertiges.

Insomnie, rêves anormaux.

Réaction allergique : éruption, rash, prurit, urticaire, dyschromie cutanée.

Diarrhée, vomissements, nausées, constipation, diminution de l'appétit.

Hypophosphatémie, hyperglycémie, hypertriglycéridémie, augmentations de la créatininémie et de la bilirubinémie.

Élévations enzymatiques : transminases, amylase, lipase, créatine-kinase.

INTERACTIONS MÉDICAMENTEUSES

Inducteurs du CYP3A4 **contre-indiqués** (baisse d'efficacité de ***STRIBILD*** et apparition de résistances) : **carbamazépine**, **phénobarbital**, **phénytoïde**, **rifampicine**, millepertuis.

Substrats du CYP3A4 **contre-indiqués** (augmentation des effets indésirables de ces produits) : **dérivés de l'ergot de seigle**, **simvastatine**, **midazolam**, **amiodarone**, **quinidine**, **alfuzosine**, **pimozide.**

Médicaments néphrotoxiques : **aminosides**, **amphotéricine B**, **foscarnet**, **ganciclovir**, cidofovir, **vancomycine**, **pentamidine**, aldesleukine, **AINS**.

Prudence pdt le premier mois lors d'un passage de l'**éfavirenz** à ***STRIBILD*** : réduction de l'exposition au ***STRIBILD*** chez les patients métaboliseurs lents du CYP2B6 (induction du CYP3A4 par l'**éfavirenz** non éliminé).

ANTIVIRAUX ANTI-VIH (16) – INHIBITEURS NON NUCLÉOSIDIQUES DE LA TRANSCRIPTASE INVERSE (1)

Névirapine

VIRAMUNE					
A. : 200 mg/j pendant 2 sem. puis 400 mg/j	1 fl. 240 mL (50 mg/5 mL)	HOP	I		
	14 cp. 200 mg	48,73	I	100 %	3,48
	60 cp. 200 mg	196,15	I	100 %	3,27
	30 cp. 400 mg	112,51	I	100 %	3,75

PROPRIÉTÉS

Inhibiteur non nucléosidique de la transcriptase inverse du VIH-1 inefficace sur le VIH-2.

PHARMACOCINÉTIQUE

Biodisponibilité *per os* de 93 %, pas de modification par la prise d'aliments, de **didanosine** ou d'**antiacides** ; liaison protéique à 60 % ; inducteur de cytochrome P450 ; passage placentaire et dans le lait maternel, demi-vie 25-30 h ; métabolisme hépatique auto-inductible par cytochromes nécessitant une augmentation progressive des doses ; élimination par voie rénale (80 %) et fécale (10 %).

INDICATIONS

Traitement initial de l'infection par le VIH-1 en association avec des **inhibiteurs nucléosidiques**.

CONTRE-INDICATIONS

Grossesse et **allaitement** : information manquante.
Hypersensibilité à la **névirapine**.
Insuffisance rénale ou hépatique : pas de données.
Co-infection par le VHC.

PRÉCAUTIONS D'EMPLOI

Débuter à demi-dose (200 mg x 1/j) les 2 premières semaines.
Expliquer aux patients les manifestations toxiques de la **névirapine**.
Surveiller les tests hépatiques pendant les 6 premiers mois (tous les 15 j pendant 2 mois).
Troubles cutanés (< 10 %) : rashs maculopapuleux bénins à modérés dans les 2 premières semaines de traitement : surveillance sans augmenter les doses avant disparition complète.
Signes de gravité (éruption intense, urticaire, atteinte muqueuse, signes généraux) : interruption immédiate (20 % des cas).

Interruption du traitement en cas de :

– anomalie modérée ou sévère des tests hépatiques (à l'exclusion de la γGT) et jusqu'à normalisation. Arrêt définitif en cas de récidive à la réintroduction ;
– éruption cutanée sévère ou s'accompagnant de signes généraux avec signes de gravité (20 % des cas) : éruption intense, urticaire, atteinte muqueuse, phlyctènes, œdème, signes généraux, douleurs articulaires ou musculaires, malaise général.

En cas d'arrêt supérieur à 7 j, reprendre à la dose initiale de 200 mg pendant 14 j.
Dosage plasmatique : résiduelles entre 3 000 et 8 000 ng/mL.

EFFETS INDÉSIRABLES

Fréquents : troubles cutanés (< 10 %) : rashs maculopapuleux bénins à modérés dans les 2 premières semaines de traitement : surveillance sans augmenter les doses avant disparition complète. Signes de gravité (éruption intense, urticaire, atteinte muqueuse, signes généraux) : interruption immédiate (20 % des cas).
Nausées, asthénie, fièvre, céphalées, somnolence, augmentation des enzymes hépatiques.
Rares : éruption cutanée (Lyell et Stevens-Johnson), réaction allergique (anaphylactique, angio-œdème, urticaire), hépatite fulminante.

INTERACTIONS MÉDICAMENTEUSES

Pharmacologiques : la **névirapine** est un substrat et un inducteur modéré du cytochrome CYP3A4.

Médicaments affectés par la névirapine

Saquinavir : diminution des concentrations de **saquinavir**.
Indinavir : augmenter les doses d'**indinavir** à 1 000 mg toutes les 8 h en cas d'administration de 400 mg de **névirapine** (diminution de l'aire sous la courbe de 28 %).
Contraceptifs oraux : risque d'échec des **œstroprogestatifs**.
Clarithromycine : surveillance de la fonction hépatique (augmentation des concentrations).
Méthadone : diminution de 50 % des concentrations plasmatiques.

Médicaments affectant la névirapine

Rifampicine et **rifabutine** : à prendre en compte si **inhibiteur de protéase**.
Utiliser la **rifabutine** à la dose de 300 mg/j.

ANTIVIRAUX ANTI-VIH (17) – INHIBITEURS NON NUCLÉOSIDIQUES DE LA TRANSCRIPTASE INVERSE (2)

■ Éfavirenz

SUSTIVA					
A. : 600 mg/j à jeun en une prise au coucher E. (> 3 ans) : 13 à 15 kg : 200 mg/j ; 15 à 20 kg : 250 mg/j ; 20 à 25 kg : 300 mg/j ; 25 à 32,5 kg : 350 mg/j ; ≥ 40 kg : 600 mg/j	30 gél. 50 mg 30 gél. 100 mg 90 gél. 200 mg 30 cp. 600 mg	23,62 45,37 251,56 251,56	I I I I	100 % 100 % 100 % 100 %	0,79 1,51 2,80 8,39

PROPRIÉTÉS

Inhibiteur non nucléosidique de la transcriptase inverse du VIH-1, inefficace sur le VIH-2.

PHARMACOCINÉTIQUE

Administration orale, biodisponibilité (50 %) augmentée par un repas riche en matières grasses, pas de modification par les **antiacides**, liaison à 99 % aux protéines plasmatiques ; métabolisme et inducteur du cytochrome CYP3A4 ; demi-vie entre 40 et 55 h ; élimination par voie fécale sous forme inchangée (16-61 %), élimination urinaire (16-34 % dont 1 % sous forme active).

INDICATIONS

Traitement initial de l'infection par le VIH-1 en association avec d'autres **antirétroviraux**.

CONTRE-INDICATIONS

Grossesse et **allaitement**.
Hypersensibilité à l'**éfavirenz**.
Insuffisance hépatocellulaire sévère.
Midazolam.
Saquinavir : diminution des concentrations en dessous des valeurs thérapeutiques (sauf si **ritonavir** ajouté à faibles doses).

PRÉCAUTIONS D'EMPLOI

Surveillance des enzymes hépatiques pendant les 6 premiers mois (tous les 15 j pendant 2 premiers mois).
Prendre l'**éfavirenz** au coucher.
Risque d'éruption cutanée augmenté par un antécédent d'éruption cutanée avec la **névirapine**.
Risque d'effets secondaires neurologiques.
Administration prudente en cas d'insuffisance hépatique minime à modérée ou d'insuffisance rénale.
Dosage plasmatique : résiduelles attendues entre 1 100 et 5 000 ng/mL.

EFFETS INDÉSIRABLES

Fréquents (≥ 10 %)

Troubles cutanés (18 %) : rashs maculopapuleux bénins à modérés dans les 2 premières semaines de traitement : surveillance sans augmenter les doses avant disparition complète. Signes de gravité (éruption intense, urticaire, atteinte muqueuse, signes généraux) : interruption immédiate (plus d'un tiers des cas). Réactions croisées avec la **névirapine**. Rares érythèmes polymorphes et Stevens-Johnson.

Troubles neurologiques (dans les premiers jours du traitement) : sensations vertigineuses, insomnie, somnolence, troubles de la concentration et des rêves. Rares réactions aiguës de type psychotique.

Nausées.

Rares (< 10 %)

Diarrhée, dyspepsie, fatigue, augmentation des enzymes hépatiques, augmentation de la cholestérolémie.

INTERACTIONS MÉDICAMENTEUSES

Pharmacologiques : substrat du CYP3A4, inducteur modéré des CYP1A2, 2D6, inhibiteur du CYP3A4, 2C9 et 2C19.

Médicaments affectés par l'éfavirenz

Inhibiteurs de protéases : voir chaque médicament.
Clarithromycine, **œstroprogestatifs** : à éviter.
Rifabutine : augmenter la dose à 450-600 mg/j.
Méthadone : diminution de 50 % des concentrations plasmatiques.

Médicaments affectant l'éfavirenz

Rifampicine : augmenter les doses d'**éfavirenz** à 800 mg/j (diminution de l'aire sous la courbe de 26 %).

ANTIVIRAUX ANTI-VIH (18) – INHIBITEURS NON NUCLÉOSIDIQUES DE LA TRANSCRIPTASE INVERSE (3)

■ Efavirenz + emtricitabine + ténofovir disoproxil

ATRIPLA					
1 cp./j à jeun au coucher Ajouter 200 mg/j d'**éfavirenz** si coadministration avec **rifampicine** (si sujet > 50 kg)	30 cp. 600/200/245 mg	742,83	I	NR	

■ Étravirine

INTELENCE					
Après un repas E. > 6 ans de 16 à < 20 kg : 100 mg x 2/j E. > 6 ans de 20 à < 25 kg : 125 mg x 2/j E. > 6 ans de 25 à < 30 kg : 150 mg x 2/j A. et E. > 30 kg : 200 mg x 2/j	120 cp. 25 mg 120 cp. 100 mg 60 cp. 200 mg	130,18 502,29 502,29	I I I	NR 100 % 100 %	 4,19 8,37

PROPRIÉTÉS

Inhibiteur non nucléosidique de la transcriptase inverse du VIH-1, inefficace sur le VIH-2.

PHARMACOCINÉTIQUE

Administration orale, biodisponibilité (50 %) augmentée par un repas riche en matières grasses ; pas de modification par les **antiacides** ; liaison à 99 % aux protéines plasmatiques ; métabolisme et inducteur du cytochrome CYP3A4 ; demi-vie entre 40 et 55 h ; élimination par voie fécale sous forme inchangée (16-61 %) ; élimination urinaire (16-34 % dont 1 % sous forme active).

INDICATIONS

Traitement initial de l'infection par le VIH-1 en association avec d'autres **antirétroviraux**.

CONTRE-INDICATIONS

Grossesse et **allaitement**.
Hypersensibilité à l'**étravirine**.
Intolérance au galactose.
Déficence en lactase.
Malabsoprtion glucose, galactose.

EFFETS INDÉSIRABLES

Diarrhée, nausées, céphalées.
IDM, fibillation auroculaire, angor.
Thrombocytopénie, anémie.
Neuropathie périphérique, céphalées, convulsions, syncope, vertiges.
Bronchospasme, dyspnée d'effort.
Insuffisance rénale.

INTERACTIONS MÉDICAMENTEUSES

L'**étravirine** est métabolisée par le CYP3A4, le CYP2C9 et le CYP2C19. Les médicaments inhibiteurs des ces cytochromes peuvent induire en association avec l'**étravirine** une diminution de sa concentration plasmatique.

ANTIVIRAUX ANTI-VIH (19) – INHIBITEURS NON NUCLÉOSIDIQUES DE LA TRANSCRIPTASE INVERSE (4)

Rilpivirine

EDURANT					
1 cp./j à prendre pendant un repas	30 cp. 25 mg	266,81	I	NR	

PROPRIÉTÉS

Rilpivirine : inhibiteur non nucléosidique de la transcriptase inverse du VIH-1.

INDICATIONS

Traitement de l'infection par VIH chez le patient ≥ 12 ans naïf de traitement antirétroviral avec charge virale ≤ 100 000 copies ARN/mL.

Toujours en association avec d'autres antirétroviraux.

CONTRE-INDICATIONS

Hypersensibilité.

Grossesse et allaitement.

Cf. Interactions médicamenteuses.

EFFETS INDÉSIRABLES

Céphalées, vertiges, somnolence, fatigue.

Insomnie, troubles du sommeil, rêves anormaux, dépression.

Eruption cutanée.

Diminution des globules blancs, des plaquettes, de l'hémoglobine.

Nausées, vomissement, douleur abdominale, sécheresse buccale.

Augmentation de l'amylase pancréatique, de lipase, des transaminases, de la bilirubine.

Diminution de l'appétit, augmentation des triglycérides et du cholestérol.

INTERACTIONS MÉDICAMENTEUSES

Inducteurs du CYP3A4 **contre-indiqués** : **carbamazépine**, **oxcarbamazépine**, **phénobarbital**, **phénytoïne**, **rifampicine**, **dexaméthasone** par voie systémique, millepertuis.

Coadministration avec la **rifabutine** : augmentation de la posologie de la **rilpivirine** à 50 mg x 1/j.

Déconseillés : **clarithromycine**, **érythromycine** (préférer l'**azithromycine**).

Inhibiteurs de la pompe à protons contre-indiqués : **oméprazole**, **ésoméprazole**, **lansoprazole**, **pantoprazole**, **rabéprazole**.

Antagonistes des récepteurs H2 : seuls peuvent être utilisés ceux en 1 prise/j, au moins 12 h avant la prise de **rilpivirine** ou au moins 4 h après.

Antiacides : au moins 2h avant la prise de **rilpivirine** ou au moins 4h après.

ANTIVIRAUX ANTI-VIH (20) – INHIBITEURS NON NUCLÉOSIDIQUES DE LA TRANSCRIPTASE INVERSE (5)

Rilpivirine + emtricitabine + ténofovir disoproxil

ÉVIPLÉRA					
A. > 18 ans : 1 cp./j avec de la nourriture	30 cp. 25/200/245 mg	753,73	I	100 %	25,12

PROPRIÉTÉS

Rilpivirine : inhibiteur non nucléosidique de la transcriptase inverse du VIH-1.

Emtricitabine et **ténofovir** : *cf. supra*.

PHARMACOCINÉTIQUE

Rilpivirine :
- concentrations plasmatiques max après 4-5 h ;
- 100 % de liaison aux protéines plasmatiques ;
- métabolisation par le CYP450 (3A4) ;
- $t_{1/2}$ d'élimination = 45 h ;
- élimination à 80 % fécale (25 % sous forme inchangée).

INDICATIONS

Traitement du patient adulte, infecté par VIH-1, naïf de tout traitement antirétroviral, et présentant une charge virale ≤ 100 000 copies/mL d'ARN VIH-1.

Remboursement à 100 % seulement si l'utilisation de l'**éfavirenz** n'est pas appropriée pour le patient.

CONTRE-INDICATIONS

Cf. Interactions médicamenteuses contre-indiquées.

Allaitement.

Patient < 18 ans.

PRÉCAUTIONS D'EMPLOI

Alcool à éviter.

Déconseillé en cas d'insuffisance hépatique ou rénales sévère.

Insuffisance rénale légère à modérée : adaptation de posologie (impossible avec l'association fixe ***ÉVIPLÉRA***).

Déconseillé lors de la grossesse.

Contient du lactose.

EFFETS INDÉSIRABLES

Généraux : asthénie, céphalées, vertiges, somnolence.

Hématologiques : neutropénie, anémie, thrombocytopénie.

Immunitaires : réaction allergique, syndrome de restauration immunitaire (IRIS).

Métaboliques : dyslipidémie, lipodystrophie, hyperglycémie, hypophosphatémie, rare acidose lactique.

Psychiatriques : insomnie, dépression, rêves anormaux.

Gastro-intestinales : diarrhée, nausées, vomissements.

Hépatobiliaires : augmentation d'ALAT/ASAT et de bilirubinémie.

Cutanés : rash, éruption cutanée, prurit.

Musculo-squelettique : rare ostéomalacie.

Rénaux : augmentation de créatininémie, atteinte rénale.

INTERACTIONS MÉDICAMENTEUSES

Contre-indiqués :
- **anticonvulsivants** : **carbamazépine**, **oxcarbazépine**, **phénobarbital**, **phénytoïne** ;
- antimycobactériens : **rifabutine**, **rifampicine** ;
- **inhibiteurs de la pompe à protons** ;
- **dexaméthasone** (sauf en dose unique) ;
- millepertuis ;
- autres **analogues de la cytidine (lamivudine)** ;
- **adéfovir dipivoxil**.

Déconseillés :
- **didanosine** ;
- médicaments néphrotoxiques : **aminosides**, **amphotéricine B**, **foscarnet**, **ganciclovir**, **pentamidine**, **vancomycine**, interleukine-2 (aldesleukine) ;
- autres **INNTI**.

SIDA – COMPLICATIONS DES ANTIRÉTROVIRAUX (1)

Nombreuses toxicités à moyen et long termes, surtout métaboliques et pouvant interférer avec la qualité de vie des personnes vivant avec le VIH (PVVIH). Se rapporter à la fiche de chaque antirétroviral (ARV).

Anomalie de répartition des graisses (lipodystrophie)

Atrophie graisseuse touchant surtout les membres et/ou hypertrophie touchant plutôt le tronc.
Concerne environ 50 % des malades après 1 à 2 ans de traitement.
Diagnostic clinique : poids, modifications des formes.
Traitement : règles hygiéno-diététiques, remplacement d'**IP**, **zidovudine**, **stavudine** ou **éfavirenz** par d'autres ARV moins délétères en cas de forme hypertrophique.
Discuter des produits de comblement injectables résorbables en cas de lipoatrophie ou une intervention réparatrice dans la lipohypertrophie.

Troubles glucidiques

Le risque de survenue d'un diabète de type 2 est proche de celui de la population générale. Les principaux facteurs de risque sont : l'augmentation de l'âge, le sexe masculin, l'index de masse corporelle et la présence de lipodystrophie.
Dosages semestriels à jeun. Maîtrise tensionnelle et surveillance des complications coronaires.
Le traitement est le suivi dont comparables à ceux de la population générale : hygiéno-diététique,prise de **metformine** (pas de **sulfamides**).

Troubles lipidiques et risque cardiovasculaire

Risque cardiovasculaire

Les maladies cardiovasculaires constituent la 3e cause de décès chez les personnes vivant avec le VIH. L'activation chronique de l'immunité et une exposition prolongée à certains **IP**, en particulier l'**indinavir**, le **lopinavir**, et le **fosamprénavir**, a été associé de façon robuste au risque d'infarctus. La stratification du risque et la prise en charge sont les mêmes que dans la population générale.
Une consultation cardiologique initiale est requise pour les personnes avec des symptômes cardiovasculaires, avec une anomalie ECG de maladie coronaire, à haut risque vasculaire, d'âge > 50 ans et avec reprise activité sportive ou ≥ 2 facteurs de risque. La fréquence de suivi dépend du niveau de risque.
Dans de rares cas, survenue d'une hypertension artérielle pulmonaire liée au VIH.

Troubles lipidiques

Les anomalies lipidiques sont fréquentes et doivent être dépistés annuellement après les 6 premiers mois de traitement. Elles sont favorisées par une réplication virale, un nadir de CD4 < 200/mm³, CD8 > 800/mm³, et une exposition > 10 ans aux **IP**.
De nombreux ARV sont associés à des anomalies lipidiques, en particulier : **ritonavir**, **éfavirenz**. L'**atazanavir** et le **darunavir** sont les plus favorables des **IP**. La **névirapine**, l'**étravirine**, la **rilpivirine**, les **inhibiteurs de l'intégrase** ou **du CCR5** ont un profil neutre.
Les objectifs sont les mêmes que dans la population générale.
Dosages semestriels à jeun. Traitement : 1) favoriser les règles hygiéno-diététiques (alimentation, exercice, arrêt du tabagisme), 2) modifier les **ARV** vers des molécules ayant un profil neutre, 3) introduire un **hypolipémiant**.
Suivre les recommandations générales : **statines** sans interaction avec les **ARV** comme **pravastatine** ou **rosuvastatine**, en prévention primaire du haut risque vasculaire ou en prévention secondaire ; **fibrates** si triglycérides > 4 g d/L de façon prolongée.

ANTILÉPREUX (1)

Dapsone + oxalate de fer

DISULONE				
Lèpre : A. : 1 cp./j E. 10-14 ans : 50 mg/j E. < 10 ans : 25 mg/j Prophylaxie de la pneumocystose : 50 à 100 mg/j	100 cp. 100 mg/200 mg	13,13	I	65 %

PROPRIÉTÉS

Dérivé sulfoné inhibant les fonctions cytotoxiques et l'activité des lysosomes des polynucléaires neutrophiles.

L'oxalate de fer associé réduit le risque d'anémie hypochrome lié à l'utilisation prolongée de la dapsone.

INDICATIONS

Traitement de la lèpre, toujours en association :
- à la **rifampicine** si forme paucibacillaire ;
- à la **rifampicine** et la **clofazimine** si forme multibacillaire.

Prophylaxie primaire et secondaire de la pneumocystose (si intolérance au **cotrimoxazole**).

Traitement de certaines dermatoses à médiation neutrophilique, de la polychondrite atrophiante, des dermatoses bulleuses auto-immunes, du lupus bulleux.

CONTRE-INDICATIONS

Hypersensibilité.

Allergie au blé (autre que la maladie cœliaque).

Anémie, méthémoglobinémie.

PRÉCAUTIONS D'EMPLOI

Surveillance après 1 mois de traitement puis tous les 3 mois : fonctions hépatique et rénale, examen clinique (y compris neurologique et cutané). Si éruption cutanée ou augmentation des transaminases : arrêt du traitement à envisager. Si signes d'hypersensibilité : arrêt immédiat et définitif.

Hémogramme chaque sem. pdt le 1er mois, chaque mois pdt les 5 mois suivants puis tous les 3 mois. Si diminution significative des hématies, leucocytes ou plaquettes : arrêt du traitement et suivi du patient.

Dosage de méthémoglobinémie 1 fois/sem. pdt le 1er mois. Si méthémoglobinémie > 7 % et/ou signes cliniques : diminution des doses.

Possibilité de réaction croisée avec le **cotrimoxazole**. Si patient intolérant au **cotrimoxazole** : surveillance accrue à l'introduction du traitement.

Prudence si surcharge martiale.

Traitement possible en cas de maladie cœliaque.

Posologie progressive en cas de déficit en G6PD.

Diabétiques : risque de sous-évaluation du dosage de l'hémoglobine glyquée. Si discordance avec la glycémie : doser la fructosamine.

EFFETS INDÉSIRABLES

Fréquents et dose-dépendants :
- hémolyse ;
- méthémoglobinémie ;
- anémie hémolytique (si posologies ≥ 200 mg/j ou ≥ 50 mg/j avec déficit en G6PD).

Rares et indépendants de la dose : syndrome d'hypersensibilité, prurit, urticaire, agranulocytose, complication neurologique (irritabilité, état maniaque), troubles digestifs.

INTERACTIONS MÉDICAMENTEUSES

Médicaments augmentant le pH gastrique.

Médicaments hématotoxiques.

Prilocaïne (méthémoglobinisant).

Anticoagulants oraux : surveillance de l'INR.

SIDA – COMPLICATIONS DES ANTIRÉTROVIRAUX (2)

Risque rénal

La prévalence de l'insuffisance rénale est de 5 à 9 % et celle de la maladie rénale chronique est de 15 à 20 %. L'incidence de la maladie rénale chronique est d'environ 1/100 personnes-années. Outre l'athérosclérose, l'hypertension artérielle, le diabète, les toxicités du virus, les principaux facteurs de risque sont : âge, sexe féminin, origine africaine ou antillaise, co-infections VHB/VHC, HTA, diabète, dyslipidémies, taux de CD4 bas et exposition à l'**indinavir**, à l'**atazanavir** ou au **ténofovir**.

La fonction rénale est un facteur pronostique indépendant majeur de mortalité.

Le **ténofovir** est associé à une néphrotoxicité (tubulopathie) peu fréquente mais grave à dépister. Son usage sera prudent en cas de DFG < 80 mL/min. Il faut l'arrêter en cas d'insuffisance rénale aiguë, de syndrome de Fanconi ou de dégradation rapide du DFG. L'**atazanavir** a aussi été associé à des néphropathies interstitielles.

Dépistage des anomalie rénales

Dépister annuellement des anomalies rénales : estimation du débit de filtration glomérulaire par MDRD, protéinurie, albuminurie, créatinurie sur échantillon. Surveiller phosphatémie et glycosurie en cas de prise de **ténofovir**. Un avis néphrologique est conseillé en cas de néphropathie tubulaire ou glomérulaire.

Lithiase rénale

L'**atazanavir**, le **darunavir** et l'**indinavir** sont associés à un risque de lithiase médicamenteuse. Tout calcul rénal doit être analysé pour rechercher s'il s'agit d'un calcul médicamenteux.

Risque hépatique

Hors co-infection VHB ou VHC, de nombreuses personnes vivant avec le VIH sont atteintes d'anomalies hépatiques chroniques.

Des hépatopathies cytolytique, cholestatique ou mixte sont fréquentes sous **ARV**. Les **IP** ont dans l'ensemble une meilleure tolérance que les **non nucléosidiques**. Des mécanismes immuno-allergiques ou une acidose lactique peuvent survenir à l'introduction d'un **ARV** qui nécessite une surveillance rapprochée initiale et justifie d'un arrêt du traitement.

Des stéatoses et stéatohépatites peuvent survenir tardivement et nécessitent une exploration minutieuse même si la cause n'est pas toujours identifiée. Elles peuvent être associées à des anomalies glucidiques ou à un syndrome métabolique. Des signes d'inflammation doivent faire évoquer une stéatohépatite non alcoolique (NASH).

Troubles osseux

Carence en vitamine D très fréquente (80 %), à l'origine d'ostéomalacie, à traiter et à surveiller. Savoir rechercher une hyperparathyroïdie secondaire. Ostéopénie et ostéoporose rapportées (études ostéodensitométriques) mais incidence des fractures spontanées non connue. Évaluation densitométrique si malade ayant plusieurs facteurs de risque et traitement par **biphosphonates** après avoir éliminé une carence en vitamine D.

ANTILÉPREUX (2)

■ Clofazimine

LAMPRÈNE					
Cf. Posologie	100 caps. 50 mg	HOP	I		
	100 caps. 100 mg	HOP	I		

PROPRIÉTÉS

Effet bactériostatique sur *Mycobacterium leprae* en inhibant la réplication de l'ADN. Effet anti-inflammatoire.

Activité antimicrobienne lente, parfois après 50 j de traitement.

INDICATIONS

Traitement des formes multibacillaires de la lèpre, toujours en association avec la **dapsone** et la **rifampicine**.

Traitement de l'érythème noueux lépreux chronique ou corticodépendant.

CONTRE-INDICATIONS

Hypersensibilité.

Allergie à l'arachide ou au soja.

POSOLOGIE

Schémas renouvelés chaque mois pendant 12 mois (+ 12 mois supplémentaires si charge bacillaire élevée). **1re administration mensuelle sous surveillance.**

A. et adolescents (50-70 kg) :

- **clofazimine** : 300 mg à J1 (x 1/mois) puis 50 mg/j de J2 à J28 ;
- **rifampicine** : 600 mg à J1 (x 1/mois) ;
- **dapsone** : 100 mg/j de J1 à J28.

E. de 10 à 14 ans :

- **clofazimine** : 150 mg à J1 (x 1/mois) puis 50 mg 1 j/2 de J2 à J28 ;
- **rifampicine** : 450 mg à J1 (x 1/mois) ;
- **dapsone** : 50 mg/j de J1 à J28.

E. < 10 ans :

- **clofazimine** : 2 mg/kg à J1 (x 1/mois) puis 1 mg/kg/j de J2 à J28 ;
- **rifampicine** : 10 à 20 mg/kg à J1 (x 1/mois) ;
- **dapsone** : 1 mg/kg/j de J1 à J28.

Érythème noueux lépreux chronique ou corticodépendant (A. et E.) : traitement continué de manière inchangée sauf pour la **clofazimine** augmentée à 200-300 mg/j pdt maximum 3 mois. Puis diminution progressive à 100 mg x 2/j pdt 12 sem. puis 100 mg x 1/j de la 12e à la 24e sem.

EFFETS INDÉSIRABLES

Dyschromie cutanée, de la conjonctive, des larmes, de la sueur, de l'urine, des fécès, du sperme, des cheveux, du lait maternel, etc. : dépression à envisager.

Troubles de la vision. Sécheresse cutanée, rash, prurit.

Nausée, vomissements, douleurs abdominales, diarrhée, perte de poids : réduction de la dose ou espacement des prises.

Réaction d'hypersensibilité aux excipients (peut être retardée) : parahydroxybenzoates d'éthyle de de propyle sodés, huile de soja.

SIDA – COMPLICATIONS CUTANÉO-MUQUEUSES

Les lésions cutanées et muqueuses sont très fréquentes et souvent précoces au cours de l'infection par le VIH. Elles doivent attirer le clinicien vers une séropositivité ignorée.

Examen gynécologique avec frottis systématique et annuel et/ou anuscopie si rapports non protégés.

Syphilis

> Penser à la syphilis devant toute éruption cutanée ou muqueuse.

Fréquente et réccurente surtout chez les homosexuels masculins. Dépistage systématique.

Formes cliniques atypiques ou graves.

Discuter un examen du liquide céphalorachidien surtout si CD4 < 200/mm³, et un traitement de neurosyphilis (*cf.* dans *Dermatologie* : Infections sexuellement transmissibles).

Traitement de la syphilis précoce par ***EXTENCILLINE*** 2,4 millions d'unités.

Traitement de la syphilis tardive par 3 injections d'***EXTENCILLINE*** à une semaine d'intervalle. Surveillance tous les 3 mois et contrôle éventuel du LCR tous les 6 mois jusqu'à normalisation.

Herpès simplex

Survient à tous les stades de la maladie. Lésions cutanées et muqueuses identiques à celles de l'immunocompétent.

Traitement curatif

- **Valaciclovir** (***ZELITREX***) 500 mg x 2/j.
- **Aciclovir** (***ZOVIRAX***) IV 5 à 10 mg/kg toutes les 8 h si CD4 < 200/mm³ (sauf lésions traitées précocement) et atteinte viscérale ou malabsoption digestive.

Traitement préventif

En cas de récurrences nombreuses (4 à 6/an) ou graves (herpès géant et CD4 < 100/mm³) : ***ZELITREX*** 500 mg x 2/j. Risque de sélection de virus résistants.

Zona

À tous les stades de la maladie.

Traiter systématiquement par **aciclovir** (***ZOVIRAX***) IV 30 mg/kg/j si CD4 < 200/mm³. Relais ou traitement d'emblée par **valaciclovir** (***ZELITREX***) 500 mg x 2/j en cas de formes simples et CD4 > 200/mm³.

Candidose buccale

Très fréquente et souvent révélatrice de l'infection par le VIH. Survient à tous les stades de la maladie et doit faire chercher une atteinte œsophagienne.

Traitement

- Formes simples : traitement local par 4-8 appl. ou bains de bouche/j de **nystatine** (***MYCOSTATINE***), **amphotéricine B** (***FUNGIZONE*** suspension) ou **miconazole** (gel buccal ***DAKTARIN***). Les produits peuvent ensuite être avalés.
- Formes graves ou récidivantes : **fluconazole** (***TRIFLUCAN***). Pas de traitement d'entretien.

Maladie de Kaposi

Tumeur liée à HHV-8. Maladie hétérogène nécessitant une prise en charge au cas par cas. La restauration d'une immunité est essentielle.

- Traitement antirétroviral seul : entraîne rémission complète en 3-6 mois si formes cutanées ou buccales modérées.
- Traitement local des localisations cutanées gênantes.
- Traitement des formes cutanéo-muqueuses étendues, lymphœdème ou viscérales par chimiothérapie générale type ***CAELYX*** ou ***TAXOL***.

SIDA – COMPLICATIONS PULMONAIRES (1)

Pneumocystose pulmonaire

C'est une des plus fréquentes infections opportunistes.
À évoquer devant une pneumopathie interstitielle avec CD4 ≤ 200/mm³.

Traitement d'attaque

Urgent +++

- Hospitalisation en service spécialisé ou en réanimation.
- Oxygénothérapie en fonction de la gazométrie.
- En 1re intention : **sulfaméthoxazole-triméthoprime** 15/75 mg/kg/j IV sans dépasser 12 amp./j ou *per os* si forme modérée et bonne tolérance digestive (*cf.* Tableau). Le plus efficace, peu cher mais 20-30 % d'intolérance.
- **Corticothérapie si $PaO_2 < 70$ mmHg** (*cf.* Tableau).

En cas d'allergie peu sévère, essayer de poursuivre le traitement sinon alternatives.
Réanimation en cas de forme grave (mortalité 50 %).

Facteurs de mauvais pronostic

$PaO_2 < 50$ mmHg ou gradient alvéolo-artériel d'$O_2 \geq 30$ mmHg, opacités pulmonaires interstitielles et alvéolaires diffuses, > 5 % de polynucléaires dans le liquide de lavage alvéolaire en l'absence d'infection, LDH initialement élevées ne diminuant pas au cours de traitement, retard au traitement.

Évolution

Habituellement favorable en 4 à 8 j.

Prophylaxie secondaire

- ***BACTRIM*** faible ou forte : 1 cp./j.
- Rechute exceptionnelle si traitement pris régulièrement.

Tuberculose

Tuberculose pulmonaire

À tous les stades de l'infection par le VIH, peut révéler la séropositivité. La latence entre la primo-infection et la maladie tuberculeuse est raccourcie par l'immunodépression.

Clinique polymorphe et dépendante de l'immunodépression (les CD4 participent à la formation du granulome).

Traitement identique à l'immunocompétent sauf la durée, souvent allongée à 9 mois.

Tenir compte des interactions de la **rifampicine** (contre-indiquée avec les **inhibiteurs de protéases**) et de la **rifabutine** avec les **antirétroviraux**.

Tuberculose extrapulmonaire

Souvent concomitante d'une tuberculose pulmonaire et souvent de forme ganglionnaire.

Traitement (*cf.* dans *Pneumologie* : Tuberculose) allongé à 9 ou 12 mois.

SIDA – COMPLICATIONS PULMONAIRES (2)

Images radiologiques des principales complications pulmonaires du sida

ASPECT DE LA RADIOGRAPHIE THORACIQUE	PATHOLOGIE
Normale	Pneumocystose, infection fongique généralisée (histoplasmose)
Opacité alvéolaire localisée	Pneumonie bactérienne, cryptococcose, Kaposi
Infiltrat interstitiel localisé	Tuberculose, pneumonie bactérienne, cryptococcose, pneumocystose, histoplasmose
Infiltrat interstitiel diffus	Pneumocystose, tuberculose, pneumonie lymphoïde interstitielle, infection fongique (histoplasmose)
Épanchement pleural	Pleurésie purulente, tuberculose, Kaposi, lymphome
Adénopathie(s) médiastinale(s)	Infection à mycobactéries, lymphome, Kaposi, histoplasmose

Traitement des complications pulmonaires du sida

INFECTIONS	TRAITEMENT DE 1re INTENTION	TRAITEMENT DE 2e INTENTION
Pneumocystose pulmonaire Traitement d'attaque pendant 21 j puis prophylaxie secondaire	**Triméthoprime** (TMP) 15 mg/kg/j + **sulfaméthoxazole** (SMZ) 75 mg/kg/j soit ***BACTRIM*** faible : 4 ampoules IV ou 4 cp. x 3/j ou ***BACTRIM*** forte : 2 cp. x 3/j + **corticoïdes (prednisone)** 1 mg/kg/j si PaO_2 < 75 mmHg	**Pentamidine** IV : 3-4 mg/kg/j ou **pentamidine** aérosol : 300 mg/j (infection peu grave) ou **atovaquone** : 750 mg x 2/j
Pneumocystose pulmonaire Prophylaxie secondaire	***BACTRIM*** faible ou forte : 1 cp./j	**Atovaquone** : 1 500 mg/j en 1 prise ou **dapsone** 100 mg/j ou **pentamidine** aérosol : 300 mg/mois
Pneumopathie à pyogènes et légionelles Tuberculose pulmonaire	Idem immunocompétent	
Cryptococcose	*Cf.* Cryptococcose méningée	

ANTI-PNEUMOCYSTOSE (1)

Atovaquone

WELLVONE						
À prendre au moment des repas (riche en graisses) A. : 750 mg x 4/j	1 fl. 226 mL 150 mL/mL	358,39	I	65 %	358,39

PROPRIÉTÉS

Hydroxynaphtoquinone active sur la chaîne de transport des électrons de *Pneumocystis jirocevi* (anciennement appelé *carinii*).

INDICATIONS

Traitement curatif et préventif de 2e intention de la pneumocystose pulmonaire en cas d'allergie aux autres médicaments plus efficaces.

CONTRE-INDICATIONS

Allergie à l'**atovaquone**.
Grossesse et **allaitement**.
Enfant, sujets âgés et insuffisance rénale ou hépatique.

PRÉCAUTIONS D'EMPLOI

Prendre les repas au milieu d'un repas riche en graisses pour favoriser son absorption.
Diminution de l'absorption en cas de diarrhée.

EFFETS INDÉSIRABLES

Éruptions cutanées, nausées, diarrhée, céphalées, fièvre, vomissements, insomnie.
Rares : asthénie, prurit, candidose buccales, douleurs abdominales, constipation, vertiges, élévation des transaminases, anémie, hyperamylasémie.

INTERACTIONS MÉDICAMENTEUSES

Métoclopramide ou **rifampicine** : diminution des concentrations plasmatiques de l'**atovaquone**.
Risque d'inefficacité des **antivitamines K**.

SIDA – COMPLICATIONS PULMONAIRES (3)

Diagnostic des principales infections pulmonaires au cours du sida

INFECTIONS	MÉTHODES DIAGNOSTIQUES
Pneumocystose pulmonaire	Isolement de *Pneumocystis jiroveci* dans les crachats induits ou de lavage alvéolaire (réalisé en réanimation si $PaO_2 < 70$ mmHg)
Infections bactériennes : (> 80 % de *S. pneumomiae*, 25 % d'*Haemophilus*)	Le plus souvent traitement empirique sans prélèvement Isolement de la bactérie dans les prélèvements microbiologiques : lavage alvéolaire, prélèvement distal protégé Hémocultures
Cryptococcose	Isolement de *Cryptococcus neoformans* dans le sang, les sécrétions bronchiques, le liquide de lavage alvéolaire Antigénémie cryptocoque > 1/4
Histoplasmose	Isolement d'*Histoplasma capsulatum* dans le sang ou un autre tissu
Toxoplasmose	Isolement du toxoplasme dans le liquide de lavage alvéolaire PCR dans le sang
Kaposi bronchique	Diagnostic par fibroscopie bronchique, lésion souvent très hémorragique (pas de biopsies)

Infections bactériennes

Très fréquentes, en particulier les infections à pneumocoque : après 65 ans, sujets noirs, toxicomanie, alcool-tabac ou CD4 < 500/mm³.

Traitements conventionnels mais récidives fréquentes.

Arrêt du tabagisme, vaccination par ***PREVENAR 13*** suivi, 2 mois plus tard de ***PNEUMO 23***.

Cryptococcose pulmonaire

Survient quand CD4 ≤ 100/mm³. Recherche systématique d'atteinte méningée.

Traitement : *cf.* Forme méningée.

Cancer bronchique

Risque accru, en particulier chez le fumeur.

Lymphomes pulmonaires ou généralisés

1re cause de mortalité en France.

Représente environ 5-10 % des infections opportunistes inaugurales de sida.

Les stratégies thérapeutiques dépendent de la profondeur de l'immunodépression et de la possibilité d'une restauration immunitaire sous **antirétroviraux**. Elles sont centrées sur l'histologie et s'orientent de plus en plus vers des schémas proches de ceux des immunocompétents.

CD4 > 200/mm³ et restauration possible : protocoles proches de l'immunocompétent.

Autogreffe de moelle proposée dans certaines formes CD4 < 100/mm³ et pas d'espoir de restauration immunitaire : traitements palliatifs dont corticothérapie ou radiothérapie locale.

ANTI-PNEUMOCYSTOSE (2)

Pentamidine

PENTACARINAT					
En inj. IM ou perf. IV – Pneumopathie à *Pneumocystis jiroveci* : 4 mg/kg en perf. IV lente/j x 14 j – Trypanosomiase africaine : 4 mg/kg en 1 inj. tous les 2-3 j x 7 à 10 inj. – Leishmanioses cutanées diffuses africaines ou cutanéo-muqueuses : 3-4 mg/kg en 1 inj. tous les 2-3 j x 3 à 4 inj. – Leishmaniose viscérale : 3-4 mg/kg en 1 inj. tous les 2-3 j x 10 inj. ***En aérosol*** 1 aérosol mensuel de 300 mg à l'aide d'un nébulisateur *Respirgard II* ou *Fisoneb*	1 fl. 300 mg à diluer dans 6 mL d'eau stérile	32,81	I	65 %	32,81

PROPRIÉTÉS
Diamidine aromatique, de mode d'action mal connu, efficace dans le traitement des certaines protozooses et de la pneumocystose.

PHARMACOCINÉTIQUE
Utilisation par voie parentérale ou en aérosol, demi-vie de 29 h, élimination urinaire et fécale, pas de diffusion dans le système nerveux central, passage transplacentaire, pas d'effet systémique par voie intrapulmonaire.

INDICATIONS
– Trypanosomiase africaine.
– Leishmaniose cutanée, cutanéo-muqueuse, viscérale (en 2e intention).
– Pneumocystose pulmonaire en traitement préventif ou curatif (moins efficace que le **cotrimoxazole**).

CONTRE-INDICATIONS
Grossesse et **allaitement**.
Tuberculose pulmonaire (risque de dissémination favorisée par l'usage des aérosols).
Enfant ≤ 8 kg.
Allergie au ***PENTACARINAT***.

PRÉCAUTIONS D'EMPLOI
Surveillance fréquente pendant le traitement de la pression artérielle, de la glycémie, de la fonction rénale (protéinurie, diurèse, créatinine), de la numération et des enzymes hépatiques.
Perfusion dans du sérum glucosé pendant 1 à 2 h, malade à jeun et allongé.
Perfusion de pour prévenir le risque d'hypoglycémie.
Insuffisance rénale : diminuer la dose de 30 à 50 % (risque d'accumulation).

EFFETS INDÉSIRABLES
Fréquents par voie parentérale (> 50 %) : hypotension parfois grave, malaise, rash, nausées, vomissements, hypoglycémie potentiellement mortelle à prévenir par la perfusion de sérum glucosé, apparition d'un diabète sucré, insuffisance rénale (25 %), cytolyse hépatique, neutropénie, hypocalcémie, thrombopénie, hypocalcémie, fièvre, tachycardies, goût métallique.
Rares : torsades de pointes, pancréatites.

INTERACTIONS MÉDICAMENTEUSES
À surveiller : **didanosine**, **foscarnet**.

SIDA – COMPLICATIONS NEUROLOGIQUES (1)

Toxoplasmose cérébrale

1re cause de lésions cérébrales focales au cours du sida.
Réactivation de *Toxoplasma gondii* (sérologie positive en IgG) lorsque les CD4 sont ≤ 100/mm³ et en l'absence de prophylaxie.

Traitement d'attaque

Urgent +++

- Hospitalisation en milieu spécialisé voire réanimation.
- Sert de test diagnostic : **pyriméthamine** (***MALOCIDE***) 100 mg le 1er j puis 50 à 75 mg/j et **sulfadiazine** (***ADIAZINE***) 4 à 6 g/j et **acide folinique** pour 4 à 6 sem.
- Hydratation avec alcalinisation (1 L de Vichy).
- Intolérance : tenter de poursuivre l'association sauf éruption sévère avec fièvre : arrêter d'abord la **sulfadiazine.**
- **Anti-œdémateux** (si hypertension intracrânienne ou effet de masse) : ***SOLUMÉDROL*** 60 à 120 mg/j pendant 2-3 j puis diminution rapide (traitement également efficace sur le lymphome cérébral).
- **Antiépileptique** (non systématique) : ***DÉPAKINE*** 20-30 mg/kg/j ± ***RIVOTRIL*** 2 mg/j les premiers jours.

Évolution

- Favorable en 10 j, contrôle scanner après au moins 15 j de traitement, si aggravation discuter une biopsie.
- Guérison complète en 6 sem. à 6 mois mais séquelles possibles surtout si lésion initiale avec effet de masse.

Prophylaxie secondaire

- **Systématique**, > 80 % de rechute sans traitement.
- **Pyriméthamine + sulfadiazine** (prophylaxie combinée contre la pneumocystose) moins de rechute (7 %) qu'avec **pyriméthamine + clindamycine** (28 %).
- Possibilité d'arrêt si CD4 > 200/mm³ au moins 6 mois, à reprendre si < 300-350/mm³.

Cryptococcose neuroméningée

Levure ubiquitaire en grande concentration dans les déjections de pigeons. Contamination par voie respiratoire puis ensemencement des méninges par voie hématogène.
Survient quand les CD4 sont < 100/mm³. Rechercher une forme généralisée (> 90 % des cas).

Traitement d'attaque

6 à 8 sem. à adapter à l'évolution de la clinique et du LCR.

Urgent +++

- Hospitalisation en milieu spécialisé ou en réanimation.
- Formes graves : **amphotéricine B** IV ou **amphotéricine B liposomale** si possible associé à la **flucytosine** *per os* ou IV : 100 mg/kg/j pendant 15 j puis **fluconazole** *per os* 400 à 800 mg/j en 1 prise au moins 8 sem.
- Formes modérées : **fluconazole** 400 mg/j *per os* ou IV.

Évolution

- Rechutes fréquentes.

Prophylaxie secondaire

Systématique, à vie par **fluconazole** 200 à 400 mg/j en 1 prise *per os* en raison d'une impossibilité de stériliser les foyers infectieux.
Possibilité d'arrêt si CD4 > 200/mm³ et charge virale indétectable, traitement > 12 mois, antigène LCR < 1/512 depuis plus de 3 mois, et à reprendre si < 100-200/mm³.

ANTI-TOXOPLASMOSE (1)

■ Sulfadiazine

ADIAZINE					
En 4 prises *per os* en dehors des repas A. : 8 à 12 cp./j E. : 150 mg/kg/j	20 cp. 500 mg	2,69	I	65 %	0,13

PROPRIÉTÉS
Sulfamides bactériostatiques inhibiteurs de la synthèse de l'acide folique utilisé pour son action sur certains protozoaires.

PHARMACOCINÉTIQUE
Usage *per os* ou parentéral, bonne biodisponibilité, bonne distribution tissulaire (y compris le LCR, liquides synovial, pleural et péritonéal), métabolisation hépatique, élimination urinaire, passage transplacentaire.

INDICATIONS
– Traitement préventif et curatif de la toxoplasmose.
– Prévention de la pneumocystose pulmonaire au cours du sida.

CONTRE-INDICATIONS
Allergies aux **sulfamides**.
Fin de **grossesse**, **allaitement**, nouveau-né.
Insuffisances hépatiques sévères.
Porphyries, déficit en G6PD, anémies par carence en folates.
Exposition aux UV (photosensibilisation).
Méthotrexate, **procaïne**.

PRÉCAUTIONS D'EMPLOI
Déconseillés pendant la grossesse.
Surveillance hématologiques en cas de traitement prolongé.
Associer de l'**acide folinique** en cas de traitement au long cours.
Diurèse alcaline (cristallurie).
Insuffisance rénale : adapter la dose à la clairance de la créatinine :
- < 30 mL/min : 1,5 à 3 g/12 h ;
- < 10 mL/min : 1,5 à 3 g/24 h.

EFFETS INDÉSIRABLES
Troubles digestifs : anorexie, nausées, vomissements, stomatite, colite pseudomembraneuse, ulcérations œsophagiennes, pancréatites (rares), ictère nucléaire du nouveau-né.
Réactions allergiques (fréquentes au cours du sida) : urticaires, érythème maculopapuleux, œdème de Quincke, fièvre, arthralgies, vascularites, hépatites immuno-allergiques, maladie sérique, dermites exfoliatrices, syndrome de Lyell (0,2 cas/million).
Troubles hématologiques : neutropénie réversible, anémie mégaloblastique, méthémoglobinémie, thrombopénie, agranulocytose.
Troubles neurologiques : céphalées, neuropathies périphériques, dépression, convulsions, ataxie, hallucinations visuelles, acouphènes, vertiges, insomnie, surdité, tremblements.
Tubulopathie et insuffisance rénale.

INTERACTIONS MÉDICAMENTEUSES
Potentialisation des **antivitamines K**, **phénytoïne**, **sulfamides**, **hypoglycémiants**, **zidovudine**.
Diminution de la ciclosporinémie.

SIDA – COMPLICATIONS NEUROLOGIQUES (2)

Lymphome cérébral primitif

En général de type B et de haut grade de malignité et est souvent évoqué après l'évolution défavorable d'un traitement d'épreuve d'une toxoplasmose.

- **Diagnostic de certitude** : histologique mais rarement pratiqué en raison du pronostic.
- Traitement par corticothérapie et chimiothérapie.

Encéphalites

Difficiles à différencier les unes des autres, le diagnostic repose pour certaines d'entre elles sur la recherche du virus par PCR dans le LCR. Rares depuis la généralisation des traitements actifs.

Encéphalite liée au VIH

- Ne se rencontre qu'à un stade d'immunodépression avancée.
- Diagnostic évoqué devant une charge virale intrathécale > charge virale plasmatique.
- Traitement proposé : restauration de l'immunité par traitement antirétroviral en tenant compte du génotype du virus présent dans les méninges.

Autres encéphalites

- Encéphalite à CMV : **CD4 < 50/mm³**. Traitement par **ganciclovir ± foscarnet**.
- Leuco-encéphalite multifocale progressive. Devenue exceptionnelle car survenant à un stade tardif d'immunodépression.
- Encéphalite à VZV : traitement par **aciclovir**.

ANTI-TOXOPLASMOSE (2)

Pyriméthamine

MALOCIDE					
En 1 prise/j *per os* A. : 100-200 mg le 1er j puis 50 à 100 mg/j E. : 1 mg/kg/j en 2-3 prises/sem.	20 cp. séc. 50 mg	12,94	I	65 %	0,65

PROPRIÉTÉS

Inhibiteur de la dihydrofolate réductase active 1 000 fois plus actif sur les protozoaires sensibles que sur les cellules humaines.

PHARMACOCINÉTIQUE

Bonne absorption *per os*, métabolisation quasi complète, excrétion de 3 % de la drogue sous forme inchangée dans les urines.

INDICATIONS

– Traitement curatif et préventif de la toxoplasmose au cours du sida (en association avec un **sulfamide**).
– Traitement préventif de la pneumocystose au cours du sida (en association avec la **dapsone**).
– Traitement curatif de certains accès palustre à *Plasmodium falciparum* résistants ou en cas d'allergie.

CONTRE-INDICATIONS

Grossesse et **allaitement**.

PRÉCAUTIONS D'EMPLOI

Supplémentation en **acide folinique** au cours des traitements de longue durée.
Surveillance hebdomadaire de la numération sanguine et des plaquettes.

EFFETS INDÉSIRABLES

Anémie, neutropénie, thrombopénie par carence en **acide folique**.
Rares : rash, vomissements, convulsions.

INTERACTIONS MÉDICAMENTEUSES

Déconseillées : autres médicaments myélosuppresseurs (**zidovudine**).
Synergie avec les **sulfamides**.

SIDA – COMPLICATIONS NEUROLOGIQUES (3)

Diagnostic des complications neurologiques centrales au cours du sida

MALADIE	IMAGERIE CÉRÉBRALE	CRITÈRES DIAGNOSTIQUES
	Atteintes focales	
Toxoplasmose	Scanner : lésions focales le plus souvent multiples billatérales (70-80 %) hypodenses prenant le contraste en couronne, situées à la jonction entre substance blanche et grise ou dans les noyaux gris centraux. Petites lésions décelables uniquement en IRM.	– Pas de diagnostic – Biopsie cérébrale – Test thérapeutique
Cryptococose neuroméningée	Scanner anormal dans 50 % des cas : atrophie corticale diffuse (34 %), lésion focale (11 %), hydrocéphalie (9 %). IRM plus sensible : foyers en hypersignal en T2 sans prise de contraste en T1, infiltrations méningées.	– LCR normal ou méningite lymphocytaire hypoglycorachique, augmentation de la pression d'ouverture – Cryptocoques à l'examen direct (encre de Chine), culture dans le LCR – Antigène sang ou LCR ≥ 1/4
Lymphome cérébral	Scanner cérébral : lésion focale non spécifique spontanément hyperdense (50 % des cas), voire iso ou hypodense avec prise de contraste en périphérie et œdème périlésionnel, le plus souvent unique, située dans le lobe temporal ou frontal, les régions périventriculaires, le corps calleux ou les noyaux gris centraux. En cas de lésion unique, il est quasiment impossible de faire la différence entre un lymphomeet une toxoplasmose cérébrale.	– Biopsie cérébrale – Test thérapeutique aux corticoïdes non spécifique
	Encéphalites	
VIH	IRM : atrophie cérébrale diffuse, plages d'hyposignal dans la substance blanche sans prise de contraste en T1, en hypersignal en T2.	Charge virale VIH intrathécale > charge virale plasmatique
CMV	IRM : lésions cérébrales proches de l'éncéphalite liée au VIH, prises de contraste méningées et de la région périventriculaire évocatrices mais non spécifiques et inconstantes.	Détection de CMV par PCR dans le LCR
LEMP	IRM : multiples lésions focales dans la substance blanche en hyposignal mais sans prise de contraste en T1, en hypersignal en T2, correspondants aux déficits cliniques.	Détection du virus JC par PCR dans le LCR Sensibilité 75 % Spécificité 95 %
HSV	Nécrose(s) localisée(s), hypersignal de la substance blanche en T2.	– EEG – Recherche HSV dans le LCR (non validée)
VZV	Imagerie cérébrale proche de la LEP.	Recherche VZV dans le LCR (non validée)

SIDA – COMPLICATIONS RÉTINIENNES

Rétinite à CMV

Elle touche entre des malades atteints de sida ou dont les lymphocytes **CD4 sont ≤ 50/mm³**.

L'aspect est caractéristique au fond d'œil en plage blanche paravasculaire avec lésions, hémorragies et/ou vascularite rétiniennes.

Le début est souvent asymptomatique justifiant un fond d'œil systématique tous les mois quand les lymphocytes T CD4 sont ≤ 100/mm³.

Traitement d'attaque

Urgent +++

- Hospitalisation pour surveillance de la tolérance thérapeutique.
- **Traitement d'attaque** : **valganciclovir** (***ROVALCYTE***) à 900 mg x 2/j pendant 14-21 j (hors AMM).
- **Alternatives : par voie IV** :

– **ganciclovir** (***CYMÉVAN***) : 10 mg/kg/j en 2 perf. de 1 h pendant 21 j ;

– **foscarnet sodique** (***FOSCAVIR***) : 180 mg/kg/j en 2 perf. de 2 h pendant 21 j.

Évolution

- Cicatrisation (> 80 % des cas) mais absence de récupération fonctionnelle de la rétine détruite.
- Contrôles d'amélioration à 8 j et de cicatrisation avant le début du traitement d'entretien.

Traitement d'entretien

Par voie orale, **valganciclovir** (***ROVALCYTE***) 900 mg/j. Arrêt si CD4 > 100-150/mm³ au moins 3 mois.

Autres rétinites

Devenues rares depuis la généralisation des traitements antirétroviraux. On peut citer la toxoplamose et la rétinite à VZV à traiter comme les autres localisations. Encore plus rarement : *Herpes simplex, Candida*, syphilis, tuberculose.

ANTIVIRAUX ANTI-CMV (1)

Ganciclovir

CYMÉVAN					
En perf. IV de 1 h Traitement d'attaque : 5 mg/kg x 2/j Traitement d'entretien : 5 mg/kg x 1/j	1 fl. 500 mg	HOP	I		

PROPRIÉTÉS

Analogue de la déoxyguanosine métabolisé par les enzymes cellulaires en dérivé phosphaté actif, virustatique sur les herpesvirus et plus particulièrement sur CMV.

PHARMACOCINÉTIQUE

Usage *per os* (biodisponibilité 10 %), intraveineux ou intravitréen, bonne diffusion y compris le LCR, l'humeur aqueuse et la rétine, pas de métabolisation, élimination rénale (> 90 %), hémodialysable.

INDICATIONS

– Traitement curatif et prévention secondaire des infections graves à CMV chez les immunodéprimés.

– Prophylaxie des infections à CMV chez les greffés de moelle.

CONTRE-INDICATIONS

Allergie au **ganciclovir** ou à l'**aciclovir** ; leucopénie < 500 polynucléaires/mm³. **Grossesse** et **allaitement** ; absence de contraception efficace.

PRÉCAUTIONS D'EMPLOI

Éviter les injections sous-cutanées et intramusculaires.

Insuffisance rénale : adapter la dose à la clairance de la créatinine : *cf.* Tableau.

EFFETS INDÉSIRABLES

Troubles hématologiques (fréquents) : neutropénie < 1 000/mm³ (40 %) réversible dépendante de la dose et précoce (2e semaine de traitement), thrombopénie (20 %), anémie (2-4 %).

Troubles neurologiques (5-15 %) : céphalées (10 %), convulsions (3 %), confusion (5 %).

Troubles digestifs : nausées (10 %), vomissements (2 %), augmentation des transaminases et des phosphatases alcalines.

Complications au point d'injection : hémorragies intravitréennes, induration scléreuse, décollement rétinien.

Divers : rashs (6 %), fièvre, myalgies, frissonnements, malaises, réactions anaphylactiques, élévation de la créatininémie (2 %).

INTERACTIONS MÉDICAMENTEUSES

Augmentation des troubles hématologiques et sur les épithéliums à renouvellement rapide (intestinal, cutané, génital) : **dapsone**, **pentamidine**, **pyriméthamine**, **flucytosine**, **anticancéreux** (**vincristine**, **vinblastine**, **doxorubicine**), **amphotéricine B**, **sulfaméthoxazole-triméthoprime**, **zidovudine**.

Augmentation du risque de convulsions : **imipénem-cilastatine**.

Risque élevé de convulsions : **imipénem-cilastatine**.

Risque de toxicité accrue : **probénécide**, **AZT** (médullaire), **ddC** (neuropathie), **ciclosporine** (rénale).

ANTIVIRAUX ANTI-CMV (2)

POSOLOGIE

Posologie du ganciclovir au cours de l'insuffisance rénale

CLAIRANCE DE LA CRÉATININE (mL/min)	**GANCICLOVIR** IV		**GANCICLOVIR** ORAL
	DOSE D'ATTAQUE (mg/kg)	DOSE D'ENTRETIEN (mg/kg)	DOSE D'ENTRETIEN (mg)
> 80	5/12 h	5/24 h	1 000/8 h
50-80	5/12 h	2,5/24 h	500/8 h
30-50	2,5/12 h	2,5/24 h	250/6 h
10-30	2,5/24 h	2,5/24 h	250/12 h
< 10 et HD*	1,25/24 h	1,25/24 h	50 × 3/sem.

■ Foscarnet sodique

FOSCAVIR				
Traitement d'attaque : 2 perf./j Traitement d'entretien : 1 perf./j	fl. 6 g	HOP	I	

PROPRIÉTÉS

Antiviral virustatique qui inhibe directement l'ADN polymérase des *Herpes viridae*.

PHARMACOCINÉTIQUE

Usage intravitréen ou intraveineux (biodisponibilité *per os* < 20 %), concentration plasmatique variable d'un sujet à l'autre, bonne distribution (LCR, forte fixation osseuse), pas de métabolisation, élimination rénale > 80 %, hémodialysable.

INDICATIONS

– Traitements curatifs et prévention secondaire des infections graves à CMV chez les immunodéprimés.
– Traitements des infections à HSV et VZV résistants à l'**aciclovir** et des infections à CMV résistantes au **ganciclovir**.

CONTRE-INDICATIONS

Grossesse et **allaitement**.

PRÉCAUTIONS D'EMPLOI

Insuffisance rénale : adapter la dose à la créatinine plasmatique (*cf.* tableau).
Supplémentation en phosphore et en potassium.
Perfusions lentes de 2 h avec hyperhydratation ≥ 2 L de sérum physiologique/j.

EFFETS INDÉSIRABLES

Troubles néphrologiques (diminués par l'hyperhydratation) : augmentation de la créatininémie, protéinurie, diabète insipide, néphrite interstitielle aiguë, hypo- ou hypercalcémie (30-60 %), hypokaliémie (16 %), hypomagnésémie (15 %), hyperphosphorémie (8 %).
Troubles urologiques : ulcérations du gland et du méat urinaire.
Troubles hématologiques : anémie (20-50 %), leuconeutropénie, thrombopénie.
Troubles neurologiques : fatigue (100 %), hallucinations, céphalées, maux de tête, convulsions, paresthésies.
Troubles digestifs : nausées, vomissements (20-30 %), diarrhées, douleurs abdominales, ulcérations buccales.
Divers : fièvre (25 %), rashs, dermites de contact, augmentation des transaminases.

INTERACTIONS MÉDICAMENTEUSES

Médicaments néphrotoxiques.
Médicaments hypo- ou hypercalcémiants.

* HD : hémodialyse, administrer 2,5 mg/kg en fin de séance.

ANTIVIRAUX ANTI-CMV (3)

POSOLOGIE

Posologies de foscarnet chez l'insuffisant rénal

CRÉATININÉMIE (µmol/L)	DOSES D'ATTAQUE (mg/kg)	INTERVALLES (h)	DOSES D'ENTRETIEN (mg/kg/j)
< 110	60	8	90-120
110-120	55	8	90-120
120-140	49	8	78-104
140-170	42	8	75-100
170-210	35	8	71-94
210-240	28	8	63-84
240-250	21	8	57-76
> 250	NR*	NR	NR

■ **Valganciclovir**

ROVALCYTE					
Per os, au cours d'un repas A. : traitement d'attaque d'une rétinite à CMV : 900 mg x 2/j pendant 21 j A. : traitement d'entretien d'une rétinite à CMV : 900 mg x 1/j Intérêt de la sol. buv. pour l'insuffisant rénal chez qui la posologie doit être réduite	5000 mL (fl.) sol. buv. 50 mg/mL 60 cp. 450 mg	251,42 1 440,89	I I	65 % 65 %	0,05 24,01

* NR : non recommandé.

ANTIVIRAUX ANTI-CMV (4)

PROPRIÉTÉS

Prodrogue du **ganciclovir**, dont la biodisponibilité permet une exposition similaire au **ganciclovir** intraveineux, actif *in vitro* sur de nombreux herpesvirus (HSV-1 et -2, VZV, CMV), et le virus de l'hépatite B, étudié dans le traitement des rétinites à CMV au cours de l'infection par le VIH.

PHARMACOCINÉTIQUE

Per os, prodrogue rapidement métabolisée en **ganciclovir**, absorption orale augmentée par la prise d'aliments (10 fois mieux absorbé que le **ganciclovir** oral), biodisponibilité 60 %, métabolisé en **ganciclovir** puis éliminé sous cette forme par voie rénale. *Cf.* aussi la pharmacocinétique du **ganciclovir**.

INDICATIONS

Traitement d'attaque et d'entretien des rétinites à cytomégalovirus au cours du sida de l'adulte : serait d'une efficacité égale au **ganciclovir** intraveineux.

CONTRE-INDICATIONS

Grossesse et **allaitement.**

Hypersensibilité au **valganciclovir**, **aciclovir** ou **ganciclovir**.

Absence de contraception efficace ;

Neutropénie à polynucléaires neutrophiles < 500/mm³.

Thrombocytopénie < 25 000/mm³.

Hémoglobine < 8 g/dL.

Hémodialyse : préférer **ganciclovir** intraveineux.

PRÉCAUTIONS D'EMPLOI

Ne pas broyer ni casser les comprimés.

Chez l'animal : mutagène, tératogène, aspermatogénique et carcinogène.

Contraception obligatoire chez la femme en âge de procréer.

Risque d'inhibition définitive de la spermatogenèse et risque de stérilité chez la femme : nécessité d'utiliser des préservatifs pendant la durée du traitement et 90 j après l'arrêt.

Agent cancérigène possible. Insuffisance rénale : *cf.* Tableau.

Risque de toxicité hématologique grave : surveillance bimensuelle de l'hémogramme et des plaquettes, ou hebdomadaire si antécédent de neutropénie ou neutropénie en début de traitement.

Surveillance bimensuelle ou mensuelle de la fonction rénale.

EFFETS INDÉSIRABLES

Cf. **ganciclovir**.

Traitement d'attaque : fréquents (≥ 10 %) : diarrhées, neutropénie, fièvre, candidose buccale.

Traitement d'entretien : fréquents (≥ 20 %) : diarrhées, nausées, neutropénie, anémie, fièvre.

INTERACTIONS MÉDICAMENTEUSES

Cf. **ganciclovir**.

POSOLOGIE

Clairance de la créatinine (mL/min)	Traitement d'attaque	Traitement d'entretien
≥ 60	900 mg x 2/j	900 mg x 1/j
40-59	450 mg x 2/j	450 mg x 1/j
25-39	450 mg x 1/j	225 mg x 1/j
10-24	225 mg x 1/j	125 mg x 1/j
< 10	200 mg x 3/sem. après dialyse	100 mg x 3/sem. après dialyse

SIDA – COMPLICATIONS DIGESTIVES HAUTES

Les complications digestives hautes au cours du sida concernent essentiellement l'œsophage et ont une clinique commune, non spécifique : brûlures et douleurs rétrosternales, dysphagie, intolérance alimentaire, odynophagie, épigastralgies, hoquet. Pour éviter des endoscopies inutiles, il est habituel d'attendre le résultat d'un traitement d'épreuve d'une candidose avant de poursuivre les explorations.

Candidose œsophagienne

1re cause d'atteinte œsophagienne, souvent quand les CD4 sont ≤ 200/mm³

Peut survenir précocement au cours de l'évolution et révéler une infection VIH méconnue.

Candidose buccale souvent associée.

Traitement d'attaque

Traitement d'épreuve sans endoscopie en cas de forme peu sévère (candidose orale associée) à réévaluer au bout de quelques jours :

– **fluconazole** (***TRIFLUCAN***) 400 mg/j J1 puis 200 mg/j en 1 prise *per os* pendant 2-3 sem. ;

– **itraconazole** (***SPORANOX***) 4 pendant 2-3 sem. en surveillant les concentrations plasmatiques.

Évolution

Elle est favorable en 3 à 5 j. Si échec : réaliser une endoscopie. Deux attitudes possibles :

– augmenter la dose de **fluconazole** à 400 mg/j *per os* ou par voie IV (malabsorptions fréquentes) ;

– ou **itraconazole** (***SPORANOX***) 200-600 mg/j 4 en surveillant les concentrations plasmatiques.

Pas de traitement d'entretien en raison du risque de sélection de souches résistantes.

Œsophagite et colite à CMV

- Plus tardivement que la candidose : CD4 ≤ 100/mm³.
- Rechercher une autre localisation : fond d'œil, PCR-CMV dans le sang.
- Formes digestives basses : rectosigmoïdoscopie à réaliser avant la coloscopie.

Lésions parfois étendues à tout le côlon avec parfois entérite ou entérocolite nécrosante et risque de perforation.

Traitement d'attaque

- Hospitalisation. Prévoir une voie d'abord veineuse la durée du traitement d'attaque : 2-3 sem.
- **Ganciclovir** (***CYMÉVAN***) 10 mg/kg/j ou **foscarnet** (***FOSCAVIR***) 180 mg/kg/j en 2 perfusions.

Évolution

Favorable, risque de rechute si persistance du déficit immunitaire, justifiant un traitement d'entretien.

Contrôler la cicatrisation des formes œsophagiennes par endoscopie.

Maladie de Kaposi digestive

Découverte endoscopique, localisations pouvant toucher tout l'appareil digestif. Traiter si symptômes.

SIDA – COMPLICATIONS DIGESTIVES BASSES (1)

La diarrhée est le symptôme le plus fréquent.

- Hospitalisation, traitement urgent.
- Réhydratation et renutrition (parentérale).
- Traitement symptomatique de la diarrhée et des douleurs abdominales.

Rectite à Herpes simplex

Plus souvent à HSV-2. Survient à tous les stades d'immunodépression. Rechercher une localisation anale symptomatique.

Traitement

- Hospitalisation en fonction de la gravité.
- **Valaciclovir** 500 mg x 2/j *per os* sauf lésions très étendues, intolérance alimentaire ou CD4 < 200/mm³ : **aciclovir** IV 10 mg/kg x 3/j.

Évolution

- Amélioration en 3-10 j, poursuite du traitement jusqu'à guérison complète.
- Si rechutes fréquentes, envisager une prophylaxie secondaire.

Diarrhées bactériennes

Shigelles, salmonelles mineures, *Campylobacter*

Fluoroquinolones (*CIFLOX*) : 500 mg x 2/j *per os* pendant 3-5 j ou **azithromycine** si *Campylobacter*.

Colite pseudomembraneuse à *C. difficile*

Discuter l'arrêt de l'antibiotique en cause. Recherche de toxine dans les selles.
Métronidazole 500 mg x 3/j *per os* pendant 10 j ; si échec ou intolérance : **vancomycine** 125 mg x 4/j *per os* pendant 10 j.

Diarrhées parasitaires

Prévention : éviter les pays tropicaux, les animaux malades, consommer eau minérale si CD4 < 100/mm³, éviter fruits de mer, baignades, et les pratiques sexuelles favorisant la transmission oro-fécale.

Cryptosporidiose, microsporidiose

Diarrhées chroniques parfois cholériformes. Prendre en compte la dénutrition rapide.
Traitement par **antidiarrhéique(s)**, ex : ***IMODIUM*** 1-10 gél./j, voire ***SOMATOSTATINE***.
Traitement antirétroviral efficace.
Cryptosporidiose : **azithromycine** (à l'étude) et **nitazoxanide** (ATU).
Microsporidiose : ***ZENTEL*** 400 mg x 2/j pour 3 sem. si infection à *Encephalitozoon intestinalis* ; **fumagilline** (en ATU) 20 mg x 3/j pendant 14 j si infection à *Enterocytozoon bieneusi*.

Amibiase

Traitement des partenaires et de la famille.
FLAGYL 500 mg x 3/j *per os* + ***INTÉTRIX*** 4 gél./j pendant 10 j.
Contrôles parasitologiques.

Isosporose et cyclosporose

BACTRIM FORTE 1 cp. x 4/j pendant 10 j puis traitement d'entretien par 1 cp. x 3/sem. à vie ou **ciprofloxacine** 500 mg x 2/j pendant 7 j puis 500 mg x 3/sem.

Giardiase

Métronidazole 250 mg x 3/j ou **albendazole** 400 mg x 1 ou 2/j pendant 5 à 7 j.

SIDA – COMPLICATIONS DIGESTIVES BASSES (2)

Pathologies digestives basses observées au cours du sida

MALADIE	ASPECT ENDOSCOPIQUE	DIAGNOSTIC DE CERTITUDE	TRAITEMENT
Rectocolite à CMV	Évocateur Colite ulcérée, érythémato-érosive	Biopsies pour examen anatomopathologique et immunomarquage	**Ganciclovir** (***CYMÉVAN***) 10 mg/kg/j en 2 perf. IV ou **Foscarnet** (***FOSCAVIR***) 180 mg/kg/j en 2 perf. IV pendant 2-3 sem.
Rectocolite herpétique (HSV-2)	Non spécifique Rectite érythémateuse, érythémato-érosive ou ulcérée	Biopsies pour recherche d'inclusions cellulaires et immunomarquage Culture virale	Valaciclovir *per os* ou **aciclovir** IV en fonction de la gravité des lésions et du nombre de CD4
Maladie de Kaposi colique et/ou rectale	Évocateur Nodules sous-muqueux rouge-violet, de taille variable, sommet parfois ulcéré	Biopsies (rentabilité de 10-50 %) pour examen anatomopathologique	Aucun si asymptomatique sinon chimiothérapie
Lymphome non hodgkinien rectal ou colique	Ulcérations à bords irréguliers et inflammatoires Prolifération bourgeonnante	Biopsies pour anatomopathologie et immunomarquage	Chimiothérapie
Microsporidiose	Normal ou atrophie villositaire	Microsporidies dans les selles	**Albendazole** (***ZENTEL***) si *Encephalitozoon intestinalis* **Fumagilline** si *Enterocytozoon bieneusi*
Cryptosporidiose	Normal ou muqueuse érythémateuse	Cryptosporidies dans les selles ou sur des biopsies	Pas de traitement efficace
Colite pseudo-membraneuse	Pseudomembranes, muqueuse érythémateuse parfois ulcérée	Toxine de *Clostridium difficile* dans les selles	**Métronidazole** (***FLAGYL***) ou **vancomycine**
Amibiase	Rectosigmoïdite en coup d'ongle, muqueuse érythémateuse ou érythémato-érosive	*Entamoeba histolytica* dans les selles ou sur des biopsies	**Métronidazole** x 10-15 j

SIDA – COMPLICATIONS HÉPATIQUES

Les lésions cutanées et muqueuses sont très fréquentes (90 % des malades) et souvent précoces au cours de l'infection par le VIH. Elles doivent attirer le clinicien vers une séropositivité ignorée.

Co-infection VIH-VHB (hépatite B) [2]

- Aggravation de l'évolution hépatique : moins de guérisons spontanées et accélération de la progression vers la fibrose. Pas d'influence du VHB sur la progression de l'infection à VIH.
- Rechercher systématiquement le virus delta chez les malades AgHBs positif.
- Vacciner contre le VHA si séronégatif. Règles hygiéno-diététiques (alcool).
- Arrêt de tout médicament hépatotoxique (dont certains anti-VIH).
- Le **ténofovir** est la molécule de choix à prescrire seule ou autant que possible en **bithérapie** : **ténofovir** (***VIRÉAD***) + **lamivudine** (***EPIVIR***) ou **emtricitabine** (***EMTRIVA***), ou le traitement combiné **ténofovir + emtricitabine** (***TRUVADA***). En cas d'intolérance au ténofovir, on peut choisir de l'**entécavir**. Ne jamais arrêter un médicament anti-VHB en raison d'un risque majeur de rebond.
- Surveillance trimestrielle de la charge virale AgHBs et surveillance rénale en cas de **ténofovir**.

Co-infection VIH-VHC (hépatite C)

- L'infection VIH aggrave l'évolution naturelle de l'infection VHC.
- Toujours maîtriser en premier l'infection VIH avant d'envisager un traitement du VHC.
- Vacciner contre le VHA et le VHB si séronégatif. Insister sur les règles hygiéno-diététiques (alcool).
- Arrêt des médicaments hépatotoxiques (dont certains anti-VIH).
- Tous les patients co-infectés par le VIH et le VHC doivent bénéficier d'un traitement anti-VHC, quel que soit le degré de fibrose hépatique (*cf.* Traitement de l'hépatite C). Grâce aux nouveaux traitements de l'hépatite C, on peut obtenir près de 100 % d'éradication du VHC.

SIDA – ACCIDENT D'EXPOSITION AU SANG (1)

L'exposition accidentelle des professionnels en charge des malades (cliniciens, infirmières, biologistes, etc.) aux produits pathologiques favorise la transmission du VIH. Ce risque est évalué à environ 0,3 % après une piqûre septique et à environ 0,09 % après un contact avec une muqueuse. Après une exposition cutanée, le risque est très faible et n'a pas été précisément quantifié.

Les connaissances actuelles indiquent que l'infection systémique ne survient pas immédiatement après l'exposition et laisse le temps d'intervenir pour interrompre la multiplication virale.

Que faire immédiatement ?

Lavage et antisepsie d'une plaie, rinçage d'une muqueuse à grande eau.

Tremper la blessure dans l'eau de Javel diluée pendant 20 min.

Évaluer le mode d'exposition : date et heure, détails sur les circonstances en cause.

Évaluer la gravité de l'exposition au produit pathologique : type (sang, liquide, sécrétions), quantité, profondeur de la piqûre, dispositif en cause (aiguille creuse ou pleine, bistouri, etc.), si le produit pathologique a été injecté, la durée de contact en cas d'atteinte muqueuse, l'état de la peau (saine, abrasée, plaie, etc.).

Évaluer la source de contamination : statut VIH du sujet source, stade de la maladie, traitement antirétroviral antérieur, CD4, charge virale. Le cas échéant, tester en urgence le sujet source pour connaître son statut (accord préalable).

- **Risque faible** : asymptomatique ou CD4 élevés.
- **Risque fort** : maladie avancée, primo-infection VIH, charge virale élevée.

Prélever une sérologie VIH chez la victime.

Évaluer le risque de transmission des hépatites B et C (*cf.* Accident d'exposition au VHBet Accident d'exposition au VHC).

Établir une observation médicale et une déclaration d'accident de travail.

SIDA – ACCIDENT D'EXPOSITION AU SANG (2)

Qui traiter ?

Accident d'exposition au sang [3]

Risque et nature de l'exposition de la victime	Patient source				
	Sérologie VIH négative Ou test rapide négatif	Infecté par le VIH		De sérologie inconnue	
		Charge virale détectable ou inconnue	Charge virale non détectable	Groupe à pévalence élevée *	Groupe à pévalence faible
Important : – piqûre profonde – aiguille creuse de gros calibre, dispositif intravasculaire (artériel ou veineux)	Pas de prophylaxie	Prophylaxie **recommandée**	Prophylaxie **recommandée**	Prophylaxie **recommandée**	Prophylaxie non recommandée
Intermédiaire : – coupure avec bistouri – piqûre avec aiguille IM, SC ou pleine – exposition cutanéo-muqueuse > 15 min	Pas de prophylaxie	Prophylaxie **recommandée**	Prophylaxie non recommandée	Prophylaxie **recommandée**	Prophylaxie non recommandée
Minime : morsure, griffure, projection oculaire, piqûre avec seringue abandonnée, etc.	Prophylaxie non recommandée				

* Usager de drogue intraveineuse, partenaires sexuels multiples, homme homo et/ou bisexuel, personne issue des communautés africaines subsahariennes, des Caraïbes, de l'Europe de l'Est, saignement, ulcération génitale, IST associée, viol

SIDA – ACCIDENT D'EXPOSITION AU SANG (3)

Quels antirétroviraux ?

Le traitement doit comporter deux **INTI** et un **IP / r**, initialement prescrits pour 3 j (durée pendant laquelle un avis spécialisé doit être donné, temps nécessaire pour obtenir les résultats de sérologie VIH du patient source). 4 semaines au total si traitement indiqué.

- 1re intention : **ténofovir + emtricitabine** (***TRUVADA***) 1/j + **darunavir** 800 mg (***PREZISTA***) 1/j + **ritonavir** 100mg (***NORVIR***) 1/j ou **ténofovir + emtrivitabine** (***TRUVADA***) 1/j + **raltégravir** (***ISENTRESS***) 2/j. Préférer **zidovudine + lamivudine** (***COMBIVIR***) 1 cp. x 2 en cas d'insuffisance rénale ou de grossesse.
- Si la source est VIH connue : recours au médecin référent VIH indispensable. Nature du traitement fonction du passé thérapeutique du patient. Traitement identique à celui du patient source si celui-ci est identifié et en succès virologique.

Quelle surveillance ?

- *Clinique* : syndrome de primo-infection, effets secondaires des médicaments.
- *Biologie usuelle* : numération sanguine, plaquettes, ionogramme sanguin, urée, créatinine, tests hépatiques, amylase (**didanosine**, **indinavir**), examen des urines (**indinavir**).
- *Sérologie VIH* à 6 sem., 3 et 6 mois voire charge virale (positive habituellement 10 à 14 j après exposition).

SIDA – ACCIDENT D'EXPOSITION SEXUELLE (1)

Parmi les nouveaux cas de sida déclarés en France, près de 40 % des malades se sont contaminés par voie homo- ou bisexuelle et près de 30 % par voie hétérosexuelle. La question d'une prophylaxie après un rapport non protégé est d'actualité depuis qu'il existe des **antirétroviraux** puissants. À la différence des accidents d'exposition au sang, il n'existe pas de preuve de leur efficacité après un rapport non protégé. Ils font néanmoins l'objet de recommandations analogues.

Évaluer le risque de contamination

La probabilité de transmission du VIH après un rapport sexuel à risque est estimée pendant une pénétration anale entre 0,3 et 3 % pour le receveur et 0,01 à 0,018 % pour le partenaire actif, et pendant une pénétration vaginale entre 0,03 et 0,15 % pour la femme et entre 0,03 et 0,09 % pour l'homme. Ces risques n'ont pas été estimés pour un rapport oral ni pour l'homme actif pendant un rapport anal.

Détailler le rapport sexuel à risque : conduite habituelle, rupture de préservatif, ignorance du risque, viol, etc.

Déterminer les facteurs favorisant la transmission : infection ou inflammation génitale, ulcérations, saignements, traumatismes.

Rechercher les circonstances favorisant le rapport à risque : utilisation contemporaine de drogue, préservatif non disponible, utilisation d'un autre type de contraception.

Évaluer le délai entre le rapport sexuel et la consultation.

S'assurer que le patient n'est pas infecté par le VIH : sérologie VIH antérieure, examen clinique, refaire une sérologie VIH (voire une charge virale si plusieurs rapports non protégés dans les 4 à 6 sem. qui précédent la consultation) sans retarder le début de la prophylaxie. Prélever les sérologies des hépatites B et C, syphilis.

Déterminer le statut VIH du partenaire et débuter le traitement en attendant les résultats. Si le partenaire n'est pas à disposition, il faut tenir compte de ses facteurs de risque pour le VIH et les virus des hépatites. Si le partenaire est infecté par le VIH, obtenir des informations sur le stade de la maladie, la charge virale, les traitements antérieurs, les autres maladies transmises par voie sexuelle (hépatite B, C, syphilis, gonocoque, *Chlamydia*).

Qui traiter ?

- Proposer une prophylaxie après un rapport sexuel anal ou vaginal non protégé et après une fellation avec éjaculation (risque non connu). Pas de prophylaxie après un cunnilingus ou une fellation sans éjaculation.
- Débuter immédiatement le traitement (au plus tard dans les 72 h qui suivent le rapport sexuel).
- Tenir compte d'autres infections transmises par voie sexuelle.

Quels antirétroviraux ?

Traitement pour 4 sem. *Cf.* Accident d'exposition au sang.

Proposer aux femmes un test de grossesse et une « contraception du lendemain » si besoin.

Évaluer la nécessité d'une prévention de l'hépatite B.

Discuter de prévention et aborder la question de l'usage des préservatifs.

Quelle surveillance ?

- ***Clinique*** : syndrome de primo-infection, effets secondaires des médicaments.
- ***Biologie usuelle*** : numération sanguine, plaquettes, ionogramme sanguin, urée, créatinine, tests hépatiques, amylase (**didanosine**, **indinavir**), examen des urines (**indinavir**).
- ***Sérologie VIH*** à 6 sem., 3 et 6 mois voire charge virale (positive habituellement 10 à 14 j après exposition) avec risque de faux positifs de 2-3 %.

SIDA – ACCIDENT D'EXPOSITION SEXUELLE (2)

Conduite à tenir devant un accident d'exposition sexuelle au VIH

CIRCONSTANCES	STATUT VIH DU SUJET SOURCE	
	POSITIF (risque de transmission)	INCONNU
Rapport anal	Réceptif : 0,3-3,0 % Insertif : 0,01-0,18 % Traitement recommandé	Traitement recommandé – si le sujet source est usager de drogues IV, un homme homosexuel ou bisexuel, ou issu d'une communauté où l'épidémie est généralisée – en cas de prise de substance psychoactive ou de partenaires sexuels multiples
Rapport vaginal	Réceptif : 0,05-0,15 % Insertif : 0,03-0,09 % Traitement recommandé	
Rapport oral	Traitement recommandé	

SIDA – PROPHYLAXIE PRÉ-EXPOSITION

• Proposée aux homosexuels masculins non infectés par le VIH ou les transgenres : 1) rapportant des relations anales non protégées avec au moins deux partenaires pendant une période de 6 mois ; 2) ayant présenté plusieurs épisodes d'IST ou ayant déjà eu recours à une prophylaxie post-exposition ou ayant l'habitude de consommer des substances psychoactives.

• Manque de données mais peut être envisagée au cas par cas chez : 1) usager de drogues intraveineuses avec partage de seringues ; 2) prostitué(e) avec exposition à des rapports sexuels non protégés ; 3) personne en situation de vulnérabilité exposée à des rapports sexuels non protégés à haut risque de transmission du VIH (partenaires sexuels multiples ou originaire de région à prévalence du VIH > 1 %, lésions génitales).

• Modalité de prévention s'inscrivant dans une démarche de santé sexuelle globale.

• Doit être associée aux autres mesures de prévention (stratégies comportementales, utilisation de préservatif, dépistage des sujets infectés, prophylaxie post-exposition).

• S'accompagne d'une réévaluation du statut vaccinal des personnes et de la proposition, si nécessaire, de vaccinations vis-à-vis des virus des hépatites A et B et du méningocoque.

• Après avoir éliminé une infection méconnue par le VIH.

Modalités

• En continu : 1 cp./j de **ténofovir/emtricitabine** (***TRUVADA***) avec une protection optimale après 7 jours d'adhésion maximale

• À la demande : 2 cp. de **ténofovir/emtricitabine** (***TRUVADA***) entre 24 et 2 h avant le rapport sexuel, puis 1 cp. 24 h et 1 cp. 48 h après la prise précédant le rapport sexuel.

• L'efficacité de cette modalité de prise n'a toutefois été démontrée que chez des hommes ayant des rapports homosexuels. Elle ne peut donc pas être recommandée chez les autres personnes à risque, en particulier chez les femmes.

Surveillance

• Prescription encadrée de consultation préalable, puis à 3 sem. puis de façon trimestrielle.

• Surveillance par des ELISA VIH de dernière génération.

• Surveillance de la fonction rénale à cause de la prise de **ténofovir**.

• Dépistage des IST y compris les virus des hépatites A, B et C.

Modalités de délivrance

• Octroi de dotation spécifique dans les centres gratuits d'information, de dépistage et de diagnostic des infections sexuellement transmissibles (CeGIDD) et les services hospitaliers spécialisés.

SIDA – PRONOSTIC

En France, le nombre de nouvelles séropositivités découvertes chaque année est de 6 600 et reste stable depuis 2007. Les groupes les plus touchés sont les homosexuels masculins (42 %), les hétérosexuels nés à l'étranger (39 %), les hétérosexuels nés en France (17 %) et les usagers de drogue (1 %).

Le pronostic de l'infection a radicalement changé depuis l'utilisation de combinaison antirétrovirales efficaces à des stades précoces de la maladie. Ainsi, la mortalité à 4 ans des malades pris en charge à un taux de CD4 ≥ 200/mm³ est de 1,6 % contre 12,7 % au stade sida. En 2010, les principales causes de décès étaient le sida (25 %), les cancers non classant sida et non liés aux hépatites (NSNH) (22 %), les atteintes hépatiques (11 %), les atteintes cardiovasculaires (10 %), les infections non classant sida (9 %) et les suicides (5 %). On estime que l'espérance de vie des sujets ayant un taux de CD4 ≥ 500/mm³ sous antirétroviraux et ne consommant pas de drogues intraveineuses est comparable celle de la population générale.

CONSENSUS

[1] Prise en charge médicale des personnes vivant avec le VIH, *CNS et ANRS*, 2015.
[2] Management of chronic hepatitis B virus infection, *EASL*, 2012.
[3] Prise en charge des expositions accidentelles aux risques VHB, VHC et VIH, *ARS Limousin*, 2014.

ACCIDENT D'EXPOSITION AU VHB (1)

Tout liquide biologique étant potentiellement infectant, le risque de transmission du virus de l'hépatite B (VHB) doit être envisagé systématiquement.

Conduite à tenir immédiate

- Se référer au chapitre Sida – Accident d'exposition au sang.
- Déterminer les statuts sérologiques du sujet source et de la personne exposée.
- Déclaration d'accident d'exposition au sang et d'accident du travail.

Évaluer l'exposition au virus de l'hépatite B

Le virus est présent dans le sang, le sperme, les sécrétions vaginales et peut être détecté dans certains liquides : céphalorachidien, synovial, pleural, péritonéal, péricardique, amniotique, la salive et les tissus.

Il est absent ou à très faibles concentrations dans les liquides suivants (sauf s'ils contiennent du sang) : selles, urines, sécrétions rhinopharyngées, expectorations, sueur, larmes, lait maternel, vomissements.

Évaluer le risque de contamination

Sérologie VHB chez le sujet source et le sujet exposé (*cf.* Tableau).

Tenir compte du risque de transmission du VIH et du VHC.

Traitement

Contamination possible

La sérovaccination consiste à réaliser, dans les 72 h, une injection IM en 2 sites différents de :

– une dose de **vaccin anti-VHB** ;

– 500 UI d'**immunoglobulines spécifiques anti-HBs** (30 UI/kg chez l'enfant, jusqu'à 500 UI).

La vaccination seule doit être débutée dans les 72 h, jusqu'à J7 au plus tard. Si le patient n'a jamais été vacciné, la vaccination sera complétée selon le schéma du calendrier vaccinal avec une dose à M1 et une dose à M6.

Risque nul

Vaccination des sujets non vaccinés (voir calendrier vaccinal). Pas de surveillance.

ACCIDENT D'EXPOSITION AU VHB (2)

Évaluation du risque de transmission du VHB [1]

Victime		Source		
		AgHBs+	AgHBs inconnu	
			Groupe à prévalence élevée *	Groupe à prévalence faible
Non vaccinée		Sérovaccination et suivi ; délai : 72 h	• Si blessure importante : sérovaccination et suivi ; délai : 72 h • Si blessure minime : vaccin et suivi • Exposition sexuelle : sérovaccination et suivi ; délai : 72 h	Vaccin
Vaccinée	Ac anti-HBs = 10 UI au moins une fois dans la vie	Pas de suivi	Pas de suivi	Pas de suivi
	Ac anti-HBs ≤ 10 UI et < 6 inj. de vaccin	Rappel vaccinal + surveillance	Rappel vaccinal + surveillance	Rappel vaccinal + surveillance
	Ac anti-HBs ≤ 10 UI et ≥ 6 inj. de vaccin	Immunoglobulines seules ; délai : 72 h Surveillance	Immunoglobulines seules ; délai : 72 h Surveillance	Surveillance

CONSENSUS

[1] Prise en charge des expositions accidentelles aux risques VHB, VHC et VIH, *ARS Limousin*, 2014.

* Usager de drogue intraveineuse, partenaires sexuels multiples, homme homo et/ou bisexuel, personne issue des communautés africaines subsahariennes, des Caraïbes, de l'Europe de l'Est, saignement, ulcération génitale, IST associée, viol

ACCIDENT D'EXPOSITION AU VHC

Tout liquide biologique étant potentiellement infectant, le risque de transmission du virus de l'hépatite C (VHC) doit être envisagé systématiquement.

Conduite à tenir immédiate

- Se référer au chapitre Sida – Accident d'exposition au sang.
- Déterminer les statuts sérologiques du sujet source et de la personne exposée.
- Déclaration d'accident d'exposition au sang et d'accident du travail.
- Il n'existe pas aucun traitement prophylactique.

Évaluer l'exposition au virus de l'hépatite C

Le virus est présent dans le sang.
Il est absent ou à très faibles concentrations dans les liquides suivants (sauf s'ils contiennent du sang) : salive, sperme, sécrétions vaginales et autres liquides biologiques.

Évaluer le risque de contamination

Dosage de l'ALAT et recherche d'anticorps anti-VHC chez le sujet source et le sujet exposé (*cf.* Tableau).
Tenir compte du risque de transmission du VIH et du VHB.

Cas particuliers du sujet source

Usager de drogue par voie intraveineuse

Il peut être en phase de séroconversion (délai de 1 à 3 mois). Demander une recherche d'ARN viral circulant.

Immunodéprimés

Il peut être contaminé et avoir une sérologie négative. Demander une recherche d'ARN viral circulant.

Sujet source infecté par le VHC

Si l'ARN viral est détectable, le risque moyen de transmission est de 1,8 %.

Sujet source coinfecté VHC-VIH

À considérer comme le cas d'un sujet source immunodéprimé.

Prise en charge du sujet exposé

Contamination possible

Surveillance de l'ALAT sérique et de la sérologie VHC à 1 mois, 3 mois et 6 mois après l'AES.

Risque nul

Pas de surveillance.

Contamination confirmée

Traitement de l'hépatite C aiguë (*cf.* dans le chapitre *Gastro-entérologie – Hépatologie* Hépatite virale chronique C).

Évaluation du risque de transmission du VHC *

Sujet exposé	Sérologie du sujet source	
Négative sujet non toxicomane ou immunocompétant	Positive ou inconnue	Négative mais sujet toxicomane ou immunodéprimé
Sérologie négative	Risque nul	Contamination possible
Sérologie positive	Prise en charge spécialisée du sujet exposé	

* Référence : BEH n°2/2000, circulaire DGS/DH/DRT n°99/680 du 8 décembre 1999.

TÉTANOS

Le tétanos est une toxi-infection due un bacille anaérobie tellurique : *Clostridium tetani*.

Il y a environ 1 million de cas/an dans le monde, < 100 cas/an en France dont 70 % chez des sujets âgés qui ne sont pas ou plus immunisés.

Après inoculation, le bacille produit une toxine neurotrope qui emprunte le transport axonal rétrograde pour gagner le corps cellulaire situé dans le système nerveux central. Il y bloque de façon irréversible les synapses inhibitrices des neurones moteurs et du système végétatif aboutissant à des contractures paroxystiques et à un syndrome dysautonomique.

Clinique

- **Incubation** (délai entre l'inoculation et les premiers symptômes) : 6-15 j.
- **Invasion** (délai entre les premiers symptômes et la généralisation) : trismus, dysphagie, stase salivaire, contractures faciales et du cou puis au tronc et aux membres.
- **Période d'état** : contractures généralisées permanentes avec accès paroxystiques, syndrome dysautonomique (3-4 sem.).

Évolution

- **Mortalité** : 25 % malgré la réanimation (complications de décubitus et du syndrome dysautonomique).
- **Formes mineures** limitées au trismus, de bon pronostic.
- **Formes néonatales** fatales dans > 90 % des cas.
- **Tétanos céphaliques** : porte d'entrée faciale, paralysie faciale ou des 3e et 4e paires crâniennes.

Traitement

Curatif

► *Mesures générales*

- Parage de la plaie.
- Hospitalisation en réanimation.
- Ventilation mécanique au moindre signe d'extension aux muscles respiratoires ou dysphagie.
- Isolement sensoriel.
- Sédatifs et myorelaxants (**benzodiazépines**, curares).
- Hydratation et nutrition entérale par sonde gastrique.

► *Mesures spécifiques*

- Antibiothérapie systématique : par voie veineuse dirigée contre les anaérobies (**pénicilline G** 3-4 MUI/j).
- Sérothérapie antitétanique : 250 à 500 UI de gammaglobulines (***GAMMATÉTANOS***) par voie IM selon le risque tétanigène (*cf.* Tableau).
- Vaccination complète.

Préventif

► *Pré-exposition*

Vaccination complète obligatoire chez l'enfant à partir de 2 mois et rappels à 4 mois, 11 mois, 6 ans, 11 ans puis systématiquement tous les 20 ans jusqu'à 65 ans, puis tous les 10 ans (pas de contre-indication).

Vaccination des adultes non vaccinés par 2 inj. à un mois d'intervalle puis rappels à 6 mois ou 1 an et tous les 20 ans jusqu'à 65 ans, puis tous les 10 ans.

► *Post-exposition*

Prophylaxie d'urgence en cas de statut vaccinal douteux ou incomplet par une vaccination associée ou non à une sérothérapie par voie IM de 250 à 500 UI d'immunoglobulines antitétaniques humaines (***GAMMATÉTANOS***) efficace pendant 1 mois [1].

Les performances diagnostiques et l'intérêt économiques de l'utilisation des tests immunochromatographiques rapides (Tetanos Quick test, Tétanotop) n'ont pas fait l'objet d'une validation par la Haute autorité de santé [2].

CONSENSUS

[1] Calendrier des vaccinations et recommandations vaccinales, *Ministère de la Santé*, 2016.
[2] Mise en évidence de l'immunoprotection antiténatique en contexte d'urgence. Évaluation des tests rapides immunochromatographiques, *HAS*, 2009.

VACCIN ANTITÉTANIQUE

Vaccin antitétanique

VACCIN TÉTANIQUE PASTEUR						
Inj. SC ou IM selon le schéma vaccinal	1 ser. 0,5 mL	2,05			65 %	2,05

PROPRIÉTÉS
Anatoxine tétanique purifiée.

INDICATIONS
Prévention du tétanos.

CONTRE-INDICATIONS
Aucune.

PRÉCAUTIONS D'EMPLOI
À conserver entre + 2 et + 8 °C.
Agiter avant l'emploi.

EFFETS INDÉSIRABLES
Réactions douloureuses, érythémateuses ou nodulaires au point d'injection, abcès aseptique exceptionnel.

INTERACTIONS MÉDICAMENTEUSES
Aucune.

Recommandations du ministère de la Santé pour la prévention du tétanos

SITUATION VACCINALE DU PATIENT	NATURE DE L'EXPOSITION	
	PLAIE MINIME*	PLAIE GRAVE**
Vaccination antérieure certaine et complète		
< 5 ans	Rien	Rien
5-10 ans	Rien	Vaccin (rappel)
> 10 ans	Vaccin (rappel)	Vaccin (rappel) + **sérum**
Vaccination antérieure certaine mais incomplète (au moins 1 injection)	Vaccination complète	Vaccination complète + **sérum**
Vaccination absente ou douteuse	Vaccination complète + **sérum**	Vaccination complète + **sérum** double dose

* Plaie minime, piqûre, coupures, excoriations peu pénétrantes, non souillées, sans corps étranger, ulcère de jambe, interventions chirurgicales sur le pied, le tube digestif, l'utérus, fracture ouverte de jambe.

** Plaies traumatiques étendues, pénétrantes, avec corps étrangers, souillées ou traitées après 24 h, état de choc avec forte hémorragie, délabrement ostéomusculaire, brûlures étendues, avortements spetiques, accouchements septiques, gelures, ulcères nécrotiques, gangrènes.

IMMUNOGLOBULINES ANTITÉTANIQUES

Immunoglobulines antitétaniques

GAMMATÉTANOS					
Inj. IM selon le schéma de prévention	1 ser. de 250 UI/2 mL	33,97	I	65 %	33,97
IMMUNOGLOBULINES TETANIQUES EQUINES PASTEUR					
Idem ***GAMMATÉTANOS***	1 ser. 1 500 UI/1 mL	3,37	I	65 %	3,37

PROPRIÉTÉS

Immunoglobulines humaines antitétaniques.

CONTRE-INDICATIONS

Aucune.

VACCIN COMBINÉ DE RAPPEL CHEZ L'ADOLESCENT ET L'ADULTE

■ Vaccin antitétanique + vaccin antidiphtérie + vaccin antipoliomyélique

REVAXIS					
Inj. IM selon le schéma vaccinal chez E. > 6 ans et A. en rappel après primovaccination	1 ser. 0,5 mL + 2 aig. 10 ser. 0,5 mL + 2 aig.	9,18 HOP		65 %	9,18

PROPRIÉTÉS
Vaccin combiné contre le tétanos (anatoxine), la diphtérie (faible dose d'anatoxine) et la poliomyélite (virus inactivés sérotypes 1, 2 et 3).

INDICATIONS
Vaccination de rappel des adolescents et des adultes contre la diphtérie, le tétanos et la polyomyélite.

CONTRE-INDICATIONS
Hypersensibilité aux anatoxines tétanique, diphtérique et le virus poliomyélitique, aux antibiotiques présents à l'état de trace (**néomycine**, **streptomycine**, **polymyxine B**), ou en cas de réaction sévère à une administration antérieure d'un vaccin.

Antécédent de complication neurologique après vaccination.

PRÉCAUTIONS D'EMPLOI
Déconseillé pendant la grossesse et l'allaitement.

Différer la vaccination en cas d'infection fébrile intercurrente.

À conserver entre + 2 et + 8 °C.

Agiter avant l'emploi.

EFFETS INDÉSIRABLES
Réactions douloureuses, érythémateuses ou nodulaires au point d'injection, abcès aseptique exceptionnel.

Frissons, fièvre.

Diarrhée, vomissement.

Rash cutané, choc anaphylactique.

INTERACTIONS MÉDICAMENTEUSES
Aucune.

TYPHOÏDE

Le terme « typhoïde » regroupe les infections à *Salmonella enterica* sérotype typhi et rarement à sérotypes paratyphi types A, B et C. À la différence des autres salmonelles (dites entériques) habituellement non-invasives, les bactéries de la typhoïde traversent la muqueuse intestinale par les plaques de Peyer et gagnent les ganglions mésentériques. Elles disséminent ensuite vers le sang à partir de ce foyer lymphatique. La présentation clinique est habituellement une fièvre isolée avec peu ou pas de symptômes digestifs.

Épidémiologie

Le réservoir est uniquement humain (à la différence des autres salmonelles dont le réservoir est essentiellement animal). La contamination se fait soit directement à partir des excréta du malade (nécessité d'un isolement entérique) soit indirectement par de l'eau ou des aliments contaminés. La quasi-totalité des cas de typhoïde en France survient chez des voyageurs.

Clinique

- **Incubation** : habituellement de 7-14 j.
- **Phase d'invasion** : début insidieux type fièvre inexpliquée : symptômes non spécifiques (syndrome pseudo-grippal, céphalées frontales, insomnie, malaise), troubles digestifs (douleurs abdominales). Examen : bradycardie inconstante, abdomen sensible, gargouillement en fosse iliaque droite, splénomégalie inconstante, langue saburrale.
- **Phase d'état** : fièvre à 39-40 °C, tuphos (obnubilation, prostration, somnolence), douleurs abdominales, insomnie, diarrhées (2/3 des cas). En plus des signes ci-dessus, on peut observer une éruption fugace maculo-papulaire de la partie supérieure de l'abdomen très spécifique mais peu sensible (5-30 %) et de petites ulcérations du voile du palais (angine de Duguet).
- **Complications (10-15 %)** : *cf.* Encadré.
- **Portage chronique** : 1-10 % des malades (dans les selles ou les urines) pendant environ 3 mois, 1-4 % pendant 1 an. Favorisé chez les femmes, les sujets âgés, en cas de lithiase vésiculaire ou maladie vésicale (bilharziose).

Diagnostic

Repose sur l'isolement de la bactérie et permet de tester sa sensibilité aux antibiotiques (augmentation des souches résistantes aux **fluoroquinolones** en particulier dans le sous-continent indien) : hémocultures, myéloculture (sous antibiotiques), coproculture (résultat tardif et ne différencie pas un portage d'une infection).

- **Biologie non spécifique** : leuconeutropénie ou polynucléose, élévation des enzymes hépatiques.
- **Sérologie de Widal et Félix** : positive au 8e j, peu sensible et peu spécifique (réactions croisées avec d'autres bactéries).

Traitement

Préventif

- *Interrompre la transmission fécale-orale* lavage des mains, nettoyage des aliments crus et consommation d'eau stérile.
- *Vaccination des voyageurs* : ***VACCIN TYPHIM VI*** ou ***TYPHÉRIX*** (ne protège pas contre *Salmonella* sérotype paratyphi A et B).

Curatif

- Maladie à déclaration obligatoire.
- Isolement du malade et désinfection du linge, des selles et de la chambre.
- Hydratation, repos, traitement des complications.
- Antibiotiques *per os* ou IV pendant 5-7 j (formes simples) ou 10-14 j (formes graves) : **fluoroquinolone** (***CIFLOX*** : 500 mg x 2/j), **céphalosporine de 3e génération** (***ROCÉPHINE*** : 1 à 2 g/j) à préférer en cas de séjour dans le sous-continent indien (résistance fréquente aux fluoroquinolones) ou **macrolide** (***ZITHROMAX*** 500 mg x 2/j).
- La défervescence thermique prend souvent plusieurs jours.
- Contrôler 2 coprocultures négatives en fin de traitement.

VACCIN ANTITYPHIQUE

■ Vaccin antityphoïde

TYPHÉRIX					
A. et E. > 2 ans : 1 inj. unique SC ou IM	1 ser. 0,5 mL			NR	
VACCIN TYPHIM VI					
A. et E. > 2 ans : 1 inj. unique SC ou IM	1 ser. 0,5 mL + 2 aig.			NR	

PROPRIÉTÉS

Vaccin antigénique (polyoside capsulaire Vi purifié) dont l'efficacité contre la typhoïde (taux de protection de 60-70 %) apparaît entre 2 et 3 sem. après l'injection et persiste pendant au moins 3 ans (inefficace contre *Salmonella enterica* de sérotype A et B).

INDICATIONS

– Vaccination conseillée des voyageurs en zone d'endémie.
– À proposer aux sujets contacts (famille).
– Vaccination obligatoire du personnel d'analyse médical.
– Rappel à 5 ans.

CONTRE-INDICATIONS

Grossesse et enfant < 2 ans.
Association au vaccin contre l'hépatite A.

PRÉCAUTIONS D'EMPLOI

Conservation entre + 2 et + 8 °C
Efficacité non démontrée avant 2 ans et douteuse entre 2 et 5 ans.
Éviter la vaccination en période fébrile.
Revacciner par une seule dose en cas de nouvelle exposition dans un intervalle n'excédant pas 3 ans.

EFFETS INDÉSIRABLES

Douleur modérée, rougeur, œdème au point d'injection.

INTERACTIONS MÉDICAMENTEUSES

Compatible avec les vaccins contre le tétanos, la poliomyélite et les méningocoques.

Principales complications de la typhoïde

Digestives : hémorragies (10 %) ou perforations (1 à 3 % des malades hospitalisés) intestinales, hépatite, cholécystite (souvent infraclinique)
Cardiovasculaires : modifications électrocardiographiques sans symptômes, myocadite, choc
Neuropsychiatriques (2-40 % des malades hospitalisés) : encéphalopathie, délire, état psychotique, méningite, troubles de la coordination
Respiratoires : bronchite, pneumonie
Hématologiques : anémie, coagulation intravasculaire disséminée
Autres : décès, localisations septiques secondaires, pharyngites, avortement, typhoïde néonatale, rechute (5-10 %), portage chronique

VARICELLE – ZONA (1)

Le virus du zona et de la varicelle (VZV) est ainsi nommé en raison de son évolution naturelle en 3 phases : une infection primaire généralisée bénigne de l'enfance (90 % des cas avant 14 ans) – la varicelle – qui guérit spontanément, une latence de plusieurs années puis une ou plusieurs récurrences localisées chez l'adulte – le zona.

Varicelle : formes cliniques

Forme simple chez l'immunocompétent

- Éviction scolaire et de crèche jusqu'à cicatrisation des croûtes.
- Prévenir l'école du diagnostic par la famille.
- Éviter les contacts avec des sujets non immuns et les immunodéprimés.
- Surveillance clinique en particulier de l'apparition de signes neurologiques.

► *Traitement local*

- Désinfection des lésions **chlorhexidine** (***HIBITANE***) et bains biquotidiens.
- Couper les ongles pour éviter une surinfection et des lésions de grattage (cicatrices).
- Pas de pommade, gel, crème, talc, etc.

► *Traitement général*

- Symptomatique, **antihistaminiques H1**, **hydroxyzine** (***ATARAX***) et antipyrétique type **paracétamol** (***DOLIPRANE***). Pas d'**aspirine** en raison de l'association avec le syndrome de Reye.
- Antibiothérapie antistaphylococcique en cas de surinfection cutanée.
- Spécifique : pas d'indication à un traitement par voie générale.

Forme compliquée de l'immunocompétent

Traiter par voie intraveineuse les indications du tableau : **aciclovir** (***ZOVIRAX***) 20 mg/kg x 3/j chez le nouveau-né, 15 mg x 3/j chez la femme enceinte pendant 8 à 10 j.

Le purpura thrombopénique grave nécessite des mesures symptomatiques (immunoglobulines, culots plaquettaires).

L'ataxie cérebelleuse aiguë est fréquente et bénigne et ne nécessite pas de traitement spécifique.

Formes graves ou compliquées de la varicelle [1]

Formes graves

- Atteintes très extensives
- Atteintes hémorragiques
- Localisations viscérales : pneumopathie, myocardite, thrombopénie aiguë, purpura fulminans

Formes compliquées

- Surinfections bactériennes (fascéites)
- Neurologiques (syndrome de Reye, méningo-encéphalite)
- Hépatite, thrombopénie secondaire, néphropathie, arthrite, thrombose, complications oculaires, péricardite, pancréatite, orchite

Indications au traitement antiviral de la varicelle (intraveineux) [1]

- Varicelle chez l'immunodéprimé (indication de l'AMM)
- Varicelle du nouveau-né (indication de l'AMM)
- Nouveau-né lorsque la mère a fait une éruption varicelleuse entre 5 j avant et 2 j après l'accouchement (hors AMM)
- Formes graves de l'enfant de < 1 an (hors AMM)
- Varicelle grave ou compliquée de l'adulte (hors AMM)
- Varicelle de la femme enceinte dont l'éruption survient dans les 8 à 10 j avant l'accouchement (hors AMM)

VACCINS ANTIVARICELLEUX ET ANTI-ZOSTÉRIEN

Vaccin antivaricelleux

VARILRIX					
A. : 2 doses SC à 6 à 10 sem. d'intervalle E. 12 mois à 12 ans : 1 dose SC	1 fl. lyoph + 1 ser. 0,5 mL	40,22		65 %	40,22
VARIVAX					
IM ou SC E. entre 9 et 12 mois : 2 doses à 3 mois d'intervalle min. Pas de vaccination avant 9 mois. E. entre 12 mois à 12 ans : 2 doses à 1 mois d'intervalle min E. > 13 ans et A. : 2 doses à 4 à 8 sem. d'intervalle	1 fl. lyoph + 1 ser. 0,5 mL	40,22		65 %	40,22
ZOSTAVAX					
A. ≥ 50 ans : 1 dose SC	1 fl. lyoph. + 1 ser. 0,65 mL	127,24	I	30 %	

PROPRIÉTÉS

Vaccins à virus de la varicelle et du zona vivant atténué (souche Oka).

INDICATIONS

VARILRIX et ***VARIVAX*** :

Prévention de la varicelle chez :

- les *professionnels de santé sans antécédent de varicelle* (ou dont l'histoire est douteuse), dont la sérologie est négative qui exercent les professions suivantes : contact avec la petite enfance (crèches et collectivités d'enfants notamment), professions en formation, à l'embauche ou en poste en priorité dans les services accueillant des sujets à risque de varicelle grave (immunodéprimés, services de gynécologie-obstétrique, néonatalogie, pédiatrie, maladies infectieuses, néphrologie) ;
- les *personnes sans antécédent de varicelle* (ou dont l'histoire est douteuse), lors des situations suivantes :
  – adolescent de 12 à 18 ans,
  – femme en âge de procréer ou dans les suites d'une première grossesse,
  – adolescents > 12 ans et adultes exposés à la varicelle (dans les 3 j suivant l'exposition à un patient avec éruption),
  – toute personne de sérologie négative en contact étroit avec des immunodéprimés (les sujets vaccinés doivent être informés de la nécessité, en cas de rash généralisé, d'éviter les contacts avec les personnes immunodéprimées pendant 10 j).

ZOSTAVAX : prévention du zona et des douleurs post-zostériennes chez l'adulte de 50 ans ou plus. **Non indiqué pour la prévention de la varicelle.**

CONTRE-INDICATIONS

Grossesse.

Immunodépression humorale ou cellulaire, congénitale ou acquise.

Tuberculose active non traitée.

Allergie à la **néomycine.**

Cf. Interactions médicamenteuses.

PRÉCAUTIONS D'EMPLOI

Risque d'inactivation du vaccin en contact avec l'éther, l'alcool et les antiseptiques.

Vérifier l'hémogramme avant la vaccination.

Test de grossesse chez les jeunes femmes en âge de procréer. Grossesse à éviter dans le mois suivant la vaccination. Allaitement non recommandé.

EFFETS INDÉSIRABLES

Douleurs et rougeurs locales de faible intensité et de courte durée.

Rare rash le plus souvent dû au virus sauvage : exanthème varicelleux non fébrile avec moins de 50 éléments.

Très rare transmission du virus vaccinal.

INTERACTIONS MÉDICAMENTEUSES

Traitement immunosuppresseur contre-indiqué (y compris fortes doses de corticoïdes).

Immunoglobulines antivaricelles : risque d'inactivation du virus vaccinal pendant 3 mois.

Pas d'administration de corticoïdes pendant les 15 j qui suivent la vaccination.

Respecter un intervalle libre de chimiothérapie, 1 sem. avant et après chaque injection.

VARICELLE – ZONA (2)

Forme de l'immunodéprimé

Les atteintes sont souvent graves avec parfois des lésions viscérales.

- Traitement par voie veineuse par **aciclovir** (*cf.* Immunocompétents).
- Interrompre un traitement immunosuppresseur sauf **corticoïdes**.

Varicelle : prévention

Physiopathologie

La varicelle est extrêmement contagieuse par contact direct avec les vésicules et par les sécrétions respiratoires. L'incubation dure en moyenne 14 à 16 j. La période de contagion débute 1 à 2 j avant l'éruption et jusqu'à guérison complète. Elle peut durer plus longtemps chez les immunodéprimés. Le taux d'attaque est estimé à 90 % chez les sujets contacts non immuns. Chez les sujets immuns, une réexposition au virus sauvage entraîne une virémie avec réascension des anticorps spécifiques. Une résurgence clinique est exceptionnelle sauf en cas d'immunodépression.

Épidémiologie

Plus de 90 % des adultes sont immuns et la maladie survient dans plus de 90 % des cas avant l'âge de 15 ans, 33 % avant 4 ans, 44 % entre 5 et 9 ans.

Une varicelle congénitale survient dans moins de 1 % des infections maternelles pendant la grossesse : retard de croissance, cicatrices cutanées, hypoplasie des membres, microcéphalie, atrophie cérébrale, choriorétinite, cataracte. En revanche, une varicelle maternelle survenant entre 5 j avant l'accouchement et 2 j après peut entraîner une atteinte néonatale grave dans 17 à 30 % des cas.

Les épidémies nosocomiales ont été bien décrites ainsi que les mesures efficaces pour les limiter. Les sujets à haut risque (prématurés, immunodéprimés) peuvent faire des formes graves.

Chimioprophylaxie antivirale

Il n'y a pas d'indication à un traitement antiviral préventif par **aciclovir** chez les enfants en bonne santé.

En revanche, un traitement débuté dans les premières 24 h peut être indiqué chez les adolescents et les adultes. Il faut traiter le plus tôt possible un nouveau-né dont la mère a fait une varicelle 5 j avant l'accouchement ou 2 j après, ainsi que les immunodéprimés. La posologie de l'aciclovir est de 20 mg/kg x 4/j (maximum 800 mg x 4/j) à débuter dans les premières 24 h.

L'innocuité de l'**aciclovir** chez la femme enceinte n'a pas été démontrée et il reste contre-indiqué.

Immunoglobines antivaricelleuses

Ne sont plus disponibles actuellement.

Vaccin antivaricelleux

Un vaccin vivant atténué, ***ZOSTAVAX***, est disponible (contre-indiqué en cas d'immunodépression).

Aux États-Unis, le vaccin est largement utilisé (plus de 10 millions de doses administrées en 1998) sans effet secondaire notable.

Indications en France de ***VARILIX*** ou ***VARILAX*** :

- professionnels de santé sans antécédent de varicelle (ou dont l'histoire est douteuse), dont la sérologie est négative qui exercent les professions suivantes : contact avec la petite enfance (crèches et collectivités d'enfants notamment), professions en formation, à l'embauche ou en poste en priorité dans les services accueillant des sujets à risque de varicelle grave (immunodéprimés, services de gynécologie-obstétrique, néonatalogie, maladies infectieuses ;
- personnes sans antécédent de varicelle (ou dont l'histoire est douteuse) et dont la sérologie est négative, lors des situations suivantes :
  – personnes en contact étroit avec des immunodéprimés (les sujets vaccinés doivent être informés de la nécessité, en cas de rash généralisé, d'éviter les contacts avec les personnes immunodéprimées pendant 10 j) ;
  – adultes de plus de 18 ans exposés à la varicelle (dans les 3 j suivant l'exposition à un patient avec éruption) ;
  – sujets à partir de 12 mois pour la prévention de la varicelle : 2 doses de vaccin antivaricelleux (vaccin interchangeable). Il est préférable d'administrer la seconde dose au moins 6 sem. après la 1re mais en aucun cas avant 4 sem.

VARICELLE – ZONA (3)

Zona

Chez l'immunocompétent

- Symptomatique : désinfection locale x 1 à 2/j de **chlorhexidine** (***HIBITANE***).
- Pas de pommade, gel, crème, talc, etc.

Antalgiques : **paracétamol + tramadol** (***ZALDIAR***, ***IXPRIM***) 3 à 6 cp./j ou **paracétamol + codéine** (***DAFALGAN CODÉINÉ***) voire **morphine**.

- Antibiothérapie en cas de surinfection cutanée : **pristinamycine** (***PYOSTACINE***).
- Spécifique : traitement antiviral général des indications (*cf.* Tableau) par **aciclovir** (***ZOVIRAX***) 800 mg x 5/j ou **valaciclovir** (***ZELITREX***) 1 g x 3/j pendant 7 j. Traitement local par **aciclovir** (***ZOVIRAX*** pommade OPH) et **corticoïdes** après avis ophtalmologique.

Indications au traitement antiviral du zona (dans les 48 h) [1]

- Zona ophtalmique (indication de l'AMM)
- Zona chez l'immunodéprimé (indication de l'AMM)
- Zona chez les personnes > 50 ans (indication de l'AMM)
- Zona chez les personnes > 50 ans (hors AMM) en cas d'éruption grave, de douleurs intenses à la phase éruptive, de prodromes algiques de plusieurs jours avant la phase éruptive

Chez l'immunodéprimé

- Traitement symptomatique local et général.
- Traitement par antiviral par voie orale ou par voie intraveineuse pendant 7 à 10 j chez l'enfant, en cas d'immunodépression sévère ou de forme grave ou compliquée (*cf.* Tableau).

Les formes chroniques ou récidivantes sont souvent liées à des souches résistantes à l'**aciclovir** et nécessitent un traitement par **foscarnet** (***FOSCAVIR***).

Algies post-zostériennes

Souvent difficiles à traiter.

- **Antalgiques** : **paracétamol + tramadol** (***ZALDIAR***, ***IXPRIM***), **paracétamol + codéine** (***DAFALGAN CODÉINÉ***).
- **Amitriptyline** (***LAROXYL***) 75 mg/j (indication de l'AMM), **carbamazépine** (***TÉGRÉTOL***) 400 à 1 200 mg/j (hors AMM), imipraminiques, **clonazépam**.
- **Antalgiques** majeurs.

Formes graves ou compliquées du zona [1]

- Zona généralisé
- Zona ophtalmique
- Zona hémorragique avec atteinte systémique
- Zona chez l'immunodéprimé
- Localisations viscérales (pulmonaires, hépatiques, neurologiques)
- Atteinte multimétamérique

Prévention

Un vaccin vivant atténué a été commercialisé pour la prévention du zona et des douleurs post-zostériennes (DPZ) chez les adultes non immunodéprimés d'âge ≥ 50 ans. Il a été recommandé, en France, dans la tranche 65 ? 79 ans car l'incidence de la maladie et des DPZ y est élevée et augmente avec l'âge.

L'efficacité vaccinale est estimée entre 38 et 56 % pour le zona et autour de 66 % pour les DPZ. Ce vaccin peut être co-administré avec le vaccin grippal. ***ZOSTAVAX*** ne doit pas être utilisé chez les immunodéprimés ni pour prévenir la varicelle chez les sujets immunocompétents.

CONSENSUS

[1] 11e Conférence de consensus en thérapeutique anti-infectieuse – Prise en charge des infections à VZV, *SPILF*, 1998.

VOYAGEURS (CONSEILS) (1)

• Déconseiller un voyage touristique en pays tropical aux femmes enceintes, jeunes enfants et personnes en mauvaise santé.

• Recommander vivement de souscrire une assurance rapatriement pour la région visitée.

• Se renseigner sur les sites ministériels : http://www.invs.sante.fr/beh/2015/reco/pdf/2015–reco.pdf ou www.france.diplomatie.fr.

Mesures d'hygiène

Elles constituent une mesure contre les diarrhées et les infestations parasitaires :

– se laver les mains avant de manipuler des aliments et après passage aux toilettes ;

– ne boire que de l'eau minérale scellée ou rendue potable par ébullition (5 min à gros bouillons), filtre ou désinfectant. Même mesure pour les glaçons. Le lait doit être pasteurisé ou bouilli (brucellose) ;

– ne manger que les fruits et les légumes pelés ou cuits. Éviter les crudités, les coquillages, les plats peu ou insuffisamment cuits ;

– se renseigner localement sur les risques de toxicité des poissons de mer (ciguatera) ;

– ne pas laisser sécher le linge dehors sans le repasser (myiase) ;

– ne pas marcher pieds nus (y compris sur les plages), ne pas s'étendre directement sur le sable (larbish, puce chique) ;

– porter des chaussures fermées en sol boueux ;

– ne pas marcher ni se baigner dans les cours d'eau et les eaux stagnantes (leptospirose, bilharziose, anguillulose, hépatites) ;

– ne pas s'approcher ni caresser les animaux domestiques ou sauvages (griffures, morsures, rage).

Risques liés aux moustiques et aux arthropodes

De nombreuses espèces d'invertébrés peuvent transmettre des maladies parasitaires (paludisme, trypanosomiase, leishmaniose, etc.) ou virales (arboviroses, encéphalite, etc.) à l'occasion d'un repas sanguin. Prendre des mesures préventives diurnes et/ou nocturnes (*cf.* Paludisme) dans les zones d'endémie :

– utiliser des répulsifs pour la peau et les vêtements (*cf.* Tableau) ;

– dormir dans une pièce climatisée ou sous une moustiquaire imprégnée d'insecticides ;

– secouer les habits les draps et les chaussures avant usage (scorpions, serpents) ;

– en zone de végétation, porter des chaussures fermées et faire du bruit en marchant ;

– se renseigner localement sur les risques des bains de mers ;

– risque d'encéphalite à tiques au printemps et en été, en forêt et en zone rurale d'Europe centrale, de l'Est et du Nord : vaccin et mesures de protection (*cf.* Maladie de Lyme).

Diarrhée du voyageur

Se reporter au chapitre *Diarrhée du voyageur*.

Maladies sexuellement transmissibles et sida

La seule prophylaxie repose sur l'usage de préservatifs.

Trousse de pharmacie

Cf. Encadré.

Malades infectés par le VIH

Contre-indication des vaccins vivants si les CD4 sont $< 200/mm^3$.

Certains médicaments sont photosensibilisants.

Certains pays exigent un certificat de séronégativité (se renseigner à l'ambassade).

Des infections acquises sous les tropiques peuvent être aggravées par l'immunodépression (leishmaniose, tuberculose, salmonellose, histoplasmose, etc.).

Références : BEH n° 17-18, 2015.

VACCIN ANTIAMARIL (1)

Vaccin antiamaril

STAMARIL					
A. et E. > 6 mois : 1 dose de 0,5 mL de vaccin reconstitué tous les 10 ans par voie SC 1 fl. multidose = 10 doses de 0,5 mL Conservation : 6 h max après reconstitution, réfrigérateur	10 fl. + ser. 0,5 mL 10 fl. multidoses + 10 amp. 5 mL solv.	HOP HOP			

PROPRIÉTÉS

Vaccin viral vivant inactivé cultivé sur œuf embryonné, efficace dans les 10 j qui suivent l'injection.

Validité légale : 10 ans, jour pour jour.

INDICATIONS

Vaccination contre la fièvre jaune pour les voyageurs en zone d'endémie (Afrique intertropicale et Amérique latine).

Consulter la liste mise à jour sur le site de l'OMS (http://www.who.int/entity/ith/chapters/ithchapterannex1FR.pdf) ou se renseigner à l'ambassade.

Effectué uniquement dans les centres de vaccinations internationaux agréés.

CONTRE-INDICATIONS

Déficit immunitaire congénital ou acquis (dont immunosuppresseurs, sida sauf CD4 > 200/mm³, corticothérapie prolongée > 10 mg/j). Pas de contre-indication en cas d'hydrocortisone, de corticothérapie topique ou ≤ 10 mg par jour d'équivalent-prednisone, même s'il s'agit d'un traitement prolongé. Rique de maladie vaccinale potentiellement mortelle.

Affection aiguë ou chronique évolutive.

Allergie vraie à l'œuf. Risque d'urticaire, de bronchospasme, d'anaphylaxie).

Enfant < 6 mois.

PRÉCAUTIONS D'EMPLOI

Prévenir du risque d'effets indésirables graves ou létales mais exceptionnels.

Grossesse et**allaitement** : éviter la vaccination pendant le 1er trimestre. L'allaitement doit être suspendu pendant la phase de virémie post-vaccinale ; il peut être repris 2 sem. après l'administration du vaccin.

Âge > 65 ans.

Don de sang : suspendu pendant la phase de virémie post-vaccinale ; il peut être repris 4 sem. après l'administration du vaccin.

EFFETS INDÉSIRABLES

Très fréquents (≥ 1/10) : céphalées, réactions locales.

Fréquents (≥ 1/100 et < 1/10) : nausée, diarrhée, vomissement ; myalgies ; fièvre, asthénie.

Peu fréquents (≥ 1/1000 et < 1/100) : douleur abdominale ; arthralgies.

INTERACTIONS MÉDICAMENTEUSES

Contre-indiqués avec les immunosuppresseurs.

Compatible avec tous les autres vaccins y compris vivants atténués.

VOYAGEURS (CONSEILS) (2)

Concentrations des substances actives entrant dans la composition de répulsifs corporels jugés efficaces en fonction des tranches d'âge et de population [1] *

Catégorie d'âge et de population	Nombre max d'appl./j	Substance active	Concentration
De 6 mois à l'âge de la marche	1	DEET ** ***	10 à 30 %
	1	Mélange de cis- et trans-p-menthane-3,8 diol (PMDRBO) ****	20 à 30 %
	1	IR3535 ****	20 %
De l'âge de la marche à 24 mois	2	DEET ** ***	10 à 30 %
	2	Mélange de cis- et trans-p-menthane-3,8 diol (PMDRBO) ****	20 à 30 %
	2	IR3535 ****	20 %
De 24 mois à 12 ans	2	DEET ** ***	20 à 30 %
	2	Picardine	20 à 30 %
	2	Mélange de cis- et trans-p-menthane-3,8 diol (PMDRBO) ****	20 à 30 %
	2	IR3535 ****	20 à 35 %
Plus de 12 ans	3	DEET ** ***	20 à 50 %
	3	Picardine	20 à 30 %
	3	Mélange de cis- et trans-p-menthane-3,8 diol (PMDRBO) ****	20 à 30 %
	3	IR3535 ****	20 à 35 %
Femmes enceintes	3	DEET ** ***	30 %
	3	Picardine	20 %
	3	Mélange de cis- et trans-p-menthane-3,8 diol (PMDRBO) ****	20%
	3	IR3535 ****	20 %

* Les recommandations d'utilisation figurant dans le tableau concernent l'usage de répulsifs cutanés dans les zones à risque de maladies graves à transmission vectorielle. En dehors de cette situation de risque grave, l'Afssaps précise qu'au vu des résultats des évaluations européennes en cours concernant les substances répulsives, l'usage de l'IR3535 est à privilégier chez les jeunes enfants et les femmes enceintes.

** Le DEET a fait l'objet de la première expertise au niveau européen, une restriction d'usage est émise chez l'enfant de moins de 2 ans. Cependant, en cas de risque élevé de transmission d'une maladie vectorielle, il est utilisable sur une période courte en respectant scrupuleusement le nombre d'applications maximumadmis et les conditions pratiques d'usage chez l'enfant.

*** En cas d'exposition aux anophèles vecteurs des *Plasmodium*, vecteurs du paludisme, la concentration minimale efficace de DEET est de 30 %.

**** L'IR3535, l'icaridine et le PMDRBO sont en cours d'évaluation au niveau européen.

VACCIN ANTIAMARIL (2)

Centres de vaccin antiamaril

Voir le *Bulletin épidémiologique hebdomadaire* sur le site du ministère de la Santé (http://www.sante.gouv.fr/liste-des-centres-de-vaccination-habilites-a-effectuer-la-vaccination-anti-amarile.html).

Pays à risque de transmission de fièvre jaune et pays exigeant la vaccination antiamarile (OMS) : http://www.who.int/entity/ith/chapters/ithchapterannex1FR.pdf

Zones d'endémie de la fièvre jaune – OMS 2016

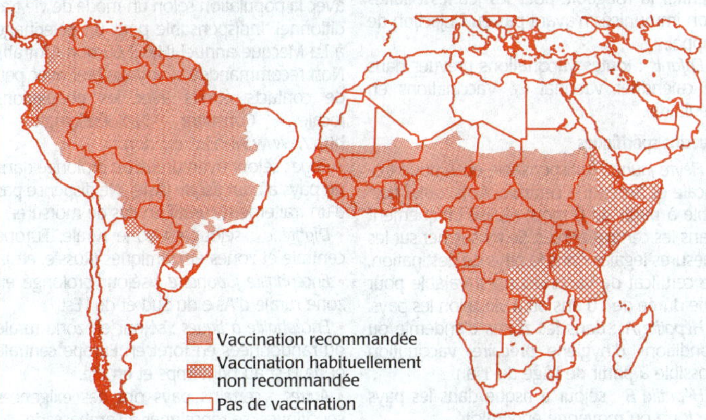

La vaccination contre la fièvre jaune n'est habituellement pas recommandée dans les zones où le risque de transmission est faible.

Cependant, la vaccination peut être conseillée pour une catégorie de voyageurs à haut risque car ils voyagent longtemps, s'exposent beaucoup aux piqûres de moustiques et ne peuvent lutter efficacement contres les piqûres. L'indication vaccinale repose sur le risque d'exposition au virus, les obligations légales par pays, et le risque d'effets indésirables potentiels de la vaccination.

VOYAGEURS (CONSEILS) (3)

Vaccinations

Elles dépendent de l'état sanitaire du pays, des conditions et de la durée du séjour, de l'âge et du statut vaccinal.

Vaccins à jour indispensables

- *Adultes* : tétanos, poliomyélite et diphtérie (vaccin à dose réduite : ***REVAXIS*** ou ***REPEVAX***). Vérifier la rougeole pour les jeunes adultes non immunisés n'ayant pas eu l'injection de rappel.
- *Enfants* : toutes vaccinations prévues dans le calendrier vaccinal (*cf.* Vaccinations en pédiatrie).

Vaccins spécifiques

- *Fièvre jaune* : indispensable en Afrique tropicale et Amérique centrale, Amazonie, possible à partir de 6 mois, réalisé uniquement dans les centres agréés. Se renseigner sur les mesures légales dans le pays de destination. Le certificat de vaccination est valable pour une durée de 10 ans ou à vie selon les pays.
- *Hépatite A* : dans les zones d'endémie ou conditions d'hygiène précaire, vaccination possible à partir de l'âge de 1 an.
- *Hépatite B* : séjour à risque dans les pays de forte ou moyenne endémicité.
- *Typhoïde* : à partir de 5 ans (3 ans en cas de risque majeur) dans les zones d'endémie ou conditions d'hygiène précaires.
- *Méningite A-C W 135* : recommandée pour les enfants (18-24 mois) et jeunes adultes en zone épidémique, adultes travaillant en zone rurale endémo-épidémique, ou zone endémique avec contacts étroits et prolongés avec la population selon un mode de vie traditionnel. Indispensable pour un pèlerinage à La Mecque annuel (Hadj) ou non (Umrah). Non recommandée si voyage bref avec peu de contacts étroits avec les populations locales. Consulter l'épidémiologie : http://www.who.int/csr/don.
- *Rage* : séjour aventureux ou prolongé dans un pays à haut risque (Asie). Ne dispense pas d'un traitement curatif en cas de morsure.
- *Diphtérie* : séjour en zone rurale, Europe centrale et zones épidémiques (Russie, etc.).
- *Encéphalite japonaise* : séjour prolongé en zone rurale d'Asie du Sud et de l'Est.
- *Encéphalite à tiques* : séjour en zone rurale ou randonnées en forêt en Europe centrale et de l'Est au printemps et en été.
- *Autres* : certains pays ont des exigences spécifiques, se renseigner à l'ambassade.

Zones à risque de méningite à méningocoques

Pays africains de la ceinture de la méningite (en particulier de décembre à juin) :
Bénin, Burkina-Faso, Cameroun, Côte-d'Ivoire, Djibouti, Éthiopie, Gambie, Ghana, Guinée, Guinée-Bissau, Mali, Niger, Nigéria, République Centre-Africaine, Rwanda, Sénégal, Somalie, Soudan, Tchad, Togo

Pays africains ou non dans lesquels sont survenus des épidémies depuis 1970 :
Brésil, Burundi, Chili, Cuba, Haïti, Inde, Kenya, Malawi, Mongolie, Népal, Ouganda, Tanzanie, Vietnam

Trousse de pharmacie

Protection contre le paludisme : répulsifs et **antipaludéens**.
Médicaments généraux : **antalgiques** et antipyrétiques (***DOLIPRANE***, ***IXPRIM***), antibiotiques (**ofloxacine** ou **azithromycine**), **antidiarrhéiques** (***TIORFAN***, ***IMODIUM***), **antispasmodiques** (***SPASFON***), **antiémétiques** (***PRIMPÉRAN***), **antihistaminiques** (**cétirizine**), collyre (***BIOCIDAN***).
Accessoires : thermomètre, pansements et sutures adhésives, crème solaire, crème pour brûlures, préservatifs, compresses stériles, antiseptiques (***BÉTADINE***), produits de désinfection de l'eau, bande de contention, tulle, pince à épiler, seringues et aiguilles stériles à usage unique, matériel de petite chirurgie, etc.
Médicaments spécifiques de maladies chroniques.
Prévenir du risque de photosensibilisation de certains médicaments (**fluoroquinolones**).

VOYAGEURS (CONSEILS) (4)

Vaccins des voyageurs

VACCIN	MODALITÉS	CONTRE-INDICATIONS	PAYS
Fièvre jaune (***STAMARIL***) En centres agréés	1 inj. IM au moins 10 j avant le départ Certificat valable 10 ans jour pour jour ou à vie selon les pays	Immunodéprimés Enfant < 6 mois Vaccin choléra déconseillé (délai 3 sem.)	Afrique tropicale Amérique latine Se renseigner sur les mesures légales dans le pays de destination
Hépatite A (***HAVRIX***, ***AVAXIM***)	1 inj. IM, au moins 15 j avant départ Intêret de sérologie si antécédents d'ictère, ayant vécu en zone endémique ou né avant 1945 Rappel entre 6 et 12 mois, protection à vie	Allergie à l'albumine Avant l'âge de 1 an	Afrique tropicale et sub-tropicale, Amérique, Asie, Europe de l'Est et centrale
Hépatite B (***GENHÉVAC B***, ***ENGERIX***)	J0, J7, J21 ou J0, M1, M6 selon le délai avant le voyage	Aucune	Séjours fréquents ou prolongés en zone de faible niveau sanitaire
Typhoïde (***TYPHÉRIX***, ***TYPHIM VI***)	1 inj. SC ou IM Valable 3 ans	Grossesse Enfant < 2 ans	Asie, Afrique, Amérique du Sud
Méningocoque A-C (***MENVÉO***)	1 inj. Valable 3 ans	-	Afrique centrale de l'Atlantique à la Mer rouge
Rage (préventif) (***VACCIN RABIQUE PASTEUR***)	3 doses SC ou IM (J0, J7 et J21 ou J28) Ne dispense pas d'un examen post-exposition	Grossesse	Amérique du Sud et centrale, Afrique et Asie
Encéphalite à tiques (***TICOVAC***, ***ENCEPUR***)	3 inj. IM (la 2e à faire 3 sem. à 3 mois après la 1re, la 3e à faire 9 à 12 mois après la 2e) Rappel tous les 3 ans	Enfant de moins de 3 ans Infection fébrile Allergie à l'albumine	Zone rurale ou forestière de l'Europe centrale, orientale et du Nord au printemps ou en été
Encéphalite japonaise (***IXIARO***) (ATU nomminative) En centres agréés	3 inj. (J0, J7, J21) la 3eau moins 10 j avant le départ Rappel à 2 ans		Séjour prolongé en zone rurale (rizières) de l'Asie du Sud et de l'Est

CONSENSUS

[1] Protection personnelle antivectorielle – protection contre les insectes piqueurs et les tiques, *SMV et SFP*, 2010.

Néphrologie

SOMMAIRE

MALADIES

MÉDICAMENTS

NOTES

ACIDOSE MÉTABOLIQUE (1)

Diagnostic positif

Il repose sur la gazométrie artérielle.

- HCO_3^- < 22 mmol/L : diminution des bases tampon : (soit consommation par des ions H^+ en excès ; soit perte digestive ou urinaire).
- $PaCO_2$ < 36 mmHg : si compensation respiratoire afin de normaliser le pH.
- pH < 7,38 : acidose « non compensée ».
- pH normal : acidose « compensée ».

Conduite à tenir

Quatre réflexes immédiats en cas d'acidose sévère

Existe-t-il :
- un état de choc ?
- une insuffisance rénale sévère ?
- une acidocétose ?
- une hyperkaliémie ?

Calcul du trou anionique plasmatique (TA)

TA « Classique » = $[Na^+ + K^+] - [Cl^- + HCO_3^-]$ = 16 ± 4 mmol/L.
TA « Simplifié » = $[Na^+] - [Cl^- + HCO_3^-]$ = 12 ± 4 mmol/L.

- Le TA est augmenté en cas d'acidose métabolique par gain d'acide, et normal en cas d'acidose métabolique par perte de base.
- En cas d'acidose métabolique à TA normal, le calcul du trou anionique urinaire ($TA_U = U_{Na} + U_K - U_{Cl}$) permettra de faire la différence entre une cause rénale et une cause digestive.
- Le calcul permet donc d'approcher la cause de l'acidose métabolique.

Traitement

Traitement étiologique

Il sera appliqué chaque fois que possible ; lorsque l'acidose est modérée, il est parfois suffisant. Quelques exemples :
- acidocétose diabétique : réhydratation + insuline ;
- acidose lactique par biguanides : épuration extrarénale ;
- intoxication par l'éthylène glycol ou le méthanol : alcool éthylique ;
- prise en charge d'un état de choc, de convulsions, d'une diarrhée, etc.

Traitement symptomatique

► *En cas d'acidose sévère (pH < 7,10)*

- Soit épuration extrarénale (oligo-anurie, insuffisance rénale aiguë, hyperkaliémie sévère associée, ou cause toxique).
- Soit alcalinisation par **bicarbonate de sodium** IV.

La quantité de bicarbonate nécessaire est évaluée par la formule : mmoles de HCO_3^- à perfuser = espace de diffusion x correction souhaitée = [poids x 0,6] x [HCO_3^- souhaité - HCO_3^- réel]

En pratique, l'alcalinisation doit être partielle +++ (ramener les bicarbonates plasmatiques à 16 mmol/L en environ 6 h), les risques d'une correction trop rapide étant :
- une hyperventilation avec alcalose respiratoire (l'acidose du LCR se corrige plus lentement) ;
- une surcharge hydrosodée ;
- une hypoxie tissulaire (augmentation de l'affinité Hb-O_2 à pH alcalin) ;
- plus rarement une hypokaliémie.

Quatre solutés de **bicarbonate de sodium** IV (HCO_3^-, Na^+) sont disponibles :
- isotonique = 14 ‰ = voie périphérique ;
- hypertonique = 30 ‰ = voie centrale ;
- semi-molaire = 42 ‰ = voie centrale ;
- molaire = 84 ‰ = voie centrale.

1 g apporte 12 mmol de HCO_3^- et 12 mmol de Na.

ACIDOSE MÉTABOLIQUE (2)

► *En cas d'acidose modérée/chronique*
L'alcalinisation orale est indiquée en cas :
• d'insuffisance rénale chronique :
– soit du **bicarbonate de sodium** (2 à 8 g/j) : ***EAUX DE VICHY*** (500/j apportent 2 g de HCO_3Na), poudre en préparation officinale, gélules à 1 g,
– soit ***ALCAPHOR*** **(trométamol + citrate de sodium et de potassium)** (2 à 8 g/j *per os*), qui n'apporte pas de sel ;
• d'acidose tubulaire :
– de type I (distale) = le **citrate de potassium** a l'avantage de corriger simultanément l'acidose et l'hypokaliémie (en l'absence d'insuffisance rénale),
– de type II (proximale) = **bicarbonate de sodium.**

Causes des acidoses métaboliques

Acidose métabolique avec trou anionique simplifié augmenté (> 16 mmol/L)
• Surcharge acide endogène :
– céto-acidose (diabète, jeûne prolongé, stéatose hépatique éthylique) ;
– acidose lactique (états de choc, intoxications, insuffisance hépatocellulaire, cancers, etc.) ;
– rhabdomyolyses.
• Surcharge acide exogène (alcool méthylique, éthylène glycol, paraldéhyde, salicylés).
• Insuffisance rénale aiguë ou chronique terminale.

Acidose métabolique avec trou anionique simplifié normal (12 ± 4 mmol/L)
• Perte digestive de bicarbonates :
– diarrhée ;
– fistules biliaires, duodénales et pancréatiques ;
– urétéro-sigmoïdostomie (urines riches en Cl^- → réabsorption de Cl^- par le sigmoïde en échange de HCO_3^- !) ;
– **colestyramine** (***QUESTRAN***) ;
– $MgSO_4$; $CaCl_2$.
• Acidoses tubulaires rénales (proximale, distale).
• Rares cas de surcharge acide exogène avec apport chloré concomitant : HCl ; chlorhydrate d'arginine, de lysine, chlorure d'ammonium, méthionine.

ALCALOSE MÉTABOLIQUE (1)

Physiopathologie

Pour générer une alcalose métabolique, il faut simultanément deux situations.

Une élévation des bicarbonates plasmatiques

- Soit par perte d'ions H^+ (digestive ou rénale), ce qui entraîne une génération d'ions HCO_3^-.
- Soit par apport excessif de bicarbonates (ou de ses précurseurs).
- Soit par diminution du volume de distribution des bicarbonates (déshydratation).

Un défaut d'élimination des bicarbonates

- Soit par diminution du débit de filtration glomérulaire.
- Soit du fait d'une réabsorption tubulaire accrue (déficit en chlore ou en potassium, déshydratation).

Diagnostic

Le diagnostic positif d'une alcalose métabolique est biologique :
- $HCO_3^- > 26$ mmol/L ;
- $PCO_2 > 42$ mmHg si compensation respiratoire ;
- pH > 7,42 (alcalose non compensée) ou normal (alcalose compensée).

Traitement

Traitement étiologique

Il est suffisant dans la majorité des cas. Quelques exemples : arrêt d'une consommation d'alcalins, réduction de la posologie de **diurétiques**, traitement des vomissements, exérèse d'une tumeur villeuse, etc.

Traitement symptomatique

Il est exclusivement réservé aux alcaloses sévères (pH > 7,56) ou symptomatiques (troubles de vigilance, convulsions).

► *Apports de chlore*

L'objectif est de corriger les déficits en sodium, chlore et potassium en apportant du NaCl et du KCl par voie orale ou parentérale. Lorsque le traitement est efficace, il y a bicarbonaturie et le pH urinaire s'élève (passant en règle de 5,5 à plus de 8).

► *Acidification (rarement indiquée)*

Lorsque l'« apport de chlore » a échoué :
– soit inhibiteur de l'anhydrase carbonique (augmente l'excrétion urinaire de bicarbonates) : **acétazolamide (*DIAMOX*)** ;
– soit soluté acidifiant (chlorhydrate d'arginine, chlorhydrate d'ammonium, acide chlorhydrique dilué) ; la quantité de mmoles à perfuser en 6 à 12 h est évaluée par la formule : [0,6 x poids du patient] x [bicarbonates plasmatiques - 24].

► *Dialyse*

Une séance d'épuration extrarénale est nécessaire lorsqu'une alcalose métabolique grave symptomatique survient chez un patient porteur d'une insuffisance rénale totale ou terminale.

ALCALOSE MÉTABOLIQUE (2)

Causes d'alcalose métabolique

Excès d'apports alcalins :
– apport exagéré de bicarbonates ou de ses précurseurs ;
– **antiacides** + résines échangeuses de cations ;
– syndrome des « buveurs de lait et alcalins ».

Alcaloses sensibles au chlore (avec déshydratation extracellulaire et chlorurie basse) :
– vomissements ou aspiration gastrique, tumeur villeuse du côlon ;
– **diurétiques** (chlorurie variable) ;
– correction rapide d'une hypercapnie chronique.

Alcaloses insensibles au chlore (pas de déshydratation, chlorurie variable, hypokaliémie profonde, parfois HTA) :
– hyperaldostéronisme primaire ;
– syndrome de Cushing, syndrome de Bartter et syndrome de Gitelman ;
– **pénicillines** à fortes doses.

DYSKALIÉMIES (1)

Métabolisme du potassium

• Le potassium est le principal cation intracellulaire. Les cellules musculaires abritent 98 % du potassium total de l'organisme. Une pompe (Na/K-ATPase) permet de maintenir un important gradient entre milieux intra- et extracellulaires.

• Les apports de potassium sont alimentaires (environ 4 g/j), et les sorties fécales (5 %, obligatoires) et rénales (95 %, régulables). Le maintien d'une kaliémie normale (3,5 à 5 mmol/L) est possible grâce à des transferts transcellulaires de potassium à court terme, et à une régulation rénale à long terme.

• Trois facteurs stimulent l'entrée du potassium dans les cellules :
- la stimulation β_2-adrénergique ;
- l'insuline ;
- un pH alcalin.

• Concernant la régulation rénale, après filtration glomérulaire, le potassium est totalement réabsorbé au niveau du tube contourné proximal et de l'anse de Henle. Une sécrétion distale permet son élimination urinaire. Cette sécrétion tubulaire distale est stimulée par l'hyperkaliémie, l'aldostérone, un pH alcalin, un débit urinaire élevé.

K^+ 1 g = 25 mmol de K^+
KCl 1 g = 13 mmol de K^+

Aliments riches en potassium (en mmol/100 g)

Fruits et légumes secs : 15 à 40.
Jambon fumé : 15.
Pommes de terre, champignons, épinards : 12.
Chocolat, bananes : 10.
Poissons, crustacés, viandes : 4 à 10.
Légumes et fruits frais : 5 à 7.
Jus de fruits (pour 100 mL) : 4.

DYSKALIÉMIES (2) – HYPERKALIÉMIE (1)

Définition

K^+ plasmatique > 5 mmol/L.

L'hyperkaliémie suppose la conjonction de 2 facteurs :

– augmentation de l'apport potassique extracellulaire, alimentaire ou intracellulaire ;

– un défaut d'excrétion rénale.

Principales causes d'hyperkaliémie

Fausses hyperkaliémies

Garrot serré, hémolyse *in vitro*, thrombocytose ou hyperleucocytose majeures.

Transfert extracellulaire du potassium

- Acidose métabolique ou respiratoire.
- Destruction cellulaire massive (rhabdomyolyse, lyse tumorale des chimiothérapies).
- Hypo-insulinisme.
- Paralysie périodique hyperkaliémique.
- Traitement β-bloquant.
- Intoxication digitalique.

Défaut d'élimination rénale du potassium

- Insuffisance rénale sévère (aiguë, chronique).
- Déficit minéralocorticoïde.
- Traitement par **spironolactone**, **amiloride**, **AINS**, **IEC**, **ARA II**.

Surcharge exogène en potassium

Perfusion intraveineuse, apports oraux (dont les sels de régime).

Traitement ambulatoire

Conditions nécessaires

– Hyperkaliémie modérée (6 mmol/L) chronique ou non rapidement évolutive.
– ECG normal.
– Cause identifiée et contrôlable.

Il s'agit souvent en pratique d'une hyperkaliémie chez un patient porteur d'une insuffisance rénale chronique, éventuellement dialysé. Outre l'insuffisance rénale, il faut rechercher un facteur associé (erreur de régime, médicament hyperkaliémiant).

Éviction des aliments riches en potassium

Fruits secs, bananes, cerises, légumes, chocolat, etc.

Arrêt des médicaments hyperkaliémiants

Antialdostérone*, **inhibiteurs de l'enzyme de conversion**** ou **antagonistes des récepteurs de l'angiotensine II (ARA II)**, **AINS**, sels de régime (**sels de potassium**)***.

Traitement hypokaliémiant

- Correction d'une éventuelle acidose métabolique : ***EAUX DE VICHY*** 500 mL/j.
- **Résine hypokaliémiante** (***KAYEXALATE***, ***RESIKALI***).
- **Diurétique hypokaliémiant** (**furosémide**, **bumétanide**).

* Théoriquement contre-indiqués en cas d'insuffisance rénale.

** La survenue d'une hyperkaliémie avec poussée d'insuffisance rénale sous **IEC** ou **ARA II** doit faire évoquer une maladie rénovasculaire ; les **IEC** et **ARA II** ne sont pas contre-indiqués en situation d'insuffisance rénale chronique, mais motivent une surveillance biologique stricte.

*** À éviter chez l'insuffisant rénal car très riches en K^+.

DYSKALIÉMIES (3) – HYPERKALIÉMIE (2)

Traitement hospitalier

Impératif dans les situations suivantes :
– hyperkaliémie sévère (> 6 mmol/L) ;
– hyperkaliémie rapidement évolutive (lyse cellulaire, insuffisance rénale aiguë) ;
– cause et évolutivité incertaines ;
– anomalies ECG.

Mise en condition du patient

- Hospitalisation en réanimation.
- Surveillance cardioscopique continue.
- Voie veineuse périphérique.

Mesures d'effet immédiat

Le but est d'obtenir une protection transitoire contre l'hyperexcitabilité myocardique (en cas d'anomalies ECG) : en l'absence de traitement digitalique, **gluconate de calcium** à 10 % : 1 amp. en IVL.

Mesures d'effet rapide (30 min)

Le but est de transférer le potassium en intracellulaire :
– alcalinisation : 50 ml de **bicarbonate de sodium** à 42 ‰ en 15 min.
– perfusion intraveineuse de 500 mL de glucose à 30 % avec 30 UI d'insuline ordinaire en 30 min ;
– perfusion intraveineuse d'agents **β_2-mimétiques** : **salbutamol** 0,5 mg dans 100 mL en 15 min ;

Alcalinisation et glucosé/insuline sont souvent associés, mais contre-indiqués en cas d'œdème pulmonaire car ils aggravent la surcharge. Les agents **β_2-mimétiques** ont une efficacité inconstante et variable.

Mesures à efficacité retardée (2 h)

Résine hypokaliémiante : ***KAYEXALATE*** *per os* : 2 c-mes. (30 g) ou en lavement : 60 g. Ces mesures ont une efficacité modérée, permettant le plus souvent de faire baisser la kaliémie de 1 à 1,5 mmol en 1 h, en attendant la mise en œuvre d'une séance d'épuration extrarénale.

Épuration extrarénale (EER)

Le plus souvent par hémodialyse avec un bain pauvre en potassium, qui permet de corriger complètement et rapidement la kaliémie. Une EER prolongée plus de 4 h, voire continue, est nécessaire lorsque l'hyperkaliémie est rapidement évolutive en raison d'une cause difficilement contrôlable (lyse cellulaire).

K^+ 1 g = 25 mmol de K^+
KCl 1 g = 13 mmol de K^+

RÉSINES HYPOKALIÉMIANTES

Polystyrène sulfonate de sodium

KAYEXALATE					
Traitement initial : – 1 à 4 c-mes./j – ou en lavement (à garder 6 h, renouvelable) de 60 g dilués dans 100 mL de soluté glucosé à 10 % Traitement d'entretien (insuffisant rénal chronique, dialysé) : posologie variable (entre 3 c-mes./sem. et 2 c-mes./j)	30 c-mes. 15 g (boîte 450 g)	34,45	II	100 %	1,15

Polystyrène sulfonate de calcium

RESIKALI					
Idem ***KAYEXALATE***	25 c-mes. 18 g (boîte 500 g)	30,81	II	100 %	1,23

PROPRIÉTÉS

Résines échangeuses de cations non résorbées, échangeant dans le tube digestif (côlon) potassium contre sodium (polystyrène de sodium) ou calcium (polystyrène de calcium). Efficacité retardée (3 à 4 h), permettant un abaissement progressif et transitoire de la kaliémie de 0,5 à 1,5 mmol/L.

INDICATIONS

Traitement des hyperkaliémies non menaçantes, au cours de l'insuffisance rénale aiguë ou chronique.

CONTRE-INDICATIONS

Hypercalcémie (pour le polystyrène de calcium).
Hypokaliémie.

PRÉCAUTIONS D'EMPLOI

En cas de traitement prolongé (insuffisant rénal chronique, dialysé), surveiller régulièrement la kaliémie, la magnésémie, la phosphorémie (et la calcémie pour le polystyrène de calcium).
Un traitement préventif de la constipation est préconisé (**sorbitol** *per os*) afin d'éviter occlusion et hyperabsorption sodée (pour le polystyrène de sodium).

EFFETS INDÉSIRABLES

Troubles digestifs : constipation le plus souvent, avec risque de fécalome ; parfois nausées ou gastralgies.
Hypokaliémie (par surdosage).
Hypercalcémie (polystyrène de calcium, surtout en cas de traitement simultané par la **vitamine D**).
Surcharge sodée (polystyrène de sodium, surtout en cas de ralentissement du transit digestif chez l'insuffisant cardiaque).

DYSKALIÉMIES (4) – HYPOKALIÉMIE (1)

Définition

K^+ plasmatique ≤ 3,5 mmol/L.

Principales causes d'hypokaliémie

Insuffisance des apports alimentaires (3 g/j au minimum)

- Anorexie, régimes.

Transfert intracellulaire accru du K^+

- Alcalose aiguë (métabolique ou respiratoire).
- Insulinothérapie (surtout lors d'une acidocétose).
- Stimulation β_2-adrénergique.
- Hypothermie.
- Intoxication : **chloroquine**, **théophylline**, baryum.
- Vitaminothérapie B12 ou GM-CSF.
- Maladie de Westphal (autosomique dominante).

Pertes rénales de K^+ (kaliurèse « inappropriée » supérieure à 20 mmol/24 h)

- Causes médicamenteuses :
  – **diurétiques** : **acétazolamide**, de l'anse, thiazidiques, osmotiques ;
  – tubulotoxiques : **lithium**, **cisplatine**, **amphotéricine B**, **pénicilline** à forte dose, etc.
  – corticothérapie.
- Causes endocriniennes (avec HTA) :
  – hyperaldostéronisme (primaire ou secondaire) ;
  – autres hyperminéralocorticismes ;
  – hypercortisolisme endogène (syndrome de Cushing).
- Causes rénales :
  – néphropathies interstitielles avec perte de sel ;
  – acidoses tubulaires distales, acidocétose diabétique ;
  – syndrome de Bartter, syndrome de Gitelman (maladies héréditaires touchant les cellules tubulaires rénales et mimant la prise de **diurétiques**, respectivement de l'anse et thiazidiques) ;
  – polyurie (après levée d'obstacle, nécrose tubulaire, transplantation).

Pertes digestives de K^+ (kaliurèse « appropriée » en quelques jours < 20 mmol/24 h)

- *Hautes* : vomissements, aspiration digestive. La perte d'HCl favorise une alcalose métabolique et un profond déficit chloré (chlorémie et chlorurie basses).
- *Basses* : diarrhée aiguë infectieuse, maladie des laxatifs, tumeur villeuse, VIPome, Zollinger-Ellison. Il y a souvent acidose métabolique (perte digestive de bicarbonates), et pas de déficit chloré.

Pertes cutanées de K^+

- Sudation extrême.
- Brûlures étendues.

Hémodialyse, plasmaphérèse

POTASSIUM

Chlorure de potassium

DIFFU-K					
Hypokaliémie : traitement préventif : 8 à 24 mmol/j ou curatif : 24 à 96 mmol/j	40 gél. 8 mmol (600 mg)	1,91		65 %	0,05
KALEORID LP					
Idem ***DIFFU-K***	30 cp. 8 mmol (600 mg) 30 cp. 13,4 mmol (1 g)	1,40 1,96		65 % 65 %	0,05 0,07
POTASSIUM RICHARD					
Idem ***DIFFU-K***	16 càs 11 mmol (fl. 250 mL) 20 sach. 11 mmol	2,05 2,42		65 % 65 %	0,13 0,12

Gluconate de potassium

GLUCONATE DE POTASSIUM H3 SANTÉ					
Hypokaliémie, traitement préventif : 1 à 4 càs/j	17 càs 10 mmol (fl. 250 mL)	1,66		65 %	0,10

Tartrate de potassium

NATI-K					
Hypokaliémie, traitement préventif : 1 à 6 cp./j	40 cp. 4,26 mmol (500 mg)	1,76		65 %	0,04

PROPRIÉTÉS

Cf. Dyskaliémies.

INDICATIONS

Hypokaliémies : traitement curatif ou préventif (coprescription avec **diurétiques hypokaliémiants** ou **corticoïdes**).

CONTRE-INDICATIONS

Hyperkaliémie ; coprescription avec **IEC** ou **diurétiques épargneurs de potassium** (sauf hypokaliémie).

PRÉCAUTIONS D'EMPLOI

Prudence (risque d'hyperkaliémie) : insuffisance rénale sévère, insuffisance surrénalienne, diabète sucré.

Comprimés : ingérer debout ou assis, avec de l'eau.

Voie veineuse : ne jamais dépasser 1,5 g/h ; jamais d'injection intraveineuse directe (IVD) sinon risque de mort subite par arrêt cardiaque ; voie périphérique : dilution dans un soluté salé ou glucosé isotonique, avec concentration ≤ 4 g/L sur une veine périphérique.

Préférer le **chlorure de potassium** en cas d'alcalose associée.

EFFETS INDÉSIRABLES

Voie orale : nausées, gastralgies, vomissements, diarrhée.

Voie veineuse : irritation veineuse (concentrations élevées) ; risque de mort subite (perfusion trop rapide).

INTERACTIONS MÉDICAMENTEUSES

L'association aux **diurétiques hyperkaliémiants** ou aux **inhibiteurs de l'enzyme de conversion** est contre-indiquée, sauf en cas d'hypokaliémie : dans ce cas un contrôle hebdomadaire de la kaliémie est initialement souhaitable le 1er mois.

DYSKALIÉMIES (5) – HYPOKALIÉMIE (2)

Traitement curatif

Le traitement curatif d'une hypokaliémie est tout d'abord étiologique. Une supplémentation potassique est nécessaire lorsque l'hypokaliémie est sévère (K^+ < 2,5 mmol/L) ou lorsqu'elle survient chez un sujet digitalisé ou porteur d'une cardiopathie. La quantité de **potassium** à apporter et la voie d'administration dépendent essentiellement de l'existence ou non de troubles du rythme, de paralysies, et de troubles digestifs.

Limiter les risques d'accident cardiaque

- Arrêt d'un traitement digitalique si kaliémie < 3 mmol/L.
- Discuter l'arrêt de médicaments allongeant l'espace QT (risque de torsades de pointes).

Limiter les pertes potassiques

Il s'agit du traitement étiologique, lorsqu'une fuite rénale ou digestive peut être stoppée. Il faut notamment interrompre les médicaments hypokaliémiants. En cas d'hyperaldostéronisme secondaire, les **diurétiques épargneurs de potassium (spironolactone, *SOLUDACTONE*)** peuvent limiter les pertes urinaires et aider à la correction d'une hypokaliémie.

Corriger le déficit potassique

► *Voie orale en l'absence de troubles du rythme, de paralysie, ou de trouble digestif*

- Alimentation riche en potassium : jus d'orange, pamplemousse, banane, fruits secs, légumes, chocolat.
- Supplémentation orale en sels de potassium : **chlorure de potassium** le plus souvent, corrigeant également le déficit chloré ; ***DIFFU-K***, 1 à 6 gél./j ou ***KALEORID LEO LP 600***, 1 à 6 cp./j ou ***KALEORID LEO LP 1000***, 1 à 4 cp./j. Prescrire en 2 à 3 prises à la fin des repas, avec un verre d'eau.

> Les sels alcalins de potassium (bicarbonate, citrate, gluconate) pérennisent l'alcalose et donc l'hypokaliémie : à éviter, sauf en cas d'acidose métabolique associée.

► *Voie veineuse en cas de troubles du rythme, paralysie, trouble digestif*

Sous surveillance cardioscopique continue : **chlorure de potassium** à diluer dans un soluté salé ou glucosé :
– concentration maximale : 4 g/L sur une veine périphérique (irritation, phlébite) ;
– débit à ne jamais dépasser : 1,5 g/h ;
– jamais d'injection intraveineuse directe (mort subite).

Traitement préventif

Un traitement préventif est souvent utile chez les patients soumis à un traitement hypokaliémiant, par exemple corticoïde ou diurétique.

En revanche, lorsqu'un **IEC** est associé au diurétique, la supplémentation potassique n'est généralement pas utile.

> K^+ 1 g = 25 mmol de K^+
> KCl 1 g = 13 mmol de K^+

DYSKALIÉMIES (6) – HYPOKALIÉMIE DES DIURÉTIQUES (1)

Caractéristiques

Deux types de **diurétiques** d'usage courant sont pourvoyeurs d'hypokaliémies : les **diurétiques thiazidiques** principalement, et les **diurétiques de l'anse** à un degré moindre. Cette complication des **thiazides** ou des **diurétiques de l'anse** est rare (≤ 5 %), précoce (≤ 3 sem. de traitement) et dose-dépendante. Les hypokaliémies « tardives » (au-delà de la 3e sem. de traitement) sont liées soit à une augmentation de la posologie du, **diurétique**, soit à une réduction des apports potassiques alimentaires, soit à des pertes potassiques extrarénales (diarrhée).

Diagnostic

Lorsque la cause d'une hypokaliémie ($K^+ < 3,5$ mmol/L) est incertaine, un ionogramme urinaire est indispensable.

Kaliurèse basse (< 20 mmol/24 h) sans déficit chloré

Les pertes de potassium sont digestives basses (diarrhée, prise de laxatifs).

Déficit chloré intense (avec kaliurèse variable)

Il s'agit de vomissements.

Fuite rénale de potassium (kaliurèse > 40 mmol/j) chez un hypertendu

Il faut évoquer de principe, outre le rôle des **diurétiques**, certaines HTA secondaires (hyperaldostéronisme primaire, sténose artérielle rénale, hypercortisolisme, hyperminéralocorticisme, syndrome de Liddle).

Fuite rénale de potassium isolée et inexpliquée

Il s'agit d'une prise cachée de **diurétiques** ou d'une maladie tubulaire rénale (ex : syndrome de Gitelman).

Conduite thérapeutique

Hypokaliémie modérée (> 3 mmol/L) liée à l'emploi de diurétiques hypokaliémiants

Le meilleur traitement est l'utilisation de la posologie minimale efficace des **diurétiques** (par exemple 12,5 à 25 mg d'**hydrochlorothiazide** (***ESIDREX***) dans le traitement de l'HTA).

Hypokaliémie sévère (< 3 mmol/L) ou persistante

- Supplémentation orale en **chlorure de potassium** (et en chlorure de magnésium en cas d'hypomagnésémie associée).
- Alimentation riche en potassium (jus d'orange, pamplemousse, bananes, fruits secs, chocolat).
- **Chlorure de potassium** : ***DIFFU-K, KALEORID LEO LP 600***, ou ***KALEORID LEO LP 1000***, 1 à 2 cp./j.
- **Diurétique épargneur de potassium** : **spironolactone** (***ALDACTONE***) 75 à 300 mg/j, ou **amiloride** (***MODAMIDE***) 5 à 20 mg/j, la posologie efficace étant parfois élevée chez l'insuffisant cardiaque du fait de l'importance de l'hyperaldostéronisme secondaire.

L'**amiloride** (mieux toléré, en particulier par l'homme) est le produit de choix. Ces **diurétiques** épargnent en outre le magnésium.

> **Hypokaliémies sous diurétiques + IEC/ARA II**
>
> La coprescription d'un **IEC/ARA II** limite les pertes urinaires de potassium et rend l'hypokaliémie très rare : il n'est pas utile de prescrire systématiquement une supplémentation potassique.
> Si une hypokaliémie survient (souvent lors des 3 premières sem. du traitement), il faut diminuer la posologie du diurétique, ou augmenter la posologie de l'IEC. En seconde intention, une supplémentation en **chlorure de potassium** est possible : dans ce cas, la kaliémie doit être surveillée de façon hebdomadaire (du fait du risque d'hyperkaliémie), sachant qu'un nouvel état d'équilibre sera atteint en 3 sem. L'adjonction d'une faible dose d'un **diurétique « épargneur de potassium »** à l'association **IEC/ARA II - diurétique** est trop délicate à manier pour être conseillée en pratique extrahospitalière.

DYSKALIÉMIES (7) – HYPOKALIÉMIE DES DIURÉTIQUES (2)

Diurétiques (indications préférentielles)

PATHOLOGIE	CHOIX DU DIURÉTIQUE
Insuffisance cardiaque Cirrhose Syndrome néphrotique	**Furosémide** **Diurétique épargneur de potassium** ± **furosémide** (doses progressives) **Diurétique épargneur de potassium** ± **furosémide** (doses progressives)
Insuffisance rénale aiguë oligoanurique	Normalisation de la volémie puis **furosémide** IV à fortes doses
Hypertension artérielle : – essentielle – hyperaldostéronisme primaire – syndrome de Liddle	 Thiazidique ou **diurétique de l'anse** **Diurétique épargneur de potassium** **Amiloride** ou **triamtérène**
Hypercalcémie	Réhydratation puis **furosémide** IV et compensation de diurèse
Lithiase calcique + hypercalciurie	**Thiazidique**
Diabète insipide néphrogénique	**Thiazidique**
Hyperhydratation intracellulaire sévère	**Furosémide** + soluté salé hypertonique
Glaucome aigu	**Acétazolamide** *per os*/IV
Mal des montagnes	**Acétazolamide** *per os*
Alcalose de reventilation	**Acétazolamide** *per os*

Mode d'action des différents types de diurétiques

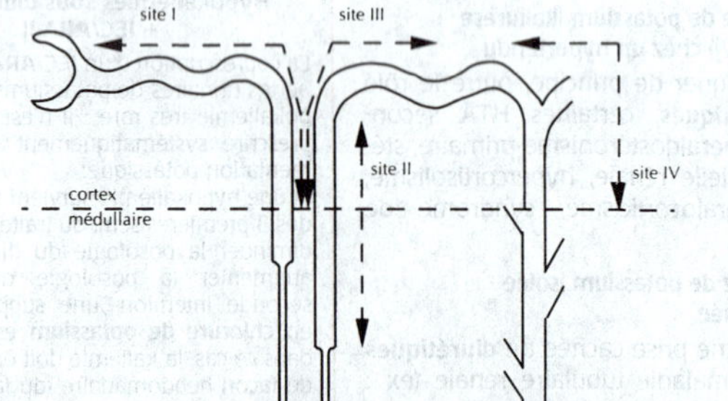

Site I, tube proximal : inhibiteur de l'anhydrase carbonique.
Site II, branche ascendante de l'anse de Henle : « diurétiques de l'anse ».
Site III, segment cortical de dilution et segment initial du tube distal : thiazides et dérivés.
Site IV, tube distal terminal et collecteur cortical : diurétiques antikaliurétiques (spironolactone, amiloride, triamtérèse).

DIURÉTIQUES DE L'ANSE (1)

Furosémide

LASILIX FAIBLE					
1 à 2 cp./j en 1 à 2 prises	30 cp. séc. 20 mg 100 cp. séc. 20 mg	1,53 HOP	II II	65 %	0,05
LASILIX					
1 à 6 cp./j en 1 à 2 prises	30 cp. séc. 40 mg 100 cp. séc. 40 mg	2,41 HOP	II II	65 %	0,08
0,5 à 1 mg/kg/j IM ou IV	1 amp. 20 mg/2 mL 12 amp. 20 mg/2 mL 60 amp. 20 mg/2 mL	1,04 HOP HOP	II II II	65 %	1,04
LASILIX RETARD					
1 à 2 gél./j en 1 à 2 prises	30 gél. LP 60 mg 100 gél. LP 60 mg	4,01 HOP	II II	65 %	0,13
LASILIX SPÉCIAL					
250 à 2 000 mg/j	30 cp. séc. 500 mg 100 cp. séc. 500 mg 6 amp. 250 mg	28,41 HOP HOP	II II II	65 %	0,95

Bumétanide

BURINEX					
0,5 à 6 mg/j	30 cp. séc. 1 mg	3,91	II	65 %	0,13
	30 cp. 5 mg	17,29	II	65 %	0,58
OAP : 1 amp., renouvelable à la demande	5 amp. 2 mg	7,25	II	65 %	1,45

Pirétanide

EURELIX					
HTA : 1 gél./j	30 gél. LP 6 mg	6,90	II	65 %	0,23

DIURÉTIQUES DE L'ANSE (2) – PHARMACOLOGIE

PROPRIÉTÉS

Sulfamides diurétiques inhibant au niveau de la branche ascendante de l'anse de Henle la réabsorption du NaCl ; accessoirement, ils augmentent l'excrétion urinaire de potassium, du magnésium, et du calcium. Les **diurétiques de l'anse** ont une puissance dose-dépendante, et sont les seuls **diurétiques** couramment utilisables en situation d'insuffisance rénale avancée (Cl créatinine < 50 mL/min), moyennant l'utilisation de fortes doses.

Après administration orale, la résorption digestive du **bumétanide** (95 %) est meilleure que celle du **furosémide** (60 %) ; l'action débute rapidement (30 min) et est brève (6 à 8 h) ; les formes retard ont une action moins intense et plus prolongée : leur galénique est particulièrement adaptée au traitement de l'HTA, mais ne convient pas en cas d'insuffisance rénale (le pic de concentration tubulaire nécessaire à l'action diurétique est rarement obtenu).

Après injection parentérale, l'action natriurétique débute en 5 min et dure moins de 2 h ; elle est précédée d'un effet vasodilatateur veineux, utile en cas d'œdème pulmonaire. L'élimination des **diurétiques de l'anse** se fait par voie urinaire essentiellement et digestive accessoirement.

INDICATIONS

Voie orale : hypertension artérielle ; syndromes œdémateux d'origine rénale ou hépatique ou cardiaque ; insuffisance cardiaque congestive.

Voie parentérale : œdème aigu du poumon ; rétentions hydrosodées sévères d'origine cardiaque, rénale ou hépatique ; hypercalcémies sévères.

CONTRE-INDICATIONS

Hypersensibilité aux **sulfamides**.

Encéphalopathie hépatique.

Insuffisance rénale par obstruction urinaire.

Déshydratation extracellulaire, hypovolémie.

Grossesse : pour **bumétanide** et **pirétanide** ; **furosémide** utilisable dans des circonstances exceptionnelles.

Allaitement : déconseillé (passage dans le lait maternel et réduction de la lactation).

PRÉCAUTIONS D'EMPLOI

Insuffisance rénale aiguë : écarter la possibilité d'une cause obstructive.

Surveillance biologique régulière (kaliémie, natrémie, créatininémie) en début de traitement.

Prudence particulière en cas de cirrhose (risque d'encéphalopathie hépatique), de coprescription de **digitaliques**, produits hypokaliémiants ou anti-arythmiques (en particulier chez les sujets cirrhotiques, insuffisants cardiaques ou dénutris : risque de troubles du rythme sévères et de torsades de pointes).

Diabète : risque de déséquilibre glycémique faible lorsque les posologies habituelles sont employées.

Interrompre 24 h avant un examen iodé.

Grossesse : les **diurétiques** sont contre-indiqués dans le traitement des œdèmes et de l'HTA gravidiques (risque de majoration de l'ischémie fœtoplacentaire) ; le **furosémide** reste utilisable en cas de syndrome œdémateux lié à une affection rénale, cardiaque ou hépatique.

EFFETS INDÉSIRABLES

Déshydratation extracellulaire puis globale (avec hypernatrémie) en cas de surdosage (interrompre, réhydrater). L'hyponatrémie est rare : elle ne s'observe qu'en cas de régime désodé strict avec apports hydriques libres chez des patients ayant une forte activation du système rénine-aldostérone (insuffisance cardiaque sévère, cirrhose, certains syndromes néphrotiques).

Hypokaliémie : rare lorsque les doses employées sont modérées.

Risque d'encéphalopathie hépatique chez le cirrhotique.

Élévation (inconstante et modérée) de la glycémie, des lipides plasmatiques et de l'uricémie (± crises de goutte) ne devant pas faire interrompre le traitement.

Rarement : allergie cutanée, photosensibilisation, leucopénie, thrombopénie, insuffisance rénale immunoallergique.

INTERACTIONS MÉDICAMENTEUSES

Associations déconseillées : **lithium** (risque de surdosage) ; médicaments entraînant des torsades de pointes.

Associations à manier avec prudence : **AINS**, **IEC**, **ARA II**, produits de contraste iodés, **aminosides** injectables (risque d'insuffisance rénale aiguë) ; **corticostéroïdes**, **diurétiques**, **laxatifs** stimulants (risque d'hypokaliémie), **metformine** (risque d'acidose lactique), **antidépresseurs tricycliques** et **antipsychotiques** (risque d'hypotension orthostatique).

Phénytoïne : diminution de l'activité du **diurétique** (50 %).

Antiacides (diminution de l'absorption du **furosémide**) : respecter un intervalle de 2 h entre les prises.

DIURÉTIQUES THIAZIDIQUES

■ Hydrochlorothiazide

ESIDREX					
HTA : 1/2 à 1 cp./j	30 cp. séc. 25 mg	2,01	II	65 %	0,07
	90 cp. séc. 25 mg	5,15	II	65 %	0,06

■ Indapamide

FLUDEX					
HTA : 1 cp. le matin	30 cp. LP 1,5 mg	5,31	II	65 %	0,18
Max : 2,5 mg/j	90 cp. LP 1,5 mg	14,92	II	65 %	0,17
	100 cp. LP 1,5 mg	HOP	II		
	30 cp. 2,5 mg	11,47	II	65 %	0,38

PROPRIÉTÉS

Sulfamides diurétiques inhibant la réabsorption tubulaire de NaCl au niveau du segment cortical de dilution. Par ailleurs, augmentent l'excrétion urinaire de potassium et de magnésium ; réduisent la calciurie ; réduisent la diurèse en cas de diabète insipide néphrogénique.

Résorption digestive (50 à 80 %) ; délai d'action de 2 h, persistant 12 à 72 h selon les produits. Élimination urinaire sous forme inchangée. Passage transplacentaire et dans le lait maternel.

INDICATIONS

Hypertension artérielle.

Syndromes œdémateux d'origine rénale, hépatique, cardiaque.

Hypercalciuries idiopathiques.

Diabète insipide néphrogénique singulier.

CONTRE-INDICATIONS

Hypersensibilité aux **sulfamides**.

Encéphalopathie hépatique.

Grossesse : contre-indiqué.

Allaitement : déconseillé.

PRÉCAUTIONS D'EMPLOI

Inefficaces en cas d'insuffisance rénale chronique avancée (Cl créatinine < 50 mL/min).

Surveillance biologique régulière (kaliémie, natrémie, créatininémie) en début de traitement.

Prudence particulière en cas de cirrhose (risque d'encéphalopathie hépatique), ou de coprescription de **digitaliques**, produits hypokaliémiants ou antiarythmiques (en particulier chez les sujets cirrhotiques, insuffisants cardiaques ou dénutris : risque de troubles du rythme sévères et de torsades de pointes).

Risque de déséquilibre diabétique faible lorsque les posologies habituelles sont employées.

Interrompre 24 h avant un examen iodé.

EFFETS INDÉSIRABLES

Hyponatrémie + déshydratation extracellulaire.

Hypokaliémie : risque faible (< 5 %) avec les doses actuellement préconisées dans le traitement de l'HTA.

Risque d'encéphalopathie hépatique chez le cirrhotique.

Élévation (inconstante et modérée) de la glycémie, des lipides plasmatiques et de l'uricémie (± crises de goutte) ne devant pas faire interrompre le traitement.

Hypercalcémie : rare, doit faire rechercher une hyperparathyroïdie associée.

Nausées, constipation, céphalées, paresthésies, flou visuel.

Rarement : allergie cutanée, photosensibilisation, leucopénie, thrombopénie, agranulocytose, anémie hémolytique, aplasie médullaire, insuffisance rénale immunoallergique, pancréatite aiguë.

INTERACTIONS MÉDICAMENTEUSES

Associations déconseillées : **lithium** (risque de surdosage) ; médicaments entraînant des torsades de pointes.

Associations à manier avec prudence : **AINS**, **IEC**, **ARA II**, produits de contraste iodés (risque d'insuffisance rénale aiguë) ; **corticostéroïdes**, **diurétiques**, **laxatifs** stimulants (risque d'hypokaliémie), **metformine** (risque d'acidose lactique), **antidépresseurs tricycliques** et **antipsychotiques** (risque d'hypotension orthostatique), **calcium** (risque d'hypercalcémie).

DIURÉTIQUES ANTIALDOSTÉRONE (1)

Spironolactone

ALDACTONE					
Per os : 1 à 3 mg/kg/j en 2 prises	30 cp. séc. 25 mg	4,69	II	65 %	0,16
	90 cp. séc. 25 mg	13,09	II	65 %	0,15
	100 cp. séc. 25 mg	HOP	II		
	30 cp. séc. 50 mg	7,88	II	65 %	0,26
	90 cp. séc. 50 mg	8,91	II	65 %	0,10
	100 cp. séc. 50 mg	HOP	II		
	30 cp. séc. 75 mg	11,70	II	65 %	0,39
	90 cp. séc. 75 mg	12,52	II	65 %	0,14
	100 cp. séc. 75 mg	HOP	II		
SPIROCTAN					
Idem ***ALDACTONE***	30 gél. 50 mg	3,28	II	65 %	0,11
	30 gél. 75 mg	4,50	II	65 %	0,15

Canrénoate de potassium

SOLUDACTONE					
IVL ou perfusion : 200 à 800 mg/j	5 inj. 100 mg	HOP	I		
	5 inj. 200 mg	HOP	I		

Éplérénone

INSPRA					
Réservé au traitement de l'insuffisance cardiaque post-infarctus et de l'hypertension artérielle	30 cp. 25 mg	38,34	I	65 %	1,28
50 mg/j en 1 prise	90 cp. 25 mg	108,31	I	65 %	1,20
Posologie à atteindre progressivement en 4 sem. en fonction de la kaliémie	30 cp. 50 mg	38,34	I	65 %	1,28
Débuter p. ex. à 25 mg 1 j/2	90 cp. 50 mg	108,31	I	65 %	1,20

DIURÉTIQUES ANTIALDOSTÉRONE (2) – PHARMACOLOGIE

PROPRIÉTÉS

Diurétiques épargneurs de potassium agissant par antagonisme compétitif des récepteurs tubulaires de l'aldostérone. Action antiminéralocorticoïde maximale après 48 à 72 h de traitement, et effets natriurétique et antihypertenseur modérés mais prolongés (24 à 48 h). Résorption digestive lente, suivie d'une biotransformation en de nombreux métabolites, puis d'une élimination prolongée mixte (urinaire et fécale). Propriétés antiandrogéniques. Faibles inducteurs enzymatiques.

INDICATIONS

Traitement de l'hyperaldostéronisme primaire par hyperplasie bilatérale des surrénales.
Hypertension artérielle essentielle.
Hypokaliémies modérées liées à un traitement diurétique (de l'anse, thiazidique).
œdèmes avec hyperaldostéronisme secondaire : syndrome néphrotique, cirrhose décompensée, rétention hydrosodée de l'insuffisance cardiaque, œdèmes cycliques idiopathiques.
Traitement adjuvant au cours de la myasthénie.
L'**éplérénone** est réservée au traitement de l'insuffisance cardiaque post-infarctus et de l'hypertension artérielle.

CONTRE-INDICATIONS

Insuffisance rénale sévère ou aiguë. Hyperkaliémie. Association au **potassium** ou à d'autres produits hyperkaliémiants (sauf hypokaliémie). Insuffisance hépatique terminale. Hypersensibilité connue à la **spironolactone**.
Troubles graves de la conduction auriculoventriculaire (pour la forme).
Grossesse : contre-indiqué.
Allaitement : déconseillé (passage dans le lait maternel, réduction de la lactation).

PRÉCAUTIONS D'EMPLOI

Surveillance régulière de la kaliémie (notamment en début de traitement) et des fonctions rénales et hépatiques (notamment chez les diabétiques, sujets âgés ou traités par un **diurétique** puissant).
Éviter chez les cirrhotiques avec natrémie < 130 mmol/L et chez les sujets susceptibles de présenter une acidose.

EFFETS INDÉSIRABLES

Hyperkaliémie (principalement en cas de surdosage, d'insuffisance rénale ou de diabète déséquilibré). Risque de déshydratation faible. Effets endocriniens chez l'homme (gynécomastie dose-dépendante le plus souvent réversible, impuissance), et chez la femme (troubles des règles). Nausées, vomissements, diarrhée. Réactions cutanées allergiques. Somnolence, céphalées.

INTERACTIONS MÉDICAMENTEUSES

Associations contre-indiquées du fait du risque d'hyperkaliémie (sauf en cas d'hypokaliémie chronique, si un contrôle hebdomadaire de la kaliémie dans le premier mois est possible) : **potassium**, **diurétiques hyperkaliémiants** (**amiloride**, **triamtérène**) et **IEC**, **ARA II**.
Association déconseillée : **lithium**.
Associations à utiliser avec précautions : **AINS**, produits de contraste iodés, **biguanides**, **diurétiques hypokaliémiants**, **antidépresseurs tricycliques**, **antipsychotiques**.

DIURÉTIQUES HYPERKALIÉMIANTS (1)

■ Amiloride

MODAMIDE					
1 à 6 cp./j en 1 à 2 prises	30 cp. 5 mg	2,31	II	65 %	0,08

■ Triamtérène + diurétique thiazidique

ISOBAR					
HTA : 1/2 à 1 cp./j	30 cp. séc. 150 mg/5 mg	5,51	II	65 %	0,18
PRESTOLE					
HTA : 1 à 2 gél./j	30 gél. 50 mg/25 mg	5,28	II	65 %	0,18

■ Furosémide + amiloride

LOGIRÈNE					
HTA, syndromes œdémateux : 1 à 6 cp./j	30 cp. séc. 20 mg/50 mg	5,71	I	65 %	0,19

■ Hydrochlorothiazide + amiloride

MODURETIC					
HTA, syndromes œdémateux : 1/2 à 1 cp./j	30 cp. séc. 50 mg/5 mg	2,42	I	65 %	0,08

■ Altizide + spironolactone

ALDACTAZINE					
HTA, syndromes œdémateux : 1 à 2 cp./j	30 cp. séc. 15 mg/25 mg	4,03	II	65 %	0,13
	90 cp. séc. 15 mg/25 mg	11,11	II	65 %	0,12
	100 cp. séc. 15 mg/25 mg	HOP	II		
SPIROCTAZINE					
Idem ***ALDACTAZINE***	30 cp. séc. 15 mg/25 mg	4,01	II	65 %	0,13

DIURÉTIQUES HYPERKALIÉMIANTS (2) – PHARMACOLOGIE

PROPRIÉTÉS

Diurétiques épargneurs de potassium, à effets antihypertenseur et natriurétique modérés. Leur activité est comparable à celle de la **spironolactone** mais leur action se situe au niveau du tube distal des tubules rénaux (canal sodium épithélial) et est indépendante de l'aldostérone. Après administration orale, l'action apparaît en 3 à 6 h et persiste 12 à 24 h, passage transplacentaire et dans le lait maternel.

INDICATIONS

Complément des **diurétiques hypokaliémiants**. Hypertension artérielle secondaire à un syndrome de Liddle (mutations activatrices du canal sodium épithélial).

Hypertension artérielle par hyperaldostéronisme primaire (en particulier hyperplasie bilatérale des surrénales chez l'homme).

Ascite et œdèmes des cirrhotiques.

Insuffisance cardiaque congestive.

CONTRE-INDICATIONS

Hyperkaliémie, association au **potassium**.

Insuffisance rénale, insuffisance hépatocellulaire avancée.

Hypersensibilité connue aux différents produits.

Triamtérène : carence en folates.

Grossesse : contre-indiqué.

Allaitement : éviter (passage dans le lait maternel, réduction de la lactation).

Éviter chez l'enfant.

PRÉCAUTIONS D'EMPLOI

Éviter chez les cirrhotiques avec natrémie ≤125 mmol/L et chez les sujets susceptibles de présenter une acidose.

Surveillance régulière de la kaliémie, des fonctions rénale et hépatique (notamment chez les diabétiques, les sujets âgés ou traités par un **diurétique** puissant), et de la NFS en cas d'utilisation prolongée du **triamtérène**.

EFFETS INDÉSIRABLES

Hyperkaliémie (principalement en cas de surdosage, d'insuffisance rénale ou de diabète déséquilibré).

Risque de déshydratation faible (sauf surdosage).

Encéphalopathie chez les cirrhotiques.

Troubles digestifs (anorexie, nausées, vomissements, douleurs abdominales, diarrhée ou constipation), réactions cutanées allergiques.

Triamtérène : possibilité d'anémie mégaloblastique par carence en folates et de lithiase urinaire médicamenteuse.

INTERACTIONS MÉDICAMENTEUSES

Associations contre-indiquées du fait du risque d'hyperkaliémie (sauf en cas d'hypokaliémie chronique, si un contrôle hebdomadaire de la kaliémie dans le premier mois est possible) : **potassium**, **diurétiques hyperkaliémiants** (antialdostérone) et **IEC**.

Association déconseillée : **lithium**.

Associations à utiliser avec précautions : **AINS**, produits de contraste iodés, **biguanides**, **diurétiques hypokaliémiants**, **antidépresseurs tricycliques**, **antipsychotiques**.

Associations de diurétiques

Les associations de diurétiques (**diurétique de l'anse** ou **thiazidique + diurétique épargneur de potassium**) offrent deux avantages :

- une action complémentaire (sur 2 sites tubulaires différents) qui rend l'action salidiurétique plus efficace ;
- des effets opposés sur la kaliémie, qui ne dispensent toutefois pas d'une surveillance prolongée (au long cours, quelques hypokaliémies ont pu être observées).

DÉSHYDRATATION EXTRACELLULAIRE (1)

Rappel physiopathologique

La perte d'eau et de sel, iso-osmotique au plasma, aboutit à une déshydratation extracellulaire pure.

Diagnostic positif

- Essentiellement **clinique** :
  - perte de poids ;
  - soif ;
  - tachycardie ;
  - hypotension artérielle : orthostatique, puis permanente, voire collapsus ou choc ;
  - veines plates (jugulaires externes) ;
  - pli cutané et peau sèche (sauf pertes sudorales) ;
- Quelques signes biologiques évocateurs :
  - hémoconcentration (élévation de l'hématocrite et des protides) ;
  - élévation de l'urée et de la créatinine ;
  - élévation de l'uricémie ;
  - alcalose métabolique « de contraction ».

Diagnostic étiologique

Pertes hydrosodées extrarénales (digestives/cutanées) : la réponse rénale est « appropriée »

- Réabsorption maximale d'eau et de sel (diurèse < 400 mL/j et natriurèse < 20 mmol/L).
- Élimination maximale des déchets : urines concentrées, riches en urée (urinaire/plasmatique > 10) et en créatinine (urinaire/plasmatique > 30).

Pertes hydrosodées rénales : la réponse rénale est « inappropriée »

- Urine abondante et natriurèse > 30 mmol/L.
- Urée urinaire/plasmatique < 10 et créatinine urinaire/plasmatique < 20.

Traitement symptomatique

Apports hydrosodés isotoniques équivalents à la perte de poids.

Voie d'administration

► *Orale, en l'absence de vomissements et de signes de gravité*

– Alimentation riche en sel, bouillons salés.

– Sachets ou gélules de NaCl à 1 g en plus de l'alimentation normale.

► *Veineuse, en cas de vomissements ou signes de gravité (hypotension)*

Soluté salé isotonique (NaCl à 9 ‰) ou **bicarbonate de sodium** à 14 ‰ en cas d'acidose métabolique associée.

► *Sous-cutanée, en cas de réduction du capital veineux (sans apports potassiques)*

Quantité d'eau et de sel à apporter

Perte de poids (1 L d'eau par kg perdu), avec 9 g de NaCl/L. Lorsque le poids antérieur n'est pas connu, le déficit extracellulaire peut être estimé à 20 % x poids x (Hte/Hte normale - 1).

Rapidité de correction

Elle dépend de l'importance initiale du déficit, de la persistance ou non de la cause, et de la réponse au remplissage (efficacité clinique et biologique, tolérance cardiaque).

Surveillance

– Pression artérielle et fréquence cardiaque.
– Poids, diurèse, téguments.
– Pression veineuse centrale parfois.
– Biologie : régression de l'hémoconcentration et de l'insuffisance rénale fonctionnelle.
– Surveillance de la cause de la DEC.

Traitement étiologique

- Pertes digestives : vomissements, diarrhée, aspiration digestive, fistule ; 3e secteur (occlusion, pancréatite, péritonite).
- Pertes rénales : **diurétiques**, insuffisance surrénalienne, levée d'obstacle, néphropathie avec « perte de sel » (atteintes interstitielles aiguës ou chroniques, polykystose, néphronophtise), polyurie osmotique (diabète décompensé), hypercalcémie etc.
- Pertes cutanées : brûlures, coup de chaleur, mucoviscidose.

DÉSHYDRATATION EXTRACELLULAIRE (2)

Mouvements de l'eau entre les compartiments – Rôle des forces osmotiques

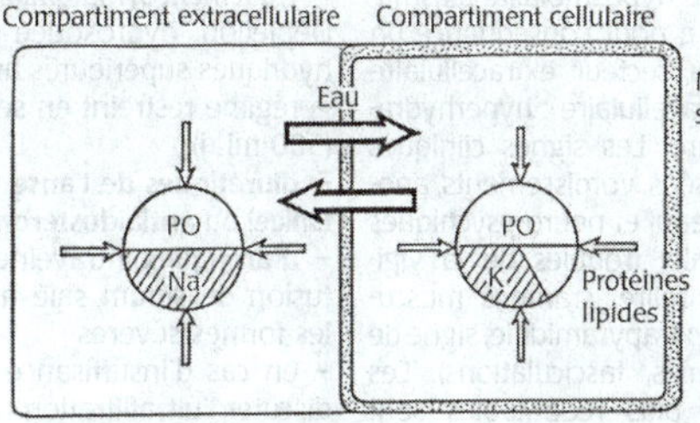

Équilibre osmotique entre les compartiments. Pas de passage apparent de l'eau entre eux.

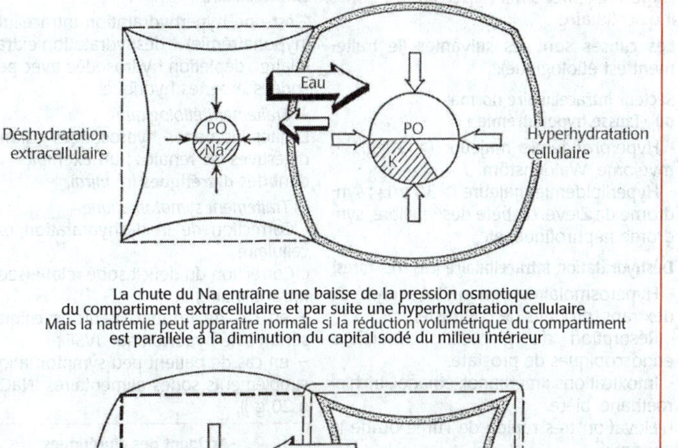

La chute du Na entraîne une baisse de la pression osmotique du compartiment extracellulaire et par suite une hyperhydratation cellulaire
Mais la natrémie peut apparaître normale si la réduction volumétrique du compartiment est parallèle à la diminution du capital sodé du milieu intérieur

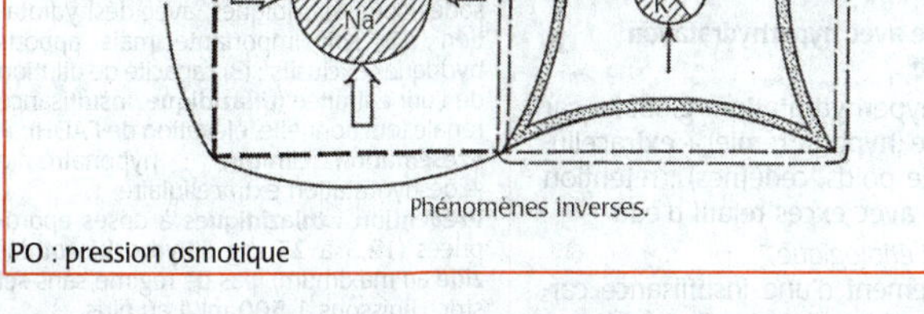

Phénomènes inverses.

PO : pression osmotique

HYPERHYDRATATION INTRACELLULAIRE (1)

Diagnostic

Une hyponatrémie (< 135 mmol/L) traduit le plus souvent une hyposmolalité plasmatique efficace, qui a pour conséquence un transfert d'eau du secteur extracellulaire vers le secteur intracellulaire : hyperhydratation intracellulaire. Les signes cliniques sont digestifs (nausées, vomissements, anorexie, dégoût de l'eau) et neuro-psychiques (céphalées, asthénie, troubles de la vigilance, confusion, délire, crampes musculaires, hypertonie extrapyramidale, signe de Babinski, myoclonies, fasciculations). Les complications les plus redoutables sont coma profond et crises convulsives.

Hyponatrémies sans hyperhydratation intracellulaire

Les causes sont les suivantes (le traitement est étiologique).

Secteur intracellulaire normal ou « fausse hyponatrémie »

- Hyperprotidémie majeure (> 90 g/L) : myélome, Waldenstöm.
- Hyperlipidémie majeure (> 30 g/L) : syndrome de Zieve, diabète déséquilibré, syndrome néphrotique, etc.

Déshydratation intracellulaire (cas très rares)

- Hyperosmolaires (mannitol, glycérol, dextrans, produits de contraste).
- Résorption de glycocolle, résections endoscopiques de prostate.
- Intoxications : méthanol, éthanol, trichloroéthane, bière.
- Élévation très rapide de l'urée ou de la glycémie.

Hyponatrémies traduisant une hyperhydratation intracellulaire

Hyponatrémie avec hyperhydratation extracellulaire

C'est une hyperhydratation globale car intracellulaire (hyponatrémie) + extracellulaire (prise de poids, œdèmes) : rétention hydrosodée, avec excès relatif d'eau.

► *Traitement étiologique*

C'est le traitement d'une insuffisance cardiaque droite et/ou globale, d'une cirrhose décompensée, d'un syndrome néphrotique ou d'une insuffisance rénale avancée.

► *Traitement symptomatique*

Déplétion hydrosodée avec des pertes hydriques supérieures aux pertes sodées :
– régime restreint en sel (2 g/j) et en eau (500 mL/j) ;
– **diurétiques de l'anse** (**furosémide**, **bumétanide**) ou **antialdostérone** (**spironolactone**) ;
– **diurétiques** intraveineux avec une perfusion de sérum salé hypertonique dans les formes sévères ;
– en cas d'insuffisance rénale terminale, discuter l'ultrafiltration.

Hyponatrémie avec déshydratation extracellulaire

C'est une hyperhydratation intracellulaire (hyponatrémie) + déshydratation extracellulaire : déplétion hydrosodée avec pertes sodées > pertes hydriques.

► *Traitement étiologique*

Limiter les pertes hydrosodées cutanées, digestives ou rénales ; un exemple : accident des **diurétiques** (*cf. infra*).

► *Traitement symptomatique*

- Correction de la déshydratation extracellulaire.
- Correction du déficit sodé relatif (secteur intracellulaire) :
– en cas de troubles neuropsychiques : sérum salé hypertonique IVSE ;
– en cas de patient peu symptomatique : suppléments sodés alimentaires (NaCl 10 à 20 g/j).

Accident des diurétiques

Contexte : thiazidiques à forte dose, régime désodé strict, apports hydriques libres.

Physiopathologie : (1) perte hydrique sodée sous thiazidiques, avec déshydratation ; (2) soif importante mais apports hydriques exclusifs ; (3) capacité de dilution de l'urine limitée (**thiazidique**, insuffisance rénale fonctionnelle, élévation de l'ADH).

Présentation clinique : hyponatrémie + déshydratation extracellulaire.

Prévention : **thiazidiques** à doses appropriées (12,5 à 25 mg d'**hydrochlorothiazide** au maximum), pas de régime sans sel strict, boissons 1 500 mL/j au plus.

HYPERHYDRATATION INTRACELLULAIRE (2)

Hyponatrémie avec secteur extracellulaire normal

C'est une rétention hydrique pure ou « hyponatrémie de dilution ». Malgré une discrète prise de poids, il n'y a pas d'œdèmes ; la natriurèse est adaptée aux apports sodés alimentaires.

► *Traitement étiologique*

- Limiter des apports hydriques excessifs (potomanie, perfusions hypotoniques massives).
- Opothérapie en cas d'opsiurie endocrinienne (hypothyroïdie, insuffisance cortico-surrénalienne).
- Cause d'une sécrétion inappropriée d'hormone antidiurétique (SIADH) : infection, néoplasie, etc.

► *Traitement symptomatique*

- Obtenir une déplétion hydrique pure (apportant moins d'eau alimentaire qu'il n'en est perdu au quotidien par voie cutanée, respiratoire et rénale).
- Restriction hydrique (500 mL/j) et apports sodés normaux.
- Lédermicine ou **lithium** (action anti-ADH) en dernier recours en cas d'hyponatrémie symptomatique persistante malgré la restriction hydrique.

Vitesse et seuil de correction d'une hyponatrémie

Vitesse de correction

La natrémie devra être corrigée d'autant plus lentement qu'elle est chronique.

► *Hyponatrémie chronique*

L'adaptation des neurones à l'hyponatrémie les rend en effet très sensibles à la moindre déshydratation, exposant au risque de myélinolyse centro-pontine. Cet accident neurologique effroyable survient électivement en cas de correction trop rapide d'une hyponatrémie chronique.

> La règle est donc de ne pas augmenter la natrémie de plus de 0,5 mmol/L/h.

Ceci suppose une surveillance régulière du ionogramme en milieu hospitalier dans les cas où un traitement parentéral a été décidé.

► *Hyponatrémie aiguë symptomatique*

Dans les hyponatrémies aiguës symptomatiques, la vitesse de correction de l'hyponatrémie peut être plus élevée, en particulier en cas de coma ou convulsions, sans toutefois dépasser 2 mmol/L/h le 1er j, et 1 mmol/L/h les j suivants.

Seuil de correction

Chez l'alcoolique ou le patient dénutri, il ne faut jamais s'acharner à corriger complètement la natrémie, du fait du risque de myélinolyse centro-pontine. On peut se contenter d'un seuil plus bas (par exemple 125 à 130 mmol/L) pour lequel il n'y a en règle pas de trouble clinique.

HYPONATRÉMIE SANS HYPERHYDRATATION INTRACELLULAIRE		HYPONATRÉMIE TRADUISANT UNE HYPERHYDRATATION INTRACELLULAIRE		
Secteur intracellulaire normal ou fausse hyponatrémie	Hyperhydratation intracellulaire	Hyponatrémie avec hyperhydratation extracellulaire	Hyponatrémie avec déshydratation extracellulaire	Hyponatrémie secteur extracellulaire normal
– Hyperprotéinémie majeure – Hyperlipidémie majeure	– Hyperosmolarité – Glycocolle – Intoxications (éthanol, méthanol, bière, trichloroéthane) – Élévation rapide de la glycémie ou de l'urée	– Insuffisance cardiaque droite ou globale – Cirrhose décompensée – Syndrome néphrotique – Insuffisance rénale avancée	– **Diurétiques thiazidiques**	– Potomanie – Perfusions hypotoniques – Hypothyroïdie – Insuffisance surrénale – SIADH

INSUFFISANCE RÉNALE AIGUË (1)

Diagnostic

L'insuffisance rénale aiguë (IRA) est définie par une diminution rapide (quelques heures à quelques jours) du débit de filtration glomérulaire (DFG), se traduisant en pratique par une élévation de la créatininémie.

> Les deux meilleurs arguments en faveur du caractère aigu d'une insuffisance rénale sont :
> – créatininémie récente normale ;
> – reins de taille normale (ils sont petits en cas d'insuffisance rénale chronique, sauf en cas de polykystose, amylose, diabète, obstruction, thrombose veineuse rénale).
> L'hypocalcémie vraie, l'anémie normochrome normocytaire arégénérative et l'HTA chronique au fond d'œil plaident plutôt en faveur de la chronicité.

Il faut préciser rapidement :
– les caractéristiques de la diurèse : anurie (< 100 mL/j en l'absence de globe vésical), oligurie (< 400 mL/j), ou diurèse conservée ;
– les éléments de gravité justifiant un traitement symptomatique immédiat : hyperkaliémie, acidose métabolique sévère, œdème aigu pulmonaire, PA diastolique > 120 mmHg ;
– la cause de l'IRA : par obstacle (urinaire ou vasculaire), fonctionnelle, parenchymateuse.

Traitement symptomatique quelle que soit la cause

Potassium

Hyperkaliémie menaçante et œdème pulmonaire doivent être traités en urgence, en attendant qu'une séance d'épuration extrarénale puisse être réalisée.

Apports hydriques

Ils sont en moyenne « diurèse + 500 mL/j », et les apports en sel sont adaptés à la natriurèse des 24 h. Ces valeurs seront revues au jour le jour : à la baisse (si possible) en cas de surcharge, à la hausse en cas de déshydratation.

Alimentation

Elle sera selon les cas orale, par sonde nasogastrique ou parentérale, apportant en moyenne tous les jours 35 kcal/kg et 0,8 g/kg de protides, avec une supplémentation en **vitamines B1** et **B6**.
La prévention des gastrites aiguës de stress repose sur l'alimentation et les **inhibiteurs de la pompe à protons**.

Épuration extrarénale

Certains éléments cliniques ou biologiques plaident pour une épuration extrarénale immédiate.

► *Éléments cliniques*

- Surcharge hydrosodée (œdème pulmonaire, épanchement péricardique compressif).
- Encéphalopathie.
- Hémorragie digestive.
- Toxique dialysable.

► *Éléments biologiques*

- Kaliémie > 7 mmol/L ou hyperkaliémie rapidement progressive.
- Urée > 35 mmol/L.
- Acidose métabolique sévère (réserve alcaline < 8 mmol/L, pH < 7,2)

► *Rythme des séances*

Le rythme des épurations dépend de l'état d'hydratation, de l'existence ou non d'une diurèse, et des valeurs de l'urée et de la créatinine : il est habituel d'effectuer une séance de dialyse dès que l'urée est ≥ 35 mmol/L.

► *Technique*

L'hémodialyse est la technique la plus employée, et nécessite la mise en place d'une voie d'abord vasculaire centrale temporaire, idéalement fémorale ou jugulaire.
Hémofiltration continue et hémodiafiltration continue (qui combine ultrafiltration et dialyse) sont mieux tolérées au plan hémodynamique, d'où leur intérêt dans les cas les plus difficiles.
La dialyse péritonéale est rarement utilisée en situation d'insuffisance rénale aiguë.

INSUFFISANCE RÉNALE AIGUË (2)

IRA par obstacle urinaire

Un obstacle (complet ou incomplet) à l'écoulement urinaire doit être recherché, que la diurèse soit conservée ou non. Outre le contexte, l'examen clinique, une échographie rénale est systématiquement programmée à la recherche d'une dilatation des cavités pyélocalicielles. La sensibilité de cet examen n'est ici que de 85 % (parfois négatif si obstruction récente, fibrose rétropéritonéale, déshydratation associée).

> Les causes les plus fréquentes sont les tumeurs prostatiques, les néoplasies (pelviennes ou rétropéritonéales) et les lithiases.

Le drainage de l'urine retenue en amont de l'obstacle doit être rapide, et peut faire appel à plusieurs techniques. Dans la plupart des cas, le traitement étiologique est effectué dans un second temps, « à froid ».

Globe vésical

- Soit sondage urétral (contre-indiqué en cas de prostatite ou d'orchiépididymite).
- Soit cathéterisme sus-pubien (sous anesthésie locale, après contrôle de l'hémostase, à éviter en cas de suspicion de cancer vésical).

Obstruction du haut appareil

- Soit montée de sonde(s) endo-urétérale(s) sous anesthésie générale, avec antibioprophylaxie.
- Soit néphrostomie percutanée écho-guidée (uni- ou bilatérale).

Un « **syndrome de levée d'obstacle** » est fréquent après un obstacle complet prolongé impliquant :

– dépistage : surveillance horaire de la diurèse ;

– compensation totale des pertes urinaires au cours des premières 24 h avec 50 % de soluté salé intraveineux isotonique et 50 % de glucosé à 5 %. La compensation sera progressivement réduite pour ne pas entretenir la polyurie.

Après levée d'une obstruction complète, une récupération complète est prévisible si le traitement est précoce (< 3 j), tandis qu'une insuffisance rénale chronique séquellaire de gravité variable est quasi constante si la prise en charge est tardive (> 3 sem.).

IRA par obstruction vasculaire

Obstruction artérielle rénale

- Sur rein unique le plus souvent, elle survient du fait d'une thrombose, d'une dissection, ou d'une embolie d'origine cardiaque. Ce diagnostic doit être envisagé chez les patients âgés, athéromateux, et porteurs d'une cardiopathie emboligène.
- Le Doppler artériel ou la scintigraphie confirment l'absence de flux artériel rénal.

> Radiologie interventionnelle ou chirurgie doivent être discutées.

Thrombose bilatérale des veines rénales

- Origine rare d'IRA, dont la cause quasi exclusive chez l'adulte est le syndrome néphrotique par glomérulonéphrite extramembraneuse.
- Hématurie, lombalgies, fièvre, embolie pulmonaire sont possibles. Doppler, scanner ou IRM sont les meilleurs examens diagnostiques actuels.

> Le traitement repose sur une anticoagulation efficace prolongée.

INSUFFISANCE RÉNALE AIGUË (3)

IRA fonctionnelle

Diagnostic

L'insuffisance rénale fonctionnelle est due à une baisse du flux sanguin rénal, ou « hypoperfusion » rénale.

> La cause fonctionnelle d'une insuffisance rénale sera suspectée devant :
> – un contexte d'hypoperfusion rénale ;
> – des urines, typiquement pauvres en sel et concentrées en déchets (urée, créatinine).

- Cette réponse tubulaire rénale est « adaptée » à la situation d'hypoperfusion, car les tubules sont anatomiquement et fonctionnellement normaux ; à l'inverse, en cas de lésions tubulaires organiques, il existe une fuite sodée inappropriée et un défaut d'excrétion des déchets.
- Le diagnostic de certitude est en fait rétrospectif : retour à la fonction rénale antérieure après rétablissement d'une perfusion rénale normale. En cas de traitement tardif, des lésions organiques du parenchyme rénal (nécrose tubulaire) peuvent se constituer.

Traitement

► *En cas de déshydratation, collapsus ou choc de type hypovolémique*

- Interrompre les **antihypertenseurs** et les médicaments perturbant l'hémodynamique intrarénale (**IEC**, **ARA II** et **AINS** en particulier).
- Rétablir une volémie normale : expansion volémique rapide par soluté cristalloïde (soluté salé isotonique), colloïde (macromolécules), ou **dérivés du sang** (choc hémorragique) sous surveillance clinique voire hémodynamique (pression veineuse centrale).

► *En cas d'incompétence myocardique*

- Drogues tonicardiaques ou **antiarythmiques**. L'expansion volémique est logique en cas d'insuffisance cardiaque droite, mais contre-indiquée en cas d'insuffisance cardiaque gauche.

> **Principales causes d'hypoperfusion rénale**
>
> Déshydratation extracellulaire (pertes hydrosodées rénales, digestives, cutanées), collapsus ou choc de type hypovolémique.
> Insuffisance cardiaque (droite ou globale), tamponnade.
> Hypovolémie efficace (certains syndromes néphrotiques, syndrome hépatorénal).
> Certains médicaments (**IEC**, **ARA II** et **AINS**), en cas de sténose bilatérale des artères rénales, déshydratation, ou néphroangiosclérose associée(s).

> **Indices biologiques d'insuffisance rénale fonctionnelle**
>
> Na urinaire (mmol/L) < 20
> Fraction d'excrétion Na (U/P Na ÷ U/P créat) < 1 %
> Na/K (urinaire) < 1
> Créatinine (urinaire/plasmatique) > 40
> Urée (urinaire/plasmatique) > 10
> En pratique, ces indices urinaires ne sont interprétables qu'en l'absence de traitement diurétique (ce qui est rare), et en l'absence d'insuffisance rénale chronique organique sous-jacente.

IRA parenchymateuse

Les causes d'IRA parenchymateuse sont très nombreuses (*cf.* Encadré).

Nécrose tubulaire

- Dans 90 % des cas, l'IRA parenchymateuse est une **nécrose tubulaire aiguë** : la cause en est facilement identifiée, et la biopsie rénale n'est pas utile.
- La réparation des lésions épithéliales tubulaires et la reprise progressive des fonctions rénales demandent en moyenne 3 sem., durant lesquelles plusieurs séances d'épuration extrarénale seront nécessaires.
- En cas d'anurie initiale, il est intéressant de tenter de « relancer la diurèse » après normalisation de la volémie grâce à l'emploi de **diurétiques de l'anse** à fortes doses et/ou **dopamine** à faibles doses (3 µg/kg/min) : le débit de filtration glomérulaire ne change pas, mais la réanimation est plus facile et la fréquence des dialyses moindre.

INSUFFISANCE RÉNALE AIGUË (4)

Autres IRA parenchymateuses

- Leur diagnostic est souvent difficile à établir.
- L'anamnèse, l'examen clinique, et certains examens complémentaires (biologie, imagerie) donnent parfois une orientation étiologique précise ; le plus souvent, une biopsie rénale est utile afin de porter un diagnostic exact et d'apprécier l'étendue des lésions.

Principales causes d'IRA parenchymateuse

Nécrose tubulaire
- État de choc.
- Pigments (myoblobine, hémoglobine).
- Produits tubulotoxiques (iode, **aminosides**, etc.).

Obstruction tubulaire
- Myélome.
- Médicaments.
- Syndrome de lyse tumorale.

Interstitielle
- Immunoallergique.
- Sarcoïdose.
- Infection.

Vasculaire
- Embolies de cholestérol.
- HTA maligne.

Glomérulovasculaire
- Glomérulonéphrite rapidement progressive.
- Glomérulonéphrite aiguë.
- Microangiopathie thrombotique (SHU).

INSUFFISANCE RÉNALE CHRONIQUE (1)

Généralités

L'insuffisance rénale chronique (IRC) est définie par une réduction permanente du débit de filtration glomérulaire, estimée en pratique clinique par la réduction de la clairance de la créatinine. L'IRC peut résulter de diverses atteintes du parenchyme rénal, affectant initialement les structures glomérulaires, vasculaires, ou tubulo-interstitielles.

Lorsqu'elle est constituée, l'IRC débutante progresse en règle inexorablement et indépendamment de la maladie causale vers l'insuffisance rénale modérée, puis avancée, préterminale et enfin « terminale », qui nécessitera la mise en œuvre d'un traitement de suppléance : dialyse et/ou transplantation rénale.

> Le premier objectif thérapeutique est de prolonger la survie rénale, tout en faisant, le moment venu, les préparatifs au traitement de suppléance.
> Le second objectif est d'amener le patient au stade terminal de la maladie rénale dans le meilleur état possible : une bonne qualité de vie, peu de symptômes urémiques, un état nutritionnel satisfaisant, un équilibre hydroélectrolytique et un bilan phosphocalcique contrôlés, et un athérome limité.

Mesure de la fonction rénale [1]

La fonction rénale ne peut pas être évaluée à partir de la seule mesure de la créatininémie ; une créatininémie « normale » d'après les normes du laboratoire ne signifie pas toujours que la fonction rénale est normale. Le calcul de la clairance de la créatinine à partir des urines de 24 h est souvent erroné et doit être abandonné.

La fonction rénale est définie par le débit de filtration glomérulaire (DFG), exprimé par un volume d'ultrafiltrat glomérulaire formé par unité du temps et rapporté à la surface corporelle.

La **mesure** du DFG (clairance de l'inuline, du iohexol ou de l'EDTA par exemple) est complexe, coûteuse et d'indication rare.

L'**estimation** du DFG est simple et repose sur la formule de Gault et Cockcroft et la formule MDRD. À partir d'un simple dosage sanguin (la créatininémie), et de quelques variables cliniques et anthropométriques, la formule MDRD donne une estimation plus précise du DFG que la formule de Gault et Cockcroft, en particulier chez le sujet obèse et chez le sujet âgé.

L'estimation du DFG permet de classer les maladies rénales chroniques en 5 stades (à chaque stade correspond un projet thérapeutique spécifique) et d'adapter les posologies médicamenteuses.

Les sujets jeunes sans néphropathie ont un DFG > 90 mL/min/1,73 m². Quel que soit l'âge, le DFG doit être > 70 mL/min/1,73 m² en l'absence de néphropathie.

Formules d'estimation du DFG

► *Formule de Gault et Cockcroft*

Cette formule, basée sur la créatininémie, le poids, l'âge et le sexe, doit être idéalement « corrigée » par la surface corporelle (c'est-à-dire rapportée à une surface corporelle de 1,73 m²) :

Formule de Gault et Cockcroft

$$\text{DFG (mL/min/1,73 m}^2\text{)} = \frac{K \times \text{poids (kg)} \times [140 - \text{âge (années)}]}{\text{Créatininémie (µmol/L)}} \times \frac{1{,}73}{[\text{poids (kg)} \times \text{taille (cm)}/3\,600]^{0{,}5}}$$

avec K = 1,23 (homme) ou 1,04 (femme)

INSUFFISANCE RÉNALE CHRONIQUE (2)

► *Formule MDRD*
(Modification of the Diet in Renal Disease)
Les formules MDRD ont été établies grâce aux patients inclus dans l'étude MDRD, après confrontation avec une mesure du DFG par clairance du iothalamate. L'équation originale comprenait 6 variables ; l'équation actuellement utilisée, appelée « MDRD simplifiée », en contient 4 : créatininémie, âge, sexe et race. La valeur calculée est directement rapportée à la surface corporelle, bien que celle-ci ne soit pas mesurée :

Formule MDRD

$$DFG\ (mL/kg/1{,}73\ m^2) = K \times 186{,}3 \times [\text{Créatininémie}\ (mg/L)/10]^{-1{,}154} \times [\text{Âge (années)}]^{-0{,}203}$$

avec K = 1 (homme) ou 0,742 (femme)
peau noire : multiplier par 1,212

Classification des maladies rénales chroniques

On parle de néphropathie chronique en cas d'existence depuis au moins 3 mois :
– soit d'une anomalie des marqueurs biologiques rénaux (protéinurie, anomalie du sédiment urinaire, troubles hydroélectrolytiques d'origine rénale), ou d'une anomalie morphologique cliniquement significative ;
– soit d'un DFG inférieur à 60 mL/min/1,73 m^2, avec ou sans marqueurs de lésions rénales associés.
L'estimation du DFG permet :
– de classer la sévérité d'une néphropathie chronique (insuffisance rénale débutante, modérée, sévère, terminale pour des DFG respectivement inférieurs à 90, 60, 30 et 15 mL/min/1,73 m^2) ;
– d'adapter la posologie des médicaments à élimination rénale de façon à en éviter la toxicité ;
– de définir un projet thérapeutique adapté.

Stade	Description	DFG (mL/min)
1	Maladie rénale chronique à fonction rénale normale	> 90
2	IRC légère	60-89
3	IRC modérée	30-59
4	IRC sévère	15-29
5	IRC terminale	< 15
5D	Dialysé	
5T	Transplanté	

Actions à entreprendre en fonction du stade de l'IRC

- Diagnostic étiologique
- Prévention et traitement des complications, comorbidités et pathologies associées : HTA, anémie, troubles phosphocalciques, acidose métabolique, troubles nutritionnels
- Préservation du capital veineux pour éventuel abord vasculaire
- Vaccination antivirale B
- Information et préparation au traitement de suppléance (hémodialyse, dialyse péritonéale) et à la transplantation rénale
- Débuter si nécessaire le traitement de suppléance

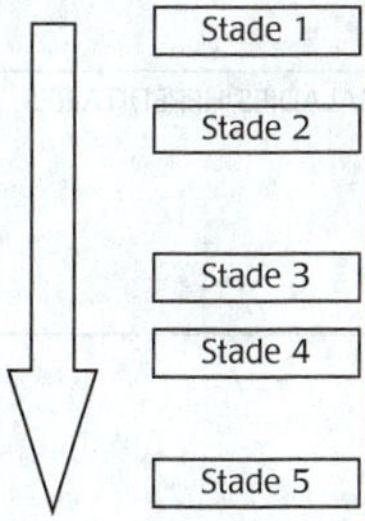

INSUFFISANCE RÉNALE CHRONIQUE (3)

Ralentir la progression [2]

La diminution annuelle de la filtration glomérulaire est très lente (-1 à -3 mL/min/an), modérée, ou rapide (-6 à -2 mL/min/an) avec comme facteurs de risque le sexe masculin, la race noire, l'existence et la sévérité d'une hypertension artérielle, une protéinurie de débit élevé, une néphropathie initiale de type glomérulaire.

Traitement étiologique

Le traitement de la cause de l'insuffisance rénale chronique permet souvent de ralentir ou stopper la dégradation de la fonction rénale ; une amélioration est parfois notée. Les principaux exemples sont indiqués dans le tableau ci-dessous.

TYPE D'INSUFFISANCE RÉNALE	ÉTIOLOGIE	TRAITEMENT
UROPATHIES	Obstruction urinaire	Chirurgie, drainage, sondage
	Maladie lithiasique	Hyperdiurèse, régime et traitement médicamenteux
	Tuberculose rénale	Antibiothérapie
NÉPHROPATHIES VASCULAIRES	Insuffisance rénale ischémique	Revascularisation artérielle rénale
	Néphroangiosclérose	Contrôle tensionnel strict
NÉPHROPATHIES TUBULO-INTERSTITIELLES	Abus d'analgésiques	Arrêt de l'intoxication
	Uratique	**Allopurinol**
	Hypokaliémique	KCl
	Hypercalcémique	Étiologique
NÉPHROPATHIES GLOMÉRULAIRES	Maladie de Berger	**Corticoïdes** (« Locatelli »)
	Glomérulonéphrite extramembraneuse primitive	**Corticoïdes + chlorambucil** (« Ponticelli »)
	Diabète	Équilibre glycémique
	Vascularite primitive, lupus	**Corticoïdes ± cyclophosphamide**
	Amylose AL	Chimiothérapie
MALADIES HÉRÉDITAIRES	Fabry	α-galactosidase A recombinante
	Néphropathie familiale hyperuricémique	**Allopurinol**
	Cystinose	Cystéamine

INSUFFISANCE RÉNALE CHRONIQUE (4)

Néphroprotection pharmacologique : réduction de la pression artérielle et de la protéinurie

L'HTA touche la grande majorité des insuffisants rénaux et contribue à l'aggravation des lésions rénales ; inversement, sa normalisation permet de ralentir la dégradation de la fonction rénale.

Au cours des maladies rénales chroniques, l'existence d'une protéinurie est un marqueur de progression de l'insuffisance rénale : plus son débit est élevé, plus le déclin annuel de la filtration glomérulaire est rapide et plus le risque d'insuffisance terminale est fort. Au-delà de son rôle de marqueur, de nombreux arguments expérimentaux indiquent que la protéinurie est aussi un acteur de la progression des néphropathies.

Seuil d'intervention et cible thérapeutique

► *À quel seuil de protéinurie intervenir ?*

Les études d'observation suggèrent qu'il y a un bénéfice rénal à intervenir dès le stade de microalbuminurie permanente de débit élevé au cours des néphropathies diabétiques, et dès que la protéinurie est > 0,5 g/j dans les néphropathies non diabétiques.

► *Jusqu'où aller ?*

Là encore, des études d'observation suggèrent le bénéfice rénal de l'obtention d'une microalbuminurie normale chez le diabétique, et d'une protéinurie réduite de 60 % de sa valeur initiale ou < 0,5 g/j en valeur absolue dans les néphropathies non diabétiques. Les traitements antiprotéinuriques ont une efficacité progressive, et leur efficacité maximale n'est observée que tardivement (environ 6 mois).

Traitements antiprotéinuriques

Le traitement étiologique d'une néphropathie peut faire disparaître la protéinurie. À défaut, réduire de façon globale le débit de protéinurie.

- Le contrôle de la pression artérielle est la première étape du traitement antiprotéinurique et néphroprotecteur. Dans tous les cas, la PA doit être < 140/90 mmHg ; un contrôle plus agressif est recommandé chez le diabétique (PA ≤ 130/80 mmHg), et en cas de néphropathie non diabétique avec protéinurie > 1 g/j (PA ≤ 125/75 mmHg).
- Les **IEC** et les sartans (**ARA II**) ont la meilleure efficacité antiprotéinurique et néphroprotectrice ; leur association est synergique sur ces deux paramètres au cours des néphropathies non diabétiques. Leur effet antiprotéinurique est potentialisé par les **inhibiteurs calciques non dihydropyridiniques** (**vérapamil**, **diltiazem**), par le régime sans sel et/ou par l'adjonction d'un **diurétique** (**thiazidiques** de préférence, **diurétiques de l'anse** si la filtration glomérulaire est < 30 mL/min) ; les **anti-aldostérones** sont en revanche déconseillés du fait du risque d'hyperkaliémie.
- D'autres interventions pourraient réduire la protéinurie : certaines sont peu discutables car utiles (perte de poids chez l'obèse, usage de statines, interruption du tabagisme), d'autres sont à évaluer lors d'essais contrôlés (régime très limité en protides).

Utilisation des IEC /ARA II dans l'insuffisance rénale : règles de prudence

- Écarter la possibilité d'une sténose bilatérale des artères rénales.
- Prescription initiale :
  - à doses faibles en cas de lésions vasculaires intrarénales (néphroangiosclérose, diabète) ;
  - chez un patient cliniquement non déshydraté ;
  - les **diurétiques** éventuels seront prescrits dans un second temps.
- Le premier mois :
  - vérifier l'absence d'insuffisance rénale aiguë : J3 : diurèse, kaliémie et créatininémie, J30 : kaliémie et créatininémie ;
  - vérifier l'efficacité : pression artérielle ± protéinurie à J30, et décider ou non d'une majoration progressive de la posologie.
- Prévenir le patient :
  - interrompre le traitement en cas de déshydratation aiguë (diarrhée, vomissements) et consulter ;
  - en cas de coprescription de **diurétiques** : contact médical en cas de perte de poids excessive ou de vertiges orthostatiques ;
  - éviction formelle des **AINS**.

INSUFFISANCE RÉNALE CHRONIQUE (5)

Limitation des apports protidiques

Les apports limités en protides pourraient réduire l'hyperpression intraglomérulaire et ralentir la dégradation de la fonction rénale : 1 g/kg/j lorsque l'insuffisance rénale est débutante, puis 0,8 g/kg/j lorsque l'IRC est modérée, sans jamais descendre au-dessous de 0,7 g/kg/j lorsque l'IRC est sévère. La mesure de l'excrétion urinaire d'urée permet de vérifier la compliance au régime.

Acutisation

L'aggravation brutale d'une IRC doit faire rechercher systématiquement plusieurs causes (*cf.* Encadré). Le diagnostic de poussée évolutive de la néphropathie est toujours un diagnostic d'élimination. L'hospitalisation est souvent nécessaire ; l'anamnèse, les données cliniques et quelques examens simples d'imagerie (échographie rénale, cliché d'abdomen sans préparation) ou de biologie identifient le plus souvent la cause de l'aggravation. Un traitement précoce permet en règle un retour rapide à la fonction rénale antérieure, comme par exemple la réhydratation après un épisode de diarrhée ou de vomissements sévères.

Principales causes d'acutisation d'une IRC

- Obstacle sur les voies excrétrices :
  - rétention aiguë ou chronique d'urine vésicale ;
  - migration lithiasique.
- Hypoperfusion rénale :
  - déshydratation extracellulaire ou collapsus de toute cause, anémie sévère ;
  - infarctus rénal, thrombose des veines rénales ;
  - poussée d'insuffisance cardiaque ;
  - épanchement péricardique compressif.
- HTA maligne.
- Médicaments :
  - **IEC/ARA II**, en cas de déshydratation aiguë ou sténose bilatérale des artères rénales ;
  - **AINS**, iode, **aminosides** ;
  - tous produits inducteurs d'immunoallergie aiguë, de rhabdomyolyse (**hypolipémiants**), ou d'hémolyse.
- Toute infection, urinaire ou non.

INSUFFISANCE RÉNALE CHRONIQUE (6) – TROUBLES HYDROÉLECTROLYTIQUES

Troubles hydroélectrolytiques

Apports hydrosodés

Dans la plupart des cas, l'IRC avancée s'accompagne d'une polyurie, avec polydipsie et nycturie. **Les apports hydriques sont libres et le patient pourra boire selon sa soif, de façon à compenser les pertes hydriques urinaires, soit en moyenne 1,5 à 3 L/j.** Au stade ultime cependant, les reins sont incapables d'excréter une charge d'eau importante, et une hyponatrémie peut apparaître : une restriction hydrique modérée est alors indiquée.

Le « bilan sodé » est très longtemps normal au cours de l'IRC : **la majorité des patients consomment sans inconvénient 6 à 10 g de sel/j.** Un régime désodé abusif peut induire une déshydratation globale et une aggravation fonctionnelle de l'insuffisance rénale : en situation d'IRC avancée, les reins sont le plus souvent incapables de réduire l'excrétion urinaire de sel au-dessous de 2 à 3 g/j. L'insuffisance des apports sodés est particulièrement dangereuse chez les patients porteurs d'une « néphropathie avec perte urinaire de sel » (certaines néphropathies tubulo-interstitielles), pour qui les besoins sodés alimentaires varient parfois de 12 à 20 g/j.

> Les indications à un régime sans sel (2 g/j) sont rares :
> – HTA sévère et résistante au traitement pharmacologique ;
> – survenue d'un syndrome œdémateux, qui s'explique d'ailleurs rarement par la seule insuffisance rénale (insuffisance cardiaque droite ou globale, cirrhose hépatique, facteur compressif doivent être recherchés).

Hyperkaliémie

La kaliémie est longtemps normale au cours de l'IRC car les néphrons sains augmentent leur fraction d'excrétion du potassium. De plus, les **diurétiques de l'anse** (**furosémide**, **bumétanide**) couramment employés dans l'IRC augmentent significativement la kaliurèse. L'hyperkaliémie due à la seule insuffisance rénale est en règle tardive (clairance de la créatinine ≤ 15 mL/min), modérée (K^+ = 5 à 6 mmol/L), et non rapidement évolutive. Son traitement est ambulatoire (*cf.* Hyperkaliémie).

Acidose métabolique

L'acidose métabolique est parfois précoce (fuite urinaire de bicarbonates par tubulopathie proximale), mais volontiers tardive (toute IRC avancée, diminution de l'excrétion tubulaire distale d'ammoniac et rétention d'acides).

Tant que le taux plasmatique de bicarbonate est supérieur à 22 mmol/L, aucune mesure thérapeutique n'est nécessaire ; en deçà, une correction au moins partielle de l'acidose est souhaitable.

En moyenne, 2 à 4 g de **bicarbonate de sodium**/j permettent de maintenir la réserve alcaline entre 20 et 25 mmol/L.

INSUFFISANCE RÉNALE CHRONIQUE (7) – TROUBLES OSTÉOARTICULAIRES

Ostéodystrophie rénale

Mécanismes

La rétention de phosphates est précoce au cours de l'IRC, mais l'apparition d'une hyperphosphorémie est tardive (DFG < 30 mL/min) car longtemps contenue par une élévation réactionnelle de la PTH. Le prix à payer est un hyperparathyroïdisme secondaire avec « turnover » osseux élevé et **ostéite fibreuse** parfois compliquée de douleurs osseuses, déminéralisation et fractures. Le freinage excessif du « turnover » osseux (PTH excessivement freinée) peut induire une **ostéopathie adynamique**. L'existence d'un déficit en calcitriol (synthétisé par le rein), et une balance calcique négative peuvent induire un ralentissement de la minéralisation osseuse avec lésions d'**ostéomalacie**. Ces remaniements de la structure osseuse sont parfois associés chez l'insuffisant rénal : on parle alors d'**ostéodystrophie mixte**.

Traitement

► *Objectifs*

Dès que la clairance de la créatinine est inférieure à 60 mL/min, une surveillance régulière de la calcémie et de la phosphorémie est utile, avec un dosage annuel de la PTH et du stock vitaminique D (25 OH D3). Les objectifs intermédiaires sont une calcémie et un stock vitaminique D normaux, une phosphorémie < 1,5 mmol/L (stades 3 et 4) ou < 1,8 mmol/L (stade 5) et une PTH élevée par nécessité, mais pas excessivement (normale 70 à 110 pg/mL au stade 4, 150 à 300 pg/mL au stade 5). L'objectif final est de prévenir l'ostéodystrophie rénale ; une réduction de la morbimortalité cardiovasculaire n'est pas exclue mais reste à prouver.

► *Moyens thérapeutiques*

- Le **carbonate de calcium** normalise la calcémie en augmentant la ration calcique absorbée par l'intestin malgré le déficit en calcitriol et corrige l'hyperphosphorémie en chélatant les phosphates alimentaires dans la lumière digestive. Il est prescrit en dehors des repas si la correction de la calcémie prime, ou le plus souvent à la fin des repas riches en phosphore (midi et soir) si la baisse de la phosphorémie prime.
- Les chélateurs digestifs du phosphore non calciques (**sévélamer** et **carbonate de lanthanum**) peuvent être utilisés isolément ou en association au **carbonate de calcium**.
- Les **dérivés 1-alpha-hydroxylés de la vitamine D** (**alfacalcidol** ou **calcitriol**) réduisent, en se liant à leur récepteur, la synthèse de PTH par les cellules parathyroïdiennes ; ils sont indiqués lorsque les taux de PTH mesurés sont excessivement élevés ou lorsque la calcémie reste basse malgré l'usage de **carbonate de calcium**.
- La **vitamine D** augmente l'absorption intestinale du calcium et des phosphates : la phosphorémie doit impérativement être normale avant le début du traitement, sous peine de voir apparaître des dépôts phosphocalciques tissulaires. Il faut surveiller régulièrement l'absence d'hypercalcémie et veiller à ce qu'un certain degré d'hyperparathyroïdie persiste, un freinage trop poussé de la PTH (< 2N) pouvant occasionner une ostéopathie adynamique.
- Le **cinacalcet**, premier agent calcimimétique disponible, réduit la sécrétion de PTH, et diminue la calcémie, la phosphorémie et le produit phosphocalcique. Son usage est réservé au traitement des hyperparathyroïdismes sévères du dialysé.

Crises de goutte

L'hyperuricémie est le plus souvent asymptomatique au cours de l'IRC. Dans 20 % des cas, elle entraîne une goutte dite « secondaire ». La ***COLCHICINE*** peut être utilisée à faibles doses (2 mg/j initialement) et pour une brève période, sachant qu'elle induit presque toujours une diarrhée chez le malade urémique.

Après 2 accès goutteux, un **hypo-uricémiant**, **allopurinol** (***ZYLORIC***) assure généralement la prévention des récidives ; sa posologie doit être considérablement réduite lorsque l'IRC est avancée (100 mg/j) ou terminale (50 mg/j). **L'allopurinol n'a aucune indication en prévention primaire des accidents goutteux chez l'insuffisant rénal.**

CHÉLATEURS DU PHOSPHORE (1)

Carbonate de calcium

CALTRATE				
1 à 2 cp./j	60 cp. 600 mg	6,18	65 %	0,10
CALCIPRAT				
1 à 1,5 g/j	60 cp. 500 mg 60 cp. 750 mg 30 cp. 1 000 mg	6,18 9,61 6,18	65 % 65 % 65 %	0,10 0,16 0,21
CALPRIMUM				
2 à 3 cp./j	60 cp. 500 mg	6,18	65 %	0,10

PROPRIÉTÉS

Le **carbonate de calcium** est utilisé dans le traitement de l'ostéodystrophie rénale :
– il diminue la phosphorémie par complexation digestive, lorsqu'il est administré à la fin des repas ;
– il augmente la calcémie, par baisse de la phosphorémie et par absorption digestive passive, principalement lorsqu'il est administré en dehors des repas
Il est utilisé à titre préventif pour freiner la sécrétion de parathormone lorsque celle-ci est élevée (PTH > 3 N).

INDICATIONS

Traitement de l'ostéodystrophie rénale : hyperphosphorémie et hypocalcémie des insuffisants rénaux chroniques.
Prévention de l'ostéodystrophie rénale (calcémie et phosphorémie normale, mais PTH > 3N).

CONTRE-INDICATIONS

Hypercalcémie (> 2,6 mmol/L), hypercalciurie (> 1 mmol/10 kg/j), lithiase urinaire calcique, néphrocalcinose.

PRÉCAUTIONS D'EMPLOI

Surveillance régulière de la calcémie : arrêt de l'apport calcique en cas d'hypercalcémie ; surveillance renforcée (initialement hebdomadaire) en cas de coprescription de **vitamine D** ou d'immobilisation prolongée.

EFFETS INDÉSIRABLES

Troubles digestifs : accélération du transit, plus rarement nausées, constipation.
Surdosage : hypercalcémie aiguë.

INTERACTIONS MÉDICAMENTEUSES

Association nécessitant des précautions d'emploi :
– **digitaliques** (risque de toxicité accrue en cas d'hypercalcémie) ;
– tétracyclines orales (risque d'absorption diminuée : respecter un intervalle de 3 h entre les deux principes) ;
– polystyrène de calcium (risque d'hypercalcémie) : réduire la dose de carbonate de calcium.

INSUFFISANCE RÉNALE CHRONIQUE (8) – ANÉMIE

Mécanismes

Une anémie normochrome normocytaire arégénérative apparaît progressivement dans la plupart des néphropathies chroniques évoluées. Elle est due à un déficit de synthèse rénale d'érythropoïétine ; une hémolyse modérée (due aux toxines urémiques) et plusieurs carences (martiale, folique, en vitamine B12) peuvent y contribuer.

Les conséquences de l'anémie sont invalidantes : asthénie physique et psychique, capacité d'effort limitée, dyspnée, baisse de la libido, etc. Les mécanismes adaptatifs cardiaques (augmentation du débit, hypertrophie ventriculaire gauche) sont à long terme délétères, et chez certains patients, une insuffisance coronarienne en partie fonctionnelle peut apparaître en dessous d'un certain seuil d'hémoglobine.

Objectif thérapeutique

Maintenir l'hémoglobinémie entre 11 et 12 g/dL.

Rechercher une cause d'anémie associée

Une cause d'anémie associée peut requérir un traitement autonome : carence martiale par perte sanguine occulte (le plus souvent digestive), une carence en vitamines B9 ou B12, une maladie inflammatoire chronique, une hypothyroïdie, une myélodysplasie.

Supplémentation martiale

Elle est indiquée si la ferritinémie est < 150 µmol/L ou le coefficient de saturation < 20 % : en moyenne 100 mg de **fer ferreux** /j, *per os*, en dehors des repas. Cette mesure permet de combattre, alors même que le stock martial est jugé normal la « carence martiale fonctionnelle » qui nuit chez l'insuffisant rénal à une érythropoïèse efficace.

Érythropoïétine recombinante

Si une anémie < 11 g/dL persiste après 6 sem. de supplémentation martiale, la prescription d'**érythropoïétine humaine recombinante** (r-HuEPO) ou d'un stimulant de l'érythropoïèse (**darbépoïétine alfa**) est justifiée. Avant le stade de dialyse, l'**érythropoïétine** est administrée par injections sous-cutanées. L'élévation de l'hémoglobine ne doit pas dépasser 1 à 2 g/dL/mois sous peine de complications sévères (HTA, encéphalopathie, convulsions).

Dès que l'hémoglobinémie-cible est atteinte, une posologie d'entretien est prescrite, faisant appel à des doses plus faibles d'**érythropoïétine**, voire une seule injection hebdomadaire.

Durant tout le traitement, la poursuite de la supplémentation martiale est utile. Cette stratégie thérapeutique permet de réserver la transfusion de culots globulaires aux cas où une correction rapide de l'anémie est indispensable (angor fonctionnel, hémoglobine < 8 g/dL chez un insuffisant coronarien).

CHÉLATEURS DU PHOSPHORE (2)

■ Sévélamer hydrochloride

RENAGEL					
Hyperphosphorémie : 800 à 1 600 mg x 3/j durant les repas	180 cp. 800 mg	151,94	I	65 %	0,84

PROPRIÉTÉS

Composé polymérique chélateur digestif du phosphore. Pas d'absorption systémique.

INDICATIONS

Traitement de l'hyperphosphorémie du dialysé.

CONTRE-INDICATIONS

Hypophosphorémie ; hypersensibilité au **sevelamer**.

Grossesse et allaitement : innocuité non établie.

PRÉCAUTIONS D'EMPLOI

Surveillance régulière de la phosphorémie. Prudence chez les patients atteints de troubles digestifs. Ne pas ouvrir les capsules.

EFFETS INDÉSIRABLES

Troubles digestifs (diarrhée, dyspepsie, vomissements, flatulences). Céphalées. Hypotension. Douleurs neuromusculaires. Baisse de l'absorption des vitamines D, E, K et de l'acide folique.

INTERACTIONS MÉDICAMENTEUSES

Les autres médicaments doivent être pris 1 h avant ou 3 h après le **sévélamer**.

■ Lanthanum carbonate

FOSRENOL					
Hyperphosphorémie : augmentation progressive jusqu'à 1 500-3 000 mg (fin de repas)	90 cp. croq. 250 mg	126,72	I	65 %	1,41
	90 cp. croq. 500 mg	168,01	I	65 %	1,87
	90 cp. croq. 750 mg	222,14	I	65 %	2,47
	90 cp. 1 000 mg	234,71	I	65 %	2,61

PROPRIÉTÉS

Chélateur digestif du phosphore.

INDICATIONS

Traitement de l'hyperphosphorémie lors des maladies rénales chroniques stade 5 (DFG < 15 mL/min) chez l'adulte.

CONTRE-INDICATIONS

Hypophosphorémie ; hypersensibilité au lantahanum.

Grossesse et allaitement : innocuité non établie.

PRÉCAUTIONS D'EMPLOI

Surveillance régulière de la phosphorémie. Prudence chez les patients atteints de troubles digestifs.

EFFETS INDÉSIRABLES

Troubles digestifs (diarrhée, dyspepsie, vomissements).
Céphalées.
Hypotension.
Douleurs neuromusculaires.
Baisse de l'absorption des vitamines D, E, K et de l'acide folique.

INTERACTIONS MÉDICAMENTEUSES

Les autres médicaments doivent être pris 1 h avant ou 3 h après.

INSUFFISANCE RÉNALE CHRONIQUE (9) – PRÉPARATION À LA DIALYSE

Vaccination anti-hépatite B

L'hépatite B est une menace endémique dans les centres de dialyse et de néphrologie. La vaccination antivirale B doit être précoce car son succès décroît avec l'âge et le degré d'IRC. Un protocole « renforcé » est recommandé lorsque l'IRC est avancée : 4 injections en primovaccination (M1, M2, M3, M6) et un rappel à M12. Un titrage des anticorps anti-HBs vérifie qu'un taux protecteur est apparu (> 50 mUI/mL) et déterminera par la suite le moment des rappels.

Création d'un abord pour dialyse

Selon la technique d'épuration extrarénale choisie il s'agira d'un abord vasculaire pour hémodialyse (type fistule artérioveineuse), ou de la mise en place d'un cathéter de dialyse péritonéale. Dans les deux cas, l'intervention chirurgicale est effectuée lorsque la clairance de la créatinine est comprise entre 10 et 15 mL/min, de façon à ce que, au moins, quelques semaines de maturation se soient écoulées avant que le montage soit utilisé.

Quand débuter la dialyse ?

Le traitement de suppléance doit débuter avant l'apparition d'une dénutrition ou d'une profonde altération de l'état général. À ce moment, la clairance de la créatinine est volontiers située entre 5 et 10 mL/min. Une attitude excessivement « attentiste » n'est pas justifiée car elle compromet la qualité de vie et expose à des complications sévères.

Indications formelles à débuter la dialyse

Indications de principe

DFG estimé :
- ≤ 5 mL/min chez un patient non diabétique ;
- ≤ 10 mL/min chez un patient diabétique.

Indications de nécessité

Trouble(s) clinique(s) ou biologique(s) sévère(s), imputable(s) à l'IRC, non contrôlé(s) par le traitement conservateur mais corrigé(s) par la dialyse :
- asthénie marquée ;
- encéphalopathie ;
- dénutrition, vomissements fréquents ;
- surcharge hydrosodée réfractaire ;
- HTA réfractaire ;
- hyperkaliémie ou acidose incontrôlables ;
- neuropathie urémique clinique ;
- péricardite.

CONSENSUS

[1] Diagnostic de l'insuffisance rénale chronique chez l'adulte, *Anaes*, 2002.
[2] Moyens thérapeutiques pour ralentir la progression de l'insuffisance rénale chronique chez l'adulte, *Anaes*, 2004.

AGENTS STIMULANT L'ÉRYTHROPOÏÈSE (ASE) (1)

Époïétine bêta

NÉORECORMON					
Utilisation restreinte Conservation : + 2 à + 8 °C Insuffisance rénale : – avant dialyse : 50 UI/kg x 2/sem. SC pendant 4 sem. puis adapter – en dialyse : 30 à 50 UI/kg/sem. puis adapter Cancérologie : dose initiale recommandée à 30 000 UI/sem. 150 UI/kg x 3/sem. SC initialement puis adapter Transfusion autologue programmée : 600 UI/kg x 2/sem. IV pendant 3 sem.	1 ser. prérempl. 500 UI	HOP	I		
	6 ser. prérempl. 500 UI	24,36	I	65 %	4,06
	1 ser. prérempl. 2 000 UI	HOP	I		
	6 ser. prérempl. 2 000 UI	89,42	I	65 %	14,90
	1 ser. prérempl. 3 000 UI	HOP	I		
	6 ser. prérempl. 3 000 UI	132,25	I	65 %	22,04
	1 ser. prérempl. 4 000 UI	HOP	I		
	6 ser. prérempl. 4 000 UI	175,07	I	65 %	29,18
	1 ser. prérempl. 5 000 UI	HOP	I		
	6 ser. prérempl. 5 000 UI	217,09	I	65 %	36,18
	1 ser. prérempl. 6 000 UI	HOP	I		
	6 ser. prérempl. 6 000 UI	258,99	I	65 %	43,16
	1 ser. prérempl. 10 000 UI		I	NR	
	6 ser. prérempl. 10 000 UI	426,59	I	65 %	71,10
	1 ser. prérempl. 20 000 UI	HOP	I		
	6 ser. prérempl. 20 000 UI	826,61	I	65 %	137,77
	1 ser. prérempl. 30 000 UI	HOP	I		
	4 ser. prérempl. 30 000 UI	826,61	I	65 %	206,65

AGENTS STIMULANT L'ÉRYTHROPOÏÈSE (ASE) (2)

■ Époïétine alpha

EPREX					
Utilisation restreinte Conservation : + 2 à + 8 °C à l'abri de la lumière Insuffisance rénale : la voie SC est déconseillée (risque d'apparition d'autoanticorps) Cancérologie : idem **époïétine bêta** Alternativement, ***EPREX*** peut être administré à la dose de 450 UI/kg x 1/sem., soit 40 000 UI/sem. en 1 inj. hebdomadaire Puis adapter la posologie jusqu'à 300 UI x 3/sem. si l'augmentation de l'hémoglobinémie est < 1 g/dL	6 inj. 1 000 UI/0,5 mL	45,98	I	65 %	7,66
	6 inj. 2 000 UI/0,5 mL	88,21	I	65 %	14,70
	6 inj. 3 000 UI/0,3 mL	130,44	I	65 %	21,74
	6 inj. 4 000 UI/0,4 mL	88,21	I	65 %	14,70
	6 inj. 5 000 UI/0,5 mL	214,14	I	65 %	35,69
	6 inj. 6 000 UI/0,6 mL	255,43	I	65 %	42,57
	6 ser. 8 000 UI/0,8 mL	338,07	I	65 %	56,35
	6 ser. 10 000 UI/1 mL	420,67	I	65 %	70,11
	1 ser. 20 000 UI/0,5 mL	144,52	I	65 %	144,52
	1 ser. 30 000 UI/0,75 mL	214,14	I	65 %	214,14
	1 ser. 40 000 UI/1 mL	282,98	I	65 %	282,98

BINOCRIT					
Idem ***EPREX*** Les dosages de 1 000 à 10 000 UI existent aussi en conditionnement de 6 ser.	1 ser. 1 000 UI/0,5 mL	6,74	I	65 %	6,74
	1 ser. 2 000 UI/1 mL	13,69	I	65 %	13,69
	1 ser. 3 000 UI/0,3 mL	20,62	I	65 %	20,62
	1 ser. 4 000 UI/0,4 mL	27,57	I	65 %	27,57
	1 ser. 5 000 UI/0,5 mL	34,03	I	65 %	34,03
	1 ser. 6 000 UI/0,6 mL	40,09	I	65 %	40,09
	1 ser. 8 000 UI/0,8 mL	64,30	I	65 %	64,30
	1 ser. 10 000 UI/1 mL	362,94	I	65 %	362,94
	1 ser. 20 000 UI/0,5 mL	124,84	I	65 %	124,84
	1 ser. 30 000 UI/0,75 mL	185,26	I	65 %	185,26
	1 ser. 40 000 UI/1 mL	244,48	I	65 %	244,48

■ Darbepoïétine

ARANESP					
Utilisation restreinte Conservation : + 2 à + 8°C à l'abri de la lumière. Ne pas secouer Indications : idem **époïétine alpha** Insuffisance rénale : 0,45 µg/kg/sem (IV ou SC) puis titrer la dose pour limiter l'augmentation de l'Hb (< 1 g/dL en 15 j) et atteindre l'Hb cible (11 à 12 g/dL) Cancérologie : 2,25 µg/kg/sem en 1 inj. SC ou 6,75 µg/kg/3 sem. En pratique, on prescrit souvent 500 µg/3 sem. ou 150 à 300 µg/sem.	1 ser. 10 µg (0,4 mL)	16,17	I	65 %	16,17
	1 ser. 20 µg (0,5 mL)	32,29	I	65 %	32,29
	1 ser. 30 µg (0,3 mL)	46,58	I	65 %	46,58
	1 ser. 40 µg (0,4 mL)	60,86	I	65 %	60,86
	1 stylo SC 40 µg (0,4 mL)	60,86	I	65 %	60,86
	1 ser. 50 µg (0,5 mL)	75,12	I	65 %	75,12
	1 ser. 60 µg (0,6 mL)	89,39	I	65 %	89,39
	1 stylo SC 60 µg (0,3 mL)	89,39	I	65 %	89,39
	1 stylo SC 80 µg (0,4 mL)	117,94	I	65 %	117,94
	1 ser. 100 µg (0,5 mL)	146,48	I	65 %	146,48
	1 stylo SC 100 µg (0,5 mL)	146,48	I	65 %	146,48
	1 ser. 130 µg (0,65 mL)	189,10	I	65 %	189,10
	1 ser. 150 µg (0,3 mL)	217,01	I	65 %	217,01
	1 stylo SC 150 µg (0,3 mL)	217,01	I	65 %	217,01
	1 ser. 300 µg (0,6 mL)	426,45	I	65 %	426,45
	1 stylo SC 300 µg (0,6 mL)	426,45	I	65 %	426,45
	1 ser. 500 µg (1 mL)	695,00	I	65 %	695,00
	1 stylo SC 500 µg (1 mL)	695,00	I	65 %	695,00

AGENTS STIMULANT L'ÉRYTHROPOÏÈSE (ASE) (3) – PHARMOCOLOGIE

PROPRIÉTÉS

Époïétine alpha et **époïétine bêta** : hormones glycoprotéiques recombinantes d'origine humaine (r-HuEPO) stimulant la croissance des précurseurs érythroblastiques.

Darbepoïétine : protéine stimulant la croissance des précurseurs érythroblastiques. Demi-vie 3 fois supérieure à l'érythropoïétine humaine recombinante.

INDICATIONS

Néphrologie : anémie des insuffisants rénaux chroniques, dialysés ou non.

Cancérologie : anémie symptomatique des patients atteints de tumeurs malignes non myéloïdes et traités par chimiothérapie.

Hématologie : transfusion autologue programmée.

Hors AMM : anémie hémolytique induite par la **ribavirine** lors du traitement de l'hépatite C.

CONTRE-INDICATIONS

HTA non équilibrée, allergie au produit.

Grossesse : innocuité non établie.

Allaitement : éviter.

Les **ASE** sont un des produits dopants détectables dans le sang.

PRÉCAUTIONS D'EMPLOI

Efficacité nulle ou réduite en cas de : carence martiale, syndrome inflammatoire (infection), hyperparathyroïdisme majeur ou surcharge aluminique.

Corriger toute carence martiale avant le début du traitement ; une supplémentation martiale systématique en cours de traitement permet d'éviter une « carence fonctionnelle » et de prescrire des doses moindres.

Éviter une correction trop rapide de l'anémie (≥ 2 g/dL/mois d'hémoglobine) ; ne pas dépasser 12 g/dL d'hémoglobine.

Préférer la voie SC à la voie IV (utilisable en ambulatoire avant le stade de dialyse, plus économique).

Prudence en cas : d'hypertension artérielle (surveillance pour renforcer si besoin le traitement antihypertenseur), d'antécédents convulsifs.

EFFETS INDÉSIRABLES

HTA (apparition ou majoration, de façon dose-dépendante) : rarement sévère ; très rarement HTA maligne avec encéphalopathie et convulsions.

Syndrome pseudo-grippal (céphalées, vertiges, arthralgies) disparaissant après les premières semaines.

Réactions allergiques cutanées.

Douleurs locales (après injection SC).

Hyperviscosité (correction excessive de l'anémie) : moindre efficacité de la dialyse, risque de thrombose de l'accès vasculaire.

Augmentation (modérée) de la kaliémie et de la phosphorémie.

Rares cas d'érythroblastopénie par anticorps anti-EPO principalement décrits avec une formulation ancienne de l'***EPREX*** chez des insuffisants rénaux traités par voie sous-cutanée.

INTERACTIONS MÉDICAMENTEUSES

Ne pas mélanger à d'autres produits.

ŒDÈMES RÉFRACTAIRES

Définition

Les œdèmes généralisés de l'insuffisance cardiaque congestive, de la cirrhose, du syndrome néphrotique et de l'insuffisance rénale avancée répondent en règle favorablement à l'association régime pauvre en sel et **diurétiques**.

Certains patients cependant résistent à ce traitement (stabilité du poids et persistance des œdèmes) et ont des œdèmes réfractaires.

Causes et conduite à tenir

Trois principaux facteurs peuvent expliquer une rétention hydrosodée persistante.

Non-respect du régime hyposodé

À poids stable, une natriurèse des 24 h supérieure à 100 mmol indique que les apports sodés sont excessifs.

Posologie ou galénique du diurétique inadaptée

La courbe dose-réponse des **diurétiques de l'anse** indique clairement qu'en deçà d'une certaine concentration tubulaire de produit, il n'y a pas de natriurèse.

Si un patient ne répond pas à 40 mg de **furosémide**, il faut plutôt augmenter la dose unitaire (60 à 80 mg en une prise) plutôt que multiplier les prises dans la journée.

Les insuffisants rénaux ont souvent besoin de fortes doses de **diurétiques de l'anse**, en prenant soin d'éviter les formes « retard » qui ne permettent jamais dans ce cas d'obtenir un pic de concentration tubulaire efficace du produit.

Absorption orale diminuée

La diminution de la perfusion intestinale (bas débit) et des œdèmes muqueux des grandes insuffisances cardiaques altèrent parfois l'absorption digestive du **furosémide**.

Deux parades existent :

- débuter le traitement par voie veineuse ;
- utiliser le **bumétanide** (***BURINEX***), qui offre une meilleure biodisponibilité.

En cas de persistance des œdèmes malgré les mesures précédentes

L'hospitalisation est indispensable, permettant :

- un meilleur contrôle du régime désodé ;
- l'utilisation de **diurétiques** par voie veineuse ;
- une combinaison de **diurétiques** ;
- une ou plusieurs séances d'hémofiltration.

SYNDROME NÉPHROTIQUE (1)

Chez l'adulte, un syndrome néphrotique est défini par l'association d'une protéinurie > 3 g/24 h et d'une hypoalbuminémie < 30 g/L. Le diagnostic est donc purement biologique. La traduction clinique principale est un syndrome œdémateux (non obligatoire).

Traitement symptomatique

Œdèmes

- Repos au lit sans excès : diminue la sécrétion de rénine mais favorise les thromboses vasculaires.
- Restriction sodée : 2 g de NaCl/j, qui sera associée à une restriction hydrique modérée en cas d'hyponatrémie (1 000 mL/j).
- **Diurétiques**. En première intention, si la fonction rénale est normale, les **antialdostérone**, **spironolactone** (*ALDACTONE*, 1 à 3 mg/kg/j) ou les **thiazides**, **hydrochlorothiazide** (*ESIDREX*, 12,5 à 25 mg/j) sont utilisables en monothérapie. En cas d'insuffisance rénale, il faut utiliser un **diurétique de l'anse** (**furosémide**, *LASILIX*, 40 à 500 mg/j *per os*, selon la fonction rénale). L'instauration d'une association de plusieurs **diurétiques** (afin de bloquer différents sites de réabsorption du sodium) n'est concevable qu'en milieu hospitalier, sous surveillance stricte de la kaliémie.
- Les perfusions d'**albumine** ont des indications très limitées (coût prohibitif, efficacité modeste, possible induction de lésions tubulaires) : anasarque avec résistance aux **diurétiques** ; œdèmes avec hypovolémie efficace (***ALBUMINE HUMAINE***) : 100 mL x 2/j pendant 3 j. En fin de perfusion, une injection IV de **furosémide** est souvent associée.
- L'ultrafiltration par circuit extracorporel est réservée aux syndromes œdémateux majeurs après échec des mesures précédentes.

Fuite protéique

- Les apports protidiques alimentaires quotidiens sont de (0,8 à 1 g/kg + protéinurie des 24 h).
- Les **inhibiteurs de l'enzyme de conversion** et/ou les sartans (**ARA II**) sont parfois utilisés dans les syndromes néphrotiques persistants afin de diminuer la protéinurie (- 30 % en moyenne) et pourraient jouer un rôle néphroprotecteur :

– **IEC** : **énalapril** (*RENITEC*) 2,5 à 20 mg/j ; **ramipril** (*TRIATEC*) 1,25 à 10 mg/j ;
– et sartans (**ARA II**) : **irbésartan** (*APROVEL*) 75 à 300 mg/j ; **losartan** (*COZAAR*) 50 à 100 mg/j sont parfois associés en milieu spécialisé pour une action synergique sur la protéinurie.

SYNDROME NÉPHROTIQUE (2)

Prévention des thromboses vasculaires

- Éviter l'hémoconcentration par hypovolémie iatrogène (**diurétiques** à trop fortes doses) ; pas d'immobilisation stricte.
- Anticoagulation efficace si l'albuminémie est < 20 g/L : risque thrombogène fort. **Héparine de bas poids moléculaire** ou **héparine non fractionnée** si insuffisance rénale (rémission rapide probable) ou **antivitamines K** (syndrome néphrotique prolongé probable). La posologie d'**AVK** sera d'autant plus faible que l'albuminémie est basse (car la fraction libre active est élevée).

Hypercholestérolémie

- Réduire les apports en cholestérol et acides gras saturés alimentaires.
- Prescrire une **statine** si le cholestérol total est > 7 mmol/L.

Prévention des infections

- Éradication des foyers infectieux ORL, stomatologiques ; hygiène cutanée stricte.
- Pas d'antibioprophylaxie, mais traitement précoce de toute infection.
- Vaccins : pas de vaccins vivants en cas de traitement immunosuppresseur ; les autres vaccins sont autorisés mais moins efficaces.

Diagnostic

La biopsie rénale est indispensable chez l'adulte. Quatre exceptions : forte suspicion de néphropathie diabétique ; amylose (AA ou AL) histologiquement prouvée en un autre site ; syndrome néphrotique héréditaire ou médicamenteux probable.
Une fois le diagnostic histologique établi, la recherche d'une cause est systématique : seule la négativité de l'enquête permettra de conclure à une néphropathie glomérulaire primitive. Chez l'enfant, l'impasse histologique est licite lorsque la suspicion de syndrome néphrotique idiopathique est forte.

Néphropathies glomérulaires primitives

Syndrome néphrotique idiopathique (néphrose lipoïdique, lésions glomérulaires minimes, hyalinose segmentaire et focale primitive)

► *Chez l'adulte*

Corticothérapie orale, **prednisone (*CORTANCYL*)** : 1 mg/kg/j jusqu'à 15 j après la rémission (80 % des cas) puis décroissance sur 8 mois ; les rechutes sont rares. En l'absence de réponse après 12 sem., on parle de corticorésistance (20 %) : diminution progressive de la posologie des **stéroïdes**, et introduction d'un **immunosuppresseur** : **cyclophosphamide** pendant 8 sem. et, en cas de nouvel échec, **ciclosporine** (5 mg/kg/j) pendant 1 à 2 ans.

► *Chez l'enfant*

Corticothérapie orale (60 mg/m²/j) pendant 4 sem., puis posologie alternée (/48 h) pendant 1 mois puis décroissance des doses pendant 2 à 3 mois.
La rémission est rapide et fréquente (90 %), mais rechutes et corticodépendance nécessitent parfois l'usage d'un **immunosuppresseur** (**ciclosporine**) à visée d'épargne cortisonique. Moins de 5 % des enfants corticosensibles auront encore des poussées à l'âge adulte. En l'absence de rémission après 4 sem. (10 % des cas), une 5ᵉ sem. de traitement est proposée, comportant 3 bolus de **méthylprednisolone** : en cas d'échec (corticorésistance), biopsie rénale ± autre traitement.

SYNDROME NÉPHROTIQUE (3)

Glomérulonéphrite extramembraneuse primitive

Traitement symptomatique du syndrome néphrotique en attendant une rémission spontanée (30 % des cas) ; traitement immunosuppresseur en cas de syndrome néphrotique intense persistant plus de 6 à 12 mois, ou d'insuffisance rénale organique débutante, selon le protocole de Ponticelli : **prednisone** et **chlorambucil** ou **cyclophosphamide** (cures mensuelles alternées pendant 6 mois).

Glomérulonéphrite membranoproliférative idiopathique

Traitement non codifié chez l'adulte ; corticothérapie utilisée avec succès dans certaines études chez l'enfant.

Autres causes

Le syndrome néphrotique est un événement rare au cours de la maladie de Berger ; dans ce cas, le traitement n'est pas codifié, mais peut faire appel à des stéroïdes ± **immunosuppresseurs**.

Un syndrome néphrotique est possible au cours des syndromes néphritiques aigus (SNA) et des syndromes de glomérulonéphrite rapidement progressive (GNRP).

Néphropathies glomérulaires secondaires

Le traitement du syndrome néphrotique est ici celui de sa cause. Quelques exemples :

- traitement d'une poussée lupique ;
- traitement d'une amylose AL, d'un myélome, d'un lymphome, d'une leucémie lymphoïde chronique, d'un cancer solide ;
- traitement d'une infection : foyer infectieux profond, endocardite, infection virale (VHB, VHC, VIH), d'une syphilis, d'une infection parasitaire (paludisme, filariose, bilharziose) ;
- interruption d'un traitement médicamenteux (**D-pénicillamine**, **AINS**, etc.) ;
- prise en charge d'un diabète, d'une drépanocytose, d'une toxémie gravidique, d'une HTA maligne (parfois compliqués de syndrome néphrotique).

TRANSPLANTATION RÉNALE (1)

La transplantation rénale doit être envisagée chez tout patient insuffisant rénal avancé, dialysé ou non, pourvu qu'il soit motivé, et que le bénéfice attendu soit supérieur aux risques induits par l'intervention et les traitements immunosuppresseurs. Comparativement à l'hémodialyse et à la dialyse péritonéale, la transplantation rénale prolonge la survie des patients, est moins contraignante et plus économique.

Contre-indications

- Absolues

Cancer métastatique
Pathologie psychiatrique rendant la prise des **immunosuppresseurs** incertaine
Juste avant la greffe : cross match positif

- Relatives

Risque > bénéfice (grand âge, comorbidité lourde)

- Temporaires

Infection évolutive
Antécédent de cancer < 5 ans

Préparation du receveur

- Information complète et loyale du patient : avantages et risques de la transplantation rénale dans son cas.
- Détermination du risque de récidive de la néphropathie initiale sur le greffon.
- Étude complète du dossier médical, guidant la prescription d'examens complémentaires (*cf.* Tableau).

En fonction des résultats, le transplanteur peut :

– autoriser la transplantation ;
– déconseiller la transplantation ;
– préconiser un traitement préalable.

À titre d'exemples : néphrectomie d'un ou des rein(s) propre(s) (polykystose importante, infection chronique) ; correction d'une uropathie ; cure d'un anévrisme aortique ; revascularistion coronaire ; traitement d'une hépatite virale chronique.

Examens complémentaires

Immunologie	Phénotypage érythrocytaire, RAI, groupage HLA, anticorps ANTI-HLA
Cœur	Coronaropathie ? Insuffisance cardiaque ? Valvulopathie ? ECG, échographie cardiaque ± scintigraphie myocardique ± coronarographie si > 50 ans
Aorte et axes vasculaires	Anévrisme aortique ? Athérome ? Axes iliaques (avant anastomoses) ? Échographie et Doppler vasculaire ± scanner iliaque sans iode
Appareil urinaire	Diurèse résiduelle ? Uropathie malformative (conditionne l'anastomose urétérale) ? - Cystographie sus-pubienne (hommes) ou rétrograde (femmes) - Échographie rénale et vésicale, ECBU - PSA
Infections	Antécédents de tuberculose ? Risque parasitaire ? Hépatite virale chronique ? - Éradication des foyers infectieux chroniques ORL/stomatologiques - Sérologies VIH, VHB, VHC, CMV, EBV, HHV8, HTLV, toxoplasmose, TPHA-VDRL
Tube digestif	Ulcère ? Diverticulose ? Discuter FOGD et colonoscopie
Consultations	ORL, stomatologie, gynécologie (systématiques) ; psychiatrie (si antécédents)

IMMUNOSUPRESSEURS (TRANSPLANTATION) (1)

Azathioprine

IMURELl					
Transplantation : 5 mg/kg/j puis 1 à 4 mg/kg/j (entretien), 1 à 3 prises Autres indications : 1 à 2,5 mg/kg/j	50 cp. pell. 25 mg 100 cp. pell. 50 mg 1 fl. 50 mg	9,50 26,59 HOP	I I I	100 % 100 %	0,19 0,27

PROPRIÉTÉS

Analogues des bases puriques à action cytotoxique et antiproliférative (agit sur les immunodépressions par action sur les cellules hématopoïétiques et les lymphocytes T).

Résorption digestive complète, transformation en mercaptopurine, dégradation par la xanthine-oxydase, puis élimination urinaire (métabolite peu mais myélotoxique).

Demi-vie = 5 h.

INDICATIONS

Prévention du rejet des organes transplantés (en association avec d'autres immunosuppresseurs).

Maladies auto-immunes et inflammatoires (en particulier les formes corticorésistantes ou corticodépendantes afin de réduire la posologie des corticoïdes) : lupus érythémateux disséminé, polyarthrite rhumatoïde sévère, myasthénie, hépatite auto-immune, purpura thrombopénique idiopathique, anémie hémolytique acquise auto-immune, sclérodermie, pemphigus, dermatomyosite, polymyosite, périartérite noueuse, maladie de Crohn, rectocolite hémorragique.

CONTRE-INDICATIONS

Grossesse.

Hypersensibilité connue au produit.

PRÉCAUTIONS D'EMPLOI

Éviter le contact prolongé des comprimés avec la peau.

Éviter l'exposition solaire.

Surveiller l'hémogramme de façon hebdomadaire les 2 premiers mois, puis tous les 3 mois : diminuer ou arrêter en cas de leucopénie < 2 500/mm ^{3}ou de thrombopénie < 100 000/mm ^{3}, en particulier en cas d'insuffisance hépatique ou rénale (utiliser une faible posologie initiale).

Le dosage sanguin des 6TGN (6-thioguanines nucléotides) permet de mieux adapter la posologie.

EFFETS INDÉSIRABLES

Leucopénie dose-dépendante, réversible en 1 à 2 sem. (thrombopénie et anémie plus rares).

Sensibilité aux infections, fréquence accrue des cancers cutanés (en cas d'exposition solaire) et des tumeurs malignes.

Alopécie réversible.

Hépatite cholestatique.

Rarement : troubles digestifs (nausées, vomissements, diarrhée), hypersensibilité (fièvre et frissons, vertiges, éruption cutanée, arthralgies, pancréatite, pneumopathie, troubles du rythme).

Pas d'altération de la fertilité.

INTERACTIONS MÉDICAMENTEUSES

Inhibiteurs de l'uricosynthèse (**allopurinol**) : risque d'aplasie médullaire imposant une réduction de posologie (75 %) et une surveillance hématologique accrue.

Curarisants : antagonisme (curares non dépolarisants) ou agonisme (curares dépolarisants).

Cytostatiques : effets additifs sur l'hématopoïèse.

Vaccins vivants atténués.

> Surveillance d'un patient sous ***IMUREL***
> - NFS hebdomadaire pendant 2 mois puis
> - NFS tous les 3 mois minimum.
> - Diminution ou arrêt du traitement si leucopénie < 2 500/mm^3 ou thrombopénie < 130 000/mm^3.
> - Diminuer la posologie en cas d'insuffisance hépatique ou rénale.

TRANSPLANTATION RÉNALE (2)

Choix du donneur

Rein de cadavre

- Le receveur est inscrit sur la liste d'attente du centre de transplantation qui le suit ; l'inscription est confirmée par l'Agence de biomédecine. Le patient doit être contactable à tout moment.

Conditions de prélèvement du donneur
– Certificat de mort encéphalique établi par deux médecins (dont un réanimateur) n'appartenant pas à l'équipe de prélèvement.
– Sérologies VHB, VHC et VIH négatives.
– Donneur non inscrit au registre de refus du prélèvement d'organes.

- Prélèvement (multi-organes en règle) par une équipe spécialisée dans un établissement agréé.
- Conservation du rein dans un soluté spécial réfrigéré à 4 °C (ischémie froide, 36 h max).
- Détermination des groupes sanguin et tissulaire, transmis à l'EFG qui identifie les receveurs les plus compatibles.
- Choix du receveur qui est contacté par son néphrologue :
– en l'absence de contre-indication temporaire ;
– si le *cross-match* est négatif.

Donneur vivant apparenté

La transplantation peut être planifiée et il n'y a pas de délai d'attente.
Le donneur est le plus souvent un frère ou une sœur (HLA identique dans 25 % des cas, HLA semi-identique dans 50 % des cas) ou le père ou la mère (HLA semi-identique).

Conditions de prélèvement du donneur
– Motivation spontanée et sincère du donneur.
– Présence de deux reins, absence de néphropathie.
– DFG mesuré > 80 mL/min.
– Consentement confirmé devant le juge du tribunal de grande instance.

La greffe

En fosse iliaque (droite le plus souvent) : anastomoses vasculaires sur les vaisseaux iliaques ; anastomose urétéro-vésicale avec montage antireflux et sonde JJ de protection transitoire ; anastomose urétéro-urétérale possible (sauf si reflux), avec ablation du rein propre sus-jacent si la diurèse résiduelle est importante (sinon, simple ligature).

Traitement immunosuppresseur préventif du rejet

Indispensable, poursuivi à vie, utilisant une association d'**immunosuppresseurs** (fortes doses initialement puis doses d'entretien). Les associations sont variables et souvent protocolaires. La plus classique est la triple immunosuppression :
– **corticoïdes** : **méthylprednisolone** IV (***SOLUMÉDROL***) les premiers j puis **prednisone** (***CORTANCYL***) *per os*, 1 mg/kg les 10 premiers j puis dégression progressive jusqu'à 0,15 à 0,25 mg/kg/j ;
– antimétabolite : soit **mycophénolate mofétil** (***CELLCEPT***), soit **azathioprine** (***IMUREL***) ;
– inhibiteur de la calcineurine : soit **ciclosporine** (***SANDIMMUN*** ou ***NÉORAL***), soit **tacrolimus** (***PROGRAF***). Ce dernier serait efficace dans la prévention des rejets résistants ou récidivants sous **ciclosporine**, mais serait plus néphrotoxique à long terme.

En induction de greffe, des **anticorps monoclonaux** antirécepteurs à l'IL-2 sont régulièrement utilisés : **basiliximab** (***SIMULECT***), **daclizumab** (***ZENAPAX***) ; les **anticorps polyclonaux antilymphocytaires** (***THYMOGLOBULINE***) sont réservés aux patients à haut risque immunologique de rejet.

IMMUNOSUPRESSEURS (TRANSPLANTATION) (2)

Ciclosporine

SANDIMMUN					
5 mg/kg ; 2 à 15 mg/kg/j en 2 prises	50 caps. 25 mg	56,41	I	100 %	1,13
	50 caps. 50 mg	109,05	I	100 %	2,18
	50 caps. 100 mg	213,61	I	100 %	4,27
	1 fl. 50 mL (100 mg/mL)	213,61	I	100 %	213,61
2 à 5 mg/kg/j en perf. continue sur 24 h	10 amp. 50 mg	HOP	I		
	10 amp. 250 mg	HOP	I		
NÉORAL					
5 mg/kg ; 2 à 15 mg/kg/j en 2 prises	60 caps. 10 mg	25,90	I	100 %	0,43
	60 caps. 25 mg	60,62	I	100 %	1,01
	60 caps. 50 mg	117,48	I	100 %	1,96
	60 caps. 100 mg	230,09	I	100 %	3,83
	30 fl. 50 mL (100 mg/mL)	193,01	I	100 %	6,43

TRANSPLANTATION RÉNALE (3)

Insuffisance rénale aiguë immédiate

• Tubulopathie transitoire (+++), favorisée par une ischémie prolongée du greffon : impose la poursuite temporaire de la dialyse.
• Hypovolémie.
• Complication chirurgicale, dépistée par l'échographie + Doppler : urinaire (obstacle, fuite) ou vasculaire (thrombose artérielle ou veineuse).
• Rejet hyperaigu : dû à la présence d'anticorps anti-HLA ayant échappé au *cross-match*. Immédiat (rein violet après déclampage), il nécessite la détransplantation ; retardé (< J15, anurie fébrile, pas de vascularisation rénale décelable en écho-Doppler ou scintigraphie, du fait de lésions vasculaires intenses visibles sur l'artériographie et/ou l'histologie) : lourde immunosuppression (Ig IV, anticorps antilymphocytaires, échanges plasmatiques) mais résultats décevants.

Insuffisance rénale retardée

Il faut évoquer les causes précédentes, mais aussi les deux cas suivants :
• Le rejet aigu : dû à l'infiltration du greffon par les lymphocytes du receveur, il survient dans les premiers mois, révélé par une élévation de la créatininémie (± gros rein douloureux, fièvre et réduction de diurèse). Le diagnostic repose sur l'histologie rénale et l'élimination des autres causes d'insuffisance rénale aiguë.
Le traitement par **méthylprednisolone** IV (3 j de suite) puis corticothérapie orale renforcée est généralement efficace.
En cas de corticorésistance et dans les formes sévères, les anticorps antilymphocytaires sont associés aux stéroïdes.
• La néphrotoxicité de la **ciclosporine** ou du **tacrolimus**.

Insuffisance rénale progressive tardive

• Rejet chronique : la biopsie rénale révèle une fibrose interstitielle et une endartérite fibreuse. L'évolution est à terme défavorable, conduisant à la reprise des dialyses.
• Toxicité de la **ciclosporine** ou du **tacrolimus**.
• Conséquences rénales de l'HTA du transplanté.
• Récidive de la néphropathie initiale.

Infections

Citons ici les infections opportunistes qui bénéficient volontiers d'un traitement préventif durant les 3 premiers mois après la greffe :
– pneumocystose (et infections urinaires) : ***BACTRIM FORTE***, 1 cp./j ;
– herpès et infection à CMV : ***ZOVIRAX*** ;
– candidose : ***FUNGIZONE*** *per os*.

Autres

Toxicité des **immunosuppresseurs**.
• HTA : 60 % des transplantés.
• Athérome accéléré et ses conséquences cardiovasculaires.
• Complications métaboliques : diabète, ostéoporose, goutte, polyglobulie.
• Tumeurs (40 % après 20 ans de greffe) : cancers cutanés +++ (éviter l'exposition solaire), lymphomes, tumeurs solides.

IMMUNOSUPRESSEURS (TRANSPLANTATION) (3) – PHARMACOLOGIE

PROPRIÉTÉS

Immunosuppresseur inhibiteur de la calcineurine. Peptide interagissant avec la ciclophiline ; le complexe inhibe l'activité de la calcineurine, induisant un arrêt réversible et sélectif de la production d'IL-2 par les lymphocytes CD4. Les fonctions phagocytaires et l'hématopoïèse sont préservées. Biodisponibilité après absorption digestive d'environ 30 %, forte fixation aux lipides plasmatiques, métabolisation hépatique, puis élimination biliaire (demi-vie de 8 à 14 h). Ayant permis d'améliorer considérablement les résultats des allogreffes d'organes et de moelle osseuse (inhibition des réactions immunitaires allogéniques : rejet de la greffe, réaction du greffon contre l'hôte) et également certaines pathologies auto-immunes.

INDICATIONS

Transplantation d'organes (en association aux corticoïdes et à l'azathioprine, dans la prévention du rejet).
Greffe de moelle osseuse (prévention ± traitement du rejet, et de la réaction du greffon contre l'hôte).
Utilisable dans le traitement des psoriasis, dermatite atopique, polyarthrite rhumatoïde, uvéites (formes graves et résistantes) ; aplasie médullaire (si allogreffe impossible) ; syndrome néphrotique idiopathique corticodépendant ou corticorésistant.

CONTRE-INDICATIONS

Grossesse : éviter si possible.
Allaitement : déconseillé.
Hypersensibilité connue à la **ciclosporine**.
Affection maligne récente ou évolutive.
Infection évolutive.

PRÉCAUTIONS D'EMPLOI

Surveillance régulière du taux de **ciclosporine** (80 à 250 ng/mL dans le sang total) pour adaptation posologique.
Surveiller la fonction rénale et hépatique.

EFFETS INDÉSIRABLES

Insuffisance rénale aiguë tubulaire (après transplantation rénale, précoce, dose-dépendante, réversible) ou vasculaire (syndrome hémolytique et urémique) ; insuffisance rénale chronique progressive (après plusieurs années, fibrose interstitielle).
Hépatites cholestatiques, hypertension artérielle, infections opportunistes, pseudo-lymphomes, tumeurs cutanées.
Hypertrichose, acné, alopécie, hypertrophie gingivale, œdème facial, troubles digestifs (anorexie, nausées, vomissements, diarrhée), neurologiques (convulsions, encéphalopathies, paresthésies ou dysesthésies des extrémités, tremblements), ostéoarticulaires (goutte, algodystrophie).
Hyperkaliémie, hyperuricémie, dyslipémie.
Réactions allergiques (excipient des formes injectables).

INTERACTIONS MÉDICAMENTEUSES

Risque d'hyperkaliémie : **diurétiques épargneurs de potassium**.
Risque de rhabdomyolyse en association à certaines **statines**.
Risque de sous-dosage : **anticonvulsivants**, **antituberculeux**.
Risque de surdosage : jus de pamplemousse, **amiodarone**, **antagonistes calciques** (sauf **amlodipine**), **antifongiques**, **macrolides** et apparentés (sauf **spiramycine**), **inhibiteurs protéasiques**.
Risque accru de néphrotoxicité : **tacrolimus**, **aminosides**, **amphotéricine B**, **ganciclovir**.
Éviter les vaccins à virus vivants atténués.
Déconseillées : **érythromycine**, **nifédipine**, **melphalan** à forte dose.
Précautions : **amiodarone**, **antagonistes calciques** (sauf **amlodipine**), **colchicine**, inducteurs enzymatiques, inhibiteurs de l'HMG-CoA réductase, **fluconazole**, **kétoconazole**, **itraconazole**, macrolides et apparentés (sauf **spiramycine**), **méthotrexate**, **octréotide**.
À prendre en compte : **cimétidine**, **aminosides**, **amphotéricine B** IV, œstroprogestatifs et œstrogènes, corticoïdes, **diurétiques**, triméthoprime, **norfloxacine**, vaccins à virus vivants atténués.

IMMUNOSUPRESSEURS (TRANSPLANTATION) (4)

■ Mycophénolate mofétil

CELLCEPT					
Transplantés rénaux : 1 g x 2/j dans les 3 j suivant la greffe Transplantés cardiaques : 1,5 g x 2/j dans les 5 j suivant la greffe	100 gél. 250 mg 50 cp. 500 mg 32 doses 1 g/5 mL (pour susp. buv.) 4 fl. 500 mg inj. IV	56,02 56,02 194,42 HOP	I I I I	100 % 100 % 100 %	0,56 1,12 6,08

■ Acide mycophénolique

MYFORTIC					
Transplantés rénaux : 720 mg x 2/j débuté dans les 3 j suivant la greffe	120 cp. 180 mg 120 cp. 360 mg	136,22 266,74	I I	100 % 100 %	1,14 2,22

PROPRIÉTÉS

Immunosuppresseur, inhibiteur de l'inosine monophosphate déshydrogénase : la synthèse des purines, effet cytostatique plus marqué sur les lymphocytes B et T.

Lié à 97 % à l'albumine plasmatique, transformé en MPA (forme active, seule dosable, non dialysée), puis en MPAG (inactif, éliminé dans l'urine à 90 %).

INDICATIONS

Prévention du rejet aigu d'organe après allogreffe rénale ou cardiaque, en association avec la **ciclosporine** et les corticoïdes.

CONTRE-INDICATIONS

Hypersensibilité au **mycophénolate mofétil** ou à l'acide mycophénolique.

Déficits héréditaires rares de l'hypoxanthine guanine-phosphoribosyl transférase (HGPRT) tels que le syndrome de Lesch-Nyhan et le syndrome de Kelley-Seegmiller.

PRÉCAUTIONS D'EMPLOI

Réduire la dose de 50 % chez les sujets âgés.

Si le débit de filtration glomérulaire est < 25 mL/min/1,73 m², la dose maximale sera de 1 g/j.

Envisager l'interruption en cas de neutropénie.

Limiter l'exposition au soleil et aux rayons UV.

Surveiller l'apparition d'une neutropénie : numération globulaire hebdomadaire le 1er mois, x 2/mois au cours des 2e et 3e mois, puis x 1/mois la 1re année.

Contacter le médecin en cas d'infection, ecchymose ou saignement.

Éviter les vaccins vivants atténués.

Prudence en cas d'affection évolutive du tube digestif et du cycle entérohépatique, car l'efficacité de ***CELLCEPT*** pourrait être diminuée.

Grossesse : tératogénicité chez l'animal, pas de données humaines disponibles.

Allaitement : passage dans le lait chez l'animal, pas de données humaines disponibles.

EFFETS INDÉSIRABLES

Dominés par les troubles digestifs : gastralgies, nausées.

Leucopénie, infections (en association avec la **ciclosporine** et les **corticoïdes**).

Risque accru de lymphome et d'autres tumeurs malignes (cutanées).

INTERACTIONS MÉDICAMENTEUSES

Aciclovir et **ganciclovir** : augmentation de la concentration des 2 produits.

Antiacides : diminution de l'absorption du **mycophénolate mofétil**.

Colestyramine : diminution de la concentration de **mycophénolate mofétil**.

IMMUNOSUPRESSEURS (TRANSPLANTATION) (5)

Tacrolimus

PROGRAF					
Transplantés rénaux : A. 0,2-0,3 mg/kg/j PO en 2 prises 12 h après la greffe E. : 0,3 mg/kg/j en 2 prises PO Traitement du rejet : augmentation de la posologie du **tacrolimus** et des corticoïdes	50 gél. 0,5 mg 50 gél. 1 mg 50 gél. 5 mg	68,44 103,31 471,93	I I I	100 % 100 % 100 %	1,37 2,07 9,44
PROGRAF injectable Si voie orale impossible : 0,01-0,05 mg/kg/24 h IVSE	10 amp. 5 mg/mL	HOP			
MODIGRAF					
Idem ***PROGRAF***	50 sach. 0,2 mg 50 sach. 1 mg	68,44 323,97	I I	100 % 100 %	1,37 6,48

PROPRIÉTÉS

Le **tacrolimus** est un immunosuppresseur très puissant qui inhibe la formation des lymphocytes cytotoxiques lesquels sont principalement responsables du rejet du greffon. Il supprime l'activation des lymphocytes T et la prolifération T-dépendante des lymphocytes B.

INDICATIONS

Prévention du rejet aigu d'organe après allogreffe rénale, hépatique ou cardiaque.
Traitement du rejet de l'allogreffe résistant à un traitement par d'autres traitements immunosuppresseurs.

CONTRE-INDICATIONS

Hypersensibilité au **tacrolimus**.
Galactosémie congénitale, syndrome de malabsorption du glucose ou du galactose, déficit en lactates.

PRÉCAUTIONS D'EMPLOI

Limiter l'exposition au soleil et aux rayons UV.
Surveiller PA, ECG, bilan neurologique et visuel, glycémie à jeun, NFS, hémostase, fonction rénale et hépatique.
Surveiller la concentration plasmatique du **tacrolimus** en cas de diarrhée pour adapter la posologie.

EFFETS INDÉSIRABLES

Anémie, leucopénie, coagulopathie.
Hyperglycémie, diabète, hyper ou hypokaliémie, hypocalcémie, hyponatrémie.
Anxiété, confusion, dépression, convulsion, AVC.
Troubles neurosensoriels.
Insuffisance cardiaque, dyspnée.
Diarrhée, pancréatite, ascite.
Insuffisance rénale.
Rash, prurit, syndrome de Lyell.
Leucopénie, infections (en association avec la **ciclosporine** et les **corticoïdes**).
Risque accru de lymphome et d'autres tumeurs malignes (cutanées).

INTERACTIONS MÉDICAMENTEUSES

Inhibiteurs du CYP3A4 : **antifongiques** (**kétoconazole**, **fluconazole**, **voriconazole**), **érythromycine**, **clarithromycine**, **josamycine**, **inhbiteur de la protéase du VIH**, **nifédipine**, **nicardipine**.
Inducteurs du CYP3A4 : **rifampicine**, **phénytoïne**, **millepertuis**.
Contraceptifs stéroïdiens : diminution de leur clairance par le **tacrolimus**.

IMMUNOSUPRESSEURS (TRANSPLANTATION) (6)

■ Sirolimus

RAPAMUNE					
Transplantés rénaux : Dose de charge à J1 (3 à 15 mg) puis 1 à 5 mg/j *per os* : obtenir une concentration sérique de 3 à 10 ng/mL	30 cp. 0,5 mg 30 cp. 1 mg 30 cp. 2 mg 30 mL sol. 1 mg/mL	65,50 127,24 249,19 249,19	I I I I	100 % 100 % 100 % 100 %	2,18 4,24 8,31 8,31

PROPRIÉTÉS

Le **sirolimus** est un inhibiteur de mTOR. Il bloque la transduction du signal lymphocytaire en aval de l'IL-2. Sa demi-vie est très prolongée (57 h). Outre son action immunosuppressive, il s'agit d'un agent antiprolifératif et antiangiogénique. Un éventuel bénéfice antitumoral est en cours d'étude.

INDICATIONS

Prévention du rejet aigu d'organe après allogreffe rénale.

CONTRE-INDICATIONS

Hypersensibilité au **sirolimus**.
Grossesse et allaitement : éviter.

PRÉCAUTIONS D'EMPLOI

Éviter en cas de reprise retardée de fonction rénale et en cas de tubulopathie aiguë (inhibe la tubulogenèse réparative), et autour d'une intervention chirurgicale (retarde nettement la cicatrisation).
Réduire les doses de 30 % en cas d'insuffisance hépatique.
Surveiller la concentration plasmatique.
Limiter l'exposition au soleil et aux rayons UV.

EFFETS INDÉSIRABLES

Dyslipémie (50 %).
Troubles digestifs (env. 30 %) : diarrhée, constipation, douleurs, nausées, vomissements.
Anémie (23 à 37 %), thrombocytopénie (13 à 30 %).
Aphtes, acné, rash cutané.
Retard de cicatrisation.
Pneumopathie interstitielle.
Insuffisance rénale.
Arthralgies.
Cephalées.
Tremblements.
Risque accru d'infections (notamment urinaires).

INTERACTIONS MÉDICAMENTEUSES

Inhibiteurs du CYP3A4 : **antifongiques** (**kétoconazole**, **fluconazole**, **voriconazole**), **érythromycine**, **clarithromycine**, **josamycine**, **inhbiteur de la protéase du VIH**, **nifédipine**, **nicardipine**.
Inducteurs du CYP3A4 : **rifampicine**, **phénytoïne**, millepertuis.
Contraceptifs stéroïdiens : diminution de leur clairance par le **sirolimus**.

IMMUNOSUPRESSEURS (TRANSPLANTATION) (7)

Évérolimus

CERTICAN					
Transplantés rénaux : A. : 0,75 mg x 2/j à débuter dès que possible après la transplantation À administrer en même temps que la **ciclosporine** À prendre avec un verre d'eau et ne pas écraser	60 cp. 0,1 mg 60 cp. 0,25 mg 60 cp. disp. 0,25 mg 60 cp. 0,5 mg 60 cp. 0,75 mg	43,93 104,20 104,20 204,10 302,36	I I I I I	100 % 100 % 100 % 100 % 100 %	0,73 1,74 1,74 3,40 5,04

PROPRIÉTÉS

L'**évérolimus** est un inhibiteur du signal de prolifération qui prévient le rejet d'allogreffes. Il exerce son effet immunosuppresseur en inhibant la prolifération et l'expansion clonale des cellules T activées par des interleukines spécifiques de la cellule T comme l'IL-2 et l'IL-15. L'**évérolimus** inhibe également la fonction mTOR qui joue un rôle dans le métabolisme, la croissance et la prolifération cellulaire. L'effet de l'**évérolimus** ne se limite pas aux cellules T : il inhibe, de manière générale, la prolifération stimulée par facteur de croissance des cellules tant hématopoïétiques que non hématopoïétiques, telles que, par exemple, les cellules musculaires lisses vasculaires.

L'**évérolimus** est métabolisé par l'isoenzyme CYP3A4 dans le foie.

INDICATIONS

Prévention du rejet d'organe chez les patients adultes présentant un risque immunologique faible à modéré recevant une allogreffe rénale ou cardiaque. L'**évérolimus** doit être utilisé en association avec de la **ciclosporine** sous forme de microémulsion et des corticoïdes.

CONTRE-INDICATIONS

Hypersensibilité à l'**évérolimus** et au **sirolimus**.

Grossesse et allaitement.

Absence de contraception féminine orale efficace.

Intolérance au galactose.

Déficit en lactase.

Malabsorption glucose, galactose.

PRÉCAUTIONS D'EMPLOI

Surveillance des concentrations résiduelles dans le sang en cas d'insuffisance hépatique sévère.

Éviter l'exposition au soleil et UV.

Infections opportunistes plus fréquentes (pneumocystose).

Surveillance de la fonction rénale, de la cholestérolémie et de la triglycéridémie.

EFFETS INDÉSIRABLES

Infections virales, bactériennes, fongiques.

Leucopénie, anémie, troubles de la coagulation, syndrome hémolytique et urémique, purpura thrombopénique.

Épanchement péricardique, pleural, pneumopathie.

Douleurs abdominales, diarrhée, nausée, vomissements, élévation des transaminases.

Œdème de Quincke, éruption cutanée.

Tumeur maligne, lymphome, syndrome lymphoprolifératif, cancer cutané.

INTERACTIONS MÉDICAMENTEUSES

L'association d'**évérolimus** et d'inhibiteurs (p. ex. **kétoconazole**, **itraconazole**, **voriconazole**, **clarithromycine**, **télithromycine**, **ritonavir**) ou inducteurs (p. ex. **rifampicine**, **rifabutine**) puissants du CYP3A4 n'est pas recommandée.

ANTICORPS MONOCLONAL (TRANSPLANTATION)

Basiliximab

SIMULECT					
Transplantés rénaux : A. : 1 dose de 20 mg IV 2 h avant la greffe, 2e dose 4 j après la greffe E. < 35 kg : 1 dose de 10 mg 2 h avant, 2e dose de 10 mg 4 j après la greffe	10 mg pdre + solv. 20 mg pdre + solv.	HOP HOP	I I		

PROPRIÉTÉS

Le **basiliximab** est un anticorps monoclonal dirigé contre la chaîne α du récepteur de l'IL-2 (récepteur exprimé à la surface des lymphocytes T en réponse à une stimulation antigénique) ; il se lie spécifiquement à CD25 à la surface des lymphocytes T, ce qui empêche la liaison de l'IL-2, signal de prolifération des lymphocytes T au cours de la réponse immunitaire impliquée dans le rejet de l'allogreffe.

INDICATIONS

Prévention du rejet aigu d'organe après allogreffe rénale.

CONTRE-INDICATIONS

Hypersensibilité au **basiliximab**.

Grossesse et allaitement : éviter.

Absence de contraception féminine orale efficace.

PRÉCAUTIONS D'EMPLOI

Réservé à la greffe rénale.

EFFETS INDÉSIRABLES

Constipation, nausées, diarrhée.

Infection urinaire, infections respiratoires hautes.

Œdèmes des membres inférieurs.

Hypertension artérielle, anémie, céphalées.

Hyperkaliémie, hypercholestérolémie, élévation de la créatinine.

Prise de poids.

Réactions d'hypersensibilité : éruption cutanée, urticaire, bronchospasme, œdème pulmonaire, insuffisance respiratoire et cardiaque, syndrome d'extravasation capillaire.

Lymphome, syndrome lymphoprolifératif.

INTERACTIONS MÉDICAMENTEUSES

Aucune.

Neurologie

SOMMAIRE

MALADIES

MÉDICAMENTS

NOTES

HYPERTENSION INTRACRÂNIENNE

L'hypertension intracrânienne (HTIC) :
– est une urgence diagnostique et thérapeutique ;
– impose un transfert en urgence en milieu neurochirurgical ;
– est une contre-indication à la ponction lombaire.

Mise en condition

- Libération des voies aériennes supérieures et ventilation optimale
- Voie veineuse périphérique, scope.
- **TDM cérébrale en urgence** (si besoin contacter le service de neurochirurgie de garde).

Traitement médical

Mesures générales

- Position demi-assise.
- Classiquement, oxygénothérapie nasale à fort débit (6 L/min).
- Intubation et ventilation assistée si coma profond ou irrégularités respiratoires, notamment en hyperventilation pouvant contribuer à la diminution de la pression intracrânienne (PCO_2 entre 20 et 30 mmHg).
- Limitation des apports hydriques (500 à 1 000 mL/24 h), en évitant le sérum glucosé.
- Traitement antipyrétique si besoin.

Traitement antiœdémateux

Son indication varie selon l'étiologie de l'HTIC.

► *Corticoïdes*

Utilisés surtout dans les tumeurs cérébrales (primitives ou secondaires) et les abcès du cerveau. On les évite dans les AVC mais on peut les utiliser dans les HTIC secondaires à un traumatisme crânien ou tumorales.

Ex : **prednisolone** (***SOLUMÉDROL***) 120 à 500 mg/j en IV lente.

► *Antiœdémateux hyperosmolaires*

Pour les HTIC sévères dues à un AVC ou un traumatisme crânien, en cas de signes d'engagement.

Mannitol (***MANNITOL***) 20 % : 0,25 à 1 g/kg à passer en 20 min.

Attention aux contre-indications et aux effets secondaires : risque d'œdème aigu du poumon chez l'insuffisant cardiaqueet troubles hydro-électrolytiques.

Autres traitements médicamenteux

Les **barbituriques** à fortes doses sont utilisés en cas de résistance aux traitements classiques, chez un patient intubé et ventilé en unité de soins intensifs.

Traitement chirurgical

Dépend de l'étiologie.

- Hémicraniectomie décompressive dans les cas d'AVC sylviens malins ou craniectomie sous-occipitale dans certains AVC cérébelleux.
- Dérivation ventriculo-externe parfois dans les AVC cérébelleux, avec surveillance continue de la pression intracrânienne.

ANTIŒDÉMATEUX CÉRÉBRAL

■ Mannitol

MANNITOL					
Flacon à 10 % (10 g/100 mL) 500 à 1 000 mL/24 h en IVL Flacon à 20 % (20 g/100 mL) 250 à 500 mL/24 h en IVL	1 fl. 250 mL (10 %) 1 fl. 250 mL (20 %) 1 fl. 500 mL (10 %) 1 fl. 500 mL (20 %)	HOP HOP HOP HOP			

PROPRIÉTÉS

Substances osmotiques actives, ne diffusant pas dans les espaces extracellulaires, non métabolisées et sécrétées par filtration glomérulaire sans réabsorption. Action antiœdémateuse au niveau cérébral et de la chambre antérieure de l'œil, rapide et prolongée.
Action diurétique (diurèse osmotique).

INDICATIONS

HTIC.
Traitement d'urgence des hypertonies oculaires aiguës.

CONTRE-INDICATIONS

Absolue : hyperosmolarité plasmatique ou déshydratation intracellulaire.
Relative : insuffisance cardiaque.

PRÉCAUTIONS D'EMPLOI

Solution hypertonique 20 % à utiliser avec précaution, en perfusion sur 20 min.
Surveiller l'équilibre hydroélectrolytique en cas d'utilisation prolongée.

EFFETS INDÉSIRABLES

Risque d'œdème du poumon en cas d'insuffisance cardiaque ou de surdosage.

HÉMATOME EXTRADURAL

Collection de sang entre le crâne et la dure-mère, siégeant le plus souvent en temporopariétal.

C'est une urgence extrême neurochirurgicale. Le pronostic vital immédiat est en jeu.

Le diagnostic est évoqué sur la clinique (valeur de l'intervalle libre après un traumatisme crânien) et confirmé par le scanner cérébral. On complètera systématiquement par un scanner de la charnière cervico-occipitale.

Conduite à tenir immédiate

Mise en condition

- Voie veineuse de bon calibre.
- Libération des voies aériennes supérieures, intubation et ventilation assistée si nécessaire.
- Laisser à jeun car patient « chirurgical ».

Mesures associées

Traitement de l'HTIC : position proclive, restriction hydrique et parfois ***MANNITOL***.

Surveillance

Tous les 1/4 h pendant les premières heures :

- pouls, pression artérielle ;
- conscience, score de Glasgow ;
- pupilles ;
- examen neurologique rapide.

Traitement neurochirurgical

Il doit être réalisé en urgence, d'autant plus que l'intervalle libre a été court. Le délai de prise en charge conditionne le pronostic.

En neurochirurgie

Après transfert en SAMU. Réalisation d'un volet osseux centré sur le trait de fracture, évacuation de l'hématome, hémostase de l'artère méningée moyenne. Puis exploration, nettoyage de la dure-mère, repositionnement du volet et drainage.

Aux urgences

Par un chirurgien généraliste si le délai de transfert est trop important. Réalisation d'un trou de trépan, sous anesthésie générale, permettant l'évacuation de l'hématome par aspiration. Le patient est ensuite transféré en neurochirurgie.

HÉMATOME SOUS-DURAL

Il s'agit d'un épanchement de sang entre la dure-mère et l'arachnoïde, d'origine veineuse, suite à la rupture d'une veine cortico-durale.
Les indications du traitement d'un hématome sous-dural dépendent :
– de son caractère aigu ou chronique ;
– du retentissement clinique de l'hématome s'il s'agit d'un hématome sous-dural chronique ;
– du terrain sur lequel il survient (sujet jeune ou âgé).

Dans tous les cas

Il s'agit d'une urgence neurochirurgicale.

- Contacter le service de neurochirurgie de garde.
- Laisser à jeun, bilan préopératoire.
- Traitement symptomatique : Il est identique à celui de l'hématome extradural : réanimation du patient et traitement de l'HTIC.

Hématome sous-dural aigu

Urgence neurochirurgicale extrême.

Le plus souvent chez le sujet jeune, après un traumatisme crânien violent (accident de la voie publique).
Évacuation neurochirurgicale en urgence.

Hématome sous-dural chronique

Sa prise en charge est différente car :
– il survient le plus souvent chez le sujet âgé ou chez l'alcoolique chronique ;
– son installation est le plus souvent progressive, l'intervalle libre pouvant être très long (jusqu'à plusieurs mois) ;
– le traitement dépend du retentissement clinique et scanographique de l'hématome.

Évacuation en urgence

► *Indications*

Retentissement important de l'hématome :
– clinique : hypertension intracrânienne, déficit focal, troubles de la vigilance ;
– scanographique : effet de masse important.

► *Modalités*

En service de neurochirurgie, par 1 ou 2 trous de trépan.

Traitement médical

► *Indications*

Hématome de petite taille ayant un retentissement clinique discret et n'entraînant pas d'effet de masse au scanner cérébral.

► *Modalités*

Surveillance hospitalière en service de neurologie ou de neurochirurgie.
Hydrocortisone 20 à 30 mg/j. La durée du traitement dépend de la réponse clinique surveillée par les scanners itératifs.
Hydratation abondante, 2 à 3 L/j avec régime normosodé.

Complications

- Récidives postopératoires fréquentes.
- Crises comitiales rares. Pas de traitement préventif.

HÉMORRAGIE MÉNINGÉE PAR RUPTURE D'ANÉVRISME (1)

Principes

Il s'agit d'une urgence diagnostique et thérapeutique nécessitant un transfert immédiat en milieu neurochirurgical.

> Toute suspicion d'hémorragie méningée doit faire pratiquer un scanner cérébral sans injection en urgence, la ponction lombaire n'étant indiquée que s'il est normal.

À court terme, le traitement visera à éviter deux complications majeures : la récidive du saignement et le spasme.

L'échelle de la WFNS (*cf.* Tableau) est utilisée pour évaluer la gravité de l'hémorragie et le pronostic à moyen et long terme. Ainsi un patient admis sans trouble de la conscience a un taux de survie de 87 % et de 28 % s'il est dans le coma.

Échelle clinique de l'hémorragie sous-arachnoïdienne de la WFNS (*World Federation of Neurological Surgeons*)

GRADE	SYMPTOMATOLOGIE
I	Glasgow à 15 et absence de déficit moteur
II	Glasgow entre 14 et 13 et absence de déficit moteur
III	Glasgow entre 14 et 13 et existence d'un déficit moteur
IV	Glasgow entre 12 et 7 et absence ou existence d'un déficit moteur
V	Glasgow entre 6 et 3 et absence ou existence d'un déficit moteur

Mise en condition

Hospitalisation en urgence

Dans un service de réanimation, par transport médicalisé, dans un centre spécialisé multidisciplinaire avec services de neurochirurgie et neuroradiologie interventionnelle.

Repos strict

Au lit, avec le minimum de stimulation (lumineuse ou sonore). Voie veineuse périphérique. Monitorage suivant la gravité, de la pression artérielle par cathéterisme, du débit cardiaque, de la pression intracrânienne.

Bilan biologique préopératoire

Bilan vasculaire

Angioscanner multibarettes cérébral, au décours du scanner sans injection.

Si cet examen est négatif, il faut réaliser une artériographie cérébrale des 4 axes qui reste l'examen de référence. En cas de négativité (vasospasme ou hématome), l'examen doit être renouvellé après 8 j.

Exclusion de l'anévrisme

C'est une urgence, à réaliser au plus tard dans les premières 72 h par voie microchirurgicale ou endovasculaire afin de prévenir un saignement précoce. Le choix de la thérapeutique est pris après décision multidisciplinaire (neuroréanimateur, neuroradiologue interventionnel et neurochirurgien).

Neuroradiologie interventionnelle

C'est l'exclusion de l'anévrisme par voie endovasculaire, en respectant l'artère porteuse et en remplissant le sac anévrismal de petites spires ou « coils ». Technique la plus fréquemment utlisée.

INHIBITEUR CALCIQUE SÉLECTIF DU CANAL CALCIQUE LENT

■ Nimodipine

NIMOTOP					
360 mg/j *per os* en 6 prises	90 cp. 30 mg	46,10	I	65 %	0,51
1 à 2 mg/h IVSE à adapter à la PA	1 fl. sol. perf. 10 mg/50 mL	HOP	I		

PROPRIÉTÉS

Inhibiteur calcique sélectif du canal calcique lent, ayant un effet vasodilatateur supérieur aux autres inhibiteurs calciques.

Absorption rapide, effet de premier passage hépatique, fixation aux protéines plasmatiques, demi-vie de 2 h, élimination biliaire.

INDICATIONS

Prévention et traitement du vasospasme des artères cérébrales secondaire à une hémorragie méningée.

CONTRE-INDICATIONS

Grossesse : innocuité non démontrée.

PRÉCAUTIONS D'EMPLOI

Utiliser avec prudence la forme injectable en cas d'insuffisance hépatique, d'insuffisance cardiaque ou de troubles de conduction.

Utiliser avec prudence en cas d'œdème cérébral ou d'HTIC.

EFFETS INDÉSIRABLES

Céphalées, rougeur du visage, troubles digestifs, diminution modérée de la tension artérielle, élévation transitoire des transaminases.

INTERACTIONS MÉDICAMENTEUSES

Association contre-indiquée : **disulfirame** (soluté injectable contenant de l'alcool).

Associations déconseillées : autres **inhibiteurs calciques**, **méthyldopa**, **dantrolène** injectable.

HÉMORRAGIE MÉNINGÉE PAR RUPTURE D'ANÉVRISME (2)

Traitement chirurgical

Il permet d'exclure l'anévrisme par pose d'un clip sur son collet. Cela afin de prévenir des complications (nouveau saignement, spasme) dont le pronostic est toujours grave. Il peut aussi s'associer à l'évacuation d'un hématome, dans ce cas le patient est plus rapidement opéré.

Contre-indications opératoires :
- âge > 70 ans ;
- forme très grave.

Traitement médical

Prévention de l'ischémie cérébrale

► *Contrôle de la pression artérielle*

Objectif de pression artérielle moyenne (PAM) à 100 mmHg. L'introduction d'un **antihypertenseur** doit être progressive.

► *Contrôle de la volémie et des électrolytes (natrémie)*

Sérum physiologique 30 à 50 mL/kg/j si pas d'insuffisance cardiaque et correction des déséquilibres sodés (hypo ou hypernatrémie).

► *Traitement du vasospasme*

Survient entre le 4e et le 14e j. Responsable d'une ischémie cérébrale. On le recherche par Doppler transcrânien.

> La **nimodipine** a fait la preuve de son efficacité dans la prévention et le traitement du spasme artériel secondaire à une hémorragie méningée

Inhibiteur calcique, **nimodipine** (***NIMOTOP***) : 60 mg *per os* toutes les 4 h pendant 3 sem. en absence de vasospasme et 6 sem. en cas de vasospasme. À instituer dès que possible. La forme IV n'est pas recommandée car risque d'hypotension systémique.

Mesures générales préventives

► *Antalgiques*

Paracétamol (***PERFALGAN***) 2 g x 3/j IV. Si besoin **morphiniques** avec posologie croissante.

► *Contrôle de la glycémie*

Maintenir une glycémie entre 6 et 10 mmol/L.

► *Contrôle de la température*

Paracétamol.

► *Mesures gastro-intestinales*

Prévention de l'ulcère de stress : **antiémétiques**, **métoclopramide** (***PRIMPÉRAN***) 10 mg x 2/j en IV. Antiulcéreux : **oméprazole** (***MOPRAL***) 40 mg x 2/j en IV.

► *Mesures anticomitiales*

En cas de crise : **benzodiazépine**, **clonazépam** (***RIVOTRIL***).
Pas de traitement préventif systématique.

► *Prévention thromboembolique*

Compressions pneumatiques intermittentes des mollets.

► *Lutte contre les facteurs d'HTIC*

- **Laxatifs.**
- **Antitussifs** si besoin.

Surveillance

Elle est indispensable, doit être rapprochée, médicale et paramédicale.
- Pouls, pression artérielle, conscience, pupilles toutes les 2 h.
- Examen neurologique par un médecin 2 fois/j, recherchant un déficit focal.

La surveillance est aussi paraclinique : scanner cérébral à la moindre aggravation de l'examen neurologique, à la recherche d'un spasme artériel, d'une récidive hémorragique ou d'une hydrocéphalie.

Traitement des complications

- Hématome : évacuation neurochirurgicale en urgence.
- Hydrocéphalie dans les premières 48 h : dérivation ventriculaire externe.
- Complications cardiovasculaires : défaillance cardiaque gauche, troubles du rythme.
- État de mal épileptique : *cf.* Épilepsie.

HÉMORRAGIES CÉRÉBRALES (1)

Traitement général

En USINV de préférence au moins dans les premières 24 h car risque d'aggravation avec parfois necessité de transfert en réanimation pour intubation (troubles de la vigilance).
Surveillance (*cf.* Ischémie cérébrale aiguë).
Voie veineuse : sérum physiologique.

Traitement de l'hypertension artérielle

- Si antécédent d'HTA ou HVG à l'ECG : traitement si PAS > 180 mmHg et/ou PAD > 105 mmHg. Cibler PA à 160/100 mmHg ou PAM à 120 mmHg.
- Si pas d'HTA connue : traitement si PAS > 160 mmHg et/ou PAD > 95 mmHg. Cibler PA à 150/90 mmHg ou PAM à 110 mmHg :

– **labétolol** (***TRANDATE***) IV ; bolus de 5 à 20 mg toutes les 15 min puis 2 mg/min. Contre-indiqué si défaillance cardiaque ;
– **urapidil** (***EUPRESSYL***) IV ; bolus de 12,5 à 25 mg puis 5-40 mg/h. Contre-indiqué si ischémie coronarienne ;
– **nicardipine** (***LOXEN***) IVSE, pas de bolus. 5-15 mg/h. Contre-indiqué si défaillance cardiaque, ischémie coronarienne, sténose aortique sévère.

Le relais *per os* pourra se faire dans les 24 à 72 h quand le patient est stable.

Traitement de l'hyperthermie

Antipyrétiques.

Traitement de l'hyperglycémie

Cf. Ischémie cérébrale aiguë.

Prévention et traitement des complications

Hypertension intracrânienne

Élévation de la tête de 30° par rapport au corps.
Mannitol 20 % : 0,25 à 1 g/kg à passer en 20 min, en cas de dégradation neurologique ou d'engagement. Le bolus peut être répété en attendant que le patient soit transféré en neurochirugie ou en réanimation.
D'autres mesures sont envisageables en milieu réanimatoire.
Drainage chirurgical de l'hématome.

Crises d'épilepsie

Pas de traitement préventif, en l'absence de crise. Peut se discuter en cas d'hématome lobaire.
Traitement dès la 1re crise : **benzodiazépine** puis relais IV par **fosphénytoïne** ou **lévétiracétam**. Durée 30 j au minimum.

Complications thromboemboliques veineuses

Bas de contention et compressions pneumatiques intermittentes dès le début.
HBPM, à partir de la 24e heure à 1/2 dose préventive puis à dose préventive pleine au 3e j.

HÉMORRAGIES CÉRÉBRALES (2)

Traitement spécifique

Neurochirurgical

Si hématome cérebelleux de plus de 2-3 cm avec signes de compression du tronc ou HTIC par hydrocéphalie. Dans ce cas, drainage ventriculaire externe si hydrocéphalie.

À discuter si hématome supratentoriel à moins de 1 cm de la surface et dégradation de la vigilance (Glasgow entre 9 et 12).

Correction des troubles de la coagulation

Liés à une maladie hématologique, des traitements anticoagulants ou une thrombolyse.

- Si hémorragie cérébrale (HC) sur héparinothérapie : **sulfate de protamine**, dose à adapter au temps depuis l'arrêt de l'héparine en ne dépassant pas 5 mg/min et dose totale de 50 mg.
- Si HC sur traitement anticoagulant : arrêter le traitement, et proposer :
  – **vitamine K** ampoule à 10 mg : 1/2 à 1 amp. *per os* de préférence ou IVL car risque de réactions anaphylactiques ;
  – **et** concentré de complexes prothrombiques : **PPSB** (***OCTAPLEX***) 10-30 U/kg. Le plasma frais congelé doit être évité car il nécessite de grandes quantités de liquides.

L'objectif est d'obtenir un INR < 1,5.

La reprise ultérieure du traitement se discute au cas par cas. Un délai de 10 à 14 j est souhaitable.

Si HC sur traitement antiaggrégant plaquettaire : pas de traitement spécifique. Reprise du traitement ultérieur à discuter au cas par cas.

Prévention secondaire

Traitement de l'HTA.

Sevrage en alcool.

SCORE DE GLASGOW

Largement utilisé en pratique courante, c'est un moyen simple et rapide d'évaluer un patient comateux et d'en assurer la surveillance.

Score de Glasgow

Ouverture des yeux (E) :	Spontanée	4	
	Stimulation verbale	3	
	Stimulation douloureuse	2	
	Absente	1	
Réponse motrice (M) :	Sur ordre	6	TOTAL :
	À la douleur, orientée	5	Score 15 => normal
	À la douleur, retrait	4	Score 14-10 => sommolence ou coma léger
	À la douleur, flexion anormale	3	
	À la douleur, extension	2	Score 9-7 => coma lourd
	Absente	1	Score 6-3 => coma profond
Réponse verbale (V) :	Appropriée	5	
	Confuse	4	
	Incohérente	3	
	Incompréhensible	2	
	Absente	1	

ACCIDENT ISCHÉMIQUE TRANSITOIRE RÉCENT (1)

Définition : un accident ischémique transitoire (AIT) est un épisode bref de dysfonctionnement neurologique dû à une ischémie focale cérébrale ou rétinienne dont les symptômes cliniques durent typiquement moins d'une heure sans preuve d'infarctus aigu à l'imagerie.

On parle d'AIT récent lorsqu'il date de moins d'une semaine.
Le pronostic immédiat est donc spontanément favorable. Le traitement aura comme objectif de prévenir la survenue d'un accident ischémique constitué (risque de récidive de 2,5 à 5 % à 48 heures et de 5 à 10 % à 1 mois).

Hospitalisation

Au mieux en USINV si AIT récidivants ou survenant sous antiaggrégants plaquettaires et/ou score ABCD2 > 6 (*cf.* Ischémie cérébrale aiguë).

Réalisation d'une imagerie cérébrale

Si possible IRM cérébrale avec séquence de diffusion et ARM du polygone de Willis ou scanner cérébral sans injection. L'IRM ne montre pas d'ischémie aiguë, elle élimine une hémorragie, un diagnostic différentiel. Elle doit être réalisée dans un second temps s'il n'y a eu qu'un scanner.

Il faut réaliser l'imagerie au mieux dans les 12 h [1].

Premier bilan étiologique

Recherche d'une sténose athéromateuse des vaisseaux du cou

Réalisation en urgence d'un écho-Doppler des troncs supra-aortiques et d'un Doppler transcrânien si possible. Peut être complété par par une ARM ou un angioscanner (intêret pour les sténoses vertébro-basilaires). En cas de suspiscion de dissection, IRM cervicale avec coupes axiales.

Cardiaque

Recherche d'une arythmie par fibrillation auriculaire à l'interrogatoire, à l'auscultation et sur l'ECG. Recherche de signes d'infarctus.
Échographie cardiaque en urgence si suspicion de thrombose d'une valve mécanique, d'endocardite, de dissection aortique. Sinon différée éventuellement associée à une échographie par voie transœsophagienne.

Autres

Hémogramme, plaquettes, CRP, glycémie, bilan lipidique, TP et TCA, CPK.
Selon l'orientation étiologique (sujet jeune) : ponction lombaire, protéines C et S, bilan immunologique.

ANTIAGRÉGANTS PLAQUETTAIRES

Clopidogrel

PLAVIX					
Initiation : dose de charge de 1 cp. à 300 mg dans le cadre d'un évènement aigu Entretien : 1 cp./j à 75 mg	30 cp. 75 mg 50 cp. 75 mg 30 cp. 300 mg	24,46 HOP HOP	I I I	65 %	0,82

Dipyridamole + acide acétylsalicylique

ASASANTINE LP					
2 gél./j	60 gél. 200 mg/25 mg	13,74	II	65 %	0,23

PROPRIÉTÉS

Inhibiteurs de l'agrégation plaquettaire et de la libération de certains facteurs plaquettaires, entraînant un allongement du temps de saignement dès le 2e j.

Résorption rapide, élimination urinaire.

INDICATIONS

Prévention secondaire des accidents ischémiques cérébraux (***PLAVIX*** et ***ASASANTINE LP***).

Prévention des accidents ischémiques majeurs, notamment coronariens, chez les patients présentant une artérite des membres inférieurs (stade de claudication intermittente) pour le ***PLAVIX***.

CONTRE-INDICATIONS

Syndromes hémorragiques, ulcère évolutif.

Troubles de l'hémostase avec allongement du temps de saignement.

Insuffisance hépatique sévère et hypersensibilité à la molécule pour le ***PLAVIX***.

PRÉCAUTIONS D'EMPLOI

PLAVIX : pas d'effets secondaires hématologiques, donc pas de surveillance biologique.

ASASANTINE LP : éviter chez l'asthmatique et le BPCO.

Grossesse et **allaitement** : innocuité non établie.

EFFETS INDÉSIRABLES

Dipyridamole et **clopidogrel** : *cf.* Cardiologie.

Dypiridamole + acide acétylsalicylique : céphalées, douleurs épigastriques, nausées, diarrhées, saignements.

INTERACTIONS MÉDICAMENTEUSES

Associations déconseillées : tout médicament anticoagulant, **AINS**, **méthotrexate** > 15 mg/sem. et **uricosuriques** pour l'***ASASANTINE LP***.

Les **inhibiteurs de la pompe à protons** et en particulier l'**oméprazole** pourraient diminuer l'efficacité du **clopidogrel**.

ACCIDENT ISCHÉMIQUE TRANSITOIRE RÉCENT (2)

Traitement en urgence

Aspirine

Si pas de contre-indication : 160 à 300 mg. En cas d'impossibilité de réalisation de l'imagerie dans l'immédiat, de façon exceptionnelle, il est possible de prescrire l'**aspirine** sans imagerie [1] car le bénéfice attendu est supérieur au risque d'aggraver une éventuelle hémorragie.

► *Indications*

- AIT sur sténose athéromateuse non chirurgicale.
- AIT sur dissection artérielle.
- AIT sur foramen ovale perméable.

Endartériectomie

Si l'AIT est lié à une sténose athéromateuse ≥ 70 % de la bifurcation carotide, l'endartériectomie carotidienne est à envisager rapidement (dans les 15 j).

Traitement anticoagulant

► *Modalités*

HBPM ou **héparine sodique** (***HÉPARINE CHOAY***) 400 UI/kg/j IVSE (TCA entre 2 et 2,5 fois le témoin).

Relais ensuite par **antivitamines K** ou nouvel anticoagulant (*cf.* Prévention secondaire).

► *Indications*

- AIT sur fibrillation auriculaire.
- AIT sur thrombus sur valve mécanique ou intracardiaque.
- AIT lié à un thrombus intraluminal.

CONSENSUS

[1] Prise en charge initiale d'un accident ischémique transitoire récent, *HAS*, 2007.

ISCHÉMIE CÉRÉBRALE AIGUË (1)

Le but du traitement est, à la phase aiguë, au mieux de lever l'occlusion artérielle et dans tous les cas de limiter l'extension des lésions.

Hospitalisation en urgence

Tout patient suspect d'AVC doit être hospitalisé en urgence par le SAMU, le SMUR, les pompiers [1]. Au mieux, en unité de soins intensifs de neurologie vasculaire (USINV), parfois en réanimation [2]. L'heure de début doit être demandée ++, le score NIHSS est évalué par le médecin urgentiste en préhospitalier et transmis au neurologue.

Si le déficit a regressé (AIT), le risque de récidive est évalué par le score ABCD2.

Score ABCD2

Âge	> 60 ans	1 point
Blood pressure (pression artérielle)	PAS > 140 mmHg et/ou PAD ≥ 90 mmHg	1 point
Clinique	Hémiparésie	2 points
	Trouble du langage sans hémiparésie	1 point
Durée des symptômes	< 10 min	0 point
	10-59 min	1 point
	≥ 60 min	2 points
Diabête	Oui	1 point
	Total	7 points

Risque d'infarctus cérébral dans la semaine :

- 35 % si score de 6 points,
- 16,3 % si score de 5 points,
- 2,2 % si score ≤ 4.

Les patients à haut risque, les AIT récidivants ou survenant sous **antiagrégants plaquettaires** sont orientés vers les USINV en priorité.

Le patient est attendu, examiné avec nouvelle évaluation du score NIHSS [3], prélevé (hémogramme, glycémie, ionogramme, hémostase, D-dimères, troponine, hémocultures si fièvre ou valve cardiaque. Un ECG est réalisé. Une voie veineuse périphérique est posée sur le membre sain.

Il doit bénéficier sans attendre si possible d'une IRM cérébrale (étude du parenchyme) et ARM du polygone de Willis (étude des vaisseaux) sinon d'un scanner cérébral sans injection qui élimine une hémorragie. L'IRM permet de voir de façon plus précocément l'infarctus. Si l'IRM ne montre pas d'ischémie aiguë, il s'agit d'un AIT.

En cas d'AIT, d'accident ischémique consitué (AIC) mineur, d'accident fluctuant ou évolutif, les vaisseaux doivent être examinés dans les 48 h par écho-Doppler des troncs supra-aortiques et trascrânien, ARM des troncs supra-aortiques ou angioscanner.

ISCHÉMIE CÉRÉBRALE AIGUË (2)

Mesures thérapeutiques spécifiques

Reperméabiliser l'artère occluse

► *Thrombolyse par voie intraveineuse*

Réservé aux patients hospitalisés en USINV. Effet favorable démontré pour le traitement de l'infarctus cérébral de moins de 4 h 30. Elle doit être réalisée le plus tôt possible.

Modalités

Altéplase (***ACTILYSE***) 0,9 mg/kg (max : 90 mg) ; 10% de la dose en 1 min, puis 90 % de la dose en IVSE sur 60 min. Sur 2e voie veineuse et si < 270e min après l'installation des troubles.

Surveillance des constantes et score NIHSS/15 min pendant 2 h puis /30 min pendant 6 h puis /h pendant 16 h.

Pas d'antithrombotique dans les 24 h qui suivent le traitement.

Contre-indications

Cf. Contre-indications générales. Mais aussi, si déficit neurologique mineur (NIHSS < 4) ou sévère (NIHSS > 25), regression des symptômes, handicap neurologique préexistant (dépendant, non ambulatoire), dissection intracrânienne, si infarctus étendu de masse > 1/3 territoire de l'artère cérébrale moyenne, ponction lombaire de moins d'une semaine, femmes enceintes et post-partum (< 14 j).

Elle peut être envisagée au-dessus de 80 ans en ne dépassant pas 3 h de délai. Si âge < 18 ans, l'indication se fait au cas par cas.

La pression artérielle doit être contrôlée : PAS < 185 mmHg et PAD < 110 mmHg (*cf.* Prise en charge de l'HTA).

► *Thrombolyse par voie intra-artérielle*

Au cas par cas, après concertation neurologue vasculaire/neuroradiologue interventionnel. Délai jusqu'à 6 h pour une occlusion de l'artère cérébrale moyenne voire au-delà pour une occlusion du tronc basilaire (hors AMM).

Prévenir les récidives ischémiques précoces

► *Traitements antiagrégants plaquettaires*

À débuter le plus précocement, en l'absence de contre-indication. Retardée de 24 h si thrombolyse.

Aspirine 160 à 300 mg/j *per os* ou IVD. Ex : **aspirine** (***ASPÉGIC***) 250 mg.

Si contre-indication à l'**aspirine** (allergie, ulcère gastroduodénal évolutif) : **clopidogrel** (***PLAVIX***) 4 cp. à l'arrivée puis 1 cp./j.

L'association **aspirine** et **clopidogrel** est proposée dans les cas de récidive ischémique sous **aspirine** dans les sténoses athéromateuses serrées non accessibles à l'endartériectomie ou en cas d'angioplastie cérébrale en urgence avec mise en place de stent.

ISCHÉMIE CÉRÉBRALE AIGUË (3)

► *Traitements anticoagulants*

À doses curatives.

HBPM : dosage de l'activité anti-Xa si insuffisance rénale ou sujet âgé (cible de 0,5, à 1) ou **héparine standard** IVSE, si contre-indication aux **HBPM**, les premiers jours puis relais par **héparine calcique** (*CALCIPARINE*) SC en 2 à 3 inj./j pour obtenir un TCA entre 1,5 à 2 fois le témoin.

– Retardées de 24 h si thrombolyse IV.

– Surveillance clinique, NFS et hémostase (TCA, activité anti-Xa) et clairance de la créatinine si > 75 ans.

– Contre-indications : troubles de conscience, NIHSS > 15, infarctus massif, hémorragie sur le scanner, endocardite infectieuse et myxome de l'oreillette gauche. Contre-indications générales des anticoagulants.

– Indications : **en cas d'AIT ou d'AIC minime, avec à chaque fois évaluation du risque de transformation hémorragique**.

• Fibrillation auriculaire, le délai d'introduction du traitement anticoagulant est variable :

– dès le 1er j si AIT ou AIC avec lésion ischémique peu étendue et sans composante hémorragique. Relais par **AVK** (*COUMADINE*) à partir de J7 avec INR cible entre 2 et 3 ;

– si AIC étendu avec saignement minime ou absent, associer **aspirine** et **HBPM** préventif et scanner de contrôle à J7. Si la clinique est stable et s'il n'y a pas de transformation hémorragique : relais par **AVK** ;

– plus tardivement si transformation hémorragique ou hématome intra-infarctus ; retarder alors de plusieurs semaines jusqu'à disparition du saignement en proposant initialement uniquement **HBPM** à dose préventive.

• Cardiopathies à haut risque embolique (prothèse valvulaire mécanique, thrombus intracardiaque, valvulopathie mitrale rhumatismale). Traitement à débuter ou rééquilibrer dès que possible.

• Sténoses athéromateuses serrées (dissection ou athérome) avec retentissement hémodynamique intracrânien.

• Thromboses veineuses cérébrales (même en cas de lésions hémorragiques).

Traitement neurochirurgical

Hémicraniectomie décompressive dans les 24-48 h d'un infarctus sylvien malin, après discussion collégiale, chez un sujet présentant un score de NIHSS > 16, des troubles de la vigilance dès les premières heures et volume de l'infarctus > 145 cm³ en diffusion à l'IRM.

Dérivation ventriculaire externe ou craniectomie sous occipitale décompressive pour les infarctus cérébelleux œdémateux et compressifs du cervelet.

ISCHÉMIE CÉRÉBRALE AIGUË (4)

Mesures thérapeutiques générales

Surveillance

Médicale par le score NIHSS et infirmière : pouls, pression artérielle, fréquence respiratoire, et saturomètre (O_2 capillaire) en continu. Température et glycémie capillaire/6 h, diurèse/j à adapter ensuite.

Mesures neuroprotectrices

- Lutte contre l'hypoperfusion cérébrale ; position à plat jusqu'à la réalisation de l'écho-Doppler cervical sauf si encombrement respiratoire ou troubles de la vigilance importants. Respect de l'HTA.
- Lutte contre l'hypertension intracrânienne ; surélever la tête de 30° par rapport au plan du lit, restriction hydrique, traitement symptomatique des vomissements. Exceptionnellement, **mannitol**. Pas de **corticoïde**. Traitement antiépileptique d'action rapide si crise d'épilepsie.
- Lutte contre l'hypoxie ; oxygène si saturation en O_2.
- Lutte contre l'hyperthermie ; **paracétamol** si température > 38 °C.
- Lutte contre l'hyperglycémie ; perfusion avec sérum physiologique et insulinothérapie si glycémie ≥ 10 mmol/L.

Prise en charge de l'hypertension artérielle

Pour la thrombolyse, la pression doit être contrôlée (PAS < 185 mmHg ou PAD < 110 mmHg) ; on utilise la voie IVSE : **nicardipine** (***LOXEN***) en débutant par 1 mg/h et en augmentant si nécessaire ou **urapidil** (***EUPRESSYL***), **labétalol** (***TRANDATE***).

Si pas de thrombolyse, respect de l'HTA afin de favoriser la perfusion cérébrale.

Ne rajouter un traitement que si la PA est très élevée : PAS > 220 mmHg ou PAD > 120 mmHg. La baisse de la PA doit alors être toujours progressive et modérée (PAS > 140 mmHg).

Prévention et détection précoce des complications

► *Troubles de la déglutition*

À rechercher systématiquement avant toute alimentation. Si AIT, ou AIC modéré, alimentation normale. Si AIC sylvien ou syndrome de Wallenberg, à jeun 24 à 48 h puis sonde nasogastrique.

► *Thrombose veineuse profonde et embolie pulmonaire*

Si patient alité ou hémiplégique. **Bas antithrombotique**, **héparine de bas poids moléculaire (HBPM)** à dose préventive pour haut risque, ex : **daltéparine sodique** (***FRAGMINE***) 5 000 UI/j en SC et mobilisation précoce. Retardée de 24 h après thrombolyse.

► *Troubles du rythme cardiaque AC/FA*

– FC < 120/min et bonne tolérance : surveillance simple ;

– FC > 120/min et/ou mauvaise tolérance : ralentir la fréquence cardiaque par **digoxine** 1/2 à 1 amp. IVL puis **digoxine** 1/2 à 1 cp./j selon la fonction rénale associé à un traitement de l'insuffisance cardiaque ;

– réduction spontanée de la FA ou FA < 6 h prouvée : dose de charge d'**amiodarone**.

► *Rétention aiguë d'urine et infection urinaire*

► *Escarres de décubitus*

Rééducation

Dès que possible, motrice et orthophonique [3].

CONSENSUS

[1] Accident vasculaire cérébral : prise en charge précoce, *HAS*, 2009.

[2] Accident vasculaire cérébral chez l'adulte et l'enfant : prise en charge par le réanimateur, *SRLF*, 2010.

[3] Accident vasculaire cérébral : méthodes de rééducation de la fonction motrice chez l'adulte, *HAS*, 2012.

SCORE NIHSS (1)

Niveau de vigilance spontanée	Vigilance normale, réponses aisées	0
	Non vigilant, éveillable par stimulations mineures	1
	Non vigilant, stimulations répétées pour maintenir attention	2
	Non vigilant, aréactif ou réponse reflexe, motrice ou autonome	3
Réponse verbale (mois et âge)	Réponses adaptées aux 2 questions	0
	Réponse adaptée à 1 question	1
	Aucune réponse correcte	2
Exécution ordre simple (ouvrir/fermer les yeux, serrer/relâcher la main)	Exécute les 2 tâches correctement	0
	Exécute 1 tâche correctement	1
	N'exécute aucune tâche correctement	2
Oculomotricité (mouvements horizontaux)	Normale	0
	Paralysie partielle	1
	Paralysie complète ou déviation forcée	2
Champ visuel (tester les 2 yeux)	Normal	0
	Hémianopsie partielle	1
	Hémianopsie complète	2
	Double hémianopsie (incluant cécité corticale)	3
Paralysie faciale (faire montrer les dents, lever les sourcils et fermer les yeux)	Mouvement normal et symétrique	0
	Paralysie mineure (asymétrie lors sourire, sillon nasogénien effacé)	1
	Paralysie partielle (atteinte motrice faciale inférieure)	2
	Paralysie complète (absence de motricité uni ou bilatérale)	3

SCORE NIHSS (2)

Motricité du membre supérieur D (bras tendu 90 ou 45° pendant 10 s)	Normale	0
	Chute discrète sans heurter le lit ou autre support	1
	Effort contre pesanteur possible sans atteindre 90° ou 45°	2
	Ebauche de mouvement sans effort contre pesanteur, bras tombe	3
	Aucun mouvement	4
Motricité du membre supérieur G (bras tendu 90 ou 45° pendant 10 s)	Normale	0
	Chute discrète sans heurter le lit ou autre support	1
	Effort contre pesanteur possible sans atteindre 90 ou 45°	2
	Ébauche de mouvement sans effort contre pesanteur, bras tombe	3
	Aucun mouvement	4
Motricité du membre inférieur D (jambe à 30° pendant 5 s)	Normale	0
	Chute discrète sans heurter le lit ou autre support	1
	Effort contre pesanteur possible sans atteindre 30°	2
	Ébauche de mouvement sans effort contre pesanteur, bras tombe	3
	Aucun mouvement	4
Motricité du membre inférieur G (jambe à 30° pendant 5 s)	Normale	0
	Chute discrète sans heurter le lit ou autre support	1
	Effort contre pesanteur possible sans atteindre 30°	2
	Ébauche de mouvement sans effort contre pesanteur, bras tombe	3
	Aucun mouvement	4
Ataxie des membres (épreuve doigt-nez et talon-genou)	Absente	0
	Présente sur 1 membre	1
	Présente sur 2 membres	2

SCORE NIHSS (3)

Sensibilité	Normale	0
	Hypoesthésie minime à modérée	1
	Hypoesthésie sévère ou anesthésie (idem si pas de réponse ou coma)	2
Langage	Pas d'aphasie, langage normal	0
	Aphasie minime à modérée	1
	Aphasie sévère	2
	Mutique, aphasie globale ou coma	3
Dysarthrie	Absente	0
	Minime à modérée	1
	Sévère	2
	Patient intubé ou autre barrière physique	3
Extinction et négligence	Pas d'anomalie	0
	Négligence partielle (1 modalité sensorielle)	1
	Hémінégligence sévère	2
Total		

Bonne reproductibilité intra et interobservateur.
Utilisé en préhospitalier et dès l'arrivée du patient. Utilisable en télémédecine.

Bonne corrélation entre le score et le volume de l'infarctus.

ACCIDENT ISCHÉMIQUE CÉRÉBRAL – PRÉVENTION SECONDAIRE (1)

Après un accident ischémique cérébral, qu'il soit constitué ou transitoire, il faut mettre en route un traitement préventif des récidives dès la fin de la phase aiguë. Ce traitement s'inscrit dans la prévention vasculaire globale [1].

Le choix du traitement dépend de la cause de l'AVC mais aussi du terrain sur lequel il survient, en mesurant les bénéfices par rapport aux effets secondaires.

Traitement des facteurs de risque

- Traitement d'une hypertension artérielle principalement (premier facteur de risque des AIC). L'objectif est une pression artérielle < 140/90 mmHg (130/80 mmHg si diabète ou insuffisance rénale). À moduler si sténose carotidienne > 70 % ou occlusion d'une artère cervicale ou intracrânienne. S'assurer du contrôle de la pression artérielle par auto-mesure ou MAPA. On peut choisir des **diurétiques thiazidiques** ou une association de **diurétiques thiazidiques et inhibiteurs de l'enzyme de conversion** ou **ARA II**.
- Sevrage tabagique et en alcool.
- Réduction pondérale si obésité.
- Activité physique régulière.
- Arrêt de la pilule œstroprogestative (contraception par progestatif seule possible) et du traitement hormonal substitutif.
- Traitement par **statine**, par exemple l'**atorvastatine** si AIT ou AIC non cardioembolique et LDL-cholestérol ≥ 1 g/L. Traitement systématique si diabétique, ATCD coronarien ou artériopathie des membres inférieurs. La cible de LDL-cholestérol recommandée est < 1 g/L.
- Équilibre d'un diabète (objectif HbA1c < 6,5 %).
- Recherche et traitement d'un syndrome d'apnées du sommeil.

Traitements antithrombotiques

Traitement par antiagrégants plaquettaires

► *Aspirine*

Proposée en première intention dans les accidents ischémiques cérébraux liés à l'athérosclérose. Les doses recommandées se situent entre 75 mg et 160 mg/j.

Ex : ***KARDÉGIC*** 160 mg 1 sach./j.

Recommandé en cas de foramen ovale perméable isolé.

► *Clopidogrel (**PLAVIX**)*

Utilisé dans les mêmes indications que l'**aspirine**, mais généralement en 2e intention (allergie ou récidive d'un AVC).

Traitement anticoagulant

► *Indications*

- En cas de persistance d'une cardiopathie emboligène (FA non valvulaire paroxystique ou chronique, thrombus intracardiaque, prothèse valvulaire, rétrécissement mitral rhumatismal).
- En cas de thrombophlébite cérébrale, sans oublier le traitement étiologique et des complications (épilepsie, HTIC). Habituellement de 6 mois à 1 an.
- Surveillance régulière de l'INR, à adapter en fonction de la cardiopathie en cause.

► ***Antivitamines K***

pour toutes les indications.

► *Nouveaux anticoagulants* [2]

Pour la prévention des AVC en cas de fibrillation non valvulaire :

- si INR cible non obtenu malgré une bonne observance ;
- si **AVK** non toléré ;
- si surveillance biologique mal acceptée.

Ils présentent moins de risque d'hémorragie intracrânienne que les **AVK** mais n'ont pas de marqueur biologique ni antidote en cas de surdosage. La fonction rénale doit être évaluée et la posologie éventuellement adaptée.

- **Inhibiteur direct de la thrombine**, **dabigatran étexilate** (***PRADAXA***) à 300 mg/j en 2 prises quotidiennes. On utilisera une dose inférieure : 220 mg/j en 2 prises si âge > 75 ans, antécédents d'hémorragies, ou 75 mg/j si clairance de la créatinine à 30 mL/min.
- **Inhibiteur direct du facteur Xa**, **rivaroxaban** (***XARELTO***) 15 à 20 mg/j en une prise quotidienne ou **apixaban** (***ELIQUIS***) 5 à 10 mg/j en 2 prises.

ACCIDENT ISCHÉMIQUE CÉRÉBRAL – PRÉVENTION SECONDAIRE (2)

Endartériectomie

Indications actuelles

• Sténose symptomatique de la carotide interne extracrânienne > 70 % (critères NASCET) et si taux de morbimortalité de la chirurgie est < 6 %.

• Sténose symptomatique de la carotide interne extracrânienne entre 50 et 69 % : peut être recommandée chez un homme, si âge > 75 ans et si taux de morbimortalité de la chirurgie < 3 %.

• Sténose de l'artère vertébrale extracrânienne : si récidive AIT ou AIC malgré traitement médical maximal.

Contre-indications

• Contre-indication générale à l'anesthésie.

• Accident ischémique constitué récent (prise de contraste au scanner cérébral).

Angioplastie carotidienne ou vertébrale avec stent [3]

Nécessité d'associer **clopidogrel** et **aspirine** avant et au moins 1 mois après le stenting.

Après avis pluridisciplinaire en cas de :
– comorbidité majeure contre-indiquant la chirurgie ;
– sténose haut située non accessible ;
– sténose post-radique ;
– resténose après chirurgie carotidienne ;
– alternative à la chirurgie de l'artère vertébrale extracrânienne ;
– sténose de l'artère intracrânienne avec récidive d'AIT ou d'AIC malgré traitement médical maximal.

Cas particuliers

Traitement étiologique

S'il existe une maladie générale sous-jacente : corticothérapie en cas de vascularite cérébrale, saignées en cas de maladie de Vaquez, etc.

Autre indication des anticoagulants

Foramen ovale **avec** anévrisme du septum interauriculaire > 10 mm ou foramen ovale de grande taille ; le choix entre les **antiagrégants plaquettaires** et les **AVK** peut se discuter.

CONSENSUS

[1] Accident vasculaire cérébral invalidant, *HAS*, 2012.
[2] Fibrillation auriculaire non valvulaire : quelle place pour les anticoagulants oraux non antivitamine K ?, *HAS*, 2013.
[3] Prévention vasculaire après un infarctus cérébral ou un accident ischémique transitoire, *HAS*, 2008.

ÉPILEPSIE (1)

Il faut bien distinguer le traitement de la crise et le traitement de fond d'une épilepsie, dont les indications sont à discuter, visant à supprimer les crises et permettre une vie normale du patient.

Les contre-indications et les effets secondaires des médicaments, la situation psychologique et sociale du patient ainsi que le respect de certaines règles de prescription seront autant d'éléments à prendre en compte pour y parvenir.

Traitement de la crise convulsive

Mise en condition

- Protection des chocs pendant la chute ou la phase clonique, mise en position latérale de sécurité pendant la phase d'obnubilation post-critique.
- Libération des voies aériennes supérieures (aspiration, canule de Guédel).

Benzodiazépine

Clonazépam (*RIVOTRIL*) 1/2 amp. à 2 mg en IV lente, renouvelable 5 min plus tard. À faire si 2e épisode critique afin d'empêcher la récurrence ou si la crise > 3 min. Si malgré les 2 IV la crise se poursuit, il faut appeler le 15. À l'opposé, pas de traitement si la crise est isolée.

Traitement d'un facteur déclenchant

> Dans le cas particulier d'une crise survenant dans le cadre d'une rupture de traitement chez un épileptique connu, ne pas faire d'injection de **benzodiazépine** si la crise est passée et ne récidive pas, mais reprendre le traitement antérieur en associant une **benzodiazépine** le temps que le traitement de fond soit à nouveau efficace ; p. ex. : **clobazam** (***URBANYL***) 5 mg 1 cp. x 3/j pendant 8 j puis diminution et arrêt très progressif sur 10 j.

Traitement de fond

Ne doit être débuté que lorsque le diagnostic d'épilepsie est certain et documenté (clinique, EEG, IRM). Le traitement « d'épreuve » doit être évité.

Le but est de contrôler les crises et d'avoir le minimum d'effets indésirables. Le choix thérapeutique dépend d'une évaluation précise du type de crise et si possible du syndrome épileptique.

Devant une 1re crise, la mise en route d'un traitement de fond n'est pas systématique.

- S'il s'agit d'une crise « situationnelle », on ne traite pas.
- Si elle s'inscrit dans un syndrome épileptique bien défini ou si elle traduit une lésion hautement épileptogène de l'encéphale, on traitera d'emblée.
- Dans les autres cas, si le bilan paraclinique est négatif on peut attendre la survenue d'une 2e crise en l'expliquant au patient.

Principes

- Toujours débuter par une monothérapie dont le choix dépend du type de l'épilepsie, du profil d'activité de la molécule, des effets secondaires attendus.
- Instituer le traitement progressivement pour optimiser la tolérance, en particulier cognitive, d'autant que le sujet est âgé.
- Limiter le nombre de prises (au mieux 2/j).
- En cas d'échec du médicament utilisé : on augmente très progressivement les doses jusqu'à la dose maximale tolérée, puis on essaye un autre médicament, toujours en monothérapie.
- Après échec de toutes les monothérapies : on propose une bithérapie en prenant garde aux interactions médicamenteuses. Association à discuter au cas par cas en fonction du type d'épilepsie, de la tolérance et des contre-indications des médicaments.

ANTIÉPILEPTIQUES (1) – BENZODIAZÉPINES (1)

Diazépam

VALIUM ROCHE					
Voie IV lente ou IM : 10 à 20 mg Voie intrarectale : 0,5 mg/kg chez l'enfant Progressivement : 10 à 20 mg/j	6 amp. 10 mg/2 mL	2,40	I	65 %	0,40
	40 cp. séc. 2 mg	0,93	I	65 %	0,02
	100 cp. séc. 2 mg	HOP	I		
	40 cp. séc. 5 mg	0,98	I	65 %	0,02
	30 cp. séc. 10 mg	1,31	I	65 %	0,04
	600 gttes - fl. 20 mL (3 gttes = 1 mg)	2,28	I	65 %	0,00

Clonazépam

RIVOTRIL					
Voie IV lente ou IM : 1 à 2 mg Progressivement : 0,1 mg/kg/j	6 amp. 1 mL = 1 mg	3,94	I	65 %	0,66
	28 cp. quadrisec. 2 mg	1,40	I	65 %	0,05
	500 gttes 0,25 % (1 gtte = 0,1 mg)	1,49	I	65 %	0,00

Prescription réservée aux neurologues

Clobazam

URBANYL					
5 à 10 mg x 3/j en association avec le traitement de fond	30 gél. 5 mg	1,36	I	65 %	0,05
	30 cp. séc. 10 mg	2,96	I	65 %	0,10
	30 cp. séc. 20 mg	4,37	I	65 %	0,15

Midazolam

BUCCOLAM					
Assimilé aux stupéfiants	4 ser. 0,5 mL sol. bucc. 2,5 mg	84,52	I	65 %	21,13
	4 ser. 1 mL sol. bucc. 5 mg	84,52	I	65 %	21,13
	4 ser. 1,5 mL sol. bucc. 7,5 mg	84,52	I	65 %	21,13
	4 ser. 2 mL sol. bucc. 10 mg	84,52	I	65 %	21,13

ÉPILEPSIE (2)

Épilepsies généralisées idiopathiques

Épilepsies-absences de l'enfant

Acide valproïque (***DÉPAKINE***) 15 mg/kg/j en 2 prises *per os* puis augmenter jusqu'à 30 mg/kg/j progressivement s'il n'y a pas d'amélioration au bout de 15 j ou **lamotrigine** (***LAMICTAL***).

L'**éthosuximide** (***ZARONTIN***) 20 à 30 mg/kg/j en 2 prises peut être utilisé si les absences sont isolées et les effets secondaires surveillés.

L'efficacité ou non du traitement est jugée au bout de 2 mois à pleines doses. Le plus souvent (80 % des cas) l'efficacité du raitement est bonne, sans récidive. En cas d'échec de deux monothérapies : **lamotrigine + acide valproïque** ou **éthosuximide + acide valproïque**.

L'arrêt du traitement se fait à l'adolescence, progressivement, si absence de crise depuis plus de 18 mois et si l'EEG est normal. Puis surveillance régulière de l'EEG.

Épilepsie myoclonique juvénile bénigne

Acide valproïque ou **lamotrigine**, s'il s'agit d'une jeune fille, l'arrêt du traitement entraîne dans 90 % des cas une récidive obligeant à maintenir le traitement très longtemps.

Épilepsie avec crise généralisée tonicoclonique du réveil

Lamotrigine si jeune fille.

En cas d'échec, association de 2 molécules : au choix suivant le patient, l'âge, le sexe : **acide valproïque**, **lamotrigine** ou **lévétiracétam**.

Épilepsie partielle

En première intention : **oxcarbazépine** (***TRILEPTAL***) 600 à 2 400 mg/j en 2 prises, souvent bien toléré : surveiller éventuel SIADH ; ou **carbamazépine** (***TÉGRÉTOL***) 600 à 1 200 mg/j en 2 prises ; surveillance cutanée et biologique (NFS et bilan hépatique). Peuvent aussi être proposées la **lamotrigine**, le **lévétiracétam** (***KEPPRA***). Moins fréquemment, **gabapentine** (***NEURONTIN***).

En 2e intention on choisira une monothérapie dans ces médicaments, le **topiramate** (***EPITOMAX***) ou encore le **valproate de sodium** ou la **phénytoïne** (***DI-HYDAN***).

Bithérapie en cas d'échec ; nombreuses associations possibles souvent entre un **antiépileptique** classique et une nouvelle molécule (**lacosamide**, **eslicarbazépine**, **zonisamide**)

Éducation et prise en charge sociale du patient

> Elle est indispensable pour une bonne observance du traitement.

- Explication du traitement :
  - traitement de fond, au long cours ;
  - à prendre régulièrement, pas d'arrêt intempestif ;
  - pas d'associations médicamenteuses sans avis médical.
- Éviter les facteurs favorisants :
  - alcool ;
  - fatigue, conseiller un rythme de vie régulier ;
  - lumière intermittente (ordinateurs, boîtes de nuit).

Activités dangereuses

Alpinisme, plongée, parachutisme.

Les autres sports sont cependant possibles.

Activités légalement interdites

- Contre-indication relative à la conduite de tous les véhicules, interdiction formelle de la conduite de poids lourds (permis C) et de véhicules collectifs (permis D), compatibilité temporaire pour les véhicules légers (commission d'aptitude).
- Armée.

Arrêt d'un traitement de fond

Il n'est pas systématique mais peut être proposé en l'absence de crise depuis au moins 2 ans.

Il doit être prudent, extrêmement progressif (plusieurs mois) après information éclairée du patient et jamais contre son gré.

Une surveillance EEG permet souvent de prévoir les récidives (le plus souvent la première année).

En cas de récidive des crises, le traitement est généralement repris à la dose minimale efficace, *a priori* définitivement.

Certains syndromes épileptiques se prêtent mal à l'arrêt du traitement : épilepsie myoclonique juvénile, épilepsies partielles dont l'équilibration a été difficile, épilepsies sur lésions cérébrales.

ANTIÉPILEPTIQUES (2) – BENZODIAZÉPINES (2)

PROPRIÉTÉS

Benzodiazépines : effet anticonvulsivant, anxiolytique, et myorelaxant. Action rapide par voie intrarectale et intraveineuse, demi-vie de 32 à 38 h, élimination urinaire. Non inducteur enzymatique.

INDICATIONS

Épilepsie et état de mal épileptique sous toutes ses formes. Douleurs de désafférentation.

Crises d'angoisse aiguës, delirium tremens.

BUCCOLAM : traitement des crises convulsives aiguës prolongées chez les nourrissons (de 3 à 6 mois).

CONTRE-INDICATIONS

Allergie au produit. Insuffisance respiratoire, myasthénie, syndrome d'apnées du sommeil. Insuffisance hépatique sévère.

PRÉCAUTIONS D'EMPLOI

Voie injectable : nécessite un matériel de réanimation respiratoire à proximité.

Utilisation prudente : sujets âgés, conducteurs de véhicules ou utilisateurs de machines, insuffisance hépatique ou rénale.

À éviter en cas d'antécédent d'alcoolisme ou de toxicomanie.

Grossesse : 1er trimestre : risque tératogène faible. 3e trimestre : risque de détresse respiratoire du nouveau-né.

Allaitement : à éviter, passage dans le lait.

EFFETS INDÉSIRABLES

Dose-dépendants : somnolence, difficultés de concentration, hypotonie, confusion mentale, sensations ébrieuses et parfois réactions paradoxales (excitation, irritabilité).

Syndrome de sevrage : anxiété, insomnie, tremblements, crampes. Risque de tolérance et dépendance.

Possibles hypersécrétions bronchiques (**clonazépam**), ou allergiques (rares).

INTERACTIONS MÉDICAMENTEUSES

Alcool déconseillé.

À associer avec précaution :

– **carbamazépine** (avec **clonazépam**) ;
– **cimétidine**, **inhibiteurs de la pompe à protons** ;
– **phénytoïne** (avec **diazépam** et **midazolam**) ;
– inhibiteurs puissants du CYP3A4 (avec **midazolam**) : **antifongiques azolés**, **macrolides**, **inhibiteurs de protéases**, **inhibiteurs calciques**, **atorvastatine**, etc.
– inducteurs puissants du CYP3A4 (avec **midazolam**) : **rifampicine**, millepertuis, jus de pamplemousse, etc.

À prendre en compte (avec tous) : **opiacés**, **buprénorphine**, **antipsychotiques**, autres **benzodiazépines**, **barbituriques**, **antidépresseurs sédatifs**, **antihistaminiques H1 (1re génération)**, **antihypertenseurs centraux**, **baclofène**.

ÉPILEPSIE (3)

Antiépileptiques génériques

Ils peuvent être prescrits en lieu et place du médicament princeps notamment lorsque l'on débute le traitement.

Cependant, des précautions particulières doivent être prises (surveillance clinique, dosages plasmatiques) lors de la SUBSTITUTION d'un médicament princeps par son générique en raison de biodisponibilités parfois différentes.

Épilepsies pharmaco-résistantes

Elles concernent par définition les patients (20 à 30 % des épilepsies partielles) qui continuent à faire des crises malgré un traitement médical maximal, en particulier plusieurs bithérapies après au moins 2 ans de traitement bien conduit (trithérapies à éviter car effets secondaires importants).

Importance de l'évaluation en centre spécialisé.

L'ensemble des prises en charge de ces patients a fait l'objet de recommandations [1].

En cas d'échec du traitement médical

Se poser la question du traitement chirurgical. Réalisé par des équipes neurochirurgicales spécialisées, son indication repose sur trois conditions :

– épilepsie sévère, pharmaco-résistante ;
– foyer cortical unique dont la localisation est connue (nécessitant bilan clinique, EEG, vidéo-EEG, IRM, PET-scan) ;
– foyer réséquable sans risque de séquelles importantes.

Autres traitements

Régime cétogène (surtout chez l'enfant), stimulation du nerf vague.

Prise en charge à 100 %.

La Ligue française contre l'épilepsie (LFCE) regroupe des professionnels de l'épilepsie (www.lfce-epilepsies.org).

Le Bureau français de l'épilepsie (BFE) regroupe des associations de patients et des professionnels de l'épilepsie. 236, rue de Tolbiac, 75013 Paris. Tél : 01 45 80 66 64. E-mail : secretaire.general@bfe.asso.fr. Site internet : http://www.bfe.asso.fr.

Classification des principales épilepsies

Épilepsies généralisées	Épilepsies partielles
• *Idiopathiques*	• *Idiopathiques*
– Épilepsie généralisée tonicoclonique	– Épilepsie à paroxysme rolandique de l'enfant
– Épilepsie-absence de l'enfant	– Épilepsie à paroxysme occipital de l'enfant
– Épilepsie myoclonique juvénile	
• *Symptomatiques ou cryptogéniques*	• *Symptomatiques ou cryptogéniques*
– Syndrome de West	Épilepsies diverses (motrices, sensitives, sensorielles, végétatives, psychiques, etc.) d'origine tumorale, vasculaire, traumatique, etc.
– Syndrome de Lennox-Gastaut	
– Épilepsie myoclonique progressive	
– Autres encéphalopathies épileptiques	

ANTIÉPILEPTIQUES (3) – VALPROATE

Acide valproïque sel de sodium

DÉPAKINE					
20 à 30 mg/kg/j en 2 ou 3 prises Relais du traitement *per os* : 20 à 30 mg/kg/j État de mal épileptique : bolus IV de 15 mg/kg en 5 min puis relais 1 mg/kg/h à adapter progressivement pour atteindre un taux sérique d'acide valproïque de 75 mg/L	40 cp. 200 mg 40 cp. 500 mg 8000 mL sol. buv. 200 mg/mL 150 mL sirop 57,64 mg/mL 4 fl. 400 mg	3,16 7,82 4,68 7,60 HOP	II II II II II	65 % 65 % 65 % 65 %	0,08 0,20 0,00 0,05
DÉPAKINE CHRONO					
20 à 30 mg/kg/j en 2 prises	30 cp. séc. 500 mg 100 cp. 500 mg	9,57 HOP	II II	65 %	0,32
MICROPAKINE LP					
Granules *per os* Poso. initiale : 10-15 mg/kg puis 20-30 mg/kg	50 sach. 100 mg 30 sach. 250 mg 30 sach. 500 mg 30 sach. 750 mg 30 sach. 1 000 mg	3,23 8,05 16,29 24,55 32,53	II II II II II	65 % 65 % 65 % 65 % 65 %	0,06 0,27 0,54 0,82 1,08
DÉPAKOTE					
20 à 30 mg/kg en 2-3 prises	30 cp. 250 mg 90 cp. 250 mg 90 cp. 500 mg	9,57 HOP HOP	II II II	65 %	0,32

PROPRIÉTÉS

GABA-ergique. Résorption complète, fixation aux protéines (90 %), demi-vie de 15 à 17 h, catabolisme hépatique, élimination urinaire.
Non inducteur enzymatique.

INDICATIONS

Épilepsie généralisée convulsivante ou non, épilepsie partielle, syndromes de West et de Lennox-Gastaut, état de mal épileptique (forme IV).
Tics de l'enfant, hoquets irréductibles.

CONTRE-INDICATIONS

Hépatite aiguë ou chronique, antécédents familiaux d'hépatite sévère, notamment médicamenteuse.
Allergie au produit.

PRÉCAUTIONS D'EMPLOI

Bilan hépatique (transaminases, TP) initial puis mensuel (6 mois).
Adaptation de la posologie à la fonction rénale.
Grossesse : toutes les mesures doivent être prises pour éviter une grossesse sous **valproate**. Sa prescription est déconseillée chez une femme en âge de procréer sans contraception efficace.
Allaitement : possible avec contraception efficace.

EFFETS INDÉSIRABLES

Hépatotoxicité : élévation transitoire des transaminases (30 %), mais quelques cas d'hépatites cytolytiques mortelles. Vérifier régulièrement le bilan hépatique les 6 premiers mois.
Céphalées, tremblement d'attitude, prise de poids, alopécie transitoire, aménorrhée, troubles digestifs transitoires.
États confusionnels, encéphalopathie, hyperammoniémie : notamment chez le sujet âgé, réversible lors de la diminution des doses ou à l'arrêt du traitement.
Pancréatite.
Effet tératogène : syndrome malformatif (9-15 %), spina bifida (2-3 %), autres malformations, diminution du QI (quotient intellectuel), troubles envahissants du développement.

INTERACTIONS MÉDICAMENTEUSES

Association contre-indiquée : **méfloquine**.
À associer avec précaution : **imipraminiques**, **phénytoïne**, **barbituriques**, **carbamazépine**, **lamotrigine**.

ÉPILEPSIE (4)

État de mal épileptique (EME) tonicoclonique généralisé

Il s'agit d'une urgence thérapeutique.

Réanimation du patient

► *Mise en condition*

• Libération des voies aériennes supérieures :
– position latérale de sécurité ;
– ablation des prothèses dentaires ;
– canule de Guédel, aspiration ;
– si besoin : intubation oro-trachéale et ventilation assistée.

• Voie veineuse périphérique : en restriction hydrique modérée pour éviter l'œdème cérébral.

► *Bilan complémentaire*

• Biologique : ionogramme, urée, créatinine, calcémie, glycémie, alcoolémie, recherche de toxiques, NFS, dosage des **antiépileptiques** si nécessaire.

• Radio de thorax, ECG.

► *Hospitalisation en unité de soins intensifs*

Pour ventilation assistée (détresse respiratoire due à l'état de mal lui-même ou à la dépression respiratoire engendrée par les **antiépileptiques**) et pour surveillance continue.

Traitement anticomitial [2]

Attention : matériel d'intubation à proximité.

Le schéma thérapeutique est fonction de la durée des convulsions au moment de la prise en charge.

► *Traitement de 1re intention*

• Si convulsions présentes depuis 5 min et jusqu'à 30 min :
– **Benzodiazépine**, **clonazépam** (***RIVOTRIL***) 0,015 mg/kg en IVL. Posologie à diminuer de moitié si âge > 80 ans. En cas d'absence d'abord veineux : **midazolam** 0,2 mg/kg IM.
– Si efficacité : hospitalisation, bilan, et traitement. Réanimation uniquement si troubles de la vigilance ou défaillance vitale associée. Traitement par **benzodiazépines** quelques jours *per os* ou IV discontinue.
– Si récidive faire traitement indiqué ci-après.

• Si convulsions présentes depuis plus de 30 min ou durée inconnue :
– **Clonazépam** (***RIVOTRIL***) 0,015 mg/kg en IVL + soit **phénytoïne** ou **fosphénytoïne** 20 mg/kg en équivalent **phénytoïne** sans dépasser respectivement 50 et 150 mg/min (efficacité visible 30 min après), soit **phénobarbital** 15 mg/kg sans dépasser 100 mg/min (efficacité visible à la fin de la perfusion). Le choix des molécules se fait en fonction des contre-indications cardiaques pour la **phénytoïne** et des troubles de la vigilance pour le **phénobarbital**. L'**acide valproïque** (***DÉPAKINE***) 15 mg/kg IV lente (5 min) avec un relais de 1 à 4 mg/kg /h n'est indiqué que s'il y a une contre-indication aux deux produits précédents ou en cas d'EME myoclonique.
– Si succès : transfert en réanimation, surveillance, **benzodiazépines** IV discontinues quelques jours et introduction ou adaptation d'un traitement de fond.
– Sinon traitement de 2e intention.

► *Traitement de 2e intention*

• Inversion du traitement antiépileptique (**fosphénytoïne** ou **phénobarbital**) si EME depuis moins de 1 h, en absence de lésion cérébrale aiguë, de troubles notables des constantes vitales.

• Sinon (EME réfractaire) ; **thiopental** (***PENTHOTAL***) 2 à 7 mg/kg en dose de charge puis 3 à 5 mg/kg/h, **midazolam** (***HYPNOVEL***) 0,1 à 0,3 mg/kg puis 0,05 mg/kg/h ou **propofol** associé à la ventilation mécanique. Surveillance EEG pour décider de la durée du traitement, sevrage progressif des anesthésiques.

Surveillance rapprochée

• Infirmière (pouls, PA, conscience toutes les 2 h) et médicale (examen neurologique et respiratoire).
• Scope.
• Gaz du sang, ionogramme, créatinine, glycémie, calcémie.
• Dosage des anticomitiaux à la 12e h puis par 24 h.
• EEG.

Traitement étiologique

Il est primordial. Il faut rechercher un trouble métabolique, faire un scanner cérébral, et/ou une IRM et si besoin une ponction lombaire.

ANTIÉPILEPTIQUES (4) – ANTIGLUTAMATERGIQUES (1)

■ Lamotrigine

LAMICTAL					
Adulte et E. > 12 ans : 200 à 400 mg en 2 prises/j à atteindre progressivement par paliers de 25 à 50 mg tous les 15 j NB : Diminuer la dose quotidienne de moitié si association avec le **valproate** E. de 2 à 12 ans : 5 à 15 mg/kg si association avec le **valproate** E. de 2 à 12 ans en monothérapie : 0,3 à 15 mg/kg/j	30 cp. 2 mg 30 cp. 5 mg 30 cp. 25 mg 30 cp. 50 mg 30 cp. 100 mg 30 cp. 200 mg	5,22 3,60 7,09 11,84 21,37 39,01	I I I I I I	65 % 65 % 65 % 65 % 65 % 65 %	0,17 0,12 0,24 0,39 0,71 1,30

PROPRIÉTÉS

Action probable au niveau des canaux calcium-dépendants et sodiques. Inhibe la libération des neuromédiateurs excitateurs, notamment le glutamate.
Absorption rapide et complète, liaison à 55 % aux protéines, demi-vie de 29 h, élimination urinaire.

INDICATIONS

– Adultes et adolescents > 13 ans : épilepsies généralisées primaires ou secondaires et partielles en monothérapie ou en association, sydrome de Lennox Gastaut.
– Enfant de 2 à 12 ans : en monothérapie dans le traitement du petit mal épileptique (absences typiques) et en association dans les épilepsies partielles et généralisées
– Prévention des épisodes dépressifs chez les patients > 18 ans souffrant de troubles bipolaires de type I.

CONTRE-INDICATIONS

Allergie à la substance active ou à l'un des excipients.
Grossesse : prescription possible quel que soit le terme. La concentration plasmatique peut diminuer en fin de grossesse.
Allaitement : déconseillé.

PRÉCAUTIONS D'EMPLOI

Prudence chez les insuffisants rénaux.
Le **valproate de sodium** diminue le métabolisme de la **lamotrigine** et augmente de façon importante le risque d'effets secondaires cutanés graves (syndrome de Lyell, etc.).
L'association au **valproate de sodium** doit être réservée aux situations cliniques qui l'imposent, lorsque le bénéfice attendu l'emporte sur le risque.
Il est indispensable de respecter les posologies initiales préconisées, d'augmenter progressivement les doses, de renforcer la surveillance cutanée et d'arrêter le traitement si besoin.

EFFETS INDÉSIRABLES

Éruptions cutanées fréquentes (10 %) avec risque plus rare de syndrome de Lyell, de Stevens-Johnson, œdème de Quincke, favorisés par des posologies trop élevées, une augmentation trop rapide des doses, l'association au **valproate**.

INTERACTIONS MÉDICAMENTEUSES

Les inducteurs enzymatiques augmentent le catabolisme de la **lamotrigine**, le **valproate** le diminue.
La contraception œstroprogestative peut réduire l'efficacité de la **lamotrigine**.

Posologie initiale et progression à respecter

	1re ET 2e SEMAINES	3e ET 4e SEMAINES	POSOLOGIE D'ENTRETIEN
Sans **valproate**	50 mg/j en 1 prise	100 mg/j en 2 prises	200 à 400 mg/j (2 prises)
Avec **valproate**	25 mg 1 j/2	25 mg/j en 1 prise	100 à 200 mg/j (1-2 prises)

ÉPILEPSIE ET GROSSESSE (1)

Principes

En cas de désir de grossesse

La grossesse sous traitement antiépileptique est tout à fait possible, mais il faut la prévoir. L'épilepsie doit être stabilisée. Elle doit être programmée et la prise en charge doit être pluridisciplinaire, en collaboration avec le médecin traitant, le neurologue et le gynéco-obstétricien.

Avant d'envisager une grossesse chez une patiente traitée par **antiépileptique**, il faut avoir à l'esprit que :

– les crises comitiales survenant en cours de grossesse représentent un risque vital pour la mère et le fœtus ;

– tous les médicaments antiépileptiques sont potentiellement tératogènes (environ 6-8 % de malformations pour les **antiépileptiques** classiques, à comparer aux 2-3 % de la population générale).

Il faut utiliser par conséquent si possible une monothérapie et atteindre la dose minimale efficace.

Le **valproate** est à éviter. La **carbamazépine** est déconseillée en cas d'antécédent de spina bifida.

La surveillance du développement fœtal pendant la grossesse sera renforcée : dosage de l'α-fœtoprotéine, échographies plus fréquentes et si besoin amniocentèse.

L'allaitement est à éviter pour les nouveaux **antiépileptiques**.

Désir de grossesse ou femme vue au 1er trimestre

On ne change pas le traitement (surtout s'il est bien équilibré). C'est la solution la plus logique et la plus simple. On essaie si possible de baisser les posologies.

On doit éviter de débuter une grossesse sous **valproate de sodium**. Il faudra introduire un nouveau traitement avant la conception.

L'**acide folique** (***SPÉCIAFOLDINE***) périconceptionnel n'est plus recommandé chez les femmes prenant un traitement antiépileptique, y compris ceux qui sont responsables d'anomalie du tube neural (**valproate** et **carbamazépine**). On préconise 0,4 mg/j comme dans la population générale et 5 mg/j en cas d'ATCD personnel ou familial de spina bifida à prendre 2 mois avant la conception et 2 mois après.

Pour les **nouveaux antiépileptiques** (***EPITOMAX***, ***KEPPRA***, ***VIMPAT***, ***ZEBINIX***, ***ZONEGRAN***, ***TROBALT***) le recul et les données cliniques sont insuffisants. Le désir d'une grossesse est l'occasion de peser de nouveau l'indication de chaque **antiépileptique** et de sa dose journalière.

Femme vue en cours de grossesse (2e ou 3e trimestre)

Ne pas changer le traitement en cours.

Mesures associées

• **Vitamine K** : ***VITAMINE K1 ROCHE*** 10 mg/j *per os* les 15 derniers j de la grossesse. Pour le nouveau-né : 0,5 à 1 mg IM ou IVL à la naissance (pour le **phénobarbital**, la **phénytoïne** et la **carbamazépine**).

• **Vitamine D** : ***STÉROGYL*** IV gttes/j à partir du 5e mois à la mère (pour le **phénobarbital** et la **phénytoïne**).

Surveillance

On surveille :

– l'absence de crise comitiale clinique ou infraclinique (EEG) ;

– l'observance du traitement ;

– le déroulement de la grossesse et le développement fœtal.

Les principales complications des traitements antiépileptiques au cours de la grossesse et la conduite à tenir sont résumées dans le Tableau suivant.

ANTIÉPILEPTIQUES (5) – ANTIGLUTAMATERGIQUES (2)

Topiramate

EPITOMAX					
A. : 200 à 600 mg/j en 2 prises E. : 5 à 9 mg/kg/j en 2 prises Atteindre progressivement les doses minimales efficaces Migraine : 20 à 100 mg/j en 2 prises	28 gél. 15 mg	10,52	I	65 %	0,38
	28 gél. 25 mg	4,95	I	65 %	0,18
	28 gél. 50 mg	6,68	I	65 %	0,24
	28 cp. 50 mg	6,68	I	65 %	0,24
	28 cp. 100 mg	13,90	I	65 %	0,50
	28 cp. 200 mg	28,30	II	65 %	1,01

PROPRIÉTÉS

Nouvel antiépileptique classé comme monosaccharide sulfamate-substitué. Le **topiramate** diminue la fréquence à laquelle les potentiels d'action sont générés lorsque les neurones sont soumis à une dépolarisation soutenue, augmente la fréquence d'activation des récepteurs GABA-A par le GABA, antagonise faiblement l'activité excitatrice du glutamate sur les récepteurs AMPA.

En outre, le **topiramate** inhibe certaines enzymes de l'anhydrase carbonique.

Le T_{max} est atteint en 3,7 h. La demi-vie d'élimination est de 21 h, avec une élimination essentiellement rénale et un faible métabolisme hépatique (20 %).

INDICATIONS

En association aux autres **antiépileptiques** lorsque ceux-ci sont insuffisamment efficaces chez l'enfant > 2 ans et l'adulte :

- épilepsies généralisées tonico-cloniques
- épilepsies partielles avec ou sans généralisation secondaire.

L'efficacité du **topiramate** n'a pas été démontrée dans les absences.

CONTRE-INDICATIONS

Hypersensibilité à l'un des constituants.

Hypersensibilité aux **sulfamides**.

Grossesse et **allaitement** : pas de données cliniques suffisantes à l'heure actuelle. L'allaitement est déconseillé pendant le traitement.

PRÉCAUTIONS D'EMPLOI

Comme pour tous les **antiépileptiques** :

- risque de somnolence nécessitant des précautions en cas de conduite ou d'utilisation de machines ;
- risque de rebond à l'arrêt brutal du traitement.

Particularités du **topiramate** :

- adapter les doses à la fonction rénale. Le **topiramate** est éliminé par hémodialyse ;
- en raison du risque de fausses routes, les cp. ne sont pas adaptés à l'enfant de moins de 6 ans ;
- en raison de son activité inhibitrice de l'anhydrase carbonique, le risque de calculs rénaux est augmenté chez les patients prédisposés ;
- une perte de poids ou l'absence de prise de poids chez des enfants en période de croissance a été observée. Il convient donc de surveiller la courbe de poids chez l'enfant.

EFFETS INDÉSIRABLES

Étourdissements, ataxie, troubles de l'équilibre, ralentissement psychomoteur, troubles du langage, somnolence, difficultés de mémorisation, confusion mentale, troubles de l'humeur.

Diplopie, nystagmus.

Fatigue, perte de poids, asthénie, anorexie.

Des cas isolés d'événements thromboemboliques ont été décrits sans que la relation directe avec la prise du **topiramate** soit établie.

Chez l'enfant : perte de poids ou absence de prise de poids, lymphocytose et plus rarement leucopénie.

INTERACTIONS MÉDICAMENTEUSES

Les taux plasmatiques des autres **antiépileptiques** ne sont pas modifiés sauf occasionnellement chez certains patients traités par la **phénytoïne** dont les taux plasmatiques peuvent augmenter.

La **phénytoïne** et la **carbamazépine** diminuent les taux plasmatiques du **topiramate**.

Risque de diminution de l'efficacité contraceptive des contraceptifs oraux par diminution des concentrations en œstrogènes.

ÉPILEPSIE ET GROSSESSE (2)

TRAITEMENT	COMPLICATIONS	CONDUITE À TENIR
Acide valproïque ***DÉPAKINE*** CONTRE-INDICATION	Malformations : 9-15 % dont anomalies de fermeture du tube neural (2-3 %), fente labiale, dysmorphie, malformation uro-génitale, diminiution du QI, trouble envahissant du développement Risque de syndrome hémorragique chez le nouveau-né (non par déficit en vitamine K, contrairement aux inhibiteurs enzymatiques)	Surveillance échographique, dosage de l'α-fœtoprotéine, parfois amniocentèse TCA, plaquettes, fibrinogène : – chez la mère avant l'accouchement – à la naissance, chez le nouveau-né
Phénobarbital ***GARDÉNAL***	Risque de diminution des taux en fin de grossesse Risque de syndrome hémorragique du nouveau-né Syndrome de sevrage à la naissance	**Vitamine K** : 10 mg/j *per os* chez la mère les 15 derniers j de la grossesse Nouveau-né : 0,5-1 mg IM ou IVL à la naissance Allaitement conseillé, ou **phénobarbital** à petites doses chez le nouveau-né
Phénytoïne ***DIHYDAN***	Risque faible, en cas d'administration au 1er trimestre, d'un syndrome particulier dont ni la fréquence ni la réalité ne sont prouvées : anomalie craniofaciale, hypoplasie des phalanges distales, RCIU, retard psychomoteur Risque de syndrome hémorragique du nouveau-né	Éviter la **phénytoïne** au 1er trimestre Doses minimales efficaces si ce traitement est indispensable (voir **phénobarbital**)
Carbamazépine ***TÉGRÉTOL***	Possible augmentation des anomalies de fermeture du tube neural À éviter si ATCD de spina bifida Risque de syndrome hémorragique du nouveau-né	**Vitamine K** : 10 mg/j *per os* chez la mère les 15 derniers j de la grossesse Nouveau-né : 0,5-1 mg IM ou IVL à la naissance
Oxcarbazépine ***TRILEPTAL***	Taux de malformation faible et risque de diminution du taux en fin de grossesse Risque de syndrome hémorragique du nouveau-né	**Vitamine K** : 10 mg/j *per os* chez la mère les 15 derniers j de la grossesse Nouveau-né : 0,5-1 mg IM ou IVL à la naissance
Lamotrigine ***LAMICTAL***	Risque malformatif faible Risque de diminution des taux en fin de grossesse	Surveillance clinique particulièrement en fin de grossesse car baisse des taux sériques En post-partum : nécessité de diminuer la posologie si elle a été augmentée en fin de grossesse Allaitement déconseillé
Topiramate ***EPITOMAX***	Fentes labiales et malformations cardiovasculaires	
Lévétiracétam ***KEPPRA***	Peu de complications décrites	Surveillance clinique car risque de baisse de la concentration plasmatique au 3e trimestre Allaitement contre-indiqué
Zonisamide ***ZONEGRAN***	Fentes labiales et malformations cardiovasculaires et anomalies du tube neural	Si allaitement le débuter 1 mois après l'arrêt du **zonisamide**

CONSENSUS

[1] Épilepsies graves, *HAS*, 2007.
[2] Prise en charge de l'état de mal tonicoclonique généralisé : stratégies thérapeutiques, *SRLF*, 2008.

ANTIÉPILEPTIQUES (6) – LÉVÉTIRACÉTAM (1)

Lévétiracétam

KEPPRA					
A. : dose initiale : 500 mg x 2/j puis augmentation par paliers de 500 mg x 2/j toutes les 2 à 4 sem., jusqu'à 1 500 mg x 2/j E. de 4 à 11 ans et adolescent (de 12 à 17 ans) de moins de 50 kg : dose initiale : 10 mg/kg x 2/j et jusqu'à 30 mg/kg/j si nécessaire	60 cp. 250 mg 100 cp. 250 mg 60 cp. 500 mg 100 cp. 500 mg 60 cp. 1 000 mg 100 cp. 1 000 mg	23,31 HOP 44,76 HOP 85,74 HOP	I I I I I I	65 % 65 % 65 %	0,39 0,75 1,43
E. à partir de 4 ans, adolescents et adultes Seringue doseuse graduée tous les 25 mg	300 mL sol. buv. 100 mg/mL	76,93	I	65 %	0,26
Fl. de 5 mL À diluer dans 100 mL de solvant quelle que soit la dose et à injecter en 15 min	10 fl. sol. à diluer pour perf. 100 mg/mL	HOP	I		
N. de plus de 6 mois et jusqu'à 4 ans Seringue doseuse graduée tous les 10 mg Posologie initiale : 10 mg/kg x 2/j Posologie maximale : 30 mg/kg x 2/j	150 mL sol. buv. 100 mg/mL (ser. 1 mL)	40,35	I	65 %	0,27
N. de plus de 6 mois et jusqu'à 4 ans Seringue doseuse graduée tous les 10 mg Posologie initiale : 10 mg/kg x 2/j Posologie maximale : 30 mg/kg x 2/j	150 mL sol. buv. 100 mg/mL (ser. 3 mL)	40,35	I	65 %	0,27
LEVIDCEN					
Idem ***KEPPRA***	60 sach. glé. enrobés 250 mg	30,56	I	65 %	0,51
	60 sach. glé. enrobés 500 mg	57,39	I	65 %	0,96
	60 sach. glé. enrobés 750 mg	84,20	I	65 %	1,40
	60 sach. glé. enrobés 1 000 mg	111,01	I	65 %	1,85

ANTIÉPILEPTIQUES (7) – LÉVÉTIRACÉTAM (2)

PROPRIÉTÉS

Nouvel antiépileptique dérivé de la pyrrolidone, dont le mécanisme d'action n'est pas encore élucidé.

Le **lévétiracétam** inhibe les canaux calciques et réduit la libération de calcium des réserves intracellulaires. Il inverse également l'effet inhibiteur du zinc et des bêta-carbolines sur les canaux GABAergiques et GLYCINergiques.

La biodisponibilité après absorption orale est proche de 100 %. La C_{max} est atteinte en 1 à 3 h après la prise. La demi-vie d'élimination est de 7 h, avec une élimination essentiellement rénale (95 %).

INDICATIONS

En monothérapie dans le traitement des crises partielles avec ou sans généralisation secondaire à partir de 16 ans.

En association dans le traitement :

– des crises partielles, avec ou sans généralisation secondaire, chez l'adulte, l'adolescent, l'enfant et le nourisson à partir de 1 mois.

– des crises myocloniques de l'adulte et de l'adolescent dès 12 ans présentant une épilepsie myoclonique juvénile ;

– des crises généralisées tonicocloniques primaires de l'adulte et de l'adolescent dès 12 ans présentant une épilepsie généralisée idiopathique.

CONTRE-INDICATIONS

Hypersensibilité au **lévétiracétam**.

Hypersensibilité à la pyrrolidone.

Grossesse : non recommandé. La contraception est conseillée chez les femmes en âge de procréer.

Allaitement : pas de données cliniques suffisantes à l'heure actuelle.

PRÉCAUTIONS D'EMPLOI

Comme pour tous les **antiépileptiques** :

– risque de somnolence nécessitant des précautions en cas de conduite ou d'utilisation de machines ;

– risque de rebond à l'arrêt brutal du traitement.

Particularités du **lévétiracétam** :

– adapter les doses à la fonction rénale ;

– insuffisance hépatique sévère.

EFFETS INDÉSIRABLES

Asthénie, anxiété, dépression.

Amnésie, ataxie, diplopie, convulsions, vertiges, céphalées, hallucinations, confusion.

Anorexie, diarrhée, dyspepsie.

Leucopénie, neutropénie, pancytopénie.

Éruption cutanée.

INTERACTIONS MÉDICAMENTEUSES

Les taux plasmatiques des autres **antiépileptiques** ne sont pas modifiés.

Les médicaments éliminés par sécrétion tubulaire active peuvent réduire la clairance du métabolite principal du **lévétiracétam**.

Pas de modification de la pharmacocinétique des contraceptifs oraux avec le **lévétiracétam**.

ANTIÉPILEPTIQUES (8) – BARBITURIQUES

■ Phénobarbital

GARDÉNAL					
A. : 2 à 3 mg/kg/j E. : 3 à 4 mg/kg/j ***GARDÉNAL*** injectable Voie SC, IM ou IV lente (1 à 2 inj.) : A. : 10 mg/kg/j E. : 20 à 40 mg/j N. : 10 à 20 mg/j	80 cp. 10 mg 30 cp. 50 mg 20 cp. 100 mg 1 fl. 40 mg 1 fl. 200 mg	2,63 1,09 1,71 10,37 HOP	II II II II II	65 % 65 % 65 % 65 %	0,03 0,04 0,09 10,37

■ Phénobarbital + caféine

ALEPSAL					
Idem ***GARDÉNAL***	30 cp. 15 mg 30 cp. 50 mg 30 cp. 100 mg 30 cp. 150 mg	1,27 1,28 2,08 3,67	II II II II	65 % 65 % 65 % 65 %	0,04 0,04 0,07 0,12

■ Phénobarbital + caféine + aubépine + passiflore

KANEURON					
Idem ***GARDÉNAL***	1 620 gttes (fl. 30 mL) 1 gtte = 1 mg	7,88	II	65 %	0,00

PROPRIÉTÉS

Barbituriques. Résorption lente, métabolisme hépatique, élimination urinaire, demi-vie de 84 à 160 h, état d'équilibre atteint après 15 à 21 j. Inducteur enzymatique.

INDICATIONS

Per os : crises généralisées d'emblée ou secondairement tonicocloniques et partielles (efficacité moindre dans le petit mal).
Injectable : état de mal épileptique (matériel de réanimation respiratoire à proximité).

CONTRE-INDICATIONS

Allergie, déficit en G6PD.
Insuffisance respiratoire sévère, porphyries.
Grossesse : risque tératogène faible.
Allaitement : contre-indiqué (sauf en prévention du syndrome de sevrage).

PRÉCAUTIONS D'EMPLOI

Diminution des doses chez le sujet âgé, l'alcoolique et dans l'insuffisance hépatique.
Enfant : adjonction systématique de **vitamine D** (prévention du rachitisme) et d'**acide folique**.
Grossesse : risque de syndrome hémorragique chez le nouveau-né à prévenir systématiquement par adjonction de **vitamine K** à la naissance.
Inducteur enzymatique et baisse du taux plasmatique : des **antiépileptiques** (**carbamazépine**, **oxcarbazépine**, **valproate**, **lamotrigine**, **topiramate**), des **antivitamines K**, des antibiotiques, de la **cimétidine**, de la **théophylline** et des contraceptifs oraux.

EFFETS INDÉSIRABLES

Somnolence, allergies, vertiges.
Confusion mentale, troubles mnésiques surtout chez le sujet âgé. Dépression.
Carences en folates et vitamine D. Ostéomalacie, rhumatisme gardénalique, maladie de Dupuytren.

ANTIÉPILEPTIQUES (9) – HYDANTOÏNES

Phénytoïne

DI-HYDAN					
A. : 2 à 6 mg/kg/j (3 cp./j) E. : 3 à 8 mg/kg/j	60 cp. 100 mg	2,66	II	65 %	0,04
DILANTIN					
Dose de charge IV : A. : 18 mg/kg à la vitesse de 1 mg/kg/min (max 50 mg/min ou 25 mg/min chez le sujet âgé) E. : 10 mg/kg (max 50 mg/min) Dose d'entretien IV ou IM : A. : 7 à 10 mg/kg/j E. : 5 mg/kg/j	10 fl. 250 mg	HOP	II		

Fosphénytoïne

PRODILANTIN					
1,5 mg **fosphénytoïne** = 1 mg d'équivalent phénytoïne (EP) On exprime toujours les doses de ***PRODILANTIN*** en EP Dose de charge : 15 mg d'EP/kg IV (max 150 mg d'EP/min) Entretien : 4 à 5 mg d'EP/kg/j IV ou IM	10 amp. 750 mg	HOP	II		

PROPRIÉTÉS

Résorption digestive rapide, fixation aux protéines, métabolisme hépatique, élimination urinaire, demi-vie de 10 à 48 h, état d'équilibre atteint en 8 à 10 j.

Inducteur enzymatique.

La **fosphénytoïne** est une prodrogue de la **phénytoïne** ; ses effets antiépileptiques sont imputables à la **phénytoïne**.

Concentration maximale : 30 min après injection IM.

Élimination : idem que pour **phénytoïne**.

INDICATIONS

Épilepsies généralisées tonico-cloniques ou partielles (sauf petit mal et crises myocloniques).

Névralgies faciales, effet antiarythmique, intoxications aux **digitaliques**.

État de mal tonico-clonique (sauf **fosphénytoïne** IM).

CONTRE-INDICATIONS

Allergie ou intolérance.

Bloc sino-auriculaire (risque de BAV par voie parentérale).

Forme IM de la **fosphénytoïne** dans l'état de mal.

Allaitement.

PRÉCAUTIONS D'EMPLOI

Surveillance de la NFS, plaquettes, gencives.

Brossage soigneux et fréquent des dents.

Adjonction systématique d'**acide folique** et **vitamine D** si utilisation au long cours.

Risque de collapsus cardiovasculaire si utilisation de fortes doses parentérales.

Grossesse : risque de syndrome hémorragique chez le nouveau-né : apport systématique de **vitamine K**. Effet tératogène possible.

EFFETS INDÉSIRABLES

Somnolence.

Allergies (voire syndrome de Lyell), hépatites cholestatiques. Hypertrophie gingivale (20 %).

Doses élevées : syndrome cérébello-vestibulaire, confusion mentale, polynévrite, exacerbation des crises.

Carence en **acide folique** et **vitamine D**.

Troubles digestifs, lupus induit, acné, pigmentation brune du visage.

ANTIÉPILEPTIQUES (10) – CARBAMAZÉPINE

Carbamazépine

TÉGRÉTOL					
Progressivement, en 2 ou 3 prises A. : 10 à 20 mg/kg/j E. : 10 à 15 mg/kg/j	50 cp. séc. 200 mg	3,22	II	65 %	0,06
TÉGRÉTOL suspension Mêmes doses que ***TÉGRÉTOL*** en 2 ou 3 prises	30 c-mes. 100 mg (fl. de 150 mL)	3,73	II	65 %	0,12
TÉGRÉTOL LP					
Mêmes doses que ***TÉGRÉTOL*** en 2 prises	30 cp. séc. 200 mg 30 cp. séc. 400 mg	2,07 3,85	II II	65 % 65 %	0,07 0,13

PROPRIÉTÉS

Résorption lente, demi-vie de 8 à 24 h, équilibre atteint en 2 à 5 j, métabolisme hépatique, élimination urinaire.

Inducteur enzymatique.

INDICATIONS

Épilepsies partielles et tonico-cloniques (déconseillé dans les absences et crises myocloniques).

Prévention des rechutes des troubles de l'humeur bipolaires, certains états maniaques.

Certaines douleurs (névralgies faciales, neuropathies douloureuses diabétiques).

CONTRE-INDICATIONS

Allergie, bloc auriculoventriculaire, association avec les **IMAO**.

PRÉCAUTIONS D'EMPLOI

Surveillance régulière du bilan hépatique et de la NFS.

Utilisation prudente si risque de glaucome par fermeture de l'angle, d'adénome de la prostate, d'insuffisance cardiaque.

Adapter la posologie en cas d'insuffisance hépatique, rénale.

Grossesse : risque de syndrome hémorragique chez le nouveau-né à prévenir par administration systématique de **vitamine K**.

EFFETS INDÉSIRABLES

Troubles digestifs, prise de poids, bouche sèche.

Dose-dépendants : somnolence, ataxie, vertiges, rarement confusion mentale ou agitation.

Imposant l'arrêt : neutropénie (2 %), thrombopénie, agranulocytose, aplasie, protéinurie, éruption cutanée (risque de syndrome de Lyell).

INTERACTIONS MÉDICAMENTEUSES

Celles des inducteurs enzymatiques.

ANTIÉPILEPTIQUES (11) – DÉRIVÉS DU CARBOXAMIDE (1)

Oxcarbazépine

TRILEPTAL					
A. : 600 à 2 400 mg/kg/j en 2 prises E. : 30 à 46 mg/kg/j en 2 prises	50 cp. 150 mg	8,01	II	65 %	0,16
	50 cp. 300 mg	16,21	II	65 %	0,32
	50 cp. 600 mg	31,02	II	65 %	0,62
	1 fl. susp. buv. 250 mL (60 mg/mL)	31,99	II	65 %	31,99

PROPRIÉTÉS

Après administration orale, l'**oxcarbazépine** est complètement absorbée et largement transformée en son métabolite actif (DMH). Son mécanisme d'action principal serait un blocage des canaux sodiques voltage-dépendants, ayant pour effet de stabiliser les membranes hyperexcitées, d'inhiber les décharges neuronales répétitives et de diminuer la propagation des influx synaptiques.

Pour la DMH : 40 % liée aux protéines, T_{max} de 4,5 h, demi-vie de 9,3 h, métabolisme hépatique, élimination rénale. État d'équilibre atteint en 2-3 j.

INDICATIONS

En monothérapie ou en association à un autre **antiépileptique** chez l'adulte et l'enfant de plus de 6 ans : épilepsies partielles avec ou sans généralisation secondaire.

CONTRE-INDICATIONS

Hypersensibilité à l'un des constituants.

Grossesse et **allaitement** : pas de donnée clinique pour la grossesse. L'**oxcarbazépine** et son métabolite passent dans le lait, ce qui contre-indique l'allaitement pendant le traitement.

PRÉCAUTIONS D'EMPLOI

Comme pour tous les **antiépileptiques** :
– risque de somnolence nécessitant des précautions en cas de conduite ou d'utilisation de machines ;
– risque de rebond à l'arrêt brutal du traitement.

Particularités pour l'**oxcarbazépine** :
– risque d'hyponatrémies (2,7 % des patients traités) nécessitant une surveillance après 2 sem. de traitement puis pendant les 3 premiers mois, notamment chez les patients présentant des antécédents d'hyponatrémie, de troubles rénaux, chez le sujet âgé ou les patients recevant des traitements hyponatrémiants. L'hyponatrémie disparaît habituellement après arrêt ou diminution du traitement ;
– adapter les posologies en cas d'insuffisance rénale (clairance < 30 mL/min) en débutant à demi-dose ;
– risques de réactions d'hypersensibilité croisée avec la **carbamazépine** ;
– bien que les essais thérapeutiques n'aient pas montré d'effet sur la conduction cardiaque, les patients présentant des troubles préexistants devront être surveillés attentivement ;
– inefficacité des contraceptifs oraux ; autre méthode de contraception à choisir.

EFFETS INDÉSIRABLES

Hyponatrémies fréquentes (2,7 %) mais généralement asymptomatiques, favorisées par traitement hyponatrémiant associé. Contrôle avant traitement, à J15 et x 1/mois pendant 3 mois.

Réactions d'hypersensibilité dont œdèmes de Quincke, réactions d'hypersensibilité multisystémique.

Diplopie, vertiges, céphalées, somnolence, asthénie, agitation, insomnie, confusion, amnésie, troubles de l'humeur, apathie, nystagmus, tremblement.

Nausées, vomissements, constipations, diarrhées.

Élévation peu fréquente des transaminases ou phosphatases alcalines.

Acné, alopécie.

Très rares arythmies par bloc de conduction.

INTERACTIONS MÉDICAMENTEUSES

L'**oxcarbazépine** et son métabolite sont des inhibiteurs enzymatiques, notamment le CYP2C19. Ce sont de plus des inducteurs enzymatiques de CYP3A4, CYP3A5 et faiblement de l'UDP-glucuronyl transférase. Il en découle des interactions médicamenteuses multiples.

Résumé des interactions entre **oxcarbazépine** et autres **antiépileptiques** :
– avec la **carbamazépine** : diminution de 0-22 % de la **carbamazépine**, diminution de 40 % de la DMH ;
– avec le **phénobarbital** : augmentation de 14-15 % du **phénobarbital**, diminution de 30-31 % de la DMH ;
– avec la **phénytoïne** : augmentation de 0-40 % de la **phénytoïne**, diminution de 29-35 % de la DMH ;
– avec le **valproate** : pas d'influence sur les taux de **valproate**, diminution de 0-18 % de la DMH.

Autres interactions : **vérapamil**, **félodipine**, **cimétidine**, **érythromycine**, **IMAO**, **lithium**.

ANTIÉPILEPTIQUES (12) – DÉRIVÉS DU CARBOXAMIDE (2)

Eslicarbazépine

ZEBINIX					
Initiale : 400 mg/j en 1 prise Entretien : 800 mg/j en 1 prise jusqu'à 1 200 mg/j À diviser par 2 en cas d'IR modérée	30 cp. 800 mg	91,96	I	65 %	3,07

PROPRIÉTÉS

Le mécanisme d'action exact de l'**acétate d'eslicarbazépine** est inconnu. Des études électrophysiologiques *in vitro* indiquent néanmoins que l'**acétate d'eslicarbazépine** et ses métabolites stabilisent l'inactivation des canaux sodiques voltage-dépendants, empêchant ainsi leur retour à un état activé et maintenant de ce fait les décharges neuronales répétées.

INDICATIONS

En association chez le patient adulte dans le traitement de l'épilepsie partielle avec ou sans généralisation secondaire.

CONTRE-INDICATIONS

– Hypersensibilité à la substance active ou à l'un des excipients, patient de moins de 18 ans.
– Antécédent connu de bloc auriculoventriculaire du 2e ou 3e degré, insuffisance hépatique sévère.

PRÉCAUTIONS D'EMPLOI

Le traitement par ce médicament a été associé à des effets indésirables du système nerveux central (ex : sensations vertigineuses et somnolence) pouvant augmenter le risque de survenue de blessures accidentelles.

L'**acétate d'eslicarbazepine** peut diminuer l'efficacité des contraceptifs hormonaux. L'utilisation de formes contraceptives non hormonales supplémentaires est par conséquent recommandée pendant le traitement par ce médicament.

Comme avec tous les autres **antiépileptiques**, l'arrêt de ce médicament doit se faire de manière progressive afin de limiter le risque possible de crises convulsives à l'arrêt du traitement.

EFFETS INDÉSIRABLES

Très fréquents : sensations vertigineuses, somnolence.

Fréquents : céphalées, trouble de la coordination et de la marche, vertiges, tremblements, nausées, vomissements, diarrhées.

Peu fréquents : troubles cardiovasculaires tels que palpitations, bradychardie, douleurs à la poitrine, hypotension, hypertension.

INTERACTIONS MÉDICAMENTEUSES

- Autres **antiépileptiques** :

L'utilisation concomitante de l'**acétate d'eslicarbazépine** et de l'**oxcarbazépine** n'est pas recommandée, car elle peut conduire à une surexposition aux métabolites actifs.

Une augmentation de la posologie peut également être à prévoir en cas d'association avec la **phénytoïne**.

Aucun ajustement posologique n'est nécessaire avec la **lamotrigine** ou le **topiramate**.

- Contraceptifs oraux : *cf.* Précautions d'emploi.
- Effet inducteur CYP 3A4

En raison de l'effet légèrement inducteur du ***ZEBINIX***, une attention particulière sera portée en cas d'administration concomitante de substrats de ce CYP tels que **simvastatine**, **rosuvastatine** et ceux à marge thérapeutique étroite comme les **antivitamines K** ou les **digitaliques**.

- **IMAO**

Une interaction entre les deux médicaments est possible en raison d'une analogie structurale.

ANTIÉPILEPTIQUES (13) – DÉRIVÉS DU CARBOXAMIDE (3)

Rufinamide

INOVÉLON					
Posologie fonction du poids Dose initiale : 100 mg x 2/j (< 30 kg) ou 200 mg x 2/j (> 30 kg) Puis augmentation par paliers de 100 mg x 2/j (< 30 kg) ou 200 mg x 2/j (> 30 kg), tous les 2 j, en fonction de la réponse clinique Dose max : < 30 kg : 500 mg x 2/j (si pas de traitement associé par **valproate**) ou 300 mg x 2/j (si traitement associé par **valproate**) Entre 30 et 50 kg : 900 mg x 2/j Entre 50 et 70 kg : 1200 mg x 2/j ≥ 70 kg : 1600 mg x 2/j Arrêt progressif du traitement	10 cp. 100 mg 60 cp. 200 mg 60 cp. 400 mg 460 mL susp. buv. 40 mg/mL + 2 ser.	6,75 76,53 149,29 115,33	I I I I	65 % 65 % 65 % 65 %	0,68 1,28 2,49 0,25

PROPRIÉTÉS

Le **rufinamide** module l'activité des canaux sodiques, en prolongeant leur état inactif.

INDICATIONS

Traitement adjuvant des crises d'épilepsie associées au syndrome de Lennox-Gastaut chez les patients âgés de 4 ans ou plus.

CONTRE-INDICATIONS

Hypersensibilité à l'un des constituants.

PRÉCAUTIONS D'EMPLOI

Déconseillé en cas de grossesse : contraception efficace non hormonale pendant traitement, pour les femmes en âge de procréer.
Diminution de l'intervalle QT.
Contient du lactose.
Arrêt progressif du traitement : diminution de 25 % de la dose tous les 2 j.

EFFETS INDÉSIRABLES

Très fréquent : somnolence, céphalées, vertiges, nausée, vomissements, fatigue.
Fréquent : infection ORL, anorexie, anxiété, état de mal épileptique, ataxie et troubles de la marche (chutes).
Peu fréquent : réaction d'hypersensibilité (incluant des syndromes DRESS et de Stevens-Johnson), idées suicidaires.

INTERACTIONS MÉDICAMENTEUSES

Augmentation des concentrations de **rufinamide** par le **valproate** (*cf.* Posologie).
Diminution des concentrations des médicaments métabolisés par le CYP3A4 : **contraceptifs hormonaux**, **statines** (sauf **pravastatine** et **rosuvastatine**), **ciclosporine**, **tacrolimus**, **carbamazépine**, **amiodarone**, **inhibiteurs de protéase du VIH**, **benzodiazépines**.
Médicaments à marge thérapeutique étroite : **antivitamine K**, **digoxine**.

ANTIÉPILEPTIQUES (14) – DÉRIVÉ DU BENZISOXAZOLE

■ Zonisamide

ZONEGRAN					
Adultes : 300 à 500 mg/j en 1 ou 2 prises/j après la phase d'augmentation de posologie Pas d'indication chez l'enfant et l'adolescent	14 gél. 25 mg 14 gél. 50 mg 56 gél. 100 mg	12,54 12,54 48,21	I I I	65 % 65 % 65 %	0,90 0,90 0,86

PROPRIÉTÉS

Dérivé du benzisoxazole (qui comporte un radical sulfamide).

Structure chimique non apparentée aux autres **antiépileptiques** avec une faible activité anhydrase carbonique *in vitro*. Il agirait sur les canaux sodiques et calciques voltage-dépendants, Il aurait aussi un effet modulateur sur l'inhibition neuronale dans laquelle le GABA sert de médiateur.

Absorption quasi complète, 40 à 50 % liés aux protéines plasmatiques, demi-vie d'élimination de 60 h par voie urinaire, état d'équilibre 13 j.

INDICATIONS

En monothérapie dans le traitement de l'épilepsie partielle avec ou sans généralisation secondaire chez le patient adulte présentant un épilepsie nouvellement diagnostiquée.

En association chez le patient adulte dans le traitement de l'épilepsie partielle avec ou sans généralisation secondaire.

CONTRE-INDICATIONS

Hypersensibilité au **zonisamide**, à l'un des excipients ou aux **sulfamides**.

Grossesse et **allaitement** : à éviter.

Enfants et adolescents de moins de 18 ans.

PRÉCAUTIONS D'EMPLOI

Comme pour tous les **antiépileptiques** :

– risque de somnolence nécessitant des précautions en cas de conduite ou d'utilisation de machines ;

– risque de rebond à l'arrêt brutal du traitement.

Particularités du **zonisamide** :

– éruptions cutanées graves y compris syndrome de Stevens-Johnson ;

– risque augmenté si sujet âgé de plus de 65 ans ;

– prudence si antécédents de lithiases rénales, ou si association avec médicaments favorisant leur formation tel le **topiramate**. Favoriser une bonne hydratation ;

– nécessité d'utiliser une contraception adéquate et pendant 1 mois après l'arrêt du traitement.

EFFETS INDÉSIRABLES

Très fréquents : somnolence, vertiges, anorexie et perte de poids, agitation, irritabilité, diplopie.

Réactions d'hypersensibilité, douleurs abdominales, troubles du transit, lithiases rénales, éruptions cutanées graves.

Très rares : rhabdomyolyse, syndrome myasthénique, pancréatite, troubles hématologiques graves, acidose métabolique.

ANTIÉPILEPTIQUES (15) – GABA-ERGIQUES (1)

Gabapentine

NEURONTIN					
A. et E. > 12 ans : 900 à 3 600 mg/j en 3 prises E. 3-12 ans : 25 à 35 mg/kg/j en 3 prises	90 gél. 100 mg	8,50	I	65 %	0,09
	90 gél. 300 mg	26,02	I	65 %	0,29
	90 gél. 400 mg	31,19	I	65 %	0,35
	90 cp. 600 mg	42,59	I	65 %	0,47
	90 cp. 800 mg	52,51	I	65 %	0,58

PROPRIÉTÉS

Structure proche du GABA, mécanisme d'action encore inconnu.

Résorption de 60 %, élimination urinaire, demi-vie de 5 à 7 h.

INDICATIONS

Épilepsies partielles :
- adultes et enfants de plus de 12 ans : en monothérapie de 1re ou de 2e intention ou en association ;
- enfants à partir de 3 ans : en association.

Douleurs neuropathiques périphériques de l'adulte.

CONTRE-INDICATIONS

Allergie connue à la **gabapentine**.

Grossesse, allaitement : innocuité non établie.

EFFETS INDÉSIRABLES

Somnolence, vertiges, ataxie, céphalées, tremblements, troubles digestifs, sensation de nez bouché, allergie cutanée, neutropénie, thrombopénie.

PRÉCAUTIONS D'EMPLOI

Non efficace dans les absences (peut même les aggraver).

Adaptation des doses à la clairance de la créatinine :
- > 80 mL/min : doses entre 900 et 3 600 mg/j ;
- < 80 mL/min : doses entre 600 et 1 800 mg/j ;
- < 50 mL/min : doses entre 300 et 600 mg/j ;
- < 30 mL/min : doses entre 150 et 600 mg/j ;
- < 15 mL/min : doses entre 150 et 300 mg/j.

ANTIÉPILEPTIQUES (16) – GABA-ERGIQUES (2)

■ Prégabaline

LYRICA					
Progressivement en 2 ou 3 prises A. : 150 à 600 mg/j	56 gél. 25 mg	11,55	I	65 %	0,21
	84 gél. 25 mg	17,44	I	65 %	0,21
	100 gél. 25 mg	HOP	I		
	84 gél. 50 mg	29,21	I	65 %	0,35
	100 gél. 50 mg	HOP	I		
	56 gél. 75 mg	28,99	I	65 %	0,52
	100 gél. 75 mg	HOP	I		
	84 gél. 100 mg	41,93	I	65 %	0,50
	100 gél. 100 mg	HOP	I		
	56 gél. 150 mg	41,75	I	65 %	0,75
	100 gél. 150 mg	HOP	I		
	84 gél. 200 mg	60,73	I	65 %	0,72
	100 gél. 200 mg	HOP	I		
	56 gél. 300 mg	60,73	I	65 %	1,08
	100 gél. 300 mg	HOP	I		

PROPRIÉTÉS

La **prégabaline** est un analogue de l'acide gamma-aminobutyrique. Il se lie à une sous-unité auxiliaire des canaux calciques voltage-dépendants dans le système nerveux central déplaçant fortement le 3H gabapentine.

INDICATIONS

Épilepsies partielles avec ou sans généralisation secondaire en association.

Autres indications : douleurs neuropathiques périphériques ou centrales de l'adulte et trouble anxieux généralisé chez l'adulte.

CONTRE-INDICATIONS

Hypersensibilité à la **prégabaline**.

Malabsorption du glucose ou du galactose.

Grossesse et **allaitement** et **âge < 18 ans** : déconseillé.

PRÉCAUTIONS D'EMPLOI

Prudence si antécédents psychiatriques.

Augmentation très progressive des doses en cas d'insuffisance rénale (clairance < 60 mL/min).

EFFETS INDÉSIRABLES

Somnolence, asthénie, ataxie et vertiges, céphalées, irritabilité, troubles mnésiques, dépression, anorexie, agressivité, diplopie, vertiges, agueusie, troubles du langage.

Tachycardie, bloc auriculo-ventriculaire, hypotension artérielle.

Rhabdomyolyse, élévation des CPK et des transaminases.

Douleurs abdominales, ulcère gastro-duodénal.

Neutropénie, thrombopénie.

ANTIÉPILEPTIQUES (17) – GABA-ERGIQUES (3)

Vigabatrin

SABRIL					
Progressivement en 1 ou 2 prises A. : 2 à 3 g/j E. : 40 à 100 mg/kg/j (en institution de traitement)	60 cp. séc. 500 mg 60 sach. 500 mg (susp. buv.)	45,89 48,03	I I	65 % 65 %	0,76 0,80

PROPRIÉTÉS

Inhibiteur sélectif de la GABA-transaminase.

Résorption rapide, élimination urinaire, demi-vie de 5 à 8 h mais l'efficacité dépend de la durée de resynthèse du GABA (2 à 5 j).

INDICATIONS

En association dans le cadre d'épilepsies partielles résistantes avec ou sans généralisation secondaire en monothérapie ou en association quand toutes les autres associations appropriées ont échoué.

En monothérapie : spasmes infantiles (syndrome de West).

CONTRE-INDICATIONS

Allergie.

Grossesse et **allaitement** : déconseillé.

PRÉCAUTIONS D'EMPLOI

Prudence si antécédents psychiatriques.

Augmentation très progressive des doses en cas d'insuffisance rénale (clairance < 60 mL/min).

EFFETS INDÉSIRABLES

Troubles du champ visuel (1 patient/3) après des mois ou années de traitement, irréversibles, imposant un examen du champ visuel au début du traitement et tous les 6 mois.

Somnolence, asthénie, ataxie et vertiges, céphalées, irritabilité, troubles mnésiques, dépression, agressivité, diplopie.

Prise de poids, douleurs abdominales, diminution des transaminases hépatiques.

INTERACTIONS MÉDICAMENTEUSES

Phénytoïne : diminution de 20 % des concentrations de **phénytoïne** sans conséquences cliniques.

Tiagabine

GABITRIL					
A. et adolescent > 12 ans : En association avec des médicaments inducteurs enzymatiques : 30 à 50 mg/j en débutant de 5 à 10 mg/j et en augmentant chaque sem. de 5 à 10 mg/j Sans association avec des inducteurs enzymatiques : 15 à 30 mg/j en débutant de 5 à 10 mg/j et en augmentant chaque sem. de 5 à 10 mg/j	50 cp. 5 mg 50 cp. 10 mg 50 cp. 15 mg	28,28 53,41 78,24	I I I	30 % 30 % 30 %	0,57 1,07 1,56

PROPRIÉTÉS

Inhibiteur puissant et sélectif du captage de GABA neuronal et glial. Entraîne une augmentation de la concentration de GABA intracérébral, principal neurotransmetteur inhibiteur.

Absorption rapide, liaison à 95 % aux protéines, demi-vie de 7 à 9 h.

INDICATIONS

Crises partielles avec ou sans généralisation secondaire, en association.

CONTRE-INDICATIONS

Absolues : hypersensibilité à la **tiagabine** et insuffisance hépatique sévère.

Relatives : épilepsies généralisées.

Éviter pendant la grossesse et l'allaitement.

PRÉCAUTIONS D'EMPLOI

Cp. à prendre en fin de repas (meilleure tolérance).

Posologies initiales plus faibles en cas d'antécédent d'anxiété généralisée et de dépression.

EFFETS INDÉSIRABLES

Sensation vertigineuse, asthénie et sédation.

ANTIÉPILEPTIQUES (18) – DÉRIVÉ DU SUCCINIMIDE

■ Éthosuximide

ZARONTIN					
En 1 à 2 prises/j A. : 20 mg/kg/j E. : 20 à 30 mg/kg/j	40 càc 250 mg (1 fl. = 200 mL)	6,74	II	65 %	0,17

PROPRIÉTÉS
Agirait sur les canaux calciques T. Demi-vie de 30 h (enfant) à 60 h (adulte), équilibre atteint en 7 j, élimination urinaire.

INDICATIONS
Uniquement dans les absences, en 2e intention après l'**acide valproïque** ou en association.

CONTRE-INDICATIONS
Allergie.
Grossesse et **allaitement** : à éviter.

EFFETS INDÉSIRABLES
Troubles digestifs, allergies, somnolence, céphalées, rarement vertiges, ataxie, excitation, exacerbation des crises tonico-cloniques ou partielles si associées.
Leucopénie, voire agranulocytoses rares.

INTERACTIONS MÉDICAMENTEUSES
Précautions avec la **carbamazépine**.

ANTIÉPILEPTIQUES (19) – AUTRES ANTIÉPILEPTIQUES (1)

Rétigabine

TROBALT					
Posologie initiale : 100 mg x 3/j Posologie d'entretien : 200-400 mg x 3/j	21 cp. 50 mg	4,30	I	65 %	0,20
	84 cp. 50 mg	17,51	I	65 %	0,21
	21 cp. 100 mg	8,64	I	65 %	0,41
	84 cp. 100 mg	34,63	I	65 %	0,41
	84 cp. 200 mg	65,50	I	65 %	0,78
	84 cp. 300 mg	96,37	I	65 %	1,15
	84 cp. 400 mg	127,24	I	65 %	1,51

PROPRIÉTÉS

Les canaux potassiques font partie des canaux ioniques voltage-dépendant que l'on trouve dans les cellules neuronales et sont des éléments déterminants de l'activité neuronale. Des études *in vitro* indiquent que la **rétigabine** agit essentiellement par l'ouverture des canaux potassiques neuronaux. Ceci stabilise le potentiel de repos de la membrane et contrôle l'excitabilité électrique infraliminaire dans les neurones, prévenant ainsi le déclenchement d'éventuels potentiels d'action épileptiformes.

INDICATIONS

Traitement de deuxième intention, soit après l'échec d'au moins 2 monothérapies pour des crises d'épilepsie partielles avec ou sans généralisation secondaire chez les patients épileptiques âgés de 18 ans et plus, en association avec un autre **antiépileptique**.

À discuter au cas par cas compte tenu des effets secondaires de pigmentation cutanée et rétinienne.

CONTRE-INDICATIONS

Hypersensibilité à la substance active ou à l'un des excipients (contient de l'huile de soja).

PRÉCAUTIONS D'EMPLOI

À utiliser avec prudence chez le sujet âgé, l'insuffisant rénal sévère ou l'insuffisant hépatique sévère : réduire les posologies de moitié (50 mg x 3/j) si possible en fonction du contexte clinique.

Examen ophtalmoscopique complet à l'initiation du traitement et tous les 6 mois afin de rechercher une pigmentation.

EFFETS INDÉSIRABLES

Asthénie, état confusionnel (9 %), troubles psychotiques, hallucinations, désorientation, anxiété, sensations vertigineuses, somnolence, amnésie, éruption cutanée, troubles gastro-intestinaux, rétention urinaire à rechercher systématiquement le plus souvent dans les 8 premières sem. de traitement.

Modification pigmentaire (couleur bleu gris) des tissus oculaires, de la peau, des lèvre, des ongles et de la rétine après plusieurs années de traitement

Hématurie, augmentation des enzymes hépatiques, allongement du QT.

INTERACTIONS MÉDICAMENTEUSES

Autres **antiépileptiques** : **carbamazépine** et **phénytoïne** peuvent réduire l'exposition à la **rétigabine**.

L'administration de **rétigabine** aux doses thérapeutiques pourrait augmenter la concentration plasmatique de la **digoxine**.

ANTIÉPILEPTIQUES (20) – AUTRES ANTIÉPILEPTIQUES (2)

Lacosamide

VIMPAT					
Posologie initiale : 50-100 mg x 2/j Posologie entretien : 200 mg x 2/j	14 cp. 50 mg 56 cp. 50 mg 56 cp. 100 mg 56 cp. 150 mg 56 cp. 200 mg 1 fl. 10 mg/mL (40 doses)	11,74 45,43 87,08 128,75 170,40 33,51	I I I I I I	65 % 65 % 65 % 65 % 65 % 65 %	0,84 0,81 1,56 2,30 3,04 33,51

PROPRIÉTÉS
Des études électrophysiologiques *in vitro* ont montré que le **lacosamide** favorise de manière sélective l'inactivation lente des canaux sodiques voltage-dépendants, entraînant ainsi une stabilisation des membranes neuronales hyperexcitables.

INDICATIONS
En association dans le traitement des crises partielles avec ou sans généralisation secondaire chez l'adulte et l'adolescent (16-18 ans) présentant une épilepsie.

CONTRE-INDICATIONS
Hypersensibilité à la substance active ou à l'un des excipients mentionnés à la rubrique « Liste des excipients ».

Blocs auriculoventriculaires connus du 2e ou du 3e degré.

PRÉCAUTIONS D'EMPLOI
Surveillance psychiatrique et cardiaque.

EFFETS INDÉSIRABLES
Asthénie, dépression, irritabilité, confusion, insomnie, vertiges, céphalées, éruption cutanée.

INTERACTIONS MÉDICAMENTEUSES
Le **lacosamide** n'a pas d'effet inhibiteur ou inducteur des CYP2C19 et 3A4 cliniquement pertinent. Pas d'interactions médicamenteuses cliniquement significatives.

ANTIÉPILEPTIQUES (21) – AUTRES ANTIÉPILEPTIQUES (3)

Pérampanel

FYCOMPA					
En une prise le soir, avant le coucher Posologie initiale : 2 mg/j Posologie d'entretien : 4-8 mg/j Posologie maximale : 12 mg/j	7 cp. 2 mg	11,12	I	65 %	1,59
	28 cp. 4 mg	84,43	I	65 %	3,02
	28 cp. 6 mg	84,43	I	65 %	3,02
	28 cp. 8 mg	97,61	I	65 %	3,49
	28 cp. 10 mg	119,01	I	65 %	4,25
	28 cp. 12 mg	119,01	I	65 %	4,25

PROPRIÉTÉS

L'activation des récepteurs AMPA par le glutamate serait responsable de l'essentiel de la transmission synaptique excitatrice rapide dans le cerveau. Le **pérampanel** est un antagoniste sélectif, non compétitif de ces récepteurs entraînant une diminution de l'excitabilité neuronale.

INDICATIONS

En association dans le traitement des crises d'épilepsie partielles avec ou sans généralisation secondaire chez des patients épileptiques âgés de 12 ans et plus.

CONTRE-INDICATIONS

Hypersensibilité au principe actif ou à l'un des excipients.

PRÉCAUTIONS D'EMPLOI

Des idées suicidaires ont été rapportées lors de la mise sous traitement antiépileptique, une surveillance est donc recommandée.
L'arrêt du traitement doit être progressif.

EFFETS INDÉSIRABLES

Effets indésirables fréquents ou très fréquents :
– troubles généraux : nausées, douleurs dorsales, fatigue, troubles de la marche ;
– métabolisme et nutrition : augmentation/perte d'appétit ;
– psychiatrie : agressivité, colère, anxiété, désorientation ;
– système nerveux : vertiges, somnolence, ataxie, troubles de l'équilibre ;
– oculaires : diplopie, vision trouble.

INTERACTIONS MÉDICAMENTEUSES

• Contraceptifs oraux : risque de diminution de leur efficacité, ajouter un autre type de contraception.
• Autres **antiépileptiques** : dans les études menées, la concentration de ***FYCOMPA*** est sensible aux propriétés inductrices des **phénytoïne**, **carbamazépine**, **oxcarbazépine**, **topiramate**. Lui-même augmente la concentration d'un tiers de l'**oxcarbazépine**.
• Autres médicaments : le **pérampanel** étant métabolisé par le CYP450, il est sensible aux inducteurs (**rifampicine**, millepertuis) et aux inhibiteurs puissants (**antifongiques azolés**).

ANTIÉPILEPTIQUES (22) – RÉCAPITULATIF (1)

Antiépileptiques classiques

	ACTIVITÉ	POSOLOGIE	TAUX THÉRAPEUTIQUES	DEMI-VIE
Clobazam ***URBANYL***	Épilepsies généralisées ou partielles	A. : 0,5 mg/kg/j	Pas de relation dose-effet établie	20 h
Clonazépam ***RIVOTRIL***	Toutes épilepsies	A. : 2 mg/j E. : 0,05 mg/kg/j	0,02-0,08 mg/L	36 h
Phénobarbital ***GARDÉNAL***	Toutes épilepsies sauf petit mal	A. : 3 mg/kg/j E. : 4 mg/kg/j	20-30 mg/L	A. : 5-7 j E. : 2 j
Phénytoïne ***DI-HYDAN***	Toutes épilepsies sauf petit mal	A. : 3 mg/kg/j E. : 8 mg/kg/j	10-15 mg/L	36 h
Carbamazépine ***TÉGRÉTOL***	Grand mal et épilepsie temporale	A. : 10 mg/kg/j E. : 10 à 20 mg/kg/j	2-10 mg/L	20 h
Acidevalproïque ***DÉPAKINE***	Toutes épilepsies	A. et E. : 20 à 30 mg/kg/j	60-80 mg/L	10 h
Éthosuximide ***ZARONTIN***	Petit mal	A. et E. : 30 mg/kg/j	40-60 mg/L	45 h

ANTIÉPILEPTIQUES (23) – RÉCAPITULATIF (2)

Nouveaux antiépileptiques

	INDICATION	POSOLOGIE	PARTICULARITÉS
Oxcarbazépine ***TRILEPTAL***	Épilepsies partielles	600 à 2 400 mg/j en 2 prises	En monothérapie ou en association
Gabapentine ***NEURONTIN***	Épilepsies partielles	1 200 à 2 400 mg/j en 3 prises	Adapter les doses à la fonction rénale En monothérapie ou en association
Lévétiracétam ***KEPPRA***	En monothérapie dans le traitement des crises partielles (> 16 ans) En association dans le traitement : - des crises partielles (> 4 ans) - des crises myocloniques (> 12 ans) - des crises généralisées tonicocloniques primaires (> 12 ans)	500 mg x 2/j à augmenter progressivement jusqu'à 1 500 mg x 2/j	Adapter les doses à la fonction rénale
Lamotrigine ***LAMICTAL***	Épilepsies généralisées ou partielles	200 à 400 mg en 2 prises	Augmentation progressive des doses Association au **valproate** déconseillée En monothérapie ou en association
Topiramate ***EPITOMAX***	Adulte et enfant (> 2 ans) Épilepsies généralisées et épilepsies partielles ; en monothérapie, après échec d'un traitement antérieur ou en association	200 à 600 mg/j en 2 prises	Risque de lithiase rénale
Lacosamide ***VIMPAT***	Épilepsies partielles	50 à 200 mg x 2/j	Prudence si antécédents cardiaques En association
Zonisamide ***ZONEGRAN***	Épilepsies partielles	300 à 500 mg/j	Risque de lithiase rénale
Eslicarbazépine ***ZEBINIX***	Épilepsies partielles	400 à 1 200 mg/j	Adapter les doses à la fonction rénale En association
Vigabatrin ***SABRIL***	Épilepsies partielles	A. : 2 à 4 g/j (2 prises) E. : 40 à 100 mg/kg/j (2 prises)	Prudence si antécédents psychiatriques En monothérapie ou en association
Tiagabine ***GABITRIL***	Épilepsies partielles	15 à 30 mg si pas d'inducteurs enzymatiques 30 à 50 mg/j si inducteurs enzymatiques	Prudence si antécédents psychiatriques Adapter les doses à la fonction rénale

NOTES

MÉNINGITES PURULENTES DE L'ADULTE (1)

Urgence thérapeutique absolue.

Règles générales

Hospitalisation immédiate.

Cas particulier du purpura fulminans [1]

En dehors du milieu hospitalier, tout malade présentant des signes infectieux avec à l'examen clinique, pratiqué chez un sujet totalement dénudé, la présence d'un purpura ne s'effaçant pas à la vitropression et comportant au moins un élément nécrotique ou ecchymotique de diamètre ≥ 3 mm, doit immédiatement recevoir une 1re dose d'un traitement antibiotique approprié aux infections à méningocoques (**ceftriaxone** 50 à 100 mg/kg ou **céfotaxime** chez le nourrisson et l'enfant et 1 à 2 g chez l'adulte), si possible par voie IV sinon IM, et quel que soit son état hémodynamique. Intervention d'un SMUR justifiée sous réserve que son délai d'intervention soit < 20 min, sinon transfert le plus rapide possible en ayant prévenu les urgences de l'hôpital.

Antibiothérapie

Précoce, dès la suspicion du diagnostic, après la ponction lombaire.
Probabiliste en fonction du germe suspecté.
Par voie intraveineuse, bactéricide, à fortes doses et bonne diffusion dans le LCR.
Adaptée secondairement au germe et à l'antibiogramme et à la CMI des antibiotiques dans le LCR.

Traitement de la porte d'entrée

À ne pas oublier, notamment pour les méningites à pneumocoques : réparation d'une brèche ostéoméningée, drainage d'une sinusite, etc.

Mesures générales

- Voie veineuse périphérique : assurer une bonne hémodynamique et une bonne ventilation.
- Surveillance et traitement d'une hyponatrémie (SIADH), de la fièvre, de l'hyperglycémie (> 1,5 g/L).
- Prévention des complications de décubitus.
- Injection de **dexaméthasone** IV chez l'adulte : 10 mg/6 h pendant 4 j, chez l'enfant : 0,15 mg/kg /6 h pendant 4 j. Avant ou de façon concomittante à la première injection d'antibiotique si :
– diagnostic de méningite à pneumocoque ou à méningocoque chez l'adulte ou de méningite à pneumocoque ou à *H. influenzae* chez l'enfant et le nourrisson de 3 à 12 mois ;
– diagnostic présumé de méningite bactérienne sans certitude microbiologique mais décision de traitement probabiliste par antibiotique chez l'adulte et le nourrisson de 3 à 12 mois car : imagerie cérébrale qui retarde la PL, LCR trouble, examen direct négatif mais autres examens biologiques LCR et sang permettent de retenir le diagnostic de méningite bactérienne.

Traitement contre-indiqué si le patient est immunodéprimé.

MÉNINGITES PURULENTES DE L'ADULTE (2)

Traitement spécifique [2]

En première intention

► *Si l'examen direct est positif*

• Si cocci Gram+ (suspicion de pneumocoque) : **céfotaxime** 300 mg/kg/j soit en 4 perfusions, soit en perfusion continue avec dose de charge de 50 mg/kg sur 1 h, ou **ceftriaxone** 100 mg/kg/j IV en 1 ou 2 perfusions. En cas d'allergie aux bêtalactamines, association **vancomycine** 15 mg/kg sur 1 h en dose de charge puis 60 mg/kg/j en administration continue + **fosfomycine** 100 à 200 mg/kg/j IV ± **rifampicine** 10 mg/kg/12 h.

• Si cocci Gram- (suspicion de méningocoque) : **céfotaxime** 200 mg/kg/j soit en 4 perfusions, soit en perfusion continue avec dose de charge de 50 mg/kg sur 1 h, ou **ceftriaxone** 75 mg/kg/j IV en 1 ou 2 perfusions. En cas d'allergie aux bêtalactamines : **rifampicine** 10 mg/kg/12 h.

• Si bacille Gram+ (suspicion de listériose) : **amoxicilline** 200 mg/kg/j soit en 4 perfusions, soit en perfusion continue + **gentamicine** 3 à 5 mg/kg/j en 1 perfusion quotidienne de 30 min. En cas d'allergie aux bêtalactamines, monothérapie par **triméthoprime-sulfaméthoxazole** : 6-8 et 30-40 mg/kg/j respectivement.

• Si bacille Gram- (suspicion d'*H. influenzae* ou d'*E. coli* si moins de 3 mois) : **céfotaxime** 200 mg/kg/j soit en 4 perfusions, soit en perfusion continue avec dose de charge de 50 mg/kg sur 1 h, ou **ceftriaxone** 75 mg/kg/j IV en 1 ou 2 perfusions. Chez l'enfant de moins de 3 mois, on rajoute **gentamicine** 3 à 5 mg/kg/j en 1 perfusion quotidienne.

► *Si l'examen direct est négatif*

• Sans arguments en faveur d'une listériose : **céfotaxime** 300 mg/kg/j soit en 4 perfusions, soit en perfusion continue avec dose de charge de 50 mg/kg sur 1 h, ou **ceftriaxone** 100 mg/kg/j IV en 1 ou 2 perfusions. Chez l'enfant de moins de 3 mois, on rajoute **gentamicine** 3 à 5 mg/kg/j en 1 perfusion quotidienne.

• Avec arguments pour une listériose (terrain, apparition progressive de la symptomatologie, atteinte rhombencéphalique) : **céfotaxime** 300 mg/kg/j soit en 4 perfusions, soit en perfusion continue avec dose de charge de 50 mg/kg sur 1 h, ou **ceftriaxone** 100 mg/kg/j IV en 1 ou 2 perfusions + **amoxicilline** 200 mg/kg/j soit en 4 perfusions, soit en perfusion continue + **gentamicine** 3 à 5 mg/kg/j en 1 perfusion quotidienne.

MÉNINGITES PURULENTES DE L'ADULTE (3)

Adaptation secondaire au germe [2]

► *Méningocoque*

- Si CMI **amoxicilline** < 0,1 mg/L : **amoxicilline** (***CLAMOXYL***) 200 mg/kg/j.
- Si CMI **amoxicilline** ≥ 0,1 mg/L : **céfotaxime** (***CEFOTAXIME***) 200 mg/kg/j soit en 4 perfusions, soit en perfusion continue, ou **ceftriaxone** (***ROCÉPHINE***) 75 mg/kg/j IV en 1 ou 2 perfusions.

Durée du traitement : 4 à 7 j.

► *Pneumocoque*

- Si CMI **amoxicilline** < 0,1 mg/L : de préférence **amoxicilline** 200 mg/kg/j ou maintien **céphalosporine de 3e génération** en diminuant la dose de **céfotaxime** à 200 mg/kg/j, de **ceftriaxone** à 75 mg/kg/j (si CMI de la **céphalosporine de 3e génération** < 0,5 mg/L).
- Si CMI **amoxicilline** ≥ 0,1 mg/L : **céfotaxime** 300 mg/kg/j (ou 200 mg/kg/j si CMI **céphalosporine de 3e génération** < 0,5 mg/L), ou **ceftriaxone** 100 mg/kg/j IV en 1 ou 2 perfusions (ou 75 mg/kg/j si CMI **céphalosporine de 3e génération** < 0,5 mg/L).

Durée du traitement : 10 à 14 j.

L'adjonction de **vancomycine** n'est actuellement plus justifiée mais n'est pas contre-indiquée chez l'enfant [2].

► *Haemophilus influenzae*

Céfotaxime 200 mg/kg/j ou **ceftriaxone** pendant 7 j.

► *Listeria monocytogenes*

Amoxicilline 200 mg/kg/j pendant 21 j + **aminoside**, **gentamicine** 3 à 5 mg/kg /j les 7 premiers j.

► *Bacille Gram négatif*

Céphalosporine de 3e génération ± **aminoside** pendant 48 h pour le nourrisson < 3 mois à adapter au germe, pendant 3 à 4 sem.

► *Staphylocoque (pendant 3-4 sem.)*

- *S. aureus* méti-S : **céfotaxime** + **fosfomycine**.
- *S. aureus* méti-R : **vancomycine**.
- *S. epidermidis* : **vancomycine**.

Traitement des complications neurologiques

- HTIC sévère : traitement par **mannitol** en bolus unique. Dérivation ventriculaire en cas d'hydrocéphalie aiguë.
- Évacuation chirurgicale d'un abcès ou d'un empyème sous-dural.
- **Anticoagulants** en cas de thrombophlébite cérébrale.
- **Antiépileptiques** en cas de convulsions.

MÉNINGITES À LIQUIDE CLAIR

Méningites bactériennes décapitées

Il faut y penser. Même traitement que pour les méningites purulentes.

Encéphalite herpétique

Urgence diagnostique et thérapeutique
Toute confusion fébrile chez un adulte jeune doit faire évoquer le diagnostic.
Traitement urgent : les séquelles dépendent de la précocité de la mise en route du traitement.

Hospitalisation en unité de soins intensifs

- Préserver les fonctions vitales.
- Lutte contre l'œdème cérébral (*cf.* HTIC).

Antiviral

Dès la suspicion du diagnostic, sans attendre les résultats définitifs de la ponction lombaire : **aciclovir** (***ZOVIRAX***) 10 mg/kg/ 8 h en IV lente pendant 3 sem.

Anticomitiaux systématiques

Clonazépam (***RIVOTRIL***) ± 1/2 à 1 amp. en cas de crise.

Oxcarbazépine ou **gabapentine** par exemple.

Traitement spécifique des autres causes de méningites à liquide clair

Listériose neuroméningée

Attention : *Listeria monocytogenes* est résistant aux **céphalosporines** et aux **fluoroquinolones**.

Amoxicilline (***CLAMOXYL***) IV 200 mg/kg/j pendant 21 j associée à **gentamicine** IV 3 à 5 mg/kg/j les 7 premiers j.

Méningite tuberculeuse

- **Isoniazide** + **rifampicine** + **éthambutol** + **pyrazinamide** pendant 2 mois, puis **isoniazide** + **rifampicine** pendant 10 mois.
- Corticothérapie : **prednisone** 1 mg/kg/j à discuter au début dans les formes graves.

Maladie de Lyme

- **Amoxicilline** (***CLAMOXYL***) 3 g/j *per os* pendant 21 j dans les formes mineures.
- **Ceftriaxone** (***ROCÉPHINE***) 2 g/j IV ou IM pendant 21 à 28 j dans les formes sévères.

Leptospirose

Si le traitement est précoce : **doxycycline** 200 mg/j.

Sinon **amoxicilline** 100 mg/kg/j IV ou **ceftriaxone** 1 g/j ; durée 7 à 10 j.

Syphilis secondaire et tertiaire

- **Pénicilline G** 20 MUI/j IV ou IM pendant 3 sem.
- Corticothérapie brève au début du traitement en prévention de la réaction d'Herxheimer.

Brucellose

Doxycycline (***VIBRAMYCINE N***) 200 mg/j en 2 prises + **rifampicine** (***RIFADINE***) 15 mg/kg/j en 1 prise le matin pendant 6 sem.

Méningoencéphalites parasitaires

- Accès pernicieux palustre : toujours y penser. **Quinine** IV 25 mg/kg/j répartis en 3 perfusions à passer en 4 h ou IVSE. Durée du traitement : 7 j.
- Méningite à cryptocoque : **amphotéricine B** IV puis relais par **fluconazole** (***TRIFLUCAN***) *per os* 400-800 mg/j 6 sem. puis 200 à 400 mg/j (*cf.* Cryptococcoses).

Méningites virales bénignes

L'évolution est favorable en 2-3 j. Le traitement est purement symptomatique.

Il s'agit d'un diagnostic d'élimination.

MÉNINGITES PURULENTES DE L'ENFANT

Les particularités du traitement viennent du fait que la fréquence des germes en cause dépend de l'âge de survenue de la méningite.
Dans tous les cas, il s'agit d'une urgence thérapeutique, l'antibiothérapie devant être mise en route précocement, dès la suspicion du diagnostic.

Antibiothérapie de 1re intention

Âge < 3 mois

Les germes les plus fréquents sont : streptocoque B, *Listeria monocytogenes* et entérobactéries. On associe systématiquement :
amoxicilline (*CLAMOXYL*) 200 mg/kg/j IV
+ **céfotaxime** (*CEFOTAXIME*) 200 mg/kg/j
+ **gentamicine** (*GENTAMICINE*) 3 mg/kg/j.
Contrôle du LCR 24 h après. Traitement pendant 15 j à 3 sem.

Entre 3 mois et 6 ans

Les germes les plus fréquents sont : pneumocoque, *H. influenzae* et méningocoque. On préfère les **céphalosporines de 3e génération** en raison de l'existence de souches de pneumocoques résistantes à la **pénicilline**.

Âge > 6 ans

Le germe le plus fréquent est le méningocoque. Comme chez l'adulte jeune, on utilise en 1re intention : **céfotaxime** 200 mg/kg/j en 4-6 IVL ou **ceftriaxone**.

Adaptation secondaire au germe

Comme chez l'adulte.

- Méningocoque : **céfotaxime** pendant 4 à 7 j.
- Pneumocoque : **amoxicilline**, ou **céfotaxime** pendant 10 à 14 j.
- *H. influenzae* : **céfotaxime** pendant 7 j.

Corticothérapie [2]

Injection de **dexaméthasone** IV 0,15 mg/kg/6 h pendant 4 j.
Avant ou de façon concomitante à la première injection d'antibiotique si :
– diagnostic de méningite à pneumocoque ou à *H. Influenzae* chez l'enfant et le nourrisson de 3 à 12 mois ;
– diagnostic présumé de méningite bactérienne sans certitude microbiologique mais décision de traitement probabiliste par antibiotique chez le nourrisson de 3 à 12 mois car : imagerie cérébrale qui retarde la PL, LCR trouble, examen direct négatif mais autres examens biologiques (LCR et sang) permettent de retenir le diagnostic de méningite bactérienne.
Traitement contre-indiqué si le patient est immunodéprimé.
Semble en effet diminuer les risques de séquelles, notamment auditives, si administrée précocement.

Prophylaxie

Elle est particulièrement importante dans les établissements scolaires.

MÉNINGITES

Prophylaxie

Elle s'adresse aux sujets en contact avec le malade 10 j avant l'hospitalisation.

Dans les établissements scolaires elle s'applique à toute la classe si sont apparus 2 cas en moins de 6 mois, tout l'établissement si sont apparus au moins 3 cas dans 2 classes différentes en moins de 6 mois.

Méningite à méningocoque

Mesures générales

Maladie à déclaration obligatoire, isolement du malade.

Vaccination antiméningococcique

Pas de vaccin pour le groupe B.

Vaccin tétravalent A/C/Y/W135 (***MENVÉO***) si contact avec cas de méningite à méningocoque Y ou W135.

VACCIN MÉNINGOCOCCIQUE POLYOSIDIQUE A + C.

Vaccin antiméningococcique C conjugué (***MENINGITEC, NEISVAC***).

La vaccination doit être recommandée dans un délai maximum de 10 j. après le début de l'hospitalisation du malade parallèlement à la chimioprophylaxie. Réservée aux sujets-contacts de l'entourage proche du malade et les contacts d'une collectivité éventuellement fréquentée par le malade.

L'immunité apparaît à partir du 10e j et dure environ 4 ans.

Chimioprophylaxie

Si possible, dans les 24 à 48 h suivant le diagnostic.

Pour les sujets-contacts.

Les modalités sont les suivantes :

En première intention : **rifampicine** (***RIFADINE***)	Adulte Autorisée chez la femme enceinte	1 200 mg/j en 2 prises *per os*	Pendant 2 j
	Nourrisson et enfant (de 1 mois à 15 ans)	20 mg/kg/j en 2 prises *per os*	Pendant 2 j
	NN (< 1 mois)	10 mg/kg/j en 2 prises *per os*	Pendant 2 j
Si allergie ou contre-indication		6 MUI/j en 2 prises *per os*	Pendant 5 j
		150 000 MUI/j en 2 prises *per os*	Pendant 5 j
Ceftriaxone injectable (***ROCÉPHINE***)	Adulte Nourrisson et enfant NN	250 mg 125 mg Avis spécialisé	Dose unique Dose unique
Ciprofloxacine (***CIFLOX***)	Adulte Autorisée chez la femme enceinte	500 mg	Dose unique

Méningite à pneumocoques

Vaccination des sujets à risques : splénectomie, drépanocytose homozygote, brèche ostéoméningée, bronchite chronique.

PNEUMO 23 : 1 injection SC ou IM à renouveler tous les 5 ans.

Méningite à *Haemophilus influenzae*

- Vaccination systématique chez le nourrisson.
- Traitement des sujets-contacts non vaccinés, enfants et adultes, dans les collectivités abritant des enfants de moins de 2 ans et dans les familles où il y a des enfants de moins de 4 ans : par **rifampicine** (***RIFADINE***) 20 mg/kg/j pendant 4 j (dès l'âge de 1 mois).

CONSENSUS

[1] Conduite à tenir immédiate en cas de suspicion clinique de purpura fulminans, *CSHPF*, 2006.

[2] Prise en charge des méningites bactériennes aiguës communautaires (à l'exclusion du nouveau-né), *SPILF*, 2008.

MIGRAINE (1)

On distingue deux types de migraines :

– *sans aura*, les plus fréquentes, qui se manifestent par une céphalée spontanément résolutive (80 à 90 % des migraines) ;

– et *avec aura*, caractérisées par des symptômes neurologiques précédant la céphalée qui peut parfois manquer.

Traitement de la crise

Le traitement de la crise migraineuse doit se faire dès l'apparition des premiers symptômes.

Quatre types de médicaments peuvent être utilisés : les **antalgiques**, les **anti-inflammatoires non stéroïdiens**, les **dérivés de l'ergot de seigle** peu utilisés actuellement, et les **agonistes des récepteurs sérotoninergiques 5HT1**.

Le choix se fera en fonction de la présence ou non de vomissements, de l'efficacité antérieure, des contre-indications, de la tolérance et du coût du médicament.

Traitements médicamenteux

• **Antalgiques** :

– **paracétamol** (***DOLIPRANE***) 500 mg 2 cp. renouvelable jusqu'à 6/j, possible pendant la grossesse

– ou **paracétamol + codéine** (***DAFALGAN CODÉINE***) 500 mg 2 cp. efferv. renouvelable jusqu'à 6/j.

Prévenir le patient du risque de surdosage en **paracétamol**.

• **Anti-inflammatoires**, à débuter dès l'apparition de l'aura migraineuse :

– **aspirine** (***ASPÉGIC***) 1 g *per os* renouvelable 1 fois ;

– ou **aspirine + métoclopramide** (***MIGPRIV***) 900 mg/10 mg renouvelable 1 fois ;

– ou **kétoprofène**, ***BI-PROFÉNID LP*** cp. à 150 mg : 1/2 à 1 cp. à renouveler si efficacité partielle 12 h plus tard au moins. Max 2 cp./j (AMM).

• **Agonistes sérotoninergiques 5HT1** : à utiliser en cas d'échec des médicaments précédents lors de crises antérieures, après l'aura migraineuse et dès le début des céphalées en absence d'aura. On utilisera par exemple :

– **élétriptan** (***RELPAX***) : 1 cp. de 40 mg si efficacité partielle 2 h plus tard au minimum. Si l'amélioration n'est que partielle lors de plusieurs crises, on peut proposer la prise de 2 cp. à 40 mg d'emblée sans renouvellement ultérieur possible ;

– **almotriptan** (***ALMOGRAN***) : 1 cp. de 12,5 mg à renouveler si efficacité partielle 2 h plus tard (sans dépasser 2 cp./24 h).

Avant de conclure à l'innefficacité d'un **triptan**, il est recommandé de le tester sur au moins 3 crises. Un patient non répondeur à un **triptan** peut répondre à un autre. La prise précoce de **triptan** au stade de céphalée légère est plus efficace que si l'on attend le stade de céphalée modérée à sévère. Éventuellement, en cas d'efficacité partielle de l'**AINS** et du **triptan**, pris individuellement, l'association peut être proposée.

• **Dérivés de l'ergot de seigle**, en cas de contre-indication des **triptans** :

– **ergotamine + caféine** (***GYNERGÈNE CAFÉINÉ***) 2 cp. à 1 mg renouvelables 30 min plus tard (max 4 mg/j et 10 mg/sem.) ;

– ou **dihydroergotamine** (***DIERGOSPRAY***) 1 pulv. dans chaque narine (max 4 pulv./j).

Mesures associées

• Repos au lit, dans le noir et au calme.

• **Antiémétiques**, par exemple **métoclopramide** (***PRIMPÉRAN***) 1 à 2 sup./24 h.

• **Anxiolytiques**.

Traitement de fond

Indication : plus de 3 crises/mois, ou retentissement sur la vie professionnelle ou sociale du patient.

Certains médicaments ont fait la preuve de leur efficacité dans le traitement de fond de la migraine. Ils doivent être utilisés en monothérapie, choisis en fonction de leurs contre-indications et des effets secondaires. Ils ont tous une efficacité d'environ 70 %.

En cas de désir de grossesse, on essaiera de diminuer le traitement de fond ou de ne pas en instituer.

ANTIMIGRAINEUX (1) – DÉRIVÉS DE L'ERGOT DE SEIGLE (TRAITEMENT DE LA CRISE)

■ Dihydroergotamine pernasale

DIERGOSPRAY					
1 pulv. dans chaque narine (jusqu'à 4 pulv./j)	1 fl. 4 mg/mL	4,95	II	30 %	4,95

■ Dihydroergotamine injectable

DIHYDROERGOTAMINE AMDIPHARM					
1 inj. IV/IM/SC à renouveler 1 fois si nécessaire après 30 min	2 amp. 1 mL (1 mg/mL)	4,40	II	30 %	2,20

■ Ergotamine tartrate

GYNERGÈNE CAFÉINÉ					
2 cp. renouvelable 1 fois	20 cp. 1 mg	2,50	I	30 %	0,12

PROPRIÉTÉS

Vasoconstricteur artériel ayant des effets identiques à ceux de l'ergotamine : antagoniste sérotoninergique 5HT2, mais à fortes doses effet agoniste partiel b-adrénergique et effet sérotoninergique.
Parfois associé à un stimulant du système nerveux central (**caféine**) : ***GYNERGÈNE CAFÉINÉ***.
En général bonne résorption par voie nasale ou injectable, mais plus faible par voie orale (effet de premier passage hépatique important). Élimination biphasique par voie biliaire et fécale.

INDICATIONS

Traitement de la crise migraineuse.

CONTRE-INDICATIONS

Allergie au produit.
Maladies cardiovasculaires quels qu'en soient le siège ou la cause : artériopathies oblitérantes, insuffisance coronarienne, syndrome de Raynaud, HTA, artérite cérébrale, thyrotoxicose.
Grossesse et **allaitement**, enfants de moins de 10 ans.

PRÉCAUTIONS D'EMPLOI

Doses maximales : 4 mg/j et 10 mg/sem.
La survenue de paresthésies (fourmillements, etc.), de phénomènes douloureux ou de vasoconstriction des extrémités, même aux doses usuelles, impose l'arrêt du traitement (risque d'ergotisme aigu).

EFFETS INDÉSIRABLES

Troubles digestifs : épigastralgies, nausées.
Voie parentérale : paresthésies des extrémités, précordialgies.
Pour le **tartrate d'ergotamine** : possibilité de dépendance avec céphalées de rebond si utilisation pendant plus de 2 j/sem. ou au-delà des doses préconisées.
Ergotisme : *cf.* Ergotisme aigu.

INTERACTIONS MÉDICAMENTEUSES

Associations contre-indiquées : **sumatriptan**, **macrolides** (sauf **spiramycine**) car risque d'ergotisme.
Associations déconseillées : **bromocriptine**, **méthylergométrine**.

MIGRAINE (2)

Correction des facteurs déclenchants

Ces facteurs sont : psychologiques, alimentaires (alcool, chocolat, fromage), sensoriels (bruit, lumière), climatiques, sommeil prolongé, tabac, efforts physiques violents, etc.

Traitement médicamenteux

L'efficacité est jugée après 3 mois de traitement après examen de l'agenda des crises remis au patient lors de la 1re consultation. Si le médicament est efficace (réduction de la fréquence des crises d'au moins 50 %), on maintient le même traitement encore 3 à 6 mois puis on réduit progressivement jusqu'à arrêt si possible ou, si impossible, on réduit alors les doses jusqu'à la dose minimale efficace. Sinon on propose un autre traitement.

• **β-bloquants** :

– **propranolol** (***AVLOCARDYL***) 40 à 120 mg/j en l'absence de contre-indication : généralement bien toléré, il est volontiers prescrit chez les patients(es) « neurotoniques » ;

– autres **β-bloquants** : ***SELOKEN*** (AMM) pour la dose 200 mg LP. Commencer par 1/4 ou 1/2 cp

• **Amitriptyline** : ***LAROXYL*** cp. à 25 mg x 1/j ou IV à XX gttes/j, notamment si la migraine est associée à un syndrome dépressif.

• **Topiramate** : ***EPITOMAX*** gél. à 25 et 50 mg et cp. à 50 mg. Débuter par 25 mg le soir pendant 1 sem. puis augmenter progressivement si besoin jusqu'à 100 mg/24 h en 2 prises. Prévenir le patient des effets indésirables et en particulier l'amaigrissement.

• **Aspirine** : dose variable (300 à 500 mg/j) dans le traitement des migraines avec aura fréquentes.

Plus rarement on proposera :

• **Valproate de sodium** (***DÉPAKINE***) : pas d'AMM. Posologie entre 500 et 1 000 mg/j.

• **Pizotifène** : ***SANMIGRAN*** cp. à 0,5 mg 2 à 3 cp. en une prise le soir. Risque de prise de poids.

• **Oxérotone** : ***NOCERTONE*** cp. à 60 mg 2 à 3 cp./j en une prise le soir. Risque de somnolence, diarrhée.

• **Inhibiteur calcique** : **flunarizine** (***SIBÉLIUM***) 1 cp. le soir au coucher. En cas d'échec des autres traitements. Pas plus de 6 mois car risque de syndrome extrapyramidal.

• **AINS** : pas d'AMM.

• **Inhibiteur calcique** : **vérapamil** (***ISOPTINE***) cp. à 40 mg et gél. à 120 mg. 240 à 320 mg/j hors AMM.

Autres traitements

• Relaxation, biofeedback et gestion du stress. Intéressant en particulier chez l'enfant et pendant la grossesse.

• Acupuncture.

Cas particulier : migraine cataméniale

Attention : ce traitement ne s'adresse qu'aux migraines cataméniales **pures** (crise survenant exclusivement dans les 48 h précédant les règles) et si le traitement de la crise n'est pas efficace. Ce traitement est **limité à la période menstruelle** ; de J-2 à J+5 après les règles ou hémorragie de privation.

• **17-β-estradiol** (***OESTRODOSE***) percutané, 1,5 mg/j pendant les règles (hors AMM).

• Certains **triptans** peuvent être utilisés de façon préventive et séquentielle : **frovatripran** 2,5 mg x 2/j, **naratriptan** 1 mg x 2/j, **zolmitriptan** 2,5 mg x 2/j (pas d'AMM spécifique).

• Pour les patientes ayant une contraception orale la prévention des crises menstruelles peut être réalisée par l'utilisation d'un œstroprogestatif en continu ou par celle d'un progestatif pur.

ANTIMIGRAINEUX (2) – DÉRIVÉS DES TRICYCLIQUES

■ Pizotifène

SANMIGRAN					
Atteindre progressivement 2 à 3 cp./j (max : 6 cp./j)	50 cp. 0,5 mg 100 cp. 0,5 mg	5,65 10,49	II II	30 % 30 %	0,11 0,10

PROPRIÉTÉS
Dérivé des tricycliques. Antisérotoninergique, antihistaminique et faiblement anticholinergique. Léger effet antidépresseur.

INDICATIONS
Traitement de fond de la migraine.

CONTRE-INDICATIONS
Glaucome par fermeture de l'angle et rétention urinaire liée à des troubles urétroprostatiques.

PRÉCAUTIONS D'EMPLOI
Grossesse : à éviter au 1er trimestre.
Allaitement : déconseillé.
Risque de somnolence chez les conducteurs de véhicules.

EFFETS INDÉSIRABLES
Somnolence, prise de poids. Rarement nausées, vertiges, douleurs musculaires.

INTERACTIONS MÉDICAMENTEUSES
Associations à éviter : **atropine** et autres substances atropiniques ; autres dépresseurs du SNC (**barbituriques**, **benzodiazépines**, **clonidine**, **hypnotiques**, etc.).
Alcool : majoration de l'effet sédatif.

■ Oxérotone

NOCERTONE					
1 à 2 cp. x 2/j	30 cp. séc. 60 mg	4,58	II	30 %	0,15

PROPRIÉTÉS
Activité antisérotoninergique, antihistaminique et antiémétique.

INDICATIONS
Traitement de fond de la migraine.

PRÉCAUTIONS D'EMPLOI
Prise d'alcool fortement déconseillée.
Grossesse et **allaitement** : à éviter.
Risque de somnolence chez les conducteurs de véhicules.

EFFETS INDÉSIRABLES
Somnolence en début de traitement.
Rares diarrhées cédant à l'arrêt du traitement.

MIGRAINE (3)

Contraception orale et migraine

Il faut être prudent pour la prescription d'une pilule œstroprogestative chez les femmes présentant des migraines avec auras fréquentes, particulièrement lorsqu'il existe un tabagisme associé. Il faut dans ce cas privilégier une contraception orale purement progestative ou un autre moyen contraceptif.

Il faut arrêter la pilule en cas de céphalées inhabituelles, de migraines plus intenses ou plus fréquentes, ou d'apparition d'auras ou encore d'auras plus fréquentes.

Grossesse et allaitement

Le problème du traitement de fond se pose rarement pendant la grossesse car le plus souvent la migraine s'améliore. On privilégiera avant tout les méthodes non médicamenteuses.

Possibilités d'utilisation des antimigraineux pendant la grossesse et l'allaitement

Traitement	Grossesse	Allaitement
Traitement de crise		
Paracétamol	Possible	Possible
Aspirine et **AINS**	Possibles jusqu'au 6e mois et interdits après 24 SA	Déconseillés
Codéine	À éviter	Contre-indiquée
Ergotés	Contre-indiqués	Contre-indiqués
Triptans	À éviter Pas d'effet tératogène rapporté	À éviter dans les 24 h suivant la prise
Traitement de fond		
Bêtabloquant	Possible Àarrêter 1 mois avant l'accouchement, progressivement	Déconseillés
Amitriptyline	Risque tératogène faible Àarrêter 1 mois avant l'accouchement, progressivement	Déconseillée
Pizotifène	Peu ou pas de données	Déconseillé
Oxétorone	Déconseillé	Déconseillée
Flunarizine	Déconseillé	Déconseillée
Valproate de sodium	Tératogénicité possible	Déconseillé
Topiramate	Déconseillé	Déconseillé

ANTIMIGRAINEUX (3) – AGONISTES SÉROTONINERGIQUES 5HT1 (1)

Sumatriptan

IMIGRANE						
1 inj. SC par crise Max 2 inj./24 h Respecter un intervalle d'au moins 1 h entre 2 inj.	2 ser. 6 mg 2 ser. 6 mg + injecteur		I I	NR NR	
1 cp. 50 mg par crise Max 300 mg/24 h Respecter un intervalle d'au moins 2 h entre 2 prises	6 cp. 50 mg	17,60	I	65 %	2,93
1 pulv. dans 1 seule narine par crise Max 2 pulv./24 h	2 amp. 10 mg/0,1 mL pulv. nas.	7,75	I	65 %	3,88
Respecter un intervalle d'au moins 2 h entre 2 pulv.	6 amp. 20 mg/0,1 mL pulv. nas.	22,43	I	65 %	3,74
IMIJECT						
1 inj. SC par crise Max 2 inj./24 h Respecter un intervalle d'au moins 1 h entre 2 inj.	2 ser. 6 mg 2 ser. 6 mg + injecteur	45,14 47,32	I I	65 % 65 %	22,57 23,66

PROPRIÉTÉS

Agoniste sélectif des récepteurs 5HT1-like à la sérotonine principalement localisés au niveau des vaisseaux sanguins crâniens.

Biodisponibilité de 96 %, demi-vie de 2 h, métabolites inactifs excrétés par voie urinaire.

INDICATIONS

IMIGRANE : traitement de la crise migraineuse avec ou sans aura ; liste I, remboursement 65 %. La forme ***IMIGRANE*** spray 10 mg/0,1 mL est indiquée chez l'adolescent de 12 à 17 ans.

IMIJECT : traitement de la crise de l'algie vasculaire de la face ; médicament d'exception.

CONTRE-INDICATIONS

Allergie au **sumatriptan** ou aux **sulfamides**.

Antécédent d'infarctus du myocarde, angor d'effort ou de repos, HTA non contrôlée, infarctus cérébral.

Enfant de moins de 15 ans et adulte de plus de 65 ans.

PRÉCAUTIONS D'EMPLOI

Grossesse et **allaitement** : déconseillé.

Injection sous-cutanée stricte.

Risque de déclenchement de crise convulsive chez les patients aux antécédents d'épilepsie.

En présence de facteurs de risque cardiovasculaire, l'évaluation du rapport bénéfice/risque doit être faite et une surveillance doit être assurée (ECG). Noter que des douleurs thoraciques transitoires, intenses, peuvent survenir quelques minutes après injection de **sumatriptan**. Dans l'expérience actuelle, elles ne sont qu'exceptionnellement liées à un spasme coronaire.

EFFETS INDÉSIRABLES

Douleurs transitoires et réactions locales au point d'injection.

Réactions allergiques de tout type.

Symptômes transitoires suivant l'injection pouvant intéresser n'importe quelle partie du corps (notamment la poitrine) : douleur, chaleur, oppression, pesanteur, fourmillements.

Vertiges, somnolence, nausées, élévation transitoire de la tension artérielle.

Quelques rares cas de spasmes coronaires ont pu être objectivés.

Convulsions.

Élévation rare, transitoire des transaminases.

INTERACTIONS MÉDICAMENTEUSES

Associations contre-indiquées : **IMAO**, **dérivés de l'ergot de seigle**, autres traitements vasoconstricteurs, **inhibiteurs sélectifs de la recapture de la sérotonine** (**fluvoxamine**, **fluoxétine**, **paroxétine**, **citalopram**).

MIGRAINE (4)

État de mal migraineux

Définition : crise migraineuse persistante ou se répétant quotidiennement au-delà de 72 h malgré le traitement.

L'intrication avec un abus médicamenteux (**paracétamol**, **triptans**, **dérivés de l'ergot de seigle**) et/ou un syndrome anxiodépressif est fréquent.

Diagnostic différentiel

> Toute céphalée inhabituelle, même chez un migraineux connu, nécessite d'éliminer les urgences thérapeutiques : hémorragie méningée, méningite, maladie de Horton, hypertension intracrânienne, dissection artérielle.

Donc, bilan minimum : clinique, NFS, CRP, VS, fond d'œil et au moindre doute scanner cérébral et ponction lombaire.

Mise en condition

- Hospitalisation en service de neurologie.
- Repos au lit, en chambre seule, au calme, dans le noir.
- Rassurer et calmer le patient.
- Arrêt des **antimigraineux** utilisés, et notamment des **dérivés de l'ergot de seigle**.

Traitement médicamenteux

► *Agoniste sérotoninergique 5HT1*

Sumatriptan (***IMIGRANE***) 1 amp. SC renouvelable 1 fois si échec (respecter un intervalle d'au moins 1 h) en l'absence de prise de dérivés ergotés depuis > 24 h.

► *Si échec ou contre-indication*

- **Amitriptyline** (***LAROXYL***) IV ; atteindre rapidement la dose efficace (jusqu'à 150 mg/j).
- **Clorazépate dipotassique** (***TRANXÈNE***) 1 amp. à 50 mg x 3/j si agitation.

Rééquilibration hydroélectrolytique.

- **Métoclopramide** (***PRIMPÉRAN***) 1 amp. à 10 mg x 3/j si vomissements.

Sevrage des médicaments pris de façon abusive.

- Au décours :
  - – discuter ou réévaluer le traitement de fond de la migraine ;
  - – éducation du patient sur l'utilisation des **antimigraineux**, notamment des **antalgiques** et des **triptans**.

Ergotisme aigu

> **C'est une urgence thérapeutique.**
> Il est secondaire à un surdosage en dérivés de l'ergot de seigle : vomissements, engourdissements, somnolence, paresthésies, douleurs et cyanose des extrémités, pouls périphérique diminué ou aboli, hypotension ou hypertension.
> Risque d'ischémie aiguë des membres par vasoconstriction périphérique.

Traitement préventif

Il repose sur l'éducation du patient à qui l'on prescrit des **dérivés de l'ergot de seigle**. Il est indispensable que le patient :
- respecte les doses prescrites ;
- connaisse les effets secondaires et sache arrêter le traitement en cas d'apparition des premiers signes de surdosage : paresthésies, douleurs des extrémités ;
- ne fasse pas d'association médicamenteuse sans avis médical.

Traitement curatif

- Hospitalisation en urgence.
- Arrêt de tous les **dérivés de l'ergot de seigle**.
- Contre-indication du **sumatriptan**.

Réchauffement des membres en ischémie pour lutter contre le vasospasme périphérique.

► *Héparinothérapie*

À doses efficaces afin d'obtenir un TCA entre 1,5 et 2,5 fois le témoin.

► *Vasodilatateurs*

- **Naftidrofuryl** (***PRAXILÈNE***) 400 mg x 2/j IV.
- Ou parfois **papavérine**, **nitroprussiate de sodium** ou **prazosine**.

► *Corticothérapie*

Pour certains, en intraveineux (p. ex. ***SOLU-MÉDROL*** 120 mg/j IVL jusqu'à disparition des symptômes).

ANTIMIGRAINEUX (4) – AGONISTES SÉROTONINERGIQUES 5HT1 (2)

Naratriptan

NARAMIG					
Traitement de la crise de migraine de l'adulte à la phase céphalalgique (qu'il y ait ou non une aura) : 1 cp. Ajouter éventuellement 1 cp. après 4 h si, après amélioration partielle, les symptômes réapparaissent Ne pas dépasser 2 cp./24 h Le produit n'est pas recommandé chez l'adolescent (12 à 17 ans) et l'enfant	6 cp. 2,5 mg 12 cp. 2,5 mg	17,60 34,81	I I	65 % 65 %	2,93 2,90

Zolmitriptan

ZOMIG					
Traitement de la crise de migraine de l'adulte à la phase céphalalgique (ne pas administrer au moment d'une aura) : 1 cp. Ajouter éventuellement 1 cp. après 2 h si, après amélioration partielle, les symptômes réapparaissent Ne pas dépasser 4 cp./24 h	6 cp. 2,5 mg 12 cp. 2,5 mg	17,60 34,81	I I	65 % 65 %	2,93 2,90
ZOMIGORO					
Idem ***ZOMIG***	6 cp. orodisp. 2,5 mg 12 cp. orodisp. 2,5 mg	17,60 34,81	I I	65 % 65 %	2,93 2,90

Élétriptan

RELPAX					
1 cp. de 40 mg dès le début de la crise (mais après l'aura) Éventuellement renouvelable 1 fois si réapparition de la céphalée en respectant un délai de 2 h entre les prises	6 cp. 20 mg 6 cp. 40 mg 10 cp. 40 mg	20,03 20,03 33,16	I I I	65 % 65 % 65 %	3,34 3,34 3,32

Almotriptan

ALMOGRAN					
1 cp. de 12,5 mg dès le début de la crise Éventuellement renouvelable 1 fois si réapparition de la céphalée en respectant un délai de 2 h entre les prises	6 cp. 12,5 mg 12 cp. 12,5 mg	17,60 34,81	I I	65 % 65 %	2,93 2,90

Frovatriptan

TIGREAT					
1 cp. de 2,5 mg dès le début de la crise Éventuellement renouvelable 1 fois si réapparition de la céphalée en respectant un délai de 2 h entre les prises	2 cp. 2,5 mg 6 cp. 2,5 mg 12 cp. 2,5 mg	6,53 20,03 39,04	I I I	65 % 65 % 65 %	3,27 3,34 3,25
ISIMIG					
Idem ***TIGREAT***	2 cp. 2,5 mg 6 cp. 2,5 mg 12 cp. 2,5 mg	39,04 20,03 39,04	I I I	65 % 65 % 65 %	19,52 3,34 3,25

ALGIE VASCULAIRE DE LA FACE (AVF)

Le diagnostic de l'algie vasculaire de la face (AVF) est clinique, reposant sur l'interrogatoire. Il est fréquemment fait tardivement, le patient souffrant depuis plusieurs années. Il existe une forme épisodique avec crises pendant 3 à 12 sem., une ou plusieurs fois/an avec rémissions de quelques mois jusqu'à plusieurs années et une forme chronique avec crises réccurentes pendant un an sans rémission ou rémissions inférieures à 1 mois.

L'examen clinique est le plus souvent normal. L'IRM cérébrale et l'angiographie par résonance magnétique sont normales

Traitement de la crise

- **Sumatriptan** sous-cutané (***IMIJECT***) solution injectable SC à 6 mg/0,5 mL en ne dépassant pas 2 amp./j. Problème de l'abus médicamenteux chez les patients ayant 7 à 8 crises/j.
- Oxygène 7 L/min, au masque, pendant 15 min. Pas d'effet indésirable ni contre-indication. Proposé si échec ou contre-indication au **sumatriptan**, ou en association avec celui-ci, lorsqu'existent plus de 2 crises/j. Prise en charge à 100 %.
- Rarement on pourra utiliser **sumatriptan** 20 mg par voie nasale ou **dihydroergotamine** spray si échec ou contre-indication du **sumatriptan** sous-cutané.

Traitement de fond

Il vise à diminuer la fréquence des crises lors des épisodes douloureux et au long cours en cas d'AVF chronique. Il n'est pas indispensable chez les patients ayant des épisodes de courte durée avec peu de crises et répondant bien au **sumatriptan** sous-cutané.

- **Vérapamil** (***ISOPTINE***) gél. à 120 mg x 3 à 4/j : traitement de première intention, que l'AVF soit épisodique ou chronique. Pas d'AMM. Surveillance ECG (BAV) et tensionnelle. Rarement posologie plus élevée nécessaire (720 mg/j). Dans la forme épisodique, on prévoit un traitement d'une durée équivalente aux accès précédents puis diminution sur une quinzaine de jours.
- **Indométacine** (***INDOCID***) gél. à 25 mg, sup. à 50 et 100 mg (150 à 200 mg/j) efficace en quelques jours, sinon arrêter. Essayer de diminuer à la posologie minimale efficace. Pour les formes épisodiques et chroniques en cas d'échec du **vérapamil**.
- **Lithium** (***TÉRALITHE***) cp. à 250 mg ou LP à 400 mg (en moyenne 900 mg/j) : si échec ou contre-indication du **vérapamil** et de l'**indométacine**. Réservé à la forme chronique. Pas d'AMM. Augmentation progressive des doses, surveillance des lithémies entre 0,6 et 1 mEq/L puis diminution des doses jusqu'à la dose minimale efficace, en surveillant les effets secondaires (tremblements, somnolence, nystagmus, ataxie, hypothyroïdie).
- **Prednisone** parfois, dans les formes très sévères (0,5 à 1 mg/kg pendant 15 j. puis diminution rapide sur 1 semaine), uniquement dans la forme épisodique.
- **Antiépileptiques** si échec des traitements dans l'AVF chronique : **topiramate** (***EPITOMAX***), **valproate de sodium** (***DÉPAKINE***). Hors AMM.

Traitement chirurgical

Dans les centres spécialisés. Alcoolisation du ganglion sphénopalatin, thermocoagulation du ganglion de Gasser, *gamma knife* (radiochirurgie) sur le nerf trijumeau, décompression microvasculaire du nerf trijumeau, neurostimulation de l'hypothalamus postérieur par implantation d'électrode.

Association : www.afcavf.org

ANTIMIGRAINEUX (5) – AGONISTES SÉROTONINERGIQUES 5HT1 (3)

■ Rizatriptan

MAXALT					
1 cp. à 5 mg dès le début de la crise à renouveler si efficacité partielle 2 h plus tard	12 cp. 5 mg 6 cp. 10 mg 12 cp. 10 mg	34,81 17,60 34,81	I I I	65 % 65 % 65 %	2,90 2,93 2,90

PROPRIÉTÉS

Les agonistes sérotoninergiques des récepteurs recombinants humains vasculaires 5HT1D alpha et 5HT1D bêta provoquent un double effet vasoconstricteur et inhibiteur de libération sur de nombreux neuropeptides (peptide lié au gène de la calcitonine, peptide vasoactif intestinal, substance P).

Le récepteur 5HT1D bêta serait spécifique de l'effet vasoconstricteur et c'est sur lui que les agonistes de la 5HT1 agiraient. Ils peuvent ainsi maîtriser rapidement, en moins d'une heure, la crise de migraine. Ils traversent également la barrière hémato-méningée atteignant les centres vasodilatateurs qu'ils neutralisent et contrôlent ainsi les algies vasculaires de la face.

L'absorption est rapide et complète et les concentrations plasmatiques sont maintenues pendant 4 à 6 h.

La répétition des prises n'entraîne pas d'accumulation du produit.

Plus de 60 % de la dose administrée par voie orale sont retrouvés dans les urines (principalement sous forme d'acide indole acétique) et environ 30 % dans les fèces sous forme inchangée.

INDICATIONS

L'indication type est la crise de migraine céphalalgique en phase aiguë. Les inhibiteurs de la 5HT1 sont peu actifs s'ils sont administrés au moment d'une aura. Ils n'ont pas d'action préventive mais agissent mieux s'ils sont administrés dès le début de la crise céphalalgique.

CONTRE-INDICATIONS

Tous les états au cours desquels une vasoconstriction peut être dangereuse : antécédents d'infarctus du myocarde, spasme coronarien, artérite des membres inférieurs.

Troubles du rythme cardiaque liés à une voie de conduction accessoire, syndrome de Wolff-Parkinson-White.

HTA non contrôlée.

Antécédents d'accidents ischémiques cérébraux.

Grossesse, allaitement : par mesure de précaution il n'est pas conseillé d'utiliser ces produits chez la femme enceinte ni pendant l'allaitement.

PRÉCAUTIONS D'EMPLOI

N'administrer que si le diagnostic de crise migraineuse est absolument certain.

Les autres causes de céphalées doivent en effet être dépistées car elles potentialisent les risques d'accidents ischémiques sous **agonistes sérotoninergiques HT1**.

EFFETS INDÉSIRABLES

Les effets les plus fréquents sont : nausées, vertiges ; sensation de somnolence, de chaleur, de fatigue générale, sécheresse de la bouche.

Les effets les plus sévères ont été des épisodes de tachycardie ventriculaire.

D'autres manifestations ont été notées : sensation de striction thoracique, myalgies, faiblesse musculaire, paresthésies.

INTERACTIONS MÉDICAMENTEUSES

Associations contre-indiquées :

– vasoconstricteurs alcaloïdes de l'ergot de seigle (**ergotamine** et dérivés de l'ergotamine). Il est conseillé d'attendre 24 h si le patient a absorbé ces produits, avant de lui prescrire des **agonistes de la 5HT1** ;

– **IMAO** : risque d'HTA et de vasoconstriction artérielle.

Associations déconseillées :

– **propranolol** ;

– **antidépresseurs sérotoninergiques** (**fluoxétine**, **fluvoxamine**, **paroxétine**) : risque de vasoconstriction, de spasme coronarien, de syndrome sérotoninergique (agitation, confusion, collapsus, hyper- ou hypothermie, troubles musculaires).

NÉVRALGIE DU TRIJUMEAU

Traitement médicamenteux

En première intention

- **Carbamazépine** (***TÉGRÉTOL***) : atteindre progressivement la dose minimale efficace (qui peut être très élevée : entre 600 et 1 800 mg/j). Possible problèmes de tolérance.
- **Oxcarbazépine** (***TRILEPTAL***) environ 1 200 mg/j. Pas d'AMM mais mieux toléré que la **carbamazépine**.

Autres traitements médicamenteux

En 2e intention :

- **Prégabaline** (***LYRICA***) : 150 à 300 mg/j en 2 prises.
- **Lamotrigine** (***LAMICTAL***) : titration lente. Pas d'AMM, seul ou associé à la **carbamazépine**.
- **Baclofène** (***LIORÉSAL***) 1 cp. à 10 mg x 3/j 30 min, avant chaque repas, jusqu'à 80 mg/j, parfois efficace en association avec la **carbamazépine**. Pas d'AMM.
- **Amitriptyline** (***LAROXYL***) en gouttes : le temps d'adapter la posologie efficace, puis relais en comprimés (en général 25 à 75 mg/j).

En 3e intention :

- **Gabapentine** (***NEURONTIN***) 600 à 2 000 mg/j, pas d'AMM.
- **Clonazépam** (***RIVOTRIL***) à la phase aiguë, par exemple V gttes matin, midi et soir, puis adapter en fonction de la tolérance et de l'efficacité du produit. Prescription limitée au neurologue.
- **Phénytoïne** (***DI-HYDAN***) cp. à 100 mg : atteindre progressivement la dose efficace, en général de 3 cp./j. Mauvaise tolérance au long cours. À n'utiliser qu'en cas d'échec des autres traitements. AMM.

Traitement chirurgical

Il est en fait rapidement proposé car les traitements médicamenteux sont souvent insuffisamment efficaces ou présentent rapidement un échappement.

Modalités thérapeutiques

- Radiochirurgie (*gamma-knife*) : pas d'anesthésie générale, intéressant pour les personnes âgées. Le problème est le délai d'obtention de l'effet antalgique entre 6 sem. et 2 mois.
- Décompression vasculaire microchirurgicale du trijumeau : à proposer si visualisation d'un conflit vasculonerveux à l'angio-IRM. Indiquée si bon état général, patient jeune car intervention plus lourde (craniectomie de la fosse postérieure).
- Thermocoagulation du ganglion de Gasser : nécessité de courtes anesthésies générales répétées. Contre-indiquée si atteinte du V1. L'effet secondaire le plus fréquent est une analgésie sans perte de la sensibilité tactile dans le territoire du trijumeau homolatéral. Il existe hélas un risque de rechute.
- Microcompression par ballonnet du ganglion de Gasser. Intéressant pour le V1.

Indications

► *Névralgie essentielle*

- Sujet âgé : radiochirurgie proposée en 1re intention.
- Sujet jeune : décompression vasculaire microchirurgicale du trijumeau ou radiochirurgie. En cas d'échec geste percutané (thermocoagulation ou microcompression).
- État de mal névralgique : décompression vasculaire microchirurgicale du trijumeau ou geste percutané.

► *Névralgie secondaire*

SEP : radiochirurgie ou geste percutané.

CÉPHALÉES DE TENSION

Parfois appelées « céphalées psychogènes », c'est l'une des causes les plus fréquentes de céphalées. Il faut différencier les céphalées de tension épisodiques (moins de 15 j/mois) et les céphalées de tension chroniques (plus de 15 j/mois depuis au moins 3 mois). Il faut les reconnaître et les traiter efficacement. Le caractère chronique entraînant souvent une escalade thérapeutique pouvant être nocive pour le patient.

Céphalées tensives épisodiques

L'éducation du patient est primordiale afin d'éviter le passage aux céphalées chroniques.

Le plus souvent, **paracétamol**, **aspirine** ou **AINS**.

Céphalées tensives chroniques

Le traitement est plus difficile.

Lutte contre les abus de médicaments

Traitement de fond

Surtout lorsqu'il existe une composante anxieuse ou dépressive, on peut proposer un traitement au long cours.

- **Tricycliques** : par exemple ***LAROXYL*** V à XV gttes/j de façon progressive, puis poursuivre le ***LAROXYL*** à pleines doses pendant au moins 3 mois puis, en fonction de la réponse clinique (agenda), diminuer progressivement les doses (sur plusieurs mois).
- **Inhibiteurs de la recapture de la sérotonine** si intolérance aux **tricycliques** ou excès pondéral.

Soutien psychologique

Indispensable, il faut l'adapter à chaque patient, le but étant d'expliquer le symptôme au patient, de le rassurer sur le caractère bénin de l'affection. Il est parfois suffisant...

Selon les cas on peut avoir recours à :

– une psychothérapie de soutien ;

– des séances de relaxation, de yoga ;

– une psychothérapie d'inspiration analytique pour certains.

– un aménagement de périodes de détente, une activité régulière.

CÉPHALÉES CHRONIQUES QUOTIDIENNES

Définition [1]

Céphalées présentes plus de 15 j/mois, évoluant depuis plus de 3 mois, ayant une durée quotidienne > 4 h sans traitement. Un agenda des céphalées permet souvent de porter le diagnostic.

L'analyse des céphalées permet de retrouver très souvent un abus d'antalgiques lié à des migraines ou des céphalées de tension, plus rarement il s'agit de migraines chroniques sans abus médicamenteux. C'est un diagnostic d'interrogatoire.

En cas de doute à l'examen clinique, l'imagerie permet d'éliminer une céphalée symptomatique.

Pathologies intriquées

- Abus en antalgiques : très fréquent.
  - **Antalgiques** (**paracétamol**), **aspirine** et **AINS** : plus de 15 j/mois.
  - **Triptans**, **dérivés ergotés**, **opioïdes** et **antalgiques** associant plusieurs principes actifs : plus de 10 j/mois.
- Symptômes anxieux, dépressifs et musculo-squelettiques.

Traitement médicamenteux

- Sevrage médicamenteux : immédiat si hospitalisation, progressif (10 %) par semaine si sevrage ambulatoire.
- **Amitryptiline** : IV si hospitalisation (25 à 100 mg/j) ou en gouttes si ambulatoire.

Psychothérapie

Soutien, relaxation, cognitivo-comportementale ou d'inspiration analytique.

Importance de l'agenda dans le suivi et la prévention primaire de ces céphalées.

CONSENSUS

[1] Céphalées chroniques quotidiennes. Diagnostic, rôle de l'abus médicamenteux, prise en charge, *Anaes*, 2004.

TREMBLEMENT ESSENTIEL DE L'ADULTE

C'est une cause fréquente de tremblement chez le sujet âgé, à différencier des tremblements de repos des syndromes parkinsoniens et du tremblement cinétique du syndrome cérébelleux.

Il existe le plus souvent un caractère familial et est majoré par les émotions et la fatigue, il est souvent amélioré par la prise modérée d'alcool.

Les médicaments les plus utilisés dans ce type de tremblements sont les **β-bloquants**.

β-bloquants

Propranolol (***AVLOCARDYL***) 80 à 240 mg/j.

Après avoir éliminé les contre-indications.

En surveillant le pouls et l'ECG.

On gardera la dose minimale efficace.

Autres traitements

- **Primidone** (***MYSOLINE***) cp. à 250 mg 3 à 6 cp./j.
- **Clonazépam** (***RIVOTRIL***) II à X gttes/j efficace sur la composante d'action du tremblement (mais échappement...). Prescription maintenant limitée au neurologue.
- Des injections de **toxine botulinique** ont été proposées dans le tremblement du chef.
- Stimulation cérébrale du VIm du thalamus dans les formes invalidantes.

MOUVEMENTS CHORÉIQUES

La conduite à tenir est surtout la recherche et le traitement (s'il existe) de l'étiologie.

Traitement symptomatique

Il fait appel aux **antispychotiques** qui sont généralement très efficaces à fortes doses. Par exemple :

- ***DOGMATIL*** cp. à 200 mg : 4 cp./j ;
- ***HALDOL*** 2 % 100 gttes/j ;
- **tétrabénazine** (***XENAZINE***) cp. séc. 25 mg : 2 à 3 cp./j. 1/2 dose si sujet âgé. Réservé à la maladie de Huntington et à l'hémiballisme.

Il n'est cependant pas toujours utile et doit être réservé aux formes invalidantes.

Traitement étiologique

Chorée de Huntington

Il n'y a malheureusement pas de traitement spécifique pour cette maladie évoluant inéluctablement vers une démence. Il faut traiter une dépression souvent associée et le soutien familial est indispensable.

Chorée de Sydenham

Devenue exceptionnelle ; les mouvements choréiques disparaissent spontanément en 2 à 6 mois. Il faut traiter l'infection streptococcique comme lors d'un RAA.

Autres causes nécessitant un traitement étiologique

- Lupus érythémateux disséminé.
- Hypoglycémie, hypocalcémie, hyperthyroïdie.
- Polyglobulie.
- Intoxication au CO.
- Médicaments : **L-dopa**, **antispychotiques**, **phénytoïne**.

ANTIDYSKINÉSIQUE

■ Tétrabénazine

XENAZINE					
Début progressif jusqu'à 3 cp./j Max 200 mg/j 1/2 dose chez le sujet âgé	112 cp. séc. 25 mg	191,66	II	65 %	1,71

PROPRIÉTÉS

Dérivé synthétique de la benzylquinolizine qui entraîne une déplétion en dopamine et autres monoamines au niveau du cerveau par inhibition sélective de leur transport dans les vésicules neuronales présynaptiques. Elle réduit ainsi les mouvements anormaux hyperkinétiques.

Liaison de 80 % aux protéines. Métabolisme hépatique, élimination urinaire. Demi-vie de 5 h.

INDICATIONS

Mouvements anormaux liés à la maladie de Huntington.

Hémiballisme.

CONTRE-INDICATIONS

Hypersensibilité à l'un des constituants.

Grossesse et allaitement.

IMAO non sélectifs (risque de crise hypertensive jusqu'à 15 j après arrêt), **antiparkinsoniens dopaminergiques** ou **lévodopa** et dopaminergiques non antiparkinsoniens.

PRÉCAUTIONS D'EMPLOI

Éviter chez le parkinsonien, patient traité pour dépression, insuffisance rénale.

Pas d'arrêt brutal (risque de syndrome malin des neuroleptiques).

EFFETS INDÉSIRABLES

Dépression, anxiété, confusion, nervosité.

Insomnie, somnolence, troubles de la mémoire, vertiges, akathisie, syndrome parkinsonien et syndrome malin des neuroleptiques.

Troubles digestifs (nausées, vomissements, diarrhée).

Hypotension orthostatique.

INTERACTIONS MÉDICAMENTEUSES

Cf. Contre-indications.

À prendre en compte : sédatifs dont les **antipsychotiques**, **antihypertenseurs**, **bêtabloquants** (sauf **sotalol** et **esmolol**).

PARALYSIE FACIALE *A FRIGORE* (1)

C'est une paralysie faciale périphérique idiopathique, fréquente, dont le problème est plus d'éliminer un diagnostic différentiel que son traitement puisqu'elle guérit spontanément sans séquelles en 1 à 2 mois dans 75 % des cas.

Diagnostic

Le diagnostic est essentiellement clinique. Il repose sur l'interrogatoire et l'examen neurologique. Il s'agit d'un diagnostic d'élimination.

Mode d'installation

La paralysie faciale s'installe rapidement (en quelques heures, volontiers la nuit) souvent accompagnée ou précédée d'une douleur mastoïdienne.

Il s'agit bien d'une paralysie faciale périphérique

Atteinte du nerf facial inférieur (attraction de la commissure labiale du côté sain, effacement du sillon nasogénien, impossibilité de gonfler les joues, signe du peaucier de Babinski).

ET atteinte du nerf facial supérieur (effacement des rides du front, élargissement de la fente palpébrale avec signe de Charles Bell ou signe des cils de Souques dans les formes frustres).

Il s'agit bien d'une paralysie faciale périphérique isolée

Absence d'atteinte des autres paires crâniennes, notamment absence d'atteinte sensitive (trijumeau), sensibilité cornéenne respectée, absence de troubles oculomoteurs, de troubles de déglutition, de signes auditifs.

Absence d'atteinte des voies longues (pas de syndrome pyramidal, ni cérébelleux, ni sensitif).

Absence de signes généraux, de céphalée, de fièvre.

Élimination des diagnostics différentiels

– Zona du ganglion géniculé (éruption dans la zone de Ramsay-Hunt, adénopathie prétragienne, fébricule).

– Infection VIH (une sérologie doit être proposée systématiquement chez le sujet à risque).

– Autres infections virales (oreillons, grippe, rubéole, mononucléose infectieuse, etc.).

– Multinévrite : diabète, angéites, sarcoïdose, lèpre.

– Polyradiculonévrite : syndrome de Guillain-Barré, maladie de Lyme, polyradiculonévrite chronique.

– Méningite dite « basilaire » : tuberculeuse, listérienne, etc.

– Lésion du nerf facial dans la protubérance : tumeur, accident vasculaire, sclérose en plaques.

– Lésion du nerf facial dans le rocher : fracture du rocher, otite moyenne aiguë ou chronique.

– Lésion du nerf facial dans la parotide : tumeur parotidienne, syndrome de Heerfordt.

L'électromyogramme dans les paralysies faciales *a frigore*

Pas d'intérêt, ni d'indication à la phase aiguë.

Il peut avoir un intérêt pronostique en l'absence de récupération clinique rapide :

– il objective la réinnervation éventuelle ou au contraire l'absence de récupération ;

– il objective des signes d'hémispasme facial débutant : activité tonique des muscles de la face, présence de syncinésies.

PARALYSIE FACIALE *A FRIGORE* (2)

Traitement

Il s'agit essentiellement d'un traitement préventif ophtalmologique, indispensable pour protéger la cornée qui n'est plus recouverte par la paupière du côté atteint. Prendre systématiquement l'avis d'un ophtalmologiste. Le traitement doit être poursuivi tant que la fermeture palpébrale n'est pas complète.

Traitement symptomatique

► *Pendant la journée*

- Larmes artificielles I gtte x 4 à 8/j.
- **Cyanocobalamine** (***VITAMINE B12***) I gtte x 4/j.
- Lunettes de soleil.

► *Pendant la nuit*

- Occlusion des paupières.
- **Rétinol** ***VITAMINE A DULCIS*** pommade ophtalmique 1 application au coucher.

Rééducation

Elle doit être douce, une kinésithérapie intensive favorise chez certains l'apparition d'un hémispasme faciale :
– massages doux de l'hémiface atteinte ;
– mouvements actifs de la face plusieurs fois/j devant un miroir.

Traitement spécifique

Il n'en existe pas. Le nerf facial est le siège d'une inflammation dont la cause est inconnue.

> Rappelons que la paralysie régresse spontanément dans 75 % des cas sans séquelles. Le traitement par **corticoïdes** n'a jamais fait la preuve de son efficacité ni sur la durée, ni sur la régression des symptômes.

Pour certains, l'emploi des **corticoïdes** à fortes doses permettrait une régression plus rapide des symptômes. On utilise alors la **prednisolone** (***SOLUPRED***) *per os* 1 mg/kg/j pendant 8 j puis diminution progressive sur 3 sem.

Traitement chirurgical

Il est exceptionnel mais doit être discuté en cas d'absence totale de récupération au bout de 3 sem. Il faut bien sûr avoir éliminé toute cause de paralysie faciale périphérique symptomatique.
Il consiste en une décompression du nerf facial œdématié dans le canal de Fallope.

MALADIE DE PARKINSON (1)

Les symptômes de la maladie de Parkinson sont dus à une baisse de dopamine et à un déséquilibre acétylcholine/dopamine au niveau du striatum. Le traitement vise donc à rétablir cet équilibre.

Quatre types de médicaments sont utilisés :

- un précurseur de la dopamine : la **L-dopa** ;
- les **agonistes dopaminergiques** ;
- les **anticholinergiques** ;
- un **inhibiteur de la monoamine-oxydase B (IMAO B)**.

Devant un syndrome parkinsonien, le diagnostic de maladie de Parkinson requiert une bonne réactivité à la dopathérapie.

Le choix du médicament à utiliser sera fonction de l'invalidité provoquée par la maladie, de l'âge du patient et, parfois, fonction du symptôme prédominant (tremblement, akinésie ou hypertonie).

Aucun médicament n'étant capable, à l'heure actuelle, de freiner la dégénérescence neuronale, une adaptation du traitement sera souvent nécessaire à plus ou moins long terme.

Traitement médicamenteux [1]

Forme paucisymptomatique

Il n'y a pas d'indication à introduire un traitement médicamenteux en l'absence de retentissement moteur. Cela sera expliqué au patient.

Lorsque la gêne est minime : on peut proposer en fonction du symptôme et de l'âge un **anticholinergique** ou un **agoniste dopaminergique mineur** dont l'efficacité est faible et la place n'est pas bien codifiée. Les effets secondaires doivent être expliqués au patient.

► *Tremblements prédominants*

Anticholinergique, trihexyphénidyle (***ARTANE***) : atteindre progressivement la dose minimale efficace en débutant par 2 mg/j et en augmentant de 2 mg tous les 3-4 j.

> Attention au risque de confusion mentale chez le sujet âgé.

► *Akinésie prédominante*

Amantadine (***MANTADIX***) : atteindre progressivement la dose de 200 à 400 mg/j (augmenter d'une capsule tous les 4 j). Souvent peu efficace.

• **Piribédil** (***TRIVASTAL***) : atteindre progressivement une dose de 150 à 200 mg/j (cp. à 20 et 50 mg LP).

Forme peu invalidante (forme de début)

Le plus souvent, les traitements précédents ne sont pas suffisamment efficaces. Le consensus actuel est de débuter le traitement par un **agoniste dopaminergique**, un **IMAO B** ou la **rotigotine** chez le sujet jeune pour retarder l'apparition des fluctuations et des dyskinésies, et par la **lévodopa** chez le sujet âgé, pour limiter les effets secondaires.

► *Chez le sujet jeune*

Agoniste dopaminergique non ergoté. Ex : **ropinirole** (***REQUIP***) 0,25 mg x 3/j puis augmentation de 0,25 mg par prise/sem. jusqu'à 1 mg x 3/j (puis augmenter jusqu'à la dose efficace : 3 à 9 mg/j). On doit prévenir le patient des éventuels effets secondaires ; accès de somnolence et troubles du contrôle des impulsions avec achats et comportements alimentaires compulsifs, jeux pathologiques et hypersexualité. On peut aussi proposer le **pramipexole** (***SIFROL***) qui a les mêmes effets secondaires ou la **rotigotine** (***NEUPRO***) qui se présente sous forme de dispositif transdermique.

Ou **IMAO B** (***AZILECT***).

► *Chez le sujet âgé*

Ex : **L-dopa + carbidopa** (***SINEMET***) 100 mg 1/2 cp. x 2/j puis atteindre très progressivement la dose de 300 ou 400 mg/j (associer systématiquement au début de la **dompéridone** ***MOTILIUM*** 2 cp. x 3/j).

ANTIPARKINSONIENS (1) – AGONISTE DOPAMINERGIQUE MINEUR

■ Amantadine

MANTADIX					
100 à 400 mg en 2 ou 3 prises	50 caps. 100 mg	4,72	I	15 %	0,09

PROPRIÉTÉS

Utilisé comme agoniste dopaminergique.
Résorption rapide, élimination urinaire, demi-vie de 20 h doublée en cas d'insuffisance rénale sévère.

INDICATIONS

Maladie de Parkinson.
Traitement de l'hyperprolactinémie.

CONTRE-INDICATIONS

Hypersensibilité au produit.
Grossesse et **allaitement** : déconseillé.

PRÉCAUTIONS D'EMPLOI

Les effets secondaires sont dose-dépendants.
Utiliser avec prudence en cas d'antécédents de troubles psychiques, de convulsions, d'insuffisance cardiaque ou d'œdèmes.
Adapter la posologie à la clairance de la créatinine :
– < 50 mL/min : 100 mg/j ;
– < 30 mL/min : 200 mg x 2/sem. ;
– < 20 mL/min : 100 mg x 3/sem. ;
– < 10 mL/min : 200 mg/100 mg en alternance tous les 7 j.
Ne pas prescrire au sujet déjà grippé : risque de résurgence virale.

EFFETS INDÉSIRABLES

Troubles neuropsychiques : insomnies fréquentes, difficultés de concentration, plus rarement agitation hypomaniaque, asthénie, état dépressif, confusion mentale, hallucinations, céphalées, vertiges, dysarthrie, myalgies.
Troubles digestifs, sécheresse buccale.
Autres : œdèmes des membres inférieurs avec livedo reticularis, dyspnée, toux, hypotension orthostatique, allergies, bouffées de chaleur.

INTERACTIONS MÉDICAMENTEUSES

Anticholinergiques : majoration du risque de troubles psychiques.

MALADIE DE PARKINSON (2)

Forme invalidante

C'est l'indication de la dopathérapie.

On l'utilise en monothérapie ou associée à un **agoniste dopaminergique majeur** ou un **IMAO B**.

► *Dopathérapie*

L-dopa + inhibiteur de la dopadécarboxylase périphérique (**carbidopa** pour le ***SINEMET*** et **bensérazide** pour le ***MODOPAR***), par exemple : ***MODOPAR*** 1 gél. à 125 mg x 2/j en dehors des repas puis augmenter de 1 gél./sem. jusqu'à la dose optimale (3 à 6 gél./j en général).

Chez le sujet âgé ou s'il existe des contre-indications relatives, on débutera à demi-dose.

On associera systématiquement au début un **antagoniste dopaminergique** périphérique, ex : **dompéridone** (***MOTILIUM***) 1 à 2 cp. x 3/j.

► *Agoniste dopaminergique majeur*

• **Ropinirole** (***REQUIP***) : atteindre progressivement la dose de 3 à 9 mg/j en 3 prises. Prévenir des éventuels effets secondaires.

• **Pramipexole** (***SIFROL***) : atteindre progressivement 1/2 cp. à 0,7 mg x 3/j puis adaptation de la posologie au maximum 1,5 cp. à 0,7 mg x 3/j. Prévenir des éventuels effets secondaires.

• **Rotigotine** (***NEUPRO***) : dispositif transdermique de 2 à 8 mg /j max, de façon très progressive.

• Plus rarement :

– **bromocriptine** (***PARLODEL***) : atteindre progressivement la dose de 10 à 40 mg/j en 3 ou 4 prises ;

– **lisuride** (***AROLAC***) : atteindre la dose efficace par paliers de 0,1 mg/sem. (la dose optimale varie de 0,8 à 1,2 mg pour l'association précoce avec la **L-dopa** et de 1 à 5 mg pour l'association tardive).

► *Inhibiteur de la monoamine-oxydase B*

• **Rasagiline** (***AZILECT***) 1 mg/j en une prise.

• **Sélégiline** (***DÉPRÉNYL***) : **IMAO B** sélectif, on évite aujourd'hui sa prescription en raison de possibles risques cardiovasculaires notamment lorsqu'il est associé à la **L-dopa**.

Traitement chirurgical [1]

En pleine évolution, les techniques chirurgicales de traitement de la maladie de Parkinson restent réservées à des indications exceptionnelles, très invalidantes (stades III à V de Hoehn et Yahr), et en l'absence de contre-indication (âge < 75 ans, absence de troubles cognitifs, de séquelles vasculaires cérébrales). Elles sont effectuées dans un centre spécialisé :

– stimulation à haute fréquence du ou des noyau(x) sous-thalamique(s). Agit sur l'akinésie, la rigidité, le tremblement, la dystonie du *off*. Elle permet une réduction du traitement dopaminergique et donc des dyskinésies dopa-induites ;

– stimulation chronique à haute fréquence du noyau ventral intermédiaire du thalamus indiquée dans les formes avec tremblement unilatéral de grande amplitude résistant à tout traitement médical ;

– stimulation du *globus pallidus* interne si dyskinésies importantes. Rarement pallidotomie (destruction stéréotaxique de la partie ventrale du pallidum) ;

– transplantation de tissu nerveux fœtal contenant des neurones dopaminergiques, encore à l'étude actuellement.

Adaptation du traitement

Suivi de la maladie

► *Évolution habituelle*

En règle générale, l'efficacité de la **L-dopa** est bonne pendant 5 à 10 ans (lune de miel) puis l'évolution naturelle de la maladie se fait vers un épuisement de son efficacité et/ou l'apparition de fluctuation d'activité.

C'est pourquoi un suivi bi-annuel au moins par un spécialiste est préconisé afin d'adapter le traitement.

► *Adaptation du traitement, surveillance de l'efficacité des changements apportés*

L'adaptation du traitement doit se faire avec l'aide du patient qui note, en fonction des heures, l'état de sa maladie (« on », « off », « intermédiaire », « dyskinésies »).

L'établissement de scores moteurs (UPDRS) par le neurologue permet de surveiller l'efficacité du traitement.

ANTIPARKINSONIENS (2) – AGONISTES DOPAMINERGIQUES ERGOTÉS (1)

■ Bromocriptine

PARLODEL					
En 3 prises, atteindre progressivement par paliers de 25 mg tous les 2 j : 10-40 mg/j en monothérapie 10-25 mg/j associé à la **lévodopa**	20 cp. séc. 2,5 mg 30 gél. 5 mg 30 gél. 10 mg	2,60 6,13 11,30	I I I	65 % 65 % 65 %	0,13 0,20 0,38

PROPRIÉTÉS

Agoniste dopaminergique, dérivé de l'ergot de seigle, freinant la sécrétion de prolactine et de façon inconstante celle de GH, ayant une action antiparkinsonienne par stimulation des récepteurs D2 dopaminergiques et antagonisme des récepteurs D1.
Résorption intestinale rapide, effet de premier passage hépatique (90 %), demi-vie de 3 h, élimination biliaire.

INDICATIONS

Maladie de Parkinson.
Hyperprolactinémie.

CONTRE-INDICATIONS

Hypersensibilité à l'ergot de seigle ou à ses analogues.
Insuffisance coronarienne.
Troubles psychiques sévères et/ou antécédents psychiatriques graves.
Grossesse : si HTA gravidique ou du post-partum.

PRÉCAUTIONS D'EMPLOI

Augmenter les doses très progressivement pour éviter les effets secondaires, notamment les troubles psychiques et l'hypotension orthostatique chez le sujet âgé.

EFFETS INDÉSIRABLES

Troubles psychiques : surtout chez le sujet âgé avec détérioration mentale : euphorie, somnolence, excitation, insomnies, confusion mentale, hallucinations visuelles.
Troubles digestifs transitoires : anorexie, nausées, vomissements.
Plus rarement : hypotension orthostatique, bouche sèche, constipation, syndrome de Raynaud, vertiges, dermite ocre, exceptionnellement œdème des membres inférieurs par fibrose rétropéritonéale, épanchement pleural, pneumopathies interstitielles (doses > 60 mg/j), accidents cardiovasculaires (HTA, AVC, infarctus du myocarde).

INTERACTIONS MÉDICAMENTEUSES

Associations déconseillées : **macrolides** (sauf **spiramycine**), **méthylergométrine**, **dérivés de l'ergot de seigle** et autres vasoconstricteurs, **antipsychotiques** et produits apparentés, **sympathomimétiques**.
Association à utiliser avec précaution : **griséofulvine**.

MALADIE DE PARKINSON (3)

Diminution/fragmentation des doses

C'est généralement la première étape de l'adaptation thérapeutique lorsque apparaissent des fluctuations isolées.
En général, 3 à 6 prises/j sont nécessaires (parfois plus !).

Diminution de l'efficacité de la L-dopa

► *Augmentation des doses de L-dopa*
L'épuisement de l'efficacité de la **L-dopa** se traduit par l'apparition de périodes « off » de plus en plus nombreuses et longues durant la journée. La première étape consiste à augmenter les doses de **L-dopa** jusqu'à 750 mg/j (voire plus) en fragmentant les prises.
En cas d'échec, une association est nécessaire.

► *Association avec la L-dopa*
On choisit :
– un **agoniste dopaminergique**, un **IMAO B** si c'est le syndrome akinéto-hypertonique qui domine ;
– un **anticholinergique** si c'est le tremblement qui domine et s'il n'y a pas de contre-indication.

Dyskinésies et fluctuations d'activité

C'est le stade le plus difficile, où l'aide d'un neurologue et parfois d'une courte hospitalisation est nécessaire. La disparition des dyskinésies est hélas souvent accompagnée d'une diminution des performances motrices.

Les différentes mesures pour y parvenir sont :
– diminution et/ou fractionnement des doses ;
– rapprochement des prises ;
– ajout d'un **agoniste**, de la **rasagiline** ;
– utilisation de formes à libération prolongée ;
– diminution de l'apport de protides lors des prises de **L-dopa** ;
– utilisation de la forme dispersible du ***MODOPAR*** ;
– utilisation d'un inhibiteur de la recapture de la **dopamine** (***COMTAN***) ou de **lévodopa + carbidopa + inhibiteur de la COMT** (***STALEVO***).

Effet on/off

► *Rôle de l'apomorphine*
En cas d'échec des mesures précédentes, dans les cas très difficiles à équilibrer, on peut avoir recours à l'**apomorphine** (***APOKINON***) :
– en auto-injection sous-cutanée lors des périodes de blocage (1 à 2 mg/inj. en général) ;
– pour certains en injection continue sous-cutanée par pompe, à n'envisager qu'en milieu spécialisé lorsque toutes les autres ressources thérapeutiques sont épuisées et qu'il existe une contre-indication chirurgicale ;
– à éviter si troubles cognitifs.

► *Alternative à l'apomorphine*
Administration par sonde duodénale de **lévodopa-carbidopa** (***DUODOPA***).

ANTIPARKINSONIENS (3) – AGONISTES DOPAMINERGIQUES ERGOTÉS (2)

Lisuride

AROLAC					
Atteindre progressivement 1 à 2 mg/j en 3-4 prises (paliers de 0,1 mg/sem.)	20 cp. séc. 0,2 mg	5,73	I	65 %	0,29

PROPRIÉTÉS

Agoniste dopaminergique, dérivé de l'ergot de seigle, ayant une action antiparkinsonienne par stimulation des récepteurs D2 dopaminergiques.
Résorption digestive rapide, effet de premier passage hépatique, demi-vie de 3 h, élimination biliaire.

INDICATIONS

Maladie de Parkinson.
Hyperprolactinémie.

CONTRE-INDICATIONS

Hypersensibilité à l'ergot de seigle ou à ses analogues.
Insuffisance coronarienne.
Troubles psychiques sévères et/ou antécédents psychiatriques graves.
Grossesse : si HTA gravidique ou du post-partum.

PRÉCAUTIONS D'EMPLOI

Augmenter les doses très progressivement pour éviter les effets secondaires, notamment les troubles psychiques et l'hypotension orthostatique chez le sujet âgé.

EFFETS INDÉSIRABLES

Troubles psychiques, surtout chez le sujet âgé avec détérioration mentale : euphorie, **somnolence**, excitation, insomnies, confusion mentale, hallucinations visuelles, jeu pathologique.
Troubles digestifs transitoires : anorexie, nausées, vomissements.
Plus rarement : hypotension orthostatique, bouche sèche, constipation, syndrome de Raynaud, vertiges, dermite ocre. Exceptionnellement : œdème des membres inférieurs par fibrose rétropéritonéale, épanchement pleural, pneumopathies interstitielles (doses 60 mg/j), accidents cardiovasculaires (HTA, AVC, infarctus du myocarde).

INTERACTIONS MÉDICAMENTEUSES

Associations déconseillées : **macrolides** (sauf **spiramycine**), **méthylergométrine**, **dérivés de l'ergot de seigle** et autres vasoconstricteurs, **antipsychotiques** et produits apparentés, **sympathomimétiques**.
Association à utiliser avec précaution : **griséofulvine**.

MALADIE DE PARKINSON (4)

Traitement des troubles liés à la dysautonomie [1]

Ils sont dus à la maladie, aggravés par les traitements dopaminergiques, d'autres affections ou traitements intercurrents.

Troubles digestifs

- Nausées, vomissements : généralement transitoires. **Antiémétique**, **dompéridone** (***MOTILIUM***) 1 à 2 cp. x 3/j.
NB : Une imprégnation par la **dompéridone** est souvent nécessaire pendant quelques jours (2 ou 3 j) avant l'introduction d'un traitement par **L-dopa** ou utilisation de l'**apomorphine**.
- Troubles de la déglutition : adaptation optimale du traitement, puis de l'alimentation. Recours aux sondes de gastrostomie si pneumopathies secondaires.
- Constipation : régime riche en fibres, hydratation suffisante, exercice physique, **laxatifs**, parfois lavements doux.
- Stase salivaire : adaptation du traitement, anticholinergique en spray, voire infiltration de **toxine botulinique** dans les glandes salivaires (hors AMM).

Hypotension orthostatique

Mesures simples : hydratation, augmentation des apports sodés, apprentissage du lever, bas de contention, diminution du traitement spécifique antiparkinsonien.

En cas d'hypotension symptomatique : **sympathomimétiques**, **midodrine** (***GUTRON***), débuter à 3 cp./j et augmenter si besoin jusqu'à 12 cp./j en 3 ou 4 prises (dernière prise à 17 h).

En dernier recours mais souvent efficace, **fludrocortisone** : 10 à 30 µg/j (hors AMM).

Troubles urinaires

Nécessité de faire la part éventuelle des affections associées (prostate et statique périnéale). Intérêt d'un bilan urodynamique (rechercher une disynergie vésicosphinctérienne).

Il faut prévenir les infections urinaires (hydratation, hygiène locale, traitement de la constipation). Utiliser avec précaution (demi-doses) les médicaments anticholinergiques (***DITROPAN***), grands pourvoyeurs de confusion mentale. Éventuellement **alphabloquants** (hors AMM).

ANTIPARKINSONIENS (4) – AGONISTES DOPAMINERGIQUES NON ERGOTÉS (1)

■ Ropinirole

REQUIP					
0,25 mg x 3/j puis atteindre progressivement 3 à 9 mg/j en 3 prises	21 cp. 0,25 mg 21 cp. 0,5 mg 21 cp. 1 mg 21 cp. 2 mg 21 cp. 5 mg	2,28 3,51 5,51 8,88 18,42	I I I I I	65 % 65 % 65 % 65 % 65 %	0,11 0,17 0,26 0,42 0,88
ADARTREL					
Débuter à 0,25 mg le soir pdt 48 h puis 0,50 mg pdt 1 sem. Augmentation progressive si nécessaire de 0,5 mg/sem. Max 2 mg/j cp. à prendre au plus tard 3 h avant le coucher	12 cp. 0,25 mg 28 cp. 0,5 mg 28 cp. 2 mg		I I I	NR NR NR	
REQUIP LP					
2 mg/j en 1 prise la 1re sem. puis 4 mg/j si besoin en augmentant de 2 mg/sem. jusqu'à 8 mg/j Max 24 mg/j	28 cp. 2 mg 28 cp. 4 mg 28 cp. 8 mg	7,25 13,65 27,01	I I I	65 % 65 % 65 %	0,26 0,49 0,96

PROPRIÉTÉS

Agoniste dopaminergique non ergoté des récepteurs D2/D3 qui stimule des récepteurs dopaminergiques du striatum.
Inhibition de la sécrétion de prolactine.
Biodisponibilité de 50 %, liaison faible aux protéines de 10 à 40 %, métabolisme cytochrome P450 dépendant, élimination urinaire.

INDICATIONS

Maladie de Parkinson : de première intention chez le sujet en monothérapie ou en association à la **lévodopa** dans les formes évoluées.
ADARTREL : traitement symptomatique du syndrome des jambes sans repos modéré à très sévère. Seules les formes très sévères sont remboursées à 65 % (existence de troubles importants du sommeil et/ou retentissement important sur la vie familiale, sociale et/ou professionnelle).

CONTRE-INDICATIONS

Hypersensibilité à la substance active.
Insuffisance rénale sévère (clairance de la créatinine < 30 mL/min).
Insuffisance hépatique.

PRÉCAUTIONS D'EMPLOI

Somolence et accès de sommeil d'apparition soudaine ; prévenir le patient, attention à la conduite automobile.
Troubles neuropsychiatriques.
Troubles du contrôle des impulsions (jeu pathologique, hypersexualité).
Hypotension orthostatique à rechercher.
L'arrêt du traitement doit être progressif en raison d'un risque d'apparition de syndrome malin des neuroleptiques.

EFFETS INDÉSIRABLES

Fréquents : hallucinations, jeu pathologique, hypersexualité, confusion, OMI.

INTERACTIONS MÉDICAMENTEUSES

œstrogènes à forte dose, **antipsychotiques**.

MALADIE DE PARKINSON (5)

Traitement des troubles thymiques et cognitifs

Dépression

Fréquente ; nécessite soit au début de la maladie l'adaptation du traitement dopaminergique, soit à un stade plus tardif un antidépresseur tel l'***ATHYMIL*** ou de petites doses de **tricycliques** (***ANAFRANIL***) et éventuellement une prise en charge spécialisée.

Troubles comportementaux induits par le traitement dopaminergique

À toujours rechercher. Ils se traduisent par des troubles de type compulsif ou addictif : jeu pathologique, achats compulsifs, hypersexualité, *punding* (comportement répétitif sans but). Diminution ou changement d'**agoniste dopaminergique**. Si échec : **L-dopa**. En l'absence d'efficacité : **clozapine** (hors AMM).

Hallucinations et délires

Il faut, dans un 1er temps, éliminer une cause sous-jacente sans rapport avec la maladie de Parkinson. Ces symptômes sont favorisés par tous les traitements antiparkinsoniens. Il faut arrêter les **anticholinergiques**, l'**amantadine**, diminuer les traitements dopaminergiques (privilégier la L-dopathérapie par rapport aux **agonistes**). Si nécessaire, traitement par **clozapine**, ***LÉPONEX*** (hors AMM), cp. à 25 mg 1/2 cp. à J1 puis 1 cp. à J2 puis augmentation de 1/2 cp. à J9 puis 1/2 cp. à J16, soit 50 mg en 1 prise le soir. Des doses supérieures sont rarement nécessaires. Surveillance de la NFS hebdomadaire pendant 18 sem. puis mensuelle (risque d'agranulocytose). On associe de la **rivastigmine**.

Troubles cognitifs

Arrêt des **anticholinergiques**, traitement par **rivastigmine** (AMM), réadaptation cognitive.

Troubles du sommeil

Fragmentation du sommeil (syndrome des jambes sans repos, blocages nocturnes, troubles urinaires) : **L-dopa** forme retard ou dispersible, **agonistes** en milieu de nuit. Somnolence diurne et au maximum attaques de sommeil : réduire ou changer les **agonistes**.

Douleurs

Fréquentes : liées à des problèmes articulaires ou périarticulaires et à des fluctuations motrices (dystonies). Amélioration avec optimisation du traitement antiparkinsonien et traitements antalgique, anti-inflammatoire et myorelaxant.

Rééducation fonctionnelle

Kinésithérapie

> Elle est fondamentale, dès le premier stade de la maladie, afin de préserver le plus longtemps possible l'autonomie du patient, son confort de vie, et éviter les chutes.

Elle repose sur plusieurs principes :
- kinésithérapie active pour rééducation de la marche, du lever, de la posture, etc. ;
- prévention des chutes : chaussures adaptées, déambulateurs, fauteuils adéquats, etc. ;
- apprentissage de mouvements d'assouplissement que le patient peut faire seul chez lui lors des périodes « off ».

Ergothérapie

Afin d'améliorer le milieu de vie.

Orthophonie

Travail de la dysarthrie et des troubles de la déglutition.

Soutien psychologique

Il est au mieux assuré par l'action concertée :
- de la famille ;
- d'un médecin généraliste et spécialiste ;
- des associations de malades.

> France Parkinson : 37 bis, rue La Fontaine 75016 Paris, tél. 01 45 20 22 20. Site internet : http://www.franceparkinson.fr

La prise en charge à 100 %, l'information du patient et de sa famille, un éventuel reclassement professionnel sont également indispensables.

ANTIPARKINSONIENS (5) – AGONISTES DOPAMINERGIQUES NON ERGOTÉS (2)

■ Pramipexole

SIFROL					
Formes non LP : **Parkinson en monothérapie ou associé à L-dopa** Posologie initiale : Semaine 1 (S1) : 0,088 mg x 3/j S2 : 0,18 mg x 3/j S3 : 0,35 mg x 3/j Posologie d'entretien : 0,088 à 1,1 mg x3/j **Syndrome des jambes sans repos** Posologie initiale : 0,088 mg x 1/j Posologie d'entretien : 0,088 mg à 0,54 mg x 1/j À prendre 2 à 3 h avant le coucher	30 cp. séc. 0,18 mg 100 cp. séc. 0,18 mg 30 cp. séc. 0,7 mg 100 cp. séc. 0,7 mg	5,62 19,17 23,03 71,24	I I I I	65 % 65 % 65 % 65 %	0,19 0,19 0,77 0,71
Formes LP : **Parkinson en monothérapie ou associé à L-dopa** Posologie initiale : S1 : 0,26 mg x 1/j S2 : 0,52 mg x 1/j S3 : 1,05 mg x 1/j Posologie d'entretien : 0,26 à 1,05 mg x 1/j Posologie maximale : 3,15 mg x 1/j	10 cp. LP 0,26 mg 30 cp. LP 0,26 mg 10 cp. LP 0,52 mg 30 cp. LP 0,52 mg 10 cp. LP 1,05 mg 30 cp. LP 1,05 mg 30 cp. LP 2,1 mg	3,50 10,56 6,97 21,33 14,12 41,23 72,34	I I I I I I I	65 % 65 % 65 % 65 % 65 % 65 % 65 %	0,35 0,35 0,70 0,71 1,41 1,37 2,41

PROPRIÉTÉS

Agoniste dopaminergique non ergoté des récepteurs D2/D3 qui stimule des récepteurs dopaminergiques du striatum. Diminution de la sécrétion de prolactine.

Biodisponibilité de 90 %, liaison plasmatique aux protéines faible de 20 %, élimination rénale.

INDICATIONS

Maladie de Parkinson : de première intention en monothérapie ou en asociation à la **lévodopa** à un stade de fluctuations.

Syndrome des jambes sans repos très sévère.

CONTRE-INDICATIONS

Hypersensibilité à la substance active.

PRÉCAUTIONS D'EMPLOI

Diminuer les doses si insuffisance rénale.

Somolence et accès de sommeil d'apparition soudaine ; prévenir le patient, attention à la conduite automobile.

Troubles neuropsychiatriques, hallucinations.

Troubles du contrôle des impulsions (jeu pathologique, hypersexualité).

Hypotension orthostatique à rechercher.

Pas d'arrêt brutal (risque de syndrome malin des neuroleptiques).

EFFETS INDÉSIRABLES

Troubles psychiques : surtout chez le sujet âgé avec détérioration mentale : euphorie, somnolence, excitation, insomnies, confusion mentale, hallucinations visuelles.

Troubles digestifs transitoires : anorexie, nausées, vomissements.

Plus rarement : hypotension orthostatique, bouche sèche, constipation, syndrome de Raynaud, vertiges, dermite ocre, exceptionnellement œdème des membres inférieurs par fibrose rétropéritonéale, épanchement pleural, pneumopathies interstitielles (doses > 60 mg/j), accidents cardiovasculaires (HTA, AVC, infarctus du myocarde).

Aggravation paradoxale du syndrome des jambes sans repos

INTERACTIONS MÉDICAMENTEUSES

Cimétidine : diminue la clairance rénale du **pramipexole**.

MALADIE DE PARKINSON (6)

Antipsychotiques : à rechercher et arrêter devant tout syndrome parkinsonien

- **Antispychotiques** classiques : **phénothiazines, butyrophérones**.
- **Benzamides** : ***DOGMATIL, TIAPRIDAL***.
- **Antiémétiques** : ***PRIMPÉRAN, VOGALÈNE***.
- **Antivertigineux** : ***SIBELIUM***.
- **Hypnotiques** et **antihistaminiques H1** : ***THÉRALÈNE***, etc.

Exemple de feuille « ON/OFF » à donner au patient afin d'assurer la surveillance du traitement

Date :	7h	8h	9h	10h	11h	12h	13h	15h	16h	17h	18h	19h	20h	21h	22h	23h	nuit
ON	-	-	-	-	-	-	-	-	-	-	-	-	-	-	-	-	
Intermédiaire	-	-	-	-	-	-	-	-	-	-	-	-	-	-	-	-	
OFF	-	-	-	-	-	-	-	-	-	-	-	-	-	-	-	-	
MA	-	-	-	-	-	-	-	-	-	-	-	-	-	-	-	-	
Traitement																	
Remarques																	

MA = mouvements anormaux.

ANTIPARKINSONIENS (6) – AGONISTES DOPAMINERGIQUES NON ERGOTÉS (3)

Rotigotine

NEUPRO					
Posologie initiale : 1 à 2 disp. /j Posologie maximale : 4 disp. /j	7 disp. transderm. 2 mg/24 h	13,96	I	65 %	1,99
	30 disp. transderm. 2 mg/24 h	56,68	I	65 %	1,89
	7 disp. transderm. 4 mg/24 h	20,10	I	65 %	2,87
	30 disp. transderm. 4 mg/24 h	79,61	I	65 %	2,65
	30 disp. transderm. 6 mg/24 h	102,54	I	65 %	3,42
	30 disp. transderm. 8 mg/24 h	125,12	I	65 %	4,17

PROPRIÉTÉS

Agoniste dopaminergique (activation des récepteurs D3, D2 et D1) de type non ergoline destiné au traitement des signes et symptômes de la maladie de Parkinson et du syndrome des jambes sans repos.

INDICATIONS

– En monothérapie (sans **lévodopa**) pour le traitement des signes et symptômes du stade précoce de la maladie de Parkinson idiopathique.
– En association avec la **lévodopa**, quand, au cours de l'évolution de la maladie, jusqu'aux stades avancés, les effets de la **lévodopa** s'atténuent ou deviennent irréguliers et que des fluctuations de l'effet thérapeutique apparaissent.
– Traitement symptomatique du syndrome des jambes sans repos idiopathique d'intensité modérée à sévère chez l'adulte.

CONTRE-INDICATIONS

Ce médicament est contre-indiqué en cas :
– d'hypersensibilité au principe actif ou à l'un des excipients ;
– d'imagerie par résonance magnétique ou cardioversion.

PRÉCAUTIONS D'EMPLOI

À utiliser avec prudence en cas d'insuffisance rénale aiguë ou d'insuffisance hépatique sévère.
Une surveillance tensionnelle (risque d'hypotension orthostatique) et ophtalmologique est recommandée.

EFFETS INDÉSIRABLES

Effets indésirables cliniques fréquents :
– généraux : hypotension orthostatique, chutes, état de fatigue, hyperhydrose, vertiges ;
– comportementaux : troubles de la perception, somnolence ;
– nerveux : troubles de la conscience, céphalées ;
– cutanés : hypersensibilité, réactions au site d'administration, prurit, érythème ;
– gastro-intestinaux : nausées, vomissements, constipation, sécheresse buccale, dyspepsie, hoquet, perte de poids ;
– cardiovasculaires : hypertension, palpitations.

INTERACTIONS MÉDICAMENTEUSES

La **rotigotine** étant un agoniste de la dopamine, il est probable que les antagonistes de la dopamine, comme les **antipsychotiques (phénothiazines**, **butyrophénones**, **thioxanthènes)** ou le **métoclopramide** réduisent l'efficacité de ce médicament et leur administration concomitante doit être évitée. En raison d'effets additifs potentiels, la prudence est de rigueur chez les patients prenant des médicaments sédatifs ou d'autres dépresseurs du système nerveux central (ex : **benzodiazépines**, **antipsychotiques**, **antidépresseurs**) ou de l'alcool en association avec la **rotigotine**.
Ce médicament est susceptible de potentialiser les effets indésirables dopaminergiques de la **L-dopa** et peut provoquer et/ou exacerber une dyskinésie préexistante, comme cela a été décrit pour d'autres **agonistes de la dopamine**.

MALADIE DE PARKINSON (7)

Score moteur UPDRS * : surveillance de l'efficacité thérapeutique

Parole :	sur 5 points :		
Expression faciale :	sur 5 points :		
Tremblement de repos : 1 – absent. 2 – léger et rarement présent. 3 – faible amplitude mais persistant ; ou modéré mais intermittent. 4 – modéré en amplitude mais présent la plupart du temps. 5 – amplitude marquée et présent la plupart du temps.	mb. sup. mb. inf.	tête	mb. sup. mb. inf.
Tremblement d'attitude : 1 – absent. 2 – léger, présent lors de l'action. 3 – modéré en amplitude, présent lors de l'action. 4 – modéré en amplitude, tant lors du maintien postural que lors de l'action. 5 – amplitude marquée, présent la plupart du temps.	mb. sup. mb. inf.	tête	mb. sup. mb. inf.
Rigidité : 1 – absente. 2 – minime ou apparaissant à la manœuvre de Froment. 3 – légère à modérée. 4 – marquée, mais les mouvements peuvent être effectués aisément. 5 – sévère, les mouvements sont effectués difficilement.	mb. sup. mb. inf.	tronc	mb. sup. mb. inf.
Tapotement des doigts (mouvements rapides et de grande amplitude du pouce sur l'index) : sur 5 points.	main gauche	main droite	
Mouvements des mains (mouvements rapides de grande amplitude de fermeture et ouverture des 2 mains, alternativement) : sur 5 points.	main gauche	main droite	
Mouvements alternatifs rapides (mouvements de prosupination des mains, de grande amplitude, chaque main séparément) : sur 5 points.	main gauche	main droite	
Mouvements des pieds (taper le talon sur le sol en soulevant tout le pied, rapidement, amplitude de 7,5 cm environ) : sur 5 points.	pied gauche	pied droit	
Lever d'une chaise : 1 – normal. 5 – peut à peine effectuer la tâche. 2 – lentement, ou plus d'un essai. 3 – s'aide des bras. 4 – tend à tomber en arrière, plus d'un essai mais peut se lever sans aide.	sur 5 points :		
Marche : 1 – normale. 4 – possible avec aide. 2 – petits pas, sans festination ni propulsion. 5 – impossible. 3 – difficile mais pas d'aide ; peut avoir des festinations ou une propulsion.	sur 5 points :		
Posture :	sur 5 points :		
Stabilité posturale (réponse à un déplacement postural soudain, produit par une poussée sur les épaules, patient debout, yeux ouverts, prévenu) :	sur 5 points :		
Bradykinésie corporelle :	sur 5 points :		
TOTAL			

CONSENSUS

[1] Maladie de Parkinson : guide du parcours de soins, *HAS*, 2012.

* UPDRS = *United Parkinson Disease Rate Score*

ANTIPARKINSONIENS (7) – AGONISTE DOPAMINERGIQUE INJECTABLE

■ Apomorphine chlorhydrate

APOKINON					
Stylos injecteurs avec cartouche de 30 mg/3 mL : **apomorphine** à 1 % ou amp. de sol. injectable À utiliser par paliers de 1 mg	1 stylo 30 mg/3 mL	28,73	I	65 %	28,73
	5 stylos 30 mg/3 mL	125,69	I	65 %	25,14
	10 amp. 50 mg/5 mL (1 %)	115,46	I	65 %	11,55
	10 amp. 50 mg/10 mL (0,5 %)	115,46	I	65 %	11,55

PROPRIÉTÉS

Agoniste dopaminergique le plus puissant mais de durée d'action brève (45 à 90 min), stimulant les récepteurs dopaminergiques D1 et D2. Utilisable en injection SC, par le malade lui-même grâce au stylo injecteur en cas de blocage, ou en continu par pompe dans les formes à fluctuation plus grave.
Délai d'action très court de 2 à 10 min ; demi-vie de 34 min ; élimination par voie urinaire.

INDICATIONS

Traitement d'appoint des fluctuations sévères au cours de la maladie de Parkinson.

CONTRE-INDICATIONS

Déficit intellectuel, troubles cognitifs, confusion mentale, manifestations psychotiques.
Insuffisance hépatique.
Allergie au produit (contient des sulfites).

PRÉCAUTIONS D'EMPLOI

Associer systématiquement un traitement par **dompéridone** pour éviter les nausées lors de l'utilisation : 20 mg x 3/j à débuter au moins 4 j avant le début du traitement.

EFFETS INDÉSIRABLES

Nausées, vomissements, hypotension orthostatique.
Troubles psychiques (notamment délires à thèmes sexuels avec désinhibition).
Allergies (sulfites).
Aux points d'injection : possibilité de nodules sous-cutanés inflammatoires lors de l'utilisation en pompe, prévenus par le changement du site d'injection.

ANTIPARKINSONIENS (8) – INHIBITEURS DE LA MONAMINE-OXYDASE B

■ Sélégiline

DÉPRÉNYL					
Progressivement, 10 mg/j en 2 prises	30 cp. 5 mg 100 cp. séc. 5 mg	18,55 HOP	I I	65 %	0,62

■ Rasagiline

AZILECT					
1 mg/j en 1 prise	30 cp. 1 mg	99,02	I	65 %	3,30

PROPRIÉTÉS

Inhibiteurs spécifiques de la monoamine oxydase de type B (catabolisme de la dopamine au niveau cérébral), renforçant l'action de la **lévodopa**.

Résorption rapide, forte liaison aux protéines du plasma, élimination lente par voie urinaire surtout, demi-vie de 20 à 60 h.

INDICATIONS

Sélégiline au début ou au stade avancé de la Maladie de Parkinson en association avec la **L-dopa**.

Rasagiline au début ou à un stade avancé de la maldie de Parkinson avec des fluctuations motrices en association avec la **L-dopa**.

CONTRE-INDICATIONS

Association aux **antidépresseurs sérotoninergiques** purs ou à la **péthidine**.

PRÉCAUTIONS D'EMPLOI

L'association à la **lévodopa** est actuellement problématique, une surmortalité inexpliquée ayant été retrouvée dans le groupe avec la **sélégiline** lors d'un essai non en aveugle.
Surveillance rapprochée des affections cardiovasculaires chez le sujet âgé.
L'adjonction de la **sélégiline** à un traitement par **lévodopa** nécessite le plus souvent une baisse de sa posologie.

EFFETS INDÉSIRABLES

Possibilité d'élévation modérée des transaminases régressant après l'arrêt du traitement, troubles du rythme supra-ventriculaires, bradycardie, BAV.

ANTIPARKINSONIENS (9) – LÉVODOPA AVEC INHIBITEUR DE LA DOPA-DÉCARBOXYLASE (1)

■ Lévodopa + bensérazide

MODOPAR					
Augmentation progressive des doses jusqu'à la posologie individuelle adaptée	60 gél. 50 mg/12,5 mg	3,35	I	65 %	0,06
	60 gél. 100 mg/25 mg	5,91	I	65 %	0,10
	60 cp. disp. 100 mg/25 mg	8,02	I	65 %	0,13
	60 gél. LP 100 mg/25 mg	8,82	I	65 %	0,15
	60 gél. 200 mg/50 mg	10,42	I	65 %	0,17

■ Lévodopa + inhibiteur de la décarboxylase (ou carbidopa)

SINEMET					
Augmentation progressive des doses jusqu'à la posologie individuelle adaptée	100 cp. 100 mg/10 mg	9,73	I	65 %	0,10
	50 cp. 250 mg/25 mg	12,82	I	65 %	0,26
SINEMET LP					
Augmentation progressive des doses jusqu'à la posologie individuelle adaptée	30 cp. 100 mg/25 mg	3,45	I	65 %	0,12
	30 cp. 200 mg/50 mg	6,51	I	65 %	0,22
DUODOPA					
Gel intestinal destiné à la nutrition par sonde entérale Posologie progressive en fonction du rapport bénéfice/risque Ne pas dépasser 200 mL (2 sach.)/j	7 sach. 100 mL 2 g/500 mg	HOP	I	65 %	

ANTIPARKINSONIENS (10) – LÉVODOPA AVEC INHIBITEUR DE LA DOPA-DÉCARBOXYLASE (2)

Lévodopa + inhibiteur de la décarboxylase (ou carbidopa) + inhibiteur de la COMT

STALEVO					
Augmentation progressive des doses jusqu'à la posologie individuelle adaptée	100 cp. 50 mg **L-dopa** + 12,5 mg **carbidopa** + 200 mg **entacapone**	91,96	I	65 %	0,92
	100 cp. 75 mg **L-dopa** + 18,75 mg **carbidopa** + 200 mg **entacapone**	94,31	I	65 %	0,94
	100 cp. 100 mg **L-dopa** + 25 mg **carbidopa** + 200 mg **entacapone**	95,49	I	65 %	0,95
	100 cp. 125 mg **L-dopa** + 31,25 mg **carbidopa** + 200 mg **entacapone**	98,43	I	65 %	0,98
	100 cp. 150 mg **L-dopa** + 37,5 mg **carbidopa** + 200 mg **entacapone**	100,19	I	65 %	1,00
	100 cp. 175 mg **L-dopa** + 43,75 mg **carbidopa** + 200 mg **entacapone**	102,54	I	65 %	1,03
	100 cp. 200 mg **L-dopa** + 50 mg **carbidopa** + 200 mg **entacapone**	104,90	I	65 %	1,05

ANTIPARKINSONIENS (11) – LÉVODOPA AVEC INHIBITEUR DE LA DOPA-DÉCARBOXYLASE (3) – PHARMACOLOGIE

PROPRIÉTÉS

La **lévodopa** est transformée au niveau du neurone en dopamine par la dopa-décarboxylase et compense ainsi le déficit en dopamine au niveau du striatum caractérisant la maladie de Parkinson. Le **bensérazide** est un inhibiteur de la décarboxylase périphérique, limitant ainsi les effets secondaires au niveau périphérique.
La **carbidopa** modifie le métabolisme de la **lévodopa** en empêchant sa décarboxylation périphérique en dopamine.

INDICATIONS

Maladie de Parkinson.
Duodopa est indiqué dans le traitement de la maladie de Parkinson à un stade avancé avec fluctuations motrices et hyper-/dyskinésie sévères et répondant à la lévodopa, lorsque les associations disponibles d'antiparkinsoniens n'ont pas donné de résultats satisfaisants.

CONTRE-INDICATIONS

Infarctus du myocarde récent.
Affections cardiovasculaires décompensées (AVC aigu, arythmie ou insuffisance cardiaque sévères).
Psychoses graves.
Démences et confusion mentale.
Ulcère gastroduodénal en poussée.
Mélanome malin.
Grossesse : par prudence, contre-indiqué au 1er trimestre.
Duodopa est également contre-indiqué en cas de glaucome à angle fermé et d'insuffisance rénale ou hépatique sévère.

PRÉCAUTIONS D'EMPLOI

Augmentation très progressive des doses, notamment chez le sujet âgé, par paliers, jusqu'à la dose efficace, en prises fractionnées (3 à 6/j), en dehors des repas.
Anesthésie générale : éviter les **anesthésiques** type **halothane**. Arrêter le médicament 6 à 12 h avant et le reprendre environ 24 h après.

EFFETS INDÉSIRABLES

Au début : anorexie, nausées, vomissements, hypotension orthostatique, céphalées, somnolence et plus rarement idéations paranoïdes, états psychotiques, troubles du rythme → commencer à doses faibles et augmenter très progressivement.
Fluctuations d'activité et/ou diminution de l'activité du traitement à long terme.
Mouvements anormaux involontaires tardifs : dystonies de fin de dose et/ou dyskinésies de milieu de dose.

INTERACTIONS MÉDICAMENTEUSES

Associations contre-indiquées : **IMAO** non sélectifs, **antipsychotiques**, réserpiniques, **vitamine B6**.
Associations déconseillées : **anesthésiques généraux**, **papavérine**.
Duodopa est également contre-indiqué avec les **IMAO-A** et les **adrénergiques**.

ANTIPARKINSONIENS (12) – ANTICHOLINERGIQUES

■ Trihexyphénidyle

ARTANE					
Sol. inj. (voie IM) : 5 à 30 mg/j	5 amp. 10 mg	5,03	I	65 %	1,01
Cp. : 4 à 15 mg/j en 2 ou 3 prises	50 cp. 2 mg	1,78	I	65 %	0,04
	20 cp. 5 mg	1,78	I	65 %	0,09
Sol. buv. à 0,4 % : 2 à 6 mg/j 20 à 60 gttes/j	1200 gttes 0,1 mg (fl. 30 mL)	3,08	I	65 %	0,00
PARKINANE LP					
2 à 10 mg/j en 1 prise	50 gél. 2 mg	1,78	I	65 %	0,04
	20 gél. 5 mg	1,78	I	65 %	0,09

■ Tropatépine

LEPTICUR					
Forme inj. (voie IM) : 5 à 10 mg/j	1 amp. 10 mg	3,89	I	65 %	3,89
Per os : 5 à 30 mg/j en 2 ou 3 prises	30 cp. séc. 10 mg	3,91	I	65 %	0,13
	50 cp. 10 mg	HOP	I		

■ Bipéridène

AKINETON LP					
4 à 8 mg/j en 1 prise	30 cp. séc. LP 4 mg	3,12	I	65 %	0,10

PROPRIÉTÉS

Anticholinergiques par antagonisme des effets muscariniques centraux et périphériques.
Résorption rapide, élimination urinaire.

INDICATIONS

Maladie de Parkinson.
Syndromes parkinsoniens des **antipsychotiques**.

CONTRE-INDICATIONS

Glaucome par fermeture de l'angle.
Obstacle urétro-prostatique.
Iléus paralytique, spasmes de l'œsophage.
Cardiopathies décompensées.
Détérioration intellectuelle, âge > 70 ans.

PRÉCAUTIONS D'EMPLOI

Utilisation prudente chez le sujet âgé.
Doses progressivement croissantes.
Pas d'arrêt brutal.
Grossesse et **allaitement** : à éviter.

EFFETS INDÉSIRABLES

Atropiniques, dose-dépendants : sécheresse buccale et oculaire, constipation, mydriase, troubles de l'accommodation, risque de glaucome par fermeture de l'angle, risque de rétention urinaire en cas d'obstacle urétro-prostatique.
Effets centraux : notamment chez le sujet âgé : excitation, euphorie, hallucinations, confusion mentale, effet amnésiant.

INTERACTIONS MÉDICAMENTEUSES

Associations déconseillées : **lisuride** car risque confusionnel, surveillance clinique régulière.
Atropine et autres substances atropiniques dont les antidépresseurs imipraminiques, la plupart des **antihistaminiques H1**, certains **antispasmodiques**, les **antipsychotiques phénotiaziniques**, les autres **antiparkinsoniens anticholinergiques**.

ANTIPARKINSONIENS (13) – INHIBITEURS DE LA COMT

Entacapone

COMTAN					
1 à 2 cp. à chaque prise de **L-dopa** (max 2 g/j)	60 cp. 200 mg 100 cp. 200 mg	29,00 46,20	I I	65 % 65 %	0,48 0,46

Tolcapone

TASMAR					
1 cp. x 3/j	100 cp. 100 mg	125,71	I	15 %	1,26

PROPRIÉTÉS

Inhibiteurs de la catéchol-O-méthyltransférase (COMT). Diminuent la biotransformation de la L-dopa en 3-O-méthyldopa en périphérie par inhibition de la COMT. Doivent être administrés en même temps que de la L-dopa dont ils augmentent la disponibilité au niveau cérébral.

C_{max} en 1 h environ, effet de premier passage hépatique, biodisponibilité de 35 %, demi-vie de 30 min, élimination dans les fèces (90 %) et les urines (10 %).

INDICATIONS

Traitement adjuvant de la maladie de Parkinson, en association avec **L-dopa + bensérazide** (***MODOPAR***) ou **L-dopa + carbidopa** (***SINEMET***).

CONTRE-INDICATIONS

Insuffisance hépatique, association aux **IMAO**, antécédents de rhabdomyolyse.

Grossesse : absence de données. À éviter.

PRÉCAUTIONS D'EMPLOI

Rares cas de rhabdomyolyse secondaire à des dyskinésies sévères chez des patients atteints de maladie de Parkinson.

Jamais décris avec l'**entacapone**.

La **tolcapone** ne doit être utilisée qu'en cas d'intolérance à l'**entacapone** et prescrite par un spécialiste en raison du risque d'hépatite fulminante. Le produit sera arrêté s'il n'y a pas d'amélioration nette 3 semaines apès le début du traitement.Nécessité d'un bilan hépatique tous les 15 j pendant 1 an puis toutes les 4 sem. pendant 6 mois et toutes les 8 sem. ensuite.

EFFETS INDÉSIRABLES

Nausées, vomissements, douleurs abdominales, diarrhée.

Augmentation isolée des transaminases.

Dyskinésies, hypotension orthostatique, hallucinations si surdosage.

INTERACTIONS MÉDICAMENTEUSES

Prudence avec **isoprénaline**, **épinéphrine (ou adrénaline)**, **noradrénaline**, **dopamine**, **dobutamine**, **apomorphine**, **alphaméthyldopa** (médicaments métabolisés par la COMT).

ANTIPARKINSONIENS (14) – SYMPATHOMIMÉTIQUE ALPHA-ADRÉNERGIQUE

■ Midodrine

GUTRON					
3 cp./j en 3 prises puis augmenter progressivement jusqu'à 12 cp./j en 3 ou 4 prises	30 cp. 2,5 mg 90 cp. 2,5 mg	13,96 40,80	I I	65 % 65 %	0,47 0,45

PROPRIÉTÉS

Alpha-adrénergique périphérique, sympathomimétique.

L'effet alpha-stimulant provoque une vasoconstriction veineuse puis artérielle, ce qui prévient l'hypotension orthostatique, augmente les résistances périphériques et provoque une élévation de la pression artérielle.

INDICATIONS

Traitement de l'hypotension orthostatique sévère survenant notamment dans le cadre des maladies neurologiques dégénératives.

CONTRE-INDICATIONS

Absolues : HTA, bradycardie, rétention urinaire, cardiopathie sévère, glaucome à angle étroit, vasculopathie oblitérante sévère, thyrotoxicose, phéocromocytome, insuffisance rénale sévère, maladie de Raynaud, antécédents de douleurs angineuses. Association à l'**iproniazide**.

Relative : femme enceinte.

PRÉCAUTIONS D'EMPLOI

Prendre la dernière prise au plus tard à 18 h.

Réduire la posologie si HTA de décubitus.

Surveiller la fonction rénale.

Grossesse et allaitement : déconseillés.

EFFETS INDÉSIRABLES

Sensation de froid, fourmillements.

Mictions impérieuses.

HTA.

INTERACTIONS MÉDICAMENTEUSES

Guanéthidine et apparentés : majoration de l'effet hypertenseur, mydriase.

Iproniazide (***MARSILID***) : crise hypertensive ; arrêt au moins 15 j avant d'introduire la **midodrine**.

NOTES

DYSTONIES FOCALES PRIMITIVES

Injections locales de toxine botulinique A

C'est actuellement le traitement le plus efficace, il est de plus en plus prescrit en 1re intention.

Indications

AMM : torticolis spasmodique, blépharospasme et hémispasme facial, spasticité des membres supérieurs avec flexion du poignet et fermeture de la main (***XEOMIN*** 50 et 100 U) post-AVC.
Hors AMM, les indications s'élargissent de plus en plus : dystonies laryngées (dans certaines dysphonies), dystonies oromandibulaires rendant l'alimentation difficile, diplopies, certains tremblements, certaines formes de spasticité localisée, achalasie, etc.

Inconvénients

Nécessité de pratiquer des injections à intervalles réguliers car échappement au bout de quelques mois par repousse axonale.
Effets indésirables locaux dus à la diffusion aux muscles voisins : diplopie, dysphagie, dysphonie, etc.

Modalités

Prescription hospitalière limitée aux services de neurologie, ophtalmologie ou ORL.
Doses à adapter en fonction du type de dystonie (voir page suivante).

Remarque

Les injections locales d'alcool sont actuellement abandonnées et remplacées par les injections de **toxine botulinique**, car elles sont moins efficaces, agissent moins longtemps et sont douloureuses pendant plusieurs jours après injection chez certains patients.

Traitement médicamenteux

Les médicaments sont nombreux mais souvent peu ou pas efficaces.

Anticholinergiques

À fortes doses : **trihexyphénidyle** (***ARTANE***) 10 à plus de 30 mg/j. Limités par leurs effets secondaires essentiellement digestifs chez le sujet jeune (risque d'iléus paralytique).

Autres médicaments

Benzodiazépines, **clonazépam** (***RIVOTRIL***) en gouttes à doses progressives jusqu'à la dose efficace et tolérable.
Carbamazépine (***TÉGRÉTOL***) avec augmentation progressive des doses (parfois 600 à 900 mg/j).
Lévodopa ou **agonistes dopaminergiques** type **bromocriptine** parfois.

Traitement chirurgical

À ne proposer qu'en cas d'échec du traitement médical, de pathologie sévère et très invalidante. Les résultats ne sont pas défavorables mais il y a un risque de séquelles paralytiques.

- Dans le **torticolis spasmodique** : radicotomie antérieure de C2-C3 du côté du splénius et neurotomie de la branche du XI destinée au sterno-cléido-mastoïdien du côté opposé.
- Dans l'**hémispasme facial** : traitement neurochirurgical en cas de mise en évidence d'une boucle vasculaire comprimant le nerf facial à l'IRM.

Rééducation fonctionnelle

- But : soulager le spasme, soulager la douleur, renforcer les muscles qui devraient corriger l'attitude vicieuse.
- Pas de massages : ils peuvent faciliter les spasmes (certains spasmes sont en effet provoqués ou aggravés par la stimulation cutanée).
- Balnéothérapie : peut être profitable en permettant au patient de faire travailler les muscles dans d'autres postures que celles favorisant la dystonie.

TOXINE BOTULINIQUE (1)

Toxine botulique de type A

BOTOX ALLERGAN					
Posologie variable selon l'indication	1 fl. 50 U 1 fl. 100 U 1 fl. 200 U	HOP HOP HOP	I I I		
DYSPORT					
Posologie variable selon l'indication	1 fl. 300 U Speywood 1 fl. 500 U Speywood	HOP HOP	I I		
XEOMIN					
Voie IM Posologies variables selon l'indication Posologies max : – blépharospasme : 100 U/12 sem. – torticolis spasmodique : 300 U/10 sem. – spasticité post-AVC : 400 U/12 sem.	1 fl. 50 U 1 fl. 100 U	HOP HOP	I I		

Toxine botulique de type B

NEUROBLOC					
Posologie variable selon l'indication	1 fl. 0,5 mL (5 000 U/mL) 1 fl. 1 mL (5 000 U/mL) 1 fl. 2 mL (5 000 U/mL)	HOP HOP HOP	I I I		

TOXINE BOTULINIQUE (2) – PHARMACOLOGIE

PROPRIÉTÉS

Toxines A et B de *Clostridium botulinum*, agent responsable du botulisme. Agit en bloquant de façon irréversible le transport de l'acétylcholine vers la fente synaptique. Cet effet est annulé par la production de nouvelles jonctions neuromusculaires nécessitant de nouvelles injections tous les 3-4 mois.

Remarque : 1 U Allergan équivaut à environ 3 à 5 U Speywood.

> **Attention :** les unités utilisées pour la **toxine de type B** ne sont pas comparables avec celles utilisées pour les **toxines de type A**. Les doses utilisées pour les **toxines de type A** ne doivent en aucun cas être appliquées à la **toxine de type B**.

INDICATIONS

AMM :
- adultes et enfants > 12 ans : blépharospasme, spasme hémifacial et torticolis spasmodique et troubles de l'oculomotricité ;
- adultes : traitement de l'hyperactivité détrusorienne neurologique conduisant à une incontinence urinaire non contrôlée par un traitement cholinergique chez les patients blessés médullaires ou SEP utilisant l'auto-sondage ;
- adultes et enfants > 2 ans : traitement de la spasticité des membres supérieurs ou inférieurs.

Hors AMM : les indications s'élargissent de plus en plus : dystonies laryngées (dans certaines dysphonies), dystonies oromandibulaires rendant l'alimentation difficile, achalasie, diplopies, certains tremblements, achalasie, etc.

CONTRE-INDICATIONS

Maladies de la jonction neuromusculaire (myasthénie et syndrome de Lambert-Eaton).
Allergie, infection au point d'injection.
Grossesse et **allaitement** : contre-indiquées.

PRÉCAUTIONS D'EMPLOI

Injections IM strictes après repérage précis du muscle.
Prescription réservée aux spécialistes en neurologie, ophtalmologie ou ORL hospitaliers.

EFFETS INDÉSIRABLES

Essentiellement locaux (diffusion de la toxine) :
- blépharospasme et hémispasme : ptosis partiel et transitoire (44 %), larmoiement, sécheresse oculaire, entropion, diplopie transitoire ;
- dystonies cervicales : dysphagie transitoire (20-35 %).

Risque de formation d'anticorps antitoxine (3-5 % des cas), surtout en cas d'injection de fortes doses et/ou rapprochées. Cela peut enrayer l'effet thérapeutique ultérieur.

INTERACTIONS MÉDICAMENTEUSES

Curares, **aminosides**.

PATHOLOGIE	LIEU D'INJECTION	DOSES	EFFICACITÉ (PATIENTS AMÉLIORÉS)
Blépharospasme	Muscle orbiculaire	12,5 à 25 U Allergan	80-90 % pendant 3-4 mois
Torticolis spasmodique	Muscle sterno-cléido-mastoïdien, splénius capitis, trapézoïde	100 à 200 U Allergan	60-80 % pendant 3 mois
Hémispasme facial	Périorbitaire	12,5 à 25 U Allergan	90 % jusqu'à 5 mois

NOTES

DÉMENCES (1)

Après avoir éliminé une cause potentiellement curable de syndrome démentiel, le traitement est principalement symptomatique, visant à préserver et optimiser les performances intellectuelles et motrices du patient.

L'évolution se fait le plus souvent vers la perte d'autonomie du patient et la grabatérisation. Cela nécessite une collaboration étroite entre les différents intervenants médicaux (neurologue, médecin traitant), paramédicaux (infirmière, kinésithérapeute, etc.), sociaux (assistante sociale) et la famille.

Traitement spécifique

Traitement étiologique

La plupart des démences sont dues à des maladies dégénératives pour lesquelles il n'existe pas de traitement spécifique.

Il faut cependant éliminer les causes de syndromes démentiels potentiellement curables [1].

► *Maladie d'Alzheimer*

Annonce du diagnostic [1]

Il est recommandé de le faire, parfois en plusieurs étapes, en coordination avec le médecin traitant. Si le patient est d'accord (s'il comprend), la famille ou une personne de son choix est informée. À un stade plus tardif, le diagnostic et son annonce gardent leur intérêt car ils permettent d'adapter la prise en charge.

Traitement médicamenteux spécifique

On utilise dans les formes légères à modérément sévères (MMS de 10 à 26) :

– soit le **donépézil** (***ARICEPT***) 10 mg 1 cp./j ;

– soit la **rivastigmine** (***EXELON***) 1 gél. x 2/j en moyenne 3 à 6 mg x2/j ;

– soit la **galantamine** (***REMINYL***) en moyenne 16 mg/j en 2 prises ou 1 prise le matin si forme LP.

Dans les formes plus sévères (MMS de 3 à 19) : **antagoniste des récepteurs NMDA, mémantine** (***EBIXA***) : 20 mg/j en 1 prise.

L'intêret de ces médicaments est modeste. Compte tenue de la possibilité d'une amélioration sur les troubles cognitifs et les activités de la vie quotidienne, chez certains patients, leur prescription est maintenue. Elle doit être réevaluée 1 an après le début dans le cadre d'une réunion multidisciplinaire.

La bithérapie (**anticholinestérasiques** et **antagoniste des récepteurs NMDA**) n'est pas recommandée.

► *Démence vasculaire*

La démence est irréversible, les troubles prédominent sur les fonctions exécutives et instrumentales ; le traitement a donc pour but la prévention de nouveaux accidents ischémiques cérébraux : **antiagrégant plaquettaire**, traitement des facteurs de risque cardiovasculaires (traitement de l'HTA, **hypolipémiant**, **antidiabétique**, sevrage tabagique), recherche et traitement d'une cardiopathie emboligène.

Elle est souvent associée à la maladie d'Alzheimer (démence mixte).

► *Cause endocrinienne*

Hypothyroïdie : traitement substitutif.

► *Causes métabolique ou carentielle*

- Correction d'un trouble ionique.
- Supplémentation en **vitamine B12** dans la maladie de Biermer.

► *Causes infectieuses*

- Neurosyphilis : ***PÉNICILLINE G*** 10 MUI/j IV pendant 1 mois associée au début à une corticothérapie *per os* (1 mg/kg/j) afin d'éviter la réaction d'Herxheimer.
- Maladie de Lyme : ***ROCÉPHINE*** 1 g IM/j pendant plusieurs mois.
- Méningoencéphalite tuberculeuse : traitement antituberculeux.
- Maladie de Whipple : ***BACTRIM FORTE*** 1 cp./j le plus précocement possible (durée indéterminée).

► *Causes neurochirurgicales*

- Hydrocéphalie à pression normale : dérivation ventriculaire.
- Hématome sous-dural chronique : évacuation chirurgicale.

ANTICHOLINESTÉRASIQUES D'ACTION CENTRALE

Donépézil

ARICEPT					
5 mg/j pendant 6 sem. puis augmenter éventuellement à 10 mg/j selon la réponse clinique	28 cp. pell. 5 mg	49,64	I	15 %	1,77
	28 cp. orodisp. 5 mg	49,64	I	15 %	1,77
	50 cp. pell. 5 mg	HOP	I		
	50 cp. orodisp. 5 mg	HOP	I		
	28 cp. pell. 10 mg	49,64	I	15 %	1,77
	28 cp. orodisp. 10 mg	49,64	I	15 %	1,77
	50 cp. pell. 10 mg	HOP	I		
	50 cp. orodisp. 10 mg	HOP	I	65 %	

Rivastigmine

EXELON					
Dose initiale = 1,5 mg matin et soir Puis atteindre 3 à 6 mg matin et soir par paliers de 3 mg/j tous les 15 j	28 gél. 1,5 mg	14,48	I	15 %	0,52
	56 gél. 1,5 mg	29,73	I	15 %	0,53
	28 gél. 3 mg	14,48	I	15 %	0,52
	56 gél. 3 mg	29,73	I	15 %	0,53
	28 gél. 4,5 mg	14,48	I	15 %	0,52
	56 gél. 4,5 mg	29,73	I	15 %	0,53
	28 gél. 6 mg	14,48	I	15 %	0,52
	56 gél. 6 mg	29,73	I	15 %	0,53
	1 fl. 50 mL sol. buv. 2 mg/mL	30,99	I	15 %	30,99
Dose initiale de 4,6 mg/j pdt 4 sem. puis 9,5 mg/j	30 disp. transderm. 4,6 mg/24 h	58,43	I	15 %	1,95
	30 disp. transderm. 9,5 mg/24 h	58,43	I	15 %	1,95

Galantamine

REMINYL					
Dose initiale : 8 mg/j en 2 prises pendant 4 sem. Dose d'entretien : 16 mg/j en 2 prises pendant 4 sem. Dose max : 24 mg/j	56 cp. 4 mg	33,89	I	15 %	0,61
	56 cp. 8 mg	43,69	I	15 %	0,78
	56 cp. 12 mg	51,66	I	15 %	0,92
	1 fl. sol. buv. 100 mL (4 mg/mL)	42,19	I	15 %	42,19
REMINYL LP					
Idem **REMINYL**	28 gél. 8 mg	33,89	I	15 %	1,21
	28 gél. 16 mg	37,45	I	15 %	1,33
	28 gél. 24 mg	51,66	I	15 %	1,84

PROPRIÉTÉS

Anticholinestérasique d'action centrale.

Donépézil : pic en 3-4 h, demi-vie de 70 h, pas d'interaction avec la nourriture, excrétion rénale.

Rivastigmine : absorption complète, pic en 1 h, diminution de la vitesse d'absorption avec la nourriture, demi-vie de 1 h, élimination rénale.

Galantamine : pic en 1 h, diminution de la vitesse d'absorption en 1 h.

INDICATIONS

Pour les 3 produits : formes légères à modérément sévères de la maladie d'Alzheimer.

Pour la **rivastigmine** : traitement symptomatique des formes légères à modérément sévères d'une démence chez les patients atteints d'une maladie de Parkinson.

CONTRE-INDICATIONS

Hypersensibilité au produit.

EFFETS INDÉSIRABLES

Troubles digestifs (nausées, vomissements, diarrhée), crampes.

Asthénie, anorexie, agitation et agressivité.

INTERACTIONS MÉDICAMENTEUSES

Théophylline (diminution de sa clairance), cholinomimétiques et **anticholinergiques**, **AINS**.

DÉMENCES (2)

Traitement symptomatique

Troubles psychiques

► *Syndrome dépressif*

Fréquent et parfois difficile à diagnostiquer, il est de plus difficile à traiter compte tenu du risque confusogène de la plupart des **antidépresseurs**.

On utilisera de préférence les **antidépresseurs sérotoninergiques** à petites doses, par exemple la **paroxétine** (***DEROXAT***) 20 mg/j.

En cas d'anxiété, il faudra éviter les **benzodiazépines** au long cours.

► *Agitation*

Éviter si possible toute thérapeutique car les médicaments sédatifs aggravent généralement l'état neurologique du patient.

Rechercher une cause somatique neurologique (AVC, hématome sous-dural, crise comitiale), ou extraneurologique.

Il faut éviter les **antipsychotiques** classiques (effets secondaires) et privilégier en cas de symptômes sévères les **antipsychotiques** de dernière génération : **clozapine** (***LÉPONEX***), **olanzapine** (***ZYPREXA***), **rispéridone** (***RISPERDAL***) pendant une courte durée.

Troubles sphinctériens

- Traitement d'un adénome prostatique chez l'homme en évitant les médicaments **cholinergiques** du type ***XATRAL*** (confusiogène).
- Dépistage et traitement d'une infection urinaire.
- *Penilex* la nuit ou en permanence, sondage itératif (chez la femme), ou sonde à demeure : à adapter au cas par cas.

Rééducation

Kinésithérapie de la marche et de l'équilibre à domicile, x 2 ou 3/sem. Si la marche est impossible, il faut assurer une mobilisation régulière, la mise au fauteuil x 2/j.

Rééducation orthophonique à différents stades de la maladie.

Stimulation cognitive (aux stades légers et modérés de la maladie).

Alimentation

- Assurer un apport liquidien et calorique suffisant à ces patients qui ont souvent du mal à s'alimenter seuls.
- Apports protidiques supplémentaires en cas de dénutrition **ornithine** (***CÉTORNAN*** 10 g) 1 sach. x 2/j : favorise la cicatrisation et prévient la survenue d'escarres.
- En cas de troubles de déglutition, envisager une nutrition parentérale :
  - par sonde nasogastrique ;
  - par gastrostomie posée par voie chirurgicale ou endoscopique.

Soutien aux aidants

Information sur la maladie, sa prise en charge, les associations de familles. Permet de diminuer le risque de maltraitance du patient. Structure de jour ou d'accueil temporaire pour soulager les aidants.

DÉMENCES (3)

Lieu du traitement

Maintien à domicile

Il est toujours préférable : outre l'aspect psychologique, les patients sont souvent plus autonomes s'ils sont dans des lieux qu'ils connaissent, avec des personnes familières.

Il faut prévoir des aides au domicile à adapter aux besoins de l'entourage.

- Infirmière à domicile : aide au lever, à la toilette et à la prise des médicaments, x 1 ou 2/j.
- Kinésithérapeute à domicile.
- Parfois, alimentation parentérale à domicile.
- Courte hospitalisation dans un service où est connu le patient pour soulager la famille quelques jours.
- Séjours en maison de repos x 1 à 2/an.

Le plus souvent les solutions existent, mais il faut prévoir les aides nécessaires à l'avance plutôt que d'essayer de régler les problèmes dans l'urgence. Cela nécessite un suivi social (assistante sociale) et médical (médecin traitant et correspondant neurologue) proche du patient et de sa famille.

Placement en institution [1]

Le placement en institution se pose forcément dans l'évolution d'un patient dément. La décision est à étudier au cas par cas avec l'aide de la famille, du médecin traitant et de l'assistante sociale.

Là encore, il ne faut pas attendre le dernier moment, les délais d'attente étant généralement de plusieurs mois.

Association France Alzheimer et maladies apparentées : 21 bd Montmartre, 75002 Paris. Tél : 01 42 97 52 41. Fax : 01 42 96 04 70, contact@francealzheimer.org.

CONSENSUS

[1] Maladie d'Alzheimer et maladies apparentées : diagnostic et prise en charge, *HAS*, 2011.

ÉVALUATION D'UNE DÉMENCE : *MINI-MENTAL TEST*

L'évaluation de la sévérité et le suivi d'un syndrome démentiel se font, en milieu spécialisé, par des tests neuropsychologiques adaptés au type de démence. Des tests simples comme le *Mini-Mental Test* (MMS) sont très utiles pour quantifier rapidement le degré de détérioration des fonctions supérieures d'un patient.

Mini-Mental Test

Nom :	Prénom : Examinateur Date : .../ .../ ...	
.../ 5	ORIENTATION (1 point par réponse juste) : – En quelle année sommes-nous ? – En quelle saison ? – En quel mois ? – Quelle est la date exacte ? – Quel jour de la semaine sommes-nous ?	 .../ 1 .../ 1 .../ 1 .../ 1 .../ 1
.../ 5	– Dans quelle ville sommes-nous ? – Quel est le département ? – Dans quelle région ? – Quel est le nom de l'hôpital ? – À quel étage sommes-nous ?	.../ 1 .../ 1 .../ 1 .../ 1 .../ 1
.../ 3	APPRENTISSAGE : Donner 3 noms d'objets (par exemple cigare, fleur, porte) au rythme de 1 nom par seconde. Demander au patient de répéter les 3 noms immédiatement et compter 1 point par bonne réponse. Puis, répéter les 3 mots jusqu'à ce qu'ils soient appris par le patient.	.../ 3
.../ 5	ATTENTION ET CALCUL : Demander au patient de compter à partir de 100 en retranchant 7 à chaque fois. Arrêter après 5 soustractions et compter le nombre de réponses correctes. Si le patient ne peut effectuer cette tâche, demandez-lui d'épeler le mot « MONDE » à l'envers.	.../ 5
.../ 3	RAPPEL : Demander les 3 noms d'objets donnés auparavant et compter 1 point par réponse correcte.	.../ 3
.../ 8 .../ 8	LANGAGE : – Dénommer un stylo, une montre (1 point par item). – Répéter « il n'y a pas de mais, ni de si, ni de et » (1 point si la répétition est entièrement correcte). – « Prenez un papier dans la main droite, puis pliez-le en deux, puis jetez-le par terre » (1 point par item correctement exécuté). – Écrire une phrase spontanée (au moins 1 sujet, 1 verbe et sémantiquement correcte). – Écrivez sur une feuille « FERMEZ LES YEUX » et faites-le exécuter par le patient.	.../ 2 .../ 1 .../ 3 .../ 1
.../ 1	DESSIN : Copier le dessin suivant (1 point si tous les angles sont présents). 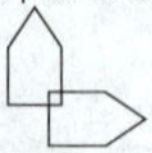	.../ 1
TOTAL : .../ 30		

Démence légère si note < 23, modérée si note < 15 et sévère si note < 5.

ANTAGONISTE DES RÉCEPTEURS NMDA

Mémantine

EBIXA					
La posologie doit être atteinte progressivement : 1re sem. : 5 mg le matin 2e sem. : 5 mg matin et soir 3e sem. : 10 mg le matin et 5 mg le soir 4e sem. : 10 mg matin et soir ou 20 mg en 1 prise	56 cp. 10 mg	37,45	I	15 %	0,67
	98 cp. 10 mg	HOP	I		
	28 cp. 20 mg	37,45	I	15 %	1,34
	98 cp. 20 mg	HOP	I		
	100 press. sol. buv. 5 mg	56,82	I	15 %	0,57

PROPRIÉTÉS

Antagoniste non compétitif des récepteurs NMDA. Biodisponibilité de 100 % ; élimination urinaire.

INDICATIONS

Formes modérément sévères à sévères de la maladie d'Alzheimer (MMS de 3 à 19).

CONTRE-INDICATIONS

Hypersensibilité au produit.
Insuffisance rénale sévère : si < 29 mL/min, ne proposer que 10 mg/j.

EFFETS INDÉSIRABLES

Troubles digestifs (diarrhée).
Asthénie, anxiété, confusion, hallucinations, céphalée, vertiges, crise convulsive.
Augmentation de la libido, cystite.

INTERACTIONS MÉDICAMENTEUSES

Mémantine : augmentation des effets de la L-dopa, des agonistes dopaminergiques et des anticholinergiques.
Diminution des effets des barbituriques et des **antipsychotiques**.
Risque de psychose avec l'**amantadine**.
Augmentation des taux plasmatiques de médicaments comme la **cimétidine**, la **ranitidine**, la **quinine**, la **quinidine** et la **nicotine**.
Diminution des taux de l'**hydrochlorothiazide**
Augmentation de l'INR chez les patients traités par anticoagulants oraux.

SCLÉROSE EN PLAQUES (1)

Le diagnostic repose sur un faisceau d'arguments cliniques, paracliniques et évolutifs.

L'imagerie par examen IRM est l'examen le plus sensible (> 90 %) mais non spécifique. On utilise les critères diagnostiques de Mac Donald, révisés en 2010, de dissémination spatiale (DIS) et temporelle (DIT).

- DIS : ≥ 1 lésion T2 dans au moins 2 des 4 territoires suivants : sous-tentoriel, juxtacortical, périventriculaire, médullaire.
- DIT : présence simultanée de lésions asymptomatiques dont certaines sont rehaussées par le gadolinium (Gd) et d'autres non ou 1 nouvelle lésion T2 et/ou 1 lésion Gd+ sur une IRM de suivi.

La ponction lombaire n'est plus obligatoire ; elle est réalisée si la dissémination n'est pas démontrée.

On différencie 3 formes évolutives : SEP-RR (récurrente rémittente) dans 80-85 % des cas, SEP-SP (secondairement progressive) dans près de 50 % des cas après un délai variable de 5 à 20 ans, et SEP-PP (progressive primaire) dans 10 à 15 % des cas.

L'annonce du diagnostic est un moment essentiel. Dans l'idéal, le patient est pris en charge de façon globale, multidisciplinaire (médecin généraliste, neurologue, médecin de médecine physique, kinésithérapeute, infirmière, psychologue, etc.) dans le cadre d'un réseau.

Il n'existe à l'heure actuelle aucun traitement curatif de la sclérose en plaques [1].

Traitement de la poussée

Il faut différencier les véritables poussées de l'aggravation de symptômes préexistants (par une infection, une vaccination, un stress). Les poussées paucisymptomatiques ou très rapidement régressives peuvent ne pas être traitées.

- Hospitalisation si poussée sévère.
- Repos au lit. Arrêt de travail.

Facteur déclenchant

À rechercher (infection urinaire, sinusite, etc.) et traiter avant la mise en route de la corticothérapie. Cela impose un bilan minimum avant les bolus (clinique, ECBU, hémogramme, etc.).

Corticothérapie intraveineuse

Elle diminue la sévérité et la durée de la poussée. Pas d'effet préventif sur les poussées ultérieures. Pas d'effet, *a priori*, sur les séquelles à long terme.

► *Modalités*

- **Prednisolone** (***SOLUMÉDROL***) 500 mg/j IV lente pendant 5 j par exemple (ou 1 g/j pendant 3 j). Le relais *per os* n'est validé par aucune étude.

En cas de poussée très grave médullaire ou visuelle (cécité), très fortes doses jusqu'à 10 g en dose totale.

► *Mesures associées*

- Régime sans sel.
- **Oméprazole** : 20 mg/j.
- ***KALEORID*** : 1 cp./j.

Échanges plasmatiques

À discuter en l'absence d'amélioration après la corticothérapie IV, dans les poussées sévères.

Divers

- Prévention des complications de décubitus.
- Kinésithérapie douce.
- Arrêt de travail.

Traitement symptomatique

Fatigue

Concomitante d'une poussée : traitement de la poussée.

Fatigue chronique : favoriser le fractionnement des efforts et l'adaptation du rythme de vie. On peut proposer : **amantadine** 200 mg/j (hors AMM) ou si troubles dépressifs **inhibiteurs de la recapture de la sérotonine** : **fluoxétine** (***PROZAC***) : 1 cp. le matin.

ANTISPASTIQUES (1)

Baclofène

LIORÉSAL					
Progressivement (par paliers de 5 mg) : 1/2 à 9 cp./j en 3 ou 4 prises Alcoolodépendance : 1/2 cp. x 3/j pdt 2 à 3 j puis augmenter de 1/2 à 1 cp. tous les 3 j jusqu'à obtention de l'efficacité Ne pas dépasser 300 mg/j Prendre un avis spécielisé au-delà de 180 mg/j	50 cp. 10 mg	6,02	I	30 %	0,12
LIORÉSAL injectable Voie intrathécale, sous surveillance médicale spécialisée, selon un protocole particulier	1 amp. 0,05 mg/1 mL 1 amp. 10 mg/5 mL 1 amp. 10 mg/20 mL	HOP HOP HOP	I I I		

PROPRIÉTÉS

Analogue structural du GABA agissant surtout au niveau médullaire présynaptique.

Résorption rapide, liaison aux protéines plasmatiques (30 %), demi-vie de 3 à 4 h, élimination essentiellement urinaire.

INDICATIONS

Contractures spastiques (sclérose en plaques, affections médullaires ou cérébrales).

Sevrage alcoolique.

CONTRE-INDICATIONS

Allergies, myasthénie.

Grossesse et **allaitement** : innocuité non établie.

PRÉCAUTIONS D'EMPLOI

Utiliser avec prudence si : épilepsie, troubles psychiatriques, antécédents ulcéreux, affection vasculaire cérébrale, insuffisance respiratoire ou hépatique, et chez les conducteurs.

Voie intrathécale : protocole selon 3 étapes :
– sélection des répondeurs (dose-test de 25 mg en 1 min, augmentée par paliers de 25 mg/24 h, jusqu'à obtention d'une réponse 4 à 8 h après l'injection, ou jusqu'à 100 mg). Si pas de réponse à 100 mg non-répondeur ;
– détermination de la dose efficace chez les répondeurs ;
– traitement d'entretien en perfusion continue (10 à 1 200 mg/j).

EFFETS INDÉSIRABLES

Somnolence et/ou nausées transitoires fréquentes en début de traitement.

Plus rarement hypotonie musculaire, bouche sèche, élévation des transaminases.

Confusion, hallucinations (sujet âgé surtout).

Abaissement du seuil épileptogène.

Dantrolène

DANTRIUM					
Progressivement, jusqu'à la dose efficace (max 100 à 200 mg/j)	50 gél. 25 mg	5,81	I	30 %	0,12
	30 gél. 100 mg	12,20	I	30 %	0,41
	1 fl. lyoph. 20 mg	HOP	I		

PROPRIÉTÉS

Agit directement sur les fibres musculaires striées, sans modifier la transmission neuromusculaire ni la conduction nerveuse.

Résorption digestive de 80 %, demi-vie de 8-10 h, élimination urinaire et fécale.

INDICATIONS

Spasticité pyramidale.

CONTRE-INDICATIONS

Insuffisance hépatique grave, myasthénie.

Grossesse et **allaitement** : innocuité non établie.

EFFETS INDÉSIRABLES

Hépatites cytolytiques (cas mortels) : surveillance mensuelle du bilan hépatique.

Divers : troubles digestifs, somnolence, confusion, urines orangées, incontinence urinaire, éruptions cutanées acnéiformes.

SCLÉROSE EN PLAQUES (2)

Troubles de la marche

Fampridine (***FAMPYRA***) 1 cp. x 2/j, à 12 h d'intervalle pour les formes rémittentes ou progressives avec score EDSS entre 4 et 7. Le traitement est prescrit initialement pour 2 sem. et évalué par un test de marche. En l'absence d'amélioration il n'est pas poursuivi.

Antispastiques

Le maintien d'un certain degré de spasticité est parfois indispensable, sa disparition complète pouvant aggraver ou faire apparaître un déficit.

À doses progressives, jusqu'à la dose efficace : **baclofène** (***LIORÉSAL***) 1/2 à 9 cp./j en 3 prises, ou : **dantrolène** (***DANTRIUM***) 1 à 8 cp./j en 3 prises ou éventuellement **gabapentine** (hors AMM) : gél. à 400 mg : 1 gél. x 3/j à instituer progressivement et à augmenter si besoin jusqu'à 3 600 mg/j.

NB : Dans les formes sévères quand la spasticité empêche le nursing ou la rééducation, on utilise parfois le **baclofène** en intrathécal selon un protocole particulier (*cf.* **Baclofène**). En cas de spasticité focale, avec retentissement fonctionnel : **toxine botulinique** efficace environ 3 mois.

SATIVEX : en cas d'échec des autres traitements et si amélioration clinique au cours d'un traitement initial (test). Il est efficace dans tous les types de SEP.

Troubles sphinctériens

Le but est de favoriser une bonne vidange vésicale afin de prévenir les infections et de protéger le haut appareil urinaire. Après une échographie vésicale, un bilan urodynamique et l'avis du spécialiste, on peut utiliser les traitements suivants.

• *En absence de résidu post-mictionnel :*

Médicaments **anticholinergiques** : **trospium** (***CERIS***) 2 cp./j, **flavoxate** (***URISPAS***) 3 cp./j ou **oxybutynine** (***DITROPAN***) 1 à 3 cp./j pour les mictions impérieuses.

BOTOX en injection intradétrusorienne si les médicaments **anticholinergiques** ne sont pas efficaces.

• *Si résidu post-mictionnel :*

– Avec dysynergie vésico-sphinctérienne, **alphabloquant**, **alflusozine** (***XATRAL***).

– Avec hypoactivité vésicale et dysurie, sondages vésicaux (hétéro ou autosondages intermittents), voire parfois sonde à demeure.

Prévention des infections urinaires : maintien d'une diurèse supérieure à 2 L/j, asepsie stricte en cas de sondages intermittents, surveillance régulière de l'ECBU, traitement précoce de toute infection urinaire.

► *Médicaments anticholinergiques*

Oxybutynine (***DITROPAN***) 1 à 3 cp./j pour les mictions impérieuses.

Constipation

Régime riche en fibres, **laxatifs**, lavements.

Douleurs ou dysesthésies

• Névralgie du trijumeau.

• **Carbamazépine** (***TÉGRÉTOL***) 200 mg 1 à 3 cp./j à doses progressives (AMM) ou **oxcarbazépine** (***TRILEPTAL***) cp. à 300 mg 1 cp x 2/j puis 1 cp. le matin, 2 le soir et augmenter si besoin. **Lamotrigine** (***LAMICTAL***) (hors AMM), cp. à 25 et 50 mg : débuter progressivement (*cf.* Traitement de l'épilepsie) jusqu'à 150 mg/j et augmenter progressivement si besoin.

• Douleurs neuropathiques : **imipramine**, **amytryptiline**, **gabapentine**, **prégabaline** ou **clonazépam** (***RIVOTRIL***) (gouttes).

Troubles cognitifs et anxio-dépressifs

Les troubles cognitifs concernent principalement l'attention, la fonction exécutive et la mémoire. Intérêt des tests neuropsychologiques.

Psychothérapie et/ou relaxation, en association avec un traitement antidépresseur si besoin.

Kinésithérapie

• Rééducation motrice au domicile, au long cours, visant à préserver le maximum d'autonomie.

• Ne pas aller jusqu'à la fatigue, éviter le travail analytique (bicyclette, poulies).

Ergothérapie

Dès qu'une gêne des membres supérieurs apparaît ou qu'il existe un retentissement sur l'autonomie quotidienne.

ANTISPASTIQUES (2)

Tétrahydrocannabinol + cannabidiol

SATIVEX				
Période de titration (jusqu'à 2 sem.) Dose usuelle : 8 pulv./j Dose max : 12 pulv./j Min 15 min entre 2 pulv. Traitement réévalué à 4 sem.	48 pulv. bucc. (5,5 mL) 90 pulv. bucc. (10 mL)		S S	NR NR

PROPRIÉTÉS

Agoniste des récepteurs CB1 et CB2 aux cannabinoïdes.

Diminue la rigidité des membres et améliore les fonctions motrices.

Pas de syndrome de sevrage, dépendance peu plausible.

Risque faible de détournement à des fins récréatives : le pic plasmatique et son temps d'apparition pour le cannabis fumé sont, respectivement, plus élevé et plus court que ceux de ***SATIVEX***.

INDICATIONS

Spasticité modérée à sévère chez le patient adulte atteint de sclérose en plaques (SEP) :
– qui n'a pas suffisamment répondu à d'autres traitements antispastiques ;
– et pour lequel un essai initial du traitement a démontré une amélioration cliniquement significative des symptômes liés à la spasticité.

CONTRE-INDICATIONS

Hypersensibilité à l'un des constituants.

Antécédents familiaux ou personnels de troubles psychiatriques autres que la dépression.

Allaitement.

SCLÉROSE EN PLAQUES (3)

Traitement de fond [1]

Son but est de diminuer le nombre de poussées. On surveille son efficacité par l'examen clinique, le score EDSS (*Expanded Disability Status Scale*) qui permet d'évaluer le handicap et l'IRM.

À retenir : EDSS 3 marche parfaitement autonome, EDSS 6 : aide unilatérale nécessaire.

SEP récurrente rémittente

► *Immunomodulateurs*

Interférons bêta

Traitement de fond en première intention actuellement. Diminue d'un tiers le nombre de poussées.

– **interféron β-1b** (***BETAFERON***) et **β-1b recombinant** (***EXTAVIA***) : 1 injection SC tous les 2 j dans les formes rémittentes ou secondairement progressives (EDSS < 6) ;

– **interféron β-1a** : ***AVONEX*** 1 inj. IM/sem. ou ***REBIF*** 1 injection SC x 3/sem.

Acétate de glatiramer

COPAXONE : 20 mg/j en sous-cutané si intolérance ou contre-indication(s) aux **interférons**. Diminue de 30 % le nombre de poussées et de 30 % à 2 ans le nombre de lésions à l'IRM. Pas d'effet sur la progression du handicap.

► *Immunosuppresseurs*

• Utilisés pour les formes actives de SEP-RR ; soit ne répondant pas au traitement par **interféron bêta**, bien conduit soit pour les formes graves d'emblée (*cf.* Indications).

– **Natalizumab** (***TYSABRI***), 300 mg/perf. Réduit de 68 % le taux de rechute, le niveau de handicap résiduel et le nombre des lésions IRM. Possibilité de perte d'efficacité par Ac anti-natazilumab et surtout risque à long terme de leucoencéphalite multifocale progressive (LEMP). Le risque doit être évalué avant le début du traitement, la sérologie JC virus prélevée et le patient informé.

– **Fingolimod** (***GILENYA***) *per os* 1 gél/j. À utiliser en 1re indication si sérologie JC virus+.

– **Mitoxantrone** (***ELSEP***), 12 mg/m² (sans dépasser 20 mg/perf.) x 1/mois pendant 6 mois. Réduit le taux de rechute à 68 %, le niveau de handicap résiduel et le nombre des lésions IRM. Dose cumulative maximale autorisée : 72 mg/m². Risque de leucémies. Utilisation très limitée.

• Autres **immunosuppresseurs** non spécifiques dont l'efficacité n'est pas prouvée :

– **azathioprine** (***IMUREL***) 2 mg/kg/j *per os*, plusieurs mois. Surveillance de la NFS régulière ;

– **cyclophosphamide** (***ENDOXAN***). En cures brèves, par perfusion à fortes doses. Rarement utlisé.

Événement démyélinisant isolé

En cas de critères radiologiques de dissémination spatiale et temporelle avec prise de contraste on peut proposer des traitements immunomodulateurs : **interféron β-1a** (***REBIF***), **interféron β-1b** (***AVONEX***), **interféron β-1b** (***BÉTAFÉRON***) et **β-1b recombinant** (***EXTAVIA***) ou **acétate de glatiramer** (***COPAXONE***).

SEP secondairement progressive

Interféron β-1b (***BÉTAFÉRON***) et **β-1b recombinant** (***EXTAVIA***).

Mitoxantrone.

Corticoïdes IV mensuels.

SEP progressive primaire

Pas de traitement efficace défini. Éventuellement **corticoïdes** IV mensuels.

ANTISPASTIQUES (3)

PRÉCAUTIONS D'EMPLOI

Période de titration

Jour	Nb de pulv. matin	Nb de pulv. soir	Nb total de pulv.
1	0	1	1
2	0	1	1
3	0	2	2
4	0	2	2
5	1	2	3
6	1	3	4
7	1	4	5
8	2	4	6
9	2	5	7
10	3	5	8
11	3	6	9
12	4	6	10
13	4	7	11
14	5	7	12

Conservation : au frais avant ouverture, à température ambiante après ouverture, jusqu'à 28 j.
À la 1re administration, trouble possible de la fréquence cardiaque et de la tension : traitement non recommandé en cas de pathologie cardiovasculaire.
Contraception efficace pendant traitement et 3 mois après arrêt. Traitement non recommandé pendant la grossesse (rapport bénéfice-/risque à évaluer).
Ne pas conduire ou utiliser des machines en cas d'étourdissement ou somnolence.
Insuffisance rénale ou hépatique : évaluation fréquente du traitement (effet prolongé).
Varier le site buccal d'administration pour éviter les effets indésirables locaux.
SATIVEX peut être illégal dans un pays étranger : s'informer avant un voyage.

EFFETS INDÉSIRABLES

Étourdissements, somnolence, fatigue : fréquents lors des 4 premières sem. de traitement. Ne pas arrêter le traitement.
Anxiété, illusions, modifications de l'humeur, idées paranoïaques : transitoires et d'intensité légère à modérée.
Désorientation, confusion, hallucinations, psychose, idées suicidaires : arrêt du traitement.
Douleur, gêne buccale, dysgueusie, ulcération buccale et glossodynie.
Chute (diminution de spasticité).

INTERACTIONS MÉDICAMENTEUSES

Alcool à éviter.
Diminution des concentrations de ***SATIVEX*** (inducteurs du CYP3A4) : **carbamazépine**, **oxcarbazépine**, **phénobarbital**, **phénytoïne**, **rifampicine**, **rifabutine**, **dexaméthasone**, millepertuis, etc.
Augmentation des concentrations de ***SATIVEX*** (inhibiteurs du CYP3A4) : **macrolides**, **antifongiques azolés**, **inhibiteurs de protéases du VIH**, **diltiazem**, **vérapamil**, **acide valproïque**, **cimétidine**, jus de pamplemousse, etc.
Renouveler la titration en cas de coadministration de ces médicaments.
Prudence avec les médicaments hypnotiques, les autres **antispastiques** (risque plus important de chutes), la **digoxine**.

SCLÉROSE EN PLAQUES (4)

Prise en charge globale

Soutien psychologique [1]

Il est réalisé par le thérapeute, mais également par la famille, les associations, un psychologue éventuellement.

Éducation

- Éducation du patient : nécessité de l'implication active du patient, information sur la maladie, ses conséquences sur la vie personnelle, familiale et socioprofessionnelle. Information sur les traitements, leurs effets secondaires possibles. Apprentissage de la fatigue et de la vie au quotidien, des injections, des sondages. Attention aux séjours dans les pays chauds.

> Aucune étude prospective n'a montré que la vaccination contre l'hépatite B augmentait le risque de développer une sclérose en plaques. Cependant elle pourrait favoriser les poussées chez les patients ayant une maladie avérée. Il faut donc éviter la vaccination contre l'hépatite B chez les patients ayant une SEP. Le rapport bénéfice/risque doit être évalué pour les autres membres de la famille. Les autres vaccinations (notamment contre la grippe) sont autorisées en dehors des poussées.

- Éducation de l'entourage : informer la famille du handicap et de son évolution.

Grossesse

> Il n'y a pas de contre-indication à une grossesse mais il faut arrêter les traitements de fond.

Il semble qu'elle ne modifie pas le pronostic de la maladie : il y a classiquement moins de poussées durant la grossesse mais une recrudescence dans le post-partum.

Adaptation professionnelle

Prise en charge à 100 %

Associations

NAFSEP : Nouvelle association française des sclérosés en plaques : 7, av. Albert Durand 31700 Blagnac. Tél. 05 34 55 77 00. http://www.nafsep.org.

UNISEP : regroupement de plusieurs associations : 14 rue Jules Vanzuppe 94200 Ivry sur Seine. Tél. 01 43 90 39 39. Fax : 01 43 90 14 51. contact@unisep.org.

ARSEP : Association pour la recherche sur la sclérose en plaques : 14 rue Jules Vanzuppe 94200 Ivry-sur-Seine. Tél. 01 43 90 39 39 Fax : 01 43 90 14 51. http://www.arsep.org.

Score EDSS : http://www.neurologies.net

CONSENSUS

[1] Sclérose en plaques, *HAS*, 2006.

ANTISPASTIQUES (4)

Tizanidine

SIRDALUD					
ATU. **Médicament à marge thérapeutique étroite** Dose initiale max : 6 mg x 3/j Dose finale max : 36 mg/j *Cf.* Précautions d'emploi	30 cp. 4 mg	HOP	I		

PROPRIÉTÉS

Myorelaxant à action centrale (moelle épinière) par stimulation des récepteurs alpha-2-adrénergiques présynaptiques et donc inhibition de la libération d'acides aminés stimulant les récepteurs NDMA.
Effet analgésique central modéré.

INDICATIONS

ATU : spasticité de l'adulte due à des troubles neurologiques d'origine cérebralle ou médullaire, en cas d'échec ou d'intolérance aux autres **antispastiques**.

CONTRE-INDICATIONS

Insuffisance hépatique sévère.
Hypersensibilité.
Grossesse et allaitement.
Cf. Interactions médicamenteuses.

PRÉCAUTIONS D'EMPLOI

Augmentation par paliers de 2 ou 4 mg x 1 ou 2/sem.
Diminution de dose progressive en cas d'arrêt pour éviter un syndrome de sevrage (hypertension et tachycardie de rebond).
Insuffisance rénale ou hépatique : dose initiale de 2 mg x 1/j
Contient du lactose.

EFFETS INDÉSIRABLES

Insomnie, troubles du sommeil, somnolence, vertiges, fatigue.
Hypotension, faiblesse musculaire.
Troubles gastro-intestinaux, sécheresse buccale, nausées, augmentation des transaminases.

INTERACTIONS MÉDICAMENTEUSES

Inhibiteurs du CYP1A2 (augmentation des concentrations plasmatiques) **contre-indiqués** (**fluvoxamine**, **ciprofloxacine**) ou déconseillés (autres **fluoroquinolones**, **contraceptifs oraux**, **amiodarone**, **ticlopidine**, etc.).
Rifampicine, tabac (diminution d'activité).
Antihypertenseurs, médicaments allongeant l'intervalle QT.
Hypnotiques (**benzodiazépines**, **baclofène**, etc.), **antihistaminiques**, alcool.

SEP (TRAITEMENT DE FOND) (1) – INTERFÉRONS BÊTA (1)

■ Interféron bêta-1b

BÉTAFÉRON					
Commencer à 62,5 µg en SC tous les 2 j puis augmenter progressivement jusqu'à 250 µg ou 8 MUI en SC tous les 2 j	15 ser. adapt. 250 µg/mL (8 MU)	874,13	I	65 %	58,28

■ Interféron bêta-1b recombinant

EXTAVIA					
250 µg en SC tous les 2 j	15 inj. 250 µg/mL	759,76	I	65 %	50,65

■ Interféron bêta-1a

AVONEX					
30 µg x 1/sem. en IM	4 ser. 30 µg/0,5 mL	779,59	I	65 %	194,90
	4 stylos 30 µg/0,5 mL	779,59	I	65 %	194,90
REBIF					
6 MUI tous les 2 j en SC	4 cart. sol. inj. 6 MUI (22 µg/0,5 mL)	781,65	I	65 %	195,41
	4 cart. sol. inj. 12 MUI (44 µg/0,5 mL)	835,98	I	65 %	208,99
	12 inj. 6 MUI (22 µg)	781,65	I	65 %	65,14
	12 inj. 12 MUI (44 µg)	835,98	I	65 %	69,66
	6 ser. prérempl. 2,4 MUI (8,8 µg) + 6 ser. prérempl. 6 MUI (22 µg)	727,38	I	65 %	121,23

SEP (TRAITEMENT DE FOND) (2) – INTERFÉRONS BÊTA (2)

PROPRIÉTÉS

Le mécanisme d'action des **interférons β** dans la sclérose en plaques n'est pas encore bien élucidé. Ils ont tous montré leur efficacité dans les formes rémittentes pures en diminuant de 30 % le nombre de poussées dans la population étudiée. Les **interférons β-1b** et **β-1b recombinant** ont leur efficacité dans les formes secondairement progressives.

INDICATIONS

Interférons β-1a, **β-1b** et **β-1b recombinant** :
Traitement de fond de la sclérose en plaques dans les formes rémittentes pures pour des patients ambulatoires ayant eu au moins 2 poussées lors des 2 dernières années.
Traitement de fond pour les patients ayant eu un seul événement démyélinisant (ayant nécessité une corticothérapie IV) mais estimés à haut risque de récidive, l'IRM montrant un processus inflammatoire actif (9 lésions en T2 et au mois une rehaussée par le gadolinium sur 1re IRM et au moins 1 nouvelle lésion T2 ou une nouvelle lésion rehaussée par le gadolinium sur IRM réalisée à 3 mois).
Interférons β-1b et **β-1b recombinant** :
Traitement de fond de la sclérose en plaques dans les formes secondairement progressives mais comportant encore des poussées si l'EDSS est ≥ 5 (marche seule possible sur 200 m, handicap fonctionnel relativement sévère).

CONTRE-INDICATIONS

Allergie au produit.
Antécédents dépressifs sévères, insuffisance hépatique, épilepsie non contrôlée.
Grossesse et **allaitement** : contre-indiqué. Pas de données chez la femme, mais embryotoxique chez le singe. Arrêter le traitement en cas de grossesse et prévenir la patiente de ces risques.

PRÉCAUTIONS D'EMPLOI

Surveillance attentive de l'apparition d'un syndrome dépressif ayant pu, dans de rares cas, entraîner une tentative de suicide.
Surveillance régulière de l'hémogramme et des transaminases.
Pour éviter les complications locales il faut éduquer le patient à changer de site à chaque injection.
Pour éviter le syndrome grippal on peut :
– soit débuter à 1/4 de dose pendant 1 sem. puis augmenter progressivement jusqu'à 8 MUI/j ;
– préférer l'injection le soir au coucher, et prendre 1 g de **paracétamol** en préventif.
Après 18 à 24 mois de traitement, on peut noter l'apparition d'anticorps neutralisants associée non systématiquement à une diminution d'efficacité (5 à 8 % après 3 ans d'***AVONEX***, 23 à 41 % pour ***BÉTAFÉRON*** et ***EXTAVIA***, 13 à 14 % pour ***REBIF*** 44 µg).
BÉTAFÉRON et ***EXTAVIA*** : à conserver à moins de 25 °C.
AVONEX : à conserver entre + 2 et + 8 °C (ou à température ambiante pendant moins d'une sem.).

EFFETS INDÉSIRABLES

Réactions locales : fréquentes au site d'injection, diminuant généralement avec la poursuite du traitement : inflammation, douleur, nécrose, hypersensibilité.
Réaction générale : syndrome pseudo-grippal avec fièvre, sueurs, myalgies, malaise fréquent mais régressif avec la poursuite du traitement.
Des allergies graves ont pu survenir (choc anaphylactique, bronchospasme).
Syndrome dépressif, anxiété, confusion.
Leucopénie, élévation des transaminases.

SEP (TRAITEMENT DE FOND) (3) – IMMUNOMODULATEUR

■ Glatiramère (acétate)

COPAXONE					
20 mg SC x 1/j Durée de traitement à évaluer selon la clinique	28 inj. 1 mL (20 mg)	829,20	I	65 %	29,61

PROPRIÉTÉS

Immunomodulateur.

INDICATIONS

Réduction de la fréquence des poussées chez les patients ambulatoires (c'est-à-dire qui peuvent marcher seuls) atteints de sclérose en plaques évoluant par poussées de type récurrente/rémittente caractérisée dans les études cliniques par au moins 2 poussées récurrentes de troubles neurologiques au cours des 2 années précédentes. Il n'a pas été démontré d'effet bénéfique de l'**acétate de glatiramère** sur la progression du handicap.

Ce médicament est également indiqué chez les patients ayant présenté un seul évènement démyélinisant et qui sont considérés à haut risque de développer une sclérose en plaques cliniquement définie.

L'**acétate de glatiramère** n'est pas indiqué dans le traitement des formes progressives d'emblée ou secondairement progressives de sclérose en plaques.

CONTRE-INDICATIONS

Hypersensibilité au produit.

PRÉCAUTIONS D'EMPLOI

Voie sous-cutanée uniquement.

À conserver entre + 2 et + 8 °C.

Prévenir de la possibilité de réactions post-injections transitoires : vasodilatation, oppression thoracique, palpitations et dyspnée.

Surveillance clinique, neurologique et hépatique recommandées pendant le traitement.

Déconseillé pendant la grossesse et l'allaitement.

À utiliser avec prudence chez les moins de 18 ans et chez le sujet âgé car aucune données ne sont disponibles chez ce type de patients.

EFFETS INDÉSIRABLES

Réactions au site d'injection : érythème, douleur, induration, rash, douleur.

Réactions immédiates au site d'injection.

Troubles de l'état général : tachycardie, palpitations, vasodilatation, dyspnée, sueurs, frissons, douleur thoracique, oedème du visage, prise de poids.

Troubles nerveux : anxiété, nervosité, syncope, tremblements.

Troubles infectieux : herpès, candidose vaginale.

Lymphadénopathies.

Troubles visuels.

INTERACTIONS MÉDICAMENTEUSES

Aucune étude d'interaction n'a été menée.

SEP (TRAITEMENT DE FOND) (4) – IMMUNOSUPPRESSEURS SÉLECTIFS (1)

Natalizumab

TYSABRI					
300 mg à diluer dans 100 mL d'une solution injectable de NaCl 0,9 % Perf. en IVL à un débit de 2 mL/min (environ 1h) puis rincer avec solution injectable de NaCl 1 inj./4 sem. Traitement de 6 à 24 mois	1 fl. (15 mL) sol. à diluer pour perf. 300 mg	HOP	I	65 %	

PROPRIÉTÉS

Anticorps monoclonal dirigé contre les molécules d'adhésion exprimées à la surface des leucocytes (intégrines α4). Il bloque donc la liaison de l'intégrine avec son récepteur VCAM1 et ainsi empêche la transmigration des leucocytes mononucléés à travers l'endothélium vers les tissus parenchymateux inflammatoires.

INDICATIONS

En monothérapie comme traitement de fond des formes très actives de SEP-RR pour les groupes suivants de patients âgés de 18 ans et plus :

– patients présentant une forme très active de la maladie malgré un traitement par **interféron β** (au moins 1 poussée dans l'année sous traitement et au moins 9 lésions T2 ou au moins 1 rehaussée par le gadolinium) ;

– patients ayant une SEP-RR sévère d'évolution rapide (2 poussées invalidantes ou plus dans l'année et présentant à l'IRM une ou plusieurs lésions rehaussées par le gadolinium ou augmentation nette de la charge lésionnelle en T2).

CONTRE-INDICATIONS

Hypersensibilité au **natalizumab**.
Sérologie JC virus positive avant le traitement
Leucoencéphalite multifocale progressive (LEMP).
Patients immunodéprimés.
Association avec **interféron β** ou **acétate de glatiramère**.
Cancers diagnostiqués en évolution.
Enfants et adolescents.
Grossesse et allaitement

PRÉCAUTIONS D'EMPLOI

Nécessité d'informer le patient des risques liés au traitement et en particulier du risque de LEMP. Carte d'alerte spéciale à lui remettre.
Prudence pour la manipulation et la préparation de la perfusion.
Stratification du risque de LEMP avant traitement : par la recherche d'AC anti JC virus avant la première perfusion, par la durée du traitement qui augmente le risque (si plus de 2 ans) et si traitement antérieur par immunosuppresseurs. Surveillance de signes neurologiques pouvant évoquer une LEMP au long cours.
Surveillance pendant la perfusion et une heure après d'éventuelles réactions d'hypersensibilité.
Si aggravation ou réactions pendant la perfusion, rechercher des anticorps anti-natalizumab (10 % dans des études contrôlées sur 2 ans) à contrôler 6 sem. plus tard (dans les études, 6 % des patients gardent des anticorps).
Surveillance hépatique.

EFFETS INDÉSIRABLES

Céphalées, sensations vertigineuses, nausées, vomissements, urticaire, arthralgies, frisson, fièvre, fatigue, infection urinaire.
Réactions d'hypersensibilité lors de la perfusion (4 % des patients sur des études contrôlées de 2 ans).Risque augmenté si le traitement a été arrêté quelques mois.
Syndrome inflammatoire de reconstitution immunitaire (IRIS) lors de l'arrêt du ***TYSABRI***.
LEMP.

SEP (TRAITEMENT DE FOND) (5) – IMMUNOSUPPRESSEURS SÉLECTIFS (2)

■ Fingolimod

GILENYA					
1 gél./j *per os* au cours ou en dehors des repas En cas d'oubli, le traitement est poursuivi sans modification à la prise suivante	7 gél. 0,5 mg 28 gél. 0,5 mg	HOP 1 905,69	I I	 65 %	 68,06

PROPRIÉTÉS

Premier représentant de la classe des modulateurs des récepteurs à la sphingosine 1-phosphate.

Le **fingolimod** est une prodrogue active après phosphorylation par la sphingosine-kinase 2.

L'administration par voie orale représente un avantage important dans le traitement de fond des formes très actives de sclérose en plaques.

INDICATIONS

En monothérapie comme traitement de fond des formes très actives de SEP-RR pour :

– les patients présentant une forme très active de la maladie malgré un traitement par **interféron β** (au moins 1 poussée dans l'année sous traitement et au moins 9 lésions T2 ou au moins 1 rehaussée par le gadolinium) ;

– les patients ayant une SEP-RR sévère d'évolution rapide (2 poussées invalidantes ou plus dans l'année et à l'IRM une ou plusieurs lésions rehaussées par le gadolinium ou augmentation nette de la charge lésionnelle en T2).

CONTRE-INDICATIONS

Hypersensibilité au **fingolimod**.

Grossesse, allaitement.

En cas d'infection sévère, d'infection chronique active (hépatite, tuberculose) ou d'immunodéficience connue notamment avec un risque accru d'infection opportuniste et ce même en cas d'immunodéficience provoqué par un traitement médicamenteux.

Cancers évolutifs.

Traitements par **antiarythmiques de classe Ia** ou **III**.

Insuffisance hépatique sévère (classe C de Child-Pugh).

PRÉCAUTIONS D'EMPLOI

Le risque de survenue d'une bradycardie transitoire pouvant être associée à un BAV lors de la 1re administration de **fingolimod** justifie la mise en place d'une surveillance médicale étroite : réalisation d'un ECG 12 dérivations avant l'administration et 6 h après, surveillance ECG continue pendant 6 h, mesure de la pression artérielle et du rythme cardiaque toutes les heures. Chez les patients ayant présenté un trouble cardiaque cliniquement significatif, la surveillance est prolongée jusqu'à résolution complète du trouble.

Par ailleurs pratiquer avant le 1er traitement et en surveillance : NFS, sérologie VZV (vacciner contre VZV si négative), bilan hépatique (tous les 3 mois), bilan ophtalmologique (initial et à 3 mois), test de grossesse.

Donner la carte patient et le carnet de liaison.

EFFETS INDÉSIRABLES

Inféctions liées à la lymphopénie induite par le traitement, bradycardie, BAV, dépression, céphalées, vertiges, vision trouble, oedèmes maculaires, hyertension, toux, diarrhées, eczéma, alopécie, prurit, dorsalgie et asthénie.

Une élévation des transaminases hépatiques est fréquente.

INTERACTIONS MÉDICAMENTEUSES

Les risques d'effets additifs sur le système immunitaire excluent la co-administration avec les antinéoplasiques, les immunosuppresseurs et immunomodulateurs.

En cas de traitement antérieur par immunomodulateurs pas de fenêtre thérapeutique si pas de cytopénie. Prudence si traitement antérieur par **natalizumab**.

La vaccination par un vaccin vivant atténué doit être évitée en raison du risque infectieux.

Les vaccinations peuvent être moins efficaces durant le traitement.

La prudence s'impose en cas de co-administration avec des médicaments induisants une bradycardie.

Les médicaments inhibants le CYP3A4 peuvent impliquer une surexposition.

SEP (TRAITEMENT DE FOND) (6) – IMMUNOSUPPRESSEURS SÉLECTIFS (3)

Tériflunomide

AUBAGIO				
14 mg x 1/j	28 cp 14 mg	792,3	I	65 %

PROPRIÉTÉS

Immunomodulateur et anti-inflammatoire. Inhibe une enzyme mitochondriale permettant la synthèse de novo de pyrimidine. Il en résulterait une réduction du nombre de lymphocytes activés.

INDICATIONS

Traitement des formes rémittentes de sclérose en plaques.

CONTRE-INDICATIONS

Infection active sévère.
Immunodéficience sévère (ex : sida), insuffisance médullaire, cytopénie significative.
Hypoprotéinémie sévère (ex : syndrome néphrotique).
Insuffisance hépatique sévère, insuffisance rénale dialysée.
Grossesse ou femme en âge de procréer sans contraception. Allaitement.

PRÉCAUTIONS D'EMPLOI

Ne pas croquer ou écraser le comprimé.
Surveillance avant et pendant traitement : transminases, formule sanguine, pression artérielle.
Élimination totale très longue après arrêt du traitement : 8 mois en moyenne, et jusqu'à 2 ans. Existence d'une procédure d'élimination accélérée incluant la **colestyramine** ou le **charbon actif** (diminution de la réabsorption intestinale) en 11 j minimum.
Vaccins vivants non recommandés.
Contient du lactose.

EFFETS INDÉSIRABLES

Infections, neutropénie.
Hypertension.
Anxiété.
Paresthésies, sciatique.
Diarrhée, nausée, douleurs abdominales, augmentation de l'ALAT.
Alopécie, éruption cutanée, acné.
Pollakiurie, ménorragie.
Douleurs musculosquelettiques.

INTERACTIONS MÉDICAMENTEUSES

Fenêtres thérapeutiques à respecter lors d'un changement de traitement de fond de la SEP (éviter l'effet cumulatif) : 3 mois après le **natalizumab**, 2 mois après le **fingolimod**, 3,5 mois après le **tériflunomide**. Aucune fenêtre lors d'un changement de l'**acétate de glatiramère** ou de l'**interféron bêta** au **tériflunomide**, ou vice versa.
Baisse de l'exposition au **tériflunomide** :
– inducteurs puissants des cytochromes P450 ;
– **colestyramine** ou **charbon actif** (sauf si élimination accélérée recherchée). *Cf.* Précautions d'emploi.
Augmentation de la concentration et des effets indésirables d'autres substances : substrats du CYP2C8, contraceptifs oraux, **rosuvastatine** (diminution de 50 % de la dose à prévoir), **kétoprofène**, **furosémide**, **ciprofloxacine**, **cimétidine**, **méthotrexate**, etc.
Baisse de la concentration d'autres substances : substrats du CYP1A2.

SEP (TRAITEMENT DE FOND) (7) – ANTINÉOPLASIQUE CYTOSTATIQUE

■ Mitoxantrone

ELSEP					
12 mg/m² x 1/mois pdt 6 mois À diluer dans au moins 50 mL de sérum isotonique et perfuser en 15 min au minimum	1 fl. (10 mL) sol. à diluer pour perf. 2 mg/mL	HOP	I		

PROPRIÉTÉS

Antinéoplasique cytostatique. Son mode d'action principal est une intercalation entre les brins d'ADN. Son mécanisme d'action dans la SEP n'est pas complètement élucidé. ***ELSEP*** est un puissant agent immunosuppresseur non sélectif.

INDICATIONS

Très restreintes.

Formes agressives de SEP-RR ou de type secondairement progressif.

L'agressivité se définit par 2 poussées l'une et l'autre avec séquelles au cours des 12 derniers mois et 1 nouvelle lésion rehaussée par le gadolinium sur une IRM datée de moins de 3 mois ou par une progression de 2 points à l'EDSS dans l'année précédente et 1 nouvelle lésion rehaussée par le gadolinium sur une nouvelle IRM datée de moins de 3 mois.

CONTRE-INDICATIONS

Hypersensibilité au produit.

Patient ayant déjà reçu de la **mitoxantrone** ou des **anthracyclines**.

Cardiopathie. Myélodysplasies. ATCD d'hémopathie maligne.

Grossesse ou **allaitement**. Absence de contraception efficace.

Association avec le vaccin de la fièvre jaune.

Insuffisance hépatique.

PRÉCAUTIONS D'EMPLOI

Avant l'institution du traitement, information du patient sur les risques potentiels (leucémie aiguë myéloblastique, insuffisance cardiaque congestive, aménorrhée définitive et toxicité sur l'ADN). Il faut obtenir un consentement éclairé.

Surveillance de la fonction cardiaque (échographie avant le début du traitement puis 1 mois après l'arrêt de la perfusion puis x 1/an pendant 5 ans). Si anomalie, scintigraphie cardiaque avec mesure de la fraction d'éjection systolique.

Contraception orale jusqu'à 3 mois après l'arrêt du traitement.

NFS plaquettes avant le traitement puis avant chaque perfusion et à J10 puis 1 mois après l'arrêt de la perfusion puis x 1/an pendant 5 ans.

EFFETS INDÉSIRABLES

Leucopénie, thrombopénie, leucémies aiguës myéloïdes.

Insuffisance cardiaque congestive.

INTERACTIONS MÉDICAMENTEUSES

Contre-indiqué : vaccin de la fièvre jaune.

Déconseillées : **phénytoïne** et **fosphénytoïne**.

SEP (TRAITEMENT DE FOND) (8) – HANDICAP LA MARCHE

Fampridine

FAMPYRA					
10 mg x 2/j Adapter chez le sujet âgé ou insuffisant hépatique	28 cp. LP 10 mg 56 cp. LP 10 mg	90,20 176,63	I I	15 % 15 %	3,22 3,15

PROPRIÉTÉS

Ce médicament est un inhibiteur des canaux potassiques : il réduit le courant ionique à travers ces canaux, et par conséquent prolonge la repolarisation et améliore la formation du potentiel d'action dans les axones démyélinisés et donc potentiellement la conduction au niveau du SNC.

INDICATIONS

Amélioration de la la capacité de marche des patients adultes atteints de sclérose en plaques et présentant un handicap à la marche.

CONTRE-INDICATIONS

– Hypersensibilité à la **fampridine** ou à l'un des excipients.
– Épileptiques ou antécédents d'épilepsie.
– Clairance de la créatinine < 80 mL/min.

PRÉCAUTIONS D'EMPLOI

Bilan rénal avant le traitement.
Risque de convulsion pendant le traitement.

EFFETS INDÉSIRABLES

Fréquents :
– état général : douleurs dorsales, asthénie ;
– système nerveux : étourdissement, céphalées, troubles de l'équilibre, paresthésies, tremblement ;
– système respiratoire : dyspnée, douleur laryngo-pharyngée.

INTERACTIONS MÉDICAMENTEUSES

Ne pas utiliser avec :
– d'autres médicaments contenant de la **fampridine** (4-aminopyridine) ;
– des médicaments inhibant l'OCT2, tels que la **cimétidine**.

SEP (TRAITEMENT DE FOND) (9) – AUTRE

Diméthyl fumarate

TECFIDERA					
120 mg x 2/j pdt 7 j puis 240 mg x 2/j au moment des repas	14 gél. 120 mg 56 gél. 240 mg	267,87 1017,68	I I	65 % 65 %	19,13 18,17

PROPRIÉTÉS

Mécanisme non entièrement connu. Active la transcription du facteur NRF-2 et augmente l'expression de gènes antioxydants. Propriétés anti-inflammatoires et immunomodulatrices.

INDICATIONS

Sclérose en plaques de forme rémittente-récurrente.

CONTRE-INDICATIONS

Hypersensibilité.
Déconseillé pendant la grossesse et l'allaitement.

PRÉCAUTIONS D'EMPLOI

Gélule gastrorésistante : ne pas mâcher, dissoudre ou ouvrir.
Contaception non hormonale recommandée.

EFFETS INDÉSIRABLES

Gastro-entérite, nausée, vomissements, diarrhée, douleurs abdominales, augmentation des transaminases.
Lymphopénie, leucopénie.
Bouffées congestives ou de châleur.
Prurit.
Albumine et cétones dans les urines, augmentation des transaminases.

INTERACTIONS MÉDICAMENTEUSES

Vaccins vivants.
Médicaments néphrotoxiques : **aminosides**, **diurétiques**, **AINS**, **lithium**, etc.

NEUROPATHIES PÉRIPHÉRIQUES (1)

Les neuropathies périphériques regroupent les polyneuropathies (ou polynévrites), les mononévrites multiples (ou multinévrites) et les polyradiculonévrites.

La conduite à tenir est essentiellement étiologique. Il n'existe en effet pas de médicament à visée neurotrophique, et le traitement se résume donc le plus souvent à celui de la cause. Les polyvitaminothérapies souvent prescrites n'ont en fait jamais fait la preuve de leur efficacité.

On y associera un traitement symptomatique et une rééducation fonctionnelle.

Les étiologies des neuropathies diffuses sont extrêmement nombreuses (*cf.* Tableau), nous n'étudierons ici que les plus fréquentes.

Traitement étiologique

Polynévrites

► *Polynévrites diabétiques*

- Équilibration aussi rigoureuse que possible du diabète par insulinothérapie.
- Suppression des intoxications associées, notamment alcoolique.

Une polyvitaminothérapie est souvent instituée comme précédemment.

► *Polynévrite alcoolo-carentielle*

Très fréquente, il ne faut cependant pas conclure trop vite à cette étiologie sans avoir éliminé une autre cause qui peut d'ailleurs lui être associée.

Son traitement repose sur les moyens suivants.

- **Suppression totale et définitive de l'alcool**

Elle est bien sûr essentielle : toute reprise même modérée peut entraîner une rechute.

- Vitaminothérapie : traitement d'attaque par **vitamine B1** (***BÉNERVA***) 500 mg 1 amp. IM x 2/j pendant 3 sem. à 1 mois. Ce traitement est souvent associé à une supplémentation en **vitamine B6** et **PP** *per os* (250 mg/j). Traitement d'entretien par polyvitamines du groupe B, par exemple ***VITAMINE B1-B6*** 4 cp./j.

► *Carence en folates*

Elle peut être la cause d'une polynévrite découverte, notamment, au cours d'une grossesse.

Son traitement repose sur la supplémentation en **acide folique** : ***SPÉCIAFOLDINE*** 3 cp./j pendant toute la grossesse (ou jusqu'à correction de la carence).

► *Polynévrites toxiques et médicamenteuses*

Le traitement repose sur l'arrêt de l'exposition au toxique. Pour certains, il existe des traitements spécifiques.

Polynévrites à l'arsenic, au mercure ou à l'or : ***BAL***, polynévrites aux organophosphorés : ***CONTRATHION***, au plomb : **chélateur** (**EDTA**). *Cf.* Traitement du saturnisme.

Neuropathie à l'**isoniazide** : vitaminothérapie B.

► *Neuropathies amyloïdes familiales*

Le traitement de référence est la greffe hépatique pour les neuropathies amyloides à mutation val30met.

Le **tafamidis** (***VYNDAQEL***) 1 cp./j peut être donné chez les patients (mutation val30-met) en attente de la greffe (délai 6-12 mois) ou en remplacement de la greffe pour les patients aux formes toutes débutantes ou pour les patients ayant une contre-indication à la greffe. Dans les autrs types de mutation, pas d'indication.

► *Polynévrites infectieuses*

Liées au VIH :

- Neuropathies liées au virus lui-même : de séroconversion (régression spontanée), polyradiculonévrites inflammatoires (*cf.* Syndrome de Guillain-Barré).
- Neuropathies dues aux antirétroviraux : arrêt du médicament responsable.
- Neuropathies infiltratives (lymphome, sarcome de Kaposi) : traitement étiologique.
- Neuropathies à CMV : atteinte pluriradiculaire avec syndrome de la queue de cheval à traiter par **ganciclovir** ou **foscarnet** (*cf.* VIH).

ANTIAMYLOÏDE

Tafamidis

VYNDAQEL					
20 mg/j en 1 prise	30 caps. 20 mg	4380,08	I	100 %	146,00

PROPRIÉTÉS

Stabilisateur spécifique de la transthyrétine (TTR).

La polyneuropathie amyloïde à TTR est une neuropathie dégénérative axonale à multiples facettes caractérisée par des dysfonctionnements du système nerveux sensitif, moteur et autonome. La dissociation du tétramère de TTR en monomères est l'étape limitante dans la pathogénie de la polyneuropathie amyloïde à TTR aussi connue comme polyneuropathie amyloïde familiale à TTR (TTR-FAP). Le **tafamidis** se lie de façon non spécifique aux deux sites de fixation de la thyroxine présents sur la forme native tétramérique de la TTR, empêchant sa dissociation en monomères.

INDICATIONS

Traitement de l'amylose à TTR chez les patients adultes présentant une polyneuropathie symptomatique de stade 1 pour retarder le déficit neurologique périphérique.

CONTRE-INDICATIONS

Transplantation hépatique.

Hypersensibilité au produit, grossesse, allaitement, âge < 18 ans.

EFFETS INDÉSIRABLES

Troubles gastro-intestinaux : diarrhée, douleurs abdominales.

Troubles génito-urinaires : candidose, infection urinaire.

INTERACTIONS MÉDICAMENTEUSES

Pas d'activité inductrice ou inhibitrice de CYP.

Aucune autre étude n'a été menée.

PRESCRIPTION

Médicament soumis à prescription hospitalière, réalisée par un spécialiste en neurologie.

NEUROPATHIES PÉRIPHÉRIQUES (2)

Multinévrites

► *Vascularite nécrosante*

Traitement par **corticoïdes** éventuellement associé à **immunosuppresseur** (**cyclophosphamide**).

► *Diabète*

Équilibration optimale des glycémies par insulinothérapie.

► *Mononévrite multiple de la lèpre*

Antibiotiques.

Polyradiculonévrites

► *Polyradiculonévrites inflammatoires aiguës*

Cf. Syndrome de Guillain-Barré.

> La classification des autres polyradiculonévrites ainsi que leur traitement n'étant pas encore codifiés, nous ne donnerons que des orientations thérapeutiques. La prise en charge de ces maladies complexes ne se conçoit qu'en centre spécialisé, dans le cadre d'essais thérapeutiques.

► *Polyradiculonévrites chroniques inflammatoires*

- **Immunoglobulines polyvalentes** (Ig) IV de 1re intention.
- En deuxième intention, corticothérapie à fortes doses (1 à 1,5 mg/kg/j de **prednisone**), mais risque non négligeable de cortico-dépendance.
- Échanges plasmatiques : à réserver aux patients ne réagissant pas ou plus aux **immunoglobulines polyvalentes** ou à la corticothérapie.

► *Neuropathies motrices multifocales avec bloc de conduction*

Immunoglobulines polyvalentes IV. Les **corticoïdes** et les échanges plasmatiques ne sont pas efficaces.

► *Neuropathies périphériques associées à une gammapathie monoclonale*

- Gammapathie monoclonale « bénigne » ou MGUS (IgM-MGUS > IgA et IgG-MGUS)
  - abstention thérapeutique si symptômes modérés ;
  - anticorps anti-CD20 (**rituximab**) si IgM-MGUS avec activité anti-MAG (*Myelin-Associated Glycoprotein*).
- Gammapathie monoclonale maligne (myélome multiple, maladie de Waldenström, syndrome de POEMS, plasmocytome) :
  - chimiothérapie de la maladie hématologique ;
  - radiothérapie pour le plasmocytole solitaire.

Traitement symptomatique

Il s'agit surtout de traiter les douleurs.

- **Prégabaline** (***LYRICA***) en débutant à 75 mg/j puis en augmentant progressivement à 150 mg/j en 2 prises. Au maximum 600 mg/j. Nécessité d'adapter les posologies à la fonction rénale.
- **Gabapentine** (***NEURONTIN***) débuter à 300 mg en une prise. Puis augmentation progressive à 900 mg/j en 3 prises. Dose maximale 3 600 mg/j à adapter. Nécessité d'adapter les posologies à la fonction rénale
- **Benzodiazépine** (***RIVOTRIL***) sol. buvable : adapter la posologie en fonction de l'efficacité et de la tolérance (somnolence fréquente).
- **Tricyclique** (***ANAFRANIL*** ou ***LAROXYL***) 25 mg/j *per os* ou IVL puis augmentation progressive jusqu'à la dose efficace.
- **Carbamazépine** (***TÉGRÉTOL LP***) 200 mg 1/2 cp. x 2/j puis augmentation jusqu'aux doses efficaces. Intéressant en cas de douleurs fulgurantes. Effets secondaires à surveiller.

Rééducation fonctionnelle

Dans tous les cas, il faut associer kinésithérapie et physiothérapie afin d'éviter les séquelles fonctionnelles (rétractions tendineuses, déformations ou attitudes vicieuses).

Étiologies

Les étiologies des neuropathies périphériques diffuses sont extrêmement nombreuses. La recherche de la cause de ce type de neuropathie est pourtant fondamentale, son traitement se résumant souvent au traitement étiologique.

NEUROPATHIES PÉRIPHÉRIQUES (3)

Principales étiologies des neuropathies périphériques diffuses

Alcooliques et carentielles	Éthylisme chronique. Carence en vitamines B1, B6, B12, folates, PP.
Métaboliques	Diabète. Hypothyroïdie. Insuffisance rénale chronique avancée. Porphyrie aiguë intermittente.
Maladies de système	Vascularites : périartérite noueuse, Wegener, Churg-Strauss, etc. Sarcoïdose, syndrome de Gougerot-Sjögren primitif, lupus, etc.
Toxiques	Arsenic. Métaux lourds : plomb, mercure, thallium, or, etc. Organophosphorés : insecticides, etc. Acrylamide : ciments. Hexacarbones : industrie des laques et des colles.
Médicaments	**Anticancéreux** : **vincristine**, **cisplatine**, **paclitaxel**, **thalidomide**. **Antibiotiques** : **isoniazide** (***RIMIFON***), ***DISULONE***, **métronidazole** (***FLAGYL***) (au long cours), **nitrofurantoïne** (***FURADANTINE***). Antirétroviraux : **ddI**. Pneumologie : **almitrine** (***VECTARION***). Cardiologie : **amiodarone** (***CORDARONE***), **dihydralazine** (***NEPRESSOL***). Neurologie : **phénytoïne** (***DI-HYDAN***). Autres : **vitamine B6 pyridoxine** (si traitement prolongé), **disulfirame** (***ESPÉRAL***).
Infectieuses	Associées au VIH. Lèpre, maladie de Lyme, mononucléose infectieuse, etc.
Polyradiculonévrites	Idiopathiques : aiguë (syndrome de Guillain-Barré) ou chronique. Neuropathie motrice multifocale avec bloc de conduction.
Gammapathie monoclonale	Maligne : maladie de Waldenström, maladie de Kahler. « Bénigne » (MGUS) : à IgM (avec ou sans Ac anti-MAG), IgG ou IgA.
Neuropathie amyloïde	
Paranéoplasiques	Neuropathie sensitive subaiguë de Denny-Brown (Ac anti-Hu, associée à un cancer du poumon à petites cellules). Associées à une maladie de Hodgkin, à un cancer du poumon, etc.
Héréditaires	Maladie de Charcot-Marie-Tooth, maladie de Thévenard.

ALCOOLISME – COMPLICATIONS NEUROLOGIQUES (1)

Principes généraux

Généralités

Les complications de l'alcoolisme chronique peuvent être dues :
– à une intoxication aiguë ;
– à un syndrome de sevrage ;
– à la toxicité directe de l'alcool sur le système nerveux ;
– aux carences nutritionnelles, notamment en vitamines.

Attention : une atteinte neurologique chez un alcoolique connu peut n'avoir aucun rapport avec l'alcoolisme (hématome intracrânien, AVC, etc.). Inversement, une complication neurologique peut révéler un alcoolisme chronique non connu.

Dans tous les cas

- Sevrage total en alcool, au mieux en milieu hospitalier au début.
- Suivi et soutien psychologique du patient pour éviter les rechutes, au besoin après un séjour en postcure, en faisant appel aux foyers ou aux associations antialcooliques :

Alcooliques Anonymes : 21, rue Trousseau - 75011 Paris - tél : 01 48 06 43 68
La Croix Bleue : 47, rue de Clichy - 75009 Paris - tél : 01 42 85 30 74

Ivresse pathologique

Ne pas passer à côté d'un hématome intracrânien, fréquent sur ce terrain. Scanner cérébral au moindre doute (signes de localisation).

Ivresse pathologique proprement dite

► *Élimination et traitement d'une hypoglycémie*

► *Surveillance rapprochée*

Hémodynamique, de la conscience, de la fréquence respiratoire et à la recherche de signes de localisation.

► *Traitement sédatif*

En cas d'agitation, sous surveillance de la tension artérielle et de la fréquence respiratoire : **diazépam** (***VALIUM***) 10 mg 1 amp. renouvelable x 2 à 4/24 h.

Coma éthylique (*cf.* Complications neurologiques (3))

► *Hospitalisation en soins intensifs*

► *Traitement symptomatique*

- Hémodynamique, respiratoire.
- Traitement d'une hypoglycémie.
- Réchauffement si hypothermie.
- Surveillance rapprochée.

► *Traitement préventif*

Cf. Sevrage alcoolique.

Syndrome de sevrage alcoolique [1]

Traitement préventif, symptômes mineurs

► *Hydratation abondante*

Par voie orale ou parentérale si besoin : au moins 2 L/j en associant des solutions sucrées (jus de fruits, glucosé 5 %) et salées (bouillons, sérum physiologique).

► *Vitaminothérapie per os*

Vitamine B1 500 mg/j, **vitamine B6** 250 mg/j et **vitamine PP** 250 mg/j.

► *Sédation per os*

Diazépam (***VALIUM***) 10 mg x 3/j ou **oxazépam** (***SÉRESTA***) à la même posologie.

NB : Autant que possible, éviter les sédatifs en cas de cirrhose.

VITAMINOTHÉRAPIE B1 ET B6

■ Vitamine B1 (ou thiamine)

BÉNERVA					
Traitement d'attaque : 500 à 1 g/j Traitement d'entretien : 250-500 mg/j Inj. IM : même posologie sous surveillance médicale stricte	40 cp. 250 mg 10 amp. 500 mg	HOP		NR	
BÉVITINE					
Idem ***BÉNERVA*** *per os* Voie inj. IM seulement	20 cp. 250 mg 5 amp. 100 mg	2,18		NR 65 %	0,44

PROPRIÉTÉS

Bonne absorption digestive sauf en cas de gastrite éthylique concomitante. Élimination urinaire. Les réserves de l'organisme ne permettent de couvrir que 8 j en cas de carence d'apports.

INDICATIONS

Béribéri.
Alcoolisme : prévention des états carentiels, polynévrites, encéphalopathie de Gayet-Wernicke.
Proposée à fortes doses dans certains syndromes douloureux d'origine neurologique ou rhumatologique.

CONTRE-INDICATIONS

Intolérance connue au produit.

EFFETS INDÉSIRABLES

Formes injectables : surveillance médicale stricte en raison des risques d'hypotension et exceptionnellement de choc anaphylactique.
Douleurs au point d'injection.

■ Vitamine B6 (ou pyridoxine)

BÉCILAN					
Voie orale : 250 mg à 1 g/j IV ou IM : 100 à 750 mg/j	40 cp. 250 mg 5 amp. 250 mg	2,21		NR 65 %	0,44
PYRIDOXINE RENAUDIN					
IV ou IM : 250 mg à 1 g/j	10 amp. 250 mg	HOP			
VITAMINE B6 RICHARD					
Per os : 250 à 750 mg/j	20 cp. quadriséc. 250 mg			NR	

PROPRIÉTÉS

Absorption rapide, élimination urinaire.

INDICATIONS

Prophylaxie et traitement des états carentiels en **vitamine B6**.

PRÉCAUTIONS D'EMPLOI

Risque de choc anaphylactique avec les solutions injectables.

EFFETS INDÉSIRABLES

Risque de neuropathies sensitives en cas de surdosage (fortes doses > 2 g/j ou traitements prolongés). Réversibles en 6 mois environ après arrêt du traitement.

INTERACTIONS MÉDICAMENTEUSES

La **vitamine B6** diminue l'action de la **lévodopa** par stimulation de la dopadécarboxylase périphérique.

ALCOOLISME – COMPLICATIONS NEUROLOGIQUES (2)

Delirium tremens

Il s'agit d'une urgence thérapeutique.

Hospitalisation en urgence

- Attention car risque suicidaire.
- Chambre seule, au calme, faiblement éclairée la nuit, pas de contention (si possible).

Réhydratation parentérale

- 2/3 de sérum physiologique et 1/3 de glucosé 5 % avec ajout de KCl à adapter.
- **Vitamines B1**, **B6** et **PP** dans la perfusion.

Traitement sédatif

Diazépam (***VALIUM***) 10 mg x 3 à 6/j *per os* ou IM.

En cas d'insuffisance hépatique, on préfère l'**oxazépam** (***SÉRESTA***) : 10 mg x 3 à 6/j *per os*.

La durée du traitement sédatif ne devrait pas dépasser une semaine, sauf en cas de dépendance aux **benzodiazépines**.

Traitement étiologique (infection, etc.)

Surveillance rapprochée

Encéphalopathie de Gayet-Wernicke

Vitaminothérapie en urgence

- **Vitamine B1** 500 mg à 1 g par 24 h en IM ou dans la perfusion.
- Associée systématiquement à la **vitamine B6** et **PP** 250 mg/j.

Hyperhydratation

2 à 3 L/j *per os* ou IV (sérum physiologique). Pas de sérum glucosé : risque d'aggraver la symptomatologie (consommation de **thiamine**).

Autres complications neurologiques

Hématome sous-dural chronique

Toujours y penser devant des troubles de conscience chez un alcoolique chronique, surtout s'il existe des signes de localisation neurologique. Scanner cérébral en urgence au moindre doute et avis neurochirurgical pour évacuation.

Neuropathie périphérique alcoolique

► *Sevrage total et définitif en alcool*

► *Corrections nutritionnelles*

- Apports vitaminiques : **vitamine B6** surtout (250 mg/j) mais aussi **B1** (500 mg/j), **PP** (250 mg/j) et **folates**.
- Apports caloriques et protidiques adaptés.

► *Traitement des douleurs*

- **Clonazépam** (***RIVOTRIL***) en gouttes : adapter la posologie en fonction de l'efficacité et de la tolérance.
- **Amitriptyline** (***LAROXYL***) jusqu'à des doses de 100 à 150 mg/j.

Atrophie cérébelleuse

Elle apparaît en général de façon aiguë ou subaiguë. L'évolution se fait spontanément vers la stabilisation voire l'amélioration.

Le sevrage total et définitif en alcool est indispensable.

Une kinésithérapie de la marche et de l'équilibre peut être bénéfique.

Encéphalopathie de Marchiafava-Bignami

Elle est due à une démyélinisation du corps calleux pouvant s'étendre à la substance blanche hémisphérique. L'évolution se fait vers la démence (qui peut être partiellement réversible). Il n'y a pas de traitement spécifique.

Myélinolyse centro-pontine

Elle est classiquement responsable d'un « locked in syndrome » après correction trop rapide d'une hyponatrémie.

Le traitement reste symptomatique, l'évolution est le plus souvent fatale à court terme.

ALCOOLISME – COMPLICATIONS NEUROLOGIQUES (3)

Coma éthylique

Le coma éthylique est une urgence thérapeutique nécessitant l'hospitalisation en unité de soins intensifs pour prise en charge thérapeutique et bilan des complications vitales d'une intoxication alcoolique aiguë.

Complications à craindre en cas d'intoxication éthylique aiguë massive :

– hémodynamiques : collapsus vasoplégique ;
– respiratoires : dépression respiratoire, pneumopathie d'inhalation ;
– neurologiques : crises convulsives ;
– métaboliques : hypoglycémie à rechercher systématiquement, rhabdomyolyse (risques d'hyperkaliémie, d'insuffisance rénale aiguë), acidocétose ;
– digestives : hépatite aiguë, pancréatite aiguë.

> Ne pas oublier toutes les autres causes de coma en rapport ou non avec l'alcool (infectieuses, médicamenteuses, toxiques, accidents vasculaires cérébraux, hématome sous-dural, etc.).

- Traitement proprement dit : en unité de soins intensifs.
- Correction d'une éventuelle hypoglycémie : 1 amp. de glucosé 30 % (systématique pour certains).
- Scope, *Dynamap*, voie veineuse périphérique.
- Assurer la liberté des voies aériennes supérieures, oxygénothérapie, intubation et ventilation assistée si besoin.
- Réchauffement si hypothermie.
- Remplissage vasculaire par macromolécules si signes de choc : ***VOLUVEN*** 500 mL IV sur 30 min.
- Équilibration hydroélectrolytique, apport hydrique glucosé suffisant : par exemple 2,5 L de glucosé 5 %/j avec 2 g de NaCl/L et apports de **potassium** en fonction de la kaliémie.
- Apports systématiques de vitamines par voie parentérale : **vitamine B1** 500 mg/j dans la perfusion ; **vitamine B6** et **vitamine PP** 250 mg/j IV.
- Surveillance toutes les heures au début : pouls, température, pression artérielle, conscience, examen neurologique sommaire, diurèse, fréquence respiratoire.

Bilan complémentaire systématique devant un coma éthylique

IMMÉDIATEMENT	BIOLOGIE	AUTRES EXAMENS
Glycémie capillaire. Traitement immédiat d'une hypoglycémie.	NFS, plaquettes, TP, TCA, ionogramme sanguin, glycémie, urée, créatinine, bilan hépatique et enzymes musculaires, amylasémie et lipasémie. Alcoolémie, recherche de toxiques associés. Gaz du sang.	ECG. Radiographie thoracique. Scanner cérébral au moindre doute (signe de localisation neurologique).

CONSENSUS

[1] Objectifs, indications et modalités du sevrage du patient alcoolodépendant, *Société française d'alcoologie et Anaes*, 1999.

POLYRADICULONÉVRITE AIGUË INFLAMMATOIRE

La polyradiculonévrite aiguë inflammatoire porte également le nom de syndrome de Guillain-Barré.

Il s'agit d'une urgence thérapeutique. Le pronostic est lié à l'extension rapide du déficit moteur pouvant s'étendre aux muscles respiratoires, toucher le système nerveux autonome ou entraîner des complications de décubitus.

Traitement symptomatique

Traitement des formes peu sévères

► *Hospitalisation en urgence*

Surveillance proche d'un service de réanimation.

► *Surveillance rapprochée*

- Testing musculaire x 2/j.
- Déglutition avant chaque repas.
- Respiration x 3/j : ampliation thoracique, toux, fréquence respiratoire.
- Au mieux surveillance de la capacité vitale pulmonaire quotidienne.

► *Prévention des complications de décubitus*

- Prévention des escarres par massages, changements de position, matelas à eau.
- Kinésithérapie passive quotidienne.
- Régime hyperprotidique, vitamines.
- Anticoagulation préventive, ex : ***FRAXIPARINE*** 5 000 UI SC/j.

Traitement des formes graves

► *Transfert en service de soins intensifs*

Il est effectué en cas de :

– troubles de déglutition ;

– et/ou troubles respiratoires ;

– et/ou troubles tensionnels ou anomalie cardiaque.

► *Scope, surveillance tensionnelle continue*

- **Dopamine** si chute tensionnelle.
- **Atropine** si bradycardie.

► *Sonde gastrique, sonde urinaire*

► *Ventilation assistée*

Intubation trachéale (au mieux par trachéotomie) et ventilation assistée dès que la capacité vitale est inférieure à 15 mL/kg.

► *Prévention*

- ***FRAXIPARINE*** : 5 000 UI SC/j.
- **Oméprazole** : 20 à 40 mg/j.

Traitement spécifique

Deux traitements sont susceptibles d'écourter la maladie dans les formes sévères. Leur mise en route doit être la plus précoce possible.

Veinoglobulines

Immunoglobulines polyvalentes : 0,4 g/kg/j pendant 5 j.

Plasmaphérèses

4 à 6 échanges plasmatiques à raison de 1 séance 1 j/2.

Kinésithérapie

Elle est indispensable, aussi bien à la phase aiguë (mobilisation passive pour éviter les rétractions tendineuses), qu'au décours pour aider à la récupération fonctionnelle complète.

IMMUNOGLOBULINES POLYVALENTES

Immunoglobulines polyvalentes

TÉGÉLINE				
Dans la polyradiculonévrite aiguë : 0,4 g/kg/j pendant 5 j en IVL ou 1 g/kg/j pendant 2 j en IVL	1 fl. 0,5 g/10 mL	HOP	I	
	1 fl. 2,5 g/50 mL	HOP	I	
	1 fl. 5 g/100 mL	HOP	I	
	1 fl. 10 g/200 mL	HOP	I	

Immunoglobulines humaines polyvalentes, pour administration extravasculaire

HIZENTRA				
Voie SC Posologie d'attaque : 0,2-0,5 g/kg/j Posologie cumulée : 0,4-0,8 g/kg/mois	1 fl. 1 g/5 mL (200 mg/mL)	HOP	I	100 %
	1 fl. 2 g/10 mL (200 mg/mL)	HOP	I	100 %
	1 fl. 4 g/20 mL (200 mg/mL)	HOP	I	100 %
	1 fl. 10 g/50 mL (200 mg/mL)	HOP	I	100 %

PROPRIÉTÉS

Immunoglobulines polyvalentes d'origine humaine. Demi-vie d'environ 30 j, variable selon le statut immunitaire du receveur.

Conditions de prescription et de délivrance particulières. Réservées aux hôpitaux.

INDICATIONS

Traitement substitutif des déficits immunitaires primitifs ou secondaires (myélome, leucémie lymphoïde chronique).

Allogreffe de cellules souches hématopoïétiques et transplantation d'organe.

Traitement modulateur des maladies auto-immunes et systémiques : purpura thrombopénique idiopathique, maladie de Kawasaki.

Polyradiculonévrite chronique.

Infections bactériennes récidivantes chez l'enfant infecté par le VIH.

CONTRE-INDICATIONS

Hypersensibilité aux immunoglobulines homologues (notamment patient ayant un déficit en IgA avec anticorps anti-IgA).

HIZENTRA est contre-indiqué en cas d'hyperprolinémie.

PRÉCAUTIONS D'EMPLOI

TÉGÉLINE : voie intraveineuse stricte.

Débit initial de 1 mL/kg/h pendant 30 min. Puis augmentation jusqu'à 4 mL/kg/h maximum.

EFFETS INDÉSIRABLES

Élévation de la créatinine, insuffisance rénale aiguë.

Réaction méningée aseptique.

Frissons, hyperthermie, céphalées, nausées, vomissements, allergie, arthalgies modérées.

Rarement : hypotension, choc anaphylactique.

> Le risque de transmission d'agents infectieux connus ou inconnus est faible mais persiste malgré :
> – des contrôles stricts effectués lors de la sélection des dons (interrogatoire des donneurs, tests de dépistage VIH, VHB et VHC),
> – les procédés d'extraction comportant des étapes d'élimination ou d'inactivation virale (notamment contre VIH, VHB et VHC). Certains virus non enveloppés y sont cependant résistants.

INTERACTIONS MÉDICAMENTEUSES

Elles entravent l'efficacité des vaccins vivants atténués (attendre au moins 6 sem.).

SCLÉROSE LATÉRALE AMYOTROPHIQUE (SLA) (1)

La sclérose latérale amyotrophique (SLA) ou maladie de Charcot [1] est une maladie dégénérative rare du système nerveux touchant le motoneurone. L'examen de référence est l'éléctromyogramme. L'annonce diagnostique est essentielle et requiert un accompagnement. Le patient doit bénéficier d'une information sur les traitements, les modalités d'accès aux ressources disponibles pour la prise en charge et l'orientation vers les organismes qui peuvent l'aider. Son pronostic est constamment péjoratif en quelques années. La prise en charge du patient doit être multidisciplinaire : médicale, psychologique et sociale au mieux à partir d'un centre SLA.

Principaux diagnostics différentiels de la sclérose latérale amyotrophique

Neuropathie motrice pure avec blocs de conduction

Le diagnostic se fait sur la présence de blocs de conduction à l'électromyogramme, mais ceux-ci étant très proximaux et difficiles à mettre en évidence, il faut demander spécifiquement à les rechercher.

Compression médullaire cervicale

Quoique généralement accompagnée de signes sensitifs, il faut éliminer par une IRM cervicale une myélopathie cervicarthrosique, une malformation de la charnière cervico-occipitale ou une tumeur du trou occipital pouvant donner une symptomatologie proche de la SLA.

Amyotrophies spinales progressives

Il s'agit également d'une atteinte de la corne antérieure mais d'évolution beaucoup plus lente et sans atteinte bulbaire.

Traitement médical

Traitement spécifique

Il n'existe pas de traitement curatif de la SLA.

Le **riluzole** est le seul médicament ayant montré son efficacité sur le taux de survie. Il est légitime de le prescrire au patient même si son action reste modeste, dès que le diagnostic est suspecté.
Riluzole (***RILUTEK***) 1 cp. à 50 mg x 2/j.

Traitement symptomatique

- Crampes : ***HEXAQUINE*** 1 cp. x 3/j.
- Douleurs liées aux rétractions tendineuses ou aux points de pression : kinésithérapie, ergothérapie et traitement médicamenteux : **morphiniques** pour les algies rebelles, **prégabaline**, **gabapentine** et **tricycliques** pour les douleurs neuropathiques, **antispastiques** pour la spasticité : **baclofène** (***LIORÉSAL***) 1/2 cp. x 3/j jusqu'à 3 cp. x 3/j.
- Troubles anxio-dépressifs : psychothérapie, relaxation, **antidépresseurs**.
- Troubles du sommeil : éviter les **benzodiazépines**.
- Troubles salivaires : pour lutter contre la stase tricycliques, **scopolamine**, **toxine botulinique A**.
- Constipation : régime riche en fibres, **laxatifs**, microlavements.
- Troubles nutritionnels : surveillance du poids, aliments diététiques hyperprotidiques et hypercaloriques dès l'apparition d'une perte de poids. Eau gélifiée et épaississants dès l'apparition de troubles de la déglutition.
- Surinfections bronchopulmonaires : fréquentes, surtout en cas de troubles de déglutition. À traiter précocement : ***AUGMENTIN*** 500 mg 4 à 6 cp./j pendant 10 j, et kinésithérapie respiratoire.

INHIBITEUR GLUTAMATERGIQUE

■ Riluzole

RILUTEK					
1 cp. x 2/j	56 cp. 50 mg	228,75	I	65 %	4,08

PROPRIÉTÉS

Mécanisme d'action incertain : le **riluzole** agirait par inhibition glutamatergique.

Absorption rapide, liaison aux protéines plasmatiques (97 %), demi-vie de 9 à 15 h, élimination essentiellement urinaire.

INDICATIONS

Sclérose latérale amyotrophique.

CONTRE-INDICATIONS

Allergie.

Maladie hépatique ou transaminases > 3N avant la mise en route du traitement.

Grossesse et **allaitement**.

PRÉCAUTIONS D'EMPLOI

Utilisation prudente en cas d'atteinte hépatique. Contrôle des transaminases avant la mise en route du traitement, tous les mois pendant 3 mois puis tous les 3 mois. Arrêt du traitement si transaminases > 5N.

Contrôle de l'hémogramme si syndrome fébrile à la recherche d'une neutropénie.

Pas d'étude réalisée chez l'enfant.

EFFETS INDÉSIRABLES

Les plus fréquents sont l'asthénie, les nausées, l'élévation habituellement transitoire des transaminases (arrêt du traitement si ALAT > 5N).

Moins fréquents : douleurs abdominales, vomissements, tachycardie, somnolence.

Neutropénie rare mais pouvant être sévère.

> Prescription initiale par un neurologue hospitalier, puis renouvellement possible par tout médecin.

SCLÉROSE LATÉRALE AMYOTROPHIQUE (SLA) (2)

Rééducation fonctionnelle

Kinésithérapie motrice

> Elle vise à maintenir la trophicité musculaire et prévenir les rétractions. Elle doit être prescrite précocement dès le diagnostic de SLA établi.

Séances de mobilisation passive et active espacées par des temps de repos réguliers. Le patient ne doit pas se fatiguer.

Décomposition de la prise en charge kinésithérapeutique : membres (amplitudes articulaires) rachis, entretien orthopédique, fonction respiratoire (prévention et traitement de l'encombrement bronchique), prise en charge des troubles de déglutition et réadaptation fonctionnelle (autonomie).

Ergothérapie

Indispensable dès qu'une gêne fonctionnelle apparaît.

Aides fonctionnelles

Cannes, déambulateur, attelles pour compenser le steppage, fauteuil roulant, etc.

Orthophonie

Dès l'apparition de troubles de la déglutition ou la phonation. L'objectif est de maintenir une communication.

Surveillance des fonctions vitales

À anticiper si possible avec le patient et sa famille.

Nutrition entérale

Dès que les difficultés alimentaires ne sont plus compensées par les mesures diététiques. Prévient les effets de la dénutrition, améliore le confort du patient.

Assistance respiratoire

À domicile ; soit non invasive, au masque nasal ou bucconasal (VNI) [2], soit à l'aide d'une trachéotomie.

Insuffisance respiratoire aiguë : intubation réalisée ou non selon l'acceptation ou le refus préalablement décidé.

Soins palliatifs

Élaboration de directives anticipées de soins par le patient.

Prise en charge psychologique

Le soutien psychologique du patient et de sa famille est indispensable. Un dialogue entre le patient, la famille et les différents intervenants thérapeutiques doit s'établir dans un climat de confiance.

Prise en charge sociale

- Prise en charge à 100 %.
- Infirmière à domicile.
- Demande d'une tierce personne auprès de la Cotorep.
- Court séjour en centre de rééducation fonctionnelle ; utile en début de maladie pour évaluer les possibilités de kinésithérapie et organiser le retour à domicile.

CONSENSUS

[1] Sclérose latérale amyotrophique – Protocole national de diagnostic et de soins pour une maladie rare, *HAS*, 2007.
[2] Modalités pratiques de la ventilation non invasive en pression positive, au long cours, à domicile, dans les maladies neuromusculaires, *HAS*, 2006.

MYOPATHIES (1)

La conduite à tenir devant un syndrome myogène est surtout étiologique (*cf.* Tableau). Il n'existe en effet aucun traitement spécifique de l'atrophie musculaire. Certains aspects de la prise en charge thérapeutique sont cependant à préciser.

Dystrophies musculaires progressives

Il n'existe actuellement pas de traitement étiologique pour ces maladies.

Dystrophie musculaire de Duchenne

► *Soutien psychologique*

Il est indispensable pour le patient mais aussi sa famille. Cela n'est possible que s'il existe un climat de confiance et de collaboration entre les différents thérapeutes.

► *Scolarité*

École ordinaire le plus longtemps possible mais lorsque le déficit moteur devient trop important, il faut orienter l'enfant vers un établissement spécialisé comportant un centre de rééducation.

► *Rééducation fonctionnelle*

Elle est fondamentale.

- Kinésithérapie active en piscine et à l'air libre, précédée d'un massage, quotidienne.
- Mobilisations passives contre les rétractions.
- Lutte contre l'équin : chaussures renforcées par des tiges latérales, orthèses en plastique maintenant le pied à angle droit.
- Lutte contre l'apparition d'une scoliose : corsets thoraco-abdominaux utilisables en position assise.
- Fauteuils roulants électriques (remboursés par la sécurité sociale) complétés par des appareillages permettant l'utilisation prolongée de la main (« feeders »).

► *Traitement des affections intercurrentes*

Notamment des surinfections bronchiques : antibiotiques, kinésithérapie, clapping, aérosols.

- Ventilation assistée : décision à prendre avec l'aide d'un service spécialisé.
  – À domicile : en pression positive (masque nasal, compression abdominale, etc.).
  – Trachéotomie : le plus souvent nécessaire à la phase terminale. Prévenir la famille de cette éventualité.
- Dépistage familial : un conseil génétique est à préconiser systématiquement pour les femmes transmettrices.

Autres dystrophies musculaires

Heureusement moins graves, on note quelques particularités.

► *Myopathie facio-scapulo-humérale*

Fixation chirurgicale des omoplates parfois proposée.

► *Myopathie oculaire*

Correction chirurgicale d'un ptosis parfois.

Myopathies inflammatoires

Ce sont les polymyosites et dermatopolymyosites : affections rares mais graves (70 % de mortalité en l'absence de traitement).

Corticothérapie : en première intention

Efficace (70 % cas) en 1 à 6 sem. : ***CORTANCYL*** : 1 mg/kg/j (jusqu'à 2 mg/kg/j si échec) puis diminution lente sur plusieurs années.

NB : Les myopathies à inclusion, encore plus rares, ne répondent généralement pas à la corticothérapie.

Immunodépresseurs : en seconde intention

- ***MÉTHOTREXATE BELLON*** : 0,5 à 0,7 mg/kg/sem. IM. Efficace en 4 à 6 sem.
- Si échec, ***IMUREL*** : 5 à 7 mg/kg/j.

Autres traitements

- Échanges plasmatiques si échec des traitements précédents.
- **Immunoglobulines polyvalentes** à l'étude.

MYOPATHIES (2)

Étiologie

Les étiologies des myopathies se divisent en 4 grands groupes :
- inflammatoires (myosites) ;
- endocriniennes ;
- toxiques ou médicamenteuses ;
- dystrophies musculaires progressives et myopathies métaboliques.

Les trois premiers bénéficient d'un traitement étiologique (corticothérapie, traitement endocrinien substitutif, arrêt d'un médicament, etc.) alors que le dernier ne comporte pas traitement spécifique. D'où l'importance de rechercher systématiquement une cause potentiellement curable devant un syndrome myogène.

Principales étiologies des myopathies

Inflammatoires	Polymyosite. Dermatopolymyosite. Myopathie à inclusion.
Endocriniennes	Hyperthyroïdie et hypothyroïdie. Hypercortisolisme (syndrome de Cushing). Acromégalie, hyperparathyroïdie, ostéomalacie.
Toxiques	Intoxication alcoolique aiguë. Héroïne et amphétamines.
Médicamenteuses	**Corticoïdes**, **zidovudine** (***RÉTROVIR***), **colchicine**, **D-pénicillamine**, **clofibrate**, **cimétidine**, **lithium**.
Dystrophies musculaires	Dystrophie musculaire de Duchenne de Boulogne. Maladie de Becker. Myopathie facio-scapulo-humérale (de Landouzy-Déjerine). Myopathie des ceintures. Avec myotonie : dystrophie myotonique de Steinert, maladie de Thomsen.
Myopathies métaboliques	Glycogénoses musculaires. Myopathies lipidiques. Myopathies mitochondriales. Paralysie périodique avec dyskaliémie.

MYASTHÉNIE (1)

Le traitement de la myasthénie comprend un traitement symptomatique par **anticholinestérasiques**, un traitement immunosuppresseur dont les indications sont à discuter au cas par cas et un traitement chirurgical : la thymectomie.

Traitement anticholinestérasique

Traitement à mettre en route initialement par un spécialiste, à doses progressives, puis à adapter par le patient (dose et répartition) en fonction de la symptomatologie, en évitant l'apparition des effets secondaires.
On a le choix entre :
– **ambénonium** (***MYTELASE***) : 3 à 10 cp. à 10 mg/j en 4 à 6 prises ;
– ou **pyridostigmine** (***MESTINON***) : 2 à 15 cp. à 60 mg/j en 4 à 6 prises.

Traitement chirurgical : thymectomie

> Elle est quasi systématique chez le sujet jeune (< 40 ans) même en l'absence de thymome, sauf dans les formes oculaires pures.

Chez le sujet âgé, on ne la pratique en général que lors de la mise en évidence d'un thymome sur le scanner thoracique.
Son effet est favorable dans 50 % des cas en 2 mois environ.
Elle peut être encadrée par une corticothérapie ou des échanges plasmatiques.
On complète le geste par une radiothérapie locale en cas de thymome invasif.

Traitement immunosuppresseur

À discuter en cas d'échec des **anticholinestérasiques** seuls. On utilise la corticothérapie en première intention, puis les autres immunodépresseurs.

Corticothérapie

► *Modalités*

Prednisolone (***CORTANCYL***) : 1 mg/kg/j au début puis diminution progressive jusqu'à la dose minimale efficace.

► *Indications*

- Échec des **anticholinestérasiques** seuls et de la thymectomie.
- Formes généralisées.

Autres immunosuppresseurs

Cyclophosphamide (***ENDOXAN***) : à la dose de 2 mg/kg/j en cas d'échec des traitements précédents.
Azathioprine (***IMUREL***) : à la dose de 2 mg/kg/j. Alternative au **cyclophosphamide**, notamment chez le sujet âgé.
Gammaglobulines : parfois efficaces.

Plasmaphérèses

Indiquées à la phase aiguë des formes sévères pour passer un cap, ou en préparation à la chirurgie. Elles doivent être associées aux immunosuppresseurs.

Crise myasthénique ou crise cholinergique

- Hospitalisation en urgence à proximité ou dans une unité de soins intensifs.
- Arrêt des **anticholinestérasiques**.
- Surveillance rapprochée :

– de la fonction respiratoire, de l'efficacité de la toux, de la déglutition ;
– intubation et ventilation assistée au moindre doute ;
– monitoring cardiaque.

► *Anticholinestérasiques*

Après 72 h de sevrage si surdosage en **anticholinestérasiques**, ou en urgence si crise myasthénique : **néostigmine** (***PROSTIGMINE***) : 1 amp. x 2 à 5/j IVL ou IM ou *per os* (***MYTELASE*** ou ***MESTINON***).

MYASTHÉNIE (2)

Éducation du patient

Elle est essentielle, le traitement de la myasthénie ne pouvant se faire correctement qu'avec la coopération du patient.

Informations générales

- Expliquer la maladie et son traitement au patient pour qu'il adapte les doses des **anticholinestérasiques** lui-même.
- Éviter les efforts musculaires inhabituels.
- Ne pas prendre d'autres médicaments sans avis médical, donner la liste des médicaments contre-indiqués.
- Informer le patient des risques du surdosage en **anticholinergiques** et apprendre au patient leurs effets secondaires.
- Prise en charge à 100 %.

Myasthénie et grossesse

- Pas de contre-indication à la grossesse.
- Pas de contre-indication à la prise d'**anticholinergiques** pendant la grossesse.
- Préférer la voie péridurale en cas d'anesthésie.
- Réanimation néonatale systématique car risque de myasthénie chez le nouveau-né (les anticorps antirécepteurs à l'acétylcholine passent la barrière hémato-placentaire).

Tests diagnostiques dans la myasthénie

Conditions
Sous surveillance médicale, sous scope pour certains.
Dans les myasthénies à formes frustes (oculaires pures le plus souvent).
Pour certains, après injection de 0,25 mg d'atropine IV afin d'éviter les effets secondaires muscariniques.
Le test est positif si les signes cliniques régressent ou disparaissent après injection.

Test au réversol
10 mg en injection IV lente.
Effet en moins d'une minute. Durée d'action de quelques minutes.

*Test à la **PROSTIGMINE***
1 à 2 amp. en inj. IV lente ou IM.
Effet en 10 à 15 min et durée d'action pendant 30 min environ.

Médicaments

Prévenir le patient que la myasthénie est une contre-indication absolue à certains médicaments et que d'autres sont à utiliser avec précaution.

Médicaments contre-indiqués ou à utiliser avec précaution dans la myasthénie

CONTRE-INDICATION ABSOLUE	À UTILISER AVEC PRÉCAUTION
En anesthésie : **curares** sauf l'**atracurium** (***TRACRIUM***). **Benzodiazépines** : **midazolam** (***HYPNOVEL***). **Anesthésiques généraux** : **halothane**. **Myorelaxants** et **antispastiques** : **dantrolène** (***DANTRIUM***), **baclofène** (***LIORÉSAL***). Antibiotiques : **aminosides**, **tétracyclines** injectables et **colistine** (***COLIMYCINE***). **Sels de magnésium** : ***MAG 2***, etc. **Dérivés de la quinine** : – **quinine** (***QUININE***, ***QUINIMAX***, ***HEXAQUINE***), – **hydroquinidine** (***SÉRÉCOR***). Médicaments sulfhydrés : **D-pénicillamine** (***TROLOVOL***), **tiopronine** (***ACADIONE***).	**Benzodiazépines** : **alprazolam** (***XANAX***), **bromazépam** (***LEXOMIL***), **chlordiazépoxide**, **clobazam** (***URBANYL***), **clonazépam** (***RIVOTRIL***), **clorazépate dipotassique** (***TRANXÈNE***), **clotiazépam** (***VÉRATRAN***), **diazépam** (***VALIUM***), **estazolam** (***NUCTALON***), **loflazépate d'éthyle** (***VICTAN***), **loprazolam** (***HAVLANE***), **lorazépam** (***TÉMESTA***), **lormétazépam** (***NORDAZ***), **oxazépam** (***SÉRESTA***), **prazépam** (***LYSANXIA***), **témazépam** (***NORMISON***). **Myorelaxants** : **idrocilamide**, **méphénésine**, **méthocarbamol**, **thiocolchicoside** (***COLTRAMYL***). **Hypnotiques** : **zopiclone** (***IMOVANE***) et **zolpidem** (***STILNOX***). Autres : **oxybutynine** (***DITROPAN***), **phénytoïne** (***DILANTIN*** et ***DI-HYDAN***), **β-bloquants**.

ANTICHOLINESTÉRASIQUES

■ Pyridostigmine bromure

MESTINON					
4 à 8 cp. en 4 à 6 prises/j (1 à 2 cp. dans l'atonie intestinale)	20 cp. 60 mg	4,96		65 %	0,25

■ Ambénonium chlorure

MYTELASE					
3 à 10 cp. en 4 à 6 prises/j	50 cp. séc. 10 mg	5,37	I	65 %	0,11

■ Néostigmine

PROSTIGMINE					
2 à 5 amp. IM ou SC/j (1 à 2 mg dans l'atonie intestinale)	6 amp. 0,5 mg	2,40	I	65 %	0,40

PROPRIÉTÉS

Parasympathicomimétiques par inhibition de l'acétylcholinestérase.

Résorption digestive faible, métabolisme et élimination urinaire.

INDICATIONS

Myasthénie.

Atonie intestinale (syndrome d'Ogilvie).

CONTRE-INDICATIONS

Allergie, asthme, maladie de Parkinson, obstruction mécanique des voies digestives ou urinaires.

Grossesse : innocuité non établie.

PRÉCAUTIONS D'EMPLOI

Éduquer le patient, lui apprendre les signes de surdosage et la conduite à tenir.

EFFETS INDÉSIRABLES

Risque de surdosage.

Signes muscariniques : crampes abdominales, nausées, vomissements, diarrhée, hypersalivation, augmentation des sécrétions lacrymales et bronchiques, myosis, bradycardie.

Signes nicotiniques : crampes, fasciculations, soubresauts musculaires, risque de troubles de déglutition et respiratoires avec apnée dans les formes sévères.

INTERACTIONS MÉDICAMENTEUSES

À éviter : **anticholinergiques**.

À associer avec précaution : **morphiniques** et **opiacés**.

ANTICHOLINESTÉRASIQUE	DÉBUT DE L'EFFET	DURÉE D'ACTION
Pyridostigmine standard Forme LP	30 min 30 min	3 à 4 h 8 à 10 h
Ambénonium	30 min	4 à 6 h
Néostigmine	10 à 15 min	1 à 2 h

CRAMPES

Principes généraux

Définition

Une crampe se caractérise cliniquement par une douleur aiguë pendant laquelle le muscle devient dur. Cette contraction musculaire concomitante de la douleur la différencie des myalgies ou paresthésies.

Clinique

Symptôme fréquent des maladies neurologiques et musculaires, la conduite à tenir consiste surtout à rechercher la cause des crampes (*cf.* encadré ci-dessous).

Les dystonies focales sont un diagnostic différentiel (« crampe » des écrivains notamment) et sont traitées différemment (*cf.* Dystonies focales).

Conséquences thérapeutiques

Le traitement étiologique (s'il existe) est alors le plus efficace. Le traitement symptomatique est souvent décevant.

Traitement symptomatique

Traitement médicamenteux

Souvent décevant ; on peut utiliser des **dérivés de la quinine** (*HEXAQUINE*) 3 à 6 cp./j. À éviter les derniers mois de grossesse.

Mesures physiques

Réchauffement et massages sont souvent à associer utilement.

Traitement étiologique

- Traitement d'une artérite.
- Réhydratation en cas de déshydratation.
- Correction d'une dyskaliémie.
- Traitement substitutif d'une hypothyroïdie.
- Affections neurologiques.

Il n'y a hélas généralement pas de traitement étiologique pour les maladies neuromusculaires responsables de crampes.

Principales étiologies des crampes

Artérite des membres inférieurs.
Troubles hydroélectrolytiques :
- restriction hydrosodée exagérée,
- hypersudation,
- diarrhée chronique,
- insuffisance surrénale lente,
- traitement par **diurétiques**, **corticoïdes**, etc.

Effort musculaire important.
Crampes nocturnes.
Hypothyroïdie.
Affections neurologiques :
- certaines myopathies,
- sclérose latérale amyotrophique,
- certaines neuropathies périphériques.

QUININE (DÉRIVÉ)

Quinine + thiamine + goménol

HEXAQUINE				
2 à 6 cp./j en 3-4 prises	18 cp. (quinine 120 mg, thiamine 32 mg)		I	NR

PROPRIÉTÉS

La **quinine** a une action curarisante et antitétanique modérée sur le muscle strié. Son action sur le muscle cardiaque aux doses préconisées est sans conséquence. Elle peut antagoniser la phytostigmine et aggraver un bloc neuromusculaire.

Absorption rapide, 70 % de liaison aux protéines plasmatiques, élimination urinaire, disparition quasi complète de la **quinine** 24 h après arrêt du traitement.

INDICATIONS

Proposée dans les crampes musculaires.

CONTRE-INDICATIONS

Myasthénie, maladie de Stokes-Adams, fibrillation auriculaire, traitement concomitant par **quinidine** ou **chloroquine**.

PRÉCAUTIONS D'EMPLOI

Grossesse : quelques cas d'anomalies oculaires ou d'atteintes auditives ont été signalés lors de la prise de fortes doses de **quinine** durant la grossesse. Cependant peu de risques aux doses préconisées.

Allaitement : possible.

EFFETS INDÉSIRABLES

Possibilité de bourdonnements d'oreille et de manifestations cutanées à fortes doses.

INTERACTIONS MÉDICAMENTEUSES

Quinidine, **chloroquine** : association contre-indiquée.

SOMMEIL (PATHOLOGIES DU) (1) – NARCOLEPSIE : SYNDROME DE GÉLINEAU

Le syndrome de Gélineau fait partie des pathologies responsables d'un excès de sommeil. Il se caractérise par la tétrade : narcolepsie (somnolence diurne excessive et accès paroxystiques de sommeil), cataplexie (chute brutale du tonus musculaire survenant par accès), hallucinations hypnagogiques et paralysies du sommeil.

Outre une prédisposition génétique (HLA DR2 DQ1), le diagnostic est fait sur un enregistrement polysomnographique et le test itératif de latence d'endormissement réalisés dans certains centres spécialisés. C'est seulement à la suite de ces examens que l'on pourra proposer un traitement adapté.

Traitement de la narcolepsie

Traitement de référence

C'est le **modafinil** (***MODIODAL***) : à l'heure actuelle, il a remplacé les amphétamines. ***MODIODAL*** : 100 mg le matin pendant 8 j, puis 200 mg le matin (ou 100 mg matin et midi). Si besoin, on peut augmenter les doses jusqu'à 400 mg/j. Noter qu'il est peu actif sur la cataplexie.

NB : Prescription initiale hospitalière annuelle réservée aux spécialistes et/ou aux centres du sommeil. Il faut avoir établi le diagnostic sur les données d'enregistrement du sommeil. Le patient doit revoir le spécialiste 1 fois/an. Dans l'intervalle, le renouvellement est possible par tout prescripteur.

Autres traitements de la narcolepsie

En cas d'échec, on peut utiliser d'autres stimulants centraux. En pratique, on utilise :

– amphétamines et dérivés : elles ne sont pratiquement plus utilisées en France, on préfère à l'heure actuelle le **méthylphénidate** (***RITALINE***) : 10 mg matin et midi (mieux toléré et de demi-vie plus courte) ;

– **oxybate de sodium** (***XYREM***) : 4,5 g/j en 2 prises à distance des repas, prescription réservée aux neurologues et aux médecins exerçant dans les centres de sommeil ;

– **antidépresseurs** stimulants : **fluoxétine** (***PROZAC***) : 20 mg le matin, ou **clomipramine** (***ANAFRANIL***) : 10 mg matin et midi.

Siestes

Conseiller des siestes régulières au patient, de durée limitée (moins de 20 min) réparties dans la journée, en particulier aux heures de somnolence maximale (après le déjeuner, en fin d'après-midi).

Traitement de la cataplexie

À ne traiter que si le patient s'en plaint !

- **Antidépresseurs tricycliques** : **clomipramine** (***ANAFRANIL***) : 10 mg matin et midi (10 à 75 mg/j), ou
- **Inhibiteurs du recaptage de la sérotonine** : **fluoxétine** (***PROZAC***) : 20 à 60 mg/j.

Insomnie nocturne

Symptôme fréquemment associé et contribuant à la somnolence diurne.

On peut faire appel aux **hypnotiques** usuels, p. ex. ***IMOVANE*** : 1 cp. le soir au coucher, ou même à un produit utilisé en anesthésie : **hydroxybutyrate de sodium** (**gamma-OH**) : 1/2 amp. *per os* (utiliser *per os* la forme injectable) au coucher renouvelable 1 fois dans la nuit. Cette molécule semble avoir l'avantage de pouvoir également agir sur les cataplexies.

NARCOLEPSIE (1) – AGONISTE ALPHA-1-ADRÉNERGIQUE

Modafinil

MODIODAL					
2 à 4 cp. en 2 prises (matin et midi)	30 cp. 100 mg	55,93	I	65 %	1,86

PROPRIÉTÉS

Effet éveillant non amphétaminique, en partie lié à une potentialisation α_1-adrénergique spécifiquement au niveau cérébral.

Résorption bonne mais lente, métabolisme hépatique, élimination urinaire, demi-vie de 10 à 12 h.

INDICATIONS

Narcolepsie avec ou sans cataplexie.

Hypersomnies idiopathiques.

> Le diagnostic clinique doit être confirmé par un enregistrement polysomnographique, un test itératif des latences d'endormissement, réalisés dans un centre d'exploration du sommeil.

CONTRE-INDICATIONS

Anxiété majeure.

Grossesse : innocuité non établie.

PRÉCAUTIONS D'EMPLOI

Insuffisance hépatique grave : diminuer la posologie de moitié.

Surveillance de la tension artérielle et de la fréquence cardiaque chez les hypertendus.

EFFETS INDÉSIRABLES

Transitoires : sensation de tension interne, d'excitation, d'insomnie ou d'anorexie. Régressif à l'arrêt ou à la diminution de posologie.

Troubles digestifs, céphalées, éruptions cutanées.

Exceptionnellement : dyskinésies bucco-faciales.

INTERACTIONS MÉDICAMENTEUSES

Contraceptifs oraux : risques de diminution de l'efficacité contraceptive des pilules mini- ou microdosées (car inducteur enzymatique). Utiliser de préférence les contraceptifs normodosés ou un autre type de contraception.

Ciclosporine : diminution de l'efficacité de l'**immunosuppresseur**.

> NB : Médicament d'exception. Prescription initiale annuelle réservée aux spécialistes et/ou aux services spécialisés en neurologie et/ou aux centres du sommeil.
> Renouvellement de la prescription initiale, dans les périodes intermédiaires, par tout prescripteur.

SOMMEIL (PATHOLOGIES DU) (2) – SYNDROME D'APNÉES DU SOMMEIL

Syndrome d'apnées du sommeil

5 à 7 % de la population générale mais 15 % de la population chez les personnes de plus de 70 ans.
Facteur de risque indépendant d'accident vasculaire cérébral et cardiaque.

Mesures générales

Perte de poids, hygiène de sommeil et de vie, éviter la position dorsale la nuit.

Pression positive continue (PPC) avec masque nasal

Délivre une pression fixe ou variable et maintient les voies aériennes supérieures ouvertes.
Importance de la formation à la machine pour obtenir une bonne observance.

Orthèse d'avancée mandibulaire

Si IAH (index d'apnées et d'hypopnées) entre 10 et 30/h (gouttière dentaire qui maintient le mandibule en position un peu avancée, ce qui diminue l'obstruction. Prescription de 2e intention si appareillage PPC mal supporté ou innefficace.

Chirurgie

Vélaire, radiofréquence ou laser sur le voile.
Chirugie bimaxillaire rarement.

> Ce traitement permet une amélioration de la qualité de vie des patients, une diminution de la morbidité et de la mortalité cardio et cérébrovasculaire et diminue le risque d'accidents de la route.

Association française Apnées du sommeil et orthèse : 23 rue Vernet 75008 Paris. Tél. : 01 17 47 76 51 ; contact@afaso.fr.

NARCOLEPSIE (2) – DÉPRESSEUR DU SNC – MODIFICATION STRUCTURALE DU SOMMEIL

Oxybate de sodium

XYREM			
Diluer chaque dose dans 60 mL d'eau (godet doseur) avant l'ingestion 4,5 g/j à fractionner en 2 prises de 2,25 g Augmenter par paliers de 1,5 g/j tous les 15 j Max 9 g/j en 2 prises	180 fl. (180 mL) + 1 ser. 10 mL graduée de 0,25 en 0,25 g	HOP	S

PROPRIÉTÉS

Dépresseur du système nerveux central, réduit la somnolence diurne excessive, la cataplexie et modifie l'architecture du sommeil. Mécanisme d'action non connu.

Absorption diminuée en cas de repas riche en graisses, 1 % de liaison aux protéines plasmatiques, élimination sous forme de gaz carbonique.

INDICATIONS

Traitement de la narcolepsie chez les patients adultes présentant une cataplexie.

CONTRE-INDICATIONS

Hypersensibilité à la molécule, déficience en semi-aldéhyde succinique-déshydrogénase, traitement par **opiacés** ou **barbituriques**.

PRÉCAUTIONS D'EMPLOI

Prescription limitée à 28 j.

Risque d'abus médicamenteux, de dépression respiratoire et d'épilepsie.

EFFETS INDÉSIRABLES

Vertiges, nausées, céphalées. Et aussi : anorexie, HTA.

INTERACTIONS MÉDICAMENTEUSES

Alcool, **sédatifs**.

SOMMEIL (PATHOLOGIES DU) (3) – SYNDROME DES JAMBES SANS REPOS (SJSR)

Syndrome des jambes sans repos (SJSR)

Il concerne 8,5 % de la population.

> Compulsion (besoin irrésistible de bouger les membres inférieurs) associée souvent des paresthésies.
> Gêne maximale au repos (position assise ou couchée).
> Gêne soulagée par le mouvement (marche, massages, étirements). Essentiellement le soir et la nuit.

Parfois il existe des mouvements anormaux des jambes pendant le sommeil. Ces troubles génèrent une insomnie, une gêne sévère au niveau des membres. Ils peuvent affecter la vie familiale, sociale et professionnelle.

Étiologies

- Forme idiopathique : liée à un trouble du métabolisme, due à la dopamine.
- Formes secondaires ;

– carence en fer (faire dosage de la ferritine) ;
– maladies : insuffisance rénale chronique avec dialyses, polyarthrite rhumatoïde, neuropathies ;
– médicaments : **théophylline**, **antidépresseurs** et **antipsychotiques** ;
– surconsommation de café, de thé ;
– grossesse.

Traitement

- Activité physique régulière, mobilisation (exercices d'extension) des jambes avant le coucher, bains chauds et froids, massages. Recharge en fer si carence martiale.
- **Agonistes dopaminergiques** : **pramipexole** (***SIFROL***) et **rotigotine** (***NEUPRO***) 2 mg/j ont une AMM pour les formes idiopathiques très sévères. Le **ropinirole** (***ADARTREL***) n'est plus remboursé. Titration progressive du traitement prescrit 2 à 3 h avant le coucher.
- **L-dopa**.
- **Benzodiazépines** éventuellement **clonazépam**. Problème d'accoutumance et prescription limitée au neurologue.

Association française des personnes affectées par le syndrome des jambes sans repos : Tél : 03 88 30 37 24 ; http://www.afsjr.fr

NARCOLEPSIE (3) – ANTAGONISTE H3

Pitolisant

WAKIX					
20 mg/j en 1 prise le matin au cours du petit-déjeuner et avant midi Max. : 40 mg/j *Cf.* Précautions d'emploi	30 cp. 20 mg	HOP	I		

PROPRIÉTÉS

Antagoniste et agoniste inverse sélectif du récepteur H3 de l'histamine.

Renforce l'activité des neurones histaminiques et entraîne l'éveil et l'amélioration de la vigilance, sans induire d'excitation locomotrice.

INDICATIONS

ATU de cohorte : narcolepsie de l'adulte en cas d'échec, intolérance ou contre-indication aux thérapeutiques disponibles.

CONTRE-INDICATIONS

Insuffisances rénale ou hépatique sévères.

Allaitement.

Hypersensibilité.

PRÉCAUTIONS D'EMPLOI

Dose atteinte par paliers : 5 mg la 1re sem. puis 10 mg la 2e, puis 20 mg, en l'absence d'effets indésirables gênants.

Insuffisance rénale, même légère : 10 mg/j. Dose max : 20 mg/j.

Insuffisance hépatique modérée : 5 mg/j. Dose max : 20 mg/j.

EFFETS INDÉSIRABLES

Anxiété, irritabilité, dépression, insomnie.

Céphalées, vertiges, fatigue.

Nausée, vomissements, diarrhée.

Douleurs musculo-squelettiques.

INTERACTIONS MÉDICAMENTEUSES

Antihistaminiques traversant la BHE (antagonisme) : **antidépresseurs tricycliques** ou tétracycliques (**imipramine**, **clomipramine**, **mirtazapine**), **dexchlorphéniramine**, etc.

Ophtalmologie

SOMMAIRE

MALADIES

MÉDICAMENTS

BRÛLURES OCULAIRES (1)

Les brûlures oculaires sont fréquentes ; leur pronostic est surtout mauvais en cas de brûlures chimiques.

Brûlures chimiques

Elles sont d'autant plus graves qu'il s'agit d'une **base** ou d'un produit **concentré** (soude, potasse, ammoniaque, ciment, chaux). En effet, les bases ont un grand pouvoir de pénétration dans les tissus profonds de l'œil ; des complications graves peuvent apparaître, même tardivement.
Le pronostic est étroitement lié à la rapidité de mise en œuvre du traitement. *Chaque minute compte +++.*

Traitement en urgence sur les lieux mêmes de l'accident

- Lavage *immédiat, abondant, et prolongé* (15 à 30 min) à l'eau du robinet, à l'eau minérale, voire à la ***DIPHOTÉRINE*** (molécule chélatrice polyvalente : acide et base) des globes et des culs-de-sac conjonctivaux en maintenant fermement les paupières ouvertes.

> - Noter les références exactes du produit responsable (nom de marque, nom chimique, concentration, pH) ; au mieux, amener l'étiquette du flacon, ou le flacon lui-même aux urgences ophtalmologiques.

Traitement en urgence en milieu ophtalmologique

- Après instillation d'un collyre anesthésique, **oxybuprocaïne** (***CÉBÉSINE***), répéter le lavage facilité par la pose d'un blépharostat, évacuer les éventuels fragments solides de caustique en déplissant les culs-de-sac conjonctivaux, et laver les voies lacrymales.
- Dresser un bilan initial extrêmement soigneux des lésions.
- Établir un pronostic.
- Téléphoner au centre antipoison pour se renseigner sur la nature et le pH du caustique.
- **En cas de brûlure par base**, ponction évacuatrice de la chambre antérieure en salle d'opération (si l'accident est récent, pour limiter la diffusion du toxique) et injection intracamérulaire de **corticoïdes** (**dexaméthasone**) dans la chambre antérieure pour diminuer l'inflammation.

Prescription

La durée du traitement est fonction de la nature et de la gravité des lésions.

- **Antibiotiques** pour prévenir la surinfection.

Ex : **rifamycine** (***RIFAMYCINE CHIBRET***) 1 gtte x 4/j.

- Cycloplégiques pour diminuer les douleurs et empêcher les synéchies.

Ex : **atropine collyre** 1 % (***ATROPINE***) 1 gtte x 2/j.

- **Cicatrisants cornéens.**

Ex : **cyanocobalamine** (***VITAMINE B12***) 1 gtte x 4/j et **rétinol** (***VITAMINE A DULCIS*** pommade ophtalmique) 1 gtte x 3/j dans le cul-de-sac conjonctival inférieur.

- **Corticoïdes** selon les cas.

Ex : ***CHIBRO-CADRON*** x 4/j, ou injections latérobulbaires ou sous-conjonctivales de **dexaméthasone** si la réaction inflammatoire est importante.

- Autres traitements.

– **Antalgiques** par voie générale si besoin : ***DOLIPRANE*** 500 mg : 2 cp. en cas de douleur sans dépasser 6 cp./j.
– Verre scléral perforé si risque de symblépharon.
– Pansement oculaire.

Le pronostic reste sombre, les complications nombreuses, en particulier en cas de brûlures par **base** : taie cornéenne (opacification secondaire de la cornée), symblépharon (fusion cicatricielle de la conjonctive à la paupière), rétraction cicatricielle des paupières.

> Les collyres anesthésiques locaux doivent impérativement être réservés aux actes professionnels car leur usage répété est toxique pour l'épithélium cornéen.
> Ne surtout ni les prescrire ni les confier aux patients ++++.

BRÛLURES OCULAIRES (2)

Brûlures par UV : coup d'arc des soudeurs, ophtalmie des neiges

Elles entraînent une kératite ponctuée superficielle (KPS) après quelques heures de latence (typiquement, la violente douleur qui réveille le patient à 3 h du matin) : photophobie, larmoiement, œil rouge, douloureux.

La **prescription** comporte :

- **Antibiotiques.**

Ex : ***RIFAMYCINE CHIBRET*** collyre 1 gtte x 4/j pendant 8 j.

- **Cicatrisants cornéens.**

Ex : ***VITAMINE B12*** 1 gtte x 4/j et ***VITAMINE A DULCIS*** pommade ophtalmique le soir dans le cul-de-sac conjonctival pendant 8 j.

- Cycloplégiques.

Ex : ***ISOPTO-HOMATROPINE*** 1 % collyre 1 gtte x 3/j, tant que la douleur persiste ; le patient peut l'arrêter de lui-même au bout de 2-3 j. Prévenir le patient de la gêne visuelle entraînée par la cycloplégie et la mydriase (éblouissement, gêne à la lecture de près, mydriase).

- Autres traitements.

Antalgiques par voie générale si besoin : ***DOLIPRANE*** 500 mg, 2 cp. x 3/j.

Il s'agit d'une pathologie souvent bénigne. La cicatrisation cornéenne se fait en 48 h.

Brûlures par gaz lacrymogènes

Les suspensions donnent une irritation très douloureuse, mais sans gravité, des conjonctives et de la cornée. Il s'agit aussi d'une kératite ponctuée superficielle : KPS (*cf.* symptômes ci-dessus).

Prise en charge aux urgences

– 1 goutte de ***CÉBÉSINE***.
– Puis lavage oculaire au sérum physiologique.
– Rinçage du visage à grande eau (eau du robinet).

Traitement à domicile

Avant tout, quitter le plus tôt possible tous les vêtements imprégnés, et prendre une douche énergique, avec lavage des cheveux pour se débarrasser de toutes les particules qui continuent à être irritantes.

Le traitement allie **antibiotiques locaux**, **cicatrisants cornéens** en collyre et pommade, cycloplégiques, et **antalgiques** par voie générale (même prescription que pour les brûlures par UV).

Brûlures thermiques

Généralement, l'atteinte est limitée aux paupières, grâce au réflexe d'occlusion.

Traitement d'une brûlure de la paupière :
– nettoyage au sérum physiologique ;
– tulle gras pour favoriser la cicatrisation et empêcher la formation des croûtes qui sont source d'infection ; ex : ***JELONET*** x 3/j ;
– pansement avec rondelle oculaire volontiers humide et ***MICROPORE***.

CATARACTE (1)

Définition

La cataracte se définit comme une opacité du cristallin uni- ou bilatérale entraînant une baisse de l'acuité visuelle.

Le cristallin est une lentille transparente, biconvexe, avasculaire, située dans un plan frontal, juste en arrière de l'iris. Chez le sujet âgé, et dans certaines circonstances (traumatisme oculaire, diabète, uvéites, hyperparathyroïdie, corticoïdes, etc.), le cristallin s'opacifie : c'est la cataracte. La cataracte est l'évolution normale de tout cristallin, atteignant un « certain âge ».

Traitement chirurgical

C'est le seul traitement curatif de la cataracte. Il consiste à extraire le cristallin cataracté, et à le remplacer par un « implant » ou cristallin artificiel. C'est l'importance de la gêne visuelle entraînée par la cataracte qui conditionne le choix du moment de l'intervention.

Préparation préopératoire

- Consultation d'anesthésie et bilan préopératoire (biologie, radiographie pulmonaire, ECG).
- Calcul de la puissance de l'implant cristallinien (elle est fonction des rayons de courbure cornéens et de la longueur axiale du globe oculaire).

Modes d'hospitalisation

Le plus souvent, le patient est hospitalisé pour la journée (ambulatoire). Quelquefois, il ne sort que le lendemain de l'intervention.

Soins préopératoires

- Dilatation pupillaire 2 h avant l'intervention : **atropine collyre** 1 %, ***MYDRIATICUM***, ***NÉOSYNÉPHRINE***, 1 gtte de chaque toutes les 10 min.
- **AINS**, ***OCUFEN*** 0,03 % collyre : 1 gtte toutes les 10 min.

Types d'anesthésie

L'anesthésie topique (par collyre) est la technique la plus utilisée.

COLLYRE ANTI-ŒDÉMATEUX

■ Diméticone

OPHTASILOXANE					
1 gtte x 4 à 6/j	10 mL (fl.)			NR	

PROPRIÉTÉS

Pansement protecteur et lubrifiant de l'œil.

INDICATIONS

œdème de cornée.

Prévention des symblépharons en cas de brûlures ou traumatismes oculo-palpébraux d'origine thermique, caustique ou phototraumatique.

CATARACTE (2)

Phakoémulsification : le noyau cristalli-nien est émulsifié puis aussitôt aspiré à l'intérieur même de son sac capsulaire. Sur le schéma, les 2 instruments (phakotype et micromanipulateur) sont dans l'œil.

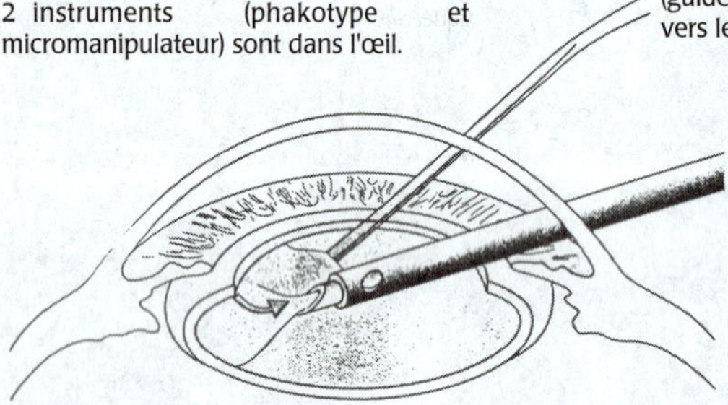

Extraction extracapsulaire manuelle du cristallin : le noyau cristallinien est extrait en bloc de son sac capsulaire.

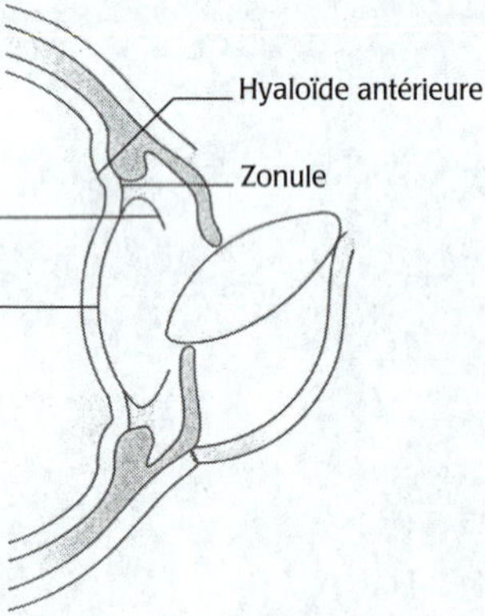

COLLYRES ANTI-INFLAMMATOIRES NON STÉROÏDIENS (AINS) (1)

Indométacine collyre

INDOCOLLYRE					
1 gtte x 3 à 4/j	5 mL (fl.)	3,26	I	65 %	0,65
	20 unidoses 0,35 mL	3,14	I	65 %	0,16

Flurbiprofène

OCUFEN					
Solution à 0,03 % 1 gtte x 3 à 4/j	20 unidoses 0,4 mL (0,12 mg)		II	NR	
	50 unidoses 0,4 mL (0,12 mg)		II	NR	

Diclofénac collyre

VOLTARÈNOPHTA					
1 gtte x 3 à 4/j	20 unidoses 0,3 mL 0,1 %	2,96		65 %	0,15
	100 unidoses 0,3 mL 0,1 %	6,97		65 %	0,07

Kétorolac

ACULAR collyre					
1 gtte x 3 à 4/j	5 mL à 0,5 % (fl.)	2,72	I	65 %	0,54

Népafénac

NEVANAC collyre					
1 gtte x 3/j	5 mL (fl.)		I	NR	

Bromfénac

YELLOX					
1 gtte x 2/j	5 mL (flacon)	4,85	I	65 %	0,97

CATARACTE (3)

Techniques opératoires

► *Extraction du cristallin*

Comme la plupart des interventions chirurgicales en ophtalmologie, l'extraction du cristallin est réalisée sous microscope opératoire.

L'extraction est extracapsulaire (EEC) ; le cristallin est retiré en laissant en place la capsule postérieure, ce qui permet d'implanter en chambre postérieure.

Il existe 2 techniques d'EEC :

• la phakoémulsification. C'est la technique de référence. Elle consiste à fragmenter et à aspirer le cristallin à l'aide d'ultrasons. Cette technique permet une ouverture cornéenne très petite donc une récupération visuelle rapide ;

• l'EEC manuelle. On la réserve aux cataractes très dures et très évoluées que les ultrasons n'arrivent pas à fragmenter. On retire le cristallin par une large ouverture cornéenne que l'on suturera en fin d'intervention.

► *Implantation*

Un implant cristallinien dont la puissance a été préalablement mesurée, puisqu'elle est adaptée à chaque patient, est introduit dans l'œil à la place du cristallin.

Dans les cas exceptionnels où l'implantation n'est pas possible, la correction de l'aphakie doit être assurée par une lentille de contact (qui agrandit l'image de 10 %, avec problèmes de manipulation et de tolérance) ou par un verre correcteur en cas d'aphakie bilatérale (qui présente l'inconvénient d'agrandir l'image de 30 % et de rétrécir le champ visuel).

Soins postopératoires

Le patient sort sous traitement par **collyres antibiotiques** et **anti-inflammatoires** (ex : ***CHIBRO-CADRON*** 1 gtte x 3/j, **mydriatiques** (ex : ***MYDRIATICUM*** 1 gtte x 3/j), **AINS** (ex : ***OCUFEN*** 0,03 % x 4/j)), ainsi que muni d'une coque protectrice sur l'œil opéré, à porter la nuit pendant 3 sem. Il doit éviter les efforts, les poids lourds et de se pencher en avant.

Il sera revu en consultation à J1, à 1 sem. et à 1 mois. Il faudra prévoir une correction optique lorsque la cornée aura cicatrisé (3 sem. pour une phakoémulsification, 3 mois pour une EEC manuelle). En cas de suture cornéenne, les fils seront retirés.

Complications

► *Complications précoces*

• Hypertonie : ***DIAMOX*** et ***DIFFU-K***.

• Infection (endophtalmie) +++ ; complication redoutable ; son traitement doit être réalisé en urgence : hospitalisation, antibiothérapie après identification du germe si possible (PCA : ponction de chambre antérieure). Les antibiotiques sont administrés par injections intravitréennes (répétées tous les 2 j), ainsi que par voie IV et locale (collyres renforcés). Le pronostic visuel est réservé.

► *Complications tardives*

• Décollement de rétine.

• Opacification secondaire de la capsule postérieure.

• Endophtalmie chronique.

• œdème maculaire cystoïde (syndrome d'Irvine-Gass).

COLLYRES ANTI-INFLAMMATOIRES NON STÉROÏDIENS (AINS) (2) – PHARMACOLOGIE

PROPRIÉTÉS

Anti-inflammatoires non stéroïdiens, inhibant la production des prostaglandines de l'œil, utilisés pour réduire ainsi l'inflammation postopératoire.

INDICATIONS

Prévention de l'inflammation postopératoire, après intervention sur le segment antérieur (cataracte, trabéculectomie) ; prévention de l'œdème maculaire cystoïde survenant après extraction de cataracte.
Aide à maintenir la mydriase peropératoire.

CONTRE-INDICATIONS

Hypersensibilité à l'un des composants ; kératites herpétiques.
Grossesse : aucun effet malformatif n'a été signalé.
Contre-indication à partir du 6 ᵉ mois : au cours du troisième trimestre, les **AINS** exposent le fœtus à une hypertension artérielle pulmonaire par fermeture prématurée du canal artériel et en fin de grossesse à un allongement du temps de saignement.
Allaitement : innocuité non démontrée.
Lentilles de contact : à éviter en raison du risque d'adsorption du chlorure de benzalkonium sur la lentille.

PRÉCAUTIONS D'EMPLOI

Utiliser avec prudence en cas d'allergie à l'**aspirine** ou aux **AINS**.

EFFETS INDÉSIRABLES

Brûlures et rougeurs oculaires.

CHALAZION

Définition

C'est un granulome inflammatoire dû à la rétention des sécrétions des glandes de Meibomius situées dans l'épaisseur de la paupière. Il se présente comme une tuméfaction palpébrale inflammatoire disgracieuse et susceptible de surinfection.

Traitement

- **On essaie d'abord un traitement médical local.**
- Massage des paupières après les avoir réchauffées à l'aide d'un gant de toilette tiède et humide pendant 5 à 10 min, de façon à ramollir les sécrétions par la chaleur puis à les évacuer, puis application d'une pommade antibiotique - corticoïde. Ex : **oxytétracycline + dexaméthasone** (***STERDEX***) 1 appl. dans l'œil et sur la paupière x 2/j pendant 15 j.
- **En cas d'échec : exérèse chirurgicale**, après avoir vérifié le bilan d'hémostase. Celle-ci peut se faire dans la salle de petite chirurgie. Après avoir anesthésié la paupière, on la retourne pour exposer sa face profonde, puis on effectue une petite incision au bistouri jusqu'au tarse en regard du chalazion, et on évacue à la curette son contenu.
- **Recherche d'une cause en cas de récidives** (hétérophorie, astigmatisme, diabète).

POMMADES CORTICOÏDES À USAGE OPHTALMOLOGIQUE

Dexaméthasone + oxytétracycline

STERDEX					
1 à 3 appl./j	12 unidoses 1,6 mg	1,90	I	30 %	0,16

Dexaméthasone + néomycine + polymyxine B

MAXIDROL					
1 à 2 appl./j	3 g (tube)	1,39	I	30 %	0,46

Dexaméthasone + framycétine

FRAKIDEX					
1 à 3 appl./j	5 g (tube)	1,28	I	30 %	0,26

PROPRIÉTÉS

Action anti-inflammatoire sur le segment antérieur de l'œil et ses annexes.

INDICATIONS

Blépharites, chalazions, orgelets.

CONTRE-INDICATIONS

Formelles :

– ulcère cornéen (risque de perforation) ;

– infection oculaire d'origine virale (en particulier herpès cornéen ou zona ophtalmique : aggravation de l'infection).

Hypersensibilité à l'un des composants.

Grossesse : pas d'étude contrôlée chez la femme enceinte.

Allaitement : passage systémique présent, possibilité de passage dans le lait maternel.

EFFETS INDÉSIRABLES

Retard de cicatrisation des plaies cornéennes et sclérales.

Aggravation des infections oculaires d'origine virale (herpès, zona).

Hypertonie oculaire : risque de glaucome cortisonique.

Risque de cataracte cortisonique (sous-capsulaire postérieure) lors des traitements prolongés.

Examen au biomicroscope préalable afin d'éliminer une contre-indication au traitement.

Surveillance de la pression intraoculaire (risque d'augmentation) et du cristallin (produit cataractogène) en cas de traitement prolongé.

CONJONCTIVITES (1)

Une conjonctivite est une inflammation de la muqueuse conjonctivale qui tapisse la face postérieure des paupières et la face antérieure de la sclère.
Une conjonctivite se manifeste par :
- une hyperhémie conjonctivale ;
- sans douleur, sans baisse visuelle ;
- des sécrétions.

On distingue 3 grands types de conjonctivites : les conjonctivites infectieuses (bactériennes ou virales), les conjonctivites allergiques et les conjonctivites par sécheresse oculaire.

Conjonctivites infectieuses

Mesures d'hygiène concernant les conjonctivites infectieuses

Pour toutes les conjonctivites infectieuses, les mesures d'hygiène sont essentielles pour éviter la contamination.

Conseils concernant le médecin
- Se laver les mains et désinfecter le matériel après chaque patient.
- Mettre des gants pour l'examen de tout patient suspect de conjonctivite infectieuse et utiliser des collyres unidoses pour la poursuite de l'examen.

Conseils concernant le malade
- Expliquer au patient que la conjonctivite infectieuse est très contagieuse, et qu'il doit appliquer des mesures d'hygiène stricte pour éviter de la transmettre à son entourage +++.
- Éviter de toucher ou gratter ses yeux.
- Se laver souvent les mains, en particulier après tout contact avec les yeux (après avoir mis les collyres).
- Affaires de toilette et linge de maison personnels (savon, serviettes, mouchoirs, draps, etc.).
- Consultation des proches si apparition de symptômes similaires.
- Arrêt de travail à discuter dans certains métiers (enseignants, personnel médical et paramédical, etc.).
- Interdiction de tout port de lentilles de contact pendant toute la durée de l'infection.
- Ne pas interrompre prématurément le traitement ou diminuer la posologie : mettre des gouttes au moins x 6-8/j pendant 48 h, puis x 4 /j pendant suffisamment longtemps (spontanément, les patients ont tendance à arrêter leur traitement dès l'amélioration des symptômes).

Conjonctivites bactériennes

► *Conjonctivites à germes banaux*

Elles sont souvent bilatérales, les sécrétions sont purulentes et les yeux très collés. Les germes en cause sont les staphylocoques, les streptocoques, les entérobactéries, le pyocyanique et *Haemophilus*.

- Nettoyage des sécrétions : sérum physiologique en unidoses.
- Collyre ou **pommade antibiotique** ; ex : ***RIFAMYCINE CHIBRET*** collyre 1 gtte x 8/j pendant 48 h puis x 4/j pour une durée totale de 10 j.

NB : Un frottis conjonctival est réalisé en cas de résistance au traitement dans le but d'adapter l'antibiothérapie.

► *Conjonctivites à Chlamydiae*

Les *Chlamydiae* sont responsables du trachome à l'état endémique en Afrique du Nord, en Asie, et sont plus fréquemment en France les agents des conjonctivites à inclusions.

Trois groupes d'individus sont exposés au risque d'une conjonctivite à *Chlamydia* :
- les nouveaux-nés, qui peuvent contracter l'infection durant l'accouchement ;
- les enfants, qui développent un trachome ;
- les jeunes adultes, qui contractent l'infection durant des rapports sexuels.

L'association de l'infection ophtalmique à l'infection génitale rend indispensable l'assoication d'un traitement oral à un traitement général.

ANTIBIOTIQUES LOCAUX (1) – COLLYRES (1)

Fluoroquinolones

■ Norfloxacine

CHIBROXINE					
1 gtte x 4 à 8/j	5 mL (fl.)	2,99	I	65 %	0,60

■ Ofloxacine

EXOCINE					
1 gtte x 4 à 8/j	5 mL (fl.)	2,87	I	65 %	0,57
MONOOX					
2 gttes/œil x 4/j	20 unidoses 0,5 mL 1,5 mg	3,10	I	65 %	0,15
QUINOFREE					
Idem ***MONOOX***	20 unidoses 0,5 mL 1,5 mg	3,10	I	65 %	0,15

■ Ciprofloxacine

CILOXAN					
1 gtte x 4 à 8/j	5 mL 0,3 % collyre	4,26	I	65 %	0,85

CONJONCTIVITES (2)

Le traitement antibiotique local repose sur les quinolones ou les cyclines.

Ex : **ciprofloxacine** (***CILOXAN***) en pommade ophtalmique ou ***AUREOMYCINE*** 1 % pommade ophtalmique : 4 appl./j pendant 3 sem.

Le traitement général repose sur la **doxycycline** : 200 mg/j pendant 7 à 10 j ou chez les femmes enceintes sur les **macrolides** : **éryhtromycine** 500 mg x 4/j pendant 21 j. Les partenaires sexuels doivent aussi être traités.

Conjonctivite néonatale à *Chlamydia*

L'infection se déclare quelques jours après la naissance et la mère remarque les paupières enflées du nourrisson et la présence de sécrétions. L'infection à *Chlamydia* peut également toucher les poumons, les oreilles et le nez du nourrisson.

Nettoyer les paupières et appliquer une pommade à la tétracycline (***AUREOMYCINE*** 1 % pommade ophtalmique). Montrer à la mère comment l'appliquer elle-même à son enfant et lui recommander de le faire 4 fois/j. Le nourrisson doit également recevoir un traitement à base d'**érythromycine** par voie orale pour éliminer l'infection dans le reste de l'organisme.

Conjonctivites virales

Ce sont les plus fréquentes des conjonctivites infectieuses.

Souvent, il existe une adénopathie prétragienne satellite.

► *Conjonctivites à adénovirus*

Les *adénovirus* entraînent non seulement une conjonctivite, mais aussi une atteinte cornéenne : on parle donc de kératoconjonctivites épidémiques. Elles sont extrêmement contagieuses, en général bénignes, mais peuvent laisser des séquelles cornéennes (nodules sous-épithéliaux).

- Nettoyage des sécrétions : sérum physiologique en unidoses.
- Aucun traitement antiviral n'a réellement fait ses preuves contre l'adénovirus.
- Les **antibiotiques** ne font qu'éviter une surinfection bactérienne.

Ex : ***RIFAMYCINE CHIBRET*** collyre 1 gtte x 8/j pendant 48 h puis x 4/j ± ***RIFAMYCINE CHIBRET*** pommade au coucher pour une durée totale de 10 j.

- **Cicatrisants cornéens** en cas d'atteinte épithéliale.

Ex : **cyanocobalamine** à 0,05 % (***VITAMINE B12*** collyre) 1 gtte x 4/j + **rétinol** (***VITAMINE A DULCIS*** pommade ophtalmique) 1 appl. au coucher.

- Agents mouillants : ***CELLUVISC*** 1 dose x 6/j.
- Les **collyres corticoïdes** sont à éviter +++ : même s'ils font rapidement diminuer la rougeur oculaire, ils prolongent la réplication virale et donc la période contagieuse. Ils peuvent être nécessaires de façon différée en cas de nodules sous-épithéliaux séquellaires.

> L'usage des **collyres corticoïdes** doit être strictement réservé aux ophtalmologistes, qui seuls, peuvent examiner le patient à la lampe à fente et assurer le diagnostic et la surveillance du traitement. En cas d'erreur diagnostique avec une infection herpétique, leur prescription peut faire flamber une kératoconjonctivite à herpès +++.

► *Conjonctivites herpétiques*

L'*herpès* est responsable de kératoconjonctivites par primo-infection ou récurrence herpétique. Il peut s'associer à des vésicules herpétiques sur les paupières.

- Stade débutant : atteinte épithéliale de forme caractéristique en feuille de fougère. Le traitement repose sur l'**aciclovir** (***ZOVIRAX*** pommade oph.) : 1 appl. x 5/j jusqu'à 3 j après la cicatrisation ou **valaciclovir** (***ZELITREX***) 1 cp. x 3/j.
- Stade stromal : atteinte sévère avec opacification, œdème cornéen. Il se complique d'endothélite et d'uvéite antérieure. Le pronostic est plus sévère, le traitement plus fort et prolongé (***ZELITREX*** 2 cp. x 3/j).

ANTIBIOTIQUES LOCAUX (2) – COLLYRES (2)

Aminosides

■ **Tobramycine**

TOBREX					
1 gtte x 4 à 8/j	5 mL (fl.)	2,50	I	65 %	0,50
TOBRABACT					
1 gtte x 4 à 8/j	5 mL (fl.)	1,65	I	65 %	0,33

■ **Néomycine + polymyxine B**

CÉBÉMYXINE					
1 gtte x 4 à 8/j	10 mL (fl.)	2,13	I	30 %	0,21

Autres

■ **Rifamycine collyre**

RIFAMYCINE CHIBRET					
1 gtte x 4 à 8/j	10 mL (fl.)	2,50	I	65 %	0,25

■ **Acide fusidique**

FUCITHALMIC					
1 gtte x 2/j	3 g (tube)	2,69	I	65 %	0,90

■ **Azithromycine**

AZYTER					
1 gtte x 2/j	6 unidoses (15 mg/g)	5,22	I	65 %	0,87

■ **Céfuroxime sodique**

APROKAM					
1 mg (0,1 mL) en 1 fois Voie intraoculaire Cataracte : traitement postopératoire	1 fl. pdre pour sol. inj. 50 mg **céfuroxime** base 10 fl. pdre pour sol. inj. 50 mg **céfuroxime** base	HOP HOP	I I		

Association d'antibiotique et d'anti-inflammatoire

■ **Gentamicine + indométacine**

INDOBIOTIC					
1 gtte x 4/j	20 unidoses 0,35 mL	2,96	I	65 %	0,15

CONJONCTIVITES (3)

Conjonctivites du nouveau-né et du nourrisson

La conjonctivite du 3e j après la naissance évoque le gonocoque ; à partir du 5e j, il s'agit plus souvent d'une conjonctivite à inclusions.

Chez le nourrisson, il faut penser à une imperforation des voies lacrymales.

Conjonctivites allergiques

Très fréquentes, elles surviennent sur un terrain allergique (asthme, rhume des foins, urticaire, eczéma), récidivent le plus souvent au printemps (pollens).

On retrouve souvent un prurit. À l'examen, en plus de l'hyperhémie conjonctivale, il existe une hyperplasie papillaire (surélévation centrée par un vaisseau) ou folliculaire (surélévation bordée de vaisseaux) en retournant la paupière supérieure.

Prise en charge

- Elles nécessitent une éviction de l'allergène s'il est identifié, avec éventuellement désensibilisation générale.
- Bilan allergologique :
  – consultation chez l'allergologue ;
  – bilan sanguin : HES (hyperéosinophilie sanguine), IgE totales et spécifiques ;
  – prick-tests ;
  – exploration dans les larmes : HES, IgE.
- **Collyre antiallergique** : **cromoglycate de sodium** (***CROMABAK***) 1 gtte x 4/j pendant 1 mois.
- **Collyre corticoïde** + antibiotique, **dexaméthasone + néomycine** (***CHIBRO-CADRON***) 1 gtte x 4/j pendant 10 j, puis x 2/j pendant 10 j, puis arrêt.
- **Antihistaminique H1** par voie générale à associer si les signes cliniques sont importants.

Ex : **cétirizine** (***XYZALL***) 1 cp. le soir pendant 1 mois.

On distingue 5 formes de conjonctivites allergiques de mécanismes, formes cliniques et pronostic différents :

Conjonctivite allergique saisonnière : CAS	Par allergie aux pollens (graminées ou arbres), au printemps ; bon pronostic
Conjonctivite allergique perannuelle : CAP	Par allergie à des allergènes présents toute l'année (moisissures, poils d'animaux, acariens) ; bon pronostic
Kératoconjonctivite vernale	Enfant < 10 ans, atteinte cornéenne ; le plus souvent, guérison à la puberté
Kératoconjonctivite atopique	Adulte entre 20 et 40 ans, atteinte cornéenne parfois sévère +++ ; mauvais pronostic
Kératoconjonctivite gigantopapillaire (KGC)	Porteurs de lentilles de contact ou de prothèses oculaires ; bon pronostic au retrait des lentilles de contact, ou sinon modification de l'adaptation ou du produit d'entretien

Conjonctivites par sécheresse oculaire

Ce sont des conjonctivites chroniques bilatérales. Le diagnostic est fait par le test de Schirmer.

- Larmes artificielles (***UNILARM***) 1 gtte x 4 à 8/j au long cours.
- Agents mouillants à haute viscosité, **carmellose sodique** (***CELLUVISC unidoses***) 1 gtte x 2 à 8/j.

ANTIBIOTIQUES LOCAUX (3) – POMMADES

■ **Tobramycine**

TOBREX					
1 à 3 appl./j dont 1 le soir	1 fl. (tube) 5 mL	2,50	I	65 %	2,50

■ **Néomycine + polymyxine B**

CÉBÉMYXINE					
1 à 3 appl./j dont 1 le soir	5 g (tube)	1,39	I	30 %	0,28

■ **Rifamycine**

RIFAMYCINE CHIBRET					
1 à 3 appl./j dont 1 le soir	5 g (tube)	1,94	I	65 %	0,39

■ **Ciprofloxacine**

CILOXAN					
3 appl./j	3,5 g (tube) 0,3 %	4,45	I	65 %	1,27

■ **Chlortétracycline**

AUREOMYCINE					
Conjonctivite, kératite, ulcère cornéen, blépharite, orgelet (germe sensible) : 1 à 2 appl./j dont 1 le soir, pdt 7 j en moyenne Trachome : 1 appl. x 2/j pdt 6 sem.	1 tube 5 g (1 %)		I	NR	

PROPRIÉTÉS

Les collyres et les pommades antibiotiques ont une action antibactérienne de surface (segment antérieur de l'œil), du fait de la faible résorption intraoculaire par la cornée.

Le choix de l'antibiotique doit être adapté au germe en cause ; on s'aidera d'un prélèvement bactériologique avec antibiogramme pour confirmer l'indication thérapeutique.

INDICATIONS

Infections bactériennes du segment antérieur de l'œil et de ses annexes : conjonctivites, kératites, ulcères cornéens, dacryocystites, blépharites, orgelets ; infections postopératoires et post-traumatiques.

Kératites virales, en association avec les antiviraux : adénovirus, herpès, zona.

CONTRE-INDICATIONS

Allergie connue à l'un des constituants.

Lentilles de contact : d'une manière générale, retirer absolument les lentilles de contact lors de toute infection oculaire +++. De plus, la **rifamycine** est contre-indiquée en cas de lentilles souples car elle les colore en rouge de façon irréversible. Tous les autres **collyres antibiotiques** sont contre-indiqués en raison du risque d'adsorption sur la lentille souple de certains composants du collyre (chlorure de benzalkonium ou borate de phénylmercure).

Grossesse et **allaitement** : **fluoroquinolones** déconseillées (absence d'études contrôlées). De plus allongement du temps de saignement chez la mère et l'enfant.

PRÉCAUTIONS D'EMPLOI

Insister auprès du patient sur la nécessité d'instillations répétées : x 6/j pendant 48 h puis x 4/j pendant 12 j ; exemple : **rifamycine** collyre : x 6/j pendant 48 h, puis x 4/j pendant encore 12 j.

EFFETS INDÉSIRABLES

Réactions locales allergiques, notamment avec la **néomycine**.

Possibilité de sélection de souches résistantes.

COLLYRES ANTIALLERGIQUES (1)

Lodoxamide

ALMIDE						
1 à 2 gttes/œil x 2 à 4/j		5 mL (fl.) 0, 1% 20 unidoses 0,4 mL 0,1 %	3,57 2,82		30 % 30 %	0,71 0,14

Cromoglycate de sodium

CROMOPTIC						
1 gtte/œil x 2 à 6/j		30 unidoses 0,35 mL 2 % 10 mL (fl.) 2 %	3,62 6,25		30 % 30 %	0,12 0,62
CROMÉDIL						
1 gtte/œil x 2 à 6/j		30 unidoses 0,3 mL 2 %	3,62		30 %	0,12
CROMABAK						
1 gtte/œil x 2 à 6/j		10 mL (fl.) 2 %	6,82		30 %	0,68
OPHTACALM						
1 gtte/œil x 2 à 6/j		10 unidoses 0,35 mL 2 %			NR	
MULTICROM						
1 gtte/œil x 2 à 6/j		10 mL (fl.) 2 %	6,37		30 %	0,64
CROMADOSES						
1 gtte/œil x 2 à 6/j		30 unidoses 0,3 mL 2 %	3,62		30 %	0,12
HUMEX						
1 gtte/œil x 2 à 6/j		10 unidoses 0,3 mL 2 %			NR	
OPTICRON						
1 gtte/œil x 2 à 6/j		5 mL (fl.) 2 % 10 unidoses 0,35 mL 2 % 24 unidoses 0,35 mL 2 %	2,55 2,90		30 % NR 30 %	0,51 0,12
OPHTACALMFREE						
1 gtte/œil x 2 à 6/j		10 mL (fl.) 2 %			NR	
CROMOFREE						
1 gtte/œil x 2 à 6/j		10 mL (fl.) 2 %	5,89		30 %	0,59
ALLERGOCOMOD						
1 gtte/œil x 2 à 6/j		10 mL (fl.) 2 %	6,45		30 %	0,64

COLLYRES ANTIALLERGIQUES (2)

Acide N-acétyl-aspartyl-glutamique

NAABAK					
1 gtte/œil x 2 à 6/j	10 mL (fl.) 4,9 %	5,97		30 %	0,60
NAAXIA					
1 gtte/œil x 2 à 6/j	5 mL (fl.) 4,9 % 10 mL (fl.) 4,9 % 10 unidoses 0,4 mL 4,9 % 36 unidoses 0,4 mL 4,9 %	 5,76 4,31		NR 30 % NR 30 %	 0,58 0,12

La pharmacologie des **collyres antiallergiques** est regroupée avec celle des antihistaminiques H1.

ANTIHISTAMINIQUES H1 (ANTI-H1) (1)

Lévocabastine

LEVOPHTA					
1 gtte x 2 à 4/j	5 mL (fl.)	6,63	II	30 %	1,33
ALLERGIFLASH					
1 gtte x 2 à 4/j	10 unidoses			NR	
LEVOFREE					
1 gtte x 2 à 4/j	30 unidoses	3,62	II	30 %	0,12

Kétotifène

ZALERG					
Collyre à 0,25 mg/mL 1 gtte x 2/j	5 mL (fl.) 30 unidoses 0,4 mL	5,37 3,62	II II	30 % 30 %	1,07 0,12
MONOKÉTO					
Collyre à 0,25 mg/mL 1 gtte x 2/j	60 unidoses 0,4 mL	6,85	II	30 %	0,11

Olopatadine

OPATANOL					
1 gtte x 2/j	5 mL (fl.) 0,5 mg/mL	6,25	I	30 %	1,25

ANTIHISTAMINIQUES H1 (ANTI-H1) (2) – PHARMACOLOGIE

PROPRIÉTÉS

Inhibition de la dégranulation des mastocytes à l'origine de la libération des médiateurs chimiques de l'allergie (**cromoglycate de sodium**, **acide N-acétyl aspartyl glutamique**).

Inhibition de la migration des éosinophiles impliqués à la phase tardive de la réaction allergique (**lodoxamide**).

Action antihistaminique (**lévocabastine**).

Blocage de l'activation du complément, inhibition de la synthèse des leucotriènes par les cellules sensibilisées, **acide N-acétyl aspartyl glutamique**.

INDICATIONS

Affections ophtalmologiques d'origine allergique (conjonctivites, blépharites).

CONTRE-INDICATIONS

Hypersensibilité à l'un des constituants.

Par analogie avec les **anti-H1** par voie générale, association déconseillée avec l'alcool, car possible majoration de l'effet sédatif.

PRÉCAUTIONS D'EMPLOI

Grossesse et **allaitement** : innocuité non établie du **lodoxamide** et de la **lévocabastine**.

D'une façon générale, privilégier les collyres sans conservateur (formes unidoses, ***CROMABAK***, ***NAABAK***, ***ZALERG***) qui sont moins agressifs pour la surface cornéenne et les seuls autorisés en cas de port de lentilles de contacts.

EFFETS INDÉSIRABLES

Picotements, brûlures, larmoiement, prurit.

DACRYOCYSTITE AIGUË

Une dacryocystite aiguë est une infection aiguë fulminante du sac lacrymal, le plus souvent à staphylocoques, survenant en cas d'obstruction des voies lacrymales. L'infection progresse en quelques heures avec une distension majeure inflammatoire du sac lacrymal. Elle impose un traitement urgent car elle peut s'étendre rapidement et entraîner une cellulite orbitaire, voire une septicémie, surtout chez les nouveau-nés et les immunodéprimés.

Les germes le plus souvent en cause sont les staphylocoques.

Traitement

• Hospitalisation en cas d'altération de l'état général (immunodéprimé, résistance au traitement médical bien conduit).

• Prélèvement des sécrétions pour examen direct, culture et antibiogramme, hémocultures.

• **Antibiotiques locaux**

Ex : **rifamycine** (***RIFAMYCINE CHIBRET*** collyre) 1 gtte x 4/j.

• **Antibiothérapie orale**

Ex : **amoxicilline + acide clavulanique** (***AUGMENTIN***) : 1 g x 3/j pendant 10 j.

Si allergie : **pristinamycine 500 mg** (***PYOSTACINE***) : 2 cp. x 3/j pendant 15 j.

L'antibiothérapie est adaptée secondairement en fonction de l'évolution clinique et de l'antibiogramme.

• Drainage transcutané lorsque le sac lacrymal est très inflammatoire et distendu.

• À distance de l'épisode aigu, exploration des voies lacrymales, qui confirme l'obstruction, et dacryocystorhinostomie (*cf.* Obstruction des voies lacrymales).

ANTISEPTIQUES POUR LAVAGE OCULAIRE (1) – COLLYRES

■ **Picloxydine**

VITABACT					
(sans benzalkonium) 1 gtte x 2 à 6/j	10 unidoses 0,4 mL 100 unidoses 0,4 mL 10 mL (fl.)	 1,27		NR NR 30 %	 0,13

■ **Hexamidine**

DÉSOMÉDINE					
1 gtte x 4 à 6/j	10 mL (fl.) 10 unidoses 0,6 mL			NR NR	

■ **Céthexonium**

BIOCIDAN					
1 gtte x 4 à 6/j	10 mL (fl.)	1,69		30 %	0,17
MONOSEPT					
1 gtte x 4 à 6/j	30 unidoses 0,4 mL	3,09		30 %	0,10

■ **Cétylpyridinium chlorure**

NOVOPTINE					
1 gtte x 4 à 6/j	10 mL (fl.) 10 unidoses 0,4 mL			NR NR	

■ **Acide acétylsalicylique**

ANTALYRE					
Antiseptique et vasoconstricteur 1 gtte x 4 à 6/j	10 unidoses 0,4 mL			NR	

ANTISEPTIQUES POUR LAVAGE OCULAIRE (2) – SOLUTÉS

■ Acide borique + borate de sodium

DACRYOSÉRUM					
Lavage oculaire 1 à 4/j	20 unidoses 5 mL 150 mL (fl.)	2,16 2,26		30 % 30 %	0,11 0,02

■ Acide borique + borax

DACUDOSES					
(sans conservateur) Lavage oculaire 1 à 4/j	16 unidoses 10 mL 24 unidoses 10 mL	 2,63		NR 30 %	 0,11

■ Acide borique + chlorobutanol + éthanol

OPTREX					
Lavage oculaire 1 à 4/j	190 mL (fl.) avec embout			NR	

ANTISEPTIQUES POUR LAVAGE OCULAIRE (3) – PHARMACOLOGIE

PROPRIÉTÉS

Collyres : action antiseptique.

Solutés : isotoniques aux larmes, action décongestionnante et antiseptique.

INDICATIONS

Collyres : irritations conjonctivales, conjonctivites, kératites, blépharites, orgelets, chalazions.

Solutés : irritation des paupières, nettoyage des sécrétions dans les conjonctivites, blépharites.

CONTRE-INDICATIONS

Allergie à l'un des constituants.

Lentilles de contact : le port de lentilles souples doit être évité pendant toute la durée d'un traitement contenant un conservateur (toutes les présentations en flacon) en raison du risque d'adsorption. En revanche, les unidoses sont autorisées (pas de conservateur).

EFFETS INDÉSIRABLES

Réaction allergique locale.

DÉCOLLEMENT DE RÉTINE (1)

Définition - clinique

Le décollement de rétine (DR) est un clivage entre l'épithélium pigmentaire et la rétine neurosensorielle, souvent à partir d'une déchirure rétinienne. Cette déchirure est favorisée par la myopie, l'aphakie ou pseudophakie (œil sans cristallin après extraction de cataracte), les traumatismes oculaires. La déchirure se manifeste par la perception d'éclairs lumineux (phosphènes) qui doivent alerter et conduire rapidement à un examen ophtalmologique.

Un voile noir amputant le champ visuel, une baisse de l'acuité visuelle sont les signes de DR constitué.

Traitement

Traitement curatif : uniquement chirurgical

Il doit être réalisé rapidement pour éviter l'extension du décollement et l'apparition de rétractions fibreuses du vitré (PVR : prolifération vitréo-rétinienne). Un patient atteint de DR doit être adressé rapidement à un chirurgien du segment postérieur et avoir un bilan préopératoire. Il doit rester au calme pour éviter l'extension du soulèvement. L'intervention chirurgicale doit être réalisée dans les 7 j, si la macula est encore à plat. Elle est réalisée sous anesthésie générale ou locale.

► *DR simple*

La chirurgie par voie externe (sans pénétrer à l'intérieur de l'œil), sur la sclère est la plus couramment pratiquée. Elle vise deux buts :

• 1. Obturer la déchirure en réappliquant les deux feuillets de rétine décollés. Ceci est réalisé le plus souvent grâce à la pose d'une indentation sclérale : matériel synthétique suturé fortement à la sclère en regard de la déchirure qui plaque le feuillet rétinien externe contre le feuillet rétinien interne.

• 2. Créer une cicatrice solide entre les deux feuillets pour éviter les récidives, par cryoapplication transclérale en regard de la déchirure (la brûlure par le froid entraîne une fibrose cicatricielle).

► *DR compliqué (prolifération vitréo-rétinienne)*

On a recours à la chirurgie endoculaire, très sophistiquée (véritable cœlioscopie de l'œil), qui comporte une vitrectomie, et selon les cas, dissection de PVR, endolaser, injection de perfluorocarbone liquide, de silicone, d'air ou de gaz servant à assurer un tamponnement interne de la rétine décollée.

Traitement préventif : photocoagulation au laser des lésions favorisantes avant le stade du décollement

Lorsque le patient est vu au stade de déchirure sans décollement, on peut entourer la déchirure par photocoagulation au laser permettant ainsi d'arrêter l'évolution vers le décollement de rétine. D'où l'intérêt de l'examen systématique des sujets à risque (myope, aphake, DR controlatéral, œil traumatisé, antécédent familial de DR) une fois/an, à la recherche de déchirures rétiniennes qu'il faut traiter rapidement au laser.

Résultats

La réapplication de la rétine est obtenue dans 90 % des cas. Le liquide sous-rétinien disparaît en quelques jours après l'intervention.

Le résultat fonctionnel, c'est-à-dire la récupération visuelle, est retardé par rapport au résultat anatomique. Lorsque la macula a été soulevée, plusieurs semaines sont nécessaires avant de pouvoir évaluer l'acuité visuelle.

DÉCOLLEMENT DE RÉTINE (2)

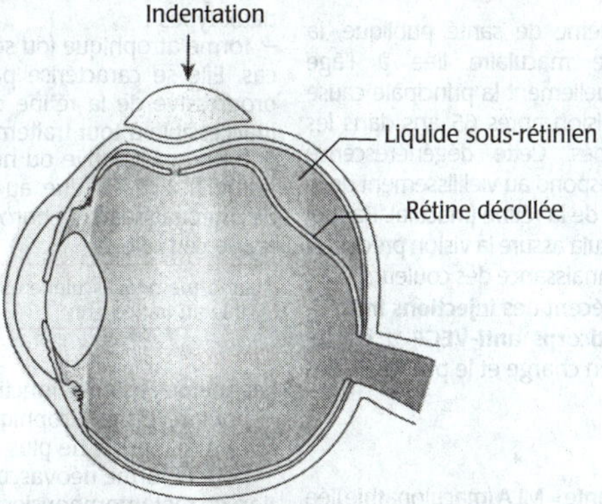

Technique de chirurgie extra-oculaire : indentation par une éponge suturée à la sclère en regard de la déchirure. Le liquide sous-rétinien se résorbe dans les 24 heures après l'obturation de la déchirure.

DÉGÉNÉRESCENCE MACULAIRE LIÉE À L'ÂGE (DMLA) (1)

Définition – épidémiologie

Véritable problème de santé publique, la dégénérescence maculaire liée à l'âge (DMLA) est actuellement la principale cause de baisse de vision après 65 ans dans les pays développés. Cette dégénérescence maculaire correspond au vieillissement de la région centrale de la rétine (macula). Rappelons que la macula assure la vision précise, la lecture, la reconnaissance des couleurs.

L'avènement récent des **injections intravitréennes d'anticorps anti-VEGF** a bouleversé la prise en charge et le pronostic des DMLA.

Classification

- Forme débutante = MLA (maculopathie liée à l'âge) : asymptomatique avec signes précurseurs visibles à l'examen du fond d'œil : drusens, migrations pigmentaires, altérations localisées de l'épithélium pigmentaire.
- Formes avérées = DMLA. On distingue deux types :
  – forme atrophique (ou sèche) : 20 % des cas. Elle se caractérise par une atrophie progressive de la rétine centrale. Elle est inaccessible à tout traitement ;
  – forme exsudative ou néovasculaire (ou humide). Elle est due au développement de néovaisseaux choroïdiens sous la rétine centrale.

> La forme néovasculaire est la seule accessible au traitement.

Clinique

Les premiers signes fonctionnels sont :
– pour la forme atrophique : difficultés à la lecture, besoin de plus d'éclairage ;
– pour la forme néovasculaire : la perception de métamorphopsies (vision de lignes déformées - ondulées, *cf.* Grille d'Amsler).
Puis apparaissent dans les deux formes un scotome central et une baisse de la vision centrale.

Grille d'Amsler

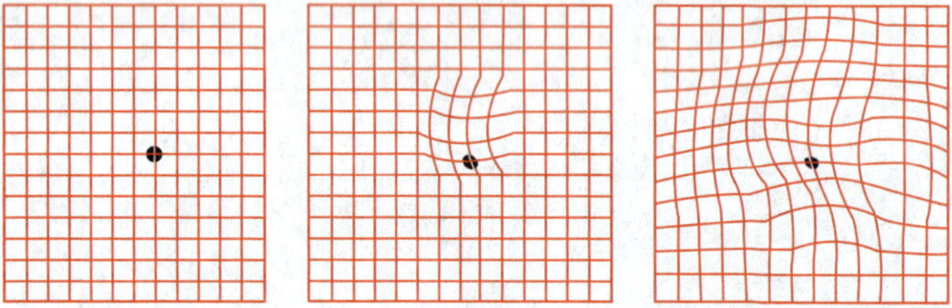

Grille d'Amsler

Début de DMLA
Légères métamorphopsies

DMLA évoluée
Fortes métamorphopsies

Diagnostic

- L'examen du fond d'œil met en évidence des drusens, des altérations de l'épithélium pigmentaire maculaire, des zones d'atrophie rétinienne. En cas de forme néovasculaire, on observe la triade : hémorragie, exsudats, décollement séreux rétinien.
- La tomographie en cohérence optique (OCT) analyse l'architecture rétinienne.
- L'angiographie en fluorescéine permet de distinguer les formes atrophiques des formes néovasculaires. Dans ce dernier cas, elle met en évidence la présence de néovaisseaux choroïdiens, aux parois anormalement perméables qui laissent diffuser le colorant. On distingue deux grands types de néovaisseaux choroïdiens :
  – les néovaisseaux choroïdiens sous-épithéliaux ou occultes (85 %) ;
  – les néovaisseaux choroïdiens pré-épithéliaux ou visibles (15 %).
- Dans certains cas, une angiographie au vert d'infracyanine précise la nature des lésions.

MOLÉCULES À ACTION ANTIANGIOGÉNIQUE (1) – PAR VOIE INTRAVITRÉENNE (1)

Ranibizumab

LUCENTIS						
IVT de 0,5 mg (0,05 mL) en dose unique Intervalle entre 2 doses : 4 sem. minimum Phase d'induction : 1 inj./mois pdt 3 mois Phase d'entretien : suivant activité de la DMLA	1 sol. inj. 10 mg/mL en fl. ou ser. prérempie	738,69	I	100 %	738,69

PROPRIÉTÉS

Le VEGF (*Vascular Endothelial Growth Factor*) joue un rôle majeur dans le développement des néovaisseaux choroïdiens. Il se lie aux cellules endothéliales pour stimuler l'angiogenèse et augmenter la perméabilité vasculaire.

Le **ranibizumab** (***LUCENTIS***) est un fragment d'anticorps spécifique du VEGF, auquel il se lie pour bloquer son action et ainsi inhiber l'angiogenèse.

INDICATIONS

- Forme néovasculaire (humide) de la dégénérescence maculaire liée à l'âge.
- Baisse visuelle due à :

– un œdème maculaire diabétique ;
– un œdème maculaire lié à une occlusion de la veine centrale de la rétine ou de branche veineuse rétinienne ;
– une néovascularisation choroïdienne secondaire à une forte myopie.

CONTRE-INDICATIONS

Hypersensibilité.
Infection oculaire ou périoculaire active ou suspectée.
Inflammation intraoculaire active sévère.

PRÉCAUTIONS D'EMPLOI

Administration par voie intravitréenne stricte en conditions aseptiques par un ophtalmologiste qualifié ayant l'expérience des injections intravitréennes.

Choisir un point d'injection scléral différent à chaque injection.

Avant le traitement, le patient doit être informé qu'il doit s'auto-administrer un collyre antibactérien x 4/j pendant 3 j avant et après chaque injection.

Surveillance ophtalmologique x 1/mois pendant le traitement, accrue la semaine suivant l'injection.

EFFETS INDÉSIRABLES

Très fréquents : céphalées, hémorragie conjonctivale, douleur oculaire, corps flottant du vitré, hémorragie rétinienne, augmentation de la pression intraoculaire.
Endophtalmies.
Inflammation intraoculaires.
Décollement rhegmatogène de la rétine, déchirures de la rétine liés à la procédure d'injection.
Cataractes traumatiques iatrogènes.

DÉGÉNÉRESCENCE MACULAIRE LIÉE À L'ÂGE (DMLA) (2)

Traitements [1] – uniquement pour la forme néovasculaire

Mesures hygiénodiététiques

- Arrêt du tabac +++ ; dépistage des facteurs de risque cardiovasculaires.
- Alimentation riche en fruits, légumes verts, poissons gras, noix.
- Compléments alimentaires :

– antioxydants ;
– acides gras de type oméga-3 ;
– lutéine.

- Activité physique régulière.

Injections intravitréennes d'anti-VEGF

► *Indications et posologie*

Ce type de traitement a révolutioné la prise en charge et le pronostic des DMLA. Dès que le diagnostic de DMLA exsudative rétrofovéolaire est posé, il est recommandé d'instaurer, le plus précocement possible, un traitement par **anti-VEGF**, quel que soit le niveau d'acuité visuelle initial. Les **anticorps anti-VEGF injectés par voie intravitréeenne** (p. ex. **ranibizumab**, ***LUCENTIS***) ont des propriétés antiangiogéniques. Elles agissent en bloquant la néovascularisation et la perméabilité des néovaisseaux. Les phénomènes exsudatifs régressent et les gains d'acuité visuelle deviennent une réalité : à 2 ans, on observe 90 % de stabilisation et 30 % d'amélioration.

En pratique, le traitement est initié par une phase d'induction, suivie d'une phase de maintien :

– phase d'induction, le plus précocement possible : 1 inj. de 0,5 mg (0,05 mL) de ***LUCENTIS*** par mois pendant 3 mois consécutifs ;

– phase de maintien : le rythme d'injection est adapté à la situation ophtalmologique du patient : il est indispensable de **réexaminer le patient chaque mois**, afin de le retraiter dès l'apparition d'une récidive (l'effet du produit est transitoire).

En moyenne, un patient recevra 5 à 6 injections intravitréeennes la 1re année.

► *Critères d'arrêt du traitement*

Suspension temporaire du traitement anti-VEGF

Il n'y a plus de signes d'activité de la lésion néovasculaire. La lésion est considérée comme inactive si :

– absence de diffusion sur l'angiographie à la fluorescéine ou autre signe d'activité de la maladie ;
– absence d'augmentation de la taille de la lésion ;
– absence de nouvelle hémorragie ;
– absence d'exsudats ;
– absence de réapparition ou d'aggravation de signes d'activité néovasculaire en tomographie par cohérence optique ;
– absence de nouvelle augmentation de taille de la lésion ou de nouveaux signes d'activité de la maladie depuis une interruption récente de traitement ;
– absence de baisse d'acuité visuelle attribuable à l'activité néovasculaire ;
– effets indésirables du traitement.

En l'absence de ces critères, la poursuite du traitement peut être envisagée en cas de récidives antérieures lors de la suspension du traitement.

Arrêt définitif du traitement anti-VEGF

- Réaction d'hypersensibilité suspectée ou établie : changer d'**anti-VEGF** ou à défaut photothérapie dynamique.
- Meilleure acuité visuelle corrigée inférieure à 15 lettres sur l'échelle ETDRS dans l'œil traité lors de deux visites consécutives, attribuable à la DMLA.
- Diminution de l'acuité visuelle de 30 lettres ou plus comparée à l'acuité visuelle de base et/ou à la meilleure acuité notée depuis le départ (en l'absence d'hématome sous-rétinien, de déchirure de l'épithélium pigmentaire) car cela peut traduire une inefficacité du traitement et/ou un effet indésirable.
- Signes de détérioration morphologique de la lésion malgré un traitement optimal : augmentation progressive de la taille de la lésion en angiographie à la fluorescéine, aggravation des signes d'activité en tomographie en cohérence optique.

MOLÉCULES À ACTION ANTIANGIOGÉNIQUE (2) – PAR VOIE INTRAVITRÉENNE (2)

■ Aflibercept

EYLÉA					
Injection intravitréenne 2 mg x 1/mois pendant 3 mois puis 20 mg tous les 2 mois	1 fl. 100 μL (40 mg/mL)	807,28	I	100 %	8,07

PROPRIÉTÉS

Protéine de fusion recombinante qui se lie au VEGF (*Vascular Endothelial Growth Factor*), inhibant la liaison à ses récepteurs à la surface des cellules endothéliales.

INDICATIONS

Traitement de la forme néovasculaire (humide) de la dégénérescence maculaire liée à l'âge.

CONTRE-INDICATIONS

Hypersensibilité à l'**aflibercept** ou à l'un des excipients.
Inflammation ou infection oculaire/périoculaire, avérée ou suspectée.
Sujet à risque de décollement rétinien.
Trous maculaires de stades 3 et 4.

PRÉCAUTIONS D'EMPLOI

Glaucome, rétinopathie : utiliser avec prudence, surveillance ophtalmologique.
Interruption de traitement pendant les 28 j précédant ou suivant une chirurgie intraoculaire.

EFFETS INDÉSIRABLES

Endophtalmie liée à l'injection intravitréenne.
Élévation de la pression intraoculaire.
Immunogénicité : inflammation, photophobie, douleur.
Hémorragie intraoculaire.

■ Bévacizumab

AVASTIN					
Hors-AMM (RTU) : traitement de la DMLA RTU = recommandation temporaire d'utilisation, avec organisation d'un suivi étroit des patients traités	1 fl. 4 mL (25 mg/mL) 1 fl. 16 mL (25 mg/mL)	HOP HOP	I I		

Cf. ***AVASTIN*** en Hématologie – Oncologie

DÉGÉNÉRESCENCE MACULAIRE LIÉE À L'ÂGE (DMLA) (3)

Photothérapie dynamique

Elle est supplantée pas les **injections intravitréennes d'anti-VEGF**. La photothérapie dynamique ne permet qu'exceptionnellement une amélioration de l'acuité visuelle. On l'utilise en cas de contre-indication ou de non-réponse aux anti-VEGF. Le principe est d'injecter par voie intraveineuse un colorant (la **vertéporphine**) qui sensibilise l'endothélium des lésions néovasculaires. Ce colorant est ensuite activé par un laser non thermique pour obtenir l'occlusion des lésions.

Photocoagulation au laser

La photocoagulation au laser a perdu de son intérêt et est réservée aux néovascularisations choroïdiennes extrafovéolaires (à distance du centre de la fovéola) : le traitement consiste à envoyer un rayon lumineux de haute énergie, qui traverse l'œil du patient de façon à détruire les néovaisseaux sous-rétiniens avant qu'ils n'aient détruit toute la rétine. Les récidives sont fréquentes.

Photocoagulation périfovéolaire

Elle est réservée aux lésions évoluées, de grande taille, avec une acuité visuelle < 1/10.

Elle permet d'effectuer un barrage efficace à l'extension des lésions, et donc de limiter la taille du scotome perçu par le patient.

Chirurgie

Elle est aujourd'hui réservée à l'évacuation d'un hématome sous-rétinien maculaire et doit être réalisée très rapidement : dans les 7 j qui suivent la survenue de l'hématome.

MOLÉCULES À ACTION ANTIANGIOGÉNIQUE (3) – PAR VOIE INTRAVEINEUSE

■ Vertéporfine

VISUDYNE					
1re étape : perf. IV pdt 10 min, à la dose de 6 mg/m² de surface corporelle, diluée dans 30 mL de sol. pour perf. 2e étape, 15 min après le début de la perf. : activation de ***VISUDYNE*** par une lumière Max 4 inj./an	1 fl. 15 mg	1207,12	I	100 %	1207,12

PROPRIÉTÉS

La thérapie photodynamique (PDT) utilise l'énergie lumineuse pour activer un photosensibilisant en présence d'oxygène.

– 1re étape : injection IV d'un phosensibilisant, la **vertéporfine**, qui se fixe dans les néovaisseaux choroïdiens ;

– 2e étape : activation du photosensibilisant par une lumière du proche infrarouge, ce qui libère des radicaux libres prédominant au niveau de la paroi des néovaisseaux choroïdiens. Ceci provoque une lésion de la paroi et des phénomènes de thromboses.

Intérêt : sélectivité du traitement des néovaisseaux sans lésion de la rétine sus-jacente.

INDICATIONS

Néovascularisation choroïdienne rétrofovéolaire :

– à prédominance visible liée à une dégénérescence maculaire liée à l'âge ;

– due à la myopie forte.

CONTRE-INDICATIONS

Porphyrie.

Hypersensibilité.

Insuffisance hépatique grave.

PRÉCAUTIONS D'EMPLOI

VISUDYNE ne doit être utilisé que par des ophtalmologistes expérimentés.

Utiliser immédiatement après dilution.

Photosensibilité des patients traités pendant les 48 h qui suivent la perfusion : vêtements protecteurs, lunettes de soleil haute protection.

En revanche, exposition à la lumière intérieure ambiante encouragée pour favoriser l'élimination du médicament.

Surveillance médicale étroite pendant la perfusion.

EFFETS INDÉSIRABLES

• Oculaires : vision trouble, floue, brouillée ou flashs lumineux, diminution de l'acuité visuelle, altération du champ visuel (halos gris ou noirs, scotomes et taches noires).

• Au point d'injection : douleur, œdème, inflammation, extravasation (vives douleurs, inflammation, formation de vésicules ou changement de coloration au site d'injection). En cas d'extravasation, perfusion interrompue immédiatement.

• Systémiques : douleur liée à la perfusion principalement au niveau des lombaires, nausées, photosensibilisation, asthénie, hypercholestérolémie.

INTERACTIONS MÉDICAMENTEUSES

VISUDYNE précipite en solution saline : **ne pas utiliser de sérum physiologique** ou d'autres solutions injectables.

Médicaments photosensibilisants : **tétracyclines**, **phénothiazines**, **sulfamides**, **diurétiques thiazidiques**, **griséofulvine**.

Médicaments altérant l'endothélium vasculaire (augmentation de l'absorption) : **inhibiteurs calciques**, **polymixine B**, radiothérapie.

Antagonistes : vasodilatateurs, anticoagulants, **antiagrégants plaquettaires**.

DÉGÉNÉRESCENCE MACULAIRE LIÉE À L'ÂGE (DMLA) (4)

Rééducation basse vision pour les formes évoluées

Elle comprend l'ensemble des techniques permettant d'aider un patient mal voyant à mieux utiliser sa vision fonctionnelle résiduelle. Elle progresse grâce à la collaboration entre ophtalmologistes, orthoptistes, opticiens (aides optiques, éclairages adaptés), intervenants en activité de la vie journalière, psychologues.

Surveillance

- Autosurveillance du patient avec la grille d'Amsler.
- Une surveillance rapprochée chez l'ophtalmologiste (acuité visuelle, fond d'œil, OCT, angiographie rétinienne) est indispensable pour le traitement précoce des récidives fréquentes.

Le nombre de patients atteints de DMLA augmente. Les efforts de recherche thérapeutique se poursuivent tels que transplantation chirurgicale d'épithélium pigmentaire, tentatives de prothèses rétiniennes, études génétiques.

Quelques adresses utiles

- Retina France, Association française Retinitis Pigmentosa – 2 chemin du Cabirol, BP 62, 31771 Colomiers Cedex (tél. 05 61 78 91 00) – www.retina.fr
- Association Valentin Haüy – 5 rue Duroc, 75007 Paris (tél. 01 73 12 69 55) – www.avh.asso.fr
- APAM (Association des personnes aveugles et malvoyantes) – 3 rue Jacquier, 75014 Paris
- ARAMAV (Clinique de réadaptation visuelle) – 12 chemin du Belvédère, 30000 Nîmes – www.aramav.fr
- Institut national des invalides – 6 bd des Invalides, 75007 Paris
- SIFO (Société des infirmières françaises en ophtalmologie) – www.sifo.fr
- APEDV (Association des parents d'enfants déficients visuels) – 13 rue Joseph Dijon, 75018 Paris (tél. 01 42 55 06 24) – apedv.fr
- Éditions corps 16 (fournisseur de livres avec des caractères de grosse taille, spéciaux pour les déficients visuels) – 15 rue de la Comète, 75007 Paris (tél. : 01 45 50 10 10) – www.editionscorps16.com
- Association DMLA, service d'ophtalmologie – Hôpital intercommunal de Créteil – 40 avenue de Verdun, 94010 Créteil (tél. : 0 800 880 660) – www.association-dmla.com

CONSENSUS

[1] Dégénérescence maculaire liée à l'âge : prise en charge diagnostique et thérapeutique, *HAS*, 2012.

PRÉVENTION NUTRITIONNELLE DE LA DMLA

■ Vitamine/minéraux + pigments maculaires + acides gras polyinsaturés

MACULA 1 STEP					
1 caps./j avec un verre d'eau au cours du repas principal	60 caps.			NR	
MACULA-Z					
1 caps./j avec un verre d'eau au cours du repas principal	30 caps. 120 caps.			NR NR	
MACULA-Z ORO					
1 cp./j à laisser fondre sous la langue	60 cp. orodisp.			NR	
NATUROPHTA MACULA					
2 caps./j en 1 prise avec un verre d'eau au cours du repas principal	60 caps. noires			NR	
NUTROF TOTAL					
2 caps./j en 1 prise avec un verre d'eau au cours du repas principal	60 caps. 180 caps.			NR NR	
OFTAN MACULA					
1 caps./j avec un verre d'eau au cours du repas principal	30 caps.			NR	
PRESERVISION 3					
2 caps./j en 1 prise avec un verre d'eau au cours du repas principal	60 caps. 180 caps.			NR NR	
VISIOPREV					
2 caps./j en 1 prise avec un verre d'eau au cours du repas principal	60 caps.			NR	
VISIOPREV DUO					
2 caps./j en 1 prise avec un verre d'eau au cours du repas principal	60 caps.			NR	

PROPRIÉTÉS

Compléments alimentaires à visée oculaire. Ils associent des vitamines (E et C notamment), des minéraux (Zn et Cu), des pigments maculaires (lutéine et zéaxanthine notamment) ainsi que des acides gras polyinsaturés ω3 (DHA et EPA = acides docosahexaénoïque et éicosapenténoïque).

NATUROPHTA MACULA, ***VISIOPREV*** et ***VISIOPREV DUO*** contiennent également les vitamines suivantes : B1, B2, B3, B6, B9 et B12.

L'action protectrice repose sur l'apport de caroténoïdes maculaires et sur l'effet antioxydant des autres composés.

INDICATIONS

Prévention et protection de la DMLA en supplémentation continue.

Toujours en association avec une alimentation variée et équilibrée.

ECTROPION

Définition

C'est une éversion de la paupière, le plus souvent inférieure, son bord libre perdant le contact avec le globe oculaire. On distingue l'ectropion atonique du vieillard (par relâchement des tissus), l'ectropion paralytique (paralysie faciale), les ectropions cicatriciels (plaies, brûlures).
Il entraîne un larmoiement gênant ; il peut se compliquer d'ulcère de la cornée.

Traitement

Il est chirurgical : il consiste à suspendre ou retendre la paupière mal positionnée.

ENTROPION

Définition

C'est le retournement en dedans du bord libre de la paupière. Il est responsable du frottement des cils sur la cornée avec un risque de kératite.

Il peut être congénital, spasmodique, sénile, ou cicatriciel.

Traitement

Il est chirurgical.

ORGELET

Définition

C'est un furoncle centré sur le bulbe pileux d'un cil, isolé ou associé à une blépharite. Il peut s'abcéder avec œdème palpébral puis régional. Il est le plus souvent dû au staphylocoque.

Traitement

Pommade antibiotique active sur le staphylocoque telle **rifamycine** (***RIFAMYCINE***) 1 appl. x 3/j sur la lésion.

Parfois, l'incision est nécessaire pour évacuer le pus.
Il faut proscrire toute manipulation intempestive sous peine de voir apparaître la redoutable staphylococcie maligne de la face.
S'il existe un œdème facial, antibiothérapie générale : **pristinamycine** (***PYOSTACINE***) 500 mg : 2 cp. x 2 à 3/j pendant 15 j.
En cas de récidives, il faut rechercher un diabète.

OBSTRUCTION DES VOIES LACRYMALES

Rappel anatomoclinique

Les voies lacrymales sont formées des méats lacrymaux, des canalicules lacrymaux, du sac lacrymal, et du conduit lacrymo-nasal qui s'ouvre dans les fosses nasales au niveau du cornet inférieur. L'obstruction des voies lacrymales se produit le plus souvent au niveau de la partie distale du conduit lacrymo-nasal. Celle-ci se manifeste par un larmoiement par stase des larmes, avec un risque d'infection de la conjonctive ou du sac lacrymal (dacryocystite aiguë).

Affections congénitales

Les obstructions congénitales du conduit lacrymo-nasal concernent 5 % des nouveau-nés. Le plus souvent, ce conduit s'ouvre spontanément dans les 6 premiers mois de vie.
Ces enfants présentent un larmoiement permanent, souvent compliqué de conjonctivite, de mucocèle du sac lacrymal, de dacryocystite aiguë.

► *Moyens thérapeutiques*

• Massages du sac lacrymal par compression du haut vers le bas x 3-4/j.
• **Antibiotiques locaux** en cas de surinfection conjonctivale.
Ex : **rifamycine** (***RIFAMYCINE CHIBRET*** collyre) x 4/j pendant 15 j.
• Sondage des voies lacrymales à réaliser de préférence sous anesthésie générale légère (réalisable sans anesthésie dans le cabinet de consultation lorsque l'enfant est jeune mais risque de spasme laryngé réflexe).
• Sondage des voies lacrymales d'emblée sous anesthésie générale suivi par la mise en place d'une intubation canaliculo-nasale en silicone, permettant d'éviter la fermeture des voies lacrymales pendant la cicatrisation, à laisser en place 6-12 sem. (enfants > 12-15 mois).

Affections acquises

La cause la plus fréquente est une inflammation chronique des muqueuses à l'intérieur du conduit qui entraîne une fibrose.

► *Moyens thérapeutiques*

En cas d'obstruction de l'extrémité inférieure du conduit lacrymo-nasal, le traitement de choix est la dacryocystorhinostomie : cette technique anastomose le sac lacrymal avec la muqueuse nasale après fracture de l'os situé entre les 2 muqueuses. Comme chez l'enfant, une sonde en silicone peut être passée à travers l'orifice afin de prévenir la fermeture lors de la cicatrisation.

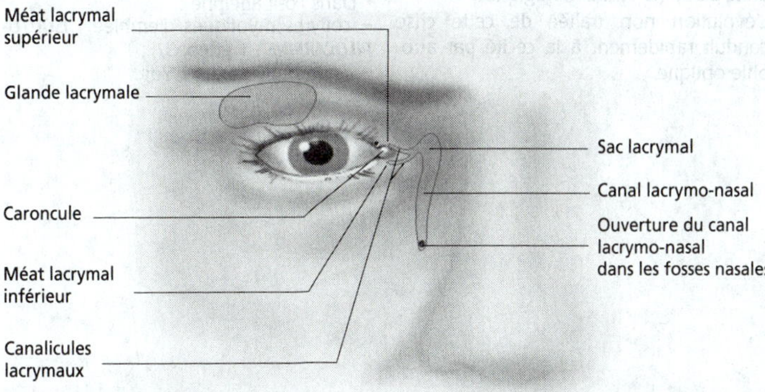

GLAUCOMES (1)

Le terme glaucome regroupe plusieurs affections oculaires dont les manifestations cliniques sont très diverses mais dans lesquelles sont associés 3 signes principaux :

- élévation de la pression intraoculaire ;
- altérations du champ visuel ;
- anomalies de la papille optique.

Glaucome aigu par fermeture de l'angle (GAFA) : urgence médicale

Clinique

Le glaucome aigu est une urgence majeure en ophtalmologie.

La crise de glaucome aigu réalise un tableau bruyant. Son diagnostic doit être fait sur quelques symptômes faciles à reconnaître et doit conduire à un traitement dont la précocité seule évitera la perte complète et définitive de l'œil.

Devant un œil rouge avec cercle périkératique, associé à des douleurs oculaires et péri-oculaires, une baisse d'acuité visuelle, une pupille en semi-mydriase aréflexique, souvent des nausées et des vomissements et un œil dur comme une bille de bois à la palpation, le diagnostic de glaucome aigu doit être absolument suspecté de façon à adresser le patient de toute urgence en unité de soins ophtalmologiques.

L'évolution non traitée de cette crise conduit rapidement à la cécité par atrophie optique.

> Trop de crises de glaucome aigu sont encore étiquetées conjonctivites sans examen ophtalmologique ; lorsque le diagnostic est enfin fait quelques jours plus tard, le pronostic fonctionnel est catastrophique !

Traitement

- Hospitalisation en urgence en milieu ophtalmologique.
- Pose d'une voie veineuse et bilan biologique (ionogramme, glycémie, créatininémie) qui ne doit pas retarder la mise en route du traitement général.

► *Traitement général*

Il repose sur les antiglaucomateux par voie générale :

- **acétazolamide** (***DIAMOX***) : injection de 1 amp. de 500 mg en IV lente (5 min) puis relais par 1 cp. à 250 mg x 3/j + ***DIFFU-K***, 1 gél. x 3/j ;
- ***MANNITOL*** : une perfusion de 250 mL en 30 min.

► *Traitement local*

- Dans l'œil atteint :
  - instillation de collyres myotiques : ***ISOPTO-PILOCARPINE*** dès que la tension oculaire a diminué de moitié, à raison d'une goutte par quart d'heure jusqu'à obtention du myosis, puis une goutte x 3/j ;
  - iridotomie au laser Yag ou iridectomie chirurgicale dans les 24 h dès que la cornée s'est éclaircie.
- Dans l'œil adelphe :
  - collyres myotiques d'emblée : ***ISOPTO-PILOCARPINE*** : 1 gtte x 3/j ;
  - iridotomie au laser Yag.

ANTIGLAUCOMATEUX PAR VOIE GÉNÉRALE

Acétazolamide

DIAMOX					
A. : 1/4 à 1 cp. x 3/j E. : 5 à 10 mg/kg/j en 3 prises	24 cp. 250 mg	4,45	I	65 %	0,19
A. : 1 à 2 g/j en IVL	1 fl. 500 mg IV	14,36	I	65 %	14,36
E. : 5 à 10 mg/kg/j en IVL	25 fl. 500 mg IV	HOP	I		

PROPRIÉTÉS

Hypotonisant oculaire : il diminue la formation d'humeur aqueuse en inhibant l'anhydrase carbonique au niveau du corps ciliaire.

Au niveau du tubule rénal, augmentation de l'élimination urinaire de sodium, de potassium, et de bicarbonates.

INDICATIONS

• Les formes injectables sont utilisées dans la crise aiguë de glaucome par fermeture de l'angle en traitement d'attaque ; ce n'est qu'après 30 min qu'on débute le traitement par les collyres myotiques (***ISOPTO-PILOCARPINE***).

• Le ***DIAMOX*** en comprimés est prescrit :

– dans la crise de GAFA en relais au ***DIAMOX*** IV ;

– dans le glaucome chronique, en cas d'hypertonie oculaire non équilibrée par les **collyres antiglaucomateux**.

CONTRE-INDICATIONS

Antécédents de colique néphrétique, hypokaliémie non contrôlée.

Insuffisance hépatique ou rénale grave.

Insuffisance surrénale grave.

Grossesse : effet tératogène chez l'animal.

Allaitement : passage dans le lait maternel ; aucun effet nocif rapporté chez le nourrisson.

PRÉCAUTIONS D'EMPLOI

Prévenir l'hypokaliémie, en prescrivant systématiquement du potassium (***DIFFU-K***).

EFFETS INDÉSIRABLES

Hypokaliémie, hyperuricémie, lithiase rénale.

Asthénie, somnolence, troubles gastro-intestinaux, dysesthésies.

Éruptions cutanées, troubles hématologiques (thrombopénie, agranulocytose) par hypersensibilité aux **sulfamides**.

INTERACTIONS MÉDICAMENTEUSES

Augmentation du risque d'hypokaliémie en cas d'association aux **digitaliques**, **corticoïdes**, **diurétiques** (thiazidiques et de l'anse).

En cas d'hypokaliémie, l'association à certains **antiarythmiques** (classe Ia, classe III) expose aux risques de torsades de pointe.

Mannitol

MANNITOL MACO PHARMA					
Crise de GAFA chez l'adulte : 250 mL en 30 min	500 mL 10 % (fl.)	HOP			
	250 mL 10 % (poche)	HOP			
	500 mL 10 % (poche)	HOP			
A. : 500 mL/j	250 mL 20 % (fl.)	HOP			
	250 mL 20 % (poche)	HOP			
	500 mL 20 % (fl.)	HOP			
	500 mL 20 % (poche)	HOP			

PROPRIÉTÉS

Solution hypertonique entraînant une déshydratation du vitré par effet osmotique, diminuant ainsi la pression intraoculaire.

INDICATIONS

Hypertension intraoculaire.

CONTRE-INDICATIONS

Hyperosmolarité plasmatique préexistante, déshydratation intracellulaire, insuffisance cardiaque.

PRÉCAUTIONS D'EMPLOI

Il est nécessaire de réchauffer le flacon au bain-marie jusqu'à dissolution des cristaux.

La solution étant hypertonique, perfuser à vitesse lente et régulière.

GLAUCOMES (2)

Glaucome chronique à angle ouvert

Évolution insidieuse sans signe fonctionnel

La gravité du glaucome chronique à angle ouvert (GCAO) vient avant tout de son insidiosité : le GCAO reste très longtemps asymptomatique. D'où l'intérêt du dépistage de l'hypertonie oculaire par la prise de tension oculaire (TO) systématique au cours de l'examen ophtalmologique (TO normale : < 21 mmHg). Lorsque des années plus tard, les premiers signes sont ressentis par le patient, les dégâts sur le nerf optique sont irréversibles.

En l'absence de traitement, l'hypertonie oculaire chronique conduit en quelques années à la cécité par destruction progressive de la papille optique, et altération du champ visuel.

Le traitement du GCAO est un traitement à vie ; il ne doit jamais être interrompu. La surveillance ophtalmologique se fait sur la pression intraoculaire, l'aspect de la papille et le champ visuel.

Traitement en première intention

On utilise des collyres hypotonisants ± associés entre eux, voire du ***DIAMOX*** *per os*.

► *Collyres hypotonisants*

Caractéristique	Mécanisme d'action	Baisse de la pression intraoculaire	Posologie
Analogues des prostaglandines **latanoprost (*XALATAN*)**	Augmentation de la résorption de l'humeur aqueuse	25-30 %	1 gtte le soir
β-bloquants **timolol (*TIMOPTOL*)**	Diminution de la sécrétion d'humeur aqueuse	20-25 %	1 gtte x 2/j ***TIMOPTOL LP*** : 1 gtte/j
Agonistes α-adrénergiques sélectifs **brimonidine (*ALPHAGAN*)**	Diminution de la sécrétion d'humeur aqueuse	20-25 %	1 gtte x 2/j
Inhibiteurs de l'anhydrase carbonique **dorzolamide (*TRUSOPT*)**	Diminution de la sécrétion d'humeur aqueuse	15-20 %	1 gtte x 2 à 3/j
Parasympathomimétiques : **pilocarpine (*ISOPTO-PILOCARPINE*)***	Augmentation de la résorption de l'humeur aqueuse	20-25 %	1 gtte x 3/j

Collyres en association :

- ***COSOPT*** : **timolol + dorzolamide.**
- ***XALACOM*** : **latanoprost + timolol.**
- ***DUOTRAV*** : **timolol + travoprost.**
- ***GANFORT*** : **timolol + bimatoprost.**
- ***COMBIGAN*** : **timolol + brimonidine.**

* Peu utilisé

COLLYRES ANTIGLAUCOMATEUX (1) – PARASYMPATHOMIMÉTIQUE (MYOTIQUE)

Pilocarpine

ISOPTO-PILOCARPINE					
1 gtte x 3/j	1 fl. 10 mL 0,5 %	1,69		65 %	1,69
	1 fl. 10 mL 1 %	1,69		65 %	1,69
	1 fl. 10 mL 2 %	1,69		65 %	1,69

PROPRIÉTÉS

En entraînant un myosis qui tire sur les mailles du trabéculum, ils facilitent l'écoulement de l'humeur aqueuse.

INDICATIONS

Crise de glaucome aigu par fermeture de l'angle (GAFA) et glaucome chronique.

CONTRE-INDICATIONS

Uvéites antérieures (iritis, iridocyclite) dans lesquelles la pupille doit rester dilatée.
Allergie à la **pilocarpine**.

PRÉCAUTIONS D'EMPLOI

Pour la crise de GAFA, les **myotiques** doivent être donnés au moins 30 min après le début des traitements hypotonisants, par voie générale (***MANNITOL***, ***DIAMOX***) et dans les 2 yeux.
Chez les myopes, n'utiliser les **myotiques** qu'après vérification de la périphérie rétinienne (ils peuvent entraîner un décollement de rétine).
Risque de gêne visuelle chez les utilisateurs de machine.
Lentilles de contact à éviter en raison du risque d'adsorption du conservateur sur les lentilles.

EFFETS INDÉSIRABLES

Myosis qui peut gêner la vision des patients, modification possible du champ visuel.

INTERACTIONS MÉDICAMENTEUSES

Possibilité de potentialisation des curarisants (prévenir l'anesthésiste).

GLAUCOMES (3)

► *Traitement hypotonisant oral*

Acétazolamide (***DIAMOX***) cp. à 250 mg : 1/4 à 1 cp. x 3/j.

En cas de traitement médical insuffisant

► *Laser*

On peut réaliser un traitement au laser (trabéculorétraction) : application d'impacts laser sur le corps ciliaire pour augmenter l'écoulement de l'humeur aqueuse.

► *Chirurgie : sclérectomie ou trabéculectomie*

Ces interventions consistent à réaliser une fistulisation entre le corps ciliaire et les espaces sous-conjonctivaux. Elles peuvent au besoin être répétées.

► *Cyclodestruction du corps ciliaire*

Cette intervention ***de dernier recours*** est indiquée dans les glaucomes très évolués. Elle vise à détruire le corps ciliaire qui produit l'humeur aqueuse. On peut utiliser plusieurs techniques : le froid (cryoapplication du corps ciliaire), le laser (Yag ou diode transscléral) ; les ultrasons *(Sonocare)*.

Glaucome néovasculaire

C'est la complication la plus redoutée de la rétinopathie diabétique proliférante sévère ou d'une occlusion veineuse rétinienne ischémique qui n'ont pas été traitées correctement par laser (*cf.* chapitres correspondants). Il résulte du développement de néovaisseaux dans l'angle iridocornéen empêchant l'évacuation de l'humeur aqueuse. Il entraîne une augmentation majeure de la pression intraoculaire aboutissant à un œil très douloureux et non voyant.

Glaucome congénital

Diagnostic

Affection redoutable, il est dû à une anomalie de développement de l'angle iridocornéen.

Suspecté devant un larmoiement, une photophobie, une cornée trouble au diamètre augmenté (mégalocornée) chez le nouveau-né ou le nourrisson, le diagnostic est confirmé par la prise de tension oculaire, au besoin sous anesthésie générale.

Traitement

Le traitement est uniquement chirurgical ; il est impératif dès que le diagnostic est posé (trabéculotomie, trabéculectomie). Le pronostic est sombre.

> Les chances de conserver une fonction visuelle utile sont d'autant plus grandes que l'enfant est opéré précocement. D'où l'extrême importance de savoir reconnaître les symptômes du glaucome cong'nital pour adresser ces enfants le plus tôt possible à l'ophtalmologiste +++.

COLLYRES ANTIGLAUCOMATEUX (2) – BÊTABLOQUANTS (1)

■ Timolol collyre

TIMOPTOL					
1 gtte x 2/j	1 fl. 3 mL 0,25 % 1 fl. 3 mL 0,50 %	3,76 4,03	I I	65 % 65 %	3,76 4,03
TIMABAK					
1 gtte x 2/j	1 fl. 5 mL 0,25 % 1 fl. 5 mL 0,50 %	7,41 7,99	I I	65 % 65 %	7,41 7,99
OPHTIM					
1 gtte x 2/j	60 unidoses 0,25 mL 0,25 % 60 unidoses 0,25 mL 0,50 %	7,80 8,42	I I	65 % 65 %	0,13 0,14
TIMOPTOL LP					
1 gtte le soir, 1 fl. pour 1 mois	1 fl. 2,5 mL 0,25 % 1 fl. 2,5 mL 0,50 %	7,49 8,13	I I	65 % 65 %	7,49 8,13
GELTIM LP					
Solution LP : 1 gtte le soir	30 unidoses 0,4 g (1 mg/g)	7,99	I	65 %	0,27

■ Bétaxolol

BETOPTIC					
Collyre : 1 gtte x 2/j Suspension ophtalmique : 1 gtte x 2/j	1 fl. 3 mL 0,25 % 1 fl. 3 mL 0,5 % 60 unidoses 0,25 mL 0,25 %	4,21 4,21 8,73	I I I	65 % 65 % 65 %	4,21 4,21 0,15

■ Cartéolol

CARTÉOL					
1 gtte x 2/j	1 fl. 3 mL 1 % 1 fl. 3 mL 2 %	3,89 4,18	I I	65 % 65 %	3,89 4,18
CARTÉOL LP					
1 gtte/j le matin	30 unidoses 0,2 mL 1 % 30 unidoses 0,2 mL 2 % 1 fl. 3 mL 1 % 1 fl. 3 mL 2 %	7,99 7,99 7,01 7,01	I I I I	65 % 65 % 65 % 65 %	0,27 0,27 7,01 7,01

■ Lévobunolol

BÉTAGAN					
1 gtte x 2/j	1 fl. 5 mL 0,5 % 60 unidoses 0,4 mL 0,5 %	3,37 7,99	I I	65 % 65 %	3,37 0,13

COLLYRES ANTIGLAUCOMATEUX (3) – BÊTABLOQUANTS (2)

■ Timolol maléate

TIMOCOMOD					
1 gtte/j	1 fl. 5 mL 0,25 % 1 fl. 5 mL 0,5 %	6,99 7,55	I I	65 % 65 %	6,99 7,55

PROPRIÉTÉS

Ils diminuent la pression intraoculaire en réduisant la sécrétion d'humeur aqueuse par les procès ciliaires ; ils n'ont aucun effet ni sur le diamètre pupillaire, ni sur l'accommodation.

INDICATIONS

Glaucome chronique à angle ouvert ; glaucome de l'aphake, hypertonie intraoculaire.

CONTRE-INDICATIONS

Du fait du passage du produit dans la circulation générale, ce sont celles de tous les **β-bloquants**.

Asthme, insuffisance cardiaque non contrôlée, BAV de haut degré non appareillé, bradycardie < 50/min, syndrome de Raynaud.

Hypersensibilité à l'un des constituants.

Lentilles de contact : au cours du traitement par le **timolol**, en collyre ou en gel, le port de lentilles de contact est déconseillé en raison du risque d'intolérance des lentilles (diminution de la sécrétion lacrymale liée d'une manière générale aux **β-bloquants**). Par ailleurs, la présence d'un conservateur dans les présentations en flacon contre-indique le port de lentilles souples.

Ce médicament peut être prescrit pendant la grossesse si besoin.

Allaitement : déconseillé.

PRÉCAUTIONS D'EMPLOI

Commencer toujours avec les collyres les moins dosés.

Respecter 12 h d'intervalle entre chaque prise.

EFFETS INDÉSIRABLES

Effets oculaires : brûlures légères, larmoiement, hypoesthésie cornéenne (le plus souvent les **β-bloquants** sont bien tolérés localement).

Effets secondaires généraux : dus au passage systémique des **β-bloquants** par voie générale.

INTERACTIONS MÉDICAMENTEUSES

Ce sont celles des **β-bloquants** par voie générale, bien que les quantités de **β-bloquants** passant par voie générale soient faibles.

COLLYRES ANTIGLAUCOMATEUX (4) – INHIBITEURS DE L'ANHYDRASE CARBONIQUE

Dorzolamide

TRUSOPT					
1 gtte x 3/j Si associé à un **collyre bêtabloquant** : 1 gtte x 2/j	1 fl. 5 mL (20 mg/mL)	5,67	I	65 %	5,67

Dorzolamide + timolol

COSOPT					
1 gtte x 2/j	1 fl. 5 mL (20 mg/mL + 5 mg/mL)	7,25	I	65 %	7,25
	60 unidoses 0,2 mL	15,27	I	65 %	0,25

Brinzolamide

AZOPT					
1 gtte x 2/j voire x 3/j	1 fl. 5 mL (10 mg/mL)	12,11	I	65 %	12,11

Brinzolamide + timolol

AZARGA					
1 gtte x 2/j	1 fl. 5 mL (10 mg/mL + 5 mg/mL)	17,63	I	65 %	17,63

PROPRIÉTÉS

Inhibiteurs de l'anhydrase carbonique (idem ***DIAMOX***), ils réduisent la sécrétion de l'humeur aqueuse.

INDICATIONS

Glaucome chronique à angle ouvert et/ou hypertension intraoculaire.

En monothérapie : si un **agent β-bloquant** est contre-indiqué ou insuffisant.

En bithérapie : en association à un **agent β-bloquant** ou un **analogue de la prostaglandine** si monothérapie insuffisante.

CONTRE-INDICATIONS

Hypersensibilité.

Insuffisance rénale sévère ou acidose hyperchlorémique car élimination rénale.

Grossesse et allaitement.

Cf. Contre-indications du timolol.

PRÉCAUTIONS D'EMPLOI

AZOPT, ***AZARGA*** : agiter doucement le flacon avant utilisation (suspensions).

Prudence chez les insuffisants hépatiques.

Lentilles de contact : les retirer avant instillation puis attendre 15 min avant de les remettre (chlorure de benzalkonium).

Comprimer le sac lacrymal ou fermer les paupières pendant 2 min pour diminuer les effets indésirables systémiques.

EFFETS INDÉSIRABLES

Oculaires : vision floue, sensation de brulûre, irritation, hyperhémie, larmoiement, conjonctivite.

Systémiques : dysgueusie, nausées, céphalées.

Cf. Effets indésirables du timolol.

COLLYRES ANTIGLAUCOMATEUX (5) – ALPHA-2-ADRÉNERGIQUES

Brimonidine

ALPHAGAN					
1 gtte x 2/j	1 fl. 5 mL (2 mg/mL)	6,39	I	65 %	6,39

Brimonidine + timolol

COMBIGAN					
1 gtte x 2/j	1 fl. 5 mL (2 mg/mL + 5 mg/mL)	17,33	I	65 %	17,33

Apraclonidine

IOPIDINE					
1 gtte x 3/j	1 fl. 5 mL (5 mg/mL)	13,58	I	65 %	13,58
	2 unidoses 0,25 mL 1 %	12,96	I	65 %	6,48

Brimonidine + brinzolamide

SIMBRINZA					
1 gtte x 2/j	1 fl. 5 mL (2 mg/mL + 10 mg/mL)	14,27	I	65 %	14,27

PROPRIÉTÉS

Ces agonistes des récepteurs α_2-adrénergiques réduisent la production de l'humeur aqueuse par le corps ciliaire.

De plus la **brimonidine** a un second effet en augmentant l'écoulement d'humeur aqueuse par le corps ciliaire.

La **brimonidine**, du fait de sa sélectivité avec les récepteurs α2-agonistes, n'entraîne ni mydriase, ni vasoconstriction des microvaisseaux (comparée à la propine). La ***IOPIDINE*** n'est que relativement sélective.

INDICATIONS

Glaucome chronique à angle ouvert.

Brimonidine :

– en monothérapie pour réduire la pression intraoculaire (PIO) si contre-indication, ou intolérance ou effet insuffisant des **β-bloquants** ;

– en bithérapie (associé à un autre traitement hypotonisant) si l'effet est insuffisant sur la PIO.

IOPIDINE : traitement supplémentaire à court terme (max 1 mois) du glaucome chronique chez des patients recevant déjà un traitement médical à dose maximale, en attendant le traitement chirurgical ou par laser.

CONTRE-INDICATIONS

Hypersensibilité.

Grossesse et allaitement.

IOPIDINE : antécédents de pathologie cardiovasculaire sévère ou instable.

Cf. Interactions médicamenteuses.

Cf. Contre-indications du timolol et du brinzolamide.

PRÉCAUTIONS D'EMPLOI

SIMBRINZA : agiter doucement le flacon avant utilisation (suspension).

Lentilles de contact : les retirer avant instillation puis attendre 15 min avant de les remettre (chlorure de benzalkonium).

Comprimer le sac lacrymal ou fermer les paupières pendant 2 min pour diminuer les effets indésirables systémiques.

EFFETS INDÉSIRABLES

Oculaires : vision floue, sensation de brulûre, irritation, hyperhémie, larmoiement, conjonctivite.

Systémiques : somnolence, vertiges.

Cf. Effets indésirables du timolol et du brinzolamide.

INTERACTIONS MÉDICAMENTEUSES

Contre-indiqués : **antidépresseurs tricycliques**, **miansérine**, **IMAO** et sympathomimétiques systémiques.

Administrations d'autres topiques ophtalmiques espacées de 5 min.

COLLYRES ANTIGLAUCOMATEUX (6) – ANALOGUES DE LA PROSTAGLANDINE F2-ALPHA

■ Latanoprost

XALATAN					
1 gtte le soir	1 fl. 2,5 mL	11,37	I	65 %	11,37
	3 fl. 2,5 mL	32,53	I	65 %	10,84

■ Travoprost

TRAVATAN					
1 gtte le soir	1 fl. 2,5 mL	17,52	I	65 %	17,52

■ Bimatoprost

LUMIGAN					
1 gtte le soir	1 fl. 3 mL 0,1 mg/mL	17,52	I	65 %	17,52
	1 fl. 3 mL 0,3 mg/mL	17,52	I	65 %	17,52

COLLYRES ANTIGLAUCOMATEUX (7) – ANALOGUES DE LA PROSTAGLANDINE F2-ALPHA EN ASSOCIATION

■ Latanoprost + timolol

XALACOM					
1 gtte le matin	1 fl. 2,5 mL 3 fl. 2,5 mL	14,24 39,65	I I	65 % 65 %	14,24 13,22

■ Bimatoprost + timolol

GANFORT					
1 gtte x 1/j	1 fl. 3 mL	20,03	I	65 %	20,03

■ Travoprost + timolol

DUOTRAV					
1 gtte x 1/j	1 fl. 2,5 mL	20,03	I	65 %	20,03

PROPRIÉTÉS

Latanoprost : analogue de la prostaglandine F2-alpha, il diminue la pression intraoculaire en augmentant l'écoulement par la voie uvéo-sclérale.

Bimatoprost : prostamide synthétique, apparenté à la prostaglandine F2-alpha, il améliore la résorption de l'humeur aqueuse par une double voie : par le trabéculum et par la voie uvéo-sclérale.

INDICATIONS

GCAO.

En monothérapie : si un **agent β-bloquant** est contre-indiqué, ou induit un effet secondaire, ou est insuffisant.

En bithérapie : en association à un **agent β-bloquant** si le résultat est insuffisant.

CONTRE-INDICATIONS

Hypersensibilité à l'un des constituants.

À éviter en cas de facteur de risque connu d'œdème maculaire : aphakie, pseudophakie avec rupture capsulaire postérieure, uvéite.

Grossesse et **allaitement**.

PRÉCAUTIONS D'EMPLOI

Ces traitements peuvent modifier progressivement et de façon définitive la couleur des yeux en augmentant la quantité de pigment brun dans l'iris. Avant l'instauration du traitement, les patients doivent être prévenus du risque de modification de la couleur de l'œil.

Essuyer soigneusement la peau après instillation pour éviter le contact du collyre avec les paupières, facteur de coloration cutanée.

Lentilles de contact souples : attendre 15 min après instillation pour remettre les lentilles.

EFFETS INDÉSIRABLES

Augmentation de la pigmentation brune de l'iris, en particulier chez les patients ayant des iris de plusieurs couleurs (bleu-marron ; gris-marron ; vert-marron ; jaune-marron). Cet effet non réversible est observé chez 16 % de tous les patients traités pendant 12 mois avec **latanoprost** ; chez 1,5% des patients avec **bimatoprost**.

Hyperhémie conjonctivale, kératites ponctuées superficielles, croissance des cils, pigmentation de la peau des paupières (réversible). De rares cas d'œdème maculaire cystoïde ont été rapportés.

HÉMORRAGIES SOUS-CONJONCTIVALES

Elles se traduisent par une hyperhémie conjonctivale localisée, sans douleur, sans baisse de l'acuité visuelle.

Étiologie

Le plus souvent, elles sont idiopathiques. Il faut quand même rechercher un traumatisme, un surdosage en AVK, un traitement par aspirine, une HTA, un diabète, un trouble de la coagulation.

Pas de traitement

Elles régressent spontanément en 3 sem. environ, sans traitement.

KÉRATITES (1)

Définition

Ce sont des affections inflammatoires et/ou dégénératives de la cornée, s'accompagnant ou non d'ulcérations. Elles se traduisent par des douleurs oculaires, accompagnées de rougeur périkératique, de larmoiement, de photophobie, de blépharospasme, de baisse de l'acuité visuelle.

Il faut distinguer les kératites *superficielles* (absence d'ulcération de l'épithélium cornéen) des kératites *interstitielles* (atteinte du stroma sans lésion épithéliale). L'ulcération de l'épithélium cornéen est mise en évidence par la prise de fluorescéine.

En l'absence de traitement, il y a risque de perforation, de surinfection ou de taie cornéenne persistante.

Étiologies

- Kératites infectieuses, abcès de cornée : bactérien, viral (herpès +++), fongique, amibien.
- Kératoconjonctivite sèche/neurotrophique.
- Kératoconjonctivite allergique (vernale, atopique, gigantopapillaire).
- Kératoconjonctivite de la rosacée oculaire.
- Kératite post-traumatique (corps étranger, coup d'arc des soudeurs, ophtalmie des neiges, gaz lacrymogènes, brûlures), *cf.* Brûlures oculaires.

Traitement non spécifique

- **Cicatrisant cornéen.**

Ex : **cyanocobalamine** (***VITAMINE B12*** collyre) x 4/j pendant 15 j + **rétinol** (***VITAMINE A DULCIS*** pommade ophtalmique) 1 appl. au coucher pendant 15 j.

- **Collyre antibiotique** en prévention des surinfections bactériennes.

Ex : ***RIFAMYCINE*** x 4/j pendant 15 j.

- ± Collyre cycloplégique si très douloureux : ***ATROPINE*** collyre 1 % x 2/j.
- Rondelle oculaire-micropore si très douloureux.

> Les **corticoïdes** en collyre ou pommade sont formellement contre-indiqués dans toutes les kératites virales ulcérées +++. Ils entraînent un retard de cicatrisation ; ils font flamber une kératite herpétique.
> Corollaire : il est absolument interdit de prescrire un **collyre corticoïde** sans examen de la cornée à la lampe à fente.

Traitement spécifique

Kératites infectieuses, abcès de cornée

Surinfection d'un ulcère cornéen post-traumatique ; d'un ulcère de cornée dû à un œil sec, d'une pathologie cornéenne chronique, surinfection due au port de lentilles de contact.

Prélèvements bactériologiques :

- Frottis conjonctival.
- Grattage cornéen +++ sur les bords et la base de l'abcès avant le début du traitement. Il est effectué par un ophtalmologiste, directement à la lampe à fente. On effectue des prélèvements sur divers milieux, pour analyse mycologique, bactériologique, virologique et recherche d'amibes. L'ensemble des prélèvements est transporté immédiatement au laboratoire microbiologique.
- Examen microbiologique des lentilles, de l'étui, du produit de conservation.

Le traitement anti-infectieux est administré en urgence ; c'est le terrain, les circonstances et l'aspect clinique des lésions cornéennes qui permettent de suspecter la nature de l'agent responsable.

CICATRISANTS CORNÉENS

■ Rétinol

VITAMINE A FAURE					
1 gtte x 4 à 6/j	10 mL (fl.)	1,39		30 %	0,14
VITAMINE A DULCIS					
1 appl. x 2 à 4/j	10 g (tube)	4,71		30 %	0,47

■ Cyanocobalamine

VITAMINE B12					
1 gtte x 3 à 4/j	20 unidoses 0,4 mL (0,2 mg) 5 mL (fl.) 0,05 %			NR NR	

■ Acétylcystéine

EURONAC					
1 gtte x 4 à 6/j	100 mL (fl.)	3,89		15 %	0,04
GENAC					
1 gtte x 4 à 6/j	5 mL (fl.)	3,89		15 %	0,78

PROPRIÉTÉS

Ils accélèrent la cicatrisation de la cornée.

INDICATIONS

Plaies, brûlures, traumatismes cornéens ; ulcérations d'origine infectieuse en association avec des **antibiotiques locaux**.

CONTRE-INDICATIONS

Allergie à l'un des constituants.

La **vitamine B12** est à éviter chez les porteurs de lentilles souples (elle colore les lentilles en rose).

EFFETS INDÉSIRABLES

Réactions allergiques rares.

KÉRATITES (2)

► *Kératite bactérienne*

• En cas de kératite ne menaçant pas la vision : p. ex. **tobramycine** (***TOBREX***) 1 gtte/h ou **ciprofloxacine** (***CILOXAN***) 1 gtte/h.

• En cas de kératite centrale, étendue ou profonde menaçant la vision : hospitalisation, le pronostic visuel est très réservé ; collyres antibiotiques renforcés (à faire fabriquer par la pharmacie centrale de l'hôpital).

Traitement de départ à large spectre :

- **ticarcilline** (7 mg/mL) ;
- **gentamicine** (15 mg/mL) ;
- **vancomycine** (50 mg/mL) ;

Instillation 1 gtte de chaque produit chaque minute pendant 5 min, puis 1 gtte/5 min pendant la 1re h, puis 1 gtte/h y compris la nuit pendant 48 h.

Adapter ensuite le traitement en fonction de l'évolution clinique et du résultat bactériologique (identification du germe et antibiogramme).

► *Kératites virales*

Herpès +++ (ulcère dendritique), zona, adénovirus, maladies infectieuses (rougeole, rubéole, varicelle, grippe).

• Herpès : **aciclovir** (***ZOVIRAX pommade ophtalmique***) 1 appl. x 5/j jusqu'à 3 j après cicatrisation cornéenne ± ***ZOVIRAX*** ou **valaciclovir** (***ZELITREX***) *per os* si atteinte sévère.

• Zona : **valaciclovir** (***ZELITREX***) 2 cp. à 500 mg x 3/j pendant 7 j ou **aciclovir** (***ZOVIRAX***) 1 cp. à 800 mg x 5/j pendant 7 j associés éventuellement à ***ZOVIRAX pommade ophtalmique*** 1 appl. x 5/j pendant 7 j.

► *Kératite fongique (= kératomycose)*

Contexte évocateur : traumatisme oculaire par un végétal, port de lentilles de contact, corticothérapie locale.

Association de 2 **antifongiques locaux**. Ex (si levure identifiée) : **amphotéricine B + fluconazole** 2 % (fabrication par la pharmacie hospitalière à partir du produit pour voie IV) et d'un **antifongique** par voie générale : **fluconazole** (***TRIFLUCAN***) : dose de charge 800 mg puis 400 mg/j.

► *Kératite amibienne*

Il s'agit le plus souvent de complication des lentilles de contact.

Hexamidine (***DÉSOMÉDINE***) + **PHMB** 0,02 % (polyhexaméthylènebiguanide).

KÉRATITES (3)

Kératites par sécheresse oculaire

Kératite sèche par impossibilité de fermer les paupières (lagophtalmie) – y penser chez les sujets comateux –, par exophtalmie importante, par ectropion important ; par diminution de sécrétion de la glande lacrymale (p. ex. dans le syndrome de Gougerot-Sjögren).

> Piège : les signes fonctionnels sont trompeurs ; en effet un œil sec peut se révéler par un larmoiement chronique réflexe s'intensifiant au vent et au froid.

- Réduire si possible l'usage des médicaments favorisant l'œil sec tels que les **antidépresseurs**, les anxiolytiques (***TÉMESTA***), les **diurétiques** et les **laxatifs**.
- Proscrire les collyres contenant des conservateurs (dont le plus courant est le chlorure de benzakonium) et ceux contenant des vasoconstricteurs qui aggravent la sécheresse oculaire.
- Larmes artificielles et agents mouillants : ex ***LARMABAK*** 1 gtte x 6 à 8/j + **carmellose sodique** (***CELLUVISC*** unidoses) 1 gtte x 3/j.
- **Antibiotiques** ou **antiseptiques** si surinfection bactérienne.
- Clous méatiques : très efficaces ; chaque clou est placé au niveau du point lacrymal inférieur de façon à empêcher l'évacuation trop rapide des larmes.
- Humidificateur d'atmosphère.
- Lunettes occlusives.
- Tarsorraphie (suture des paupières) en cas de lagophtalmie permanente ou prolongée.

Kératites dystrophiques

- Kératite neuroparalytique par lésion du trijumeau, après zona ophtalmique, kératite métaherpétique.
- Tarsorraphie (suture des paupières).

Kératoconjonctivites allergiques

Elles sont associées à une conjonctivite (*cf.* Conjonctivites).

Kératite de la rosacée oculaire

- Massage des paupières à l'aide d'un gant de toilette chaud et humide pendant 5 à 10 min.

Instillation fréquente de larmes artificielles (***LARMABAK***) 6 gttes x 6 à 8/j.

- **Doxycycline** 1 cp. 100 mg le soir pendant 3 mois (médicament photosensibilisant, se protéger du soleil).

Kératites traumatiques

Cf. Brûlures oculaires.

Traitement au stade des séquelles cornéennes

Séquelles avec taie ou leucome : kératoplastie (greffe de cornée).

LENTILLES DE CONTACT (1)

Les lentilles de contact sont d'excellents moyens de correction optique.
Cependant, l'utilisateur et le médecin doivent savoir qu'en cas de non-respect des règles d'entretien et des conditions d'utilisation, la lentille peut se transformer en véritable bombe à retardement, pouvant conduire à des complications gravissimes.
Il existe 2 types de lentilles : les *lentilles rigides perméables à l'oxygène* (LRPO) et les *lentilles souples hydrophiles* (LSH).

	LENTILLES RIGIDES PERMÉABLES À L'OXYGÈNE (LRPO)	LENTILLES SOUPLES HYDROPHILES (LSH)
Tolérance	Temps d'adaptation de 3-4 sem.	Excellente
Diamètre	9,60 mm (inférieur au diamètre cornéen qui est de 12 mm) Elles respectent donc mieux la physiologie cornéenne et palpébrale	14 mm (elles recouvrent toute la cornée et une partie de la conjonctive bulbaire)
Mode de port (durée de port de la lentille sans la retirer)	- Port journalier (posée le matin, retirée le soir) - Port permanent : réservé à des situations bien particulières	- Port journalier +++ - Port permanent : 7 j (voire 30 j)
Type de renouvellement (durée de vie de la lentille avant de la jeter définitivement)	LRPO traditionnelles : 1 à 2 ans	- LSH traditionnelles : 12 à 18 mois - LSH à renouvellement fréquent : 1 sem. à 1 mois - LSH à renouvellement journalier

Règles d'entretien et conditions d'utilisation

- **CE QU'IL FAUT FAIRE**

– Se laver soigneusement les mains (savon non gras, non parfumé, sans lanoline), les rincer abondamment avant de manipuler les lentilles. Il faut veiller à avoir les ongles très propres et courts.
– Avant de poser les lentilles, il faut vérifier qu'elles se présentent dans le bon sens : elles doivent former un petit bol bien arrondi.
– Renouveler la solution de décontamination-conservation tous les jours. Rincer les lentilles à l'aide de sérum physiologique en unidoses avant de les poser. Déprotéiniser les lentilles traditionnelles 1 fois/sem.
– Maintenir en permanence les lentilles en milieu humide : soit sur l'œil, soit dans les liquides d'entretien. À l'air libre, elles se dessécheraient.
– Respecter les durées de port journalier. Ne jamais dormir avec des lentilles à port journalier.
– Respecter la durée de vie des lentilles, des liquides d'entretien ; changer les étuis tous les mois.
– En cas de gêne, de sensation de corps étranger dans l'œil, d'hyperhémie conjonctivale, de photophobie, de blépharospasme, de présence de sécrétions, il est absolument impératif de :
1) retirer immédiatement les 2 lentilles,
2) consulter rapidement un ophtalmologiste.

- **CE QU'IL NE FAUT PAS FAIRE**

– Ne jamais utiliser ni l'eau du robinet, ni de l'eau minérale pour rincer les lentilles (risque amibien +++). Les amibes sont des parasites vivant dans l'eau. Elles ont une très grande affinité pour les lentilles et entraînent des kératites amibiennes gravissimes contre lesquelles l'arsenal thérapeutique est limité.
– Le port des lentilles de contact est déconseillé en piscine, sauna, rivière.
– Ne jamais mettre en contact les lentilles avec la salive.
– Ne pas laisser les lentilles à l'air libre du fait du risque de dessèchement.

LENTILLES DE CONTACT (2) – ACCIDENTS

Érosions cornéennes

Elles peuvent évoluer à bas bruit avec les lentilles souples qui font pansement. Avec les lentilles rigides, les signes fonctionnels sont ressentis beaucoup plus précocement.

- Retrait de la lentille pendant toute la durée du traitement.
- **Collyre antiseptique** (*VITABACT*) ou **antibiotique** (*CILOXAN*) x 4/j pendant 10 j.
- Collyre cicatrisant.

Ex : ***VITAMINE B12*** x 4/j pendant 10 j.

En cas d'érosion cornéenne profonde : ***VITAMINE A DULCIS*** pommade ophtalmique : x 2/j.

- Éventuellement collyre cycloplégique.

Ex : ***ISOPTO-HOMATROPINE*** 1 gtte x 3/j pendant 48 h.

- Pansement oculaire pendant 48 h.
- Contrôle chez l'ophtalmologiste de l'intégrité de l'état cornéen avant de remettre la lentille ++.

Complications infectieuses

Elles se rencontrent principalement chez les porteurs de lentilles souples. Les germes le plus souvent rencontrés sont le pyocyanique, le staphylocoque, les *Serratia*, mais aussi les agents fongiques et amibiens. Ils sont à l'origine d'abcès cornéen et/ou d'ulcère surinfecté, complications graves de par l'agressivité des germes qui en sont responsables.

La survenue d'un abcès cornéen chez un porteur de lentilles de contact est une urgence médicale ++. Un traitement précoce, intensif et adapté permettra d'en limiter au maximum les séquelles, qui peuvent parfois être majeures en compromettant à moyen terme le pronostic visuel. Il est donc très important de porter un diagnostic précoce, d'isoler le germe responsable pour entreprendre une antibiothérapie intensive et adaptée.

Traitement préventif

Il consiste en l'éducation primordiale de l'utilisateur concernant l'hygiène et l'entretien des lentilles.

Traitement curatif

Abcès et ulcères surinfectés :

– infection bactérienne (gram-négative ++) ;

– infection amibienne (port des lentilles en piscine, rinçage à l'eau du robinet) ;

– infection fongique.

- Retrait des 2 lentilles.
- Hospitalisation en cas de lésion étendue, axiale, ou profonde.
- Isolement du germe responsable par :

– prélèvement de l'ulcère ou de l'abcès cornéen à la lampe à fente avec un scarificateur et frottis conjonctival à l'écouvillon ;

– envoi de la lentille, du liquide de conservation et de l'étui au laboratoire pour examen direct, culture et antibiogramme.

Cf. Abcès de cornée dans Kératites (1).

Lentilles de contact et collyres

– Les lentilles de contact, en particulier les souples, sont incompatibles avec les collyres contenant un conservateur (ex : chlorure de benzalkonium, bromure de benzododécinum, ammonium quaternaire) ; en effet, le conservateur s'adsorbe sur la lentille, ce qui provoque des réactions d'intolérance locale. Il est toléré de retirer les lentilles avant instillation du collyre et de les remettre 15 min après. Pour éviter ce problème, utiliser des collyres sans conservateur : unidoses ou formes ABAK.

– Incompatibilité avec les **collyres β-bloquants** qui induisent une forte diminution de la sécrétion lacrymale.

– Incompatibilité avec la **rifamycine**, la **vitamine B12**, la fluorescéine qui colorent les lentilles de façon définitive.

– Incompatibilité avec les **collyres** et les **pommades antibiotiques** car de toute façon contre-indication formelle des lentilles de contact lors de toute infection oculaire.

STRABISME ET AUTRES TROUBLES VISUELS DE L'ENFANT (1)

Strabisme

Définition – Épidémiologie

Le strabisme se caractérise par la déviation d'un axe oculaire par rapport à l'autre.

C'est une affection fréquente qui intéresse 4 % de la population infantile. Il apparaît en règle dans les 4 premières années de vie.

On distingue :

- Strabisme convergent : déviation des yeux en dedans.
- Strabisme divergent : déviation des yeux en dehors.
- Strabisme vertical : déviation des yeux dans le sens vertical.

Tout enfant porteur de strabisme doit être examiné par un ophtalmologiste pour deux raisons.

Le strabisme peut être associé à une anomalie oculaire organique nécessitant un traitement spécifique urgent : ainsi peut-il révéler un rétinoblastome, une cataracte congénitale, une atrophie optique, un décollement de rétine, etc.

Le strabisme non traité entraîne la redoutable amblyopie fonctionnelle (acuité visuelle anormalement basse en l'absence d'anomalie organique de l'œil) par absence de développement des centres visuels.

> La déviation des axes visuels est le signe le plus évident du strabisme, mais c'est le dépistage d'une affection organique de l'œil et la lutte contre l'amblyopie qui sont les principales préoccupations.
> Le dommage esthétique est un problème secondaire.

Traitement

► *Objectifs*

Dès la constatation de la déviation oculaire, l'enfant doit être adressé au spécialiste pour :

– éliminer une éventuelle étiologie organique à la déviation oculaire : cataracte congénitale et rétinoblastome ++ ; c'est dire que tout enfant porteur d'un strabisme doit être examiné rapidement avec examen soigneux du fond d'œil +++ ;

– détecter et traiter le plus tôt possible une amblyopie. C'est une hérésie d'attendre l'âge de 6 mois comme il est couramment admis.

Le résultat dépend de la précocité du diagnostic et du traitement +++. Le traitement de l'amblyopie donne 90 % de réussite avant 3 ans, les chances diminuant fortement quand le traitement est commencé plus tard.

► *Moyens*

Le principe est de donner aux 2 yeux les conditions du meilleur développement fonctionnel.

Traitement de l'amblyopie

Le seul moyen est de pénaliser le bon œil pour obliger l'œil amblyope à travailler (pansement occlusif au début [ex : ***OPTICLUDE***] collé directement sur la peau, secteurs collés sur les lunettes, verre correcteur volontairement surcorrigé). Attention, une surveillance attentive est impérative, et progressivement, on va assouplir la gêne du bon œil au fur et à mesure que la vue du « mauvais œil » remonte.

Correction optique totale

Elle doit être déterminée par skiascopie obligatoirement sous cycloplégique. Ex : ***SKIACOL*** 1 gtte à chaque fois, 1 h et 50 min avant l'examen. Lorsqu'il existe une amétropie, il faut la corriger immédiatement, et totalement par des verres correcteurs. Il n'est jamais trop tôt pour traiter un trouble visuel (même dès l'âge de quelques mois), et les bébés supportent très bien les lunettes. L'enfant doit absolument porter ses lunettes en permanence en cas de strabisme +++.

Suivi orthoptique

Pour suivre la récupération visuelle et la qualité de la vision binoculaire.

Traitement chirurgical

Il est effectué vers 3-4 ans après préparation orthoptique optimale, si la déviation persiste. Il corrige le défaut esthétique, mais ne rétablit pas la vision binoculaire.

STRABISME ET AUTRES TROUBLES VISUELS DE L'ENFANT (2)

Amétropies

• Les amétropies (troubles de la réfraction nécessitant le port d'une correction optique) concernent 12 % des enfants.
• On distingue la myopie, l'hypermétropie, l'astigmatisme, l'anisotropie (différence de réfraction d'un œil à l'autre).
• Elles nécessitent une **prise en charge précoce** pour éviter l'amblyopie.
Traitement :
– Détermination de la réfraction sous cycloplégique.
– Correction optique adaptée : port de lunettes (voire lentilles de contact dans certains cas particuliers).

Éducation et conseils

Quand faut-il conduire un enfant chez l'ophtalmologiste ?

Présence de signes d'appel : consultation sans attendre

► *Strabisme*

Dès la constatation de la déviation oculaire, adresser l'enfant à l'ophtalmologiste pour :

– éliminer une pathologie organique à traiter (rétinoblastome, cataracte congénitale, etc.) ;

– détecter et traiter au plus tôt une éventuelle amblyopie. Le pronostic est fonction de la précocité du traitement.

► *Autres troubles visuels*

Pupille blanche, mégalocornée, nystagmus, suspicion de malvoyance ou tout autre signe d'appel.

Enfant à risque : vers 9 mois – 1 an

Antécédents familiaux de porteurs de lunettes, de strabismes, de pathologies oculaires.

Prématuré, problèmes néonataux.

Tous les enfants vers 2-3 ans

De façon systématique, pour éliminer un trouble de la réfraction, un strabisme à petit angle ou tout autre problème.

OBLITÉRATION DE L'ARTÈRE CENTRALE DE LA RÉTINE (OACR)

Définition

C'est l'arrêt aigu de toute circulation rétinienne qui entraîne après 20 min une ischémie de toute la neurorétine, à l'exception de la couche des photorécepteurs dont l'apport en oxygène est d'origine choroïdienne. L'OACR est un accident vasculaire localisé dans le territoire de la carotide interne.

L'OACR entraîne une cécité totale, brutale, unilatérale, indolore et une abolition du réflexe photomoteur.

Le plus souvent, il s'agit d'une **embolie** à partir de plaques d'athérome carotidiennes chez un patient âgé aux multiples facteurs de risque cardiovasculaires ou d'une embolie d'origine cardiaque (valvulopathie, thrombus). Il peut s'agir aussi d'une **thrombose** locale par artérite inflammatoire dans le cadre d'une maladie de Horton. Il faut aussi rechercher une **cause locale** (p. ex. drusen de la papille) et un **trouble de la coagulation**.

Bilan

Il faut éliminer en urgence une maladie de Horton (patient âgé +++), une dissection carotidienne (patient jeune).

- Angiographie rétinienne à la fluorescéine pour confirmer le diagnostic (intérêt médicolégal).
- Biologie : NFS, plaquettes, **VS, CRP en urgence**, glycémie, ionogramme sanguin, créatininémie, protidémie, EPP, TP, TCA, fibrinémie, cholestérolémie, triglycéridémie, bilan de coagulation (plus complet si sujet jeune).
- Consultation cardiologique, ECG, échographie-Doppler des vaisseaux du cou.
- Holter ECG, Holter tensionnel ± échographie cardiaque.
- Biopsie de l'artère temporale si suspicion de maladie de Horton.

Traitement

Traitement curatif

- Il est fait en urgence. Il y a classiquement différents moyens, mais le plus souvent inefficaces.

Le traitement d'urgence n'a de valeur que s'il est débuté dans les heures qui suivent la baisse d'acuité visuelle.

- Hospitalisation en urgence.
- Cas particulier de la maladie de Horton à traiter en urgence par corticothérapie générale pour prévenir le risque de bilatéralisation +++ : ***SOLUMÉDROL*** bolus IV de 500 mg 3 j de suite + relais par **prednisone** (***CORTANCYL***) 1 mg/kg/j + mesures associées.

Perfusion de **vasodilatateurs**. Ex : **pentoxifylline** (***PENTOFLUX***).

- **Antiagrégants** si terrain cardiovasculaire.
- ± Héparinothérapie à dose curative.
- Hypotoniser le globe oculaire (perfusion de ***DIAMOX***, collyres hypotonisants, ponction de chambre antérieure, massage du globe).
- Les **thrombolytiques** sont actuellement abandonnés dans cette indication (aucune efficacité prouvée, et rapport risque/bénéfice élevé).

Traitement préventif

- Traitement des facteurs de rsique cardiovasculaires +++ : diabète, hypertension artérielle, hyperlipidémie, tabagisme.
- **Aspirine** (***ASPÉGIC***) 250 mg : 1 sach./j au long cours.
- Il faut considérer toute cécité brutale, unilatérale, de durée brève, totalement réversible (= cécité monoculaire transitoire) comme un signe prémonitoire capital, qui doit conduire absolument à rechercher un rétrécissement des artères carotides internes par échographie-Doppler. Une sténose significative pourra ainsi bénéficier d'une cure chirurgicale visant à éviter les récidives et les accidents visuels et cérébraux définitifs.

Pronostic

- Il est en règle générale très défavorable.

La récupération visuelle est souvent médiocre malgré le traitement entrepris en urgence.

- **Attention** au tableau de cécité monoculaire transitoire (amaurose durant quelques secondes à quelques minutes) : il peut devenir définitif.
- **Attention :** l'OACR se produit sur un terrain à risque d'AVC +++.

CORTICOÏDE INTRAVITRÉEN

Dexaméthasone

OZURDEX					
Dexaméthasone 0,7 mg	1 implant vitréen + applicateur	1025,30	I	100 %	1025,30

PROPRIÉTÉS

Suppression de l'inflammation en inhibant l'expression du VEGF et par conséquent l'œdème maculaire, les dépôts de fibrine, les fuites capillaires et la migration phagocytaire de la réponse inflammatoire.

Inhibition de la sécrétion de prostaglandines, dont certaines ont été identifiées comme des médiateurs de l'œdème maculaire cystoïde.

INDICATIONS

œdème maculaire suite à une occlusion de la branche veineuse rétinienne (OBVR) ou de la veine centrale de la rétine (OVCR).

Traitement des patients adultes présentant une inflammation du segment postérieur de l'œil de type uvéite non infectieuse.

CONTRE-INDICATIONS

Hypersensibilité à la substance active ou à l'un des excipients.

Infection périoculaire ou oculaire active ou suspectée, incluant notamment la plupart des maladies virales de la cornée et de la conjonctive, dont la kératite épithéliale active à Herpès simplex (kératite dendritique), la vaccine, la varicelle, les infections mycobactériennes et les mycoses.

Glaucome avancé ne pouvant être correctement maîtrisé par la seule prise de médicaments.

Grossesse et **allaitement** : non recommandé.

PRÉCAUTIONS D'EMPLOI

Toute injection intravitréenne peut être associée à une endophtalmie, une inflammation intraoculaire, une augmentation de la pression intraoculaire et un décollement de la rétine. Il convient de toujours appliquer les techniques d'asepsie appropriées à l'injection. De plus, les patients doivent faire l'objet d'une surveillance après l'injection pour permettre un traitement précoce en cas d'infection ou d'augmentation de la pression intraoculaire.

EFFETS INDÉSIRABLES

Liés au produit : augmentation de la pression intraoculaire, cataracte, céphalées.

Liés à la procédure d'injection intravitréenne : hémorragie conjonctivale, trouble de la vision, douleur oculaire, photopsie, opacité ou corps flottants du vitré, déchirure et décollement de rétine.

OBLITÉRATION DE LA VEINE CENTRALE DE LA RÉTINE (OVCR)

Définition

L'OVCR est un accident fréquent, grave, secondaire à un ralentissement brutal du courant veineux rétinien.
Ses causes sont multiples.
La gêne visuelle immédiate est moins marquée que dans l'OACR, mais la gravité des OVCR est liée à l'ischémie rétinienne qui peut en résulter : cette ischémie chronique entraîne le développement de néovaisseaux iriens, prérétiniens et prépapillaires conduisant à de redoutables complications telles que le glaucome néovasculaire, le décollement de rétine tractionnel et l'hémorragie intravitréenne.
Le pronostic à long terme est lié à l'œdème maculaire.

Étiologies des occlusions veineuses rétiniennes

- Artériosclérose (HTA, dyslipidémie, tabagisme).
- Hyperviscosité plamastique (leucémies, lymphomes, dysglobulinémies).
- Causes cardiovasculaires (ACFA, valvulopathie).
- Anomalies de l'hémostase (déficit en protéine C, protéine S, antithrombine III ; anticorps antiphospholipides ; troubles des fonctions plaquettaires, mutation des facteurs II et V ; syndrome myéloprolifératif).
- Modifications des parois veineuses (sarcoïdose, syphilis, maladie de Behçet, lupus érythémateux disséminé, SEP).

Bilan

- Angiographie à la fluorescéine +++ pour confirmer le diagnostic, établir le pronostic et guider le traitement.
- Biologie : NFS, plaquettes, VS, CRP, glycémie, ionogramme sanguin, créatininémie, protidémie, électrophorèse des protéines sériques, TP, TCA, fibrinémie, cholestérolémie, triglycéridémie. Consultation cardiologique, ECG, échographie-Doppler des vaisseaux du cou, Holter ECG, Holter tensionnel ± échographie cardiaque.
- Tomographie en cohérence optique : pour quantifier l'œdème maculaire.

Traitement

Traitement de tous les facteurs de risque cardiovasculaires +++

- Le traitement étiologique, lorsqu'il est possible, est toujours nécessaire.
- Hémodilution : réalisée parfois en milieu hospitalier, sous surveillance de l'anesthésiste ; elle vise à diminuer la viscosité sanguine.
Elle est réservée aux OVCR datant de moins de 3 sem.
- **Troxérutine** (*VEINAMITOL* 3 500 mg) : 1 sach. x 2/j pendant 6 mois.
- **Antiagrégants plaquettaires** (*ASPÉGIC* 250 mg) : 1 sach./j au long cours.

Implant intravitréen

OZURDEX : implant intravitréen biodégradable libérant de la **dexaméthasone**. 1 inj. à renouveler tous les 4 à 6 mois si récidive de l'œdème.

Injection intravitréennes d'anti-VECIF

Elles sont indiquées en cas d'œdème maculaire avec une baisse visuelle (< 6/10) : **ranibizumab** (***LUCENTIS***).
Elles peuvent être associées à une photocoagulation au laser, ou être administrées à des patients ayant déjà été traités par photocoagulation au laser.

Photocoagulation au laser

► *Périphérique*

Elle est guidée par les données de l'angiographie à la fluorescéine. Elle comprend toutes les zones d'ischémie rétinienne pour éviter le développement de néovaisseux.

► *Traitement de l'œdème*

Grille maculaire au laser en cas d'œdème maculaire persistant avec acuité visuelle basse. Elle devient beaucoup moins indiquée depuis la disponibilité des injections intravitréennes.

Pronostic

Il est variable. Si l'acuité visuelle est peu perturbée d'emblée (formes œdémateuses), l'évolution est favorable.
Si l'acuité visuelle est d'emblée effondrée (formes ischémiques), le pronostic est beaucoup plus sombre : l'acuité visuelle reste basse, avec risque du redoutable glaucome néovasculaire.

PLAIES ET CORPS ÉTRANGERS OCULAIRES

Érosions cornéennes, corps étrangers superficiels

L'agent causal peut être un coup d'ongle, une branche d'arbre. Les corps étrangers sont souvent une projection de métal quand le marteau frappe sur le burin.

Tout œil rouge doit faire suspecter la présence d'un corps étranger et impose de retourner la paupière supérieure pour le rechercher.

Fiché dans la cornée ou sous la paupière supérieure, il faudra l'extirper en totalité à la lampe à fente (y compris la rouille), après instillation d'un collyre anesthésique cornéen.

Prescription

► *Antibiotique local*

Ex : **rifamycine** (***RIFAMYCINE CHIBRET*** collyre) x 6/j pendant 8 j.

► *Cycloplégiques*

Ils sont utilisés en cas de douleurs importantes (empêchent le spasme ciliaire).

Ex : ***ISOPTO-HOMATROPINE*** x 3/j pendant 48-72 h.

► *Cicatrisants cornéens*

Ex : **cyanocobalamine** (***VITAMINE B12***) x 4/j + **rétinol** (***VITAMINE A DULCIS*** pommade ophtalmique) le soir dans le cul-de-sac conjonctival pendant 8 j.

► *Rondelles oculaires + Micropore pendant 2-3 j*

> **ATTENTION !**
>
> Il est formellement interdit de confier ou de prescrire un collyre anesthésique type ***CÉBÉSINE*** ou ***TÉTRACAÏNE*** au patient car même si ce collyre le soulage après 1 ou 2 instillations, des instillations répétées sont responsables de kératites dystrophiques irréversibles. Ces collyres doivent être réservés strictement à l'examen médical +++.

Traitement préventif

Port de lunettes de sécurité au cours des travaux à risque.

Plaies transfixiantes et corps étrangers intraoculaires profonds

Un œil ouvert est une urgence médico-chirurgicale qu'il faudra opérer en milieu spécialisé dans un délai de 6 h, pour prévenir le risque d'infection. Toutefois, les premières mesures permettent de gagner un temps précieux.

- Hospitalisation en urgence.
- Bilan préopératoire.
- Consultation d'anesthésie.
- Mise à jeun stricte.
- Antibiotiques locaux.

Ex : ***RIFAMYCINE CHIBRET*** collyre : 1 gtte x 6/j.

- Pansement oculaire.
- Voie veineuse et antibiothérapie IV synergique, à large spectre, à pénétration intraoculaire à but prophylactique.

Ex : **fluoroquinolones**, **lévofloxacine** (***TAVANIC***) : 1 cp. x 2/j + **pipéracilline** IV 4 g x 3/j.

- Radiographies des orbites à la recherche de corps étranger radio-opaque.
- Gammaglobulines et/ou **vaccin antitétanique.**
- Au bloc opératoire :

– bilan des lésions ;

– suture des plaies ± ablation du corps étranger intraoculaire. Le but en urgence est de fermer le globe.

- Dans un second temps (3 à 15 j plus tard) : traitement du reste des lésions : exérèse d'une cataracte traumatique, retrait d'un corps étranger.

RÉTINOPATHIE DIABÉTIQUE (RD)

Épidémiologie – physiopathologie

La RD survient dans 90 % des cas après 10-15 ans d'évolution du diabète, tant insulino- que non insulinodépendant. La RD est d'autant plus précoce et sévère que le diabète évolue depuis longtemps, que l'équilibre glycémique est mauvais, et qu'il existe une HTA associée.

Rétinopathie diabétique

Les lésions de la RD sont dues à l'association d'obstruction et d'hyperperméabilité des capillaires rétiniens. L'obstruction du lit capillaire entraîne l'apparition de vastes territoires ischémiques, qui sont responsables de la prolifération de néovaisseaux (la RD est dite proliférante). Ces néovaisseaux sont redoutables par leurs complications : hémorragies dans le vitré, DR par traction, et glaucome néovasculaire, risquant d'entraîner des cécités définitives.

Maculopathie diabétique

L'hyperperméabilité des capillaires rétiniens entraîne un œdème localisé préférentiellement à la macula, responsable de baisses de l'acuité visuelle : c'est l'œdème cystoïde.

Traitement

Il nécessite une collaboration entre ophtalmologiste, diabétologue et généraliste.

- **Contrôle très sérieux de la glycémie**, et de la **PA** (elle doit être strictement < 130/80 mmHg). L'hémoglobine glyquée doit impérativement être maintenue en dessous de 7 %. L'insulinothérapie doit être optimisée (plusieurs inj./j ou pompe à insuline).
- **Suivi ophtalmologique régulier** (au moins tous les ans), avec FO et angiographie +++.
- **Photocoagulation au laser argon** de toutes les zones d'ischémie rétinienne afin de prévenir l'apparition ou de favoriser la régression des néovaisseaux rétiniens. En cas d'ischémie étendue ou de néovaisseaux prépapillaires, photocoagulation panrétinienne épargnant la région maculaire.
- **Injections intravitréennes d'anticorps anti-VEGF**. Ce type de traitement a amélioré la prise en charge et le pronostic des œdèmes maculaires diabétiques et des RD proliférantes sévères. En cas d'œdème maculaire diabétique, les anticorps anti-VEGF injectés par voie intravitréeenne (**ranibizumab**, ***LUCENTIS***) ont des propriétés antiangiogéniques.

Les injections doivent être répétées au moins 3 fois à 1 mois d'intervalle, puis tant que l'acuité visuelle s'améliore (soit 6 à 8 la 1re année).

Complications : chirurgie endoculaire

- Vitrectomie-endolaser en cas d'hémorragie intravitréenne massive et persistant plus de 6 mois.
- Chirurgie endoculaire longue et compliquée pour un décollement de rétine tractionnel (vitrectomie – dissection des proliférations fibrovasculaires – endolaser ± tamponnement interne par silicone).
- Hypotonisants locaux et généraux ± méthodes chirurgicales (cryoapplication rétinienne, destruction du corps ciliaire) pour un glaucome néovasculaire.

SCLÉRITES – ÉPISCLÉRITES

Définition – Étiologies

Il s'agit d'une inflammation de la sclère et de l'épisclère, souvent en fait difficiles à distinguer l'une de l'autre.

Elles peuvent être dues à une allergie +++, à une maladie générale (polyarthrite rhumatoïde, granulomatose de Wegener, polychondrite atrophiante, PAN, etc.). Souvent, aucune cause n'est identifiée.

Clinique

Elles se manifestent par des douleurs oculaires, augmentées par les mouvements du globe, associées à une rougeur violacée localisée par vasodilatation des vaisseaux épiscléraux.

Bilan

- L'épisclérite est le plus souvent idiopathique et bénigne.
- En revanche, un bilan étiologique est nécessaire en cas de sclérite ou d'épisclérite récidivante. On adressera le patient à l'interniste.

Traitement

Épisclérite : AINS (*OCUFEN* 0,03 % collyre) : 1 gtte x 4/j pendant 1 mois.

Sclérite :

- 1re intention : **AINS** *per os* (**indométacine** 50 mg/j) ;
- 2e intention :
  – corticothérapie *per os* : 1 mg/kg/j pendant 8 j puis diminution progressive,
  – ± corticothérapie locale : 1 gtte/h puis diminution progressive,
  – + mesures associées (prévention gastrique, etc.) ;
- **atropine** 1 % : 1 g x 2/j.

Traitement étiologique quand l'étiologie est retrouvée.

SYNDROME SEC OCULAIRE

Le syndrome sec oculaire est très fréquent. Il concerne :
– 10 % des adultes dans une population tout-venant ;
– 18 % des sujets âgés ressentant une gêne douloureuse oculaire consécutive à un syndrome sec prouvé par des tests spécifiques.

Actuellement, les conditions de vie moderne font émerger un ensemble de facteurs environnementaux et de pathologies sources de sécheresse oculaire :
– utilisation d'écran : raréfaction du clignement ;
– polluants ambiants, tabac, lentilles, maquillage : déstabilisation du film lacrymal ;
– faible hygrométrie : augmentation de l'évaporation des larmes ;
– techniques de chirurgie réfractive : sécheresse oculaire suite à différentes pathologies (diabète, dysthyroïdies) ;
– médicaments régulateurs de l'humeur, du sommeil, du transit, **β-bloquants**, **rétinoïdes**, **interféron γ** ;
– collyres contenant des conservateurs ;
– vieillissement de la population à involution de la glande lacrymale + diminution de la fréquence du clignement + effondrement des androgènes, facteurs essentiels à la sécrétion lacrymale.

Les conservateurs exercent des propriétés détergentes au détriment des lipides contenus dans le film lacrymal et des membranes cellulaires de la surface oculaire.

Une meilleure compréhension des mécanismes a fait évoluer le concept d'œil sec : il ne s'agit plus uniquement d'un problème d'insuffisance aqueuse, car tout syndrome sec induit systématiquement une inflammation de la surface oculaire et des paupières.

D'où la définition actuelle de l'œil sec : « maladie multifactorielle des larmes et de la surface oculaire, entraînant des symptômes d'inconfort, une gêne visuelle et une instabilité lacrymale, avec un risque d'atteinte de la surface oculaire. Il s'accompagne d'une augmentation d'osmolarité du film lacrymal et d'une inflammation de l'unité fonctionnelle que constitue la surface oculaire. »

Traitements actuels

- Le principal objectif du traitement est d'hydrater la surface oculaire grâce à des substituts lacrymaux : larmes artificielles, solutions visqueuses, produits à haute viscosité.
- Traitement d'une meibomiite associée : hygiène des paupières biquotidienne et méticuleuse : réchauffement et massage.
- Traitement d'une conjonctivite allergique associée.

> • Proscrire l'usage des conservateurs ; privilégier l'usage de produits présentés en unidoses ou en flacon multidoses sans conservateur (formes ABAK).

- Traitement d'une kératite venant compliquer le syndrome sec (*cf.* Kératites).

COLLYRES OU GELS POUR ŒIL SEC (1) – SOLUTIONS AQUEUSES

■ Hydroxypropylcellulose

LARMABAK					
1 gtte x 4 à 8/j	10 mL (fl.)	3,76		65 %	0,38
UNILARM					
1 gtte x 4 à 8/j	20 unidoses 0,65 mL			NR	

COLLYRES OU GELS POUR ŒIL SEC (2) – SOLUTIONS VISQUEUSES À FAIBLE VISCOSITÉ

■ Povidone

REFRESH					
1 gtte x 4 à 8/j	30 unidoses 0,4 mL 90 unidoses 0,4 mL	3,09 8,79		65 % 65 %	0,10 0,10
NUTRIVISC					
Solution à 5 % 1 gtte x 2 à 4/j	30 unidoses 0,4 mL	3,09		65 %	0,10
Avec conservateur 1 gtte x 2 à 4/j	10 mL (fl.)	2,44		65 %	0,24
FLUIDABAK					
Solution à 1,5 % 4 à 6 appl./j	10 mL (fl.)	3,76		65 %	0,38
UNIFLUID					
2 gttes x 4 à 6/j	36 unidoses 6 mg/0,4 mL	3,68		65 %	0,10

■ Povidone + thiomersalate

DULCILARMES					
Avec conservateur 1 gtte dans le cul-de-sac conjonctival x 2 à 6/j	10 mL (fl.) 60 unidoses 0,4 mL (1,5 %)	1,32 6,10		65 % 65 %	0,13 0,10

■ Hypromellose

ARTELAC					
4 à 6 appl./j	60 unidoses 0,5 mL	6,10		65 %	0,10

■ Carbomère

AQUAREST					
1 gtte x 3 à 5/j	60 unidoses 0,6 g	6,10		65 %	0,10

COLLYRES OU GELS POUR ŒIL SEC (3) – SOLUTIONS VISQUEUSES À HAUTE VISCOSITÉ

■ Carbomère 974 P (ou carbopol 974 P)

GEL-LARMES					
1 gtte x 2 à 4/j Avec conservateur 1 gtte x 2 à 4/j	30 unidoses 0,5 g 10 g (tube)	3,62 3,17		65 % 65 %	0,12 0,32
LACRYVISC					
1 gtte x 2 à 4/j Avec conservateur 1 gtte x 2 à 4/j	30 unidoses 0,5 g 5 g (tube) 15 g (tube)	3,62 2,05 4,46		65 % 65 % 65 %	0,12 0,41 0,30
SICCAFLUID					
1 à 4 appl./j	10 g (fl.) 2,5 mg/g	2,85		65 %	0,28

■ Carmellose sodique

CELLUVISC					
1 gtte x 2 à 4/j	30 unidoses 0,4 mL 90 unidoses 0,4 mL	3,09 8,79		65 % 65 %	0,10 0,10

■ Carbopol 980 NF + cétrimide

LACRIGEL					
Avec conservateur 1 gtte x 2 à 4/j	10 g (tube)	3,17		65 %	0,32
CIVIGEL					
Avec conservateur 1 gtte x 2 à 4/j	10 g (tube) 0,2 %	2,58		65 %	0,26

■ Carbopol 980 + cétrimide

LACRIFLUID					
Avec conservateur 1 gtte x 3/j	60 unidoses 0,4 g	6,10		65 %	0,10

■ Carbopol 980 + benzalkonium

LACRINORM					
Avec conservateur 1 gtte x 2 à 4/j	10 g (tube)	2,85		65 %	0,28

■ Carbomère 980

LIPOSIC					
3 à 5 appl./j	10 g (tube)	2,45		65 %	0,25

COLLYRES OU GELS POUR ŒIL SEC (4) – POMMADE

■ Rétinol

VITAMINE A DULCIS					
1 à 3 appl./j dont 1 le soir au coucher	10 g (tube)	4,71		30 %	0,47

PROPRIÉTÉS

Ils remplacent les larmes en cas de syndrome sec authentifié par le test de Schirmer ; ils préviennent ainsi les complications de la sécheresse oculaire : picotements, kératites, conjonctivites.

INDICATIONS

Tous les syndromes secs, quelles que soient leurs causes : syndrome de Gougerot-Sjögren, maladies systémiques, médicaments.

Les produits à base d'acide hyaluronique sont à réserver aux syndromes secs graves.

PRÉCAUTIONS D'EMPLOI

Il faut répéter les instillations, en raison du temps de rétention court de ces produits, surtout avec les collyres, ce qui décourage souvent les patients. Les gels peuvent être appliqués moins souvent, mais entraînent un brouillard visuel gênant, lié à leur viscosité.

Lentilles de contact : seuls les collyres dépourvus de conservateur sont autorisés.

EFFETS INDÉSIRABLES

Brouillard visuel avec les gels.

> D'une manière générale, il est recommandé d'utiliser les formes unidoses ou ABAK qui sont sans conservateur pour éviter la toxicité des conservateurs sur la surface oculaire.

COLLYRES OU GELS POUR ŒIL SEC (5) – IMMUNOSUPPRESSEUR

■ Ciclosporine

IKERVIS					
1 gtte par œil atteint x 1/j au coucher	30 unidoses (1 mg/mL)	HOP	I		
	90 unidoses (1 mg/mL)	HOP	I		

PROPRIÉTÉS

Propriétés anti-inflammatoires en bloquant la libération des cytokines pro-inflammatoires telles que l'IL-2.

INDICATIONS

Traitement de la kératite sévère chez des patients adultes présentant une sécheresse oculaire qui ne s'améliore pas malgré l'instillation de substituts lacrymaux.

CONTRE-INDICATIONS

Infection oculaire ou périoculaire active ou suspectée.

Hypersensibilité.

PRÉCAUTIONS D'EMPLOI

Agiter doucement avant emploi.

Prudence si antécédent d'herpès oculaire.

Lentilles de contact : les retirer avant instillation au coucher et les remettre au lever.

EFFETS INDÉSIRABLES

Oculaires : douleur, irritation, larmoiement, érythème palpébral, hyperémie, vision trouble.

INTERACTIONS MÉDICAMENTEUSES

Prudence : **β-bloquants** (diminution de la sécrétion lacrymale), **collyres corticoïdes** (potentialisation de l'effet immunosuppresseur).

UVÉITES (1)

Définition

Inflammations de l'uvée (tunique vasculaire de l'œil) :

– uvéites antérieures : iritis ou iridocyclites = inflammation de l'iris et du corps ciliaire ;

– uvéites postérieures : choroïdites = inflammation de la choroïde.

Étiologies

L'uvéite antérieure ne représente parfois qu'un symptôme d'une maladie générale. Les causes principales sont les suivantes.

CAUSES INFECTIEUSES	MALADIES DE SYSTÈME
– Herpès oculaire – Toxoplasmose oculaire – Foyer infectieux ORL ou dentaire – Infection urinaire – Tuberculose – Brucellose – Syphilis	– Sarcoïdose – Spondylarthrite ankylosante et toutes les spondylarthropathies – Maladie de Behçet

Souvent, aucune cause n'est identifiée.

Bilan

Lors d'une première poussée d'uvéite, en plus d'un interrogatoire qui doit faire préciser l'existence d'éventuelles manifestations dermatologiques, rhumatologiques, digestives, neurologiques ou autres, et d'un examen ophtalmologique complet, l'ophtalmologiste demande des examens complémentaires simples.

Examens à pratiquer devant une première poussée d'uvéite

NFS – Plaquettes – Ionogramme sanguin
Vitesse de sédimentation – CRP
Radiographie pulmonaire – Intradermo-réaction à la tuberculine
TPHA – VDRL
Bilan phosphocalcique
Enzyme de conversion de l'angiotensine
Typage HLA ; HLA B27 si uvéite antérieure.

En cas de récidive, un bilan plus complet doit être pratiqué, orienté par le tableau clinique.

Traitement symptomatique

• **Mydriatiques** (pour calmer les douleurs en mettant au repos le corps ciliaire, et pour empêcher l'iris de s'accoler au cristallin).

• **Corticoïdes** (pour lutter contre l'inflammation) en collyres et pommades.

Ex : **atropine** collyre à 1 % 1 gtte matin et soir ; **dexaméthasone** (***MAXIDEX***) 1 gtte x 4/j ; **dexaméthasone** + **oxytétracycline** (***STERDEX*** pommade) dans l'œil au coucher.

COLLYRES MYDRIATIQUES (1)

■ Tropicamide

MYDRIATICUM					
1 gtte x 3 à 4/j	10 mL (fl.) 0,5 % 1 unidose 2 mg/0,4 mL 20 unidoses 2 mg/0,4 mL 100 unidoses 2 mg/0,4 mL	1,96 1,14	I I I I	65 % 65 % NR NR	0,20 1,14

■ Phényléphrine

NÉOSYNÉPHRINE FAURE					
1 gtte dans l'œil, à renouveler si nécessaire après 15 min, sans dépasser 3 instillations	1 unidose (2,5 %) 20 unidoses (2,5 %) 1 fl. 5 mL (5 %) 1 fl. 5 mL (10 %) 100 unidoses 0,4 mL (10 %)	 2,16 2,16		NR NR 65 % 65 % NR	 2,16 2,16

■ Cyclopentolate

SKIACOL					
1 gtte 1 h avant l'examen à renouveler 10 min plus tard dans les 2 yeux	1 unidose 0,5 mL		I	NR	

■ Atropine collyre

ATROPINE ALCON					
1 gtte x 2/j	10 mL 0,3 % (fl.) 10 mL 0,5 % (fl.) 10 mL 1 % (fl.)	1,69 1,69 2,76	I I I	65 % 65 % 65 %	0,17 0,17 0,28

■ Homatropine

ISOPTO-HOMATROPINE					
1 gtte x 3/j	10 mL (fl.)		I	NR	

UVÉITES (2)

Traitement étiologique

Il est fondamental. Le mieux est d'hospitaliser le patient pour faire un bilan complet. Il repose avant tout sur un interrogatoire recherchant tous les antécédents oculaires et généraux du patient et sur un examen clinique complet (examen de l'interniste ++). Le choix des examens complémentaires pourra ainsi être orienté. La découverte d'une cause à cette uvéite conditionne le pronostic, car cela permet de prescrire un traitement étiologique qui empêchera la survenue des récidives.

- Ex 1 : uvéite herpétique : **valaciclovir** (***ZELITREX***) 1 à 2 cp. x 3/j. La durée du traitement est à adapter en fonction de l'évolution clinique.
- Ex 2 : uvéite associée au groupage HLA B27 :

– **dexaméthasone** (***MAXIDEX***) 1 gtte/h pendant 48 h puis 8/j pendant 3 j puis diminution selon l'amélioration clinique ;
– **atropine** 1 g x 2/j ;
– **oxytétracycline** + **dexaméthasone** (***STERDEX***) le soir ;
– hypotonisants oculaires si hypertonie oculaire.

- Ex 3 : choriorétinite toxoplasmique (l'infection congénitale à *Toxoplasma gondii* est la première cause d'uvéite postérieure ; la révélation est tardive) : **azithromycine** (***ZITHROMAX***) 1 cp./j ou **sulfadiazine** (***ADIAZINE***) 2 cp. x 3/j + **pyriméthamine** (***MALOCIDE***) 1 cp./j + **acide folique** (***LEDERFOLINE***) 1 cp./j contrôle impératif de NFS-plaquettes tous les 10 j.

48 h plus tard corticothérapie par voie générale, à hautes doses : **méthylprednisolone** (***SOLUMÉDROL***) bolus de 500 mg dilué dans 250 cm^3 de sérum physiologique à passer sur 3 h, 3 j de suite ; à relayer par **prednisone** (***CORTANCYL***) 1 mg/kg en prise unique matinale.

Mesures associées à la corticothérapie :
– régime sans sel ;
– **potassium** : ***DIFFU-K*** : 1 gél. x 3/j ;
– **calcium** : ***CACIT 1000*** 1/j ;
– **vitamine D** : ***DÉDROGYL*** 5 gttes/j.

Les doses de corticoïdes sont progressivement diminuées, sur plusieurs semaines, en fonction de l'amélioration clinique.

COLLYRES MYDRIATIQUES (2) – PHARMACOLOGIE

PROPRIÉTÉS

Dilatateurs de la pupille par :

– un effet parasympatholytique induisant une paralysie du sphincter de l'iris (**tropicamide**, **cyclopentolate**, **homatropine** et **atropine** : mydriase passive) ;

– un effet sympathycomimétique (**phényléphrine** : mydriase active).

Le **tropicamide** et la **phényléphrine** modifient peu l'accommodation ; le **cyclopentolate**, l'**homatropine** et l'**atropine** sont cycloplégiques (paralysie du muscle ciliaire).

Durée d'action : **tropicamide**, **cyclopentolate** et **phényléphrine** : 3-4 h ; **homatropine** : 2-3 j ; **atropine** : 1 sem.

Le ***MYDRIATICUM*** et la **phényléphrine** sont utilisés pour leur effet dilatateur pupillaire, le ***SKIACOL*** pour son effet cycloplégique et l'**atropine** pour ces deux effets. La **phényléphrine** potentialise l'action du **tropicamide**.

INDICATIONS

Tropicamide et **phényléphrine** :

– en diagnostic : fond d'œil ; angiographie ;

– en thérapeutique : dilatation préopératoire pour cataracte et décollement de rétine avant photocoagulation au laser.

Cyclopentolate : skiascopie, surtout chez l'enfant.

Atropine :

– en diagnostic : skiascopie en cas de strabisme ou de contre-indication au ***SKIACOL*** ;

– en thérapeutique : uvéites antérieures (iritis et iridocyclites) afin d'éviter les synéchies entre l'iris et le cristallin ; kératites pour réduire les douleurs.

CONTRE-INDICATIONS

Tous : angle iridocornéen étroit, et chambre antérieure étroite +++ (risque de GAFA).

Phényléphrine chez le nouveau-né.

Cyclopentolate : chez les enfants d'âge < 1 an, si antécédent de comitialité ou atteinte du système nerveux central. Ne pas utiliser en cas de trisomie 21.

Tous : hypersensibilité à l'un des composants.

Lentilles de contact : tous contre-indiqués : ***MYDRIATICUM*** et **atropine** du fait de la présence de chlorure de benzalkonium ; ***NÉOSYNÉPHRINE*** du fait de la présence de phényléphrine.

PRÉCAUTIONS D'EMPLOI

Vérifier systématiquement la profondeur de la chambre antérieure et/ou l'ouverture de l'angle iridocornéen avant d'instiller un **collyre mydriatique**.

Comprimer les points lacrymaux pour éviter le passage systémique (surtout chez l'enfant).

EFFETS INDÉSIRABLES

L'effet cycloplégique se traduit par une gêne à la vision de près : ***MYDRIATICUM***, ***NÉOSYNÉPHRINE*** et ***SKIACOL*** : pendant 3-4 h ; **homatropine** : pendant 2 j ; **atropine** : pendant 2 sem. Interdire la conduite automobile après instillation de ces collyres.

Atropine : réactions allergiques, bouche sèche, confusion chez le sujet âgé.

COLLYRES CORTICOÏDES (1)

■ **Dexaméthasone**

MAXIDEX					
1 gtte x 3 à 8/j	3 mL (fl.)	1,02	I	65 %	0,34

■ **Dexaméthasone + néomycine**

CHIBRO-CADRON					
1 gtte x 3 à 8/j	5 mL (fl.)	1,96	I	30 %	0,39

■ **Dexaméthasone + framycétine**

FRAKIDEX					
1 gtte x 3 à 8/j	5 mL (fl.)	1,62	I	30 %	0,32

■ **Dexaméthasone + néomycine + polymyxine B**

MAXIDROL					
1 gtte x 3 à 8/j	3 mL (fl.)	1,84	I	30 %	0,61

■ **Fluorométholone**

FLUCON					
1 gtte x 3 à 8/j	3 mL (fl.)	1,39	I	65 %	0,46

■ **Pimexolone**

VEXOL					
1 gtte x 3 à 8/j	5 mL (fl.)	5,38	I	65 %	1,08

COLLYRES CORTICOÏDES (2) – PHARMACOLOGIE

PROPRIÉTÉS

Action anti-inflammatoire sur le segment antérieur de l'œil et ses annexes.

INDICATIONS

Inflammations du segment antérieur de l'œil et de ses annexes (uvéites antérieures, épisclérites et sclérites, conjonctivites allergiques, kératites non infectieuses).

CONTRE-INDICATIONS

Formelles :
- ulcère cornéen (risque de perforation) ;
- infection oculaire d'origine virale (en particulier herpès cornéen ou zona ophtalmique : aggravation de l'infection).

Hypersensibilité à l'un des composants.

Grossesse : pas d'étude contrôlée chez la femme enceinte.

Allaitement : passage systémique présent, possibilité de passage dans le lait maternel.

EFFETS INDÉSIRABLES

Retard de cicatrisation des plaies cornéennes et sclérales.

Aggravation des infections oculaires d'origine virale (herpès, zona).

Hypertonie oculaire : risque de glaucome cortisonique (sauf ***FLUCON***).

Risque de cataracte cortisonique (sous-capsulaire postérieure) lors des traitements prolongés.

Examen au biomicroscope préalable afin d'éliminer une contre-indication au traitement.

Surveillance de la pression intraoculaire (risque d'augmentation) et du cristallin (produit cataractogène) en cas de traitement prolongé.

ZONA OPHTALMIQUE

Épidémiologie – Physiopathologie

Le zona ophtalmique est une maladie infectieuse due à la récurrence du virus varicelle-zona (VZV) qui, après être resté quiescent dans le ganglion de Gasser, touche la première branche du nerf trijumeau : le nerf ophtalmique de Willis (V1). Le zona ophtalmique représente 10 à 15 % des cas de zona ; c'est la deuxième localisation après le zona thoracique.

Le zona ophtalmique non compliqué débute par des douleurs unilatérales dans le territoire du V1, suivies d'une éruption vésiculeuse unilatérale douloureuse, au niveau du canthus interne, de l'aile du nez, et de la partie nasale de la conjonctive bulbaire, accompagnée d'adénopathie prétragienne.

Les complications oculaires sont dominées par les atteintes cornéennes (kératite ponctuée superficielle, kératite épithéliale pseudodendritique, kératite stromale, kératite neurotrophique qui est la conséquence de l'anesthésie cornéenne persistante), l'uvéite antérieure, la nécrose rétinienne aiguë, les paralysies oculomotrices. Les douleurs sont souvent durables, intenses et rebelles au traitement.

Traitement

Il repose sur les **antiviraux**.

Débuté dans les 48 h qui suivent l'éruption, il diminue les douleurs de la phase aiguë, raccourcit la période éruptive, et diminue la fréquence des complications.

- **Valaciclovir** (***ZELITREX***) : 2 cp. à 500 mg x 3/j pendant 7 j, à débuter dans les 72 h qui suivent l'éruption. Son intérêt est une biodisponibilité 3-4 fois plus élevée que l'**aciclovir**.
- **Aciclovir** (***ZOVIRAX*** pommade ophtalmique : 1 appl. x 5/j ou ***ZOVIRAX*** : 1 cp. à 800 mg x 5/j), souvent prescrit en cas d'atteinte cornéenne. Cependant, elle ne semble pas utile en cas de traitement général bien conduit. Dans les formes graves et chez le sujet immunodéprimé : forme IV, 10 mg/kg/8 h dilué dans du G5 % à passer sur 1 h.
- Corticothérapie locale sous couverture antivirale, **dexaméthasone** (***OZURDEX***) en injections latérobulbaires, en bolus IV ; **méthylprednisolone** (***SOLUMÉDROL***) 500 mg, 3 j de suite + mesures associées lorsque la réaction inflammatoire est importante.
- Traitements symptomatiques des douleurs de la phase aiguë et post-zostériennes : **aspirine**, **paracétamol**, **lévodopa**, **cimétidine**, **antidépresseurs tricycliques**, **antipsychotiques**, **carbamazépine**.
- Traitement antiseptique des lésions cutanées : ***HEXOMÉDINE*** solution (**hexamidine**), nettoyer les lésions cutanées 3 fois/j.
- Traitement symptomatique en cas de kératite :
  - **antibiotique en collyre** pour prévenir la surinfection bactérienne (ex : ***RIFAMYCINE CHIBRET*** collyre x 4/j) ;
  - **cicatrisant cornéen** (ex : **rétinol**, ***VITAMINE A*** pommade ophtalmique x 2/j) ;
  - cycloplégique (ex : ***ATROPINE*** 1 % x 2/j) ;
  - pansement oculaire.
- Traitement symptomatique en cas d'uvéite antérieure : cycloplégique, **corticoïdes**.

ANTIVIRAUX OPHTALMIQUES (1)

Aciclovir

ZOVIRAX					
1 appl. (équivalent d'un grain de riz) x 5/j dans le cul-de-sac conjonctival inférieur, poursuivie jusque 3 j après cicatrisation	1 tube pomm. 3 % (4,5 g)	7,83	I	65 %	7,83

PROPRIÉTÉS

Antiviral actif contre les virus de l'herpès (HSV) et varicelle-zona (VZV).

L'activité de l'**aciclovir** nécessite sa phosphorylation en aciclovir triphosphate par une enzyme virale spécifique. Il inhibe alors spécifiquement la synthèse de l'ADN viral et la réplication du virus. Par ce double mécanisme, le métabolisme des cellules saines n'est pas affecté.

INDICATIONS

Kératites et kératoconjonctivites herpétiques.

Hors-AMM : zona ophtalmique en cas d'atteinte cornéenne.

CONTRE-INDICATIONS

Hypersensibilité à l'**aciclovir**.

PRÉCAUTIONS D'EMPLOI

Éviter de toucher l'œil ou la paupière avec l'embout du tube.

Port de lentilles de contact déconseillé.

Conservation après ouverture : 30 j.

EFFETS INDÉSIRABLES

Rares : douleur transitoire à l'application, toxicité pour l'épithélium cornéen à long terme (kératite ponctuée superficielle).

ANTIVIRAUX OPHTALMIQUES (2)

Ganciclovir

VIRGAN					
Dans le cul-de-sac conjonctival inférieur Pdt la poussée : 1 gtte x 5/j Puis : 1 gtte x 3/j pdt 7 j Durée max : 21 j	1 tube gel 0,15 % (5 g)	12,13	I	65 %	

Trifluridine

VIROPHTA					
Dans le cul-de-sac conjonctival inférieur Pdt la poussée : 1 gtte toutes les 2 h (max 9 gttes/j) Puis : 1 gtte x 5/j pdt 7 j Durée max : 21 j	1 fl. solv. 5 mL + lyophilisat pour collyre 1 %	12,71	I	65 %	12,71

PROPRIÉTÉS

Le **ganciclovir** et la **trifluridine** inhibent la réplication de l'ADN viral.

INDICATIONS

Kératite due au virus *Herpes Simplex*.
Non indiqués dans le traitement des infections à CMV.

CONTRE-INDICATIONS

VIRGAN déconseillé lors de la grossesse et l'allaitement. Contraception chez la femme comme chez l'homme pendant le traitement et pendant les 3 mois suivant son arrêt.
Hypersensibilité.

PRÉCAUTIONS D'EMPLOI

Port des lentilles de contact déconseillé : jaunissement provoqué par le chlorure de benzalkonium.
Conservation après ouverture : 4 sem. pour ***VIRGAN*** 15 j pour ***VIROPHTA***.

EFFETS INDÉSIRABLES

Sensation de brûlure, picotement, irritation oculaire.

INTERACTIONS MÉDICAMENTEUSES

En cas de traitement concomitant avec un autre collyre, respecter 15 min d'intervalle entre les instillations. ***VIRGAN*** doit être le dernier utilisé.

ORL – Stomatologie

SOMMAIRE

MALADIES

MÉDICAMENTS

VERTIGES D'ORIGINE PÉRIPHÉRIQUE (1)

Le vertige est une impression de rotation du corps dans l'espace ou de l'espace par rapport au corps.

- **Équilibre** : 3 systèmes sensoriels (vestibulaire, proprioceptif, visuel) avec de nombreuses interconnexions. Intégration des informations par un système central (tronc cérébral, cervelet, cortex).
- **Vertige** : inadéquation des informations entre les 3 systèmes sensoriels.

– Conséquences : motrices (hypotonie), oculomotrices (nystagmus) et végétatives (vagales).

– Compensation centrale : apprentissage progressif du dysfonctionnement grâce aux informations fournies par la vision et la proprioception.

- **Éliminer les déséquilibres** (origine centrale) : impression de sol instable, de mal de mer, d'ébriété sans impression rotatoire vraie.

Examen clinique

- **Examen otologique ++** : otoscopie, acoumétrie, signe de la fistule (vertige lors de la pression sur le tragus).
- **Étude du nystagmus** : oscillations rythmiques involontaires des yeux en 2 secousses : une lente (d'origine vestibulaire), une rapide (de rappel) qui définit le côté du nystagmus.
- **Examen vestibulaire** : équilibre postural (manœuvre de Romberg), la déviation des index et la marche aveugle.
- **Examen neurologique** : autres paires crâniennes, syndrome cérébelleux, signe d'hypertension intracrânienne.

Syndrome vestibulaire périphérique (atteinte de l'appareil vestibulaire ou du nerf vestibulaire)
Complet et harmonieux : nystagmus horizonto-rotatoire controlatéral, hypotonie musculaire homolatérale.
Syndrome vestibulaire central (noyaux vestibulaires ou système nerveux central)
Incomplet et dysharmonieux : vertiges moins nets, nystagmus pur (vertical, horizontal) ou multiple, absence de signes cochléaires, présence de signes neurologiques.

Examens complémentaires

Il y a deux examens clés.

- **Audiométrie** : dépistage d'une hypoacousie.
- **Épreuves vestibulaires avec nystagmographie** : excitation d'un canal semi-circulaire par une stimulation calorique ou rotatoire puis enregistrement du nystagmus par vidéonystagmographie.

On réalise d'autres examens en fonction de l'étiologie suspectée.

- Potentiels évoqués auditifs (PEA).
- TDM des rochers.
- IRM des CAI et du tronc cérébral.
- Doppler des vaisseaux du cou.

ANTIVERTIGINEUX (1)

■ Acétyl-leucine

TANGANIL					
1-2 cp. x 2-4/j pendant 10 j à 6 sem.	30 cp. 500 mg 60 cp. 500 mg	3,54 HOP		30 %	0,12
IV 1 amp. x 2-4/j inj. IVL pendant la crise	5 amp. 5 mL = 500 mg	2,37		30 %	0,47

PROPRIÉTÉS

Antivertigineux : mécanisme d'action inconnu.

INDICATIONS

Traitement symptomatique des vertiges.

CONTRE-INDICATIONS

Aucune.

PRÉCAUTIONS D'EMPLOI

Grossesse et **allaitement** : déconseillé.

■ Bétahistine

EXTOVYL					
1 gél. x 2-3/j au cours des repas	60 gél. LP 12 mg	4,92	I	30 %	0,08
LECTIL					
1/2 à 1 cp. x 3/j au cours des repas	45 cp. séc. 16 mg	6,20	I	30 %	0,14
1 cp. x 2-3/j au cours des repas	60 cp. 24 mg	6,48	I	30 %	0,11
SERC					
1-2 cp. x 3/j au cours des repas pendant au moins 1 mois puis cures discontinues	90 cp. 8 mg	7,49	I	30 %	0,08

PROPRIÉTÉS

Analogue de l'histamine : diminution de la pression endolymphatique par vasodilatation des capillaires de la cochlée.

INDICATIONS

Traitement symptomatique des vertiges d'origine vestibulaire.
Traitement de fond de la maladie de Ménière (acouphènes, vertiges).

CONTRE-INDICATIONS

Ulcère gastroduodénal évolutif.
Phéochromocytome.

PRÉCAUTIONS D'EMPLOI

Grossesse et **allaitement** : déconseillé.
Surveillance chez l'asthmatique.

EFFETS INDÉSIRABLES

Gastralgies.

INTERACTIONS MÉDICAMENTEUSES

Antihistaminique (antagoniste).

VERTIGES D'ORIGINE PÉRIPHÉRIQUE (2)

Étiologies

Vertige paroxystique positionnel bénin (VPPB)

Il représente 50 % des vertiges, surtout chez le sujet âgé ; cupulolithiases du canal semi-circulaire postérieur (CSP).

Vertige positionnel isolé : vertige bref (< 1 min), déclenché par un mouvement circulaire de la tête dans le plan du CSP. Reproduit par la manœuvre de Dix-Hallpike (le patient assis, jambes pendantes, est penché rapidement du côté droit, la tête reste dirigée vers celle de l'examinateur : déclenchement du VPPB sinon la manœuvre est réalisée à gauche).

Traitement

Rassurer le patient sur le caractère bénin du vertige, faire une manœuvre libératrice de Semont-Toupet (manœuvre de Hallpike pendant 4 min puis brusquement mettre le patient en décubitus latéral du côté opposé pendant 4 min). Prévenir du risque de récidive.

Maladie de Ménière

- **Hydrops endolabyrinthique** : hyperpression des liquides de l'oreille interne (endolymphe), d'étiologie inconnue, débutant entre 30 et 50 ans, souvent favorisée par un stress psychologique.
- **Crise** de quelques minutes à quelques heures : triade associant acouphènes unilatéraux graves, vertige majeur avec signes végétatifs et surdité unilatérale (parfois sensation de plénitude de l'oreille).
- **Examen** : tympans normaux, nystagmus horizonto-rotatoire de direction variable, hypoacousie de perception, examen neurologique normal.
- **Bilan** :

– *audiogramme* : surdité de perception endocochléaire prédominant sur les graves et s'améliorant lors du test osmotique ;

– *épreuves vestibulaires* : hyporéflexie homolatérale ;

– *PEA* : pas de signe rétrocochléaire.

- **Évolution** : elle se fait par crises plus ou moins espacées ; puis persistance des acouphènes, aggravation de la surdité et diminution des vertiges avec possible bilatéralisation.

Traitement : selon les symptômes, traitement ambulatoire ou hospitalier

- Traitement de la crise

– Repos au lit, dans la pénombre et le calme, et si nécessaire hospitalisation.

– Sédatif : **benzodiazépine**, **diazépam** (***VALIUM ROCHE***), 1 à 2 amp. 10 mg x 1-3/j en IM ou *per os* 1 cp. x 3/j.

– **Antivertigineux** : **acétyl-leucine** (***TANGANIL***), 1 amp. 500 mg x 1-4/j en IVL ou *per os* 1 cp. x 3/j.

– **Antiémétique** : **métoclopramide** (***PRIMPÉRAN***), 1 amp. 10 mg x 1-3/j en IVL ou *per os* 1 cp. x 3/j si nausées.

– **Agent osmotique** : ***MANNITOL 10 %***, 500 mL x 2/j en IVL de 2 h.

- Traitement de fond

– Prise en charge psychologique : explication de la maladie, soutien psychologique, pas d'excès d'excitant (tabac, alcool), hygiène de vie, **anxiolytique** : **benzodiazépine**, **bromazépam** (***LEXOMIL***), 1/4-1/4-1/2 cp./j.

– **Antivertigineux** : **bétahistine** (***SERC***), 1 cp. x 3/j pendant plusieurs mois.

– En cas d'échec : **diurétique thiazidique** à faibles doses : **hydrochlorothiazide** (***ESIDREX***), 1 cp. 25 mg/j avec régime peu salé.

Dans les formes sévères, invalidantes et résistantes :

– labyrinthectomie chimique par **aminoside**,

– chirurgie de décompression du sac endolymphatique,

– voire neurectomie vestibulaire, labyrinthectomie.

ANTIVERTIGINEUX (2)

■ Flunarizine

SIBÉLIUM					
1 cp. le soir au coucher pendant 1 mois	30 cp. séc. 10 mg	8,41	I	15 %	0,28

PROPRIÉTÉS
Vestibulodépression.
Diminution du spasme vasculaire des artères cérébrales et augmentation de la déformabilité des globules rouges.
Antihistaminique anti-H1.

INDICATIONS
Traitement symptomatique des vertiges d'origine vestibulaire.
Traitement de fond de la migraine (en 2e intention).

CONTRE-INDICATIONS
Maladie de Parkinson et autres syndromes extrapyramidaux.
Antécédents dépressifs.

PRÉCAUTIONS D'EMPLOI
Grossesse et allaitement : déconseillé.
Somnolence : diminution de la vigilance (conducteurs de machines).
Déconseillé chez les sujets âgés (révélation de syndromes extrapyramidaux).
Durée traitement < 2 mois.

EFFETS INDÉSIRABLES
Sédation.
Rarement : asthénie, insomnie, syndrome extrapyramidal, dépression.

INTERACTIONS MÉDICAMENTEUSES
Sédation : alcool, dépresseurs du SNC.
Atropiniques.
œstroprogestatifs : galactorrhée.

VERTIGES D'ORIGINE PÉRIPHÉRIQUE (3)

Labyrinthites

- Destruction des cellules sensorielles (vestibulaires et cochléaires).
- Étiologies : infectieuse (otite chronique le plus souvent cholestéatomateuse, parfois virale), toxique (médicamenteuse surtout les **aminosides**), traumatique (fracture du rocher, barotraumatisme, chirurgie de l'oreille).
- Syndrome vestibulaire périphérique + surdité de perception endocochléaire irréversible.

Névrite vestibulaire

- Syndrome vestibulaire périphérique complet et harmonieux, brutal et prolongé, sans signe auditif (pas de surdité, pas d'acouphène), sans signe neurologique. Parfois précédé d'un épisode grippal.
- Épreuves vestibulaires : hypo- ou aréflexie.

Traitement

- Traitement de la crise
  - Repos au lit, dans la pénombre et le calme.
  - Sédatif : **benzodiazépine**, **clorazépate** (***TRANXÈNE***), 1 à 2 amp. 10 mg x 1-3/j en IM.
  - **Antivertigineux** : **acétyl-leucine** (***TANGANIL***), 1 amp. 500 mg x 1-4/j en IVL.
  - **Antiémétique** : **métoclopramide** (***PRIMPÉRAN***), 1 amp. 10 mg x 1-3/j en IVL.
- Traitement antiviral (pour certains) : **aciclovir** (***ZOVIRAX***) 5 mg/kg/8 h puis relais *per os*, 10 j.
- Rééducation vestibulaire
  - Dès la diminution des vertiges, pour favoriser la compensation.
  - Lever du lit.
  - Arrêt des sédatifs.
  - Rééducation active (surtout chez le sujet âgé) par kinésithérapeute spécialisé.

Neurinome de l'acoustique

- Schwannome du nerf vestibulaire.
- Vertiges peu intenses et peu fréquents car destruction progressive donc compensation centrale simultanée. Surtout surdité de perception endocochléaire.
- Diagnostic : PEA puis IRM.
- Traitement : exérèse chirurgicale, radiothérapie.

Vertiges d'allure périphérique : étiologies

	VERTIGES BREFS	VERTIGES PROLONGÉS
Sans signe auditif	– Vertige paroxystique positionnel bénin – Hypotension orthostatique	– Névrite vestibulaire
Avec signes auditifs	– Hypotension orthostatique	– Maladie de Ménière – Labyrinthite (infectieuse, traumatique, toxique)
Neurinome de l'acoustique : peut donner tous les cas de figure		

ANTIVERTIGINEUX (3)

■ Méclozine

AGYRAX					
1 à 3 cp./j avant les repas	15 cp. séc. 25 mg	1,94	I	30 %	0,13

PROPRIÉTÉS

Antihistaminique anti-H1, antivertigineux.

INDICATIONS

Traitement symptomatique des vertiges.

CONTRE-INDICATIONS

Glaucome à angle fermé.
Obstacle cervico-prostatique.

PRÉCAUTIONS D'EMPLOI

Grossesse : 1er trim.

EFFETS INDÉSIRABLES

Anticholinergique : sécheresse de la bouche, troubles de l'accommodation, rétention d'urine, confusion.

Somnolence : troubles de la vigilance (conducteurs de machines).

INTERACTIONS MÉDICAMENTEUSES

Dépresseur du SNC, alcool.
Atropiniques.

OTITE MOYENNE AIGUË (1)

C'est une infection des cavités de l'oreille moyenne.

Elle apparaît le plus souvent entre 6 mois et 5 ans.

La guérison est spontanée dans 70 % des cas.

Antibiothérapie : prévention des complications.

Étiologie

• Après une rhinopharyngite virale (*rhinovirus, virus respiratoire syncitial*), les germes commensaux du rhinopharynx colonisent l'oreille moyenne *via* la trompe auditive.

- *Haemophilus influenzae* 40 %
- *Streptococcus pneumoniae* 30 %
- *Moraxella catarrhalis* 12 %

• Avant l'âge de 3 mois, on peut retrouver des staphylocoques dorés, des streptocoques pyogènes et des *Pseudomonas aeruginosa*, *E. coli* et entérobactéries.

► *Suspicion de pneumocoque de sensibilité diminuée à la pénicilline (PSDP)*

• En faveur du **pneumocoque** : fièvre > 38,5 °C, otalgie intense, âge entre 6 et 18 mois.

• En faveur du **PSDP** : âge < 18 mois, vie en collectivité (crèche), antécédent récent d'OMA, traitement par aminopénicilline datant de moins de 3 mois, région exposée (région parisienne, Lorraine, Ouest de la France).

► *Suspicion d'Haemophilus influenzae*

Association otite + conjonctivite (15 % des OMA, 75 % *Haemophilus influenzae*).

Diagnostic

• **Signes d'appel** : fièvre, otalgie, hypoacousie, otorrhée purulente. Chez le nourrisson, manifestations atypiques (troubles digestifs, troubles du comportement, convulsions, absence de prise de poids).

• **Examen otoscopique** :

– otite congestive : hypervascularisation et diminution de transparence du tympan, sans modification des reliefs tympaniques ;

– otite collectée : tympan rouge et infiltré avec disparition des reliefs ossiculaires, puis bombé ;

– otite perforée : otorrhée purulente ;

– myringite aiguë : otalgie violente et otoscopie révélant des phlyctènes tympaniques de couleur citrin, parfois hématique. Elle doit être considérée et traitée comme une OMA (infection virale ou par *Mycoplasma pneumoniae*).

Paracentèse

• Bonne contention, après nettoyage du conduit auditif externe (pas de lavage d'oreille) ± désinfection du conduit, micro-aspiration stérile souple, quadrant inférieur.

• Indications

Évolution anormale :

– persistance (après 72 h de traitement) d'une *fièvre élevée*, d'une *forme hyperalgique* associée à un tympan très bombant (pré-perforatif), de *troubles digestifs majeurs* (risque de déshydratation chez l'enfant) ;

– *complications* (mastoïdite, paralysie faciale, méningite) ;

– *otite traînante* (mastoïdite subaiguë > 21 j, PSDP) et *otites récidivantes* (otite séromuqueuse sous-jacente), si possible après fenêtre thérapeutique (2 paracentèses à 48 h d'intervalle).

Selon le terrain :

– nourrisson < 3 mois ;

– immunodépression.

GOUTTES AURICULAIRES (ANESTHÉSIQUES LOCAUX)

Lidocaïne + phénazone

OTIPAX					
Bain d'oreille 2-3/j pendant 5-7 j A. : 5 gttes/bain, E. : 1-3 gttes/bain	15 mL	1,89		15 %	0,13

Procaïne + tétracaïne + phénol + éphédrine

OTYLOL					
Bain d'oreille 2-3/j pendant 5-7 j A. : 4-5 gttes/bain, E. : 1-3 gttes/bain	10 mL	1,12		15 %	0,11

PROPRIÉTÉS

Anesthésiques locaux : **lidocaïne**, **procaïne**, **tétracaïne**.
Antiseptiques : **phénazone**, **phénol**.
Vasoconstricteur alphamimétique : **éphédrine**.

INDICATIONS

Traitement antalgique des otites moyennes aiguës congestives et des myringites en complément de l'antibiothérapie.

CONTRE-INDICATIONS

Perforation tympanique ++++.
Hypersensibilité à l'un des constituants.

PRÉCAUTIONS D'EMPLOI

Vérifier l'état du tympan avant traitement.
Durée du traitement toujours < 7 j.
Réchauffer avant utilisation.

EFFETS INDÉSIRABLES

Ototoxicité (en cas d'ouverture tympanique) : risque de surdité de perception endocochléaire irréversible et de vertiges.
Effets systémiques en cas de passage du produit par la trompe auditive.
Hypersensibilité à l'un des constituants.

OTITE MOYENNE AIGUË (2)

Complications

Paralysie faciale périphérique otogène

- Fréquente (1/200 otites), bon pronostic.
- Paracentèse avec prélèvement bactériologique.
- Pour certains, courte corticothérapie 48 h après adaptation de l'antibiotique.

Méningite purulente à pneumocoque

- Surtout le nourrisson < 1 an.
- Paracentèse avec prélèvement bactériologique.
- TDM de l'oreille et de l'encéphale à la recherche :
  – d'une autre complication intracrânienne,
  – d'une malformation de l'oreille interne (fistule) et moyenne.

Mastoïdite aiguë

- Réaction périostée : rougeur douloureuse rétro-auriculaire.
- Mastoïdite aiguë extériorisée : tuméfaction fluctuante comblant le sillon rétro-auriculaire.
- Paracentèse avec prélèvement bactériologique.
- Ponction avec prélèvement bactériologique.
- TDM de l'oreille et cérébrale avec injection.
- Hospitalisation et antibiothérapie IV simple probabiliste dirigée contre le pneumocoque et le staphylocoque doré : **céphalosporine de 3e génération**, **ceftriaxone** (***ROCÉPHINE***) : 100 mg/kg/j adaptée secondairement à l'antibiogramme.
- Surveillance : température, signes neuro-méningés, état local.
- Chirurgie : mastoïdectomie après 24-48 h d'antibiothérapie en cas de mastoïdite aiguë extériorisée.

Traitement

Antalgique-antipyrétique

Ils sont utilisés selon l'âge et l'importance de la fièvre et des douleurs.

- **Acide acétylsalicylique** (***ASPIRINE UPSA***) et/ou **paracétamol** (***DOLIPRANE***) : 15 mg/kg x 4/j.
- Bains tièdes, boissons abondantes.

Gouttes auriculaires antibiotiques et anesthésiques locales

Elles sont utilisées dans un but antalgique dans l'otite congestive. Elles sont contre-indiquées en cas de perforation de tympan.

Phénazone + lidocaïne (***OTIPAX***), bain d'oreille 2-3 fois/j pendant 5 j (A. : 5 gttes/bain, E. : 1-3 gttes/bain).

Désinfection rhinopharyngée

- Lavage des fosses nasales au **sérum physiologique**, 4 fois/j jusqu'à amélioration de la rhinorrhée.
- Mouchage fréquent (utilisation d'un mouche-bébé chez le nourrisson).

OTITE MOYENNE AIGUË (3)

Antibiotiques

Par voie orale, probabiliste sur les germes suspectés, en l'absence d'allergie, pendant une durée de 8 à 10 j.

Elle est systématique, sauf dans le cas de l'otite congestive simple où le traitement local et la consultation de contrôle à 48-72 h suffisent (enfant > 6 mois sans antécédent).

► *Monothérapie probabiliste par voie orale*

Antibiotique de référence

Aminopénicilline + inhibiteur β-lactamases : **amoxicilline + acide clavulanique**, pendant 8 j au début du repas.
- E. < 30 mois : ***AUGMENTIN*** nourrisson susp. buv. 100 mg/mL : *80 mg/kg/j en 3 prises, soit 1 dose/kg x 3/j.*
- E. > 30 mois : ***AUGMENTIN*** susp. buv. enfant 100 mg/mL : *80 mg/kg/j en 3 prises, soit 1 dose-kg x 3/j.*
- E. > 12 ans, A. : ***AUGMENTIN*** : *1 cp. 1 000 mg x 3/j.*

Le choix de l'antibiotique tient compte :

1. des germes producteurs de β-lactamases :
– 25 % des *Haemophilus influenzae*,
– 90 % des *Moraxella catarrhalis*,
entraînant l'inactivité de l'**amoxicilline**, des **céphalosporines de 1re génération** et des **macrolides.**

2. des pneumocoques de sensibilité diminuée à la **pénicilline** (PSDP) :
> 50 % des souches en région parisienne entraînant l'inactivité des **céphalosporines de 1re génération** et des **macrolides**, et l'activité variable du **triméthoprime-sulfaméthoxazole** et de l'**amoxicilline** aux doses usuelles.

► *Autres antibiotiques*

- **Céphalosporines de 2e génération orales** : **céfuroxime axetil** (***ZINNAT***) (susp. buv. 125 mg/c-mes. de 5 mL) : 30 mg/kg/j en 2 prises :
– E. < 2 ans : 1 c-mes. matin et soir ;
– E. > 2 ans : 2 c-mes. matin et soir.
- **Céphalosporines de 3e génération** :
– orales : **céfixime** (***OROKEN***) (E. > 6 mois), **cefpodoxime proxétil** (***ORELOX***) (cuillère doseur) : 8 mg/kg/j en 2 prises, soit 1 dose/kg x 2/j ;
– parentérales IM : **ceftriaxone** (***ROCÉPHINE***) : 50 mg/kg/j en IM pendant 3 j, après prélèvement bactériologique.

► *En cas d'allergie à la pénicilline et en l'absence de suspicion de PSDP*

- ***DALACINE*** 30 mg/kg/j en 3 prises pendant 5 j.
- **Macrolide + sulfamide** : **érythromycine** (50 mg/kg/j) + **sulfafurazole** (150 mg/kg/j), ***PÉDIAZOLE*** : E. > 2 mois : 1 dose-kg x 3/j.
- **Sulfamide + diaminopyrimidine** : **triméthoprime-sulfaméthoxazole** (***BACTRIM***) susp. buv., pendant le repas :
– E. < 6 ans : 1 c-mes. x 2/j ;
– E. 6-12 ans : 2 c-mes. x 2/j.

► *Si enfant > 2 ans, sans antécédent, sans facteur de risque de PSDP*

- **Pénicilline A** : **amoxicilline** (***CLAMOXYL***), sirop c-mes. 125, 250, 500 mg, sach. 125, 250 : 50 mg/kg/j en 3 prises.
- **Céphalosporine de 1re génération** : **céfadroxil** (***ORACÉFAL***) sirop c-mes. 125, 250, 500 mg : 50 mg/kg/j en 3 prises.

OTITE MOYENNE AIGUË (4)

Choix de l'antibiothérapie

GERME SUSPECT	ANTIBIOTIQUE
Haemophilus influenzae (otite et conjonctivite purulente)	***AUGMENTIN*** ***OROKEN*** 8 mg/kg/j ***ORELOX*** 8 mg/kg/j ***ZINNAT*** 20-30 mg/kg/j
Pneumocoque banal (otite fébrile > 38,5 °C et douloureuse)	***AUGMENTIN***, **amoxicilline** 100 mg/kg/j ***ORELOX***, ***OROKEN*** 8 mg/kg/j ***ZINNAT*** 20-30 mg/kg/j ***PÉDIAZOLE***
Pneumocoque à sensibilité diminuée à la pénicilline (PSDP), suspecté après échec de l'antibiothérapie de 1re intention ou après prélèvement bactériologique	**Amoxicilline** : 150 mg/kg/j ou ***AUGMENTIN pédiatrique*** + ***CLAMOXYL*** (1 dose-kg x 3/j, soit 80 mg/kg/j d'**amoxicilline** + 70 mg/kg/j d'**amoxicilline** pour obtenir une dose de 150 mg/j d'**amoxicilline**)
Uniquement après confirmation bactériologique et antibiogramme du PSDP (CMI > 2 mg/L)	***ROCÉPHINE*** IM ou IV 50 à 100 mg/kg/j
Allergie à la pénicilline	***PÉDIAZOLE*** ***BACTRIM*** 2 mL/5 kg/j ***DALACINE*** 30 mg/kg/j en 3 prises

Évolution/surveillance

- Guérison spontanée dans 70 % des cas :
  – à J3 (si otite congestive ou évolution défavorable) et J8 : otoscopie de contrôle ; tympan normal ;
  – épanchement rétro-tympanique : surveillance.
- Échec du traitement :
  – paracentèse avec prélèvement bactériologique ;
  – adaptation du traitement antibiotique.
- Otite traînante > 3 sem. :
  – inadéquation des traitements antibiotiques ;
  – mastoïdite subaiguë ;
  – CAT : hospitalisation pour fenêtre thérapeutique et bilan ORL et pédiatrique ;
  – otite récidivante (> 4 épisodes par hiver) : présuppose un examen normal du tympan entre chaque épisode aigu.

OTITES MOYENNES AIGUËS À RÉPÉTITION

• Adénoïdectomie : en cas d'hypertrophie des amygdales pharyngées appréciée sur la nasofibroscopie + la radio de cavum.
• Traitement d'une otite séromuqueuse sous-jacente.
• Traitement d'un reflux gastro-œsophagien.
• Traitement d'une carence martiale.
• Éviction du tabagisme passif.
• Éviction de la vie en collectivité (crèche).
• **Antihistaminique H1** : loratadine (***CLARITYNE***) pendant 3 mois.
• **Vaccin antipneumococcique**.

OTITE SÉROMUQUEUSE DE L'ENFANT (1)

Définition

L'otite séromuqueuse (OSM) est un épanchement séreux (glue) dans la caisse du tympan.
Très fréquente entre 2 et 8 ans, mais guérison spontanée fréquente en moins de 3 mois dans 90 % des cas.

Facteurs favorisants

- **Inflammation post-infectieuse de l'oreille moyenne** : otite moyenne aiguë, rhinopharyngite.
- **Dysfonctionnement de la trompe auditive** par obstruction nasale, malformation du voile du palais, fente vélo-palatine, tumeur du cavum, trisomie 21.
- **Végétations adénoïdes** : foyer infectieux chronique favorisant l'inflammation de la trompe d'Eustache.

Circonstances du diagnostic

- Bilan d'otites moyennes aiguës récidivantes.
- Surdité chez l'enfant.
- Sensation de plénitude de l'oreille.
- Examen systématique de l'oreille.

Diagnostic

Le diagnostic est clinique, basé sur l'histoire clinique et l'otoscopie (tympan mat et dépoli, bulles rétrotympaniques, rétraction tympanique débutante).

Examens audiométriques

Ils permettent la confirmation du diagnostic et l'évaluation du retentissement.

- **Impédancemétrie** : surdité de transmission.
- **Tympanogramme** : courbe plate (épanchement rétro-tympanique) ou décalage du pic (dysfonction tubaire).
- **Réflexe stapédien** : aboli ou diminué.
- **Audiométrie** (la technique est adaptée à l'âge de l'enfant) : surdité de transmission de 20 à 30 dB sur les fréquences graves et conversationnelles (250-2 000 Hz).

Évolution

- La majorité des OSM disparaissent en moins de 3 mois et les épisodes itératifs d'OSM disparaissent après l'âge de 8 ans.
- **Complications** : dans les formes prolongées ou récidivantes :
  - OMA récidivantes ;
  - perforation tympanique, parfois associée à une otorrhée ;
  - atrophie tympanique et rétraction tympanique pouvant aboutir au cholestéatome ;
  - myringosclérose.

Traitement

- Éducation : mouchage, arrêt du reniflement, suppression du tabagisme passif.
- Traitement d'un reflux gastro-œsophagien.
- Enseignement des méthodes d'insufflation tubaire.
- Manœuvres de Politzer et de Valsalva, gonflement d'un ballon par le nez.

Traitement médical en 1re intention

- Indications :
  - OMA récidivantes et OSM persistantes ;
  - surdité > 25-30 dB.
- Méthode : cure de 15 j associant :
  - **antibiotique** résistant aux bêta-lactamases (**amoxicilline + a. clavulanique** ; ou **céphalosporine 3e génération**) ;
  - **corticoïdes** : **bétaméthasone** (***CÉLESTÈNE***), 10 gttes/kg/j ;
  - traitement local : désinfection rhinopharyngée avec sérum salé iso ou hypertonique 3 à 6 fois par jour pendant 1 mois ± associé à une corticothérapie locale (enfant > 3 ans) : **mométasone fuorate** (***NASONEX***) 1 pulvérisation (50 µg) le matin dans chaque narine après les lavages de nez pendant 1 mois.
- N'ont pas fait la preuve de leur efficacité : **mucorégulateurs**, **antihistaminiques type 1**, **anti-inflammatoires non stéroïdiens**.

OTITE SÉROMUQUEUSE DE L'ENFANT (2)

Traitement chirurgical en 2e intention

► *Pose d'aérateur trans-tympanique (ATT)*

• À partir de l'âge de 2-3 ans en cas d'échec après 3 mois de traitement médical bien conduit.

• D'emblée sur terrain pathologique :
– surdité de perception préexistante ;
– troubles du langage ;
– trisomie 21, fente vélo-palatine, tumeur du cavum ;
– réaction tympanique non contrôlable.

► *Associée à une adénoïdectomie*

En cas d'hypertrophie importante des végétations adénoïdes appréciée sur l'examen du cavum (nasofibroscope) et pour certains sur une radiographie du cavum de profil en inspiration bouche fermée.

Pose d'aérateurs trans-tympaniques (« yoyo »)

• Sous anesthésie générale chez l'enfant, sous anesthésie locale chez l'adulte.
• Entre 18 mois et 6 ans.
• Intervention à réaliser pendant l'automne et l'hiver mais pas en été (guérison spontanée).
• Complications :
– otorrhée purulente sur aérateur (staphylocoque doré, *Pseudomonas aeruginosa*).
CAT : gouttes auriculaires antibiotiques non ototoxiques pendant 5 j : ***OTOFA***, ***OFLOCET auriculaire*** ;
– obstruction de l'aérateur : faire un nettoyage sous microscope (parfois sous anesthésie générale) ;
– perforation tympanique résiduelle (1 à 5 %) ;
– récidive d'OSM ;
– expulsion précoce de l'aérateur ;
– otoragie sur un granulome tympanique.
• Précautions : pour certains et selon le type d'ATT mis en place, il faut éviter l'introduction d'eau dans le conduit auditif externe.

Aérateurs trans-tympaniques (ATT)

1) Il n'y a pas lieu de mettre en place un ATT chez un malade pour lequel la symptomatologie fonctionnelle et/ou les constatations otoscopiques et/ou les données du bilan complémentaire datent de moins de 2 mois.
2) Il n'y a pas lieu de mettre en place des ATT utilisant un autre matériel que la silicone ou le *Téflon*. Il n'y a donc pas lieu, en particulier, d'utiliser un ATT en titane.
3) Il n'y a pas lieu de contrôler l'ATT à des intervalles courts (inférieurs à 3 ou 4 mois), après le premier contrôle qui se fait, lui, au cours du premier mois, en dehors des complications ou de cas particuliers liés au terrain (otite séreuse et appareillage), ou liés à l'état anatomique (rétraction inquiétante [fond de poche non visible]).

OTITE EXTERNE (1)

Définition

L'otite externe est une dermo-épidermite aiguë du conduit auditif externe (CAE) sur une peau préalablement lésée par :
– traumatisme : grattage, coton-tige, corps étranger (bouchon de cérumen surtout en cas de tentative d'extraction), lavages répétés détergents ;
– maladie dermatologique : eczéma constitutionnel ou de contact (gouttes auriculaires), psoriasis, dermatite séborrhéique ;
– humidité et macération (baignades répétées) ;
– otorrhée chronique par otite moyenne chronique.

Les germes en cause sont les saprophytes du CAE : staphylocoque doré et épidermidis, *Pseudomonas aeruginosa*, streptocoque, *Proteus*, colibacille.

Diagnostic

Le diagnostic est clinique.
Otalgie intense, exacerbée par la traction du pavillon et la pression du tragus. CAE inflammatoire, sténosé, avec des sécrétions purulentes.
L'apyrexie est de règle.

Traitement

- Nettoyage du CAE par le médecin.
  – Au porte-coton ou à l'aspiration d'oreille.
  – L'instillation d'eau est contre-indiquée.
- Gouttes auriculaires antibiocorticoïdes.
  – Pas de perforation tympanique : ***POLYDEXA*** sol. auriculaire (1 dosette en bain d'oreille 2 fois/j) pendant 7 j.
  – Sinon : ***OTOFA*** ou ***OFLOCET*** auriculaire : bain d'oreille (A. : 5 gttes/bain, E. : 1-3 gttes/bain) x 2/j pendant 7 j.
- Méchage-calibrage CAE par *Pop* (pansement expansif de conduit auditif externe).
  – Imprégné de gouttes auriculaires : effet antalgique et meilleure diffusion de l'antibiotique.
  – Doit être remplacé toutes les 48 h, selon l'évolution.
- **Antalgique** de classe II.

Codéine + paracétamol, *DAFALGAN CODÉINE*, 1-2 cp. x 3/j.
- Éviction des facteurs favorisants.
  – Arrêts des traumatismes locaux.
  – Séchage du CAE.
  – Traitement de la maladie dermatologique sous-jacente.
- Pas d'antibiothérapie orale.
  – Sauf en cas de complication, de fièvre ou d'échec du traitement local, et après avoir réalisé un prélèvement bactériologique par écouvillonnage du CAE : **synergistine** (***PYOSTACINE***), 2 cp. 500 mg x 2/j pendant 7 j.
  – Chez le diabétique ou l'immunodéprimé, au stade précoce d'otite externe, il est impératif d'associer au traitement local une antibiothérapie *per os* par **fluoroquinolone** type **ciprofloxacine** (***CIFLOX***), 500 mg x 2/j pendant 2 sem.

GOUTTES AURICULAIRES ANTIBIOTIQUES ET ANTIFONGIQUES

■ Polymyxine B + oxytétracycline + dexaméthasone + nystatine

AURICULARUM					
Poudrage : 1 insufflation tous 2-3 j Plombage (par l'ORL) : microaspiration à J15 Suspension : 1 bain d'oreille/j pendant 5-7 j renouvelable	1 fl. pdre + solv amp. 10 mL	5,81	I	30 %	5,81

PROPRIÉTÉS

Antibiotique : polypeptide (**polymyxine**), **tétracycline** (**oxytétracycline**) : synergiques et actifs sur *Haemophilus influenzae, E. coli*, staphylocoque doré, *Pseudomonas aeruginosa* mais résistance des streptocoques notamment pneumocoque.

Anti-inflammatoire : corticoïde (**dexaméthasone**).

Antifongique (**nystatine**) actif sur les champignons levuriformes et filamenteux (*Candida, Aspergillus*, etc.).

INDICATIONS

Otite externe mycosique.

Suppuration sur cavité d'évidement d'oreille.

CONTRE-INDICATIONS

Perforation tympanique sèche (sans otorrhée).

Hypersensibilité à l'un des constituants.

Corticoïdes : infection locale virale (zona, herpès).

PRÉCAUTIONS D'EMPLOI

Vérifier l'état du tympan avant traitement.

Durée du traitement toujours < 7 j.

Surveillance par un spécialiste ORL pour pratiquer une microaspiration de l'oreille en fin de traitement et éviter l'accumulation de la poudre.

EFFETS INDÉSIRABLES

Ototoxicité (en cas d'ouverture tympanique) : risque de surdité de perception endocochléaire irréversible et de vertiges.

Sélection de germes résistants.

Hypersensibilité à l'un des constituants.

Accumulation de la poudre dans le CAE.

MODE D'ADMINISTRATION

Poudrage : 1 insufflation de poudre/2-3 j.

Plombage (par le spécialiste ORL) : à nettoyer par microaspiration 15 j plus tard.

Suspension (1 fl. de poudre dans 10 mL **chlorure de sodium** 0,9 %) : 1 bain d'oreille x 1/j pendant 5-7 j.

OTITE EXTERNE (2)

Formes cliniques

Otite externe nécrosante (maligne)

• Otite externe traînante chez le sujet immunodéprimé, diabétique ou âgé avec des signes généraux (fièvre) et extension locorégionale de l'infection (vers la parotide, la mastoïde, le cou). Germe : *Pseudomonas aeruginosa*.

• Évolution vers l'ostéite du rocher avec paralysie des paires crâniennes et complications endocrâniennes (thrombophlébite, méningite, abcès cérébral).

► *Prise en charge*

• Hospitalisation en urgence.

• Prélèvement bactériologique de l'otorrhée, bilan biologique, PL au moindre doute de méningite.

• TDM du rocher et cérébrale ± IRM de la base du crâne ± scintigraphie osseuse du rocher.

• Antibiothérapie double parentérale IV antipyocyanique et antistaphylococcique par **céphalosporine de 3e génération** type **ceftazidime** (***FORTUM***) associée à une **fluoroquinolone** type **ciprofloxacine** (***CIFLOX***). Le traitement doit être prolongé, relais *per os* en monothérapie par **fluoroquinolone** pendant 9 sem.

• Équilibration du diabète.

• Soins locaux antibiocorticoïdes.

• Si échec : traitement chirurgical.

Périchondrite de l'oreille

• Extension de l'infection vers le cartilage du pavillon.

• Prélèvement bactériologique local.

• Antibiothérapie orale pendant 8 j : **synergistine** (***PYOSTACINE***) puis adaptation au germe (possible *Pseudomonas aeruginosa*).

Otomycose : otite externe mycotique

• Traitement long, contrôle à 7 j puis tous les 15 j.

• Otite externe résistante au traitement avec une otorrhée blanchâtre épaisse. Germes : *Aspergillus fumigatus* ou *niger* (90 % des cas) ou *Candida albicans*.

• Prélèvement mycotique de l'otorrhée.

• **Antifongique** en gouttes auriculaires : ***AURICULARUM*** suspension : 1 bain d'oreille x 2/j ou ***AURICULARUM*** pulvérisation : 1 pulvérisation x 2/sem. pendant 3 sem.

• Contrôle otoscopique à 7 j et renouvellement du traitement si nécessaire.

GOUTTES AURICULAIRES ANTIBIOTIQUES NON OTOTOXIQUES

Rifamycine

OTOFA					
Bain d'oreille de 10 min x 2/j ou instillations locales : A. : 5 gttes x 3/j E. : 3 gttes x 3/j pendant 7-10 j	10 mL (fl. compte-gttes)	2,82	I	65 %	0,28

Ofloxacine

OFLOCET					
Solution auriculaire Bain d'oreille 10 min 1 dose x 2/j pendant 7-10 j	20 doses 0,5 mL (1,5 mg)	4,58	I	30 %	0,23

PROPRIÉTÉS

Antibiotiques (**fluoroquinolone** et **rifamycine**) actifs en application locale sur les bactéries Gram+ et Gram- des otites externes et moyennes aiguës et chroniques. Utilisation possible en cas de perforation tympanique (non ototoxique).

INDICATIONS

Otite externe avec tympan ou perforé.

Otorrhée sur otite chronique, sur aérateur trans-tympanique et sur cavité d'évidement.

CONTRE-INDICATIONS

Allergie à la **rifamycine** ou aux sulfites (excipient).

Allergie à l'un des constituants.

PRÉCAUTIONS D'EMPLOI

Coloration des tissus (surveillance difficile) et salissant (**rifampicine**).

Durée du traitement < 10 j.

GOUTTES AURICULAIRES ANTIBIOTIQUES OTOTOXIQUES (1)

Antibiotiques + corticoïdes

■ Néomycine + polymyxine B + fluocinolone

ANTIBIO SYNALAR					
Bain d'oreille x 2/j pendant 5-7 j A. : 5 gttes/bain, E. : 1-3 gttes/bain	10 mL	2,03	I	30 %	0,20

■ Néomycine + polymyxine B + dexaméthasone

POLYDEXA					
Bain d'oreille x 2/j pendant 5-7 j A. : 5 gttes/bain, E. : 1-3 gttes/bain	10 mL (fl. compte-gttes)	1,84	I	30 %	0,18

Antibiotique + corticoïde + anesthésique local

■ Néomycine + polymyxine B + fludrocortisone + lidocaïne

PANOTILE					
Bain d'oreille x 2/j pendant 5-7 j A. : 5 gttes/bain, E. : 1-3 gttes/bain	8 mL (250 gttes)	1,76	I	30 %	0,22

GOUTTES AURICULAIRES ANTIBIOTIQUES OTOTOXIQUES (2) – PHARMACOLOGIE

PROPRIÉTÉS

Antibiotiques : **aminoside** (**néomycine**), polypeptide (**polymyxine B**) : actifs sur *Haemophilus influenzae, E. coli,* staphylocoque doré, *Pseudomonas aeruginosa*, mais résistance des streptocoques notamment pneumocoque.
Anti-inflammatoire : **corticoïdes** (**fluocinolone acétonide**, **dexaméthasone**, **fludrocortisone**).
Anesthésique local : **lidocaïne**.

INDICATIONS

Otites externes à tympan fermé, notamment eczéma du conduit auditif externe (**corticoïde**).
Pour certains, otites moyennes aiguës congestives (**anesthésiques locaux**) à visée antalgique et en complément de l'antibiothérapie par voie générale.

CONTRE-INDICATIONS

Perforation tympanique ++++.
Hypersensibilité à l'un des constituants.
Corticoïdes : infection locale virale (zona, herpès) ou fongique.

PRÉCAUTIONS D'EMPLOI

Vérifier l'état du tympan avant traitement.
Durée du traitement toujours < 7 j.
Ne pas instiller sous pression dans le conduit auditif externe mais possibilité d'utiliser un méchage du conduit type *Pop-Oto-Wick*.

EFFETS INDÉSIRABLES

Ototoxicité (en cas d'ouverture tympanique) : surdité de perception endocochléaire irréversible et vertiges.
Sélection de germes résistants.

OTITE CHRONIQUE (1)

L'otite chronique est une inflammation chronique des cavités de l'oreille moyenne (caisse du tympan et cavités mastoïdiennes).

Tympanosclérose

Fibrose calcaire de la muqueuse des cavités de l'oreille = tympanosclérose ; du tympan = myringosclérose (plaques blanchâtres sur le tympan).

Traitement chirurgical

Tympanoplastie et ossiculoplastie en cas de surdité invalidante ; avec des résultats médiocres. Sinon appareillage auditif.

Otite chronique muqueuse à tympan ouvert

Diagnostic

Otorrhée, perforation tympanique, *non marginale* avec muqueuse de fond de caisse inflammatoire, hypoacousie de transmission.

Évolution

Surinfections des cavités de l'oreille moyenne (reprise de l'otorrhée) par infections rhinosinusiennes ou par l'introduction de l'eau dans l'oreille. Évolution possible vers la tympanosclérose.

Traitement

- 1er temps : assécher l'oreille (inflammation) :
– local : soins locaux sous microscope : nettoyage et pour certains cautérisation chimique de la muqueuse hyperplasique, puis **gouttes auriculaires antibiotiques non ototoxiques** : ***OFLOCET***, 1 dosette x 2/j pendant 7 j ;
– régional : cure d'une sinusite chronique, d'une hypertrophie adénoïdienne, d'une déviation de cloison nasale, d'une amygdalite chronique ;
– général : traitement d'une atopie, crénothérapie (soufre). Une antibiothérapie par voie générale adaptée au prélèvement bactériologique est parfois nécessaire.
- 2e temps : tympanoplastie : fermeture de la perforation tympanique. En cas d'échec du traitement médical avec poursuite de l'otorrhée : masto-antro-atticotomie pour éradication des lésions muqueuses.

OTITE CHRONIQUE (2)

Poches de rétraction tympanique et cholestéatome

Rétraction du tympan dans la caisse par destruction de la couche fibreuse du tympan.

Il s'agit de **poches de rétraction** :

– contrôlables ;

– non contrôlables, non autonettoyantes : fond non visible par accumulation de débris épidermiques. Poches atticales (*pars flaccida*). Premier stade du cholestéatome : présence dans les cavités de l'oreille moyenne d'un épithélium malpighien kératinisé, desquamant, migrateur, extensif et destructeur. Il peut être congénital ;

– rompues : cholestéatome surinfecté avec otorrhée purulente fétide ;

– évolutives (risque élevé de cholestéatome) ou stables.

Diagnostic clinique

- Otorrhée résistante souvent fétide.
- Surdité de transmission.
- Otoscopie bilatérale sous microscope ou optique :

– perforation tympanique *marginale* (cadre osseux souvent lysé), surtout quadrant postéro-supérieur (= *pars faccida* = membrane de Schrapnell) avec issue de débris épidermiques, parfois masquée par une croûte ou un polype réactionnel ;

– masse blanchâtre visible à travers le tympan ;

– poche de rétraction non contrôlable, non autonettoyante et non réductible en manœuvre de Valsalva.

Bilan

Audiométrie et TDM de l'oreille moyenne.

Évolution

Souvent défavorable car processus destructeur (ostéolytique).

- Paralysie faciale périphérique.
- Fistule labyrinthique avec risque de labyrinthite suppurée et de méningite.
- Brèche méningée : risque de méningite, d'abcès temporal, de thrombophlébite du sinus latéral.

Traitement chirurgical

- Traitement de la poche de rétraction par ATT ou tympanoplastie.
- Exérèse complète du cholestéatome et des lésions ostéitiques associées (masto-antro-atticotomie) et préservation de l'audition (reconstruction des osselets = ossiculoplastie et du tympan = tympanoplastie).
- La technique dépend du type de cholestéatome, de son extension, des possibilités de suivi à long terme du patient, de l'audition des 2 oreilles.
- Plusieurs temps : 1er temps d'exérèse puis temps de complément d'exérèse et de réhabilitation auditive.

La surveillance est prolongée.

SURDITÉ (1)

Orientations diagnostiques

- Antécédents personnels et familiaux.
- Évolutivité de la surdité.
- Signes associés : otologiques, vestibulaires, neurologiques.
- Otoscopie.
- Acoumétrie (diapason) : épreuves de Rinne et de Weber.
- Examens neurologiques et vestibulaires.
- Audiométrie tonale liminaire : seuils auditifs de sons purs en conduction aérienne (ca) et osseuse (co).
- Audiométrie vocale.
- Impédancemétrie : tympanométrie (compliance tympano-ossiculaire) et réflexe stapédien.
- Potentiels évoqués auditifs (PEA) : seuils auditifs du jeune enfant et surdité de perception.

Étiologies

Surdités de transmission

> – Weber : latéralisé à l'oreille malade.
> – Rinne acoumétrique négatif (ca < co).
> – Rinne audiométrique ouvert (co normale > ca).

► *Pathologies de l'oreille externe*

- Otite externe. Corps étranger conduit auditif externe – bouchon de cérumen.
- Malformations et tumeurs de l'oreille externe.

► *Pathologies de l'oreille moyenne*

- **Otospongiose (otosclérose)**

– Surdité de transmission par blocage stapédo-vestibulaire (étrier-fenêtre ovale) puis évoluant vers l'oreille interne (surdité mixte, acouphènes).

– Transmission autosomique dominante, à pénétrance incomplète et expressivité variable. Atteint la femme jeune, avec des poussées pendant les grossesses.

– Diagnostic : surdité de transmission bilatérale asymétrique prédominant sur les graves, améliorée par le bruit (paracousie de Willis) avec des tympans normaux. Tympanogramme normal ; absence de réflexe stapédien (parfois blocage incomplet = effet on-off).

– Traitement chirurgical si surdité invalidante : rétablissement de l'effet collumellaire par un piston entre l'enclume et la fenêtre ovale avec platinectomie ou platinotomie. Résultats excellents mais effet imprévisible sur les acouphènes et sur la surdité de perception.

- Otite moyenne aiguë.
- Catarrhe tubaire et otite séromuqueuse.
- Otite chronique.
- Perforation traumatique du tympan.

– Vérifier l'absence de lésion ossiculaire associée (surdité de transmission > 30 dB) et de lésion de l'oreille interne (surdité mixte).

– Étiologies : barotraumatisme (plongée, avion), blast, corps étranger, traumatisme chirurgical, ablation d'un aérateur transtympanique.

– Traitement chirurgical en l'absence de fermeture spontanée (3 mois) : myringoplastie (greffe de tympan).

- Hémotympan post-traumatique et traumatisme de la chaîne ossiculaire.

SURDITÉ (2)

Surdité de perception

> – Weber : latéralisé à l'oreille saine.
> – Rinne acoumétrique positif (ca > co).
> – Rinne audiométrique fermé (co anormale = ca).
> – PEA et examens vestibulaires.

► *Surdité endocochléaire*

• **Surdité brusque**

– Mécanisme non connu : atteinte de la microvascularisation de la cochlée, mécanisme viral, auto-immun ou allergique ?

– Facteurs de risque : HTA, dyslipidémie, diabète, contraceptifs oraux.

– Baisse brutale (en moins de 24 h), unilatérale de l'audition (surdité de perception) d'au moins 30 dB sur 3 fréquences audiométriques successives. Elle s'accompagne parfois d'acouphènes (1/3 des cas) ou de sensation vertigineuse. L'examen clinique, notamment neurologique, est normal. Examens biologiques de 1re intention : NFS, VS, CRP, ionogramme sanguin et bilan lipidique. Bilan audio-vestibulaire. Imagerie par IRM (des conduits auditifs internes et de l'angle ponto-cérébelleux) systématique (sans urgence) pour éliminer un neurinome de l'acoustique. L'impédancemétrie est normale. Les épreuves vestibulaires sont normales. Les potentiels évoqués auditifs (si la surdité est < 70 dB sur les fréquences 2 000-4 000 Hz) confirment qu'il s'agit d'une surdité endocochléaire.

– Évolution : importance pronostique de la courbe audiométrique (5 types) régression *ad integrum*, séquelles, récidives.

> C'est une urgence thérapeutique (pronostic fonctionnel) mais aucun traitement n'a prouvé son efficacité (aucune AMM). L'hospitalisation est de règle pendant 1 sem. (bilan, traitement parentéral, surveillance, repos) mais la prise en charge peut être effectuée à domicile.
> – Corticothérapie IV : **méthylprednisolone** (***SOLUMÉDROL***) 1 mg/kg/j en 1 injection pendant 6 j ou *per os* **prednisone** (***CORTANCYL***) cp. 20 ou 5 mg, 1 mg/kg/j pendant 6 j.
> – Repos au calme et **anxiolytique** si besoin : **bromazépam** (***LEXOMIL***) cp. 4 mg, 1/4-1/4-1/2.

• **Presbyacousie**

– Surdité de perception bilatérale et symétrique, prédominante sur les aigus, d'apparition progressive à partir de 50 ans par vieillissement de la cochlée.

– Audiométrie vocale pour évaluer le retentissement : distorsion = diminution de l'intelligibilité.

– Traitement en cas de gêne sociale : prothèse auditive amplificatrice.

• **Traumatisme de l'oreille interne**

– Fracture du rocher avec atteinte du labyrinthe : syndrome vestibulaire périphérique et surdité de perception s'aggravant rapidement jusqu'à la cophose.

– Barotraumatisme : surdité prédominant sur les 4 000 Hz, avec syndrome vestibulaire périphérique et acouphènes. Possibilité de fistule labyrinthique nécessitant une fermeture chirurgicale.

– Exposition chronique au bruit : bruits aigus intenses ; surtout d'origine professionnelle (maladie professionnelle). Surdité bilatérale et symétrique prédominant sur les aigus (4 000 Hz). Traitement : éviction du bruit (médecine du travail), prothèse auditive.

• **Labyrinthite toxique**

– Atteinte bilatérale et symétrique, irréversible.

– **Aminosides** : toxicité dose-dépendante (forte dose, durée prolongée et insuffisance rénale). Également gouttes auriculaires ototoxiques en cas de perforation du tympan.

– Autres : **cisplatine**, **quinine**, acide étacrynique, alcool, mercure, plomb, monoxyde de carbone, etc.

• **Labyrinthite infectieuse**

– Étiologie bactérienne otitique (otite aiguë ou chronique) et post-méningitique ou virale.

– Traitement selon l'étiologie.

• **Otospongiose cochléaire**

• **Forme cochléaire de la maladie de Ménière**

SURDITÉ (3)

► *Surdité rétrocochléaire*

Neurinome de l'acoustique

• Schwannome du nerf vestibulaire (VIII) dans le conduit auditif interne au contact du nerf facial (VII) puis dans l'angle pontocérébelleux au contact du nerf trijumeau (V) puis des nerfs mixtes (IX, X, XI).

• Diagnostic : signes otologiques et neurologiques unilatéraux :

– surdité de perception unilatérale parfois brutale ;

– acouphènes unilatéraux ;

– troubles de l'équilibre (syndrome vestibulaire périphérique) souvent minimes.

• Bilan diagnostique et extension :

– audiométrie tonale et impédancemétrie : surdité de perception unilatérale rétrocochléaire ;

– potentiels évoqués auditifs (PEA) du tronc cérébral ;

– explorations vestibulaires : aréflexie vestibulaire unilatérale (syndrome vestibulaire périphérique) avec compensation centrale ;

– imagerie par résonance magnétique (IRM) des conduits auditifs internes et du tronc cérébral avec injection de gadolinium.

• Traitement : exérèse chirurgicale par voie oto-neurochirurgicale (translabyrinthique ou suspétreuse). Risque important de paralysie faciale postopératoire.

Surdité centrale

Atteinte du tronc cérébral (vasculaire, sclérose en plaques) ou atteinte cortico-sous-corticale.

NOTES

CORPS ÉTRANGERS DE L'OREILLE

Symptômes

Otalgie, otorrhée purulente ou sanglante, vertige, sensation de plénitude de l'oreille, surdité.

Diagnostic

Il est fait par l'otoscopie.

Traitement

Tout corps étranger du conduit auditif externe (CAE) doit être extrait par un spécialiste ORL sous contrôle microscopique avec le matériel adapté.

L'extraction peut être tentée par le médecin généraliste uniquement par un lavage d'oreille en l'absence d'antécédent de pathologique tympanique.

Extraction

En cas d'échec ou de contre-indication du lavage d'oreille, le corps étranger est extrait manuellement sous contrôle microscopique, parfois sous anesthésie générale chez l'enfant qui ne peut pas être immobilisé.

Prévention de l'otite externe en cas d'extraction difficile

Gouttes auriculaires antibiotiques et corticoïdes (en l'absence de lésion tympanique) : ***POLYDEXA*** *solution auriculaire*, bain d'oreille x 2/j pendant 5 j (A. : 5 gttes/bain, E. : 1-3 gttes/j).

Complications

Elles sont principalement dues aux tentatives d'extraction : perforation tympanique, rupture de la chaîne ossiculaire.

BOUCHON DE CÉRUMEN

> Le cérumen protège la fragile peau du conduit auditif externe ; il doit être préservé pour éviter les otites externes.

Prévention du bouchon

Il faut interdire l'utilisation du coton-tige. Le lavage des oreilles est limité au nettoyage à l'eau du méat, hebdomadaire chez l'enfant, sans savonnage excessif du conduit auditif externe.

On peut utiliser des solutions adaptées en pulvérisation type ***AUDISPRAY***.

En cas de bouchon

Il peut être dissous par des **instillations auriculaires de céruminolytique**, **xylène** (***CÉRULYSE***) : 1 bain d'oreille x 1-2/j pendant 3 j) en l'absence de pathologie tympanique, puis extrait, soit par un lavage d'oreille, soit manuellement sous contrôle otoscopique.

GOUTTES AURICULAIRES (CÉRUMINOLYTIQUES)

■ Xylène

CÉRULYSE						
Bain d'oreille x 3/j pendant 3 j A. : 4-5 gttes/bain, E. : 1-3 gttes/bain	1 fl. 10 mL sol. 5 %			NR	

PROPRIÉTÉS

Céruminolytique.

INDICATIONS

Bouchons de cérumen simples ou épidermiques du conduit auditif externe.

CONTRE-INDICATIONS

Perforation tympanique ++++.
Hypersensibilité à l'un des constituants.

PRÉCAUTIONS D'EMPLOI

Vérifier l'état du tympan avant traitement.

EFFETS INDÉSIRABLES

Ototoxicité (en cas d'ouverture tympanique) : risque de surdité de perception endocochléaire irréversible et de vertiges.

ÉPISTAXIS (1)

L'épistaxis est un saignement d'origine nasosinusienne, s'extériorisant par les narines (épistaxis antérieure), et/ou par le rhinopharynx (épistaxis postérieure).

C'est une urgence thérapeutique fréquente, le plus souvent isolée et bénigne (épistaxis essentielle), parfois gravissime surtout dans les formes secondaires (causes locales et générales).

1/ Apprécier la gravité immédiate (retentissement hémodynamique).
2/ Assurer l'hémostase locale.
3/ Rechercher et traiter l'étiologie.

Signes de gravité

- **Retentissement hémodynamique ++** : état de choc hémorragique (tachycardie, hypotension artérielle, soif, oligurie, troubles de la conscience).
- Antécédent d'épistaxis graves. Étiologie connue et à l'origine d'épistaxis graves.
- Terrain fragilisé : coronarien, sujet âgé.
- Saignement bilatéral, abondant, antérieur et postérieur, non contrôlé par les premières mesures d'hémostase.

Hémostase locale

Conduite à tenir

- Rassurer le patient et le mettre au calme. Laver les taches de sang.
- Mettre en position demi-assise, les pieds surélevés (en cas de tendance syncopale, décubitus latéral). Demander au patient de respirer la bouche ouverte en crachant le sang sans le déglutir.
- **Mouchage** efficace bilatéral (évacuation des caillots).
- **Compression bidigitale des ailes du nez** (entre pouce et index) pendant 10 min **la tête penchée en avant**.
- Compresses froides humides posées sur le dos du nez. Sucer des glaçons (vasoconstriction).

En cas de persistance du saignement

► *Tamponnement antérieur uni ou bilatéral*

- Évacuation des caillots par mouchage +++.
- Anesthésie locale par 5-10 pulvérisations nasales de ***XYLOCAÏNE*** 5 % nébuliseur ou mise en place d'un coton de ***XYLOCAÏNE*** 5 % à la naphazoline dans les fosses nasales pendant 2 min.
- On dispose de 3 types de tamponnement :

– **mèche grasse non résorbable** type ***TULLE GRAS LUMIÈRE*** ou **mèche hémostatique résorbable**, en cas de troubles de l'hémostase (**AVK**) type ***SURGICEL***. Ces mèches sont mises en place avec une pince coudée de Pulitzer, d'avant en arrière, en accordéon le long du plancher de la fosse nasale.

– **tampons expansibles hémostatiques** type ***ALGOSTÉRIL*** et ***MEROCEL***, moins douloureux lors de la mise en place et du retrait mais moins efficaces que le méchage classique ;

– **sonde à double ballonnet** (5 à 8 cm^3 dans le ballon du cavum et 15 à 20 cm^3 dans le ballon antérieur). À réserver après échecs du méchage antérieur bilatéral car nécessite une hospitalisation pour surveillance, traitement antalgique adapté (parfois nécessité de **morphiniques**) et dégonflage du ballonnet toutes les 6 h (risque de nécrose de la muqueuse).

► *Hémostatique nasal*

Après retrait du tamponnement, ***HUILE GOMENOLÉE*** 2 à 4 gttes x 3/j pendant 7 j, précédé d'un lavage nasal au **sérum physiologique**.

► *Antibiothérapie en cas de méchage prolongé (> 72 h)*

Amoxicilline (***CLAMOXYL***) 1 g x 2/j pendant 7 j.

► *Mesures générales*

Antalgiques (**paracétamol** ± **codéine**) et alimentation froide et liquide. Le tamponnement est laissé en place pendant 48 h. Il est enlevé par le médecin le matin pour permettre une meilleure surveillance.

Les mèches résorbables sont laissées en place et se délitent en une semaine avec les lavages de nez.

La forme grave nécessite une prise en charge en milieu hospitalier spécialisé et si besoin un transfert par Samu.

HÉMOSTATIQUES NASAUX

■ Goménol

HUILE GOMENOLÉE					
E. > 6 ans : 2-4 gttes x 3/j A. : 2-4 gttes x 3/j	22 mL 2 % (fl.) 22 mL 5 % (fl.)		I I	NR NR	
VASELINE GOMENOLÉE					
Pommade A. et E. > 6 ans : 1 appl./j	1 tube (15 g) 5 %			NR	
GOMENOLEO					
1 amp./narine	10 amp. (5 mL) 2 % 10 amp. (5 mL) 5 %		I I	NR NR	

■ Phénazone + tanin + hamamélis

HEC					
1 appl. muqueuse nasale x 2/j pendant 7 j	1 tube 25 g			NR	

■ Acide borique

HOMÉOPLASMINE					
A. et E. > 3 ans : 1 appl. muqueuse nasale x 2/j pendant 7 j	1 tube 18 g 1 tube 40 g		I I	NR NR	

PROPRIÉTÉS

Antiseptique, prévention des croûtes nasales.
HEC : hémostatique.
HOMÉOPLASMINE : visée trophique sur la muqueuse nasale.

INDICATIONS

Après épistaxis, méchage nasal et chirurgie endonasale.

CONTRE-INDICATIONS

Hypersensibilité à l'un des constituants.

PRÉCAUTIONS D'EMPLOI

Courte durée de traitement : < 7 j.

ÉPISTAXIS (2)

Hémostase

- **Tamponnement postérieur et antérieur bilatéral** (après échec du tamponnement antérieur isolé).

Il est fait souvent sous anesthésie générale. Il est réalisé avec des mèches grasses ou avec une sonde à ballonnet double ou simple complétée avec des mèches. Il est associé à un traitement antibiotique (**amoxicilline**) et antalgique.

- **Électrocoagulation sous guidage endonasal endoscopique**.
- En cas de persistance de l'épistaxis, on peut réaliser :

– une embolisation des branches de la carotide externe au cours d'une artériographie sélective (artères maxillaires internes, artères faciales) ;

– une ligature chirurgicale des artères ethmoïdales et sphéno-palatines.

Réanimation

- **Traitement de l'état de choc hémorragique** : pose de 1 ou 2 voies veineuses de bon calibre, perfusions intraveineuses de **macromolécules** (type ***VOLUVEN***), transfusions de culots globulaires isogroupes isorhésus secondairement.
- **Bilan sanguin** : groupe, Rhésus, RAI, NFS (Hb, Ht, plaquettes), hémostase (TP, TCK, fibrinogène), ionogramme sanguin, créatinémie, glycémie.
- **Traitement de l'étiologie** : correction d'une hypertension artérielle sévère, d'un trouble de l'hémostase, etc.

Recherche et traitement de l'étiologie

Causes générales

- **Hypertension artérielle et artériosclérose** : étiologie la plus fréquente chez le sujet de plus de 50 ans, épistaxis postérieures récidivantes.
- **Troubles de l'hémostase** : **anticoagulants** ou **antiagrégants plaquettaires** (**aspirine**, **AINS**), maladie hémorragique héréditaire (hémophilie, maladie de Willebrand, etc.), thrombopénie sévère.
- **Insuffisance rénale et hépatique**.
- **Maladies infectieuses** : fièvre typhoïde, grippe, scarlatine, maladies éruptives, pneumopathies éruptives.

Causes locales

- **Infections nasosinusiennes**.
- **Tumeurs nasosinusiennes** : angiofibrome nasopharyngé de l'adolescent (épistaxis parfois graves), angiofibrome de la cloison implanté sur la tache vasculaire (épistaxis minimes), cancer nasosinusien (adénocarcinome de l'ethmoïde chez le travailleur du bois, carcinome épidermoïde chez le fumeur).
- **Traumatismes externes** : traumatisme nasal avec ou sans fracture (rechercher un hématome de cloison), fractures du massif facial (artériographie en urgence en cas d'épistaxis à distance d'un traumatisme facial car suspicion de rupture d'un anévrisme carotido-caverneux), traumatisme chirurgical, barotraumatisme.
- **Traumatismes internes** : corps étranger nasal (enfant entre 2 et 3 ans avec une rhinorrhée fétide homolatérale), lésions de grattage.
- **Maladie hémorragique locale** : maladie de Rendu-Osler (angiomatose hémorragique familiale autosomique dominante).

Épistaxis essentielle

Il s'agit d'une angiodysplasie du septum nasal antérieur au niveau de la tache vasculaire, à l'origine d'épistaxis bénignes du sujet jeune favorisées par le grattage, la toux, l'exposition solaire et lors de la grossesse (imprégnation œstrogénique). Il faut réaliser une cautérisation de la tache vasculaire en cas de récidives.

ÉPISTAXIS (3)

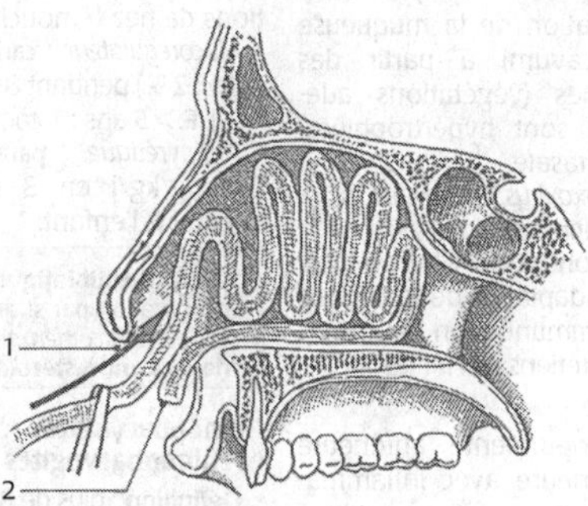

Épistaxis. Tamponnement antérieur bloqué.
1. la mèche est tassée d'avant en arrière ; 2. extrémité servant au blocage.

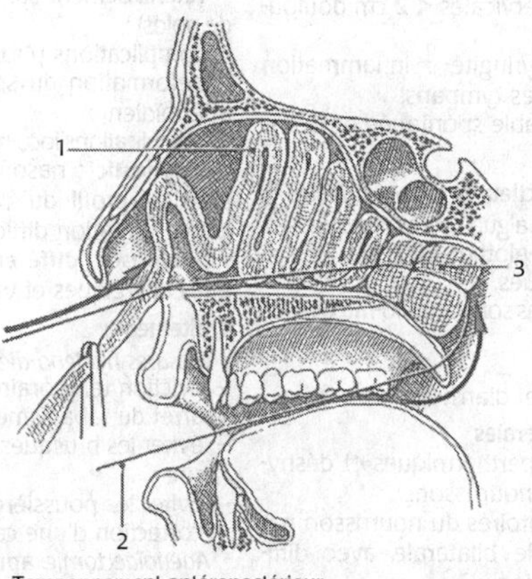

Épistaxis. Tamponnement antéropostérieur.
1. méchage antérieur ; 2. fil de rappel du méchage postérieur sortant par la bouche ; 3. méchage postérieur bloqué dans le cavum.

RHINOPHARYNGITE DE L'ENFANT

Définition

C'est une inflammation de la muqueuse rhinopharyngée (cavum) à partir des amygdales palatines (végétations adénoïdes lorsqu'elles sont hypertrophiées) avec participation nasale.

- Étiologie virale : *myxovirus, adénovirus, rhinovirus* avec possible surinfection bactérienne.
- Premier motif de consultation entre 6 mois et 6 ans. Maladie d'adaptation de l'enfant au milieu extérieur : immunisation contre les agents viraux et bactériens de l'air inspiré.

Diagnostic clinique

- Rhinorrhée mucopurulente antérieure bilatérale et postérieure avec inflammation pharyngée.
- Fièvre < 39 °C bien tolérée.
- Respiration buccale bruyante avec obstruction nasale.
- Adénopathies cervicales < 2 cm douloureuses bilatérales.
- Otoscopie : myringite : inflammation modérée du ou des tympans.
- Évolution favorable spontanée en 5-6 j.

Complications

Complications infectieuses loco-régionales

- Otites moyennes aiguës et séromuqueuses.
- Laryngites sous-glottiques.
- Ethmoïdites aiguës.
- Adénophlegmons sous-angulo-maxillaires et rétropharyngés.
- Bronchites.
- Vomissements et diarrhées.

Complications générales

- Convulsions hyperthermiques et déshydratation chez le nourrisson.
- Troubles ventilatoires du nourrisson par obstruction nasale bilatérale avec difficultés d'alimentation.

Traitement symptomatique de l'épisode [1]

- *Drainage rhinopharyngé* : lavages fréquents (4-6/j) des fosses nasales au **sérum physiologique** (**chlorure de sodium**) avec apprentissage du mouchage, sinon aspirations de nez (« mouche-bébé »).
- *Mucorégulateur* : **carbocistéine** (***RHINATHIOL enfant*** 2 %) pendant 8-10 j : E. < 5 ans : 1 càc x 2/j, E. > 5 ans : 1 càc x 3/j.
- *Antipyrétique* : **paracétamol** (***DOLIPRANE***), 50 mg/kg/j en 3 prises, bains tièdes, découvrir l'enfant.

> • **Pas d'antibiotique** sauf en cas de complication par surinfection bactérienne ; *pas de corticothérapie, pas d'***anti-inflammatoires non stéroïdiens (AINS)** .

Rhinopharyngites récidivantes et rhinopharyngites chroniques [1]

- **Définition** : plus de 3 épisodes en moins de 6 mois. Correspond à une hypertrophie des amygdales palatines (végétations adénoïdes).
- **Conséquences** :
  - retentissement sur l'état général (courbe de poids) ;
  - complications phonatoires ;
  - déformation du squelette facial (faciès adénoïdien) ;
  - complications loco-régionales à répétitions.
- **Diagnostic** : nasofibroscopie ; radiographie de profil du cavum en inspiration (d'interprétation difficile).
- **Diagnostic différentiel** : rhinopharyngites allergiques et vasomotrices.

Traitement :

- *Mesures hygiéno-diététiques* :
  - éviction temporaire de la crèche ;
  - arrêt du tabagisme passif ;
  - éviter les brusques variations de température ;
  - éviter les poussières ;
  - correction d'une carence martiale.
- *Adénoïdectomie* après 1 an : en cas de volumineuses végétations adénoïdes (nasofibroscopie, radio de profil du cavum en inspiration) à l'origine de troubles respiratoires obstructifs, d'otites à répétitions, d'otites séromuqueuses récidivantes.

CONSENSUS

[1] Antibiothérapie par voie générale en pratique courante dans les infections respiratoires hautes de l'adulte et de l'enfant : recommandations de bonne pratique, *SFP et GPIP*, 2011.

ETHMOÏDITE AIGUË DE L'ENFANT

C'est une complication d'une rhinopharyngite de l'enfant de moins de 7 ans (entre 2-4 ans).

Les germes en cause sont : *Haemophilus influenzae* (dont β-lactamases +), *staphylocoque doré, pneumocoque* puis *streptocoque groupe A, bacilles gram-négatifs* et *anaérobies.*

Ethmoïdite aiguë non extériorisée

• Rhinopharyngite aiguë sévère et prolongée (> 6 j).
• œdème du canthus interne, douloureux à la palpation. œil normal, pas de chémosis.

• **Traitement** : celui de la rhinopharyngite (*cf.* Rhinopharyngite) + antibiothérapie : orale, probabiliste (*Haemophilus* dont β-lactamases +), **amoxicilline + acide clavulanique**, pendant 10 j :
– E. > 30 mois : ***AUGMENTIN*** susp. buv. 250 mg/5 mL : 50 mg/kg/j en 3-4 prises, soit 1 c-mes. 250 mg/15 kg x 3/j ;
– E. < 30 mois : ***AUGMENTIN*** *nourrisson* susp. buv. 100 mg/mL : 80 mg/kg/j en 3 prises, soit 1 dose/kg x 3/j.
• **Surveillance à 24 h :**
– évolution non favorable : hospitalisation pour TDM des sinus et antibiothérapie IV ;
– évolution favorable ; rajouter **corticoïde** *per os*, **bétaméthasone**, ***CÉLESTÈNE***, 10 gttes/kg/j en 1 prise le matin pendant 5 j.

Ethmoïdite aiguë extériorisée

• Extension orbito-palpébrale de l'infection.
• Bilan en urgence, en hospitalisation :
– TDM des sinus avec injection (incidences axiales et coronales), radio de thorax ;
– bilan bactériologique : hémocultures, prélèvement du pus au méat moyen, voire ponction de la collection, ponction lombaire si doute ;
– examen ophtalmologique : signes de gravité : immobilité globe oculaire, mydriase, anesthésie cornéenne.
• Traitements en urgence :
– antibiothérapie intraveineuse, probabiliste (*Haemophilus* dont ß-lactamases +, staphylocoque doré, pneumocoque) puis adaptée au germe, association : **ceftriaxone** (***ROCÉPHINE***) 50 à 100 mg/kg/j en 1 IVL + **clindamycine** (***DALACINE***) 30 mg/kg/j en 3 IVL puis relais *per os* par **amoxicilline + acide clavulanique** (***AUGMENTIN***) pendant 15 j ;
– en cas d'abcès et en urgence si signes de gravité : drainage chirurgical de l'abcès par voie externe ou par voie endonasale endoscopique avec prélèvement bactériologique ;
– corticothérapie après 48 h d'antibiothérapie efficace (pour certains) : **bétaméthasone** (***CÉLESTÈNE***), 10 gttes/kg/j en 1 prise le matin pendant 5 j.
• Mesures associées :
– **antalgique-antipyrétique** : **paracétamol** ;
– aérosols antibiocorticoïdes et désinfection rhinopharyngée au **sérum physiologique pour lavage nasal** ;
– soins oculaires : ***BIOCIDAN*** collyre 1 gtte x 4/j et pommade ophtalmique le soir.
• Surveillance : signes généraux, examen ophtalmologique, signes locaux, examen neurologique ++.

Tableaux cliniques de l'ethmoïdite aiguë extériorisée

	CELLULITE PALPÉBRALE	CELLULITE ORBITO-PALPÉBRALE	ABCÈS SOUS-PÉRIOSTÉ	ABCÈS ORBITAIRE
œdème palpébral	+	+	+	+
Exophtalmie	Non	Réductible, axiale	Irréductible en bas, en dehors	Irréductible, axiale
Mobilité oculaire	Normale	Diminuée	Asymétrique	Très diminuée
Acuité visuelle	Normale	Normale	Normale	Diminuée
Mydriase	Non	Non	Non	Possible

RHINITES (1)

Rhinites aiguës infectieuses épidémiques (rhume ou coryza)

• Elles sont très fréquentes car nombreux virus, très contagieux par les gouttelettes de salive et immunité faible et provisoire.
• Facteur favorisant : le froid, l'humidité, l'obstruction nasale, l'allergie, le tabagisme.
• Diagnostic clinique devant l'association :
– obstruction nasale bilatérale ;
– rhinorrhée claire puis mucopurulente (même en l'absence de surinfection bactérienne) ;
– larmoiement, éternuements ;
– malaise général avec asthénie, céphalées, fièvre ;
– muqueuse nasale congestive en rhinoscopie.
• Évolution vers la guérison sauf en cas de complications (otite moyenne aiguë, sinusite aiguë, laryngite, trachéite, bronchite) ; souvent persistance de la rhinorrhée et de l'obstruction nasale pendant une dizaine de jours.
• **Traitement symptomatique** :
– mouchages fréquents + lavages des fosses nasales au **sérum physiologique** ou à l'eau de mer isotonique (***STÉRIMAR***), 3 à 4 instillations/narine/j ;
– **vasoconstricteur nasal** pendant 5 j : **oxymétazoline** (***ATURGYL***) 1 pulv. dans chaque narine x 3/j ;
– pas d'antibiothérapie en l'absence de complications (BPC) ;
– antipyrétique : **paracétamol** (***DOLIPRANE***) 1-2 cp. à 500 mg x 3/j.

Rhinites chroniques

Rhinites vasomotrices

Triade de symptômes paroxystiques : obstruction nasale, rhinorrhée bilatérale et crises d'éternuements.

► *Rhinites allergiques (60 %)* [1]
• Antécédents personnels et/ou familiaux d'allergie type asthme allergique.
• Survenue précoce lors de l'enfance.
• Unité de temps et de lieu : apparition lors de chaque exposition à un allergène ; périodicité des symptômes (ex : rhume des foins : rhinite saisonnière).
• Tests sanguins : phadiatop positif +++, augmentation des IgE totales (peu spécifique) et présence d'IgE spécifiques (RAST) contre un allergène connu.
• Tests cutanés et nasaux de provocation positifs.

> • Traitement de la crise : association selon la symptomatologie :
> – **antihistaminiques anti-H1** par voie orale : **cétirizine** (***ZYRTEC***) : 1 cp. 10 mg/j ou **desloratadine** (***AERIUS***) 1 cp. 5 mg/j (A. et E. > 12 ans) pendant la période d'exposition à l'allergène (3 sem. à 3 mois), actifs sur la rhinorrhée et les éternuements ;
> – **corticoïdes par voie nasale** : **fuorate de mométasone** (***NASONEX***) 2 pulv. 50 µg dans chaque narine le matin ou **béclométasone** (***BÉCONASE*** 50 µg) 1-2 pulv. x 3/j dans chaque narine pendant la période d'exposition à l'allergène ;
> – **anticholinergique** par voie nasale **ipratropium bromure** (***ATROVENT*** nasal) 2 pulv. x 2-4/j dans chaque fosse nasale ; actif sur l'obstruction nasale.
> • Traitement de fond :
> – éviction de l'allergène ;
> – désensibilisation spécifique si l'allergène a été identifié ;
> – **cromoglycate de sodium** (***LOMUSOL*** 4 %) 1 pulv. x 5-6/j dans chaque fosse nasale pendant plusieurs mois.

► *Rhinites vasomotrices non allergiques*
• **Facteurs locaux ou généraux** :
– atmosphère polluée, variations météorologiques, tabagisme, alcoolisme ;
– effort physique, facteur psychogène ;
– hormonal : grossesse, contraception orale ;
– médicaments : réserpiniques, **β-bloquants**.
• **Traitement**
– Éviction du facteur irritant.
– Éviction du tabagisme, y compris le tabagisme passif.
– **Corticoïdes** et **décongestionnant nasal** par voie nasale en cures courtes : **oxymétazoline, prednisolone** (***DÉTURGYLONE***) 1 pulv. x 2/j dans chaque fosse nasale pendant 5 j.
– Traitement chirurgical endonasal en cas d'échec.

SOLUTIONS DE LAVAGE NASAL

Sérum physiologique pour lavage nasal

PHYSIODOSE					
1 à 6 instillations/j/narine	5 unidoses 5 mL 30 unidoses 5 mL 40 unidoses 5 mL			NR NR NR	

Eau de mer stérile hypertonique

PHYSIODOSE HYPERTONIQUE					
2 pulv. x 2/j/narine	100 mL (fl. pulv.)			NR	

Eau stérile isotonique + soufre

SOLUTÉ PRÉ					
1 à 6 pulv./j/narine	100 mL (4 fl. pulv.) 10 amp. 10 mL			NR NR	

Eau de mer stérile isotonique

QUINTON spray					
1 à 4 pulv./j/narine	150 mL (fl.)			NR	
STÉRIMAR					
1 à 4 pulv./j/narine	50 mL (fl.) 100 mL (fl.)			NR NR	

PROPRIÉTÉS
Lavage des fosses nasales.

INDICATIONS
Rhinites et sinusites aiguës et chroniques.
Nettoyage des fosses nasales chez le nourrisson.

CONTRE-INDICATIONS
Aucune.

PRÉCAUTIONS D'EMPLOI
Instillation nasale sans pression pour éviter la contamination de l'oreille moyenne par la trompe d'Eustache.

Pas de mouchage pendant 10 min après instillation mais éponger (ou mouche-bébé chez le nourrisson).
Utilisation dans les 24 h après ouverture.
Ne pas utiliser par voie injectable.

POSOLOGIE
1 à 3 instillations/j de 1/2 dose dans chaque fosse nasale jusqu'à disparition de la rhinorrhée.

RHINITES (2)

Rhinites hypertrophiques

- Obstruction nasale isolée ou associée aux symptômes dus à une respiration buccale exclusive.
- **Rhinoscopie** : muqueuse hypertrophiée.
- **Facteurs favorisants** : tabac, alcool et surtout l'utilisation prolongée à fortes doses de **vasoconstricteurs** en pulvérisations nasales (rhinite médicamenteuse).
- **Traitement** :
  – arrêter les **vasoconstricteurs** ;
  – cautérisation de la muqueuse, soit chimique, soit électrique (électrocoagulation) ;
  – traitement chirurgical : turbinectomie.

Prescription des antibiotiques en pratique courante : infections ORL et respiratoires

Ces références s'appliquent aux infections de sphères ORL et respiratoires rencontrées en pratique quotidienne chez l'enfant ou l'adulte sans facteur de risque ni terrain particulier, à l'exclusion des otites, sinusites, épiglottites, bronchiolites du nourrisson, dans leurs formes aiguës. Elles concernent :
– les infections aiguës saisonnières présumées virales : rhinites, rhinopharyngites, bronchites aiguës, trachéites et laryngites lorsqu'elles sont justiciables d'une antibiothérapie ;
– les angines non récidivantes ;
– les pneumopathies aiguës chez l'adulte sain.

1. Il n'y a pas lieu d'utiliser une association **aminopénicilline - inhibiteur des β-lactamases**.
2. Il n'y a pas lieu d'utiliser les **fluoroquinolones** systémiques.
3. Il n'y a pas lieu d'utiliser les **céphalosporines de 2e** et de **3e générations**.
4. Il n'y a pas lieu d'instaurer un traitement par corticoïdes en association à l'antibiothérapie générale, sauf urgence, dans les situations où un œdème inflammatoire peut mettre une fonction vitale en danger.
5. Il n'y a pas lieu d'instaurer un traitement par **AINS** à dose anti-inflammatoire en association à l'antibiothérapie générale, sauf composante inflammatoire importante. L'**aspirine** et les **AINS** antalgiques et antipyrétiques (à faible posologie) ne sont pas concernés.

- Facteurs de risque :

1. Dans la rhinopharyngite de l'enfant : otites dans les antécédents, particulièrement lorsqu'elles ont commencé tôt dans la vie de l'enfant, otite séreuse préexistante à la rhinopharyngite.
2. Dans les pneumopathies communautaires (c'est-à-dire acquises en dehors du milieu hospitalier) :
– soit présence d'au moins 2 parmi les facteurs de risque suivants :
  - âge supérieur à 65 ans ;
  - comorbidité associée, telle que diabète sucré mal équilibré, insuffisance rénale, insuffisance respiratoire, BPCO, insuffisance cardiaque congestive, hospitalisation antérieure dans l'année, vie en institution, alcoolisme, drépanocytose, etc.
– soit présence d'un des facteurs de risque suivants :
  - immunodépression : corticothérapie prolongée par voie générale dans les 6 derniers mois, chimiothérapie anticancéreuse dans les 6 derniers mois, splénectomie, sida, etc. ;
  - étiologie à haut risque : pneumopathie postgrippale ou de déglutition, facteurs d'inhalation, pneumopathie sur obstruction.

CONSENSUS

[1] Recommandations pour le diagnostic et la prise en charge de la rhinite allergique, *SPLF*, 2010.

ANTIALLERGIQUES PAR VOIE NASALE (1)

Corticoïdes par voie nasale

Béclométasone

BÉCONASE					
Suspension nasale A. : 1-2 pulv. x 3-4/j/narine E. > 3 ans : 1 pulv. x 2-4/j/narine	200 pulv. 50 µg	6,62	I	30 %	0,03
RINOCLENIL					
Suspension nasale 100 µg/dose A. : 1 pulv. x 1-2/j/narine E > 3 ans : 1-2 pulv. x 1-2/j/narine	1 fl. 120 doses	7,40	I	30 %	7,40

Triamcinolone

NASACORT					
A. : 2 pulv. le matin puis 1 pulv./j E. > 6 ans : 1 pulv. le matin < 3 mois	120 pulv. 55 µg	8,84	I	30 %	0,07

Tixocortol

PIVALONE					
Suspension nasale 1 % 1-2 pulv. x 2-4/j/narine	100 pulv. 1 mg	2,68	II	30 %	0,03

Budésonide

RHINOCORT					
A. et E. > 6 ans : 1 à 2 pulv. x 2/narine/j	120 pulv. 64 µg	8,75	I	30 %	0,07

ANTIALLERGIQUES PAR VOIE NASALE (2)

Fluticasone

FLIXONASE					
2 pulv./narine/j le matin, puis 1 pulv./narine/j	120 pulv. 50 µg	7,94	I	30 %	0,07
AVAMYS					
A. : 2 pulv./narine/j en 1 fois E. > 6 ans : 1 pulv./narine/j	120 pulv. 27,5 µg	7,94	I	30 %	0,07
FIXORINOX					
Idem ***FLIXONASE***	120 pulv. 50 µg	5,51	I	30 %	0,05

Mométasone fuorate

NASONEX					
A. et E. > 3 ans : 2 pulv./narine/j le matin, puis 1 pulv./narine/j	120 pulv. 50 µg	7,13	I	30 %	0,06

PROPRIÉTÉS

Corticostéroïdes d'action locale antiallergique et anti-inflammatoire sans effet glucocorticoïde systémique.

INDICATIONS

Rhinites vasomotrices d'origine allergique.
Sinusites chroniques allergiques et polypose nasosinusienne.

CONTRE-INDICATIONS

Enfant d'âge < 3 ans (***NASONEX***) et < 6 ans pour les autres **corticoïdes par voie nasale**.
Hypersensibilité à l'un des constituants.
Épistaxis, infection locale ou bronchopulmonaire virale, bactérienne ou fongique importante et non traitée.

PRÉCAUTIONS D'EMPLOI

Instillations après lavage du nez ou mouchage.
Association avec antibiothérapie par voie générale en cas d'infection bactérienne sévère.
Traitement prolongé (observance thérapeutique) à dose minimale efficace.

EFFETS INDÉSIRABLES

Intolérance locale : picotements, éternuements, assèchement de la muqueuse nasale.
Allergie : œdème cutanéo-muqueux facial.

ANTIALLERGIQUES PAR VOIE NASALE (3)

Antihistaminique H1 par voie nasale

■ Céthexonium + phényltoloxamine

BIOCIDAN					
Sol. nasale 1-6 pulv./j/narine	15 mL (fl. pulv.)		I	NR	

PROPRIÉTÉS

Antiseptique ammonium quaternaire : **céthexonium**.
Antihistaminique H1 : **phényltoloxamine**.

INDICATIONS

Rhinites chroniques vasomotrices allergiques.

CONTRE-INDICATIONS

Hypersensibilité à l'un des constituants.

PRÉCAUTIONS D'EMPLOI

Somnolence : vigilance.

EFFETS INDÉSIRABLES

Effets atropiniques.

Inhibiteur de la dégranulation des mastocytes de la muqueuse nasale

■ Cromoglycate disodique

LOMUSOL					
1 pulv. x 2-4/j/narine	100 pulv. (fl. 15 mL 4 %)	5,97	II	15 %	0,06

PROPRIÉTÉS

Inhibition de la libération des médiateurs chimiques de l'inflammation par les mastocytes de la muqueuse nasale.

INDICATIONS

Rhinites et sinusites chroniques d'origine allergique.

CONTRE-INDICATIONS

Aucune.

PRÉCAUTIONS D'EMPLOI

Grossesse : déconseillé pendant le 1er trim.

EFFETS INDÉSIRABLES

Irritation locale transitoire.

ANTISEPTIQUES SOUFRÉS

■ **Sulfure de sodium + levure**

ACTISOUFRE					
1 amp./narine x 2/j pdt 1-3 mois 1/2-2 amp./j bain de bouche pdt 1-3 mois	30 amp. 10 mL			NR	
1 pulv. x 3/j *per os* ou /narine	1 fl. press. 100 mL			NR	

■ **Thiosulfate sodium + magnésium**

DÉSINTEX					
1 amp. à boire avant repas x 2/j	14 amp. 5 mL			NR	
1 cp. x 2/j au cours des repas	60 cp.			NR	

■ **Soufre + rétinol**

SOLACY					
A. : 1 gél. x 3/j pdt 15 j	45 gél. 90 gél.			NR NR	
Forme pédiatrique 6-30 mois : 1 cp./j pdt 3 mois 30 mois-5 ans : 2 cp./j pdt 3 mois > 5 ans : 3 cp./j pdt 3 mois	60 cp. pour susp. buv.			NR	

PROPRIÉTÉS

Action trophique et antiseptique sur la muqueuse respiratoire.

INDICATIONS

Rhinites et pharyngites aiguës et chroniques.

CONTRE-INDICATIONS

Intolérance au soufre.
Régime hyposodé (pour ***ACTISOUFRE***).

EFFETS INDÉSIRABLES

Gastralgies.

DÉCONGESTIONNANTS NASAUX EN INHALATIONS

■ Huiles essentielles

AROMASOL					
Sol. inh. et aérosol A. et E. > 12 ans : 1 pulv. x 3/j, inhalation : 50 gttes à diluer dans l'eau tiède x 3/j	45 mL			NR	

■ Eucalyptol + thym + terpinéol + pin + romarin

CALYPTOL INHALANT					
1 amp. dans un bol d'eau chaude x 2-3/j pdt 5-7 j	10 amp. 5 mL			NR	

■ Eucalyptol + menthol + gaïacol

ESSENCE ALGÉRIENNE					
A. et E. > 12 ans : qq gttes dans un verre d'eau chaude x 3-4/j pdt 5-7 j	20 mL			NR	

■ Goménol

GOMENOL liquide pour inhalation					
Qq gttes dans un bol d'eau chaude x 3-4/j pdt 5-7 j	50 mL (tube)			NR	

■ Lavande + thymol + thym + romarin

PÉRUBORE					
A. et E. > 12 ans : 1 caps. dans un bol d'eau chaude x 3/j pdt 5 j max	15 caps.			NR	

■ Camphre + menthol

VICKS INHALER					
A. et E. > 12 ans : 1 inhalation x 3/j	100 mL (tube)			NR	

PROPRIÉTÉS

Décongestionnant et antiseptique des voies aériennes supérieures.

INDICATIONS

Inflammations aiguës rhinopharyngées.

CONTRE-INDICATIONS

Enfant d'âge < 3 ans.
Hypersensibilité à l'un des constituants.
Convulsions de l'enfant.

MODE D'ADMINISTRATION

Inhalations répétées 3-4 fois/j.
La dose prescrite dans un bol d'eau chaude mais non bouillante, à inhaler sous un torchon ou avec un masque à inhalation.

EFFETS INDÉSIRABLES

Hypersensibilité à l'un des constituants.
Irritation locale.
Convulsion chez l'enfant.

DÉCONGESTIONNANTS NASAUX PAR VOIE ORALE (1)

Vasoconstricteur nasal + antihistaminiques H1

■ Pholcodine + chlorphénamine + biclotymol

HEXAPNEUMINE					
A. : 1-6 c-mes./j E. : en fonction du poids – 30-50 kg : 1-6 c-mes./j – 15-30 kg : 1/2 -3 c-mes./j	13 c-mes. (sirop) 40 c-mes. (sirop)		I I	NR NR	

Vasoconstricteur + AINS

■ Pseudoéphédrine + ibuprofène

RHINADVIL RHUME IBUPROFENE/PSEUDOEPHEDRINE					
A. et E. > 15 ans : 1 cp. x 2/j pdt 5 j	20 cp. 30 mg (**ibuprofène** 200 mg)		I	NR	

Antihistaminique H1 + antipyrétique, antalgique

■ Paracétamol + acide ascorbique + phéniramine

FERVEX ETAT GRIPPAL PARACETAMOL/VITAMINE C/PHENIRAMINE					
A. et E. > 15 ans : 1 sach. x 2-3/j	8 sach. 25 mg (**paracétamol** 500 mg)		I	NR	
FERVEX sans sucre A. et E. > 15 ans : 1 sach. x 2-3/j	8 sach. 25 mg (**paracétamol** 500 mg)		I	NR	
FERVEX RHUME PARACETAMOL/VITAMINE C/PHENIRAMINE					
E. 6-10 ans : 1 sach. x 2/j E. 10-12 ans : 1 sach. x 3/j E. 12-15 ans : 1 sach. x 4/j	8 sach. 10 mg (**paracétamol** 280 mg)		I	NR	
DOLI ETAT GRIPPAL					
Idem ***FERVEX***	8 sach. 500 mg/200 mg/25 mg			NR	
HUMEXLIB ETAT GRIPPAL					
Idem ***FERVEX***	8 sach. 500 mg/200 mg/25 mg			NR	

Vasoconstricteur + antipyrétique + antihistaminique H1

■ Pseudoéphédrine + paracétamol + diphénhydramine

ACTIFED JOUR et NUIT					
A., E. > 15 ans : 1 cp. blanc jusqu'à x 3/j (4 h d'intervalle, 8 si insuffisance rénale sévère), 1 cp. bleu le soir au coucher si nécessaire 4 j max	16 cp. (**paracétamol** 500 mg)		I	NR	

■ Pseudoéphédrine + paracétamol + triprolidine

ACTIFED RHUME					
1 cp. jusqu'à x 3/j (6 h d'intervalle min)	15 cp. séc. 50 mg (**paracétamol** 500 mg)		I	NR	

DÉCONGESTIONNANTS NASAUX PAR VOIE ORALE (2) – PHARMACOLOGIE

PROPRIÉTÉS

– Alpha-sympathomimétique (**pseudoéphédrine**) : vasoconstricteur des muqueuses rhino-pharyngées et tubaires diminuant la rhinorrhée et l'obstruction nasale.
– Antihistaminique anti-H_1 (**phéniramine**) : antiallergique.
– Antalgique-antipyrétique (**paracétamol**, **ibuprofène**).
– Antiseptique (**biclotymol**).

INDICATIONS

Traitement symptomatique des rhinites et sinusites aiguës infectieuses et des poussées aiguës de rhinites chroniques vasomotrices allergiques ou non allergiques.

CONTRE-INDICATIONS

Hypersensibilité à l'un des constituants, association aux **IMAO non sélectifs**.
Pour les anti-H1 : glaucome à angle fermé, risque de rétention aiguë d'urine par obstacle cervico-prostatique.
Pour le **paracétamol** : insuffisance hépatocellulaire.
Pour l'**ibuprofène** : **grossesse** et **allaitement**, ulcère gastroduodénal en évolution, insuffisance rénale sévère, insuffisance hépatocellulaire sévère.

PRÉCAUTIONS D'EMPLOI

Déconseillé en cas de : **grossesse** (1er trimestre), **allaitement**, angor, HTA, hyperthyroïdie, troubles psychiques, épilepsie, antécédent de convulsion fébrile, obstacle cervico-prostatique.
Pour les anti-H1 : troubles de la vigilance.
Pour **paracétamol**, **ibuprofène** : *cf.* Analgésie.
Traitement de courte durée < 7 j.

EFFETS INDÉSIRABLES

Sécheresse de bouche, insomnie, anxiété, céphalées, sueurs, troubles digestifs.
Arrêt en cas de : tachycardie, palpitations, troubles du rythme, angor, excitation.
Pour les anti-H1 : somnolence, réaction paradoxale d'excitation, effets anticholinergiques.
Pour **paracétamol** et **ibuprofène** : se référer au chapitre Rhumatologie.

INTERACTIONS MÉDICAMENTEUSES

Associations contre-indiquées : **IMAO non sélectifs** (crise HTA).
Associations déconseillées : **anesthésiques volatils halogénés**, **bromocriptine**, **guanéthidine**, réserpinique, **digitaliques**.
Pour les anti-H1 : autres **anticholinergiques**, alcool, dépresseurs du SNC.

DÉCONGESTIONNANTS NASAUX EN PULVÉRISATIONS NASALES (1)

Vasoconstricteur simple

■ **Oxymétazoline**

ATURGYL					
1 pulv. x 3/j/narine pdt 5-7 j	15 mL fl. pulv.	1,39	II	15 %	0,09

Vasoconstricteurs + antiseptiques

■ **Phényléphrine + benzalkonium**

HUMOXAL					
A. : 1-2 pulv. 2-5/j/narine pdt 5-7 j E. > 12 ans : 1 pulv. 2-4/j/narine pdt 5-7 j	15 mL fl. nébulisateur		II	NR	

■ **Éphédrine + acide benzoïque**

RHINAMIDE					
A. : 2 pulv. 2-5/j/narine pdt 5-7 j E. > 3 ans : 2 pulv. x 1-2/j/narine pdt 5-7 j	20 mL fl. nébulisateur		II	NR	

■ **Éphédrine + thiosulfate de sodium**

RHINO-SULFURYL					
A. et E. > 30 mois : 1 pulv. 3-5/j/narine pdt 5-7 j	24 mL fl. pulv.		II	NR	

Vasoconstricteurs + corticoïde

■ **Naphazoline + prednisolone**

DÉRINOX					
1 pulv. x 3/j/narine pdt 5-7 j Aérosol de 5 mL : x 1/j/narine pdt 5-7 j	15 mL fl. pulv.		II	NR	

■ **Oxymétazoline + prednisolone**

DÉTURGYLONE					
A. et E. > 7 ans : 1 pulv. x 3/j/narine pdt 5-7 j	10 mL fl. pulv.		I	NR	

Vasoconstricteur + antiseptique + mucolytique

■ **Tuaminoheptane + benzalkonium + N-acétyl cystéine**

RHINOFLUIMUCIL					
A. : 2 pulv. x 3-4/j/narine pdt 5-7 j E. > 3 ans : 1 pulv. x 1-2/j/narine pdt 5-7 j	10 mL fl. pulv.		II	NR	

DÉCONGESTIONNANTS NASAUX EN PULVÉRISATIONS NASALES (2) – PHARMACOLOGIE

PROPRIÉTÉS

Vasoconstricteur α-sympathomimétique de la muqueuse nasale : **éphédrine**, **oxymétazoline**, **naphazoline**, **tuaminoheptane**.
Antiseptique : **thiosulfate de sodium**, **cétrimide**, **benzalkonium**.
Corticoïde antiallergique : **prednisolone**.
Mucolytique : **acétylcystéine**.

INDICATIONS

Traitement symptomatique par voie locale de l'obstruction nasale au cours des affections rhinopharyngées aiguës (rhinites, sinusites, rhinopharyngites) ou des poussées aiguës de rhinites vasomotrices allergiques (intérêt de l'association de corticoïdes) ou non allergiques.

CONTRE-INDICATIONS

Hypersensibilité à l'un des constituants (en particulier les **aminosides**).
Association aux **IMAO non sélectifs**.
Glaucome par fermeture de l'angle.
Enfant < 3 ans (pour **éphédrine** et **tuaminoheptane**), enfant < 7 ans pour les autres vasoconstricteurs, enfant < 12 ans pour **naphazoline**.
Utilisation prolongée > 7 j.

PRÉCAUTIONS D'EMPLOI

Déconseillés en cas d'angor, HTA, hyperthyroïdie.
Respirer par la bouche (et non par le nez) pendant la pulvérisation et pendant la minute qui suit.
Ne pas utiliser pendant plus de 7 j.

EFFETS INDÉSIRABLES

Sécheresse nasale, brûlure rétropharyngée (pour l'**acétylcystéine**).
Usage prolongé > 10 j : effet rebond après traitement pouvant évoluer vers une rhinite iatrogène hypertrophique surtout en cas de reprise du traitement.
Effets systémiques sympathomimétiques (sauf **tuaminoheptane**) : insomnie, céphalées, palpitations, HTA.
Allergie locale aux produits associés (**anesthésiques**, **antiseptiques** et antibiotiques).

INTERACTIONS MÉDICAMENTEUSES

Associations contre-indiquées : **IMAO non sélectifs** (crise HTA).
Associations déconseillées : **anesthésiques volatils halogénés**, **bromocriptine**, **guanéthidine**, réserpiniques, **digitaliques**.

ANTI-INFECTIEUX LOCAUX PAR VOIE NASALE (1)

Antiseptiques

■ Hexamidine

DÉSOMÉDINE					
4-6 pulv./j	10 mL (fl. pulv)			NR	

■ Benzalkonium + camphre + niaouli + géranium

EUVANOL spray					
A. : 1 pulv. x 4-6/j/narine E. > 30 mois : 1 pulv. x 2-3/j	15 mL (fl. pulv.)			NR	

■ Ritiométan

NÉCYRANE					
A. : 1-2 pulv. x 3/j/narine E. : 1 pulv. x 3/j/narine	10 mL (fl.)			NR	

■ Goménol

HUILE GOMENOLÉE					
A. : 2-4 gttes x 3/j E. > 6 ans : 2-4 gttes x 3/j	22 mL 5 % (fl.) 22 mL 2 % (fl.)		I I	NR NR	
VASELINE GOMENOLÉE					
A. et E. > 6 ans : 1 appl./j	1 tube 15 g 5 %		I	NR	
GOMENOLEO					
1 amp./narine	10 amp. 5 mL 2 % 10 amp. 5 mL 5 %		I I	NR NR	

■ Benzalkonium

HUMEX FOURNIER					
Sol. nasale 1 pulv. x 4/j/narine	15 mL (fl. pulv)		I	NR	

■ Benzododécinium + polyosorbate 80

PRORHINEL RHUME					
E. : 2 pulv. x 3/j/narine 1 lavage 1/2 amp./narine x 1-3/j	20 amp. 5 mL 10 amp. 10 mL		I I	NR NR	

■ Benzododécinium

RHINÉDRINE					
A. : 2 pulv. x 3-4/j E. > 30 mois : 1 pulv. x 3-4/j	13 mL (fl. pulv.)		I	NR	

ANTI-INFECTIEUX LOCAUX PAR VOIE NASALE (2)

Antibiotique

Mupirocine

BACTROBAN				
1 appl. x 2 à 3/j pendant 5 j max	1 tube pommade 2 %	5,22	I	65 %

PROPRIÉTÉS

Antibiotique d'origine naturelle produit par fermentation de *Pseudomonas fluorescens*.

INDICATIONS

Éradication du portage nasal à *S. aureus* dans les staphylococcies cutanées récidivantes.
Prévention des auto-infections à *S. aureus* chez les hémodialysés.

CONTRE-INDICATIONS

Aucune exceptée l'hypersensibilité.

PRÉCAUTIONS D'EMPLOI

À utiliser avec précaution en cas de porphyrie cutanée.

EFFETS INDÉSIRABLES

Rares cas de picotement et de brûlure au site d'application.

Associations diverses

Chlorobutanol + menthol

BALSAMORHINOL				
A. : 3-4 gttes x 4-5/j/narine E. > 3 ans : 1-2 gttes x 4/j/narine	20 mL (fl. compte-gttes)		I	NR

PROPRIÉTÉS

Antiseptique (**hexamidine**, **chlorobutanol**, **benzalkonium**, **ritométan**, **benzododécinium**).
Mucolytique : **polysorbate**.
Recommandations Afssaps : les antibiotiques locaux (fusafungine, bacitracine, gramicidine et tyrothricine) sont retirés de la vente depuis le 30 septembre 2005 du fait de leur inefficacité et du risque d'apparition de bactéries résistantes.

INDICATIONS

Infection rhinopharyngée d'allure bactérienne.

CONTRE-INDICATIONS

Hypersensibilité à l'un des constituants.
Corticoïdes : enfant < 3 ans, infection virale (herpès, zona) ou fongique non traitée, épistaxis.
Huile soufrée, **goménol** : convulsion.

PRÉCAUTIONS D'EMPLOI

Chlorhexidine : incompatible avec les **antiseptiques** anioniques.
Durée du traitement < 7 j.
Ne pas se moucher violemment au cours des 10 min après le lavage des fosses nasales.

EFFETS INDÉSIRABLES

Allergie.
Sélection de germes résistants.

SINUSITE MAXILLAIRE AIGUË (1)

Définition

C'est une infection aiguë, purulente, d'origine bactérienne des sinus maxillaires uni- ou bilatérale.

• Physiopathologie : 2 mécanismes sont possibles :

– *rhinogène* ++ : suite d'une rhinite aiguë virale (anomalies mucociliaires et œdème de la muqueuse avec obstruction de l'orifice de drainage [méats] du sinus). Sinusite souvent bilatérale, asymétrique. Les sinus peuvent être atteints symétriquement en cas de surinfection d'une polypose naso-sinusienne ;

– *dentaire* : infection de l'apex du complexe prémolo-molaire supérieur. Sinusite unilatérale.

• Germes : *Haemophilus influenzae* (40 %), pneumocoque, *Moraxella catarrhalis* puis autres streptocoques et staphylocoque doré. Germes anaérobies en cas d'origine dentaire.

Diagnostic

Le diagnostic est exclusivement clinique : fièvre modérée (38 °C), rhinorrhée purulente antérieure et/ou postérieure, douleur sinusienne d'allure inflammatoire, majorée par la palpation de la pommette et l'antéflexion de la tête. La rhinoscopie retrouve du pus sous le cornet moyen provenant du méat maxillaire.

• Radiographies de sinus (Blondeau, face haute, profil) indiquées seulement en cas de doute diagnostique ou en cas d'échec d'une première antibiothérapie. Le scanner des sinus est pratiqué seulement en cas de complications.

• Recherche d'un foyer infectieux dentaire : radiographie panoramique dentaire, consultation stomatologie.

SINUSITE MAXILLAIRE AIGUË (2)

Traitement

- **Antalgique et antipyrétique** : **antalgiques** de classe I (**paracétamol**) ou de classe II : **paracétamol + codéine** (***DAFALGAN CODÉINE***), 2 cp. 500 mg x 3/j.
- **Désinfection rhino-pharyngée** x 4 à 6/j par **sérum physiologique** pendant 10 j.
- **Décongestionnant nasal** (**vasoconstricteur et corticoïde**) par voie nasale (***DÉTURGYLONE***) x 3/j pendant 5 j.
- **Antibiothérapie** : elle n'est pas indiquée d'emblée lorsque les symptômes rhinologiques sont bilatéraux, d'intensité moyenne, survenant dans un contexte épidémique et que la réévaluation des symptômes est possible en cas d'aggravation. Elle est indiquée en cas d'échec du traitement symptomatique, de suspicion de sinusite maxillaire d'origine dentaire ou de complication.

L'antibiothérapie est orale, probabiliste (active sur *Haemophilus* et pneumocoque). L'**amoxicilline** et les **macrolides** ne sont plus recommandés en 1re intention.

La durée de l'antibiothérapie est de 8 à 10 j sauf pour les **céphalosporines de 2e et 3e générations** et les **kétolides** qui ont démontré leur efficacité en traitement de 5 j :

– **amoxicilline + acide clavulanique** (***AUGMENTIN***), 1 g x 2/j ;
– soit **céphalosporine 2e génération** : **céfuroxime axetil** (***ZINNAT***), 1 cp. 250 mg x 2/j pendant 5 j ;
– soit **céphalosporine 3e génération** : **cefpodoxime proxétil** (***ORELOX***), 200 mg x 2/j pendant 5 j ;
– **synergistine** : **pristinamycine** (***PYOSTACINE***), 2 cp. 500 mg x 2/j notamment en cas d'allergie aux bêtalactamines ;
– les **fluoroquinolones** actives sur le pneumocoque sont réservées aux formes compliquées ou après échec d'une première antibiothérapie après documentation bactériologique et/ou radiologique : **lévofloxacine** (***TAVANIC***), 1 cp. 500 mg/j ou **moxifloxacine** (***IZILOX***) 1 cp. 400 mg/j ;
– de même pour les kétolides (famille des **macrolides**) : télithromycine (***KETEK***) 400 mg x 2/j pendant 5 j.

- **Corticothérapie** : sous couvert d'une antibiothérapie, elle est réservée aux formes hyperalgiques : **prednisolone**, ***SOLUPRED*** cp. à 5 ou 20 mg à la dose de 1 mg/kg/j le matin pendant 5 j.
- **Traitement des foyers infectieux dentaires** : extraction, traitement canalaire.
- **Surveillance clinique**.

Complications aiguës

Signes cliniques : douleur insomniante, céphalées invalidantes, hyperthermie persistante, œdème palpébral, exophtalmie, trouble de la motilité oculaire, syndrome méningé font suspecter une sinusite compliquée.

Formes cliniques :

- Sinusite maxillaire bloquée (empyème sinusien).
- Pansinusite (maxillo-ethmoïdo-frontale).
- Cellulite orbitaire (du stade initial de cellulite pré-septale à l'abcès orbitaire) et thrombophlébite du sinus caverneux.
- Méningite, septicémie.
- CAT : hospitalisation, scanner des sinus et antibiothérapie probabiliste par voie parentérale après prélèvement bactériologique (prélèvement local : ponction de sinus et drain de sinus, hémocultures), si nécessaire, drainage sinusien (sous anesthésie locale par rétraction muqueuse du méat ou sous anesthésie générale).

Sinusite maxillaire aiguë chez le patient intubé

- Ponction de sinus avec prélèvement bactériologique et lavage de sinus (x 2/j).
- Changement de sonde d'intubation avec intubation orale plutôt que nasale.
- Aspirations nasales fréquentes non traumatisantes.
- Antibiothérapie adaptée.

SINUSITE CHRONIQUE (1)

Définition

- C'est une inflammation sinusienne persistant plus de 3 mois.
- Physiopathologie : la topographie des lésions guide le diagnostic étiologique et le traitement.

– Les sinus antérieurs (maxillaires, frontaux et ethmoïdaux antérieurs) ont leurs orifices de drainage (ostium ou méat) très proches sous le cornet moyen ; l'atteinte d'un sinus se propage donc souvent aux sinus antérieurs adjacents.

– Atteinte diffuse et bilatérale (pansinusite), en faveur d'une maladie de la muqueuse nasosinusienne : polypose nasosinusienne.

Diagnostic clinique et radiologique

- Sinusites indolores en dehors des poussées de réchauffement mais sensations de pesanteur faciale sus- et inter-orbitaires dans les sinusites frontales et orbitonasales et dans les sinusites ethmoïdales.
- Rhinorrhée chronique surtout postérieure d'où irritation pharyngée avec hémage (raclage de gorge), irritation laryngée avec dysphonie et bronchique avec toux.
- Obstruction nasale et troubles de l'odorat.
- Endoscopie nasale : muqueuse inflammatoire, pus aux méats, polypes, anomalies architecturales.
- Scanner des sinus : diagnostic positif, topographie des sinus atteints, orientation étiologique. Les radiographies de sinus (Blondeau et nez-front-plaque) sont inutiles.

SINUSITE CHRONIQUE (2)

Sinusites antérieures

Atteinte des sinus maxillaires ± ethmoïdaux antérieurs ± frontaux.

Sinusite d'origine dentaire

- Rhinorrhée fétide à prédominance unilatérale.
- Cacosmie.
- Antécédents d'infection dentaire ou de soins sur les prémolaires ou les molaires supérieures.
- Bilan : examen stomatologique et panoramique dentaire et clichés rétroalvéolaires :

– infection apicale chronique ;
– dépassement de pâte dentaire dans le sinus après un traitement canalaire (corps étranger de tonalité calcique au sein d'une muqueuse épaissie) ;
– infection par *Aspergillus fumigatus* sur le corps étranger (microcalcifications endosinusiennes).

- Traitement de la dent causale +++++
- Antibiothérapie : voie orale, active sur staphylocoque, streptocoque, *Haemophilus*, anaérobies, type **amoxicilline + acide clavulanique** (***AUGMENTIN***), 2 cp. 500 mg x 2/j pendant 10 j.
- **Vasoconstricteurs + corticoïdes par voie nasale** : **naphazoline + prednisolone** (***DERINOX***), 1 pulv./narine x 3/j pendant 5 j.
- Lavage des fosses nasales x 3/j : **sérum physiologique**.
- Corticothérapie orale : **prednisolone** (***SOLUPRED***), 1 mg/kg/j pendant 7 j en 1 prise.
- En cas d'échec : drainage par chirurgie endonasale sous guidage endoscopique de type méatotomie moyenne ± infundibulectomie.
- En cas de corps étranger ou aspergillose : extraction par voie endonasale endoscopique.

Sinusite antérieure par obstruction méatale

- Exérèse chirurgicale de l'obstacle.
- Traitement médical de la sinusite.

Pansinusite : polypose nasosinusienne

Maladie inflammatoire diffuse de la muqueuse nasale avec formation de polypes qui peuvent obstruer complètement les deux fosses nasales. Il faut rechercher un asthme associé, une intolérance à l'**aspirine** et faire une enquête allergologique.

Le traitement est d'abord médical :
– cures répétées de 10 j d'**antibiotiques** et de **corticoïdes** par voie orale ;
– corticothérapie locale prolongée : **mométasone fuorate** (***NASONEX*** 50 µg) 2 pulv./narine x 2/j ou **budésonide** (***RHINOCORT*** 64 µg) 2 pulv./narine/j le matin ;
– lavage fosses nasales 3 à 6 fois/j : ***PHYSIOMER***, ***STÉRIMAR*** ou **sérum physiologique** dosettes.
Traitement chirurgical : en cas d'échec ou de récidives fréquentes : évidement ethmoïdo-fronto-maxillaire ± sphénoïdal par chirurgie endonasale sous guidage endoscopique.

ANGINE NON COMPLIQUÉE (1)

Définitions [1]

- *Amygdalite aiguë* : inflammation aiguë du pharynx prédominante sur les amygdales palatines.
- *Pharyngite* : inflammation diffuse de l'oropharynx.

50 à 90 % des angines sont d'origine virale.

25 à 40 % des angines de l'enfant et 10 à 25 % des angines de l'adulte sont d'origine streptococcique.

Flore bactérienne buccale

- *Saprophytes* : streptocoques non hémolytiques, corynébactéries aérobies, *Neisseria saprophytes*.
- *Commensales* : staphylocoques, *Haemophilus influenzae*, pneumocoques.

Angines

- *Angine érythémateuse* : rougeur de l'oropharynx (amygdales, piliers de l'amygdale, luette, paroi postérieure).
- *Angine érythématopultacée* (80 % des cas) : rougeur de l'oropharynx et présence de points blancs qui s'enlèvent facilement en laissant une muqueuse congestive mais saine.

Étiologies

Il y a 2 causes principales.

- L'étiologie virale prédomine (70 %). Il s'agit des *Herpesvirus* (*herpes simplex, Epstein-Barr, cytomégalovirus*), des *adénovirus*, et des *entérovirus* (*Coxsackie A et B*).
- Toute angine érythémateuse ou érythémato-pultacée doit être considérée comme streptococcique et de ce fait doit faire pratiquer un test de détection rapide (TDR) à la recherche du streptocoque β-hémolytique du groupe A (SGA). Seuls les patients atteints d'angine à SGA sont justiciables d'un traitement antibiotique.

La présence d'au moins trois des critères de Centor (fièvre, exsudat amygdalien, absence de toux, adénopathies cervicales antérieures) est en faveur d'une origine streptococcique.

Un TDR positif justifie la prescription d'antibiotique.

Un TDR négatif chez un sujet sans facteur de risque de RAA (rhumatisme articulaire aigu) ne justifie pas d'examen complémentaire (prélèvement, culture) ni de traitement antibiotique.

Les facteurs de risque de RAA sont l'âge (sujet de moins de 25 ans), des antécédents de rhumatisme articulaire aigu, un retour de zone d'endémie (Afrique, Antilles), des angines à répétition. La présence d'un de ces facteurs en cas de négativité du TDR nécessite un prélèvement bactériologique par écouvillon pour examen direct, culture et antibiogramme.

Les tests de diagnostic rapide mettant en évidence l'antigène de groupe du streptocoque A utilisent la méthode immunochromatographique (*IM STREP A, STREPTATEST*) ou latex-agglutination (*REVEAL STREP A*), et donnent une réponse entre 5 et 10 min. Leur sensibilité approche 90 % et leur spécificité 96 %.

Formes cliniques

- **Angine érythémateuse avec conjonctivite** : en faveur d'un adénovirus.
- **Scarlatine** (streptocoque β-hémolytique du groupe A avec une toxine érythrogène) : forte angine érythémato-pultacée avec vomissements et signes généraux marqués, puis apparition d'un exanthème dans un délai de 2 j.

ANGINE NON COMPLIQUÉE (2)

Traitement

Antibiothérapie par voie orale [1]

Devant une angine érythémateuse ou érythémato-pultacée, seul un TDR positif confirme l'étiologie à streptocoque du groupe A et justifie la prescription d'antibiotiques.

• Les traitements antibiotiques courts validés par l'AMM sont à privilégier.

La **pénicilline V** pendant 10 j était le traitement de référence de l'angine.

Actuellement, le traitement repose sur une **pénicilline A**, éventuellement sur une **céphalosporine** :

– **amoxicilline** (*CLAMOXYL*), A. : 2 g/j en 2 prises, E. : 50 mg/kg/j en 2 prises pendant 6 j ;

– **céfuroxime axetil** (*ZINNAT*), A. : 500 mg/j en 2 prises, E. : 20 mg/kg/j en 2 prises pendant 4 j ;

– **céfuroxime**, A. : 200 mg/j en 2 prises, E. : 8 mg/kg/j en 2 prises pendant 5 j.

Les **macrolides** ne sont à prescrire qu'en cas d'allergie aux β-lactamines (car 6 à 10 % de résistance des streptocoques A) :

– **érythromycine** ***ÉRYTHROCINE***, A. : 2 à 3 g/j, E. : 50 mg/kg/j en 3 prises pendant 10 j ;

– **azithromycine** (*ZITHROMAX*), A. : 500 mg/j en 1 prise, E. (> 3 ans) : 20 mg/kg/j en 1 prise pendant 3 j ;

– **josamycine** (*JOSACINE*), A. : 500 mg/j en 2 prises, E. : 50 mg/kg/j en 2 prises pendant 5 j.

Traitement symptomatique

Antipyrétiques et **antalgiques** de classe I (type **paracétamol**) ou II (**paracétamol + codéine**). Les **antalgiques** et **antiseptiques** locaux n'ont pas démontré leur efficacité mais apportent un confort supplémentaire pour le patient.

Prescription des antibiotiques en pratique courante : infections ORL et respiratoires

1. Il n'y a pas lieu d'utiliser une association **aminopénicilline - inhibiteur des β-lactamases**.
2. Il n'y a pas lieu d'utiliser les **fluoroquinolones** systémiques.
3. Il n'y a pas lieu d'instaurer un traitement par **corticoïdes** en association à l'antibiothérapie générale, sauf urgence, dans les situations où un œdème inflammatoire peut mettre une fonction vitale en danger.
4. Il n'y a pas lieu d'instaurer un traitement par **AINS** à dose anti-inflammatoire en association à l'antibiothérapie générale, sauf composante inflammatoire importante. L'**aspirine** et les **AINS** antalgiques et antipyrétiques (à faible posologie) ne sont pas concernés.

ANGINE NON COMPLIQUÉE (3)

Prise en charge de l'angine [1]

Réaliser un *test de diagnostic rapide* (TDR) du Streptocoque du groupe A (SGA) pour les enfants de plus de 3 ans ou pour un adulte ayant un score de Mac Isaac ≥ 2 :
- TDR positif : antibiothérapie.
- TDR négatif : rechercher les facteurs de risque (FDR) de RAA :
  – si FDR de RAA absents, traitement symptomatique ;
  – si FDR de RAA présents et culture bactériologique positive : antibiothérapie ;
  – si FDR de RAA présents et culture bactériologique négative : traitement symptomatique.

Score de Mac Isaac à utiliser chez l'adulte

Fièvre > 38°C	= 1
Absence de toux	= 1
Adénopathies cervicales sensibles	= 1
Atteinte amygdalienne	= 1
Âge : 15 à 44 ans	= 0
Âge : > 44 ans	= -1

Facteur de risque de RAA

- Antécédent personnel de RAA.
- Âge entre 5 et 25 ans associé à la notion de séjours en régions d'endémie de RAA (Afrique, DOM-TOM) ou éventuellement à certains facteurs environnementaux (conditions sociales, sanitaires et économiques, promiscuité, collectivité fermée) ou à des antécédents d'épisodes multiples d'angine à SGA.

ANGINE COMPLIQUÉE

Angine récidivante

L'angine est dite récidivante s'il y a plus de 3 épisodes dans l'année.

- Antibiothérapie orale pendant 10 j :
– soit **amoxicilline + acide clavulanique** (***AUGMENTIN***), 50 mg/kg/j en 3 prises
A. : 2 sach. 500 mg x 3/j ;
E. : càc 250 mg et solution pédiatrique 1 dose/kg x 3/j ;
– soit **céphalosporine de 2e génération** : **céfuroxime axetil** (***ZINNAT***) : cp. 250 mg, sach. 125 mg, c-mes. 125 mg en 2 prises après les repas :
A. : 500 mg x 2/j ;
E. : 30 mg/kg/j ;
– soit **céphalosporines de 3e génération** : **cefpodoxime** (***ORELOX***), A. : 200 mg/j en 2 prises, E. : 8 mg/kg/j en 2 prises pendant 5 j.
- Si ≥ 5 épisodes/an : amygdalectomie.

Complications loco-régionales [2]

Phlegmon péri-amygdalien

- Suppuration entre la capsule de l'amygdale et les muscles pharyngés, le plus souvent à streptocoque A et/ou anaérobies.
- Adolescents et adultes jeunes.
- Odynophagie très sévère avec hypersialorrhée, otalgie réflexe, fièvre élevée, altération de l'état général, voix couverte.
- À l'examen : bombement de la partie supérieure du pilier antérieur qui refoule l'amygdale vers la luette, trismus, adénopathies sous-digastriques.

- Hospitalisation.
- Pas d'exploration radiologique.
- Ponction de la collection ± prélèvement bactériologique.
- Drainage : soit ponctions-instillations bétadinées, soit incision sous anesthésie locale et lavages bétadinés.
- Antibiothérapie antistreptocoques et anti-anaérobies par voie intraveineuse, après prélèvements bactériologiques : **β-lactamine**, **pénicilline A**, **amoxicilline + acide clavulanique** (***AUGMENTIN***), 1 g x 3/j relais oral après apyrexie stable, durée totale 10-15 j.
- Rééquilibration hydroélectrolytique par voie intraveineuse si nécessaire.
- Alimentation semi-liquide tiède.
- Bains de bouche antiseptiques après les repas : ***HEXTRIL***, 1 dose x 4-6/j.
- Ponctions (1-2/j) jusqu'à vérification de l'absence de pus.
- **Antalgiques** : **paracétamol** 15 mg/kg/6 h + **tramadol** 1 à 2 mg/kg/6 h si âge > 3 ans sans dépasser 400 mg/j ou **paracétamol** 15 mg/kg/6 h + **morphine** 0,05 à 0,1 mg/kg et évaluation à 15 min puis réinjection de 0,1 mg/kg toutes les 5 min si EVA > 3.
- En cas de récidive : amygdalectomie.

Phlegmon parapharyngé et rétropharyngé

Parapharyngé : bombement du pilier postérieur de l'amygdale.
Rétropharyngé : bombement de la paroi postérieure de l'oropharynx.

- Suppuration en arrière de l'amygdale, au contact des gros vaisseaux du cou.
- Enfant entre 3 et 10 ans.
- Au cours d'une angine, douleurs latérocervicales hautes avec torticolis, signes généraux sévères. À l'examen, voussure en arrière de l'amygdale.
- TDM cervicale en urgence (ou échographie endobuccale) puis traitement médicochirurgical.

Adénophlegmon cervical

Suppuration d'un ganglion jugulocarotidien.

Autres complications loco-régionales

– Otites moyennes aiguës.
– Sinusites aiguës.
– Obstruction chronique de l'oropharynx par hypertrophie amygdalienne.

Complications générales

Complications post-streptococciques

- Rhumatisme articulaire aigu.
- Glomérulonéphrite aiguë post-streptococcique.

Diffusion de l'infection

Septicémie, septico-pyohémie.

ANGINE SPÉCIFIQUE (1)

Angines ulcéro-nécrotiques

Angine de Vincent

- Association de 2 germes anaérobies fuso-spirillaires : *Fusiformis* (*bacille de Vincent*) et un *spirochète du genre Borrelia*.
- Angine unilatérale avec une ulcération douloureuse, non indurée recouverte d'une fausse membrane grisâtre.
- Diagnostic : examen direct du prélèvement de gorge.
- Traitement symptomatique (*cf.* Angine non compliquée) :

> Antibiothérapie orale : **β-lactamine**, **pénicilline V**, ***ORACILLINE***, 2 sach. 500 000 UI x 3/j pendant 10 j ou **métronidazole** si allergie.

- Complication : *Fusobacterium necrophorum* responsable du syndrome de Lemierre : angine ulcéro-nécrotique compliquée d'une thrombose de la veine jugulaire interne avec des métastases septiques le plus souvent pulmonaires. Infection grave touchant le sujet jeune en bonne santé. Traitement par antibiothérapie intraveineuse ± anticoagulation.

Angine syphilitique

- Angine unilatérale : chancre induré, indolore avec adénopathie satellite.
- Prélèvement de gorge avec recherche de tréponème ; sérologie syphilitique.

Angine des hémopathies et des agranulocytoses

- Angine bilatérale, diffuse, nécrotico-hémorragique.

Angines vésiculeuses

- **Primo-infection herpétique** : lésions de l'oropharynx souvent associées avec une gingivo-stomatite et un herpès labial. Traitement symptomatique : antalgiques, **bains de bouche antiseptiques-anesthésique local, chlorhexidine + tétracaïne** (***ÉLUDRIL***), 1 pulv. x 6/j ; gel de ***XYLOCAÏNE***, 1 appl. sur les lésions douloureuses avant les repas.
- **Herpangine** à virus *Coxsackie A*.
- **Zona** pharyngien (IX) et buccal (V).
- **Fièvre typhoïde** : ulcérations de Duguet.

Angines pseudo-membraneuses

- Fausses membranes = enduit grisâtre et épais adhérant à la muqueuse.
- Deux étiologies principales :
  – la mononucléose infectieuse (*virus d'Epstein-Barr*) : la plus fréquente ;
  – la diphtérie (*Corynebacterium diphtérique*) : rare mais fréquence en augmentation. Le problème est de la reconnaître car elle peut engager le pronostic vital.

ANGINE SPÉCIFIQUE (2)

Angine diphtérique

• Diagnostic :
– absence de vaccination et séjour en zone d'endémie (Europe de l'Est, Afrique) avec une incubation < 7 j ;
– angine peu sévère avec des signes généraux modérés ;
– fausses membranes épaisses, adhérentes, prenant l'amygdale, le voile et la luette ;
– adénopathies bilatérales ;
– rhinorrhée mucopurulente.
• Complications :
– le croup : extension locale laryngo-trachéale de la maladie ;
– paralysies nerveuses : nerfs crâniens ;
– myocardite.
• Hospitalisation pour prise en charge spécialisée, déclaration obligatoire.

Mononucléose infectieuse

• Signes généraux marqués avec forte asthénie qui peut se prolonger.
• Fausses membranes peu adhérentes et respectant la luette.
• Adénopathies multiples diffuses avec parfois splénomégalie.
• Exanthème surtout en cas de prise d'**ampicilline**.
• NFS : monocytose ; MNI test positif (peut être négatif en début d'évolution) ; IgM anti-VCA positives.
• Traitement symptomatique sans antibiothérapie.

CONSENSUS

[1] Antibiothérapie par voie générale en pratique courante dans les infections respiratoires hautes de l'adulte et de l'enfant. Recommandations de bonne pratique, *SFP et GPIP*, 2011.
[2] Complications locorégionales des pharyngites, *SFORL*, 2008.

APHTES – APHTOSE

Aphtes localisés

L'aphte est dû à une nécrose distale des tissus en rapport avec une microthrombose d'un capillaire artériel. Le mécanisme est immunoallergique. Le principe du traitement est d'éviter les facteurs déclenchants, calmer la douleur, désinfecter et attendre la cicatrisation spontanée en une huitaine de jours.

Traitement préventif

- Éviter les aliments déclenchant une poussée d'aphtes (noix, ananas, fromage, etc.).
- Éviter les médicaments allergisants pour le patient.
- Traiter les irritations locales d'origine mécanique (dentaire), infectieuse ou autre (tabac).

Traitement curatif

- Bains de bouche « composés » avant et après chaque repas pendant 10 j associant :
  - **antiseptique** (***ÉLUDRIL*** 90 mL) ;
  - bicarbonate de sodium à 14 ‰ : 400 mL ;
  - **antifongique** (***MYCOSTATINE*** susp. buvable) : 24 mL ;
  - **anesthésique local** (***XYLOCAÏNE*** 5 %) : 24 mL ;
  - **corticoïde** (***CÉLESTÈNE*** dispersible 20 mg) : 2 cp. dans chaque bain de bouche après les repas seulement.
- Traitement antalgique :
  - Général : **paracétamol** (***DOLIPRANE*** 500 mg) : 1 à 2 cp. x 3/j 30 min avant les repas.
  - Local : ***XYLOCAÏNE VISQUEUSE*** à appliquer sur les aphtes avant le repas, en évitant les applications très postérieures entraînant une paralysie pharyngée et un risque de fausse route.

Aphtose récidivante

Les aphtoses récidivantes sont sensibles à la corticothérapie générale et aux **immunosuppresseurs** : la **colchicine** reste le traitement de 1re intention : 1 mg/j pendant 1 an.

Maladie de Behçet

Il s'agit d'une maladie générale grave associant une aphtose bipolaire, buccale et génitale, une hypersensibilité cutanée, une atteinte oculaire (iridocyclite) et des complications neurologiques, vasculaires (phlébites) et viscérales.

Le traitement local des aphtes s'efface devant l'impérieuse nécessité de traiter et de prévenir les manifestations générales.

- Le traitement initial reste la **colchicine**.
- On recourt le plus souvent à la corticothérapie générale à fortes doses (1 mg/kg/j) pendant au moins 1 mois, surtout dans les formes méningées et viscérales.
- L'héparinothérapie s'impose dans les formes thrombosantes.
- En cas d'échec on discutera la prise de **thalidomide**, à la dose optimale de 50 à 100 mg/j. La prise au long cours nécessite une étroite surveillance neurologique et la délivrance est exclusivement hospitalière.

ANTISEPTIQUES BUCCAUX (1) – COLLUTOIRES (1)

Antibactériens : antiseptiques et antibiotiques

■ **Hexétidine**

COLLU-HEXTRIL					
1-2 pulv. buccales x 3/j	40 mL 0,2 % (fl. pulv.)			NR	

■ **Chlorhexidine**

COLLUNOVAR					
1-2 pulv. buccales x 3-4/j	40 mL (fl. pulv.)			NR	

■ **Biclotymol**

HEXASPRAY					
1-2 pulv. buccales x 3/j	30 g (fl. pulv.)			NR	

Antibactériens (antiseptiques ou antibiotiques) + anesthésiques locaux

■ **Hexétidine + acide propionique + chlorobutanol**

ANGI-SPRAY					
A. : 4-6 pulv./j E. 6-15 ans : 2-3 pulv./j	40 mL (fl. pulv.)			NR	

■ **Hexétidine + choline + chlorobutanol**

GIVALEX					
A. : 4-6 pulv./j E. > 6 ans : 2-3 pulv./j	50 mL (fl. pulv.)			NR	

■ **Chlorhexidine + tétracaïne**

DRILL					
A. : 1-6 pulv./j E. > 12 ans : 1-3 pulv./j	40 mL (fl. pulv.)			NR	
ÉLUDRIL					
A. : 3-5 pulv./j E. (6-12 ans) : 2-3 pulv./j	55 mL (fl. pulv.)			NR	

ANTISEPTIQUES BUCCAUX (2) – COLLUTOIRES (2)

Hexamidine + lidocaïne

COLLUDOL					
A. : 1-2 pulv. x 3/j E. > 6 ans : 1 pulv. x 1-3/j	30 mL (fl. pulv)			NR	

Benzalkonium + lidocaïne

HUMEX					
A. : 1 pulv. x 4-6/j E. > 6 ans : 1 pulv. x 2-3/j	35 mL (fl. pulv.)			NR	

Amylmétacrésol + alcool dichlorobenzylique + lidocaïne

STREPSILSPRAY					
A. : 2 pulv. x 1-6/j E. > 12 ans : 2 pulv. x 1-4/j	20 mL (fl. pulv.)			NR	

PROPRIÉTÉS

Antiseptiques (**hexétidine**, **acide propionique**, **chlorhexidine**, **hexamidine**, **benzalkonium**, **amylmétacrésol**, **alcool dichlorobenzylique**, **cétylpyridinium**).

Antibiotiques (**biclotymol**).

Anesthésiques locaux (**chlorobutanol**, **lidocaïne**, **tétracaïne**, **choline**).

Agent physiologique de défense de l'organisme : **lysozyme**.

INDICATIONS

Traitement local d'appoint antibactérien et symptomatique des inflammations buccales et oropharyngées infectieuses : gingivites, stomatites, aphtes, pharyngites, traumatismes buccaux.

CONTRE-INDICATIONS

Enfant < 3 ans (risque de laryngospasme).

Hypersensibilité à l'un des constituants.

PRÉCAUTIONS D'EMPLOI

Traitement d'appoint devant être associé à une antibiothérapie si nécessaire. Durée de traitement < 5 j.

Anesthésiques locaux : risques de fausses routes alimentaires surtout chez l'enfant < 12 ans ; ne pas utiliser avant les repas et les boissons.

EFFETS INDÉSIRABLES

Coloration brune réversible de la langue et des dents (**chlorhexidine**).

ANTISEPTIQUES BUCCAUX (3) – PASTILLES ET COMPRIMÉS À SUCER

Antibactériens : antiseptiques et antibiotiques

■ **Biclotymol**

HUMEX					
Orange, miel-citron, menthe sans sucre ou fruits rouges sans sucre 4 à 6/j	24 pastilles 20 mg			NR	
SOLUTRICINE MAUX DE GORGE BICLOTYMOL					
Orange 4 à 6/j	24 pastilles 20 mg			NR	

Antibactériens (antiseptiques et antibiotiques) + anesthésiques locaux

■ **Chlorhexidine + tétracaïne**

APHTORAL					
+ acide ascorbique A. : 4 cp./j E. > 6 ans : 3 cp./j	24 cp. à sucer			NR	
DRILL					
Avec sucre : sans arôme, citron-menthe Sans sucre : sans arôme, anis-menthe, pamplemousse, sureau-litchi, miel-rosat A. : 4 past./j E. > 6 ans : 2-3 past./j	24 past.			NR	
CANTALÈNE					
+ lysozyme A. : 6 cp./j E. > 6 ans : 3 cp./j	24 cp. à sucer			NR	

■ **Amylmétacrésol + alcool dichlorobenzylique + lidocaïne**

STREPSIL LIDOCAÏNE					
A. : 8 past./j max E. > 6 ans : 4 past./j max	36 past.			NR	

■ **Cétylpyridinium + lidocaïne**

EUPHONYLL					
A. : 1 cp. toutes les 3-4 h jusqu'à 6/j	24 cp. à sucer			NR	

ANTISEPTIQUES BUCCAUX (4) – BAINS DE BOUCHE – GARGARISMES (1)

Antiseptiques

■ Polyvidone iodée

BÉTADINE					
1-2 càc dans un verre d'eau x 4-6/j	125 mL (fl.)			NR	

■ Chlorhexidine

PREXIDINE					
1-3 bains de bouche/j pur ou dilué de moitié	200 mL 0,12 % (fl.) 500 mL 0,12 % (fl.)	2,34 HOP		15 %	0,01
PAROEX					
1 càs (15 mL) x 1-3/j	100 mL 0,12 % (fl.) 300 mL 0,12 % (fl.) 500 mL 0,12 % (fl.)	HOP 3,27		 15 % NR	 0,01
ELUDRILPÉRIO					
2 doses/j	200 mL 0,2 % (fl.)	2,78		15 %	0,01

■ Benzoate + salicylate + bicarbonate + borate + thymol + eucalyptol

GLYCO-THYMOLINE 55					
Bains de bouche : diluer au quart x 3/j Appl. locale : diluer de moitié	250 mL (fl.)			NR	

■ Hexétidine

HEXTRIL					
Pur ou dilué de moitié : 1 dose 15 mL x 2-3/j	1 fl. 200 mL 0,1 % 2 fl. 400 mL 0,1 %			NR NR	
HEXTRIL MENTHE					
Idem ***HEXTRIL***	13 gobelets (200 mL) 0,1 % 26 gobelets (400 mL) 0,1 %			NR NR	

ANTISEPTIQUES BUCCAUX (5) – BAINS DE BOUCHE – GARGARISMES (2)

Antiseptiques + anesthésiques buccaux

Cétylpyridinium + chlorobutanol

ALODONT					
A. : 1 dose 15 mL pure x 3/j. E. 7-12 ans : 1 dose diluée de moitié x 3/j	200 mL (fl. dose 15 mL)			NR	

Hexétidine + chlorobutanol + choline

GIVALEX					
2 càc/1/2 verre d'eau tiède x 2-4/j	125 mL (fl.)			NR	

Chlorhexidine + chlorobutanol

ELUDRILPRO					
10-15 mL x 2/j	200 mL (fl.) 0,5 % 500 mL (fl.) 0,5 %			NR NR	
BUCCOSOIN					
Idem ***ELUDRILPRO***	200 mL (fl.) 0,5 %			NR	
ELUDRIL					
Idem ***ELUDRILPRO***	90 mL (fl.) 0,5 %	1,54		15 %	0,02

ANTISEPTIQUES BUCCAUX (6) – GELS BUCCAUX

Cétalkonium + choline

PANSORAL					
1 appl. locale x 4/j	15 g (tube)			NR	

Minocycline

PAROCLINE					
Parodontose Appl. dans les poches parodontales toutes les 2 sem., pendant 4-6 sem. max	3 appl. gel dentaire 2 % (10 mg)	HOP	I		

Hexétidine

HEXTRIL					
3-4 appl./j	10 g (tube) 0,5%			NR	

ANTISEPTIQUES BUCCAUX (7) – ANTIFONGIQUES BUCCAUX

■ Miconazole

DAKTARIN					
1 c-mes. x 4/j à distance des repas, à avaler ensuite	12 c-mes. 2,5 mL	4,50	I	65 %	4,50
LORAMYC					
1 cp. buccal/j (7 à 14 j)	14 cp. 50 mg	69,62	I	65 %	4,97

■ Amphotéricine B

FUNGIZONE					
A. : 1-2 càc x 2/j pendant 15 j-3 sem. E. : 1 càc/10 kg/j en 2 prises	40 mL (fl.) 10 %. 8 càc susp. buvable	4,87	I	65 %	0,12

■ Nystatine

MYCOSTATINE					
E. : 10-40 doses/j N. : 5-30 doses/j en 3 prises pendant 3 sem.	24 doses 100 000 UI	1,25	I	65 %	0,05

PROPRIÉTÉS

Antiseptiques à large spectre :
- **bactéricides** sur toutes les bactéries en 5 min et **antifongique** sur *Candida* et dermatophytes : **polyvidone iodée**, **chlorhexidine**, **hexétidine**, **cétalkonium** (ammonium quaternaire), **cétylpyridinium** ;
- **bactériostatique** : **minocycline** ;
- **fongicide** (levures, dermatophytes, pityriasis versicolor) : **miconazole** ;
- **anticandidosiques** : **amphotéricine B**, **nystatine**.

Anesthésique de contact et antalgique : **chlorobutanol**.

Anti-inflammatoire et antalgiques : choline, **acide salicylique**.

INDICATIONS

Prévention et traitement des infections localisées de la muqueuse de la cavité buccale et de l'oropharynx (après prélèvement bactériologique et mycologique).

CONTRE-INDICATIONS

Hypersensibilité à l'un des constituants.

E. < 3 ans.

PRÉCAUTIONS D'EMPLOI

Réévaluation nécessaire à 5 j en cas de persistance des symptômes et/ou de fièvre.

Déconseillé chez E. < 6 ans.

Laisser en bouche 2 min mais ne pas avaler (sauf anticandidosique).

Déconseillé en cas d'exploration de la thyroïde par l'iode radioactif (**iode**).

Présence éventuelle d'alcool à prendre en compte en cas de grossesse, d'allaitement et chez l'enfant.

EFFETS INDÉSIRABLES

Coloration brune réversible de la langue et des dents (**chlorhexidine**).

Surcharge iodée avec possible dysfonctionnement thyroïdien en cas de traitement prolongé (**iode**).

INTERACTIONS MÉDICAMENTEUSES

Iode : antiseptiques mercuriels (formation de composés caustiques).

Miconazole : **sulfamides hypoglycémiants**, **AVK**, **phénytoïne**.

Minocycline : **rétinoïdes** (voie générale), **AVK**.

ANTALGIQUES ET ANTI-INFLAMMATOIRES BUCCAUX (1)

Gels et crèmes buccaux

■ **Lidocaïne**

AFTAGEL					
+ zinc 1 appl. x 3/j	15 mL (tube) gel			NR	
DYNEXAN					
0,5 g x 4/j	10 g (tube) crème 2 %	3,81	II	30 %	0,38
DYNEXANGIVAL					
0,2 g (un pois) x 4-6/j	10 g (tube) crème 1 %			NR	

■ **Rhubarbe + acide salicylique**

PYRALVEX					
2-4 appl./j	15 g (tube)			NR	

■ **Bêta-aescine anhydre**

FLOGENCYL					
5 appl./j	20 g (tube) gel			NR	

Solutions gingivales

■ **Amyléine**

DENTOBAUME					
+ lévomenthol Placer un tampon imprégné de sol. au contact de la gencive ou de la dent douloureuse	4 mL (fl.)			NR	
DOLODENT					
2-3 appl./j	27 g (fl. pompe)			NR	

■ **Rhubarbe + acide salicylique**

PYRALVEX					
2-4 appl./j	10 mL (fl.)			NR	

ANTALGIQUES ET ANTI-INFLAMMATOIRES BUCCAUX (2)

Comprimés à sucer

■ **Bétaméthasone**

BUCCOBET				
5 à 10 cp./j	50 cp. à sucer 0,1 mg		I	NR

■ **Tétracaïne**

SOLUTRICINE MAUX DE GORGE TÉTRACAÏNE				
6 cp./j	24 cp. à sucer 0,2 mg			NR

PROPRIÉTÉS

Anesthésiques locaux : **amyléine**, **lidocaïne**, **tétracaïne**.

Anti-inflammatoire : **aescine**, **rhubarbe**, **acide salicylique**, **bétaméthasone**.

Protecteur cutané et des muqueuses : **zinc**.

INDICATIONS

Parodontopathies, aphtes, gingivites, lésions inflammatoires locales sauf :

DENTOBAUME : douleurs aiguës gingivo-dentaires (urgence en attente de visite chez une spécialiste).

DOLODENT : douleurs liées à la poussée dentaire.

CONTRE-INDICATIONS

Hypersensibilité à l'un des constituants.

Lésions buccales virales : ***BUCCOBET***.

E. < 30 mois : ***FLOGENCYL*** (menthol).

E. < 6 ans : ***BUCCOBET***, ***PYRALVEX***, ***DYNEXAN***, ***DYNEXANGIVAL***.

E. < 10 ans : ***DENTOBAUME***.

PRÉCAUTIONS D'EMPLOI

Ne pas avaler.

PYRALVEX : présence d'alcool à prendre en compte (30% dans le gel, 60% V/V dans la sol.)

Réévaluation de la conduite à tenir en cas de persistance des symptômes à 5 j (***SOLUTRICINE***, ***DYNEXAN***, ***DYNEXANGIVAL***) ou 10 j (***BUCCOBET***) max.

Anesthésiques locaux : risques de fausses routes alimentaires surtout chez l'enfant < 12 ans ; ne pas utiliser avant les repas et les boissons.

DYNEXAN, ***DYNEXANGIVAL***, ***AFTAGEL***, ***DENTOBAUME*** : allaitement déconseillé, prudence en cas d'antécédent d'épilepsie (dérivés terpéniques).

DYSPNÉE LARYNGÉE DU NOURRISSON DE MOINS DE 6 MOIS (1)

Diagnostic

Le diagnostic positif est clinique.

Bradypnée inspiratoire

Allongement du temps inspiratoire (fréquence respiratoire normale : adulte = 20/min, enfant = 30/min, nouveau-né = 40/min), mais possibilité d'une tachypnée chez le nourrisson et en cas d'épuisement respiratoire.

Tirage inspiratoire

Mise en jeu des muscles respiratoires accessoires en dessous de l'obstacle :
– dépression des parties molles des espaces intercostaux, des creux sus-claviculaires, sus-sternaux ;
– battements des ailes du nez.

Bruits inspiratoires laryngés

- Stridor : bruit aigu à type de sifflement = obstacle glottique et sus-glottique.
- Cornage : bruit grave à type de corne de brume = obstacle sous-glottique.

Modifications du cri et de la toux

- Cri étouffé et toux normale = obstacle glottique et sus-glottique.
- Cri et toux rauques = obstacle sous-glottique.

Dysphagie et hypersialorrhée : obstacle sus-glottique

Diagnostic de gravité

- Âge : si plus jeune, plus grave.
- Durée d'évolution : grave si >1 h.
- État respiratoire : importance des signes de lutte (tirage et bruits laryngés), puis disparition de ces signes = épuisement respiratoire avec tachypnée superficielle > 60/min puis bradypnée extrême avec des pauses respiratoires.
- Signes d'hypercapnie : HTA, tachycardie, sueurs puis troubles de la conscience.
- Signes d'hypoxie : cyanose et troubles de la conscience.
- Syndrome septicémique.

DYSPNÉE LARYNGÉE DU NOURRISSON DE MOINS DE 6 MOIS (2)

Étiologies et conduite à tenir

Chez le nouveau-né

- Sténoses laryngées congénitales.
- Tumeurs laryngées.
- Paralysies laryngées.

Chez le nourrisson de moins de 6 mois

► *Stridor laryngé congénital essentiel (laryngomalacie)*

- Anomalie laryngée la plus fréquente du nourrisson.
- Apparition dès les premiers jours de vie.
- Collapsus inspiratoire des structures laryngées supraglottiques.
- Diagnostic : laryngoscopie indirecte au naso-fibroscope sans anesthésie chez un enfant à jeun depuis 6 h.

• **Forme bénigne :** stridor isolé d'où abstention mais surveillance clinique car aggravation possible entre 3 et 6 mois. Régression spontanée après 18 mois.
CAT : traitement antireflux pendant 3 mois (à renouveler) :
– **inhibiteurs de la pompe à protons** (***MOPRAL***, ***INEXIUM***, ***OGASTORO***) 1 mg/kg/j 1 mois à renouveler selon la symptomatologie,
– **dompéridone** (***MOTILIUM***) une dose poids 30 min avant chaque repas,
– position proclive la nuit,
– lait épaissi.
• **Forme sévère :** association du stridor avec :
– dyspnée laryngée,
– troubles de la déglutition avec cassure de la courbe de poids.
CAT : laryngoscopie directe au tube rigide sous anesthésie générale pour résection endoscopique des replis ary-épiglottiques. On associe un traitement antireflux gastro-œsophagien.

► *Angiome sous-glottique*

- Association avec un angiome cutané cervico-facial dans 50 % des cas.
- Intervalle libre de 3 sem. à 1 mois après la naissance, filles > garçons.
- Poussées inflammatoires jusqu'à l'âge de 1 an puis involution spontanée après l'âge de 2 ans.
- Dyspnée laryngée sous-glottique avec cornage, cri et toux rauques.
- Diagnostic : laryngoscopie indirecte au nasofibroscope puis si nécessaire laryngoscopie directe sous anesthésie générale.

Corticothérapie : **bétaméthasone**, ***CÉLESTÈNE***, 10 à 20 gttes/kg/j pendant 15 j puis diminution progressive des doses.
En cas de dyspnée sévère persistante, possibilités d'intubation, de coagulation laser, voire de trachéotomie et de chirurgie d'exérèse.

DYSPNÉE LARYNGÉE DU NOURRISSON DE PLUS DE 6 MOIS (1)

Laryngites aiguës

Laryngite aiguë œdémateuse sous-glottique

- Étiologie : virale = *Myxovirus parainfluenzae*.
- Diagnostic : garçon de 1 à 3 ans ; au cours d'une rhinopharyngite, apparition progressive, souvent nocturne, d'une dyspnée laryngée avec cornage, toux et voix rauques, sans altération de l'état général.

► *Forme bénigne (pas de signe de gravité)*

- Corticothérapie en urgence : **méthylprednisolone**, ***SOLUMÉDROL***, par voie parentérale, à la dose de 0,4 à 1 mg/kg :
  – si persistance de la dyspnée après 30 min sans signe de gravité : renouveler l'injection ;
  – si amélioration rapide (4-6 h), durable (> 2 h) : poursuite du traitement *per os* à domicile : **bétaméthasone** (***CÉLESTÈNE***), susp. buv., 10 gttes/kg/j en 1 prise pendant 5 j (voie orale d'emblée en cas de forme uniquement dysphoniante).
- Calmer l'enfant, pas de gestes traumatisants (décubitus forcé, examen à l'abaisse-langue), proscrire sédatifs et **antitussifs**.
- Humidification de l'air : vapeur d'eau ; au mieux, aérosols de **corticoïdes** : 4 mg **dexaméthasone** dans 10 mL de **sérum physiologique** x 2/j.
- **Antipyrétiques**.
- Antibiothérapie (non systématique car étiologie virale) : **amoxiciline**, ***CLAMOXYL***, 50 mg/kg/j pendant 7 j.
- Désinfection rhinopharyngée en cas de rhinite associée : **sérum physiologique**, 1 instillation x 3/j dans chaque fosse nasale.

► *Forme grave d'emblée ou évolution défavorable sous traitement*

- Hospitalisation en urgence en réanimation pédiatrique par transport médicalisé (Samu).
- Libération des voies aériennes :
  – aérosols d'**adrénaline** au masque en 20 min sous oxygène à fort débit : 3 amp. **adrénaline** 0,1 % (1 mL = 1 mg), 7 mL **sérum physiologique**. Sous contrôle : saturation en oxygène, scope, tension artérielle ;
  – si aggravation de l'état respiratoire : intubation trachéale.
- Corticothérapie : voie parentérale intraveineuse, **méthylprednisolone** (***SOLUPRED***), 1 voire 2 mg/kg/j pendant 48 h puis relais *per os* avec arrêt progressif de la corticothérapie sur 3 j.
- Antibiothérapie (suspicion infection bactérienne à *Haemophilus influenzae*) : **céphalosporine de 3e génération**, **céfotaxime** (***CEFOTAXIME***), 100 mg/kg/j par voie IV.

► *Forme récidivante*

- Laryngoscopie indirecte voire directe.
- Rechercher : reflux gastro-œsophagien, atopie, foyers infectieux adénoïdiens, rhinosinusiens ou amygdaliens.

Laryngite striduleuse

- Accès de dyspnée laryngée brefs (< 1 h), souvent nocturnes, répétitifs mais sans gravité.
- Inflammation au cours d'une rhinopharyngite, d'un reflux gastro-œsophagien ou psychologique (crise d'angoisse).

Conduite à tenir

Rassurer les parents, humidifier la pièce (vapeur d'eau), corticothérapie orale pour certains pour prévenir les récidives : **bétaméthasone** (***CÉLESTÈNE***), X gttes/kg/j en 1 prise pendant 3-4 j.

DYSPNÉE LARYNGÉE DU NOURRISSON DE PLUS DE 6 MOIS (2)

Laryngo-trachéobronchite bactérienne aiguë

Surinfection d'une trachéobronchite virale par un staphylocoque doré ou un streptocoque.

Conduite à tenir

Bronchoscopie (prélèvements, nettoyage), intubation, antibiothérapie, réanimation.

Laryngite sus-glottique : épiglottite aiguë

- Infection du vestibule laryngé (carrefour aérodigestif), à *Haemophilus influenzae* type b (bacille Gram-) devenue exceptionnelle chez l'enfant depuis la vaccination anti- *Haemophilus*. Le streptocoque, et exceptionnellement le staphylocoque, peuvent être responsables d'une épiglottite.
- Gravité car dyspnée brutale très sévère et septicémie avec localisations secondaires (méninges, poumon, articulaires).
- Diagnostic : garçon de 3 ans, triade :
  – dyspnée laryngée s'aggravant rapidement, majorée par le décubitus : l'enfant reste en position assise, penché vers l'avant, bouche ouverte. Voix étouffée, toux normale ;
  – dysphagie douloureuse (odynophagie) avec hypersialorrhée ;
  – syndrome septicémique : fièvre élevée, AEG.

Conduite à tenir

- Transfert en urgence par Samu en réanimation pédiatrique, en respectant la position demi-assise, sans geste local traumatisant.
- Libération des voies aériennes supérieures : intubation trachéale (en cas d'échec : intubation au bronchoscope rigide voire trachéotomie).
- Voie veineuse pour rééquilibration hydroélectrolytique, sonde gastrique d'alimentation, monitorage (scope, tension artérielle).
- Bilan bactériologique : hémocultures répétées, écouvillonnage de l'épiglotte, ponction lombaire en cas de signes méningés, recherche d'antigène soluble anti- *Haemophilus* (sang ± LCR).
- Reste du bilan : NFS, CRP, ionogramme du sang, radio du thorax.
- Antibiothérapie : en urgence, après prélèvements bactériologiques, voie parentérale intraveineuse, active sur *Haemophilus influenzae* producteur de β-lactamases, et sur le streptocoque, **céphalosporine de 3e génération**, **céfotaxime** (***CEFOTAXIME***), 100 mg/kg/j IV en 3 inj. ; après 24 h, d'apyrexie relais *per os* pendant 10 j, adapté au germe et à l'antibiogramme, 50 mg/kg/j en 3 prises :
  – β-lactamase + : **amoxicilline + acide clavulanique** (***AUGMENTIN***) ;
  – β-lactamase - : **amoxicilline** (***CLAMOXYL***).
- Aérosols, kinésithérapie respiratoire.
- **Antipyrétique** : **paracétamol** (***PERFALGAN***), 60 mg/kg/j.
- Pas de corticothérapie systématique car la composante œdémateuse est mineure (microabcès).
- Surveillance : réanimation, laryngoscopie quotidienne pour décision d'extubation (48-72 h).

Prévention

- Primaire : vaccin anti-*Haemophilus* b (***ACT-HIB***).
- Secondaire : sujets contacts < 4 ans non vaccinés : vaccin (***ACT-HIB***) + antibioprophylaxie : **rifamycine** (***RIFADINE***), 20 mg/kg/j pendant 4 j en 2 prises (c-mes. 100 mg) + surveillance clinique et parentale.

Autres causes

- Corps étrangers du larynx : endoscopie laryngo-trachéo-bronchique au moindre doute.
- Papillomatose laryngée : tumeur bénigne pouvant être extensive, due aux *Papillomavirus*.
- Traumatisme laryngé.

CANCERS ORL (1)

• **Anatomopathologie** : carcinome épidermoïde.
• **Facteurs de risque** :
– *tabac* : 98 % de fumeurs (+++) ;
– *alcool* : action synergique avec le tabac.
• **Maladie diffuse** de la muqueuse : 16 % de 2e localisation synchrone ou métachrone (VADS, œsophage, bronchopulmonaire, vessie).
• **Drainage lymphatique** cervical : maladie à développement loco-régional.

Circonstances de découverte

• **Troubles de la phonation** : dysphonie.
• **Troubles de la déglutition** : dysphagie, odynophagie (dysphagie douloureuse).
• **Troubles de la respiration** : dyspnée.
• **Autres** : angine persistante, otalgie réflexe (tumeur pharyngée homolatérale), hémorragie (hématémèse, hémoptysie), adénopathie cervicale persistante, altération de l'état général.

Examens

Bilan clinique

• **Examen buccopharyngo-laryngé** : inspection et palpation ; limites de la tumeur, extension, troubles de la mobilité laryngée (schéma daté).
• **Examen des aires ganglionnaires cervicales.**
• **Examen de l'état dentaire.**
• **Recherche de signes en faveur d'une métastase** pulmonaire, hépatique, osseuse, cérébrale, etc.
• **Évaluation** de l'état général (poids) et de l'importance de la douleur, recherche des complications de l'alcoolisme et du tabagisme.

Bilan radiologique

• **Scanner cervical avec injection** : extension tumorale et ganglionnaire.
• **IRM cervicale** : pour certaines localisations.
• **Radio de thorax** face et profil.
• **Échographie hépatique** non systématique.
• **Panoramique dentaire** : recherche de foyers infectieux dentaires.
• PET-scan (en cours d'évaluation), scanner couplé à une tomographie par émission de positons permettant de localiser un cancer primitif en cas d'atteinte ganglionnaire ou de rechercher une deuxième localisation d'un cancer des VADS.

Autres examens

• Bilan de l'intoxication alcoolo-tabagique : fibroscopie bronchique, fibroscopie digestive.

Panendoscopie sous anesthésie générale : examen majeur

• Bilan préopératoire, anesthésie générale, tubes rigides de différents calibres et longueurs :
– inspection et palpation de la cavité buccale et de l'oropharynx (base de la langue) ;
– laryngoscopie (dite « directe ») ;
– hypopharyngoscopie (sinus piriformes et bouche de l'œsophage) ;
– œsophagoscopie ;
– bronchoscopie (non systématique) ;
– palpation des aires ganglionnaires et des possibles zones d'extension sous-cutanées (membrane thyro-hyoïdienne).
• Examen capital qui doit être réalisé par l'ORL qui va traiter le patient, elle permet :
– le diagnostic positif de la tumeur : biopsies avec examen anatomopathologique ;
– l'étude de l'extension de la tumeur : taille, atteinte et mobilité des structures cervicales. Tatouage en cas de chimiothérapie néoadjuvante. Schéma précis des lésions ± photos, classification TNM ;
– la recherche d'une deuxième localisation simultanée et de pathologies associées.

CANCERS ORL (2)

Traitement carcinologique

Trois modalités thérapeutiques sont plus ou moins associées : chimiothérapie, chirurgie d'exérèse et radiothérapie. Les choix sont fonction du siège et de l'extension de la tumeur, du terrain et des habitudes de l'équipe.

Chimiothérapie

Elle est pratiquée en complément d'un autre traitement (soit la chirurgie, soit la radiothérapie) :

– soit *néoadjuvante* ou d'induction (avant tout autre traitement). Elle permet dans certains cas un traitement conservateur ;

– soit en *concomitant* pendant la radiothérapie pour améliorer l'efficacité de cette dernière ;

– soit en *palliatif* en cas de très volumineuse tumeur, de récidive massive ou de métastases.

La chimiothérapie associe essentiellement 2 drogues génotoxiques : le **cisplatine** (***CISPLATYL***) 15 mg/m² et le **fluorouracile** (5-FU) (***FLUORO-URACILE***) 1 g/m² en perfusion intraveineuse continue pendant 5 j, répétée toutes les 3 sem.

Effets indésirables :

– **fluorouracile** : nausées, vomissements, aplasie médullaire, spasme coronarien, stomatite (mucite) et diarrhée ;

– CDDP : insuffisance rénale, ototoxicité, diarrhées.

Chirurgie

Elle doit être :

– *carcinologique* (exérèse complète de la tumeur et des ganglions cervicaux) ;

– *fonctionnelle* (conservation le plus possible de la phonation, de la déglutition, de la respiration et de la mastication).

Le type de résection tumorale dépend du siège et de l'extension de la tumeur.

L'exérèse uni- ou bilatérale des ganglions et du tissu cellulo-graisseux cervical est systématique. Le curage ganglionnaire (ou évidement) est :

– soit sélectif lorsqu'il n'enlève que certains groupes ganglionnaires ;

– soit radical modifié lorsqu'il enlève tous les groupes ganglionnaires cervicaux ;

– soit radical lorsqu'il enlève en plus des ganglions, le muscle sterno-cléido-mastoïdien, la veine jugulaire interne et parfois le nerf spinal. Ils sont indiqués en cas d'adénopathie > 3 cm ou fixée à l'un de ces éléments.

Ses inconvénients sont : une diminution de la force de l'épaule (paralysie du trapèze), des douleurs cervicales et un œdème transitoire de la face.

Radiothérapie

Il s'agit surtout d'une radiothérapie externe par voie transcutanée (2 Gy/j pendant 10 min, 5 j/sem.), parfois d'une curiethérapie (cavité buccale). On irradie la zone tumorale et les aires ganglionnaires.

Radiothérapie curatrice (exclusive) : souvent associée à une chimiothérapie concomitante (**cisplatine** 100 mg/m² à J1, J21, J42) ou alternée, 70 Gy soit 7 sem. de traitement. Ses inconvénients sont : le délai de traitement, la fréquence des effets secondaires, les difficultés de surveillance, en cas d'échec (non-stérilisation ou récidive) ou de 2ᵉ localisation, les risques élevés de la chirurgie après irradiation avec des difficultés de cicatrisation et l'impossibilité d'une nouvelle irradiation.

Radiothérapie complémentaire : 1 mois après l'exérèse chirurgicale, 50 à 65 Gy soit 5 sem. de traitement. Principales indications : exérèse chirurgicale insuffisante (limites de résection envahies), tumeur volumineuse envahissant massivement les structures de voisinage, ganglion envahi en rupture capsulaire, emboles intravasculaires néoplasiques.

CANCERS ORL (3)

Radio-chimiothérapie

La radiothérapie associée à une chimiothérapie concomitante ont montré une meilleure efficacité que la radiothérapie seule avant 70 ans avec un gain de 10 % de survie à 5 ans. La radiothérapie associée aux thérapies ciblées type **cétuximab** (***ERBITUX***) (en cours d'évaluation) semble donner les mêmes résultats avec moins de réactions générales et plus de réactions locales. **Cétuximab** (***ERBITUX***) : 1 inj. intraveineuse à la seringue électrique par semaine, 400 mg/m² à la première inj. puis 250 mg/m² à chaque inj. ; débuté 1 sem. avant la radiothérapie et poursuivi jusqu'à la fin de la période de radiothérapie.

Effets secondaires et précautions

- *Brûlures muqueuses (mucite radique)* : odynophagie d'où perte de poids. Ce qui nécessite : alimentation liquide hypercalorique (***FORTIMEL***, 2-4 boîtes/j en variant l'arôme, ***RENUTRYL***) parfois par sonde nasogastrique ou gastrostomie, **antalgiques** majeurs, **bains de bouche** bétadinés et **anesthésique local**.
- *Brûlures cutanées* (radiodermite aiguë) évoluant vers la sclérose cervicale (blindage), rendant la surveillance difficile. On utilise des crèmes hydratantes et/ou crèmes anti-inflammatoires (**corticoïdes**).
- *Asialie* (sclérose des glandes salivaires) : définitive et invalidante dès 60 Gy, risque de caries dentaires, de candidose, de perte du goût et donc de diminution de l'alimentation. Il faut une bonne hydratation, les **sialologues** (***SULFARLEM S 25***, 1 cp. x 2/j) sont peu efficaces. Prévention de l'hyposialie par **amisfostine** (***ETHYOL***), radioprotecteur : 200 mg/m² en intraveineuse lente ; 15 à 30 min avant la séance de radiothérapie.
- *Œdème laryngé* : en cas de dyspnée, corticothérapie, aérosols corticoïdes x 4/j et parfois trachéotomie.
- *Ostéoradionécrose mandibulaire* : favorisée par un mauvais état dentaire ou des soins dentaires. Elle nécessite **antalgiques**, **bains de bouche** bétadinés ou bicarbonate 14 ‰ x 6/j, antibiothérapie prolongée à forte dose parfois par voie intraveineuse, oxygénothérapie hyperbare pour certains, parfois curetage chirurgical d'un séquestre osseux.

Prévention : mise en état dentaire au moins 3 sem. avant l'irradiation, gouttières fluorées portées toutes les nuits à vie, lavage doux et fréquent et surveillance des dents restantes, soins dentaires sous antibiothérapie.

Mesures associées

- **Intoxication alcoolo-tabagique** : arrêt complet et définitif de l'intoxication (prise en charge spécialisée). Recherche et traitement des autres complications de l'intoxication.
- **Réinsertion socioprofessionnelle** : surtout en cas de chirurgie mutilante.
- **Traitement antalgique** adapté.
- **Renutrition** : adaptation de l'alimentation en fonction des troubles de la déglutition (conseils diététiques spécialisés) et apport calorique.
- **Kinésithérapie** : motrice en cas de sacrifice du nerf spinal, respiratoire en cas de fausses routes de déglutition.

Surveillance à vie

x 2/mois pendant 6 mois, x 1/3 mois pendant 2 ans, puis x 1/6 mois.

- Récidive locale ou ganglionnaire, 2e localisation tumorale des VADS : douleur (otalgie réflexe), dysphagie, dysphonie, saignement, altération de l'état général (*courbe de poids*), inspection et palpation cavité buccale et oropharynx, laryngoscopie, palpation cervicale, état de la cicatrice.
- Métastases : signes fonctionnels, radiographie du thorax/6 mois.
- Complications du traitement : trouble de l'alimentation (courbe de poids, déglutition : fausses routes alimentaires ++), troubles de la phonation et de la respiration, complications de la radiothérapie.
- Intoxication alcoolo-tabagique.
- Réinsertion socioprofessionnelle.
- Retentissement psychologique.

CANCERS ORL (4)

Types de cancers

Cavité buccale (30 %)

• Fréquence des lésions précancéreuses (surveillance ++) et des 2e localisations.
• Langue mobile (30 %), plancher buccal (20 %), face interne de la joue, gencive, palais osseux.
• Résections : électrorésection (glossectomie, pelvi-glossectomie) par voie endobuccale ou trans-mandibulaire (ostéotomie mandibulaire, puis ostéosynthèse), parfois mandibulectomie non interruptrice (exérèse d'une partie de la mandibule) ou interruptrice (exérèse complète d'un segment mandibulaire). Reconstruction par des lambeaux locaux (musculo-muqueux) ou régionaux (musculocutanés de grand pectoral ou de grand dorsal) ou pis à distance et micro-anastomosés (lambeaux libres).
• Radiothérapie : possibilité d'une curiethérapie, mais risque important d'ostéoradionécrose mandibulaire.

Oropharynx (25 %)

• Régions amygdaliennes (80 %), base de la langue, voile du palais, paroi pharyngée postérieure.
• Possibilité de lymphome au niveau des organes lymphoïdes (amygdales).
• Fréquence d'une otalgie réflexe révélatrice.
• Résection : électrorésection par voie endobuccale, oropharyngectomie par voie transmandibulaire (± reconstruction par un lambeau musculocutané de grand pectoral).

Hypopharynx (15 %)

• Sinus piriforme (90 %), bouche œsophagienne, paroi hypopharyngée postérieure, région rétro-crico-aryténoïdienne.
• Fréquence de l'extension au larynx et des adénopathies cervicales métastatiques.
• Résection : pharyngo-laryngectomie partielle et surtout totale avec trachéostomie définitive.

Larynx (25 %)

• Localisations :
– glotte (49 %) = cordes vocales ;
– sus-glotte (49 %) = margelle laryngée (épiglotte, carrefour des 3 replis, repli ary-épiglottique, aryténoïdes) et vestibule laryngé (face laryngée de l'épiglotte, bandes ventriculaires, ventricules) ;
– sous-glotte (1 %) = jusqu'à la trachée.
• Résection :
– laryngectomies partielles horizontales enlevant un étage complet en passant en sus-glottique ou en sus-cricoïdien avec reconstruction par crico-hyoïdo-épiglottopexie (CHEP) ou crico-hyoïdopexie (CHP) ;
– laryngectomies partielles verticales (enlevant une partie d'un hémilarynx). Selon le type d'intervention, il existe un risque de troubles de la déglutition.

Les laryngectomies totales séparent l'axe digestif de l'axe respiratoire avec une trachéostomie (abouchement à plein canal de la trachée à la peau). Pour pallier la perte de la phonation, apprentissage précoce de la voix œsophagienne ou utilisation d'une prothèse phonatoire trachéo-œsophagienne.

Cavum

Association avec l'infection par le virus Epstein-Barr avec fréquence très élevée en Asie du Sud-Est, élevée en Afrique du Nord et rare en France.
Souvent révélé par des ganglions cervicaux, parfois par une obstruction nasale ou une otite séreuse unilatérale. Métastases fréquentes.
Traitement par radiothérapie et chimiothérapie.

CORPS ÉTRANGERS DES VOIES AÉRIENNES (1)

- Corps étrangers laryngo-trachéo-bronchiques.
- Ils sont observés surtout chez le garçon de 1 à 3 ans.
- Alimentaires dans 80 % cas (cacahuète = 50 %) donc radio-transparents et mauvaise tolérance locale.
- Inhalation principalement dans la bronche souche droite, lors d'une fausse-route de déglutition ou lors d'une inspiration brutale.

Syndrome de pénétration

Accès de suffocation avec quinte de toux expulsives puis tirage et cornage pendant la reprise inspiratoire, puis apnée avec cyanose.

Si la pénétration est passée inaperçue

- Bronchopneumopathie persistante ou récidivante, fixe, évoluant vers l'abcédation.
- Bronchite asthmatiforme.
- Dilatation localisée des bronches.

En cas de blocage laryngé complet

- Asphyxie par hypoventilation suraiguë.
- Arrêt cardiaque rebelle.

Examens

Radiographies pulmonaires

Elles sont faites seulement si l'état ventilatoire de l'enfant le permet : radiographie de thorax de face et de profil, de face en inspiration et en expiration forcée, de face en décubitus latéral droit et gauche.

- Signes directs : corps étranger radio-opaque.
- Signes indirects : atélectasie segmentaire, emphysème obstructif localisé ou étendu à un hémi-champ, pneumothorax, pneumomédiastin, foyer infectieux persistant ou récidivant systématisé, évoluant vers l'abcès.
- Une radiographie normale n'élimine pas le diagnostic et doit entraîner une endoscopie en cas d'orientation clinique.

Endoscopie trachéobronchique

- Sous anesthésie générale : fibroscopie trachéobronchique souple première.
- Si présence d'un corps étranger : endoscopie trachéobronchique au tube rigide et extraction du corps étranger à la pince.

CORPS ÉTRANGERS DES VOIES AÉRIENNES (2)

Traitement

Tout enfant ayant une suspicion de corps étranger respiratoire doit être transféré à l'hôpital (par Samu en cas de mauvaise tolérance respiratoire) pour exploration et traitement endoscopique.

Suspicion de corps étranger trachéobronchique bien toléré ou asymptomatique

– Trachéobronchoscopie rigide sous anesthésie générale à jeun (attendre plus de 6 h) : extraction à la pince et exploration de tout l'arbre respiratoire.
– Antibiothérapie : **amoxicilline**, ***CLAMOXYL***, 50 mg/kg/j pendant 5 à 10 j en 3 prises (sach. ou c-mes. 120 mg, 250 mg, 500 mg).
– Corticothérapie à visée anti-œdémateuse : **bétaméthasone**, ***CÉLESTÈNE***, 10 gttes/kg/j en 1 prise pendant 4 j.
– Radiographie pulmonaire de contrôle.

Corps étranger obstructif mal toléré

– Oxygénothérapie, antibiothérapie, corticothérapie IV.
– Extraction en urgence par endoscopie trachéobronchique rigide sous anesthésie générale.
– Contrôle radio pulmonaire.
– Surveillance : état respiratoire, température.
On a la même attitude en cas :
– de corps étranger laryngé ou trachéal,
– de pneumothorax ou pneumomédiastin,
– de trouble ventilatoire de tout un poumon.

Corps étranger asphyxiant

– Extraction au doigt si corps étranger pharyngo-trachéal.
– Manœuvre de Heimlich (expulsion de l'air thoracique par une pression épigastrique appliquée de bas en haut) : seulement en l'absence de toux qui est bien plus puissante ; une seule tentative possible, risque d'enclavement sous-glottique et de pneumopathie d'inhalation.
– À l'hôpital, extraction à l'aide d'un laryngoscope et d'une pince de Magill. Sinon, intubation pour repousser le corps étranger, voire trachéotomie.

Corps étranger ancien méconnu

– Extraction sous endoscopie rigide ou souple.
– En cas d'échec, antibiothérapie et corticothérapie puis nouvelle tentative après 4 à 8 j.

FOYERS INFECTIEUX DENTAIRES (1)

Carie de l'émail

- Facteurs favorisants : facteurs alimentaires +++ (glucides ++, carence en vitamine D), facteurs bactériens (*Streptococcus mutans* dans la plaque dentaire), facteurs héréditaires, facteurs hormonaux, radiothérapie (hyposialie), malpositions dentaires.
- Clinique : asymptomatique, découverte lors de l'examen dentaire.
- Évolution : vers la carie de la dentine.

> - Traitement : nettoyage et obturation de la cavité.
> - Prévention : dépistage précoce dès l'enfance, hygiène buccale et dentaire (brossage adapté et répété), conseils alimentaires (éviter les sucres collants entre les repas), fluorothérapie **fluorure de sodium** (***ZYMAFLUOR***), en 1 prise orale, 0-2 ans : 1 cp. 0,25 mg/j ou 4 gttes/j, 2-4 ans : 2 cp. 0,25 mg/j ou 8 gttes/j, 4-6 ans et femme enceinte après le 4e mois : 1 cp. 1 mg.

Carie de la dentine : dentinite

- Clinique : douleur provoquée (froid, acide, sucre, exploration à la sonde), brève, disparaît après l'arrêt de la stimulation, localisée à la dent (pas d'irradiation), pas de douleur à la percussion et tests de vitalité dentaire (chaud-froid) positifs.
- Clichés rétro-alvéolaires : extension à la pulpe.
- Évolution : vers la pulpite et la desmodontite.

> - Traitement : nettoyage du tissu dur et obturation de la cavité.

Pulpite aiguë

Clinique : « rage de dent »

- Douleur spontanée évoluant par crises de début et de fin brutale, intensité extrême, avec des irradiations (aux dents voisines et à la face).
- Douleur provoquée (changement de température, pression, acide, sucre, exploration à la sonde), prolongée (quelques minutes après l'arrêt de la stimulation) ; pas de douleur à la percussion axiale de la dent.
- Évolution vers la mortification pulpaire puis la desmodontite.

Traitement

> - Traitement local en 2 temps : en urgence, ouverture de la chambre pulpaire sous anesthésie locale, pansement antiseptique et calmant, puis pulpectomie et obturation des canaux dentaires.
> - **Antalgiques** : **paracétamol + codéine** (***DAFALGAN CODÉINE***), 1-2 cp. x 3/j.
> - Pas d'**AINS**.

Desmodontite aiguë (monoarthrite dentaire aiguë)

- Inflammation aiguë du tissu de soutien de la dent (ligament alvéolo-dentaire) secondaire à la mortification pulpaire.

Clinique

- Douleur spontanée, lancinante avec paroxysmes nocturnes, centrée sur la dent et irradiant peu. Douleur provoquée à la moindre pression ainsi qu'à l'effleurement par la langue ou des dents antagonistes : sensation de « dent longue ». Douleur à la percussion axiale, parfois mobilité dentaire. La dent est mortifiée (tests de vitalité chaud-froid négatifs, couleur brune de la dent, son mat). Pas de signes généraux, ni de trouble réflexe.
- Radio : élargissement du ligament alvéolo-dentaire.
- Évolution vers la cellulite d'origine dentaire, la desdomontite chronique, l'ankylose dentaire. Possibles complications générales.

Traitement

> - Soit extraction de la dent causale sans refermer l'alvéole, soit traitement conservateur (trépanation de la dent, nettoyage des tissus canalaires nécrosés, désinfection puis 2e temps, obturation chambre pulpaire).
> - Antibiotique probabiliste, voie orale, pendant 7 j : **amoxicilline + acide clavulanique** (***AUGMENTIN***), 2 cp. 500 mg x 3/j.
> - **Antalgiques** : **paracétamol + codéine** (***DAFALGAN CODÉINE***), 1-2 cp. x 3/j.
> - **Bains de bouche antiseptiques** (***HEXTRIL***), x 6/j.
> - Pas d'**AINS**.

FLUOR DENTAIRE

Fluorure de sodium

FLUOREX						
F. enceinte > 5ᵉ mois, allaitante : 1 dose nº 4/j E. < 2 ans : 1 dose nº 1/j E. 2-3 ans : 1 dose nº 2/j E. 3-4 ans : 1 dose nº 3/j E. > 4 ans : 1 dose nº 4/j	120 doses nº 1 : 0,25 mg	1,27		30 %	0,01
ZYMAFLUOR						
F. enceinte > 5ᵉ mois, allaitante : 4 cp./j E. < 2 ans : 1 cp./j E. 2-4 ans : 2 cp./j E. 4-6 ans : 3 cp./j E. > 6 ans : 4 cp./j	200 cp. 0,25 mg	1,22		30 %	0,01
E. 2-4 ans 1 cp./j	100 cp. 0,5 mg	1,22		30 %	0,01
E. 4-6 ans : 1 cp./j	100 cp. 0,75 mg	1,78		30 %	0,02
E. > 6 ans F. enceinte > 5ᵉ mois, allaitante : 1 cp./j	100 cp. 1 mg	1,91		30 %	0,02

Fluorure de calcium

FLUORURE DE CALCIUM CRINEX					
F. enceinte > 4ᵉ mois, allaitante E. > 4 ans : 4 cp./j E. 2-4 ans : 2 cp./j E. < 2 ans : 1 cp./j	200 cp. 0,25 mg	1,52		30 %	0,01

PROPRIÉTÉS

Renforce la dureté de l'émail.

Inhibe la dégradation enzymatique des hydrates de carbone.

INDICATIONS

Prophylaxie de la carie dentaire.

INTERACTIONS MÉDICAMENTEUSES

Diminution de l'absorption en cas de prise simultanée de laitages ou d'**antiacides**.

FOYERS INFECTIEUX DENTAIRES (2)

Desmodontite chronique

- Inflammation chronique du tissu de soutien de la dent avec formation d'un tissu de granulation à l'extrémité de la dent (apex) = granulome apical, qui s'épithélialise = kyste et peut évoluer pour son propre compte après l'extraction de la dent.
- **Clinique** : absence de douleur spontanée mais ébranlement dentaire douloureux, mobilité dentaire.
- **Radio** : image radio claire péri-apicodentaire. Si diamètre > 10 mm = kyste.

> - **Traitement :** soit extraction et curetage du granulome (ou énucléation du kyste), soit traitement conservateur (dévitalisation et obturation de la chambre pulpaire puis curetage du granulome par voie vestibulaire et résection apicale).

Cellulites d'origine dentaire

Il existe 4 stades : (1) cellulite aiguë séreuse, (2) cellulite aiguë suppurée, (3) cellulite chronique, (4) cellulite gangreneuse.

Formes topographiques

► *Cellulites périmandibulaires*

- Dents : canines, prémolaires et premières molaires.
- Extension : vers le vestibule génien audessus du buccinateur ou en dessous (ostéophlegmon basilaire).
- Sur les prémolaires : possible diffusion au plancher buccal, en sous-mylo-hyoïdien (risque asphyxique).

► *Cellulites périmassétérines*

- Dents : 2e et 3e molaires inférieures.
- Atteinte de l'angle mandibulaire et sous-angulo-mandibulaire.
- Signes généraux et trismus plus marqués. Diffusion vers le haut, dans la région inter-ptérygoïdienne : la douleur, le trismus et la dysphagie sont marqués.

► *Cellulites de la fosse canine (cellulites nasogéniennes)*

- Dents causales : canines et prémolaires supérieures.
- Tuméfaction comblant le sillon nasogénien avec œdème palpébral d'abord inférieur.
- Risque de thrombophlébite de la veine faciale puis du sinus caverneux.

Traitement

- Bilan bactériologique : hémocultures avec recherche anaérobie et antibiogramme, ponction de la collection.
- Bilan radiologique : clichés rétro-alvéolaires, panoramique dentaire, radio de thorax.

► *Traitement de la cellulite séreuse*

> Ambulatoire, mais sous surveillance.
> - Antibiothérapie probabiliste, voie orale, pendant 10 j. **Amoxicilline + acide clavulanique** (***AUGMENTIN***), 2 cp. 500 mg x 3/j.
> - **Antalgiques** : **paracétamol + codéine** (***DAFALGAN CODÉINE***), 1-2 cp. x 3/j.
> - **Bains de bouche antiseptiques** : ***HEXTRIL***, x 6/j.
> - Pas d'**AINS**.
> - Traitement de la dent causale +++.

► *Traitement de la cellulite suppurée*

> Hospitalisation en service spécialisé.
> - Équilibration hydroélectrolytique.
> - Antibiothérapie parentérale : ***PÉNICILLINE G***, amp. 5 MUI x 3/j + **métronidazole** (***FLAGYL***) amp. 500 mg x 3/j relais *per os* après apyrexie.
> - **Antalgiques** : **paracétamol + codéine** (***DAFALGAN CODÉINE***), 1-2 cp. x 3/j ou **paracétamol** (***PERFALGAN***) 2 amp. 1 g x 3/j en IVL.
> - Traitement de la dent causale +++ :
>   - extraction de la dent causale (sous anesthésie générale si trismus),
>   - drainage de la collection purulente,
>   - lavage antiseptique (***BÉTADINE*** et eau oxygénée) pluriquotidiens.
> - **Bains de bouche antiseptiques** : ***BÉTADINE*** gargarisme, bain de bouche, x 6/j.
> - **Anticoagulant** si cellulite nasogénienne.

► *Traitement de la cellulite gangreneuse*

Prise en charge en réanimation :
- drainages en urgence sous AG ;
- pansements quotidiens sous AG jusqu'à amélioration.

TRAUMATISMES DENTAIRES

- Traumatismes de la dent et du parodonte (alvéole osseuse et ligament alvéolodentaire).
- Ils atteignent surtout les incisives supérieures.
- Bilan radiologique : rétro-alvéolaires, occlusaux, panoramique dentaire.
- Risques évolutifs en cas de conservation de la dent : mortification pulpaire et rhizalyse.
- Importance du certificat médical initial.

Traumatismes de la denture lactéale

- **Luxation complète** : vérifier l'absence de fragment radiculaire persistant (cliché rétro-alvéolaire) qui doit être extrait.
- **Luxation incomplète avec impaction (agression dentaire)** : extrusion spontanée mais risque d'atteinte des germes dentaires sous-jacents.
- **Luxation incomplète avec version palatine ou labiale** : selon la mobilité et la chronologie de la denture lactéale, soit réimplantation et contention (ligature en berceau ou bague orthodontique), soit extraction.

Traitement orthodontique pour éviter la fermeture de l'espace inter-dentaire en cas de perte de la dent.

Traumatismes de la denture définitive

Contusion dentaire

- Inflammation aiguë du périodonte ± rupture du paquet vasculonerveux dentaire.
- Douleurs dentaires localisées spontanées et provoquées par la morsure et le froid, durant plusieurs heures. Mobilité minime de la dent. Tests de vitalité dentaire normaux.
- **Radio** : normale ou petit élargissement ligamentaire.
- **Conduite à tenir** : **antalgiques**, mettre la dent en sous-occlusion, alimentation liquide puis surveillance pendant 6 mois de la vitalité dentaire (douleurs, mobilité, couleur, tests de vitalité thermiques et électriques, radios dentaires).
- Risque de mortification pulpaire (pulpectomie et obturation canalaire) puis de desmodontite chronique et de cellulite dentaire.
- En cas de rupture du paquet vasculonerveux : pulpectomie et obturation canalaire.

Luxation dentaire partielle

- Dent mobile et douloureuse, saignant au collet ; radiographie : pas de fracture dentaire, élargissement du ligament ± fracture alvéolaire.
- **Conduite à tenir** : **antalgiques**, réduction manuelle sous anesthésie locale puis contention pendant 2 mois.
- Surveillance de la vitalité dentaire.
- Luxation verticale (axiale) : abstention thérapeutique (reposition spontanée de la dent) sinon extraction.

Luxation dentaire complète

- **Radio** : rechercher fragment radiculaire.
- **Conduite à tenir** : réimplantation avant la 8e h puis contention pendant 2 mois ± antibiothérapie par **amoxicilline** (***CLAMOXYL***) 1 g x 2/j pendant 7 j, en l'absence d'allergie :

– < 2e h : nettoyage au sérum pénicilliné ;
– 2-4e h : nettoyage au sérum pénicilliné, pulpectomie et obturation, toilette de l'alvéole ;
– 4-8e h : curetage de l'alvéole, stérilisation de la dent par un **ammonium quaternaire** (***CETAVLON***), pulpectomie et obturation.

- Évolution : rhizalyse en plusieurs années.

Fractures dentaires

- **Fracture coronaire** : pulpectomie si exposition pulpaire puis restitution par composite. Attention à la contusion dentaire associée.
- **Fracture radiculaire** :

– 1/3 cervical : ablation de la couronne, pulpectomie puis traitement prothétique ;
– 1/3 moyen : pulpectomie et contention ;
– 1/3 apical : pulpectomie.

FRACTURES DE LA MANDIBULE (1)

- Elles représentent 70 % des fractures de la face.
- Accidents de la voie publique, rixe, sport.
- Mécanismes : soit direct (fracture au point d'application du choc), soit indirect.
- Déplacement des fragments selon le mécanisme, le trait de fracture et surtout l'action des muscles masticateurs.

Bilan clinique

- Éliminer un polytraumatisme et une fracture du massif facial supérieur (*cf.* Traumatismes maxillo-faciaux).
- Date et circonstances de l'accident.
- Inspection exobuccale : déformations rapidement masquées par l'œdème.
- Palpations des contours osseux : bord basilaire, angles, condyles (région prétragienne et dans le conduit auditif externe), recherche de déformation, point douloureux exquis, douleur provoquée à distance.
- Exploration de la sensibilité du nerf mentonnier (trajet intramandibulaire) : hypoesthésie hémi-région labiomentonnière et bloc incisivo-canin inférieur.
- Inspection endobuccale (abaisse-langue, bon éclairage) :
  - état des muqueuses : plaie, hématome ;
  - articulé dentaire : béance antérieure ou latérale, décalage des points interincisifs médians ;
  - mouvements d'ouverture et de fermeture buccale : trismus, latéro-déviation ± occlusion en 2 temps ;
  - mouvements de propulsion et de diduction ;
  - état des arcades alvéolodentaires : lésions dentaires ++++, déchirure de la fibromuqueuse.
- Palpation endobuccale : déformation, point douloureux exquis, mobilité dentaire ou des arcades dentaires.

Bilan radiologique

- Panoramique dentaire dégageant les condyles (seulement chez un sujet assis).
- Défilés mandibulaires droit et gauche : branche horizontale, angle, branche montante.
- Face basse bouche ouverte : branches montantes, condyles.
- Clichés occlusaux et rétroalvéolaires : arcades dentaires.
- En cas de fracture complexe (fractures comminutives ou avec perte de substance) ou en cas de suspicion de fracture des condyles non visible sur les radiographies standards : TDM de la face en coupes osseuses.

Complications

Complications immédiates

- Polytraumatisme (*cf.* Traumatismes maxillo-faciaux).
- Asphyxie : chute de la langue en arrière dans les fractures parasymphysaires bilatérales, corps étranger (dent luxée, caillot).
- Hémorragie : artère faciale, artère dentaire.
- Traumatismes dentaires +++.
- Section du nerf dentaire inférieur.

Complications secondaires

- Abcès périmandibulaire par inoculation septique du foyer de fracture. Risque de fistulisation et d'ostéite.
- Ostéite mandibulaire.
- Retard de consolidation (> 2 mois).

Séquelles

- Pseudarthrose (absence de consolidation > 6 mois) : foyer de fracture mobile mais non douloureux.
- Cal vicieux (consolidation en mauvaise position) : risque de trouble de l'articulé dentaire.
- Syndrome algo-dysfonctionnel temporo-mandibulaire (en cas de fracture région condylienne ou de cal vicieux).
- Ankylose temporo-mandibulaire (en cas de fracture région condylienne non rééduquée) : constriction permanente des mâchoires avec risque d'atrophie hémi-mandibulaire chez l'enfant par atteinte des cartilages de croissance.
- Séquelles dentaires.
- Séquelles esthétiques.

FRACTURES DE LA MANDIBULE (2)

Traitement

Mesures d'urgence (*cf.* Traumatismes maxillo-faciaux) : canule de Guédel ou traction de la langue en cas de chute de la langue en arrière, lésions dentaires.
But des méthodes de traitement des fractures : rétablir l'anatomie des contours maxillo-faciaux et surtout l'articulé dentaire.

Traitement orthopédique : blocage intermaxillaire

- Réduction manuelle ou progressive par traction élastique (rétablissement de l'articulé).
- Contention par blocage intermaxillaire (arcs ou ligatures d'Ivy) pendant 4 à 6 sem. associé à :
  - mise en état bucco-dentaire ;
  - alimentation liquide ;
  - hygiène buccale rigoureuse ;
  - coupe-fils (type pince de Bebee) toujours disponible ;
  - surveillance hebdomadaire ;
  - rééducation active dès le déblocage.

Traitement chirurgical

- Abord du foyer de fracture (par voie endobuccale le plus souvent).
- Réduction.
- Contention par ostéosynthèse par des mini- ou micro-plaques ± blocage intermaxillaire antalgique pendant quelques jours.

Traitement fonctionnel ou mécanothérapie

Kinésithérapie de l'articulation temporo-mandibulaire pour certaines fractures de la région condylienne : mobilisation passive (traction élastique) puis active (mouvements de propulsion et de diduction).

Mesures associées

Antalgiques, **antibiotiques** (en cas de fracture ouverte) type ***AUGMENTIN***, **bains de bouche antiseptiques**.
Vérifier vaccination antitétanique.

Contrôle panoramique dentaire

À J8, J15 et J30.

Formes anatomocliniques

Fractures de portion dentée

Symphyse, branche horizontale, angle (en avant de la dent de sagesse).

- Diagnostic : fracture ouverte, hypoesthésie labiomentonière, lésions dentaires.
- Traitement :
  - fracture non déplacée : blocage intermaxillaire (BIM) ou abstention chez l'édenté ;
  - fracture déplacée bien réduite : BIM ou ostéosynthèse ;
  - fracture déplacée mal réduite + oséosynthèse.

Fractures de la région non dentée

Angle (en arrière dent de sagesse), branche montante, région condylienne.

- Diagnostic : latéro-déviation avec contact molaire prématuré du côté de la fracture, béance controlatérale.
Région condylienne : impact mentonnier, douleur prétragienne, otorragie (fracture associée du tympanal).
- Traitement : branche montante et sous-condylienne basse (extra-articulaire) non déplacée : BIM puis rééducation active ; sous-condylienne basse déplacée : ostéosynthèse ; intra-articulaire (sous-condylienne haute, condylienne) : mécanothérapie et kinésithérapie active en propulsion, pour certains : ostéosynthèse (vis transcondylienne).

TRAUMATOLOGIE MAXILLO-FACIALE (1)

Délai de consolidation = 1 mois

Mesures immédiates : CAB [1]

« C » = *Circulation*

- Réanimation selon le pouls et la tension (au moins 100 compressions/min).
- Contrôle des hémorragies (tamponnement, ligatures).

Bilan clinique du polytraumatisé

- Lésions neurochirurgicales et rachidiennes.
- Lésions viscérales et orthopédiques.
- Lésions ophtalmologiques.

« A » = *Airway* : libération des voies aériennes supérieures

Désencombrement de la bouche et du pharynx (caillot, dent, prothèse, chute de la langue), décubitus latéral (en respectant l'axe rachidien), canule de Mayo ou traction sur la langue, voire intubation trachéale.

« B » = *Breathing* : respiration

Vérification de la ventilation spontanée sinon ventilation assistée au masque ou intubation.

Bilan clinique maxillo-facial

Anamnèse

Inspection exofaciale et endobuccale

- Déformations (mais œdème précoce).
- Ecchymose en lunette bipalpébrale = fracture de la base du crâne.
- Plaies cutanées avec risque d'atteinte du nerf facial, du canal de Sténon et risques hémorragiques.
- Épistaxis et fuite de LCR (rhinorrhée claire) : test à la compresse et recherche de glucose.
- Troubles de l'ouverture buccale, troubles de l'articulé dentaire, lésions dentaires.
- Plaies endobuccales avec danger hémorragique ; plaie de la fibromuqueuse palatine en faveur d'une disjonction sagittale ; plaie gingivale en faveur d'une fracture mandibulaire ou maxillaire supérieure.

Palpation exofaciale et endobuccale

- Palpation des reliefs osseux : cadres orbitaires, arcades zygomatiques, voûte frontale, arête nasale, arc mandibulaire.
- Mobilité anormale des maxillaires : disjonction cranio-faciale.

Reste de l'examen clinique

- Diplopie spontanée, mobilité oculaire extrinsèque et intrinsèque (réflexes photomoteurs), diminution de l'acuité visuelle.
- Déficit neurologique : paralysie faciale périphérique, paralysie dans l'un des territoires du trijumeau (sus-orbitaire, sous-orbitaire, labiomentonier, lingual).
- Bilan dentaire : douleurs, mobilité, test de vitalité.

Bilan radiologique maxillo-facial

- Incidences standards :
  - massif facial de face (tiers moyen et inférieur) : Blondeau (nez-menton-plaque), Waters ;
  - mandibule : panoramique dentaire dégageant les condyles (seulement chez un sujet assis), défilés mandibulaires droit et gauche, face basse bouche ouverte, clichés rétroalvéolaires.
- Incidences spécifiques :
  - os propres du nez de profil ;
  - incidence Hirtz : arcade zygomatique ;
  - TDM massif facial coupes axiales et coronales : fractures complexes, fractures orbitaires et base du crâne, doute sur les clichés standards, fracture du condyle.

Fracture du tiers latéral de la face

Fracture de l'arcade zygomatique

- Choc direct sur l'arcade.
- Limitation douloureuse ouverture et fermeture buccale (incarcération du muscle temporal).
- Ecchymose péri-orbitaire homolatérale, embarrure avec point douloureux exquis.
- **RX** : incidence de Hirtz latéralisée sur l'arcade ou incidence du plus grand contour : fracture enfoncement en « W ».
- **Traitement** : réduction chirurgicale par voie endobuccale en transcutanée.

TRAUMATOLOGIE MAXILLO-FACIALE (2)

Fracture maxillo-malaire

- Choc direct ou irradiation d'une fracture complexe.
- Ecchymose péri-orbitaire unilatérale, hémorragie sous-conjonctivale externe, épistaxis unilatérale, emphysème sous-cutané palpébral (ouverture du sinus maxillaire), enfoncement de la pommette, ressaut douloureux du rebord orbitaire inférieur, point douloureux exquis à la jonction fronto-malaire, arcade zygomatique et cintre maxillo-malaire (à l'examen endobuccal) avec ecchymose vestibulaire supérieure.
- **Complications** :
  – hypoesthésie territoire du nerf sous-orbitaire ;
  – fracture du plancher de l'orbite avec énophtalmie et faux-ptosis palpébral supérieur, limitation des mouvements oculaires surtout vers le haut avec possible diplopie par incarcération ou contusion du muscle droit inférieur : faire test de Lancaster.
- **RX** : Blondeau : opacité du sinus maxillaire (hémosinus), traits de fracture et déplacement du malaire en bas, en arrière et en rotation interne.
- **TDM de la face ++** : surtout en cas de suspicion de fracture du plancher de l'orbite.
- **Traitement** : réduction orthopédique et ostéosynthèse si la réduction est instable. Abord du plancher de l'orbite pour désincarcération des parties molles péri-orbitaires et réfection du plancher.
- **Forme clinique** : fracture « blow-out » du plancher de l'orbite (fracture isolée du plancher de l'orbite sans atteinte du cadre orbitaire survenue par hyperpression sur le plancher lors du coup direct sur le globe oculaire). Urgence chirurgicale en cas de fracture en trappe avec incarcération.

Fractures du tiers médian de la face

Fracture des os propres du nez

- Choc direct sur le nez, craquement, douleur syncopale, épistaxis traumatique (plaie de la muqueuse nasale), obstruction nasale.
- œdème et ecchymose sous-orbitaire bilatérale, plaie muqueuse nasale.
- Douleur exquise sur la pyramide nasale.
- **Complications** :
  – hématome sous-périchondral de la cloison nasale (surtout chez l'enfant) à rechercher en rhinoscopie antérieure : risque de nécrose du cartilage la cloison. Drainage en urgence puis méchage fosse nasale ;
  – trait de refend vers la base du crâne avec risque de brèche méningée, de troubles de l'olfaction ;
  – fracture ouverte.
- **RX** : os propres du nez de profil, Blondeau.
- **Traitement** : réduction sous anesthésie générale puis contention par un plâtre pendant 10 j. Indications : gêne esthétique ou obstruction nasale. Délai : de 3 j à 2 sem. après le traumatisme.

TRAUMATOLOGIE MAXILLO-FACIALE (3)

Disjonction orbito-naso-ethmoïdo-frontale (DONEF)

• Choc naso-frontal, épistaxis, obstruction nasale.

• Télécanthus (élargissement distance inter-orbitaire), méplat naso-frontal masqué par l'œdème, ecchymose en lunette, hémorragie conjonctivale bilatérale.

• **Complications** :

– brèche dure-mérienne ethmoïdale avec rhinorrhée claire, pneumencéphalie : risque de méningite, abcès du cerveau ;

– anosmie (fracture de la lame criblée de l'ethmoïde) ;

– épistaxis très abondante par rupture des troncs artériels : artériographie avec embolisation en cas d'échec des tamponnements ;

– complications orbitaires : plaie du globe oculaire (urgence ophtalmologique), plaie des voies lacrymales (larmoiement, exploration par cathétérisme), ophtalmoplégie par compression nerveuse, chute de l'acuité visuelle par section physiologique du nerf optique (décompression en urgence) ;

– embarrure frontale.

• **RX** : TDM de la face et du crâne.

• **Traitement** : réduction et ostéosynthèse par voie externe ± neurochirurgicale.

Disjonctions horizontales de la face

• Intérêt de la TDM faciale en coupes axiales et coronales.

• Association fréquente des disjonctions entre elles, complètes ou incomplètes, ou association aux autres fractures de la face.

• **Complications** : idem DONEF pour Lefort II-III.

• **Traitement** chirurgical après bilan complet : réduction et ostéosynthèse par voie externe et endobuccale ± neurochirurgicale.

CONSENSUS

[1] Lignes directrices en matière de réanimation cardiorespiratoire et de soins d'urgence cardiovasculaire, *AHA*, 2010.

LITHIASE SALIVAIRE – LITHIASE SOUS-MANDIBULAIRE (1)

Circonstances de découverte

Asymptomatique

Grande latence, d'où découverte lors d'un examen du plancher de la bouche ou lors d'une radiographie (panoramique dentaire, profil de la mandibule).

Accidents mécaniques

Rythmés par les repas, se répétant pendant plusieurs jours : **hernie salivaire** et **colique salivaire**.

Accidents infectieux

Succèdent aux accidents mécaniques :
– whartonite (sialodochite du canal de Wharton) ;
– périwhartonite (abcès péricanalaire du plancher buccal, cellulite sus-mylohyoïdienne) ;
– sous-mandibulite.

Diagnostic positif

- Aspect de l'ostium du Wharton et de la salive.
- Palpation bidigitale d'un calcul du plancher buccal ou déclenchement d'une douleur exquise.
- Radiographies en incidence occlusale :
  – incidence occlusale mordu antérieure : explore les 2/3 antérieurs du canal de Wharton ;
  – incidence occlusale mordu postérieure : explore le 1/3 antérieur du canal et la glande ;
  – échographie de la glande sous-mandibulaire qui objective l'augmentation de volume de la glande, la dilatation intra-parenchymateuse des canaux, et la position du calcul.
- Sialographie au ***LIPIODOL*** de la glande sous-mandibulaire : si doute diagnostique avec des clichés occlusaux normaux ou pour évaluer le caractère fonctionnel de la glande en cas de manifestations chroniques ou répétées.
- IRM des glandes salivaires ou sialo-IRM qui tend à remplacer la classique sialographie.

LITHIASE SALIVAIRE – LITHIASE SOUS-MANDIBULAIRE (2)

Traitement

Traitement médical symptomatique des accidents mécaniques (coliques et hernies salivaires)

- **Spasmolytique** pendant la crise non atropinique : ***SPASFON*** 1 cp. x 3/j.
- **Antalgique** : **paracétamol**, ***EFFERALGAN***, 1 à 2 cp. 500 mg x 3/j.
- **Sialologue** (après sédation des douleurs) pendant 10 j : ***TEINTURE DE JABORANDI*** XX gttes x 3/j pendant les repas ou jus de citron ou ***SULFARLEM S 25***, 1 cp. x 3/j.
- Les **corticoïdes** à la dose de 0,5 à 1 mg/kg/j pendant 3 à 4 j, sous couvert d'une antibiothérapie probabiliste, peuvent faciliter l'expulsion du calcul en diminuant l'inflammation du canal de Wharton.

Traitement médical des accidents infectieux

- Antibiotique probabiliste (antistreptocoque, staphylocoque et anaérobie), voie orale, pendant 10 j : **pénicilline du groupe A, amoxicilline + acide clavulanique** (***AUGMENTIN***) 1 g x 2 à 3/j selon l'importance de l'infection.
- **Antalgique** : **paracétamol** (***EFFERALGAN***) 1 à 2 cp. 500 mg x 3/j.
- **Bains de bouche antiseptiques** : ***HEXTRIL*** x 6/j.
- Pas d'**anti-inflammatoire**.

Traitement chirurgical étiologique systématique

Ablation du calcul systématique après des accidents itératifs mécaniques ou infectieux (attendre 6 sem. après guérison de l'épisode inflammatoire).

- Exérèse par voie endobuccale : taille du canal de Wharton sous anesthésie locale.

Indications : calcul des 2/3 antérieurs du canal (calcul palpable).

Risques : lésion du nerf lingual (sensibilité langue).

Contrôle radiologique : clichés occlusaux.

- Exérèse par voie externe cutanée : sous-mandibulectomie avec exérèse du canal de Wharton (examen histologique).

Indications : calcul du tiers postérieur du canal de Wharton ou intraparenchymateux (bassinet), sous-mandibulite chronique ou aiguë avec glande non fonctionnelle lors de la sialographie.

Risques : lésion du rameau mentonnier du nerf facial, lésions du nerf lingual, hématome.

SIALOLOGUES

■ **Substitut salivaire**

ARTISIAL					
1 pulv. x 6-8/j	100 mL (fl. pulv.)	3,91		15 %	0,04

■ **Anétholtrithione**

SULFARLEM					
SULFARLEM Avant les repas : A. : 2 cp. x 3/j E. 10-15 ans : 1 cp. x 3/j E. 6-10 ans : 1 cp. x 2/j	60 cp. 12,5 mg	1,23		15 %	0,02
SULFARLEM S 25 Avant les repas : 1 cp. x 3/j Prévention de l'hyposialie médicamenteuse : cure continue ou discontinue 5 j/mois Sinon : traitement à vie	60 cp. 25 mg	2,08		15 %	0,03

PROPRIÉTÉS

Substitut salivaire : ***ARTISIAL***.

Sialologue et stimulateur sécrétion biliaire : **anétholtrithione**.

INDICATIONS

Prévention et traitement des hyposialies pathologiques et iatrogènes : irradiation cervicale, médicamenteuse (**antipsychotique**, **antidépresseur**, **IMAO**, **antiparkinsonien**, **tranquillisant**).

Troubles dyspeptiques : ***SULFARLEM***.

CONTRE-INDICATIONS

Obstruction des voies biliaires (**anétholtrithione**).

Grossesse et **allaitement** : ***SULFARLEM***.

EFFETS INDÉSIRABLES

Ramollissement des selles et urines foncées (**anétholtrithione**).

TUMÉFACTION PAROTIDIENNE (1)

La parotide est la plus volumineuse des glandes salivaires. Le canal de Sténon est son canal excréteur ; il débouche dans la joue en regard de la 2e molaire supérieure. La glande est traversée par le nerf facial qui se ramifie au sein de la glande et définit un lobe superficiel et un lobe profond.

Tuméfaction nodulaire de la parotide

- Une parotide normale n'est pas palpable.
- Toute tuméfaction nodulaire de la parotide nécessite son exérèse par parotidectomie pour diagnostic anatomopathologique PAS DE BIOPSIE.
- La tumeur la plus fréquente est une tumeur bénigne, l'adénome pléomorphe, dont le risque évolutif est l'augmentation progressive de volume et la cancérisation.

Classification des tumeurs

Tumeurs épithéliales bénignes (80 %) :
- adénome pléomorphe (tumeur mixte) : 80 % ;
- cystadénolymphome (15 %) ;
- adénome monomorphe, adénome oxyphile : 5 %.

Tumeurs malignes (20 %) :
- tumeur à cellules acineuses ;
- carcinomes :
  - carcinome adénoïde kystique (cylindrome),
  - adénocarcinomes,
  - carcinomes muco-épidermoïdes (bas et haut grade),
  - carcinomes épidermoïdes,
  - carcinome pléomorphe.

Le diagnostic est clinique.
- Les examens d'imagerie de la région parotidienne (échographie, TDM ou IRM) ne sont utiles que dans les formes atypiques à visée préopératoire.
- La cytoponction ne doit pas empêcher la parotidectomie avec analyse histologique.
- Radio de thorax si tumeur maligne.

Signes cliniques de malignité

- Paralysie faciale périphérique.
- Croissance tumorale rapide (mais le carcinome adénoïde kystique peut croître très lentement).
- Tumeur douloureuse.
- Infiltration, diminution de la mobilité tumorale.
- Adénopathie cervicale métastatique.
- Métastases surtout pulmonaires.

Seule la parotidectomie avec examen histologique affirmera le diagnostic.

Principes du traitement

Le traitement est chirurgical.
- Parotidectomie exploratrice :
  - patient prévenu du risque de paralysie faciale ;
  - sous anesthésie générale ;
  - repérage premier du nerf facial puis dissection complète du nerf dans la glande ;
  - examen histologique extamporané de la parotide et poursuite du traitement selon le résultat.

Il ne faut pas faire d'énucléation de la tumeur, ni de parotidectomie sans repérage du nerf facial et sans examen histologique extamporané.

Complications

- Paralysie faciale périphérique.
- Syndrome de Frey : hypersudation, rougeur et chaleur cutanée lors de stimulations gustatives apparaissant 4 à 6 mois après l'intervention.
- Esthétiques : dépression rétromandibulaire.

TUMÉFACTION PAROTIDIENNE (2)

Formes anatomocliniques

► *Tumeurs bénignes (80 %)*

• Adénome pléomorphe (tumeur mixte) :
– 80 % des tumeurs parotidiennes ; se voit à tout âge ;
– composante épithéliale et mésenchymateuse ;
– module régulier, ferme, mobile, d'évolution lente (pouvant évoluer par poussées), non douloureux, sans paralysie faciale, le plus souvent asymptomatique.

• Parotidectomie totale (superficielle et profonde) conservatrice du nerf facial.
Deux risques évolutifs :
– récidive : risque de paralysie faciale ++ ;
– dégénérescence maligne (3-5 %) : en cas de tumeur évoluant depuis de nombreuses années et en cas de récidive.

• **Cystadénolymphome (tumeur de Warthin)** (10 %).
– Homme, 60 ans. Tumeur molle à la partie inférieure du lobe superficiel. Elle évolue lentement et par poussées inflammatoires.
– Elle ne récidive pas et ne se cancérise pas.
– Conduite à tenir : parotidectomie superficielle (en cas de tumeur superficielle) conservatrice du nerf facial.

► *Tumeurs malignes (20 %)*

Elles nécessitent une parotidectomie totale non conservatrice du nerf facial si la tumeur est au contact du nerf. Un curage ganglionnaire cervical est systématique en cas de carcinome et de tumeur muco-épidermoïde de haut grade et en cas de ganglions cervicaux.
La radiothérapie externe est peu efficace.
Le pronostic est médiocre.

Parotidite aiguë

Parotidite aiguë suppurée

• Glande rapidement douloureuse et œdématiée, repoussant l'oreille en arrière. La peau peut être inflammatoire en regard. Une fluctuation de la glande signe la collection. Orifice du Sténon inflammatoire, salive purulente. Trismus et fièvre élevée.

• Facteurs de risque :
– diminution sécrétion salivaire (déshydratation, arrêt de l'alimentation orale, hyposialie médicamenteuse [atropinique, **antispychotique**]) ;
– âges extrêmes (nourrisson, sujet âgé) ;
– mauvais état dentaire ;
– suite d'intervention surtout digestive sans antibioprophylaxie ;
– immunodépression.

> – Antibiothérapie (anti-bacilles Gram- et anti-staphyloccoques, adapté secondairement au germe) : **amoxicilline + acide clavulanique** (***AUGMENTIN***), 1 g x 3/j pendant 3 sem. par voie orale sauf en cas de forme sévère.
> – **Sialologues** : ***SULFARLEM S 25***, 1 cp. x 2/j pendant 1 mois.
> – **Antalgiques**.
> – **Bains de bouche** : ***BÉTADINE*** (gargarisme) : 4 fois/j.
> – Traitement des facteurs de risque.
> – Drainage chirurgical en cas d'abcédation.

Parotidite ourlienne

Parotidite chronique

Lithiase parotidienne

Parotidite chronique spécifique

Tuberculose, maladie des griffes du chat, syphilis, actinomycose.

Hypertrophie parotidienne diffuse

► *Sialadénose*

Hypertrophie parotidienne d'origine :
– médicamenteuse : surtout les **antipsychotiques** ;
– hormonale : ménopause, diabète, hypothyroïdie ;
– métabolique : malnutrition, gros mangeurs de pain, cirrhose.

► *Lésions lympho-épithéliales bénignes, syndrome de Gougerot-Sjögren*

• Parotidomégalie auto-immune : connectivite ou sida.

• Association avec une atteinte des glandes lacrymales : syndrome de Gougerot-Sjögren.

► *Sarcoïdose*

Syndrome de Heerford : parotidomégalie + paralysie faciale périphérique + uvéite + fièvre.

► *Hémopathies malignes*

Pédiatrie

SOMMAIRE

MALADIES

MÉDICAMENTS

FIÈVRE CHEZ L'ENFANT (1)

La fièvre est définie par une température centrale supérieure ou égale à 38 °C. Il existe différentes méthodes de mesure de la température. La voie rectale reste la méthode de référence. En dépistage, on utilisera plutôt la voie axillaire chez le nourrisson et la voie tympanique chez l'enfant.

Conduite à tenir

Avant 3 mois

Il s'agit le plus souvent d'une infection virale, mais cela doit rester un diagnostic d'élimination et il faut toujours de principe **éliminer une infection bactérienne sévère** (méningite, septicémie, ostéoarthrite, pneumopathie, pyélonéphrite, etc.) en réalisant un examen clinique complet et un bilan infectieux avec PL au moindre doute.

► *Avant 1 mois*

• Hospitalisation **systématique** en cas de fièvre (risque d'infection materno-fœtale +++).

• Débuter une triple antibiothérapie : **céphalosporine de 3e génération**, **céfotaxime** (*CEFOTAXIME*) : 200 mg/kg/j en 3 inj. IVDL ; **aminopénicilline**, **amoxicilline** (*CLAMOXYL*) 200 mg/kg/j en 3 inj. IVDL ; **aminoside**, **gentamicine** (*GENTAMICINE*) : 5 mg/kg/j en 1 inj. IVL 30 min. Si l'analyse du LCR est normale, on peut passer à une dose non méningée de 100 mg/kg/j en 3 fois pour les 2 premiers antibiotiques. Réévaluation du bilan infectieux à H24-H48 et adaptation du traitement selon les résultats sanguins et bactériologiques.

► *Entre 1 et 3 mois*

• En cas de mauvaise tolérance de la fièvre, hospitaliser et débuter après bilan infectieux complet une antibiothérapie (en l'absence d'orientation et en l'absence de méningite) par **céphalosporine de 3e génération**, **ceftriaxone** (*ROCÉPHINE*) : 50 mg/kg/j en 1 inj. IVDL ± **aminoside**, **gentamicine** (*GENTAMICINE*) : 5 mg/kg/j en 1 inj. IVL 30 min.

• Si le nourrisson n'a pas d'antécédent pathologique, un examen clinique rassurant (pas d'infection évidente, comportement normal) et un bilan biologique négatif, il pourra être renvoyé à domicile à condition d'être bien surveillé et d'être systématiquement revu après 24 h avec le résultat des cultures.

Chez le nourrisson > 3 mois et l'enfant

► *Si la fièvre est mal tolérée*

• Rechercher une infection bactérienne sévère.

• Hospitalisation + bilan complémentaire :

– NFS, hémoculture, CRP ± procalcitonine, fibrinogène, ECBU ;
– bilan adapté au contexte clinique : radio de thorax, PL, goutte épaisse.

Débuter une antibiothérapie par **céphalosporine de 3e génération**, **ceftriaxone** (*ROCÉPHINE*) : 50 mg/kg/j en 1 inj. IVDL ± **aminoside**, **gentamicine** (*GENTAMICINE*) : 5 mg/kg/j en 1 inj. IVL 30 min

► *Si la fièvre est bien tolérée*

• Antibiothérapie adaptée au foyer clinique objectivé (angine, otite, etc.) ou aux examens orientés par le contexte (radio de thorax, ECBU, etc.).

• En l'absence d'étiologie évidente avec état général conservé, la fièvre est probablement d'origine virale : pas d'antibiothérapie ; l'enfant sera revu 48 ou 72 h plus tard en cas de persistance de la fièvre (la réalisation d'un bilan biologique sera alors systématique).

Le traitement symptomatique de la fièvre a comme seul objectif d'améliorer le confort de l'enfant. Il n'a en effet jamais été prouvé qu'il diminuait l'incidence des complications.

ANTIPYRÉTIQUES (1)

■ Paracétamol

DOLIPRANE					
Fièvre, douleur : 60 mg/kg/24 h en 4 à 6 prises	12 sach. 100 mg	1,37		65 %	0,11
	12 sach. 150 mg	1,37		65 %	0,11
	12 sach. 200 mg	1,37		65 %	0,11
	12 sach. 300 mg	1,37		65 %	0,11
	12 sach. 500 mg	1,12		65 %	0,09
	8 cp. efferv. 1 000 mg	1,12		65 %	0,14
	10 sup. séc. 100 mg	1,26		65 %	0,13
	10 sup. 150 mg	1,26		65 %	0,13
	10 sup. 200 mg	1,26		65 %	0,13
	10 sup. 300 mg	1,26		65 %	0,13
	8 sup. 1 000 mg	1,41		65 %	0,18
	16 cp. 500 mg	1,12		65 %	0,07
	16 cp. efferv. 500 mg	1,12		65 %	0,07
	100 cp. 500 mg	HOP			
	8 cp. 1 000 mg	1,12		65 %	0,14
	8 cp. efferv. 1 000 mg	1,12		65 %	0,14
	100 cp. 1 000 mg	HOP			
	100 cp. efferv. 1 000 mg	HOP			
	16 gél. 500 mg	1,12		65 %	0,07
	100 gél. 500 mg	HOP			
	8 gél. 1 000 mg	1,12		65 %	0,14
Susp. buv. (2,4 %) : dose poids/prise	1 1 fl. 100 mL	1,32		65 %	1,32
EFFERALGANMED					
Idem ***DOLIPRANE (pédiatrie)***	16 cp. efferv. séc. 500 mg	1,12		65 %	0,07
	16 cp. 500 mg	1,12		65 %	0,07
	8 cp. efferv. 1 000 mg	1,12		65 %	0,14
DOLKO					
Idem ***DOLIPRANE (pédiatrie)***	12 sach. 500 mg	1,12		65 %	0,09
	18 c-mes. 60 mg/2 mL (fl. 90 mL)	1,32		65 %	0,07
	16 cp. séc. 500 mg	1,12		65 %	0,07
	8 cp. séc. 1 000 mg	1,12		65 %	0,14
PARALYOC					
Idem ***DOLIPRANE (pédiatrie)***	10 lyoph. 250 mg	1,37		65 %	0,14
	16 lyoph. 500 mg	1,99		65 %	0,12
DAFALGAN PEDIATRIQUE					
Idem ***DOLIPRANE (pédiatrie)***	1 fl. 90 mL sol. buv. 3 %	1,32		65 %	1,32

FIÈVRE CHEZ L'ENFANT (2)

Mesures physiques

- Découvrir l'enfant, ne pas surchauffer la pièce.
- Augmenter les apports hydriques.

Le refroidissement externe souvent préconisé ne se justifie qu'en cas d'hyperthermie majeure engageant le pronostic vital, notamment chez un nourrisson déshydraté et surcouvert donc ne pouvant assurer sa thermorégulation. Dans les autres cas il est inutile car il ne modifie pas le point de contrôle hypothalamique de la température corporelle.

Traitements médicamenteux [1]

Les traitements médicamenteux abaissent le point de contrôle hypothalamique de la température corporelle.

Antipyrétique, **paracétamol** (***DOLIPRANE***) : 60 mg/kg/j en 4 à 6 prises *per os* ou 80 mg/kg/j en 4 prises rectales.

Antipyrétique, **ibuprofène** (***ADVILMED***) : 20 à 30 mg/kg/j (dose poids/6 h *per os* de la suspension buvable).

- En première intention, utilisation d'une monothérapie (plutôt le **paracétamol** car moins d'effets secondaires). L'adjonction d'un autre médicament reste possible (***ADVILMED***) en alternance si le **paracétamol** ne suffit pas. Une bithérapie d'emblée ne se justifie pas. L'**aspirine** n'est plus utilisée dans cette indication du fait du risque de syndrome de Reye décrit avec cette molécule dans certaines viroses de l'enfant, notamment en cas de varicelle ou de grippe.
- En cas de troubles digestifs, la voie veineuse est utilisable : **antipyrétique**, **paracétamol** (***PERFALGAN***) : 60 mg/kg/j par voie IV en 4 injections IVL 15 min (demi-dose chez le nourrisson de moins de 1 an ou 10 kg).

Ne pas utiliser les **AINS** :
– avant 3 mois ;
– en cas d'atteinte cutanée (varicelle +++) ou des tissus mous car risque de fasciite nécrosante ;
– en cas de risque hémorragique (geste invasif ou intervention chirurgicale potentiels);
– en cas d'insuffisance hépatique ou rénale;
– en cas d'antécédent d'asthme ;
– en cas de diarrhée (risque d'insuffisance rénale).

Critères d'hospitalisation

- Âge
- Troubles hémodynamiques, troubles de conscience, détresse respiratoire.
- Fièvre mal tolérée (comportement inhabituel).
- Purpura.
- Infection bactérienne sévère confirmée.
- Incapacité de surveillance à domicile.

Complications de la fièvre

- Convulsions hyperthermiques.
- Déshydratation aiguë.
- Rarement, syndrome d'hyperthermie majeure, avec collapsus, atteinte multiviscérale (notamment cérébrale) chez un nourrisson en général surcouvert.

CONSENSUS

[1] Mise au point sur la prise en charge de la fièvre chez l'enfant, *Afssaps*, 2005.

ANTIPYRÉTIQUES (2)

PROPRIÉTÉS

Antalgique périphérique et antipyrétique.

Résorption digestive rapide et complète (action *per os* en 30 min). Liaison faible aux protéines plasmatiques, métabolisme hépatique puis élimination essentiellement urinaire sous forme active (< 5 %) et sous forme de dérivés conjugués inactifs (1/2 vie = 2 h).

INDICATIONS

Traitement symptomatique de la fièvre et des douleurs d'intensité modérée.

CONTRE-INDICATIONS

Insuffisance hépato-cellulaire.

Allergie au **paracétamol** (exceptionnelle).

PRÉCAUTIONS D'EMPLOI

Ne pas dépasser les doses maximales.

Espacer les prises de 8 h minimum en cas d'insuffisance rénale sévère.

EFFETS INDÉSIRABLES

Réactions allergiques (exceptionnelles) : rash cutané, urticaire.

Thrombopénies (exceptionnelles).

Surdosage (dose > 150 mg/kg en 1 prise) : cytolyse hépatique apparaissant dans les premières 24 h avec risque de nécrose irréversible massive et mort par encéphalopathie hépatique. Traitement : lavage gastrique précoce (2 premières heures ; inefficace si forme sirop), administration de **N-acétylcystéine** par voie orale ou en perfusion IV lente, traitement symptomatique. Surveillance de la paracétamolémie et des transaminases.

■ Ibuprofène

ADVILMED						
7,5 mg/dose-kg E et N. : 20 à 30 mg/kg/j en 3 prises, soit 1 dose-kg x 3 à 4/j	1 fl. 200 mL gradué en kg	2,76		65 %	2,76
20 à 30 mg/kg/j en 3 prises, soit 1 cp./10 kg/prise x 2 à 3/j	30 cp. 100 mg	1,63		65 %	0,05
ANTARÈNE						
10 mg/dose-kg Idem ***ADVILMED***	1 fl. 150 mL gradué en kg	1,48		65 %	1,48
	40 cp. 100 mg	1,98		65 %	0,05

La pharmacologie est développée en Rhumatologie dans Anti-inflammatoires non stéroïdiens à visée antalgique.

CONVULSIONS FÉBRILES (1)

Elles surviennent entre 6 mois et 5 ans chez 3 à 5 % des enfants. Dans 90 % des cas, la fièvre est d'origine virale, mais une étiologie bactérienne doit toujours être recherchée.

Traitement d'urgence

Si l'enfant convulse encore (durée > 5 min)

Benzodiazépine, **diazépam** (***VALIUM***) : 0,5 mg/kg en intrarectal sans dépasser 10 mg, renouvelable 1 fois ; ou mieux si voie veineuse déjà mise en place **benzodiazépine**, **clonazépam** (***RIVOTRIL***) : 0,02 à 0,04 mg/kg (maximum 1 mg) IV sur 2 min. En cas d'échec, *cf.* État de mal convulsif (épilepsie de l'enfant).

Prise en charge optimale de la fièvre

- Mesures physiques.
- Traitement médicamenteux (*cf.* Fièvre chez l'enfant).

Ex : **antipyrétique**, **paracétamol** (***DAFALGAN***) : 15 mg/kg/6 h (dose poids x 4/j de la suspension pédiatrique). Certains préconisent la poursuite du traitement antipyrétique systématique pendant 48 h.

Traitement étiologique urgent

En cas de forte suspicion de méningite, débuter après examen direct de la PL (ou d'emblée si liquide trouble à la PL) une antibiothérapie par **céfotaxime** (***CEFOTAXIME***) : 300 mg/kg/j en 4 IVDL ± **vancomycine** : 60 mg/kg/j en 4 IVL sur 1 h si suspicion de pneumocoque (à poursuivre jusqu'aux résultats de la culture).

En cas de suspicion de méningo-encéphalite herpétique (troubles persistants de la conscience, crise partielle brachio-faciale, même si PL négative), débuter en urgence : **antiviral**, **aciclovir** (***ZOVIRAX***) : 1 500 mg/m²/j en 3 inj. IVL sur 1 h (à poursuivre jusqu'au résultat de la PCR HSV sur le LCR).

En cas de suspicion de neuropaludisme (convulsion fébrile au retour d'une zone d'endémie de paludisme), débuter en urgence : **quinine base** : 8 mg/kg en IVL sur 4 h x 3/j (*cf.* Paludisme de l'enfant).

Prise en charge

Convulsions fébriles simples

Tous les critères suivants sont présents (90 % des cas). L'évolution est favorable : développement psychomoteur normal, risque d'épilepsie ultérieure très faible (comparable à celui de la population générale) mais risque de récidive (30 % dans l'année).

- Âge 1 à 5 ans.
- Pas d'antécédent neurologique.
- Crise tonico-clonique généralisée.
- Durée < 15 min.
- Examen neurologique post-critique normal.
- Crise unique sur 24 h.

► *Examens complémentaires*

Selon l'examen clinique, on réalisera : NFS, CRP, hémoculture, Rx thorax, ECBU, PL au moindre doute surtout avant 12 mois.

Hospitalisation non indispensable si l'examen clinique est normal ou retrouve un point d'appel ORL (otite, angine), la biologie rassurante. En pratique, le plus souvent, hospitalisation lors du premier épisode en raison de l'inquiétude des parents, au moins quelques heures en UHCD.

► *Traitement au long cours*

Aucun, en dehors du traitement antipyrétique bien conduit en cas de fièvre. Si le contexte familial le permet, prescrire aux parents : **benzodiazépine**, **diazépam** (***VALIUM***) 0,5 mg/kg intrarectal (sans dépasser 10 mg) en cas de crise d'une durée supérieure à 5 min. en leur montrant comment procéder. Un traitement de fond ne se discute que si les crises sont très rapprochées, avec une intolérance familiale importante (*cf.* Traitement des convulsions fébriles complexes).

CONVULSIONS FÉBRILES (2)

Convulsions fébriles complexes

L'un de ces critères est présent (4 % des cas) :

- Âge < 1 an.
- Durée > 15 min.
- Crise focale.
- Déficit post-critique.
- Antécédents neurologiques.
- Crises répétées sur 24 h.

► *Bilan*

Hospitalisation systématique ; transfert par Smur si convulsions persistantes, troubles de conscience, signes de localisation, ou défaillance respiratoire/hémodynamique.

Selon l'examen clinique, on réalisera : NFS, CRP, RX thorax, ECBU.

Éliminer une méningite et/ou une encéphalite (herpès ++) par : PL, EEG, TDM cérébrale.

Évoquer la possibilité d'une convulsion d'étiologie sans rapport avec la fièvre (*cf.* Épilepsie de l'enfant).

► *Risques*

- État de mal fébrile.
- Épilepsie ultérieure, notamment avant 1 an où existe un risque d'évolution vers une forme sévère d'épilepsie : épilepsie myoclonique sévère du nourrisson (= syndrome de Dravet) ou épilepsie partielle temporale, justifiant alors l'instauration d'un traitement de fond.

► *Traitement de fond*

Antiépileptique, **valproate de sodium** (***DÉPAKINE***) : atteindre en 10 j progressivement 30 mg/kg/j (2 prises *per os* avant 1 an, 3 prises après 1 an, sauf ***MICROPAKINE LP*** : toujours en 2 prises) ; dosage des NFS, plaquettes, transaminases et amoniémie avant traitement + surveillance transaminases et plaquettes pendant les premiers mois de traitement ; si convulsions sous ***DÉPAKINE***, doser la dépakinémie pour rechercher un éventuel sous-dosage (taux thérapeutiques 50 à 100 mg/L).

Benzodiazépine, **diazépam** (***VALIUM***) intrarectal : 0,5 mg/kg, sans dépasser 10 mg, si convulsion > 5 min. (démonstration à faire aux parents).

Traitement antipyrétique en cas de fièvre.

ÉPILEPSIE DE L'ENFANT ET DU NOURRISSON (1)

Diagnostic différentiel

Ne pas confondre les convulsions du nourrisson avec :
– les myoclonies du sommeil, physiologiques, s'arrêtant au réveil ;
– les trémulations qui s'arrêtent lorsqu'on immobilise le segment de membre ;
– les malaises d'origine vagale ;
– les spasmes du sanglot ;
– les dystonies liées au ***PRIMPÉRAN*** (qui ont disparu suite à la contre-indication du ***PRIMPÉRAN*** avant 18 ans début 2012).

Traitement de la crise et de l'état de mal convulsif [1]

Bilan étiologique

Il est mené parallèlement au traitement, permettant d'instaurer un éventuel traitement étiologique dès que possible. La vérification de la glycémie capillaire est une urgence.

Réanimation symptomatique

- Liberté des voies aériennes, oxygénothérapie, voire intubation et ventilation assistée.
- Maintien de la température corporelle.
- Maintien de l'hémodynamique.

Anticonvulsivants

On parle d'état de mal convulsif après 30 min de convulsions ininterrompues ou répétées sans reprise de conscience entre les épisodes, mais l'escalade thérapeutique progressive commence dès que la crise dure plus de 5 min.

L'inefficacité d'un médicament amène à débuter le traitement suivant et ce, jusqu'à cessation des convulsions :

- **Benzodiazépine**, **diazépam** (***VALIUM***) : 0,5 mg/kg intrarectal (sans dépasser 10 mg) ; en l'absence de voie d'abord, notamment à domicile si prescrit devant ATCD de convulsion.
- Ou **benzodiazépine**, **midazolam** (***BUCCOLAM***) : par voie « orale » entre la gencive et la joue ; 2,5 mg entre 3 et 11 mois ; 5 mg entre 1 et 4 ans ; 7,5 mg entre 5 et 9 ans ; 10 mg à partir de 10 ans ; en l'absence de voie d'abord, notamment à domicile si prescrit chez un épileptique connu.
- Ou **benzodiazépine**, **clonazépam** (***RIVOTRIL***) : 0,02 à 0,04 mg/kg (maximum 1 mg) IV sur 2 min, sous surveillance respiratoire (risque d'apnées) ; à privilégier en 1re intention si voie d'abord.
- Puis (vers M15), ou d'emblée si l'enfant est pris en charge après 30 min de convulsions, renouveler ***RIVOTRIL*** : 0,02 à 0,04 mg/kg (maximum 1 mg) associé à **antiépileptique**, **phénytoïne** (***DILANTIN***) : dose de charge 20 mg/kg (maximum 1 g) en IVL dans sérum physiologique sur 30 min, ou **phénobarbital** (***GARDÉNAL***) : dose de charge de 15 à 20 mg/kg en IVL sur 20 min.
- Si les convulsions persistent à la fin de la perfusion du 1er **antiépileptique**, administrer l'autre **antiépileptique** que celui choisi précédemment (***GARDÉNAL*** ou ***DILANTIN***).
- Si le malade convulse toujours (vers M60), il doit être pris en charge en réanimation, et intubé après séquence rapide d'anesthésie par **antiépileptique**, **thiopental sodique** : 2 mg/kg en bolus puis 3 à 5 mg/kg/h en IV ; ou **midazolam** (***HYPNOVEL***) : 0,15 à 0,5 mg/kg en bolus puis 0,12 à 1,4 mg/kg/h en IV.

Chez un malade déjà suivi pour épilepsie, le traitement de l'état de mal pourra être mené différemment en fonction des antécédents et des traitements déjà reçus (dosage des médicaments en cours). Le **phénobarbital** est contre-indiqué en cas de syndrome de Dravet.

ANTIÉPILEPTIQUES – POSOLOGIES INFANTILES (1)

Phénobarbital

GARDÉNAL					
Crise convulsive : 10 à 20 mg/kg selon l'âge en IV sur 20 min	1 fl. 40 mg	10,37	II	65 %	10,37
	1 fl. 200 mg	HOP	II		
Relais *per os* à H48	80 cp. 10 mg	2,63	II	65 %	0,03
< 3 ans : 5 mg/kg/j en 2 prises	30 cp. 50 mg	1,09	II	65 %	0,04
> 3 ans : 3 mg/kg/j en 1 prise	20 cp. 100 mg	1,71	II	65 %	0,09
KANEURON					
3 à 4 mg/kg/j au coucher	1620 gttes (fl.) 5,4 %	7,88	II	65 %	0,00
ALEPSAL					
< 20 kg : 5 mg/kg/j	30 cp. 15 mg	1,27	II	65 %	0,04
20 à 30 kg : 3 à 4 mg/kg/j	30 cp. 50 mg	1,28	II	65 %	0,04
> 30 kg : 2 à 3 mg/kg/j	30 cp. 100 mg	2,08	II	65 %	0,07
	30 cp. 150 mg	3,67	II	65 %	0,12

Phénytoïne

DI-HYDAN					
3 à 8 mg/kg/j en 2 prises	60 cp. séc. 100 mg	2,66	II	65 %	0,04

Diazépam

VALIUM ROCHE					
Crise convulsive : 0,1 mg/kg IVD renouvelable jusqu'à 0,5 mg/kg (risque d'apnée)	6 amp. (2 mL = 10 mg)	2,40	I	65 %	0,40
Per os : 0,5 à 1 mg/kg/j	40 cp. séc. 2 mg	0,93	I	65 %	0,02
	40 cp. séc. 5 mg	0,98	I	65 %	0,02
	30 cp. séc. 10 mg	1,31	I	65 %	0,04
	600 gttes - fl. 20 mL (3 gttes = 1 mg)	2,28	I	65 %	0,00

La pharmacologie est développée dans le chapitre Neurologie.

ÉPILEPSIE DE L'ENFANT ET DU NOURRISSON (2)

Traitement de relais

Au décours, les posologies de relais des médicaments utilisés sont :

- ***RIVOTRIL*** 0,2 à 0,4 mg/kg/j en IV continue ;
- ***GARDÉNAL*** *per os* ou IV, 48 h après la dose de charge : 5 mg/kg/j ;
- ***DILANTIN*** 5 mg/kg toutes les 6 à 8 h, à adapter aux résultats de dilantinémie (objectif 15 à 20 mg/L, toxique > 25 mg/L). Un relais *per os* à distance peut être fait par **antiépileptiques**, **phénytoïne** (***DI-HYDAN***) : 3 à 8 mg/kg/j en 2 ou 3 prises, difficile à équilibrer chez l'enfant.

Bilan étiologique

Le pronostic dépend de l'étiologie.

Traumatisme crânien	Hémorragie méningée Hémorragie intraparenchymateuse Syndrome de Silverman
Souffrance fœtale aiguë	Lésions anoxo-ischémiques
Processus expansif	Tumeur Abcès
Infection	Méningite Méningo-encéphalite (herpès)
Hypertension artérielle	
Troubles métaboliques	Hypoglycémie Hypocalcémie Hypernatrémie (rechercher une thrombose veineuse intracrânienne) Hyponatrémie Maladies métaboliques génétiquement déterminées
Causes vasculaires	Accident vasculaire cérébral Thrombose des sinus veineux
Causes toxiques	Médicamenteuses Monoxyde de carbone Plomb Sevrage morphinique chez le nouveau-né
Secondaires à une anoxie	Corps étranger Strangulation Arrêt cardiorespiratoire
Malformations cérébrales	Rechercher la cause de décompensation (infection, sous-dosage médicamenteux)
Convulsions néonatales bénignes idiopathiques	Entre 24 h et 6 sem. de vie (le plus souvent entre J3 et J7). C'est un diagnostic d'élimination, l'évolution est bénigne, les convulsions durent en moyenne de 3 h à 3 j, le traitement peut être arrêté après 6 sem.
Convulsions fébriles idiopathiques	Infection virale (90 %). Risque d'épilepsie ultérieure très faible.

ANTIÉPILEPTIQUES – POSOLOGIES INFANTILES (2)

Clonazépam

RIVOTRIL					
Crise convulsive : charge 0,02 à 0,04 mg/kg IVD puis 0,2 à 0,5 mg/kg/j IV continu	6 amp. 1 mL = 1 mg	3,94	I	65 %	0,66
Per os (épilepsie) : 0,1 mg/kg/j à atteindre progressivement	28 cp. quadrisèc. 2 mg	1,40	I	65 %	0,05
	500 gttes 0,25 % (1 gtte = 0,1 mg)	1,49	I	65 %	0,00

Valproate de sodium

DÉPAKINE					
Relais temporaire de la voie orale : bolus 15 mg/kg en 5 min puis relais par perf. continue à un débit de 1 mg/kg/h à adapter pour atteindre un taux sérique autour de 75 mg/mL	30 fl. 400 mg	HOP	II		
Per os : épilepsie : 30 mg/kg/j	40 cp. 200 mg	3,16	II	65 %	0,08
2 à 3 prises quotidiennes	40 cp. 500 mg	7,82	II	65 %	0,20
Éviter les cp. avant 6 ans, préférer le sirop ou la sol. buv.	40 mL sol. buv. 200 mg/mL	4,68	II	65 %	0,12
	150 mL sirop 57,64 mg/mL	7,60	II	65 %	0,05
DÉPAKINE CHRONO 500 mg idem 2 prises (libération prolongée)	30 cp. séc. 500 mg	HOP	II	65 %	
MICROPAKINE LP					
E et N : *per os*, 30 mg/kg/j	30 sach. 100 mg	3,23	II	65 %	0,11
	30 sach. 250 mg	8,05	II	65 %	0,27
	30 sach. 500 mg	16,29	II	65 %	0,54
	30 sach. 750 mg	24,55	II	65 %	0,82

La pharmacologie est développée dans le chapitre Neurologie.

ÉPILEPSIE DE L'ENFANT ET DU NOURRISSON (3)

Bilan diagnostique

Bilan diagnostique devant une épilepsie de l'enfant ou du nourrisson *

Clinique : température, PA, glycémie capillaire, PC.

Examens paracliniques :

- Ionogramme sanguin, kaliémie, gaz du sang, glycémie, calcémie, lactates.
- Recherche de toxiques (sang + urines).
- NFS plaquettes, CRP.
- Fond d'œil.
- Scanner cérébral (l'ETF n'a de valeur que positive car elle explore mal la périphérie du cerveau).
- PL (avant ou après le scanner selon la clinique).
- EEG.
- IRM cérébrale à distance de la crise.
- Dosage d'**antiépileptiques** si l'enfant est traité.

CONSENSUS

[1] Prise en charge en situation d'urgence et en réanimation des états de mal épileptiques de l'adulte et de l'enfant (nouveau-né exclu), *SRLF*, 2009.

* Ces examens ne sont pas tous indispensables lorsque le contexte étiologique est évident. Ils doivent être effectués au moindre doute.

DOULEUR DE L'ENFANT (1)

Évaluation de la douleur

Évaluer le type de douleur

- Douleur par excès de nociception.
- Douleur par défaut d'inhibition : douleur neuropathique.

Évaluer son intensité

- À l'aide d'échelles d'auto-évaluation comme l'échelle visuelle analogique (EVA) à partir de 6 ans.
- À l'aide d'échelles d'hétéro-évaluation chez l'enfant avant 6 ans, adaptées à la situation (EVENDOL aux urgences, douleurs postopératoires, nouveau-né, etc.).
- Chiffrer la douleur permet d'adapter au mieux le suivi thérapeutique.

Traitement de la douleur [1]

Le but du traitement est de soulager rapidement l'enfant douloureux en attendant l'efficacité du traitement étiologique. Il faut savoir rassurer l'enfant et prendre en charge son anxiété associée.

Modalités

Il existe trois paliers thérapeutiques distincts. La réévaluation régulière de la douleur résiduelle permet, en cas d'efficacité insuffisante, d'augmenter la posologie ou de passer au palier supérieur (toujours après avoir éliminé une éventuelle complication passée inaperçue).

– palier I : **antalgiques périphériques** (**paracétamol**, **AINS**) ;
– palier II : **antalgiques centraux faibles** (**codéine**, **tramadol**) ;
– palier III : **antalgiques centraux forts** (**morphine** et dérivés : **fentanyl**, **nalbuphine**).

- Utilisation de coanalgésiques dans les douleurs neuropathiques.
- Traitement étiologique lorsqu'il existe une étiologie curable à la douleur.
- Donner les prises systématiquement (ne pas attendre la récidive de la douleur pour donner la prise suivante d'antalgique).

Médicaments

► *Antalgiques périphériques*

- **Paracétamol** : ***DOLIPRANE*** (15 mg/kg/6 h *per os*) ou ***PERFALGAN*** (15 mg/kg/6 h en IVL 15 min, demi-dose chez le nourrisson de moins de 1 an ou 10 kg).
- **AINS, ibuprofène** (***ADVILMED***) :

– > 3 mois : 20 à 30 mg/kg/j en 3 ou 4 prises *per os* (dose poids x 4/j de la suspension buvable) ;
– entre 6 et 12 ans : cp. 100 mg, 1 cp./10 kg de poids x 3 prises *per os* j ;
– après 12 ans : cp. 200 mg, 1 à 2 cp. x 3 prises/j (2 cp. si poids > 40 kg).

► *Antalgiques centraux faibles*

- **Codéine** : depuis juin 2013, suite à des décès chez des enfants « métaboliseurs rapides » (mutation du cytochrome P450 transformant la codéine en morphine au niveau du foie), la codéine ne doit plus être prescrite avant 12 ans ni après amygdalectomie ou adénoïdectomie. Elle n'est plus disponible que sous forme de **codéine associée au paracétamol** : ***CODOLIPRANE, DAFALGAN CODÉINE***.
- **Tramadol** (***TOPALGIC***) : 1 à 2 mg/kg x 3 ou 4 prises/j après 3 ans soit 0,4 à 0,8 gttes/kg par prise (max 100 mg/prise et 400 mg/j). Le tramadol est également métabolisé par le cytochrome P450 avec donc *a priori* les mêmes risques que la codéine et donc à réserver plutôt à un usage hospitalier et après 12 ans.

► *Antalgiques centraux forts*

- **Nalbuphine** (***NALBUPHINE***) : 0,2 mg/kg/4 à 6 h en IVL sur 15 min ou 0,4 mg/kg/4 à 6 h en IR.
- **Morphine** : analgésique central le plus puissant préconisé aux urgences, qui a l'avantage de ne pas avoir de dose plafond ; c'est un stupéfiant (prescription selon la règle des 28 j).

DOULEUR DE L'ENFANT (2)

Posologie

Dose initiale :

– *per os* [2] : 0,4 à 0,5 mg/kg (20 mg max) en dose de charge puis 1 à 2 mg/kg/j en 6 prises ;

– IV [3] : 0,5 à 1 mg/kg/j [commencer par un bolus de 0,1 mg/kg (6 mg max) en IVL sur 5 min puis réinjecter 0,025 mg/kg toutes les 10 min, sauf si sédation excessive, jusqu'à régression tolérable de la douleur (EVA < 4)]. Utilisation en IV continue ou avec PCA (continu + bolus ou bolus seuls).

Augmenter par paliers de 30 à 50 % toutes les 8 h jusqu'à disparition de la douleur. Possibilité d'effectuer des bolus intraveineux (sur 5 min) correspondant à la dose horaire, avant les soins douloureux ou en cas d'exacerbation.

Surveillance : scope, douleur, fréquence respiratoire, conscience. Antidote à proximité ++ (*NARCAN*).

La **morphine** est utilisée à tout âge mais n'a pas l'AMM avant 6 mois.

Si un traitement au long cours est nécessaire, dès que les doses utiles sont bien définies, relais oral par dérivé à longue durée d'action : **sulfate de morphine** (***MOSCONTIN***) : donner la dose optimale totale de **morphine** par jour, répartie en 2 ou parfois 3 prises. Ne pas utiliser cette forme pendant la période d'équilibration.

Effets indésirables

• Apnées, défaillance respiratoire en cas de surdosage : administrer l'**antidote de la morphine**, **naloxone** (***NARCAN***) : 2 à 5 µg/kg en IVDL, renouvelable si besoin.

• Prurit : traiter par **antihistaminique H1**, **desloratadine** (***AERIUS***).

• Globes vésicaux : nécessitent rarement le sondage (sous MEOPA), en cas d'échec de la **naloxone.**

• Constipation : traiter par exemple par **laxatif**, **lactulose** (***DUPHALAC***).

• Nausées, vomissements : **antiémétique**, **ondansétron** (***ZOPHREN***) IV.

Chacun de ces effets indésirables peut également être traité par des petites doses de **naloxone** (***NARCAN***) 0,25 à 0,5 µg/kg/h en IV continu (ou en bolus pour le globe).

► *Contre-indications*

Douleur abdominale aiguë inexpliquée.

Traumatisme crânien, troubles de conscience.

Insuffisance respiratoire, insuffisance hépatocellulaire.

Troubles hémodynamiques.

► *Coanalgésiques*

Utiles dans les douleurs neuropathiques :

– pour les douleurs de fond : **amitriptyline** (***LAROXYL***) : 0,3 à 2 mg/kg/j (soit 0,3 à 2 gttes/kg/j *per os* en 1 à 2 prises) (ou bien en IV continue) ;

– pour les fulgurances : **carbamazépine** (***TÉGRÉTOL***) : débuter entre 5 et 10 mg/kg/j (max 20 mg/kg/j) en 2 ou 3 prises (hors AMM chez l'enfant).

DOULEUR DE L'ENFANT (3)

Prévention de la douleur

EMLA (lidocaïne + prilocaïne) tube de crème ou patch

À appliquer 1 h minimum avant prise de sang, ponction lombaire, injection, etc. Permet une anesthésie superficielle de 4-5 mm profondeur.

Anesthésie locale

XYLOCAÏNE injectable 1 % (suture de plaie).
XYLOCAÏNE nébuliseur 5 % (anesthésie des voies aériennes supérieures, muqueuses buccales, cutanée).

Protoxyde d'azote (_KALINOX_)

Gaz sédatif et analgésique (vigilance conservée sans réelle anesthésie) avec masque parfumé. Délai d'action d'environ 3 min avec arrêt de l'effet 5 min après l'arrêt de l'inhalation.
Indication : sutures, ponction lombaire, soins de brûlure, aide à la petite chirurgie ambulatoire, etc.
Contre-indication : pneumothorax, traumatisme crânien sévère, hypertension intracrânienne, vomissements en jet, distension gazeuse abdominale.

CONSENSUS

[1] Prise en charge médicamenteuse de la douleur chez l'enfant : alternatives à la codéine, *HAS*, 2016.
[2] Prise en charge de la douleur intense par morphine orale, *Pédiadol*, 2013.
[3] Prise en charge de la douleur intense par morphine IV, *Pédiadol*, 2006.

TROUBLE DÉFICITAIRE DE L'ATTENTION AVEC HYPERACTIVITÉ (1)

Le trouble déficit de l'attention avec ou sans hyperactivité (TDAH) est un trouble chronique (> 6 mois) qui apparaît dans l'enfance, souvent avant l'âge de 7 ans, plus souvent chez le garçon, et qui peut persister à l'âge adulte. Le trouble se manifeste aussi bien à domicile qu'à l'école ou lors d'activités extra-scolaires. Le médecin traitant suspectera le diagnostic devant l'inquiétude parentale, diagnostic à confirmer par un spécialiste, pédiatre ou neurologue.

Définition [1]

Le TDAH se caractérise par l'existence de trois groupes de symptômes, associés à des degrés divers :
– le déficit attentionnel, caractérisé par l'incapacité de terminer une tâche, la fréquence des oublis, la distractibilité et le refus ou l'évitement des tâches exigeant une attention soutenue ;
– l'hyperactivité motrice constituée d'une agitation incessante, d'une incapacité à rester en place quand les conditions l'exigent (notamment en milieu scolaire) et d'une activité désordonnée et inefficace ;
– l'impulsivité, définie par la difficulté à attendre, le besoin d'agir et la tendance à interrompre les activités d'autrui.

Diagnostic différentiel

Diverses pathologies peuvent présenter un tableau d'hyperactivité en plus de leurs caractéristiques propres.

Pathologies organiques

Hyperthyroïdie, hypoglycémie, intoxication au plomb, divers troubles neurologiques avec ou sans retard mental (génétiques comme le retard mental lié à l'X ; ou non comme certaines formes d'épilepsie ou de troubles des apprentissages).

Pathologies psychiatriques

Autisme, dépression ou manie, environnement social perturbé, comportement oppositionnel. Savoir évoquer une maltraitance.

Traitement

Approche familiale

Informations et soutien adaptés aux familles : guidance interactive.

Abord psychothérapique

Il vise à diminuer l'agitation motrice, améliorer le contrôle des impulsions et de la coordination motrice, améliorer les interactions sociales. Il associe prise en charge de groupe et thérapie individuelle.

Traitement médicamenteux

Controversé, c'est un appoint à l'abord psychothérapique, surtout en cas d'hyperactivité invalidante, à proposer en seconde intention en cas d'échec des thérapies non médicamenteuses ; après avoir éliminé une pathologie organique (bilan thyroïdien), et après bilan cardiologique (ECG, PA).

En traitement de fond, on peut dans certains cas utiliser après l'âge de 6 ans un **psychostimulant**, **méthylphénidate** (***RITALINE***) [2] : 0,3 mg/kg/j en 2 prises à distance des repas ; puis augmenter progressivement en plusieurs semaines jusqu'à 0,5 à 1 mg/kg/j (maximum 60 mg/j). Passer à la forme LP en 1 prise quotidienne une fois la dose optimale atteinte. Prescription réservée aux neurologues, psychiatres, pédiatres (prescription hospitalière initiale limitée à 28 j). Ce traitement est efficace dans 75 % des cas dans les 15 j ; l'amélioration des résultats scolaires semblerait toutefois de courte durée dans beaucoup de cas. Ce traitement peut être prolongé plusieurs mois ou années ; le suivi peut être optimisé avec des échelles de comportement. Un bilan cardiovasculaire est indispensable avant et après l'instauration du traitement et à chaque modification de posologie.

PSYCHOSTIMULANT

Méthylphénidate

RITALINE					
Syndrome hyperkinétique : 0,3 à 0,5 mg/kg/j (max 1 mg/kg/j) en 2 prises à distance des repas : posologie à atteindre progressivement	30 cp. séc. 10 mg	5,98	S	65 %	0,20
	28 gél. LP 10 mg	16,63	S	65 %	0,59
	28 gél. LP 20 mg	25,00	S	65 %	0,89
	28 gél. LP 30 mg	31,75	S	65 %	1,13
	28 gél. LP 40 mg	39,76	S	65 %	1,42
CONCERTA LP					
Syndrome hyperkinétique : 1 prise/j le matin Dose initiale de 18 mg puis augmentation par paliers toutes les sem. Max : 54 mg/j	28 cp. 18 mg	36,23	S	65 %	1,29
	28 cp. 36 mg	47,95	S	65 %	1,71
	28 cp. 54 mg	55,48	S	65 %	1,98

PROPRIÉTÉS

Stimulant du système nerveux central ; augmente la concentration des monoamines dans les fentes synaptiques. Absorption rapide, à peu près complète ; biodisponibilité de 30 % (1er passage hépatique) ; demi-vie d'élimination 2 h ; excrétion à 90 % dans les urines sous forme de métabolites.

INDICATIONS

Syndrome hyperkinétique non amélioré par l'abord psychothérapique.

CONTRE-INDICATIONS

Hypersensibilité au **méthylphénidate**.

Manifestations d'angoisse ou psychotiques.

Hyperthyroïdie.

Affections cardiovasculaires sévères.

Glaucome.

Antécédents personnels ou familiaux de tics moteurs, maladie de Gilles de la Tourette.

Âge < 6 ans.

Fille en âge de procréer.

Traitement par **IMAO** non sélectifs.

PRÉCAUTIONS D'EMPLOI

Prescription réservée aux neurologues, psychiatres, pédiatres ; règle des 28 j ; renouvellement non restreint ; prescription hospitalière initiale et annuelle.

Prudence en cas d'épilepsie.

Surveiller la tension artérielle.

Respecter des périodes d'arrêt du traitement (pendant les vacances).

Risque de dépendance psychique.

Positivation des contrôles antidopage.

Éviter l'absorption d'alcool.

EFFETS INDÉSIRABLES

Nervosité, insomnies (diminuer les doses, donner le matin).

Diminution passagère de l'appétit.

Plus rarement : céphalées, somnolence, vertiges, dyskinésies, troubles de l'accommodation, exacerbation de tics.

Douleurs abdominales, nausées, vomissements, sécheresse buccale.

Possibilité de ralentissement de la croissance sans retentissement sur la taille finale.

Augmentation des transaminases, rarement hépatite sévère.

Occasionnellement : palpitations, tachycardie, HTA.

Hypersensibilité (éruption, prurit, arthralgies, etc.).

Risque carcinogène chez l'animal, non constaté chez l'homme.

Potentiel tératogène non exclu.

Surdosage : vomissements, tremblements, hyperréflexie, convulsions, agitation, confusion, hallucinations, céphalées, HTA, tachycardie, réactions vasomotrices, mydriase. Traitement symptomatique.

INTERACTIONS MÉDICAMENTEUSES

IMAO non sélectifs contre-indiqués.

Déconseillés : **vasopresseurs**, alcool, **guanéthidine**.

Diminuer la posologie d'**anticonvulsivants**, de **tricycliques**.

Arrêter le traitement avant une anesthésie par **halogénés**.

TROUBLE DÉFICITAIRE DE L'ATTENTION AVEC HYPERACTIVITÉ (2)

Évolution

Risque important

- Persistance des symptômes à l'adolescence, voire à l'âge adulte.
- Échec scolaire.
- Comportement antisocial.
- Abus des substances toxiques.

Facteurs de bon pronostic

- Statut économique et social élevé.
- Bon niveau intellectuel.
- Bonne acceptation de la part de l'entourage.
- Absence d'agressivité.

Plus les symptômes sont importants et durent longtemps, moins le pronostic est bon, d'où l'importance d'un traitement précoce efficace.

CONSENSUS

[1] Conduite à tenir en médecine de premier recours devant un enfant ou un adolescent susceptible d'avoir un trouble déficit de l'attention avec ou sans hyperactivité, *HAS*, 2014.

[2] RCP Ritaline LP 10 mg, *ANSM*, 2011.

SOMMEIL DE L'ENFANT (TROUBLES DU)

Insomnies [1] [2]

Étiologie

► *Rechercher une cause exogène*

- Pathologie intercurrente (asthme, allergie alimentaire, poussée dentaire, coliques, etc.).
- Cause environnementale (bruit, etc.).
- Erreurs de régime chez le nourrisson.

► *Rechercher une cause psychologique*

- Peurs du coucher (obscurité, fantômes, etc.).
- Angoisse de séparation.
- Relation opposante avec les parents.
- S'assurer de l'absence de maladie psychiatrique sous-jacente.

Traitement

Le plus souvent, des mesures éducatives simples et un soutien psychologique lors d'une consultation du sommeil permettent de bien améliorer la situation (veilleuse la nuit, porte entrouverte, comportement adapté des parents, respect des rites d'endormissement, etc.).

En cas d'échec, si l'insomnie est mal vécue par l'enfant, il est possible d'utiliser à partir de 1 an un traitement homéopathique sur une courte durée, par exemple ***QUIETUDE*** sirop : 1 dose 5 mL matin et soir. Ne pas utiliser d'**hypnotiques** puissants, dont les effets secondaires sont trop importants.

Parasomnies

Cauchemars

Très fréquents entre 3 et 5 ans, survenant dans le sommeil paradoxal, ils ne nécessitent un traitement qu'en cas de troubles psychopathologiques sous-jacents relevant d'une psychothérapie.

Terreurs nocturnes

Elles touchent surtout les enfants de 3 à 6 ans : éveil brutal survenant en sommeil lent profond 1 à 3 h après l'endormissement, avec peur intense, hallucinations, impossibilité de contact, amnésie de l'épisode qui dure de quelques secondes à plusieures minutes.

Les épisodes peu fréquents ne nécessitent pas de traitement, mais leur répétition peut faire envisager une prise en charge comportementale (relaxation, hypnose, etc.).

Somnambulisme

Fréquent, il débute souvent entre 4 et 8 ans. Le somnambulisme ne nécessite pas de traitement sauf dans les formes sévères avec épisodes répetés, déambulation prolongée (> 10 minutes), prise de risques faisant craindre la survenue d'un accident.

On propose alors une prise en charge comportementale (relaxation, hypnose, etc.), voire exceptionnellement après 6 ans un traitement médicamenteux par exemple **antidépresseur tricyclique**, **imipramine** (***TOFRANIL***) : 10 à 30 mg le soir au coucher.

Somniloquie (paroles plus ou moins compréhensibles), bruxisme (grincement des dents)

Fréquents, ils ne nécessitent habituellement pas de traitement. Chez le grand enfant (2ᵉ dentition), le bruxisme peut nécessiter une gouttière plastique la nuit pour éviter des anomalies de positionnement dentaire.

Rythmies d'endormissement

Elles sont fréquentes. Se poser la question d'un terrain psychiatrique si elles persistent au-delà de 3 ans.

CONSENSUS

[1] Troubles du sommeil chez le nourrisson, *Pas à pas en pédiatrie/SFP*, 2010.
[2] Troubles du sommeil chez l'adolescent, *Pas à pas en pédiatrie/SFP*, 2010.

CARDIOPATHIES CONGÉNITALES – INSUFFISANCE CARDIAQUE (1)

Cardiopathies congénitales [1]

Anomalie de connexion des vaisseaux

- Transposition des gros vaisseaux.
- Retour veineux pulmonaire anormal total.

Cardiopathies obstructives droites (baisse du débit pulmonaire)

- Sténose ou atrésie pulmonaire avec ou sans CIV.
- Tétralogie de Fallot.

Cardiopathies obstructives gauches (baisse du débit systémique)

- Coarctation de l'aorte.
- Sténose aortique.
- Hypoplasie du cœur gauche.

Shunts massifs intra ou extracardiaques

- Fistules artério-veineuses périphériques.
- Tronc artériel commun.
- Artère pulmonaire gauche aberrante.

Traitement

La plupart des cardiopathies congénitales sont bien supportées avant la naissance ; mais la fermeture du foramen ovale et du canal artériel dans les minutes, heures ou jours suivant la naissance, impose un traitement chirurgical plus ou moins urgent. Ce traitement, curatif ou palliatif, est à envisager en centre spécialisé.

Le traitement d'attente de la chirurgie comprend :

– le traitement de l'insuffisance cardiaque (*cf.* Insuffisance cardiaque) ;

– dans les cardiopathies ducto-dépendantes, l'utilisation de **prostaglandines**, **alprostadil** (***PROSTINE VR***) : 0,025 µg/kg/min en IV continue pour maintenir le canal artériel ouvert et éviter une décompensation brutale. ***PROSTINE VR*** maintient également l'aorte ouverte dans les coarctations de l'aorte.

- Débuter ce traitement en urgence devant une transposition des gros vaisseaux en attente d'une atrioseptotomie de Rashkind (urgente +++), une cardiopathie cyanogène mal tolérée, un choc cardiogénique avec pouls fémoraux abolis chez le nouveau-né.
- Prévoir matériel pour intuber et ventiler l'enfant en raison du risque d'apnées sous ***PROSTINE VR***.

Insuffisance cardiaque du nourrisson

Étiologies

- Cardiopathies congénitales :

– obstacles à l'éjection (palper les pouls fémoraux +++) ;

– augmentation de débit, notamment persistance du canal artériel, CIV ;

– insuffisance valvulaire mitrale ou aortique.

- Myocardiopathies métaboliques, infectieuses, toxiques, etc.
- Ischémie myocardique post-anoxique ou secondaire à une anomalie coronaire.
- Poussée d'HTA.
- Troubles du rythme ou de conduction cardiaque :

– tachycardie supraventriculaire ;

– TV, torsades de pointes ;

– BAV complet.

Bilan

– Radiographie de thorax.

– ECG.

– Échographie cardiaque + Doppler : permet de faire le diagnostic et d'évaluer le retentissement.

– Gaz du sang, lactates, troponine.

– Groupe Rh RAI, NFS plaquettes, ionogramme sanguin, calcémie, hémostase, transaminases.

CARDIOPATHIES CONGÉNITALES – INSUFFISANCE CARDIAQUE (2)

Traitement de l'insuffisance cardiaque aiguë

► *Mesures générales*

• Hospitalisation en unité de soins intensifs, mise en proclive.

• Oxygénothérapie nasale voire intubation + ventilation ± sédation pour diminuer la consommation en oxygène.

• Arrêt alimentaire, sonde gastrique, perfusion : glucosé 5 % + **électrolytes** : 60 mL/kg/j (restriction hydrique et restriction sodée initiale). En l'absence de signes de choc, reprendre rapidement une alimentation par gavage gastrique pour permettre un apport calorique satisfaisant.

► *Lutte contre l'œdème pulmonaire*

• **Diurétiques**, **furosémide** (***LASILIX***) : 1 mg/kg en IVL 30 min renouvelable.

• Médicaments tonicardiaques : en contexte aigu, utilisation de **dobutamine** : 7,5 à 20 µg/kg/min en perfusion continue voire **tonicardiaque**, **milrinone** (***COROTROPE***) 50 µg/kg en IV sur 10 min puis 25 à 45 µg/kg/h.

► *Mesures spécifiques*

• Ponction d'un épanchement péricardique en cas de tamponnade.

• **Prostaglandines**, **alprostadil** (***PROSTINE VR***) : en cas de suspicion de cardiopathie canal-dépendante (*cf.* Traitement des cardiopathies) ; elle a en plus une action vasodilatatrice.

• Traitement d'une HTA.

► *En cas de gros canal artériel persistant*

• Attendre la fermeture spontanée, si bien toléré.

• Cure d'**AINS**, **indométacine** (***INDOCID***) : 0,2 mg/kg à H0, ± 0,1 mg/kg à H24 et H48 si besoin (fermeture du canal par inhibition de la synthèse de prostaglandines) ; contre-indiquée en cas d'entérocolite, d'insuffisance rénale, de troubles de la coagulation, d'ictère intense.

Arrêter l'alimentation, restreindre les apports hydriques et surveiller la diurèse pendant l'administration.

• Ligature chirurgicale en cas d'échec de l'***INDOCID*** et insuffisance cardiaque importante.

► *En cas de trouble du rythme ou de conduction*

Réduire le trouble en urgence si mal toléré puis demander un avis spécialisé ; faire un ionogramme sanguin (kaliémie, calcémie +++).

• Bradycardie extrême, bloc auriculo-ventriculaire : **anticholinergique**, **atropine** (***ATROPINE***) : 20 µg/kg IVD renouvelable, voire pose d'un pacemaker.

• Tachycardie supraventriculaire : **antiarythmique**, **adénosine triphosphate** (***STRIADYNE***) : 1 à 2 mg/kg IVD (20 mg maximum), voire cardioversion si très mauvaise tolérance.

• Tachycardie ventriculaire : selon l'urgence cardioversion ou **antiarythmique**, **lidocaïne** (***XYLOCARD***) : 1 mg/kg en IVDL ou **amiodarone** (***CORDARONE***) : 5 mg/kg en IVDL sur 10 min, selon avis cardiologique.

CARDIOPATHIES CONGÉNITALES – INSUFFISANCE CARDIAQUE (3)

Traitement de l'insuffisance cardiaque chronique

Restriction hydrosodée.

Médicaments utilisables après avis spécialisé :

- ***LASILIX*** : 1 à 2 mg/kg/j en 2 prises *per os*.
- **Tonicardiaques**, **digoxine** (***DIGOXINE***) *per os* :

> **Posologie de la digoxine chez l'enfant**
>
> - < 12 kg : 15 µg/kg puis 15 µg/kg/j en 2 ou 3 prises.
> - 12 à 24 kg : 10 µg/kg puis 10 µg/kg/j en 2 ou 3 prises.
> - > 24 kg : 7 µg/kg puis 7 µg/kg/j en 2 ou 3 prises.

En cas d'utilisation intraveineuse (insuffisance cardiaque aiguë, en l'absence de choc), multiplier par 0,7 les doses orales.

En cas d'inefficacité ou de suspicion de surdosage, effectuer un taux sérique à H8 d'une prise (taux thérapeutique 0,5 à 2,5 µg/L).

- **Inhibiteurs de l'enzyme de conversion**, **énalapril** (***RENITEC***) : 0,3 à 1 mg/kg/j en 1 ou 2 prises *per os* ; posologie à atteindre progressivement, surveiller fonction rénale et kaliémie.

CONSENSUS

[1] Cardiopathies congénitales complexes. Protocole national de diagnostic et de soins, *HAS*, 2008.

MALADIE DE KAWASAKI (1)

Généralités

Il s'agit d'une vascularite aiguë, systémique d'origine inconnue (probablement infectieuse sur terrain génétique prédisposé expliquant sa prédominance en Asie), décrite au Japon en 1967, touchant surtout les nourrissons et les jeunes enfants de moins de 5 ans.

Diagnostic [1]

À évoquer devant toute fièvre > 5 j chez l'enfant surtout en cas d'altération de l'état général.

Critères diagnostiques

- Fièvre > 5 j
- Éruption cutanée non spécifique
- Conjonctivite bilatérale aseptique
- Atteinte muqueuse : chéilite, pharyngite, glossite
- Modification des extrémités : érythème palmo-plantaire, œdème des mains ou des pieds
- Adénopathies cervicales de diamètre > 15 mm

Le diagnostic est retenu en présence d'au moins 4 des 5 autres critères que la fièvre.

Dans les formes typiques, le diagnostic est parfois porté avant 5 jours de fièvre. Mais il existe de nombreuses formes incomplètes ou atypiques. En l'absence d'autre pathologie pouvant expliquer les symptômes, la résolution de la fièvre et l'amélioration spectaculaire de l'état général après traitement d'épreuve par **immunoglobulines polyvalentes** peuvent être considérées comme un bon critère diagnostique. Dans ce cas, la desquamation périunguéale des doigts et des orteils survenant vers J10-J15 et la thrombocytose secondaire sont aussi des critères diagnostiques rétrospectifs.

Bilan biologique et radiologique

Aucun examen n'est spécifique de la maladie de Kawasaki.

Il existe presque toujours un syndrome inflammatoire important avec polynucléose neutrophile et CRP élevée.

On recherchera également une cytolyse hépatique et une augmentation des γGT, une hypoalbuminémie (péjoratif), une leucocyturie aseptique, une méningite aseptique. Une thrombocytose importante est constante mais retardée vers J10-J15.

L'échographie abdominale peut mettre en évidence un hydrocholécyste.

L'ECG recherche des troubles du rythme.

L'échocardiographie, à réaliser une fois par semaine pendant 6 sem., recherche une péricardite, une myocardite ou une endocardite à la phase initiale ; une dilatation ou des anévrysmes des coronaires à la phase secondaire.

Traitement

Il permet la résolution rapide de la fièvre et des signes cliniques mais surtout prévient l'apparition des lésions cardiaques s'il est administré dans les 10 j après le début de la fièvre :

– **immunoglobulines polyvalentes** (***TÉGÉLINE***) : 2 g/kg en IVL sur au moins 6 h (risque de choc immuno-allergique si débit trop rapide) ;

– associées à **acétylsalicylate de lysine** (***ASPÉGIC***) à dose anti-inflammatoire (80 mg/kg/j en 4 prises) jusqu'à normalisation de la CRP puis à dose antiagrégante (3 à 5 mg/kg/j en 1 prise) pendant au moins 3 mois et plus si lésion coronaire.

En cas de persistance des symptômes après une première cure d'**immunoglobulines polyvalentes**, une deuxième dose doit être administrée, puis on peut essayer des bolus de **corticoïdes** en IV, voire des **immunosuppresseurs**.

MALADIE DE KAWASAKI (2)

Évolution

En l'absence de traitement, des lésions coronaires (dilatation, anévrysme) surviennent dans 20 % des cas avec risque de décès par trouble du rythme, thrombose ou rupture d'anévrysme et risque de séquelles définitives (1 fois sur 2) constituant la première cause de cardiopathie acquise en France.

Après traitement, le risque d'atteinte coronaire diminue à moins de 5 %. Un suivi échocardiographique est indispensable pendant au moins un an ou plus si atteinte coronaire.

CONSENSUS

[1] La maladie de Kawasaki, *Orphanet*, 2007.

HYPERTENSION ARTÉRIELLE (HTA) DE L'ENFANT (1)

Mesure au repos, en position allongée, avec brassard recouvrant les 2/3 du bras. Nécessité de plusieurs mesures dans ces conditions. Se méfier des HTA transitoires (syndrome douloureux, hypercapnie, HTIC, etc.).

Définition de l'HTA (selon les percentiles) [1] :

- **HTA limite** : entre le 90e et le 95e p ;
- **HTA confirmée** : > 95e p ;
- **HTA menaçante** : > 99e p + 5 mmHg.

En pratique, points de repère pour HTA menaçante, avec risque d'encéphalopathie hypertensive, nécessitant un traitement immédiat :

– nouveau-né : PAS > 120 mmHg, PAD > 85 mmHg ;
– 6 sem.-4 ans : PAS > 140 mmHg, PAD > 95 mmHg ;
– 4-18 ans : normes selon la taille :
120 cm : PAS > 150 mmHg, PAD > 105 mmHg,
160 cm : PAS > 170 mmHg, PAD > 110 mmHg.

Étiologies principales

Causes

► *Causes rénales (60 %)*

- Glomérulonéphrites aiguës et glomérulopathies chroniques.
- Syndrome hémolytique et urémique.
- Polykystose rénale, tumeur rénale ou périrénale.
- Insuffisance rénale aiguë ou chronique.
- Hypoplasies segmentaires, reins cicatriciels de pyélonéphrites.
- Sténose de l'artère rénale (15 % environ des HTA), qu'elle soit idiopathique ou intégrée dans une maladie générale (Recklinghausen, dysplasie fibromusculaire, etc.).

En rapprocher les compressions extrinsèques et les thromboses de l'artère rénale du nouveau-né.

► *Coarctation de l'aorte (15 %)*

► *Phéochromocytome (1 %)*

► *Causes endocriniennes et métaboliques*

Syndrome de Cushing, hyperaldostéronisme, hyperthyroïdie, déficit en 11-hydroxylase, hypercalcémie, hypercapnie.

► *Causes toxiques et médicamenteuses*

Plomb, mercure, gouttes nasales vasoconstrictrices, corticothérapie, **AINS**, érythropoïétine, réglisse, etc.

► *Idiopathique (15 à 20 %)*

Il s'agit le plus souvent dans ce cas d'un adolescent asymptomatique en surpoids avec une HTA modérée.

Bilan étiologique

► *HTA limite (intérêt du Holter tensionnel)*

– Ionogramme sanguin, urée, créatinine, calcémie, glycémie.
– Uricémie, profil lipidique.
– T4, TSH.
– Recherche de protéinurie, hématurie, glycosurie.
– Échographie rénale.

► *HTA confirmée*

Poursuivre la recherche étiologique, selon l'orientation du bilan initial.

– Catécholamines urinaires et dérivés métoxylés, voire scanner abdominal.
– Écho-Doppler rénal, et au moindre doute angio-scanner ou angio-IRM voire artériographie.
– Échographie cardiaque (crosse de l'aorte ++).
– Aldostérone, ARP.
– Cortisol libre urinaire.
– Ponction biopsie rénale en cas de doute sur une néphropathie.

HYPERTENSION ARTÉRIELLE (HTA) DE L'ENFANT (2)

Complications

Chroniques

- Retard de croissance staturo-pondérale.
- Rétinopathie hypertensive.
- Néphropathie hypertensive.
- Hypertrophie ventriculaire gauche.

Aiguës

- Manifestations hémorragiques (épistaxis ++).
- Cérébrales : céphalées, vertiges, bourdonnements, paresthésie, ou plus grave : convulsions, hémiplégie, paralysie faciale, amaurose, coma (encéphalopathie hypertensive).
- Insuffisance cardiaque aiguë.

Bilan de surveillance du retentissement

> – Fond d'œil.
> – Échographie cardiaque, ECG, radiographie de thorax.
> – Recherche protéinurie, glycosurie.

Traitement de la crise d'HTA

Moyens

- **Inhibiteurs calciques**, **nifédipine** (***ADALATE***) : par voie orale : 0,25 à 0,5 mg/kg (contre-indication +++ avant 6 mois).
- **Inhibiteurs calciques**, **nicardipine** (***LOXEN***) : en IV continue 1 à 3 µg/kg/min (si urgence vitale, bolus initial de 10 à 20 µg/kg en 10 min).
- **Bêtabloquants, labétalol** (***TRANDATE***) : en IV continue 0,25 à 3 mg/kg/h (si urgence vitale, bolus initial de 0,3 à 1 mg/kg [max 20 mg] en 10 min).

Indications

► *HTA peu symptomatique*

ADALATE *per os* ; préférer la forme LP (couper et écraser les cp avant 6 ans) : max 1 mg/kg/prise et 3 mg/kg/j.

► *Insuffisance cardiaque*

LOXEN IV + **diurétiques**, **furosémide** (***LASILIX***) : 1 à 2 mg/kg IVL 30 min renouvelable.

► *Encéphalopathie hypertensive*

TRANDATE et/ou ***LOXEN*** en IV.

► *Sténose de l'artère rénale*

LOXEN IV qui permet une baisse de PA plus contrôlée qu'***ADALATE***. En effet il existe un risque de thrombose sur chute tensionnelle rapide.

► *Phéochromocytome*

Préférer un **bêtabloquant** (***TRANDATE***) en IV.

► *HTA par surcharge hydrosodée*

En cas de non-réponse à une restriction hydrosodée majeure et de fortes doses de ***LASILIX*** (jusqu'à 10 mg/kg/j), proposer une épuration extra-rénale.

► *Nouveau-né*

LOXEN IV pour éviter les chutes de PA brutales.

Contre-indication de l'*ADALATE* à action immédiate avant 6 mois.

Objectif

Obtenir une PA non menaçante en 1 h, normale en 24 à 48 h.

Traitement de fond

Traitement étiologique

Chirurgical en cas de phéochromocytome, de coarctation de l'aorte. Chirurgie ou angioplastie endoluminale percutanée en cas de sténose de l'artère rénale.

Règles hygiénodiététiques

Activité physique, correction de l'obésité, régime sans supplément de sel (2 à 3 mEq/kg/j).

HYPERTENSION ARTÉRIELLE (HTA) DE L'ENFANT (3)

Médicaments

- **Bêtabloquants, acébutolol** (***SECTRAL***) : 10 à 20 mg/kg/j en 2 prises.
- **Inhibiteurs de l'enzyme de conversion, énalapril** (***RENITEC***) : 0,25 à 0,75 mg/kg/j en 1 prise. Prudence en cas de sténose de l'artère rénale ou d'insuffisance rénale ; surveillance créatininémie.
- **Inhibiteurs calciques, nifédipine** (***ADALATE LP***) : 1 à 3 mg/kg/j en 2 ou 3 prises.

Traitement initial par monothérapie (dose d'entretien atteinte progressivement sur 3 j). Les traitements par **IEC** ou par **bêtabloquants** sont les plus efficaces (70-80 % de normalisation de la PA). Associer 2 médicaments en cas d'échec d'une monothérapie à pleine dose avec bonne compliance.

CONSENSUS

[1] Management of high blood pressure in children and adolescents, *ESH*, 2009.

ASTHME DE L'ENFANT (1)

Dans tous les cas, **antitussifs** et **sédatifs** sont contre-indiqués.

Évaluation de la sévérité

Reconnaître une crise sévère ou à haut risque :

Interrogatoire

- Antécédents de crises sévères (séjour en USI ++).
- Maladie fortement symptomatique dans le mois précédent.
- Corticodépendance, crise survenant sous **corticoïdes** systémiques.
- Arrêt récent ou mauvaise observance du traitement de fond.

Examen clinique

- Difficultés pour parler.
- Polypnée intense (> 50/min avant 5 ans, > 30/min après 5 ans), tirage important.
- Tachycardie (> 140/min avant 5 ans, > 120/min après 5 ans), sueurs, HTA.
- DEP < 50 % de la normale.
- Mauvaise réponse aux **bronchodilatateurs**.

Gaz du sang : normo- ou hypercapnie ++

Signes de gravité extrême imposant une hospitalisation en USI (transfert par Samu)

- Murmure vésiculaire aboli, absence de sibilants.
- Irrégularités respiratoires, épuisement.
- Cyanose, désaturation
- Emphysème sous-cutané, pneumomédiastin, pneumothorax.
- Troubles de conscience.
- Bradycardie, hypotension.

Traitement de la crise [1]

Traitement de la crise usuelle

- **Bronchodilatateurs β_2-adrénergiques, salbutamol** (***VENTOLINE***) : 2 à 4 bouffées (200 à 400 µg) avec chambre d'inhalation, renouvelable 4 fois en 60 min.
- Si insuffisant, adjoindre des **corticoïdes de synthèse**, **prednisone** (***CORTANCYL***) : 1 à 2 mg/kg en 1 prise (60 mg maximum).
- Apprécier l'efficacité (remettre un protocole écrit de gestion de la crise aux parents avec notamment les valeurs de DEP) :

– échec : transfert en milieu hospitalier, tout en répétant les bouffées de ***VENTOLINE*** ;

– succès (DEP > 80 % des valeurs usuelles) : poursuivre à domicile ***VENTOLINE spray*** : 2 bouffées x 4/j, pendant 3-4 j puis décroissance sur 1 sem., ***CORTANCYL*** (si institué pour traiter la crise) : 1 à 2 mg/kg/j (maximum 60 mg) en 1 prise le matin pendant 3 à 5 j ± kinésithérapie respiratoire.

ASTHME DE L'ENFANT (2)

Traitement de la crise sévère

L'asthme tue.
Les effets secondaires graves des traitements de la crise d'asthme sont exceptionnels.
= NE PAS « SOUS-TRAITER »

Aux urgences, bilan ne devant pas retarder le traitement :
– Saturation, voire GDS selon clinique.
– DEP *(peak flow)* avant et après **β_2-adrénergiques** (après 6-8 ans si paramètre habituellement surveillé et technique acquise).
– Radio de thorax si fièvre élevée, asymétrie auscultatoire, doute diagnostique, crainte d'une complication.

- **Bronchodilatateurs**, **salbutamol** (***VENTOLINE***) : solution pour nébulisations : 0,1 à 0,15 mg/kg (unidoses de 1,25 mg ou 2,5 mg ou 5 mg pour 2,5 mL), ± **ipratropium bromure** (***ATROVENT***) unidose de 2 mL = 250 µg si $SpO_2 < 95$ %. Nébuliser avec O_2 6 L/min. Nébuliser 3 aérosols par heure pendant 1 à 2 heures.
- En pratique, on utilise les unidoses de **salbutamol** (***VENTOLINE***) de 2,5 mg pour les enfants de moins de 16-20 kg et les unidoses de 5 mg à partir de 16-20 kg.
- **Corticoïdes de synthèse**, **prednisone** (***CORTANCYL***) : 2 mg/kg (60 mg max) en 1 prise *per os*.

Réévaluation +++ (FC, FR, PA, saturation, DEP, signes de lutte, auscultation).

► *Amélioration franche après les premiers aérosols, persistante après espacement des aérosols et 3 h de surveillance*

Retour à domicile si le contexte le permet (pas d'antécédent d'hospitalisation en USI, pas d'asthme instable sur le dernier mois, contexte social favorable) avec :
– ***VENTOLINE spray*** : 2 bouffées x 4/j pendant 3-4 j puis décroissance sur 7 j ;
– ***CORTANCYL*** 1 à 2 mg/kg/j (60 mg max) en 1 prise matinale pendant 5 à 7 j ;
– ± kinésithérapie respiratoire ;
– revoir le traitement de fond.

► *Stabilisation avec persistance de signes de lutte*

- Hospitalisation.
- Oxygénothérapie pour saturation > 94 %.
- Bonne hydratation : 2,2 L/m²/j.
- ***CORTANCYL*** 1 à 2 mg/kg/j (60 mg max) en 1 prise/j.
- Poursuivre les nébulisations de ***VENTOLINE*** en continu jusqu'à disparition de tout signe de gravité puis toutes les 3 à 4 h, puis adapter la fréquence à la clinique (sevrage progressif avec relais par ***VENTOLINE spray***).
- Kinésithérapie respiratoire en phase sécrétante (après levée du spasme).
- Antibiothérapie en cas d'infection pulmonaire associée.

ASTHME DE L'ENFANT (3)

► *Aggravation (ou d'emblée, si très sévère)*

- Hospitalisation en USI (**la résistance au traitement définit l'état de mal asthmatique**).

> **Bilan**
> – Radio de thorax.
> – Gaz du sang.
> – NFS, CRP.
> – Ionogramme sanguin (risque d'hypokaliémie).

- Oxygénothérapie nasale.
- Arrêt alimentaire. Perfusion 2 L/m²/j (glucosé 5 % + électrolytes).
- **Corticoïdes de synthèse**, **méthylprednisolone** (***SOLUMÉDROL***) : 0,5 à 1 mg/kg IVD toutes les 6 h.
- Nébuliser en continu en **doublant** voire triplant les doses de **salbutamol**, soit pour une préparation à nébuliser sur 2 h : 2 mg/kg de **salbutamol** + 750 µg d'**ipratropium bromure** dans du sérum physiologique qsp 30 mL.
- **Sulfate de magnésium** IV : 25 à 40 mg/kg (maximum 2g) en IVL sur 20 min.
- Si échec, débuter **salbutamol** IV : 0,5 à 3 µg/kg/min, à diminuer dès amélioration (surveiller la kaliémie, la tachycardie obligatoire reflète avant tout la sévérité de la crise et ne doit pas faire diminuer le traitement).
- Antibiothérapie si infection associée : **aminopénicilline**, **amoxicilline** (***CLAMOXYL***) : 100 mg/kg/j en 3 inj. IVDL et/ou **josamycine** (***JOSACINE***) : 50 mg/kg/j en 2 prises *per os*.
- Surveillance
  – Scope, FC, PA, T°C.
  – FR, saturation, signes de lutte.
  – GDS.
  – Kaliémie.
  – Radiographie thoracique.
- En cas d'échec de ce traitement : intubation + ventilation assistée.

Complications de la crise

- Risque d'arrêt cardiorespiratoire dans les crises très sévères. Les décès par asthme sont très souvent consécutifs à une maladie de fond mal contrôlée ou une crise insuffisamment traitée.
- Emphysème sous-cutané, pneumothorax, pneumomédiastin.
- Troubles de ventilation (atélectasies, emphysème obstructif).

> Dans tous les cas, chercher un facteur déclenchant à la crise et réévaluer le traitement de fond.

Traitement de fond [2]

Thérapeutique inhalée

- > 5 ans : inhalateur de poudre ou chambre d'inhalation.
- À l'adolescence : aérosol doseur conventionnel.

Importance d'évaluation de la technique ++.

Contrôle de l'environnement

- Lutte contre les acariens : suppression moquette, tapis, etc., diminution de l'humidité (aération), housse antiacariens, acaricides, etc.
- Éloignement des animaux domestiques.
- Lutte contre les blattes.
- Diminution des contacts avec les pollens, les moisissures (environnement humide).
- Suppression du tabagisme passif.

ASTHME DE L'ENFANT (4)

Asthme de l'enfant (> 2 ans)

Dans tous les cas, contrôle de l'environnement (acariens, animaux, tabagisme passif, etc.) ; et réévaluation régulière des symptômes pour revoir le traitement à la hausse ou à la baisse selon l'évolution. Remplir un projet d'accueil individualisé (PAI) pour que l'enfant puisse bénéficier rapidement d'une prise en charge adaptée en cas de crise inopinée survenant à l'école.

► *Asthme intermittent*

> – Symptômes diurnes survenant moins d'une fois/sem.
> – Symptômes nocturnes survenant moins de 2 fois/mois.
> – Activité non restreinte.
> – DEP > 80 % de la valeur théorique, variations circadiennes < 20 %.

Bronchodilatateurs β_2-stimulants, salbutamol (***VENTOLINE***) inhalé à la demande : 2 à 4 bouffées en cas de crise, renouvelable à 3-4 reprises sur 1 h ; consulter si la crise ne s'améliore pas.

► *Asthme persistant léger*

> – Symptômes diurnes survenant plus d'une fois/sem. mais moins d'une fois/j (soit 2 à 6 symptômes/sem.).
> – Symptômes nocturnes survenant plus de 2 fois/mois mais moins d'une fois/sem. (soit 2 à 3 symptômes/mois).
> – Activité non restreinte.
> – DEP : 60 à 80 % de la valeur théorique, variations circadiennes 20 à 30 %.

- **Corticoïdes inhalés, béclométasone dipropionate** (***BÉCOTIDE*** 250) : 1 bouffée x 2/j.
+ **Bronchodilatateurs β_2-stimulants, salbutamol** (***VENTOLINE***) inhalé à la demande.
- En cas de monosensibilisation aux pollens ou aux acariens ou aux moisissures suivantes (*Alternaria, Cladosporium*), possibilité d'entreprendre une désensibilisation si les symptômes se maintiennent depuis plus de 2 ans. La désensibilisation est réévaluée après 6 mois et poursuivie uniquement si elle est efficace.

► *Asthme persistant modéré*

> – Symptômes diurnes survenant plus d'une fois/j.
> – Symptômes nocturnes survenant plus d'une fois/sem.
> – Activité gênée.
> – DEP entre 60 et 80 % de la valeur théorique, variations circadiennes > 30 %.

- **Corticoïdes inhalés, fluticasone dipropionate** (***FLIXOTIDE*** 50), 1 bouffée x 2/j.
- \+ **Bronchodilatateurs β_2-stimulants de longue durée d'action** (AMM > 4 ans), **formotérol** (***FORADIL***) inhalés, poudre pour inhalation : 1 dose x 2/j ; ou **inhibiteur des récepteurs des leucotriènes** (après 6 ans), **montélukast** (***SINGULAIR***) : 1 cp. à 4 mg avant 5 ans et 5 mg après, le soir à distance du repas.
- \+ **Bronchodilatateurs β_2-stimulants, salbutamol** (***VENTOLINE***) à la demande.

ASTHME DE L'ENFANT (5)

► *Asthme persistant sévère*

> – Symptômes diurnes quasi permanents.
> – Symptômes nocturnes fréquents.
> – Activité limitée.
> – DEP < 60 % de la valeur théorique, variations circadiennes > 30 %.

- **Corticoïdes inhalés**, ***BÉCOTIDE*** 250 ou ***FLIXOTIDE*** 50 : 2 bouffées x 2/j.
- + **Bronchodilatateurs β_2-stimulants de longue durée d'action** (AMM > 4 ans), **salmétérol** (***SEREVENT***) inhalés, spray : 2 bouffées x 2/j (ou ***DISKUS*** 1 dose x 2/j).
- ± **Inhibiteur des récepteurs des leucotriènes** (après 6 mois), **montélukast** (***SINGULAIR***) : 1 cp. à 4 mg avant 5 ans et 5 mg après, le soir à distance du repas.
- + **Bronchodilatateurs β_2-stimulants, salbutamol** (***VENTOLINE***) inhalé à la demande.
- En résumé, si les **corticoïdes** ne réduisent pas suffisamment les symptômes, plutôt que d'augmenter trop leur dose, il vaut mieux associer un **bronchodilatateur β_2-stimulant de longue durée d'action** et/ou un **inhibiteur des récepteurs des leucotriènes**.
- Il existe des **associations fixes de corticoïde et de bronchodilatateur β_2-stimulant de longue durée d'action** : **budésonide + formotérol** (***SYMBICORT TURBUHALER***) ; ou **fluticasone + salmétérol** (***SERETIDE SPRAY*** ou ***DISKUS***).
- Associer des **β_2-stimulants de courte durée d'action** aux **corticoïdes inhalés** :

– systématiquement les premières semaines ou mois de traitement puis seulement à la demande ;

– au long cours dans les asthmes très sévères ; utiliser alors les dérivés à longue durée d'action.

- La corticothérapie orale n'est quasiment plus utilisée au long cours, mais juste en traitement d'appoint lors des crises. La **théophylline**, abandonnée dans le traitement de la crise, n'est également presque plus utilisée en traitement de fond.

► *Éducation des parents et des patients [3]*

Il faut essayer de dépister les décompensations sur de petits signes avant la crise, afin de prévenir sa survenue. Un DEP

Asthme du nourrisson

► *Traitement de fond : mesures générales*

- Lutte contre le tabagisme passif.
- Retrait éventuel de la crèche collective.
- Éviction des allergènes.
- Traitement d'une carence martiale, d'un reflux gastro-œsophagien, etc.

► *Asthme bénin :*

- Traitement au coup par coup par ***VENTOLINE*** (spray + chambre d'inhalation).

► *Asthme modéré : 1 crise par mois plus épisodes de toux nocturne*

- **Béclométasone dipropionate** (***BÉCOTIDE*** 250), 1 bouffée x 2/j (avec chambre d'inhalation).
- Association à ***VENTOLINE*** dans les périodes de bronchospasme important.

ASTHME DE L'ENFANT (6)

► *Asthme sévère : crises > 1 fois/mois et/ou manifestations intercrises plusieurs fois/sem.*

- ***BÉCOTIDE*** : 500 à 1 000 µg/j avec chambre d'inhalation.
- Si ***BÉCOTIDE*** insuffisamment efficace : nébulisation de **corticoïdes inhalés**, **budésonide** (***PULMICORT***) : 0,5 à 1 mg x 2/j, administré avec un générateur d'aérosol à air comprimé.
- ***VENTOLINE*** à la demande, en chambre d'inhalation ou en nébulisation également.

Après 3 mois de stabilisation, essai de diminution avec recherche de la posologie minimale efficace (on peut souvent réduire le traitement pendant la période estivale du fait de la fréquence des viroses comme facteur déclenchant des crises).

Asthme d'effort

Inhalation 10 à 15 min avant l'effort : 2 bouffées de ***VENTOLINE***.

On peut aussi utiliser, après 6 ans, **montélukast** (***SINGULAIR***) : 5 mg/j.

CONSENSUS

[1] Prise en charge de la crise d'asthme de l'enfant (nourrisson inclus) Recommandations pour la pratique clinique, *SP2A/GRAPP*, 2006.
[2] Asthme de l'enfant de moins de 36 mois (en dehors des épisodes aigus), *HAS*, 2009.
[3] Éducation thérapeutique de l'enfant asthmatique, *Anaes*, 2002.

OTITES DU NOURRISSON ET DE L'ENFANT (1)

(*Cf.* chapitre ORL)

Principaux germes :
- *Haemophilus influenzae* (30 à 40 %).
- *Streptococcus pneumoniae* (25 à 40 %).
- *Moraxella catarrhalis* (10 à 15 %).
- Streptocoque A, staphylocoque, etc. (< 5 %).
- *Pseudomonas aeruginosa* (chez le nouveau-né uniquement).

Distinction de 3 stades

- Otite congestive.
- Otite suppurée collectée.
- Otite suppurée avec otorrhée spontanée.

Particularités cliniques selon le germe

- *Haemophilus* : fièvre modérée, conjonctivite.
- Pneumocoque : fièvre élevée, otalgie intense.

Principaux diagnostics différentiels

- Otite séreuse (tympan mat, épanchement souvent translucide rétrotympanique).
- Myringite aiguë (virale ++, phlyctène translucide ou hémorragique sur le tympan).
- Otite externe (otalgie ++, CAE inflammatoire, tympan normal).

Complications

- Mastoïdite.
- Paralysie faciale.
- Labyrinthite.
- Méningite.
- Abcès cérébral.
- Thrombophlébite du sinus latéral.
- Otite séromuqueuse.

Facteurs favorisants des otites à répétition

- Vie en collectivité (crèche).
- Hypertrophie des végétations.
- Reflux gastro-œsophagien.
- Immunodépression.
- Tabagisme passif.
- Carence martiale.

Facteurs de risque de pneumocoque de sensibilité diminuée à pénicilline (PSDP)

- Vie en collectivité (crèche).
- Otite récente.
- Traitement antibiotique récent.
- Âge < 24 mois.

Traitement [1]

- **Antalgiques**, **antipyrétiques** (**paracétamol, ibuprofène**).
- Gouttes auriculaires antalgiques (***OTIPAX***, ***OTYLOL***) : 3 instillations/j ; dans les otites congestives, en l'absence de perforation tympanique.
- Désinfection rhinopharyngée (sérum physiologique) si besoin.
- **Antibiotiques** (durée 8 à 10 j avant 2 ans, 5 jours après 2 ans) ; systématiques avant 2 ans, seulement si forme hyperalgique, très fébrile ou prolongée après 2 ans.

OTITES DU NOURRISSON ET DE L'ENFANT (2)

Otite de découverte récente non traitée

► *En première intention*

Amoxicilline (***CLAMOXYL***) : 80-90 mg/kg/j en 2 ou 3 prises *per os.*

Sauf si conjonctivite purulente associée à l'otite : **amoxicilline + acide clavulanique** (***AUGMENTIN***) : 80 mg/kg/j en 3 prises (dose poids x 3/j) *per os.*

► *En cas d'allergie à l'amoxicilline*

Cefpodoxime proxétil (***ORELOX***) : 8 mg/kg/j en 2 prises (dose poids x 2/j) *per os.*

► *En cas d'allergie à l'amoxicilline et aux céphalosoprines*

Cotrimoxazole (***BACTRIM***) 30 mg/kg/j en 3 prises *per os.*

Érythromycine sulfafurazole (***PÉDIAZOLE***) 50 mg/kg/j en 3 prises *per os.*

► *En cas d'intolérance alimentaire associée*

Possibilité de traitement par une injection unique (IM ou IV) de **ceftriaxone** (***ROCÉPHINE***) 50 mg/kg.

Dans tous les cas, en cas d'évolution favorable, le contrôle otoscopique en fin de traitement n'est pas indispensable.

En l'absence d'amélioration clinique (fièvre, aspect local du tympan) à 48-72 h de traitement ; ou en cas de réapparition des symptômes dans les 4 j suivant la fin du traitement

- Prélèvement bactériologique ++ (paracentèse).
- Si **amoxicilline** (***CLAMOXYL***) prescrit en première intention : traiter par **amoxicilline + acide clavulanique** (***AUGMENTIN***) : 80 mg/kg/j en 3 prises (dose poids x 3/j) *per os* ou **cefpodoxime proxétil** (***ORELOX***) : 8 mg/kg/j en 2 prises (dose poids x 2/j) *per os.*
- Si **amoxicilline + acide clavulanique** (***AUGMENTIN***) prescrit en première intention ou si 2ème échec : traiter par **amoxicilline + acide clavulanique** (***AUGMENTIN***) : 80 mg/kg/j en 3 prises (dose poids x 3/j) + **amoxicilline** (***CLAMOXYL***) : 70 mg/kg/j en 3 prises *per os* en attendant les résultats de la paracenthèse ou **ceftriaxone** (***ROCÉPHINE***) 50 mg/kg/j en 1 inj./j (IM ou IV) pendant 3 à 5 j.
- Réévaluation après 48 à 72 h du changement de traitement.

Indication de paracentèse

- Otite hyperalgique malgré traitement.
- Échec de l'antibiothérapie probabiliste.
- Âge
- Immunodépression.
- Complications (méningite, mastoïdite, etc.)

CONSENSUS

[1] Antibiothérapie par voie générale en pratique courante dans les infections respiratoires hautes de l'adulte et l'enfant. Recommandations de bonne pratique, *SFP et GPIP*, 2011.

BRONCHO-ALVÉOLITE DU NOURRISSON (1)

Virus responsables

– VRS dans environ 75 % des cas.
– Adénovirus, métapneumovirus, *Myxovirus parainfluenzae* I-III et *influenzae*, rhinovirus, etc.

Concerne l'enfant de 0 à 2 ans ; trois formes cliniques sont possibles : forme bronchiolaire avec frein expiratoire et sibilants, forme alvéolaire avec crépitants (pure ou associée à des symptômes bronchiolaires) et forme neurologique apnéisante. Ces deux dernières formes sont rencontrées principalement dans les deux premiers mois de vie.

Devant un tableau atypique ou traînant, penser aux diagnostics différentiels : insuffisance cardiaque, corps étranger, coqueluche, etc.

Évaluation de la gravité [1]

Signes de gravité extrême

• Polypnée inefficace, abolition du murmure vésiculaire, disparition des sibilants.
• Irrégularités respiratoires.
• Signes d'hypercapnie (sueurs, HTA, tachycardie, troubles de conscience).

De tels signes imposent un traitement urgent avec transfert par Samu en unité de réanimation.

Critères d'hospitalisation [2]

• Âge < 6 semaines ou âge corrigé < 3 mois si ATCD de prématurité < 34 SA.
• Polypnée > 60 min, signes de lutte importants, toux inefficace, signes d'épuisement, apnées.
• Troubles hémodynamiques associés.
• Difficultés alimentaires, intolérance digestive.
• Pathologie sous-jacente (cardiopathie, etc.).
• Hypoxie, cyanose, pâleur.
• Anxiété, agitation, troubles de conscience, aspect « toxique ».
• Impossibilité de surveillance correcte à domicile.

PRÉVENTION DES INFECTIONS DUES AU VRS

Palivizumab

SYNAGIS					
En IM, chez le prématuré, nouveau-né et nourrisson < 2 ans : 15 mg/kg/adm. x 1/mois pendant la saison d'épidémie à VRS (5 inj./an en général, d'octobre-novembre à mars-avril)	1 injection 50 mg 1 injection 100 mg	HOP HOP	I I		

PROPRIÉTÉS

Le **palivizumab** est un anticorps monoclonal humanisé de type IgG1kappa, dirigé contre un épitope du site antigénique A de la protéine de fusion du virus respiratoire syncytial (VRS) empêchant ainsi la réplication du virus.

INDICATIONS

Prévention des infections respiratoires basses graves, dues au VRS, nécessitant une hospitalisation chez les enfants à risque élevé d'infection par VRS :
- enfants nés à 35 sem. ou moins et de moins de 6 mois lors de l'épidémie saisonnière à VRS ;
- enfants < 2 ans ayant nécessité un traitement pour dysplasie bronchopulmonaire au cours des 6 derniers mois ;
- enfants < 2 ans atteints d'une cardiopathie congénitale avec retentissement hémodynamique.

CONTRE-INDICATIONS

Hypersensibilité.

PRÉCAUTIONS D'EMPLOI

Il est conseillé de différer le traitement en cas d'infection bactérienne et fièvre en raison du risque d'augmentation de la température avec le **palivizumab**.
Comme pour toute IM, le produit est à injecter avec précaution en cas de troubles de la coagulation.

EFFETS INDÉSIRABLES

État général : fièvre (très fréquente), réaction au site d'injection.
Système nerveux : convulsions.
Dermatologiques : éruption cutanée (très fréquente), urticaire.
Système immunitaire : anaphylaxie, choc anaphylactique (rare mais sévère).
Troubles respiratoires : apnée.

INTERACTIONS MÉDICAMENTEUSES

En raison de sa spécificité contre le VRS, le **palivizumab** ne devrait pas interférer avec les réponses immunitaires aux vaccins.

BRONCHO-ALVÉOLITE DU NOURRISSON (2)

Traitement [3]

Traitement hospitalier

Bilan à effectuer dans les formes sévères

Il est inutile dans les formes typiques, de sévérité modérée, en période épidémique :
– radiographie de thorax ;
– gaz du sang ;
– NFS et CRP si suspicion de surinfection ;
– recherche de VRS dans les sécrétions nasales à visée épidémiologique.

Le traitement est symptomatique, destiné à passer le cap de la dyspnée aiguë.

- Installation en proclive.
- Oxygénothérapie nasale pour obtenir une saturation en $O_2 > 94$ %.
- Dans les formes peu sévères, alimentation épaissie et fractionnée au biberon. Si l'intensité de la dyspnée gêne l'alimentation, gavage gastrique ou duodénal, voire perfusion (glucosé à 5 % + électrolytes) 90 à 120 mL/kg/j selon l'âge. En cas d'alimentation orale, associer systématiquement un traitement antireflux pendant quelques jours (aggravation réciproque du reflux gastro-œsophagien et de la bronchiolite).
- Kinésithérapie respiratoire (1 ou 2 séances/j) : ne raccourcit pas la durée d'hospitalisation.
- Désobstructions rhinopharyngées au sérum physiologique ± aspirations.
- La prescription d'aérosols de **bronchodilatateurs** n'est pas systématique et même non recommandée en cas de premier épisode ; elle ne ralentit pas l'évolution de la bronchiolite mais peut permettre de passer un cap difficile. Plus l'enfant est jeune (< 6 mois), moins le **salbutamol** a de chances d'être efficace. Des bronchospasmes paradoxaux sont possibles avant 3 mois. Utiliser **bronchodilatateurs**, **salbutamol** (***VENTOLINE***) : solution pour aérosol ; unidose de 2,5 mL = 1,25 mg (50 à 150 µg/kg soit 0,1 à 0,3 mL/kg) diluée dans du sérum physiologique qsp 3 mL, à nébuliser avec 6 L d'O_2 :
  – effectuer 3 aérosols sur 1 h ;
  – si efficace, poursuivre par 1 aérosol toutes les 3-4 h ;
  – en cas d'inefficacité : arrêt des **bronchodilatateurs**.
- D'autres aérosols sont en cours d'évaluation aux urgences ou en hospitalisation : aérosols de sérum salé hypertonique (NaCl 3 à 5 %), aérosols d'adrénaline.
- Antibiothérapie : indiquée en cas de surinfection bactérienne probable : otite moyenne aiguë, fièvre > 39 °C persistante avec syndrome inflammatoire biologique : **aminopénicilline**, **amoxicilline + acide clavulanique** (***AUGMENTIN***) 80 mg/kg/j suspension buvable nourrissons : dose-poids 3 fois/j *per os* pendant 8 j.

Une atélectasie pulmonaire radiologique, très fréquente notamment au niveau du lobe supérieur droit, n'est pas une indication à l'antibiothérapie.

- Traitement antipyrétique.
- La corticothérapie n'est indiquée qu'en cas de suspicion d'asthme du nourrisson (au-delà de 3 bronchiolites, terrain atopique familial et personnel) : **corticoïde de synthèse**, **bétaméthasone** (***CÉLESTÈNE***) 10 à 15 gttes/kg/j en 1 prise.
- *Surveillance* : scope, saturation O_2, FC, PA, FR, signes de lutte, auscultation pulmonaire, etc.

BRONCHO-ALVÉOLITE DU NOURRISSON (3)

Traitement ambulatoire

Dans les formes moins sévères :
- kinésithérapie respiratoire ;
- désobstruction rhinopharyngée au sérum physiologique ;
- traitement antireflux ;
- traitement antipyrétique ;
- traitement antibiotique si surinfection bactérienne probable ;
- éventuellement traitement bronchodilatateur, **salbutamol** (***VENTOLINE***) : spray avec chambre d'inhalation : 2 bouffées x 3 à 4/j pendant 3-4 j puis décroissance sur 7 j. Ce traitement est principalement indiqué dans les formes récidivantes ou si atopie personnelle ou familiale évoquant un asthme du nourrisson.

Traitement prophylactique [4]

Il est réservé aux nourrissons de moins de 2 ans à risques de forme sévère de bronchiolite, c'est-à-dire les anciens prématurés atteints de dysplasie broncho-pulmonaire et les nourrissons porteurs d'une cardiopathie congénitale avec retentissement hémodynamique : anticorps monoclonal humanisé : **palivizumab** (***SYNAGIS***) : 15 mg/kg en IM tous les mois pendant la période de circulation du virus (de septembre à février).

Évolution

Spontanément favorable le plus souvent en quelques jours. Les différents traitements proposés permettent un meilleur confort mais ne ralentissent pas l'évolution.

Complications aiguës

- Apnées chez le nourrisson avant 6 sem. (scope cardiorespiratoire systématique).
- Atélectasies (fréquentes).
- Pneumothorax (rare).

Complications chroniques

- Récidives et évolution vers une maladie asthmatique (éventuel rôle propre du VRS + rôle du terrain atopique).
- Troubles de ventilation, bronchectasies, syndrome de MacLeod.
- Bronchiolite oblitérante (rare) : reprise évolutive sévère après une rémission de quelques semaines.
- VRS persistant avec atteinte chronique sur terrain de déficit immunitaire.

> Devant des bronchiolites récidivantes, penser à :
> - l'asthme du nourrisson (bilan allergique) ;
> - un reflux gastro-œsophagien (clinique, pHmétrie) ;
> - un corps étranger (fibroscopie) ;
> - une compression trachéale (arc vasculaire, etc.) (TOGD, fibroscopie) ;
> - une mucoviscidose (test de la sueur) ;
> - un déficit immunitaire (IgG, A, M, etc.).

CONSENSUS

[1] Prise en charge de la bronchiolite du nourrisson, *Anaes*, 2000.
[2] Pertinence du recours à l'hospitalisation pour bronchiolite, *HAS*, 2012.
[3] Clinical practice guideline : The diagnosis, management and prevention of bronchiolitis, *AAP*, 2014.
[4] SYNAGIS Avis de la commission de transparence, *HAS*, 2007.

PNEUMOPATHIES DE L'ENFANT (1)

Germes responsables

- *Mycoplasma pneumoniae* : 15 %.
- *Streptococcus pneumoniae* (pneumocoque) : 30 %.
- Virus (VRS, adénovirus, *influenza*, *para-influenza*, etc.) : 50 %.
- *Chlamydia pneumoniae* (après 5 ans) : 1 %.
- *Haemophilus influenzae* (avant 5 ans) : < 5 %.
- Staphylocoque (nourrisson 3 à 12 mois ++) : 1 %.
- *Moraxella* : 1 %.
- Streptocoques A (surtout après la varicelle) : 1 %.

Évaluation de la gravité

Indications de l'hospitalisation :

- terrain à risque (immunodéprimé, maladie chronique respiratoire ou cardiaque, etc.) ;
- altération de l'état général ;
- signes septiques (troubles hémodynamiques, frissons, etc.) ;
- détresse respiratoire (FR > 60/min), hypoxie (saturation < 95 %) ;
- association à une pleurésie ;
- âge (< 6 mois) ;
- troubles digestifs importants ;
- échec d'un traitement ambulatoire bien conduit.

Traitement [1]

Traitement ambulatoire

► *Antibiothérapie*

- Probabiliste, dirigée avant tout contre le pneumocoque, plus sévère que le mycoplasme : **aminopénicilline**, **amoxicilline** (***CLAMOXYL***) : 100 mg/kg/j en 2 ou 3 prises (1 g x 3 maximum).
- Ou aminopénicilline, **amoxicilline + acide clavulanique** (***AUGMENTIN***) : 80 mg/kg/j en 2 ou 3 prises (avant 4 ans si vaccinations non à jour car possibilité d'*Haemophilus*).
- Durée de l'antibiothérapie : 7 à 10 j.

► *Évaluation à 48 – 72 h de traitement*

Si l'enfant est toujours fébrile, on suspecte avant tout une infection à mycoplasme (garder néanmoins en mémoire l'hypothèse d'un pneumocoque résistant). Remplacer la β-lactamine par un **macrolide**, **josamycine** (***JOSACINE***) : 50 mg/kg/j en 2 prises *per os* pendant 14 j ou **clarithromycine** (***ZECLAR***) : 15 mg/kg/j en 2 prises *per os* pendant 10 j.

Il n'y a pas d'indication à une bithérapie d'emblée en ambulatoire, le meilleur critère d'efficacité étant l'apyrexie, obtenue en 24 à 48 h pour le pneumocoque, en 2 à 4 j pour les autres germes. Devant un tableau traînant peu sévère à début progressif chez un enfant de plus de 3 ans, on peut suspecter un germe atypique et prescrire un **macrolide** en 1re intention avec réévaluation à 72 h.

► *Mesures adjuvantes*

Traitement antipyrétique, kinésithérapie respiratoire en cas d'encombrement avant 2 ans.

Traitement hospitalier

► *Mesures générales*

- Arrêt transitoire de l'alimentation si troubles digestifs, altération de l'état général ou dyspnée intense.
- Perfusion glucosé 5 % + électrolytes ; restriction hydrique en cas d'alvéolite extensive (risque de SIADH).
- Oxygénothérapie nasale, voire intubation et ventilation assistée si nécessaire.
- Maintien d'une bonne hémodynamique.
- Traitement antipyrétique.
- Kinésithérapie respiratoire.

Bilan

- Radio de thorax
- NFS, CRP, fibrinogène, hémocultures
- Virologie des sécrétions nasopharyngées, recherche de mycoplasme et *Chlamydia* par PCR dans les expectorations
- En cas d'épanchement pleural : ponction pleurale systématique
- Prélèvements pulmonaires protégés (lavage broncho-alvéolaire) si tableau très sévère ou si immunodépression sous-jacente.

PNEUMOPATHIES DE L'ENFANT (2)

► *Antibiothérapie par voie veineuse*

Lorsque l'enfant nécessite une hospitalisation, l'antibiothérapie est débutée par voie parentérale. Initialement probabiliste, elle est adaptée secondairement à l'évolution clinique et aux éventuels résultats bactériologiques (hémocultures, antigènes solubles, ponction pleurale, lavage broncho-alvéolaire). Elle est urgente en cas de déficit immunitaire, de drépanocytose.

• *Grand enfant*

Aminopénicilline, **amoxiciline** (***CLAMOXYL***) : 100 mg/kg/j en 3 ou 4 inj. IVL 30 min ± **aminoside**, **gentamicine** (***GENTAMICINE***) : 5 mg/kg/j en 1 inj. IVL 30 min. Relais *per os* à l'apyrexie (durée totale 10 j).

Un **macrolide** peut être adjoint d'emblée ou en cas de fièvre persistante à 48 h, selon la sévérité du tableau et les éléments évocateurs de mycoplasme : **josamycine** (***JOSACINE***) : 50 mg/kg/j en 2 prises *per os* pendant 14 j ou **clarithromycine** (***ZECLAR***) : 15 mg/kg/j en 2 prises *per os* pendant 10 j.

En cas de pneumocoque résistant à la **pénicilline**, utilisation de **céphalosporine de 3e génération**, **céfotaxime** (***CEFOTAXIME***) à 200 mg/kg/j en 4 inj. IVL, associé si le niveau de résistance est élevé d'un **antibiotique glycopeptidique**, **vancomycine** : 60 mg/kg/j en 4 inj. IVL sur 1 h ou d'un antibiotique, **rifampicine** (***RIFADINE***) : 30 mg/kg/j en 2 inj. IVL sur 1 h.

• *Avant 3 ans*

Haemophilus plus fréquent : **céphalosporine de 3e génération**, **ceftriaxone** (***ROCÉPHINE***) : 50 mg/kg/j en 1 inj. IVL 30 min ± **aminosides**, **gentamicine** (***GENTAMICINE***) : 5 mg/kg/j en 1 inj. IVL 30 min.

Durée du traitement : 10 j. Relais *per os* dès que possible.

• *Suspicion de staphylococcie pulmonaire*

Antibiotique glycopeptidique, **vancomycine** : 60 mg/kg/j en 4 inj. IVL 1 h + **pénicilline M**, **oxacilline** (***BRISTOPEN***) 100 mg/kg/j en 4 inj. IVD + **aminoside**, **gentamicine** (***GENTAMICINE***) : 5 mg/kg/j en 1 inj. IVL 30 min. La **vancomycine** ou l'**oxacilline** sont arrêtées dès réception de l'antibiogramme selon que le staphylocoque est sensible ou résistant à la méticilline.

Ce traitement sera relayé *per os* après apyrexie, pour une durée totale de 3 à 6 sem., par exemple par **amoxicilline + acide clavulanique** (***AUGMENTIN***) : 80 mg/kg/j en 3 prises *per os*.

Surveiller l'apparition d'éventuelles complications fréquentes avec ce germe : abcès pulmonaire, bulles extensives, pyopneumothorax.

• *Suspicion d'infection à* Chlamydia

Macrolide, **clarythromycine** (***ZECLAR***) : 15 mg/kg/j en 2 prises *per os*.

• *Pneumopathie + pleurésie purulente* [2]

La ponction pleurale permet la plupart du temps le diagnostic étiologique, dominé par trois germes : pneumocoque (à traiter par ***CEFOTAXIME***, + ***RIFADINE*** ou ***VANCOMYCINE***), staphylocoque doré (à traiter par **oxacilline** + **aminoside** si MétiS ou **vancomycine** + **rifampicine** si MétiR) et streptocoque A (à traiter par **bêtalactamine** + **clindamycine**). Par ailleurs, une réduction de l'inoculum bactérien est recommandée, par drainage pleural, voire, si l'évolution est traînante, par pleuroscopie. L'apyrexie est longue à obtenir et l'antibiothérapie doit être prolongée plusieurs semaines.

• *Enfant immunodéprimé*

Traitement urgent. L'antibiothérapie probabiliste doit couvrir les germes opportunistes, variables selon le type d'immunodépression. Ce traitement s'envisage en milieu spécialisé.

CONSENSUS

[1] Antibiothérapie par voie générale en pratique courante au cours des infections respiratoires basses de l'adulte et de l'enfant, *Afssaps*, 2005.
[2] Stratégies antibiotiques dans les infections pédiatriques, *GPIP*, 2007.

MUCOVISCIDOSE (1)

La mucoviscidose est la plus fréquente des maladies autosomiques récessives. Son incidence en France est de 1/2 500 naissances (avec fréquence des hétérozygotes dans la population de 1/50). Le gène de la mucoviscidose est situé sur le bras long du chromosome 7. Ce gène code pour une protéine transmembranaire CFTR, qui en cas de mutation (ΔF 508 dans 70 % des cas) entraîne un dysfonctionnement des canaux Na et Cl, conduisant à une hyperviscosité du mucus et à une hyperexcrétion de chlore.

Diagnostic positif

Après 2-3 mois

Test de la sueur > 60 mEq/L à 2 reprises (nécessite 100 mg de sueur minimum, poids > 4 kg, attention aux faux positifs).

Avant 2-3 mois

Trypsine immunoréactive (sur papier buvard) dès J5 de vie.

Quand les tests de dépistage sont positifs ou douteux, ou en cas de forte présomption clinique avec un test de la sueur normal, rechercher une mutation du gène de la mucovicidose par biologie moléculaire.

Diagnostic anténatal

Il consiste à rechercher une mutation du gène CFTR (ΔF 508 ou orientation par la mutation du cas index familial ++) (plus de 700 mutations décrites) par analyse en biologie moléculaire (biopsie de trophoblaste dès 10-11 SA, liquide amniotique à 17-18 SA).

Il est proposé en cas d'antécédents de mucoviscidose dans la fratrie, en cas d'anomalies digestives échographiques anténatales (ex : hyperéchogénicité digestive).

Le traitement, purement symptomatique, nécessite une prise en charge multidisciplinaire : équipe hospitalière, médecin traitant, kinésithérapeute, assistante sociale, psychologue.

Dépistage néonatal

Il est réalisé systématiquement en France depuis 2002, en même temps que le Guthrie, par dosage de la trypsine immunoréactive plus ou moins génotypage si le dosage est élevé.

Surveillance systématique

- Surveillance clinique mensuelle à trimestrielle (fonction de l'âge et de la sévérité de la maladie).
- Radiographie de thorax au moins 1 fois/an ; scanner thoracique si besoin.
- EFR à la demande.
- Examen cytobactériologique des crachats (ECBC) régulièrement, pour recherche de colonisation à *Pseudomonas aeruginosa*, *Staphylococcus aureus*, etc.
- Bilan biologique au moins 1 fois/an : bilan nutritionnel, bilan inflammatoire, sérologies aspergillaires, élastase fécale, etc.
- Échographie abdominale tous les 3 ou 4 ans.
- Échographie cardiaque tous les 3 ou 4 ans.

Règles générales [1]

- Suivi dans un centre de référence ++ (CRCM pédiatrique).
- Visites mensuelles jusqu'à 6 mois, bimestrielles de 7 à 12 mois puis trimestrielles.
- Vaccinations habituelles + vaccination antigrippale annuelle ± **vaccin contre la varicelle**.
- Éviter le tabagisme actif ou passif.
- Éviter les collectivités dans la petite enfance.
- Hydratation suffisante, supplémentation sodique adaptée à la natriurèse.

MUCOVISCIDOSE (2)

Traitement de l'atteinte respiratoire

Kinésithérapie respiratoire

Elle doit être systématique, dès le diagnostic. Quotidienne, voire pluriquotidienne en période d'exacerbation, elle permet le drainage des sécrétions bronchiques.

Traitement des surinfections pulmonaires [2]

À envisager souvent dès la survenue de signes d'exacerbation (modification de l'expectoration, de la toux, de la tolérance à l'effort).

- Antibiothérapie guidée par les derniers ECBC réalisés tous les 3 mois.
- Germes fréquents : *Haemophilus influenzae, Staphylococcus aureus, Pseudomonas aeruginosa*.

► *Avant colonisation par pyocyanique*

Cure de 2 à 3 sem. *per os* ou IV selon la gravité : utilisation selon le cas de **pénicillines M**, **céphalosporines de 1re ou 2e génération**, **macrolides**, ***BACTRIM***, **acide fusidique**, **rifampicine**, **vancomycine**.

► *Après colonisation par pyocyanique*

- Cures intraveineuses de 2 à 3 sem. associant un **aminoside** et une β-lactamine (**céphalosporines de 3e génération**, **uréïdopénicillines**, **carboxypénicillines**, **carbapénèmes**). Pour éviter l'hospitalisation, on utilise dans certaines circonstances les **fluoroquinolones** *per os*.
- Certains préconisent des cures systématiques 3 à 4 fois/an ou une cure au moment de la surinfection par pyocyanique.
- Certains utilisent des aérosols d'antibiotiques biquotidiens pour espacer les cures intraveineuses (**aminoside** , **colistine**, **ceftazidime**).

Traitement bronchodilatateur

Il est utilisé à la demande.

Restent à définir

- La place du traitement anti-inflammatoire (**corticoïdes** ou **AINS**).
- La place des aérosols de **désoxyribonucléase humaine recombinante** (***PULMOZYME***) ; jamais avant 5 ans.
- La place des aérosols de **mucolytiques**.

Traitement des complications

- Suppurations majeures localisées : discuter la lobectomie.
- Troubles de ventilation : corticothérapie, broncho-aspiration.
- Pneumothorax : drainage si volumineux ou mal supporté.
- Hémoptysies massives : artériographie, embolisation (les hémoptysies mineures sont fréquentes).
- Insuffisance respiratoire : oxygénothérapie nasale à domicile, ventilation au masque lors des décompensations, en ultime recours transplantation pulmonaire ou cardiopulmonaire.

MUCOVISCIDOSE (3)

Traitement de l'atteinte digestive [3]

Apports nutritionnels

► *Régime hypercalorique normolipidique*

130 % des apports recommandés pour l'âge, à équilibrer avec la diététicienne au cas par cas (utilité des suppléments nutritionnels type ***FORTIMEL***).

► *Apports de sodium (en cas de forte chaleur)*

4 à 5 mEq/kg/j (transpiration abondante).

► *Supplémentations vitaminiques liposolubles*

Vitamine A : 1 500 UI/j.
Vitamine D : 800 UI/j.
Vitamine E : 40 à 50 UI/j avant 1 an et 100 UI/j après 1 an.
Vitamine K : 4 à 10 mg/sem. (nourrisson).

► *Insuffisance pancréatique exocrine (85 %)*

Extraits pancréatiques avant les repas, **enzymes pancréatiques** (*CRÉON*) : 2 000 à 10 000 UI/kg/j de lipase (max 250 000 UI/j), réparties en 3 prises. Dose individuelle à trouver pour un bon confort digestif.

► *En cas de mauvais état nutritionnel*

Utilisation ponctuelle ou au long cours :
– de nutrition entérale (par sonde gastrique ou gastrostomie), souvent nocturne ;
– de nutrition parentérale sur cathéter implantable.

Iléus méconial (10 %)

Lavement diagnostique et thérapeutique avec un **produit de contraste tri-iodé hydrosoluble** (*GASTROGRAFINE*) ; chirurgie en cas d'échec.

Diabète sucré (15 %)

Il est généralement maîtrisé par de faibles doses d'insuline.

Divers

- Constipation à traiter par **laxatifs**, **lactulose** (*DUPHALAC*), voire lavements intestinaux.
- Prolapsus rectal du nourrisson (20 %), généralement corrigé par simple régulation du transit.
- Traitement d'un reflux gastro-œsophagien.
- Chirurgie d'une lithiase si elle se complique de cholécystite, d'ictère.
- Traitement symptomatique d'une cirrhose, d'une hypertension portale : prescription d'**acide ursodésoxycholique** en cas d'anomalie biologique hépatique.

Évolution

Le pronostic dépend de l'atteinte respiratoire qui est inéluctable. Avec la prise en charge actuelle, la médiane de survie en 2013 est d'environ 37 ans et l'espérance de vie pour les nouveau-nés est de l'ordre de 45 ans.

Le pronostic des transplantations pulmonaires reste sombre : taux de survie : 60-80 % à 1 an, 50 % à 5 ans.

CONSENSUS

[1] Recommandations nationales pour la prise en charge du nourrisson dépisté atteint de mucoviscidose, *SFP*, 2014.

[2] Prise en charge du patient atteint de mucoviscidose – Pneumologie et infectiologie, *SFP*, 2002.

[3] Prise en charge du patient atteint de mucoviscidose – Observance, nutrition, gastro-entérologie et métabolisme, *SFP*, 2002.

TUBERCULOSE DE L'ENFANT (1)

Suspicion de tuberculose : conduite à tenir [1]

Bilan minimal

– Examen clinique complet.
– IDR à tuberculine 5 UI (***TUBERTEST***) = 0,1 mL (lecture entre 48 et 72 h : mesure du diamètre de l'induration et non de l'érythème).
– Le test Quantiféron peut remplacer l'IDR à partir de l'âge de 5 ans.
– Radio de thorax de face (et de profil avant 2 ans ou si doute sur la face).
– Recherche de bacilles (direct + culture) sur tubages gastriques ou expectoration provoquée, le matin au réveil (3 j de suite) : si radio pathologique ou clinique évocatrice.

Lecture de IDR tuberculine

IDR *négative* si diamètre de l'induration < 5 mm : n'exclut pas formellement une tuberculose (phase précoce, patient immunodéprimé, etc.).
IDR *positive* si diamètre de l'induration :
– > 5 mm chez l'enfant immunodéprimé ou chez l'enfant < 2 ans non vacciné en population à risque ;
– > 10 mm chez l'enfant non vacciné ou chez l'enfant vacciné mais en population à risque ;
– > 15 mm chez l'enfant vacciné et en dehors d'une population à risque.

« Virage tuberculinique » : augmentation > 10 mm de l'IDR par rapport à une IDR antérieure.

Différents tableaux

► *Infection tuberculeuse latente (75 % des cas)* [2]

À rechercher dans les contacts proches (domicile, travail, etc.) d'un patient source.
IDR positive ou virage tuberculinique avec clinique et radiologie standard normales.
Dans les valeurs limites de l'IDR, on pourra s'aider, après l'âge de 5 ans, du dosage du Quantiféron.

► *Tuberculose maladie*

En cas d'anomalie clinique, radiologique et/ou de bactériologie positive (BK tubages).
La positivité isolée de la PCR et/ou du scanner (adénopathies infracentrimétriques) ne conduit pas au diagnostic de PIT patente.
Un bilan complémentaire s'impose :

– endoscopie bronchique (prélèvements bactériologiques, recherche d'une obstruction) ;
– scanner thoracique pour préciser l'atteinte médiastinale et pulmonaire ;
– ponction lombaire au moindre signe neurologique ;
– en cas de doute diagnostique, recherche du BK par PCR, biopsie d'une lésion ;
– recherche d'autres localisations orientée par la clinique (os, intestin, rein, etc.).

Traitement de la tuberculose

Médicaments utilisés [3]

Administrés en 1 prise *per os* le matin à jeun :
– **antituberculeux**, **isoniazide** (***RIMIFON***) : 10 mg/kg/j sans dépasser 300 mg ;
– **antituberculeux**, **rifampicine** (***RIFADINE***) : 15 mg/kg/j sans dépasser 600 mg ;
– **antituberculeux**, **éthambutol** (***MYAMBUTOL***) : 20 mg/kg/j ;
– **antituberculeux**, **pyrazinamide** (***PIRILÈNE***) : 35 mg/kg/j.

TUBERCULOSE DE L'ENFANT (2)

Traitement

► *Infection tuberculeuse latente*

Isoniazide + rifampicine pendant 3 mois.

Isoniazide seul pendant 6 à 9 mois possible en cas de contre-indication à la rifampicine.

► *Tuberculose congénitale*

• Chez un nouveau-né de mère tuberculeuse, le traitement est instauré systématiquement, par une double ou une quadruple antibiothérapie (selon le risque de contamination estimé) : **isoniazide + rifampicine** ± **éthambutol** ± **pyrazinamide** pendant 2 mois puis si l'IDR se positive ou si des signes cliniques ou radiologiques sont apparus, **isoniazide + rifampicine** pendant 4 à 12 mois (selon les atteintes).

• En cas de négativité de l'IDR à 3 mois : on peut arrêter le traitement et vacciner l'enfant.

► *Contage chez le nouveau-né et le nourrisson < 2 ans*

En raison de la fréquence des formes disséminées, mise en route d'une bithérapie préventive par **isoniazide + rifampicine** systématique d'emblée quels que soient les résultats du bilan (arrêter à 2 mois en cas de négativité persistante de l'IDR et de la radio) ; vacciner alors par le BCG si non fait.

► *Contage chez l'enfant > 2 ans*

Rechercher PIT latente ou patente par IDR, radio de thorax ± Quantiféron après 5 ans ± scanner thoracique si doute radiologique ; BK tubage seulement si imagerie pathologique. Pas de traitement si ce bilan est négatif, mais le contrôler après 2 mois.

► *Tuberculose ganglionnaire ou pulmonaire*

• **Isoniazide + rifampicine + pyrazinamide** ± **éthambutol** si forme sévère ou disséminée pendant 2 mois, puis

• **isoniazide + rifampicine** pendant 4 mois (durée totale 6 mois).

• Corticothérapie en cas de trouble ventilatoire radiologique ou réduction du calibre bronchique > 50 %, ou en cas de miliaire avec détresse respiratoire : **corticoïdes de synthèse**, **prednisone** (***CORTANCYL***) : 1 à 2 mg/kg/j pendant 2 à 4 sem., puis dégression sur 2 à 4 sem.

Contre-indication : adénopathie latéro-trachéale compressive avec muqueuse fragile (risque d'asphyxie par fistulisation).

► *Pleurésie sérofibrineuse*

Même schéma, mais durée totale 9 à 12 mois :

- corticothérapie systématique ;
- kinésithérapie respiratoire.

► *Méningite tuberculeuse*

Bilan
– Fond d'œil – Scanner ou IRM cérébrale – ± EEG.

Même schéma thérapeutique, mais durée totale 9 à 12 mois ; corticothérapie jusqu'à normalisation du LCR.

► *Tuberculose intestinale*

Même schéma, mais durée totale 12 à 18 mois.

► *Tuberculose multirésistante* [4]

Prise en charge longue et difficile, adaptée aux résultats des tests génotypiques et phénotypiques de résistance, le traitement associe 4 **antituberculeux** de 1re ligne (**éthambutol**, **pyrazinamide**) et/ou de 2e ligne (**fluoroquinolones**, **aminosides**, etc.).

Surveillance du traitement

• Clinique 1 fois/mois (compliance thérapeutique ++).

• Radio de thorax au moins à 1, 3, 6, 9 mois.

• Biologie : NFS, transaminases, fonction rénale, uricémie (J0, vers J15 et 1 mois).

• Examen ophtalmologique (si **éthambutol**).

TUBERCULOSE DE L'ENFANT (3)

Évolution

Favorable si l'observance thérapeutique est bonne. Le taux de rechute d'une tuberculose pulmonaire traitée est < 2,5 %.

Prévention [5]

- Déclaration obligatoire des tuberculoses patentes et latentes.
- Critères de notification :

– tuberculose maladie. Cas confirmé : maladie due à une mycobactérie du complexe *tuberculosis* prouvée par la culture. Cas probable : 1) signes cliniques et/ou radiologiques compatibles avec une tuberculose, et 2) décision de traiter le patient avec un traitement antituberculeux standard ;

– infection tuberculeuse (primo-infection) chez un enfant de moins de 15 ans : IDR positive (***TUBERTEST***) sans signe clinique ni paraclinique, induration > 15 mm si vaccination antérieure par BCG, ou augmentation de 10 mm par rapport à une IDR datant de moins de 2 ans, ou IDR > 10 mm si pas de vaccination antérieure par le BCG ou IDR phlycténulaire.

- Recherche du sujet contaminant et de sujets atteints dans l'entourage (radio du thorax, IDR à 5 UI de tuberculine).
- La levée de l'obligation vaccinale par le BCG a été annoncée le 11 juillet 2007 ; mais il reste fortement recommandé dès le 1er mois de vie pour les enfants à risque, c'est-à-dire pour ceux provenant ou dont les parents sont originaires d'un pays de forte endémie et pour tous les enfants des régions à haut risque que sont l'Île-de-France, la Guyane et Mayotte.

Il est possible dès la naissance mais mieux vaut attendre 1 mois pour diminuer le risque de vacciner un nourrisson porteur d'un déficit immunitaire sévère. Il est nécessaire de contrôler la négativité de la réaction tuberculinique avant vaccination au-delà de 3 mois.

Modalités : intradermique strict : 0,05 mL < 1 an ou 0,1 mL > 1 an.

Pas de contrôle tuberculinique systématique après le BCG.

Contre-indications en cas de déficit de l'immunité cellulaire congénital ou acquis (sida).

CONSENSUS

[1] Prévention et prise en charge de la tuberculose en France, *CSHPF*, 2003.
[2] Directives pour la prise en charge de l'infection tuberculeuse latente, *OMS*, 2015.
[3] Révision des posologies des antituberculeux standards chez l'enfant, *ANSM*, 2013.
[4] Tuberculoses à bacilles résistants : diagnostic et prise en charge, *HCSP*, 2014.
[5] Enquête au cours d'un cas de tuberculose. Recommandations pratiques, *HCSP*, 2013.

ANÉMIE SIDÉROPÉNIQUE DU NOURRISSON

Anémie microcytaire arégénérative avec fer sérique bas, ferritine basse, coefficient de saturation bas, CTF augmentée.

Penser aux diagnostics différentiels fréquents :

- α et β-thalassémies hétérozygotes ;
- anémie inflammatoire ;
- intoxication au plomb.

Diagnostic étiologique

Cause anténatale

- Carence maternelle importante.
- Prématurité, hypotrophie.
- Grossesse gémellaire.
- Hémorragie fœto-maternelle.

Besoins accrus

- Polyglobulie des cardiopathies cyanogènes.

Insuffisance d'apport

- Régime lacté exclusif prolongé.
- Pica, géophagie.
- Diarrhée chronique, malabsorption.

Spoliation sanguine (rare chez l'enfant)

- Œsophagite, diverticule de Meckel.
- Ankylostomiase.
- Prélèvements sanguins répétés (prématuré ++, hypotrophe).

Le diagnostic repose sur [1] :
- en 1re intention : le dosage de l'hémoglobine, le volume globulaire moyen (VGM) et la ferritinémie ;
- en 2e intention : le fer sérique, le coefficient de saturation, la capacité totale de fixation de la transferrine (CTF) ;
- et éventuellement les récepteurs solubles de la transferrine.

Traitement

- Apport de fer par l'intermédiaire de **sels ferreux** (sauf sulfates ferreux chez l'enfant). L'absorption est mauvaise (20 % de la dose) ; la **vitamine C** augmente l'absorption.

Ex : **sel ferreux, férédétate de sodium** (***FERROSTRANE***) : 5 à 10 mg/kg/j en 2 prises en dehors des repas (1 càc de sirop contient 34 mg de Fe^{2+}).

Prévenir les parents de la coloration noire des selles et de la possibilité de troubles digestifs. Traitement à poursuivre 2 mois minimum.

- On l'associe souvent à des **folates, acide folique** (***SPÉCIAFOLDINE***) : 1/2 cp./j pendant 1 mois.

Surveillance

- Crise réticulocytaire maximale vers J10.
- Normalisation de l'hémoglobine à 1 mois environ.
- Normalisation de la ferritine 2 mois après l'arrêt du traitement.

Prévention

- Traitement martial de la mère pendant la grossesse (++ 3e trimestre).
- Laits 2e âge supplémentés en fer à poursuivre jusqu'à l'âge de 1 an ; puis laits de croissance après 1 an à poursuivre jusqu'à l'âge de 3 ans.
- Diversification dès 5 mois.
- Chez les prématurés, hypotrophes, jumeaux : supplémentation préventive, p. ex. : **sel ferreux, férédétate de sodium** (***FERROSTRANE***) sirop : 5 à 10 mg/kg/j de Fe^{2+}, associé à des **folates, acide folique** (***SPÉCIAFOLDINE***) : 1/2 cp./j.

CONSENSUS

[1] Diagnostic biologique d'une carence en fer : en première intention, doser la ferritine seule. Fiche de bon usage, *HAS*, 2011.

SELS FERREUX (1)

Fer seul oral (sel ferreux)

■ Ascorbate ferreux

ASCOFER					
A. : 100 à 200 mg/j en 1 à 2 prises, jusqu'à reconstitution du stock en fer (3 mois) E. et N. : 6 à 10 mg/kg/j	30 gél. 33 mg	2,53		65 %	0,08

■ Ferédétate de sodium

FERROSTRANE					
Idem ***ASCOFER***	25 càc 34 mg (fl. 125 mL)	1,86	II	65 %	0,07

■ Fumarate ferreux

FUMAFER					
Idem ***ASCOFER***	50 cp. 66 mg 100 cp. 66 mg 50 doses 33 mg	HOP 2,01		 65 % NR	 0,02

■ Succinate ferreux + acide succinique

INOFER					
Idem ***ASCOFER***	100 cp. séc. 100 mg	5,53		65 %	0,06

■ Sulfate ferreux

TARDYFERON					
Idem ***ASCOFER***	30 cp. 80 mg	2,80		65 %	0,09

Fer et vitamine C oral (sulfate)

■ Sulfate ferreux + acide ascorbique

FERO-GRAD VITAMINÉ C 500					
Idem ***ASCOFER***	30 cp. 105 mg + ac. ascorbique 500 mg	2,40		65 %	0,08

Fer injectable

■ Fer

VENOFER					
Quantité de fer (mg) = poids (kg) x 2,4 x [Hb_{cible} -$Hb_{actuelle}$] (g/100 mL) Ne pas dépasser 300 mg/inj. en IVL (90 min)	5 fl. 5 mL (20 mg/mL)	HOP	I		

SELS FERREUX (2) – PHARMACOLOGIE

PROPRIÉTÉS

Le fer administré sous forme de **sels ferreux** par voie orale est absorbé dans le duodénum et le jéjunum, le fer ferreux entre dans la formation de l'hémoglobine. 10 à 20 % du fer ingéré est absorbé. Cette absorption intéresse l'ion ferreux.

INDICATIONS

Carence martiale.

VENOFER : lorsqu'un traitement par fer oral est insuffisant ou mal toléré :

– carence martiale liée aux maladies inflammatoires chroniques sévères de l'intestin ;
– anémie de l'insuffisant rénal chronique hémodialysé ;
– anémies aiguës en postopératoire immédiat ;
– en préopératoire chez les patients anémiés inclus dans un programme de don de sang autologue en association avec l'**EPO**.

CONTRE-INDICATIONS

Surcharge martiale normale ou hypersidérémique : thalassémie, anémie réfractaire, anémie par insuffisance médullaire.

EFFETS INDÉSIRABLES

Après administration par voie orale, les **sels ferreux** sont à l'origine d'une irritation du tube digestif à l'initiation du traitement. Les doses utiles peuvent être atteintes par paliers.

Nausées, épigastralgies, diarrhée ou au contraire constipation. Ces effets sont rares. Selles noires (avertir le patient).

La voie IV peut entraîner exceptionnellement une réaction anaphylactique.

INTERACTIONS MÉDICAMENTEUSES

Fer oral :

– absorption diminuée par l'alimentation ;
– absorption augmentée par la prise concomitante d'**acide ascorbique**.

Absorption de **fer oral** réduite si administré de façon concomitante à une forme injectable et risque de lipothymie avec ***VENOFER*** (association déconseillée, délai de 5 j à respecer après la dernière inj. pour l'administration de **fer oral**).

CONSTIPATION DE L'ENFANT (1)

Émission difficile et/ou douloureuse de selles trop dures et/ou trop rares :
- < 1 selle /j si allaitement maternel
- < 3 selles /semaine sinon

Étiologies [1]

Constipations secondaires

► *Obstacle mécanique*

- Sténose ou malposition anale.
- Sténose post-chirurgicale, post-maladie inflammatoire, post-radique, etc.
- Occlusion intestinale (arrêt des matières accompagné d'autres symptômes d'occlusion).
- Iléus méconial (penser à la **mucoviscidose**, maladie de Hirschprung) ou simple bouchon méconial transitoire.

► *Prolapsus rectal, fissure anale*

À la fois causes et conséquences de la constipation (installation d'un cercle vicieux). Proscrire l'utilisation du thermomètre rectal, source lui-même de fissure.

► *Atteinte neuromusculaire*

- Atteinte de l'innervation extrinsèque (traumatisme médullaire, malformation, tumeur, encéphalopathie, etc.).
- Hypotonie musculaire (myopathie, Prune Belly, etc.).
- Atteinte de l'innervation intrinsèque : **maladie de Hirschprung**, pseudo-obstruction intestinale.

► *Troubles métaboliques*

Hypercalcémie, hypokaliémie, hypothyroïdie, etc.

► *Étiologie toxique ou médicamenteuse*

- Saturnisme.
- **Morphiniques**, **anticholinergiques**, **antidiarrhéiques**, **anticonvulsivants**, **antipsychotiques**, etc.

► *Certaines formes de maladie cœliaque*

Constipations essentielles

- De loin les plus fréquentes.
- Favorisées par :
  - erreurs de régime (lait en poudre trop concentré, régime pauvre en fibres, apports hydriques insuffisants) ;
  - causes psychologiques.
- En rapprocher :
  - la constipation au lait de mère, d'étiologie inconnue ;
  - l'encoprésie, où le facteur psychologique est prépondérant, dans laquelle la constipation s'accompagne de souillures fécales.

CONSTIPATION DE L'ENFANT (2)

Bilan étiologique

Pas de bilan systématique, mais seulement orienté par la clinique, **réservé aux constipations rebelles** [2].

Une constipation secondaire doit être recherchée en cas de météorisme important, de vomissements, de retentissement nutritionnel, de constipation sévère ou résistante au traitement.

> **Bilan usuel (orienté par la clinique ++)**
>
> – ASP.
> – Ionogramme sanguin, calcémie.
> – Lavement opaque.
> – Manométrie anorectale, voire biopsie rectale (recherche de maladie de Hirschprung).
> – T3, T4, TSH.
> – Test de la sueur (ou trypsine immunoréactive chez le nouveau-né et le nourrisson.

Traitement

Traitement étiologique (si cause retrouvée)

► *Maladie de Hirschprung*

Traitement chirurgical : résection de la zone aganglionnaire + rétablissement de la continuité (anastomose côlon-canal anal).

La zone aganglionnaire est plus ou moins étendue, remontant parfois à l'ensemble du côlon, voire au grêle.

Ce traitement radical est effectué à quelques semaines ou mois de vie ; une colostomie est parfois nécessaire en attendant ce geste (chirurgie en deux temps).

Traitement symptomatique

Pour toutes les constipations d'étiologie non curable. Dans les constipations fonctionnelles, les règles hygiénodiététiques sont souvent suffisantes, des traitements médicamenteux pouvant parfois y être associés.

► *Règles hygiénodiététiques*

- Correction d'éventuelles erreurs diététiques.
- S'efforcer d'aller à la selle chaque jour.
- Régime riche en fruits et légumes en évitant les aliments constipants (riz, carottes, etc.) ; augmenter l'apport de fibres.
- Augmenter les boissons ; pour les nourrissons : biberons à l'eau *Hépar* (1 biberon/j max).
- Activité physique régulière.
- Mettre des graisses non cuites dans les aliments.

CONSTIPATION DE L'ENFANT (3)

► *Lubrifiants*

Laxatifs, huile de paraffine (***LANSOŸL***) :
- < 2 ans : 1/2 càc x 1 à 2/j ;
- > 2 ans : 1 à 3 càc/j, réparties dans la journée.

► *Ramollissants du bol fécal*

Laxatifs osmotiques, lactulose (***DUPHALAC***) :
- < 1 an : 5 mL/j ;
- 1 à 6 ans : 5 à 10 mL/j ;
- > 6 ans : 10 à 15 mL/j.

Laxatifs osmotiques, polyéthylène glycol (***FORLAX*** 4 g et 10 g) :
- 6 mois à 1 an : 1 sach. à 4 g/j ;
- 1 à 4 ans : 1 à 2 sach. à 4 g/j ;
- 4 à 8 ans : 2 à 4 sach. à 4 g/j ;
- > 8 ans : 1 à 2 sach. à 10 g/j.

► *Prokinétiques*

• **Modificateurs du péristaltisme, trimébutine** (***DÉBRIDAT** enfant* et *nourrisson*) : 1 mL/kg/j ou dose poids de la suspension en 2 ou 3 prises *per os*, agit sur les douleurs intestinales.

► *Action locale*

Utilisation ponctuelle, jamais comme traitement de fond : suppositoires de **glycérine**, voire ***MICROLAX** enfant* ou *nourrisson*.

Éviter la répétition des petits moyens mécaniques (thermomètre, suppositoire, microlavement) qui favorisent l'irritation anale.

Traitement de la fissure anale

• Complication de la constipation, et facteur aggravant de cette dernière.

• Règles hygiénodiététiques + traitement médical efficace + **topique anal antalgique** et cicatrisant, ***TITANOREÏNE*** *pommade* : plusieurs applications/j.

Traitement de l'encoprésie

• Traitement de la stase digestive par lavements évacuateurs (eau + sérum physiologique + ***NORMACOL***) répétés.

• Puis facilitation du transit par règles hygiénodiététiques + traitement médical de la constipation (proscrire les **laxatifs** irritants).

• Parallèlement, rééducation de la défécation (régularisation du rythme, rééducation de la sensation de besoin, etc.) et prise en charge des facteurs psychologiques.

CONSENSUS

[1] La constipation du jeune nourrisson, *Pas à pas en pédiatrie/SFP*, 2015.
[2] Constipation sévère de l'enfant, *Pas à pas en pédiatrie/SFP*, 2009.

DIARRHÉE AIGUË – DÉSHYDRATATION (1)

Germes donnant des gastro-entérites

- Rotavirus (+++).
- Autres virus : calcivirus, adénovirus, astrovirus, coronavirus.
- *Escherichia coli*.
- Shigelles, salmonelles, *Yersinia*, *Campylobacter*.
- Vibrion cholérique (formes importées).
- Parasites (giardia, amibes, etc.).

Évaluation de la sévérité

Critères d'hospitalisation :
- perte de poids > 10 % du poids du corps ;
- polypnée, troubles hémodynamiques, oligurie ;
- altération de l'état général, signes septiques ;
- vomissements ou refus du biberon empêchant la réhydratation orale ;
- mauvaise surveillance parentale sur une diarrhée sévère ;
- âge < 3 mois et/ou poids < 5 kg ;
- terrain particulier (mucoviscidose, déficit immunitaire, etc.).

Examens complémentaires

Non systématiques, ils sont indiqués dans les formes sévères. Le bilan effectué varie selon la clinique :

- ionogramme sanguin, fonction rénale (systématique dès qu'une réhydratation parentérale est décidée) ;
- virologie des selles ;
- coproculture (si selles glairo-sanglantes ou signes septiques) ;
- NFS, CRP, hémoculture (formes septiques) ;
- urines : ionogramme, glycosurie et osmolarité (doute sur une autre cause de déshydratation) ;
- ASP et/ou échographie (doute diagnostique lorsque vomissements importants : IIA, etc.) ;
- ECG (si dyskaliémie).

Traitement [1]

Traitement d'un état de choc

Sérum physiologique : 20 mL/kg sur 10 à 20 min, renouvelable jusqu'à disparition des signes de choc.

Traitement d'une acidose importante

La simple réhydratation suffit en général à corriger l'acidose. Si pH < 7 persistant : **bicarbonates** à 14 ou 42 ‰ ; quantité à passer (en mEq) = 1/3 x poids x Δ bicarbonatémie.

Ne pas chercher à normaliser la bicarbonatémie, mais se fixer environ 15 mmol/L comme objectif. Une hypokaliémie contre-indique la perfusion de **bicarbonates**.

SOLUTÉS DE RÉHYDRATATION ORALE

Solutés de réhydratation orale

ADIARIL					
Énergie 105 kcal/L, osmolarité 250 mOsm/L, glucose 13,3 g/L, saccharose 12,5 g/L, Na^+ 60 mmol/L, K^+ 20 mmol/L, citrate 10 mmol/L	10 sach. 7 g	6,20		0,60 %	0,62
PICOLITE					
Énergie 360 kcal/L, osmolarité 233 mOsmol/L, glucides 90 g/L, saccharose 20 g/L, dextrine-maltose 70 g/L, Na^+ 60 mmol/L, K^+ 22,3 mmol/L, Cl^- 62,3 mmol/L, citrates 9,3 mmol/L	10 sach. 20 g	6,20		0,60 %	0,62
NOVALAC HYDRANOVA					
Énergie 108 kcal/L, osmolarité 245 mOsmol/L, glucose 25,5 g/L, Na^+ 60 mmol/L, K^+ 20 mmol/L, Cl^- 61 mmol/L, citrates 10 mmol/L	10 sach. 6,5 g	6,20		0,60 %	0,62
VIATOL					
Énergie 80 kcal/L, osmolarité < 270 mOsm/L, glucose 20 g/L, Na^+ 50 mmol/L, K^+ 25 mmol/L, citrates 12,5 mmol/L, bicarbonates 30 mmol/L	10 sach. 5,25 g	6,20		0,60 %	0,62

PROPRIÉTÉS

Solutés de réhydratation orale ayant un apport équilibré en glucose et en électrolytes permettant de compenser les pertes digestives causées par une diarrhée aiguë.

INDICATIONS

Prévention et correction des déshydratations au cours des diarrhées aiguës de l'enfant.

PRÉCAUTIONS D'EMPLOI

Conserver à l'abri de l'humidité et de la chaleur.

Une fois la solution reconstituée (1 sach. pour 200 mL d'eau), conservation possible au réfrigérateur pendant 24 h.

Pour une meilleure absorption, administrer entre les repas. Les quantités administrées sont régulées par la soif du nourrisson.

L'efficacité du traitement doit être surveillée rigoureusement (poids, état d'hydratation, etc.).

Reprendre l'alimentation dès que possible. Administrer exclusivement ces solutés plus de 3 j entraîne rapidement une dénutrition importante.

Les vomissements chez l'enfant diarrhéique ne sont pas une contre-indication à la réhydratation orale. Celle-ci doit être particulièrement fractionnée. L'apport de glucose fait rapidement cesser des vomissements entretenus par une cétose de jeûne.

DIARRHÉE AIGUË – DÉSHYDRATATION (2)

Réhydratation orale

Une réhydratation orale doit toujours être essayée. Les risques de convulsion par variation brutale de la natrémie sont en effet bien moindres.

Par **solutés de réhydratation orale** (***ADIARIL***, ***NOVALAC HYDRANOVA***, ***PICOLITE***, ***VIATOL***) : diluer 1 sach. dans 200 mL d'eau. Ces solutés (SRO) doivent être préférés à toute autre forme d'apport hydrique car ils sont riches en sel.

• Proposer au biberon des petites quantités fractionnées (environ 20-50 mL initialement) de manière répétée (environ toutes les 15 min), éventuellement après **antiémétisant** (***VOGALÈNE***) *per os* ou IR.

Si la tolérance digestive est bonne, augmenter peu à peu les quantités pour permettre à l'enfant de boire à volonté.

Si l'enfant ne veut pas boire, poser une sonde gastrique pour passer le SRO en gavage gastrique continu pendant 4 à 6 h ; puis reprise de l'alimentation.

L'échec d'une réhydratation orale *bien conduite* impose l'hospitalisation pour repos digestif et réhydratation intraveineuse pendant 4 à 6 h.

Après reprise de l'alimentation, le soluté de réhydratation est poursuivi entre les repas (meilleure absorption lorsqu'il est administré seul).

Réhydratation intraveineuse

• Indication : déshydratation sévère ou réhydratation orale impossible (vomissements SRO, refus du biberon). Elle doit être relayée dès que possible par une réhydratation orale.

• Modalités : perfusion = polyionique G5 (G5 + 4 à 5 g/L de NaCl + 1,5 à 2 g/L de KCl) sur la base de 150 mL/kg/j chez le nourrisson et de 2,5 L/m² chez l'enfant. Les apports hydriques et les électrolytes sont à adapter au ionogramme sanguin et au volume des pertes.

• Cas particulier de l'hyponatrémie menaçante (< 120 mEq/L avec symptômes neurologiques : coma, convulsions) : cette part symptomatique doit impérativement être corrigée rapidement ; quantité de Na à apporter :

$$\text{nb de mEq} = 2/3 \times \text{poids} \times (125 - \text{natrémie}).$$

À perfuser sous forme de NaCl 5,85 % (1 mL = 1 mEq) sur environ 30 min.

Par la suite, l'hyponatrémie (tout comme l'hypernatrémie) doit être corrigée lentement, au plus de 0,5 à 1 mmol/L par heure.

Antibiothérapie

► *Indications d'emblée*

• Fièvre importante avec état septique ou syndrome inflammatoire important.

• Diarrhée glairo-sanglante profuse.

Céphalosporine de 3e génération, **ceftriaxone** (***ROCÉPHINE***) : 50 mg/kg/j en 1 inj. IVDL pendant 3 à 5 j (adaptation au résultat de la coproculture).

► *Indications (en fonction des résultats de la coproculture)*

• Diarrhée virale : pas d'antibiotiques.

• Salmonelle : ***ROCÉPHINE*** 5 j si âge < 6 mois, hémoculture positive, si fièvre > 48 h, si *S. typhi* ou *paratyphi* A, B ou C.

• Shigelle : antibiothérapie systématique, par exemple ***ROCÉPHINE*** 50 mg/kg/j en 1 inj. IVDL pendant 5 j.

• *Campylobacter* : antibiothérapie si forme prolongée ou âge < 6 mois, par **macrolide**, **érythromycine** (***ÉRYTHROCINE***) 50 mg/kg/j en 2 prises orales pendant 5 j.

DIARRHÉE AIGUË – DÉSHYDRATATION (3)

Renutrition

► *Âge < 3 mois*

- Continuer l'allaitement au sein.
- En cas d'allaitement artificiel, après 4-6 h de solution de réhydratation, réalimenter avec une formule sans lactose hypoallergénique (***DIARIGOZ***) voire une formule à base d'hydrolysat de protéines (***ALFARÉ***), systématique avant 1 mois. Le lait habituel est réintroduit sur 3 ou 4 j après 1 sem. de selles normales.

► *Enfant > 3 mois*

Le lait habituel est le plus souvent repris d'emblée ou, en cas de forme sévère ou prolongée, remplacé par une formule sans lactose (***DIARGAL***, ***OLAC***, ***AL 110***) à poursuivre quelques jours après normalisation des selles. Éviter les aliments riches en fibres et les graisses cuites, les crudités, les fruits crus. Utiliser les aliments constipants : riz, carottes, compotes de pommes, coings, bananes.

Autres médicaments

Les pansements digestifs ne raccourcissent pas l'évolution, les ralentisseurs du transit sont contre-indiqués ++ (risque d'iléus, voire perforation).

Antidiarrhéique antisécrétoire, **racécadotril** (***TIORFAN***), 1 à 2 sachets à 10 ou 30 mg x 3/j selon le poids.

Association éventuelle avec *Lactobacillus acidophilus* (**LACTÉOL**) ou argiles (***SMECTA***).

Surveillance

FC, PA, température, diurèse (N > 1 mL/kg/h), poids toutes les 6 h, état d'hydratation, selles (fréquence, aspect), périmètre crânien, ionogramme sanguin, fonction rénale (si > 10 % de déshydratation, anomalie initiale biologique, collapsus, oligoanurie).

Complications

► *Neurologiques*

À rechercher devant coma, convulsions :

- Hématome sous-dural (très rare).
- Thrombose veineuse cérébrale dans les déshydratations hypernatrémiques : il s'agit plus souvent de thromboses de petites veines intracérébrales que des sinus.
- Œdème cérébral (réhydratation trop rapide).

► *Rénales*

- Insuffisance rénale organique par nécrose tubulaire aiguë.
- Thrombose des veines rénales.
- Syndrome hémolytique et urémique, dans les diarrhées à *E. coli* ou à shigelle : toute diurèse ne reprenant pas dans les premières heures de réhydratation impose l'hospitalisation en réanimation.

► *Digestives*

- Intolérance aux protéines du lait de vache secondaire (acquise) : si persistance de la diarrhée plus d'une semaine, ou récidive de la diarrhée ++ dès reprise du lait antérieur au régime, utiliser une formule à base d'hydrolysat de protéines (***ALFARÉ***, ***PEPTI-JUNIOR***, ***PRÉGOMINE***, ***PREGESTIMIL***). Prévention en systématique avant 1 mois de vie.
- Diarrhée grave rebelle : diarrhée se pérennisant, nécessitant une alimentation parentérale.

CONSENSUS

[1] Evidence-based guidelines for the management of acute gastroenteritis in children in Europe, *ESPGHAN*, 2014.

MALADIE CŒLIAQUE (1)

Clinique

À évoquer chez le nourrisson ou l'enfant devant un ou plusieurs des signes suivants : diarrhée chronique, cassure staturo-pondérale, pâleur, amyotrophie, ballonnement abdominal, cheveux fins cassants, apathie voire stagnation des acquisitions psychomotrices.

À rechercher chez les enfants atteints de maladie auto-immune, notamment le diabète de type I, chez qui la maladie cœliaque est plus fréquente.

Bilan diagnostique [1]

Bilan de malabsorption

- Protidémie, albuminémie, cholestérolémie, calcémie.
- NFS, hémostase, fer sérique, folates.
- Âge osseux.
- Vitamines A, D, E, K.
- Stéatorrhée.

Bilan immunologique [2]

Recherche d'anticorps (IgG et IgA) anti-transglutaminase qui sont les plus spécifiques.

Les Ac antigliadine sont non spécifiques (Crohn, parasitoses intestinales, sujet sain, etc.).

Le niveau des Ac est proportionnel à l'intensité d'exposition au gluten, permettant ainsi de surveiller par leur décroissance l'observance du régime sans gluten.

Les IgA ont une bonne corrélation avec l'existence d'une entéropathie.

Nécessité de réaliser un dosage pondéral des IgA pour éliminer un déficit en IgA avant d'interpréter les résultats.

Biopsie du grêle

Elle doit montrer une atrophie villositaire totale ou subtotale (non spécifique).

L'évolution sous régime confirmera le diagnostic.

Traitement

Régime sans gluten.

> Exclusion complète de tous les aliments contenant une des 3 céréales suivantes : blé, orge, seigle.
> L'avoine, jadis incriminée, semble actuellement pour de nombreux auteurs être non pathogène, permettant ainsi son introduction dans l'alimentation

Sont ainsi interdits : pain, biscottes, pâtisseries, pâtes, charcuterie sauf jambon, chocolat, préparations culinaires du commerce (sauf celles spécifiées sans gluten), médicaments glutinisés, etc.* (*cf.* Maladie cœliaque de l'adulte et **aliments sans gluten**).

Un régime pauvre en lactose est en général associé les 15 premiers jours du traitement.

Supplémentations

- Régime riche en protides.
- Compensation des carences (**vitamine A**, **vitamine D**, **vitamine E**, **vitamine K**, **vitamine B12**, **calcium**, **fer**, **acide folique**).

Évolution

- En quelques jours à quelques semaines, normalisation du comportement, de l'appétit, des selles, de la stéatorrhée.
- En quelques mois, rattrapage staturo-pondéral, négativation des anticorps (surveillance de l'observance thérapeutique +++).
- La muqueuse intestinale se normalise en 1 à 2 ans, cette normalisation pouvant être contrôlée par biopsie, ce qui est de moins en moins réalisé.

* Une liste plus exhaustive est décrite au chapitre Gastro-entérologie – Hépatologie.

MALADIE CŒLIAQUE (2)

Durée du régime et épreuve de rechute

La durée du traitement reste débattue. Initialement conseillé à vie, il est à poursuivre idéalement au moins jusqu'à la fin de la puberté, pour permettre une croissance optimale, mais les contraintes du régime font qu'il est difficile de le maintenir de manière stricte sur un très long terme.

La réintroduction du gluten n'est plus réalisée à visée diagnostique ; la régression des symptômes, la récupération pondérale et la normalisation des paramètres biologiques de malabsorption sous régime sans gluten confortent souvent le diagnostic histologique initial.

Cette réintroduction est de plus en plus souvent réalisée après au moins 5 ans de régime strict et plutôt après la poussée de croissance pubertaire, à visée pronostique, car une certaine tolérance au gluten peut survenir.

Elle peut, selon les cas, entraîner :

– une rechute clinique (40 % des cas) : le régime sans gluten doit alors être repris à vie ;

– une rechute histologique (50 % des cas) : pas de rechute clinique ou biologique mais réapparition d'une atrophie villositaire plus ou moins importante à la biopsie du grêle si elle est réalisée (environ 1 an après réintroduction) ; on conseille généralement de reprendre le régime, mais son caractère strict est moins important qu'initialement ;

– pas de rechute clinique, biologique ou histologique (10 % des cas) ;

– le risque d'apparition d'un cancer épithélial ou d'un lymphome est mal connu chez l'enfant mais semble exceptionnel.

Prévention

- Encourager l'allaitement maternel.
- Ne pas introduire le gluten avant l'âge de 5 mois, ni après l'âge de 7 mois.

Complications malignes : exceptionnelles chez l'enfant

- Lymphome du grêle.
- Adénocarcinome du grêle.
- Carcinome épidermoïde.

CONSENSUS

[1] Suspicion de maladie cœliaque, *Pas à pas en pédiatrie/SFP*, 2015.
[2] Quelles recherches d'anticorps prescrire dans la maladie cœliaque – Fiche de bon usage, *HAS*, 2007.

ALLERGIES ALIMENTAIRES (ENFANT) (1)

Les allergènes alimentaires peuvent être responsables de manifestations digestives (syndrome oral à type de picotements, vomissements, diarrhée) mais également respiratoires (asthme, dyspnée laryngée), cutanées (urticaire), muqueuses (œdème des lèvres) voire anaphylactiques avec risque vital par défaillance respiratoire ou circulatoire.

Bilan diagnostique

– interrogatoire policier ;
– tests cutanés *(prick tests et/ou patch tests)* ;
– IgE spécifiques (orientés par clinique et tests cutanés) ;
– composants allergéniques (allergie moléculaire) pour différencier allergie et sensibilisation croisée et pour apprécier le risque de réaction anaphylactique ;
– test de provocation orale (TPO) : réalisé en milieu hospitalier après disparition des symptômes sous régime d'exclusion, guidé par la décroissance des IgE spécifiques ; contre-indiqué en cas de manifestations cliniques de type immédiat (choc anaphylactique, etc.).

Il ne faut pas confondre sensibilisation cutanée *(prick test)* et allergie réelle ; en effet, devant des *prick tests* positifs, il faudra rechercher une positivité des IgE spécifiques voire des composants allergéniques associés en l'absence de laquelle pourra se discuter une éventuelle réintroduction de l'allergène incriminé.

Traitement

Régime d'exclusion

Le seul traitement est l'éviction plus ou moins complète du ou des aliments incriminés. Pour certains aliments (œuf, lait, etc.), l'enfant tolèrera l'aliment cuit mais pas cru (allergène thermolabile). Dans tous les cas il faut essayer de déterminer un **seuil de tolérance** après test de provocation orale en milieu hospitalier permettant, en cas de seuil élevé, une alimentation en collectivité scolaire.

Dans l'allergie aux protéines du lait de vache, remplacement du lait par une formule à base d'hydrolysat de protéines (***ALFARÉ***) ; voire par une formule à base d'acides aminés synthétiques (***NEOCATE***) ou par un lait d'origine végétale (***MODILAC Riz***) en cas de symptômes persistants sous hydrolysat de protéines.

Causes d'échec du régime d'exclusion

► *Polyallergie*

Rechercher d'autres allergènes responsables des symptômes et notamment des allergies croisées, en s'aidant de l'allergie moléculaire : dosage des composants allergéniques.

Les enfants allergiques au bouleau risquent d'être allergiques aux fruits à coque (amande, noix, noisette) mais aussi à certains autres fruits (pomme, pêche, abricot). Ceux allergiques aux acariens doivent être testés pour les crustacés et les escargots.

► *Éviction incomplète*

• Se méfier des formes cachées de l'aliment (beaucoup de préparations culinaires contiennent du lait, de l'arachide, de l'œuf par exemple).

• Chez l'enfant allaité, penser que le lait de mère véhicule des traces de protéines alimentaires (œuf, lait de vache, etc.). Il faut alors imposer le régime d'exclusion à la mère pour permettre une éviction vraiment complète chez l'enfant.

Prescription d'une trousse d'urgence comprenant au minimum un **antihistaminique** oral, un **corticoïde oral** et si ATCD ou risque d'anaphlaxie [1] de l'**adrénaline** injectable en IM sous forme de stylo auto-injecteur ***ANAPEN*** ou ***JEXT***.

Rédaction d'un projet d'accueil individualisé (PAI) avec prescription d'une trousse d'urgence + éventuels paniers repas, si enfant en collectivité.

ALLERGIES ALIMENTAIRES (ENFANT) (2)

Évolution

Acquisition avec le temps d'une tolérance à certains aliments, permettant leur réintroduction : l'épreuve de réintroduction doit être effectuée à l'hôpital sous surveillance stricte en raison du risque de manifestations allergiques aiguës = anaphylaxie.

Comme pour les acariens et les pollens, des protocoles de désensibilisation sont en train de se mettre en place pour essayer de « guérir » certaines allergies alimentaires ou au moins d'acquérir un seuil de tolérance suffisant pour éviter les risques d'anaphylaxie en cas de prise accidentelle de l'allergène.

► *Lait*

À 1 an, 60 % des enfants ont acquis une tolérance, 87 % à 3 ans. La première réintroduction est donc tentée vers 1 an. En cas d'échec, réintroductions itératives tous les 6 mois environ jusqu'à acquisition de la tolérance.

► *Autres aliments*

œuf, poisson sont réintroduits souvent après l'âge de 3-4 ans, en fonction de l'âge au diagnostic et du type de symptomatologie.
D'autres allergies persistent toute la vie, imposant dans certains cas l'éviction définitive (arachide, crustacés).

Prévention

► *Allaitement maternel*

Il diminue l'incidence des allergies alimentaires.

► *Hydrolysats*

Rôle préventif avant 6 mois des hydrolysats poussés ou partiels (laits hypoallergéniques). Ces derniers sont souvent prescrits en complément de l'allaitement maternel ou en cas d'atopie familiale marquée.

► *Diversification*

Ne doit pas être trop précoce (surtout en cas d'atopie familiale) : la débuter vers 5-6 mois de vie, ni trop tardive : notion récente de « fenêtre » d'introduction idéale entre 5 et 7 mois (ni trop tôt ni trop tard…).

CONSENSUS

[1] Le traitement d'urgence de l'anaphylaxie chez les nourrissons et les enfants, *Société canadienne de pédiatrie*, 2011.

VOMISSEMENTS DU NOURRISSON (1)

C'est un symptôme très fréquent, aux étiologies multiples, la plupart du temps bénignes ; certaines causes sévères sont toutefois à écarter. Il est donc important de trouver l'étiologie des vomissements.

L'interrogatoire et l'examen clinique permettent souvent une orientation diagnostique et une évaluation du retentissement.

> Tout vomissement vert (bilieux) du nouveau-né doit faire évoquer une occlusion.

Étiologies

Causes digestives

- Occlusion : malformation digestive, volvulus, invagination intestinale aiguë, hernie étranglée, iléus méconial du nouveau-né, maladie de Hirschprung, etc.
- Sténose du pylore.
- Appendicite aiguë, péritonite (iléus réflexe).
- Gastro-entérite aiguë.
- Allergie alimentaire.
- Reflux gastro-œsophagien.
- Pathologie hépato-biliaire ou pancréatique.
- Erreur diététique, *forcing* alimentaire.

Causes extradigestives

- Infectieuses : toute infection (surtout méningée ; mais aussi ORL, pulmonaire, urinaire).
- Neurologiques (HTIC) : infections, hématomes intracrâniens, hémorragies, tumeurs.
- Troubles métaboliques : hyponatrémie, hypercalcémie, acidocétose diabétique, maladies innées du métabolisme, hyperplasie congénitale des surrénales.
- Toxiques (vitamines D, A, etc.) ou médicamenteuses.
- Vomissements psychologiques : diagnostic d'élimination.
- Penser à la pérennisation de vomissements par l'acétonémie du jeûne (bandelette urinaire).

> **Bilan**
>
> – Bilan du retentissement : ionogramme sanguin (vomissements importants), bilan nutritionnel (vomissements chroniques).
>
> – Bilan étiologique (non systématique) : dépend de la ou des causes suspectées cliniquement.

Traitement

Traitement symptomatique

- **Antiémétisant**, **métopimazine** (***VOGALÈNE***) : suspension : 1 mL/kg/j en 3 prises (1 dose poids/prise) (ou par voie rectale, suppositoire sécable à 5 mg : 1/2 à 1 sup. x 2 à 3/j).
- En cas de déshydratation, essayer des **solutés de réhydratation** en petites quantités répétées, voire en gavage, ou bien perfuser (*cf.* Déshydratation).

Traitement étiologique

► *Traitement d'une infection, d'une gastro-entérite, d'une hypertension intracrânienne, correction d'un trouble métabolique, etc.*

► *Sténose du pylore*

- **Clinique** : après intervalle libre (8 j-8 sem.), vomissements per- ou post-prandiaux précoces, appétit conservé, stagnation ou perte pondérale.

> **Bilan**
>
> – ASP à jeun (stase gastrique).
>
> – Échographie du pylore (hypertrophie).
>
> – TOGD si doute diagnostique.

- **Traitement :**

– chirurgical : pylorotomie extramuqueuse ;

– reprise de l'alimentation possible dès J1 (pas d'ouverture du tube digestif).

ANTIÉMÉTIQUE

Métopimazine

VOGALÈNE					
En 3 prises : < 6 ans : 1 mg/kg/j 6-12 ans : 1,5-3 sup./j > 12 ans : 3 à 6 sup./j	10 sup. séc. 10 mg	1,37	II	30 %	0,14
6-12 ans : 1-2 lyocs/j	16 lyocs 7,5 mg	2,91	II	30 %	0,18
0,5 mg/kg/j	30 càc 0,1 %	2,63	II	30 %	0,09

PROPRIÉTÉS

Antipsychotique antiémétique, sans effet anticholinergique. La **métopimazine** renforce le péristaltisme du tube digestif supérieur :
– augmentation du tonus du sphincter inférieur de l'œsophage ;
– inhibition de la relaxation du fundus gastrique et stimulation de l'activité motrice ;
– élargissement du pylore au moment de son ouverture ;
– augmentation de la fréquence, de l'amplitude et de la durée des contractions duodénales.

INDICATIONS

Nausées, vomissements.
Reflux gastro-œsophagien, œsophagite.

CONTRE-INDICATIONS

Dyskinésies tardives aux **antipsychotiques**.
Hémorragie, obstruction ou perforation gastro-intestinale.

PRÉCAUTIONS D'EMPLOI

Réduire la posologie chez l'insuffisant rénal ou hépatique.

EFFETS INDÉSIRABLES

Troubles extrapyramidaux (rares).
Gynécomasties, galactorrhée, aménorrhée.

INTERACTIONS MÉDICAMENTEUSES

Risque de potentialisation des **antihypertenseurs** et des dépresseurs du système nerveux central : **hypnotiques**, **sédatifs**, **analgésiques**, **anesthésiques**.

VOMISSEMENTS DU NOURRISSON (2)

► *Invagination intestinale aiguë*

• **Clinique (++ 2 mois-2 ans)** : vomissements, douleurs abdominales (accès de pleurs brefs répétés ± pâleur), selles sanglantes, refus de boire. Palpation du boudin d'invagination parfois.

Attention aux formes neurologiques trompeuses : hypotonie, troubles de conscience.

Bilan

– Échographie abdominale.
– Lavement opaque en cas de suspicion sur l'échographie.

• **Traitement**

Le lavement opaque confirme le diagnostic et réduit l'invagination le plus souvent. Le traitement chirurgical est indiqué en cas d'échec de la réduction par le lavement, ou d'emblée en cas d'abdomen chirurgical aigu (invagination vue tardivement). Il peut être nécessaire dans un second temps en cas d'invagination récidivante ou d'invagination secondaire à une pathologie abdominale comme un diverticule de Meckel (notamment après 2 ans).

► *Allergie alimentaire*

Le **traitement** consiste en l'éviction du ou des aliments concernés. L'allergie alimentaire est souvent transitoire, et disparaît généralement vers 1 à 2 ans. La réintroduction doit se faire en milieu hospitalier (risque de choc anaphylactique).

► *Reflux gastro-œsophagien* [1]

Bilan

Diagnostic : clinique ± pHmétrie sur 24 h ± TOGD (recherche plicature gastrique).

Complications :
– œsophagite (fibroscopie) ;
– malaises (ROC-Holter, fibroscopie) ;
– atteinte respiratoire (radio de thorax, pHmétrie ± TOGD ± manométrie).

Traitement

• Règles hygiénodiététiques : fractionner les repas, éviter le tabagisme passif, épaissir les biberons par ***GUMILK***, habituellement à 2 % soit 1 mes. = 2 g pour 10 mL de lait chauffé à 60 °C (accélère le transit) ou ***GÉLOPECTOSE***, habituellement à 3 %, soit 1 càc 1/2 pour 100 mL de lait chauffé à 60 °C (ralentit le transit).

• **Protecteur de la muqueuse œsophagienne**, **alginate et bicarbonate de sodium** (***GAVISCON***) : 1 à 2 mL/kg/j de la suspension nourrissons (pipette graduée en mL), à répartir après chaque repas.

À ce traitement de 1re intention, on ajoute en cas d'œsophagite un **antisécrétoire**, **oméprazole** (***MOPRAL***) ou **ésoméprazole** (***INEXIUM***) : 1 mg/kg/j en 1 prise *per os* le matin pendant 4 à 6 sem.

Le traitement est surveillé sur la clinique, la courbe de poids, ± la pHmétrie sous traitement. L'amélioration spontanée de la majorité des reflux à l'acquisition de la station assise puis debout permet en général d'arrêter le traitement entre 6 et 18 mois.

L'échec du traitement de 1re intention bien conduit (clinique, pHmétrie sous traitement) peut conduire à utiliser exceptionnellement, après manométrie œsophagienne : **bétanéchol** (***URÉCHOLINE***) : 8 à 10 mg/m²/j en 3 prises, disponible en pharmacie centrale des hôpitaux.

VOMISSEMENTS DU NOURRISSON (3)

Le traitement chirurgical consiste à créer un manchonnement de l'œsophage par fundopexie circulaire (intervention de Nissen). Son efficacité est d'environ 95 % mais il peut lâcher secondairement. Il est indiqué en cas de reflux avec retentissement important, si le traitement médical est un échec ou si le reflux persiste à 2 ou 3 ans. Il est également indiqué en cas de volumineuse hernie hiatale et sur terrain à haut risque (encéphalopathies, etc.).

CONSENSUS

[1] Reflux gastro-œsophagien, *Pas à pas en pédiatrie/SFP*, 2015.

CRYPTORCHIDIE (1)

Clinique

Examen en décubitus dorsal, en tailleur ou debout.
Rechercher hernie inguinale, hypospadias ou micropénis associés.

Définition

Anomalie de position du testicule situé spontanément et en permanence en dehors du scrotum, dont l'abaissement manuel est soit impossible, soit suivi d'une réascension immédiate à sa position antérieure. Elle correspond à une insuffisance de migration à un niveau variable sur son trajet.

> La cryptorchidie est à différencier :
> – du testicule oscillant, complètement et facilement abaissable par traction, qui ne nécessite aucune thérapeutique ;
> – de l'ectopie testiculaire : testicule situé en dehors de son trajet de migration normal (sillon inguino-crural, racine de la verge, etc.).

Distinction des cryptorchidies :
– hautes (complètes) = intra-abdominales ;
– basses (incomplètes) = inguinales.
Dans la cryptorchidie, le testicule n'est pas palpable dans 30 % des cas (intrapariétal ou abdominal) ; mais 10 % des testicules non palpables sont en fait une anorchidie (absence de testicule), à rechercher par imagerie et, en cas de bilatéralité, dosage de FSH, LH, hormone antimüllérienne, caryotype, dosage de testostérone et DHT avant et après test à l'hCG.

Évolution

Le plus souvent, la cryptorchidie simple disparaît spontanément ; sa fréquence est de :
– 20 % chez le prématuré ;
– 4 % à terme ;
– 1,5 % à 3 mois ;
– 0,8 % à 1 an.
La cryptorchidie persistante expose à un risque de :
– stérilité ;
– insuffisance endocrine leydigienne ;
– dégénérescence maligne du testicule.

Conduite à tenir [1]

Cryptorchidie simple

Elle est unilatérale dans 80 % des cas (souvent droite), bilatérale dans 20 %. Surveillance simple
Traiter si elle persiste à l'âge de 2 ans.

► *En première intention pour certains*
Traitement médical : **gonadotrophines humaines**, **hCG** (***GONADOTROPHINE CHORIONIQUE « ENDO »***) 1 500 UI par voie IM x 3/sem. jusqu'à un total de 10 injections, en cas de testicules inguinaux hauts (souvent inutile car inefficace en cas de testicules intra-abdominaux)
Efficacité :
– 40 % (cryptorchidies inguinales) ;
– 15 % (cryptorchidies abdominales).

► *En cas d'échec ou en 1re intention en cas de testicule intra-abdominal*
Traitement chirurgical (après bilan hormonal préalable) : à visée exploratrice + orchidopexie (abaissement chirurgical et fixation).

► *Évolution*
• Risque de stérilité, principalement en cas de chirurgie difficile, de position haute du testicule, de chirurgie tardive (effectuée à 8-10 ans : 45 % de stérilités).
• Risque de cancer testiculaire x 4 à 5 (testicule ectopique), x 1,6 (testicule controlatéral), non diminué par l'orchidopexie si elle est tardive (orchidopexie permettant toutefois la surveillance clinique du testicule).

GONADOTROPHINES HUMAINES

Gonadotrophine hCG (activité LH)

GONADOTROPHINE CHORIONIQUE ENDO					
Cryptorchidie : test à l'hCG : < 1 an : 500 UI IM/48 h x 3 > 1 an : 1 500 UI IM/48 h x 6 Hypogonadisme hypogonadotrophique : 1 000 UI IM x 2 à 3/sem.	3 amp. 1 500 UI 1 amp. 5 000 UI	4,90 5,17	I I	65 % 65 %	1,63 5,17

PROPRIÉTÉS

Les effets de l'hCG d'origine placentaire sont ceux de la LH, à savoir :

– déclenchement de l'ovulation (après stimulation suffisante par les gonadotrophines à action FSH) ;

– différenciation des cellules de Leydig chez l'homme et stimulation de la sécrétion d'androgènes par ces cellules.

INDICATIONS

Cryptorchidie chez l'enfant.

Hypogonadisme hypogonadotrophique chez l'homme.

Certaines stérilités de la femme (associée avec HMG).

CONTRE-INDICATIONS

Tumeurs hypophysaires.

Tumeurs gonadiques.

Dystrophies ovariennes.

Jeunes filles avant 18 ans.

Grossesse en cours.

LH élevée.

PRÉCAUTIONS D'EMPLOI

Surveillance de l'apparition de signes de maturation sexuelle, qui font arrêter le traitement dans l'indication cryptorchidie.

En association avec l'HMG, surveillance des signes d'hyperstimulation ovarienne (estradiol plasmatique, œstrogènes urinaires).

Positivation des tests de contrôle antidopage.

EFFETS INDÉSIRABLES

Manifestations allergiques.

Possibilité de rétention hydrosodée à doses suprathérapeutiques.

En association avec l'HMG, risque de grossesses multiples, d'hyperstimulation ovarienne avec kystes ovariens bilatéraux, voire rupture de kystes.

Parfois sensibilité testiculaire, érections, rarement augmentation du volume de la verge (disparition de ces symptômes à l'arrêt du traitement).

CRYPTORCHIDIE (2)

Testicule oscillant

Pas de traitement, résolution spontanée souvent en période pubertaire.

Ectopie testiculaire vraie

Chirurgie d'emblée.

Cryptorchidie unilatérale + hernie inguinale

Chirurgie d'emblée.

Cryptorchidie uni- ou bilatérale + hypospadias et/ou micropénis

► *Bilan étiologique précoce (avant toute chirurgie si possible, en service spécialisé)*

Rechercher :

– syndrome polymalformatif ;
– dysgénésies gonadiques ;
– insuffisance gonadotrope.

► *Examens à effectuer*

Pour distinguer une cryptorchidie bilatérale haute d'une anorchidie bilatérale :

– Caryotype.
– Test à l'hCG avec dosage sanguin (testostérone, dihydrotestostérone et delta 4 androstènedione de base (J0) et 24 h après la dernière injection).
– FSH, LH (voire test au LH-RH 12 ans).
– Hormone antimüllérienne (AMH).
– Échographie pelvienne.
– Génitographie.

► *Chirurgie dans un second temps*

CONSENSUS

[1] Cryptorchidie, *Pas à pas en pédiatrie/SFP*, 2009.

INFECTIONS URINAIRES DE L'ENFANT (1)

Définition

Signes fonctionnels urinaires ± fièvre (parfois fièvre isolée chez le nourrisson) et ECBU positif : leucocyturie ≥ 10 000/mL et bactériurie ≥ 100 000/mL monomicrobien. Y penser devant ictère prolongé ou stagnation pondérale chez le nouveau-né. Mode de contamination : voie ascendante +++, voie hématogène.

Germes incriminés (en ville)

- *Escherichia coli* (75-80 %).
- *Proteus* (10 %) (garçon ++, rechercher lithiase).
- *Klebsiella, Enterobacter, Serratia, Pseudomonas* (4 %).
- *Staphylococcus, Streptococcus Enterococcus* (5 %).

Bilan initial

ECBU : obtenu chez le nourrisson avant l'acquisition de la propreté par poche urinaire ou mieux par sondage urétral.
NFS, CRP, hémoculture si fièvre et systématique < 3 mois + échographie rénale si pyélonéphrite.

Traitement [1]

Différencier cystite (pollakiurie, brûlures mictionnelles, douleur abdominale, dysurie, hématurie macroscopique) et pyélonéphrite (idem + fièvre, frissons, douleurs lombaires, syndrome inflammatoire).
Cas particuliers :
- nourrisson < 3 mois : traitement antibiotique IV même en l'absence de fièvre ou de syndrome inflammatoire après confirmation par 2ᵉ ECBU si 1ᵉʳ sur poche ;
- bactériurie asymptomatique latente chez un enfant en bonne santé = colonisation simple ne nécessitant aucun traitement, ni examen invasif.

Pyélonéphrite aiguë

► *Mesures générales*

- Hospitalisation si âge < 3 mois, si signes cliniques d'infection sévère (frissons, marbrures), si uropathie malformative connue, ou si CG+ au direct.
- Bonne hydratation orale ou IV.
- **Antipyrétiques.**

► *Antibiothérapie*

- Direct ECBU positif à bacilles Gram- : **céphalosporine de 3ᵉ génération**, **ceftriaxone** (***ROCÉPHINE***) : 50 mg/kg/j en 1 inj. IVDL ou IM ± **aminoside**, **amikacine** (***AMIKACINE***) : 30 mg/kg/j en 1 inj. IV sur 30 min.
- Direct ECBU positif à cocci Gram+ (suspicion de streptocoque D) : **aminopénicillines**, **amoxicilline** (***CLAMOXYL***) : 100 mg/kg/j (4 g max) en 3 ou 4 inj. IVDL et ***AMIKLIN*** : 15 à 30 mg/kg/j en 1 inj. IV sur 30 min.

L'antibiothérapie sera secondairement adaptée au germe et à son antibiogramme.
Durée du traitement : arrêt de l'**aminoside** après 2 j ; arrêt de **ceftriaxone** ou **β-lactamine** IV après 2 à 4 j avec relais *per os* adapté à l'antibiogramme pour une durée de 10 à 14 j au total.
Chez l'enfant de **moins de 1 mois**, associer une **céphalosporine de 3ᵉ génération**, **céfotaxime** (***CEFOTAXIME***) : 100 mg/kg/j en 3 inj. IVDL pendant 10 j IV et **gentamicine** (***GENTAMICINE***) : 5 mg/kg/j en 1 inj. IV sur 30 min pendant 5 j.
En cas d'allergie aux ß-lactamines, il est possible si la fonction rénale est normale, de traiter uniquement par ***AMIKLIN*** IV en attendant le résultat de l'antibiogramme.
Le traitement peut être envisagé d'emblée par voie orale à domicile par **céfixime** (***OROKEN***) 8 mg/kg/j soit dose poids x 2/j *per os* (AMM 6 mois) ; si aucun critère d'hospitalisation et fièvre depuis moins de 48 h.
En fin de traitement, en cas d'anomalie à l'échographie ou de 2ᵉ épisode de pyélonéphrite, relais par une antibioprophylaxie orale en 1 prise quotidienne (jusqu'au résultat de la cystographie rétrograde). L'antibioprohylaxie sera poursuivie jusqu'à l'intervention chirurgicale ou jusqu'à l'acquisition de la propreté en cas de reflux vésico-urétéral grade IV ou V à la cystographie.

INFECTIONS URINAIRES DE L'ENFANT (2)

► *Surveillance*
L'ECBU à H48 et en fin de traitement n'est pas nécessaire.
Prévoir échographie rénale et cystographie rétrograde (voir dans le bilan).
En cas d'infection sévère ou d'infections répétées, recherche de cicatrices à distance par scintigraphie rénale au DMSA.

Cystite

- Traitement ambulatoire.
- Boissons fréquentes ; mictions fréquentes et complètes.
- Antibiothérapie orale : durée du traitement : 3 à 5 j.

Si BG - au direct : **amoxicilline-acide clavulanique** (*AUGMENTIN*) 80 mg/kg/j (sans dépasser 3 g) soit dose poids x 3/j *per os* ; ou **sulfaméthoxazole + triméthoprime** (*BACTRIM*) suspension : 30 mg/kg/j de **sulfaméthoxazole** en 2 prises *per os* ; ou **céfixime** (*OROKEN*) 8 mg/kg/j soit dose poids x 2/j *per os* (AMM 6 mois) ; à adapter aux résultats de l'antibiogramme.
Si Cocci + en chaînette au direct (entérocoque) : **amoxicilline** (*CLAMOXYL*) : 100 mg/kg/j en 3 prises.
Si Cocci + en amas au direct (staphylocoque) : **amoxicilline-acide clavulanique** (*AUGMENTIN*) : 80 mg/kg/j en 3 prises.

- Rechercher et traiter un facteur favorisant local : mauvaise hygiène, corps étranger vaginal, oxyurose, vulvo-vaginite, phimosis, constipation.
- Rechercher un facteur favorisant général : pathologie neurologique, dyssynergie vésico-sphinctérienne ou immaturité vésicale (impériosités mictionnelles, épisodes de culotte mouillée).

Recherche d'un facteur favorisant

Indications du bilan

- Pyélonéphrite.
- Infection urinaire basse du garçon.
- Cystites récidivantes chez la fille.
- Suspicion clinique d'anomalie rénale (HTA, etc.).

Interrogatoire
Rechercher une instabilité vésicale, une constipation, une mauvaise hygiène, etc.

Examen clinique
Rechercher des troubles neurologiques.

Bilan
- Échographie rénale.
- Cystographie rétrograde.

L'échographie rénale doit être effectuée en urgence quand la pyélonéphrite s'accompagne d'anurie, d'insuffisance rénale aiguë, de douleurs de type colique néphrétique ou bien si persistance d'une fièvre sous traitement.
Le bilan peut être complété par :
– UIV (si dilatation échographique des cavités pyélo-calvicielles, si suspicion d'un double système) ;
– bilan urodynamique (vessie neurologique).

Principaux facteurs favorisants

► *Reflux vésico-urétéral (RVU) +++*
Retrouvé dans 30 % des infections urinaires. Disparaît le plus souvent avec l'âge et la croissance : vers 4 ans disparition de 60 % des RVU grade I-II et de 40 % des RVU grade III-IV découverts durant la 1re année de vie. Lié le plus souvent à une immaturité transitoire de la jonction urétéro-vésicale ou parfois permanente d'origine malformative.

► *Instabilité vésicale*

► *Uropathies obstructives*

- Syndrome de jonction pyélo-urétérale.
- Méga-uretère obstructif (syndrome de la jonction urétéro-vésicale).
- Valves de l'urètre postérieur.

INFECTIONS URINAIRES DE L'ENFANT (3)

► *Antibiothérapie prophylactique*

- En attendant le bilan morphologique (en relais de l'antibiothérapie initiale) ou l'intervention chirurgicale.
- Uropathie ou reflux sans indication chirurgicale.
- En cas d'infections urinaires basses répétées (plus de 4 par an) : cures de 6 mois.

Avant 6 sem. de vie : **céphalosporine de 1re génération**, **céfaclor** (***ALFATIL***) : 10 mg/kg/j en 1 prise le matin.

Après 6 sem. de vie : ***BACTRIM*** 5 à 10 mg/kg/j en 1 prise *per os* le matin avant 2 ans et le soir après 2 ans.

► *Surveillance*

- ECBU en cas de fièvre inexpliquée.
- Dans les reflux vésico-urétéraux non opérés, contrôle de la cystographie après acquisition de la propreté puis environ tous les ans (selon la tolérance familiale du traitement au long cours).

Le reflux disparaît le plus souvent spontanément dans les premières années de vie (fonction du grade du reflux), permettant d'arrêter le traitement prophylactique.

L'indication chirurgicale se discute secondairement en cas d'infections répétées malgré la prophylaxie ou si le reflux ne disparaît pas spontanément, voire se majore.

Traitement chirurgical

- Chirurgie d'un reflux de haut grade avec retentissement rénal : allongement du trajet sous-muqueux du (des) uretère(s) par intervention de Leadbetter-Politano (nouvel orifice urétéral) ou intervention de Cohen (allongement du trajet sous-muqueux urétéral). Permet de corriger le reflux dans 95 % des cas.
- Résection de valves de l'urètre postérieur.
- Cure d'un syndrome de jonction en cas d'obstruction importante (évaluée par scintigraphie *Mag 3 Lasilix*).

CONSENSUS

[1] Prise en charge des infections urinaires de l'enfant, *GPIP/SFP/SPILF*, 2015.

ÉNURÉSIE (1)

Elle est définie par l'absence de contrôle mictionnel nocturne après l'âge de 5 ans (acquisition normale de la propreté nocturne vers 3 ans). Il s'agit de mictions normales mais inconscientes et incontrôlées. L'évolution est souvent spontanément favorable, mais l'énurésie peut persister à l'adolescence. Distinction entre l'énurésie primaire et secondaire (perte de la propreté acquise antérieurement pendant au moins 6 mois). Penser à éliminer devant **une énurésie secondaire récente** la polyurie révélatrice d'**un diabète, une infection urinaire** (***Labstix*** **++**). L'énurésie touche surtout le garçon avec ATCD familiaux fréquents.

Diagnostic différentiel [1]

- Anomalie neurologique : atteinte de la commande nerveuse vésicale (miction par regorgement), comitialité.
- Malformation urologique (abouchement urétéral ectopique).
- Infection urinaire, urétrite, oxyurose.
- Polyurie (diabète insipide, diabète sucré, etc.).
- Immaturité vésicale, dyssynergie vésico-sphinctérienne.

> Pas d'examen complémentaire systématique devant une énurésie simple isolée : diagnostic clinique et anamnestique.

Traitement [2]

Il associe mesures éducatives (systématiques) et traitement médicamenteux (éventuel).

Traitement éducatif

► *Information des parents*

- Bannir les mesures répressives, corriger un laxisme excessif.
- Déculpabiliser : expliquer le caractère incontrôlé, inconscient de l'énurésie.
- Ne pas mettre de couches.

► *Information de l'enfant*

- Déculpabiliser l'enfant, bien lui expliquer sa pathologie et sa bénignité.
- L'impliquer dans le traitement (tenue d'un carnet où l'enfant note les nuits « sèches » : soleil, et « mouillées » : nuage), valoriser tous les progrès obtenus.

► *Mesures physiques*

- Diminuer les boissons le soir.
- Miction complète avant d'aller se coucher.
- Parfois, réveil 2-3 h après le coucher pour uriner.
- Gymnastique mictionnelle : apprendre à l'enfant à pousser et à se retenir (mictions régulières et complètes).
- Tenue d'un calendrier mictionnel nocturne (calendrier « Nuage-Soleil »).

► *Pipistop*

Appareil à louer en pharmacie, il réveille l'enfant dès l'émission des premières gouttes d'urine. Utilisable après 7 ans (l'enfant doit pouvoir s'en servir seul), il permet de nets progrès en quelques semaines.

► *Psychothérapie*

Seulement en cas de troubles du comportement associés ou de perte de l'estime de soi suite à des moqueries à l'école.

ÉNURÉSIE (2)

Traitement médicamenteux

Utiliser un des trois médicaments suivants :

– **antispasmodique anticholinergique, oxybutynine** (***DITROPAN***) : 1 cp. x 2 ou 3/j, uniquement dans les énurésies nocturnes associées à une immaturité vésicale diurne ;

– **analogue de l'ADH, desmopressine** (***MINIRINMELT***) : 120 µg (lyophilisats à 60, 120 et 240 µg) le soir au coucher (puis adapter la posologie à l'effet obtenu : 120 à 240 µg) par cure de 3 mois renouvelable une fois si récidive à l'arrêt. Ne pas prendre de boisson dans les 8 h suivant la prise de ***MINIRIN*** (risque d'intoxication à l'eau) ;

– **antidépresseur tricyclique, imipramine** (***TOFRANIL***) : débuter à 1 cp. 10 mg/j avec 1 à 3 cp. à 10 mg le soir entre 6 et 12 ans, 2 à 5 cp. après 12 ans (augmentation progressive). Utilisation temporaire (cure de 3 mois). En cas d'échec, arrêt au bout d'un mois. Utilisation ancienne devenue exceptionnelle vu les effets secondaires potentiels.

Traitement préventif

Ne pas chercher à obtenir la propreté trop tôt (avant 24 mois).

CONSENSUS

[1] Fuites urinaires de l'enfant, *Pas à pas en pédiatrie/SFP*, 2010.
[2] Énurésie nocturne primaire isolée : diagnostic et prise en charge, *AFU*, 2010.

DIABÈTE DE L'ENFANT (1)

Insulinothérapie

Objectifs glycémiques : les plus proches de la normale (en évitant les hypoglycémies, HbA1c ≤ 7,5 %).

Doses d'insuline

- Doses initiales sous-cutanées : 0,8 à 1,5 UI/kg/j en fonction de l'intensité des signes révélateurs, à adapter en fonction des besoins initiaux.
- Puis le plus souvent diminution des besoins d'insuline pendant quelques semaines à plusieurs mois (« lune de miel ») : autour de 0,4 à 0,8 UI/kg/j.
- Puis les besoins augmentent avec la diminution de l'insulinosécrétion endogène, pour atteindre :
  - avant la puberté : 0,7 à 1,2 UI/kg/j ;
  - pendant la puberté : 1 à 1,5 UI/kg/j (parfois plus).

Schémas d'injections

Sous-cutané à la seringue ou au stylo (plus confortable). Il existe une contradiction entre la *précision* du traitement qui demande de mieux répartir le nombre d'injections et le *confort* qui s'accommode à moins de 3 ou 4 inj./j. Un meilleur contrôle du diabète et la diminution du risque d'hypoglycémie nécessitent cependant des techniques de multi-injections. Injection 5 à 10 min avant le repas avec les nouvelles **insulines rapides** (analogue type ***APIDRA***, ***HUMALOG*** ou ***NOVORAPID***).

► *Schéma à 2 injections (répartition indicative)*

- Injection avant le **petit-déjeuner** (**2/3** de la dose quotidienne répartis en 1/3 **rapide** et 2/3 **intermédiaire** ou **analogue lent de l'insuline** type ***LEVEMIR***).
- Injection avant le **dîner** (**1/3** de la dose quotidienne répartis en 1/3 **rapide** et 2/3 **intermédiaire** ou **analogue lent de l'insuline** type ***LEVEMIR***).

► *Schéma à 3 injections (répartition indicative)*

- Injection avant le petit-déjeuner : **insuline rapide** (30 % de la dose totale quot.).
- Injection avant le déjeuner : **insuline rapide** (15 % de la dose totale quot.).
- Injection avant le dîner : mélange **rapide** (20 % de la dose quot.) + **analogue lent** (35 % de la dose quot.).

► *Schéma à 4 ou 5 injections par jour*

Un **analogue rapide de l'insuline** (***APIDRA***, ***HUMALOG*** ou ***NOVORAPID***) est injecté 5 à 10 min avant les repas (matin, midi et soir ± goûter), qui n'ont pas besoin d'être pris à heure régulière.

Un **analogue lent de l'insuline** (***LANTUS***) est injecté à un moment quelconque de la journée, mais toujours le même, plutôt au repas du soir ou au coucher.

On peut utiliser un autre **analogue lent de l'insuline** (***LEVEMIR***), mais ce dernier ayant une durée d'action inférieure à 24 h, on est souvent amené à faire 2 injections à 12 h d'intervalle (une le matin et une le soir) ; ce schéma à 5 injections est parfois nécessaire lorsque les besoins de base en insuline sont très différents le jour et la nuit.

Pompe à insuline

Elle permet de délivrer en continu 24 h sur 24 de l'**insuline rapide** ou un **analogue d'insuline rapide**, à des débits éventuellement variables pendant le jour et la nuit et des bolus préprandiaux juste avant les repas. L'insuline à la pompe est utilisée par les équipes spécialisées chez certains enfants (jeune nourrisson ++, parfois l'adolescent, devant des difficultés d'équilibration majeures).

Lieu d'injection

Sous-cutanée stricte, dans les bras ou le ventre le matin et les cuisses ou les fesses le soir (sans alterner car vitesse de résorption différente). Déplacer le point d'injection pour éviter les lipodystrophies. Utiliser des aiguilles courtes ++ chez l'enfant (5 mm ou 8 mm).

DIABÈTE DE L'ENFANT (2)

Régime alimentaire

Ration quotidienne

1 000 kcal + 100 kcal par année d'âge avec répartition des glucides 55 %, lipides 30-35 %, protides 10-15 % de la ration calorique quotidienne, à répartir harmonieusement entre les 3 repas sans modifier au quotidien cette répartition ; éviter les sucres à index glycémique élevé (sucres rapides). Donner des sucres lents à chaque repas.

En cas de schéma à 2 injections

petit-déjeuner, éventuelle collation vers 10 h (sucres lents), déjeuner vers 12 h, goûter sans sucres lents vers 16 h (laitage, fruit), dîner. Parfois, collation vers 22 h.

En cas de schéma à 3 injections

Trois repas d'horaires plus libres : petit-déjeuner (20 % des glucides quotidiens), déjeuner (35 % des glucides), dîner (45 % des glucides). Modulation possible des doses d'insuline en fonction de la richesse glucidique des repas (insulinothérapie fonctionnelle).

Surveillance [1]

Surveillance de l'équilibre glycémique

► *Carnet d'autosurveillance des glycémies capillaires*

- 7 h (petit-déjeuner), 12 h (déjeuner), 16 h, 19 h (dîner). Faire de temps en temps glycémie capillaire vers 10 h ou 22 h.
- Objectif :
  - au réveil = 0,8 à 1,2 g/L ;
  - post-prandial = 1,4 à 1,8 g/L.

► *Autosurveillance des urines*

Recherche de sucre sur les urines du matin, témoignant d'un mauvais équilibre nocturne si présent.

Recherche d'acétone en plus du sucre en cas d'hyperglycémie importante (> 2,5 g/L) nécessitant un rajout d'insuline rapide si présente.

► *Hémoglobine glyquée*

Elle reflète l'équilibre glycémique durant les 2 à 3 mois précédents, permet l'adaptation des doses globales, permet de dépister les injections sautées, les régimes non suivis, les carnets falsifiés, etc.

< 6 % : hypoglycémies trop fréquentes
6 à 7 % : bon équilibre
7 à 8 % : à surveiller
8 à 9 % : médiocre
> 9 % : mauvais
> 13 % : risque de décompensation aiguë.

Surveillance des complications chroniques du diabète

Rares à l'âge pédiatrique. Surveillance par un bilan annuel (microalbuminurie, bilan lipidique, phosphocalcique, bilan thyroïdien, autres marqueurs d'auto-immunité, âge osseux, etc.).

Microangiopathie rétinienne : angiographie rétinienne (à partir de 5 ans d'évolution, puis /2 à 5 ans, adapté à l'âge).

Microangiopathie rénale : dosage de microalbuminurie nocturne annuelle.

Clinique : étude ROT, sensibilité, etc.

DIABÈTE DE L'ENFANT (3)

Ordonnance de l'enfant diabétique (*cf.* Diabète sucré de l'adulte)

- Stylo autopiqueur : p. ex. *ACCU-CHEK SOFTCLIX, BD OPTIMUS*, etc.
- Lecteur de glycémie : *cf.* Diabète sucré de l'adulte.
- Lancettes pour stylo autopiqueur, p. ex. *ACCU-CHEK SOFTCLIX*.
- Bandelettes pour détermination de la glycémie.
- Bandelettes pour recherche de glucose et corps cétoniques dans les urines : *KÉTO-DIASTIX, KÉTO-DIABUR TEST 5000*.
- ***GLUCAGEN*** (2 flacons) + 2 seringues IM pédiatriques.
- Si seringues à insuline (100 UI/mL) : *B-D MICROFINE, PLASTIPAK* (30, 50 ou 100 UI selon les doses d'insuline).
- Si stylo injecteur d'insuline : *NOVOPEN 3, ERGOPEN, HUMAPEN, FLEXPEN, NOVOLET*.
- Pour stylo : aiguilles *B-D MICROFINE*.
- Insuline (100 UI/mL) (flacon et cartouche) : *cf.* Diabète sucré.
- Coton, alcool à 70°.

Objectifs du traitement

– Éviter les hypoglycémies sévères.
– Réduire les hyperglycémies, les épisodes de décompensation acido-cétosiques.
– Obtenir un bon équilibre glycémique (HbA1c < 7,5 %).
– Prévenir et retarder l'apparition des complications.
– Assurer un développement saturo-pondéral et pubertaire normal.
– Éviter les conséquences psychologiques (angoisses, rejet) du diabète chez le jeune diabétique et dans sa famille.

Acidocétose diabétique

Inaugurale, ou secondaire à une pathologie intercurrente (hyperglycémie sans adaptation des doses) voire à un arrêt de l'insuline.

Évaluation rapide

Perte de poids, déshydratation, état de conscience, acidose (**pH < 7,35**).
Signes de gravité : acidose sévère (pH < 7), déshydratation sévère, troubles hémodynamiques, coma, âge < 5 ans.

Pose de 2 voies d'abord veineux + poche à urines

Bilan initial (en urgence ++)

Gaz du sang, glycémie, ionogramme sanguin, fonction rénale, calcémie, phosphorémie, ECG.

Réhydratation initiale + insulinothérapie

- En cas de collapsus : **solutés de remplissage**, type cristalloïdes (NaCl 0,9 %) : 20 mL/kg (500 mL max) en moins de 20 min.

► *H0-H2*

Débuter simultanément (arrêt alimentation et boissons) :
– sérum salé à 0,9 % + KCl (après ECG, kaliémie et 1re miction, dose à adapter à la kaliémie corrigée et à l'aspect des onde T sur ECG) : 8 mL/kg/h si âge < 5 ans, si Na corrigée < 138 mmol/L et 10 mL/kg/h dans les autres cas (sans dépasser 500 mL/h) ;
– insuline ordinaire (***ACTRAPID***) en IV continu (diluer 0,5 mL = 50 UI dans 49,5 mL sérum salé à 0,9 %) : 0,1 UI/kg/h si pH < 7,25 et 0,05 UI/kg/h si pH entre 7,25 et 7,35 ou si âge < 5 ans ou insulinothérapie dans les 8 h précédentes.

► *H2-H24*

Dès la 3e h ou plus tôt si glycémie < 10 mmol/L.
Perfusion IV 3 L/m²/j de soluté type polyionique G5 ou G10 (dès que glycémie < 12 mmol/L) supplémenté en NaCl et KCl à adapter au ionogramme sanguin.
(Surface cutanée (m²) = 4 x Poids + 7/ Poids + 90)
Insuline ordinaire (***ACTRAPID***) en IV continu à poursuivre en adaptant le débit de 20 % de la dose en cours selon la glycémie capillaire horaire.

DIABÈTE DE L'ENFANT (4)

Surveillance

- Scope, FC, PA, glycémie capillaire horaire (à débuter dès 30 min d'insulinothérapie), diurèse (poche urine), bandelette urinaire, conscience, recherche de céphalées, examen neurologique, ECG.
- Ionogramme sanguin, GDS veineux, glycémie, fonction rénale, calcémie, phosphorémie à H0, H2, H6-8, H12, H24.
- Glycosurie et cétonurie sur chaque miction avec iono. urinaire sur 1re miction.
- Natrémie corrigée = Na + (glycémie (mmol/L) - 5)/3.
- Kaliémie corrigée = kaliémie mesurée - 6 x (7,40 - pH mesuré).
- Glycémie 5,5 mmol = 1 g/L.

Objectifs

Réhydratation progressive, correction progressive de l'acidose, de la natrémie, chute de la glycémie de 5 mmol/L maximum par heure avec maintien de la glycémie aux alentours de 1,8 à 2 g/L entre H12 et H24. Adaptation de l'insulinothérapie (20 % du débit) en fonction des glycémies capillaires horaires.

Relais par insuline sous-cutanée

Dès que le malade peut s'alimenter sans problème.

Complications

- Hypokaliémie.
- Hypoglycémie.
- œdème cérébral.

Hypoglycémies

► *Mineures*

Absorption immédiate de sucres rapides (1 sucre/20 kg ou 1/2 jus fruits) puis sucre lent (pain ou biscuits ou repas selon l'heure).

► *Avec coma ou convulsions*

Injection IM de **glucagon** ***GLUCAGEN*** (1/2 amp. si < 5 ans, 1 amp. si > 5 ans) ; si absence d'amélioration, injection de 0,5 g/kg de glucose IVD, sous forme de glucosé 30 %, sans dépasser 30 mL ; puis perfusion continue de G10 + électrolytes ; dans tous les cas, recherche du facteur déclenchant et adaptation des doses d'insuline.

CONSENSUS

[1] Prise en charge du diabète de type 1 de l'enfant et de l'adolescent, *HAS*, 2006.

HYPOTHYROÏDIE DE L'ENFANT (1)

À révélation néonatale = congénitale [1]

Dépistage systématique néonatal (buvard vers J3 de vie) :
- TSH > 50 mU/mL : convocation de l'enfant en urgence.
- TSH entre 30 et 50 mU/mL : confirmation par contrôle 2e buvard.
- TSH < 30 mU/mL : négatif (taux normal).

Étiologies

- Anomalies du développement de la glande : 85% des cas, surtout chez les filles
  - athyréose : rare ;
  - ectopie : le plus fréquent ;
  - glande dysplasique en position normale.
- Anomalies de l'hormonosynthèse : 15 % des cas.
- Hypothyroïdie, acquise (souvent transitoire) par :
  - surcharge iodée (maternelle ou néonatale) ;
  - traitement maternel par **antithyroïdien de synthèse** ;
  - thyroïdite maternelle (Hashimoto).
- Exceptionnellement :
  - résistance périphérique aux **hormones thyroïdiennes** ;
  - déficit en TSH (non détecté par le dépistage).

Bilan nouveau-né (en milieu spécialisé)

- T3 libre, T4 libre, TSH.
- Iodémie, iodurie, thyroglobulinémie.
- Ac antithyroïdiens (anti-TPO, anti-TG).
- Échographie thyroïdienne.
- Scintigraphie thyroïdienne (± test au perchlorate).
- ± Radiographie osseuse pour âge osseux si découverte tardive.

Bilan chez la mère

- T3 libre, T4 libre, TSH, iodémie.
- Ac antithyroïdiens (anti-TPO, anti-TG)

Traitement

Hormones thyroïdiennes, **lévothyroxine sodique** (***L-THYROXINE***) *per os* : 5 à 7 µg/kg/j en une prise, à adapter au taux de TSH (conservation au réfrigérateur).

Arrêt de la **vitamine D** pendant les 6 premiers mois (risque hypercalcémie).

Diminution progressive avec l'âge des posologies. Passage au cp. ***LÉVOTHYROX*** possible vers 3-4 ans.

HORMONES THYROÏDIENNES (PÉDIATRIE)

■ Lévothyroxine sodique (L-T4)

L THYROXINE SERB					
Hypothyroïdie de l'enfant : 5 à 6 µg/kg/j en une prise chez le nouveau-né, 3 à 5 µg/kg/j chez le plus grand	450 gttes (1 gtte = 5 µg) soluté buvable 15 mL conserver à + 4°C	4,00	II	65 %	0,01
LÉVOTHYROX					
Hypothyroïdie de l'enfant > 6 ans : 100 µg/m²/j	30 cp. 25 µg	0,69	II	65 %	0,02
	30 cp. 50 µg	1,05	II	65 %	0,03
	30 cp. 75 µg	1,52	II	65 %	0,05
	30 cp. 100 µg	1,98	II	65 %	0,07
	30 cp. 125 µg	2,44	II	65 %	0,08
	30 cp. 150 µg	2,91	II	65 %	0,10
	30 cp. 175 µg	3,37	II	65 %	0,11
	30 cp. 200 µg	3,85	II	65 %	0,13

PROPRIÉTÉS

Hormone thyroïdienne iodée : rôle nécessaire à la croissance, au développement du SNC, augmente le métabolisme de base et la consommation tissulaire d'oxygène, accélère le rythme cardiaque.

La lévothyroxine a une demi-vie longue (6 à 8 j). L'état d'équilibre est atteint après 4 à 6 sem. Elle est métabolisée en L-T3 active.

INDICATIONS

Hypothyroïdies d'origine haute ou basse, complètes ou incomplètes.

Circonstances dans lesquelles on désire freiner la TSH.

CONTRE-INDICATIONS

Absolues : cardiopathie décompensée, hyperthyroïdie.

Relatives : trouble du rythme cardiaque, insuffisance coronarienne.

PRÉCAUTIONS D'EMPLOI

Associer un traitement substitutif préalable par **hydrocortisone** en cas d'insuffisance surrénalienne associée.

En cas d'antécédents cardiovasculaires, s'assurer du contrôle de la cardiopathie, instaurer éventuellement le traitement à doses progressives.

Utiliser avec prudence en cas d'hypertension artérielle, tuberculose, diabète, anorexie et dénutrition.

EFFETS INDÉSIRABLES

Aggravation possible des cardiopathies ischémiques et des troubles du rythme cardiaque.

Risque de décompensation d'une insuffisance surrénalienne non traitée (coexistence fréquente dans les hypothyroïdies centrales).

Possibilité d'hypercalcémie-hypercalciurie chez l'enfant (avant 6 mois : pas de **vitamine D** ou faible dose 400 UI/j).

Surdosage : signes d'hyperthyroïdie pouvant aller jusqu'à la thyrotoxicose : insomnie, irritabilité, céphalées, fièvre, tachycardie, sueurs, amaigrissement, diarrhée : arrêt du traitement pendant quelques jours puis diminuer la posologie.

INTERACTIONS MÉDICAMENTEUSES

Potentialisation des **antivitamines K**.

Potentialisation mutuelle avec les **antidépresseurs tricycliques**.

Action réduite par la **colestyramine** et les inducteurs enzymatiques.

HYPOTHYROÏDIE DE L'ENFANT (2)

Surveillance

T3 libre, T4 libre, TSH, à J15, J30 puis à 2, 4, 6, 9, 12, 16, 18, 24 mois, puis tous les 6 mois. Obtenir la normalisation de T4 avant la fin du 1er mois et TSH dans les 3 mois puis maintenir une TSH normale, et T4 libre normale haute.

Évolution

- Arrêt du traitement souvent possible après quelques mois en cas d'hypothyroïdie transitoire (surcharge iodée, Hashimoto maternel), traitement à vie ++ dans les autres cas.
- Développement somatique normal, surveiller la croissance et l'âge osseux régulièrement.
- Développement psychomoteur le plus souvent normal si le traitement est débuté précocement. Parfois léger retard en cas d'hypothyroïdie initialement profonde.

À révélation tardive

Étiologies

- Thyroïdite de Hashimoto.
- Irradiation cervicale.
- Carence en iode.
- Insuffisance thyréotrope : lésion tumorale, chirurgicale ou radique de l'hypophyse et/ou de l'hypothalamus.
- Forme congénitale de découverte tardive.

Bilan

– T3 libre, T4 libre, TSH.
– Anticorps antithyroïdiens (anti-TPO, anti-TG).
– Échographie thyroïdienne.
± test au TRH.
± scintigraphie thyroïdienne.
± Radiographie osseuse pour âge osseux si retard statural

Traitement

Hormones thyroïdiennes, **lévothyroxine sodique** (***L-THYROXINE***) : 3 à 5 µg/kg/j en 1 prise *per os.*

Si l'origine est hypophysaire, en cas d'insuffisance corticotrope associée, il faut toujours débuter les **corticoïdes** 48 h avant la ***L-THYROXINE***.

CONSENSUS

[1] L'hypothyroïdie congénitale, *Orphanet*, 2007.

INSUFFISANCE SURRÉNALIENNE DE L'ENFANT (1)

Diagnostic

– Cortisolémie, ACTH (insuf. glucocorticoïde).
– Aldostérone, rénine plasmatique (insuf. minéralocorticoïde).
– 17-hydroxyprogestérone, SDHA, Δ4-androstènedione.
– Ionogramme sanguin et urinaire (natriurèse), pH sanguin, glycémie.

Les dosages hormonaux pourront être faits de base ou après test au *SYNACTHÈNE*. Dosage de base suffisant en période néonatale dans le bloc en 21-hydroxylase.
Confirmation en biologie moléculaire ultérieurement en cas de bloc enzymatique.

Étiologies

► *Hyperplasie congénitale des surrénales [1]*
• Par déficit enzymatique de la stéroïdogenèse, principalement bloc en 21-hydroxylase (rarement en 11-β ou 3-β-ol-déshydrogénase) :
– *formes néonatales* :
Filles : ambiguïté sexuelle, syndrome de perte de sel.
Garçons : syndrome de perte de sel (vers J7-J10 de vie).
Le « syndrome de perte de sel » associe un tableau de déshydratation avec perte de poids, une natriurèse inadaptée (> 20 mEq/L) alors que la natrémie est < 133 mEq/L et souvent une hyperkaliémie.
Le dépistage néonatal est devenu systématique vers J3-J5 lors du test de Guthrie (dosage de 17 OHP sur papier buvard).
– *formes à révélation tardive* : accélération de la croissance staturale, apparition d'une pilosité précoce (hyperandrogénie), plus ou moins perte de sel.
• Diagnostic : élévation (de base et/ou sous test au *SYNACTHÈNE*) de 17-hydroxyprogestérone (17 OHP).
Δ4-androstènedione, sulfate de DHA, testostérone précisant le degré d'hyperandrogénie et le type de bloc.

► *Autres insuffisances surrénaliennes congénitales génétiquement déterminées*
Hypoplasie congénitale des surrénales, syndrome des 3A (Addison + alacrymie + achalasie), adrénoleucodystrophie, etc. (en rapprocher certaines insuffisances minéralocorticoïdes isolées).

► *Secondaires*
Tuberculose, auto-immune, médicamenteuse (**kétoconazole**, **mitotane (ou op'DDD)**, etc.).

► *De survenue aiguë*
Chirurgie, thrombose, hémorragie surrénalienne bilatérale (sepsis, troubles de l'hémostase, etc.).

► *Insuffisance antéhypophysaire*

► *Arrêt de corticothérapie prolongée*

► *Idiopathique*

Traitement de l'insuffisance surrénalienne aiguë

Urgence thérapeutique (pronostic vital immédiat lié à l'hyperkaliémie).
Pose de 2 voies d'abord veineuses ; hospitalisation.

INSUFFISANCE SURRÉNALIENNE DE L'ENFANT (2)

Traitement d'urgence

• Hypoglycémie sévère : 0,5 g/kg de glucose IVD sous forme de glucosé 30 % (sans dépasser 30 mL) puis relais par G10 % + NaCl.

• Collapsus : **solutés de remplissage** (NaCl 0,9 %) : 20 mL/kg en moins 20 min.

• Hyperkaliémie menaçante :

– **calcium**, chlorure de calcium à 10 % : 0,5 mL/kg IVD si trouble du rythme cardiaque (QRS élargis, etc.).

– **solutés alcalinisants**, bicarbonate de sodium à 4,2 % : 3 mL/kg IVDL (si acidose : pH < 7,10).

– **résines hypokaliémiantes**, **polystyrène sulfonate de sodium** (***KAYEXALATE***) : 1 g/kg *per os* ou en lavement.

– **β_2-mimétiques**, **salbutamol** : 1 aérosol unidose adapté au poids de l'enfant de ***VENTOLINE*** ou dose de charge IV 5 µg/kg IVL en 20 min.

Prélèvements à réaliser en urgence

17 OHP, cortisol, SDHA, Δ4-androstènedione, testostérone, aldostérone, ACTH, rénine, ionogrammes sanguin et urinaire, glycémie, GDS veineux.

Ils doivent être faits si possible avant tout traitement mais sans retarder la mise en route de celui-ci.

Réhydratation

Sous forme de glucosé 5 % le plus souvent ou glucosé 10 % (si hypoglycémie persistante avec glucosé 5 %) avec NaCl **sans KCl**.

Volume :

– nouveau-né avec déshydratation sévère : 180 mL/kg/j ;

– nouveau-né avec déshydratation modérée ou nourrisson : 150 mL/kg/j ;

– enfant plus grand : 2,5 à 3 L/m²/j.

Apport de NaCl : chlorure de sodium : 10 à 15 mEq/kg/j chez le nouveau-né (dont la moitié en 6 h) et sans dépasser 24 g/j de NaCl chez le grand enfant.

Pas de chlorure de potassium.

• En cas d'acidose : bicarbonate de sodium : 1/3 x poids x base déficit sur 1 h.

• En cas d'hyponatrémie menaçante, passer NaCl à 5,85 % (1 mL = 1 mEq) sur 30 min. à 1 h : quantité à passer (en mEq) pour augmenter la natrémie à 125 = 2/3 x poids x (125 - natrémie).

La natrémie ne doit pas remonter de plus de 1 mEq par heure (risque d'œdème cérébral).

Traitement hormonal substitutif

• **Hormones glucocorticoïdes**, **hémisuccinate d'hydrocortisone** (***HYDROCORTISONE***) IV ou IM : 2 à 4 mg/kg/6 h (selon la gravité).

• **Hormones minéralocorticoïdes**, **désoxycortone** (***SYNCORTYL***) IM : 2,5 mg toutes les 12-24 h.

Surveillance

• Scope respiratoire, poids, pouls, PA, diurèse, glycémies capillaires, ECG.

• Ionogramme sanguin, glycémie, calcémie.

• Ionogramme urinaire.

Évolution

Dès que l'état digestif le permet, relais *per os* (possibilité d'effectuer une étape intermédiaire par voie IM avec **acétate d'hydrocortisone**). Puis diminution progressive des doses jusqu'aux doses d'entretien. Diminution simultanée de la réhydratation et des apports sodés.

GLUCOCORTICOÏDES (PÉDIATRIE)

Hydrocortisone

HYDROCORTISONE					
Insuffisance surrénalienne : 10 à 20 mg/m²/j Voie IV = hémisuccinate d'hydrocortisone 5 mg/kg puis 2 mg/kg/6 h Voie IM = acétate d'hydrocortisone 3 à 5 mg/kg/12 ou 24 h	25 cp. 10 mg 1 fl. 100 mg = 2 mL	2,48 2,05	I I	65 % 65 %	0,10 2,05

PROPRIÉTÉS

Hormones physiologiques ayant une action glucocorticoïde prédominante et une action minéralocorticoïde modérée (inférieure à celle de l'aldostérone).
Résorption digestive rapide (pic en 1 h), biotransformation hépatique et rénale, élimination urinaire sous forme de glycuronides conjugués principalement.

INDICATIONS

Insuffisance surrénalienne aiguë.
Insuffisance surrénalienne chronique (d'origine surrénalienne ou hypophysaire).
Hyperplasie congénitale des surrénales.

CONTRE-INDICATIONS

Aucune dans ces indications.

PRÉCAUTIONS D'EMPLOI

Le régime doit être normosodé.
Ne jamais interrompre brutalement (risque d'insuffisance surrénalienne aiguë).

EFFETS INDÉSIRABLES

Aucun à dose physiologique substitutive.

Ralentissement de la croissance en cas de surdosage, puis autres signes d'hypercorticisme (obésité facio-tronculaire, amyotrophie, vergetures, HTA, hypokaliémie, hyperglycémie). Diminuer la posologie.

INTERACTIONS MÉDICAMENTEUSES

Se méfier de l'hypokaliémie liée à un surdosage en cas de coprescription avec **macrolides**, **antiarythmiques** donnant des torsades de pointes, **digitaliques**.

Prudence si autres médicaments hypokaliémiants (**diurétiques**, **amphotéricine B**).

Catabolisme augmenté par les inducteurs enzymatiques (**barbituriques**, **primidone**, **rifampicine**, **phénytoïne**).

INSUFFISANCE SURRÉNALIENNE DE L'ENFANT (3)

Traitement de l'insuffisance surrénalienne lente

Traitement étiologique éventuel

Régime

Normosodé, voire supplémentation sodée avant 2 ans (régime désodé contre-indiqué).

Opothérapie substitutive à vie

- **Hormones glucocorticoïdes, hydrocortisone** (***HYDROCORTISONE***) : 15 à 20 mg/m²/j en 2 prises *per os*.
- **Hormones minéralocorticoïdes, fludrocortisone** (***FLUCORTAC***) : en cas de déficit minéralocorticoïde, 25 à 100 µg/j en 2 prises.

En cas de stress, de maladie intercurrente

Doubler voire tripler les doses d'**hydrocortisone.**

En cas de difficultés alimentaires :

– **acétate d'hydrocortisone** IM : 3 à 5 mg/kg, renouvelable toutes les 12 h ou **hémisuccinate d'hydrocortisone** 2 mg/kg/6 h IVD ;

– ***SYNCORTYL*** IM : 2 à 4 mg en 1 injection IM/j.

Hospitalisation au moindre doute de décompensation

En cas de chirurgie

La veille, doubler les doses. Puis le jour de l'intervention :

– ***SYNCORTYL*** : 2 à 5 mg IM avant l'intervention, 1 à 2 mg IM le lendemain puis relais *per os* ;

– **hémisuccinate d'hydrocortisone** : avant, pendant l'intervention puis 2 mg/kg/6 h IVD jusqu'à relais *per os* (environ 24 h). Garder des doses doubles d'**hydrocortisone** pendant 1 sem.

Pendant l'intervention, perfuser avec glucosé 10 % + 8 mEq/kg/j de NaCl.

Port d'une carte d'insuffisant surrénalien [2]

Le risque encouru par ces patients est en effet celui d'une décompensation aiguë dont le traitement est une urgence vitale.

CONSENSUS

[1] L'hyperplasie congénitale des surrénales, *Orphanet*, 2009.

[2] Insuffisance surrénale – Carte de soins et d'urgence. Informations et conseils, *DGS*, 2007.

MINÉRALOCORTICOÏDES (PÉDIATRIE)

■ Fludrocortisone

FLUCORTAC					
Insuffisance surrénalienne lente : 50 à 200 µg/j en 2 ou 3 prises	30 cp. séc. 50 µg 60 cp. séc. 50 µg	54,92 106,07	I I	65 % 65 %	1,83 1,77

■ Désoxycortone

SYNCORTYL					
Insuffisance surrénalienne : 1 à 5 mg (voire 10 mg) IM toutes les 12 h	4 amp. 10 mg	7,67	I	65 %	1,92

PROPRIÉTÉS

Hormone ayant une action minéralocorticoïde identique à celle de l'aldostérone : rétention de sodium, élimination de potassium, par action au niveau du tube distal du néphron.

La **désoxycortone** n'est pas résorbable par voie orale.

INDICATIONS

Insuffisance surrénalienne lente ayant une composante d'insuffisance minéralocorticoïde (associer un traitement par **hydrocortisone**).

Insuffisance surrénalienne aiguë.

Hyperplasie congénitale des surrénales par déficit enzymatique lorsqu'il existe un bloc entravant la synthèse des minéralocorticoïdes.

CONTRE-INDICATIONS

Hypertension artérielle.

PRÉCAUTIONS D'EMPLOI

Associer un régime normosodé.

La posologie doit être ajustée en fonction de la tension artérielle, de la kaliémie, de la natrémie et de l'activité de la rénine plasmatique.

EFFETS INDÉSIRABLES

Pas d'effet indésirable aux doses physiologiques.

Surdosage : hypokaliémie, rétention hydrosodée, hypertension artérielle.

INTERACTIONS MÉDICAMENTEUSES

Se méfier de l'hypokaliémie liée à un surdosage en cas de coprescription avec **macrolides**, **antiarythmiques** donnant des torsades de pointes, **digitaliques**.

Prudence si autres médicaments hypokaliémiants (**diurétiques**, **amphotéricine B**).

Catabolisme augmenté par les inducteurs enzymatiques (**barbituriques**, **primidone**, **rifampicine**, **phénytoïne**).

RACHITISME CARENTIEL (1)

Devenu rare grâce à la prévention, il est suspecté devant une hypocalcémie, devant des signes osseux, au cours d'un bilan de malabsorption.

Bilan diagnostique

- Radiographies : poignet de face, thorax.
- Calcémie, phosphorémie, phosphatases alcalines.
- Calciurie, phosphaturie, créatininurie.
- PTH ; 25 (OH) D3 ; 1,25 $(OH)_2$ D3.

Trois stades du rachitisme

Stade précoce

Hypocalcémie, phosphorémie normale, lésions radiologiques discrètes.

Stade floride (plus avancé)

Présence de déformations métaphysaires. Calcémie normale, phosphorémie basse, PTH augmentée, phosphatases alcalines augmentées, calciurie basse.

Stade sévère (carence prolongée)

Déminéralisation osseuse, déformation des membres, calcémie basse, phosphorémie basse, PTH augmentée, phosphatases alcalines augmentées, calciurie basse.

Traitement

Rachitisme sans hypocalcémie symptomatique

Calcium (***CALCIUM SANDOZ***) : 1 g/m²/j de calcium-élément *per os* en 2 ou 3 prises pendant 15 j à 2 mois selon l'intensité de la déminéralisation.

Vitamine D, **colécalciférol** (***VITAMINE D3***) : 1 amp. buv. à 200 000 UI *per os* en dose unique. Elle est administrée 48 h après le début du calcium pour éviter une aggravation de l'hypocalcémie car elle est initialement hypocalcémiante.

Rachitisme avec hypocalcémie symptomatique ou < 1,75 mmol/L

► *Traitement initial*

- Perfusion de **calcium**, **gluconate de calcium** (***GLUCONATE DE CALCIUM*** 10 %) : 1 g/m²/j de calcium-élément en IV continu ; diluer au 1/5e (10 mL dans 40 mL de glucosé 5 %).
- Associer 1,25 $(OH)_2$ D3, dérivé hydroxylé de la **vitamine D**, **calcitriol** (***ROCALTROL***) : 1 µg = 4 capsules 2 fois/j *per os*.

► *Dès que calcémie > 2 mmol/L*

- **Vitamine D**, **colécalciférol** (***VITAMINE D3***) : 1 amp. buv. à 200 000 UI *per os*.
- Arrêt du ***ROCALTROL*** 24 h après la vitamine D mère.

Après traitement reprendre une prophylaxie normale.

Surveillance

Elle permet de vérifier la vitaminosensibilité.

- À 1 mois, normalisation de : phosphorémie, calciurie, phosphatases alcalines.
- Normalisation radiologique sur plusieurs mois :
  – densification de la ligne métaphyso-épiphysaire ;
  – minéralisation épiphysaire puis épaississement cortical ;
  – correction de la déformation après plusieurs années.

En cas d'échec du traitement

Se méfier d'un rachitisme vitaminorésistant :

► *Malabsorption*

- Mucoviscidose, cholestase, maladie cœliaque, etc.
- Administrer alors la **vitamine D3** par voie intramusculaire.

► *Trouble du métabolisme de la vitamine D*

- Insuffisance rénale chronique (défaut de 1-hydroxylation).
- Traitement par **phénobarbital** ou **phénytoïne**.
- Rachitisme héréditaire pseudo-carentiel.

► *Trouble du métabolisme du phosphore*

- Traitement par hydroxyde d'alumine.
- Hypophosphorémie d'origine génétique ou carentielle.

► *Tubulopathie*

CALCIUM (1)

■ Calcium

CACIT					
Calcithérapie à forte dose : 500 à 1 200 mg/j (calcium-élément)	60 cp. efferv. 500 mg 30 cp. efferv. 1 g	6,18 6,18		65 % 65 %	0,10 0,21
CALCIUM SANDOZ					
Idem ***CACIT***	20 cp. efferv. 500 mg 30 sach. sol. buv. 500 mg	2,12 3,13		65 % 65 %	0,11 0,10
CALCIFORTE					
Idem ***CACIT***	30 amp. buv. 500 mg	4,37		65 %	0,15
CALCIDOSE					
Idem ***CACIT***	60 sach. pdre 500 mg	6,18		65 %	0,10
CALCIPRAT					
Idem ***CACIT***	60 cp. 500 mg 60 cp. 750 mg 30 cp. 1 000 mg	6,18 9,61 6,18		65 % 65 % 65 %	0,10 0,16 0,21
CALPEROS					
Idem ***CACIT***	60 cp. séc. à sucer 500 mg	6,18		65 %	0,10
CALTRATE					
Idem ***CACIT***	60 cp. séc. 600 mg	6,18		65 %	0,10
DENSICAL					
Idem ***CACIT***	60 cp. à sucer 600 mg	6,18		65 %	0,10

RACHITISME CARENTIEL (2)

Prophylaxie

Par **vitamine D2** ou **D3** mère (jamais de dérivés hydroxylés).

Chez la femme enceinte

Vitamine D, ergocalciférol (***UVESTEROL D***) : dose n° 1 (= 1 000 UI) *per os* par jour, pendant le dernier trimestre de grossesse si ce dernier se déroule en hiver.

Chez tous les enfants de la naissance à 18 mois

Vitamine D, ergocalciférol (***UVESTEROL D***) : dose n° 1 (= 1 000 UI) *per os* par jour ; chez les prématurés, les enfants noirs : dose n° 2 (= 1 500 UI) par jour.

En cas de doute sur l'observance

Vitamine D, colécalciférol (***UVÉDOSE***) : 1 amp. buvable à 100 000 UI *per os*, tous les 3 mois, jusqu'à 18 mois (à poursuivre jusqu'à 5 ans pendant le semestre d'hiver).

> À consigner impérativement dans le carnet de santé en rouge, pour éviter les surdosages par fortes doses répétées.

CALCIUM (2) – PHARMACOLOGIE

PROPRIÉTÉS

Apport calcique.

INDICATIONS

Carences calciques en période de croissance, de grossesse et d'allaitement.
Traitement d'appoint des ostéoporoses.

CONTRE-INDICATIONS

Hypersensibilité à l'un des constituants.
Hypercalcémie, hypercalciuries avec lithiase calcique, calcifications tissulaires (néphrocalcinoses).
Immobilisations prolongées s'accompagnant d'hypercalcémie et/ou d'hypercalciurie : le traitement calcique ne doit être utilisé qu'à la reprise de la mobilisation.

PRÉCAUTIONS D'EMPLOI

En cas d'insuffisance rénale contrôler régulièrement la calcémie et la calciurie et éviter l'administration de fortes doses.
En cas de traitement de longue durée et/ou d'insuffisance rénale, il est nécessaire de contrôler la calciurie et de réduire ou d'interrompre momentanément le traitement si celle-ci dépasse 7,5 mmol/24 h (300 mg/24 h), chez l'adulte.
En cas de traitement associé à base de **digitaliques**, **tétracyclines**, **vitamine D**, **fluorure de sodium** (*cf.* Interactions).
En raison de la présence d'aspartam dans certains produits, l'administration devra alors être évitée en cas de phénylcétonurie.

EFFETS INDÉSIRABLES

Constipation, flatulence, éructations, nausées ; une sensation de bouche sèche a été signalée au moment de la prise des comprimés.
Hypercalciurie, hypercalcémie en cas de traitement prolongé à fortes doses, ou d'association à la **vitamine D**.
Risque d'hypophosphatémie.

INTERACTIONS MÉDICAMENTEUSES

Digitaliques : l'administration orale de **calcium**, surtout si elle est associée à la **vitamine D**, risquant d'augmenter la toxicité des **digitaliques**, nécessite une stricte surveillance clinique et électrocardiographique.
Tétracyclines par voie orale : il est recommandé de décaler d'au moins 3 h la prise de **calcium** (interférence possible de l'absorption des **tétracyclines**).
Vitamine D à fortes doses : un contrôle hebdomadaire de la calciurie et de la calcémie est indispensable en raison du risque d'hypercalcémie.
En cas de traitement à base de **fluorure de sodium** ou par **biphosphonates**, il est conseillé de prendre le **calcium** à distance de ces produits (respecter un délai minimal de 2 h avant de prendre du **calcium**).
Diurétiques thiazidiques : risque d'hypercalcémie par suite de la réduction de l'élimination urinaire du calcium.

RETARD DE CROISSANCE (1)

Étiologie

Retard de croissance idiopathique

Retard statural harmonieux, isolé, avec bilan hormonal normal. Souvent associé à un retard pubertaire, avec dans ce cas un pronostic final favorable.

Retard de croissance intra-utérin

Rattrapage le plus souvent durant les 2 premières années de vie mais 10-15 % gardent un retard de croissance, quelle que soit la cause du RCIU.

Petite taille familiale (constitutionnelle)

Retard statural modéré avec vitesse de croissance conservée. Notion de petite taille familiale fréquente dans les ATCD.

Maladies chroniques

- Carence nutritionnelle (carence d'apport, maladie cœliaque, maladie de Crohn).
- Respiratoire (mucoviscidose, asthme sévère sous **corticoïdes**, etc.).
- Insuffisance rénale chronique.
- Cardiopathie sévère.
- Autres : certaines maladies hépatiques, maladies métaboliques, drépanocytose, thalassémie, sida.

Pathologies endocriniennes

- Hypothyroïdie (centrale ou périphérique) : le retard de croissance s'accompagne d'une prise de poids et d'un ralentissement des facultés intellectuelles.
- Hypercorticisme (endogène [= maladie de Cushing] ou corticothérapie) : le retard de croissance s'associe à une obésité facio-tronculaire et à des vergétures.
- Déficit en hormone de croissance (GH) :
  - congénitaux (origine malformative, génétique, etc.) ;
  - acquis (tumeur cérébrale, histiocytose, sarcoïdose, post-radiothérapie, post-infectieux, post-traumatique, etc.) ;
  - idiopathiques (souvent partiels et transitoires).
- Pseudohypoparathyroïdie.
- Puberté précoce : après la phase précoce d'accélération de la croissance staturale, elle entraîne une soudure prématurée des cartilages de conjugaison aboutissant à une petite taille définitive.

Retard pubertaire

- Retard pubertaire simple (garçon ++, rare fille).
- Hypogonadisme périphérique (hypergonadotrope).
- Hypogonadisme central (hypogonadotrope).

Anomalies chromosomiques

- Syndrome de Turner.
- Trisomies 21, 18, 15, etc.

Dysplasies osseuses constitutionnelles

Syndromes dysmorphiques

Syndromes de Noonan, de Prader-Willi, de Silver Russel, etc.

Nanisme psycho-social

Quand explorer un retard statural ?

- Taille < - 2 DS.
- Ralentissement vitesse de croissance <-1 DS.
- Discordance entre taille enfant et taille cible génétique.
- Retard important de l'âge osseux.

Calcul de la taille cible génétique :
- garçon : [T père + T mère (cm) + 13]/2 ;
- fille : [T père + T mère (cm) - 13]/2.

RETARD DE CROISSANCE (2)

Bilan étiologique

– Mensuration de naissance ; taille des parents.
– Antécédents, analyse des courbes de croissance.
– Examen clinique complet, stade pubertaire.
– NFS, plaquettes, VS, ionogramme sanguin, urée, créatinine, calcémie, phosphorémie.
– Anticorps anti-endomysium, anti-transglutaminase.
– T3l, T4l, TSH.
– IGF-1.
– Cortisol libre urinaire.
– Tests de stimulation de la sécrétion de GH (ornithine, arginine, insuline, glucagon β-xolol, etc.).
– RX poignet G (âge osseux).
– Caryotype chez la fille.
± IRM cérébrale (++ si cassure croissance, si déficit GH).
Radio de squelette (orientation selon la clinique).

Devant une cassure de vitesse de croissance, faire imagerie cérébrale (IRM, voire scanner) sans attendre les explorations hormonales pour éliminer une tumeur.

Traitement

Traitement étiologique

Si étiologie curable : maladie chronique, hypothyroïdie, hypercorticisme, tumeur cérébrale, etc.

Traitement par GH [1]

► *Indications*

- Déficit en GH : pic de GH < 10 ng/mL (ou 20 mUI/L) sur 2 tests de stimulation différents (déficit partiel entre 5 et 10, déficit complet < 5 ng/mL ou 10 mUI/L).
- Syndrome de Turner.
- Retard de croissance intra-utérin sans rattrapage à l'âge de 4 ans.
- Insuffisance rénale chronique.
- Syndrome de Prader-Willi après traitement des apnées du someil si présentes.
- D'autres indications dans le cadre d'essais thérapeutiques ou à titre compationnel.

Peu d'efficacité du traitement par GH dans les petites tailles familiales.

► *Modalités*

- **Hormone somatotrope biosynthétique** (GH) : posologie variable selon les indications (0,035 à 0,05 mg/kg/j), répartie en 6 à 7 inj. hebdomadaires SC le soir.
- Distribution en officine sur prescription hospitalière (ordonnance de médicament d'exception).
- Surveillance/3 mois initialement puis /6 mois.
- Arrêt du traitement quand vitesse de croissance < 3 cm/an, âge osseux de 15 ans chez le garçon, 13 ans chez la fille.

CONSENSUS

[1] L'hormone de croissance chez l'enfant non déficitaire, évaluation du service rendu à la collectivité, *HAS*, 2011.

TROUBLES DE LA PUBERTÉ (1)

Retard pubertaire

Absence de caractères sexuels secondaires après 13 ans chez la fille [1] (pas de développement mammaire), et 14 ans et demi chez le garçon [2] (testicules ≤ 25 mm).

Bilan

- Courbe de croissance.
- Âge osseux.
- Estradiol ou testostérone (selon le sexe), prolactine, T4, TSH.
- FSH et LH de base et après stimulation par LH-RH.
- IGF1.
- Échographie pelvienne (fille).
- Caryotype.
- IRM cérébrale (si origine centrale).

Étiologies

► *Origine périphérique*

• Chez la fille :
- anomalies chromosomiques : syndrome de Turner ++ ;
- pseudo-hermaphrodisme masculin (caryotype masculin avec phénotype féminin) : déficit en 5-α-réductase, insensibilité aux androgènes ;
- résistance aux gonadotrophines ;
- lésion ovarienne (auto-immune, infectieuse, post-radiothérapie, etc.) ;
- dysgénésie gonadique.

• Chez le garçon :
- anomalies chromosomiques : Klinefelter (47 X/XY) ++ ;
- anorchidie bilatérale ;
- hypoplasie des cellules de Leydig ;
- atrophie testiculaire (infectieuse, auto-immune, traumatique, chimiothérapie, radiothérapie).

► *Origine centrale*

• Déficit en gonadotrophines dans le cadre d'un hypopituitarisme, le plus souvent tumoral (tumeur hypothalamo-hypophysaire, craniopharyngiome, adénome à prolactine) mais parfois lié à une histiocytose, une sarcoïdose, une radiothérapie, etc.

• Déficit en gonadotrophines isolé (syndrome de Kallmann-de Morsier, etc.).

• Étiologie fonctionnelle :
- syndromes polymalformatifs (Prader-Willi, Laurence Moon-Biedel) ;
- maladies chroniques générales ;
- toxicomanie ;
- stress, sport de haut niveau.

► *Retard pubertaire simple*

Reste un diagnostic d'élimination malgré sa grande fréquence surtout chez le garçon.

Traitement

Associe traitement étiologique éventuel et traitement hormonal : œstrogène ou testostérone selon le sexe.

ANALOGUES DE LA LH-RH (PÉDIATRIE)

■ Leuproréline

ENANTONE LP					
Puberté précoce : 1/2 fl. < 20 kg 1 fl. > 20 kg 1 inj. SC ou IM/mois	1 fl. 3,75 mg + disp.	125,73	I	65 %	125,73
1 inj. SC ou IM/3 mois	1 fl. 11,25 mg + disp.	347,71	I	65 %	347,71

■ Triptoréline

DÉCAPEPTYL					
Puberté précoce : 1/2 fl. IM < 20 kg 1 fl. IM > 20 kg	1 fl. 2 mL = 3 mg LP	123,23	I	65 %	123,23

PROPRIÉTÉS

Peptides de synthèse, analogues de la LH-RH naturelle. Action initiale de stimulation de la sécrétion des hormones gonadotropes (élévation des taux sanguins de FSH et LH). L'administration continue prolongée entraîne en 2 à 4 sem. une inhibition de cette sécrétion aboutissant à un hypogonadisme. Ce dernier persiste pendant toute la durée du traitement sans phénomène d'échappement, il est réversible en 4 sem. à l'arrêt du traitement.

Après injection IM : phase de libération rapide pendant 1 ou 2 j à partir des microsphères, puis stabilisation de la libération pendant environ 1 mois.

INDICATIONS

Puberté précoce.

CONTRE-INDICATIONS

Sensibilité particulière à l'alcool benzylique (**leuproréline**).

PRÉCAUTIONS D'EMPLOI

Conservation à moins de 25 °C.

Possibilité de survenue de petites métrorragies dans 30 % des cas ; associer pendant le 1er mois de traitement **cyprotérone** 100 mg/j.

EFFETS INDÉSIRABLES

Petites hémorragies vaginales (30 %).

Possibilité de réaction locale au point d'injection.

La tolérance du traitement dans cette indication est excellente.

INTERACTIONS MÉDICAMENTEUSES

Prudence en cas d'association avec des médicaments hyperprolactinémiants.

TROUBLES DE LA PUBERTÉ (2)

Puberté précoce [3]

Apparition précoce des caractères sexuels secondaires :

- avant 8 ans chez la fille (développement mammaire ± pilosité pubienne et/ou axillaire) ;
- avant 10 ans chez le garçon (testicules > 30 mm ± pilosité pubienne et/ou axillaire).

Distinction entre :

- puberté précoce centrale ;
- puberté précoce périphérique ;
- pseudo-puberté précoce (puberté dissociée).

Développement isolé d'un caractère pubertaire

- Développement mammaire isolé (prématuré télarche) : fréquent avant 2 ans ; absence d'imprégnation des organes génitaux internes, absence d'avance de l'âge osseux et absence d'accélération staturale ; pas de traitement ; régresse le plus souvent ou reste stable parfois ; surveiller l'absence de survenue d'autres signes pubertaires et d'accélération de la vitesse de croissance.
- Pilosité pubienne isolée (prémature pubarche) ; éliminer toujours un bloc surrénalien par un test au *SYNACTHÈNE* (forme non classique d'un bloc 21-hydroxylase ++) ; pas de traitement, surveiller l'absence d'apparition d'autres signes pubertaires.

Bilan

- Âge osseux.
- Échographie pelvienne (fille).
- Testostérone ou estradiol (selon le sexe).
- 17 OHP, SDHA, δ4-androstènedione.
- Test à la LH-RH.
- IRM cérébrale (si puberté précoce centrale).

TROUBLES DE LA PUBERTÉ (3)

Puberté précoce centrale

► *Étiologies*

- Tumeur intracrânienne.
- Kyste arachnoïdien, hydrocéphalie.
- Secondaire à méningite, irradiation, traumatisme crânien.
- Idiopathique (20 % chez le garçon, 80 % chez la fille).

► *Traitement*

- Traitement étiologique si possible.
- Traitement freinateur selon certains critères à discuter au cas par cas (âge < 9 ans, avance AO de plus de 2 ans, pronostic de taille finale mauvais, etc.) : **analogue de la GnRH, leuproréline *ENANTONE LP*** 3,75 mg IM ou SC x 1/mois ou ***ENANTONE LP*** 11,25 mg IM ou SC tous les 3 mois :

– poids < 20 kg : 1/2 flacon/injection ;
– poids > 20 kg : 1 flacon/injection pour ces 2 formes.

► *Surveillance*

- Dès le 3e mois :

– ralentissement de la vitesse de croissance ;
– arrêt d'évolution des signes pubertaires, arrêt des règles ;
– diminution de l'estradiol (fille) ou de la testostérone (garçon).

- Test à la LH-RH (non systématique) après la 4e injection ; freinage correct si pic de LH < 5.
- Arrêt du traitement quand l'âge osseux est aux alentours de 13 ans chez le garçon et 11 ans chez la fille. La puberté reprend alors son évolution normale.

Puberté précoce périphérique (plus rare)

► *Étiologie*

- Chez la fille :

– tumeur ovarienne ou surrénalienne ; kyste ovarien ;
– prise d'œstrogènes (pommade, comprimé, etc.) ;
– syndrome de Mac Cune Albright ;
– hyperplasie congénitale des surrénales (virilisation).

- Chez le garçon :

– sécrétion tumorale de hCG ;
– tumeur testiculaire ou surrénalienne ;
– testotoxicose familiale ;
– hyperplasie congénitale des surrénales.

► *Traitement*

- Traitement étiologique principalement (étiologie souvent tumorale).
- En cas de bloc surrénalien, traitement freinateur par : **hormones surrénaliennes, hormones glucocorticoïdes** (***HYDROCORTISONE***) : 15 à 20 mg/m²/j en 2 prises.

► *Surveillance*

- Courbe de croissance, évolutivité puberté.

CONSENSUS

[1] Retard pubertaire chez la fille, *Pas à pas en pédiatrie/SFP*, 2008.
[2] Retard pubertaire chez le garçon, *Pas à pas en pédiatrie/SFP*, 2008.
[3] Conduite à tenir devant un développement pubertaire précoce, *Pas à pas en pédiatrie/SFP*, 2008.

SATURNISME

Intoxication par le plomb due à l'ingestion d'écailles de peinture (goût sucré) ou plâtre (pica) ou poussières de plomb dans logements anciens mal entretenus (< 1948). Enfants à risque ++ avant 6 ans, car absorption digestive du plomb et toxicité cérébrale plus importante que l'adulte.

Étiologie

Il ne faut pas oublier de penser à un saturnisme devant :
- une anémie microcytaire (pâleur, asthénie) ;
- des douleurs abdominales, chroniques, une constipation ;
- des troubles du comportement, une encéphalopathie ;
- une tubulopathie ;
- une hypertension artérielle.

Bilan du retentissement

- hématologie : bilan martial, électrophorèse de l'hémoglobine, etc. ;
- rénal : ionogramme sanguin, fonction rénale, ionogramme et osmolatité urinaires, recherche de glycosurie, protéinurie ;
- neurologique : EEG, IRM cérébrale, etc. ;
- digestif : ASP.

Distinction de 5 classes selon l'importance de la plombémie mesurée (CDC 1991) :
- < 100 μg/L : classe I ;
- 100-149 μg/L : classe IIA ;
- 150-249 μg/L : classe IIB ;
- 250-449 μg/L : classe III ;
- 450-700 μg/L : classe IV ;
- > 700 μg/L : classe V.

Traitement [1]

Traitement symptomatique

- Si encéphalopathie : restriction hydrique à 500 mL/m²/j, lutte contre œdème cérébral, traitement anticonvulsivant.
- Si plomb dans la lumière digestive à l'ASP : lavements évacuateurs.
- Traiter l'anémie : traitement martial (doit être interrompu pendant les cures de chélation).

Traitement préventif [2]

- Déclaration obligatoire.
- Enquête visant à identifier et éliminer la source de contamination par le plomb.
- Recherche systématique de saturnisme dans la fratrie.

Traitement étiologique

Il dépend de la plombémie dont le dosage devra être vérifié.

► *Classes I, II, III*

Pas de traitement étiologique, mais suivi de la plombémie tous les 3 mois. Si plombémie > 250 μg/L, envisager traitement (*cf.* classe IV) si elle reste élevée avec anémie persistante.

► *Classe IV*

Traitement *per os* par **DMSA** 30 mg/kg/j (ou 1 000 mg/m²/j) en 3 prises pendant 5 j : 3 cures à 10-15 j d'intervalle.

► *Classe V*

Hospitalisation en urgence pour hyperhydratation IV 3 L/m²/j et traitement chélateur du plomb.

Si plombémie entre 700 et 1 000 μg/L : **chélateur du plomb**, **calcium édétate de sodium (EDTA)** (***CALCIUM ÉDÉTATE DE SODIUM***) : 1 500 mg/m²/j en IV continu, pendant 5 j + **DMSA** 30 mg/kg/j (ou 1 000 mg/m²/j) en 3 prises pendant 5 j : 5 cures.

Si plombémie > 1 000 μg/L et/ou troubles neurologiques : **chélateur du plomb**, **dimercaprol** (***BAL***) : 450 mg/m²/j en 4 à 6 inj. IM jusqu'à l'obtention d'une plombémie < 700 μg/L, associé à **calcium édétate de sodium (EDTA)** (***CALCIUM ÉDÉTATE DE SODIUM***) : 1 500 mg/m²/j en IV continu, dilué dans 250 mL/m² de glucosé 5 % : plus de 5 cures sont nécessaires dans ce cas.

Évolution

- Évolution favorable des atteintes hématologique, digestive et rénale.
- Séquelles possibles en cas d'encéphalopathie : épilepsie, cécité, retard des acquisitions.

CONSENSUS

[1] Intoxication au plomb de l'enfant et de la femme enceinte – Prévention et prise en charge médico-sociale, *SFP*, 2003.
[2] Détermination de nouveaux objectifs de gestion des expositions au plomb, *HCSP*, 2014.

CHÉLATEURS DU PLOMB (1)

■ EDTA calcique (ou calcium édétate de sodium)

CALCIUM ÉDÉTATE DE SODIUM					
Saturnisme classes IV et V : 1 000 mg/m²/j en IV pdt 5 j	10 amp. 500 mg		II	NR	

PROPRIÉTÉS

Chélateur des métaux lourds (plomb, cuivre, fer, cobalt, métaux radioactifs) éliminé par filtration glomérulaire (72 % en 24 h) sous forme de composé stable avec ces métaux.

INDICATIONS

Intoxications saturnines.
Intoxications par les métaux lourds (chrome, fer, cobalt, cuivre, métaux radioactifs, etc.).

CONTRE-INDICATIONS

Insuffisance rénale.

PRÉCAUTIONS D'EMPLOI

Grossesse : effet tératogène non exclu (utilisation chez la femme enceinte à discuter selon risque propre de l'intoxication).
Injection IV lente (irritation veineuse).

EFFETS INDÉSIRABLES

Perfusion trop rapide : céphalées, vomissements, fièvre.
Hypotension transitoire.
Congestion nasale.
Risque de majoration brutale d'une hypertension intracrânienne en cas d'encéphalopathie saturnine (associer le **dimercaprol** à l'**EDTA**).
Surdosage : insuffisance rénale aiguë par tubulopathie aiguë.

■ Dimercaprol

BAL					
Saturnisme classe V : 300 mg/m²/j en 4 inj. IM pdt 5 j	12 amp. 200 mg		II	NR	

PROPRIÉTÉS

Chélateur des métaux qui inhibent le système pyruvate oxydase (or, arsenic, mercure, etc.).
Excrétion urinaire complète en moins de 24 h sous forme de composé stable avec ces métaux.

INDICATIONS

Intoxications par l'arsenic, le mercure, les sels d'or.
Traitement adjuvant des saturnismes graves, en association à l'**EDTA**.

CONTRE-INDICATIONS

Grossesse : tératogène à fortes doses chez l'animal (utilisation chez la femme enceinte à discuter selon risque propre de l'intoxication).
Ne pas dépasser 50 mg lors de la 1re injection (teste la sensibilité individuelle).
Associer une hyperhydratation.
Absence d'intérêt en cas d'anurie.
Toxicité augmentée en cas d'insuffisance rénale ou hépatique.
Injection IM stricte.
Risque d'hémolyse en cas de déficit en G6PD.

EFFETS INDÉSIRABLES

Tachycardie, HTA, céphalées, vomissements, sensations de brûlures du visage, hypersialorrhée, rhinorrhée, hypersudation.
Douleurs au point d'injection.
Surdosage : HTA, coma, convulsions.

CHÉLATEURS DU PLOMB (2)

■ **Succimer = acide dimercaptosuccinique (DMSA)**

SUCCICAPTAL					
A. et E. : 10 mg/kg x 3/j pdt 5 j puis x 2/j pdt 2 sem. Posologie A. max : 1,8 g/j	15 gél. 100 mg 15 gél. 200 mg	109,6 109,60	I I	65 % 65 %	7,31 7,31

PROPRIÉTÉS

Forme des complexes stables hydrosolubles avec les métaux lourds, éliminés par voie urinaire.

INDICATIONS

Intoxications par le plomb et le mercure.

CONTRE-INDICATIONS

Hypersensibilité.

Non recommandé pendant l'allaitement et la grossesse.

PRÉCAUTIONS D'EMPLOI

La gélule peut être ouverte et son contenu mélangé à des aliments.

Suivi des concentrations plasmatiques pdt 10 j environ après arrêt du traitement possible phénomène de rebond (relargage des stocks osseux). Plusieurs cycles dans les cas sévères.

Conservation à l'abri de la lumière.

Contient du lactose.

EFFETS INDÉSIRABLES

Nausée, vomissements, diarrhée, élévation transitoire des transaminases.

Eruption cutanée.

Possibilité d'odeur désagréable (haleine, urines).

DYSPNÉE LARYNGÉE AIGUË (1)

Évaluation de la gravité

- Signes d'hypercapnie (sueurs, tachycardie, HTA, troubles de conscience, etc.) ou d'hypoxie (cyanose, saturation O_2).
- Polypnée superficielle inefficace (épuisement).
- Irrégularités respiratoires.

Ces signes d'alarme imposent un rétablissement urgent de la liberté des voies aériennes, si besoin, en cas d'échec du traitement médical, par intubation, souvent difficile, à effectuer si possible en présence d'un ORL (trachéotomie en urgence si nécessaire).

Diagnostic étiologique

Endoscopie laryngée à prévoir après traitement si âge < 6 mois.

Chez le nouveau-né et le nourrisson avant 6 mois

- Laryngomalacie (= stridor laryngé congénital).
- Angiome sous-glottique.
- Paralysie laryngée.
- Malformation congénitale (sténose, diaphragme, etc.).
- Kyste laryngé.
- Sténose laryngée acquise (post-intubation).
- « Simple » laryngite aiguë (nourrisson en période automno-hivernale).

Chez le nourrisson après 6 mois

► *En l'absence de contexte fébrile*

- Œdème laryngé allergique.
- Corps étranger laryngé.
- Brûlure caustique.
- Traumatisme laryngé.

► *En cas de fièvre*

- Laryngite aiguë sous-glottique.
- Laryngite striduleuse.
- Amygdalite volumineuse.
- Phlegmon péripharyngé.
- Épiglottite, devenue exceptionnelle depuis la vaccination généralisée contre l'Haemophilus b, à évoquer devant une fièvre à 39-40 °C, début brutal avec dysphagie, hypersalivation, adénopathies cervicales, absence de vaccination par HIB.

Traitement

Il est fonction de l'étiologie.

Épiglottite *(Haemophilus b)* = urgence +++

Devant toute suspicion diagnostique :

- Hospitalisation.
- Ne pas coucher l'enfant : le laisser au calme dans les bras de ses parents, proscrire abaisse-langue (risque d'arrêt cardio-respiratoire en cas d'obstruction respiratoire par l'épiglotte).
- Voie d'abord veineuse.
- Intubation : quasiment systématique (l'enfant étant en général en grande détresse), si possible par un ORL.
- Antibiothérapie par voie veineuse **céphalosporines de 3e génération, céfotaxime** (*CEFOTAXIME*) : 100 mg/kg/j en 3 inj. IVDL.
- Traitement antipyrétique : **antipyrétiques, paracétamol** (*PERFALGAN*) : 60 mg/kg/j en 4 inj. IVL de 15 min (1/2 dose avant 1 an, 10 kg).
- Les **corticoïdes** ne sont pas efficaces.

Une fois le malade intubé, l'évolution est toujours favorable en quelques jours (sauf complications de réanimation), permettant l'extubation.

L'antibiothérapie est poursuivie 10 j avec possibilité de relais oral par : **aminopénicillines, amoxicilline + acide clavulanique** (*AUGMENTIN*) : 80 mg/kg/j *per os* en 3 prises.

Laryngite aiguë sous-glottique

Dans tous les cas évoquer la possibilité d'un corps étranger, même en contexte fébrile, et le rechercher au moins à l'interrogatoire.

DYSPNÉE LARYNGÉE AIGUË (2)

► *Traitement initial*

• Oxygénothérapie selon Sat. O_2.

• **Corticoïdes de synthèse**, **méthylprednisolone** (***SOLUMÉDROL***) : 1 à 2 mg/kg IM ou IVD si voie orale impossible, relayée (ou traitement d'emblée) par **bétaméthasone** (***CÉLESTÈNE***) : 10 à 15 gttes/kg/j *per os* en 1 prise pendant 3 à 5 j.

• Effectuer un aérosol d'**adrénaline** : de 1 à 5 mL = 1 à 5 mg + 3 mL sérum physiologique, à nébuliser avec 6 L/min d'oxygène, sous surveillance continue de la fréquence cardiaque (risque de tachycardie). Certains adjoignent des **corticoïdes de synthèse** dans l'aérosol : utiliser la forme nébulisable, **budésonide** (***PULMICORT***) : 1 à 2 mg par nébulisation.

• Antibiothérapie inutile car l'étiologie est quasiment toujours virale. N'associer une antibiothérapie qu'en cas de surinfection avérée (otite, pneumopathie, etc.).

► *Si l'amélioration est franche, si la dyspnée ne récidive pas*

Retour à domicile (après surveillance minimale de 4 h).

► *Si l'amélioration est modérée ou si la dyspnée récidive*

Hospitaliser et poursuivre les **corticoïdes** *per os* et les aérosols de corticoïde et/ou d'adrénaline toutes les 2 à 3 h, à espacer dès que les symptômes diminuent, pour ne laisser que les **corticoïdes** *per os*. Surveillance en réanimation si nécessité de plus de 2 aérosols de 5 mg d'adrénaline.

► *Si ce traitement est insuffisamment efficace, la dyspnée menaçante*

Transfert en réanimation pour éventuelle intubation.

Corps étranger des voies aériennes

► *En cas d'asphyxie*

• Manœuvre de Heimlich chez l'enfant ou de Mofenson chez le nourrisson.

• Sous laryngoscope : extraction d'un corps étranger supraglottique ou intubation repoussant le corps étranger dans la bronche souche droite, permettant de ventiler sur le poumon gauche en attendant l'extraction.

• Trachéotomie ou ponction de trachée (1 ou 2 cathlons 12 ou 14), sur lesquels on peut adapter un cob de sonde d'intubation n° 3.

► *En l'absence d'asphyxie*

Ne pas mobiliser l'enfant, le laisser demi-assis +++.

Corticoïde de synthèse, **méthylprednisolone** (***SOLUMÉDROL***) : 1 à 2 mg/kg IM ou IVD et transport par SAMU dans un centre d'endoscopie. La trachéobronchoscopie rigide sous anesthésie générale permet la confirmation du diagnostic et l'extraction du corps étranger.

► *Cas particulier du corps étranger ancien bronchique (intérêt de la radio de thorax en inspiration et expiration)*

L'extraction est précédée de 10 j de traitement par :

– **aminopénicilline**, **amoxicilline + acide clavulanique** (***AUGMENTIN***) : 80 mg/kg/j *per os* en 3 prises ;

– **corticoïde de synthèse**, **bétaméthasone** (***CÉLESTÈNE***) : 10 à 15 gttes/kg/j *per os* en 1 prise le matin.

Il faut surveiller l'absence de trouble de ventilation à distance.

VIH DE L'ENFANT (1)

Enfant né de mère VIH positive

Risque de contamination de l'enfant

- Mère non traitée : risque = 20 %.
- Mère traitée par monothérapie (**AZT**) ou mieux par combinaison d'**antirétroviraux** : risque < 1 %.
- Risque moindre pour le virus VIH 2.
- Risque majoré par CD4 < 200/mm^3, ARN viral > 4 log/mL, symptômes cliniques.

Prise en charge de l'enfant

► *Accouchement par césarienne*

Recommandé si charge virale détectable à 36 SA ou prise en charge tardive de l'infection VIH en cours de grossesse (diminue le risque de transmission) ; sinon accouchement par voie basse possible.

Dans tous les cas, perfusion d'**AZT** pendant l'accouchement jusqu'au clampage du cordon.

► *Pas d'allaitement maternel*

Majore le risque de transmission de 10 % environ.

► *Traitement préventif*

Antirétroviral : **AZT** (***RÉTROVIR***) pendant 4 sem., débuté à H6 de vie : 4 mg/kg/j en 2 prises *per os* pendant 2 sem. puis 8 mg/kg/j en 2 prises *per os* pendant 2 sem.

► *Surveillance*

Bilan avant J3, à 1 mois, 3 mois, 6 mois puis tous les 6 mois jusqu'à 24 mois, comportant examen en centre spécialisé, NFS, transaminases, ionogramme, calcium, lipase, lactates, CPK, et recherche du virus VIH.

- Avant 15 mois, les examens permettant de dépister la contamination sont les suivants.

> – Recherche du VIH par PCR ARN plasmatique : sensibilité 50 % (nouveau-né), > 90 % (après 3 mois).
> – ou Recherche du VIH par PCR ADN à partir des cellules sanguines.

Ces examens sont effectués vers J3 et à 1 mois, 3 mois et 6 mois.

En cas de négativité du bilan à 6 mois, on peut affirmer qu'il n'a pas été contaminé même si la surveillance est poursuivie jusqu'à 2 ans. Le **vaccin BCG** peut alors être autorisé.

- À partir de 18 mois, la sérologie VIH devient interprétable car les anticorps maternels transmis ont disparu.

Deux prélèvements positifs sont exigés pour affirmer l'infection par VIH.

Suivi de l'enfant VIH+ [1]

Surveillance systématique

Du fait de la remarquable efficacité de l'**AZT** en prévention de la transmission materno-fœtale du VIH, l'infection à VIH chez l'enfant est devenue exceptionnelle. Tout traitement, préventif ou curatif, doit donc se faire en lien avec un centre de référence qui assurera le suivi le cet enfant.

Surveillance de l'état immunitaire, l'immunodépression pouvant apparaître avant 6 mois (forme à évolution rapide) ou après plusieurs années (forme à évolution lente) :

- Taux de lymphocytes CD4, Ag P24, ARN VIH plasmatique (charge virale) tous les 3 mois jusqu'à 18-24 mois, puis 3 fois/an.
- NFS, bilan hépatique, protéinurie.
- Sérologies CMV et toxoplasmose, fond d'œil.
- Radio de thorax 1 fois par an.

VIH DE L'ENFANT (2)

Vaccinations

- *Diphtérie, tétanos, polio injectable, coqueluche, Haemophilus, hépatite B, grippe, pneumocoque* sont sans risque et doivent être effectués (efficacité dépendante de l'intensité du déficit immunitaire). Penser à l'hépatite B dès la naissance si mère porteuse (souvent associée au VIH dans populations à risque).
- *ROR, fièvre jaune* : jamais d'accident décrit mais problème théorique car virus vivant ; ne les effectuer qu'en l'absence de déficit immunitaire profond.
- *BCG, polio orale* : contre-indication absolue (vaccins à micro-organisme persistant). La vaccination par le BCG (dont les accidents post-vaccinaux liés au VIH sont rares) peut éventuellement être mise en balance dans des populations à haut risque de contage tuberculeux.

Traitement antiviral

Actuellement par trithérapie antirétrovirale. Doit être envisagé en milieu spécialisé.

Prévention primaire

La prévention primaire des infections opportunistes doit être débutée dès que l'immunodépression est sévère :

- < 1 an : CD4 $< 1\,500/mm^3$
- 1 à 3 ans : CD4 $< 750/mm^3$
- 3 à 5 ans : CD4 $< 500/mm^3$
- > 5 ans : CD4 $< 200/mm^3$

► *Pneumocystis carinii, toxoplasme*

Sulfamides, **triméthoprime + sulfaméthoxazole** (***BACTRIM***) [2] : 25 mg/kg de **sulfaméthoxazole** *per os* en 1 prise de 3 fois/sem. à 1 fois/j selon l'immunodépression.

► *Infections bactériennes*

La prévention primaire est indiquée en cas d'antécédents d'infection ORL ou bronchiques répétées, en cas de pneumopathie interstitielle lymphoïde. Le ***BACTRIM*** (*cf.* ci-dessus) en 3 prises hebdomadaires assure cette prévention. En cas d'échec, possibilité d'utiliser des **immunoglobulines humaines polyvalentes** : 400 mg/kg IVL toutes les 3 sem.

Traitement des infections opportunistes

► *Conduite à tenir devant une fièvre*

- Si CD4 récents normaux : même attitude que pour enfant non immunodéprimé mais antibiothérapie plus facile.
- Si CD4 $<$ seuil d'immunodépression sévère.

Bilan systématique

- NFS, CRP, fibrine, ionogramme sanguin, bilan hépatique, hémoculture standard et sur isolator antigénémie, virémie et virurie CMV.
- ECBU, radio de thorax.
- Fond d'œil.

VIH DE L'ENFANT (3)

► *Fièvre + troubles neurologiques*

• Penser aux bactéries, aux champignons, au CMV, à la toxoplasmose.

Bilan supplémentaire

Scanner cérébral avec injection, fond d'œil, PL (standard, Sabouraud, encre de Chine, PCR toxoplasme et virus du groupe herpès).

• Traitement à adapter à la clinique, au scanner et au direct de la PL :
– **β-lactamine**, **ceftriaxone** (***ROCÉPHINE***) : 100 mg/kg/j en 1 ou 2 inj. IVL 30 min ;
– **aminoside**, **gentamicine** (***GENTAMICINE***) : 5 mg/kg/j en 1 inj. IVL 30 min ;
– **antifongique triazolé**, **fluconazole** (***TRIFLUCAN***) : 6 à 12 mg/kg/j en 1 inj. IVL 30 min ;
– au moindre doute sur un CMV : **antiviral**, **ganciclovir** (***CYMÉVAN***) : 10 mg/kg/j en 2 inj. IVL sur 1 h ;
– en cas de doute sur un HSV : **antiviral**, **aciclovir** (***ZOVIRAX***) : 1 500 mg/m²/j en 3 inj. IVL sur 1 h ;
– en cas d'abcès au scanner évoquant une toxoplasmose : **antiparasitaire**, **pyriméthamine** (***MALOCIDE***) : 0,5 à 1 mg/kg/j en 1 prise *per os* et **sulfamide**, **sulfadiazine** (***ADIAZINE***) : 100 mg/kg/j en 4 à 6 prises *per os*. Traitement 3 à 6 mois puis traitement d'entretien à vie.

► *Fièvre + troubles respiratoires*

• Penser aux bactéries (staphylocoque, streptocoque, bacilles Gram-), à la pneumocystose, au CMV, à la tuberculose.

Bilan spécifique

Lavage broncho-alvéolaire - brosse, d'emblée si sévère ou en cas d'échec du traitement.

• Traitement initial :
– **β-lactamine**, **ceftriaxone** (***ROCÉPHINE***) : 50 à 100 mg/kg/j en 1 à 2 IVDL ;
– **aminoside**, **gentamicine** (***GENTAMICINE***) : 5 mg/kg/j en 1 inj. IVL sur 30 min ;
– en cas de doute sur le suivi de la prophylaxie ou si pneumopathie sévère : **sulfamides**, **triméthoprime + sulfaméthoxazole** (***BACTRIM***) : 75 à 100 mg/kg/j de sulfaméthoxazole en 2 ou 3 inj. IVL de 1 h ;
– en cas de pneumopathie sévère : rajouter un **macrolide**, **josamycine** (***JOSACINE***) : 50 mg/kg/j 2 prise *per os* ± **antifongique triazolé**, **fluconazole** (***TRIFLUCAN***) : 8 mg/kg/j en 1 inj. IV sur 30 min ± **antiviral**, **ganciclovir** (***CYMÉVAN***) : 10 mg/kg/j en 2 inj. IVL sur 1 h en attendant l'adaptation aux résultats bactériologiques.

► *Fièvre + troubles digestifs*

• Penser à la candidose œsophagienne, aux cryptosporidies, et dans les atteintes hépatiques au CMV, aux mycobactéries atypiques.

Bilan spécifique

– Coproculture, parasitologie des selles avec recherche de cryptosporidies.
– Amylasémie, lipasémie.
– Échographie foie, rate, pancréas.
– Endoscopie avec biopsies selon l'évolution et le bilan initial.

• Traitement symptomatique de la diarrhée.

► *Fièvre isolée*

Après bilan usuel, traitement d'épreuve par ***ROCÉPHINE*** et ***GENTAMICINE***.

CONSENSUS

[1] Prise en charge médicale des personnes vivant avec le VIH, *Groupe d'experts (rapport Morlat)*, 2013.
[2] Directives sur l'utilisation du cotrimoxazole pour la prophylaxie des infections liées au VIH chez l'enfant, l'adolescent et l'adulte, *OMS*, 2007.

MÉNINGITE PURULENTE DU NOURRISSON ET DE L'ENFANT (1)

Germes responsables

Chez l'enfant et le nourrisson après la période néonatale, les germes en cause sont :

– *Neisseria meningitidis* (méningocoque) de type B (73 %), ou C (16 %) voire A, Y ou W135 (11 %) ;
– *Streptococcus pneumoniae* (pneumocoque) : augmentation régulière des souches de sensibilité diminuée aux β-**lactamines** (> 40 %) ;
– *Haemophilus influenzae b* (quasi-disparition depuis la vaccination) ;
– plus rarement : streptocoque D, staphylocoque, entérobactéries, listéria.

Clinique

– Syndrome méningé fébrile : fièvre, céphalées, vomissements et raideur de nuque (ou hypotonie axiale et bombement de la fontanelle avant 1 an).
– Geignement, somnolence.
– Complication : convulsion, troubles de conscience, coma, signe de localisation.
– Rechercher des signes de gravité : purpura ++, parfois très discret initialement, puis ecchymotique et extensif (méningocoque), troubles hémodynamiques, coma profond.

Bilan

– Ponction lombaire avec analyse biochimique et bactériologique.
– Antigènes solubles ou mieux PCR (pneumocoque, méningocoque) dans le LCR ± sang, urines.
– Hémoculture.
– NFS plaquettes, CRP, procalcitonine, ionogramme sanguin.
– Hémostase (purpura).

Réaliser un *scanner cérébral* **avant** la ponction lombaire uniquement en cas de signes d'HTIC majeure, de signes de localisation, de coma, d'HITC ancienne (clinique, courbe du périmètre crânien ++), sans retarder la mise en route du traitement antibiotique (à débuter avant le scanner).

Traitement [1]

Mesures générales

• Arrêt transitoire de l'alimentation et perfusion périphérique : 1,5 L/m²/j (glucosé 5 % + électrolytes, avec au minimum 4 g/L de NaCl pour ne pas abaisser l'osmolalité plasmatique).

• En cas de collapsus : **cristalloïdes (NaCL 0,9 %)** : 20 mL/kg en moins de 20 min, oxygénothérapie nasale, passage en réanimation ; traitement inotrope (**noradrénaline**) si pas d'amélioration.

VACCINS ANTIMÉNINGOCOCCIQUES

Vaccins polyosidiques non conjugués

Vaccin antiméningococcique A C

VACCIN MÉNINGOCOCCIQUE POLYOSIDIQUE A + C					
A et E. : 1 inj. unique SC ou IM	1 ser. de 0,5 mL solv. + 1 fl. lyoph. (dose)			NR	

Vaccin antiméningococcique A C Y W-135

MENVÉO					
A et E. > 11 ans : 1 inj. unique IM uniquement	1 fl. pdre + ser.	50,80	I	65 %	50,80

Vaccins polyosidiques conjugués

Vaccin antiméningococcique C

MENINGITEC					
A et E. : 1 inj. unique SC ou IM	1 ser. 0,5 mL solv. + 1 fl. de lyoph. (dose)	22,73	I	65 %	22,73
MENJUGATEKIT					
A et E. : 1 inj. unique SC ou IM	1 pdre + ser.	22,73	I	65 %	22,73
NEISVAC					
A et E. : 1 inj. unique SC ou IM	1 susp. inj. 0,5 mL	22,73	I	65 %	22,73

Vaccin antiméningococcique A C Y W-135

NIMENRIX					
A et E. : 1 inj. unique IM seulement	1 fl. pdr. + 1 ser. 0,5 mL solv.	50,80	I	65 %	50,80

PROPRIÉTÉS

Vaccins antigéniques (polyosidiques) préparés à partir de méningocoques des sérogroupes correspondants. La conjugaison des antigènes avec une protéine induit une réponse immunitaire thymodépendante. Efficace 10 j après l'injection et persistant pendant 4 ans en moyenne.

INDICATIONS

Prévention du risque de méningite à méningocoques des sérogroupes correspondants dans les zones d'hyperendémie ou en cas d'épidémie. Obligatoire pour le pèlerinage à La Mecque.

CONTRE-INDICATIONS

Infection sévère aiguë, maladie fébrile sévère aiguë : différer l'injection.

NIMENRIX : nourisson < 1 an.

Vaccins polyosidiques non conjugués : nourisson < 2 ans.

PRÉCAUTIONS D'EMPLOI

Conservation entre + 2 et + 8 °C.

Ne pas vacciner avant 18 mois (6 mois en cas de contage avec un méningocoque du groupe A).

Inefficace contre les autres germes responsables de méningite en particulier contre le méningocoque B.

EFFETS INDÉSIRABLES

Rougeur au point d'injection, fébricule.

INTERACTIONS MÉDICAMENTEUSES

Compatible avec la vaccination contre le tétanos, la diphtérie, la rougeole, la poliomyélite (injectable), la typhoïde.

MÉNINGITE PURULENTE DU NOURRISSON ET DE L'ENFANT (2)

Antibiothérapie : en urgence ++

> En cas de doute entre méningite virale et méningite bactérienne, traiter par antibiotiques 48 h en attendant le résultat des cultures et des bilans. Mettre en place un traitement par ***ZOVIRAX*** au moindre doute (*cf.* Convulsions).

- Germe identifié au direct et/ou Ag solubles + et/ou éléments d'orientation :
– pneumocoque : **céfotaxime** (***CEFOTAXIME***) : 300 mg/kg/j (12 g max) en 4 IVL 30 min ou **ceftriaxone** (***ROCÉPHINE***) : 100 mg/kg/j (4 g max) en 1 ou 2 IVL 30 min + **vancomycine** : 40 à 60 mg/kg/j en 4 IVL 1 h ou en IV continu après dose de charge de 15 mg/kg ;
– méningocoque : **céfotaxime** (***CEFOTAXIME***) : 200 mg/kg/j en 4 IVL ou **ceftriaxone** (***ROCÉPHINE***) : 75 mg/kg/j en 1 à 2 IVL ;
– *Haemophilus* : **céfotaxime** (***CEFOTAXIME***) : 200 mg/kg/j en 4 IVL ou **ceftriaxone** (***ROCÉPHINE***) : 75 mg/kg/j en 1 ou 2 IVL ;
– listériose : **amoxicilline** (***CLAMOXYL***) : 200 mg/kg/j en 4 IVL 30 min, et **gentamicine** (***GENTAMICINE***) : 5 mg/kg/j en 1 IVL 30 min ;
– *E. coli* : **céfotaxime** (***CEFOTAXIME***) : 200 mg/kg/j en 4 IVL ou **ceftriaxone** (***ROCÉPHINE***) : 75 mg/kg/j en 1 ou 2 IVL ; + **gentamicine** (***GENTAMICINE***) : 5 mg/kg/j en 1 IVL, si âge < 3 mois.
- Germe non identifié au direct et absence d'élément d'orientation ou de signe de gravité : **céfotaxime** (***CEFOTAXIME***) ou **ceftriaxone** (***ROCÉPHINE***) : aux mêmes doses ; ± **gentamicine** (***GENTAMICINE***) : 5 mg/kg/j en 1 IVL, si age < 3 mois ; ± **amoxicilline** (***CLAMOXYL***) : 200 mg/kg/j en 4 IVL, si risque de listériose.

Adaptation aux résultats de l'antibiogramme ++

► *Haemophilus*
ROCÉPHINE seule 7 j.

► *Méningocoque*
ROCÉPHINE seule 5 à 7 j.

► *Pneumocoque*
- CMI de la **céphalosporine** < 0,5 mg/L : poursuivre ***ROCÉPHINE*** seule 10 j.
- CMI de la **céphalosporine** > 0,5 mg/L et évolution clinique et microbiologique favorable : poursuivre ***ROCÉPHINE*** + **vancomycine** 10 à 14 j.
- CMI de la **céphalosporine** > 0,5 mg/L et évolution clinique ou microbiologique défavorable : modifier antibiothérapie selon résultat de l'antibiogramme : **imipénem** (***TIENAM***) ± **rifampicine** (***RIFADINE***) ± **fosfomycine** (***FOSFOCINE*** injectable).

Corticothérapie

À proposer systématiquement dans les méningites à *Haemophilus* (réduit les séquelles auditives), et pour certains dans celles à pneumocoque (réduirait la mortalité et les séquelles auditives).

Corticoïdes de synthèse, **dexaméthasone** (***DEXAMETHASONE***) : 0,15 mg/kg/6 h en IVD pendant 4 j, à débuter juste avant la 1re injection d'antibiotiques ou à défaut au décours, et à poursuivre 2 à 4 j.

Traitement anticonvulsivant

Antiépileptiques, **diazépam** (***VALIUM***) : 0,5 mg/kg intrarectal en cas de convulsion, renouvelable (*cf.* gestion des crises convulsives en cas de convulsions prolongées ou répétées).

Traitement antipyrétique

En cas de fièvre : **antipyrétique**, **paracétamol** (***PERFALGAN***) : 15 mg/kg/6 h en IVL 15 min (7,5 mg/kg/6 h si poids < 10 kg).

MÉNINGITE PURULENTE DU NOURRISSON ET DE L'ENFANT (3)

Surveillance

- Scope.
- FC, PA, T °C, saturation, diurèse, poids.
- NFS, CRP, ionogramme sanguin (recherche SIADH).
- Périmètre crânien quotidien.
- PL de contrôle vers 36 h de traitement pour pneumocoque et *Haemophilus* (on attend un LCR stérile, une glycorachie normale).

Évolution

Complications aiguës

- Convulsions.
- Sécrétion inappropriée d'ADH.
- Signes neurologiques focaux (recherche d'empyème, d'abcès cérébral, de thrombophlébite cérébrale).
- Foyer bactérien persistant (LCR ou à distance). Adapter l'antibiothérapie à l'antibiogramme, à la 2e PL, au dosage d'antibiotiques dans le LCR.
- Hydrocéphalie aiguë, notamment en cas de ventriculite (diagnostic scannographique).
- Décès.

Complications chroniques

- Comitialité (10 % des cas).
- Retard psychomoteur (5 à 10 % des cas).
- Hypoacousie :
  - *Haemophilus* : 5 % ;
  - méningocoque : 10 % ;
  - pneumocoque : 10 %.

Prophylaxie [2]

Méningocoque

- Déclaration à l'ARS.
- Vaccination des sujets contact si sérogroupe C (vaccin conjugué C) ; A, Y, ou W-135 (vaccin conjugué tétravalent à partir de 12 mois).
- Traitement des sujets contact des 10 j précédents (famille, même crèche, même maternelle, même classe dans le primaire) : *cf.* Figure ci-après.

Rifampicine (***RIFADINE***) pendant 2 j : 5 mg/kg x 2/j avant 1 mois, 10 mg/kg x 2 /j entre 1 mois et 15 ans sans dépasser 600 mg x 2/j (dose adulte).

En cas de contre-indication à la **rifampicine** : **ceftriaxone** (***ROCEPHINE***) en dose IM unique : 125 mg chez le nouveau né, le nourrisson et l'enfant et 250 mg chez adulte ; ou **ciprofloxacine** (***CIFLOX***) en dose unique per os : 20 mg/kg chez l'enfant sans dépasser la dose adulte de 500 mg.

Prophylaxie à donner au malade en fin de traitement curatif si traitement par **amoxicilline**.

Haemophilus

Traiter les enfants < 5 ans, enfants non vaccinés ou incomplètement vaccinés par **rifampicine** (***RIFADINE***) pendant 4 j : 10 mg/kg x 1/j avant 1 mois, 20 mg/kg x 1/j entre 1 mois et 4 ans. Vérifier et mettre à jour la vaccination anti-*Haemophilus* chez ces enfants. Ne pas traiter ni vacciner les adultes.

CONSENSUS

[1] Prise en charge des méningites bactériennes aiguës communautaires (à l'exclusion du nouveau-né), *SPILF*, 2008.
[2] Instruction relative à la prophylaxie des infections invasives à méningocoque, *DGS*, 2014.

MÉNINGITE PURULENTE DU NOURRISSON ET DE L'ENFANT (4)

Prophylaxie des méningites à méningocoque*

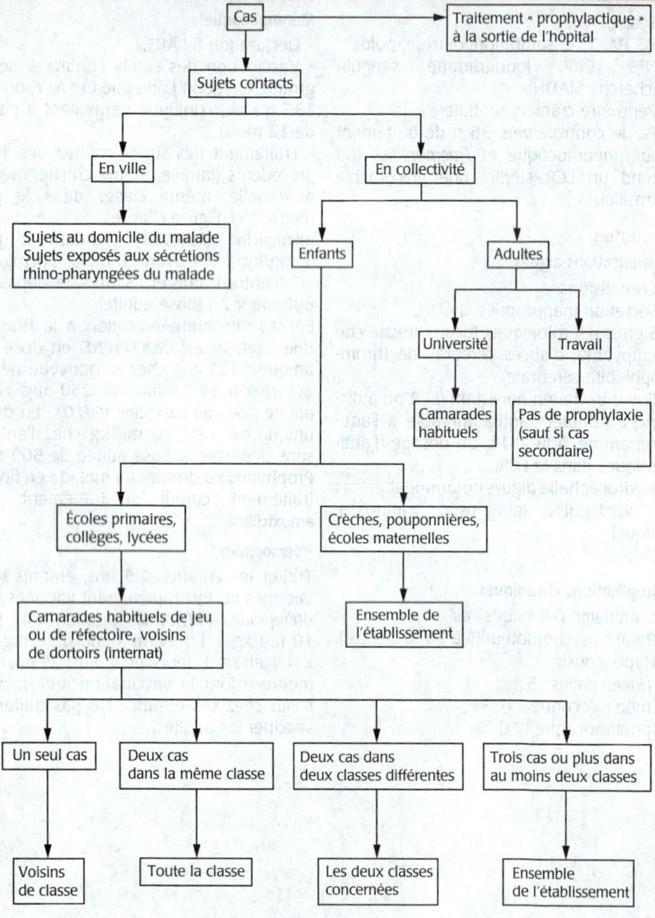

* D'après G. Fatey et C. Lafaix. BEH 1990, n° 7, Infections à méningocoques, Maladies infectieuses. E. Pilly, APPIT 1994.

PALUDISME DE L'ENFANT (1)

Prophylaxie

Mesures générales [1]

– Vêtements amples (surtout le soir et en début de nuit).

– Moustiquaire imprégnée d'insecticides (pyréthrinoïdes).

– Climatisation, treillis antimoustiques aux fenêtres.

– Insectifuges en bombes (adaptés à l'enfant car risque de passage transcutané), diffuseurs, etc.

Chimioprophylaxie [2]

Voir Tableau ci-après .

Cf. aussi Paludisme au chapitre Maladies infectieuses.

► *Pays du groupe 1*

Antipaludéen, **chloroquine** (***NIVAQUINE***) : 1,5 mg/kg (max = 100 mg) x 1/j ou 5 mg/kg (max 300 mg) x 2/sem., de la veille du départ à 4 sem. après le retour.

► *Pays du groupe 2*

Antipaludéen, **chloroquine** (***NIVAQUINE***) (idem) + **proguanil** (***PALUDRINE***) : 3 mg/kg (max 200 mg) x 1/j de la veille du départ à 4 sem. après le retour.

► *Pays du groupe 3*

Chez le nourrisson : idem groupe 2.

Chez les enfants > 1 an et > 11 kg : **antipaludéen**, **atovaquone-proguanil** (***MALARONE***) : 31,25 à 250 mg x 1/j (selon le poids) de la veille du départ à 7 j après le retour.

Chez les enfants > 3 ans et > 15 kg : **antipaludéens**, **méfloquine** (***LARIAM***) : 5 mg/kg (max 250 mg) x 1/sem., de 10 j avant le départ à 4 sem. après le retour ; incompatible avec **antiépileptiques**, **valproate de sodium** (***DÉPAKINE***) ; 10 à 15 % d'effets secondaires (principalement neurologiques). En zone de résistance à la **méfloquine** (Asie du Sud-Est), on peut proposer au-delà de 8 ans de la **doxycycline**, 2 mg/kg/j (max 100 mg/j) de la veille du départ à 4 sem. du retour.

Un traitement présomptif (***MALARONE*** ou ***RIAMET***), en cas de suspicion de crise pendant le voyage et d'impossibilité de consulter un médecin, est envisageable chez l'adulte mais déconseillé chez l'enfant.

PALUDISME DE L'ENFANT (2)

Chimioprophylaxie antipaludique chez l'enfant en 2016

MÉDICAMENT	PRÉSENTATION	POSOLOGIE	COMMENTAIRES, DURÉE, INDICATIONS
NIVAQUINE **(chloroquine)**	Sirop à 25 mg = 5 mL Cp. séc. à 100 mg	**1,5 mg/kg/j** < 8,5 kg : 12,5 mg/j 8,5-16 kg : 25 mg/j 16-33 kg : 50 mg/j 33-45 kg : 75 mg/j	Attention aux intoxications accidentelles Séjour + 4 sem. après **Pays du groupe 1** (et 2 en association avec le **proguanil**)
PALUDRINE **(proguanil)**	Cp. séc. à 100 mg	**3 mg/kg/j** 9-16 kg : 50 mg/j 16-33 kg : 100 mg/j 33-45 kg : 150 mg/j	Uniquement en association avec la **chloroquine** Séjour+ 4 sem. après **Pays du groupe 2**
LARIAM **(méfloquine)**	Cp. séc. à 250 mg	**5 mg/kg/sem.** 15-19 kg : 1/4 cp./sem. 19-30 kg : 1/2 cp./sem. 30-45 kg : 3/4 cp./sem.	Contre-indications : convulsions, troubles neuropsychiatriques Déconseillé : pratique de la plongée 10 j avant + séjour + 3 sem. après **Pays du groupe 3**
MALARONE ENFANTS **(atovaquone-proguanil)**	Cp. à 62,5/25 mg	5 à < 7 kg : 1/2 cp./j (hors AMM) 7 à < 11 kg : 3/4 cp./j (hors AMM) 11 à < 21 kg : 1 cp./j 21 à < 31 kg : 2 cp./j 31-40 kg : 3 cp./j	Prendre avec un repas ou une boisson lactée Séjour+ 7 j après Durée : 3 mois consécutifs max **Pays des groupes 2 et 3**
MALARONE **(atovaquone-proguanil)**	Cp. à 250 mg/100 mg	**1 cp./j** Poids > 40 kg	
DOXYPALU **(doxycycline)** ***VIBRAMYCINE N*** **(doxycycline)**	Cp. à 50 mg Cp. à 100 mg Cp. séc. à 100 mg	< 40 kg : 50 mg/j = 40 kg : 100 mg/j	Contre-indication : âge < 8 ans Prendre au dîner Séjour + 4 sem. après **Pays du groupe 3**

PALUDISME DE L'ENFANT (3)

Traitement de l'accès simple [3]

Bilan

- NFS plaquettes, hémostase.
- Frottis sanguin, goutte épaisse, test de diagnostic rapide (antigénémie palustre).
- Ionogramme sanguin, bilan hépatique, glycémie, GDS, Lactates

Traitement

► *Accès palustre à Plasmodium falciparum en zone de chloroquinosensibilité (zone 1) ou accès palustre à P. vivax, ovale ou malariae*

Antipaludéen, **chloroquine** (***NIVAQUINE***) : 10 mg/kg à J1, J2 (max 500 mg) ; 5 mg/kg à J3, J4 et J5 en 1 prise/j *per os.*

► *Accès à P. falciparum en zone de chloroquinorésistance (zones 2 ou 3)*

En première intention (par ordre alphabétique) :

- **antipaludéen**, **méfloquine** (***LARIAM***) (contre-indiqué avant 3 ans et 15 kg) en 2 ou 3 prises séparées de 6 à 12 h : 15 mg/kg (max 750 mg) à H0 ; 10 mg/kg à H12 ; ou 8 mg/kg à H0, H6-H8, et H12-H16 ;
- ou **antipaludéen**, **atovaquone-proguanil** (***MALARONE***) : 2 cp à 65 mg à 4 cp. à 250 mg selon le poids x 1/j ; 3 j de suite ;
- ou **antipaludéen**, **artéméther-luméfantrine** (***RIAMET***) (contre-indiqué avant 5 kg) : 6 prises à H0, H8-H12, H24, H36, H48, H60 ; 1 à 4 cp à 120 mg selon le poids par prise ; contre-indiqué si QT long congénital, médicaments allongeant le QT.

Sont utilisables également en deuxième intention :

- **antipaludéen**, **halofantrine** (***HALFAN***) : 8 mg/kg *per os* en 3 prises séparées de 6 h à renouveler à J7 chez le sujet non immun (faire un ECG avant et après traitement : risque d'allongement du QT avec troubles du rythme ; contre-indiqué si QT allongé, médicaments allongeant le QT ou **hypokaliémiants**) ;
- ou **antipaludéen**, **sels de quinine** (***QUINIMAX***) : 24 mg/kg/j en 3 prises *per os* pendant 5 à 7 j (prévenir de la nécessité de poursuivre malgré les acouphènes systématiques).

► *En cas de vomissements profus empêchant le traitement oral*
ou en cas d'évolution inquiétante

Quinine IV (*cf.* Accès pernicieux) ou **artésunate** (***MALACEF***) IV en ATU [4] pour les formes sévères uniquement [5].

Évolution

- Guérison clinique en 3 ou 4 j ; en cas de persistance de la fièvre penser à une autre infection tropicale associée (salmonellose, etc.).
- Guérison parasitologique dans les 6 j (on parle de résistance si la goutte épaisse reste positive à J7).
- Après le traitement, pas de nécessité de reprendre une prophylaxie, contrôle NFS et parasitémie à J3, J7 et J28 (risque de rechute).

PALUDISME DE L'ENFANT (4)

Traitement de l'accès pernicieux

On distingue 3 tableaux pour lesquels un traitement par **quinine** IV (ou **artésunate** IV en ATU pour les 2 premiers tableaux) s'impose :
– l'accès sévère (1 ou plusieurs critères) : état de choc, hémorragies, OAP, ictère, anémie < 6 g/dL, insuffisance rénale, hypoglycémie, acidose métabolique, coma, convulsion, hémoglobinurie ;
– le neuropaludisme s'il existe un coma avec absence de réaction adaptée à la douleur ou des convulsions itératives ;
– un accès simple nécessitant un traitement par **quinine** IV en cas de vomissements majeurs empêchant l'absorption orale.

L'accès pernicieux palustre est à évoquer devant tout enfant fébrile au retour d'une zone d'endémie, présentant des **convulsions ou des troubles de conscience**. Ne pas attendre la confirmation diagnostique pour débuter une perfusion de **quinine** ou d'**artésunate** IV.

Bilan

– Frottis sanguin, goutte épaisse, parasitémie.
– Ionogramme sanguin, glycémie, bilan hépatique, GDS, lactates.
– NFS plaquettes, hémostase.
– Groupe Rh RAI.
– ECG.
– RX thorax.
– PL (si plaquettes > 50 000/mm³).

Mesures symptomatiques

- Hospitalisation en unité de soins intensifs.
- Monitoring cardiaque, tensionnel, saturation, surveillance glycémies capillaires.
- Perfusion 80 mL/kg/j de glucosé 5 % ou 10 %, tête surélevée.
- Transfusions selon résultats de la NFS (culots globulaires, plaquettes).
- Maintenir une bonne hémodynamique (remplissage, inotropes).
- **Anticonvulsivants** si besoin (penser aux convulsions par hypoglycémie).

Antipaludéen

QUINIMAX 8 mg/kg en IVL sur 4 h x 3/j diluée dans du sérum glucosé isotonique avec relais *per os* dès que possible (mêmes doses) pendant 7 j. Dose de charge non recommandée chez l'enfant. En cas d'insuffisance rénale, première dose de 8 mg/kg, doses suivantes réduites de 30 à 40 %, à adapter à la quininémie.

Contenu en quinine base

Les nouvelles formes galéniques de ***QUINIMAX*** ont un contenu directement exprimé en quinine base totale pour éviter les erreurs de prescription.

Prescription détaillée, claire, avec vérification des doses ++ (risque mortel d'un surdosage).
Contrôler le taux d'Hb et de plaquettes, la glycémie et la parasitémie.

CONSENSUS

[1] Zoonoses en pédiatrie : quoi de neuf en 2008, *GPIP*, 2008.
[2] Recommandations sanitaires pour les voyageurs, *INVS*, 2015.
[3] Prise en charge et prévention du paludisme d'importation à *Plasmodium falciparum* : recommandations pour la pratique clinique, *SPILF*, 2007.
[4] ATU nominative MALACEF, *ANSM*, 2013.
[5] Place de l'artésunate injectable dans le traitement du paludisme grave, *HCSP*, 2013.

INFECTIONS MATERNO-FŒTALES (1)

Principaux germes responsables

- Streptocoques du groupe B : 40 %.
- *Escherichia coli K1* : 40 %.
- *Listeria monocytogenes* : 1 à 2 %.
- Streptocoques non B : 7 %.
- Autres BG- ou CG+ : 10 %.

Éléments évocateurs d'infection materno-fœtale [1]

Éléments obstétricaux

- Infection cervico-vaginale ou urinaire récente.
- Syndrome pseudo-grippal récent (listériose).
- Portage vaginal de Streptocoque B
- Souffrance fœtale aiguë inexpliquée.
- Prématurité inexpliquée.
- Rupture de la poche des eaux > 12 h.
- Fièvre, frissons pendant ou après l'accouchement.
- Liquide amniotique teinté.

Clinique

- Détresse respiratoire, apnées.
- Geignement, hypotonie.
- Troubles hémodynamiques, teint gris.
- Hypothermie/hyperthermie.
- Ballonnement abdominal, vomissements.
- Hyperglycémie.
- Hépato-splénomégalie.
- Ictère, éruption cutanée, purpura.

Bilan

– NFS plaquettes, CRP ± PCT, fibrine.
– Hémocultures.
– Prélèvement du liquide gastrique + placenta ± prélèvements périphériques (oreilles, ombilic, anus, aisselles).
– Première aspiration trachéale (si intubation).
– Radio de thorax.
– PL : avant antibiothérapie si hypotonie/convulsion ; ou secondairement selon l'état clinique et l'évolution sous antibiotique. PL normale du nouveau-né : protéines < 2 g/L et éléments < 30/mm³.
– Antigènes solubles sang/LCR/urines pour strepto B/*E. coli* K1.

INFECTIONS MATERNO-FŒTALES (2)

Traitement [2]

Antibiothérapie

Débutée en cas de présomption d'infection, en attendant le résultat des cultures bactériologiques, elle doit être systématique en cas de fièvre maternelle, de détresse respiratoire inexpliquée, de liquide gastrique positif à l'examen direct, et au moindre doute.

Elle associe :

– **céphalosporine de 3e génération, céfotaxime** (***CEFOTAXIME***) : 100 mg/kg/j en 2 ou 3 inj. IVDL ;

– ± **aminopénicilline, amoxicilline** (***CLAMOXYL***) : 100 mg/kg/j en 2 ou 3 inj. IVDL ;

– + **aminoside, gentamicine** (***GENTAMICINE***) : 5 mg/kg/j en 1 ou 2 inj. IVL 30 min.

En cas de méningite : doubler les doses de ***CEFOTAXIME*** et ***CLAMOXYL***.

La triple antibiothérapie n'est plus systématique sauf sepsis grave. En cas de cocci ou bacille à Gram+ au direct des prélèvements bactériologiques, ou si enfant à terme et absence d'antibiothérapie maternelle récente, le ***CEFOTAXIME*** n'est pas indispensable.

- Après résultat des cultures, adaptation de l'antibiothérapie (ou arrêt si bilan négatif) :
  – strepto B, *Listeria*, strepto D : ***CLAMOXYL*** seul ;
  – *E. coli* K1 : ***CEFOTAXIME*** seul.
- Durée de l'antibiothérapie = 10 j (15 à 21 j dans les méningites). Arrêt de l'**aminoside** à la négativation du syndrome inflammatoire.

Mesures associées

- Oxygénothérapie, voire intubation-ventilation.
- Maintien de l'hémodynamique, remplissage : sérum physiologique : 10 mL/kg en 30 min.
- Pas d'alimentation en phase aiguë, perfusion.
- Monitorage cardiorespiratoire, PA, saturation, température, diurèse.
- Surveillance poids, périmètre crânien, NFS plaquettes, CRP.

CONSENSUS

[1] Diagnostic et traitement curatif de linfection bactérienne précoce du nouveau-né, *Anaes*, 2002.

[2] Prise en charge de l'infection materno-fœtale, *Réseau périnatalité de Franche-Comté*, 2008.

ALIMENTATION DU NOURRISSON (1)

Alimentation lactée

Quel lait donner ?

► *Allaitement maternel*

Le lait maternel est parfaitement adapté à la physiologie du nouveau-né (besoins nutritionnels et capacité de digestion) et présente des avantages, notamment immunitaires, que le lait artificiel n'a pas.

• Déroulement de la tétée : nettoyage du mamelon avec de l'eau minérale, un seul sein (en alternant) ou les deux par tétée, durée 15-20 min au calme.

• Il est contre-indiqué dans certaines pathologies maternelles : psychose grave, VIH, tuberculose évolutive, prise de médicaments toxiques pour l'enfant, abcès du sein.

• Éviter pour la mère : les excitants (alcool, thé, café, drogues, etc.), les aliments acides trop fréquents (agrumes, tomates, etc.), les aliments donnant un goût au lait (chou, ail, etc.).

Si le lait maternel ne suffit pas à l'enfant, il peut être complété par un lait artificiel, habituellement un lait hypoallergénique (++ si terrain atopique familial).

► *Allaitement mixte*

Compléter chaque tétée par du lait artificiel (suspicion d'insuffisance de lait maternel) ou alterner tétée et biberon (convenance maternelle).

► *Allaitement artificiel*

Proposer un lait 1er âge jusqu'à 4 mois (révolus), puis un lait 2e âge à partir du 5e mois. En cas de prématurité ou d'hypotrophie, proposer un aliment lacté de régime pour nouveau-nés de faible poids de naissance.

Tous les laits en poudre se reconstituent à raison d'une mesurette rase de lait pour 30 mL d'eau (minérale ou bouillie).

Respecter si possible un minimum de 2 h et maximum 5 h entre chaque repas (sein ou biberon), en laissant l'enfant s'adapter à son propre rythme.

Quelle quantité donner ?

• Durant le premier mois :

– 1re sem. : J1 : 6 x 10-20 mL puis augmenter chaque jour de 10 mL chaque repas (6 x /j) jusqu'à J8 ;
– 2e sem. : 6 x 70-80 mL ;
– 3e sem. : 6 x 80-90 mL ;
– 4e sem. : 6 x 90-100 mL.

Répartition en général entre 6 ou 7 repas par jour.

• Durant le deuxième mois : 6 x 120 mL.

• Vers 3-4 mois : 5 x 150 mL.

• Quand l'enfant grandit, les besoins en fonction du poids diminuent (120 mL/kg/j à 6 mois, 100 mL/kg/j à 1 an, 80 mL/kg/j à 2 ans).

Ne pas oublier que ces quantités sont indicatives et que l'enfant régule sa soif.

On peut chez le petit nourrisson s'aider de la méthode de calcul suivante : diviser le poids (en g) par 10 et rajouter 200 mL, à diviser par le nombre de repas quotidiens.

Quel nombre de repas ?

De manière indicative :

– 6 ou 7 repas chez le nouveau-né eutrophique à terme, 7 ou 8 repas chez le nouveau-né hypotrophe ou prématuré ;
– 5 repas à partir de 2 mois ;
– 4 repas à partir de 4 mois.

► *Farines*

Adjointes au biberon, elles peuvent être utilisées à partir de 2 mois, en utilisant des farines sans gluten avant 6 mois. Elles ne sont pas indispensables avec les laits artificiels actuels.

ALIMENTATION DU NOURRISSON (2)

Diversification [1]

À débuter entre 4 et 6 mois tout en continuant l'allaitement maternel si possible. Introduire les nouveaux aliments un par un et par petites quantités au début pour familiariser l'enfant au goût du nouvel aliment.

L'alimentation à la cuillère peut débuter rapidement après le début de la diversification, en maintenant un apport de 500 mL minimum de lait par jour.

Le risque allergique d'une introduction précoce de protéines végétales ou animales chez des nourrissons à haut risque d'allergie (atopie familiale importante) est soulevé par de nombreux auteurs mais ne justifie pas de repousser la diversification après 6 mois, car les dernières études montrent qu'une introduction trop tardive est aussi délétère qu'une introduction trop précoce (notion de « fenêtre » d'introduction idéale), même pour le gluten.

► *Fruits*

Jus de fruits (ampoules buvables vers 4 mois).

Introduction de fruits cuits vers 5 mois (petits pots, compote), de fruits frais vers 9 mois.

Éviter les fruits allergisants avant 1 an (fraises, kiwis, fruits exotiques).

► *Légumes*

Vers 5 mois, ils peuvent être au début mélangés au biberon, puis administrés à la cuillère sous forme de purée (légumes frais cuits ou surgelés en galets ou petits pots), en commençant par 2-3 càc.

► *Protéines animales*

– Initialement volailles puis bœuf puis jambon, elles sont introduites vers le 6e mois, bien cuites et hachées, en commençant par 10 g puis rapidement 30 g (au déjeuner).

– Puis sont introduits le poisson et l'œuf (le jaune, puis le blanc).

– Introduction des petits-suisses, fromages blancs vers 5-6 mois en diminuant la ration lactée du biberon du repas correspondant. Introduction du fromage vers 9 mois (éviter fromage au lait cru avant 3 ans : risque de SHU ++).

À partir de 1 an, passage au lait de croissance (enrichi en fer) ou au lait de vache classique.

À partir de 1 an, l'alimentation est assez proche de celle de l'adulte, mais moins grasse et adaptée à la dentition de l'enfant.

Supplémentations vitaminiques [2]

Sont administrés systématiquement en 1 prise quotidienne :

– **vitamine D**, **ergocalciférol** (***UVESTEROL D*** : 1 dose/j, dose n° 2 chez l'enfant à peau noire ou ***ZYMAD*** : 4 gttes/j) ;

– la supplémentation en **fluor** à partir de 6 mois n'est plus systématique mais réservée aux enfants à haut risque carieux après bilan dentaire personnalisé ;

– **vitamine K** : 1 amp. (2 mg) à la naissance, 1 amp. entre J4 et J7 de vie puis 1 dernière amp. à la fin du 1er mois de vie si allaitement maternel exclusif [3].

LAITS ARTIFICIELS (1)

LAITS	BLÉDINA	GALLIA	GUIGOZ	MEAD JOHNSON
Laits pour nourrisson (0-4 mois)	Blédilait 1	Gallia 1 Gallia Calisma 1	Guigoz 1 Guigoz Evolia Relais 1 Guigoz Expert 1	Enfamil 1 Enfamil Nutribaby 1
Laits de suite (5-12 mois)	Blédilait 2 Blédilait Relais 2	Gallia 2 Gallia Calisma 2	Guigoz 2 Guigoz Evolia Relais 2 Guigoz Expert 2	Enfamil 2 Enfamil Nutribaby 2
Laits HA (atopie familiale)		Gallia HA 1 et 2	Guigoz Expert HA 1 et 2	Enfamil HA
Laits très épaissis (RGO)	Blédilait AR 1 et 2	Gallia AR 1 et 2	Guigoz Expert AR Guigoz Formule épaissie 1 et 2	Enfamil AR 1 et 2
Laits enrichis en ferments lactiques (coliques, constip.)		Gallia Lactobifidus 1 et 2 Gallia Action-coliques	Guigoz Pelargon 1 et 2 Guigoz Expert AC	Enfalac
Laits épaissis et riches en ferments lactiques	Blédilait Premium 1 et 2	Galliagest Premium 1 et 2	Guigoz Formule épaissie 1 et 2	
Laits sans ou appauvris en lactose (intolérance lactose/diarrhée 3-12 mois)		Diargal	Diarigoz (HA + appauvri en lactose), utilisable entre 1 et 3 mois	O-lac
Laits sans PLV et sans lactose (IPLV/diarrhée < 3 mois/ mucoviscidose)		Galliagène		Pregestimil Nutramigen
Laits pour NN faible poids (jusqu'à 3 kg)		PréGallia	PréGuigoz Expert AGPI-CL	
Lait de soja (intolérance au lactose/coliques-douleurs)		Gallia Soja		Enfamil Soja 1 et 2
Lait de croissance (1-3 ans)	Blédilait Croissance	Gallia Croissance Galliagest Croissance Gallia Junior	Guigoz Croissance	

ALIMENTATION DU NOURRISSON (3)

Exemples de régimes (propositions à adapter aux besoins de l'enfant)

Avant 2 mois

Lait 1er âge ou lait de mère : 6 ou 7 x 100-120 mL.
Vitamine D.

De 2 à 4 mois

Lait 1er âge ou lait de mère : 5 x 120-150 mL (4 x 180 mL vers 4 mois).
Vitamine D.
Matinée : jus de fruits (10 mL puis 20 mL à 4 mois) : non indispensable.

De 5 à 6 mois

4 repas quotidiens (3 repas lactés + 1 repas diversifié).
- Matin : 210 mL lait 2e âge.
- Midi : quelques càc de légumes + 210 mL lait 2e âge au début ; puis 60 g de légumes + 120 mL lait 2e âge.
- Goûter : quelques càc de fruits (petit pot) + 210 mL lait 2e âge au début, puis 60 g de fruits (petit pot) + 120 mL lait 2e âge.
- Soir : 180 mL lait 2e âge avec ou sans quelques cuillères de légumes.

Vitamine D, jus de fruits 10 mL puis 20 mL.
Matinée : jus de fruits (50 mL).

De 6 à 9 mois

4 repas (2 repas lactés + 2 repas diversifiés).
- Matin : 240 mL lait 2e âge (farines avec gluten) sous forme de biberon ou bouillie épaisse.
- Midi : légumes (60 g puis 120 g) + 15 g de viande, poisson ou œuf + 60 g de fruits (petit pot).
- Goûter : quelques càc de fruits + 210 mL lait 2e âge ; puis 120 g de fruits + 150 mL lait 2e âge ou laitage (petit-suisse, yaourt).
- Soir : 200 mL de soupe de légumes + 60 g de fruit ou laitage (petit-suisse, yaourt).

Vitamine D.
Matinée : jus de fruits (50 mL).
Au goûter : petit gâteau vers 8 mois.

De 9 à 12 mois

4 repas (2 repas lactés + 2 repas diversifiés).
- Matin : 240 mL lait 2e âge (farines avec gluten) sous forme de biberon ou bouillie épaisse.
- Midi : légumes + 30 g de viande, poisson ou œuf.
- Goûter : 120 g de fruits + 200 mL lait 2e âge (ou équivalent de laitage).
- Soir : 200 mL de soupe ou purée de légumes + fromage râpé + 60 g de fruit (pot ou frais écrasé) ou laitage.

Vitamine D.
Matinée : jus de fruits (50-100 mL).

Entre 1 et 3 ans

500 mL de produits laitiers (250 mL de lait = 2 yaourts = 3 petits-suisses = 45 g fromage).
Privilégier les laits de croissance (riches en fer).
30 à 50 g/j de protéines non lactées (viande, poisson ou œuf).

CONSENSUS

[1] Diversification alimentaire : évolution des concepts et recommandations, *SFP*, 2015.
[2] Utilisation du fluor dans la prévention de la carie dentaire avant 18 ans, *Afssaps*, 2008.
[3] Lettre aux professionnels de santé concernant la VITAMINE K1 ROCHE Nourrisson, *ANSM*, 2014.

LAITS ARTIFICIELS (2)

LAITS *	MILUPA	NESTLÉ	PICOT	SODILAC
Laits pour nourrisson (0-4 mois)	Milumel 1	Nidal 1 bifidus	Picot 1	Modilac 1
Laits de suite (5-12 mois)	Milumel 2	Nidal 2 bifidus Nestlé Baby	Picot 2	Modilac 2
Laits HA (atopie familiale)	Milumel HA	Nidal HA 1 et 2		Modilac HA
Laits épaissis (RGO)	Milumel AR 1 et 2	Nidal AR 1 et 2	Picot AR 1 et 2	Modilac AR 1 et 2
Laits enrichis en ferments lactiques (coliques, constip.)		Pergalon 1 et 2	Picot Picoba 1 et 2	Modilac transit
Laits épaissis et riches en ferments lactiques		Nidal confort bifidus 1 et 2	Picot Épailis 1 et 2	
Laits sans ou appauvris en lactose (intolérance lactose/diarrhée 3-10 mois)	HN 25 (appauvri) à HN RL (sans)	AL-110		Modilac sans lactose
Laits sans PLV et sans lactose (IPLV/diarrhée avant l'âge de 3 mois/ mucoviscidose)		Alfaré	Picot Peptijunior	
Laits pour prématurés (jusqu'à 3 kg)	Pré-Milumel	PréNidal AGPI-CL		PréModilac PréModilac AGPI-CL
Laits de soja (intolérance lactose/coliques-douleurs)			Nutricia soja 1 et 2	Modilac soja 1 et 2
Laits de riz (intolérance aux PLV/lactose)			Picot riz 1 et 2	Modilac riz 1 et 2
Laits de croissance (1-3 ans)	Milumel croissance	Nestlé croissance	Picot Croissance	

* Laits de régime disponibles à la Pharmacie centrale des Hôpitaux (PCH) pour les enfants présentant des allergies aux hydrolysats de protéines de lait de vache et/ou polyallergies alimentaires (NEOCATE) et pour ceux présentant une maladie métabolique nécessitant l'éviction de certains acides aminés (laboratoire SHS International).
HA : hypoallergénique ; AR : antirégurgitation ; PLV : protéine de lait de vache.

SUPPLÉMENTATION VITAMINIQUE

Ergocalciférol (vitamine D)

UVESTEROL D					
N., NN et E. < 5 ans : 800 à 1 500 UI/j en 1 prise Femme enceinte ou allaitante : 800 à 1 000 UI/j Personne âgée : 800 à 2 000 UI/j	1 fl. 5 000 UI/mL	1,22		65 %	

PROPRIÉTÉS

Vitamine liposoluble favorisant la minéralisation du squelette.

INDICATIONS

Carence en vitamine D.

CONTRE-INDICATIONS

Hypercalcémie, hypercalciurie, lithiase calcique.

PRÉCAUTIONS D'EMPLOI

Surveiller les apports alimentaires en calcium. Attention au risque de fausse route chez les nouveau-nés.

EFFETS INDÉSIRABLES

Rares cas de malaise vagal, fausse route, diarrhées et céphalées.

INTERACTIONS MÉDICAMENTEUSES

Orlistat : diminution de l'absorption de **vitamine D**.

Vitamines A-D-E-C

UVESTEROL A D E C					
Médicament réservé au nourrisson : 1 dose (0,3 mL)/prise x 1/j	1 fl.			NR	

PROPRIÉTÉS

Association de 3 vitamines liposolubles (A, D et E) et d'une vitamine hydrosoluble (C) impliquées dans les processus de minéralisation du squelette (D), l'adaptation de la vision (A), antioxydante (E) ou oxydo-réductrice (C).

INDICATIONS

Déficit ou risque de malabsorption en vitamines liposolubles et vitamine C.

CONTRE-INDICATIONS

Idem ***UVESTEROL D***.

PRÉCAUTIONS D'EMPLOI

Idem ***UVESTREOL D***.

EFFETS INDÉSIRABLES

Diarrhées fréquentes notamment dues à la vitamine C.

INTERACTIONS MÉDICAMENTEUSES

Aucune recensée.

Vitamine K pour nourrissons

VITAMINE K1 ROCHE					
2 schémas thérapeutiques possibles IV ou IM : 1 mg x 1 à la naissance PO : 3 prises de 2 mg à la naissance, entre J4 et J7 puis à J30	5 amp. 2 mg/0,2 mL	4,9		65 %	

PROPRIÉTÉS

Vitamine nécessaire à la synthèse hépatique des facteurs de coagulation (prothrombine, proconvertine, facteur anti-hémophilique B et facteur Stuart).

INDICATIONS

Traitement et prophylaxie de la maladie hémorragique du nouveau-né.

CONTRE-INDICATIONS

Hypersensibilité à la **vitamine K**.

Utilisation déconseillée en cas de déficit en G6PD en raison d'un risque d'hémolyse aiguë.

PRÉCAUTIONS D'EMPLOI

Surveillance de l'absence de régurgitation dans les heures suivant la prise.
Une attention particulière sera adoptée en cas de pathologie hépatique associée.

EFFETS INDÉSIRABLES

Hématome, anémie hémolytique.

NOTES

ICTÈRE DU NOUVEAU-NÉ (1)

- Visible cliniquement si bilirubine > 70 μmol/L mais intensité de l'ictère difficile à apprécier par la simple vue. C'est pourquoi un dépistage systématique par bilirubinémie transcutanée (Biliflash ou BiliChek) est recommandé pour tous les nourrissons dans toutes les maternités afin de déterminer les nourrissons à mettre sous photothérapie [1].
- Suspecter un ictère pathologique si l'ictère est précoce (< H24), prolongé plus de 10 j, associé à une anémie ou une hépatosplénomégalie, à des selles décolorées. L'ictère physiologique ne dépasse pas 280 μmol/L.

Étiologies

Ictères à bilirubine libre

► *Avec hémolyse*

- Iso-immunisation ABO ou Rh, plus rarement dans les autres groupes.
- Accident transfusionnel.
- Infections : bactéries, CMV, toxoplasmose, rubéole, herpès, etc.
- Hémolyses constitutionnelles : déficit en G6PD, en pyruvate kinase, sphérocytose, etc.

► *Sans hémolyse*

- Ictère physiologique (= immaturité de la glycuro-conjugaison), augmenté par prématurité, diabète maternel, polyglobulie, résorption d'hématomes, jeûne, etc.
- Ictère au lait de mère.
- Hypothyroïdie.
- Obstruction digestive (sténose du pylore, etc.).
- Maladie de Gilbert, maladie de Crigler-Najjar.
- Résorption d'un céphalhématome.

Ictères à bilirubine mixte ou conjuguée

- Obstacles sur les voies biliaires : toujours évoquer et éliminer une atrésie des voies biliaires extra-hépatiques devant un ictère à bilirubine conjuguée car le pronostic dépend de l'âge de la prise en charge chirurgicale : bien meilleur avant 6 sem.
- Maladies génétiques et métaboliques : syndrome d'Alagille, mucoviscidose, déficit en alpha-1-antitrypsine.
- Hépatites infectieuses bactériennes ou virales (*E. coli*, CMV, toxoplasmose, etc.).
- Nutrition parentérale prolongée.

Bilan initial

► *Chez la mère*

Groupe sanguin, test de Coombs indirect.

► *Chez l'enfant*

- Bilirubine libre et conjuguée.
- Groupe sanguin, test de Coombs direct.
- NFS plaquettes, réticulocytes.
- Albuminémie.

+ éventuellement bilan orienté par le contexte.

Traitement des ictères à bilirubine libre [2]

Il vise à éviter l'ictère nucléaire (destruction des noyaux gris centraux par toxicité de la bilirubine non liée). Le traitement symptomatique intéresse donc les ictères à bilirubine libre.

Ictères peu sévères

Ils sont traités par photothérapie seule.

► *Critères pour débuter un traitement*

Poids	Chiffre maximum de bilirubine en μmol/L		
	À H24	À H48	Après H72
1 500 g	120	145	145
1 500 g à 2 000 g	120	180	196
2 000 g à 2 500 g	120	188	240
>2500g	136	222	274

Schématiquement :
– dès que la bilirubine en μmol/L > 10 % du poids du corps ou > 280 μmol/L ;
– quasi systématique pour les ictères avant H24.

ICTÈRE DU NOUVEAU-NÉ (2)

► *Modalités*

- Lampe UV 460 nm.
- Photothérapie classique (lampe au dessus uniquement) ou intensive (lampe au dessus et au dessous ou tunnel)
- Enfant nu, yeux protégés, apports hydriques augmentés de 10 à 20 %.
- Initialement exposition continue puis discontinue lorsque l'ictère s'améliore.
- Arrêter lorsqu'apparaît de la bilirubine conjuguée (risque de syndrome du bébé bronze avec coloration cutanée verdâtre).

Ictères plus sévères

Dosage bilirubine non liée (BNL), qui reflète directement la fraction toxique de la bilirubine ; et/ou calcul du rapport molaire bilirubine (µmol/L) sur albumine (g/L x 14,49).

- Si BNL > 1 mg/L.
- Ou si bilirubine > 10 % du poids du corps avant H24.
- Ou si bilirubine > 15 % du poids du corps après H24.
- Ou si bilirubine > 350 µmol/L.
- Ou si rapport bilirubine sur albumine > 0,7.

En plus de la photothérapie intensive, perfusion d'albumine humaine à 20 % : 1 à 1,5 g/kg en 3 à 4 h (dilution courante : 1/2 albumine 20 % + 1/2 glucosé 5 %), à renouveler si besoin, surtout si albuminémie < 30 g/L.

S'il existe une forte suspicion d'hémolyse par incompatibilité (anémie et test de Coombs positif), l'administration d'**immunoglobulines polyvalentes** (1 g/kg) permet de réduire l'intensité de l'hémolyse et donc de l'ictère.

En cas de persistance d'une hyperbilirubinémie menaçante, discuter (avec un médecin spécialiste du centre de transfusion) une **exsanguino-transfusion** de 2 masses sanguines (160 mL/kg), sur cathéter veineux ombilical.

L'exsanguino-transfusion est le traitement de choix des hémolyses sévères mais est devenue exceptionnelle depuis la photothérapie intensive.

Traitement étiologique

En cas d'étiologie ou de facteur favorisant curable, toujours associer un traitement de celui-ci.

Dans l'ictère au lait de mère, le traitement envisageable est le chauffage du lait (organisation pratique difficile). En pratique, on choisit souvent de négliger cet ictère, qui n'est jamais sévère, et de poursuivre l'allaitement maternel.

Évolution

L'ictère régresse en général en quelques jours, permettant d'arrêter la photothérapie. La guérison se fait sans séquelles. La prise en charge précoce et énergique des ictères sévères a en effet quasiment fait disparaître l'ictère nucléaire. En l'absence d'hémolyse, en cas de réapparition d'un ictère intense dès l'arrêt de la photothérapie, le diagnostic de maladie de Crigler-Najjar doit être envisagé : maladie autosomique récessive exceptionnelle – 20 cas en France environ – nécessitant une photothérapie quotidienne durant 10 à 12 h à vie pour le type I (déficit complet en UGT1A1) et un traitement inducteur par **phénobabital** pour le type II (déficit partiel).

CONSENSUS

[1] Fiche pratique ictère, *Périnatalité*, 2008.
[2] Neonatal jaundice, *NICE*, 2010.

PHÉNYLCÉTONURIE

Dépistage néonatal

Il est systématique (couverture > 99 %).

C'est le **test de Guthrie** : quelques gouttes de sang prélevées au talon sont mises sur papier buvard pour dosage de la phénylalanine (Phe). Le prélèvement est réalisé entre J3 et J7, avant la prise du biberon. Il doit être décalé en cas d'antibiothérapie détruisant le bacille *Subtilis* utilisé pour le test (faux négatifs).

Si Phe > 3 mg/dL : régime normoprotidique (500 mg/j de Phe) puis bilan de confirmation :

- taux sanguins de Phe et tyrosine ;
- activité de la phénylalanine-hydroxylase (PAH);
- dosages sanguin et urinaire des ptéridines (cofacteurs de la Phe-hydroxylase), leur déficit (< 1 % des phénylcétonuries) aboutit à une forme sévère résistante au régime de la maladie ;
- épreuve de charge en Phe en cas de doute.

Noter qu'il existe des hyperphénylalaninémies transitoires néonatales par immaturité enzymatique ; fréquentes chez le prématuré, elles disparaissent spontanément.

Traitement en milieu spécialisé

Objectif

Diminuer le taux sanguin de Phe jusqu'à un seuil non toxique tout en évitant la carence. Le régime est adapté aux dosages sanguins de la Phe (initialement x 2/sem., progressivement espacés à x 1/15 j ou/mois).

Objectif : 2 < Phe < 5 mg/dL

Régime élaboré avec une diététicienne

Contient en moyenne 300 mg/j de Phe la 1re année, avec de grosses variations au cours du temps et d'un individu à l'autre.

► *Initialement*

• Alimentation exclusive avec un hydrolysat pauvre en Phe (***LOFENALAC MEAD JOHNSON***) : 1 mes./60 mL d'eau (contient 12,5 mg de Phe/100 mL reconstitués).

• Quand le taux souhaité est obtenu, associer ***LOFENALAC MEAD JOHNSON*** et lait 1er âge standard (60 mg de Phe/100 mL) pour maintenir un taux équilibré.

► *Diversification*

• Aliments riches en Phe (interdits ou mesurés précisément) :
- lait (160 mg de Phe/100 mL) et tous ses dérivés ;
- viandes, œufs, poissons ;
- aliments à base de céréales, légumes secs, fruits secs ;
- chocolat, etc.

• Aliments moyennement riches en Phe (à mesurer) : fruits, légumes, etc.

• Aliments pauvres en Phe :
- huiles ;
- produits sucrés ;
- farines de maïs et de tapioca, etc.

► *Durée du régime*

Débuté le plus tôt possible, il doit être poursuivi de manière très stricte pendant le développement neurologique, jusque vers 10-11 ans. À l'adolescence et chez l'adulte, le régime est élargi pour maintenir un taux de phénylalanine < 20 mg/L. Un régime strict sera repris chez la femme adulte avant et pendant les grossesses.

Évolution [1]

Évaluation régulière des développements staturo-pondéral, neurologique, psychomoteur.

Le développement risque d'être imparfait si le régime est débuté après 4 mois ou s'il existe déjà des signes neurologiques avant traitement. Dans les autres cas, il est conditionné par le strict respect du régime.

Certaines formes sont sensibles à un traitement par **dichlorhydrate de saproptérine** (***KUVAN***) qui possède une AMM à partir de 4 ans : l'augmentation de l'activité de la PAH induite par le traitement permet d'assouplir le régime.

Penser qu'il existe un dépistage anténatal par biologie moléculaire pour les grossesses futures.

CONSENSUS

[1] La phénylcétonurie, *Orphanet*, 2012.

SAPROPTÉRINE

■ **Saproptérine**

KUVAN					
A. et E. > 4 ans Posologie initiale : 10 mg/kg/j en 1 prise le matin Posologie d'entretien : 5-20 mg/kg/j en 1 prise le matin	30 cp. pour susp. buv. 100 mg 120 cp. pour susp. buv. 100 mg	HOP HOP	I I		

PROPRIÉTÉS

L'hyperphénylalaninémie est habituellement due à des mutations récessives autosomiques des gènes codant pour la phénylalanine-hydroxylase (dans le cas de la phénylcétonurie, PCU) ou pour les enzymes impliquées dans la biosynthèse ou la régénération de la 6R-tétrahydrobioptérine (6R-BH4) (dans le cas du déficit en BH4).

La **saproptérine** est une version synthétique de la 6R-BH4 naturelle. L'administration de ce médicament permet de renforcer l'activité de la phénylalanine-hydroxylase déficiente et, par conséquent, d'augmenter ou de restaurer suffisamment le métabolisme oxydatif de la phénylalanine.

INDICATIONS

Hyperphénylalaninémie de l'adulte et de l'enfant de plus de 4 ans.

PRÉCAUTIONS D'EMPLOI

Les patients traités par ce médicament doivent continuer à suivre un régime pauvre en phénylalanine et à subir des examens cliniques réguliers (tels qu'une surveillance des taux sanguins de phénylalanine et de tyrosine, de l'apport alimentaire et du développement psychomoteur).

EFFETS INDÉSIRABLES

Céphalées, diarrhée, vomissements, douleurs abdominales, rhinorrhée, congestion nasale, toux.

MORT SUBITE DU NOURRISSON

Définition

Une « mort inattendue du nourrisson » (environ 500 MIN/an) est définie comme le décès soudain d'un enfant de moins de 2 ans, alors que rien dans son histoire ne le laissait prévoir. On parle de « mort subite du nourrisson » (environ 250 MSN/an) en l'absence de cause retrouvée malgré une démarche diagnostique complète (avec autopsie si possible).

Recherche d'une étiologie

• Dans 50 % des cas : étiologie du décès trouvée :
– infection ;
– malformation cardiaque, ORL, cérébrale, etc. ;
– RGO avec inhalation ;
– trouble ionique ;
– maladie métabolique ;
– intoxication (monoxyde de carbone, etc.) ;
– occlusion digestive (invagination intestinale aiguë) ;
– saignement intracrânien (maltraitance).
• Dans 50 % des cas : absence d'anomalie (MSN).

Conduite à tenir [1]

• Amener l'enfant au centre hospitalier de référence pour prélèvements à visée diagnostique et autopsie si acceptée par les parents.
• Déculpabiliser les parents et/ou la personne gardant l'enfant ; prendre en charge leur détresse.
• Hospitaliser un éventuel jumeau survivant.
• Savoir évoquer la possibilité d'un infanticide : rechercher un contexte de maltraitance. L'autopsie est alors rendue indispensable par cette éventualité. Le certificat de décès doit mentionner l'obstacle médico-légal en cas de forte présomption avec refus d'autopsie de la part de la famille, qu'il faut toujours chercher à convaincre pour éviter le traumatisme d'une enquête judiciaire inutile.

Bilan minimal

– Radio du thorax, radios du squelette.
– NFS plaquettes, réticulocytes, hémoculture.
– Bactériologie du pharynx, trachée, PL.
– Ponction péricardique et pleurale.
– Recueil de sang et d'urine pour étude métabolique.

Prévention

• Coucher les nourrissons sur le dos +++ sur un matelas ferme.
• Ne pas trop les couvrir, ne pas trop chauffer la chambre (18-20 °C), notamment lorsqu'ils sont fébriles.
• Proscrire les couettes, oreillers, tour de lit, etc. dans lesquels les nourrissons peuvent s'enfouir.
• Eviter le partage du lit avec son enfant (*co-sleeping*) ; le tabagisme passif.

CONSENSUS

[1] Prise en charge en cas de mort inattendue du nourrisson (moins de 2 ans), *HAS*, 2007.

MALAISES DU NOURRISSON (1)

Les malaises du nourrisson sont définis comme la survenue inopinée et brutale d'un accident inquiétant associant des troubles du tonus (hypotonie et/ou hypertonie) et des troubles de la coloration (accès de pâleur, épisode de cyanose), voire une apnée ou une perte de connaissance. Ces malaises posent souvent un problème diagnostique, étiologique et pronostique.

Le risque de récidive à plus ou moins long terme impose un certain nombre d'investigations complémentaires à la recherche d'une étiologie [1].

L'interrogatoire précisera les circonstances de survenue et décrira le malaise, les antécédents, les traitements en cours, etc. Il évaluera également la fiabilité du récit et le contexte psychosocial.

L'examen clinique devra être complet (T °C, périmètre crânien, recherche de sévices, etc.).

Critères de gravité

- Âge < 3 mois.
- Mesures de secourisme ou de réanimation nécessaires.
- Troubles de conscience.
- Détresse respiratoire.
- Acidose métabolique à l'arrivée.

Étiologies

► *Digestives*

- Reflux gastro-œsophagien ++ (œsophagite).
- Fausses-routes (RGO, parfois vomissement isolé, prise de vitamine ou de médicaments). Des anomalies neurologiques touchant la déglutition favorisent ce genre de malaises.
- Autres : invagination intestinale, volvulus, intolérance aux protéines du lait de vache.

► *Cardiovasculaires*

- Hyperréactivité vagale ++ (souvent liée à un RGO ++).
- Trouble du rythme ou de conduction cardiaque.
- Défaillance cardiaque aiguë (myocardite, myocardiopathie métabolique, cardiopathie malformative, etc.).
- État de choc.
- Poussée d'HTA.

► *Respiratoires*

- Apnée lors d'infections ORL et respiratoire (VRS ++, adénovirus, coqueluche, etc.).
- Apnée obstructive : malformative (principalement dans les dysfonctionnements néonatals du tronc cérébral), inflammatoire, etc. Une compression trachéale congénitale ou acquise peut provoquer ce type de malaises.
- Apnée centrale (intox. médicamenteuse, syndrome d'Ondine, etc.).
- Corps étranger dans les voies aériennes.
- Pneumothorax.

► *Infectieuses*

- Infections ORL, respiratoire (VRS ++, coqueluche).
- Septicémie (état de choc).

► *Neurologiques*

- Convulsion hyperthermique.
- Convulsion d'autre origine (métabolique, toxique, etc.).
- Hématome sous-dural ou intraparenchymateux, hémorragie méningée (maltraitance ++).
- Méningite, encéphalite.
- Hypertension intracrânienne (tumeur, hydrocéphalie).

► *Accidentelles*

- Asphyxie, inhalation de corps étranger.
- Intoxication (CO, médicaments).
- Sévices.

► *Métaboliques*

- Déshydratation.
- Hypoglycémie.
- Hypocalcémie.
- Maladie métabolique héréditaire.
- Acidocétose diabétique.

► *Autres*

Spasme du sanglot.

► *Étiologie non retrouvée dans certains cas*

MALAISES DU NOURRISSON (2)

Bilan [2]

Il n'existe pas de « bilan type » de malaise. Les examens complémentaires seront guidés par l'interrogatoire et l'examen clinique, le bilan devant être large si l'étiologie ne semble pas évidente, si le malaise semble grave ou se répète.

En 1re intention :
– NFS plaquettes, CRP ;
– ionogramme sanguin, glycémie, calcémie ;
– transaminases, CPK, GDS, lactacidémie ;
– radio de thorax ;
– ECG ;
– BU et ECBU.

Selon l'orientation ou si malaise récidivant :
– bilan métabolique sanguin (Gutrhie, ammoniémie) et urinaire (congeler la première miction après le malaise) ;
– recherche de RGO (pHmétrie, TOGD), d'œsophagite (fibroscopie) ;
– neurologique : EEG, scanner ou IRM ± PL ;
– cardiaque : échographie, ROC-Holter ;
– recherche de toxiques (CO, médicaments).

Il faut rassurer les parents et hospitaliser l'enfant pour bilan et surveillance scopique pendant au moins 24 heures après le malaise. Si le malaise remonte à plus de 48 heures quand les parents consultent et si l'examen est parfait, on pourra réaliser le bilan en externe.

Traitement

Traitement symptomatique si nécessaire

- Assurer une oxygénation correcte (oxygénation, ventilation si besoin).
- Assurer une bonne hémodynamique (remplissage, inotropes si besoin).
- Correction d'une acidose sévère par bicarbonates si cette acidose ne régresse pas après stabilisation de l'oxygénation et de l'hémodynamique.
- Traitement des convulsions.

Traitement étiologique adapté au résultat du bilan

Malaise vagal

Il représente environ 1/4 des étiologies de malaises du nourrisson.

Bilan

– Enregistrement Holter cardiaque.
– Réflexe oculo-cardiaque (ROC).
– Recherche d'un RGO (clinique, pHmétrie, TOGD, etc.).

Traitement

► *Traitement étiologique +++ (RGO, etc.)*
► *Traitement vagolytique*

Le **diphémanil méthylsulfate** (***PRANTAL***) a été retiré du marché en 2008 en raison du risque d'allongement du QT.

Chez le prématuré avec immaturité du tronc cérébral, possibilité de traitement par **sulfate d'atropine**.

Chez le nourrisson ayant eu au moins un malaise sévère d'étiologie vagale présumée et dont le ROC-Holter est positif ou si nourrisson avec antécédent de mort subite dans la fratrie et ROC Holter positif on peut discuter un traitement par **antiarythmique** après avis d'un cardiopédiatre.

Arrêt du traitement vers 12 mois avec contrôle du ROC Holter après arrêt.

Après 1 an : indications de traitement encore plus rares ; traitement si malaises récidivants inquiétants avec ROC Holter positif.

CONSENSUS
[1] Malaise du nourrisson, *Pas à pas en pédiatrie/SFP*, 2010.
[2] Prise en charge d'un nourrisson ayant présenté un malaise : vers un consensus européen, *Médecine thérapeutique pédiatrique*, 2009.

DÉVELOPPEMENT PSYCHOMOTEUR DU NOURRISSON ET DE L'ENFANT (1)

Le développement psychomoteur est lié à la maturation du système nerveux et à la stimulation affective. Il implique un parallélisme des progrès sur les plans neuromusculaire et psychologique. Un développement psychomoteur harmonieux nécessite une intelligence normale [1], des fonctions motrices et sensorielles efficaces, une stimulation et un niveau affectif suffisants.

Lors de tout examen pédiatrique (au calme, en dehors de période de faim ou sommeil), les éléments du développement psychomoteur à analyser sont :

- **motricité** : active et passive, fine et grossière, tonus, gesticulation spontanée ;
- **adaptativité** : préhension, mobilité manuelle ;
- **langage** : mimique, voix, compréhension des ordres simples ;
- **vision, audition, contrôle sphinctérien** ;
- **adaptation sociale** : réactions spontanées ou provoquées.

Il est variable selon les enfants. En cas de prématurité, il est classique d'évaluer les performances en fonction de l'âge corrigé de l'enfant (ex : chez un prématuré né à 33 SA : 6 mois d'âge réel = 4 mois d'âge corrigé ; calcul par rapport au terme de 41 SA).

Après l'âge de 1 an, il faut tenir compte des variations de la normale.

Il faut être très prudent et savoir réexaminer l'enfant à plusieurs semaines d'intervalle avant de parler de retard. Ce retard peut être global ou partiel selon les acquisitions et relève alors d'une évaluation pluridisciplinaire.

Nouveau-né (à terme) [2]

- Tonus : hypertonie périphérique (quadriflexion) et hypotonie axiale.
- Gesticulation spontanée globale et symétrique.
- Réflexes archaïques présents (succion, *grasping*, marche automatique, Moro, points cardinaux, etc.).
- Orientation vers la lumière.
- Rythme sommeil 21 h/24 h.

Nourrisson (1 mois-2 ans) [3]

Tonus

Tenue de tête stable : 2-4 mois.
Redressement en ventral sur les avant-bras : 3-4 mois.
Retournement en position ventrale/dorsale : 6-7 mois.
Station assise avec appui : 5-7 mois.
Station assise sans appui : 8-9 mois.
Rampe, marche à 4 pattes : 9-10 mois.
Station debout avec appui : 9-10 mois.
Station debout sans appui : 11-12 mois.
Marche : 12-18 mois.
Court, monte avec aide les escaliers : 18-24 mois.

Préhension et gesticulation spontanée

Début préhension : 3 mois.
Tenue du biberon : 6 mois.
Joue avec ses mains : 3-4 mois.
Porte les objets à la bouche : 7-8 mois.
Passage d'objet d'une main à l'autre : 6 mois.
Préhension pouce-index : 9 mois.
Pointe les objets avec l'index : 9-10 mois.
Lâche volontairement les objets : 12 mois.
Empile 3 cubes : 15-18 mois.

Langage

Gazouillis, vocalises : 2-3 mois.
Dit « papa, maman » : 9 mois.
Jargon 3-5 mots : 9-15 mois.
10 à 20 mots : 18 mois.
50 mots, 1re phrases : 2 ans.

Vision/Oculomotricité

Poursuite oculaire brève possible dès la naissance.
Suit transitoirement des yeux : 1 mois.
Suivi oculaire 180° : 2-3 mois.

DÉVELOPPEMENT PSYCHOMOTEUR DU NOURRISSON ET DE L'ENFANT (2)

Rythme

- Sommeil (très variable !) : 18 h vers 2 mois ; 16-18 h vers 4 mois ; 14-15 h vers 9 mois ; 13-15 h vers 1 an.
- Repas : 6-7 repas à 1 mois ; 5 repas de 2-4 mois ; 4 repas après 4-5 mois.

Adaptation affective et sociale

1ers mois : satisfaction des besoins digestifs et importance des contacts physiques.
Sourire réponse : 2 mois.
Réagit à son nom : 7-8 mois.
Angoisse de la séparation maternelle, peur de l'étranger : 8-9 mois.
« Au revoir », « bravo » : 10-11 mois.
Répond aux ordres, identifie les objets : 18 mois.

Enfant de 2 à 6 ans [3]

Motricité

Monte et descend les escaliers, coup de pied dans un ballon : 24 mois.
Tricycle : 2-3 ans.
Saute sur un pied : 4 ans.
Saute à la corde : 5 ans.

Langage et compréhension

100 mots, phrases courtes, « non », opposition : 2 ans.
« Je », 300 mots : 3 ans.

Graphisme

Traits vertical et horizontal : 24-30 mois.
Rond, croix, triangle : 24-30 mois.
Carré : 4 ans.

Propreté

Diurne : 18 mois-3 ans.
Nocturne : 2-5 ans.

Il faudra s'inquiéter et réévaluer l'enfant devant :
- asymétrie de gesticulation,
- absence de réaction au bruit précoce,
- absence de suivi oculaire à 1 mois,
- absence de tenue de la tête à 2 mois ou de redressement à 5 mois,
- absence de station assise seule à 10 mois,
- absence du réflexe de parachute à 10-12 mois,
- absence de marche autonome à 18 mois [4],
- enfant silencieux, stagnation du langage,
- enfant qui se met debout sans se mettre assis (hypertonie).

Enfant après 6 ans [5]

À cet âge, il s'agit surtout de dépister les troubles pouvant gêner les apprentissages de la lecture ou de l'écriture (dyslexie, dyspraxie, déficit visuel ou auditif) et les troubles psychiatriques pouvant gêner l'insertion sociale (anxiété, hyperactivité, opposition, dépression).

CONSENSUS

[1] Diagnostic étiologique d'une déficience intellectuelle, *Pas à pas en pédiatrie/SFP*, 2013.
[2] Hypotonie néonatale : stratégie diagnostique, *Pas à pas en pédiatrie/SFP*, 2009.
[3] Propositions portant sur le dépistage individuel chez l'enfant de 28 jours à 6 ans, destinées aux médecins généralistes, pédiatres, médecins de PMI et médecins scolaires, *HAS*, 2005.
[4] Retard d'acquisition de la marche, *Pas à pas en pédiatrie/SFP*, 2010.
[5] Propositions portant sur le dépistage individuel chez l'enfant de 7 à 18 ans, destinées aux médecins généralistes, pédiatres et médecins scolaires, *HAS*, 2005.

SÉVICES À ENFANTS (1)

Différents types de sévices

Syndrome des enfants battus [1]

Rechercher des ecchymoses, des fractures multiples d'âge différent, un hématome sous-dural, voire des plaies, des brûlures, etc.

Sévices sexuels [2]

À évoquer notamment devant toute tentative de suicide.

Carences

Il peut s'agir d'une carence nutritionnelle (cassure staturo-pondérale), d'une carence affective, d'une carence de soins pouvant aboutir à des accidents (manque de surveillance).

Syndrome de Münchhausen par procuration

C'est le plus souvent la mère qui simule par des gestes iatrogènes volontaires une pathologie chez son enfant (saignement, injections d'insuline, etc.).

Conduite à tenir [3]

En cas de danger immédiat

Hospitalisation impérative :
- soit avec l'accord des parents ;
- soit par l'intermédiaire du procureur de la République (dérogation légale au secret professionnel) qui rédige alors une ordonnance de placement provisoire (OPP).

> L'hospitalisation permet :
> - de faire le bilan et le traitement des lésions ;
> - d'éliminer des causes rares de maladies « simulant » une maltraitance : trouble de l'hémostase, ostéogenèse imparfaite ;
> - de conforter le diagnostic par les entretiens avec les parents, par l'observation de l'enfant en l'absence et en présence de la famille ;
> - d'évaluer le danger encouru par l'enfant ;
> - la conjonction de ces divers éléments permet d'élaborer un projet thérapeutique, de décider d'un signalement adapté.

En l'absence de danger immédiat

L'hospitalisation est souvent utile pour préciser les divers éléments précités. Elle n'est toutefois pas toujours indispensable et le médecin de famille peut alerter les structures administratives en faisant un signalement [4] à la Cellule départementale de recueil de traitement et d'évaluation des informations préoccupantes (CRIP).

SÉVICES À ENFANTS (2)

Rôle des diverses structures

Cellule départementale de recueil de traitement et d'évaluation des informations préoccupantes

Depuis le loi du 5 mars 2007 réformant la protection de l'enfance, elle constitue l'interlocuteur privilégié et l'interface entre les différents acteurs du système : services propres au département (protection maternelle et infantile [PMI], aide sociale à l'enfance [ASE]) ; professionnels de la petite enfance (hôpitaux, médecins libéraux, Éducation nationale) ; et les structures judiciaires (procureur de la République, juge des enfants). Elle effectue une enquête sociale, évalue le danger encouru par l'enfant, organise l'aide à la famille. Elle décide des suites à donner au dossier : classement sans suite, assistance éducative en milieu ouvert (AEMO) confiée à l'ASE, saisie des structures judiciaires.

Procureur de la République

Il saisit la brigade des mineurs pour un complément d'enquête ; il peut décider de classer le dossier sans suite ou bien saisir le juge des enfants, voire le juge d'instruction (mesures répressives en cas de délit grave).

Juge des enfants

Le jugement peut aboutir soit à une mesure éducative, soit au placement de l'enfant (souvent temporaire), au maximum à une déchéance de l'autorité parentale.

Évolution à long terme

- Possibilité de séquelles physiques.
- Grande fréquence des séquelles psychologiques (difficultés intellectuelles, troubles de la personnalité).
- Récidives.

CONSENSUS

[1] Syndrome du bébé secoué, *HAS*, 2011.
[2] Repérage et signalement de l'inceste par les médecins : reconnaître les maltraitances sexuelles intrafamiliales chez le mineur, *HAS*, 2011.
[3] Maltraitance chez l'enfant : repérage et conduite à tenir, *HAS*, 2014.
[4] Sévices à mineurs : modèle type de signalement, *HAS*, 2014.

BOITERIE DE L'ENFANT

Toute boiterie chez l'enfant doit faire éliminer en urgence une infection ostéoarticulaire (ostéoarthrite aiguë ou ostéomyélite aiguë) ou une fracture.
Distinction de 2 situations en pratique : boiterie récente [1] ou boiterie ancienne (souvent depuis l'âge de la marche).

Interrogatoire

- Ancienneté et mode de révélation de la boiterie.
- Notion de traumatisme récent.
- Fièvre associée.
- Évolutivité de la douleur, réponse aux **antalgiques**.

Examen clinique

Recherche :
– limitation de la mobilité articulaire, douleur provoquée ;
– esquive de l'appui à la marche ou refus de poser le pied au sol ;
– anomalie de la statique vertébrale, examen neurologique complet (dépistage maladie neurologique débutante) ;
– ongle incarné, écharde, ampoule, etc.

Examens complémentaires [2]

- NFS, CRP, vitesse de sédimentation.
- Hémoculture (si fièvre), prélèvement bactériologique si infection locorégionale.
- Radiographie (orientation par la clinique) : bassin face + profil de Lovenstein, membres inférieurs (comparatifs).

± échographie de hanche si absence de lésion osseuse.
± scintigraphie osseuse selon la clinique et l'évolution.
± ponction-lavage de la hanche si épanchement fébrile.

Étiologies

- 1re situation : boiterie d'installation récente :

– ostéomyélite aiguë ;
– ostéoarthrite aiguë ;
– rhume de hanche (synovite aiguë transitoire) entre 3 et 8 ans ;
– abcès de la fesse ;
– arthrite inflammatoire (réactionnelle, AC juvénile) ;
– fracture, fissure ;
– entorse, tendinite ;
– verrue plantaire, ongle incarné, chaussures inadaptées ;
– injection IM fessière récente ;
– ostéochondrite ;
– épiphisiolyse entre 8 et 14 ans ;
– ostéome ostéoïde ;
– tumeur maligne osseuse, métastase osseuse.

- 2e situation : boiterie ancienne :

– dysplasie de hanche méconnue ;
– inégalité de longueur de membre ;
– maladie neuro-musculaire : encéphalopathie, pathologie médullaire (-), infirmité motrice cérébrale, myasthénie, myopathie (- -).

Traitement

- Traitement médicamenteux antalgique.
- Immobilisation et/ou mise en décharge (avis orthopédique).
- Antibiothérapie probabiliste IV antistaphylococcique si suspicion d'infection. On utilise le plus souvent une bithérapie type **céphalosporine de 2e génération**, **céfamandole** (***CEFAMANDOLE***) : 100 mg/kg/j en 3 inj. IVDL + **aminosides**, **gentamicine** (***GENTAMICINE***) : 5 mg/kg/j en 1 inj. IVL sur 30 min.
- Toujours penser au **contrôle radiologique** de la hanche **4 à 6 sem. plus tard** en cas de diagnostic de rhume de hanche pour éliminer une ostéochondrite de hanche débutante.

CONSENSUS

[1] Boiterie de l'enfant, *Pas à pas en pédiatrie/SFP*, 2008.
[2] La boiterie : un symptôme fréquent chez l'enfant, *SOFCOT*, 2005.

VACCINATIONS (1)

Calendrier vaccinal [1]

À la naissance : hépatite B + Ig spécifiques si nouveau-né de mère HbS + (voir plus bas).
À la naissance ou à 1 mois : BCG si enfant à risque (voir plus bas).
2e mois : 1er DTCaP * + *Haemophilus* + hépatite B + pneumocoque.
4e mois : 2e DTCaP + *Haemophilus* + hépatite B + pneumocoque.
11e mois : 1er rappel DTCaP + *Haemophilus* + hépatite B + pneumocoque.
À partir de 12 mois : ROR + méningocoque C.
Entre 12 et 24 mois : 2e ROR.
À 6 ans : 2e rappel DTCaP.
Avant 6 ans : BCG si non encore fait et enfant à risque.
Entre 11 et 13 ans : 3e rappel dTCaP (valence réduite en diphtérie) ± rattrapage ROR ou hépatite B.
Entre 11 et 14 ans : HPV chez les filles uniquement (2 doses).
À 25 ans : 4e rappel dTCaP
Ensuite rappels dTP à 45 ans, 65 ans puis tous les 10 ans + grippe tous les ans à partir de 65 ans.

L'augmentation du nombre de vaccins disponibles et l'introduction de nouveaux rappels pour des vaccins plus anciens avait profondément modifié le calendrier vaccinal il y a quelques années le rendant relativement complexe pour les parents mais aussi pour les professionnels de santé en l'absence de communication active sur le sujet. Heureusement depuis 2013, le calendrier vaccinal a été simplifié avec diminution du nombre de vaccins les 2 premières années et rappels à âge fixe chez l'adulte.

Le remboursement d'un vaccin hexavalent incluant l'hépatite B avec la diphtérie, le tétanos, la coqueluche, la poliomyélite et l'*Haemophilus* (***INFANRIX-HEXA***) ; a permis d'augmenter le taux de couverture vaccinale contre l'hépatite B en France malgré les doutes non fondés sur la relation vaccin hépatite B/sclérose en plaques, doutes qui touchent maintenant le **vaccin contre le HPV**. L'avancement de la deuxième dose de ROR avant 2 ans et le rattrapage des enfants et adolescents n'ayant pas été vaccinés ou n'ayant reçu qu'une dose de ROR n'a pas permis l'éradication de la rougeole en France à l'horizon 2010 comme espéré par l'OMS en raison d'un taux de couverture vaccinale insuffisant. En attendant un bon taux de couverture vaccinale contre le méningocoque C chez les nourrissons, un rattrapage est conseillé jusqu'à 24 ans. Le **vaccin contre le HPV** (***GARDASIL*** ou ***CERVARIX***) prévenant le cancer du col de l'utérus est également possible en rattrapage jusqu'à 19 ans (3 doses).

En plus de ces recommandations pour la population générale, il existe des recommandations spécifiques pour certaines catégories de personnes, comme les immunodéprimés et aussi la vaccination annuelle contre la grippe pour tous le personnel de santé [1].

* Ca : composants coquelucheux acellulaires

VACCINS INFANTILES (1)

Vaccin antidiphtérique + anticoquelucheux + antipoliomyélique + antitétanique (DTCaPolio)

TÉTRAVAC ACELLULAIRE					
Primovaccination : 2 inj. IM à 2 mois d'intervalle (2 et 4 mois) Rappel : 1 inj. à 11 mois Rappels ultérieurs : 1 inj. à 6 ans puis 1 inj. entre 11 et 13 ans si valence coquelucheuse à concentration normale (Ca) non reçue à 6 ans	1 ser. prér. 0,5 mL	14,06		65 %	14,06
INFANRIXTETRA					
Idem ***TÉTRAVAC ACELLULAIRE***	1 ser. prér. 0,5 mL	14,06		65 %	14,06

Vaccin antidiphtérique + anticoquelucheux + antipoliomyélique + antitétanique (DTCaPolio) + anti-Haemophilus influenzae b

PENTAVAC					
Primovaccination : 2 inj. IM à 2 mois d'intervalle (2 et 4 mois) Rappel : 1 inj. à 11 mois	1 ser. prér. 0,5 mL	26,33		65 %	26,33
INFANRIXQUINTA					
Idem ***PENTAVAC***	1 ser. prér. 0,5 mL	26,33		65 %	26,33

Vaccin antidiphtérique + anticoquelucheux + antipoliomyélique + antitétanique (DTCaPolio) + anti-Haemophilus influenzae b + antihépatite B

INFANRIX HEXA					
Primovaccination : 2 ou 3 inj. IM entre 2 et 6 mois en respectant un délai d'un mois minimum entre 2 inj. Rappel : – si primo-vaccination à 2 doses : 1 inj. au moins 6 mois après la 2e dose (entre 11 et 13 mois) – si primo-vaccination à 3 doses : 1 inj. au moins 6 mois après la dernière et avant 18 mois	1 ser. prér.	39,04	I	65 %	

PROPRIÉTÉS

Vaccins contenant des anatoxines diphtérique, tétanique et pertussique, les virus poliomyélitiques atténués type 1, 2 et 3 ± un polyoside d'*Haemophilus Influenzae* type b conjugué à la protéine tétanique ± antigène Hbs recombinant adsorbé.

INDICATIONS

Prévention conjointe des infections invasives à hépatite B, *Haemophilus Influenzae* type b, diphtérie, tétanos, coqueluche et poliomyélite en primovaccination et en rappel.

CONTRE-INDICATIONS

Hypersensibilité aux vaccins tétanos, diphtérie, coqueluche, poliomyélite et *Haemophilus Influenzae* type b.

Infection fébrile sévère.

Déconseillé pendant la grossesse et l'allaitement.

EFFETS INDÉSIRABLES

Érythème au point d'injection.

Céphalée, rhinite.

Prurit, urticaire.

Réaction anaphylactique.

Convulsion, épisode d'hypotonie.

VACCINATIONS (2)

Cas particuliers

- Prématurité : vacciner normalement dès le 2e mois de vie (sans tenir compte de l'âge corrigé) ; BCG à différer si absence de risque de contage majeur ; vaccin antigrippal > 6 mois si séquelles pulmonaires ; 3e dose de DTCaP + hépatite B + *Haemophilus* + pneumocoque à 3 mois si terme < 33 SA.
- Si retard vaccinal : ne pas tout recommencer mais reprendre le schéma vaccinal là où il a été interrompu, en complétant par le nombre d'injections requises en fonction de l'âge.
- Vaccins à différer en cas de : maladie en poussée, tuberculose, cardiopathie décompensée, poussée allergique.

Voie d'administration

Intramusculaire :
– < 18 à 24 mois : face antérieure ou antérolatérale de la cuisse à 45° ;
– > 18 à 24 mois : deltoïde.
Éviter le quadrant supéro-externe de la fesse car risque de lésion du sciatique.
Vaccins recommandés par voie IM = diphtérie, tétanos, coqueluche, *Haemophilus*, hépatite B.
ROR : SC ou IM.
BCG : intradermique.

Vaccination BCG

- La levée de l'obligation vaccinale par le BCG a été annoncée le 11 juillet 2007 ; mais il reste fortement recommandé dès le 1er mois de vie pour les enfants à risque, c'est-à-dire pour ceux provenant ou dont les parents sont originaires d'un pays de forte endémie et pour tous les enfants des régions à haut risque que sont l'Île-de-France, la Guyane et Mayotte.
- Il est possible dès la naissance. Il est nécessaire de contrôler la négativité de la réaction tuberculinique avant vaccination à partir de 3 mois.
- Modalités : intradermique strict : 0,05 mL < 1 an ou 0,1 mL > 1 an.
- Contre-indications en cas de déficit de l'immunité cellulaire congénital ou acquis (sida).

Vaccination hépatite B

- Réalisable à tout âge. Utilisation avant 15 ans du ***VACCIN GENHEVAC B PASTEUR*** ou ***ENGERIX B ENFANT ET NOURRISSON***, injections à J0, puis 1 mois, puis 6 à 12 mois après. L'injection de rappel tous les 5 ans n'est plus nécessaire actuellement. Un schéma à 2 doses (J0, M6) a été validé chez l'adolescent à partir de 11 ans avec un vaccin dosé à 20 µg.
- Indications :
– nouveau-né de mère HBs+ : injection d'immunoglobulines anti-HBs avant H24 et début concomitant de la vaccination (site d'injection séparé) ;
– risque de contamination par l'entourage proche : vaccination dès que possible sans contre-indication ;
– pas de risque particulier : la vaccination peut être proposée chez le nourrisson et l'adolescent. La contre-indiquer en cas d'antécédents familiaux de sclérose en plaques.

Vaccinations obligatoires en France

- Diphtérie et tétanos : seule la primovaccination à 2, 4 et 11 mois est obligatoire.
- Poliomyélite : la primovaccination et les rappels sont obligatoires jusqu'à 13 ans.
- Fièvre jaune : pour toutes les personnes résidant en Guyane.

VACCINS INFANTILES (2)

■ Vaccin anticoquelucheux + vaccin antitétanique (dose réduite) + vaccin antidiphtérique (dose réduite) + vaccin antipoliomyélitique

REPEVAX (dtCaPolio)					
E. > 3 ans et A. : une dose en rappel après une primovaccination (selon les recommandations officielles)	1 ser. 0,5 mL	24,13		65 %	24,13
BOOSTRIXTETRA (dtcaPolio)					
E. > 4 ans et A. : une dose en rappel après une primovaccination (selon les recommandations officielles)	1 ser. 0,5 mL	24,13		65 %	24,13

PROPRIÉTÉS
Vaccins combinés contre le tétanos (anatoxine), la diphtérie (faible dose d'anatoxine), la poliomyélite (virus inactivés sérotypes 1, 2 et 3) et la coqueluche (acellulaire).

INDICATIONS
Vaccination de rappel des adolescents et des adultes contre la diphtérie (faible dose), le tétanos, la polyomyélite et la coqueluche.

CONTRE-INDICATIONS
Hypersensibilité aux anatoxines tétanique, diphtérique, coquelucheuse et le virus poliomyélitique, aux antibiotiques présents à l'état de trace (néomycine, **streptomycine**, **polymyxine B**), ou en cas de réaction sévère à une administration antérieure d'un vaccin.

Antécédent de complication neurologique après vaccination.

PRÉCAUTIONS D'EMPLOI
Grossesse, allaitement : déconseillé.

Différer la vaccination en cas d'infection fébrile intercurrente.

À conserver entre + 2 et + 8 °C. Agiter avant l'emploi.

EFFETS INDÉSIRABLES
Réactions douloureuses, érythémateuses ou nodulaires au point d'injection, abcès aseptique exceptionnel.

Frissons, fièvre. Diarrhée, vomissements. Rash cutané, choc anaphylactique.

Paralysie ascendante et syndrome de Guillain-Barré (***BOOSTRIXTETRA***).

INTERACTIONS MÉDICAMENTEUSES
Aucune.

VACCINATIONS (3)

Contre-indications et tolérance

Il faut éviter d'effectuer tout vaccin en période d'infection et le décaler quelques semaines après.

Une réaction anaphylactique à un vaccin contre-indique la poursuite de ce dernier.

- *Diphtérie* : aucune contre-indication, réaction locale fréquente.
- *Tétanos* : aucune contre-indication, tolérance excellente.
- *Poliomyélite* : aucune contre-indication, tolérance excellente pour le vaccin polio injectable.

Le vaccin buvable n'est plus utilisé en France (exceptionnel risque de paralysie liée au virus vaccinal).

- *Coqueluche* : contre-indiqué en cas d'encéphalopathie évolutive, de convulsions, de réaction majeure lors d'une injection précédente (fièvre > 40 °C, choc, convulsion).

Réactions locales fréquentes, parfois générales (fièvre 24 h après l'injection, choc, convulsion fébrile).

- *Haemophilus* : aucune contre-indication, tolérance excellente.
- *BCG* : contre-indiqué si déficit de l'immunité cellulaire congénital ou acquis. Tolérance : assez fréquentes BCGites localisées ou rarement adénites satellites.
- *Rougeole* : contre-indications = déficit immunitaire du sujet ou de son entourage, grossesse, immunoglobulines 3 mois avant l'injection, allergie à la **néomycine**.

Possibilité de réaction (fièvre, éruption) 5 à 12 j après l'injection.

- *Rubéole* : contre-indications identiques à celles de la rougeole.

Possibilité d'arthralgies 15 j après l'injection.

- *Oreillons* : contre-indications identiques à celles de la rougeole.

Possibilité de parotidite, rarement de méningite lymphocytaire 10 à 20 j après l'injection.

- *Hépatite B* : contre-indications = rapport bénéfice/risque à évaluer en cas de sclérose en plaques.

Possibilité de réaction locale, rarement générale (fièvre, arthralgies, éruption, vomissements, augmentation des transaminases) ; exceptionnellement, poussée de neuropathie inflammatoire, sans qu'aucun lien certain de causalité n'ait pu être établi. Aucun cas de sclérose en plaques n'a été décrit avant l'âge de 5 ans.

- Contre-indication :

– définitive : vaccins vivants et déficits immunitaires congénitaux ou acquis ;

– temporaire : vaccins vivants et chimiothérapie, pathologie maligne, grossesse, poussée d'atopie, vaccins tués ou anatoxines et corticothérapie.

VACCINS INFANTILES (3)

Vaccin antipneumococcique polyvalent

PREVENAR 13					
Prévention des infections à pneumocoques : E. 2-6 mois : 3 inj. à 1 mois d'intervalle et 4e dose entre 12 et 15 mois E. non vaccinés 7-11 mois : 2 inj. à 1 mois d'intervalle et 3e dose à 2 ans E. non vaccinés 12 mois – 5 ans : 2 inj. à 2 mois d'intervalle	1 ser. pré-rempl.	55,50	I	65 %	55,50

PROPRIÉTÉS

Vaccin polyosidique conjugué préparé à partir d'antigènes purifiés de 13 sérotypes de pneumocoques.

INDICATIONS

Prévention des infections à *Streptococcus pneumoniae* (septicémie, méningite, pneumonie, bactériémie) causées par les sérotypes 1, 3, 4, 5, 6A, 6B, 7F, 9V, 14, 18C, 19A, 19F et 23F chez les nourrissons et les jeunes enfants de 2 mois à 2 ans et chez les enfants non vaccinés de 2 à 5 ans.

CONTRE-INDICATIONS

Hypersensibilité au vaccin pneumococcique.
Hypersensibilité à l'anatoxine diphtérique.
Maladie fébrile aiguë.

PRÉCAUTIONS D'EMPLOI

Conserver entre + 2 et + 8 °C.
Risque de réaction anaphylactique après administration du vaccin.
Injection intramusculaire contre-indiquée si thrombopénie ou trouble de la coagulation.
L'utilisation du ***PREVENAR*** ne se substitue pas à celle des vaccins polysaccharidiques 23-valents chez les enfants de plus de 24 mois avec un risque élevé d'infections à *Streptococcus pneumoniae* (immunodépression, drépanocytose).
Traitement antipyrétique prophylactique recommandé.

EFFETS INDÉSIRABLES

Réactions locales fréquentes : rougeur, douleur, induration au point d'injection (disparaît en 24-48 h).
Fièvre, convulsions fébriles.
Rash, urticaire, érythème polymorphe.
Réaction d'hypersensibilité, œdème facial, œdème de Quincke, dyspnée, bronchospasme, choc anaphylactique.

INTERACTIONS MÉDICAMENTEUSES

Le vaccin peut être effectué (à des sites d'injection différents) en même temps que d'autres vaccins pédiatriques.

VACCINATIONS (4)

Nouveaux vaccins

Ces dernières années, plusieurs vaccins ont obtenu une AMM en France ; mais en l'absence de recommandation du Haut-conseil de la santé publique (HCSP), ils ne sont pas remboursés, sauf situation particulière et donc peu utilisés ; contrairement à d'autres pays européens où certains sont réalisés systématiquement :
- vaccin contre la varicelle : ***VARILRIX*** ou ***VARIVAX*** ;
- vaccin contre le rotavirus : ***ROTATEQ*** ou ***ROTARIX*** ;
- vaccin conjugué contre le méningocoque B : ***BEXSERO*** ;
- vaccin conjugué contre les méningocoques A, C, Y, W-135 : ***NIMENRIX*** ou ***MENVEO*** ;

Le vaccin contre la varicelle n'est pas recommandé avant l'âge de 12 ans car un taux de couverture vaccinale trop faible, comme celui de la vaccination ROR entraînerait un décalage de la maladie vers l'âge adulte et donc une augmentation du nombre de complications. Le vaccin contre le *Rotavirus* a enfin été recommandé par le HCSP en 2014 sous réserve d'une politique tarifaire acceptable mais il n'est toujours pas remboursé et donc peu utilisé surtout depuis la notification de cas d'invaginations intestinales aiguë après la 1re dose [2].

CONSENSUS

[1] Calendrier des vaccinations et recommandations vaccinales, *Ministère de la Santé*, 2016.
[2] Vaccination des nourrissons contre les infections à rotavirus, *HCSP*, 2013.

VACCINS INFANTILES (4)

Vaccin antirotavirus

ROTARIX					
Prévention des gastro-entérites aiguës à *Rotavirus* Schéma vaccinal en 2 doses orales : 1re dose à partir de 6 sem., 2e dose 4 sem. plus tard Début vaccination avant 16 sem., fin du schéma avant 24 sem.	1 dose 5 mL susp. buv. (ser. prérempl.)		I	NR	
ROTATEQ					
Prévention des gastro-entérites à *Rotavirus* Schéma en 3 doses orales : 1re dose à partir de 6 sem., au plus tard à 12 sem. Intervalle entre les doses : 4 sem. Fin du schéma avant 26 sem.	1 tube unidose 2 mL (sol. buv.)		I	NR	

PROPRIÉTÉS

Vaccin vivant atténué oral (*Rotavirus* humain souche RIX 4414 pour le ***ROTARIX*** et sérotypes *Rotavirus* G1, G2, G3, G4, P1 pour le ***ROTATEQ***).

INDICATIONS

Prévention des gastro-entérites aiguës à *Rotavirus* chez les nourrissons à partir de 6 sem.

CONTRE-INDICATIONS

Hypersensibilité au **vaccin antirotavirus**.

Antécédent d'invagination intestinale aiguë ou maladie congénitale intestinale exposant à cette pathologie.

Immunodépression, infection asymptomatique par le VIH.

Maladie fébrile aiguë.

Vomissement, diarrhée.

PRÉCAUTIONS D'EMPLOI

Injection intraveineuse contre-indiquée.

EFFETS INDÉSIRABLES

Infections respiratoires supérieures.

Fièvre, asthénie.

Irritabilité, somnolence.

Nausées, diarrhée, douleurs abdominales, régurgitations.

Dermatite, éruption cutanée.interactions médicamenteuses.

INTERACTIONS MÉDICAMENTEUSES

Le vaccin peut être administré en même temps que d'autres vaccins pédiatriques.

VACCINS INFANTILES (5)

■ Vaccin antirougeoleux

ROUVAX						
A. et E. > 12 mois : 1 inj. SC ou IM	1 ser. 0,5 mL + fl. lyoph.	5,21			65 %	5,21

PROPRIÉTÉS

Vaccin viral vivant inactivé préparé sur culture d'embryons de poulet, qui assure une efficacité de 96 % à partir du 4e jour après la vaccination pendant une durée d'au moins 20 ans.

INDICATIONS

Prévention de la rougeole (y compris après contage si la vaccination est réalisée dans les 3 j qui suivent le contage).

CONTRE-INDICATIONS

Déficit immunitaire congénital ou acquis (immunosuppresseurs, corticothérapie, sida).

Grossesse.

Allergie vraie à l'œuf.

Maladie infectieuse évolutive.

PRÉCAUTIONS D'EMPLOI

En cas de vaccination par erreur au cours de la grossesse, il n'est pas licite de proposer d'interruption de grossesse.

Conservation entre + 2 et + 8 °C.

EFFETS INDÉSIRABLES

Fièvre transitoire (8-20 %) jusqu'à 39 °C.

Rougeole *a minima* (2-5 %) d'évolution favorable en moins de 5 j.

Réactions anaphylactiques en cas d'allergie vraie à l'œuf.

INTERACTIONS MÉDICAMENTEUSES

Compatible avec les vaccins contre la coqueluche, le tétanos, la diphtérie, les oreillons, la rubéole, la poliomyélite, le BCG.

Incompatible avec les vaccins contre la typhoïde, le choléra.

L'administration d'immunoglobulines dans les 6 sem. précédentes ou les 2 sem. suivantes rend inefficace la vaccination.

VACCINS INFANTILES (6)

Vaccin antirougeoleux, antirubéoleux, antiourlien

PRIORIX					
Pour une primo-vaccination des enfants : 1 dose à 12 mois (9 mois pour les enfants entrant en collectivités) et rappel entre 12 et 15 mois Inj. SC	1 dose vaccinante	13,93		65 %	13,93

PROPRIÉTÉS

Vaccin à virus vivants atténués contre la rougeole, les oreillons et la rubéole.

INDICATIONS

Vaccination combinée contre la rubéole, les oreillons et la rougeole.

CONTRE-INDICATIONS

Grossesse (pas d'indication à une interruption de grossesse en cas de vaccination par erreur).

Allergie connue à la néomycine ou à tout constituant du vaccin.

Déficits immunitaires congénitaux ou acquis touchant l'immunité cellulaire.

Intolérance au fructose (présence de sorbitol).

PRÉCAUTIONS D'EMPLOI

Faire un test de grossesse avant la vaccination et assurer une contraception efficace pendant les 2 mois après la vaccination.

Associations vaccinales : se reporter à chaque vaccin.

Utiliser avec précaution en cas d'allergie à l'œuf.

Protection limitée dans les 72 h post-exposition au virus rougeoleux.

Chez les nouveau-nés de mère infectée par le VIH, attendre la séronégativité de l'enfant par Western-blot ou, en ca s de séropositivité, tenir compte du nombre de lymphocytes CD4.

Conservation entre + 2 et + 8 C.

EFFETS INDÉSIRABLES

Se reporter aux effets secondaires de chacun des vaccins isolément (entre 0,5 et 4 % d'effets indésirables).

INTERACTIONS MÉDICAMENTEUSES

Se reporter à chaque vaccin isolément.

VACCINATIONS (5)

Synthèse des recommandations pour la vaccination de l'enfant et l'adolescent en 2016 [1]

	Vaccins contre :	Naissance	2 mois	4 mois	11 mois	12 mois	16-18 mois	6 ans	11-13 ans	15 ans	16-18 ans
Recommandations générales	Diphtérie (D), Tétanos (T), coqueluche acellulaire (Ca), Poliomyélite (P)		DTCaP	DTCaP	DTCaP			DTCaP			
	Haemophilus influenzae b (*Hib*)		Hib	Hib	Hib						
	Hépatite B (Hep B)		Hep B	Hep B	Hep B						
	Pneumocoque (PnC)[1]		PnC	PnC	PnC						
	Méningocoque C (vaccin conjugué)					MnC					
	Rougeole (R), Oreillons (O), Rubéole (R)					ROR 1	ROR 2				
	diphtérie (d), Tétanos (T), coqueluche acellulaire (ca), Poliomyélite (P)[2]								dTcaP		
	Papillomavirus humains (HPV) chez jeunes filles								vaccin quadrivalent (11/13 ans) et vaccin bivalent (11/14 ans) : 2 doses (0, 6 mois)		
Rattrapage	Hépatite B						3 doses selon le schéma 0, 1, 6 mois ou, de 11 à 15 ans révolus, 2 doses selon le schéma 0, 6 mois[3]				
	Méningocoque C (vaccin conjugué)						1 dose jusqu'à 24 ans[4]				
	Papillomavirus humains (HPV) chez jeunes filles									3 doses selon le schéma 0, 1, 6 mois ou 0, 2, 6 mois (jeunes filles de 14 ou 15 à 19 ans révolus) selon le vaccin utilisé	
	Rougeole (R), Oreillons (O), Rubéole (R)							2 doses à au moins 1 mois d'intervalle si pas de vaccin antérieur ; 1 dose si une seule dose vaccinale antérieure			

Nota bene : les vaccins indiqués sur fond gris existent sous forme combinée. Encadrés rouges : co-administration possible.

Lorsqu'un retard est intervenu dans la réalisation du calendrier de vaccinations indiqué, il n'est pas nécessaire de recommencer tout le programme vaccinal ce qui imposerait des injections répétées. Il suffit de reprendre ce programme au stade où il a été interrompu et de compléter la vaccination en tenant compte du nombre de doses manquantes et de l'âge de la personne.

VACCINATIONS (6)

Populations particulières et à risque

Vaccins contre :	Naissance	2 mois	4 mois	11 mois	12 mois	16-18 mois	6 ans	11-13 ans	15 ans	16-18 ans
Tuberculose (BCG)	1 dose recommandée **dès la naissance** si enfant à risque élevé de tuberculose[5]									
Grippe				1 dose annuelle si personne à risque[6], à partir de l'âge de 6 mois						
Hépatite A					2 doses selon le schéma 0, 6 mois si exposition à des risques particuliers[7], à partir d'un an					
Hépatite B	Nouveau-né de mère Ag HBs positif[8] 3 doses selon le schéma 0, 1, 6 mois								3 doses selon le schéma 0, 1, 6 mois si risques[9]	
Méningocoque B (si risque particulier[10])		**Entre 2 et 5 mois**, 3 doses espacées d'un mois et rappel entre 12 et 23 mois. **Entre 6 et 11 mois**, 2 doses espacées de 2 mois et rappel entre 12 et 24 mois. **Entre 12 et 23 mois**, 2 doses espacées de 2 mois et rappel 12 à 23 mois plus tard. **Entre 2 et 10 ans**, 2 doses espacées de 2 mois						À partir de 11 ans : 2 doses espacées d'un mois		
Méningocoque C (si risque particulier ou au contact d'un cas)		2 doses ou 1 dose selon les vaccins et les âges (plus rappel au cours de la 2e année de vie)[11]			1 dose au contact d'un cas[11]					
Méningocoque ACYW (si risque particulier ou au contact d'un cas)					1 dose[12] à partir de l'âge d'un ou 2 ans selon l'AMM du vaccin utilisé					
Pneumocoque		Prématurés et enfants à risque[13] : 1 dose de PnC à 2, 3 et 4 mois et rappel à 11 mois				Si à risque, entre 24 à 59 mois[14] : 1 dose de Pneumo 23 (si non vaccinés antérieurement : 2 doses de Pn conj puis 1 dose de Pneumo 23)		Si risque à partir de 5 ans[15] : 1 dose de Pn conj suivie 8 semaines après d'une dose de Pneumo 23		
Varicelle				2 doses chez des enfants contacts de personnes à risque ou candidats à une greffe[16]					2 doses chez adolescents[17] de 12 à 18 ans sans antécédent et sérologie négative (sérologie facultative)	

Nota bene : *Lorsqu'un retard est intervenu dans la réalisation du calendrier de vaccinations indiqué, il n'est pas nécessaire de recommencer tout le programme vaccinal, ce qui imposerait des injections répétées. Il suffit de reprendre ce programme au stade où il a été interrompu et de compléter la vaccination en tenant compte du nombre de doses manquantes et de l'âge de la personne.*

VACCINATIONS (7)

[1] PnC : vaccin pneumococcique conjugué 13-valent.
[2] dTcaP : vaccin combiné diphtérie, tétanos, poliomyélite et coqueluche avec des doses réduites d'anatoxine diphtérique (d) et d'antigènes coquelucheux (ca).
[3] Ce schéma vaccinal à 2 doses n'est possible qu'avec les vaccins ayant l'AMM pour cette indication (Engerix B® 20 µg ou Vaccin Genhevac B Pasteur 20 µg®) en respectant un intervalle de 6 mois entre les 2 doses. Le vaccin Engerix B® 10 µg n'est pas adapté au schéma vaccinal à 2 doses.
[4] Dans l'attente d'une couverture vaccinale suffisante permettant la mise en place d'une immunité de groupe, une vaccination de rattrapage selon le même schéma vaccinal à une dose est aussi recommandée jusqu'à l'âge de 24 ans révolus.
[5] Les enfants à risque élevé de tuberculose répondent à l'un des critères suivants : nés dans un pays de forte endémie tuberculeuse ; dont au moins l'un des parents est originaire de l'un de ces pays ; devant séjourner au moins un mois d'affilée dans l'un de ces pays ; ayant un antécédent familial de tuberculose (collatéraux ou ascendants directs) ; résidant en Île-de-France, en Guyane ou à Mayotte ; dans toute situation jugée par le médecin à risque d'exposition au bacille tuberculeux notamment enfants vivant dans des conditions de logement défavorables (habitat précaire ou surpeuplé) ou socio-économiques défavorables ou précaires (en particulier parmi les bénéficiaires de la CMU, CMUc, AME…) ou en contact régulier avec des adultes originaires d'un pays de forte endémie.
[6] Sont concernés : **a.** les femmes enceintes, quel que soit le trimestre de la grossesse ; **b.** les enfants à partir de l'âge de 6 mois s'ils sont atteints des pathologies spécifiques suivantes, - affections broncho-pulmonaires chroniques répondant aux critères de l'ALD 14 (asthme et BPCO), - insuffisances respiratoires chroniques obstructives ou restrictives quelle que soit la cause, y compris les maladies neuromusculaires à risque de décompensation respiratoire, les malformations des voies aériennes supérieures ou inférieures, les malformations pulmonaires ou les malformations de la cage thoracique, - maladies respiratoires chroniques ne remplissant pas les critères de l'ALD mais susceptibles d'être aggravées ou décompensées par une affection grippale, dont asthme, bronchite chronique, bronchiectasies, hyper-réactivité bronchique, - dysplasies broncho-pulmonaires, - mucoviscidose, - cardiopathies congénitales cyanogènes ou avec une HTAP et/ou une insuffisance cardiaque, - insuffisances cardiaques graves, - valvulopathies graves, - troubles du rythme graves justifiant un traitement au long cours, - maladies des coronaires, - antécédents d'accident vasculaire cérébral, - formes graves des affections neurologiques et musculaires (dont myopathie, poliomyélite, myasthénie, maladie de Charcot), - paraplégies et tétraplégies avec atteinte diaphragmatique, - néphropathies chroniques graves, - syndromes néphrotiques, - drépanocytoses, homozygotes et doubles hétérozygotes S/C, thalasso-drépanocytoses, - diabètes de type 1 et de type 2, - déficits immunitaires primitifs ou acquis (pathologies oncologiques et hématologiques, transplantation d'organe et de cellules souches hématopoïétiques, déficits immunitaires héréditaires, maladies inflammatoires et/ou auto-immunes recevant un traitement immunosuppresseur), excepté les personnes qui reçoivent un traitement régulier par immunoglobulines, personnes infectées par le VIH quel que soit leur âge et leur statut immunovirologique, - maladie hépatique chronique avec ou sans cirrhose ; **c.** l'entourage familial des nourrissons âgés de moins de 6 mois avec des facteurs de risque de grippe grave ; **d.** les personnes obèses avec un IMC égal ou supérieur à 40 kg/m^2 ; **e.** les enfants et adolescents séjournant dans un établissement médico-social d'hébergement, quel que soit leur âge.
[7] Sont concernés : **a.** les jeunes de plus d'un an séjournant dans des structures collectives pour l'enfance et la jeunesse handicapée ; **b.** les enfants atteints de mucoviscidose ou de pathologie hépatobiliaire chronique susceptibles d'évoluer vers une hépatopathie chronique (notamment dues aux virus de l'hépatite B et de l'hépatite C) ; **c.** les enfants des familles dont l'un au moins des membres est originaire d'un pays de haute endémicité et susceptibles d'y séjourner ; **d.** les personnes dans l'entourage familial d'un patient atteint d'hépatite A.
[8] À la naissance pour les enfants nés de mère Ag HBs positif : vaccination dans les 24 heures qui suivent la naissance avec un vaccin autre que HBVAX Pro® 5 µg et immunoglobulines anti-HBs administrées simultanément en des points différents. Deuxième et troisième doses respectivement à l'âge de 1 et 6 mois. Schéma en 4 doses (0-1-2-6 mois) pour les prématurés < 32 semaines ou de moins de 2 kg. L'efficacité de cette prévention doit être évaluée à partir de l'âge de 9 mois par une recherche d'antigène HBs et anticorps anti-HBs, préférentiellement un à quatre mois après la dernière dose vaccinale.
[9] Sont exposés à un risque particulier les adolescents : **a.** accueillis dans les services et institutions pour l'enfance et la jeunesse handicapées ; **b.** accueillis dans les institutions psychiatriques ; **c.** ayant des relations sexuelles avec des partenaires multiples ; **d.** voyageurs ou résidents dans des pays de moyenne ou forte endémie (après évaluation des risques) ; **e.** usagers de drogues par voie parentérale ; **f.** susceptibles de recevoir des transfusions massives et/ou itératives ou de médicaments dérivés du sang (hémophiles, dialysés, insuffisants rénaux, etc.) ; **g.** candidats à une greffe d'organe, de tissus ou de cellules ; **h.** entourage d'une personne infectée par le virus de l'hépatite B ou porteur chronique de l'antigène HBs (famille vivant sous le même toit) ; i. partenaires sexuels d'une personne infectée par le virus de l'hépatite B ou porteur chronique de l'antigène HBs.
[10] Pour les personnes aspléniques ou ayant un déficit en fraction terminale du complément ou en properdine ou recevant un traitement anti-C5A, et celles ayant reçu une greffe de cellules souches hématopoïétiques.
[11] La vaccination est recommandée pour les personnes non vaccinées contacts d'un cas d'infection invasive à méningocoque C. Pour les enfants, adolescents et adultes ayant un déficit en complément ou en properdine, recevant un traitement anti-C5A ou aspléniques, *cf.* rapport du HCSP du 7 novembre 2014 : http://www.hcsp.fr/Explore.cgi/avisrapportsdomaine?clefr=322.

VACCINATIONS (8)

[12] La vaccination est recommandée, avec une dose du vaccin tétravalent conjugué, pour les personnes (à partir de l'âge d'un ou 2 ans selon l'AMM du vaccin utilisé) au contact d'un cas d'infection invasive à méningocoque de sérogroupe A, Y ou W. Pour celles ayant un déficit en complément ou en properdine, recevant un traitement anti-C5A ou aspléniques, et celles ayant reçu une greffe de cellules souches hématopoïétiques, *cf.* rapport du HCSP du 7 novembre 2014 : http://www.hcsp.fr/Explore.cgi/avisrapportsdomaine?clefr=322.

[13] Une dose complémentaire de vaccin pneumococcique conjugué est recommandée à l'âge de 3 mois (avec un rappel à l'âge de 11 mois) pour les prématurés et les nourrissons à haut risque de faire une infection invasive à pneumocoque, c'est-à-dire les enfants : **a.** Immunodéprimés (aspléniques ou hypospléniques incluant les drépanocytoses majeures ; atteints de déficits immunitaires héréditaires ; infectés par le VIH, quel que soit le statut immunologique ; sous chimiothérapie pour tumeur solide ou hémopathie maligne ; transplantés ou en attente de transplantation d'organe solide ; greffés de cellules souches hématopoiétiques ; traités par immunosuppresseur, biothérapie et/ou corticothérapie pour une maladie auto-immune ou inflammatoire chronique ; atteints de syndrome néphrotique) ; **b.** non immunodéprimés porteurs d'une maladie sous-jacente prédisposant à la survenue d'IIP (cardiopathie congénitale cyanogène, insuffisance cardiaque) ; insuffisance respiratoire chronique, bronchopneumopathie obstructive, emphysème ; asthme sévère sous traitement continu ; insuffisance rénale ; hépatopathie chronique d'origine alcoolique ou non ; diabète non équilibré par le simple régime ; patients présentant une brèche ostéo-méningée, un implant cochléaire ou candidats à une implantation cochléaire.

[14] Pour les enfants à risque de 24 à 59 mois (*cf.* ci-dessus note n° 13) non préalablement vaccinés avec le vaccin conjugué 13-valent, la vaccination pneumococcique est recommandée selon le schéma suivant : 2 doses de vaccin conjugué 13-valent à 2 mois d'intervalle suivies d'une dose de vaccin non conjugué 23-valent au moins 2 mois après la 2e dose du vaccin conjugué 13-valent (PnC). **Pour ceux préalablement vaccinés avant l'âge de 24 mois avec le vaccin conjugué 13-valent** : une dose de vaccin non conjugué 23-valent.

[15] Pour les enfants âgés de 5 ans et plus et les adolescents immunodéprimés (*cf.* ci-dessus note n° 13), atteints de syndrome néphrotique, porteurs d'une brèche ostéo-méningée, d'un implant cochléaire ou candidats à cette implantation non vaccinés antérieurement : une dose de vaccin conjugué 13-valent suivie 8 semaines plus tard d'une dose de vaccin non conjugué
23-valent. **Pour ceux qui ont été vaccinés** depuis plus de 3 ans avec le vaccin non conjugué 23-valent : une dose de vaccin conjugué 13-valent suivie, 8 semaines plus tard, d'une dose de vaccin non conjugué 23-valent. **Pour certaines personnes immunodéprimées**, le schéma vaccinal est précisé dans le rapport sur la vaccination des immunodéprimés. **Les personnes ayant bénéficié d'une greffe de cellules souches hématopoïétiques** devraient recevoir un schéma vaccinal de primo-vaccination en trois doses par le vaccin conjugué 13-valent suivie d'une dose de vaccin non conjugué 23-valent. **Pour les enfants âgés de plus de 5 ans et les adolescents** présentant un risque élevé d'IIP (*cf.* ci-dessus note n° 13) en dehors d'une immunodépression, d'une brèche ostéo-méningée ou d'un implant cochléaire, une dose de vaccin non conjugué 23-valent.

[16] Le schéma vaccinal est de deux doses espacées de quatre à huit semaines ou de six à dix semaines selon le vaccin utilisé, quel que soit l'âge ; recommandé chez les enfants sans antécédent de varicelle et dont la sérologie est négative, en contact étroit avec des personnes immunodéprimées ou candidats receveurs d'une greffe d'organe et en post-exposition dans les 3 jours suivant l'exposition à un cas de varicelle chez les adolescents de plus de 12 ans non immunisés.

[17] La vaccination contre la varicelle est contre-indiquée pendant la grossesse. Toute grossesse doit être évitée dans le mois suivant la vaccination. Il convient de conseiller aux femmes ayant l'intention de débuter une grossesse de différer leur projet.

Pneumologie

SOMMAIRE

MALADIES

MÉDICAMENTS

ASTHME (1) – CHRONIQUE DE L'ADULTE (1)

Recommandations GINA (*Global Initiative for Asthma Revised*) 2015 [1]

Contrôle de l'asthme

Les nouvelles recommandations GINA préconisent l'évaluation du **contrôle de l'asthme** dans 2 domaines :
– le contrôle des **symptômes** ;
– les risques futurs de **mauvais résultats du traitement** : risque d'exacerbation, risque de trouble ventilatoire obstructif (TVO) fixé et risque d'effets secondaires des traitements.

Les patients sont classés en 3 catégories : **contrôle satisfaisant, contrôle insuffisant ou asthme non contrôlé.** Pour évaluer le niveau de contrôle de l'asthme à l'initiation d'un traitement ou pour l'adaptation du schéma thérapeutique, on utilise des questionnaires qui prennent en compte **les symptômes des 4 dernières sem. :**

Évaluation du contrôle de l'asthme sur 4 sem.

	Contrôle satisfaisant	Contrôle insuffisant	Non contrôlé
Symptômes diurnes > 2/sem.	Aucun critère	1 ou 2 critères	3 ou 4 critères
Limitation des activités due à l'asthme			
Réveil nocturne du à l'asthme			
Utilisation de **β2-mimétiques de courte durée d'action** > 2/sem.			

D'autres questionnaires numériques sont aussi validés comme l'*Asthma Control Questionnaire* (ACQ) ou l'*Asthma Control Test* (ACT). Utiliser le même questionnaire permet de juger de l'évolution dans le temps du contrôle de l'asthme.

► *Évaluation des facteurs de risque d'exacerbation*

Symptômes d'asthme non contrôlé, utilisation importante de **β2-mimétiques de courte durée d'action**, utilisation inadéquate des **corticoïdes inhalés** (absence de prescription, mauvaise observance et/ou technique d'inhalation), VEMS abaissé, hyperéosinophilie, exposition à des allergènes, tabagisme actif, grossesse, exacerbation sévère dans l'année passée, hospitalisation en réanimation pour asthme, problème psychologique ou socio-économique majeur.

► *Évaluation du risque de TVO fixé*

Absence de **corticostéroïdes inhalés**, tabagisme actif et/ou expositions professionnelles, VEMS initial bas.

► *Évaluation du risque d'effets secondaires des traitements*

Corticothérapie orale fréquente, mauvaise technique d'inhalation (risque d'infection mycotique buccale).

► *Place des EFR dans le contrôle de l'asthme*

Les épreuves fonctionnelles respiratoires (EFR) ne sont pas fortement corrélées aux symptômes d'asthme. Cependant, elle peuvent participer à l'évaluation du contrôle de l'asthme. Elles doivent être réalisées au moins **au diagnostic et 3-6 mois après l'obtention du contrôle de l'asthme** (pour connaître le meilleur VEMS du patient).

Un VEMS bas peut aider à identifier les patients à risque d'exacerbations (surtout si VEMS < 60% théorique), les patients à risque de déclin accéléré du VEMS. Un VEMS normal avec la persistance de symptômes doit orienter vers des causes alternatives (cause cardiaque, toux sur jettage postérieur ou RGO). La persistance d'une reversibilité significative (> 200 mL et > 12 % du VEMS de base) doit orienter vers un contrôle insuffisant de l'asthme.

CORTICOÏDES INHALÉS (1)

■ Béclométasone

MIFLASONE					
Pdre pour inhalation buccale Asthme, traitement de fond : 1 à 4 inhal. x 2/j (en fonction du stade de la maladie)	60 gél. pdre 100 µg 60 gél. pdre 200 µg 60 gél. pdre 400 µg	2,37 4,95 11,26	I I I	65 % 65 % 65 %	0,04 0,08 0,19
ECOBEC					
Inhalation buccale Traitement continu anti-inflammatoire de l'asthme persistant Formes légères à modérées : A. 1-2 inhal x 2/j E. 1 inhal. x 1-2/j Formes sévères : A. 4 inhal. x 2/j E. 2 inhal. x 2/j	200 doses 250 µg	20,86	I	65 %	0,10
BÉCOTIDE					
Idem ***ECOBEC***	200 doses 250 µg	20,21	I	65 %	0,10
QVAR AUTOHALER					
Flacon pressurisé pour inhalation buccale Formes légères à modérées : A. et E. (à partir de 4 ans) : 1-2 inhal. x 2/j Formes sévères : A. et E. (à partir de 4 ans) : 4 inhal. x 2/j	200 doses 100 µg	26,67	I	65 %	0,13
QVARSPRAY					
Idem ***QVAR AUTOHALER***	100 doses 100 µg	9,91	I	65 %	0,10

ASTHME (2) – CHRONIQUE DE L'ADULTE (2)

Sévérité de l'asthme

Elle est évaluée **rétrospectivement à partir du niveau de traitement nécessaire pour obtenir un contrôle des symptômes et des exacerbations.** Après une période de stabilité clinique, la recherche du niveau de traitement minimal efficace aide à l'évaluation de la sévérité. On classe les patients en 3 catégories :

– asthme léger : asthme bien contrôlé par les traitements de paliers 1 ou 2 (*cf.* Tableau) ;

– asthme modéré : asthme bien contrôlé par le traitement de palier 3 (*cf.* Tableau) ;

– asthme sévère : asthme qui nécessite un traitement de palier 4 ou 5 pour éviter d'être non contrôlé ou asthme qui reste non contrôlé malgré un traitement de palier 4 ou 5 (*cf.* Tableau). Attention aux asthmes non contrôlés par mauvaise observance, mauvaise technique d'inhalation, comorbidités (RGO ou rhinosinusite), tabagisme actif ou expositions professionnelles.

Prise en charge [1]

Elle est multidisciplinaire et comprend : un traitement médicamenteux, une éducation thérapeutique, une éviction des facteurs de risque d'exacerbation et la rédaction d'un plan d'action pour la gestion des crises.

Les buts de la prise en charge sont d'une part le contrôle des symptômes et le maintien d'un niveau d'activité normal et, d'autre part, la réduction du risque d'exacerbation, d'effets secondaires des traitements et de limitation spirométrique.

Médicaments de l'asthme

Ils sont de 3 types :

- les traitements de **contrôle** (ou traitement de **fond**) qui sont pris quotidiennement et au long cours afin d'obtenir le contrôle de l'asthme principalement grâce à leurs effets anti-inflammatoires ;
- les traitements de **secours** (bronchodilatateurs d'**action rapide**) qui sont utilisés à la demande afin de soulager rapidement les symptômes en entraînant une réversibilité de la bronchoconstriction ;
- les traitements **complémentaires** (pour les **asthmes sévères** : paliers 4 et 5).

La voie inhalée doit toujours être préférée aux autres voies d'administration dans l'asthme, du fait de sa plus grande efficacité et innocuité.

CORTICOÏDES INHALÉS (2)

■ Budésonide

PULMICORT TURBUHALER					
Inhalateur/pdre Asthme, traitement de fond : 1 inhal./j à 4 inhal. à 200 µg x 2/j ou 1 à 3 inhal. à 400 µg x 2/j (en fonction du stade de la maladie)	200 bouf. 100 µg 200 bouf. 200 µg 100 bouf. 400 µg	17,57 30,33 30,33	I I I	65 % 65 % 65 %	0,09 0,15 0,30
NOVOPULMON NOVOLIZER					
Aérosol-doseur Asthme, traitement de fond : 1 bouf./j à 4 bouf. x 2/j (en fonction du stade de la maladie)	200 doses 200 µg 200 doses 200 µg + inhalateur 100 doses 400 µg 100 doses 400 µg + inhalateur 200 doses 400 µg + inhalateur	27,10 27,10 26,78 26,78 42,71	I I I I I	65 % 65 % 65 % 65 % 65 %	0,14 0,14 0,27 0,27 0,21
MIFLONIL					
Inhalateur/pdre Asthme, traitement de fond : 1 à 4 bouf./j	60 gél. pdre 200 µg 60 gél. pdre 400 µg	7,80 15,82	I I	65 % 65 %	0,13 0,26
PULMICORT					
Traitement continu de l'asthme persistant de l'enfant 0,5 à 2 mg/j en 2 aérosols	20 bouf. susp. p. inhal. 0,5 mg/2 mL 20 bouf. susp. p. inhal. 1 mg/2 mL	19,53 27,79	I I	65 % 65 %	0,98 1,39

■ Fluticasone

FLIXOTIDE					
Aérosol-doseur Asthme, traitement de fond : 1 à 4 bouf. x 2/j (en fonction du stade de la maladie)	120 bouf. 50 µg 120 bouf. 125 µg 120 bouf. 250 µg	8,34 16,74 31,63	I I I	65 % 65 % 65 %	0,07 0,14 0,26
FLIXOTIDE DISKUS					
Inhalateur/pdre Asthme, traitement de fond : 1 à 4 inhal. x 2/j (en fonction du stade de la maladie)	60 doses 100 µg	8,34	I	65 %	0,14
Inhalateur/pdre Asthme sévère : 1 à 2 inhal. x 2/j	60 doses 250 µg 60 doses 500 µg	16,74 31,63	I I	65 % 65 %	0,28 0,53

■ Ciclésonide

ALVESCO					
Fl. pressurisé pour inhalation buccale Asthme persistant, traitement de fond A. et E. > 12 ans : 1 dose de 80 ou 160 µg x 1/j le matin ou le soir	60 doses 80 µg 60 doses 160 µg	16,79 28,94	I I	65 % 65 %	0,28 0,48

■ Mométasone

ASMANEX TWISTHALER					
A. et E. > 12 ans, posologie initiale : 200 µg x 2/j ou 400 µg x 1/j	30 doses 200 µg 60 doses 200 µg 30 doses 400 µg 60 doses 400 µg	8,90 18,01 18,01 35,51	I I I I	65 % 65 % 65 % 65 %	0,30 0,30 0,60 0,59

ASTHME (3) – CHRONIQUE DE L'ADULTE (3)

Traitement de contrôle/de fond [1]

► *Corticothérapie inhalée*

La corticothérapie inhalée, par son effet anti-inflammatoire, est le traitement de fond actuel **le plus efficace dans le contrôle de l'asthme.**

Les équivalences de dose estimées de **corticostéroïdes inhalés (CSI)** sont résumées dans le Tableau ci-dessous.

Équivalences des doses quotidiennes de corticoïdes inhalés chez l'adulte *

Molécule	Faible dose (µg)	Dose moyenne (µg)	Forte dose (µg)
Béclométasone dipropionate	200-500	> 500-1 000	> 1 000-2 000
Budésonide	200-400	> 400-800	> 800-1 600
Ciclésonide	80-160	> 160-320	> 320-1 280
Fluticasone	100-250	> 250-500	> 500-1 000
Mométasone furoate	200-400	> 400-800	> 800-1 200
Triamcinolone acétonide	400-1 000	> 1 000-2 000	> 2 000

La plupart du bénéfice de la corticothérapie inhalée est obtenue pour de faibles doses, équivalente à 400 µg de **budésonide**/j.

> En cas de contrôle insuffisant de l'asthme avec des **CSI** seuls, il est préférable d'y associer une autre classe thérapeutique plutôt que d'augmenter la corticothérapie inhalée.

► *β2-mimétiques de longue durée d'action*

Les **β2 de longue durée d'action (LDA)** : **formotérol** ou **salmétérol, ne doivent pas** être utilisés en monothérapie dans le traitement de fond de l'asthme.

Par rapport à la corticothérapie inhalée seule, l'**association de β2 de LDA à la corticothérapie inhalée** améliore les scores de symptômes, la fonction respiratoire et réduit le recours aux **β2 de courte durée d'action (CDA)**, le nombre d'exacerbations et la dose de corticothérapie nécessaire au contrôle de l'asthme.

La grande efficacité de l'**association de la corticothérapie inhalée et des β2 de LDA** a entraîné le développement de traitements combinés : **formotérol + budésonide** (***SYMBICORT TURBUHALER***) ou **salmétérol + fluticasone** (***SERETIDE DISKUS***), **fluticasone + formotérol** (***FLUTIFORM***), **béclométhasone + formotérol** (***INNOVAIR***).

► *Théophylline*

Elle peut améliorer les patients non contrôlés par une corticothérapie inhalée seule. Cependant, son efficacité est inférieure à celle des **β2 de LDA**.

Les limitations principales à l'utilisation de la **théophylline** sont liées à sa marge thérapeutique étroite et à la fréquence de ses effets secondaires.

Son utilisation n'est pas recommandé en routine.

► *Antileucotriènes*

Les **antileucotriènes** (**montélukast**, ***SINGULAIR***) sont moins efficaces que la corticothérapie inhalée sur le contrôle de l'asthme. En association avec des **CSI**, eur efficacité est inférieure à celle des **β2 de LDA**. À privilégier pour les patients avec rhinite allergique concommitante, patients refusant les **CSI** ou ayant expérimenté des effets secondaires non tolérables des **CSI**.

Les **antileucotriènes** sont très bien tolérés et les effets secondaires sont limités.

* Les comparaisons sont fondées sur les données d'efficacité des différents corticoïdes.

CORTICOÏDES INHALÉS (3) – PHARMACOLOGIE

PROPRIÉTÉS

Corticoïdes associant une action locale puissante (sur l'inflammation bronchique) à une très faible activité systémique (métabolisation hépatique en dérivés inactifs) pour des doses < 2 000 µg/j.

INDICATIONS

Traitement de fond de l'asthme.
Toux spasmodique, BPCO spastique.

MISES EN GARDE

Prudence et surveillance rapprochée en cas de tuberculose ou infection mycotique pulmonaire évolutive, ou ulcère digestif non traité.

Grossesse 1er trimestre et **allaitement** : n'utiliser qu'en cas de nécessité absolue.

PRÉCAUTIONS D'EMPLOI

Éducation : vérifier l'utilisation correcte du système d'inhalation ; éventuellement, s'aider d'une chambre d'inhalation pour les sprays. Prévenir le patient que ce n'est pas un traitement de la crise d'asthme ! L'effet des **corticoïdes inhalés** nécessite un délai de quelques jours et est maximal après quelques mois.
Prévention des candidoses : rincer la bouche, gargariser, puis avaler un verre d'eau après chaque prise. Préférer 2 prises/j.

EFFETS INDÉSIRABLES

Uniquement locaux, réversibles à l'arrêt : irritation pharyngée, raucité de la voix, candidose oropharyngée (5 à 10 % ; prévenue par des mesures d'hygiène buccale simples).
Rare : réaction paradoxale (toux, bronchospasme) liée aux excipients (gaz propulseur).

Mode d'emploi des aérosols-doseurs

- Retirer le capuchon, agiter l'aérosol-doseur.
- Puis inspirer lentement (4 s) et profondément en déclenchant la pulvérisation (au début de l'inspiration).
- Retenir la respiration pendant 5 à 10 s (poumons « remplis »), puis reprendre sa respiration normale.
- Attendre 30 à 60 s avant la bouffée suivante.

50 % des patients ne savent pas les utiliser.
Il y a 3 possibilités qui suppriment le problème de la coordination « mains-poumons », mais qui doivent être expliquées au patient :
– aérosol-doseur à autodéclenchement, type *Autohaler* (nécessité d'un débit inspiratoire minimal) ;
– système d'inhalation de poudre, type *Turbuhaler*, *Diskus* ou *Clickhaler* ;
– utilisation du spray avec une chambre d'inhalation, type *Nebuhaler*, *Aéroscopic*, *Volumatic*, *Aérochambre*. Dans ce cas, la bouffée est pulvérisée dedans, et l'inspiration profonde doit être faite dans les 5 s suivant le déclenchement.

ASTHME (4) – CHRONIQUE DE L'ADULTE (4)

Traitement de secours/de crise

► *β2-mimétiques de courte durée d'action*

Ils représentent le traitement de choix pour soulager les symptômes d'asthme et pour prévenir l'asthme induit par l'exercice.

Ils sont à utiliser en 1re intention par voie inhalée au domicile ou en milieu hospitalier mais peuvent être administrés par voie SC ou IV sous le contrôle strict d'un médecin.

L'utilisation d'une chambre d'inhalation ou d'un nébulisateur à air peut améliorer leur efficacité.

► *Formotérol en utilisation de secours*

Le **formotérol** est un **β2 de LDA** qui possède une action rapide lui permettant d'être utilisé en cas de crise en remplacement des **β2 de CDA**. Les associations **formotérol + budésonide** (***SYMBICORT TURBUHALER***) ou **formotérol + béclométhasone** (***INNOVAIR***) peuvent être utilisées en traitement de contrôle et de secours. La dose maximale recommandée est de 72 µg de **formotérol** /j.

Cette nouvelle stratégie a montré qu'elle permettait de réduire le nombre d'exacerbations et qu'elle améliorait le contrôle de l'asthme pour des doses relativement faibles de traitement.

> L'efficacité de cette stratégie est conditionnée par sa mise en œuvre très précoce après l'aggravation des symptômes d'asthme.
> Son utilisation est réservée aux patients ayant reçu une éducation thérapeutique adaptée.
> Cette stratégie ne doit pas être utilisée avec d'autres **β2 de LDA**.

► *Corticothérapie orale*

Elle peut être utilisée en cas de crise surtout chez les patients aux antécédents d'asthme aigu grave. Leur prescription se fait en cure courte à faible dose. Ex : **prednisolone** (***SOLUPRED***) : 0,5 à 1 mg/kg/j pendant 5 à 7 j (arrêt brutal en fin de traitement).

Traitements complémentaires

Ils sont nécessaires dans les asthmes sévères aux traitements de paliers 4 et 5 (Tableau ci-après).

► *Corticothérapie orale*

La **corticothérapie orale** au long cours est parfois nécessaire chez des patients présentant un asthme sévère non contrôlé. Mais leur utilisation est limitée par le **risque élevé d'effets secondaires systémiques** (ostéoporose, hypertension artérielle, diabète, insuffisance surrénale, obésité, cataracte, glaucome, fragilité cutanée et myopathie cortisonique). Leur prescription doit se faire à **la plus faible dose possible** (si possible ≤ 7,5mg/j d'équivalent-prednisone).

► *Anticholonergiques*

Les **anticholinergiques** comme le **tiotropium** (***SPIRIVA***) peuvent être proposés dans l'asthme sévère non contrôlé. Ils améliorent le délai entre deux exacerbations d'asthme.

► *Anti-IgE*

Les **anti-IgE** (**omalizumab**, ***XOLAIR***) sont indiqués chez les patients présentant un asthme allergique sévère avec élévation des IgE totales (> 30 UI/mL), en cas de contrôle insuffisant de l'asthme malgré une corticothérapie inhalée à forte dose associée à un **β2 de LDA**.

ASSOCIATIONS DE CORTICOÏDES INHALÉS ET DE β2 DE LONGUE DURÉE D'ACTION

Budésonide + formotérol

SYMBICORT TURBUHALER					
Asthme, traitement de fond : 1 à 4 inhal. x 2/j (en fonction du palier de sévérité)	120 doses 100 µg/6 µg	35,77	I	65 %	0,30
	120 doses 200 µg/6 µg	41,09	I	65 %	0,34
	60 doses 400 µg/12 µg	40,32	I	65 %	0,67

Fluticasone + salmétérol

SERETIDE DISKUS					
Asthme, traitement de fond : 1 à 2 inhal. x 2/j (en fonction du palier de sévérité)	60 doses 100 µg/50 µg	31,91	I	65 %	0,53
	60 doses 250 µg/50 µg	37,98	I	65 %	0,63
	60 doses 500 µg/50 µg	49,01	I	65 %	0,82

Fluticasone + formotérol

FLUTIFORM					
Inhal. /flacon pressurisé Asthme persistant, traitement de fond 2 inhal. x 2/j (matin et soir)	120 doses 50 µg/5 µg	29,09	I	65 %	0,24
	120 doses 125 µg/5 µg	37,22	I	65 %	0,31

Béclométasone + formotérol

INNOVAIR					
Asthme persistant, traitement de fond, en seconde intention : A. 1 à 2 inhal. x 1 à 2/j	120 doses 100 µg/6 µg	38,98	I	65 %	0,32
INNOVAIR NEXTHALER					
Inhal. /pdre Asthme persistant, traitement de fond en seconde intention A. 1 à 2 inhal. x 2/j Posologie maximale : 2 inhal. x 2/j	120 bouffées 100 µg/6 µg	38,98	I	65 %	0,32
FORMODUAL					
Asthme persistant, traitement de fond, en seconde intention A. 1 à 2 inhal. x 2/j	120 inhal. 100 µg/6 µg	38,98	I	65 %	0,32

Pour la pharmacologie de ces associations, se référer aux pharmacologies respectives des **corticoïdes inhalés** et des **bronchodilatateurs de longue durée d'action**.

ASTHME (5) – CHRONIQUE DE L'ADULTE (5)

Prise en charge pratique

► ***Initiation** d'un traitement*

Elle dépend des symptômes initiaux et des facteurs de risques d'exacerbations :

– la présence de facteurs de risques d'exacerbations (p. ex. une fonction pulmonaire abaissée, le recours à une corticothérapie orale ou une hostpitalisation en réanimation), les réveils nocturnes ou l'utilisation d'un traitement de secours plus de 2 fois/sem : début de traitement au palier 2 ;

– symptôme quotidien ou quasi quotidien : début de traitement au palier 3 ;

– présentation initiale en exacerbation aiguë : début de traitement au **palier 3 ou 4** avec corticothérapie orale en cure courte.

Les recommandations GINA 2015 [1] proposent un choix thérapeutique présenté dans le tableau ci-dessous.

Proposition de prise en charge de l'asthme (GINA 2015)

	Palier 1	**Palier 2**	**Palier 3**	**Palier 4**	**Palier 5**
	Options de traitement de contrôle/de fond				
Traitement recommandé	Aucun	**CSI** * faible dose	**CSI** faible dose + **ß2 LDA**	**CSI** dose moyenne ou forte + **ß2 LDA**	**Anti-IgE**
Alternative thérapeutique	**CSI** faible dose	**Antileucotriènes** ou **Théophylline**	**CSI** moyenne ou forte dose ou **CSI** faible dose + **antileucotriènes** ou **CSI** faible dose + **théophylline**	**CSI** forte dose + **antileucotriènes** ou **CSI** forte dose + **théophylline** ou Traitement de palier 3 + **tiotropium**	Traitement de palier 4 + **corticothérapie orale** faible dose ou Traitement de palier 4 + **tiotropium**
Traitement de secours	**ß2 CDA** à la demande		**ß2 CDA** à la demande ou **CSI** + **formotérol** en association fixe à la demande		
Éducation thérapeutique Rédaction d'un plan d'action en cas de crise Éviction des facteurs de risques modifiables (**tabagisme +++**) et des comorbidités (rhinosinusite, RGO) Réévaluation avec **augmentation de palier** si contrôle insuffisant ou **dimiution de palier** jusqu'au traitement minimal efficace pour un contrôle satisfaisant.					

* Corticostéroïdes inhalés

ANTILEUCOTRIÈNE

■ Montélukast

SINGULAIR					
Asthme, traitement de fond : 1 cp./j le soir E. 2-5 ans : 4 mg E. 6-15 ans : 5 mg A. et E. > 15 ans : 10 mg	28 sach. glé. 4 mg 28 cp. à croquer 4 mg 28 cp. à croquer 5 mg 50 cp. à croquer 5 mg 28 cp. 10 mg 50 cp. 10 mg	23,59 23,59 23,59 HOP 23,59 HOP	I I I I I I	65 % 65 % 65 % 65 %	0,84 0,84 0,84

PROPRIÉTÉS

Antagoniste des récepteurs des leucotriènes (substances pro-inflammatoires broncho-constrictrices) ; inhibition de la broncho-constriction induite par l'effort. L'effet bronchodilatateur est observé 2 h après la prise orale.

INDICATIONS

Traitement de fond de l'asthme léger à modéré, *en adjonction* aux **corticoïdes inhalés** lorsque ceux-ci ne permettent qu'un contrôle insuffisant de l'asthme.
Traitement préventif de l'asthme d'effort.

CONTRE-INDICATIONS

Hypersensibilité à l'un des composants.

MISES EN GARDE

Prévenir le patient qu'*il ne s'agit pas d'un traitement de la crise d'asthme !*

Grossesse et **allaitement** : n'utiliser qu'en cas de nécessité absolue.

PRÉCAUTIONS D'EMPLOI

Enfant : prendre à distance du repas (2 h).

EFFETS INDÉSIRABLES

Bénins et rares : douleurs abdominales, céphalées.

ASTHME (6) – CHRONIQUE DE L'ADULTE (6)

► *Exemple de traitement*

- Palier 2 : **CSI** : **budésonide** (***PULMICORT TURBUHALER***) 1 bouffée x 2 /j ou **fluticasone** (***FLIXOTIDE***) 1 bouffée x 2 /j.
- Palier 3 : association **CSI + β2 LDA** : **budésonide + formotérol** (***SYMBICORT TURBUHALER***) 1 bouffée x 2 /j ou **fluticasone + salmétérol** (***SERETIDE DISKUS***) 1 bouffée x 2 /j.
- Altenative thérapeutique : **antileucotriène**, **montélukast** (***SINGULAIR***) 1 cp. de 10 mg/j.

Après l'initiation d'un traitement suite à une exacerbation, le patient doit être revu à une semaine, visite à laquelle une amélioration doit se faire sentir.

► *Adaptation du traitement de fond en fonction du contrôle de l'asthme*

L'adaptation du traitement dépend du contrôle de l'asthme. La réévaluation de l'efficacité d'un traitement doit se faire entre 2 et 3 mois après l'introduction.

Réduction du traitement de contrôle

En cas de contrôle satisfaisant de l'asthme durant les 3 derniers mois et l'obtention d'une fonction respiratoire en plateau, on peut envisager un réduction de traitement de contrôle pour trouver le traitement minimal efficace.

La décroissance est personnalisée. En général, pour les **CSI**, on conseille une décroissance de 25 à 50 % de la dose par paliers de 3 mois. Mais l'arrêt complet des **CSI** est associé à un risque d'exacerbation. L'arrêt du traitement de fond doit être sérieusement argumenté.

Conditions d'arrêt d'un traitement de fond : contrôle pendant 1 an avec la plus petite dose du traitement de fond.

Augmentation du traitement de fond

En cas d'absence de contrôle ou de contrôle insuffisant de l'asthme, il convient d'augmenter le traitement de contrôle. L'augmentation peut être :

- une augmentation de longue durée en cas de non-contrôle de l'ashtme, avec une réévaluation à 2-3 mois ;
- une augmentation de courte durée dans des occasions précises comme par exemple les infections virales ;
- des ajustements au jour le jour pour les patients utilisants l'association **CSI + formotérol** en traitement de crontrôle et de secours.

Toutes les augmentations de traitement de contrôle doivent être accompagnées de la recherche :
- d'une faible adhésion au traitement ;
- d'erreur de technique d'inhalation ;
- de la persistence d'exposition à des allergènes ou irritant (tabac). Penser aux expositions professsionnelles ;
- de comorbidités ;
- d'une erreur diagnostique.

ANTICORPS ANTI-IGE

Omalizumab

XOLAIR						
Asthme allergique persistant sévère non contrôlé : dose adaptée au poids et au dosage d'IgE totales Urticaire : 1 inj. de 300 mg x 1/mois chez l'adulte et l'enfant à partir de 12 ans	1 ser. 75 mg/0,5 mL 1 ser. 150 mg/1 mL	223,30 439,01	I I	65 % 65 %	223,30 439,01

PROPRIÉTÉS

Anticorps monoclonal humanisé qui se fixe de manière sélective aux immunoglobulines E (IgE) humaines. Il empêche la fixation des IgE aux récepteurs de haute affinité FcepsiRI, réduisant ainsi la quantité d'IgE circulantes pouvant déclencher la chaîne de réactions allergiques.

INDICATIONS

Traitement additionnel, pour améliorer le contrôle de l'asthme chez les adultes et les adolescents (à partir de 12 ans) atteints d'asthme allergique persistant sévère, ayant un test cutané positif ou une réactivité *in vitro* à un pneumallergène perannuel, et qui, malgré un traitement quotidien par un **corticoïde inhalé** à forte dose et un **bêta2-agoniste inhalé à longue durée d'action**, présentent une réduction de la fonction pulmonaire (VEMS < 80 % de la valeur théorique), des symptômes diurnes ou des réveils nocturnes fréquents, et des exacerbations sévères, multiples et documentées de l'asthme.

Le traitement par **omalizumab** ne doit être envisagé que chez les patients présentant un asthme dont la dépendance aux IgE a été établie sur des critères probants.

Traitement additionnel de l'urticaire chronique spontanée chez les adultes et adolescents (à partir de 12 ans) présentant une réponse insuffisante aux traitements antihistaminiques anti-H1.

CONTRE-INDICATIONS

Hypersensibilité à la substance active ou à l'un des excipients.

PRÉCAUTIONS D'EMPLOI

Dose et fréquence d'administration adaptées et déterminées en fonction du taux initial d'IgE (UI/mL), mesuré avant le début du traitement, et du poids corporel (kg).

Les injections SC seront faites dans la région deltoïde du bras. En cas d'impossibilité, elles pourront être réalisées dans la cuisse.

EFFETS INDÉSIRABLES

Lors des essais cliniques, les événements indésirables le plus fréquemment rapportés ont été des réactions au point d'injection, notamment une douleur, un gonflement, un érythème et un prurit au point d'injection, ainsi que des maux de tête. La plupart de ces réactions ont été d'intensité légère ou modérée.

ASTHME (7) – CHRONIQUE DE L'ADULTE (7)

Asthme et allergologie

1) Il n'y a pas lieu de répéter des tests d'hyperréactivité bronchique non spécifique dans l'asthme, hormis le cas particulier des asthmes professionnels.
2) Il n'y a pas lieu de pratiquer un bilan allergologique initial systématique dans l'asthme, sauf chez l'enfant.
3) Il n'y a pas lieu de pratiquer des tests microbiens ou utilisant des extraits non standardisés dans l'exploration de l'asthme à composante allergique.
4) Il n'y a pas lieu de pratiquer des tests cutanés à lecture semi-retardée ou retardée dans l'exploration de l'asthme à composante allergique.
5) Il n'y a pas lieu de pratiquer de manière systématique, devant des tests allergologiques positifs, une immunothérapie spécifique de désensibilisation dans l'asthme.
6) Il n'y a pas lieu d'utiliser l'immunothérapie spécifique, sauf chez une minorité de patients soigneusement sélectionnés, quand les conditions suivantes sont réunies :
– il existe un facteur allergique déclenchant confirmé par la confrontation de l'histoire clinique et des tests allergologiques ;
– l'éviction ou l'évitement de cet allergène s'avère impossible ;
– un traitement médicamenteux est en cours, au palier thérapeutique correspondant à la sévérité de la maladie (l'immunothérapie spécifique peut être associée mais ne doit pas être substituée à ce traitement) ;
– ce traitement adapté ne permet pas une maîtrise suffisante de la maladie.
7) Il n'y a pas lieu de pratiquer des tests allergologiques pour suivre l'efficacité d'une immunothérapie spécifique dans l'asthme.
8) Il n'y a pas lieu d'instituer une corticothérapie orale au long cours chez un asthmatique, sauf en cas d'échec de l'association de la corticothérapie inhalée à fortes doses et des **β_2-mimétiques de longue durée d'action** et à condition de l'associer à ceux-ci.

Critères de prise en charge à 100 % dans l'asthme

Les critères gazométriques ($PaO_2 < 55$ mmHg) et spirométriques (VEMS < 50 % des valeurs théoriques) utilisés pour les insuffisances respiratoires graves sont (heureusement !) rarement présents dans le cas de la maladie asthmatique.
Les critères sont donc :
1) cliniques : permanence de la dyspnée, répétition des crises dyspnéiques paroxystiques, et/ou
2) spirographiques : persistance d'un syndrome obstructif sous traitement, et/ou
3) thérapeutiques : nécessité de la prise prolongée pluri-quotidienne de médicaments bronchodilatateurs.

ASTHME (8) – AIGU GRAVE

Il est responsable de 1 500 à 2 000 décès par an en France.

> **Toute crise d'asthme** doit jusqu'à preuve du contraire être considérée comme potentiellement grave.
> Se méfier particulièrement en cas :
> – d'antécédent d'asthme aigu grave,
> – d'asthme instable dans les jours précédents.

Reconnaissance des signes cliniques de gravité (un seul suffit à alerter)

- DEP (*peak-flow*) < 150 L/min ++++.
- Dyspnée majeure avec parole impossible.
- Tirage inspiratoire.
- Fréquence respiratoire > 30/min.
- Pouls > 120/min.
- Sueurs profuses.
- Pouls paradoxal > 20 mmHg.
- Agitation.

Signes de menace vitale

- Cyanose.
- Silence auscultatoire.
- Pauses respiratoires, épuisement.
- Insuffisance cardiaque droite, état de choc, bradycardie.
- Confusion, torpeur ou coma.

Gazométrie artérielle systématique

- Normocapnie ($PaCO_2$ entre 38 et 42 mmHg) ou hypercapnie ($PaCO_2$ > 42 mmHg).
- Hypoxémie.
- pH acide.

Prise en charge thérapeutique

Hospitalisation systématique en unité de soins intensifs (surveillance rapprochée)

- Oxygène nasal : 3 à 4 L/min, quelle que soit la $PaCO_2$!
- Nébulisation (par masque facial avec 6 à 8 L/min d'air) de **β_2-stimulants**, **terbutaline** (***BRICANYL*** 5 mg/2 mL) : 2 dosettes (soit 10 mg), ou **salbutamol** (***VENTOLINE*** 5 mg/mL) : 1 mL (soit 5 mg) à diluer dans 4 mL de sérum physiologique. À répéter « autant que nécessaire » au cours de la première heure, puis toutes les 4 h après amélioration.

À noter : si le nébulisateur n'est pas disponible (ex : à domicile), faire inhaler (à travers une chambre d'inhalation grand volume) 2 bouffées de ***VENTOLINE*** aérosol-doseur, renouvelées 10 à 20 fois !

- ± Mélangé avec atropinique, **ipratropium bromure** (***ATROVENT*** adulte solution pour inhalation) : 1 dosette (soit 0,5 mg), toutes les 8 h.
- **Corticoïdes** systématiques, **méthylprednisolone** (***SOLUMÉDROL***) : 60 mg IV x 2 à 4/j (puis en fonction de l'évolution, avec relais *per os* après 1 à 3 j, généralement).
- Hydratation intraveineuse : 3 à 4 L de G5 %/j, avec adjonction de **potassium**, 2 à 3 g/L.
- En cas de signes infectieux, antibiothérapie : bêtalactamine, type **amoxicilline** (en l'absence d'allergie) ou **macrolide**.
- Surveillance des constantes cliniques et du DEP ++++.

Dans un second temps : kinésithérapie respiratoire (drainage des sécrétions) et (ré)introduction du traitement de fond, avec éducation du patient.

> Inutiles voire dangereux dans ce cadre :
> – **théophylline**,
> – sédatifs,
> – solutés alcalinisants,
> – utiliser des solutés injectables dans les aérosols.

Extrême recours = ventilation assistée

C'est une ventilation très « à risque », à envisager devant des signes de menace vitale, après échec du traitement médical (très fortes doses de **β_2-stimulants** en aérosol, parfois associées à la voie intraveineuse).

CONSENSUS

[1] Global strategy for asthma management and prevention, *GINA*, 2015.

BRONCHOPATHIE CHRONIQUE OBSTRUCTIVE (1)

Définition

La bronchopneumopathie chronique obstructive (BPCO) est une maladie respiratoire chronique définie par une obstruction permanente et progressive des voies aériennes. Cette obstruction est causée par l'association, variable selon les patients, d'une diminution du calibre des bronchioles du fait de modifications anatomiques (remodelage) et d'une destruction des alvéoles pulmonaires (emphysème).

Sauf précision contraire, le terme de BPCO admet implicitement son origine tabagique.

Cette maladie, évitable quand son origine est tabagique, est émaillée d'exacerbations et s'accompagne de comorbidités qui contribuent à sa sévérité.

Épidémiologie en France

En France, la prévalence est estimée entre 4 et 5 % (2 à 4 millions de sujets atteints de BPCO).

Augmentation importante du nombre de BPCO chez la femme ces dernières années (tabagisme).

La BPCO est une maladie longtemps silencieuse : 2/3 des BPCO non diagnostiquées.

L'évolution de la BPCO se fait vers le handicap : 100 000 patients en ALD pour une insuffisance respiratoire secondaire à une BPCO.

Le nombre de décès par BPCO est estimé à 15 000 à 20 000 par an.

Facteurs de risque

- Facteur de risque principal = **TABAC** (90 % des cas de BPCO).
- Facteurs exogènes : tabac ++ (20 % des fumeurs vont développer une BPCO), cannabis, polluants professionnels, fumée de combustion de biomasse, pauvreté.
- Facteurs endogènes : déficit en α_1-antitrypsine, hyperréactivité bronchique, sexe féminin.

Évaluation minimale initiale

Interrogatoire et examen clinique

Les éléments clés sont :

– la **dyspnée** d'aggravation progressive avec le temps et s'aggravant à l'exercice. La dyspnée doit être quantifiée (échelles BORG, mMRC, etc. ou score de symptôme* CAT = COPD *[Chronic Obstructive Pulmonary Disease] Assessment Test*) ;

– la **toux chronique**, qu'elle soit continue ou intermittente, productive ou non ;

– les **expectorations chroniques.** Parfois, bronchite chronique (toux et expectoration chronique au moins 3 mois/an et depuis au moins 2 années consécutives, sans autre cause identifiée). Elle n'est pas systématiquement présente en cas de BPCO et peux exister sans trouble ventilatoire obstructif ;

– une exposition à un ou plusieurs **facteur(s) de risques** (*cf.* ci-dessus) ;

– des épisodes d'exacerbations antérieures et recrudescence des symptômes durant la période hivernale.

D'autres symptômes inconstants et non spécifiques sont à rechercher : wheezing, oppression thoracique, asthénie, anorexie, amaigrissement, anxiété, dépression, etc.

* www.catestonline.org

BRONCHODILATATEURS (1) – THÉOPHYLLINE ET DÉRIVÉS (1)

Théophylline

DILATRANE					
Asthme, traitement de fond (en association aux **corticoïdes inhalés**), BPCO spastiques : E. (sirop) 10 à 12 mg/kg/j en 4 prises A. (cp. LP) : 5 à 8 mg/kg/j en 2 prises	40 c-mes. 50 mg 30 gél. LP 50 mg 30 gél. LP 100 mg 30 gél. LP 200 mg 30 gél. LP 300 mg	2,82 1,19 1,64 1,96 2,31	II II II II II	65 % 30 % 30 % 30 % 30 %	0,07 0,04 0,05 0,07 0,08
EUPHYLLINE L.A.					
Idem ***DILATRANE LP***	30 gél. 100 mg 30 gél. 200 mg 30 gél. 300 mg 30 gél. 400 mg	1,49 1,58 2,42 2,77	II II II II	30 % 30 % 30 % 30 %	0,05 0,05 0,08 0,09
THÉOSTAT LP					
Idem ***DILATRANE LP***	30 cp. séc. 100 mg 30 cp. séc. 200 mg 30 cp. séc. 300 mg 100 cp. séc. 300 mg	1,52 1,58 2,63 HOP	II II II II	30 % 30 % 30 %	0,05 0,05 0,09
XANTHIUM LP					
Idem ***DILATRANE LP***	30 gél. 200 mg 30 gél. 300 mg 30 gél. 400 mg	1,58 2,18 2,67	II II II	30 % 30 % 30 %	0,05 0,07 0,09
TEDRALAN					
7 à 12 mg/kg/j en 2 prises	30 gél. 200 mg	1,58	II	30 %	0,05

Bamifylline

TRENTADIL					
Asthme, traitement de fond (en association aux **corticoïdes inhalés**), BPCO spastiques : 2 à 3 cp. x 2/j	20 cp. 300 mg	2,66	II	30 %	0,13

BRONCHOPATHIE CHRONIQUE OBSTRUCTIVE (2)

Échelle de dyspnée : questionnaire modifié du *Medical Research Council* (mMRC)

Stade	Traduction de la dyspnée
0	Je ne suis essoufflé que pour un effort important
1	Je suis essouflé lorsque je me presse en terrain plat ou lorsque je monte une petite cote
2	Je marche plus lentement que les personnes de mon âge en terrain plat à cause de mon essoufflement ou Je suis obligé de m'arrêter pour respirer lorsque je marche à mon propre pas en terrain plat
3	Je m'arrête pour respirer après avoir marché environ 100 m ou après quelques minutes en terrain plat
4	Je suis trop essoufflé pour sortir de chez moi ou Je suis essouflé quand je m'habille ou me déshabille

Épreuves fonctionnelles respiratoires

Avec test de réversibilité aux **bronchodilatateurs** (si positif : évoque un asthme).

Le diagnostic de BPCO repose sur :

– la mise en évidence d'un trouble ventilatoire obstructif : VEMS/CVF < 0,7 ou 70 % (il ne s'agit pas d'un pourcentage de la théorique) ;

– non ou partiellement réversible après **bronchodilatateurs**.

Gaz du sang artériel

Au repos en air ambiant.

Radiographie de thorax

Pour l'élimination de diagnostics alternatifs ± TDM thoracique.

Examens complémentaires

Devant toute manifestation respiratoire d'apparition récente chez un patient fumeur, il est nécessaire de réaliser une fibroscopie bronchique et un scanner thoracique (recherche de cancer).

Classement des patients

En stades de sévérité

Classification de la BPCO en stades de sévérité basé sur le VEMS post-bronchodilatateur [1]

Stade	Caractéristiques	
I : léger	VEMS/CVF < 70 %	VEMS ≥ 80 % de la valeur prédite
II : modéré		50 % ≤ VEMS < 80 % de la valeur prédite
III : sévère		30 % ≤ VEMS < 50 % de la valeur prédite
IV : très sévère		VEMS < 30 % de la valeur prédite

BRONCHODILATATEURS (2) – THÉOPHYLLINE ET DÉRIVÉS (2) – PHARMACOLOGIE

PROPRIÉTÉS

Bronchodilatateur (par relaxation du muscle lisse bronchique) inhibiteur de la phosphodiestérase ; la bronchodilatation est inférieure à celle des **β_2-stimulants** (en partie en raison de la limitation des doses).

Action anti-inflammatoire à des doses inférieures aux doses « bronchodilatatrices ».

Action stimulante centrale (et analeptique respiratoire), sauf pour la **bamifylline**.

Absorption irrégulière par voie rectale ; métabolisation hépatique puis excrétion urinaire ; délai d'action > 1 h, demi-vie de 5 h (10 h pour formes LP).

INDICATIONS

Traitement symptomatique continu (utilisé « en 3e ligne ») de l'asthme (si **corticoïdes inhalés** seuls insuffisants, éventuellement associés à des **β_2-mimétiques inhalés de longue durée d'action**), et des BPCO spastiques.

> **Remarque** : la **théophylline** n'a pas d'indication en 1re intention dans la crise d'asthme ! (c'est pourquoi les formes injectables n'ont pas été mentionnées ici).

CONTRE-INDICATIONS

Intolérance à la **théophylline**.

Surtout : interactions médicamenteuses.

PRÉCAUTIONS D'EMPLOI

La marge thérapeutique des théophyllines est étroite (taux efficace proche du taux toxique), imposant une posologie adaptée à chaque cas (terrain, survenue d'effets indésirables) et un **contrôle des taux sériques** : commencer à 8 à 10 mg/kg/j (poids idéal, chez l'obèse) ; diminuer de 50 % si insuffisance hépatique.

> Théophyllinémie efficace : 10 à 15 mg/L.
> Théophyllinémie toxique : 20 mg/L.

Utiliser avec prudence en cas de coronaropathie, insuffisance cardiaque, hyperthyroïdie, comitialité, fièvre, ulcère gastroduodénal, fin de grossesse, âge avancé.

> Préférer les formes à libération prolongée.

EFFETS INDÉSIRABLES

Variables, aux doses thérapeutiques : nervosité, excitabilité, pesanteur gastrique, céphalées.

À plus forte dose : tachycardie, nausées, vomissements, diarrhée, insomnie, tremblements (peuvent révéler un surdosage !)

> Surdosage : agitation, confusion mentale, convulsions, hyperthermie, troubles du rythme cardiaque, hypotension.
> Prise en charge en réanimation !

INTERACTIONS MÉDICAMENTEUSES

Associations contre-indiquées : **troléandomycine** (risque de surdosage en **théophylline**).

Associations déconseillées : **érythromycine** (risque de surdosage en **théophylline**).

Associations augmentant la théophyllinémie : **allopurinol**, **cimétidine**, **fluoroquinolone**, **fluconazole**, **fluvoxamine**, **mexilétine**, **ticlopidine**, **clarithromycine**, **josamycine**, **roxithromycine**.

Les inducteurs enzymatiques (**phénobarbital**, **carbamazépine**, **phénytoïne**, **rifampicine**) diminuent la théophyllinémie.

Le tabagisme et l'alcool diminuent la demi-vie d'élimination de la **théophylline**.

BRONCHOPATHIE CHRONIQUE OBSTRUCTIVE (3)

Selon les symptômes et le **risque d'exacerbation**

Classification GOLD de la BPCO selon les symptômes et le risque d'excerbation [1]

Classification GOLD	**Groupes**		Nb d'exacerbations dans l'année
4 3	**(C)**	**(D)**	≥ 2 exacerbations 1 exacerbation avec hospitalisation
2 1	**(A)**	**(B)**	1 exacerbations sans hospitalisation 0 exacerbation
Symptômes	CAT < 10	CAT ≥ 10	
Dyspnée (si CAT non disponible)	mMRC= 0-1	mMRC ≥ 2	
GOLD : *Global initiative for chronic Obstructive Lung Disease* ; CAT : COPD (*Chronic Obstructive Pulmonary Disease*) *Assessment Test*.			

Si la stratification du risque sur la classification GOLD et le nombre d'exacerbations ne mène pas au même groupe, choisir le risque le plus élevé. On obtient 4 groupes de patients qui vont guider le traitement :
- **groupe (A)** : risque faible, peu de symptômes ;
- **groupe (B)** : risque faible, symptômes importants ;
- **groupe (C)** : risque élevé, peu de symptômes ;
- **groupe (D)** : risque élevé, symptômes importants.

Facteurs pronostiques de mortalité

- Clinique : sévérité de la dyspnée, toux et expectoration, sédentarité.
- Poursuite de l'intoxication tabagique.
- Fréquence et sévérité des exacerbations.
- Fonction respiratoire : stade GOLD.
- Performance à l'exercice : test de marche de 6 min.
- État nutritionnel : IMC.
- Hypertension pulmonaire.
- Comorbidités : cardiovasculaires, cancer bronchique, anémie, dépression.
- Thérapeutique : indication oxygénothérapie longue durée (OLD), **corticoïdes oraux** au long cours.

Prise en charge thérapeutique [1]

Objectifs du traitement

- Limiter le handicap : améliorer la qualité de vie et la tolérance à l'exercice.
- Réduire la fréquence et l'intensité des exacerbations.
- Prévenir et contrôler les symptômes respiratoires (dyspnée).

Prévention et réduction des facteurs de risque

(*cf.* Sevrage tabagique)

Dans tous les cas, effet bénéfique de l'ARRÊT DU TABAC : conseils répétés, prise en charge spécialisée multidisciplinaire, substituts nicotiniques.

Limitation du tabagisme passif.

Mesures de protection individuelle et collective contre les polluants professionnels.

BRONCHODILATATEURS (3) – BÊTA-2-STIMULANTS D'ACTION BRÈVE (1)

Salbutamol

VENTOLINE					
Crise d'asthme : 2 bouf. à répéter 15 min après si besoin Asthme d'effort : 2 bouf. 15 min avant l'effort	200 bouf. 100 µg	4,28		65 %	0,02
Crise d'asthme résistant au « spray » à domicile : 1 amp. SC ou IM	6 amp. (mL) 0,5 mg	1,71	I	65 %	0,29
Crise d'asthme sévère (ou décompensation de BPCO) : nébuliser 1 unidose avec un générateur d'aérosol ; répéter selon les besoins	20 unidoses 1,25 mg/2,5 mL	3,09		65 %	0,15
	60 unidoses 2,5 mg/2,5 mL	12,26	I	65 %	0,20
	60 unidoses 5 mg/2,5 mL	18,37	I	65 %	0,31
VENTILASTIN NOVOLIZER					
Idem ***VENTOLINE***	200 doses pdre 100 µg pour inh.	8,60		65 %	0,04
SALBUMOL FORT					
Asthme aigu grave : perfusion IV continue 0,5 à 1 mg/h en réanimation sous scope	5 amp. 5 mg/5 mL	HOP			
AIROMIR AUTOHALER					
Idem ***VENTOLINE 100 µg***	200 bouf. 100 µg	8,61	I	65 %	0,04

Terbutaline

BRICANYL					
Asthme aigu grave (ou décompensation de BPCO) : nébuliser 1 unidose avec un générateur d'aérosol ; répéter selon les besoins	50 inhal. 5 mg/2 mL	17,94	I	65 %	0,36
BRICANYL TURBUHALER					
Avec système d'inhal. *Turbuhaler* Crise d'asthme : 1 inhalation, à répéter 15 min après si besoin Asthme d'effort : 1 inhalation 15 min avant l'effort	100 doses 500 µg	4,83	I	65 %	0,05

BRONCHOPATHIE CHRONIQUE OBSTRUCTIVE (4)

Traitements inhalés

► *Bronchodilatateurs*

Au cours de la BPCO à l'état stable, la prescription de **bronchodilatateurs** inhalés, associés ou non à une corticothérapie inhalée (selon la valeur du VEMS, le nombre d'exacerbations et le traitement antérieur) est recommandée afin d'améliorer les symptômes et la qualité de vie et de réduire la fréquence des exacerbations. Il convient de s'assurer que la technique d'inhalation est correcte à chaque consultation.

Au choix :

• **Anticholinergiques** inhalés :

– de courte durée d'action (CDA < 8 h), **ipratropium bromure (*ATROVENT*)** : 2 bouffées x 3/j ;

– de longue durée d'action (LDA > 24 h), **tiotropium (*SPIRIVA*)** : 1 gél./j.

• **Bêta-2-agonistes** inhalés :

– de courte durée d'action (4 à 6 h), **salbutamol (*VENTOLINE*)** : 2 bouffées x 3 à 4/j, surtout si symptômes discontinus ;

– de longue durée d'action (12 h), **formotérol (*FORADIL*)**, 1 gél. x 2/j ; **salmétérol (*SEREVENT*)**, 2 à 4 bouffées/j.

– de très longue durée d'action (24 h), **indacatérol (*ONBREZ*)**, 1 gél. x 1/j.

• Association des deux (***BRONCHODUAL***) **β2CDA + anticholinergique CDA** : 2 bouffées x 3 à 4 /j.

Il n'existe pas de preuve de l'avantage d'une classe par rapport à l'autre, le choix de la classe dépend de la réponse individuelle sur les symptômes et les effets secondaires [2].

En cas d'efficacité insuffisante, il peut être justifié de changer de classe de **bronchodilatateur** ou de prescrire des associations, et de vérifier que les conditions d'utilisation sont correctes.

L'association de 2 classes de **bronchodilatateurs** peut améliorer la réponse fonctionelle (VEMS) sans pour autant avoir démontré de bénéfice sur la symptomatologie ou les exacerbations.

► *Corticothérapie : non systématique !*

Aucun **corticostéroïde inhalé (CSI)** pris isolément n'a obtenu l'AMM dans le traitement de la BPCO. Seules les associations fixes avec un **bronchodilatateur** ont obtenu l'AMM.

Les **CSI** ne semblent pas ralentir l'évolution de la BPCO, mais permettent de réduire le fréquence des exacerbations chez les sujets les plus sévères.

Les indications des **CSI en association avec un β2 LDA** reconnues sont :

– les patients atteints de BPCO sévère = stade III et IV ;

– les patients présentant des exacerbations répétées malgré une prise en charge optimale.

Les **corticoïdes** par voie générale ne doivent pas être prescrits au long cours, en raison de l'importance des effets secondaires. Il n'y a pas de relation entre la réponse à une corticothérapie orale de courte durée et la réponse à long terme à la corticothérapie inhalée.

Autres

• Éradication des foyers infectieux susceptibles de favoriser les infections pulmonaires : recherche et traitement des foyers infectieux ORL et des foyers stomatologiques.

• Prise en charge psychosociale et nutritionnelle.

• Vaccination antigrippale tous les ans, et antipneumococcique (***PNEUMO 23***) tous les 5 ans.

• Les **antitussifs** et **mucolytiques** sont contre-indiqués car ils peuvent majorer l'encombrement.

• Les **β-bloquants cardioseléctifs** peuvent être utilisés dans la BPCO.

• Éviter les psychotropes, surtout **benzodiazépines** et **barbituriques**.

• Dans les rares cas de déficit congénital en alpha-1-antitrypsine, supplémentation IV en alpha-1-antitrypsine et vaccinations antigrippale et antipenumococcique.

• Pratique d'une **activité physique quotidienne** pour lutter contre la fonte musculaire et la désadaptation à l'effort.

BRONCHODILATATEURS (4) – BÊTA-2-STIMULANTS D'ACTION BRÈVE (2) – PHARMACOLOGIE

PROPRIÉTÉS

Agonistes spécifiques des récepteurs β_2-adrénergiques des muscles lisses, donc bronchodilatateurs ; très peu d'effet sur les récepteurs β_1-cardiaques.

Voie inhalée : action dès la première minute, maximale à 15 min, et persistant pendant 6 à 8 h. Passage systémique infime.

Voie SC : délai < 20 min, durée 6 h.

INDICATIONS

Voie inhalée : traitement de la crise d'asthme ; traitement de fond de l'asthme (si **corticoïdes inhalés** seuls insuffisants : 3 prises/j), des BPCO spastiques ; prévention de l'asthme d'effort.

Nébulisation : traitement de choix de la crise d'asthme sévère ; décompensation de BPCO.

Voie SC : crise d'asthme résistant au spray, à domicile.

Perfusion IV : asthme aigu grave (en réanimation !).

CONTRE-INDICATIONS

Aucune si indication formelle !

PRÉCAUTIONS D'EMPLOI

Formes injectables : éviter en cas d'infarctus myocardique en phase aiguë, angor instable ; prudence en cas de cardiopathie obstructive, coronaropathie, hyperthyroïdie, HTA, diabètes.

Voie inhalée : consulter si plus de 10 à 15 bouffées par jour (= asthme instable) ; vérifier la prise correcte des sprays (mode d'emploi : *cf.* **Corticoïdes inhalés**) ; traiter toute surinfection bronchique.

Sportifs : réaction positive au contrôle antidopage.

EFFETS INDÉSIRABLES

Exceptionnels par voie inhalée : tremblements, palpitations, tachycardie sinusale, nausées, nervosité, vertiges.

Voie parentérale : hyperglycémie, hypokaliémie.

INTERACTIONS MÉDICAMENTEUSES

Voie parentérale : ne pas associer avec l'**halothane** ; incompatibilité avec d'autres spécialités, ou solutés alcalins.

BRONCHOPATHIE CHRONIQUE OBSTRUCTIVE (5)

Indications de chirurgie = rares

Dans de rares cas d'emphysème, une résection de bulle ou une réduction de volume pulmonaire peut être discutée afin d'améliorer la mécanique ventilatoire. L'efficacité est modeste.

À un stade très avancé chez les patients jeunes, peut se discuter la transplantation pulmonaire.

Surveillance

- Épreuve fonctionnelle respiratoire (EFR), radio de thorax ± gaz du sang et NFS (recherche de polyglobulie) au moins tous les ans.
- Vérification de la persistence de l'abstinence tabagique à chaque consultation.
- Évaluation des traitements inhalés : efficacité, effets secondaires, techniques d'inhalation.
- Recherche des comorbidités.

Stratégie des thérapeutique inhalée selon les groupes de patients [1]

Groupe	Traitement recommandé	Alternative thérapeutique	Autres traitements possibles
(A)	**Anticholinergiques CDA** à la demande ou **β2-agonistes CDA** à la demande	**Anticholinergiques LDA** ou **β2-agonistes LDA** ou **Anticholinergiques CDA + β2-agonistes CDA**	**Théophylline**
(B)	**Anticholinergiques LDA** ou **β2-agonistes LDA**	**Anticholinergiques LDA + β2-agonistes LDA**	**Théophylline** ou **Anticholinergiques CDA** et/ou **β2-agonistes CDA**
(C)	CSI + **anticholinergiques LDA** ou CSI + **β2-agonistes LDA**	**Anticholinergiques LDA + β2-agonistes LDA**	**Théophylline** ou **Anticholinergiques CDA** et/ou **β2-agonistes CDA**
(D)	CSI + **anticholinergiques LDA** et/ou CSI + **β2-agonistes LDA**	**Anticholinergiques LDA + β2-agonistes LDA** ou CSI + **anticholinergiques LDA + β2-agoinistes LDA**	**Théophylline** ou **Anticholinergiques CDA** et/ou **β2-agonistes CDA**

Insuffisance respiratoire chronique

L'insuffisance respiratoire chronique grave donne lieu à l'exonération du ticket modérateur. Outre la gravité clinique, elle est définie par une hypoxémie, **$PaO_2 < 70$ mmHg**, au repos, à l'état stable, constatée sur 2 gaz du sang artériels à au moins 3 sem. d'intervalle.

L'insuffisance respiratoire seondaire à une BPCO est prise en charge à 100 %.

BRONCHODILATATEURS (5) – BÊTA-2-STIMULANTS DE LONGUE DURÉE D'ACTION (1)

■ **Formotérol**

FORADIL					
Inhalateur + pdre Asthme, traitement de fond (en association avec **corticoïdes inhalés**), BPCO spastiques : 1 gél. à inhaler x 2/j Prévention de l'asthme d'effort : 1 gél. à inhaler 30 min avant l'effort	10 inhal. 12 µg 30 inhal. 12 µg 60 inhal. 12 µg	HOP 11,33 22,86	I I I	 65 % 65 %	 0,38 0,38
FORMOAIR					
Fl. pressurisé Asthme, traitement de fond (en association avec corticoïdes inhalés), BPCO spastiques : 1 bouf. x 2/j	100 doses 12 µg	37,03	I	65 %	0,37
ASMELOR NOVOLIZER					
Idem ***FORMOAIR***	60 doses 12 µg	22,26	I	65 %	0,37
ATIMOS					
Idem ***FORMOAIR***	100 doses 12 µg	37,03	I	65 %	0,37

■ **Salmétérol**

SEREVENT					
Asthme, traitement de fond (en association avec **corticoïdes inhalés**), BPCO spastiques : 2 à 4 bouf. (ou 1 à 2 doses à inhaler) x 2/j Prévention de l'asthme d'effort : 2 bouf. (ou 1 dose) 30 à 60 min avant l'effort	120 bouf. 25 µg	20,87	I	65 %	0,17
SEREVENT DISKUS					
50 à 100 mg matin et soir	60 doses 50 µg	20,87	I	65 %	0,35

■ **Bambutérol**

OXÉOL					
Idem ***FORADIL*** : 1 (à 2) cp./j en 1 prise le soir (max 20 mg/j)	30 cp. séc. 10 mg 30 cp. séc. 20 mg	6,56 12,65	I I	65 % 65 %	0,22 0,42

■ **Terbutaline**

BRICANYL LP					
Idem ***FORADIL*** : 1 cp. x 2/j (repas)	60 cp. 5 mg	5,97	I	30 %	0,10

BRONCHOPATHIE CHRONIQUE OBSTRUCTIVE (6)

Oxygénothérapie de longue durée (OLD)

Indications

Les indications de l'OLD reposent sur la mesure de la PaO_2, au repos, à l'état stable, vérifiée sur 2 gaz du sang espacés d'au moins 3 sem. sous traitement médical optimal :

- $PaO_2 < 55$ mmHg ;
- ou PaO_2 entre 55 et 59 mmHg s'il existe :
  - HTAP (PAPm > 25 mmHg) ;
  - signes cliniques de cœur pulmonaire chronique ;
  - désaturations nocturnes sans rapport avec un syndrome d'apnée du sommeil (SpO_2 nocturne moyenne ≤ 88 %) ;
  - polyglobulie (hématocrite > 55 %).

L'hypercapnie n'est ni une indication ni une contre-indication à l'OLD.

Modalités

- Au moins 15 h/j (absence de bénéfice en cas de durée inférieure). L'OLD augmente la survie chez les patients au stade de l'IRC grave.
- Sources d'oxygène : oxygène liquide ou extracteur d'oxygène.
- Voie d'administration nasale le plus souvent (lunettes).
- Adaptation du débit d'O_2 :
  - débit minimal permettant d'obtenir une PaO_2 entre 65 et 70 mmHg ;
  - augmentation du débit d'O_2 à l'effort en cas de désaturation à l'effort.
- Nécessité d'un suivi à domicile (prestataire).

Dans le cas général, il n'y a pas d'indication d'oxygénothérapie nocturne ou de déambulation en dehors du cadre de l'OLD.

Le tabagisme actif contre-indique classiquement l'OLD (risque de combustion).

Ventilation mécanique à domicile

- L'objectif est de limiter l'hypoventilation alvéolaire (et donc l'hypercapnie).

La ventilation non invasive (VNI) à deux niveau de pression (BiPAP) s'administre par l'intermédiaire d'un masque nasal ou naso-buccal. Elle est complémentaire de l'OLD.

Ses indications sont les patients **insuffisants respiratoires** en situation d'échec d'OLD avec :

- une **hypercapnie diurne** ;
- et une **instabilité clinique** avec une fréquence élevée d'hospitalisations pour décompensations.

Chez ces patients, elle améliore la survie sans effet sur la qualité de vie.

- En cas de syndrome d'apnées obstructives du sommeil associé :
  - à une BPCO **sans** insuffisance respiratoire, la ventilation en pression positive continue (CPAP) est le traitement de référence, avec un bénéfice sur la survie et le risque d'hospitalisation pour décompensation;
  - à une BPCO **avec** insuffisance respiratoire, on préférera la BiPAP.

BRONCHODILATATEURS (6) – BÊTA-2-STIMULANTS DE LONGUE DURÉE D'ACTION (2)

Indacatérol

ONBREZ BREEZHALER						
1 gél. à inhaler/j	10 gél. 150 µg	HOP	I		
	30 gél. 150 µg	33,75	I	65 %	1,12
	10 gél. 300 µg	HOP	I		
	30 gél. 300 µg	33,75	I	65 %	1,12

PROPRIÉTÉS

Agonistes spécifiques des récepteurs β_2-adrénergiques des muscles lisses, donc bronchodilatateurs ; très peu d'effet sur les récepteurs β_1-cardiaques.

Voie inhalée : action en 5 min (***FORADIL*** et ***ONBREZ***) à 15 min (***SEREVENT***), persistant pendant au moins 12 h. Passage systémique très faible.

Voie orale : action en 1 à 3 h, persistant 12 h (**bambutérol** : 24 h).

INDICATIONS

Traitement symptomatique continu de l'asthme (en association avec **corticoïdes inhalés**) quand il nécessite des **β_2-stimulants** quotidiens, ou asthme nocturne. BPCO spastique. Prévention de l'asthme d'effort.

NE TRAITENT PAS LA CRISE D'ASTHME !

CONTRE-INDICATIONS

Aucune si indication formelle.

Grossesse et **allaitement** (**bambutérol**).

PRÉCAUTIONS D'EMPLOI

Prudence si cardiopathie obstructive, coronaropathie, hyperthyroïdie, HTA, diabètes.

Voie inhalée : vérifier la prise correcte des sprays (*cf.* **Corticoïdes inhalés** ; pour ***FORADIL*** : percer la gélule dans l'inhalateur puis inhaler) ; traiter toute surinfection bronchique.

Sportifs : réaction positive au contrôle antidopage.

EFFETS INDÉSIRABLES

Exceptionnels par voie inhalée (et rares par voie orale) : tremblements, palpitations, tachycardie sinusale, nausées, nervosité, vertiges, céphalées, hyperglycémie, hypokaliémie, crampes musculaires.

INTERACTIONS MÉDICAMENTEUSES

Halothane, **digitaliques** : troubles du rythme ventriculaire.

BRONCHOPATHIE CHRONIQUE OBSTRUCTIVE (7)

Réhabilitation respiratoire

Indications

Il est recommandé de proposer une réhabilitation respiratoire à tout patient atteint d'une BPCO et présentant une incapacité ou un handicap d'origine respiratoire et notamment :

– une intolérance à l'exercice ;

– une réduction de leurs activités sociales en rapport avec leur état de santé.

Elle est indiquée chez les patients stables ou au décours d'une exacerbation.

Contre-indications

- Contre-indication cardiovasculaire à l'exercice.
- Instabilité de l'état respiratoire (acidose respiratoire non compensée, exacerbation en cours).
- Affection interférant avec le processus de réhabilitation (problème orhtopédique ou rhumatologique).

L'oxygénothérapie et la VNI ne sont pas des contre-indications.

Bilan préalable

- Évaluation tabagisme, échelle de qualité de vie.
- Entretien motivationnel surtout pour réhabilitation en hôpital de jour.
- EFR complètes.
- GDS.
- PI max, PE max.
- Mesure de la force du quadriceps et de la préhension.
- Stade NYHA.
- Test de marche des 6 min.
- Explorations fonctionnelles à l'exercice.

Composantes de la réhabilitation respiratoire

- Traitements physiques.
- Éducation thérapeutique et plan d'action en cas d'exacerbation.
- Prise en charge psychologique.
- Sevrage tabagique.
- Suivi nutritionnel.

CONSENSUS

[1] Global strategy for the diagnosis, management and prevention of chronic obstructive pulmonary disease, *GOLD*, 2015.

[2] Recommandation pour la pratique clinique – Prise en charge de la BPCO, *SPLF*, 2009.

BRONCHODILATATEURS (7) – ANTICHOLINERGIQUES

Ipratropium bromure

ATROVENT					
Arérosol-doseur Asthme, traitement de fond (en association à **corticoïdes inhalés**), BPCO : 2 bouf. x 3 à 4/j	200 doses 20 µg (fl. press. + embout)		I	NR	
Asthme aigu grave, BPCO décompensée (associer β_2-**stimulants**) : nébuliser 1 unidose avec générateur d'aérosol x 3/j max	30 unidoses (1 mL) 0,5 mg	20,03	I	65 %	0,67
	10 unidoses (2 mL) 0,25 mg (E.)	4,58	I	65 %	0,46
	10 unidoses (2 mL) 0,5 mg	5,37	I	65 %	0,54
	30 unidoses (2 mL) 0,25 mg (E.)	12,54	I	65 %	0,42

PROPRIÉTÉS

Bronchospasmolytiques anticholinergiques agissant sur les récepteurs muscariniques bronchiques ; passage systémique infime.
Effet bronchodilatateur moindre que celui des β_2-**stimulants**, plus retardé (max après 30 min), mais plus prolongé (6 à 10 h).

INDICATIONS

Traitement symptomatique continu de l'asthme (en association aux **corticoïdes inhalés**), des BPCO spastiques.
Crise d'asthme, en complément des β_2-mimétiques ou en cas de contre-indication de ceux-ci.

CONTRE-INDICATIONS

Nébulisation : glaucome à angle fermé.

PRÉCAUTIONS D'EMPLOI

Grossesse 1er trimestre et **allaitement** : déconseillé.
Traiter toute surinfection bronchique.
Vérifier la prise correcte des sprays.

EFFETS INDÉSIRABLES

Rares : bouche sèche, irritation pharyngée (atténués par le rinçage de la bouche).

BRONCHODILATATEURS (8) – ANTICHOLINERGIQUES (2)

Tiotropium bromure

SPIRIVA					
BPCO : 1 gél. à inhaler/j	30 gél. 18 µg	35,51	I	65 %	1,18

PROPRIÉTÉS
Antagoniste spécifique des récepteurs muscariniques (« anticholinergique ») de longue durée d'action.

INDICATIONS
Traitement bronchodilatateur continu destiné à soulager les symptômes des patients présentant une bronchopneumopathie chronique obstructive.

CONTRE-INDICATIONS
Antécédent d'hypersensibilité (allergie) au **bromure de tiotropium**, à l'**atropine** ou à ses dérivés (ipratropium ou oxitropium), ou au lactose (excipient).

EFFETS INDÉSIRABLES
Bouche sèche, irritation pharyngée (atténués par le rinçage de la bouche), constipation.
Rares : dysurie, rétention aiguë d'urine.

Glycopyrronium

SEEBRI BREEZHALER					
BPCO : 1 gél. à inhaler/j	6 gél. 44 µg 30 gél. 44 µg	HOP 33,40	I I	 65 %	 1,11

PROPRIÉTÉS
Antagoniste des récepteurs muscariniques (anticholinergique) de longue durée d'action administré par voie inhalée une fois par jour en traitement bronchodilatateur continu dans la BPCO.

INDICATIONS
Traitement bronchodilatateur continu chez l'adulte pour soulager les symptômes de la BPCO.

CONTRE-INDICATIONS
Bronchospasme : traitement de fond et non de secours.
Hypersensibilité, âge < 18 ans.

PRÉCAUTIONS D'EMPLOI
Effets anticholinergiques : utiliser avec prudence chez les patients présentant un glaucome à angle fermé ou une rétention urinaire.
Insuffisance rénale sévère car exposition prolongée à la substance donc risque de majoration des effets indésirables.
Antécédents de maladies cardiovasculaires car non étudié chez ce type de patients.

EFFETS INDÉSIRABLES
Fréquents :
- système nerveux : céphalées, hypoesthésie, insomnie ;
- troubles gastro-intestinaux : carie, dyspepsie, gastralgie, sécheresse buccale.

INTERACTIONS MÉDICAMENTEUSES
L'utilisation concomitante d'autres anticholinergiques n'est pas recommandée.

BRONCHODILATATEURS (9) – ASSOCIATIONS DE BÊTA-2-STIMULANT ET D'ANTICHOLINERGIQUE

■ Fénotérol + ipratropium bromure

BRONCHODUAL					
Crise d'asthme : 1 à 2 bouf. Prévention de l'asthme d'effort : 1 à 2 bouf. 15 à 30 min avant l'exercice BPCO : 2 bouf. x 2 à 4/j	200 bouf. 50 µg/20 µg	8,44	I	65 %	0,04

Pour la pharmacologie de cette association, se référer aux pharmacologies respectives des **bêta-2-stimulants d'action brève** et des **anticholinergiques**.

■ Indacatérol + glycopyrronium

ULTIBRO BREEZHALER					
Traitement bronchodilatateur continu pour la BPCO A. 1 gél./j	6 gél. 85 µg/43 µg 30 gél. 85 µg/43 µg	HOP 57,74	 I	 65 %	 1,92

Pour la pharmacologie de cette association, se référer aux pharmacologies respectives des **bêta-2-stimulants d'action brève** et des **anticholinergiques**.

BPCO : EXACERBATIONS (1)

Définition

L'exacerbation de BPCO est un événement aigu caractérisé par la majoration ou l'apparition d'un ou plusieurs symptômes de la maladie (toux, expectoration ou dyspnée) et qui conduit à une modification de traitement.

Les exacerbations de BPCO :

– altèrent la qualité de vie du patient durant plusieurs semaines ;

– accélèrent le déclin du VEMS ;

– sont associés à une mortalité significative surtout en cas d'hopitalisation (mortalité toutes causes confondues après une hospitalisation : 49 %).

Causes les plus fréquentes

- Surinfection bronchique +++ le plus souvent (virale, pneumocoque, *Haemophilus influenzae, Moraxella catarrhalis*, etc.).
- Voire pneumopathie.
- Insuffisance cardiaque gauche.
- Embolie pulmonaire.
- Pneumothorax.
- Fracture de côtes.
- Erreurs thérapeutiques (**sédatifs**, **β-bloquants**, **diurétiques**, O_2 haut débit, etc.).
- Arrêt de traitement.
- Reprise du tabagisme.
- Cancer bronchopulmonaire.
- Anémie, troubles métaboliques, etc.

Le plus souvent, il n'est pas retrouvé de facteur déclenchant.

Recherche immédiate des critères de gravité

- Terrain : patient sous OLD, VEMS < 1 L ou 35 %, comorbidités (cardiopathie, éthylisme chronique, diabète, etc.).
- Cliniquement :

– **respiratoire** : dyspnée de repos, cyanose, $SaO_2 < 90$ %, FR > 25/min, mise en jeu des muscles respiratoires accessoires, toux inefficace ;

– **cardiovasculaire** : FC > 110/min, troubles du rythme, hypotension, marbrures, œdème des membres inférieurs ;

– **neurologique** : agitation, confusion, obnubilation, coma, astérixis.

- Gaz du sang (à interpréter en fonction des gaz du sang de base) : $PaCO_2$ > 45 mmHg et/ou PaO_2 < 55 mmg.

Prise en charge [1]

En l'absence de tous ces signes, la prise en charge d'une exacerbation peu sévère peut être assurée au domicile, avec une surveillance par le patient lui-même et son entourage (informé des signes d'alerte), et une **réévaluation médicale dans les 48 à 72 h**.

Principes généraux

- Les **bronchodilatateurs** doivent être systématiquement prescrits au cours des exacerbations : **β2-stimulants** et **anticholinergiques** ont une efficacité équivalente.
- Les **corticoïdes systémiques** ne doivent pas être prescrits systématiquement et sont proposés en cas de réversibilité documentée.
- Les **antitussifs** et les **neurosédatifs** sont contre-indiqués.
- Kinésithérapie respiratoire.
- L'antibiothérapie n'est **pas systématique** et doit être réservée aux situations où il existe des signes évocateurs d'infection bactérienne (**purulence des expectorations ++**) ou pour tous les **malades les plus sévères (VEMS < 30 %)**.

ANTI-INFLAMMATOIRE BRONCHIQUE

Fenspiride

PNEUMOREL				
Toux/expectoration liées à une bronchopneumopathie : 1 cp. x 2 à 3/j 1 à 2 càs x 3/j	30 cp. 80 mg 100 cp. 80 mg 10 càs 30 mg (fl. 150 mL)	HOP HOP 	II II II	 NR

PROPRIÉTÉS
Antibronchoconstricteur et anti-inflammatoire (réduction de la production du mucus et de l'œdème) par plusieurs mécanismes (anti-H1, spasmolytique, diminution de la production de facteurs pro-inflammatoires).
Demi-vie : 12 h.

INDICATIONS
Traitement des signes fonctionnels (toux, expectoration) au cours des bronchopneumopathies (aiguës ou chroniques).

PRÉCAUTIONS D'EMPLOI
Grossesse et **allaitement**.

EFFETS INDÉSIRABLES
Troubles digestifs : nausées, épigastralgies.
Somnolence.
Rare : tachycardie (diminuer la dose).

Peu utilisé dans la BPCO, en partie en raison de ses effets sédatifs.

BPCO : EXACERBATIONS (2)

Exacerbations sans critère de gravité

- Bronchodilatateurs inhalés de courte durée d'action : **$β_2$-stimulants** et/ou **anticholinergiques**, avec chambre d'inhalation type *Volumatic*, p. ex. ***BRONCHODUAL***, 3 à 4 bouffées/j. Utiliser la forme d'inhalation à laquelle le patient est habitué (en augmentant les doses).
- **Antibiothérapie** non systématique : en 1re intention : **pénicillines du groupe A ± inhibiteur des β-lactamases, amoxicilline + acide clavulanique** (***AUGMENTIN***), 1 g x 3/j *per os*, 5 à 10 j.

Hospitalisation en cas de gravité initiale ou en l'absence d'amélioration à 48 h

- Évaluation de la gravité et **hospitalisation en secteur approprié** (salle de médecine, soins intensifs, réanimation).
- **Oxygénothérapie** débutée à **faible débit** (0,5 à 1 L/min), avec surveillance gazométrique ; objectif = SaO_2 entre 88 et 92 %.
- **VNI** en secteur approprié si acidose respiratoire hypercapnique (pH ≤ 7,35 et/ou PCO_2 ≥ 45 mmHg). Si échec : intubation orotrachéale en réanimation.
- **Bronchodilatateurs en nébulisation** (par masque sous air, sous surveillance) : **terbutaline** (***BRICANYL***) 5 mg/2 mL, 1 dosette x 4 à 6/j et **ipratropium bromure** (***ATROVENT***, solution pour inhalation), 1 dosette x 2 à 3/j.
- **Corticoïdes oraux** : **prednisolone** (***SOLUPRED***), 30mg/j, 7 à 10 j.
- **Antibiothérapie** (*cf. infra*) : en cas de terrain particulièrement fragile et de forte probabilité d'infection bactérienne (purulence des expectorations), on peut proposer **amoxicilline + acide clavulanique** (***AUGMENTIN***), 1 g x 3/j *per os* 7 à 14j.
- **Kinésithérapie respiratoire** biquotidienne.
- **Rééquilibration hydroélectrolytique** et hydratation par perfusion intraveineuse.
- Prévention de maladie thromboembolique : **énoxaparine** (***LOVENOX***) SC.
- Le cas échéant : traitement de la cause (drainage d'un pneumothorax, etc.).

Indications et choix de l'antibithérapie [1]

Stade clinique de gravité de la BPCO (en dehors de toute exacerbation)		Indications à l'antibiothérapie	Choix de l'antibiothérapie
En l'absence d'EFR connus	Résultats EFR connus		
Absence de dyspnée	VEMS > 50 %	Pas d'antibiotique	
Dyspnée d'effort	VEMS < 50 %	Antibiothérapie seulement si expectoration franchement purulente verdâtre	**Amoxicilline** ou **céfuroxime axetil** ou **macrolide** ou **pristinamycine**
Dyspnée au moindre effort ou de repos	VEMS < 30 %	Antibiothérapie systématique + recherche des autres causes d'exacerbation de la dyspnée	**Amoxicilline/acide clavulanique** ou **C3G** (**céfotaxime** ou **ceftriaxone**) ou **FQAP** (**lévofloxacine**) *

CONSENSUS

[1] Bronchopneumopathie chronique obstructive : guide du parcours de soins, *HAS*, 2014.

* Les fluoroquinolones anti-pneumococciques (FQAP) ne doivent pas être prescrites si le patient a déjà pris ce traitement dans les 3 derniers mois, quelle que soit la cause. Attention au risque accru de tendinopathie.

BRONCHITES AIGUËS INFECTIEUSES

Rappel

- Prédominance hivernale.
- Il s'agit d'une inflammation aiguë des bronches le plus souvent d'origine virale.
- Toux sèche, rauque, faisant souvent suite à une infection rhinopharyngée, puis devenant grasse, productive.

Elle s'accompagne souvent d'une fébricule (38 °C), de douleurs (rétrosternales liées à l'inflammation bronchique, voire pariétales, secondaires à la toux incessante).

Agents responsables

Viraux dans la plupart des cas

Myxovirus (*influenzae* ou *para-influenzae*), rhinovirus, VRS, adénovirus, etc.

Parfois bactériens

- *Mycoplasma pneumoniae.*
- *Chlamydia pneumoniae.*
- Plus rarement pyogènes, tels que *Streptococcus pneumoniae*, *Haemophilus influenzae.*

Diagnostic = Clinique

Aucun examen paraclinique n'est nécessaire !

La radiographie de thorax, si elle est réalisée, est normale.

Évolution

Le plus souvent favorable en 10-15 j.

L'évolution peut se faire vers la surinfection bronchique (*Streptococcus pneumoniae* et *Haemophilus influenzae* le plus souvent).

Conduite à tenir chez l'adulte sain [1]

Aucun examen paraclinique n'est nécessaire !

Traitement symptomatique

- **Antalgiques** simples, type **paracétamol**.
- **Antitussifs** si toux sèche gênante.
- L'arrêt du tabac doit être proposé systématiquement.
- Les **fluidifiants bronchiques** n'ont pas fait la preuve de leur efficacité.

> Aucune antibiothérapie n'est justifiée chez le sujet sain.

En cas de surinfection bronchique, une antibiothérapie peut être proposée : **aminopénicilline** type **amoxicilline** (***CLAMOXYL***), 1 gél. (500 mg) x 3/j, ou **macrolide** type **azithromycine** (***ZITHROMAX 250***), 2 cp. le 1er j, puis 1 cp./j, pendant 4 j.

Chez le sujet BPCO, une antibiothérapie est à discuter en première intention en fonction de la sévérité de la pathologie respiratoire sous-jacente : **amoxicilline + acide clavulanique** (***AUGMENTIN***), 1 g x 3/j.

CONSENSUS

[1] Traitement de la toux et de l'exacerbation dans les bronchites. 3e vague de réévaluation des médicaments, *HAS*, 2006.

PNEUMOPATHIES AIGUËS COMMUNAUTAIRES (1)

Ce sont les pneumonies acquises en dehors de l'hôpital.

Elles constituent la première cause de décès par maladie infectieuse en France (30/100 000 habitants).

Diagnostic

Le diagnostic repose sur trois éléments :
- signes fonctionnels respiratoires ;
- fièvre ;
- images radiologiques.

Microbiologie

90 % sont liées à un des 6 agents infectieux suivants (parfois associés !)

- *Streptococcus pneumoniae* (pneumocoque),
- *Haemophilus influenzae*,
- *Mycoplasma pneumoniae*,
- *Chlamydia pneumoniae*,
- *Legionnella pneumophila*,
- *Myxovirus influenza A* (grippe).

D'autres germes sont fréquents sur des terrains particuliers

- Vieillards, personnes en institution, tare majeure, diabète : *Staphylococcus aureus*, entérobactéries.
- Éthyliques : *Klebsiella pneumoniae*, anaérobies.

Problème grandissant des pneumocoques de sensibilité diminuée à la pénicilline (CMI > 0,1 mg/L)

- Nécessité d'antibiogramme systématique pour tout pneumocoque retrouvé.
- Facteurs de risque : hospitalisation ou prise de β-lactamines dans les 3 derniers mois, pneumonie dans l'année passée.

Ni les éléments cliniques, ni les éléments radiologiques, ne permettent de prédire avec suffisamment de pertinence l'agent infectieux responsable.
Le traitement antibiotique est donc instauré de façon empirique, fondé sur les probabilités liées à l'épidémiologie et au terrain.

VACCIN ANTIPNEUMOCOCCIQUE

■ Vaccin pneumococcique polyvalent

PNEUMO 23					
Prévention des infections à pneumocoques : 1 inj. SC ou IM tous les 5 ans	1 ser. 0,5 mL	12,74		65 %	12,74

PROPRIÉTÉS

Vaccin préparé à partir d'antigènes purifiés des 23 sérotypes (principaux en pathologie humaine) de pneumocoques.

L'immunité acquise vis-à-vis de ces sérotypes apparaît dès le 10e-15e j après l'injection, et dure 5 ans.

INDICATIONS

Prévention des infections à pneumocoques, en particulier respiratoires, chez les sujets « à risque » (après l'âge de 2 ans), notamment les patients souffrant de bronchopneumopathie chronique obstructive ou d'insuffisance respiratoire chronique, splénectomisés ou aspléniques (ou patients devant subir une splénectomie), drépanocytaires, etc.

CONTRE-INDICATIONS

Grossesse.

Forte réaction après une injection antérieure.

Injection antérieure ou infection à pneumocoque datant de moins de 5 ans.

PRÉCAUTIONS D'EMPLOI

Conserver entre + 2 °C et + 8 °C.

Respecter le délai de 5 ans avant de revacciner (risque de réactions sévères, type « phénomène d'Arthus », en cas de revaccination précoce).

EFFETS INDÉSIRABLES

Possibilités de réactions d'hypersensibilité.

Réactions locales fréquentes : rougeur, douleur, induration au point d'injection (disparaît en 24-48 h) ; plus rarement associées à une fièvre à 38 °C (voire myalgies, asthénie, frissons, céphalées) pendant 24 h.

Réactions majorées en cas de revaccination trop précoce.

INTERACTIONS MÉDICAMENTEUSES

Les traitements immunosuppresseurs peuvent diminuer ou même annuler la réponse immunitaire.

Le vaccin peut être effectué (à des sites d'injection différents) en même temps que le vaccin antigrippal.

PNEUMOPATHIES AIGUËS COMMUNAUTAIRES (2)

Signes de gravité

La recherche de signes de gravité permet d'apprécier la conduite à tenir devant une pneumopathie aiguë communautaire (PAC) et de juger de la nécessité d'hospitalisation.

Signes cliniques

Atteinte des fonctions vitales

- Fréquence respiratoire > 30/min.
- Fréquence cardiaque > 120/min.
- Pression artérielle systolique < 90 mmHg et autres signes de choc.
- Température < 35 °C ou > 40 °C.

Atteinte des fonctions supérieures

- Altération de la conscience.

Diffusion de l'infection

- Méningite, arthrite, purpura, etc.

Signes biologiques

- Hypoxémie (PaO_2) < 60 mmHg.
- Hypercapnie ($PaCO_2$) > 50 mmHg.
- Leucocytes < 3 000 ou > 30 000/mm³.
- Hyponatrémie.
- Urée > 7 mmol/L, créatinine > 130 µmol/L.
- CIVD.

Signes radiologiques

- Atteinte 2 lobes, *a fortiori* bilatérale.
- Extension rapide sur 2 examens consécutifs.

Situations particulières

- Complications : pleurésie, abcès.
- Conditions socio-économiques défavorables.
- Inobservance thérapeutique prévisible.
- Isolement social, surtout chez la personne âgée.

En l'absence de facteur de gravité, il convient de rechercher les facteur de risque de mortalité.

Facteurs de risque de mortalité

- Âge > 65 ans.
- Patient en institution.
- Hospitalisation dans l'année, ATCD de pneumonie bactérienne.
- Immunodépression :
  - infection à VIH ;
  - splénectomie ;
  - corticothérapie au long cours, immunosuppresseurs, chimiothérapie.
- Pathologies chroniques :
  - insuffisance cardiaque congestive ;
  - insuffisance rénale aiguë ou chronique ;
  - hépathopathie chronique ;
  - maladie cérébrovasculaire (AVC/ AIT) ;
  - BPCO ;
  - diabète mal équilibré ;
  - drépanocytose homozygote.

La présence d'un facteur de risque de mortalité chez un patient > 65 ans ou de 2 facteurs de risque chez un patient < 65 ans justifie d'**une hospitalisation même en l'absence de signe de gravité**.

On peut s'aider du **score CRB 65** pour orienter le patient.

CRB 65

- **Confusion**
- **R(espiratory)** : fréquence respiratoire ≥ 30/min
- **B(lood Pressure)** : PAS < 90 mmHg ou PAD ≤ 60 mmHg
- **65** : âge ≥ 65 ans

Conduite à tenir :

- ≥ 1 critère : hospitalisation ;
- 0 critère : traitement ambulatoire.

Bilan paraclinique

Pneumonie sans critère de gravité

- Radio de thorax (face + profil) systématique.

Pneumonie avec critère de gravité

- Radio de thorax (face + profil) ± TDM thoracique.
- Gazométrie artérielle.
- Bactériologie : hémocultures, antigénurie légionnelle et pneumocoque ± ECBC.
- Numération + formule sanguine, hémostase.
- Ionogramme sanguin, urée, créatinine, glycémie, CRP.
- En cas d'épanchement pleural : ponction pleurale.
- Devant des troubles de conscience : ponction lombaire (méningite à pneumocoque) et GDS (hypercapnie).
- En cas de suspicion d'un germe atypique : sérologies (*Mycoplasma pneumoniae, Chlamydia pneumoniae* ou *psitacci, Legionnella pneumophila*) à répéter 3 sem. plus tard = diagnostic rétrospectif.

PNEUMOPATHIES AIGUËS COMMUNAUTAIRES (3)

Stratégie thérapeutique

Prise en charge

► *Principes*

Même si les éléments cliniques et paracliniques disponibles à l'instauration de l'antibiothérapie ne permettent pas de faire un pronostic microbiologique fiable, quelques éléments orientations sont parfois retrouvés.

Éléments cliniques d'orientation vers un pathogène

En faveur d'un penumocoque	En faveur d'une bactérie atypique	En faveur d'une bactérie atypique type légionellose
Patient ≥ 40 ans avec comorbidité	Contexte épidémique (notamment pour *Mycoplasma pneumoniae*)	Contexte épidémique ou situations à risque (thermes, eau aérosolisée, etc.)
Début brutal, avec fièvre élévée dès le 1er j	Début progressif en 2 à 3 j	Tableau clinique typique (1/3 des cas) : pneumonie sévère souvent bilatérale mais à début progressif, absence de signe ORL, pouls dissiociés
Malaise généralisé		Signes extrathoraciques : digestifs (vomissement, diarrhée) et neurologiques (troubles de la conscience, cépahalées)
Opacités alvéolaires systématisées à la radiographie thoracique		Échec initial de traitement par bêtalactamines
Hyperleucocytose à PNN		

Si ces éléments peuvent orienter le diagnostic, ils ne doivent pas faire oublier les règles de precrispition suivantes :

– aucun examen ne doit retarder la prise en charge thérapeutique et l'antibiothérapie qui doit être administrée ;

– le traitement antibiotique est **probabiliste**, **adapté secondairement** à l'antibiogramme. *Streptococcus pneumoniae* est systématiquement et prioritairement pris en compte ;

– l'efficacité, la tolérance et la pertinence microbiologique du traitement antibiotique sont **réévalués systématiquement à 48-72 h.** En cas d'évolution favorable, il convient de pratiquer une **désescalade thérapeutique** ;

– la voie orale est privilégiée quand cela est possible.

PNEUMOPATHIES AIGUËS COMMUNAUTAIRES (4)

► *Antibiothérapie*

Pneumopathie aiguë communautaire de l'adulte, en ambulatoire, sans signes de gravité

Monothérapie par voie orale.

	1 er choix	Échec à 48 h
Sujet présumé sain, sans signes de gravité		**Substituer pour**
Suspicion de pneumocoque	**Amoxicilline** (***CLAMOXYL***) 1 g x 3/j pendant 10 j	**Macrolide** ou **FQAP** * **(lévofloxacine)** 500 mg x 1 à 2/j ou **pristinamycine** (***PYOSTACINE***) 3 g/j en 2 ou 3 prises ou **télithromycine** (***KETEK***) Hospitalisation si 2e échec
Doute entre pneumocoque et bactéries « atypiques »	**Amoxicilline** ou **pristinamycine** ou **télithromycine**	**FQAP (lévofloxacine)** ou **pristinamycine** ou **télithromycine** Hospitalisation si 2e échec
Suspicion de bactéries « atypiques »	**Macrolide** : **spiramycine** (***ROVAMYCINE***) 3 MUI x 3/j *per os*)	**Amoxicilline** ou **FQAP (lévofloxacine)** ou **pristinamycine** ou **télithromycine** Hospitalisation si 2e échec
Sujet avec comorbidité(s) ou sujet âgé ambulatoire (hors institution) sans signe de gravité	**Amoxicilline + acide clavulanique** 1 g x 3/j **FQAP (lévofloxacine)** ou **ceftriaxone** 1 g/j	Hospitalisation

* FQAP : fluoroquinolone anti-pneumococcique.

PNEUMOPATHIES AIGUËS COMMUNAUTAIRES (5)

Pneumopathies aiguës communautaires non graves hospitalisées
Mono ou bithérapie orale ou IV.

	1er choix	Échec à 48 h
Arguments en faveur du pneumocoque (fortement suspecté ou documenté)		
Sujet jeune, sujet âgé ou sujet avec comorbidité(s)	**Amoxicilline**	Réévaluation
Pas d'argument en faveur du pneumocoque		**Associer ou substituer**
Sujet jeune	**Amoxicilline** ou **pristinamycine** ou **télithromycine**	Association à un **macrolide** ou substitution par **FQAP (lévofloxacine)** Réévaluation
Sujet âgé Sujet avec comorbidités	**Amoxicilline + acide clavulanique** ou **céfotaxime** ou **ceftriaxone** ou **FQAP (lévofloxacine)**	Association à un **macrolide** ou substitution par **FQAP (lévofloxacine)** Réévaluation

Pneumopathies aiguës communautaires graves (soins intensifs ou réanimation)
Bithérapie IV

Sujet jeune Sujet âgé Sujet avec comorbidité(s)	**C3G** : **céfotaxime** IV (***CEFOTAXIME***) 3 à 6 g/j ou **ceftriaxone** IV (***ROCÉPHINE***) 1 à 2 g x 1/j + **macrolide** IV : **spiramycine** (***ROVAMYCINE***) 1,5 MUI x 3/j ou **FQAP** IV : **lévofloxacine** (***TAVANIC***) 500 à 1 000 mg/j en 1 à 2 prises IV
Facteurs de risque de *Pseudomonas* : – bronchectasies – mucoviscidose ATCD d'infections à *Pseudomonas*	β-lactamine anti-*Pseudomonas aeruginosa* : – **pipéracilline + tazobactam** (***TAZOCILLINE***) 4 g/500 mg x 3/j IV – ou **céfépime** (***AXEPIM***) 2g x 2/j IV – ou **carbapénème** + **aminoside** (**amikacine** : 15 mg/kg/j ou **tobramycine** : 3 à 8 mg/kg/j) max 5 j + ATB actifs sur les bactéries intracellulaires : **macrolide** IV ou **FQAP** IV

PNEUMOPATHIES AIGUËS COMMUNAUTAIRES (6)

Remarques

- Pneumocoque : 30 % de résistance aux **macrolides**, résistance naturelle aux **fluoroquinolones** (sauf 3 e génération) et aux **aminosides** ! Action inconstante des **céphalosporines de 3e génération orales**.
- Pneumocoque de sensibilité diminuée : **amoxicilline** augmentée à 150 mg/kg/j, ou **ceftriaxone** (***ROCÉPHINE***), 2 g/j.
- Si allergie aux β-lactamines (et en l'absence de signe de gravité) : **pristinamycine** (***PYOSTACINE***), 1 g x 2 à 3/j, actif sur le pneumocoque et les « atypiques ».

Cas particuliers

- Abcès du poumon : hospitaliser, recherches de BK, ***AUGMENTIN*** intraveineux initialement, traitement de 6 sem. au total.
- Pleurésie : hospitaliser pour ponction ; si purulent : drainage puis kinésithérapie (*cf.* Pleurésie).
- Patient VIH+ ou immunodéprimé : hospitaliser pour fibroscopie avec lavage bronchiolo-alvéolaire (examen bactériologique standard, BK, mycologique et parasitologique) pour éliminer une infection opportuniste. Si suspicion de pneumocystose grave, débuter en urgence ***BACTRIM***, 3 amp. (perf.) x 4/j.
- Devant toute pneumopathie traînante et/ou excavée, penser à la tuberculose : recherches de BK + isolement.

Mesures associées

- Kinésithérapie respiratoire.
- **Antalgiques** si besoin ; éviter les **antipyrétiques** dans les premières 48 h (efficacité jugée sur l'apyrexie !).
- Oxygène si hypoxémie (objectif : $SpO_2 > 92$ %).
- Réhydratation (boire > 2 L/j), intraveineuse dans les formes graves.
- **Antitussifs** contre-indiqués (risque d'encombrement).
- Arrêt du tabac.
- Radiographie thoracique à 48 h pour éliminer une complication type pleurésie.

Prévention [1]

Vaccination antipneumococcique (***PNEUMO 23***) des sujets à risque, tous les 5 ans.

Vaccination grippale annuelle des sujets à risque.

PNEUMOPATHIES AIGUËS COMMUNAUTAIRES (7) – LÉGIONELLOSE

C'est une maladie à déclaration obligatoire [2] principalement due à *Legionella pneumophila,* une bactérie intracellulaire qui prolifère dans le milieu naturel mais aussi artificiel (circuit d'eau chaude, climatisation, balnéothérapie, humidifcateur d'air, etc.). Son mode de contamination est aéroporté, sans qu'une transmission interhumaine n'ait été démontrée à ce jour.

Le diagnostic biologique repose sur l'antigénurie qui ne détecte que le sérogroupe 1 (90 % des cas). L'identification précise de la souche ne peut se faire qu'en culture de prélèvements respiratoires ou hémocultures (culture à demander spécifiquement au laboratoire).

Le traitement repose sur 3 classes thérapeutiques d'antibiotiques efficaces sur les bactéries intracellulaires : les **macrolides**, les **fluoroquinolones** et la **rifampicine**.

Antibiothérapie dans la légionellose [3]

Gravité de la légionellose	Choix de l'antibiothérapie
Légionellose non grave ambulatoire ou hospitalisée en service de médecine	Monothérapie : **macrolides (clarithromycine** ou **roxithromycine** ou **josamycine** ou **spiramycine** ou **érythromycine** ou **azithromycine)**
légionellose grave hospitalisée en soins intensifs/réanimation ou patient immunodéprimé	Monothérapie : **fluoroquinolones (lévofloxacine** ou **ofloxacine** ou **ciprofloxacine)** ou Bithérapie : 2 molécules parmi les familles suivantes : – **macrolides (spiramycine** ou **érythomycine)** – **fluoroquinolone (lévofloxacine** ou **ofloxacine** ou **ciprofloxacine)** – **rifampicine**

CONSENSUS

[1] Calendrier des vaccinations et recommandations vaccinales, *HCSP*, 2016.
[2] Légionellose : comment signaler et notifier cette maladie ?, *INVS*, 2011.
[3] Traitement antibiotique de la légionellose chez l'adulte, *ANSM*, 2012.

TUBERCULOSE (1)

Principes du traitement [1]

La notion de traitement correctement conduit et suivi est, avec la négativation durable des examens bactériologiques, le critère de guérison essentiel (quasi 100 % des cas dans ces conditions).

Le traitement ne peut être institué qu'après les **recherches bactériologiques répétées**, comprenant systématiquement, quel que soit le prélèvement (crachats, tubages gastriques, LCR, urines, etc.), un **examen direct** (recherche de BAAR), une **mise en culture** (milieu de Lowenstein ± autre milieu de culture plus rapide), et un **antibiogramme**.

Le traitement doit toujours associer plusieurs **antituberculeux** : 3 ou 4 initialement (et au moins pendant les 2 premiers mois), jusqu'aux résultats de l'antibiogramme, pour tenir compte d'une éventuelle résistance primaire ; 2 ensuite pour éviter l'apparition d'une résistance secondaire.

Utiliser les **antituberculeux** les plus actifs (bactéricides) sur les trois populations de BK à éliminer (intramacrophagiques, intracaséeuses, et dans les cavernes).

Administrer le traitement :
- en **1 seule prise quotidienne à jeun le matin**,
- **sans discontinuer**,
- pendant un minimum de **6 mois**.

Tuberculose pulmonaire commune

Bilan pré-thérapeutique

- Bilan hépatique complet (± sérologies des hépatites B et C), NFS, VS.
- Bilan rénal (urée, créatinine), uricémie.
- Si utilisation de l'**éthambutol** : examen ophtalmologique (champ visuel, vision des couleurs).
- Sérologie VIH (avec l'accord du patient).
- β-HCG chez la femme en âge de procréer (avant l'initiation des traitements).

Traitement médicamenteux

Le schéma thérapeutique recommandé actuellement est une **quadrithérapie** de 4 mois suivi d'une bithérapie de 2 mois :
- **isoniazide** (***RIMIFON***) 3 à 5 mg/kg/j pendant 6 mois ;
- **rifampicine** (***RIFADINE***) 10 mg/kg/j pendant 6 mois ;
- **pyrazinamide** (***PIRILÈNE***) 20 à 30 mg/kg/j pendant les 2 premiers mois ;
- **éthambutol** (***DEXAMBUTOL***) 15 à 20 mg/kg/j pendant les 2 premiers mois.

> Les formes galéniques combinées comme le ***RIFINAH*** (**isoniazide + rifampicine**) ou ***RIFATER*** (**isoniazide + rifampicine + pyrazinamide**) permettent d'améliorer l'observance thérapeutique et ainsi de réduire le risque d'émergence de résistance.

Le schéma classique de 9 mois (**isoniazide + rifampicine** pendant 9 mois, avec **éthambutol** pendant 3 mois) est de moins en moins employé car : 1) il n'utilise pas le ***PIRILÈNE*** (anti-BK bactéricide majeur) et 2) il présente un risque accru d'inobservance lié à la durée plus longue du traitement. Reste utile dans certains cas (grossesse ou insuffisance hépatique) (*cf.* Schéma d'adaptation des doses).

Mesures associées

- Déclaration obligatoire à la l'ARS (Agence régionale de santé; Cerna n°13351*02).
- Signalement au CLAT du département pour recherche des sujets-contacts, qui doivent être examinés, avoir une IDR à la tuberculine, et une radiographie de thorax (éventuellement répétée après 3 mois).
- Demande de prise en charge à 100 % (ALD, CMU, AME).
- Si patient bacillifère (BAAR+ à l'examen direct) : isolement (chambre seule, port de masque pour les visites et les soignants) pendant la phase de contagiosité (15 j).
- Arrêt de travail, en fonction de l'état clinique (en moyenne 2 mois).
- Risque d'inefficacité de la contraception orale (action d'induction enzymatique de la **rifampicine**), conseiller une contraception mécanique.
- En cas de corticothérapie au long cours, il est recommandé d'augmenter les doses de corticoïdes de 30 à 50 % du fait de l'induction enzymatique.

ANTITUBERCULEUX (1) – ANTIBIOTIQUES (1)

Isoniazide

RIMIFON					
Tuberculose chez l'adulte : 4-5 mg/kg/j en 1 prise le matin à jeun (en général : 2 cp./j) E. : 10 mg/kg/j	200 cp. 50 mg 100 cp. 150 mg	41,98 48,45	I I	65 % 65 %	0,21 0,48

PROPRIÉTÉS

Antituberculeux majeur, bactéricide, avec très bonne diffusion tissulaire, pénétration intracellulaire ; catabolisation hépatique par N-acétylation (génétiquement déterminée) ; dose idéale = 3 mg/kg chez acétyleurs lents (le plus fréquent en Europe), 6 mg/kg chez acétyleurs rapides ; taux sérique efficace : 1 à 2 µg/mL à la 3e h.

INDICATIONS

Tuberculose (en association avec d'autres **antituberculeux**) ; chimioprophylaxie primaire ou secondaire de la tuberculose ; traitement des infections à mycobactéries atypiques sensibles (*M. kansasii*).

CONTRE-INDICATIONS

Hypersensibilité connue à l'**isoniazide** (rare).

Insuffisance hépatique sévère.

PRÉCAUTIONS D'EMPLOI

Grossesse : éviter au 1er trimestre (sauf nécessité) ; adjoindre de la **pyridoxine** (***VITAMINE B6***).

Allaitement : éviter (passage important dans le lait maternel).

Prise unique quotidienne le matin, à jeun (attendre 30 min pour déjeuner).

Insuffisance rénale : réduire les doses initiales de moitié (adapter à l'isoniazidémie).

Surveillance régulière (x 1/sem. le 1er mois, puis x 1/mois) des transaminases : si > 3N, diminuer de moitié la dose ; si > 6N, arrêt.

Prudence en cas d'antécédents convulsifs ou psychiatriques.

Ne pas boire d'alcool.

Chez l'éthylique, la femme enceinte, les insuffisants rénaux, patients dénutris, infectés par le VIH ou ayant une neuropathie existante, adjoindre : **pyridoxine** (***VITAMINE B6***, 50 mg/j) en prévention des neuropathies.

EFFETS INDÉSIRABLES

Nausées, vomissements, épigastralgies.

Hépatotoxicité : élévation fréquente des transaminases ; hépatite cytolytique plus rare, généralement aiguë (avec ou sans ictère, réversible à l'arrêt), pouvant être sévère ; favorisée par la **rifampicine** (inducteur enzymatique), le **pyrazinamide**, l'alcoolisme.

Neuropathies (par carence en vit. B6) périphériques, annoncées par des paresthésies distales, favorisées par la dénutrition, l'alcoolisme (et acétyleurs lents) ; troubles psychiques (insomnie, euphorie, excitation, accès maniaques, délires aigus, surtout en association avec le **disulfirame**, l'**éthionamide**, ou le **niridazole**) ; plus rarement, convulsions, névrite optique.

Réactions d'hypersensibilité (très rares) : fièvre, éruption cutanée, acné, éosinophilie.

Exceptionnels : algodystrophie (syndrome épaule-main), syndrome lupique, myalgies, arthralgies, anorexie.

Surdosage : vomissements, vertiges, hallucinations, troubles visuels, voire coma convulsif, hyperglycémie avec acidocétose. Nécessite réanimation, traitement symptomatique, **pyridoxine** à fortes doses.

INTERACTIONS MÉDICAMENTEUSES

Déconseillé : **phénytoïne** et **carbamazépine**, dont les taux sériques sont augmentés (adapter la posologie) ; **disulfirame** ; **anesthésiques** volatils halogénés (augmentent l'hépatotoxicité de l'**isoniazide**).

Utiliser avec précaution : **corticoïdes** (augmentation de leur efficacité, et diminution des taux sériques d'**isoniazide**) ; **kétoconazole** (dont le taux plasmatique est diminué) ; **griséofulvine**, **rifampicine**, **pyrazinamide**, et tout médicament hépatotoxique ou inducteur enzymatique (**barbiturique**).

Topiques gastro-intestinaux : intervalle de 2 h entre les prises.

TUBERCULOSE (2)

Informations/conseils au patient

- Prise du traitement tous les jours, le matin à jeun, 30 min avant le petit-déjeuner.
- Pas d'autre prise médicamenteuse sans avis médical: éviter en particulier les médicaments hépatotoxique (paracétamol).
- Ne pas boire d'alcool.
- Couleur orangée des urines, des larmes.
- Consulter en cas de signes digestifs, ictère, éruption cutanée, paresthésies, etc.

Surveillance

- Clinique : consultation à J15, J30, M2, M4, M6 (puis après traitement : M9, M12, M18).
- Transaminases : J4 et J8 (surtout si facteurs de risque hépatiques), J15, J30, puis 1 fois/mois ; et en urgence si signes digestifs ou ictère.
- Uricémie : si suspicion de goutte (constamment élevée, elle peut aider à surveiller l'observance).
- Radiographie de thorax : au minimum M2, M6 et M18.
- Examen bactériologique : entre J10 et J15 chez les patients à examen direct intial positif, puis M2 et M6.
- Examen ophtalmologique si **éthambutol** (*cf.* Traitement médicamenteux) : J15, J30, M2.
- Dosages sériques des antibiotiques : uniquement en cas d'adaptation à une insuffisance (rénale ou hépatique), ou si l'on suspecte une inobservance, une malabsorption digestive, ou une interaction médicamenteuse.
- Déclaration à l'ARS de l'issue de traitement dans les 12 mois qui suivent le diagnostic et le début du traitement (Cerfa n° 13351*02).

Adaptation du schéma thérapeutique

Chez l'éthylique

- Adjoindre de la **pyridoxine** (***VITAMINE B6***, 50 mg/j) en prévention des neuropathies.

Chez l'insuffisant hépatique

- **Pyrazinamide** contre-indiqué.
- Schéma de 9 mois (en débutant l'**isoniazide** à 3 mg/kg/j et la **rifampicine** à 5 mg/kg/j, à adapter aux taux sériques) ou de 6 mois en remplaçant la **pyrazinamide** par de la **streptomycine**.

Chez l'insuffisant rénal

- Adapter la dose d'**isoniazide** et de **pyrazinamide** aux taux sériques et à la clairance de la créatinine.
- Si clairance créatinine < 100 mL/min : donner 15 mg/kg/j.
- Si clairance créatinine < 70 mL/min : donner 10 mg/kg/j (+ dosages sériques).
- Si clairance créatinine < 30 mL/min : espacer les prises de **rifampicine**.

Chez la femme enceinte

- **Pyrazinamide** (et **streptomycine**, **fluoroquinolone**) contre-indiquée. Schéma de 9 mois sans **pyrazinamide** : **isoniazide** + **rifampicine** pendant 9 mois, et **éthambutol** pendant les 3 premiers mois ; ***VITAMINE B6*** 15 à 50 mg/j.
- En fin de grossesse : injection de ***VITAMINE K1*** (ainsi qu'au nouveau-né).

Chez le sujet VIH+

- Traitement de la tuberculose latente : **isoniazide** + **vitamine B6** (50 mg/j) durant 9 mois ou **isoniazide** + **rifampicine** durant 3 mois.
- Traitement de la tuberculose maladie (en dehors d'une atteinte osseuse ou méningée): quadrithérapie : **isoniazide** + **rifampicine** + **pyrazinamide** + **éthambutol**), avec la même durée de traitement (6 mois).
- Risque d'aggravation paradoxale des symptômes de tuberculose à la mise sous **antirétroviraux**.
- Risque accru de résistance aux **antituberculeux** et d'allergies médicamenteuses.
- Risque d'interaction médicamenteuse entre les **antirétroviraux** et la **rifampicine** (inducteur enzymatique).

> Au vu des spécificités du traitement antituberculeux chez les sujets séropositifs pour le VIH, il convient d'adresser les patients à une consultation spécialisée.

ANTITUBERCULEUX (2) – ANTIBIOTIQUES (2)

■ Rifampicine

RIFADINE					
Tuberculose chez l'adulte : 10 mg/kg/j en une prise le matin à jeun (en général 2 gél./j) ou perf. IV lente (1 h 30) dans 250 mL G5 %	8 gél. 300 mg	5,09	I	65 %	0,64
	30 gél. 300 mg	16,25	I	65 %	0,54
	60 gél. 300 mg	HOP	I		
	24 c-mes. 100 mg (susp. buv. 120 mL)	6,10	I	65 %	0,25
	1 amp. pour perf. 600 mg	HOP	I	65 %	
RIMACTAN					
Idem ***RIFADINE***	30 gél. 300 mg	13,92	I	65 %	0,46

PROPRIÉTÉS

Antituberculeux majeur (< 1 % de résistance primaire), activité bactéricide intra- et extracellulaire (également antilépreux, antimycobactéries atypiques, et bactéricide sur cocci Gram+ et cocci Gram-, *Listeria monocytogenes, Brucella, Legionnella pneumophila, Chlamydia trachomatis*, entre autres) ; excellente diffusion tissulaire (surtout poumons, foie, reins) ; désacétylation hépatique, auto-induction enzymatique.

INDICATIONS

Tuberculose (en association avec d'autres **antituberculeux**) ; chimioprophylaxie antituberculeuse (+ **isoniazide**) ; autres infections à mycobactéries atypiques sensibles ; lèpre (polythérapie) ; brucellose ; infections sévères (polythérapie) à bactéries sensibles (dont légionellose) ; prophylaxie des méningites à méningocoque.

CONTRE-INDICATIONS

Hypersensibilité aux rifamycines ; porphyrie.

PRÉCAUTIONS D'EMPLOI

Grossesse (dernières semaines) : ***VITAMINE K1*** chez la mère en fin de grossesse et l'enfant à la naissance (prévention de syndrome hémorragique) ; **allaitement** : éviter.

Pas de prise discontinue (risque d'hypersensibilité).

Insuffisance hépatique : débuter à 5 mg/kg/j (max 900 mg/j), avec rifampicinémie.

Insuffisance rénale avec clairance < 30 mL/min : espacer les prises.

Surveiller : bilan hépatique et NFS-plaquettes (à J8, J30, puis x 1/mois).

La forme buvable contient du sucre (2 g/c-mes.) et des sulfites (risque d'allergie).

EFFETS INDÉSIRABLES

Coloration rouge des urines (= observance !), crachats, larmes, lentilles de contact.

Nausées, vomissements, troubles gastro-intestinaux ; perturbation du cycle menstruel.

Manifestations allergiques (surtout si prise discontinue) : fièvre, prurit, urticaire, syndrome grippal, dyspnée asthmatiforme, collapsus, thrombopénie (rares cas de purpura : arrêt du traitement), éosinophilie, leucopénie, anémie hémolytique.

Hépatotoxicité faible en monothérapie, mais augmentation de l'hépatotoxicité de l'**isoniazide**.

INTERACTIONS MÉDICAMENTEUSES

C'est un inducteur enzymatique !

Contre-indiqué : **didanosine**.

Déconseillée : contraception orale (diminution de son efficacité).

Associer avec précaution (en raison de l'induction enzymatique, diminuant l'efficacité) : anticoagulants oraux, **inhibiteurs calciques**, quinidiniques et **disopyramide**, **ciclosporine**, **gluco-** et **minéralocorticoïdes**, **fluconazole**, **itraconazole**, **kétoconazole**, hormones thyroïdiennes, **méthadone**, **phénytoïne**, **terbinafine**, **théophylline**, **sulfamides hypoglycémiants**, **bêtabloquants** à biotransformation hépatique principale (**métoprolol**, **propranolol**).

Augmentation de l'hépatatoxicité de l'**isoniazide** : surveillance clinico-biologique.

TUBERCULOSE (3)

En cas de BK résistant

- Au moins 3 médicaments actifs en début de traitement, traitement d'au moins 12 mois après négativation des cultures.
- Prise en charge en milieu spécialisé, isolement (suspicion de résistance secondaire) ; le traitement est souvent prolongé, et peut faire appel à des **antituberculeux** de 2e ligne (**amikacine**, **ofloxacine**, **clofazimine**, **éthionamide**, **moxifloxacine**, **acide para-aminosalicylique**, **cyclosérine**, **capréomycine**, etc.).
- Le choix des antibiotiques sera adapté à l'antibiogramme.

Pleurésie tuberculeuse

- Même traitement médicamenteux.
- Évacuation de l'épanchement (après biopsie pleurale, permettant de faire le diagnostic).
- Kinésithérapie pleurale prolongée (3 à 6 mois).

Tuberculose sous anti-TNF

Traitement standard et arrêt de l'**anti-TNF**.

Chez l'enfant

Schéma de 6 mois : **isoniazide** + **rifampicine** + **pyrazinamide** 2 mois puis **isoniazide** + **rifampicine** 4 mois. L'**éthambutol** est réservé aux cas très bacilifères ou suspects de résistance.

Traitement des atteintes extrapulmonaires

- En cas d'atteinte pleurale, péricardique, ganglionnaire ou osseuse : traitement standard de 6 mois.
- En cas d'atteinte méningée : traitement standard pour une durée prolongée de 9 à 12 mois.
- En cas de péricardite, d'atteinte neuroméningée, de miliaire hypoxémiante et de tuberculome cérébral : une corticothérapie associée au traitement antituberculeux est recommandée d'emblée à la dose de 1 mg/kg/j durant 3 sem. puis décroissance progressive sur 4 sem.

Traitements de la primo-infection tuberculeuse (PIT) : chimioprophylaxie secondaire

PIT latente :

– **isoniazide** (5 mg/kg/j) pendant 6 à 9 mois ;

– ou **isoniazide** (5 mg/kg/j) et **rifampicine** (10 mg/kg/j) pendant 3 mois.

PIT patente : traitement identique à celui de la tuberculose maladie.

Traitement préventif des sujets contacts : chimioprophylaxie primaire

Indications : traitement préventif des sujets fragiles en contact avec un sujet tuberculeux bacillifère (nourrissons, jeunes enfants, immunodéprimés).

Schéma : **isoniazide** 3 à 5 mg/kg/j pendant 6 mois.

ANTITUBERCULEUX (3) – ANTIBIOTIQUES (3)

Rifabutine

ANSATIPINE					
Tuberculose multirésistante : 3 à 4 gél. x 1/j Prévention des infections à *Mycobacterium avium complex* (MAC) chez les patients VIH+ (CD4 < 100/mm³) : 2 gél. x 1/j	30 gél. 150 mg	102,23	I	65 %	3,41

PROPRIÉTÉS
Antimycobactérien bactériostatique, actif sur le BK même multirésistant (1/3 des souches résistant à la **rifampicine** sont sensibles à la **rifabutine**) et les mycobactéries atypiques (*M. fortuitum, M. xenopi, M. kansasii, M. avium intracellulare*) ; diffusion ubiquitaire (sauf cerveau) ; pénétration intracellulaire ; élimination principalement urinaire ; demi-vie = 40 h.

INDICATIONS
Tuberculose multirésistante, en particulier à la **rifampicine** (en association avec d'autres **antituberculeux**) ; prévention des infections à *Mycobacterium avium complex* (MAC) chez les patients VIH+ avec CD4 < 100/mm³.

CONTRE-INDICATIONS
Hypersensibilité aux rifamycines.
Insuffisance rénale.

PRÉCAUTIONS D'EMPLOI
Grossesse et **allaitement** : éviter par précaution (médicament nouveau).
Avant d'instituer un traitement préventif des infections à MAC chez le patient VIH+, éliminer une infection à mycobactérie évolutive.
Insuffisance hépatique sévère : réduire la dose.
Surveillance régulière : NFS-plaquettes, bilan hépatique.
Si association à la **clarithromycine** (ou autres **macrolides**) ou au **fluconazole** : réduire la dose à 300 mg/j, et surveiller l'apparition éventuelle d'uvéite.

EFFETS INDÉSIRABLES
Coloration rouge des urines (= observance), crachats, larmes, lentilles de contact.
Myalgies, arthralgies, rash cutané, fièvre.
Modification du goût (3 %).
Neutropénie (2 %) nécessitant l'arrêt ; thrombopénie, anémie.
Surtout en association avec d'autres **antituberculeux** : troubles digestifs (nausées, vomissements, dyspepsie) ; troubles hépatiques (augmentation des transaminases, ictère).
Exceptionnel : uvéite réversible, parfois sévère, lors d'utilisation de fortes doses, en association avec la **clarithromycine** (ou autres **macrolides**) ± **fluconazole**.

INTERACTIONS MÉDICAMENTEUSES
C'est un inducteur enzymatique (cependant beaucoup plus faiblement que la **rifampicine**) : donc il accélère le métabolisme des médicaments par le foie.
Déconseillée : contraception orale (envisager une autre méthode de contraception).
Associer avec précaution : **anticoagulants** oraux, **ciclosporine**, **corticoïdes** ; le **fluconazole** et la **clarithromycine** (ils augmentent les taux sériques de **rifabutine**).

TUBERCULOSE (4)

Conduite à tenir en cas d'élévation des transaminases sous traitement

- *Transaminases < 3N : absence de modifications, surveillance rapprochée.*
- *Transaminases entre 3 et 6N* : arrêt définitif du **pyrazinamide** et prolongation du traitement de 3 mois pour obtenir un schéma de 9 mois (**isoniazide**, **rifampicine**, **éthambutol**).
- *Transaminases > 6N* :

– arrêt du traitement antituberculeux > 48 h ;
– arrêt définitif du **pyrazinamide**, reprise à demi-dose de l'**isoniazide** après correction des transaminases ;
– surveillance ++.

- *Hépatite ou insuffisance hépato-cellulaire sévère* :

– arrêt d'**isoniazide**, **rifampicine** et **pyrazinamide** ;
– reprise progressive de l'**isoniazide** et de la **rifampicine** ;
– contre-indication définitive au **pyrazinamide**.

Intradermoréaction à la tuberculine – Circulaire du 11/10/2004 [2]

« Seul test tuberculinique mesurable validé ».

Indications

- Vérifier l'absence de tuberculose avant vaccination, excepté chez les nourissons de moins de 3 mois qui sont vaccinés sans IDR.
- Au cours d'enquête autour d'un cas index.
- Comme aide au diagnostic de tuberculose.
- Comme test de référence dans la surveillance des professions à risques.

Technique

Réalisée par un médecin.
Injection intradermique stricte (peau d'orange) sur la face antérieure de l'avant-bras.
5 U de tuberculine, soit 0,1 mL (l'IDR à 10 U n'est plus recommandée).
Mesure de l'induration palpable (en mm) entre la 48e et la 72e h.

Interprétations (> 15 ans) en tenant compte du statut vaccinal du sujet

– IDR
– IDR entre 5 et 9 mm : positive. « Réaction due au BCG ou à une tuberculose mais non en faveur d'une infection récente. » ;
– IDR entre 10 et 14 mm : positive. « Tuberculose probable. Le contexte aide à définir l'ancienneté. » ;
– IDR ≥ 15 mm : positive. « Tuberculose probablement récente. »

Remarques

De manière générale chez l'adulte, la primo-vaccination par le BCG est suffisamment ancienne pour ne pas interférer dans l'interprétation de l'IDR.
Plus l'IDR est positive, plus elle est en faveur d'une infection récente.

Faux négatifs

Phase « ante-allergique » dans les 12 sem. suivant le contact.
Infections virales ou bactériennes concomitantes.
Miliaire tuberculeuse.
Anergie (diminution de la réaction d'hypersensibilité retardée) : sarcoïdose, hémopathies malignes, cancer, dénutrition, chimiothérapie, corticothérapie au long cours.

Faux positifs

Erreur technique.
IDR rapprochée dans le temps.

ANTITUBERCULEUX (4) – ANTIBIOTIQUES (4)

Pyrazinamide

PIRILÈNE					
Tuberculose chez l'adulte : 30 mg/kg/j en 1 prise le matin à jeun (max 2 g/j) soit en général 3 à 4 cp./j	60 cp. séc. 500 mg	12,23	I	65 %	0,20

PROPRIÉTÉS

Antituberculeux bactéricide, surtout sur les BK intracellulaires (car milieu acide : macrophages), inactif sur les mycobactéries atypiques et *M. bovis* ; bonne diffusion tissulaire (et LCR) et pénétration intracellulaire ; métabolisation hépatique en dérivé actif, élimination urinaire ; demi-vie = 9 h.

INDICATIONS

Tuberculose sous toutes ses formes (en association avec d'autres **antituberculeux**).

CONTRE-INDICATIONS

Grossesse et **allaitement** (aucune donnée !).
Insuffisance hépatique.
Hyperuricémie non contrôlée.
Insuffisance rénale.
Porphyrie.

PRÉCAUTIONS D'EMPLOI

Bilan préthérapeutique minimal : bilan hépatique, uricémie, bilan rénal.
Surveillance des transaminases (surtout si éthylisme ou antécédent d'hépatite) à J8, J15, J21, J30, J45, J60 et si apparition de troubles digestifs ou subictère ; si transaminases > 3N, arrêt immédiat du ***PIRILÈNE***.
Surveillance mensuelle de la fonction rénale.
Ne pas dépasser 2 mois de traitement.

EFFETS INDÉSIRABLES

Hépatite cytolytique : élévation des transaminases fréquente ; rares cas d'hépatites sévères voire fulminantes (surtout en association avec l'**isoniazide**) ; l'apparition de signes digestifs (anorexie, nausées, vomissements, douleurs abdominales), d'asthénie marquée, de fièvre, ou *a fortiori* de subictère, doit alerter : faire en urgence bilan hépatique avec TP.
Hyperuricémie très fréquente (> 50 % des cas, attestant de l'observance) [voir aussi : Précautions d'emploi] ; arthralgies dans 1 % des cas, répondant à un traitement symptomatique (**aspirine**) ; si arthralgie persistante ou goutteuse malgré uricosurique : arrêt du ***PIRILÈNE***.
Rare : rash, érythème, photosensibilisation.

INTERACTIONS MÉDICAMENTEUSES

Associer avec précaution : **isoniazide** (addition de la toxicité hépatique), ainsi que tout autre médicament hépatotoxique, **éthionamide**.

TUBERCULOSE (5)

Recommandations concernant le BCG : avis du Comité technique des vaccinations et du Conseil supérieur d'hygiène publique de France (2007) [3]

Suspension, chez l'enfant et l'adolescent, de l'obligation vaccinale par le vaccin BCG.
Contre-indication de la vaccination chez les patients immunodéprimés (vaccin vivant atténué) : patients séropositifs VIH, greffésd'organes ou sous chimiothérapie pour tumeur solide ou hémopathie maligne.
Vaccination BCG fortement recommandée chez les enfants à risque élevé de tuberculose, qui répondent au moins à l'un des critères suivants :
- enfant né dans un pays de forte endémie tuberculeuse * ;
- enfant dont au moins l'un des parents est originaire de l'un de ces pays ;
- enfant devant séjourner au moins un mois d'affilée dans l'un de ces pays ;
- enfant ayant des antécédents familiaux de tuberculose (collatéraux ou ascendants directs) ;
- enfant résidant en Île-de-France, en Guyane ou à Mayotte ;
- enfant dans toute situation jugée par le médecin à risque d'exposition au bacille tuberculeux notamment enfants vivant dans des conditions de logement défavorables (habitat précaire ou surpeuplé) ou socio-économiques défavorables ou précaires (en particulier parmi les bénéficiaires de la CMU, CMUc, AME, etc.) ou en contact régulier avec des adultes originaires d'un pays de forte endémie.

Tout enfant dont les parents demandent la vaccination doit être vacciné sauf contre-indication.
Cette vaccination est réalisée par un(e) médecin, un(e) sage-femme ou par un(e) infirmièr(e) sur prescription médicale.
Réalisation de la vaccination :
- chez les enfants à risque élevé de tuberculose (définis ci-dessus), la vaccination BCG doit être réalisée au plus tôt, si possible à la naissance ou au cours du premier mois de vie, sans nécessité d'IDR à la tuberculine préalable ;
- chez des enfants appartenant à l'une des catégories à risque élevée définies ci-dessus et non vaccinés, la vaccination doit être réalisée jusqu'à l'âge de 15 ans ;
- l'IDR à la tuberculine préalable à la vaccination doit être réalisée à partir de l'âge de 3 mois afin de rechercher une infection liée à une contamination après la naissance ;
- le BCG est contre-indiqué en cas de déficit immunitaire. Chez les enfants nés de mère infectée par le VIH, la vaccination doit être reportée jusqu'à obtention de la preuve de l'absence d'infection de l'enfant par le VIH ;
- en dehors des professionnels soumis à l'obligation vaccinale, la vaccination BCG n'est pas recommandée après l'âge de 15 ans.

* Continent africain dans son ensemble, continent asiatique dans son ensemble, y compris les pays du Proche et Moyen-Orient, pays d'Amérique centrale et du Sud, pays d'Europe centrale et de l'Est y compris les pays de l'ex-URSS, Union Européenne : Bulgarie, Estonie, Hongrie, Lettonie, Lituanie, Pologne, Portugal, Roumanie.

ANTITUBERCULEUX (5) – ANTIBIOTIQUES (5)

■ Éthambutol

DEXAMBUTOL					
Tuberculose chez l'adulte : 20 mg/kg/j en 1 prise le matin à jeun (max 2 g/j) soit en général 2 à 3 cp. x 1/j	50 cp. 500 mg	4,60	I	65 %	0,09
MYAMBUTOL					
A. 20 à 25 mg/kg/j en 1 prise Voie parentérale (IM ou IV) à utiliser quand voie orale impossible	50 cp. 400 mg 50 amp. 1 000 mg/10 mL	3,69 HOP	I I	65 %	0,07

PROPRIÉTÉS

Antituberculeux majeur, bactériostatique, actif aussi sur *M. kansasii, M. avium* ; excellente diffusion tissulaire et pénétration intracellulaire ; demi-vie = 4 h, élimination urinaire ; pas de passage dans le lait maternel.

INDICATIONS

Tuberculose sous toutes ses formes (en association avec d'autres **antituberculeux**) ; infections à mycobactéries atypiques sensibles ; la posologie peut être portée à 25 mg/kg/j (durée max : 2 mois) en cas de rechute ou de résistance du BK aux autres **antituberculeux**.

CONTRE-INDICATIONS

Hypersensibilité connue à l'**éthambutol**.
Névrite optique.

PRÉCAUTIONS D'EMPLOI

Insuffisance rénale : diminuer les doses, à 15 mg/kg/j si clairance créatinine < 100 mL/min, et 10 mg/kg/j si clairance créatinine < 70 mL/min ; si dialyse : 5 mg/kg/j (et 7 mg/kg/j les jours de dialyse) ; surveiller les taux sériques.

Donc : bilan rénal avant traitement !

Examen ophtalmologique initial, puis à J15, J30, puis tous les mois (surtout si alcoolisme, tabagisme, diabètes, lésions oculaires antérieures, traitement conjoint par l'**isoniazide**, le **disulfirame**, les **anti-inflammatoires**, les **antipaludéens** de synthèse) : acuité visuelle, champ visuel, vision des couleurs, fond d'œil ; arrêt immédiat de l'**éthambutol** au moindre signe de névrite optique (les troubles régressent généralement en quelques mois) ; cette toxicité est favorisée par le surdosage et l'insuffisance rénale.

Grossesse et **allaitement** : utilisation possible.

EFFETS INDÉSIRABLES

Rares : troubles oculaires à type de névrite optique rétrobulbaire (souvent axiale), avec baisse de l'acuité visuelle, scotome central, rétrécissement du champ visuel, et dyschromatopsie rouge/vert.

Exceptionnels : nausées, vomissements, rash cutané allergique, vertiges, confusion, hyperuricémie, leucopénie.

INTERACTIONS MÉDICAMENTEUSES

Topiques gastro-intestinaux : espacer la prise de 2 h au moins.

TUBERCULOSE (6)

Tests IGRA (test de détection de l'interféron γ : *Interferon Gamma Release Assay*) ou Quantiféron [4]

Sauf cas particuliers, les tests immunologiques, IDR ou tests IGRA, ne doivent être utilisés que pour le seul diagnostic de l'infection tuberculeuse latente et uniquement dans l'objectif de la traiter. La sensibilité est de l'ordre de 89 % et la spécificité de 97 %.

Il est recommandé d'utiliser les tests IGRA dans les situations suivantes :

1. pour le diagnostic de l'ITL (infection tuberculeuse latente) :
   - enquêtes autour d'un cas chez l'adulte et l'enfant > 5 ans,
   - dépistage avant mise en route d'un traitement par anti-TNFα ou chez les patients infectés par le VIH,
   - personnels de santé avant l'embauche ;
2. pour le diagnostic de tuberculose maladie :
   - aide dans des cas difficiles (notamment les tuberculoses extra-pulmonaires).

CONSENSUS

[1] La prise en charge de votre maladie, la tuberculose, *HAS*, 2007.
[2] Circulaire DGS/SD5C n° 2004-373 du 11/10/2004 relative à la pratique de la vaccination par le vaccin antituberculeux BCG et à la pratique des tests tuberculiniques, *DGS*, 2004.
[3] Circulaire DGS/RI1 nº 2007-318 du 14 août 2007 relative à la suspension de l'obligation de vaccination par le BCG des enfants et adolescents, *DGS*, 2007.
[4] Tuberculose et tests de détection de l'interféron gamma, *HCSP*, 2011.

ANTITUBERCULEUX (6) – ANTIBIOTIQUES (6)

■ Streptomycine

STREPTOMYCINE					
0,5 à 1,5 g/j à adapter en fonction du rapport bénéfice/risque	1 inj. 1 g		I	NR	

PROPRIÉTÉS

Antibactérien systémique de la famille des **aminosides**.

INDICATIONS

Traitement de la tuberculose notamment celles très bacillifères, en association à d'autres thérapeutiques.

CONTRE-INDICATIONS

Myasthénie, grossesse et allaitement.

PRÉCAUTIONS D'EMPLOI

Inhérentes à la classe des **aminosides** : lésion auditive et insuffisance rénale chronique.

EFFETS INDÉSIRABLES

Ototoxicité, néphrotoxicité

INTERACTIONS MÉDICAMENTEUSES

Curares, **myorelaxants** et certains **anesthésiques.**

ANTITUBERCULEUX (7) – ASSOCIATIONS D'ANTIBIOTIQUES

■ Isoniazide + rifampicine + pyrazinamide

RIFATER					
Tuberculose chez l'adulte : 1 cp./10 à 12 kg de poids corporel en 1 prise/j le matin, pendant les 2 premiers mois de traitement (en général : 5 cp./j)	60 cp. 50 mg/ 120 mg/300 mg	23,78	I	65 %	0,40

■ Isoniazide + rifampicine

RIFINAH					
Tuberculose chez l'adulte : 1 cp./30 kg de poids corporel en 1 prise/j le matin, pendant les 4 derniers mois de traitement (en général : 2 cp./j)	30 cp. 150 mg/300 mg	20,65	I	65 %	0,69

PROPRIÉTÉS

Voir pour chaque DCI.

INDICATIONS

Voir pour chaque DCI.

CONTRE-INDICATIONS

Voir pour chaque DCI.

PRÉCAUTIONS D'EMPLOI

Voir pour chaque DCI.

EFFETS INDÉSIRABLES

Voir pour chaque DCI.

INTERACTIONS MÉDICAMENTEUSES

Voir pour chaque DCI.

L'hépatotoxicité de leurs composants s'accumule, donc surveillance clinico-biologique rapprochée !

D'autres **antituberculeux** (tels l'**éthambutol**, la **streptomycine**) peuvent être associés.

> Ces formes combinées permettent une administration simplifiée, et *a priori* une meilleure observance ; par ailleurs, en cas de mauvaise observance, elles évitent la sélection d'un mutant résistant.

ANTITUBERCULEUX (8) – VACCIN BCG

BCG

VACCIN BCG SSI					
Prévention de la tuberculose : inj. intradermique de 0,05 mL (E. < 1 an) à 0,1 mL (E. > 1 an, A.)	1 fl. pdre + solv. + nécess. inj. (1 mL)	10,72	I	65 %	10,72

PROPRIÉTÉS

Vaccin préparé à partir de bacilles vivants atténués (souche de Calmette et Guérin) ; efficacité estimée à 50 % pour les formes pulmonaires et à 80 % pour les formes disséminées, surtout chez l'enfant.

INDICATIONS

Prévention de la tuberculose de primo-infection (*cf.* Propriétés) ; obligatoire avant l'entrée en collectivité (décret n° 96-775 du 05/09/96) et avant 6 ans.

CONTRE-INDICATIONS

Déficit de l'immunité cellulaire, comme le sida (enfants de mère VIH+ : attendre quelques mois pour connaître le statut VIH de l'enfant ; vacciner si séronégatif).

Contre-indication temporaire : dermatose évolutive.

PRÉCAUTIONS D'EMPLOI

Grossesse : à éviter (vaccin vivant).

Vérifier (sauf chez le nouveau-né) la négativité des réactions tuberculiniques.

Conserver à l'obscurité et au froid (+ 4 à + 8 °C) ; ne pas conserver > 4 h après reconstitution.

Technique : injection intradermique stricte (donnant une papule « en peau d'orange ») de 0,1 mL de vaccin reconstitué (demi-dose = 0,05 mL chez l'enfant < 1 an), à la face externe du tiers moyen du bras gauche.

Contrôler les tests tuberculiniques 3 à 12 mois plus tard ; si positifs, recontrôler à 11 ans ; si négatifs (5-10 % des cas) : revacciner une fois par voie intradermique.

EFFETS INDÉSIRABLES

Suites normales : un nodule apparaît après 2 à 4 sem., pouvant s'ulcérer (puis il s'assèche, laissant une cicatrice indélébile, dans 90 % des cas) : pansements secs.

Dans 10 % des cas : adénite (disparaît en 1 mois ; ne pas ponctionner), rarement suppurée.

Très rare : ostéite.

Exceptionnel : BCGite généralisée (terrain : immunodépression majeure) → traitement anti-BK.

INTERACTIONS MÉDICAMENTEUSES

Cette vaccination peut être associée à toute autre vaccination.

> Le dépistage et le traitement efficace, bien suivi, des patients contagieux atteints de tuberculose-maladie constituent l'arme majeure contre la dissémination de la maladie.

ANTITUBERCULEUX (9) – ACIDE AMINOSALICYLIQUE

Acide para-aminosalicylique

GRANUPAS			
1 sach. (4g) x 3/j. Respecter un intervalle de 8 h entre 2 prises Durée habituelle de traitement : 24 mois	30 sach. 4 g	HOP	I

PROPRIÉTÉS

Agent bactériostatique actif sur *Mycobacterium tuberculosis*. Il inhibe la résistance bactérienne induite par la **streptomycine** et l'**isoniazide**.

INDICATIONS

Indiqué en association avec d'autres médicaments dans le traitement de la tuberculose multirésistante chez les adultes et les enfants lorsque l'utilisation d'un autre schéma thérapeutique efficace est impossible pour des raisons de résistance ou d'intolérance.

CONTRE-INDICATIONS

Insuffisance ou pathologie rénale sévère.

PRÉCAUTIONS D'EMPLOI

À utiliser avec précaution en cas d'insuffisance hépatique ou rénale légère à modérée ou d'ulcère gastrique.

EFFETS INDÉSIRABLES

Fréquents :
- système nerveux : vertige, syndrome vestibulaire ;
- troubles cutanés : rash, hypersensibilité ;
- troubles gastro-intestinaux : douleurs abdominales, nausées, ballonnements, diarrhées, vomissements.

INTERACTIONS MÉDICAMENTEUSES

Aucune étude d'interaction n'a été réalisée avec ce médicament.

FIBROSE PULMONAIRE IDIOPATHIQUE (1)

Définition [1]

La fibrose pulmonaire iodoipathique (FPI) est une pneumopathie interstitielle fibrosante chronique **de cause inconnue**, survenant chez l'**adulte âgé**, **sans atteinte extra-respiratoire** et associant un pattern scannographique et/ou anatomopathologique de **pneumopathie interstitielle commune ou PIC** (*cf.* ci-après).

La présentation clinique de la maladie associe :

– une dyspnée d'effort, une toux sèche, des crépitants des bases et parfois un hippocratisme digital ;

– l'absence d'argument clinique pour un diagnostic alternatif : une exposition environnementale professionnelle ou domestique, la prise de médicaments pneumotoxiques, des signes cliniques de connectivites ;

– un âge avancé, souvent 60-70 ans ;

– une prédisposition plutôt dmasculine, généralement des fumeurs.

C'est une maladie rare (10,7 cas/100 000 hommes et 7,4 cas/100 000 femmes) dont la prévalence est en augmentation du fait de l'amélioration du diagnostic.

Facteurs de risque

- Reflux gastro-œsophagien.
- Tabac.

Il existe quelques rares formes de fibroses pulmonaires apparentées aux PIC, le plus souvent familiales mais parfois sporadiques, secondaires à des mutations génétiques des protéines du surfactant (protéines A ou C) ou des télomérases (TERT ou TERC).

Pattern radiologique de PIC

L'utilisation de tomodensitométrie haute définition en coupe fines est nécessaire au diagnostic radiologique de PIC.

Critères diagnostiques de PIC au scanner

PIC certaine 4 critères/4	PIC possible 3 critères/3	PIC incompatible 1 critère suffit
• Prédominance sous-pleurale et basale des lésions • Présence de réticulations • Présence de rayon de miel ± bronchectasies par traction • Absence de critère d'incompatibilité (3e colonne)	• Prédominance sous-pleurale et basale des lésions • Présence de réticulations • Absence de critère d'incompatibilité (3e colonne)	• Prédominance moyenne ou supérieure des lésions • Prédominance péri-bronchovasculaire des lésions • Verre dépoli extensif (plus important que les réticulations) • Micronodules diffus • Kystes (à distance des zones de verre dépoli) • Air-trapping ou perfusion en mosaïque • Anomalies segmentaires ou lobaires

Pattern anatomopathologique

Les lésions anatomopathologiques aident au diagnostic si les critères radiologiques sont insuffisants pour conclure. Il nécessite la réalisation d'une biopsie pulmonaire chirurgicale et la lecture des lames par des anatomopathologistes entraînés.

ANTIFIBROSANT PULMONAIRE (1)

Nintédanib

OFEV					
150 mg x 2/j En cas d'intolérance : 100 mg x 2/j Max : 300 mg x 2/j	60 caps. 100 mg 60 caps. 150 mg	HOP HOP	I I		

PROPRIÉTÉS

Le **nintédanib** inhibe l'activation des cascades de signalisation induites par le facteur de croissance des fibroblastes et le facteur de croissance dérivé des plaquettes qui jouent un rôle important dans la prolifération, la migration et la différentiation des fibroblastes/myofibroblastes pulmonaires, cellules caractéristiques de la pathologie de fibrose pulmonaire idiopathique.

INDICATIONS

Traitement de la fibrose pulmonaire idiopathique.

CONTRE-INDICATIONS

Grossesse, allaitement, enfant de moins de 6 ans.

PRÉCAUTIONS D'EMPLOI

Femme en âge de procréer : utilisation d'une méthode efficace de contraception durant le traitement et au moins 3 mois après l'arrêt du **nintédanib**.

Insuffisance rénale sévère en raison du manque d'études cliniques.

À utiliser avec prudence et sous surveillance clinique et biologique étroite en cas de troubles hématologiques ou de pathologies cardiovasculaires.

EFFETS INDÉSIRABLES

Troubles gastro-intestinaux : nausées, vomissements, douleurs abdominales, diarrhées qui peuvent parfois entraîner l'arrêt du traitement.

Troubles du métabolisme : amaigrissement, perte d'appétit.

Troubles cardiovasculaires : hypertension artérielle.

INTERACTIONS MÉDICAMENTEUSES

Le **nintédanib** est un substrat de la p-gp ce qui induit un risque d'augmentation des taux plasmatiques et donc de toxicité en cas d'association avec des inhibiteurs puissants de la p-gp tels que le **kétoconazole**, l'**erythromycine** ou la **ciclosporine**.

Dans ce cas, une surveillance accrue de la tolérance au **nintédanib** est recommandée. En cas de survenue d'effets indésirables, une diminution de posologie ou l'arrêt du traitement peut s'avérer nécessaire.

À l'inverse, les inducteurs puissants de la p-gp tels que **rifampicine**, **carbamazépine** ou **phénytoïne**, conduisent à une diminution des taux plasmatiques, et donc de l'efficacité du **nintédanib**. Leur association au **nintédanib** est donc à proscrire, il est recommandé d'utiliser les alternatives thérapeutiques disponibles pour ces traitements.

FIBROSE PULMONAIRE IDIOPATHIQUE (2)

Critères diagnostiques de PIC en anatomopathologie

PIC certaine 4 critères/4	PIC possible 3 critères/4	PIC probable 3 critères/3	PIC incompatible 1 critère suffit
• Fibrose parenchymateuse et distortion architecturale à prédominance sous-pleurale ± rayon de miel • Fibrose de répartition patchy • Présence de foyers fibroblastiques jeunes • Absence de critère d'incompatibilité (4ᵉ colonne)	• Fibrose parenchymateuse et distortion architecturale à prédominance sous-pleurale ± rayon de miel • Absence de répartition patchy de la fibrose OU absence de foyers fibroblastiques jeunes • Absence de critère d'incompatibilité (4ᵉ colonne)	• Fibrose parenchymateuse, avec ou sans inflamamtion interstitielle • Absence d'autre critère de PIC certaines (1ʳᵉ colonne) • Absence de critère d'incompatibilité (4ᵉ colonne)	• Présence de membranes hyalines • Pneumonie organisée • Présence de granulomes • Infiltrat interstitiel marqué • Prédominance bronchocentrée des lésions • Autres modifications suggérant un autre diagnostic

Démarche diagnostique

> Une discussion multidisciplinaire est indispensable pour discussion étiologique et thérapeutique. Si nécessaire, cela requiert d'adresser le patient dans un centre de référence ou de compétence.

1. Éliminer les autres causes de pneumopathie interstitielle diffuse (PID) : expositions domestiques ou environnementales, associées à une connectivite ou médicamenteuses.
2. Recherche d'un pattern scannographique de PIC.
3. Combinaison du pattern scannographique et anatomopathologique si le pattern scannographique est incertain.

ANTIFIBROSANT PULMONAIRE (2)

Pirfénidone

ESBRIET				
Posologie d'instauration progressive : J1-J7 : 1 gél. x 3/j J7-J14 : 2 gél. x 3/j J15 et après : 3 gél. x 3/j	63 gél. 267 mg 252 gél. 267 mg	558,6 2093,64	I I	15 % 15 %

PROPRIÉTÉS

Propriétés antifibrotiques par atténuation de la prolifération des fibroblastes, et anti-inflammatoires par inhibition de la production de cytokines.

INDICATIONS

Traitement de fibrose pulmonaire interstitielle diffuse dans les formes légères à modérées.

CONTRE-INDICATIONS

Insuffisance rénale ou hépatique sévère ou en phase terminale.

PRÉCAUTIONS D'EMPLOI

Bilan hépatique à réaliser avant le traitement car risque d'augmentation des transaminases.

Éviter l'exposition solaire car risque de photosensibilisation et de réactions cutanées.

La consommation de jus de pamplemousse, en raison de son potentiel d'inhibition du CYP1A2 (métabolisant la **pirfénidone**), doit être évitée pendant toute la durée du traitement en raison du risque d'augmentation significative des concentrations plasmatiques du médicament.

EFFETS INDÉSIRABLES

État général : asthénie, douleur non cardiaque dans la poitrine, insomnie, myalgie, arthralgie, anorexie, perte de poids et d'appétit.

Système nerveux : céphalées, vertiges, somnolence, dysgueusie.

Dermatologiques : photosensibilisation, éruption cutanées diverses, prurit, érythème, sécheresse cutanée.

Système immunitaire : infections des voies respiratoires supérieures, infections urinaires, angiœdème.

Gastro-intestinaux : dyspepsie, nausées, diarrhées, reflux, vomissements, douleurs abdominales, gastrite, constipation, flatulences.

Troubles respiratoires : dyspnée, toux.

INTERACTIONS MÉDICAMENTEUSES

La pirfénidone est métabolisée par le CYP1A2, ce qui induit un risque d'augmentation des taux plasmatiques de la pirfénidone, et donc de toxicité, en cas d'association à un inbiteur de ce CYP : la **fluvoxamine** est contre-indiquée.

En cas de traitement par **ciprofloxacine** (inhibiteur modéré), la posologie de pirfénidone doit être diminuée à 2 gélules 3 fois par jour.

Il est également à utiliser avec prudence en cas d'association à l'**amiodarone**

À l'inverse, les inducteurs enzymatiques de ce cytochrome comme le tabac ou l'**oméprazole**, peuvent diminuer les taux plasmatiques de **pirfénidone** et donc réduire son efficacité.

FIBROSE PULMONAIRE IDIOPATHIQUE (3)

Algorithme d'aide au diagnostic de FPI

Sanner	Anatomopathologie	Diagnostic
PIC certaine	PIC certaine	FPI
	PIC probable	
	PIC possible	
	Fibrose inclassable	
	PIC incompatible	Pas FPI
PIC possible	PIC certaine	FPI
	PIC probable	
	PIC possible	FPI possible
	Fibrose inclassable	
	PIC incompatible	Pas FPI
PIC incompatible	PIC certaine	FPI possible
	PIC probable	Pas FPI
	PIC possible	
	Fibrose inclassable	
	PIC incompatible	

Dans des conditions cliniques adéquates, la présence d'un pattern scannographique de PIC certaine suffit au diagnostic.

Exclusion d'un diagnostic différentiel

Les diagnostic différentiels les plus fréquents à éliminer sont la pneumopathie d'hypersensibilité (PHS) et les PID des connectivites.

- **Interrogatoire** : antécédents familiaux de PID, interrogatoire professionnel, recherche d'exposition domestique ou aviaire, médicaments, phénomène de Raynaud, syndrome sec occulo-buccal, etc.
- **Examen clinique** : signes de connectivite.
- **LBA** : à faire si forte probabilité de diagnostic alternatif.
- Pas de place pour les biopsies transbronchiques.
- **Bilan immunologique sanguin** : facteur rhumatoïde, anti-CCP, FAN ± anticorps anti-sclérodermie, anti-Sjögren et anti-synthétases.

Le bilan immunologique sanguin est à faire systématiquement car certaines PID des connectivites peuvent avoir un aspect scannographique de PIC. De plus, le coût est faible. La répétition de ce bilan au cours du temps permet de repérer d'éventuelle connectivite retardée. À noter que certaines FPI authentiques présentent des FAN ou un FR positifs sans traduction clinique.

- **BGSA (biopsie des glandes salivaires accessoires), capillaroscopie, examen dermatologique, etc.**

FIBROSE PULMONAIRE IDIOPATHIQUE (4)

Histoire naturelle

L'évolution naturelle de la FPI est un déclin progressif de la fonction respiratoire jusqu'au décès par insuffisance respiratoire.

Cette évolution peut être émaillée de dégradation respiratoire aiguë appelé **exacerbation aiguë**. Les exacerbations aiguës concernent environ 5 à 10 % des patients et sont de caractère imprévisible.

Le diagnostic d'exacerbation aiguë est un diagnostic d'élimination après exclusion de l'embolie pulmonaire, des pneumopathies infectieuses bactériennes ou virales, du pneumothorax, de l'insuffisance cardiaque, etc.

Il n'existe pas de facteur pronostic fiable. Classiquement, une DLCO < 40 % et la présence d'une hypertension pulmonaire sont associées à un surrisque de mortalité.

Traitement [2]

Traitements antifibrosants

Deux molécules ont l'AMM dans le traitement de la FPI légère à modérée (CVF > 50 % de la théorique et DLCO > 30 % de la théorique) :

– la **pirfénidone**, ***ESBRIET*** ;

– le **nintédanib**, ***OFEV***.

Ces molécules entraînent un ralentissement du déclin du VEMS.

Traitements adjuvants médicamenteux

Traitement systématique d'un éventuel reflux gastro-œsophagien par **inhibiteur de la pompe à protons**.

Traitements adjuvants non médicamenteux

- Oxygénothérapie longue durée.
- Réhabilitation respiratoire.
- Transplantation pulmonaire pour les patients jeunes.
- Prise en charge palliative en fin de vie.

Traitements non indiqués

Traitement anticoagulant (en dehors d'une autre indication).

Trithérapie **azathioprine + N-acétylcystéine + prednisone**.

N-acétylcystéine en monothérapie.

CONSENSUS

[1] Idiopathic pulmonary fibrosis : evidence-based guidelines for diagnosis and management, *ATS/ERS*, 2011.

[2] Clinical practice guideline : treatment of idiopathic pulmonary fibrosis, *ATS/ERS*, 2015.

PNEUMOCONIOSES (1)

Ce sont des maladies respiratoires en rapport avec l'accumulation dans le parenchyme pulmonaire de particules inhalées (< 5 µm), souvent fibrogènes.
Il s'agit surtout de silice, amiante, fer, souvent mixte.

Généralités

Pas de traitement curatif spécifique !

Le traitement est uniquement symptomatique : oxygénothérapie en cas d'insuffisance respiratoire, prévention des complications (arrêt du tabac, vaccinations antigrippale et antipneumococcique, traitement précoce des surinfections, etc.).

> **Intérêt de la PRÉVENTION +++**
>
> - Collective : contrôle de l'air (< 1 fibre/cm³ pour l'amiante, < 0,1 mg/m³ pour la silice de quartz), interdiction de flocage, protection des zones contaminées, réglementation des déchets, travail en système clos et/ou en milieu humide.
> - Individuelle : port d'un masque protecteur, etc.

Signes cliniques tardifs

> Intérêt du DÉPISTAGE radiologique annuel (± EFR) chez les sujets exposés.

Remarques

La recherche par un laboratoire spécialisé (« LEPI ») de particules dans le lavage bronchiolo-alvéolaire est utile au diagnostic, mais non nécessaire pour la reconnaissance (et réparation) de la maladie si l'exposition est évidente.
Le diagnostic est radiologique chez un sujet exposé ; les épreuves fonctionnelles respiratoires servent à évaluer le handicap.
Le développement de ces pneumoconioses est souvent très lent, et peut survenir des années après l'exposition. Pour cette raison, les tableaux de maladies professionnelles fixent cependant des « délais de prise en charge » théoriques (délai au-delà duquel la maladie ne serait plus considérée, *a priori*, comme liée à l'exposition, jugée trop ancienne. Il commence à la fin de l'exposition). Le délai de prise en charge est de 35 ans pour la silicose, 25 ans pour l'asbestose et la bérylliose et 40 ans pour le mésothéliome.

PNEUMOCONIOSES (2)

Silicose [1]

Elle est liée à l'inhalation de dioxyde de silice cristalline ou amorphe.

C'est la plus fréquente des pneumoconioses en France. Environ 295 000 personnes sont exposées à la silice dans le cadre de leur professions en France.

Les professions exposées sont les suivantes (liste non exhaustive) [2] :

- extraction de granulats et minéraux industriels (mine), taille de la pierre ;
- fabrication de prothèses dentaires ;
- fonderie, verrerie, cristallerie, bijouterie ;
- industries de la céramique et de la porcelaine ;
- industries des briques et des tuiles ;
- bâtiment et travaux publics ;
- réfection et démolition de fours industriels.

Cette maladie est déclarée en maladie professionnelle au titre du tableau 25 des maladies professionnelles du régime général *.

> **Complications** reconnnues en maladies professionnelles pour la silicose :
> - tuberculose**,
> - mycobactérie atypique (*M. kansasii*),
> - greffe aspergillaire,
> - pneumothorax,
> - nécrose aseptique d'une masse pseudotumorale,
> - suppuration bronchique chronique**,
> - BPCO**,
> - hémoptysie,
> - association à une sclérodermie (syndrome d'Erasmus)**,
> - association à une polyathrite rhumatoïde (syndrome de Caplan-Collinet),
> - insuffisance respiratoire chronique**.

La symptomatologie respiratoire est un continuum entre la bronchite chronique et l'insuffisance respiratoire sur fibrose pulmonaire appelé silicose.

Asbestose [3]

C'est une fibrose pulmonaire liée à l'inhalation de fibres d'amiante.

Métiers où l'exposition est la plus forte (liste non exhaustive) [3] : construction navale, calorifugeage (électriciens et plombiers), plaquettes de frein, produits du ciment, industrie du textile.

D'autres pathologies sont liées à cette exposition (*cf.* Cancer bronchopulmonaire provoqué par l'inhalation de poussières d'amiante) :

- plaques pleurales calcifiées ou non ;
- pleurésie exsudative bénigne (faire une thoracoscopie avec biopsies pour éliminer un mésothéliome !) ;
- mésothéliome malin ;
- cancer bronchopulmonaire (ouvrant droit à réparation même si tabagisme associé).

> L'amiante est un puissant cofacteur carcinogène du tabac, responsable de cancers bronchopulmonaires.

L'asbestose, les atteintes pleurales bénignes et le mésothélium sont déclarées en maladie professionnelle au titre du tableau 30 des maladies professionnelles du régime général.

Le cancer bronchopulmonaire est déclaré en maladie porefssionnelle au titre du tableau 30bis des maladies professionnelles du régime général ***.

* http://www.inrs-mp.fr/mp/cgi-bin/mppage.pl?
** Complications ouvrant droit à réparation
*** http://www.inrs-mp.fr/mp

PNEUMOCONIOSES (3)

Bérylliose [4]

• C'est une granulomatose due à l'exposition au béryllium, reconnue comme maladie professionnelle. Entre 10 000 et 15 000 personnes sont exposées au béryllium dans le cadre de leur profession en France.

• Le tableau, dans sa forme chronique, est proche de celui de la sarcoïdose. C'est une maladie d'évolution variable, qui peut dans quelques cas évoluer vers l'insuffisance respiratoire. L'effet de la corticothérapie est variable.

• Elle est retrouvée chez les prothésistes dentaires et dans l'industrie de l'électronique, aéronautique et des céramiques.

• Cette maladie est déclarée en maladie professionnelle au titre du tableau 33 des maladies professionnelles du régime général *.

Réparation

Les pneumoconioses sont des maladies professionnelles indemnisables, c'est-à-dire ouvrant droit à réparation.

Principe

Il y a présomption d'origine (surtout si les délais maximaux de prise en charge sont respectés).

En cas de maladie bien caractérisée, elle peut être reconnue même si les « délais de prise en charge » sont dépassés (et idem pour la durée minimale d'exposition !).

Seuls les salariés sont indemnisés.

Types d'indemnisation

• Indemnité de changement d'emploi (si anomalie radiologique isolée).

• Soins gratuits (si en rapport avec l'affection).

• Rente, dont le taux est fixé en fonction de l'IPP (incapacité partielle permanente), si atteinte fonctionnelle.

• ITT (incapacité temporaire totale) lors des complications reconnues dans les tableaux.

En pratique

1) Le médecin qui diagnostique la pneumoconiose doit faire un certificat médical descriptif en 3 exemplaires.
2) C'est au patient de faire la déclaration (accompagnée du certificat médical) auprès de son centre de Sécurité sociale, en détaillant l'exposition professionnelle.
3) Le médecin-conseil de ce centre constituera un dossier, pourra prendre l'avis d'un « médecin agréé en matière de pneumoconiose » ou transmettre le dossier au CRRMP (Comité régional de reconnaissance des maladies professionnelles) qui imposera son avis pour les cas les plus litigieux.
4) À l'issue de cette expertise, la maladie est reconnue et un taux d'IPP est proposé.

À noter qu'une enquête administrative est également menée pour retrouver l'employeur et confirmer l'exposition.

Une collaboration étroite avec le médecin du travail est nécessaire dans l'intérêt du patient (établissement du calendrier professionnel, aménagement du poste ou reclassement professionnel).

En cas de doute, il convient d'adresser les patients dans des consultations spécialisées en pathologies professionnelles.

CONSENSUS

[1] Silice cristalline et santé au travail, *INRS*, 2015.
[2] Contrôle de la concentration en silice cristalline dans l'atmosphère des lieux de travail, *INRS*, 1998.
[3] Amiante, *INRS*, 2014.
[4] Bérylliose : documents pour le médecin du travail, *INRS*, 2005.

* http://www.inrs-mp.fr/mp

MALADIES PROFESSIONNELLES LIÉES À UNE EXPOSITION À L'AMIANTE (1)

Suivi post-professionnel après exposition à l'amiante [1]

Toute personne exposée professionnellement à l'amiante doit pouvoir bénéficier d'un suivi post-professionnel. Ce suivi commence par une **information orale** et la **délivrance d'un relevé d'exposition**, au cours d'une consultation **préalable à la cessation d'activité.**

Expositions fortes

La définition des catégories d'expositions professionnelles à l'amiante renvoie à celle de la conférence de consensus de 1999 [2].

Le bilan post-exposition doit comporter :
- un examen clinique ;
- un conseil minimal efficace à l'arrêt du tabac si le patient est fumeur actif.

Bien qu'aucun bénéfice médical du dépistage des pathologies liées à l'exposition à l'amiante n'ait été démontré, la réalisation d'un scanner thoracique est proposée aux personnes ayant été exposées à l'amiante de manière active pendant une durée minimale cumulée de 1 an avec une latence minimale de 20 ans. Si l'examen scannographique est normal, il est recommandé de le réitérer tous les 5 ans.

De plus, la réalisation d'épreuves fonctionnelles respiratoires n'est pas recommandé dans le dépistage des pathologies liées à l'amiante mais peut servir de référentiel en cas d'évolution de l'état de santé du patient, *a fortiori* en cas de tabagisme actif. Dans l'intervalle de 5 ans séparant les scanners, des consultations de réévaluation peuvent être nécessaires en cas d'apparition de signes cliniques.

Expositions intermédiaires

La définition des catégories d'expositions professionnelles à l'amiante renvoie à celle de la conférence de consensus de 1999 [2].

Le bilan post-exposition doit comporter :
- un examen clinique ;
- un conseil minimal efficace à l'arrêt du tabac si le patient est fumeur actif.

Bien qu'aucun bénéfice médical du dépistage des pathologies liées à l'exposition à l'amiante n'ait été démontré, la réalisation d'un scanner thoracique est proposée aux personnes ayant été exposées à l'amiante de manière active pendant une durée minimale cumulée de 1 an avec une latence minimale de 20 ans. Se l'examen scannographique est normal, il est recommandé de le réitérer tous les 10 ans.

De plus, la réalisation d'épreuves fonctionnelles respiratoires n'est pas recommandé dans le dépistage des pathologies liées à l'amiante mais peut servir de référentiel en cas d'évolution de l'état de santé du patient, *a fortiori* en cas de tabagisme actif. Dans l'intervalle de 10 ans séparant les scanners, des consultations de réévaluation peuvent être nécessaires en cas d'apparition de signes cliniques.

MALADIES PROFESSIONNELLES LIÉES À UNE EXPOSITION À L'AMIANTE (2)

Cancer bronchopulmonaire provoqué par l'inhalation de poussières d'amiante

Désignation de la maladie	Délai de prise charge	Liste limitative des travaux susceptibles de provoquer ces maladies
Cancer bronchopulmonaire primitif	40 ans (sous réserve d'une exposition de 10 ans)	– Travaux directement associés à la production des matériaux contenant de l'amiante – Travaux nécessitant l'utilisation d'amiante en vrac – Travaux d'isolation utilisant des matériaux contenant de l'amiante – Travaux de retrait d'amiante – Travaux de pose et de dépose de matériaux isolants contenant de l'amiante – Travaux de construction et de réparation navale – Travaux d'usinage, de découpe et de ponçage de matériaux contenant de l'amiante – Fabrication de matériels de friction – Travaux d'entretien ou de maintenance effectués sur des équipements contenant des matériaux à base d'amiante

CONSENSUS

[1] Suivi post-professionnel après exposition à l'amiante : recommandations de la commission d'audition, *HAS*, 2010.
[2] Élaboration d'une stratégie de surveillance médicale clinique des personnes exposées à l'amiante, *Ministère du Travail*, 1999.

MALADIES PROFESSIONNELLES LIÉES À UNE EXPOSITION À L'AMIANTE (3)

Affections professionnelles consécutives à l'inhalation de poussières d'amiante*

Désignation des maladies	Délai de prise charge	Liste indicative des principaux travaux susceptibles de provoquer ces maladies (Cette liste est commune à l'ensemble des affections désignées aux paragraphes A, B, C, D et E)
A - Asbestose : fibrose pulmonaire diagnostiquée sur des signes radiologiques spécifiques, qu'il y ait ou non des modifications des explorations fonctionnelles respiratoires. Complications : insuffisance respiratoire aiguë, insuffisance ventriculaire droite.	35 ans (sous réserve d'une durée d'exposition de 2 ans)	Travaux exposant à l'inhalation de poussières d'amiante notamment : extraction, manipulation et traitement de minerais et roches amiantifères. Manipulation et utilisation de l'amiante brut dans les opérations de fabrications suivantes : amiante-ciment ; amiante-plastique ; amiante textile ; amiante-caoutchouc ; carton, papier et feutre d'amiante enduit ; feuilles et joints en amiante ; garnitures de friction ; produits moulés ou en matériaux à base d'amiante et isolants. Travaux de cardage, filage, tissage d'amiante et confection de produits contenant de l'amiante. Application, destruction et élimination de produits à base d'amiante : amiante projeté ; calorifugeage au moyen de produits contenant de l'amiante ; démolition d'appareils et de matériaux contenant de l'amiante ; déflocage. Travaux de pose et de dépose de calorifugeage contenant de l'amiante. Travaux d'équipement, d'entretien ou de maintenance effectués sur des matériels ou dans des locaux et annexes revêtus ou contenant des matériaux à base d'amiante.
B - Lésions pleurales bénignes avec ou sans modifications des explorations fonctionnelles respiratoires :		
• Pleurésie exsudative	35 ans (sous réserve d'une durée d'exposition de 5 ans)	
• Plaques calcifiées ou non, péricardiques ou pleurales, unilatérales ou bilatérales, lorsqu'elles sont confirmées par un examen tomodensitométrique	40 ans	
• Épaississement de la plèvre viscérale, soit diffus, soit localisé lorsqu'il est associé à des bandes parenchymateuses ou à une atélectasie par enroulement. Ces anomalies constatées en l'absence d'antécédents de pleurésie de topographie concordante de cause non asbestosique devront être confirmées par un examen tomodensitométrique	35 ans (Sous réserve d'une durée d'exposition de 5 ans)	
C - Dégénérescence maligne bronchopulmonaire compliquant les lésions parenchymateuses et pleurales bénignes ci-dessus mentionnées.	35 ans (sous réserve d'une durée d'exposition de 5 ans)	
D - Mésothéliome malin primitif dela plèvre, du péritoine,du péricarde.	40 ans	
E - Autres tumeurs pleurales primitives.	40 ans (sous réserve d'une durée d'exposition de 5 ans)	

* Le délai de prise en charge est le délai maximal entre la cessation de l'exposition à l'amiante et la première constatation médicale de la maladie (cependant, même s'il n'est pas respecté, il faut faire une déclaration).
La liste des travaux (colonne de droite) est indicative et reste donc ouverte (une déclaration doit être faite même si l'exposition à l'amiante s'est produite lors d'un travail ou d'un métier non mentionné ici).

PNEUMOTHORAX (1)

Le diagnostic est clinico-radiologique, sur un cliché de thorax debout de face en inspiration. En cas de doute diagnostique, on peut s'aider de l'échographie pleurale et/ou du scanner thoracique dans les pneumothorax complexes.

> La radio de thorax en expiration forcée peut être dangereuse (aggravation de la compression médiastinale, risque de rupture de bride) et ne doit donc être demandée que dans un 2e temps, si le pneumothorax n'est pas visible en inspiration. Son intérêt est limité.

Circonstances de survenue

Pneumothorax spontané

- « Idiopathique primaire » : sujet jeune, longiligne ; souvent bien toléré.
- Ou « secondaire » sur poumon pathologique (tuberculose, pneumocystose, BPCO-emphysème, asthme aigu grave, histiocytose X, etc.) : drainage obligatoire.

> Le tabac est un facteur de risque majeur (x 20) de survenue de pneumothorax.

Pneumotorax provoqué

- Traumatique : plaie du thorax, fracture de côte.
- Iatrogène : ponction pleurale (pneumothorax bénin le plus souvent), biopsie pleurale, biopsie pulmonaire trans-bronchique ou sous scanner, cathéter sous-clavier, ventilation assistée (surtout si PEEP : drainer en urgence !).

Recherche des signes de gravité

Signes cliniques = tamponnade gazeuse

> 1) Détresse respiratoire : fréquence respiratoire > 25/min, dyspnée intense, cyanose, impossibilité de parler.
> 2) Signes cardiovasculaires : turgescence jugulaire, pouls paradoxal, fréquence cardiaque > 120/min, hypotension artérielle (PAS < 90 mmHg).
> 3) Signes neurologiques : troubles de la vigilance.

Signes radiologiques

> - Pneumothorax compressif avec déviation médiastinale.
> - Bride (risque d'hémorragie) ou hémopneumothorax.
> - Pneumothorax bilatéral.
> - Poumon pathologique sous-jacent ou pneumothorax sur poumon unique.

> L'existence d'un hémothorax associé est toujours un signe de gravité (risque de choc hémorragique).

PNEUMOTHORAX (2)

Conduite à tenir [1]

Plusieurs situations se présentent.

Pneumothorax « suffocant »

Avec signes de compression (phénomène de soupape).

- « Décompression » à l'aiguille (IM) en extrême urgence : ponction 2e espace intercostal, ligne médioclaviculaire ; on laisse l'aiguille en place, faisant communiquer la cavité pleurale avec l'air ambiant (but : ramener la surpression pleurale à la pression atmosphérique) jusqu'à la mise en place d'un drain.
- Oxygène 6-8 L/min, avec contrôle des gaz du sang.
- Perfusion « garde-veine » et éventuel remplissage vasculaire (surtout si hémothorax associé).

Pneumothorax complet, ≥ 3 cm de la paroi, et/ou mal toléré, et/ou sur poumon pathologique

- La pose d'un drain est indiquée.
- O_2 en fonction de la tolérance.
- Voie d'abord veineuse.

Pneumothorax idiopathique récent (< 48 h), complet bien toléré, < 3 cm de la paroi (< 20 % du volume hémithoracique), sur poumon sain, sans signe de gravité clinique ou radiologique

Plusieurs possibilités :

- Surveillance simple sans drainage le plus souvent :
  - repos strict,
  - arrêt du tabac,
  - **antitussif** type **codéine** (***NÉO-CODION***) : 1 càs x 3-4/j,
  - **antalgiques** type **paracétamol** (***DOLIPRANE***), jusqu'à 6 cp./j,
  - surveillance radiologique quotidienne (le poumon revient à la paroi en quelques jours).
- Drainage par drain classique ou *Pleurocath* (drain de 2-3 mm de calibre, à poser dans le 2e espace intercostal, ligne médioclaviculaire).
- Exsufflation à l'aiguille (peu utilisée en France).

Dans certains cas

Si le patient est bien inséré socialement, entouré, et a un premier pneumothorax minime, parfaitement bien toléré, la mise au repos est possible à domicile :

- bien informer le patient du risque d'aggravation : rappeler un médecin d'urgence en cas de dyspnée ou de nouvelle douleur ;
- le revoir avec un cliché de thorax à 24 h, 72 h, puis en fonction de l'évolution (ex : J5, J10).

Dans tous les autres cas, une hospitalisation est nécessaire.

> En l'absence d'anomalie radiologique parenchymateuse, chez un sujet jeune, aucun bilan n'est nécessaire après un 1er pneumothorax.
> En cas de récidive, on pourra réaliser un scanner thoracique en coupes fines (recherche d'emphysème ou de blebs/bulles apicales) et des EFR.

Indications chirurgicales = symphyse pleurale

La symphyse pleurale (accolement des 2 feuillets) est le plus souvent réalisée par abrasion pleurale sous vidéothoracoscopie (efficacité > 95 %). Elle peut être réalisée d'emblée ou après drainage en fonction de la tolérance et de la facilité d'accès à une prise en charge chirurgicale.

> Indications indiscutables :
> - récidive controlatérale d'un pneumothorax spontané,
> - 3e épisode homolatéral (2e récidive),
> - persistance d'un bullage > 5 j.
>
> Indications à discuter :
> - après le 2e épisode homolatéral (1re récidive),
> - profession ou activité à risque,
> - hémothorax spontané,
> - pneumothorax bilatéral.

PNEUMOTHORAX (3)

Mesures associées

Informer le patient

Risque de récidive dans 1/3 des cas, homolatéral (le plus souvent) ou controlatéral, surtout dans les 2 ans qui suivent. Augmentation du risque en cas de tabagisme actif.

Conseils

- Arrêt définitif du tabac : consultation antitabac, **substituts nicotiniques**.
- Éviter : instruments à vent, et autres efforts à glotte fermée.
- Voyages en avion déconseillés le 1er mois.
- « Contre-indication » des activités où la survenue d'un pneumothorax aurait des conséquences dramatiques : plongée sous-marine avec bouteilles, très haute montagne, parachutisme.

Suivi

Consultation précoce après la sortie (risque de récidive précoce) avec radiographie thoracique de face.

Drainage d'un pneumothorax

- Prélever en urgence : NFS-plaquettes, groupage sanguin, hémostase.
- Conditions d'asepsie, anesthésie locale à la ***XYLOCAÏNE*** 1 % (longer le bord supérieur de la côte inférieure).
- Mise en place d'un drain de petit calibre < 14 French (sauf si hémopneumothorax) dans le 5e espace intercostal sur la ligne axillaire antérieure (ou 2e espace intercostal sur la ligne médioclaviculaire), dirigé vers le haut.
- Mise en déclive sur dispositif de recueil appropié. Surveiller le bullage,les oscillations et traire le drain toutes les 8 h pour s'assurer qu'il n'est pas bouché. À relier au système d'aspiration si persistance du bullage à 48 h. Préférer une aspiration douce (- 10 à - 20 cmH_2O) → douleur pleurale (épaule) et quintes de toux fréquentes. Arrêter l'aspiration si mal tolérée.
- Radio de thorax de contrôle (immédiatement puis au moins 1/j).
- La fin du bullage (le plus souvent en quelques minutes) traduit le retour du poumon à la paroi (à confirmer par la radio).
- 24 h après l'arrêt du bullage, clamper le drain.
- Puis attendre encore 12 à 24 h : si le poumon ne s'est pas redécollé, retirer le drain (si récidive après clampage, remettre en aspiration, etc.).
- Rarement, le bullage persiste plusieurs jours (= persistance d'une brèche) : envisager la chirurgie après 5 j de bullage persistant.

CONSENSUS

[1] Pleural Disease Guideline, *BTS*, 2010.

ÉPANCHEMENT PLEURAL LIQUIDIEN (1)

Rappel

L'épanchement pleural liquidien est défini par la présence de liquide dans la grande cavité pleurale.

La présence d'un épanchement pleural est toujours pathologique.

Le diagnostic repose sur l'analyse des caractéristiques macroscopiques et microscopiques du liquide pleural.

Diagnostic clinique = « trépied pleurétique » :

– auscultation : diminution ou abolition du murmure vésiculaire ;

– percussion : matité liquidienne, déclive ;

– palpation : diminution ou abolition des vibrations vocales.

Examens complémentaires

Radiographie de thorax face + profil :

– opacité liquidienne, dense, homogène, déclive ;

– disparition du cul-de-sac pleural, ligne de Damoiseau.

Une ponction pleurale exploratrice doit être réalisée devant tout épanchement unilatéral (lorsque la quantité de liquide le permet). Les épanchements pleuraux bilatéraux dans des situations fortement suggestives de transsudats ne doivent pas être ponctionnés sauf atypie ou échec de traitement de la cause [1].

- *Analyse macroscopique :*

– purulent : pleurésie purulente ;

– sang : hémothorax ;

– clair, jaune citrin : exsudat ou transsudat ;

– séro-hématique : exsudat le plus souvent ;

– aspect blanc lactescent : chylothorax (TG > 5 g/L).

- *Biochimie :* protides, LDH, glucose, pH.
- *Cytologie :* numération et formule, recherche de cellules anormales.
- *Bactériologie standard.*
- *Recherche de BK :* examen direct et mise en culture.

Autres examens selon le contexte :

– biologie : NFS, ionogramme, urée, créatinine, LDH, protides, VS, CRP, hémocultures si fièvre ;

– TDM thoracique/fibroscopie bronchique selon les étiologies ;

– biopsie pleurale : à l'aiguille au lit du malade ou vidéothoracoscopie ;

– IDR à la tuberculine ;

– bilan immunologique : anticorps antinucléaires, facteur rhumatoïde.

Pleurésies à liquide clair

En cas de pleurésie à liquide clair ou séro-hématique, il est nécessaire de déterminer s'il s'agit d'un exsudat ou d'un transsudat.

ÉPANCHEMENT PLEURAL LIQUIDIEN (2)

Caractéristiques des épanchements pleuraux liquidiens

	Transsudat	Zone grise : critères complémentairesde Light	Exsudat
Protides (g/L)	< 25	25-35	> 35
Protides pleuraux/sériques		> 0,5	
LDH pleuraux/sériques		> 0,6	
LDH (UI/L)		> 200	
Règle d'utilisation des critères de Light		La présence d'un critère suffit à définir un exsudat	

Diagnostic étiologique

► *Transsudats*

- Insuffisance cardiaque gauche.
- Syndrome néphrotique.
- Insuffisance hépatocellulaire.
- Syndrome de Demons-Meigs secondaire à une tumeur bénigne de l'ovaire.
- Autres : péricardite chronique constrictive, myxœdème.

► *Exsudats*

- Pleurésie tuberculeuse : à prédominance lymphocytaire, glycopleurie basse.
- Pleurésies parapneumoniques simple : liquide stérile, riche en PNN altérés. Risque d'évolution défavorable : pH < 7,2, LDH > 1 000 UI/L, glycopleurie basse.
- Pleurésie parapenumonique compliquée ou pleurésies purulentes : liquide riche en PNN altérés, non stériles avec présence de bactérie à l'examen direct et/ou en culture.
- Pleurésies néoplasiques : pleurésies métastatiques, mésothéliome pleural, hémopathies malignes.
- Pleurésie bénigne liée à l'amiante.
- Embolie pulmonaire : épanchement de faible abondance, séro-hématique.
- Collagénoses : polyarthrite rhumatoïde, lupus érythémateux disséminé.
- Causes digestives : pancréatite, épanchement réactionnel en regard d'un foyer sous-phrénique, rupture œsophagienne.
- Syndrome de Dressler.
- Iatrogènes : lupus induit, radiothérapie.
- Pleurésie virale : diagnostic d'exclusion.
- Hémothorax.

En cas d'exsudat sans cause évidente retrouvée, l'examen clé est alors la **biopsie pleurale** (à l'aveugle), à la recherche principalement d'une tuberculose ou d'une néoplasie (surtout après 45 ans) ; en cas de négativité, on pourra alors discuter une **vidéothoracoscopie** avec biopsies multiples dirigées.

Pleurésies purulentes

Elles sont le plus souvent la complication d'une pneumopathie bactérienne, sur un terrain particulier (éthylisme, mauvais état bucco-dentaire, diabète, cancer, etc.).

En plus du syndrome d'épanchement liquidien, il existe un syndrome infectieux (T° > 39° C, frissons, altération franche de l'état général) associé à une douleur basithoracique et à de la toux.

La ponction pleurale ramène un liquide purulent, parfois un liquide louche exsudatif avec polynucléaires neutrophiles altérés.

Une fibroscopie bronchique et un scanner thoracique doivent être réalisés afin d'éliminer une pathologie pulmonaire sous-jacente, en particulier un cancer bronchique.

Chylothorax

Il s'agit d'une pleurésie contenant des chylomicrons. Le chylothorax est le plus souvent secondaire à un obstacle ou une lésion des voies lymphatiques (tumeur médiastinale, plaie du canal thoracique, lymphangioléiomyomatose).

La ponction pleurale retrouve un liquide d'aspect laiteux avec des triglycérides > 5 g/L.

ÉPANCHEMENT PLEURAL LIQUIDIEN (3)

Principes du traitement

En cas de mauvaise tolérance : oxygénothérapie, remplissage vasculaire, évacuation en urgence (ponction puis drainage).

Exsudats

Traitement étiologique : le traitement est en premier lieu celui de la pathologie responsable.
Traitement spécifique :
– évacuation la plus complète possible de l'épanchement pleural (ponction, drainage) ;
– kinésithérapie pleurale prolongée.
En cas d'épanchement récidivant, en particulier d'origine néoplasique, il est possible de réaliser une symphyse pleurale :
– talcage sous vidéo-thoracoscopie ;
– talcage par l'orifice du drain au lit du malade (efficacité inconstante).

Transsudats

Le traitement est principalement étiologique. Il est parfois nécessaire de réaliser des ponctions pleurales évacuatrices itératives en cas de mauvaise tolérance respiratoire. Il n'y a pas en général d'indication au drainage thoracique.

Pleurésie purulente

Il s'agit d'une urgence thérapeutique.
Traitement antibiotique probabiliste, efficace sur les germes anaérobies, secondairement adapté à l'antibiogramme : **amoxicilline + acide clavulanique**, ***AUGMENTIN*** 1 g x 3/j pour une durée de 4 à 6 sem.
Drainage thoracique parfois associé à des lavages de la cavité pleurale (sérum physiologique + ***BÉTADINE***) ou à une fibrinolyse intrapleurale en de pleurésie enkystée (**urokinase**).
Kinésithérapie pleurale prolongée, elle vise à réduire les séquelles fibreuses pleurales.
Rechercher des foyers infectieux (dents ++) et les éradiquer.

Chylothorax

Ponctions pleurales répétées.
Régime pauvre en graisse ne contenant que des triglycérides à chaîne moyenne, voire nutrition parentérale.
Parfois traitement chirurgical : ligature ou suture du canal thoracique.

ÉPANCHEMENT PLEURAL LIQUIDIEN (4)

Ponction pleurale

- Prémédication éventuelle (en l'absence de contre-indication) par ***ATROPINE*** 0,5 mg IM (± ***VALIUM*** 1/2 amp. en sublingual).
- Malade assis (dos vertical) au bord du lit, les bras appuyés en avant sur sa tablette de lit, haut située ; on se place dans son dos.
- Désinfection ; gants stériles.
- Anesthésie locale si l'on souhaite faire une évacuation du liquide, ou si l'on doit ponctionner avec un gros trocart : ***XYLOCAÏNE*** 1 % à injecter tout le long du trajet de la ponction.
- Le repérage échographique au lit du patient augmente le succès des ponctions pleurales et diminue le risque de complication (ponction d'organe). Il doit être fait dans la position de la ponction [1].
- Ponction avec seringue de 20 mL adaptée à une aiguille **IM longue** ; en **pleine matité** (percussion !) si échographie non disponible, souvent 1 espace sous la pointe de l'omoplate, **perpendiculairement** à la paroi, au ras du **bord supérieur de la côte inférieure** de l'espace intercostal :

– en maintenant constamment une **dépression** dans la seringue (tirer sur le piston juste après le passage de la peau), on arrête de progresser dès que le liquide afflue dans la seringue (= on a franchi la plèvre pariétale) ;

– on aspire alors dans la seringue 20 mL de liquide (ponction exploratrice), puis on retire l'ensemble seringue-aiguille d'un geste sec, et on « noie » les plans de la paroi en la « massant » ; puis pansement simple.

- **Ponction évacuatrice** : on adapte, entre l'aiguille et la seringue, un robinet à 3 voies relié à une tubulure, branchée elle-même à un bocal d'aspiration ; celle-ci doit être douce (- 20 à - 30 cmH_2O).

Ne pas retirer plus de 1 à 1,5 L à chaque ponction ; arrêter en cas de douleur vive, de dyspnée, de quinte de toux, de malaise.

- Faire TOUJOURS une **radio de thorax** de contrôle après la ponction !

CONSENSUS

[1] Pleural Disease Guideline, *BTS*, 2010.

CANCER BRONCHIQUE PRIMITIF (1)

Rappel épidémiologique

2e cause de cancer chez l'homme et 3e chez la femme en France.
Augmentation avec l'âge (âge médian 60-65 ans) avec prédominance masculine (sex ratio 6/1) mais avec une tendance à l'inversion du *sex ratio* dans les années à venir (baisse de l'incidence de 0,5 % chez l'homme entre 2000 et 2005 et augmentatin de l'incidence chez la femme de 5,8 % sur la même période).
1re cause de mortalité par cancer en France (29 000/an) et dans le monde, incidence proche de la mortalité (39 500 nouveaux cas en France en 2011).
Survie à 5 ans tous stades confondus : 15 %.

Facteurs de risque

Tabac = facteur de risque principal

Carcinogène puissant (> 40 substances cancérigènes) et facteur potentialisant les autres carcinogènes (association tabac-amiante ++).
Risque majeur en cas de tabagisme actif (risque multiplié par 5 à 100 en fonction de la consommation) et en cas de tabagisme passif (x 1,3).
90 % des cas sont des fumeurs.
La durée du tabagisme augmente plus le risque relatif que le nombre de cigarettes/j ; il n'existe pas de seuil en dessous duquel fumer n'augmenterait pas le risque de cancer bronchique (risque augmenté même par le tabagisme passif) ; après sevrage, le risque diminue au bout de 5 ans, sans rejoindre celui des non-fumeurs !
Tous les types histologiques de cancer bronchique sont concernés.

Autres facteurs de risque (exposition professionnelle ++)

- Amiante : risque relatif x 10 ; synergie avec le tabac : risque relatif 50 (*cf.* Pneumoconioses).
- Autre exposition professionnelle : radiations ionisantes (minerais radioactifs), fer, chrome, arsenic, bischlorométhyléther, nickel, etc.

CANCER BRONCHIQUE PRIMITIF (2)

Éléments intervenant dans la décision thérapeutique

2 types histologiques

- Cancer bronchique non à petites cellules : 85 % (CBNPC) :
– épidermoïde (30-40 %),
– adénocarcinome (30-40 %) : en augmentation, surtout chez les femmes,
– grandes cellules/indifférencié (5-10 %).
- Cancer bronchique à petites cellules : 15 % (CBPC).

Stade de la maladie

- Extension métastatique.
- Classification TNM (pour les « non à petites cellules »).

État général

Échelle de performance, comorbidités.
Score OMS (PS : *Performance Status*) :
– 0 : activité normale ;
– 1 : patient ambulatoire ;
– 2 : alitement < 50 % du temps ;
– 3 : alitement > 50 % du temps ;
– 4 : patient confiné au lit.

Situations cliniques d'urgence ou de semi-urgence

- Syndrome cave supérieur.
- Hémoptysie selon leur abondance.
- Pleurésie carcinomateuse.
- Maladie thromboembolique.
- Hypertension intracrânienne.
- Compression des voies aériennes supérieures (stridor).
- Douleurs importantes.

Examens complémentaires [1]

Diagnostic histologique

- Fibroscopie bronchique avec biopsies bronchiques (une fibroscopie bronchique normale n'élimine pas le diagnostic de cancer bronchique).
- En cas de négativité : ponction-biopsie transpariétale sous TDM, biopsie d'une lésion à distance, médiastinoscopie ou vidéothoracoscopie.

Bilan d'extension

- TDM abdominale et surrénales ± échographie abdominale.
- TDM cérébrale parfois ± IRM cérébrale.
- Scintigraphie osseuse si douleurs osseuses.
- Tomographie par émission de positons (PET-scan).
- Biospsie ostéo-médullaire en cas de CBPC localisé au thorax.

Les marqueurs sériques ne doivent pas être dosés pour le diagnostic de cancer du poumon.

CANCER BRONCHIQUE PRIMITIF (3) – NON À PETITES CELLULES (1)

Rappel

Ce cancer est très peu chimiosensible.
Le seul traitement curatif est la **résection chirurgicale** ; mais seuls 15 % des cas sont opérables (sur le plan fonctionnel et carcinologique).

Bilan d'extension [1]

Il doit dater de moins de 6 sem. avant d'initier le traitement.

Tumeur accessible à un traitement locorégional

- TDM thoracique avec injection.
- Fibroscopie souple avec biopsies des éperons adjacents.
- IRM thoracique si tumeur de l'apex.
- ETO si doute sur une atteinte atriale.
- PET-scan : exploration médiastinale en cas en cas d'hypermétabolisme ganglionnaire médiastinal, de tumeur centrale. Si doute sur un ganglion, *stagging* endoscopique (ponction sous écho-endoscopie) ou chirurgical (médiatinoscopie).
- TDM cérébrale avec injection ou IRM, systématique.
- Confirmation anatomopathologique de toute métastase susceptible de modifier le traitement.

Tumeur non accessible à un traitement locorégional

- PET-scan NON indiqué.
- Si signes d'appel en fonction de l'incidence thérapeutique attendue.

CBNPC non épidermoïde localement avancé ou métastatique

Envoi du prélevement en génétique moléculaire pour recherche de la mutation EGFR (indication d'**inhibiteur de tyrosine-kinase**) et biomarqueurs émergents (mutations KRAS, BRAF, HER2, PI3KCA, translocation EML4-ALK).

Stades TNM [2]

Tumeur primitive (T)

- Tx : Tumeur prouvée par la présence de cellules malignes dans les sécrétions bronchiques, non visible en imagerie et en fibroscopie.
- T0 : Absence de tumeur.
- Tis : Carcinome *in situ*.
- T1 : Tumeur entourée de poumon ou de plèvre viscérale, sans invasion endoscopique plus proximale que la bronche lobaire :
  - T1a : Tumeur de 2 cm ou moins dans sa plus grande dimension,
  - T1b : Tumeur de plus de 2 cm sans dépasser 3 cm dans sa plus grande dimension.
- T2 : Tumeur de plus de 3 cm sans dépasser 7 cm dans sa plus grande dimension ou présentant une des caractéristiques suivantes :
  - envahissement de la bronche souche à plus de 2 cm de la carène ;
  - envahissement de la plèvre viscérale ;
  - atélectasie ou pneumopathie obstructive étendue à la région hilaire, ne concernant pas la totalité du poumon.
  - T2a : Tumeur de plus de 3 cm sans dépasser 5 cm dans sa plus grande dimension.
  - T2b : Tumeur de plus de 5 cm sans dépasser 7 cm dans sa plus grande dimension.
- T3 : Tumeur de plus de 7 cm ; ou envahissant directement une des structures suivantes :
  - la paroi thoracique (y compris la tumeur de Pancoast) ;
  - le diaphragme ;
  - le nerf phrénique ;
  - la plèvre médiastinale, pleurale ou pariétale ou le péricarde ;
  - une tumeur dans la bronche souche à moins de 2 cm de la caréna sans l'envahir ;
  - ou associée à une atélectasie ou d'une pneumopathie obstructive du poumon entier ;
  - ou présence d'un nodule tumoral distinct dans le même lobe.
- T4 : Tumeur quelle que soit sa taille envahissant :
  - médiastin, cœur, gros vaisseaux ;
  - trachée, nerf laryngé récurrent, œsophage, corps vertébral, carène ;
  - présence d'un nodule tumoral distinct dans un autre lobe du poumon atteint.

CANCER BRONCHIQUE PRIMITIF (4) – NON À PETITES CELLULES (2)

Ganglions (N)

- Nx : Ganglions régionaux non évaluables.
- N0 : Absence de ganglions métastatiques régionaux.
- N1 : Métastase dans les ganglions lymphatiques intrapulmonaires, péribronchiques et/ou hilaires ipsilatéraux, y compris par envahissement direct.
- N2 : Métastase dans les ganglions lymphatiques médiastinaux ipsilatéraux et/ou sous-carénaires.
- N3 : Métastase dans les ganglions lymphatiques médiastinaux controlatéraux, hilaires controlatéraux, scalènes ou sous-claviculaires ipsilatéraux ou controlatéraux.

Métastases (M)

- Mx : La présence de métastases ne peut être établie.
- M0 : Absence de métastases à distance.
- M1 : Présence de métastases à distance :

– M1a : Nodule(s) tumoral distinct dans un lobe controlatéral ; tumeur avec nodules pleuraux ou épanchement pleural (ou péricardique) malin ;
– M1b : métastase à distance.

Stades

À partir des sous-groupes TNM, sont définis des stades permettant d'orienter la prise en charge des CBNPC :

STADE	TNM
0	Tis
IA IB	T1a,b N0 M0 T2a N0 M0
II	T1a,b N1 M0 T2a,b N1 M0 T3 N0 M0
IIIA	T3 N1 M0 T1-3 N2 M0 T4 N0-1 M0
IIIB	T4 N2 M0 T1-4 N3 M0
IV	Quels que soient T et N, M1

Pronostic (sous traitement)

La survie moyenne à 5 ans dépend du stade :
– cancer localisé stades I et II : 52,6 % ;
– cancer localement avancé stade III : 23,7 % ;
– cancer métastatique stade IV : 3,8 %.

CANCER BRONCHIQUE PRIMITIF (5) – NON À PETITES CELLULES (3)

Bilan d'opérabilité

À effectuer en cas de bilan d'extension négatif

Le bilan d'extension de la maladie (*cf. supra*) permet la classification TNM ou en stades I à IV.

Sur le plan respiratoire

Principe : il faut que le VEMS et la DLCO postopératoires calculés soient suffisants pour garantir les conditions de sécurité de la chirurgie et de qualité de vie postopératoire.

On réalise donc des **épreuves fonctionnelles respiratoires** (EFR) préopératoires avec **DLCO** et gazométrie artérielle.

En cas de pneumonectomie envisagée, on réalise une **scintigraphie de perfusion** pour la quantification de la vascularisation droite/gauche.

Lorsque la fonction respiratoire est limite, il est proposé de réévaluer le patient après une prise en charge pneumologique complète (arrêt du tabac, réadaptation à l'effort, kinésithérapie, prise en charge de la dénutrition). On peut aussi s'aider d'une **épreuve d'effort métabolique (VO_2max)**.

Avec ces éléments, la décision chirurgicale est prise en RCP à l'aide d'**algorithmes décisionnels** (ACCP [2] ou ERS/ESTS [3]).

Sur le plan cardiovasculaire

En fonction des antécédents et de l'examen clinique : ECG (d'effort), échographie cardiaque, Doppler des vaisseaux du cou, dosage de la créatinine, etc.

Formes opérables

- Stade IA : exérèse chirurgicale seule.
- Stade IB : exérèse chirugicale ± chimiothérapie ou thérapie ciblée.
- Stade II : chirurgie + chimiothérapie ou thérapie ciblée ± radiothérapie.
- Stades I et II résécables non opérables : radiothérapie ± chimiothérapie ou thérapie ciblée.
- Stade IIIA T3N1 : chirurgie ± chimiothérapie adjuvante ± radiothérapie.

Formes inopérables

Elles concernent la plupart des cas !

- Stade IIIA T1-3 N3 : décision au cas par cas.
- Stade IIIA T4N0-1 et IIIB : chimiothérapie ou thérapie ciblée + radiothérapie.
- Stade IV : chimiothérapie ou thérapie ciblée ou soins palliatifs selon l'état des parents (OMS 4).

La radiothérapie de la localisation primitive doit être si possible concomitante à la chimiothérapie.

Une irradiation palliative est à envisager dans certains cas :

– irradiation encéphalique des métastases cérébrales symptomatiques ;

– irradiation à visée antalgique des localisations osseuses symptomatiques.

> Le traitement d'un patient présentant un cancer bronchopulmonaire non à petites cellules doit être décidé de manière collégiale en RCP.

Mesures associées

Arrêt du tabac : réduit les risques d'un 2e cancer et diminue la morbidité de l'intervention chirurgicale.

CANCER BRONCHIQUE PRIMITIF (6) – À PETITES CELLULES

Rappel

Cancer très « agressif », à temps de doublement rapide ; **survie spontanée < 3 mois !**
Fréquence des syndromes paranéoplasiques, surtout biologiques (syndrome de Schwartz-Bartter entraînant une hyponatrémie) et neurologiques (neuropathie sensitive de Denny-Brown, pseudo-myasthénie de Lambert-Eaton).
Le traitement de référence des CBPC est la chimiothérapie. Sauf exception, il n'existe pas d'indication à un traitement chirurgical.

Bilan d'extension

Le but est de différencier les formes « apparemment » localisées au thorax (incluables dans un même champ d'irradiation) et les formes métastatiques ; la classification TNM n'est pas adaptée à ce type de cancer bronchique.

Locorégional

- TDM thoracique.
- Fibroscopie souple.
- Selon signe d'appel : ponction d'adénopathie superficielle (sus-claviculaire p. ex.), ponction de pleurésie.

À distance : réalisé en cas de traitement locorégional envisageable

- TDM abdominale.
- TDM ou IRM cérébrale.

La biopsie ostéomédullaire ne sera faite qu'en cas de perturbation non expliquée de l'hémogramme.
La déconverte d'un site métastatique contre-indique la réalisation d'un traitement locorégional et doit entraîner l'arrêt du bilan d'extension.

Stades

La classification des CBPC ne comprend que 2 stades correspondant à 2 prises en charge distinctes :
– stade **localisé** au thorax : tumeur limitée à un hémithorax pouvant être associée à une atteinte du médiastin ou des ganglions sus-claviculaires (homo ou controlatéraux) ;
– stade **disséminé** : dans tous les autres cas (atteinte métastatique, adénopathie extrathoracique à l'exclusion des aires ganglionnaires sus-claviculaires, lymphangite carcinomateuse, atteinte bilatérale).

Prise en charge [4]

Stade localisé au thorax

- Chimiothérapie conventionnelle comprenant un **sels de platine** durant 4 à 6 cycles.
- Associée à la radiothérapie sur le lit tumoral et le médiastin : diminution de 25 % du risque de rechute locale.
- En cas de réponse complète : irradiation encéphalique prophylactique, permettant de diminuer le risque de métastases cérébrales.

Stade disséminé

Chimiothérapie seule.
En cas de réponse complète : irradiation encéphalique prophylactique, permettant de diminuer le risque de métastases cérébrales.

En cas de rechutes

- Survenue > 3 mois après l'arrêt du traitement initial : reprendre même chimiothérapie à base de **sels de platine** si possible. Sinon, seconde ligne de traitement.
- Survenue ≤ 3 mois après l'arrêt du traitement initial : changer la chimiothérapie pour une seconde ligne de traitement.

Pronostic sous traitement

- Pronostic beaucoup plus péjoratif que celui du CBNPC, à cause de rechutes quasi inéluctables même après rémission complète.
- Apparition d'une chimiorésistance.
- Forme localisée au thorax :
  – réponse complète fréquente : 70 % ;
  – survie moyenne à 5 ans : 15 % (médiane de survie 18 mois).
- Forme disséminée :
  – réponse complète plus rare : 30 % ;
  – survie moyenne à 5 ans : < 5 % (médiane 9 mois).

> Le traitement des cancer bronchopulmonaire à petites cellules doit être décidé de manière collégiale en RCP.

CANCER BRONCHIQUE PRIMITIF (7) – CHIMIOTHÉRAPIE

Ces protocoles classiques ne sont donnés qu'à titre d'exemple ; d'autres protocoles sont aussi utilisés.
La dose est modulée en fonction de la surface corporelle (en m²), calculée à partir du poids et de la taille.
Ces produits cytotoxiques doivent être perfusés par le biais d'un cathéter central (le plus souvent, veine jugulaire interne ou sous-clavière).

Cancer non à petites cellules

La chimiothérapie conventionnelle est une association de **sels de platine** (**cisplatine** ou **carboplatine**) et d'une 2e molécule de 3e génération (**gemcitabine**, **docétaxel** ou **paclitaxel**, **vinorelbine**, **pemétrexed**).
On peut associer le **bévacizumab** pour les tumeurs non épidermoïdes. La durée de traitement est de 4 à 6 cycles de chimiothérapie suivi ou non d'un traitement en maintenance.
Les thérapies ciblées sont réservées aux patients présentant des tumeurs avec mutation activatrice du gène de l'EGFR. Ces patients peuvent bénéficier en 1re ou 2e ligne d'un **inhibiteur de tirosine-kinase** (**géfitinib** ou **erlotinib**). D'autres thérapies ciblées sont disponibles comme le **crizotinib** pour les tumeurs avec réarrangement ALK.

Cancer à petites cellules

La chimiothérapie conventionnelle est une association d'un **sels de platine** et de l'**étoposide** durant 4 à 6 cycles. Parfois sont aussi utilisés le **cyclophosphamide** et l'**épirubicine**.
En seconde ligne, on utilise le **topotécan**.

SUIVI EN VILLE DANS L'INTERCURE.

Toxicité hématologique

- Prélever une NFS : à J10 (« nadir » = jour où la toxicité hématologique est maximale), ou en urgence en cas de fièvre (38,5 °C ou 38 °C à 2 reprises en quelques heures).
- Si polynucléaires neutrophiles < 500/mm³ : hospitaliser pour isolement et traitement antibiotique parentéral si fièvre.
- Si thrombopénie avec signes hémorragiques : hospitaliser pour transfusion de plaquettes.
- Si anémie < 7 g/dL : hospitaliser pour transfusion érythrocytaire.
- Prélever une NFS, ionogramme, urée, créatinine et bilan hépatique la veille de chaque cure (à reporter si neutrophiles < 500/mm³).

Toxicité digestive

En prévention : prescription systématique, à la sortie de l'hôpital, d'**antiémétiques**, type ***PRIMPÉRAN*** 1 cp. x 3/j, ou **antagonistes de la sérotonine** type ***ZOPHREN*** 8 mg, 1 cp. x 2/j, pendant 2 à 5 j.
En cas d'utilisation des **sels de platine** on peut prescrire l'**aprépitant** (***EMEND***).

Autres toxicités à surveiller

- Rénale : taux de créatinine avant chaque cure.
- Neurologique : paresthésies.
- Tégument : alopécie avec les **taxanes**. Toxicité unguéale avec la **gemcitabine**.

CONSENSUS

[1] Cancer du poumon – Bilan initial, *INCa*, 2011.
[2] Cancer bronchique non à petites cellules, *INCa*, 2015.
[3] Clinical guidelines on fitness for radical therapy in lung cancer patients (surgery and chemo-radiotherapy), *ERS/ESTS*, 2009.
[4] Cancer bronchique à petites cellules, *INCa*, 2015.

HYPERTENSION PULMONAIRE (1)

Définition [1]

L'hypertension pulmonaire est un état hémodynamique et physiopathologique caractérisé par une élévation persistante de la pression artérielle pulmonaire moyenne (PAPm) ≥ 25 mmHg au repos mesurée par cathétérisme.

Les termes hypertension pulmonaire (HTP) et hypertension artérielle pulmonaire (HTAP) ne sont pas équivalents. Le terme HTP regroupe toutes les causes d'élévation de la PAPm (≥ 25 mmHg) sans préjuger du mécanisme (pré- ou post-capillaire) ou de la cause (insuffisance cardiaque, maladies respiratoires, maladie thromboembolique chronique). Le terme HTAP définit un sous-groupe rare d'HTP caractérisée par un remodelage artériel pulmonaire des artères de petite taille (< 50 µm). L'HTAP peut être idiopathique, héritable ou associée à différentes conditions (VIH, cardiopathie congénitale, hypertension portale, connectivites).

Définition	Critères hémodynamiques	Groupes
Hypertension pulmonaire	PAPm ≥ 25 mmHg	Tous les groupes
Hypertension pulmonaire précapillaire	PAPm ≥ 25 mmHg PAPO ≤ 15 mmHg Débit cardiaque normal ou diminué	1. HTAP 1'. Maladie veino-occlusive et hémangiomatose capillaire pulmonaire 3. Hypertension pulmonaire des maladies respiratoires et/ou hypoxémie chronique 4. Hypertension pulmonaire post-embolique chronique 5. Hypertension pulmonaire de mécanisme multifactoriel ou incertain
Hypertension pulmonaire post-capillaire	PAPm ≥ 25 mmHg PAPO > 15 mmHg Débit cardiaque normal ou diminué	2. Hypertension pulmonaire des cardiopathies gauches
PAPO : pression artérielle pulmonaire d'occlusion		

L'hypertension artérielle pulmonaire (HTAP) ne constitue donc qu'un sous-groupe (groupe 1) des hypertensions pulmonaires. L'HTAP est caractérisée par l'obstruction progressive des petites artérioles pulmonaires, conduisant à l'insuffisance cardiaque droite et au décès. Il n'existe pas de traitement curatif de la maladie à ce jour en dehors de la transplantation pulmonaire.

INHIBITEURS DE LA PHOSPHODIESTÉRASE DE TYPE 5

Sildénafil

REVATIO				
20 mg X 3/j	90 cp. 20 mg 1 fl. pdre pour susp. buv. 10 mg/mL	HOP HOP	I I	

Tadalafil

ADCIRCA				
2 cp./j Insuffisance rénale ou hépatique : 1 cp./j	28 cp. 20 mg 56 cp. 20 mg	HOP HOP	I I	

PROPRIÉTÉS

Inhibiteurs de la phosphodiestérase de type 5 (PDE-5) actifs par voie orale.

INDICATIONS

HTAP idiopathique, familiale ou associée à une connectivite, de classe fonctionnelle III de la NYHA.

CONTRE-INDICATIONS

- Insuffisance hépatique sévère (Child-Pugh C).
- Antécédent récent d'accident vasculaire cérébral ou d'infarctus du myocarde.
- Hypotension sévère (pression artérielle < 90/50 mmHg) à l'initiation.
- Perte de la vision d'un œil due à une neuropathie optique ischémique antérieure non artéritique (NOIAN).

PRÉCAUTIONS D'EMPLOI

La gestion des effets indésirables en regard du rapport bénéfices/risques guide la thérapeutique de façon individuelle, en fonction du contexte pathologique et de la réponse du patient. Il existe des risques de priapisme et d'hypotension.

EFFETS INDÉSIRABLES

- Bouffées vasomotrices.
- Céphalées.
- Myalgies.
- Hypotension.
- Troubles digestifs.
- Neuropathie optique ischémique.

INTERACTIONS MÉDICAMENTEUSES

Contre-indiqué avec les inhibiteurs/inducteurs puissants du CYP3A4.

Adaptation posologique avec les inhibiteurs/inducteurs légers.

Dérivés nitrés et donneurs de monoxyde d'azote.

HYPERTENSION PULMONAIRE (2)

Classification [2]

1. Hypertension artérielle pulmonaire
1.1 Idiopathique
1.2 Héritable (mutation de *BMPR2* principalement)
1.3 Induite par des médicaments et des toxiques
1.4 Associée : connectivites, VIH, hypertension portale, cardiopathie congénitale, schistosomiase
1'Maladie veino-occlusive et/ou hémaniomatose capillaire pulmonaire
1''Hypertension pulmonaire persistante du nouveau-né
2. Hypertension pulmonaire due aux cardiopathies gauches
2.1 Dysfonction systolique du ventricule gauche
2.2 Dysfonction diastolique du ventricule gauche
2.3 Valvulopathie
2.4 Cardiomyopathie congénitale
3. Hypertension pulmonaire due aux maladies respiratoires et/ou à une hypoxie
3.1 Maladie pulmonaire obstructive chronique
3.2 Maladie pulmonaire interstitielle
3.3 Autres maladies pulmonaires restrictives et/ou obstructives
3.4 Troubles ventilatoires du sommeil
3.5 Syndromes d'hypoventilation alvéolaire
3.6 Exposition chronique à la haute altitude
3.7 Anomalies du développement pulmonaire
4. Hypertension pulmonaire thromboembolique chronique
5. Hypertension pulmonaire de mécanismes non clairs ou multifactorielle
5.1 Troubles hématologiques : troubles myéloprolifératifs, splénectomie, anémie hémolytique chronique
5.2 Troubles systémiques : sarcoïdose, hystiocytose pulmonaire, lymphangioléiomyomatose, neurofibromatose, vascularites
5.3 Troubles métaboliques : glycogénoses, maladie de Gaucher, troubles thyroïdiens
5.4 Autres : obstruction tumorale, médiastinite fibrosante, insuffisance rénale chronique dialysée, hypertension pulmonaire segmentaire

Signes cliniques

- Dyspnée d'effort associée ou non à des signes d'insuffisance cardiaque droite.
- Douleurs thoraciques, hépatalgies d'effort.
- Palpitations, lipothymies ou syncopes à l'effort.
- Recherche d'antécédants familiaux pour les formes héritables.

ANTAGONISTES DES RÉCEPTEURS DE L'ENDOTHÉLINE (1)

■ Ambisentan

VOLIBRIS					
1 cp./j à 5 ou 10 mg en fonction du contexte	30 cp. 5 mg 30 cp. 10 mg	HOP HOP	I I		

PROPRIÉTÉS

L'**ambrisentan** est un antagoniste sélectif des récepteurs de type A de l'entothéline (ET_A), actif par voie orale.

INDICATIONS

Traitement de l'HTAP idiopathique ou associée à une connectivite de classe fonctionnelle II ou III NYHA.

CONTRE-INDICATIONS

Hypersensibilité à l'**ambrisentan**, grossesse, allaitement, absence de contraception efficace chez la femme en âge de procréer, insuffisance hépatique sévère et transaminases > 3N avant l'initiation du traitement.

PRÉCAUTIONS D'EMPLOI

Une NFS mensuelle doit être réalisée en raison de l'apparition fréquente d'anémies.

EFFETS INDÉSIRABLES

œdèmes périphériques et rétention hydrique, anémie, céphalées et bouffées vasomotrices. Tératogénicité.

INTERACTIONS MÉDICAMENTEUSES

L'association avec la **ciclosporine A** pose des problème de surexposition et l'initiatiation d'un traitement concomitant avec la **rifampicine** doit être étroitement surveillée.

■ Bosentan

TRACLEER					
62,5 mg x 2/j pendant 4 sem. puis 125 mg x 2/j	56 cp. 32 mg 56 cp. 62,5 mg 56 cp. 125 mg	HOP HOP HOP	I I I		

PROPRIÉTÉS

Le **bosentan** est un antagoniste mixte des récepteurs de type A et de type B de l'endothéline (ET_A) et ET_B), actif par voie orale.

INDICATIONS

Traitement de l'HTAP idiopathique, familiale, associée à une connectivite, à une cardiopathie congénitale de type *shunt* gauche-droite avec syndome d'Eisenmenger, de classe fonctionnelle III de la NYHA

CONTRE-INDICATIONS

Insuffisance hépatique modérée à sévère correspondant à la classe B ou C de la classification de Child-Pugh et transaminases > 3N.

PRÉCAUTIONS D'EMPLOI

Une surveillance étroite du bilan hépatique doit être mise en place avant même l'instauration du traitment, tout au long de la 1re sem., tous les 15 j pendant 2 mois puis 1 fois/mois. Contraception efficace.

EFFETS INDÉSIRABLES

Céphalées, bouffées de chaleur, cytolyses hépatiques, myalgies et œdèmes des membres inférieurs.

INTERACTIONS MÉDICAMENTEUSES

Le **bosentan** est un iducteur des CYP 2C9, 3A4 et 2C19, et en est également le substrat. L'association avec des inhibiteurs/inducteurs de ces CYP doit être faite avec précaution. L'association avec le glibenclamide, le **fluconazole** et la **ciclosporine A** est contre-indiquée.

HYPERTENSION PULMONAIRE (3)

Bilan paraclinique

Examen d'orientation

L'échographie cardiaque transthoracique permet de rechercher des signes évocateurs d'HTAP. La mesure de la vitesse du flux d'insuffisance tricuspide permet notamment d'estimer la pression artérielle pulmonaire systolique. La sensibilité et la spécificité restent cependant moyennes, et le diagnostic d'HTAP ne peut être affirmé sur cet examen.

Diagnostic positif

- Le diagnostic d'HTAP repose sur la réalisation d'un cathétérisme cardiaque droit (PAPm ≥ 25 mmHg et PAPO ≤ 15 mmHg) avec mesure du débit cardiaque.
- Un test de vasoréactivité en aigu est réalisé par inhalation de monoxyde d'azote (NO). Lors de ce test, une réduction de la PAPm ≥ 10 mmHg pour obtenir une PAPm ≤ 40 mmHg avec un débit cardiaque augmenté ou inchangé définit une réponse en aigu. Cette réponse en aigu est prédictive de la réponse au long cours au traitement par **inhibiteurs calciques** (uniquement un faible pourcentage des patients atteints d'HTAP).

Bilan afin d'éliminer une autre cause d'hypertension pulmonaire

- Recherche d'une pathologie cardiaque (groupe 2) : échographie cardiaque (parfois cathétérisme cardiaque gauche et coronarographie).
- Recherche de maladie respiratoire ou hypoxémie chronique (groupe 3) : GDS, EFR + DLCO, TDM thoracique.
- Recherche de maladie thromboembolique (groupe 4) : scintigraphie pulmonaire ventilation/perfusion (une scintigraphie normale élimine le diagnostic de maladie thromboembolique chronique).

Bilan étiologique d'une HTAP (groupe 1)

- Recherche d'une hypertension portale : écho-Doppler porte, sérologies VHC et VHB.
- Recherche de connectivites : facteurs antinucléaires.
- Sérologie VIH.

Paramètres d'évaluation de la sévérité d'une HTAP

- Classe fonctionnelle NYHA.
- Test de marche des 6 minutes.
- Cathétérisme droit : en particulier baisse du débit cardiaque.
- Échographie cardiaque : épanchement péricardique, signes de dysfonction cardiaque droite majeure.
- BNP ou NT-proBNP.

ANTAGONISTES DES RÉCEPTEURS DE L'ENDOTHÉLINE (2)

Macitentan

OPSUMIT						
A. : 10 mg/j au cours ou en dehors des repas Le patient doit respecter un horaire fixe de prise quotidienne	30 cp. 10 mg		HOP			

PROPRIÉTÉS

Le macitentan est un antagoniste mixte des récepteurs de type A et de type B de l'endothéline (ET_A) et ET_B), actif par voie orale.

INDICATIONS

Traitement au long cours des patients adultes atteints d'hypertension artérielle pulmonaire (HTAP) en classe fonctionnelle (CF) OMS II ou III.

CONTRE-INDICATIONS

Insuffisance hépatique sévère ou transminases > 3N.

Grossesse ou allaitement : les femmes en âge de procréer doivent être sous contraception efficace.

PRÉCAUTIONS D'EMPLOI

Dosage des transaminases avant introduction du traitement

EFFETS INDÉSIRABLES

Effets indésirables fréquents : rhinopharyngites, bronchites, céphalées, rétention hydrique, anémie, augmentation des transaminases.

INTERACTIONS MÉDICAMENTEUSES

Eviter l'administration concomitante avec les inducteurs ou inhibiteurs puissants du CYP450 3A4 tels que les **antifongiques azolés**, les **inhibiteurs de protéases** ou la **rifampicine**.

HYPERTENSION PULMONAIRE (4)

Prise en charge de l'HTAP

Mesures générales

- La grossesse doit être formellement contre-indiquée. Une contraception doit être proposée aux femmes en âge de procéer.
- Vaccinations anti-grippale et anti-pneumococcique.
- Oxygénothérapie chez les patients hypoxémiques.
- Éviter les activités physiques excessives responsables de symptômes.
- Soutien psychologique et social.

Traitement conventionnel

- Traitement diurétique indiqué en cas de signes d'insuffisace cardiaque droite ou de rétention hydrosodée.
- Traitement anticoagulant oral (objectif INR 1,5-2,5) en cas d'HTAP idiopathique, HTAP héritable, et HTAP liée à la prise d'anorexigène. Il peut être envisagé chez les patients ayant une HTAP associée en l'absence de contre-indication.
- La **digoxine** peut s'envisager chez les patients ayant une HTAP développant une tachyarythmie atriale afin de ralentir la fréquence.

Traitement médicamenteux spécifique de l'HTAP du groupe 1

> La prise en charge des patients atteints d'HTAP impose une évaluation dans un **centre de compétence ou de référence**.
> Aucun traitement spécifique ne doit être envisagé en l'absence de confirmation de l'HTAP par cathétérisme cardiaque droit.
> Les traitements spécifiques sont recommandés uniquement pour les patients présentant une HTAP du groupe 1 (*cf.* Classification).

- Chez de rares patients (< 10 % des HTAP idiopathiques), il existe une réponse vasodilatatrice en aigu. Chez ces patients, les traitements par **inhibiteur calcique** à forte dose doivent être initiés, permettant d'améliorer très significativement la survie de ces « répondeurs ».
- En l'absence de réponse en aigu au NO, les **inhibiteurs calciques** sont délétères et ne doivent pas être utilisés. Il existe alors une indication aux traitements spécifiques de l'HTAP. Ces traitements ciblant la dysfonction endothéliale ont une action vasodilatatrice et antiproliférative comportent 3 classes médicamenteuses :
  - **prostacyclines et leurs dérivés** : **époprosténol** intraveineux continu, **tréprostinil** sous-cutané ou **iloprost** inhalé ;
  - **antagonistes des récepteurs de l'endothéline (ARE)** : **bosentan, ambrisentan, macitentan** (traitements oraux) ;
  - **inhibiteurs des phosphodiestérases de type 5 (IPDE5)** : **sildénafil** et **tadalafil** (traitements oraux).
- Les recommandations actuelles ERS/ESC [1] proposent de déterminer la stratégie thérapeutique en fonction de la classe fonctionnelle NYHA :
  - pour les patients en classe fonctionnelle NYHA II, les traitements par voie orale (**ARE** ou **IPDE5**) sont privilégiés ;
  - pour les patients en classe fonctionnelle NYHA III, les 3 classes thérapeutiques peuvent être proposées ;
  - pour les patients les plus sévères en classe fonctionnelle NYHA IV, le traitement de référence est l'**époprosténol** administré en IVC du fait de sa 1/2 vie très courte.
- Après l'initiation d'un traitement spécifique, une réévaluation à 4 mois est nécessaire, elle comprend : classe fonctionnelle NYHA, test de marche de 6 minutes, et cathététérisme cardiaque. En l'absence d'amélioration clinique, fonctionnelle ou hémodynamique satisfaisante, il est proposé d'associer les différents traitements (**traitement combiné séquentiel**).
- La stratégie actuelle de prise en charge actuelle s'oriente de plus en plus vers des **traitements combinés d'emblée.**
- En l'absence d'amélioration, l'indication d'une transplantation (bipulmonaire ou cardiopulmonaire) doit être discutée.

ANALOGUES DES PROTACYCLINES

■ Époprosténol

FLOLAN					
IV continue 24 h/24	1 inj. 0,5 mg pdre + solv.	HOP	I		
	1 inj. 1,5 mg pdre + solv.	HOP	I		

■ Iloprost

VENTAVIS					
Sol. pour inhalation 6-9 x/j	30 amp. 1 mL (10 µg/mL)	HOP	I		
	30 amp. 2 mL (10 µg/mL)	HOP	I		

■ Tréprostinil

REMODULIN					
SC/IV continue	1 fl. 20 mL (1 mg/mL) pour perf.	HOP	I		
	1 fl. 20 mL (2,5 mg/mL) pour perf.	HOP	I		
	1 fl. 20 mL (5 mg/mL) pour perf.	HOP	I		
	1 fl. 20 mL (10 mg/mL) pour perf.	HOP	I		

PROPRIÉTÉS

Ces analogues de la prostacycline agissent sur une des « voies pharmacologiques » impliquées dans l'HTAP. Ceux-ci minimisent l'épaississement des parois vaculaires pulmonaires et impliquent une vasodilatation. ***REMODULIN*** présente une demi-vie bien plus longue (2-4 h) que celle de ***FLOLAN*** (2-7 min).

INDICATIONS

Traitement de l'HTAP de classe fonctionnelle III ou IV NYHA dans le but d'améliorer la tolérance à l'effort et les symptômes.

CONTRE-INDICATIONS

Hypersensibilité respectivement à l'**époprosténol**, l'**iloprost** ou au **tréprostinil**.

Insuffisance cardiaque congestive, insuffisance mitrale, maladie coronarienne, infarctus du myocarde < 6 mois, arythmies, tout contexte pathologique majorant les risques hémorragiques et suspicion de maladie veino-occlusive.

FLOLAN : œdème pulmonaire lors de la titration.

PRÉCAUTIONS D'EMPLOI

FLOLAN et ***REMODULIN*** : la présence du dispositif d'injection en continu justifie une attention toute particulière vis-à-vis du risque infectieux et de la douleur locale.

VENTAVIS : risque de bronchospasme lors de l'administration.

EFFETS INDÉSIRABLES

FLOLAN : douleurs, photosensibilité, tachycardie, flushs, douleur de la mâchoire, céphalées, troubles digestifs, syndrome pseudo-grippal, vertiges, anxiété et asthénie.

VENTAVIS : toux, céphalées, douleur de la mâchoire, hypotension, nausées et rash cutané.

REMODULIN : douleurs/réactions au site d'injection, éruptions cutanées, rashs, douleurs à la mâchoire, œdèmes, céphalées et troubles digestifs.

INTERACTIONS MÉDICAMENTEUSES

Avec les **diurétiques**, **antihypertenseurs** ou **vasodilatateurs** qui majorent le risque d'hypotension et les **AINS**, **antiagrégants plaquettaires** et **anticoagulants** qui majorent le risque de saignement.

HYPERTENSION PULMONAIRE (5)

Prise en charge des autres formes d'hypertension pulmonaire (hors HTAP)

Dans les autres formes d'hypertension pulmonaire, le traitement repose sur le traitement étiologique.

- Groupe 2, HTP liée à une cardiopathie gauche : traitement de la cardiopathie gauche.
- Groupe 3, HTP liée aux maladies respiratoires chroniques ou à l'hypoxémie : oxygénothérapie, traitement de la pathologie pulmonaire.
- Groupe 4, HTP liée à une maladie thromboembolique chronique : l'indication d'un geste chirurgical par thromboendartériectomie ou endovasculaire par angioplastie pulmonaire doit systématiquement être discutée avec une équipe médicale et chirurgicale ayant l'expérience de cette pathologie. En cas d'inopérabilité ou de maladie persistante/récurrente après traitement chirurgical ou endovasculaire, les patients peuvent bénéficier d'un traitement oral par **riociguat (*ADEMPAS*)**.
- HTP groupe 1′, maladie veino-occlusive pulmonaire et/ou hémangiomatose capillaire pulmonaire : il s'agit d'une forme particulière d'HTAP touchant préférentiellement les veines pulmonaires, qui se caractérise par un mauvais pronostic et un risque d'œdème pulmonaire avec les traitements spécifiques de l'HTAP. Le traitement de référence reste la transplantation pulmonaire.

CONSENSUS

[1] Guidelines for the diagnosis and treatment of pulmonary hypertension, *ESC/ERS*, 2015.
[2] Updated clinical classification of pulmonary hypertension, *Collectif*, 2013.

ANTIHYPERTENSEUR PULMONAIRE

Riociguat

ADEMPAS					
Posologie initiale : 1 mg x 3/j pdt 2 sem. puis augmentation de 0,5 mg toutes les 2 sem. jusqu'à la posologie d'entretien : 2,5 mg x 3/j À adapter individuellement en fonction de la tolérance	42 cp. 0,5 mg 90 cp. 1 mg 42 cp. 1,5 mg 90 cp. 1,5 mg 90 cp. 2 mg 42 cp. 2,5 mg 90 cp. 2,5 mg	HOP HOP HOP HOP HOP HOP HOP	I I I I I I I		

PROPRIÉTÉS

Le **riociguat** stimule la guanylate-cyclase soluble (sGC), activée dans le système cardio-pulmonaire par le monoxyde d'azote (NO). Le **riociguat** sensibilise ainsi au NO endogène et améliore les paramètres hémodynamiques vasculaires pulmonaires.

INDICATIONS

Hypertension pulmonaire thromboembolique chronique, OMS II à III, inopérable ou persistante ou récurrente après traitement chirurgical.

CONTRE-INDICATIONS

Insuffisance hépatique sévère, hypotension artérielle ou grossesse.

PRÉCAUTIONS D'EMPLOI

Utilisation avec prudence chez les patients présentant ou ayant pour antécédents une maladie veino-occlusive pulmonaire, une hémorragie pulmonaire, une hypotension ou une insuffisance rénale.

Utilisation non recommandée chez les insuffisants rénaux sévères ou dialysés en raison d'un manque d'études cliniques réalisées.

Les femmes en âge de procréer doivent prendre une contraception efficace lors de leur mise ous traitement.

EFFETS INDÉSIRABLES

Très fréquents ou fréquents :

– troubles du système nerveux : vertiges, étourdissements ;

– troubles gastro-intestinaux : gastro-entérite, gastrite, reflux gastro-œsophagien, dysphagie, douleurs gastro-intestinales et abdominales, constipation, distension abdominale, dyspepsie, diarrhée, nausées, vomissements ;

– troubles cardiovasculaires : œdèmes périphériques, palpitations, hypotension ;

– troubles respiratoires : hémotypsie, épistaxis, congestion nasale ;

– anémie.

Peu fréquent mais sévère : hémorragie pulmonaire.

INTERACTIONS MÉDICAMENTEUSES

Association contre-indiquée avec :

– **dérivés nitrés** et **inhibiteurs de la phosphodiestérase 5** en raison du risque d'hypotension ;

– inhibiteurs puissants du CYP et des protéines de transport P-gp, tels que les **antifongiques azolés** (ex : **kétoconazole**, **itraconazole**) ou les **inhibiteurs de la protéase du VIH** en raison de l'interaction avec le métabolisme hépatique *via* les CYP450 du **riociguat**.

Une étude a montré l'absence d'interaction entre le riociguat et les **dérivés coumariniques**. Cependant, par précaution, une surveillance plus étroite de l'INR est recommandée.

Chez les fumeurs, l'exposition au **riociguat** est diminuée de 50 à 60 %, en raison de l'effet inducteur du tabac sur la p-gp. Il est donc conseillé aux patients d'arrêter de fumer.

HÉMOPTYSIE (1)

Définition

C'est le rejet de sang par la bouche, provenant des voies aériennes sous-glottiques (donc après un effort de toux +++).

Étiologie

Causes fréquentes (sang rouge)
- Dilatation des bronches (DDB) diffuse ou localisée (surinfectée, le plus souvent).
- Tuberculose active.
- Cancer bronchopulmonaire.

Causes cardiovasculaires
- Embolie pulmonaire (sang noirâtre).
- Rétrécissement mitral (ou insuffisance cardiaque gauche).

Chez un ancien tuberculeux, évoquer
- Rechute tuberculeuse ; dilatation des bronches séquellaire ; greffe aspergillaire dans une cavité résiduelle (aspergillome) ; broncholithiase ; cancer sur cicatrice.

Causes rares
- Tumeurs bronchiques bénignes ; malformations vasculaires (angiomes, séquestration pulmonaire) ; hémorragie intra-alvéolaire (vascularites).

Diagnostic « d'élimination » (après contrôle fibroscopique)
- Bronchite aiguë, pneumopathie aiguë.

Évaluation rapide de la gravité

Abondance du saignement
- Faible = stries sanglantes (crachats hémoptoïques).
- Moyenne = 1/2 à 1 verre (100 mL).
- Grande ≥ 200 mL (ou > 500 mL/24 h).

Signes de détresse respiratoire
Dyspnée, FR > 30/min, cyanose, tirage.

Signes de déglobulisation (rares !)
Pouls > 110/min, collapsus, pâleur.

> Le réel risque vital est l'asphyxie par inondation alvéolaire, plutôt que la spoliation sanguine.

Hospitalisation (surveillance +++ car risque de récidive massive)

Examens à faire en urgence
- NFS-plaquettes, hémostase, groupe sanguin et RAI.
- Gazométrie artérielle, ECG.
- Radio de thorax + angio-TDM thoracique (diagnostic étiologique + localisation du saignement + cartographie vasculaire en vue d'une procédure d'artério-embolisation).
- Fibroscopie bronchique permettant de localiser l'origine du saignement et d'orienter le diagnostic.

HÉMOPTYSIE (2)

Traitement symptomatique (hémoptysie massive ou récidivante)

• Aspiration pharyngo-trachéale répétée.

• Oxygène par sonde de gros calibre, 4-6 L/min, avec surveillance SaO_2 (saturomètre).

• Voie d'abord veineux (bon calibre, pour éventuel remplissage vasculaire par macromolécules, voire transfusion) avec perfusion de G5 % « garde-veine ».

• **Artério-embolisation bronchique** si radiologie interventionnelle disponible.

• Vasoconstricteurs type ***GLYPRESSINE*** 1 mg IV/4 h ; prudence chez le coronarien, surveillance PA ++. **Attention :** les vasoconstricteurs compliquent les procédures d'artério-embolisation dans les 6 h suivant leur injection.

• Surveillance : hémoptysie (crachoir/4 h), pouls, PA, diurèse, fréquence respiratoire, examen clinique ; gazométrie, radiographie, ionogramme.

• La fibroscopie bronchique en période hémorragique (avec chariot d'urgence à proximité !) a plusieurs intérêts :

1) localisation du saignement (permet de guider l'artériographie ou, en cas de besoin, une intubation sélective du côté sain) ;

2) désobstruction/aspiration ;

3) visualisation éventuelle de la cause (tumeur, etc.) ;

4) aide à l'hémostase (injection locale de vasoconstricteurs : **adrénaline** diluée) ;

5) recherche BK et cytologique dans le produit d'aspiration bronchique.

• En cas d'asphyxie : décubitus latéral avec poumon qui saigne en bas (pour préserver le poumon controlatéral d'une inondation sanguine), intubation à double lumière ou sélective (guidée par fibroscopie) du côté sain, ou sonde de Carlens (double lumière) par anesthésiste entraîné.

• En cas d'hémoptysie non contrôlée, il est nécessaire de réaliser une thoracotomie d'hémostase.

Traitement étiologique

Antibiothérapie d'une surinfection de DDB, d'une tuberculose ; chirurgie d'un cancer.

SARCOÏDOSE (1)

C'est une granulomatose systémique d'étiologie inconnue, comportant une atteinte médiastino-pulmonaire dans 90 % des cas.

Le diagnostic repose sur l'histologie (**granulome tuberculoïde** sans nécrose caséeuse) et l'élimination des autres causes de granulome (en particulier BK !) ; les biopsies bronchiques sont positives dans 70 % des cas.

Deux tiers des cas sont asymptomatiques (surtout type I), découverts sur une radiographie systématique.

Incidence 10 à 20 pour 100 000 avec un sex ratio à 1, la sarcoïdose est plus fréquente chez les patients de race noire, avec des formes plus sévères. Il existe 2 pics d'incidence : entre 20 et 50 ans puis un second pic plus petit, après 60 ans.

Types radiologiques [1]

- Type 0 (10 % des cas) : radiographie normale.
- Type I (50 % des cas) : adénopathies hilaires et/ou médiastinales isolées (souvent « BBS » = basses, bilatérales, symétriques).
- Type II (25 % des cas) : infiltration parenchymateuse associée aux adénopathies.
- Type III (10 % des cas) : infiltration parenchymateuse sans adénopathie ni fibrose.
- Type IV (10 % des cas) : signes radiologiques de fibrose.

Pronostic

La plupart des cas guérissent spontanément dans les 2 ans, sans séquelle.

Le tableau clinique s'étend de la forme asymptomatique (surveillance) aux formes graves (urgence thérapeutique) voire mortelles.

- Type I : 80 % de guérison spontanée (et 100 % pour les syndromes de Löfgren) ; 10 % évoluent vers un type II.
- Type II : 60 % de guérison spontanée ; 10 % évoluent vers un type IV.
- Type III : 30 % de guérison spontanée ; 10 % évoluent vers un type IV.
- Type IV : pas de guérison, par définition ; peut se compliquer d'**insuffisance respiratoire chronique** ; des cavités apicales peuvent être le siège d'une greffe aspergillaire (**aspergillome**).

Le pronostic de la sarcoïdose est souvent lié aux formes extrapulmonaires (cardiaque, rénale, système nerveux central, ophtalmologique).

Bilan

Diagnostic :

– TDM thoracique avec coupes millimétriques en première intention, radiographie thoracique (plutôt pour le suivi) ;

– fibroscopie bronchique avec lavage bronchiolo-alvéolaire et biopsies bronchiques ;

– ± biopsie des glandes salivaires accessoires.

Déterminer la sévérité :

– EFR (DLCO), gaz du sang artériel, ECG ;

– biologie : NFS (lymphopénie), bilan hépatique, fonction rénale, calcémie et calciurie des 24 h ;

– examen neurologique complet ;

– examen ophtalmologique complet.

Exclusion des diagnostics alternatifs : IDR (tuberculose) et exposition professionnelle (béryliose).

SARCOÏDOSE (2)

Indications thérapeutiques

Il n'y a pas de consensus dans l'attitude thérapeutique.

Les formes à traiter sont les formes avec mauvais pronostic spontané ou associées à des atteintes extra-pulmonaires mettant en jeu le pronostic fonctionnel d'un organe ou entraînant un risque vital.

Aucun traitement ne doit être instauré sans une preuve histologique.

Le traitement est basé sur la corticothérapie dont les indications reconnues sont :

– en cas de localisation grave : neurologique centrale, myocardique, ophtalmologique, néphrite, interstitielle cutanée mutilante ;

– en cas d'hypercalcémie menaçante ;

– en cas de signes généraux marqués (fièvre, amaigrissement) ;

– en cas d'atteinte pulmonaire avec retentissement fonctionnel (DLCO < 70 %, syndrome obstructif, effet shunt aux gaz du sang).

Dans tous les autres cas, il s'agit d'une abstention thérapeutique avec une surveillance étroite.

Modalités de la corticothérapie

- **Prednisone** (*CORTANCYL*), 0,5 mg/kg/j en dose d'attaque pendant 1 mois, puis **décroissance progressive**, jusqu'à une dose minimale effective, à poursuivre pour une durée totale de traitement de 6 à 24 mois.
- La moitié des rechutes surviennent dans les 2 mois suivant l'arrêt des **corticoïdes**.

En cas de rechute lors de la dégression, reprendre la posologie antérieure ; la guérison définitive n'est affirmée qu'au bout d'un an de suivi après la fin du traitement.

- **Mesures associées** : pas d'exposition au soleil ; régime pauvre en calcium ; **biphosphonates** ; contre-indication de la **vitamine D** ; prophylaxie antituberculeuse si IDR + chez un sujet non vacciné (Africains ++), **corticoïdes inhalés** en cas de toux invalidantes, arrêt du tabac.
- Alternatives thérapeutiques en cas de maladie non controlée sous **corticoïdes** oraux ou en cas d'effets secondaires intolérables des **corticoïdes** :

– **immunosuppresseurs** : **méthotrexate** (5 à 10 mg/sem. en IM) en seconde intention, **azathioprine** (*IMUREL*), **cyclophosphamide** (*ENDOXAN*) ;

– autres : **anti-TNF**, **thalidomide**, ou **antipaludéens de synthèse** (*PLAQUENIL*), 400 mg/j *per os* en moyenne.

- En cas de maladie évolutive au stade de fibrose pulmonaire avec insuffisance respiratoire, on peut envisager la transplantation pulmonaire.

CONSENSUS

[1] Interstitial lung disease guideline, *BTS*, 2008.

TOUX (1)

La toux est un **phénomène de défense** réflexe, répondant à la stimulation de récepteurs périphériques (situés sur les muqueuses des voies respiratoires, du nez aux bronchioles, mais également sur la plèvre, le péricarde ou même le conduit auditif externe). Elle est destinée, avant tout, à **libérer les voies aériennes** (d'une agression extrinsèque, tel qu'un corps étranger, ou de sécrétions endogènes).

> La toux doit être respectée dans la plupart des cas !

Démarche diagnostique

Il faut préciser : l'ancienneté, l'horaire (surtout diurne/nocturne), les circonstances déclenchantes (position, exposition à un allergène, effort, etc.), les signes d'accompagnement (pyrosis, etc.), et surtout son caractère productif (et dans ce cas, le type d'expectoration) ou non (toux sèche).

Une toux chronique est définie par une toux persistant plus de 3 sem. Cette définition est arbitraire et a pour but d'éliminer les toux post-infectieuses, rapidement résolutives, qui ne nécessitent aucune investigation.

Critères de gravité devant une toux aiguë : dyspnée, douleur thoracique, hémoptysie, immunodéprimé, insuffisant respiratoire sévère. La présence d'un critère de gravité impose des explorations complémentaires en urgence en milieu hospitalier.

Dans la plupart des cas, la toux peut être facilement rattachée à un **contexte pathologique**, aigu (trachéo-bronchite) ou chronique connu (bronchite chronique).

Dans tous les autres cas, l'examen clé (en plus de l'examen clinique) est la **radiographie de thorax**.

Si celle-ci est normale, et en l'absence de contexte devant orienter les investigations (pyrosis : reflux gastro-œsophagien, à confirmer par gastroscopie ± pHmétrie ; tabac : bronchite chronique, mais ne pas oublier le cancer, justifiant une fibroscopie bronchique ; expectoration mousseuse, survenue à l'effort : insuffisance cardiaque ; toux médicamenteuse : inhibiteurs de l'enzyme de conversion, etc.), celles-ci devront s'orienter dans deux directions principales :

– une **cause ORL** : radiographie des sinus et examen ORL (sinusite, rhinite) ;
– l'**asthme** (toux « équivalent-asthmatique ») : faire une spirométrie ; le plus souvent normale, justifiant un test de provocation bronchique non spécifique (métacholine).

De plus, devant une toux chronique non fébrile, à recrudescence nocturne et insomniante chez l'adulte, il faut évoquer la **coqueluche**. Si l'incidence de la coqueluche chez les nourrissons est en baisse depuis les 15 dernières années, la proportion de contaminateurs adultes de plus de 30 ans a fortement augmenté, faute de couverture vaccinale suffisante. Le diagnostic repose sur la description de la toux, l'absence de vaccination et la culture ± PCR dans les 2-3 premières sem. des symptômes [1].

ANTITUSSIFS (1) – OPIACÉS (1)

Codéine

NÉO-CODION					
Toux sèche : 1 cp. ou 1 càs x 2 à 4/j	20 cp. 15 mg 12 càs 15 mg (1 fl. 180 mL)	2,05		NR 30 %	0,17

Codéthyline ou éthylmorphine

TUSSIPAX					
A. et E. > 15 ans : 1 cp. x 3/j	15 cp. 10 mg + 10 mg de **codéine**	1,78		30 %	0,12

Dextrométhorphane

ATUXANE					
2 à 3 c-mes. x 2 à 4/j	25 c-mes. 10 mg (1 fl. 125 mL)			NR	
DRILL					
Existe sans sucre : 2 c-mes. x 3 à 4/j	30 c-mes. 15 mg (1 fl. 125 mL)			NR	
TUXIUM					
1 caps. x 2 à 4/j	12 caps. 30 mg	1,73		30 %	0,14
TUSSIDANE					
3 à 4 c-mes./j espacées d'au moins 4 h 0,5-1 cp. x 3 à 4/j	25 c-mes. 1,5 mg/mL (1 fl. 125 mL)	1,76		30 %	0,07
	50 c-mes. 1,5 mg/mL (1 fl. 250 mL)	2,30		30 %	0,05
	12 cp. 30 mg	1,69		30 %	0,14
NODEX					
1 dose à renouveler toutes les 4 h Max 4/j	10 doses 10 mL			NR	
BIOCADEXTRO					
E. 6-15 ans et > 20 kg 0,25 à 1 mg/kg/adm. à répéter si besoin en respectant 4 h entre 2 prises pendant 5 j max	20 c-mes. 5 mL (1 mg/mL)	1,63		30 %	0,08
FLUIMUCIL DEXTROMETHORPHANE					
15 à 30 mg (1,5 à 3 gobelets doseurs) par prise jusqu'à 120 mg/j	15 sach.-doses 15 mg/5 mL			NR	
	40 gobelets doseurs 5 mL (2 mg/mL)			NR	

TOUX (2)

Traitement

En l'absence d'élément d'orientation diagnostique, le traitement est celui de la rhinorhée postérieure chronique associant **vasoconstricteurs nasaux et antihistaminiques** durant 3 sem. (recommandations toux ORL).

Sinon, le traitement est avant tout **étiologique +++**, p. ex. antibiotiques en cas d'infection ; traitement d'une insuffisance cardiaque ; traitement antireflux ; traitement anti-inflammatoire inhalé pour un asthme ou dans le cadre d'une hyperréactivité bronchique post-infectieuse ; par exemple : **budésonide** (***PULMICORT TURBUHALER*** 200 µg) : 2 bouff. x 2/j.

En cas de toux productive, la kinésithérapie respiratoire est un élément essentiel du traitement.

Les **antitussifs** ne doivent être prescrits qu'en cas de toux **sèche**, **non productive**, invalidante, et de toute façon « en appoint » pour une **courte durée**.

> Les **antitussifs** sont contre-indiqués en cas de toux productive, et chez les personnes âgées et les insuffisants respiratoires chroniques.

Encombrement respiratoire

Il est lié à l'incapacité par le malade d'avoir une toux efficace, c'est-à-dire permettant l'expectoration. Certaines circonstances favorisent sa survenue : personnes âgées, maladie neuromusculaire, période postopératoire, prise de sédatifs, décubitus prolongé, etc.

Les **antitussifs** sont donc formellement contre-indiqués, de même que les mucomodificateurs, les deux risquant d'aggraver l'encombrement respiratoire !

Le traitement consiste donc en une **kinésithérapie** respiratoire.

CONSENSUS

[1] Conduite à tenir devant un ou plusieurs cas de coqueluche, *HCSP*, 2014.

ANTITUSSIFS (2) – OPIACÉS (2)

Pholcodine

BIOCALYPTOL					
A. : 15 mL (1 godet doseur) x 1 à 4/j E. 35-50 kg : 5 mL (2 graduations) x 1 à 6/j E. 20-35 kg : 2,5 mL (1 graduation) x 1 à 6/j E. 20-35 kg : 2,5 mL (1 graduation) x 2 à 3/j	13 godets doseurs	2,55	I	30 %	0,20

PROPRIÉTÉS

Antitussifs opiacés (action dépressive sur les centres respiratoires et de la toux). Demi-vie d'environ 3 h.

Le **dextrométhorphane** est moins puissant que la **codéine** et la **codéthyline** : non dépresseur respiratoire à dose thérapeutique (60 à 120 mg/j, en espaçant les prises d'au moins 4 h), moindre risque de somnolence.

INDICATIONS

Traitement symptomatique des toux sèches non productives gênantes.

CONTRE-INDICATIONS

Allaitement : risque d'hypotonie ou de pause respiratoire pour l'enfant.

Grossesse : éviter, surtout en fin de grossesse (risque de dépression respiratoire ou syndrome de sevrage chez le nouveau-né).

Insuffisance respiratoire.

Toux de l'asthmatique ou toux productive.

PRÉCAUTIONS D'EMPLOI

Avant de prescrire un **antitussif**, rechercher les causes de la toux qui requièrent un traitement spécifique.

Respecter les toux productives.

Pas de traitement prolongé au-delà de quelques jours (risque de dépendance, surtout à forte dose).

Ne pas boire d'alcool.

Prudence chez les conducteurs et utilisateurs de machines (somnolence) ou en cas d'hypertension intracrânienne (pourrait être majorée).

Diabète : préférer les spécialités sans sucre.

Sujets âgés ou insuffisance hépatique : réduire la posologie initiale de moitié.

Réaction positive au contrôle antidopage.

EFFETS INDÉSIRABLES

Constipation, somnolence, vertiges, nausées, vomissements.

Rares : risque de bronchospasme, réactions cutanées allergiques, dépression respiratoire.

À doses supra-thérapeutiques : risque de dépendance et de syndrome de sevrage à l'arrêt.

Surdosage (intoxication opioïde) : myosis, bradypnée (risque d'arrêt respiratoire), cyanose, somnolence, rash, vomissements, prurit, ataxie → assistance respiratoire, **naloxone**.

INTERACTIONS MÉDICAMENTEUSES

IMAO : association contre-indiquée avec le **dextrométhorphane**.

Déconseillé : alcool (majoration de l'effet sédatif).

Prendre en compte (majoration de la dépression centrale) : **analgésiques morphiniques** ou autres dépresseurs du SNC.

NOTE : Les spécialités associant un ou plusieurs autres principes actifs n'ont pas été citées ici. Seules les formes adultes ont été citées (ne pas donner aux enfants < 15 ans).

ANTITUSSIFS (3) – ANTIHISTAMINIQUES

Alimémazine

THÉRALÈNE						
Toux sèche : 1 à 2 cp. x 1 à 4/j ou 5 à 10 gttes x 1 à 4/j ou 1 càs x 1 à 6/j E. : 0,5 à 1 mg/kg/j en 2 à 4 prises	50 1200 15	cp. séc. 5 mg gttes 1 mL (fl. 30 mL) gobelets doseurs 2,5 mg (fl. sirop 150 mL)	1,23 1,44	II II	15 % 15 % NR	0,02 0,00

Oxomémazine

TOPLEXIL						
Toux sèche : A. : 10 mL x 1 à 4/j E. : 1 mL/kg de poids	30	càc 33 mg/mL (fl. sirop 150 mL avec gobelet dos.)			NR	

PROPRIÉTÉS

Antihistaminiques H1 (récepteurs centraux et périphériques), ayant une action antitussive, antisérotoninergique, sédative, et faiblement anticholinergique. Demi-vie = 4 h.

INDICATIONS

Traitement symptomatique des toux sèches gênantes non productives, en particulier nocturnes ou allergiques/irritatives.

CONTRE-INDICATIONS

Liées à l'effet anticholinergique : risque de glaucome par fermeture de l'angle, ou de rétention aiguë d'urine (troubles urétro-prostatiques).

Insuffisance respiratoire.

Toux productive.

Grossesse (1er et 3e trimestres) et **allaitement** : à éviter.

PRÉCAUTIONS D'EMPLOI

Avant de prescrire un **antitussif**, rechercher les causes de la toux qui requièrent un traitement spécifique.

Respecter les toux productives.

Pas de traitement prolongé au-delà de quelques jours (réexaminer la situation clinique).

Ne pas boire d'alcool.

Prudence chez les conducteurs et utilisateurs de machine (somnolence).

Diabète : tenir compte de la présence de saccharose dans la solution buvable et le sirop.

Sujets âgés : réduire la posologie initiale de moitié.

EFFETS INDÉSIRABLES

Somnolence diurne.

Effets atropiniques : augmentation de la viscosité des sécrétions bronchiques, sécheresse buccale, troubles de l'accommodation (risque de glaucome aigu), constipation, rétention urinaire, confusion mentale ou excitation chez le sujet âgé.

Rares : allergies cutanées, photosensibilisation, leucopénie.

Rarement, après administration prolongée de fortes doses : syndromes parkinsoniens.

Exceptionnel : agranulocytose.

Surdosage : coma ou excitation, convulsions, mydriase, parfois rougeur des téguments (face), hyperthermie, → **anticonvulsivants**, assistance respiratoire.

INTERACTIONS MÉDICAMENTEUSES

Déconseillé : alcool (majoration de l'effet sédatif).

Prendre en compte (majoration de la dépression centrale) : **analgésiques morphiniques**, ou autres dépresseurs du SNC, **hypnotiques**.

Prendre en compte (addition des effets atropiniques) : autres **anticholinergiques**.

> NOTE : Les spécialités associant un ou plusieurs autres principes actifs ne sont pas citées ici. Seules les formes adultes sont citées.

ANTITUSSIFS (4) – NON OPIACÉ ET NON ANTIHISTAMINIQUE

■ **Oxéladine**

PAXÉLADINE					
Double cuillère mesure : 2,5 et 5 mL Toux sèche : E. 15-20 kg : 2,5 mL x 3 ou 4/j E. 20-30 kg : 5 mL x 2 à 3/j E. 30-50 kg : 5 mL x 3 à 5/j A. : 5 mL x 5/j max	25 c-mes. 0,2 % (125 mL)	2,16		15 %	0,09

PROPRIÉTÉS

Antitussif d'action centrale, non opiacé non antihistaminique, non dépresseur respiratoire à doses thérapeutiques.

INDICATIONS

Traitement symptomatique des toux sèches non productives gênantes.

CONTRE-INDICATIONS

Grossesse : 1er trimestre.

PRÉCAUTIONS D'EMPLOI

Cet **antitussif** peut être utilisé en cas d'insuffisance respiratoire.

Avant de prescrire un **antitussif**, rechercher les causes de la toux qui requièrent un traitement spécifique.

Respecter les toux productives.

NOTE : Les spécialités associant un ou plusieurs autres principes actifs ne sont pas citées ici. Seules les formes adultes sont citées.

SEVRAGE TABAGIQUE (1)

Épidémiologie

En France, la consommation régulière de tabac concerne un tiers de la population adulte. Elle est en cause dans la survenue d'un cas de cancer sur trois et son poids dans la morbidité pulmonaire, cardiaque et vasculaire est considérable. Sa diminution dans la population constitue de loin le plus important de tous les facteurs susceptibles d'agir favorablement sur la morbidité et la mortalité prématurée. Le tabac est actuellement responsable en France de 73 000 décès prématurés/an, tuant un fumeur sur deux. Les projections tenant compte de l'évolution de la consommation ces dernières années, notamment dans la population féminine, prévoient 165 000 décès prématurés directement imputables au tabac en 2025 (450 morts/j). L'arrêt de la consommation de tabac constitue donc dans notre pays un problème de santé publique prioritaire.

Dépendance à la nicotine (évaluation)

L'arrêt de l'intoxication tabagique est bénéfique à tout âge et ce bénéfice augmente avec la durée de l'abstinence. Toutefois, si un fumeur sur trois a essayé d'arrêter de fumer pendant l'année écoulée, rares sont ceux qui réussissent à maintenir une abstinence durable. L'un des obstacles majeurs à cet arrêt durable est le développement d'une dépendance à la nicotine.

Critères de dépendance à une substance

- Tolérance : augmentation de la consommation pour maintenir un effet constant (ou effet diminué en cas de consommation stable).
- Sevrage en cas d'arrêt de la consommation (dépendance qualifiée de « physique »).
- Consommation souvent plus importante ou plus prolongée que prévue.
- Désir ou efforts infructueux pour contrôler la consommation.
- Importance du temps consacré à rechercher, à consommer et à récupérer des effets de la substance.
- Réduction des activités sociales à cause de la consommation.
- Poursuite de la consommation en dépit de la conscience de ses conséquences néfastes.
- Cette définition s'applique à la nicotine pour définir la dépendance nicotinique.
- Le tabagisme peut être défini comme un comportement renforcé par une dépendance pharmacologique dont la nicotine est responsable.

> Le questionnaire de dépendance de Fagerström est l'outil le plus utilisé pour mesurer l'intensité de la dépendance à la nicotine. Il est confirmé, en centre spécialisé, par le dosage du CO expiré, de la cotinine urinaire.

Évaluation de la part des dépendances

- Dépendance physique ou pharmacologique, liée à la nicotine (test de Fagerström).
- Dépendance psychique (caractère plaisant, stimulant ou anxiolytique du tabac).
- Dépendance comportementale (rite, réflexes, habitude : dépendance gestuelle).

Le but est d'apporter une aide appropriée à chaque cas.

FLUIDIFIANTS BRONCHIQUES

■ Acétylcystéine

MUCOMYST					
Traitement d'appoint des troubles de la sécrétion bronchique : 1 sach. x 3/j	18 sach. 200 mg			NR	

■ Carbocistéine ou carbocystéine

RHINATHIOL					
Avec ou sans sucre Traitement d'appoint des troubles de la sécrétion bronchique : A : 1 gobelet-doseur x 3/j E : 1 c-mes. (100 mg) x 2/j	16 gobelets-doseurs (fl. 250 mL sirop A. 5 %)			NR	
	25 càc (fl. 125 mL sirop E. 2 %)			NR	
BRONCHOKOD					
A. : 1 càs x 3/j	16 càs 750 mg (fl. 250 mL sirop ou sol. buv. A. 5 %)			NR	
E. 2-5 ans : 1 càc x 2/j E. > 5 ans : 1 càc x 3/j	25 càc 100 mg (fl. 125 mL sirop ou sol. buv. E. 2 %)			NR	
A. : 1 sach. x 3/j	15 sach. 750 mg/10 mL sol. buv. caramel-vanille			NR	

■ Diacétylcystéine

MUCOTHIOL					
1 cp. x 3/j	20 cp. 200 mg			NR	

■ Erdostéine

VECTRINE					
1 cp. ou 1 sach. x 2/j	20 cp. 300 mg 20 sach. 300 mg			NR NR	

PROPRIÉTÉS

Action mucorégulatrice ou mucolytique : rupture des liaisons entre glycoprotéines. Diminuent la viscosité du mucus, favorisant l'expectoration des sécrétions bronchiques.

INDICATIONS

Traitement d'appoint des troubles de la sécrétion bronchique au cours d'affections bronchiques (surtout aiguës).

CONTRE-INDICATIONS

Ulcère gastroduodénal évolutif (**acétylcystéine**, **carbocistéine**).

Voies inhalée ou intratrachéale contre-indiquées en cas de bronchospasme.

Erdostéine : insuffisance rénale ou hépatique.

PRÉCAUTIONS D'EMPLOI

Grossesse et **allaitement** : à éviter.

Diabète : utiliser les formes « sans sucre ».

Formes locales : à diluer dans du sérum physiologique.

S'assurer d'un drainage bronchique efficace par la toux et/ou la kinésithérapie.

Ne pas associer avec des **antitussifs** ni avec des substances asséchant les sécrétions (atropiniques).

EFFETS INDÉSIRABLES

Gastralgies, nausées/vomissements, diarrhée : réduire la dose.

Risque d'inondation bronchique chez le malade incapable d'expectorer, indiquant une aspiration bronchique en urgence.

Exceptionnels : céphalées, vertiges, somnolence, réactions allergiques.

Voie locale : toux, bronchospasme.

INTERACTIONS MÉDICAMENTEUSES

Aérosols : ne pas mélanger avec d'autres produits (sauf β_2-**stimulants**).

SEVRAGE TABAGIQUE (2)

Conduite du traitement général [1]

Deux tiers des fumeurs cherchent à arrêter.
La plupart réussissent sans recourir au système de soins. Pour les autres, il n'existe aucune « méthode miracle ».

La prise en charge doit être globale en tenant compte de la part des diverses dépendances commençant par une aide à la maturation de la décision d'arrêt.

Conseil minimal d'aide à l'arrêt du tabac

Il consiste à demander systématiquement à chaque patient s'il est fumeur et s'il a envisagé d'arrêter de fumer. Les résultats des études contrôlées en médecine générale ont montré que poser deux questions : « Est-ce que vous fumez ? » puis « Voulez-vous arrêter de fumer ? » et offrir une brochure à ceux qui répondaient « oui » à la seconde question doublait le taux de succès de l'arrêt à long terme par rapport à l'arrêt spontané dans le groupe témoin.

Arrêt brutal, total et définitif

Choix du jour J : **à un moment propice (départ en vacances p. ex.)**

► *Soutien psycho-comportemental*

► *Conseils divers*

- Prévenir l'entourage, éviter au début les tentations (contacts avec les fumeurs) ; si conjoint fumeur : arrêter ensemble.
- Jeter cigarettes-briquets-cendriers.
- Activités physiques quotidiennes.
- Éviter les excitants (café, thé, alcool), boire beaucoup d'eau.
- « Petits moyens » : à chaque envie de fumer, boire un grand verre d'eau, se détendre, exercices respiratoires.

► *Soutien psychologique*

- Par le médecin (être disponible), la famille.
- Traitement des états anxio-dépressifs.

Conseils diététiques

En association avec le sport, la marche, ils vont limiter la prise de poids (3 kg en moyenne) : éviter les sucreries, le grignotage, privilégier les fruits et légumes.

Traitements médicamenteux

Substituts nicotiniques s'il existe une dépendance pharmacologique

- Si > 10 cigarettes/j et/ou critères de dépendance (Fagerström ≥ 5 ; ou 1re cigarette fumée < 30 min après le lever).
- Ils ont fait la preuve de leur efficacité (doublent le taux de sevrage) et leur sécurité d'emploi est admise dans les conditions normales d'utilisation, c'est-à-dire en cas de sevrage tabagique réel. Les risques cardiovasculaires attachés à leur utilisation semblent faibles, en particulier en comparaison avec les bénéfices attendus d'un sevrage.
- Il existe plusieurs modes d'administration : nicotine perlinguale (cp., gomme à mâcher), percutanée (dispositif transdermique qui assure une meilleure compliance) ou en inhalation. En cas de dépendance forte, il faut recourir soit à la gomme 4 mg, soit à la voie percutanée.

Une stratégie associant un traitement à libération prolongée (patchs adaptés à la dépendance) et des traitements permettant une délivrance rapide de nicotine (gommes, cp., inhaleur) semble plus proche des fluctuations de nicotinémie du fumeur (délivrance de nicotine en continue dans la journée avec pics de nicotinémie se rapprochant de ce qui se passe en cas de consommation de tabac).

Ex : ***NICORETTE*** gommes 4 mg : 6 à 10 gommes/j.

SUBSTITUTS NICOTINIQUES (1)

■ Nicotine

NICOPATCH					
Traitement de la dépendance nicotinique au cours du sevrage tabagique : application d'un dispositif adhésif transdermique (= pch.) chaque matin, à doses décroissantes (*cf.* Précautions d'emploi)	7 pch. 7 mg (10 cm²)			NR	
	28 pch. 7 mg (10 cm²)			NR	
	7 pch. 14 mg (20 cm²)			NR	
	28 pch. 14 mg (20 cm²)			NR	
	7 pch. 21 mg (30 cm²)			NR	
	28 pch. 21 mg (30 cm²)			NR	
NICORETTESKIN					
Idem ***NICOPATCH*** (retirer au coucher)	7 pch. 10 mg (9 cm²)			NR	
	28 pch. 10 mg (9 cm²)			NR	
	7 pch. 15 mg (13,5 cm²)			NR	
	28 pch. 15 mg (13,5 cm²)			NR	
	7 pch. 25 mg (22,5 cm²)			NR	
	28 pch. 25 mg (22,5 cm²)			NR	
NICORETTE					
Sans sucre Traitement de la dépendance nicotinique au cours du sevrage tabagique : mâcher une gomme chaque fois qu'est ressenti le besoin de fumer 8 à 12/j sans dépasser 30/j pour les gommes à 2 mg et 15/j pour celles à 4 mg	30 gom. 2 mg			NR	
	30 gom. fruits 2 mg			NR	
	30 gom. menthe fraîche 2 mg			NR	
	30 gom. menthe glaciale 2 mg			NR	
	105 gom. 2 mg			NR	
	105 gom. fruits 2 mg			NR	
	105 gom. menthe fraîche 2 mg			NR	
	105 gom. menthe glaciale 2 mg			NR	
	210 gom. 2 mg			NR	
	210 gom. menthe fraîche 2 mg			NR	
	210 gom. menthe glaciale 2 mg			NR	
	30 gom. menthe fraîche 4 mg			NR	
	30 gom. menthe glaciale 4 mg			NR	
	105 gom. 4 mg			NR	
	105 gom. menthe fraîche 4 mg			NR	
	105 gom. menthe glaciale 4 mg			NR	
	20 cp. à sucer 2 mg			NR	
	80 cp. à sucer 2 mg			NR	
NICORETTE INHALEUR					
Traitement de la dépendance nicotinique au cours du sevrage tabagique : inhaler une cartouche à la façon d'une cigarette, 20 min. chaque fois qu'est ressenti le besoin de fumer	6 cart. + inhal. buccale			NR	
	42 cart. + inhal. buccale			NR	
NICOTINELL TTS					
Traitement de la dépendance nicotinique au cours du sevrage tabagique : application d'un dispositif adhésif transdermique (= pch.) chaque matin, à doses décroissantes (*cf.* Précautions d'emploi)	7 pch. 7 mg (10 cm²)			NR	
	28 pch. 7 mg (10 cm²)			NR	
	7 pch. 14 mg (20 cm²)			NR	
	28 pch. 14 mg (20 cm²)			NR	
	7 pch. 21 mg (30 cm²)			NR	
	28 pch. 21 mg (30 cm²)			NR	

SEVRAGE TABAGIQUE (3)

Inhibiteur sélectif de la recapture neuronale des catécholamines (noradrénaline et dopamine)

Le **bupropion** (***ZYBAN LP***) est un antidépresseur approuvé par la FDA mais ne possède pas d'AMM en France pour le traitement de la dépression. Son mécanisme d'action présente des analogies avec celui des dérivés amphétaminiques, ce dont témoignait sa DCI initiale : **amfébutamone**. Il agirait aussi sur la dépendance psychique. Son efficacité ne semble pas supérieure à celle des **substituts nicotiniques** et son rapport bénéfice/risque paraît moins favorable. On attirera notamment l'attention du prescripteur sur le risque de crise convulsive dont l'incidence est de 0,1 %. Des insomnies sont possibles.

Ce traitement peut être associé à des **substituts nicotiniques.**

Ex : ***ZYBAN LP*** cp. 150 mg : 1 cp./j 1 sem. avant le début du sevrage, puis 2 cp./j à partir du 7ᵉ j, en 2 prises quotidiennes espacées d'au moins 8 h. Traitement à maintenir pour une durée totale de 7 à 9 sem.

La **varénicline** (***CHAMPIX***) est un traitement oral du sevrage tabagique qui doit être débuté 1 à 2 sem. avant le sevrage tabagique. L'association de ***CHAMPIX*** avec des substituts nicotiniques est déconseillée.

Ex : ***CHAMPIX*** de J1 à J3, 0,5 mg x 1/j puis de J4 à J7, 0,5 mg x 2/j et de J8 à la fin du traitement, 1 mg x 2/j pour un total de 12 sem. (pour les patients qui ont réussi à arrêter de fumer à la fin des 12 sem., une cure supplémentaire de 12 sem. à 1 mg x 2/j peut être proposée).

> Il est recommandé d'utiliser :
> - en 1ʳᵉ intention : **substituts nicotiniques** ;
> - en 2ᵉ intention : **varénicline** ;
> - en 3ᵉ intention : **bupropion**.

Cigarette électronique [2]

Ces « cigarettes » génèrent de la vapeur, qui imite la fumée des cigarettes habituelles. Certaines contiennent de la nicotine.

L'utilisation de la cigarette électronique est envisageable chez les fumeurs ne voulant pas ou n'ayant pas pu arrêter avec les traitement validés ou qui est demandeur de son utilisation, ou qui a déjà commencé à l'utiliser.

Malgré les incertitudes, il est très probable que la cigarette électronique présente moins de danger que les cigarettes traditionnelles.

Comme avec les stratégies conventionnelles, l'objectif doit être celui d'un arrêt total du tabac. La poursuite d'une consommation même très faible de cigarettes traditionnelles est susceptible d'entretenir la dépendance et maintient la toxicité de la fumée de tabac.

Le sevrage de nicotine est un objectif secondaire comme dans le traitement conventionnel.

La cigarette électronique doit être déconseillée aux femmes enceintes.

Autres approches thérapeutiques

Elles sont complémentaires des mesures générales (éducation du patient, soutien psychologique) et d'un éventuel traitement médicamenteux.

- Les thérapies comportementales ont démontré une certaine efficacité dans quelques études contrôlées, mais sont encore trop difficiles d'accès.
- Les autres méthodes (acupuncture, homéopathie, etc.) ne sont pas correctement évaluées mais l'acupuncture semble peu ou pas efficace.

Suivi régulier et prolongé

- Accompagnement par le biais de consultations successives (J8, J15, J30 puis 1/mois).
- Un échec (reprise du tabac) n'est pas de mauvais pronostic pour l'avenir : la motivation sera renforcée à la prochaine tentative.
- Succès définitif probable si sevrage > 1 an.
- Cas difficiles : orienter vers un Centre d'aide au sevrage tabagique.

Consultations d'aide au sevrage tabagique

La liste la plus à jour est disponible à : http://www.tabac-info-service.fr/L-annuaire-des-consultations-de-tabacologie.

SUBSTITUTS NICOTINIQUES (2)

Nicotine

NICOTINELL					
Gommes sans sucre Idem ***NICORETTE***	36 gom. fruit 2 mg			NR	
	36 gom. menthe 2 mg			NR	
	96 gom. fruit 2 mg			NR	
	96 gom. menthe 2 mg			NR	
	204 gom. fruit 2 mg			NR	
	204 gom. menthe 2 mg			NR	
	36 gom. menthe 4 mg			NR	
	96 gom. menthe 4 mg			NR	
Comprimés à sucer Idem ***NICORETTE***	36 cp. à sucer menthe 2 mg			NR	
	96 cp. à sucer menthe 2 mg			NR	
	144 cp. à sucer menthe 2 mg			NR	
NIQUITIN					
Idem ***NICOPATCH*** (retirer au coucher)	7 pch. 7 mg/24 h (7 cm²)			NR	
	28 pch. 7 mg/24 h (7 cm²)			NR	
	7 pch. 14 mg/24 h (15 cm²)			NR	
	28 pch. 14 mg/24 h (15 cm²)			NR	
	7 pch. 21 mg/24 h (22 cm²)			NR	
	28 pch. 21 mg/24 h (22 cm²)			NR	
Phase initiale de traitement : 1 cp. à sucer toutes les 1 à 2 h Suivi : 1 cp. à sucer toutes les 2 à 4 h Sevrage : 1 cp. à sucer toutes les 4 à 8 h	24 cp. à sucer menthe fraîche 2 mg			NR	
	36 cp. à sucer menthe douce 2 mg			NR	
	96 cp. à sucer menthe fraîche 2 mg			NR	
	96 cp. à sucer menthe douce 2 mg			NR	
	96 cp. à sucer menthe fraîche 4 mg			NR	
	96 cp. à sucer menthe douce 4 mg			NR	

SEVRAGE TABAGIQUE (4)

Évaluation de la motivation

1. Je viens à la consultation spontanément, par décision personnelle 2
   Je viens à la consultation sur avis médical 1
   Je viens à la consultation sur avis de ma famille 1
2. J'ai déjà arrêté de fumer pendant plus d'une semaine 1
3. Actuellement, mon activité professionnelle est sans problème 1
4. Actuellement, tout va bien sur le plan familial 1
5. Je veux me libérer de cet esclavage .. 2
6. Je fais du sport ou j'ai l'intention d'en faire 1
7. Je veux être en meilleure forme physique 1
8. Je veux préserver mon aspect physique 1
9. Je suis enceinte ou ma conjointe est enceinte 1
10. J'ai des enfants en bas âge 2
11. J'ai bon moral actuellement 2
12. J'ai l'habitude de réussir ce que j'entreprends 1
13. Je suis plutôt d'un tempérament calme, détendu 1
14. Mon poids est habituellement stable 1
15. Je veux accéder à une qualité de vie meilleure 2

Note sur 20

16 points et +	Très grandes chances
12 à 16	Grandes chances
6 à 12	Chances réelles, mais des difficultés à prévoir
6 et –	Est-ce le moment ?

Test de Fagerström

Quelle est votre dépendance par rapport à la nicotine ?

Combien de cigarettes fumez-vous par jour ?
– moins de 15 .... = 0
– de 16 à 25 .... = 1
– plus de 25 .... = 2

Quel taux de nicotine y a-t-il dans vos cigarettes ?
– moins de 0,6 mg .... = 0
– de 0,6 à 1 mg .... = 1
– plus de 1 mg .... = 2

Inhalez-vous la fumée ?
– jamais .... = 0
– parfois .... = 1
– toujours .... = 2

Fumez-vous plus le matin que l'après-midi ?
– oui .... = 1
– non .... = 0

A quel moment fumez-vous votre première cigarette ?
– immédiatement au lever .... = 2
– après le petit-déjeuner .... = 1
– plus tard .... = 0

Quelle cigarette trouvez-vous la meilleure ? (la plus indispensable ?)
– la première .... = 1
– une autre .... = 0

Trouvez-vous difficile de ne pas fumer dans les endroits interdits ?
– oui .... = 1
– non .... = 0

Fumez-vous, même si une maladie vous oblige à rester au lit ?
– oui .... = 1
– non .... = 0

Total :

0 à 3 points .... Peu ou pas dépendant
4 à 6 points .... Dépendant
7 à 9 points .... Fortement dépendant
Plus de 10 points . Très fortement dépendant

Évolution du profil du tabagique

Situez-vous sur l'échelle en faisant une croix.

Besoin du geste — Score (0-10)
Pas de besoin ________________ Besoin impérieux permanent
Fumer est un plaisir
Minimum ________________ Maximum
Fumer vous aide
Minimum ________________ Maximum
Fumer est un réflexe
Minimum ________________ Maximum

CONSENSUS

[1] Arrêt de la consommation de tabac : du dépistage individuel au maintien de l'abstinence en premier recours, *HAS*, 2014.
[2] Adaptations de la prise en charge de l'arrêt du tabac avec l'arrivée de la cigarette électronique, *OFT*, 2014.

SUBSTITUTS NICOTINIQUES (3) – PHARMACOLOGIE

PROPRIÉTÉS

Délivrance de nicotine visant à éviter les symptômes de « manque » lors du sevrage tabagique (irritabilité, agressivité, difficultés de concentration). Patch : absorption systémique transcutanée, débutant 1 h après l'application, atteignant un plateau après 8-10 h. Gomme, cp. ou inhaleur : absorption immédiate par la muqueuse buccale.

INDICATIONS

Traitement de la dépendance nicotinique (évaluée par exemple par le test de Fagerström ; *cf.* Sevrage tabagique), lors du sevrage tabagique.

CONTRE-INDICATIONS

Grossesse et **allaitement** ; enfants.
Infarctus du myocarde en phase aiguë, angor instable, AVC récent, arythmie sévère.

PRÉCAUTIONS D'EMPLOI

Arrêt complet du tabac !

> Doit s'insérer dans une stratégie globale d'arrêt du tabac.

Prudence si maladie cardiovasculaire.
Patch : appliquer le matin sur peau glabre (bras, tronc), laisser 16 à 24 h ; patch à 30 cm² si fume > 20 cigarettes/j (ou 20 cm² si < 20 cigarettes/j) pendant 1 mois, puis diminuer de 10 cm² tous les mois (durée totale = 3 mois).
Gommes, cp. ou inhaleur : respectivement mâcher lentement (30 min), sucer ou inhaler « à la manière d'une cigarette » chaque fois qu'est ressenti le besoin de fumer (en moyenne 10/j ; maximum 30/j, ou 15/j à 4 mg ou 12/j pour la forme inhaleur), puis diminution progressive.

EFFETS INDÉSIRABLES

Céphalées, insomnie (dans ce cas : retirer le patch au coucher), irritabilité, anxiété, vertiges, nausées, douleurs abdominales, troubles du transit ; gommes : irritation pharyngée ; patchs : prurit, érythème léger (changer le site d'application chaque jour) ; plus rares : rash cutané localisé (retirer le patch), somnolence.

AIDE AU SEVRAGE TABAGIQUE (1)

■ Chlorhydrate de bupropion

ZYBAN LP				
Sevrage tabagique : 1 cp./j pendant 6 j, puis 1 cp x 2/j pendant 6 à 8 sem.	60 cp. 150 mg	I	NR	

PROPRIÉTÉS

Inhibiteur sélectif de la recapture neuronale des cathécolamines (noradrénaline et dopamine), classé comme **antidépresseur**. (La dépendance psychique au tabac serait médiée par la voie dopaminergique, et la dépendance physique (responsable des symptômes de manque) impliquerait le système noradrénergique.)

Demi-vie 20 h, état d'équilibre en 5 à 8 j, métabolisation hépatique, élimination urinaire (métabolites).

INDICATIONS

Aide au sevrage tabagique, accompagné d'un soutien de la motivation, chez les patients présentant une dépendance à la nicotine.

Débuter le traitement avant l'arrêt effectif du tabac, et décider d'une date précise d'arrêt au cours de la 2e sem. ; la posologie initiale est de 150 mg/j pendant les 6 premiers j, puis de 300 mg/j en 2 prises quotidiennes espacées d'au moins 8 h.

Le soutien psychologique et l'accompagnement du fumeur vers l'arrêt font partie intégrante de la prise en charge médicale. Il existe de plus des livrets d'information destinés au patient.

Peut être utilisé en association avec des **substituts nicotiniques** (ce qui augmente le taux de succès), sous surveillance (PA).

CONTRE-INDICATIONS

- Hypersensibilité connue au bupropion ou un des excipients.
- Trouble convulsif évolutif ou antécédent convulsif ; ou tumeur du SNC connue.
- Sevrage alcoolique ou des **benzodiazépines** en cours.
- Boulimie, anorexie mentale (ou antécédent) ou trouble bipolaire.
- Insuffisance hépatique sévère.

PRÉCAUTIONS D'EMPLOI

Grossesse et **allaitement** : déconseillé.

Sujets < 18 ans : déconseillé.

Utilisation de **psychostimulants** ou anorexigènes : déconseillé.

- Ne pas boire d'alcool.
- Prudence en cas de facteurs de risque abaissant le seuil épileptogène (antécédent de traumatisme crânien, diabète traité), et chez les conducteurs et utilisateurs de machines.
- Sujet âgé, insuffisance rénale, insuffisance hépatique légère à modérée : réduire la posologie à 1 cp./j.
- Ne pas poursuivre si inefficace après 7 sem.

EFFETS INDÉSIRABLES

Nausées, vomissements, sécheresse buccale, trouble du goût, douleur abdominale, constipation ; fièvre, sueurs.

Insomnie, tremblements, troubles de la concentration, céphalées, vertiges, dépression, agitation, anxiété, confusion.

Tachycardie, élévation de la PA (parfois sévère).

Convulsions (incidence 1/1 000) : arrêter le traitement.

Réactions d'hypersensibilité (éruption cutanée, prurit, dyspnée, douleur thoracique, etc.) : arrêter le traitement.

Surdosage : hallucinations, somnolence, voire coma : réanimation, traitement symptomatique.

INTERACTIONS MÉDICAMENTEUSES

Contre-indiqués : **IMAO**.

Déconseillés : **psychostimulants** ou anorexigènes.

À utiliser avec précaution : médicaments abaissant le seuil épileptogène (**corticoïdes**, **antipsychotiques**, **antidépresseurs**, **antipaludéens**, **tramadol**, **théophylline**, **quinolones**, **antihistaminiques**, sédatifs), inducteurs enzymatiques (**barbituriques**, **carbamazépine**, **phénytoïne**) ou inhibiteurs enzymatiques (**valproate**), **lévodopa**, insuline et **hypoglycémiants**, **β-bloquants**, **propafénone**, **flécaïnide**.

AIDE AU SEVRAGE TABAGIQUE (2)

■ Varénicline tartrate

CHAMPIX					
Sevrage tabagique : 0,5 mg/j de J1 à J3, 0,5 mg x 2/j de J4 à J7, 1 mg x 2/j de J8 à la fin du traitement	56 cp. 0,5 mg 28 cp. 1 mg 56 cp. 1 mg		I I I	NR NR NR	

PROPRIÉTÉS

L'efficacité de ***CHAMPIX*** dans le sevrage tabagique est le résultat d'une activité agoniste partielle de la **varénicline** au niveau du récepteur nicotinique alpha4ß2 où sa liaison produit un effet suffisant pour soulager les symptômes de besoin impérieux et de manque (activité agoniste), tout en entraînant simultanément une réduction des effets de récompense et de renforcement du tabagisme en empêchant la liaison de la nicotine aux récepteurs alpha4ß2 (activité antagoniste).

INDICATIONS

Aide au sevrage tabagique, accompagné d'un soutien de la motivation, chez les patients présentant une dépendance à la nicotine.
Le patient doit fixer une date pour arrêter de fumer. L'administration de ***CHAMPIX*** doit débuter 1 à 2 sem. avant cette date.
CHAMPIX s'administre par voie orale. La dose recommandée est de 1 mg de **varénicline** x 2/j après une semaine d'augmentation posologique comme suit :
- de J1 à J3, 0,5 mg x 1/j ;
- puis de J4 à J7, 0,5 mg x 2/j ;
- et de J8 à la fin du traitement 1 mg x 2/j.

Les patients doivent être traités par ***CHAMPIX*** durant 12 sem. Pour les patients qui ont réussi à arrêter de fumer à la fin des 12 sem., une cure supplémentaire de traitement de 12 sem. par ***CHAMPIX*** à 1 mg x 2/j peut être envisagée. Pour les patients qui ne parviennent pas à arrêter de fumer au cours du traitement initial ou qui rechutent après le traitement, aucune donnée n'est disponible sur l'efficacité d'une cure supplémentaire de traitement de 12 sem.

CONTRE-INDICATIONS

Hypersensibilité à la substance active ou à l'un des excipients.

PRÉCAUTIONS D'EMPLOI

Insuffisant rénal : aucun ajustement posologique n'est nécessaire chez l'insuffisant rénal léger à modéré. Chez l'insuffisant rénal sévère (clairance de la créatinine estimée < 30 mL/min), la dose recommandée de ***CHAMPIX*** est de 1 mg x 1/j.
Aucun ajustement posologique n'est nécessaire chez l'insuffisant hépatique et chez le sujet âgé.
CHAMPIX ne doit pas être utilisé chez l'enfant et l'adolescent en dessous de 18 ans en raison d'une insuffisance de données concernant la sécurité et l'efficacité.
Grossesse et allaitement : déconseillé.

EFFETS INDÉSIRABLES

Chez les patients traités avec la dose recommandée de 1 mg deux fois par jour après la période d'augmentation posologique initiale, l'événement indésirable le plus fréquemment rapporté a été la nausée (28,6 %).
Les taux d'arrêt du traitement pour les événements indésirables les plus fréquents chez les patients traités par la **varénicline** ont été les suivants : nausées (2,7 %), céphalées (0,6 %), insomnie (1,3 %) et rêves anormaux (0,2 %).

INTERACTIONS MÉDICAMENTEUSES

Déconseillés :
- **produits de substitution nicotinique** (PSN) : lorsque la **varénicline** et un **PSN** transdermique ont été administrés de façon concomitante, une diminution de la pression artérielle a été observée. L'incidence des nausées, des céphalées, des vomissements, des sensations vertigineuses, de la dyspepsie et de la fatigue a été plus élevée avec l'association qu'avec le **PSN** administré seul ;
- **cimétidine** en cas d'insuffisance rénale sévère.

ANNEXES (PNEUMOLOGIE) (1)

Débit expiratoire de pointe

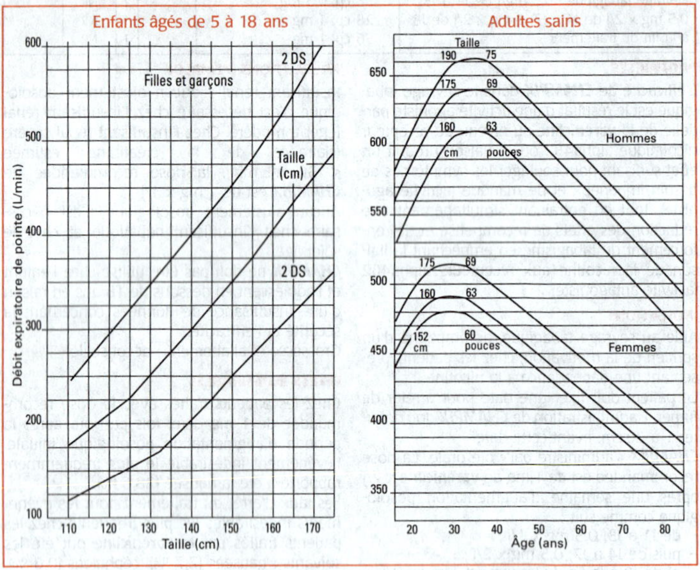

ANNEXES (PNEUMOLOGIE) (2)

Échelles de conditions de vie

ÉCHELLE DE KARNOFSKY		ÉCHELLE DE L'OMS ET DE L'ECOG	
Ambulatoires			
100 %	Activité normale, sans difficulté ni plainte.	0	Activité normale.
90 %	Activité normale. minimes symptômes de maladie.	1	Symptômes mais presque totalement ambulatoire.
80 %	Activité normale, mais avec effort. Quelques symptômes de maladie.		
70 %	Capable de vivre seul. Incapable d'avoir une activité normale ou de faire un travail actif.	2	Parfois alité, mais besoin d'être alité moins de 50 % de la journée.
60 %	Capable de vivre seul, mais nécessite de temps en temps une aide.		
Non ambulatoires			
50 %	Nécessite une aide importante et des soins médicaux fréquents.	3	Besoin d'être alité plus de 50 % de la journée.
40 %	Handicapé. Nécessite soins spéciaux et assistance.		
30 %	Grabataire. Hospitalisation indiquée mais mort non imminente.	4	Incapable de se lever.
20 %	Très malade. Hospitalisation indispensable. « Nursing ».		
10 %	Moribond.		
0 %	Décédé.	5	Décédé.

Psychiatrie

SOMMAIRE

MALADIES

MÉDICAMENTS

TROUBLE ANXIÉTÉ GÉNÉRALISÉE (NÉVROSE D'ANGOISSE) (1)

Définition

Le trouble anxiété généralisée (TAG) est caractérisé par la présence d'une anxiété généralisée et persistante qui ne survient pas uniquement ni même de façon préférentielle dans une situation déterminée (anxiété flottante). Le sujet souffrant d'un TAG se fait habituellement des soucis et s'attend à des malheurs divers (attente anxieuse). Cet état s'accompagne de symptômes multiples et variables : irritabilité, tension musculaire, agitation fébrile, incapacité à se détendre, tachycardie, tremblements.

En l'absence de critères diagnostiques plus performants validés, **les critères du DSM-IV** sont recommandés pour diagnostiquer le TAG en pratique courante :

- Anxiété et soucis excessifs (attente avec appréhension) survenant la plupart du temps durant au moins 6 mois concernant un certains nombre d'événements ou d'activités (tel le travail ou les performances scolaires).
- La personne éprouve de la difficulté à contrôler cette préoccupation.
- L'anxiété et les soucis sont associés à trois (ou plus) des six symptômes suivants (dont au moins certains symptômes présents la plupart du temps durant les six derniers mois). Un seul de ces items est requis chez l'enfant :
  - agitation ou sensation d'être survolté ou à bout,
  - fatigabilité,
  - difficulté de concentration ou de mémoire,
  - irritabilité,
  - tension musculaire,
  - perturbation du sommeil (difficultés d'endormissement ou sommeil interrompu ou sommeil agité et non satisfaisant).
- L'objet de l'anxiété et des soucis n'est pas limité aux manifestations d'un trouble de l'axe 1, p. ex., l'anxiété ou la préoccupation n'est pas celle d'avoir une attaque de panique (comme dans le trouble panique), d'être gêné en public (comme dans la phobie sociale), d'être contaminé (comme dans le trouble obsessionnel compulsif), d'être loin de son domicile ou de ses proches (comme dans le trouble anxiété de séparation), de prendre du poids (comme dans l'anorexie mentale), d'avoir de multiples plaintes somatiques (comme dans le trouble somatisation) ou d'avoir une maladie grave (comme dans l'hypocondrie), et l'anxiété et les préoccupations ne surviennent pas exclusivement au cours d'un état de stress post-traumatique.
- L'anxiété, les soucis ou les symptômes physiques entraînent une souffrance cliniquement significative ou une altération du fonctionnement social, professionnel ou dans d'autres domaines importants.
- La perturbation n'est pas due aux effets physiologiques directs d'une substance (p. ex. une substance donnant lieu à abus, un médicament) ou d'une affection médicale générale (p. ex. hyperthyroïdie) et ne survient pas exclusivement au cours d'un trouble de l'humeur, d'un trouble psychotique ou d'un trouble envahissant du développement.

Évolution et complication

Il est recommandé de rechercher l'association au TAG d'un autre trouble psychiatrique tel que dépression sous toutes ses formes, autres troubles anxieux, abus/dépendance à l'alcool/drogues psychoactives, retrouvés chez 2/3 des patients en population générale et 3/4 des patients en soins primaires, et/ou des traits de personnalité pathologique évitante et/ou dépendante.

Avant de diagnostiquer un trouble anxieux généralisé, il est nécessaire d'éliminer la prise de substances ou les affections médicales qui peuvent produire des symptômes anxieux prolongés.

La survenue d'autres troubles anxieux est courante au cours de l'évolution de l'anxiété généralisée. Les complications du TAG sont celles habituellement observées dans les troubles anxieux : dépression secondaire, abus et/ou dépendance aux **benzodiazépines**. L'alcoolisme peut être considéré comme un facteur déclenchant, aggravant et comme une conséquence de l'anxiété. Chez l'alcoolique, il est indispensable de réévaluer le TAG après obtention de l'abstinence ou d'une tempérance avant d'envisager un traitement complémentaire.

ANXIOLYTIQUES (1) – BENZODIAZÉPINES À DEMI-VIE LONGUE (1)

Clobazam

URBANYL					
Anxiété généralisée : 10 à 60 mg/j en 2 à 3 prises Crise d'angoisse aiguë : 10 à 20 mg en 1 fois Prévention et traitement du delirium tremens : 10 à 60 mg/j Sevrage alcoolique : 10 à 60 mg pendant 3 à 6 sem. Formes chroniques de l'épilepsie, en association avec le traitement de base : 0,5 mg/kg/j	30 gél. 5 mg 30 cp. séc. 10 mg 30 cp. séc. 20 mg	1,36 2,96 4,37	I I I	65 % 65 % 65 %	0,05 0,10 0,15

Clonazépam

RIVOTRIL					
Toutes les formes d'épilepsie rebelle Posologie à adapter selon l'âge, le poids, et la sensibilité individuelle : 0,05 à 0,1 mg/kg/j État de mal convulsif : 1 amp. en IVL à renouveler x 4 à 6/24 h	28 cp. 2 mg 20 mL sol. buv. (2,5 mg/mL) 6 amp. 1 mL = 1 mg	1,40 1,49 3,94	I I I	65 % 65 % 65 %	0,05 0,07 0,66

Clorazépate dipotassique

TRANXÈNE					
Anxiété généralisée, anxiété réactionnelle, crise d'angoisse aiguë, prévention du delirium tremens, sevrage alcoolique Posologie à adapter : 5 à 150 mg/j Voie IV lente ou IM (agitation, agressivité, crise d'angoisse, prémédication) : 20 à 200 mg/24 h	30 gél. 5 mg	1,84	I	65 %	0,06
	50 gél. 5 mg	HOP	I		
	30 gél. 10 mg	2,99	I	65 %	0,10
	50 gél. 10 mg	HOP	I		
	28 gél. 20 mg	4,95	I	65 %	0,18
	50 gél. 20 mg	HOP	I		
	5 inj. 20 mg/2 mL	17,97	I	65 %	3,59
	20 inj. 20 mg/2 mL	HOP	I		
	5 inj. 50 mg/2,5 mL	17,97	I	65 %	3,59
	20 inj. 50 mg/2,5 mL	HOP	I		

TROUBLE ANXIÉTÉ GÉNÉRALISÉE (NÉVROSE D'ANGOISSE) (2)

Principes de traitement

L'évolution du TAG est souvent fluctuante et chronique, rythmée par les événements de vie, et TAG requiert le plus souvent *une prise en charge prolongée*.

- Cette prise en charge ne doit pas se limiter à une chimiothérapie au long cours. Les patients anxieux chroniques doivent bénéficier d'un soutien psychothérapique. Les psychothérapies structurées, en particulier les thérapies cognitivo-comportementales, devraient être privilégiées.
- Des mesures hygiéno-diététiques sont recommandées : arrêt de la consommation d'alcool et de tabac, diminution de la consommation de café, pratique régulière d'une activité physique.

Traitements pharmacologiques

En dépit de leur efficacité démontrée, le TAG n'est plus l'indication privilégiée des **benzodiazépines (BZD)** que l'on réserve aux manifestations aiguës. La chimiothérapie fait désormais appel en 1re intention aux **antidépresseurs** [1].

La **paroxétine**, l'**escitalopram**, la **venlafaxine**, la **buspirone**, la **prégabaline** ont l'AMM dans l'indication de TAG. Les **benzodiazépines** ou l'**hydroxyzine** ne doivent pas être prescrites dans le traitement de fond ; en revanche, elles peuvent être utilisées pour des périodes courtes d'exacerbation anxieuse : le patient prenant des **benzodiazépines** au long cours doit faire l'objet d'une information et d'une prise en charge spécifiques.

Antidépresseurs

Les **antidépresseurs** ayant une AMM dans cette indication sont : **paroxétine** (*DEROXAT*), **venlafaxine LP** (*EFFEXOR LP*) et **escitalopram** (*SEROPLEX*) [2].

Le délai d'action des **antidépresseurs** est de 1 à 3 sem. La réponse complète est obtenue après plusieurs sem. de traitement. La durée du traitement doit être d'au moins 6 mois (accord professionnel).

La **paroxétine** (*DEROXAT*) est un **inhibiteur spécifique de la recapture de la sérotonine (ISRS)**. Ses effets indésirables les plus fréquents sont les nausées, l'asthénie, l'insomnie, la somnolence et les troubles sexuels.

L'**escitalopram** (*SEROPLEX*) est un **ISRS**. À des doses de 10 et 20 mg/j, il s'est montré efficace dans les 4 études contrôlées *versus* placebo. Un effet durable est apparu dès la 1re sem. Ses effets indésirables les plus fréquents sont l'insomnie ou la somnolence, des sensations vertigineuses, les bâillements, l'hypersudation, les troubles de la libido, les nausées et une prise pondérale.

La **venlafaxine LP** (*EFFEXOR LP*) est un **inhibiteur de la recapture de la sérotonine et de la noradrénaline (IRSNA)**. Elle est efficace dans le contrôle des signes psychiques d'anxiété du TAG dans les traitements de 28 sem. Son effet anxiolytique débute entre la 1re et la 3e semaine de traitement. Ses effets indésirables les plus fréquents sont les étourdissements en début de traitement, les nausées plus étalées dans le temps, la sécheresse de la bouche, l'asthénie, l'insomnie, la somnolence et les troubles sexuels.

Ex 1 : ***EFFEXOR LP*** 37,5 et 75 mg (cp.) : 37,5 mg le 1er j puis 75 mg/j en une seule prise. La posologie peut être augmentée après 2 sem. de traitement par paliers de 37,5 mg/sem. jusqu'à 150 voire 225 mg/j.

Ex 2 : ***DEROXAT*** 20 mg (cp.) : 1 cp./j. Cette posologie pourra être augmentée par paliers de 10 mg/j, en fonction de la réponse thérapeutique jusqu'à 50 mg/j.

Ex 3 : ***SEROPLEX*** 5 mg (cp.) : 1 cp./j au cours de la 1re sem. de traitement, avant une augmentation à 10 mg/j. En fonction de la réponse thérapeutique du patient, la posologie pourra être augmentée jusqu'à un maximum de 20 mg/j. L'efficacité maximale est atteinte après environ 3 mois de traitement. Le traitement devra être poursuivi plusieurs mois.

La **paroxétine** (*DEROXAT*), la **venlafaxine** LP (*EFFEXOR LP*) et l'**escitalopram** (*SEROPLEX*) sont les traitements de 1re intention ; s'il n'y a pas d'amélioration après 6 sem., augmenter les doses puis au bout de 12 sem. choisir l'autre traitement. En cas d'échec des traitements de 1re intention, la **clomipramine** peut être proposée (hors AMM). L'**imipramine** (*TOFRANIL*) est également efficace sur les signes psychiques de l'anxiété du TAG. Elle ne possède pas d'AMM dans cette indication.

ANXIOLYTIQUES (2) – BENZODIAZÉPINES À DEMI-VIE LONGUE (2)

Chlordiazépoxyde + bromure de clidinium

LIBRAX					
Manifestations anxieuses accompagnées de troubles fonctionnels digestifs à composante spasmodique Association : le bromure de clidinium est un **antispasmodique anticholinergique** contre-indiqué en cas de risque de glaucome par fermeture de l'angle ou de rétention urinaire par obstacle prostatique (*cf.* Gastro-entérologie) 2 à 4 cp./j	30 cp. 5 mg/2,5 mg		I	NR	

Diazépam

VALIUM ROCHE					
Anxiété généralisée, anxiété réactionnelle, crise d'angoisse, prévention et traitement du delirium tremens, sevrage alcoolique + contracture musculaire, tétanos Posologie à adapter : 5 à 25 mg/j en 2 à 3 prises Voie IVL ou IM (agitation, agressivité, crise d'angoisse, état de mal convulsif) Posologie variable, en moyenne : 0,1 à 0,2 mg/kg par inj. à renouveler jusqu'à 4 fois/24 h	40 cp. séc. 2 mg	0,93	I	65 %	0,02
	40 cp. séc. 5 mg	0,98	I	65 %	0,02
	30 cp. séc. 10 mg	1,31	I	65 %	0,04
	600 gttes - fl. 20 mL (3 gttes = 1 mg)	2,28	I	65 %	0,00
	6 amp. (2 mL = 10 mg)	2,40	I	65 %	0,40

TROUBLE ANXIÉTÉ GÉNÉRALISÉE (NÉVROSE D'ANGOISSE) (3)

Quelle que soit la molécule prescrite, la durée de traitement du TAG est de 6 mois au moins. Une réévaluation est recommandée 1 à 2 sem. après la 1re consultation, puis toutes les 6 sem.

Prégabaline (*LYRICA*)

La posologie varie de 150 à 600 mg/j, en 2 ou 3 prises. La nécessité de poursuivre le traitement doit être réévaluée régulièrement. Le traitement peut être instauré à la dose de 150 mg/j. En fonction de la réponse et de la tolérance du patient, la dose peut être augmentée à 300 mg/j après une sem. Après un délai supplémentaire d'une sem., la dose peut être augmentée à 450 mg/j. La dose maximale de 600 mg/j peut être atteinte après un délai supplémentaire d'une sem.

Traitement médicamenteux des manifestations aiguës

Il repose sur les **benzodiazépines** ou l'**hydroxyzine**, en association avec le traitement de fond. Les **benzodiazépines** seront prescrites avec prudence en cas de trouble addictif associé et en cas de dépendance ou de syndrome de sevrage antérieur aux **benzodiazépines**, et pour une durée limitée.

Benzodiazépines

Le traitement médicamenteux repose sur les benzodiazépines ou l'**hydroxyzine**, en association avec le traitement de fond. Les **benzodiazépines** seront prescrites avec prudence en cas de trouble addictif associé et en cas de dépendance ou de syndrome de sevrage antérieur aux **benzodiazépines**, et pour une durée limitée.

Le choix d'une **benzodiazépine** est affaire de cas particuliers et d'habitudes de prescription. Aucune molécule n'apparaît supérieure aux autres. L'activité anxiolytique dépend pour une large part de la dose utilisée.

Les doses recommandées sont très variables d'un individu à l'autre. On propose des doses allant de 5 à 60 mg de **diazépam** (*VALIUM*). Le choix du produit peut s'appuyer sur des paramètres pharmacocinétiques. On oppose les molécules à demi-vie longue et à métabolite actif (**diazépam**, **chlordiazépoxyde**, **clorazépate dipotassique**, etc.) aux produits à demi-vie courte (**oxazépam**, **lorazépam**, etc.) préférés chez le sujet âgé. Les produits à demi-vie longue exposeraient moins au développement d'accidents de sevrage lors de l'arrêt des traitements.

Exemple de schéma thérapeutique : **benzodiazépine**, **diazépam** (*VALIUM* 5 mg) : 1 cp. matin et soir. Après une semaine, maintenir ou augmenter de 1 à 2 cp. selon la tolérance et l'efficacité.

► *Surveillance du traitement*

En début de traitement

- On surveillera principalement la tolérance et l'efficacité.

Un effet sédatif s'observe lors des premières prises et s'atténue en 3-4 j. Au-delà de ce délai, la somnolence indique un surdosage et implique une révision des posologies.

- On recherche également les effets indésirables classiques des **benzodiazépines** : amnésie antérograde, désinhibition paradoxale avec irritabilité et impulsivité.
- Dans le TAG, le délai d'action des **benzodiazépines** est habituellement de 2 à 5 j ; la réponse thérapeutique après une sem. serait le meilleur facteur prédictif de l'efficacité des **benzodiazépines**. Un patient non amélioré après quelques sem. de traitement incite à une révision du diagnostic, ou à un changement de molécule ou de classe médicamenteuse.

Après plusieurs semaines de traitement

- On élimine principalement l'existence d'une surconsommation par autoprescription qui fait craindre le développement d'une tolérance et d'une dépendance. Enfin au moment de la diminution progressive des doses, par paliers d'une sem., et de l'arrêt des traitements, on dépistera la survenue de symptômes anxieux qui peuvent traduire des phénomènes de rebond ou de sevrage.
- Le syndrome de sevrage survient en moyenne après 1 sem. pour les **BZD à demi-vie courte** ou après 3 sem. pour les **BZD à demi-vie longue**.

ANXIOLYTIQUES (3) – BENZODIAZÉPINES À DEMI-VIE LONGUE (3)

Loflazépate d'éthyle

VICTAN					
Anxiété généralisée, anxiété réactionnelle, crise d'angoisse, prévention et traitement du delirium tremens, sevrage alcoolique + contracture musculaire, tétanos (non indiquée dans l'épilepsie ou les contractures musculaires) Posologie moyenne : 1 à 3 mg/j	30 cp. séc. 2 mg	2,66	I	65 %	0,09

Nordazépam

NORDAZ					
Anxiété généralisée, anxiété réactionnelle, crise d'angoisse, prévention et traitement du delirium tremens, sevrage alcoolique + contracture musculaire, tétanos Posologie moyenne : 7,5 à 15 mg/j	30 cp. 7,5 mg 30 cp. 15 mg	2,01 3,55	I I	65 % 65 %	0,07 0,12

Prazépam

LYSANXIA					
Anxiété généralisée, anxiété réactionnelle, crise d'angoisse, prévention et traitement du delirium tremens, sevrage alcoolique + contracture musculaire, tétanos Posologie moyenne de 20 à 40 mg/j	40 cp. séc. 10 mg 20 cp. séc. 40 mg 600 gttes 0,5 mg	2,41 2,13	I I I	65 % NR 65 %	0,06 0,00

TROUBLE ANXIÉTÉ GÉNÉRALISÉE (NÉVROSE D'ANGOISSE) (4)

► *Règles d'utilisation*

Le risque de dépendance des **BZD** impose des règles de prescription de ces produits et une limitation de leur emploi. Le renouvellement de la délivrance d'un **hypnotique** et/ou **anxiolytique** n'est possible qu'à l'intérieur de la durée de prescription limitée à 2, 4 ou 12 sem. selon le cas et seulement si le prescripteur a précisé le nombre de renouvellements ou la durée de traitement. Il ne peut avoir lieu qu'après un délai déterminé résultant de la posologie et des quantités précédemment délivrées (arrêté du 7 octobre 1991).

Lorsqu'un médicament contient un ou plusieurs **hypnotiques** et **anxiolytiques** et qu'il comporte l'indication « insomnie » sur son AMM, il est soumis à la réglementation la plus stricte (art. R.5132-21 du CSP). Ne peuvent être prescrits pour une durée > 12 sem. : **alprazolam**, **bromazépam**, **clobazam**, **clotiazépam**, **diazépam**, **éthyl loflazépate**, **lorazépam**, **nordazépam**, **oxazépam**, **prazépam**. Ne peuvent être prescrits pour une durée > 4 sem. : **clorazépate dipotassique**, **estazolam**, **loprazolam**, **lormétazépam**, **nitrazépam**, **témazépam**, **zopiclone**, **zolpidem**.

Cette limitation de la durée de prescription est le plus souvent compatible avec la prise en charge des patients avec un trouble anxieux généralisé. Ainsi les **BZD** sont souvent indiquées pour des cures de courte durée, en particulier au début d'un traitement par **antidépresseur** ou en situation de « crise » (recrudescence anxieuse aiguë).

Le traitement doit être aussi bref que possible. L'indication sera réévaluée régulièrement surtout en l'absence de symptômes. La durée globale du traitement ne devrait pas excéder **8 à 12 sem.** pour la majorité des patients, y compris la période de réduction de la posologie Seulement 10 à 30 % des patients justifieraient d'un traitement prolongé par les **BZD**. On utilisera alors les posologies minimales efficaces, en réévaluant régulièrement la nécessité de maintenir le traitement et en évitant les renouvellements systématiques d'ordonnance.

Alternatives thérapeutiques

En cas d'inefficacité des **antidépresseurs**, de la **prégabaline**, de mauvaise tolérance aux **benzodiazépines**, ou d'un risque élevé d'abus ou de dépendance, on pourra faire appel aux **anxiolytiques non benzodiazépines**.

• La **buspirone** (***BUSPIRONE***), agoniste 5HT1A, est efficace dans le trouble anxiété généralisée (AMM dans le TAG). Les doses recommandées sont de l'ordre de 15 à 30 mg/j. Son effet anxiolytique concerne surtout les signes psychiques d'anxiété. Les patients rapportent l'inconstance de cet effet. Le délai d'action de la **buspirone** peut atteindre 3 sem. Ses effets indésirables sont les sensations vertigineuses mais un effet sédatif inférieur à celui des **benzodiazépines**. L'arrêt de la **buspirone** n'entraîne pas de syndrome de sevrage ou de dépendance. Ex : **buspirone** (***BUSPIRONE*** 10 mg) : 1 à 3 cp./j. Ce produit induit une anxiolyse progressive et n'entraîne pas de pharmacodépendance. La **buspirone** n'est pas un traitement du syndrome de sevrage des **BZD**.

Les autres molécules ont plus rarement leur place dans le traitement de l'anxiété chronique : **hydroxyzine** (***ATARAX***).

• Les **bêtabloquants** (indication AMM : manifestations fonctionnelles cardiaques à type de tachycardie et de palpitations au cours de situations émotionnelles transitoires) sont parfois prescrits lorsque les signes somatiques de l'anxiété sont au-devant de la scène clinique.

ANXIOLYTIQUES (4) – BENZODIAZÉPINES À DEMI-VIE COURTE

■ Alprazolam

XANAX					
Anxiété généralisée, réactionnelle, crise d'angoisse, prévention et traitement du delirium tremens, sevrage alcoolique Posologie à adapter : 0,5 à 4 mg/j en 2 à 3 prises	30 cp. séc. 0,25 mg 100 cp. 0,25 mg 30 cp. séc. 0,5 mg 100 cp. 0,5 mg 100 cp. 1 mg	1,43 HOP 2,27 HOP HOP	I I I I I	65 % 65 %	0,05 0,08

■ Bromazépam

LEXOMIL					
Anxiété généralisée, réactionnelle, crise d'angoisse, prévention et traitement du delirium tremens, sevrage alcoolique Posologie moyenne : 1/2 à 2,5 cp./j en 2 à 3 prises	30 cp. quadriséc. 6 mg 100 cp. quadriséc. 6 mg	1,85 HOP	I I	65 %	0,06

■ Clotiazépam

VÉRATRAN					
Anxiété généralisée, réactionnelle, crise d'angoisse, prévention et traitement du delirium tremens, sevrage alcoolique Posologie moyenne : 10 à 30 mg/j en 2 à 3 prises	30 cp. 5 mg 30 cp. séc. 10 mg	1,36 2,28	I I	65 % 65 %	0,05 0,08

■ Lorazépam

TÉMESTA					
Idem **VÉRATRAN** Posologie moyenne : 2 à 5 mg/j en 2 à 3 prises	30 cp. séc. 1 mg 30 cp. séc. 2,5 mg	1,16 2,45	I I	65 % 65 %	0,04 0,08

■ Oxazépam

SÉRESTA					
Anxiété réactionnelle, anxiété généralisée, crise d'angoisse Posologie moyenne : 20 à 60 mg/j en 3 à 4 prises Prévention et traitement du delirium tremens, sevrage alcoolique Dans les premiers jours des posologies de l'ordre de 200 à 300 mg/j peuvent être justifiées Diminuer les doses après 24 à 48 h, dose moyenne : 150 mg/j en 3 à 4 prises	30 cp. 10 mg 100 cp. 10 mg 20 cp. séc. 50 mg 100 cp. 50 mg	1,28 HOP 2,10 HOP	I I I I	65 % 65 %	0,04 0,10

TROUBLE ANXIÉTÉ GÉNÉRALISÉE (NÉVROSE D'ANGOISSE) (5)

Traitement psychologique

Il fait appel à diverses techniques :
- psychothérapie de soutien toujours indiquée : écoute, réassurance, éducation ;
- psychothérapies cognitives et comportementales et techniques de relaxation.

L'association psychothérapie et traitement médicamenteux n'est pas recommandée systématiquement, néanmoins elle peut constituer une alternative en cas d'échec des traitements utilisés seuls.

Psychothérapies cognitivo-comportementales (TCC)

Elles sont aussi efficaces que les traitements médicamenteux dont elles représentent une alternative, souvent utilisées en association avec les traitements médicamenteux. Les TCC visent à clarifier les circonstances de survenue des troubles, identifier les pensées irrationnelles afin de les évaluer et de les modifier par la réorganisation des attitudes inadaptées. Elles associent la relaxation musculaire appliquée, des expositions répétées à des situations évitées et une restructuration cognitive des interprétations catastrophiques sur les soucis surévalués. Tout en étant soutenu par le thérapeute, le patient est responsabilisé et actif. Les TCC produisent un effet thérapeutique significatif avec maintien du gain thérapeutique 6 mois après la thérapie. Cet effet est plus fréquent en thérapie individuelle *versus* en thérapie de groupe.Un livret du type *Stresspac* ou une cassette audio contenant le programme de TCC peuvent être également proposés comme alternative. Sous TCC, une réduction significative de la consommation de psychotropes est observée.

Psychothérapie analytique

Elle a pour but d'aider les patients à identifier les conflits inconscients sous-jacents aux conduites générant l'anxiété et à préciser les traumatismes précoces des premières expériences interpersonnelles. En dépit de la quasi-absence d'études randomisées comparatives de la psychothérapie analytique dans le TAG, l'expérience clinique suggère que certains patients ayant une anxiété handicapante peuvent être significativement améliorés par la psychothérapie analytique en particulier lorsqu'il existe des troubles de la personnalité.

Anxiolytiques

- Il n'y a pas lieu de prescrire deux anxiolytiques.
- Il n'y a pas lieu de prescrire les anxiolytiques sans tenir compte des durées de prescription maximale réglementaires : 12 sem. pour l'ensemble des molécules anxiolytiques.
- Il n'y a pas lieu d'initier une prescription d'anxiolytiques sans respecter les posologies recommandées et sans débuter par la posologie la plus faible.
- Il n'y a pas lieu de reconduire systématiquement, sans réévaluation, une prescription d'anxiolytique.

CONSENSUS

[1] Affections psychiatriques de longue durée – Troubles anxieux graves, *HAS*, 2007.
[2] Bon usage des médicaments antidépresseurs dans le traitement des troubles dépressifs et des troubles anxieux de l'adulte, *Afssaps*, 2006.

ANXIOLYTIQUES (5) – BENZODIAZÉPINES – PHARMACOLOGIE (1)

PROPRIÉTÉS

Agonistes GABAergiques, les **benzodiazépines (BZD)** sont : anxiolytiques, sédatives, anticonvulsivantes, myorelaxantes, amnésiantes.

INDICATIONS

Anxiété généralisée, anxiété réactionnelle (trouble de l'adaptation, état de stress post-traumatique), traitement d'appoint des autres troubles anxieux (phobies, panique, TOC, etc.), crise d'angoisse, prévention et traitement du delirium tremens, sevrage alcoolique, contracture musculaire et tétanos, épilepsie et état de mal convulsif.

CONTRE-INDICATIONS

Insuffisance respiratoire et hépatique sévère (risque d'encéphalopathie), hypersensibilité aux **benzodiazépines**, syndrome d'apnée du sommeil.

PRÉCAUTIONS D'EMPLOI

Toutes les **BZD** : durée de prescription limitée à 12 sem.

Clonazépam : réglementation des stupéfiants (ordonnace sécurisée, durée de prescription limitée à 28 j) à l'exception des prescriptions lors d'une hospitalisation.

Risque de dépendance donc de syndrome de sevrage en cas d'arrêt brutal : décroissance progressive des doses.

Grossesse : à éviter par prudence.

Alprazolam, **bromazépam**, **chlordiazépoxide**, **clobazam**, **clorazépate**, **diazépam**, **lorazépam**, **nordazépam**, **oxazépam**, **prazépam** : envisageables toute la grossesse. Si le traitement est poursuivi jusqu'à l'accouchement, tenir compte d'un risque possible d'imprégnation néonatale immédiate (hypotonie, etc.) ou de sevrage néonatal à distance de la naissance (hyperexcitabilité, agitation, etc.). Ces signes sont réversibles. Le pouvoir tératogène des **BZD** n'a jamais été démontré.

En cas de prise de **BZD** à fortes doses aux 2e et/ou 3e trimestres de grossesse, une diminution des mouvements actifs fœtaux et de la variabilité du rythme cardiaque fœtal a été décrite.

Un traitement en fin de grossesse par **BZD** même à faibles doses peut être responsable chez le nouveau-né de signes d'imprégnation tels qu'hypotonie axiale, troubles de la succion entraînant une mauvaise prise de poids. Ces signes sont réversibles, mais peuvent durer 1 à 3 sem. en fonction de la demi-vie de la **BZD** prescrite. À doses élevées, une dépression respiratoire ou des apnées, et une hypothermie réversibles peuvent apparaître chez le nouveau-né. Un syndrome de sevrage néonatal est possible, même en l'absence de signes d'imprégnation.

L'utilisation de **prazépam** (***LYSANXIA***) est envisageable au cours de la grossesse quel qu'en soit le terme, dans le strict respect des indications et des posologies.

En fin de grossesse, s'il s'avère nécessaire d'instaurer un traitement par **prazépam** (***LYSANXIA***), éviter de prescrire des doses élevées et tenir compte, pour la surveillance du nouveau-né, des effets décrits.

Allaitement : déconseillé.

Myasthénie : contre-indication relative.

TROUBLE PANIQUE (NÉVROSE PHOBIQUE) (1)

Définition

Le **trouble panique** ou **anxiété épisodique paroxystique** est caractérisé par la récurrence d'attaques d'anxiété sévère. Les attaques de panique ne surviennent pas exclusivement dans des situations particulières, ce qui les différencie des attaques d'anxiété liées aux phobies.

Critères diagnostiques (DSM-IV-TR)

Attaque de panique

Une période bien délimitée de crainte ou de malaise intenses, dans laquelle au minimum quatre des symptômes suivants sont survenus de façon brutale et ont atteint leur acmé en moins de 10 min :

- palpitations, battement de cœur ou accélération du rythme cardiaque ;
- transpiration ;
- tremblements ou secousses musculaires ;
- sensations de « souffle coupé » ou impression d'étouffement ;
- sensation d'étranglement ;
- douleur ou gêne thoracique ;
- nausée ou gêne abdominale ;
- sensation de vertige, d'instabilité, de tête vide ou impression d'évanouissement ;
- déréalisation, « sentiment d'irréalité », ou dépersonnalisation, « être détaché de soi » ;
- peur de perdre le contrôle ou de devenir fou ;
- peur de mourir ;
- paresthésies « sensations d'engourdissement ou de picotements » ;
- frissons ou bouffées de chaleur.

La prévalence du trouble panique serait comprise entre 1,5 et 2,5 % de la population générale.

Trouble panique sans agoraphobie

À la fois (1) et (2) :

- (1) attaques de panique récurrentes et inattendues ;
- (2) au moins une des attaques s'est accompagnée pendant un mois « ou plus » de l'un « ou plus » des symptômes suivants :

– crainte persistante d'avoir d'autres attaques de panique,
– préoccupations à propos des implications possibles de l'attaque ou bien de ses conséquences,
– changement de comportement important en relation avec les attaques.

Absence de l'agoraphobie.

Les attaques de panique ne sont pas dues aux effets physiologiques directs d'une substance ou d'une affection médicale générale.

Les attaques de panique ne sont pas mieux expliquées par un autre trouble mental, tel une phobie sociale, une phobie spécifique, un TOC, un état de stress post-traumatique ou un trouble anxiété de séparation.

Les systèmes nosologiques actuels exigent, pour porter le diagnostic de ce trouble, la survenue de plusieurs attaques et, entre les attaques, l'existence d'une crainte persistante d'avoir d'autres crises de panique (anxiété anticipatoire).

Trouble panique avec agoraphobie

À la fois (1) et (2) :

- (1) attaques de panique récurrentes et inattendues ;
- (2) au moins une des attaques s'est accompagnée pendant un mois « ou plus » de l'un « ou plus » des symptômes suivants :

– crainte persistante d'avoir d'autres attaques de panique ;
– préoccupations à propos des implications possibles de l'attaque ou bien de ses conséquences ;
– changement de comportement important en relation avec les attaques.

Présence d'agoraphobie.

Les attaques de panique ne sont pas dues aux effets physiologiques directs d'une substance ou d'une affection médicale générale.

Les attaques de panique ne sont pas mieux expliquées par un autre trouble mental, tel une phobie sociale, une phobie spécifique, un TOC, un état de stress post-traumatique ou un trouble anxiété de séparation.

ANXIOLYTIQUES (6) – BENZODIAZÉPINES – PHARMACOLOGIE (2)

EFFETS INDÉSIRABLES

Ils sont en rapport avec la dose ingérée et la sensibilité individuelle. Ils peuvent s'atténuer au cours du temps, ce qui traduit le développement d'une tolérance lors d'une administration prolongée.

Effets principaux

Asthénie, sensation ébrieuse, somnolence, baisse de vigilance (sujet âgé, début de traitement, conducteurs de véhicules), hypotonie musculaire (risque de chute chez le sujet âgé), amnésie antérograde, dépression respiratoire (*cf.* Interactions médicamenteuses), phénomènes de rebond anxieux à l'arrêt du traitement (à distinguer du syndrome de sevrage, *cf. infra*).

Effets indésirables plus rares

Réactions paradoxales avec irritabilité, agressivité, euphorie, sensations ébrieuses, déambulations, actes automatiques amnésiques, déshinibition et passage à l'acte suicidaire.

Effets exceptionnels

Éruptions cutanées, modifications de la libido.

Dépendance

Le problème principal avec les **BZD** est le risque de développement d'une dépendance avec ou sans tolérance. Ce risque est accru en cas de prescription de doses élevées, d'emploi prolongé (> 3 mois), d'escalade des doses, du recours à des **BZD** à demi-vie courte, d'antécédents de dépendance.

Le syndrome de sevrage se manifeste après une diminution des doses ou un arrêt trop brutal de la prescription. Il survient en quelques jours lors de l'arrêt de **BZD** à demi-vie brève, en 1 à 3 sem. lors de l'interruption de **BZD** à demi-vie longue. Les signes de sevrage associent à des degrés divers et selon la gravité : anxiété, insomnie, vertiges, anorexie, agitation, tremblements, myoclonies, courbatures, douleurs, sueurs profuses, hypersensibilité sensorielle, saveur métallique dans la bouche, signes psychotiques, convulsions, hyperthermie. Le syndrome de sevrage ne doit pas être confondu avec des phénomènes de rebond, une rechute anxieuse, ou un sevrage alcoolique.

Le traitement du syndrome de sevrage est symptomatique. Il consiste à réintroduire des **BZD** et à les diminuer très progressivement. Le traitement préventif repose sur le respect des règles de prescription des **BZD** (arrêté du 7 octobre 1991).

INTERACTIONS MÉDICAMENTEUSES

Pharmacodynamiques.

L'association à des dépresseurs du système nerveux central peut entraîner une dépression respiratoire. Celle-ci sera d'autant plus marquée lors de l'emploi de fortes doses, par voie rapide. On évitera donc l'association des **BZD** aux : **antidépresseurs sédatifs**, **antihistaminiques H1**, **barbituriques**, autres **anxiolytiques** ou **hypnotiques**, **antihypertenseurs centraux**, **dérivés opiacés**, **antipsychotiques**, alcool.

L'association à la **clozapine** (***LÉPONEX***) pourrait entraîner un collapsus avec arrêt cardiorespiratoire.

INTOXICATION

Les **BZD** sont classiquement ingérées lors des intoxications médicamenteuses volontaires. Le risque létal reste faible lorsque les **BZD** sont prises seules.

Le traitement du surdosage est symptomatique : charbon activé, surveillance clinique. Le **flumazénil** (***ANEXATE***) est utilisé dans les formes graves ou comme test diagnostique. Le lavage gastrique n'est pas recommandé en cas d'intoxication pure aux **BZD**.

TROUBLE PANIQUE (NÉVROSE PHOBIQUE) (2)

Agoraphobie sans antécédent de touble panique

- Présence d'agoraphobie liée à la peur de développer des symptômes de type panique.
- N'a jamais repondu aux critères de trouble panique.
- Les attaques de panique ne sont pas dues aux effets physiologiques directs d'une substance ou d'une affection médicale générale.
- Les attaques de panique ne sont pas mieux expliquées par un autre trouble mental, tel une phobie sociale, une phobie spécifique, un TOC, un état de stress post-traumatique ou un trouble anxiété de séparation.

Bilan préthérapeutique

Le trouble panique est fréquemment associé à d'autres pathologies somatiques ou psychiatriques qui peuvent en modifier le pronostic et la thérapeutique. La question du diagnostic différentiel se pose principalement pour les affections somatiques (maladies cardiovasculaires – trouble du rythme, angor, infarctus du miocarde ; endocriniennes – hypoglycémies, phéochromocytome ; neurologiques – épilepsie temporale, accident vasculaire transitoire ; pulmonaires – embolie pulmonaire, asthme, etc.) qui peuvent mimer des épisodes anxieux paroxystiques. On recherchera ainsi l'association à un trouble anxieux généralisé, des phobies sociales, des troubles obsessionnels compulsifs, un trouble de la personnalité.
De nombreuses substances peuvent également déclencher lors des prises ou du sevrage des attaques de panique chez des sujets prédisposés ou paniqueurs connus. C'est le cas par exemple de la caféine, du cannabis, de l'alcool, etc.

Évolution

Très variable, l'évolution du trouble panique serait favorable dans la majorité des cas.
Un tiers des patients présenterait cependant une évolution péjorative avec un retentissement social et familial non négligeable.
Les complications possibles du trouble sont les suivantes : la constitution d'agoraphobies, l'apparition de conduites addictives (abus et dépendance à l'alcool, dépendance aux **benzodiazépines**), des dépressions majeures secondaires, une mortalité cardiovasculaire accrue, le suicide.

Traitements

Moyens pharmacologiques et psychothérapiques

Le traitement de l'attaque de panique est une indication privilégiée des **benzodiazépines**. Les **antidépresseurs** constituent le traitement de fond. La stratégie thérapeutique à moyen et long terme consiste à prévenir la récurrence des attaques de panique.
On pourra associer aux mesures thérapeutiques habituelles des conseils hygiéno-diététiques : arrêt de l'alcool, du tabac, du café, des toxiques.

Traitements pharmacologiques

De nombreuses **benzodiazépines** ont démontré leur capacité à prévenir la récidive des attaques de panique. Cette indication n'est cependant pas approuvée officiellement (AMM : traitement symptomatique des manifestations anxieuses sévères et/ou invalidantes). Les **antidépresseurs** constituent à l'heure actuelle la chimiothérapie de 1re intention dans le trouble panique.

ANXIOLYTIQUES NON BENZODIAZÉPINES (1)

■ Buspirone

BUSPIRONE					
Anxiété réactionnelle, trouble de l'adaptation avec humeur anxieuse : 10 à 40 mg/j Anxiété généralisée : 10 à 60 mg/j en 2 à 3 prises Traitement d'appoint de l'anxiété au cours des névroses : 10 à 40 mg/j	20 cp. 10 mg	4,21	I	65 %	0,21

■ Hydroxyzine

ATARAX					
Anxiété : 50 à 300 mg/j en 2 à 3 prises Traitement symptomatique des manifestations allergiques diverses : 50 à 100 mg/j	30 cp. séc. 25 mg	2,17	I	65 %	0,07
	40 càc 10 mg (sirop 200 mL)	1,94	I	65 %	0,05

■ Étifoxine

STRÉSAM					
Manifestations psychosomatiques de l'anxiété : 3 à 4 gél./j	60 gél. 50 mg	4,80	I	15 %	0,08

■ Prégabaline

LYRICA					
Troubles anxieux généralisés de l'adulte : Semaine 1 (S1) : 150 mg/j en 2 à 3 prises S2 : 300 mg/j si bonne tolérance en 2 à 3 prises Posologie d'entretien : 150 à 600 mg/j en 2 à 3 prises Posologies à adapter chez l'insuffisant rénal Contre-indiqué chez les patients de moins de 18 ans	56 gél. 25 mg	11,55	I	65 %	0,21
	84 gél. 25 mg	17,44	I	65 %	0,21
	100 gél. 25 mg	HOP	I		
	84 gél. 50 mg	29,21	I	65 %	0,35
	100 gél. 50 mg	HOP	I		
	56 gél. 75 mg	28,99	I	65 %	0,52
	100 gél. 75 mg	HOP	I		
	84 gél. 100 mg	41,93	I	65 %	0,50
	100 gél. 100 mg	HOP	I		
	56 gél. 150 mg	41,75	I	65 %	0,75
	100 gél. 150 mg	HOP	I		
	84 gél. 200 mg	60,73	I	65 %	0,72
	100 gél. 200 mg	HOP	I		
	56 gél. 300 mg	60,73	I	65 %	1,08
	100 gél. 300 mg	HOP	I		

TROUBLE PANIQUE (NÉVROSE PHOBIQUE) (3)

► *Antidépresseurs*

Les **antidépresseurs** efficaces dans le trouble panique réduisent la fréquence de survenue des crises et les conduites d'évitement. Les **antidépresseurs** ayant une AMM dans cette indication sont les **antidépresseurs imipraminiques tricycliques** : **clomipramine** (***ANAFRANIL***) et les **inhibiteurs sélectifs de recapture de la sérotonine (ISRS)** : **citalopram** (***SEROPRAM***), **escitalopram** (***SEROPLEX***) et **paroxétine** (***DEROXAT***) [1].

Les posologies d'**antidépresseurs** recommandées sont généralement identiques à celles qui le sont dans le traitement de la dépression. Toutefois, l'instauration des posologies sera plus progressive (débuter à 50 voire 25 % de la dose efficace), de façon à éviter une aggravation de la symptomatologie anxieuse en début de traitement.

On peut recommander en première intention l'utilisation d'un **ISRS**, en raison d'une meilleure tolérance :

– **citalopram** (***SEROPRAM*** 20 mg), ou **paroxétine** (***DEROXAT***) : 1/2 cp./j la 1re sem. puis 1 cp./j ; augmenter si nécessaire de 1/2 cp./j par paliers d'une sem. jusqu'à 3 cp./j ;

– **escitalopram** (***SEROPLEX*** 5, 10, 15, 20 mg) : 1 cp./j de 5 mg la 1re sem. puis augmentation progressive de la posologie jusqu'à 20 mg/j si besoin.

L'augmentation des posologies peut être plus lente en fonction de la tolérence clinique.

En seconde intention : **antidépresseur tricyclique** : **clomipramine** (***ANAFRANIL*** 10, 25, 75 mg) – AMM : prévention des attaques de panique avec ou sans agoraphobie. Dose initiale 10 mg en une prise pour atteindre 75 mg en 10 j.

La réponse clinique complète est attendue après 6 à 8 sem. de traitement, comme dans les épisodes dépressifs. Le traitement est poursuivi plusieurs sem. après la disparition des attaques de panique. Il est d'au moins 6 mois, parfois compris entre 12 et 18 mois, et sera diminué très progressivement. En cas de rechute on réintroduira le traitement, parfois poursuivi pendant plusieurs années à la dose minimale efficace.

► *Benzodiazépines*

Certaines **benzodiazépines** (AMM : traitement symptomatique des manifestations anxieuses sévères et/ou invalidantes) ont démontré leur efficacité dans la prévention des attaques de panique. C'est le cas de l'**alprazolam** (***XANAX***), du **lorazépam** (***TÉMESTA***), du **diazépam** (***VALIUM***), de l'**oxazépam** (***SÉRESTA***).

L'effet antipanique des **benzodiazépines** est observé plus rapidement qu'avec les **antidépresseurs**. Le recours à des posologies parfois élevées est nécessaire (***XANAX*** : 3 à 10 mg).

Exemple de schéma thérapeutique : **alprazolam** (***XANAX*** 0,5 mg) : 1 cp. x 3/j pendant 1 sem. puis 2 cp. x 3/j.

Les **benzodiazépines** peuvent être utilisées au début du traitement, à dose efficace en association avec les **antidépresseurs**. Elles seront interrompues après 2 à 3 sem. et l'**antidépresseur** sera alors poursuivi en monothérapie. Le risque de dépendance, les recommandations d'usage justifient en effet un emploi limité dans le temps des **benzodiazépines**.

Les **benzodiazépines** constituent également un traitement d'appoint dans l'anxiété anticipatoire et/ou l'anxiété chronique associée au trouble panique.

► *β-bloquants **(propranolol)***

(AMM dans les manifestations fonctionnelles cardiaques à type de tachycardie et de palpitations au cours de situations émotionnelles transitoires)

Ils peuvent être également associés aux **antidépresseurs** pour traiter les symptômes somatiques du trouble panique.

ANXIOLYTIQUES NON BENZODIAZÉPINES (2) – PHARMACOLOGIE

PROPRIÉTÉS

L'**hydroxyzine** (***ATARAX***) est un antihistaminique H1 et un anticholinergique.

La **buspirone** est un agoniste partiel 5HT1A pré- et post-synaptique et un antagoniste D2 présynaptique.

L'**étifoxine** (***STRÉSAM***) agit sur le canal chlore du complexe GABA.

L'ensemble de ces molécules ont surtout des propriétés anxiolytiques et sédatives. Aucun de ces produits n'est anticonvulsivant.

La **prégabaline** est un analogue de l'acide gamma-aminobutyrique.

INDICATIONS

Anxiété réactionnelle et trouble anxieux généralisé pour la **buspirone** et la **prégabaline** en particulier.

CONTRE-INDICATIONS

Grossesse : **buspirone** déconseillée ; **étifoxine** à éviter par prudence. Si un traitement doit être instauré, et s'il est poursuivi jusqu'à l'accouchement, tenir compte d'un risque possible de sédation néonatale. **Hydroxyzine** : envisageable. Si le traitement est poursuivi jusqu'à l'accouchement, tenir compte d'un risque possible, chez le nouveau-né, de sédation et de signes atopiniques (tachycardie, etc.).

Allaitement : toutes les molécules sont déconseillées.

La **buspirone** est contre-indiquée avec les **IMAO**, et dans l'insuffisance hépatique grave.

L'**hydroxyzine** sera utilisée avec prudence en cas de glaucome à angle étroit et d'adénome prostatique.

PRÉCAUTIONS D'EMPLOI

Grossesse : éviter l'**hydroxyzine** lors du 1er trimestre.

EFFETS INDÉSIRABLES

Neuropsychiques : tous les produits peuvent induire une somnolence diurne en début de traitement (conducteurs de machines).

Céphalées, vertiges, ataxie, troubles de l'accommodation, voire une excitation paradoxale plus rarement.

Syndrome confusionnel chez le sujet âgé avec l'**hydroxyzine**.

Autres effets indésirables non spécifiques et transitoires : nausées, douleurs abdominales, diarrhée, etc.

Pharmacodépendance

Elle peut être observée avec l'**hydroxyzine**. La **buspirone** n'entraîne pas de dépendance.

Syndrome de sevrage possible avec la **prégabaline**.

TROUBLE PANIQUE (NÉVROSE PHOBIQUE) (4)

Traitements psychologiques

Les méthodes utilisées combinent à des degrés divers les techniques de thérapie cognitivo-comportementale (TCC) : information sur le trouble, analyse fonctionelle, entraînement à l'hyperventilation provoquée et du contrôle réspiratoire, relaxationprogressive ; restructuration cognitive des pensées automatiques et des scénarii de catastrophe, pensées alternatives réalistes, exposition aux manifestations physiques d'une attaque de panique, exposition en imagination. Elles permettraient de réduire, sinon d'abolir, les attaques de panique. La durée optimale des TCC est de 12 à 25 séances de 45 min environ. Des programmes de TCC plus courts peuvent être proposés, accompagnés de programme de gestion de l'anxiété par soi-même [2].

Prise en charge au long cours

Les traitements pharmacologiques et psychologiques sont complémentaires dans la prise en charge du trouble panique. Les stratégies thérapeutiques sont définies selon la nature du trouble, les souhaits des patients et les habitudes du thérapeute.

La prise en charge cognitivo-comportementale et le traitement médicamenteux montrent une efficacité équivalente.

En cas de traitement pharmacologique, les **ISRS** sont le traitement de 1re intention, avec en cas de résistance prescription de la **clomipramine** ou potentialisation par la **buspirone** ou en associant une **benzodiazépine**.

En cas d'échec des traitements initiaux après 12 sem. on peut proposer d'associer la TCC aux traitements médicamenteux.

Le suivi doit se poursuivre après la fin du traitement en raison du risque de rechute ou de récidive.

CONSENSUS

[1] Bon usage des médicaments antidépresseurs dans le traitement des troubles dépressifs et des troubles anxieux de l'adulte, *Afssaps*, 2006.

[2] Affections psychiatriques de longue durée – Troubles anxieux graves, *HAS*, 2007.

TROUBLES PHOBIQUES (NÉVROSE PHOBIQUE) (1)

Cadre nosologique

Les troubles phobiques représentent un ensemble de troubles dans lesquels une anxiété est déclenchée par certains objets ou certaines situations sans dangerosité actuelle. Typiquement ces situations ou objets sont évités avec appréhension par le sujet phobique. On définit habituellement trois types de phobies :

- les **agoraphobies** avec ou sans trouble panique ;
- les **phobies sociales** ;
- les **phobies simples ou spécifiques**.

Principes généraux du traitement

Le traitement des phobies repose sur la chimiothérapie et sur les **thérapies cognitives et comportementales**.

Les indications de ces traitements, employés seuls ou en association, varient selon le type de phobies, la sévérité du trouble, l'existence de complications (alcoolisation, dépression, dépendance aux **anxiolytiques**) ou de pathologies associées.

À l'exception des formes très invalidantes ou compliquées, qui justifient une hospitalisation, les traitements seront habituellement **ambulatoires**.

Résumé du traitement des phobies

DIAGNOSTIC	MÉDICAMENTS	PSYCHOTHÉRAPIES
Agoraphobie avec attaque de panique	**ISRS** : **paroxétine (*DEROXAT*)** **citalopram (*SEROPRAM*)** **escitalopram (*SEROPLEX*)** ou **tricycliques** : **clomipramine (*ANAFRANIL*)** Au début en association avec **BZD**	Désensibilisation systématique (en imagerie mentale) Exposition *in vivo* Inhibition réciproque
Agoraphobie simple	En l'absence de trouble panique associé, les **antidépresseurs** seraient d'autant plus efficaces que le niveau d'anxiété d'évitement est élevé. L'AMM est formulée : trouble panique avec ou sans agoraphobie. **Aucun** médicament ne possède d'AMM pour l'agoraphobie isolée.	Désensibilisation systématique (en imagerie mentale) Exposition *in vivo* Inhibition réciproque
Phobies sociales	**ISRS** : **paroxétine (*DEROXAT*)** **escitalopram (*SEROPLEX*)** ou **IRSNA** : **venlafaxine** LP (***EFFEXOR LP***)	Désensibilisation systématique (en imagerie mentale) Exposition *in vivo* Inhibition réciproque Affirmation de soi
Phobies spécifiques	Pas de traitement médicamenteux spécifique	Désensibilisation systématique (en imagerie mentale) Exposition *in vivo* Inhibition réciproque

TROUBLES PHOBIQUES (NÉVROSE PHOBIQUE) (2)

Agoraphobie

Le sujet a peur de se trouver dans des situations (foule, grands magasins, avion, être seul à son domicile) où il est difficile de s'échapper. Les conduites d'évitement sont parfois au premier plan de la symptomatologie et certains agoraphobes éprouvent peu d'anxiété. Les situations phobogènes peuvent être très nombreuses, très invalidantes et le malade est véritablement cloîtré à son domicile. Les agoraphobies sont généralement les types de phobies les plus graves. Elles peuvent survenir isolément ou associées à des attaques de panique.

Traitements médicamenteux

Aucun médicament en possède d'AMM pour l'agoraphobie isolée. Les psychotropes proposés pour les agoraphobies s'appuient sur leur efficacité « *antipanique* » mais les **antidépresseurs** constituent les molécules de référence. Ils ont montré leur efficacité chez les agoraphobes, particulièrement chez les patients qui font des attaques de panique. En l'absence de trouble panique associé, les **antidépresseurs** seraient d'autant plus efficaces que le niveau d'anxiété d'évitement est élevé. Les **antidépresseurs** ayant une AMM dans cette indication (agoraphobie avec attaques de panique) sont les **ISRS** : **paroxétine** (***DEROXAT***), **citalopram** (***SEROPRAM***), **escitalopram** (***SEROPLEX***) et les **antidépresseurs imipraminiques** : **clomipramine** (***ANAFRANIL***) [1].

La sensibilité particulière des agoraphobes aux effets indésirables impose une augmentation progressive des doses sur 1 ou 2 sem. Les posologies conseillées varient entre 75 et 225 mg/j d'***ANAFRANIL*** ou 20 à 60 mg de ***DEROXAT***.

Ex 1 : **antidépresseur imipraminique**, **clomipramine** (***ANAFRANIL*** 75 mg) : 1 à 3 cp. en 1 prise le soir.

Ex 2 : **antidépresseur sérotoninergique (ISRS)**, **paroxétine** (***DEROXAT*** 20 mg) : 1 à 3 cp. en 2 prises.

Ex 3 : **antidépresseur sérotoninergique (ISRS)**, **escitalopram** (***SEROPLEX*** 10 mg) : 1/2 cp./j au cours de la 1re sem. de traitement, avant une augmentation à 10 mg/j. En fonction de la réponse thérapeutique du patient, la posologie pourra être augmentée jusqu'à un maximum de 20 mg/j. L'efficacité maximale est atteinte après environ 3 mois de traitement. Le traitement devra être poursuivi plusieurs mois.

Les **benzodiazépines**, pour certaines d'entre elles, s'avèrent efficaces pour le traitement préventif des attaques de panique, bien que cette indication ne soit pas officiellement reconnue. Les **benzodiazépines** peuvent être utilisées comme traitement d'appoint lors des crises d'angoisse aiguë ou dans le traitement de l'anxiété anticipatoire et/ou généralisée associée au trouble agoraphobique.

Ex : **benzodiazépine**, **alprazolam** (***XANAX*** 0,5 mg) : 1 cp. x 3/j.

Traitements psychothérapiques

Les traitements psychologiques de l'agoraphobie reposent sur l'exposition *in vivo* aux stimuli anxiogènes. Parfois initiée spontanément par le patient, elle se réalise au mieux dans des programmes comportementaux : désensibilisation systématique *in vivo*, exposition graduée, implosion ou immersion (*flooding*).

L'exposition progressive, autogérée avec l'entourage du patient ou des groupes de malades, serait à long terme la technique la plus efficace.

Stratégies thérapeutiques au long cours

Deux approches de l'agoraphobie :

- la première qui fait des attaques de panique le « primum movens » de l'agoraphobie et qui donc justifie l'emploi en première intention des psychotropes ;
- la seconde qui considère que l'élément spécifique du trouble est l'évitement et qui préconise donc en premier lieu des thérapies cognitives et comportementales.

Certaines agoraphobies, peu étendues et peu extensives, peuvent être traitées simplement par des thérapies comportementales et cognitives. On n'observe pas toujours de rechute à l'interruption du traitement. La plupart des agoraphobies sont cependant chroniques et nécessitent une prise en charge au long cours qui associe pharmacothérapie et psychothérapie. Il est habituel de démarrer le traitement par des **antidépresseurs**, et d'associer ensuite la psychothérapie.

TROUBLES PHOBIQUES (NÉVROSE PHOBIQUE) (3)

Phobies sociales

Les situations redoutées dans ce type de phobie sont les situations sociales ou de performance dans lesquelles le sujet craint d'être dévisagé ou d'être exposé à l'observation et au jugement d'autrui. Le phobique social craint d'agir de façon embarrassante ou de montrer des symptômes anxieux (tremblement des mains, rougissement, etc.).

On reconnaît deux formes de phobies sociales : **localisée** et **généralisée**.

- Les *phobies sociales localisées* impliquent des situations sociales spécifiques : parler en public, manger en présence d'autrui, etc.
- Les *phobies sociales généralisées* (anxiété sociale généralisée) concernent la plupart des situations sociales, et s'accompagnent fréquemment d'une perte de l'estime de soi ou d'une peur d'être critiqué. Elles sont très invalidantes et aboutissent parfois à un isolement social presque total. La distinction entre des phobies sociales envahissantes et une personnalité évitante ou une agoraphobie sévère n'est pas toujours aisée.

Traitement

Le traitement recommandé en 1re intention dans la phobie sociale est soit la psychothérapie
cognitivo-comportementale soit les **antidépresseurs**. L'action des **antidépresseurs** est plus rapide que celle des TCC. Parmi les **antidépresseurs**, les **ISRS** et la **venlafaxine** sont les médicaments de première intention du fait de leur facilité d'emploi et de leur faible risque d'effets indésirables [1].

► *En 1re intention : antidépresseurs*

Les **antidépresseurs** ayant une AMM dans cette indication sont les **ISRS** : la **paroxétine** (***DEROXAT***), l'**escitalopram** (***SEROPLEX***) et les **IRSNA** : la **venlafaxine LP** (***EFFEXOR LP***). Ils doivent être réservées aux formes sévères avec retentissement important dans la vie professionnelle ou personnelle [1].

Ex 1 : **paroxétine** (***DEROXAT*** 20 mg) 1 cp./j, à augmenter de 1/2 cp. par paliers de 2 sem. jusqu'à posologie efficace (posologie maximale recommandée : 50 mg/j).

Ex 2 : **escitalopram** (***SEROPLEX*** 10 mg) : 1/2 cp./j au cours de la première semaine de traitement, avant une augmentation à 10 mg/j. En fonction de la réponse thérapeutique du patient, la posologie pourra être augmentée jusqu'à un maximum de 20 mg/j.

La **fluvoxamine** (***FLOXYFRAL*** hors AMM) a été évaluée au cours de 4 études contrôlées *versus* placebo d'une durée de 12 sem., qui ont mis en évidence l'efficacité de cette molécule pour des posologies comprises entre 100 et 300 mg/j.

La **sertraline** (***ZOLOFT*** hors AMM) a fait l'objet de 3 études contre placebo d'une durée maximale de 3 mois qui sont enfaveur de son efficacité dans cette indication pour des posologies comprises entre 50 et 200 mg/j. La **sertraline** semble également efficace dans la phase de maintenance du traitement.

► *En 2e intention*

Bêtabloquants

Le **propranolol** (hors AMM) peut être utilisé ponctuellement pour des situations d'anxiété de performance en particulier pour les prestations en public (effet antitrac).

Ex : ***AVLOCARDYL*** 40 mg : 1/4 cp. 1 h avant l'épreuve.

Benzodiazépines

Elles peuvent être utilisées en association au traitement de fond sur de courtes durées en cas d'anxiété aiguë invalidante.

Autres traitements hors AMM

IMAO A réversible : **moclobémide** (***MOCLAMINE***) ; **IMAO** non spécifique, irréversible : **iproniazide** (***MARSILID***) ; **antiépileptique** : **gabapentine** (***NEURONTIN***), après avis spécialisé.

Ex : **moclobémide** (***MOCLAMINE*** 150 mg) à des doses de l'ordre de 400 à 600 mg/j : 1 à 2 cp. x 3/j.

Le traitement doit être poursuivi 6-12 mois, après rémission. Mais les données concernant la durée de traitement sont limitées. Il existe un risque de rechute à l'arrêt du traitement, dont il faut prévenir le patient et qui peut justifier un traitement à plus long terme. Cependant, ce traitement prolongé n'a pas été évalué systématiquement [1].

TROUBLES PHOBIQUES (NÉVROSE PHOBIQUE) (4)

Traitement psychothérapique

Il repose également sur les thérapies comportementales et cognitives : techniques de désensibilisation systématique et de **relaxation**, **entraînement à l'affirmation de soi** (assertivité) et exposition *in vivo* progressive.

Traitement chirurgical

Le traitement chirurgical des éreutophobies (peur de rougir) par sympatectomie n'a pas fait la preuve de son efficacité.

Phobies spécifiques

Ces phobies sont limitées à un stimulus déterminé : les animaux, l'orage, la vue du sang. Elles apparaissent parfois dès l'enfance. Le retentissement est minime lorsque le stimulus est aisément évitable.

Le traitement est univoque et s'appuie sur la TCC – les techniques de désensibilisation systématique (en imagerie mentale), au nombre de 12 à 25 séances de 45 min environ ; exposition en thérapie virtuelle (assistée par l'ordinateur), exposition *in vivo*.

Aucun traitement médicamenteux n'a apporté la preuve de son efficacité (pas d'AMM).

CONSENSUS

[1] Bon usage des médicaments antidépresseurs dans le traitement des troubles dépressifs et des troubles anxieux de l'adulte, *Afssaps*, 2006.

NOTES

SOMMEIL (TROUBLES DU) – INSOMNIES, HYPERSOMNIES (1)

Troubles du sommeil

L'insomnie, définie comme une plainte portant sur l'insuffisance du temps de sommeil ou sur sa qualité, touche entre le quart et la moitié de la population. On distingue les insomnies aiguës (occasionnelle : quelques j ; transitoire : quelques sem.), souvent réactionnelles à des facteurs de stress, et des insomnies chroniques (quelques mois à quelques années).

Classification du DSM-IV

- Troubles primaires du sommeil
  - Dyssomnies
  - Insomnie primaire
  - Hypersomnie primaire
  - Narcolepsie
  - Trouble du sommeil lié à la respiration
  - Trouble du sommeil lié au rythme circadien
  - Dyssomnie non spécifiée
- Parasomnies
- Autres troubles du sommeil

Classification de la CIM-10

- **Troubles du sommeil non organiques**
  - Insomnie non organique
  - Hypersomnie non organique
  - Trouble du rythme veille-sommeil non dû à une cause organique
  - Inversion psychogène du rythme
  - Somnambulisme
  - Terreurs nocturnes
  - Cauchemars
  - Autres troubles du sommeil non organiques
  - Trouble du sommeil non organique, sans précision
- **Troubles du sommeil**
  - Troubles de l'endormissement et du maintien du sommeil [insomnies]
  - Troubles du sommeil par somnolence excessive [hypersomnies]
  - Troubles du cycle veille-sommeil
  - Irrégularité du rythme veille-sommeil
  - Syndrome de retard des phases du sommeil
  - Apnée du sommeil : centrale ou obstructive (exclusion de de l'apnée du sommeil chez le nouveau-né et du syndrome de Pickwick)
  - Narcolepsie et cataplexie
  - Autres troubles du sommeil
  - Syndrome de Kleine-Levin
  - Trouble du sommeil, sans précision

Classification internationale (ICSD [*International Classification of Sleep Disorders*] 2ᵉ édition, 2005)

- **Insomnie**
  - Insomnie aiguë
  - Insomnie psychophysiologique
  - Mauvaise perception du sommeil
  - Insomnie idiopathique
  - Insomnie en relation avec un trouble mental
  - Mauvaise hygiène de sommeil
  - Insomnie comportementale de l'enfant
  - Insomnie due à une drogue ou à une substance
  - Insomnie en relation avec un trouble médical
  - Insomnie non spécifiée
- Troubles du sommeil en relation avec la respiration
- Syndrome d'apnée centrale du sommeil
- Syndrome d'apnée obstructive du sommeil
- Syndrome d'hypoventilation/hypoxie du sommeil
- Autres troubles respiratoires en relation avec la respiration
- Troubles du rythme circadien du sommeil
- Parasomnie
- Mouvements en relation avec le sommeil
- Symptômes isolés, apparemment normaux ou non expliqués
- Autres troubles du sommeil
- Troubles du sommeil associés des pathologies classées ailleurs :
  - insomnie fatale familliale ;
  - fibromyalgie ;
  - épilepsie du sommeil ;
  - céphalées du sommeil ;
  - reflux gastro-œsophagien du sommeil ;
  - ischémie coronarienne du sommeil ;
  - transpiration, laryngospasme, choc en relation avec le sommeil.
- Autres troubles comportementaux et psychiques fréquemment rencontrés dans le diagnostic différentiel des troubles du sommeil :
  - troubles de l'humeur ;
  - troubles anxieux ;
  - troubles somatiques ;
  - schizophrénie et autres psychoses ;
  - troubles de la personnalité diagnostiquée d'abord dans l'enfance ou l'adolescence.

HYPNOTIQUES (1) – BENZODIAZÉPINES

Estazolam

NUCTALON					
Insomnie occasionnelle et transitoire : 1/2 à 1 cp. le soir Insomnie chronique (à déconseiller) : 1/2 à 1 cp. le soir	20 cp. séc. 2 mg	1,81	I	15 %	0,09

Témazépam

NORMISON					
Insomnie occasionnelle et transitoire : 10 à 20 mg le soir Insomnie chronique (à déconseiller) : 10 à 20 mg	14 cp. 10 mg 7 cp. 20 mg	1,54 1,35	I I	15 % 15 %	0,11 0,19

Nitrazépam

MOGADON					
Insomnie : 2,5 à 5 mg le soir	20 cp. séc. 5 mg 100 cp. séc. 5 mg	1,04 HOP	I I	15 %	0,05

Lormétazépam

NOCTAMIDE					
Insomnie : 0,5 à 2 mg le soir	14 cp. séc. 1 mg 14 cp. séc. 2 mg	1,04 1,53	I I	15 % 15 %	0,07 0,11

Loprazolam

HAVLANE					
Insomnie occasionnelle, transitoire : 1 cp. le soir Insomnie chronique (à déconseiller) : 1 cp. le soir	20 cp. séc. 1 mg	2,50	I	15 %	0,12

SOMMEIL (TROUBLES DU) – INSOMNIES, HYPERSOMNIES (2)

Insomnies

Insomnie aiguë (occasionnelle et transitoire)

C'est une insomnie due à une cause aiguë, transitoire et reversible :
– facteurs environnementaux (niveau sonore, climat, altitude, etc.) ;
– stress psychique ;
– stress physique (affection physique aiguë) ;
– prise aiguë de toxiques.

En cas d'insomnie d'ajustement :
– dédramatiser la situation, assurer un soutien psychologique ;
– si nécessaire, prescire un traitement pharmacologique par sédatif, **anxiolytique** ou **hypnotique**, qui doit être le plus léger et le plus bref possible.

Le traitement repose sur la prescription d'**hypnotiques « benzodiazépiniques** ou apparentés » (**cyclopyrrolone**, **imidazopyridine**) durant une période limitée à quelques sem., au maximum, afin d'éviter les phénomènes de dépendance et de tolérance.

Insomnie chronique

► *Insomnies secondaires*

• Insomnie liée à une pathologie organique, notamment neurologique (douleur neurogène, Parkinson, démences, syndrome des jambes sans repos, confusion, hypertension intracrânienne, etc.), ou psychiatrique (dépression, trouble bipolaire, trouble anxieux, trouble de l'adaptation, état de stress post-traumatique, troubles psychotiques, etc.).

• Insomnie due à la prise de certains médicaments (**psychostimulants**, **antidépresseurs**, **AINS**, etc.).

• Insomnie due au sevrage trop brutal d'un **hypnotique** à demi-vie courte (syndrome de rebond) qui nécessite sa réintroduction puis sa diminution très progressive.

• Insomnie due à une prise chronique des toxiques ou de l'alcool.

► *Insomnie dite psychophysiologique (insomnie persistante primaire)*

C'est *l'insomnie « maladie »*, appelée aussi insomnie psychophysiologique, elle est la *forme la plus fréquente* de l'insomnie.

L'insomnie est souvent apparue à un moment précis dans l'histoire du patient à l'occasion d'une circonstance pénible, mais le retour au sommeil normal ne se produit pas, même lorsque la cause initiale a disparu.

Symptômes :
– difficultés d'endormissement, le sommeil devient une appréhension ;
– trouble du maintien du sommeil ;
– sommeil perçu comme non réparateur ;
– malgré l'impression de fatigue, il n'y a pas de somnolence diurne (la présence d'une somnolence est un argument contre le diagnostic d'insomnie persistante primaire) ;
– échec des tentatives de sieste en raison de la même difficulté d'endormissement ;
– discordance entre l'importance subjective du retentissement diurne et la discrétion du retentissement objectif.

HYPNOTIQUES (2) – ANTIHISTAMINIQUES

Doxylamine

DONORMYL					
Insomnie : 1/2 à 2 cp. le soir	10 cp. séc. 15 mg		I	NR	
	10 cp. efferv. 15 mg		I	NR	
NOCTYL					
Idem ***DONORMYL***	10 cp. séc. 15 mg		I	NR	
LIDENE					
Idem ***DONORMYL***	10 cp. séc. 15 mg		I	NR	

Prométhazine

PHÉNERGAN					
Insomnie : 1 à 2 cp. le soir	20 cp. 25 mg	0,85	I	15 %	0,04

HYPNOTIQUES (3) – IMIDAZOPYRIDINE

Zolpidem

STILNOX					
Insomnie occasionnelle, transitoire : 1 cp. le soir (1/2 à 1 cp. chez le sujet de plus de 65 ans)	7 cp. séc. 10 mg	1,54	I	15 %	0,22
	14 cp. séc. 10 mg	2,46	I	15 %	0,18

HYPNOTIQUES (4) – CYCLOPYRROLONE

Zopiclone

IMOVANE					
Insomnie occasionnelle, transitoire : 1 cp. à 7,5 mg le soir 1 cp. à 3,75 mg ou 1/2 cp. à 7,5 mg le soir chez les patients > 65 ans ou présentant une insuffisance rénale, hépatique ou respiratoire	5 cp. 3,75 mg	1,06	I	15 %	0,21
	14 cp. 3,75 mg	2,27	I	15 %	0,16
	30 cp. 3,75 mg	HOP	I		
	5 cp. séc. 7,5 mg	1,12	I	15 %	0,22
	14 cp. séc. 7,5 mg	2,42	I	15 %	0,17
	20 cp. séc. 7,5 mg	HOP	I		

SOMMEIL (TROUBLES DU) – INSOMNIES, HYPERSOMNIES (3)

Traitement

Dans tous les cas d'insomnie, avant toute autre initiative, il convient de s'assurer que quelques règles élémentaires d'hygiène du sommeil sont réunies.

- Dormir selon les besoins, mais pas plus.
- Éviter les siestes longues (> 1 h) ou trop tardives (après 16 h).
- Adopter un horaire régulier de lever et de coucher.
- Pour les personnes âgées, retarder le coucher.
- Limiter le bruit, la lumière et une température excessive dans la chambre à coucher.
- Éviter la caféine, l'alcool et la nicotine.
- Pratiquer un exercice physique dans la journée, mais en général pas après 17 h.
- Éviter les repas trop copieux le soir.

Le traitement repose sur un abord corporel (relaxation) et des techniques comportementales (désensibilisation systématique, réduction du temps de sommeil) visant à lutter contre des comportements défavorables à l'endormissement, acquis lors de situations de stress (conditionnement négatif) [1].

L'utilisation des **hypnotiques** doit être prudente, le recours à des traitements substitutifs temporaires (**antidépresseurs** sédatifs, **anxiolytiques**) limité. Le traitement de ces insomnies chroniques est souvent long et délicat, requérant une participation active du sujet et un soutien psychologique important.

Proposer, si nécessaire, un traitement symptomatique le plus prudent possible :

- soit un sédatif léger (phytothérapie), bien qu'aucune étude n'apporte d'éléments permettant de les situer clairement en termes d'efficacité. Il n'a pas été prouvé pour la valériane d'efficacité supérieure à celle d'un placebo. En l'absence d'essais randomisés, l'innocuité de la mélisse, de l'oranger, du tilleul et de la verveine odorante ne peut être ni affirmée, ni infirmée [1] ;
- soit un **hypnotique** non benzodiazépine.

Parmi les **antihistaminiques H1** bénéficiant de l'AMM « insomnie transitoire, insomnie occasionelle », sous réserve des contre-indications et précautions (effets anticholinergiques ou adrénolytiques), peuvent être utilisés chez l'adulte, mais sont à déconseiller chez le sujet âgé (effets atropiniques non négligeables) : **doxylamine** (***DONORMYL*** 15 mg) ; **alimémazine** (***THÉRALÈNE***) et **prométhazine** (***PHÉNERGAN***), à réévaluer si l'insomnie dure plus de 5 j.

Ex 1 : ***DONORMYL*** 15 mg : 1/2 cp au coucher ; 7,5 à 15 mg/j (soit 1/2 à 1 cp./j). La posologie peut être portée à 30 mg/j (soit 2 cp./j) si nécessaire.

Ex 2 : ***THÉRALÈNE*** (sol. buv. en gttes à 4 % : fl. de 30 mL avec pipette doseuse) : 5 à 20 gttes au coucher.

La **mélatonine** (***CIRCADIN*** 2 mg cp. LP) est indiquée, en monothérapie, pour le traitement à court terme de l'insomnie primaire caractérisée par un sommeil de mauvaise qualité chez des patients de 55 ans ou plus. L'activité de la **mélatonine** sur les récepteurs MT1, MT2 et MT3 est réputée contribuer à ses propriétés de facilitation du sommeil, puisque ces récepteurs (principalement MT1 et MT2) sont impliqués dans la régulation des rythmes circadiens et du sommeil. En raison du rôle de la **mélatonine** sur le sommeil et la régulation des rythmes circadiens, ainsi que de la réduction de la production de **mélatonine** endogène associée à l'âge, la **mélatonine** peut efficacement améliorer la qualité du sommeil, en particulier chez les patients de plus de 55 ans qui souffrent d'insomnie primaire.

Dans les essais cliniques dans lesquels des patients présentant une insomnie primaire ont reçu 2 mg de ***CIRCADIN*** tous les soirs pendant 3 sem., l'architecture du sommeil n'a pas été modifiée, ni la durée du sommeil paradoxal ou phase de mouvements oculaires (PMO). ***CIRCADIN*** 2 mg n'a induit aucune modification du fonctionnement diurne. Dans une étude chez des patients ambulatoires, ***CIRCADIN*** améliore la qualité du sommeil et la vigilance matinale chez 47 % des patients traités *versus* 27 % dans le groupe placebo. En outre, la qualité du sommeil et la vigilance matinale se sont améliorées de façon significative avec ***CIRCADIN*** comparé au placebo. Les variables du sommeil sont progressivement revenues aux valeurs initiales sans effet rebond, sans augmentation des effets indésirables ni des symptômes de sevrage.

HYPNOTIQUES (5) – PHARMACOLOGIE

PROPRIÉTÉS

Les **hypnotiques** ont des propriétés proches des **anxiolytiques**. Les **benzodiazépiniques**, les **cyclopyrrolones**, les **imidazopyridines** agissent sur les récepteurs GABAergiques. Les autres molécules sont **antihistaminiques** ou assimilées aux **antipsychotiques**.

INDICATIONS

Les **hypnotiques** sont indiqués en cas d'insomnie aiguë (occasionnelle et transitoire). Les insomnies chroniques ne représentent pas une indication de ces produits en raison du risque de dépendance. Le risque de dépendance des **BZD** impose des règles de prescription et une limitation d'emploi. Le renouvellement de la délivrance d'un **hypnotique** et/ou **anxiolytique** n'est possible qu'à l'intérieur de la durée de prescription limitée à 2, 4 ou 12 sem. selon le cas et seulement si le prescripteur a précisé le nombre de renouvellements ou la durée de traitement. Il ne peut avoir lieu qu'après un délai déterminé résultant de la posologie et des quantités précédemment délivrées (arrêté du 7 octobre 1991). Lorsqu'un médicament contient un ou plusieurs **hypnotiques** et **anxiolytiques** et qu'il comporte l'indication « insomnie » sur son AMM, il est soumis à la réglementation la plus stricte (art. R.5132-21 du CSP). Ne peuvent être prescrits pour une durée supérieure à 4 sem : **clorazépate dipotassique**, **estazolam**, **loprazolam**, **lormétazépam**, **nitrazépam**, **témazépam**, **zopiclone**, **zolpidem**.

CONTRE-INDICATIONS

Elles sont identiques à celles des **BZD** : myasthénie, insuffisance respiratoire et/ou hépatique sévère, hypersensibilité.

PRÉCAUTIONS D'EMPLOI

Cf. Précautions d'emploi des benzodiazépines.

EFFETS INDÉSIRABLES

Sur le sommeil

Les **BZD** entraînent une modification de l'architecture du sommeil avec une diminution du sommeil paradoxal et du sommeil lent profond.

Le **zopiclone** et le **zolpidem** semblent mieux préserver cette architecture du sommeil.

À l'arrêt du traitement on peut observer :

– un rebond de sommeil paradoxal avec des rêves désagréables pour les **BZD** ;
– un rebond d'insomnie avec les produits à demi-vie courte ou pour des posologies élevées ;
– une anxiété de sevrage avec les **benzodiazépines**.

Sur l'état de veille

Les produits à demi-vie longue peuvent entraîner une somnolence diurne, des réveils peu agréables (sensation de « gueule de bois »), des troubles mnésiques (syndrome amnésie-automatisme avec le **zolpidem** : ***STILNOX***).

Syndromes extrapyramidaux avec les apparentés aux **antipsychotiques**.

Pharmacodépendance

Les **hypnotiques** avec une biodisponibilité rapide et une demi-vie courte peuvent induire des phénomènes de dépendance.

INTERACTIONS MÉDICAMENTEUSES

Éviter l'utilisation d'alcool ou d'autres sédatifs.

SOMMEIL (TROUBLES DU) – INSOMNIES, HYPERSOMNIES (4)

Ex : ***CIRCADIN*** 2 mg cp. LP 1 à 2 h avant le coucher et après le repas. Cette posologie peut être poursuivie pendant une période allant jusqu'à 13 sem.

• soit un **hypnotique benzodiazépine** ou apparenté aux benzodiazépines, adapté au profil d'insomnie du patient, pendant quelques jours, à la plus faible dose possible, choisi parmi ceux qui sont estimés induire le moins possible de retentissement sur la vigilance diurne.

Ex : **zolpidem** (***STILNOX***) 1 mg : 1/2 à 1 cp. au coucher.

Le traitement doit être aussi bref que possible, de quelques jours à 4 sem., y compris la période de réduction de la posologie. La durée du traitement doit être présentée au patient :

– 2 à 5 j. en cas d'insomnie occasionnelle (comme par exemple lors d'un voyage) ;

– 2 à 3 sem. en cas d'insomnie transitoire (comme lors de la survenue d'un événement grave).

Les traitements très brefs ne nécessitent pas d'arrêt progressif. Dans certains cas, il pourra être nécessaire de prolonger le traitement au-delà des périodes préconisées. Cela impose des évaluations précises et répétées de l'état du patient.

Ex : **zopiclone** (***IMOVANE***) 7,5 mg : 1/2 à 1 cp. au coucher.

La prise doit avoir lieu le soir au coucher, au lit. Le dosage à 3,75 mg est plus particulièrement adapté au sujet âgé de plus de 65 ans et aux populations à risque.

Quel que soit l'**hypnotique** choisi, la plus faible dose efficace, individuelle, doit être recherchée et prescrite pour une période limitée, de quelques jours à 4 sem. maximum incluant la période de diminution de la dose.

Si la composante anxieuse est prépondérante, la prescription d'un anxiolytique selon les mêmes principes peut s'avérer suffisante pour permettre le rétablissement du sommeil.

Hypersomnies

L'hypersomnie correspond à une plainte portant sur un temps de sommeil trop long et/ou de mauvaise qualité. Elle touche environ 5 % de la population.

Hypersomnies « simples »

• Hypersomnie liée à une insuffisance de sommeil ou consécutive à la prise d'alcool ou de certains médicaments (psychotropes, **antalgiques**, etc.) dont le traitement principal est constitué par le sevrage.

• Trouble du rythme circadien (« jet lag » par franchissement rapide des fuseaux horaires, retard ou avance de phase de sommeil) pour lequel un traitement par chrono- et/ou phytothérapie sera proposé afin de rétablir le cycle veille-sommeil.

Hypersomnies pathologiques

Le recours à des explorations complémentaires (enregistrement polysomnographique, actimétrie, etc.), orienté en fonction du tableau clinique, permettra de rapporter l'hypersomnie à certaines pathologies :

– syndrome d'apnées du sommeil ;

– syndrome de résistance des voies aériennes supérieures nécessitant un traitement spécifique ;

– narcolepsie.

CONSENSUS

[1] Prise en charge du patient adulte se plaignant d'insomnie en médecine générale, *SGTG et HAS*, 2006.

HYPNOTIQUES (6) – AGONISTE DE LA MÉLATONINE

Mélatonine

CIRCADIN				
2 mg x 1/j 1-2h avant le coucher et après le repas	30 cp. LP 2 mg		II	NR

PROPRIÉTÉS

La mélatonine est une hormone naturellement sécrétée par l'organisme, dont les récepteurs sont impliqués dans la régulation des rythmes circadiens, en particulier le rythme veille-sommeil.

INDICATIONS

Traitement à court terme de l'insomnie primaire, en monothérapie, chez les patients de 55 ans ou plus.

CONTRE-INDICATIONS

Hypersensibilité.
Patient < 18 ans (manque de données).

PRÉCAUTIONS D'EMPLOI

Peut entraîner une somnolence diurne.
Contient du lactose.
Maladie auto-immune, insuffisance hépatique, grossesse : traitement déconseillé (manque de données).

EFFETS INDÉSIRABLES

Peu fréquents (< 1/100) : irritabilité, insomnie, céphalées, vertiges, asthénie, hypertension artérielle, douleurs abdominales, prurit, etc.

INTERACTIONS MÉDICAMENTEUSES

Diminution de l'activité de la **mélatonine** :
– **consommation d'alcool fortement déconseillée** ;
– tabac, **carbamazépine**, **rifampicine** : prudence.

Augmentation de l'activité de la **mélatonine** :
– **fluvoxamine** déconseillée.
– **cimétidine**, **quinolones**, œstrogénothérapie : prudence.

HYPNOTIQUES (7) – DEXMÉDÉTOMIDINE

Dexmédétomidine

DEXDOR			
Solution diluée en perf. IV uniquement Dose initiale : 0,7 µg/kg/h, ajustée pour atteindre le niveau de sédation fixé Max : 1,4 µg/kg/h	25 amp. 2 mL 200 µg	HOP	I

PROPRIÉTÉS

– Agoniste sélectif du récepteur α2.
– Sédatif, antalgique et anesthésique.
– Diminution de la fréquence cardiaque et de la pression artérielle avec une vitesse de perfusion lente.
– Augmentation des résistances vasculaires périphériques, de la pression artérielle et effet bradycardisant amplifié avec une dose plus élevée.
– Relativement pas d'effet dépresseur respiratoire.

INDICATIONS

Indication en Unité de Soins Intensifs chez l'adulte > 18 ans nécessitant un état de sédation pas plus profond que celui permettant une réponse à un stimulus verbal (0 à -3 sur l'échelle de Richmond).

CONTRE-INDICATIONS

– Hypersensibilité à l'un des constituant.
– Bloc cardiaque avancé de niveau 2 ou 3 (sauf si pacemaker).
– Hypotension artérielle non contrôlée.
– Pathologies cérébrovasculaires aiguës.
– Allaitement.

PRÉCAUTIONS D'EMPLOI

– Déconseillé pendant la grossesse.
– Prudence en cas d'hypotention, d'antécédent de bradycardie, d'insuffisance hépatique sévère.

EFFETS INDÉSIRABLES

Très fréquents : hypotension, hypertension, bradycardie.

Fréquents : agitation, hyperglycémie, hypoglycémie, nausée, vomissements, syndrome de sevrage, hyperthermie.

INTERACTIONS MÉDICAMENTEUSES

Potentialisation des effets :
– anesthésiques, hypnotiques, **opioïdes**,
– médicaments hypotenseurs ou bradycardisants : **β-bloquants**, etc.

HYPNOTIQUES (8) – PHYTOTHÉRAPIE

Passiflore

ANXEMIL					
A. et E. > 12 ans État neurotonique et troubles mineurs du sommeil Posologie usuelle : 1 à 2 cp./prise matin et soir Posologie max : 4 cp./prise matin et soir	42 cp. 200 mg			NR	

Passiflore + valériane + aubépine + ballote

EUPHYTOSE					
A. et E. > 6 ans États anxieux et troubles mineurs du sommeil 1 à 2 cp./prise x 3/j	120 cp.			NR	

TROUBLES OBSESSIONNELS COMPULSIFS : TOC (NÉVROSE OBSESSIONNELLE) (1)

Définition

Les troubles obsessionnels compulsifs (TOC ; ex : névrose obsessionnelle) sont définis par la présence d'obsessions et/ou de compulsions qui interfèrent de manière significative avec le fonctionnement professionnel, scolaire et sont à l'origine de sentiments importants de détresse et d'une perte de temps. La prévalence sur la vie entière des TOC, longtemps considérée comme faible, est actuellement estimée à 3 % de la population générale.

Classification

Catégories

► *Obsessions*

Les obsessions sont des pensées, impulsions ou représentations récurrentes et persistantes qui, à certains moments de l'affection, sont ressenties comme intrusives et inappropriées, entraînent une anxiété ou une détresse importante. Les obsessions font irruption dans les pensées du malade et, malgré ses efforts, s'imposent à lui de façon répétitive et stéréotypée. Elles ne sont pas simplement des préoccupations excessives concernant les problèmes de sa vie réelle. Le sujet fait des efforts pour les ignorer ou les réprimer ou pour les neutraliser par d'autres pensées ou actions. Il reconnaît qu'elles proviennent de sa propre activité mentale.

- **Caractéristiques des obsessions** : leur *caractère intrusif*, l'*égodystonie*, l'*attribution interne* (qui les distingue des pensées imposées délirantes) et la *difficulté de contrôle*. La *critique* (prise de conscience des aspects ridicules ou absurdes), la lutte et la *résistance* aux obsessions sont variables selon les patients et au cours de l'évolution pour un même patient.
- **Thèmes obsessionnels les plus fréquents** : religieux, métaphysique, mort, propreté, saleté, souillure, contamination, symmétrie, exactitude, ordre, perfectionnisme.
- **Obsessions les plus fréquentes** : idéatives (le patient est envahi par des idées), phobiques (le patient est envahi par la pensée d'un objet ou d'une situation qu'il craint), impulsives - phobies d'impulsion (le patient est envahi par la peur d'accomplir un acte absurde).

► *Compulsions*

Les compulsions sont des comportements stéréotypés, répétitifs ou actes mentaux que le sujet se sent poussé à accomplir en réponse à une obsession ou selon certaines règles qui doivent être appliquées de manière inflexible. Ces comportements ou actes mentaux sont destinés à neutraliser ou à diminuer le sentiment de détresse, à empêcher un événement ou une situation redoutée, ou sont produits en réponse à une obsession, mais ils n'ont pas de relation réaliste avec ce qu'ils sont censés neutraliser ou empêcher ou ils sont manifestement excessifs.

Les compulsions présentent les mêmes caractéristiques que les obsessions : sentiment de contrainte, conscience variable du caractère absurde, égodystonie, résistance fluctuante.

Compulsions les plus fréquentes : mentales, lavage, vérifications élémentaires.

Regroupements syndromiques

Ils peuvent aider au choix des stratégies thérapeutiques.

Dominance syndromique : à dominance compulsive, obsessionnelle ou mixte.

On distingue également :

- les laveurs associant des rituels de lavage avec des obsessions phobiques de contamination/souillure ;
- les vérificateurs avec des rituels de vérification et des obsessions de doute et d'indécision ;
- les obsessionnels préoccupés par le rangement et la symétrie ;
- les obsessionnels compteurs ;
- les obsessionnels impulsifs avec des obsessions impulsives et une lutte anxieuse permanente.

INHIBITEURS SÉLECTIFS DE RECAPTURE DE LA SÉROTONINE (ANTIDÉPRESSEURS) (1)

Paroxétine

DEROXAT					
Épisodes dépressifs majeurs (caractérisés) : 1 à 2 1/2 cp./j Anxiété généralisée évoluant depuis au moins 6 mois : 1 à 2 1/2 cp./j Phobie sociale : 1 à 2 1/2 cp./j TOC : 2 à 3 cp./j Prévention des attaques de panique : 2 à 3 cp./j (posologie initiale : 1/2 cp./j) Adaptation individuelle et progressive des doses quelle que soit l'indication	14 cp. séc. 20 mg 50 cp. 20 mg 30 càc 20 mg	4,24 HOP 12,46	I I I	65 % 65 %	0,30 0,42
DIVARIUS					
Idem ***DEROXAT***	14 cp. 20 mg 28 cp. 20 mg	6,86 14,39	I I	65 % 65 %	0,49 0,51

Fluoxétine

PROZAC					
Épisodes dépressifs majeurs (caractérisés) : 20 à 60 mg/j Troubles obsessionnels compulsifs : Adaptation progressive et individuelle des doses : 20 à 60 mg/j	14 gél. 20 mg 14 mesurettes 20 mg 28 cp. 20 mg	4,31 5,26 9,45	I I I	65 % 65 % 65 %	0,31 0,38 0,34

Citalopram

SEROPRAM					
Épisodes dépressifs majeurs : 1 à 3 cp./j ou 0,4 à 1,2 mL/j Prévention des attaques de panique avec ou sans agoraphobie Adaptation progressive et individuelle des doses : 1 à 1 1/2 cp./j ou 0,4 à 0,6 mL/j	28 cp. séc. 20 mg 1 fl. sol. buv. 40 mg/mL 15 mL (gtte = 2 mg)	9,37 25,09	I I	65 % 65 %	0,33 25,09
SEROPRAM injectable Épisodes dépressifs majeurs (caractérisés) : 20 à 60 mg/j en 1 perf. lente dans un soluté isotonique (débit max 20 mg/h)	10 amp. 20 mg/0,5 mL	HOP	I		

Escitalopram

SEROPLEX					
Épisodes dépressifs majeurs (caractérisés) : 10 à 20 mg/j Trouble panique avec ou sans agoraphobie : 5 mg/j pendant 1 sem. puis 10 mg/j Trouble anxiété sociale : 5 à 20 mg/j	14 cp. séc. 5 mg 28 cp. séc. 5 mg 98 cp. 5 mg 28 cp. séc. 10 mg 98 cp. 10 mg 28 cp. 15 mg 28 cp. séc. 20 mg 98 cp. 20 mg 300 gttes 20 mg/mL (fl. 15 mL)	5,32 10,80 HOP 15,86 HOP 17,92 22,46 HOP 15,95	I I I I I I I I I	65 % 65 % 65 % 65 % 65 % 65 %	0,38 0,39 0,57 0,64 0,80 0,05

TROUBLES OBSESSIONNELS COMPULSIFS : TOC (NÉVROSE OBSESSIONNELLE) (2)

Bilan préthérapeutique

Les TOC sont souvent associés à d'autres troubles psychiatriques ou somatiques qu'il convient de dépister car ces comorbidités peuvent influencer l'évolution du trouble ainsi que sa réactivité au traitement.

Comorbidités psychiatriques

Troubles de la personnalité (évitante, dépendante, obsessionnelle, schizotypique), troubles anxieux (agoraphobie, phobie sociale, trouble panique), addictions (abus-dépendance alcoolique ou d'une substance), troubles de l'humeur (dépression majeure, dysthymie, trouble bipolaire), schizophrénie.

Troubles organiques associés

Ils peuvent parfois intervenir dans le déclenchement de TOC ou s'accompagner de manifestations obsessionnelles-compulsives : les affections intéressant les ganglions de la base sont le plus souvent incriminées (tics chroniques ou un syndrome de Gilles de la Tourette, syndrome PANDAS post-streptococcique de l'enfant, encéphalite épidémique, chorée de Sydenham, séquelles d'intoxication oxycarbonée, nécrose bilatérale des noyaux lenticulaires), épilepsies temporales, séquelles de traumatismes crâniens, maladie de Basedow, sevrage aux **BZD** ou abus de psychostimulants.

Traitement

Comme la plupart des troubles anxieux, et à l'exception des formes sévères ou compliquées, le traitement des TOC est ambulatoire.

Les stratégies thérapeutiques actuelles des TOC sont regroupées en stratégies **pharmacologiques** et **non pharmacologiques**. Elles ont contribué à modifier considérablement le pronostic de ces troubles réputés incurables.

> Évoluant sur un mode chronique, les TOC nécessitent souvent une combinaison des différentes possibilités thérapeutiques et une prise en charge au long cours avec une équipe multidisciplinaire.

En raison du retentissement parfois majeur des TOC sur le fonctionnement psychosocial, le *maintien d'une activité professionnelle* est considéré comme une des priorités dans le traitement des TOC sévères.

Stratégies pharmacologiques

De multiples essais cliniques, ouverts et contrôlés contre placebo, ont confirmé les propriétés anti-obsessionnelles de certains **antidépresseurs**.

Les **antidépresseurs** sont plus efficaces sur les pensées obsédantes que sur les compulsions. Les **ISRS** sont recommandés en 1re intention.

La **clomipramine** (***ANAFRANIL***) est recommandée en seconde intention, pour des raisons de tolérance, uniquement après 2 à 3 essais d'**IRSS** sans succès. Cependant, le praticien, dans son choix de molécule de 1re intention, devra prendre en compte la possibilité d'efficacité supérieure pour la **clomipramine** dans certaines situations, la probabilité d'effets secondaires moindres pour les **IRSS**, et l'existence éventuelle de comorbidité associée.

Le délai d'action des **antidépresseurs** est plus long (de l'ordre de 4 à 8 sem.) que dans les troubles dépressifs. De même, le temps de traitement nécessaire à l'obtention de la réponse thérapeutique maximale est plus long (10 à 12 sem.). Ainsi, le traitement doit être poursuivi au moins 3 mois avant de pouvoir conclure à une inefficacité. La durée du traitement doit être suffisamment prolongée, souvent supérieure à un an. Elle sera d'autant plus longue que le trouble est chronique et qu'il existe des rechutes à l'arrêt du traitement. La comorbidité avec un épisode dépressif majeur et l'existence d'un trouble de la personnalité sont des facteurs de risque de non-réponse au traitement antidépresseur dans le TOC.

Les **antidépresseurs** ayant une AMM dans cette indication sont : la **fluvoxamine** (***FLOXYFRAL***), la **clomipramine** (***ANAFRANIL***), la **fluoxétine** (***PROZAC***), la **paroxétine** (***DEROXAT***), la **sertraline** (***ZOLOFT***) et l'**escitalopram** (***SEROPLEX***).

INHIBITEURS SÉLECTIFS DE RECAPTURE DE LA SÉROTONINE (ANTIDÉPRESSEURS) (2)

Sertraline

ZOLOFT						
Épisodes dépressifs majeurs (caractérisés) et TOC : adaptation individuelle et progressive des doses de 50 à 200 mg/j	7 gél. 25 mg 30 gél. 25 mg 28 gél. 50 mg 30 gél. 50 mg	2,44 HOP 10,08 HOP	I I I I	65 % 65 %	0,35 0,36	

Fluvoxamine

FLOXYFRAL					
Épisodes dépressifs majeurs (caractérisés) : 100 à 300 mg/j TOC : posologie progressive, pouvant aller jusqu'à 300 mg/j	30 cp. séc. 50 mg 15 cp. séc. 100 mg	9,41 8,44	I I	65 % 65 %	0,31 0,56

TROUBLES OBSESSIONNELS COMPULSIFS : TOC (NÉVROSE OBSESSIONNELLE) (3)

► *Instauration du traitement*

Les TOC justifient souvent, mais pas systématiquement, des posologies élevées d'**antidépresseurs**, la plupart du temps bien tolérées par ces malades. On utilise par exemple des doses de l'ordre de 150 mg à 250 mg d'***ANAFRANIL***, de 40 à 60 mg de ***PROZAC*** ou 40 à 60 mg de ***DEROXAT***.

On recherche la posologie efficace en augmentant progressivement les doses avec des paliers de 15 j.

Ex 1 : ***PROZAC*** (gél. 20 mg) 1 gél./j. Après 15 j à ce palier, chercher la posologie optimale en augmentant de 10 mg tous les 15 j.

Ex 2 : ***DEROXAT*** (cp. 20 mg) : 1 cp. x 2/j en 1 à 2 sem. Après 15 j à ce palier, adapter la posologie en modifiant la dose d'un 1/2 cp. tous les 15 j.

► *Poursuite et surveillance du traitement*

L'effet anti-obsessionnel des **antidépresseurs** est spécifique et indépendant de l'existence d'une dépression au moment de l'initiation du traitement. Cet effet thérapeutique est continu, lent et progressif.

Le traitement doit être poursuivi au moins 3 mois avant de pouvoir conclure à une inefficacité. La durée est souvent supérieure à un an. Elle sera d'autant plus longue que le trouble est chronique et qu'il existe des rechutes à l'arrêt du traitement [1].

La surveillance porte sur les effets symptomatiques ainsi que sur la tolérance aux traitements.

Une fois le TOC stabilisé, le traitement sera poursuivi, parfois indéfiniment, avec des posologies réduites de 30 à 50 % par rapport à la posologie initiale.

Ex : ***PROZAC*** 20 mg 1 à 2 gél./j ou ***ANAFRANIL*** 75 mg : 1 à 2 cp./j.

► *Réponse au traitement*

Environ **50 à 60 %** des patients obsessionnels sont améliorés par une monothérapie sérotoninergique. On ne connaît pas à l'heure actuelle les facteurs prédictifs du succès d'un traitement pharmacologique.

► *Traitements associés*

Des **benzodiazépines** sont parfois associées aux **antidépresseurs** dans les formes avec anxiété sévère. Les **antidépresseurs inhibiteurs de la recapture de la sérotonine et de la noradrénaline (IRSNA)** peuvent être utilisés en 2e intention. On peut envisager également des stratégies « d'augmentation » par des **antipsychotiques atypiques**, ou par des **régulateurs de l'humeur**.

Les **antipsychotiques** sont intéressants chez les patients avec des traits de personnalité schizotypique ou des tics complexes.

INHIBITEURS SÉLECTIFS DE RECAPTURE DE LA SÉROTONINE (ANTIDÉPRESSEURS) (3) – PHARMACOLOGIE (1)

PROPRIÉTÉS

Inhibiteurs sélectifs de la recapture de la sérotonine.

INDICATIONS

Épisodes dépressifs majeurs (c'est-à-dire caractérisés).

Troubles obsessionnels compulsifs : **fluoxétine** (***PROZAC***), **paroxétine** (***DEROXAT***), **sertraline** (***ZOLOFT***), **escitalopram** (***SEROPLEX***), **fluvoxamine** (***FLOXYFRAL***).

Prévention des attaques de panique avec ou sans agoraphobie : **paroxétine** (***DEROXAT***), **citalopram** (***SEROPRAM***), **escitalopram** (***SEROPLEX***).

Phobie sociale : **paroxétine** (***DEROXAT***), **escitalopram** (***SEROPLEX***).

Anxiété généralisée évoluant depuis au moins 6 mois : **paroxétine** (***DEROXAT***), **escitalopram** (***SEROPLEX***).

État de stress post-traumatique : **paroxétine** (***DEROXAT***).

CONTRE-INDICATIONS

Hypersensibilité aux différentes molécules.

Association avec les **IMAO** non sélectifs et sélectifs B, **sumatriptan** (syndrome sérotoninergique).

Enfant de moins de 15 ans (en l'absence d'étude).

Grossesse, allaitement : déconseillés.

PRÉCAUTIONS D'EMPLOI

Association aux **IMAO** A réversibles (*cf.* Interactions médicamenteuses).

Insuffisant rénal et hépatique : utilisation des doses les plus faibles recommandées.

TROUBLES OBSESSIONNELS COMPULSIFS : TOC (NÉVROSE OBSESSIONNELLE) (4)

Stratégies psychothérapeutiques

La prise en charge psychothérapeutique des TOC est principalement *cognitivo-comportementale.*

La *cure psychanalytique* n'offre que des résultats inconstants.

Au niveau comportemental, la technique « Exposition avec prévention de la réponse ritualisée (EPR) » a démontré son efficacité :

- **l'exposition *in vivo* (E)** qui cherche à augmenter l'habituation des sujets aux stimuli déclencheurs de la réponse obsession-malaise-compulsion ;
- **la prévention de la réponse (PR)** qui a pour objectif de diminuer la fréquence d'émission des rituels.

L'**EPR** est indiquée dans les formes cliniques avec une prévalence des compulsions « ouvertes » : laveurs, vérificateurs.

Les TOC avec obsessions sans compulsion sont une indication en première intention des **antidépresseurs**.

Les thérapies cognitives, qui visent à apprendre au patient à modifier les distorsions cognitives spécifiques de son trouble, sont fréquemment couplées aux techniques comportementales.

70 % des malades seraient améliorés par les thérapies cognitivo-comportementales.

Le pourcentage de rechute après arrêt de la thérapie est inférieur à celui observé après interruption du traitement pharmacologique.

Dans les formes chroniques et sévères, il semble légitime de combiner les approches pharmacologiques et psychothérapiques.

Stratégies neurochirurgicales

Elles sont réservées à des formes sévères et résistantes de TOC. Plusieurs techniques neurochirurgicales ont fait la preuve de leur efficacité et d'une relative rareté des effets secondaires. L'électrostimulation du noyau sous-thalamique à haute fréquence (130-185 Hz) par des stimulateurs implantables (technique stéréotaxique) est actuellement à l'étude. Il s'agit d'une technique réversible, à faible morbidité et qui paraît très prometteuse [2] [3].

CONSENSUS

[1] Bon usage des médicaments antidépresseurs dans le traitement des troubles dépressifs et des troubles anxieux de l'adulte, *Afssaps*, 2006.
[2] Brain stimulation treatments in psychiatry, *WFSBP*, 2010.
[3] TOC résistants : prise en charge et place de la neurochirurgie fonctionnelle, *HAS*, 2004.

INHIBITEURS SÉLECTIFS DE RECAPTURE DE LA SÉROTONINE (ANTIDÉPRESSEURS) (4) – PHARMACOLOGIE (2)

EFFETS INDÉSIRABLES

Effets digestifs : nausées, gastralgie (en début de traitement), bouche sèche.

Effets hépatiques : élévation modérée des aminotransférases.

Effets neuropsychiques : nervosité, somnolence, insomnie, tremblements.

> **Symptomatologie du syndrome sérotoninergique**
>
> Au moins trois signes et en l'absence d'introduction récente d'**antipsychotiques** ou d'augmentation de posologie d'**antipsychotiques** antérieurement prescrits (similitude avec le syndrome malin) :
> – signes psychiques : confusion, hypomanie, agitation, coma ;
> – signes moteurs : myoclonies, tremblements, hyperréflectivité, rigidité, incoordination motrice ;
> – signes neurovégétatifs : hypo ou hyper tension artérielle, tachycardie, hyperthermie, sueurs, frisson ;
> – signes digestifs : diarrhées.

Les symptômes nécessitent parfois une hospitalisation et peuvent évoluer de façon suraiguë.

Le traitement curatif associe à la suppression du traitement sérotoninergique la prescription éventuelle de **propranolol** (***AVLOCARDYL***) ou d'une **benzodiazépine** : **lorazépam** (***TÉMESTA***).

Le traitement préventif s'appuie sur les éléments suivants :
– éviter les associations de psychotropes prosérotoninergiques ;
– adapter les posologies lors d'une monothérapie ;
– prévoir un délai de 2 sem. lors du relais d'un **IMAO** classique par **ISRS** ;
– veiller à l'élimination totale de l'**ISRS** et de tous ses métabolites avant toute substitution d'un **ISRS** par un **IMAO** classique (prévoir 5 sem. lors du passage de la **fluoxétine** à un **IMAO** sélectif et non sélectif).

Effets sexuels : anorgasmie, retard à l'éjaculation, dysérection.

Effets cutanés : éruptions, urticaire.

Effets endocrinologiques : prise de poids, hyponatrémie (sujet âgé).

Effets psychiques : levée d'inhibition et majoration du risque suicidaire, virage maniaque.

Effets indésirables plus rares, voire exceptionnels : hépatites cytolytiques ou mixtes, aggravation de dyskinésies bucco-faciales, syndrome extrapyramidal, hyperprolactinémie avec galactorrhée, vascularite, syndrome de Lyell, maladie sérique.

INTERACTIONS MÉDICAMENTEUSES

Pharmacocinétiques : les **ISRS** sont des inhibiteurs du cytochrome P450 2D6. À ce titre ils peuvent augmenter les taux plasmatiques des médicaments métabolisés par le foie. Donc surveillance clinique et dosage plasmatique en cas d'association avec : **carbamazépine**, **lithium**, **phénytoïne**, **anticoagulants** oraux (contrôle INR), **β-bloquants**, **diazépam**.

Pharmacodynamiques : l'augmentation des posologies ou l'association à des médicaments prosérotoninergiques (**IMAO** sélectifs et non sélectifs, **clomipramine**, **imipramine**, **lithium**, **sumatriptan**) peuvent provoquer un syndrome sérotoninergique parfois létal.

TROUBLES SOMATOFORMES – TROUBLES DISSOCIATIFS (NÉVROSE HYSTÉRIQUE) (1)

Le terme d'hystérie a disparu des systèmes de classification nosologiques actuels. Les troubles qui se réfèrent aux descriptions classiques de l'hystérie sont ainsi répertoriés dans plusieurs sous-catégories diagnostiques.

La notion de « conversion » sous-entend que des affects pénibles engendrés par des conflits insolubles sont transformés (convertis) en symptômes. Le diagnostic de « trouble dissociatif » ou de « trouble somatoforme » doit être porté avec prudence, particulièrement pour les troubles affectant le système nerveux central ou périphérique. Il faut éliminer toute cause organique.

Classification

Le DSM-IV distingue :

– *la personnalité histrionique ;*

– *les troubles somatoformes :* le trouble somatisation (syndrome de Briquet), trouble somatoforme indifférencié, trouble de conversion, hypocondrie, trouble douloureux, trouble somatoforme non spécifié ;

– *les troubles dissociatifs (conversion psychique)* : amnésie dissociative, fugue dissociative, trouble dissociatif de l'identité, trouble de dépersonnalisation, troubles dissociatifs non spécifiés.

Certains auteurs distinguent également : la stupeur dissociative, états de transe et de possession, des troubles dissociatifs de la motricité et des organes des sens, autres troubles dissociatifs (syndrome de Ganser, personnalité multiple).

ANTIPSYCHOTIQUES (1) – PHÉNOTHIAZINES ALIPHATIQUES

Chlorpromazine

LARGACTIL					
Psychoses aiguës : 100 à 600 mg/j	50 cp. séc. 25 mg	2,72	I	65 %	0,05
Psychoses chroniques : 25 à 150 mg/j	30 cp. séc. 100 mg	4,96	I	65 %	0,17
État d'agitation, états maniaque	5 amp. 25 mg/5 mL	6,39	I	65 %	1,28
et hypomaniaque : 100 à 350 mg/j	1 200 gttes 1 mg (fl.)	3,07	I	65 %	0,00
Syndrome confusionnel : 25 à 100 mg/j	5 000 gttes 1 mg (fl.)	HOP	I		
en 2 ou 3 prises					
Manifestation d'agressivité des psychoses					
de l'adulte : 1 à 2 amp. x 3/j en IM					
Préparation à l'anesthésie					

Cyamémazine

TERCIAN					
États anxieux au cours des troubles	30 cp. séc. 25 mg	6,33	I	65 %	0,21
névrotiques : 25 à 100 mg/j en 2 prises	100 cp. séc. 25 mg	HOP	I		
États anxieux au cours des psychoses :	25 cp. séc. 100 mg	16,62	I	65 %	0,66
100 à 400 mg/j en 2 à 3 prises	50 cp. séc. 100 mg	HOP	I		
Mélancolie anxieuse et/ou délirante	1 200 gttes 1 mg (fl.)	6,97	I	65 %	0,01
en association aux **antidépresseurs** :	4 000 gttes 1 mg (fl.)	HOP	I		
100 à 300 mg/j	5 amp. 50 mg/5 mL	22,72	I	65 %	4,54
États d'agressivité chez l'adulte :					
1 à 2 amp. en IM à renouveler si besoin					

Lévomépromazine

NOZINAN					
États anxieux accompagnant les états	20 cp. séc. 25 mg	3,86	I	65 %	0,19
psychotiques aigus : 50 à 300 mg/j	20 cp. séc. 100 mg	12,01	I	65 %	0,60
État d'excitation psychomotrice : accès	1 200 gttes 1 mg (fl.)	6,71	I	65 %	0,01
maniaque, bouffées délirantes :	5 000 gttes 1 mg (fl.)	HOP	I		
50 à 200 mg/j en 2 à 3 prises	5 amp. 25 mg/1 mL	1,81	I	65 %	0,36
Mélancolie anxieuse et dépression grave :					
50 à 150 mg/j en 2 prises					
États psychotiques chroniques :					
50 à 100 mg/j en 1 ou 2 prises					

Alimémazine

THÉRALÈNE					
Insomnies : 5 à 20 mg au coucher	50 cp. séc. 5 mg	1,23	II	15 %	0,02
Traitement symptomatique des	1 200 gttes mL (fl. 30 mL)	1,44	II	15 %	0,00
manifestations allergiques diverses :	4 000 gttes 1 mg	HOP	II		
rhinite, conjonctivite, urticaire :	15 gobelets doseurs			NR	
5 à 40 mg/j en en 2 à 3 prises	2,5 mg				

TROUBLES SOMATOFORMES – TROUBLES DISSOCIATIFS (NÉVROSE HYSTÉRIQUE) (2)

Définition

La CIM-10 définit les troubles dissociatifs (conversion psychique) par « une perte partielle ou complète des fonctions normales d'intégration des souvenirs, de la conscience de l'identité ou des sensations immédiates, et du contrôle des mouvements volontaires ». Les troubles dissociatifs sont psychogènes dans la mesure où ils surviennent en relation temporelle étroite avec un événement traumatisant, des problèmes insolubles ou des relations interpersonnelles difficiles.

- *Troubles somatoformes* : présence de symptômes physiques évoquant une affection médicale, mais ne s'expliquant pas ou pas complètement par une étiologie organique précise ou un autre trouble psychiatrique, souffrance clinique, retentissement sur l'existence du sujet.
- *Trouble somatisation* : trouble caractérisé par des plaintes somatiques multiples, débutant avant 30 ans, ni produit intentionnellement ni feint, manifestation pendant plusieurs années, dans différents domaines (gastro-intestinal, neurologique, cardiovasculaire, génito-urinaire), pas de substrat organique, pas de cause psychologique décelable, demande de traitement, comportement anormal de maladie, retentissement socioprofessionnel.
- *Trouble de conversion* : un ou plusieurs symptômes de déficit touchant la motricité volontaire ou les fonctions sensitives ou sensorielles suggérant une affection médicale générale, pas de substrat lésionnel, antécédent de trouble similaire, retentissement social et professionnel, facteurs psychologiques dans déclenchement et persistance, fluctuation, variabilité ou réversibilité du symptôme, ni volontaire, ni feint, tout trouble organique écarté, parfois – personnalité particulière (histrionique ou passive – dépendante), souvent : « belle indifférence », souvent : bénéfices secondaires.
- *Trouble douloureux* : plainte douloureuse durable, une ou plusieurs localisations anatomiques, intensité suffisante pour justifier un examen clinique, retentissement social et professionnel, pas de substrat organique, facteurs psychologiques dans déclenchement et persistance, ni volontaire, ni feint, consultations répétées, consommation d'antalgiques, isolement, associé à des facteurs psychologiques et/ou à une affection médicale générale aiguë, chronique si > 6 mois.
- *Hypocondrie* : préoccupation centrée sur la crainte ou l'idée d'être atteint d'une maladie grave, même si on ne retrouve pas d'affection médicale, fondée sur l'interprétation erronée par le sujet de symptômes physiques ; préoccupation excessive pour la santé malgré un bilan médical approprié et rassurant, plainte de symptômes physiques, attitude de revendication, explication « médicale », pas d'éléments délirants, « obsession », comportement anormal de maladie, « nomadisme médical », troubles pas mieux expliqués par un trouble anxiété généralisée, trouble panique, trouble obsessionnel, épisode dépressif majeur, trouble de la personnalité ; à noter : sensibilité excessive à la douleur et aux épreuves corporelles ; croyances dysfonctionnelles, existance d'un facteur déclenchant, anxiété, idées hypocondriaques automatiques.
- *Trouble dissociatif* : disruption des fonctions intégrées de la conscience : identité, mémoire, perception de l'environnement – amnésie dissociative, fugue dissociative, trouble dissociatif de l'identité, trouble de dépersonnalisation, trouble dissociatif non spécifié.

On invoque souvent l'intervention de motifs dans la création des symptômes hystériques : tentative de résolution d'un conflit inconscient, revendication du statut de malade, évitement d'une situation intolérable, recherche des bénéfices primaires ou secondaires, mobilisation de l'entourage. Enfin on décrit habituellement une relation particulière de l'hystérique au médecin : opiniâtreté, revendication, quête affective, suggestibilité.

ANTIPSYCHOTIQUES (2) – PHÉNOTHIAZINES PIPÉRIDINÉES

Propériciazine

NEULEPTIL					
Agressivité au cours des affections psychiatriques : 10 à 60 mg/j Traitement d'appoint des psychoses chroniques : 50 à 200 mg/j	50 gél. 10 mg	6,53	I	65 %	0,13
	50 cp. séc. 25 mg	7,74	I	65 %	0,15
	1 200 gttes 0,25 mg (sol. buv.)	3,01	I	65 %	0,00
	1 200 gttes 1 mg (sol. buv.)	6,22	I	65 %	0,01

Pipotiazine

PIPORTIL					
Psychoses chroniques : délires chroniques, schizophrénies, psychoses hallucinatoires chroniques 5 à 20 mg/j, max 30 mg/j	20 cp. séc. 10 mg	13,92	I	65 %	0,70
	400 gttes 1 mg (sol. buv. 4 %)	25,58	I	65 %	0,06

ANTIPSYCHOTIQUES (3) – THIOXANTHÈNES

Zuclopenthixol

CLOPIXOL					
États psychotiques aigus et chroniques : schizophrénies, délire chronique, psychose hallucinatoire chronique : 20 à 200 mg/j en 2 à 3 prises États d'agitation psychomotrice au cours des schizophrénies, des états maniaques : 50 à 200 mg/j Déséquilibre psychopathique grave : 50 à 150 mg/j	30 cp. 10 mg	4,45	I	65 %	0,15
	30 cp. 25 mg	10,30	I	65 %	0,34
	98 cp. 25 mg	HOP			
	800 gttes (fl. 20 mL)	8,92	I	65 %	0,01

Flupentixol

FLUANXOL					
Traitement d'attaque des psychoses à dominante déficitaire, anxieuse et dépressive : 50 à 200 mg/j Traitement des psychoses chroniques : 20 à 50 mg/j en 1 prise États d'excitation et d'agitation psychomotrice : 100 à 200 mg/j en 2 à 3 prises	400 gttes 1 mg (sol. buv. 4 %)	5,91	I	65 %	0,01

TROUBLES SOMATOFORMES – TROUBLES DISSOCIATIFS (NÉVROSE HYSTÉRIQUE) (3)

Traitement

Dans le traitement des troubles somatoformes il faut distinguer :
– les « accidents hystériques » – conversion et troubles dissociatifs, qui sont souvent transitoires ;
– les manifestations symptomatiques chroniques, trouble douloureux et syndrome de Briquet, qui imposent une prise en charge au long cours.

Le traitement des troubles somatoformes est essentiellement ambulatoire. Les hospitalisations ne se justifient qu'en présence « d'accidents hystériques » qui rendent impossible la prise en charge ambulatoire (fugue dissociative, amnésie dissociative, trouble de conversion persistant avec perte d'autonomie) ou lors de la présence de complications (dépressions, tentatives de suicide).

L'hospitalisation expose à un risque de développement d'une dépendance à l'institution, source de chronicité et de iatrogénie.

Traitement des conversions

Il s'agit d'un trouble fonctionnel psychogène. La moitié des conversions cède rapidement. On recommande habituellement de la part du médecin, une fois toute cause organique éliminée, une attitude rassurante, parfois suggestive voire persuasive. Les diagnostics différentiels des troubles de conversion sont la simulation et la pathomimie. Le trouble de conversion n'est ni volontaire, ni feint et il est important de garder une attitude thérapeutique ferme, mais non culpabilisante vis-à-vis des patients.

Si les symptômes de conversion ne cèdent pas rapidement :

- **Stratégies pharmacologiques**

Les chimiothérapies sont indiquées pour le traitement ponctuel des complications dépressives, de la dysthymie ou des troubles anxieux associés (TAG, phobies). Les prescriptions seront prudentes en raison du risque accru chez ces patients d'effets indésirables, de réactions paradoxales, d'abus et de dépendance, d'utilisation à visée manipulatoire ou dans un but suicidaire.

Les traitements anxiolytiques et **antidépresseurs** : **tricycliques** (**amitriptyline**, ***LAROXYL*** 25 mg : 1 à 3 cp./j), **tétracycliques** (**mirtazapine**, ***NORSET*** : 15 mg : 1 à 3 cp./j) peuvent être bénéfiques.

- **Stratégies psychothérapeutiques**

Peu de travaux ont évalué l'intérêt des psychotropes dans les troubles hystériques. Les techniques de psychothérapie sont utilisées selon l'école : de soutien, analytique, cognitivo-comportementale (décentration, prise de conscience, réassurance, affirmation de soi), hypnose. L'hystérie est une indication classique de la psychanalyse. Elle s'adresse à des sujets capables d'introspection et qui souhaitent une meilleure compréhension d'eux-mêmes.

- **Rééducation fonctionnelle**

La mobilisation passive, active, le travail proprioceptif sont des éléments indispensables dans la prise en charge des troubles de conversion, prise en charge en psychomotricité et en ergothérapie avec un travail centré sur le schema corporel.

Un traitement actif et rapide est souhaitable, car les conversions prolongées peuvent devenir résistantes au traitement, et ont tendance à se chroniciser avec également des complications secondaires au décubitus, des positions vicieuses.

Lorsque l'importance des bénéfices secondaires semble empêcher l'abandon du symptôme, il importe parfois d'isoler le malade de son milieu familial. Les techniques aversives (faradisation, torpillage) ne sont plus justifiées en raison de leur caractère agressif. Les troubles « amnésie dissociative » ou « fugue dissociative » qui ne cèdent pas spontanément peuvent être traités par l'hypnose dans un premier temps puis par la psychothérapie.

ANTIPSYCHOTIQUES (4) – BENZAMIDES

Sulpiride

DOGMATIL					
Psychoses aiguës : 400 à 1 600 mg/j en 2 à 3 prises Psychoses déficitaires : 50 à 500 mg/j	30 gél. 50 mg 100 gél. 50 mg 150 gél. 200 mg 12 cp. séc. 200 mg 40 càc 25 mg (sol. buv.)	2,39 HOP HOP 3,33 1,59	I I I I I	30 % 65 % 30 %	0,08 0,28 0,04
SYNÉDIL					
200 à 1 000 mg/j	4 000gttes (0,5 g/100 mL) 30 gél. 50 mg	1,59 2,39	I I	30 % 30 %	0,00 0,08
SYNÉDIL FORT					
Idem ***SYNÉDIL***	12 cp. 200 mg	3,33	I	65 %	0,28

Amisulpride

SOLIAN					
Psychoses productives : schizophrénies paranoïdes et troubles délirants persistants : 300 à 1 000 mg/j en 2 à 3 prises Psychoses déficitaires : 50 à 150 mg/j	30 cp. séc. 100 mg 150 cp. séc. 100 mg 60 cp. séc. 200 mg 150 cp. séc. 200 mg 30 cp. séc. 400 mg 6 amp. 4 mL/200 mg 1 fl. 60 mL avec ser.	10,61 HOP 42,08 HOP 42,08 HOP 44,30	I I I I I I I	65 % 65 % 65 % 65 %	0,35 0,70 1,40 44,30

Tiapride

TIAPRIDAL					
États d'agitation et d'agressivité chez le sujet âgé et l'éthylique : 200 à 400 mg Ex : 2 à 4 amp. en IM/j Algies intenses et rebelles Mouvements choréiques : 300 à 800 mg/j	20 cp. séc. 100 mg 150 cp. 100 mg 12 amp. 100 mg/ 2 mL 1 fl. 30 mL sol. buv. 5 mg/gtte	2,19 HOP 4,46 11,42	I I I I	30 % 30 % 30 %	0,11 0,37 11,42

TROUBLES SOMATOFORMES – TROUBLES DISSOCIATIFS (NÉVROSE HYSTÉRIQUE) (4)

Traitement du trouble somatisation

Il est long et parfois difficile. On a montré qu'une prise en charge psychiatrique régulière réduisait les dépenses en soins médicaux avec une diminution de la fréquence des hospitalisations. Évolution : chronique et fluctuante. Complications : interventions chirurgicales, répétition des bilans médicaux, effets secondaires des médicaments prescrits à tort, addictions.

La prise en charge au long cours est principalement psychologique. Les approches psychologiques sont multiples et aucune technique psychothérapeutique ne s'avère supérieure à une autre dans le traitement du trouble de somatisation.

Les psychothérapies doivent toujours s'appuyer sur l'instauration d'une relation médecin-malade stable et rassurante, qui permet d'éviter la surconsommation médicale et de convaincre le patient de l'inutilité de la poursuite d'examens complémentaires.

ANTIPSYCHOTIQUES (5) – BUTYROPHÉNONES

Halopéridol

HALDOL						
États psychotiques aigus : 5 à 30 mg/j États psychotiques chroniques : 3 à 8 mg/j en traitement d'entretien	40 cp. 1 mg 30 cp. 5 mg 30 mL (fl. sol. buv. 2 mg/mL) 195 mL (fl. sol. buv. 2 mg/mL) 5 amp. 5 mg/mL	1,22 2,60 HOP 1,89 1,28	I I I I I	30 % 65 % 65 % 65 %	0,03 0,09 0,01 0,26
HALDOL DECANOAS					
États psychotiques chroniques : 1 inj. IM toutes les 4 sem.	1 amp. inj. 50 mg/mL 5 amp. inj. 50 mg/mL	3,62 16,53	I I	65 % 65 %	3,62 3,31

Dropéridol

DROLEPTAN					
Voie IV (amp. à 1 mL) : Nausées et vomissements postopératoires de l'adulte (0,625 à 2,5 mg) et de l'enfant (0,020 à 0,075 mg/kg) Prévention des nausées et vomissements induits par les morphiniques en analgésie autocontrôlée postopératoire chez l'adulte : 0,05 à 0,1 mg avec chaque bolus de 1 mg de morphine Voie IM (amp. à 1 mL) : États d'agitation dans les psychoses aiguës et chroniques : 2,5 à 5 mg × 2 à 4/j Risque de torsades de pointe (surveillance ECG)	10 amp. 1 mL (2,5 mg/mL) 10 amp. 2 mL (5 mg/2 mL) 10 amp. 2,5 mL (1,25 mg/2,5 mL)	HOP HOP HOP	I I I		

Pipampérone

DIPIPÉRON					
États d'agressivité, en particulier sujet âgé : 5 à 10 gttes x 3/j Psychoses chroniques : 40 à 120 mg/j	20 cp. 40 mg 4 fl. 195 mL (40 mg/mL) 600 gttes 2 mg	1,35 HOP 1,99	I I I	65 % 65 %	0,07 0,00

ÉTAT DE STRESS POST-TRAUMATIQUE (NÉVROSE TRAUMATIQUE) (1)

Définition

L'état de stress post-traumatique (ESPT) (ancienne « névrose traumatique ») constitue une réponse différée ou prolongée à un événement stressant exceptionnellement menaçant ou catastrophique et qui provoquerait des symptômes de détresse chez la plupart des individus. La prévalence vie entière de l'ESPT est de l'ordre de 1 %. Elle varie selon la population avec le degres d'exposition. Chez les femmes le risque est double et les traumatismes sont plus graves, par exemples lors des agressions sexuelles.

L'événement traumatisant peut être une agression, un viol, une catastrophe naturelle ou accidentelle, un accident de la circulation, un attentat, un enlèvement. Le fait d'être témoin d'un événement peut également représenter un traumatisme susceptible de se compliquer d'un ESPT. Le risque de développer un ESPT à la suite d'un événement potentiellement traumatique est d'environ 10 %.

Les principaux éléments cliniques de l'ESPT sont, outre l'existence d'un traumatisme, les signes spécifiques du syndrome de répétition, des signes anxieux et neurovégétatifs. Les formes prolongées peuvent aboutir à une modification et une réorganisation durable de la personnalité.

Symptômes de répétition

Ils comprennent :
- des souvenirs répétés de l'événement sous forme de pensées, d'images, de perceptions ;
- des cauchemars ou rêves centrés sur les événements ;
- *des impressions que l'événement se répète* (flash-back, illusion, hallucinations, etc.).

Il existe généralement une *peur et un évitement des stimuli associés au traumatisme* ou pouvant éveiller le souvenir du traumatisme. Ces symptômes surviennent dans un contexte de diminution de la réactivité générale aux autres stimuli, de détachement par rapport aux autres. Ils s'accompagnent fréquemment d'une hyperréactivité neurovégétative avec une hypervigilance, des réactions de sursaut exagérées, un état de « qui-vive », une insomnie, une irritabilité. Complications possibles : syndrome dépressif avec parfois idées suicidaires, abus ou dépendance à alcool ou d'autres substances.

Diagnostic différentiel

L'état de stress post-traumatique survient après un stress sévère et intense. La période de latence, qui sépare la survenue du traumatisme et celle du trouble, peut varier de quelques jours à quelques mois (moins de 6 mois après le traumatisme).

Ce trouble doit être distingué des troubles de l'adaptation où le facteur de stress n'est pas sévère et exceptionnel. Les réactions aiguës à un facteur de stress surviennent précocement et disparaissent rapidement en quelques heures ou quelques jours.

Traitement

L'attitude thérapeutique dépend du moment évolutif de la névrose traumatique.

Dans les suites immédiates du traumatisme, il s'agit de limiter la constitution du trouble parfois par une approche psychothérapique précoce. Le traitement concerne l'ESPT et les comorbidités souvent associées (dépression, risque de suicide, dépendance vis-à-vis de drogues ou de l'alcool, etc.). Le soutien psychosocial est essentiel chez la plupart des patients victimes de traumatismes graves (viols, accidents, attentats, catastrophes naturelles). L'information du patient sur son trouble et sur ses droits est essentielle, et peut être facilitée par le soutien d'associations de patients ou d'aide aux victimes (assistances juridiques, psychothérapies, etc.).

ANTIPSYCHOTIQUES (6) – DIBENZO-OXAZÉPINE

■ **Loxapine**

LOXAPAC					
Psychoses chroniques : 50 à 300 mg/j Psychoses aiguës, états d'agitation, états maniaques : 200 à 600 mg/j en 2 à 3 prises	30 cp. 25 mg 30 cp. 50 mg 30 cp. 100 mg 750 gttes sol. buv. (gtte = 1 mg) 10 amp. 50 mg/2 mL	5,41 11,11 20,15 4,35 HOP	I I I I I	65 % 65 % 65 % 65 %	0,18 0,37 0,67 0,01
ADASUVE					
Phase aiguë d'agitation dans les formes légères à modérées : A. 4,5 à 9,1 mg/administration x 1 à 2/j	5 bouffées 9,1 mg	HOP	I		

ANTIPSYCHOTIQUES (7) – APPARENTÉS AUX BUTYROPHÉNONES

■ **Pimozide**

ORAP					
Psychoses chroniques : antidéficitaire : 1 à 3 mg/j antiproductif : 4 à 20 mg/j	30 cp. 1 mg 30 cp. 4 mg	1,36 4,31	I I	65 % 65 %	0,05 0,14

■ **Penfluridol**

SÉMAP					
États psychotiques chroniques A. 1 à 3 cp. en 1 prise hebdomadaire Sujet âgé : 1 cp. en 1 prise hebdomadaire	6 cp. 20 mg	2,91	I	65 %	0,49

ÉTAT DE STRESS POST-TRAUMATIQUE (NÉVROSE TRAUMATIQUE) (2)

Le traitement de choix est la thérapie cognitivo-comportementale (TCC) centrée sur le traumatisme ou la désensibilisation avec mouvements oculaires (EMDR : *Eye Movement Desensitization and Reprocessing*). La thérapie EMDR est une thérapie cognitive des troubles psychotraumatiques, fondée sur une exposition en imagination au souvenir douloureux couplée à des mouvements oculaires réguliers, et visant à une désensibilisation émotionnelle. Elle est composé de 3 éléments :

– l'exposition en imagination à des images évoquant les événements traumatiques ;
– des aspects cognitifs où le patient remplace les pensées négatives associées aux images par des pensées positives ;
– la pratique de mouvements oculaires saccadés que l'on demande au patient d'effectuer en suivant les mouvements rapides de gauche à droite de l'index du thérapeute. L'EMDR est contre-indiquée en cas de pathologie psychotique.

Les méthodes cognitivo-comportementales associent l'exposition au stimulus traumatique et la désensibilisation en imagination ou *in vivo* pour déconditionner la réponse émotionnelle apprise (techniques de relaxation avec la désencibilisation systématique).

Les thérapies cognitives (restructuration cognitive) permettent au sujet d'apprendre à bloquer ses pensées et les images en rapport avec le traumatisme.

La psychothérapie peut faire appel aussi à des techniques d'*immersion*. Il s'agit de faire revivre le traumatisme pour faire diminuer la charge émotionnelle associée (abréaction ou catharsis).

Les techniques d'hypnose peuvent être bénéfiques sur certains symptômes (douleurs, anxiété, cauchemars).

Le traitement psychothérapique est proposé quel que soit le délai écoulé depuis le traumatisme. Ce traitement est conduit en entretiens individuels, habituellement au nombre de 15 à 20 séances, au rythme de 1 ou 2/sem [1].

En l'absence d'amélioration ou en cas d'amélioration limitée : une réévaluation du diagnostic est nécessaire ; un changement de thérapie ou une intensification de la thérapie associée à un traitement médicamenteux peuvent être proposés.

Traitement préventif ou initial

La prévention des états de stress post-traumatique est illusoire. En psychiatrie militaire, elle peut cependant reposer sur l'information des médecins et des militaires, et sur la détection des individus vulnérables qui seront soumis à une surveillance étroite ou soustraits aux risques.

Mesures immédiates

Le traitement initial s'inspire des méthodes militaires de la psychiatrie de l'avant. Il consiste à mettre à proximité des zones de combat des unités qui permettent :

– une mise à l'abri des combattants (ou des blessés d'un attentat) et leurs extractions rapides du contexte traumatique ;
– une sécurisation et une psychothérapie précoce qui favorise la mentalisation et la verbalisation des événements, afin d'éviter les ruminations anxieuses de la période de latence ;
– les techniques de « debriefing » - soins post-immediats effectués le 2e ou 3e j, très médiatisées, restent l'objet de controverses en raison d'études négatives en ce qui concerne leur caractère preventif sur le developpement d'un ESPT, voire leur nocivité potentielle ;
– la prescription d'**anxiolytiques** type **benzodiazépines** qui atténue les réactions émotionnelles et d'angoisse parfois très intenses et limiterait la trace mnésique du traumatisme.

ANTIPSYCHOTIQUES ATYPIQUES (1) – DIBENZODIAZÉPINES

■ Clozapine

LÉPONEX					
Schizophrénies résistantes : 50 à 800 mg/j Délivrance particulière : spécialistes et psychiatres Surveillance régulière de la NFS avec un carnet de contrôle	7 cp. 25 mg 14 cp. 25 mg 28 cp. 25 mg 14 cp. 100 mg 28 cp. 100 mg	1,18 2,27 4,48 9,57 19,37	I I I I I	65 % 65 % 65 % 65 % 65 %	0,17 0,16 0,16 0,68 0,69

■ Olanzapine

ZYPREXA					
Schizophrénie : 10 mg/j en 1 seule prise avec adaptation posologique de 5 à 20 mg/j en fonction de l'état clinique du patient Épisode maniaque : 15 mg/j puis idem schizophrénie Trouble bipolaire : prévention des rechutes chez un patient ayant répondu au ***ZYPREXA*** lors d'un épisode maniaque	28 cp. 5 mg 28 cp. 7,5 mg 28 cp. 10 mg 56 cp. 10 mg 1 fl. inj. IV 10 mg	42,09 42,09 80,42 HOP HOP	I I I I I	65 % 65 % 65 %	1,50 1,50 2,87
ZYPREXA VELOTAB					
Idem ***ZYPREXA***	28 cp. 5 mg orod. 28 cp. 10 mg orod. 28 cp. 15 mg orod. 28 cp. 20 mg orod.	42,09 80,42 HOP HOP	I I I I	65 % 65 %	1,50 2,87
ZYPADHERA					
Traitement de maintien chez les patients adultes schizophrènes 1 inj. toutes les 2 à 4 sem.	1 inj. IM 210 mg LP 1 inj. IM 300 mg LP 1 inj. IM 405 mg LP	HOP HOP HOP	I I I		
ZALASTA					
Idem ***ZYPREXA***	28 cp. 5 mg 28 cp. orodisp. 5 mg 28 cp. 7,5 mg 28 cp. 10 mg 28 cp. orodisp. 10 mg	23,78 23,78 23,78 43,78 43,78	I I I I I	65 % 65 % 65 % 65 % 65 %	0,85 0,85 0,85 1,56 1,56

■ Quétiapine

XEROQUEL LP					
Voie orale, une seule prise quotidienne Schizophrénie : 300 mg à J1, 600 mg à J2 Traitement d'entretien : 400-800 mg/j Épisode dépressif majeur : 50 mg à J1, 100 mg à J2, 200 mg à J3 et 300 mg à J4 Entretien : 200-600 mg /j Troubles bipolaires : 300-800 mg/j À adapter en fonction de la clinique, des caractéristiques du patient et du traitement associé	10 cp. 50 mg LP 30 cp. 50 mg LP 100 cp. 50 mg LP 30 cp. 300 mg LP 60 cp. 300 mg LP 100 cp. 300 mg LP 30 cp. 400 mg LP 60 cp. 400 mg LP 100 cp. 400 mg LP	9,23 28,13 HOP 61,97 120,18 HOP 90,20 176,63 HOP	I I I I I I I I I	65 % 65 % 65 % 65 % 65 % 65 %	0,92 0,94 2,07 2,00 3,01 2,94

ÉTAT DE STRESS POST-TRAUMATIQUE (NÉVROSE TRAUMATIQUE) (3)

Traitement de l'état de stress constitué : psychothérapies

À côté de l'approche cognitive ou cognitivo-comportementale, de l'EMDR ou de l'hypnose, on peut recourir également à des traitements qui reposent sur la recherche d'une abréaction.

– Lorsque le traumatisme est récent, l'abréaction peut survenir facilement par le simple récit de l'événement.

– Quand le stress est installé depuis longtemps, l'abréaction est plus difficile à obtenir. Elle peut être provoquée par la narcoanalyse (narcose amphétaminée et avec les barbituriques) ou l'hypnose. Ces méthodes favorisent l'irruption du souvenir du traumatisme en inhibant les défenses de l'état de veille.

– Plus le traitement est entrepris tardivement, plus les techniques psychothérapiques « classiques » doivent prendre le pas sur les techniques abréactives, le traumatisme étant réactualisé et revécu dans le transfert.

– Les psychothérapies analytiques peuvent être également indiquées pour les formes plus anciennes ou associées à un autre trouble névrotique.

Chimiothérapie

Elle est indiquée dans les formes chroniques durant depuis plus d'un an (dépression quasi systématiquement associée). La **paroxétine** est la seule molécule ayant une AMM dans cette indication. ***DEROXAT*** 20 mg, 1 à 3 cp./j. Son utilisation prolongée nécessite une réévaluation régulière [2].

Dans 3 études contrôlées randomisées d'une durée de 5 sem. et d'une durée de 3 mois, la **fluoxétine** (40, 30 et 57 mg/j respectivement) s'est révélée plus efficace que le placebo, y compris à long terme, dans la prévention des rechutes.

Deux études controlées randomisées de 12 sem. sont également en faveur de l'efficacité de la **sertraline** (200 mg/j) *versus* placebo.

Les **imipraminiques** (**amitriptyline** 50 à 300 mg/j et **imipramine**) se sont révélées plus efficaces que le placebo. Ils sont également efficaces sur les troubles du sommeil et l'anxiété.

L'efficacité des **IMAO** n'est pas démontrée dans cette indication, mais ils réduiraient les pensées obsédantes concernant le traumatisme [2].

Donc, en cas d'échec de la paroxétine les médicaments utilisés dans l'ESPT (hors AMM) sont les autres **ISRS** (**fluoxétine**, **fluvoxamine**, **sertraline**) ou les **antidépresseurs tricycliques** (**amitriptyline**, **imipramine**) [1].

L'efficacité de l'association thérapie cognitivo-comportementale et **ISRS** peut être supérieure à celle de chaque traitement isolément. La durée initiale doit être de 12 sem. avant de changer de traitement.

Si les problèmes de sommeil sont importants, un traitement **hypnotique** de courte durée peut être proposé.

La chimiothérapie symptomatique (hors AMM) peut faire également appel de façon non spécifique aux **anxiolytiques**, **benzodiazépiniques** ou non.

Aucun traitement médicamenteux n'a toutefois démontré sa capacité à réduire de façon significative et prolongée les symptômes du syndrome de répétition [2].

CONSENSUS

[1] Affections psychiatriques de longue durée – Troubles anxieux graves, *HAS*, 2007.
[2] Bon usage des médicaments antidépresseurs dans le traitement des troubles dépressifs et des troubles anxieux de l'adulte, *Afssaps*, 2006.

ANTIPSYCHOTIQUES ATYPIQUES (2) – BENZISOXAZOLE

■ Rispéridone

RISPERDAL					
A. : psychoses aiguës et chroniques en particulier schizophrénies : 4 à 8 mg/j Traitement à court terme des épisodes maniaques aigus modérés à sévères E. : troubles du comportement (tels que hétéro-agressivité, automutilation, impulsivité majeure, et stéréotypies sévères) observés dans les syndromes autistiques, en monothérapie	60 cp. séc. 1 mg	18,94	I	65 %	0,32
	60 cp. séc. 2 mg	37,10	I	65 %	0,62
	30 cp. séc. 4 mg	37,10	I	65 %	1,24
	30 mL sol. buv. 1 mg/mL	8,79	I	65 %	0,29
	60 mL sol. buv. 1 mg/mL	17,79	I	65 %	0,30
	120 mL sol. buv. 1 mg/mL	35,14	I	65 %	0,29

ANTIPSYCHOTIQUES ATYPIQUES (3) – DIHYDROXYQUINOLONE

■ Aripiprazole

ABILIFY					
Schizophrénie : 15 mg/j en une seule prise Traitement et prévention des récidives des épisodes maniaques modérés à sévères des troubles bipolaires de type I A. : 15 à 30 mg/j en une seule prise E. > 13 ans : 2 mg/j les premiers j, 5 mg/j les j suivants pour atteindre 10 mg/j pendant 12 sem. et posologie d'entretien	28 cp. 5 mg	77,50	I	65 %	2,77
	28 cp. 10 mg	77,50	I	65 %	2,77
	28 cp. 15 mg	77,50	I	65 %	2,77
	1 inj. IV 7,5 mg/mL	HOP	I		
	28 cp. orodisp. 10 mg	77,50	I	65 %	2,77
	28 cp. orodisp. 15 mg	77,50	I	65 %	2,77

TROUBLES PSYCHOTIQUES AIGUS ET TRANSITOIRES (BOUFFÉE DÉLIRANTE AIGUË) (1)

Rappel nosologique

Dans les systèmes nosologiques actuels, il n'est pas fait mention des **bouffées délirantes aiguës** (BDA) classiques. La CIM-10 range cette affection sous la catégorie des **troubles psychotiques aigus et transitoires**. Les troubles psychotiques aigus doivent être considérés comme des syndromes cliniques d'étiologies variées.

> Les troubles psychotiques aigus et transitoires correspondent à la survenue brusque, le plus souvent chez un sujet jeune, d'une expérience délirante comportant des hallucinations, des idées délirantes, des perturbations des perceptions et du comportement, une insomnie presque totale, un bouleversement émotionnel très intense avec une anxiété et une instabilité de l'humeur qui oscille entre la tristesse et l'euphorie.

Le pronostic à moyen et long terme est incertain. Selon la CIM-10, on attachera une grande importance à repérer :

– le **caractère aigu, voire brutal** (en moins de 48 h) de survenue du trouble ;

– la présence de **syndromes typiques** : dans la BDA classique on décrit l'aspect **polymorphe** du trouble avec un polymorphisme des mécanismes et des thèmes délirants (mystiques, persécution, mégalomanie, possession, transformation corporelle, etc.). On décrit également le caractère fluctuant et changeant des troubles. On peut rencontrer aussi un **syndrome schizophrénique** typique (troubles du cours de la pensée, idées délirantes bizarres, hallucinations de conversations, symptômes négatifs, etc.) ;

– l'existence de **facteurs de stress aigus**.

Ces 3 éléments permettent au clinicien d'identifier et de décrire précisément le trouble psychotique aigu.

Le DSM-IV distingue deux entités nosologiques :

– **trouble psychotique bref** : présence d'un ou des symptômes suivants : idées délirantes, hallucinations, discours désorganisé, comportement grossièrement désorganisé ou catatonique ; la durée des troubles est supérieure à 1 j et inférieure à un mois, avec ou sans facteurs de stress marqués, avec retour complet au niveau de fonctionnement pré-morbide ;

– **trouble schizophréniforme** : répond aux critères de la schizophrénie, durée supérieure à 1 mois et inférieure à 6 mois. Les caractéristiques du bon pronostic se manifestent par au moins deux des manifestations suivantes : survenue dans les 4 sem. par rapport au premier changement observable, confusion ou perplexité, bon fonctionnement social et professionnel prémorbide, pas d'émoussement ou d'abrasion de l'affect. Contrairement à la Schizophrénie, une altération du fonctionnement social et des activités n'est pas requise pour porter le diagnostic de Trouble schizophréniforme. Cependant, la plupart des sujets présentent des dysfonctionnements dans divers domaines du fonctionnement quotidien (p. ex. au travail ou à l'école, dans les relations interpersonnelles et clans les soins d'hygiène).

ANTIPSYCHOTIQUES ATYPIQUES (4) – DIBENZO-OXAZÉPINE

Asénapine

SYCREST					
Accès maniaque, trouble bipolaire Posologie initiale en monothérapie : 10 mg x 2/j Posologie initiale en polythérapie : 5 mg x 2/j Posologie d'entretien : 5 à 10 mg x 2/j en fonction de la réponse clinique	60 cp. subling. 5 mg 60 cp. subling. 10 mg		I I	NR NR	

ANTIPSYCHOTIQUES ATYPIQUES (5) – ANTIDOPAMINERGIQUE

Palipéridone

XEPLION					
Traitement d'entretien de la schizophrénie chez l'adulte stabilisé ou ayant répondu à la **rispéridone** ou la **palipéridone** : 1 inj. IM dans le deltoïde à J1=150 mg et J8 ± 2 j = 100 mg puis 1 inj. mensuelle (± 7 j) La dose d'entretien recommandée est de 75 mg à adapter en fonction de la tolérance et l'efficacité entre 25 et 150 mg À administrer dans le deltoïde ou le fessier Ne doit pas être utilisé si le contrôle immédiat des symptômes est recherché	1 ser. 25 mg 1 ser. 50 mg 1 ser. 75 mg 1 ser. 100 mg 1 ser. 150 mg	99,36 194,63 250,73 306,87 456,50	I I I I I	65 % 65 % 65 % 65 % 65 %	99,36 194,63 250,73 306,87 456,50

TROUBLES PSYCHOTIQUES AIGUS ET TRANSITOIRES (BOUFFÉE DÉLIRANTE AIGUË) (2)

Évolution et pronostic

En général les troubles psychotiques aigus guérissent complètement en quelques semaines, voire en quelques jours. Il est pratiquement impossible de prévoir l'évolution à moyen et à long terme. La question du devenir de ces malades représente un des problèmes majeurs.

Globalement les rares enquêtes anamnestiques décrivent 4 types possibles d'évolution :

– l'absence complète de récidive ;
– la récidive périodique sur le même mode : « psychose cycloïde » de la CIM-10 ;
– l'évolution vers une schizophrénie (15 % des cas) ;
– l'apparition d'accès périodiques de types maniaco-dépressifs.

Facteurs pronostiques des troubles psychotiques aigus et transitoires

FACTEURS DE BON PRONOSTIC	FACTEURS DE MAUVAIS PRONOSTIC
Antécédents personnels ou familiaux de troubles dépressifs ou maniaques	Personnalité prémorbide de type schizoïde ou schizotypique
Début brutal	Début subaigu ou insidieux
Importance de la note confusionnelle	
Bonne réactivité au traitement antipsychotique	Médiocre réactivité au traitement antipsychotique

Traitement

La BDA constitue une urgence psychiatrique, la plupart du temps prise en charge en milieu hospitalier.

L'hospitalisation permet la réalisation d'un bilan étiologique (élimination de facteurs organiques, recherche de toxiques), et sert à procurer au patient une « atmosphère psychothérapique » sécurisante.

Si l'hospitalisation en service libre ne peut être négociée, on aura recours à une hospitalisation sous contrainte à la demande d'un tiers (soins psychiatriques sans consentement effectués à la demande d'un tiers : SPDT), voire à une mise en place des soins psychiatriques à la demande du représentant de l'État (SPDRE) lors de troubles majeurs du comportement menaçant l'ordre public ou la sûreté des personnes.

La prise en charge thérapeutique devra être multidisciplinaire et personnalisée sans oublier d'y inclure le dépistage des comorbidités somatiques et psychiatriques [1].

ANTIPSYCHOTIQUES D'ACTION PROLONGÉE (1)

Zuclopenthixol décanoate

CLOPIXOL ACTION PROLONGÉE					
Traitement initial des psychoses aiguës, des états maniaques, et des moments féconds des psychoses chroniques : 50 à 200 mg en 1 seule inj. en IM profonde pour 72 h À renouveler rarement 8 h après la 1re inj. Prévoir relais *per os* après 72 h	1 amp. inj. (IM) 200 mg/mL 1 amp. inj. (IM) 200 mg/mL	6,87 HOP	I I	65 % 65 %	6,87

Zuclopenthixol acétate

CLOPIXOL ACTION SEMI-PROLONGÉE					
Psychoses chroniques : schizophrénies, délire paranoïde, psychose hallucinatoire chronique 1 à 2 amp. en IM profonde/3 sem.	5 amp. inj. (IM) 50 mg/mL	HOP	I		

Flupentixol décanoate

FLUANXOL LP					
Psychoses chroniques : - à visée antidéficitaire : 20 à 80 mg toutes les 2 à 3 sem. en IM profonde - à visée antidélirante : 80 à 300 mg en IM profonde toutes les 2 à 4 sem. Traitement de fond des troubles du comportement chez les éthyliques : 100 mg en IM toutes les 3 sem. (risque de dyskinésie tardive)	4 amp. inj. 20 mg/mL 1 amp. inj. 100 mg/mL	6,71 6,87		65 % 65 %	1,68 6,87

Fluphénazine

MODÉCATE					
Psychoses délirantes chroniques : schizophrénies, troubles délirants persistants, psychose hallucinatoire chronique. 25 à 150 mg en IM profonde toutes les 3 à 4 sem.	3 amp. 25 mg/mL 1 fl. 125 mg/5 mL	5,62 8,56	I I	65 % 65 %	1,87 8,56

Pipotiazine

PIPORTIL L4					
Psychoses chroniques : 20 à 200 mg en IM profondes toutes les 3 à 4 sem.	3 amp. 25 mg/mL 1 amp. 100 mg/4 mL	12,12 11,57	I I	65 % 65 %	4,04 11,57

Rispéridone

RISPERDALCONSTA LP					
Psychoses aiguës et chroniques en particulier schizophrénies en relais du traitement *per os* : 1 injection IM/2 sem. avec poursuite du ***RISPERDAL*** *per os* en relais pendant 3 sem.	1 ser. 25 mg/2 mL 1 ser. 37,5 mg/2 mL 1 ser. 50 mg/2 mL	101,53 130,86 160,21	I I I	65 % 65 % 65 %	101,53 130,86 160,21

TROUBLES PSYCHOTIQUES AIGUS ET TRANSITOIRES (BOUFFÉE DÉLIRANTE AIGUË) (3)

Traitement médicamenteux

Généralement les troubles psychotiques aigus et transitoires répondent très bien et très rapidement aux **antipsychotiques (AP)**. Les **AP** dits de seconde génération, ou les **antipsychotiques atypiques (APA)** seront utilisés en première intention avec pour objectif la réduction de la durée de l'épisode processuel. La prévention et la recherche de leurs effets indésirables (prise de poids, troubles endocriniens et sexuels, troubles métaboliques et cardiovasculaires) sera une préoccupation constante afin d'éviter la stigmatisation des patients et d'assurer une bonne observance du traitement, gage d'alliance thérapeutique pour l'avenir. Le traitement **APA** sera prescrit aux doses minimales efficaces et régulièrement réévalué afin de détecter et de gérer précocement les patients non répondeurs. En cas d'agitation et d'angoisse importante on associe temporairement un traitement sédatif.

Ex : **rispéridone** (***RISPERDAL***) : 4 j à 8 mg/j en 2 prises ou **olanzapine** (***ZYPREXA***) : 5 à 20 mg/j en 1 prise, ou **aripiprazole** (***ABILIFY***) : 10 à 30 mg/j en une prise ± **clorazépate dipotassique** (***TRANXÈNE***) : 50 à 150 mg/j.

Les formes orales d'absorption rapide (gouttes ou comprimés dispersibles) seront préférées à l'utilisation des formes injectables, sauf cas particuliers.

En seconde intention, les **AP** conventionnels seront utilisés en étant particulièrement vigilant à minimiser les effets extrapyramidaux par la prescription de la posologie minimale efficace et le recours aux médicaments antiparkinsonniens, sans oublier les effets indésirables précités.

On peut associer aux **AP** dans certains cas des traitements par benzodiazépines à visée anxiolytique et sédative et des **hypnotiques** (**zolpidem**, ***STILNOX*** 1 cp. le soir ou **zopiclone**, ***IMOVANE*** 1 cp. le soir) en cas d'insomnie importante.

Les **antipsychotiques** (conventionnels et de seconde génération) restent le traitement de référence ; toutefois, en présence de troubles de l'humeur, les **thymorégulateurs**, en particulier les **anticonvulsivants**, pourraient être un appoint ou une alternative intéressante en tant que traitement symptomatique.

Il est recommandé [1] :

– d'organiser le traitement en tenant compte de la triple dimension biologique, psychologique et sociale de l'abord du malade ;

– d'avoir recours de préférence aux **APA**. Ce traitement sera prescrit à la dose minimale efficace pendant une période d'un à 2 ans afin d'éviter les rechutes ;

– de porter un diagnostic aussi précoce que possible pour favoriser la mise en œuvre le plus tôt possible du traitement, gage d'un meilleur pronostic ;

– de bien peser les indications du traitement ambulatoire ou de l'hospitalisation ;

– de ne pas recourir à la sismothérapie en première intention, mais uniquement en cas d'intolérance, de contre-indications à l'usage des **antipsychotiques**, voir d'une résistance ;

– d'utiliser des méthodes d'information systématique du patient et de sa famille à propos des symptômes, des facteurs étiologiques, du traitement et de l'évolution de la maladie. Le travail avec la famille sur les problèmes concrets de la vie quotidienne avec un jeune schizophrène doit être organisé.

ANTIPSYCHOTIQUES D'ACTION PROLONGÉE (2)

Aripiprazole

ABILIFY MAINTENA					
Traitement d'entretien de la schizophrénie chez l'adulte équilibré sous traitement, en relais de la forme orale A. 300 à 400 mg x 1/mois Si traitement par inhibiteur CYP3A4 : 160 à 200 mg	1 inj. (IM) 300 mg 1 inj. (IM) 400 mg	268,51 268,51	I I	65 % 65 %	268,51 268,51

PROPRIÉTÉS

Le terme **antipsychotique** a remplacé celui de neuroleptique.

Delay et Denicker ont défini les **antipsychotiques** comme des molécules capables :
- d'entraîner une sédation et une réduction des états d'agitation et d'excitation ;
- d'avoir une activité antidélirante et sur les hallucinations ;
- de créer d'un état d'indifférence psychomotrice ;
- de produire des symptômes extrapyramidaux ;
- d'agir principalement au niveau sous-cortical.

On distingue actuellement des **antipsychotiques** conventionnels de première génération et des **antipsychotiques dits de seconde génération, ou atypiques (APA)**. Il n'existe pas à l'heure actuelle de consensus pour définir les propriétés des APA. La notion d'atypicité correspond au fait que ces molécules ne répondent pas à la définition classique, en particulier parce qu'elles induisent moins d'effets extrapyramidaux par diminution des effets anti-D2 nigrostrié, par effets anti-5HT2. L'effet anti-5HT2 est également responsable d'une diminution des effets secondaires au niveau hypothalamohypohysaire (moins d'aménorrhée-galactorrhée) et mésocortical (moins de symptômes négatifs secondaires).

Les **antipsychotiques** bloquent principalement les récepteurs centraux dopaminergiques (D1, D2, D3, D4).

Ils possèdent également à des degrés divers des propriétés anticholinergiques, adrénolytiques, antisérotoninergiques 5HT2, antihistaminiques H1. Ces différents sites d'action expliquent les effets thérapeutiques variés des **antipsychotiques** et les différences d'action observées entre ces molécules.

L'**aripiprazole** (***ABILIFY***) est un agoniste dopaminergique partiel. Il occupe les récepteurs dopaminergiques centraux dont il diminue la disponibilité pour la dopamine endogène.

En dehors de leurs propriétés antipsychotiques, les **antipsychotiques** peuvent être utilisés en anesthésie, comme antiémétisants et contre les manifestations allergiques.

• CLASSIFICATION

Les classifications sont établies à partir des effets thérapeutiques prédominants, des effets indésirables, de la possibilité d'utilisation en urgence.

Classification thérapeutique des antipsychotiques

Antipsychotiques sédatifs	Antipsychotiques antiproductifs	Antipsychotiques antidéficitaires
– ***LARGACTIL*** – ***FLUANXOL*** – ***NOZINAN*** – ***NEULEPTIL*** – ***TERCIAN*** – ***CLOPIXOL*** – ***TIAPRIDAL*** – ***DIPIPÉRON***	– ***HALDOL*** – ***PIPORTIL*** – ***DROLEPTAN*** – ***SÉMAP*** – ***LOXAPAC***	– ***ORAP*** – ***PIPORTIL*** – ***SOLIAN*** – ***DOGMATIL***

Classification des antipsychotiques en fonction de leur atypicité

ANTIPSYCHOTIQUES ATYPIQUES	ANTIPSYCHOTIQUES ATYPIQUES DE NOUVELLE GÉNÉRATION
– ***LÉPONEX*** – ***ZYPREXA*** – ***RISPERDAL*** – ***XEROQUEL*** – ***SYCREST***	– ***ABILIFY***

Antipsychotiques utilisés préférentiellement en situation d'urgence : ***CLOPIXOL, LOXAPAC, ABILIFY***.

TROUBLES PSYCHOTIQUES AIGUS ET TRANSITOIRES (BOUFFÉE DÉLIRANTE AIGUË) (4)

Traitements associés

Le suivi en cure ambulatoire, si la symptomatologie n'est pas trop bruyante, a l'intérêt d'éviter la stigmatisation liée à l'hospitalisation et de favoriser la conservation des liens familiaux et sociaux. On peut toutefois préférer le traitement dans un cadre hospitalier dont l'indication demeure en cas de risque de dangerosité, de comorbidité organique, de conflit aigu avec l'entourage ou d'absence de soutien familial.

L'accompagnement psychologique est indispensable tout au long de l'épisode aigu. Des entretiens réguliers permettront de rassurer le patient, de rétablir une communication et de mettre en place les éléments pour une psychothérapie ultérieure.

Les cures analytiques n'ont pas fait la preuve de leur efficacité dans ce type de pathologie. Toutefois la référence psychanalytique dans l'approche psychopathologique fait l'objet d'un consensus. Différentes méthodes d'inspiration cognitivo-comportementale peuvent également être utilisées.

Traitements à moyen et long terme

La prévention des rechutes est un objectif fondamental. En cas d'épisode unique, il existe un consensus pour maintenir une chimiothérapie **antipsychotique** pendant 1 à 2 ans. En cas de rechutes ou de récidives, il existe un accord professionnel pour la prolonger.

À moyen terme et au décours de l'expérience délirante, on observe fréquemment des symptômes dépressifs. Il peut s'agir d'effets latéraux des **AP** (notion classique mais non clairement démontrée), des effets traumatisants de la prise de conscience de l'épisode aigu, voire d'un authentique épisode dépressif majeur. Dans ce cas on propose de baisser les **AP** et d'ajouter un **antidépresseur**. Ex : **fluoxétine** (***PROZAC***) : 1 gél. le matin ou **miansérine** (***MIANSERINE ARROW***) 60 mg en 1 prise le soir.

La conduite thérapeutique au long cours est fonction du cadre diagnostique. Les troubles psychotiques aigus récidivants avec un bon fonctionnement intercritique seront traités de façon prolongée par des **AP** à visée de maintenance.

CONSENSUS

[1] Schizophrénies débutantes : diagnostic et modalités thérapeutiques, *FFP selon la méthodologie de l'Anaes*, 2003.

ANTIPSYCHOTIQUES D'ACTION PROLONGÉE (3) – PHARMACOLOGIE (1)

INDICATIONS

Les **antipsychotiques** sont indiqués de façon privilégiée dans le traitement des troubles psychotiques aigus et chroniques : troubles délirants persistants, schizophrénies, troubles psychotiques aigus et transitoires. Ils constituent un traitement symptomatique d'appoint dans les troubles affectifs délirants maniaques ou dépressifs, les syndromes confusionnels, les états d'agitation, les états d'angoisse sévères avec dépersonnalisation, les troubles de personnalité limite, les états névrotiques graves.
Dans tous les cas, le maintien au long cours de ces traitements doit être régulièrement rediscuté en tenant compte du risque de dyskinésie tardive.
Les indications neurologiques des **antispychotiques** sont les tics et la maladie de Gilles de la Tourette. Les antipsychotiques atypiques (**clozapine**) auraient un intérêt dans les formes graves de la maladie de Parkinson avec symptômes psychotiques.

CONTRE-INDICATIONS

Il n'existe pas de réelle contre-indication absolue aux **AP**. Les contre-indications sont liées aux effets indésirables de ces médicaments. On déconseillera l'emploi des **AP** dans les situations cliniques suivantes :
– maladie de Parkinson en raison du risque de majoration des signes extrapyramidaux ;
– dyskinésie tardive (*cf. infra*) ;
– phéochromocytome pour les **benzamides** ;
– glaucome à angle fermé, adénome de prostate pour les **AP** anticholinergiques ;
– toute fièvre inexpliquée ;
– les syndromes catatoniques (contre-indication initiale aux **AP** en raison du risque accru de syndrome malin) ;
– en cas d'antécédents d'agranulocytose, éviter la **clozapine** ;
– arythmie, angor, éviter les **phénothiazines** ;
– porphyrie ; on utilisera préférentiellement la **chlorpromazine** (*LARGACTIL*).

SCHIZOPHRÉNIE (1)

Cadre nosologique

Définitions

La schizophrénie (SCZ) représente la catégorie diagnostique la plus courante et la plus importante du groupe des troubles psychotiques chroniques et des troubles délirants persistants.

Prévalence (vie entière, population générale) : **1 %**. Incidence annuelle : 0,1 à 0,3 ‰. Le *sex ratio* est de 1, avec un début plus précoce chez l'homme.

Les systèmes de classification, DSM-IV et CIM-10, proposent des critères diagnostiques de la SCZ qui sont centrés principalement sur les symptômes délirants, l'automatisme mental et les troubles de l'affect, du langage ou du comportement.

> La notion de dissociation mentale constitue encore pour de nombreux cliniciens l'anomalie caractéristique de la schizophrénie. La dissociation exprime la perte de ce qui fait l'unité et l'homogénéité de la personne. Elle se manifeste dans le fonctionnement intellectuel du sujet, son affectivité et son comportement. Elle « infiltre » la symptomatologie schizophrénique et lui confère ses caractéristiques générales, décrites par H. Ey, de **bizarrerie, d'étrangeté, de détachement et d'ambivalence**.

Formes cliniques

- La CIM-10 et le DSM-IV reconnaissent à la SCZ 5 grandes formes cliniques en fonction de l'importance respective du délire paranoïde, des signes de désorganisation, déficitaires ou des troubles psychomoteurs :

– **paranoïde** : prédominance de l'activité délirante paranoïde. Le délire paranoïde n'est pas systématisé (peu ou pas cohérent) : flou, incohérent, impénétrable, chaotique, les mécanismes sont polymorphes (hallucinations, illusions, intuitions, etc.), les thèmes souvent intriqués (mystiques, persécutions, influence, etc.). L'adhésion au délire est le plus souvent totale et peut déclencher des troubles du comportement (agitation, agressivité, stupeur, etc.) ;

– **désorganisée ou hébéphrénique** : début en règle générale insidieusement au cours ou au décours de l'adolescence. Une personnalité prémorbide schizoïde est parfois retrouvée. La dissociation et le repli autistique prédominent. Les perturbations du fonctionnement intellectuel (troubles du contenu et du cours de la pensée, du langage, de l'attention et de la concentration), l'émoussement affectif avec retrait social sont au premier plan. Le délire est pauvre, voire absent. Le pronostic évolutif, malgré le traitement antipsychotique, est souvent défavorable et la désinsertion socioprofessionnelle est fréquente ;

– **catatonique** : présence de symptômes psychomoteurs passant parfois d'un extrême à un autre : hyperkinésie, stupeur, agitation violente, mutisme, négativisme, attitudes imposées, rigidité, flexibilité cireuse. Les symptômes catatoniques peuvent s'observer en dehors de la SCZ (épisodes thymiques dépressifs ou maniaques, tumeurs cérébrales, affections métaboliques ou toxiques). Le diagnostic de syndrome catatonique justifie donc des investigations cliniques et paracliniques approfondies à la recherche d'étiologies spécifiques. Il peut engager le pronostic vital et nécessite souvent des mesures thérapeutiques et réanimatoires adéquates (*cf.* Traitement) ;

– **indifférenciée** ;

– **résiduelle** : stade chronique de l'évolution de SCZ, forme stabilisée dans laquelle persistent des symptômes négatifs mais où les symptômes positifs sont absents ou très atténués.

- La CIM-10 distingue également de formes « mineures » : trouble schizophréniforme, autres troubles schizophréniques, troubles schizothypiques, schizophrénies prépsychotique, prodromique, pseudonévrotique, pseudopsychopathique (héboïdophrénique), personnalité schizotypique.

Pour l'ensemble des sous-types de SCZ, on peut spécifier l'évolution : continue ; épisodique avec déficit progressif ; épisodique avec déficit stable ; épisodique rémittent ; rémission incomplète ; rémission complète.

Habituellement la SCZ est une affection chronique, et qui s'associe à des périodes d'exacerbation. On dispose de peu d'enquêtes catamnestiques au long cours, mais l'affection semble se stabiliser après 20 à 30 ans d'évolution.

ANTIPSYCHOTIQUES D'ACTION PROLONGÉE (4) – PHARMACOLOGIE (2)

PRÉCAUTIONS D'EMPLOI

Grossesse : la grossesse constitue une contre-indication relative aux **antipsychotiques**.

Les nouveaux **antipsychotiques** n'ont pas encore démontré leur absence d'effets tératogènes. On évitera également de prescrire au 1er trimestre et à l'approche du terme.

Chlorpromazine (***LARGACTIL***) et **halopéridol** (***HALDOL***) : possibles toute la grossesse. Si le traitement est poursuivi jusqu'à l'accouchement, en particulier à fortes doses, tenir compte d'un risque possible chez le nouveau-né de signes atropiniques (tachycardie, etc.), de signes extrapyramidaux (hypertonie, etc.) et de sédation. Les signes atropiniques sont majorés en cas d'association aux correcteurs antiparkinsoniens.

Risque d'hypotension maternelle lors de l'utilisation de la forme injectable.

Envisageables toute la grossesse : **cyamémazine**, **fluphénazine**, **lévomépromazine**, **pipotiazine**, **propériciazine**, **amisulpride**, **sulpiride**, **tiapride**, **lévomépromazine**, **pipotiazine**, **propériciazine**, **clozapine**, **loxapine**, **olanzapine**.

À éviter par prudence toute la grossesse : **perphénazine**, **dropéridol**, **pipampérone**, **flupentixol**, **zuclopenthixol**, **pimozide**.

En cours d'évaluation : **rispéridone**, **aripiprazole**.

Allaitement : déconseillé.

EFFETS INDÉSIRABLES

Effets psychiatriques

Somnolence souvent liée à une posologie trop importante (conducteurs de véhicules).

Syndrome confuso-onirique : principalement les produits anticholinergiques, lors d'administration chez le sujet âgé et en cas de lésion cérébrale. On conseille d'arrêter le traitement antipsychotique.

Dépression. L'effet dépressiogène des **antipsychotiques** est encore discuté. Dans ce cas on conseille généralement de réduire les doses d'**antipsychotique** et d'adjoindre un **antidépresseur** dans un second temps.

Les **antipsychotiques** antidéficitaires administrés à faible dose peuvent entraîner parfois une réactivation délirante et anxieuse transitoire. Il faut distinguer cet effet des symptômes de l'akathisie.

Effets neurologiques

Ils sont d'autant plus asmarqués que le produit possède des propriétés antiproductives et antidopaminergiques. Les **antipsychotiques atypiques** induisent peu ce type de troubles neurologiques.

► *Dyskinésies et dystonies aiguës précoces*

Trismus, torticolis, plafonnement du regard, crise oculogyre, etc. Impressionnants, ils cèdent à la prise de correcteurs anticholinergiques injectables (**tropatépine**, ***LEPTICUR*** 10 mg 1 amp. *per os* ou IM si besoin). Ils surviennent précocement en début de traitement.

SCHIZOPHRÉNIE (2)

Éléments pronostiques

On ne dispose pas d'éléments fiables permettant de prédire un pronostic à l'échelle individuelle. On peut néanmoins dégager des éléments pronostiques généraux.

FACTEURS DE BON PRONOSTIC	FACTEURS DE MAUVAIS PRONOSTIC
– Début tardif – Sexe féminin – Bon niveau socio-éducatif prémorbide – Forme paranoïde – Absence de lésion cérébrale associée – Instauration précoce d'un traitement – Bonne réactivité au traitement antipsychotique	– Début précoce et insidieux – Sexe masculin – Troubles cognitifs prémorbides – Signes négatifs précoces – Atrophie cérébrale – Instauration tardive d'un traitement – Mauvaise réactivité au traitement antipsychotique

Traitement initial

Le traitement associe à la chimiothérapie les psychothérapies et les prises en charge institutionnelles. Le traitement des troubles schizophréniques s'appuie principalement sur les **antipsychotiques (AP)**.

Les mesures thérapeutiques proposées dans la SCZ ont pour objectif de limiter le handicap des patients et de promouvoir leur réinsertion et leur réhabilitation psychosociale.

Actifs pour réduire les épisodes psychotiques aigus, les **AP** diminuent également les risques de rechute et de récidive lors d'administration au long cours.

Choix des antipsychotiques

Les **AP** permettent de corriger les principaux symptômes observés lors des épisodes aigus : l'agitation, l'angoisse, les hallucinations et les productions délirantes, les troubles du cours de la pensée, le retrait autistique et l'émoussement affectif. **À l'exception des formes d'intensité modérée, les moments féconds schizophréniques sont souvent pris en charge en milieu hospitalier.** L'hospitalisation libre ou sous contrainte (soins psychiatriques sans consentement effectués à la demande d'un tiers : SPDT ou soins psychiatriques à la demande du représentant de l'État : SPDRE) permettra ainsi d'effectuer le bilan médical à la recherche de facteurs organiques (lésions cérébrales, prise de toxiques) à l'origine ou associés à l'épisode aigu. Elle permet également l'instauration d'un cadre thérapeutique rassurant.

Les **AP** de seconde génération, ou **antipsychotiques atypiques (APA)** seront utilisés en première intention avec pour objectif la réduction de la durée de l'épisode processuel. La prévention et la recherche de leurs effets indésirables (prise de poids, troubles endocriniens et sexuels, troubles métaboliques et cardiovasculaires) seront une préoccupation constante afin d'éviter la stigmatisation des patients et d'assurer une bonne observance du traitement, gage d'alliance thérapeutique pour l'avenir.Le traitement par **APA** sera prescrit aux doses minimales efficaces et sera régulièrement réévalué afin de détecter et de gérer précocement les patients non répondeurs. En seconde intention, les **AP** conventionnels seront utilisés en étant particulièrement vigilant à minimiser les effets extrapyramidaux par la prescription de la posologie minimale efficace et le recours aux médicaments antiparkinsoniens, sans oublier les effets indésirables précités [1].

Le choix du **AP** est conditionné par de nombreux paramètres qui prennent en considération la prédominance de certains symptômes cliniques, la notion de réponse ou d'échec à des traitements antérieurs, les habitudes du praticien, la tolérance du patient, la forme galénique. L'**olanzapine** (***ZYPREXA***) et la **rispéridone** (***RISPERDAL***) ont souvent une efficacité équivalente sur la symptomatologie positive, et sans doute supérieure sur la symptomatologie négative (*cf.* Encadré).

- La symptomatologie positive concerne la présence de signes normalement absents : idées délirantes, syndrome hallucinatoire, désorganisation de la pensée, etc.
- La symptomatologie négative concerne l'absence de signes normalement présents : apragmatisme, alogie, athymormie, etc.

Cette dichotomie fait référence à l'approche anglo-saxonne de la sémiologie schizophrénique. Elle tend à supplanter la triade classique franco-germanique (délire, syndrome dissociatif, repli autistique).

ANTIPSYCHOTIQUES D'ACTION PROLONGÉE (5) – PHARMACOLOGIE (3)

► *Syndrome parkinsonien d'imprégnation aux antipsychotiques*

Akinésie, bradykinésie, hypertonie extrapyramidale, tremblement parkinsonien. Ils surviennent plus tardivement après 2 à 3 sem. de traitement. En fonction de la réponse thérapeutique, on peut, dans un premier temps, conseiller la réduction de la posologie de **antipsychotiques** et dans un second temps prescrire un correcteur **antiparkinsonien**, par exemple : **tropatépine**, ***LEPTICUR*** 1 cp. x 2/j, **bipéridène** (***AKINETON RETARD***) : 1 cp. x 2/j.

► *Syndrome hyperkinétique*

Akathasie-tasikinésie. Le syndrome d'impatience motrice et psychique est très mal toléré par les patients. Le syndrome hyperkinétique répond mal aux **antiparkinsoniens**. On peut proposer de diminuer les doses de **antipsychotiques** (il existe des akathasies de sevrage) ou d'associer des **β-bloquants** : **propranolol** (***AVLOCARDYL***) 40 mg 1/4 à 1/2 x 3/j ou des **benzodiazépines** : **diazépam** (***VALIUM***) 10 à 30 mg/j.

► *Dyscekinésies tardives*

Redoutables, elles représentent à long terme le danger principal des traitements prolongés par **antipsychotiques**. Elles peuvent apparaître après quelques semaines (en particulier chez le sujet âgé) ou quelques mois voire années de traitement. De nombreux facteurs favorisent leur apparition : le sexe féminin, les troubles affectifs, la dose totale reçue de **antipscyhotiques**, l'âge.

Certains schizophrènes présentent des dyskinésies tardives spontanées sans avoir jamais pris de **antipsychotiques**. Les dyskinésies tardives sont d'expressions cliniques très polymorphes. Elles sont plus fréquentes au niveau facial et axial : mouvements involontaires lents, syndrome bucco-linguo-facial, protrusion de la langue, rotation choréo-athétosique des membres, protrusion du bassin, dysphagies, dysphonies, difficultés respiratoires.

Les **antiparkinsoniens** ne sont pas efficaces pour corriger les dyskinésies tardives. Le traitement est préventif et consiste à arrêter les **antipsychotiques** lorsque la prescription n'est plus justifiée. S'il est nécessaire de poursuivre le traitement antipsychotique et en cas d'apparition des dyskinésies tardives, on peut conseiller les **benzodiazépines** type **clonazépam** (***RIVOTRIL***) ou **diazépam** (***VALIUM***), réduire les doses d'**antipscyhotique** ou changer pour les molécules atypiques type **olanzapine**.

Effets neurovégétatifs

Ils sont plus fréquents avec les **antipscyhotiques** sédatifs (**phénothiazines** et anticholinergiques) : hypotension orthostatique, à l'origine de chutes, effets atropiniques.

Effets métaboliques

Les **antipsychotiques**, en particulier **atypiques** (p. ex. **olanzapine** : ***ZYPREXA***), augmentent plusieurs facteurs de risque cardiovasculaires : poids, cholestérolémie, glycémie. La surveillance de ces paramètres avant et après traitement est indispensable. Une prise en charge diététique précoce est souhaitable en cas de prise de poids, voire à visée préventive.

Effets cardiovasculaires

Hypotension orthostatique, baisse de la pression diastolique, effet anesthésique local du myocarde, tachycardie, troubles de conduction : période réfractaire plus longue, temps de conduction ventriculaire plus lent, variation de l'excitabilité du nœud sinusal, blocs AV, arythmies, aplanissement de l'onde T, prolongation du segment QT.

SCHIZOPHRÉNIE (3)

Choix de la posologie

C'est souvent un compromis entre la dose produisant le maximum d'efficacité et la dose induisant un minimum d'effets indésirables. Il n'existe pas de courbe dose-réponse avec les **AP**. Il est recommandé d'atteindre la posologie optimale efficace en augmentant progressivement les doses sur 3 à 7 j.

À titre d'exemple : **rispéridone** (***RISPERDAL***) : 4 j à 8 mg/j en 2 prises ; **olanzapine** (***ZYPREXA***) : 5 à 20 mg/j en 1 prise ; **aripiprazole** (***ABILIFY***) : 10 à 30 mg/j en une prise ; **quétiapine** (***XEROQUEL***) 300 mg/j à J1 et 600 mg à J2. La posologie quotidienne recommandée est de 600 mg, mais elle peut être augmentée jusqu'à 800 mg/j suivant les besoins cliniques ; **amisulpride** (***SOLIAN***) : 400 à 800 mg/j en 2 à 3 prises ; **halopéridol** (***HALDOL***) : 1 à 20 mg/j en 1 à 2 prises ; dans certains cas exceptionnels, la posologie pourra être augmentée jusqu'à 40 mg/j maximum.

À l'exception des formes aiguës avec une angoisse et une agitation importantes qui peuvent justifier l'association de traitements sédatifs (type **cyamémazine** : ***TERCIAN*** ou **lévomépromazine** : ***NOZINAN*** : entre 100 à 400 mg/j), on préférera les monothérapies **AP**.

Les formes orales d'absorption rapide (**gouttes ou comprimés dispersibles**) seront préférées à l'utilisation des formes injectables, sauf cas particuliers. En cas de refus de soins ou de non-compliance, on n'hésitera pas à recourir à des formes injectables. L'utilisation des **formes retard** chez les patients non observants peut être envisagée, après évaluation préalable de leur tolérance au moyen des formes classiques.

Surveillance

Concernant la tolérance, on surveillera principalement l'apparition d'effets indésirables de type neurologique et neurovégétatif : dystonie et dyskinésie aiguë, syndrome parkinsonien avec hypertonie extrapyramidale, bradykinésie et tremblements, hypotension orthostatique.

En cas de survenue d'épisodes dyskinétiques ou dystoniques, on pourra soit réduire les doses soit associer un correcteur antiparkinsonien : **tropatépine** (***LEPTICUR***) 1 cp. x 2/j ou **bipéridène** (***AKINETON LP***) : 1 cp. x 2/j.

L'effet thérapeutique d'un **AP** ne peut être apprécié que sur 4 à 6 sem. Souvent on observe au cours des premiers jours une baisse de l'agitation, une réduction de l'angoisse et de l'insomnie qui annoncent souvent une activité antipsychotique. La réduction de l'activité délirante, l'action sur les symptômes de désorganisation apparaissent plus tardivement et plus progressivement.

> Toute fièvre inexpliquée doit faire évoquer en premier lieu l'apparition d'un syndrome malin aux antipsychotiques (neuroleptiques) et faire interrompre le traitement.

Conduite à tenir en cas d'échec du traitement

En général, on estime à 60 % le taux de malades qui présentent une rémission quasi complète de la symptomatologie positive après 6 sem. de traitement **AP**. En cas de réponse thérapeutique limitée, plusieurs stratégies sont possibles. Après s'être assuré de la bonne observance du traitement, parfois en contrôlant les taux plasmatiques, on peut :

– augmenter les doses ; certains sujets tirent profit en effet de doses importantes d'**AP** (**olanzapine** : ***ZYPREXA*** 20 mg/j, **amisulpride** : ***SOLIAN*** 800 à 1 200 mg/j, **halopéridol** : ***HALDOL*** 20 à 40 mg/j) ;

– changer d'**AP** pour une molécule d'une classe différente ;

– proposer des sismothérapies.

> Les sismothérapies ou ECT dans la schizophrénie sont indiquées préférentiellement dans les formes aiguës avec des symptômes affectifs (dépressifs ou maniaques) et dans les formes catatoniques. Les formes catatoniques, souvent périodiques, de schizophrénie constituent une contre-indication relative aux **AP** en raison du risque accru de syndrome malin. On utilise habituellement une **benzodiazépine** à fortes doses (ex : **lorazépam**, ***TÉMESTA*** 4 à 10 mg/j) ou le recours à l'ECT en urgence associés aux mesures réanimatoires dans les formes très sévères.

ANTIPSYCHOTIQUES D'ACTION PROLONGÉE (6) – PHARMACOLOGIE (4)

INCIDENTS ET ACCIDENTS

Insuffisance hépatique

Réduire les posologies et privilégier les **butyrophénones**. Les **phénothiazines aliphatiques** sont contre-indiquées.

Insuffisance rénale

Pas de contre-indication mais adaptation des posologies. Chez les hémodyalisés et lors, par exemple, de phases psychotiques aiguës, on peut conseiller 10 mg d'**halopéridol** (***HALDOL***) en IV après la séance, à renouveler lors de la séance suivante.

Effets endocriniens

Prise de poids, trouble de la libido.

Dysménorrhée, aménorrhée, galactorrhée liée à l'hyperprolactinémie, surtout avec les **benzamides (amisulpride** : ***SOLIAN***, **sulpiride** : ***DOGMATIL***).

Effets oculaires : rétinites pigmentaires, dépôts cornéens.

Effets dermatologiques : rashs cutanés, pigmentation, réaction de photosensibilisation aux **phénothiazines** (***LARGACTIL***).

Effets digestifs : hépatite cholestatique à la **chlorpromazine** (***LARGACTIL***), hépatite cytolytique plus rare.

Effets sanguins : agranulocytose. Cet accident peut survenir avec tous les **antipsychotiques**, mais principalement avec la **clozapine** (0,5 à 1 % des prescriptions). Ce traitement impose une surveillance régulière et sa délivrance est conditionnée à la vérification hebdomadaire pendant 18 sem. puis mensuelle de la numération formule sanguine.

Syndrome malin des antipsychotiques (neuroleptiques)

Bien que son incidence soit réputée faible (0,5 %), il est de gravité exceptionnelle (mortalité de 20 à 30 % des cas sans traitement, de 10 % avec traitement). Il serait observé chez le sujet jeune, de sexe masculin, lors d'injections répétées d'**antipsychotiques** incisifs et lors de troubles organiques associés. Il doit être redouté et recherché systématiquement devant toute fièvre inexpliquée sous **antipsychotiques**. Les autres signes rencontrés sont : torpeur, confusion, pâleur, sueurs, rigidité extrapyramidale diffuse, instabilité tensionnelle, tachycardie. Sur le plan biologique, il existe une hyperleucocytose, une élévation des enzymes hépatiques et des CPK.

Devant le moindre signe suspect, il est impératif d'arrêter les **antipsychotiques** et de mettre en place un traitement et une surveillance médicale.

Dans les formes graves, le malade est transféré en réanimation. On propose alors des traitements à base de **dantrolène**, de ***PARLODEL***, voire des **corticoïdes**. Certains ont proposé un traitement par **nifédipine** (***ADALATE***). Le syndrome malin est apparenté aux hyperthermies malignes sous anesthésie, aux catatonies létales. On discute actuellement de l'intérêt thérapeutique des sismothérapies. Le traitement symptomatique est fondamental.

Le risque de récidive est inconnu, mais serait estimé à 50 %. Après 2 à 3 sem. d'arrêt des **antipsychotiques**, on proposera une molécule d'une classe différente ou un **antipsychotique** de famille différente à faible dose avec une surveillance étroite de la température.

INTERACTIONS MÉDICAMENTEUSES

L'association à la **lévodopa** est déconseillée en raison d'un antagonisme réciproque. Les **antipsychotiques** peuvent potentialiser les **antihypertenseurs** et les dépresseurs du SNC. L'association au **lithium** serait confusiogène. La coprescription de ***DÉPAMIDE*** ou ***DÉPAKOTE*** entraîne l'équivalent d'une augmentation de 30 à 40 % des doses de **antipsychotiques**.

SCHIZOPHRÉNIE (4)

Certains auteurs parlent de schizophrénie résistante après échec de deux cures successives d' **AP** de classes différentes pendant une durée minimale de 6 sem. pour chacun d'eux.

Dans ces formes de schizophrénie résistante, l'emploi de la **clozapine** (***LÉPONEX***) permet d'obtenir des résultats parfois spectaculaires. Le risque élevé d'agranulocytose impose une surveillance hebdomadaire de la NFS pendant 18 sem.

Traitement de consolidation

Les traitements de consolidation et de maintenance ont pour objectif de réduire les risques de rechute et de récidive. Il est actuellement admis que le risque de rechute est deux fois plus élevé sous placebo que sous **AP**. 65 % des patients rechutent dans l'année qui suit un épisode aigu en cas d'arrêt des **AP**.

Dans le traitement des troubles schizophréniques on propose un traitement d'au moins 2 ans pour un 1er épisode. Lors d'un 2e épisode, on préconise un traitement antipsychotique pendant 4 à 5 ans. Après un 3e épisode, le traitement antipsychotique sera administré pour des durées prolongées voire à vie.

Tout traitement par **AP** au long cours s'inscrit dans une stratégie thérapeutique globale qui va au-delà d'une simple prescription symptomatique. Un certain nombre de règles de prescription doivent être respectées :

- une monothérapie antipsychotique ;
- la dose la plus faible possible, par exemple **halopéridol** (***HALDOL***) : 2 à 4 mg/j. Le risque de dyskinésie tardive dépend en particulier de la dose totale reçue de l'**AP** ;
- les cures continues sont préférables ;
- choisir l'**AP** qui a permis de traiter l'accès aigu ;
- les formes à action prolongée (**APAP**) sont réservées aux patients non compliants ou demandeurs de ce type de traitement. Ce type de conditionnement permet souvent de délivrer des doses plus faibles que lors d'administration par voie orale.

Symptômes négatifs et traitements antipsychotiques

Sur le plan diagnostique il est difficile de différencier les symptômes négatifs primaires liés à la pathologie, des symptômes négatifs secondaires à un défaut de stimulation environnementale, à un syndrome dépressif ou à une indifférence psychomotrice liée au traitement par l'**antipsychotique**.

Certains auteurs ont distingué une forme déficitaire de la schizophrénie. Dans cette forme, les symptômes négatifs sont primaires. Ils apparaissent précocement, sont stables dans le temps, sont souvent associés à des anomalies cérébrales et semblent résistants aux **AP**. Sur le plan thérapeutique, les symptômes négatifs de la schizophrénie sont souvent moins sensibles aux **AP**.

Parmi les **AP** classiques, certains produits qualifiés de bipolaires seraient efficaces à faible dose sur la symptomatologie négative : **pimozide** (***ORAP***) : 1 à 3 mg/j ; **pipotiazine** (***PIPORTIL***) : 2 à 6 mg/j ; **amisulpride** (***SOLIAN***) : 50 à 300 mg/j, **aripiprazole** (***ABILIFY***) 2,5- 5mg/j. Seul l'**amisulpride** (***SOLIAN***) a démontré son efficacité sur les formes déficitaires pures, à des posologies comprises entre 50 et 300 mg/j.

Les **APA** seraient intéressants dans les formes négatives de schizophrénie. En bloquant sélectivement les récepteurs D2 extrastriataux et par leurs propriétés antagonistes 5HT2, ces **antipsychotiques** produiraient moins de syndromes extrapyramidaux et auraient un effet direct sur les symptômes négatifs primaires.

Contrairement aux **antipsychotiques** classiques, ils peuvent être utilisés aux doses habituelles recommandées pour les épisodes.

Ex : **rispéridone** (***RISPERDAL***) : 4 mg/j pour les épisodes psychotiques aigus ; **olanzapine** (***ZYPREXA***) : 10 mg /j.

Les propriétés antidéficitaires de la **clozapine** sont probablement similaires bien que controversés.

SCHIZOPHRÉNIE (5)

Face à ces symptômes négatifs de la schizophrénie, et en articulation avec les traitements chimiothérapiques, on proposera précocement des mesures psychothérapiques, sociothérapiques et des prises en charge institutionnelles.

Les **AP** ont fait la preuve de leur efficacité depuis 50 ans dans le traitement des schizophrénies, et en particulier sur la symptomatologie positive. Dans certaines situations cliniques (agitation, symptômes dépressifs, etc.), d'autres types de psychotropes peuvent être employés (**benzodiazépines**, **antidépresseurs**, etc.).

Consolidation : médicaments adjuvants

Antidépresseurs

L'emploi des **antidépresseurs** dans le traitement des troubles schizophréniques fait encore l'objet de discussion : les symptômes dépressifs qui accompagnent les phases aiguës réagissent bien au traitement **antipsychotique** seul et le recours à des **antidépresseurs** peut être parfois néfaste durant ces périodes aiguës.

> L'emploi des **antidépresseurs** se justifie essentiellement lors des phases aiguës dépressives d'un trouble schizo-affectif.

Les dépressions post-psychotiques qui suivent souvent les moments féconds schizophréniques représentent une véritable complication de la maladie. Distincts des effets indésirables des **AP** ou des symptômes négatifs, ces épisodes dépressifs majeurs, en raison du risque suicidaire important qui les accompagne, justifient pleinement l'usage d'un **antidépresseur**.

La cure d'**antidépresseur** chez le schizophrène est identique à celle du déprimé non schizophrène. Le risque de réactivation psychotique sous **antidépresseur**, bien qu'assez faible, n'est pas totalement nul. En cas de majoration des signes psychotiques, on augmentera simplement les doses d'**AP**.

Les **antidépresseurs** ont également été proposés dans le traitement des symptômes négatifs de la schizophrénie en dehors de toute symptomatologie dépressive. Certains travaux ont pu ainsi montrer l'intérêt de la **fluvoxamine** (***FLOXYFRAL***), de la **fluoxétine** (***PROZAC***) dans cette indication.

Les **ISRS** sont proposés dans le traitement des troubles obsessionnels-compulsifs qui peuvent s'ajouter aux troubles schizophréniques.

Anxiolytiques

Les anxiolytiques, type **benzodiazépines**, peuvent être utilisés pour traiter les symptômes anxieux et les troubles du sommeil lors des phases aiguës. À très fortes doses, les **benzodiazépines** auraient des effets antipsychotiques.

Les **benzodiazépines** sont également indiquées dans le traitement des akathisies induites par les **AP** (***SÉRESTA*** ou ***VALIUM***).

La prescription au long cours des **benzodiazépines** n'est pas justifiée, en raison du risque de pharmacodépendance.

Thymorégulateurs

> Les **thymorégulateurs** sont proposés comme traitement préventif et curatif des troubles schizo-affectifs (schizophrénie dysthymique).

En présence de troubles de l'humeur, les **thymorégulateurs**, en particulier les **anticonvulsivants**, pourraient être un appoint ou une alternative intéressante en tant que traitement symptomatique.

Le **lithium**, la **carbamazépine**, **l'acide valproïque** seront associés à des **AP**.

les **thymorégulateurs anticonvulsivants** peuvent être utiles également pour réduire l'imulsivité et l'agressivite.

SCHIZOPHRÉNIE (6)

Psychothérapies

Il existe un consensus pour affirmer la nécessité d'un abord thérapeutique multidimensionnel des troubles schizophréniques.

L'association des **AP** aux psychothérapies est souvent plus efficace que le recours à l'un ou l'autre traitement seul. On propose dans la schizophrénie des psychothérapies individuelles, de groupe, et des psychothérapies familiales.

Psychothérapies individuelles

Les psychothérapies de soutien sont les plus couramment utilisées. Directives, elles permettent l'instauration d'une relation de confiance entre le patient et l'équipe soignante. Elles visent à faire accepter au patient sa maladie, ses traitements et à l'aider dans son adaptation à la réalité.

La schizophrénie et les troubles psychotiques représentent une contre-indication classique à la psychanalyse. Pour certains patients, des aménagements techniques sont cependant possibles, à condition d'intégrer cette psychothérapie d'inspiration analytique dans un projet global.

Thérapies cognitives : elles sont conçues pour améliorer le fonctionnement cognitif et social, diminuer l'intensité et l'impact des idées délirantes et/ou des hallucinations sur le fonctionnement, pour améliorer l'adhésion au traitement et la prise de conscience de la maladie. Elles ont été validées par de nombreuses études contrôlées [1].

Thérapies comportementales et psycho-éducatives : elles permettent aux patients d'améliorer leur adaptation, leur fonctionnement social dans la vie quotidienne en compensant les deficits liés à la maladie par un apprentissage et un entrainement, elles permettentt également aux patients de s'approprier leur traitement, améliorer l'adhésion aux soins et diminuer le risque de rechute (éducation au traitement antipsychotique).

Techniques d'affirmation de soi : elles permettent au patient de repérer et de développer son intégration dans la société.

Entraînement aux habiletés sociales : les habiletés sociales sont les modes de réponses spécifiques qui caractérisent la communication verbale et non verbale et la capacité d'adaptation au contexte. Des tâches de difficulté croissante sont décomposées en micro-comportements qui sont appris ou réappris grâce à des jeux de rôle ou des exercices en milieu naturel. Ces techniques, validées au plan international, ont fait leurs preuves dans le domaine de l'adaptation sociale.

Rééducation cognitive : s'appuyant sur le modèle de la rééducation neuropsychologique, elle est supposée favoriser une réorganisation anatomique et/ou fonctionnelle. Elle vise à restaurer des fonctions déficitaires (attention, mémoire, etc.).

Psychothérapies de groupe

En dehors des groupes de parole proposés aux patients lors des hospitalisations, les psychothérapies d'inspiration cognitivo-comportementale sont en pleine expansion. Elles visent à développer les compétences relationnelles et sociales des patients. Ces thérapies de groupes sont parfois proposées sous la forme de différents modules thérapeutiques : entraînement aux habiletés sociales, entraînement à la résolution de problèmes, éducation au traitement antipsychotique, contrôle des symptômes, etc.

SCHIZOPHRÉNIE (7)

Psychothérapies familiales

Il est capital d'associer la famille et l'entourage à la prise en charge médicamenteuse et institutionnelle du patient et ce d'autant plus qu'ils sont en mesure de transmettre des informations qu'ils jugent capitales. Ceci favorisera *l'alliance thérapeutique*, déculpabilisera et soutiendra les proches dans les difficultés de vie quotidienne y compris dans les situations de crise.

Le travail avec les familles ne doit pas se limiter à une seule approche. Il doit s'intégrer à la prise en compte de l'environnement global du patient : en accord avec le patient, on *informera* au plus tôt les familles des modes de prise en charge et des possibles évolutions de la maladie ; la participation à des *groupes de parole* est recommandée aux familles ; des conseils sur les attitudes à avoir face à certains symptômes, des thérapies familiales, une réflexion et une attention particulières doivent être accordées à la *fratrie* qui a grand besoin d'information et de soutien [1].

Soins institutionnels et troubles schizophréniques

La schizophrénie a un retentissement social souvent très important. Des structures alternatives à l'hospitalisation psychiatrique prolongée se sont progressivement développées : hôpitaux de jour, de nuit, foyer d'hébergement, appartement thérapeutique, atelier protégé, centre d'aide par le travail, centre d'accueil thérapeutique à temps partiel. Ces structures visent à mettre en place un dispositif sanitaire et une dynamique de réinsertion, de réadaptation et de réhabilitation psychosociales, adaptés au cas particulier de chaque patient.

CONSENSUS

[1] Schizophrénies débutantes : diagnostic et modalités thérapeutiques, *FFP selon la méthodologie de l'Anaes*, 2003.

TROUBLES DÉLIRANTS PERSISTANTS (1)

Classification

Historiquement les délires chroniques occupaient une place non négligeable dans la nosologie psychiatrique européenne. Il était ainsi classique de décrire plusieurs psychoses chroniques non schizophréniques :

– les **délires paranoïaques** passionnels (de jalousie, érotomanie, de revendication), d'interprétation systématisés, de relation des sensitifs ;
– les **délires paraphréniques** ;
– la **psychose hallucinatoire chronique**.

> Actuellement dans la CIM-10, les délires chroniques sont classés dans les catégories schizophrénie (psychose hallucinatoire chronique) et troubles délirants persistants (délires paranoïaques et paraphréniques).

Le groupe des troubles délirants persistants réunit plusieurs troubles caractérisés principalement par la présence *d'idées délirantes persistantes* et qui ne peuvent être classés parmi les troubles schizophréniques, les troubles organiques ou affectifs.

Les troubles délirants persistants apparaissent ainsi comme une catégorie diagnostique très hétérogène définie principalement par rapport aux délires schizophréniques.

Certaines enquêtes ont estimé la prévalence des troubles à **25 pour 100 000**. Il s'agit donc d'une catégorie diagnostique assez rare.

Certains facteurs environnementaux favoriseraient l'émergence de ces troubles : l'immigration, un milieu social défavorisé, un handicap sensoriel. Observés à tout âge, les délires chroniques débutent plutôt tardivement, après 40 ans, et seraient un peu plus fréquents chez la femme.

Caractères

Les troubles sont caractérisés par la présence d'une ou plusieurs idées délirantes persistant au moins 3 mois (définition de la CIM-10).

Le contenu de ces idées délirantes est variable, mais non bizarre comme dans la schizophrénie, c'est-à-dire correspondant à des situations rencontrées dans la réalité : être poursuivi, persécuté, trompé ou aimé à distance. On rencontre aussi des délires à thèmes de grandeur ou d'hypochondrie. Les hallucinations sont absentes ou discrètes, devant alors faire reconsidérer le diagnostic.

Les troubles peuvent s'accompagner d'une humeur dépressive voire d'une excitation, mais les idées délirantes restent présentes en dehors de ces troubles de l'humeur.

L'examen d'un délirant chronique aura pour objectif d'évaluer le degré d'ancienneté du trouble, l'adhésion du malade au délire, le degré de sthénicité, voire de dangerosité. La présence d'un **persécuteur désigné** signe à la fois le caractère ancien et potentiellement dangereux du trouble. Il faut rechercher la présence de facteurs organiques ou toxiques qui peuvent favoriser le délire.

Évolution et pronostic

Du fait du caractère très hétérogène de cette catégorie de troubles, il est difficile de systématiser l'évolution et le pronostic. On peut observer la **persistance** au long cours du délire, soit sous une forme très active, soit sous une forme atténuée. L'adaptation sociale est fonction du caractère envahissant du délire. Certaines variétés de délire chronique, comme les délires **paraphréniques**, permettent le maintien d'une adaptation sociale très bonne.

Les troubles délirants persistants évoluent parfois sur un mode récurrent avec alternance de périodes de rémission symptomatique et d'exacerbation délirante, posant la question d'un lien de parenté avec les troubles maniaco-dépressifs.

TROUBLES DÉLIRANTS PERSISTANTS (2)

Traitement

Il n'y a pas de stratégie thérapeutique bien codifiée pour le traitement des troubles délirants persistants. Le traitement repose principalement sur les **antipsychotiques (AP)** et l'instauration d'un cadre thérapeutique visant à préserver l'insertion sociale du malade et à éviter les complications médico-légales.

Cadre thérapeutique

C'est à l'occasion d'une majoration du délire ou de l'apparition de troubles majeurs du comportement que ces malades rencontrent les psychiatres. L'hospitalisation en début de traitement est le plus souvent indispensable.

Les délirants chroniques acceptent rarement les soins et sont fréquemment hospitalisés sous contrainte (soins psychiatriques sans consentement effectués à la demande d'un tiers : SPDT ou soins psychiatriques à la demande du représentant de l'État : SPDRE). Si le signataire de SPDT risque d'être désigné comme persécuteur, il est préférable de recourir à une SPDRE. Cette mesure de contrainte comporte en elle-même un caractère thérapeutique.

► *Délires paranoïaques*

Ils répondent classiquement mal aux **AP** qui s'attaquent peu aux interprétations délirantes.

Les **AP** sont utilisés dans le but de réduire la sthénicité délirante.

Ex : **rispéridone** (***RISPERDAL***) 4 à 8 mg/j.

Le délire des relations des sensitifs de Kretschmer caractérisé par des idées délirantes de référence, des idées de persécution centrées sur l'entourage, souvent professionnel, survient dans un contexte dépressif. Ce trouble doit être considéré comme une variété de dépression délirante avec caractéristiques psychotiques non congruentes à l'humeur. Le traitement fait appel principalement aux **antidépresseurs** associés à des **AP** incisifs à dose moyenne.

Ex : **citalopram** (***SEROPRAM***) 20 mg/j et **olanzapine** (***ZYPREXA***) : 10 mg/j. Les formes récidivantes et périodiques peuvent bénéficier d'une prévention par les **thymorégulateurs**.

► *Psychose hallucinatoire chronique*

Elle répondrait à des doses plus faibles de **AP** incisifs (**halopéridol** : ***HALDOL*** 3 à 6 mg/j ou **pimozide** : ***ORAP*** 2 à 6 mg/j). Il est fréquemment nécessaire d'adjoindre un **antidépresseur** voire un **thymorégulateur** dans les formes récurrentes.

► *Paraphrénies*

Les paraphrénies sont un groupe très hétérogène avec des troubles affectifs, des formes délirantes majeures et des formes organiques. Elles répondent partiellement aux **AP**.

On assiste rarement à une réelle critique des idées délirantes. Après plusieurs semaines de traitement on remarque surtout une mise à distance du délire, une plus grande collaboration du patient et une meilleure acceptation des soins.

Les **AP** doivent être utilisés de manière prolongée dans les troubles délirants persistants. Il n'existe pas à l'heure actuelle de recommandation sur la durée précise de prescription. En général, compte tenu de la faible compliance au soin de ces patients, il est conseillé d'employer des **AP retard**.

On sera attentif à la survenue assez fréquente de décompensation dépressive.

Prise en charge au long cours

Le caractère par définition persistant de ces troubles justifie la mise en place d'un suivi médico-social et d'un soutien relationnel au long cours. Les relations avec ces malades n'étant pas toujours simples, il est préférable d'inscrire ce suivi psychiatrique dans des structures institutionnelles type secteur.

Les psychothérapies structurées type psychanalyse sont contre-indiquées avec ce type de patient méfiant et interprétant.

ALCOOLISME (1)

L'alcoolisme peut se définir comme un trouble des conduites se caractérisant par l'abus ou la dépendance à l'alcool.

Intoxication alcoolique aiguë

L'état d'ivresse aiguë simple ou pathologique (excitomotrice, thymique, délirante, hallucinatoire ou convulsive) se manifeste par l'association des troubles du comportement (comportement sexuel ou agressif inapproprié), d'une labilité de l'humeur, altération du jujement et du fonctionnement social ou professionnel, d'une excitation psychomotrice ou d'une incoordination motrice avec une démarche ébrieuse, de troubles de la vigilance (nystagmus, altération de l'attention, somnolence, coma).

Abus d'alcool

Un certain nombre de cas de consommation pathologique de l'alcool ne correspondent pas au diagnostic de dépendance. Cette consommation répétée de l'alcool est caractérisée par :
- des effets indésirables significatifs ;
- des conséquences négatives répétées et qui durent au moins depuis 12 mois ;
- l'incapacité de remplir des obligations majeures dans le domaine socioprofessionnel ;
- une mise dans des situations de danger physique (conduite en état d'ivresse) ;
- des problèmes judiciaires répétés lié à cette consommation.

Dépendance alcoolique

Toute conduite d'alcoolisation caractérisée par une perte de la maîtrise de sa consommation par le sujet.

L'usage avec dépendance ne se définit donc ni par le rapport à des seuils de consommation, ni par
l'existence de dommages induits qui néanmoins sont le plus souvent associés.

La dépendance est définie par plusieurs critères :
- tolérance : augmentation de la consommation pour maintenir un effet constant (ou effet diminué en cas de consommation stable) ;
- syndrôme de sevrage caractéristique en cas d'arrêt de la consommation (dépendance qualifiée de « physique »), consommation du produit pour soulager ou éviter les symptômes de sevrage ;
- consommation souvent plus importante ou plus prolongée que prévue ;
- désir ou efforts infructueux pour contrôler la consommation ;
- importance du temps consacré à rechercher, à consommer et à récupérer des effets de la substance ;
- réduction des activités sociales à cause de la consommation ;
- poursuite de la consommation en dépit de la conscience de ses conséquences néfastes.

Ces critères s'appliquent à l'alcool pour définir la dépendance alcoolique. Le diagnostic de dépendance ne peut être porté qu'après 12 mois d'évolution au moins. Le mode de consommation devient compulsif avec la réduction de la variété des modes de consommation.

Intoxication alcoolique chronique

La consommation régulière d'une quantité importante d'alcool entraîne des modifications cliniques (visage érythrosique, conjonctives subictériques, tremblements, myalgies, insomnies, dénutrition, etc.) et biologiques. D'autres manifestations somatiques : vomissements matinaux, crampes musculaires, hypertension modérée, tachicardie, œsophagite, toux chronique, modifications pondérales, autres complications digestives et hépatiques. Les conséquences neuropsychiatriques sont souvent graves et irréversibles : polynévrite, encéphalopathies carentielles (Gayet-Wernicke et Korsakoff par carence en vit. B1, B6, B12, PP, folates) ; démence alcoolique ; maladie de Marchiafava-Bignami (démyélinisation puis nécrose et atrophie du corps calleux) ; sclérose laminaire de Morel (lésions corticales fronto-temporales par gliose astrocytaire) ; atrophie cérébelleuse ; myélinolyse centro-pontine ; encéphalopathie porto-cave ; délire chronique.

DÉSINTOXICATION ALCOOLIQUE (1)

Acamprosate

AOTAL					
Sevrage alcoolique : ≥ 60 kg : 2 cp. matin, midi et soir < 60 kg : 2 cp. matin, 1 cp. midi et 1 cp. soir	60 cp. 333 mg 180 cp. 333 mg	14,31 41,72	II II	65 % 65 %	0,24 0,23

PROPRIÉTÉS
Stimule le système GABAergique inhibiteur et antagonise les acides aminés excitateurs (glutamate).

INDICATIONS
Maintien de l'abstinence chez le sujet alcoolo-dépendant.

CONTRE-INDICATIONS
Grossesse et**allaitement**.
Âge < 18 ou > 65 ans.
Insuffisance hépatique grave notamment cirrhose classée Child C.

PRÉCAUTIONS D'EMPLOI
Durée recommandée de traitement : 1 an.

EFFETS INDÉSIRABLES
Diarrhées, nausées, vomissements, douleurs abdominales, prurit, troubles de la libido.

Naltrexone chlorhydrate

REVIA					
Alcoolo-dépendance psychique : 1 cp. le matin pendant 3 mois	28 cp. séc. 50 mg	33,14	I	65 %	1,18

PROPRIÉTÉS
Antagoniste des opiacés. Pas d'effet antabuse.

INDICATIONS
Maintien de l'abstinence chez les patients alcoolo-dépendants.

CONTRE-INDICATIONS
Hypersensibilité à la **naltrexone**, insuffisance hépatocellulaire ou hépatite aiguë, dépendance aux **opiacés** (risque de syndrome de sevrage aigu), âge supérieur à 60 ans.
Grossesse : déconseillé.
Allaitement : déconseillé.

PRÉCAUTIONS D'EMPLOI
Risque de syndrome de sevrage grave d'installation rapide (5 min) et durable (48 h) chez les sujets dépendants aux **opiacés**. Surveillance des fonctions hépatique et rénale. Durée recommandée de traitement : 3 mois.

EFFETS INDÉSIRABLES
Céphalées, nausées, vomissements, insomnies, douleurs abdominales, asthénie, somnolence, myalgie.

Disulfirame

ESPÉRAL					
Sevrage alcoolique : 1 cp. le matin à jeun, puis diminuer à 1/2 cp.	20 cp. séc. 500 mg	1,80	I	65 %	0,09

PROPRIÉTÉS
Inhibiteur de l'acétaldéhyde-déshydrogénase provoquant un effet antabuse (malaise, tachycardie, hypotension artérielle, nausées, vomissements).

INDICATIONS
Maintien de l'abstinence chez le sujet alcoolo-dépendant.

CONTRE-INDICATIONS
Grossesse : contre-indiqué.
Allaitement : contre-indiqué.

EFFETS INDÉSIRABLES
Insuffisance hépatique ou respiratoire sévère, diabète, comitialité, insuffisance coronarienne, prise d'alcool récente (inférieure à 24 h), troubles psychiques graves, neuropathie périphérique.

INTERACTIONS MÉDICAMENTEUSES
Alcool (effet antabuse avec risque de collapsus cardiovasculaire, de troubles du rythme, d'angor, d'œdème cérébral ou d'hémorragie méningée), **isoniazide**, **nitro-5-imidazolés**, **phénytoïne** (troubles neuropsychiques), **warfarine** (risque hémorragique).

ALCOOLISME (2)

Bilan paraclinique chez l'alcoolique
- Ionogramme sanguin, urée, créatinine.
- NFS, VS, CRP.
- Bilan hépatique (ALAT/ASAT, gamma GT, phosphatases alcalinés, bilirubine).
- Hémostase (TP/TCA, facteur V).
- Électrophorèse des protéines.
- Échographie abdominale.
- Gastroscopie.
- Fond d'œil.
- TDM cérébrale, EEG, EMG.
- Tests psychométriques.

Sevrage alcoolique

Consécutif à un état d'ivresse aiguë ou résultant d'une demande motivée du patient, il peut nécessiter une prise en charge en milieu hospitalier afin d'isoler le sujet, de réaliser un bilan somatique et de prévenir un delirium tremens quelques jours après l'arrêt brutal de l'alcool.

Signes cliniques du delirium tremens

– Troubles de la conscience, désorientation temporo-spatiale, état d'agitation confuso-onirique, insomnie
– Agitation avec risque de passage à l'acte
– Tremblement intense généralisé, prédominant aux extrémités et à la langue
– Hypertonie oppositionnelle
– Délire hallucinatoire visuel et cénesthésique, le malade pouvant vivre activement des scènes d'onirisme
– Symptômes délirants majorés par l'obscurité
– Troubles végétatifs (fièvre, sueurs, vomissements, tachicardie, troubles tentionnels) et signes généraux
– Modifications biologiques (déshydratation, cétonurie, acidose métabolique, hypokaliémie
– Crises convulsives

L'évaluation est souvent défavorable avec le taux de mortalité qui peut atteindre 50 %.

Traitement immédiat

- **Hospitalisation** en chambre seule et éclairée.
- **Réhydratation** par 3 à 4 L de sérum glucosé à 5 % avec 4 g de NaCl/L et 2 g de KCl/L, à adapter en fonction du ionogramme sanguin et de l'état d'hydratation.
- **Vitaminothérapie B1** (1 g/j) en IV pendant 1 sem. Le sevrage peut favoriser l'apparition de troubles graves neurologiques ou cardiaques par carence en thiamine, en particulier en cas d'apport glucosé associé. Il est nécessaire d'administrer de la **thiamine** (500 mg/j) à tout patient débutant un sevrage. L'administration parentérale, de préférence par perf. IV, doit être préconisée pendant la 1re sem., puis relais par vitaminothérapie *per os* **B1**, **B6**, **PP**.
- **Traitement sédatif et préventif des épilepsies de sevrage** par **benzodiazépines**, **diazépam** (***VALIUM***) 10 à 60 mg/j, posologie adaptée en fonction des signes végétatifs de sevrage. En cas d'insuffisance hépatique, on préférera l'**oxazépam** (***SÉRESTA***).
- **Traitement d'un éventuel facteur déclenchant** (hémorragie digestive, état infectieux, diabète, pancréatite, etc.).
- **Traitement antipsychotique** en cas d'agitation majeure ou symptomatologie non contrôlable par les **benzodiazépines**. Ex : **tiapride** (***TIAPRIDAL***) 100 à 300 mg/j en 2 à 3 prises.
- **Surveillance** clinique (conscience, hydratation, diurèse, poids, température, pouls, PA) et biologique (ionogramme, protidémie, hématocrite, urée, créatinine, etc.).

Prise en charge à long terme [1]

La prise en charge à long terme des patients sevrés et présentant une dépendance à l'alcool repose sur une approche globale par des médecins expérimentés dans le suivi de ce type de patients dépendants, la fréquentation d'associations d'anciens buveurs, un travail psychothérapique (entretiens motivationnels, thérapie cognitivo-comportementale, médiation corporelle ou de groupe) et le recours à une chimiothérapie spécifique.

DÉSINTOXICATION ALCOOLIQUE (2)

Nalméfène

SELINCRO					
À prendre chaque jour où le patient perçoit le risque de boire de l'alcool, de préférence 1 à 2 h avant une consommation d'alcool anticipée Max 1 cp./j	14 cp. 18 mg	49,53	I	30 %	3,54

PROPRIÉTÉS

– Antagoniste des récepteurs opioïdes μ et δ.
– Agoniste partiel des récepteurs opioïdes.

INDICATIONS

Réduction de la consommation d'alcool chez les patients :
– adultes dépendants à l'alcool,
– avec une consommation d'alcool à risque élevé qui persiste 2 sem. après l'évaluation initiale,
– sans symptôme physique de sevrage et ne nécessitant pas un sevrage immédiat,
– en association à un suivi psychosocial continu.

CONTRE-INDICATIONS

Hypersensibilité.
ATCD récent de dépendance aux opioïdes, symptômes aigus du syndrome de sevrage aux opioïdes, consommation récente d'opioïdes.
ATCD récent de syndrome de sevrage alcoolique (avec hallucinations, convulsions et delirium tremens).
Insuffisances hépatique et/ou rénale sévères.

PRÉCAUTIONS D'EMPLOI

Non recommandé chez la femme enceinte et pendant l'allaitement (manque de données).
Prudence chez les patients atteints de troubles psychiatriques, de troubles convulsifs, insuffisants rénaux ou hépatiques, âgés.
Contient du lactose.

EFFETS INDÉSIRABLES

Très fréquents : insomnie, vertiges, céphalées, nausées.
Fréquents : diminution de l'appétit, troubles du sommeil, état confusionnel, baisse de libido, somnolence, tremblements, paresthésie, vomissements, tachycardie, etc..

INTERACTIONS MÉDICAMENTEUSES

Contre-indiqués : **analgésiques opioïdes** (diminution de l'activité voire effet nul des **opioïdes**) :
– interruption de ***SELINCRO*** pendant la sem. qui précède une administration prévue d'**opioïdes** ;
– si administration en urgence nécessaire, augmentation de la posologie de l'**opioïde** et surveillance étroite du patient (fonction respiratoire) ;
– penser aux sirops **antitussifs** et **antidiarrhéiques** contenant des opioïdes.
Augmentation de l'exposition au **nalméfène** : **diclofénac**, **fluconazole**, **médroxyprogestérone**, **acide méfénamique**.
Diminution de l'exposition au **nalméfène** : **dexaméthasone**, **phénobarbital**, **rifampicine**, **oméprazole**.

ALCOOLISME (3)

► *Psychothérapies*

Les thérapies cognitives et comportementales permettent au sujet d'élaborer et d'utiliser des stratégies pour le maintien de l'abstinence. Compatibles entre elles ou avec d'autres approches psychothérapiques (par exemple de type analytique), on peut citer :

– les entretiens motivationnels cherchant à renforcer la motivation ;

– l'entraînement aux stratégies de *coping*. Cette approche comporte 3 composantes : entraînement à la prévention de la rechute, aux compétences sociales et gestion des émotions négatives. L'entraînement aux stratégies comportementales semble plus efficace que la restructuration cognitive. Le travail cognitif prolonge le travail comportemental ;

– l'exposition au stimulus avec ou sans entraînement à la gestion de l'envie de boire ;

– le renforcement communautaire pour éliminer les renforcements positifs de l'alcoolisation et accroître les renforcements positifs de l'abstinence ;

– le renforcement de l'abstinence avec renfort systématique du comportement désiré et suppression des comportements non désirés.

Il apparaît essentiel chez tout patient à un moment donné de préciser son niveau de motivation.

D'autres techniques classiques de la thérapie comportementale et cognitive peuvent être proposées

au sujet alcoolodépendant sevré.

► *Pharmacothérapie*

• En 1re intention, afin de maintenir l'abstinance on choisira un médicament diminuant l'appétence pour l'alcool : **naltrexone** (***REVIA***) 1 cp./j, **acamprosate** (***AOTAL***) 4 à 6 cp./j. En 2e intention, et chez un patient informé des risques encourus, on pourra avoir recours à un médicament antabuse : **disulfirame** (***ESPÉRAL***) 1 cp./j.

• **Baclofène** (***LIORÉSAL***) et traitement de l'alcoolo-dépendance : l'ANSM a accordé une recommandation temporaire d'utilisation du **baclofène** dans la prise en charge de l'alcoolisme après échec des autres traitements disponibles. Il faut augmenter progressivement la posologie pour aboutir à une dose, parfois élevée, où l'appétence pour l'alcool disparaît. Débuter à 10 mg (1/2 cp.) x 3/j et augmenter de 1 cp. (10 mg) tous les 3 j. À partir de 180 mg/j (18 cp.), demander un avis spécialisé. Ne pas dépasser 300 mg/j. Les effets indésirables les plus fréquents à ces doses élevés sont somnolence, céphalées, nausées.

Dans un objectif qui n'est pas l'obtention d'une abstinence complète, mais réduction de la consommation, le **nalméfène** (***SELINCRO*** 18 mg) vient d'obtenir une AMM européenne. Il est utilisé pour aider à réduire la consommation d'alcool chez les adultes présentant une dépendance à l'alcool et qui en consomment plus de 60 g/j (pour les hommes) et plus de 40 g/j (chez les femmes). C'est est un modulateur des récepteurs aux opioïdes agissant sur la structure cérébrale de la récompense. Il doit être utilisé uniquement en association avec un soutien psychosocial et seulement chez les personnes ne présentant pas de symptômes physiques de sevrage et ne nécessitant pas un sevrage immédiat. Ce traitement s'adresse aux patients à haut risque de consommation d'alcool 2 sem. après la 1re évaluation. Les cp. de ***SELINCRO*** doivent être pris à la demande, si le patient ressent l'envie de consommer de l'alcool (de préférence 1 à 2 h avant la consommation). L'administration peut être quotidienne sans dépasser 1 cp./j. Ce schéma posologique implique une anticipation de la part du patient.

► *Traitement de la comorbidité psychiatrique*

Il est essentiel. L'emploi d'**antidépresseurs** n'est recommandé qu'en présence d'un épisode dépressif majeur persistant après sevrage.

CONSENSUS

[1] Avis relatif au suivi de consommations d'alcool et leurs conséquences sur la santé pour une meilleure prévention, *HCSP*, 2014.

NOTES

CONFUSION MENTALE (1)

La confusion mentale est un syndrome non spécifique, aigu, qui associe des troubles de la conscience (qui vont de l'obnubilation au coma) de la mémoire et de l'attention, témoignant d'une atteinte cérébrale diffuse, le plus souvent réversible. Elle peut se traduire au plan comportemental par une stupeur ou une agitation anxieuse. La confusion varie au cours du nycthémère et est souvent associée à un onirisme (avec parfois un délire onirique), désorientation temporo-spatiale, troubles mnésiques et à des signes physiques (déshydratation, inversion du cycle nycthéméral, céphalées, tremblements, troubles neurovégétatifs, etc.).

Après avoir éliminé les principaux diagnostics différentiels (syndrome démentiel, bouffée délirante aiguë, manie agitée, mélancolie stuporeuse, épisode catatonique ou dissociatif aigu), le syndrome confusionnel doit être considéré comme ayant une cause organique jusqu'à preuve du contraire.

Recherche d'une étiologie organique

On précisera grâce à l'interrogatoire de l'entourage les antécédents médicaux, le mode de début du trouble, l'existence d'un facteur déclenchant, d'une carence nutritionnelle ou vitaminique. On procédera à un examen clinique complet (poids, température, PA) en recherchant tout particulièrement un signe évoquant une atteinte neurologique (signe de localisation, syndrome méningé, etc.), cardiaque, respiratoire, endocrinienne ou infectieuse. On procédera à des explorations complémentaires dont les résultats orienteront vers un diagnostic étiologique.

Examens paracliniques à pratiquer devant une confusion mentale

- Ionogramme sanguin (hyponatrémie)
- Glycémie (hypoglycémie)
- Calcémie (hypercalcémie)
- Urée, créatinine (insuffisance rénale)
- NFS, VS
- Bilan thyroïdien
- Bilan hépatique, amylasémie
- Recherche de toxiques (sang et urines), alcoolémie
- Gaz du sang (si anomalie respiratoire)
- Hémocultures, ECBU (si fièvre)
- Ponction lombaire
- Radio de thorax
- Fond d'œil, EEG
- TDM cérébrale

Chez le sujet âgé, certaines étiologies seront particulièrement recherchées : surdosage ou sevrage médicamenteux (**benzodiazépines**), infarctus du myocarde, état infectieux, déshydratation, globe vésical, hématome sous- ou extradural, privation de sommeil, déprivation sensorielle (surdité), changement de repères spatiaux (déménagement), mode d'entrée dans un processus démentiel.

Chez l'alcoolique, le diagnostic d'ivresse ne doit être retenu qu'après élimination de toutes les autres étiologies organiques de syndrome confusionnel.

CONFUSION MENTALE (2)

Principales étiologies organiques des confusions mentales

– Neurologique : AVC, traumatisme crânien, tumeur cérébrale, hématome sous- ou extradural, méningite, hémorragie méningée, épilepsie, syndrome démentiel.
– Endocrinienne et métabolique : dysthyroïdie, Addison, Cushing, troubles hydroélectrolytiques, précoma diabétique, hypoglycémie, porphyrie, encéphalopathie hépatique, pancréatique, insuffisance rénale.
– Intoxication alcoolique : encéphalopathies carentielles : B1 (encéphalopathie de Gayet-Wernicke), B6, B12, PP (pseudo-pellagre alcoolique), folates ; ivresse, delirium tremens, encéphalopathie hépatique.
– Toxique et médicamenteuse : intoxication par surdosage médicamenteux (psychotropes, **antiparkinsoniens**, **corticoïdes**, etc.), par usage de drogues (**opiacés**, amphétamines, cannabis, trichloréthylène, etc.), par accident ou intoxication professionnelle (plomb, mercure, organophosphorés, CO, etc.) ou sevrage (**opiacés**, barbituriques, **benzodiazépines**, etc.).
– Cardiorespiratoire : infarctus du myocarde, embolie pulmonaire, HTA, insuffisance respiratoire, etc.
– Infectieuse.

Après avoir éliminé une étiologie organique, on peut envisager une cause psychiatrique au syndrome confusionnel (confusion psychogène) :
– bouffée délirante aiguë ;
– psychose du post-partum ;
– manie ou mélancolie confuse ;
– catatonie dans le cadre d'une mélancolie ou d'une schizophrénie ;
– mode d'entrée dans un processus schizophrénique ou dans un délire chronique ;
– état de stress post-traumatique.

Conduite thérapeutique immédiate

– Hospitalisation en urgence dans un service adapté à l'étiologie du syndrome confusionnel.
– Nursing.
– Bilan somatique complet.
– Correction des troubles hydroélectrolytiques par réhydratation *per os* ou en IV (4 à 6 L de sérum glucosé 5 % avec 4 g/L de NaCl et 2 g/L de KCl) avec, chez l'alcoolique, vitaminothérapie B1 (1 g/j) et B6 (500 mg/j).
– Arrêt de tout traitement confusionnant.
– Si agitation, traitement symptomatique sédatif par **antipsychotique** : **chlorpromazine**, ***LARGACTIL*** 50 mg en IM, renouvelable ou par **benzodiazépine**, **clorazépate dipotassique**, ***TRANXÈNE*** 20 à 100 mg *per os* x 3/j **chez l'alcoolique.**

Traitement étiologique

Il a évidemment une importance capitale.

Surveillance clinique

• Conscience, pouls, PA, température, fréquence respiratoire, hydratation, diurèse et surveillance paraclinique, nursing, prévention des escarres.
• Évolution, en règle générale, favorable en 3 à 8 j suivant l'étiologie.

TROUBLES DE L'HUMEUR (1)

Rappel nosologique

La nosologie et le traitement des troubles de l'humeur se sont considérablement modifiés ces 20 dernières années sous l'impulsion à la fois des enquêtes épidémiologiques, l'introduction de nouvelles procédures thérapeutiques et l'apparition de nouvelles molécules antidépressives ou thymorégulatrices.

Ainsi la distinction classique entre les dépressions névrotico-réactionnelles (exogène) et les dépressions endogènes a disparu au profit d'un regroupement de l'ensemble des dépressions sous la catégorie diagnostique « épisode dépressif majeur ». De même le spectre des troubles maniaco-dépressifs, rebaptisé trouble bipolaire, s'est « officiellement » élargi dans le DSM-IV et la CIM-10 avec la reconnaissance de la distinction entre les bipolaires de type I et type II.

Les troubles de l'humeur (affectifs) sont classés dans la CIM-10 ainsi :

- **épisode dépressif majeur** (léger, moyen, sévère, avec ou sans symptômes psychotiques) ;
- **trouble dépressif récurrent** caractérisé par la survenue répétée d'épisodes dépressifs en l'absence d'épisodes maniaques ou hypomaniaques ;
- **épisode maniaque** (hypomanie ou manie avec ou sans symptômes psychotiques) ;
- **trouble affectif bipolaire :**
  - trouble bipolaire type I défini par la récurrence d'épisodes dépressifs, maniaques, hypomaniaques et mixtes,
  - autres troubles affectifs bipolaires incluant les troubles bipolaires de type II définis par la récurrence d'épisodes dépressifs et hypomaniaques et l'absence d'épisodes maniaques ;
- **troubles de l'humeur persistant :**
  - type cyclothymie,
  - type dysthymie ;
- **autres trouble affectifs :**
  - épisode dépressif récurrent bref,
  - épisode mixte isolé.

La reconnaissance de nouveaux sous-types diagnostiques a modifié les chiffres de prévalence des troubles affectifs.

Par exemple, l'enquête réalisée aux États-Unis à la fin des années 1980 avec les critères du DSM-III montrait des taux de prévalence sur la vie entière, dans une population de 18 000 sujets de l'ordre de : **1,2 %** pour le trouble bipolaire, **3 %** pour les troubles dysthymiques, **4 %** pour la dépression majeure.

Certaines enquêtes plus récentes estiment la prévalence des troubles bipolaires (type I et II) à près de **5 %**.

La prévalence globale des troubles dépressifs vie entière se situe aux alentours de **10 %**.

Classiquement les dépressions sont plus fréquentes chez les femmes. Les troubles bipolaires auraient un *sex-ratio* voisin de 1. Le rôle des facteurs génétiques apparaît plus net dans les troubles bipolaires que dans le trouble dépressif récurrent. Les troubles bipolaires débutent assez tôt, souvent entre 20 et 30 ans et les troubles dépressifs, un peu plus tardivement aux environs de 35 ans.

ANTIDÉPRESSEURS (1) – TRICYCLIQUES (1)

■ Clomipramine

ANAFRANIL					
Épisodes dépressifs majeurs y compris les épisodes sévères chez les patients hospitalisés : 75 à 200 mg/j en 1 prise le soir Troubles obsessionnels compulsifs : 100 à 200 mg/j Prévention des attaques de panique avec ou sans agoraphobie : 75 à 150 mg/j Énurésie nocturne de l'enfant : 10 à 25 mg/j	60 cp. 10 mg 50 cp. 25 mg 20 cp. 75 mg 5 amp. 25 mg/2 mL	2,14 3,46 4,14 2,10	I I I I	65 % 65 % 65 % 65 %	0,04 0,07 0,21 0,42

■ Imipramine

TOFRANIL					
Épisodes dépressifs majeurs y compris les épisodes sévères hospitalisés : 3 à 6 cp. 25 mg/j en 2 prises Énurésie nocturne de l'enfant : 10 à 50 mg/j Algie rebelle : 75 à 150 mg/j	60 cp. 10 mg 100 cp. 25 mg	1,35 3,87	I I	65 % 65 %	0,02 0,04

■ Amitriptyline

LAROXYL					
Épisodes dépressifs majeurs y compris les épisodes sévères hospitalisés : 75 à 150 mg/j Algies rebelles : 75 à 150 mg/j Énurésie de l'enfant : 10 à 50 mg/j	60 cp. 25 mg 100 cp. 25 mg 20 cp. 50 mg 800 mL sol. buv. 40 mg/mL 12 amp. 50 mg/2 mL	3,64 HOP 2,78 3,86 11,61	I I I I I	65 % 65 % 65 % 65 %	0,06 0,14 0,00 0,97
ÉLAVIL					
Idem ***LAROXYL***	60 cp. 25 mg	3,64	I	65 %	0,06

TROUBLES DE L'HUMEUR (2)

Définitions

La caractéristique essentielle du groupe des troubles affectifs est l'apparition, soit de manière isolée soit de manière récurrente, **d'un changement de l'humeur et des affects**. Ce changement de l'humeur s'accompagne habituellement d'une **modification du niveau global d'activité**. Les autres symptômes sont soit secondaires à ces changements soit compréhensibles dans le contexte de ces modifications. La survenue de ces troubles peut être en rapport avec des événements ou des situations stressantes.

Il existe différentes formes d'épisode dépressif majeur :

– selon l'intensité : léger, modéré et sévère. L'appréciation de l'intensité des symptômes relève de l'évaluation clinique et éventuellement d'échelles validées. Elle est définie en fonction de l'évaluation du nombre, de l'intensité et du retentissement des symptômes dépressifs. Un épisode léger est défini par la présence de 5 symptômes dépressifs et d'une altération limitée du fonctionnement (social, professionnel, etc.), ou d'un fonctionnement normal mais au prix d'efforts importants et inhabituels. Un épisode sévère est défini par la présence de 8 ou 9 symptômes dépressifs correspondant aux critères et d'une altération du fonctionnement nette et observable. Une intensité modérée est intermédiaire entre légère et sévère ;

– selon l'existence de caractéristiques mélancoliques, éventuellement délirantes, pour les épisodes d'intensité sévère.

Les modalités évolutives de l'épisode dépressif majeur sont les suivantes :

– une rémission complète correspond à une disparition des symptômes et à un retour à un fonctionnement normal ;

– une rémission partielle correspond à une amélioration telle que l'individu ne répond plus aux critères diagnostiques de l'épisode dépressif majeur, tout en conservant des symptômes dépressifs, nommés symptômes résiduels ;

– un épisode dépressif résistant est un épisode n'ayant pas répondu à deux traitements antidépresseurs successifs bien conduits, c'est-à-dire à posologie efficace pendant une durée de 4 à 6 sem. ;

– une rechute dépressive correspond, après amélioration, à la réapparition de symptômes dépressifs au cours du même épisode dépressif ;

– une récidive – ou récurrence – dépressive correspond à la survenue d'un nouvel épisode dépressif, après rémission complète d'au moins 2 mois.

L'épisode dépressif majeur peut être isolé et sans lendemain ou s'intégrer soit dans le cadre d'un trouble dépressif unipolaire récurrent, soit dans celui, plus rare, d'un trouble bipolaire de l'humeur, à rechercher systématiquement.

Types d'épisodes thymiques

1 – Épisode dépressif majeur : le tableau clinique associe une tristesse de l'humeur, une diminution globale du niveau d'activité et de l'énergie, une fatigue importante, même après un effort minime, une perte d'intérêt, une altération de la capacité à éprouver du plaisir, une diminution de l'aptitude à se concentrer. On observe habituellement des troubles du sommeil, et une diminution de l'appétit. Il existe presque toujours une diminution de l'estime de soi et de la confiance en soi et, fréquemment, des idées de culpabilité ou de dévalorisation. Le nombre et la sévérité des symptômes permettent de déterminer trois degrés de sévérité d'un épisode dépressif : léger, moyen et sévère. Les symptômes doivent être présents depuis au moins 2 sem.

2 – Épisode maniaque : élévation de l'humeur, euphorie, hyperactivité, réduction du besoin de sommeil, logorrhée, augmentation de l'estime de soi, etc.

Les épisodes dépressifs et maniaques peuvent être légers, moyens, sévères avec ou sans caractéristiques psychotiques.

3 – Hypomanie : c'est une forme atténuée de manie.

4 – États mixtes : leur définition est l'objet de controverses. C'est un trouble fréquent et on estime que près de 30 % des épisodes maniaques seraient en fait des états mixtes.

ANTIDÉPRESSEURS (2) – TRICYCLIQUES (2)

■ Dosulépine

PROTHIADEN					
Épisodes dépressifs majeurs : 75 à 150 mg/j	50 gél. 25 mg 20 cp. 75 mg	5,22 5,73	I I	65 % 65 %	0,10 0,29

■ Amoxapine

DÉFANYL					
Épisodes dépressifs majeurs : 75 à 150 mg/j	25 cp. séc. 50 mg 30 cp. séc. 100 mg	5,12 11,88	I I	65 % 65 %	0,20 0,40

■ Trimipramine

SURMONTIL					
Épisodes dépressifs majeurs : 75 à 150 mg/j	50 cp. séc. 25 mg 20 cp. séc. 100 mg 1 200 gttes 1 mg (sol. buv. 30 mL)	7,01 11,95 7,64	I I I	65 % 65 % 65 %	0,14 0,60 0,01

■ Doxépine

QUITAXON					
Épisodes dépressifs majeurs : 75 à 150 mg/j	40 cp. séc. 10 mg 20 cp. séc. 50 mg	1,40 3,51	I I	65 % 65 %	0,03 0,18

ANTIDÉPRESSEURS (3) – IMAO

■ Moclobémide

MOCLAMINE					
Épisodes dépressifs majeurs y compris les épisodes sévères : 3 à 6 cp./j en 3 prises	30 cp. séc. 150 mg	8,02	I	65 %	0,27

■ Iproniazide

MARSILID					
Traitement de 2e intention dans les épisodes dépressifs majeurs Posologie initiale : 1 à 3 cp./j Posologie d'entretien : 1/2 à 1 cp./j	30 cp. 50 mg	121,36	I	65 %	4,05

TROUBLES DE L'HUMEUR (3) – ÉPISODES DÉPRESSIFS MAJEURS (1)

Troubles de l'humeur – épisodes dépressifs majeurs

Le traitement d'un épisode dépressif répond à trois objectifs principaux :

– induire une rémission complète : c'est le **traitement d'attaque** ;

– consolider cette rémission, afin de prévenir les rechutes (réactivation du même épisode) : **traitement de consolidation** ;

– guérir les patients et réduire les récidives (apparition d'un nouvel épisode) : **traitement de maintenance**.

Il est recommandé de ne pas traiter par **antidépresseur** [1] :

– les symptômes dépressifs ne correspondant pas aux épisodes dépressifs majeurs, c'est-à-dire caractérisés, à savoir : symptômes isolés ou en nombre insuffisant pour remplir les critères DSM ou durée des symptômes dépressifs inférieure à 15 j ;

– les épisodes dépressifs caractérisés mais d'intensité légère, sauf en cas d'échec des autres stratégies.

Les **antidépresseurs** n'ont pas d'indication dans le trouble dysthymique, le trouble cyclothymique et le trouble de l'adaptation avec humeur dépressive.

Durée du traitement

Le traitement d'un épisode dépressif majeur isolé comporte deux phases :

– la phase aiguë (traitement d'attaque), dont l'objectif est la rémission complète des symptômes ;

– la phase de consolidation, dont l'objectif est de prévenir la rechute de l'épisode.

Seul un tiers des patients atteints de dépression réagit pleinement aux **antidépresseurs**, mais peu de données existent sur le meilleur traitement à appliquer ensuite en cas de symptômes résistants au traitement de 1re intention.

En cas de trouble dépressif récurrent, s'ajoute une phase de maintenance, dont l'objectif est la prévention des récidives (ou récurrences). Ce traitement de maintenance est particulièrement indiqué dans le trouble dépressif majeur unipolaire chez les sujets ayant présenté au moins 3 épisodes dépressifs majeurs au cours des 4 dernières années :

– si ceux-ci ont été rapprochés et/ou sévères (notamment : risque suicidaire, caractéristiques psychotiques, et incapacité fonctionnelle) ;

– surtout lorsqu'il existe des symptômes résiduels, des pathologies associées, des antécédents familiaux de dépression.

Il est rappelé que, dans le trouble bipolaire, la prévention de nouveaux épisodes est réalisée en première intention par un traitement thymorégulateur, et non par un **antidépresseur** seul. Le plus souvent, la prescription d'un **antidépresseur** ne répond pas à l'urgence [1].

Cadre thérapeutique

La plupart des dépressions sont gérées en **ambulatoire**.

> Les hospitalisations sont indiquées en cas : de risque suicidaire majeur (ce risque doit toujours être évalué chez un déprimé), de retentissement somatique important, de résistance au traitement, de comorbidité somatique et psychiatrique et au décours d'une tentative de suicide.
> Les formes délirantes avec refus de soins peuvent conduire à procéder à une hospitalisation sous contrainte (soins psychiatriques sans consentement effectués à la demande d'un tiers : SPDT).

Traitement d'attaque

Il fait appel en 1re intention à un traitement antidépresseur.

Choix de l'antidépresseur

Tous les **antidépresseurs** actuellement commercialisés ont obtenu l'AMM pour l'indication « épisode dépressif majeur ».

Aucune étude n'a pu réellement démontrer qu'une molécule était globalement plus efficace qu'une autre.

Le choix de l'**antidépresseur** prescrit en première intention déprendra donc des habitudes du praticien, du respect des contre-indications, du souhait du patient, des conditions socio-environnementales (activité professionnelle ou non).

ANTIDÉPRESSEURS (4) – IRSNA

Milnacipran

IXEL					
Épisodes dépressifs majeurs : 50 à 150 mg/j en 2 prises	56 gél. 25 mg 56 gél. 50 mg	9,18 16,66	I I	65 % 65 %	0,16 0,30

Venlafaxine

EFFEXOR LP					
Épisodes dépressifs majeurs (caractérisés) y compris sévères chez des patients hospitalisés, anxiété généralisée évoluant depuis au moins 6 mois : 75 à 225 mg/j en 1 seule prise	30 gél. LP 37,5 mg 30 gél. LP 75 mg	7,40 15,01	I I	65 % 65 %	0,25 0,50

Duloxétine

CYMBALTA					
Épisodes dépressifs majeurs et traitement de douleurs neuropathiques : 60-120 mg/j en 1 prise	7 gél. 30 mg 28 gél. 30 mg 28 gél. 60 mg 100 gél. 60 mg	3,35 13,58 20,83 HOP	I I I I	65 % 65 % 65 %	0,48 0,48 0,74

ANTIDÉPRESSEURS (5) – NASSA

Mirtazapine

NORSET					
Épisodes dépressifs majeurs (c'est-à-dire caractérisés) : 15 à 45 mg/j le soir	30 cp. 15 mg 1 fl. 66 mL (15 mg/mL)	10,42 32,17	I I	65 % 65 %	0,35 32,17

ANTIDÉPRESSEURS (6) – ANTIDÉPRESSEUR APPARENTÉ AUX TRICYCLIQUES

Maprotiline

LUDIOMIL					
Épisodes dépressifs majeurs y compris les épisodes sévères : 75 à 225 mg/j	50 cp. séc. 25 mg 28 cp. séc. 75 mg	4,87 8,44	I I	65 % 65 %	0,10 0,30

TROUBLES DE L'HUMEUR (4) – ÉPISODES DÉPRESSIFS MAJEURS (2)

Posologie des antidépresseurs

Les posologies recommandées varient d'un produit à l'autre. Elles peuvent également différer au sein d'une même famille d'**antidépresseurs**. La **posologie optimale efficace** est la dose qui présente le meilleur rapport efficacité/tolérance.

Les **antidépresseurs tricycliques** seront augmentés progressivement par paliers de 24 à 48 h pour obtenir des doses de l'ordre de : 75 à 150 mg de **clomipramine** (***ANAFRANIL***) ou d'**amitriptyline** (***LAROXYL***). En hospitalisation, les perfusions de **tricycliques** se feront sur 2 h avec des doses croissantes : 2 amp. à J1 puis 4 amp. à J2 puis 6 amp./ à J3 de **clomipramine** (***ANAFRANIL***) en IV.

Les **ISRS** et les **ISRNA** : **paroxétine** (***DEROXAT***) 1 à 2 cp./j en 2 prises ; **sertraline** (***ZOLOFT***) : 1 à 3 gél. 50 mg/j ; **fluoxétine** (***PROZAC***) : 1 à 3 gél. 20 mg/j ; **citalopram** (***SEROPRAM***) 10 à 40 mg/j, **escitalopram** (***SEROPLEX***) 5 à 20 mg/j ; **milnacipran** (***IXEL***) 50 mg : 2 à 3 cp./j en 2 prises ; **venlafaxine** (***EFFEXOR***) 75 à 375 mg/j ; **duloxétine** (***CYMBALTA***) 30 à 60 mg/j.

La **mirtazapine** (***NORSET***) 15 mg, **antidépresseur noradrénergique et sérotoninergique spécifique (NASSA)**, est prescrite en une prise le soir ou au coucher : 1 à 3 cp.

La **miansérine** (***MIANSERINE ARROW***) est prescrite en une prise le soir : 30 à 60 mg/j.

L'**agomélatine** (***VALDOXAN***) est un agoniste mélatoninergique qui resynchronise les rythmes circadiens. La posologie est de 25 mg x 1/j, au coucher et peut être augmentée à 50 mg/j. Un contrôle de la fonction hépatique doit être réalisé chez tous les patients à l'instauration du traitement, puis après environ 3 sem., 6 sem. (fin de la phase aiguë), 12 et 24 sem. (fin de la phase de maintien).

> Certains symptômes dépressifs, tels que les symptômes anxieux et les troubles du sommeil, justifient parfois d'être contrôlés rapidement. On peut dans ce cas utiliser de façon temporaire et en attendant l'effet des **antidépresseurs**, des **anxiolytiques benzodiazépiniques** et/ou des **hypnotiques**. Ces traitements associés respecteront les règles habituelles préconisées pour les **anxiolytiques** et les **hypnotiques**.
> **L'association systématique d'un anxiolytique afin de prévenir la levée de l'inhibition est souvent contestée.** De faibles doses de **benzodiazépines** pourraient entraîner chez certains patients un effet désinhibiteur favorisant le passage à l'acte suicidaire.

Dans les dépressions délirantes, il faut souvent associer à l'**antidépresseur** un **antipsychotique**. En cas d'échec de cette association, les ECT peuvent être utilisés avec succès.

Chez le sujet âgé de plus de 70 ans, la posologie initiale recommandée pour les **antidépresseurs**, en particulier **imipraminiques**, est en général la moitié de la posologie préconisée chez l'adulte, les doses étant progressivement augmentées par la suite.

La molécule choisie doit être prescrite à dose efficace tout en respectant la posologie recommandée par l'AMM.

Une des premières causes de non-réponse au traitement est l'utilisation de posologies insuffisantes. Dans les troubles dépressifs, les posologies recommandées sont similaires dans la phase de traitement d'attaque, de traitement de consolidation et, le cas échéant, de prévention des récidives. Une adaptation posologique peut être nécessaire en fonction de la réponse au traitement et de la tolérance. Avant d'augmenter la posologie, il convient de s'assurer de l'observance.

Certains **antidépresseurs**, notamment les **imipraminiques**, peuvent faire l'objet de dosages plasmatiques, qui permettent d'adapter la posologie pour un sujet donné. Ils ne doivent être réalisés qu'en cas de réponse insuffisante, d'effets indésirables marqués, ou de nécessité de vérifier l'observance.

ANTIDÉPRESSEURS (7) – AUTRES ANTIDÉPRESSEURS

Miansérine

MIANSERINE ARROW					
Épisodes dépressifs majeurs : 30 à 90 mg/j	30 cp. 10 mg 30 cp. 30 mg 14 cp. 60 mg 30 cp. 60 mg	2,19 4,65 4,17 HOP	I I I	65 % 65 % 65 %	0,07 0,16 0,30

Tianeptine

STABLON					
Épisodes dépressifs majeurs : 1 cp. x 3/j	28 cp. 12,5 mg 100 cp. 12,5 mg	8,68 HOP	I	65 %	0,31

Agomélatine

VALDOXAN					
Épisodes dépressifs majeurs chez l'adulte : 1 cp. /j au coucher puis 2 cp./j en une seule prise en cas d'inefficacité de la posologie initiale Surveillance hépatique à l'instauration puis aux sem. 6, 12 et 24 ; arrêt si transaminases > 3N	28 cp. 25 mg 100 cp. 25 mg	39,98 HOP	I I	65 %	1,43

TROUBLES DE L'HUMEUR (5) – ÉPISODES DÉPRESSIFS MAJEURS (3)

Suivi médical

Évaluation de l'efficacité

Les **antidépresseurs** n'exercent pas leur effet thérapeutique immédiatement et imposent le respect d'un délai d'action, habituellement de l'ordre de **2 à 3 sem**. On affirmera donc l'inefficacité d'un **antidépresseur** après 3 à 4 sem. d'un traitement bien conduit.

> 60 à 70 % des patients répondent à un premier **antidépresseur**. Ce chiffre s'élèverait à 80 % après essai d'un second **antidépresseur**. 20 % des dépressions résistent donc à au moins deux **antidépresseurs**. Ces **dépressions résistantes** soulèvent des questions thérapeutiques complexes, souvent réservées aux spécialistes. Différentes procédures thérapeutiques sont actuellement proposées dans ces situations : élimination des fausses résistances, changement de molécule, posologie très élevée, association d'**antidépresseurs**, adjonction de **sels de lithium**, d'extraits thyroïdiens, des **antipsychotiques atypiques**, association d'une psychothérapie structurée, photothérapie (luminothérapie), électroconvulsivothérapie.

Le seul **antipsychotique atypique** qui possède une AMM pour potentialistion du traitement antidépresseur en cas de réponse partielle est le ***XEROQUEL*** (**quétiapine**).

Surveillance des effets indésirables

Le type d'effets indésirables est bien évidemment dépendant de la nature de la molécule prescrite.

Pour certains effets secondaires on peut associer des correcteurs, par exemple des dérivés de l'ergot de seigle pour traiter l'hypotension orthostatique liée aux **tricycliques**.

Les nouvelles molécules généralement mieux tolérées que les **tricycliques**, présentent néanmoins des effets indésirables spécifiques qu'il faut savoir dépister et traiter (rare mais gravissime syndrome sérotoninergique par exemple).

L'effet indésirable majeur reste la **prise de poids** qui survient souvent tardivement et génère des problèmes d'observance.

Les effets indésirables sont, pour leur majorité, de survenue précoce en début de traitement ou après augmentation de la posologie, dose-dépendants, transitoires [1].

► *Effets somatiques*

Ils sont liés aux effets pharmacologiques des différentes classes :

– effets anticholinergiques des **imipraminiques** : troubles de la vision, bouche sèche, constipation, tachycardie, rétention urinaire (effets périphériques), confusion (effets centraux) ;

– effets antihistaminiques des **imipraminiques** : somnolence ;

– effets sérotoninergiques des **ISRS** et **IRSNA** : nausées, vomissements, diarrhée, hypersudation, céphalées, agitation, insomnie, somnolence, vertiges, tremblements et asthénie.

Des effets cardiovasculaires peuvent également survenir : du fait de leurs effets « quinidine-like », anticholinergiques et antagonistes adrénergiques alpha-1, les **antidépresseurs imipraminiques** peuvent induire une hypotension orthostatique, des troubles du rythme ou des troubles de la conduction auriculo-ventriculaire. Les **IMAO** non sélectifs engendrent une hypotension permanente et posturale. La **venlafaxine** et la **duloxétine**, pour des posologies élevées, peuvent augmenter la pression artérielle.

Autres effets : prise de poids, symptômes sexuels, syndrome sérotoninergique, hyponatrémie (sous **ISRS**), risque de saignements (sous **ISRS** et **venlafaxine**).

Il est recommandé d'instaurer une surveillance clinique, notamment en début de traitement. Les effets indésirables attendus doivent être recherchés et évalués de façon systématique à chaque consultation.

ANTIDÉPRESSEURS (8) – PHARMACOLOGIE (1)

PROPRIÉTÉS

La plupart des **antidépresseurs** ont une action prédominante sur la neuromédiation noradrénergique et sérotoninergique.

Selon les molécules, on décrit des profils d'action plus ou moins sélectifs sur ces divers neurotransmetteurs. Globalement on peut admettre que l'ensemble des produits tend à augmenter la concentration intrasynaptique des neuromédiateurs. Cet effet peut être obtenu soit par une inhibition de la recapture, soit par une inhibition de l'enzyme de dégradation (MAO), soit par une augmentation de la libération des neuromédiateurs. L'agomélatine a un mécanisme d'action inédit d'agoniste mélatoninergique et d'antagoniste des récepteurs 5HT2C.

L'augmentation de la concentration intrasynaptique ne doit pas être isolée d'un contexte plus large d'actions impliquant des effets sur d'autres médiateurs (propriétés anticholinerques, adrénolytiques, etc.) et sur les récepteurs : désensibilisation des récepteurs β-adrénergiques, des récepteurs présynaptiques 5HT1A, action sur les seconds messagers.

- **CLASSIFICATION**

Les **antidépresseurs** peuvent être classés selon leurs mécanismes d'action, leurs effets sélectifs sur la neurotransmission monoaminergique, les effets secondaires ou la famille chimique.

On distingue selon la sélectivité de l'activité sur les monoamines :

– les **inhibiteurs sélectifs de la recapture de la sérotonine (ISRS)** : **fluoxétine**, **paroxétine**, **sertraline**, **fluvoxamine**, **citalopram**, **escitalopram** ;

– les **inhibiteurs de la recapture de la sérotonine et de la noradrénaline (IRSNA)** : **milnacipran** (***IXEL***), **venlafaxine** (***EFFEXOR***), **duloxétine** (***CYMBALTA***) ;

– les **antidépresseurs noradrénergiques et sérotoninergiques spécifiques (NASSA)**. Ils facilitent la transmission noradrénergique et sérotoninergique en bloquant les récepteurs a $_2$-présynaptiques et les récepteurs 5HT2 et 5HT3 post-synaptiques : **mirtazapine** (***NORSET***) ;

– les molécules agissant sur les trois monoamines : les **tricycliques**, les **inhibiteurs de la monoamine oxydase (IMAO)** ;

– les autres molécules avec des mécanismes d'action différents : **miansérine**, **agomélatine**.

INDICATIONS

Tous les **antidépresseurs** sont indiqués dans le traitement des épisodes dépressifs majeurs c'est-à-dire caractérisés. Certains produits sont officiellement indiqués dans les formes sévères nécessitant une hospitalisation : **clomipramine**, **imipramine**, **maprotiline**, **amitriptyline**, **iproniazide**, **moclobémide**, **venlafaxine**.

Les **antidépresseurs** sont parfois également indiqués dans le traitement des troubles anxieux. C'est principalement le cas des **antidépresseurs** sérotoninergiques : **clomipramine** (***ANAFRANIL***), et la famille des **ISRS** : **fluoxétine**, **paroxétine**, **sertraline**, **fluvoxamine**, **citalopram**, **escitalopram**.

Les **molécules tricycliques** sont aussi indiquées dans le traitement des énurésies nocturnes, et des algies rebelles (**amitriptyline** : ***LAROXYL*** dans les neuropathies diabétiques).

CONTRE-INDICATIONS

Les **tricycliques** sont contre-indiqués en cas de :

– glaucome à angle étroit ;

– adénome prostatique ;

– coronaropathie non stabilisée, infarctus du myocarde récent, troubles de conduction (BAV 3e degré) et du rythme cardiaque ;

– association avec les **IMAO** (un intervalle de 2 sem. est recommandé après interruption de l'**IMAO**) ;

– l'épilepsie est une contre-indication relative. La **maprotiline** serait le plus épileptogène des **antidépresseurs**.

Le principal risque avec les **IMAO** est celui d'accès hypertensifs brutaux lors d'interactions médicamenteuses ou alimentaires.

Les **IMAO** sont contre-indiqués en association avec les autres **IMAO**, les **ISRS**, le **sumatriptan**.

L'**agomélatine** est contre-indiquée en cas de maladie du foie sous-jacente.

TROUBLES DE L'HUMEUR (6) – ÉPISODES DÉPRESSIFS MAJEURS (4)

► *Effets psychiques*

Il est parfois difficile de distinguer les effets indésirables du traitement des symptômes de la dépression (idées suicidaires, anxiété, insomnie ou constipation par exemple). Tous les **antidépresseurs,** mais surtout les **tricycliques** et les **IRSNA** peuvent induire des virages maniaques de l'humeur, particulièrement chez les patients bipolaires. **Chez les patients bipolaires**, les **antidépresseurs** sont susceptibles d'induire la survenue de cycles rapides (au moins 4 épisodes thymiques par an), leur **utilisation en monothérapie étant alors à éviter.** La survenue de symptômes, tels que l'insomnie, l'irritabilité, l'anxiété, l'hyperactivité et *a fortiori* les idées suicidaires nécessite une surveillance particulière et des consultations plus fréquentes.

Renforcement de la relation thérapeutique

Chez certains patients il faut associer à la prescription médicamenteuse un soutien psychothérapeutique, des conseils professionnels voire des mesures d'aide sociale. Toutes ces interventions facilitent l'acceptation de la maladie et de ses conséquences, améliorent l'observance et concourent à renforcer l'efficacité des traitements.

Psychothérapie, sismothérapie et traitement d'attaque

La place et l'indication des **psychothérapies** en première intention dans le traitement d'attaque des dépressions restent imprécises.Les psychothérapies peuvent être proposées seules ou en association avec les **antidépresseurs** dans les formes de dépression modérée, avec un risque mineur de suicide, en cas de réponse antérieure à la psychothérapie et selon le souhait du patient. Les formes délirantes avec un retentissement somatique et cognitif important sont des contre-indications initiales à la psychothérapie. Les **psychothérapies cognitivo-comportementales** et **interpersonnelles** sont celles dont l'efficacité est la plus documentée dans le traitement des dépressions.

Les **sismothérapies** sont indiquées dans les formes graves de dépressions souvent résistantes avec un risque suicidaire majeur, un retentissement somatique menaçant le pronostic vital (catatonie dépressive, etc.).

Les autre techniques de stimulation cérébrale : **stimulation du nerf vague** (VNS : *Vague Nerve Stimulation*), **stimulation magnétique transcrânienne** (rTMS : *repetitive Transcranial Magnetic Stimulation*) et **stimulation cérébrale profonde** (DBS : *Deep Brain Stimulation*) sont surtout utilisées dans des protocoles de recherche et encore peu dans la routine.

ANTIDÉPRESSEURS (9) – PHARMACOLOGIE (2)

PRÉCAUTIONS D'EMPLOI

Grossesse : la grossesse constitue une contre-indication relative aux **antidépresseurs**. Aucun effet tératogène n'a vraiment été démontré pour les **antidépresseurs**. Il est cependant prudent de conseiller d'éviter les nouveaux **antidépresseurs**, et d'employer les **antidépresseurs** plus anciens type **clomipramine** (***ANAFRANIL***). On évitera la prescription d'**antidépresseurs** le premier trimestre de grossesse et on surveillera particulièrement le nouveau-né lors de l'administration d'anticholinergiques (risque de sevrage).

Allaitement : il est déconseillé.

Insuffisance rénale : pas de modification de la posologie de la plupart des **antidépresseurs**, réduire la posologie des **NASSA**.

Insuffisance hépatique : réduction des posologies pour les **IMAO**.

Prescription des antidépresseurs

1) Il n'y a pas lieu d'associer systématiquement en début de traitement un **anxiolytique**, un **hypnotique**, un **thymorégulateur**, un **antipsychotique**.

2) Il n'y a pas lieu de prescrire en première intention plus d'un **antidépresseur**.

3) Il n'y a pas lieu de poursuivre un traitement antidépresseur plus de 6 mois après l'obtention de la rémission complète de l'épisode dépressif, sauf en cas d'antécédents d'épisodes dépressifs majeurs récurrents et rapprochés.

EFFETS INDÉSIRABLES

Les **tricycliques** ont la réputation de générer de nombreux effets latéraux, principalement du fait de leur pouvoir anticholinergique. Les nouveaux **antidépresseurs**, type **IRSNA** ou **ISRS**, ne produisent pas ce type d'effets mais ils peuvent être à l'origine d'effets secondaires plus spécifiques, à ne pas négliger. En général les **antidépresseurs** sont bien tolérés, si leur indication est bien posée.

Effets anticholinergiques

Ils sont plus prononcés avec les **tricycliques** : sécheresse de la bouche, constipation, dysurie, rétention aiguë d'urine, trouble de l'accomodation. En cas d'intoxication aiguë ou chez des sujets prédisposés (sujet âgé) on peut avoir des signes d'encéphalopathie atropinique : sédation, confuso-onirisme, agitation, crises convulsives.

Effets cardiovasculaires

Ils sont également plus marqués avec les **tricycliques** et sont liés aux effets anticholinergiques, adrénolytiques et aux propriétés « quinidine-like » de certaines molécules. L'**amitriptyline** a la réputation d'être le produit le plus cardiotoxique en cas d'intoxication aiguë.

Aux doses thérapeutiques les effets se résument à une tachycardie, une hypotension orthostatique. Aux doses toxiques on peut voir apparaître des troubles du rythme et de conduction.

La **venlafaxine** (***EFFEXOR***) à forte dose entraîne une HTA.

TROUBLES DE L'HUMEUR (7) – ÉPISODES DÉPRESSIFS MAJEURS (5)

Traitement de consolidation

75 % des malades rechutent dans l'année qui suit un arrêt prématuré du traitement. Lors de cette phase de consolidation, il s'agira donc essentiellement de convaincre le patient, devenu asymptomatique, de l'utilité de poursuivre le traitement pendant plusieurs mois.

La posologie du traitement de consolidation est celle qui a permis d'entraîner la rémission. Il en est de même pour la posologie d'un éventuel traitement de maintenance.

La prévention des récidives dépressives peut faire appel soit à un traitement antidépresseur au long cours soit à un **thymorégulateur**, soit aux deux. En ce qui concerne le recours aux **thymorégulateurs**, il est usuel de l'envisager après 3 épisodes dépressifs.

Le travail **psychothérapique** permettra de limiter les séquelles psychologiques de l'épisode : anxiété, attitudes phobiques, baisse de l'estime de soi, etc.

Arrêt du traitement

Modalités d'arrêt

Au terme d'un traitement bien conduit, il est recommandé d'une part de diminuer les posologies progressivement de façon à prévenir la survenue d'un syndrome de sevrage et d'autre part d'augmenter la fréquence des consultations du fait du risque de réapparition des symptômes qui ont nécessité la mise en place du traitement.

Le syndrome de sevrage, également appelé syndrome d'arrêt, ne signifie pas que le patient est dépendant aux **antidépresseurs**. La période de diminution des posologies sera d'autant plus prolongée que la durée de traitement aura été longue. Elle sera généralement comprise entre 1 et 6 mois, par exemple :

- traitement < 1 an : arrêt en quelques semaines, en diminuant par exemple toutes les semaines la posologie journalière ;
- traitement > 1 an : arrêt en quelques mois, en diminuant par exemple tous les mois la posologie journalière.

Syndrome de sevrage (ou syndrome d'arrêt)

Le syndrome de sevrage apparaît dans les jours suivant l'arrêt, rarement au-delà d'une semaine, et dure moins d'une semaine en moyenne.

Les symptômes les plus habituels sont :

- anxiété, irritabilité, tension nerveuse ;
- cauchemars et autres troubles du sommeil ;
- sensations vertigineuses, troubles de l'équilibre et autres troubles neurosensoriels
- syndrome pseudo-grippal (rhinorrhée, myalgies, malaise, nausées, vomissements, diarrhée, frissons).

Ces symptômes ne doivent pas être confondus avec les symptômes dépressifs ou anxieux.

Les facteurs de risque de syndrome de sevrage sont : une posologie élevée, une durée de traitement prolongée, un arrêt brutal du traitement, et les caractéristiques pharmacocinétiques du médicament.

La conduite à tenir consiste à :

- rassurer le patient sur le caractère transitoire de ses symptômes ;
- réinstaurer temporairement, si nécessaire, la posologie antérieure d'**antidépresseur** ;
- puis assurer un sevrage du traitement encore plus progressif. Il est recommandé de revoir le patient à distance de la rémission complète.

ANTIDÉPRESSEURS (10) – PHARMACOLOGIE (3)

Effets neuropsychiques

Suivant le profil de la molécule :
- sédation, somnolence diurne (conducteurs de véhicules et d'engins : **amitriptyline** : ***LAROXYL***, **mirtazapine** : ***NORSET***, **maprotiline** : ***LUDIOMIL***, **miansérine** p. ex.). Cet effet disparaît après quelques jours de traitement ;
- confusion mentale avec les **tricycliques**, particulièrement chez le sujet âgé ;
- tremblement fin des extrémités surtout avec les **tricycliques**, céphalées ;
- convulsion : tous les **antidépresseurs** abaissent le seuil épileptogène. La prescription sera prudente chez l'épileptique avec une surveillance clinique et EEG régulière ;
- l'**amoxapine** (***DÉFANYL***) est un métabolite de la **loxapine** (***LOXAPAC***). À ce titre il possède des propriétés antipsychotiques. Il peut induire des effets extrapyramidaux ;
- excitation, insomnie : elles peuvent traduire soit un surdosage, soit un début de syndrome sérotoninergique, soit un virage maniaque de l'humeur. Les psychostimulants peuvent induire une excitation. Dans ce cas on les prescrira plutôt le matin (**imipramine** : ***TOFRANIL***, **IMAO**).

Effets digestifs et hépatiques

Ils sont non spécifiques : nausées (**IRSNA**), vomissements, constipation, douleur abdominale.

Certains produits peuvent induire des hépatites cytolytiques ou mixtes, **miansérine**, **tianeptine**, **IMAO**, **agomélatine**.

Une surveillance régulière du bilan hépatique (ALAT, ASAT principalement) peut être recommandée.

Effets sexuels

Ils s'observent surtout avec les **tricycliques** et les **ISRS** :
- impuissance érectile, éjaculation retardée, voire anorgasmie chez l'homme ;
- anorgasmie, absence de désir sexuel chez la femme.

Effets divers

Prise de poids : problème majeur avec les produits prescrits pour une période prolongée et chez des sujets jeunes. On la rencontre surtout avec les **tricycliques**, et la **miansérine**.

Amaigrissement : effet anorexigène de la **fluoxétine** (***PROZAC***).

Sueurs, bouffées de chaleur avec les **tricycliques**.

Les troubles cutanés sont rares en dehors de rashs cutanés allergiques.

Agranulocytose (rare) : **miansérine**, **mirtazapine** (***NORSET***).

INTERACTIONS MÉDICAMENTEUSES

Elles concernent surtout les **IMAO**, les **ISRS** et l'association d'**antidépresseurs** susceptibles de générer un syndrome sérotoninergique (*cf.* **ISRS**).

Pour le passage des **IMAO** à un autre **antidépresseur** ou l'inverse, on recommande les schémas suivants :
- relais possible 48 h après l'arrêt des **IMAO** ;
- attendre 4 à 5 j d'interruption des **tricycliques** pour prescrire les **IMAO** ;
- arrêt de la **fluoxétine** (***PROZAC***) pendant 4 à 5 sem. puis relais possible par les **IMAO** ;
- l'association **IMAO** + **ISRS** est déconseillée ;
- l'association **IMAO** + **NASSA** est déconseillée.

Les **tricycliques** voient leurs effets latéraux se majorer en cas d'association avec les molécules anticholinergiques, les **antihypertenseurs** périphériques ou centraux.

L'agomélatine est métabolisée à 90% par le CYP1A2 et son association avec des **fluoroquinolones** et **β-bloquants** pose problème. Son association avec des inhibiteurs puissants du CYP1A2 (**fluvoxamine**, **ciprofloxacine**) est contre-indiquée. L'association avec des œstrogènes (inhibiteurs modérés du CYP1A2) et les inducteurs modérés du CYP1A2 comme le **propranolol** doit être envisagée avec précaution.

TROUBLES DE L'HUMEUR (8) – ÉPISODES DÉPRESSIFS MAJEURS (6)

Information du patient

Il est indispensable d'informer les patients afin d'améliorer leurs connaissances sur leurs troubles dépressifs ou anxieux et sur les propriétés du traitement médicamenteux. Il est recommandé de prévenir le patient du risque de rechute et de lui apprendre à repérer les signes (en particulier précoces) des troubles dépressifs. L'information doit également porter sur :

– les modalités de prise des médicaments ;
– le délai avant l'apparition des effets bénéfiques du traitement ;
– la nécessité de poursuivre le traitement même après l'amélioration clinique ;
– les effets indésirables les plus fréquents du traitement ;
– les possibilités de contact avec le médecin en cas de question ou de problème, voire d'aggravation des troubles ;
– la nécessité d'un avis médical pour l'arrêt du traitement ou l'introduction d'un autre médicament pendant le traitement.

Il faut insister sur le fait que l'effet thérapeutique n'est pas immédiat et qu'une amélioration ne doit pas entraîner l'arrêt du traitement sans avis médical. Ces éléments, qui s'intègrent dans le cadre de l'alliance thérapeutique, sont une des clés de l'observance thérapeutique et d'une bonne efficacité thérapeutique. Dans le cadre des épisodes dépressifs caractérisés d'intensité légère, le médecin peut proposer aux patients les conseils d'hygiène de vie suivants :

– l'arrêt de l'alcool, la diminution de la consommation de caféine (chez les patients anxieux) ;
– la pratique d'une activité physique ;
– la pratique d'une méthode de relaxation ;
– la pratique d'une méthode de méditation.

THYMORÉGULATEURS (1) – SEL DE LITHIUM

■ Lithium

TÉRALITHE					
Prévention des récidives des psychoses maniaco-dépressives et des troubles schizo-affectifs : 2 à 5 cp./j en 2 prises pour une lithémie comprise entre 0,5 et 0,8 mEq/L ou 2 à 4 cp./j de ***TÉRALITHE*** *400 LP* en 1 prise le soir pour une lithémie entre 0,8 et 1,2 mEq/L Traitement curatif des épisodes maniaques et hypomaniaques : 2 à 5 cp./j en 2 prises pour une lithémie comprise entre 0,6 à 0,9 mEq/L	100 cp. séc. 250 mg 60 cp. séc. LP 400 mg	8,56 7,57	II II	65 % 65 %	0,09 0,13

TROUBLES DE L'HUMEUR (9) – ÉTATS MANIAQUES ET HYPOMANIAQUES (1)

Les deux catégories les plus fréquentes parmi les troubles bipolaires sont les troubles bipolaires de type I et de type II.

Types de troubles bipolaires

- Le type I est défini par la récurrence d'épisodes dépressifs, maniaques, hypomaniaques et mixtes.
- Le type II est défini par la récurrence d'épisodes dépressifs, hypomaniaques et mixtes en l'absence d'épisodes maniaques.

Objectifs de la pris en charge initiale

Réduire la sévérité des symptômes des troubles psychocomportementaux, et protéger le patient, ses proches et ses biens.

Objectifs à long terme

Stabiliser l'humeur, prévenir les rechutes, dépister et traiter les comorbidités psychiatriques et médicales, aider le patient à prendre conscience de sa pathologie et à accepter son traitement, préserver les capacités d'adaptation pour contribuer à l'autonomie et à la qualité de vie du patient, évaluer et tenter de préserver au maximum le niveau de fonctionnement social et professionnel, et la vie affective et relationnelle.

Cadre thérapeutique

Classiquement les épisodes maniaques justifiaient de l'utilisation en 1re intention des **antipsychotiques**.

Actuellement on propose de plus en plus de recourir d'emblée à un traitement **thymorégulateur**.

En règle générale les états maniaques sont pris en charge en **hospitalisation**. Les formes d'intensité modérée ou qui surviennent chez des patients maniacodépressifs connus peuvent être traités en ambulatoire.

Dans les formes avec des troubles majeurs du comportement, une méconnaissance des troubles et un refus de soins, le patient sera hospitalisé en SPDT ou en SPDRE.

Pour tous les patients, en raison du risque de dépenses excessives, il faut envisager une **mesure de protection des biens** (sauvegarde de justice).

THYMORÉGULATEURS (2) – ANTICONVULSIVANTS

Carbamazépine

TÉGRÉTOL					
Prévention des récidives dans les troubles maniaco-dépressifs : 400 à 800 mg/j en 2 à 3 prises	50 cp. séc. 200 mg 30 càc 100 mg (fl. 150 mL)	3,22 3,73	II II	65 % 65 %	0,06 0,12
Traitement curatif des épisodes maniaques ou hypomaniaques : 400 à 1 200 mg/j en 2 à 3 prises Troubles caractériels intercritiques dans l'épilepsie : 400 à 600 mg/j	30 cp. séc. 200 mg	2,07	II	65 %	0,07
TÉGRÉTOL LP Troubles maniaco-dépressifs Traitement préventif : 400 à 800 mg/j en 2 prises Traitement curatif : 600 à 1 200 mg/j en 2 prises	30 cp. séc. 400 mg	3,85	II	65 %	0,13

Valpromide

DÉPAMIDE					
Prévention des rechutes des troubles maniaco-dépressifs : 2 à 4 cp./j Traitement curatif des épisodes maniaques, mixtes : 4 à 10 cp./j État d'agressivité d'origines diverses : 2 à 4 cp./j	30 cp. 300 mg 50 cp. 300 mg	5,64 HOP	II II	65 %	0,19

Divalproate de sodium

DÉPAKOTE					
Traitement des épisodes maniaques en cas de contre-indication ou d'intolérance au **lithium** Posologie initiale : 750 mg/j en 2 à 3 prises, à augmenter rapidement jusqu'à la dose minimale efficace : 1 000 à 2 000 mg (max 2 500 mg)	30 cp. 250 mg 90 cp. 250 mg 90 cp. 500 mg	6,09 HOP 36,64	II II II	65 % 65 %	0,20 0,41

Lamotrigine

LAMICTAL					
Prévention des épisodes dépressifs chez les patients présentant un trouble bipolaire de type I et qui ont une prédominance d'épisodes dépressifs A. : 200 à 400 mg en 2 prises/j à atteindre progressivement par paliers de 25 à 50 mg tous les 15 j NB : Diminuer la dose quotidienne de moitié si association avec le **valproate**	30 cp. 2 mg 30 cp. 5 mg 30 cp. 25 mg 30 cp. 50 mg 30 cp. 100 mg 30 cp. 200 mg	5,22 3,60 7,09 11,84 21,37 39,01	I I I I I I	65 % 65 % 65 % 65 % 65 % 65 %	0,17 0,12 0,24 0,39 0,71 1,30

TROUBLES DE L'HUMEUR (10) – ÉTATS MANIAQUES ET HYPOMANIAQUES (2)

Traitements médicamenteux

Le traitement des troubles bipolaires lors des épisodes aigus maniaques ou mixtes, hypomaniaques, repose en 1re intention sur les **thymorégulateurs** : **lithium**, **anticonvulsivants**, **antipsychotiques atypiques**. La prescription repose sur le principe visant à privilégier une monothérapie le plus souvent possible.

Thymorégulateurs

Ils sont proposés **d'emblée en monothérapie** ou associés à un traitement sédatif (**benzodiazépines** ou **antipsychotiques**).

► ***Sels de lithium***

Les **sels de lithium** (***TÉRALITHE*** cp. 250, 450 mg LP) sont utilisés en 1re intention (AMM : prévention des rechutes des troubles bipolaires et des états schizo-affectifs intermittents, traitement curatif des états d'excitation maniaque ou hypomaniaque).

Après un bilan somatique initial (NFS, TSH, ionogramme sanguin, créatinine, protéinurie des 24 h, ECG, EEG), on prescrit par exemple du ***TÉRALITHE*** 250 mg en 2 à 3 prises pour obtenir des lithémies de l'ordre de 0,8 à 1 mEq/L.

La prescription initiale de lithium est sous la responsabilité du médecin spécialisé en psychiatrie. Évaluations à réaliser avant la mise sous traitement :

– poids, taille, périmètre abdominal, pression artérielle ;

– fonction rénale : clairance de la créatinine, créatinémie, urée, protéinurie, ionogramme sanguin, NFS ;

– bilan lipidique ;

– glycémie à jeun : à vérifier en cas de prise de poids ;

– bilan thyroïdien, en cas de suspicion d'hypothyroïdie : dosage de l'iodémie protéique (PBI) et/ou index de thyroxine libre, TSH plasmatique, puis T3, T4 ;

– ECG pour les patients ayant un antécédent cardiovasculaire ou un facteur de risque cardiovasculaire. Un avis spécialisé est à demander chez les sujets ayant des troubles du rythme paroxystique ou permanents chroniques ;

– pour les femmes en âge de procréer, vérification de l'absence d'une grossesse et prescription d'une contraception efficace avant la mise sous traitement ;

– établissement d'un protocole de soins avec le médecin traitant du patient pour prescrire le lithium, dosages de lithium plasmatique. Évaluations au cours du traitement. Surveiller la prise de poids ;

– maintien du taux sérique du lithium. L'intervalle pour le taux sérique du lithium sous la forme ***TÉRALITHE LP*** est entre 0,8 et 1,2 mEq/L. La lithémie sera vérifiée 1 sem. après la prescription puis tous les 3 mois et après chaque changement de posologie.

Les **sels de lithium** sont d'autant plus efficaces que la manie est d'intensité modérée, non délirante, pure ; lorsque le sujet a fait peu d'épisodes antérieurs et lorsqu'on observe une séquence MDI (manie – dépression – intervalle libre).

► ***Anticonvulsivants***

Les thymorégulateurs **anticonvulsivants** (***TÉGRÉTOL***, ***DÉPAKOTE***, ***DÉPAMIDE***, ***LAMICTAL***) seront proposés en cas de résistance au **lithium** voire **en 1re intention**. Les **anticonvulsivants** seraient plus efficaces que le **lithium** en cas d'état mixte, chez les patients avec des cycles rapides ou des lésions neurologiques, pour les séquences DMI (dépression – manie – intervalle libre).

Dialproate de sodium (***DÉPAKOTE*** cp. 250, 500 mg) (AMM : traitement des épisodes maniaques du trouble bipolaire en cas de contre-indication ou d'intolérance au **lithium**). La **poursuite du traitement** après l'épisode maniaque peut être envisagée chez les patients ayant répondu au **divalproate de sodium** lors de l'épisode aigu.

Valpromide (***DÉPAMIDE*** cp. 300 mg) (AMM : traitement des épisodes maniaques du trouble bipolaire en cas de contre-indication ou d'intolérance au **lithium**). La **poursuite du traitement** après l'épisode maniaque peut être envisagée chez les patients ayant répondu au **valpromide** lors de l'épisode aigu.

THYMORÉGULATEURS (3) – PHARMACOLOGIE (1)

PROPRIÉTÉS

On ne connaît pas parfaitement les mécanismes d'action des **thymorégulateurs**. On évoque :
– un effet stabilisant de membrane du lithium ;
– une modification de l'activité des protéines G dépendantes pour les **sels de lithium** ;
– une action sur les neuromédiateurs centraux, en particulier sérotoninergiques pour le **lithium** et GABAergiques pour les **anticonvulsivants**.

INDICATIONS

Quatre produits sont officiellement reconnus pour le traitement préventif des troubles bipolaires : les **sels de lithium**, la **carbamazépine**, le **valpromide** et l'**olanzapine** (***ZYPREXA***). L'**acide valproïque** (***DÉPAKINE***) et le **divalproate de sodium** (***DÉPAKOTE***) sont utilisés hors AMM dans cette indication.

Les indications classiques sont :
– traitement préventif des accès maniaques et dépressifs ;
– traitement curatif des états maniaques et hypomaniaques. Dans les troubles bipolaires atténués (type II), on emploie préférentiellement les **anticonvulsivants**.

La **lamotrigine** est reconnue dans la prévention des épisodes dépressifs chez les patients présentant un trouble bipolaire de type I et qui ont une prédominance d'épisodes dépressifs.

Dans les formes résistantes de dépression, les **sels de lithium** peuvent potentialiser les **antidépresseurs** sérotoninergiques (effet starter).

Les **sels de lithium** sont efficaces à un degré moindre dans la prévention des troubles dépressifs récurrents.

Les **thymorégulateurs** sont utilisés en association avec les **antipsychotiques** dans les troubles schizo-affectifs.

Les **thymorégulateurs** ont aussi des indications « annexes » :
– alcoolisme périodique pour le **lithium** ;
– agressivité pour la **carbamazépine** (***TÉGRÉTOL***) et le **valpromide** (***DÉPAMIDE***).

CONTRE-INDICATIONS

Ne seront envisagés que les effets secondaires des **sels de lithium**. Les effets secondaires des **anticonvulsivants** sont développés au chapitre Épilepsie.

Grossesse

Le 1er trimestre de la grossesse est une contre-indication aux **sels de lithium** qui favorisent la survenue de malformations cardiaques. En préventif, les **sels de lithium** doivent toujours être prescrits chez les femmes avec une contraception.

On peut réintroduire le **lithium** aux 2e et 3e trimestres de grossesse avec une surveillance régulière des lithémies. On conseille d'arrêter le **lithium** une semaine avant l'accouchement.

Allaitement

L'allaitement est contre-indiqué avec les **sels de lithium**. Ceux-ci doivent être réintroduits précocement chez la mère après l'accouchement. La période du post-partum constitue en effet une période à haut risque de rechute maniaque ou dépressive.

Insuffisance rénale

Le **lithium** est contre-indiqué dans les formes graves. Ailleurs, il est utilisé avec une surveillance très rapprochée des taux plasmatiques.

Le **lithium** est contre-indiqué de façon absolue en cas de bloc sino-auriculaire, en association avec les salidiurétiques, en cas de régime désodé (risque accru d'intoxication lithémique) et dans l'insuffisance cardiaque sévère.

Les dysthyroïdies ne représentent qu'une contre-indication relative. Il est en effet préférable d'adapter le traitement hormonal substitutif et de poursuivre la lithiothérapie.

TROUBLES DE L'HUMEUR (11) – ÉTATS MANIAQUES ET HYPOMANIAQUES (3)

Lamotrigine (***LAMICTAL*** cp. 25, 50, 100, 200 mg). AMM : **prévention** des épisodes dépressifs chez les patients présentant un trouble bipolaire de type I et qui ont une prédominance d'épisodes dépressifs.

Carbamazépine (***TÉGRÉTOL*** cp. 200 mg et 400 mg LP). AMM : **prévention** des rechutes dans le cadre des troubles bipolaires, notamment chez les patients présentant une résistance relative, des contre-indications ou une intolérance au **lithium**, traitement des états d'excitation maniaque ou hypomaniaque.

Ex 1 : ***DÉPAKOTE*** : 750 mg à J1, posologie rapidement augmentée pour obtenir des taux plasmatiques d'**acide valproïque** de l'ordre de 50 à 100 mg/mL.

Ex 2 : ***LAMICTAL*** en monothérapie l'adaptation posologique est progressive : 25 mg/j les 2 premières sem., 50 mg/j les 3e et 4e sem., 100 mg/j la 5e sem. Posologie cible de stabilisation : 200 mg. Des posologies dans un intervalle allant de 100 à 400 mg/j ont été utilisées dans les essais cliniques. En raison du risque de rash, la dose initiale et les augmentations de doses suivantes dépasser 400 mg/j. Cette posologie doit être utilisée avec d'autres médicaments qui n'inhibent ou n'induisent pas significativement la glucuronisation de la lamotrigine. En cas de coprescription d'un inducteur ou d'un inhibiteur de glucuronisation, la posologie de **lamotrigine** doit être adaptée. Des éruptions cutanées graves pouvant mettre en jeu le pronostic vital, incluant le syndrome de Stevens-Johnson et la nécrolyse épidermique toxique (syndrome de Lyell) ont été rapportées.

Ex 3 : ***TÉGRÉTOL*** : traitement des états d'excitation maniaque ou hypomaniaque : 600 à 1200 mg/j, soit 3 à 6 cp. 200 mg en 2 ou 3 prises/jour, soit 2 ou 3 prises par jour de susp. buv., soit 1,5 à 3 cp. LP 200 mg x 2 /j, soit 600 à 1 200 mg/j en 2 ou 3 prises (cp. LP 400 mg).

► ***Antipsychotiques atypiques***

Olanzapine (***ZYPREXA*** cp. 5, 7,5, 10, 15, 20 mg ; ***ZYPREXA VELOTAB*** cp. orodisp. 5, 10, 15, 20 mg). AMM : traitement des épisodes maniaques modérés à sévères, **prévention** des récidives chez les patients présentant un trouble bipolaire, ayant déjà répondu au traitement par l'**olanzapine** lors d'un épisode maniaque. Traitement des épisodes maniaques modérés à sévères des troubles bipolaires de type I chez l'adolescent âgé de 13 ans ou plus pour une durée allant jusqu'à 12 sem.

Olanzapine (***ZYPREXA*** 10 mg pdre pour sol. inject.). AMM : agitation et les troubles du comportement chez les patients chez les patients présentant des épisodes maniaques, lorsque le traitement par voie orale n'est pas adapté. Le traitement doit être arrêté et remplacé par l'**olanzapine** orale dès que l'état clinique du patient le permet.

Rispéridone (***RISPERDAL*** cp. 1, 2, 4 mg). AMM : traitement des épisodes maniaques modérés à sévères associés aux troubles bipolaires.

Aripiprazole (***ABILIFY*** cp. 5, 10, 15 mg ; ***ABILIFY*** cp. orodisp. 10, 15 mg). AMM : traitement des épisodes maniaques modérés à sévères des troubles bipolaires de type I, **prévention** de récidives d'épisodes maniaques chez l'adulte ayant présenté des épisodes à prédominance maniaque et pour qui les épisodes maniaques ont répondu à un traitement par **aripiprazole**.

Aripiprazole (***ABILIFY*** sol. inj. 7,5 mg/mL). AMM : traitement rapide de l'agitation et des troubles du comportement chez les patients présentant un épisode maniaque dans le cadre d'un trouble bipolaire de type I, lorsque le traitement par voie orale n'est pas adapté. Le traitement doit être arrêté et remplacé par l'**aripiprazole** par voie orale dès que l'état clinique du patient le permet.

THYMORÉGULATEURS (4) – PHARMACOLOGIE (2)

EFFETS INDÉSIRABLES

Le **lithium** est par définition prescrit pour une durée très longue voire indéfinie. Bien toléré au début de traitement, on peut voir apparaître à plus ou moins long terme, des effets secondaires parfois gênants (prise de poids, dysthyroïdie, polyuro-polydyspsie, etc.) qui peuvent inciter le patient à arrêter son traitement. La surveillance et le dépistage des effets latéraux du **lithium** sera donc constante tout au long de la prescription.

Effets neurologiques

Tremblement fin des extrémités : d'attitude et d'action, il persiste parfois toute la durée du traitement. Sa majoration récente doit faire craindre une intoxication au **lithium**. Il peut être traité en réduisant les doses de **lithium** ou en associant des **β-bloquants** : ***AVLOCARDYL*** 1/4 x 3/j.

Des syndromes extrapyramidaux ont été décrits sous **lithium** sans prise d'**antipsychotique**. Ils surviennent parfois lors des associations avec les **ISRS**. Ils disparaissent à la baisse de posologie.

L'apparition d'autres signes neurologiques doit faire craindre un début d'intoxication au **lithium** : dysarthrie, confusion, céphalées, troubles de l'équilibre, vertiges.

Effets psychiques et cognitifs

Certains patients se plaignent d'un émoussement affectif, d'une indifférence, de baisse de la créativité artistique, de difficultés de concentration, de difficultés mnésiques après un traitement prolongé par les **sels de lithium**. Différents de ceux d'un tableau dépressif, ces symptômes sont souvent la conséquence de lithémies un peu trop élevées. Il s'agira alors de réduire la posologie afin d'obtenir des lithémies comprises entre 0,5 et 0,7 mEq/L avec du **lithium** (***TÉRALITHE***) 250 mg.

Effets endocriniens

Dysthryroïdie : le **lithium** peut induire un goitre euthyroïdien, une thyrotoxicosie et le plus souvent une hypothyroïdie. L'arrêt du **lithium** n'est pas justifié. Il faut d'abord faire le bilan étiologique de la dysthyroïdie et ensuite proposer en association avec le **lithium** une hormonothérapie substitutive. La correction des dysthyroïdies est essentielle dans les troubles de l'humeur. L'hypothyroïdie pourrait, en effet, induire des cycles rapides ou des états mixtes.

Syndrome polyuropolydypsique. Il est lié à un diabète insipide néphrogénique. Il est souvent modéré (< 3 L/24 h). Les formes graves incitent à arrêter le lithium et à changer de **thymorégulateur**.

Hyperparathyroïdie : aussi rare que classique, elle fait interrompre le **lithium**. D'authentiques adénomes parathyroïdiens ont pu être révélés par les **sels de lithium**.

Prise de poids (5 à 20 kg) : c'est un des problèmes majeurs du **lithium**. Le **lithium** aurait un effet *insuline-like*. Il faut donc conseiller un régime hypocalorique.

Effets digestifs

Ils consistent surtout en nausées, gastralgie, diarrhée, douleurs abdominales en début de traitement.

L'apparition récente chez un patient tolérant jusqu'alors bien son traitement doit faire suspecter une intoxication et doser la lithémie en urgence.

Effets hépatiques

Le **valpromide** (***DÉPAMIDE***) et le **divalproate de sodium** (***DÉPAKOTE***) peuvent entraîner des hépatites aiguës cytolytiques. Surveiller de façon régulière le bilan hépatique (ALAT, ASAT, TP).

Effets rénaux

On a décrit des insuffisances rénales chroniques par néphropathie interstitielle voire par glomérulopathie. Elles sont très rares. Elles justifient néanmoins la surveillance annuelle de la créatinine plasmatique à visée préventive.

Effets cutanés

Majoration d'une acné.

Aggravation ou apparition d'un psoriasis.

Plus rarement rash cutané, prurit, lupus.

TROUBLES DE L'HUMEUR (12) – ÉTATS MANIAQUES ET HYPOMANIAQUES (4)

Quétiapine (***XEROQUEL***). AMM : traitement des épisodes maniaques modérés à sévères dans les troubles bipolaires, traitement des épisodes dépressifs majeurs dans les troubles bipolaires, **prévention** des récidives chez les patients présentant un trouble bipolaire, ayant déjà répondu au traitement par la **quétiapine** lors d'un épisode maniaque ou dépressif.

Azénapine (***SYCREST*** cp. subling. 5, 10 mg). AMM : traitement des épisodes maniaques modérés à sévères associés aux troubles bipolaires de type I chez l'adulte (non remboursable).

Ex 1 : **olanzapine** (***ZYPREXA***) : épisode maniaque : la dose initiale est de 15 mg/j en une seule prise en monothérapie ou 10 mg/j en association. Prévention des récidives dans le cadre d'un trouble bipolaire : la dose initiale recommandée est de 10 mg/j ; le traitement sera maintenu à la même dose. Si un nouvel épisode (maniaque, mixte ou dépressif) survient, le traitement par l'**olanzapine** doit être poursuivi (à la posologie optimale). Selon l'expression clinique de l'épisode, un traitement de la symptomatologie thymique sera associé.

Ex 2 : **rispéridone** (***RISPERDAL***) x 1/j, en débutant par 2 mg. Si nécessaire, les adaptations posologiques se feront par paliers de 1 mg/j en respectant un délai minimum de 24 h entre chaque palier de dose. La **rispéridone** peut être administrée à doses flexibles comprises entre 1 et 6 mg/j afin d'optimiser le niveau d'efficacité et de tolérance de chaque patient. Des doses journalières > 6 mg n'ont pas été étudiées chez des patients présentant des épisodes maniaques.

Ex 3 : **aripiprazole** (***ABILIFY***) : posologie initiale recommandée à 15 mg x 1/j pendant ou en dehors des repas, en monothérapie ou en association. Certains patients peuvent recevoir une dose plus élevée. La dose quotidienne maximale ne doit pas dépasser 30 mg. Prévention des récidives des épisodes maniaques dans les troubles bipolaires de type I : chez des patients traités par l'**aripiprazole** en monothérapie ou en association, le traitement sera maintenu à la même dose. La posologie quotidienne peut être adaptée ; une réduction de dose pourra être considérée en fonction de l'état clinique du patient.

Ex 4 : **quétiapine** (***XEROQUEL***) : prise au moins 1 h avant un repas. La posologie quotidienne de départ est de 300 mg à J1 et 600 mg à J2. La posologie quotidienne recommandée est de 600 mg, mais elle peut être augmentée jusqu'à 800 mg suivant les besoins cliniques. La dose sera adaptée dans l'intervalle de doses efficaces allant de 400 à 800 mg/j, en fonction de la réponse clinique et de la tolérance du patient. Prévention des récidives des épisodes maniaques, mixtes ou dépressifs dans les troubles bipolaires : les patients ayant répondu à ***XEROQUEL*** dans le traitement aigu des troubles bipolaires doivent continuer le traitement à la même dose, administrée au moment du coucher. ***XEROQUEL*** peut être ajusté en fonction de la réponse clinique et de la tolérance individuelle du patient dans l'intervalle de dose de 300 à 800 mg/j. Il est important d'utiliser la dose minimale efficace dans le traitement de maintien.

Ex 5 : **azénapine** (***SYCREST***) : posologie initiale recommandée en monothérapie de 10 mg x 2/j, matin et soir. La posologie peut être réduite à 5 mg x 2/j en fonction de l'évaluation clinique. En polythérapie, une posologie initiale de 5 mg x 2/j est recommandée. Selon la réponse clinique et la tolérance de chaque patient, la posologie peut être augmentée à 10 mg x 2/j.

THYMORÉGULATEURS (5) – PHARMACOLOGIE (3)

Effets hématologiques

Le **lithium** entraîne classiquement une hyperleucocytose, et a parfois été proposé dans le traitement du syndrome de Felty. L'induction de leucémies lymphoïdes chroniques n'est pas démontrée.

Effets cardiologiques

Rares effets sur la repolarisation (aplatissement de l'onde T) et exceptionnelles arythmies ventriculaires (surtout en cas de surdosage).

Intoxication hyperlithémique

Elle survient pour des lithémies < 1,2 mEq/L.

Elle peut être dramatique et entraîner le décès du patient ou laisser des séquelles définitives : syndrome cérébelleux, troubles mnésiques.

Elle est favorisée par un régime désodé, la prise de médicaments anti-inflammatoires, des erreurs de dosage, une déshydratation, une fièvre ou une intoxication volontaire.

On la suspecte devant toute apparition de signes digestifs et neurologiques : dysarthrie, céphalées, nausée, diarrhées, vomissements, confusion, tremblement majoré, vertiges, syndrome cérébelleux, nystagmus. Les formes graves évoluent vers le coma et le collapsus cardiovasculaire. Le traitement est initialement symptomatique : arrêt du **lithium**, contrôle de la lithémie, réhydratation, diurèse osmotique. Dans les formes graves le transfert en réanimation s'impose.

Le traitement préventif repose sur l'éducation du malade et le dépistage précoce.

INTERACTIONS MÉDICAMENTEUSES

Elles sont nombreuses.

Classiquement les **anti-inflammatoires non stéroïdiens** peuvent augmenter la lithémie. Les **tétracyclines**, le **métronidazole** auraient le même effet.

L'association **antipsychotique-lithium** doit être prudente en raison du risque de confusion et de neurotoxicité.

Les **ISRS** associés au **lithium** entraînent parfois un syndrome sérotoninergique.

Les **corticoïdes** et les bases xanthiques diminuent la lithémie.

Les **diurétiques** sont contre-indiqués avec les **sels de lithium**.

TROUBLES DE L'HUMEUR (13) – ÉTATS MANIAQUES ET HYPOMANIAQUES (5)

Traitements associés

Les **thymorégulateurs** ont un délai d'action antimaniaque de l'ordre de 1 à 2 sem. Certaines situations cliniques exigent une amélioration symptomatique rapide (agitation importante, trouble du comportement, insomnie totale, etc.).

La prescription repose sur le principe visant à privilégier une monothérapie le plus souvent possible. D'autres traitements peuvent être envisagés en 2ᵉ intention pour les épisodes aigus, maniaques ou mixtes, hypomaniaques : les **anticonvulsivants** tels que l'**oxcarbazépine** (hors AMM), les **antipsychotiques** conventionnels (hors AMM), d'autres **antipsychotiques atypiques** : **amisulpride**, **clozapine** (hors AMM). La prescription de **clozapine** requiert des mesures de précaution obligatoires (surveillance régulière de la numération formule leucocytaire et du nombre absolu de polynucléaires neutrophiles) et doit être réalisée conformément aux recommandations du résumé des caractéristiques du produit (RCP).

En cas de réponse partielle on associera alors deux **thymorégulateurs** ou on en associera un avec des **benzodiazépines** ou des **antipsychotiques**. Ex : ***TÉMESTA*** 4 à 8 mg/j, ***VALIUM*** 30 mg/j ou ***NOZINAN*** : 100 à 300 mg/j.

Les formes de manie avec symptômes psychotiques sévères seront traitées initialement comme des épisodes psychotiques aigus. Dans tous les cas, l'utilisation des **antipsychotiques** classiques sera transitoire avec une surveillance médicale stricte.

Les patients avec des troubles affectifs supporteraient moins bien les **antipsychotiques** classiques que les patients psychotiques. Ils présenteraient un risque accru de syndrome malin et de dyskinésie tardive.

Évolution sous traitement

L'état maniaque régresse en 3 à 4 sem. On observe fréquemment un virage dépressif de l'humeur au décours de l'accès maniaque. Cette inversion de l'humeur nécessite un réajustement des posologies du **thymorégulateur** et un arrêt des **antipychotiques**. L'introduction d'un **antidépresseur** se fera de façon prudente afin de ne pas induire un nouvel épisode maniaque.

Les manies résistantes au traitement (de même les formes de manie furieuse) sont l'indication des sismothérapies.

> La surveillance de la tolérance du traitement est fonction du **thymorégulateur** prescrit.

Avec les anticonvulsivants

Pour le **lithium**, la lithémie sera vérifiée 1 sem. après la prescription puis tous les 3 mois et après chaque changement de posologie ; la **fonction rénale et thyroïdienne** tous les 6 mois et plus souvent en cas d'aggravation de la fonction rénale. Les principaux effets indésirables observés sont des tremblements, une prise de poids, une polyuropolydypsie.

Au début de la prescription du ***LAMICTAL*** des effets indésirables cutanés ont été signalés, ils sont généralement survenus dans les 8 premières sem. après l'instauration du traitement par **lamotrigine**. La majorité des éruptions sont bénignes et transitoires, des éruptions cutanées graves nécessitant une hospitalisation et un arrêt de la **lamotrigine** ont également été rapportées : éruptions pouvant mettre en jeu le pronostic vital, comme le syndrome de **Stevens-Johnson** et le **syndrome de Lyell**.

La prescription de ***DÉPAKOTE*** nécessite une surveillance du bilan hépatique, de la NFS et de la numération plaquettaire avant, pendant et en fin de traitement. ***DÉPAMIDE*** et ***DÉPAKOTE*** sont en général bien tolérés en dehors d'effets sédatifs initiaux et d'une prise de poids. Les effets secondaires digestifs s'amendent le plus souvent spontanément. Le ***TÉGRÉTOL*** nécessite des contrôles réguliers de la NFS et du bilan hépatique.

TROUBLES DE L'HUMEUR (14) – ÉTATS MANIAQUES ET HYPOMANIAQUES (6)

Avec les antipsychotiques

On surveillera le poids, le perimetre abdominal, la glycémie plasmatique, le bilan lipidique. Un ECG doit être réalisé pour les patients ayant un ATCD cardiovasculaire ou un facteur de risque cardiovasculaire. Les **antipsychotiques** doivent être utilisés avec prudence chez les patients avec des antécédents familiaux d'allongement du QT. On recherchera des signes ou des symptômes évoquant un syndrome malin des antipsychotiques (neuroleptiques).

> La durée du traitement d'un épisode maniaque est fonction des antécédents du patient. Lors d'un 1er épisode on peut interrompre le traitement après 6 mois. De plus en plus souvent, on décide de poursuivre le traitement thymorégulateur à visée préventive.

Traitement à long terme des troubles bipolaires

Les stratégies de traitement prophylactique des troubles bipolaires sont établies sous la forme de recommandations pratiques qui concernent l'ensemble de la prise en charge du trouble.

Diagnostic et information du patient

- **Confirmer le diagnostic** de troubles bipolaires : en précisant notamment la fréquence, le type d'épisodes et l'association éventuelle à d'autres troubles psychiatriques.
- **Évaluation psychosociologique** : le statut socioprofessionnel influence la qualité de l'observance.
- **Établissement d'une alliance thérapeutique** avec le patient. Cette étape est essentielle. La plupart des échecs sont liés à une mauvaise observance ou à un arrêt du traitement. Le patient doit être informé des objectifs du traitement, de la nécessité de le poursuivre pendant un temps prolongé (au moins 2 à 3 ans) pour en évaluer l'efficacité. Il doit connaître les effets indésirables et les signes qui annoncent un surdosage. Le patient doit être capable d'appliquer des règles d'hygiène de vie qui constituent une garantie supplémentaire contre les récidives maniaques et dépressives (sommeil régulier, etc.).
- **Information du patient et de son entourage** : le psychiatre doit aider le patient à identifier les symptômes qui annoncent une récidive. Une information, par le recours à des ouvrages et des documents sur la maladie, doit être communiquée au patient.
- **Prise en charge spécifique :**
  - des troubles anxieux associés ;
  - des conduites addictives associées ;
  - des patientes qui souhaitent une grossesse, enceintes ou qui allaitent ;
  - des sugets âgés.

TROUBLES DE L'HUMEUR (15) – ÉTATS MANIAQUES ET HYPOMANIAQUES (7)

Stratégie thérapeutique

• **Les critères de décision de prescription** d'un **thymorégulateur** ne sont pas encore clairement établis. Cette décision s'appuie sur la fréquence des récidives, l'intensité des épisodes, les enjeux socioprofessionnels et familiaux. Un seul épisode maniaque peut parfois suffire pour décider du traitement. Choix du **thymorégulateur** : en France ont l'AMM pour la prévention des rechutes : les **sels de lithium**, le ***DÉPAMIDE***,le ***DEPAKOTE***, le ***TÉGRÉTOL***, le ***LAMICTAL*** (chez les patients à prédominance d'épisodes dépressifs), le ***ZYPREXA***, l'***ABILIFY***, le ***XEROQUEL***. Les **sels de lithium** sont indiqués en 1re intention. Ils entraînent une diminution de la fréquence et de l'intensité des épisodes maniaques. Le **lithium** serait moins efficace pour la prévention des récidives dépressives. Les **anticonvulsivants** sont indiqués en cas de résistance ou d'intolérance au **lithium** ou dans les troubles bipolaires type II. Les **anticonvulsivants** sont aussi indiqués pour les cycles rapides. En cas de résistance, on peut proposer parfois d'associer au **lithium** un **anticonvulsivant** (**lithium** + ***DÉPAMIDE***, **lithium** + ***TÉGRÉTOL***, etc.).

• **Surveillance au long cours.** Elle implique au minimum une évaluation clinique trimestrielle et une surveillance biologique en fonction du traitement **thymorégulateur**.

• **Durée du traitement** : pour les traitements bien tolérés et efficaces, le traitement doit être prolongé à vie. Tout arrêt du traitement doit être négocié avec le médecin traitant. L'interruption expose à un risque de rechute en particulier maniaque. La décision d'arrêter le traitement peut être dictée par : maladie somatique intercurrente, grossesse, inefficacité.

• **Psychothérapies** : elles ont une place importante. Certains patients peuvent demander une psychothérapie plus structurée (cognitivo-comportementale). Le patient doit savoir ce qu'il peut ou pas en attendre. La psychothérapie est toujours associée au traitement thymorégulateur, qu'elle ne peut remplacer.

• **Psychoéducation** : elle concerne le patient et les membres de la famille. Elle vise à mieux faire connaître la maladie, à expliquer le rôle de la médication, des facteurs de risque et de protection, apprendre à reconnaître les signes précurseurs spécifiques d'un épisode de la maladie, à établir une bonne hygiène de vie avec une régularité des habitudes de vie, à développer des stratégies afin de gérer au mieux des épisodes de maladie. Cette approche a démontré son efficacité avec une diminution du taux de rechutes et meilleure adhérence au traitement médicamenteux.

CONSENSUS

[1] Bon usage des médicaments antidépresseurs dans le traitement des troubles dépressifs et des troubles anxieux de l'adulte, *Afssaps*, 2006.

PSYCHOSTIMULANTS

■ Sulbutiamine

ARCALION				
2-3 cp./j répartis entre le matin et le midi	30 cp. enr. 200 mg			NR
	30 cp. enr. 200 mg en pilulier			NR
	60 cp. enr. 200 mg			NR

PROPRIÉTÉS
Psychostimulant non amphétaminique, dérivé de la vitamine B1 (thiamine), à activité antiasthénique et énergisante.

INDICATIONS
Traitement de l'inhibition physique ou psychique avec baisse d'activité et apathie. **Ne dispense pas d'un traitement spécifique par antidépresseur en cas d'épisode dépressif avéré.**

CONTRE-INDICATIONS
Hypersensibilité.
Enfant, nourisson, nouveau-né.

PRÉCAUTIONS D'EMPLOI
Grossesse, allaitement : traitement déconseillée (manque de données).
Contient du lactose.

EFFETS INDÉSIRABLES
Neuropsychiques : tremblements, malaises, céphalées, agitation.
Allergie cutanée.
Intolérance digestive.

INTERACTIONS MÉDICAMENTEUSES
Aucune à ce jour (manque de données) : prudence.

■ Méthylphénidate chlorhydrate

MEDIKINET					
E. > 6 ans	28 gél. 5 mg	11,10	S	65 %	0,40
Posologie initiale : 5 mg/j le matin	28 gél. 10 mg	14,94	S	65 %	0,53
Posologie d'entretien : 5 à 60 mg/j le matin	28 gél. 20 mg	22,47	S	65 %	0,80
	28 gél. 30 mg	28,69	S	65 %	1,02
	28 gél. 40 mg	36,16	S	65 %	1,29

PROPRIÉTÉS
Stimulant léger du SNC ayant des effets mentaux plus importants que les effets moteurs. Son mode d'action chez l'homme n'est pas entièrement connu : ses effets seraient dus à une stimulation corticale et à une stimulation de la substance réticulée du tronc cérébral.

INDICATIONS
Prise en charge thérapeutique globale du trouble déficitaire de l'attention avec hyperactivité (TDAH) chez l'enfant de 6 ans et plus, lorsque des mesures correctives seules s'avèrent insuffisantes.

CONTRE-INDICATIONS
Glaucome, phéochromocytome.
Hyperthyroïdie.
Autres troubles psychiatriques : dépression, bipolarité, anorexie, schizophrénie.
Troubles cardiovasculaires ou cérébrovasculaires.

PRÉCAUTIONS D'EMPLOI
Le traitement par **méthylphénidate** n'est pas indiqué chez tous les enfants atteints de TDAH et la décision d'utiliser le médicament doit reposer sur une évaluation très minutieuse de la gravité et de la chronicité des symptômes de l'enfant en tenant compte de son âge.

EFFETS INDÉSIRABLES
Fréquents ou très fréquents :
- état général : pyrexie, soif, asthénie ;
- troubles nerveux : céphalées, vertiges, dyskinésie, hyperactivité psychomotrice, somnolence, paresthésie, céphalée de tension ;
- troubles psychiatriques : insomnie, nervosité, anorexie, labilité émotionnelle, agressivité, agitation, anxiété, dépression, irritabilité, comportement anormal, sautes d'humeur, tics, diminution de la libido, tension nerveuse, bruxisme, attaque de panique ;
- troubles immunitaires : prurit, alopécie, rash, urticaire ;
- troubles musculaires : arthralgie, tension et contractures musculaires ;
- troubles gastro-intestinaux : sécheresse de la bouche, troubles digestifs incluant nausées et vomissements, douleurs abdominales, constipation ;
- troubles cardiovascualires : arythmie, palpitation, tachycardie, hypertension ;
- troubles respiratoires : rhinopharyngite, sinusite, toux.

INTERACTIONS MÉDICAMENTEUSES
Contre-indiqué avec les **IMAO**.
Précaution avec les **antihypertenseurs**, les médicaments dopaminergiques.

TROUBLES DU COMPORTEMENT ALIMENTAIRE (1)

Longtemps limitée à l'**anorexie mentale**, la clinique des troubles de l'alimentation s'est considérablement étoffée avec la prise en compte des **conduites boulimiques**.

Ces deux troubles, probablement liés, restent cependant séparés en tant que catégories diagnostiques dans les systèmes nosologiques actuels.

Deux syndromes spécifiques principaux (CIM-10)

Ce sont l'anorexie mentale et la boulimie (*bulimia nervosa*).

À côté de ces deux syndromes, la CIM-10 décrit des formes atypiques d'anorexie mentale et de boulimie.

Ces troubles sont qualifiés d'atypiques au sens où manquent le plus souvent des symptômes essentiels au diagnostic de l'une ou l'autre des catégories principales. C'est le cas par exemple de la boulimie atypique à poids normal voire excessif ou de l'anorexie mentale atypique avec perte de poids modérée ou absence d'aménorrhée.

Le DSM-IV propose de préciser : 1) si l'anorexie mentale est à forme restrictive pure ou avec crises de boulimie ; 2) si les boulimies sont avec ou sans vomissements et/ou abus de **laxatifs**.

Les enquêtes épidémiologiques situent généralement la prévalence de l'anorexie aux environs de 1 à 4 pour 100 000 dans la population générale. Les conduites boulimiques auraient une prévalence de l'ordre de 1 % dans la population de jeunes femmes.

Les deux troubles surviennent préférentiellement à l'adolescence et chez les adultes jeunes avec une nette prédominance chez les femmes.

Anorexie mentale

Elle est caractérisée par une perte de poids intentionnelle et une conduite active de restriction alimentaire. Il est exigé dans la CIM-10 une perte de poids aboutissant à un poids inférieur à la normale de 15 % (index de masse corporelle < 17,5 kg/m²). La perte de poids est provoquée par l'évitement des aliments qui font grossir, plus ou moins associé à des vomissements provoqués, une hyperactivité physique, la prise de **laxatifs** et/ou de **diurétiques**. Il n'existe donc pas d'anorexie « vraie » dans l'anorexie mentale.

Il y a presque toujours une peur de grossir et une perturbation de la perception de son poids et de la forme de son corps. L'image du corps exerce une influence excessive sur l'estime du sujet. Le déni de la maigreur représente un des éléments de gravité de cette pathologie. Les sujets, et souvent l'entourage, consultent tardivement dans un état parfois catastrophique sur le plan somatique. Certains auteurs devant la forme majeure de ce déni ont pu évoquer la notion de « délire localisé ».

À la restriction alimentaire et l'amaigrissement s'associe enfin une aménorrhée primaire ou secondaire, l'ensemble constituant la triade anorexique classique.

Boulimie nerveuse

Elle est caractérisée par la survenue répétée d'accès d'hyperphagie et une préoccupation excessive concernant le contrôle du poids corporel. Au cours des accès, en dehors de la consommation d'une quantité importante de nourriture en un temps limité, c'est surtout la notion de **perte de contrôle** sur le comportement alimentaire qui est assez caractéristique.

TROUBLES DU COMPORTEMENT ALIMENTAIRE (2)

Évolution et pronostic

Le pronostic et l'évolution des troubles des conduites alimentaires sont réservés. En effet les conduites anorexiques et boulimiques ont tendance à s'auto-entretenir et s'autorenforcer.

Classiquement on observerait dans l'anorexie 1/3 de guérison, 1/3 d'évolution vers la chronicité (avec 5 à 10 % de décès), et 1/3 présentant une évolution intermédiaire.

L'évolution des troubles boulimiques est moins bien connue. 1/3 évoluerait sur un mode chronique avec une désinsertion socioprofessionnelle importante. La survenue de décompensation dépressive n'est pas rare dans les boulimies qui évoluent parfois sur un mode périodique comme les troubles de l'humeur. La survenue d'un abus voire d'une dépendance à l'alcool peut également s'observer.

Le pronostic des anorexies et des boulimies doit tenir compte également du pronostic sur le plan de la personnalité.

Méthodes

Il existe de nombreuses méthodes thérapeutiques proposées dans les troubles de l'alimentation. Ces approches doivent nécessairement être complémentaires et adaptées aux différentes étapes de l'évolution de chaque cas particulier.

Comme le pronostic dépend en partie de la précocité de la mise en route des stratégies thérapeutiques, il importe de fixer d'emblée, au-delà des améliorations symptomatiques initiales, des objectifs à long terme dans la prise en charge des anorexies et des boulimies.

Le traitement des anorexies et des boulimies s'appuie principalement sur les *psychothérapies individuelles*.

Les *traitements pharmacologiques* ont une place réduite dans les anorexies et ils représentent un traitement d'appoint dans les boulimies. Les *approches nutritionnelles* permettent souvent une réorganisation de l'alimentation souvent très désorganisée chez ces patients.

Cadre thérapeutique

Prises en charge en urgence

Elles sont rarement appropriées, particulièrement chez les boulimiques.

L'instauration progressive d'un cadre thérapeutique et d'une relation de confiance avec le patient est donc une étape essentielle dans le traitement des anorexiques et des boulimiques.

La prise en charge est ambulatoire dans la boulimie et pour les anorexies modérées, vues précocement.

> L'hospitalisation s'impose chez l'anorexique en cas :
> - d'amaigrissement important et rapide,
> - de dépression avec risque suicidaire,
> - de risque vital engagé (troubles ioniques).

Les hospitalisations sont rarement acceptées par ces patients et ils doivent y être préparés. Il est préférable d'obtenir l'accord du patient à un projet thérapeutique, plutôt que de recourir à une hospitalisation sous contrainte (type SPDT).

Les anorexiques sont très fréquemment hospitalisés pour des durées prolongées, parfois plusieurs mois dans les formes sévères.

Objectifs à court terme du traitement

Ils sont d'obtenir une amélioration symptomatique au niveau pondéral et un assouplissement des modalités défensives et relationnelles du sujet. Les objectifs sont souvent définis à l'aide d'un contrat associant :

- **un contrat de poids :** on fixe avec le patient un poids de sortie ;
- **un contrat de séparation :** un poids intermédiaire inférieur au poids de sortie est fixé au préalable. En dessous de ce poids, le sujet ne peut voir son milieu habituel, en particulier familial.

Ces contrats négociés avec les familles et les patients permettent de s'assurer que l'hospitalisation sera menée à son terme sans être remise en cause par des manipulations. Le contrat s'avère également un médiateur dans les relations entre le patient et l'équipe soignante.

TROUBLES DU COMPORTEMENT ALIMENTAIRE (3) – ANOREXIE

Prise en charge nutritionnelle

Formes habituelles

Le traitement vise à réintroduire une réalimentation progressive et à diversifier les apports alimentaires. La prise en charge nutritionnelle a aussi pour objectif de réapprendre au patient les habitudes de table et les dimensions culturelles et relationnelles des repas.

La reprise de poids doit être habituellement progressive.

Formes graves

Exceptionnellement, lorsque le risque vital est engagé, on aura recours à une *réalimentation par voie entérale continue* (sonde gastrique, nutripompe).

Ces techniques, parfois inévitables, peuvent être aussi dangereuses en cas de renutrition trop brutale (occlusion, gastroplégie aiguë, troubles métaboliques). Elles favorisent également une attitude passive du patient.

Psychothérapies

Elles peuvent être individuelles ou familiales.

Psychothérapies individuelles

► *Psychothérapies cognitivo-comportementales*

Elles ont été surtout développées pour les conduites boulimiques. Elles commencent à être utilisées pour l'anorexie.

Elles sont centrées principalement sur les théories nutritionnelles erronées des anorexiques et sur les troubles de la perception du corps et de ses formes. Elles prennent tout leur sens en période de reprise pondérale.

► *Psychothérapie d'inspiration analytique*

Elle vise à prévenir la chronicisation des troubles et à restaurer chez les sujets des capacités relationnelles satisfaisantes. Elle est compatible avec les autres prises en charge, en particulier comportementale et nutritionnelle. Elle ne s'adresse pas non plus spécifiquement à des patients avec des troubles de la personnalité.

L'approche psychanalytique des anorexiques est centrée fréquemment autour de la notion de dépendance, conçue comme une faillite des ressources internes du sujet et une vulnérabilité accrue aux réponses de l'environnement. La psychothérapie analytique des anorexiques, au moins au début, nécessite souvent des aménagements techniques. C'est donc le plus souvent une psychothérapie de « deuxième intention ».

Psychothérapie familiale

L'abord familial est essentiel dans la prise en charge des anorexiques. Il peut s'agir de thérapies systémiques, analytiques ou d'entretiens familiaux. Ces thérapies visent à « dénouer » certaines boucles relationnelles familiales qui entretiennent les conduites pathologiques et à redéfinir la place spécifique de chacun.

Traitements médicamenteux

Correction des désordres nutritionnels

- **Sels de potassium** en cas d'hypokaliémie (vomissements, **diurétiques**, **laxatifs**).
- Dans les grandes carences, on pourra apporter du cuivre et du **zinc**.
- Les anorexies anciennes présentent souvent des troubles de la vidange gastrique qui nécessitent l'emploi d'***ÉRYTHROCINE*** à faible dose (250 mg avant les repas).
- L'ostéoporose sera traitée par des apports en **calcium** et **vitamine D**.

Au niveau des traitements spécifiques de l'anorexie, aucun traitement n'a fait la preuve de son efficacité.

Antidépresseurs - antipsychotiques

Ils peuvent être utiles en cas de dépression majeure. Les **antipsychotiques** sont utiles en cas de sthénicité importante. Ils sont utilisés principalement à visée sédative (***LARGACTIL***, ***TERCIAN***). L'**olanzapine** (***ZYPREXA***) est utilisée par certaines équipes en vertu de ses propriétés orexigènes.

Suivi à long terme

Le médecin joue le rôle de référent et de garant de la continuité des soins. Il posera les indications des divers traitements et sera chargé de planifier les stratégies thérapeutiques souvent prolongées sur plusieurs années.

TROUBLES DU COMPORTEMENT ALIMENTAIRE (4) – BOULIMIE

Prise en charge nutritionnelle

Elle comporte deux volets principaux.

Carnet alimentaire

Il permet de recenser les prises alimentaires quotidiennes et d'identifier les facteurs qui facilitent la survenue des crises. Il sert parfois de base pour amorcer une psychothérapie d'inspiration cognitivo-comportementale.

Régime alimentaire

Il s'agit le plus souvent de restaurer une alimentation équilibrée avec 3 repas/j. Le patient doit accepter de renoncer à perdre du poids et à limiter la restriction alimentaire qui a souvent pour effet de favoriser les crises. Le régime, souvent difficile à obtenir, sera temporairement contre-indiqué en cas de crises fréquentes.

Psychothérapies

Psychothérapies cognitivo-comportementales

Elles se sont beaucoup développées dans la prise en charge des boulimies.
Différents modèles cognitifs sous-tendent les programmes thérapeutiques. Ces modèles prennent en compte les facteurs émotionnels cognitifs et comportementaux impliqués dans l'initiation et le maintien des conduites boulimiques.
L'abord thérapeutique centré initialement sur le trouble alimentaire débordera souvent ce cadre pour travailler avec le patient au niveau de son estime de soi et son autonomisation.
Les thérapies cognitivo-comportementales associent à des degrés divers :
- la *relaxation* ;
- les *techniques d'affirmation de soi* ;
- les *techniques d'exposition aux aliments interdits* et prévention de la réponse ;
- le *travail sur les schémas cognitifs* et sur les distorsions concernant le poids et l'image du corps.

Approche psychanalytique

Elle est assez proche de celle proposée dans l'anorexie.

Thérapies de groupe et groupes de paroles

Ils sont particulièrement employés dans les boulimies.

Traitements médicamenteux

Traitements symptomatiques

Ils visent à corriger les désordres hydroélectrolytiques liés aux vomissements ou à la prise de **diurétiques /laxatifs** (**sels de potassium** par exemple).
Concernant les traitements spécifiques des conduites boulimiques, de nombreux produits ont été utilisés : **thymorégulateurs**, **antidépresseurs**, **anticonvulsivants**.

Antidépresseurs

Les **inhibiteurs de la recapture de la sérotonine** sont particulièrement intéressants. Par leurs effets « anti-impulsifs », ils permettraient au patient de différer les crises de boulimie. On peut utiliser : **fluoxétine** (***PROZAC***) 1 à 2 gél. à 20 mg/j. AMM : boulimie, en complément d'une psychothérapie, indiqué dans la diminution de la fréquence des crises de boulimie et des vomissements ou prise de laxatifs. Les **antidépresseurs** permettent aussi de traiter les troubles de l'humeur et les troubles anxieux fréquents chez ces patients.
Comme dans l'anorexie, les traitements médicamenteux ne doivent pas représenter le seul élément du traitement des boulimies.

Suivi des patients boulimiques

Les patients boulimiques ont souvent une avidité importante pour les soins (« boulimies de thérapies et de thérapeutes »). Le suivi sera donc confié, comme dans l'anorexie, à un médecin référent garant de la continuité de la prise en charge.

> Le suivi conjoint par un psychothérapeute et un psychiatre référent sera finalement assez proche des thérapies bifocales proposées dans les troubles de personnalité limite.

TOXICOMANIES (1)

La toxicomanie est un trouble des conduites caractérisé par l'existence d'un abus ou d'une pharmacodépendance psychique (cannabis, amphétamines, cocaïne, solvants, hallucinogènes), et parfois physique (opiacés, **benzodiazépines**, barbituriques), à une substance toxique, entraînant des phénomènes d'accoutumance et de tolérance à ce produit. Les toxicomanes (entre 100 000 et 150 000 personnes en France dont 3/4 d'hommes) constituent une population particulièrement vulnérable au plan psychosocial (alcoolisme associé, désinsertion) et somatique (sida). Le mode d'administration de la drogue est variable (ingérée, fumée, sniffée, injectée).

La dépendance psychique est essentielle et se caractérise par la recherche contraignante de la satisfaction et le désir de répéter ou de prolonger la prise de drogue afin de provoquer un plaisir ou d'éviter un déplaisir, elle est aussi relationnelle.

La dépendance physique est définie comme un état d'adaptation à la drogue qui s'accompagne d'une tolérance et s'exprime par l'apparition d'un syndrome de manque.

En matière de sevrage il apparaît que, loin d'être une fin en soi résumant à elle seule le traitement, la cure de sevrage n'a de sens qu'en tant qu'élément d'un programme global d'un traitement devant s'inscrire très fréquemment dans le long terme.

La cure de sevrage a donc une utilité double :

– directe : diminution de la consommation de produits opiacés, voire même abstinence totale ;

– indirecte : prise de conscience de la dépendance, désir du sujet d'intégrer le système de soin médical et médico-social, amélioration de la qualité du suivi et des aides à l'insertion familiale, professionnelle et sociale.

L'évaluation du devenir du sujet dépendant aux opiacés ne saurait s'appuyer sur la seule consommation de drogues et l'abstinence : l'adaptation sociale et le fonctionnement psychologique général, les troubles psychopathologiques, les problèmes médicaux, les conduites antisociales sont autant de dimensions dont il faut tenir compte pour juger de l'efficacité d'un traitement.

Les techniques de substitution sont importantes dans l'approche des sevrages, mais la substitution est un outil de régulation de l'addiction et en rien un sevrage.

CLASSIFICATION DES PRINCIPALES SUBSTANCES PSYCHOTROPES TOXICOMANOGÈNES (Delay et Deniker, 1957)

- Psychostimulants : amphétamines, cocaïne et dérivés.
- Psycholeptiques : **barbituriques**, **hypnotiques**, **benzodiazépines**.
- Psychodysleptiques : hallucinogènes et onirogènes (cannabis, marijuana, haschisch, phényléthylamines, LSD, etc.), stupéfiants (**opiacés**, **méthadone**, **buprénorphine** etc.), alcools et dérivés (éther, solvants organiques).

MORPHINE (SEVRAGE AUX OPIACÉS) (1)

■ Méthadone

MÉTHADONE AP-HP					
Prescription initiale par médecin exerçant en centre de soins pour toxicomanes, sur ordonnance sécurisée, limitée à 7 j Nécessité d'une surveillance médicale pluri-hebdomadaire (contrôle urinaire) Mise en place du traitement : 20 à 30 mg, 10 h au moins après la dernière prise d'opiacés, en une prise unique quotidienne, à augmenter à 40 à 60 mg/j en 1 à 2 sem. puis de 10 mg/sem., en fonction de la réponse clinique jusqu'à 100 mg	1 unidose 5 mg/3,75 mL	0,75	S	65 %	0,75
	1 unidose 10 mg/7,5 mL	0,82	S	65 %	0,82
	1 unidose 20 mg/15 mL	0,96	S	65 %	0,96
	1 unidose 40 mg/15 mL	1,02	S	65 %	1,02
	1 unidose 60 mg/15 mL	1,09	S	65 %	1,09
	7 gél. 1 mg	2,51	S	65 %	0,36
	7 gél. 5 mg	4,33	S	65 %	0,62
	7 gél. 10 mg	5,03	S	65 %	0,72
	7 gél. 20 mg	6,44	S	65 %	0,92
	7 gél. 40 mg	7,06	S	65 %	1,01
	1 fl. sirop 1,33 mg/mL	HOP	S		

PROPRIÉTÉS

Agoniste morphinique.

INDICATIONS

Traitement substitutif des pharmacodépendances majeures aux opiacés.

CONTRE-INDICATIONS

Enfant (moins de 15 ans), insuffisance respiratoire grave, hypersensibilité à la **méthadone**.

PRÉCAUTIONS D'EMPLOI

Nécessité d'une prise en charge médico-psycho-sociale conjointe. Risque de syndrome de sevrage aigu en cas d'interruption brutale du traitement. Surveillance plus particulière des sujets âgés ou présentant une pathologie somatique grave (asthme, insuffisance respiratoire, rénale, hépatique ou surrénalienne, hypothyroïdie, diabète).

Grossesse : évaluation du rapport bénéfice/risque pour la mère et l'enfant, risque de sevrage chez le nouveau-né.

Allaitement : pourrait prévenir le risque de sevrage aigu chez le nouveau-né.

EFFETS INDÉSIRABLES

Troubles respiratoires (dépression voire arrêt respiratoire si surdosage), cardiaques (flush facial, bradycardie, palpitations, hypotension artérielle avec risque de choc voire d'arrêt cardiaque si surdosage), troubles neuropsychiques (euphorie, agitation, somnolence, céphalées, vertiges), digestifs (constipation, nausées, vomissements, spasmes des voies biliaires), génito-urinaires (dysurie, troubles de la libido), allergiques (urticaire, prurit, œdèmes), hypersudation.

INTERACTIONS MÉDICAMENTEUSES

Alcool, agonistes/antagonistes morphiniques (syndrome de sevrage), autres dérivés morphiniques (dépression respiratoire), dépresseurs du SNC, **IMAO**, **antidépresseurs** sérotoninergiques, **cimétidine**, **rifampicine**, **phénytoïne** (sevrage), acidifiant et alcalinisant urinaires.

ANTIDOTE

La **naloxone** est destinée à empêcher le mauvais usage du produit par voie IV.

TOXICOMANIES (2)

Toxicomanie aux opiacés

Les **opiacés** (héroïne, **morphine**, **codéine**, etc.) peuvent être utilisés en « sniff » ou en « shoot » (IV), produisant alors un « flash », sensation de bien-être intense. Le risque principal est celui du surdosage (overdose) qui peut entraîner des complications graves (rhabdomyolyse, pneumopathie d'inhalation, OAP lésionnel, anoxie cérébrale) parfois irréversibles.

Surdosage en opiacés

► *Signes cliniques*

- Dépression respiratoire.
- Troubles neurovégétatifs (hypothermie, bradycardie, troubles du rythme).
- Myosis serré bilatéral.
- Constipation, rétention d'urine.
- Troubles de la conscience, voire coma stuporeux aréflexique.

► *Risques*

- Globe vesical.
- Hypothermie.
- Œdème pulmonnaire.
- Collapsus cardiovasculaire.
- Mort subite.

► *Traitement*

Administration d'un **antagoniste spécifique des récepteurs morphiniques centraux**, **naloxone** (***NARCAN***) 1 amp. de 0,4 mg en IV puis 0,1 mg toutes les min jusqu'à obtention d'une ventilation efficace et sans dépasser 10 mg au total.

La prévention antitétanique, la recherche et le traitement spécifique des éventuelles complications fréquentes chez les toxicomanes aux **opiacés** (abcès aux points d'injection, endocardite tricuspide, hépatites virales B et C, sida, etc.) doivent être pratiquées.

Sevrage aux opiacés [1]

La réalisation pratique du sevrage ne représente qu'une partie limitée de la prise en charge d'un patient dépendant. Elle s'inscrit dans un projet plus large qui comprend une phase de préparation et d'évaluation préalable et prévoit d'emblée les modalités de poursuite de la prise en charge au décours.

La phase de préparation permet de s'assurer du caractère adapté de l'indication de sevrage et de l'absence de contre-indication, de discuter et de choisir, avec le patient, le cadre du sevrage. La préparation et la mise en place des sevrages peuvent se décrire en trois temps différenciés : la prise de contact, le constat clinique et la négociation du contrat de soins.

La prise de contact a comme l'objectif principal la construction de la relation thérapeutique. Le **« constat clinique »** est une évaluation psychopathologique, des dépendances, évaluation sociale initiale, évaluation somatique (l'examen clinique et biologique). Enfin, on évalue l'opportunité du sevrage, négocie le **projet**, la place de la psychothérapie (entretiens motivationnels) et finalement le cadre (ambulatoire ou institutionnel).

Le sevrage en milieu hospitalier est réalisé en service de médecine non spécialisé, en service psychiatrique ou en institution spécialisée. Le choix du lieu paraît davantage lié à l'offre de soins qu'à une réelle réflexion clinique ou théorique. **Le contrat** est établi entre le patient et l'équipe de soins : variable suivant les institutions, insiste sur le nécessaire respect par le patient de leurs règles de vie, comprend habituellement une période de durée variable pendant laquelle le patient accepte une limitation plus ou moins complète des sorties, des visites, et des appels téléphoniques personnels.

MORPHINE (SEVRAGE AUX OPIACÉS) (2)

Buprénorphine

SUBUTEX					
Prescription sur ordonnance sécurisée pour une durée de 28 j Délivrance fractionnée de 7 j Mise en route du traitement : 0,8 à 2 mg/j en une prise, 4 h au moins après la dernière prise de stupéfiants Augmentation des doses à 16 mg/j en une prise selon la réponse clinique	7 cp. subling. 0,4 mg 7 cp. subling. 2 mg 7 cp. subling. 8 mg	2,04 5,40 16,82	I I I	65 % 65 % 65 %	0,29 0,77 2,40

PROPRIÉTÉS
Agoniste/antagoniste morphinique (analgésique-opioïde).

INDICATIONS
Traitement substitutif d'une pharmacodépendance majeure aux opiacés.

CONTRE-INDICATIONS
Hypersensibilité à la **buprénorphine**, enfant (moins de 15 ans), insuffisance respiratoire ou hépatique sévère, intoxication alcoolique aiguë et delirium tremens.
Grossesse : déconseillé.
Allaitement : déconseillé.

PRÉCAUTIONS D'EMPLOI
Risque de pharmacodépendance, détournement du traitement par usage en IV. À utiliser avec précaution chez l'insuffisant respiratoire, rénal ou hépatique.

EFFETS INDÉSIRABLES
Constipation, céphalées, insomnies, asthénie, somnolence, nausées, vomissements, hypotension orthostatique, sueurs, dépression respiratoire.
Certains toxicomanes utilisent la **buprénorphine** (***SUBUTEX***) en injection IV après avoir dissous les cp. dans de l'eau ou du jus de citron. Des infections et des hépatites cytolytiques ont été rapportées par cette voie.

INTERACTIONS MÉDICAMENTEUSES
Alcool (somnolence), **benzodiazépines** et autres dépresseurs du SNC, **IMAO**.
Inhibiteurs du CYP3A4 (augmentation des concentrations de **buprénorphine**) : **antifongiques azolés**, **inhibiteurs de protéases**, etc.
Inducteurs du CYP3A4 (pas d'étude, surveillance étroite) : **phénobarbital**, **carbamazépine**, phénytoïne, **rifampicine**, etc.

Buprénorphine + naloxone

SUBOXONE					
Prescription sur ordonnance sécurisée pour une durée de 28 j Délivrance fractionnée de 7 j Induction (J1) : 2-8 mg/j (de buprénorphine) Entretien : posologie fonction de la réponse clinique, avec adaptation par palliers de 2 à 8 mg Après stabilisation : diminution possible de la fréquence d'administration, mais sans modifier la dose prise par sem. **Ne jamais dépasser 24 mg/j**	7 cp. subling. 2 mg/0,5 mg 7 cp. subling. 8 mg/2 mg	4,92 15,31	I I	65 % 65 %	0,70 2,19

PROPRIÉTÉS
La **naloxone** est destinée à empêcher le mauvais usage du produit par voie IV, en précipitant le syndrome de sevrage.

Cf. **buprénorphine**.

TOXICOMANIES (3)

Signes cliniques

Le syndrome de manque aux opiacés (apparaît 6 à 8 h après la dernière prise des opiacés) associe diversement les symptômes suivants : syndrome pseudo-grippal, anxité, puis agitation, syndrome confuso-onirique, lombalgies, hyperalgésie, douleurs diffuses à prédominance musculaire, douleurs abdominales, accélération du transit intestinal, diarrhée et parfois vomissements, tremblements, sueurs, bâillement, larmoiement, rhinorrhée, augmentation de la transpiration, tachycardie, hypertension arterielle et mydriase bilatérale de valeur sémiologique importante.

Aux signes physiques, s'ajoutent des symptômes psychiques : anxiété, irritabilité, recherche compulsive de produits, troubles du sommeil, dépression.

Le délai d'apparition des **symptômes de sevrage** est variable et fonction de la demi-vie d'élimination de la substance consommée. Pour l'héroïne dont l'élimination est rapide, les symptômes apparaissent en général après 6 à 12 h, s'accentuent progressivement jusqu'au troisième jour, et régressent habituellement en moins de 8 j.

Pour les produits de substitution dont l'élimination est longue (**méthadone** ou **buprénorphine**), les symptômes sont souvent décalés dans le temps et persistent de manière plus prolongée. Il s'agit alors notamment de manifestations psychiques (anxiété, insomnie, aboulie, asthénie) qui pourraient contribuer à une reprise ultérieure de la consommation de drogue.

Traitement

L'arrêt de toute prise de toxique, la réhydratation, la renutrition, un apport polyvitaminique.

Les traitements spécifiques tentent de s'opposer à l'hyperfonctionnement adrénergique, considéré comme responsable des symptômes : la **clonidine** (***CATAPRESSAN***), **antihypertenseur**, $\alpha 2$-stimulant central, efficace sur l'agitation, l'instabilité, la lacrymation, la rhinorrhée et la transpiration, a peu ou pas d'effet sur l'insomnie et les myalgies. L'administration est uniquement orale, en prises espacées de 2 à 3 h et en augmentant progressivement la dose ; la surveillance de la pression artérielle est systématique, le traitement est interrompu transitoirement lorsque la pression systolique est inférieure à 100 mmHg. Cette thérapeutique est utilisée particulièrement au début de la prise en charge hospitalière lorsque les patients sont alités.

Ex : **clonidine** (*CATAPRESSAN*) 1 cp. à 0,15 mg x 6/j pendant 4 à 8 j.

Les traitements symptomatiques comportent : **antalgiques** , **spasmolytiques**, **antinauséeux**, **antidiarrhéiques**, **anxiolytiques**, sédatifs et **hypnotiques**. Les produits sédatifs sont indispensables, surtout dans les premiers jours.

Les **benzodiazépines** présentent un risque propre d'induction d'une pharmacodépendance, il paraît souhaitable de limiter leur utilisation et d'éviter leur emploi chaque fois que cela est possible. L'alternative peut être l'utilisation d'un **antipsychotique** sédatif tel que l'**alimémazine** (***THÉRALÈNE***) ou la **cyamémazine** (***TERCIAN***).

TOXICOMANIES (4)

Modalités de suivi

L'indication d'un traitement par un produit de substitution : **méthadone chlorhydrate**, **buprénorphine** (***SUBUTEX***) ou **buprénorphine + naloxone** (***SUBOXONE***) peut être posée chez un sujet toxicomane chronique, motivé, compliant, en cas d'échec ou de contre-indication au sevrage.

Un accompagnement doit toujours être proposé. Le **suivi médical** tient compte des pathologies contractées pendant la période de dépendance telles les hépatites B ou C et le VIH. Celles-ci nécessiteront un suivi et/ou des thérapeutiques adéquates. **L'accompagnement social** vise à restaurer l'inscription sociale du patient. **Le suivi éducatif** cherche par la relation, le dialogue et l'accompagnement actif, à résoudre les problèmes rencontrés dans la vie quotidienne. **Le soutien psychologique** est nécessaire tout au long de la prise en charge. La famille devrait pouvoir s'impliquer dans le processus de soins et de suivi. L'existence d'un support social étayant est l'un des facteurs favorisant l'efficacité des soins.

Toxicomanie au cannabis

Le cannabis est la drogue illicite la plus répandue au monde et peut provoquer une « ivresse cannabique » (sensation de bien-être, désinhibition, dépersonnalisation-déréalisation, bouffée délirante) lors d'intoxications aiguës. L'usage chronique de cette substance a des conséquences psychiques (syndrome « amotivationnel ») et somatiques (céphalées, vomissements, tachycardie, hypotension artérielle orthostatique), mais n'entraîne pas de dépendance physique. Le principal risque est celui du passage à une consommation d'opiacés. Le risque relatif de développement d'une schizophrénie est de 6, sans préjuger d'une quelconque relation causale.

Aspects médico-légaux

Les soins aux toxicomanes sont régis par la loi du 31 décembre 1970 qui comprend un volet répressif (trafic et usage illicite de substances vénéneuses) et un volet médico-social qui incite le toxicomane à se sevrer, soit spontanément soit par le biais d'un signalement effectué par les services médico-sociaux à la DDASS. Enfin, l'injonction thérapeutique (obligation de soins décidée par le Procureur de la République) permet au toxicomane d'éviter une sanction pénale mais reste une disposition contestée.

CONSENSUS

[1] Modalités de sevrage chez les toxicomanes dépendant des opiacés, *Anaes*, 1998.

SUICIDE (TENTATIVE DE) (1)

Bien que ne figurant pas dans les classifications internationales des troubles mentaux (CIM-10 et DSM-IV), le suicide et les tentatives de suicides représentent l'urgence et le risque majeur du domaine de la psychiatrie. Le passage à l'acte suicidaire (tentative de suicide ou TS) n'est jamais un geste anodin et traduit l'échec des capacités d'élaboration psychique d'un sujet face à un conflit. Motif fréquent de consultation en urgence (150 000 TS/an en France), il constitue un geste qui entraîne environ 12 000 décès/an. 95 % des TS se font par ingestion médicamenteuse (**paracétamol**, **benzodiazépines**), associée dans un cas sur deux à de l'alcool, et/ou par phlébotomie. 60 % des suicides aboutis sont la conséquence d'une pendaison ou de l'utilisation d'une arme à feu. Le nombre de tentatives de suicide est plus important chez les femmes, mais le taux de décès par suicide est plus important chez les hommes. Les suicides sont plus fréquents en milieux rural, et sont favorisés par un mauvais niveau socio-économique. L'importance relative du suicide est maximum vers 30 ans et à cet âge c'est la première cause de décès (20 % des décès masculins et 15 % des décès feminins).

La question principale est, en urgence, celle de l'indication d'une hospitalisation, appréciée essentiellement en évaluant le risque de récidive suicidaire.

Facteurs de risque suicidaire

Caractéristiques générales

L'existance d'une pathologie psychiatrique aiguë, l'âge (adolescent ou sujet âgé), le sexe masculin, l'isolement familial (célibataire, veuf, rupture affective) ou social (chômage, difficultés scolaires), l'existence d'antécédents personnels et/ou familiaux de tentative d'autolyse, l'existence d'une pathologie somatique grave associée,facteurs de stress.

Caractéristiques psychopathologiques

Trouble de l'humeur, schizophrénie, trouble délirant chronique, trouble grave de la personnalité, trouble dementiel, comorbidités : alcoolisme, toxicomanie.

Caractéristiques de l'idéation et du geste suicidaire [1]

Il est important d'évaluer :

1. Le niveau de souffrance

Désarroi ou désespoir, repli sur soi, isolement relationnel, sentiment de dévalorisation ou d'impuissance, sentiment de culpabilité.

2. Le degré d'intentionnalité

Idées envahissantes, rumination, recherche ou non d'aide, attitude par rapport à des propositions de soins, dispositions envisagées ou prises en vue d'un passage à l'acte (plan, scénario).

3. Les éléments d'impulsivité

Tension psychique, instabilité comportementale, agitation motrice, état de panique, antécédents de passage à l'acte suicidaire, de fugue ou d'actes violents.

Contexte :

- soit un geste non prémédité (trouble de la personnalité compliqué ou non d'un syndrome dépressif, recrudescence anxieuse dans le contexte d'un épisode dépressif majeur ; geste motivé par un état délirant dans un contexte de schizophrénie) ;
- soit au contraire notion de préméditation dans le cadre d'un syndrome dépressif majeur sévère (dans le cadre d'un trouble dépressif récurrent ou d'un trouble bipolaire) avec ou sans idées délirantes, épisode dépressif dans un contexte de schizophrénie.

4. Un éventuel élément précipitant

Conflit, échec, rupture, perte.

5. La présence de moyens létaux à disposition

Armes, médicaments, etc.

6. La qualité du soutien de l'entourage proche

Capacité de soutien ou inversement.

SUICIDE (TENTATIVE DE) (2)

Prise en charge du sujet suicidant en urgence

- Évaluation de l'urgence vitale et maintien des constantes sur place et pendant le transfert aux urgences.
- Si tentative de suicide par précipitation (défenestration) : immobilisation, maintien des constantes vitales. Aux urgences : prise en charge pluridisciplinaire, scanner corps entier à la recherche des lésions osseuses et viscérales.
- Évaluation de la quantité de médicaments et/ou de toxiques absorbés.
- Recherche de toxiques et alcoolémie.
- Traitement en rapport avec le moyen utilisé pour la TS (lavage gastrique, charbon, antidotes spécifiques).
- Traitement symptomatique.
- **Avis psychiatrique systématique lorsque le sujet est conscient** : évaluation du contexte clinique, de l'intentionnalité suicidaire, du risque de recidive et proposition (le plus souvent) d'une hospitalisation en milieu spécialisé, au besoin sous contrainte (soins psychiatriques sans consentement effectués à la demande d'un tiers : SPDT), afin de proteger le sujet, de l'évaluer cliniquement, de mettre en route un suivi psychiatrique et/ou psychothérapique et d'un éventuel traitement chimiothérapique soit un suivie rapproché en ambulatoire par un psychiatre ou une structure psychiatrique.
- Prise en charge de l'entourage [1].
- Prévention de récidive : limiter l'accès au moyen de suicide, prise en charge des suicidants, amélioration de la connaissance épidémiologique, prise en charge des populations à risque, accompagniement des patients hospitalisés et sortant d'une hospitalisation en psychiatrie, surtout dans un contexte de prise en charge d'une crise suicidaire.

CONSENSUS

[1] Effets et conséquences du suicide sur l'entourage, *FFP*, 2010.

Rhumatologie – Orthopédie

SOMMAIRE

MALADIES

MÉDICAMENTS

DOULEUR EN RHUMATOLOGIE (1)

Les affections qui relèvent de la rhumatologie se caractérisent essentiellement par 2 types de symptômes : la douleur et l'atteinte de la fonction articulaire, dont la combinaison aboutit à une impotence fonctionnelle plus ou moins importante.

La prise en charge des patients est différente selon l'expression de la symptomatologie, soit aiguë, soit chronique.

Douleur aiguë

Douleur articulaire aiguë

La douleur de l'accès goutteux, ou de la poussée de bursite calcaire, se caractérise par son caractère explosif, l'intensité particulière de la douleur et de l'impotence.

L'inflammation y est extrême et c'est là que le traitement anti-inflammatoire est le plus brillant sur la sédation de la douleur, le plus rapide, qu'il s'agisse de la **colchicine**, d'un **AINS** ou d'une courte corticothérapie. Les **antalgiques** ne sont qu'un simple appoint thérapeutique.

Douleur rachidienne aiguë du lumbago

Caractéristique par son intensité et par l'impotence qu'elle entraîne, c'est une douleur « mécanique » dont la durée sera en général inférieure à 1 sem.

Le repos, les **antalgiques**, les **myorelaxants** ont souvent autant d'effet qu'un **AINS**, sans en avoir les dangers potentiels.

Névralgies d'origine disco-rachidienne

L'inflammation existe, mais la douleur y est parfois l'élément prédominant à prendre en compte, dont la durée moyenne est connue.

Excruciante ou lancinante, la douleur subit des recrudescences « mécaniques » liées aux mouvements dans la sciatique, des recrudescences « inflammatoires » nocturnes au début des cruralgies et de nombreuses névralgies cervico-brachiales.

Le traitement doit être adapté à l'intensité des symptômes, à leur horaire : prescription de l'**antalgique** le plus puissant au moment où la douleur est ou risque d'être la plus forte ; c'est la recrudescence nocturne qui conduit à prescrire un anti-inflammatoire puissant (corticothérapie orale) dans les névralgies hyperalgiques.

Le traitement doit aussi être adapté dans le temps en fonction du temps d'évolution de la névralgie : c'est la durée prolongée de certaines sciatiques, plus souvent que l'existence d'un déficit neurologique, qui conduit à envisager un geste thérapeutique chirurgical sur le disque.

Délai moyen et taux de guérison des névralgies

DÉLAI DE GUÉRISON	SCIATIQUE	CRURALGIE	NÉVRALGIE CERVICO-BRACHIALE
6 sem.	50 %	55 %	50 %
8 sem.			80 %
12 sem.	70 %	85 %	
Délai plus long	95 %	97 % ou plus	Près de 100 %
Nécessité d'opérer	5 %	Très rarement	Exceptionnellement

Ostéalgies

La douleur de la fracture de contrainte est localisée, « mécanique », et peut s'accompagner de signes inflammatoires locaux. Son traitement est « mécanique » : immobilisation jusqu'à consolidation dans des délais habituellement connus.

La douleur du tassement vertébral ostéoporotique est celle d'une fracture, liée au mouvement, à la toux, etc. La consolidation se fait en 6 à 8 sem., l'impotence douloureuse dépasse rarement 3 sem. Le repos relatif, les **antalgiques** usuels suffisent presque toujours.

ANTALGIQUES USUELS (1) – ASPIRINE, SALICYLÉS (1)

Acide acétylsalicylique et assimilés

ASPÉGIC					
Douleurs d'intensité légère à modérée : 3 g/j max Affections rhumatismales : 3 à 6 g/j 4 h min entre les prises Ne pas dépasser 1 g par administration Dose réduite chez le sujet âgé	20 sach. 500 mg 20 sach. 1 g 30 sach. 1 g	1,84 3,35		65 % 65 % NR	0,09 0,17
ASPÉGIC INJECTABLE Voie parentérale : IM profonde, IV ou en perf.	6 fl. pdre + sol. 500 mg 6 fl. pdre + sol. 1 g	4,92 8,28		65 % 65 %	0,82 1,38
ASPIRINE UPSA					
Idem ***ASPÉGIC***	20 cp. séc. efferv. 500 mg	2,77		65 %	0,14
ASPRO					
Idem ***ASPÉGIC***	20 cp. 500 mg			NR	
ASPIRINE PH8					
Idem ***ASPÉGIC***	20 cp. gastro-résist. 0,5 g 50 cp. gastro-résist. 0,5 g			NR NR	
ASPIRINE PROTECT					
Idem ***ASPÉGIC***	30 cp. gastro-résist. 100 mg 50 cp. gastro-résist. 100 mg 30 cp. gastro-résist. 300 mg	1,86 HOP 1,86		65 % 65 %	0,06 0,06

DOULEUR EN RHUMATOLOGIE (2)

Douleur chronique

D'intensité en général subaiguë ou modérée, son évolution, prolongée sur des mois ou des années, se fait souvent sur **un mode cyclique, avec des ondes évolutives.** Elle nécessite pour être correctement combattue de prendre en considération :
– son **intensité** ;
– l'**impotence qui peut l'accompagner** ;
– son **évolution** dans le temps ; on ne traitera pas de la même façon le fond douloureux permanent d'une gonarthrose et la poussée congestive qui en émaille souvent l'évolution ;
– son **horaire** et ses facteurs d'aggravation.

> La raideur matinale douloureuse des grands rhumatismes inflammatoires chroniques doit être combattue par la prescription d'un anti-inflammatoire à une heure telle qu'il ait son maximum d'efficacité à ce moment.
> Les douleurs de démarrage, la limitation douloureuse de la marche des arthroses de la hanche et du genou, pourront bénéficier de la prescription ponctuelle d'un **antalgique** avant une sortie pour la faciliter.

Façon dont le patient vit (avec) sa douleur

Il nous semble intéressant de donner ici l'exemple des lombalgies chroniques au cours desquelles plusieurs travaux ont confirmé l'importance des formes avec troubles psychopathologiques ou psychiatriques associés aux facteurs organiques : près de 40 % des cas de lombalgies.

L'analyse de ces formes permet de noter la fréquence des signes de dépression confirmée et de critères d'anxiété. Ces signes peuvent être la cause principale de la pérennisation des symptômes ; ne pas en tenir compte, dès le premier contact avec le patient, exposerait à des échecs thérapeutiques, sans parler de la surconsommation de prescriptions et d'actes médicaux, voire chirurgicaux.

Douleurs neuropathiques périphériques

Il est schématiquement possible, avec une optique neurologique, de distinguer les douleurs en :
– douleurs neuropathiques, liées à un dysfonctionnement du système nerveux, elles-mêmes d'origine centrale ou d'origine périphérique (DNP) ;
– douleurs nociceptives, dues à des lésions de tissus non nerveux ; aiguës ou chroniques, elles affectent : articulations, muscles, os, etc.

Toutefois, en pratique courante, les deux mécanismes sont fréquemment intriqués : douleurs mixtes.

Les douleurs neuropathiques périphériques sont fréquentes en rhumatologie. L'atteinte du système nerveux périphérique est responsable, quand elle se prolonge, d'une perturbation du système nerveux central, ce qui a des applications thérapeutiques. Il en est ainsi au cours des formes prolongées de radiculalgies (sciatique, cruralgie, névralgie cervico-brachiale), de syndromes canalaires, de neuropathies au cours de vascularites, du diabète, ou d'origine iatrogène ; voire au cours d'un syndrome douloureux complexe régional (algodystrophie réflexe).

► *Diagnostic*

Pour apprécier et reconnaître une DNP, il est possible d'utiliser le questionnaire DN4 (*cf. infra*), établi par la Société française de rhumatologie.

ANTALGIQUES USUELS (2) – ASPIRINE, SALICYLÉS (2) – PHARMACOLOGIE

PROPRIÉTÉS

Antalgique périphérique, antipyrétique, anti-inflammatoire à dose élevée.
Antiagrégant plaquettaire.

INDICATIONS

Traitement symptomatique des douleurs d'intensité légère à modérée et/ou d'états fébriles.
Affections rhumatismales.

CONTRE-INDICATIONS

Allergie avérée à l'**aspirine** et aux **AINS**.
Ulcère gastroduodénal évolutif.
Toute maladie hémorragique et si risque hémorragique.
Interactions médicamenteuses : autres **AINS**, anticoagulants oraux, si ≥ 3 g/j, **méthotrexate** à dose ≥ 15 mg/sem., etc.
Grossesse : contre-indiqués à partir du 6e mois ; avant, uniquement si nécessaire et en traitement ponctuel.
Allaitement : déconseillés.

PRÉCAUTIONS D'EMPLOI

Ce sont celles des **AINS**, plus antécédents d'ulcère gastroduodénal ou d'hémorragie digestive, d'asthme ; insuffisance rénale, métrorragies ou ménorragies, dispositif intra-utérin.
Compte tenu de l'effet antiagrégant plaquettaire, rapide et durable, prévenir le patient des risques hémorragiques pouvant survenir en cas de geste chirurgical, même mineur.

EFFETS INDÉSIRABLES

Sur le système nerveux central : bourdonnements d'oreille, baisse de l'acuité auditive, céphalées (surdosage).
Gastro-intestinaux : ulcère, hémorragies patentes ou occultes ; douleurs abdominales.
Hématologiques : syndromes hémorragiques avec augmentation du TS, persistant 4 à 8 j après l'arrêt de l'**aspirine**.
Réaction d'hypersensibilité : œdème de Quincke, urticaire, asthme, anaphylaxie.

INTERACTIONS MÉDICAMENTEUSES

– Autres **AINS** : augmentation du risque ulcérogène et hémorragique ; association déconseillée.
– **Anticoagulants oraux** : augmentation du risque hémorragique. **Salicylés** à faible dose : surveillance du TS ; à fortes doses : contre-indication.
– **Héparines** : augmentation du risque hémorragique ; association déconseillée.
– **Antidiabétiques** hypoglycémiants : majoration du risque hypoglycémiant.
– **Glucocorticoïdes** : diminution de la salicylémie en cours de traitement, majoration à l'arrêt du **corticoïde**.
– **Diurétiques** : précautions d'emploi si fortes doses de **salicylés** (hydratation, fonction rénale).
– **Inhibiteurs de l'enzyme de conversion** : précautions d'emploi si fortes doses de **salicylés** (hydratation, fonction rénale). Réduction de l'effet antihypertenseur.
– **Méthotrexate** : contre-indiqué si dose > 15 mg/sem. ; au-dessous, surveillance hebdomadaire de l'hémogramme, accrue chez le sujet âgé et si fonction rénale altérée.
– **Uricosuriques** (**benzbromarone, probénécide**) : diminution de l'effet uricosurique ; association déconseillée.
– **Interféron alpha** : risque d'inhibition de l'action de l'interféron ; association déconseillée.
– **Topiques gastro-intestinaux** : augmentation de l'excrétion rénale des salicylés ; à prendre en compte.
– **Dispositif intra-utérin** : risque de moindre efficacité, controversé, à prendre en compte.

DOULEUR EN RHUMATOLOGIE (3)

Questionnaire DN4

QUESTION 1 : la douleur présente-t-elle une ou plusieurs des caractéristiques suivantes ?

	Oui	Non
1. Brûlure		
2. Sensation de froid douloureux		
3. Décharges électriques		

QUESTION 2 : la douleur est-elle associée dans la même région à un ou plusieurs des symptômes suivants ?

	Oui	Non
4. Fourmillements		
5. Picotements		
6. Engourdissements		
7. Démangeaisons		

QUESTION 3 : la douleur est-elle localisée dans un territoire où l'examen met en évidence :

	Oui	Non
8. Hypoesthésie au tact		
9. Hypoesthésie à la piqûre		

QUESTION 4 : la douleur est-elle provoquée ou augmentée par :

	Oui	Non
10. Le frottement		

OUI = 1 point **NON = 0 point** **Score du patient : /10**

Si le score du patient est ≥ 4, il est probable que la douleur ait une composante neuropathique.

► *Conséquences thérapeutiques*

Lorsque les douleurs ne sont pas contrôlées par les thérapeutiques usuelles (**antalgiques**, **AINS**), ou qu'elles leur échappent, il est alors possible de s'adresser aux médications recommandées dans les DNP.

- **antalgiques opiacés (tramadol)** ;
- **antiépileptiques (carbamazépine** : ***TÉGRÉTOL***, **prégabaline** : ***LYRICA***) ;
- **antidépresseurs** (imipraniques : ***ANAFRANIL***, ***TOFRANIL*** ; l'efficacité des **inhibiteurs de la recapture de la sérotonine** est moindre) ;
- ou méthodes non médicamenteuses (stimulation électrique cutanée par exemple, etc.).

Douleur chronique et morphiniques

L'objectif de la prescription de **morphiniques** au long cours est seulement de réduire l'intensité de la douleur.

Cette prescription est **exceptionnelle en rhumatologie**, et doit suivre un certain nombre de règles.

La cause de la douleur doit être bien identifiée, et les douleurs mal définies, sans support organique prouvé ou avec facteurs psychologiques prédominants doivent être exclues.

Les autres **antalgiques** de niveau I et II doivent avoir été inefficaces auparavant.

Un antécédent de toxicomanie doit avoir été écarté.

Un seul médecin doit être responsable du traitement, tant pour la prescription initiale que pour le suivi.

Le produit choisi doit être administré en continu, avec renforcement en période d'activité ou de douleur. La posologie sera progressivement adaptée, et en cas de non-réponse à l'augmentation des doses, la prescription sera arrêtée.

Le suivi doit être très régulier, tous les 28 j, et l'efficacité et la tolérance analysées attentivement.

ANTALGIQUES USUELS (3) – PARACÉTAMOL (1)

Paracétamol

CLARADOL				
Idem ***DAFALGAN***	16 cp. efferv. 500 mg	1,12	65 %	0,07
	16 cp. séc. 500 mg	1,08	65 %	0,07
DAFALGAN				
Traitement symptomatique des douleurs d'intensité légère à modérée et/ou états fébriles Selon les symptômes : 1 à 3 g/j, jusqu'à 4 g/j si nécessaire 4 h min d'intervalle entre les prises	16 cp. efferv. séc. 500 mg	1,12	65 %	0,07
	100 cp. 500 mg	HOP		
	16 gél. 500 mg	1,12	65 %	
	100 gél. 500 mg	HOP		
	10 sup. 600 mg	1,41	65 %	0,14
	8 cp. séc. 1 g	1,12	65 %	0,14
	40 cp. 1 g	HOP		
	100 cp. 1 g	HOP		
DOLIPRANE				
Idem ***DAFALGAN***	16 cp. 500 mg	1,12	65 %	0,07
	12 sach. 500 mg	1,12	65 %	0,09
	16 cp. efferv. 500 mg	1,12	65 %	0,07
	16 gél. 500 mg	1,12	65 %	0,07
	8 sup. 1 g	1,41	65 %	0,18
	8 cp. 1 g	1,12	65 %	0,14
	8 cp. efferv. séc. 1 g	1,12	65 %	0,14
	8 sach. 1 g	1,12	65 %	0,14
	8 gél. 1 g	1,12	65 %	0,14
	100 cp. 1000 mg	HOP		
EFFERALGAN et EFFERALGANMED				
Idem ***DAFALGAN***	16 cp., cp. eff. séc. ou cp. orodisp. 500 mg	1,12	65 %	0,07
	8 cp. efferv. 1 g	1,12	65 %	0,14
	10 sach. glé. 250 mg vanille-fraise		NR	
	16 sach. glé 500 mg vanille-fraise		NR	
	8 sach. glé. 1 g capuccino		NR	
DOLKO				
Idem ***DAFALGAN***	12 sach. 500 mg	1,12	65 %	0,09
	16 cp. séc. 500 mg	1,12	65 %	0,07
	8 cp. 1 g	1,12	65 %	0,14
PARALYOC				
Idem ***DAFALGAN***	10 cp. à sucer 250 mg	1,37	65 %	0,14
	16 cp. à sucer 500 mg	1,99	65 %	0,12
PERFALGAN				
Traitement de courte durée des douleurs d'intensité modérée, en particulier en postopératoire, et traitement de courte durée de la fièvre, lorsque la voie IV est cliniquement justifiée par l'urgence A. et adolescent > 50 kg : 1 g jusqu'à 4 fois/j Respecter un intervalle d'au moins 4 h entre 2 administrations Éviter la voie centrale	12 fl. 100 mL 10 mg/mL	HOP		

DOULEUR EN RHUMATOLOGIE (4)

Traitement

Il comporte 3 volets :
- le traitement étiologique lorsqu'il existe ;
- le traitement symptomatique, toujours nécessaire, qui repose sur le repos articulaire, les médications antalgiques et anti-inflammatoires principalement ;
- la prise en compte du contexte : personnel (vécu de la douleur ; antécédents et contre-indications thérapeutiques), social et familial, professionnel.

> Le traitement de la douleur doit tenir compte des modalités évolutives et de l'histoire naturelle des affections lorsqu'elle est connue.

Classification de la douleur

Il existe plusieurs classifications possibles. Celle préconisée par l'OMS pour les **douleurs chroniques cancéreuses**, comporte 3 niveaux successifs. Ils correspondent :
- pour le **niveau I** à des douleurs légères à modérées ;
- pour le **niveau II** (II a et II b) à des douleurs modérées à sévères et/ou à l'échec des **antalgiques** utilisés pour le niveau I ;
- pour le **niveau III**, à des douleurs intenses et/ou à l'échec des **antalgiques** utilisés pour le niveau II.

> Cette classification peut servir de référence en pathologie rhumatologique, mais elle doit en pratique être adaptée à chaque cas particulier.
> Il faut faire attention aux confusions possibles entre *liste* et *niveau*.

Classification des médicaments

► *Selon les modalités de prescription*

La législation française classe les médicaments selon les modalités de prescription. Les **antalgiques** participent à cette classification. Certains, dont le **paracétamol**, ne figurent sur aucune liste ; leur vente est libre, mais le conditionnement en est généralement réduit. Pour les autres ils figurent sur les listes suivantes.

Liste I

Prescription sur simple ordonnance, non renouvelable, sauf en cas de mention expresse contraire. La délivrance se fait pour 30 j au maximum, sur présentation de l'ordonnance.

Liste II

Prescription sur simple ordonnance, renouvelable sur présentation de l'ordonnance, sauf en cas de mention expresse contraire. La délivrance se fait par fraction de 30 j, et l'ordonnance doit dater de moins de 3 mois.

Liste des stupéfiants (voir ci-après)

► *Selon la composition pharmacologique*

Les **antalgiques** peuvent être classés selon leur composition pharmacologique.

Antalgiques non morphiniques

Ce sont ceux que l'on peut qualifier d'usuels : **paracétamol**, **salicylés**, **analgésiques** de la famille des **anti-inflammatoires non stéroïdiens** ; ils font partie des **antalgiques** de niveau I. Signalons les **antalgiques purs** : **floctafénine** (***IDARAC***, par voie orale), **néfopam** (***ACUPAN***, par voie IM), beaucoup moins utilisés en pratique rhumatologique.

Antalgiques opioïdes faibles

Ils ne donnent lieu, pour un usage normal, ni à accoutumance ni à assuétude : **codéine**, et sont généralement prescrits en association avec le **paracétamol**. Fréquemment utilisés en rhumatologie, ils font partie des ***antalgiques de niveau II a*** et sont, ou non, inscrits sur la liste I ou la liste II. Parmi les ***antalgiques de niveau II b***, on trouve des produits qui ne peuvent être délivrés qu'après prescription sur ordonnance sécurisée (***TEMGÉSIC***), et d'autres qui peuvent être délivrés sur ordonnance simple (**tramadol**).

Opiacés majeurs

Ce sont les alcaloïdes naturels de l'opium et les dérivés semi-synthétiques de l'opium, les analgésiques de synthèse « majeurs », dont la prescription est réglementée (ordonnance sécurisée, règle des 7 j, des 14 j ou des 28 j). Ils font partie des ***antalgiques de niveau III***.

ANTALGIQUES USUELS (4) – PARACÉTAMOL (2) – PHARMACOLOGIE

PROPRIÉTÉS

Antalgique périphérique et antipyrétique.

INDICATIONS

Traitement symptomatique des douleurs d'intensité légère à modérée et/ou des états fébriles.

CONTRE-INDICATIONS

Allergie au **paracétamol**.
Insuffisance hépatocellulaire.
Grossesse et **allaitement** : autorisé.

PRÉCAUTIONS D'EMPLOI

En cas d'insuffisance rénale sévère, les prises doivent être espacées de 8 h.
En cas de régime désodé, tenir compte de l'apport de sel dans les comprimés effervescents (environ 400 mg de Na/cp.).
En cas de régime hypoglucidique, tenir compte de la présence de saccharose dans certains sachets de poudre.
PERFALGAN : éviter la voie centrale.

EFFETS INDÉSIRABLES

Rares cas d'accidents allergiques : rashs cutanés avec érythème ou urticaire, nécessitant l'arrêt du traitement.
Rares cas d'anomalies biologiques hépatiques, hépatites exceptionnelles (surdosage).
Exceptionnels cas de thrombopénie.
Non liés au **paracétamol**.

INTERACTIONS MÉDICAMENTEUSES

La prise de **paracétamol** peut fausser le dosage de l'acide urique sanguin par la méthode à l'acide phosphotungstique et le dosage de la glycémie par la méthode à la glucose oxydase-peroxydase.

DOULEUR EN RHUMATOLOGIE (5)

Modalités de prescription

Quelle que soit l'affection justifiant la prescription, et indépendamment des contre-indications spécifiques à chaque produit et des précautions rendues nécessaires par le patient et ses antécédents, un certain nombre de modalités se retrouvent ; en particulier une *hiérarchie d'utilisation* peut être suivie, de la douleur la plus modeste à la douleur la plus intense.

► *Antalgiques simples, aspirine et paracétamol*

Il est préférable de commencer par eux :

– sous l'une quelconque de leurs formes commerciales et galéniques orales, et de préférence aux repas ;

– en choisissant celle dont le patient a fait l'expérience préalable ou dont il pense (objectivement ou subjectivement) qu'elle lui donne de meilleurs résultats ;

– en privilégiant éventuellement certaines formes, comme par exemple, une **aspirine** à délitement intestinal (***ASPIRINE PH8*** 500 mg, ***ASPIRINE PROTECT*** 300 mg) pour bénéficier d'une action maximale décalée de quelques heures après la prise ;

– en associant éventuellement **aspirine** et **paracétamol.**

> Pour le **paracétamol** 500 mg (cp. ou gél.) nous suggérons le mode de prescription suivant :
> – pour une poussée arthrosique « simple » : 1 cp. ou gél. toutes les 4 h (vers 8 h, vers 12 h, vers 16 h, vers 20 h) plus 1 ou 2 prises/j à la demande, si nécessaire ; pendant 1 à 3 sem. ou jusqu'à la fin de la poussée ;
> – en dehors des poussées, 1 cp. ou gél. 1/2h avant une activité plus importante, et 1 cp. ou gél. après, si nécessaire.

► *Associations d'antalgiques et antalgiques de niveau II*

Lorsque la douleur est insuffisamment calmée par ces médications ou lorsque d'emblée on pense qu'elles ne suffiraient pas, il est légitime d'y associer, ou de prescrire exclusivement, une **association d'antalgiques** ou un **antalgique** de niveau II, à base de dérivés **opioïdes** faibles.

Ex : **codéine + paracétamol** (***CODOLIPRANE, LINDILANE, DAFALGAN CODÉINE***).

Ou **caféine + paracétamol** (***CLARADOL 500 CAFÉINE, LAMALINE*** [+ opium]).

Ou **tramadol + paracétamol** (***IXPRIM, ZALDIAR***), etc.

> La prescription de médicaments à base de **tramadol** ne devrait que rarement être faite d'emblée, en particulier chez le sujet âgé en raison de certains effets indésirables (somnolence, vertiges, avec leur risque de chute).

► *Dérivés des anti-inflammatoires non stéroïdiens (AINS)*

Entre les deux catégories précédentes nous isolerons les analgésiques dérivés des **AINS**, qui sont, ou non, sur la liste II, selon le conditionnement.

- Soit dérivés de l'**ibuprofène** : ***ADVIL***, ou ***NUREFLEX***, ou ***NUROFEN***.
- Soit dérivés du **kétoprofène** : ***TOPREC***, etc.

> Il ne faut pas les associer aux **AINS** pour ne pas potentialiser le risque gastroduodénal iatrogène, et il faut le dire expressément au patient.

Ces médications sont généralement prescrites pour une durée limitée, quelques jours à quelques semaines, mais parfois pour une durée très prolongée. Leurs effets secondaires éventuels doivent de ce fait être pris en considération lors de la prescription, qui doit rester particulière à un patient donné.

ASSOCIATIONS D'ANTALGIQUES (1) – TRAMADOL + PARACÉTAMOL

■ Tramadol + paracétamol

ZALDIAR					
Traitement symptomatique des douleurs modérées à intenses 2 cp. par prise avec 6 h min. d'intervalle entre les prises. Max 8 cp./j	20 cp. pell. 37,5 mg/ 325 mg 60 cp. pell. 37,5 mg/ 325 mg	4,08 HOP	I I	65 %	0,20
IXPRIM					
Idem ***ZALDIAR***	20 cp. pell. 37,5 mg/ 325 mg 20 cp. efferv. 37,5 mg/ 325 mg	4,08 4,08	I	65 % 65 %	0,20 0,20

PROPRIÉTÉS

Antalgique de palier II, qui permet d'agir sur 3 niveaux de la douleur : en périphérie par le **paracétamol**, sur les récepteurs opioïdes centraux et les récepteurs monoaminergiques par le **tramadol**.

INDICATIONS

Traitement symptomatique des douleurs intenses à modérées ne répondant pas aux antalgiques périphériques utilisés seuls. Réservé à l'adulte.

Dans la douleur d'origine dentaire, il est apparu que cette association a une efficacité supérieure à celle de chacun des composants pris isolément ; la tolérance semble également meilleure que celle du **tramadol**, utilisé seul.

CONTRE-INDICATIONS

Celles du **tramadol**, surtout, et celles du **paracétamol**.

Insuffisance rénale sévère.

PRÉCAUTIONS D'EMPLOI

Celles du **tramadol**, surtout, et celles du **paracétamol**.

Chez le sujet âgé de plus de 75 ans, il est recommandé d'espacer les prises de 9 h.

En cas d'insuffisance rénale modérée (clairance entre 10 et 30 mL/min) : augmenter de 2 fois l'intervalle entre les prises, soit toutes les 12 h.

Dans les douleurs chroniques s'assurer, le cas échéant avec des pauses thérapeutiques, que la poursuite du traitement est nécessaire.

EFFETS INDÉSIRABLES

Ceux du **tramadol**, surtout, et ceux du **paracétamol**.

INTERACTIONS MÉDICAMENTEUSES

Celles du **tramadol**, surtout, et celles du **paracétamol**.

DOULEUR EN RHUMATOLOGIE (6)

► *Opiacés majeurs [1]*

Ils ont en rhumatologie, hormis en cas de métastases osseuses de cancers, **des indications relativement limitées et brèves** :

– *jamais* dans les rhumatismes abarticulaires ;

– *pratiquement jamais* dans les formes hyperalgiques des rhumatismes inflammatoires chroniques, dans les formes rebelles et inopérables de l'arthrose, et après avis préalable d'une consultation multidisciplinaire de la douleur ;

– *parfois* au cours des névralgies aiguës : dans certaines formes réellement hyperalgiques de sciatique, dans les cruralgies et les névralgies cervico-brachiales, à l'acmé de la douleur, dans les premières semaines de leur évolution. Cette prescription est donc *a priori* limitée dans le temps et ne doit pas être négligée. Le choix du produit étant affaire d'habitude du prescripteur et de la tolérance éventuelle du patient. Il faut aussi tenir compte du risque de syndrome de sevrage.

La prescription de **morphiniques** au long cours, dont l'objectif est seulement de réduire l'intensité de la douleur, est exceptionnelle en rhumatologie, et doit suivre un certain nombre de règles (*cf. supra*).

CONSENSUS

[1] Mise au point du bon usage des opioïdes forts dans le traitement des douleurs chroniques non cancéreuses, *Afssaps*, 2004.

ASSOCIATIONS D'ANTALGIQUES (2) – CODÉINE + PARACÉTAMOL

■ **Codéine + paracétamol**

CODOLIPRANE					
1 à 2 cp./prise avec 4h minimum entre les prises. Max 6 cp./j Sujet âgé : posologie divisée par 2	16 cp. séc. 20 mg/ 400 mg 16 cp. efferv. 30 mg/ 500 mg	1,71 1,71	 I	65 % 65 %	0,11 0,11
DAFALGAN CODÉINE					
Idem ***CODOLIPRANE***	16 cp. pell. 30 mg/ 500 mg 16 cp. efferv. séc. 30 mg/ 500 mg	1,71 1,71	I I	65 % 65 %	0,11 0,11
LINDILANE					
Idem ***CODOLIPRANE***	16 cp. 25 mg/400 mg	1,71	I	65 %	0,11
CLARADOL CODÉINÉ					
Idem ***CODOLIPRANE***	16 cp. séc. 20 mg/ 500 mg	1,71	I	65 %	0,11
ALGISÉDAL					
Idem ***CODOLIPRANE***	16 cp. 25 mg/400 mg	1,71	I	65 %	0,11
KLIPAL CODÉINE					
Idem ***CODOLIPRANE***	16 cp. 300 mg/25 mg 12 cp. 600 mg/50 mg 100 cp. 600 mg/50 mg	1,59 1,71 HOP	 I I	65 % 65 %	0,10 0,14

PROPRIÉTÉS
Association d'antalgiques périphérique et central, dont l'effet est potentialisé ; antipyrétique.

INDICATIONS
Douleurs modérées ou intenses ne répondant pas à l'utilisation d'**antalgiques** périphériques.

CONTRE-INDICATIONS
Celles du **paracétamol** + celles de la **codéine** :
- insuffisance respiratoire ;
- hypersensibilité à la **codéine** ;
- enfant < 15 ans.

PRÉCAUTIONS D'EMPLOI
Celles du **paracétamol** + celles de la **codéine** :
- absorption d'alcool déconseillée ;
- sportifs : risque de réaction positive des tests de contrôle antidopage ;
- prudence en cas de conduite et d'utilisation de machines.

Grossesse : éviter pendant le 1er trimestre.
Allaitement : éviter.

EFFETS INDÉSIRABLES
Ceux du **paracétamol** + ceux de la **codéine** :
- états vertigineux, somnolence ;
- constipation ;
- nausées, vomissements ;
- bronchospasme, dépression respiratoire ;
- réactions cutanées allergiques.

INTERACTIONS MÉDICAMENTEUSES
Celles du **paracétamol** surtout.

ASSOCIATIONS D'ANTALGIQUES (3) – AVEC CAFÉINE ET AUTRES (1)

Paracétamol + caféine

CLARADOL 500 CAFÉINE					
Idem ***DAFALGAN***	16 cp. efferv. séc. 500 mg/50 mg	1,49	I	65 %	0,09
	16 cp. quadriséc. 500 mg/50 mg	1,41	I	65 %	0,09

PROPRIÉTÉS

Caféine : stimulant central, potentialisant l'effet antalgique du **paracétamol**.

INDICATIONS

Traitement symptomatique d'affections douloureuses et/ou fébriles.

CONTRE-INDICATIONS

Allergie au **paracétamol**.
Insuffisance hépatocellulaire.

PRÉCAUTIONS D'EMPLOI

Celles du **paracétamol**.
Tenir compte de la teneur en sodium des comprimés effervescents (environ 400 mg de Na/cp.).
Sportifs : risque de réaction positive aux tests de contrôle antidopage en cas d'absorption simultanée de thé, café.

EFFETS INDÉSIRABLES

Ceux du **paracétamol** + ceux de la **caféine** : possibilité d'excitation, insomnie, palpitations.

INTERACTIONS MÉDICAMENTEUSES

Celles du **paracétamol** (dosage de l'acide urique), et celles de la caféine : interaction avec **ciprofloxacine** et **norfloxacine** (risque de surdosage en **caféine**).

ASSOCIATIONS D'ANTALGIQUES (4) – AVEC CAFÉINE ET AUTRES (2)

■ Acide acétylsalicylique + paracétamol + opium + codéine + belladone

SÉDASPIR						
1 à 2 cp. x 1 à 3 /j ; ne pas dépasser 6 cp./j	20 cp. 500 mg **ac. acétylsalicylique** + 50 mg **caféine** + 20 mg **codéine**			I	NR	
PRONTALGINE						
Idem ***SÉDASPIR***	18 cp. 400 mg **ac. acétylsalicylique** + 50 mg **caféine** + 20 mg **codéine**			I	NR	
LAMALINE						
3 à 5 gél./j (ne pas dépasser 2 gél. par prise, ni 10 gél./j)	16 gél. 500 mg **paracétamol** + 15 mg **opium** + 30 mg **caféine**		1,49	II	65 %	0,09
1 sup. x 1 à 3 /j (les prises doivent être espacées d'au moins 4 h)	10 sup. 300 mg **paracétamol** + 10 mg **opium** + 50 mg **caféine**		2,58	II	65 %	0,26

PROPRIÉTÉS

Paracétamol : analgésique périphérique.
Opium et **codéine** : analgésique central.
Belladone : antispasmodique.
Caféine : stimulant central.

INDICATIONS

Traitement symptomatique d'affections douloureuses.

CONTRE-INDICATIONS

Grossesse et **allaitement** : contre-indiqué (**belladone, opium**).
Celles du **paracétamol** plus : adénome prostatique avec rétention urinaire, risque de glaucome avec fermeture de l'angle.

PRÉCAUTIONS D'EMPLOI

Réduire les doses chez le sujet âgé et chez l'insuffisant respiratoire chronique.
Sportifs : risque de réaction positive des tests de contrôle antidopage.
Conduite et utilisation de machines.

EFFETS INDÉSIRABLES

Ceux du **paracétamol**, plus ceux :
– liés à la **belladone** : sécheresse de la bouche, trouble de l'accommodation, tachycardie ;
– liés à l'**opium** : majoration d'une tendance à la constipation ;
– liés à la **caféine** : possibilité d'excitation, insomnie, palpitations.

INTERACTIONS MÉDICAMENTEUSES

Liées à la **morphine** : association d'alcool déconseillée. Prendre en compte les associations avec d'autres dépresseurs du système nerveux central et d'autres **morphiniques**.
Liées à la **caféine** : interaction avec **ciprofloxacine** et **norfloxacine** (risque de surdosage en caféine).

ANTI-INFLAMMATOIRES NON STÉROÏDIENS À VISÉE ANTALGIQUE (1)

Ibuprofène

ADVIL					
Antalgique : 1 à 2 cp./prise avec 6 h d'intervalle min. entre les prises. Ne pas dépasser 6 cp./j Antalgique : 1 cp./prise avec 6h d'intervalle min. entre chaque prise Ne pas dépasser 3 cp./j	20 cp. 200 mg 30 cp. 200 mg 20 cp. 400 mg	 1,84		NR NR 65 %	 0,09
NUREFLEX					
Idem ***ADVIL 200 mg*** 2 gél. x 2/j Idem ***ADVIL 400 mg***	30 cp. 200 mg 30 gél. LP 300 mg 20 cp. 400 mg	1,27 3,27 2,14	 II II	65 % 65 % 65 %	0,04 0,11 0,11
BRUFEN					
Idem ***ADVIL 400 mg***	30 cp. 400 mg	2,46	II	65 %	0,08
SPIFEN					
Idem ***ADVIL 200 mg*** Idem ***ADVIL 400 mg*** Idem ***ADVIL 400 mg***	30 cp. 200 mg 20 cp. 400 mg 20 sach. 400 mg	1,63 2,14 2,48	 II II	65 % 65 % 65 %	0,05 0,11 0,12
INTRALGIS					
Idem ***ADVIL 200 mg***	20 cp. efferv. 200 mg 30 cp. 200 mg			NR NR	
NUROFENFLASH					
Idem ***ADVIL 200 mg*** Idem ***ADVIL 400 mg***	12 cp. 200 mg 12 cp. 400 mg			NR NR	
NUROFENCAPS					
Idem ***ADVIL 400 mg***	10 caps. 400 mg			NR	
NUROFENTABS					
Idem ***ADVIL 200 mg***	12 cp. orodisp. 200 mg			NR	
SPEDIFEN					
Idem ***ADVIL 200 mg*** Idem ***ADVIL 400 mg*** Idem ***ADVIL 400 mg***	20 cp. 200 mg 12 cp. 400 mg 12 sach. 400 mg			NR NR NR	
UPFEN					
Idem ***ADVIL 200 mg***	20 cp. 200 mg			NR	

Naproxène

ALEVETABS					
1 à 2 cp./prise avec 8 h d'intervalle min. entre les prises Ne pas dépasser 3 cp./j	24 cp. 220 mg	2,25	II	65 %	0,09

ANTI-INFLAMMATOIRES NON STÉROÏDIENS À VISÉE ANTALGIQUE (2) – PHARMACOLOGIE (1)

PRESCRIPTION

Certains **anti-inflammatoires non stéroïdiens** sont commercialisés à faible dose, prescrits à titre antalgique.

Il s'agit de produits qui sont, ou non, sur la liste II, selon le conditionnement.

Ces médications sont généralement prescrites pour une durée limitée, quelques jours à quelques semaines, mais parfois pour une durée très prolongée.

Certains peuvent être vendus sans ordonnance, et être ainsi à l'origine d'autoprescription, source possible de complications, en particulier gastroduodénales, s'ils sont associés à un autre anti-inflammatoire.

Leurs effets secondaires éventuels doivent de ce fait être pris en considération lors de la prescription, qui doit toujours rester particulière à un patient donné.

PROPRIÉTÉS

Anti-inflammatoire non stéroïdien, antalgique, antipyrétique.

POSOLOGIE

La dose initiale est de 200 à 400 mg, soit 1 à 2 cp. ou gél. à 200 mg, puis si nécessaire la prise est renouvelée toutes les 6 h, sans dépasser 1 200 mg/j, soit 6 cp. ou gél. à 200 mg/j.

INDICATIONS

Elles sont limitées au traitement symptomatique des douleurs d'intensité moyenne à modérée et/ou des états fébriles.

CONTRE-INDICATIONS

Grossesse : contre-indication à partir du 6e mois. À éviter avant.

Allaitement : prescription à éviter.

Réservé à l'adulte (à partir de 15 ans).

Allergie avérée à l'**ibuprofène** et aux substances d'activité proche (autres **anti-inflammatoires non stéroïdiens**) : la survenue de crise d'asthme a été observée chez certains sujets, notamment allergiques à l'**aspirine**.

Ulcère gastroduodénal en évolution.

Insuffisance hépatocellulaire sévère.

Insuffisance rénale sévère.

Lupus érythémateux disséminé.

PRÉCAUTIONS D'EMPLOI

En raison de la possibilité de manifestations gastro-intestinales graves, notamment chez les malades soumis à un traitement anticoagulant, il convient de surveiller particulièrement l'apparition d'une symptomatologie digestive. En cas d'hémorragie gastro-intestinale, interrompre le traitement.

L'**ibuprofène** doit être utilisé avec prudence et sous surveillance particulière chez les malades ayant des antécédents digestifs (ulcère gastroduodénal, hernie hiatale, hémorragies digestives).

En début de traitement, une surveillance attentive du volume de la diurèse et de la fonction rénale est nécessaire chez les malades insuffisants cardiaques, cirrhotiques et rénaux chroniques, chez les patients prenant un diurétique, après une intervention chirurgicale majeure ayant entraîné une hypovolémie, particulièrement chez les sujets âgés.

En cas de troubles de la vue, un examen ophtalmologique complet doit être effectué.

Au cours des traitements prolongés, il est recommandé de contrôler la numération sanguine, les fonctions hépatique et rénale.

L'attention est attirée, notamment chez les conducteurs de véhicules et les utilisateurs de machines, sur l'apparition possible d'étourdissements attachés à l'emploi de ce médicament.

ANTI-INFLAMMATOIRES NON STÉROÏDIENS À VISÉE ANTALGIQUE (3) – PHARMACOLOGIE (2)

EFFETS INDÉSIRABLES

Effets gastro-intestinaux

Des troubles gastro-intestinaux à type de nausées, vomissements, gastralgies, troubles du transit, dyspepsies, hémorragies occultes ou non, ont été habituellement rapportés.

Réactions d'hypersensibilité

– Réactions dermatologiques : éruptions, rash, prurit, œdème.
– Réactions respiratoires : la survenue de crise d'asthme peut être observée chez certains sujets, notamment allergiques à l'**aspirine** et aux **anti-inflammatoires non stéroïdiens**.

Effets sur le système nerveux central

– L'**ibuprofène** peut exceptionnellement être responsable de vertiges et de céphalées.

Autres effets

– Quelques rares cas de troubles de la vue ont été rapportés.
– Oligurie, insuffisance rénale.
– La découverte d'une méningite aseptique à l'**ibuprofène** doit faire rechercher un lupus ou une connectivite.

Quelques modifications biologiques ont pu être observées :
– hépatiques : augmentation transitoire des transaminases ;
– hématologiques : agranulocytose, anémie hémolytique.

INTERACTIONS MÉDICAMENTEUSES

Associations déconseillées

– Autres **AINS** (y compris les salicylés à fortes doses) : augmentation du risque ulcérogène et hémorragique digestif par synergie additive.
Anticoagulants oraux, **héparine** par voie parentérale et **ticlopidine** : augmentation du risque hémorragique par inhibition de la fonction plaquettaire et agression de la muqueuse gastroduodénale.
– Dispositif intra-utérin : possibilité de diminution d'efficacité.
– **Méthotrexate** (par extrapolation à partir d'autres **AINS**) : augmentation de toxicité hématologique, en particulier lorsqu'il est administré à fortes doses, supérieures à 15 mg/sem.
– **Lithium** (décrit avec d'autres **AINS**) : augmentation de la lithémie.

Associations nécessitant des précautions d'emploi

– **Diurétiques** : risque d'insuffisance rénale aiguë chez le sujet déshydraté. Hydrater le malade et surveiller la fonction rénale en début de traitement.
– **Méthotrexate** (utilisé à des doses > 15 mg/sem.) : contrôle hebdomadaire de l'hémogramme durant les premières semaines de l'association, surveillance accrue en cas d'altération (même légère) de la fonction rénale, ainsi que chez le sujet âgé.
– **Pentoxifylline** : augmentation du risque hémorragique. Contrôler plus fréquemment le temps de saignement.
– **Zidovudine** : risque de toxicité accrue sur la lignée rouge (action sur les réticulocytes) avec anémie sévère survenant 8 j après l'introduction de l'**AINS**. Contrôler la NFS et le taux de réticulocytes 8 à 15 j après le début du traitement par l'**AINS**.

Associations à prendre en compte

– **Antihypertenseurs** (**β-bloquants**, **inhibiteurs de l'enzyme de conversion**, **diurétiques**), par extrapolation à partir de l'**indométacine** : réduction de l'effet antihypertenseur.
– **Thrombolytiques** : augmentation du risque hémorragique.

ANTALGIQUES PURS (1)

Floctafénine

IDARAC					
Douleur d'intensité légère à modérée 1 cp./prise avec 4 h d'intervalle min entre les prises Ne pas dépasser 4 cp./j En cas de douleur intense : 2 cp. en une prise	20 cp. séc. 200 mg	2,69	II	15 %	0,13

PROPRIÉTÉS

Antalgique périphérique.

INDICATIONS

Traitement symptomatique des affections douloureuses.

CONTRE-INDICATIONS

Hypersensibilité.

β-bloquants (*cf.* Interactions).

Insuffisance cardiaque sévère.

Cardiopathies ischémiques.

PRÉCAUTIONS D'EMPLOI

Grossesse : la surveillance dans l'espèce humaine n'a pas mis en évidence de malformations fœtales imputables au produit.

Allaitement : prescription à éviter.

Des allergies, cutanéomuqueuses ou générales, sont possibles. Souvent, elles ont été précédées par la survenue, lors d'une prise antérieure, de symptômes allergiques mineurs : fourmillements au niveau des paumes des mains ou de la plante des pieds, rougeur brusque du visage et du décolleté, éruption cutanée, picotements laryngés, sensation de malaise.

Éviter la répétition de prises uniques, facteur de sensibilisation.

Insuffisance rénale : chez l'insuffisant rénal, les taux sériques augmentent légèrement ; la posologie utile pourra donc être légèrement abaissée.

L'acide floctafénique et les dérivés hydroxylés sont dialysables.

L'attention est attirée, notamment chez les conducteurs de véhicules et les utilisateurs de machines, sur les risques de somnolence attachés à l'emploi de ce médicament.

EFFETS INDÉSIRABLES

Rarement : accidents d'allure allergique :
- urticaire, œdème de Quincke ;
- accidents de type anaphylactique, 30 min en moyenne après la prise, avec fourmillements et sensation de cuisson des extrémités et du visage, érythème généralisé prurigineux, sensation de malaise, lipothymie, hypotension artérielle pouvant aller jusqu'au collapsus ;
- dyspnée de type asthmatiforme.

Ces troubles peuvent se produire chez un sujet préalablement sensibilisé, sans antécédent allergique connu, avec un seul comprimé. Le traitement, non spécifique, est celui de toute réaction anaphylactique, en particulier l'utilisation d'**adrénaline** (avec les précautions habituelles) en cas de collapsus. Une corticothérapie et/ou l'administration d'**antihistaminiques** peuvent être indiquées, notamment en cas de dyspnée asthmatiforme ou d'œdème de Quincke.

Exceptionnellement :
- nausées et vomissements ;
- insuffisance rénale aiguë oligoanurique de mécanisme probablement immunoallergique ;
- somnolence chez certains sujets ;
- sensation de brûlure à la miction.

INTERACTIONS MÉDICAMENTEUSES

L'association aux **β-bloquants** est contre-indiquée dans la mesure où, en cas d'hypotension ou de choc, ces produits réduisent les réactions cardiovasculaires de compensation.

ANTALGIQUES PURS (2)

Néfopam

ACUPAN					
Traitement symptomatique des affections douloureuses aiguës 20 mg/inj. Max 120 mg/j en IV ou IM 6 h min. entre les inj. par voie IM 4 h min entre les perf. IV	5 amp. 2 mL (20 mg) IM profonde ou IV très lente	3,42	I	65 %	0,68

PROPRIÉTÉS

Antalgique non morphinique, d'action centrale.

INDICATIONS

Traitement symptomatique des affections douloureuses.

CONTRE-INDICATIONS

Enfants de moins de 15 ans.
Convulsions ou antécédent de troubles convulsifs.
Risques de rétention urinaire liés à des troubles urétroprostatiques.
Risque de glaucome par fermeture d'angle.

PRÉCAUTIONS D'EMPLOI

ACUPAN n'est ni un **morphinique** ni un antagoniste des morphiniques. De ce fait, arrêter un **morphinique** chez un patient physiquement dépendant risque d'aboutir à un syndrome de sevrage. ***ACUPAN*** n'accélère pas le sevrage d'un tel patient.
Précautions d'emploi chez l'insuffisant hépatique ou rénal.

Grossesse et **allaitement** : en l'absence de données, **ne pas prescrire**.

EFFETS INDÉSIRABLES

Ont été signalés par ordre décroissant de fréquence : sueurs, somnolence, nausées avec ou sans vomissements, malaise, ainsi que des manifestations de type atropinique sous forme de sécheresse buccale, tachycardie, palpitations, vertiges, rétention d'urine, excitabilité, irritabilité.

INTERACTIONS MÉDICAMENTEUSES

Certains effets indésirables de l'***ACUPAN*** peuvent être majorés par les sympathicomimétiques ou **anticholinergiques**, notamment en cas d'administration concomitante de :
- **antispasmodiques atropiniques** ;
- **antiparkinsoniens anticholinergiques** ;
- **antidépresseurs imipraminiques**, et **antipsychotiques phénothiaziniques** ;
- **antihistaminiques H1** ;
- **disopyramide**.

ANTALGIQUES OPIACÉS (1) – SELS MORPHINIQUES (1)

Morphine sulfate

MOSCONTIN					
Posologie initiale : 60 mg/j	14 cp. LP 10 mg	3,71	S	65 %	0,27
	14 cp. LP 30 mg	8,65	S	65 %	0,62
	14 cp. LP 60 mg	18,18	S	65 %	1,30
	14 cp. LP 100 mg	27,07	S	65 %	1,93
	14 cp. LP 200 mg	47,81	S	65 %	3,42
SKÉNAN LP					
Idem ***MOSCONTIN***	14 gél. 10 mg	3,53	S	65 %	0,25
	14 gél. 30 mg	8,21	S	65 %	0,59
	14 gél. 60 mg	17,32	S	65 %	1,24
	14 gél. 100 mg	25,73	S	65 %	1,84
	14 gél. 200 mg	47,81	S	65 %	3,42
ACTISKENAN					
Libération immédiate	14 gél. 5 mg	1,85	S	65 %	0,13
Posologie initiale : 10 mg toutes les 4 h	14 gél. 10 mg	2,32	S	65 %	0,17
	14 gél. 20 mg	4,09	S	65 %	0,29
	14 gél. 30 mg	6,16	S	65 %	0,44
SÉVRÉDOL					
Idem ***ACTISKENAN***	14 cp. 10 mg	2,54	S	65 %	0,18
	14 cp. 20 mg	4,59	S	65 %	0,33
ORAMORPH					
Libération immédiate	10 unidoses 10 mg/5 mL	4,77	S	65 %	
10 mg toutes les 4 h	1 fl. compte-gttes 20 mg/1 mL	12,85	S	65 %	
	10 unidoses 30 mg/5 mL	4,77	S	65 %	
	10 unidoses 100 mg/5 mL	4,77	S	65 %	

Morphine chlorhydrate

MORPHINE AGUETTANT					
Douleur aiguë : 1 à 3 mg IV toutes les 10 min jusqu'à analgésie satisfaisante puis si nécessaire 5 à 10 mg SC toutes les 4 à 6 h ou analgésie contrôlée par le patient Douleur chronique : Posologie initiale : 0,3 mg/kg/j en perf. continue IV ou 0,5 mg/kg/j en perf. continue SC	10 amp. 10 mg	9,26	S	65 %	0,93
	10 amp. 20 mg	9,58	S	65 %	0,96
MORPHINE RENAUDIN					
Idem ***MORPHINE AGUETTANT***	10 amp. 1 mg/mL (10 mL)	HOP	S		
	100 amp. 1 mg/mL (1 mL)	HOP	S		
	100 amp. 10 mg/mL (1 mL)	HOP	S		
	100 amp. 10 mg/mL (5 mL)	HOP	S		
	100 amp. 20 mg/mL (1 mL)	HOP	S		
	100 amp. 20 mg/mL (5 mL)	HOP	S		
	10 amp. 40 mg/mL (10 mL)	HOP	S		

ANTALGIQUES OPIACÉS (2) – SELS MORPHINIQUES (2) – PHARMACOLOGIE

PRESCRIPTION

Sur ordonnances sécurisées, règle des 28 j.

PROPRIÉTÉS

Analgésiques opioïdes, agissant sur le système nerveux central (action dose-dépendante), et sur le muscle lisse.

INDICATIONS

Douleurs persistantes intenses ou rebelles aux analgésiques de niveau plus faible, en particulier douleurs cancéreuses.

CONTRE-INDICATIONS

Allaitement : contre-indication formelle.

PRÉCAUTIONS D'EMPLOI

Avec les formes à libération prolongée, la dose journalière doit être répartie en 2 prises, le plus souvent équivalentes, à 12 h d'intervalle.

Il ne faut pas s'attarder plus de 24 à 48 h sur un palier qui s'avère inefficace. Le patient doit être vu de manière rapprochée tant que la douleur n'est pas contrôlée ; dans ce cas la posologie doit être augmentée de 50 % environ.

Réduire la posologie dans les cas suivants : insuffisance rénale, insuffisance respiratoire, sujet âgé.

Prudence en cas de constipation, d'adénome prostatique avec risque de rétention urinaire, d'hypertension intracrânienne.

Sportifs : risque de réaction positive des tests de contrôle antidopage.

En raison de la baisse de vigilance induite par ce médicament, l'attention est attirée sur les risques liés à la conduite d'un véhicule et à l'utilisation d'une machine.

Grossesse : la **morphine**, dans les conditions normales d'utilisation, peut être prescrite si besoin au cours de la grossesse. En fin de grossesse, en cas de prises ponctuelles élevées, de traitement chronique voire de toxicomanie, une surveillance néonatale doit être envisagée, afin de prévenir les risques de dépression respiratoire ou de sevrage chez l'enfant.

Insuffisance respiratoire décompensée, insuffisance hépatocellulaire sévère.

Association à la **buprénorphine**.

EFFETS INDÉSIRABLES

Les plus fréquents aux doses habituelles sont la somnolence, une confusion, des nausées et vomissements, une constipation. Les premiers sont transitoires, la constipation en revanche ne cède pas à la poursuite du traitement.

Tous ces effets sont prévisibles et doivent donc être anticipés afin d'optimiser le traitement ; ils peuvent nécessiter une thérapeutique correctrice.

On peut également noter : sédation, excitation, cauchemars, plus spécialement chez le sujet âgé, avec éventuellement hallucinations ; dépression respiratoire ; rétention urinaire.

INTERACTIONS MÉDICAMENTEUSES

Association contre-indiquée : agonistes-antagonistes morphiniques (**buprénorphine**, **nalbuphine**) : diminution de l'effet antalgique par blocage compétitif des récepteurs, avec risque d'apparition d'un syndrome de sevrage.

Association déconseillée avec l'alcool : majoration de l'effet sédatif des analgésiques morphiniques.

Association à prendre en compte : dépresseurs du système nerveux central tels que autres dérivés morphiniques (**analgésiques** et **antitussifs**), **antidépresseurs sédatifs**, **antihistaminiques H1 sédatifs**, **barbituriques**, **benzodiazépines**, **anxiolytiques autres que benzodiazépines**, **antipsychotiques**, **clonidine** et apparentés : majoration de la dépression centrale (sédation et respiration).

ANTALGIQUES OPIACÉS (3) – SELS MORPHINIQUES (3)

■ Fentanyl

DUROGÉSIC					
1 patch à garder 72 h	5 pch. 12 µg/h	13,15	S	65 %	2,63
	5 pch. 25 µg/h	18,83	S	65 %	3,77
	5 pch. 50 µg/h	32,87	S	65 %	6,57
	5 pch. 75 µg/h	44,13	S	65 %	8,83
	5 pch. 100 µg/h	53,32	S	65 %	10,66
INSTANYL					
Pulvérisation nasale 50 µg à renouveler après 15 min si besoin x 4/j	1 fl. 50 µg/dose (10 doses)	75,26	S	65 %	75,26
	6 fl. 50 µg/unidose	HOP	S		
	1 fl. 100 µg/dose (10 doses)	75,26	S	65 %	75,26
	6 fl. 100 µg/unidose	HOP	S		
	1 fl. 200 µg/dose (10 doses)	75,26	S	65 %	75,26
	6 fl. 200 µg/unidose	HOP	S		
PECFENT					
Pulvérisation nasale 100 µg à renouveler après 15 min si besoin x 4/j	1 fl. 100 µg/dose (8 doses)	58,70	S	65 %	58,70
	1 fl. 400 µg/dose (8 doses)	58,70	S	65 %	58,70
BREAKYL					
Dose initiale : 200 µg puis titration jusqu'à la dose efficace Espacer les administrations de 4 h	4 films orodisp. 200 µg	30,81	S	65 %	7,70
	10 films orodisp. 200 µg	71,38	S	65 %	7,14
	28 films orodisp. 200 µg	192,81	S	65 %	6,89
	4 films orodisp. 400 µg	30,81	S	65 %	7,70
	10 films orodisp. 400 µg	71,38	S	65 %	7,14
	28 films orodisp. 400 µg	192,81	S	65 %	6,89
	4 films orodisp. 600 µg	30,81	S	65 %	7,70
	10 films orodisp. 600 µg	71,38	S	65 %	7,14
	28 films orodisp. 600 µg	192,81	S	65 %	6,89
	28 films orodisp. 800 µg	192,81	S	65 %	6,89
	28 films orodisp. 1 200 µg	192,81	S	65 %	6,89
ABSTRAL					
Dose initiale : 100 µg puis titration jusqu'à la dose efficace Espacer les administrations de 2 h Max 4 doses/j	10 cp. subling. 100 µg	72,91	S	65 %	7,29
	30 cp. subling. 100 µg	210,53	S	65 %	7,02
	10 cp. subling. 200 µg	72,91	S	65 %	7,29
	30 cp. subling. 200 µg	210,53	S	65 %	7,02
	10 cp. subling. 300 µg	72,91	S	65 %	7,29
	30 cp. subling. 300 µg	210,53	S	65 %	7,02
	10 cp. subling. 400 µg	72,91	S	65 %	7,29
	30 cp. subling. 400 µg	210,53	S	65 %	7,02
	30 cp. subling. 600 µg	210,53	S	65 %	7,02
	30 cp. subling. 800 µg	210,53	S	65 %	7,02

ANTALGIQUES OPIACÉS (4) – SELS MORPHINIQUES (4)

ACTIQ					
Cp. avec appl. buc. Dose initiale : 200 µg x 1 à 2/j puis titration jusqu'à dose efficace Max 4 cp./j	3 cp. 200 µg	26,39	S	65 %	8,80
	3 cp. 400 µg	26,39	S	65 %	8,80
	3 cp. 600 µg	26,39	S	65 %	8,80
	3 cp. 800 µg	26,39	S	65 %	8,80
	3 cp. 1 200 µg	26,39	S	65 %	8,80
	3 cp. 1 600 µg	26,39	S	65 %	8,80
EFFENTORA					
Dose initiale : 100 µg puis titration jusqu'à la dose efficace Espacer les administrations de 4 h	4 cp. gingiv. 100 µg	31,42	S	65 %	7,86
	28 cp. gingiv. 100 µg	197,00	S	65 %	7,04
	4 cp. gingiv. 200 µg	31,42	S	65 %	7,86
	28 cp. gingiv. 200 µg	197,00	S	65 %	7,04
	28 cp. gingiv. 400 µg	197,00	S	65 %	7,04
	28 cp. gingiv. 600 µg	197,00	S	65 %	7,04
	28 cp. gingiv. 800 µg	197,00	S	65 %	7,04
RECIVIT					
Dose initiale : 133 µg puis titration jusqu'à dose efficace	15 cp. subling. 67 µg	94,96	S	65 %	6,33
	15 cp. subling. 133 µg	94,96	S	65 %	6,33
	30 cp. subling. 133 µg	186,03	S	65 %	6,20
	30 cp. subling. 267 µg	186,03	S	65 %	6,20
	30 cp. subling. 400 µg	186,03	S	65 %	6,20
	30 cp. subling. 533 µg	186,03	S	65 %	6,20
	30 cp. subling. 800 µg	186,03	S	65 %	6,20

PROPRIÉTÉS

Analgésique central.

INDICATIONS

Formes à libération immédiate (tous sauf ***DUROGÉSIC***) : traitement des accès douloureux paroxystiques chez l'adulte recevant déjà un traitement de fond opioïde pour des douleurs chroniques d'origine cancéreuse.

Formes à libération prolongée (***DUROGÉSIC***) : traitement des douleurs chroniques sévères qui ne peuvent être correctement traitées que par des analgésiques opioïdes.

CONTRE-INDICATIONS

À adapter dans le contexte du traitement des douleurs cancéreuses chroniques.

Insuffisance respiratoire, syndrome abdominal aigu d'origine inconnue, insuffisance hépatocellulaire grave, traumatisme crânien et hypertension intracrânienne, état convulsif, intoxication alcoolique aiguë, delirium tremens, **IMAO**.

Les solutions nasales sont également contre-indiquées en cas d'épisodes récurrents d'épistaxis et chez les moins de 18 ans.

PRÉCAUTIONS D'EMPLOI

Sujet âgé.

Insuffisance hépatique.

Accoutumance.

Hypertension intracrânienne.

BREAKYL : mucite (adaptation de dose).

EFFETS INDÉSIRABLES

Constipation, nausées, vomissements, confusion.

Sédation, excitation, délire, hallucinations, rétention urinaire, dépression respiratoire, augmentation de la pression intracrânienne, de la voie biliaire principale.

Dépendance physique, psychique, syndrome de privation.

ANTIDOTE

Naloxone.

ANTALGIQUES OPIACÉS (5) – SELS MORPHINIQUES (5)

Hydromorphone

SOPHIDONE					
4 mg 30 mg de **sulfate de morphine**	14 gél. 4 mg	12,45	S	65 %	0,89
	14 gél. 8 mg	59,50	S	65 %	4,25
	14 gél. 16 mg	59,50	S	65 %	4,25
	14 gél. 24 mg	59,50	S	65 %	4,25

PROPRIÉTÉS

Analgésique stupéfiant agoniste sélectif des récepteurs μ.

INDICATIONS

Traitement des douleurs intenses d'origine cancéreuse en cas de résistance ou d'intolérance à la **morphine**.

CONTRE-INDICATIONS

Absolues :
- douleur aiguë ;
- insuffisance respiratoire décompensée ;
- enfant de moins de 7 ans ;
- insuffisance hépatocellulaire sévère ;
- épilepsie non contrôlée ;
- allaitement ;
- **buprénorphine**, **nalbuphine** (*cf.* Interactions) ;
- **IMAO**, sélectifs ou non.

Relatives :
- grossesse ;
- alcool ou médicaments contenant de l'alcool.

PRÉCAUTIONS D'EMPLOI

Les gélules doivent être avalées entières sans être mâchées, à 12 h d'intervalle.

En cas de traitement prolongé, l'arrêt brutal peut entraîner un syndrome de sevrage, caractérisé par les symptômes suivants : anxiété, irritabilité, frissons, mydriase, bouffées de chaleur, sudation, larmoiement, rhinorrhée, nausées, vomissements, crampes abdominales, diarrhées, arthralgies. On évitera l'apparition de ce syndrome de sevrage par une diminution progressive des doses.

L'**hydromorphone** doit être utilisée avec précaution dans les cas suivants :
- insuffisant rénal et insuffisant hépatique ;
- insuffisant respiratoire : la fréquence respiratoire sera surveillée attentivement. La somnolence constitue un signe d'appel d'une décompensation ;
- sujet âgé : en réduisant notamment la posologie initiale ; risques de confusion, de constipation, de rétention urinaire ;
- hypertension intracrânienne.

EFFETS INDÉSIRABLES

Les plus fréquents aux doses habituelles sont la somnolence, une confusion, des nausées et vomissements, une constipation. Les premiers sont transitoires et leur persistance doit faire rechercher une cause associée. La constipation, en revanche, ne cède pas à la poursuite du traitement. Tous ces effets sont prévisibles et doivent donc être anticipés.

On peut également noter :
- sédation, excitation, cauchemars, plus spécialement chez le sujet âgé, avec éventuellement hallucinations ;
- dépression respiratoire ;
- augmentation de la pression intracrânienne, qu'il convient de traiter dans un premier temps ;
- rétention urinaire en cas d'adénome prostatique ou de sténose urétrale.

INTERACTIONS MÉDICAMENTEUSES

Associations contre-indiquées :
- agonistes-antagonistes morphiniques (**buprénorphine**, **nalbuphine**) ;
- **IMAO** sélectifs ou non : risque d'apparition d'un syndrome sérotoninergique ; respecter un délai de 15 j avant la mise en route d'un traitement par l'**hydromorphone**.

Associations déconseillées ou à prendre en compte :
- alcool : majoration par l'alcool de l'effet sédatif des analgésiques morphiniques. L'altération de la vigilance peut rendre dangereuses la conduite de véhicules et l'utilisation de machines ;
- autres dépresseurs du système nerveux central.

ANTALGIQUES OPIACÉS (6) – SELS MORPHINIQUES (6)

Oxycodone

OXYCONTIN LP					
Posologie quotidienne totale à répartir en 2 prises, le plus souvent équivalentes, à 12 h d'intervalle Posologie initiale : 10 mg x 2/j	28 cp. 5 mg	7,59	S	65 %	0,27
	28 cp. 10 mg	13,96	S	65 %	0,50
	28 cp. 15 mg	21,33	S	65 %	0,76
	28 cp. 20 mg	28,17	S	65 %	1,01
	28 cp. 30 mg	41,30	S	65 %	1,47
	28 cp. 40 mg	53,63	S	65 %	1,92
	28 cp. 60 mg	69,62	S	65 %	2,49
	28 cp. 80 mg	85,89	S	65 %	3,07
	28 cp. 120 mg	114,40	S	65 %	4,09
OXYNORM					
Posologie initiale : 5 mg x 4-6/j	14 gél. 5 mg	2,78	S	65 %	0,20
	14 gél. 10 mg	4,94	S	65 %	0,35
	14 gél. 20 mg	9,89	S	65 %	0,71
	1 sol. buv. 10 mg/mL (30 mL)	HOP	S		
	4 amp. 10 mg/mL (20 mL)	HOP	S		
	5 amp. 10 mg/mL (1 mL)	HOP	S		
	5 amp. 10 mg/mL (2 mL)	HOP	S		
OXYNORMORO					
Idem **OXYNORM**	14 cp. orodisp. 5 mg	2,78	S	65 %	0,20
	14 cp. orodisp. 10 mg	4,94	S	65 %	0,35
	14 cp. orodisp. 20 mg	9,89	S	65 %	0,71

ANTALGIQUES OPIACÉS (7) – SELS MORPHINIQUES (7)

PROPRIÉTÉS

Analgésique opioïde, l'**oxycodone** est un agoniste opioïde pur.

Son action antalgique est similaire qualitativement à celle de la **morphine**, comme ses actions sur les muscles lisses, les centres respiratoires et la toux.

10 mg d'**oxycodone** par voie orale sont équivalents à 20 mg de **morphine** orale.

INDICATIONS

Douleurs chroniques d'origine cancéreuse, intenses ou rebelles aux antalgiques de niveau plus faible, chez l'adulte (à partir de 18 ans).

CONTRE-INDICATIONS

Absolues :
- enfant de moins de 18 ans ;
- hypersensibilité connue à l'**oxycodone**, ou à l'un des composants de ce médicament ;
- insuffisance respiratoire décompensée ;
- insuffisance hépatocellulaire sévère ;
- allaitement ;
- **buprénorphine**, **nalbuphine**.

Relatives : grossesse, alcool.

PRÉCAUTIONS D'EMPLOI

L'**oxycodone** doit être utilisée avec précaution dans les cas suivants :
- hypovolémie : risque de collapsus ;
- insuffisance rénale, insuffisance hépatique ;
- insuffisance respiratoire, en particulier lorsque d'autres traitements antalgiques d'action centrale sont prescrits simultanément ;
- sujets âgés, en particulier en cas de confusion, constipation, coprescriptions, pathologie urétroprostatique ;
- hypertension intracrânienne ;
- sportifs : l'**oxycodone** induit une réaction positive des tests pratiqués lors des contrôles antidopage.

EFFETS INDÉSIRABLES

Les effets indésirables les plus fréquents aux doses habituelles sont prévisibles et doivent donc être anticipés afin d'optimiser le traitement : constipation, somnolence, confusion, nausées et vomissements. On peut également noter :
- sédation, excitation, cauchemars, plus spécialement chez le sujet âgé, avec éventuellement hallucinations ;
- céphalées, vertiges ;
- dépression respiratoire, avec, au maximum, apnée ;
- augmentation de la pression intracrânienne ;
- dysurie et rétention urinaire.

De rares hypotensions ou bradycardies graves ont été décrites.

INTERACTIONS MÉDICAMENTEUSES

Associations contre-indiquées : agonistes-antagonistes morphiniques (buprénorphine, nalbuphine).

Associations déconseillées ou à prendre en compte :
- alcool ;
- autres dépresseurs du système nerveux central, notamment en cas de conduite automobile ou d'utilisation de machines.

ANTALGIQUES OPIACÉS (8) – SELS MORPHINIQUES (8)

Équianalgésies

1 **morphine** orale = 1/2 **morphine** SC = 1/3 **morphine** IV (délais d'action approximatifs de la morphine LI : orale 40 min, SC 20 min, IV 10 min)

1 **morphine** orale pour 24 h = 1/2,4 **fentanyl** transdermique pour 72 h (ratio de 1/100 si les unités de dose et de durée sont conservées) = 1/7,5 **hydromorphone** orale = 1/2 **oxycodone** orale

1 **morphine** IV = 1 **oxycodone** IV ou SC

1 **oxycodone** orale = 1/2 **oxycodone** SC ou IV

Fentanyl transmuqueux : pas d'équianalgésie, titration obligatoire

Détermination de la dose de *DUROGÉSIC*

1) Patient n'ayant jamais reçu de morphine : utiliser le dispositif 25 µg/h lors de de l'administration initiale.

2) Pour les patients ayant déjà reçu de la morphine : calculer la dose analgésique (mg) à l'aide du tableau suivant, sur 24 h.

Dose analgésique (mg) équivalente à 30 mg de morphine orale

Produit	IM	Orale
Morphine	10	
Buprénorphine	0,3	0,8 (sublinguale)

3) Extrapoler les doses de ***DUROGÉSIC*** à partir du tableau suivant.

Morphine orale mg/j	***DUROGÉSIC* *** /72 h	**Morphine**	
		IV mg/j	SC mg/j
60	25 µg/h	20	30
120	50 µg/h	40	60
180	75 µg/h	60	90
240	100 µg/h	80	120
300	125 µg/h	100	150
360	150 µg/h	120	180
420	175 µg/h	140	210
480	200 µg/h	160	240
540	225 µg/h	180	270
600	250 µg/h	200	300
660	275 µg/h	220	330
720	300 µg/h	240	360
780	325 µg/h	260	390
840	350 µg/h	280	420
900	375 µg/h	300	450
960	400 µg/h	320	480

* L'évaluation initiale de l'effet analgésique du ***DUROGÉSIC*** ne peut se faire qu'après un port de 24 à 72 h d'un dispositif transdermique.

ANTALGIQUES OPIACÉS (9) – AUTRES OPIACÉS (1)

Buprénorphine

TEMGÉSIC					
1 à 2 cp. x 3/j	20 cp. subling. 0,2 mg	9,22	I	65 %	0,46
	50 cp. subling. 0,2 mg	HOP	I		
IM, IV, SC 1 à 2 amp. par inj. toutes les 6-8 h en aigu et toutes les 12 h en chronique	10 amp. 0,3 mg	HOP	I		

Nalbuphine

NALBUPHINE					
1/2 à 1 amp. IV, IM ou SC toutes les 3 à 6 h jusqu'à 8 amp./j	10 amp. 20 mg/2 mL		I	NR	

PRESCRIPTION

Sur ordonnances sécurisées, règle des 28 j.

PROPRIÉTÉS

Analgésique central, de longue durée d'action, avec des propriétés de type agoniste-antagoniste morphinique.

INDICATIONS

Douleurs intenses, en particulier postopératoires et néoplasiques.

MODE D'ADMINISTRATION

Les comprimés ne doivent pas être avalés ni croqués ; les placer sous la langue et les laisser se dissoudre lentement.

CONTRE-INDICATIONS

Grossesse : innocuité non démontrée.
Allaitement : passage dans le lait.
Insuffisances respiratoire sévère, et hépatocellulaire grave.
Intoxication alcoolique aiguë et delirium tremens.
Association à la **morphine** (*cf.* Interactions) et aux **IMAO**.

PRÉCAUTIONS D'EMPLOI

Réduire la posologie dans les cas suivants : insuffisance rénale, insuffisance respiratoire, sujet âgé.
Sportifs : risque de réaction positive aux tests de contrôle antidopage.
En raison du risque de somnolence il est déconseillé de conduire un véhicule et d'utiliser une machine.

EFFETS INDÉSIRABLES

Habituellement : somnolence, nausées, vomissements, sueurs, lipothymies et sensations vertigineuses.
Plus rarement dépression respiratoire.
Très rarement hallucinations.
Risque faible de dépendance physique et psychique (utilisation abusive).

INTERACTIONS MÉDICAMENTEUSES

Associations contre-indiquées : **morphine**, **IMAO**.
Association déconseillée avec l'alcool : majoration de l'effet sédatif des **analgésiques morphiniques**.
Association à prendre en compte : dépresseurs du système nerveux central (*cf.* **Sulfate de morphine**, plus haut).

ANTALGIQUES OPIACÉS (10) – AUTRES OPIACÉS (2)

Tramadol

TOPALGIC					
50 à 100 mg/prise	30 gél. 50 mg	4,08	I	65 %	0,14
4h min. entre les prises.	100 gél. 50 mg	HOP	I		
Ne pas dépasser 400 mg/j	5 amp. 100 mg	HOP	I		
Sujet > 75 ans : 9h min. entre les prises	1 fl. 10 mL sol. buv. 100 mg/mL	5,06	I	65 %	5,06
TOPALGIC LP	30 cp. LP 100 mg	9,38	I	65 %	0,31
100 à 200 mg x 2/j	30 cp. LP 150 mg	13,34	I	65 %	0,44
	30 cp. LP 200 mg	17,28	I	65 %	0,58
CONTRAMAL					
Idem ***TOPALGIC***	30 gél. 50 mg	4,08	I	65 %	0,14
	100 gél. 50 mg	HOP	I		
	5 amp. 100 mg	HOP	I		
	1 fl. 10 mL sol. buv. 100 mg/mL	5,06	I	65 %	5,06
CONTRAMAL LP	30 cp. LP 100 mg	9,38	I	65 %	0,31
Idem ***TOPALGIC LP***	100 cp. LP 100 mg	HOP	I		
	30 cp. LP 150 mg	13,34	I	65 %	0,44
	100 cp. LP 150 mg	HOP	I		
	30 cp. LP 200 mg	17,28	I	65 %	0,58
	100 cp. LP 200 mg	HOP	I		
MONOCRIXO LP					
Idem ***TOPALGIC LP***	15 gél. 100 mg	5,85	I	65 %	0,39
	15 gél. 150 mg	7,95	I	65 %	0,53
	15 gél. 200 mg	10,07	I	65 %	0,67

PROPRIÉTÉS

Analgésique opioïde, central. Les autres effets des opioïdes sont moindres.

INDICATIONS

Traitement des douleurs modérées à intenses de l'adulte.

CONTRE-INDICATIONS

Grossesse : innocuité non démontrée.
Allaitement : contre-indication par prudence.
Hypersensibilité connue au **tramadol** ou aux opiacés.
Intoxication aiguë ou surdosage avec des dépresseurs du SNC, dont l'alcool.
Insuffisances respiratoire sévère et hépatocellulaire grave.

PRÉCAUTIONS D'EMPLOI

Consommation d'alcool déconseillée.
Réduire la posologie en cas d'insuffisance rénale, d'insuffisance respiratoire, si sujet âgé.
Prudence en cas d'hypertension intracrânienne.
Sportifs : risque de réaction positive des tests de contrôle antidopage.
En raison du risque de somnolence il est déconseillé de conduire un véhicule et d'utiliser une machine.

EFFETS INDÉSIRABLES

Habituellement : nausées, vomissements, somnolence, céphalées, vertiges, hypersudation, sécheresse buccale, constipation en cas de prise prolongée.
Plus rarement : douleurs abdominales ; rash ; asthénie, euphorie ; troubles mineurs de la vision.
Très rarement : anaphylaxie, convulsions (par abaissement du seuil épileptogène).

INTERACTIONS MÉDICAMENTEUSES

Associations contre-indiquées : **IMAO**.
Association déconseillée avec l'alcool ; les **morphiniques** agonistes-antagonistes (**buprénorphine**), la **carbamazépine** et autres inducteurs enzymatiques; les médicaments pouvant diminuer le seuil épileptogène.
Association à prendre en compte : dépresseurs du système nerveux central (*cf.* **sulfate de morphine**, plus haut), **antitussifs** en particulier chez le sujet âgé.
Antiacides : respecter un intervalle de 2 h entre leur prise et celle du **tramadol**.

NOTES

ANTI-INFLAMMATOIRES NON STÉROÏDIENS (1)

Règles de prescription

Les médications anti-inflammatoires sont utilisées pour lutter contre les mécanismes de l'inflammation, qu'elle soit locale ou généralisée et quelle qu'en soit la cause. Elles appartiennent à des classes chimiques différentes :

– anti-inflammatoires stéroïdiens, représentés essentiellement par des **glucocorticoïdes** naturels qui sont des hormones surrénaliennes et les **glucocorticoïdes** synthétiques, beaucoup plus souvent utilisés ;

– **anti-inflammatoires non stéroïdiens**, très nombreux : **dérivés arylcarboxyliques**, **dérivés indoliques**, **oxicams**, **fénamates**, etc., qui sont souvent dotés également d'une action analgésique périphérique et d'une action antipyrétique ; **coxibs** dont la toxicité digestive paraît moindre (*cf.* Mode d'action) ;

– **dérivés salicylés**, utilisés beaucoup plus pour leur action analgésique que pour leur action anti-inflammatoire, plus modeste ;

– autres médications utilisées pour leur effet anti-inflammatoire ; citons : essentiellement la **colchicine**.

Règles de bon usage des AINS [1]

AVANT DE PRESCRIRE

- **Évaluer le risque digestif en recherchant les facteurs de risque**

Notamment : antécédents de saignement digestif ou de perforation sous **AINS** ; antécédents d'ulcère gastro-duodénal ou d'hémorragie.

- **Évaluer le risque cardiovasculaire.** Les **AINS** peuvent entraîner :

– une rétention hydrosodée (risque en cas d'antécédents d'hypertension artérielle, d'insuffisance cardiaque, d'œdèmes) ;
– une faible augmentation du risque thrombotique artériel.

En conséquence, les patients présentant une hypertension artérielle non contrôlée, une insuffisance cardiaque congestive, une cardiopathie ischémique avérée, une artériopathie périphérique et/ou une pathologie vasculaire cérébrale, ainsi que ceux présentant des facteurs de risque cardiovasculaire (hypertension, hyperlipidémie, diabète, tabagisme, etc.), doivent faire l'objet d'une évaluation approfondie avant la prescription de tout AINS.

- **Évaluer le risque rénal**

Les **AINS** sont susceptibles d'induire une insuffisance rénale aiguë. Il convient donc d'être particulièrement attentif aux sujets traités par diurétiques, présentant un risque d'hypovolémie ou une altération préalable de la fonction rénale.

LORS DE LA PRESCRIPTION

Le choix d'un **AINS** *doit se faire en tenant compte de son profil de sécurité d'emploi* (sur la base du Résumé des caractéristiques du produit) *et des facteurs de risque individuels du patient.*

Attention en cas de substitution d'un AINS par un autre.

Respecter les indications et la posologie

Les **AINS** *doivent toujours être prescrits et utilisés à la dose minimale efficace, pendant la durée la plus courte possible.*

La poursuite du traitement par **AINS**, y compris par un **coxib**, ne se justifie pas, en dehors des manifestations symptomatiques d'arthrose ou de polyarthrite rhumatoïde.

- Respecter les contre-indications et les précautions d'emploi
- Prendre en compte le risque d'interaction médicamenteuse

SURVEILLANCE DU TRAITEMENT

- Rechercher les effets indésirables, en particulier digestifs
- Être attentif aux éventuelles manifestations cutanées

ANTI-INFLAMMATOIRES NON STÉROÏDIENS (1) – ARYLCARBOXYLIQUES (1)

Kétoprofène

PROFÉNID					
Rhumatismes inflammatoires chroniques ; poussées d'arthrose, de rhumatismes abarticulaires Posologies variables selon le tableau clinique : 100 à 300 mg/j ***PROFÉNID LP*** 200 mg Idem ***PROFÉNID***	20 gél. 50 mg 30 cp. 100 mg 100 cp. 100 mg 12 sup. 100 mg 6 amp. 100 mg IM 14 cp. LP 200 mg 14 gél. LP 200 mg	1,66 6,14 HOP 2,85 4,69 7,26 7,67	II II II II II II II	65 % 65 % 30 % 30 % 65 % 65 %	0,08 0,20 0,24 0,78 0,52 0,55
TOPREC					
1 à 3 cp./j	20 cp. 25 mg 1 fl. 150 mL (1 mg/mL)	2,42 2,00	 II	65 % 65 %	0,12 2,00
KÉTUM					
100 à 300 mg/j	30 cp. 100 mg 14 gél. LP 200 mg	2,78 3,35	II II	65 % 65 %	0,09 0,24
BI-PROFÉNID LP					
1 à 2 cp./j	20 cp. LP 100 mg 100 cp. LP 100 mg	3,87 HOP	II II	65 %	0,19
PROFEMIGR					
1 cp./j	10 cp. 150 mg 100 cp. 150 mg	2,95 HOP	II II	65 %	0,30
KETOPROFÈNE MACOPHARMA					
	10 poches inj. 100 mg	HOP	II		

Diclofénac

VOLTARÈNE					
Rhumatismes inflammatoires chroniques Poussées d'arthrose, de rhumatismes abarticulaires Posologies variables : 75 à 150 mg/j	30 cp. 25 mg 30 cp. 50 mg 10 sup. 100 mg 2 amp. 75 mg	1,55 3,90 2,44 0,94	II II II II	65 % 65 % 30 % 30 %	0,05 0,13 0,24 0,47
VOLTARÈNE LP					
Idem ***VOLTARÈNE***	30 cp. 75 mg 15 cp. 100 mg	7,78 4,92	II II	65 % 65 %	0,26 0,33
FLECTOR					
Idem ***VOLTARÈNE***	21 sach.-dose 50 mg	3,03	II	65 %	0,14

Acéclofénac

CARTREX					
Idem ***VOLTARÈNE*** 100 à 200 mg/j	30 cp. 100 mg	4,28	II	65 %	0,14

Diclofénac + misoprostol

ARTOTEC					
Traitement symptomatique des affections rhumatismales chez les patients à risque Posologie variable : 50 à 150 mg/j Traitement des poussées aiguës, limité à 10 j : 2 cp./j	30 cp. 50 mg/0,2 mg 20 cp. 75 mg/0,2 mg	7,99 6,08	I I	15 % 15 %	0,27 0,30

ANTI-INFLAMMATOIRES NON STÉROÏDIENS (2)

Principaux effets indésirables

ORGANE	EFFETS INDÉSIRABLES	SUJETS à RISQUE	PRÉCAUTIONS
Tube digestif	Nausées, épigastralgies Douleurs abdominales, diarrhées Ulcère gastrique ou duodénal Hémorragies digestives Perforations digestives	Sujets de plus de 65 ans Antécédents d'ulcère, de gastrite ou d'intolérance préalable ; tabagisme Ulcère et perforation peuvent se produire à n'importe quel moment, **sans signe avant-coureur**	**Antiacides** ou traitement protecteur (**misoprostol**, **inhibiteurs de la pompe à protons**)
Reins	Insuffisance rénale fonctionnelle Néphropathie interstitielle Syndrome néphrotique Rétention hydrosodée, hyponatrémie, hypokaliémie Aggravation d'une HTA	Sujets âgés, déshydratés Traitements associés : **diurétiques**, **IEC**	Surveillance de la fonction rénale
Bronches	Asthme, bronchospasme	Antécédents d'asthme à l'**aspirine**	Interrogatoire
Système nerveux	Acouphènes, surdité Céphalées, vertiges	**Aspirine** à dose toxique ***INDOCID***	Interrogatoire
Peau	Réactions allergiques prurigineuses	Banales	
	Purpura vasculaire, syndromes de Lyell, de Stevens-Johnson, érythème polymorphe	Graves	
Héma-tologie	Troubles de la crase sanguine	Traitements associés	Compte tenu d'un effet antiagrégant plaquettaire durable, prévenir le patient des risques hémorragiques pouvant survenir en cas de geste chirurgical, même mineur **Il est parfois conseillé d'arrêter un traitement AINS plusieurs jours avant une intervention chirurgicale**
Foie	Élévation banale des transaminases hépatite cytolytique, cholestatique, ou mixte		Surveillance biologique ALAT, ASAT, GGT, phosphatases alcalines

ANTI-INFLAMMATOIRES NON STÉROÏDIENS (2) – ARYLCARBOXYLIQUES (2)

■ Naproxène

NAPROSYNE					
Rhumatismes inflammatoires chroniques ; poussées d'arthrose, de rhumatismes abarticulaires Posologies variables : 500 à 1 000 mg/j	10 cp. 250 mg 10 cp. 500 mg 8 cp. 1 g 12 sup. 500 mg	1,19 2,82 3,48 3,49	II II II II	65 % 65 % 65 % 30 %	0,12 0,28 0,44 0,29
APRANAX					
Idem ***NAPROSYNE***	30 cp. 275 mg 15 cp. 750 mg 16 cp. séc. 550 mg	3,60 5,38 2,18	II II II	65 % 65 % 65 %	0,12 0,36 0,14

■ Ibuprofène

ADVIL					
200 à 1 200 mg/j	20 cp. 200 mg 30 cp. 200 mg 20 cp. 400 mg	 1,84		NR NR 65 %	 0,09
UPFEN					
Idem ***ADVIL***	20 cp. 200 mg			NR	
NUREFLEX					
Idem ***ADVIL***	30 cp. 200 mg 20 cp. 400 mg	1,27 2,14		65 % 65 %	0,04 0,11
NUREFLEX LP					
Idem ***ADVIL***	30 gél. 300 mg	3,27		65 %	0,11
SPIFEN					
Idem ***ADVIL***	30 cp. 200 mg 20 cp. 400 mg 20 sach. 400 mg	1,63 2,14 2,48	II II II	65 % 65 % 65 %	0,05 0,11 0,12
INTRALGIS					
Idem ***ADVIL***	20 cp. 200 mg 30 cp. 200 mg			NR NR	
SPEDIFEN					
Idem ***ADVIL***	20 cp. 200 mg 12 cp. 400 mg 12 sach. 400 mg			NR NR NR	
NUROFENFLASH					
Idem ***ADVIL***	12 cp. 200 mg 12 cp. 400 mg			NR NR	

ANTI-INFLAMMATOIRES NON STÉROÏDIENS (3)

Indications

Tous les syndromes comportant une inflammation, localisée ou généralisée :
– aiguë : la prescription sera alors relativement brève ;
– chronique : ils sont alors souvent utilisés à la dose minimale active, associés ou non à un traitement « de fond » de l'inflammation.

Ils ont souvent aussi une action antalgique propre, une action inhibitrice sur l'agrégation plaquettaire (sauf les coxibs).

Mode d'action

L'inhibition des prostaglandines et des leucotriènes est à la base de leur action anti-inflammatoire, mais aussi de certains de leurs effets indésirables. L'effet anti-inflammatoire des **AINS** « classiques » s'explique par le blocage de la cyclo-oxygénase 2 (COX 2) qui s'oppose à l'action pro-inflammatoire des prostaglandines. Malheureusement, ils inhibent en même temps la cyclo-oxygénase 1 (COX 1) qui exerce au contraire une action cytoprotectrice digestive.

La dernière famille d'**AINS** (dits « coxibs ») agit sélectivement sur la cyclo-oxygénase 2, ne bloquant que l'action pro-inflammatoire des prostaglandines.

Absorption

Pour la plupart, ils sont absorbés par la muqueuse intestinale (voie orale ou rectale) ; ceux qui sont injectables par voie IM sont directement acheminés vers le foie.

Ils se distribuent à tout l'organisme et en particulier aux nerfs, aux séreuses, et aux organes glandulaires (digestifs).

Certains traversent la barrière placentaire, ce qui explique que la grossesse représente une contre-indication habituelle.

Métabolisés par le foie, ils sont éliminés par les reins ; leur demi-vie est variable : 6 à 72 h, selon le produit.

Effets indésirables

Certains sont particuliers à chaque famille, d'autres sont communs à toutes les familles chimiques.

C'est le cas de la toxicité gastrique, d'autant plus grande que l'action anti-inflammatoire est importante et peut justifier l'emploi de protecteurs gastriques ; la toxicité gastrique est augmentée chez le sujet âgé, les sujets tabagiques, et le risque hémorragique doit être constamment présent à l'esprit.

La toxicité existe quelle que soit la voie d'introduction dans l'organisme.

ANTI-INFLAMMATOIRES NON STÉROÏDIENS (3) – ARYLCARBOXYLIQUES (3)

Flurbiprofène

CEBUTID					
Rhumatismes inflammatoires chroniques ; poussées d'arthrose, de rhumatismes abarticulaires Posologies variables selon le tableau clinique : 100 à 300 mg/j Proposé comme antiagrégant plaquettaire à demi-vie courte (relais **aspirine** ou **clopidogrel**) : 50 mg/j en 2 prises	30 cp. 50 mg 15 cp. 100 mg	2,83 2,83	II II	65 % 65 %	0,09 0,19
CEBUTID LP 200 mg Idem ***CEBUTID***	16 gél. LP 200 mg	6,56	II	65 %	0,41
ANTADYS					
1 cp. 1 à 3/j	15 cp. 100 mg	2,55	II	65 %	0,17

Étodolac

LODINE					
Rhumatismes inflammatoires chroniques ; poussées d'arthrose, de rhumatismes abarticulaires Posologies variables selon le tableau clinique : 200 à 400 mg/j	30 cp. 200 mg 20 cp. 300 mg	6,26 5,94	II II	65 % 65 %	0,21 0,30

Acide tiaprofénique

SURGAM					
Rhumatismes inflammatoires chroniques, poussées d'arthrose, lombalgies, règles douloureuses et traitement d'appoint dans les phénomènes inflammatoires de la sphère ORL A. : dose d'attaque 200 mg x 3/j puis 300-400 mg/j à répartir en plusieurs prises E. : 10 mg/kg/j à répartir en 2 ou 3 prises	30 cp. séc. 100 mg 15 cp. séc. 200 mg	2,08 2,16	II II	65 % 65 %	0,07 0,14

Dexkétoprofène

KÉTESSE					
Douleur d'intensité légère à modérée (douleurs dentaires, dysménorrhées) : 12,5 mg x 4 à 6/j ou 25 mg x 1 à 3/j PO	20 cp. 12,5 mg 20 cp. 25 mg 20 sach. 25 mg		II II II	NR NR NR	
Douleur d'intensité modérée à sévère (post-opératoire, colique néphrétique, lombalgie) si voie orale inadaptée : 50 mg x 2 à 3/j IM ou IV	6 amp. 50 mg/2 mL	HOP	II		

ANTI-INFLAMMATOIRES NON STÉROÏDIENS (4)

Modalités de prescription

Dans les affections aiguës un certain nombre de modalités communes se retrouvent.

> La posologie initiale peut être maximale, dite « d'attaque », et après 2 j on prescrira une dose moins élevée mais suffisante.
> Ni la dose, ni la durée, ne peuvent être fixées d'avance, car elles dépendent de l'évolution et de la tolérance.

Dans tous les cas :
- respect des contre-indications classiques ;
- ne pas associer 2 **AINS** ;
- ne pas associer un **AINS** et un **antalgique dérivé des AINS** (***ADVIL***, ***NUROFEN***, ***TOPREC***, etc.) ;
- prendre des précautions en fonction du patient et de ses antécédents.

Choix du produit

On ne peut définir de hiérarchie précise entre les différents **anti-inflammatoires non stéroïdiens**, l'essentiel étant d'obtenir un **équilibre entre l'efficacité et la tolérance**. Le choix du produit est guidé par :
- une préférence du patient (intolérance ou efficacité lors d'une prescription préalable) ;
- la chronopharmacologie : les **oxicams** se prescrivent en 1 seule prise quotidienne, ce qui est plus simple chez un sujet polymédicamenté, mais ils ont une demi-vie prolongée, ce qui constitue plutôt un inconvénient chez le sujet âgé ;
- des propriétés particulières : risque de *vertiges et de céphalées* plus grand avec l'***INDOCID***.

> À titre d'exemple on prescrira :
> – ***FELDÈNE*** : 20 mg : 1 gél. ou 1 cp. dispersible, x 1 ou 2/j pendant 2 j, puis 1/j pendant 4 à 8 j ; ou un autre **oxicam** de la même façon : ***BREXIN***, ***CYCLADOL***, ***TILCOTIL***, ***MOBIC*** 15 mg, ou un générique ;
> – ou pendant les 2 à 6 premiers j, ***VOLTARÈNE***, 50 mg, ou ***CEBUTID***, 100 mg, ou un générique : 1 cp. aux 3 repas, ou ***PROFÉNID***, 100 mg, ou ***NAPROSYNE*** 500 mg, ou ***APRANAX*** 550 mg : 1 cp. matin et soir aux repas. Une dose moindre sera ensuite prescrite chaque fois que possible.

ANTI-INFLAMMATOIRES NON STÉROÏDIENS (4) – ARYLCARBOXYLIQUES (4) – PHARMACOLOGIE

PROPRIÉTÉS

Anti-inflammatoire, antalgique, antipyrétique. Action inhibitrice sur la synthèse des prostaglandines, et sur l'agrégation plaquettaire.

INDICATIONS

Traitement symptomatique au long cours des rhumatismes inflammatoires chroniques, et de certaines arthroses ; traitement de courte durée de poussées de rhumatisme abarticulaire, d'arthrite microcristalline, d'arthrose, de lombalgies, de cervicalgies, de radiculalgies sévères.

CONTRE-INDICATIONS

Celles des **AINS** en général, plus :
- **grossesse** : à partir du 6e mois ;
- **allaitement**.

PRÉCAUTIONS D'EMPLOI

Celles des **AINS** en général, celles liées à la forme galénique.

Au cours des traitements prolongés, contrôler la formule sanguine, les fonctions hépatique et rénale.

EFFETS INDÉSIRABLES

Ceux des **AINS** en général.

INTERACTIONS MÉDICAMENTEUSES

Celles des **AINS** en général, et en particulier le **méthotrexate** à dose supérieure à 15 mg/sem.

Pour le **naproxène** : interférence possible avec le dosage urinaire des 17-cétostéroïdes et de l'acide 5-hydroxy-indolacétique (cesser l'administration 48 h avant le dosage).

ANTI-INFLAMMATOIRES NON STÉROÏDIENS (5)

Principales interactions médicamenteuses *

ASSOCIATION	RISQUE DE L'INTERACTION	PRÉCAUTIONS
+ autres **AINS**, + **antalgiques dérivés des AINS**	Augmentation du risque ulcérogène et hémorragique digestif	Association déconseillée
+ **aspirine**	Risque hémorragique	Déconseillé si > 0,5 g/j
+ anticoagulants oraux	Augmentation du risque hémorragique	Si Tt indispensable, adaptation des **AVK** à TP, INR
+ héparines	Augmentation du risque hémorragique	Si Tt indispensable, surveillance clinique et biologique pour les **héparines non fractionnées**
+ **diurétiques**	Insuffisance rénale aiguë si sujet déshydraté	Hydratation, surveillance de la fonction rénale (au début surtout)
+ **inhibiteurs de l'enzyme de conversion**	Insuffisance rénale aiguë si sujet déshydraté Diminution de l'effet antihypertenseur	Éviter l'association Si traitement indispensable, hydratation, surveillance de la fonction rénale (au début surtout)
+ **β-bloquants**	Réduction de l'effet antihypertenseur	À prendre en compte
+ **ticlopidine**	Risque hémorragique	Éviter l'association
+ **pentoxifylline**	Risque hémorragique	Surveillance clinique, contrôle TS
+ **lithium**	Surdosage	Déconseillé ou contrôle de la lithémie
+ **méthotrexate** à dose élevée (> 20 mg/sem., cancérologie)	Toxicité hématologique accrue (association déconseillée pour **kétoprofène**)	Contre-indication (mais pas en rhumatologie : doses faibles, d'où simple surveillance biologique)
+ **ciclosporine**	Addition des effets néphrotoxiques, sujet âgé surtout	À prendre en compte
+ **zidovudine**	Toxicité hématologique (réticulocytes)	NFS et réticulocytes 8 et 15 j après le début du traitement
+ **sulfamides hypoglycémiants**	Risque d'hypoglycémie avec les pyrazolés	Éviter l'association
+ **DIU**	Risque de grossesse par inefficacité	Prévenir la patiente

CONSENSUS

[1] Rappel des règles de bon usage des AINS, *Afssaps*, 2006.

* Certains **AINS** ont en outre des interactions médicamenteuses propres, qui sont signalées avec chacun des produits.

ANTI-INFLAMMATOIRES NON STÉROÏDIENS (5) – OXICAMS

■ Piroxicam

FELDÈNE					
Rhumatismes inflammatoires chroniques ; arthrose, rhumatismes abarticulaires Posologies variables selon le tableau clinique : 10 à 20 mg/j, en 1 seule prise ; rarement 40 mg/j	30 gél. 10 mg 15 gél. 20 mg 15 sup. 20 mg 2 amp. 20 mg IM	2,26 2,46 6,02 2,00	I I I I	30 % 30 % 15 % 15 %	0,08 0,16 0,40 1,00
FELDÈNE DISPERSIBLE					
Idem **FELDÈNE**	15 cp. disp. 20 mg	2,46	I	30 %	0,16

■ Piroxicam-bêta-cyclodextrine

BREXIN					
Idem **FELDÈNE**	14 cp. séc. 20 mg 14 cp. efferv. 20 mg	5,67 5,67	I I	30 % 30 %	0,41 0,41
CYCLADOL					
Idem **FELDÈNE**	14 cp. séc. 20 mg 14 cp. efferv. 20 mg	5,67 5,67	I I	30 % 30 %	0,41 0,41

Pour la **cyclodextrine**, dégradée en glucose, limiter l'utilisation prolongée chez le diabétique.

■ Ténoxicam

TILCOTIL					
Idem **FELDÈNE**	15 cp. séc. 20 mg	6,48	I	65 %	0,43

■ Méloxicam

MOBIC					
Posologie variable : 7,5 à 15 mg x 1/j	14 cp. 7,5 mg 14 cp. séc. 15 mg 3 amp. 1,5 mL/15 mg	2,94 5,78 2,80	I I I	65 % 65 % 30 %	0,21 0,41 0,93

ANTI-INFLAMMATOIRES NON STÉROÏDIENS (6) – INDOLIQUES

Indométacine

INDOCID					
Rhumatismes inflammatoires chroniques ; poussées d'arthrose, de rhumatismes abarticulaires Posologies variables selon le tableau clinique : 50 à 150 mg/j	30 gél. 25 mg 10 sup. 100 mg	2,92 3,69	I I	65 % 30 %	0,10 0,37
CHRONO-INDOCID					
1 à 2 gél./j	20 gél. 75 mg	6,90	I	65 %	0,35

Sulindac

ARTHROCINE					
Idem ***INDOCID***	40 cp. séc. 100 mg 30 cp. séc. 200 mg	4,56 7,26	I I	65 % 65 %	0,11 0,24

PROPRIÉTÉS

Anti-inflammatoire, antalgique, antipyrétique.
Action inhibitrice sur la synthèse des prostaglandines, et sur l'agrégation plaquettaire.

INDICATIONS

Traitement symptomatique au long cours des rhumatismes inflammatoires chroniques, et de certaines arthroses ; traitement de courte durée de poussées de rhumatisme abarticulaire, d'arthrite microcristalline, d'arthrose, de lombalgies, de cervicalgies, de radiculalgies sévères.

CONTRE-INDICATIONS

Celles des **AINS** en général, plus :
– antécédents d'allergie aux composants, à l'**aspirine** et autres **AINS** ;
– insuffisance hépatique ou rénale sévère.
Grossesse et **allaitement**.

PRÉCAUTIONS D'EMPLOI

Celles des **AINS** en général, plus :
– celles liées à la forme galénique ;
– sujet âgé (plus d'effets indésirables), troubles psychiques, Parkinson, épilepsie.
Au cours des traitements prolongés : contrôle de la formule sanguine, des fonctions hépatique et rénale, et nécessité de surveillance oculaire.

EFFETS INDÉSIRABLES

Ceux des **AINS** en général, plus :
– céphalées, sensations d'étourdissement, de tête vide, acouphènes, surtout au début (souvent transitoires ; prévenir le patient, tester la 1re prise le soir au coucher) ;
– anomalies rétiniennes et cornéennes.

INTERACTIONS MÉDICAMENTEUSES

Celles des **AINS** en général, plus :
– **desmopressine** (***MINIRIN*** ; action potentialisée) ;
– **topiques gastro-intestinaux** : diminution de l'absorption de l'**indométacine** ; prendre les **antiacides** à distance (2 h).

ANTI-INFLAMMATOIRES NON STÉROÏDIENS (7) – INHIBITEURS PRÉFÉRENTIELS DE COX 2 (1)

■ Nabumétone

NABUCOX					
Rhumatismes inflammatoires chroniques, poussées d'arthrose, de rhumatismes articulaires : 1 à 2 g/j	28 cp. pell. 500 mg	5,08	I	65 %	0,18
	14 cp. disp. 1 g	5,08	I	65 %	0,36
	28 cp. disp. 1 g	9,75	I	65 %	0,35

■ Célécoxib

CELEBREX					
Arthrose : 200 mg en 1 ou 2 prises à augmenter si besoin à 200 mg x 2/j	30 gél. 100 mg	6,18	I	65 %	0,21
	100 gél. 100 mg	HOP	I		
Polyarthrite rhumatoïde : 200 à 400 mg en 2 prises	30 gél. 200 mg	12,58	I	65 %	0,42
	100 gél. 200 mg	HOP	I		

■ Étoricoxib

ARCOXIA					
Arthrose : 30 mg x 1/j	28 cp. 30 mg	13,30	I	30 %	0,48
Max 60 mg x 1/j	28 cp. 60 mg	21,27	I	30 %	0,76

ANTI-INFLAMMATOIRES NON STÉROÏDIENS (8) – INHIBITEURS PRÉFÉRENTIELS DE COX 2 (2) – PHARMACOLOGIE

PROPRIÉTÉS

Balance COX1/2 :

– COX-1 : production de prostaglandines à taux basal, dont thromboxane (vasoconstriction, coagulation) et d'autres permettant entre autres la sécrétion de mucus protecteur gastrique ;

– COX-2 : production d'un surplus de prostaglandines en cas d'inflammation dont la prostacycline (vasodilatatrice, antiagrégante plaquettaire, inhibitrice du thromboxane).

Anti-inflammatoire non sélectif (COX-1 et 2) : effet anti-inflammatoire, effet délétère sur la muqueuse gastrique.

Anti-inflammatoire sélectif de la cyclo-oxygénase 2 (COX-2) = déséquilibre de la balance : effet anti-inflammatoire avec meilleure tolérance digestive théorique mais augmentation de la coagulation (thrombus).

INDICATIONS

Traitement symptomatique de l'arthrose, de la polyarthrite rhumatoïde et de la spondylarthrite ankylosante.

Les coxibs ne sont pas indiqués dans la prévention cardiovasculaire et ne peuvent se substituer à l'**aspirine** à faible dose.

CONTRE-INDICATIONS

Hypersensibilité, réactions allergiques aux **AINS**.

Insuffisance hépatique ou rénale sévère.

Maladie inflammatoire de l'intestin.

Insuffisance cardiaque congestive (NYHA II à IV), cardiopathie ischémique, artériopathie ou antécédent d'accident vasculaire cérébral.

Ulcère gastroduodénal évolutif ou saignement gastro-intestinal.

Grossesse et allaitement.

PRÉCAUTIONS D'EMPLOI

Surveillance étroite de la pression artérielle.

Déshydratation : augmentation de la toxicité rénale.

Peut masquer une fièvre ou d'autres signes d'inflammation.

Contient du lactose.

EFFETS INDÉSIRABLES

Hypersensibilité, prurit.

Infarctus du myocarde, hypertension.

Infection des voies respiratoires supérieures, toux dyspnée, infection urinaire.

Insomnie, hypertonie, vertiges, céphalées.

Nausées, douleur abdminale, diarrhée.

Syndrome pseudo-grippal, arthralgie.

Œdèmes.

INTERACTIONS MÉDICAMENTEUSES

Antivitamines K, anticoagulants oraux directs (AOD) : risque hémorragique augmenté.

Antihypertenseurs (**IEC**, **antagonistes des récepteurs de l'angiotensine II**, diurétiques, **bêtabloquants**) : réduction des effets et toxicité rénale.

Substrats du CYP2D6 : augmentation de leurs concentrations.

Inducteurs du CYP2C19 : diminution de l'activité des **coxibs**.

Inhibiteurs du CYP2C19 (**fluconazole**) : augmentation importante des concentrations des **coxibs**.

Ciclosporine, **tacrolimus** : risque d'augmentation de la néphrotoxicité.

Méthotrexate (polyarthrite rhumatoïde) : toxicité à surveiller.

Lithium : augmentation de la concentration du produit.

Association à l'**aspirine** (faible dose) possible pour son activité antiagrégante plaquettaire mais risque accru d'ulcère gastro-intestinal.

ANTI-INFLAMMATOIRES NON STÉROÏDIENS (9) – FÉNAMATES

■ Acide méfénamique

PONSTYL					
Douleurs : 1 à 2 gél. x 3/j Dysménorrhées : 2 gél. x 3/j Ménorragies fonctionnelles : 2 gél. x 1 à 3/j pdt 2 à 5 j dès le 1er j des règles Au cours d'un repas	20 gél. 250 mg	3,04	II	65 %	0,15

■ Acide niflumique

NIFLURIL					
E. > 12 ans : 2 à 3 gél./j (500 à 750 mg/j) A. : 3 à 4 gél./j (750 à 1 000 mg/j), max 6 gél./j Au cours d'un repas	30 gél. 250 mg	2,26	II	65 %	0,08

■ Morniflumate

NIFLURIL					
De 6 à 30 mois : 1/2 sup. x 2/j (200 mg/j) De 30 mois à 12 ans : 1 sup. par 10 kg de poids/j Max 3 sup./j (1 200 mg/j)	8 sup. séc. E. 400 mg	1,73	II	30 %	0,22
A. : 1 sup. x 2/j (1 400 mg/j)	8 sup. A. 700 mg	2,01	II	30 %	0,25

PROPRIÉTÉS

Activités antalgique, antipyrétique, anti-inflammatoire et inhibition de courte durée des fonctions plaquettaires, par inhibition de la synthèse des prostaglandines.

INDICATIONS

Douleurs d'intensité légère à modérée.
Rhumatismes aigus ou inflammatoires chroniques, athroses douloureuses.
PONSTYL : dysménorrhées et ménorragies fonctionnelles inexpliquées.

CONTRE-INDICATIONS

Hypersensibilité ou antécédent d'allergie ou d'asthme déclenché par les **AINS**.
Ulcère évolutif, antécédent d'ulcère, de perforation digestive ou d'hémorragie récurrente.
Insuffisance hépatique, rénale, cardiaque sévère.
Grossesse (prise déconseillée jusqu'à 24 SA = 5 mois puis contre-indiquée). Allaitement déconseillé.

PRÉCAUTIONS D'EMPLOI

Effets indésirables accrus chez le sujet âgé et le patient atteint de maladie inflammatoire chronique de l'intestin (MICI). Association à un **inhibiteur de la pompe à protons** recommandée.
Présence de lactose.

EFFETS INDÉSIRABLES

Gastro-intestinaux : ulcère peptique, hémorragie, perforation, exacerbation d'une MICI.
Vertiges, somnolence.

INTERACTIONS MÉDICAMENTEUSES

Autres **AINS**, **acide acétylsalicylique** ≥ 500 mg/prise, **anticoagulants oraux**, **héparines** (majoration des effets indésirables).
Lithium (augmentation de la lithémie).
Méthotrexate > 20 mg/sem., **pémétrexed** (toxicité accrue).

ANTI-INFLAMMATOIRES NON STÉROÏDIENS À USAGE TOPIQUE (1)

Diclofénac

VOLTARÈNE ÉMULGEL					
Tendinites et arthrose doigts et genoux : x 3 à 4/j Œdèmes postopératoires et post-traumatiques : x 2 à 4/j	1 tube 50 g (1 %) 1 fl. 100 mL (1 %)	2,05 3,09		30 % 30 %	2,05 3,09
VOLTARENACTIGO					
Idem ***VOLTARÈNE ÉMULGEL***	1 tube 60 g (1 %)			NR	
XÉNID					
Idem ***VOLTARÈNE ÉMULGEL***	1 tube 60 g (1 %)	2,10		30 %	2,10
FLECTOR					
Idem ***VOLTARÈNE ÉMULGEL***	1 tube 60 g (1 %) 1 fl. 100 g (1 %)	2,10 2,81		30 % 30 %	2,10 2,81
FLECTORTISSUGELEP					
Arthrose du genou, douleur tendino-ligamentaire : 1 appl. matin et soir pendant 7 j	5 emplâtres			NR	
COMPRALFÈNE					
Tendinite, œdème postopératoire ou traumatique, arthrose des doigts : 2 à 4 appl./j	1 tube 50 g (1 %)			NR	
ANTALCALM					
Douleur tendino-ligamentaire : 1 appl. matin et soir pendant max 7 j	5 emplâtres 140 mg			NR	

Kétoprofène

KÉTUM					
2 à 3 appl. de 4 g/j	1 tube 60 g (2,5 %) 1 tube 120 g (2,5 %)		II II	NR NR	

Piroxicam

GELDÈNE					
Tendinites ; traumatologie bénigne 2 à 4 appl. locales/j	1 tube 50 g (0,5 %)	2,40	I	30 %	2,40

Acide niflumique

NIFLUGEL					
Tendinites ; traumatologie bénigne 1 appl. x 3/j de 5 à 10 cm^3	1 tube 60 g gel (2,5 %)	2,18	I	30 %	2,18

ANTI-INFLAMMATOIRES NON STÉROÏDIENS À USAGE TOPIQUE (2)

Ibuprofène

CLIPTOL					
Traumatologie bénigne : 1 appl. x 3/j Traitement de 5 j max	1 tube 50 g (5 %)			NR	
NUROFEN					
Idem ***CLIPTOL***	1 tube 50 g (5 %)			NR	
IBUFETUM					
Idem ***CLIPTOL***	1 tube 60 g (5 %)	2,00		30 %	2,00

Acide salicylique + diéthylamine

ALGESAL BAUME					
Idem ***CLIPTOL***	1 tube 40 g			NR	

Acide salicylique + diéthylamine + myrtécaïne

ALGESAL SURACTIVE					
Idem ***CLIPTOL*** Myrtécaïne : anesthésique local	1 tube 40 g 1 tube 100 g			NR NR	

PROPRIÉTÉS

Action anti-inflammatoire (**AINS**) et antalgique locale.

INDICATIONS

Arthrose des petites articulations.

Tendinites des membres supérieurs et inférieurs.

Traumatologie bénigne (entorses).

Traitement symptomatique de la lombalgie aiguë.

Traitement des veinites post-sclérothérapie, en cas de réaction inflammatoire intense.

CONTRE-INDICATIONS

Grossesse : contre-indication à partir du 6e mois.

Allaitement : à éviter, par prudence.

Allergie au produit et aux substances d'activité proches telles que autres **AINS**, **aspirine**.

Allergie à l'un des excipients.

Peau lésée, quelle que soit la lésion : dermatoses suintantes, eczéma, lésion infectée, brûlure ou plaie.

Enfant (moins de 15 ans).

PRÉCAUTIONS D'EMPLOI

Réservé à l'adulte.

Faire pénétrer le gel par un massage doux et prolongé.

Bien se laver les mains après chaque utilisation. Ne pas appliquer sur les muqueuses ni sur les yeux.

Il est déconseillé d'appliquer le gel sous pansement occlusif.

L'apparition d'une éruption après application du gel impose l'arrêt immédiat.

EFFETS INDÉSIRABLES

Effets liés à la voie d'administration :
- réactions cutanées locales à type de rougeur, prurit et sensations de brûlures ;
- exceptionnellement, réactions plus sévères à type d'eczéma bulleux ou phlycténulaires, pouvant s'étendre ou se généraliser secondairement ;
- réactions cutanées de photosensibilisation.

Réactions d'hypersensibilité :
- dermatologiques ;
- respiratoires : la survenue de crises d'asthme peut être liée chez certains sujets à une allergie à l'**aspirine** ou à un **AINS**. Dans ce cas, ce médicament est contre-indiqué ;
- générales : réactions de type anaphylactique.

Autres effets systémiques des **AINS** : ils sont fonction du passage transdermique du principe actif et donc de la quantité de gel appliquée, de la surface traitée, du degré d'intégrité cutanée, de la durée de traitement et de l'utilisation ou non d'un pansement occlusif (effets digestifs, rénaux).

INTERACTIONS MÉDICAMENTEUSES

Peu probables pour un usage normal.

CORTICOTHÉRAPIE GÉNÉRALE (1)

Classification

À côté des **glucocorticoïdes** naturels (cortisol et cortisone), un certain nombre de produits de synthèse ont été préparés avec pour but principal l'augmentation de l'activité anti-inflammatoire.

Ainsi on a pu synthétiser :

– la **prednisone** ou delta-cortisone (***CORTANCYL***) et la **prednisolone** (***SOLUPRED***) dont l'effet anti-inflammatoire est quatre fois supérieur à celui de l'**hydrocortisone** ;

– une action anti-inflammatoire encore plus puissante est obtenue avec : **méthylprednisolone** (***MÉDROL***, ***DÉPO-MÉDROL***), **dexaméthasone** (***DECTANCYL***), **bétaméthasone** (***BETNESOL***, ***CÉLESTÈNE***), **triamcinolone** (***KENACORT RETARD***, ***HEXATRIONE***), **cortivazol** (***ALTIM***), pour ne citer que les plus couramment utilisés.

Le ***CORTANCYL*** reste le produit de référence.

Hormone	Dose équivalente (mg)	Puissance anti-inflammatoire	Puissance minéralo-corticoïde	Durée d'action moyenne (h)
Cortisol (**hydrocortisone**)	20	1	1	8
Cortisone	25	0,8	1	8
Prednisone	5	4	0,8	8
Prednisolone	5	4	0,8	24
Méthylprednisolone	4	0,5	0,5	36
Dexaméthasone Bétaméthasone	0,75	25	0	72

Utilisation

Voie orale

L'utilisation en tant qu'agent anti-inflammatoire de ces produits se fait essentiellement par voie orale.

D'une façon générale, il existe entre les différentes préparations commercialisées une correspondance approximative : l'action anti-inflammatoire d'un comprimé de ***CORTANCYL*** à 5 mg correspond approximativement à celle d'un comprimé de ***MÉDROL*** à 4 mg, etc.

La dose anti-inflammatoire varie en fonction de chaque cas, et se situe en moyenne entre 10 et 30 mg/j de **prednisone**.

Assaut cortisonique, ou « bolus »

C'est une méthode réservée à des cas très particuliers, en milieu hospitalier spécialisé : formes graves de rhumatismes inflammatoires chroniques, de maladies systémiques, formes pouvant mettre en jeu le pronostic vital. Elle consiste à administrer une dose très élevée d'un **corticoïde**, par exemple 300 à 1 000 mg de ***SOLUMÉDROL***, en perfusion dans 250 mL de sérum physiologique, pendant 3 h, 3 j de suite.

Un bilan cardiovasculaire préalable est indispensable, ainsi qu'une surveillance rigoureuse.

Mécanisme d'action

Action anti-inflammatoire.

Effet immunodépresseur ou immunomodulateur.

Action hyperglycémiante.

Négativation du bilan azoté par augmentation du catabolisme protéique, responsable entre autres d'arrêt de la croissance, d'atrophie musculaire et d'ostéoporose.

Diminution de l'absorption intestinale du calcium, contribuant aussi à l'ostéoporose.

Rétention de Na^+ et excrétion du K^+.

Action ulcérogène gastrique, etc.

CORTICOÏDES PAR VOIE ORALE (1)

Prednisone

CORTANCYL					
Rhumatismes inflammatoires Posologie variable	30 cp. 1 mg	1,12	I	65 %	0,04
	30 cp. séc. 5 mg	1,85	I	65 %	0,06
	20 cp. séc. 20 mg	2,42	I	65 %	0,12
	100 cp. 20 mg	HOP			

Prednisolone

SOLUPRED					
Idem ***CORTANCYL***	30 cp. efferv. 5 mg	2,45	I	65 %	0,08
	30 cp. orod. 5 mg	2,45	I	65 %	0,08
	50 cp. orod. 5 mg	HOP			
	20 cp. efferv. 20 mg	4,10	I	65 %	0,20
	20 cp. orod. 20 mg	4,07	I	65 %	0,20
	50 cp. orod. 20 mg	HOP	I		
	1 mL sol. buv. 1 mg/mL	4,37	I	65 %	4,37

Méthylprednisolone

MÉDROL					
Équivalence anti-inflammatoire pour 5 mg de **prednisone** : 4 mg	30 cp. séc. 4 mg	2,62	I	65 %	0,09
	100 cp. séc. 4 mg	HOP	I		
	20 cp. séc. 16 mg	4,95	I	65 %	0,25
	100 cp. séc. 16 mg	HOP	I		
	30 cp. séc. 100 mg	39,04	I	65 %	1,30

Dexaméthasone

DECTANCYL					
Équivalence anti-inflammatoire pour 5 mg de **prednisone** : 0,75 mg	30 cp. séc. 0,5 mg	3,99	I	65 %	0,13

Bétaméthasone

BETNESOL					
Équivalence anti-inflammatoire pour 5 mg de **prednisone** : 0,75 mg	30 cp. efferv. 0,5 mg	2,05	I	65 %	0,07
CÉLESTÈNE					
Équivalence anti-inflammatoire pour 5 mg de **prednisone** : 0,75 mg	1200 mL (fl. sol. buv. 40 gttes = 1 mL = 0,5 mg)	3,08	I	65 %	0,00
	20 cp. disp. séc. 2 mg	3,99	I	65 %	0,20

CORTICOTHÉRAPIE GÉNÉRALE (2)

Effets indésirables

Ils sont très nombreux.

Accidents de surcharge hormonale

Ils sont liés à la durée prolongée ou à la dose élevée nécessaire au traitement : syndrome cushingoïde, rétention sodée, hypokaliémie, diabète, ostéoporose et amyotrophie.

> La prévention de l'ostéoporose induite par la corticothérapie est importante (*cf.* Ostéoporose).

Accidents liés au « terrain »

Ils ne sont pas nécessairement proportionnels à la posologie et à la prolongation du traitement : accidents digestifs, accidents psychiques : états d'agitation, syndromes maniaques, psychoses hallucinatoires ou obsessionnelles, accidents oculaires, ostéonécrose aseptique de la tête fémorale, etc.

Surinfections

Réveil d'une tuberculose ancienne, qui doit particulièrement être redouté et surveillé, plus encore chez le sujet âgé ; surinfection à germes banals, assez fréquente, nécessitant alors une antibiothérapie ; mycoses généralisées, aggravation d'une maladie virale (varicelle), sont plus à craindre si la corticothérapie est prescrite dans une hémopathie.

Accidents de blocage hypophyso-surrénalien

Le rétrocontrôle surrénalien est très fréquent pour peu que le traitement soit supérieur à 20 mg/j de ***CORTANCYL*** et prolongé plus de 3 sem. Habituellement, l'insuffisance surrénale est spontanément régressive à l'arrêt du traitement ; il est de règle, pour éviter les phénomènes de rebond et la décompensation de l'insuffisance surrénale, lorsqu'on décide d'arrêter une corticothérapie prolongée, de baisser les doses par paliers : 5 à 10 mg toutes les 1 à 2 sem., puis 1 mg par 1 mg, au-dessous de 10 mg. Cette baisse progressive vise surtout à éviter le rebond de la maladie plutôt que l'insuffisance surrénale. En effet, une corticothérapie peut être, si nécessaire, arrêtée brusquement sous couvert d'une prescription temporaire d'**hydrocortisone** (10 à 30 mg/j) pendant quelques jours.

> Les règles d'utilisation des **glucocorticoïdes** doivent être strictes : le moins souvent possible, aux doses les moins élevées possibles, et à condition d'avoir éliminé une contre-indication.

Contre-indications impératives : hypertension artérielle sévère et non contrôlée, diabète décompensé, psychopathie aiguë, infection qui ne serait pas « couverte » par une antibiothérapie efficace.

Contre-indications relatives, en fonction du rapport risque/bénéfice : antécédent d'ulcère gastroduodénal, insuffisance rénale, thrombose vasculaire par exemple.

CORTICOÏDES PAR VOIE ORALE (2) – PHARMACOLOGIE

PROPRIÉTÉS

Action anti-inflammatoire puissante, effet immunodépresseur, action sur les métabolismes glucidique, phosphocalcique, lipidique, effet minéralocorticoïde.

INDICATIONS

Rhumatismes inflammatoires et connectivites.
Certaines névralgies sévères.

CONTRE-INDICATIONS

Grossesse : retard de croissance possible.
Allaitement : à éviter.
États infectieux ou mycosique non contrôlés, hépatites aiguës.
Herpès et zona ophtalmiques.
États psychotiques.
Vaccins vivants.
Il n'existe toutefois aucune contre-indication absolue pour une corticothérapie d'indication vitale.

PRÉCAUTIONS D'EMPLOI

Risque de déséquilibre d'un diabète, de rétention hydrosodée, d'aggravation d'une HTA, de fuite potassique, d'ostéoporose, de réveil d'une tuberculose.
En cas d'antécédent ulcéreux, contrôle fibroscopique et traitement préventif éventuel.
Arrêt progressif du traitement pour limiter le risque d'insuffisance surrénale aiguë, de même en cas de stress quelconque.

EFFETS INDÉSIRABLES

Ostéoporose, ostéonécrose épiphysaire, atrophie musculaire, myopathie ceinture pelvienne, flatulences, gastralgies, gastrite, ulcère gastrique ou duodénal, hémorragies digestives, perforations coliques, pancréatites.
Acné, érythrose du visage, purpura et hématomes, hirsutisme, vergetures, atrophie cutanée, retard à la cicatrisation.
Obésité, syndrome cushingoïde, retard de croissance (enfant), insuffisance surrénale, hyperglycémie, diabète, rétention sodée : risque d'aggravation d'une HTA, d'une insuffisance cardiaque ou rénale.
Fuite potassique (crampes).
Thrombose vasculaire.
Excitation, insomnie, syndrome maniaque ou dépressif.
Cataracte, glaucome.
Sensibilité aux infections, réveil de tuberculose ancienne.
Anguillulose maligne.

INTERACTIONS MÉDICAMENTEUSES

Vincamine et certains **antiarythmiques** : risque de torsades de pointe.
Digitaliques, autres **hypokaliémiants**, **aspirine**, **héparine** et **AVK**, **antidiabétiques oraux** et insuline, **phénobarbital**, **rifampicine**, **antihypertenseurs**, vaccins vivants atténués, **interféron** α.

CORTICOTHÉRAPIE LOCALE – INFILTRATIONS (1)

Indications

Traitement, complémentaire ou principal, localisé, de l'atteinte articulaire des rhumatismes inflammatoires, de l'arthrose, de la pathologie péri-articulaire, des névralgies d'origine disco-rachidienne.

Risques et effets secondaires

Effets généraux

Cette voie d'introduction des corticoïdes (infiltrations locales juxta-articulaires, injections intra-articulaires) comporte les mêmes risques que ceux de la voie orale. La répétition des injections réalise une véritable corticothérapie parentérale.

Parmi les effets métaboliques, le plus fréquent est l'effet diabétogène :
– chez un diabétique sous insuline, il oblige parfois à augmenter les doses d'insuline (jusqu'à les doubler) ;
– chez un diabétique traité par **antidiabétiques oraux**, il peut obliger à traiter le patient par insuline de façon habituellement transitoire et parfois définitive ;
– chez un sujet prédisposé, la corticothérapie locale peut déclencher un diabète (une seule injection peut suffire).

Risque de choc anaphylactique

Cette situation, exceptionnelle mais potentiellement grave, est à traiter par :
– injection d'**adrénaline**, 1 ampoule-seringue de 1 mL (1 mg/mL) en IM, à la face antéro-externe de la cuisse ;
– oxygénothérapie ;
– appel au service d'urgence compétent.

Complications locales

Ce sont les plus fréquentes, peu graves habituellement, mais obérées par le risque infectieux qui représente en réalité une complication.

Une **réaction douloureuse** dans les toutes premières heures suivant l'infiltration n'est pas exceptionnelle (1 fois sur 10 environ) ; brève, elle ne dure guère plus de 48 h et ne s'accompagne pas de fièvre. Elle est le fait d'une réaction inflammatoire aux produits injectés sous forme de suspension de microcristaux de corticoïde. La prescription d'un **antalgique** peut être utile, celle d'un **AINS** exceptionnelle.

Toute recrudescence douloureuse plus tardive, *a fortiori* en contexte fébrile, doit évoquer une **arthrite septique**, ce qui impose : d'abord une ponction articulaire, avec prélèvement du liquide pour culture, puis un traitement adapté rapide.

L'infection articulaire expose à des séquelles fonctionnelles ; le risque est majoré par l'emploi de corticoïdes.

Une atrophie du tissu cellulaire et graisseux sous-cutané est possible au lieu même de l'injection et semble le fait de certains produits ou d'injections répétées.

On a accusé les injections locales de corticoïdes de fragiliser les tendons et de les exposer à la rupture. L'injection intratendineuse est proscrite.

CORTICOÏDES PAR VOIE PARENTÉRALE

■ Méthylprednisolone

SOLUMÉDROL					
Équivalence anti-inflammatoire pour 5 mg de **prednisone** : 4 mg	1 fl. + solv. 20 mg	1,28	I	65 %	1,28
	10 fl. 20 mg/2 mL	HOP	I		
	1 fl. + solv. 40 mg/ 2 mL	1,89	I	65 %	1,89
	10 fl. 40 mg/2 mL	HOP	I		
	1 fl. + solv. 120 mg	4,33	I	65 %	4,33
	10 fl. 120 mg	HOP			
	10 fl. 500 mg	HOP	I		
	1 fl. pdre solv. 1 g	13,28	I	65 %	13,28

■ Bétaméthasone

CÉLESTÈNE					
Équivalence anti-inflammatoire pour 5 mg de **prednisone** : 0,75 mg	3 amp. inj. 4 mg/mL	3,71	I	65 %	1,24
CÉLESTÈNE CHRONODOSE					
Équivalence anti-inflammatoire pour 5 mg de **prednisone** : 0,75 mg	1 amp. 5,7 mg/mL	2,05	I	65 %	2,05
	25 amp. 5,7 mg/mL	HOP	I	65 %	

■ Dexaméthasone

DEXAMETHASONE					
Équivalence anti-inflammatoire pour 5 mg de **prednisone** : 0,75 mg IV ou IM	20 amp. 4 mg/1 mL	HOP	I		
	10 amp. 20 mg/5 mL	HOP	I		

CORTICOTHÉRAPIE LOCALE – INFILTRATIONS (2)

Précautions à prendre

Précautions générales

Pas d'injection intra-articulaire sans radiographie de l'articulation à infiltrer.
Pas d'infiltration sans avoir éliminé une arthrite infectieuse, y compris tuberculeuse.
Pas d'infiltration pendant une infection en évolution (angine, bronchite, sinusite, etc.).
Certains s'assurent par une mesure préalable de la CRP ou des facteurs de la coagulation de l'absence de syndrome inflammatoire associé ou d'un risque hémorragique, cliniquement inattendu.
Peser les avantages chez les sujets à risques (diabète, sujets sous anticoagulants).
En cas d'injection épidurale, l'arrêt préalable de la prise d'**aspirine** ou d'**antiagrégants plaquettaires** est conseillé.

Précautions locales : asepsie stricte

Désinfection large de la surface cutanée autour du point d'injection préalablement marqué à l'ongle, point d'injection que l'opérateur ne touchera plus.
Désinfectant efficace, coloré (alcool iodé, ***BÉTADINE***) ou même incolore pourvu qu'il soit efficace (***SEPTÉAL*** ou autres solutions de **chlorhexidine** à 0,5 %, etc. ; attention, certaines solutions dosées à 0,05 % sont insuffisantes).
Désinfectant appliqué avec une compresse stérile.

L'emploi de gants stériles est recommandé par certains, mais il n'est pas obligatoire si la désinfection des mains est faite très soigneusement (lavage au savon, alcool).

Résultats

L'effet bénéfique commence, pour les suspensions, selon les produits entre la 6e et la 24e h après l'infiltration.
Il peut être retardé, et son inefficacité s'apprécie après la première semaine.
L'effet bénéfique est plus rapide pour les produits hydrosolubles.

Produits

Le médecin a le choix entre les dérivés cortisoniques soit sous forme soluble, soit sous forme de suspension.
En principe et en règle générale, les dérivés sous forme de suspension sont moins rapidement absorbés et par conséquent d'efficacité souvent plus prolongée que les dérivés solubles.

Produits sous forme de suspension

- **Cortivazol** : ***ALTIM***, amp.-seringue de 1,5 mL, dosée à 3,75 mg de **cortivazol**.
- **Bétaméthasone** : ***DIPROSTÈNE***, seringue préremplie de 1 mL, dosée à 5 + 2 mg de **bétaméthasone**.
- **Méthylprednisolone** : ***DÉPO-MÉDROL***, amp.-seringue de 1 mL dosée à 40 mg, ou amp.-seringue de 2 mL, dosée à 80 mg de **méthylprednisolone**.

La présentation en ampoule-seringue limite encore le risque septique.

- **Triamcinolone** : ***HEXATRIONE***, amp. de 2 mL, dosée à 40 mg d'**hexacétonide de triamcinolone** ou ***KENACORT RETARD***, flacon de 1 mL dosé à 40 mg et de 2 mL dosé à 80 mg de **triamcinolone** (avec seringue et aiguilles).
- **Prednisolone** : ***HYDROCORTANCYL*** en flacon de 5 mL dosé à 125 mg de **prednisolone**.

Produits hydrosolubles

- **Bétaméthasone** : ***BETNESOL*** injectable (amp. de 1 mL dosée à 4 mg de **bétaméthasone**).
- **Bétaméthasone** : ***CÉLESTÈNE*** injectable (amp. de 1 mL dosée à 4 mg, amp. de 2 mL dosée à 8 mg de **bétaméthasone**, avec seringue et aiguilles).

Anesthésique local

Avant de réaliser une infiltration péri-articulaire il est parfois utile d'utiliser un **anesthésique local** ; ou, dans certains cas, de le mélanger au dérivé corticoïde. Par exemple : **lidocaïne** (***XYLOCAÏNE***) à 1 % (flacon de 20 mL), en l'absence d'allergie connue. Certains utilisent avant l'injection un patch cutané anesthésique.

CORTICOÏDES INJECTABLES PAR VOIE LOCALE (1)

Prednisolone

HYDROCORTANCYL					
Voie locale Indications : celles de la corticothérapie générale Injection intra-articulaire : 0,5 à 2 mL Injection péri-articulaire : 0,5 à 2 mL Injection épidurale ou intrarachidienne : 75 à 125 mg	1 fl. 5 mL susp. inj. 25 mg/mL	3,10	I	65 %	3,10

Cortivazol

ALTIM					
0,5 à 1,5 mL/inj. (renouvelable après 1 à 3 sem.)	1 ser. 1,5 mL	4,64	I	65 %	4,64

Bétaméthasone

BETNESOL					
Corticothérapie locale (voies intra- et péri-articulaires) : 1/4 à 1 mL, tous les 3 à 21 j	3 amp. inj. 4 mg/mL	2,21	I	65 %	0,74
CÉLESTÈNE					
Corticothérapie locale (voies intra- et péri-articulaires) : 1/2 à 1 amp. Voies intradurale contre-indiquée, et péridurale déconseillée	3 amp. inj. 4 mg/mL	3,71	I	65 %	1,24
DIPROSTÈNE					
0,5 à 1 mL	1 inj. 5 mg/ mL	4,69	I	65 %	4,69

Méthylprednisolone

DÉPO-MÉDROL					
Voies péri-articulaires : 10 à 40 mg, renouvelables tous les 7 à 10 j Voies intra-articulaires : 4 à 80 mg, toutes les 2 sem., puis espacer	1 ser. 1 mL/40 mg	HOP	I	65 %	

Triamcinolone

HEXATRIONE					
Voie intra-articulaire : 0,5 à 2 mL x 1/mois	1 amp. 2 mL/40 mg	10,58	I	65 %	10,58
KENACORT RETARD					
Idem ***HEXATRIONE***	1 ser. 1 mL/40 mg 1 ser. 2 mL/80 mg	2,08 4,01	I	65 % 65 %	2,08 4,01

CORTICOTHÉRAPIE LOCALE – INFILTRATIONS (3)

Technique

Nous envisageons exclusivement les injections intra- ou péri-articulaires d'abord facile qui peuvent être réalisées au cabinet du médecin.

Infiltration de l'épaule

► *Voie péri-articulaire*

Elle se fait par voie sous-acromiale externe ou postéro-externe, destinée à injecter dans la bourse séreuse sous-acromio-deltoïdienne.

Il faut utiliser une aiguille fine de calibre 21 G, soit 0,8 mm, et de 50 mm de long.

Le point d'injection se fait au-dessous du bord externe de l'acromion ou de son bord postérieur de manière à ce que l'aiguille glisse entre la tête humérale en bas et la face inférieure de l'acromion en haut.

La quantité injectée sera de 1 à 1,5 mL.

L'indication majeure est la périarthrite scapulo-humérale (tendinite du sus-épineux).

► *Voie intra-articulaire*

Elle se fait par voie antérieure.

On enfonce l'aiguille perpendiculairement à la peau en un point situé à un travers de doigt en dedans et en dessous du bord externe de l'acromion ; en faisant effectuer des mouvements de rotation de l'épaule, le doigt de l'opérateur palpe parfaitement l'interligne.

Il est préférable de disposer d'une aiguille à biseau court, de calibre 21 G, soit 0,8 mm, et de 50 mm de long.

L'injection est de 1 à 1,5 mL.

Les indications majeures, limitées, sont la polyarthrite rhumatoïde, l'omarthrose.

Infiltration du coude

► *Voie intra-articulaire*

On la réalise à la face externe de l'articulation du coude, dans l'articulation radio-cubitale.

Le point de repère essentiel est la tête radiale que l'on sent rouler dans les mouvements de prono-supination.

Le coude étant en flexion à 90°, l'injection se fait avec une aiguille fine (de calibre 25 G, soit 0,5 mm, et de 25 mm de long) dans le sillon radiocubital, immédiatement au-dessous de l'épicondyle.

L'injection est de 1 mL.

La polyarthrite rhumatoïde, ainsi que la très rare arthrose du coude, sont les indications principales.

► *Voie péri-articulaire*

Elle est utilisée pour l'épicondylite.

On repère le point du condyle externe le plus douloureux, que l'on marque avec l'ongle ; puis on marque un autre repère à 1,5 cm au-dessous, dans le corps musculaire des épicondyliens.

On pique avec une aiguille fine (de calibre 25 G, soit 0,5 mm, et de 25 mm de long) à l'endroit du 2e repère en se dirigeant vers le 1er repère, sans aller jusqu'au contact osseux.

L'injection de 1 à 1,5 mL se fait sans résistance.

Infiltration du poignet

L'infiltration se fait très facilement dans l'articulation radio-carpienne à la face dorsale du poignet, un peu en dehors (repère « anatomique ») de la styloïde cubitale. On y palpe une dépression.

Il est utile de faire bailler l'interligne en mettant le poignet en légère flexion.

Il faut utiliser une aiguille très fine (de calibre 25 G, soit 0,5 mm, et de 25 mm de long) par laquelle on injecte 1 mL du produit.

Les indications principales sont la polyarthrite rhumatoïde et la monoarthrite psoriasique du poignet.

CORTICOÏDES INJECTABLES PAR VOIE LOCALE (2) – PHARMACOLOGIE

PROPRIÉTÉS

Anti-inflammatoires stéroïdiens d'action puissante et rapide.

INDICATIONS

Injection intra-articulaire : arthrite inflammatoire, arthrose en poussées.

Injection dans les parties molles : talalgies, syndrome du canal carpien, maladie de Dupuytren.

CONTRE-INDICATIONS

Grossesse : pas de contre-indication pour un traitement local occasionnel.

Allaitement : déconseillé pendant le traitement.

Infection bactérienne ou mycosique non contrôlée par un traitement spécifique.

Certaines infections virales en évolution, notamment varicelle, herpès et zona à manifestations oculaires.

Goutte.

Ulcère gastroduodénal en évolution.

États psychotiques.

Cirrhose alcoolique avec ascite.

Hépatites aiguës à virus A, B ou non A – non B.

Hypersensibilité à l'un des composants.

Toute affection cutanée évolutive au niveau du point d'injection est une contre-indication à la forme injectable.

CÉLESTÈNE : injection intradurale contre-indiquée et injection péridurale déconseillée compte tenu du risque de brèche.

PRÉCAUTIONS D'EMPLOI

L'injection doit être faite en peau saine.

Nécessité d'une asepsie rigoureuse.

La corticothérapie peut favoriser la survenue de complications infectieuses.

L'attention des sportifs est attirée sur la possibilité de réaction positive aux tests pratiqués lors des contrôles antidopage.

EFFETS INDÉSIRABLES

Certains ne concernent que des injections répétées, d'autres peuvent suivre 1 seule injection.

Rares cas de réactions d'hypersensibilité :
- vasodilatation périphérique ;
- lombalgies transitoires ;
- exceptionnellement œdème de Quincke, choc anaphylactique.

• Effets indésirables propres à la voie locale :
- propres à la voie d'administration : arthrites septiques et infections, péridurites et méningites, bursite septique, abcès ;
- propres au corticoïde injecté : atrophie localisée des tissus musculaires, sous-cutanés et cutanés ; risque de rupture tendineuse.

• Désordres hydroélectrolytiques :
Hypokaliémie, alcalose hypokaliémique, rétention hydrosodée avec parfois hypertension artérielle, voire insuffisance cardiaque congestive.

• Troubles endocriniens et métaboliques :
Syndrome de Cushing iatrogène ; inertie de la sécrétion d'ACTH parfois définitive ; atrophie corticosurrénale, parfois définitive ; diminution réversible de la tolérance au glucose ; manifestation d'un diabète sucré latent ; balance azotée négative due au catabolisme protidique ; arrêt de la croissance chez l'enfant ; prise de poids ; parfois irrégularités menstruelles ; hirsutisme.

Le risque de déséquilibre d'un diabète connu est à prendre en compte systématiquement.

• Troubles musculo-squelettiques :
Atrophie musculaire ; ostéoporose, avec parfois tassements vertébraux ; ostéonécrose aseptique des têtes fémorales ; ruptures tendineuses.

• Troubles digestifs :
Ulcères gastroduodénaux, hémorragies ulcéreuses, perforation d'ulcère, ulcérations du grêle.

• Troubles cutanés :
Atrophie cutanée, retard de cicatrisation, purpura, ecchymoses, acné surtout dorsale, hypertrichose.

• Troubles neuropsychiques :
Surexcitation avec euphorie et troubles du sommeil ; rarement : accès d'allure maniaque ; états confusionnels ou confuso-oniriques ; possibilité de convulsions.

• Troubles oculaires :
Certaines formes de glaucome et de cataracte.

INTERACTIONS MÉDICAMENTEUSES

Elles ne concernent que les corticothérapies prolongées, donc *a priori* pas les injections locales de corticoïdes, pour un usage habituel.

CORTICOTHÉRAPIE LOCALE – INFILTRATIONS (4)

Infiltration du canal carpien

L'injection est réalisée avec une aiguille fine (de calibre 25 G, soit 0,5 mm, et de 25 mm de long).

Elle est faite juste en dedans du tendon du petit palmaire ou entre les tendons des palmaires, à hauteur du pli de flexion inférieur du poignet, en évitant les veines superficielles, suivant une direction oblique en bas et en profondeur.

Une décharge électrique douloureuse traduirait la piqûre du médian ; il faut alors retirer et déplacer l'aiguille.

On injecte habituellement, sans résistance, 1 à 1,5 mL de solution.

Infiltration péri-articulaire de la hanche

Elle est pratiquée sur un patient en décubitus latéral opposé, cuisse très légèrement fléchie.

On repère et on marque avec l'ongle les points les plus douloureux, en général au contact des versants supérieur et postérieur du grand trochanter, puis on badigeonne la solution antiseptique.

On pique les points repérés avec une aiguille de calibre 21 G, soit 0,8 mm, et de 50 mm de long, jusqu'au contact osseux.

On retire à peine l'aiguille, on aspire pour s'assurer de l'absence de sang, et on injecte en tout 1 à 1,5 mL du corticoïde, seul ou éventuellement mélangé à 2 ou 3 mL de **lidocaïne** (***XYLOCAÏNE*** à 1 %), s'il n'y a pas de contre-indication.

Les indications sont généralement la périarthrite de hanche (tendinites d'insertion, ténobursites, bursites).

Infiltration du genou

L'infiltration intra-articulaire peut se faire par la voie antérieure ou par la voie latérale externe. La voie latérale externe sous-patellaire a été recommandée pour les injections d'acide hyaluronique (*cf. infra*).

► *Voie antérieure*

C'est la plus facile, la moins douloureuse, quand il n'y a pas ou peu de liquide.

Le genou étant mis en flexion à 90°, on repère la pointe de la rotule. La piqûre se fera en un point situé à 1 cm en dedans et au-dessous de la pointe de la rotule, où l'on palpe parfaitement une dépression.

L'aiguille de calibre 21 G, soit 0,8 mm, et de 50 mm de long, dirigée dans l'axe de la cuisse, pénétrera facilement dans l'articulation en passant dans l'échancrure intercondylienne.

► *Voie latérale externe supra-patellaire*

Elle est facile lorsqu'il existe un épanchement que l'on peut évacuer dans le même temps.

Le genou étant en extension, on enfonce l'aiguille horizontalement dans le cul-de-sac sous-quadricipital, en piquant à 1 cm au-dessus et en dehors du coin supérieur correspondant de la rotule.

► *Dans les deux cas*

On peut injecter 1 à 1,5 mL de produit.

Les indications sont la gonarthrose, la monoarthrite rhumatismale, la polyarthrite rhumatoïde et les autres rhumatismes inflammatoires, l'hydarthrose intermittente.

Infiltration de la cheville

L'injection intra-articulaire peut se faire par la voie antérieure ou la voie postérieure.

► *Voie antérieure*

L'aiguille de calibre 21 G, soit 0,8 mm, et de 50 mm de long, est enfoncée dans l'interligne tibio-tarsien, immédiatement en dehors du tendon du jambier antérieur.

Il est utile que le pied soit placé en légère extension pour faire bâiller l'interligne.

► *Voie postérieure*

Le sujet est placé en décubitus ventral, les pieds dépassant du lit d'examen.

L'aiguille est enfoncée perpendiculairement à la peau dans la gouttière rétro-malléolaire externe à mi-distance entre la pointe de la malléole péronière et le bord externe du tendon d'Achille.

Quelle que soit la voie d'abord, la quantité injectée est de 1 à 1,5 mL.

Les indications sont la polyarthrite rhumatoïde et les autres rhumatismes inflammatoires, l'arthrose de la cheville, très rare.

ARTHROSE

L'arthrose est liée à une destruction du cartilage articulaire, elle-même favorisée par le vieillissement, l'obésité, un dysfonctionnement métabolique, un excès de pression ou encore à la fragilité naturelle du cartilage. Le traitement est essentiellement symptomatique lors des poussées douloureuses et/ou « congestives ».

Amélioration de la fonction et diminution de la douleur

C'est donc le premier objectif recherché qui relève d'abord des **antalgiques**.
Les anti-inflammatoires sont utilisés en complément, pour diminuer la part « congestive » des symptômes, mais peut-être trop souvent pour leur effet antalgique propre.
Les risques thérapeutiques, dans un traitement souvent prolongé, doivent donc être mesurés.

Appréciation du handicap

L'appréciation du handicap est essentielle dans ces affections chroniques. Pour le genou et la hanche il peut être apprécié et suivi par l'indice algofonctionnel de Lequesne ; l'indication opératoire est justifiée si le handicap est important (score de 8 à 10 points) ou très important (11 à 13 points), malgré un traitement médical bien conduit.

Médications dites « antiarthrosiques symptomatiques d'action lente » (AASAL)

Elles peuvent représenter « un traitement d'appoint », en cure discontinue, dans la mesure où, après en général 2 à 3 mois, elles permettent à certains sujets de diminuer leur consommation d'**antalgique**. Leur utilisation prolongée à titre de « traitement de fond », visant à ralentir l'usure du cartilage arthrosique, est discutée. Leur prise en charge par la sécurité sociale est variable.

- **Diacéréine** (***ART*** 50), 1 puis 2 gél./j, ou selon tolérance.
- **Chondroïtine sulfate sodique** (***CHONDROSULF*** 400 mg) : 1 gél. ou sach. x 3/j, ou (***STRUCTUM*** 500 mg) : 1 gél. x 2/j.
- **Insaponifiables d'avocat et de soja** (***PIASCLÉDINE*** 300 mg) : 1 gél./j.

> D'autres approches thérapeutiques complémentaires sont à prendre en considération : la correction d'une surcharge pondérale, les massages, la rééducation et les cures thermales.

Indice algofonctionnel de Lequesne

I. Douleur ou gêne		II. Périmètre de marche maximale (en consentant à souffrir) :	
A. La nuit au lit :			
– même immobile	2	– limité mais supérieur à 1 km	1
B. Le matin lors du dérouillage :		– environ 1 km (± 15 min)	2
– pendant 1 à 15 min	1	– 500 à 900 m (± 8 à 15 min)	3
– pendant plus de 15 min	2	– 300 à 500 m	4
C. Lors de la station debout ou du piétinement pendant 1/2 h	1	– 100 à 300 m	5
D. Lors de la marche :		– moins de 100 m	6
– seulement après quelque distance	1	– 1 canne ou une canne-béquille	+ 1
– très rapidement et de façon croissante	2	– 2 cannes ou cannes-béquilles	+ 2
E. Hanche : lors de la station assise prolongée (2 h) sans se relever	1		
F : Genou : pour se relever d'un siège sans s'aider des bras	1		
III. Difficultés de la vie quotidienne/hanche :		III. Difficultés de la vie quotidienne/genou :	
– mettre ses chaussettes par-devant	0 à 2	– monter un étage	0 à 2
– ramasser un objet à terre	0 à 2	– descendre un étage	0 à 2
– monter et descendre un étage	0 à 2	– s'accroupir	0 à 2
– sortir d'une voiture, d'un fauteuil profond	0 à 2	– marcher en terrain irrégulier	0 à 2
IV. Retentissement sur l'activité sexuelle, seulement pour l'indication opératoire à la hanche chez les femmes en activité génitale	0 à 2	Cotations III et IV :	
		– pas de difficulté :	0
		– possible avec difficulté modeste :	0,5
		– moyenne :	1
		– importante :	1,5
		– impossible :	2

ARTHROSE DES DOIGTS

Les arthroses des doigts réalisent la rhizarthrose du pouce, les nodosités d'Heberden et de Bouchard.

Après une période douloureuse de quelques mois ou années, ces localisations deviennent généralement indolores, même si elles laissent une déformation inesthétique (dans la rhizarthrose la déformation est plus en rapport avec la subluxation du pouce qu'avec l'ostéophytose).

Le traitement ne s'adresse qu'aux manifestations douloureuses invalidantes.

Traitement local

Repos articulaire/orthèse

En réduisant l'activité, et éventuellement pour le pouce par le port d'un appareil d'immobilisation en abduction, en matériau thermoplastique moulé, qui limite peut-être aussi la déformation.

Prescription : orthèse d'immobilisation du pouce.

Application locale biquotidienne d'un gel AINS

Elle peut être utile si elle est faite avec assiduité.

VOLTARÈNE ÉMULGEL, ***KÉTUM GEL***, ***GELDÈNE***, ***NIFLUGEL***, etc.

Infiltrations intra-articulaires de corticoïdes

Les infiltrations ne sont envisagées que dans des formes invalidantes malgré les autres traitements ; elles sont plus efficaces pour la rhizarthrose que pour les autres localisations digitales : une série de 1 à 3 inj., de 0,3 à 1 mL de **cortivazol** (***ALTIM***), ou **bétaméthasone** (***DIPROSTÈNE***), à 15 ou 30 j d'intervalle, peut donner une amélioration de plusieurs semaines ou mois.

Dans de rares cas, il est possible d'injecter, sous contrôle radiologique, une petite quantité d'un des produits disponibles pour la **visco-supplémentation** (*cf. infra*).

Traitement médicamenteux

Antalgiques usuels

- **Aspirine**, si bien tolérée : 500 mg aux 2 ou 3 repas principaux.
- **Paracétamol** 500 mg : 1 cp. ou gél. toutes les 4 h (vers 8 h, 12 h, 16 h, 20 h), plus 1 ou 2 prises/j, pendant 1 à 3 sem. ou jusqu'à la fin de la poussée, ou occasionnellement, en particulier prise dans la 1/2 h précédant une activité importante.

Prescription éventuelle d'un AASAL

Dans la mesure où, après en général 2 à 3 mois, elle permet de diminuer la consommation d'**antalgique**. Leur prise en charge par la sécurité sociale est variable.

- **Diacéréine** (***ART*** 50 mg) : 1 puis 2 gél./j, ou selon tolérance.
- **Chondroïtine sulfate sodique** (***CHONDROSULF*** 400 mg) : 1 gél. ou sach. x 3/j, ou (***STRUCTUM*** 500 mg) 1 gél. x 2/j.
- **Insaponifiables d'avocat et de soja** (***PIASCLÉDINE*** 300 mg) : 1 gél./j.

Très rarement prescription d'un AINS par voie orale

En cure courte lors d'une poussée congestive, en particulier dans les formes érosives.

Traitement chirurgical de la rhizarthrose

Exceptionnellement en cas d'impotence majeure et durable du pouce, on pourra discuter une intervention chirurgicale : arthroplastie par prothèse ou éventuellement arthrodèse (pour obtenir un pouce stable et indolore chez un travailleur manuel par exemple).

L'Eular a proposé en 2006 des recommandations pour la prise en charge de l'arthrose des mains [1].

CONSENSUS

[1] Evidence based recommendations for the management of hand osteoarthritis, *Eular*, 2006.

ANTIARTHROSIQUES SYMPTOMATIQUES D'ACTION LENTE (AASAL) (1)

■ Diacéréine

ART					
1 gél. matin et soir, au milieu du repas	30 gél. 50 mg		I	NR	
ZONDAR					
Idem ***ART***	30 gél. 50 mg		I	NR	

PROPRIÉTÉS

Antiarthrosique d'action lente (l'effet apparaît vers le 30e j de traitement et est significatif vers le 45e j).

Son mécanisme d'action reste encore mal expliqué.

INDICATIONS

Traitement symptomatique des manifestations fonctionnelles de l'arthrose.

Remarque : l'action est différée ; le délai de 30 à 45 j nécessaire au développement de l'effet antalgique peut nécessiter d'initier le traitement par les **antalgiques** /anti-inflammatoires habituels dont l'action est immédiate.

CONTRE-INDICATIONS

Grossesse : il est recommandé de ne pas administrer la **diacéréine** pendant les 3 premiers mois.

Allaitement : contre-indication.

Allergie avérée à la rhéine et aux substances d'activité proche.

Insuffisance hépatique sévère.

Ne pas administrer à l'enfant (moins de 15 ans).

PRÉCAUTIONS D'EMPLOI

Chez l'insuffisant rénal (clairance de la créatinine inférieure à 30 mL/min), les posologies quotidiennes sont à réduire de moitié.

EFFETS INDÉSIRABLES

L'effet indésirable le plus fréquemment signalé est une diarrhée bénigne ou des selles molles, des douleurs abdominales.

Le traitement peut entraîner une coloration des urines variant du jaune orangé au rouge, voire au marron.

INTERACTIONS MÉDICAMENTEUSES

L'administration d'un **antiacide** d'action locale simultanée ou décalée de 1 h par rapport à la prise d'***ART*** diminue significativement la quantité de rhéine circulante.

L'administration concomitante d'***ART*** et d'**anti-H2** de type **cimétidine** ne modifie pas de façon significative les paramètres pharmacocinétiques plasmatiques et urinaires de la rhéine.

ARTHROSE DU GENOU (1)

Mesures d'hygiène

Elles sont indiquées dans tous les cas, et en fonction de l'importance des symptômes.

- Déconseiller la station debout prolongée, la marche en terrain accidenté, la montée et la descente des escaliers.
- Conseiller un repos en décubitus et l'utilisation d'une canne du côté le moins douloureux pour diminuer l'appui en cas de poussée particulièrement intense.
- Lutter contre la tendance à l'ankylose et la rétraction du genou, contre l'amyotrophie quadricipitale, par une éventuelle kinésithérapie adaptée, en période de moindre douleur ; autorééducation visant à renforcer les quadriceps.

Traitement médicamenteux

Cas simples

Quand la gonarthrose se résume à une simple gêne ou à un « fond douloureux » peu intense, elle est justiciable de :

- **aspirine**, si bien tolérée : 500 mg aux 2 ou 3 repas principaux ;
- **paracétamol** 500 mg :
  – pour une poussée arthrosique « simple » : 1 cp. ou gél. toutes les 4 h (vers 8 h, 12 h, 16 h, 20 h), plus 1 ou 2 prises/j, pendant 1 à 3 sem. ou jusqu'à la fin de la poussée,
  – en dehors des poussées : 1 cp. ou gél. 1/2 h avant une activité importante, et 1 cp. ou gél. après, si nécessaire. ;
- éventuellement prescription d'un **AASAL** ;
- en cas de douleurs plus importantes, on peut proposer une **association d'antalgiques (paracétamol + codéine, caféine ou autres)** ou l'association **paracétamol + tramadol** (*IXPRIM*) : 1 cp./4-6 h, si elles sont bien tolérées et utiles avec un certain recul ;
- dans certains cas l'injection intra-articulaire d'une ampoule d'un dérivé corticoïde : **cortivazol** (*ALTIM*), **bétaméthasone** (*DIPROSTÈNE*), **triamcinolone** (*HEXATRIONE*) assure une amélioration suffisante permettant de s'abstenir de toute autre thérapeutique pendant une longue période (plusieurs mois ou années parfois).

C'est dans ces formes que l'indication de la **visco-supplémentation** peut se discuter et semble avoir des résultats intéressants : inj. de 1 amp. de l'un des produits disponibles, à renouveler, « classiquement », 1 et 2 sem. après.

Cas complexes

Quand les manifestations sont plus intenses, et/ou en cas de poussées congestives avec épanchement.

► *Prescription d'un AINS*

Elle est indiquée pour une cure de durée limitée (quelques semaines en général), à dose variable, mais suffisante et adaptée à chaque patient.

Le choix du produit est affaire d'habitudes et de tolérance, avec ou sans protection gastrique systématique.

Chez certains sujets, la prescription d'**AINS** doit être maintenue de façon prolongée, mais alors à la dose minimale active, et en renforçant la surveillance au long cours ;

► *Injection intra-articulaire d'un dérivé corticoïde*

Elle peut utilement remplacer la prescription d'un **AINS**, ou lui être associée (*cf.* Injections intra-articulaires).

ANTIARTHROSIQUES SYMPTOMATIQUES D'ACTION LENTE (AASAL) (2)

■ Chondroïtine sulfate sodique

CHONDROSULF				
1 gél. ou sach. x 3/j, aux repas	84 gél. 400 mg 84 sach. 400 mg		I I	NR NR
STRUCTUM				
1 gél. x 2/j, aux repas	60 gél. 500 mg		I	NR

PROPRIÉTÉS

Antiarthrosique d'action lente (l'effet est retardé de 2 mois environ et peut persister après l'arrêt du traitement).

INDICATIONS

Traitement symptomatique à action retardée des manifestations fonctionnelles de l'arthrose (gonarthrose et coxarthrose).

CONTRE-INDICATIONS

Grossesse et **allaitement** : absence de données.
Allergie à l'un des constituants du produit.
Enfant (moins de 16 ans).

PRÉCAUTIONS D'EMPLOI

Prise au moment des repas.

EFFETS INDÉSIRABLES

Cutanés : des éruptions érythémateuses de type allergique ont été décrites.
Digestifs : rarement nausées, vomissements.

ARTHROSE DU GENOU (2)

Traitement chirurgical

Dans un petit nombre de cas, en regard de la grande fréquence des gonarthroses relativement bien tolérées, un traitement chirurgical peut et mérite d'être envisagé. Lorsque la destruction cartilagineuse entraîne un handicap fonctionnel manifeste, l'indication de la mise en place d'une **prothèse du genou** doit alors être envisagée, en tenant compte de l'état général du sujet et de son autonomie préalable. Les suites en sont relativement courtes, et le résultat fonctionnel très appréciable chaque fois que les indications en ont été soigneusement discutées.

L'appréciation du handicap fonctionnel peut se faire à partir de l'indice algofonctionnel de Lequesne (*cf.* Arthrose).

Lorsque le cartilage est encore suffisant et chez un sujet jeune, il est possible d'envisager :

– *une ostéotomie de correction,* lorsqu'un genu valgum ou surtout un genu varum s'aggravant régulièrement augmentent les douleurs ;

– *une transposition interne de la tubérosité tibiale antérieure* dans certaines formes d'arthrose fémoro-patellaire évoluées, avec subluxation externe de la rotule réagissant mal à une rééducation du quadriceps et au traitement médical.

Recommandations de l'Eular 2003 pour la prise en charge de la gonarthrose [1]

1. Le traitement optimal de l'arthrose du genou requiert l'association d'un traitement pharmacologique et non pharmacologique.
2. Ce traitement doit être individualisé en tenant compte des facteurs de risque propres au genou (obésité, contraintes mécaniques, activité physique), des facteurs de risque généraux (âge, polymédication, etc.), de l'intensité de la douleur et du handicap qu'elle entraîne, de la présence de signes inflammatoires (particulièrement les épanchements), de la localisation et du degré de l'atteinte structurelle.
3. Le traitement non pharmacologique doit inclure une éducation régulière du patient, des exercices, l'utilisation de dispositifs d'aide (cannes, semelles, attelles) et une perte de poids.
4. Le **paracétamol** est l'antalgique de premier choix. En cas de succès, la prise doit être poursuivie à long terme.
5. Les applications d'**anti-inflammatoires (AINS)** ou de **capsaïcine** sont efficaces et sans danger.
6. Les **AINS** devraient être utilisés chez les patients qui ne répondent pas au **paracétamol**. En cas de risque gastro-intestinal, il faut préférer les **coxibs**.
7. Les **opioïdes**, avec ou sans **paracétamol**, représentent une option en cas de contre-indication ou d'inefficacité des **AINS**.
8. Les **antiarthrosiques d'action lente** ont un effet symptomatique et peuvent modifier le cours de la maladie.
9. Les injections intra-articulaires de **corticostéroïdes** à longue durée d'action sont indiquées en cas de flambée inflammatoire, surtout s'il y a épanchement concomitant.
10. Les prothèses devraient être proposées aux patients avec douleur réfractaire, handicap certain et évidence radiologique de la gonarthrose.

ANTIARTHROSIQUES SYMPTOMATIQUES D'ACTION LENTE (AASAL) (3)

Insaponifiables de soja et d'avocat

PIASCLÉDINE				
1 gél./j au milieu d'un repas	30 gél. 300 mg			NR

INDICATIONS

Utilisé en traitement d'appoint des douleurs arthrosiques.
Médication à visée trophique.

EFFETS INDÉSIRABLES

Rares régurgitations à odeur lipidique qui peuvent être évitées en prenant la gélule au milieu d'un repas.

Glucosamine

DOLÉNIO				
1 cp./j	30 cp. 1 178 mg			NR
FLEXÉA				
2 cp. x 1/j	60 cp. 625 mg			NR
OSAFLEXAN				
1 sachet-dose/j à dissoudre dans un verre d'eau	30 sach. 1 178 mg			NR
STRUCTOFLEX				
2 gél. x 1/j	60 gél. 625 mg			NR
VOLTAFLEX				
2 cp. x 1/j	60 cp. 625 mg			NR

PROPRIÉTÉS

Composant endogène stimulant la synthèse du liquide synovial et de la matrice du cartilage.
Le soulagement des symptômes peut n'apparaître qu'après plusieurs semaines de traitement mais reconsidérer la poursuite du traitement après 2 ou 3 mois.

INDICATIONS

Soulagement des symptômes de l'arthrose légère à modérée du genou.

CONTRE-INDICATIONS

Allergie aux crustacés.

PRÉCAUTIONS D'EMPLOI

Contient du sodium.

EFFETS INDÉSIRABLES

Maux de tête, fatigue.
Douleur abdominale, nausée, diarrhée, constipation.

INTERACTIONS MÉDICAMENTEUSES

Anticoagulants coumariniques (**warfarine**, **acénocoumarol**) : augmentation de l'effet anticoagulant.

SYNDROME FÉMORO-PATELLAIRE

Définition

Le syndrome fémoro-patellaire est caractérisé par une douleur de la face antérieure du genou majorée par les contraintes imposées à l'appareil extenseur : descente d'escaliers, position assise prolongée, accroupissement.
Des épisodes de dérobements ou de faux blocages du genou peuvent s'y associer.
La définition du syndrome fémoro-patellaire est symptomatique et fonctionnelle.
Ce syndrome peut :
– être le témoin d'une arthrose du genou en particulier fémoro-rotulienne, et en précéder l'apparition radiologique ;
– mais aussi survenir chez des sujets jeunes traduisant une chondromalacie ou simplement un surmenage rotulien, parfois un traumatisme.

Traitement

Il comporte :
– la mise au repos relatif ;
– la prescription d'**antalgiques** : **paracétamol** à dose suffisante (*cf. supra*) ;
– la kinésithérapie éventuellement : 15 séances de rééducation, avec renforcement du quadriceps (et du vaste interne quand il existe aussi une tendance à la subluxation externe de la rotule), suivies d'une autorééducation régulière.
En cas d'épanchement associé, une cure brève d'un **AINS**, ou 1 à 2 **injections intra-articulaires de corticoïdes**, sont indiquées, comme dans la gonarthrose.

Syndrome fémoro-patellaire

- Il n'y a pas lieu de prescrire des séances de masso-kinésithérapie dans les syndromes fémoro-patellaires :
  – post-traumatiques contusifs, au cours de la phase aiguë,
  – avec épanchement, tant que celui-ci persiste,
  – dus à des ostéochondrites.
- Il n'y a pas lieu de prescrire, en 1re intention, dans le syndrome fémoro-patellaire, plus de 15 séances de rééducation, à raison de 2 à 3 séances/sem.
- Il n'y a pas lieu de prescrire plus de 30 séances de masso-kinésithérapie dans l'année pour syndrome fémoro-patellaire.

NOTES

ARTHROSE DE LA HANCHE (1)

Chaque cas de coxarthrose impose un programme thérapeutique « personnalisé ».

Les traitements médical et chirurgical se complètent ou se succèdent dans un grand nombre de cas.

Le traitement chirurgical ne doit pas être considéré comme vivant des échecs du traitement médical ; il doit être discuté, sinon indiqué, au cours de l'évolution d'une coxarthrose, afin de poser à temps l'indication de l'opération la mieux adaptée, qu'il s'agisse d'une coxarthrose primitive ou secondaire.

Mesures d'hygiène

Elles sont indiquées dans tous les cas, et en fonction de l'importance des symptômes.

- Cure d'une surcharge pondérale.
- Réduire et fractionner la station debout et la marche.
- Éviter la montée et la descente des escaliers.
- Utiliser la bicyclette et pratiquer la natation.
- Conseiller tous les jours une demi-heure de repos en décubitus ventral pour éviter l'attitude vicieuse en flexion de la hanche.
- Utiliser une canne du côté le moins douloureux pour diminuer l'appui.

Kinésithérapie

Elle a une valeur certaine chez les sujets coopérants. Elle vise surtout la rééducation active des fessiers et du quadriceps.

Son but est de lutter contre l'enraidissement progressif, l'amyotrophie avec sensation de faiblesse ou d'instabilité, l'attitude vicieuse en flessum, les mauvaises habitudes concernant la marche.

Elle sera au mieux réalisée dans un centre disposant d'une piscine.

Elle doit être indolore.

Prescription initiale de 15 séances de massages et rééducation de la hanche, en piscine et en salle, avec poursuite d'une prescription discontinue d'entretien.

Traitement médicamenteux

Le traitement médical est toujours indiqué dans les coxarthroses récentes, primitives ou secondaires, tant que le retentissement en est tolérable et que l'aggravation radiologique reste discrète.

Quand la coxarthrose se résume à une simple gêne ou à un « fond douloureux » peu intense, il comporte essentiellement la prescription d'**antalgiques usuels**.

- **Aspirine**, si bien tolérée : 500 mg aux 2 ou 3 repas principaux.
- **Paracétamol** 500 mg :

– pour une poussée arthrosique « simple » : 1 cp. ou gél. toutes les 4 h (vers 8 h, 12 h, 16 h, 20 h), plus 1 ou 2 prises/j, pendant 1 à 3 sem. ou jusqu'à la fin de la poussée ;

– en dehors des poussées : 1 cp. ou gél. 1/2 h avant une activité importante, et 1 cp. ou gél. après, si nécessaire.

- En cas de douleurs plus importantes, on peut proposer une **association d'antalgiques** (**paracétamol + codéine**, **caféine ou autres**) ou l'association **paracétamol + tramadol** (***IXPRIM***) : 1 cp./4-6 h, si elles sont bien tolérées et utiles avec un certain recul.
- Éventuellement prescription d'un « **anti-arthrosique symptomatique d'action lente** » (**AASAL**).
- Dans de rares cas il est possible d'injecter en intra-articulaire, et sous contrôle radiologique, 1 amp. d'un des produits disponibles pour la **visco-supplémentation**.

Quand les manifestations sont plus intenses, la prescription d'un AINS est indiquée :

– associée aux **antalgiques** ;

– pour une cure de durée limitée (quelques semaines en général) ;

– à dose variable mais suffisante, et adaptée à chaque patient (le choix du produit étant affaire d'habitudes et de tolérance) ;

– avec ou sans protection gastrique systématique.

Chez certains sujets la prescription d'**AINS** doit être maintenue de façon prolongée, mais dans ce cas à la dose minimale active, et en renforçant la surveillance au long cours.

ARTHROSE DE LA HANCHE (2)

Traitement chirurgical

Dysplasie ou subluxation congénitale « pré-arthrosique »

Les manifestations cliniques douloureuses et fonctionnelles qui leur sont associées, avant qu'elles n'aboutissent à une coxarthrose évoluée, peuvent bénéficier d'une chirurgie précoce à visée correctrice, après un bilan médico-chirurgical soigneux.

• En cas d'insuffisance de couverture cotyloïdienne pure, c'est la **butée ostéoplastique** qui est l'opération de choix ; elle nécessite une hospitalisation de moins de 15 j, une rééducation pendant 2 à 4 mois, la reprise de l'appui se faisant progressivement après 6 sem. de mise en décharge.

• En cas de coxa valga pure, ou associée à une insuffisance cotyloïdienne, on envisagera une **ostéotomie de varisation** (Pauwels) ; elle nécessite un alitement de 1 mois environ, une rééducation du 2e au 6e mois, l'appui étant autorisé après 3 mois.

> Ces indications deviennent rares, si le sujet peut attendre « l'âge » de la prothèse.

Formes habituelles de coxarthrose

L'indication de la mise en place d'une **prothèse totale de hanche** est justifiée devant une forme évoluée anatomiquement, responsable d'une gêne fonctionnelle et d'une douleur non contrôlées par le traitement médical, si l'état du patient le permet.

► *Éléments de décision*

• Handicap

Il peut être apprécié en s'aidant de l'indice algofonctionnel des coxopathies de Lequesne (*cf.* Arthrose).

L'indication opératoire est justifiée si le handicap est important (score de 8 à 10 points) ou très important (11 à 13 points), malgré un traitement médical bien conduit.

• Âge

Il est habituel de n'envisager la prothèse que chez des sujets de plus de 60 ans, en raison de la limitation potentielle de sa longévité.

Chez des sujets plus jeunes, dont le handicap est important, la décision peut se prendre après avoir abordé les risques encourus.

► *Résultats habituels*

Ils sont souvent très nets et rapides sur la douleur.

Le lever avec reprise de l'appui est très précoce, dans la semaine qui suit l'intervention.

► *Suites opératoires*

Elles peuvent être grevées de complications mineures ou sévères :

– *complications postopératoires* classiques ;
– *sciatique*, parfois paralysante, habituellement régressive ;
– *ossifications périprothétiques* ;
– *luxation de la prothèse* que le patient doit éviter en ne croisant pas le membre opéré sur l'autre ;
– *infection*, immédiate ou retardée, qui doit être prévenue par une antibiothérapie au moment de l'intervention, par la détection et le traitement de foyers infectieux avant et après l'intervention ;
– *descellement aseptique*, cause la plus fréquente des échecs, qui peut être favorisé par un surmenage de la prothèse. La mise en place d'une nouvelle prothèse est alors envisageable, mais ses résultats sont parfois moins positifs.

> Il n'en reste pas moins que la mise en place d'une prothèse est un acte thérapeutique très bénéfique pour la majorité des patients ne relevant pas ou plus du traitement médical.

ARTHROSE DE LA HANCHE (3)

Prothèse

Conseils pratiques à donner au patient porteur d'une prothèse de hanche

► *Rééducation*

Pouvant se faire à domicile, elle sera poursuivie, de façon à renforcer les muscles fessiers et à obtenir une bonne stabilité.

► *Aide d'une canne ou d'une canne anglaise*

Prise de la main opposée au côté de la prothèse, elle est utile au début seulement.

► *Mouvement interdit*

Il faut bien préciser au patient qu'est interdite, de façon définitive : l'association de flexion + adduction + rotation interne de la hanche opérée, c'est-à-dire la hanche fléchie, avec le genou vers le côté opposé.

> Il est définitivement interdit de croiser la jambe du côté opéré en station assise.

Pendant environ 2 mois

► *Pour se coucher*

Surélever les pieds du lit d'environ 15 à 20 cm (livres, briques, etc.), mettre un oreiller entre les jambes si l'on dort sur le côté.

► *Pour s'asseoir*

Les jambes écartées, sur des sièges hauts et fermes, en évitant les sièges bas et mous.

► *Pour se vêtir*

S'asseoir pour enfiler les collants, chaussettes, slip, pantalon, écarter les genoux et, si besoin, se faire aider.

► *Pour se chausser*

Éviter les chaussures à lacets, boucles, fermeture éclair, bottes, s'aider d'un chausse-pied long, et préférer les mocassins, les escarpins qui ne nécessitent pas de se pencher en avant.

► *Pour la toilette*

Éviter la baignoire et préférer la douche.

► *Pour ramasser les objets à terre*

Ne pas s'accroupir ni se mettre sur le genou du côté opéré. Éviter les objets lourds et s'aider éventuellement pour les petits objets d'une pince télescopique.

► *En voiture*

Éviter de conduire pendant les 2 premiers mois (trajets longs) ; pour rentrer, s'asseoir dos à la voiture puis pivoter, les 2 jambes en même temps. Reculer le siège le plus possible, et le rehausser éventuellement pour éviter une trop forte flexion de la hanche.

► *Pour les rapports sexuels*

Ils sont permis, mais il faut respecter les positions interdites.

Après le 2e mois

- La vie normale est autorisée.
- La marche et la natation sont possibles ; les sports violents sont cependant interdits.

> Toute infection dentaire, urinaire, cutanée ou bronchopulmonaire doit faire consulter et être traitée, pour éviter que l'infection ne se propage à la prothèse.

Les injections intramusculaires sont interdites à la fesse du côté opéré.

ARTHROSE DE LA HANCHE (4)

Recommandations de l'Eular 2004 pour la prise en charge de la coxarthrose [2]

1. La prise en charge optimale de la coxarthrose repose sur une combinaison de traitements non pharmacologiques et pharmacologiques.
2. Le traitement de la coxarthrose doit être adapté en fonction :
– des facteurs de risque (obésité, paramètres mécaniques défavorables, activité physique, dysplasie, etc.) ;
– des facteurs de risque généraux (âge, sexe, comorbidité, cotraitements) ;
– de l'intensité de la douleur et du handicap ;
– de la localisation et du degré des lésions structurelles ;
– des souhaits et des attentes du patient.
3. Les traitements non pharmacologiques de la coxarthrose devraient inclure des mesures d'éducation, des exercices physiques (kinésithérapie) afin de maintenir la trophicité musculaire et la mobilité de la hanche, des aides techniques (cannes, semelles), et une réduction du poids en cas d'obésité ou de surpoids.
4. En raison de son efficacité et de sa tolérance, le **paracétamol** (jusqu'à une dose de 4 g/j) est l'antalgique oral de premier choix pour les douleurs légères à modérées et, en cas de succès, l'antalgique oral à long terme de préférence.
5. Les **AINS**, à la dose efficace la plus faible possible, peuvent être associés ou substitués chez les malades ne répondant pas au **paracétamol**. Chez les patients à risque digestif, une association **AINS** non sélectif avec gastroprotecteur peut être utilisée.
6. Les antalgiques à base d'opioïdes, avec ou sans **paracétamol**, sont des alternatives utiles pour les patients chez qui les **AINS** sont contre-indiqués, inefficaces et (ou) mal tolérés.
7. Les **antiarthrosiques d'action retardée** (**glucosamine**, **chondroïtine sulfate**, **diacéréine**, extraits d'**insaponifiables d'avocat ou de soja** et **acide hyaluronique**) ont un effet symptomatique et une faible toxicité, mais les effets-taille sont faibles, les patients susceptibles d'en bénéficier le plus ne sont pas identifiés, les modifications structurelles cliniquement significatives et les aspects pharmaco-économiques ne sont pas correctement établis.
8. Les injections intra-articulaires de corticoïdes (radio- ou écho-guidées) peuvent être envisagées chez les patients souffrant d'une poussée évolutive ne répondant pas aux antalgiques ou aux **AINS**.
9. L'ostéotomie ou les mesures de chirurgie préventive peuvent être envisagées chez les adultes jeunes souffrant d'une coxarthrose, en particulier en cas de dysplasie ou de coxa vara/valga.
10. La mise en place d'une prothèse de hanche peut être envisagée chez les patients avec une coxarthrose radiologiquement évidente qui souffrent d'une douleur rebelle ou d'un handicap.

CONSENSUS

[1] Evidence based approach to the management of knee osteoarthritis, *Eular*, 2003.
[2] Evidence based recommendations for the management of hip osteoarthritis, *Eular*, 2004.

ARTHROSE – VISCO-SUPPLÉMENTATION

Les acides hyaluroniques sont des produits visant à rétablir les propriétés visco-élastiques du liquide articulaire d'une articulation arthrosique, et, de ce fait, à réduire la douleur et la gêne, et à améliorer la mobilité articulaire. Comme le mécanisme d'action de ces produits est encore partiellement inconnu, certains utilisent la dénomination de visco-induction du fait de leur effet retardé.

Ces produits ne sont pas considérés comme des médicaments mais sont classés dans la catégorie des « dispositifs médicaux » du dictionnaire *Vidal*, sauf l'un d'eux qui bénéficie d'une ancienne AMM. Ils sont regroupés sous la dénomination internationale de hyaluronates, avec trois classes :

– les **hyaluronates de sodium** , dont le poids moléculaire (PM) varie entre 0,5 à 2,7 MDa ; ce sont les plus nombreux dans le commerce, leur différence portant sur le PM, l'origine (extrait de crêtes de coq ou par fermentation bactérienne), le mode de stérilisation (thermique ou par ultrafiltration) ;

– les **hylanes** ou **hylane G-F20**, de haut PM (6 MDa), et qui est un gel fluide (***SYNVISC***) ;

– le NASHA (*Non Animal Stabilized Hyaluronic Acid*), qui est un gel de PM beaucoup plus élevé encore (90 MDa) (***DUROLANE***).

Le choix entre les différents produits reste difficile, malgré des études comparatives entre eux et, en pratique, en plus des habitudes des prescripteurs, le nombre d'injections à réaliser et le prix peuvent entrer en considération.

Le traitement habituel, en particulier au genou, consiste en 3 inj. de 1 amp. de produit à 1 sem. d'intervalle, par voie intra-articulaire, avec les précautions habituelles d'asepsie et après évacuation d'un éventuel épanchement ; **certains espacent les injections**. Pour d'autres articulations, ou pour certains produits, le nombre d'inj. ou le rythme peuvent être différents.

Il est recommandé que l'inj., qui doit être faite par un rhumatologue, un chirurgien orthopédiste ou un médecin de médecine physique et de réadaptation, soit suivie d'une période de repos physique, et parfois de l'application d'une poche de glace.

> Au genou, il est préférable de pratiquer l'injection, par voie externe sous-patellaire, environ 1 cm en bas et en dehors de l'angle supéro-externe de la rotule ; en subluxant la rotule en dehors et en mettant en tension la capsule et l'aileron externe, le passage de l'aiguille est facilement perçu après l'avoir enfoncée de 1 cm environ, perpendiculairement à l'axe du membre et avec une direction légèrement ascendante, biseau dirigé vers le haut. La voie antéro-interne n'est pas recommandée, pour ne pas risquer d'injecter le produit dans le paquet adipeux ou la tente des croisés.

Pour la désinfection cutanée, en général, il est conseillé dans les notices d'éviter les produits à base d'ammonium quaternaire (**chlorure de benzalkonium**) ou de **chlorhexidine** qui sont susceptibles d'entraîner une précipitation du produit. Une rougeur ou un œdème local modéré peuvent survenir après l'injection ; très rarement une réaction inflammatoire articulaire conduit à évacuer le genou et à prescrire un **AINS**. Ce traitement ne doit pas être renouvelé dans la même articulation avant 6 à 9 mois.

L'indication principale est l'arthrose du genou, mais une hauteur « suffisante » de cartilage restant semble nécessaire pour que l'effet soit appréciable. Certains des produits peuvent être injectés dans la hanche, voire dans la trapézométacarpienne, la cheville, l'épaule, de préférence sous contrôle radiographique.

Le produit doit être conservé, et injecté, à température ambiante.

VISCO-SUPPLÉMENTATION

Hyaluronate de sodium

HYALGAN					
Traitement symptomatique de l'arthrose	1 ser. 20 mg/2 mL	28,86	I	65 %	28,86

PROPRIÉTÉS

Agent de remplacement et supplément temporaire du liquide synovial, qui vise à rétablir les propriétés physiologiques et rhéologiques des tissus de l'articulation arthrosique, à réduire la douleur et la gêne, et à accroître l'ampleur du mouvement.

INDICATIONS

Arthrose du genou essentiellement ; plus rarement arthrose de la hanche, voire rhizarthrose du pouce (injection de préférence sous contrôle radiologique).

CONTRE-INDICATIONS

Hypersensibilité à la substance active ou à l'un de ses excipients.

Ne pas injecter sur un genou infecté ou en cas de poussée inflammatoire importante, ni en cas de stase veineuse ou lymphatique de la jambe, ni en cas d'infection ou de lésion cutanée au site de l'injection.

Le produit n'a pas été évalué chez la femme enceinte ni chez l'enfant, circonstances inhabituelles d'arthrose.

PRÉCAUTIONS D'EMPLOI

Ne pas injecter par voie intravasculaire, ni en dehors de la cavité articulaire ou dans le tissu synovial ou la capsule.

Ne pas injecter en cas d'épanchement important ; toujours aspirer un éventuel liquide avant l'injection.

Pour la désinfection cutanée, il est conseillé dans les notices d'éviter les produits à base d'ammonium quaternaire (**chlorure de benzalkonium**) ou de **chlorhexidine** qui sont susceptibles d'entraîner une précipitation du produit.

Il est recommandé que l'injection, qui doit être faite par un rhumatologue, un chirurgien orthopédiste ou un médecin de médecine physique et de réadaptation, soit suivie d'une période de repos physique, et parfois de l'application d'une poche de glace.

EFFETS INDÉSIRABLES

Réaction d'hypersensibilité (allergie aux produits d'origine aviaire et à certaines protéines) : démangeaison, éruption, urticaire.

Une rougeur ou un œdème local modéré peuvent survenir après l'injection ; très rarement une réaction inflammatoire articulaire conduit à évacuer le genou (le liquide sera systématiquement analysé pour écarter une cause infectieuse ou microcristalline) et à prescrire un **AINS**.

Une asepsie rigoureuse, une injection en dehors de tout contexte infectieux général et local doivent permettre d'éviter le risque d'infection articulaire.

INTERACTIONS MÉDICAMENTEUSES

Le produit n'a pas d'effet systémique connu.

CERVICALGIES (1) AIGUËS – TORTICOLIS

Très fréquente chez le sujet jeune, soit après un effort, soit spontanément, sans que le mécanisme puisse toujours être affirmé (accident de blocage discal, entorse, contracture musculaire, épisode viral), la crise aiguë du torticolis est souvent associée après la trentaine à une cervicarthrose.

Il ne faut pas méconnaître la situation, très rare, où elle représente la première manifestation d'une spondylodiscite infectieuse, d'une métastase cancéreuse, ou de certaines formes de chondrocalcinose.

Son évolution habituelle se fait vers la guérison en 1 sem. ou moins, le traitement ne paraissant pas raccourcir l'évolution.

Formes mineures

Certaines formes mineures, qui peuvent ne durer que 24 à 36 h, ne nécessitent parfois aucun traitement, si ce n'est la prescription d'**aspirine** ou de **paracétamol**, à la dose de 1,5 à 3 g/j, régulièrement répartie.

Formes habituelles

On associera :

- Le repos relatif, la chaleur locale.
- Les **antalgiques usuels** pendant 4 à 6 j : **aspirine** ou **paracétamol**, 1,5 à 3 g/j.

Formes aiguës ou prolongées

On pourra ajouter :

– un **antalgique** plus puissant ;
– un **AINS** pendant 2 à 4 j ;
– une immobilisation par collier cervical souple, en mousse, amovible (modèle C1) ;
– éventuellement un **myorelaxant** : **thiocolchicoside** (***COLTRAMYL***) : 1 cp. x 1 à 3/j.

Formes hyperalgiques

Dans ces **formes exceptionnelles**, après s'être assuré de l'absence de lésion osseuse autre qu'arthrosique, ou avoir mis en évidence une calcification péri-odontoïdienne de chondrocalcinose, il peut être nécessaire de prescrire pour une courte durée :

– ***CORTANCYL*** (cp. à 5 mg) : 30 mg/j le 1er ou les 2 premiers jours, en diminuant de 5 à 10 mg/j sur 4 à 8 j ;
– exceptionnellement un **antalgique** plus puissant.

- Les manipulations vertébrales n'ont pas d'indication dans les formes aiguës.
- Les infiltrations locales d'**anesthésiques** et/ou de **corticoïdes** ne semblent pas nécessaires.

MYORELAXANTS

Thiocolchicoside

COLTRAMYL					
1 cp. x 1 à 3/j	12 cp. 4 mg	3,31	I	15 %	0,28
MIOREL					
Idem **COLTRAMYL**	12 gél. 4 mg	2,77	I	15 %	0,23
	24 gél. 4 mg	2,77	I	15 %	0,12
1 amp. x 2/j	5 amp. IM 4 mg/2 mL		I	NR	

PROPRIÉTÉS

Myorelaxant non benzodiazépinique.

INDICATIONS

Traitement d'appoint des contractures musculaires douloureuses en rhumatologie ; en pathologie rachidienne aiguë pour la voie IM.

CONTRE-INDICATIONS

Grossesse : à éviter.
Allaitement : utilisation déconseillée.
Allergie au **thiocolchicoside**.

PRÉCAUTIONS D'EMPLOI

Réduire la posologie en cas de diarrhée.

EFFETS INDÉSIRABLES

Possibilités de manifestations allergiques. Gastralgies, diarrhées. Pour la forme injectable, rares cas d'excitation ou d'obnubilation passagère.

Adénosine triphosphate

ATÉPADÈNE					
Dorsalgies primitives : 1 gél. x 2-3/j	30 gél. 30 mg			NR	

PROPRIÉTÉS

L'**adénosine triphosphate** intervient dans le métabolisme du tissu musculaire et nerveux.

INDICATIONS

Dorsalgies primitives.

CERVICALGIES (2) CHRONIQUES – CERVICARTHROSE

Le traitement, qui comporte 2 volets, médicamenteux et non médicamenteux, doit tenir compte de l'intensité de la douleur et de la gêne fonctionnelle, de la durée de la poussée, des facteurs d'entretien.

Repos

Il doit être ici relatif et « adapté ».

- Il faut éviter la fatigue et le port de paquets lourds, les positions du cou trop longtemps maintenues en flexion, en extension ou en inclinaison latérale.
- Pour les longs trajets en voiture et transports en commun, appuie-tête, collier cervical souple (modèle C 1).
- Pour le travail devant un écran, faire très régulièrement des mouvements du cou, voire l'interrompre brièvement par intermittence. Le regard, horizontal, doit être à la hauteur d'une ligne passant entre le 1/3 supérieur et les 2/3 inférieurs de l'écran.

- La chaleur locale, l'utilisation d'un coussin spécial avec un creux pour le coucher peuvent améliorer le confort.
- La prescription d'un arrêt de travail n'est qu'exceptionnellement indiquée.

Traitements « physiques »

Ils ont une place certaine si la responsabilité de l'arthrose est reconnue, et à la condition formelle de ne pas aggraver les douleurs.

- La **kinésithérapie cervicale**, en particulier des exercices combinant étirement et renforcement musculaire, précédée ou associée à des massages des muscles cervicaux et scapulaires, est souvent utile ; on prescrira d'abord une série de 10 à 15 séances, au cours desquelles le patient apprendra les mouvements qu'il devra poursuivre chez lui ; elles pourront être renouvelées 1 fois dans l'année.
- La **physiothérapie** locale antalgique (infrarouges, ondes courtes, fangothérapie) y est associée par certains.
- Les **manipulations vertébrales**, faites par un médecin rhumatologue entraîné, peuvent donner de très bons résultats, mais il ne faut pas insister quand aucun résultat n'est obtenu au bout de 2 à 3 séances.

Traitements médicamenteux

Pour des douleurs subaiguës et modérées, on prescrit seul ou on associe de façon variable :

– un **antalgique usuel**, **aspirine** ou **paracétamol**, à la dose de 1,5 à 3 g/j ;

– éventuellement un **myorelaxant** type ***COLTRAMYL*** ;

qui peuvent être poursuivis s'ils sont efficaces et bien tolérés.

Dans les poussées intercurrentes plus douloureuses, on pourra prescrire :

– soit des **antalgiques** plus puissants, comme ceux **dérivés des AINS** ou ceux comportant une association à base de **paracétamol** ;

– soit une cure de 2 à 4 sem. d'un **AINS**, par exemple un **oxicam** : 1/j au dîner ; les comprimés sécables pouvant fournir l'occasion de diminuer la posologie en fonction de l'efficacité, ou un **dérivé arylcarboxylique**, dans une forme à libération prolongée : ***VOLTARÈNE LP*** 100 mg, ou ***PROFÉNID LP*** 200 mg, 1 cp./j au dîner, ou un autre **AINS**.

Dans les cas où des manifestations neurovégétatives existent, impressions vertigineuses, bourdonnements d'oreille, dont l'examen ORL n'aura pas mis en évidence de cause précise et dont la relation directe avec la cervicarthrose n'est pas prouvée, on pourra associer, par cures de 1 à 2 mois :

– soit un **antivertigineux**, p. ex. ***SERC***, 1/2 ou 1 cp. x 2 à 3/j ;

– soit un **anxiolytique**, quand une participation anxieuse paraît évidente.

DORSALGIES CHRONIQUES

Les dorsalgies n'étant qu'un symptôme, il faut s'attacher à leur retrouver ou à écarter une de leurs causes organiques :
– en cas de dorsalgie nocturne ou de décubitus, penser à un ostéome ostéoïde ou à une tumeur intrarachidienne (affections rares) ;
– en l'absence de signes rachidiens, penser à une affection viscérale à distance (aortique, pleurale, médiastinale).

Dorsalgies symptomatiques d'une affection organique rachidienne

- Spondylarthrite ankylosante.
- Spondylodiscites à germes banals et mal de Pott.
- Ostéoporose (à l'occasion d'un tassement vertébral).
- Cancer secondaire des os ; myélome.
- Scoliose.
- Maladie de Scheuermann.

Les diagnostics à considérer ensuite sont :
– insuffisance dorsale douloureuse des jeunes femmes (dorsalgie essentielle) ;
– dorsarthrose, car celle-ci est dans l'immense majorité des cas indolore.

Dorsarthrose

Le plus souvent latente, elle n'entraîne que rarement des douleurs, et pratiquement jamais de radiculalgies qui doivent faire rechercher une autre lésion associée. Elle relève en période douloureuse :
– d'**antalgiques banals** : **paracétamol** 1,5 à 3 g/j, **aspirine** 2 g ;
– d'anxiolytiques : **bromazépam** (***LEXOMIL***), 1/4 de cp. 2 à 3 fois/j ;
– ou d'**antidépresseurs** sous surveillance stricte, qui sont parfois indiqués en fonction du psychisme du sujet ;
– éventuellement de la kinésithérapie et/ou de la physiothérapie, comme dans l'arthrose cervicale chronique.

Insuffisance dorsale douloureuse des femmes jeunes

Ce tableau clinique, très fréquent, est caractérisé par la survenue de dorsalgies moyennes, déclenchées ou aggravées par la position assise : secrétaires, dactylos, saisie informatique devant un écran, couturières, mécanographes, etc., à l'occasion d'un surmenage dorsal et surtout d'un état dépressif.

La sensation de brûlures dorsales en est très évocatrice.

Le traitement en est difficile, malgré le bon pronostic du syndrome.

- Repos, toujours utile : ménager la colonne dorsale, éviter le port d'objets lourds, la position prolongée en cyphose, conseiller un siège avec appui dorsal dur.
- Éventuellement massages et rééducation portant sur les muscles dorsaux (15 séances avec poursuite, à domicile, des mouvements appris).
- **Antalgiques** mineurs.
- **Sédatifs** ou **psychotoniques** en fonction du psychisme de la patiente.
- Une psychothérapie, dont les premiers éléments sont une écoute patiente, attentive et un examen clinique rigoureux, est parfois indiquée.
- Il est très rarement nécessaire de conseiller un changement de profession.

Dans certaines formes chroniques invalidantes malgré les prescriptions précédentes, on peut être amené à prescrire une cure d'**amitriptyline** (***LAROXYL***), à dose progressivement croissante, par exemple : 8 à 10 gttes/j la 1re sem., puis augmentation de 1 gtte toutes les semaines jusqu'à 15 à 20 gttes/j, pendant 3 à 4 mois, puis diminution progressive, la dose pouvant être fractionnée dans la journée en 2 à 3 prises selon l'activité et la tolérance.

Dorsago

Le tableau de dorsalgie aiguë doit d'abord évoquer et faire écarter une affection dont elle ne serait que le symptôme apparent, comme dans les dorsalgies chroniques. Deux tableaux cliniques particuliers peuvent être envisagés, en plus.

Le dorsago d'origine discale, bien que moins fréquent que le lumbago, relève d'un traitement semblable.

La dorsalgie aiguë fébrile, lorsque rien n'évoque une origine infectieuse, doit faire évoquer une calcification discale aiguë, confirmée par des radiographies, qui relève d'un bref traitement **AINS** et d'**antalgiques** à dose suffisante.

NÉVRALGIE CERVICO-BRACHIALE (1)

Névralgie cervico-brachiale (NCB) commune

Dans la majorité des NCB, il existe une phase initiale nettement plus douloureuse, avec souvent recrudescence nocturne, qui dure 2 à 3 sem. 80 % des névralgies cervico-brachiales communes guérissent dans un délai maximum de 8 sem.

Période initiale

On associera :

► *Repos et limitation des mouvements du cou*

Sont sont souvent bénéfiques et parfois indispensables :

– un collier de soutien cervical souple C1, léger et amovible, à bord mousse ;

– parfois un collier cervical semi-rigide C2 (non réglable en hauteur) ;

– voire un collier C3 (réglable en hauteur et avec appui mentonnier).

Un arrêt de travail peut se justifier.

► *Précautions*

• Éviter le port de charges, l'exposition au froid.

• La nuit, le dos et la nuque seront calés confortablement avec des oreillers ; certains patients sont soulagés en position demi-assise.

► *Médications*

• Des **antalgiques** : **paracétamol**, seul, ou plus souvent en association, en particulier pour la prise du soir qui sera retardée autant que possible.

• Un **myorelaxant**, éventuellement (*cf.* Cervicalgies).

• Un **AINS** : par voie orale, mais parfois par voie rectale, avec une prise plus importante le soir, par exemple un **arylcarboxylique** : ***VOLTARÈNE LP*** 100 mg, ou ***PROFÉNID LP*** 200 mg, 1 cp. au dîner ; ou ***VOLTARÈNE*** 100 mg ou ***PROFÉNID LP*** 100 mg, 1 sup. au coucher ; ou un **oxicam** : ***FELDÈNE***, ***BREXIN***, ***CYCLADOL*** ou autre, 1 cp. (ou supp.), le soir, pendant 2 à 3 sem.

Période secondaire

Après cette période de 2 à 3 sem., deux circonstances sont à envisager.

► *Amélioration satisfaisante*

La reprise de l'activité sera progressive, en évitant le surmenage du rachis cervical ; un **antalgique usuel** peut être utile.

► *Névralgie non guérie*

Des douleurs, traînantes mais tolérables, peuvent persister pendant parfois plusieurs mois. Après avoir confirmé le caractère « commun » de la NCB (analyse clinique critique, radiographies et biologie usuelles avant d'envisager une IRM ou un scanner), le traitement précédent sera poursuivi, à la dose minimale active, en s'assurant de sa bonne tolérance.

Un **anxiolytique** peut lui être associé parfois.

Il faut signaler la persistance parfois très prolongée de paresthésies digitales, désagréables plus que douloureuses, pour lesquelles la prescription classique de **vitamines du groupe B** n'est pas toujours efficace.

Névralgie cervico-brachiale

Il n'y a pas lieu d'effectuer un EMG dans la névralgie cervico-brachiale typique avant l'épreuve du traitement médical, sous réserve que les deux conditions suivantes soient réunies :

– absence d'anomalies neurologiques laissant préjuger de la gravité de l'atteinte radiculaire ;

– absence de doute diagnostique.

NÉVRALGIE CERVICO-BRACHIALE (2)

Névralgie cervico-brachiale sévère

Traitement d'une forme hyperalgique

Lorsque la douleur est d'emblée majeure, ou lorsqu'elle n'a pas été atténuée par quelques jours du traitement d'une névralgie cervico-brachiale commune, tout en s'assurant qu'il ne s'agit pas d'une NCB « symptomatique », il devient indispensable de prescrire un traitement plus actif.

• **Antalgiques** majeurs, pour une courte période, par exemple :
- **tramadol** (***TOPALGIC***, ***CONTRAMAL***, etc.), 50 à 100 mg, x 1 à 2/j, sur ordonnance simple ;
- voire **buprénorphine** (***TEMGÉSIC***), 1 cp. sublingual, x 1 à 3/j, prescription sur ordonnance sécurisée ;
- ou autre **dérivé morphinique**, en prenant en compte la possibilité d'effets secondaires.

• **Corticothérapie par voie orale**, en remplacement des **AINS**, et sous réserve des contre-indications ou précautions habituelles, selon un schéma dégressif, par exemple **prednisolone** (***CORTANCYL***) 5 mg (2 boîtes de 30 cp. suffisent) :
- 30 mg/j les 2 ou 3 premiers j ;
- 25 mg/j les 2 ou 3 j suivants ;
- 20 mg/j les 2 ou 3 j suivants ;
- 15 mg/j les 2 ou 3 j suivants ;
- 10 mg/j les 2 ou 3 j suivants ;

en fractionnant la dose en 2 prises, la plus élevée le soir.

Régime peu salé, et apport éventuel de potassium.

Exceptionnellement corticothérapie locale, par voie intra-durale :
- selon la technique de Luccherini (ponction lombaire), en milieu hospitalier ;
- 1 ou 2 injections, à 3 ou 4 j d'intervalle d'***HYDROCORTANCYL*** (75 à 125 mg, d'une ampoule dosée à 125 mg).

Cette voie donne d'excellents résultats, mais peut entraîner un syndrome post-PL et d'exceptionnelles complications graves : thrombophlébites cérébrales, infection, qui doivent toujours être prises en considération par le prescripteur.

> Après cette phase hyperalgique, le traitement rejoint celui de la forme d'intensité moyenne.

Traitement des formes réellement rebelles

Au-delà de 2 à 3 mois d'un traitement médical bien conduit et bien suivi, il peut être légitime de discuter les indications d'un geste neurochirurgical, après avoir vérifié, en général par une IRM, l'existence d'une hernie discale concordante avec la clinique.

Cette situation reste exceptionnelle en pratique.

LUMBAGO (1)

Affection bénigne, mais invalidante, **guérissant spontanément en moins de 1 sem.**, rarement 2, le lumbago ne doit pas être aggravé par des manipulations, des tractions, une kinésithérapie vertébrale en période aiguë, des mobilisations intempestives, qui risquent de le transformer en sciatique.

Les clichés du rachis dorso-lombaire, lorsqu'ils sont nécessaires (première crise de lumbago, lumbagos atypiques), seront faits après la guérison.

L'interrogatoire suffit souvent à reconnaître l'origine discale de l'accident. Il est cependant des lumbagos symptomatiques d'affections rachidiennes inflammatoires, infectieuses ou malignes, justifiant de répéter l'examen clinique, de demander une vitesse de sédimentation, de relire les clichés lorsqu'un lumbago se prolonge.

La mise au repos, voire l'arrêt de travail, doivent être adaptés à chaque cas.

Formes mineures

Elles peuvent ne durer que quelques jours, et ne nécessitent parfois comme traitement que la prescription d'**aspirine** ou de **paracétamol**, à la dose de 1,5 à 3 g/j, régulièrement répartie, et un **repos relatif**.

Formes habituelles

Le traitement comporte :

– le **repos**, plus ou moins strict, en fonction de l'impotence fonctionnelle et de l'activité du sujet ;

– des **antalgiques usuels** pendant 4 à 6 j : **aspirine** ou **paracétamol**, 1,5 à 3 g/j ;

L'emploi des **myorelaxants**, dont personnellement nous pensons qu'ils rendent un service non négligeable à un certain nombre de patients, a subi des modifications en 2013.

L'indication du **thiocolchicoside** est libellée ainsi : traitement d'appoint des contractures musculaires douloureuses en rhumatologie ***MIOREL***, ou ***COLTRAMYL***, 1 gél. ou 1 cp. x 2 à 3/j.

Les **AINS** ne sont pas indispensables initialement.

Formes aiguës

On pourra ajouter :

- **un antalgique plus puissant : association d'antalgiques** ;
- un **AINS** : la prescription semble légitime lorsque les **antalgiques usuels** n'ont pas eu d'efficacité sur la douleur au bout de 24 à 48 h ; en cure brève de quelques jours, par voie orale le plus souvent, éventuellement par voie IM les 2 premiers jours,
  – soit **diclofénac** (***VOLTARÈNE*** 50 mg), 1 cp. x 3/j aux repas, ou **kétoprofène** (***PROFÉNID*** 100 mg) 1 cp. x 2/j aux repas,
  – soit **piroxicam** : ***FELDÈNE*** 20 mg, 1 ou 2 gél. ou cp. dispers. le 1er j, puis 1 seul/j, etc. ;
- le repos s'impose, au lit, en recherchant la position la plus confortable, pendant quelques jours, un lever trop précoce risquant de prolonger l'évolution ; la station assise est déconseillée.

> Il convient, en outre, de rassurer le malade, très vite inquiété par la sensation de blocage et l'intensité de la douleur.

Lumbago

Il n'y a pas lieu de demander ou de pratiquer un scanner et/ou une IRM, devant une lombalgie aiguë ou un lumbago d'effort, en dehors des cas où les données cliniques et/ou paracliniques font craindre une lombalgie symptomatique.

Par lombalgie symptomatique, on entend les lombalgies révélatrices d'une pathologie infectieuse, inflammatoire, tumorale ou extra-rachidienne.

LUMBAGO (2)

Après la phase aiguë

La reprise du travail sera prudente et adaptée : le port d'une ceinture de contention lombaire semi-rigide peut être utile.

Il faut éviter (*cf.* Conseils pour les lombalgies discales) :

– le port de charges ;
– les efforts de soulèvement ;
– les mouvements brusques de flexion-extension du rachis lombaire ;
– la station assise prolongée, les voyages ou trajets prolongés en voiture, train, etc.

Ces précautions sont également utiles pour **tenter** de diminuer le risque de récidives à plus ou moins long terme.

La prescription d'**antalgiques** peut être justifiée pour accélérer la disparition du fond douloureux qui persiste souvent après le lumbago aigu.

À distance de la période douloureuse

10 à 15 séances de gymnastique vertébrale (en évitant tout surmenage et tout effort brutal) sont un complément justifié pour renforcer la musculature lombaire et abdominale (« verrouillage lombaire »), et faire prendre conscience au patient des mouvements à éviter et de ceux qui sont préférables.

Nous pensons qu'il y a intérêt à conseiller au sujet une activité physique régulière, par exemple la natation.

> Il faut expliquer au patient qu'il a fait un « accident de parcours », certes susceptible de récidiver, voire de se compliquer de sciatique, mais qu'il ne doit pas se considérer comme un « invalide de la colonne vertébrale ».

Dans les métiers exposés aux efforts, des aménagements de poste peuvent être demandés, temporairement ou définitivement, mais le changement de profession ne doit pas être envisagé sans en avoir pesé tous les inconvénients.

> **Lumbago**
>
> Il n'y a pas lieu, dans la lombalgie aiguë, de prescrire des séances de rééducation fonctionnelle. La lombalgie aiguë est définie par une douleur évoluant depuis moins de 3 mois et dont l'intensité est telle que l'activité quotidienne personnelle ou professionnelle ne peut être maintenue au même niveau.

LOMBALGIES (1)

Lombalgie statique

Caractérisation

- Survenue de douleurs de type mécanique en position assise et debout prolongée, en fin de journée ou en fin de matinée.
- Dissociation entre l'importance des douleurs décrites et, à l'examen, une mobilité assez bien conservée voire indolore en antéflexion.
- Divers facteurs organiques dont le rôle relatif n'est pas toujours évident à préciser : spondylolisthésis, arthrose interapophysaire postérieure, hyperlordose, insuffisance musculaire, discopathie.
- Fréquents facteurs psychologiques et socioprofessionnels, qui devront être appréciés et discutés avec le patient car ils entretiennent les poussées.

Traitement

- **Antalgiques usuels** à dose suffisante.
- Kinésithérapie : 15 séances de rééducation avec renforcement de la musculature lombo-abdominale et gymnastique en cyphose, en particulier dans les hyperlordoses.
- Dans certains cas où le rôle d'une articulation inter-apophysaire postérieure peut être retenu, il peut être indiqué de faire une **injection locale de corticoïde**, sous contrôle radiologique.

Lombalgie fonctionnelle

Caractérisation

- Prédominance des éléments psychologiques : sensation de brûlure permanente, non influencée par les mouvements ni par l'horaire mais par la fatigue et les contrariétés.
- À l'examen clinique : une bonne mobilité du rachis mais des douleurs surtout à la pression des masses musculaires.

Traitement

Il commence par un interrogatoire attentif, par un examen minutieux, par un diagnostic rassurant de bénignité, éléments importants d'une psychothérapie indispensable.
Il sera complété par quelques **antalgiques usuels** non agressifs à dose modérée, et éventuellement par des massages et une rééducation à condition qu'ils soient bien tolérés et n'aggravent pas les douleurs.
Dans certains cas où la lombalgie ne fait que témoigner d'une authentique dépression nerveuse, un traitement antidépresseur peut être nécessaire.

Conseils pour les lombalgies discales

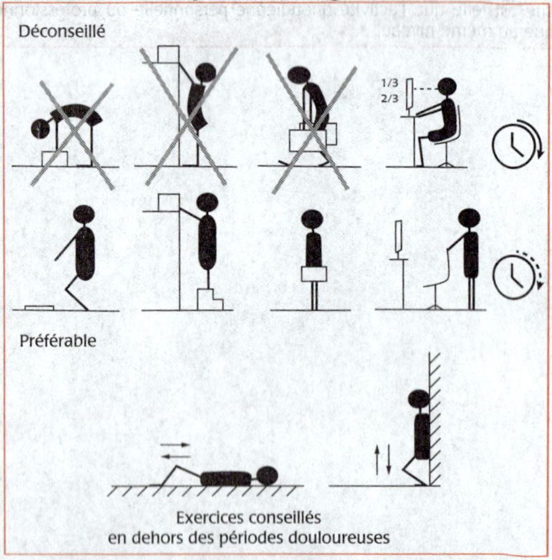

LOMBALGIES (2)

Lombalgie commune discale

La **lombalgie commune** correspond à une définition négative, « d'exclusion ».

Il convient d'avoir écarté les causes des « **lombalgies symptomatiques** » : spondylodiscites, spondylarthrite ankylosante et spondylarthropathies inflammatoires, tumeurs bénignes ou malignes rachidiennes ou intrarachidiennes, myélome, métastases osseuses et épidurites néoplasiques, tassements vertébraux ostéoporotiques, pathologies de voisinage diverses.

La **lombalgie commune discale** (discopathie, discarthrose lombaire) est spontanée ou secondaire à un lumbago, voire à une sciatique. La poussée peut durer 1 à 2 mois ou plus.

En cas de douleur de type mécanique

Le repos relatif est souvent utile au début, associé à des **antalgiques** : **paracétamol**, 1,5 à 3 g/j et/ou **aspirine**, 1,5 à 2 g/j. Pour le **paracétamol** 500 mg : 1 cp. ou gél. toutes les 4 h (vers 8 h, 12 h, 16 h, 20 h), plus 1 ou 2 prises/j, pendant 1 à 3 sem. ou jusqu'à la fin de la poussée.

Lorsqu'il existe aussi une douleur au réveil ou une douleur nocturne lors des mouvements, on peut y adjoindre pendant 1 à 2 sem. un **AINS**, p. ex. **diclofénac** (***VOLTARÈNE***), 1 sup. au coucher ou 1 cp. à 75 mg à libération prolongée au dîner.

En cas de formes très prolongées

- Soit une cure d'un **AINS**, pendant quelques semaines.
- Voire 1 ou 2 inj. épidurales de **corticoïdes** à 1 ou 2 sem. d'intervalle (**cortivazol** : ***ALTIM***, **prednisolone** : ***HYDROCORTANCYL***).

En cas de formes récidivantes et dans les lombalgies chroniques

Il faut souvent proposer en plus :

– une gymnastique de rééducation : 15 séances de renforcement de la musculature lombo-abdominale avec exercices de « verrouillage », progressives pour ne pas aggraver les douleurs et de préférence en piscine. Le sujet devra par la suite faire régulièrement lui-même les exercices.

Chez le sujet exerçant un travail éprouvant pour le rachis, avant d'envisager une réorientation professionnelle, il peut être utile de prescrire, en particulier lors de la reprise du travail :

– soit une ceinture de contention lombaire type *Lombax* ou *CSL Gibortho*, ou lombo-abdominale type *Lombacross* ou *Gibortho* ;

– beaucoup plus rarement un corset d'immobilisation vertébrale, type *CIVA* pour une immobilisation légère, ou CIVB pour une immobilisation plus importante. Il faut en préciser la hauteur, en général D12, parfois D9.

> Dans les lombalgies chroniques, il est essentiel de tenir compte des facteurs psychologiques éventuellement associés (*cf.* Douleur en rhumatologie).

Dans tous les cas

Des conseils de ménagement du rachis, simples, sont nécessaires et ils devront être appliqués même à distance des crises. Il est nécessaire de rassurer les sujets, et souvent de rappeler qu'il n'y a aucun parallélisme entre les manifestations douloureuses et l'importance des images radiologiques.

Dans les lombalgies communes

– Les méthodes de masso-kinésithérapie dites à effet antalgique direct sont le plus souvent perçues comme sédatives par le patient, notamment le massage et le réchauffement local. Il n'existe cependant aucune preuve de leur efficacité durable dans le traitement de la lombalgie chronique.

– Les méthodes dites à effet antalgique direct ne sont qu'adjuvantes et ne doivent donc pas résumer la séance de masso-kinésithérapie.

– Les soins de masso-kinésithérapie ne peuvent qu'être prescrits après une évaluation médicale orientant vers des objectifs thérapeutiques précis et qui seront pris en compte dans l'appréciation des résultats.

– Il n'y a pas lieu de prescrire en première intention plus de 15 séances de masso-kinésithérapie dans la lombalgie chronique.

NÉVRALGIE CRURALE – CRURALGIE

Comme la lombosciatique, la névralgie crurale est habituellement le fait d'une hernie discale, mais un certain nombre de points différents méritent d'être soulignés : l'évolution habituelle dure 2 à 3 mois avec assez souvent une diminution franche des douleurs après la 3e sem.

> 55 % des névralgies crurales guérissent en 6 sem., et 85 % en 12 sem. ; presque toutes dans un délai plus long.

Il est très rare qu'une intervention radicale soit nécessaire.

Une recrudescence nocturne est habituelle, au début, dans la névralgie crurale, et n'est pas nécessairement le fait d'une tumeur intrarachidienne ou d'un cancer secondaire du rachis.

Étiologie

Le plus souvent une hernie discale dont le siège est souvent foraminal.

Il ne faut pas méconnaître une étiologie autre : métastases osseuses, spondylodiscite, tumeur intrarachidienne.

Les clichés standards doivent être lus attentivement, une enquête biologique minimum effectuée.

En l'absence de signes rachidiens à l'examen clinique, il faut penser à une atteinte tronculaire.

La névralgie crurale dite idiopathique est particulièrement douloureuse et fréquente chez le sujet âgé.

L'association à un diabète est *possible* et mérite d'être recherchée, au moins pour certains traitements.

Conduite du traitement

Le traitement de la névralgie crurale, discale ou idiopathique, est conduit de la même façon que pour une sciatique discale commune, avec quelques particularités.

Pendant la phase aiguë

- **Antalgiques** plus puissants, en particulier pour la nuit, p. ex. ***LAMALINE*** : 1 sup. le soir au coucher, ou **tramadol** (***TOPALGIC***) : 1 à 2 gél. à 50 mg le soir, voire un **dérivé morphinique**.
- Anti-inflammatoires par voie générale : ils sont souvent indiqués dès le début, mais les **AINS** s'avèrent vite insuffisants ; on aura recours alors à la corticothérapie : **prednisone** (***CORTANCYL***) 5 mg (2 boîtes de 30 cp. suffisent) :

– 30 mg/j les 2 ou 3 premiers j ;
– 25 mg/j les 2 ou 3 j suivants ;
– 20 mg/j les 2 ou 3 j suivants ;
– 15 mg/j les 2 ou 3 j suivants ;
– 10 mg/j les 2 ou 3 j suivants ;

en fractionnant la dose en 2 prises, la plus élevée le soir ; en l'absence de diabète et avec les précautions habituelles à cette prescription.

- **Traitement corticoïde par voie locale** : une épidurale voire une intradurale peuvent être rapidement envisagées, de préférence en milieu hospitalier. La voie intradurale donne d'excellents résultats, mais peut entraîner un syndrome post-PL et d'exceptionnelles complications graves : thrombophlébites cérébrales, infection, qui doivent toujours être prises en considération par le prescripteur.

Après la phase aiguë

Le traitement et les conseils sont ceux de la sciatique.

Des paresthésies et des dysesthésies dans le territoire du crural persistent assez souvent après la guérison de la douleur.

Une rééducation musculaire peut aider à la récupération de la force musculaire du quadriceps et du psoas.

Névralgie crurale prolongée ou récidivante à court terme

Dans cette éventualité rare, après un traitement bien conduit et suivi, et après épreuve du repos strict au lit, on peut envisager une indication opératoire après confirmation de la hernie discale par une tomodensitométrie, voire une IRM.

NÉVRALGIE DU FÉMORO-CUTANÉ

Cette affection est souvent appelée *méralgie paresthésique*.

Le tableau se caractérise par des **dysesthésies** à tonalité plus désagréable que douloureuse à la face externe de la cuisse (**en raquette** à manche supérieur). Il n'y a pas de signes moteurs.

Son origine est parfois au rachis (irritation d'une des racines du fémoro-cutané : L2 et L3) ou au bassin, mais le plus souvent la névralgie résulte d'une irritation du nerf lors de son passage sous le fascia iliaca à la hauteur de l'épine iliaque antéro-supérieure, à la suite de microtraumatismes répétés (appui de sac à dos par exemple).

Son pronostic est bénin, et il faut rassurer le malade, mais le traitement est fréquemment décevant et les paresthésies peuvent perdurer des années, mais souvent de manière intermittente.

> Le diabète sucré peut être en cause dans cette névralgie.

Formes canalaires habituelles

L'abstention, ou la simple prescription d'un **antalgique**, peuvent suffire.

Les infiltrations locales sont parfois utiles : on injecte un dérivé de la cortisone, **cortivazol** (***ALTIM***), ampoule seringue de 1,5 mL, ou **prednisolone** (***HYDROCORTANCYL***) amp. de 5 mL (1 à 2 mL), parfois mélangé à un **anesthésique**, **lidocaïne** (***XYLOCAÏNE*** 1 %) : 1 à 3 mL au niveau de l'émergence du nerf sous l'épine iliaque antéro-supérieure.

Elles seront éventuellement répétées : 2 à 4 par série à 10 ou 15 j d'intervalle.

Dans les formes rebelles ou récidivantes et gênantes, la résection de l'épaississement du fascia iliaca avec libération du nerf comprimé a été proposée et a donné des résultats favorables.

Formes d'origine rachidienne

Le repos relatif, les **antalgiques mineurs** peuvent suffire, mais un traitement AINS est parfois nécessaire, pour une courte période.

Formes d'origine pelvienne

Il est parfois possible d'identifier un éventuel facteur de compression extrinsèque du nerf, sur lequel un geste est parfois envisagé, en fonction de la nature présumée de la compression.

NÉVRALGIE SCIATIQUE (1)

Lombosciatique discale

Traitement principal

Le traitement de la majorité des sciatiques par hernie discale est presque exclusivement médical.

La guérison de la **douleur sciatique** survient en 6 sem. dans 50 % des cas, en 12 sem. dans 70 % des cas, dans un délai plus long dans 90 à 95 % des cas.

> Après guérison de la douleur sciatique la lombalgie peut disparaître ou persister (*cf.* Lombalgie commune discale).

► *Formes mineures*

Dans ces formes très fréquentes, la gêne occasionnée par la lombalgie est habituellement supérieure à celle de la douleur sciatique.

En outre celle-ci n'est pas toujours permanente, ni complète.

On pourrait employer le terme de sciatalgie (douleur sciatique) plutôt que celui de névralgie sciatique.

Le traitement doit se rapprocher de celui de la lombalgie commune discale tant que la sciatalgie n'est qu'un épiphénomène.

► *Formes habituelles*

Il s'agit de névralgie sciatique discale commune, récente, d'intensité moyenne mais invalidante.

Le traitement associe plusieurs éléments.

• Le repos :

– plus ou moins strict selon l'impotence : au lit, ou en limitant les stations assise et debout prolongées ;

– pendant quelques jours ou quelques semaines, en fonction de l'amélioration et en expliquant au malade qu'une reprise trop rapide de l'activité normale risque d'aggraver ou de prolonger la crise ;

– en choisissant l'attitude qui soulage le mieux le malade, éventuellement sur un lit dur, ou en interposant une planche entre le sommier et le matelas.

• Les **antalgiques** :

– **aspirine** et/ou **paracétamol**, à dose suffisante (1,5 à 3 g/j) ;

– ou associations à base de **paracétamol** ;

– il n'y a jamais d'indication à prescrire des opiacés ou **antalgiques** voisins, dans ce type de sciatique.

• Les **anti-inflammatoires non stéroïdiens**, sous réserve des contre-indications et des précautions habituelles, sont indiqués :

– lorsqu'il existe une douleur nocturne, dans les premiers jours de la crise ;

– lorsque après 24 à 48 h du traitement précédent l'amélioration ne s'amorce pas.

On prescrit :

– soit **diclofénac** : ***VOLTARÈNE***, 50 mg, 1 cp. x 3/j aux repas, ou ***VOLTARÈNE LP***, 75 mg, 1 cp. x 2/j ; ou **kétoprofène** : ***BI-PROFÉNID***, 100 mg, 1 cp. x 2/j ;

– soit **piroxicam** : ***FELDÈNE*** 20 mg, 1 gél. ou 1 cp. dispersible/j, etc.

Généralement ils sont prescrits par la voie orale qui est suffisante ; dans les cas où elle est employée, la voie IM sera brève.

La posologie est adaptée en fonction de l'évolution.

NÉVRALGIE SCIATIQUE (2)

Traitements secondaires

Ils prennent place après évaluation des résultats du traitement initial de la sciatique.

► *Si l'amélioration est manifeste*

Le repos relatif se justifie, avec éventuellement la prescription d'une ceinture de contention lombaire.

Les **antalgiques** et **AINS** seront poursuivis à dose suffisante, pendant quelques semaines.

La reprise de l'activité sera prudente et progressive, adaptée à chaque cas.

► *S'il n'y a pas de tendance à l'amélioration*

Tout en reconsidérant le caractère discal de la sciatique :

- une immobilisation plâtrée ou par matériau thermoformé pendant 3 à 4 sem. peut être proposée ;
- une épreuve de repos strict est nécessaire, pendant 5 à 7 j, au besoin en hospitalisation ;
- les **antalgiques** et **AINS** seront adaptés ;
- des injections épidurales de **corticoïdes** seront envisagées.

> En milieu hospitalier de préférence, ou par un médecin maîtrisant bien la technique, soit par le premier trou sacré, soit par l'espace inter-épineux en utilisant la technique de la rachicentèse, mais en arrêtant la progression dès que l'on a franchi le ligament jaune ; dans les 2 cas, en s'assurant que l'on ne retire pas de LCR.

Injection de 1 à 2 mL d'un dérivé cortisonique en général sous forme de suspension : **cortivazol** (***ALTIM***), ou **prednisolone** (***HYDROCORTANCYL***).

Les injections sont répétées à un rythme variable (tous les 4 à 7 j) en fonction du résultat thérapeutique.

Exceptionnellement des injections intradurales de **corticoïdes** seront envisagées.

Après la phase aiguë

► *Reprise de l'activité*

Elle sera prudente.

Il faut éviter le port de charges, les efforts de soulèvement, les mouvements brusques de flexion-extension du rachis lombaire, la station assise prolongée, les voyages ou trajets longs en voiture, train, etc.

Ces précautions sont également utiles pour tenter de diminuer le risque de récidives à plus ou moins long terme.

► *Prescription d'antalgiques*

Elle peut être justifiée pour accélérer la disparition du fond douloureux qui persiste souvent après l'épisode aigu de sciatique.

Des paresthésies et des dysesthésies dans le territoire sciatique persistent assez souvent après la guérison de la douleur ; elles n'ont pas de caractère de gravité.

► *À distance*

10 à 15 séances de gymnastique vertébrale (en évitant tout surmenage et tout effort brutal) sont un complément justifié pour renforcer la musculature lombaire et abdominale (« verrouillage lombaire ») et faire prendre conscience au patient des mouvements à éviter et de ceux qui sont préférables.

Il y a intérêt à conseiller au sujet une activité physique régulière, par exemple la natation.

Il faut expliquer au patient qu'il a fait un « accident de parcours », certes susceptible de récidiver, mais qu'il ne doit pas se considérer comme un « invalide de la colonne vertébrale ».

Dans les métiers exposés aux efforts, des aménagements de poste peuvent être demandés, temporairement ou définitivement, mais le changement de profession ne doit pas être demandé sans en avoir pesé tous les inconvénients.

NÉVRALGIE SCIATIQUE (3)

Formes graves

Sciatique rebelle ou récidivante

Lorsqu'au terme de 1 à 2 mois la sciatique ne s'améliore pas, malgré un traitement médical **correctement suivi** et ayant comporté une effective **épreuve de repos** complet au lit, ou lorsqu'une sciatique récidive à court ou moyen terme, constituant effectivement une gêne, professionnelle ou dans la vie active, il faut envisager, avec l'accord formel du malade, une solution chirurgicale.

L'existence de signes cliniques objectifs est indispensable pour poser une telle indication. La mise en évidence et la localisation exacte de la hernie discale par scanner, ou éventuellement IRM, sont alors justifiées.

Sciatique hyperalgique

Dans cette éventualité rare (tout mouvement est quasiment impossible et le malade ne peut pas poser le pied), les prescriptions habituelles sont indiquées mais insuffisantes.

Les **antalgiques majeurs** pourront être utilisés pendant une brève période (3 à 4 j).

La prescription d'**AINS** par voie générale (IM, voire en perfusion IV) est plus volontiers justifiée, ou celle d'une courte corticothérapie parfois.

La **corticothérapie locale** est souvent nécessaire :

– soit **épidurale**, comme précédemment ;
– soit par voie **intradurale**, sous-arachnoïdienne, selon la technique de Luccherini (ponction lombaire), en milieu hospitalier ; 1 ou 2 inj., à 3 ou 4 j d'intervalle, de **prednisolone** (***HYDROCORTANCYL***) : 75 à 125 mg, d'une amp. dosée à 125 mg ; après avoir retiré par l'aiguille de ponction lombaire 1 mL de LCR que l'on analyse systématiquement.

Cette voie donne d'excellents résultats, mais peut entraîner un syndrome post-PL et d'exceptionnelles complications graves : thrombophlébites cérébrales, infection, qui doivent toujours rester à l'esprit du prescripteur.

Une **solution chirurgicale précoce** est parfois envisagée, en cas d'échec d'un traitement médical mené au maximum de ses possibilités.

Sciatique paralysante

C'est l'intensité du déficit moteur qui définit les formes dites paralysantes, et non l'intensité de la douleur.

L'existence d'un déficit moteur discret est assez fréquente au cours d'une sciatique commune ; il ne s'agit pas alors d'une sciatique paralysante, et son pronostic est habituellement très favorable.

Nous envisageons ici les déficits nets, se traduisant par un steppage (L5) ou l'impossibilité de se tenir sur la pointe du pied (S1).

L'EMG n'est pratiquement jamais nécessaire, et fait l'objet d'une BPC (*cf.* Encadré ci-dessous).

► *Si la paralysie est vue précocement*

L'indication chirurgicale est justifiée pour la majorité des auteurs, surtout lorsqu'elle ne coïncide pas avec la disparition des douleurs ; toutefois les chances de récupération sont meilleures avant 50 ans qu'après, et il faut en tenir compte.

► *Si la paralysie est vue tardivement*

Pas d'indication chirurgicale. Le déficit relève d'une rééducation souvent longue.

► *Si la paralysie fait partie d'un syndrome de la queue de cheval*

L'indication est impérative et représente une *urgence neurochirurgicale.*

Névralgie sciatique

Il n'y a pas lieu d'effectuer un EMG dans la sciatique commune avant l'épreuve du traitement médical, sous réserve que les deux conditions suivantes soient réunies : absence d'anomalies neurologiques laissant préjuger de la gravité de l'atteinte radiculaire et absence de doute diagnostique.

NÉVRALGIE SCIATIQUE (4)

Traitement « radical » de la sciatique

Dans les formes qui, après un traitement médical bien conduit, dépassent le délai habituel de guérison (6 à 8 sem.), ou dans certaines formes hyperalgiques ou compliquées, on est amené à discuter d'un traitement plus « radical ».

Critères et objectif

Le siège du conflit disco-radiculaire doit être précisé par une imagerie, et l'on doit s'assurer de sa concordance avec le tableau clinique.

Il est indispensable de tenir compte du psychisme du sujet, de la notion éventuelle d'accident de travail.

L'objectif est la guérison de la douleur « radiculaire » sciatique, qui est alors obtenue dans la grande majorité des cas, mais il ne met pas nécessairement le malade à l'abri de douleurs lombaires ultérieures, car le disque traité est déjà pathologique, ni de sciatique par hernie à un autre étage.

Choix de la technique

En accord avec le patient, en fonction de critères anatomiques et cliniques propres à chaque méthode, le choix se fait entre 2 types de traitement.

► *Traitement chirurgical classique*

- Exérèse de la hernie discale et curetage du disque pathologique pour limiter le risque de récidives.
- L'intervention se fait sous anesthésie générale ; le résultat est satisfaisant dans 9 cas sur 10 environ.
- Les suites opératoires sont simples, avec sortie vers le 10ᵉ j, voire plus tôt, et reprise de l'activité habituelle, lorsqu'elle n'est pas déconseillée, entre la 4ᵉ et la 12ᵉ sem.

► *Nucléotomie chirurgicale percutanée, nucléotomie au laser, en milieu spécialisé*

- Ces interventions, qui doivent répondre à des conditions anatomiques précises (hernie de petit volume et non « exclue »), ont des suites plus courtes.
- Elles se font sous neuroleptanalgésie en salle d'opération et sous contrôle radiologique ; le résultat est satisfaisant dans 6 à 8 cas sur 10 sur la douleur sciatique ; les échecs peuvent bénéficier de la chirurgie.
- Le résultat ne peut en être apprécié avant 1 mois ; pendant cette période les lombalgies sont fréquentes, parfois plus importantes qu'au début, pouvant justifier la prescription d'**antalgiques** et d'**anti-inflammatoires non stéroïdiens** et le port d'un lombostat plâtré.

CANAL LOMBAIRE ÉTROIT

Symptomatologie

Nous n'envisagerons ici que les symptômes en rapport avec le canal lombaire rétréci par l'arthrose, chez un sujet âgé, cas le plus fréquent.

Les manifestations, d'abord dysesthésiques et volontiers plantaires, puis douloureuses, de type radiculaire uni- ou bilatéral, surviennent à la marche et vont progressivement raccourcir le périmètre de marche.

Pour se soulager, le sujet a tendance à marcher penché en avant.

Il faut toujours s'assurer de l'absence d'artériopathie des membres inférieurs.

Conduite du traitement

Dans les formes mineures

Amaigrissement, rééducation du rachis lombaire, visant à renforcer la musculature abdominale, et **antalgiques** peuvent suffire.

Dans les formes plus invalidantes

- En plus des méthodes précédentes, les injections épidurales de **corticoïdes** par voie inter-épineuse, comme dans la sciatique, ont souvent un effet bénéfique parfois pendant plusieurs mois ou plus. Dans ces cas il est légitime de répéter les injections en fonction de la reprise des symptômes, mais en se fixant une limite (arbitraire : 3 ou 4 pour 12 mois consécutifs).
- L'existence d'un diabète qui pourrait être déséquilibré peut limiter cette indication.
- Toujours penser à demander au sujet âgé s'il n'est pas sous anticoagulants.

Dans les formes sévères ou rebelles

- Si l'état général du patient le permet, si le bénéfice attendu est supérieur aux inconvénients de la méthode, on peut discuter un traitement chirurgical (laminectomie, parfois complétée par un geste sur une hernie discale associée).
- C'est uniquement dans de tels cas que la prescription d'une IRM est nécessaire pour apprécier l'étendue en hauteur de la sténose, dont va dépendre l'étendue de la libération chirurgicale.
- Le résultat, dans les cas bien sélectionnés, en est habituellement favorable, mais n'est pas exempt de récidives à plus ou moins long terme.

SCOLIOSES

Nosologie

La scoliose est définie par une déformation du rachis dans les 3 plans de l'espace, et sur des radiographies de face par une courbure anormale dans le plan frontal associée à une rotation des corps vertébraux.

Il faut opposer :

– d'une part les scolioses idiopathiques et les scolioses secondaires : scolioses post-paralytiques, scolioses secondaires à des tumeurs rachidiennes d'évolution lente ou des malformations vertébrales, scolioses associées à des dysplasies conjonctives et/ou osseuses ;

– d'autre part les scolioses survenant avant maturité osseuse et les scolioses de l'adulte.

Scolioses idiopathiques de l'adolescent

Les décisions thérapeutiques tiennent compte :

– du temps de croissance restant et du statut pubertaire, de la tendance évolutive, avec mesure de l'angle de Cobb apprécié sur des radiographies **en position couchée**, comparables, à 4 mois d'intervalle ;

– du retentissement somatique éventuel, respiratoire voire neurologique ;

– du retentissement psychoaffectif.

> L'avis d'un médecin spécialisé dans les scolioses est justifié pour les scolioses « vraies » de l'enfant et de l'adolescent.

Scolioses inférieures à 30°

Elles ne nécessitent pas de traitement tant qu'elles ne sont pas évolutives.

Dans le cas contraire, elles relèvent :

– d'une rééducation avec corset orthopédique la nuit avant la puberté ;

– d'une immobilisation plus conséquente en phase pubertaire ;

– d'une rééducation seule après la poussée pubertaire.

Scolioses supérieures à 30°

Elles justifient l'avis et la prise en charge éventuelle en service spécialisé :

– tant pour les décisions d'immobilisation par plâtres successifs ou corsets ;

– que pour les décisions chirurgicales qui sont envisagées quand l'angle de Cobb est supérieur à 50°.

Scolioses de l'adulte

Elles sont habituellement longtemps bien tolérées.

Dans certains cas la survenue répétée de lombo-radiculalgies mécaniques fait discuter la responsabilité directe de la scoliose ; celle-ci ne doit être envisagée que lorsque les symptômes ne régressent pas après un traitement classique.

Les indications opératoires sont exceptionnelles, et les complications semblent plus fréquentes que chez l'enfant. Il est alors très important de pouvoir disposer de radios permettant d'apprécier l'évolution sur plusieurs années.

Attitudes scoliotiques

> L'attitude scoliotique, à la différence de la scoliose vraie, disparaît dans le décubitus, et dans la flexion antérieure du rachis.

Elles sont envisagées ici pour rappeler :

– que les douleurs qui leur sont attribuées ou associées sont souvent d'origine musculaire ;

– que les **antalgiques** ne sont pas toujours nécessaires et encore moins les **AINS** ;

– que la kinésithérapie est certes utile pour corriger la mauvaise posture, mais qu'elle ne doit pas être prolongée trop longtemps ;

– que l'activité sportive doit être encouragée, en particulier la natation, mais aussi toute activité physique « gratifiante » donc susceptible d'être poursuivie régulièrement ;

– qu'il ne faut pas transformer ces sujets jeunes en malades potentiels chroniques, et qu'il faut dédramatiser certaines situations, en particulier les comparaisons familiales ;

– que la prise en charge psycho-affective est très importante.

MONOARTHRITES INAUGURALES (1)

Généralités

La plupart des affections rhumatismales peuvent se révéler, ou se manifester, par un tableau de monoarthrite isolée.

Dans cette circonstance, l'enquête étiologique doit être pragmatique et privilégier la recherche d'une cause relevant d'un traitement urgent (antibiothérapie des arthrites septiques), ou relativement ciblé (colchicine dans la goutte) ; une fois ces situations écartées, le traitement consiste habituellement en la prescription d'un **AINS** à dose suffisante, par exemple :

– **piroxicam** (***FELDÈNE*** 20 mg ou générique) : 1 gél. ou 1 cp. dispersible x 1 ou 2/j pendant 2 j, puis 1/j pendant 4 à 8 j ; ou un autre **oxicam** (***BREXIN***, ***CYCLADOL***, ***TILCOTIL***, ***MOBIC*** 15 mg ou générique) ;

– ou pendant les 2 à 6 premiers j : **naproxène** (***APRANAX*** 550) : 1 cp. matin et soir ; **diclofénac** (***VOLTARÈNE*** 50 mg), **kétoprofène** (***PROFÉNID*** 100 mg), ou **flurbiprofène** (***CEBUTID*** 100 mg) : 1 cp. aux 3 repas, ou génériques.

Ensuite une dose inférieure sera prescrite chaque fois que possible, avant l'arrêt complet du traitement.

Monoarthrites (MA) inaugurales

	PENSER D'ABORD À	CONTEXTE CLINIQUE	DEMANDER	PLUS RAREMENT
Monoarthrites infectieuses	Arthrite septique à germe banal	Porte d'entrée infectieuse (cutanée surtout), récente infiltration intra-articulaire, urétrite gonococcique	Mise en culture du liquide synovial, hémocultures, ECBU ± prélèvement urétral	Arthrites septiques subaiguës (tuberculose, brucellose, parasitaire, etc.)
Monoarthrites microcristallines	Goutte	Homme, siège préférentiel au pied (1re MTP), genou	Cristaux d'urate dans le liquide synovial, uricémie habituellement élevée (peut diminuer lors d'une crise inflammatoire articulaire)	
	Chondro-calcinose	Sujet âgé (H, F) postopératoire	Cristaux de pyrophosphate de calcium dans le liquide synovial, uricémie normale, liserés calciques sur les radiographies des poignets, des genoux, du bassin	
Monoarthrites rhumatismales	Polyarthrite rhumatoïde	Femme 35 à 55 ans	Facteurs rhumatoïdes, anticorps anti-CCP positifs	Autres fromes périphériques de spondylo-arthropathies (arthrites des maladies inflammatoires chroniques intestinales)
	Rhumatisme psoriasique	Antécédent personnel ou familial de psoriasis cutané		
	MA rhumatismale isolée, d'étiologie inconnue	Pronostic habituellement favorable en quelques mois	Diagnostic d'élimination	

MONOARTHRITES INAUGURALES (2)

Monoarthrite rhumatismale

Cette entité clinique, d'étiologie indéterminée, est caractérisée par son pronostic généralement favorable, et guérit sans séquelles dans un délai de 2 à 3 mois.

Le **traitement** repose sur les **AINS**, ou une injection intra-articulaire de **corticoïdes**, voire une synoviorthèse par isotope radioactif, dans les formes plus prolongées.

Comme il s'agit d'un diagnostic d'élimination, une réserve s'impose : certaines affections rhumatismales définies peuvent se démasquer à retardement, après une période plus ou moins prolongée d'arthrite monofocale (c'est notamment le cas du rhumatisme psoriasique, davantage que des autres formes de spondyloarthrite ou de la polyarthrite rhumatoïde).

POLYARTHRITE INAUGURALE

D'abord	penser à écarter une **septicémie**, une **endocardite**, qui relèvent d'une antibiothérapie urgente
	chez un **sujet jeune**, évoquer : – une polyarthrite gonococcique : antibiothérapie urgente, – un syndrome de Fiessinger-Leroy-Reiter : AINS
Ensuite	évoquer les **rares** formes polyarticulaires de **goutte** et **chondrocalcinose** : *COLCHICINE* et/ou AINS
Les autres polyarthrites inaugurales relèvent au début de :	Traitement symptomatique, en fonction de : intensité des symptômes — sujet âgé ↓ — PPR ↓ AINS ——————————> Corticothérapie

CHONDROCALCINOSE ARTICULAIRE

Diagnostic de la crise aiguë

Il repose majoritairement sur la clinique, particulière par :
– sa survenue chez le sujet de sexe féminin et de plus de 60 ans ;
– une atteinte préférentielle de certaines articulations (genou et poignet surtout) ;
– l'absence d'hyperuricémie ;
– l'existence de cristaux de pyrophosphate de calcium au sein du liquide de ponction articulaire ;
– et la présence de calcifications cartilagineuses sur les radiographies de face des poignets (calcification du ligament triangulaire du carpe), de face et de profil des genoux (liseré doublant à 1 ou 2 mm le contour épiphysaire associé à des calcifications méniscales), de face du bassin (liseré de la symphyse pubienne).

Bien que cette affection soit le plus souvent primitive, il importe de connaître l'existence de formes « secondaires » (hyperparathyroïdie primitive, hémochromatose, en particulier), qui justifient une prise en charge spécifique.

> Il n'y a généralement pas de traitement de fond à envisager, en dehors de poussées inflammatoires itératives, qui peuvent nécessiter le maintien au long cours d'une faible dose de **colchicine** (1/2 à 1 mg/j).

Traitement d'un accès aigu

- **Repos**, selon l'impotence.
- **Anti-inflammatoires non stéroïdiens :**

– **piroxicam** (***FELDÈNE*** ou générique), 20 mg, 1 gél. ou 1 cp. disp./j ou un autre **oxicam** de la même façon (***BREXIN***, ***CYCLADOL***, ***TILCOTIL***, ***MOBIC*** 15 mg ou générique) ;
– ou **diclofénac** (***VOLTARÈNE***) : 100 à 150 mg/j, ou **kétoprofène** (***PROFÉNID***) : 200 à 300 mg/j ou générique ;
– ou d'autres produits à dose efficace, administrés jusqu'à la fin de l'accès.

- **Ponction évacuatrice de l'articulation**, qui peut éventuellement être complétée secondairement par une injection intra-articulaire de **corticoïdes**, sous réserve d'avoir préalablement écarté une infection :

– avec une asepsie stricte ;
– ex : 1,5 mL de **cortivazol** (***ALTIM***) ;
– que l'on pourra répéter 1 fois, si nécessaire, après un intervalle de 8 à 15 j.

À signaler que la **colchicine** est assez souvent efficace, au même titre que lors des accès goutteux : 3 mg/j les 2 premiers j, 2 mg/j les jours suivants, 1 mg/j ensuite, jusqu'à 3 ou 4 j après la fin de la crise.

NOTES

GOUTTE (1)

L'Eular a proposé en 2006 des recommandations pour la prise en charge de la goutte [1].

Accès aigu

Le traitement comporte 2 volets qui se complètent. Le malade doit en être avertiet participer à son traitement, en comprenant bien la différence entre :
– le traitement symptomatique de l'accès goutteux, qui repose sur la **colchicine** et/ou les **anti-inflammatoires non stéroïdiens** ;
– le traitement de « fond », qui cherche à prévenir de nouveaux accès goutteux.

Traitement symptomatique

► *Premier accès aigu*
Dans les situations évocatrices, même lorsque le diagnostic n'est pas assuré par le constat de cristaux d'urate intra-articulaires ou d'une hyperuricémie, la colchicinothérapie peut et doit toujours être tentée.

> La **colchicine** ne modifie pas l'uricémie. Elle est plus efficace si elle est instituée précocement et à doses suffisantes.

Le schéma thérapeutique sera le suivant : ***COLCHICINE*** (cp. séc. à 1 mg) : 3 mg/j les 1er et 2e j ; 2 mg/j les 3e et 4e j ; 1 mg/j ensuite. En fonction de chaque cas particulier on peut être amené à modifier ce schéma mais sans dépasser la dose maximale de 4 mg/j.

> Ne jamais prescrire 2 cp. à la fois. Chaque prise de 1 cp. doit être séparée de la suivante d'au moins 3 à 4 h.

En cas de mauvaise tolérance digestive, prévisible ou avérée (diarrhée), on peut prescrire une préparation de **colchicine** dosée à 1 mg et contenant de la poudre d'opium : ***COLCHIMAX***. Il sera prescrit aux mêmes doses que la **colchicine**.
Contre-indications relatives de la **colchicine** : l'intolérance digestive sévère traduisant une hypersensibilité individuelle du malade ; l'existence d'une affection intestinale évolutive ; l'âge et l'athéromatose diffuse en raison d'un risque de déshydratation aiguë avec ses conséquences.

► *Crises aiguës chez un goutteux connu*
Le traitement dans ce cas est fonction de la sensibilité et des préférences des malades.
La **colchicine**, chaque fois qu'elle est bien tolérée, doit être préférée.
Les **AINS** sont également efficaces.
Pendant les 4 à 8 premiers j :
– soit **diclofénac** (***VOLTARÈNE*** 50 mg), ou **kétoprofène** (***PROFÉNID*** 100 mg), ou **flurbiprofène** (***CEBUTID*** 100 mg) : 1 cp. aux 3 repas ;
– soit **piroxicam** (***FELDÈNE*** 20 mg) : 1 gél. ou 1 cp. dispersible, 1 ou 2 fois/j pendant 2 j, puis 1/j pendant 4 à 6 j ; ou un autre **oxicam** de la même façon : ***BREXIN***, ***CYCLADOL***, ***TILCOTIL***, ***MOBIC*** 15 mg ou génériques.
Ensuite une dose inférieure sera prescrite.
Les **AINS** peuvent être associés à la **colchicine**, ou lui succéder, lorsqu'elle est mal tolérée ou peu efficace.

► *Accès aigus sévères et rebelles*
Dans de telles formes **réellement** rebelles à l'association **colchicine** et **AINS**, on peut utiliser :
– soit la **voie IM** pour certains **AINS** : **kétoprofène** (***PROFÉNID*** 100 mg), ou **diclofénac** (***VOLTARÈNE***) 75 mg : 1 amp. 2/j en IM, ou **piroxicam** (***FELDÈNE***) 20 mg : 2 amp. à la fois en IM le 1er j, puis 1/j, pendant 2 à 4 j environ en respectant les contre-indications habituelles, et avec une prudence accrue chez le sujet âgé ;
– plus exceptionnellement la corticothérapie, assez efficace, mais peu utilisée en raison du risque de rebond après l'arrêt.

Conduite à tenir

- Repos relatif pendant la phase aiguë.
- Protection de l'articulation enflammée par un arceau pour éviter le poids des draps.
- Boissons abondantes : 2 à 3 L/j.
- Suppression de toute boisson alcoolisée (en particulier la bière et le vin blanc).
- Ration calorique suffisante de 2 000 calories à prédominance glucidique.

ANTIGOUTTEUX (1) – COLCHICINE SEULE OU ASSOCIÉE

■ Colchicine

COLCHICINE OPOCALCIUM					
Accès aigu de goutte : – J1 : 3 mg en 3 prises – J2 et J3 : 2 mg en 2 prises – J4 et après : 1 mg le soir Prophylaxie des accès de goutte : 1 mg le soir	20 cp. 1 mg	2,60	I	65 %	0,13

PROPRIÉTÉS
Antigoutteux, anti-inflammatoire, par diminution de l'afflux leucocytaire, inhibition de la phagocytose des microcristaux.

INDICATIONS
Accès aigu de goutte, de chondrocalcinose, et de rhumatismes à hydroxyapatite.
Prévention des accès goutteux.
Maladie périodique, maladie de Behçet.

CONTRE-INDICATIONS
Grossesse et **allaitement** : en cas de grossesse le traitement peut être poursuivi jusqu'à la fin de la grossesse si la pathologie le justifie.
Insuffisance rénale grave.
Insuffisance hépatique sévère.

PRÉCAUTIONS D'EMPLOI
Surveillance attentive des patients en cas d'insuffisance rénale ou hépatique.
En cas de traitement au long cours : surveillance de l'hémogramme.
Garder le produit hors de portée, en raison de sa grande toxicité.

INTOXICATION
Il s'agit habituellement d'intoxications volontaires. La dose toxique est atteinte dès 10 mg et mortelle au-delà de 40 mg. Il n'existe pas d'antidote. Le traitement est uniquement symptomatique, en milieu hospitalier, après lavage d'estomac puis aspiration duodénale.

EFFETS INDÉSIRABLES
Troubles digestifs : diarrhée, nausées, vomissements. Ce sont les premiers signes d'un surdosage ; il faut réduire les doses ou arrêter le traitement. Éventuellement remplacer par ***COLCHIMAX***, ou ajouter un **antidiarrhéique**.
Urticaire et éruptions morbilliformes.
Troubles hématologiques exceptionnels : leucopénie, neutropénie, thrombopénie.
Azoospermie.
Troubles neuromyopathiques, réversibles à l'arrêt du traitement.

INTERACTIONS MÉDICAMENTEUSES
Aucune.

■ Tiémonium + opium + colchicine

COLCHIMAX					
Idem ***COLCHICINE OPOCALCIUM***	20 cp. séc. 1 mg	4,15	I	65 %	0,21

PROPRIÉTÉS
Celles de la **colchicine**.
Le **tiémonium** et la poudre d'**opium** sont destinés à limiter l'apparition des phénomènes diarrhéiques dus à la **colchicine**.

CONTRE-INDICATIONS
Celles de la **colchicine**, plus :
– glaucome à angle fermé ;
– hypertrophie prostatique.
Allaitement : contre-indication, en raison du risque d'effets atropiniques chez l'enfant.

PRÉCAUTIONS D'EMPLOI
Grossesse : le traitement peut être poursuivi jusqu'à la fin de la grossesse si la pathologie le justifie.
Précautions d'emploi de la **colchicine**, plus celles liées au **tiémonium** : hypertrophie prostatique (risque de rétention urinaire) ; insuffisance coronarienne, troubles du rythme ; hyperthyroïdie ; bronchite chronique ; iléus paralytique, atonie intestinale chez le sujet âgé, mégacôlon toxique.

EFFETS INDÉSIRABLES
Ceux de la **colchicine**, plus ceux liés au **tiémonium** : sécheresse buccale, épaississement des sécrétions bronchiques, diminution de la sécrétion lacrymale, troubles de l'accommodation, tachycardie, palpitations, constipation, rétention urinaire, excitabilité, irritabilité, confusion mentale chez les personnes âgées.

INTERACTIONS MÉDICAMENTEUSES
Atropine et substances atropiniques (**antidépresseurs imipraminiques**, **antihistaminiques H1**, **sédatifs**, **antiparkinsoniens**, **anticholinergiques**).

GOUTTE (2)

Traitement de fond

Il a pour but de raréfier les crises aiguës, de minimiser les destructions articulaires, de retarder l'atteinte rénale.

On dispose de deux médications : soit la **colchicine**, soit les **hypo-uricémiants**, qui se complètent le plus souvent, mais répondent à des indications bien précises.

Colchicinothérapie continue

Son but est de prévenir les récidives inflammatoires, mais elle n'influence nullement les arthropathies uratiques ni les complications rénales, car elle ne fait pas baisser l'uricémie.

> L'indication majeure est représentée par les gouttes sévères comportant plusieurs crises aiguës annuelles, et les impossibilités de prescription de l'**allopurinol**.
> Il suffit d'administrer 1 cp. de **colchicine** 1 mg tous les j, ou bien 3 à 4 j/sem.
> En cas d'accès aigu il faut traiter le malade à la même dose que pour un premier accès.
> Ce traitement est habituellement parfaitement toléré et ne nécessite comme surveillance qu'un hémogramme tous les 6 mois.

Hypo-uricémiants

Le but des **hypo-uricémiants** est d'abaisser l'uricémie à une concentration dite de sécurité, c'est-à-dire inférieure à 430 µmol/L (70 mg/L), pour prévenir ou faire régresser les dépôts uratiques, pour retarder ou empêcher la survenue de la néphropathie goutteuse.

> On utilise de préférence un **inhibiteur de l'uricosynthèse** : **allopurinol** (***ZYLORIC***) ou **fébuxostat** (***ADENURIC***). Il est indispensable de le commencer à distance d'une crise aiguë (au moins un mois), pour éviter la survenue d'accès goutteux.

► *Inhibiteurs de l'uricosynthèse*

Indications

Toutes les gouttes, mais nécessairement les cas de goutte suivants :

- gouttes avec lithiase urique ;
- gouttes avec hyperuraturie ;
- gouttes avec insuffisance rénale sévère (ce sont les contre-indications des **uricosuriques**).

Modalités de prescription

- Dose progressivement croissante d'**allopurinol**, en commençant par 100 mg/j, puis augmentée par paliers de 100 mg toutes les 6 à 8 sem, jusqu'à l'obtention du chiffre souhaité d'uricémie ; par exemple : **allopurinol** (***ZYLORIC*** 100 mg) ou générique, 1 cp./j le 1er mois, puis adaptation en fonction des valeurs d'uricémie.
- Colchicinothérapie associée impérative : **colchicine**, 1 mg, 1 cp./j, pendant 2 à 3 mois.
- Apport liquidien et alcalinisation des urines (*cf.* ci-après Régime).
- L'arrêt de l'**allopurinol** est suivi de la remontée très rapide de l'uricémie, en 7 à 10 j.
- La **rasburicase** (***FASTURTEC***) est un **inhibiteur de l'uricosynthèse**, réservé à l'usage hospitalier, indiqué dans le traitement et la prévention des hyperuricémies induites par les chimiothérapies, qui a été exceptionnellement utilisé chez des patients atteints de goutte tophacée, en échec d'un traitement antérieur par **allopurinol** (par intolérance ou inefficacité secondaire à la présence d'une insuffisance rénale).

► *Uricosuriques*

Indications

- Devenues exceptionnelles, limitées aux impossibilités d'utiliser les **inhibiteurs de l'uricosynthèse**, dans les formes sévères de goutte nécessitant absolument d'abaisser l'uricémie.
- Et sous réserve des conditions suivantes : absence d'insuffisance rénale, uraturie < 600 mg/24 h.

Modalités de prescription

- Le **probénécide** (***BENEMIDE***) n'est disponible qu'en pharmacie hospitalière, et après prescription initiale hospitalière.
- La **benzbromarone** (***DESURIC***), après avoir été retirée du commerce, est disponible après demande d'autorisation temporaire d'utilisation (ATU).

ANTIGOUTTEUX (2) – HYPO-URICÉMIANTS (1)

Inhibiteurs de l'uricosynthèse

■ Allopurinol

ZYLORIC					
Traitement de l'hyperuricémie symptomatique, de la goutte Posologie variable : 100 à 300 mg/j	28 cp. 100 mg	1,35	I	65 %	0,05
	100 cp. 100 mg	HOP	I		
	28 cp. 200 mg	2,08	I	65 %	0,07
	100 cp. 200 mg	HOP	I		
	28 cp. 300 mg	2,63	I	65 %	0,09
	100 cp. 300 mg	HOP	I		

PROPRIÉTÉS

Hypo-uricémiant rapide par inhibition de l'uricosynthèse ; diminue l'uricémie et l'uraturie.

INDICATIONS

Hyperuricémies symptomatiques, primitives ou secondaires.

Goutte, goutte tophacée, arthropathies uratiques.

Hyperuricuries et hyperuraturies ; lithiase urique.

CONTRE-INDICATIONS

Grossesse : prescription déconseillée.

Allaitement : prescription déconseillée.

Hypersensibilité à l'**allopurinol**.

PRÉCAUTIONS D'EMPLOI

Ne jamais commencer un traitement pendant une crise de goutte, ni pendant le mois suivant.

Associer la colchicine pendant les 2 à 3 premiers mois du traitement.

Attention particulière en cas d'insuffisance rénale ou hépatique sévère.

Prendre les comprimés de préférence après le repas.

EFFETS INDÉSIRABLES

Crises de goutte, surtout en début de traitement (associer la **colchicine**).

Épigastralgies, nausées, diarrhée, rarement importantes.

Réactions cutanées rares : éruptions prurigineuses, papulo-érythémateuses ou eczématiformes, devant faire arrêter le traitement. La réintroduction du traitement est parfois possible après désensibilisation.

Hypersensibilité généralisée (en particulier en cas d'insuffisance rénale) : arrêt immédiat et définitif.

Très rarement : cytopénies voire aplasie médullaire (en particulier en cas d'insuffisance rénale) ; céphalées, vertiges, neuropathies ; gynécomastie ; hépatite granulomateuse.

INTERACTIONS MÉDICAMENTEUSES

Association déconseillée avec les **pénicillines du groupe A** (risque accru de réactions cutanées).

Précautions d'emploi avec : anticoagulants oraux (potentialisation, contrôler plus souvent TP et INR), **cytostatiques** – **antimétabolites** (**azathioprine** et **mercaptopurine**, diminuer leur dose), **théophylline** (augmentation de la théophyllinémie pour de très fortes doses d'**allopurinol** : 600 mg/j).

GOUTTE (3)

Régime au cours de la goutte

Il reste utile et classique mais ne constitue qu'un volet de cette thérapeutique de fond. Il comporte les éléments suivants.

- *Régime hypocalorique* et cure d'une obésité éventuelle.
- *Éviction des aliments riches en purines,* notamment : ris de veau, foie, rognons, cervelle, anchois, sardines, harengs, extraits de viande.
- *Régime pauvre en lipides* : éviter les œufs, le lait et les produits laitiers, la charcuterie.
- *Sont autorisés :* jambon, poulet, poisson, 1 fois/j, 6 j/sem.
- Suppression souhaitable des *boissons alcoolisées, et plus particulièrement de la bière.*
- *Cure de diurèse* nécessitant l'absorption de 2 à 3 L d'eau par jour, par exemple : *Évian, Vittel, ou Contrexéville.*
- *Alcalinisation* conseillée pour éviter la précipitation urinaire de l'acide urique ; elle peut être réalisée soit par l'eau de Vichy (1/2 L/j), soit par le *Foncitril 4 000,* un paquet trois fois par jour dans un verre d'eau, 1 j/2 ou 20 j/mois par exemple. Dans les deux cas, il faudra tenir compte de l'apport sodé consécutif.

Précautions à prendre chez les goutteux

Certains médicaments peuvent favoriser une crise de goutte :

– certains **diurétiques**, les salidiurétiques surtout ;
– la **vitamine B12** ;
– certains antibiotiques : **pénicilline**, **érythromycine** ; **pyrazinamide** ;
– certains anticoagulants, les dérivés de la coumarine notamment.

LE PATIENT GOUTTEUX DOIT ÊTRE AVERTI ET COMPRENDRE

– Que le traitement de la crise aiguë et celui de la maladie goutteuse ont des objectifs différents : ils se complètent, mais ne se remplacent pas.
– Qu'une uricémie normale ne le met pas à l'abri d'une crise de goutte, même si elle en diminue considérablement la fréquence.
– Que certaines circonstances sont susceptibles de déclencher une crise : **interventions chirurgicales**, voyages, traumatismes, certains aliments spécifiques à un malade, d'où l'utilité, parfois, d'administrer préventivement de la **colchicine**.
– **Qu'il ne doit pas interrompre ses médicaments, sans avis médical, même en cas de crise de goutte intercurrente**, qui doit être traitée par la **colchicine**.

Toute intervention chirurgicale est susceptible de déclencher un accès aigu.

Chez un goutteux avéré, elle peut être encadrée par une thérapeutique préventive anti-inflammatoire, ***COLCHICINE*** : 1 cp./j, les 2 j précédant l'intervention et les 8 j suivants.

Tout traumatisme est susceptible de déclencher une crise aiguë.

Les cures thermales sont envisageables, à distance d'un épisode aigu et ne doivent comporter qu'une cure de diurèse.

Hyperuricémie isolée sans manifestation articulaire goutteuse

Au cours des hémopathies malignes

Le traitement doit être préventif et institué avant la mise en route des agents cytolytiques.

Allopurinol : 100 à 300 mg/j en fonction du chiffre initial.

Si le patient a un antécédent d'accès articulaire goutteux on y adjoindra 1 cp./j de **colchicine**.

Hyperuricémies découvertes fortuitement

Certains auteurs préconisent, pour prévenir l'apparition d'une éventuelle néphropathie goutteuse, un traitement médicamenteux systématique par l'**allopurinol**.

Il semble suffisant de ne le faire que lorsque l'uricémie reste supérieure à 480 µmol/L (80 mg/L), après un régime approprié et une cure de diurèse alcaline efficace.

CONSENSUS

[1] Evidence based recommendations for gout, *Eular*, 2006.

ANTIGOUTTEUX (3) – HYPO-URICÉMIANTS (2)

■ Fébuxostat

ADENURIC					
80 à 120 mg en 1 prise/j	28 cp. 80 mg 28 cp. 120 mg	27,71 27,71	I I	65 % 65 %	0,99 0,99

PROPRIÉTÉS

Inhibiteur de la xanthine-oxydase, enzyme permettant la tansformation de la xanthine en acide urique.

INDICATIONS

Traitement de l'hyperuricémie chronique dans les cas où un dépôt d'urate s'est déjà produit (incluant des antécédents ou la présence de tophus et/ou d'arthrite goutteuse).

CONTRE-INDICATIONS

Hypersensibilité à la substance active ou à l'un des excipients et chez les patients de moins de 18 ans.

PRÉCAUTIONS D'EMPLOI

Risque de crise de goutte en début de traitement : ne pas interrompre le traitement, traiter la crise.

Surveillance clinique étroite et bilans recommandés en cas d'atteinte hépatique, rénale ou thyroïdienne.

EFFETS INDÉSIRABLES

Fréquents : œdèmes, céphalées, éruptions cutanées, nausées, diarrhées, anomalies du bilan hépatique, crises de goutte.

INTERACTIONS MÉDICAMENTEUSES

• Interactions liées à son mécanisme d'action :

– **mercaptopurine** / **azathioprine**. L'administration concomitante de **fébuxostat** n'est pas recommandée car peut entraîner une augmentation des concentrations plasmatiques de ces médicaments et provoquer une toxicité. Cependant, aucune étude n'a été menée ;

– **théophylline**. Aucune étude d'interaction n'a été menée avec le **fébuxostat**, mais l'inhibition de la xanthine-oxydase peut induire une élévation de la théophyllinémie. Il est recommandé d'être prudent en cas d'administration concomitante de ces deux principes actifs, et de surveiller la théophyllinémie en début de traitement par **fébuxostat**.

• Interactions dues à son métabolisme : les inducteurs puissants de la glycuronidation peuvent accroître le métabolisme et diminuer l'efficacité du **fébuxostat**. Un contrôle de l'uricémie est donc recommandé 1 à 2 sem. après le début d'un traitement par un inducteur puissant de la glycuronidation. À l'inverse, l'arrêt du traitement par un inducteur pourrait se traduire par une augmentation de la concentration plasmatique du **fébuxostat**.

ANTIGOUTTEUX (4) – HYPO-URICÉMIANTS (3)

Uricosurique

■ Probénécide

BENEMIDE					
Traitement de fond des hyperuricémies : 1 cp./j en association avec la **colchicine** pendant 1 sem. puis 2 à 3 cp./j en entretien	30 cp. 500 mg	2,31	II	30 %	0,08

PROPRIÉTÉS

Hypo-uricémiant par effet uricosurique puissant.

INDICATIONS

Devenues exceptionnelles, limitées aux impossibilités d'utiliser les **inhibiteurs de l'uricosynthèse**, dans les formes sévères de goutte, nécessitant absolument d'abaisser l'uricémie, et sous réserve des conditions suivantes :
- absence d'insuffisance rénale ;
- uraturie < 600 mg/24 h.

CONTRE-INDICATIONS

Grossesse et **allaitement** : prescription à éviter.
Hypersensibilité à la **probénécide**.
Insuffisance rénale modérée ou sévère.
Antécédent de lithiase rénale.
Uricurie ≥ 700 mg/24 h.
Goutte secondaire aux hémopathies.
Intolérance au gluten.
Certaines associations médicamenteuses.

PRÉCAUTIONS D'EMPLOI

Association contre-indiquée avec le **méthotrexate**.
Éviter la coprescription de médications hépatotoxiques et de **salicylés**.
Ne jamais commencer un traitement pendant une crise de goutte, ni pendant le mois suivant.
Associer la **colchicine** pendant les 2 à 3 premiers mois du traitement.
Vérifier l'uricémie et l'uraturie des 24 h régulièrement.
Associer une cure de diurèse et un alcalinisant.

EFFETS INDÉSIRABLES

Crises de goutte, surtout en début de traitement (associer la **colchicine**).
Nausées, diarrhée, céphalée, anorexie.
Miction fréquente, colique néphrétique et lithiase rénale.
Hypersensibilité généralisée, fièvre, urticaire, prurit, dermite allergique.
Nécrose hépatique.
Anémie aplastique, anémie hémolytique en cas de déficit en G6PD.

INTERACTIONS MÉDICAMENTEUSES

Salicylés : diminution de l'effet uricosurique.
Augmentation des taux de **zidovudine**.

NOTES

POLYARTHRITE RHUMATOÏDE (1)

La prise en charge thérapeutique initiale d'une polyarthrite rhumatoïde (PR) a pour objectifs :
- le soulagement rapide des symptômes ;
- la prévention des lésions destructrices, dont l'installation peut être rapide, dès les premiers mois ;
- la préservation de la fonction articulaire et la prévention de tout handicap fonctionnel ;
- la prise en compte de l'individualité de chaque patient.

Recommandations de l'Eular pour la prise en charge de la polyarthrite rhumatoïde (2013) [1]

Principes généraux

A. Le traitement des patients atteints de polyarthrite rhumatoïde (PR) doit être optimisé et basé sur une décision prise d'un commun accord, entre patient et rhumatologue.

B. Les spécialistes devant prioritairement prendre en charge les patients atteints de PR sont les rhumatologues.

C. La PR implique des coûts élevés, tant au niveau individuel, sociétal que médical, ce qui devra être pris en compte dans la prise en charge par les rhumatologues traitants.

Recommandations

1. Un traitement modificateur (immunomodulateur) devra être débuté dès que le diagnostic de PR est retenu.
2. Pour chaque patient, le traitement doit viser la rémission ou, à défaut, le plus faible niveau d'activité.
3. En cas de maladie active, une surveillance fréquente est recommandée (tous les 1 à 3 mois) ; en cas d'absence d'amélioration après 3 mois au maximum après le début d'un traitement, ou bien si l'objectif n'a pas été atteint dans les 6 mois, le traitement devra être adapté.
4. Le **méthotrexate** devra faire partie de la 1re ligne de traitement chez les patients atteints de PR active.
5. En cas de contre-indication ou d'intolérance au **méthotrexate**, la **sulfasalazine** ou le **léflunomide** devront être envisagés, dans le cadre de la stratégie thérapeutique de 1re intention.
6. Chez les patients naïfs de traitement modificateur, avec ou sans utilisation de **corticoïdes**, le recours à un traitement modificateur synthétique est recommandé, que ce soit en monothérapie ou en combinaison.
7. Les **corticoïdes** à faibles doses doivent être considérés comme faisant partie intégrante de la stratégie thérapeutique initiale (en combinaison avec un plusieurs traitements modificateurs synthétiques) pendant les 6 premiers mois au maximum, mais devront être diminués aussi rapidement que l'évolution clinique le permettra.
8. Dans le cas où l'objectif du traitement initial n'est pas atteint avec la 1re stratégie comportant un ou plusieurs traitements modificateurs, en l'absence de facteur de mauvais pronostic, le changement pour un autre traitement modificateur synthétique devra être envisagé ; en cas de facteurs de mauvais pronostic, l'adjonction d'un traitement biologique devra être discutée.
9. Chez les patients répondant insuffisamment au **méthotrexate** et ou à un autre traitement modificateur synthétique, avec ou sans **corticoïdes**, une biothérapie (**anti-TNF**, **abatacept**, **tocilizumab**, et, suivant les cas, **rituximab**) devra être débutée, en association avec le **méthotrexate**.
10. En cas d'échec d'une 1re biothérapie, le passage à un 2e traitement biologique devra être effectué ; l'échec d'une 1re biothérapie anti-TNF peut justifier le passage à un autre agent biologique de la même classe, ou au contraire le changement pour une molécule à mode d'action différent.
11. Le tofacitinib (encore non commercialisé en France) pourra être proposé, après échec d'un traitement biologique.
12. En cas de rémission persistante chez un patient ayant pu diminuer significativement son traitement corticoïde, il sera possible d'envisager une réduction du traitement biologique, en particulier si cette biothérapie est combinée avec un traitement modificateur synthétique.
13. Dans le cas d'une rémission persistante et prolongée, une réduction prudente du traitement modificateur synthétique pourra être envisagée, d'un commun accord entre le patient et son rhumatologue.
14. Lorsque le traitement nécessite un ajustement, des facteurs distincts de la seule activité la maladie, comme la progression des lésions structurales, l'existence de comorbidités ou encore des questions de sécurité, devront être pris en considération.

MÉTHOTREXATE

■ Méthotrexate

MÉTHOTREXATE BELLON					
Polyarthrite rhumatoïde : 7,5 à 15 mg/sem. Ne pas dépasser 20 mg/sem.	20 cp. 2,5 mg	4,55	I	100 %	0,23
NOVATREX					
Idem ***MÉTHOTREXATE BELLON***	12 cp. 2,5 mg	2,89	I	65 %	0,24
METOJECT					
Idem ***MÉTHOTREXATE BELLON***	1 inj. 7,5 mg/0,15 mL 1 inj. 10 mg/0,2 mL 1 inj. 15 mg/0,3 mL 1 inj. 20 mg/0,4 mL 1 inj. 25 mg/0,5 mL	16,66 17,84 20,57 22,93 26,78	I I I I I	65 % 65 % 65 % 65 % 65 %	16,66 17,84 20,57 22,93 26,78
LEDERTREXATE					
Idem ***MÉTHOTREXATE BELLON***	1 inj. 5 mg/2 mL 1 inj. 25 mg/1 mL 1 inj. 50 mg/2 mL	2,78 8,22 8,22	I I I	100 % 100 % 100 %	2,78 8,22 8,22
IMETH					
Idem ***MÉTHOTREXATE BELLON***	24 cp. 2,5 mg 10 cp. 10 mg	5,09 9,68	I I	65 % 65 %	0,21 0,97

PROPRIÉTÉS

Antinéoplasique cytostatique du groupe des antifoliques, agissant comme antimétabolite des acides nucléiques.

INDICATIONS

AMM : polyarthrite rhumatoïde, psoriasis.
Est également prescrit en milieu spécialisé dans certaines formes sévères de spondylarthropathies et de rhumatisme psoriasique.

CONTRE-INDICATIONS

Grossesse et absence de contraception efficace : contre-indication formelle.
Allaitement : contre-indication.
Autres contre-indications absolues :
– insuffisance respiratoire chronique, insuffisance rénale chronique, atteinte hépatique évolutive et alcoolisme chronique sévère ;
– leucopénie, thrombopénie, anémie ;
– infection aiguë ou chronique, en particulier aux virus VIH ;
– cancer, hémopathie associée.
Contre-indications relatives :
– tabagisme, obésité ; antécédents d'affection hépatique, pulmonaire, rénale ou hématopoïétique ;
– diabète insulinodépendant, ulcère gastroduodénal évolutif.

PRÉCAUTIONS D'EMPLOI

À utiliser avec précaution chez la femme jeune, en âge de procréer et en cas de tabagisme et d'antécédents pulmonaires.

Recherche préalable et en cours de traitement de foyers infectieux, à traiter.

Surveillance de l'hémogramme toutes les 2 sem. pendant les 2 premiers mois, puis tous les mois.

Surveillance hépatique et rénale mensuelle.

EFFETS INDÉSIRABLES

Cf. Polyarthrite rhumatoïde (5).

INTERACTIONS MÉDICAMENTEUSES

Certaines associations sont contre-indiquées, même aux doses rhumatologiques : **probénécide, sulfaméthoxazole-triméthoprime, triméthoprime.**

Certaines associations doivent faire prendre des précautions :
– **AINS**, bien que la prescription soit possible si **méthotrexate** < 15 mg/sem. ;
– pour le **kétoprofène**, respecter un délai de 12 h par rapport à la prise de **MTX** ;
– **ciclosporine**, **sulfamides antibactériens**, **phénytoïne**, **phénobarbital**, du fait d'une augmentation de la toxicité hématologique ;
– vaccins vivants atténués.

POLYARTHRITE RHUMATOÏDE (2)

Il est essentiel de reconnaître les patients atteints d'une forme de *PR de progression rapide*, qui doivent bénéficier d'un traitement intensif, contrôlant rapidement et durablement l'inflammation, sur :
– l'appréciation du degré de sévérité de la maladie qui repose sur la définition du nombre de réveils nocturnes et de la durée de la raideur matinale, l'examen clinique (nombre d'articulations douloureuses et d'articulations gonflées), voire une échographie couplée au Doppler puissance, la biologie (VS, CRP, hémoglobine). L'indice DAS 28 est un outil utile en ce domaine (*cf.* Figure) : une valeur > 5,1 est le témoin d'une activité inflammatoire importante ;
– l'évolutivité structurale qui est définie par l'apparition et/ou l'aggravation de lésions (pincement articulaire, érosions osseuses) sur deux examens radiographiques successifs (réalisés tous les 6 à 12 mois, pendant les premières années).

Indice DAS 28

Réalisation
28 sites articulaires sont évalués par mobilisation (M) ou par pression (P). L'indice articulaire est égal à la somme de l'ensemble des scores obtenus pour les 28 sites articulaires
Pour chacun des sites articulaires, l'intensité de la douleur est évaluée sur une échelle allant de 0 à 3 :
0 : absence de douleur
1 : douleur à la pression
2 : douleur et grimace
3 : douleur, grimace et retrait du membre

Calcul
DAS = 0,55 × (Indice articulaire : 28) + 0,284 × (Synovites : 28) + 0,33 × log VS + 0,0142 × Appréciation globale du patient

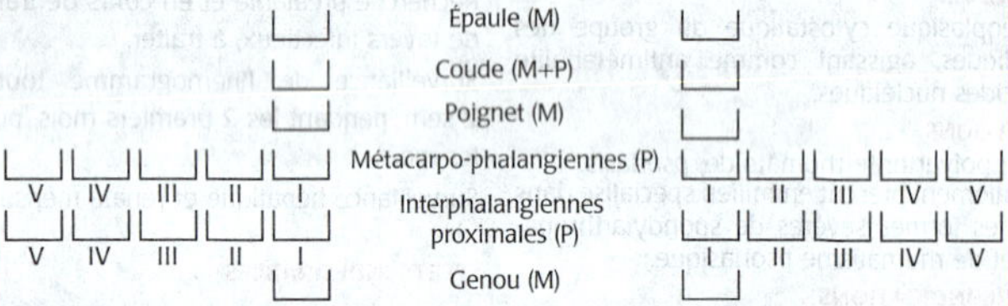

Résultats
DAS ≤ 2,6 : PR en rémission
2,6 < DAS ≤ 3,2 : PR faiblement active
3,2 < DAS ≤ 5,1 : PR modérément active
DAS > 5,1 : PR très active

Cette appréciation, qui doit se faire dès le début, doit aussi être régulièrement répétée pour guider les ajustements thérapeutiques nécessaires.
Le statut du patient doit être apprécié dans son ensemble :
– âge, sexe, désir de procréation ;
– antécédents : allergiques, hépatiques, digestifs ;
– statut vis-à-vis de la tuberculose, du VIH, des virus hépatotropes ;
– travail et conditions de vie.
Le traitement comporte plusieurs volets qui s'associent et se complètent, faute de traitement réellement étiologique :
– traitement symptomatique d'effet immédiat mais non durable, par voie générale : antalgiques, **anti-inflammatoires non stéroïdiens (AINS)**, **corticoïdes**, ou bien par voie locale : infiltrations cortisoniques, synoviorthèsesisotopiques ;
– traitement « de fond », qui utilise des molécules à action plus lente, soit chimiques (comme le **méthotrexate**), soit biologiques (comme les biothérapies anti-TNF), dont certaines sont susceptibles de freiner ou même d'empêcher le processus de destruction articulaire.

ACIDE FOLIQUE

■ Acide folique

SPÉCIAFOLDINE					
En complément du **méthotrexate** en rhumatologie : 10 à 20 mg/sem.	28 cp. 0,4 mg 20 cp. 5 mg	2,83 1,57		65 % 65 %	0,10 0,08

PROPRIÉTÉS

Acide folique antianémique.

INDICATIONS

Compensation des carences en **acide folique**.
Prévention ou traitement de certains effets secondaires du **méthotrexate** (MTX).

CONTRE-INDICATIONS

Allergie à l'un des constituants.

PRÉCAUTIONS D'EMPLOI

Prendre le produit le lendemain de la prise du **MTX** ou réparti sur les jours sans **MTX**.

EFFETS INDÉSIRABLES

Très rares cas de réactions cutanées allergiques.
Possibilité de troubles gastro-intestinaux.

INTERACTIONS MÉDICAMENTEUSES

Phénobarbital, **phénytoïne**, **primidone** : diminution du taux des **anticonvulsivants**.

POLYARTHRITE RHUMATOÏDE (3)

Traitement symptomatique par voie générale

Antalgiques usuels

Peuvent être utilement associés :
- **paracétamol** : 1,5 à 3 g/j ;
- autres **antalgiques** à base de **paracétamol**, à dose suffisante ;
- antalgiques à base de **tramadol**.

Aspirine et ses dérivés

Ces spécialités sont de moins en moins prescrites, au profit des autres médicaments AINS. Les doses anti-inflammatoires sont comprises entre 2 et 4 g/j.

Il faut faciliter la tolérance médicamenteuse en conseillant la prise des comprimés au milieu ou à la fin du repas, dissous dans un verre d'eau ou en choisissant parmi certaines spécialités celle qui sera le mieux acceptée par le malade : ***ASPÉGIC***, ***ASPIRINE PH8***, etc.

Anti-inflammatoires non stéroïdiens

Les **AINS** sont habituellement indispensables. Il faut privilégier les présentations à libération prolongée, dans le but de couvrir au mieux l'intégralité du nycthémère. Les doses sont réparties en 2 à 3 prises/j, en recommandant une dose suffisante au coucher, pour éviter les réveils de fin de nuit et écourter la période de « dérouillage matinal ».

Leur choix est fonction des préférences personnelles mais aussi de l'efficacité et de la tolérance, propres à chaque malade :
- un **oxicam** : ***FELDÈNE***, ou ***BREXIN***, ou ***CYCLADOL***, ou ***TILCOTIL***, ou ***MOBIC*** ;
- ou un **dérivé arylcarboxylique**, de préférence à libératon prolongée : ***BIPROFÉNID***, ou ***VOLTARÈNE LP***, ou ***CEBUTID LP***, ou ***LODINE***, ou ***APRANAX***, ou ***NAPROSYNE***, etc. ;
- ou un **coxib** (***CELEBREX***, ***ARCOXIA***), moins gastrotoxique ;
- ou, moins souvent en pratique, ***INDOCID/CHRONO-INDOCID***.

> La dose, constamment adaptée, sera prescrite au niveau minimal efficace, ce qui pourra nécessiter l'implication active du patient, sous réserve d'une éducation thérapeutique préalable.

Il est essentiel de respecter les contre-indications et les précautions d'usage pour l'emploi prolongé de ces anti-inflammatoires et de s'en tenir à la dose minimale efficace.

La toxicité est essentiellement gastrique, parfois cutanée, hépatique, ou encore rénale, en particulier chez le sujet âgé. Dans ce cas, la dose de départ de l'**AINS** prescrit devra toujours tenir compte de la fonction rénale préexistante. En cas d'altération importante, il faudra privilégier les corticostéroïdes.

> **Polyarthrite rhumatoïde**
>
> Il n'y a pas lieu d'associer un **AINS** par voie générale à l'**aspirine** prise à une dose supérieure à 500 mg/j. Plus généralement, l'association de deux **AINS**, même à doses antalgiques, est formellement contre-indiquée.

Corticothérapie au long cours

Bien qu'il soit légitime de considérer la corticothérapie comme un traitement symptomatique de l'inflammation, car elle s'oppose peu au potentiel destructeur de la maladie rhumatoïde, elle doit être envisagée séparément car, une fois commencée, il s'agit souvent d'un traitement difficilement remplaçable, pousuivi au long cours. Cette corticothérapie expose de ce fait à une multiplicité d'effets indésirables et à la rechute du processus rhumatismal lors de son arrêt éventuel, qui ne doit jamais être brutal.

Elle nécessite des précautions d'emploi : régime pauvre en sel, apport complémentaire éventuel de potassium, prévention de l'ostéoporose (systématique, si la corticothérapie est ≥ 7,5 mg/j d'équivalent-prednisone, pendant plus de 3 mois).

> Elle doit être utilisée :
> - à faible dose : 6 à 12 mg/j de **prednisone** (***CORTANCYL***), en fractionnant les prises (l'une le matin, l'autre en fin de journée) dans le but de mieux couvrir l'intégralité du nycthémère. En fonction des effets ressentis, le patient pourra soit diminuer, soit augmenter cette dose, par paliers de 1 à 2 mg, tous les 3 à 5 j ;
> - dans les formes ayant résisté ou échappé aux **AINS**, et après introduction d'un traitement modificateur, de « fond ».
>
> Certains l'emploient volontiers en 1re intention chez le sujet âgé, à la fois en raison de son effet plus rapide et de son excellente tolérance rénale.
>
> Dans les formes sévères ou compliquées, il peut être légitime d'utiliser une corticothérapie à forte dose par voie orale ou sous forme de « bolus » en perfusion, pour passer un cap difficile, avec les précautions d'usage.

LÉFLUNOMIDE (1)

■ Léflunomide

ARAVA					
100 mg/j les 3 premiers j Puis 10 à 20 mg/j	30 cp. 10 mg 30 cp. 20 mg 3 cp. 100 mg	52,99 52,99 42,83	I I I	65 % 65 % 65 %	1,77 1,77 14,28

PROPRIÉTÉS

Immunosuppresseur sélectif dont le métabolite actif a une action antiprolifératrice.

INDICATIONS

Traitement de fond de la polyarthrite rhumatoïde active de l'adulte.

CONTRE-INDICATIONS

Hypersensibilité au **léflunomide** (notamment antécédent de syndrome de Stevens-Johnson, syndrome de Lyell ou érythème polymorphe).

Insuffisance hépatique.

Patients ayant un état d'immunodéficience grave, par exemple les patients atteints du sida.

Dysfonction médullaire grave, ou anémie, leucopénie, neutropénie, ou thrombopénie profonde d'origine autre que la polyarthrite rhumatoïde ou infections graves.

Insuffisance rénale modérée à sévère, hypoprotéinémie sévère.

Femmes enceintes ou en âge de procréer n'utilisant pas de méthode contraceptive fiable pendant le traitement par le **léflunomide**. L'existence d'une grossesse devra être exclue avant la mise en route du traitement. Les femmes ne doivent pas allaiter.

Les patients masculins devront être prévenus d'une possible toxicité fœtale transmise par le père. Il convient d'assurer une contraception efficace pendant le traitement avec le **léflunomide**.

Déconseillé chez les patients de moins de 18 ans.

PRÉCAUTIONS D'EMPLOI

Le médicament ne doit être prescrit que par des médecins spécialistes ayant une bonne expérience dans le traitement des maladies rhumatoïdes. Un traitement récent ou concomitant avec un autre traitement de fond hépatotoxique ou hématotoxique (par exemple le **méthotrexate**) peut entraîner un risque accru d'effets indésirables.

Procédure de wash-out

– Soit par administration de 8 g de **colestyramine**, x 3/j.

– Soit par administration de 50 g de charbon activé en poudre, x 4/j.

La durée d'une procédure de wash-out complète est habituellement de 11 j. Cette durée peut être modifiée en fonction des éléments cliniques ou des paramètres biologiques.

Ceux-ci peuvent être graves et survenir même après l'arrêt du **léflunomide**, qui peut persister longtemps dans l'organisme, justifiant alors une procédure de wash-out, en particulier :

– si le taux des ALAT (SGPT) s'élève après adaptation de la posologie, si des anomalies hématologiques apparaissent ;

– en cas de syndrome de Stevens-Johnson ou de Lyell (une stomatite ulcéreuse doit faire arrêter le traitement) ;

– en cas d'infection sévère non contrôlée. Les patients ayant une réaction positive à la tuberculine doivent être étroitement surveillés en raison du risque de réactivation d'une tuberculose ;

– en cas de remplacement par un autre traitement de fond.

POLYARTHRITE RHUMATOÏDE (4)

Assauts cortisoniques (« bolus »)

Ils sont intéressants surtout pour passer un cap difficile.

On utilise, en général, **méthylprednisolone** (***SOLUMÉDROL***) : 300 à 1 000 mg, en perf. IV dans 250 mL de sérum physiologique, pendant 3 h, 1 à 3 j de suite, dont le bénéfice peut persister 3 à 6 sem.

Une mise au point cardiovasculaire préalable est indispensable (examen clinique et ECG, au minimum), ainsi qu'une surveillance rigoureuse en milieu hospitalier.

Traitements modificateurs (de « fond »)

Le choix du traitement modificateur (*Disease Modifying Anti-Rheumatic Drug* ou DMARD pour les Anglo-Saxons) est fondé sur la sévérité potentielle de la maladie, l'efficacité et le délai d'action des molécules disponibles (**méthotrexate**, **léflunomide**, **anti-TNF-alpha** ont une action relativement rapide, perceptible au bout de 4 à 6 sem. en moyenne) et l'existence de comorbidités associées.

L'algorithme proposé plus loin décrit shématiquement l'escalade thérapeutique dans la PR.

Traitements « classiques » synthétiques (*synthetic Disease Modifying Anti-Rheumatic Drugs ou sDMARD*)

► *Méthotrexate (MTX)*

Le **méthotrexate**, dont la tolérance est habituellement bonne aux doses utilisées en rhumatologie, est considéré comme la « pierre angulaire » du traitement. Son taux de maintenance thérapeutique est supérieur à 50 % à 5 ans. Il est très utile y compris chez le sujet âgé et doit être utilisé avec précaution chez la femme jeune, en âge de procréer.

L'efficacité clinique apparaît en 4 à 6 sem. et il existe un effet-dose. La dose efficace se situe entre 7,5 et 15 mg/sem. (0,3 mg/kg/sem.). Il est parfois justifié d'atteindre 20 mg/sem.

La réponse maximale a lieu dans les 6 premiers mois. Une rémission est obtenue dans 6 à 14 % des cas.

L'effet d'épargne des **corticoïdes** est généralement important (30 à 65 % de la dose initiale).

Prescription

On prescrit : **méthotrexate**, soit ***MÉTHOTREXATE BELLON***, soit ***NOVATREX***, sous forme de comprimés dosés à 2,5 mg, et, pour le premier seulement, sous forme d'ampoules dosées à 5 mg pour la voie IM, soit ***METOJECT*** pour la voie injectable, à différents dosages.

La dose initiale est de 7,5 à 10 mg/sem., en 1 ou en 2 à 3 prises réparties sur 24 à 36 h pour la voie orale, la plus utilisée. La forme injectable (***METOJECT***), sensiblement plus efficace à dose égale, s'administre par voie SC profonde.

La dose hebdomadaire peut être augmentée de 2,5 à 5 mg tous les mois, sans dépasser habituellement 20 mg/sem.

En cas d'efficacité, la prescription peut être longtemps poursuivie, mais sans desserrer la surveillance clinique et biologique.

Cette dose « rhumatologique » ne contre-indique pas la co-prescription d'**AINS**, mais nécessite une surveillance hématologique régulière.

Une surveillance de l'hémogramme est recommandée toutes les 2 sem. pendant les 2 premiers mois, puis tous les mois. La surveillance hépatique et rénale est mensuelle.

L'adjonction d'**acide folique** (***SPÉCIAFOLDINE***), cp. à 5 mg, à une dose égale à celle du **MTX**, 1 cp. x 3/sem., le surlendemain de la prise du **MTX**, diminue certains effets indésirables : stomatite, alopécie, troubles gastro-intestinaux, élévation des transaminases, cytopénie.

> Il est primordial d'attirer l'attention des patients sur la prescription **hebdomadaire** du **MTX**.

LÉFLUNOMIDE (2) – PHARMACOLOGIE

EFFETS INDÉSIRABLES

Appareil cardiovasculaire

Augmentation modérée de la pression artérielle ; rarement HTA sévère.

Système gastro-intestinal, foie

- Fréquents : diarrhée, nausées, vomissements, anorexie, lésions de la muqueuse buccale, douleurs abdominales, élévation des paramètres hépatiques (transaminases en particulier ALAT, plus rarement gamma-GT, phosphatases alcalines, ou bilirubine).
- Rares : hépatite, ictère/cholestase et très rarement, atteintes hépatiques sévères, pancréatites.

Infections

Très rares : infections sévères, septicémies ; le **léflunomide** peut augmenter la sensibilité aux infections (notamment les rhinites, bronchites et pneumonies), y compris aux infections opportunistes.

Troubles du métabolisme et de la nutrition

Amaigrissement, hypokaliémie.

Système nerveux

Céphalées, étourdissements, asthénie, paresthésies ; perturbations du goût, anxiété.

Système musculaire et osseux

- Fréquents : ténosynovite.
- Peu fréquents : rupture tendineuse.

Peau et annexes

- Fréquents : accentuation de la chute naturelle des cheveux, eczéma, sécheresse cutanée.
- Très rares : syndrome de Stevens-Johnson, syndrome de Lyell, érythème polymorphe.

Allergie

- Fréquents : réactions allergiques modérées, éruption (notamment éruption maculopapulaire), prurit.
- Peu fréquents : urticaire. Très rares : réactions anaphylactiques.

Troubles respiratoires

Très rares : pneumopathie interstitielle.

Systèmes hématologique et lymphatique

- Fréquents : leucopénie (avec leucocytes > 2 G/L).
- Peu fréquents : anémie, thrombopénie modérée.
- Rares : éosinophilie, leucopénie < 2 G/L, pancytopénie.
- Très rarement : agranulocytose.

INTERACTIONS MÉDICAMENTEUSES

Une augmentation des effets secondaires peut survenir en cas d'administration récente ou concomitante de produits hépatotoxiques ou hématotoxiques, ou lorsqu'un traitement par le **léflunomide** est mis en route après l'administration de ces produits sans qu'il y ait eu entre-temps de période de wash-out. Par conséquent, une surveillance attentive des paramètres hépatiques et hématologiques est recommandée au début du traitement de relais par le **léflunomide**.

Éviter de prendre de la **colestyramine** ou du charbon activé en poudre, ces produits entraînant une baisse rapide et significative des taux plasmatiques, et de consommer de l'alcool.

Aucune donnée clinique sur l'efficacité et la sécurité des vaccinations au cours d'un traitement par le **léflunomide** n'est disponible. Cependant, les vaccinations avec un vaccin vivant atténué ne sont pas recommandées.

POLYARTHRITE RHUMATOÏDE (5)

Effets indésirables

Les plus fréquents sont gastro-intestinaux, les plus graves sont pulmonaires et hématopoïétiques.

• Nausées, vomissements, diarrhée, douleurs abdominales, anorexie, stomatite.

• Érythème des extrémités, rash cutané ; ulcérations cutanées ou muqueuses superficielles.

• **Pneumopathie interstitielle** de mécanisme immunoallergique, dont le risque est imprévisible.

Une toux, une dyspnée, une fièvre doivent alerter le patient et son médecin et faire rechercher la présence d'infiltrats interstitiels sur la radiographie thoracique. Des antécédents d'insuffisance respiratoire chronique sont une contre-indication à l'utilisation du **MTX**, alors que le tabagisme constitue une contre-indication relative mais impose l'étude de la fonction respiratoire. Une radiographie thoracique, voire pour certains des explorations fonctionnelles respiratoires, sont nécessaires avant de commencer le **MTX**, en particulier chez le sujet âgé.

• **Complications hématologiques**, dominées par la baisse d'une ou de plusieurs lignées. Les facteurs de risque sont l'insuffisance rénale, la carence en folates, les infections, les coprescriptions. Lymphomes, régressifs à l'arrêt du traitement. Ceci incite à une plus grande prudence en cas de syndrome de Gougerot-Sjögren associé.

• **Toxicité hépatique**. Les facteurs de risque sont l'âge, la durée du traitement, le diabète, l'obésité, l'intoxication éthylique ; mais le risque est faible.

Une atteinte hépatique évolutive et une intoxication alcoolique sévère sont des contre-indications absolues au traitement. On observe une élévation isolée des transaminases chez environ 20 % des patients. Si le chiffre atteint ou dépasse 3 fois la normale, il faut réduire la dose de **MTX**, voire stopper complètement le traitement, suivant le degré de cytolyse hépatique. Une élévation prolongée des transaminases lors des contrôles successifs, alors que la dose cumulative de 1,5 g est atteinte, pourrait justifier la réalisation d'une ponction-biopsie hépatique, afin de décider de l'arrêt ou de la poursuite du traitement en fonction du grade lésionnel.

• Effets plus rares : hyperthermie ; aménorrhée, azoospermie, perte de la libido, impuissance ; troubles cognitifs légers et transitoires, troubles de l'humeur et dysesthésies crâniennes.

Aucun effet carcinogène n'est prouvé chez l'homme, mais le **MTX** est tératogène et abortif. Il impose une contraception efficace. Il est contre-indiqué lors de la grossesse et de l'allaitement.

ANTI-TNF-ALPHA (1)

■ Étanercept

ENBREL					
Polyarthrite rhumatoïde : De 4 à 17 ans : 0,4 mg/kg, avec un intervalle de 3 à 4 j entre 2 inj. SC A. : 25 mg x 2/sem. Psoriasis : A. : 25 mg x 2/sem. ou 50 mg x 1/sem. jusqu'à rémission pdt 24 sem. max (max : 50 mg x 2/sem. pdt 12 sem.) E. : 0,8 mg/kg (50 mg max) x 1/sem. jusqu'à rémission pdt 24 sem. max	4 fl. 10 mg (E.) 4 ser. prér. 25 mg 4 ser. prér. 50 mg 4 stylos 50 mg	172,76 420,92 420,92 815,94	I I I I	65 % 65 % 65 % 65 %	43,19 105,23 105,23 203,99

PROPRIÉTÉS

Par inhibition compétitive de la liaison du TNF à ses récepteurs, il diminue la réaction inflammatoire synoviale et les destructions ostéo-cartilagineuses.

INDICATIONS

***ENBREL* 25 et 50 mg**

• *Polyarthrite rhumatoïde :*

– en association au **méthotrexate** pour le traitement de la polyarthrite rhumatoïde modérément à sévèrement active de l'adulte en cas de réponse inadéquate aux traitements de fond, y compris le **méthotrexate** (sauf contre-indication) ;

– en monothérapie en cas d'intolérance au **méthotrexate** ou lorsque la poursuite du traitement avec le **méthotrexate** est inadaptée ;

– dans le traitement de la polyarthrite rhumatoïde sévère, active et évolutive de l'adulte non précédemment traitée par le **méthotrexate**.

Il a été montré qu'*ENBREL*, seul ou en association avec le **méthotrexate**, ralentit la progression des dommages structuraux articulaires tels que mesurés par la radiographie et améliore les capacités fonctionnelles.

• *Rhumatisme psoriasique* actif et évolutif de l'adulte en cas de réponse inadéquate au traitement de fond antérieur.

• *Spondylarthrite ankylosante* sévère et active de l'adulte en cas de réponse inadéquate au traitement conventionnel.

• *Psoriasis en plaques* modéré à sévère de l'adulte en cas d'échec, ou de contre-indication, ou d'intolérance aux autres traitements systémiques.

***ENBREL* 25 mg**

Arthrite juvénile idiopathique polyarticulaire active de l'enfant et l'adolescent âgés de 4 à 17 ans en cas de réponse inadéquate ou d'intolérance avérée au **méthotrexate**.

CONTRE-INDICATIONS

Hypersensibilité à la substance active ou à l'un de ses excipients. Septicémie ou risque. Éviter en cas d'infection évolutive, chronique ou localisée. Éviter en cas de maladie démyélinisante ou de risque.

Grossesse et **allaitement** : déconseillé.

PRÉCAUTIONS D'EMPLOI

Écarter une infection évolutive, dont la tuberculose, avant de commencer le traitement. L'arrêter en cas d'infection grave, de varicelle, de réaction allergique, de pancytopénie.

Prudence en cas d'insuffisance cardiaque congestive (risque d'aggravation).

Les vaccins vivants ne doivent pas être administrés pendant le traitement.

EFFETS INDÉSIRABLES

Très fréquemment, réactions au site d'injection (érythème, démangeaison, douleur, gonflement), ne nécessitant en général pas de traitement, et, fréquemment : fièvre.

Infections fréquentes : voies aériennes supérieures, bronchites, cystites, infections cutanées.

Infections graves, peu fréquentes : septicémies, pneumonies, cellulites, arthrites septiques. Tuberculose, infection fongique.

Hématologie : thrombocytopénie, anémie, leucopénie, pancytopénie et très rarement aplasie.

Réactions allergiques cutanées et sous-cutanées fréquentes (prurit, et plus rarement urticaire, angio-œdème). Rares réactions allergiques/anaphylactiques graves.

Formation d'auto-anticorps.

Rarement : convulsions, épisodes de démyélinisation du type SEP ou localisée (névrite optique, myélite transverse).

INTERACTIONS MÉDICAMENTEUSES

On ne dispose pas d'études particulières. Dans les essais cliniques, aucune interaction n'a été observée avec les **glucocorticoïdes**, les **salicylés**, les **AINS**, les **analgésiques** ou le **méthotrexate**.

POLYARTHRITE RHUMATOÏDE (6)

► ***Léflunomide (ARAVA)***

Le **léflunomide** a une efficacité relativement comparable à celle du **méthotrexate**. L'efficacité clinique de l'***ARAVA*** se manifeste habituellement en 4 à 6 sem., et peut s'améliorer par la suite, jusqu'à 4 à 6 mois de traitement.

L'administration concomitante de traitements de fond hépatotoxiques ou hématotoxiques (y compris le **méthotrexate**) n'est pas souhaitable. La mise en route d'un traitement par ***ARAVA*** doit être initiée par un médecin spécialiste averti, qui doit évaluer soigneusement le rapport bénéfice/risques. Des effets indésirables graves peuvent survenir, même après l'arrêt du **léflunomide** qui peut persister longtemps dans l'organisme, justifiant alors une procédure de wash-out.

Un contrôle de l'hémogramme et des transaminases doit être réalisé avant le début du traitement, puis toutes les 2 sem. pendant les 6 premiers mois, puis toutes les 8 sem.

Le traitement peut commencer par une dose de charge de 100 mg administrée 1 fois/j pendant 3 j. La dose d'entretien recommandée ensuite est de 10 à 20 mg x 1/j. Aucun ajustement posologique n'est recommandé chez les sujets ayant une insuffisance rénale légère, ni après 65 ans.

► ***Sulfasalazine (SALAZOPYRINE)***

Ce traitement représente, avec l'***ARAVA***, une solution alterne possible, en cas d'échec ou d'intolérance au **méthotrexate**. Il peut même être prescrit conjointement avec l'**hydroxychloroquine** et le **méthotrexate**, cette triple association étant créditée d'une efficacité comparable à celle des biothérapies anti-TNF.

Une vérification de l'activité de la G6PD est recommandée avant l'intauration d'un traitement par **sulfasalazine**, en raison d'un risque élevé d'hémolyse en cas de déficit enzymatique.

La dose de départ est de 1 cp. à 500 mg/j la 1re sem., augmentée à 500 mg x 2/j la 2e sem., puis enfin à 1 g x 2/j en traitement d'entretien. En cas de réponse partielle à 3 mois, la dose peut être passée à 1 g x 3/j.

Il faut assurer une bonne diurèse et surveiller, tous les mois au début, l'hémogramme, en raison du risque de troubles hématologiques qui imposent l'arrêt du traitement, tout comme la survenue éventuelle de réactions cutanées d'hypersensibilité.

Parmi les autres effets indésirables, citons les troubles digestifs, qui cèdent généralement après la diminution de la dose ; une oligospermie lentement réversible.

Les urines et la sueur peuvent être colorées en brun pendant le traitement.

Biothérapies

Il s'agit d'une classe d'agents immunomodulateurs sélectifs qui, en s'opposant à l'action de certaines cytokines pro-inflammatoires (TNF-alpha, interleukine IL-1 ou IL-6), ou à certains processus d'interaction cellulaire, ou encore en neutralisant les lymphocytes B, diminuent la réaction inflammatoire synoviale et les destructions ostéo-cartilagineuses qui en découlent.

Leur introduction relativement récente a permis de mieux contrôler de nombreuses formes avec progression rapide, améliorant le confort des malades et limitant la destruction articulaire. Ils sont généralement associés au **méthotrexate**.

Ils imposent des conditions d'initiation et une surveillance rigoureuses, car tous leurs effets secondaires à long terme ne sont pas encore parfaitement connus. La 1re prescription, sur une ordonnance de médicament d'exception, se fait en milieu spécialisé hospitalier.

ANTI-TNF-ALPHA (2)

Infliximab

REMICADE					
PR de l'adulte en cas de réponse inadéquate aux traitements de fond, y compris le **méthotrexate** Formes sévères de spondylarthrite ankylosante Maladie de Crohn et rectocolite hémorragique active et sévère Adulte : 3 mg/kg en perfusion IV, d'une durée de 2 h, suivie de perfusions supplémentaires les 2, puis 6, puis 8 sem. suivantes, en association au **méthotrexate** Psoriasis : 5 mg/kg aux sem. 1, 2 et 6 puis toutes les 8 sem.	1 fl. 100 mg	HOP	I		
INFLECTRA					
Biosimilaire Idem ***REMICADE***	1 fl. 100 mg	HOP	I		
REMSIMA					
Biosimilaire Idem ***REMICADE***	1 fl. 100 mg	HOP	I		

PROPRIÉTÉS

Anticorps monoclonal chimérique humain/souris qui se lie aux formes solubles et transmembranaires du TNF-alpha (*Tumor Necrosis Factor*).

INDICATIONS

• *Polyarthrite rhumatoïde* : en association avec le **méthotrexate**. Réduction des signes et symptômes, mais aussi amélioration des capacités fonctionnelles, chez :

– les patients ayant une maladie active lorsque la réponse aux traitements de fond, dont le **méthotrexate**, a été inappropriée ;

– les patients ayant une maladie active, sévère et évolutive, non traitée auparavant par le **méthotrexate** ni les autres **DMARD** (*Disease Modifying Antirheumatic Drugs*).

• *Spondylarthrite ankylosante* chez les patients qui ont des signes axiaux sévères, des marqueurs sérologiques de l'activité inflammatoire élevés et qui n'ont pas répondu de manière adéquate à un traitement conventionnel.

• *Rhumatisme psoriasique* actif et évolutif chez les patients qui n'ont pas répondu de manière adéquate aux **DMARD** :

– en association avec le **méthotrexate** ;

– ou seul chez les patients qui ont montré une intolérance au **méthotrexate** ou chez lesquels il est contre-indiqué.

• Maladie de Crohn active, de forme modérée à sévère.

• Rectocolite hémorragique active, de forme modérée à sévère.

• Psoriasis en plaques modéré à sévère des patients adultes en cas d'échec, ou de contre-indication, ou d'intolérance aux autres traitements systémiques.

CONTRE-INDICATIONS

Hypersensibilité.

Septicémie, infection évolutive.

Insuffisance cardiaque modérée à sévère.

Grossesse et **allaitement** déconseillés (contraception durant le traitement et pendant 6 mois au moins après la dernière administration).

PRÉCAUTIONS D'EMPLOI

Réaction aiguë à la perfusion : au cours de la 1re ou 2e perfusion ou dans les 2 h qui les suivent. Ralentir voire interrompre la perfusion jusqu'à régression des symptômes et reprendre à une vitesse plus faible. Une prémédication par **paracétamol** ou **antihistaminique H1** peut être pratiquée. Risque de réaction allergique sévère en cas d'apparition d'anticorps anti-infliximab.

Hypersensibilité retardée : elle s'observe en cas de retraitement après une période sans traitement de 2 à 4 ans.

Écarter une infection évolutive, dont la tuberculose, avant de commencer le traitement (test Quantiféron). L'arrêter en cas d'infection grave, de varicelle, de réaction allergique, de pancytopénie.

POLYARTHRITE RHUMATOÏDE (7)

Anti-TNF-alpha

Ils sont habituellement prescrits en situation d'échec ou d'intolérance au **méthotrexate**, après une série d'examens permettant d'écarter les contre-indications ou de prévenir le risque de réactivation d'une tuberculose. On dispose de :

– **étanercept** (***ENBREL***), inhibiteur compétitif de la liaison du TNF à ses récepteurs p75 situés à la surface cellulaire, s'utilise par voie SC, à la dose de 25 mg x 2/sem. ou plus fréquemment de 50 mg x 1/sem. ;

– **infliximab** (***REMICADE***), anticorps monoclonal chimérique qui se lie aux formes solubles et transmembranaires du TNF-alpha, s'administre en perf. IV à la dose de 3 mg/kg, d'une durée de 2 h, suivie de perfusions séquentielles effectuées 2 et 6 sem. plus tard, puis toutes les 6 à 8 sem. Les patients doivent être surveillés pendant 1 à 2 h après la perf., en raison du risque de réactions aiguës liées à la perfusion ; un équipement d'urgence, tel qu'**adrénaline**, **antihistaminiques**, **corticoïdes** ainsi qu'une assistance respiratoire doivent être disponibles. L'**infliximab** est généralement associé au **méthotrexate**, pour une meilleure efficacité, passant notamment par un moindre risque d'apparition d'anticorps neutralisants anti-infliximab ;

– **adalimumab** (***HUMIRA***), anticorps anti-TNF-alpha humain recombinant, utilisé en association au **méthotrexate**, à la dose de 40 mg toutes les 2 sem., par voie SC ;

– **golimumab** (***SIMPONI***), anticorps anti-TNF-alpha recombinant, également utilisé en association avec le **méthotrexate**, à la dose de 50 mg par mois, par voie SC ;

– **certolizumab** pegol (***CIMZIA***), anticorps anti-TNF-alpha recombinant ayant la particularité d'être couplé à une molécule de polyéthylène-glycol (PEG), lui conférant une plus longue demi-vie d'élimination. Après une dose de charge de 2 x 200 mg toutes les 2 sem. pendant le 1er mois, la dose d'entretien est de 200 mg toutes les 2 sem., par voie SC.

Antagoniste de l'IL-6

Le **tocilizumab** (***ROACTEMRA***) est un anticorps recombinant dirigé contre le récepteur de l'interleukine-6 (IL-6). Par voie SC, on injecte 162 mg/sem. ou par voie IV 8 mg/kg toutes les 8 sem. Son efficacité en monothérapie (c'est-à-dire sans **méthotrexate**) a été démontrée. Ses principaux effets secondaires sont une leuconeutropénie, une cytolyse hépatique et une altération du profil lipidique.

Anti-interaction cellulaire

L'**abatacept** (***ORENCIA***) est une biothérapie de mécanisme d'action original, s'opposant à la stimulation des lymphocytes T par les cellules présentatrices d'antigène. Bientôt disponible sous une forme SC, ce traitement s'administre jusqu'à présent par voie IV, sous forme de perf. séquentielles d'une demi-heure, toutes les 2 sem. durant le 1er mois, puis tous les mois ensuite. Son effet bénéfique peut être précocement enregistré, mais il est parfois nécessaire d'attendre quelques mois pour qu'il soit clairement perceptible par le patient. Comme pour les autres biothérapies, son action immunomodulatrice peut favoriser la survenue d'infections.

Antagoniste de l'IL-1

L'**anakinra** (***KINERET***) est une forme recombinante de l'antagoniste spécifique du récepteur de l'IL-1 humaine (IL-1 ra). Le produit, présenté en seringue pré-remplie, est administré à la dose de 100 mg/j en injection SC, en alternant les sites d'injection. Cette biothérapie, qui n'a pas entièrement confirmé son efficacité en termes cliniques, malgré un effet structurel protecteur, est actuellement peu prescrite dans l'indication « PR ».

ANTI-TNF-ALPHA (3)

EFFETS INDÉSIRABLES

Très fréquemment, réactions liées à la perfusion (*cf. supra*) : fatigue, douleur thoracique, fièvre ou frissons, prurit ou urticaire, bouffées de chaleur, hypo ou hypertension, dyspnée, beaucoup plus rarement réactions anaphylactiques. Ces signes peuvent survenir également quelques jours après la perfusion (hypersensibilité retardée).

Réactions cutanées (fréquentes) : rash, prurit, urticaire, sudation augmentée, sécheresse cutanée, apparition de psoriasis.

Infections : grippe, herpès, infection des voies respiratoires, infection urinaire, conjonctivite (fréquentes), sepsis, cellulite, infections opportunistes graves (peu fréquentes).

Hématologie : anémie, leucopénie, lymphadénopathie, lymphocytose, lymphopénie, neutropénie, thrombocytopénie.

Dépression, insomnie, céphalées, vertiges, paresthésie.

Tachycardie, palpitations, hypo ou hypertension, bouffées vasomotrices.

Douleurs abdominales, nausée, fonction hépatique anormale.

Arthralgie, myalgie.

Formation d'anticorps anti-infliximab, d'auto-anticorps et exceptionnellement apparition d'un syndrome lupique.

Apparition d'anticorps antichimériques humains (AACH) : risque augmenté d'effets secondaires.

INTERACTIONS MÉDICAMENTEUSES

Les vaccins vivants ne doivent pas être administrés pendant le traitement.

Aucune interaction avec les **glucocorticoïdes**, les **salicylés**, les **AINS**, les **analgésiques** ou le **méthotrexate**.

POLYARTHRITE RHUMATOÏDE (8)

Anti-lymphocyte B (anti-CD20)

Le **rituximab (RTX)** (***MABTHERA***) est un anticorps monoclonal chimérique anti-CD20 indiqué, en association au **méthotrexate**, dans le traitement des patients adultes qui ont présenté une réponse inadéquate ou une intolérance aux traitements de fond, dont au moins un **anti-TNF-alpha**. Le risque de tuberculose semble moins important mais celui d'une réactivation d'une hépatite B est possible. En cas de portage chronique de l'Ag HBs, une prévention de la réactivation virale est nécessaire (**éntécavir**, **ténofovir**). Le produit est contre-indiqué en cas d'hypogammaglobulinémie, d'insuffisance cardiaque sévère, d'infection sévère active.

La dose recommandée est de 1 000 mg, par perf. IV, suivie d'une 2e perfusion, à 2 sem. d'intervalle. La même séquence est proposée à 6 et 12 mois, puis tous les 6 mois, chez les sujets répondeurs.

Les patients doivent recevoir un traitement antihistaminique et 100 mg de **méthylprednisolone** par voie IV 30 min avant la perf. pour diminuer la fréquence et la sévérité de réactions allergiques, possibles en cours ou juste après chaque perf.

La survenue d'une neutropénie, en règle tardive, a été constatée dans 8 % des cas.

Il n'y a pas d'élément en faveur à l'heure actuelle d'une augmentation possible du risque d'affection néoplasique.

Autres traitements classiques

Ils sont quasiment abandonnés.

► ***Antimalariques de synthèse (AMS)***

En monothérapie, ils donnent des résultats insuffisants dans la majorité des cas. De plus, il faut attendre généralement 3 mois pour juger de leur réelle efficacité. Ce n'est que dans les formes bénignes de PR, à faible potentiel érosif, ou encore dans la cadre d'association avec le **méthotrexate** et la **sulfasalazine**, que les **AMS** conservent encore une place défendable dans la stratégie thérapeutique.

On prescrit le plus souvent : **hydroxychloroquine** (***PLAQUENIL***) : 1 cp. à 200 x 2/j, puis éventuellement x 3/j.

À ces doses, les traitements au long cours ont une toxicité oculaire potentielle et nécessitent une surveillance régulière, avant traitement (FO, acuité visuelle, champ visuel, vision des couleurs, grille d'Amsler et ERG), puis tous les 6 mois par l'ophtalmologiste.

D'autres effets indésirables sont possibles (neuromyopathie, poussée de psoriasis, etc).

Lorsque ce traitement de fond a été efficace, il est logique, après 1 ou 2 ans d'utilisation (alors que le risque de toxicité oculaire augmente), d'en diminuer la dose, voire même d'essayer de le suspendre.

► *Sels d'or (chrysothérapie),* ***dérivés thiolés (pénicillamine, tiopronine)***

Leur efficacité est certaine mais d'installation relativement lente ; de plus, ces 2 classes thérapeutiques s'accompagnent d'assez nombreux effets indésirables, ce qui explique qu'elles ne sont pratiquement plus prescrites actuellement. Leur niveau de maintenance thérapeutique n'excédait pas 20 % à 5 ans.

► *Immunosuppresseurs « classiques »*

Azathioprine (***IMUREL***), **chlorambucil** (***CHLORAMINOPHÈNE***), **ciclosporine** (***NÉORAL***) ont également été quasiment abandonnés à l'heure actuelle, notamment depuis l'avènement des biothérapies.

ANTI-TNF-ALPHA (4)

Adalimumab

HUMIRA					
Polyarthrite rhumatoïde : 1 dose unique de 40 mg toutes les 2 sem. par voie SC, en association avec le **méthotrexate** Psoriasis : A. : 80 mg la 1re sem. puis 40 mg (0,8 mL) la 2e puis toutes les 2 sem. E. et adolescent : 0,8 mg/kg (max 40 mg) (0,8 mL)/sem. les 2 premières sem. puis toutes les 2 sem. Hidrosadénite suppurée : 160 mg à J1 (répartis sur 1 ou 2 j) puis 80 mg à J15 puis 40 mg/sem. à partir de J29	2 ser. prér. 40 mg (0,8 mL)	940,90	I	65 %	470,45
	2 stylos prér. 40 mg (0,8 mL)	940,90	I	65 %	470,45
	2 fl. usage péd. 40 mg (0,8 mL)	940,90	I	65 %	470,45

PROPRIÉTÉS

L'**adalimumab** se combine avec, et bloque, les récepteurs du TNF ; il diminue ainsi la réaction inflammatoire synoviale et les destructions ostéo-cartilagineuses.

INDICATIONS

• Traitement de la maladie de Crohn active, sévère, chez les patients qui n'ont pas répondu malgré un traitement approprié et bien conduit par un corticoïde et/ou un immunosuppresseur ou chez lesquels ce traitement est contre-indiqué ou mal toléré. Pour le traitement d'induction, ***HUMIRA*** doit être administré en association avec des corticoïdes. ***HUMIRA*** peut être administré en monothérapie en cas d'intolérance aux corticoïdes ou lorsque la poursuite du traitement corticoïde n'est pas appropriée.

• Psoriasis en plaques, modéré à sévère, chez les patients adultes qui ne répondent pas à d'autres traitements systémiques ou chez lesquels ces traitements sont contre-indiqués ou mal tolérés.

• Hidrosadénite suppurée active, modérée à sévère, chez les patients adultes en cas de réponse insuffisante au traitement systémique conventionnel.

En association au **méthotrexate** :

• *Polyarthrite rhumatoïde* :

– forme modérément à sévèrement active de l'adulte, lorsque la réponse aux traitements de fond, y compris le **méthotrexate**, est inadéquate ;

– forme sévère, active et évolutive chez les adultes non précédemment traités par le **méthotrexate**.

• *Rhumatisme psoriasique* actif et évolutif chez l'adulte lorsque la réponse à un traitement de fond antérieur a été inadéquate.

• *Spondylarthrite ankylosante* sévère et active chez l'adulte ayant eu une réponse inadéquate au traitement conventionnel.

CONTRE-INDICATIONS

• Hypersensibilité au principe actif ou à l'un des excipients.

• Tuberculose évolutive ou autres infections sévères telles que sepsis et infections opportunistes.

• Insuffisance cardiaque modérée à sévère (NYHA classes III/IV).

Grossesse : l'administration d'**adalimumab** n'est pas recommandée pendant la grossesse. Les femmes en mesure de procréer doivent utiliser une méthode de contraception appropriée et la poursuivre pendant 5 mois au moins après la dernière administration d'***HUMIRA***.

Allaitement : comme les immunoglobulines humaines passent dans le lait maternel, les femmes ne doivent pas allaiter pendant au moins 5 mois après la dernière administration d'***HUMIRA***.

POLYARTHRITE RHUMATOÏDE (9)

Traitements locaux

Injections intra-articulaires de dérivés cortisoniques

Elles sont indiquées à toutes les étapes de la maladie, en particulier lorsque le processus inflammatoire se localise à une articulation d'abord facile.

Une série de 1 à 3 infiltrations (**cortivazol** (***ALTIM***), **hexacétonide de triamcinolone** (***HEXATRIONE***), etc.) à 7 ou 15 j d'intervalle permet parfois de franchir un cap difficile, évitant en particulier d'augmenter le traitement général.

> Les règles d'asepsie doivent être rigoureusement appliquées, le risque infectieux local - mais aussi général - étant particulièrement important au cours des polyarthrites rhumatoïdes habituelles et plus encore chez des malades soumis à une corticothérapie générale au long cours ou à un traitement immunosuppresseur.

Synoviorthèses isotopiques

C'est la destruction de la synoviale articulaire enflammée, par l'injection intra-articulaire **d'isotope radioactif** (à éviter chez les sujets jeunes et les femmes en période d'activité génitale).

Elle est indiquée lorsque le traitement général s'avère insuffisant à juguler l'inflammation au sein d'une articulation particulièrement accessible à ce traitement, le genou surtout, mais aussi le coude, la cheville et les doigts.

Elle semble plus efficace lorsqu'il n'y a pas de destruction ostéo-cartilagineuse. Son effet peut se prolonger sur plusieurs mois, voire années.

Elle ne nécessite pas d'hospitalisation mais ne peut être réalisée qu'en milieu spécialisé.

Indications chirurgicales

Elles doivent être discutées en fonction du bénéfice que peut en espérer le malade, en milieu médico-chirurgical spécialisé.

Nous ne ferons que citer quelques indications :

- la synovectomie chirurgicale :
  - – toujours incomplète,
  - – qui tend à être supplantée par la synoviorthèse pour les articulations,
  - – mais qui reste utile dans la prévention du risque de rupture tendineuse (doigts) ;
- les réparations tendineuses ;
- la correction chirurgicale des déformations et raideurs articulaires, qui ne doit être envisagée qu'à distance d'une poussée évolutive :
  - – correction d'un flessum irréductible du genou, d'un coup de vent cubital,
  - – ostéotomie de correction d'une déviation latérale du genou,
  - – prothèses de hanche, de genou, de coude parfois,
  - – prothèse en silastic des doigts.

Vaccinations et rhumatismes inflammatoires

Si des manifestations articulaires, souvent fugaces, peuvent survenir après de nombreuses vaccinations, des cas de polyarthrite ont été décrits après vaccination contre la rubéole, la grippe, l'hépatite B, mais ces cas restent très rares et la relation avec le vaccin n'est pas prouvée.

D'une façon générale :

1. Il est préférable de ne pas vacciner des sujets ayant des antécédents allergiques à l'un des vaccins.
2. Il faut éviter les vaccinations lors des poussées inflammatoires ou des phases évolutives, et les vaccinations rapprochées.
3. Il n'y a pas de contre-indication aux vaccins tués ni aux vaccins reconstitués par génie génétique. Dans les formes stables de polyarthrite rhumatoïde, la tolérance des **vaccins antigrippal** et **antipneumococcique** est bonne.
4. En cas de vaccins vivants atténués :
   - – contre-indication formelle si l'immunodépression du sujet est jugée importante ;
   - – le risque de complications sévères existe en cas d'immunodépression (corticothérapie > 10 mg/j de **prednisone**) pour les vaccins contre la rougeole, les oreillons, la rubéole, la fièvre jaune et pour le BCG. Le risque doit donc être évalué pour chaque patient.

ANTI-TNF-ALPHA (5)

PRÉCAUTIONS D'EMPLOI

L'administration de **méthotrexate** doit être continuée pendant le traitement par ***HUMIRA***.

Le traitement par ***HUMIRA*** doit être instauré et supervisé par un médecin spécialiste qualifié en matière de diagnostic et de traitement de la polyarthrite rhumatoïde, du rhumatisme psoriasique ou de la spondylarthrite ankylosante (sur une ordonnance de « médicament d'exception »). Une carte spéciale de surveillance sera remise aux patients traités par ***HUMIRA***.

Après une formation correcte à la technique d'injection, les patients peuvent s'auto-injecter ***HUMIRA***, sous le couvert d'un suivi médical approprié. La réponse clinique est habituellement obtenue en 12 sem. de traitement. La poursuite du traitement devra être reconsidérée chez un patient n'ayant pas répondu dans ces délais.

• *Infections*

– Dépister des infections (y compris la tuberculose, voir encadré) avant, pendant et après le traitement par ***HUMIRA***.

– Ne pas commencer le traitement tant que les infections évolutives, y compris les infections chroniques ou localisées, ne sont pas contrôlées.

– En cas d'apparition d'une infection grave, l'administration d'***HUMIRA*** doit être interrompue jusqu'à ce que l'infection soit contrôlée.

• *Événements neurologiques*

La prudence est recommandée avant de traiter avec ***HUMIRA*** les patients atteints d'une maladie démyélinisante du système nerveux central, préexistante ou de survenue récente.

• *Réactions allergiques*

En cas de survenue d'une réaction anaphylactique ou d'une autre réaction allergique grave, l'administration d'***HUMIRA*** doit être immédiatement interrompue et un traitement approprié mis en œuvre.

• *Tumeurs malignes et troubles lymphoprolifératifs*

Dans l'état actuel des connaissances, la possibilité d'un risque de développer des lymphomes ou autres maladies malignes chez les patients traités par **anti-TNF** ne peut être exclue.

Une prudence accrue devra être observée lorsqu'on envisage un traitement des patients avec antécédents de tumeurs malignes par ***HUMIRA***.

• *Réactions hématologiques*

Des effets indésirables du système sanguin comprenant des cytopénies médicalement significatives ont été peu souvent observés avec ***HUMIRA***. Il doit être conseillé à tous les patients de demander immédiatement un avis médical s'ils ont des signes ou des symptômes suggérant des troubles sanguins (par exemple : fièvre persistante, ecchymoses, saignements, pâleur) sous ***HUMIRA***. L'arrêt du traitement par ***HUMIRA*** devra être envisagé pour les patients chez qui des anomalies sanguines significatives seront confirmées.

• *Vaccinations*

Chez la plupart des patients recevant ***HUMIRA*** est apparue une réponse immunitaire efficace aux vaccins utilisant des polysaccharides pneumococciques.

Compte tenu du manque de données, il est recommandé d'éviter d'associer des vaccins vivants et ***HUMIRA***.

• *Insuffisance cardiaque congestive*

Le traitement par ***HUMIRA*** doit être arrêté chez les patients présentant de nouveaux symptômes ou une aggravation de leurs symptômes d'insuffisance cardiaque congestive.

• *Processus auto-immuns*

Le traitement par ***HUMIRA*** peut entraîner la formation d'anticorps auto-immuns. L'impact d'un traitement à long terme par ***HUMIRA*** sur le développement de maladies auto-immunes est inconnu.

• *Chirurgie*

La longue demi-vie de l'**adalimumab** doit être prise en compte si une intervention chirurgicale est prévue. Un patient traité par ***HUMIRA*** nécessitant une intervention chirurgicale doit être attentivement surveillé afin de dépister des infections et des actions appropriées doivent être entreprises.

POLYARTHRITE RHUMATOÏDE (10)

Traitements complémentaires

Traitement orthopédique

Instauré dès la phase initiale de la maladie, plus ou moins facile à accepter, il comporte trois éléments importants.

► *Règles d'hygiène posturale*

Le malade doit coucher sur un lit assez dur, n'utiliser qu'un mince oreiller, garder les genoux en extension, mettre éventuellement un cerceau au pied du lit.

► *Exercices de posture*

Ils doivent permettre de s'opposer aux attitudes antalgiques. Plusieurs fois par jour il faut :

– pour le membre supérieur mettre les épaules en abduction, les coudes en flexion, les poignets en extension, les doigts en demi-flexion, les pouces en abduction ;

– pour le membre inférieur, mettre les hanches en extension, les genoux en extension, les pieds en flexion dorsale.

► *Attelles de posture*

Elles cherchent à s'opposer aux déformations articulaires ; tant que persiste l'inflammation, le malade reposera l'article douloureux plusieurs fois par jour, puis seulement la nuit.

L'attelle doit être faite, sur mesure, en matériau thermoplastique, dans la position de fonction.

> Le traitement orthopédique est utile dès le début de la maladie car il permet de lutter contre les attitudes vicieuses.

Crénothérapie

Elle ne représente réellement qu'un traitement d'appoint, permettant surtout une prise en charge régulière en kinésithérapie et ergothérapie.

Prise en charge sociale

> À tous les stades de la maladie, il est important de considérer et d'aider à résoudre les problèmes socioprofessionnels, conséquences de cette affection chronique, mais également facteurs d'entretien des poussées évolutives.

Lorsque la maladie commence chez un sujet relativement jeune, il est utile d'envisager un reclassement professionnel, tenant compte des possibilités de la malade.

Les formes graves font partie de la liste des **affections de longue durée** (ALD 30) donnant droit à une prise en charge à 100 % des frais médicaux par la sécurité sociale.

On veillera à l'aménagement des conditions de vie : logement, matériel domestique adapté, etc.

Certains malades peuvent aussi bénéficier de l'aide fournie par des **associations**.

Comment décider du choix thérapeutique de « fond »

Dans les formes manifestement peu ou pas agressives

– **Antimalarique de synthèse**.

– **Sulfasalazine**.

ANTI-TNF-ALPHA (6)

EFFETS INDÉSIRABLES

Les réactions au point d'injection (érythème et/ou prurit, saignement, douleur ou tuméfaction) sont fréquentes mais ne conduisent généralement pas à l'arrêt du médicament.

Les infections sont assez fréquentes, en particulier celles des voies respiratoires supérieures. Certaines peuvent être graves, et sont redoutées : tuberculose, infections opportunistes.

Moins fréquentes : infections des voies respiratoires basses, urinaires, à virus herpès, grippe, mycoses superficielles ; parfois infection articulaire, infections des plaies, abcès, infection de la peau (cellulite et impétigo), infections pileuses (furoncles, anthrax), périonyxis, éruption pustuleuse, infection dentaire et du parodonte, otite, gastroentérite, candidose oropharyngée, infection vaginale.

Troubles sanguins et du système lymphatique : lymphopénie, anémie, et moins souvent, leucopénie, leucocytose, lymphadénopathie, neutropénie, thrombocytopénie.

Troubles du système nerveux et psychiatriques : céphalées, sensations vertigineuses, paresthésies.

Troubles visuels, conjonctivite, inflammation oculaire (y compris œdème, douleur, rougeur), œdème palpébral, glaucome, blépharite, sécheresse oculaire.

Hypertension artérielle.

Toux, douleur nasopharyngée, congestion nasale.

Troubles gastro-intestinaux :
- fréquents : nausée, douleur abdominale, diarrhée, dyspepsie, ulcération buccale ;
- peu fréquents : vomissements, ballonnements, constipation, reflux gastro-œsophagien, gastrite, colite, saignements hémorroïdaux, hémorroïdes, œdème buccal, douleurs dentaires, sécheresse de la bouche, gingivite, ulcération de la langue, dysphagie, stomatite (y compris stomatite aphteuse).

Troubles cutanés et des tissus sous-cutanés :
- fréquents : rash, prurit, rash érythémateux, rash prurigineux, perte des cheveux ;
- peu fréquents : rash maculeux ou papuleux, peau sèche, eczéma, dermatite, hyperhidrose, psoriasis, lésion cutanée, urticaire, ecchymoses et contusions accrues, purpura, acné, ulcération de la peau, angio-œdème, réaction cutanée, anomalie unguéale, sueurs nocturnes, réactions de photosensibilité, exfoliation cutanée.

Troubles rénaux et urinairespeu fréquents : hématurie, dysurie, énurésie nocturne, pollakiurie, douleur rénale.

Fatigue (incluant asthénie et malaise), syndrome grippal.

Anomalies biologiques :
- fréquente : augmentation des enzymes hépatiques ;
- peu fréquents : augmentation des triglycérides, allongement du temps de céphaline activé partiel, augmentation des phosphatases alcalines, de la CPK, de la LDH ; diminution du potassium sanguin ; neutropénie ; augmentation de l'urée sanguine, de la créatinine sanguine, albumine urinaire ; anticorps ADN positif, anticorps antinucléaire positif.

INTERACTIONS MÉDICAMENTEUSES

L'administration d'***HUMIRA*** sans **méthotrexate** a entraîné une augmentation de la formation d'anticorps et une augmentation de la clairance de l'**adalimumab**.

L'administration simultanée d'**anti-TNF-alpha** et d'**anakinra** n'est pas recommandée (majoration du risque infectieux).

POLYARTHRITE RHUMATOÏDE (11)

Algorithme décisionnel pour le traitement d'une polyarthrite rhumatoïde (adapté à partir de Smolen et al. Ann Rheum Dis 2014 ; 73 : 492-509)

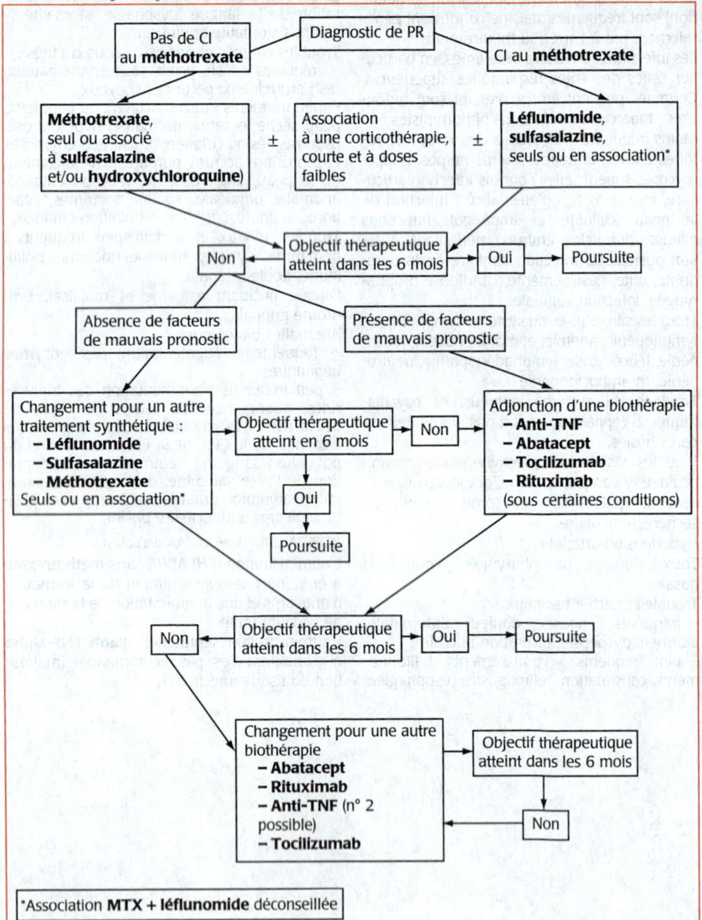

ANTI-TNF-ALPHA (7)

■ Golimumab

SIMPONI					
Voie SC Polyarthrite rhumatoïde, rhumatisme psoriasique, spondylarthrite : 50 mg x 1/mois	1 ser. prér. 50 mg/0,5 mL	934,39	I	65 %	934,39
	1 stylo prér. 50 mg/0,5 mL	934,39	I	65 %	934,39
	1 ser. prér. 100 mg/1 mL	934,39	I	65 %	934,39
	1 stylo prér. 100 mg/1 mL	934,39	I	65 %	934,39

PROPRIÉTÉS

Anticorps monoclonal humain qui forme des complexes stables à forte affinité avec les deux formes bioactives transmembranaire et soluble du TNF-alpha humain, ce qui empêche la liaison du TNF-alpha à ses récepteurs.

INDICATIONS

En association avec le **méthotrexate** dans le traitement de la polyarthrite rhumatoïde et du rhumatisme psoriasique en cas d'échec aux autres traitements.

Traitement de la spondylarthrite ankylosante et de la rectocolite hémorragique en cas d'échec aux traitements conventionnels.

CONTRE-INDICATIONS

– Allaitement, hypersensibilité à la substance active ou à l'un des excipients.

– Tuberculose active ou autres infections sévères, telles que sepsis, et infections opportunistes.

– Insuffisance cardiaque modérée ou sévère (de classe III/IV dans la classification NYHA).

PRÉCAUTIONS D'EMPLOI

Bilan immunitaire et recherche de tuberculose avant traitement.

Pendant le traitement, une surveillance cardiaque et hématologique est recommandée.

EFFETS INDÉSIRABLES

Troubles du sytème immunitaire, risque infectieux.

Troubles cardiovascualires : bouffées, vasomotrices, hypertension artérielle, thrombose artérielle et veineuse, ischémie.

Réaction locale au point d'injection, prurit, urticaire, dermatite, asthénie, douleur, dépression, insomnie, fièvre, troubles gastro-intestinaux, troubles respiratoires.

Anémie, leucopénie, pancytopénie, augmentation des transaminases, perturbation du bilan thyroïdien, hyperglycémie, hyperlipidémie.

INTERACTIONS MÉDICAMENTEUSES

L'association de **golimumab** avec d'autres biothérapies utilisées pour traiter les même affections, dont l'**anakinra** et l'**abatacept**, n'est pas recommandée.

Les vaccins vivants ne doivent pas être administrés de façon concomitante avec le **golimumab**.

POLYARTHRITE RHUMATOÏDE (12)

Dans les formes apparemment plus agressives (sévères)

- En premier :
– **MTX** ;
– **léflunomide** ou **sulfasalazine** en cas d'intolérance au **MTX** ;
– soit d'emblée association de 2 ou 3 traitements modificateurs.
- En cas d'inefficacité, ou d'échappement rapide :
– soit **MTX** associé à une biothérapie(**anti-TNF**, **abatacept**, **tocilizumab**, voire **rituximab** dans certains cas) ;
– soit biothérapie seule (**tocilizumab**).
- En cas d'échec d'une biothérapie : un changement de biothérapie (« switch ») doit être envisagé, en passant à une molécule ayant un mode d'action identique ou différent.

Règles d'utilisation des biothérapies anti-TNF-alpha

- Indications :
– PR certaine, diagnostiquée par un médecin spécialiste expérimenté.
– Activité inflammatoire persistant depuis 1 mois au moins, et évolutivité structurale sur 2 radios successives.
– PR en échec du **MTX**, pris pendant au moins 3 mois.
- Contre-indications absolues : infections actives, aiguës ou chroniques, néoplasie ou hémopathie, de moins de 5 ans, insuffisance cardiaque classe III et IV (NYHA), maladie démyélinisante. Dans les cas de force majeure, une grossesse peut être pousuivie sous ***REMICADE***.
- Bilan pré-thérapeutique indispensable (incluant la recherche et le traitement d'une tuberculose latente).
- Il n'y a pas de hiérarchie validée des molécules fondée sur l'efficacité.
- L'association au **MTX** est recommandée, sauf intolérance au produit, et ce, quelle que soit la molécule **anti-TNF-alpha**.

Pour plus de détails : Club rhumatismes et inflammations (CRI) section de la Société française de rhumatologie (http://www.cri-net.com).

En cas de rémission

- On estime qu'il y a rémission clinique lorsque 5 des 6 critères suivants sont remplis pendant au moins 2 mois consécutifs :
– raideur matinale < 15 min,
– absence de fatigue,
– absence de douleur articulaire,
– absence de sensibilité ou de douleur à la mobilisation articulaire,
– absence de gonflement articulaire ou des gaines tendineuses,
– VS < 30 mm pour la 1re h chez la femme et < 20 mm chez l'homme.
- D'autres critères de rémission ont été définis conjointement par l'ACR et l'Eular en 2011 :
– nombre d'articulations douloureuses ≤ 1 ; et
– nombre d'articulations gonflées ≤ 1 ; et
– CRP < 1 (en mg/dL) soit ≤ 10 mg/L ; et
– appréciation globale de l'activité de sa PR par le patient ≤ 1 (sur une EVA allant de 0 à 10)
- Il est alors possible d'envisager une modulation du traitement (voir le site du CRI).

Association française de lutte antirhumatismale (AFLAR) : aflar.unice.fr.
Association française des polyarthritiques (AFP) : www.polyarthrite.org.
Association nationale de défense contre l'arthrite rhumatoïde (ANDAR) : www.polyarthrite-andar.com.
Association de recherche sur la polyarthrite (ARP) : www.arp-fr.org.

CONSENSUS

[1] Recommendations for the management of rheumatoid arthritis with synthetic and biological disease-modifying antirheumatic drugs, *Eular*, 2013.

ANTI-TNF-ALPHA (8)

■ Certolizumab

CIMZIA					
Voie SC, 1 inj./2 sem. Posologie initiale : 400 mg à S1, S3 et S5 Posologie d'entretien : 200 mg/2 sem.	2 ser. prér. 200 mg/mL	813,22	I	65 %	406,61

PROPRIÉTÉS

Le TNF-alpha est une cytokine pro-inflammatoire clé qui joue un rôle central dans les processus inflammatoires. Ce médicament neutralise de manière sélective le TNF-alpha.

INDICATIONS

En association au **méthotrexate** : traitement de la polyarthrite rhumatoïde active, modérée à sévère, de l'adulte, lorsque la réponse aux traitements de fond est inadéquate.

Peut être administré en monothérapie en cas d'intolérance au **méthotrexate** ou lorsque la poursuite du traitement par le **méthotrexate** est inadaptée.

CONTRE-INDICATIONS

Allaitement, hypersensibilité à la substance active ou à l'un des excipients.

Tuberculose active ou autres infections sévères, telles que sepsis, et infections opportunistes.

Insuffisance cardiaque modérée ou sévère (classification NYHA III/IV).

PRÉCAUTIONS D'EMPLOI

Bilan immunitaire et recherche de tuberculose avant traitement.

Pendant le traitement, une surveillance cardiaque et hématologique est recommandée.

> **Anti-TNF-alpha et tuberculose**
>
> Avant l'instauration du traitement par **anti-TNF-alpha**, tous les patients doivent faire l'objet d'une recherche d'infection tuberculeuse active ou non (latente).

En cas de diagnostic d'une tuberculose active, le traitement par **anti-TNF-alpha** ne doit pas être instauré.

En cas de diagnostic d'une tuberculose latente, une prophylaxie antituberculeuse appropriée, conforme aux recommandations locales, doit être mise en œuvre avant de commencer le traitement. Dans un tel cas, il convient de bien peser les bénéfices et les risques du traitement par **anti-TNF-alpha**.

Les patients devront être informés qu'il leur faudra consulter leur médecin en cas de survenue de signes ou symptômes (p. ex. toux persistante, cachexie/amaigrissement, fébricule), évocateurs d'une infection tuberculeuse, pendant ou après le traitement.

EFFETS INDÉSIRABLES

Fréquents :
- troubles de l'état général : pyrexie, douleur, asthénie, prurit, réactions au site d'injection ;
- troubles du système nerveux : céphalées, anomalies sensorielles ;
- éruption cutanée, nausées ;
- troubles du système immunitaire pouvant entrainer l'apparition d'infections (virales, bactériennes, parasitaires ou fongiques) ou entraînant la prolifération de cellules cancéreuses ;
- troubles hématologies : leucopénie ;
- troubles cardiovasculaires : hypertension, cardiomyopathie, arythmie, palpitations.

INTERACTIONS MÉDICAMENTEUSES

L'association avec l'**anakinra** ou l'**abatacept** n'est pas recommandée.

ANTI-IL-6

Tocilizumab

ROACTEMRA					
Voie IV, en perf. de 1 h A. 4-8 mg/kg x 1/4 sem. (sans dépasser 800 mg/adm.)	1 fl. 20 mg/mL (4 mL) IV	HOP	I		
Formes systémiques de la polyarthrite juvénile E. > 30 kg : 8 mg/kg x 1/2 sem.	1 fl. 20 mg/mL (10 mL) IV	HOP	I		
E. < 30 kg : 12 mg/kg x 1/2 sem. Forme polyarticulaire de la polyarthrite juvénile E. > 30 kg : 8 mg/kg x 1/4 sem. E. < 30 kg : 10 mg/kg x 1/4 sem.	1 fl. 20 mg/mL (20 mL) IV	HOP	I		
Voie SC : 1 inj. 162 mg x 1/sem.	4 ser. prér. 162 mg/0,9 mL SC	990,67	I	65 %	247,67

PROPRIÉTÉS

L'IL-6 est une cytokine pro-inflammatoire pléiotrope produite par un grand nombre de types cellulaires notamment les lymphocytes T et B, les monocytes et les fibroblastes.

Le rôle de l'IL-6 a été mis en évidence dans la pathogenèse d'un certain nombre de maladies, notamment les affections inflammatoires, l'ostéoporose et les néoplasies.

Le **tocilizumab** se lie de manière spécifique aux récepteurs solubles et membranaires de l'IL-6, empêchant la transmission du signal de l'inflammation.

INDICATIONS

Traitement de la polyarthrite rhumatoïde active, modérée à sévère, chez les patients adultes qui ont présenté une réponse inadéquate ou une intolérance à un précédent traitement par un ou plusieurs traitements de fond. Chez ces patients, ce médicament peut être utilisé en monothérapie en cas d'intolérance au **méthotrexate (TX)**, ou lorsque la poursuite du traitement par **MTX** est inadaptée.

Traitement de l'arthrite juvénile idiopathique systémique ou polyarticulaire active chez les patients âgés de 2 ans et plus, qui ont présenté une réponse inadéquate à un précédent traitement par **AINS** et **corticoïdes** systémiques. Ce médicament peut être utilisé en monothérapie (en cas d'intolérance au **MTX** ou lorsque le traitement par **MTX** est inadapté) ou en association au **MTX**.

CONTRE-INDICATIONS

Hypersensibilité à la substance active ou à l'un des excipients.

Infections sévères ou actives, troubles sévères du système immunitaire (neutropénie, agranulocytose).

PRÉCAUTIONS D'EMPLOI

Perf. IV dans 50 mL (enfants de moins de 30 kg) ou 100 mL de cholure de sodium 0,9 %.

Comme pour les **anti-TNF-alpha**, une recherche de tuberculose active doit être effectuée avant le traitement.

Une surveillance clinique, hématologique, neurologique, hépatique, cardiaque est recommandée pendant le traitement.

EFFETS INDÉSIRABLES

Fréquents :
- œdèmes périphériques, réaction cutanée, céphalées, conjonctivite, prise de poids ;
- troubles du système nerveux : céphalées, sensations vertigineuses ;
- troubles du système immunitaire : infections des voies respiratoires supérieures, herpès, zona ;
- troubles gastro-intestinaux : douleurs abdominales, nausées, diarrhées, gastrites, ulcérations buccales ;
- hypercholestérolémie ;
- hypertension artérielle ;
- troubles respiratoires : dyspnée, toux.

INTERACTIONS MÉDICAMENTEUSES

Aucune interaction médicamenteuse notable n'a été recensée.

Le **tocilizumab** peut être utilisé en association avec le **méthotrexate**, les **anti-inflammatoires non stéroïdiens** ou les **corticoïdes**.

BIOTHÉRAPIE ANTI-INTERACTIONS CELLULAIRES

Abatacept

ORENCIA						
Polyarthrite rhumatoïde et arthrite juvénile : 1 inj. IVL en 30 min > 60 kg : 500 mg 60-100 kg : 750 mg > 100 kg : 1 000 mg 2 et 3e inj. les 2e et 4e sem. puis 1 inj. toutes les 4 sem. ou 1 inj. 125 mg SC toutes les sem. pour la polyarthrite rhumatoïde, avec dose de charge IV ou non	1 fl. pdre 250 mg IV 4 injections 125 mg SC	HOP 948,16	I I	 65 %	 237,04

PROPRIÉTÉS

L'**abatacept** diminue l'activation des lymphocytes T et la production spécifique du TNF alpha, de l'IFN (interféron) gamma et de l'IL-2 (interleukine 2) par les lymphocytes T ; il diminue ainsi la réaction inflammatoire synoviale et les destructions ostéo-cartilagineuses.

INDICATIONS

En association au **méthotrexate** : polyarthrite rhumatoïde et arthrite juvénile idiopathique polyarticulaire, forme modérément à sévèrement active de l'adulte, lorsque la réponse aux traitements de fond incluant au moins un **anti-TNF**, est insuffisante.

CONTRE-INDICATIONS

• Hypersensibilité au principe actif ou à l'un des excipients.

• Tuberculose évolutive ou autres infections sévères telles que sepsis et infections opportunistes.

• **Grossesse**.

• **Allaitement** : comme les immunoglobulines humaines passent dans le lait maternel, les femmes ne doivent pas allaiter pendant au moins 14 sem. après la dernière administration d'***ORENCIA***.

PRÉCAUTIONS D'EMPLOI

Le traitement par ***ORENCIA*** doit être instauré et supervisé par un médecin spécialiste qualifié en matière de diagnostic et de traitement de la polyarthrite rhumatoïde, du rhumatisme psoriasique ou de la spondylarthrite ankylosante (sur une ordonnance de « médicament d'exception »).

• *Infections*

– dépister des infections (y compris la tuberculose) avant, pendant et après le traitement par ***ORENCIA*** ;

– ne pas commencer le traitement tant que les infections évolutives, y compris les infections chroniques ou localisées, ne sont pas contrôlées ;

– en cas d'apparition d'une infection grave, l'administration d'***ORENCIA*** doit être interrompue jusqu'à ce que l'infection soit contrôlée.

• *Événements neurologiques*

La prudence est recommandée avant de traiter avec ***ORENCIA*** les patients atteints d'une maladie démyélinisante du système nerveux central, préexistante ou de survenue récente.

• *Réactions allergiques*

En cas de survenue d'une réaction anaphylactique ou d'une autre réaction allergique grave, l'administration d'***ORENCIA*** doit être immédiatement interrompue et un traitement approprié mis en œuvre.

• *Tumeurs malignes et troubles lymphoprolifératifs*

Dans l'état actuel des connaissances, la possibilité d'un risque de développer des lymphomes ou autres maladies malignes chez les patients traités par **anti-TNF** ne peut être exclue. Une prudence accrue devra être observée lorsqu'on envisage un traitement des patients avec antécédents.

ANTI-IL-1

Anakinra

KINERET						
PR de l'adulte, en association au **méthotrexate**, en cas de réponse inadéquate au **méthotrexate** seul A. : 100 mg x 1/j, en inj. SC Alterner les sites d'injection	7	ser. 100 mg prérempl. 0,67 mL	221,12	I	15 %	31,59

PROPRIÉTÉS

Forme recombinante de l'antagoniste spécifique du récepteur de l'IL-1 humaine (IL-1 Ra), agent immunosuppresseur, il diminue la réaction inflammatoire synoviale et les destructions ostéo-cartilagineuses.

INDICATIONS

Traitement de la PR de l'adulte, en association au **méthotrexate**, en cas de réponse inadéquate au **méthotrexate** seul.

CONTRE-INDICATIONS

Hypersensibilité à la substance active, à l'un de ses excipients ou à des protéines provenant ou dérivant d'*E. coli*.

Insuffisance rénale sévère.

Grossesse et **allaitement** : déconseillé.

PRÉCAUTIONS D'EMPLOI

Écarter une infection évolutive, dont la tuberculose, avant de commencer le traitement. L'arrêter en cas d'infection grave, de varicelle, de réaction allergique, de neutropénie.

Les vaccins vivants ne doivent pas être administrés pendant le traitement.

EFFETS INDÉSIRABLES

Très fréquemment, réactions au site d'injection (érythème, ecchymoses, inflammation, douleur), généralement pendant les premières semaines du traitement seulement.

Très fréquemment : céphalées.

Dans les études cliniques, le risque d'infection grave a été plus élevé chez les patients ayant un antécédent d'asthme.

Hématologie : neutropénie.

Réactions allergiques rares : éruptions maculo-papuleuses ou urticariennes.

INTERACTIONS MÉDICAMENTEUSES

On ne dispose pas d'études particulières. Dans les essais cliniques, aucune interaction n'a été observée avec les **glucocorticoïdes**, les **salicylés**, les **AINS**, les **analgésiques** ou le **méthotrexate**.

ANTILYMPHOCYTE B CD20

Rituximab

MABTHERA					
Polyarthrite rhumatoïde : 2 perf. IV de 1 000 mg à 2 sem. d'intervalle. Évaluation de la réponse à la 16e sem. Retraitement à partir de la 24e sem. chez les sujets initialement répondeurs	2 fl. 100 mg/10 mL 1 fl. 500 mg/50 mL	221,12 HOP	I I	15 %	110,56

PROPRIÉTÉS

Anticorps monoclonal chimérique anti-CD20 qui, en inhibant l'antigène CD20 des lymphocytes B, diminue la réaction inflammatoire synoviale et les destructions ostéo-cartilagineuses.

INDICATIONS

En association au **méthotrexate** : traitement de la polyarthrite rhumatoïde active, sévère, chez les patients adultes qui ont présenté une réponse inadéquate ou une intolérance aux traitements de fond, dont au moins un **anti-TNF-alpha**.

CONTRE-INDICATIONS

Hypogammaglobulinémie, infections sévères actives et insuffisance cardiaque sévère.

Grossesse et allaitement : comme les IgG passent la barrière placentaire et dans le lait, l'utilisation de **rituximab** ne devra être envisagée au cours de la grossesse que si le bénéfice attendu paraît supérieur au risque potentiel ; l'allaitement est contre-indiqué.

Les femmes en âge de procréer devront utiliser des mesures contraceptives efficaces tout au long du traitement et pendant 12 mois après son arrêt.

PRÉCAUTIONS D'EMPLOI

Les patients doivent recevoir 100 mg de **méthylprednisolone** par voie IV pendant 30 min avant ***MABTHERA*** pour diminuer la fréquence et la sévérité des réactions lors des perfusions.

La présence d'anticorps humains antichimériques peut être associée à une aggravation des réactions liées à la perfusion ou à des réactions allergiques suivant la seconde perfusion des traitements ultérieurs.

Toutes les vaccinations devront être terminées au moins 4 sem. avant la première administration de ***MABTHERA***. Les vaccins vivants sont déconseillés en cas de déplétion en lymphocytes B.

Une réactivation virale est possible. En cas de portage chronique de l'Ag HBs, un traitement préventif de réactivation virale B devra être prescrit (**entécavir**, **ténofovir**).

EFFETS INDÉSIRABLES

- Réactions lors des perfusions dans 30 à 35 % des cas (première perfusion) : HTA ou hypotension, nausées, fièvre, rash, prurit, urticaire, rhinite.
- Certains patients ont développé des anticorps humains antichimériques.
- Légère augmentation des infections sévères, mais on n'a pas constaté sous **rituximab** d'infections opportunistes. Réactivation virale B (*cf.* Précautions d'emploi).
- La survenue d'une neutropénie en règle tardive a été constatée dans 8 % des cas.
- Arthralgies, douleurs ostéo-musculaires.
- Beaucoup plus rares : asthénie, troubles digestifs, neurologiques.
- Il n'y a pas à l'heure actuelle d'élément en faveur d'une augmentation possible du risque d'affection néoplasique.

INTERACTIONS MÉDICAMENTEUSES

Peu documentées, elles n'ont pas été relevées pour l'utilisation du **méthotrexate** et autres traitements de fond « classiques », des **AINS**, de la corticothérapie.

DÉRIVÉS THIOLÉS

■ Pénicillamine

TROLOVOL					
Posologie progressive, 300 mg puis 600 mg/j Ne pas dépasser 900 mg/j	30 cp. séc. 300 mg	21,81	I	65 %	0,73

■ Tiopronine

ACADIONE					
Dose efficace : 1 g/j Ne pas dépasser 1,5 g/j	120 cp. 250 mg	56,94	I	65 %	0,47

PROPRIÉTÉS

Antirhumatismal d'action lente.

INDICATIONS

Traitement de fond de la polyarthrite rhumatoïde.
Pénicillamine : maladie de Wilson.

CONTRE-INDICATIONS

Grossesse : interrompre le traitement, et ne pas le prescrire chez une femme susceptible d'être enceinte.
Allaitement : interrompre l'allaitement.
Néphropathies hématurique et protéinurique.
Altérations hématologiques importantes.
Dermatoses sévères.
Maladie lupique, myasthénie.
Allergie aux **pénicillines** et **céphalosporines**.
Antécédents d'accident grave avec des dérivés thiols : aplasie, pemphigus, myasthénie.

PRÉCAUTIONS D'EMPLOI

Prudence en cas d'association avec un médicament pouvant provoquer une aplasie.
Surveillance clinique et biologique régulière : hémogramme, créatininémie, recherche de protéinurie, voire d'hématurie.
Une fièvre ou un état infectieux doivent faire pratiquer un hémogramme.
En cas de dyspnée inexpliquée, cesser le traitement et faire un bilan radiographique et fonctionnel respiratoire.
Attendre 6 mois pour commencer le traitement s'il est prescrit après l'arrêt d'une chrysothérapie pour effets indésirables.

EFFETS INDÉSIRABLES

Troubles cutanés et muqueux : prurit, érythème ; plus rarement, mais imposant l'arrêt du traitement : toxidermie, pemphigus, stomatite, gingivite, lésion aphtoïde.
Nausées, vomissements, anorexie, perte du goût (agueusie).
Protéinurie isolée, à rechercher systématiquement tous les 15 j au moins.Certains auteurs n'interrompent la **pénicillamine** que si la protéinurie est > 1 g/24 h. D'autres préfèrent l'arrêter plus tôt car elle expose à la survenue d'un syndrome néphrotique, lentement régressif après l'arrêt du traitement.
Pneumopathie interstitielle ou bronchiolite oblitérante.
Troubles hématologiques : thrombopénie, leucopénie, voire agranulocytose.
Troubles dysimmunitaires : apparition de facteurs antinucléaires ; lupus induit, myasthénie, dermatomyosite, thyroïdite, anémie hémolytique, pemphigus, nécessitant l'arrêt du traitement.

INTERACTIONS MÉDICAMENTEUSES

Ne pas associer aux pyrazolés en raison du risque hématologique.
Les **sels de fer**, les **topiques intestinaux** doivent être pris à distance de la **pénicillamine**, dont l'absorption serait diminuée.

NOTES

RHUMATISME PSORIASIQUE

Rattacher une monoarthrite, une oligoarthrite asymétrique ou une polyarthrite séro-négative à un rhumatisme psoriasique n'est pas toujours facile, faute d'évoquer systématiquement ce diagnostic et de rechercher systématiquement les lésions cutanées, en leurs sièges de prédilection : cuir chevelu et régions rétro-auriculaires, coudes et genoux, pli inter-fessier, ongles et région péri-unguéale.

Les atteintes cutanées et articulaires du psoriasis n'ont pas nécessairement une évolution parallèle ; le rhumatisme peut même précéder le psoriasis de plusieurs années, ce qui rend évidemment plus difficile le dignostic. C'est dans un tel cas que la recherche d'autres cas familiaux prend toute son importance.

L'évolution est très capricieuse, et d'une façon schématique le rhumatisme psoriasique évolue :

– soit, et c'est le cas le plus fréquent, sous une forme mono- ou oligo-articulaire peu invalidante ;

– soit comme une polyarthrite d'allure rhumatoïde, cependant particulière par son atteinte asymétrique et la localisation aux articulations interphalangiennes distales (IPD) ;

– soit comme une spondyloarthrite (rhumatisme axial), avec possibles enthésites associées ;

– parfois sous une forme mixte, axiale et périphérique.

Le traitement est adapté en fonction de l'intensité des symptômes, des modalités évolutives, suivant la prédominance périphérique ou axiale des manifestations (*cf.* Polyarthrite rhumatoïde et Spondylarthrite ankylosante), avec cependant quelques particularités.

Formes mineures

On prescrit un traitement AINS, à dose suffisante, associé à des **antalgiques** à base de **paracétamol**, et éventuellement un **traitement local** (infiltration de dérivés **cortisoniques**, en évitant impérativement de piquer à travers une lésion cutanéede psoriasis ; synoviorthèse isotopique, etc.).

Formes chroniques

Elles relèvent souvent d'un **traitement de fond** comme dans la polyarthrite rhumatoïde, avec certaines précautions.

Produits les plus utilisés, actifs dans les formes périphériques

Ils ont fait preuve d'efficacité et d'une tolérance acceptable :

– la **sulfasalazine**, dans les formes de moyenne gravité ; la dose d'entretien peut atteindre 3 g/j ;

– le **méthotrexate**, par voie parentérale dans les formes sévères (avec les précautions d'usage, en particulier chez le sujet jeune). Il faut rappeler que le **méthotrexate** a souvent aussi un effet extrêmement bénéfique sur le psoriasis cutané.

Autres médicaments

Ils peuvent être utilisés, mais leur efficacité semble moindre et ils imposent des **précautions** liées au psoriasis.

- Les **corticoïdes** par voie générale sont globalement déconseillés par les dermatologues, car ils risquent de déstabiliser le psoriasis cutané, avec un risque de rechute ou d'aggravation lors de la décroissance des doses ; leur emploi peut néanmoins s'avérer nécessaire, principalement dans les formes périphériques rebelles de rhumatisme psoriasique.
- Les **antimalariques** sont contre-indiqués de façon habituelle car ils peuvent aggraver le psoriasis (au moins initialement), et être responsables d'une érythrodermie.
- Les **rétinoïdes** n'ont pas d'action bénéfique démontrée dans les atteintes rhumatismales du psoriasis. Ils peuvent en outre favoriser l'apparition d'une périostose douloureuse.

Formes graves

Ce sont les formes ayant échappé aux thérapeutiques précédentes, qu'il s'agisse des formes axiales prédominantes (résistantes aux **AINS**) ou périphériques (insuffisamment contrôlées par **AINS** ± **corticoïdes** et **méthotrexate**).

Elles justifient alors la prescription de biothérapies **anti-TNF-alpha** (***ENBREL***, ***REMICADE***, ***HUMIRA***, ***SIMPONI***, ***CIMZIA***) également employées dans la polyarthrite rhumatoïde.

ANTIMALARIQUE

Hydroxychloroquine

PLAQUENIL							
400 à 600 mg/j	30 cp. 200 mg	4,55			65 %	0,15

PROPRIÉTÉS
Antimalarique ; antirhumatismal d'action lente.

INDICATIONS
Polyarthrite rhumatoïde. Lupus érythémateux subaigu. Traitement d'appoint ou prévention des rechutes des lupus systémiques.

CONTRE-INDICATIONS
Rétinopathie. Allergie aux dérivés de la **chloroquine**.

PRÉCAUTIONS D'EMPLOI
Grossesse et **allaitement** : le risque étant inconnu, il est recommandé de s'abstenir.

Surveillance oculaire en début de traitement puis tous les 6 à 12 mois.

Prudence en cas de psoriasis et de déficit en G6PD.

EFFETS INDÉSIRABLES
Anorexie, gastralgies, état nauséeux.

Bourdonnements d'oreille, vertiges, céphalées, insomnie.

Éruption cutanéo-muqueuse.

Troubles hématologiques portant sur les différentes lignées sanguines.

Neuromyopathies, pouvant imposer l'arrêt du traitement.

Exceptionnellement : rétinopathies, psychoses.

INTERACTIONS MÉDICAMENTEUSES
Topiques gastro-intestinaux : diminution de l'absorption de la **chloroquine**.

ARTRITES RÉACTIONNELLES

C'est un rhumatisme inflammatoire caractérisé classiquement par une triade symptomatique : **syndrome oculo-urétro-synovial**, survenant plus particulièrement au décours d'un épisode infectieux à tropisme intestinal ou uro-génital.

Un prélèvement urétral (chez l'homme) ou génital (chez la femme), à la recherche d'agents pathogènes intracellulaires déclenchants (*Chlamydiae*, mycoplasme), peut s'avérer utile pour préciser l'étiologie, même si les conséquences thérapeutiques ne s'en trouvent pas réellement modifiées.

La recherche de l'antigène HLA-B27, qui se révèle positive dans environ 2/3 des cas d'arthrite réactionnelle, reste un examen utile pour étayer le diagnostic.

> Il faut connaître l'évolution possible, à long terme, vers un tableau de spondylarthrite ankylosante.

Traitement de la phase aiguë

- Le repos est souvent nécessaire.
- Les **antalgiques** à dose suffisante sont utiles, mais généralement insuffisants.
- Les **AINS** représentent le traitement essentiel :

– soit un **oxicam** : **piroxicam**, ***BREXIN*** : 1 cp. x 1 ou 2/j pendant 2 j, puis 1 cp./j pendant 4 à 8 j ; ou un autre **oxicam** de la même façon : ***FELDÈNE*** 20 mg, ***CYCLADOL***, ***TILCOTIL***, ***MOBIC*** 15 mg ;

– soit un **dérivé aryl-carboxylique**, par exemple : pendant les 5 à 10 premiers j, **diclofénac**, ***VOLTARÈNE*** 50 mg 1 cp. x 2 à 3/j, ou **kétoprofène**, ***BI-PROFÉNID*** 100 mg : 1 cp. x 2/j, ou générique ;

– soit le **naproxène** (***APRANAX***, ***NAPROSYNE***), à une dose comprise entre 750 et 1 100 mg/j.

Ensuite une dose inférieure sera prescrite chaque fois que possible, jusqu'à la fin de la poussée (recherche de la dose minimale active).

- Les infiltrations locales de cortisoniques sont possibles et souvent utiles, surtout dans les forrmes mono- ou oligo-articulaires récidivantes.
- L'antibiothérapie ne constitue pas le traitement de la poussée d'une arthrite réactionnelle, mais celui d'une éventuelle infection uro-génitale sous-jacente, en particulier à *Chlamydiae*, dont le fréquent portage chronique, volontiers asymptomatique, peut favoriser la persistance ou les rechutes rhumatismales. Dans ce cas, on prescrira une **tétracycline**, comme la **doxycycline**, pendant 3 à 6 sem., sans omettre de traiter le partenaire. En cas de récidive d'urétrite, l'antibiothérapie précoce semble très utile car elle diminuerait la fréquence des rechutes articulaires.

Traitement de la poussée durable, installée

On peut être conduit à prescrire un traitement de fond, comme le **méthotrexate** ou la ***SALAZOPYRINE***.

En cas d'évolution vers une spondylarthrite, le traitement rejoint celui de cette affection.

Mesures générales

Le malade pourra encore bénéficier :

– de mesures orthopédiques, notamment pour éviter les attitudes vicieuses ;

– d'une rééducation précoce et active ;

– de synoviorthèses isotopiques, si l'atteinte d'une articulation a tendance à évoluer vers la chronicité.

SALAZOPYRIDINE

■ **Sulfasalazine**

SALAZOPYRINE					
En rhumatologie : 2 g/j	100 cp. 500 mg	13,26	I	65 %	0,13

PROPRIÉTÉS

Action anti-inflammatoire ; action immunosuppressive probable.

INDICATIONS

En rhumatologie : polyarthrite rhumatoïde (est aussi utilisée dans certaines spondylarthropathies).

En gastro-entérologie : maladie de Crohn, rectocolite hémorragique.

CONTRE-INDICATIONS

Hypersensibilité aux **sulfamides** et aux **salicylés**.

Déficit en G6PD.

PRÉCAUTIONS D'EMPLOI

Grossesse et **allaitement** : le traitement peut être poursuivi, en utilisant la dose minimale efficace.

Assurer une ration hydrique importante.

Dans les traitements prolongés contrôler régulièrement l'hémogramme (tous les mois le 1er trimestre, puis tous les 2 à 3 mois) et la diurèse. La surveillance régulière des transaminases est plus controversée.

En cas d'insuffisance hépatique ou rénale sévère, réduire la posologie.

EFFETS INDÉSIRABLES

Troubles digestifs, qui cèdent à la diminution de la posologie.

Oligospermie lentement réversible.

Les urines peuvent être colorées en brun pendant le traitement.

Certains effets secondaires imposent l'arrêt du traitement :

– réactions cutanées d'hypersensibilité ;
– risque d'anémie hémolytique, ou immunoallergique, de neutropénie, de thrombopénie, et exceptionnellement d'aplasie.

INTERACTIONS MÉDICAMENTEUSES

Anticoagulants oraux de type coumarinique : augmentation de l'activité anticoagulante.

Antidiabétiques oraux de type sulfonyluré : risque d'hypoglycémie.

Les **ralentisseurs du transit**, en particulier les opiacés, favoriseraient une plus grande absorption du produit.

Acide folique : diminution de l'absorption.

Digoxine : diminution de la digoxinémie.

SPONDYLARTHRITE ANKYLOSANTE (1)

Le traitement anti-inflammatoire est habituellement réservé aux seules poussées douloureuses de la maladie. Son efficacité se juge avant tout sur la clinique : disparition des douleurs et amélioration de l'enraidissement. Appliqué précocement, il permet de raccourcir la durée des poussées inflammatoires et, par-là même, de freiner l'évolution vers l'ankylose du rachis, qui n'est pas inéluctable.

Traitement médical

En poussée évolutive

- Repos, en fonction de la poussée.
- **AINS**, qui sont la prescription de base.

Leur choix est fonction des préférences personnelles, mais aussi de l'efficacité et de la tolérance propres à chaque malade :
– soit un **oxicam** : ***FELDÈNE*** 20 mg, ou ***BREXIN***, ou ***CYCLADOL***, ou ***TILCOTIL***, ou ***MOBIC*** 15 mg ;
– soit un **dérivé aryl-carboxylique** : ***VOLTARÈNE***, ou ***PROFÉNID***, ou ***CEBUTID***, ou ***LODINE***, ou ***NAPROSYNE***, ou ***APRANAX***.

La dose doit être adaptée : d'emblée élevée et correctement répartie dans la journée (importance capitale de la prise vespérale, pour contrôler les douleurs nocturnes), poursuivie jusqu'à la résolution de la poussée, puis diminuée progressivement, à la **recherche constante de la dose minimale active**, jusqu'à la fin de la poussée.

En dehors des poussées

Le traitement est adapté à chaque cas particulier et doit être le moins agressif possible :
– malades n'ayant aucune manifestation clinique : l'abstention paraît légitime ;
– malades ayant une vie quasi normale, grâce à la prise d'**aspirine** : 1 ou 2 g/j ;
– malades stabilisés grâce à de petites doses d'un **AINS** ;
– dans tous les cas les mesures orthopédiques sont indispensables.

Indications particulières

Les arthrites des membres, lorsqu'elles s'avèrent peu sensibles au traitement général, peuvent bénéficier :
– d'infiltrations intra-articulaires de corticoïdes : avec l'asepsie de rigueur, 1 à 1,5 mL de **cortivazol** (***ALTIM***) ou de **triamcinolone** (***HEXATRIONE***), etc. ;
– ou même, dans certaines formes évoluant sur un mode chronique, d'une synoviorthèse isotopique.

Certaines poussées très invalidantes et rebelles d'arthrite sacro-iliaque peuvent aussi bénéficier de l'injection intra-articulaire, sous contrôle radiologique, d'un dérivé corticoïde (***HEXATRIONE***).

Complications évolutives, formes sévères

- Traitement « de fond » : synthétiques comme ***SALAZOPYRINE, MÉTHOTREXATE*** (seulement efficaces dans les formes périphériques de SPA), ou biologiques **anti-TNF-alpha** : **étanercept** (***ENBREL***), **adalimumab** (***HUMIRA***), **golimumab** (***SIMPONI***), **infliximab** (***REMICADE***) [1].
- Arthroplastie en cas de coxite sévère, malgré le risque, après l'intervention, d'une tendance à l'ankylose.
- Immobilisation plâtrée ou en matériau thermoplastique, en cas de fracture sur rachis ankylosé (« colonne bambou »).

SPONDYLARTHRITE ANKYLOSANTE (2)

Traitement orthopédique

Les mesures orthopédiques ont une place importante dès le début de l'affection, et même en dehors des poussées, permettant de prévenir ou de limiter les conséquences d'une ankylose en mauvaise position.

- Coucher sur un plan dur (interposition éventuelle d'une planche entre matelas et sommier) ; il faut tolérer un mince traversin.
- Des mouvements en extension lutteront contre la tendance à la cyphose dorsale.
- Gymnastique posturale, dos au mur, le corps touchant le mur par les talons, les épines iliaques postérieures, les omoplates et l'occiput. La mesure de la flèche entre le mur et le creux de la nuque étant l'élément de surveillance.
- Exercices respiratoires quotidiens visant à limiter la diminution de l'amplitude respiratoire.
- Prescription éventuelle de séances de kinésithérapie pour faciliter la compréhension et le suivi des conseils précédents.

Critères de New York modifiés pour le diagnostic de spondylarthrite ankylosante

- Critère radiologique
  - Sacro-iliite de grade ≥ 2 si sacro-iliite bilatérale ou
  - Sacro-iliite de grade ≥ 3 si sacro-iliite unilatérale
- Critères cliniques (au moins 1)
  - Lombalgies et raideur lombaire de plus de 3 mois améliorées par l'activité physique et non soulagées par le repos.
  - Limitation de la mobilité du rachis lombaire dans le plan sagittal et frontal.
  - Limitation de l'expansion thoracique par rapport aux valeurs de sujets de même âge et même sexe.

CONSENSUS

[1] Recommandations pour l'utilisation des anti-TNF-alpha dans la spondylarthrite ankylosante et le rhumatisme psoriasique, *SFR et CRI*, 2007.

RHUMATISME POST-ANGINEUX, POST-STREPTOCOCCIQUE

Ce cadre, relativement **rare par rapport aux autres rhumatismes**, n'a de réel intérêt en pratique qu'en raison d'une incidence thérapeutique qui lui est propre : la nécessité d'un traitement antibiotique par la **pénicilline**.

Les circonstances de diagnostic sont variables : lorsque l'atteinte articulaire, généralement subaiguë, a été précédée d'une pharyngo-amygdalite, ou lorsque l'on découvre une ascension **significative** du titre des anticorps antistreptodornase ou antistreptokinase, plus spécifique que l'élévation des antistreptolysines O (ASLO).

> Si le tableau est proche de celui du rhumatisme articulaire aigu, surtout chez l'adulte jeune ou l'adolescent, il semble préférable de le traiter comme tel, c'est-à-dire de manière nettement plus prolongée par **pénicilline**.

Traitement

Traitement anti-inflammatoire

Il repose surtout sur l'**acide acétylsalicylique**, à la dose de 3, voire 4 g/j (qui sera réduite progressivement après la 6e sem. pour éviter un rebond), plus que les **AINS**.

La corticothérapie n'est employée que dans les rares formes évoluant comme un RAA, avec localisation cardiaque.

Pénicilline

Elle transforme l'évolution.

- **Pénicilline G**, 2 à 4 M UI/j par voie IM pendant 10 à 15 j environ.
- Ou, par voie orale : **amoxicilline** (***CLAMOXYL*** ou générique) : 1 gél. à 500 mg, matin midi et soir, pendant 10 à 15 j.
- Puis, traitement d'entretien pour éviter les rechutes, pendant 3 à 6 mois : soit par ***SIGMACILLINA*** : 1 200 000 UI tous les 15 j, ou 2 400 000 UI toutes les 3 à 4 sem., en inj. IM profonde ; soit par ***ORACILLINE*** : 1 MUI, 1 cp./j.
- En cas d'allergie à la **pénicilline** on utilisera l'**érythromycine**, à la dose de 1,5 g/j.
- Lorsque le rhumatisme est guéri (au bout de 2 à 3 mois au maximum), il faut envisager sous pénicillinothérapie la cure des éventuels foyers streptococciques : amygdaliens, dentaires, sinusiens, etc.

ARTÉRITE TEMPORALE (MALADIE DE HORTON) (1)

Urgence thérapeutique

Elle doit avoir pour objectifs l'efficacité rapide et la prévention des complications dont le malade est menacé :

– l'une rare, mais redoutable et imprévisible : la cécité, en règle définitive (*cf.* Oblitération de l'artère centrale de la rétine [OACR] en Ophtalmologie) ;

– l'autre plus fréquente et de nature iatrogène : les tassements vertébraux de la corticothérapie au long cours.

Comme celle-ci représente le seul traitement, le diagnostic mérite d'être étayé par un examen histologique positif.

La biopsie de l'artère temporale ne doit pas être retardée, ni négativée par quelques jours de corticothérapie. Dans les cas où, malgré un prélèvement suffisant, elle serait négative, il est certes possible de faire une biopsie controlatérale, mais si les arguments cliniques et biologiques sont très évocateurs il est légitime de ne pas attendre pour traiter.

Il est toujours légitime de s'assurer :

– de l'absence de contre-indication, ou de précautions supplémentaires rendues nécessaires par une pathologie associée ;

– que le risque oculaire n'est pas immédiatement menaçant, auquel cas la corticothérapie devrait précéder la biopsie de l'artère temporale ;

– qu'il n'existe pas de localisation sur un autre territoire artériel (écho-Doppler des vaisseaux de la base du cou, de l'aorte thoracique et abdominale). Une image de halo autour d'une artère temporale peut apporter un argument diagnostique notable.

ARTÉRITE TEMPORALE (MALADIE DE HORTON) (2)

Traitement

C'est la corticothérapie au long cours.

En pratique le produit le plus utilisé est la **prednisone**, ***CORTANCYL*** (cp. dosés à 1, 5 et 20 mg).

> Il est souvent possible (en l'absence de signes fonctionnels oculaires menaçants) de commencer par une dose de 30 mg/j seulement, dont l'effet est habituellement aussi rapide en 24 à 48 h que la dose classique de 40 à 60 mg/j.

- La dose journalière peut être fractionnée, en donnant une dose un peu plus forte le matin.
- Cette dose initiale est réduite très progressivement, au début par paliers de 5 mg, toutes les 2 à 4 sem. par exemple, en surveillant parallèlement la VS, la CRP **et les signes fonctionnels**.
- À partir de 15 mg/j, la réduction des doses doit encore être plus lente, de l'ordre de 1 mg à chaque palier, pour parvenir à une dose d'entretien voisine de 10 mg/j. Ensuite, la baisse se fera mg par mg, à un rythme adapté à chaque cas.
- L'ajustement thérapeutique nécessite une participation éclairée du malade.
- En cas de rechute des signes cliniques ou d'augmentation significative de la VS, on reviendra à la dose précédente.
- Le traitement, finalement, a une durée moyenne de 2 à 3 ans, parfois plus.
- Sa complication majeure est le tassement vertébral ostéoporotique.

Formes nécessitant de fortes doses de corticoïdes

On peut envisager d'associer d'autres médicaments permettant de réduire la corticothérapie : moins les **antimalariques de synthèse**, peu efficaces, ou la **dapsone**, relativement iatrogène, que le **méthotrexate** comme dans la polyarthrite rhumatoïde, mais les données publiées ne révèlent pas un haut niveau d'de preuve de leur efficacité.

Précautions liées à la corticothérapie

Elles sont d'autant plus impératives qu'il s'agit de sujets âgés ; citons les plus importantes.

- Régime sans sel et surveillance tensionnelle ; apport de potassium.
- Prévention de l'aggravation prévisible de l'ostéoporose du sujet âgé : par apport de **calcium** et de **vitamine D** : ***OROCAL***, ou ***CALTRATE VIT. D3***, de préférence 2 cp./j, voire en y associant un **biphosphonate** (*cf.* Ostéoporose).
- Détection et équilibration éventuelle d'un diabète.
- Surveillance de la tolérance gastrique, en général bonne, et intestinale.
- Surveillance pulmonaire par des clichés thoraciques réguliers pour déceler la survenue ou le réveil d'une tuberculose chez le sujet âgé.

Traitement antiagrégant plaquettaire

Certains le recommandent chez les patients « à risque » :

- signes ischémiques, même fugaces ;
- hyperfibrinogénémie > 6 g/L ;
- thrombocytose > 450 000/mm^3.

Par exemple : **aspirine**, 100 à 300 mg/j, sauf contre-indications.

PSEUDO-POLYARTHRITE RHIZOMÉLIQUE (PPR)

Diagnostic

Le diagnostic de PPR est clinique.

• La raideur douloureuse des ceintures chez un sujet de plus de 60 ans est d'autant plus évocatrice qu'elle est importante au réveil, qu'elle s'accompagne d'une altération de l'état général avec fébricule et amaigrissement, d'une augmentation de la VS (et de la CRP) et d'une anémie de type inflammatoire.

• L'indication d'une biopsie de l'artère temporale ne paraît pas devoir être systématique, mais réservée aux cas où il existe quelques céphalées. S'il y a des signes histologiques d'artérite giganto-cellulaire, le patient sera traité comme pour une maladie de Horton.

• Le diagnostic avec une polyarthrite rhumatoïde est parfois difficile : soit que la PPR s'accompagne de manifestations articulaires périphériques en plus de l'atteinte des ceintures, soit qu'elle s'accompagne d'une sérologie rhumatoïde positive (assez souvent positive chez des sujets âgés, en dehors de la maladie rhumatoïde) : l'évolution tranchera en règle.

Traitement

La corticothérapie au long cours résume le traitement, comme dans l'artérite temporale, *mais la posologie initiale nécessaire est moindre.*

Traitement initial

On commence par 15 mg/j (dose habituellement suffisante, et efficace en 24 à 48 h) de **prednisone**, ***CORTANCYL***, et l'on diminue ensuite mg par mg, par paliers de 4 sem. environ jusqu'à 10 mg.

Il est exceptionnel de prescrire des doses plus élevées.

L'efficacité se juge sur la clinique et sur la normalisation de la VS et de la CRP, habituellement retardée par rapport à l'amélioration clinique.

Traitement d'entretien

Il sera poursuivi à la **dose minimale active**, diminuée mg par mg jusqu'à extinction de la maladie, ce qui peut nécessiter plusieurs années.

L'ajustement thérapeutique bénéficie d'une participation éclairée du malade.

En cas de rechute des signes cliniques ou d'augmentation significative des paramètres inflammatoires biologiques, on reviendra à la posologie précédente.

Précautions liées à la corticothérapie

Ce sont les mêmes que pour l'artérite temporale, mais les tassements vertébraux ostéoporotiques sont heureusement beaucoup moins fréquents aux doses utilisées dans la PPR.

LUPUS ÉRYTHÉMATEUX SYSTÉMIQUE (1)

L'atteinte pluriviscérale de la maladie lupique explique que le traitement symptomatique tienne une place considérable, parallèlement au traitement « de fond ».

Diagnostic du lupus érythémateux systémique (LES)

Le problème essentiel est d'évoquer le diagnostic, que le lupus se présente :

– sous une forme aiguë : maladie évolutive avec signes généraux graves et localisations multiples ;

– ou sous une forme subaiguë ou monosymptomatique (pleurésie, polyarthrite, éruption cutanée, syndrome néphrotique, etc.).

Critères diagnostiques du lupus

- Éruption du visage en aile de papillon.
- Lupus discoïde.
- Photosensibilité.
- Ulcérations buccales ou nasopharyngées.
- Polyarthrite non érosive.
- Pleurésie ou péricardite.
- Atteinte rénale : protéinurie $> 0,50$ g/j ou cylindres urinaires.
- Atteinte neurologique : convulsions ou psychose.
- Atteinte hématologique : anémie hémolytique avec hyperréticulocytose, ou leucopénie $< 4\ 000/mm^3$ ou lymphopénie $< 1\ 500/mm^3$, ou thrombocytopénie $< 100\ 000/mm^3$.
- Désordres immunologiques : présence de cellules LE ou d'anticorps anti-ADN natif, ou d'anticorps anti-Sm ou d'une fausse sérologie syphilitique.
- Présence d'un titre anormal d'anticorps antinucléaires en l'absence de médicaments pouvant en susciter.

La présence de 4 critères sur les 11 permet de retenir le diagnostic de LES avec une très grande sensibilité et spécificité.

Les médicaments susceptibles d'induire un syndrome proche du LES sont très nombreux, dont : ***RIMIFON***, ***TROLOVOL***, ***LARGACTIL***, ***DI-HYDAN***, ***TÉGRÉTOL***, ***ZARONTIN***, ***SECTRAL***, ***TRANDATE***, ***VISKEN***, ***ALDOMET***, etc.

Contraception et LES

On sait actuellement que les œstroprogestatifs peuvent être bien tolérés, non délétères chez les femmes lupiques, mais, si une autre contraception n'est pas souhaitée, les critères de sélection doivent être stricts :

– lupus en rémission ;

– absence d'antécédent thrombotique ou thromboembolique ;

– absence d'anticorps antiphospholipides.

Grossesse et LES

La grossesse reste contre-indiquée pendant une poussée.

Elle peut être envisagée après 6 à 12 mois de rémission, et en l'absence d'atteinte cardiaque ou rénale.

En cas de présence d'anticoagulant circulant ou d'anticorps antiphospholipides, il y a un risque accru de fausse couche spontanée.

La présence chez la mère d'anticorps anti-SSA fait courir au fœtus un risque de bloc auriculo-ventriculaire cardiaque à expression néonatale, pouvant justifier la pose d'un stimulateur.

Une grossesse en contexte lupique doit être considérée comme à « haut risque ».

Si la patiente est déjà sous corticothérapie avant d'être enceinte, la dose sera volontiers augmentée en fin de grossesse ; sinon, elle sera mise en place au cours du dernier trimestre. En l'absence de toxicité fœtale des **antimalariques de synthèse**, il est recommandé de poursuivre l'**hydroxychloroquine** pendant la grossesse, pour diminuer l'activité de la maladie et s'opposer au risque de poussée durant le post-partum.

ANTICORPS MONOCLONAL (LUPUS)

Bélimumab

BENLYSTA						
Perf. IV de 1 h 10 mg/kg à J0, J14 et J28, puis toutes les 4 sem.	1 fl. pdre 120 mg 1 fl. pdre 400 mg	HOP HOP	I I		

PROPRIÉTÉS

Anticorps monoclonal humain dirigé contre la protéine BLyS, une protéine soluble humaine activant les lymphocytes B. Le médicament bloque ainsi la liaison de la protéine à ses récepteurs. Il inhibe la survie des lymphocytes B, notamment les lymphocytes B auto-réactifs, et diminue la différenciation des lymphocytes B en plasmocytes producteurs d'immunoglobulines.

INDICATIONS

Traitement des patients adultes atteints de lupus systémique actif avec présence d'autoanticorps et activité de la maladie élevée (définie par exemple par la présence d'anticorps anti-ADN natif et un complément bas) malgré un traitement standard. Utilisé en association au traitement habituel.

CONTRE-INDICATIONS

Hypersensibilité à l'un des composants.

PRÉCAUTIONS D'EMPLOI

Vaccins vivants à éviter pendant le traitement et dans les 30 j précédant l'administration.

Déconseillé par manque de données en cas de :

– lupus systémique avec atteinte neurologique centrale ou néphropathie sévères et actives ;
– infection par le VIH ;
– infection ou antécédent d'infection par le VHB ou VHC ;
– hypogammaglobulinémie (IgG < 400 mg/dL) ou déficit en IgA (IgA < 10 mg/dL) ;
– antécédent de greffe d'un organe majeur, de greffe de cellules souches hématopoïétiques/-moelle osseuse ou de greffe rénale ;
– grossesse et/ou allaitement.

Femmes en âge de procréer : contraception efficace pendant le traitement et jusqu'à au moins 4 mois après l'arrêt du traitement.

Prudence chez le sujet âgé et le patient < 18 ans ou en cas d'insuffisance rénale sévère.

Conserver entre +2 et +8 °C.

EFFETS INDÉSIRABLES

Très fréquent : infection.

Fréquents : leucopénie, réaction d'hypersensibilité à la perfusion, dépression, migraine, fièvre, diarrhée, nausée, rash, douleur aux extrémités, etc.

Peu fréquent : choc anaphylactique.

Risque augmenté : cancer, syndrome lymphoprolifératif.

INTERACTIONS MÉDICAMENTEUSES

Non compatible avec le glucose 5 %.

Aucune étude.

Prudence en cas d'administration concomitante avec un traitement ciblant les lymphocytes B ou avec le **cyclophosphamide**.

LUPUS ÉRYTHÉMATEUX SYSTÉMIQUE (2)

Un certain nombre de mesures générales doivent être appliquées.

- Se reposer pendant les poussées.
- Éviter l'exposition solaire en cas de photosensibilité.
- Éviter les produits allergisants.
- Les vaccinations sont toutefois possibles.

Le traitement médicamenteux est difficile à codifier.

> - Il est bien différent dans les formes mineures (formes articulaires et/ou cutanées), dans les formes « moyennes », et enfin dans les formes graves, qui mettent en jeu le pronostic vital.
> - Il n'est pas possible de fixer une durée au traitement symptomatique ; il ne doit pas être arrêté brusquement mais progressivement, en fonction de l'évolution clinique et biologique.
> - Il doit être constamment ajusté au cours de l'évolution, de façon à n'utiliser que la dose minimale nécessaire pour être efficace et pour limiter les effets secondaires.
> - Les infections constituent la principale cause de morbidité et de mortalité des patients.

Formes mineures

Pour une polyarthrite modérément invalidante, une pleurésie ou péricardite discrètes, les **AINS** peuvent suffire pour atténuer les symptômes.

Lorsqu'une polyarthrite tend à devenir chronique, il est possible, si elle est modérément invalidante, de prescrire comme **traitement de fond** un **antimalarique de synthèse**.

On prescrit le plus souvent : **hydroxychloroquine** (***PLAQUENIL***) : 1 cp. à 200 mg x 3/j pendant 2 à 3 mois, puis diminuer à 2 cp./j ensuite.

À ces doses, le traitement au long cours par ***PLAQUENIL*** comporte un risque potentiel de **toxicité oculaire** et nécessite une surveillance régulière, d'abord avant traitement, puis tous les 6 mois par un ophtalmologiste.

Des effets indésirables sont possibles.

Rappelons que la **D-pénicillamine** et les **sels d'or** sont contre-indiqués dans le LES.

Dans les formes cutanées, les **antimalariques de synthèse** sont aussi une bonne indication, avec en plus dans le lupus discoïde une pommade à base de **corticoïde**.

Formes plus sévères, ou échappant aux mesures précédentes

La corticothérapie est indispensable : habituellement **prednisone**, ***CORTANCYL*** (cp. à 1, 5 et 20 mg) mais d'autres produits sont possibles, à des doses variables selon la localisation et sa gravité :

- Polyarthrites invalidantes : 10 à 25 mg/j. L'adjonction du **méthotrexate** (10 à 20 mg/sem.) peut faciliter la nécessaire épargne cortisonique.
- Anémie hémolytique, purpura thrombopénique : 1 mg/kg/j.
- Péricardite avec volumineux épanchement, myocardite : 0,50 à 1 mg/kg/j.
- Encéphalopathie lupique : 1 à 1,5 mg/kg/j.
- Gloménulonéphrite proliférative : 1,5 mg/kg/j en association systématique avec un agent **immunosuppresseur** (***CELLCEPT***, ***ENDOXAN***). La gloménulonéphrite focale peut bénéficier d'une corticothérapie seule. La gloménulonéphrite extramembraneuse, rarement corticosensible, n'a pas de traitement clairement codifié. Le **bélimumab** (***BENLYSTA***) peut être utilisé dans certaines formes rebelles ou corticodépendantes, à l'exception des atteintes rénales actives ou neurologiques centrales.
- Vascularites lupiques : 1 mg/kg/j.

La posologie initiale est poursuivie jusqu'au contrôle des symptômes, puis réduite progressivement, cas par cas, p. ex. de 10 %/sem. jusqu'à 20 mg/j, puis de façon plus lente.

La prescription associée de ***PLAQUENIL***, en traitement de fond, peut aider à atteindre la dose minimale efficace.

Il faut toujours tenir compte des effets secondaires de la corticothérapie au long cours.

LUPUS ÉRYTHÉMATEUX SYSTÉMIQUE (3)

Formes graves

Dans les formes qui mettent en jeu le pronostic vital immédiat, ou celles qui échappent aux traitements précédents, mais aussi systématiquement pour certaines atteintes, des **traitements plus agressifs** sont envisagés. Il est certain que **leur emploi nécessite une réflexion particulière pour chaque malade**, une mise en route et une surveillance en milieu hospitalier et spécialisé. Il s'agit :

– des **immunosuppresseurs** : **azathioprine** (***IMUREL***) : 2 à 3 mg/kg/j, ou **cyclophosphamide** (***ENDOXAN***) : 2,5 à 5 mg/kg/j, nécessitant une surveillance hématologique et hépatique, une contraception efficace, et une posologie constamment ajustée ; ils peuvent être associés à la corticothérapie ou la relayer ;

– des **plasmaphérèses**, dans les vascularites graves et certaines glomérulonéphrites prolifératives diffuses ;

– des **assauts cortisoniques** (bolus), p. ex. et à titre simplement indicatif : **méthylprednisolone** (***SOLUMÉDROL***) 7,5 à 15 mg/kg/j, pendant 1 à 3 j, en perfusion, avec une surveillance attentive en raison de risques parfois vitaux ;

– des biothérapies pouvant être proposées dans des cas particuliers de LES, avec atteinte rénale ou du système nerveux central, réfractaires aux **immunosuppresseurs synthétiques** : biothérapies **anti-lymphocyte B** (***MABTHERA***) (*cf.* Polyarthrite rhumatoïde).

Cas particuliers

Les phlébites et accidents emboliques relèvent des anticoagulants (à vie en cas de syndrome des antiphospholipides).

L'hypertension artérielle, l'épilepsie justifient un traitement propre ; il n'y a pas de contre-indication à utiliser si nécessaire des médications susceptibles de favoriser un lupus induit.

Une insuffisance rénale avancée peut nécessiter une hémodialyse ou une transplantation.

PÉRIARTÉRITE NOUEUSE

Le traitement de la périartérite noueuse (PAN) reste un traitement symptomatique, adapté à l'expression clinique de la maladie, très diverse, à ses modalités évolutives et surtout à sa gravité.

La fréquence des multinévrites parmi les circonstances révélatrices est connue. L'association d'un amaigrissement rapide, d'une fièvre, de myalgies, d'arthralgies et de multinévrite est très évocatrice de PAN. Parmi les autres signes de la maladie (purpura, asthme), certains ont en outre une valeur pronostique : hypertension artérielle et surtout insuffisance rénale.

Affirmer la PAN repose sur l'examen histologique : par biopsie nerveuse et musculaire, par biopsie d'un élément cutané, ou par biopsie rénale.

La corticothérapie représente le traitement principal qui a permis une augmentation nette des survies à 5 ans, encore faut-il tenir compte de l'évolution spontanée parfois lente et bien tolérée de certaines périartérites noueuses.

Formes de gravité moyenne

La corticothérapie orale peut suffire. Le traitement corticoïde d'attaque, adapté à chaque malade et chaque forme de la maladie, comporte jusqu'à 0,5 à 1 mg/kg/j de **prednisone**, ***CORTANCYL*** (cp. à 5 et à 20 mg), pour une période de quelques semaines.

Le traitement d'entretien est adapté en fonction du résultat obtenu, en diminuant la corticothérapie par paliers de 5 mg, sur plusieurs mois en général ; l'association au **cyclophosphamide** (***ENDOXAN***) peut permettre de diminuer la dose nécessaire.

Rappelons que la corticothérapie prolongée expose à de nombreux effets secondaires ; les risques de tassements vertébraux ostéoporotiques et de tuberculose, qui sont les plus à craindre, doivent être prévenus.

Formes cliniquement sévères

- Formes avec altération de l'état général, pouvant mettre en jeu le pronostic vital.
- Multinévrites sévères.
- Insuffisance rénale rapidement progressive.

Assauts cortisoniques (bolus IV)

À titre simplement indicatif : **méthylprednisolone** (***SOLUMÉDROL***) 7,5 à 15 mg/kg/j, pendant 1 à 3 j, en perfusion et avec une surveillance très attentive, puis relais par corticothérapie orale. La prescription de **cyclophosphamide** (***ENDOXAN***), en perfusions séquentielles, lui est souvent associée.

Immunosuppresseurs

Ils représentent la base habituelle du traitement, en association avec la corticothérapie ; on utilise, soit l'**azathioprine** (***IMUREL***) : 2 à 3 mg/kg/j, soit surtout le **cyclophosphamide** (***ENDOXAN***), par perfusion (moins toxique que la forme orale continue), selon un rythme à discuter en fonction de chaque cas.

Plasmaphérèses, immunoglobulines humaines

Les plasmaphérèses, les **immunoglobulines humaines** normales (***TÉGÉLINE***), en milieu spécialisé, peuvent donner de bons résultats, seules ou associées aux autres traitements.

PAN secondaire à l'infection par le virus de l'hépatite B

La prise en charge, en milieu spécialisé, associe un traitement antiviral au traitement d'attaque de la forme classique de la PAN, parfois complété par des plasmaphérèses initiales.

POLYMYOSITE – DERMATOMYOSITE

La cause de ce groupe d'affections demeure inconnue, même si un phénomène d'auto-immunité est le plus souvent impliqué. Il n'y a donc pas de traitement étiologique, en dehors des formes paranéoplasiques, où l'éradication du cancer, lorsqu'elle est possible, peut aboutir à un état de guérison apparente. Certaines polymyosites s'inscrivent dans la cadre de connectivites auto-immunes définies (comme le lupus érythémateux systémique ou le syndrome de Gougerot-Sjögren) ; d'autres formes sont reliées à une infection virale chronique (par le VIH en particulier).

Les options thérapeutiques sont dominées par la corticothérapie en 1re intention, au traitement symptomatique des diverses manifestations et complications, auxquels s'ajoutent diverses tentatives de traitement immunomodulateur complémentaire, variant suivant les formes cliniques évolutives de la maladie.

Corticothérapie

Elle représente la base principale du traitement.

Elle est instituée, par voie orale, à forte dose durant les premières poussées : 1 à 1,5 mg/kg/j de **prednisone** (***CORTANCYL***) (cp. à 1, 5 et 20 mg), pendant plusieurs sem., avant d'envisager une diminution progressive, en cas d'efficacité initiale, par paliers de 5 mg en moins toutes les 2 à 4 sem., ceci sur plusieurs mois, le traitement pouvant être prolongé pendant plusieurs années.

Dans les formes sévères, la corticothérapie parentérale à très fortes doses, administrée sous forme de bolus IV pendant une courte période semble justifiée, en particulier en cas d'atteinte respiratoire.

Traitements complémentaires

Ils peuvent être institués après échec, ou insuffisance, de la corticothérapie, mais parfois d'emblée, lorsque la gravité de l'atteinte musculaire ou l'association à d'autres manifestations systémiques le justifient.

On utilise avant tout le **méthotrexate**, à une dose comprise entre 10 et 25 mg/sem., par voie orale (***METHOTREXATE***) ou en inj. IM (***METOJECT***) (sous une surveillance du même type que pour la polyarthrite rhumatoïde), plus rarement l'**azathioprine**, le **cyclophosphamide**, la **ciclosporine**, etc.

Dans certains cas on peut utiliser des injections intraveineuses mensuelles d'**immunoglobulines polyvalentes** (***TÉGÉLINE***), ou des échanges plasmatiques, dont l'indication se décide en milieu spécialisé.

Des essais thérapeutiques ont eu lieu avec certaines biothérapies, comme le **rituximab** (***MABTHERA***).

SCLÉRODERMIE

La cause de la maladie est toujours inconnue et il n'y a pas de traitement étiologique.

Les possibilités thérapeutiques sont donc limitées au traitement symptomatique des diverses manifestations et aux tentatives de traitement de fond, que nous ne ferons que citer.

Elle atteint surtout l'adulte et plus souvent la femme. On peut schématiquement opposer 2 formes de pronostic différent :

– une forme cutanée limitée ;
– une forme cutanée diffuse, plus grave car souvent rapidement compliquée.

Traitements immunomodulateurs « de fond »

Leur efficacité étant très discutée, leur indication justifie une décision en milieu spécialisé.

L'atteinte pulmonaire interstitielle peut parfois se stabiliser sous **cyclophosphamide** (***ENDOXAN***).

Traitements symptomatiques

Ils sont très utiles et doivent être adaptés aux manifestations cliniques ; nous ne ferons que citer les principales d'entre elles :

– le phénomène de Raynaud nécessite généralement, en dehors des mesures logiques de protection vis-à-vis du froid, un traitement par inhibiteur des canaux calciques : **nifédipine** (***ADALATE***) ou **diltiazem** (***BI-TILDIEM*** ou ***MONO-TILDIEM LP***), voire – dans les cas les plus graves avec risque de gangrène distale – des perfusions quotidiennes d'un analogue de la prostacycline, l'**iloprost** (***ILOMÉDINE***) pendant 6 à 10 j consécutifs ;
– l'atteinte œsophagienne justifie habituellement un traitement du reflux et de l'œsophagite ;
– l'atteinte rénale et l'hypertension artérielle relèvent au début des **inhibiteurs de l'enzyme de conversion** ;
– l'hypertension artérielle pulmonaire, grevant le pronostic vital, peut bénéficier de la prescription d'un **inhibiteur de l'endothéline** comme le **bosentan** (***TRACLEER***), ou d'**inhibiteur de la phophodiestérase de type 5** comme le **sildénafil** ou le **tadalafil** (prescrits et surveillés en milieu spécialisé).

TENDINITES ET TENDINOPATHIES (1)

Définitions

Tendinopathies d'insertion

Les tendinopathies d'insertion sont d'origine avant tout dégénérative, microtraumatique reconnue ou non, mais parfois le fait de concrétions calcaires (hydroxyapatite), voire de certains rhumatismes inflammatoires (enthésopathies au cours des spondylarthrites plus que de la polyarthrite rhumatoïde).

Ces tendinopathies d'insertion peuvent être associées à des bursites de voisinage (ténobursites), à une réaction périostée (ténopériostite).

Ténosynovites

La tendinite est associée à une réaction inflammatoire de la gaine du tendon, qui peut elle aussi être d'origine microtraumatique, ou parfois infectieuse.

Elles s'intègrent volontiers dans un tableau de rhumatisme inflammatoire en général évident.

Mesures générales

Le traitement des formes douloureuses de tendinopathies est assez univoque.

- Mise au repos du tendon affecté.
- Traitement anti-inflammatoire allant de l'application d'un gel **AINS**, dans les formes superficielles, à la prescription d'un **AINS** par voie orale ou à la réalisation d'une série de 1 à 4 injections locales d'un **corticoïde**, en fonction : de l'intensité des symptômes, de leur durée préalable, de contre-indications éventuelles, de préférences personnelles du patient ou du médecin.

TENDINITES ET TENDINOPATHIES (2)

Modalités thérapeutiques

Repos

Il doit être relatif, adapté à l'activité préalable du sujet, mais il concerne plus particulièrement la suspension des mouvements itératifs qui ont favorisé et entretiennent la réaction inflammatoire. Dans certaines formes une immobilisation par attelle ou orthèse est utile.

Médications antalgiques

Elles peuvent constituer un appoint, en particulier dans les formes réellement hyperalgiques (rares), mais aussi lorsque le traitement AINS est contre-indiqué.

On s'adresse habituellement au **paracétamol**, à la posologie de 1,5 à 3 g/j, seul ou éventuellement associé, par exemple au **tramadol** (***IXPRIM***) : 1 à 2 cp./4-6 h.

Gels anti-inflammatoires locaux

Ils peuvent être utiles **dans les formes très superficielles** de tendinopathie, en général d'intensité symptomatique modérée, à condition d'être appliqués régulièrement 2 à 3 fois/j et pendant une durée prolongée, plusieurs semaines habituellement.

On prescrira : **diclofénac** (***VOLTARÈNE ÉMULGEL*** ou ***FLECTOR***) ; ou **piroxicam** (***GELDÈNE***) ; ou **kétoprofène** (***KÉTUM*** gel), etc.

Anti-inflammatoires non stéroïdiens

Ils représentent, avec les injections locales de **corticoïdes**, l'un des 2 traitements habituellement efficaces des tendinopathies.

> Il est important de respecter leurs contre-indications et précautions d'emploi, d'autant que la prescription doit souvent être prolongée quelques semaines pour éviter un rebond à leur arrêt.

Selon les habitudes personnelles :
– soit un **oxicam**, à la dose de 1/j (et si possible 1/2 seulement, après amélioration) : **piroxicam** (***FELDÈNE*** 20 mg) (gél. ou cp. dispersible), ou ***BREXIN***, ou ***CYCLADOL***, ou **ténoxicam** (***TILCOTIL***), ou générique ;
– soit un dérivé aryl-carboxylique, à posologie adaptée, p. ex. **diclofénac**, (***VOLTARÈNE***) (100 à 150 mg/j), ou **kétoprofène** (***PROFÉNID***) (200 mg/j), etc., ou génériques.

Injections locales de corticoïdes (*cf.* Corticothérapie locale)

Elles représentent l'autre traitement habituellement efficace des tendinopathies, à condition de **respecter quelques règles** :
– ne pas répéter le geste s'il n'a pas fait preuve d'efficacité après la 2e inj. ;
– effet bénéfique ayant duré au moins une quinzaine de j ;
– espacer d'au moins 10 à 20 j les 2 premières inj., et en général plus pour les suivantes ;
– ne pas dépasser 4 inj. pour une série, et d'une façon générale 6 inj. pour une période de 12 mois consécutifs (arbitraire) ;
– asepsie rigoureuse et technique bien maîtrisée (pas d'injection intra-tendineuse).

> Il faut prévoir pour les sportifs de compétition de remplir un formulaire AUT (autorisation d'usage à des fins thérapeutiques), car les corticoïdes font partie de la liste des produits « dopants ».

TENDINITES ET TENDINOPATHIES (3) – TENDINITES DU MEMBRE SUPÉRIEUR

Périarthrite scapulo-humérale (en général une tendinite du supra-épineux)

Formes habituelles

Le traitement habituel (**AINS** ou injections locales de **corticoïdes**) est efficace, à condition d'être suffisamment poursuivi.

Certaines formes d'emblée hyperalgiques, avec grande impotence, correspondent à une poussée de calcification tendineuse ou dans la bourse adjacente. Elles réagissent très bien et très vite à la prescription d'un **AINS** à la dose maximale autorisée ; une brève corticothérapie par voie orale peut lui être substituée en cas de contre-indication aux **AINS**.

> Dans les formes d'emblée hyperalgiques, les infiltrations sont à éviter, au moins les premiers jours, car elles risquent d'accentuer la douleur.

Formes chroniques et invalidantes

Il faut éviter la répétition des infiltrations en particulier si leur action n'est pas durable, éviter les **AINS** lorsque la douleur est modérée.

Quand il est manifeste que l'accrochage tendineux est responsable de la gêne fonctionnelle, on peut envisager un geste chirurgical après bilan radiologique complémentaire (arthroscanner, IRM).

Lorsque la gêne est liée à une calcification, on peut envisager l'aspiration de la calcification sous contrôle radiologique et anesthésie locale.

D'une façon générale la rééducation n'est pas utile en phase douloureuse. Sa meilleure indication concerne les formes chroniques. Elle consiste à apprendre au patient comment mobiliser l'épaule pour éviter l'accrochage du tendon : 15 séances de rééducation avec exercices de décoaptation.

Épicondylite

Formes mineures

Contre la douleur intermittente, avec gêne modérée, on peut essayer pendant quelques semaines le repos relatif (éviter les mouvements de pronosupination, le port de charges coude fléchi), l'application locale 2 à 3 fois/j d'un gel **AINS** (attention aux réactions cutanées).

Formes habituelles, invalidantes

Le traitement comporte :

– en plus du repos (arrêt de l'activité sportive déclenchante, modification du matériel ou du geste : *cf.* ci-après, Tennis elbow) et de l'application éventuelle d'un gel **AINS** ;

– soit un traitement **AINS** par voie générale, souvent pendant plusieurs semaines, s'il s'avère efficace ce qui n'est pas constant ;

– soit, et plus volontiers, un traitement local par infiltration de **corticoïdes**, à condition d'obtenir un résultat favorable.

Formes chroniques et invalidantes

Un traitement chirurgical peut être envisagé, après analyse attentive du cas, appréciation de la gêne réelle et imagerie complémentaire (IRM). Le geste consiste en général en la désinsertion des muscles épicondyliens.

En pratique, l'intervention chirurgicale est exceptionnellement indiquée dans une pathologie qui finit habituellement par guérir en 6 mois à 2 ans.

Tennis elbow

Il existe des facteurs favorisants :

– le changement trop rapide de modèle de raquette ;

– certaines raquettes lourdes en tête, trop tendues (> 25 kg), avec un tamis trop petit,

– un manche trop fin ;

– certains mouvements : lift de revers, arrêt trop brusque du geste lors de la frappe ;

– une frappe de balle décentrée, en particulier vers le haut ;

– les balles trop dures.

Il en résulte un excès de vibrations nocives, ce qui déclenche un réflexe de serrage et de préhension violente du manche, d'autant plus fort et plus durable que le grip est petit, et entraîne de ce fait une contracture des muscles épicondyliens et épitrochléens.

Le port d'une coudière, d'un bracelet voire d'une orthèse « anti-épicondylite » semble utile à certains patients.

TENDINITES ET TENDINOPATHIES (4) – TENDINITES DU MEMBRE INFÉRIEUR

Périarthrite de hanche (ou ténobursite trochantérienne, ou tendinite du moyen fessier)

Formes habituelles

Le traitement comportera en plus du ménagement physique :

– soit un traitement AINS par voie générale, souvent pendant plusieurs semaines ;

– soit un traitement local par infiltration de **corticoïdes**, dont le résultat est souvent plus rapide et plus brillant.

> Le produit sera injecté aux points les plus douloureux, en général au contact des versants supérieur et postérieur du grand trochanter, seul ou mélangé à 2 ou 3 mL de **lidocaïne** (***XYLOCAÏNE*** à 1 %), s'il n'y a pas de contre-indication.

Formes traînantes, avec bursite

L'injection pourra être guidée sous échographie.

Tendinite patellaire

Fréquente chez le sportif, cette ténopériostite de la pointe de la rotule est justiciable de la mise au repos, d'un traitement médicamenteux, d'une physiothérapie. Il est préférable d'éviter, ou de retarder, l'indication d'une infiltration au contact de la pointe de la rotule (risque de rupture) ; dans ce cas, le repos est indispensable.

Tendinite de la patte d'oie

Lorsque le traitement local est choisi, l'injection se fera avec une aiguille fine, au contact du point le plus douloureux de la patte d'oie, ou dans la bourse péritendineuse en cas de bursite associée.

Tendinites achilléennes

Tendinites achilléennes d'insertion

Elles se traduisent par une douleur et un empâtement du tendon à sa terminaison. Elles surviennent surtout chez les sportifs, parfois chez un goutteux ou après traitement antibiotique par une **fluoroquinolone**, qui doit être arrêtée.

Le traitement associe le repos (le port de bottillons, d'une petite talonnette, peut être utile), les **antalgiques** et **AINS** selon les modalités habituelles. Les récidives ne sont pas exceptionnelles.

Il est préférable d'éviter les infiltrations de **corticoïdes** au contact du tendon, qui peuvent avoir un effet favorable, mais qui ont été accusées par certains auteurs de favoriser les ruptures tendineuses.

Chez le sportif, diverses méthodes complémentaires sont proposées : ration hydrique importante (2 L au minimum), réduction de l'apport protidique ; semelle thermoformée ; ultrasons ; strapping puis rééducation avec massage transverse profond, étirements du tendon, stretching et réentraînement, etc.

Dans les formes rebelles à un traitement bien conduit et longtemps prolongé, un « peignage chirurgical » du tendon peut parfois être envisagé, qui provoque un épaississement cicatriciel indolore du tendon.

Tendinites achilléennes nodulaires

Variété particulière où existe, au-dessus et à plus de 2 cm de l'insertion, un nodule palpable, douloureux, qui constitue le foyer cicatriciel d'une rupture partielle limitée.

Les infiltrations sont formellement contre-indiquées. Le traitement reste classique par ailleurs.

Dans les formes rebelles et invalidantes, il est possible d'immobiliser le tendon dans une botte de marche en résine, pendant 6 sem.

Ténobursites pré-achilléennes

Elles surviennent plus souvent dans les rhumatismes inflammatoires et peuvent être révélatrices (spondylarthropathies plus que polyarthrite rhumatoïde). Le traitement est celui du rhumatisme en cause, mais un traitement local peut être utilement associé.

Ténobursites superficielles rétro-achilléennes

Elles sont dues au frottement du contrefort des chaussures et justifient un repos, le port de chaussures bien adaptées, un gel **AINS** localement, et plus rarement un bref traitement AINS ou 1 à 2 infiltrations de **corticoïdes** au contact.

Parfois, il existe en plus une déformation de la tubérosité postérieure du calcanéum (maladie de Haglund) qui peut nécessiter une résection chirurgicale.

TALALGIE (ÉPINE CALCANÉENNE) – MYOAPONÉVROSITE PLANTAIRE

La myoaponévrosite plantaire ou talalgie plantaire (ou épine calcanéenne, talonnade) est caractérisée cliniquement par une douleur plantaire sous-calcanéenne, survenant lors de la mise en charge.

Elle est le plus souvent d'origine microtraumatique par sollicitation excessive, mais parfois en relation avec une spondylarthropathie.

Traitement

- Repos relatif.
- Port d'une talonnette amortissante (*VISCOGIB* ou *VISCOHEEL*, non remboursées), ou d'une simple talonnette mousse évidée au contact du point le plus douloureux.
- Traitement AINS classique.
- Ou série de 1 à 3 infiltrations locales d'un **corticoïde** au contact. On repère le point le plus douloureux par pression de la face plantaire et de la face interne ; l'aiguille est enfoncée au point douloureux interne, perpendiculairement à la peau, en direction du point douloureux plantaire.

Le produit est utilisé seul ou associé à 2 ou 3 mL de **lidocaïne** (***XYLOCAÏNE*** à 1 %). Certains préfèrent faire auparavant une anesthésie du nerf tibial postérieur dans la gouttière rétromalléolaire interne.

En cas d'échec d'une 1re infiltration, il est légitime d'en envisager une 2e sous contrôle échographique.

Évolution

- Il n'est pas rare que les symptômes soient rebelles au traitement ; dans ce cas il faut éviter de multiplier les infiltrations, prescrire les médications à la dose minimale active, insister sur le port d'une talonnette, et patienter.
- Lorsqu'il existe une « épine calcanéenne » sur les radiographies, il faut expliquer au patient qu'elle n'est nullement la cause des douleurs, mais la conséquence des sollicitations myotendineuses et de la réaction inflammatoire. De ce fait, l'exérèse chirurgicale de l'épine est bien entendu à proscrire.

TÉNOSYNOVITES

Ténosynovites simples (exsudatives ou crépitantes)

Ce sont des atteintes inflammatoires des tendons et de leurs gaines synoviales. Il faut toujours écarter les ténosynovites infectieuses par porte d'entrée locale, infection génitale, voire tuberculose.
Elles atteignent :
– les extenseurs des doigts à la face dorsale du carpe ;
– les radiaux : « aï crépitant » au tiers inférieur de la face dorsale de l'avant-bras ;
– les fléchisseurs des doigts, avec ou sans syndrome du canal carpien (*cf.* Syndrome du canal carpien) ;
– les fibulaires latéraux, le jambier antérieur, les extenseurs des orteils.
Les ténosynovites réagissent habituellement à la mise au repos, à un traitement AINS par voie générale.
Dans les cas rebelles, ou en cas de contre-indication des **AINS**, une série de 1 à 3 infiltrations de **corticoïdes** est justifiée et efficace.

Ténosynovite sténosante de De Quervain

Elle intéresse les tendons jumelés du long abducteur et du court extenseur du pouce : à la face externe du poignet le long de la styloïde radiale où l'on palpe une zone douloureuse et parfois une tuméfaction dure qui paraît collée à l'os.
Son traitement est d'abord médical :
– soit injection locale d'un **dérivé corticoïde** le long ou si possible dans la gaine (1 à 3 inj. à 10-15 j d'intervalle pour une série) ;
– soit **AINS** par voie générale et locale en gel ;
– l'immobilisation du pouce, par un simple bandage immobilisant le pouce, voire par une orthèse du commerce, ou en matériau thermoplastique, laissant libre l'interphalangienne du pouce.
Dans les formes rebelles, on peut avoir recours à la chirurgie : résection de la gaine des tendons.

Ténosynovite nodulaire

Elle est également dénommée « **doigt à ressaut** » ou « à ressort ».
Sur le tendon du fléchisseur profond d'un doigt, au niveau de la métacarpophalangienne surtout, peut se développer un nodule. Celui-ci, pendant son passage dans la coulisse ostéofibreuse, entraîne lors de l'extension du doigt un ressaut douloureux ou un blocage en position de flexion ; le patient doit alors s'aider de l'autre main pour étendre son doigt.
Volontiers d'origine microtraumatique, on la rencontre aussi au cours des rhumatismes inflammatoires.
L'utilisation d'un gel **AINS** est rarement suffisante, en dehors des formes mineures et récentes.
1 à 2 injections locales d'une petite dose d'un **dérivé corticoïde** (de 0,5 à 1 mL) donnent habituellement un bon résultat.
En cas d'échec et de gêne fonctionnelle importante, ce qui est rare, ou de récidives trop fréquentes, le traitement chirurgical est simple et efficace : section de la gaine fibreuse.

SYNDROME DU CANAL CARPIEN

Les manifestations cliniques sont liées à la souffrance du nerf médian dans son trajet au niveau du poignet.

- Accès de paresthésies et d'*engourdissement des doigts* (respectant en général le 5e doigt), accompagnés de *douleurs* très vives pouvant irradier à l'avant-bras, voire au bras.
- Manifestations souvent bilatérales avec *recrudescence nocturne*, fréquemment génératrice d'insomnie, et au réveil, avec impression de gonflement des doigts, et lors de la répétition de certains travaux (couture, tricot, repassage, tenue d'un livre, etc.).

> Il est important pour le traitement de s'assurer de l'absence de déficit moteur du court abducteur et de l'opposant du pouce. Dans les formes prolongées, on peut constater une atrophie des muscles de la partie supéro-externe de l'éminence thénar, rarement réversible.

Le diagnostic est essentiellement clinique ; il est exceptionnellement nécessaire en pratique courante de demander un EMG.

Étiologies

Les étiologies de ce syndrome sont nombreuses et utiles à définir pour certaines formes pouvant bénéficier d'un traitement plus spécifique.

- Très souvent il survient pendant ou après la ménopause sans que l'on ne décèle d'autre facteur favorisant.
- Chez la femme jeune il peut être dû à une polyarthrite rhumatoïde, une ténosynovite non spécifique des fléchisseurs des doigts.
- Il se voit aussi au cours ou au décours de la grossesse, dans l'hypothyroïdie, dans l'amylose (primitive, ou du myélome, ou de l'insuffisant rénal chronique en hémodialyse) ou après des traumatismes du poignet ayant modifié l'anatomie osseuse du canal carpien.
- Il peut être d'origine professionnelle, microtraumatique (surmenage des fléchisseurs, justifiant leur mise au repos).

L'évolution est souvent longue, un an ou beaucoup plus, mais se fait par ondes évolutives, et les symptômes sont intermittents et d'intensité très variable.

Traitement symptomatique

> Il n'y a pas de traitement médicamenteux efficace par voie générale, sauf parfois les **AINS** en particulier en cas de ténosynovite.

Dans les formes mineures ou simplement paresthésiantes, l'abstention est possible.

Dans les formes douloureuses habituelles : le traitement le plus efficace consiste en une série de 1 à 3 infiltrations de **corticoïdes** dans le canal carpien, à 2 sem. ou plus d'intervalle, au moment d'une poussée douloureuse : 1/2 à 1 ampoule-seringue, soit de **cortivazol** (***ALTIM***), soit de **bétaméthasone** (***DIPROSTÈNE***), etc.

L'injection doit se faire sans résistance.

Dans la forme bilatérale : on injectera le produit, soit du côté le plus douloureux en appréciant le résultat sur les 2 côtés à la consultation suivante, soit des 2 côtés, en fractionnant la dose en 2.

> Ce traitement peut être renouvelé 1 ou 2 fois dans l'année, en se fixant une limite, arbitraire : pas plus de 6 doses pour 12 mois consécutifs. Au-delà il est préférable de choisir une solution chirurgicale.

Traitement étiologique

Il est rarement suffisant : mise au repos dans les formes microtraumatiques, correction d'une hypothyroïdie, etc.

Traitement chirurgical

Il n'est qu'exceptionnellement indiqué (5 % des cas environ), sauf cas particuliers : en cas d'échec des infiltrations ou de récidives trop fréquentes, en cas de déficit sensitif durable ou moteur décelé cliniquement, et de préférence avant l'apparition d'une amyotrophie.

Dans ces cas, une confirmation électrique (EMG) est souvent demandée par le chirurgien, dans un but médico-légal, ainsi qu'une radiographie en incidence « canal carpien » pour mettre en évidence une éventuelle anomalie osseuse. Le geste chirurgical consiste en une section du ligament annulaire du carpe, qui libère le nerf médian.

C'est un geste simple, qui peut se faire par abord chirurgical classique ou par voie endoscopique, par un chirurgien entraîné à ces techniques pour ne pas léser le rameau thénarien du médian.

Il peut se faire en ambulatoire sous anesthésie loco-régionale ; les suites sont courtes et les résultats sont habituellement très favorables.

SYNDROME DU TUNNEL MÉTATARSIEN (MALADIE DE MORTON)

Les symptômes traduisent la compression du nerf digital, dans le tunnel métatarsien, entre la tête des métatarsiens des 2e ou 3e espaces : douleur aiguë, en coup de poignard, ou douleurs lancinantes, de siège plantaire antérieur, survenant à la marche et à l'appui antérieur ; paresthésies, et parfois, à l'examen, hypoesthésie en feuillets de livre ; réveil de la douleur par la pression dorsale de l'espace intermétatarsien, ou la flexion dorsale d'un orteil.
Les étiologies sont essentiellement microtraumatiques, favorisées par le port de chaussures trop serrées ou de talons trop hauts, conditions qu'il faudra corriger pour éviter les récidives.

Traitement orthopédique

- Il est toujours utile et parfois suffisant.
- Correction de l'appui défectueux ou traumatisant.
- Port d'une *semelle de décharge avec appui rétrocapital mousse.*

Traitement symptomatique

- Essentiellement infiltration de **corticoïde** dans l'espace intercapito-métatarsien douloureux, par voie dorsale, comme pour les autres syndromes canalaires.
- On peut ajouter 1 mL de **lidocaïne** (***XYLOCAÏNE*** 1 %) dans l'ampoule-seringue de **corticoïde**, pour une plus grande diffusion locale du produit.

Traitement chirurgical

Neurolyse, en cas d'échec des méthodes précédentes, de préférence après confirmation du diagnostic par une imagerie : échographie par un opérateur entraîné, voire IRM qui peut montrer un névrome ou une bursite.

BURSITES ET HYGROMAS

On appelle **bursite** l'inflammation d'une bourse séreuse, généralement située autour d'une articulation. L'**hygroma** est une variété de bursite caractérisée par son enkystement.

L'inflammation peut être d'origine traumatique ou microtraumatique locale, d'origine rhumatismale (goutte, dépôts calcaires, etc.), mais **parfois d'origine infectieuse** et cette hypothèse doit toujours être évoquée.

Les **localisations les plus fréquentes** sont le coude (bursite rétro-olécrânienne) ; le genou (hygroma prérotulien) ; puis le talon (bursite rétroachilléenne par frottement, et bursite préachilléenne au cours des rhumatismes inflammatoires ; la hanche (bursite du psoas, ténobursite trochantérienne) ; l'épaule (bursite sous acromio-deltoïdienne).

Le traitement est avant tout médical et local.

- **Ponction** des bursites superficielles avec analyse du liquide, s'il n'est pas clair, pour écarter une origine infectieuse (culture).
- **Injection locale** d'un dérivé **corticoïde** comme pour une infiltration articulaire : 1 ampoule de **bétaméthasone** (***DIPROSTÈNE***), ou de **cortivazol** (***ALTIM***), etc. qui pourra être renouvelée 10 à 20 j après.
- Ou cure courte d'un **AINS**.

> Lorsqu'on a un doute sur une éventuelle infection, il faut s'abstenir d'injecter un **corticoïde** et, en attendant le résultat de la culture du liquide, prescrire un **AINS**.

- En cas d'infection, antibiothérapie adaptée au germe, parfois suivie d'exérèse chirurgicale.

L'exérèse chirurgicale d'un hygroma peut être nécessaire en cas d'échec du traitement médical, de récidive fréquente ou de gêne fonctionnelle après guérison de l'inflammation locale.

KYSTES SYNOVIAUX

Les kystes synoviaux sont le plus souvent l'expression d'une pathologie articulaire sous-jacente (dégénérative ou inflammatoire) dont le traitement ne doit pas être négligé.

Ils siègent le plus souvent au genou (kyste poplité surtout, et plus rarement kyste méniscal), au poignet, au dos du pied, à l'épaule ou à la hanche.

Kyste poplité

Le kyste poplité siège à la face postérieure du genou, et il peut être palpé lorsqu'il est volumineux. Il est habituellement secondaire à une gonarthrose, à une arthrite en particulier rhumatoïde, ou à une autre pathologie articulaire, dont le traitement parallèle est important.

Cliniquement, en plus de la gêne douloureuse postérieure qu'il peut entraîner, il faut connaître les tableaux aigus, simulant une thrombophlébite par compression veineuse ou par rupture du kyste.

Son diagnostic est facilité par une échographie de qualité, avec Doppler qui écarte une lésion vasculaire.

Lorsque le kyste communique manifestement avec la cavité articulaire, gonflée par l'épanchement provoqué par une gonarthrose ou une arthrite, l'injection d'un **corticoïde** dans la cavité articulaire après ponction évacuatrice peut suffire à guérir la poussée douloureuse due au kyste.

Dans les formes peu invalidantes le repos, la prescription d'une cure courte d'un **AINS**, comme dans la gonarthrose, peut suffire.

Dans les formes plus invalidantes l'évacuation du kyste, par un opérateur entraîné, se justifie, avec une aiguille de calibre 18 G si l'on pense que son contenu est gélatineux, ou une aiguille plus fine (21 G) si l'on pense que le contenu est fluide.

Ce geste est suivi de l'injection d'un dérivé cortisonique dans le kyste : 1 ampoule-seringue de **cortivazol** (***ALTIM***), ou de **bétaméthasone** (***DIPROSTÈNE***), etc.

Ce geste pourra être renouvelé 1 à 2 fois après un intervalle de 2 à 4 sem., si le résultat est insuffisant ou en cas de récidive plus tardive.

Dans les formes récidivantes, le traitement de la pathologie articulaire sous-jacente est nécessaire. Une synoviorthèse (avec un produit radioactif) peut être discutée et faite en milieu spécialisé.

Le traitement chirurgical est exceptionnellement indiqué car les traitements précédents sont habituellement suffisants.

Kyste synovial du poignet

Le kyste siège habituellement à la face dorsale du poignet ; son volume est très variable. Certains peuvent régresser spontanément, mais lorsqu'ils entraînent une gêne fonctionnelle ou esthétique ils relèvent des traitements suivants.

Ponction-aspiration

Elle représente le geste thérapeutique le plus simple :

– ponction avec une aiguille de calibre 18 G, et aspiration de la gelée translucide qui le remplit ;

– suivie d'une compression forte pendant quelques minutes, et d'un pansement compressif pendant quelques jours.

En cas de récidive on peut renouveler le geste, et y associer l'injection d'une petite quantité d'un dérivé **corticoïde** : **cortivazol** (***ALTIM***), ou **prednisolone** (***HYDROCORTANCYL***), etc.

Exérèse chirurgicale

En cas de récidive trop fréquente et de gêne réelle, il est préférable de recourir alors à l'exérèse chirurgicale qui se fait sous anesthésie loco-régionale,

Elle nécessite l'excision complète du kyste et de sa base d'implantation et d'une partie de la capsule articulaire, ce qui peut laisser une cicatrice importante, dont il faut tenir compte dans la décision.

RÉTRACTION CAPSULAIRE – CAPSULITE RÉTRACTILE DE L'ÉPAULE

Étiologie

La rétraction capsulaire de l'épaule, qui ne fait que très rarement partie d'un syndrome épaule-main, est le plus souvent idiopathique, parfois post-traumatique ou iatrogène (**barbituriques**, **isoniazide**, **antirétroviraux**, etc.), mais peut quelquefois être associée à une affection cardiovasculaire (insuffisance coronaire), neurologique (hémiplégie), ou pulmonaire.

Évolution

> Le traitement doit absolument tenir compte du stade évolutif.

En effet deux phases se succèdent :

– *d'abord une phase douloureuse*, pseudo-inflammatoire, avec une douleur qui peut avoir une recrudescence nocturne, en particulier dans le décubitus homolatéral, qui dure 4 à 6 mois ; l'affection ayant un début progressif, elle est souvent confondue au début avec une « périarthrite » ; c'est la constatation d'une raideur trop importante et touchant tous les mouvements de l'épaule qui fait redresser le diagnostic ;

– *puis une phase de raideur*. Pendant cette phase la raideur prédomine sur la douleur, qui n'apparaît le plus souvent qu'aux mouvements extrêmes et brusques.

> **L'évolution se fait pratiquement toujours vers la guérison complète**, même spontanément, mais en 12 à 18 mois en moyenne.

Traitement

Pendant la phase douloureuse initiale

Le traitement comporte :

– les **antalgiques** à posologie suffisante ;

– les **AINS**, en particulier au début, avec les précautions d'usage ;

– ou les infiltrations locales de **corticoïdes**, qui donnent de bons résultats mais seulement sur la douleur, en particulier celle du décubitus homolatéral. 1 à 4 injections de **cortivazol** (***ALTIM***) ou de **bétaméthasone** (***DIPROSTÈNE***), à 2 ou 4 sem. d'intervalle, aident à atteindre la seconde phase évolutive.

La masso-kinésithérapie, systématique et prudente pour certains, semble ne pas être utile à ce stade. Elle ne raccourcit pas l'évolution et est trop souvent source de douleurs.

Certains pratiquent une distension synoviale de l'épaule après arthrographie, injection locale d'**anesthésique** et de **corticoïde**, suivie d'une rééducation intensive, et estiment raccourcir l'évolution. Ce choix, à la phase intermédiaire de l'évolution, dépend de l'importance de la gêne fonctionnelle.

À la phase de raideur par rétraction capsulaire

Le traitement médicamenteux peut être allégé : **antalgiques** à dose suffisante.

La rééducation, douce et progressive, peut être entreprise, mais le sujet peut la réaliser lui-même activement.

FIBROMYALGIE – SYNDROME POLYALGIQUE IDIOPATHIQUE DIFFUS

La fibromyalgie, ou fibrosite, ou syndrome polyalgique idiopathique diffus (**SPID**), correspond à un syndrome, exclusivement clinique, fait de douleurs chroniques retrouvées à la pression de nombreuses insertions musculo-tendineuses (bilatérales et symétriques), et d'une fatigue musculaire, habituellement chez des femmes jeunes.

Étiologie

Son étiologie n'est pas connue, et sa pathogénie, encore incertaine et ceci quels que soient les médiateurs biochimiques mis en évidence, fait essentiellement référence à une perturbation psychologique car on retrouve souvent un état anxiodépressif et des conditions de stress psychologique.

Traitement

Son objectif est l'amélioration de la qualité de vie.

Les recommandations de l'Eular (publiées en 2008 [1]) mettent en 1er choix thérapeutique les approches non médicamenteuses avec un accent sur l'activité physique aérobie, les thérapies cognitives et comportementales et les approches associant plusieurs composantes (physiques et psychologiques). Elles insistent sur les **molécules à ne pas utiliser** telles que : les **AINS**, la corticothérapie, les **benzodiazépines**, et les **opioïdes forts**.

Psychothérapie

Elle commence par une écoute attentive et patiente de la plainte et de ses facteurs de survenue et d'entretien. Elle est très importante dans la prise en charge des patientes, qu'il faut rassurer sur la « bénignité » de leur cas ; le « catastrophisme » ne ferait qu'aggraver la situation.

Des exercices de relaxation sont souvent bénéfiques.

Activité physique

Elle n'est nullement contre-indiquée, mais doit être fractionnée pour ne pas aggraver les douleurs. Les techniques de réadaptation musculaire progressive à l'effort, de renforcement musculaire, pratiquées par la patiente, peuvent être utiles, et seront poursuivies en cas de réel bénéfice.

Approche médicamenteuse

Elle apporte parfois 20 à 30 % d'efficacité, et fait appel surtout aux :

– **antidépresseurs tricycliques** dont certains ont fait preuve d'efficacité, et agissent en général après 2 à 4 sem. de prescription : **amitriptyline** (***LAROXYL***), solution buvable, en flacon compte-gouttes de 20 mL (1 gtte = 1 mg), ou cp. à 25 mg. On peut la prescrire à dose progressivement croissante, à partir de 10 mg/j, pour aboutir à une dose efficace proche de 25 mg/j, voire 50 mg/j. Il est possible de fractionner la dose, en donnant la dose la plus élevée le soir. La prescription doit être poursuivie plusieurs mois, à la dose minimale efficace, avant d'envisager une diminution ;

– **antidépresseur inhibiteur sélectif de la recapture de la sérotonine (ISRS)** : **paroxétine** (***DEROXAT***) : 1 cp. séc. dosé à 20 mg/j. L'utilisation à long terme doit être régulièrement évaluée ;

– **anticonvulsivants** : **gabapentine** (***NEURONTIN***) et **prégabaline** (***LYRICA***) ;

– **antalgiques usuels**. Ils sont toujours utiles : **paracétamol** ou **aspirine**, à dose suffisante, alors que les **AINS** sont inefficaces et source d'effets secondaires.

> Il faut toujours tenir compte des effets secondaires des médicaments, fréquents au cours de la fibromyalgie, qui semblent correspondre à une exacerbation des symptômes eux-mêmes (effet nocebo).

CONSENSUS

[1] Recommandations pour la prise en charge de la fibromyalgie, *Eular*, 2008.

COCCYGODYNIE

Définition

On désigne habituellement sous ce terme des douleurs localisées de la région coccygienne survenant presque exclusivement en position assise et au relèvement d'un siège, ayant comme caractéristique leur évolution souvent prolongée et rebelle. Les mécanismes les plus fréquemment évoqués sont, schématiquement, une luxation postérieure (sujet obèse), une hypermobilité (sujet maigre).

> Une chute est fréquemment retrouvée, mais le coccyx se fracture rarement (contrairement au sacrum).

Il n'en demeure pas moins qu'il faut écarter par un examen rigoureux des causes exceptionnelles : radiculaires par kyste intrasacré, voire lésion de la queue de cheval ; tumeur rectale ou sacrococcygienne, qui relèvent d'un traitement spécifique.

Des clichés de bonne qualité sont nécessaires initialement, qui ne seront répétés ou complétés par une exploration plus poussée (IRM, etc.) qu'en cas de forte suspicion d'organicité.

Traitement

Les méthodes médicales sont le plus souvent utilisées et peuvent se compléter.

Dans tous les cas :

– les **antalgiques** à dose suffisante ;

– l'utilisation d'un coussin avec zone centrale évidée, pour diminuer l'appui sur la zone douloureuse ;

– il semble préférable d'éviter les **AINS**, dans cette pathologie volontiers chronique.

Dans beaucoup de cas : un traitement anxiolytique, voire une psychothérapie ou un traitement antidépresseur, sont utiles.

Dans certains cas, des traitements locaux :

– les infiltrations, de préférence sous contrôle radio, dans le tissu précoccygien voire le disque sacro-coccygien, d'anesthésique, ou de **corticoïdes** ou des 2 à la fois. Si la 1re inj. apporte un soulagement net, elle peut être renouvelée après quelques sem. ; il est préférable de s'en abstenir en cas d'inefficacité ;

– les techniques manuelles, par un médecin en ayant la pratique.

Très rarement, en cas d'échec de ces moyens thérapeutiques, certains ont proposé une intervention chirurgicale :

– soit résection coccygienne et du disque sacrococcygien ;

– soit résection du nerf coccygien et des cinquièmes racines sacrées.

> C'est une solution extrême qui ne semble pas justifiée car le terrain névrosé expose souvent à un échec thérapeutique.

INFECTIONS OSTÉOARTICULAIRES (1)

Règles générales de l'antibiothérapie

Principes

La gravité potentielle des infections ostéoarticulaires, tant dans le domaine fonctionnel que parfois vital, fait que l'antibiothérapie doit obéir impérativement à plusieurs principes :
– être adaptée au germe en cause, ce qui suppose sa mise en évidence et la prise en compte de l'antibiogramme, ou à défaut être orientée par le contexte clinique ;
– avoir une bonne pénétration tissulaire, en particulier osseuse ;
– assurer une concentration tissulaire bactéricide.

Voie d'administration

Il convient en général de commencer le traitement par voie parentérale le plus souvent (sauf pour la tuberculose et certains antibiotiques), pendant environ 15 j, avant de prendre le relais par la voie orale, qui sera poursuivie plusieurs semaines.

En outre, il est indispensable de prendre en considération les problèmes de la voie d'abord veineuse, les risques propres à l'immobilisation prolongée, le confort du malade.

Associations

Il faut utiliser des associations synergiques d'antibiotiques et donner des doses initialement élevées, en fonction du poids du malade et de ses fonctions rénale et hépatique.

> Il est de bonne règle de rechercher des facteurs favorisants, locaux ou généraux, témoins d'une diminution des défenses de l'organisme.

Choix de l'antibiotique

Quand le germe a été isolé

À titre très schématique, et d'après la conférence de consensus sur l'antibiothérapie des infections ostéoarticulaires, le traitement initial est résumé dans le Tableau.

Lorsque le germe n'a pas été mis en évidence

Le contexte peut orienter :
– infection cutanée, infiltration de corticoïdes, prothèse articulaire : staphylocoque doré ;
– infection urinaire ou digestive : bacilles Gram négatif ;
– infection dentaire ou ORL : streptocoque ;
– infection génitale, sujet jeune (+ ténosynovite) : gonocoque ;
– pneumopathie : pneumocoque ;
– toxicomanie : staphylocoque doré, *Pseudomonas aeruginosa, Serratia, Candida* ;
– sujets immuno-déprimés, hémopathies : pneumocoque, mycoses.

En l'absence d'orientation

Une fois la tuberculose exclue, on prescrit une antibiothérapie à large spectre couvrant à la fois les staphylocoques et les bacilles Gram négatifs, par exemple : **fluoroquinolone (ofloxacine) + aminoside (gentamicine)**. Cette association sera éventuellement modifiée si elle s'avérait inefficace, ou si un germe était ultérieurement mis en évidence, ou en fonction d'un antibiogramme.

Modalités particulières

Certaines sont propres à une étiologie, ou à une localisation :
– arthrites septiques à germe banal ;
– arthrite à gonocoque ;
– spondylodiscites infectieuses ;
– tuberculoses ostéoarticulaires.

INFECTIONS OSTÉOARTICULAIRES (2)

Staphylocoque doré ou à coagulase négative, méthi-sensible	• **Pénicilline + aminoglycoside**, p. ex. ***BRISTOPEN*** + ***GENTAMICINE*** • Ou **céfazoline + aminoglycoside**, p. ex. ***CÉFACIDAL*** + ***GENTAMICINE*** • Ou **pénicilline M + rifampicine**, p. ex. ***BRISTOPEN*** + ***RIFADINE*** • Ou **fluoroquinolone + rifampicine**
Staphylocoque doré ou à coagulase négative, méthi-résistant	• **Vancomycine + acide fusidique** (***FUCIDINE***) • Ou **céfotaxime + fosfomycine**, p. ex. ***CEFOTAXIME*** + ***MONURIL***
Entérocoque	• **Amoxicilline + aminoglycoside**, p. ex. ***CLAMOXYL*** + ***GENTAMICINE***
Cocci Gram négatif	• **Amoxicilline** (***CLAMOXYL*** ou générique)
Bacille Gram négatif (sauf *Pseudomonas*)	• **Céphalosporine de 3e génération + aminoglycoside**, p. ex. ***ROCÉPHINE*** + ***GENTAMICINE*** • Ou **céphalosporine de 3e génération + fluoroquinolone**
Pseudomonas aeruginosa	• **Ceftazidime** (***FORTUM***) + **tobramycine** (***NEBCINE***, ***TOBREX***) • Ou **ticarcilline** (***TICARPEN***) + **tobramycine**
Gonocoque	• **Pénicilline G** en IV, ou **amoxicilline**
Borrelia burgdorferi	• Soit **doxycycline** (***VIBRAMYCINE N***) (200 mg/j), ou **amoxicilline** (***CLAMOXYL***) (2 g/j), pendant 4 sem. • Soit **pénicilline G** par voie veineuse (20 MUI/j), ou **ceftriaxone** (***ROCÉPHINE***) (2 g/j), pendant 2 sem.
Brucellose	• **Cycline de 2e génération + rifampicine**, p. ex. **doxycycline** + ***RIFADINE***
Tuberculose	• Les 2 premiers mois triple (ou quadruple) association de **pyrazinamide** (***PIRILÈNE***) + **isoniazide** (***RIMIFON***) + **rifampicine** (***RIFADINE***) + **éthambutol** (***MYAMBUTOL*** ou ***DEXAMBUTOL***) • Puis bithérapie (en général **isoniazide + rifampicine**), pendant 9 mois au total, parfois jusqu'à 12 mois, en fonction de l'antibiogramme éventuel et de l'évolution
Candida	• **Amphotéricine B** (***FUNGIZONE***) et/ou **5-flucytosine** (***ANCOTIL***) • **Fluconazole** (***TRIFLUCAN***)

ARTHRITES SEPTIQUES À GERMES BANALS

Le pronostic d'une arthrite infectieuse est directement influencé par la précocité du diagnostic et la rapidité de mise en œuvre d'une antibiothérapie efficace.

Identification

Le diagnostic ne pose guère de problème dans un contexte de septicémie évidente. En revanche, il est plus difficile lorsque la symptomatologie survient au décours d'une infiltration intra-articulaire de **corticoïdes** ; ou en l'absence de porte d'entréeidentifiée, ou encore devant une arthrite particulièrement inflammatoire et rebelle survenant au cours d'un rhumatisme déjà connu (polyarthrite rhumatoïde, rhumatisme psoriasique, etc.).

Ponction articulaire

Dans tous les cas, la ponction articulaire à visée diagnostique s'impose en urgence, permettant de soutirer un liquide le plus souvent purulent, très riche en polynucléaires neutrophiles altérés, devant faire l'objet d'une étude microbiologique, en vue de l'identification précise du germe causal et de la réalisation d'un antibiogramme.

Autres méthodes

La recherche du germe responsable par d'autres méthodes est également recommandée : hémocultures, urocultures, prélèvements génitaux, prélèvements locaux, etc.

> Une fois effectuée la ponction articulaire, ainsi que les autres prélèvements à visée bactériologique, le traitement antibiotique ne doit pas être retardé si les arguments cliniques et biologiques sont suffisamment évocateurs, en sachant que la mise en évidence du germe causal est parfois impossible.

Antibiothérapie adaptée

Elle est commencée dès que la ponction articulaire a été faite.

Choix de l'antibiothérapie

Voir antibiothérapie des infections ostéo-articulaires.

Posologie, durée

- Des doses élevées sont nécessaires pour assurer une concentration tissulaire bactéricide.
- L'antibiothérapie sera prolongée par voie IV pendant au moins 15 j, avec relais possible par voie orale en cas d'efficacité démontrée et si la biodisponibilité est bonne.
- La durée de l'antibiothérapie est difficile à fixer, en général 6 à 8 sem., l'arrêt pouvant être envisagé 1 mois après l'obtention d'une apyrexie stable et d'une normalisation de la VS et de la CRP.
- Dans l'arthrite gonococcique, si le traitement est rapidement efficace, le traitement pourra être raccourci (10 j), du fait de la grande sensibilité habituelle du germe aux antibiotiques.

Traitements complémentaires

Immobilisation de l'articulation

En position de fonction, par une gouttière ou un plâtre bivalve pour le genou (voire par traction pour la hanche), elle est également utile dans les premiers temps de la maladie, mais pas de façon prolongée, pour éviter une source de raideur supplémentaire.

Évacuation et lavage articulaire

Elle permet de réduire l'inoculum bactérien, de débarrasser l'articulation des substances pro-inflammatoires qu'elle contient et permet aussi de vérifier l'efficacité du traitement en analysant le liquide qui se stérilise et devient de plus en plus clair.
Elle est réalisée :
– par ponction simple ou ponction-lavage articulaire régulièrement répétées ;
– voire par arthroscopie ou même arthrotomie, en cas d'échec des ponctions ou de persistance du germe, ou parfois d'emblée quand les signes inflammatoires locaux sont particulièrement intenses.

Synovectomie chirurgicale

Très rarement utilisée actuellement, elle est réservée aux formes traînantes malgré le traitement médical. Dans certains cas, elle peut être remplacée par une **synoviorthèse isotopique**.

SPONDYLODISCITES INFECTIEUSES

Comme pour une arthrite bactérienne, le pronostic est influencé par la précocité du diagnostic et la rapidité de mise en œuvre d'une antibiothérapie efficace.

Identification

Il est asez fréquent que l'agent responsable de la spondylodiscite ne puisse pas être identifié, quels que soient les moyens mis en œuvre :
- hémocultures, urocultures, prélèvements génitaux, prélèvements locaux ;
- sérodiagnostics de brucellose, de salmonellose ;
- tests tuberculiniques, recherche d'autres localisations tuberculeuses ;
- ponction-biopsie disco-vertébrale radioguidée en milieu spécialisé, à l'aiguille ou au trocart, avec cultures et examen histologique ;
- voire intervention chirurgicale, à visée diagnostique.

On conçoit ainsi les difficultés thérapeutiques qui peuvent surgir, suivant les cas de figure :
- tantôt un diagnostic est affirmé : tuberculose, brucellose, salmonellose, ou isolement d'un pyogène : staphylocoque, entérocoque ; le traitement adapté peut être entrepris sans retard ;
- ailleurs, les étiologies précédentes, en particulier la tuberculose, n'ont pas été prouvées, aucun germe n'a été isolé (parfois du fait d'une antibiothérapie préalable à doses insuffisantes). Il faudra alors déterminer un diagnostic probabiliste et recourir à une association d'antibiotiques au pouvoir bactéricide puissant.

Antibiothérapie adaptée

Choix de l'antibiothérapie

Cf. Infections ostéoarticulaires.

Posologie, durée

- Doses élevées, pour assurer une concentration tissulaire bactéricide.
- L'antibiothérapie sera prolongée par voie IV pendant au moins 15 j, avec relais possible par voie orale en cas d'efficacité démontrée et si la biodisponibilité est bonne.
- La durée de l'antibiothérapie est difficile à fixer, en général 3 à 4 mois (9 à 12 mois en cas de tuberculose), l'arrêt pouvant être envisagé après disparition des douleurs, 1 mois après l'obtention d'une apyrexie stable et d'une normalisation de la VS et de la CRP.

Traitements complémentaires

Immobilisation

Le repos au lit est indispensable au début. Le port d'une minerve, ou au minimum d'un collier cervical, est le plus souvent justifié pour le rachis cervical.

Pour le rachis dorsal ou lombaire, on utilise habituellement un système de contention confectionné sur mesure, en matériau thermo-moulable. Une telle immobilisation n'est cependant pas toujours nécessaire. Une fois décidée, sa durée est jugée au cas par cas, surtout fonction de l'importance des lésions vertébrales et de leur instabilité.

Indications chirurgicales

Elles sont assez rares dans l'ensemble, limitées aux cas s'accompagnant d'abcès volumineux et compressifs, non ponctionnables et non contrôlés par une antibiothérapie efficace, ou en cas d'échec du traitement médical.

Surveillance

Elle doit être attentive :
- recherche d'abcès ;
- recherche de complications neurologiques ;
- tolérance du traitement.

OSTÉOMYÉLITE AIGUË

Définition

C'est une infection aiguë de l'os par un agent bactérien, principalement représenté par le staphylocoque doré.

Elle survient habituellement chez le jeune enfant ou l'adolescent ; elle débute à la métaphyse d'un os long, le plus souvent près du genou.

Le diagnostic évoqué cliniquement sera confirmé en **urgence** par l'imagerie, radiographie standard et surtout IRM, très sensible.

Tout doit être mis en œuvre pour isoler le germe en cause (hémocultures, recherche des portes d'entrée possibles, ponction d'un abcès sous-périosté, voire ponction métaphysaire). Le plus souvent, mais pas systématiquement, il s'agit d'un staphylocoque doré.

> Il est de règle de rechercher des facteurs favorisants (drépanocytose pour les infections à salmonelles, immunodéficience, diabète, etc.).

Il s'agit d'une urgence diagnostique et thérapeutique, qui doit permettre d'éviter l'extension aux articulations de voisinage, grave, et l'évolution vers l'ostéite chronique, marquée par la succession de périodes de réactivation bactérienne.

Traitement

Antibiothérapie adaptée

Comme pour les infections ostéoarticulaires :

– association de 2 antibiotiques à forte pénétration osseuse ;

– à visée antistaphylococcique initialement ;

– à forte dose et par voie parentérale les 8 à 10 premiers j ;

– avec relais par voie orale en cas d'efficacité démontrée et si la biodisponibilité est bonne, pendant 6 à 8 sem. ;

– l'arrêt du traitement antibiotique pouvant être envisagé après guérison clinique et normalisation durable de la VS et de la CRP.

Immobilisation stricte

Immobilisation du membre et des articulations sus et sous-jacentes, dans un plâtre fenêtré ou en bivalve, de durée aussi courte que possible, en fonction de l'amélioration clinique.

Traitement chirurgical

Le traitement chirurgical n'a qu'une place restreinte :

– évacuation par ponction d'une collection sous-périostée ;

– et en tout cas, sur un os en pleine croissance, le geste doit toujours être limité.

ALGODYSTROPHIE RÉFLEXE

Le syndrome douloureux régional complexe (SDRC), dénomination actuelle de l'algodystrophie réflexe (ADR) est une affection douloureuse neuropathique chronique. Sa physiopathogénie étant encore mal connue, son traitement reste difficile ; il est surtout fonction du stade évolutif de la maladie et de son intensité, parfois de l'étiologie qui a pu être mise en évidence. La prise en charge doit intégrer pleinement le patient.

> Les symptômes ont habituellement une évolution cyclique s'étendant sur plusieurs mois. La main et l'épaule, le pied et le genou, sont fréquemment touchés.
> À la phase « chaude », il existe des signes vasomoteurs d'allure inflammatoire avec une impotence douloureuse importante.
> À la phase « froide », ce sont les troubles trophiques qui dominent, avec raideur articulaire.
> Le pronostic est généralement favorable en l'espace de quelques mois (jusqu'à 12 ou 18 mois) et le malade doit être averti de ce délai. Des séquelles sous forme de raideur et de douleurs sont possibles.

Étiologies connues

- Traumatisme ou agression d'un membre.
- Affection neurologique (hémiplégie), cardiaque (coronarienne, infarctus du myocarde), pleuropulmonaire, etc.
- Au cours d'un traitement médicamenteux (**isoniazide**, **phénobarbital**).
- Parfois pendant la grossesse, à la hanche.
- Dans 1/4 des cas aucune cause n'est retrouvée, hormis un terrain fait de « dystonie neurovégétative ».

Traitement

Formes habituelles et mineures

La mise au repos relatif, sans appareil plâtré, est nécessaire au début, pendant la période douloureuse. Toutefois il faut encourager l'utilisation « normale » du membre et la *kinésithérapie*, à laquelle on peut associer les moyens de la médecine dite physique (*bains écossais* en phase chaude ; ultrasons, ionisations calciques, diathermie, etc.), et qui ne doit pas être traumatisante.

La masso-kinésithérapie représente l'essentiel de la thérapeutique à la 2e phase (stade de rétractions tendineuses et capsulaires).

Les **antalgiques**, à dose suffisante, représentent un complément utile : **aspirine**, ou **paracétamol** : 1,5 à 3 g/j, ou **associations antalgiques**.

Les **anti-inflammatoires non stéroïdiens** sont rarement indiqués, malgré l'allure pseudo-inflammatoire des manifestations.

Les **corticoïdes** par voie orale sont parfois utilisés à la phase œdémateuse. Par voie locale, l'infiltration de **corticoïdes** peut aider à passer un cap douloureux ; cela ne constitue qu'un traitement d'appoint dans les syndromes canalaires associés.

La psychothérapie élémentaire est très importante chez les malades anxieux et qui souffrent réellement. Il faut les rassurer, les encourager.

En cas de syndrome algodystrophique iatrogène :

– la poursuite du traitement par ***GARDÉNAL***, lorsque son remplacement n'est pas possible, n'empêche pas l'évolution favorable ;

– il en est de même pour l'**isoniazide** ; cependant l'**éthionamide** associé à l'**isoniazide** doit être supprimé.

Formes rebelles ou sévères

On peut s'adresser, et de préférence en milieu spécialisé :

– soit à la prescription de **biphosphonates** en perfusion, qui ont fait la preuve de leur efficacité sur la douleur ; mais le dosage optimal, la fréquence et la durée ne sont pas établis ;

– soit à la pratique de « blocs anesthésiques », sympathiques veineux ou ganglionnaires (ganglion stellaire) ;

– à la phase séquellaire « froide », dans les grandes raideurs articulaires, certains utilisent la mobilisation sous anesthésie locale qui peut être utile (main).

Prévention

Certaines études ont attiré l'attention sur l'intérêt préventif, à l'occasion d'une fracture du poignet, de la prescription de vitamine C.

MALADIE DE PAGET (1)

En raison de la très grande fréquence des formes asymptomatiques de cette dystrophie osseuse bénigne, le médecin doit se poser les 3 questions suivantes : quelles sont les formes qui justifient un traitement ? Comment en apprécier l'efficacité ? Quel produit employer ?

Quelles formes est-il utile de traiter médicalement ?

Certaines formes constituent une indication formelle :

– manifestations neurologiques : céphalées, surdité, compression médullaire lente ;
– douleurs osseuses indiscutablement liées à une poussée évolutive, avec douleur exquise, augmentation de la chaleur locale et léger gonflement, sur le tibia, ou le fémur ;
– fissures pagétiques au sommet de l'incurvation d'un os long.

D'autres ne justifient pas de traitement freinateur :

– formes asymptomatiques de découverte fortuite ;
– formes pauci-segmentaires ;
– formes biologiquement peu actives.

Entre ces 2 catégories : il existe des formes où le traitement est utile ou possible, en raison des risques que font encourir certaines conditions. Ces risques et le bénéfice escompté doivent être appréciés cas par cas. Il s'agit :

– d'une localisation osseuse particulière : atteinte du rocher (surdité), impression basilaire, rachis dorsal (compression neurologique), incurvations diaphysaires ;
– d'une grande extension squelettique, appréciée par scintigraphie osseuse, et/ou une forte évolutivité biologique : des chiffres de phosphatases alcalines supérieurs à 4 fois la normale, en constituent des indices suffisants pour justifier un traitement freinateur ;
– des manifestations cardiovasculaires formellement rattachées à la maladie, ce qui est rare ;
– d'une immobilisation prolongée, qui expose à une hypercalcémie ;
– d'une intervention chirurgicale sur un os pagétique, ce qui contribue à diminuer le saignement peropératoire.

Comment en apprécier l'efficacité ?

Par l'analyse clinique : diminution des douleurs authentiquement pagétiques, à bien différencier des douleurs arthrosiques associées ; régression de signes neurologiques parfois.

Par la radiographie : surveillance des lésions **ostéolytiques** qui se recalcifient. Mais les clichés ne doivent pas être répétés avant plusieurs mois, et la scintigraphie ne constitue pas un élément de surveillance.

Par la biologie : dosage des phosphatases alcalines, essentiellement, réalisé par le même laboratoire.

Quel produit employer ?

La relativement bonne tolérance des **biphosphonates** en fait le traitement de choix ; ils inhibent d'une part l'activité ostéoclastique et d'autre part la minéralisation osseuse. La **calcitonine**, dont le taux de remboursement est réduit à 15 %, n'est plus qu'exceptionnellement utilisée dans certaines contre-indications des **biphosphonates**.

BIPHOSPHONATES (MALADIE DE PAGET) (1)

Acide tiludronique

SKELID					
Maladie de Paget : 400 mg/j pendant 12 sem., pour la 1re cure	28 cp. 200 mg	121,64	I	65 %	4,34

Acide pamidronique

OSTEPAM					
Maladie de Paget : 120-180 mg/j pendant 2 à 3 j consécutifs Possibilité de 2e cure 6 mois après la 1re	4 fl. 1 mL 15 mg/mL	161,04	I	65 %	40,26
	1 fl. 2 mL 15 mg/mL	82,40	I	65 %	82,40
	1 fl. 4 mL 15 mg/mL	161,04	I	65 %	161,04
	1 fl. 6 mL 15 mg/mL	234,87	I	65 %	234,87

Acide zolédronique

ACLASTA					
1 inj. IV en 15 min Apport de calcium préalable	1 fl. 5 mg	355,72	I	65 %	355,72

Acide risédronique

ACTONEL					
Maladie de Paget : 1 cp./j pdt 2 mois 2e cure si nécessaire au moins 2 mois après l'arrêt de la 1re	28 cp. 30 mg	196,16	I	65 %	7,01

D'autres biphosphonates sont en regard des maladies : Ostéoporose et Hypercalcémie.

MALADIE DE PAGET (2)

Biphosphonates

La voie IV semble plus simple à utiliser que la voie orale.

- L'**acide tiludronique** (***SKELID***), cp. dosés à 200 mg, s'utilise *per os*, à la posologie de 400 mg soit 2 cp./j, en une seule prise, pendant une durée de 12 sem. au maximum pour la 1re cure.
- L'**acide risédronique** (***ACTONEL*** 30 mg), cp. à 30 mg, s'utilise *per os* à la posologie de 30 mg/j pendant une durée de 2 mois pour la 1re cure.
- L'**acide zolédronique** (***ACLASTA***) est administré en perf. IV de 5 mg pendant au moins 15 min, pour une 1re cure.
- L'**acide pamidronique** (***OSTEPAM***), s'utilise à la posologie de 120 à 180 mg en perfusion IV, dose répartie sur 2 à 3 j consécutifs, pour une 1re cure.

Suivi du traitement

- La réponse biologique est variable, et peut être longue à se manifester. Habituellement elle persiste plusieurs mois (3 à 6 mois, voire plus) après l'arrêt du traitement.
- Une 2e cure peut être envisagée, en général au moment de la réascension des phosphatases alcalines (25 % de la valeur atteinte après la fin de la 1re cure), mais toujours après un intervalle libre de **2 mois** pour le **risédronate**, **6 mois** pour le **tiludronate** et le **pamidronate**, voire beaucoup plus pour le **zolédronate**, en raison de l'effet rémanent des **biphosphonates**.
- Les précautions d'emploi, les effets indésirables sont envisagés dans le chapitre consacré à l'ostéoporose.

Médications complémentaires

Les **antalgiques usuels** (**paracétamol**, 1,5 à 3 g/j, **aspirine** 1,5 à 2 g/j) ou les **anti-inflammatoires non stéroïdiens** en cure courte peuvent apporter un soulagement suffisant et rapide dans certaines formes douloureuses.

Calcium, **vitamine D**, sont utiles en cas de carence manifeste.

Tableaux particuliers

- La coxopathie pagétique et l'arthrose du genou sur os pagétique doivent être traitées comme une arthrose banale, par traitement antalgique et/ou anti-inflammatoire. Pour la plupart des auteurs, une localisation pagétique autour de l'articulation coxofémorale constitue une indication au traitement antiostéoclastique.
- Les fractures des os des membres consolident facilement et parfois même rapidement. Le matériel d'ostéosynthèse n'est pas contre-indiqué. Les **biphosphonates** doivent être suspendus.
- Les fissures ou fractures incomplètes, sont justiciables du repos et éventuellement d'une cure de **calcitonine** (les **biphosphonates** sont contre-indiqués).
- Les déformations diaphysaires, lorsqu'elles retentissent sur les articulations sus- ou sous-jacentes peuvent bénéficier d'une ostéotomie correctrice.
- En cas de dégénérescence sarcomateuse : radiothérapie, amputation, chimiothérapie, restent d'efficacité très modeste.

BIPHOSPHONATES (MALADIE DE PAGET) (2) – PHARMACOLOGIE

PROPRIÉTÉS

Inhibiteur de la résorption osseuse ostéoclastique. Effet antalgique sur la douleur pagétique.

INDICATIONS

Traitement de la maladie osseuse de Paget de l'adulte.

CONTRE-INDICATIONS

Hypersensibilité à la substance active ou à l'un de ses excipients.

Hypocalcémie.

Insuffisance rénale sévère (clairance de la créatinine < 30 mL/min).

Fractures traumatiques, fissures pagétiques, ostéotomies.

Maladie de Paget juvénile.

Grossesse et **allaitement**.

PRÉCAUTIONS D'EMPLOI

Les patients doivent bénéficier d'un apport suffisant en **calcium** et en **vitamine D**. Les troubles du métabolisme calcique (hypocalcémie, déficit en vitamine D) doivent être contrôlés avant de commencer le traitement.

Il est également conseillé d'administrer des suppléments de calcium (500 mg x 2/j) pendant au moins 10 j suivant l'administration d'***ACLASTA***.

Le mode d'administration des **biphosphonates** est important : les comprimés doivent être avalés entiers, sans être croqués, à distance d'aliments, en position assise ou debout, avec un grand verre d'eau plate faiblement minéralisée en calcium et en magnésium. Les patients ne doivent pas s'allonger au cours des 30 min qui suivent la prise d'un comprimé. Selon les produits, la prise peut avoir lieu :

– soit au moins 30 min avant la 1re prise alimentaire ou la 1re boisson (autre que de l'eau) de la journée ;

– soit à tout autre moment de la journée, à au moins 2 h de distance de toute prise d'aliments ou de boissons, et au moins 30 min avant d'aller se coucher.

Les **biphosphonates** par voie IV ne doivent pas être dilués dans des solutions contenant du **calcium**.

Les patients doivent être correctement hydratés avant l'administration d'***ACLASTA*** ; en particulier ceux recevant un traitement diurétique.

ACLASTA n'est pas recommandé chez les patients atteints d'insuffisance rénale sévère (clairance de la créatinine < 30 mL/min).

En cas de fracture il est recommandé d'interrompre le traitement, jusqu'à complète consolidation.

EFFETS INDÉSIRABLES

Ils sont principalement de nature gastro-intestinale : douleurs abdominales ou gastriques, nausées, diarrhées, parfois constipation ; ces effets sont d'intensité légère à modérée et leur incidence est liée à la dose. Ils sont moins fréquents avec la voie IV.

Des douleurs articulaires, osseuses et des crampes sont possibles.

Des cas rares d'asthénie, de sensations vertigineuses, de céphalées, de réactions cutanées, voire d'asthme chez des sujets prédisposés, ont été rapportés.

Avec la voie IV, un syndrome pseudogrippal accompagné de fièvre, malaise, rigidité, asthénie et réactions vasomotrices, peut survenir pendant ou après une perfusion ; il peut être prévenu et disparaît en moins de 4 j.

Troubles métaboliques (*cf.* Précautions d'emploi) : hypocalcémies (souvent asymptomatiques), hypophosphatémie, hypomagnésémie.

De très rares cas d'ostéonécrose (principalement de la mâchoire) ont été rapportés chez les patients traités par des biphosphonates.

Biphosphonates et ostéonécrose de la mâchoire

Un examen dentaire avec des soins dentaires préventifs appropriés devra être pris en considération avant l'instauration d'un traitement par **biphosphonates** chez des patients présentant des facteurs de risque associés (par exemple : cancer, chimiothérapie, **corticoïdes** ou mauvaise hygiène buccale).

Au cours du traitement, ces patients devront éviter dans la mesure du possible toute intervention dentaire invasive.

INTERACTIONS MÉDICAMENTEUSES

Les **biphosphonates** doivent être absorbés à distance (plus de 2 h) des **sels de calcium**, du **magnésium**, du **fer** ou de l'**aluminium**, ou de **topiques gastrointestinaux**, **antiacides**, qui en diminuent l'absorption digestive.

L'association des **biphosphonates** avec des produits susceptibles d'entraîner des troubles de la minéralisation doit être évitée.

CALCITONINE

Calcitonine

CADENS					
Au coucher Prévention de perte osseuse (SC ou IM) : 100 UI/j ou 50 UI x 2/j jusqu'à remobilisation. Max 4 sem. Maladie de Paget (SC ou IM) : entre 50 UI x 3/sem. et 100 UI/j suivant la réponse clinique et biochimique. Max 3 mois Hypercalcémie maligne (SC, IM ou IV) : 100 UI/6 à 8 h, augmentée à 400 UI/6-8 h si pas d'amélioration au bout de 1 ou 2 j. Max 10 UI/kg en IV si urgence toutes les 6 h	5 amp. 100 UI/1 mL	21,65	II	15 %	4,33
CALSYN					
Idem ***CADENS***	1 amp. 50 UI/0,5 mL 1 amp. 100 UI/1 mL	2,40 4,26	II II	15 % 15 %	2,40 4,26
MIACALCIC					
Idem ***CADENS***	5 amp. 50 UI/1 mL	10,07	II	15 %	2,01

PROPRIÉTÉS
Hormone synthétique de saumon, inhibant la résorption osseuse, la libération de calcium de l'os et sa réabsorption rénale.

INDICATIONS
Prévention de la perte osseuse liée à l'immobilisation (fracture ostéoporotique).
Maladie de Paget.
Hypercalcémie d'origine maligne.

CONTRE-INDICATIONS
Hypocalcémie.

PRÉCAUTIONS D'EMPLOI
Réhydratation nécessaire avant administration IV.
Tests cutanés avant traitement si sensibilité suspectée.

EFFETS INDÉSIRABLES
Nausées avec ou sans vomissements (10 % des patients) en particulier en début de traitement : administration le soir, association à un **antiémétique**, réduction de dose.
Bouffées vasomotrices 10 à 20 min après administration (mécanisme non allergique).
Cancer fréquent si utilisation au long cours.

INTERACTIONS MÉDICAMENTEUSES
Hypocalcémiants : **digitaliques**, **inhibiteurs calciques**.

NOTES

OSTÉOPOROSE (1)

Mécanismes

L'ostéoporose se caractérise par une rupture de l'équilibre dynamique physiologique entre la résorption et la formation osseuse du fait d'une insuffisance d'édification de la trame organique ou d'un excès de résorption. À cette diminution quantitative est associée une diminution qualitative de l'architecture osseuse. Les traitements vont tenter d'y remédier.

L'ostéoporose peut prédominer sur la corticale osseuse ou sur le tissu spongieux, trabéculaire.

> La fragilité osseuse qui en résulte expose à un risque important de fractures (tassements vertébraux, fractures du poignet et du col fémoral), mais celui-ci n'est pas inéluctable ; le principal facteur de risque de fracture est la chute.

Certaines fractures survenant après un traumatisme minime, ou sans traumatisme, sont considérées comme des « **fractures sévères** », car elles sont associées à une augmentation de la mortalité et de la morbidité (nouvelle fracture) dans les 5 ans qui les suivent : extrémité supérieure du fémur, vertèbres, bassin, extrémité supérieure de l'humérus, fémur distal, tibia proximal, 3 côtes simultanées. La fracture du poignet, souvent révélatrice d'une ostéoporose, n'est pas associée à une surmortalité mais est néanmoins considérée comme un signe d'alerte.

> La survenue d'une fracture « sévère », en l'absence de traumatisme, chez la femme ménopausée, justifie de commencer un traitement anti-ostéoporotique.

Étiologies

Chez le sujet normal, le capital osseux se constitue jusqu'à l'âge de 30 ans, puis commence une diminution progressive ; cette perte s'accentue chez la femme après la ménopause du fait du déficit physiologique en œstrogènes. La femme perd jusqu'à 40 % de son capital osseux entre 20 et 80 ans. Toutefois cette perte osseuse est cliniquement très souvent latente. Sur les mesures de densitométrie osseuse, les sujets se situent dans la zone correspondant à la moyenne des sujets de même âge.

Ostéoporoses dites primitives

L'ostéoporose post-ménopausique est la plus fréquente. On en rapproche l'ostéoporose précoce après castration thérapeutique.

L'ostéoporose primitive de l'homme n'est pas rare. L'ostéoporose idiopathique de l'homme jeune, entre 40 et 45 ans, est une forme rare.

Ostéoporoses dites secondaires

Selon la présentation clinique, un bilan étiologique (biologique) adapté peut se justifier, qui ne saurait être systématique.

Les causes peuvent être d'origine endocrinienne, au cours de l'hypercorticisme surrénalien (maladie de Cushing et **surtout corticothérapie au long cours**), l'hyperthyroïdie, l'acromégalie, l'hypogonadisme ; l'ostéoporose peut être induite par les traitements anticancéreux.

Elles peuvent aussi s'observer au cours d'affections diverses : hémochromatose, rhumatismes inflammatoires chroniques, alcoolisme et cirrhose hépatique, mastocytose, intoxication par métaux lourds (bismuth), traitements prolongés par l'héparine.

Elles peuvent être d'origine neurotrophique : hémiplégie, maladie de Parkinson, etc. ; ostéoporose d'immobilisation (sujets plâtrés, paralysés ; astronautes).

Elles peuvent être enfin d'origine génétique : ostéogenèse imparfaite (maladie de Lobstein).

CALCIUM (1)

■ Calcium

CACIT					
Calcithérapie à forte dose : 500 à 1 200 mg/j (calcium-élément)	60 cp. efferv. 500 mg 30 cp. efferv. 1 g	6,18 6,18		65 % 65 %	0,10 0,21
CALCIUM SANDOZ					
Idem ***CACIT***	20 cp. efferv. 500 mg 30 sach. sol. buv. 500 mg	2,12 3,13		65 % 65 %	0,11 0,10
CALCIFORTE					
Idem ***CACIT***	30 amp. buv. 500 mg	4,37		65 %	0,15
CALCIDOSE					
Idem ***CACIT***	60 sach. pdre 500 mg	6,18		65 %	0,10
CALCIPRAT					
Idem ***CACIT***	60 cp. 500 mg 60 cp. 750 mg 30 cp. 1 000 g	6,18 9,61 6,18		65 % 65 % 65 %	0,10 0,16 0,21
CALPEROS					
Idem ***CACIT***	60 cp. séc. à sucer 500 mg	6,18		65 %	0,10
CALTRATE					
Idem ***CACIT***	60 cp. séc. 600 mg	6,18		65 %	0,10
DENSICAL					
Idem ***CACIT***	60 cp. 600 mg	6,18		65 %	0,10
OROCAL					
Idem ***CACIT***	60 cp. 500 mg	6,18		65 %	0,10
CALCIDIA					
2 à 3 sach./j	20 sach. glé. 1,54 g	4,86		65 %	0,24

OSTÉOPOROSE (2)

Comment apprécier l'ostéoporose

La densitométrie osseuse (DMO) par absorption biphotonique à rayons X est la technique actuellement la plus utilisée. Elle mesure essentiellement une quantité (mais pas la « qualité »), exprimée sur les zones les plus exposées à des fractures (col fémoral, rachis lombaire, poignet moins souvent), et selon plusieurs paramètres :

– par un chiffrage en g/cm² ;

– par le T-score qui se réfère aux valeurs théoriques de la densité osseuse présumée maximale enregistrée chez l'adulte jeune entre 20 et 25 ans ;

– par le Z-score, qui se réfère à la valeur moyenne des sujets de même sexe et de même âge ; il diminue normalement avec l'âge.

L'OMS a proposé pour le seuil diagnostique de l'ostéoporose une valeur du T-score ≤ 2,5 écarts-types (ou DS, déviation standard).

Ceci permet d'insister sur le fait que toutes ces valeurs « statistiques » doivent être interprétées en fonction de la clinique, au moins pour ne pas alarmer inutilement nombre de patients. Elles ont rarement, prises seules, une valeur décisionnelle thérapeutique. La recherche de fractures vertébrales méconnues cliniquement (en dehors des cas où une importante diminution, récente et chiffrée, de la taille orienterait) peut se faire par un cliché simple du rachis de profil, ou par la technique peu irradiante du VFA (*Vertebral Fracture Assessment*) quand on en dispose. Enfin, il faut rappeler qu'au rachis lombaire, les valeurs du T-score ne sont plus utilisées après 70 ans, et qu'une arthrose surajoutée vient fréquemment surestimer les valeurs retrouvées.

Elles ont un intérêt certain dans le suivi évolutif, en rappelant que les mesures ne doivent pas être trop rapprochées et qu'elles doivent être faites avec le même appareillage (en raison des variations possibles d'étalonnage).

Le terme d'**ostéopénie**, qui se définissait par un T-score compris entre -2,5 et -1,5 DS ne devrait plus être utilisé, car ces valeurs ne correspondent pas à un risque statistique plus important de fracture.

Le **seuil fracturaire** est une valeur théorique, calculée dans une population souffrant d'une ostéoporose compliquée de fracture, au-dessous de laquelle le risque de fracture est considéré comme plus important. Il ne signifie pas que la survenue d'une fracture est inéluctable. Ce terme inquiète inutilement les patients, même si leurs valeurs sont situées « au-dessus ».

Objectifs du traitement

Ils sont importants à considérer, faute de traitement idéal actuellement.

Chez le sujet jeune et à la ménopause

Le traitement vise à améliorer la qualité du tissu osseux et à augmenter la masse osseuse ou au moins à freiner sa diminution physiologique, ou excessive. Il s'agit d'une **prévention**.

Au stade d'ostéoporose constituée

L'objectif principal est de diminuer le risque de fractures par les médications susceptibles d'améliorer la qualité du tissu osseux et d'augmenter la masse osseuse (cet objectif est nécessairement modeste à l'heure actuelle), mais aussi par toutes les méthodes permettant de limiter les chutes, source principale de fracture.

Au moment des complications

L'objectif du traitement est en fait symptomatique :

– atténuation des douleurs en relation directe avec l'ostéoporose, c'est-à-dire essentiellement les douleurs qui accompagnent un tassement vertébral ;

– c'est aussi le traitement des fractures.

CALCIUM (2) – PHARMACOLOGIE

PROPRIÉTÉS

Apport calcique.

INDICATIONS

Carences calciques en période de croissance, de grossesse et d'allaitement.
Traitement d'appoint des ostéoporoses.

CONTRE-INDICATIONS

Hypersensibilité à l'un des constituants.
Hypercalcémie, hypercalciuries avec lithiase calcique, calcifications tissulaires (néphrocalcinoses).
Immobilisations prolongées s'accompagnant d'hypercalcémie et/ou d'hypercalciurie : le traitement calcique ne doit être utilisé qu'à la reprise de la mobilisation.

PRÉCAUTIONS D'EMPLOI

En cas d'insuffisance rénale contrôler régulièrement la calcémie et la calciurie et éviter l'administration de fortes doses.
En cas de traitement de longue durée et/ou d'insuffisance rénale, il est nécessaire de contrôler la calciurie et de réduire ou d'interrompre momentanément le traitement si celle-ci dépasse 7,5 mmol/24 h (300 mg/24 h), chez l'adulte.
En cas de traitement associé à base de **digitaliques**, **tétracyclines**, **vitamine D**, **fluorure de sodium** (*cf.* Interactions médicamenteuses).
En raison de la présence d'aspartam dans certains produits, l'administration devra alors être évitée en cas de phénylcétonurie.

EFFETS INDÉSIRABLES

Constipation, flatulence, éructations, nausées ; une sensation de bouche sèche a été signalée au moment de la prise des comprimés.
Hypercalciurie, hypercalcémie en cas de traitement prolongé à fortes doses, ou d'association à la **vitamine D**.
Risque d'hypophosphatémie.

INTERACTIONS MÉDICAMENTEUSES

Digitaliques : l'administration orale de **calcium**, surtout si elle est associée à la **vitamine D**, risquant d'augmenter la toxicité des **digitaliques**, nécessite une stricte surveillance clinique et électrocardiographique.
Tétracyclines par voie orale : il est recommandé de décaler d'au moins 3 h la prise de **calcium** (interférence possible de l'absorption des **tétracyclines**).
Vitamine D à fortes doses : un contrôle hebdomadaire de la calciurie et de la calcémie est indispensable en raison du risque d'hypercalcémie.
En cas de traitement à base de **fluorure de sodium** ou par **biphosphonates**, il est conseillé de prendre le **calcium** à distance de ces produits (respecter un délai minimal de 2 h avant de prendre du **calcium**).
Diurétiques thiazidiques : risque d'hypercalcémie par suite de la réduction de l'élimination urinaire du calcium.

OSTÉOPOROSE (3)

Prévention de l'ostéoporose

Chez le sujet jeune

La prévention vise à assurer un capital osseux initial satisfaisant. Elle est réalisée par des apports protidiques, calciques et vitaminiques D réguliers et suffisants, par une activité physique en charge, mais qui ne doit pas être excessive (ostéoporose des sportives de compétition, aménorrhéiques).

Teneur moyenne en calcium des laitages et boissons (riches en calcium) *

Aliments, boissons	Teneur moyenne (mg)
1 verre de lait (180 mL)	200
1 yaourt (100 g)	140
2 petits suisses	135
Fromage blanc (100 g)	120
Formages (camembert, comté, gruyère, cantal) : portion de 30 g	150 à 300
Eau minérale *Contrex* (1 L) Eau minérale *Hépar* (1 L) Eau minérale *Courmayeur* (1 L)	≈ 500

À la ménopause

La prévention s'adresse aux femmes ayant plusieurs facteurs de risque d'ostéoporose associés : ménopause précoce, patiente maigre, tabagisme, antécédents familiaux de fractures ostéoporotiques, valeurs densitométriques déjà abaissées. Elle s'adresse quand c'est possible au traitement hormonal substitutif de la ménopause (THM), traitement qui a fait preuve de son efficacité sur l'amélioration de la masse osseuse.

Il peut également être encore choisi en cas de mauvaise tolérance aux autres traitements de l'ostéoporose.

L'institution d'un THM pour prévenir l'ostéoporose conduit à faire quelques remarques :

– il faut toujours garder à l'esprit que l'objectif final est de diminuer le risque de fractures, et que ce risque n'est pas inéluctable ;

– il ne doit pas y avoir de contre-indication, le traitement doit être bien « accepté » et toléré, et la patiente doit se soumettre à une surveillance gynécologique régulière ;

– la durée de l'hormonothérapie substitutive ne fait pas l'unanimité. On pense qu'elle doit durer au moins 7 ans, voire plus, si elle reste bien tolérée.

Après la ménopause

Un traitement par le **raloxifène** (***EVISTA***, ***OPTRUMA***) peut être envisagé en « prévention des fractures vertébrales non traumatiques chez les femmes ménopausées à risque accru d'ostéoporose » (AMM), en particulier quand le traitement par **biphosphonate** n'est pas choisi ou est contre-indiqué.

Le **raloxifène, modulateur sélectif de l'activation des récepteurs œstrogènes (SERM)**, a un effet agoniste sur l'os et partiellement sur le cholestérol, mais n'a pas d'effet sur l'hypothalamus, l'utérus ou le sein. Il peut être envisagé chez les femmes ayant un risque de cancer du sein, ou abandonnant le traitement hormonal substitutif. ***EVISTA***, ***OPTRUMA*** : 1 cp./j dosé à 60 mg (boîte de 28 cp.). La durée préconisée pour ce traitement est de 3 ans.

La surveillance gynécologique est celle de toute femme après la ménopause. Des bouffées de chaleur sont possibles au cours des 6 premiers mois.

Le traitement est contre-indiqué en cas d'antécédent thromboembolique, d'insuffisance hépatique ou rénale sévère, de saignement génital inexpliqué, et chez les femmes ayant un cancer de l'endomètre ou du sein.

* Les laitages écrémés contiennent autant de calcium que les non écrémés.

MODULATEUR SÉLECTIF DE L'ACTIVATION DES RÉCEPTEURS AUX ŒSTROGÈNES (SERM)

Raloxifène

EVISTA					
Prévention des fractures vertébrales non traumatiques chez les femmes ménopausées à risque accru d'ostéoporose	28 cp. pell. 60 mg 84 cp. pell. 60 mg	19,56 55,20	I I	65 % 65 %	0,70 0,66
OPTRUMA					
Idem ***EVISTA***	28 cp. pell. 60 mg 84 cp. pell. 60 mg	19,56 55,20	I I	65 % 65 %	0,70 0,66

PROPRIÉTÉS

Modulateur sélectif de l'activation des récepteurs aux œstrogènes.

INDICATIONS

Strictement réservé à la prévention des fractures vertébrales non traumatiques chez les femmes ménopausées à risque accru d'ostéoporose.

Il n'y a pas de données sur les fractures extravertébrales.

Lors de la décision du choix par rapport aux œstrogènes (traitement hormonal substitutif : THM) pour une femme ménopausée, il conviendra de prendre en compte les symptômes de la ménopause (le **raloxifène** n'a pas d'effet sur les bouffées de chaleur et les autres symptômes de la ménopause liés au déficit en œstrogènes), les effets sur le sein, et les risques et bénéfices cardiovasculaires.

Les études cliniques ont montré que le **raloxifène** à 60 mg/j réduit significativement le cholestérol total et le LDL-cholestérol. Les concentrations de HDL-cholestérol et de triglycérides ne sont pas modifiées. Par rapport aux œstrogènes aucune donnée n'est encore disponible pour démontrer un bénéfice du **raloxifène** sur la maladie cardiovasculaire athéromateuse.

Dans les essais cliniques le **raloxifène** n'a pas stimulé l'endomètre postménopausique, ni le tissu mammaire. À 3 ans, il n'a pas augmenté le risque de cancer de l'endomètre, et le risque relatif de cancer du sein nouvellement diagnostiqué était significativement plus faible chez les femmes ménopausées traitées par **raloxifène** que chez les femmes ménopausées sous placebo.

CONTRE-INDICATIONS

Femme en âge de procréer : le **raloxifène** ne doit être utilisé que chez les femmes ménopausées.

Épisode actuel ou antécédent d'accidents thromboemboliques veineux, incluant la thrombose veineuse profonde, l'embolie pulmonaire et la thrombose veineuse rétinienne.

Hypersensibilité au **raloxifène** ou aux autres constituants du comprimé.

Insuffisance hépatique, y compris la cholestase.

Insuffisance rénale sévère.

Saignement génital inexpliqué.

Patiente ayant un cancer de l'endomètre ou du sein, la sécurité d'emploi dans ce groupe de patientes n'ayant pas été prouvée.

PRÉCAUTIONS D'EMPLOI

Le **raloxifène** est associé à un risque accru d'accident thromboembolique veineux qui semble identique à celui rapporté avec le THM.

Il doit être interrompu dès que possible en cas de maladie ou de situation entraînant une immobilisation prolongée, et 3 j avant une immobilisation programmée.

EFFETS INDÉSIRABLES

Accidents thromboemboliques veineux : thrombose veineuse profonde, embolie pulmonaire et thrombose veineuse rétinienne.

Thrombophlébite superficielle.

Bouffées de chaleur.

Crampes des jambes.

Œdème périphérique.

Faible diminution du nombre de plaquettes.

Rares cas d'augmentation modérée des transaminases.

L'incidence des symptômes mammaires et des saignements d'origine utérine s'est avérée moins forte chez les patientes sous **raloxifène** par rapport aux patientes sous traitement hormonal substitutif.

INTERACTIONS MÉDICAMENTEUSES

Dans l'éventualité d'une administration simultanée du **raloxifène** avec de la **warfarine** ou d'autres dérivés de la **coumarine**, le taux de prothrombine devra être surveillé.

Le **raloxifène** ne doit pas être administré en association avec la **colestyramine**, qui réduit l'absorption et le cycle entérohépatique du **raloxifène**.

OSTÉOPOROSE (4)

En cas de corticothérapie au long cours

La prévention commence par la prescription de la dose de **corticoïdes** la plus faible possible.
Un traitement médicamenteux peut être nécessaire : calcithérapie, **vitamine D**, **biphosphonates** éventuellement.
Pour les **biphosphonates**, on peut s'adresser soit à une forme orale, ex : **risédronate** (***ACTONEL*** 35 mg), soit à la voie parentérale : **acide zolédronique** (***ACLASTA***) (*cf. infra*), qui ont obtenu une AMM dans l'indication : *maintien ou augmentation de la masse osseuse chez les femmes ménopausées prenant des corticoïdes par voie systémique au long cours (plus de 3 mois) à des doses ≥ 7,5 mg/j de* **prednisone** *ou d'équivalent prednisone.*

Prévention des chutes

C'est un élément tout aussi important, si ce n'est plus, chez les sujets âgés :
– éviter les somnifères et **benzodiazépines à effet prolongé** ;
– améliorer les troubles de la vue et de l'équilibre ;
– améliorer la force musculaire des membres inférieurs et la marche ;
– aménager l'environnement : tapis qui glissent, meubles mal placés, etc.

CALCIUM + VITAMINE D3 (1)

Calcium + colécalciférol

CACIT VITAMINE D3						
Ostéoporose : 1 sach./j **Ca-élément** 1 000 mg + **vit. D3** 880 UI Ostéoporose : 2 cp./j **Ca-élément** 500 mg + **vit. D3** 440 UI	30 sach. 90 sach. 60 cp. à croquer et à sucer	6,18 17,48 6,18		65 % 65 % 65 %	0,21 0,19 0,10
CALCIDOSE VITAMINE D3						
Ostéoporose : 2 sach./j **Ca-élément** 500 mg + **vit. D3** 400 UI	60 sach.	6,18		65 %	0,10
CALPEROS D3						
Ostéoporose : 2 cp./j **Ca-élément** 500 mg + **vit. D3** 400 UI	60 cp. à sucer	6,18		65 %	0,10
CALTRATE VITAMINE D3						
Ostéoporose : 2 cp./j ou 2 sach./j **Ca-élément** 600 mg + **vit. D3** 400 UI	60 cp. pell. 180 cp. pell.	6,18 17,48		65 % 65 %	0,10 0,10
DENSICAL VITAMINE D3						
Ostéoporose : 2 cp./j **Ca-élément** 500 mg + **vit. D3** 400 UI	60 cp. à croquer et à sucer	6,18		65 %	0,10
EPTAVIT						
Ostéoporose : 1 cp./j **Ca-élément** 1 g + **vit. D3** 880 UI	30 cp efferv. 90 cp efferv.	6,18 17,48		65 % 65 %	0,21 0,19
FIXICAL VITAMINE D3						
Ostéoporose : 1 cp./j **Ca-élément** 1 g + **vit. D3** 800 UI Ostéoporose : 1 cp. matin et soir **Ca-élément** 500 mg + **vit. D3** 400 UI	30 cp. à sucer 90 cp. 60 cp. à croquer et à sucer 180 cp. à croquer et à sucer	6,18 17,48 6,18 17,48		65 % 65 % 65 % 65 %	0,21 0,19 0,10 0,10

OSTÉOPOROSE (5)

Traitement des douleurs d'un tassement vertébral ostéoporotique récent

Rappel clinique

Les douleurs sont d'intensité variable mais généralement assez forte pendant 2 à 3 sem. ; puis elles s'estompent progressivement, la crise douloureuse liée à un tassement pouvant durer 4 à 8 sem.

Des douleurs persistant après ce délai doivent faire penser à la survenue éventuelle d'un nouveau tassement, au réveil d'une arthrose rachidienne associée, voire faire discuter l'origine ostéoporotique du tassement.

Elles siègent dans la région de la vertèbre atteinte, rachis dorsal ou rachis lombaire (mais **jamais le rachis cervical**), et ne s'accompagnent qu'exceptionnellement d'irradiations en ceinture et de signes neurologiques.

Il est essentiel de rappeler que beaucoup de tassements vertébraux se font sans douleurs et sont de découverte radiologique fortuite.

L'immobilisation au lit éventuellement, puis rapidement au fauteuil, est indispensable quand le tassement est récent et quand la douleur est forte ; il s'agit d'une fracture et ce sont les mouvements qui sont douloureux. **Dans les formes récentes, la discussion d'une vertébroplastie, en milieu spécialisé, peut être utile.**

Il faut souligner que le risque de nouvelle fracture augmente dans l'année qui suit une 1re fracture ostéoporotique.

Traitement médicamenteux

Les **antalgiques usuels** sont toujours utiles.

- **Paracétamol** seul ou associé, à dose suffisante et régulièrement répartie, pendant 4 à 8 sem. (délai moyen de cicatrisation du tassement).
- Ils peuvent représenter le seul traitement dans les formes moyennement douloureuses.

Les **biphosphonates** en perfusion sont actuellement souvent utilisés, en milieu hospitalier, dans un but à la fois antalgique immédiat et thérapeutique (**acide zolédronique**, ***ZOMETA*** ou ***ACLASTA***).

La prévention des phlébites et des escarres est indispensable chez ces sujets âgés.

Fracture ostéoporotique du sacrum

Dans le cadre de l'ostéoporose cette fracture n'est pas exceptionnelle, et peut survenir quasi spontanément, ou à la suite d'une chute.

La douleur pouvant n'apparaître que quelques jours après, il en résulte souvent un retard au diagnostic, d'autant plus que les radiographies sont rarement « parlantes ». Le recours à un scanner ou une IRM, voire à une scintigraphie osseuse (fixation en « H » caractéristique), est utile dans les cas difficiles.

Le traitement comprend la mise en décharge relative : fauteuil, cannes-béquilles, ce qui peut raccourcir l'évolution spontanée marquée par l'impotence douloureuse qui peut durer 2 à 3 mois ; la prescription d'**antalgiques usuels**, voire d'un **bisphosphonate** en perfusion unique, comme pour un tassement vertébral.

CALCIUM + VITAMINE D3 (2) – PHARMACOLOGIE

INDICATIONS

Correction des carences vitamino-calciques chez les sujets âgés. Apport vitamino-calcique associé aux traitements spécifiques de l'ostéoporose, chez les patients carencés ou à haut risque de carence vitamino D-calcique.

CONTRE-INDICATIONS

Celles de la calcithérapie et celles liées à la **vitamine D**.

Tenir compte de la dose de **vitamine D** par unité de prise et d'une éventuelle autre prescription de **vitamine D**.

Le produit doit être prescrit avec précaution chez les patients atteints de sarcoïdose en raison d'une augmentation possible du métabolisme de la **vitamine D** en sa forme active. Chez ces patients, il faut surveiller la calcémie et la calciurie.

PRÉCAUTIONS D'EMPLOI

Cf. Contre-indications.

EFFETS INDÉSIRABLES

Ceux de la calcithérapie, plus les risques de surdosage en **vitamine D** : hypercalcémie et hypercalciurie, avec nausées, vomissements, polydipsie, polyurie, constipation, etc.

INTERACTIONS MÉDICAMENTEUSES

Celles de la calcithérapie, plus :

– **phénytoïne**, **barbituriques** : diminution possible de l'effet de la **vitamine D3** par inhibition de son métabolisme ;

– **glucocorticoïdes** : diminution possible de l'effet de la **vitamine D3**.

Interaction possible avec des aliments contenant : acide oxalique, phosphates, acide phytique.

OSTÉOPOROSE (6)

Traitements médicamenteux

Schéma de prise de décision d'un traitement médicamenteux dans l'ostéoporose post-ménopausique

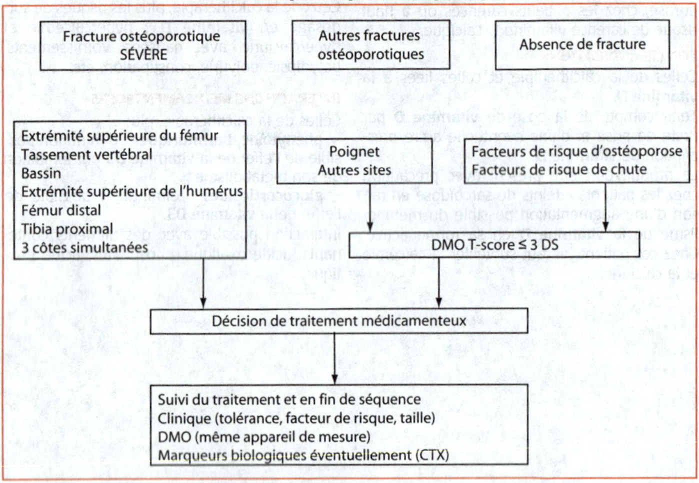

Parmi les différents traitements la calcithérapie au long cours, la vitaminothérapie D est l'élément de base. Les autres traitements médicamenteux éventuellement associés comprennent : **biphosphonates**, **ranélate de strontium**, **hormone parathyroïdienne** ou, plus récemment, **dénosumab**.

> Une véritable stratégie thérapeutique peut se dessiner, par le choix successif de médicaments actifs. Le choix de la durée repose avant tout sur l'effet antifracturaire attendu.

Certaines options peuvent être guidées par les modalités de remboursement (souvent variables et remises à jour), ou par les **notions d'observance thérapeutique à long terme, qu'il est indispensable de prendre en compte, de rémanence médicamenteuse et d'effets indésirables à long terme**.

PHOSPHORE

Phosphore

PHOSPHONEUROS					
150 à 200 gttes/j (soit 1,2 à 1,6 mg de phosphore-élément) en fractionnant les prises	2800 gttes (fl. 120 mL) 10 gttes = 78,8 mg	4,32	II	65 %	0,00
PHOCYTAN					
Apport IV de phosphore principalement au cours des alimentations parentérales	1 fl. 100 mL 0,33 mmol/mL	HOP			
	10 amp. 10 mL 0,66 mmol/mL	36,84		65 %	3,68
	50 amp. 10 mL 0,66 mmol/mL	HOP			

PROPRIÉTÉS

Le phosphore par voie orale a pour objectif de faire diminuer la calciurie en formant dans l'intestin un complexe de phosphate tricalcique peu assimilable. Il est absorbé par le tube digestif et éliminé par le rein. La diminution de la résorption calcique entraîne une diminution parallèle de la calciurie et de la magnésurie.

L'action osseuse du phosphore est indirecte : la diminution de l'absorption calcique provoque une hyperparathyroïdie réactionnelle et une stimulation de l'activité ostéoblastique.

L'action hypocalcémiante n'est plus utilisée du fait du risque majeur de calcifications diffuses métastatiques.

INDICATIONS

Hypercalciurie idiopathique avec ou sans lithiase.

Diabète phosphaté et tubulopathies avec pertes de phosphore.

Traitement associé au cours des ostéoporoses ou de la corticothérapie au long cours, soit avec une calcithérapie (traitement alterné : **calcium** pendant 3 semaines puis **phosphore** pendant 10 j), soit administré en continu avec la **calcitonine**.

Apport phosphoré en nutrition parentérale (formes injectables).

CONTRE-INDICATIONS

Hyperkaliémie.

Hypocalcémie.

Insuffisance rénale chronique.

PRÉCAUTIONS D'EMPLOI

L'administration de **phosphore** est rarement isolée. Elle implique une surveillance régulière du bilan phospho-calcique : calcémie, calciurie, phosphorémie, créatininémie.

EFFETS INDÉSIRABLES

Les effets indésirables les plus fréquents sont digestifs : intolérance digestive avec douleurs épigastriques, nausées, vomissements, diarrhée.

Précipitations calciques tissulaires (reins, muscles) en cas d'hypercalcémie et de doses dépassant 2 g/j.

INTERACTIONS MÉDICAMENTEUSES

Médications susceptibles de ralentir ou bloquer l'absorption du produit : **sucralfate**, **hydroxydes d'aluminium et de magnésium**, gels de phosphate d'alumine.

OSTÉOPOROSE (7)

Calcithérapie au long cours

Elle reste la médication de base, seule parfois, ou en association avec les médications envisagées ultérieurement.

Les apports alimentaires doivent être privilégiés ; ils peuvent être calculés (il existe des aides au calcul) et éventuellement corrigés, mais habituellement chez le sujet âgé et même chez le sujet jeune, ils atteignent rarement les valeurs conseillées de 1,2 g/j chez l'adulte. Rappelons que les laitages écrémés contiennent autant de calcium que les laitages non écrémés, et qu'il existe des eaux minérales plus riches en calcium (*Contrex*, *Hépar*, *Courmayeur*) dont l'aide peut être précieuse.

C'est pourquoi une **supplémentation médicamenteuse** est utile, ou indispensable avec d'autres médications ; elle se situe entre 500 mg et 1,2 g/j de calcium-élément.

► *Contre-indications*

Hypercalcémie, hypercalciurie, lithiase calcique, néphrocalcinose.

► *Précautions d'emploi*

• Contrôle régulier de la calcémie, de la calciurie, en cas d'immobilisation prolongée, de traitement associé à base de **digitaliques**, de **diurétiques thiazidiques**, de **vitamine D** à trop fortes doses, de **tétracyclines**.

• Prises décalées en cas d'association aux **biphosphonates.**

► *Effets indésirables*

• Le plus sérieux et le plus rare est l'hypercalcémie.

• Le plus fréquent et souvent le plus gênant est la constipation.

• Citons aussi la flatulence, les éructations et les nausées.

► *Produits disponibles*

Ils sont très nombreux et se présentent soit en comprimés à avaler ou à sucer, soit en poudre ou en sachets, soit en ampoules buvables, ce qui permet de **personnaliser la prescription**.

Beaucoup d'entre eux sont aussi commercialisés sous forme d'association calcium-élément (500 à 600 mg) + **vitamine D3** (en général à la dose de 400 UI par unité ; attention, il existe aussi des formes avec seulement 200 UI), ce qui peut aussi faciliter les prises et améliorer l'observance thérapeutique.

On prescrit en général 1 cp. ou 1 sach. x 2/j, de l'un des produits.

Vitaminothérapie D

C'est un traitement complémentaire utile chez le sujet âgé, habituellement carencé. Deux modalités se présentent :

– soit une prescription quotidienne à la dose 800 UI/j de **vitamine D2** ou **D3**, ex : ***STÉROGYL*** 2 gttes/j, soit 800 UI/j, ***DÉDROGYL*** (sol. buv. de **25-OH vit. D3**) : 4 gttes/j soit 800 UI. Il peut être plus simple lorsque l'on décide d'ajouter une vitaminothérapie D, d'utiliser une spécialité associant **calcium + vitamine D** (attention à la posologie de la vitamine D) ;

– soit, chez les sujets dont la carence a été objectivée par un dosage de la vitamine D (le taux recommandé est d'au moins 30 ng/mL ou 75 nmol/L), une **prescription séquentielle** jusqu'à normalisation (1 amp. toutes les 2 à 4 sem., selon la carence), qui nécessite une surveillance attentive pour éviter une hypercalcémie (rare), ex : ***UVÉDOSE*** 100 000 UI (**vitamine D3 ou colécalciférol**) (amp. buv. 2 mL), ***STÉROGYL 15A*** (**vitamine D2 ou ergocalciférol**) : sol. buv. à 600 000 UI/1,5 mL. Pour éviter des surdosages accidentels, liés à des coprescriptions de calcium associé à de la vitamine D3, il semble préférable d'éviter actuellement ***STÉROGYL 15H***, 1 amp. inj. en IM x 1 à 2/an (cette médication restant pourtant toujours valable et moins coûteuse).

Biphosphonates

Les **biphosphonates (ou bisphosphonates)** représentent actuellement le traitement médicamenteux non hormonal qui semble le plus efficace et le mieux toléré, et qui est toujours prescrit en parallèle avec du **calcium** ; il a un effet antirésorptif osseux. Il est important de tenir compte de la rémanence osseuse prolongée du produit utilisé.

BIPHOSPHONATES (OSTÉOPOROSE) (1)

■ Alendronate monosodique

FOSAMAX					
Traitement de l'ostéoporose postménopausique avérée : 10 mg/j Traitement de l'ostéoporose masculine 70 mg : traitement de l'ostéoporose postménopausique : 70 mg/j, 1 j/sem.	28 cp. 10 mg	30,86	I	65 %	1,10
	4 cp. 70 mg	16,91	I	65 %	4,23
	12 cp. 70 mg	47,74	I	65 %	3,98
FOSAVANCE					
Traitement de l'ostéoporose postménopausique chez les patientes à risque d'insuffisance en vitamine D : 1 cp./sem.	4 cp. 70 mg alendronate/70 µg vit. D3 colécalciférol (2 800 UI)	16,59	I	65 %	4,15
	4 cp. 70 mg alendronate/140 µg vit. D3 colécalciférol (5 600 UI)	16,59	I	65 %	4,15
	12 cp. 70 mg alendronate/70 µg vit. D3 colécalciférol (2 800 UI)	44,90	I	65 %	3,74
	12 cp. 70 mg alendronate/140 µg vit. D3 colécalciférol (5 600 UI)	44,90	I	65 %	3,74
ADROVANCE					
Idem ***FOSAVANCE***	4 cp. 70 mg alendronate/70 µg vit. D3 colécalciférol (2 800 UI)	16,59	I	65 %	4,15
	4 cp. 70 mg alendronate/140 µg vit. D3 colécalciférol (5 600 UI)	16,59	I	65 %	4,15
	12 cp. 70 mg alendronate/70 µg vit. D3 colécalciférol (2 800 UI)	44,90	I	65 %	3,74
	12 cp. 70 mg alendronate/140 µg vit. D3 colécalciférol (5 600 UI)	44,90	I	65 %	3,74

D'autres biphosphonates sont en regard des maladies : Maladie de Pagetet Hypercalcémie.

OSTÉOPOROSE (8)

Des précautions sont à prendre pour le traitement par **biphosphonates** :
– pour la voie orale, prise à jeun avec un grand verre d'eau (plate), en position assise, 1/2 h avant le petit déjeuner, et sans s'allonger dans cet intervalle pour éviter un reflux, ou à au moins de 2 h de toute prise d'aliments ou de boisson et au moins 30 min avant de se coucher. En cas de dysphagie, de douleur rétrosternale, le produit doit être arrêté ;
– il est contre-indiqué en cas de pathologie œsophagienne, d'hypocalcémie et d'insuffisance rénale sévère ;
– en cas d'association avec **calcium** ou **calcium + vitamine D** la prise doit se faire à distance du **biphosphonate** ;
– bien qu'une ostéonécrose de la mâchoire ait été rapportée chez des patients ostéoporotiques traités par **biphosphonates** par voie orale, cette complication grave reste exceptionnelle. Un examen dentaire ainsi que des soins dentaires préventifs appropriés doivent être envisagés, en particulier chez les patientes présentant des facteurs de risque associés (ex : cancer, chimiothérapie, radiothérapie, corticothérapie, mauvaise hygiène buccale) ;
– la survenue de douleurs musculo-squelettiques en relation avec le traitement peut éventuellement conduire à son interruption. Aux cuisses, il est important de s'assurer de l'absence de fissure sous-trochantérienne, au besoin par une IRM ou une scintigraphie osseuse, avant la survenue éventuelle d'une fracture sous-trochantérienne dite atypique ; cette éventualité, rare, semble se produire plus souvent après 5 à 7 ans de traitement.

On dispose dans le commerce de :
– **risédronate monosodique** : ***ACTONEL*** cp. dosés à 5, 35 et 75 mg ;
– **alendronate monosodique** : ***FOSAMAX*** cp. dosés à 10 et 70 mg ; ***FOSAVANCE*** 70/2 800 ou 5 600, ***ADROVANCE*** 70/2 800 ou 5 600 quand ils sont associés à de la vitamine D.

La durée de la prescription n'est pas encore clairement établie, et reste assujettie aux résultats d'essais contrôlés. Une durée d'au moins 4 ans peut être actuellement proposée ; au-delà, la décision de poursuivre reste une décision individuelle prenant en compte l'évaluation du risque fracturaire et la durée de l'effet rémanent de chaque produit.

La prescription d'***ACTONEL*** 5 mg et de ***FOSAMAX*** 10 mg est quotidienne : 1 cp./j ; la contrainte qu'elle représente, avec son risque de mauvaise observance à long terme, peut conduire à utiliser les autres dosages.

La prescription d'***ACTONEL*** 35 mg et de ***FOSAMAX*** 70 mg est hebdomadaire : 1 cp./j x 1/sem.

La prescription d'***ACTONEL*** 75 mg est mensuelle : la dose recommandée est de 1 cp. à 75 mg par voie orale, 2 j consécutifs/mois.

L'**acide ibandronique** (***BONVIVA***, cp. pell. à 150 mg : 1 cp./mois), dont l'intérêt réside dans la prise unique, mensuelle, n'est plus remboursé (l'efficacité sur les fractures du col du fémur n'a pas été établie).

Dans certains cas, on peut utiliser les **biphosphonates** par voie IV, à un rythme de prescription beaucoup plus espacé. On dispose de l'**acide zolédronique**, ***ACLASTA*** 5 mg ou ***ZOMETA*** 4 mg, sol. pour perfusion. Cette prescription a l'avantage d'être moins contraignante pour les patients (en favorisant une meilleure observance ; avec une administration à domicile). La prescription initiale est souvent faite à l'occasion d'une éventuelle hospitalisation pour fracture, en raison de leur effet antalgique immédiat. Il est recommandé d'attendre 15 j après une fracture de hanche opérée avant de la commencer.

Il existe un risque de survenue d'accidents aigus d'hypersensibilité, qui peuvent être prévenus par la prise de **paracétamol** pendant 72 h, et un risque de fibrillation atriale dont il faut tenir compte.

Pour le traitement de l'ostéoporose post-ménopausique, de l'ostéoporose masculine, et de l'ostéoporose associée à une corticothérapie au long cours par voie générale, la dose recommandée est une perf. IV de 5 mg d'***ACLASTA*** x 1/an.

La décision de poursuivre ce traitement doit être réévaluée régulièrement au cas par cas en fonction des bénéfices et des risques potentiels d'***ACLASTA***, particulièrement après 5 ans ou plus de traitement.

BIPHOSPHONATES (OSTÉOPOROSE) (2)

■ Risédronate monosodique

ACTONEL					
5 mg : traitement de l'ostéoporose postménopausique, prévention de l'ostéoporose postménopausique chez les femmes à risque élevé Prévention de la perte osseuse en cas de corticothérapie prolongée (> 3 mois) avec équivalent prednisone > 7,5 mg/j : 5 mg/j	28 cp. pell. 5 mg	20,64	I	65 %	0,74
35 mg : traitement de l'ostéoporose postménopausique pour réduire le risque de fractures vertébrales, ou de l'ostéoporose avérée pour diminuer le risque de fracture de la hanche : 35 mg/j, 1 j/sem.	4 cp. pell. 35 mg 12 cp. pell. 35 mg	24,24 68,41	I I	65 % 65 %	6,06 5,70
75 mg : 1 cp./j pdt 2 j consécutifs par mois à débuter toujours le même jour du mois	2 cp. pell. 75 mg 6 cp. pell. 75 mg	25,99 73,34	I I	65 % 65 %	12,99 12,22
ACTONELCOMBI					
Traitement de l'ostéoporose postménopausique chez les patientes à risque d'insuffisance en vitamine D : 1 cp./sem. puis 1 sach./j les 6 j suivants **Risédronate monosodique** 35 mg (cp.) + **calcium** 1 000 mg + **cholécalciférol** 880 UI (sach.)	4 cp./sach. 12 cp./sach.	24,02 70,73	I I	65 % 65 %	6,01 5,89

■ Ibandronate monosodique

BONVIVA					
Traitement de l'ostéoporose postménopausique chez la femme à risque augmenté de fractures : 1 cp. x 1/mois	1 cp. 150 mg 3 cp. 150 mg		I I	NR NR	
1 inj. IV en 30 s tous les 3 mois	1 ser. prér. 3 mg/3 mL		I	NR	

OSTÉOPOROSE (9)

Ranélate de strontium

Schématiquement, le **ranélate de strontium** (***PROTELOS***) augmente la formation osseuse et diminue la résorption osseuse et rééquilibre ainsi le métabolisme osseux en faveur de la formation. Indiqué chez les patient(e)s à risque élevé de fracture (AMM et remboursement variables), ***PROTELOS*** réduit le risque de fractures vertébrales et de la hanche. Une évaluation individuelle de l'ensemble des risques pour chaque patient(e) est nécessaire. La durée optimale du traitement n'a pas été établie.

► *Modalités d'administration*

La dose quotidienne recommandée est de 1 sach. de 2 g de granulés en une seule prise par voie orale, et doit être administrée à distance des repas du fait de la diminution de l'absorption du **ranélate de strontium** par les aliments, le lait et ses produits dérivés. Étant donné sa lente absorption, ***PROTELOS*** doit être pris au moment du coucher et de préférence au moins 2 h après le dîner.

Les patientes doivent recevoir, en plus, du **calcium** et de la **vitamine D** si leurs apports alimentaires sont insuffisants.

► *Précautions d'emploi et contre-indications*

PROTELOS est contre-indiqué :

– chez les patient(e)s ayant des antécédents d'événements veineux thromboemboliques (EVT) et doit être utilisé avec précaution chez les patient(e)s à risque d'EVT ;

– les patient(e)s présentant des facteurs de risques cardiovasculaires non contrôlés (hypertension artérielle, hyperlipidémie, diabète, tabagisme) ;

– en cas d'immobilisation temporaire ou permanente due par exemple à une convalescence post-chirurgicale ou à un alitement prolongé.

Des réactions cutanées mettant en jeu le pronostic vital, telles que des syndromes de Stevens-Johnson, des nécrolyses épidermiques toxiques (syndromes de Lyell) et des DRESS syndromes ont été rapportées sous ***PROTELOS***.

BIPHOSPHONATES (OSTÉOPOROSE) (3) – PHARMACOLOGIE

PROPRIÉTÉS

Inhibiteur de la résorption osseuse ostéoclastique.

INDICATIONS

Traitement de l'ostéoporose postménopausique.

Avec des libellés d'AMM un peu différents selon les produits, et susceptibles de variation.

CONTRE-INDICATIONS

Hypersensibilité à la substance active ou à l'un de ses excipients.

Hypocalcémie.

Insuffisance rénale sévère (clairance de la créatinine < 30 mL/min).

Maladies de l'œsophage qui ralentissent le transit œsophagien : sténose, achalasie.

Grossesse et **allaitement** : sans objet chez la femme ménopausée.

PRÉCAUTIONS D'EMPLOI

Les patients doivent bénéficier d'un apport suffisant en **calcium** et en **vitamine D**. Les troubles du métabolisme calcique (hypocalcémie, déficit en vitamine D) doivent être contrôlés avant de commencer le traitement.

Le mode d'administration des **biphosphonates** est important : les comprimés doivent être avalés entiers, sans être croqués, à distance d'aliments, en position assise ou debout, avec un grand verre d'eau plate faiblement minéralisée en calcium et en magnésium. Les patients ne doivent pas s'allonger au cours des 30 min qui suivent la prise d'un comprimé. Selon les produits, la prise peut avoir lieu :

- soit au moins 30 min avant la première prise alimentaire ou la première boisson (autre que de l'eau) de la journée ;
- soit à tout autre moment de la journée, à au moins 2 h de distance de toute prise d'aliments ou de boissons, et au moins 30 min avant d'aller se coucher.

Prévenir les patientes d'arrêter le **biphosphonate** et de consulter en cas de dysphagie, de déglutition douloureuse ou de douleur rétrosternale.

Prudence chez les patientes ayant une affection gastro-intestinale haute évolutive, telle que : dysphagie, pathologie œsophagienne symptomatique, gastrite, duodénite ou ulcère, ainsi que chez les malades prenant des **AINS** ou de l'**aspirine**.

En cas de fracture il est recommandé d'interrompre le traitement, jusqu'à complète consolidation.

EFFETS INDÉSIRABLES

Ils sont principalement de nature gastro-intestinale : douleurs abdominales ou gastriques, nausées, diarrhées, parfois constipation ; ces effets sont d'intensité légère à modérée, et leur incidence est liée à la dose. La survenue d'œsophagite, d'ulcérations œsophagiennes favorisée par la prise couchée et/ou avec une faible quantité d'eau est possible.

Des douleurs articulaires, osseuses et des crampes sont possibles. Des cas rares d'asthénie, de sensations vertigineuses, de céphalées, de réactions cutanées, voire d'asthme chez des sujets prédisposés, ont été rapportés.

Une hypocalcémie, en général asymptomatique, a parfois été observée.

Le risque de survenue d'une ostéonécrose de la mâchoire est beaucoup plus faible que lors de l'emploi des **biphosphonates** dans les ostéolyses malignes.

Biphosphonates et ostéonécrose de la mâchoire

Un examen dentaire avec des soins dentaires préventifs appropriés devra être pris en considération avant l'instauration d'un traitement par **biphosphonates** chez des patients présentant des facteurs de risque associés (par exemple : cancer, chimiothérapie, corticoïdes ou mauvaise hygiène buccale).

Au cours du traitement, ces patients devront éviter dans la mesure du possible toute intervention dentaire invasive.

INTERACTIONS MÉDICAMENTEUSES

Les **biphosphonates** doivent être avalés à distance des **sels de calcium**, du **magnésium**, du **fer** ou de l'**aluminium**, ou de **topiques gastro-intestinaux**, **antiacides**, qui en diminuent l'absorption digestive.

L'association des **biphosphonates** avec des produits susceptibles d'entraîner des troubles de la minéralisation doit être évitée.

Les patientes doivent attendre au moins 1/2 h après la prise, avant de prendre tout autre médicament.

OSTÉOPOROSE (10)

Hormone parathyroïdienne

Le **tériparatide** (***FORSTEO***) est un « médicament d'exception », inhibiteur de la résorption osseuse. Son remboursement est assuré à 65 % dans l'ostéoporose avec au moins 2 fractures vertébrales chez la femme ménopausée, chez l'homme et dans l'ostéoporose cortisonique sur une durée maximale de 18 mois.

La posologie recommandée est de 20 µg x 1/j par injection SC dans la cuisse ou l'abdomen. Le produit se présente sous forme de cartouche de 2,4 mL (28 doses de 20 µg/80 µL) en stylo prérempli jetable, en boîte unitaire.

Les patientes doivent être formées pour appliquer les techniques d'injection appropriées ; elles doivent être supplémentées en **calcium** et **vitamine D** si leurs apports alimentaires sont insuffisants.

Les effets indésirables le plus fréquemment rapportés chez les patients traités par ***FORSTEO*** sont : nausées, douleurs dans les membres, céphalées et sensations vertigineuses ; le risque d'hypercalcémie est très faible.

Les données disponibles permettent de recommander une durée maximale de traitement de 18 mois pour ***FORSTEO***.

Après interruption du traitement, les patientes peuvent être traitées par un **biphosphonate** pour continuer d'augmenter la densité minérale.

Dénosumab

Le **dénosumab** (***PROLIA***) est un anticorps monoclonal humain s'opposant à l'activation des ostéoclastes, présenté en seringue préremplie. La posologie recommandée est de 60 mg en dose unique x 1/6 mois, par inj. SC dans la cuisse, l'abdomen ou le haut du bras.

Il réduit significativement le risque de fractures vertébrales, non vertébrales et de la hanche. Il est indiqué dans le traitement de l'ostéoporose postménopausique chez les femmes à risque élevé de fractures *(en relais des* ***biphosphonates*** *pris au moins 3 mois consécutifs dans l'année précédant son instauration)*, dans le traitement de la perte osseuse associée à un traitement hormono-ablatif chez les hommes atteints de cancer de la prostate à risque élevé de fractures.

La vérification de la calcémie, et sa correction, est nécessaire avant l'instauration du traitement.

Parmi les effets indésirables citons : eczéma, flatulence et des cas peu fréquents de cellulite, de rares cas d'hypocalcémie, d'hypersensibilité et d'ostéonécrose de la mâchoire, et de rares cas de fracture fémorale atypique.

Suivi du traitement médicamenteux

Il est assuré par :

– la clinique (appréciation de la tolérance, évaluation des facteurs de risque de fracture) ;

– une DMO faite 2 à 3 ans après le début ou en fin de séquence, avec le même appareillage ;

– et, pour les traitements *per os* inhibant la résorption osseuse (**biphosphonates**, **raloxifène**, THM), lorsque c'est possible, le dosage d'un marqueur biologique de la résorption, le CTX sérique. Une valeur inférieure à celle de la femme ménopausée incite à revoir avec la patiente les conditions de prise du traitement.

STRONTIUM RANÉLATE (OSTÉOPOROSE)

Strontium ranélate

PROTELOS					
1 sach./j en une seule prise par voie orale au moment du coucher et de préférence au moins 2 h après le dîner	28 sach. 2 g		I	NR	

PROPRIÉTÉS

Augmente la formation osseuse, la réplication des précurseurs ostéoblastiques, la synthèse de collagène et diminue la résorption osseuse.

INDICATIONS

Traitement de l'ostéoporose à risque élevé de fracture chez la femme ménopausée et chez l'homme adulte, en absence d'autre alternative (contre-indication, intolérance).

Chez la femme ménopausée, le risque de fractures vertébrales et de la hanche est réduit.

CONTRE-INDICATIONS

Hypersensibilité.

Événement veineux thromboembolique ou antécédent.

Immobilisation (convalescence post-chirurgicale, alitement prolongé).

Pathologie cardiaque ischémique, artériopathie, pathologie vasculaire cérébrale ou antécédent.

Hypertension artérielle non contrôlée.

PRÉCAUTIONS D'EMPLOI

Suivi régulier des facteurs de risques cardiovasculaires (tous les 6 à 12 mois).

Déconseillé en cas d'insuffisance rénale sévère.

Interférences avec les méthodes colorimétriques de dosage du calcium sanguin et urinaire.

EFFETS INDÉSIRABLES

Hypercholestérolémie.

Insomnie, céphalées, vertiges, troubles de la conscience, perte de mémoire, étourdissement, paresthésie, œdème.

Infarctus du myocarde, événement veineux thromboembolique.

Nausée, diarrhées, douleur abdominale, vomissement, constipation, hépatite.

Hypersensibilité cutanée incluant exceptionnellement les syndromes de Lyell ou Stevens-Johnson, eczéma.

Douleurs musculosquelettiques, augmentation de la créatine-kinase (CPK).

INTERACTIONS MÉDICAMENTEUSES

Aliments, lait et produits dérivés, médicaments contenant du calcium : réduction de la biodisponibilité du **ranélate de strontium** d'environ 60 à 70 %. Intervalle à respecter avec le calcium : 2 h.

Tétracyclines, quinolones orales : complexation. Traitement par **ranélate de strontium** à suspendre.

Antiacides : diminution de l'absorbtion. Intervalle de 2 h à respecter si possible.

HORMONE PARATHYROÏDIENNE (OSTÉOPOROSE)

Tériparatide

FORSTEO					
20 µg/j en inj. SC Durée : 18 mois Supplémentation vitamino-calcique associée si apports insuffisants	1 stylo 3 mL 20 µg/80 µL	338,78	I	65 %	338,78

PROPRIÉTÉS

Parathormone de synthèse, favorise la formation osseuse en augmentant l'activité ostéoblastique au profit de l'activité ostéoclastique.

INDICATIONS

Traitement de l'ostéoporose postménopausique avérée des femmes présentant au moins 2 fractures vertébrales et selon la procédure des médicaments d'exception.

CONTRE-INDICATIONS

Hypersensibilité au tériparatide.
Hypercalcémie.
Maladie métabolique osseuse en dehors de l'ostéoporose primitive.
Hyperparathyroïdie, maladie de Paget.
Élévation inexpliquée des phosphatases alcalines.
Insuffisance rénale sévère (clairance de la créatinine < 30 mL/min).
Grossesse et **allaitement** : sans objet chez la femme ménopausée.

PRÉCAUTIONS D'EMPLOI

Augmentation possible, transitoire, de la calcémie en début de traitement sans nécessité de surveillance.
Hypercalciurie avec risque de lithiase urinaire chez les patientes prédisposées (antécédent de lithiase urinaire).
Hypotension orthostatique parfois observée.
Association avec prudence des **digitaliques**.

EFFETS INDÉSIRABLES

Douleurs des membres musculo-squelettiques.
Affections hématologiques : anémie.
Hypercalcémie.
Asthénie, dépression.
Céphalées, vertiges, sciatique.
Palpitations, hypotension, dyspnée.
Nausées, vomissements, hernie hiatale, RGO.
Réaction au point d'injection.

INTERACTIONS MÉDICAMENTEUSES

L'hypercalcémie peut prédisposer au surdosage en **digitaliques** imposant la surveillance de la calcémie chez les patients sous **digitaliques**.

ANTICORPS MONOCLONAL ANTI-RANKL (OSTÉOPOROSE)

■ Dénosumab

PROLIA					
Voie SC 1 inj. tous les 6 mois	1 ser. prér. 60 mg/mL	188,58	I	65 %	188,58

PROPRIÉTÉS

Anticorps monoclonal (IgG2) humain qui cible le RANKL, ligand du récepteur RANK. Le **dénosumab** se lie de façon spécifique au RANKL avec une forte affinité, empêchant l'activation du récepteur RANK situé à la surface des ostéoclastes et de leurs précurseurs. Le blocage de l'interaction RANK/RANKL inhibe la formation, la fonction et la survie des ostéoclastes et diminue ainsi la résorption osseuse dans l'os cortical et trabéculaire.

INDICATIONS

Traitement de l'ostéoporose post-ménopausique chez les femmes à risque élevé de fractures. Ce médicament réduit significativement le risque de fractures vertébrales, non vertébrales et de la hanche.

CONTRE-INDICATIONS

Patientes de moins de 18 ans, grossesse, allaitement, hypersensibilité au produit.
Hypocalcémie.

PRÉCAUTIONS D'EMPLOI

Bilan bucco-dentaire avant le traitement
Supplémentation en **calcium et vitamine D**. Il est important pour toutes les patientes d'avoir un apport adéquat de calcium et de vitamine D.

EFFETS INDÉSIRABLES

Fréquents :
– troubles du système nerveux : sciatique ;
– troubles musculo-squelettiques : douleurs des membres ;
– diarrhées ;
– extraction dentaire ;
– dyspnée.

INTERACTIONS MÉDICAMENTEUSES

Aucune interaction médicamenteuse notable n'a été recensée.
D'après les études, il n'influerait pas sur les médicaments métabolisés par le CYP3A4 et peut être administré de manière concomittante avec des **œstrogénothérapie substitutive orale** ou des **biphosphonates**.

OSTÉOMALACIE

L'ostéomalacie, maladie de l'adulte, se définit histologiquement par un défaut de la minéralisation du tissu ostéoïde. Chez l'enfant il y a en plus une anomalie de la maturation des cartilages de conjugaison et on parle de rachitisme.

Étiologie

Les ostéomalacies résultent :

– le plus souvent d'une carence d'absorption en **vitamine D** (malabsorption intestinale par maladie cœliaque de l'adulte surtout, par résection du grêle, par gastrectomie, etc.), ou d'une carence d'apport,

– parfois d'une carence en phosphore (nutrition parentérale, pertes tubulaires rénales),

– d'un déficit de la synthèse de la 1-25 $(OH)_2$ vit. D (au cours de certains traitements par **barbituriques** et **hydantoïnes**),

– ou d'une résistance à l'action de la 1-25 $(OH)_2$ vit. D3 (rachitisme décelé à l'âge adulte, très rare),

– ou d'un trouble local de la minéralisation (hypophosphatasie, intoxication par l'aluminium ou par le fluor, traitement par les **biphosphonates**),

– citons aussi l'ostéomalacie « tumorale » au cours de certaines tumeurs du tissu conjonctif, et de très rares cas de cancer de la prostate métastasé.

Le traitement n'est donc pas nécessairement univoque : il faut non seulement compenser la carence, mais aussi chaque fois que c'est possible agir sur sa cause.

Traitement

Vitaminothérapie D2 ou D3

La correction de la carence repose essentiellement sur la **vitamine D2 (ergocalciférol)** ou la **vitamine D3 (colécalciférol)**, jusqu'à disparition des douleurs et correction de l'hypocalcémie et de l'hypophosphorémie, et normalisation des phosphatases alcalines ; en réduisant la posologie en cas d'élévation de la calciurie, et en s'assurant de l'absence d'hypercalcémie.

On prescrira en début de traitement, le plus souvent des ampoules buvables contenant une dose importante de **vitamine D**, à un rythme adapté à chaque cas jusqu'à normalisation du taux sérique de la vitamine D :

– soit **ergocalciférol** : ***STÉROGYL*** 15 mg (600 000 UI/amp.), sous forme de ***STÉROGYL 15A*** (amp. buv.) ou, plus rarement actuellement, de ***STÉROGYL 15H*** (amp. buv. et injectable en IM) ;

– soit **colécalciférol** (***UVÉDOSE***), en amp. buv. de 100 000 UI.

Après guérison, on prescrira :

– soit une forme en gouttes (moins dosée, donc quotidienne) par exemple 800 à 2 000 UI environ (2 à 5 gttes/j de ***STÉROGYL***), ou plus selon l'importance de la carence, pour éviter les récidives ;

– soit la forme en ampoules.

Autres formes de vitamine D

- **Calcifédiol**, ***DÉDROGYL*** (sol. buv. de 25-OH vit. D3) (1 gtte = 400 UI), lorsque l'ostéomalacie est secondaire à une affection hépatique ou à un traitement barbiturique ou anticonvulsivant : 4 à 10 gttes/j.
- **Calcitriol**, ***ROCALTROL*** (calcitriol ou 1,25 $(OH)_2$ vit. D3) (capsules dosées à 0,25 µg) en cas d'ostéomalacie vitamino-résistante : 2 à 4 caps./j.

Dans tous les cas avec la même surveillance qu'avec la vitaminothérapie D2 ou D3.

Cas particuliers

- Une calcithérapie est parfois nécessaire en cas de grande hypocalcémie, sous stricte surveillance biologique également.
- Un apport de phosphore est parfois nécessaire en cas d'hypophosphorémie (diabète phosphoré), par voie orale et en fractionnant les prises pour diminuer les troubles digestifs possibles.
- En cas de maladie cœliaque, un régime sans gluten est nécessaire.
- Dans les ostéomalacies tumorales, l'exérèse de la tumeur peut faire régresser l'ostéomalacie.

VITAMINE D (1)

Ergocalciférol (ou vitamine D2)

STÉROGYL					
Ostéoporose : 2 gttes/j Ostéomalacie : 10 à 50 gttes/j au début du traitement, puis 2 à 5 gttes/j	1 fl. 20 mL (gtte = 0,01 mg ou 400 UI)	1,90		65 %	1,90
STÉROGYL 15A					
Ostéoporose : 1/2 à 1 amp./an Ostéomalacie : 1 amp./sem. ou 2 sem., jusqu'à guérison	1 amp. buv. (600 000 UI = 15 mg)	1,36	II	65 %	1,36
STÉROGYL 15H					
Ostéoporose : 1/2 à 1 amp./an Ostéomalacie : 1 amp./sem. ou 2 sem., jusqu'à guérison	1 amp. buv. ou inj. en IM (600 000 UI = 15 mg)	1,46	II	65 %	1,46

Colécalciférol (ou vitamine D3)

VITAMINE D3 BON					
Ostéoporose : 1/2 à 1 amp./an Ostéomalacie : 1 amp./sem. ou 2 sem., jusqu'à guérison	1 amp. buv. ou inj. en IM (200 000 UI = 5 mg)	1,39	II	65 %	1,39
ZYMAD					
Ostéoporose : 2 à 3 gttes/j Max 600 000 UI/an	1 fl. sol. buv. 10 mL (10 000 UI)	2,10	II	65 %	2,10
	1 amp. buv. 2 mL (80 000 UI)	1,27	II	65 %	1,27
	1 amp. buv. 2 mL (200 000 UI)	1,27	II	65 %	1,27
ADRIGYL					
Carence en vit. D Préventif : 2 à 6 gttes/j Curatif : 6 à 60 gttes/j Max 600 000 UI/an	1 fl. sol. buv. 10 mL	1,71	II	65 %	1,71
UVÉDOSE					
Carence en vit. D Préventif : 1 amp./3 mois Curatif : 1 à 2 amp./mois	1 amp. buv. 2 mL (100 000 UI)	1,26	II	65 %	1,26

VITAMINE D (2) – PHARMACOLOGIE

PROPRIÉTÉS

La **vitamine D** augmente l'absorption intestinale du **calcium** et des phosphates et favorise la minéralisation osseuse.

INDICATIONS

Traitement et/ou prophylaxie des états de carence en vitamine D (rachitisme, ostéomalacie).

CONTRE-INDICATIONS

Hypersensibilité à l'un des constituants.

Hypercalcémie, hypercalciurie, lithiase calcique.

PRÉCAUTIONS D'EMPLOI

Grossesse et **allaitement** : ne pas utiliser le ***STÉROGYL 15A***.

Le ***STÉROGYL*** 15 mg contient une dose très élevée en **vitamine D**. Pour éviter tout surdosage, ne pas administrer plus d'une fois/an et éviter l'association à d'autres traitements contenant cette vitamine.

Surveiller la calciurie et la calcémie et arrêter les apports de **vitamine D** si la calcémie dépasse 105 mg/mL (2,62 mmol/L) ou si la calciurie dépasse 4 mg/kg/j chez l'adulte.

STÉROGYL 15A : tenir compte de la présence d'alcool dans ce médicament.

EFFETS INDÉSIRABLES

Liés au surdosage en **vitamine D** : hypercalcémie et hypercalciurie, avec nausées, vomissements, polydipsie, polyurie, constipation.

INTERACTIONS MÉDICAMENTEUSES

Diurétiques thiazidiques : en raison du risque d'hypercalcémie, utiliser la posologie la plus faible recommandée et renforcer la surveillance de la calcémie.

Tenir compte de la présence d'alcool dans le ***STÉROGYL 15A***.

VITAMINE D (3) – MÉTABOLITES (1)

■ **Calcifédiol (ou 25-OH vitamine D3)**

DÉDROGYL					
Ostéomalacie : 4 à 10 gttes/j	1 fl. 10 mL (1 gtte = 400 UI)	7,32	II	30 %	7,32

PROPRIÉTÉS

Métabolite de la vitamine D déjà hydroxylé en 25 et court-circuitant ainsi la phase hépatique de métabolisation de la vitamine D.

INDICATIONS

Ostéomalacie.

Traitement de la carence en vitamine D.

Prévention des troubles calciques de la corticothérapie et des **anticonvulsivants**.

Prévention de la carence en vitamine D dans l'insuffisance rénale (voir aussi Hypoparathyroïdie).

CONTRE-INDICATIONS

Hypersensibilité à l'un des constituants.

Hypercalcémie, hypercalciurie, lithiase calcique.

PRÉCAUTIONS D'EMPLOI

Grossesse : possible, ne pas dépasser 2 à 3 gttes/j.

Allaitement : possible ; tenir compte du passage dans le lait.

Surveiller la calciurie et la calcémie et arrêter les apports de **vitamine D** si la calcémie dépasse 105 mg/mL (2,62 mmol/L) ou si la calciurie dépasse 4 mg/kg/j chez l'adulte.

EFFETS INDÉSIRABLES

Liés au surdosage en **vitamine D** : hypercalcémie et hypercalciurie, avec nausées, vomissements, polydipsie, polyurie, constipation, etc.

INTERACTIONS MÉDICAMENTEUSES

Diurétiques thiazidiques : en raison du risque d'hypercalcémie, utiliser la posologie la plus faible recommandée et renforcer la surveillance de la calcémie.

VITAMINE D (4) – MÉTABOLITES (2)

■ Alfacalcidol

UN-ALFA					
Ostéomalacie, hypoparathyroïde : 1 à 6 mg/kg/j Ostéomalacie rénale : 1 à 2 mg/j E. : 0,05 mg/g/j	30 caps. 0,25 µg	6,12	I	65 %	0,20
	30 caps. 0,5 µg	10,12	I	65 %	0,34
	30 caps. 1 µg	14,15	I	65 %	0,47
	10 fl. sol. inj. IV 1 µg/0,5 mL	HOP	I		
	1 fl. sol. buv. 2 µg/1 mL (10 mL)	8,38	I	65 %	8,38
	10 fl. sol. inj. IV 2 µg/mL	HOP	I		

PROPRIÉTÉS

Précurseur de synthèse du métabolite actif de la vitamine D déjà hydroxylé en 1-α et court-circuitant ainsi la phase rénale de métabolisation de la vitamine D. Ses propriétés sont celles du 1-25(OH)$_2$ colécalciférol (**calcitriol**). Sa conversion est complète en 12 h et sa demi-vie d'élimination plasmatique de 24 h.

INDICATIONS

Ostéomalacie.

Traitement de la carence en vitamine D.

Prévention des troubles calciques de la corticothérapie et des **anticonvulsivants**.

Prévention de la carence en vitamine D dans l'insuffisance rénale (voir aussi Hypoparathyroïdie).

CONTRE-INDICATIONS

Grossesse : possible, ne pas dépasser 2 à 3 gttes/j.

Allaitement : possible ; tenir compte du passage dans le lait.

PRÉCAUTIONS D'EMPLOI

Cf. ***DÉDROGYL***.

EFFETS INDÉSIRABLES

Cf. ***DÉDROGYL***.

INTERACTIONS MÉDICAMENTEUSES

Cf. ***DÉDROGYL***.

■ Calcitriol (ou 1,25 (OH)$_2$ vitamine D3)

ROCALTROL					
Ostéomalacie vitamino-résistante : 2 à 4 caps./j	30 caps. 0,25 µg	8,45	I	65 %	0,28

PROPRIÉTÉS

Métabolite actif naturel de la vitamine D. Au niveau de l'intestin, augmente l'absorption du calcium et du phosphore.

Au niveau de l'os, augmente la résorption ostéoclastique, conjointement à la parathormone, permettant la minéralisation du tissu ostéoïde.

Au niveau du rein, augmente la réabsorption tubulaire du phosphore, et peut-être du calcium.

INDICATIONS

Ostéomalacies vitamino-résistantes (et rachitismes).

Ostéodystrophie rénale.

Hypoparathyroïdie.

Pseudo-hypoparathyroïdie.

CONTRE-INDICATIONS

Grossesse et **allaitement**.

Lithiase calcique avec hypercalciurie.

Hyperparathyroïdie primaire.

États connus d'hypersensibilité à la **vitamine D**.

Hypercalcémies.

PRÉCAUTIONS D'EMPLOI

Surveillance régulière de la calcémie et de la phosphorémie, hebdomadaire en début de traitement ; et de la calciurie en l'absence d'insuffisance rénale.

Dosage mensuel de la créatinine, du magnésium, des phosphatases alcalines sériques.

EFFETS INDÉSIRABLES

Risque d'hypercalcémie, d'hyperphosphorémie entraînant des précipitations calciques dans les tissus mous.

INTERACTIONS MÉDICAMENTEUSES

Cf. ***DÉDROGYL***, plus :

- **magnésium**, risque d'hypermagnésémie ;
- **digoxine**, risque d'arythmie ;
- **colestyramine**, risque de diminution de l'absorption intestinale du **calcitriol**.

ÉPIPHYSITES – APOPHYSITES DE CROISSANCE

Maladie de Scheuermann

Cette affection, très fréquente à l'adolescence, touche surtout le garçon et s'installe habituellement sans douleur, et cesse d'évoluer, la croissance terminée.

On l'appelle aussi : ostéochondrose vertébrale de croissance, épiphysite vertébrale de croissance, cyphose douloureuse de l'adolescent. Son diagnostic est radiologique : aspect feuilleté des plateaux vertébraux, hernies intraspongieuses ou rétromarginales antérieures.

Certaines images doivent être connues pour ne pas orienter à tort vers d'autres diagnostics, source d'anxiété :

– aspect cunéiforme des vertèbres responsable de la cyphose dorsale, à distinguer d'un tassement vertébral traumatique ;

– image d'épiphyse libre (aux coins antérieurs de la vertèbre) à ne pas confondre avec une fracture ;

– pincement discal en regard d'une hernie intraspongieuse à distinguer d'une spondylodiscite.

À l'adolescence

Le traitement concerne les rares formes avec manifestations douloureuses, mais aussi les formes avec tendance à l'aggravation de la cyphose dorsale, et comporte des conseils d'hygiène du rachis :

- dormir sur un lit dur, la tête à plat, sans oreiller ;
- limiter le port de charges (cartables trop lourds) ;
- éviter les efforts physiques et les sports comportant une réception brutale sur le sol ;
- conseiller la natation, ainsi que le basket et le volley-ball (sports d'extension) ;
- prescrire parfois un repos en décubitus dorsal au milieu de la journée.

La kinésithérapie cherche à corriger les anomalies posturales : 1 seule série de 10 à 15 séances de rééducation avec correction de la tendance à la cyphose dorsale et renforcement de la musculature lombo-abdominale.

Toutes ces prescriptions avec parfois quelques **antalgiques banals** ne seront guère prolongées plus de 6 à 9 mois, c'est-à-dire pendant la phase douloureuse.

Par la suite il conviendra cependant de ménager la colonne vertébrale.

Le port d'un corset ne se conçoit qu'en cas, rare, de cyphose pathologique s'aggravant avant la fin de la maturation osseuse.

À l'âge adulte

- Des lombalgies ou des dorsalgies peuvent se manifester lorsque des lésions d'arthrose secondaire se sont développées, mais les manifestations douloureuses surviennent en général chez des sujets anxieux, neurotoniques.
- Il est fondamental de s'assurer de la responsabilité réelle de ces lésions radiologiques, banales en elles-mêmes, dans le tableau clinique.

La prescription comporte, pendant la poussée douloureuse : le repos relatif, la prescription d'**antalgiques banals** à dose suffisante, **aspirine** : 2 g/j, **paracétamol** : 1,5 à 3 g/j, 10 à 15 séances de rééducation vertébrale avec renforcement de la musculature, correction de la tendance à la cyphose, associée à des massages, rarement un **anxiolytique**.

Maladie d'Osgood-Schlatter

Il s'agit d'une dystrophie de croissance de l'adolescent, un garçon en général, qui touche l'apophyse tibiale antérieure. Une affection voisine touche la pointe de la patella (maladie de Sinding-Larsen-Johansson).

Les formes douloureuses sont justiciables :

– du repos relatif, réduisant la marche et les escaliers, supprimant la pratique des sauts ;

– de l'application d'un **gel anti-inflammatoire** : **piroxicam** (***FELDÈNE***), ou **diclofénac** (***FLECTOR***), ou autre : 1 appl. matin et soir pendant plusieurs semaines, ou d'une cryothérapie ;

– d'une éventuelle contention élastique adhésive ;

– parfois d'un traitement médicamenteux classique : **antalgique** à dose suffisante, voire **AINS** en cure très brève, mais il faut proscrire les infiltrations de **corticoïdes** ;

– chez les sportifs une rééducation spécialisée peut être utile.

TUMEURS OSSEUSES BÉNIGNES

Le traitement des tumeurs osseuses bénignes dépend de leurs modalités évolutives. Toute biopsie, tout traitement devraient être « planifiés », en milieu spécialisé pour les cas difficiles.

Diagnostic radiologique

On constate une zone radiotransparente, homogène, bien limitée, assez souvent bordée d'une zone de condensation.

- Lorsque la tumeur est très volumineuse, elle paraît dilater l'os intéressé qui reste en tout cas entouré dans une coque osseuse. Les tumeurs bénignes de ce type sont représentées par le kyste anévrismal de l'os ou encore le kyste essentiel.
- Certaines tumeurs bénignes donnent un aspect radiologique différent : fortement radio-opaque. Elles sont constituées partiellement (comme l'ostéochondrome) ou entièrement de tissu osseux, comme l'ostéome ostéoïde.

Tumeurs asymptomatiques

Elles sont de découverte fortuite, à l'âge adulte, sur une radiographie demandée pour une autre raison :
- enchondromes des doigts ;
- lacune corticale métaphysaire bénigne (ou fibrome non ossifiant, ou cortical defect), qui peut régresser spontanément ;
- kyste solitaire vieilli ;
- exostose ostéogénique ossifiée.

Dans ces cas l'abstention est la règle si le diagnostic radio-clinique est certain.

Tumeurs symptomatiques

► *Ostéome ostéoïde*

Il est responsable d'une douleur nocturne ou de décubitus prolongé, calmée par l'**aspirine**, et qui a sur les radiographies un aspect en cocarde : condensé en périphérie, autour d'une zone claire dans laquelle on voit parfois le « nidus » qui caractérise la tumeur.

Son traitement consiste en l'exérèse de la lésion, soit chirurgicale, soit par abord au trocart dans certaines formes accessibles.

► *Tumeurs « actives »*

Elles ont tendance sur les clichés successifs à augmenter de taille ; bien qu'elles puissent souffler la corticale osseuse, elles restent bien limitées. De trop gros volume, elles peuvent fragiliser l'os et devenir alors symptomatiques.

- Certaines sont de diagnostic facile par l'imagerie, du fait de leur localisation et de leur aspect, d'autres le sont moins et demandent une discussion en milieu spécialisé, avant d'envisager une biopsie ou un traitement.
- Parmi ces tumeurs qui peuvent devenir actives, citons : certains enchondromes, le fibrome chondromyxoïde, le kyste solitaire jeune, le kyste anévrismal et la tumeur à cellules géantes.

► *Tumeurs « agressives »*

Elles ont un aspect ostéolytique et un contour mal délimité, elles augmentent rapidement de volume et vont franchir les barrières naturelles osseuses. Elles auront tendance à récidiver si le traitement n'en est pas radical.

Parmi ces tumeurs agressives ; certains kystes anévrismaux, certaines tumeurs à cellules géantes, certains chondroblastomes et certains granulomes éosinophiles.

Traitement chirurgical

Il doit viser à éviter une récidive, mais ne pas fragiliser l'os ou menacer une structure anatomique adjacente noble, en particulier chez l'enfant.

Tumeurs non « agressives »

Il peut s'agir de la résection d'une tumeur périphérique ou du curetage suivi de comblement pour les lésions centrales.

Certains kystes solitaires jeunes ont pu bénéficier de l'injection intrakystique de **corticoïdes**.

Tumeurs « agressives »

Dans ces cas le curetage doit être complet, avec traitement des parois, suivi de comblement ; parfois une résection suivie de reconstruction osseuse s'avère nécessaire.

PATHOLOGIE MUSCULAIRE DU SPORTIF

Élongation musculaire

Elle se caractérise par une douleur soudaine au cours de l'effort, mais elle est modérée et permet habituellement la poursuite de l'activité à un rythme ralenti ; le muscle est contracturé, douloureux à la palpation, mais il n'y a pas d'ecchymose.

Traitement

- Refroidissement immédiat avec une vessie de glace ou une poche réfrigérée type ***PHYSIOPACK*** ou ***COLDHOT***, si possible, puis discontinu.
- Repos strict pendant 3 j, puis relatif pendant 5 à 10 j, pour éviter un risque de rupture secondaire.
- Soins locaux avec application de chaleur locale et massages à partir du 3e j.
- Parfois, au début, **antalgique** et/ou **AINS**.

La reprise du sport ne se fera qu'au 15e j environ, précédée de séances d'échauffement progressif et en évitant les accélérations brutales.

Déchirure musculaire

Elle s'accompagne d'une douleur plus violente, parfois syncopale, qui persiste au repos. L'impotence est majeure d'emblée. À la contracture et à la douleur élective à la pression s'associent une ecchymose, parfois une encoche palpable ou une tuméfaction nodulaire ; l'hématome a tendance à être déclive et peut s'extérioriser à distance.

Le traitement comporte :

- le repos complet,
- le refroidissement immédiat comme pour l'élongation,
- **antalgiques** et **AINS** et éventuellement **myorelaxants** pendant 2 sem. environ,
- l'évacuation éventuelle d'un volumineux hématome (> 30 mL) par ponction sous échographie.

Les massages et les injections locales de **corticoïdes** sont contre-indiqués au début, mais sont parfois envisagés secondairement pour faciliter la fonte d'un noyau fibreux cicatriciel.

La reprise du sport sera très progressive, après 1 à 2 mois au moins d'interruption, et avec les mêmes précautions que pour l'élongation.

Rupture musculaire

Elle se traduit par une douleur violente et une impotence majeure ; la palpation d'une encoche si le sujet est vu très tôt et la rétraction du corps musculaire. L'échographie est très utile pour le bilan des lésions.

Les indications thérapeutiques dépendent du stade évolutif et du niveau sportif.

- Vue tôt, chez un sportif de haut niveau, la rupture doit être confiée au chirurgien, pour suture (bout à bout ou sur une aponévrose) après évacuation de l'hématome. Après 5 sem. d'immobilisation une rééducation sera entreprise ; l'interruption de l'activité sportive se chiffre en mois (4 à 8 mois).
- Vue tardivement, au stade de rétraction et de fibrose le résultat de la chirurgie est incertain. La rééducation, les **antalgiques** apportent une certaine aide.

Ostéome musculaire

Il s'agit de la complication tardive d'une fracture, ou chez le sportif (football) d'un arrachement de l'insertion ou d'une lésion du droit antérieur, ou bien d'une lésion musculaire négligée ou traitée par des massages intempestifs, qui relève d'un traitement **AINS** pour le « refroidir » et limiter le risque d'ossification.

L'exérèse ne se conçoit qu'en cas de gêne fonctionnelle importante et effectivement en rapport avec l'ostéome, dont la surveillance aura montré l'absence d'évolutivité.

Syndrome de loge

Il s'agit d'un syndrome ischémique, dû à l'augmentation de la pression à l'intérieur d'un compartiment inextensible comme la loge antéro-externe de la jambe.

Le traitement commence par une limitation de l'activité sportive et son adaptation aux besoins, mais peut être chirurgical : aponévrotomie de décompression, après confirmation du diagnostic par imagerie.

PUBALGIES, TENDINOPATHIE DES ADDUCTEURS

Symptomatologie

Le symptôme pubalgie concerne les douleurs de la région pubienne et celles des régions ilio- et ischio-pubiennes, survenant chez les sportifs.

D'origines très diverses, les pubalgies ne sont pas l'apanage exclusif des sportifs, en outre certaines affections préalables peuvent être révélées ou aggravées par le sport. Il faut donc :

- écarter ces affections :
  - – coxopathie, dysplasie de hanche,
  - – pathologie pariétale ou viscérale, abdominale, crurale ou inguino-scrotale,
  - – affections rhumatismales : symphysite ou enthésopathie au cours d'une spondyloarthrite,
  - – voire infection de la symphyse pubienne ;
- reconnaître et préciser le mécanisme de la pubalgie :
  - – tendinopathie des adducteurs,
  - – ostéo-arthropathie pubienne, microtraumatique,
  - – pathologie pariétale abdominale.

Traitement

Le traitement initial comporte :

– le repos, qui doit avoir une durée suffisante : 1 à 3 mois au moins ;

– les anti-inflammatoires non stéroïdiens (**AINS**) à dose efficace et prolongée, en l'absence de contre-indication ;

– éventuellement un traitement local, en fonction de chaque cas : physiothérapie, gel **AINS** en appl. x 2 à 3/j, infiltrations de **corticoïdes**.

Infiltrations locales de corticoïdes

Elles sont utiles quand il s'agit d'une tendinite d'insertion, et que le diagnostic ne fait pas de doute.

Elles sont contre-indiquées dans les ostéoarthropathies pubiennes et les formes nodulaires des tendinites.

Kinésithérapie

Elle est souvent utile :

– étirement progressif et assouplissement de la jonction ostéo-tendino-musculaire des adducteurs ;

– rééducation musculaire prolongée dans les formes pariéto-abdominales.

Chirurgie

C'est un geste exceptionnel, réservé aux lésions majeures pariétales ou à certaines tendinites chroniques, chez des sujets jeunes pratiquant le sport à un haut niveau.

HYDARTHROSE POST-TRAUMATIQUE

Étiologie

Devant un gros genou traumatique, 2 questions se posent initialement :
– s'agit-il bien d'un épanchement exclusivement traumatique, car rares sont les cas où cette interprétation n'est pas retenue par le blessé ;
– ne s'agit-il pas d'une hémarthrose et quelle est la gravité des lésions, ce qui n'est pas toujours appréciable au 1er examen.

L'interrogatoire doit faire préciser :
– la date de l'accident invoqué ;
– sa nature, traumatisme franc ou microtraumatisme ;
– ses circonstances de survenue : choc direct, mouvement de torsion en charge, etc. ;
– le mode évolutif ; en l'absence de lésion grave, une hydarthrose traumatique simple ne dure en général pas plus de 4 sem.

Traitement

Traumatisme bénin

► *Dans un premier temps*

Vont permettre la guérison :
– le refroidissement par de la glace dans une poche imperméable ou avec une poche réfrigérée type *PHYSIOPACK* ou *COLDHOT* au tout début ;
– l'évacuation, non imposée d'emblée ;
– le repos avec immobilisation relative ;
– un **antalgique** et/ou un **AINS** éventuellement.

► *Si l'épanchement persiste*

• Une **ponction évacuatrice**, qui doit s'entourer de précautions d'asepsie rigoureuses, soulagera le blessé et permettra d'analyser le liquide, qui est macroscopiquement clair, pauvre en éléments cellulaires et stérile.

• La prescription d'un **AINS** se justifie, pour une durée de 2 sem. environ, par exemple : **diclofénac** (***VOLTARÈNE LP*** 75 mg) : 1 cp. matin et soir, ou autre **AINS**, avec les précautions habituelles.

• Ou une injection intra-articulaire de 1 ampoule-seringue de **cortivazol** (***ALTIM***) ou de **bétaméthasone** (***DIPROSTÈNE***).

La persistance de l'épanchement doit faire rechercher une cause soit traumatique (entorse grave, lésion méniscale, fracture parcellaire méconnue, etc.), soit rhumatismale (réveil d'une arthrose associée, rhumatisme inflammatoire).

Traumatisme important

La ponction évacuatrice fait partie du bilan lésionnel, tout comme les radiographies, pour écarter une hémarthrose qui évoquerait alors une lésion d'un ligament croisé.

Lorsqu'il se confirme que le liquide est clair, dans un premier temps le traitement est le même que précédemment, et l'examen clinique sera repris sur un genou asséché pour écarter une lésion méniscale ou ligamentaire nécessitant un traitement propre.

Hydarthrose ayant tendance à persister ou à récidiver

La recherche étiologique doit être reprise, mais en s'aidant de l'imagerie (IRM ou parfois arthro-scanner, selon le contexte clinique), voire d'une arthroscopie.

NOTES

HYPERCALCÉMIE

Évaluation de la gravité et du mécanisme

L'hypercalcémie est un symptôme biologique qui peut avoir des conséquences vitales et dont les causes sont multiples. Il faut donc parallèlement :

– apprécier la gravité de l'hypercalcémie : soit sur l'existence de signes cliniques « menaçants » (troubles de la conscience voire coma, soif, polyurie, nausées, vomissements, douleurs abdominales, quelle que soit la valeur de la calcémie), soit devant une calcémie élevée : > 3,25 mmol/L ou > 130 mg/L, ou augmentant progressivement et rapidement, *a fortiori* avec insuffisance rénale. Dans ces formes menaçantes, le traitement symptomatique doit être appliqué d'extrême urgence, en milieu spécialisé. Ailleurs, et en particulier pour des calcémies < 2,75 mmol/L, il n'y a pas d'urgence thérapeutique. Certaines hypercalcémies bien tolérées (hyperparathyroïdie) peuvent se passer de traitement symptomatique en attendant le traitement étiologique ;

– rechercher le mécanisme et la cause de l'hypercalcémie : le plus fréquemment ostéolyse, surtout par métastase osseuse d'un cancer ostéolytique : sein (parfois lors de l'institution d'une hormonothérapie), poumon, rein, thyroïde, etc., ou myélome multiple ; assez souvent par hyperparathyroïdie primitive ; plus rarement, hyperthyroïdie, immobilisation prolongée, etc. Il n'est pas rare qu'une hypercalcémie modérée soit induite par une hyperparathyroïdie elle-même secondaire à une carence en vitamine D, dont la correction est alors nécessaire.

Certaines hypercalcémies sont liées à une augmentation de l'absorption intestinale du **calcium** : sarcoïdose et autres granulomatoses, intoxication par **vitamine D**.

Traitement

Hypercalcémie grave, menaçante

Dans ces formes, avec insuffisance rénale, le traitement urgent doit être appliqué de préférence en unité de soins intensifs. Il comporte, schématiquement :

- Réhydratation et équilibration électrolytique.
- Perfusion de **furosémide** (***LASILIX***).
- Voire une épuration extrarénale par hémodialyse ou dialyse péritonéale.
- Traitement anti-ostéoclastique, par **biphosphonates** par voie IV, avec surveillance quotidienne de la calcémie :

– **biphosphonates**, avec prudence en cas d'insuffisance rénale, d'action retardée (1 à 3 j) mais prolongée (3 à 5 sem.). On dispose du **clodronate** (***CLASTOBAN***) : 300 mg/j, en perfusion de 2 h, pendant 2 à 5 j, du **pamidronate** (***OSTEPAM***) : 30 à 90 mg/j, en perfusion de 4 à 6 h pendant 1 à 3 j, ou de l'**acide zolédronique** (***ZOMETA***) surtout ;

– en cas d'efficacité le relais par un **biphosphonate** par voie orale est à envisager.

Hypercalcémie élevée, sans signe clinique de gravité

- Le traitement doit commencer par une réhydratation avec correction des anomalies électrolytiques, ce qui peut déjà abaisser la calcémie. Puis on s'adresse aux médications hypocalcémiantes (**biphosphonates**) selon l'état de la fonction rénale, la tolérance des produits, le degré de tolérance de l'hypercalcémie et les possibilités de traitement étiologique.
- La corticothérapie, *per os* ou parentérale, peut être utilisée comme traitement adjuvant dans les hypercalcémies malignes du myélome, des lymphomes, ou dans le traitement des hypercalcémies liées à une augmentation de l'absorption intestinale du **calcium** : sarcoïdose, intoxication par la **vitamine D**.

BIPHOSPHONATES (HYPERCALCÉMIE) (1)

Pamidronate de sodium

OSTEPAM					
Perf. IV unique (ou plusieurs perf. réparties sur 3-4 j) ; posologie à adapter à la calcémie < 3 mmol/L : 15-30 mg/cure 3-3,5 mmol/L : 30-60 mg/cure 3, 5-4 mmol/ 60-90 mg/cure > 4 mmol/L : 90 mg/cure À répéter en l'absence d'amorce de réduction de la calcémie dans les 48 h suivant le début du traitement	4 fl. 1 mL 15 mg/mL 1 fl. 2 mL 15 mg/mL 1 fl. 4 mL 15 mg/mL 1 fl. 6 mL 15 mg/mL	161,04 82,40 161,04 234,87	I I I I	65 % 65 % 65 % 65 %	40,26 82,40 161,04 234,87

Clodronate disodique

CLASTOBAN					
300 mg/j en 1 perf. de 500 mL d'au moins 2 h jusqu'à normalisation de la calcémie sans dépasser 7 j de traitement	5 amp. 300 mg/5 mL	HOP	I		
Ostéolyse sans hypercalcémie : 1 600 mg/j (1 cp. x 2/j) Ostéolyse maligne avec hypercalcémie : 2 400 à 3 200 mg/j en plusieurs prises en relais de la forme IV	60 cp. 800 mg	222,73	I	65 %	3,71

Ibandronate de sodium

BONDRONAT					
Perf. IV unique de 4 mg dans 500 mL de NaCl 9 ‰ si calcémie > 3 mmol/L	1 fl. 2 mg/2 mL 1 fl. 6 mg/6 mL	HOP 286,40	I I	 65 %	 286,40

Acide zolédronique

ZOMETA					
Perf. IV unique de 4 mg administrée en 15 min	1 inj. 4 mg/100 mL	224,70	I	65 %	224,70

D'autres biphosphonates sont en regard des maladies : Ostéoporose et Maladie de Paget.

MÉTASTASES OSSEUSES DES CANCERS (1)

Recherche du cancer primitif

Elle est indispensable car elle peut orienter le choix du traitement. Elle ne doit pas faire retarder le traitement des métastases lorsque le cancer n'est pas connu ou qu'il n'est pas découvert d'emblée par la palpation des seins (métastases ostéolytiques ou condensantes ou mixtes), par le toucher rectal (métastases condensantes plus souvent qu'ostéolytiques des cancers de la prostate) ou par la radiographie des poumons (métastases ostéolytiques). L'exploration rénale et thyroïdienne se fera ensuite.

Découverte des métastases osseuses

Elle ne doit pas faire écarter systématiquement la cure du cancer primitif lorsqu'elle est possible, tout particulièrement si la métastase est unique et elle-même accessible à un traitement local.

Le bilan d'extension du cancer, et du retentissement des métastases osseuses doit être fait rapidement :

– scintigraphie osseuse à la recherche de localisations multiples ;
– complétée par des radiographies, un scanner ou une IRM en cas de localisations menaçantes par leur siège ;
– bilan biologique avec marqueurs tumoraux chaque fois que possible.

Trois cancers seront particulièrement recherchés en raison de leur fréquente hormono-dépendance : sein, prostate, thyroïde. Nous renvoyons le lecteur aux chapitres de cancérologie les concernant.

Mais dans tous les cas certaines mesures communes peuvent s'imposer, que nous envisagerons ci-après.

BIPHOSPHONATES (HYPERCALCÉMIE) (2) – PHARMACOLOGIE

PROPRIÉTÉS

Les **biphosphonates** sont de puissants inhibiteurs de la résorption osseuse ostéoclastique. En inhibant l'activité des ostéoclastes, ils semblent retarder ou prévenir les complications cliniques du myélome et des métastases osseuses (fractures, tassements vertébraux, etc.) et normalisent une hypercalcémie maligne.

INDICATIONS

Forme IV : hypercalcémie maligne.

Forme orale : relais de la forme IV ; traitement palliatif des ostéolyses malignes sans ou avec hypercalcémie.

CONTRE-INDICATIONS

Grossesse et **allaitement** : passage placentaire et dans le lait ; à éviter sauf mise en jeu du pronostic vital.

Ne pas administrer chez l'enfant.

PRÉCAUTIONS D'EMPLOI

• Nécessité d'une bonne hydratation avant de débuter le traitement.

• Voie orale : fractionner la dose en plusieurs prises ; administrer en dehors des repas.

• Réduire la posologie en cas d'insuffisance rénale.

• De très rares cas d'ostéonécrose (principalement de la mâchoire) ont été rapportés chez les patients traités par des **biphosphonates**.

Biphosphonates et ostéonécrose de la mâchoire

Un examen dentaire avec des soins dentaires préventifs appropriés devra être pris en considération avant l'instauration d'un traitement par **biphosphonates** chez des patients présentant des facteurs de risque associés (par exemple : cancer, chimiothérapie, corticoïdes ou mauvaise hygiène buccale).

Au cours du traitement, ces patients devront éviter dans la mesure du possible toute intervention dentaire invasive.

EFFETS INDÉSIRABLES

Ils sont généralement modérés et transitoires :
– généraux : fièvre transitoire ; syndrome pseudo-grippal, céphalées ;
– réaction au point d'injection : prurit, érythème, phlébite, induration ;
– douleurs osseuses transitoires, myalgies, arthralgies, douleurs diffuses, crampes musculaires ; hypocalcémie symptomatique ou non, hypophosphatémie ;
– nausées, vomissements, anorexie, diarrhée, constipation, douleurs abdominales ;
– conjonctivite, etc. Un antécédent d'uvéite peut constituer une contre-indication ;
– anémie, leucopénie, thrombopénie transitoires ;
– troubles tensionnels, insuffisance cardiaque congestive par surcharge hydrique ;
– dyskaliémie, perturbation transitoire de la fonction hépatique.

INTERACTIONS MÉDICAMENTEUSES

Administrer les **antiacides** à distance des **biphosphonates** (2 h).
Diminution de l'absorption des **biphosphonates** en cas de prise concomitante de **sels de fer**, d'aluminium (ou de **calcium** !).

MÉTASTASES OSSEUSES DES CANCERS (2)

Traitements complémentaires

Quelle que soit l'origine des métastases, le traitement à visée spécifique peut être complété par les traitements suivants :

- La radiothérapie locale osseuse :

– soit conventionnelle, sur une métastase osseuse unique, non accessible à une exérèse chirurgicale ;

– soit « flash antalgique » souvent très utile et bien toléré.

- La chirurgie :

– à titre palliatif antalgique, voire curateur en cas de métastase unique accessible ;

– enclouage d'une métastase diaphysaire douloureuse et exposée à une fracture pathologique ;

– mise en place d'une prothèse : métastase cervico-céphalique du fémur ;

– injection radioguidée de ciment dans une vertèbre douloureuse ;

– laminectomie en cas de menace ou d'installation d'une paraplégie.

- Un traitement médicamenteux antalgique :

– faisant appel à des **antalgiques** puissants éventuellement morphiniques ;

– et prescrits de façon continue pour couvrir le nycthémère, dans les cas graves.

- Une médication antiostéoclastique : les **biphosphonates**, grâce à leur action directe sur les ostéoclates et à l'inhibition de certains facteurs de croissance, diminuent le risque d'atteinte osseuse et ont un effet antalgique notable.

Il en est ainsi pour les métastases osseuses du cancer du sein avec le **clodronate** pour la voie orale, et le **pamidronate** ou le **zolédronate** pour la voie IV.

Dans le cancer de la prostate, le **zolédronate** a montré une efficacité significative.

Leur presciption prolongée, sous surveillance de la calcémie et de la fonction rénale, doit aussi tenir compte du risque, plus important sur ce terrain, de survenue d'une ostéonécrose de la mâchoire (*cf.* Biphosphonates [hypercalcémie] – pharmacologie).

On peut utiliser :

– **acide pamidronique** (***OSTEPAM***), en perf. IV ;

– **acide zolédronique** (***ZOMETA***), en perf. IV.

- La corticothérapie : **prednisone** (***CORTANCYL***) : à forte dose, 20 à 60 mg/j, soit 1 à 3 cp. à 20 mg/j, peut avoir un effet antalgique pendant un certain temps.
- Le **dénosumab** (***XGEVA*** 120 mg sol. inj. 1 fl. 1,7 mL) fait l'objet d'une surveillance supplémentaire qui permettra l'identification rapide de nouvelles informations relatives à la sécurité.

Si l'ensemble de ces méthodes n'aboutit qu'exceptionnellement à la guérison, les rémissions sont néanmoins fréquentes, quelquefois durables, et souvent de qualité satisfaisante pour permettre un confort de vie suffisant, qui doit être l'un des objectifs essentiels du médecin.

Urologie

SOMMAIRE

MALADIES

MÉDICAMENTS

NOTES

CANCER DE LA PROSTATE (1)

Dépistage [1]

L'étude ERSPC (*European Randomized Study of screening for Prostate Cancer*) confirme la réduction de mortalité de 21 % en cas de dépistage systématique du cancer de la prostate par le PSA par rapport l'absence de dépistage, chez des hommes européens âgés de 55 à 69 ans, suivis pendant au moins 11 années. Cette baisse de mortalité atteint 29 % pour les hommes ayant effectivement réalisé le dépistage. Dans cette étude, après ce suivi de 11 ans, pour éviter un décès par cancer de la prostate, 1 055 hommes doivent être dépistés et 37 doivent être traités. Cette analyse après 2 années de suivi supplémentaires confirme que le dépistage par PSA diminue de façon importante la mortalité par cancer de la prostate.

Les résultats de cette étude sont très favorables au dépistage, même si certaines limites méthodologiques ne permettent pas encore aujourd'hui de se prononcer définitivement en faveur du dépistage systématique ou dépistage de masse : le dépistage par décision individuelle reste donc recommandé par l'AFU (Association française d'urologie) et, en pratique, utilisé par plus de 2 hommes sur 3 en France. Ce dépistage implique une information claire du patient portant sur le cancer de la prostate, ses risques d'évolution, son dépistage et sa prise en charge, d'où l'importance de campagnes d'information largement diffusées vers le grand public et les professionnels de santé.

L'AFU rappelle l'importance de la discussion en réunion de concertation pluridisciplinaire, de chaque cas de cancer de prostate diagnostiqué, qui doit prendre en compte l'âge, l'agressivité (grade), le nombre et la longueur de biopsies envahies, la vélocité du PSA, etc. La surveillance active doit être systématiquement évaluée comme les autres modalités de traitement. La stratégie thérapeutique doit ensuite être discutée avec le patient.

À l'issue de l'analyse critique des articles issus des études ERSPC et PLCO publiés en mars 2009 et au vu des travaux récents parus en France, l'HAS a considéré qu'aucun élément scientifique nouveau n'est de nature à justifier la réévaluation de l'opportunité de la mise en place d'un programme de dépistage systématique du cancer de la prostate par dosage du PSA.

ANTIANDROGÈNES (1)

Nilutamide

ANANDRON					
300 mg/j pendant 4 sem. puis 150 mg/j	90 cp. 50 mg 30 cp. 150 mg	135,07 126,11	I I	100 % 100 %	1,50 4,20

Flutamide

FLUTAMIDE					
1 cp. x 3/j	30 cp. 250 mg	27,45	I	100 %	0,92

Bicalutamide

CASODEX					
1 cp./j en continu	30 cp. 50 mg	54,20	I	100 %	1,81
ORMANDYL					
Idem **CASODEX**	30 cp. 50 mg	54,20	I	100 %	1,81

Cyprotérone

ANDROCUR					
4 à 6 cp. /j 2 à 3 cp. /j	20 cp. 50 mg 60 cp. 100 mg	11,28 81,15	I I	65 % 100 %	0,56 1,35

Enzalutamide

XTANDI					
160 mg (4 caps.) en 1 prise/j	112 caps. 40 mg	2 960,38	I	100 %	26,43

CANCER DE LA PROSTATE (2)

Cancer localisé [2]

Score de Gleason

Le score de Gleason correspond au grade de la tumeur.

L'anatomopathologie évalue la différenciation des glandes tumorales selon un score allant de 1 (très différencié) à 5 (très indifférencié).

Sur les biopsies de prostate, le score de Gleason correspond à la somme du contingent le plus représenté suivi du contingent au grade le plus élevé (addition des 2 grades). En revanche, sur une pièce de prostatectomie, le score de Gleason correspond à la somme des deux contingents les plus représentés par ordre décroissant, éventuellement accompagnés d'une indication particulière s'il existe un contingent de tumeurs de haut grade représentant plus de 5 % de la glande.

Ainsi, il varie de 2 à 10 et est exprimé de la façon suivante (le 1er chiffre correspondant au score du contingent le plus représenté) : 7 (4+3), 7 (3+4), 8 (4+4), etc.

Cependant, l'ISUP (*International Society of Urological Pathology*) avait redéfini le score de Gleason en 2005 en le cotant de 3 à 5, mais en maintenant la notion de l'existence de plusieurs contingents tumoraux. Aussi, le score de Gleason 6 (3+3) doit désormais être noté 6 (3-3).

Confiné à la prostate (stades T1 ou T2, N0, M0). Souvent décelé sur des copeaux de résection d'adénome de prostate, ou après biopsies prostatiques effectuées pour PSA élevé.

On distingue 3 groupes à risque :

- risque élevé (ou haut risque) : PSA > 20 ng/mL ou score de Gleason > 7 (8, 9 ou 10) ou stade clinique T2c ;
- risque intermédiaire : PSA entre 10 et 20 ng/mL, ou score de Gleason 7, ou stade clinique T2b ;
- risque faible : PSA < 10 ng/mL, score de gleson < 7 et stade clinique T1 ou T2a.

Surveillance – abstention

Raisonnable et licite si l'espérance de vie est inférieure à 10 ans, pour des cancers à bas risque. Un traitement médical le plus souvent général (hormonothérapie) pourra être secondairement proposé en cas de signes d'évolutivité clinique

Surveillance active

Lorsque l'espérance de vie est supérieure à 10 ans mais que le cancer est de faible risque, il est légitime de proposer une surveillance active permettant de différer un éventuel traitement curatif (et donc de différer la survenue d'effets secondaires) mais surtout de se donner le temps de l'évaluation de la progression afin de distinguer les cancers à risque évolutif des cancers strictement indolents. À ce jour, la surveillance active est possible pour les patients de risque très faible (PSA < 10 ng/mL, 1 ou 2 biopsies positives avec un total maximum de 3 mm de cancer de grade 3 uniquement).

Traitement curatif

Prostatectomie totale ou radiothérapie à dose curative justifiées si l'espérance de vie est > 10 ans. Les 2 traitements ont *a priori* une efficacité comparable avec un avantage pour la chirurgie en survie sans progression après 12 ans.

La curiethérapie est une option valable pour les petits cancers (moins de 20 mm sur les biopsies) à bas risque uniquement au sein de prostates d'un volume total inférieur à 50 mL et sans contingent de grade > 3.

ANTIANDROGÈNES (2) – PHARMACOLOGIE

PROPRIÉTÉS

Antiandrogène non stéroïdien bloquant les récepteurs des androgènes ou la liaison androgène-récepteur, sans autre activité hormonale.

INDICATIONS

Cancer de la prostate, en prescription simultanée avec une castration chirurgicale ou médicale par **agonistes de la LH-RH** ou en continu pour un blocage androgénique total. Au premier mois de la castration chimique la prescription est destinée à éviter le *flare up* et doit être débutée quelques jours avant.

L'**enzalutamide** est indiqué dans le traitement du cancer de la prostate métastatique résistant à la castration ayant progressé après au moins une chimiothérapie préalable contenant du **docétaxel** et pour lesquels il n'existe pas d'alternative thérapeutique disponible appropriée.

CONTRE-INDICATIONS

Insuffisance hépatique.

Nilutamide : insuffisance respiratoire (risque de pneumopathie interstitielle).

PRÉCAUTIONS D'EMPLOI

Surveiller les transaminases, l'état respiratoire, la vision. Interrompre le traitement en cas d'élévation des transaminases, de dyspnée, de troubles de l'accommodation et de la vision des couleurs.

Pour l'**enzalutamide**, une surveillance cardiovasculaire et neurologique est recommandée.

EFFETS INDÉSIRABLES

Troubles de l'érection.

Bouffées de chaleur.

Troubles de l'accommodation à l'obscurité et de la vision des couleurs.

Effet antabuse et hépatite.

Troubles digestifs, nausées, vomissements, diarrhée.

Aplasie médullaire.

Pour le **flutamide** il faut noter la possibilité de méthémoglobinémies et de photosensibilisation.

Pour l'**enzalutamide**, il faut également noter des troubles neurologiques (céphalées, troubles de mémoire ou cognitifs) et un risque d'hypertension artérielle.

INTERACTIONS MÉDICAMENTEUSES

Le **nilutamide** peut perturber le métabolisme des **antivitamines K**, **phénytoïne**, **propranolol**, **chlordiazépoxyde**, **diazépam** et **théophylline**.

En cas de traitement anticoagulant : contrôler l'INR et réduire si nécessaire la posologie des **AVK**.

L'**enzalutamide** est métabolisé par le CYP 2C8 : il convient donc d'éviter une association avec un inducteur (**rifampicine**) ou un inhibiteur (**gemfibrozil**) de ce CYP. C'est par ailleurs un inducteur puissant du CYP3A4, d'où une interaction importante avec certaines molécules : **praziquantel**, **télaprévir**, **voriconazole**, **inhibiteurs de protéases** boostés par **ritonavir** sont contre-indiquées.

CANCER DE LA PROSTATE (3)

► *Prostatectomie totale (ou « radicale »)*

Technique

La lymphadénectomie étendue (ilio-obturatrice, et iliaque) bilatérale doit être réalisée pour les cancers à haut risque. Elle peut être discutée pour les cancers à risque intermédiaire, et bien sûr si le bilan d'imagerie (TDM, IRM ou PET-scan à la choline) montre des adénopathies suspectes.

La chirurgie, réalisée par voie ouverte ou laparoscopique, avec ou sans assistance robotisée, consiste en une ablation de la prostate, des vésicules séminales et des ampoules déférentielles. La préservation des bandelettes neurovasculaires où cheminent les nerfs érecteurs est possible si la tumeur est petite et intracapsulaire.

Complications

• Les troubles de l'érection sont fréquents (80 % des cas) mais les résultats sont significativement améliorés après conservation bilatérale des nerfs érecteurs (40 % de dysfonction érectile).

• L'incontinence permanente est rare (< 5 %) mais l'incontinence d'effort est fréquente (20 %, augmente avec l'âge). Elle reste rare chez le sujet jeune avec une maladie strictement intracapsulaire

• La sténose de l'anastomose urétro-vésicale est rare.

Après prostatectomie totale, le taux de PSA à 6 sem. doit être indétectable.

► *Radiothérapie externe*

• Environ 76 Gy délivrés en fractionné (5 séances/sem. pendant 8 sem.). Les techniques en escalade de dose avec modulation d'intensité (IMRT) sont de plus en plus utilisées permettant de monter la dose totale à 80 Gy voire plus et en limitant les effets abscopaux. Une stratégie hypofractionnée peut également être proposée.

• Les complications sont l'asthénie (marquée et fréquente), les troubles de l'érection (50 %), l'incontinence (1 à 5 %), les cystites, rectites ou iléites radiques, et les sténoses urétrales, plus rarement urétérales.

La chute des PSA est très progressive, s'étalant parfois sur 1 à 2 ans. Le PSA n'est qu'exceptionnellement indétectable. La guérison est définie par un PSA stable à son niveau le plus bas.

Pour les cancers de prostate à haut risque ou localement avancés, la radiothérapie doit être associée à un traitement hormonal pendant une durée de 1 à 3 ans.

Pour les cancers à risque intermédiaire, on propose d'associer à la radiothérapie un traitement hormonal pendant 6 mois. Le bénéfice en survie spécifique doit être mis en balance avec le risque cardiovasculaire mais aussi avec l'impact du traitement hormonal sur la qualité de vie et la sexualité du patient.

Une méta-analyse récente tend à montrer, après un suivi de 15 ans, une survie inférieure chez les patients irradiés versus *opérés ; la chirurgie bénéficie d'autant plus aux patients jeunes, avec des cancers à risque intermédiaire ou élevé.*

► *Curiethérapie*

• Implantation percutanée sous contrôle échographie et endoscopique de grains d'iode 125.

• Nécessite une hosptialsation de 24 h.

• Les complications sont comparables à la radiothérapie externe mais les troubles de l'érection et les troubles de la continence sont plus rares. En revanche, la pollakiurie et la dysurie sont des complications fréquentes ; la curiethérapie n'est donc pas proposée en cas d'adénome prostatique associé ou en cas de troubles urinaires du bas appareil.

AGONISTES DE LA LH-RH (1)

Triptoréline

DÉCAPEPTYL					
0,1 mg pendant 7 j puis relais par la forme LP	7 amp. inj. SC 1 mL = 0,1 mg + 7 fl. pdre	39,89	I	100 %	5,70
DÉCAPEPTYL LP					
1 IM/4 sem.	1 inj. 3 mg	123,23	I	65 %	123,23
1 IM/3 mois	1 inj. 11,25 mg	347,71	I	65 %	347,71
1 IM/6 mois	1 inj. 22,5 mg	665,40	I	100 %	665,40
GONAPEPTYL					
1 IM ou SC/4 sem.	1 inj. 3,75 mg	119,38	I	65 %	119,38
SALVACYL LP					
1 IM/12 sem.	1 inj. 11,25 mg	384,61	I	100 %	384,61

Leuproréline

ELIGARD					
1 SC/mois	1 ser. pdre + ser. solv. 7,5 mg	121,81	I	100 %	121,81
1 SC/3 mois	1 ser. pdre + ser. solv. 22,5 mg	336,74	I	100 %	336,74
1 SC/6 mois	1 ser. pdre + ser. solv. 45 mg	645,17	I	100 %	645,17
ENANTONE LP					
1 IM/4 sem.	1 fl. pdre + solv. + ser. + aig. 3,75 mg	125,73	I	65 %	125,73
1 IM/12 sem.	1 fl. pdre + solv. + ser. + aig. 11,25 mg	347,71	I	65 %	347,71
1 SC/26 sem. (6 mois)	1 fl. pdre + solv. + ser. 30 mg	665,40	I	100 %	665,40

Buséréline

SUPREFACT					
Forme nasale pour traitement d'entretien : 2 pulv. x 3/j (600 µg/j) En moyenne, traitement d'induction de 7 j à raison de 500 µg en SC, x 3/j puis x 2/j pulvérisations nasales	1 fl. sol. nasale : 100 µg/pulv. (1 mg/mL)		I	NR	
	2 fl. 6 mL (mg/mL)	38,34	I	100 %	19,17
BIGONIST					
1 implant à placer dans la paroi abdominale toutes les 8 sem.	1 implant SC 6,3 mg + ser.	282,46	I	100 %	282,46

CANCER DE LA PROSTATE (4)

Cancer métastatique [2]

Grâce à l'hormonodépendance du cancer prostatique (80 %) un traitement palliatif par castration est très efficace. Il peut être mis en œuvre dès le diagnostic porté ou dès l'apparition des symptômes cliniques.
Le traitement du cancer de prostate métastatique repose sur le traitement hormonal seul ou en association avec la chimiothérapie.

Traitement hormonal de 1re intention (stade hormonosensible)

► *Castration chirurgicale*

Pulpectomie ou orchidectomie bilatérale : c'est le traitement le plus simple et le moins coûteux.

► *Castration chimique ou médicamenteuse par analogues de la LH-RH*

En cas de refus du patient ou de contre-indications à la chirurgie, on propose un traitement par analogues de la LH-RH, c'est-à-dire par des **agonistes** ou **antagonistes** permettant l'inhibition de l'axe LH.
Pour les **analogues de la LH-RH** (***ENANTONE LP***, ***ZOLADEX***, ***DÉCAPEPTYL LP***, ***ELIGARD***), la posologie est, selon les formes, d'une seule injection trimestrielle ou semestrielle. Le traitement est poursuivi à vie avec éventuellement des périodes d'interruption selon la tolérance clinique (on parle alors de traitement séquentiel).
Durant le 1er mois l'association d'un **antiandrogène** périphérique est nécessaire pour éviter une poussée évolutive du cancer liée à l'élévation de testostérone due à l'augmentation temporaire de l'activité hypophysaire (effet *flare up*). Il n'est indiqué qu'en cas de métastases osseuses rachidiennes ou de risque fracturaire métastatique.
Cette association est inutile si le traitement choisi est un **antagoniste de la LH-RH** (**dégarélix**, ***FIRMAGON***) puisqu'il n'existe alors pas d'effet *flare-up*. Le schéma thérapeutique est dans ce cas mensuel.
Le blocage complet par un **agoniste de la LH-RH** et un **antiandrogène** périphérique, le plus souvent non stéroïdien, n'est plus très utilisé, en l'absence de bénéfice sur le traitement par **agoniste** seul. En revanche, en cas de progression (cancer hormonorésistant), l'adjonction de l'**antiandrogène** périphérique ou d'**œstrogènes** peut retarder la progression biologique.

► *Antiandrogènes stéroïdiens (en association avec les analogues de la LH-RH)*

L'**acétate de cyprotérone** (***ANDROCUR***) : 4 à 6 cp./j a une double action :
– essentiellement périphérique en empêchant l'action des androgènes sur les organes cibles, dont la prostate ;
– antigonadotrope.

► *Antiandrogènes non stéroïdiens*

Ces médicaments : ***ANANDRON***, **flutamide**, ***CASODEX*** sont moins efficaces en monothérapie et prescrits en complément des **agonistes**.

► *Œstrogènes*

On utilisait ***DISTILBÈNE***. Son emploi est maintenant peu courant, du fait de ses nombreux effets indésirables surtout cardiovasculaires.

► *Surveillance*

Elle repose principalement sur le toucher rectal, le taux de PSA, la testostéronémie (dosée à 3 mois : pour vérifier la compliance au traitement), la surveillance de la progression radiologique des métastases et celle des complications médicales de la castration (ostéopénie et toxicité cardiovasculaire).
En cas d'ostéopénie (ostéodensitométrie), un traitement spécifique par **dénosumab** est proposé associé à une supplémentation calcique.

AGONISTES DE LA LH-RH (2)

■ Goséréline

ZOLADEX					
1 implant toutes les 4 sem.	1 ser. 3,6 mg	121,77	I	100 %	121,77
1 implant toutes les 12 sem.	1 ser. 10,8 mg	336,62	I	100 %	336,62

PROPRIÉTÉS

Les **agonistes de la LH-RH** sont des décapeptides de synthèse qui provoquent l'arrêt de la sécrétion de LH hypophysaire. Ils se fixent en effet sur les récepteurs de la LH-RH et empêchent l'action de cette hormone. Ils suppriment ainsi la fonction testiculaire et entraînent une réduction des taux de la testostérone sérique équivalents à ceux d'une castration.

Lors de l'instauration du traitement, il existe une stimulation initiale du taux de LH (effet *flare up*) qui provoque une élévation transitoire de la testostérone et un risque de poussée évolutive d'un cancer. Il convient à ce stade d'associer un **antiandrogène** périphérique, pendant 1 mois environ.

INDICATIONS

Cancer de prostate métastasé.

Cancer de prostate extracapsulaire et cancer localisé évolutif non justiciable d'un traitement curatif.

Cancer de prosatate localisé à risque intermédiaire ou élevé, en association avec la radiothérapie.

CONTRE-INDICATIONS

Hypersensibilité aux composants.

PRÉCAUTIONS D'EMPLOI

Vérification de l'effet biologique et du PSA tous les 6 mois (et de la testostéronémie en cas de doute sur l'observance).

EFFETS INDÉSIRABLES

Poussée évolutive lors du début du traitement évitée par l'adjonction systématique d'**antiandrogènes** périphériques.

Manifestations de la castration : bouffées de chaleur, troubles de l'érection, gynécomastie.

Rarement : fièvre, nausées, vomissements, constipation ou diarrhée, arthralgies.

Manifestations cardiovasculaires : hypertension artérielle, tachycardie, palpitations.

Troubles neurologiques et psychiatriques (troubles de la vue, syndrome dépressif, somnolence), chute des cheveux qui doivent faire changer de produit ou interrompre le traitement.

INTERACTIONS MÉDICAMENTEUSES

Aucune dans cette indication.

CANCER DE LA PROSTATE (5)

Traitement hormonal au stade de cancer résistant à la castration

L'existence de clones cellulaires encore hormonosensibles justifie de laisser le traitement hormonal par **analogues de la LH-RH**.

De plus, les voies de signalisation de la cellule tumorale peuvent continuer à activer le recepteur cytoplasmique aux androgènes et le facteur de transcription ARE.

Aussi, des nouvelles hormonothérapies ont démontré un bénéfice en survie spécifique et survie sans progression au stade de résistance à la castration. Il s'agit de l'**acétate d'abiratérone** (***ZYTIGA***) et de l'**enzalutamide** (***XtANDI***).

Ces thérapeutiques peuvent être proposées en addition au traitement par **analogues de la LH-RH**, chez les patients naïfs de chimiothérapie ou après un traitement par **docétaxel.**

Chimiothérapie cytotoxique

Les **taxanes** sont le traitement de référence : **docétaxel** (***TAXOTÈRE***) avec un traitement de 6 à 9 cures et plus récemment la **cabazitaxel**.

La chimiothérapie par **docétaxel** est indiquée :

– au stade de résistance à la castration en 1re ligne ou après traitement par **acétate d'abiratérone** ou **enzalutamide** ;

– au stade hormonosensible en association avec l'hormonothérapie pour les patients d'emblée métastatiques, naïfs de traitements, et à haut volume métastatique, c'est-à-dire avec des métastases viscérales ou plus de 4 localisations osseuses. Il s'agit pour l'instant d'une prescription hors AMM mais l'indication est soutenue par la publication de larges essais cliniques.

Complications des stades métastatiques

- Douleurs osseuses : **antalgiques**, **corticoïdes**, **bisphosphonates** (***ZOMETA***), **anticorps monoclonal** (***XGEVA***) et à plus long terme hormonothérapie sont efficaces. La radiothérapie est prescrite en cas de douleurs rebelles ou de compression neurologique associée.
- Complications cardiovasculaires des traitements hormonaux.
- Syndrome métabolique.
- Complications liées à l'évolution locale : dysurie, rétention vésicale chronique, hématurie, insuffisance rénale avec urétéro-hydronéphrose par envahissement du trigone vésical et des bas-uretères (nécessitant un drainage permanent par sondes urétérales).

CONSENSUS

[1] Dépistage du cancer de la prostate – Analyse critique des articles issus des études ERSPC et PLCO, *HAS*, 2010.
[2] Cancer de la prostate, *AFU*, 2010.

ŒSTROGÈNES ANTIANDROGÉNIQUES

Diéthylstilbestrol

DISTILBÈNE					
1 à 3 mg/j	26 cp. 1 mg	13,16	II	100 %	0,51

PROPRIÉTÉS

Les œstrogènes à forte dose (œstradiol retard) et les œstrogènes de synthèse ont une action directe sur le tissu prostatique cancéreux et une action indirecte d'inhibition de l'axe hypothalamo-hypophysaire induisant la diminution de la sécrétion d'androgènes.

INDICATIONS

Cancer de la prostate hormono-dépendant.

CONTRE-INDICATIONS

Maladies thromboemboliques, cardiovasculaires et hépatiques.
Diabète, obésité, insuffisance rénale.
Intoxication tabagique.

PRÉCAUTIONS D'EMPLOI

Surveillance du poids, de la PA, dépistage clinique des symptômes faisant craindre une complication : céphalées, troubles oculaires, épilepsie, asthme, dépression et troubles métaboliques (hyperglycémie, hypertriglycéridémie, hypercholestérolémie).

EFFETS INDÉSIRABLES

Outre les effets de la castration (gynécomastie, troubles de l'érection, bouffées de chaleur), hypertension artérielle, œdème des membres inférieurs, accidents vasculaires et thromboemboliques, ictère et adénome hépatique, hyperlipidémie, épilepsie.
Douleurs et démangeaisons anogénitales.

INTERACTIONS MÉDICAMENTEUSES

Inhibition de l'efficacité de médicaments à métabolisme hépatique : **rifampicine**, **barbituriques**, **hydantoïnes**.

Estramustine

ESTRACYT					
2 gél. midi et soir à la fin des repas Augmentation des doses possible jusqu'à 6 gél./j	40 gél. 140 mg 100 gél. 140 mg	88,90 215,82	I I	100 % 100 %	2,22 2,16

PROPRIÉTÉS

Double action œstrogénique et chimiothérapeutique.

INDICATIONS

Cancer prostatique métastatique en échappement hormonal.

CONTRE-INDICATIONS

Celle des **œstrogènes** : ne doit pas être utilisé en première intention du cancer prostatique.

PRÉCAUTIONS D'EMPLOI

Surveillance de l'hémogramme et des tests hépatiques.
En cas de risque thromboembolique un traitement anticoagulant est justifié.

EFFETS INDÉSIRABLES

Nausées, vomissements (associer un traitement antiémétique), accidents thromboemboliques.

INTERACTIONS MÉDICAMENTEUSES

Éviter les produits lactés et les médicaments contenant du **calcium**.
Adapter le traitement des diabétiques (effet hyperglycémiant).

ANTAGONISTE DE LA LH-RH

■ Dégarélix

FIRMAGON					
Initiation : 240 mg en 2 inj. SC Entretien mensuel : 80 mg en 1 inj. SC	1 fl. pdre et solv. pour sol. inj.	146,53	I	100 %	146,53
	2 fl. pdre et solv. pour sol. inj.	261,84	I	100 %	130,92

PROPRIÉTÉS

Antagoniste sélectif des récepteurs de la LH-RH. Il implique une diminution de la sécrétion de la LH, de la FSH et donc de la testostérone. Les taux de DHT circulante sont corrélés à la diminituion de sécrétion de testostérone qui est maintenue sous le seuil de castration médicale. Temps de demi-vie : 28 j pour la dose d'entretien, expliqué par la libération très lente du composé à partir du dépôt formé au site d'injection.

INDICATIONS

Traitement du cancer hormonodépendant avancé de la prostate.

CONTRE-INDICATIONS

Hypersensibilité au **dégarélix**.

PRÉCAUTIONS D'EMPLOI

FIRMAGON doit être exclusivement administré par voie SC et pas par voie IV.

La diminution prolongée des taux d'androgènes peut conduire à un allongement de l'intervalle QT, il faut également s'attendre à un effet sur la densité osseuse.

Diminution de la tolérance au glucose et aggravation d'un diabète préexistant possibles.

EFFETS INDÉSIRABLES

Les réactions au site d'injection sont fréquentes à l'initiation du traitement mais sont transitoires et de sévérité faible. Elles se caractérisent par une douleur, un érythème local et parfois un gonflement qui peut être induré.

Les effets observés sont pour la plupart directement liés à la suppression de la sécrétion de testostérone : bouffées de chaleur, prise de poids, anémie, hyperhidrose, gynécomastie, atrophie testiculaire, dysfonction érectile et fatigue.

D'autres effets indésirables sont observés : insomnies, céphalées, nausées, vomissements ainsi qu'augmentation des transaminases hépatiques.

INTERACTIONS MÉDICAMENTEUSES

Acunune étude d'interaction spécifique n'a été menée. Le **dégarélix** n'est ni inducteur, ni inhibiteur ni pris en charge par les principaux CYP450 humains.

Un allongement de l'intervalle QT est attendu en raison de la suppression androgénique, il convient d'évaluer avec précaution toute utilisation concomitante avec les médicaments connus pour allonger l'intervalle QT : les **antiarythmiques de classe IA** (**quinidine**, etc.) et **III** (**amiodarone**, etc.), les **antipsychotiques**, certains **antidépresseurs**, les **fluoroquinolones**, les **macrolides**, les **imidazolés et triazolés**.

INHIBITEUR DE LA BIOSYNTHÈSE DES ANDROGÈNES

Acétate d'abiratérone

ZYTIGA					
2 à 4 cp en une prise quotidienne Ne doit pas être pris avec de la nourriture	120 cp. 250 mg	3 162,54	I	100 %	26,35

PROPRIÉTÉS

L'**acétate d'abiratérone** est une prodrogue transformée *in vivo* en abiratérone qui est le métabolite actif. L'abiratérone est un inhibiteur de la synthèse des androgènes par inhibition sélective du CYP17.

INDICATIONS

Cancer métastatique de la prostate résistant à la castration, progressant durant/après une chimiothérapie comportant du **docétaxel**. En association avec la **prednisone/prednisolone**.

CONTRE-INDICATIONS

Hypersensibilité à l'abiratérone et ses prodrogues. Chez la femme en âge de procréer (à avoir en tête bien que la population cible soit masculine).

PRÉCAUTIONS D'EMPLOI

L'inhibition du CYP17 conduit à une hausse du taux de minéralocorticoïdes pouvant causer une HTA, une hypokaliémie et une rétention hydrique. Cela justifie la co-administration de **corticoïdes** qui agissent par rétrocontrôle négatif sur la production d'ACTH. Ainsi, la pression artérielle, la kaliémie et la rétention hydrique doivent être surveillées avant et tout au long du traitement.

On peut observer une accentuation de la diminution de la densité osseuse souvent préexistante dans ce type de pathologie.

Une surveillance des transaminases est nécessaire :

– si ALAT > 5N : arrêt du traitement puis réintroduction à 500 mg/j lors du retour aux valeurs normales ;

– si ALAT > 20N : arrêt définitif du traitement ;

– si des valeurs anormales sont réobservées après réintroduction du traitement à 500 mg/j, le traitement doit être arrêté définitivement.

EFFETS INDÉSIRABLES

Les plus fréquents sont : HTA, hypokaliémie, œdèmes périphériques, infections urinaires.

Fréquemment : élévation des ALAT, insuffisance cardiaque, angine de poitrine, fibrillation auriculaire, tachycardie.

INTERACTIONS MÉDICAMENTEUSES

La prise alimentaire lors de l'administration augmente l'absorption de l'**acétate d'abiratérone** (*cf.* Posologie).

Les inhibiteurs/inducteurs puissants du CYP3A4 doivent être évités car l'abiratérone en est un substrat. Les substrats du CYP2D6 à marge thérapeutique étroite doivent être associés avec précaution (certains **β-bloquants**, **antidépresseurs tricycliques**, **antipsychotiques** tels que l'**halopéridol** ou la **rispéridone** ainsi que des **dérivés de la codéine/morphine**).

CANCER DU REIN (1)

Le seul traitement curatif est chirurgical. Il faut donc s'efforcer d'enlever une tumeur, même si elle a une extension extrarénale, en préservant au mieux la fonction rénale, c'est-à-dire en favorisant dès que possible la chirurgie conservatrice de l'unité rénale (néphrectomie partielle). La néphrectomie cytoréductive, en situation métastatique, fait l'objet d'études de phase III pour mieux en définir les indications.

Cancer du rein localisé ou localement avancé [1]

Néphrectomie élargie

Elle enlève le rein, la graisse périrénale, la surrénale, éventuellement un thrombus cave ou un organe contigu envahi.

Le curage ganglionnaire n'a qu'un intérêt de stadification car le pronostic n'est pas amélioré si les ganglions sont envahis.

La surrénale doit être préservée en l'absence d'extension extra-rénale lorsque l'imagerie préopératoire atteste de sa normalité (absence de métastase ou d'extension par contiguïté).

Traitement « conservateur » : exérèse (néphrectomie partielle, tumorectomie) et ablation (radiofréquence, cryothérapie)

- Le traitement conservateur doit être systématiquement envisagé dans les indication dites « impératives », c'est-à dire-dans les situations où une néphrectomie totale imposerait une mise en dialyse : cancer bilatéral, cancer sur rein unique, néphropathie associée avec insuffisance rénale chronique.
- Le traitement conservateur est la règle dans les formes familiales de cancer du rein en raison du risque majeur de tumeur synchrone ou métachrone controlatérale (maladie de Von Hippel Lindau, Birt Hogg Dubé, forme héréditaire de cancer du rein papillaire, etc.). On privilégie alors le traitement par ablation (radiofréquence ou cryothérapie).
- Dans les indications dites électives (pas d'insuffisance rénale, rein controlatéral sain) le traitement conservateur par néphrectomie partielle ou tumorectomie est le traitement de référence des tumeurs de moins de 4 cm (T1a). Il peut être également proposé pour les tumeurs de plus de 4 cm (T1b, T2) limitées au rein.
- Le traitement par ablation est reservé aux formes familiales, aux contre-indications chirurgicales et aux patients âgés.

Cancer du rein métastatique [1]

Plus de 10 % des patients asymptomatiques ont une maladie métastatique peu évolutive autorisant expectative et surveillance rapprochée. Le nombre de métastases, la cinétique lente ou rapide d'évolution de la maladie et l'état général (évalué par l'ECOG ou le *Performance Status*) sont des éléments capitaux pour décider de la stratégie thérapeutique.

Immunothérapie par INF et IL-2

Peu efficace et souvent mal tolérée, l'immunothérapie est usuellement entreprise en cas de symptômes cliniques, ou de maladie tumorale évolutive sur les données scannographiques successives. Elle a été presque totalement abandonnée depuis l'avènement des thérapies ciblées (agents antiangiogéniques). Néanmoins, l'**interféron alpha** garde une indication éventuelle dans le traitement de première ligne en situation métastatique en association avec le **bévacizumab** lorsque le **sunitinib** est contre-indiqué.

- **Interféron alpha** : 6 MU x 3/sem. 12 % de réponses (partielles ou totales), le plus souvent transitoires (moins de 2 ans).
- IL-2 à haute dose : 600 000 UI/kg/dose, avec une dose toutes les 8 h pendant 5 j, puis 9 j off, puis à nouveau 5 j de traitement.

CANCER DU REIN (2)

Immunothérapie par inhibition du co-signal (anti-PD1, anti-PDL1, anti-CTLA4)

À l'image des résultats impressionnants de ces molécules dans le traitement du mélanome ou du cancer bronchique à petites cellules, un essai randomisé a confirmé le bénéfice du **nivolumab (anti-PDL1)** dans le traitement du cancer du rein métastatique en progression après une 1re ligne de traitement systémique par rapport au traitement de référence par **inhibiteur de mTOR (évérolimus)**.

Des essais en cours permettront peut-être dans un futur proche de proposer le **nivolumab**, en association ou non avec du **sunitinib** ou de l'**ipilimumab (anti-CTLA-4)** comme traitement de 1re ligne du cancer du rein métastatique.

Agents antiangiogéniques ou thérapies ciblées

Ces agents appartiennent à différentes familles :

– **inhibiteurs des tyrosine-kinsases** ciblant la voie VEGF/HIF : **sunitinib** (***SUTENT***), **axitinib** (***INLYTA***), **sorafénib** (***NEXAVAR***), **pazopanib** (***VOTRIENT***) ;

– **inhibiteurs de mTOR** (ciblant le cycle cellulaire) : **évérolimus** (***AFINITOR***) ou **temsirolimus** (***TORISEL***).

Ces agents améliorent le taux de réponses objectives (exceptionellement complètes), la survie sans progression et la survie globale des patients avec un excellent profil de tolérance. Ces produits sont utilisés habituellement en première ligne en fonction du score de MSKCC (critères de Motzer) qui permet de définir des groupes à risque de progression selon le tableau suivant.

D'après un essai récent (**cabozantinib** *vs* **évérolimus** en 2e ligne), le **cabozantinib** pourrait trouver une place en 2e voire en 3e ligne après **sunitinib** et **nivolumab**.

Lignes de traitement	Risque faible ou intermédiaire	Haut risque
Première ligne	**Sunitinib** **Pazopanib** **Bévacizumab** + **IFN** IL-2 haute dose (option)	**Temsirolimus**
Deuxième ligne	**Axitinib** **Évérolimus** **Sorafénib** **Pazopanib**	

Place de la chirurgie en situation métastatique

À l'ère de l'immunothérapie, la néphrectomie avait montré un faible avantage en termes de survie sans progression et était donc systématiquement proposé.

À l'ère des thérapies ciblées, la nécessité de la néphrectomie n'est pas prouvée ; un essai prospectif randomisé (essai CARMENA) actuellement en cours (néphrectomie + **sunitinib** *vs* **sunitinib** seul) répondra à cette question dans quelques années (presque 400 patients inclus en décembre 2015).

En attendant, la néphrectomie est indiqué dans deux situations :

– lorsque la tumeur est symptomatique (douleurs, déglobulisation, etc.) ;

– lorsque les métastases sont limitées à un seul site et sont extirpables ; dans ce cas, la chirurgie de la tumeur primitive (par néphrectomie totale ou partielle si elle est réalisable) doit être associée à la résection de toutes les métastases.

CONSENSUS

[1] Cancer du rein, *AFU*, 2010.

CANCER DU TESTICULE (1)

Premier cancer de l'homme jeune (25-35 ans). Toute tumeur du testicule est cancéreuse jusqu'à preuve du contraire. La survie globale est de 95 % à 5 ans.

Traitement initial : orchidectomie [1]

En préopératoire : dosage sanguin des marqueurs tumoraux hCG total (sous-unités alpha et bêta), alphafœtoprotéine et LDH. Examen du testicule controlatéral (clinique + échographie).

Intervention : voie d'abord inguinale, ligature haute et première du cordon, extériorisation rétrograde, puis orchidectomie.

En postopératoire : examen anatomopathologique de la pièce opératoire. Le dosage des marqueurs sur le sang du cordon n'est plus réalisé en pratique clinique.

Traitement ultérieur

Il dépend du bilan d'extension et de l'histologie.

Bilan d'extension

- Résultats des marqueurs postopératoires dosés à 1 mois.
- Scanner thoraco-abdomino-pelvien à la recherche d'adénopathies lombo-aortiques ou médiastinales, de métastases pulmonaires (ou plus rarement hépatiques).

Histologie

– Séminomes purs (marqueurs tumoraux négatifs).
– Tumeurs non séminomateuses (carcinome embryonnaire, chorio-carcinome, tumeur villeuse, tératomes).
– Tumeurs mixtes (la présence d'un contingent non séminomateux fait considérer la tumeur comme non séminomateuse).
– Tumeurs rares.
– Tumeurs de Leydig, sarcomes.

Stades tumoraux

- **Stade I** : tumeur localisée au testicule, marqueurs normaux.
- **Stades II A, B, C** : envahissement ganglionnaire. Selon le diamètre : A < 2 cm ; B 2 à 5 cm ; C > 5 cm.
- **Stade III** : métastases.

Séminomes purs [1]

- **Stade I** : surveillance, ou 1 cycle de **carboplatine**. Le choix doit être discuté avec le patient en mettant en balance le risque de récidive (et donc de chimiothérapie plus conséquente) plus élevé en cas de surveillance mais l'absence de bénéfice sur la survie d'une chimiothérapie à ce stade en 1re intention (et le risque potentiel de toxicité sur le long terme, qui reste minime avec un seul cycle de **carboplatine**). Plus rarement proposée, voire exceptionnelle, la radiothérapie sous-diaphragmatique lombo-aortique et iliaque ipsilatérale.
- **Stades IIA et IIB** : radiothérapie lombo-aortique ou chimiothérapie par 3 cycles de **BEP** (*cf. infra*).
- **Stades > IIB** : chimiothérapie.

Après chimiothérapie : curage (lymphadénectomie) des masses résiduelles si > 3 cm ou si activité sur le PET-scan.

CANCER DU TESTICULE (2)

Tumeurs non séminomateuses [1]

Stade I

Faible risque de dissémination (pas d'invasion lymphovasculaire, moins de 50 % de carcinome embryonnaire) et patient compliant :

- Surveillance (marqueurs et scanner abdomino-thoracique tous les 2 à 3 mois la 1re année + testicule controlatéral).
- Ou chimiothérapie (2 cycles de **BEP**).
- Ou lymphadénectomie rétropéritonéale (et **BEP** uniquement si N+).
- En cas de haut risque de dissémination (emboles vasculaires), on propose volontiers 2 cycles de **BEP** ou plus rarement un curage ganglionnaire lombo-aortique avec la prise en charge suivante :

– curage négatif : surveillance (*cf.* ci-dessus) ;

– curage positif : chimiothérapie (**BEP**) en 2 cycles : **bléomycine** : 30 mg IV toutes les sem. ; **étoposide** : 100 mg/m² /j de J1 à J5 ; **cisplatine** : 20 mg/m² /j de J1 à J5 (*cf. aussi* Cancers du testicule en Hématologie – Oncologie).

Stades II et III

Chimiothérapie (3 à 4 cycles de **BEP**).

Puis bilan d'extension :

– marqueurs normaux ; pas de masse résiduelle : surveillance ;

– marqueurs normaux + masses résiduelles : curage lombo-aortique. Surveillance simple en cas de négativité ou chimiothérapie si positif (4 cycles de VEIP : **vinblastine**, **étoposide**, **ifosfamide**, **cisplatine**) ;

– marqueurs élevés + masses résiduelles : chimiothérapie (4 cycles de **VIP** ± curage) ;

– maladie réfractaire : chimiothérapie intensive avec auto-greffe de moelle.

CONSENSUS

[1] Tumeurs germinales du testicule, *AFU*, 2010.

COLIQUE NÉPHRÉTIQUE (1)

La colique néphrétique est l'expression clinique de la distension aiguë de l'appareil urinaire. Le diagnostic clinique est facile, et le premier geste à accomplir est de traiter la douleur. La majorité des coliques néphrétiques sont traitables en ambulatoire et sont dues à une obstruction [1].

Traitement au domicile

En cas de colique néphrétique simple typique, l'hospitalisation n'est habituellement pas nécessaire. La douleur peut être traitée à domicile ; les examens complémentaires prescrits peuvent être effectués en ambulatoire de façon légèrement différée (24-48 h).

Faire céder la douleur rapidement

► *AINS parentéral*

Le **kétoprofène** (***PROFÉNID***) 100 mg IM ou IV est le meilleur traitement antalgique en urgence.

► *Si les AINS sont contre-indiqués ou insuffisants*

Morphinique, p. ex. : **chlorhydrate de morphine** : 1 amp. (10 mg) en SC.

Une fois la douleur initiale calmée

- Restriction hydrique (1 L/j) initialement : après disparition complète des douleurs, hyperdiurèse pour aider la migration lithiasique.
- Tamiser l'urine (à travers un tamis disponible en pharmacie) et conserver tout fragment émis pour analyse.
- **AINS** *per os* ou en supp. Ex : ***BI-PROFÉNID LP*** 100 mg 1 cp. matin et soir pendant 5 j, associé à du **lansoprazole** 15 mg x 1/j.
- **Antalgiques** simples.
- **Antispasmodiques** : ***SPASFON*** *per os*, 6 cp. ou lyocs/j. L'efficacité n'est pas démontrée.
- **Alphabloquants** : **tamsulosine** (***JOSIR LP***) par action sur les récepteurs alpha-1 adrénergiques induisent une relaxation de la musculature lisse urétérale et facilitent ainsi le passage des calculs au niveau de la jonction urétérovésicale. Leur utilisation a pour but de favoriser l'élimination naturelle de calculs inférieurs à 10 mm. À ce jour, les différentes études divergent sur leur efficacité et leur indication.

Auto-surveillance à domicile et nouvelle consultation en urgence dans les cas suivants

- Absence de mictions.
- Aspect hématique ou purulent de l'urine.
- Fièvre ou frissons.
- Douleurs récurrentes résistantes aux **antalgiques**.

Examens complémentaires à effectuer rapidement

– Créatininémie, NFS : les examens biologiques ne sont pas à réaliser à chaque épisode chez les patients lithiasiques connus.
– Bandelette urinaire, ECBU (infection urinaire ?).
– Imagerie de l'appareil urinaire : le scanner abdomino-pelvien sans injection est l'examen de référence pour le diagnostic de lithiase et de dilatation des cavités. L'injection n'est pas nécessaire en urgence en l'absence de signes de gravité ou d'hospitalisation. Il est proposé de faire à distance un uroscanner en l'absence d'insuffisance rénale ou d'allergie à l'iode ; cet examen a totalement remplacé l'urographie intraveineuse dans cette indication.
– En urgence, et en l'absence de scanner sans injection : faire un ASP et une échographie rénale afin de rechercher une dilatation des cavités et de voir un calcul radio-opaque. Ces examens ont une sensibilité inférieure au scanner mais une spécificté acceptable.
– Conserver tout fragment émis pour analyse ultérieure (spectrophotométrie infrarouge).

COLIQUE NÉPHRÉTIQUE (2)

Hospitalisation

Elle est nécessaire dans les cas suivants.

Sujet âgé et/ou fragile

Dans ces cas, le traitement ambulatoire est peu réaliste.

Doute diagnostique

Si l'ASP et l'échographie n'ont pas confirmé le diagnostic, le scanner sans injection, qui est l'examen de référence, est indispensable. En l'absence de calcul sur le scanner, l'étude de la voie excrétrice après injection permet de faire le diagnostic d'une éventuelle colique néphrétique non lithiasique (jonction, compression extrinsèque, nécrose papillaire, etc.).

Colique néphrétique résistante

Définie par la résistance des douleurs aux **AINS**. Il y a souvent dans ces cas :

– une obstruction complète avec distension échographique des cavités ;

– une lithiase volumineuse > 7 mm dont les chances de migration spontanées sont minimes.

- Drainage des urines par sonde urétérale ou néphrostomie percutanée en urgence : soulage immédiatement la douleur et met à l'abri des autres complications obstructives (sepsis, destruction du rein).
- À distance, lithotritie extracorporelle ou extraction lithiasique par urétéroscopie. La chirurgie ouverte est exceptionnelle en dehors des maladies lithiasiques héréditaires.

Fièvre : « pyélonéphrite aiguë lithiasique » ou colique néphrétique fébrile

- Voie veineuse. Urgence médicochirurgicale, pronostic vital mis en jeu.
- Remplissage : on redoute le choc septique qui peut être gravissime même chez le sujet jeune.
- Antibiothérapie parentérale : **céphalosporines de 3e génération + aminosides** si fonction rénale normale.
- Bilan préopératoire, patient à jeun.
- Drainage de l'urine : sonde urétérale montée par les voies naturelles (sonde urétérale droite ou sonde double J) ou néphrostomie percutanée échoguidée.
- Prélèvements bactériologiques peropératoires de l'urine en amont de l'obstacle pour antibiogramme.
- Traitement de la lithiase à distance (3 sem.) du sepsis initial, l'antibiothérapie étant poursuivie *per os* jusqu'à cette date.

Absence d'urine : « anurie calculeuse » par lithiase obstructive sur rein unique ou obstruction bilatérale

- Antibiothérapie parentérale.
- Drainage des urines retenues en amont de l'obstacle : sonde urétérale ou néphrostomie percutanée.

CONSENSUS

[1] Prise en charge des coliques néphrétiques de l'adulte dans les services d'accueil et d'urgences, *AFU*, 2008.

CYSTITES AIGUËS INFECTIEUSES (1)

Définition

Il s'agit d'une infection limitée à l'urine et à l'urothélium, survenant quasi exclusivement chez la femme.

Critères de diagnostic [1]

Cliniques

- Syndrome de cystite aiguë : pollakiurie, impériosités et brûlures mictionnelles, douleurs sus-pubiennes, parfois dysurie, hématurie totale ou terminale.
- Pyurie (urines troubles).
- Pas d'atteinte parenchymateuse : absence de fièvre et de lombalgies.

Paracliniques

► *Bandelette urinaire*

- Négative (pas de leucocytes, pas de nitrites), elle écarte le diagnostic avec une bonne sécurité (98 %).

► *ECBU (cf. Cystites aiguës infectieuses, tableau ECBU : interprétation)*

Prélevé avant le début du traitement, il n'est indispensable qu'en cas de grossesse, cystite compliquée, cystite récidivante, cystite avec bandelette urinaire négative.

Si un ECBU est prélevé, une antibiothérapie probabiliste (adaptée à l'épidémiologie bactérienne) sera débutée sans attendre les résultats.

En cas de cystite simple, un ECBU de contrôle en fin de traitement n'est pas nécessaire.

Bactériologie

E. coli domine : environ 80 %.

S. saprophiticus : 5 à 15 %.

Plus rares : *P. mirabilis*, *Klebsiella* et entérocoques.

La résistance de *Escherichia coli* aux **aminopénicillines** (**ampicilline** et **amoxicilline**) dépasse largement 40 % des souches et peut atteindre 35 % pour l'association **amoxicilline-acide clavulanique**. La résistance aux anciennes **quinolones** peut atteindre 10 % et se situe autour de 7 % pour les **fluoroquinolones**. 15 à 35 % des souches sont résistantes au **cotrimoxazole**...

ANTIBACTÉRIENS URINAIRES (1) – NITROFURANE

Nitrofurantoïne

FURADANTINE					
1 (préventif) à 3 (curatif) gél. x 3/j	21 gél. 50 mg 100 gél. 50 mg	2,55 HOP	I I	65 %	0,12

PROPRIÉTÉS

Antibiotique bactériostatique à forte élimination urinaire, actif sur de nombreuses souches d'*E. coli* et autres entérobactéries, ainsi que certains streptocoques.

INDICATIONS

Cystites simples (curatif, préventif).

CONTRE-INDICATIONS

Grossesse : au 9 emois (hémolyse possible si déficit en G6PD).

Allaitement : déconseillé.

Insuffisance rénale sévère.

Déficit en G6PD.

Allergie aux furanes.

PRÉCAUTIONS D'EMPLOI

Prendre pendant les repas (améliore la tolérance digestive).

Éviter la prise associée d'alcool (effet antabuse).

Efficacité modeste à pH urinaire alcalin (pour certains, acidification urinaire associée).

EFFETS INDÉSIRABLES

Nausées et vomissements fréquents.

Effet antabuse avec l'alcool.

Réactions immuno-allergiques générales, cutanées, pulmonaires.

Neuropathies optiques et périphériques.

Hypertension intracrânienne.

Hémolyse aiguë (si déficit en G6PD).

INTERACTIONS MÉDICAMENTEUSES

Résorption limitée par les **antiacides**.

Antagonisme avec les **quinolones**.

CYSTITES AIGUËS INFECTIEUSES (2)

Traitement « minute » ou monodose [1]

Ce traitement empirique (pas de documentation bactériologique) est efficace (sauf en cas de staphylocoques) et économique. L'observance est assurée, il y a peu d'effets latéraux et pas de sélection de souches résistantes.

Conditions d'application strictes

- Femme de moins de 65 ans.
- Pas d'immunodépression.
- Pas de diabète.
- Pas de grossesse.
- Pas de fièvre.
- Pas de lombalgies.
- Pas d'uropathie connue.
- Pas d'intervention urologique récente (y compris endoscopie).
- Premiers symptômes récents (moins de 3 j).

Antibiotiques validés (éviter les β-lactamines)

• **Fosfomycine-trométamol** (***MONURIL***, ***URIDOZ***) : 3 g. C'est le traitement recommandé en 1re intention pour épargner les **fluoroquinolones**.

• En 2e intention, **pivmécillinam** pendant 5 j.

• En 3e intention (allergie à la **fosfomycine** ou échec), il est actuellement discuté de proposer un traitement minute. Un traitement par 5 j de ***FURADANTINE*** est aujourd'hui recommandé mais les traitements suivants sont efficaces et ont l'avantage d'être des traitements minutes. Aucune *Evidence Based Medicine* ne compare les différents traitements.

- ***BACTRIM FORTE*** : 3 cp. ;
- **ofloxacine** (***OFLOCET***) : 400 mg ;
- **ciprofloxacine** (***CIFLOX***, ***UNIFLOX***) : 500 mg.

Actuellement, l'utlisation des **quinolones** doit être évitée lors des infections urinaires basses non compliquées afin de préserver l'émergence de résistances. Ces molécules sont toutefois très efficaces et ne doivent pas être abandonnées à l'échelle individuelle. La seule certitude est d'éviter absolument la prescription de **quinolones** pour le traitement de la cystite simple si la patiente a pris des **quinolones** dans les 6 derniers mois.

Mesures associées : hyperdiurèse ± **antalgiques**.

Traitement court (3 j) ou conventionnel (7 à 10 j) (en dehors de la grossesse)

Traitement court et conventionnel sont le plus souvent équivalents ; ce dernier sera toutefois préféré en cas de récidive ou rechute, symptômes ≥ 7 j, diabète, âge > 65 ans, ou port d'un diaphragme. Un ECBU doit systématiquement être réalisé.

Les **antibiotiques** (selon l'antibiogramme) préconisés actuellement sont :

- **amoxicilline**, 7 j ;
- **pivmécillinam**, 7 j ;
- **nitrofurantoïne**, 7 j ;
- **triméthoprime**, 5 j ;
- puis par ordre alphabétique : **amoxicilline-acide clavulanique** ou **céfixime** pendant 7 j, ou **fluoroquinolone** (**ciprofloxacine** ou **ofloxacine**), ou **triméthoprime-sulfaméthoxazole** pendant 5 j.

En cas de nécessité de traitement immédiat, sans attendre les résultats de l'antibiogramme, les traitements de référence sont :

- en 1re intention : **nitrofurantoïne**, 7 j ;
- en 2e intention : **céfixime**, 7 j ou **fluoroquinolone**, 5 j.

ANTIBACTÉRIENS URINAIRES (2) – AMINOSIDE

Spectinomycine

TROBICINE						
Traitement « minute » par 1 inj. IM profonde exclusivement d'une amp. Possibilité d'augmenter la posologie à 4 g (2 sites d'injection distincts)	1 pdre + solv. pour sol. inj. 2 g	4,85	I	65 %	4,85

PROPRIÉTÉS

La **spectinomycine** possède une structure chimique proche de la famille des **aminosides** mais se distingue de cette famille puisqu'elle présente une stéréochimie particulière et ne possède pas de sucre aminé ce qui caractérise les **aminosides**. Néanmoins, les analogies importantes entre la **spectinomycine** et les **aminosides** expliquent leurs profils pharmacocinétiques et leurs potentiels toxiques comparables.

INDICATIONS

Traitement des blennoragies gonococciques aiguës et donc des urétrites gonococciques chez l'homme.

CONTRE-INDICATIONS

Hypersensibilité à la **spectinomycine**. Chez l'enfant de moins de 3 ans.

PRÉCAUTIONS D'EMPLOI

L'association avec des composés à potentiel néphrotoxique doit être réalisée avec précaution en raison des similarités entre la **spectinomycine** et les **aminosides**.
Attention : ***TROBICINE*** n'est pas actif sur d'autres agents responsables d'IST.

EFFETS INDÉSIRABLES

On peut noter des douleurs au site d'injection, un syndrome pseudogrippal, des rougeurs et de rares cas de réactions de type anaphylactique et anaphylactoïde.

INTERACTIONS MÉDICAMENTEUSES

Il convient de surveiller étroitement l'INR des patients sous anticoagulants comme souvent lors d'antibiothérapies et plus généralement dans un contexte infectieux.

CYSTITES AIGUËS INFECTIEUSES (3)

Cystites récidivantes [1]

• Après une première cystite, environ 20 % des femmes ont une rechute précoce (même germe) ou surtout une récidive tardive (germes différents). On parle de cystites récidivantes à partir de 4 à 6 épisodes de cystite (correctement traitées) par an.

• Cystographie, cystoscopie et imagerie du haut appareil sont peu utiles ici : les anomalies fonctionnelles ou anatomiques de l'appareil urinaire sont exceptionnellement retrouvées. Nénamoins, ces examens peuvent être proposés en cas de résidu post-mictionnel. La cystoscopie permet aussi de rechercher une sténose de l'urètre et de faciliter l'examen du méat (reliquats hyménéaux).

• Toujours rechercher le BK (culture dans les urines) et les germes des IST (*Chlamydiae*, *Mycoplasma*).

Chez la femme jeune en période d'activité génitale

Les principaux facteurs de risque de cystite récidivante sont la vie sexuelle, l'absence de miction post-coïtale, le port d'un diaphragme ou l'utilisation de spermicides.

Recommandations

– Éviter diaphragmes et spermicides
– Toilette périnéale d'avant en arrière
– Traitement des mycoses vaginales
– Traitement de la constipation
– Boissons abondantes, pour obtenir des urines claires
– Mictions régulières, notamment avant le coucher et après un coït

Trois stratégies d'utilisation des antibiotiques sont possibles.

► *Moins de 1 cystite/mois*

Autotraitement après réalisation d'une bandelette urinaire (traitement minute ou traitement court de 3 j).

► *Plus de 1 cystite/mois*

Antibioprophylaxie continue, utilisant de faibles doses de :

– **triméthoprime** 100 mg : 1 cp./j ;
– ou en 2ᵉ intention : **fosfomycine + trométamol**, 3 g tous les 7 j.

La **nitrofurantoïne**, très efficace, n'est désormais plus utilisée depuis la mise en garde de l'Afssaps concernant le risque faible mais dramatique de fibrose pulmonaire.

L'antibioprophylaxie doit être réévaluée au moins 2 fois/an.

► *Cystites liées au coït*

• **Triméthoprime** 100 mg, 1 cp. dans les 2 h précédant ou suivant le rapport sexuel (x 1/j max).

• Alternative : **fosfomycine-trométamol**, 3 g en prise unique dans les 2 h précédant ou suivant le rapport sexuel (tous les 7 j au maximum, en raison de l'effet prolongé de la prise unique).

Si le traitement médical est insuffisant, l'excision des reliquats hyménéaux périméatiques avec électrocoagulation des glandes para-urétrales peut être efficace.

Chez la femme ménopausée

Deux facteurs favorisants des cystites doivent être recherchés : une vidange vésicale incomplète (souvent par prolapsus génital ou vésical) et surtout une sécheresse vaginale excessive, liée à un manque d'œstrogènes. La correction d'une carence hormonale locale prévient efficacement les récidives de cystites.

CYSTITES AIGUËS INFECTIEUSES (4)

Cystites chez l'homme

Selon certains, *E. coli* uropathogènes pourraient être la cause d'authentiques cystites aiguës chez l'homme jeune, avec urétrite, mais sans prostatite ni pyélonéphrite aiguë associée. Les facteurs de risque seraient les rapports ano-génitaux, la contamination vaginale de la partenaire par des *E. coli* uropathogènes, l'absence de circoncision, et l'infection par le VIH. L'ECBU est impératif ; un traitement par ***BACTRIM*** ou **fluoroquinolone** (7 j) est le plus souvent suffisant, et la recherche d'une uropathie sous-jacente (systématique pour certains) le plus souvent négative.

Fréquemment une cystite chez l'homme est fébrile et il s'agit d'une prostatite.

ECBU : interprétation

	LEUCOCYTES/mL	BACTÉRIES/mL	CULTURE
Urine normale	≤ 10 000	≤ 10 000	Stérile
Infection	> 10 000	> 100 000 *	Positive
Leucocyturie aseptique	> 10 000	≤ 10 000	Stérile
Souillure (digestive)	≤ 10 000	> 10 000	Positive
À contrôler	> 10 000	≤ 100 000	Positive

CONSENSUS

[1] Diagnostic et antibiothérapie des infections urinaires bactériennes communautaires de l'adulte, *SPILF*, 2015.

* 10^3 = 1 000/mL pour les cystites aiguës à *E. coli* et autres entérobactéries, notamment *Proteus spp* et *Klebsiella spp*, et pour *S. saprophyticus*.

PYÉLONÉPHRITE AIGUË (1)

Pyélonéphrite aiguë communautaire simple

Évaluation initiale

– Examen clinique.
– Bandelette urinaire.
– Bactériologie : ECBU, 2 hémocultures.
– Fonction rénale : créatininémie.
– Imagerie : au minimum cliché d'ASP (sauf risque de grossesse) et échographie rénale. Un scanner abdomino-pelvien sans injection est systématique en cas de doute sur un obstacle (douleurs de colique néphrétique, lombalgies précédant l'épisode fébrile, antécédents lithiasiques.

Traitement ambulatoire

► *Conditions*

Toutes les conditions suivantes doivent être réunies :
– femme jeune, état général conservé ;
– pas de signes de gravité biologiques ;
– pas de vomissements ;
– pas de lombalgies vives ;
– imagerie : ni obstacle ni abcès rénal ;
– pas d'uropathie connue ;
– pas d'immunosuppression ;
– pas de diabète ;
– pas de grossesse ;
– surveillance à domicile possible.

► *Antibiothérapie* [1]

– En urgence, dès les prélèvements effectués, sans en attendre les résultats, active et bactéricide sur *E. Coli, Proteus, Klebsiella* (90 % des cas).
– **C3G** parentérale : **céfotaxime** ou **ceftriaxone**.
– OU **fluoroquinolones** par voie orale d'emblée à chaque fois que possible : **ciprofloxacine** 500 mg x 2/j, **lévofloxacine** (***TAVANIC***, 1 cp./j), **ofloxacine** 200 mg x 2/j.
– La **péfloxacine** n'est plus utlisée. De manière générale, les **fluoroquinolones** ne doivent pas être utilisées en cas de prise antérieure de **quinolones** dans les 6 mois (risque d'émergence d'*E. coli* BLSE).
– Si l'examen direct montre un Gram+ (cocci ou bacille) : traiter par **amoxicilline** 3 g/j (***CLAMOXYL***).
– Après réception de l'antibiogramme et 48 h d'apyrexie, le relais *per os* est effectué avec au choix : **amoxicilline**, **cefixime**, **fluoroquinolones** et **triméthoprime-sulfaméthoxazole.**

La durée totale de traitement de 7 j en cas de traitement par bêtalactamines ou **fluroquinolones** et en l'absence d'antécédent particulier (uropathie malformative), d'obstacle ou de germe multirésistant. Dans les autres situations, la durée du traitement est de 10 à 14 j.

► *Mesures associées*

Hyperdiurèse orale, **antalgiques** périphériques.

► *Surveillance*

• Sensibilité du germe à l'antibiotique (antibiogramme sur l'ECBU initial).
• À la 72e h : obtention de l'apyrexie. En cas de fièvre persistante, l'hospitalisation est nécessaire et un uroscanner sera souvent programmé.
• En cas d'infections récurrentes : un uroscanner est utile ainsi que des mesures prophylactiques (*cf.* Cystites récidivantes).

PYÉLONÉPHRITE AIGUË (2)

Traitement hospitalier

• L'ensemble des critères nécessaires au traitement ambulatoire n'est pas réuni : une hospitalisation est nécessaire. Le plus souvent il s'agit d'un état général altéré, d'un syndrome septicémique, de vomissements.

• Évaluation initiale : la même qu'en ambulatoire, volontiers complétée par un uroscanner (en l'absence de grossesse), la hantise étant la présence d'un obstacle à l'écoulement de l'urine (le plus souvent une lithiase).

• L'antibiothérapie initiale est intraveineuse une **céphalosporine de 3e génération** (**céfotaxime** 1 g x 3/j ou **céftriaxone** 2 g/j) le plus souvent associée à un **aminoside** pendant 2 à 4 j si la fonction rénale est normale en l'absence d'antécédent d'ototoxicité. Si l'examen direct montre un Gram+ (cocci ou bacille), il faut traiter par une pénicilline (**amoxiciline** 3 g/j).

• Le relais oral est possible après 48 h d'apyrexie chez une patiente en bon état général ; le choix de la molécule est dicté par l'antibiogramme et l'efficacité du traitement initial. Les molécules recommandées sont les mêmes qu'en cas de traitement ambulatoire. La durée totale de traitement est de 10 à 14 j.

Pyélonéphrite obstructive

– Drainage en urgence des urines retenues en amont, par néphrostomie percutanée ou montée de sonde urétérale. Il s'agit alors d'une urgence médicochirurgicale mettant en jeu le pronostic vital. Le traitement détaillé se trouve dans la fiche « Colique néphrétique ».

– Abcès : drainage parfois indiqué, percutané ou chirurgical.

– Phlegmon périnéphrétique : drainage de la loge rénale.

– La destruction du rein (pyonéphrose) peut requérir une néphrectomie.

CONSENSUS

[1] Diagnostic et antibiothérapie des infections urinaires bactériennes communautaires de l'adulte, *SPILF*, 2015.

URÉTRITE (1)

Urétrite aiguë non compliquée

Pour les urétrites compliquées (orchi-épididymite, prostatite), consulter les fiches correspondantes.

L'urétrite est une inflammation de l'urètre et des glandes périurétrales, le plus souvent d'origine infectieuse et sexuellement transmissible. Elle nécessite une information au patient et un traitement rapide en raison de la contagiosité et du risque de complications.

Les symptômes se manifestent dans 50 % des cas par un écoulement urétral purulent ou séreux, voire hémorragique, avec brûlures mictionnelles. Ils sont habituellement plus marqués dans les urétrites gonococciques (= communément appelées « chaude pisse » et caractérisées par un écoulement purulent urétral matinal). En l'absence d'écoulement, les symptômes sont : un prurit canalaire, des brûlures mictionnelles, une dysurie, une pollakiurie. Des localisations pharyngées ou anorectales peuvent être associées.

Écologie bactérienne

Chlamydia trachomatis est la première cause d'infection sexuellement transmissible bactérienne dans les pays industrialisés.

Les autres pathogènes incluent *N. gonorrhoeae, Mycoplasma genitalium* et *Trichomonas vaginalis. Ureaplasma urealyticum*, dont la pathogénicité est discutée, est une cause plus rare d'urétrite [1]. *C. trachomatis* et *N. gonorrhoeae* peuvent se compliquer d'une épididymite chez l'homme, une endocervicite, endométrite ou salpingite chez la femme.

Examens complémentaires

Toute suspicion d'urétrite doit être confirmée biologiquement : un prélèvement bactériologique avant traitement est indispensable. Le prélèvement urétral n'est plus réalisé à la curette mais à l'aide d'un écouvillon non traumatique. Les examens biologiques suivants seront donc réalisés en 1re intention sur le prélèvement urétral et sur le permier jet urinaire. En cas de négativité, une spermoculture peut aussi être proposée (plus souvent positive en cas de symptômes prostatiques) :

– examen direct avec coloration de Gram (recherche de pyogènes, de gonococoque et de *T. vaginalis*) ;
– mise en culture traditionnelle ;
– mise en culture sur milieu spécifique pour *U. urealyticum* ;
– PCR à la recherche de *C. trachomatis* et PCR à la recherche de *Mycoplasma genitalium.*

Les sérologies ne sont plus recommandées.

URÉTRITE (2)

Traitement étiologique [1]

Les traitements probabilistes des urétrites non compliquées sont monodoses, permettant d'interrompre rapidement la contagiosité, de favoriser l'observance thérapeutique et de limiter la pression antibiotique, facteur de résistance.

Urétrite gonococcique

- Une injection unique par voie IM de 500 mg de **ceftriaxone** (aucune souche résistante en France à ce jour, bonne diffusion pharyngée).
- Ou une prise orale unique de 400 mg de **céfixime**, en cas de refus ou d'impossibilité d'administrer un traitement par voie parentérale ; son niveau de bactéricidie est moins élevé et sa biodisponibilité variable.

En cas d'allergie aux bêtalactamines :

– une injection unique de 2 g de spectinomycine ; sa mauvaise diffusion pharyngée n'en fait pas un traitement de première intention ;

– ou une prise orale 500 mg de **ciprofloxacine**. Du fait de l'augmentation des résistances aux **fluoroquinolones** (40 % en 2007), ce traitement ne sera proposé que sous contrôle de l'antibiogramme. Un traitement anti- *Chlamydia* sera systématiquement associé.

Urétrite à *C. trachomatis*

– **Azithromycine** : 1 g en monodose PO.

– Ou **doxycycline** : 200 mg/j en 2 prises PO pendant 7 j.

Une étude prospective récente américaine sur 567 patients n'a pas réussi à établir la non-infériorité du traitement monodose d'**azithromycine** (97 % d'efficacité) sur le traitement long par 7 j de **doxycycline** (100 % d'efficacité) privilégiant ainsi ce second traitement.

Urétrite à *M. genitalium*

Le traitement actuellement recommandé est l'**azithromycine** 250 à 500 mg/j pendant 5 j ou en cas d'échec la **moxifloxacine** 400 mg/j pendant 10 j.

Urétrite à *U. urealyticum* (pathogénie discutée)

Érythromycine : 500 mg × 4/j pendant 7 à 14 j ou **doxycycline** (10 % de souches résistantes) 200 mg/j pendant la même durée.

Urétrite à *T. vaginalis*

Une prise orale de 2 g de **nitro-imidazolé**, éventuellement répétée 10 à 30 j plus tard.

Mesures associées

Dépister et traiter le(s) partenaire(s) ++.

Proposer un dépistage pour rechercher d'autres infections sexuellement transmissibles : sérologies VIH 1/2, VHB, VHC (transmission sexuelle possible si rapport traumatique), syphilis (TPHA/VDRL), en tenant compte des délais de séroconversion. Rechercher de condylomes. Les mesures de prévention incluent les rapports protégés pendant 7 j en cas de dose unique, ou jusqu'à la fin du traitement en plusieurs prises, et jusqu'à la disparition des symptômes.

CONSENSUS

[1] Recommandations de bonnes pratiques cliniques : diagnostic et traitement des urétrites aiguës non compliquées de l'homme, *AFU*, 2010.

ÉPIDIDYMITE ET ORCHI-ÉPIDIDYMITE

Épididymite aiguë

L'épididymite aiguë est :

– soit vénérienne chez un sujet jeune avec urétrite précessive ;

– soit due à un germe banal chez un sujet plus âgé, favorisée par un obstacle cervico-prostatique ou une manœuvre endo-urétrale récente (sondage, endoscopie).

Le diagnostic est clinique : fièvre élevée et douleurs scrotales, l'examen révélant une douleur épididymaire, voire testiculaire ou prostatique (TR) en cas d'orchite ou prostatite associée(s).

> Chez un sujet jeune une torsion du cordon spermatique doit être évoquée de principe (exploration chirurgicale en cas de doute).

Suspicion d'épididymite vénérienne (sujet jeune, urétrite précessive)

- ECBU, prélèvement urétral, sérologie *Chlamydia*, syphilitique ± VIH.
- Traitement antibiotique ambulatoire initialement présomptif, débuté en urgence, actif sur les *Chlamydiae* et les mycoplasmes : ***OFLOCET*** 200 mg x 2/j (actif aussi sur les bacilles Gram-) ou ***VIBRAMYCINE N*** 100 mg x 2/j pendant 3 sem.
- Traitement systématique du ou des partenaires.
- Rapports sexuels protégés ou abstinence pendant le traitement.
- Déclaration obligatoire d'une éventuelle gonococcie.

Suspicion d'épididymite à germes banals (sujet âgé, troubles mictionnels, manœuvre urétrale récente)

- ECBU, hémocultures.
- Traitement antibiotique ambulatoire initialement présomptif, débuté en urgence, actif et bactéricide sur les bacilles Gram-, à bonne diffusion tissulaire et une élimination urinaire prédominante, prolongé 4 sem.
- Ambulatoire (état général conservé, pas de vomissement) : monothérapie orale par **fluoroquinolone** ou **association de triméthoprime et de sulfamides** : ***BACTRIM***.
- Hospitalier par voie parentérale plus rarement (sepsis sévère, état général altéré).

Soit une **fluoroquinolone** : **ofloxacine** (***OFLOCET*** : 200 mg x 2/j) ou **péfloxacine** (***PÉFLACINE*** : 400 mg x 2/j) ou **ciprofloxacine** (***CIFLOX*** : 500 mg x 2/j), soit une **céphalosporine de 3e génération** (**céfotaxime** : 1 g x 3/j ou **ceftriaxone** : 2 g/j, soit du ***BACTRIM*** 4 amp./j).

L'un de ces produits est volontiers associé à un **aminoside** pendant 2 à 4 j ; le relais oral est possible après 48 h d'apyrexie chez un patient en bon état général : **fluoroquinolone** ou ***BACTRIM FORTE*** (2 cp./j) pour une durée totale de traitement de 4 sem.

- En cas d'abcédation : épidydymectomie chirurgicale.
- ECBU de contrôle 15 j après la fin du traitement.
- Traitement d'une cause favorisante à distance (adénome prostatique).

Mesures associées

- Repos au lit (arrêt de travail ou hospitalisation).
- Port d'un suspensoir pendant 1 sem.
- Traitement antalgique et antipyrétique (**paracétamol**).
- Pour certains **AINS** à la phase aiguë.

Épididymite chronique

L'inflammation épididymaire chronique se voit dans deux circonstances :

– évolution d'une épididymite aiguë tardivement ou insuffisamment traitée : un traitement antibiotique prolongé peut être proposé ;

– une tuberculose urogénitale : BK urinaires et UIV (recherchant d'autres signes de tuberculose) sont systématiques. Une bilharziose urogénitale est plus rare dans ce contexte.

PROSTATITE AIGUË

Prostatite aiguë simple [1]

Antibiothérapie

Initialement empirique (en urgence, dès les prélèvements bactériologiques effectués, sans en attendre les résultats, visant les bacilles Gram-) puis secondairement adaptée aux résultats bactériologiques (identification du germe, antibiogramme).

- Bactéricide.
- À bonne diffusion prostatique.
- Prolongée au moins 4 sem. Les recommandations récentes tendent à proposer des durées moindres mais le risque de récidive est méconnu. La recommandation actuelle de l'Association française d'urologie est un traitement de 3 à 6 sem. [2]
- Monothérapie orale par **fluoroquinolones** : **ofloxacine** (*OFLOCET*) 200 mg x 2/j ou **lévofloxacine** ou ***BACTRIM FORTE*** (1 cp. matin et soir).
- Pour certains, association d'un **aminoside** pendant 2 à 4 j (ex : *GENTAMICINE* 3 mg/kg en une IM/j).
- Comme pour toute pathologie infectieuse, le choix de l'antibiothérapie probabiliste peut aussi être adapté au profil de portage du patient, en particulier pour les patients porteurs de germes BLSE.

Mesures associées

- Arrêt de travail.
- Repos au lit.
- Boissons abondantes pour maintenir une diurèse supérieure à 2 L.
- **Antalgiques** et **antipyrétiques**
- En cas de dysurie importante : **α-bloquants.**
- En cas de constipation : **laxatif**.
- Pas d'éjaculation.

Prostatite aiguë compliquée

- Rétention aiguë d'urines.
- Hospitalisation.
- Traitement antibiotique par une **céphalosporine de 3e génération** (**céfotaxime** ou **ceftriaxone**) + **aminoside**.
- Recherche d'un abcès prostatique (TR, échographie sus-pubienne, scanner pelvien), inconstant.
- Drainage des urines par cathéter sus-pubien (sondage urétral contre-indiqué) ; évacuation lente et fractionnée de l'urine (100 cm^3 toutes les 5 min) afin d'éviter l'hémorragie vésicale *a vacuo* ; dépistage d'un syndrome de levée d'obstacle. Retrait du cathéter après épreuve de clampage satisfaisante (mictions possibles, résidu post-mictionnel minime).

Abcès prostatique

- Hospitalisation.
- Antibiothérapie parentérale.
- Drainage chirurgical de l'abcès par voie transurétrale (résection endoscopique), ou trans-rectale, ou trans-périnéale, s'il ne s'est pas évacué spontanément.

CONSENSUS

[1] Diagnostic et traitement des infections bactériennes urinaires de l'adulte : prostatites aiguës, *AFU*, 2008.
[2] Prostatite aiguë bactérienne chez l'homme adulte, *AFU*, 2010.

HYPERTROPHIE PROSTATIQUE BÉNIGNE – ADÉNOME PROSTATIQUE (1)

Règles hygiéno-diététiques [1]

Activité physique régulière.
Activité sexuelle habituelle.
Miction dès perception du besoin.
Éviter la congestion pelvienne : vins blancs, bière, repas abondants et épicés, station assise prolongée, constipation.

Hypertrophie prostatique bénigne asymptomatique [1]

Pas de traitement.

Traitement médical [1]

Adénome symptomatique non compliqué.

- **Alphabloquants** : plusieurs molécules peuvent être essayées (**alfusozine, tamsulosine, silodosine**) ; leurs degrés différents de sélectivité des récepteurs alpha 1A pourraient être associés à une efficacité et une tolérance (hypotension orthostatique, troubles de l'orgasme et éjaculation rétrograde) variables. Les formes à libération prolongée sont privilégiées comme ***OMEXEL***, ***OMIX*** ou ***JOSIR LP***, ou encore ***XATRAL LP***. L'utilisation d'***UROREC*** ou du ***SILODYX*** (**silodosine**) dosés à 8 mg n'est recommandée qu'après un traitement préalabale dosé à 4 mg ou un traitement préalable par un autre **alphabloquant**.
- **Inhibiteurs de la 5-alpha réductase** (**finastéride** : ***CHIBRO-PROSCAR***, **dutastéride** : ***AVODART***).
- Parfois, association avec des **anticholinergiques** si symptômes irritatifs sans symptômes obstructifs (risque de rétention) : ***CERIS*** ou ***DITROPAN***.
- **Extraits de plantes** (***PERMIXON***, ***TADENAN***) : utilisés en première intention lorsque les troubles sont mineurs. Ces molécules permettent une amélioration modérée mais significative contre placebo avec un excellent profil de tolérance.
- Enfin, lorsque les troubles urinaires du bas appareil sont associés à une insuffisance érectile, l'utilisation d'inhibiter de phosphodiest̂'rases en prise quotidienne et à petite dose est indiquée comme le **tadalafil** 5 mg en veillant au risque d'hypotension artérielle en cas de prise de dérivés nitrés et en tenant compte de l'absence de remboursement.

Médicaments dangereux (risque de rétention)

α-stimulants (**sympathomimétiques**).

INHIBITEURS DE LA 5-α RÉDUCTASE

■ Finastéride

CHIBRO-PROSCAR					
1 cp./j	28 cp. 5 mg	16,59	I	30 %	0,59

■ Dutastéride

AVODART					
1 cp./j	30 caps. 0,5 mg	23,74	I	30 %	0,79

PROPRIÉTÉS

Inhibiteurs spécifiques de la 5 α-réductase (enzyme convertissant la testostérone en dihydrotestostérone).

Diminue progressivement le volume de la prostate (- 20 %) et améliore les symptômes liés à un adénome dans un certain nombre de cas après 6 mois de traitement.

Résorption digestive (80 %), fixation protéique (93 %), métabolisation en dérivés inactifs, élimination mixte (fécale et urinaire) rapide, non modifiée par l'insuffisance rénale.

INDICATIONS

Proposés dans l'hypertrophie bénigne de prostate : provoquant des manifestations fonctionnelles gênantes avec des symptômes congestifs et irritatifs prédominants.

CONTRE-INDICATIONS

Hypersensibilité à l'un des constituants.

PRÉCAUTIONS D'EMPLOI

Surveillance urologique indispensable, afin de dépister :

– une indication au traitement chirurgical ;
– un cancer de prostate associé.

Le **finastéride** réduit le taux des PSA (jusqu'à 50 %), ce qui rend son interprétation délicate.

Prudence en cas d'insuffisance hépatocellulaire : pharmacocinétique non étudiée, posologie inconnue.

EFFETS INDÉSIRABLES

Possibles : troubles de l'érection, diminution de la libido, diminution du volume de l'éjaculat.

Exceptionnellement : gynécomastie, hypersensibilité (gonflement des lèvres, éruption cutanée).

HYPERTROPHIE PROSTATIQUE BÉNIGNE – ADÉNOME PROSTATIQUE (2)

Traitement chirurgical [1]

En cas d'échec du traitement médical (bithérapie) ou de retentissement vésical ou sur le haut appareil (dilatation urétéro-pyélocalicielle, insuffisance rénale obstructive).

Techniques

► *Adénomectomie voie haute*
(pour les adénomes de plus de 80 g)

► *Résection trans-urétrale (à l'anse électrique monopolaire, bipolaire, au laser KTP argon ou au laser holmium)*

Si l'indication relative dépend du volume de l'adénome, une séquelle est quasi constante : l'éjaculation rétrograde dont il faut prévenir le patient (conservation de sperme préalable possible).

En revanche libido et érections sont conservées.

Le choix entre la voie haute ou la voie endosocpique dépend de la taille de l'adénome mais aussi du patient (obésité, comorbidités, ATCD urologiques peuvent influer sur le choix).

- La cryothérapie, l'hyperthermie, les micro-ondes, les ultrasons ne sont pas validés ni pris en charge par l'assurance-maladie.

Indications de la chirurgie

- Troubles fonctionnels altérant la qualité de vie et résistant au traitement médical bien mené.
- Symptômes obstructifs prédominants, avec retentissement vésical : résidu important (> 100 mL), échec de sevrage de sonde urinaire après un épisode de rétention aiguë d'urines, diverticules, lithiase, rétention chronique avec mictions par regorgement.
- Retentissement sur le haut appareil urinaire : dilatation de la voie excrétrice avec ou sans insuffisance rénale.
- Infections fréquentes, hématuries.

Traitement palliatif

Endoprothèse urétrale ou sonde à demeure chez les patients en rétention inopérables.

CONSENSUS

[1] Prise en charge diagnostique et thérapeutique de l'hypertrophie bénigne de la prostate, *Anaes*, 2003.

PRODUITS EXTRAITS DE PLANTES

Produits extraits de plantes

PERMIXON					
1 gél. x 2/j au cours des repas durant 3 mois	60 gél. 160 mg 180 gél. 160 mg	22,70 63,65	I I	30 % 30 %	0,38 0,35
TADENAN					
1 caps. x 2/j avant les repas durant 3 mois	30 caps. 50 mg 60 caps. 50 mg	11,95 24,08	I I	30 % 30 %	0,40 0,40

PROPRIÉTÉS

PERMIXON 160 mg : extrait de *Serenoa repens* ou Palmier de Floride

TADENAN 50 mg : extrait de *Pygeum africanum* ou *Prunus africanus*). Mécanisme d'action précis inconnu mais efficacité récemment démontrée.

INDICATIONS

Proposé dans l'hypertrophie bénigne de prostate : provoquant des manifestations fonctionnelles gênantes avec des symptômes congestifs et irritatifs prédominants.

CONTRE-INDICATIONS

Aucune.

PRÉCAUTIONS D'EMPLOI

Surveillance urologique indispensable, afin de dépister :

- une indication au traitement chirurgical ;
- un cancer de prostate associé.

EFFETS INDÉSIRABLES

Rarement : nausées, constipation ou diarrhée.

INTERACTIONS MÉDICAMENTEUSES

Aucune connue à ce jour.

ALPHABLOQUANTS (PROSTATE) (1)

Alfuzosine

XATRAL					
2,5 mg x 2 à 3/j (débuter par 5 mg le soir sans dépasser 10 mg/j)	30 cp. 2,5 mg	9,00	I	30 %	0,30
	90 cp. 2,5 mg	HOP	I		
XATRAL LP					
5 mg x 1 à 2/j Débuter par une dose faible le soir	30 cp. 10 mg	15,67	I	30 %	0,52
URION					
2,5 mg x 2 à 3/j Débuter le soir au coucher	30 cp. 2,5 mg	9,00	I	30 %	0,30

Tamsulosine

JOSIR LP					
0,4 mg x 1/j à la fin du petit-déjeuner	30 gél. LP 0,4 mg	8,25	I	30 %	0,28
OMIX LP					
Idem ***JOSIR LP***	30 gél. LP 0,4 mg	8,25	I	30 %	0,28
MECIR LP					
Idem ***JOSIR LP***	30 cp. LP 0,4 mg	8,25	I	30 %	0,28
OMEXEL LP					
1 cp./j	30 cp. 0,4 mg	8,25	I	30 %	0,28

Térazosine

DYSALFA					
Posologie progressive 1 mg/j, puis 2 mg/j à J2, puis 5 mg/j à J9 le soir	15 cp. 1 mg 28 cp. 5 mg	7,21 7,21	I I	30 % 30 %	0,48 0,26

Prazosine

MINIPRESS					
Posologie progressive : 0,5 mg x 2/j puis 1 mg x 2/j jusqu'à 2 mg x 2/j max	30 cp. séc. 1 mg 30 cp. séc. 5 mg		I I	NR NR	

Doxazosine

ZOXAN LP					
4 mg/j et en fonction de la réponse 8 mg/j en une prise	28 cp. LP 4 mg 28 cp. LP 8 mg	6,32 6,32	I I	30 % 30 %	0,23 0,23

Silodosine

UROREC					
8 mg/j en 1 prise Posologie initiale de 4 mg/j recommandée en cas d'insuffisance rénale modérée	30 gél. 4 mg 30 gél. 8 mg	13,96 13,96	I I	30 % 30 %	0,47 0,47
SILODYX					
Idem ***UROREC***	30 gél. 4 mg 30 gél. 8 mg	13,96 13,96	I I	30 % 30 %	

ALPHABLOQUANTS (PROSTATE) (2) – PHARMACOLOGIE

PROPRIÉTÉS

Alphabloquant des récepteurs α_1-postsynaptiques, ayant un tropisme particulier pour les récepteurs urinaires (trigone vésical, urètre et prostate), améliorant les symptômes liés à l'hypertrophie bénigne de la prostate dans plus de 50 % des cas. Ces produits ont aussi un effet systémique vasculaire : vasodilatation artérielle et veineuse, pouvant induire une baisse de la pression artérielle (en particulier en orthostatisme), et parfois une tachycardie réflexe.

Après résorption digestive (65 %), liaison aux protéines plasmatiques (90 %), la demi-vie de ces produits est de 6 h (sauf la **silodosine** : 11 h) : métabolisation en dérivés inactifs, puis élimination digestive (biliaire et fécale).

INDICATIONS

Traitement symptomatique de l'hypertrophie bénigne de prostate : manifestations fonctionnelles gênantes, notamment avec des signes obstructifs, en dehors des indications chirurgicales.

CONTRE-INDICATIONS

Hypotension orthostatique.

Hypersensibilité connue aux quinazolines (**alfuzosine**, **prazosine**).

Association aux autres **α_1-bloquants**.

PRÉCAUTIONS D'EMPLOI

Surveillance urologique indispensable, afin de dépister :
- une indication au traitement chirurgical ;
- un cancer de prostate associé.

Rechercher une hypotension orthostatique (clinique et/ou manométrique) ; préconiser un passage progressif en orthostatisme, et une mise en décubitus en cas de symptômes lipothymiques (vertiges, sueurs, fatigue).

Débuter à dose faible, le soir, progressive et avec prudence chez les sujets âgés, les conducteurs et utilisateurs de machines (risque d'hypotension orthostatique), et les coronariens (effet tachycardisant possible avec risque d'angor fonctionnel, efficacement prévenu par un traitement β-bloquant).

La **silodosine** n'a pas fait l'objet d'études cliniques chez les insuffisants hépatiques et insuffisants rénaux sévères.

EFFETS INDÉSIRABLES

Hypotension orthostatique dose-dépendante, parfois syncopale (à traiter par mise en décubitus, puis réduction des doses ou interruption du traitement).

Troubles digestifs : nausées, gastralgies, diarrhée.

Rarement : palpitations, tachycardie, angor fonctionnel (à prévenir par un traitement β-bloquant), asthénie, somnolence, céphalées, bouche sèche, prurit, éruptions cutanées, flush, œdèmes.

INTERACTIONS MÉDICAMENTEUSES

Associations contre-indiquées : autres **α_1-bloquants** (**alfuzosine**, **moxisylyte**, **prazosine**, **urapidil**).

Associations déconseillées : certains **antihypertenseurs vasodilatateurs** (**dihydralazine**, **minoxidil**).

Associations à manier avec précaution :
- **anticalciques** ;
- **antidépresseurs** ;
- **antipsychotiques** ;
- **anesthésiques généraux**.

> La **prazosine** (**α_1-bloquant** commercialisé en tant qu'antihypertenseur) peut également être utilisée en urologie, à la dose de 1 à 2 mg/j en 2 prises.

DYSFONCTION ÉRECTILE (1)

Étiologie

Le meilleur traitement est étiologique [1]. Les causes des troubles de l'érection sont multiples et souvent associées.

Les examens à demander dépendent évidemment de l'orientation clinique :

– examen neurophysiologique ;
– bilan métabolique : cholestérolémie, triglycéridémie, glycémie ;
– bilan hormonal : FSH/LH, testostéronémie, prolactinémie, TSH ;
– bilan radiologique : écho-Doppler pulsé pénien ;
– parfois rigidimétrie nocturne.

La consultation pour une dysfonction érectile impose une dépistage de la maladie athéromateuse adaptée à l'age du patient et aux autres facteurs de risque. Ainsi, une dysfonction érectile chez un homme tabagique de plus de 50 ans impose un Doppler des axes iliaques, des axes carotidiens et une consultation cardiologique.

Causes des dysfonctions érectiles

MÉCANISME	ÉTIOLOGIES	
Hormonal	Hypogonadismes (hypergonadotrope par insuffisance testiculaire ou hypogonadotrope par insuffisance hypothalamo-hypophysaire) Hypothyroïdies	
Iatrogène	Cardiologie	**Antihypertenseurs** centraux **β-bloquants** **Diurétiques thiazidiques** **Digitaliques**
	Endocrinologie	**Antiandrogènes** (centraux et périphériques) **Corticoïdes**, **fibrates**
	Gastro-entérologie	**Anti-H2**
	Neurologie et psychiatrie	**Antipsychotiques**, **antidépresseurs** **Anxiolytiques**, **lithium**
Vasculaire	HTA, artérite, fuite veineuse, intoxication tabagique	
Métabolique	Diabète sucré (atteinte vasculaire et neurologique) Hyperlipidémie majeure	
Neurologique	Alcoolisme chronique Alzheimer Carences vitaminiques Sclérose en plaques, syringomyélie Toxicomanies Traumatismes du bassin Tumeurs du système nerveux central	
Psychiatriques	Tous les troubles psychologiques peuvent entraîner des troubles de l'érection	
Radiothérapiques	Toutes les irradiations pelviennes	
Urologiques	Tissulaires	Maladie de La Peyronie Traumatisme pénien Séquelles de priapisme Injections intracaverneuses
	Séquelles de chirurgie	Chirurgie aorto-iliaque Exérèse colorectale Prostatectomie totale Prostato-cystectomie Shunt caverno-spongieux

S'il existe une cause précise, le traitement suffit en général à guérir les troubles de l'érection.

Une sexothérapie est utile en cas de cause psychogène.

Souvent on se contente du traitement symptomatique car les causes sont intriquées.

INHIBITEURS DES PHOSPHODIESTÉRASES (1)

Sildénafil

VIAGRA					
1 cp. 30 min à 1 h avant l'activité sexuelle	4 cp. 25 mg		I	NR	
	8 cp. 25 mg		I	NR	
	4 cp. 50 mg		I	NR	
	8 cp. 50 mg		I	NR	
	12 cp. 50 mg		I	NR	
	4 cp. 100 mg		I	NR	
	8 cp. 100 mg		I	NR	
	12 cp. 100 mg		I	NR	

Tadalafil

CIALIS					
Dysfonction érectile : idem **VIAGRA**	28 cp. 2,5 mg		I	NR	
Hypertrophie bénigne de la prostate :	28 cp. 5 mg		I	NR	
5 mg/j	84 cp. 5 mg		I	NR	
	4 cp. 10 mg		I	NR	
	4 cp. 20 mg		I	NR	
	8 cp. 20 mg		I	NR	

Vardénafil

LEVITRA					
Idem **VIAGRA**	4 cp. 5 mg		I	NR	
	4 cp. 10 mg		I	NR	
	8 cp. 10 mg		I	NR	
	4 cp. 20 mg		I	NR	
	8 cp. 20 mg		I	NR	
	12 cp. 20 mg		I	NR	
	20 cp. 20 mg		I	NR	

Avanafil

SPEDRA					
1 cp. 15 à 30 min avant l'activité sexuelle	4 cp. 50 mg		I	NR	
	8 cp. 50 mg		I	NR	
	2 cp. 100 mg		I	NR	
	4 cp. 100 mg		I	NR	
	8 cp. 100 mg		I	NR	
	12 cp. 100 mg		I	NR	
	4 cp. 200 mg		I	NR	
	8 cp. 200 mg		I	NR	
	12 cp. 200 mg		I	NR	

DYSFONCTION ÉRECTILE (2)

Traitement médicamenteux

Ils sont utilisés en première intention.

Alphabloquants

La **moxisylyte** (***CARLYTÈNE***), antagoniste sélectif des récepteurs alpha-2-adrénergiques, avec une action à la fois centrale et périphérique, n'a pas fait la preuve de son efficacité par manque d'études de haut niveau de preuve, en dehors d'une dysfonction érectile légère d'origine psychologique prédominante. Il n'est donc pas recommandé de proposer au patient ce traitement en dehors d'un choix éclairé de celui-ci (p. ex. à cause du coût des **inhibiteurs de la PDE5** ou d'une peur irraisonnée de ces molécules) d'autant que les effets secondaires, tels que : anxiété, troubles gastro-intestinaux, vertiges, tachycardie, céphalées, rash cutanés, insomnie ou agitation peuvent survenir dans 3 à 30 % des cas (grade A).

Inhibiteurs des phosphodiestérases

Les **inhibiteurs des phosphodiestérases**, ex : **sildénafil** (***VIAGRA***), **tadalafil** (***CIALIS***), **vardénafil** (***LEVITRA***), **avanafil** (***SPEDRA***), provoquent une augmentation du taux de GMP cyclique responsable de la myorelaxation des fibres musculaires lisses du tissu érectile. Le remplissage vasculaire des corps caverneux est rendu ainsi possible et provoque la rigidité de la verge.

Le délai pour parvenir à la concentration plasmatique maximale (Tmax) est d'environ 1 h pour le ***VIAGRA*** et le ***LEVITRA*** qui ont une demi-vie d'élimination de 4 à 5 h. La durée d'action du ***VIAGRA*** est de 4 à 5 h. Celle du ***LEVITRA*** n'est pas précisée. Le Tmax du ***CIALIS*** est d'environ 2 h, sa demi-vie d'élimination est de 17,5 h et sa durée d'action est de 36 h ; pour ce dernier, un délai de 2 j est à respecter entre 2 prises. Le Tmax de ***SPEDRA*** est très rapide, entre 30 et 45 min, pour une demi-vie d'environ 6 à 17 h.

Traitement androgénique

Il est surtout utile en cas d'hypoandrogénie avec baisse de la libido. Après vérification d'absence de cancer de la prostate (toucher rectal, dosage des PSA), de cancer mammaire (palpation) et de syndrome métabolique (poids, bilan lipidique, numération formule sanguine) prescription d'**androgènes** (*cf.* Hypogonadismes) :
– ***PANTESTONE*** *per os* : 3 caps. à 40 mg/j, 3 j/sem. puis 1 à 3/j suivant les résultats ;
– ***ANDROTARDYL*** : 1 amp. à 250 mg : 1 inj. toutes les 3 sem. ou tous les mois.

Une hormonothérapie substitutive par les androgènes ne doit être entreprise qu'en cas d'indication claire, c'est-à-dire devant des signes cliniques évocateurs de déficit androgénique lié à l'âge confirmés biologiquement par deux dosages de testostéronémie inférieurs à la normale.

Il s'agit d'un traitement au long cours, nécessitant une surveillance clinique et biologique régulière. Cette surveillance est une responsabilité partagée : le médecin doit insister auprès du patient sur la nécessité de bilans périodiques de ce traitement, instauré *a priori* à vie.

Injections intracaverneuses (IIC)

On peut utiliser l'**alprostadil** (***CAVERJECT***, ***EDEX***).

La PGE1 est un agent inducteur de l'érection, par l'intermédiaire de récepteurs intracaverneux, dont la stimulation provoque une relaxation du muscle lisse par augmentation de la concentration de l'AMPc.

Indications

– Contre-indication ou intolérance au traitement oral.
– Échec du traitement oral.
– Chirurgie carcinologique prostatique (prostatectomie radicale sans préservation des bandelettes vasculonerveuses) ou vésicale (cysto-prostatectomie totale).
– Préférence du patient (problèmes du non-remboursement des traitements oraux, efficacité supérieure à celle des traitements oraux).

INHIBITEURS DES PHOSPHODIESTÉRASES (2) – PHARMACOLOGIE

PROPRIÉTÉS

L'afflux sanguin dans les corps caverneux est dû à un relâchement des muscles lisses qui à l'état normal sont contractés autour des artérioles des corps caverneux. Ce relâchement est lié à l'action de la guanosine-monophosphate cyclique (GMPc) dont la concentration augmente sous l'effet d'une enzyme (la guanylate-cyclase) activée par le monoxyde d'azote libéré par la stimulation sexuelle.

Les **inhibiteurs des phosphodiestérases** empêchent la dégradation de la GMPc en inhibant sélectivement l'enzyme responsable, la phosphodiestérase de type 5 (PDE5). L'érection est ainsi amplifiée et maintenue plus longtemps s'il y a stimulation sexuelle.

INDICATIONS

Traitement des troubles de l'érection (incapacité à obtenir ou maintenir une érection suffisante pour une activité sexuelle satisfaisante).

CIALIS 5 mg : symptômes de l'hypertrophie bénigne de la prostate.

CONTRE-INDICATIONS

Patients chez qui l'activité sexuelle accroît le risque cardiaque : antécédent récent d'infarctus du myocarde ou d'accident vasculaire cérébral, angor instable, insuffisance cardiaque grave, hypotension ou hypertension non contrôlées.

Neuropathie optique ischémique antérieure non artéritique (NOIAN).

Insuffisance hépatique ou rénale sévère.

PRÉCAUTIONS D'EMPLOI

Les **inhibiteurs des phosphodiestérases** ne doivent être prescrits qu'après avoir recherché une cause sous-jacente aux troubles de l'érection (neurologique, hormonale, diabète).

Prudence chez les patients présentant des pathologies comportant un risque de priapisme.

La prise concomitante d'aliments peut retarder l'activité du médicament.

EFFETS INDÉSIRABLES

Céphalées, sensations vertigineuses, bouffées vasomotrices, rougeur, congestion nasale, nausée, dyspepsie, hypotension artérielle.

Prévenir le patient qu'il doit demander immédiatement une aide médicale en cas d'érection de 4 h ou plus (priapisme), trouble de la vision ou de l'audition.

INTERACTIONS MÉDICAMENTEUSES

Dérivés nitrés et poppers (contre-indiqués).

Inhibiteurs du CYP3A4 (augmentation des effets indésirables) : **antifongiques azolés** (kétoconazole, **voriconazole**, **itraconazole**), **inhibiteurs de protéase** (**ritonavir**, **atazanavir**, **saquinavir**), **macrolides** (**érythromycine**, **télithromycine**, **clarithromicine**), jus de pamplemousse, etc.

Inducteurs du CYP3A4 (diminution de l'activité) : **carbamazépine**, **éfavirenz**, **phénobarbital**, **phénitoïne**, **rifampicine**, etc.

Antihypertenseurs dont **alphabloquants**.

Alcool (hypotention).

DYSFONCTION ÉRECTILE (3)

Remboursement

Les **IIC** de PGE1 sont remboursées dans certaines indications (avec un formulaire de médicaments d'exception) :
– neuropathie diabétique avérée ;
– para ou tétraplégie ;
– séquelles de la chirurgie (prostatectomie radicale, cystectomie totale et exérèse colorectale) ou de la radiothérapie abdomino-pelvienne ;
– sclérose en plaques ;
– séquelles de priapisme ;
– séquelles de la chirurgie vasculaire (anévrisme de l'aorte) ;
– traumatismes du bassin compliqués de troubles urinaires.

Principaux effets secondaires

– Douleurs, pouvant toucher jusqu'à 29 % des patients, essentiellement au début du traitement, et qui s'amendent en général progressivement au fil des injections.
– Hématome au point de ponction, sans caractère de gravité.
– Érections pharmacologiquement prolongées, voire priapisme, rapportés dans 1 à 2 % des cas.
– Fibrose localisée des corps caverneux (0,8 à 23,3 % des cas),

Le respect strict des contre-indications est nécessaire avant instauration de ce traitement. Une contraception devra être utilisée si la partenaire est susceptible d'être enceinte ; sinon les **IIC** ne devront pas être instaurées.

Prostaglandines intra-urétrales

C'est le même mécanisme d'action que les **IIC**. La voie intra-urétrale évite l'injection. Ce traitement est disponible en France sous 2 formes. ***MUSE*** est administré en intra-urétral à l'aide d'un bâton. Il est disponible en 250, 500 et 1 000 µg. Il n'est pas remboursé, quelle que soit la pathologie à l'origine de la dysfonction érectile. ***VITAROS*** se présente sous forme de crème en récipient modonose contenant 300 µg d'**alprostadil**, à appliquer sur le gland au niveau du méat urétral. Son délai d'action est de 5 à 30 min pour une durée d'action de 1 à 2 h. Le principal effet secondaire est une réaction locale à type de brûlure, au niveau du pénis ou du vagin chez la partenaire. Il est remboursé en cas de dysfonction érectile d'origine organique à un taux de 15 % (et à 100% si la prescription entre dans le cadre d'une ALD). La prescription doit se faire sur une ordonnance de médicament d'exception.

La diffusion de la PGE1 par cette voie entraîne une efficacité moindre que par IIC (environ 50 %).

Un préservatif est nécessaire chez les femmes susceptibles d'être enceintes. Un test médicalisé est nécessaire avant prescription (risque d'hypotension par passage sanguin de la PGE1, apprentissage de la technique et détermination de la dose à prescrire).

Moyens mécaniques

Le ***VACUUM*** est une pompe à dépression qui provoque un afflux de sang lorsqu'elle est appliquée sur la verge. Un garrot léger empêche la fuite veineuse.

L'appareil ne peut être utilisé en cas de prise d'**anticoagulants**. Ses inconvénients sont les difficultés de la manipulation, une sensation de verge froide, un blocage possible de l'éjaculation, un manque de rigidité.

ALPHABLOQUANTS (DYSFONCTION ÉRECTILE)

Yohimbine

YOCORAL					
3 à 4 cp./j en 3 prises Max 4/j	50 cp. 5 mg 100 cp. 5 mg		I I	NR NR	

PROPRIÉTÉS

Sympathicolytique α-bloquant.

INDICATIONS

Dysfonction érectile.

CONTRE-INDICATIONS

Insuffisance hépatique et rénale. Spasmes vasculaires cérébraux ou rétiniens. Traitement par médicaments α-mimétiques (***CATAPRESSAN*** et analogues).

EFFETS INDÉSIRABLES

Nervosité, insomnie, tremblements, vertiges, migraines.
Nausées, vomissements, diarrhée.
Hypotension orthostatique, tachycardie.
Priapisme.

Moxisylyte

CARLYTÈNE					
1 cp. x 3/j	32 cp. 30 mg		II	NR	

PROPRIÉTÉS

Alphabloquant entraînant une vasodilatation artérielle dans certains territoires.

INDICATIONS

Dysfonction érectile.

EFFETS INDÉSIRABLES

Nausées.
Hépatite cytolytique.

PRÉCAUTIONS D'EMPLOI

Surveiller les transaminases.

DYSFONCTION ÉRECTILE (4)

Interventions chirurgicales

• Les opérations de revascularisation artérielle sont quasiment abandonnées, de même que les ligatures de la veine dorsale de la verge pour fuite veineuse, ainsi que l'artérialisation de la veine profonde.

• La mise en place d'implants péniens est justifiée après échec des autres traitements :

– implants souples ;
– prothèses semi-rigides ;
– prothèses gonflables.

Il s'agit de la mise en place chirurgicale de deux implants, un dans chaque corps caverneux, entraînant une érection mécanique. Il existe différents types d'implants : semi-rigides, gonflables en 2 ou 3 parties. Les implants péniens ne sont proposés qu'après échec ou refus des autres traitements, car ils se substituent de façon définitive au tissu érectile : il s'agit donc d'un traitement de « 3e ligne ».

Efficacité

Chez les patients présentant une prothèse fonctionnelle, chez des couples sélectionnés, et parfaitement informés, le taux de satisfaction est très élevé allant de 79 à 98 %.

Complications

Les risques principaux des implants péniens sont :

– l'infection prothétique qui survient dans 1 à 5 % des cas et nécessite l'ablation du matériel prothétique ;
– les problèmes mécaniques avec la prothèse ou les tubulures ; ceux-ci augmentent avec le temps (5 % après 1 an, 20 % à 5 ans et 50 % à 10 ans) et nécessitent une ré-intervention pour remplacement.

CONSENSUS

[1] Prise en charge de la dysfonction érectile, *AIHUS*, 2010.

TRAITEMENT LOCAL DE LA DYSFONCTION ÉRECTILE

Alprostadil

VITAROS					
1 unidose/application 5 à 30 min. avant l'activité sexuelle Max 1 appl./24 h et 3 appl./sem.	4 récipients unidose 300 µg	40,18	I	15 %	10,05
MUSE					
Bâton pour usage urétral Posologie initiale : 500 µg/dose Posologie max : 2 doses/j, 7 doses/sem.	1 bâton 250 µg 1 bâton 500 µg 1 bâton 1 000 µg		I I I	NR NR NR	

PROPRIÉTÉS

Prostaglandine entraînant une relaxation des corps caverneux.
Autres propriétés : vasodilatation, inhibition de l'agrégation plaquettaire, stimulation des muscles lisses de l'intestin.

CONTRE-INDICATIONS

Partenaire enceinte ou susceptible de l'être.
Hypersensibilité.
Prédisposition au priapisme (drépanocytose, leucémie, myélome multiple).
Risque cardiovasculaire à l'effort : angor instable, insuffisance cardiaque grave, antécédent récent d'infarctus du myocarde.
Inflammation ou infection du gland.
Prédisposition aux thromboses veineuses.
MUSE : anomalie anatomique du pénis.

PRÉCAUTIONS D'EMPLOI

Première application pratiquée au cabinet du médecin.
Prévenir le patient que la durée de l'érection ne doit en aucun cas dépasser 4 h.
Produit à conserver au réfrigérateur. Les sachets non entamés peuvent supporter 3 j (***VITAROS***) ou 14 j (***MUSE***) à température ambiante avant utilisation.
Utiliser un préservatif pour éviter tout effet indésirable chez la partenaire.

EFFETS INDÉSIRABLES

Localement : éruption cutanée, douleur, picotement, sensation de brûlure.
Démangeaison ou brûlure vaginale de la partenaire si préservatif non utilisé.
Sensations vertigineuses, hypotension.

INTERACTIONS MÉDICAMENTEUSES

Anticoagulants, vasodilatateurs, antihypertenseurs.

INJECTIONS INTRACAVERNEUSES

Alprostadil

CAVERJECT						
Inj. intracaverneuse La posologie strictement individuelle doit être déterminée par le médecin, puis auto-injections à domicile en respectant les doses	1 fl. 10 µg/mL 1 fl. 20 µg/mL	10,79 10,79	I I	30 % 30 %	10,79 10,79
EDEX						
Inj. intracaverneuse	2 fl. 10 µg/mL 2 fl. 20 µg/mL	21,78 21,78	I I	30 % 30 %	10,89 10,89

PROPRIÉTÉS
Vasodilatateurs entraînant une rigidité du tissu érectile.

INDICATIONS
Troubles de l'érection.

CONTRE-INDICATIONS
Hypotension artérielle.
Accident cardiovasculaire récent.
Hypersensibilité aux prostaglandines.
Risque de priapisme : drépanocytose, myélome, leucémies.
Partenaire enceinte.

PRÉCAUTIONS D'EMPLOI
Traitement anticoagulant.
Maladie de La Peyronie avec coudure.

EFFETS INDÉSIRABLES
Douleur au point d'injection.
Hématome.
Priapisme.
Érythème et douleur testiculaire ou périanale, hypotension, arythmie, vertiges, céphalées, choc vagal et collapsus.
Fibrose des corps caverneux.
Dépôts d'hémosidérine dans le pénis.

INHIBITEUR SÉLECTIF DE RECAPTURE DE LA SÉROTONINE

Dapoxétine

PRILIGY					
Posologie initiale : 30 mg/prise Posologie d'entretien : 30 à 60 mg/prise selon la réponse clinique et la survenue éventuelle d'effets indésirables À prendre 1 à 3 h avant l'activité sexuelle, à la demande, max x 1/j Arrêt progressif du traitement (syndrome de sevrage)	3 cp. 30 mg 6 cp. 30 mg 3 cp. 60 mg 6 cp. 60 mg			I I I I	NR NR NR NR

PROPRIÉTÉS
Puissant inhibiteur sélectif de la recapture de la sérotonine (ISRS), potentialisant l'action du neurotransmetteur au niveau du système nerveux sympathique.

INDICATIONS
Traitement de l'éjaculation précoce (EP) chez les hommes adultes âgés de 18 à 64 ans présentant **tous** les critères suivants :
– temps de latence d'éjaculation intravaginale (IELT) < 2 min ;
– ET éjaculation survenant, de façon permanente ou récurrente, avec une stimulation sexuelle minimale, avant, pendant ou peu de temps après la pénétration et avant que le patient ne le souhaite ;
– ET souffrance personnelle importante ou difficultés interpersonnelles consécutives à l'EP ;
– ET mauvais contrôle de l'éjaculation ;
– ET antécédents d'EP dans la majorité des rapports sexuels au cours des 6 derniers mois.

CONTRE-INDICATIONS
Hypersensibilité.
Pathologie cardiaque : insuffisance cardiaque (NYHA II-IV), trouble de la conduction, cardiopathie ischémique, valvulopathie, antécédent de syncope.
Antécédent de manie ou de dépression sévère.
Insuffisance hépatique modérée ou sévère.
Épilepsie non contrôlée.
Cf. Interactions médicamenteuses.

PRÉCAUTIONS D'EMPLOI
Prudence dans ces situations :
– insuffisance rénale chronique (si sévère, traitement déconseillé) ;
– antécédent d'hypotension orthostatique (test orthostatique avant traitement) ;
– hypertension oculaire, glaucome à angle fermé ;
– facteurs de risque cardiovasculaires (bilan cardiovasculaire avant traitement) ;
– syndrome hémorragique ;
– épilepsie contrôlée.
Le patient doit être averti des symptômes précurseurs des syncopes et éviter en conséquence les situations dangereuses (utilisation de machines, conduite).
Contient du lactose.

EFFETS INDÉSIRABLES
Très fréquents : hypotension orthostatique, sensations vertigineuses, céphalées, nausées.
Fréquents : anxiété, insomnie, somnolence, diarrhée, fatigue, trouble de la vision.
Peu fréquents : syncope, dépression, tachycardie ou bradycardie, mydriase.

INTERACTIONS MÉDICAMENTEUSES
Contre-indications absolues :
– alcool (augmentation des effets indésirables) ;
– **inhibiteurs de la monoamine-oxydase**, autres **ISRS**, **inhibiteurs de recapture de la sérotonine et de la noradrénaline**, **antidépresseurs tricycliques** (augmentation de l'activité sérotoninergique) ;
– thioridazine (inhibition de son métabolisme par la **dapoxétine**) ;
– L-tryptophane, **triptans**, **tramadol**, **linézolide**, **lithium**, millepertuis (augmentation de l'activité sérotoninergique) ;
La dapoxétine peut être instaurée 14 j après arrêt du traitement par les médicaments ci-dessus. Le traitement peut reprendre 7 j après arrêt de prise de dapoxétine.
– inhibiteurs puissants du CYP3A4 : **kétoconazole**, **itraconazole**, **ritonavir**, **saquinavir**, **atazanavir**, **télithromycine**, etc. (inhibition du métabolisme de la **dapoxétine**) ;
– inhibiteurs de phosphodiestérase 5 (PDE5) : **sildénafil**, **tadanafil**, **vardénafil** ;
– kétamine, LSD, MDMA (augmentation de l'activité sérotoninergique).
Prudence avec les médicaments actifs sur le SNC, aux propriétés vasodilatatrices, métabolisés par les CYP3A4, 2D6, 2C9 ou 2C19, inhibiteurs modérés du CYP3A4, inhibiteurs puissants du CYP2D6, **anticoagulants**, **antiagrégants plaquettaires**, **AINS**, **tamsulosine**.

INCONTINENCE URINAIRE CHEZ LA FEMME (1)

Il existe deux types grands mécanismes ou types d'incontinence urinaire :

– l'incontinence urinaire d'effort (IUE) ;

– l'incontinence par impériosités mictionnelles.

- L'IUE est due à la ptose du col vésical à laquelle peut s'associer une insuffisance sphinctérienne, toutes deux conséquences des accouchements et favorisées par l'atrophie muqueuse après la ménopause.
- L'incontinence par impériosité peut être due à une lésion vésicale (tumeur, calcul, infection) à dépister, à un prolapsus génital, à une maladie neurologique ou métabolique (diabète).
- Les incontinences mixtes mêlant incontinence par impériosités et à l'effort sont fréquentes.

Bilan préthérapeutique

Outre l'évaluation clinique (avec catalogue mictionnel) :

– ECBU ;

– frottis cervico-vaginal ;

– échographie pelvienne ;

– étude urodynamique : défaut de transmission ± insuffisance sphinctérienne dans l'IUE et contractions vésicales non inhibées dans l'incontinence par impériosité ;

– cystoscopie.

Incontinence urinaire d'effort

IUE modérée

- Rééducation périnéo-mictionnelle avec stimulation électrique et biofeedback pour rééduquer les releveurs et apprendre à la patiente le verrouillage périnéal.

Cette rééducation après accouchement fait la prévention des IUE ultérieures.

- Après la ménopause.

Traitement œstrogénique local (***COLPOTROPHINE***, ***TROPHIGIL***).

IUE invalidante ou persistante

Intervention chirurgicale : soulèvement urétral par une bandelette prothétique : *Tension-Free Vaginal Tape* (TVT) ou *Trans-Obturator Tape* (TOT et TVTO).

Lorsque l'incontinence urinaire est associée à une cystocèle, il faut traiter le prolapsus dans le même temps :

– promontofixation cœlioscopique avec bandelette(s) antérieure et(/ou) postérieure ;

– cure de cystocèle voie basse : spinofixation de richter et plicature du fascia de Halban.

ANTISPASMODIQUES URINAIRES (1) – ANTICHOLINERGIQUES

Oxybutynine

DITROPAN					
1/2 à 1 cp. x 3/j	60 cp. 5 mg	3,12	II	30 %	0,05
DRIPTANE					
Idem ***DITROPAN***	60 cp. 5 mg	4,13	I	30 %	0,07

Flavoxate

URISPAS					
1 cp. x 3/j	42 cp. 200 mg	5,49	II	30 %	0,13

Toltérodine

DÉTRUSITOL					
2 mg x 2/j Insuffisance hépatique ou rénale grave : 1 mg x 2/j	28 cp. 1 mg 28 cp. 2 mg		II II	NR NR	

Solifénacine

VESICARE					
5 mg en 1 prise/j, 10 mg/j max si nécessaire	30 cp. 5 mg 30 cp. 10 mg	29,73 29,73	II II	30 % 30 %	0,99 0,99

Trospium

CERIS					
1 cp. x 2/j soit 40 mg/j 1 cp./j si insuffisance rénale	30 cp. 20 mg	6,26	I	30 %	0,21

Fésotérodine

TOVIAZ					
Posologie usuelle : 4 mg x 1/j Effet optimal après 2 à 8 sem.	30 cp. 4 mg LP 30 cp. 8 mg LP	28,63 28,63	II II	30 % 30 %	0,95 0,95

PROPRIÉTÉS

Anticholinergiques antispasmodiques. Diminuent la contractilité du détrusor.

INDICATIONS

Incontinence urinaire, impériosité et pollakiurie chez les patients souffrant d'hyperactivité vésicale.

CONTRE-INDICATIONS

Hypersensibilité.
Rétention urinaire.
Rétention gastrique, occlusion intestinale.
Glaucome à angle fermé.
Myasthénie grave.
Rectocolite hémorragique grave, colite ulcéreuse, mégacôlon toxique.
VESICARE et ***TOVIAZ*** : insuffisance hépatique sévère.

EFFETS INDÉSIRABLES

Effets atropiniques : agitation, insomnie, sensations vertigineuses, céphalées, sécheresse des muqueuses, dysurie, douleur abdominale, dyspepsie, constipation, vision floue.

INTERACTIONS MÉDICAMENTEUSES

Médicaments à activité anticholinergique : **amantadine**, **antidépresseurs tricycliques**, certains **antipsychotiques**.

CERIS : augmentation de l'effet tachycardisant des bêtasympathomimétiques.

TOVIAZ et ***VESICARE*** : inhibiteurs du CYP3A4, contre-indiqués si insuffisance rénale ou hépatique modérée à sévère (**antifongiques azolés**, **inhibiteurs de protéases**, certains **macrolides**, etc.), inducteurs du CYP3A4 (**carbamazépine**, **rifampicine**, **phénitoïne**, **phénobarbital**, **éfavirenz**, etc.).

TOVIAZ : inhibiteurs puissants du CYP2D6 (**fluoxétine**).

INCONTINENCE URINAIRE CHEZ LA FEMME (2)

Incontinence par impériosités

Traitement anticholinergique

Un certain nombre de produits sont utilisés :

- **oxybutinine** (***DITROPAN***, ***DRIPTANE***) ;
- **trospium** (***CERIS***) ;
- **solifénacine** (***VESICARE***) ;
- **fésotérodine fumarate** (***TOVIAZ***).

Les contre-indications absolues sont le glaucome à angle fermé et la myasthénie. Les effets secondaires les plus fréquents sont la constipation, la sécheresse muqueuse (en particulier buccale et oculaire) et les troubles visuels. ***DITROPAN*** est responsable de sécheresse buccale dans 65 % des cas. **VESICARE** est l'**anticholinergique** le mieux toléré. Il est conseillé de choisir des doses progressives afin d'améliorer la tolérance. L'efficacité maximale est atteinte au bout de 6 à 8 sem. La prise à la demande est également possible (p. ex. avant une sortie).

DITROPAN passe la barrière hémato-encéphalique et peut être responsable d'un syndrome atropinique avec confusion, délire et syndrome parkinsonien. ***CERIS*** est l'**anticholinergique** qui passe le moins la barrière hémato-encéphalique (à privilégier chez le sujet âgé ou dément).

Traitement ß3-agoniste

Mirabégron (*BETMIGA*).

Traitement α-stimulant

La **duloxétine** (***CYMBALTA***) augmente le tonus du sphincter urétral. Son effet est potentialisé par les œstrogènes. Du fait d'un risque suicidaire majeur si le traitement est arrêté brutalement, la **duloxétine** n'a pas l'AMM dans le traitement de l'incontinence urinaire.

Traitement œstrogénique local

Après la ménopause on emploie: ***COLPOTROPHINE***, ***TROPHIGIL***.

Toxine botulique

La **toxine botulique** (***BOTOX***) est produite par le *clostridium botulinium*. Il s'agit du neurotoxique naturel le plus puissant.

Elle est indiquée en cas d'échec, de contre-indication, d'effets secondaires intolérables ou de perte d'efficacité des **anticholinergiques**, ou du désir du patient.

Elle n'a pas l'AMM pour l'hyperactivité vésicale idiopathique (plus de 8 mictions/j, plus de 3 fuites urinaires/j, sans dysurie ni résidu post-mictionnel). La posologie pour un meilleur compromis efficacité/tolérance est de 100 UI avec une durée d'efficacité de 6 mois.

Neuromodulation sacrée

Elle consiste à stimuler le tronc commun de S3 par introduction d'une électrode au niveau d'un trou sacré. Elle a l'AMM pour la pollakiurie avec rétention chronique (idiopathique) pour les patients rebelles aux traitements conventionnels.

Son résultat est subjectif et repose sur les symptômes de la patiente : une neuromodulation sacrée est considérée comme efficace si les symptômes sont améliorés de plus de 50 %.

Traitement étiologique

Traitement anti-infectieux, traitement chirurgical d'une lésion urétrale, d'un prolapsus.

ANTISPASMODIQUES URINAIRES (2) – AGONISTE BÊTA-3-ADRÉNERGIQUE

■ Mirabégron

BETMIGA					
50 mg x 1/j Insuffisances rénale ou hépatique : *cf.* Précautions d'emploi	30 cp. 25 mg 30 cp. 50 mg		I I	NR NR	

PROPRIÉTÉS

Il agit en se fixant aux récepteurs bêta-3, dans les cellules musculaires de la vessie, ce qui provoque le relâchement des muscles de la vessie.
Non anticholinergique donc sans effet atropinique.

INDICATIONS

Traitement du syndrome d'hyperactivité vésicale présent dans les troubles suivants : impériosité, pollakiurie, incontinence urinaire par impériosité.

CONTRE-INDICATIONS

Hypertension sévère non contrôlée.
Allaitement.
Non recommandé pendant la grossesse.
Non recommandé si insuffisance rénale terminale ou hépatique sévère.

PRÉCAUTIONS D'EMPLOI

Posologies journalières recommandées en cas d'insuffisance rénale ou hépatique

Type d'insuffisance	Stade	Inhibiteur puissant du CYP3A4	
		Sans inhibiteur	Avec inhibiteur
Insuffisance rénale	Légère	50 mg	25 mg
	Modérée	50 mg	25 mg
	Sévère	25 mg	Non recommandé
Insuffisance hépatique	Légère	50 mg	25 mg
	Modérée	25 mg	Non recommandé

Cas du flacon : utilisable 6 mois après ouverture.

EFFETS INDÉSIRABLES

Tachycardie, trouble du rythme.
Infections urinaires, vaginales.
Nausées.
Éruption cutanée.

INTERACTIONS MÉDICAMENTEUSES

Inhibiteurs puissants du CYP3A4 : *cf.* Précautions d'emploi.
Prudence : **dabigatran**, **digoxine**, **antiarythmiques de classe 1C**, **antidépresseurs tricycliques**.

LITHIASE URINAIRE (1)

Traitement médical [1]

Le traitement médical ne peut dissoudre les calculs rénaux déjà formés (à l'exception des lithiases uriques et éventuellement cystiniques), mais permet de prévenir le développement de nouveaux calculs.

Une enquête étiologique est systématique chez les sujets jeunes, et en cas de calculs récidivants, bilatéraux, ou radiotransparents.

Bilan étiologique [2]

- Sang : calcémie, uricémie, créatininémie, glycémie à jeûn.
- Urines des 24 h : volume total, créatinine, calcium, acide urique, urée, sodium urinaires.
- Urines du matin (à jeûn) : cristallurie, pH urinaire, densité, BU/ECBU.
- Analyse par spectrophotométrie infrarouge des calculs émis.

Lithiase oxalocalcique

Hypercalcémie

La grande majorité des patients atteints de lithiase hypercalcémique ont une *hyperparathyroïdie primitive*, dont la solution est chirurgicale ; plus rarement il s'agit d'une sarcoïdose, d'une hypercalcémie familiale hypocalciurique, d'une néoplasie, d'une prise médicamenteuse hypercalcémiante (**vitamine D**, **thiazidiques**, **lithium**).

Hypercalciurie

Plus de 50 % des patients atteints de lithiase oxalocalcique ont une calcémie normale mais une calciurie > 0,1 mmol/kg/j. Ceci peut être dû à un régime déséquilibré, très riche en protides, sel, glucides, calcium, et pauvre en fibres végétales (« hypercalciurie alimentaire ») ou bien à une métabolisation particulière du calcium, volontiers héréditaire, appelée « hypercalciurie idiopathique » : hyperabsorption intestinale et/ou défaut de réabsorption rénale.

► *Mesures thérapeutiques*

Cure de diurèse > 2 L/j.
Correction des erreurs diététiques :
- régime normocalcique (5 à 6 mmol/j) ;
- apports sodés : 100 mmol (6 g)/j ;
- apports protidiques : 1,2 g/kg/j.

► *En cas d'hypercalciurie persistante après 8 sem. de régime effectif*

Prescrire un **diurétique thiazidique** (***ESIDREX*** 25 mg/j) qui réduit l'excrétion urinaire du calcium (à vérifier 2 mois plus tard).

ALCALINISANTS URINAIRES

Bicarbonate de sodium

EAUX DE VICHY					
Célestin 1 L = 3 g de HCO_3 Na St-Yorre 1 L = 4 g de HCO_3 Na	1 bouteille 1 L 1 bouteille 1 L			NR NR	

Sels de citrate

CITRATE DE POTASSIUM OFFICINAL					
2 à 8 g/j (diluer dans 1 L d'eau)	pdre			NR	
FONCITRIL					
Contient citrate de sodium. de potassium et acide citrique ; 2 à 4 sach./j	30 sach.			NR	

Trométamol (ou THAM) + citrates de sodium et de potassium

ALCAPHOR					
2 à 4 càs/j	1 fl. 250 mL (2,3 g ou 10 mmol de THAM/càs)		I	NR	

PROPRIÉTÉS

L'alcalinisation favorise la solubilisation des cristaux d'acide urique et de cystine.

INDICATIONS

Lithiase urique (prévention, traitement).
Lithiase cystinique.
Acidoses tubulaires distales.

CONTRE-INDICATIONS

Alcalose.
pH urinaire 7 (et lithiase infectieuse).
Surcharge hydrosodée (sauf pour le **trométamol** qui ne contient pas de sel).
Hyperkaliémie (pour le **citrate de potassium**).

PRÉCAUTIONS D'EMPLOI

Risque d'alcalose métabolique en cas de fortes doses et d'insuffisance rénale avancée.
Prudence chez l'insuffisant cardiaque (sauf **trométamol**).

EFFETS INDÉSIRABLES

Diarrhée, gastralgies.
Surcharge hydrosodée (sauf **trométamol**).
Hyperkaliémie (**citrate de potassium**).

INTERACTIONS MÉDICAMENTEUSES

Quinidine.

LITHIASE URINAIRE (2)

Hyperoxalurie

L'acide oxalique excrété par les reins provient de l'alimentation à 10 % (absorption colique passive d'oxalate libre, l'oxalate de calcium étant éliminé dans les selles), et du métabolisme endogène à 90 % (à partir du glyoxylate). Une hyperoxalurie modérée (500 à 700 µmol/L) est idiopathique ou alimentaire tandis qu'une franche hyperoxalurie (> 1 000 µmol/L) est entérique ou héréditaire (oxalose).

► *Hyperoxalurie diététique*

Corriger une alimentation trop riche en oxalates (thé, chocolat, cacao, épinards, rhubarbe, betteraves, oseille, vitamine C) ou trop pauvre en calcium.

► *Hyperoxalurie entérique*

Une maladie entérique (résection du grêle, court-circuit jéjuno-iléal, Crohn, maladie cœliaque, pancréatite chronique, obstruction biliaire, pullulation microbienne) favorise une perte fécale de graisses qui se complexent avec le calcium (« savons calciques ») et laissent dans la lumière colique de grandes quantités d'oxalate libre.

- Cure de diurèse > 2 L/j.
- Apports calciques (**carbonate de calcium**, 1 g par repas).
- Limiter les apports en oxalates et en acides gras saturés.
- Chélation des acides gras, biliaires et de l'oxalate par **colestyramine** (***QUESTRAN***, 1 sach. par repas).

► *Hyperoxalurie primitive : « oxalose »*

Le déficit (autosomique récessif) en AGT (alanine glyoxylate-aminotransférase) hépatique définit le type I ; rare et grave, cette lithiase bilatérale, évolutive, avec néphrocalcinose se révèle volontiers dans l'enfance ; les dépôts oxalocalciques tubulo-interstitiels favorisent le développement d'une insuffisance rénale ; d'autres dépôts (cœur, vaisseaux, os et articles, rétine, nerfs) sont possibles.

- Cure de diurèse > 3 L/j.
- La **vitamine B6** (***PYRIDOXINE***, 300 à 1 000 mg/j) réduit l'oxalurie chez 30 % des patients et peut stopper l'évolution de la maladie.
- Réduction des apports d'oxalate, prescription de **magnésium**, **phosphates**, **citrate**, **diurétiques thiazidiques** sont parfois associés.
- En cas d'insuffisance rénale avancée, on peut discuter : épuration extrarénale précoce et intensive, transplantation hépatique (corrige le déficit enzymatique) ou hépato-rénale, transplantation rénale seule.

Hyperuricurie

La correction d'une hyperuricurie permet de réduire la formation de lithiases oxalocalciques. Un régime pauvre en purines (abats, sardines, anchois, protéines animales) et en alcool suffit le plus souvent ; en cas d'échec, l'**allopurinol** (***ZYLORIC***) peut être prescrit à la dose de 100 à 300 mg/j.

Hypocitraturie

L'acide citrique est le principal acide organique urinaire. Il est antilithogène : le **citrate de calcium**, très soluble, diminue la sursaturation oxalocalcique de l'urine. *L'hypocitraturie idiopathique* (< 1,4 mmol/L) est logiquement combattue par le **citrate de potassium** (3 à 6 g/j).

Il faut traiter la cause des *hypocitraturies secondaires* (infection urinaire, acidose tubulaire, hypokaliémie, diarrhée chronique, iléopathies, prise d'**acétazolamide**).

LITHIASE URINAIRE (3)

Lithiase phosphocalcique

Une acidose tubulaire rénale distale (type I) congénitale (syndrome d'Albright) ou acquise (auto-immune, syndrome de Sjögren) favorise souvent cette variété de lithiase.

La difficulté à acidifier l'urine favorise la cristallisation phosphocalcique ; une acidose métabolique associée induit de plus une profonde hypocitraturie et une hypercalciurie qui accroissent la lithogenèse.

- Diurèse > 2 L/j.
- Si acidose métabolique : **bicarbonate de sodium**, **citrate de potassium**.
- En l'absence d'acidose métabolique : corriger l'hypocitraturie (**citrate de potassium**).
- En cas d'hypercalciurie persistante, un **diurétique thiazidique** peut être prescrit.

Lithiase urique (10 % des lithiases)

La formation de cette lithiase est favorisée par :
- une acidité permanente de l'urine (pH urinaire < 6) ;
- une hyperuricémie (> 400 µmol/L) primitive ou secondaire, avec hyperuricurie ;
- une hyperuricurie isolée (> 4 700 µmol/j), secondaire à une alimentation riche en purines ou à la prise d'un médicament uricosurique (à interrompre).

Afin d'éviter la sursaturation de l'urine en urate, très insoluble, on peut recommander :

- cure de diurèse > 2 L/j ;
- alcalinisation de l'urine : obtenir un pH urinaire entre 6,5 et 7,5 sur tout le nycthémère grâce au µ (poudre ou gélules, eaux de Vichy, 500 à 1 000 mL/j) ou au **citrate de sodium** (***FONCITRIL*** 400) et de **potassium** (***ALCAPHOR***) : la majorité de l'acide urique est alors éliminée sous forme d'urate de sodium, très soluble.

En cas d'uricurie élevée : régime pauvre en purines, et **inhibiteur de la synthèse de l'acide urique** type **allopurinol** (***ZYLORIC***, 100 à 300 mg/j) en cas d'échec.

Ces mesures sont préventives mais aussi curatives, permettant de dissoudre rapidement une lithiase urique déjà formée.

Lithiase cystinique (1 % des lithiases)

Peu radio-opaque, parfois coralliforme, souvent bilatérale et récidivante, cette lithiase se révèle chez l'enfant ou le sujet jeune (parfois plus tard). Il s'agit d'une affection héréditaire (autosomique récessive) avec défaut de réabsorption tubulaire des 4 acides aminés dibasiques ; seule la cystine (disulfure de cystéine) est peu soluble et cristallise au-delà de 250 mg/L à pH 6. Pour solubiliser la cystine libre produite par ces patients (parfois > 1 000 mg/j), on peut proposer plusieurs mesures. L'objectif est d'obtenir une cystinurie libre < 250 mg/L :

- cure de diurèse > 3 à 4 L/j ;
- alcalinisation de l'urine : la cystine est 2 fois plus soluble lorsque le pH urinaire est entre 7 et 8 ; on utilise le **citrate de potassium**, ou parfois le **bicarbonate de sodium** ;
- régime modérément sodé (augmentation modérée de la cystinurie en cas de régime hypersalé) ;
- dérivés thiolés.

Les **dérivés thiolés** seront prescrits en cas de concentration urinaire de cystine libre élevée malgré les mesures précédentes : la **tiopronine** (***ACADIONE***), la **D-pénicillamine** (***TROLOVOL***) et à un degré moindre le **captopril** (***LOPRIL***) peuvent former avec la cystéine des sels très solubles, et donc réduire par compétition la formation de cystine. Les nombreux effets indésirables de ces traitements limitent souvent leur usage.

Ces mesures préventives permettent en outre de solubiliser en partie des lithiases déjà formées.

LITHIASE URINAIRE (4)

Lithiase d'infection (5 à 10 % des lithiases)

Ces calculs sont volontiers observés chez la femme ; coralliformes, faiblement radio-opaques, leur croissance est rapide et souvent silencieuse. Ils peuvent compromettre irrémédiablement la fonction rénale. Leur formation (phosphates ammoniaco-magnésiens et phosphate de calcium) s'opère à pH urinaire alcalin (≥ 8), du fait d'infection chronique de l'appareil urinaire à germes producteurs d'uréases (*Proteus*, parfois *Klebsiella*, entérocoques). *L'infection est secondaire à une uropathie malformative sous-jacente*, ou à une *lithiase* d'autre nature secondairement infectée.

Seules l'ablation complète de la lithiase, la stérilisation de l'urine, et la correction d'une uropathie causale garantissent l'absence de récidive.

- Les boissons abondantes et non alcalines sont recommandées.
- L'acidification urinaire est difficile à obtenir.
- L'inhibition de l'uréase (acide acétohydroxyamique) est peu efficace en pratique.

Lithiase xanthique

- Cure de diurèse > 2 L/j.
- Alcalinisation.
- Pas d'**allopurinol**.

Surexcrétion de 2,8-dihydroxyadénine (2,8-DHA)

Elle est lieê ϑ un déficit en adénine phosphoribosyltransférase (APRT).

- Cure de diurèse > 2 L/j.
- **Allopurinol** (*ZYLORIC*) : 300 mg/j.

Traitement chirurgical [1]

Indications

► *Abstention*

Elle est logique en cas de lithiase radio-opaque de petite taille (< 3 mm) sans infection associée. Il faut demander au patient de boire abondamment et de se mobiliser, afin de favoriser la migration spontanée de la lithiase (à recueillir par tamisage des urines). Des épisodes de colique néphrétique sont possibles et seront traités médicalement. Des clichés d'abdomen sans préparation seront effectués à intervalles réguliers.

► *Intervention*

En urgence

Colique néphrétique hyperalgique, anurique (bilatérale ou sur rein unique anatomique ou fonctionnel), pyélonéphrite aiguë obstructive. Il faut drainer les urines en montant une sonde urétérale par les voies naturelles (voire par néphrostomie percutanée en cas d'échec).

Programmée

Elle s'adresse principalement aux lithiases totalement obstructives, celles dont la taille rend la migration spontanée impossible (> 6 mm).

Le lithotritie extra-corporelle est proposée pour les lithiases radio-opaques de plus de 3 mm.

Les progrès technologiques (urétéroscopiei souple, laser) tendent à développer les indications pour des lithiases de petite taille, même calicielle inférieure.

LITHIASE URINAIRE (5)

Techniques chirurgicales [3]

► *Lithotripsie extracorporelle (LEC)*

Fragmente les calculs par des ondes de choc, pour favoriser leur migration spontanée.

Respect des contre-indications

- Rein non fonctionnel.
- Obstruction urinaire en aval du calcul.
- Infection urinaire.
- Troubles de l'hémostase.
- Anévrisme aortique.
- Cancer du rein.
- Grossesse.
- Patient non coopérant.
- Lithiase urique pure (non-indication).

Technique

- Uroscanner préalable + ASP.
- ECBU.
- Contrôle de l'hémostase.
- Sonde double J en cas de lithiase volumineuse, ou urétérale dans certains cas.

Complications

- Lombalgies voire colique néphrétique.
- Hématurie.
- Infection urinaire.
- Obstruction par empierrement du bas uretère.

La surveillance paraclinique comporte : un ASP, un contrôle de la créatininémie.

Résultats

Le succès dépend de la composition des calculs (cystiniques et calciques monohydratés difficiles à fragmenter), de leur taille (idéalement < 20 mm), et de leur siège (urétéral et caliciel inférieur moins favorables).

Les fragments résiduels persistants plus de 6 semaines peuvent bénéficier d'une nouvelle séance de LEC.

► *Traitement endo-urologique (urétéroscopie rigide ou souple)*

Le développement de l'urétéroscopie souple et du laser holmium permet désormais d'introduire des instruments flexibles dans tous les calices rénaux, et de transmettre l'énergie de fragementation (fibre laser) même en angulation.

L'urétéroscopie s'est donc imposée comme le traitement de référence des lithiases inférieures à 2 cm, en alternative à la LEC ou lorsque les fragments ne peuvent s'éliminer spontanément (calculs caliciels inférieurs, obstacles sous-jacents).

Dans certains cas, le recours à l'urétéroscopie plutôt qu'à la LEC est discutable (balance bénéfice/risque) et doit être expliqué au patient : risque chirurgical *vs* risque colique néphrétique post-LEC, etc.

► *Néphrolithotomie percutanée*

Les cavités rénales sont ponctionnées sous anesthésie ; après dilatation du trajet, un endoscope est introduit et permet d'extraire le(s) calcul(s), parfois après fragmentation (néphrolithotomie). Cette technique est déormais uniquement proposée pour les calculs coraliformes ou supérieurs à 2 ou 3 cm.

► *Chirurgie classique par voie ouverte ou laparoscopique*

La néphrotomie, la pyélotomie, l'urétérotomie pour lithiase sont réservées :

- aux échecs ou contre-indications des techniques précédentes ;
- aux cas où une laparotomie associée est nécessaire.
- dans les maladies lithasiques complexes, récidivantes et lorsque les patients ne peuvent subir des traitements itératifs.

CONSENSUS

[1] Prise en charge urologique des calculs rénaux et urétéraux de l'adulte, *Comité lithiase de l'AFU*, 2004.
[2] Bilan métabolique et prise en charge médicale de la lithiase, *AFU*, 2014.
[3] Mise au point sur la prise en charge des calculs du rein, *AFU*, 2013.

TUMEURS DE LA VESSIE (1)

Les tumeurs de vessie, généralement révélées par une hématurie, sont le plus souvent visibles sur l'échographie. Elles sont volontiers multifocales, rendant indispensable l'uroscanner avec étude en coupes fines de la voie excrétrice.

L'endoscopie vésicale permet d'assurer le diagnostic de certitude, et le traitement local des tumeurs superficielles ; ces dernières sont cependant récidivantes et à haut risque d'infiltration. Superficielles ou infiltrantes, toutes les tumeurs de vessie sont donc considérées comme des carcinomes de l'urothélium et justifient la prise en charge en ALD.

Résection endoscopique [1]

Avec un endoscope rigide, sous AG, après contrôle de l'hémostase et de la stérilité urinaire.

- Résection biopsique de la ou des tumeurs, passant en zone saine et emportant du muscle vésical.
- Étude anatomopathologique :
  - – degré d'infiltration de la paroi vésicale ;
  - – grade cellulaire, état de la muqueuse intertumorale : normale, dysplasie, carcinome *in situ* (CIS).

Tumeurs superficielles [1]

Il s'agit des carcinomes *in situ* (membrane basale non franchie), des tumeurs Ta (sous-muqueuse non atteinte) et T1 (musculeuse non atteinte).

Ces résultats anatomopathologiques proviennent d'une résection biopsique qui a assuré un traitement local *a priori* complet. Il reste à prévenir et dépister les récidives.

Prévention des récidives

- Soustraction à l'exposition urotoxique : tabac, colorants, toxiques professionnels.
- Discussion d'instillations vésicales, de BCG (***IMMUCYST***) ou de **mitomycine C**, selon le nombre de tumeurs, leur taille, le grade cytologique, leur caractère récidivant ou non.
- Discuter une cystectomie totale en cas de tumeurs superficielles à grade cellulaire élevé (3) multirécidivantes ou lorsque la muscularis mucosae est franchie (T1b).

Surveillance

À vie, régulièrement : cytologie urinaire et endoscopie vésicale (1er contrôle à 3 mois, puis tous les 6 mois).

TUMEURS DE LA VESSIE (2)

Tumeurs infiltrantes [1]

Il s'agit des tumeurs ayant atteint la musculeuse vésicale (≥ T2).

Maladie localisée ou localement avancée

• *Cystoprostatectomie totale chez l'homme* ou *pelvectomie antérieure* chez la femme + curage ganglionnaire pelvien étendu bilatéral, idéalement suivis d'une entérocystoplastie de remplacement (néovessie suturée à l'urètre). Si cette reconstruction est impossible ou contre-indiquée par l'extension à l'urètre ou aux uretères, l'âge ou l'état général du patient, une *dérivation urinaire* sera effectuée :
– urétérostomie transcutanée trans-iléale (Bricker) ;
– dérivation cutanée continente (poche d'Indiana ou Miami, poche de Koch) ;
– uretérostomie cutanée.
• Une chimiothérapie néoadjuvante à base de **cisplatine** doit être systématiquement discutée en RCP.
Surveillance postopératoire régulière à vie : échographies ou scanner abdomino-pelvien, scintigraphie osseuse, radiographie pulmonaire, créatinine et ionogramme sanguin, vitamine B12 et folates.
• *Certaines tumeurs petites avec une résection complète* peuvent être traitées par radio-chimiothérapie. L'évaluation à mi-traitement impose des biopsies randomisées de la vessie. La présence d'un reliquat tumoral impose la cystectomie.

Maladie métastatique

• *Chimiothérapie* : association Gemox (**gemcitabine** - **oxaliplatine**) ou M-VAC (**méthotrexate**, **vinblastine**, **doxorubicine**, **cisplatine**).
• *Radiothérapie* : elle est discutée sur la vessie et/ou les aires ganglionnaires (irradiation conformationnelle).
• *Cystectomie palliative* : elle est pratiquée avec dérivation si troubles mictionnels, douleurs ou hématuries non contrôlées par le traitement médical ou insuffisance rénale obstructive. La survie à 5 ans est de 10 %.

CONSENSUS

[1] Tumeurs urothéliales, *AFU*, 2010.

JONCTION PYÉLO-URÉTÉRALE (SYNDROME DE LA)

Définition

Dilatation des cavités pyélo-calicielles en amont d'une sténose fibreuse ou fonctionnelle de la jonction pyélo-urétérale ou parfois d'une striction par une artère polaire inférieure.
Lorsque la sténose est une fibrose congénitale de la jonction, on parle de maladie de la jonction pyélo-urétérale.

Clinique

- Volontiers asymptomatique, elle peut détruire le rein sus-jacent à bas bruit.
- Parfois révélée par des coliques néphrétiques ou pyélonéphrites à répétition.
- Le diagnostic, suggéré par l'échographie (bassinet dilaté, uretère fin), est confirmé par l'uroscanner (sensibilisé par un test au ***LASILIX***) et par la scintigraphie rénale au MAG3 qui confirme la stase pyélique et l'absence de vidange du bassinet en situation d'hyperdiurèse forcée (test au ***LASILIX***).

Traitement

Syndrome de jonction asymptomatique, absence de retentissement rénal, passages urétéraux sur l'uroscanner ou bonne vidange scintigraphique

- Abstention et surveillance.

Rein détruit sans symptôme ni complication

- Abstention et surveillance.

Douleurs, complications infectieuses ou lithiasiques, retentissement rénal débutant

- Pyéloplastie (résection de la jonction et d'une partie du bassinet, avec anastomose pyélo-urétérale) : 1re intention chez le sujet jeune.
- Ou, plus rarement chirurgie endoscopique (fente de la sténose et cicatrisation protégée par une sonde JJ).

La principale complication de ces traitements est la récidive.

Rein atrophique, non ou peu fonctionnel (< 10 % si clairance > 60 mL/min), chez un patient menacé par des pyélonéphrites à répétition

Néphrectomie.

Liste non exhaustive de substrats des cytochromes P450 et de la glycoprotéine P, inducteurs et inhibiteurs puissants

CONSÉQUENCES THÉRAPEUTIQUES

Inhibiteur d'un cytochrome

- *Conséquence la plus fréquente* : augmentation de la concentration de son substrat et de la durée de son effet, donc augmentation des effets indésirables.
- *Conduites à tenir suivant l'ampleur de l'interaction* : surveillance clinique ou biologique étroite, éventuellement dosages plasmatiques du substrat, diminution de la dose du substrat, arrêt/substitution du substrat ou de l'inhibiteur.
- *Prudence* : l'arrêt d'un inhibiteur expose à un sous-dosage en substrat.
- *Délai d'inhibition : presque immédiat (à l'arrêt, retour à la normale dès l'élimination totale de l'inhibiteur).*

Inducteur d'un cytochrome

- *Conséquence la plus fréquente* : diminution de l'efficacité ou inefficacité de son substrat. Parfois risque accru d'effets indésirables si les métabolites sont toxiques (exemple de l'**isoniazide**).
- *Conduites à tenir suivant l'ampleur de l'interaction* : surveillance clinique ou biologique étroite, éventuellement dosages plasmatiques du substrat, augmentation de la dose du substrat, arrêt/substitution du substrat ou de l'inducteur.
- *Prudence* : l'arrêt d'un inducteur expose à un surdosage en substrat.
- *Délai d'induction* : de quelques jours jusqu'à 3 semaines pour une induction complète (délai équivalent pour le retour à la normale lors de l'arrêt de l'inducteur).
- *Remarque* : il existe pour certains médicaments des effets paradoxaux au cours desquels l'inhibiteur entraîne une diminution de l'effet thérapeutique (et non une augmentation) car le médicament est en fait le métabolite actif.

	Substrats	Inducteurs	Inhibiteurs
1A2	**Analeptique** : **caféine** **Anesthésique** : **lidocaïne** **Antiasthmatique** : **théophylline** **Antidépresseurs** : **miansérine**, **imipramine**, **clomipramine**, **duloxétine** **Antiémétique** : **ondansétron** **Antifongique** : **terbinafine** **Antimigraineux** : **zolmitriptan** **Antipsychotiques** : **clozapine**, **olanzapine**	Légumes : choux, brocoli Tabac	**Antidépresseur** : **fluvoxamine** **Fluoroquinolones** : **ciprofloxacine**, **norfloxacine**
2B6	**Antiagrégants** : **clopidogrel**, **prasugrel** **Anticancéreux** : **cyclophosphamide** **Antidépresseurs** : **bupropion**, **sertraline** **Antirétroviraux** : **éfavirenz**, **névirapine** **Opioïdes** : **méthadone**, **tramadol**	**Antibiotique** : **rifampicine** **Antirétroviraux** : **éfavirenz**, **névirapine**	**Antiagrégant** : **clopidogrel** **Antifongique** : **voriconazole** **Antirétroviral** : **ritonavir** Plante : réglisse
2C8	**Antiasthmatique** : **montélukast** **Anticancéreux** : **paclitaxel** **Antidiabétique** : **répaglinide** **Antidiarrhéique** : **lopéramide**	**Antibiotique** : **rifampicine**	**Antibiotique** : **triméthoprime** **Anticancéreux** : **imatinib** Plante : chardon Marie
2C9	**Anticancéreux** : **cyclophosphamide** **Anticoagulants** : **acénocoumarol**, **warfarine** **Antidépresseur** : **fluoxétine** **Antidiabétiques** : **glibenclamide**, **gliclazide**, **glimépiride** **Antiépileptiques** : **acide valproïque**, **phénobarbital**, **phénytoïne** **Antifongiques** : **terbinafine**, **voriconazole** ***Antihypertenseur pulmonaire*** : **bosentan** **Antihypertenseurs** : **irbésartan**, **losartan** **Anti-inflammatoires non stéroïdiens** : **célécoxib**, **diclofénac**, **ibuprofŁne**, **naproxène** **Contraceptif** : **désogestrel** Cannabis	**Antibiotique** : **rifampicine** **Antihypertenseur pulmonaire** : **bosentan** **Antiépileptiques** : **carbamazépine**, **phénobarbital**, **phénytoïne** **Corticoïde** : **dexaméthasone**	**Antiarythmique** : **amiodarone** **Antibiotiques** : **sulfaméthoxazole**, **métronidazole** **Anticancéreux** : **imatinib**, **erlotinib** **Antiépileptique** : **acide valproïque** **Antifongiques** : **fluconazole**, **miconazole**, **voriconazole** **Antirétroviral** : **étravirine** **Antisécrétoire** : **pantoprazole** Fruit : ananas **Hypolipémiant** : **gemfibrozil** Plante : chardon Marie

	Substrats	Inducteurs	Inhibiteurs
2C19	**Antidépresseur : citalopram** **Antidiabétique : gliclazide** **Antiépileptiques : acide valproïque, phénobarbital** **Antifongique : voriconazole** **Antiparasitaire : proguanil** **Antipsychotique : clozapine** **Antisécrétoires : ésoméprazole, lansoprazole, oméprazole, pantoprazole** **Anxiolytiques : clobazam, diazépam**	**Antibiotique : rifampicine** **Antiépileptiques : phénobarbital, phénytoïne** **Antirétroviral : ritonavir**	**Anticancéreux : erlotinib** **Antidépresseur : fluvoxamine** **Antiépileptique : topiramate** **Antifongique : fluconazole, voriconazole** **Antisécrétoires : ésoméprazole, lansoprazole, oméprazole**
2D6	**Antiarythmiques : flécaïnide, propafénone, diltiazem, carvédilol, métoprolol, nébivolol, propranolol, timolol** **Anticancéreux : tamoxifŁne** **Antidépresseurs : imipramine, clomipramine, miansérine, paroxétine, fluoxétine, venlafaxine** **Antiémétique : métoclopramide** Ecstasy (MDMA) **Antipsychotiques : rispéridone, halopéridol**	–	**Antiarythmiques : amiodarone, flécaïnide** **Anticancéreux : imatinib** **Antidépresseurs : clomipramine, paroxétine, fluoxétine** **Antifongique : terbinafine** **Antiparasitaires : chloroquine, luméfantrine, quinidine** **Antipsychotiques : rispéridone, halopéridol** **Antisécrétoire : cimétidine**
2E1	Alcool **Antalgique : paracétamol**	Alcool (chronique) **Antibiotique : isoniazide** Tabac	–

	Substrats	Inducteurs	Inhibiteurs
3A4/5	**Antiagrégants** : **clopidogrel**, **prasugrel** **Antiarythmiques** : **amiodarone**, **diltiazem**, **vérapamil**, **amlodipine** **Antibiotiques** : **rifabutine**, **clarithromycine**, **érythromycine** **Anticancéreux** : **bortézomib**, **vincristine**, **vinblastine**, **cyclophosphamide**, **ifosfamide**, **imatinib**, **erlotinib**, **lapatinib**, **nilotinib**, **dasatinib**, **géfitinib** **Anticoagulant** : **ticagrélor** **Antidépresseurs** : **citalopram**, **imipramine**, **clomipramine** **Antidiabétiques** : **répaglinide**, **glibenclamide** **Antiémétique** : **ondansétron** **Antiépileptique** : **carbamazépine** **Antifongiques** : **kétoconazole**, **itraconazole**, **terbinafine** **Antihistaminique** : **loratadine** **Antihypertenseur pulmonaire** : **bosentan** **Antimigraineux** : **ergotamine** **Antiparasitaires** : **luméfantrine**, **artéméther**, **méfloquine**, **quinidine**, **quinine** **Antipsychotiques** : **clozapine**, **halopéridol** **Antirétroviraux** : **darunavir**, **lopinavir**, **fosamprénavir**, **saquinavir**, **maraviroc**, **névirapine**, **rilpivirine**, **étravirine**, **cobicistat** **Anxiolytiques** : **alprazolam**, **clonazépam**, **clobazam**, **diazépam** Cannabis **Colchicine** **Contraceptifs** : **désogestrel**, **éthinylestradiol** **Corticoïdes** : **dexaméthasone**, **prednisolone**, **méthylprednisolone** **Hypnotiques** : **midazolam**, **zolpidem**, **zopiclone** **Immunosuppresseurs** : **ciclosporine**, **tacrolimus**, **sirolimus** **Médicament de l'hypertrophie bénigne de la prostate** : **finastérine** **Médicaments de la maladie d'Alzheimer** : **galantamine**, **donépézil** **Médicaments des troubles de l'érection** : **sildénafil**, **tadanafil**, **vardénafil** **Opioïdes** : **codéine**, **fentanyl**, **méthadone**, **tramadol** **Statines** : **atorvastatine**, **simvastatine**	**Antibiotiques** : **rifampicine**, **rifabutine** **Antiépileptiques** : **carbamazépine**, **phénobarbital**, **phénytoïne**, **topiramate** **Antihypertenseur pulmonaire** : **bosentan** **Antirétroviraux** : **éfavirenz**, **névirapine** **Corticoïde** : **dexaméthasone** Plante : millepertuis	**Antiarythmiques** : **amiodarone**, **diltiazem**, **vérapamil** **Antibiotiques** : **doxycycline**, **clarithromycine**, **érythromycine** **Anticancéreux** : **imatinib** **Antifongiques** : **fluconazole**, **itraconazole**, **kétoconazole**, **miconazole**, **voriconazole** **Antirétroviraux** : **darunavir**, **ritonavir**, **atazanavir**, **cobicistat** **Antisécrétoire** : **cimétidine** Cannabis Fruits : jus de pamplemousse, orange de Séville **Immunosuppresseur** : **ciclosporine** Plantes : chardon Marie, réglisse

	Substrats	Inducteurs	Inhibiteurs
PgP	**Antiagrégants** : **clopidogrel**, **ticagrélor**, **prasugrel** **Antiarythmiques** : **digoxine**, **diltiazem**, **vérapamil**, **bisoprolol**, **carvédilol**, **céliprolol** **Antibiotique** : **érythromycine** **Anticancéreux** : **dasatinib**, **erlotinib**, **géfitinib**, **imatinib**, **nilotinib**, **docétaxel**, **paclitaxel**, **étoposide**, **vinblastine**, **vincristine**, **tamoxifLne** **Anticoagulants** : **apixaban**, **dabigatran**, **rivaroxaban** **Antidépresseurs** : **citalopram**, **imipramine**, **venlafaxine** **Antidiabétiques** : **glibenclamide**, **répaglinide**, **saxagliptine** **Antidiarrhéique** : **lopéramide** **Antiémétique** : **métoclopramide** **Antiépileptiques** : **phénobarbital**, **phénitoïne** **Antifongique** : **itraconazole** **Antihistaminique** : **loratadine** **Antihypertenseur pulmonaire** : **bosentan** **Antihypertenseur** : **losartan** **Antimigraineux** : **zolmitriptan** **Antiparasitaires** : **quinidine**, **quinine** **Antipsychotiques** : **clozapine**, **olanzapine**, **rispéridone** **Antirétroviraux** : **atazanavir**, **darunavir**, **dolutégravir**, **tipranavir-ritonavir**, **ritonavir**, **saquinavir**, **maraviroc** **Antisécrétoires** : **lansoprazole**, **ranitidine** Cannabis **Colchicine** **Corticoïdes** : **dexaméthasone**, **prednisolone**, **méthylprednisolone** **Immunosuppresseurs** : **ciclosporine**, **sirolimus**, **tacrolimus** **Opioïdes** : **fentanyl**, **méthadone** **Statine** : **atorvastatine**	**Antiépileptique** : **carbamazépine** **Corticoïde** : **dexaméthasone** Plante : millepertuis **Antirétroviraux** : **névirapine**, **ritonavir** **Antibiotiques** : **rifampicine**, **rifabutine**	**Antiarythmiques** : **amiodarone**, **diltiazem**, **vérapamil** **Antibiotiques** : **clarithromycine**, **érythromycine** **Anticancéreux** : **vinblastine**, **erlotinib**, **nilotinib** **Antidépresseurs** : **fluoxétine**, **paroxétine**, **sertraline** **Antifongiques** : **itraconazole**, **kétoconazole** **Antihypertenseur** : **irbésartan** **Antiparasitaire** : **quinidine** **Antipsychotique** : **halopéridol** **Antirétroviraux** : **atazanavir**, **saquinavir**, **lopinavir**, **rilpivirine**, **ritonavir**, **cobicistat** **Antisécrétoire** : **lansoprazole** **Contraceptif** : **désogestrel** **Immunosuppresseur** : **ciclosporine** **Opioïde** : **méthadone** **Statine** : **simvastatine**

Constantes biologiques usuelles

Constantes biologiques	Origine	Unités conventionnelles	Facteurs de conversion	Unités SI
ACE	voir Antigène carcinoembryonnaire			
Acétone	voir Corps cétoniques			
Acide ascorbique	sang	4-15 mg/L	× 5,68 → ← 0,176 ×	23-85 µmol/24 h
	urine	20-40 mg/24 h		115-230 µmol/24 h
Acides biliaires	sang	0-3,3 mg/L	× 2,54 → ← 0,39 ×	0-8,4 µmol/L
	urine	2,5-4,3 mg/24 h		6,4-11 µmol/24 h
Acide delta-aminolévulinique (ALA)	urine	< 5 mg/24 h	× 7,63 → ← 0,131 ×	< 38 µmol/24 h
Acide folique (folates)	sérum	4-15 µg/L	× 2,26 → ← 0,441 ×	9-41 nmol/L
	érythrocytes	> 250 µg/L		> 560 nmol/L
Acides gras libres (FFA)	sang	0,05-0,20 g/L	× 3,52 → ← 0,284 ×	0,18-0,70 mmol/L
Acide homovanillique (HVA)	urine	2-7 mg/24 h	× 5,49 → ← 0,182 ×	11-38 µmol/24 h
Acide 5-hydroxy-indol-acétique (5-HIAA)	urine	3-8 mg/24 h	× 5,24 → ← 0,191 ×	14-42 µmol/24 h
Acide lactique (lactates)	sang	90-160 mg/L	× 0,011 → ← 90 ×	1-1,8 mmol/L
	LCR	108-190 mg/L		1,2-2,1 mmol/L

Constantes biologiques	Origine	Unités conventionnelles	Facteurs de conversion	Unités SI
Acide oxalique	sang	1,8-2,8 mg/L	× 11,06 ⇄ 0,09 ×	20-31 µmol/L
	urine	15-36 mg/24 h		160-400 µmol/24 h
Acide pyruvique (pyruvates)	sang	3-10 mg/L	× 11,36 ⇄ 0,088 ×	30-114 µmol/L
Acide urique • homme • femme • enfant	sang	 40-70 mg/L 35-60 mg/L 15-40 mg/L	× 5,95 ⇄ 0,168 ×	 238-420 µmol/L 208-360 µmol/L 90-240 µmol/L
	urine	250-700 mg/24 h	× 0,006 ⇄ 168 ×	1,5-4,2 mmol/24 h
Acide vanylmandélique (VMA)	urine	1-6 pg/24 h	× 5,04 ⇄ 0,198 ×	5-30 µmol/L/24 h
ACTH	sang	< 80 pg/L	× 0,22 ⇄ 4,54 ×	< 17,6 pmol/L
ADH	plasma	1,85-4,80 pmol/L (en absence de restriction hydrique)		
Adrénaline	voir Catécholamines			
ALAT	voir Transaminases			
Albumine	sérum	38-50 g/L	× 14,5 ⇄ 0,069 ×	550-730 µmol/L
Alcool éthylique	sang	seuil légal < 0,50 g/L	× 21,7 ⇄ 0,046 ×	seuil légal < 10,85 mmol/L
	air	seuil légal < 0,25 mg/L		
Aldolase	sang	< 3,1 U/L à 37 °C		< 50 nmol/s/L

Constantes biologiques	Origine	Unités conventionnelles	Facteurs de conversion	Unités SI
Aldostérone • couché • debout	sang	20-120 ng/L 110-300 ng/L	× 2,77 ⇄ 0,36 ×	55-335 pmol/L 300-830 pmol/L
	urine (pH1)	2-10 µg/24 h		5,5-28 nmol/24 h
Alpha-1-antitrypsine	sang	2,0-4,0 g/L		
Alpha-fœtoprotéine (AFP)	sang	adulte < 6 ng/mL (grossesse < 500 ng/mL)		
17-alpha-Hydroxyprogestérone (17-OHP) • homme • femme phase folliculaire • femme phase lutéale	sang	 0,5-2,5 µg/L 0,7-1,5 µg/L 2,2-3,5 µg/L	× 3,03 ⇄ 0,33 ×	 1,5-7,5 nmol/L 2,1-4,5 nmol/L 6,6-10,5 nmol/L
Aluminium	sang	2-6,5 µg/L	× 0,037 ⇄ 27 ×	0,08-0,25 µmol/L
	urine	< 20 µg/24 h		< 0,75 µmol/24 h
Ammoniaque	sang artériel veineux	 < 0,1 mg/L < 0,3 mg/L	× 58,72 ⇄ 0,017 ×	 < 6 µmol/L < 18 µmol/L
	urine	0,35-1,2 g/24 h		20-70 mmol/24 h
AMP-cyclique	sang	1,6-6,6 µg/L	× 3,038 ⇄ 0,329 ×	5-20 nmol/L
	urine	0,7-3,3 mg/24 h		2-10 µmol/24 h
Amylase	sang	30-160 UI/L		
	urine	36-152 UI/L		

Constantes biologiques	Origine	Unités conventionnelles	Facteurs de conversion	Unités SI
Androgènes plasmatiques	plasma			
– Androstènedione				
• homme		0,8-2,3 µg/L	× 3,49 → / ← 0,29 ×	3-8 nmol/L
• femme		1-22 µg/L		3,75-7,6 nmol/L
– Déhydroépiandrostérone (DHEA)				
• homme		1,8-33 µg/L	× 3,46 → / ← 0,29 ×	4,9-9,0 µmol/L
• femme		0,9-2,8 µg/L		2,5-7,6 µmol/L
– Dihydrotestérone (DHT)				
• homme		0,4-0,9 µg/L	× 3,46 → / ← 0,29 ×	1,4-3,1 nmol/L
• femme		0,2-0,4 µg/L		0,7-1,4 nmol/L
– Testostérone				
• homme		4-10 µg/L	× 3,47 → / ← 0,288 ×	14-35 nmol/L
• femme		0,2-0,6 µg/L		0,7-3,5 nmol/L
Androgènes urinaires				
– Androstérone				
• homme	urine	1,8-7,7 mg/24 h	× 3,46 → / ← 0,29 ×	6-26 µmol/24 h
• femme		0,3-6 mg/24 h		1-20 µmol/24 h
– 17-cétostéroïdes				
• homme		12-20 mg/24 h		41-70 µmol/24 h
• femme	urine	6-12 mg/24 h	× 3,47 → / ← 0,288 ×	20-41 µmol/24 h
• enfant		< 10 mg/24 h		< 35 µmol/24 h

Constantes biologiques	Origine	Unités conventionnelles	Facteurs de conversion	Unités SI
Androgènes urinaires	urine			
– 11-oxy-17-cétostéroïdes • homme • femme		1,5-6,2 mg/24 h 1,3-6 mg/24 h	× 3,46 ⇄ 0,29 ×	5-21 µmol/24 h 4,5-20 µmol/24 h
– Déhydroépiandrostérone (DHEA) • homme • femme		1-2 mg/24 h 0,5-1,5 mg/24 h	× 3,46 ⇄ 0,29 ×	3,4-7 µmol/24 h 1,7-5,2 µmol/24 h
– Étiocholanolone • homme • femme		1,3-9 mg/24 h 0,6-6 mg/24 h	× 3,45 ⇄ 0,29 ×	4,5-31 µmol/24 h 2-20 µmol/24 h
Androstènedione	voir Androgènes plasmatiques			
Androstérone	voir Androgènes urinaires			
Anticorps antistreptococciques	sang	Antistreptolysines O ou ASLO < 100 U/mL Antistreptokinase ou ASK < 80 U/mL Antistreptodornase ou ADB < 240 U/mL		
Antigène carcinoembryonnaire (ACE)	sang	< 2,5 ng/mL		< 2,5 µg/L
Antigène prostatique spécifique (PSA)	sang	< 5 ng/mL		< 5 µg/L
Antithrombine III	sang	75-100 %		0,75-1,00
Apolipoprotéines – A I – A II – B	sang	 1,10-1,30 g/L 0,35-0,45 g/L 0,50-1,40 g/L		

Constantes biologiques	Origine	Unités conventionnelles	Facteurs de conversion	Unités SI
ASAT	voir Transaminases			
β-HCG	sang	Femme non enceinte : non détectable Grossesse 12e semaine : 20 000-100 000 UI/L		
	urine	Grossesse 15e jour : 150 UI/L 16e jour : 250 UI/L 25e jour : 1 500 UI/L 30e jour : 10 000-50 000 UI/L 12e semaine : 10 000-50 000 UI/L 2e trimestre : 2 000-5 000 UI/L 3e trimestre : 1 000-5 000 UI/L		
Bêta-2-microglobuline	sang	0,8-2,4 mg/L		68-204 nmol/L
	urine	< 0,25 mg/24 h	× 84,75 ⇄ 0,0118 ×	< 21 nmol/24 h
Bicarbonates	plasma	23-27 mEq/L		23-27 mmol/L
Bilirubine – totale – conjuguée	sang	 3-10 mg/L < 2,4 mg/L	× 1,71 ⇄ 0,584 ×	 5-17 mol/L < 4 mol/L
BNP	plasma	< 100 ng/L		
– NT-proBNP	plasma	< 300 ng/L		
CA 125 (Antigène)	sang	< 35 U/mL		
CA 15-3 (Antigène)	sang	< 30 U/mL		
CA 19-9 (Antigène)	sang	< 37 U/mL		
Calcitonine	sang	< 80 ng/L		
Calcium – ionisé	plasma	90-105 mg/L 45-55 mg/L	× 0,025 ⇄ 40,1 ×	2,25-2,6 mmol/L 1,12-1,38 mmol/L
	urine	50-300 mg/24 h		1,25-7,5 mmol/24 h

Constantes biologiques	Origine	Unités conventionnelles	Facteurs de conversion	Unités SI
Catécholamines				
– Adrénaline	sang	< 400 ng/L	× 0,005 ⇄ 183 ×	< 2,2 nmol/L
	urine	1-7 g/24 h		5-38 nmol/24 h
– Noradrénaline	sang	< 600 ng/L	× 0,006 ⇄ 169 ×	< 3,5 nmol/L
	urine	12-50 g/24 h		70-300 nmol/24 h
– Métanéphrines				
• Métanéphrine	urine	< 100 g/24 h	× 12 ⇄ 0,083 ×	1 200 mmol/24 h
• Métanéphrine libre	plasma	< 0,50 mmol/L		
• Normétanéphrine	urine	< 100 g/24 h	× 12 ⇄ 0,083 ×	1 200 mmol/24 h
• Normétanéphrine libre	plasma	< 0,90 mmol/L		
CDT	voir Transferrine carboxydéficiente			
Céruléoplasmine	sang	280-400 mg/L	× 6,5 ⇄ 0,16 ×	1,8-2,5 mol/L
17-cétostéroïdes urinaires	voir Androgènes urinaires			
Chlore	plasma	97-105 mEq/L		97-105 mmol/L
	urine	100-250 mEq/24 h		100-250 mmol/L
Cholestérol – HDL – LDL – VLDL	sang	1,5-2,5 g/L 0,35-0,60 g/L 1,2-1,7 g/L 0,05-0,12 g/L	× 2,58 ⇄ 0,387 ×	3,8-6,5 mmol/L 0,9-1,5 mmol/L 3,1-4,4 mmol/L 0,15-0,31 mmol/L
Cholinestérase	sang	3 000-9 3000 UI à 25 C		
Chromogranine A	sérum	< 100 ng/L		
CO_2 total	sang	49-65 vol %	× 0,448 ⇄ 2,23 ×	22-29 mmol/L
Complément – C3 – C4	sang	 70-130 mg/100 mL 20-50 mg/100 mL	× 0,01 ⇄ 100 ×	 0,70-1,30 g/L 0,20-0,50 g/L

Constantes biologiques	Origine	Unités conventionnelles	Facteurs de conversion	Unités SI
Coproporphyrines I et III	érythrocytes	37-62,6 µg/L	× 1,53 ⇄ 0,654 ×	56-96 nmol/24 h
	urine	34-234 µg/24 h		58-358 nmol/24 h
Corps cétoniques	sang	10-50 mg/L	× 0,172 ⇄ 58,1 ×	0,17-0,85 mmol/L
	urine	0 (< 125 mg/24h)		0 (< 2,15 mmol/24 h)
Corticostérone	sang	2-15 µg/L	× 2,89 ⇄ 0,35 ×	6-44 nmol/L
Cortisol	plasma	8 heures : 70-230 µg/L 20 heures : 25-100 µg/L	× 2,76 ⇄ 0,362 ×	8 heures : 140-690 nmol/L 20 heures : 55-275 nmol/L
	urine	12-50 µg/24h (< 100)		33-138 nmol/24 h (< 276)
Créatine-phosphokinase fraction MB	sang	5-50 UI/L à 37 °C < 3 %		0,08-0,58 µmol/s/L < 3 %
Créatinine • femme • homme	plasma	5-12 mg/L 7-13,5 mg/L	× 8,85 ⇄ 0,113 ×	45-106 µmol/L 60-120 µmol/L
	urine	14-26 mg/kg/24 h		124-230 mmol/kg/24 h
– clairance		90-140 mL/min		1,5-2,35 mL/s
C-Reactive Protein (CRP)	voir Protéine C-réactive			
Cuivre	sang	0,8-1,5 mg/L	× 15,75 ⇄ 0,0635 ×	12-24 µmol/L
	urine	< 120 µg/24 h	× 0,016 ⇄ 63,5 ×	< 1,9 µmol/24 h
Cystine	urine	6-23 mg/24 h	× 4,17 ⇄ 0,24 ×	25-95 µmol/24 h

Constantes biologiques	Origine	Unités conventionnelles	Facteurs de conversion	Unités SI
Déhydroépiandrostérone (DHA)	voir Androgènes plasmatiques et urinaires			
Densité urinaire	urine	1 005-1 030		
11-désoxycorticostérone (DOC)	sang	< 0,1 μg/L	× 3,03 → ← 0,33 ×	< 0,3 nmol/L
11-désoxycorticol (Composé S)	sang	5-20 μg/L	× 2,89 → ← 0,35 ×	14-58 nmol/L (< 230)
Dihydrotestérone	voir Androgènes plasmatiques			
D-xylose (test au) – excrétion urinaire 5 h après absorption de 25 g de xylose – xylosémie 2 h après	sang	 5-8 g/5 h > 0,4 g/L	× 6,67 → ← 0,15 ×	33-53 mmol/L
Élastase	selles	> 200 μg/g		
Énolase neuro-spécifique (NSE)	sang	6-8 ng/mL		
Enzyme de conversion de l'angiotensine	sang			22-35 nmol/min/mL
Estradiol	voir Œstradiol			
Estriol	voir Œstriol			
Etiocholanolone	voir Androgènes urinaires			
Facteurs de coagulation – I = Fibrinogène – II = Prothrombine – V = Proaccélérine – VII + X = Proconvertine + Stuart – VIII = Antihémophilique A – IX = Antihémophilique B – XI = Rosenthal PTA – XII = Hageman	sang	 voir Fibrinogène 60-140 % 60-140 % 70-130 % 50-200 % 60-140 % 60-140 % 60-140 %		 0,60-1,40 0,60-1,40 0,70-1,30 0,50-2,00 0,60-1,40 0,60-1,40 0,60-1,40

Constantes biologiques	**Origine**	**Unités conventionnelles**	**Facteurs de conversion**	**Unités SI**
Fer – Capacité totale de fixation – Coefficient de saturation	sang	0,6-1,9 mg/L 0,25-0,40 mg/L 23-43 %	× 17,9 ⇄ 0,056 ×	13-25 µmol/L 0,25-0,40 mg/L 0,23-0,43
Ferritine • homme • femme • enfant • nouveau-né	sang	30-300 ng/mL 15-200 ng/mL 15-80 ng/mL 50-250 ng/mL		30-300 µg/L 15-200 µg/L 15-80 µg/L 50-250 µg/L
Fibrinogène	sang	2-4 g/L	× 3 ⇄ 0,33 ×	6-12 µmol/L
Fluor	sang	< 50 µg/L	× 52,6 ⇄ 0,019 ×	< 2 500 nmol/L
	urine	< 0,40 µg/24 h		< 21 nmol/24 h
Fructosamine	sang	1-2,5 mmol/L		
FSH (Folliculostimuline)	sang	Phase folliculaire : 1,3-4,4 UI/L Pic ovulatoire : 6-10 UI/L Phase lutéale : 1-3 UI/L Post-ménopause : 15-40 UI/L Homme : 1-5 UI/L Enfant impubère : < 3 UI/L		
	urine	Phase folliculaire : 5-25 UI/24 h Pic ovulatoire : 10-30 UI/24 h Phase lutéale : 1-15 UI/24 h Post-ménopause : > 45 UI/24 h Homme : 5-22 UI/24 h Enfant impubère : < 3 UI/24 h		

Constantes biologiques	Origine	Unités conventionnelles	Facteurs de conversion	Unités SI
Gamma-GT (gamma-glutamyl-transférase)	sang	< 28 UI/L à 37 °C		
Gastrine	sang	< 100 pg/mL		< 100 ng/L
Gaz du sang artériel	sang artériel			
– pH			7,38-7,42	
– PaO_2		75-100 mmHg	× 0,133 → / ← 7,5 ×	10-13,3 kPa
– $PaCO_2$		35-45 mmHg	× 0,133 → / ← 7,5 ×	4,7-6,1 kPa
– HCO_3^-			23-27 mmol/L	
– CO_2 T			24-30 mM	
– SaO_2			95-98 %	
Gaz du sang veineux	sang veineux			
– pH			7,34-7,42	
– PvO_2		40 mmHg	× 0,133 → / ← 7,5 ×	5,3 kPa
– $PvCO_2$		45 mmHg	× 0,133 → / ← 7,5 ×	6,1 kPa
– CO_2 T			24-34 mM	
– SVO_2			70-75 %	

Constantes biologiques	Origine	Unités conventionnelles	Facteurs de conversion	Unités SI
GH (*Growth Hormone*)	voir STH			
Glucose	sang	à jeun : 0,7-1 g/L 60 min : < 1,6 g/L 90 min : < 1,4 g/L 120 min : < 1,2 g/L diabète : > 1,26 g/L (à jeun)		à jeun : 3,9-5,5 mmol/L 60 min : < 9 mmol/L 90 min : < 8 mmol/L 120 min : < 7 mmol/L diabète : > 7 mmol/L (à jeun)
	LCR	0,50-0,70 g/L	×5,56 → ← 0,18×	2,8-3,9 mmol/L
G6PD (glucose 6-phosphate-déshydrogénase)	érythrocytes	8-13 U/g d'hémoglobine à 37 C		
Glutathion	sérum	0,24-0,36 g/L	×3,25 → ← 0,307×	0,78-1,18 mmol/L
Haptoglobine	sang	1-3 g/L	×15,5 → ← 0,0645×	15,5-46,5 mol/L
Hématocrite	voir Numération globulaire			

Constantes biologiques	Origine	Unités conventionnelles	Facteurs de conversion	Unités SI
Hémoglobine • homme • femme	sang	voir aussi Numération globulaire 13-18 g/100 mL 12-16 g/100 mL	× 0,62 → ← 1,61 ×	8-11,6 mmol/L 7,44-9,92 mmol/L
Hémoglobine glyquée – HbA1 totale – HbA1c	sang	5,5-7,5 % 4-6 %		
Histamine • plasma • sang total	sang			0,1-0,5 µg/L 42-88 µg/L
Hormone somatotrope (GH)	voir STH			
Hormones thyroïdiennes	voir Thyroïde (exploration de la)			
17-hydroxycorticostéroïde (17-OH) • homme • femme • enfant	urine	3-9 mg/24 h 3-6,5 mg/24 h 1-3 mg/24 h	×2,76 → ← 0,362 ×	8-25 µmol/24 h 8-18 µmol/24 h 3-8 µmol/24 h
Hydroxyproline – totale – libre	urine	10-35 mg/24 h 0,3-2,3 mg/24 h	× 7,63 → ← 0,131 ×	76-267 µmol/24 h 2,37-17,5 µmol/24 h
IGF_1	voir Somatomédine C			

Constantes biologiques	Origine	Unités conventionnelles	Facteurs de conversion	Unités SI
Immunoglobulines	sang			
– IgA		100-350 mg/100 mL		1-3,5 g/L
– IgD		< 0,150 mg/100 mL		< 0,15 g/L
– IgE • adulte		250 UI/mL		
• enfant > 10 ans		250 UI/mL		
• enfant de 10 ans		200 UI/mL		
• enfant de 6 ans		120 UI/mL		
• enfant de 4 ans		80 UI/mL		
• enfant de 2 ans		40 UI/mL		
• enfant de 1 an		20 UI/mL		
• nouveau-né		2 UI/mL		
– IgG		800-1 500 mg/100 mL		8-15 g/L
– IgM		60-250 mg/100 mL		0,60-2,5 g/L
Inhibiteur de la C1 estérase	sang			0,15-0,35 g/L
Insuline	sang	10-20 mU/L	× 7,175 ⇄ 0,14 ×	43-187 pmol/L
Iode total	sérum	33-104 g/L	× 7,87 ⇄ 0,127 ×	260-820 nmol/L
	urine	100-300 g/24 h		800-2 400 nmol/24 h
Lactates	voir Acide lactique			
Lacticodéshydrogénase (LDH)	sang	< 240 U/L à 15 C		
– LDH 1		17-27 %		
– LDH 2		28-38 %		
– LDH 3		19-27 %		
– LDH 4		5-16 %		
– LDH 5		5-16 %		

Constantes biologiques	Origine	Unités conventionnelles	Facteurs de conversion	Unités SI
LASA (acide sialique lié aux lipoprotéines)	sang			113-171 mg/L
LDH	voir Lacticodéshydrogénase			
Leucine arylamidase (LAP)	sang	< 22 U/L à 25 °C		
LH (hormone lutéinisante)	sang	Phase folliculaire : 0,5-6 UI/L Pic ovulatoire : 0,5-5 UI/L Phase lutéale : 10-22 UI/24 h Post-ménopause : > 10 UI/L Homme : 1-5 UI/L Enfant impubère : > 3 UI/L		
	urine	Phase folliculaire : 10-35 UI/24 h Pic ovulatoire : 30-80 UI/24 h Phase lutéale : 10-22 UI/ 24 h Post-ménopause : > 45 UI/24 h Homme : 10-40 UI/24 h Enfant impubère : < 10 UI/24 h		
Lipase	sang	0-166 UI/L		
Lipides	sang	5-8 g/L		
Lipoprotéines – Pré-alpha-lipoprotéines – Alpha-lipoprotéines – Pré-bêta-lipoprotéines – Bêta-lipoprotéines	sang	 4-13 % 20-30 % 3-9 % 55-75 %		 0,04-0,13 g/L 0,20-0,30 g/L 0,03-0,09 g/L 0,55-0,75 g/L
LPH (hormone lipotrophine)	sang			< 200 ng/L

Constantes biologiques	Origine	Unités conventionnelles	Facteurs de conversion	Unités SI
Lysozyme	urine	1-15 μg/mL	→ ×1 / ← ×1	1-15 mg/L
Magnésium	plasma	18-24 mg/L	→ ×0,41 / ← 24,3×	0,74-1 mmol/L
	érythrocytes	45-60 mg/L		1,85-2,50 mmol/L
	urine	60-200 mg/24 h	×0,041 / ← 24,3×	2,5-8,2 mmol/24 h
Mélatonine (à 8 h)	sang	15 ng/L	→ ×0,0043 / ← 232×	0,06 nmol/L
Métanéphrines	voir Catécholamines			
Méthémoglobine	sang	< 1 %		
Myoglobine	urine	< 150 μg/24 h	→ ×0,06 / ← 17×	< 9 μmol/24 h
Néoptérine	urine	Néoptérine urinaire/Créatinine urinaire < 200		
Noradrénaline	voir Catécholamines			
NSE	voir Énolase neuro-spécifique (NSE)			
5′-nucléotidase	sang	< 17 U/L à 37 °C		< 290 nmol/s/L

Constantes biologiques	Origine	Unités conventionnelles	Facteurs de conversion	Unités SI
Numération globulaire	sang			
– hématocrite homme		40-52 %		0,40-0,52
– hématocrite femme		35-47 %		0,35-0,47
– hémoglobine homme		13,5-17 g/100 mL	× 0,62 →	8,3-10,6 mmol/L
– hémoglobine femme		12-15 g/100 mL	← 1,612 ×	7,4-9,6 mmol/L
– érythrocytes hommes		4,2-5,5 × 10 millions/mm^3		4,2-5,5 × 10^{12}/L
– érythrocytes femme		3,7-5 × 10 millions/mm^3		3,7-5 × 10^{12}/L
– VGM		83-98 μ^3		83-98 × 10^{15} fL
– TCMH		27-32 pg		17-20 × 10^{15} fL
– CCMH		32-38 g/100 mL	× 0,62 → / ← 1,612 ×	19,0-22,8 mmol/L
– leucocytes		4 000-10 000/mm^3		4-10 × 10^9/L
• polynucléaires neutrophiles		52-68 %		0,52-0,68
• polynucléaires éosinophiles		1-3 %		0,01-0,03
• polynucléaires basophiles		< 1		< 0,01
• lymphocytes		25-40 %		0,25-0,40
• monocytes		3-8 %		0,03-0,08
Œstradiol	sang	Homme : 15-30 ng/L		0,05-0,11 nmol/L
		Pic ovulatoire : 30-205 ng/L		0,11-0,75 nmol/L
		Phase lutéale : 300-800 ng/L		1,10-3,00 nmol/L
		Post-ménopause : < 30 ng/L	× 0,0037 →	< 0,11 nmol/L
		Grossesse :	← 272,4 ×	
		0-4 sem. : 550 ng/L		2 nmol/L
		20 sem. : 7 000 ng/L		25 nmol/L
		36-40 sem. : 19 000 ng/L		70 nmol/L

Constantes biologiques	Origine	Unités conventionnelles	Facteurs de conversion	Unités SI
Œstriol pendant la grossesse	sang	20e semaine : 30 µg/L 24e semaine : 42 µg/L 30e semaine : 75 µg/L 34e semaine : 150 µg/L 38e semaine : 215 µg/L 40e semaine : 240 µg/L	× 3,46 → ← 0,28 ×	100 nmol/L 140 nmol/L 250 nmol/L 505 nmol/L 724 nmol/L 800 nmol/L
	urine	20e semaine : 4 mg/24 h 24e semaine : 6 mg/24 h 30e semaine : 13 mg/24 h 34e semaine : 13 mg/24 h 38e semaine : 18 mg/24 h 40e semaine : 20 mg/24 h		13 µmol/24 h 20 µmol/24 h 33 µmol/24 h 44 µmol/24 h 60 µmol/24 h 68 µmol/24 h
Ornithine-carbamoyl-transférase	sang			< 15 UI/L
Orosomucoïde	sang			0,50-1,20 g/L
Osmolalité	plasma	280-300 mOsm/kg d'eau		
	urine	500-1 000 mOsm/kg d'eau		
Ostéocalcine	sang	6,02-6,38 µg/L		
Oxalates	voir Acide oxalique			
11-oxy-17-cétostéroïdes	voir Androgènes urinaires			
Oxyde de carbone	sang	< 0,5 mL CO/100 mL	× 0,448 → ← 2,23 ×	< 0,22 mmol/L
Oxygène (saturation en)	sang artériel	95-100 %		0,95-1,00

Constantes biologiques	Origine	Unités conventionnelles	Facteurs de conversion	Unités SI
Parathormone	sang	20-80 pg/mL		20-80 ng/L
PCO_2	sang	35-45 mmHg	× 0,133 ⇄ 7,5 ×	4,7-6 kPa
Peptide C	sang	1-5 mg/L post-prandial : ≤ 7 g/L après glucagon = taux de base × 2,3 g × 0,2 = ng	× 0,2 ⇄ 5 ×	0,2-1 nmol/L ≤ 1,4 nmol/L
	urine			60-100 mg/24 h
pH	sang artériel sang veineux	7,38-7,42 7,34-7,42		
	urine	4,6-7,8		
Phénylalanine	sang	10-30 mg/L	× 0,0605 ⇄ 16,5 ×	0,6-1,8 mmol/L
Phosphatases acides – totales – prostatiques	sang	< 11 U/L à 37 C < 4 UI/L à 37 C		
Phosphatases alcalines • adulte • enfant • nourrisson	sang	20-80 UI/L 40-280 UI/L 70-320 UI/L		36-150 mol/s/L 70-520 mol/s/L 130-600 mol/s/L
Phospholipides	sang	1,5-2,5 g/L	× 1,29 ⇄ 0,774 ×	1,9-3,2 mmol/L

Constantes biologiques	Origine	Unités conventionnelles	Facteurs de conversion	Unités SI
Phosphore	sang	25-42	× 0,032 → ← 31 ×	0,8-1,35 mmol/L
– inorganique	urine	0,6-1,2 g/24 h	× 32,29 → ← 0,031 ×	20-40 mmol/24 h
Plomb	sang	< 0,6 mg/L	× 4,826 → ← 0,207 ×	< 2,9 mol/L
	urine	≤ 0,1 mg/24 h		≤ 0,48 mol/24 h
PO_2	sang	75-100 mmHg	× 0,133 → ← 7,5 ×	10,0-13,3 kPa
Porphobilinogène	urine	< 2 mg/24 h	× 4,42 → ← 0,226 ×	< 9 mol/24 h
Porphyrines	érythrocytes urine	voir Protoporphyrines, uroporphyrines et corproporphyrines		
Potassium	sang	3,5-4,5 mEq/L		3,5-4,5 mmol/L
	urine	40-100 mEq/L		40-100 mmol/24 h
Préalbumine	sang	0,25-0,46 g/L		0,25-0,46 g/L
Prégnandiol • En dehors de la grossesse	urine	– phase folliculaire < 1 mg/24 h – phase lutéale : 3-9 mg/24 h – post-ménopause : 1 mg/24 h – homme ≤ 1,4 mg/24 h – enfant ≤ 0,1 mg/24 h	× 3,1 → ← 0,32 ×	< 3,1 mol/24 h 9-28 mol/24 h 3,1 mol/24 h ≤ 4,3 mol/24 h < 0,3 mol/24 h

Constantes biologiques	Origine	Unités conventionnelles	Facteurs de conversion	Unités SI
Prégnandiol • Pendant la grossesse		– 4e semaine : 5 mg/24 h – 10e semaine : 7 mg/24 h – 14e semaine : 11 mg/24 h – 18e semaine : 17 mg/24 h – 22e semaine : 28 mg/24 h – 26e semaine : 32 mg/24 h – 30e semaine : 40 mg/24 h – 34e semaine : 50 mg/24 h – 38e semaine : 60 mg/24 h	× 3,12 → ← 0,32 ×	15 mol/24 h 22 mol/24 h 34 mol/24 h 53 mol/24 h 87 mol/24 h 100 mol/24 h 125 mol/24 h 156 mol/24 h 187 mol/24 h
Prégnanetriol • femme • homme • enfant	urine	< 2 mg/24 h < 1 mg/24 h < 0,5 mg/24 h	× 2,972 → ← 0,336 ×	< 6 mol/24h < 3 mol/24 h < 1,5 mol/24 h
Procalcitonine	plasma ou sérum	< 0,5 g/L 0,5-2,0 g/L : infection bactérienne possible 2,0-10,0 g/L : infection bactérienne systémique possible > 10 g/L : sepsis bactérien sévère		
Produit de dégradation de la fibrine (PDF)	sang	0,5-5 g/mL (< 10 g/mL)		
Progestérone • En dehors de la grossesse	sang	– phase folliculaire < 1 g/L – phase lutéale ≥ 10 g/L – post-ménopause : 1 g/L – homme < 1 g/L	× 3,1 → ← 0,32 ×	< 3,1 mmol/L ≥ 31 mmol/L 3,1 mmol/L < 3,1 mmol/L

Constantes biologiques	Origine	Unités conventionnelles	Facteurs de conversion	Unités SI
Progestérone • Pendant la grossesse		– 4e semaine : 20 µg/L – 10e semaine : 30 µg/L – 14e semaine : 40 µg/L – 18e semaine : 45 µg/L – 22e semaine : 50 µg/L – 26e semaine : 60 µg/L – 30e semaine : 80 µg/L – 34e semaine : 100 µg/L – 38e semaine : 120 µg/L – 40e semaine : 160 µg/L	× 3,12 → ← 0,32 ×	63 mmol/L 95 mmol/L 127 mmol/L 143 mmol/L 159 mmol/L 190 mmol/L 254 mmol/L 318 mmol/L 381 mmol/L 508 mmol/L
Prolactine	sang	2-20 µg/L	× 0,04 → ← 25 ×	0,08-0,8 nmol/L
Prostaglandine E	sang	250-1 300 ng/L		60-84 g/L
Protéines – électrophorèse	sérum	protéines totales : 60-84 g/L albumine : 35-50 g/L globulines : 20-35 g/L – alpha 1-globulines : 1,6-3,4 g/L – alpha 2-globulines : 4,5-8,5 g/L – bêta-globulines : 5,3-10 g.k – gamma-globulines : 9,1-17 g/L		60-80 % 35-50 % 38-42 % 3-6 % 7-12 % 7-17 % 14-20 %
– électrophorèse	LCR	albumine : 60 % alpha-1 globulines : 6 % alpha-2 globulines : 10 % bêta-globulines : 15 % gamma-globulines : 9%		0,60 g/L 0,06 g/L 0,10 g/L 0,15 g/L 0,09 g/L
	urine	< 100 mg/24 h	× 0,014 → ← 71 ×	0 (< 1,44 µmol/24 h)

Constantes biologiques	Origine	Unités conventionnelles	Facteurs de conversion	Unités SI
Protéine C	sang	70-130 %		0,7-1,3 g/L
Protéine C-réactive	sang	< 12 mg/L		
Protéine S	sang	70-130 %		0,7-1,3 g/L
Prothrombine	voir Taux de prothrombine			
Protoporphyrines	érythrocytes	275-585 µg/L	× 1,78 → ← 0,563 ×	489-1 039 nmol/L
Pyruvate-kinase	érythrocytes	15 UI/g d'hémoglobine		
Rénine – couché – débout	sang	 0,5-1,5 ng/mL/h 2,3-3,3 ng/mL/h	× 4,69 → ← 0,213 ×	 0,10-0,30 pmol/L/s 0,50-0,70 pmol/L/s
Réserve alcaline	voir CO_2 total			
Réticulocytes	sang	0,15-1,5 % G.R.		0,15-1,5 × 10^{-2} G.R.
Saturation en oxygène	sang artériel	95-98 %		0,95-0,98 mol/moL
Sérotonine	sang	100-300 µg/L	× 0,057 → ← 176 ×	0,57-1,71 µmol/L
SGOT, SGPT	voir Transaminases			
Sidérophiline	voir Transferrine			
Sodium	sang	138-142 mEq/L		138-142 mmol/L
	urine	100-300 mEq/24 h	× 1 → ← 1 ×	100-300 mmol/24 h
Somatomédine C (IGF_1) • 2 mois-6 ans • 6 ans-9 ans • 9 ans-12 ans • 12 ans-16 ans • 16 ans-26 ans • > 26 ans	sang	♂ (ng/mL) / ♀ (ng/mL) 17-248 / 17-248 88-474 / 88-474 120-565 / 117-771 202-957 / 261-1096 182-780 / 182-780 123-463 / 123-403		
Sous-unité α • < 40 ans • 40 à 60 ans • > 60 ans	sang	♂ (UI/L) / ♀ (UI/L) activité génitale – ménopausée 0,2-1,2 / 0,2-0,8 – 0,2-1,2 1,1-2 / 0,2-1 – 1,1-2 1,1-2,2 / 0,2-1,2 – 1,1-2,2		

Constantes biologiques	Origine	Unités conventionnelles	Facteurs de conversion	Unités SI
STH (hormone de croissance) • adulte • enfant	sang	< 5 µUI/mL < 20 µUI/mL	× 45,4 ⇄ × 0,022	< 233 pmol/L < 900 pmol/L
Sulfates	sang	30-35 mg/L	× 10,4 ⇄ 0,096 ×	0,30-0,36 mmol/L
	urine	2-3,5 g/24 h		21-36 mmol/24 h
Taux de prothrombine – Temps de Quick – Complexe prothrombine	sang	12-14 s 80-100 %		12-14 s 0,8-1,00
Temps de céphaline-kaolin	sang	30-25 s		30-25 s
Temps de coagulation	sang	6-12 min		360-720 s
Temps de Howell	sang	1,30-2,30 min		78-138 s
Temps de saignement – Duke – Ivy	sang	1,30-4 min < 10 min		78-240 s < 600 s
Temps de thrombine	sang	18-22 s		18-22 s
Testostérone	voir Androgènes plasmatiques			
Tests de floculation – Closs – Gros – Hanger – Kunkel zinc – Mac Lagan – Red colloïdal	sang	4 (–) à 2 mL 0 à 1 < 35 U Vernes < 10 U Vernes 0-1		
Tétrahydroaldostérone (THA)	urine	20-50 µg/24 h	× 2,75 ⇄ 0,364 ×	55-140 nmol/24 h

Constantes biologiques	Origine	Unités conventionnelles	Facteurs de conversion	Unités SI
Thyroïde (exploration de la)	sang			
– T3 = triiodothyronine				
T3 totale		1-1,8 µg/L	× 1,536 ⇄ 0,651 ×	1,5-2,8 nmol/L
T3 libre		2,0-5,8 ng/L	× 1,5 ⇄ 0,66 ×	3-9 pmol/L
– T4 = thyroxine				
T4 totale		40-130 µg/L	× 1,29 ⇄ 0,78 ×	51-168 nmol/L
T4 libre		7-23 ng/L	× 1,29 ⇄ 0,78 ×	9-29 pmol/L
– Thyroglobuline		< 30 ng/L		64-154 nmol/L
– Thyréostimuline (TSH ultrasensible)		de 1 à 60 ans : 0,25-6 µU/mL après 70 ans : 0,25-9 µU/mL		
– Thyrocalcitonine (TCT)		< 200 ng/L		
Transaminases (amino-transférases)	sang			
– ASAT = SGOT		≤ 30 UI/L à 37 °C		≤ 0,24 µmol/s/L
– ALAT = SGPT		≤ 30 UI/L à 37 °C		≤ 0,24 µmol/s/L
Transferrine	sang	dosage immunologique direct ÷ 2,4-3,8 g/L capacité de fixation du fer CFT = transferrine (g/L) × 25 coefficient de saturation en fer : fer sérique/CFT = 0,15-0,40		
Triglycérides	sang	0,40-1,30 g/L (≤1,50)	× 1,14 ⇄ 0,875 ×	0,46-1,48 mmol/L (≤ 1,71)
Troponine	sang	• < 0,2 µg/L • doute sur une ischémie myocardique entre 0,2 et 1,6 • > 1,6 µg/L infarctus du myocarde		
Thyroglobuline	voir Thyroïde (exploration de la)			
Thyrostimuline	voir Thyroïde (exploration de la)			
Thyroxine	Voir Thyroïde (exploration de la)			
Transferrine carboxydéficiente ou désialylée (CDT)	sérum	< 2,6 % (chromatographie échangeuse d'ions) < 1,3 % (életrophorèse capillaire)		

Constantes biologiques	Origine	Unités conventionnelles	Facteurs de conversion	Unités SI
Triiodothyronine	voir Thyroïde (exploration de la)			
Urée	sang	0,1-0,5 g/L	× 16,65 → / ← 0,06 ×	1,6-8,25 mmol/L
	clairance	60-84 mL/min	× 16,65 → / ← 0,06 ×	1,0-1,4 mL/s
	urine	10-40 g/24 h	× 16,65 → / ← 0,06 ×	166-666 mmol/24 h
Urobiline totale	urine	2-3 mg/24 h		
Urobilinogène	urine	0,05-4 mg/24 h	× 0,591 → / ← 1,692 ×	0,08-7 µmol/24 h
Uroporphyrines I et III	érythrocytes	traces (≤ 2 nmol/L)		
	urine	14-56 µg/24 h	× 1,2 → / ← 0,831 ×	17-67 nmol/24 h
VIP (peptide vasoactif intestinal)	sang			< 75 pmol/L
Vitamine A (rétinol) • adulte • nourrison	sang	200-300 µg/L 400-800 µg/L	× 0,0035 → / ← 286 ×	0,7-1,05 µmol/L 1,4-2,8 µmol/L
Vitamine B1 (thiamine)	sang	5-15 µg/L	× 3,77 → / ← 0,265 ×	15-45 nmol/L
Vitamine B12 (cyanocobalamine)	sang	150-950 ng/L	× 0,738 → / ← 1,355 ×	110-700 nmol/L
Vitamine C (acide ascorbique)	sang	2-20 mg/L	× 5,68 → / ← 0,176 ×	11-114 µmol/L

Constantes biologiques	Origine	Unités conventionnelles	Facteurs de conversion	Unités SI
Vitamine D (25-OH-cholécalciférol)	sang	18-36 µg/L	× 2,496 → / ← 0,401 ×	45-90 nmol/L
Vitamine E (alpha-tocophérol)	sang	5-10 mg/L	× 2,4 → / ← 0,416 ×	14-24 µmol/L
Vitesse de sédimentation • homme • femme	sang	1re heure : < 15 mm 2e heure : < 25 mm		< 15 mm < 25 mm
Vitesse de sédimentation globulaire	sang	1re heure : 3-5 mm 2e heure : 8-12 mm		3-5 mm 8-12 mm
Volume globulaire moyen (VGM)	voir Numération globulaire			
Volume plasmatique total	sang	4-5 % du poids corporel		40-50 mL/kg
Volume sanguin	sang	8,5-9 % du poids corporel		80-85 mL/kg
Volume urinaire • adulte • nourrisson	urine	1-1,4 L/24 h 60 à 80 ml/kg/24 h		
Zinc	sang	1,1-1,3 mg/L	× 15,4 → / ← 0,065 ×	16-20 µmol/L
	urine	4,57 mg/24 h	× 15,4 → / ← 0,065 ×	70 µmol/24 h

SURFACE CORPORELLE DU NOUVEAU-NÉ ET DE L'ENFANT

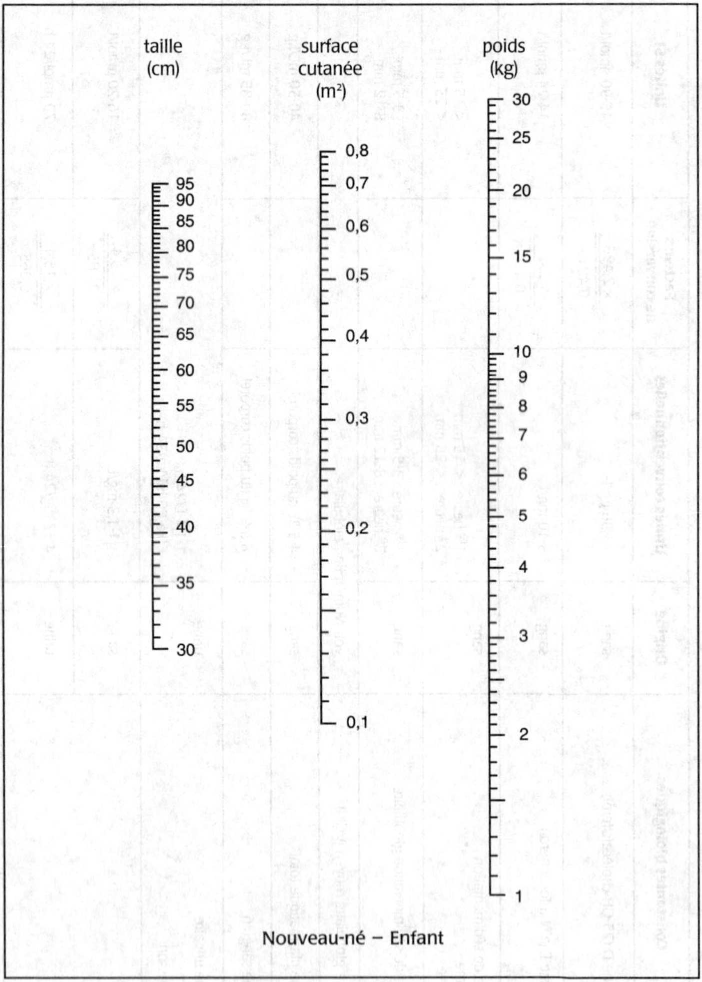

SURFACE CORPORELLE DE L'ENFANT ET DE L'ADULTE

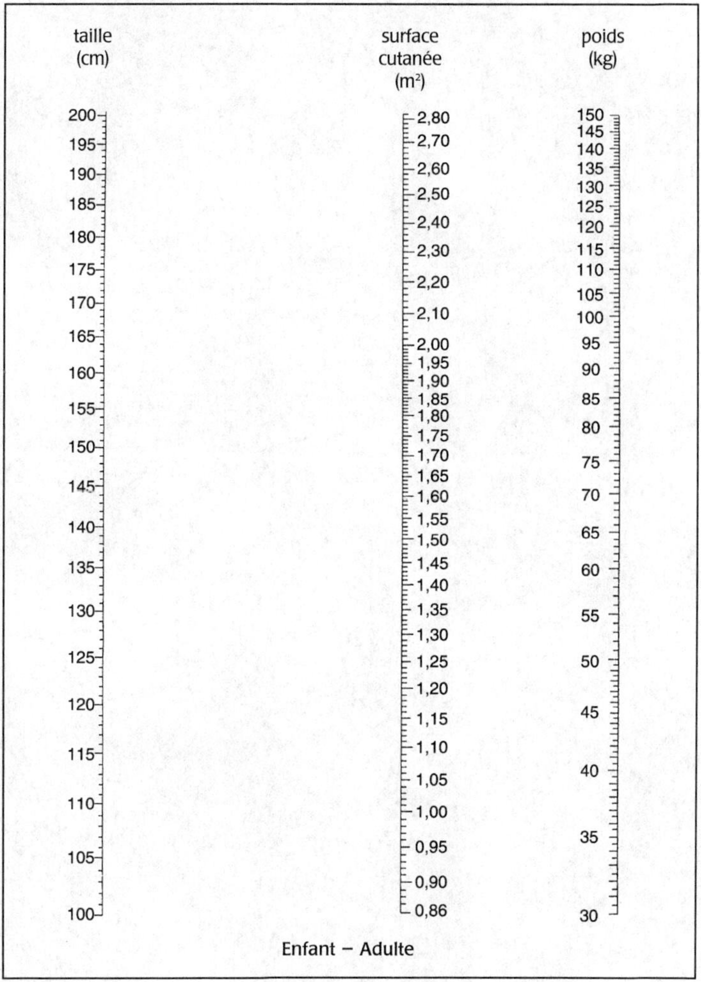

Index des conférences de consensus

Cardiologie

Dermatologie

Endocrinologie

Gastro-entérologie – Hépatologie

Gynécologie – Obstétrique

Hématologie – Oncologie

Intoxications

Maladies infectieuses

Néphrologie

Neurologie

Ophtalmologie

ORL – Stomatologie

Pédiatrie

Pneumologie

Psychiatrie

Rhumatologie – Orthopédie

Urologie

Urologie

Index

La typographie de l'index est établie d'après le modèle suivant :
- ***les classes de médicaments*** ;
- *les dénominations communes internationales (DCI)* ;
- *LES NOMS COMMERCIAUX* ;
- **les pathologies et leurs formes cliniques** ;
- les autres entrées.

Elsevier Masson SAS – 62, rue Camille-Desmoulins
92442 Issy-les-Moulineaux Cedex
Dépôt Légal : juin 2016

Composition : Nord Compo

Imprimé en France en mai 2016
par Normandie Roto Impression s.a.s., 61250 Lonrai
N° d'imprimeur : 1600951